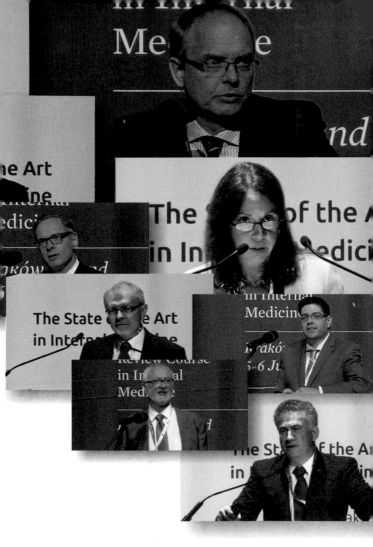

# empendium

T0155189

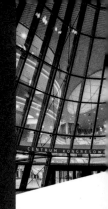

# MIRCIM
## 2020

6th McMaster International
Review Course
in Internal Medicine

## ICE Congress Centre
## Kraków, Poland
## 7–9 May 2020

Most up-to-date evidence-based knowledge
useful in everyday practice

Information-packed lectures delivered by
world-renowned experts

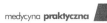

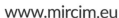

www.mircim.eu

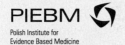

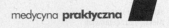

# Medicina Interna
## Basada en la Evidencia
COMPENDIO 2019/20

© Medycyna Praktyczna, Kraków, Polonia 2019

**Jefa del proyecto**
Aleksandra Stachowiak

**Revisión lingüística y de contenido**
Zuzanna Klocek (revisora lingüística principal)
Felipe Blasco Patiño, Alejandro López Suárez, Aleksandra Stachowiak

**Traductores**
Piotr Chochowski, Katarzyna Gołko, Miłosz Gromelski, Zuzanna Klocek, Marta Pawłowska,
Aleksandra Stachowiak, Julia Zwiercan

**Composición tipográfica**
Wojciech Borowski, Zofia Łucka, Paweł Żelezniakowicz

**Redacción técnica**
Tomasz Spodymek, Mirosław Szymański, Julia Zwiercan

**Ilustraciones**
Jacek Zieliński

**Diseño de la portada y de la tipografía**
Łukasz Łukasiewicz

**Imprenta**
ORTIS, Wrocław

Edición III
ISBN 978-83-7430-585-3

Empendium incluye: las páginas web empendium.com/mcmtextbook, empendium.com/manualmibe, empendium.com/ua, empendium.com/ru ("las Páginas Web"), la aplicación móvil Empendium ("la Aplicación Móvil") y las versiones impresas de manuales *Medicina Interna Basada en la Evidencia*, Внутрішні хвороби. *Підручник, заснований на принципах доказової медицини*, y *Внутренняя Медицина, основанная на доказательствах* ("los Manuales"). Empendium proporciona a los usuarios recursos educacionales.

El editor y los autores han adoptado las medidas oportunas para confirmar que la información presentada en las Páginas Web, la Aplicación Móvil y los Manuales sea correcta y actual. No obstante, puesto que tanto la medicina como los fármacos disponibles están en un cambio constante, ni el equipo de redacción ni el editor garantizan que la información presentada sea exacta y actual en todos los aspectos. Al utilizar Empendium usted acepta que la información presentada puede contener imprecisiones y otros errores. El contenido de Empendium se proporciona sobre la base "tal como es". La información que proporciona Empendium se dirige a los profesionales de la salud. El usuario acepta que a la hora de tomar decisiones terapéuticas Empendium no puede ser la fuente única de consulta de la información médica; tales decisiones han de basarse sobre la información obtenida de varias fuentes fidedignas, así como sobre su propio conocimiento y experiencia médicos. Los lectores que no sean profesionales de la salud aceptan que el conocimiento médico que proporciona Empendium no puede sustituir el proceso del diagnóstico médico o la consulta facilitados por un médico competente u otros profesionales de la salud. Se recomienda consultar la información disponible que proporcionan los fabricantes de medicamentos antes de tomar una decisión sobre el tratamiento a seguir y la dosificación. La información sobre los nombres de marca y los precios de los fármacos no son una oferta de venta o adquisición. Tanto la información facilitada por Empendium que usted utiliza como cualquier decisión realizada son su propia responsabilidad. El editor, los redactores y los autores niegan toda responsabilidad por cualquier prejuicio supuestamente alegado como consecuencia del uso de las Páginas Web, la Aplicación Móvil o bien los Manuales que operan bajo la marca Empendium.

Las versiones impresa y electrónica del manual pueden recibir apoyo a través de publicidad pagada y subvenciones educacionales. Las empresas anunciantes y otros patrocinadores no influyen en el contenido del manual. Ningún autor ni redactor ha recibido remuneración de fabricantes de medicamentos, complementos dietéticos o equipos médicos por el trabajo en el manual.

**Dirección**
Editorial Medycyna Praktyczna
ul. Gazowa 14a, 31-060 Kraków, Polonia
tel.: 00 48 12 21 12 208
fax: 00 48 12 29 34 010
e-mail: manualmibe@mp.pl

**Oncología**
Jefes de la sección: Juan Manuel O'Connor, Luis Pinillos
Redactores principales: Juan Manuel O'Connor, Luis Pinillos, Marcelo Zylberman
Redactores auxiliares: Federico Losco, Sergio Rivero
Redactores Interna Szczeklika: Maciej Krzakowski, Wojciech M. Wysocki

**Enfermedades infecciosas**
Jefes de la sección: Jeannette Dabanch Peña, Daniel Pryluka
Redactores principales: Jeannette Dabanch Peña, Daniel Pryluka, Adriana Hilda Romani
Redactor principal Enfermedades parasitarias: Renzo Mauro Tassara Oliveri
Redactores Interna Szczeklika: Miłosz Parczewski, Weronika Rymer, Jerzy Stefaniak,
Agnieszka Wroczyńska, Piotr Zaborowski

**Trastornos hidroelectrolíticos y del equilibrio ácido-base**
Jefes y redactores principales de la sección: Carlos Guido Musso, Patricio Wagner Grau
Redactores auxiliares: Roberto Parodi
Redactores Interna Szczeklika: Robert Drabczyk, Franciszek Kokot

**Intoxicaciones**
Jefes de la sección: Silvia Cristina Cortese, Enrique Paris Mancilla
Redactores principales: Silvia Cristina Cortese, Enrique Paris Mancilla, Juan Carlos Ríos Bustamante
Redactores auxiliares: Pascual Rúben Valdez
Redactores Interna Szczeklika: Dorota Klimaszyk, Zbigniew Kołaciński

**Enfermedades por exposición a la altura**
Jefe de la sección: Roberto Alfonso Accinelli Tanaka
Redactores principales: Roberto Alfonso Accinelli Tanaka, Lidia Marianella López Oropeza

**Cuidados paliativos**
Jefes y redactores principales de la sección: María José Puga Yung, Vilma Adriana Tripodoro
Redactores auxiliares: Diego Alberto Brosio
Redactor Interna Szczeklika: Jacek Łuczak

**Trastornos mentales**
Jefes y redactores principales de la sección: Andrés Jürgen Heerlein Lobenstein, Gabriela Silvia Jufe
Redactor Interna Szczeklika: Andrzej Kokoszka

**Primeros auxilios en traumatismos y otras situaciones de emergencia**
Jefa y redactora principal de la sección: María José Puga Yung
Redactor Interna Szczeklika: Jan Ciećkiewicz

**Procedimientos diagnósticos y terapéuticos**
Jefes y redactores principales de la sección: Hugo Norberto Catalano, Arnold Hoppe Wiegering
Redactores auxiliares: Luis Ernesto Caro, José Horacio Casabé, Héctor Arnaldo Gatica Rossi,
Gustavo Kusminsky, Ximena Morales Ortega, Manuel Jesús Oyarzún Gómez,
Víctor Alejandro Rossel Mariángel, Martin Luis Sívori, Patricio Wagner Grau
Redactor Interna Szczeklika: Miłosz Jankowski

**Otros miembros de la redacción del manual *Interna Szczeklika***
Grzegorz Goncerz, Jacek Imiela, Roman Jaeschke, Monika Mazanek Mościcka, Karolina Moćko,
Jacek Mrukowicz, Bogdan Solnica

# Colaboradores Argentina

**Coordinador**
Manuel Klein

**Comité ejecutivo**
Luis Alberto Cámera, Manuel Klein, Roberto Parodi, Silvio Payaslián, Javier Pollán, Alejandro Schejtman,
Pascual Rúben Valdez

**Redactores clínicos**
Enrique Mario Baldessari, Diego Alberto Brosio, Luis Alberto Cámera, Damián Carlson,
Hugo Norberto Catalano, Lucio Criado, Alcides Alejandro Greca, Ramiro Manuel Larrea, Roberto Parodi,
Silvio Payaslián, Javier Pollán, Adriana Hilda Romani, Rodrigo Sabio, Susana Salomón, Alejandro
Schejtman, Pascual Rúben Valdez, Marcelo Zylberman

# Autores

## 1. Síntomas

Witold Bartnik[†] (19), Marek Bodzioch (2, 4, 10, 31, 37, 38, 40), Piotr Daniel (9), Andrzej Dąbrowski (13), Robert Drabczyk (14, 22, 32, 33), Andrzej Hellmann (18, 27), Miłosz Jankowski (5, 12, 16, 35, 36, 39, 42), Jacek Juszczyk (1, 26), Franciszek Kokot (14, 17, 22, 32), Justyna Kotynia (10, 15), Małgorzata Krajnik (12, 33), Krzysztof Kula (21), Wojciech Leppert (25), Wiktoria Leśniak (3, 30, 34), Jacek Łuczak (25), Ewa Małecka-Panas (10, 15, 19, 28), Krzysztof Marlicz (13), Filip Mejza (11, 23), Anna Mokrowiecka (28), Jacek Mrukowicz (9, 13, 20), Pedro Pineda Bravo (21, 40), Jacek Rożniecki (4), Piotr Sawiec (29), Jolanta Słowikowska-Hilczer (21), Jadwiga Słowińska-Srzednicka (41), Piotr Sobański (12), Łukasz Strzeszyński (17, 24), Wojciech Szczeklik (3, 5, 11, 12, 16, 17, 23, 30, 34, 35, 36, 39, 42), Konstanty Szułdrzyński (6), Renata Talar-Wojnarowska (19), Piotr Zaborowski (20), Grażyna Zwolińska (6)

## 2. Enfermedades cardiovasculares

Waldemar Banasiak (5.1), Bronisław Bednarz (5.2, 19.2), Zofia T. Bilińska (15), Wojciech Bodzoń (27, 28), Andrzej Budaj (5.2, 19.2), Grzegorz Cebula (1), Barbara Cybulska (3, 4), Anna Członkowska (29), Jacek Dubiel (19.1), Marzena Frołow (22, 23, 24, 25, 26, 27, 28, 30, 31, 35), Zbigniew Gąsior (9.4), Grzegorz Goncerz (19.1, 19.2, 20.1), Piotr Hoffman (8.1, 8.2, 9.1, 9.2, 9.3, 10, 12), Miłosz Jankowski (1, 2), Andrzej Januszewicz (20.1, 20.2, 20.3), Longina Kłosiewicz-Latoszek (3, 4), Marek Konka (8.1, 8.3, 9.1, 10, 11), Aleksandra Kotlińska-Lemieszek (32), Paweł Kuca (17, 18), Ernest Kuchar (14), Marcin Kurzyna (21), Wiktoria Leśniak (5.1, 5.2, 6, 7, 15, 16, 27), Leszek Masłowski (24, 25, 26, 31, 35), Maciej Niewada (29), Rafał Niżankowski (33.1, 33.3), Tomasz Pasierski (5.1), Aleksander Prejbisz (20.1, 20.2, 20.3), Piotr Pruszczyk (33.2), Piotr Pysz (9.4), Maria Referowska (5.1), Víctor Alejandro Rossel Mariángel (2, 5, 8, 15, 16, 17, 18, 19, 35), Janina Stępińska (13), Tomasz Stompór (20.4), Władysław Sułowicz (20.4), Andrzej Surdacki (19.1), Wiktor Szostak (3, 4), Andrzej Szuba (36, 37), Piotr Szymański (8.2, 8.3, 9.2, 9.3, 11), Witold Tomkowski (17, 18), Adam Torbicki (21, 33.2), Maria Trusz-Gluza (6, 7), Anetta Undas (14, 34), Jan Wodniecki (16), Wojciech M. Wysocki (32), Krystyna Zawilska (33.3, 34)

## 3. Enfermedades del aparato respiratorio

Małgorzata Bała (26), Iwona Bestry (12, 14.1, 14.2, 14.3, 14.4, 14.5, 14.7, 25), Grażyna Bochenek (9), Piotr Gajewski (8, 9), Iwona Grzelewska-Rzymowska (15), Dorota Górecka (26), Renata Jankowska (10), Miłosz Jankowski (1, 13, 19, 20, 21, 22, 23, 24), Jacek Jassem (16, 17), Maria Korzeniewska-Koseła (15), Wiesław Królikowski (1), Jan Kuś (6, 13), Kazimierz Marek (14.6), Henryk Mazurek (11), Filip Mejza (8, 9, 10, 11, 18, 25, 26), Jacek Mrukowicz (3), Agata Niżankowska-Jędrzejczyk (18), Ewa Niżankowska-Mogilnicka (8,9), Manuel Jesús Oyarzún Gómez (1), Carlos Armando Peña Mantinetti (15), Władysław Pierzchała (8), Robert Pływaczewski (18), Elżbieta Radzikowska (14.7), Tatiana Reyes Rubio (13.3.7), Ewa Rowińska-Zakrzewska (12, 14.1, 14.2, 14.3, 14.4, 14.5, 25), Piotr Sawiec (3), Krzysztof Sładek (19, 20, 21, 22, 23, 24), Leszek Szenborn (3), Monika Szturmowicz (14.3), Konstanty Szułdrzyński (19, 20, 21, 22), Monika Świerczyńska-Krępa (2, 5), Zbigniew Świerczyński (2, 5), Wojciech M. Wysocki (16, 17)

## 4. Enfermedades del aparato digestivo

Witold Bartnik[†] (7, 8, 17, 18, 19, 20, 21.3, 22, 24.1, 24.3, 24.4, 25, 27.1, 27.2, 27.3, 27.4, 28.2, 29), Zbigniew Bartuzi (3, 32), Jan Ciećkiewicz (21.1, 21.2, 29.1, 30), Jerzy Friediger (27.1, 27.2, 27.3, 27.4), Marzena Frołow (21.1, 21.2), Andrea Horvath (3, 32), Władysław Januszewicz (26, 31), Stanisław Kłęk (14), Marek Krawczyk (28.4), Tomasz Mach (28.1, 28.3, 28.4), Ewa Małecka-Panas (1, 2, 4, 5), Krzysztof Marlicz (6, 7, 8), Anna Mokrowiecka (4), Jacek Mrukowicz (28.1, 28.3, 28.4), Marek Pertkiewicz (14), Weronika Rymer (28.2), Jerzy Socha (16), Jerzy Stefaniak (28.4), Hanna Szajewska (13, 15), Małgorzata Szczepanek (17, 19, 20, 24.2, 28.2), Renata Talar-Wojnarowska (1, 2), Ewa Wrońska (11), Wojciech M. Wysocki (4, 9, 10, 24.1, 24.3, 24.4, 25, 27.5),

## 5. Enfermedades del páncreas

Andrzej Dąbrowski (1, 2, 3, 4), Grażyna Jurkowska (1, 2, 3, 4), Urszula Wereszczyńska-Siemiątkowska (1, 2, 3, 4), Wojciech M. Wysocki (4)

## 6. Enfermedades de la vesícula biliar y las vías biliares

Piotr Daniel (6, 7, 8), Anita Gąsiorowska (2, 3, 4), Ewa Małecka-Panas (1, 2, 3, 4, 6, 7, 8), Piotr Milkiewicz (5), Małgorzata Szczepanek (2, 3, 4), Wojciech M. Wysocki (6, 7, 8)

### 7. Enfermedades del hígado
Grażyna Biesiada (7), Marek Hartleb, Anna Boroń-Kaczmarska (4, 13), Jacek Juszczyk (1, 2, 3),
Marek Krawczyk (14, 15, 17), Tomasz Mach (8, 9, 10, 11), Piotr Milkiewicz (6), Jacek Mrukowicz (1, 2, 3),
Waldemar Patkowski (14, 15, 17), Marta Wawrzynowicz-Syczewska (5, 12), Małgorzata Szczepanek
(5, 13)

### 8. Enfermedades del hipotálamo y la glándula hipófisis
Jolanta Kunert-Radek (1, 2), Ewa Płaczkiewicz-Jankowska (1, 2, 3, 4), Wojciech Zgliczyński (3, 4)

### 9. Enfermedades de la glándula tiroides
Barbara Jarząb (2, 4, 5), Andrzej Lewiński (1, 3), Pedro Miguel Pineda Bravo (5),
Ewa Płaczkiewicz-Jankowska (1, 2, 3, 4, 5)

### 10. Enfermedades de las glándulas paratiroides
Edward Franek, Franciszek Kokot, Ewa Płaczkiewicz-Jankowska

### 11. Enfermedades de las glándulas suprarrenales
Tomasz Bednarczuk (1, 2, 5, 6), Andrzej Januszewicz (7), Włodzimierz Januszewicz (7),
Anna A. Kasperlik-Załuska (1, 2, 5, 6), Ewa Płaczkiewicz-Jankowska (1, 2, 3, 4, 5, 6), Jadwiga Słowińska-
Srzednicka (3, 4)

### 12. Tumores neuroendocrinos y síndromes poliglandulares
Daria Handkiewicz-Junak (1.1), Barbara Jarząb (1.2, 2.2), Andrzej Lewiński (2.1), Ewa Płaczkiewicz-
Jankowska (1.1, 1.2, 2.1, 2.2)

### 13. Trastornos del metabolismo de los hidratos de carbono
José Esteban Costa Gil (1, 2, 5), Gloria López Steward (1, 2, 5), Ewa Płaczkiewicz-Jankowska (1, 2, 3, 4, 5),
Jacek Sieradzki (1, 2, 3, 4, 5)

### 14. Enfermedades de los riñones y las vías urinarias
Robert Drabczyk (1, 2, 3.1, 3.2, 3.3, 3.4, 4, 5, 6, 7, 8, 9), Stanisław Czekalski (4), Maciej Drożdż (7),
Jan Duława (8), Ilona Dziemianko (3.1), Zbigniew Hruby (3.2), Krzysztof Kazimierczak (3.1),
Marian Klinger (3.1, 3.3, 3.4), Andrzej Książek (10, 11, 12, 13), Michał Myśliwiec (1, 2),
Michał Nowicki (9), Tomasz Stompór (6), Władysław Sułowicz (6, 7), Wojciech M. Wysocki
(10, 11, 12, 13), Wojciech Załuska (10, 11, 12, 13), Jan Zawadzki (5), Sławomir C. Zmonarski (3.4)

### 15. Enfermedades hematológicas
Anna Dmoszyńska (15), Jadwiga Dwilewicz-Trojaczek (4), Irena Frydecka (6, 7, 8), Andrzej Hellmann
(5, 9, 10, 11), Jerzy Hołowiecki (2, 3), Wiesław Wiktor Jędrzejczak (16), Janusz Meder (14), Andrzej Mital
(10, 11), Maria Podolak-Dawidziak (1), Witold Prejzner (5, 9), Tadeusz Robak (12), Jacek Roliński (17),
Tomasz Sacha (17), Anetta Undas (22), Krzysztof Warzocha (13), Jerzy Windyga (20, 21),
Krystyna Zawilska (18, 19)

### 16. Enfermedades reumáticas
Hanna Chwalińska-Sadowska (6, 7), Anna Filipowicz-Sosnowska (1, 23), Piotr Głuszko (16, 17),
Grzegorz Goncerz (16, 20), Mariusz Korkosz (13, 18, 19), Eugeniusz Józef Kucharz (11.2, 21, 22),
Brygida Kwiatkowska (11.3), Paweł Mielnik (6), Jacek Musiał (3, 4, 8), Marzena Olesińska (7),
Włodzimierz Samborski (20), Matylda Sierakowska (5), Stanisław Sierakowski (5), Jana Skrzypczak (4),
Andrzej Szczeklik (8), Leszek Szczepański (12), Jacek Szechiński (11.2, 11.4), Jan Sznajd (3, 8),
Witold Tłustochowicz (16, 17), Irena Zimmermann-Górska (2, 4, 9, 10, 11.1, 14, 15, 24, 25)

### 17. Enfermedades alérgicas
Jan Brożek (3), Wiesław Gliński (4), Miłosz Jankowski (1), Jerzy Kruszewski (1), Roman J. Nowicki (5),
Agnieszka Padjas (2, 4, 5), Barbara Rogala (2, 3), Jacek Szepietowski (4), Monika Świerczyńska-
Krępa (3)

### 18. Enfermedades infecciosas
Bożena Dubiel (1.5, 1.12, 1.6, 3.1), Jeannette Dabanch Peña (1.15, 1.16), Ewa Duszczyk (1.6),
Robert Flisiak (3.2, 3.3, 12.1, 12.2), Jacek Gąsiorowski (2), Andrzej Gładysz (1.1, 1.2, 1.11, 2),
Waleria Hryniewicz (8, 11), Anita Hryncewicz-Gwóźdż (4), Roman Jaeschke (7), Miłosz Jankowski (7),
Jacek Juszczyk (9), Elżbieta Kacprzak (5.1, 5.3, 5.4.2), Krzysztof Kaczmarek (5.4.1), Brygida Knysz
(2, 9), Andrzej Kübler (7), Magdalena Marczyńska (1.9, 1.10), Karolina Mrówka (5.2), Jacek Mrukowicz
(1.1, 3.1, 3.2, 12.1, 12.2, 10), Wacław Nahorski (5.2.1), Tomasz Ozorowski (8), Małgorzata Paul
(5.1, 5.3, 5.5), Łukasz Pielok (5.2), Witold Przyjałkowski (6), Weronika Rymer (1.11, 1.15, 9), Piotr Sawiec
(1.1, 1.2, 1.3, 1.8, 1.9, 1.10, 1.11, 3.3), Jerzy Stefaniak (5.2, 5.4.1, 5.4.2, 5.5), Jacek Szechiński (5.1),

Leszek Szenborn (1.3, 1.5, 1.12), Bartosz Szetela (3.2), Agnieszka Wroczyńska (1.15, 1.16, 6.1.6), Jacek Wysocki (3.1, 10), Piotr Zaborowski (1.7, 1.8, 3.3)

## 19. Trastornos hidroelectrolíticos y del equilibrio ácido-base
Robert Drabczyk (1), Edward Franek (1, 2), Franciszek Kokot (1, 2)

## 20. Intoxicaciones
Silvia Cristina Cortese (19.2, 19.3), Dorota Klimaszyk (1, 2, 3, 4, 5, 9, 10, 11, 12, 13, 14, 15, 16, 17, 18, 19.1, 19.2, 19.4, 19.5, 19.6, 19.7), Zbigniew Kołaciński (1, 2, 3, 4, 5, 9, 10, 11, 15, 19.1, 19.2, 19.4, 19.5, 19.6, 19.7), Enrique Paris Mancilla (6, 7, 8), Juan Carlos Ríos Bustamante (6, 7, 8), Janusz Szajewski (1, 2, 3, 4, 5, 9, 10, 11, 12, 13, 16, 19.1, 19.2, 19.4, 19.5, 19.6, 19.7), Karol Świeca (12, 15, 16)

## 21. Enfermedades por exposición a la altura
Roberto Alfonso Accinelli Tanaka, Lidia Marianella López Oropeza

## 22. Trastornos mentales
Andrzej Kokoszka

## 23. Oncología y cuidados paliativos
Marcin Hetnał (2.4), Aleksandra Grela-Wojewoda (2.1), Miłosz Jankowski (5), Maciej Kluziak (4), Aleksandra Kotlińska-Lemieszek (4), Małgorzata Krajnik (1), Maciej Krzakowski (2.2, 2.3, 2.6), Krzysztof Krzemieniecki (2.2, 2.3, 2.6), Jacek Łuczak (3, 4), Małgorzata Pilarczyk (3), Jacek Roliński (2.5), Tomasz Sacha (2.2, 2.5, 2.6), Konstanty Szułdrzyński (5), Wojciech M. Wysocki (2.1, 2.4), Mariusz Żelichowski (5)

## 24. Primeros auxilios en traumatismos y otras situaciones de emergencia
Grzegorz Cebula (1, 3, 4, 5, 6, 7, 8, 9, 10, 11, 12, 13, 14, 15, 16, 17, 19, 20, 21, 22.1, 22.2, 23, 24, 25), Jan Ciećkiewicz (1, 3, 4, 5, 6, 7, 8, 9, 10, 11, 12, 13, 14, 15, 16, 18, 19, 20, 21, 22.1, 23, 24, 25), Miłosz Jankowski (2.2, 16, 18), Marek Jutel (22.3), Dorota Klimaszyk (18, 22.2), Piotr Kułakowski (2.1), Arkadiusz Pogrzebielski (26), Janusz Szajewski (16, 18), Konstanty Szułdrzyński (2.2), Grażyna Zwolińska (2.2)

## 25. Procedimientos diagnósticos y terapéuticos
Izabela Bętkowska (7), Anna Białoń-Janusz (7), Grzegorz Cebula (6), Edward Franek (27), Dorota Górecka (21), Tomasz Grądalski (7), Andrzej Hellmann (24), Roman Jaeschke (22), Miłosz Jankowski (1, 2, 3, 4, 5, 6, 8, 9, 14, 15, 16, 17, 18, 19, 20, 22, 23, 25, 26, 27, 28), Jacek Juszczyk (11, 28), Wanda Knopińska-Posłuszny (24, 29), Franciszek Kokot (27), Paweł Kuca (10), Magdalena Łętowska (23), Jacek Mrukowicz (13), Roman Nowobilski (20), Manuel Jesús Oyarzún Gómez (21), Witold Przyjałkowski (13), Aleksandra Rosiek (23), Víctor Alejandro Rossel Mariángel (17, 18), Tomasz Sacha (24), Krzysztof Sładek (9, 25, 26), Jerzy Soja (8), Janusz Szajewski (29), Konstanty Szułdrzyński (1, 2, 3, 4, 5, 14, 15, 16, 17, 18, 19, 21), Witold Tomkowski (10), Maria Trusz-Gluza (17, 18), Irena Zimmermann-Górska (12)

## 26. Pruebas funcionales
Piotr Boros (4), Andrzej Dąbrowski (1), Miłosz Jankowski (3), Andrzej Januszewicz (2), Wiktoria Leśniak (1), Filip Mejza (4), Manuel Jesús Oyarzún Gómez (4), Aleksander Prejbisz (2), Víctor Alejandro Rossel Mariángel (2, 3)

## 27. Pruebas endoscópicas
Miłosz Jankowski (1), Krzysztof Marlicz (2), Krzysztof Sładek (1)

## 28. Análisis clínicos
Miłosz Jankowski (4), Jacek Juszczyk (6), Paweł Kuca (5), Witold Przyjałkowski (2), Jerzy Soja (4), Bogdan Solnica (1, 3), Witold Tomkowski (5), Irena Zimmermann-Górska (7)

*Medicina Interna Basada en la Evidencia* es la edición en español del manual de medicina interna *Interna Szczeklika*, la versión breve (el título polaco es en honor del profesor Andrzej Szczeklik [1938-2012], que fue uno de los médicos y científicos polacos más célebres y el primer redactor jefe del manual).

Lo sigue redactando de manera continua un grupo de más de 600 autores y editores. Es un proyecto de carácter multinacional, en el que participan expertos procedentes de diversas partes del mundo, respaldándose mutuamente con su conocimiento y experiencia.

El manual está creado conforme a los principios de la MBE (Medicina Basada en la Evidencia), es decir, toda la información que se aporta en relación con el diagnóstico, tratamiento y prevención de las enfermedades está avalada por datos científicos y por las guías de actuación más actuales y fidedignas. Se dirige principalmente a médicos internistas, médicos especialistas en diversas áreas derivadas de la medicina interna, médicos de familia, así como a estudiantes de medicina.

Las principales virtudes de *Medicina Interna Basada en la Evidencia* son su carácter fidedigno y las actualizaciones constantes (la versión electrónica se actualiza de manera continua), la ampliación de sus contenidos y también su facilidad de uso, lo que hace que sea muy útil en la práctica diaria de la profesión. Destaca entre los demás manuales de renombre de ámbito global por las adaptaciones a las condiciones de los sistemas de salud locales. En el caso concreto de América Latina, esta tarea fue asumida por un grupo de expertos de Chile, el Perú y Argentina, que pronto irán acompañados de expertos de México y otros países.

El manual está patrocinado por el Colegio Médico de Chile y la Sociedad Argentina de Medicina. Cabe mencionar que la publicación de su I edición fue posible gracias al apoyo financiero de la compañía polaca KGHM Polska Miedź.

El manual está también disponible en forma de página web (www.empendium. com) y de aplicación móvil (para teléfonos móviles y tabletas). Están en curso los preparativos para lanzar la versión completa del manual en idioma español.

Esperamos que no solo los autores y redactores, sino que también otros médicos, usuarios del manual deseen participar en su desarrollo. Pueden enviar todas sus sugerencias y observaciones a la dirección siguiente: manualmibe@mp.pl

*Piotr Gajewski MD PhD FACP*
*en nombre del equipo editorial*
*redactor jefe de la edición polaca*

# Índice de contenidos

## 1   Síntomas

## 2 Enfermedades cardiovasculares

## 3    Enfermedades del aparato respiratorio

## 4   Enfermedades del tracto digestivo

## 5  Enfermedades del páncreas

## 6  Enfermedades de la vesícula biliar y las vías biliares

## 7 Enfermedades del hígado

## 8 Enfermedades del hipotálamo y la glándula hipófisis

## 9  Enfermedades de la glándula tiroides

## 10  Enfermedades de las glándulas paratiroides

## 11  Enfermedades de las glándulas suprarrenales

## 12 Neoplasias neuroendocrinas y síndromes poliglandulares

## 13 Trastornos del metabolismo de los hidratos de carbono

## 14 Enfermedades de los riñones y las vías urinarias

## 15  Enfermedades hematológicas

## 16   Enfermedades reumáticas

## 17   Enfermedades alérgicas

## 18   Enfermedades infecciosas

## 19   Trastornos hidroelectrolíticos y del equilibrio ácido-base

## 20   Intoxicaciones

## 24   Primeros auxilios en traumatismos y otras situaciones de emergencia (capítulos disponibles en www.empendium.com)

## 25  Procedimientos diagnósticos y terapéuticos

## 26   Pruebas funcionales

## 27 Pruebas endoscópicas

## 28 Análisis clínicos

   **Referencias bibliográficas**

Referencias bibliográficas principales se encuentran disponibles en la versión
electrónica del manual en www.empendium.com ......................................... 👆

Para recibir la información sobre las **actualizaciones más recientes**
de la versión electrónica del manual, regístrese en www.empendium.com

# Siglas y abreviaturas

## A

**AA** — anemia aplásica

**AACE** — American Association of Clinical Endocrinologists

**AAE** — alveolitis alérgica extrínseca

**AAES** — American Association of Endocrine Surgeons

**AAM** — área de la apertura mitral

**AAN** — anticuerpos antinucleares

**AAS** — ácido acetilsalicílico

**ACC** — American College of Cardiology

**ACPA** — anticuerpos antipéptidos cíclicos citrulinados

**ACR** — American College of Rheumatology

**ACTH** — hormona adrenocorticotrópica

**ADA** — American Diabetes Association

**ADN** — ácido desoxirribonucleico

**AE** — angioedema

**aFL** — anticuerpos antifosfolípidos

**AFP** — α-fetoproteína

**AHA** — American Heart Association

**AINE** — antinflamatorio no esteroideo

**AKI** — lesión renal aguda

**alo-** — alogénico

**ALP** — fosfatasa alcalina

**ALT** — alanina-aminotransferasa

**AMA** — autoanticuerpos antimitocondriales

**ANCA** — anticuerpos anticitoplasma de neutrófilos

**anti-Tg** — anticuerpos antitiroglobulina

**anti-TPO** — anticuerpos antiperoxidasa tiroidea

**anti-TSHR** — anticuerpos antirreceptor de TSH

**AR** — artritis reumatoide

**AR-GLP1** — agonista del receptor del péptido similar al glucagón tipo 1

**ARA-II** — antagonista de los receptores de la angiotensina II

**ARO** — actividad de la renina en plasma

**ASA** — ácido acetilsalicílico

**ASO** — antiestreptolisina O

**AST** — aspartato aminotransferasa

**ATS** — American Thoracic Society

**auto-** — autólogo

**AV** — auriculoventricular

**AVA** — área valvular aórtica

**AVK** — antagonistas de la vitamina K

## B

**BCG** — vacuna contra tuberculosis

**BE** — exceso de bases

**BNP** — péptido natriurético tipo B

**BSR** — British Society for Rheumatology

**BUN** — nitrógeno ureico sanguíneo

## C

**CABG** — derivación coronaria

**CAP** — conducto arterioso persistente

**CCP** — concentrado del complejo de protrombina

**CCS** — Canadian Cardiovascular Society

**CEA** — antígeno carcinoembrionario

**C-HDL** — colesterol HDL

**CI** — capacidad inspiratoria

**CIA** — comunicación interauricular

**CID** — coagulación intravascular diseminada

**CIV** — comunicación interventricular

**CK** — creatina-cinasa

**CK-MB** — creatina-cinasa MB (masa)

**C-LDL** — colesterol LDL

**CMP** — comisurotomía mitral percutánea

**CMV** — citomegalovirus

**CPAP** — presión positiva continua en vías respiratorias

**CPRE** — colangiopancreatografía retrógrada endoscópica

**CPRM** — colangiopancreatografía por resonancia magnética

**CPT** — capacidad pulmonar total

**CRH** — hormona liberadora de corticotropina

**CT** — colesterol total

**CVF** — capacidad vital forzada

## D

**D** — dosificación

**DAI** — desfibrilador automático implantable

**DEO** — disfunción del esfínter de Oddi

**DES** — *stent* recubierto (farmacoactivo)

**DL$_{CO}$** — capacidad de difusión pulmonar

**DM** — dermatomiositis

**DTD** — diámetro telediastólico

**DTS** — diámetro telesistólico

## E

**EAPC** — European Association of Palliative Care

**EBV** — virus Epstein-Barr

**EC** — enfermedad de Crohn

**ECMO** — asistencia pulmonar extracorpórea

**ECLA** — oxigenación con membrana extracorpórea

**ECV** — enfermedades cardiovasculares

**EEF** — estudio electrofisiológico

**EEG** — electroencefalografía

**EEI** — esfínter esofágico inferior

**EGB** — enfermedad de Graves-Basedow

**EGFR** — receptor de factor de crecimiento epidérmico

**EI** — endocarditis infecciosa

**EMA** — Agencia Europea de Medicamentos

**EMB** — etambutol

**EMG** — electromiografía

**EMTC** — enfermedad mixta del tejido conectivo

**ENETS** — European Neuroendocrine Tumor Society

**EP** — embolismo pulmonar

**EPOC** — enfermedad pulmonar obstructiva crónica

**ERC** — enfermedad renal crónica

**ERC** — European Resuscitation Council

**ERM** — enfermedad residual mínima

**ESAVI** — eventos supuestamente atribuidos a la vacunación o inmunización

**ESC** — European Society of Cardiology

**ETV** — enfermedad tromboembólica venosa

**EULAR** — European League Against Rheumatism

**eTFG** — tasa de filtración glomerular estimada

## F

**FA** — fibrilación auricular

**FARME** — fármacos modificadores de la enfermedad

**FDA** — Food and Drug Administration

**FE** — fracción de eyección

**FEVI** — fracción de eyección de ventrículo izquierdo

**FFR** — reserva fraccional de flujo

**FiO$_2$** — fracción inspirada de oxígeno

**FLA** — *flutter* auricular

**FLV** — *flutter* ventricular

**FPI** — fibrosis pulmonar idiopática

**FR** — factor reumatoide

**FSH** — hormona folículo estimulante

**FT3** — triyodotironina libre

**FT4** — tiroxina libre

**FV** — fibrilación ventricular

## G

**GAA** — glucemia en ayunas alterada, IFG

**G-CSF** — factor estimulante de colonias de granulocitos

**GEP-NEN** — NEN del sistema digestivo

**GH** — hormona del crecimiento

**GHRH** — hormona liberadora de hormona del crecimiento

**GINA** — Global Initiative for Asthma

**GN** — glomerulonefritis

**GTM** — gradiente transmitral

## H

**HAD** — hemorragia alveolar difusa

**HAI** — hepatitis autoinmune

**Hb** — hemoglobina

**HbA1c** — hemoglobina glucosilada

**HBPM** — heparina de bajo peso molecular

**HE** — hipereosinofilia

**HF** — hipercolesterolemia familiar

**Hib** — *Haemophilus influenzae* tipo b

**HLA** — antígeno de histocompatibilidad

**HNF** — heparina no fraccionada

**HP** — hipertensión pulmonar

**HPV** — virus del papiloma humano

**Hto** — hematocrito

## I

**IAMCEST** — infarto agudo de miocardio con elevación del segmento ST

**IAMSEST** — infarto agudo de miocardio sin elevación del segmento ST

**IBP** — inhibidor de la bomba de protones

**IC** — insuficiencia cardíaca

**ICA** — insuficiencia cardíaca aguda

**ICC** — insuficiencia cardíaca crónica

**IDB** — índice dedo-brazo

**IDSA** — Infectious Diseases Society of America

**IECA** — inhibidores de la enzima convertidora de angiotensina

**IFN** — interferón

**IG** — índice glucémico

**IGRA** — test de detección de liberación de interferón γ

**IM** — por vía intramuscular

**IMC** — índice de masa corporal

**IMT** — grosor íntima-media

**INH** — isoniazida

**INR** — índice internacional normalizado

**ITB** — índice tobillo-brazo

**ITU** — infección del tracto urinario

**iv.** — por vía intravenosa

**IVC** — insuficiencia venosa crónica

**IGIV** — inmunoglobulina intravenosa

## L

**LADA** — diabetes en autoinmune latente del adulto

**LAMA** — fármaco anticolinérgico de acción prolongada (inhalado)

**LBA** — lavado broncoalveolar

**LCR** — líquido cefalorraquídeo

**LDH** — lactato deshidrogenasa

**LEC** — leucemia eosinofílica crónica

**LES** — lupus eritematoso sistémico

**LIN** — límite inferior de la normalidad

**LH** — hormona luteinizante

**LH** — linfoma de Hodgkin

**LMA** — leucemias mieloides agudas

**LMMC** — leucemia mielomonocítica crónica

**LNH** — linfoma no Hodgkin

**LSN** — límite superior de la normalidad

**LLA** — leucemias linfoblásticas agudas

**LLC** — leucemia linfocítica crónica

## M

**MAPA** — monitorización ambulatoria de la presión arterial

**mc.** — masa corporal

**MCS** — muerte cardíaca súbita

**MCH** — hemoglobina corpuscular media

**MCHC** — concentración de hemoglobina corpuscular media

**MDI** — inhaladores de dosis medida

**MET** — unidad metabólica

**MH** — miocardiopatía hipertrófica

**MM** — mieloma múltiple

**MMF** — micofenolato mofetil

**MODY** — diabetes tipo MODY

## N

**NAC** — neumonía adquirida en la comunidad

**NACO** — anticoagulantes orales no AVK

**NAFLD** — enfermedad hepática grasa no alcohólica

**NAH** — neumonía intrahospitalaria

**NASH** — esteatohepatitis no alcohólica

**NEN** — neoplasias neuroendocrinas

**NIA** — nefritis intersticial

**NICE** — National Institute for Health and Care Excellence

**NOC** — neumonía organizada criptogénica

**NPH** — insulina de acción intermedia

**NPS** — nuevas sustancias psicoactivas

**NYHA** — New York Heart Association

## O

**OCD** — oxigenoterapia crónica domiciliaria

**OMS** — Organización Mundial de la Salud

## P

**PA** — pancreatitis aguda

**PAAF** — punción aspirativa con aguja fina

**PaCO$_2$** — presión parcial de dióxido de carbono

**pANCA** — anticitoplasma de neutrófilos con patrón perinuclear

**pc.** — peso corporal

**PCR** — reacción en cadena de la polimerasa

**PCT** — procalcitonina

**PEA** — actividad eléctrica sin pulso

**PEEP** — presión positiva al final de la espiración

**PEF** — flujo espiratorio máximo

**PET** — escáner por emisión de positrones

**PFC** — plasma fresco congelado

**PM** — poliomielitis

**PQR** — poliquistosis renales

**PRL** — prolactina

**PSA** — antígeno prostático específico

**PSAP** — presión sistólica en la arteria pulmonar

**PTGO** — prueba de tolerancia oral a la glucosa

**PTH** — parathormona

**PTHrP** — péptido similar a la parathormona

**PTU** — propiltiouracilo

**PV** — policitemia vera

**PVC** — presión venosa central

**PZA** — pirazinamida

## R

**RAA** — sistema renina-angiotensina--aldosterona

**RCP** — resucitación cardiopulmonar

**RDW-CV** — coeficiente de variación del ancho de distribución de los eritrocitos

**RMN** — resonancia magnética nuclear

**RMP** — rifampicina
**rT3** — triyodotironina inversa

## S

**SABA** — agonistas $\beta_2$ inhalados de acción corta
**SAF** — síndrome antifosfolípidos
**SAMU** — Servicio de Atención Médica de Urgencia
**SaO$_2$** — saturación de oxígeno arterial
**SAHOS** — síndrome de apnea e hipopnea obstructiva del sueño
**SARA** — artritis reactiva sexual adquirida
**SARM** — *Staphylococcus aureus* resistente a meticilina
**sc.** — superficie corporal
**SCA** — síndromes coronarios agudos
**SDRA** — síndrome de distrés respiratorio agudo
**SERM** — *Staphylococcus epidermis* resistente a meticilina
**SHE** — síndrome hipereosinófilo
**SHH** — síndrome hiperglucémico hiperosmolar
**SHR** — síndrome hepatorrenal
**SIAD** — síndrome de antidiuresis inapropiada
**SIADH** — síndrome de secreción inadecuada de vasopresina
**SLL** — supervivencia libre de leucemia
**SM** — estreptomicina
**SMD** — síndrome mielodisplásico
**SNC** — sistema nervioso central
**SOP** — síndrome de ovarios poliquísticos
**SQTL** — síndrome del QT largo congénito
**SRIS** — síndrome de respuesta inflamatoria sistémica
**SUNCT** — cefalea neuralgiforme unilateral con inyección conjuntival y lagrimeo
**SVA** — soporte vital avanzado

## T

**T3** — triyodotironina
**T4** — tiroxina
**TA** — taquicardia auricular
**TAD** — terapia antiplaquetaria doble
**TC** — tomografía computarizada
**TEC** — traumatismo encefalocraneano
**TFG** — tasa de filtración glomerular
**TG** — triglicéridos
**TGA** — tolerancia a la glucosa alterada, IGT
**THC** — tetrahidrocanabinol
**TIH** — trombocitopenia inducida por heparina

**TL$_{CO}$** — transferencia de monóxido de carbono
**TP** — tiempo de protrombina
**TPH** — trasplante de progenitores hematopoyético
**TRAb** — anticuerpos antirreceptor de TSH
**TRH** — hormona liberadora de tirotropina
**TRNAV** — taquicardia por reentrada en el nodo auriculoventricular
**TRVA** — taquicardia de reentrada aurículoventricular
**TSH** — tirotropina
**TT** — tiempo de trombina
**TTPa** — tiempo parcial de tromboplastina después de la activación
**TV** — taquicardia ventricular
**TVNS** — taquicardia ventricular no sostenida
**TVP** — trombosis venosa profunda

## U

**UCI** — Unidad de Cuidados Intensivos
**USE** — ecoendoscopia

## V

**VAP** — neumonía asociada a ventilación mecánica
**VCM** — volumen corpuscular medio
**VEF$_1$** — volumen espiratorio máximo en el primer segundo
**VHA** — virus de la hepatitis A
**VHB** — virus de la hepatitis B
**VHC** — virus de la hepatitis C
**VHD** — virus de la hepatitis D
**VHE** — virus de la hepatitis E
**VHS** — velocidad de hemosedimentación
**VIH** — virus de la inmunodeficiencia humana
**VO** — por vía oral
**VR** — por vía rectal
**VR** — volumen residual
**VRE** — volumen de reserva espiratoria
**VRI** — volumen de reserva inspiratoria
**VSc** — por vía subcutánea
**VSI** — por vía sublingual
**vWF** — Factor von Willebrand
**VZV** — virus varicela-zóster

## W

**WAO** — World Allergy Organization
**WPW** — síndrome de Wolff-Parkinson-White

# 1. Ascitis

Se define como una excesiva acumulación de líquido libre en la cavidad peritoneal (volumen normal ~150 ml).

**Etiopatogenia y causas**

**Mecanismos principales**: hipertensión portal, hipoalbuminemia, producción excesiva de líquido, dificultad en el flujo de salida de la linfa.

**Causas**: cirrosis hepática (~80 %), neoplasias (~10 %), insuficiencia cardíaca, tuberculosis, enfermedades del páncreas, ascitis idiopática en pacientes bajo hemodiálisis, alteraciones del conducto linfático, peritonitis por *Chlamydia*, síndrome nefrótico, enteropatía con pérdida de proteínas, LES, hipotiroidismo, trombosis de la vena porta, síndrome de Budd-Chiari, filariasis, síndrome de Meigs.

**Clasificación** de la ascitis dependiendo del volumen de líquido

1) **leve** (grado 1): detectable solo en ecografía
2) **moderada** (grado 2): es posible detectarla en la exploración física; volumen de líquido >500 ml
3) **avanzada** (severa, grado 3): distensión abdominal, con aplanamiento del ombligo o presencia de hernia umbilical; la disnea indica que en la cavidad peritoneal hay ~15 l de líquido.

**Diagnóstico**

**1. Anamnesis y exploración física.** Serán las características de la enfermedad de base. Si la ascitis es causada por hipertensión portal, aparece una dilatación de las venas de la pared abdominal causada por circulación colateral portosistémica (entre la vena umbilical y las venas de la pared abdominal o entre la vena mesentérica inferior y las perianales) y la esplenomegalia. Un hígado pequeño o de consistencia aumentada puede indicar cirrosis; nodular y duro sugiere neoplasias.

**2. Exploraciones complementarias**

1) **pruebas de imagen: ecografía** y **TC**, para confirmar la presencia del líquido libre en la cavidad peritoneal y evaluación de su cantidad, tamaño, estructura y lesiones focales del hígado y detectar hipertensión portal o trombosis de la vena porta o de las venas suprahepáticas, esplenomegalia, alteraciones de otros órganos en la cavidad abdominal
2) **test de líquido ascítico** (obtenido por paracentesis →cap. 25.11): determinación de la concentración de albúmina (determinar el gradiente entre albúmina plasmática y albúmina de líquido ascítico), proteína total, glucosa, triglicéridos, bilirrubina y la actividad de LDH, ADA y amilasa; análisis del número y tipo de células (diagnóstico de peritonitis bacteriana espontánea, células neoplásicas); cultivo (en caso de sospecha de peritonitis bacteriana espontánea o tuberculosis). Determinar la causa de la ascitis a base de los resultados obtenidos al analizar el líquido ascítico →cap. 28.6.

**Tratamiento**

Tratamiento causal. En caso de indicaciones terapéuticas realizar paracentesis.

# 2. Ataxia

**Etiopatogenia y causas**

Es un trastorno de la coordinación motora que dificulta la ejecución fluida y exacta de los movimientos. Es causada por procesos patológicos que producen daño en el cerebelo (ataxia cerebelosa) o daño de las vías aferentes de la propiocepción a nivel de los nervios periféricos o en los cordones de la médula espinal (ataxia sensitiva).

**Tabla 2-1. Diferenciación entre ataxia cerebelosa y sensitiva**

| Signos | Ataxia cerebelosa | Ataxia sensitiva |
|---|---|---|
| Propiocepción | No alterada | Alterada |
| Nistagmo | Sí | No |
| Trastorno del habla | Sí | No |
| Trastorno de la postura | Sí | No |
| Reflejos miotácticos | Pueden estar disminuidos | Disminuidos o abolidos |
| Compensación por control visual | No | Sí |

**Causas de ataxia cerebelosa**: tóxicas (alcohol, medicamentos, drogas), vasculares (ACV), infecciosas o posinfecciosas (cerebelitis viral, panencefalitis esclerosante subaguda, infección por VIH), inflamatorias (esclerosis múltiple), neoplásicas (metástasis, tumor primario, síndrome paraneoplásico), carencias nutricionales (deficiencia de la vitamina E, de la vitamina $B_1$ [p. ej. encefalopatía de Wernicke], enfermedad celíaca), endocrinológicas (hipotiroidismo), neurodegenerativas (variante cerebelosa de la atrofia multisistémica, enfermedad de Wilson, ataxias espinocerebelosas), estructurales (malformación de Arnold-Chiari, malformación arteriovenosa, herniación de las amígdalas cerebelosas al foramen magno).

**Causas de ataxia sensitiva**: síndrome de Guillain-Barré, polineuropatía desmielinizante inflamatoria crónica, neuropatía diabética, neuropatía asociada con gammapatía monoclonal, neuropatía secundaria a medicamentos (vincristina, isoniazida) y relacionada con la intoxicación por metales pesados, lesión de los ganglios sensitivos (paraneoplásica, síndrome de Sjögren, idiopática), ataxia de Friedreich, lesión de la médula espinal (compresión medular [p. ej. artritis degenerativa de la columna vertebral], esclerosis múltiple).

**Diagnóstico**

**1. Anamnesis y exploración física**

1) **Ataxia cerebelosa**: marcha con ampliación de la base de sustentación, dismetría (las maniobras dedo-nariz y talón-rodilla se realizan de forma incorrecta), disdiadococinesia (dificultad para realizar movimientos alternantes rápidos, p. ej. pronación y supinación del antebrazo), temblor (más a menudo intencional), disritmia (dificultad para realizar movimientos rápidos repetidos, p. ej. al golpear el dorso de la mano con la otra mano o al golpear la rodilla con el talón de la otra extremidad inferior), hipotonía muscular, disartria (articulación imprecisa, habla escandida), entonación incorrecta, movimientos anormales de los globos oculares (trastornos de seguimiento, nistagmo de baja frecuencia, de amplitud alta y con la fase rápida en dirección hacia la lesión o multidireccional), reflejos de estiramiento muscular disminuidos.

2) **Ataxia sensitiva**: alteraciones de la propiocepción, signos de lesión de los nervios periféricos o de la médula espinal, y signo de Romberg positivo. Para este último hay que colocarse detrás del paciente asegurándolo con las manos y ordenarle que permanezca en bipedestación con los pies juntos, las extremidades superiores extendidas hacia delante y solicitarle que cierre los ojos. El signo es positivo si el paciente cae en cualquier dirección.

Diferenciación entre la ataxia cerebelosa y la sensitiva →tabla 2-1.

**2. Exploraciones complementarias: pruebas de imagen cerebral (TC, RMN) en la ataxia cerebelosa.** RMN de la médula espinal en la ataxia sensitiva (sospecha de la lesión de los cordones posteriores). Estudios electrofisiológicos (sospecha de neuropatía periférica). Se realizarán otros estudios en función de la causa sospechada.

# 3. Auscultación cardíaca

Se distinguen 4 focos principales de auscultación cardíaca →fig. 3-1, cuyos puntos centrales son:

- 5.º espacio intercostal izquierdo línea medioclavicular (punta de corazón): **foco de auscultación de la válvula mitral** (M)
- 4.º-5.º espacio intercostal derecho junto al borde esternal: **foco de auscultación de la válvula tricúspide** (T)
- 2.º espacio intercostal izquierdo junto al borde esternal: **foco de auscultación de la válvula pulmonar** (PP)
- 2.º espacio intercostal derecho junto al borde esternal: **foco de auscultación de la válvula aórtica** (Ao).

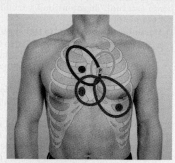

**Fig. 3-1.** Focos de auscultación cardíaca

Auscultar el corazón del paciente en decúbito supino durante una respiración tranquila, en caso de necesidad pidiendo al enfermo que detenga la respiración en fase de la inspiración o espiración o que cambie de posición del cuerpo. Los soplos del corazón derecho en general son más intensos en la fase de inspiración.

## 3.1. Tonos cardíacos

### 3.1.1. Primer tono

**1. Mecanismo:** cierre de la válvula mitral (componente $M_1$) y tricúspide (componente $T_1$) en la fase temprana de la sístole de los ventrículos. De la intensidad del primer tono es responsable sobre todo el componente $M_1$.

**2. Auscultación**, el primer tono normal es audible en el área de la punta del corazón

1) **intenso:** complexión delgada, taquicardia, intervalo PR corto, extrasístole ventricular, estenosis de la válvula mitral (si no hay grandes calcificaciones en la válvula)

2) **débil:** obesidad, tórax en forma de barril, enfisema, derrame pericárdico, insuficiencia cardíaca, infarto de miocardio, alargamiento del intervalo PR, insuficiencia de la válvula mitral

3) **de intensidad variable:** bloqueo AV de segundo grado (Wenckebach), fibrilación auricular, disociación auriculoventricular; a veces se puede auscultar en personas sanas con arritmia respiratoria significativa

4) **desdoblado** (primer componente en general más intenso): bloqueo completo de la rama derecha del haz de His.

### 3.1.2. Segundo tono

**1. Mecanismo.** Cierre de las válvulas semilunares: aórtica (componente $A_2$) y pulmonar (componente $P_2$); el componente $A_2$ es más intenso y adelanta ligeramente al $P_2$. Son audibles como sonido único durante la espiración, si bien durante la inspiración se produce su desdoblamiento (denominado desdoblamiento fisiológico).

**2. Auscultación:** el segundo tono fisiológico se ausculta mejor sobre la base cardíaca, en el foco de auscultación de la válvula aórtica. El desdoblamiento audible del segundo tono sin explicación clínica requiere ser diferenciado del clic telesistólico (que es un tono sistólico accesorio generalmente audible como igual o más intenso en 3.$^{er}$ o 4.° espacio intercostal izquierdo junto al borde esternal, de intensidad variable, y que temporalmente desaparece por completo).

1) **Desdoblamiento amplio del segundo tono**

   a) fijo en la respiración: ausencia de la influencia de la fase respiratoria en el desdoblamiento del segundo tono; causas: comunicación interauricular no complicada tipo *ostium secundum*, insuficiencia cardíaca avanzada (raramente)

   b) variable en la respiración: desdoblamiento constante y amplio del segundo tono, que aumenta durante la inspiración; causas: bloqueo completo de la rama derecha del haz de His.

2) **Desdoblamiento paradójico del segundo tono** (el P$_2$ adelanta al A$_2$): audible solo durante la espiración. Causas: bloqueo completo de la rama izquierda del haz de His, estenosis de la válvula aórtica, estenosis del tracto de salida del ventrículo izquierdo, insuficiencia de la válvula tricúspide, síndrome de preexcitación con la vía accesoria en el ventrículo derecho, estimulación del ventrículo derecho.

3) **Segundo tono único** (independientemente de la fase del ciclo respiratorio): ausencia de uno de los componentes del segundo tono o de superposición de los componentes. Causas: enfisema, estenosis severa de la válvula aórtica debido a su calcificación, estenosis severa de la válvula pulmonar (componente P$_2$ casi inaudible), edad avanzada.

### 3.1.3. Tercer tono (protodiastólico)

**1. Mecanismo:** se produce en los ventrículos (más frecuentemente en el izquierdo) durante el llenado rápido ventricular (tono protodiastólico), al estar alterada la distensibilidad del ventrículo o si aumenta el volumen de sangre que llega al ventrículo. Causas: insuficiencia del ventrículo izquierdo (volumen telediastólico aumentado y presión final de diástole aumentada en la insuficiencia cardíaca sistólica), insuficiencia de la válvula mitral o aórtica, hipertiroidismo, anemia, fístula arteriovenosa. Tercer tono fisiológico puede presentarse en niños sanos y en adolescentes.

**2. Auscultación:** tono de frecuencia baja; mejor audible con la campana del fonendoscopio. Tercer tono originado en el ventrículo izquierdo mejor audible en la punta del corazón durante la espiración, y aquel originado en el ventrículo derecho: en el 4.° espacio intercostal paraesternal izquierdo, durante la inspiración. Aumenta durante el esfuerzo, después de la tos y de la elevación de las extremidades inferiores, y disminuye en bipedestación. Si es intenso, durante un ciclo cardíaco se oyen 3 sonidos de timbre similar (**ritmo de galope**).

### 3.1.4. Cuarto tono (auricular)

**1. Mecanismo:** se produce en la fase tardía de la diástole ventricular (tono presistólico), durante la sístole auricular, sobre todo a consecuencia de la alteración de la distensibilidad ventricular. Causas: hipertensión arterial severa, estenosis de la válvula aórtica, cardiopatía isquémica, cardiomiopatía hipertrófica, hipertrofia del ventrículo derecho, hipertensión pulmonar, estenosis de la válvula pulmonar. El cuarto tono nunca está presente en la fibrilación auricular. Un cuarto tono fisiológico puede presentarse en niños sanos y en adolescentes, sobre todo en deportistas jóvenes.

**2. Auscultación:** tono de frecuencia baja que se oye mejor con la campana del fonendoscopio. Otras características son similares al tercer tono. Disminuye de intensidad en bipedestación, a diferencia del desdoblamiento del primer tono, que puede intensificarse. Un cuarto tono intenso patológico es causa del **ritmo de galope presistólico** (auricular).

### 3.1.5. Golpe pericárdico

**1. Mecanismo:** se produce en la fase temprana de la diástole ventricular a consecuencia de una brusca detención del llenado rápido, debida a la existencia de un pericardio rígido. Es un signo patognomónico de pericarditis constrictiva.

**2. Auscultación:** sonido de frecuencia alta, generalmente audible en toda la región precordial, poco después del segundo tono, bastante intenso (a veces más intenso que el primero y el segundo tono). Hay que diferenciarlo del tercer tono (el golpe pericárdico aparece antes).

### 3.1.6. Chasquido de apertura de la válvula mitral

**1. Mecanismo:** tensión brusca de las cuerdas o de los velos de la válvula mitral durante su apertura (alterados por la enfermedad, pero elásticos). Desaparece en caso de gran calcificación de la válvula.

**2. Auscultación:** sonido intenso, corto, de frecuencia alta, que se presenta en la fase temprana de la diástole, mejor audible entre la punta del corazón y el borde esternal izquierdo, pero generalmente sobre todo el corazón. Se presenta junto con el primer tono intenso chasqueante. El intervalo entre el chasquido de apertura y el segundo tono es más corto cuanto mayor es la estenosis del orificio. El diagnóstico diferencial se ha de realizar con el golpe pericárdico y con el desdoblamiento del segundo tono. Es un signo patognomónico de estenosis mitral.

### 3.1.7. Clics cardíacos

**1. Mecanismo:** se presentan durante la sístole ventricular.

1) **Clics protosistólicos** (tonos de eyección): están causados por la expulsión de la sangre desde los ventrículos hacia un vaso dilatado, a menudo a través de un orificio estrecho. Causas: dilatación de la aorta (hipertensión arterial, dilatación de la aorta ascendente a consecuencia de la ateroesclerosis) o del tronco pulmonar (hipertensión pulmonar), valvulopatía aórtica, estenosis de la válvula pulmonar.

2) **Clics mesosistólicos y telesistólicos:** están causados por la aparición brusca de tensiones sobre las cuerdas tendinosas alargadas y en los velos abombados de las válvulas AV. La causa más frecuente es el prolapso de la válvula mitral.

**2. Auscultación:** sonidos cortos y de alta frecuencia. Los clics protosistólicos se escuchan mejor en la base cardíaca, en el foco de auscultación de las válvulas, los clics mesosistólicos y telesistólicos en la punta del corazón. Se intensifican durante la espiración, en decúbito lateral izquierdo o en posición sentada y durante el esfuerzo. La disminución del retorno venoso, p. ej. durante la prueba de Valsalva, origina que el clic aparezca antes, durante la sístole.

## 3.2. Soplos cardíacos

Los soplos son consecuencia del cambio del flujo sanguíneo que pasa de ser laminar a turbulento, a consecuencia de:

1) aumento de flujo de sangre por un orificio/vaso no alterado (en circulación hipercinética)

2) flujo de sangre por un orificio estenótico o llegada de sangre a un vaso dilatado (p. ej. en aneurisma de la aorta)

3) reflujo de sangre a consecuencia de una insuficiencia valvular

4) flujo de sangre a través de una comunicación anormal (p. ej. comunicación interventricular).

Se ha de determinar: la localización del soplo (focos de auscultación →cap. 1.3) y lugar de máxima intensidad, relación con las fases del ciclo cardíaco (sístole, diástole), intensidad, irradiación, factores que aumentan y disminuyen la intensidad. La **intensidad del soplo** se valora según la **escala de Levine**: **1/6** — el soplo más débil que es posible de auscultar, no audible en los primeros segundos; **2/6** — soplo débil audible inmediatamente después de apoyar el fonendoscopio; **3/6** — soplo moderadamente intenso, fácil de auscultar, con intensidad similar a la de los ruidos respiratorios; **4/6** — soplo intenso con frémito palpable; **5/6** — igual que en 4/6, pero posible de auscultar con el fonendoscopio apoyado suavemente sobre el tórax; **6/6** — soplo audible con el fonendoscopio alejado del tórax.

Características de los soplos cardíacos más frecuentes →tabla 3-1. Los soplos diastólicos nunca son fisiológicos.

### 3.2.1. Soplos protosistólicos

**1. Causas:** insuficiencia de la válvula tricúspide sin hipertensión pulmonar, insuficiencia de la válvula mitral, también puede ser un soplo inocente en gente joven.

**2. Auscultación:** empiezan junto con el primer tono cardíaco y acaban en la mitad de la sístole.

### 3.2.2. Soplos mesosistólicos (soplos sistólicos de eyección)

**1. Mecanismo:** la sangre fluye a través de orificios estenóticos de las válvulas arteriales o bien si existe un aumento de gasto cardíaco que empuja la sangre por un orificio valvular con un área normal. Raramente se produce en el caso de la llegada de sangre al vaso dilatado.

**2. Causas:** estenosis de la válvula aórtica o de la válvula pulmonar, aneurisma de la aorta, estados con circulación hipercinética (embarazo, fiebre, tirotoxicosis, anemia), comunicación interauricular, comunicación interventricular pequeña, insuficiencia de la válvula mitral (algunos tipos). En gente joven con constitución asténica puede ser un soplo inocente sobre la válvula pulmonar (raramente aórtica).

**3. Auscultación:** aparecen después del primer tono (después de terminar la fase de contracción isovolumétrica) y terminan con el segundo tono o antes de él. La intensidad del soplo sube y baja de forma alternante junto con la expulsión de la sangre (*crescendo-decrescendo*).

### 3.2.3. Soplos telesistólicos

**1. Causas:** isquemia o infarto del músculo papilar de la válvula mitral o su disfunción a consecuencia de la dilatación del ventrículo izquierdo.

**2. Auscultación:** aparecen en la fase tardía de la sístole y terminan justo antes del segundo tono o junto con él. En general son de tipo *crescendo*, de frecuencia alta, y localizados sobre la punta del corazón. Si el soplo es acompañado de un clic mesosistólico, la causa más frecuente es el prolapso de la válvula mitral.

### 3.2.4. Soplos holosistólicos (pansistólicos)

**1. Causas:** insuficiencia de la válvula mitral o tricúspide (reflujo de la sangre desde el ventrículo hacia la aurícula), comunicación interventricular (flujo de sangre entre el ventrículo izquierdo y derecho).

**2. Auscultación:** audibles durante todo el tiempo de duración de la sístole (ausencia del intervalo entre el primer tono y el soplo).

### 3.2.5. Soplos protodiastólicos

**1. Mecanismo:** la sangre refluye a través de la válvula aórtica o la válvula pulmonar cuando la presión en el ventrículo cae por debajo de la presión en la aorta o la arteria pulmonar.

Tabla 3-1. Características de los soplos cardíacos más frecuentes

| Foco de máxima intensidad | Irradiación | Factores que aumentan la intensidad del soplo | Factores que disminuyen la intensidad del soplo | Causa |
|---|---|---|---|---|
| **Soplos sistólicos** | | | | |
| En el foco de auscultación de la válvula aórtica | Hacia las arterias carótidas yugulares | Después de ponerse en cuclillas de forma brusca, elevación pasiva de las piernas, después de una extrasístole ventricular o cuando el intervalo RR está alargado | Prueba de Valsalva[a] (II fase), ejercicio isométrico (apretón con la mano), bipedestación | Estenosis de la válvula aórtica |
| En la punta del corazón | Hacia la axila | Después de ponerse en cuclillas de forma brusca, ejercicio isométrico (apretón con la mano) | Bipedestación | Insuficiencia de la válvula mitral |
| Entre 4.º y 6.º espacio intercostal en el borde esternal izquierdo | A lo largo del diafragma hacia la derecha | Ejercicio isométrico (apretón con la mano), después de ponerse en cuclillas de forma brusca | | Comunicación interventricular |
| Entre la punta del corazón y el borde esternal izquierdo | Amplia hacia la base del corazón, axila y hacia el apéndice xifoides (no hacia las arterias carótidas) | Bipedestación, prueba de Valsalva[a] (II fase), después del ejercicio físico, después de una extrasístole ventricular | Ejercicios isométricos, después de ponerse en cuclillas de forma brusca | Miocardiopatía hipertrófica con estenosis del tracto de salida del ventrículo izquierdo |
| **Soplos diastólicos** | | | | |
| En la punta del corazón | Ausente | Decúbito lateral izquierdo, después del ejercicio físico, tos, ejercicio isométrico (apretón con la mano), después de extrasístole ventricular o cuando el intervalo RR está alargado | A veces durante la inspiración, prueba de Valsalva[a] (II fase) | Estenosis de la válvula mitral |
| En el foco de auscultación de la válvula aórtica | Hacia el foco de Erb | Posición sentada con inclinación hacia delante, ponerse en cuclillas de forma brusca, ejercicio isométrico (apretón con la mano) | Prueba de Valsalva[a] (II fase) | Insuficiencia de la válvula aórtica |

[a] La prueba de Valsalva consiste en primer lugar en la realización de una espiración con la glotis cerrada. La fase II es el período de la espiración forzada máxima. La mayoría de los soplos cardíacos se hace entonces más débil, excepto en la miocardiopatía hipertrófica con estenosis del tracto de salida y en el prolapso de la válvula mitral.

**2. Causas:** insuficiencia de la válvula aórtica, insuficiencia de la válvula pulmonar.

**3. Auscultación:** soplo de frecuencia alta, suave, en chorro de vapor, de carácter *decrescendo*. La intensidad del soplo aumenta junto con el aumento del grado de la insuficiencia.

### 3.2.6. Soplos mesodiastólicos

**1. Mecanismo:** desproporción entre el área valvular y el volumen de sangre que pasa por esta área en la fase del llenado rápido de los ventrículos.

**2. Causas:** estenosis de la válvula mitral, estenosis de la válvula tricúspide, aumento del flujo por la válvula mitral o tricúspide (insuficiencia avanzada de las válvulas, comunicación interventricular, conducto arterioso persistente), insuficiencia de la válvula pulmonar sin hipertensión pulmonar, estenosis relativa de la válvula mitral en la insuficiencia de la válvula aórtica de larga evolución, mixoma de la aurícula izquierda o derecha.

**3. Auscultación:** generalmente soplos de frecuencia baja e intensidad leve (generalmente tanto más altos cuanto más grande sea la desproporción entre el flujo y el área valvular), aparecen en un momento dado después del segundo tono.

### 3.2.7. Soplos presistólicos

**1. Mecanismo:** aumento del flujo por la válvula estenótica en la fase terminal del llenado de los ventrículos (justo antes del primer tono) a consecuencia de la sístole de aurículas.

**2. Causas:** estenosis de la válvula tricúspide, estenosis de la válvula mitral.

**3. Auscultación:** generalmente se percibe un soplo débil *crescendo-decrescendo* o *crescendo*. No se presenta en fibrilación auricular.

## 3.3. Soplos continuos (en maquinaria)

**1. Mecanismo:** cortocircuito de alta o baja presión causado por comunicaciones anormales arterioarteriales o fístulas arteriovenosas.

**2. Causas:** conducto arterioso persistente de Botalli, ventana aortopulmonar, ruptura del aneurisma del seno de Valsalva hacia el ventrículo derecho o aurícula derecha, fístulas de las arterias pulmonares, origen de la arteria coronaria en la arteria pulmonar, malformaciones arteriovenosas (más frecuentemente en los pulmones). Un soplo constante es también el **zumbido venoso** inocente que se produce en la vena yugular interna. A menudo audible en niños y adultos jóvenes (más frecuentemente en embarazadas) o en estados con circulación hipercinética.

**3. Auscultación:** audible durante todo el ciclo cardíaco, sin un intervalo perceptible entre la sístole y la diástole. Aparecen en la fase de la sístole, generalmente llegan a la máxima intensidad cerca del segundo tono y persisten durante todo el período de la diástole o durante una parte de este.

**El zumbido venoso** se ausculta mejor en el ángulo entre la clavícula y el músculo esternocleidomastoideo, más frecuentemente en el lado derecho. Es más intenso en la fase de la diástole, aumenta en bipedestación y después de girar la cabeza al lado contrario, y disminuye o desaparece en decúbito y después de presionar levemente la vena yugular interna por encima del lugar de colocación del fonendoscopio.

## 3.4. Roce pericárdico

**1. Mecanismo:** fricción entre las hojas de pericardio, que se produce cuando están cubiertas por fibrina.

**2. Causas:** pericarditis.

**3. Auscultación:** el soplo se parece al rechinado o al crujido de la nieve. Está constituido por 2-3 sonidos cortos por cada ciclo cardíaco (1 sonido durante la sístole y 1 o 2 sonidos durante la diástole). Generalmente se ausculta mejor en el borde esternal izquierdo a nivel del 2.º-3.er espacio intercostal, a menudo en área muy limitada. Se intensifica después de apoyar fuertemente la membrana en la piel, en posición rodillas-codos y durante la respiración detenida. Es un signo transitorio (aparece y desaparece). En el diagnóstico diferencial hay que descartar sobre todo el sonido de frotar el vello del tórax con el fonendoscopio.

# 4. Cefaleas

### Etiopatogenia y causas

La cefalea es un síntoma común a diferentes procesos patológicos. La fisiopatología depende de las causas y estas son muy diversas, y en el caso de muchos tipos de cefalea desconocidas. Puede ser primaria (sin causa orgánica) o secundaria (un síntoma más dentro de un proceso patológico conocido). Puede corresponder también a una neuropatía craneal dolorosa u otros dolores faciales.

### Tipos de cefalea primaria

1) migraña

2) cefalea tensional

3) cefaleas trigémino-autonómicas, que incluyen la cefalea en racimos (episódica y crónica), la hemicránea paroxística (episódica y crónica) y los ataques cortos de cefalea unilateral neuralgiforme con inyección conjuntival y lagrimeo (SUNCT)

4) otras cefaleas primarias poco frecuentes son la cefalea punzante, cefalea tusígena, cefalea por esfuerzo físico, cefalea poscoital, cefalea hípnica, cefalea en trueno primaria, cefalea diaria persistente *de novo*, cefalea numular y hemicránea continua.

**Causas de cefalea secundaria**: traumatismo craneal o cervical, enfermedad vascular intracraneal o extracraneal, trastornos intracraneales no vasculares, cefalea asociada a la toma de sustancias químicas o como efecto adverso tras su suspensión, infecciones, alteraciones de la homeostasis, enfermedades del cuello, ojos, oídos, nariz, senos paranasales, dientes, cavidad oral u otras estructuras de la cara o del cráneo, y cefalea asociada a trastornos mentales.

**Causas de neuropatías craneales dolorosas y otros dolores faciales**: neuralgia del trigémino clásica, neuralgia del trigémino secundaria (esclerosis múltiple, lesiones ocupantes de espacio), neuralgia del trigémino idiopática, neuropatía trigeminal dolorosa (herpes zoster, postraumática), neuropatía dolorosa del glosofaríngeo, neuropatía dolorosa del nervio intermediario, neuralgia occipital, neuritis óptica dolorosa, neuropatía oftalmqopléjica dolorosa.

**Causas de cefalea súbita** (si es muy intensa, requiere un diagnóstico rápido, ya que puede ser síntoma de una hemorragia subaracnoidea u otros estados con compromiso vital)

1) vascular: hemorragia subaracnoidea, disección de la arteria carótida o de la arteria vertebral, trombosis venosa cerebral, hipertensión arterial

2) no vascular: meningitis y encefalitis, hipotensión intracraneal espontánea (cefalea en posición ortostática)

3) cefaleas primarias, sobre todo migraña, cefalea trigémino-autonómica, cefalea poscoital, tusígena y por esfuerzo físico.

### Diagnóstico

**1. Anamnesis y exploración física:** en primer lugar excluir una cefalea secundaria (sintomática), que podría conllevar un riesgo vital. Se debe prestar especial atención a los signos de alarma que indiquen una causa grave y que requieran la realización urgente de pruebas diagnósticas adecuadas →tabla 4-1. Tras excluir las causas más frecuentes y las más graves de cefalea, reevaluar el estado del paciente, prestando atención a las características atípicas de la cefalea o a los trastornos concomitantes.

**2. Exploraciones complementarias:** pruebas de imagen (TC, RMN, opcionalmente angio-TC, angio-RMN), punción lumbar, Doppler de las arterias extracraneales (carótidas y vertebrales), análisis de sangre si se sospecha cefalea secundaria y según su causa. **La realización de pruebas de imagen está indicada en las siguientes situaciones**

**Tabla 4-1. Signos de alarma en el diagnóstico de cefaleas**

| Signo de alarma | Causas más frecuentes | Exploraciones complementarias recomendadas |
|---|---|---|
| Cefalea de comienzo súbito (con o sin signos meníngeos) | Hemorragia subaracnoidea, sangrado tumoral o de malformaciones arteriovenosas, tumor cerebral (especialmente en la fosa posterior intracraneal) | Pruebas de imagen[a], examen del líquido cefalorraquídeo[b] |
| Cefalea de intensidad creciente | Tumor cerebral, hematoma subdural, abuso de fármacos | Pruebas de imagen[a] |
| Cefalea asociada a síntomas sistémicos (fiebre, rigidez de nuca, erupción cutánea) | Meningitis, encefalitis, enfermedad de Lyme neurológica, infección sistémica, conectopatías (incluida la vasculitis sistémica) | Pruebas de imagen[a], examen del líquido cefalorraquídeo[b], análisis de sangre |
| Síntomas de focalidad neurológica u otros síntomas diferentes a la típica aura visual o sensorial | Tumor cerebral, malformaciones arteriovenosas, conectivopatías, incluidas las vasculitis sistémicas | Pruebas de imagen[a], pruebas de colagenosis incluyendo vasculitis sistémica |
| Edema de papila | Tumor cerebral, hipertensión intracraneal idiopática (pseudotumor cerebral), encefalitis, meningitis | Pruebas de imagen[a], examen del líquido cefalorraquídeo[b] |
| Cefalea tusígena, cefalea por esfuerzo o por maniobra de Valsalva | Hemorragia subaracnoidea, tumor cerebral | Pruebas de imagen[a], considerar el examen del líquido cefalorraquídeo[b] |
| Cefalea durante el embarazo o después del parto | Trombosis de senos venosos o disección de la arteria carótida, hemorragia pituitaria | Pruebas de imagen[a] |
| **Cefalea de nueva aparición en un paciente con:** | | |
| Enfermedad neoplásica | Metástasis | Pruebas de imagen[a], examen del líquido cefalorraquídeo[b] |
| Enfermedad de Lyme | Meningitis, encefalitis | Pruebas de imagen[a], examen del líquido cefalorraquídeo[b] |
| SIDA | Infección oportunista, tumor cerebral | Pruebas de imagen[a], examen del líquido cefalorraquídeo[b] |

[a] TC o RMN.
[b] Tras descartar una presión intracraneal elevada.

1) cefalea súbita, sobre todo cuando el paciente la define como "el dolor más fuerte de su vida"
2) cefalea crónica
3) cefalea que se mantiene tras un traumatismo craneal
4) cefalea siempre unilateral
5) cefalea diaria persistente *de novo*
6) cefalea muy intensa, que no cede con el tratamiento previo
7) aumento de la intensidad o de la frecuencia de los episodios de cefalea

8) cefalea con aura distinta de la visual

9) cefalea con aura prolongada o focalidad neurológica

10) cefalea en mayores de 50 años

11) cefalea en pacientes con otra enfermedad importante (p. ej. cáncer, SIDA)

12) cefalea en pacientes con síntomas como fiebre, rigidez de nuca, náuseas o vómitos

13) cefalea y presencia de crisis convulsivas

14) cefalea en pacientes diagnosticados de edema de papila en el examen del fondo del ojo, trastornos cognitivos o cambios de carácter

15) cefalea en pacientes con trombofilias, trombosis en la anamnesis personal o familiar, o en una embarazada. Las pruebas de imagen en general no son necesarias si los datos de la anamnesis corresponden a una cefalea típica y frecuente (migraña, cefalea tensional), y la exploración física (incluida la neurológica) no ha mostrado alteraciones.

**Criterios diagnósticos**

**1. Migraña (sin aura):**

1) ≥5 episodios de cefalea que cumplan los criterios 2-4

2) episodios de cefalea con una duración de 4-72 h (sin tratamiento o tratados ineficazmente)

3) cefalea con ≥2 de las 4 características siguientes:

   a) localización unilateral

   b) carácter pulsátil

   c) intensidad moderada o grave

   d) aumenta durante la actividad física habitual (p. ej. al caminar o subir escaleras) u obliga a evitarla

4) durante la cefalea aparece ≥1 de los siguientes síntomas:

   a) náuseas y/o vómitos

   b) fotofobia y fonofobia

5) otro diagnóstico no describe mejor los síntomas observados. Si la cefalea es precedida por síntomas reversibles tales como alteraciones visuales, debilidad muscular, alteraciones sensitivas o del habla, de duración de 5-60 min, de los que ≥1 es unilateral, diagnosticar migraña con aura.

Una forma especialmente molesta de migraña es la **migraña crónica**, que se diagnostica según los siguientes criterios: cefalea durante ≥15 días al mes, durante ≥3 meses seguidos, si en ≥8 días de cada mes la cefalea cumple los criterios de migraña (descritos más arriba) y el paciente ha tenido previamente ≥5 episodios de migraña (sin aura o con aura).

**2. Cefaleas trigémino-autonómicas, principalmente cefalea en racimos:**

1) ≥5 ataques que cumplan los criterios 2-4

2) dolor fuerte o muy fuerte, unilateral, de localización orbitaria, supraorbitaria y/o en la región ciliar, que dura (sin tratamiento) 15-180 min

3) ≥1 de las siguientes características:

   a) ≥1 de los siguientes síntomas ipsilaterales al dolor: inyección conjuntival y/o lagrimeo, congestión nasal y/o rinorrea, edema palpebral, sudoración de la frente y facial, eritema de la frente y facial, miosis y/o ptosis, y además

   b) ansiedad y agitación

4) la cefalea se produce con una frecuencia que oscila desde una cada dos días hasta 8 diarias

5) otro diagnóstico no describe mejor los síntomas observados. La diferenciación entre cada cefalea trigémino-autonómica se basa sobre todo en el criterio de la frecuencia y duración de cada ataque. Los episodios de cefalea hemicránea

paroxística son más frecuentes (≥20/d), pero duran habitualmente menos (2-30 min). Los episodios de SUNCT son aún más frecuentes (hasta 100/d) y duran en general <1 min.

**3. Cefalea provocada por abuso de fármacos:**

1) aparece ≥15 días al mes en pacientes que abusan regularmente durante ≥3 meses de ≥1 fármaco de los que son utilizados para el tratamiento de la cefalea aguda y/o sintomática

2) aparece o empeora considerablemente durante el período de abuso del fármaco

3) desaparece o regresa al estado previo a los 2 meses tras la retirada del fármaco; los criterios de abuso se cumplen si el paciente utiliza un analgésico simple ≥15 días al mes o cualquier otro fármaco analgésico o combinación de fármacos (sin abusar de cualquiera de estos fármacos administrados por separado) ≥10 días al mes.

**Tratamiento de la migraña**

**1. Migraña de intensidad leve y moderada:** AINE orales, entre ellos AAS (formulaciones y dosis →cap. 16.12, tabla 12-1) y combinaciones (paracetamol o AINE asociados con cafeína o ergotamina; en Chile y Argentina no se recomienda utilizar la ergotamina por un alto riesgo de generar cefalea por abuso de fármacos). Hay que administrar una dosis adecuadamente elevada (p. ej. AAS ≥1000 mg), preferiblemente justo al inicio del episodio o en la fase de aura migrañosa. Si un fármaco resulta ineficaz, se puede probar con otro de este grupo. Los fármacos de este grupo también se pueden usar en casos de episodios graves (especialmente el AAS), si anteriormente han resultado eficaces en el mismo paciente.

**2. Migraña de intensidad fuerte y moderada:**

1) Fármacos del grupo de los agonistas selectivos del receptor 5-HT$_1$ (triptanes) →tabla 4-2. Preferiblemente usarlos lo antes posible (no durante el aura), si bien pueden ser eficaces también durante un episodio ya desarrollado. En caso de ineficacia de un triptán se puede probar con otro. Si el dolor aumenta rápidamente (<30 min), aparecen vómitos o los síntomas asociados a la migraña son muy graves → se recomienda administrar un fármaco de acción rápida que se disuelva en la lengua (rizatriptán o eletriptán, disponible en tabletas que se disuelven en la cavidad oral). Existen formulaciones de administración nasal y subcutánea de sumatriptán, que no están disponibles en Chile, la formulación de administración subcutánea se encuentra disponible en Argentina. Durante su administración pueden aparecer: ansiedad, inquietud, sensación de opresión torácica, sensación de rigidez de nuca, espasmos de garganta u hormigueo de manos. Estos síntomas son transitorios, pero pueden ser molestos y el paciente que no ha sido advertido de la posibilidad de su aparición no aceptará una segunda dosis del fármaco, incluso aunque sea plenamente eficaz. Contraindicaciones: cardiopatía isquémica (incluyendo angina de Prinzmetal, infarto de miocardio), hipertensión arterial no controlada, migraña con aura del tronco encéfalo (antes "migraña basilar"), hemipléjica o con aura distinta de la visual, arritmias, ataque isquémico transitorio, embarazo. No administrar antes del transcurso de >24 h de la toma de alcaloides del cornezuelo de centeno.

2) En caso de intolerancia o de contraindicación para el uso de triptanes se puede administrar (al inicio de los síntomas) la **dihidroergotamina** 1-2 mg VO (no disponible en Chile ni en Argentina). Contraindicaciones: hipertensión arterial no controlada, cardiopatía isquémica, enfermedad arterial periférica, deterioro de la función hepática o renal, sepsis y embarazo.

3) Debido a la alta incidencia de náuseas o vómitos, administrar lo antes posible un **antiemético**: metoclopramida 10-20 mg VO o 10 mg IM, iv. (contraindicado en embarazadas) o domperidona 10 mg VO.

**Tabla 4-2. Agonistas selectivos de los receptores 5HT1 (triptanes)**

| Fármaco | Forma de administración | Dosificación |
|---|---|---|
| Almotriptán | Comprimidos | 12,5 mg, se puede repetir después de 2 h, máx. 25 mg/d |
| Eletriptán | Comprimidos | 40 mg, se puede repetir[a] después de 2 h, máx. 80 mg/d |
| Frovatriptán | Comprimidos | 2,5 mg, se puede repetir después de 2 h, máx. 7,5 mg/d |
| Naratriptán | Comprimidos | 2,5 mg, se puede repetir después de 4 h, máx. 5 mg/d |
| Rizatriptán | Comprimidos (liofilizado oral) | 10 mg (5 mg si el paciente recibe propanolol), se puede repetir después de 2 h, máx. 20 mg/d; efecto muy rápido |
| Sumatriptán | Comprimidos | 50-100 mg, hasta 300 mg/d en dosis divididas; intervalo entre las dosis ≥2 h |
| | VSc | 6 mg, se puede repetir después de 1 h, máx. 12 mg/d |
| | Aerosol nasal | 20 mg, se puede repetir después de 2 h, máx. 40 mg/d |
| | Supositorios | 25 mg, se puede repetir después de 2 h, máx. 50 mg/d |
| Zolmitriptán | Comprimidos (estándar o de disolución oral) | 2,5 mg, se puede repetir (2,5 o 5 mg) después de 2 h, máx. 10 mg/d |

[a] Si no hay ninguna mejoría después de la primera dosis, no administrar dosis adicionales durante el mismo episodio.

**3. Estado migrañoso.** Se define como ataque de migraña con cefalea >72 h. Si el dolor desaparece temporalmente, la interrupción de los síntomas no debe durar >4 h. Se puede utilizar **metoclopramida** 10 mg iv. en 1-2 min o **tietilperazina** 6,5-13 mg iv., **dexametasona** 10 mg iv. o **sumatriptán** 6 mg VSc (si durante las últimas 24 h el paciente no ha tomado ergotamínicos ni dosis altas de triptanes). En general **es** necesaria la hospitalización, sobre todo en los casos de deshidratación, adicción a los analgésicos o a la ergotamina, y si coexiste una enfermedad neurológica, sistémica o mental.

**4. Tratamiento profiláctico:** debe durar ≥3 meses, óptimamente ~6 meses

1) **fármacos de elección:** metoprolol 50-200 mg/d, propranolol 40-240 mg/d, flunarizina 5-10 mg/d, ácido valproico 500-1800 mg/d, topiramato 25-100 mg/d

2) **fármacos de segunda elección** (fármacos con eficacia probada, pero o esta es menor o tienen más efectos adversos que los de primera línea): amitriptilina, venlafaxina, naproxeno, bisoprolol

3) **fármacos nuevos:** erenumab 70 o 140 mg VSc 1×mes; se distingue por tolerancia alta y comodidad de uso

4) **métodos no farmacológicos:** estimulación transdérmica de los nervios supraorbitarios (con el dispositivo Cefaly), estimulación de los nervios occipitales, estimulación no invasiva del nervio vago, estimulación magnética transcraneanal (EMT)

5) **prevención de la migraña menstrual:** naproxeno en forma de sal sódica 550 mg 2×d VO 1 semana antes y durante la menstruación; naratriptán 1 mg 2×d durante 5 días, comenzando 2 días antes de la menstruación esperada; frovatriptán (no disponible en Argentina) 2,5 mg 2×d durante 6 días en la época premenstrual; o terapia hormonal sustitutiva con estrógenos (no menos de 100 µg durante 6 días en la época premenstrual).

**5. Tratamiento de la migraña crónica:** topiramato 100-200 mg/d, ácido valproico 500-1800 mg/d, toxina botulínica tipo A 155-195 U (dosis total para 1 serie) según un esquema adecuado de inyecciones en los músculos craneales.

### Tratamiento de emergencia de la cefalea en racimos

El tratamiento de los episodios individuales es difícil, ya que los episodios de cefalea en racimos duran relativamente poco y casi ninguno de los fármacos analgésicos clásicos logra alcanzar el efecto deseado antes de que el ataque ceda espontáneamente. La excepción es la inyección VSc 6 o 12 mg de sumatriptán. El fármaco se puede administrar nuevamente transcurridas 24 h. Existen datos que establecen la eficacia del sumatriptán en forma de aerosol intranasal (20 mg) y del zolmitriptán en forma de aerosol intranasal (5 mg) y VO (10 mg). Se puede administrar ergotamina (especialmente en aerosol intranasal). Un tratamiento eficaz de un episodio individual es la inhalación de oxígeno (al 100 %, flujo 7 l/min, durante 10 min). En un 60-70 % de los pacientes el efecto aparece a los ~5 min.

### Tratamiento de la hemicránea paroxística

El fármaco de elección en ambas formas de la hemicránea paroxística es la indometacina inicialmente a dosis de 50-100 mg 2×d (una respuesta muy buena a la indometacina además apoya el diagnóstico).

### Tratamiento de la cefalea provocada por abuso de fármacos

Los fármacos administrados de forma habitual están absolutamente contraindicados, debido a que estos (su abuso) son la causa de la cefalea. Hay que explicar al paciente el mecanismo que condujo a la aparición de este tipo de cefalea y convencerlo de que deje de usar ese fármaco. Se recomienda la interrupción inmediata del tratamiento en casos de abuso de analgésicos simples, de ergotamina o de triptanes, y gradual en el caso de opioides, benzodiazepinas y barbitúricos. La hospitalización durante la retirada del fármaco está justificada en pacientes con abuso de opioides, benzodiazepinas y barbitúricos, en pacientes con enfermedades físicas o psíquicas concomitantes graves, y en pacientes en los que han fracasado los intentos previos de interrupción del fármaco de forma ambulatoria. En algunos pacientes el abandono del fármaco puede ser más fácil tras la administración de fármacos preventivos, como topiramato 100 mg/d (máx. 200 mg/d), glucocorticoides (prednisona o prednisolona, ≥60 mg/d) o amitriptilina (máx. 50 mg/d). La administración del fármaco que facilita la interrupción debe iniciarse, a más tardar, el día que se suprime el fármaco del que se abusa. Tras una retirada eficaz, el paciente requiere controles regulares y continuar con las actividades educativas con el fin de evitar la recurrencia de los síntomas.

# 5. Cianosis

Coloración azul-violeta de la piel y de las mucosas.

### Etiopatogenia y causas

**1. La cianosis verdadera** desaparece al presionar la piel. Causas: aumento de la concentración de hemoglobina desoxigenada en la sangre capilar (>5 g/dl) o presencia de hemoglobina patológica (más frecuentemente metahemoglobina >0,5 g/dl).

1) **Cianosis central:** generalizada, visible en las mucosas (sobre todo de los labios) y en la piel, que generalmente está caliente. Si se presenta en el lóbulo de la oreja no desaparece después de su masaje. Causas:

   a) hipoxemia (generalmente $SaO_2$ <85 %, $PaO_2$ <60 mm Hg): insuficiencia respiratoria, algunas cardiopatías congénitas que causan cortocircuito venoarterial, disminución de la presión parcial de oxígeno en el aire inspirado (a grandes alturas)

b) presencia de hemoglobina patológica: metahemoglobinemia, sulfohemoglobinemia (entonces la $PaO_2$ normal).

2) **Cianosis periférica:** visible solo en la piel de las partes distales del cuerpo, que generalmente está fría. Si se presenta en el lóbulo de la oreja, desaparece después de su masaje. Es el signo de desoxigenación excesiva de hemoglobina en los tejidos periféricos. Causas:

a) hipotermia significativa (vasoconstricción fisiológica)

b) disminución del volumen de eyección (p. ej. *shock* cardiogénico, insuficiencia cardíaca avanzada, estenosis de la válvula mitral o aórtica)

c) alteraciones locales del sistema arterial (p. ej. ateroesclerosis, émbolos arteriales, enfermedad de Buerger, angiopatía diabética)

d) alteraciones vasomotoras (neurosis, fenómeno de Raynaud, acrocianosis)

e) empeoramiento del retorno venoso (trombosis, síndrome postrombótico, flebitis superficial)

f) aumento de la viscosidad de la sangre (policitemia, crioglobulinemia, gammapatías).

**2. La pseudocianosis** no desaparece al presionar la piel con el dedo. Se presenta raramente. Causa: pigmento anormal en la piel (fármacos: clorpromazina, amiodarona, minociclina; metales pesados: plata, oro).

**Diagnóstico**

Anamnesis y exploración física, valoración de las constantes vitales (respiración, pulso, presión arterial, temperatura corporal), pulsioximetría y en caso de necesidad gasometría (la cianosis no es un signo fidedigno de hipoxemia), valoración de la reacción a la administración de oxígeno (no desaparece en las cardiopatías con cortocircuito venoarterial, cuando existe un *shunt* intrapulmonar significativo y cuando están presentes hemoglobinas patológicas), hemograma de sangre periférica (la cianosis verdadera no se presenta en personas con anemia severa, sin embargo en personas con policitemia se presenta más temprano), radiografía de tórax, y dependiendo de la causa sospechada otras pruebas del sistema circulatorio (ECG, ecocardiografía, etc.) o respiratorio (pruebas funcionales, TC de tórax y otras), determinación de la presencia de hemoglobinas patológicas.

# 6. Conciencia, alteraciones

**Etiopatogenia y causas**

El nivel de conciencia está condicionado por el sistema reticular activador ascendente (localizado en el tronco encefálico) y por la corteza cerebral. Entre el estado de plena vigilia y la pérdida completa de la conciencia existen estados de conciencia parcialmente conservada con capacidad limitada de reaccionar a los estímulos exteriores →tabla 6-1.

Causas de alteración de la conciencia →cap. 24.2, tabla 2-1.

**Diagnóstico y tratamiento**

La determinación del estado de conciencia puede resultar difícil, p. ej. en aquellos enfermos que manifiesten trastornos del habla, depresión, o en los que reciban relajantes neuromusculares. La apertura de ojos, la reacción verbal y al estímulo doloroso son de gran importancia diagnóstica y pronóstica en la valoración del estado de conciencia. La escala más utilizada es la escala de coma de Glasgow →tabla 6-2. En la evaluación escoger la mejor respuesta. Repetir

**Tabla 6-1. Alteraciones de la conciencia**

| Tipo de alteraciones | Signos |
| --- | --- |
| **Cualitativas (del contenido de la conciencia)** | |
| Confusión | El enfermo parece estar en plena vigilia, pero su pensamiento y acciones son desordenados y caóticos |
| Delirio | Los signos de confusión van acompañados de alteraciones vegetativas (aumento de la frecuencia cardíaca, temblor, sudoración, dilatación de las pupilas). Aparecen alucinaciones e ilusiones que pueden desencadenar ansiedad y agitación psicomotora |
| **Cuantitativas (del nivel de la conciencia)** | |
| Somnolencia (obnubilación) | Reacción a estímulos verbales: el enfermo se despierta, da una respuesta verbal, realiza movimientos voluntarios |
| Estupor (sopor) | El enfermo se despierta al aplicar un estímulo doloroso intenso, no obedece órdenes verbales o su respuesta es mínima. Los movimientos propositivos de defensa están conservados |
| Coma superficial | Movimientos de defensa caóticos en respuesta a estímulos dolorosos intensos |
| Coma profundo | No hay reacción, incluso con estímulos dolorosos intensos |

**Tabla 6-2. Escala de coma de Glasgow**

| Reacción examinada | Nivel de alteración | Puntuación |
| --- | --- | --- |
| Apertura de ojos | Espontánea | 4 |
| | A orden verbal | 3 |
| | En respuesta a un estímulo doloroso | 2 |
| | Sin reacción | 1 |
| Respuesta verbal | Correcta, el paciente está orientado | 5 |
| | Responde, pero está desorientado | 4 |
| | Usa palabras inapropiadas | 3 |
| | Emite sonidos incomprensibles | 2 |
| | Sin reacción | 1 |
| Respuesta motora | Obedece órdenes | 6 |
| | Sabe localizar el estímulo doloroso | 5 |
| | Reacción flexora normal (retira la extremidad en respuesta al estímulo doloroso) | 4 |
| | Reacción flexora anormal (postura de decorticación) | 3 |
| | Respuesta extensora (postura de descerebración) | 2 |
| | Sin reacción | 1 |

la exploración a intervalos, observando la evolución del estado de conciencia. Es imprescindible valorar el tamaño de las pupilas, la apertura de las fisuras palpebrales y la posición de los globos oculares, así como sus movimientos (si están presentes).

Manejo del enfermo →cap. 24.2.

# 7. Convulsiones

Forma de ataque epiléptico que se caracteriza por movimientos involuntarios de la musculatura esquelética, provocados por descargas anormales de las neuronas de la corteza motora. Estas descargas pueden difundirse por toda la corteza, lo que lleva a un déficit o a la pérdida total de la conciencia →cap. 1.6. Las descargas paroxísticas de neuronas no motoras pueden ser causa de ataques no convulsivos (p. ej. ataques de pérdida de conciencia) o de otras anormalidades de tipo paroxístico (p. ej. comportamientos anormales, alucinaciones visuales o auditivas, alteraciones del habla).

### Etiopatogenia y causas

Las descargas paroxísticas de las neuronas pueden ser espontáneas, como resultado de la excitabilidad aumentada debida a predisposición genética o a lesiones estructurales (**convulsiones no reactivas**), ocurren en respuesta a determinados estímulos sensoriales, siempre iguales en el mismo enfermo (**convulsiones reflejas**), o bien se producen en respuesta a un factor precipitante que causa un trastorno de la actividad eléctrica de las neuronas (**convulsiones reactivas**).

**Causas de las convulsiones reactivas**: trastornos del metabolismo (hipoglucemia, hiponatremia, hipocalcemia), traumatismo, ACV, isquemia, intoxicación (alcohol, medicación, sustancias tóxicas), meningitis, encefalitis, fiebre (convulsiones febriles entre los 6 meses y 6 años de edad, frecuentemente con antecedentes familiares). Las convulsiones reactivas se caracterizan por la existencia de un vínculo temporal cercano con el factor desencadenante.

**Causas de las convulsiones no reactivas**: predisposición genética, trastornos estructurales de la corteza cerebral (tumor, cicatriz glial tras un ACV o traumatismo, malformación congénita de la corteza cerebral).

**Causas de las convulsiones reflejas**: estímulos visuales (epilepsia fotosensible), sobresalto, estímulos auditivos, estímulos somatosensoriales, estímulos complejos (razonamiento, toma de decisiones, cálculos matemáticos).

**Epilepsia**: >2 ataques epilépticos no provocados o reflejos en un período de >24 h o un ataque epiléptico no provocado o reflejo, si el riesgo de repetición del ataque es alto (>60 %) o se ha diagnosticado un síndrome epiléptico específico (caracterizado por la coexistencia de ataques epilépticos y otros síntomas específicos).

### Diagnóstico

**1.** Aclarar las circunstancias y la presentación clínica de la crisis (a base de la descripción de testigos): crisis no espontánea vs. espontánea, inicio generalizado vs. focal (si las convulsiones inicialmente afectaron el cuerpo entero desde el inicio o se limitaron a una parte determinada), desviación de los globos oculares, pérdida o alteración de la conciencia, síntomas poscríticos (somnolencia, parálisis transitoria); si el paciente padece epilepsia u otras enfermedades, qué fármacos recibe (entre ellos, antiepilépticos). Diferenciar las convulsiones de otras alteraciones del movimiento debidas a estímulos originados fuera de la corteza cerebral, como calambres musculares, movimientos involuntarios o temblor.

**2.** Evaluar los signos vitales, realizar una exploración neurológica.

**3.** Realizar exploraciones complementarias:

1) estudios bioquímicos básicos de la sangre; niveles plasmáticos de epilépticos, tamizaje toxicológico, hemocultivos y otros estudios según el contexto clínico

2) pruebas de imagen (RMN/TC); EEG.

### Tratamiento

**Manejo del estatus epiléptico en adultos**: el estatus epiléptico tiene diversas definiciones; en la práctica el manejo descrito más adelante debe ser aplicado en caso de una crisis prolongada que no cede de forma espontánea en 5 min.

**Fuera del hospital**:

1) mantener la permeabilidad de las vías aéreas y evitar las lesiones físicas (no introducir los dedos ni ningún objeto en la boca del enfermo, sino protegerlo de la aspiración de sangre en caso de mordedura de la lengua)

2) determinar la duración de las convulsiones, monitorizar los parámetros vitales básicos

3) administrar **midazolam** IM a dosis de 10 mg (1 dosis) o **diazepam** iv. a dosis de 10 mg (la dosis puede repetirse 1 vez), o **lorazepam** (usual en Argentina) iv. a dosis de 4 mg (la dosis puede repetirse 1 vez).

**En el hospital**:

1) asegurar la permeabilidad de la vía aérea y la oxigenación de la sangre, detectar la acidosis (mediante la gasometría), realizar un ECG y comprobar la tensión arterial

2) canalizar una vía venosa y conectar una infusión de NaCl al 0,9 %

3) determinar de forma urgente niveles plasmáticos de glucosa, electrólitos, antiepilépticos, realizar hemograma, toxicología (conservar también una muestra de orina)

4) si la concentración de glucosa es de <3,33 mmol/l (60 mg/dl) → administrar IM 100 mg de **tiamina**, a continuación iv. 60 ml de solución de **glucosa** al 40 %

5) si el enfermo no ha recibido estos fármacos antes de llegar al hospital, administrar **midazolam** o **diazepam** o **lorazepam** →más arriba

6) si las convulsiones se mantienen → administrar iv. **valproato sódico** a dosis de 40 mg/kg (1 dosis; máx. 3000 mg) o **levetiracetam** a dosis de 60 mg/kg (1 dosis; máx. 4500 mg) o **fenitoína** (usual en Argentina) a dosis de 18 mg/kg (1 dosis; máx. 1500 mg)

7) si las convulsiones se mantienen → repetir la dosis de valproato sódico, de levetiracetam o fenitoína, eventualmente, se debe considerar la anestesia general con midazolam o propofol o tiopental o pentobarbital en la UCI.

# 8. Dedos de la mano, deformados

## 8.1. Dedos de la mano en enfermedades reumáticas

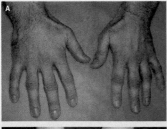

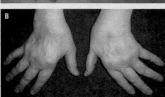

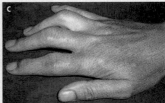

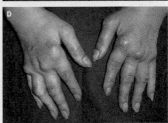

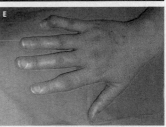

**Fig. 8-1.** Artritis reumatoide. **A** — cambios tempranos: inflamación simétrica de articulaciones metacarpofalángicas e interfalángicas proximales. **B** — ráfaga cubital: desviación cubital de los dedos de la mano y subluxación de la articulación metacarpofalángica. **C** — deformidad en *boutonnière*: dedo en ojal (3.º y 4.º). **D** — inflamación de articulaciones metacarpofalángicas e interfalángicas proximales, subluxación de articulaciones metacarpofalángicas, numerosos nódulos reumatoideos sobre las articulaciones. **E** — deformación del 5.º dedo en forma de cuello de cisne

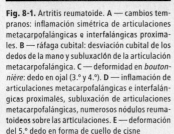

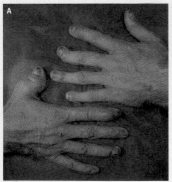

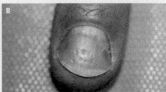

**Fig. 8-2.** Artritis psoriásica. **A** — psoriasis de la superficie dorsal de ambas manos, falanges del 1.er dedo de la mano derecha "telescopada", característica afectación de articulaciones interfalángicas distales en ambas manos, subluxación de la falange distal del 3.er dedo de la mano izquierda. **B** — depresiones puntiformes en la superficie de la uña (signo del dedal)

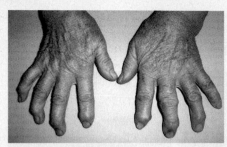

**Fig. 8-3.** Osteoartritis de la mano: nódulos de Heberden (sobre las articulaciones interfalángicas distales) en la mayoría de los dedos de ambas manos, nódulo de Bouchard (sobre las articulaciones interfalángicas proximales) en el dedo 3.º de la mano izquierda

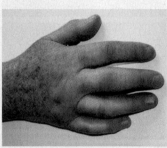

**Fig. 8-4.** Esclerosis sistémica: piel de los dedos brillante, endurecida, dificulta la extensión y flexión completas de los dedos

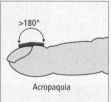

**Fig. 8-5.** Polimiositis y dermatomiositis. Pápulas violáceas sobre articulaciones interfalángicas y metacarpofalángicas (pápulas de Gottron)

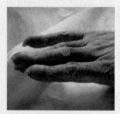

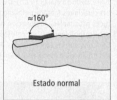

>180°

Acropaquia

≈160°

Estado normal

**Fig. 8-6.** Acropaquia

## 8.2. Acropaquia

### Etiopatogenia y causas

La acropaquia (dedos en forma de palillos de tambor, hipocratismo digital) es el resultado de la proliferación del tejido conjuntivo en la superficie dorsal de las falanges distales de los dedos de mano, raramente de los pies, lo que provoca la elevación de las uñas, que toman la forma de vidrio de reloj →fig. 8-6; a menudo se acompaña de eritema periungueal. El ángulo entre la uña y el sitio de penetración de la uña en la piel es ≥180° (normal ~160°). El mecanismo es desconocido.

### Causas

1) pulmonares: cáncer de pulmón y otros tumores de pulmón, fibrosis pulmonar, enfermedades inflamatorias crónicas (p. ej. EPOC, absceso pulmonar,

empiema pleural, bronquiectasias, tuberculosis pulmonar), fibrosis quística, sarcoidosis

2) cardíacas: defectos cardíacos congénitos cianóticos, endocarditis bacteriana

3) enfermedades gastrointestinales: enfermedad de Crohn, colitis ulcerosa, cirrosis hepática (biliar y portal)

4) hormonales: enfermedad de Graves-Basedow, hiperparatiroidismo

5) acropaquia idiopática.

La acropaquia bilateral es la forma mas común de presentación y un signo característico de la cianosis central por compromiso cardíaco y pulmonar. Existe también hipocratismo digital aislado congénito que debuta en la infancia, suele ser indoloro, generalmente simétrico, bilateral y de curso benigno. La acropaquia en un solo miembro es el resultado de una circulación sanguínea alterada en este miembro, como resultado de un conducto arterioso permeable, aneurisma (p. ej. aorta o arteria subclavia) o inflamación de una arteria. Puede ser un componente de la **osteodistrofia hipertrófica** (formación subperióstica dolorosa), en la cual además aparecen: engrosamiento del periostio que se palpa en las superficies que no están cubiertas por músculos (tobillos, muñecas); edema y dolor suelen ser signos que indican la presencia de derrame articular (frecuentemente rodillas, tobillos y codos). En la forma primaria puede aparecer un engrosamiento generalizado de la piel, que está dispuesta en pliegues. La causa más frecuente (>90 %) de osteodistrofia hipertrófica secundaria es el cáncer de pulmón.

### Diagnóstico

Buscar la causa. Para el diagnóstico de la osteodistrofia hipertrófica realizar radiografía de huesos largos (engrosamiento del periostio). Siempre realizar una radiografía de tórax, debido al aumento del riesgo de carcinoma pulmonar no microcítico.

# 9. Diarrea

Deposiciones de consistencia disminuida (líquidas o semilíquidas) con una frecuencia >3/d.

### Etiopatogenia y causas

**1. Mecanismos**

1) Malabsorción en el intestino delgado o el intestino grueso, causada por:
   a) reducción de la superficie de absorción o por alteración en el mecanismo de transporte en el epitelio
   b) presencia en la luz intestinal de sustancias no absorbibles osmóticamente activas (diarrea osmótica), que provoca el tránsito de líquido hacia la luz del tracto gastrointestinal a favor del gradiente osmótico
   c) tránsito intestinal acelerado (motilidad acelerada).

2) Aumento de la secreción de electrólitos y agua en el intestino delgado o el intestino grueso (diarrea secretora). Es debido a la activación del mecanismo de transporte en el epitelio intestinal o de las fibras del sistema nervioso, lo cual es causado por:
   a) enterotoxinas
   b) mediadores inflamatorios (adenosina, histamina, serotonina, peróxido de hidrógeno, factor activador de plaquetas [PAF], leucotrienos, prostaglandinas, citoquinas). Normalmente la diarrea inflamatoria está acompañada de malabsorción originada por el daño epitelial y por la reducción de la superficie absorbente
   c) enterohormonas.

## 2. Clasificación y causas

1) **Diarrea aguda** (≤14 días; según IDSA 2017 diarrea aguda <7 dni, diarrea prolongada 7-13 días)

   a) infecciones gastrointestinales o ingesta de toxinas bacterianas (>90 % de los casos de diarrea aguda)

   b) reacciones adversas a medicamentos (la causa más común de diarrea no infecciosa): antibióticos de amplio espectro, fármacos antiarrítmicos (β-bloqueantes, diltiazem), antihipertensivos (p. ej. IECA, diuréticos), AINE, teofilina, antidepresivos (inhibidores de la recaptación de serotonina), fármacos citostáticos, $H_2$-bloqueadores, neutralizadores del ácido clorhídrico (hidróxido de magnesio), metformina, hormonas tiroideas, abuso de laxantes (por lo general la suspensión produce remisión de la diarrea en 24-48 h)

   c) toxinas: intoxicación por hongos (p. ej. α-amanitina contenida en la *Amanita phalloides*), insecticidas (fosfatos orgánicos), alcohol etílico, arsénico

   d) hipersensibilidad alimentaria

   e) colitis isquémica.

2) **Diarrea crónica** (>4 semanas; según IDSA 2017 ≥30 días): rara vez causada por infecciones del tracto digestivo (excepto en pacientes con inmunodeficiencia). >90 % de los casos es causado por enfermedades inflamatorias intestinales inespecíficas, cáncer de colon o síndrome del intestino irritable

   a) **diarrea secretora**: medicamentos (causa más frecuente), laxantes estimulantes del peristaltismo (bisacodilo, antranoides, aloe) y medicamentos similares a los que provocan diarrea aguda; toxinas (abuso crónico del alcohol, arsénico); ácidos biliares (por malabsorción a nivel del íleon como sucede en el sobrecrecimiento bacteriano, en procesos inflamatorios o tras resección ileal); ácidos grasos de cadena corta (producidos en el colon por la fermentación de los disacáridos y fibra alimentaria no absorbidos); tumores secretores de hormonas (carcinoide, vipoma, gastrinoma, adenoma velloso, carcinoma medular de tiroides, mastocitosis)

   b) **diarrea osmótica**: medicamentos (laxantes del grupo de agentes osmóticos como sulfato de magnesio, polietilenglicol y macrogoles, lactulosa; neutralizadores del ácido clorhídrico como hidróxido de magnesio; orlistat, colchicina en uso crónico, colestiramina, neomicina, biguanidas, metildopa), algunos alimentos dietéticos y productos de confitería que contienen sorbitol, manitol o xilitol, deficiencia de lactasa (intolerancia a la lactosa) u otras disacaridasas (primaria [congénita, p. ej. intolerancia a la lactosa en adultos], o secundaria como resultado de infecciones e inflamaciones intestinales), síndrome del intestino corto y fístula intestinal

   c) **esteatorrea**: trastornos digestivos como en insuficiencia pancreática exocrina (enfermedad inflamatoria crónica, neoplasias, fibrosis quística); sobrecrecimiento bacteriano; enfermedad colestásica; malabsorción (enfermedad celíaca, giardiasis, enfermedad de Whipple, isquemia intestinal, abetalipoproteinemia, linfangiectasia intestinal y otras enteropatías perdedoras de proteínas)

   d) **diarrea inflamatoria**: enfermedad inflamatoria intestinal idiopática (colitis ulcerosa, enfermedad de Crohn); la radiación y la colitis microscópica isquémica (p. ej. tras la radiación de los órganos intraabdominales); hipersensibilidad alimentaria; inmunodeficiencias primarias y secundarias; neoplasias intestinales (p. ej. cáncer de colon); medicamentos (citostáticos, ciclosporina, AINE, estatinas, $H_2$-bloqueadores, ticlopidina, IBP, oro); protozoos intestinales (*Giardia intestinalis, Entamoeba histolytica, Cryptosporidium parvum, Isospora, Cyclospora*); parásitos intestinales

   e) **tránsito intestinal acelerado** (síndrome del intestino irritable, hipertiroidismo, fármacos procinéticos [metoclopramida, cisaprida]).

3) **Diarrea en pacientes con cáncer**:

   a) abuso de laxantes en pacientes en cuidados paliativos con estreñimiento

b) infecciones del tracto digestivo

c) citostáticos (fluorouracilo, irinotecán, mitomicina), radioterapia abdominal o pélvica

d) nutrición enteral

e) insuficiencia pancreática (esteatorrea) en tumores de la cabeza del páncreas

f) malabsorción de ácidos biliares y azúcares (deficiencia de disacaridasas) tras resección ileal (aumento de la entrada de agua y electrólitos a la luz del colon)

g) absorción insuficiente de agua en el intestino delgado tras resección parcial o total del colon.

### Diagnóstico

En cada caso hay que evaluar el grado de deshidratación. Se debe asumir que la **diarrea aguda** es debida a infección del tracto gastrointestinal o a intoxicación alimentaria en el caso de que el paciente no presente síntomas ni signos característicos de una causa no infecciosa (p. ej. medicamentosa). Si los síntomas persisten >10-14 días o empeoran o se repiten con frecuencia a pesar de un tratamiento adecuado, hay que considerar las causas de diarrea crónica y proceder al diagnóstico adecuado (→fig. 9-1). Manejo de la diarrea aguda infecciosa →cap. 4.28.1.

En la **diarrea crónica** determinar el aspecto de las heces y la naturaleza de la diarrea, lo que ayudará a reducir la lista de las posibles causas. Mantener al paciente en ayunas. A la confirmación final puede contribuir la determinación de la brecha osmótica (mOsm/l) y el contenido de sustancias reductoras en las heces. El primero se calcula de la siguiente manera

mOsm/l = osmolidad fecal marcada por el osmómetro − (2 × [Na en heces + K en heces])

o también

280 − (2 × [Na en heces + K en heces])

y se expresa en mOsm/l.

En el segundo se considera normal un resultado <0,25 %.

Excluir la **pseudodiarrea**: deposiciones frecuentes de pequeñas cantidades de heces líquidas de color marrón. Es típica la incontinencia fecal relacionada con la ocupación fecal y la distensión del colon, por la acumulación de restos fecales en el recto asociado al estreñimiento severo, o a la estenosis del colon a nivel del sigma (y menos frecuentemente a nivel del recto) de causa orgánica, incluyendo neoplasias.

**1. Diarrea secretora:** las heces son muy abundantes (hasta varios litros por día), acuosas, contienen una concentración de sodio >70 mmol/l y se caracterizan por un bajo valor de la brecha osmótica (<50 mOsm/l). Por lo general no hay dolor abdominal. Aunque se mantenga al paciente en ayunas no se reducen ni el número ni el volumen de las deposiciones (la diarrea despierta al paciente por la noche). Son una excepción los casos de resección colorrectal y las fístulas intestinales (síndrome de intestino corto, anatómico o funcional), en los cuales la diarrea se intensifica tras la alimentación oral o enteral.

**2. Diarrea osmótica:** las deposiciones tienen una brecha osmótica >125 mOsm/l y niveles de sodio <70 mmol/l. Las heces líquidas y espumosas con un pH <5,5 y con un contenido en sustancias reductoras >0,5 % suelen deberse a alteraciones digestivas por disacáridos. La diarrea osmótica cede en ayunas y tras el cese de ingesta de sustancias osmóticamente activas.

**3. Esteatorrea:** las heces son grasientas, brillantes, pastosas, difíciles de eliminar del inodoro con agua y tienen un olor pútrido.

**4. Diarrea inflamatoria:** puede manifestarse por la presencia de sangre en las heces, un gran recuento de leucocitos y una prueba positiva para la presencia

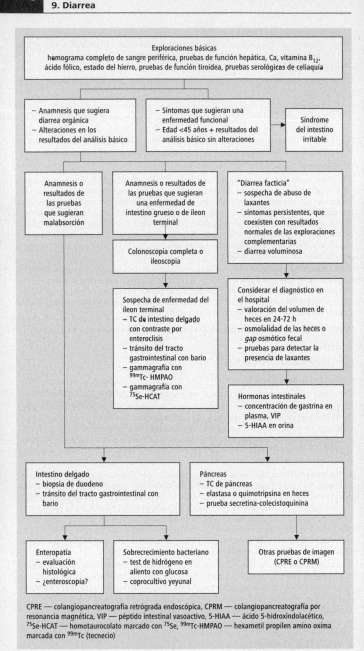

**Fig. 9-1.** Algoritmo diagnóstico de diarrea crónica (basado en las guías de la BSG, modificado)

de lactoferrina en las heces o la determinación cuantitativa de calprotectina fecal. Puede estar acompañada de síntomas sistémicos de reacción inflamatoria (fiebre, elevación de reactantes de fase aguda como la proteína C-reactiva, o el aumento de VHS) o eosinofilia periférica (p. ej. en la diarrea alérgica y en la gastroenteritis eosinofílica) e hipoalbuminemia.

**5. Deshidratación:** es la complicación principal de la diarrea aguda y crónica. Su nivel determina la forma e intensidad del tratamiento con líquidos (VO o iv., en el ámbito ambulatorio u hospitalario, así como la cantidad de líquidos a administrar). El cálculo se puede realizar estableciendo la reducción de peso sufrida por el paciente y expresarla porcentualmente, lo que determina el volumen de líquidos a reponer. El grado de deshidratación se puede estimar a base de los síntomas clínicos.

Grados de deshidratación:

1) **sin rasgos de deshidratación** (pérdida de <3 % de masa corporal [mc.]): no hay signos ni síntomas de deshidratación

2) **leve** (pérdida de 3-5 % de mc.): sed intensificada (no en personas de edad avanzada, que sufren un déficit en la percepción de la sed), sequedad de la mucosa oral

3) **moderada** (pérdida >5-9 % de mc.): aumento evidente de la sed, sequedad de la mucosa oral, ojeras, oliguria, hipotensión ortostática, prolongación del tiempo de relleno capilar >1,5-2 s (es el signo más sensible y se explora aplicando presión en el lecho ungueal con el fin de provocar anemización capilar y a continuación se libera la presión, debiéndose recobrar la coloración rosada en <1,5 s), en la exploración abdominal el pliegue cutáneo se recupera lentamente

4) **severa** (≥ 9 % de mc.): se presentan signos de deshidratación severa y además síntomas de *shock* hipovolémico.

**6. Trastornos electrolíticos y acidosis metabólica:** se deben realizar las pruebas adecuadas en caso de la diarrea crónica y si se considera la rehidratación iv.

**Tratamiento sintomático**

**1. Indicaciones para la hospitalización** (necesidad de rehidratación iv.):

1) deshidratación severa (pérdida de >9 % de mc. o síntomas del *shock* hipovolémico)

2) síntomas de deshidratación en pacientes de edad avanzada; a menudo los pacientes no experimentan sed e ingieren escasa cantidad de líquidos

3) el estado general del paciente es grave

4) imposibilidad de rehidratación VO: vómitos persistentes, íleo paralítico

5) fracaso en la rehidratación oral (los síntomas de deshidratación empeoran a pesar de la ingesta oral de una cantidad adecuada de líquidos o existen dificultades para beber la cantidad necesaria de líquido).

**2. Hidratación:** es el método básico de tratamiento sintomático de la diarrea. La mayoría de los pacientes con deshidratación leve o moderada (pérdida ≤9 % de mc.) pueden rehidratarse VO de forma ambulatoria o en casa. Suele ser suficiente la ingesta de líquidos (agua, zumos, bebidas isotónicas, sopas) y de sal común (p. ej. galletas saladas). Para hidratar a niños y personas de edad avanzada con diarrea grave, se recomienda utilizar una solución hipoosmótica (osmolaridad 245 mOsm/l) de rehidratación oral que contenga glucosa y electrólitos (SRO), con la siguiente formulación: 75 mmol/l de sodio, 20 mmol/l de potasio, 65 mmol/l de cloruros, 10 mmol/l de citratos y 75 mmol/l de glucosa. Se tolera mejor una SRO si esta está enfriada en el frigorífico, y se toma con frecuencia y en pequeñas cantidades. El tratamiento con líquidos incluye dos fases.

1) **Reposición de las carencias (rehidratación)**: durante las primeras 3-4 h solo se administra SRO, en un volumen igual al peso corporal perdido estimado (al paciente se le pedirá que ingiera líquidos hasta que su sed quede saciada):

a) sin signos de deshidratación: hasta ~20 ml/kg mc.

b) con deshidratación leve: ~40 ml/kg mc.

c) con deshidratación media: ~70 ml/kg mc.

d) el volumen calculado debe aumentarse con las posibles pérdidas resultantes: 5 ml/kg mc. después de cada deposición diarreica o episodio de vómitos.

En caso de deshidratación severa (pérdida de >9 % de mc.), síntomas de *shock* u obstrucción del tracto gastrointestinal → hospitalización inmediata e infusión de cristaloides intravenosa (solución de Ringer, NaCl al 0,9 %). Una vez estabilizado el enfermo (normalización del pulso y de la presión arterial, mejoría del estado de conciencia, falta de síntomas de obstrucción), ir reponiendo las carencias estimadas de líquidos en función de la mejoría obtenida, continuando iv. o bien VO en forma de SRO (→más arriba).

2) **Tratamiento de mantenimiento**: se debe seguir administrando SRO para reponer las pérdidas de agua y electrólitos con las heces y el vómito (→más arriba), y comenzar la nutrición (realimentación). Además, el enfermo debe tomar SRO o líquidos inocuos (sin limitación hasta satisfacer la sed) en un volumen equivalente a la necesidad básica diaria de líquidos (restando el volumen de los alimentos ingeridos). Continuar administrando SRO hasta la desaparición de la diarrea.

**3.** Tratamiento de otros trastornos: si fuera necesario (por lo general en pacientes con deshidratación grave), se deben tratar: acidosis metabólica, hipernatremia, hiponatremia, hipopotasemia, hipocalcemia, hipomagnesemia. Lo más común es la deshidratación isotónica, en la diarrea crónica también desnutrición, déficit de vitaminas y de oligoelementos.

**4.** Antidiarreicos

1) **Loperamida** VO: es un derivado opiáceo que enlentece el peristaltismo intestinal, aumenta la absorción de agua y reduce el número de deposiciones. Considerar como tratamiento adyuvante en pacientes con diarrea acuosa sin fiebre o con fiebre leve. En adolescentes y adultos es bien tolerado, hay poco riesgo de reacciones adversas. Iniciar con una sola dosis de 4 mg VO, seguida de 2 mg tras cada deposición de diarrea (máx. 8 mg/d o, en caso de tratamiento de dos días únicamente, máx. 16 mg/d). Está contraindicada en las diarreas de características disentéricas o en caso de fiebre alta. La morfina usada como analgésico al mismo tiempo contrarresta la diarrea.

2) **Diosmectita** VO: 3 g 2-3×d. No disponible en Chile.

3) **Octreotida**: se utiliza en el tratamiento sintomático de la diarrea asociada a la quimioterapia, síndrome de Zollinger-Ellison, carcinoide, ileostomía, fístula, obstrucción intestinal, en la diarrea crónica en pacientes con el SIDA. Reduce el flujo sanguíneo visceral, inhibe la secreción y normaliza el peristaltismo. Administrar VSc en infusión continua, generalmente 300-600 µg/d (se puede mezclar en una jeringa con morfina, haloperidol, midazolam y hioscina).

# 10. Disfagia

Sensación subjetiva de dificultad en el pasaje del material deglutido, en dirigirlo a la faringe e iniciar los movimientos de deglución (**disfagia orofaríngea** o alta), o para avanzar el bolo alimenticio desde la faringe a través del esófago hasta el estómago (**disfagia esofágica** o baja). Por otra parte, se distingue la **disfagia motora**, en la que se han excluido causas orgánicas importantes y el reflujo gastroesofágico. Se manifiesta por la sensación de globo retroesternal, sensación de expansión, opresión centrotorácica y/o una sensación de detención de los alimentos, sólidos o líquidos, en el esófago. Pueden acompañarse de molestias o dolor al tragar (odinofagia).

## Causas

### 1. Causas de disfagia orofaríngea:

1) lesiones estructurales: estomatitis, faringitis y amigdalitis, absceso, sífilis, neoplasias (laringe, lengua, suelo de la boca), compresión extrínseca (bocio, linfadenopatía), lesiones degenerativas de la columna vertebral, cuerpos extraños

2) trastornos neuromusculares: con mayor frecuencia enfermedades cerebrovasculares (infarto cerebral isquémico, embolia, hemorragia intracerebral), síndrome bulbar y pseudobulbar, tumores cerebrales, alteraciones postraumáticas; con menor frecuencia tabes dorsales, enfermedades neurodegenerativas, síndromes extrapiramidales (enfermedad de Parkinson, corea de Huntington, discinesia tardía), neuropatía periférica (diabética, sarcoidosis, síndrome de Sjögren, amiloidosis), enfermedades del tejido conectivo (esclerosis sistémica, LES, dermatomiositis), síndrome de Guillain-Barré, difteria, botulismo, poliomielitis, miastenia y síndromes miasténicos, miopatías (distrofia muscular oculofaríngea, distrofia muscular facioescapulohumeral, miopatías mitocondriales, distrofia miotónica).

### 2. Causas de la disfagia esofágica:

1) estrechamiento de la luz esofágica ~12 mm; la causa más frecuente es el cáncer de esófago y de cardias, complicaciones de la enfermedad por reflujo gastroesofágico; con menor frecuencia divertículos esofágicos (divertículo de Zenker), estenosis tras quemaduras por sustancias corrosivas, inducida por fármacos (p. ej. KCl, salicilatos), tras radioterapia por neoplasias adyacentes, anillo de Schatzki, cuerpos extraños, lesiones por presión por sonda nasogástrica, esofagitis eosinofílica

2) trastornos de la motilidad: acalasia, espasmo esofágico difuso, esófago en cascanueces, esclerosis sistémica, diabetes, enfermedad de Chagas, fármacos (nitratos, bloqueadores de los canales de calcio, estrógenos, metilxantinas)

3) compresión extrínseca del esófago: valvulopatía mitral, bocio retroesternal, tumores bronquiales y del mediastino, hernia paraesofágica, cirugía cardíaca y torácica.

## Diagnóstico

La disfagia es un signo de alarma sobre todo en personas mayores, cuando es de reciente comienzo y cuando progresa con rapidez → descartar siempre una neoplasia de esófago y cardias.

### 1. Anamnesis y exploración física. Determinar si la alteración se encuentra en fase

1) orofaríngea: se presentan dificultades en la formación de bolo alimenticio y avanzarlo en dirección a la faringe, así como dificultad para iniciar la ingesta tanto de líquidos como de alimentos sólidos, que puede manifestarse por tos seca, regurgitación nasofaríngea, asfixia, sensación de picazón faríngea, estornudos, lagrimeo durante la ingesta de líquidos y alimentos sólidos

2) esofágica: sensación de obstrucción durante la ingesta generalmente con los alimentos sólidos, sensación de expansión o presión torácica, regurgitación de alimento, tos y expectoración, y a veces odinofagia.

### 2. Exploraciones complementarias

1) endoscopia del tracto gastrointestinal superior: esencial en el diagnóstico de la disfagia esofágica, permite tomar biopsias para el examen histológico de las alteraciones macroscópicas

2) radiografía de la faringe y esófago con contraste administrado VO para el diagnóstico de las causas de disfagia orofaríngea (examen fluoroscópico del proceso de la deglución) y trastornos de la motilidad esofágica

3) manometría esofágica (estándar y de alta resolución): exploración complementaria especial para el diagnóstico de los trastornos funcionales del cuerpo y esfínter esofágico inferior

4) pH-metría esofágica (o pH-metría con impedanciometría): necesaria para excluir la enfermedad de reflujo gastroesofágico e identificar la disfagia funcional.

# 11. Disfonía

Voz ronca y áspera.

**Etiopatogenia y causas**

**Mecanismo**: alteración de la movilidad de las cuerdas vocales, de los músculos laríngeos o de su inervación.

**Causas**

1) enfermedades primarias de la laringe
   a) agudas: faringolaringitis, epiglotitis aguda, laringotraqueítis, crup
   b) crónicas: abuso profesional de la voz, exposición al humo del tabaco, cáncer de la faringe y de la laringe, reflujo gastroesofágico, cuerpo extraño, granuloma tras intubación traumática
2) enfermedades secundarias de la laringe:
   a) debilidad de los músculos de la faringe: hipotiroidismo, miastenia grave, glucocorticoides inhalados crónicamente
   b) artritis cricoaritenoidea: AR, LES, gota
   c) alteración del nervio laríngeo recurrente: causa yatrogénica (por lo general después de la tiroidectomía), cáncer (de esófago, de pulmón, tumores mediastínicos, adenopatías mediastínicas), neuropatías (diabética), dilatación severa de la aurícula izquierda o dilatación aneurismática de la arteria pulmonar
3) funcional: no hay evidencia de causa orgánica.

**Diagnóstico**

Es precisa la exploración por el otorrinolaringólogo en caso de disfonía no atribuible a un simple resfriado o a la gripe, de duración >2 semanas (especialmente en los fumadores) o con síntomas acompañantes como disnea, hemoptisis, dolor al hablar, disfagia u odinofagia, tumor cervical, dificultad para articular la voz, de varios días de duración.

# 12. Disnea

Se define como la sensación subjetiva de falta de aire o dificultad respiratoria.

Tipos de disnea: de reposo y de esfuerzo (escalas de gravedad, mMRC, Medical Research Council, modificada →tabla 12-1, Borg [de 0 — imperceptible a 10 — máxima, 5 — severa], NYHA →cap. 2.19.1, tabla 19-1; paroxística (aguda) y crónica; ortopnea (que aparece en posición supina y desaparece al sentarse o ponerse en pie) y platipnea (aumenta al sentarse o ponerse en pie).

| Tabla 12-1. Escala de disnea mMRC (modified Medical Research Council) | |
|---|---|
| 0 | La disnea se produce solo con un gran esfuerzo físico |
| 1 | La disnea se produce al andar deprisa en llano o al subir una pendiente poco pronunciada |
| 2 | La disnea imposibilita mantener el paso de otras personas de la misma edad caminando en llano, u obliga a detenerse o descansar al andar en llano al propio paso |
| 3 | Tiene que detenerse a descansar al andar ~100 m o a los pocos minutos de andar en llano |
| 4 | La disnea impide al paciente salir de casa o aparece con actividades tales como vestirse o desvestirse |

### Etiopatogenia y causas

**1. Causas de disnea dependiendo del mecanismo**

1) reducción en el aporte de oxígeno a los tejidos: intercambio gaseoso anormal (hipoxemia o hipercapnia en la insuficiencia respiratoria); disminución del gasto cardíaco (*shock*, insuficiencia cardíaca); anemia; dificultad de la unión del oxígeno a la hemoglobina en el curso de intoxicaciones (por monóxido de carbono y las causantes de metahemoglobinemia); reducción de la absorción de oxígeno por los tejidos (intoxicación, incluyendo cianuro)

2) aumento de los mecanismos centrales de la respiración necesarios para obtener una ventilación suficiente e hiperventilación: incremento en la resistencia de las vías respiratorias (asma y EPOC); cambios pulmonares intersticiales y alveolares pulmonares (insuficiencia cardíaca congestiva y edema pulmonar, neumonía, tuberculosis difusa, enfermedades pulmonares intersticiales); enfermedades pleurales; deformidades torácicas; embolia pulmonar; acidosis metabólica (láctica diabética, renal, etc.); debilidad de los músculos respiratorios (miopatías) y trastornos de la conducción nerviosa (síndrome de Guillain-Barré) o neuromuscular (crisis miasténica); estimulación del centro respiratorio por toxinas endógenas (hepáticas, urémicas) y exógenas (salicilatos); hipertiroidismo; dolor; ansiedad; esfuerzo físico en pacientes sanos.

**2. Causas de los diferentes tipos de disnea**

1) **disnea aguda** (y su diferenciación) →tabla 12-2

2) **disnea crónica** (en las primeras fases solo aparece durante el esfuerzo físico, más tarde incluso en reposo): EPOC, bronquiectasias, insuficiencia cardíaca crónica, enfermedad pulmonar intersticial, secuelas de tuberculosis pulmonar, tumores pulmonares primarios y metástasis, anemia, enfermedades del sistema neuromuscular; insuficiencia respiratoria crónica

3) **disnea paroxística nocturna y ortopnea**: insuficiencia ventricular izquierda, enfermedades pulmonares crónicas con dificultad nocturna para la expectoración de secreciones (EPOC, bronquiectasias), alteraciones de la ventilación que se agravan en decúbito (enfermedades intersticiales) o un aumento en la resistencia de las vías respiratorias durante el sueño (apnea obstructiva del sueño, en algunos casos de asma y EPOC)

4) **platipnea**: síndrome hepatopulmonar →cap. 7.12.

### Diagnóstico

Evaluación de los signos vitales (respiración, ritmo cardíaco, tensión arterial), anamnesis y exploración física (establecer las diferencias a base del tiempo de ocurrencia y síntomas asociados →tabla 12-2); pulsioximetría y, en caso de necesidad, gasometría (tras diagnosticar hipoxemia aguda → oxigenoterapia antes de un diagnóstico más avanzado); hemograma completo; radiografía de tórax. Dependiendo de la causa sospechada → más estudios de sistema cardiovascular (ECG, ecocardiografía, ecografía de venas, angio-TC de tórax, etc.); o del sistema respiratorio (pruebas funcionales, TC de tórax y otros); ionograma (concentración de electrólitos plasmáticos), pruebas de función renal, glucemia, concentración de cetonas y lactato (especialmente en caso de acidosis), pruebas de función hepática, hemoglobinas patológicas, exploración del sistema nervioso.

### Tratamiento causal

Este tipo de tratamiento es posible en la mayoría de los casos. En la hipoxemia aguda administrar oxigenoterapia antes de determinar la causa y si es necesario → ventilación mecánica.

### Tratamiento sintomático

**1. Tratamiento no farmacológico:** lo primero es establecer una buena relación con el paciente y ganar su confianza (la disnea se asocia con ansiedad y con experiencias anteriores del paciente), educación del paciente y de sus cuidadores (una respiración y expectoración eficaz, elaboración de una estrategia de

**Tabla 12-2.** Tipos de disnea a base de los síntomas a los que se asocia y al modo en el que se desarrolla en el tiempo

| Tiempo de aparición | |
|---|---|
| Disnea de comienzo súbito, asociada frecuentemente con un dolor fuerte de tórax | Neumotórax[a], embolia pulmonar[a], aspiración de cuerpo extraño[a], infarto agudo de miocardio[a] |
| Disnea creciente en pocos minutos a pocas horas, frecuentemente asociada a sibilancias | Asma (ataques referidos en anamnesis)[a], insuficiencia ventricular izquierda aguda (p. ej. en infarto de miocardio reciente)[a] |
| Disnea de desarrollo en horas o días, frecuentemente asociada con fiebre y expectoración de secreciones | Neumonía[a], bronquitis aguda[a] |
| **Síntomas asociados** | |
| Sibilancias en inspiración (estridor) | Tumor de tráquea, aspiración de cuerpo extraño[a] |
| Dolor retroesternal | Angina o infarto de miocardio[a], embolismo pulmonar[a], disección aórtica[a], taponamiento cardíaco[a] |
| Pleurodinia | Neumonía o pleuritis[a], primera fase de producción de líquido en la cavidad pleural[a], embolia pulmonar[a] |
| Expectoración de esputo | Bronquiectasias, bronquitis crónica, insuficiencia ventricular izquierda[a], neumonía[a] |
| Hemoptisis | Tumor pulmonar, embolia pulmonar[a], bronquitis crónica, vasculitis sistémica[a] |
| Debilidad muscular, síntomas neurológicos | Miastenia grave (crisis miasténicas[a]), esclerosis lateral amiotrófica, síndrome de Guillain-Barré[a] |
| Sibilancias al exhalar | Asma[a]; EPOC (agudización[a]); bronquiectasias; insuficiencia ventricular izquierda[a] |

[a] Causas de disnea aguda.

actuación durante los episodios de disnea: evitación de sobreesfuerzo, respiración abdominal, reducción del ritmo de vida, descanso entre actividades, elección de actividades, organización del día, ejercicios de relajación, ayuda en el manejo de la situación y en su aceptación, información escrita sobre la actuación); aspiración de secreciones de las vías respiratorias (si el paciente no consigue expectorar con eficacia); conseguir una postura adecuada (p. ej. sentado en el edema pulmonar; decúbito lateral con el fin de reducir estertores de muerte →más adelante) y ejercicios respiratorios; consumo adecuado de líquidos (para diluir secreciones en las vías respiratorias); uso de ventiladores y enfriamiento de la cara con corriente de aire; uso de andadores; métodos psicológicos (p. ej. técnicas para superar el miedo, como técnicas cognitivoconductuales, relajación [p. ej. relajación muscular progresiva], visualización, música, meditación); terapia ocupacional (puede distraer al paciente del pensamiento constante sobre la amenaza de la disnea); estimulación neuromuscular eléctrica; otros métodos (vibración del tórax, acupuntura y mitigación de los factores que provocan la disnea, p. ej. prevención del estreñimiento, ventilación del dormitorio, humidificación del aire).

**2. Farmacoterapia en los cuidados paliativos** (pacientes con neoplasia avanzada, pacientes en fase terminal e irreversible de enfermedad respiratoria, circulatoria o nerviosa crónicas).

1) **Glucocorticoides**: en linfangitis carcinomatosa, síndrome de la vena cava superior, broncoespasmo (asma o EPOC), neumonía por radiación. Riesgo de desarrollo de miopatía y debilidad muscular incluyendo el diafragma, especialmente en tratamientos prolongados.

2) **Opioides**: VO o parenteral, el fármaco de elección es la morfina; reglas de aplicación en el tratamiento de la disnea →tabla 12-3.

3) **Benzodiazepinas**: sobre todo con el fin de romper el círculo vicioso: "ansiedad-disnea-ansiedad" (p. ej. en caso del pánico respiratorio) y también en pacientes en la etapa terminal, particularmente en la fase de agonía, si la inquietud agrava considerablemente la disnea (las benzodiazepinas suelen combinarse con morfina); reglas de uso →tabla 12-4.

4) **Oxigenoterapia**: alivia la disnea en pacientes con cáncer e hipoxemia. En pacientes sin hipoxemia el efecto beneficioso del oxígeno resultó comparable al efecto obtenido con la administración de aire. En estos pacientes se puede probar la eficacia de la corriente de aire producida por un ventilador y dirigida hacia la cara. En el caso de su ineficacia proponer oxigenoterapia de prueba (si no hay efecto en 3 días, es poco probable que aparezca más tarde).

5) **Otros**: a veces se usan los antidepresivos, opioides nebulizados, cannabinoides, furosemida o lidocaína inhalada, respiración de una mezcla de helio al 78 % + oxígeno al 28 % (heliox 28), ventilación no invasiva; la eficacia de estas medidas no está bien establecida.

Durante el tratamiento parenteral con morfina y benzodiazepinas (especialmente iv. y en pacientes con caquexia) es imprescindible la disponibilidad inmediata de fármacos que actúan como antagonista (respectivamente naloxona y flumazenilo).

### Situaciones específicas en cuidados paliativos

**1. Pánico respiratorio:** ataque de disnea combinado con miedo a la asfixia (ahogo). Durante el ataque: detener el aumento de ansiedad intentando captar la atención del paciente y convencerlo de que está con un médico competente, aumentando su sensación de seguridad. Si es posible, frenar la hiperventilación, fomentando la respiración lenta y profunda. Actuar según la causa de la disnea, si coexisten causas somáticas que agraven la disnea. Con el fin de detener el ataque, administrar benzodiazepinas de duración corta o intermedia (midazolam o lorazepam →tabla 12-4). Tras la interrupción del ataque (tratamiento crónico) es necesario establecer una buena comunicación con el paciente, ganando su confianza, buscando juntos los factores psicosociales y anímicos subyacentes que provocan los ataques de pánico. Valorar si existen causas somáticas concomitantes de la disnea y prescribir un tratamiento adecuado (etiológico y sintomático); fármacos antidepresivos, por lo general del grupo de los inhibidores selectivos de la recaptación de la serotonina, durante 2-3 semanas, y antes de valorar su efecto: benzodiazepinas de mediana o larga duración (p. ej. alprazolam, inicialmente 0,25-0,5 mg 3×d). Hay que enseñar al paciente el control de la respiración, eventualmente técnicas de relajación para prevenir ataques.

**2. Estertores de muerte:** se presentan en enfermos durante la fase de agonía y son causados, ante todo, por la acumulación de saliva no deglutida en la región laríngea. Tratamiento: excluir un edema pulmonar y otras causas de pseudoestertores (→más adelante); colocar al paciente en decúbito lateral. Administrar butilbromuro de escopolamina inicialmente a una dosis de 20 mg VSc, a continuación en infusión VSc 20-60 mg/d y 20 mg VSc adicionales en caso de necesidad (algunos centros administran hasta 60-120 mg/d VSc en infusión continua). Si no hay posibilidad de infusión continua → inyecciones VSc, p. ej. 20 mg cada 8 h. Explicar a los familiares del paciente que los ruidos respiratorios están causados por las secreciones en la parte laríngea de la faringe, debido a que el paciente no tiene fuerza para expectorar. No provocan sufrimiento si el paciente está inconsciente, y no se está asfixiando. Una buena comunicación

**Tabla 12-3. Dosis propuestas en el tratamiento sintomático de la disnea en enfermedad oncológica**

| Situación clínica | Dosificación[a] |
|---|---|
| Paciente con disnea moderada o grave en reposo, que todavía no está tratado con opioides: administrar morfina VO | 1) Dosis inicial de morfina habitualmente 2,5 mg (máx. 5 mg) VO en forma de fármaco de liberación inmediata. Después de la primera dosis se recomienda observar al paciente con el fin de realizar una evaluación completa del efecto (óptimamente ≤60 min). Si es eficaz se recomienda administrar la misma dosis en el caso de que se agraven los síntomas (en caso de necesidad, una parte de los enfermos puede beneficiarse de esta estrategia durante algún tiempo). Si tras 24 h son necesarias ≥2 dosis, en la disnea se suele empezar el tratamiento regular con morfina, y ajustar dosis dependiendo del efecto, tiempo y síntomas<br><br>2) En algunos casos desde el principio administrar morfina regularmente (normalmente 2,5 mg VO cada 4 h, a veces cada 6 h) en forma de un preparado de liberación inmediata, con dosis de rescate[b] (p. ej. 1-1,5 mg). Tras la primera dosis se recomienda observar al paciente para valorar el efecto (óptimamente durante 60 min). Si es necesario en siguientes días titular la dosis gradualmente |
| Paciente con disnea en reposo que no está tratado con opioides, en el que no es posible administrar medicación VO (p. ej. casos de trastornos de la deglución): administrar morfina VSc | →más arriba; empezar con dosis VSc 2-3 veces menor (p. ej. 1-2 mg) |
| Paciente tratado con morfina en preparación de liberación inmediata VO cada 4 h a causa de la disnea, después de ajustar dosis de morfina | Se puede considerar cambiar de fármaco al de liberación controlada + dosis de rescate[b] |
| Paciente con disnea de reposo que hasta ahora no ha recibido opioides potentes: iniciar el tratamiento con una preparación de morfina de liberación controlada | Puede usarse este tratamiento, pero empezando por dosis muy bajas (p. ej. 10 mg/d[c]) y siempre con una observación cuidadosa y un aumento gradual de la dosis (después de 1 semana[c]), necesarios para obtener un resultado óptimo (máx. 30 mg/d[c]) |
| Paciente tratado con morfina a causa del dolor (VO o VSc) que se acompaña de disnea | Dosis adicional de morfina en forma de liberación inmediata, dependiendo del grado de disnea (p. ej. en disnea leve o moderada adicionalmente un 25-50 % de dosis previa ingerida regularmente a causa del dolor cada 4 h). En disnea más pronunciada las dosis adicionales son proporcionalmente mayores, p. ej. 100 % de la dosis utilizada con regularidad cada 4 h hasta ahora equivale a 1/6 de la dosis diaria):<br><br>1) en caso de buena respuesta al tratamiento con morfina administrar esta dosis solo en agudización/episodio de disnea (y continuar el tratamiento actual por dolor con dosis regulares de morfina). En caso de que sea necesario dosis de rescates con mucha frecuencia a causa de la disnea no controlada, se debe considerar aumentar la dosis basal utilizada regularmente<br><br>2) algunos prefieren, después de valorar la dosis inicial, aumentar inmediatamente la dosis previa de morfina a causa del dolor cada 4 h (p. ej. en el 25 %) y seguir la titulación |

| Situación clínica | Dosificación[a] |
|---|---|
| Paciente tratado (con buena respuesta) con tramadol a causa del dolor acompañado de disnea | Interrumpir tramadol, administrar morfina (teniendo en cuenta la conversión de las dosis, habitualmente 2,5-5 mg en forma de liberación inmediata VO cada 4 h) |
| Paciente tratado a causa de la disnea con morfina VO, en el que se debe cambiar la vía de administración a parenteral (p. ej. si el paciente no consigue deglutir o vomita) | Morfina VSc a dosis diaria reducida en 2-3 veces en inyecciones habitualmente cada 4 h o en infusión continua en la forma de bomba de la infusión (y dosis de rescate)[b] |
| Paciente con disnea creciente en reposo y con ansiedad (con mayor frecuencia los últimos días de la vida; normalmente no hay posibilidad de tomar fármacos VO) | 1) Morfina utilizada habitualmente con regularidad y en caso de disnea, cambio de la vía de administración de VO a VSc (reducción de dosis diaria y de rescate en 2-3 veces) y titulación. Si persiste la ansiedad y la disnea, considerar administrar benzodiazepina, p. ej. si el paciente recibe un fármaco en infusión continua VSc a la morfina se le puede añadir midazolam, inicialmente a dosis pequeñas (p. ej. y 1,25-2,5 mg VSc en caso de necesidad y 5-10 mg/d en infusión continua VSc)[d] <br><br> 2) Si el paciente todavía no está tomando opioides, administrar dosis inicial de morfina VSc (p. ej. 1,25-2,5 mg); planificar la dosificación de morfina en infusión continua o en inyecciones cada 4 h, siempre proporcionando dosis de rescate. Considerar añadir benzodiazepina (→más arriba[d]); a continuación ajustar dosis de morfina. |
| Disnea aguda p. ej. en pacientes terminales | No hay pautas establecidas de dosificación, es necesaria una individualización, monitorización continua de los efectos y búsqueda consecuente de la dosis eficaz que consigue la reducción de la disnea. Es fundamental la administración de morfina, en el caso de ansiedad intensa. Considerar añadir midazolam (con mayor frecuencia en forma de infusión continua con dosis de rescate, administradas por vía parenteral). <br><br> Una posibilidad es una rápida titulación con pequeñas dosis de morfina (en condiciones intrahospitalarias); en enfermos no tratados hasta ahora con opioides: <br><br> 1) administrar morfina en pequeñas dosis[e] (1-2 mg) iv. cada 10-15 min o (si no se administra iv.) VSc cada 20-30 min hasta aliviar la disnea o los síntomas secundarios (somnolencia). Si no se consiguen los efectos deseados utilizando las dosis iniciales y si la disnea es muy pronunciada, considerar aumentar la dosis única; debido al aumento de la concentración del fármaco en el SNC puede retrasarse (absorción lenta por la barrera cerebrovascular) es necesaria una monitorización continua del paciente <br><br> 2) en caso de ansiedad intensa, considerar administrar benzodiazepina, p. ej. midazolam parenteral[f] (p. ej. 0,5 mg iv. lentamente, si es necesario: volver a repetir después de 15 min; o VSc, p. ej. 2,5 mg —a veces incluso menos— y a continuación infusión continua VSc con posibilidad de administrar dosis de rescate VSc); si el midazolam no está disponible: lorazepam VSl o VO <br><br> **Notas:** <br> 1) En caso de un tratamiento con morfina y midazolam parenteral (especialmente iv.), asegurar el acceso a los fármacos que actúan antagónicamente →texto <br> 2) En pacientes con alteraciones en la perfusión periférica (p. ej. deshidratación, *shock*, enfriamiento) la absorción de los fármacos administrados durante una rápida infusión en forma de bolo VSc puede retrasarse y el alivio de la disnea puede resultar menos fuerte. En casos de mejora de la perfusión periférica (hidratación, inversión de vasoconstricción vascular del tejido subcutáneo, calentamiento) puede producirse una rápida absorción del fármaco del tejido subcutáneo |

a Atención: no hay regímenes de dosificación estrictos; la dosificación es individual, se necesita una monitorización exacta. Algunas situaciones clínicas no incluidas en la tabla requieren modificaciones en su manejo, p. ej. en función del grado de fracaso renal.

b Las dosis de rescate de morfina en forma de liberación inmediata (VO o VSc) también deben ser tituladas. En situación de demanda diaria estable de morfina suele constituir 1/12-1/6 de la dosis diaria, y en caso de necesidad pueden administrarse cada 2 h. Una parte de los expertos recomienda que, en el caso de morfina administrada VO y si es necesario administrar dosis adicionales, se mantengan los intervalos de ≥60-90 min, mientras que en caso de morfina VSc de 60 min (dicho tiempo puede reducirse si la situación requiere una rápida titulación de la dosis →más arriba). Si es necesario repetir las dosis, hay que estrechar la observación del paciente.

c Las dosis y el manejo como en los ensayos clínicos.

d En la ficha técnica hay que verificar si el preparado concreto de midazolam puede mezclarse en la misma jeringa con morfina, o si tiene que administrarse por separado.

e Los pacientes de edad avanzada, caquécticos, con coexistencia de EPOC o tratados con benzo-diazepinas son más sensibles a la acción de los opioides.

f El fármaco se debe administrar muy lenta y cuidosamente. Los pacientes de edad avanzada, caquécticos, con coexistencia de EPOC o tratados con opioides son más sensibles a la acción de las benzodiazepinas.

**Tabla 12-4. Manejo terapéutico de las benzodiazepinas en los casos de disnea asociada a ansiedad en pacientes con enfermedades oncológicas bajo cuidados paliativos**

| Situación clínica | Dosificación[a] |
|---|---|
| Paciente en tratamiento ambulatorio y con ataques de disnea asociada a ansiedad | 0,5 mg[b] de lorazepam VO |
| Paciente en situación terminal tratado con morfina VO a causa de disnea constante con ansiedad permanente | Lorazepam (inicio con una dosis única 0,5 mg[b] VO) con regularidad y/o en caso de disnea asociada a ansiedad (p. ej. 0,5-1 mg, en caso de necesidad hasta 3×d) |
| Paciente en la etapa final de la vida con disnea creciente en reposo y con ansiedad, tratado con morfina VSc en infusión continua | Midazolam desde dosis pequeñas, p. ej. 1,25-2,5 mg VSc en caso de necesidad y 5-10 mg/d[c] en infusión continua VSc |

a No hay regímenes de dosificación estrictos; la decisión es individual y necesita una monitorización precisa. Considerar la reducción de dosis en pacientes de edad avanzada, caquécticos, debilitados o con coexistencia de enfermedades pulmonares graves (p. ej. EPOC).

b En caso de coexistencia con EPOC, algunos recomiendan titular la dosis de rescate desde 0,25 mg.

c En la ficha técnica hay que verificar si el preparado concreto de midazolam puede mezclarse en la misma jeringa con morfina, o si tiene que administrarse por separado.

con la familia es importante, dado que en algunos enfermos el tratamiento paliativo de los estertores puede ser insuficiente. Si los estertores persisten → puede intentarse la aspiración de secreciones, si el enfermo está inconsciente y el procedimiento no le causa sufrimiento. Los pseudoestertores de muerte son un síntoma que revela la incapacidad del paciente para expectorar normalmente las secreciones de las vías respiratorias producidas en exceso, debidas a una infección, edema pulmonar o sangrado. No están necesariamente asociados a la muerte y —ya que no dependen tanto de la secreción salival— los fármacos anticolinérgicos son menos eficaces.

# 13. Dispepsia

Se define por la presencia de dolor molesto localizado en epigastrio de $\geq 1$ mes de evolución. Esta molestia puede estar acompañada de: sensación de plenitud posprandial (sensación molesta por la persistencia prolongada de los alimentos en el estómago), saciedad precoz (desproporcionada en relación con la cantidad de alimentos ingeridos, que impide terminar la comida), náuseas y vómitos. El concepto de dispepsia no incluye **pirosis** (sensación de ardor localizado en la zona retroesternal), si bien la pirosis frecuentemente coexiste con la dispepsia.

### Etiopatogenia y causas

**1. Dispepsia no investigada:** se diagnostica en pacientes que presentan síntomas dispépticos, que han aparecido recientemente o que no estaban diagnosticados previamente (puede incluir causas orgánicas).

**2. Dispepsia secundaria (orgánica):** de origen conocido, orgánico, sistémico o metabólico, que remite total o parcialmente tras la curación de la enfermedad de base, como puede ser una gastritis en el curso de la infección por *H. pylori*, lesión de la mucosa gástrica, duodenal o esofágica asociada al consumo de fármacos (AAS y otros AINE, algunos antibióticos VO [principalmente doxiciclina, eritromicina, ampicilina], digital, teofilina, sales de hierro o de potasio, calcioantagonistas, nitratos, glucocorticoides, bisfosfonatos), enfermedad ulcerosa gástrica y duodenal, enfermedades de las vías biliares, hepatitis, pancreatitis o pseudoquistes pancreáticos, neoplasias malignas (de estómago, páncreas o intestino grueso), isquemia intestinal, aneurisma de la aorta abdominal.

**3. Dispepsia funcional:** para su diagnóstico se requiere que durante $\geq 3$ meses (con inicio de los síntomas $\geq 6$ meses) aparezca $\geq 1$ de los síntomas enumerados en la definición →más arriba (con influencia significativa en la actividad normal) y no se haya diagnosticado una enfermedad orgánica (incluso en la endoscopia del segmento superior del tracto digestivo) que pueda explicar los síntomas. Los síntomas no desaparecen tras la defecación y no se asocian a los cambios de frecuencia de las deposiciones o del aspecto de las heces (características del síndrome del intestino irritable). En los criterios de Roma IV se diferencian 2 categorías de dispepsia funcional: síndrome del distrés posprandial y síndrome del dolor epigástrico.

### Diagnóstico

**1. Anamnesis y exploración física:** determinar cuánto tiempo duran los síntomas; si están asociados al tipo de comida y al tiempo de su consumo; si hay distensión (puede indicar síndrome del intestino irritable) o pirosis y regurgitación (indica ERGE); si el ritmo de las deposiciones y la consistencia de las heces son normales (las alteraciones y la reducción del dolor después de la defecación indican síndrome del intestino irritable); tratamientos farmacológicos (eliminar los medicamentos que inducen dispepsia, especialmente AINE); si hay **signos de alarma** (pérdida involuntaria de peso, dolor abdominal que interrumpe el sueño, ictericia, hemorragia gastrointestinal, anemia hipocrómica, disfagia, vómitos recurrentes, tumor epigástrico).

**2. Exploraciones complementarias** para diagnosticar/excluir causas orgánicas: pruebas de detección de *H. pylori*, hemograma completo; ecografía abdominal (si existen signos de alarma); endoscopia digestiva alta (prueba básica en la dispepsia; realizar con urgencia, si la dispepsia está asociada a $\geq 1$ de signo de alarma; en pacientes >40 años en todos los casos, especialmente en hombres).

### Tratamiento

**1.** Tratar la enfermedad primaria y si es posible interrumpir los medicamentos que causan dispepsia. En el caso de coexistencia de pirosis y síntomas dispépticos reconocer el ERGE e iniciar tratamiento empírico con un IBP (formas farmacéuticas y dosificación →cap. 4.7). Si los síntomas dispépticos persisten a pesar de la terapia adecuada, es poco probable que la ERGE sea la causa de la dispepsia.

**2.** Si las pruebas de detección de *H. pylori* son positivas, administrar un tratamiento de erradicación →cap. 4.7. Si el resultado es negativo o no hay resultados después de la terapia de erradicación → administrar IBP o bloqueante H$_2$ (o eventualmente neutralizantes), y en caso del síndrome del distrés posprandial los fármacos procinéticos (itoprida a dosis de 25-50 mg 3×d antes de la comida, domperidona 10 mg 3×d). Se puede intentar la administración de 10-25 mg de amitriptilina antes del sueño durante 8-12 semanas (en caso de eficacia continuar por ~6 meses). Indicar al paciente que deje de fumar, evite alimentos y bebidas que inicien o agraven los síntomas, recomendar comidas más frecuentes y de poco volumen. También puede ser útil la psicoterapia.

# 14. Diuresis, alteraciones

**1. Disuria:** se define como micción dolorosa y/o dificultosa (a gotas o chorro débil o entrecortado). Puede acompañarse de sensación de ardor en la uretra o tenesmo vesical. **Causas:** enfermedades de la uretra (más frecuentemente uretritis), vejiga (más frecuentemente ITU), próstata (más frecuentemente hiperplasia benigna), uréteres, pelvis renal, riñones y genitales femeninos, trastornos psíquicos. **Diagnóstico:** anamnesis (interrogar sobre el antecedente de enfermedades de transmisión sexual) y exploración física que incluya orificio uretral, genitales, y próstata en hombres; exploración ginecológica; examen básico de la orina y del sedimento; urocultivo en caso de sospecha de ITU; examen y/o cultivo de la secreción uretral en caso de sospecha de infección de transmisión sexual; ecografía del sistema urinario. Después de descartar las causas conocidas de disuria hay que tener en cuenta el posible origen psíquico de las molestias referidas.

**2. Oliguria:** eliminación de <500 ml (<70 ml por 10 kg) de orina al día.

**3. Anuria:** eliminación de <100 ml de orina al día. **Causas:** AKI (prerrenal, renal o posrenal), insuficiencia renal terminal que requiere tratamiento de reemplazo renal. **Diagnóstico:** determinación de la forma y causa de la AKI, diagnóstico diferencial con IRC →cap. 14.1.

**4. Poliuria:** se define como la eliminación persistente de >2500 ml de orina al día. Es consecuencia de la alteración de la absorción de agua por los riñones o (menos frecuentemente) de un aporte excesivo de líquidos. Generalmente se acompaña de polidipsia →cap. 1.32. Las causas y el diagnóstico de poliuria son las mismas que las de polidipsia.

# 15. Dolor abdominal

**Etiopatogenia y causas**

El dolor abdominal es un síntoma inespecífico de muchas enfermedades.

**1. Dolor abdominal agudo:** dolor abdominal de inicio repentino y de carácter somático (se origina por la estimulación de los receptores del dolor localizados en el peritoneo parietal y en la pared abdominal). Puede progresar en pocos días. Está bien localizado, se agrava con el movimiento, con la tos, con la respiración profunda o al cambiar la posición del cuerpo. Es más intenso en el lugar de la lesión, pudiendo acompañarse de un aumento de tensión en los músculos abdominales (denominado defensa muscular) y de otros síntomas peritoneales causados por la inflamación del peritoneo parietal. Por lo general es el síntoma de enfermedades agudas que pueden amenazar la salud o la vida y que requieren procedimientos médicos urgentes, incluyendo intervención quirúrgica de emergencia (el así llamado abdomen agudo →más adelante).

## Causas

1) enfermedades del estómago y de los intestinos: úlcera péptica gastroduodenal penetrada o perforada, apendicitis, obstrucción intestinal, gastritis y enfermedad inflamatoria del intestino, perforación o diverticulitis de colon, diverticulitis Meckel

2) enfermedades del hígado y de los conductos biliares: cólico biliar, colecistitis aguda, colangitis aguda, estasis venosa hepática aguda (trombosis de venas suprahepáticas, insuficiencia cardíaca)

3) pancreatitis aguda

4) ruptura del bazo

5) enfermedades del sistema urogenital: cálculos renales, pielonefritis aguda, cistitis aguda, embarazo ectópico, torsión o quiste anexial, salpingitis aguda

6) enfermedades metabólicas: cetoacidosis diabética, porfiria, uremia

7) enfermedades vasculares: embolia, oclusión vascular mesentérica, disección de la aorta abdominal, vasculitis sistémica (p. ej. vasculitis asociada a anticuerpos IgA [púrpura de Henoch-Schönlein])

8) enfermedades del tórax: enfermedad coronaria (especialmente infarto de miocardio de la pared inferior del corazón), miocarditis y pericarditis, neumonía y pleuritis, embolia pulmonar

9) enfermedades endocrinas: tirotoxicosis, enteropatía diabética, patología suprarrenal, crisis hipercalcémica

10) enfermedades alérgicas: hipersensibilidad alimentaria, angioedema

11) intoxicación por toxinas exógenas: plomo, arsénico, mercurio, setas.

El dolor abdominal agudo es uno de los síntomas del **abdomen agudo**, término que define una afectación de los órganos abdominales, caracterizada por un inicio repentino, de evolución rápida y que por lo general amenaza la vida.

**2. Dolor abdominal crónico:** por lo general tiene un carácter visceral (se origina por la estimulación de los receptores del dolor de los órganos internos y del peritoneo visceral) y tiene una duración de meses o años. Es un dolor sordo, pobremente localizado, que puede aumentar y desaparecer gradualmente (dolor cólico), a menudo acompañado de síntomas vegetativos (náuseas, vómitos, sudoración) o molestias vagas, se suele distribuir simétricamente a ambos lados de la línea media del cuerpo, puede aumentar en reposo.

## Causas

1) trastornos funcionales: síndrome del intestino irritable, dispepsia funcional, dolor abdominal funcional crónico

2) enfermedades del estómago y de los intestinos: gastritis crónica e inflamación de la mucosa duodenal, úlcera péptica gástrica y duodenal, enfermedad por reflujo gastroesofágico, enfermedad de Crohn, colitis ulcerosa, enteritis isquémica por radiación, colitis en el curso de enfermedades del tejido conectivo, enfermedades intestinales infecciosas y parasitarias (tuberculosis, actinomicosis, giardiasis, teniasis, ascariasis, triquinosis, esquistosomiasis, enfermedad de Whipple), enfermedad diverticular, enfermedad celíaca

3) cálculos de la vesícula biliar y de los conductos biliares

4) pancreatitis crónica

5) neoplasias abdominales

6) enfermedades del sistema nervioso: esclerosis múltiple, herpes zóster, neuralgia.

**3. El dolor reflejo** es una percepción del dolor en una ubicación superficial de la piel o músculo, pero lejana a los órganos traumatizados, p. ej. dolor del dorso y de omóplato derecho que acompaña a las enfermedades biliares.

### Diagnóstico

Determinar las siguientes características del dolor: localización, tipo (agudo, crónico), carácter (punzante, lacerante, sordo, opresivo, cólico, espasmódico), intensidad, factores que inducen o modifican el dolor (especialmente al comer,

**Tabla 15-1. Causas más comunes de dolor abdominal, dependiendo de su localización**

| Localización | Causas |
| --- | --- |
| Cuadrante superior derecho | Inflamación de la vesícula biliar o de los conductos biliares, cólico biliar, hepatitis aguda, pancreatitis, esofagitis, úlcera péptica gástrica y duodenal, enfermedad inflamatoria del intestino no específica, obstrucción intestinal, apendicitis retrocecal, cólico nefrítico, pielonefritis, absceso infradiafragmático, inflamación del lóbulo inferior del pulmón derecho, insuficiencia cardíaca congestiva (estasis venosa hepática) |
| Epigastrio | Dispepsia funcional, enfermedad por reflujo gastroesofágico, alteraciones de la mucosa gástrica y duodenal por uso de fármacos, úlcera péptica gástrica y duodenal, gastroenteritis, enfermedades del conducto biliar, hepatitis aguda, pancreatitis o pseudoquistes pancreáticos, neoplasias malignas (del estómago, páncreas, colon), isquemia intestinal, aneurisma de la aorta abdominal, infarto agudo de miocardio |
| Cuadrante superior izquierdo | Ruptura o infarto esplénico, pancreatitis y pseudoquistes pancreáticos, isquemia del ángulo esplénico del colon, cólico nefrítico, pielonefritis, absceso infradiafragmático, inflamación del lóbulo inferior del pulmón izquierdo |
| Mesogastrio derecho e izquierdo | Cólico nefrítico, pielonefritis, infarto renal, enfermedad inflamatoria del intestino no específica, obstrucción intestinal, hernia |
| Zona umbilical | Etapa temprana de apendicitis, gastroenteritis, obstrucción intestinal, enfermedad inflamatoria del intestino no específica, isquemia intestinal, pancreatitis, aneurisma de la aorta abdominal, hernia |
| Cuadrante inferior derecho | Apendicitis, intestino delgado y grueso (obstrucción, enfermedad inflamatoria del intestino no específica, intususcepción ileocecal), aparato urogenital (cólico nefrítico, pielonefritis, salpingitis, quiste ovárico, torsión ovárica, ruptura ovárica, embarazo ectópico), absceso (pélvico, lumbar), inflamación purulenta de la articulación sacroilíaca, hernia |
| Hipogastrio | Apendicitis, diverticulitis, obstrucción intestinal, enfermedad inflamatoria del intestino no específica, síndrome del intestino irritable, salpingitis, enfermedad inflamatoria pélvica, cólico nefrítico, cistitis, absceso pélvico, hernia |
| Cuadrante inferior izquierdo | Diverticulitis aguda, enfermedades infecciosas, enfermedad inflamatoria del intestino no específica, intususcepción del colon sigmoide, síndrome del intestino irritable, cólico nefrítico, pielonefritis, salpingitis, quiste ovárico, torsión de ovario, ruptura de ovario, embarazo ectópico, inflamación de la articulación sacroilíaca |
| Dolor difuso | Gastroenteritis infecciosa y no infecciosa, obstrucción intestinal, peritonitis, origen isquémico, infección del tracto urinario |

beber, vomitar, excretar, cambio de intensidad o aparición con diferentes posiciones del cuerpo). Causas más comunes de dolor abdominal, dependiendo de su localización →tabla 15-1 y →cap. 4.29.1, fig. 29-1. Durante el examen físico hay que valorar el aspecto general del paciente, los signos vitales (respiración, frecuencia cardíaca, tensión arterial), color de la piel, presencia de hernia, ascitis, distensión abdominal, cicatrices, circulación venosa colateral, punto de mayor sensibilidad a la palpación, presencia de tumores, defensa muscular y otros síntomas peritoneales, presencia y tipo de tonos peristálticos intestinales, presencia de matidez hepática.

Excluir los **signos** que indiquen la presencia de una enfermedad orgánica que requiera un diagnóstico o una intervención quirúrgica inmediata

1) dolor abdominal agudo con vómitos o cese repentino de eliminación de gases y heces: sugiere la obstrucción del tracto gastrointestinal

2) dolor abdominal agudo con hemorragia del tracto gastrointestinal: puede indicar úlcera gástrica o duodenal, gastropatía hemorrágica aguda, isquemia intestinal o hemorragia en la luz intestinal (p. ej. ruptura de un aneurisma aórtico abdominal)

3) dolor abdominal agudo con un empeoramiento rápido del estado del paciente (hipotensión, alteraciones de la conciencia, dificultad para respirar), puede indicar hemorragia intraabdominal, perforación gastrointestinal, pancreatitis aguda, insuficiencia hepática aguda

4) dolor abdominal crónico y presencia de sangre en las heces o pérdida del peso: podría ser una señal de neoplasia maligna o de enfermedad inflamatoria del intestino no específica

5) dolor abdominal y alteraciones detectadas en la exploración física (p. ej. ictericia, tumor abdominal)

6) dolor abdominal nocturno (despierta al enfermo).

Realizar exploraciones complementarias básicas: hemograma, concentración sérica de electrólitos, creatinina y glucosa, equilibrio ácido-base, análisis básico de orina, ECG. Otras exploraciones complementarias de sangre, orina y heces, dependiendo del diagnóstico previo y del diagnóstico diferencial: concentración de amilasa y lipasa, bilirrubina, CK-MB o troponina cardíaca, actividad de AST, ALT, GGT y ALP, análisis de sangre oculta en heces. Estudios iniciales: ecografía (puede mostrar líquido libre en el abdomen, cálculos urinarios o biliares, alteraciones de la aorta abdominal o vena porta y sus ramas) y radiografía panorámica del abdomen (puede mostrar aire en la cavidad abdominal, niveles de líquido en las asas intestinales, cálculos urinarios). Complementar con TC de abdomen y pelvis, en ocasiones de estudio endoscópico. Consultar con un cirujano en caso de abdomen agudo o si la causa del dolor abdominal agudo no está clara.

# 16. Dolor torácico

### Etiopatogenia y causas

El dolor puede estar originado en cualquiera de las estructuras del tórax con la excepción del parénquima pulmonar

1) corazón: angina de pecho, infarto de miocardio, pericarditis

2) otros órganos del tórax: disección aórtica, irritación pleural (neumonía, infarto pulmonar, neumotórax), enfermedades del esófago, tráquea, bronquios o del mediastino

3) pared torácica: neuralgia, dolor osteomuscular, enfermedades de las glándulas mamarias y de la piel

4) órganos abdominales: reflujo gastroesofágico, úlcera péptica, cálculos biliares, pancreatitis

5) dolor psicógeno: síndrome de Da Costa ("neurosis del corazón").

Etiopatogenia y característica de las causas más comunes de dolor torácico →tabla 16-1.

### Diagnóstico

Evaluación de los signos vitales (frecuencia respiratoria y cardíaca, tensión arterial), anamnesis y exploración física para valorar el carácter y las causas probables. En cualquier caso de dolor torácico realizar ECG; realizar otros estudios dependiendo de la sospecha diagnóstica.

Tabla 16-1. Causas más frecuentes del dolor torácico y su diferenciación

| Causa | Mecanismo | Localización | Características del dolor | Factores que desencadenan, agravan o alivian el dolor | Algunos síntomas coadyuvantes |
|---|---|---|---|---|---|
| Angina de pecho | Isquemia cardíaca transitoria | Retroesternal, puede irradiar al cuello, a la mandíbula, a los hombros, a los codos y al epigastrio | Intenso, opresivo, quemante. Dura 2-10 min | Esfuerzo físico, estrés emocional, aire frío, comida copiosa. Se alivia con el reposo o con los nitritos | Disnea |
| Infarto de miocardio o angina inestable | Isquemia cardíaca persistente, necrosis | Véase más arriba | Características iguales a las descritas en la angina, aunque por lo general el dolor es más intenso. Dura >30 min en el infarto y <20 min en la angina | No cede con nitritos ni con el reposo | Sudoración, disnea, debilidad, náuseas, vómitos |
| Pericarditis | Irritación de las láminas del pericardio o de la pleura adyacente al pericardio | Retroesternal o en el ápex. Puede irradiar al cuello y al hombro izquierdo | Agudo, ardiente, con intensidad variable | Respiración profunda, movimientos del tronco, decúbito supino, tos. Se alivia con la sedestación al inclinarse hacia delante | Síntomas de la enfermedad primaria, roce pericárdico, disnea |
| Disección aórtica | Ensanchamiento de la pared aórtica | Pared anterior del tórax, puede irradiar a la zona interescapular o lumbar | Insoportable, extremadamente intenso, de comienzo súbito | Tensión arterial alta | Soplo de prolapso de la válvula aórtica, asimetría de la tensión arterial en las extremidades |
| Pleurodinia | Infiltración inflamatoria de la pleura, irritación pleural en el infarto pulmonar, neumotórax | Normalmente unilateral, puede irradiar a la zona interescapular | Agudo, ardiente | Respiración profunda, tos, movimientos del tronco. Se alivia al yacer sobre el lado afectado | Síntomas de la enfermedad primaria, disnea, taquipnea |

| Causa | Mecanismo | Localización | Características del dolor | Factores que desencadenan, agravan o alivian el dolor | Algunos síntomas coadyuvantes |
|---|---|---|---|---|---|
| Neuralgia | Neuritis (p. ej. en herpes zóster), presión por alteraciones en la columna vertebral | Unilateral en herpes zóster o bilateral en alteraciones de la columna vertebral | Agudo | Aumenta con la palpación a lo largo del nervio, a veces aparece al tacto ligero (alodinia) | Erupción en herpes zóster, hipersensibilidad a la palpación de vértebras torácicas |
| Reflujo gastroesofágico | Esofagitis | Retroesternal, puede irradiar a la espalda | Por lo general ardiente u opresivo | Comida copiosa, posición inclinada, decúbito | Dolor epigástrico, dispepsia |
| Ruptura del esófago | Perforación de la pared esofágica | Retroesternal | Muy intenso, ardiente y de comienzo súbito | Vómitos súbitos | Vómitos |
| Colelitiasis | Aumento de la presión en la vesícula biliar | Hipocondrio derecho o epigastrio, puede irradiar al hombro derecho | Primero intenso y creciente, a continuación constante. Desaparece lentamente. Dura desde más de diez min hasta varias h | Ingesta de alimentos ricos en grasa. Se alivia con el decúbito y reposo | Náuseas, vómitos, anorexia |
| Enfermedad ulcerosa | Alteraciones de la mucosa estomacal o duodenal | Zona epigástrica, de vez en cuando en la parte inferior del tórax | Subagudo, más raramente agudo o ardiente | Ingesta de comida (úlcera gástrica) o tras permanecer en ayunas. La comida alivia los síntomas de la úlcera duodenal | Dispepsia |
| Dolor osteoarticular | Inflamación de las articulaciones esternocostales y esternoclaviculares, traumatismos, otros | Local, pared anterior del tórax | Agudo u opresivo | Movimientos del tórax, especialmente al toser | Hipersensibilidad a la palpación |
| Dolor psicógeno | Indeterminado | Pared anterior del tórax | Variable | Estrés emocional | Disnea, palpitaciones, inquietud |

# 17. Edemas

Es la acumulación de líquido en el espacio extracelular y extravascular de órganos y tejidos.

**Etiopatogenia y causas**

**Mecanismos** (frecuentemente coexistentes):

1) aumento de la presión hidrostática en el segmento venoso de los capilares (p. ej. en la insuficiencia cardíaca congestiva, insuficiencia de las válvulas venosas)

2) disminución de la presión oncótica del plasma (debido a la hipoalbuminemia)

3) aumento de la permeabilidad de las paredes capilares (comúnmente causada por inflamación)

4) dificultad del retorno linfático (p. ej. en linfadenopatías significativas, debidas a la resección de ganglios linfáticos, o a la radioterapia, en filariasis).

Dependiendo de la localización

1) **locales**: inflamatorios, alérgicos (p. ej. edema de Quincke), trastornos del retorno venoso (p. ej. trombosis venosa profunda), trastornos del retorno linfático (p. ej. erisipela, filariasis)

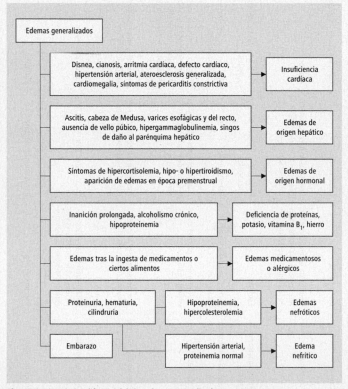

**Fig. 17-1.** Diagnóstico diferencial de los edemas generalizados

2) **generalizados**: de origen cardíaco (p. ej. en insuficiencia cardíaca), hepático (p. ej. en cirrosis hepática), renal (p. ej. en síndrome nefrótico), hormonal (p. ej. en hipotiroidismo), por desnutrición (p. ej. déficit de proteínas, de vitamina $B_1$), edemas del embarazo, medicamentosos (corticoides), idiopáticos.

### Diagnóstico

Evaluar si el edema es local o generalizado.

El edema local inflamatorio se caracteriza por dolor, calor local y enrojecimiento de la piel. El edema causado por un trastorno de retorno de la sangre venosa por lo general es asimétrico (con excepción del síndrome de vena cava), se desarrolla de forma indolora y en el examen físico se pueden determinar signos de trombosis venosa profunda. El edema venoso profundo conduce a cambios tróficos de la piel. El edema alérgico se desarrolla rápidamente, es pálido e indoloro, cede con rapidez. Grandes edemas generalizados se diagnostican en pacientes con insuficiencia cardíaca avanzada, síndrome nefrótico o con cirrosis hepática. Se produce una considerable retención de líquidos con gran aumento del peso corporal. Los edemas también se pueden acumular en la cavidad pleural y peritoneal. En pacientes que deambulan los edemas aparecen por lo general primero en los miembros inferiores, mientras que en los pacientes postrados aparecen primero en la región del sacro, en cuyo caso el aumento del peso corporal suele ser de 3-5 kg. El edema tiene una consistencia blanda y la presión con el dedo provoca la aparición de una fóvea que desaparece lentamente. Diagnóstico diferencial de los edemas generalizados →fig. 17-1.

# 18. Esplenomegalia

### Etiopatogenia y causas

Durante la exploración física de adultos, el bazo no debería ser palpable. La posibilidad de palparlo indica que esta aumentado en ≥1,5 veces. El grado de esplenomegalia se determina al medir en centímetros la distancia entre su borde palpable y el borde inferior del arco costal izquierdo.

### Causas

1) infecciones: bacterianas (tuberculosis, fiebre tifoidea y paratifoidea, brucelosis, endocarditis infecciosa), virales (mononucleosis infecciosa, CMV, VEB, hepatitis virales), parasitarias (malaria, toxoplasmosis, leishmaniosis [kala-azar])

2) neoplasias mieloproliferativas: mielofibrosis primaria, leucemia mieloide crónica

3) neoplasias linfoproliferativas: leucemia de células vellosas, linfoma esplénico de zona marginal, leucemia linfocítica crónica

4) enfermedades autoinmunes y sistémicas: AR, síndrome de Felty, LES, trombocitopenias autoinmunes, reacciones medicamentosas, sarcoidosis, amiloidosis primaria y secundaria

5) hipertensión portal: cirrosis hepática, síndrome de Budd-Chiari, oclusión de la vena porta (trombosis, estenosis, cavernomatosis congénita, compresión por ganglios linfáticos y tumores), oclusión de la vena esplénica (trombosis, estenosis, aneurisma o compresión por tumor de páncreas u otras neoplasias)

6) anemias hemolíticas: congénitas y adquiridas (incluidas las autoinmunes)

7) leucemias agudas (principalmente linfoblástica; generalmente presentan esplenomegalia leve)

8) enfermedades de depósito: enfermedad de Gaucher, enfermedad de Niemann-Pick, mucopolisacaridosis

9) otras (raras): quistes (congénitos, postraumáticos, posinfarto, hidatídico), absceso, metástasis neoplásicas, neoplasias benignas y malignas del bazo, linfohistiocitosis hemofagocítica.

La esplenomegalia puede ser causa de **hiperesplenismo**, es decir del secuestro y destrucción excesiva de los componentes de la sangre (en general todos, aunque puede estar limitada a 1 o 2 líneas celulares) por macrófagos esplénicos. Las características del hiperesplenismo no dependen del grado de esplenomegalia. Si la esplenomegalia está causada por amiloidosis o metástasis neoplásica, el hiperesplenismo no se presenta (puede presentarse hipoesplenismo). En caso de esplenomegalia en el curso de neoplasias linfoproliferativas, las características del hiperesplenismo (incluso en gran esplenomegalia) no son tan evidentes como en el curso de la hipertensión portal o la enfermedad de Gaucher.

### Diagnóstico

El resultado negativo de la exploración física no descarta la esplenomegalia y el hiperesplenismo. La ecografía y la TC permiten valorar el tamaño del bazo, la presencia de lesiones focales y de bazos accesorios. Las pruebas diagnósticas dependerán de la enfermedad de base que se sospeche. Sugerencia: si la distancia entre el borde palpable del bazo y el arco costal izquierdo es >10 cm (generalmente eso significa que sobrepasa la línea media), la causa más frecuente será una enfermedad del sistema hematopoyético.

La valoración del hemograma de sangre periférica (con presencia de citopenia), el aspirado y biopsia de médula ósea (donde se evidencia aumento de la hematopoyesis) confirman hiperesplenismo. La prueba más segura es la gammagrafía con utilización del isótopo radioactivo tecnecio 99m ($^{99m}$Tc), que muestra aumento de la actividad de los macrófagos esplénicos.

# 19. Estreñimiento

El estreñimiento se define por una frecuencia defecatoria disminuida (≤3/semana; estreñimiento severo ≤2 deposiciones al mes) o heces duras, difíciles de evacuar y a menudo acompañadas de una sensación de defecación incompleta.

### Causas

1) **Estreñimiento idiopático** (sin enfermedad orgánica, es el tipo más frecuente, representa >90 % de los casos). Esta categoría incluye el síndrome del intestino irritable (forma con estreñimiento) y el estreñimiento funcional. En ambos tipos puede presentarse un tránsito intestinal lento (inercia colónica) y/o trastornos funcionales de la defecación (fuerza propulsiva insuficiente o defecación disinérgica [contracción paradójica o falta de relajación de los músculos del suelo pélvico durante la defecación]).

2) **Enfermedades del colon**: divertículos, cáncer y otras neoplasias, estenosis en el curso de inflamaciones de diferente tipo (enfermedad de Crohn, colitis isquémica, tuberculosis, enfermedad diverticular), hernia, vólvulo.

3) **Enfermedades del ano y recto**: estenosis anal, cáncer, hemorroides, fisura anal, prolapso rectal.

4) **Fármacos**: analgésicos (opioides, AINE), anticolinérgicos, antidepresivos (p. ej. amitriptilina), antiepilépticos (p. ej. carbamazepina), antiparkinsonianos (con actividad dopaminérgica), fármacos que contienen calcio o aluminio, preparados de hierro, antihipertensivos (β-bloqueantes, calcioantagonistas, diuréticos, clonidina), antagonistas del receptor de 5-HT3, anticonceptivos orales; el abuso de fármacos laxantes también puede provocar o aumentar el estreñimiento.

5) **Enfermedades de la pelvis menor**: tumores de ovario y útero, endometriosis.

6) **Enfermedades del sistema nervioso periférico**: enfermedad de Hirschsprung, enfermedad de Chagas, neuropatía autónoma (p. ej. diabética), pseudoobstrucción intestinal.

7) **Enfermedades del SNC**: enfermedades cerebrales vasculares, esclerosis múltiple, enfermedad de Parkinson, lesión cerebral o medular postraumática, tumores medulares.

8) **Enfermedades de las glándulas endocrinas y metabólicas**: diabetes, hipotiroidismo, hipopituitarismo, feocromocitoma, porfiria, uremia, hiperparatiroidismo, hipercalcemia, hipopotasemia.

9) **Embarazo**.

10) **Enfermedades psíquicas**: depresión, anorexia nerviosa.

11) **Enfermedades del tejido conectivo**: esclerosis sistémica, dermatomiositis.

### Diagnóstico

Si el estreñimiento es un síntoma reciente, requiere una especial vigilancia diagnóstica.

**1. Anamnesis y exploración física**: determinar la frecuencia defecatoria, el aspecto de las heces, tiempo de evolución del estreñimiento, problemas relacionados con la defecación (la ausencia del reflejo defecatorio y de la necesidad súbita de defecar se presentan más frecuentemente en el estreñimiento idiopático y con tránsito lento; las heces tienen forma de trozos duros separados, como nueces, o como una salchicha compuesta de fragmentos. En los trastornos de defecación son más frecuentes las quejas sobre la defecación con esfuerzo, la sensación de defecación incompleta o la necesidad de ayuda manual para la extracción de las heces), presencia de síntomas acompañantes (p. ej. fiebre, sangre en heces, dolor abdominal [su desaparición después de la defecación puede indicar el síndrome de colon irritable], vómitos), enfermedades actuales y previas, fármacos tomados; valorar el estado psíquico; la presencia de manifestaciones de enfermedades de las glándulas endocrinas y del sistema nervioso que cursan con estreñimiento. Hay que realizar un tacto rectal con valoración del tono del esfínter anal (también durante un esfuerzo defecatorio; en los trastornos funcionales de defecación las heces se acumulan en el recto), presencia de fisuras y úlceras, hemorroides y prolapso rectal. **Signos de alarma** que aumentan la probabilidad de causa orgánica: fiebre, disminución de la masa corporal (sin intención de bajar de peso), sangre en heces (visible macroscópicamente u oculta), anemia, alteraciones en la exploración física (p. ej. tumor abdominal, lesiones en la zona perianal o masa palpable al tacto rectal), dolor abdominal que despierta al paciente por la noche, historia familiar de cáncer de colon o enfermedad intestinal inflamatoria.

**2. Exploraciones complementarias**

1) análisis de sangre: hemograma, a veces también concentraciones séricas de glucosa, calcio y TSH, potasio

2) sangre oculta en heces

3) pruebas endoscópicas y radiológicas del colon: la colonoscopia es imprescindible en personas >50 años, o antes si existen antecedentes familiares de cáncer de colon o cuando hay signos de alarma acompañantes, con el fin de realizar una detección precoz del cáncer de colon

4) biopsia del recto: en caso de sospecha de la enfermedad de Hirschsprung.

Las pruebas funcionales del colon y del ano (manometría, defecografía, prueba de tiempo de tránsito con marcadores) están indicadas en enfermos con estreñimiento idiopático persistente que no responde al tratamiento estándar (→más adelante), que generalmente está causado por trastornos funcionales de la defecación o por la inercia colónica.

**3. Criterios diagnósticos de estreñimiento funcional**

Inicio del estreñimiento ≥6 meses, que se mantiene de forma persistente en los últimos 3 meses, y en el que concurren ≥2 de los siguientes síntomas:

1) esfuerzo aumentado (tenesmo) en >25 % de las defecaciones

2) las heces son grumosas o duras en >25 % de las defecaciones

3) sensación de defecación incompleta en >25 % de las defecaciones

4) sensación de obstrucción anal o rectal en >25 % de las defecaciones

5) necesidad de ayuda manual en la defecación (extracción manual de las heces, elevación del suelo pélvico) en >25 % de las defecaciones

6) <3 defecaciones autónomas por semana.

Además, las heces sueltas se presentan con poca frecuencia (si no se administran laxantes) y no se cumplen los criterios del síndrome del intestino irritable (→cap. 4.17).

### Tratamiento

Tratamiento causal en cada caso, si es posible. Si las masas fecales están acumuladas en el recto → primero es imprescindible limpiar el recto utilizando enemas de fosfato VR o macrogoles, valorar la extracción manual (bajo sedación).

**1. Tratamiento no farmacológico (la primera etapa de la terapia)**

1) Dieta: **aumentar la cantidad de la fibra alimentaria en la dieta** hasta 20-30 g/d en varias tomas diarias en forma de p. ej. salvado de trigo (3-4 cucharas = 15-20 g), cereales (8 dag = 5 g) o frutas (3 manzanas o 5 plátanos o 2 naranjas = 5 g): el método principal de tratamiento del estreñimiento funcional, juega un papel auxiliar en estreñimiento con tránsito intestinal lento. Recomendar un aumento de la cantidad de líquidos ingeridos. En caso de intolerancia a la fibra (meteorismo, borborigmos, flatulencia, molestia, dolor abdominal tipo cólico) → disminuir la dosis diaria o utilizar otras sustancias hidrofílicas que aumentan el volumen de las heces (p. ej. preparados del llantén de arena) o laxantes osmóticos →más adelante. No utilizar en la defecación disinérgica (aumenta los síntomas) y en el megacolon.

2) Cambio del estilo de vida: **recomendar una actividad física sistemática e intentos regulares de defecación sin prisa**, durante 15-20 min, sin empujar fuerte, siempre por la mañana después del desayuno. El paciente no debería diferir las defecaciones. En enfermos hospitalizados y en los cuidados paliativos cambiar la cuña por una silla con inodoro incorporado.

3) Suspender todos los fármacos que puedan provocar estreñimiento (si es posible).

4) Entrenamiento de la defecación (biorretroalimentación): es el método principal del tratamiento de trastornos funcionales de la defecación.

**2. Tratamiento farmacológico:** utilizarlo adicionalmente en caso de ineficacia de métodos no farmacológicos. Empezar por los fármacos osmóticos o estimulantes. Ajustar el tipo del fármaco (→tabla 19-1) y la dosis de forma individual, con el método de ensayo y error. Si el efecto no es satisfactorio después de la monoterapia, suele ser útil la combinación de 2 fármacos de diferentes grupos. Continuar el tratamiento durante 2-3 meses y en caso de ineficacia solicitar pruebas funcionales del colon →más arriba. En la defecación disinérgica recomendar la ingesta de fármacos osmóticos (p. ej. glicerol o macrogoles) y la administración de enemas de forma periódica para limpiar el recto de las heces retenidas (los fármacos que aumentan el volumen de las heces y los estimulantes aumentan los síntomas). En enfermos con neoplasias malignas no utilizar fármacos que aumentan el volumen de las heces. En estreñimiento inducido por los opioides recomendar fármacos estimulantes y osmóticos, y en casos resistentes durante el tratamiento con morfina considerar su cambio a otro opioide, que produzca estreñimiento con menor frecuencia (tramadol, fentanilo, metadona, buprenorfina). En comparación con otros opioides, la combinación de oxicodona con naloxona (en proporción 2:1 en forma de pastillas de liberación controlada) tiene un efecto mucho menos negativo en la actividad intestinal. No causa síntomas de abstinencia a opioides, y se puede utilizar como analgésico en pacientes con un riesgo significativo de estreñimiento. Los enemas repetidos (de fosfato, eventualmente 100-200 ml de suero salino al 0,9 %) se utilizan en el estreñimiento de larga evolución, resistente al tratamiento farmacológico o en caso de intolerancia a laxantes orales. La prucaloprida, agonista selectivo de receptores 5-HT4, en dosis de 2 mg/d, ha mostrado buen resultado en estreñimiento funcional.

| Tabla 19-1. Laxantes | | |
|---|---|---|
| Fármacos y preparados | Dosis | Efectos adversos |
| **Hidrófilos y que aumentan el volumen de las heces[a]** | | |
| Semillas de llantén de arena (*Psyllium*) o de llantén de la India (*Plantago ovata*)[b] | 10 g/d | Flatulencia, meteorismo, alteración de la absorción de algunos fármacos |
| | | Ataques de asma, anafilaxia y otras reacciones alérgicas |
| **Fármacos osmóticos[a]** | | Deshidratación |
| Macrogoles (solución VO) | 8-25 g/d | Náuseas, vómitos, dolor abdominal tipo cólico |
| Lactulosa (jarabe) | 15-45 ml/d | Meteorismo, flatulencia |
| Glicerol | 3 g | |
| Fosfatos (enemas VR) | 120-150 ml | Hiperfosfatemia e hipocalcemia |
| **Fármacos estimulantes[a]** | | |
| Antranoides (glucósidos antra-quinónicos de origen vegetal) | 170-340 mg/d | Dolor abdominal tipo cólico, pérdida excesiva de electrólitos |
| Bisacodilo (comprimidos o supositorios) | 5-10 mg | Dolor abdominal tipo cólico, dependencia a consecuencia de un uso prolongado |
| **Fármacos que ablandan las heces y lubricantes** | | |
| Docusato sódico | 50-200 mg/d o 1 supositorio 2 × d | Diarrea, náuseas, vómitos, dolor abdominal, sabor amargo en la boca |
| Parafina líquida (no se usa en Chile) | 15-45 g (por la noche o antes del desayuno) | Escurrimiento anal de parafina |

[a] El enfermo debería ingerir una cantidad abundante de líquidos.

[b] Empezar el tratamiento con dosis de 10 g/d, luego se puede aumentar o disminuir gradualmente dependiendo del efecto clínico (no tomar con una frecuencia superior que la de 1 × semana, efecto solo después de un tiempo). Se debe tomar el fármaco justo antes de comer porque puede retrasar el vaciado gástrico y disminuir el apetito.

Nota: los preparados hidrófilos y osmóticos son recomendables, mientras que no se recomiendan los fármacos estimulantes, excepto la prucaloprida.

# 20. Fiebre de origen desconocido (FOD)

Conjunto de síntomas clínicos de diversa etiología, cuyo síntoma principal es una fiebre que no cesa espontáneamente, que persiste durante más tiempo del esperado en las enfermedades infecciosas más habituales y cuyas causas no se han podido determinar con el procedimiento diagnóstico rutinario.

**La FOD clásica** se puede reconocer cuando se cumplen los 3 criterios:

1) persiste o se repite en varias ocasiones una temperatura corporal >38,3 °C

2) el paciente tiene fiebre durante >3 semanas

3) no se ha conseguido establecer la causa o el diagnóstico no es evidente a pesar de la realización de diagnósticos rutinarios durante ~1 semana (≥3 días del estudio hospitalario o ≥3 visitas ambulatorias).

La **FOD** que aparece en un paciente **hospitalizado** (después del segundo día de hospitalización), **en pacientes con neutropenia** o en un paciente con **infección avanzada por VIH**, se puede diagnosticar cuando:

1) persiste o se repite en varias ocasiones una temperatura >38,3 °C

2) no se ha conseguido establecer la causa o su diagnóstico no es evidente, a pesar de la realización de diagnósticos rutinarios durante 3-5 días de hospitalización.

**Causas**

**1. Causas más importantes de FOD clásica**

1) **infecciones** (cuanto mayor es la duración de FOD, menor es la posibilidad de que esta sea la causa); con mayor frecuencia: tuberculosis pulmonar y extrapulmonar; abscesos (intraabdominales, pelvianos), endocarditis infecciosa, infección por CMV, infección por VEB, infección por VIH, enfermedad por arañazo de gato (EAG), toxoplasmosis, fiebre tifoidea y paratifoidea A, prostatitis crónica, micosis sistémicas; menos frecuentemente zoonosis (predominan las enfermedades del viajero, especialmente a países tropicales): leptospirosis, brucelosis, tularemia, psitacosis, rickettsiosis (fiebre, tifus), fiebre Q, anaplasmosis, erliquiosis, bartonelosis

2) **enfermedades autoinmunes**: enfermedades del tejido conectivo, con mayor frecuencia la enfermedad de Still del adulto, poliarteritis nodosa, LES; en ancianos con mayor frecuencia arteritis de células gigantes, polimialgia reumática, AR

3) **cáncer**: con mayor frecuencia del sistema hematopoyético y linfático (linfomas de Hodgkin y no Hodgkin, leucemias y síndrome mielodisplásico), carcinoma de células claras del riñón, adenomas y tumores de hígado, cáncer de páncreas, cáncer de colon, tumores primarios del SNC

4) **fármacos** (generalmente polifarmacoterapia): penicilina, sulfamidas, vancomicina, anfotericina B, salicilatos, bleomicina, interferones, derivados de la quinidina, clemastina, derivados de la fenotiazina (prometazina, tietilperazina), barbitúricos, fenitoína, metildopa, haloperidol (síndrome neuroléptico maligno →cap. 24.18), antidepresivos tricíclicos, litio. Normalmente aparece entre 1-2 semanas del comienzo del tratamiento con estos fármacos (puede aparecer en cualquier momento durante el tratamiento), se resuelven de forma espontánea 48-72 h tras la interrupción en la administración (o más tiempo en pacientes con enfermedad hepática o insuficiencia renal). La fiebre puede estar asociada a exantema, macular o papular y con o sin un aumento del recuento de eosinófilos en sangre periférica. La característica de la curva febril no tiene tanta relevancia, pero puede acompañarse de una bradicardia relativa

5) **otros**: cirrosis hepática y hepatitis alcohólica, embolia pulmonar recurrente (sin graves e importantes síntomas clínicos), enfermedad inflamatoria intestinal (especialmente la enfermedad de Crohn).

**2. Causas según grupo de riesgo**

1) **FOD en pacientes hospitalizados** (FOD hospitalaria): con mayor frecuencia absceso (intraabdominal o pelviano), sinusitis (asociado a presencia de tubo nasotraqueal o nasoentérico), infección asociada a catéter venoso sin otro foco demostrado, endocarditis (asociada a la realización de pruebas diagnósticas invasivas, cateterización de vasos grandes o cirugía cardíaca), diarrea asociada a *C. difficile*; medicamentos; tromboflebitis séptica; embolia pulmonar; pancreatitis; hematoma retroperitoneal

2) **FOD en un paciente con neutropenia**: bacteriemia primaria, infección relacionada con catéter venoso, micosis (*Candida, Aspergillus*), candidiasis hepatoesplénica, absceso pélvico (perianal, rectal); fármacos; metástasis en el SNC, metástasis hepáticas u otras

3) **FOD en un paciente infectado con VIH**: tuberculosis, micobacterias no tuberculosas; fármacos (p. ej. cotrimoxazol), tromboflebitis; con menor

frecuencia neumocistosis, infección por CMV o virus del herpes simple, toxoplasmosis, salmonelosis, micosis; linfoma, sarcoma de Kaposi

4) **FOD en viajero que retorna de regiones tropicales**: malaria (período de incubación de hasta 6 semanas y hasta un año, en el caso de *Plasmodium vivax* y *P. ovale* puede ser incluso de unos pocos meses o años) y otras infecciones parasitarias tropicales (amebiasis, leishmaniasis, tripanosomiasis, criptosporidiosis, filariasis, eosinofilia pulmonar tropical, esquistosomiasis, paragonimiasis); fiebre tifoidea entérica (período de incubación de hasta 6 semanas), fiebres virales, por lo general dengue (período de incubación de 3-8 días) y chikungunya.

**3. Características de la fiebre** (no hay un patrón característico que permita planear un diagnóstico diferencial):

1) **fiebre séptica, héctica** (durante 24 h una subida rápida de la temperatura, a menudo hasta ~40 °C, a continuación una bajada, a veces hasta valores normales; amplitud térmica diaria >2 °C): absceso, tuberculosis miliar, linfomas, leucemias

2) **2 picos de fiebre en 24 h**: p. ej. enfermedad de Still en adultos, tuberculosis miliar, malaria, leishmaniasis visceral, endocarditis

3) **fiebre intermitente** (periódica, picos febriles recurrentes a intervalos regulares o irregulares después de un período sin fiebre, amplitud térmica diaria >2 °C): p. ej. malaria (recaídas regulares cada 2 o 3 días asociadas a escalofríos), linfomas, leucemias, neutropenia cíclica

4) **fiebre continua** (amplitud térmica diaria <1 °C): fiebre tifoidea entérica, paratifoidea A, encefalitis, fármacos, provocada artificialmente (fiebre facticia)

5) **fiebre fluctuante** (unos días de fiebre y días sin fiebre): p. ej. linfoma de Hodgkin (fiebre de Pel-Ebstein, períodos alternados de 5-10 días de fiebre >38 °C y períodos sin fiebre), brucelosis

6) **fiebre alta**
   a) >39 °C: absceso, linfomas y leucemia, vasculitis sistémica, infección por VIH
   b) >41 °C: medicamentos y otros productos químicos (incluso las denominadas drogas de diseño y fármacos para adelgazar) y fiebre provocada artificialmente (la condición del paciente es desproporcionadamente buena), alteraciones del SNC (cáncer, traumatismo, infección del SNC)

7) **FOD prolongada** (≥6 meses)
   a) con mayor frecuencia idiopática (normalmente se resuelve espontáneamente)
   b) hepatitis granulomatosa, enfermedad de Still del adulto, sarcoidosis, enfermedad de Crohn
   c) con menor frecuencia: LES, fiebre provocada artificialmente (fiebre facticia)

8) **bradicardia relativa** que acompaña a la fiebre (frecuencia cardíaca baja en relación con la temperatura corporal; un aumento de la temperatura corporal en 1 °C causa un aumento de la frecuencia cardíaca en 8-12/min): linfomas, leucemia, fiebre medicamentosa, leptospirosis, psitacosis, fiebre tifoidea entérica o fiebre paratifoidea, malaria, alteraciones del SNC (neoplasia, infección, traumatismo), fiebre provocada artificialmente (fiebre facticia)

9) **escalofríos** recurrentes que se acompañan de fiebre: infección bacteriana (abscesos, bacteriemia, tromboflebitis séptica, brucelosis), neoplasias (carcinoma renal, linfomas, leucemias), malaria.

**4. Exploraciones complementarias básicas** que permiten calificar la fiebre como FOD

1) **pruebas de laboratorio**: hemograma completo y recuento diferencial de leucocitos, VHS, electrólitos, bilirrubina, enzimas hepáticas, urea, creatinina, ácido úrico, examen general de orina, factor reumatoide y anticuerpos

antinucleares, pruebas microbiológicas: hemocultivos tomados idealmente sin antibióticos (siempre que sea posible), urocultivo, IGRA, diagnóstico microbiológico de la tuberculosis y de las micobacteriosis →cap. 3.15, pruebas serológicas (VIH, CMV, anti Epstein-Barr)

2) **pruebas de imagen**: ecografía abdominal, radiografía de tórax, TC o FDG-PET-TC, RMN de abdomen y de pelvis (y si es necesario también de cabeza y cuello).

### Diagnóstico

Es relevante obtener una anamnesis detallada. La exploración física debe ser exhaustiva y repetirse. Asegurarse de que la medición de la temperatura corporal se ha tomado correctamente y los resultados son correctamente interpretados →más adelante. Los síntomas principales de la anamnesis y de la exploración física asociados con FOD (denominados síntomas localizadores) y los resultados de las pruebas básicas son primordiales para el diagnóstico inicial e indican cómo planificar el posterior diagnóstico y tratamiento. Si la condición clínica del paciente es buena, los procedimientos diagnósticos iniciales se pueden realizar de forma ambulatoria.

Si no existe riesgo vital y el paciente está en el hospital, se acepta el principio de anticipación, observación cuidadosa y confirmación gradual o exclusión a través de ayudas de investigación focalizadas hacia las causas más probables en un grupo de riesgo (p. ej. estadía en zonas tropicales, FOD en pacientes hospitalizados, pacientes con neutropenia o infectados por VIH, personas >50 años de edad). Iniciar estudio con pruebas de diagnóstico no invasivas y a continuación, en caso de necesidad, invasivas. Cuando la condición del paciente es grave → estudio exhaustivo. En un paciente con fiebre que ha visitado zonas endémicas de malaria se debe excluir esta enfermedad de forma urgente (el tratamiento preventivo durante la estancia en las zonas tropicales no excluye la enfermedad).

Si se sospecha fiebre por medicamentos, en la primera etapa en la medida de lo posible, interrumpir todos los fármacos administrados (incluyendo medicamentos y productos auxiliares que se venden sin receta médica) o limitar su número al mínimo necesario. Asegurarse de que el paciente no ha consumido drogas sintéticas ("drogas de diseño") o fármacos para adelgazar no aprobados por las autoridades sanitarias. La fiebre por fármacos generalmente desaparece entre 48-72 h después de dejar de tomar el fármaco nocivo.

En casos justificados algunos autores proponen usar un tratamiento empírico orientado a la sospecha etiológica más probable, mientras se completa el estudio: lo más común es la tuberculosis (prueba de tuberculina positiva, baciloscopia, cultivo de Koch y/o biología molecular → terapia antimicobacteriana), endocarditis bacteriana (antibióticos, antifúngicos) y arteritis de células gigantes (arteria temporal) u otras enfermedades inflamatorias del tejido conectivo (después de la exclusión de la infección → glucocorticoides y AINE). El alivio de la fiebre y otros síntomas bajo la influencia de la terapia confirma el diagnóstico inicial. En caso de mejoría transitoria debe intensificarse la búsqueda de neoplasias, en especial si la fiebre se acompaña de otras manifestaciones generales o de aumento de tamaño de ganglios linfáticos.

### Diagnóstico diferencial

**1. Errores de medición de la temperatura corporal:** para cumplir con el criterio de aumento de la temperatura corporal >38,3 °C, es necesario determinar cómo, dónde y bajo qué circunstancias el paciente ha realizado las mediciones: tipo de termómetro (mercurio, electrónico, digital, de infrarrojos), lugar anatómico en el que se toma temperatura (boca, frente, axila, oído, recto), hora del día, frecuencia, condiciones y método de medición. Se debe verificar cómo el paciente se toma la temperatura y cómo prepara el termómetro. La medición menos precisa es en la zona de la axila (temperatura más baja de la básica ~0,8 °C) y del oído (mucha oscilación, p. ej. a causa de la presencia de cerumen). En la boca la temperatura es más baja en ~0,5 °C, mientras que en el recto es más alta en ~0,5 °C. Se debe educar al paciente ambulatorio en la forma correcta de la toma de temperatura corporal. Idealmente, las mediciones deben llevarse a cabo varias veces al día durante varios días en el hospital, junto con la medición simultánea de la frecuencia cardíaca, lo que permite eliminar errores y realizar la curva de la fiebre y de la frecuencia cardíaca. Debe recordarse que los valores normales de temperatura corporal muestran variaciones diarias, estacionales, relativas al ciclo menstrual y dependientes del estado nutricional.

**2. Fiebre facticia:** por lo general persiste largo tiempo, normalmente aparece por la mañana, está acompañada de síntomas variables. El curso de la enfermedad no es claro y en la anamnesis se detectan hospitalizaciones frecuentes. Generalmente los pacientes se mantienen en buen estado general. Los fármacos antipiréticos generalmente son ineficaces. Asociada a pacientes con trastornos psicológicos y mentales; a menudo se observan enfermedades somáticas. En el hospital los pacientes generalmente se niegan a dar su consentimiento para una medición de temperatura controlada del cuerpo y para algunas pruebas diagnósticas. Cuando se mide la temperatura con un termómetro de mercurio, las mediciones son generalmente muy altas, sin ninguna variación diurna. La piel está fría, hay una bradicardia relativa. En ambulatorio o en hospital después de tomar la temperatura se tiene que pedir una muestra de orina y medir su temperatura inmediatamente después de la micción (siempre es un poco más alta que la temperatura medida en la boca o debajo del brazo).

### Tratamiento sintomático de la fiebre

#### 1. Fármacos antipiréticos

1) Fármaco de elección: **paracetamol** VO o VR a dosis de 500-1000 mg, si es necesario repetir cada 6 h (máx. 4 g/d o 2,5 g/d en uso durante unos días); si no es posible administrar VO o VR → iv. 1000 mg cada 6 h (máx. 4 g/d). En pacientes con insuficiencia renal avanzada (aclaramiento de creatinina <10 ml/min), aumentar el intervalo entre las dosis hasta 8 h. Una dosis de >2 g/d puede asociarse a aumento de la ALT. Sobredosis → insuficiencia hepática aguda (a partir de 8 g/d; mayor riesgo en personas con inanición y por abuso de alcohol). Tratamiento en intoxicación →cap. 20.10.

2) Fármacos antipiréticos alternativos, **AINE**
   a) **ibuprofeno** VO a dosis de 200-400 mg, si es necesario, repetir cada 5-6 h (máx. 2 g/d)
   b) **AAS** VO 500 mg, en caso de necesidad repetir cada 5-6 h (máx. 2,5 g/d, contraindicaciones: úlcera péptica, diátesis hemorrágica, asma por aspirina); no utilizar en sospecha de dengue, chikunguña o malaria
   c) **metamizol** VO 0,5-1 g, en caso necesario repetir cada 8 h (máx. 3 g/d, no más de 7 días; contraindicaciones: hipersensibilidad al metamizol, a otros derivados pirazolónicos o AINE, alteraciones en el hemograma, insuficiencia renal o hepática aguda, porfiria hepática aguda, asma por aspirina, déficit congénito de glucosa-6-fosfato deshidrogenasa, embarazo, lactancia).

**2. Métodos físicos** →cap. 24.18: en pacientes con fiebre alta (>40 °C) sin respuesta adecuada a los antipiréticos.

# 21. Ginecomastia

Aumento de tamaño de una o ambas glándulas mamarias en niños u hombres, causada por la proliferación no neoplásica del tejido glandular, a veces con hipertrofia del tejido adiposo. El crecimiento exclusivo del tejido adiposo se denomina lipomastia (pseudoginecomastia).

**Etiopatogenia y causas**

Etiopatogenia:

1) aumento de la concentración del estradiol libre (biológicamente activo) en relación con la testosterona libre en sangre causado por:

a) aumento de la biosíntesis de estrógenos durante la pubertad (fisiológicamente), o bien por tumores testiculares productores de estrógenos o gonadotropinas, en la hiperplasia suprarrenal o en los tumores suprarrenales

b) disminución de la biosíntesis de andrógenos (en hipogonadismo o en hombres de edad avanzada)

c) aumento de la producción hepática de globulina fijadora de hormonas sexuales (SHBG, p. ej. en el hipertiroidismo)

d) ralentización del metabolismo de los estrógenos y de los andrógenos (p. ej. en la cirrosis hepática o en la insuficiencia renal crónica)

2) aumento de la actividad local de la aromatasa (enzima que convierte la testosterona en estradiol), p. ej. en la obesidad

3) sensibilidad excesiva de la glándula mamaria a los estrógenos

4) defecto congénito del receptor de los andrógenos o su bloqueo por agentes exógenos, p. ej. por fármacos antiandrogénicos (espironolactona, ketoconazol, enalapril, verapamilo, ranitidina, omeprazol).

**Distribución por edad de aparición y por las causas más comunes**:

1) en niños de 13-14 años: ginecomastia puberal

2) en hombres adultos: ginecomastia persistente desde la pubertad, idiopática, inducida por fármacos o como síntoma de trastornos hormonales u otras enfermedades (ginecomastia sintomática), p. ej. neoplasia

3) ginecomastia en hombres de edad avanzada, por cambios hormonales o sintomática.

**Diagnóstico**

**1. Anamnesis y exploración física:** anamnesis sobre el consumo de fármacos. Determinar el ritmo de aumento de las glándulas mamarias, la presencia de dolor y la sensación de tensión de las mamas. Examinar cuidadosamente la glándula mamaria (textura, elasticidad, movilidad del tejido glandular en relación al tejido adyacente; secreción por alguno de los pezones), testículos, genitales externos y ganglios linfáticos periféricos. Indagar sobre la presencia de síntomas de hipertiroidismo, hipercortisolismo, insuficiencia hepática y renal y de tumores del SNC.

**2. Exploraciones complementarias**

1) **pruebas de laboratorio:** hemograma, pruebas de la función hepática y renal, concentraciones de estradiol, testosterona total, prolactina, FSH, LH y TSH en suero; marcadores tumorales en caso de tumores de células germinales

2) **pruebas de imagen:** mamografía (si técnicamente es posible), ecografía de ambas mamas (para excluir la neoplasia de mama y diferenciar la ginecomastia de la lipomastia) y testicular (buscar tumor), en el caso de sospecha de tumores endocrinos: ecografía, TC o RMN suprarrenal, RMN hipofisaria, radiografía de tórax

3) **biopsia de mama:** en caso de sospecha de cáncer de mama (especialmente si el tumor es unilateral, se aprecia fijo a los tejidos adyacentes y tiene una estructura irregular).

**Tratamiento**

La ginecomastia puberal en general tiene un curso regresivo espontáneo, por lo que en la mayoría de los casos se debe observar la evolución, sin requerir terapia específica. En el adulto, si se detecta el uso de un medicamento causante de ginecomastia, se debe evaluar una modificación de la terapia, idealmente suspendiendo dicho fármaco. Si existe un hipogonadismo o hipertiroidismo como causa, su terapia específica permite mejorar el aumento de volumen mamario. Una alternativa terapéutica en el caso de ausencia de regresión espontánea o dolor asociado es el uso de tamoxifeno o inhibidores de aromatasa. Si existe sospecha de malignidad, la terapia médica es ineficaz, o la ginecomastia interfiere con las actividades diarias en forma significativa, es posible plantear la resección quirúrgica del tejido mamario.

# 22. Hematuria

Aumento del recuento de eritrocitos en la orina >3 por campo en la muestra de orina centrifugada. **Hematuria microscópica**: el color de la orina es normal. **Hematuria macroscópica**: el color de la orina sugiere presencia de sangre.

**Etiopatogenia y causas**

**Causas de la hematuria**, clasificación según la procedencia de los eritrocitos:

1) **glomerulares** (glomerulopatías): nefropatía IgA, nefropatía de membranas basales delgadas, síndrome de Alport, todas las glomerulonefritis agudas y crónicas

2) **extraglomerulares**:

   a) parte superior del sistema urinario: nefrolitiasis, quistes renales, neoplasia (de riñón, de pelvis renal, de cálices, de uréter), hipercalciuria, hiperuricosuria, pielonefritis, traumatismo renal, necrosis papilar renal, infarto renal, trombosis de la vena renal, tuberculosis renal

   b) vejiga: cistitis, cáncer, pólipo, traumatismo, cálculo, endometriosis

   c) uretra: uretritis, traumatismo, estenosis, neoplasia, cuerpo extraño

   d) próstata: cáncer, hipertrofia de próstata, prostatitis

3) **otras**: esfuerzo físico intenso, fiebre, coito, diátesis hemorrágica, mezcla con la sangre menstrual, causa indeterminada.

La hematuria extraglomerular constituye ~90 % de los casos. Suele presentarse con coágulos en la orina.

El color de la orina que sugiere hematuria puede ser causado por la presencia de colorantes procedentes de los alimentos (remolacha, ruibarbo, robellones, colorantes sintéticos) o fármacos (senes, rifampicina, fenolftaleína).

La hematuria glomerular no cursa con coágulos por la existencia de mecanismos anticoagulantes propios del glomérulo.

**Diagnóstico**

Un resultado positivo de la tira reactiva para sangre en la orina siempre debe confirmarse con el examen microscópico, ya que la presencia de hemoglobina o de mioglobina puede ser causa del resultado positivo. Anamnesis, exploración física y exploraciones complementarias iniciales: examen básico de orina y de su sedimento, hemograma, concentración plasmática de creatinina, sodio, potasio, calcio, parámetros de coagulación en caso de sospecha de diátesis hemorrágica. La sospecha diagnóstica determina las exploraciones complementarias a realizar:

1) las causas extraglomerulares son más probables en caso de hematuria macroscópica y en la edad avanzada

2) la proteinuria (>0,5 g/d) y los cilindros eritrocitarios indican causa glomerular; si en el examen del sedimento de orina con microscopio de contraste de fases >80 % de los eritrocitos son dismórficos (eritrocitos deformados), esto indica hematuria glomerular y estaría indicado practicar biopsia renal en función de la sospecha clínica.

En caso de hematuria macro- y microscópica sin otras características que indiquen claramente la causa glomerular → realizar el diagnóstico completo incluyendo pruebas de imagen de las vías excretoras superiores (urografía clásica o urografía con técnica de TC espiral), cistoscopia y examen citológico de la orina y en mujeres también exploración ginecológica. El esfuerzo diagnóstico es imprescindible si la hematuria se ha presentado durante el tratamiento anticoagulante.

No suele ser necesario realizar exploraciones complementarias en los siguientes casos:

1) mujeres jóvenes con manifestaciones típicas de cistitis o ITU confirmada (bacteriuria significativa), en las que tras el tratamiento remiten tanto las molestias como la hematuria y no se aprecia recidiva de la hematuria en un examen de orina de control

2) en relación con un esfuerzo físico intenso, fiebre, menstruación, posible traumatismo del tracto urinario (p. ej. coito), siempre que en los exámenes de orina de control realizados pasadas 48 h desde la resolución de la causa sospechada no se observe hematuria.

# 23. Hemoptisis

**La hemoptisis** es la expectoración de sangre o de esputo sanguinolento procedente de las vías respiratorias. **La hemorragia pulmonar** es un sangrado masivo de las vías respiratorias, en general >150 ml/h o 600 ml en 24-48 h, que puede llevar a la insuficiencia respiratoria e implicar un riesgo vital inminente.

### Etiopatogenia y causas

**Mecanismo:** sangrado sobre todo de los vasos bronquiales de alta presión causado por:

1) cambios inflamatorios y proliferación de vasos que sangran fácilmente (bronquiectasias, tuberculosis)

2) infiltración y neoangiogénesis en enfermedades pulmonares neoplásicas

3) aumento de la presión en la aurícula izquierda (estenosis de la válvula mitral, insuficiencia ventricular izquierda).

**Causas de hemoptisis** (siempre tener en cuenta neoplasias de pulmón)

1) frecuentes: bronquitis, bronquiectasias, cáncer de pulmón, tuberculosis, neumonía bacteriana

2) moderadamente frecuentes: tromboembolismo pulmonar, insuficiencia ventricular izquierda, neoplasias pulmonares primarias otras del cáncer, traumatismos pulmonares (también yatrogénicos: broncoscopia, biopsia pulmonar, toracotomía, catéter de Swan-Ganz, etc.)

3) raras: aspergilosis, diátesis hemorrágicas, estenosis de la válvula mitral, infecciones parasitarias, hipertensión pulmonar, vasculitis y enfermedades del tejido conectivo como la enfermedad relacionada con anticuerpos anti-membrana basal (anteriormente conocida como enfermedad de Goodpasture), LES, granulomatosis con vasculitis (de Wegener); fármacos (anticoagulantes, fibrinolíticos, AAS, cocaína), aspiración de cuerpo extraño, hemosiderosis, amiloidosis.

**Causas de hemorragia pulmonar** (las más frecuentes): cáncer, bronquiectasias, tuberculosis, traumatismos, diátesis hemorrágicas.

### Diagnóstico

**1. Anamnesis y exploración física.** Orientar sobre la causa

1) **características de la hemoptisis y de los síntomas acompañantes**:

   a) abundante esputo sanguinolento → bronquiectasias

   b) esputo purulento y sanguinolento → bronquitis, bronquiectasias; junto con fiebre → neumonía o absceso pulmonar

   c) esputo rosado, espumoso → insuficiencia ventricular izquierda, estenosis de la válvula mitral

   d) expectoración de sangre → neoplasias pulmonares, tuberculosis, malformaciones arteriovenosas, tromboembolismo pulmonar

2) **datos de la anamnesis:**

a) tabaquismo, hemoptisis recurrente → neoplasias pulmonares

b) inicio súbito, junto con dolor torácico intenso y con disnea → tromboembolismo pulmonar

c) traumatismo torácico, intervenciones diagnósticas invasivas → hemoptisis causada por traumatismo

d) vasculitis y enfermedades del tejido conectivo → hemoptisis y síntomas acompañantes de la enfermedad de base

e) pérdida significativa de la masa corporal → neoplasias pulmonares, tuberculosis

f) disnea paroxística nocturna o de esfuerzo → insuficiencia ventricular izquierda, estenosis de la válvula mitral.

**2. Exploraciones complementarias:**

1) radiografía o TC de tórax dependiendo de la causa sospechada (angio-TC si se sospecha tromboembolismo pulmonar)

2) broncoscopia, si no se ha establecido un diagnóstico de certeza o se sospecha cáncer de pulmón; broncoscopia terapéutica →más adelante

3) hemograma de sangre periférica y pruebas de coagulación (INR, TTPa, valorar otras)

4) consulta otorrinolaringológica en caso de sospecha de sangrado de vías respiratorias altas

5) otras pruebas dependiendo de la sospecha, p. ej. dirigidas a la tuberculosis.

**Tratamiento**

Hay que determinar si la hemoptisis consituye una amenaza para la vida del paciente. En tales situaciones hay que utilizar todas las herramientas terapéuticas necesarias con el fin de detener el sangrado.

**Actuación en la hemorragia pulmonar**

1) mantener la permeabilidad de las vías respiratorias y conseguir un acceso venoso

2) tomar muestra de sangre para determinar el grupo sanguíneo, realizar pruebas cruzadas, análisis de la morfología y de la coagulación

3) utilizar oxigenoterapia: mantener la $SaO_2$ >90 %

4) corregir las eventuales alteraciones de coagulación, anemia e hipovolemia

5) descartar sangrado de las vías respiratorias altas y del tracto digestivo

6) solicitar broncoscopia urgente (si es posible, rígida)

7) si se ha establecido la localización de la hemorragia → colocar al enfermo del lado del que procede la hemorragia y en caso de necesidad de intubación considerar introducción del tubo en el bronquio principal del pulmón sano.

# 24. Hepatomegalia

**Etiopatogenia y causas**

Dependiendo de la constitución corporal, el hígado normal no se puede palpar o se puede palpar su borde inferior bajo el arco costal. La hepatomegalia se define como el aumento del área de matidez hepática, que en condiciones normales se sitúa en la línea medioclavicular, siendo de 12 cm en mujeres y de 15 cm en hombres.

**Causas:**

1) relacionadas con inflamación: especialmente hepatitis virales, daño hepático por fármacos, esteatosis (alcohólica, no alcohólica), infecciones bacterianas

o virales generalizadas, cirrosis hepática (etapa temprana, luego hígado pequeño), hepatitis autoinmune, colangitis biliar primaria, sarcoidosis, abscesos hepáticos

2) relacionadas con estasis de sangre: insuficiencia cardíaca derecha, obstrucción de las venas hepáticas (trombosis, síndrome de obstrucción sinusoidal)

3) relacionadas con estasis biliar: obstrucción de las vías biliares extrahepáticas (litiasis ductal, cáncer del páncreas, cáncer de la ampolla de Vater)

4) relacionadas con infiltración del hígado: linfoma, leucemia, hematopoyesis extramedular

5) relacionadas con el acúmulo de sustancias: hemocromatosis, amiloidosis, glucogenosis, lipidosis (p. ej. enfermedad de Gaucher), enfermedad de Wilson

6) tumores: cáncer primario de hígado, metástasis neoplásicas.

**Diagnóstico**

El borde hepático palpable bajo el arco costal no siempre es signo de hepatomegalia (el hígado puede estar descendido, si bien en este caso el área de matidez hepática no está aumentada). La ecografía (TC o RMN, si existen indicaciones adicionales) permite valorar el tamaño del hígado y su estructura, vasos sanguíneos del hígado y su permeabilidad, vías biliares, así como detectar signos de hipertensión portal. La realización de otras pruebas diagnósticas dependerá de la patología que se sospeche. En algunos casos será necesaria una biopsia para estudio histológico.

# 25. Hipo

El hipo es una contracción sincrónica e involuntaria de los músculos intercostales y del diafragma que provoca una súbita inspiración del aire, seguida del cierre de la glotis con un sonido característico.

**Etiopatogenia y causas**

El hipo es provocado por la estimulación de las terminaciones del nervio vago, del nervio frénico y de los nervios del sistema simpático que inervan los órganos del tórax, abdomen, oído, nariz y faringe, o por la estimulación del centro del hipo en el SNC. La frecuencia del hipo puede ser de 2-60/min. Por lo general dura un corto espacio de tiempo (minutos) y frecuentemente se asocia con un llenado del estómago rápido o con la sobredistensión del estómago. El hipo persistente >48 h (*singultus*) causa fatiga significativa, malestar, pérdida de peso por dificultar la ingesta de alimentos, insomnio y depresión.

**Causas de hipo crónico**

1) enfermedades del SNC: vasculares, tumores, esclerosis múltiple, hidrocefalia

2) trastornos metabólicos: diabetes *mellitus*, uremia, hiponatremia, hipocalcemia, hipocapnia

3) toxinas y fármacos: alcohol, nicotina, barbitúricos, benzodiazepinas, etopósido, dexametasona

4) enfermedades de órganos del cuello y del tórax: tumores del cuello, adenopatías, neoplasias de pulmón, neumonía y pleuresía, infarto de miocardio, cáncer de esófago, tumores de mediastino, hernia de hiato, reflujo esofágico

5) enfermedades de órganos abdominales: cáncer de estómago, úlcera péptica, distensión del estómago (una de las causas más comunes), sangrado del tracto gastrointestinal, cáncer de páncreas, enfermedades de la vesícula biliar, pancreatitis, hepato- o esplenomegalia, ascitis, cálculos biliares, obstrucción intestinal, peritonitis

6) psicógeno

7) embarazo.

### Diagnostico del hipo crónico

Se deben realizar: hemograma, concentración de creatinina y electrólitos en sangre, ECG, radiografía de tórax. Dependiendo del cuadro clínico: pruebas hepáticas, nivel de calcio en el suero; pruebas de imagen: RMN craneal, TC de tórax y abdomen, punción lumbar, gastroscopia, manometría de esófago, espirometría, broncoscopia, EEG.

### Tratamiento

Intentar eliminar la causa del hipo. En el tratamiento sintomático administrar:

1) en primer lugar (en los casos con distensión del estómago, o de reflujo gastroesofágico): **metoclopramida** 10 mg VSc o 30-40 mg/d VO, máx. durante 5 días; **simeticona** 120-240 mg/d VO o un IBP (a dosis estándar por la mañana, preparados →cap. 4.7, Tratamiento)

2) fármacos que inhiben el reflejo central del hipo: **haloperidol** 1-2 mg VSc o 2-5 mg/d VO, **clorpromazina** 25-50 mg VO o iv. en 25 ml de NaCl al 0,9 % (administrar en 30 min), a continuación 25-50 mg 3-4×d VO para prevenir recaídas, **baclofeno** 5-10 mg 2×d (máx. 40 mg/d), **valproato sódico** 200-500 mg VO, **gabapentina** 300 mg 3×d (en pacientes mayores y con alteraciones de la función renal: 100 mg 3×d), **pregabalina** 75-150 mg 2×d, **nifedipino** 10 mg 3×d, **metilfenidato** 5-10 mg 2×d VO

3) estimulación de la pared posterior de la faringe mediante la realización de movimientos rápidos y repetitivos desde adelante hacia atrás con una sonda nasogástrica introducida hasta una profundidad de 8-12 cm.

En el caso de hipo refractario al tratamiento → **lidocaína** en infusión iv. 2 mg/min durante 20-30 min o **midazolam** en infusión continua VSc 0,25-1 mg/h o **bloqueo** unilateral **del nervio frénico**.

# 26. Ictericia

Se define como la coloración amarilla de las escleras, de las membranas mucosas y de la piel, causada por el acúmulo de bilirrubina en los tejidos.

### Etiopatogenia y causas

Una ictericia evidente aparece con una concentración de bilirrubina >43 μmol/l (~2,5 mg/dl), primero en las escleras, luego sobre la piel. Cede en el orden contrario.

**Clasificación** etiológica de ictericias

1) **Prehepáticas**: hiperbilirrubinemia no conjugada (libre) a consecuencia de
   a) producción excesiva de bilirrubina debida a hemólisis extra- o intravascular; causas: anemias hemolíticas congénitas, hemólisis inmunitaria, destrucción de los eritrocitos (válvula cardíaca artificial, hemoglobinuria de la marcha, púrpura trombocitopénica trombótica, síndrome hemolítico-urémico, coagulación intravascular diseminada), infecciones (sepsis, malaria, toxoplasmosis), quemaduras graves, hiperesplenismo, hemoglobinuria paroxística nocturna
   b) deficiencia de la conjugación de la bilirrubina con el ácido glucurónico; causas: síndrome de Gilbert, síndrome de Crigler-Najjar.

2) **Intrahepáticas**: hiperbilirrubinemia mixta como efecto de daño hepático. Causas: cirrosis hepática, infecciones (hepatitis virales, infecciones virales sin inflamación y con necrosis hepatocelular extensa [fiebre amarilla y otras fiebres hemorrágicas], infecciones bacterianas [leptospirosis, sífilis congénita y secundaria], sepsis, abscesos hepáticos), hepatitis autoinmune, colangitis primaria, daño hepático inducido por fármacos, daño hepático inducido por agentes tóxicos (hepatitis alcohólica aguda, toxinas naturales [producidas

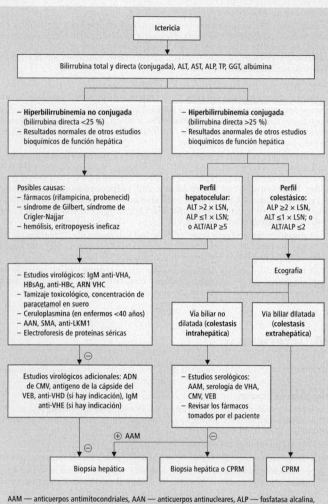

**Fig. 26-1.** Diagnóstico de la ictericia

por hongos, alcaloides de origen vegetal] o no orgánicas [tetracloruro de carbono, alcoholes]), neoplasias hepáticas (primarias y metastásicas), neoplasias linfoproliferativas (linfomas), trastornos vasculares (síndrome de Budd-Chiari, insuficiencia cardíaca), colestasis del embarazo.

3) **Extrahepáticas (mecánicas)**: predomina la hiperbilirrubinemia conjugada, consecuencia de la alteración del flujo biliar fisiológico. Causas: coledocolitiasis, cáncer de páncreas, colangitis aguda, colangitis esclerosante primaria, cáncer primario de las vías biliares.

**Diagnóstico**

Ictericia prehepática: heces oscuras, orina de color normal. Ictericia poshepática e intrahepática: heces poco pigmentadas, orina oscura, puede aparecer prurito rebelde (más intenso nocturno). Diagnóstico diferencial de la ictericia →fig. 26-1. Entre las causas de ictericia debe considerarse también el exceso de β-caroteno en la piel (la llamada carotenodermia), causado por la ingesta de una gran dosis de preparados que contienen esa sustancia o por beber grandes cantidades de zumo de zanahoria.

# 27. Linfadenopatía

**Etiopatogenia y causas**

La linfadenopatía es, dependiendo de la causa, el resultado de la proliferación de células normales o neoplásicas linfocitarias y/o células inflamatorias dentro de un ganglio. Los ganglios patológicos son, en adultos, de ≥1 cm de diámetro.

**Causas**

1) infecciones (en 2/3 de los casos) bacterianas (tuberculosis, sífilis, infección; estafilocócica, estreptocócica, brucelosis, tularemia, difteria, lepra, enfermedad por arañazo de gato, rickettsiosis); víricas (CMV, mononucleosis infecciosa [VEB], VIH, virus del herpes simple, varicela y varicela zóster, rubéola, sarampión, hepatitis viral), protozoos (toxoplasmosis), hongos (histoplasmosis, coccidioidomicosis, blastomicosis, esporotricosis, criptococosis)

2) enfermedades autoinmunes: LES, AR, EMTC, dermatomiositis, síndrome de Sjögren, enfermedad del suero, hipersensibilidad a fármacos (derivados de la hidantoína, hidralazina, primidona, sales de oro, carbamazepina), cirrosis biliar primaria, sarcoidosis, enfermedad de Kawasaki, enfermedad de injerto contra huésped

3) neoplasias: neoplasias linfoproliferativas (linfoma de Hodgkin, linfomas no Hodgkin, leucemia linfocítica crónica, leucemia linfoblástica aguda), metástasis de tumores sólidos, histiocitosis de células de Langerhans

4) enfermedades de depósito: enfermedad de Gaucher, Niemann y Pick, enfermedad de Fabry

5) otros: hipertiroidismo, enfermedad de Castleman.

**Diagnóstico**

Si existe linfadenopatía en alguna área, se deben examinar todos los ganglios disponibles a la palpación.

Valorar

1) **Localización**: el aumento de tamaño limitado a un área sugiere causa local (son excepciones las enfermedades sistémicas: tularemia, yersiniosis, o el linfomas no Hodgkin). Los generalizados indican la existencia de una enfermedad sistémica, incluyendo neoplasias linfoproliferativas.

2) **Textura**: los ganglios linfáticos duros sugieren la presencia de metástasis, linfoma o leucemia linfocítica crónica. Los ganglios linfáticos de consistencia intermedia se observan en leucemia aguda. Ganglios blandos, a veces con movilidad, se describen en la tuberculosis, linfangitis aguda y en la difteria (con posibilidad de formar fístula en la piel).

3) **Sensibilidad**: el dolor al palpar un ganglio indica un crecimiento rápido, y es típico de inflamación, con menor frecuencia de hemorragia dentro del ganglio, de reacción inmunológica o de proceso neoplásico.

4) **Laxitud respecto a la piel**: no hay laxitud ni paquetes ganglionares en un proceso inflamatorio o neoplásico crónico.

Los ganglios linfáticos inaccesibles a la exploración física (ganglios linfáticos mediastinales y retroperitoneales) se valoran mediante pruebas de imagen (radiografía, ecografía, TC, RMN, gammagrafía, PET). En caso de dudas en el diagnóstico es necesario realizar biopsia del ganglio linfático.

# 28. Náuseas y vómitos

Las **náuseas** son la sensación subjetiva, desagradable, no dolorosa, de vomitar. Los **vómitos** son una expulsión súbita del contenido gástrico por la boca, a consecuencia de contracciones fuertes de los músculos abdominales y torácicos. La **regurgitación** es el regreso del contenido gástrico hasta la cavidad oral sin esfuerzo y sin la presencia de los reflejos característicos de los vómitos. La **rumiación (mericismo)** es la masticación y la deglución del alimento regurgitado del estómago hasta la cavidad oral, a consecuencia de un aumento voluntario de la presión en la cavidad abdominal unos minutos después de terminar de comer y durante la comida.

**Etiopatogenia y causas**

**1.** Las náuseas y vómitos se producen en respuesta a estímulos fisiológicos o patológicos, que estimulan en el centro emético en la médula oblonga o en la zona de quimiorreceptores (disparadores) en el fondo del cuarto ventrículo. Las náuseas a menudo se acompañan de otros síntomas vegetativos, relacionados sobre todo con la activación del sistema parasimpático: palidez cutánea y sudoración aumentada, sialorrea, hipotensión y bradicardia (mecanismo vasovagal).

**2. Causas**

1) fármacos (entre otros citostáticos, sobre todo cisplatino, dacarbazina, digoxina, opioides) y toxinas (entre otras abuso de alcohol)
2) enfermedades del SNC: migraña, neoplasias y otros tumores del SNC, pseudotumor cerebral, meningitis o encefalitis, accidentes cerebrovasculares, hemorragias intracraneales
3) enfermedades psíquicas: depresión, anorexia nerviosa, bulimia, vómitos psicógenos
4) enfermedad del laberinto: neoplasias, laberintitis, enfermedad de Ménière, cinetosis
5) enfermedades del tracto digestivo y del peritoneo: gastroenteritis infecciosa con curso agudo, intoxicación alimentaria, hipersensibilidad alimentaria, obstrucción del intestino delgado, síndrome de la arteria mesentérica superior, atonía gástrica (gastroparesia), síndrome del colon irritable, úlcera gástrica y duodenal, apendicitis, enfermedad inflamatoria intestinal, megacolon tóxico, peritonitis
6) enfermedades de las vías biliares: colecistitis, cólico biliar
7) enfermedades hepáticas: hepatitis, cirrosis e insuficiencia hepática
8) enfermedades pancreáticas: pancreatitis aguda, neoplasias
9) enfermedades del sistema endocrino: cetoacidosis diabética, crisis adrenal, crisis tiroidea, hiper- e hipoparatiroidismo
10) enfermedades del sistema urinario: uremia, cólico renal, pielonefritis
11) otras enfermedades: infarto agudo de miocardio, insuficiencia cardíaca, hipotensión, síndrome de la vena cava superior, hipervitaminosis A o D, ayuno prolongado, porfiria aguda intermitente, náuseas y vómitos posoperatorios, radioterapia
12) causas fisiológicas: embarazo, algunos estímulos olfatorios, gustativos y visuales.

**3. Clasificación de los vómitos** según el tiempo de duración

1) **agudos** (1-2 días): más frecuentemente están causados por enfermedades infecciosas, fármacos, toxinas exógenas (alcohol, setas) o endógenas (uremia, cetoacidosis diabética)

2) **crónicos** (>7 días): son síntomas de enfermedades crónicas, incluidas las psíquicas.

**4. Complicaciones asociadas a los vómitos:** deshidratación, alteraciones del metabolismo de electrólitos (hipopotasemia, hipercloremia), alcalosis metabólica, atoro y neumonía por aspiración, ruptura de la pared del esófago (síndrome de Boerhaave), desgarros lineales de la mucosa en la región de la unión gastroesofágica (síndrome de Mallory-Weiss), desnutrición.

### Diagnóstico

Determinar la duración de los vómitos, el tiempo entre las comidas y la aparición de los vómitos, el carácter del vómito y otros síntomas acompañantes →tabla 28-1. Las pruebas diagnósticas se realizan según la causa sospechada. Si la valoración inicial no indica una causa concreta o las pruebas realizadas no la han revelado → intentar tratar con fármacos antieméticos y fármacos procinéticos o continuar el diagnóstico realizando p. ej. endoscopia del tracto digestivo superior, determinación de tiroxina en suero, exploración psicológica, examen de motilidad del tracto digestivo.

### Tratamiento sintomático

**1. Esquema de conducta en caso de náuseas/vómitos:**

1) corregir las eventuales alteraciones hidroelectrolíticas

2) determinar la causa e iniciar el tratamiento causal

3) aplicar el tratamiento sintomático, si es necesario.

**2. La selección del fármaco** depende de la causa establecida o probable de las náuseas y vómitos y del mecanismo de acción del fármaco

1) fármacos antihistamínicos de I generación

   a) **dimenhidrinato** VO: en profilaxis a dosis de 50-100 mg 30 min antes de la aparición del factor desencadenante de vómitos (viajes, anestesia, fármaco mal tolerado), en caso de necesidad se puede repetir la dosis; en terapia 50-100 mg cada 4-6 h; en la cinetosis también en forma de chicle (3 chicles de 20 mg, masticar uno cada 30 min, si hay necesidad hasta el máximo de 7 chicles al día, empezar la prevención ~1 h antes del viaje)

   b) **prometazina** VO 25 mg en dosis única, luego 10-25 mg 4 × d, en cinetosis jarabe 25 mg 30 min antes del viaje, se puede repetir después de 8-12 h, o bien un comprimido de 20-25 mg la noche anterior al viaje, se puede repetir la dosis pasadas las 6-8 h

2) derivados de fenotiazina

   a) **clorpromazina** IM 12,5-50 mg, VO 10-25 mg cada 6-8 h

   b) **tietilperazina** VO o VR 6,5 mg 1-4 × d, se puede administrar iv., IM o VSc

   c) **levomepromazina** VO en general 25 mg 3-4 × d, VSc ≤ 25 mg/d

   d) **proclorperazina** VO en profilaxis 5-10 mg 2-3 × d; en terapia 20 mg y después de 2 h otros 10 mg

3) fármacos procinéticos

   a) **metoclopramida**: utilizar máx. 5 días, sobre todo en profilaxis y tratamiento de náuseas y vómitos inducidos por opioides y relacionados con quimio- y radioterapia →cap. 23.2.2

   b) **itoprida** 25-50 mg 3 × d VO, utilizada en trastornos funcionales, también en cuidados paliativos

   c) otros fármacos procinéticos usados a veces en cuidados paliativos, p. ej. **eritromicina** VO o iv., usualmente ~3 mg/kg 3 × d

**Tabla 28-1. Características clínicas y síntomas acompañantes útiles en el diagnóstico diferencial de náuseas y vómitos**

| Característica clínica o síntoma acompañante | Causas |
|---|---|
| Vómitos por la mañana | Embarazo (1.$^{er}$ trimestre), uremia, gastritis alcohólica, neoplasias y otros tumores del SNC |
| Vómitos poco tiempo después de comer (<1 h) | Estenosis pilórica (úlcera, neoplasia), colecistitis aguda, pancreatitis aguda o gastritis, hipersensibilidad alimentaria, anorexia nerviosa, bulimia, depresión mayor |
| Vómitos >4-6 h después de comer | Atonía gástrica, estenosis de los segmentos más bajos del tracto digestivo |
| Contenido fecaloideo | Obstrucción intestinal del tracto digestivo bajo, fístulas gastrointestinales |
| Contenido sanguinolento o en poso de café | Hemorragia de una úlcera gástrica o duodenal, gastropatía hemorrágica, neoplasia gástrica o esofágica, hemorragia por varices esofágicas, síndrome de Mallory-Weiss |
| Contenido biliar | Vómitos prolongados, obstrucción por debajo de la papila de Vater |
| Alimento no digerido | Acalasia, divertículos esofágicos (p. ej. de Zenker), estenosis esofágica significativa (úlcera, neoplasia), hipersensibilidad alimentaria (reacción inmediata) |
| Alimento parcialmente digerido | Estenosis pilórica, atonía gástrica, hipersensibilidad alimentaria (reacción tardía) |
| Cefalea, alteraciones de la visión, alteraciones de la conciencia, rigidez de la nuca | Enfermedades del SNC (infecciones, tumores, migraña)[a] |
| Dolor retroesternal | Infarto de miocardio |
| Dolor abdominal | Dependiendo de la localización →cap. 1.15, tabla 15-1 |
| Diarrea y fiebre | Infecciones del tracto digestivo |
| Disfagia | Enfermedades del esófago (reflujo gastroesofágico, neoplasias, divertículos, estenosis, acalasia) |
| Ictericia | Enfermedades del hígado y de las vías biliares (infecciones, litiasis) |
| Disminución de la masa corporal | Enfermedades orgánicas crónicas del tracto digestivo, neoplasias malignas |
| Mareos, ruido o zumbido en los oídos | Enfermedades del laberinto |

[a] A menudo sin náuseas, sin esfuerzo, explosivos.

4) antagonistas del receptor de serotonina 5-$HT_3$: **ondansetrón**, **palonosetrón**, sobre todo en profilaxis y tratamiento de náuseas/vómitos relacionados con quimio- o radioterapia →cap. 23.2.2, con menor frecuencia en enfermos en cuidados paliativos con náuseas y vómitos crónicos inducidos por causas químicas

5) glucocorticoides iv.: **dexametasona**, **metilprednisolona**, utilizados más frecuentemente en caso de presión intracraneal aumentada o para disminuir el edema del tumor que produce obstrucción intestinal; como fármaco antiemético adicional en caso de ineficacia de otros fármacos y en profilaxis y tratamiento de náuseas/vómitos relacionados con quimio- o radioterapia →cap. 23.2.2

6) antagonista del receptor NK1: **aprepitant**, **netupirant** (componente del preparado compuesto); utilizado como fármaco adicional en profilaxis y tratamiento de náuseas/vómitos tardíos relacionados con quimioterapia altamente emética

7) **haloperidol**: es el más eficaz en los vómitos inducidos por alteraciones metabólicas y fármacos (también opioides); en terapia en general 2-5 mg/d VSc; se utiliza sobre todo en los cuidados paliativos.

# 29. Otalgia

Es un síntoma de enfermedad localizada en el oído externo o medio (otalgia primaria) o también fuera del oído (otalgia secundaria, dolor reflejo).

**Etiopatogenia y causas**

**1. Mecanismos**

1) alteraciones inflamatorias o traumáticas del oído externo (debido a una rica inervación sensorial de periostio del conducto auditivo externo y de la piel)

2) enfermedades del oído medio: por aumento (p. ej. por la acumulación de exudado en la otitis media aguda [OMA]) o por reducción significativa de la presión en la cavidad timpánica (p. ej. en la disfunción de la trompa de Eustaquio)

3) dolor reflejo: resultado de la inervación común del oído y de otras estructuras de la cabeza y del cuello a través de fibras sensoriales de los nervios craneales (V, VII, IX, X) o $C_2$ y $C_3$ del cuello.

Las enfermedades del oído interno por lo general no provocan dolor.

**2. Causas de otalgia**

1) **oído externo**:

a) otitis externa difusa: bacteriana (la más común, el denominado oído de nadador) u otomicosis, pericondritis

b) forúnculo en el conducto auditivo externo (CAE), otitis externa circunscrita

c) erisipela del pabellón auricular

d) zóster ótico (síndrome de Ramsay Hunt)

e) otitis externa eccematosa (eccema ótico, alérgica, por contacto)

f) traumatismo mecánico, térmico (congelación, quemaduras)

g) cuerpo extraño o cerumen residual

h) tumores, granuloma eosinófilo, granulomatosis con vasculitis (de Wegener)

2) **oído medio**:

a) OMA, exacerbación de otitis media crónica, inflamación aguda vésico-hemorrágica de la membrana timpánica

b) mastoiditis

c) tumor localizado en la cavidad timpánica o compresión o infiltración de la trompa de Eustaquio

d) disfunción de la trompa de Eustaquio: inflamación, cáncer, granulomatosis con vasculitis (de Wegener)

e) traumatismo (alteración y perforación de membrana timpánica): lesión mecánica directa de la membrana timpánica o de la cabeza, barotrauma (p. ej. durante un vuelo en avión, buceo, explosión), traumatismo acústico (p. ej. un concierto de rock, discoteca)

3) **dolor reflejo (otalgia secundaria)**:

a) enfermedades dentales (son la causa más común de la otalgia refleja): pulpitis, periodontitis, traumatismo dental, falta de erupción del tercer molar

b) inflamación o lesión de la articulación temporomandibular

c) inflamación o cambios degenerativos en la columna cervical

d) neuralgia: nervio trigémino, nervios del cuello

e) inflamación de las estructuras adyacentes de la oreja: glándulas parótidas, nariz y garganta, senos paranasales, arteria temporal

f) inflamación de estructuras distantes: de la faringe y de las amígdalas, nódulos linfáticos del cuello, tiroides, infiltración o absceso periamigdaliano

g) cáncer de la cavidad oral inferior, hipofaringe, amígdalas, laringe

h) aftas, estomatitis aguda

i) enfermedades del esófago: inflamación, enfermedad por reflujo gastroesofágico (ERGE), hernia de hiato, cuerpo extraño

j) enfermedades de la laringe: inflamación aguda, traumatismo, artritis cricoaritenoidea, cáncer

k) enfermedades del sistema cardiovascular: infarto de miocardio, aneurisma

l) otros: tortícolis, tumores y lesiones en la cabeza y en el cuello, inflamación del nervio facial (parálisis de Bell).

**Diagnóstico**

La otalgia raramente es un síntoma aislado: **datos de anamnesis y examen físico** (examen detallado de órganos de cabeza y cuello). Ayuda a determinar la causa

1) **momento de comienzo**

a) súbita: enfermedades agudas, más comúnmente OMA o traumatismo, cuerpo extraño

b) gradual: enfermedades de una dinámica más lenta (p. ej. inflamación del conducto auditivo externo, tapón de cerumen, disfunción de la trompa de Eustaquio, cáncer de hipofaringe o laringe)

2) **intensidad y carácter**

a) fuerte, con intensidad constante o creciente, a veces pulsátil: más frecuentemente OMA, traumatismo, forúnculo en el CAE

b) subaguda, de menor intensidad: inflamación difusa del CAE, tapón de cerumen, cuerpo extraño, otitis media crónica (OMC) durante las exacerbaciones, disfunción de la trompa de Eustaquio, a veces otitis media serosa

c) aguda corta o pulsátil, punzante, que aparece periódicamente: neuralgia

d) sensación de picazón o irritación: inflamación difusa del CAE, eccema de oído externo, tapón de cerumen o cuerpo extraño

e) intermitente, periódico: dolor referido

3) **duración**

a) aguda (hasta varios días): otitis aguda o traumatismo; en el caso del barotrauma, traumatismo acústico o lesiones de la membrana timpánica, el dolor agudo aparece inmediatamente después del traumatismo y se resuelve espontáneamente en 1 o 2 h; en la OMA aumenta hasta la ruptura de la membrana timpánica o hasta la realización de drenaje

b) crónica: p. ej. otitis externa crónica, cuerpo extraño o tapón de cerumen, tumores de oído, algunos tipos de dolor referido

4) **localización**

a) superficial: en el pabellón auricular, en la entrada y en el CAE

b) profunda: en el oído medio

5) **cambio en la intensidad de dolor durante ciertas actividades y en ciertas posiciones**

a) aumenta en decúbito o al tragar: OMA

b) aumenta al movilizar el pabellón auricular, especialmente al presionar o torcer el lóbulo: inflamación o forúnculo del pabellón auricular externo, erisipela, pericondritis

c) aumenta al masticar, al morder: inflamación o forúnculo del pabellón auricular externo, lesiones patológicas de la articulación temporomandibular

6) **anamnesis característica y exploración física**

a) **fiebre**: sugiere una infección

b) **síntomas de inflamación de las vías respiratorias superiores, rinitis**: sugiere la OMA

c) **vómitos**: OMA u OMC y sus complicaciones

d) **sensación de taponamiento**: disfunción de la trompa de Eustaquio, OMA, otitis media serosa, tapón de cerumen o cuerpo extraño en el CAE; disfunción de la trompa de Eustaquio (desaparición de este síntoma o disminución de la intensidad después de la maniobra de Valsalva)

e) **pérdida de audición**: enfermedad del oído medio (OMA, otitis media serosa, otitis crónica, traumatismo), tapón de cerumen o cuerpo extraño en el CAE

f) **ruido, zumbido en los oídos, mareos**: otalgia primaria

g) **tos o estornudos**: OMA, cuerpo extraño en el CAE (tos refleja)

h) **anamnesis** que indica OM recurrente: otitis media serosa u OMC

i) **otorrea purulenta** del CAE: otitis (si la otorrea está asociada a una reducción significativa de la intensidad del dolor o desaparición del mismo: sugiere OMA con perforación timpánica o ruptura y vaciado del forúnculo; si el dolor persiste o empeora a pesar del exudado del oído, esto indica inflamación difusa del CAE; otorrea maloliente crónica persistente o recurrente, por lo general sin dolor: sugiere OMC y el dolor es resultado del aumento de la inflamación)

j) **otorragia**: traumatismo de la membrana timpánica o de los huesos de la base del cráneo

k) **alteraciones de la piel** del pabellón auricular o de alrededor:
   – eritema circundante: otitis externa, erisipela, pericondritis o condritis, mastoiditis, quemaduras o traumatismos mecánicos
   – edema: otitis externa, erisipela, pericondritis o condritis, inflamación o absceso subperióstico de mastoides, quemaduras o traumatismo mecánico, parotiditis, adenitis
   – nódulo de base enrojecida con infiltración: forúnculo
   – erupciones vesiculares: herpes zóster, herpes simple
   – heridas y hematomas, petequias: traumatismo mecánico
   – pabellón auricular abultado y asimétrico: mastoiditis.

En cualquier caso de otalgia se realiza **otoscopia**, que es de crucial importancia para el diagnóstico →fig. 29-1. Cuando no se pueda realizar, es necesario excluir las **enfermedades graves amenazantes** (por lo general posible a base de la anamnesis y exploración física): otitis externa maligna necrotizante (especialmente en diabetes, inmunodeficiencia, en ancianos); colesteatoma; infarto de miocardio, arteritis temporal; cáncer.

**Tratamiento de la otalgia de causa desconocida** (otoscopia normal):

1) en pacientes ≤40 años de edad → primero considerar tratamiento sintomático, a continuación plantear otros diagnósticos si los síntomas persisten

2) en pacientes >50 años de edad → pautar la VHS si hay sospecha de inflamación de la arteria temporal

3) en personas >50 años de edad o con factores de riesgo de cáncer (tabaquismo, consumo excesivo de alcohol, disfagia, pérdida de peso, disfonía crónica, exposición a radiación ionizante) → derivar al otorrinolaringólogo para realizar endoscopia nasal y laríngea.

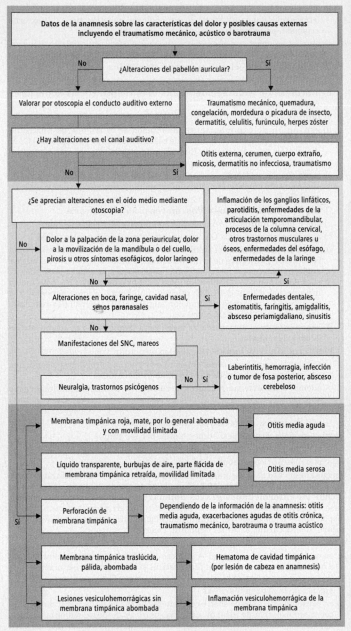

**Fig. 29-1.** Algoritmo diagnóstico de la otalgia en adultos y adolescentes

# 30. Palpitaciones

Sensación desagradable producida por el latido cardíaco a consecuencia de cambios de la frecuencia, ritmo o fuerza de las contracciones cardíacas.

### Etiopatogenia y causas

### Causas

1) enfermedades cardíacas: sobre todo alteraciones del ritmo y de la conducción, cardiopatía isquémica, malformaciones cardíacas, pericarditis, cardiomiopatías, insuficiencia cardíaca

2) trastornos psíquicos: neurosis, ataques de pánico, depresión, trastornos hipocondríacos

3) estimulantes y fármacos: alcohol (abuso o suspensión), cafeína, nicotina, anfetamina, cocaína, fármacos anticolinérgicos, agonistas $\beta_2$, $\beta$-bloqueantes (suspensión), digitálicos, teofilina, nitratos, adrenalina

4) trastornos metabólicos: hipertiroidismo, hipoglucemia, hipopotasemia, hipo- e hipercalcemia, hipo- e hipermagnesemia, feocromocitoma, menopausia

5) otras: anemia, fiebre, embarazo, estrés emocional, esfuerzo físico, hiperventilación, migraña.

**Clasificación clínica**: irregulares y regulares; paroxísticas (inicio súbito y resolución súbita) y no paroxísticas (aceleran y ceden gradualmente).

### Diagnóstico

**1. Anamnesis y exploración física:** determinar cómo se perciben las palpitaciones (forma paroxística, frecuencia cardíaca, regularidad, localización), circunstancias de su aparición, eventuales síntomas acompañantes (p. ej. cansancio, mareos, molestias o dolor en el tórax, disnea, poliuria, presíncope o síncope). En la exploración física valorar la frecuencia cardíaca y la regularidad, concordancia con el pulso periférico, variabilidad de los tonos cardíacos (p. ej. una intensidad variable del primer tono indica taquicardia ventricular), presencia de tonos patológicos y soplos cardíacos.

**2. Exploraciones complementarias:** ECG en reposo, monitorización con Holter, ecocardiografía, otras pruebas dependiendo de la causa sospechada.

# 31. Paresia y parálisis

**La paresia** es la disminución de la fuerza de los músculos con limitación del rango de movimientos voluntarios. **La parálisis** se refiere a la imposibilidad completa de realizar movimientos.

### Etiopatogenia y causas

Lesión de la motoneurona superior (corteza motora y tractos corticoespinales) o de la motoneurona inferior (núcleos motores de los pares craneales o $\alpha$-motoneuronas de las astas anteriores de la médula espinal y nervios periféricos) de la motoneurona.

**1. Paresia espástica:** lesión de la motoneurona superior. Causas: ACV isquémico o hemorrágico, tumor, absceso, inflamación infecciosa y no infecciosa, esclerosis múltiple. La lesión aguda de la motoneurona superior (ACV isquémico o hemorrágico, ataque isquémico transitorio, parálisis transitoria tras una crisis epiléptica o parálisis de Todd, traumatismo reciente de la médula espinal) suele manifestarse inicialmente como una paresia flácida.

**2. Paresia flácida:** lesión de la motoneurona inferior. Causas: síndrome de Guillain-Barré, intoxicación por metales pesados, reacciones adversas a medicamentos (vincristina, isoniazida), neuropatía en el curso de enfermedades

**Tabla 31-1.** Signos de lesión de la motoneurona superior e inferior

| Signo | Motoneurona superior | Motoneurona inferior |
|---|---|---|
| Reflejos miotáticos ("tendinosos") | Hiperreflexia | Hiporreflexia o arreflexia |
| Clonus (p. ej. clonus aquiliano) | Presentes | Ausentes |
| Reflejos patológicos | Presentes (signo de Babinski[a], signo de Rossolimo[b]) | Ausentes |
| Atrofia muscular | Ausente; puede desarrollarse atrofia secundaria a la inactividad (desuso de los músculos paréticos o paralizados) | Se instaura con rapidez |
| Tono muscular | Aumentado (espasticidad) | Normal o disminuido (flacidez) |
| Sincinesias patológicas | Presentes | Ausentes |
| Fasciculaciones | Ausentes | A veces presentes |

[a] Positivo = elevación (flexión dorsal) del primer dedo tras estimular la planta del pie (raspándola con un objeto romo con un movimiento deslizante desde el talón por el borde externo hacia delante y luego hacia el primer dedo). La misma respuesta tras estimular la superficie anterior de la tibia (de la rodilla hacia el pie) es el signo de Oppenheim positivo.

[b] Positivo = flexión plantar de los dedos del pie en respuesta a la percusión de su cara plantar.

autoinmunes, porfiria aguda intermitente, lesión de la unión neuromuscular (miastenia grave, botulismo, efecto de fármacos relajantes musculares), lesión del músculo (miopatías inflamatorias, parálisis periódica [hipo- o hiperpotasémica]).

**3. Paresia espástica y flácida** (simultáneas). Causas: esclerosis lateral amiotrófica, mielitis transversa y otras mielopatías (paresia espástica por debajo de la lesión como resultado de la interrupción de la vía corticoespinal y paresia flácida a nivel de la lesión, debida a la destrucción de motoneuronas de las astas anteriores de la médula espinal).

### Diagnóstico

**1. Anamnesis y exploración física**

1) En caso de paresia/parálisis de las extremidades primero determinar su extensión: la **tetraparesia** indica una lesión cervical de la médula espinal; la **hemiparesia** (afectación de la extremidad superior e inferior del mismo lado) típicamente indica lesiones hemisféricas, especialmente de la cápsula interna; la paraparesia (solo las extremidades inferiores) indica una lesión torácica o lumbar de la médula espinal; la **monoparesia** es causada con mayor frecuencia por una lesión del plexo braquial o del nervio periférico. En segundo lugar, diferenciar entre paresia espástica y flácida →tabla 31-1.

2) En caso de paresia/parálisis de otros músculos determinar la extensión y la gravedad: la **alteración de los movimientos oculares** indica una lesión de los pares craneales III, IV, VI; la **paresia de los músculos maseteros** es debida a una lesión del nervio trigémino; la **paresia de los músculos faciales**: si compromete la mitad de la cara, es una parálisis de Bell por daño del nervio facial ipsilateral (motoneurona inferior); si compromete solo la parte inferior de la mitad de la cara con caída del ángulo de la boca y con capacidad preservada de fruncir la frente y cerrar parcialmente el

párpado indica una lesión hemisférica contralateral (primera motoneurona); trastornos de la deglución, disfonía indica lesión del nervio vago; paresia de los músculos esternocleidomastoideo y trapecio indica lesión del nervio accesorio; paresia de los músculos de la lengua indica lesión del nervio hipogloso.

3) Determinar el patrón temporal en el que ha aparecido la paresia/parálisis (comienzo agudo, subagudo o crónico), las circunstancias (p. ej. alteración o pérdida de la conciencia, traumatismo, signos de infección, infecciones recientemente adquiridas), otra focalidad neurológica (p. ej. alteraciones sensitivas, ataxia, alteraciones visuales, trastornos de la micción y de la defecación), síntomas acompañantes de enfermedades sistémicas (p. ej. fiebre).

**2. Exploraciones complementarias:** pruebas de imagen (TC, RMN) en el caso de sospecha de una lesión del cerebro y/o de la médula espinal; estudios electrofisiológicos (conducción nerviosa, electromiografía) en el caso de sospecha de una lesión de la motoneurona inferior.

# 32. Polidipsia

Necesidad persistente de ingerir líquidos en cantidad >2500 ml/d.

### Etiopatogenia y causas

La polidipsia es causada por el aumento de la osmolalidad efectiva del líquido extracelular y/o por la disminución del volumen efectivo de sangre arterial. Con mayor frecuencia es consecuencia de la pérdida de agua corporal y menos frecuentemente es un trastorno primario de la ingesta de agua. Una pérdida excesiva de agua puede llevar a la deshidratación hipertónica →cap. 19.1.1.2, menos frecuentemente isotónica o hipotónica.

### Causas

1) trastornos primarios de la ingesta de agua: polidipsia primaria (psicogénica), enfermedades hipotalámicas (histiocitosis de las células de Langerhans, sarcoidosis), polidipsia inducida por fármacos (tioridazina, clorpromazina o anticolinérgicos, que son causa de sequedad oral)

2) pérdidas renales de agua por insuficiente actividad de la vasopresina: diabetes insípida central →cap. 8.1, diabetes insípida nefrogénica →cap. 14.5.4

3) pérdidas renales de agua por diuresis osmótica: diabetes *mellitus*, diuréticos, manitol, poliuria posobstructiva

4) pérdidas digestivas de agua, cutáneas o respiratorias por vómitos, diarrea, fístulas, sudoración profusa, fiebre.

### Diagnóstico

Anamnesis y exploración física (sobre todo valoración del estado de hidratación); anamnesis detallada sobre los fármacos ingeridos; medición del volumen de líquidos ingeridos y de la diuresis (idealmente bajo control estricto del personal médico). Exploraciones complementarias: hemograma (sobre todo hematócrito), examen general de orina, concentración de creatinina, glucosa, sodio, potasio y calcio en plasma; concentración de sodio en orina, osmolalidad en plasma y orina, gasometría venosa. Una anamnesis exhaustiva, la exploración física y los resultados de exploraciones complementarias por lo general permiten identificar los casos de polidipsia de origen digestivo, cutáneo, respiratorio, renal o por diuresis osmótica. Descartadas estas causas, se debe sospechar diabetes insípida central o nefrogénica y la polidipsia primaria, así como realizar diagnóstico diferencial (prueba de deshidratación, prueba de vasopresina) →cap. 8.1.

**Tabla 33-1.** Tratamiento sintomático recomendado del prurito en situaciones clínicas seleccionadas

| Situación clínica | Métodos más frecuentemente utilizados | Otros posibles métodos de actuación |
|---|---|---|
| Uremia | Hidratación de la piel, optimización de diálisis y del estado de nutrición, descartar el hiperparatiroidismo, carbón activado 6 g/d, radiación UVB, gabapentina a dosis bajas, p. ej. 100 mg 3 × semana después de hemodiálisis, nalfurafina 5 µg iv. después de hemodiálisis (no disponible en Chile), en prurito localizado capsaicina en forma de crema al 0,025-0,075 %; ácido γ-linolénico (pomada al 2,2 %), tacrolimus (pomada al 0,03 %) | Sertralina a dosis de 25-100 mg, considerar como indicación al trasplante renal, naltrexona 50 mg/d (no disponible en Chile), talidomida 100 mg por la noche, acupuntura; otros: colestiramina, doxepina, montelukast, cromoglicato disódico, sulfato de zinc, ácidos grasos polinsaturados omega-3, ondansetrón o granisetrón |
| Colestasis | Colocación de *stents* en las vías biliares, colestiramina (en Chile disponible solo como preparado magistral y en Argentina en sobres de polvo de 4 g), sertralina (25)50-100 mg/d (eventualmente paroxetina 5-20(40) mg/d, fluvoxamina 25-100 mg/d), rifampicina (75)150-600 mg/d, naltrexona 12,5-250 mg/d (o naloxona parenteral a dosis muy bajas) | Buprenorfina transdérmica a dosis baja (si el enfermo tomaba otro opioide como tratamiento del dolor, probar a cambiar a buprenorfina según las reglas de cálculo de dosis en rotación de opioides), otros: nalfurafina, andrógenos, ondansetrón, tropisetrón, propofol, ácido ursodeoxicólico (en el prurito en el curso de colestasis intrahepática del embarazo), plasmaféresis o diálisis de albúmina |
| Policitemia vera | Hidratación de la piel, AAS | Sertralina 25-100 mg/d o paroxetina 5-20 (40) mg/d, o fluvoxamina 25-100 mg/d, IFN-α (si está indicado el tratamiento citorreductor), talidomida, ciproheptadina, cimetidina, fármacos sedantes (hidroxizina, benzodiazepinas), PUVA, colestiramina |
| Linfoma de Hodgkin | Glucocorticoides | Cimetidina 800 mg/d (en Chile solo existe presentación inyectable), mirtazapina (7,5) 15-30 mg por la noche, sertralina (25) 50-100 mg/d, carbamazepina 200 mg 2 × d |
| Prurito paraneoplásico en tumores sólidos | Paroxetina 5-20 (40) mg/d o sertralina 25-100 mg/d, o fluvoxamina 25-100 mg/d | Mirtazapina (7,5) 15-30 mg por la noche |
| Tratamiento con opioides administrados por vía epidural o subaracnoidea | Bupivacaína intratecal, profilácticamente gabapentina, mirtazapina, ondansetrón | AINE, ondansetrón, nalbufina (no disponible en Chile), butorfanol (no disponible en Chile ni en Argentina), naloxona o naltrexona, gabapentina, propofol, prometazina (no disponible en Chile) |

| Tratamiento sistémico con morfina u otros opioides | Hidratación de la piel, disminución de la temperatura ambiental, antagonistas del receptor H₁ | Cambio a otro opioide (sobre todo en caso de morfina), si el prurito no se ha resuelto en unos días y es muy molesto; ondansetrón, paroxetina |
|---|---|---|
| Prurito neuropático | Capsaicina tópica en notalgia parestésica (y probablemente en otros síndromes de atrapamiento), fármacos antiepilépticos (sobre todo gabapentina, pregabalina), antidepresivos | AINE |
| Otras causas o prurito idiopático | Sertralina o paroxetina | Mirtazapina, gabapentina, aprepitant |

# 33. Prurito

### Etiopatogenia y causas

El prurito es una sensación desagradable que provoca la necesidad de rascarse. Se origina en las capas superficiales de la piel, mucosas, parte superior del sistema respiratorio y conjuntivas. La etiopatogenia del prurito es poco conocida y probablemente multifactorial.

Causas de prurito generalizado

1) enfermedades alérgicas de la piel
2) insuficiencia renal crónica, sobre todo terminal
3) colestasis: colangitis biliar primaria, colestasis extrahepática (ictericia obstructiva litiásica o tumoral), colestasis en embarazadas, hepatitis
4) enfermedades del sistema hematopoyético: policitemia vera, linfoma de Hodgkin, micosis fungoide, mastocitosis, otras neoplasias linfo- y mieloproliferativas
5) trastornos endocrinos y metabólicos: enfermedades del tiroides, paratiroides, diabetes, síndrome carcinoide, hipercalcemia
6) prurito neuropático de origen central (tumores y abscesos cerebrales, lesiones pos-ACV, aneurismas, esclerosis múltiple) y periférico (herpes zóster, diabetes, amiloidosis, medicamentoso [sobre todo opioides, administración epidural o subaracnoidea, anticuerpos monoclonales anti-EGFR, inhibidores de la tirosina-cinasa], en la cicatriz posquirúrgica)
7) prurito paraneoplásico: tumores sólidos
8) prurito psicógeno.

### Diagnóstico

En personas con prurito generalizado hay que tener en cuenta todas las causas mencionadas más arriba, sobre todo las neoplasias linfo- y mieloproliferativas y los tumores sólidos. El prurito sin lesiones cutáneas puede adelantar la aparición de la enfermedad incluso unos años.

### Tratamiento

**1. Prurito en enfermedades alérgicas:** fármacos antihistamínicos, p. ej. **hidroxicina**, tópicos: **dimetindeno** en gel (no disponible en Chile ni en Argentina); **polidocanol** al 3 % en crema o aceite de baño puede aliviar el prurito en las enfermedades alérgicas crónicas de la piel (p. ej. en la dermatitis atópica).

**2. Prurito en el curso de otras enfermedades** →tabla 33-1.

# 34. Pulso arterial, anormal

El pulso es un movimiento ondulatorio de la pared de arterias debido a las contracciones cardíacas y a la elasticidad de las paredes del vaso. La exploración del pulso consiste en la inspección de las arterias más superficiales por debajo de la piel, en la palpación y auscultación. En una persona adulta se palpan (bilateralmente) las arterias: carótida interna, radial, braquial, femoral, poplítea, dorsal del pie y tibial posterior. La valoración del pulso engloba la frecuencia (rápido, lento), ritmicidad (regular, irregular), amplitud (magno, parvo), tiempo de duración de la onda sistólica (saltón, tardío).

**Causas** del pulso anormal

1) **Pulso parvo y tardío**: estenosis de la válvula aórtica.

2) **Pulso filiforme** (rápido, débil): *shock*, raramente fiebre o taponamiento cardíaco.

3) **Pulso hipocinético**: FEVI disminuida (insuficiencia cardíaca, obstrucción del tracto de salida del ventrículo izquierdo), resistencia vascular periférica aumentada.

4) **Pulso saltón y magno**: insuficiencia de la válvula aórtica, ductus arterioso de Botalli persistente, estados con circulación hipercinética.

5) **Pulso hipercinético**: insuficiencia de la válvula aórtica, conducto arterioso de Botalli persistente, estados con circulación hipercinética, miocardiopatía hipertrófica con estenosis del tracto de salida, insuficiencia de la válvula mitral.

6) **Pulso *bisferiens*** (2 ondas positivas durante la sístole): miocardiopatía hipertrófica con estenosis del tracto de salida, doble lesión de la válvula aórtica.

7) **Pulso dícroto** (una onda en la fase de sístole y la segunda al inicio de la diástole): taponamiento cardíaco, insuficiencia cardíaca severa, *shock* hipovolémico; raramente en personas jóvenes sanas.

8) **Pulso paradójico** (presente durante una respiración tranquila, observándose que durante la inspiración la amplitud del pulso disminuye (o el pulso desaparece), lo que va acompañado de una disminución de la presión sistólica >10 mm Hg. El pulso paradójico se puede medir mediante el esfigmomanómetro: está presente cuando el primer ruido de Korotkoff (es audible solo durante la expiración): taponamiento cardíaco (la mayoría de los casos), pericarditis constrictiva, trombosis pulmonar masiva, *shock*, asma y EPOC severa (la causa son grandes cambios de la presión intratorácica).

9) **Pulso alternante** (alternando onda de pulso con amplitud alta y baja): insuficiencia del ventrículo izquierdo.

10) **Pulso bigeminado** (después de cada contracción cardíaca normal aparece una extrasístole ventricular): latido ectópico prematuro que acompaña el ritmo sinusal, bloqueo AV tipo Wenckebach con conducción 3:2 y cuando aparece una extrasístole auricular no conducida después de cada dos latidos sinusales.

11) **Déficit de pulso** (diferencia entre el número de contracciones cardíacas y el número de ondas del pulso palpables durante un minuto): fibrilación auricular rápida, múltiples extrasístoles ventriculares.

12) **Diferencias de la amplitud del pulso en las arterias simétricas**: estenosis arterial (más frecuentemente ateroesclerótica), disección aórtica, aneurisma de la aorta, enfermedad de Takayasu, coartación de la aorta, estenosis aórtica supravalvular.

13) **Pulso irregular perpetuo** (*p. irregularis perpetuus*): fibrilación auricular (ejemplo más frecuente), puede ser motivado también p. ej. por extrasistolias.

# 35. Respiración, alteraciones

**1.** Ciclo respiratorio

1) **frecuencia respiratoria** (normal en reposo 12-15/min)

   a) **taquipnea** (frecuencia respiratoria aumentada); causas: emociones, esfuerzo físico, temperatura corporal aumentada, causas de disnea →cap. 1.12; la frecuencia respiratoria >30/min a menudo es una manifestación de insuficiencia respiratoria incipiente en el curso de enfermedades pulmonares o cardíacas

   b) **bradipnea** (frecuencia respiratoria disminuida); causas: enfermedades del SNC (entre otras aquellas que cursan con aumento de la presión intracraneal), intoxicaciones por opioides y benzodiazepinas

2) **profundidad de los movimientos respiratorios** (profundidad de la inspiración)

   a) **respiración profunda** (hiperpnea; respiración de Kussmaul): en acidosis metabólica

   b) **respiración superficial** (hipopnea): puede presentarse en la insuficiencia respiratoria, sobre todo cuando se produce agotamiento de los músculos respiratorios que puede preceder a la etapa de respiración agónica (se parece a la de un pez fuera del agua; boqueante) y a la apnea

3) **relación entre inspiración y espiración**: en condiciones normales la espiración es un poco más larga que la inspiración; la **prolongación** significativa **de la espiración** se produce en las exacerbaciones de enfermedades obstructivas (asma, EPOC)

4) **otras alteraciones**

   a) **respiración de Cheyne-Stokes**: respiración irregular en la que los movimientos respiratorios se hacen progresivamente más frecuentes y profundos y posteriormente alternan con movimientos de menor frecuencia y superficiales, presentando incluso episodios de apnea (pausas periódicas en la respiración); causas: ACV, encefalopatía metabólica o por fármacos, insuficiencia cardíaca

   b) **respiración de Biot**: respiración irregular rápida y superficial con períodos prolongados de apnea (10-30 s); causas: presión intracraneal aumentada, lesiones del SNC a nivel del bulbo raquídeo, coma medicamentoso

   c) **respiración interrumpida por inspiraciones profundas (suspirosa)**: entre las inspiraciones normales se presentan inspiraciones y espiraciones profundas aisladas, a menudo con un suspiro audible; causas: ansiedad y trastornos psicosomáticos

   d) **apneas e hipopneas durante el sueño** →cap. 3.18.

**2.** Tipos de respiración

1) **torácica**: dependiente del trabajo de los músculos intercostales externos; es el único patrón respiratorio en casos de ascitis significativa, en el embarazo avanzado, de tumores abdominales de gran tamaño, en la parálisis diafragmática

2) **abdominal** (diafragmática): dependiente del trabajo del diafragma; predomina en casos de espondilitis anquilosante, de parálisis de los músculos intercostales y en el dolor pleurítico intenso.

**3.** Movilidad del tórax

1) **disminución unilateral de los movimientos torácicos** (con movimientos normales del hemitórax contralateral); causas: neumotórax, derrame pleural de gran volumen, fibrosis pleural extensa (fibrotórax)

2) **movimientos paradójicos del tórax**: hundimiento del tórax durante la inspiración; causas: traumatismos que provocan fracturas >3 costillas en >2 localizaciones provocando un tórax inestable ("tórax volante"); fractura del

esternón: movilidad paradójica de una parte de la pared torácica; a veces en insuficiencia respiratoria por otras causas

3) **aumento del trabajo de los músculos respiratorios accesorios** (esternocleidomastoideos, trapecios, escalenos): se produce en circunstancias en las que la actividad de los músculos intercostales externos y del diafragma no mantiene una ventilación adecuada (las mismas causas que las de disnea →cap. 1.12). Es visible el tiraje intercostal. El enfermo estabiliza la cintura escapular al apoyar las extremidades superiores sobre una superficie rígida (p. ej. sobre el borde de la cama). En la insuficiencia respiratoria crónica puede producirse hipertrofia de los músculos respiratorios accesorios.

# 36. Ruidos respiratorios

### Etiopatogenia y causas

**1.** Ruidos respiratorios fisiológicos

1) **Murmullo pulmonar**: audible prácticamente sobre todos los pulmones durante la inspiración y al comienzo de la fase espiratoria. Está relacionado con el flujo turbulento del aire por los bronquios lobares y segmentarios. **La disminución de su intensidad** está presente en las siguientes situaciones: disminución de la acción respiratoria, a consecuencia del empeoramiento de la entrada de aire a las partes periféricas del pulmón (en enfisema) o disminución de la transmisión del ruido como resultado de la presencia de líquido o aire en la cavidad pleural, presencia de bulas grandes o deformación del tórax.

2) **Ruido bronquial**: de amplio espectro de frecuencias, en situación normal audible solamente sobre la tráquea y grandes bronquios. **Patológico** (audible sobre las partes periféricas o parte del pulmón) puede indicar la existencia de un infiltrado inflamatorio en el pulmón o de una hemorragia.

**2.** Ruidos respiratorios accesorios

1) **Estertores**: son ruidos sordos, cortos (<0,25 s), ruidos respiratorios interrumpidos, producidos por una igualación súbita de las presiones de los gases entre dos áreas pulmonares. Se producen durante la apertura de las pequeñas vías respiratorias previamente cerradas

   a) **estertores crepitantes**, de frecuencia más alta, antiguamente denominados "de burbuja fina"; causas: neumonía, edema de pulmón, fibrosis pulmonar y otras

   b) **de frecuencia más baja**, antiguamente denominados "de burbuja gruesa"; causas: p. ej. bronquiectasias.

2) **Sibilancias y roncus**: ruidos sonoros de carácter continuo (>0,25 s), de frecuencia alta (sibilancias) o baja (roncus). Las sibilancias (sonidos sibilantes o silbidos) se producen a consecuencia del paso de un flujo turbulento de aire por unas vías respiratorias estrechadas, y los roncus son sobre todo el resultado de la presencia de secreciones en las vías respiratorias

   a) **sibilancias inspiratorias**: se producen a consecuencia de la existencia de una estenosis de las vías respiratorias localizadas fuera del tórax; causas: p. ej. parálisis de las cuerdas vocales, lesiones inflamatorias de la laringe y la tráquea, compresión extrínseca de la tráquea, cuerpo extraño; el **estridor** es un tono muy alto con una frecuencia constante; indica obstrucción de la laringe o de la tráquea, aparece también en la disfunción de las cuerdas vocales y precisa entonces diferenciarlo del asma

   b) **sibilancias espiratorias**: estenosis de las vías respiratorias localizadas dentro del tórax; causas: p. ej. asma, bronquitis crónica, EPOC, aspiración del contenido alimentario, raramente tromboembolismo pulmonar, insuficiencia cardíaca.

**Tabla 36-1. Diagnóstico diferencial de las enfermedades del sistema respiratorio sobre base de los signos**

| Lesión patológica | Movimientos del tórax | Percusión | Vibraciones vocales | Ruidos respiratorios | Desplazamiento del mediastino[a] |
|---|---|---|---|---|---|
| Infiltrado | Asimétricos, más débiles en el lado del infiltrado | Mate | Aumentadas | Soplo bronquial, estertores | No |
| Atelectasia | Asimétricos, significativamente más débiles en el lado de atelectasia | Mate | – Disminuidas (atelectasia por obstrucción)<br>– Aumentadas (atelectasia por compresión) | – Murmullo pulmonar significativamente disminuido<br>– Estertores aislados<br>– Puede haber soplo bronquial | Al lado de atelectasia |
| Fibrosis (bilateral) | Simétricos ligeramente disminuidos | Sonoridad ligeramente disminuida | Ligeramente disminuidas | – Murmullo pulmonar disminuido<br>– Crepitantes y estertores | No |
| Derrame pleural | Asimétricos, más débiles en el lado del derrame | Mate | Disminuidas | Murmullo pulmonar abolido. Con poca cantidad de líquido puede ser audible un frote pleural | Al lado opuesto |
| Neumotórax (no se refiere a neumotórax cerrado pequeño) | Asimétricos, más débiles en el lado del neumotórax | Timpánica | Abolidas | Ruidos respiratorios abolidos | Al lado opuesto |
| Obstrucción de las vías respiratorias | – Aumentados simétricamente<br>– Generalmente hay participación de los músculos respiratorios accesorios | En general normal | Sin cambios o disminuidas | – Sibilancias y roncus<br>– Alargamiento de la fase de espiración<br>– El murmullo pulmonar puede estar disminuido | No |

[a] En la exploración física del cuello a veces se puede observar un desplazamiento de la tráquea.

3) **Ruidos de características complejas**: son aquellos ruidos compuestos por **sibilancias breves acompañadas de estertores crepitantes**; están presentes sobre todo en pacientes con alveolitis alérgica, con menor frecuencia en pacientes con otras enfermedades pulmonares intersticiales o neumonía infecciosa.

4) **Frote pleural**: se produce a consecuencia de la fricción entre la pleura parietal y visceral, que están alteradas por causa de un proceso inflamatorio o neoplásico.

**Diagnóstico**

Anamnesis y exploración física (en estas se basa el diagnóstico diferencial de las enfermedades del sistema respiratorio →tabla 36-1). Exploraciones complementarias: sobre todo radiografía de tórax, en segundo lugar (en caso de necesidad) TC y pruebas funcionales (espirometría y otras); si está presente disnea → oximetría de pulso y en caso de necesidad gasometría arterial.

# 37. Sensibilidad, trastornos

### Etiopatogenia y causas

Los trastornos de la sensibilidad pueden manifestarse como fenómenos negativos (disminución o ausencia de una o más modalidades de sensibilidad) y/o fenómenos positivos (sensaciones anómalas en forma de parestesias, como hormigueo o entumecimiento, o bien en forma de hipersensibilidad a los estímulos sensitivos, ya sea como dolor o hiperestesia).

**Causas**: procesos patológicos que dañan los receptores periféricos localizados en varios tejidos y órganos, las fibras sensitivas de los nervios periféricos, las vías ascendentes de la médula espinal y del tronco encefálico, o el tálamo y los centros corticales del lóbulo parietal.

Causas de los trastornos particulares de la sensibilidad en función de la localización de la lesión del sistema nervioso →tabla 37-1.

Las parestesias breves y transitorias no indican lesiones del sistema nervioso. Causas de parestesias en función de la distribución →tabla 37-2.

| Tabla 37-1. Síntomas y causas de los trastornos de la sensibilidad en función de la localización de la lesión | | |
|---|---|---|
| Lugar de la lesión | Características semiológicas | Causas |
| Nervio periférico | Dolor y parestesias en el área inervada por el nervio dado; luego aparecerá el déficit en todas las modalidades de sensibilidad | Mononeuropatías (traumatismo y compresiones) <br> Polineuropatías por compromiso simultáneo de varios nervios (diabetes, alcoholismo, tóxicos, deficiencia de vitaminas, enfermedades autoinmunes) |
| Raíz nerviosa | Dolor agravado por maniobras de Valsalva (p. ej. al toser, al defecar) o maniobras que producen elongación de la raíz comprometida; parestesias en la distribución de la raíz dada; posteriormente aparecerán los déficits en todas las modalidades de sensibilidad | Radiculopatías lumbares (ciática) o cervical por hernias discales, neoplasias, polirradiculoneuropatía desmielinizante inflamatoria aguda, osteoartrosis vertebral avanzada |
| Lesión transversal de la médula espinal | Pérdida bilateral y simétrica de todas las modalidades de sensibilidad por debajo de la lesión | Traumatismo, tumor, inflamación o isquemia de la médula espinal o hemorragia intramedular |
| Lesión hemimedular | Alteración asimétrica de la sensibilidad por debajo de la lesión: de la sensibilidad propioceptiva, vibratoria y táctil discriminativa del mismo lado y de la sensibilidad al dolor y a la temperatura del lado opuesto | Tumor extramedular, traumatismo (más frecuente por trauma penetrante), esclerosis múltiple |

| Lesión intramedular | Alteración de sensibilidad disociada: pérdida de la sensibilidad a la temperatura y al dolor con preservación completa de la propiocepción y de la sensibilidad táctil; la alteración suele estar limitada al segmento de la lesión, con sensibilidad preservada por debajo de la lesión<br><br>Si la lesión progresa puede comprometer los cordones posteriores y los fascículos espinotalámicos, con pérdida de la sensibilidad por debajo de la lesión | Tumor intramedular, siringomielia, hemorragia intramedular postraumática, trombosis de la arteria espinal anterior |
|---|---|---|
| Cordones posteriores de la médula espinal | Abolición de la sensibilidad propioceptiva y vibratoria con ataxia sensitiva, reducción del tono muscular y abolición de los reflejos propioceptivos | Degeneración de los cordones posteriores de la médula espinal (en déficit de vitamina $B_{12}$), tabes dorsal (neurosífilis), a veces en diabetes |
| Tálamo | Dolor intenso, muy molesto, paroxístico o persistente localizado en la mitad del cuerpo, que no se remite con fármacos, trastorno sensitivo hemicorporal, sobre todo posicional | ACV isquémico o hemorrágico, neoplasias, traumatismo |
| Corteza de los lóbulos parietales | Dificultad para evaluar la fuerza y lugar del estímulo aplicado, agrafestesia (incapacidad de reconocer números o letras trazadas sobre la piel), pérdida de discriminación (capacidad de reconocer dos estímulos aplicados en proximidad), fenómeno de extinción o simultagnosia (anulación de la percepción del estímulo al aplicar simultáneamente un estímulo semejante en la región correspondiente del hemicuerpo opuesto) astereognosia (incapacidad de identificar objetos colocados en la mano sin ayuda de la vista) | ACV isquémico o hemorrágico, neoplasias |

**Tabla 37-2.** Causas de parestesias en función de la distribución

| Mitad de la cara | Fase de aura en la migraña, crisis epiléptica parcial simple, ataque isquémico transitorio (frecuentemente con hemiparesia) |
|---|---|
| En toda la cara | Tetania, hiperventilación |
| Uno de los miembros superiores | Parestesias de los dedos, que pueden deberse a la lesión del nervio mediano (p. ej. en síndrome del túnel carpiano), cubital o radial; crisis epiléptica, isquemia del hemisferio cerebral contralateral |
| Ambos miembros superiores | Neuropatía, esclerosis múltiple, siringomielia |
| Tronco | Signo de Lhermitte característico de la esclerosis múltiple: sensación de descarga eléctrica que se irradia a lo largo de la columna vertebral hacia los miembros, provocada por la flexión rápida del cuello o espontánea |
| Miembros inferiores | Con frecuencia es el síntoma inicial de la polineuropatía, también degeneración de los cordones posteriores de la médula espinal, esclerosis múltiple, síndrome de piernas inquietas |
| Hemicorporal (miembro superior e inferior del mismo lado) | ACV isquémico o hemorrágico, crisis epiléptica parcial simple |

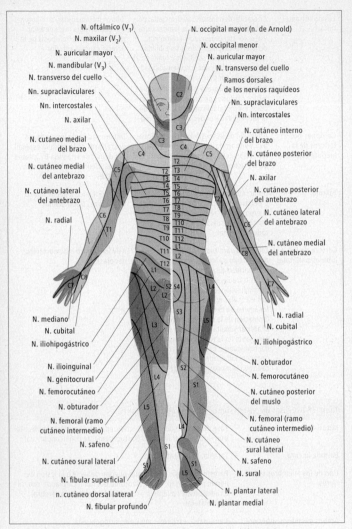

**Fig. 37-1.** Inervación segmentaria de la piel y distribución cutánea de los nervios

#### Diagnóstico

**1. Anamnesis y exploración física:** determinar el tipo, la gravedad, las circunstancias de aparición y la localización de los trastornos de sensibilidad. Examinar la sensibilidad al tacto tocando el cuerpo con un papel fino o un bastoncillo de algodón, la **sensibilidad al dolor** con alfiler, la sensibilidad a la temperatura usando tubos de ensayo con agua fría y caliente (del grifo), la **sensibilidad postural (propioceptiva)** movilizando las falanges distales y la **sensibilidad vibratoria** con un diapasón. Al examinar la sensibilidad, compararla con las partes simétricas del cuerpo, determinar de la manera más exacta posible los límites de las alteraciones de la sensibilidad y compararlos con los campos de inervación de los nervios periféricos particulares y los dermatomas particulares →fig. 37-1.

**2. Exploraciones complementarias:** pruebas de imagen (TC, RMN) del cerebro y/o de la médula espinal y estudios electrofisiológicos (conducción nerviosa sensitiva, potenciales sensoriales evocados), dependiendo del lugar donde se sospeche que está la lesión.

# 38. Signos meníngeos

Son respuestas reflejas que se presentan en relación con determinadas maniobras, que denotan la presencia de irritación de las meninges.

**Meningismo**: síntomas y signos derivados de la irritación de las meninges sin otra evidencia de inflamación o de presencia de lesiones no inflamatorias en las meninges (p. ej. en el curso de la fiebre alta no relacionada con enfermedades del SNC).

### Causas

Infección de las meninges, hemorragia subaracnoidea y neoplasias de las meninges.

### Diagnóstico

**1. Examen de los signos meníngeos**

1) **Rigidez de nuca**. Asegurar la estabilidad de la columna cervical (p. ej. tras un traumatismo o AR avanzada) y excluir el riesgo de herniación cerebral. El paciente debe estar en decúbito supino sin elevar la cabecera. Sujetando el tórax del paciente con una mano colocar la otra mano, por debajo de la región occipital de la cabeza e intentar acercar la barbilla del paciente al esternón. El signo es positivo si se presenta una contracción refleja de los músculos de la nuca que limita la flexión de la cabeza hacia el tórax, causando resistencia y dolor. La distancia entre la barbilla y el esternón sirve de medida de la limitación de la flexión y la gravedad de la rigidez de nuca. En casos extremos la tensión de los músculos largos del dorso es tan alta que causa una extensión autónoma del cuello hacia atrás y una incurvación del cuerpo (opistótonos). Diferenciar con otras causas que limitan la flexión del cuello (artrosis cervical, parkinsonismo, linfadenitis cervical, faringitis grave).

2) **Signo de Brudzinski**
   a) superior: la aproximación de la barbilla al esternón durante el examen de la rigidez de nuca origina flexión refleja de los miembros inferiores en caderas y rodillas
   b) inferior: la misma flexión de los miembros inferiores se produce al presionar sobre la sínfisis de pubis.

3) **Signo de Kérnig**: colocar al paciente en decúbito supino. Flexionar los miembros inferiores del paciente a 90° desde la cadera y luego intentar extenderlos en la rodilla. El signo es positivo si la contracción refleja de los músculos imposibilita la extensión de la rodilla causando resistencia y dolor. El signo de Kérnig es bilateral (en contraste con el signo de Lasègue en la ciática).

La sensibilidad de los signos meníngeos en la detección de la meningitis es muy baja en lactantes y en ancianos. Otros síntomas y signos indicativos de meningitis →cap. 18.6.1.

**2. Exploraciones complementarias:** punción lumbar →cap. 25.13 (evaluación de la presión de apertura, citología, análisis bioquímico, análisis microbiológico: examen microscópico, cultivos, PCR); pruebas de imagen (TC, RMN).

# 39. Tos

Reflejo protector que permite limpiar las vías respiratorias del exceso de secreciones o de cuerpos extraños. Se compone de una inspiración forzada seguida de una espiración con breve cierre de la glotis al inicio. La presión alta producida en el tórax y en los pulmones en el momento de la apertura de la glotis bruscamente expulsa aire, que al salir arrastra las partículas que encuentra en su camino.

**Etiopatogenia y causas**

**1. Clasificación según el tiempo de duración**

1) **Aguda**: es la tos que dura <3 semanas. Causas: más frecuentemente infección de las vías respiratorias altas (suele ser de origen viral), bronquitis, alergia, menos frecuentemente aspiración de contenido faringoesofágico, tromboembolismo pulmonar, edema de pulmón, neumonía, o como reacción fisiológica a la presencia de un cuerpo extraño en las vías aéreas, polvos y gases irritantes.

2) **Subaguda**: tos que se prolonga durante 3-8 semanas. Causas: más frecuentemente una infección viral reciente. En Chile no se suele diferenciar; con mayor frecuencia se distingue entre tos aguda (<3 semanas) y crónica (≥3 semanas).

3) **Crónica**: es la tos que dura >8 semanas. Causas →tabla 39-1.

**2. Clasificación según el carácter:**

1) **Seca**. Causas: IECA (hasta el 15 % de los que toman estos fármacos; generalmente se presenta en la primera semana de la introducción del fármaco, cede después de su suspensión), infecciones virales, asma, enfermedades pulmonares intersticiales, insuficiencia cardíaca.

2) **Productiva** (húmeda). Se caracteriza por la presencia de expectoración de esputo. Las características del esputo pueden facilitar el diagnóstico

    a) purulento (color verde o amarillo): infección de los senos paranasales, bronquios o pulmones

    b) gran cantidad de esputo purulento: bronquiectasias; cuando se presenta de forma súbita puede indicar ruptura del absceso pulmonar al bronquio

    c) mal olor: generalmente en infecciones por anaerobios

    d) mucoso, denso, viscoso, más frecuentemente por la mañana: bronquitis crónica, EPOC

    e) transparente, viscoso: asma, raramente adenocarcinoma

    f) grumos y tapones: infecciones fúngicas, fibrosis quística

    g) con partículas de alimento: fístulas traqueoesofágicas, trastornos de la deglución

    h) sanguinolento (hemoptisis) →cap. 1.23.

En un 80 % de los casos de tos crónica están presentes ≥2 causas. La tos crónica y sobre todo el cambio de su carácter es uno de los principales síntomas de la neoplasia de pulmón.

**3. Causas de la ineficacia de la tos:** debilidad de los músculos respiratorios o de los músculos abdominales, alteraciones de la movilidad de la pared torácica, aumento de la viscosidad del moco, alteraciones de la función del sistema mucociliar.

**4. Complicaciones de la tos:** síncope (disminución del retorno venoso a consecuencia de la presión positiva en el tórax con la consiguiente disminución del gasto cardíaco), neumotórax, fracturas costales (generalmente aquellas con lesiones patológicas, p. ej. metástasis neoplásicas), traumatismos de los músculos y de los nervios intercostales, fracaso de la intervención oftalmológica o neuroquirúrgica (en el período intra- o posoperatorio).

## Tabla 39-1. Causas más frecuentes de tos crónica

| Causa | Síntomas acompañantes, tipo de tos, esputo |
|---|---|
| Descarga de moco por la pared posterior de la faringe (es la causa más frecuente de tos) | Rinitis crónica con secreción que cae por la pared posterior de la faringe. A menudo se refieren antecedentes de alergia en la anamnesis. Sinusitis crónica asociada. El esputo suele ser mucoso. Patrón en empedrado en la pared posterior de la faringe |
| Asma o (mucho menos frecuentemente) bronquitis eosinofílica | Un ataque de tos puede estar provocado por la exposición a factores específicos o inespecíficos, tales como alérgenos, aire frío, esfuerzo físico. A menudo se presenta por la noche, acompañado de disnea y sibilancias. Buena respuesta a los fármacos broncodilatadores y glucocorticoides inhalados. El esputo es mucoso y puede ser amarillento (contiene muchos eosinófilos) |
| Reflujo gastroesofágico | Más frecuentemente se asocia a pirosis y a otros síntomas dispépticos, aunque puede no haber síntomas del tracto digestivo, a veces la tos se acompaña de ronquera o disfonía. Mejoría tras administrar un IBP, a veces solo después de unos meses de tratamiento |
| Infección reciente de vías respiratorias | Generalmente de etiología viral. Suele ceder en unas 8 semanas, pero puede durar meses (p. ej. en la tosferina) |
| Bronquitis crónica o EPOC | Tabaquismo e infecciones respiratorias frecuentes en la anamnesis. Aumento de la intensidad de la tos por la mañana y al despertarse. A menudo cede después de expectorar la secreción mucosa |
| Bronquiectasias | Expectoración de gran cantidad de esputo, sobre todo por la mañana, a menudo purulento, de color amarillo-verdoso |
| Administración de IECA | Tos seca. Cede poco después de suspender el fármaco, si bien, a veces, en el transcurso de unas semanas |
| Neumonía, absceso pulmonar, tuberculosis, enfermedades intersticiales, neoplasias | Síntomas de la enfermedad de base, dependiendo de su etapa |
| Insuficiencia cardíaca izquierda, estenosis de la válvula mitral | Tos nocturna, paroxística, generalmente seca. A la auscultación hay crepitaciones en los campos pulmonares inferiores, posibles sibilancias. En el edema de pulmón puede aparecer secreción rosada, espumosa. Síntomas del sistema circulatorio. Una aurícula izquierda significativamente aumentada o una arteria pulmonar ensanchada puede comprimir el nervio laríngeo recurrente y de esa manera provocar ronquera |
| Tos idiopática y psicógena | Muy rara, no se logra encontrar la causa orgánica |

La causa de la tos crónica puede ser la irritación de las vías respiratorias por el humo de tabaco, polvos y gases irritantes o la presencia de un cuerpo extraño. También puede ser originada por la irritación del conducto auditivo externo (raramente; causada por cerumen, cuerpo extraño, estado inflamatorio).

### Diagnóstico

**1. Anamnesis y exploración física:** hay que determinar el tipo de tos, las circunstancias que la desencadenan y la alivian y los síntomas acompañantes que puedan indicar la causa (→tabla 39-1).

**2. Exploraciones complementarias**

1) **En las tos aguda y subaguda**, si no la acompañan síntomas de alarma (disnea, hemoptisis, pérdida de conciencia), la causa es generalmente una

infección viral y no se requiere continuar con el diagnóstico. En caso contrario: radiografía de tórax y valoración de la oxigenación de la sangre (oximetría de pulso, gasometría arterial); posteriormente, dependiendo de la causa que se sospeche, pruebas del sistema circulatorio (ECG, ecocardiografía y otras) y respiratorio (TC de tórax, fibrobroncoscopia, pruebas funcionales). En la tos productiva hay que realizar el examen microbiológico del esputo.

2) **En la tos crónica** en primer lugar hay que realizar pruebas de imagen de tórax (generalmente radiografía, en caso de necesidad TC) y pruebas funcionales del sistema respiratorio (sobre todo espirometría) junto con una valoración otorrinolaringológica. En la tos productiva tomar muestras para exámenes microbiológicos y citológicos del esputo. En caso de necesidad, sobre todo ante la sospecha de neoplasia o cuerpo extraño → fibrobroncoscopia. Suelen ser necesarias las pruebas de alergia, endoscopia del tracto digestivo superior y pH-metría esofágica (diagnóstico del reflujo gastroesofágico; a veces tratamiento de prueba).

### Tratamiento sintomático de la tos productiva

La tos de este tipo resulta beneficiosa, así que generalmente se recomienda una actuación que facilite la eliminación de las secreciones de las vías respiratorias y aumente la eficacia de la tos: hidratación del aire inspirado (humidificador, inhalaciones de solución de NaCl al 0,9 %), fisioterapia respiratoria (drenaje postural →cap. 25.20, percusión y vibración torácica, aprendizaje de tos efectiva y otros), aspiración de secreciones a través de un catéter (en enfermos intubados) o a través del fibrobroncoscopio (sobre todo si las secreciones estancadas causan atelectasia). Los fármacos que diluyen la secreción bronquial tienen menos importancia (mucolíticos: acetilcisteína, carbocisteína, erdosteína y otros). Excepcionalmente, en pacientes en situación de cuidados paliativos (en enfermos terminales), en enfermos demasiado débiles para expectorar efectivamente, se utilizan fármacos que disminuyen la producción de secreciones en las vías respiratorias (p. ej. escopolamina 20-40 mg/d VSc) junto con fármacos antitusivos.

### Tratamiento sintomático de la tos seca

Si el tratamiento causal es ineficaz o imposible, se pueden utilizar fármacos antitusivos.

1) Con acción central: **dextrometorfano**, la dosificación depende del preparado, máx. 120 mg/d VO, fármaco de elección. Generalmente es mejor tolerado que los opioides (los efectos secundarios aparecen a dosis más altas). Butamirato (no está disponible en Chile). Opioides (fármacos de elección en el tratamiento paliativo de la tos): **codeína** (gotas, fórmula magistral), dosificación individual, p. ej. 10-20 mg en caso de necesidad, con frecuencia no mayor que cada 4-6 h VO; menos frecuentemente **morfina** (se utiliza tanto después de la codeína, si esta no ha demostrado eficacia suficiente, o como un primer opioide, en este caso empezando p. ej. por la dosis de 2,5 mg en formulación de liberación rápida 4 × d hasta cada 4 h; con subsecuente titulación de la dosis, si resulta necesario); el fentanilo no tiene un efecto antitusivo, a veces incluso puede provocar tos.

2) Anestésicos locales (**lidocaína**, **bupivacaína** en forma de aerosol): sobre todo para frenar el reflejo tusígeno por un tiempo corto antes de la fibrobroncoscopia o de la aspiración de las secreciones de vías respiratorias, raramente en nebulización en enfermos con tos resistente a otros métodos de tratamiento. Por el riesgo de aspiración por vías aéreas dejar de administrar líquidos y alimentos por vía oral idealmente 4 h antes y hasta ≥2 h después de la nebulización o hasta que ceda el efecto de los anestésicos.

3) Otros fármacos de acción periférica: **levodropropizina** a dosis de 60 mg hasta 3 × d en intervalos ≥6 h.

En enfermos cuya tos es consecuencia de la compresión de las vías respiratorias por una neoplasia hay que considerar primero probar con **corticoterapia** durante 2 semanas (si la administración de jarabes que calman la irritación de las vías respiratorias no da alivio). Utilizar fármacos de acción central cuando el tratamiento con glucocorticoides es inadecuado o ineficaz (antes se puede intentar administrar cromoglicato sódico nebulizado).

# 40. Vello, crecimiento anormal

### Definiciones, etiopatogenia y causas

**Hirsutismo**: en mujeres excesivo crecimiento de pelo terminal en áreas sensibles a los andrógenos, tales como labio superior, tórax, cara interna de los muslos, dorso y abdomen, con una distribución androide, causada por un exceso de andrógenos o por medicamentos.

**Virilización**: síndrome relacionado con el exceso de andrógenos en mujeres, en el cual, además del hirsutismo, se presenta hipertrofia de clítoris, involución de las mamas y del útero, voz grave, aumento de la masa muscular, acné, calvicie de tipo masculino (comienza en las regiones frontotemporales y se extiende a la parte superior de la cabeza).

### Causas del exceso de andrógenos en las mujeres

1) enfermedades de los ovarios: síndrome de ovarios poliquísticos (SOP), tumor virilizante de ovario
2) enfermedades de las glándulas suprarrenales: tumor suprarrenal productor de andrógenos, síndrome de Cushing, hiperplasia suprarrenal producida por deficiencia de 21-hidroxilasa (incluida la forma no clásica) o de 11β-hidroxilasa
3) medicamentos: andrógenos, esteroides anabolizantes, danazol, anticonceptivos orales con progestágenos androgenizantes
4) hiperprolactinemia
5) síndrome de resistencia a la insulina
6) hirsutismo idiopático.

**Hipertricosis**: vellosidad excesiva generalizada no limitada solamente a las áreas sensibles a los andrógenos y que no es causada por la hiperandrogenemia. Puede ser hereditaria, idiopática o causada por algunos medicamentos (fenitoína, penicilamina, diazóxido, monoxidillo, ciclosporina). También se presenta en mujeres con hipotiroidismo, anorexia nerviosa, porfiria y dermatomiositis.

### Diagnóstico

Precisar cuándo se presentaron los primeros síntomas y la rapidez de instauración del hirsutismo (una aparición brusca con rápida progresión no relacionada con la pubertad, y sobre todo la virilización, pueden orientar hacia un tumor virilizante de ovario o de las glándulas suprarrenales, que puede ser maligno). Realizar una anamnesis orientada a la búsqueda de medicamentos, o la presencia de trastornos menstruales, galactorrea, o un aumento del peso corporal.

Evaluar en una escala desde 0 (sin vello) hasta 4 (vello claramente masculino) la distribución y el tipo de vello en las 9 áreas más sensibles a los andrógenos. Después de sumar los puntos, se obtiene un resultado en la escala de Ferriman y Gallwey →fig. 40-1 y tabla 40-1 (disponibles en www.empendium.com). El hirsutismo se diagnostica con una puntuación >8. Explorar las manifestaciones del síndrome de Cushing →cap. 11.2.

### Exploraciones complementarias

**1. Pruebas hormonales**

1) testosterona total y globulina fijadora de hormonas sexuales (SHBG); permiten cuantificar la hiperandrogenemia a través del índice de andrógenos libres (FAI): testosterona nmol/l/SHBG nmol/l × 100 (valor normal <4,5)

2) 17-OHprogesterona: permite diagnosticar la hiperplasia suprarrenal congénita por deficiencia de la enzima 21-hidroxilasa (valor normal <2 ng/ml en fase folicular temprana)

3) DHEA-SO4: hormona de origen suprarrenal que se eleva considerablemente en casos de tumores adrenales productores de andrógenos.

**2. Ecotomografía ovárica:** permite pesquisar ovarios con morfología sugerente de SOP (>12 folículos en cada ovario o volumen ovárico >10 ml).

**3. Diferenciación de otras causas:** cortisol libre en orina de 24 h o test de supresión con 1 mg de dexametasona (síndrome de Cushing →cap. 11.2), concentración sérica de prolactina (hiperprolactinemia →cap. 8.4.1).

# 41. Venas yugulares, distensión

Evaluar la **ingurgitación de las venas yugulares externas** colocando el paciente en decúbito supino a 45°. En condiciones normales las venas están colapsadas o ingurgitadas no más de 1-2 cm por encima del manubrio esternal y la ingurgitación disminuye durante la inspiración.

### Etiopatogenia y causas

La ingurgitación excesiva es causada por el aumento de la presión venosa. Si la ingurgitación alcanza el ángulo mandibular en bipedestación, la presión venosa es ≥25 cm $H_2O$.

**Causas** de ingurgitación excesiva

1) **Bilateral**: insuficiencia cardíaca derecha, derrame pericárdico severo (incluyendo el taponamiento cardíaco), pericarditis constrictiva (caracterizada por una mayor ingurgitación durante la inspiración y por pulso venoso paradójico o signo de Kussmaul, a veces presente también en la insuficiencia cardíaca derecha avanzada), obstrucción parcial de la vena cava superior (síndrome de vena cava superior →cap. 2.32; causas: neoplasia pulmonar y adenopatías mediastínicas superiores, raramente trombosis de la vena cava superior, fibrosis mediastínica, aneurisma de la aorta torácica, bocio gigante), estenosis o insuficiencia de la válvula tricúspide (en la insuficiencia pulso venoso positivo en el que la ingurgitación aumenta durante la sístole), hipertensión pulmonar, trombosis de la arteria pulmonar, neumotórax a tensión.

2) **Unilateral**: bocio de gran tamaño; en el lado izquierdo compresión de la vena braquiocefálica izquierda por aneurisma de aorta.

### Diagnóstico

**1.** Evaluar las **constantes vitales** (respiración, pulso, presión arterial) ante la posibilidad de riesgo vital inminente, sobre todo por taponamiento cardíaco, neumotórax a tensión o tromboembolismo pulmonar.

**2.** Realizar la anamnesis y la exploración física. **Explorar el reflujo hepatoyugular** para localizar el obstáculo que produce la distensión de las venas yugulares. Colocar al paciente en decúbito supino con el tronco elevado, de tal manera que la ingurgitación de las venas yugulares no esté más de 1-2 cm por encima de escotadura esternal. Durante 30-60 s presionar con una mano la zona del hipocondrio derecho. En caso de dolor realizar la presión en otra localización abdominal. Durante la presión observar la respiración del enfermo, que debe ser tranquila, y observar las venas yugulares. La ingurgitación por encima del nivel del músculo esternocleidomastoideo (**reflujo hepatoyugular positivo**) está presente en la insuficiencia cardíaca congestiva (la compresión en la región hepática aumenta la presión en la vena cava inferior y en la aurícula derecha que es transmitida a la vena cava superior y a las venas yugulares). En personas sanas o con obstrucción del flujo sanguíneo por encima de la aurícula derecha, la compresión del hígado no produce aumento significativo de la presión en la aurícula o no es posible la transmisión de la presión a la vena cava superior. La detención de la respiración durante la exploración del reflujo hepatoyugular produce un efecto equivalente a la maniobra de Valsalva, por lo que en este caso la ingurgitación de las venas yugulares no tiene valor diagnóstico.

**3. Exploraciones complementarias:** radiografía de tórax; en caso de sospecha de insuficiencia cardíaca, taponamiento cardíaco, pericarditis o patología valvular realizar ecocardiografía; en bocio de gran tamaño ecografía cervical y determinación de TSH y hormonas tiroideas; en el síndrome de la vena cava superior (acompañado de edema facial y cervical y dilatación de las venas de la parte superior del tórax) TC de tórax; en caso de sospecha de cáncer de pulmón fibrobroncoscopia; en caso de sospecha de tromboembolismo pulmonar angio-TC de tórax y eventualmente ecografía venosa de las extremidades inferiores.

# 42. Vértigo

Es la sensación alucinatoria de movimiento rotatorio del entorno o del propio cuerpo del paciente, frecuentemente acompañada de náuseas o vómitos. Está relacionado con una lesión del sistema vestibular y/o sus conexiones neuronales.

### Etiopatogenia y causas

Lesión del aparato vestibular en el oído interno, de las fibras vestibulares del VIII par craneal, del núcleo vestibular en el tronco encefálico o de otras estructuras del sistema nervioso responsables de mantener el equilibrio (cerebelo, formación reticular, corteza temporooccipital). La sensación de movimiento rotatorio aparece únicamente en el caso de una lesión asimétrica (unilateral). Una lesión bilateral simétrica no origina vértigo.

**Causas:**

1) periféricas: vértigo posicional benigno (litiasis canalicular), neuronitis vestibular del nervio VIII (con mayor frecuencia vírica), laberintitis, traumatismo del oído interno (fractura del peñasco, fístula perilinfática, conmoción laberíntica), neoplasia en el oído interno, isquemia del laberinto (oclusión de la arteria vestibular anterior, rama de la arteria cerebelosa anteroinferior), enfermedad de Ménière (*hydrops* endolinfático del laberinto de etiología desconocida), otoesclerosis laberíntica, cinetosis

2) centrales: ACV del tronco encefálico y del cerebelo, tumor del ángulo pontocerebeloso, esclerosis múltiple (un foco de desmielinización en la zona de entrada de la raíz del VIII par), migraña.

### Diagnóstico

**1. Anamnesis y exploración física:** asegurarse de que las molestias que describe el paciente son realmente vértigos. Los pacientes usan con asiduidad el término "mareo" para describir las sensaciones inespecíficas caracterizadas por inseguridad del equilibrio, pero que no están relacionadas con la sensación del movimiento rotatorio. Esas sensaciones pueden ser el resultado de varios procesos como el presíncope, otras alteraciones de la conciencia, trastornos del equilibrio, paresias, crisis epilépticas o ataxia. Determinar las características del vértigo y los síntomas acompañantes, lo que permitirá diferenciar entre causa central y periférica →tabla 42-1.

**2. Exploraciones complementarias:** pruebas vestibulares (calóricas, rotatorias), audiograma, pruebas de imagen (TC, RMN, angio-RMN) y otras en función de la causa sospechada.

### Tratamiento

Depende de la causa. El tratamiento sintomático puntual del vértigo periférico es la tietilperazina a dosis de 6,5 mg cada 6-8 h VO, VR, iv., IM o VSc.

**Tabla 42-1. Diferenciación del vértigo**

| Síntomas clínicos | Síndrome central | Síndrome periférico |
|---|---|---|
| Rasgo | Sensación de balanceo o de caída, postura inestable y marcha insegura | Alucinación de movimiento rotatorio |
| Comienzo de los síntomas | Súbito o gradual | Súbito, puede ser paroxístico |
| Intensidad | Baja-mediana | Alta |
| Evolución | Variable o estable | Los síntomas más intensos aparecen al inicio, con el paso del tiempo se hacen más leves; puede ser paroxístico recurrente |
| Episodio aislado | Varios segundos. Puede provocar caídas | Desde <1 min hasta varias decenas de horas |
| Duración de los síntomas | Meses, años | Hasta varias semanas |
| Movimientos de la cabeza | Tienen poco efecto en los síntomas | Aumentan los síntomas |
| Alteraciones de la conciencia | Posibles | Ausentes |
| Convulsiones | Posibles | Ausentes |
| Cefalea | Frecuente | Poco frecuente |
| Alteraciones de la visión | Diplopia, escotomas, disminución de la agudeza visual, incluso ceguera | Ausentes |
| Síntomas y signos de la lesión del SNC | Frecuentemente paresia de las extremidades y de los pares craneales | Ausentes |
| Trastornos del sentido de la audición | Ausentes | Hipoacusia, sordera, acúfenos, plenitud ótica |

# 1. Paro cardíaco súbito

## → DEFINICIONES Y ETIOPATOGENIA

**Paro cardíaco súbito (PCS):** detención o una deficiencia considerable de la actividad cardíaca mecánica, caracterizada por ausencia de la respuesta a los estímulos por parte del enfermo, ausencia de pulso palpable, apnea o respiración agónica.

**Muerte cardíaca súbita (MCS):** muerte por causas cardíacas, precedida de pérdida de conciencia súbita, dentro de una hora desde el comienzo de los síntomas.

**PCS primario** (debido a una enfermedad cardíaca): síndrome coronario agudo (más frecuentemente), miocardiopatía (dilatada de etiología diferente que la isquémica, hipertrófica, displasia arritmogénica del ventrículo derecho), enfermedades cardíacas arritmogénicas genéticas (síndrome del QT largo, síndrome de Brugada, taquicardia ventricular polimórfica inducida por catecolaminas y otras enfermedades), estenosis de la válvula aórtica, prolapso valvular mitral, origen anómalo de las arterias coronarias, puente muscular sobre arteria coronaria, síndrome de Wolff-Parkinson-White (WPW), disfunción del nodo sinusal y de la conducción AV, fibrilación ventricular (FV) idiopática. Debido a tromboembolismo pulmonar, ruptura de aneurisma o disección de aorta.

**PCS secundario:** originado por causa no cardíaca, p. ej. parada respiratoria, politraumatismo, hemorragia grave.

**Mecanismos del PCS:** fibrilación o *flutter* ventricular (FV, FLV →fig. 1-1), taquicardia ventricular (TV) sin pulso, asistolia (ausencia de actividad eléctrica y mecánica del corazón, también cuando la frecuencia cardíaca <10/min), actividad eléctrica sin pulso (AESP, ausencia de función hemodinámica eficaz a pesar de actividad cardíaca eléctrica organizada; AESP verdadera: la ecocardiografía no identifica ninguna actividad mecánica [igual pronóstico que la asistolia]; pseudo-AESP: actividad mecánica hemodinámicamente ineficaz en ecocardiografía [mejor pronóstico]). La asistolia y la AESP son frecuentes mecanismos secundarios del PCS, por lo que siempre hay que buscar sus causas potencialmente reversibles.

## → MANEJO

**Resucitación cardiopulmonar (RCP)** →fig. 1-2

Maniobras (compresiones torácicas y ventilación) destinadas a mantener la circulación de la sangre y asegurar su oxigenación en una persona con parada circulatoria. El procedimiento descrito a continuación se refiere a una situación en la que la asistencia es prestada por el personal médico.

**1. Valorar la seguridad del enfermo y la propia (y la de otros miembros del equipo de rescate). Eliminar los posibles peligros** (en su caso, dar aviso a los servicios correspondientes, p. ej. policía, bomberos, servicio de emergencias eléctricas).

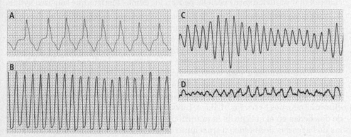

**Fig. 1-1.** Arritmias ventriculares. A — taquicardia ventricular monomorfa, B — *flutter* ventricular, C — taquicardia ventricular polimorfa, D — fibrilación ventricular

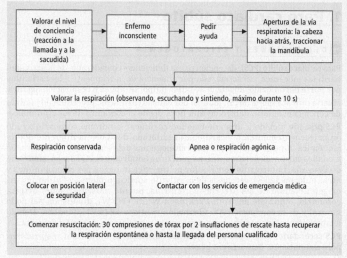

**Fig. 1-2.** Algoritmo de soporte vital básico SVB (según las guías de la ERC)

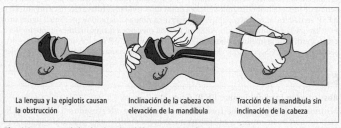

| La lengua y la epiglotis causan la obstrucción | Inclinación de la cabeza con elevación de la mandíbula | Tracción de la mandíbula sin inclinación de la cabeza |

**Fig. 1-3.** Apertura de la vía aérea (también →cap. 24.8, fig. 8-2)

**2. Valorar el nivel de conciencia.** Si el enfermo no responde a estímulos verbales (llamadas) ni a sacudida, asumir que está inconsciente.

**3. Llamar para pedir ayuda** (no alejarse del enfermo), empleando protocolos establecidos en la institución. Si es posible, pedir a los demás testigos que soliciten ayuda.

**4. Abrir la vía respiratoria** →fig. 1-3. Colocar al paciente inconsciente en decúbito supino (en embarazadas apoyar la zona glútea derecha y lumbar, inclinar a la enferma hacia la izquierda y mover con la mano el útero hacia la izquierda para reducir la compresión de la aorta y la vena cava inferior por el útero), poner la mano en la frente del paciente y suavemente inclinar su cabeza hacia atrás. Esta maniobra está contraindicada en caso de sospecha de lesión de la columna cervical: traumatismo de la cabeza, accidente de tráfico, caída de altura, salto al agua poco profunda, traumatismo deportivo). Revisar la boca y eliminar cuerpos extraños visibles. Levantar la mandíbula (colocar los pulpejos de dos dedos en el cuerpo de la mandíbula traccionándola hasta que contacten las dos arcadas dentarias) o traccionar la mandíbula (estando de pie o de rodillas detrás de la cabeza del enfermo, sujetar por los ángulos de la mandíbula con ambas manos y mover la mandíbula hacia delante, abriendo la boca del rescatado). Las dos últimas maniobras son aceptables en caso de lesión de la columna cervical después de estabilizar la cabeza en la posición intermedia sin flexionar la columna. La tracción mandibular está indicada en víctimas con sospecha de traumatismo cervical. No obstante, si de esta manera no es posible conseguir la permeabilidad de la vía respiratoria, se puede inclinar la cabeza hacia atrás. Actuación en caso de atragantamiento →cap. 24.3.

**5. Valorar la respiración** por inspección visual (observar los movimientos del tórax), escuchando (acercar el oído a la boca del enfermo y escuchar el murmullo que acompaña la inspiración y la espiración) y sintiendo (acercar su mejilla a la boca del enfermo e intentar sentir el movimiento del aire) y simultáneamente examinar el pulso en la arteria carótida (o en la femoral) durante un máximo de 10 s. La ausencia de movimientos del tórax, de ruidos de respiración y de movimiento de aire perceptible confirman la apnea, que puede ser provocada por el paro cardíaco o por una oclusión completa de la vía respiratoria, la depresión del centro respiratorio o por enfermedades del aparato respiratorio con circulación espontánea aún conservada. Considerar la respiración agónica (*gasping*, boqueadas ocasionales) como síntoma del paro cardíaco. Los ruidos que acompañan la respiración pueden indicar una obstrucción parcial de las vías respiratorias (gorgoteo: contenido líquido o semilíquido en las vías respiratorias [vómito, sangre, secreciones respiratorias]; ronquido: obstrucción parcial de la garganta por la lengua o el paladar relajado o por un cuerpo extraño; ruido piante [estridor], obstrucción a nivel de la glotis): abrir las vías respiratorias para mantenerlas permeables. Si el paciente respira espontáneamente, colocarlo en la posición lateral de seguridad →más adelante.

Si con toda seguridad se confirma la presencia de pulso en un enfermo que no respira espontáneamente, practicar ventilación artificial con una frecuencia de 10 respiraciones por 1 min sin compresiones torácicas (→más adelante) y comprobar cada 2 min la presencia de pulso y de signos de circulación. La ausencia de signos de circulación (movimientos espontáneos, tos o respiración) y de pulso en la arteria carótida significa parada cardíaca y la necesidad de empezar inmediatamente la RCP. Durante los procedimientos de reanimación avanzada, controlar cada 2 min los signos de circulación y el pulso. Durante la resucitación realizada por socorristas casuales en el medio extrahospitalario, el pulso se controla solo en caso de que la víctima presente signos de recuperación, p. ej. comienza a respirar correctamente o se mueve. En caso de inseguridad sobre la presencia del pulso, empezar la RCP.

**6. Solicitar ayuda.** Si se está solo, inmediatamente después de confirmar la apnea, la respiración inadecuada o la ausencia de pulso, avisar a un equipo de rescate calificado (preferiblemente por teléfono móvil), incluso si para ello es necesario alejarse del enfermo (p. ej. para llamar por teléfono). Si se está fuera del ámbito hospitalario, contactar con los servicios de emergencia: 131. En el hospital debe haber un número de teléfono establecido, conocido por todos los trabajadores, destinado a las llamadas de emergencia. Excepción: en los niños y bebés antes de llamar para solicitar ayuda, practicar la RCP durante ~1 min (hacer 5 respiraciones de rescate, 15 compresiones del esternón, continuar con 2 respiraciones y 15 compresiones del esternón).

**7. Presionar el tórax.** Colocar al enfermo en decúbito supino sobre una superficie dura, comprimir la parte media del esternón (poner una muñeca sobre la otra, entrelazar los dedos sin apoyarse en las costillas del enfermo, mantener las extremidades superiores sin doblar los codos, los hombros deben situarse directamente sobre el tórax del paciente) a una profundidad de 5-6 cm (en los adultos; en los niños comprimir el esternón con una mano y en los bebés, con dos dedos, a una profundidad de 1/3 del diámetro sagital del tórax), con una frecuencia de 100-120/min (~2×s). Descomprimir completamente sin quitar las manos del esternón. Mantener la misma duración de compresión y de descompresión.

En los adultos empezar con 30 compresiones del esternón, seguido de 2 respiraciones, después continuar con la compresión del tórax y las respiraciones en una proporción de 30:2 (en enfermos no intubados).

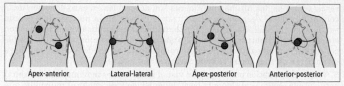

**Fig. 1-4.** Localización recomendada de los electrodos para desfibrilación. Colocación en la parte anterior del tórax (rojo), lateral (verde) y posterior (azul)

**8. Comenzar la ventilación artificial:** respiraciones de rescate aplicadas por el personal de rescate mediante el método boca a boca (ocluyendo la nariz del paciente) y en los bebés, boca a boca/nariz. La inspiración debe durar >~1 s (2 respiraciones de rescate [inspiraciones y espiraciones] <5 s). Valorar la elevación del tórax (inspiración) y esperar a que baje completamente (espiración), a continuación intentar de nuevo la ventilación. Si la respiración de rescate es ineficaz (el tórax no se eleva), inspeccionar la boca, extraer eventuales cuerpos extraños que pudieran dificultar la ventilación y mejorar la posición de la cabeza y la mandíbula. A continuación, intentar ventilar de nuevo 2 veces como máximo.

En los niños, empezar la RCP con 5 respiraciones de rescate. Mantener 15:2 la relación de las compresiones del esternón frente a las respiraciones (al estar solo, se admite la proporción 30:2).

**9. Aplicar un desfibrilador externo automático** (DEA). Si se dispone de un DEA, utilizarlo inmediatamente: encender el DEA, colocar los electrodos (uno por debajo de la clavícula derecha a lo largo del esternón, el otro por debajo y a la izquierda del pezón izquierdo en la línea axilar media →fig. 1-4), alejarse del enfermo el tiempo de análisis del ritmo cardíaco y de choque eléctrico, cargar el desfibrilador y aplicar la descarga eléctrica cuando el DEA lo indique. Tras una sola desfibrilación reanudar inmediatamente la RCP y seguir sin pausas durante 2 min hasta que el DEA emprenda otra valoración del ritmo cardíaco. En el hospital utilizar el DEA solo en aquellos casos con alto riesgo de retrasar la desfibrilación, sobre todo si se espera un tiempo prolongado para la llegada del equipo de reanimación (el tiempo máximo recomendado hasta la desfibrilación es de 3 min).

**Soporte vital avanzado (SVA)** →fig. 1-5
Intentos de restablecer la circulación sanguínea espontánea con la RCP, métodos avanzados de apertura de la vía respiratoria (intubación endotraqueal), desfibrilación y fármacos usados por profesionales que trabajan en equipo y disponen del material necesario.

**1. Valoración de la seguridad** (eliminación de los peligros) y **diagnóstico de la parada cardíaca** →más arriba.

**2. Realizar la RCP** como en el soporte vital básico. Minimizar las pausas destinadas a otras actuaciones (intubación <10 s [preferentemente sin pausas en la RCP], desfibrilación <5 s; continuar la RCP mientras el desfibrilador se está cargando →más adelante). Si es posible, cada 2 min debe cambiar la persona que comprime el tórax.

**3. Valorar el mecanismo del PCS y desfibrilar si está indicado:** si el desfibrilador está disponible de inmediato y preparado para la descarga, y los asistentes están presentes en el momento de la parada o esta ha ocurrido en un hospital, la desfibrilación tiene prioridad sobre la RCP. Conectar el desfibrilador manual y observar la pantalla buscando arritmias que califiquen para la desfibrilación (FV o TV sin pulso).

Después de conectar el desfibrilador comprobar si el aparato está configurado adecuadamente (*lead select*) para trabajar con palas o con electrodos adhesivos grandes para desfibrilación (*paddles*) o con electrodos estándar (derivaciones

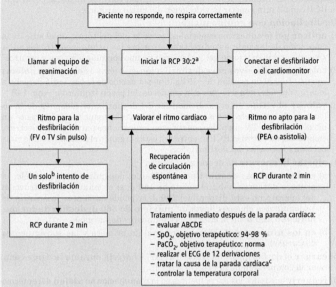

**Durante la RCP:**
1) asegurar compresiones de tórax de alta calidad
2) minimizar las pausas entre las compresiones de tórax
3) administrar oxígeno
4) utilizar capnografía
5) continuar las compresiones de tórax después del aseguramiento avanzado de la vía aérea
6) canalizar una vía intravascular (venosa, medular)
7) administrar adrenalina cada 3-5 min
8) administrar amiodarona después de la 3.ª desfibrilación
9) considerar: a) el uso de ecografía, b) compresiones mecánicas de tórax para facilitar el transporte y la transferencia del paciente, c) la coronariografía y la ICP, d)la RCP extracorpórea.

<sup>a</sup> o RCP asincrónica que puede realizarse con el uso de máscara facial con una bolsa autoexpandible.
<sup>b</sup> Situaciones en las que se puede aplicar una serie de 3 descargas de desfibrilación o golpes en la zona precordial → texto.
<sup>c</sup> Causas reversibles de la parada cardíaca: hipoxia, hipo-/hiperpotasemia/otras, hipo-/hipertermia, hipovolemia, neumótorax a tensión, taponamiento cardíaco, trombosis o embolia coronaria o pulmonar, intoxicación.

ABCDE — A (*airway*): vías respiratorias, B (*breathing*): respiración, C (*circulation*): circulación, D (*disability*): disminución del nivel de conciencia, E (*exposure*): exposición a factores externos, FV — fibrilación ventricular, ICP — intervención coronaria percutánea, $PaCO_2$ — presión parcial de dióxido de carbono, PEA — actividad eléctrica sin pulso, RCP — resucitación cardiopulmonar, $SpO_2$ — saturación de oxígeno arterial, TV — taquicardia ventricular

**Fig. 1-5.** Algoritmo de SVA (según las guías de la ERC 2015)

[*leads*] I, II, III, en cuyo caso colocar 3 electrodos en el tórax [el rojo — hombro derecho, el amarillo — hombro izquierdo, el verde — en la línea axilar media izquierda en el arco costal] y conectarlos con los cables del desfibrilador). En caso de asistolia (línea prácticamente plana en el ECG) comprobar si el desfibrilador está conectado de forma adecuada (cardiomonitor), el ajuste de la amplificación de la señal (*gain*) y el registro de otra derivación (protocolo de confirmar la asistolia). En caso de dudas acerca de si se trata de una asistolia o de FV de

voltaje bajo, no intentar desfibrilar, sino continuar con la resucitación. Durante la RCP cada 2 min repetir la valoración del ritmo cardíaco.

**Desfibrilación con equipo manual:**

1) **aplicar gel** (o adhesivos especiales) sobre la piel del tórax, en el sitio de la colocación de las paletas o directamente sobre las paletas; electrodos adhesivos no precisan uso de gel y al mismo tiempo son más eficaces y seguros

2) **colocar los adhesivos para desfibrilación** en el tórax o **colocar las paletas** con una fuerza de presión de ~10 kg (uno por debajo de la clavícula derecha a lo largo del esternón y el otro a la izquierda del pezón izquierdo; →fig. 1-4)

3) **valorar el ritmo** en el cardiomonitor del desfibrilador (después de la colocación de los electrodos o paletas interrumpir la resucitación durante un momento): FV o TV sin pulso constituyen indicaciones para choque eléctrico; emprender de nuevo la RCP mientras se está cargando el desfibrilador (quitar del tórax las palas del desfibrilador)

4) **ajustar la energía** de descarga eléctrica

   a) **en los adultos: desfibrilador bifásico**, dependiendo del modelo; la primera descarga habitualmente de **150 J**; si el manual de instrucción del aparato no está disponible: **200 J**; se puede aumentar la energía de los siguientes choques hasta un **máximo de 360 J**; **desfibrilador monofásico 360 J** (la primera y las siguientes descargas)

   b) **en los niños: 4 J/kg** de peso corporal (la primera y las subsiguientes descargas)

5) **cargar** el desfibrilador (el botón "cargar" [*charge*]), durante la carga continuar la compresión de la caja torácica

6) **requerir** que todos los participantes en la reanimación **se alejen** del enfermo y comprobar que nadie toca al enfermo ni los objetos con los que el paciente tiene contacto; en ese momento interrumpir la RCP y, si se utilizan palas, aplicarlas de nuevo en los sitios cubiertos previamente con el gel

7) **activar la descarga eléctrica** (botón "descarga" [*discharge*] o "choque" [*shock*]).

Después de la descarga continuar la RCP durante 2 min salvo que aparezcan signos de recuperación de la circulación (tos, respiración, movimientos) o se observe un aumento brusco de la presión parcial de dióxido de carbono en el aire espiratorio final (ETCO$_2$).

Se permiten tres intentos seguidos de desfibrilación, si el paro cardíaco ocurre en un enfermo monitorizado y en presencia de testigos y el desfibrilador está disponible inmediatamente (p. ej. unidad de cardiología invasiva, unidad de cuidados intensivos) o cuando el paro cardíaco súbito ocurre durante la monitorización ECG con el desfibrilador.

Los portadores de marcapasos o de cardioversor-desfibrilador deben llevar una pulsera que informe sobre el dispositivo implantado. En este caso se deben colocar los electrodos del desfibrilador a ≥8 cm desde el dispositivo implantado o utilizar la colocación alternativa de los electrodos anterior-posterior.

Si el paro cardíaco ocurre durante la monitorización ECG que muestra FV o TV y no hay acceso inmediato a un desfibrilador preparado para el choque eléctrico, se puede dar un golpe con la parte cubital de la mano cerrada en puño desde una distancia de ~20 cm en la mitad inferior del esternón. Es una prueba de desfibrilación con baja energía (es una maniobra no rutinaria y no puede retrasar la RCP ni la desfibrilación).

#### 4. Otros manejos en los ritmos subsidiarios a la desfibrilación

1) **Valorar el ritmo cardíaco**: si la primera descarga es ineficaz, repetir la desfibrilación una vez más y, en su caso, más veces cada 2 min. En los intervalos entre las descargas continuar la RCP, introducir la cánula en la vía venosa o en la cavidad medular, realizar intubación endotraqueal y administrar fármacos →fig. 1-5.

2) Después de las primeras 3 descargas ineficaces y a los 2 min, administrar 1 mg de adrenalina iv. y 300 mg de amiodarona iv. (→más adelante) antes del cuarto intento de desfibrilación (no interrumpir la RCP durante la administración de fármacos).

3) Si el cuarto intento de desfibrilación tampoco es eficaz → choques subsiguientes cada 2 min y 1 mg de adrenalina cada 3-5 min (después de cada dos desfibrilaciones). Considerar la administración de 150 mg de amiodarona adicionales y buscar las causas reversibles →más adelante. Se puede también cambiar la colocación de las palas del desfibrilador: colocación en la parte anterior y posterior del tórax →fig. 1-4 o en las líneas axilares medias en lados opuestos del cuerpo.

4) Si se hacen tres descargas seguidas para la desfibrilación (→más arriba), administrar adrenalina después del 5.º choque ineficaz y amiodarona directamente después del 3.er choque ineficaz.

**5. Manejo en los ritmos no subsidiarios a la desfibrilación:**

1) valorar el ritmo cardíaco: si el primer ritmo diagnosticado en el ECG de 3 derivaciones es la asistolia → confirmarlo (→más arriba)

2) durante los ciclos de 2 min de la RCP colocar un catéter en la vena o en la médula ósea, garantizar la apertura de las vías respiratorias y empezar la administración de los fármacos (→fig. 1-5; →más adelante)

3) administrar adrenalina en inyecciones iv. (→más adelante) a la dosis de 1 mg cada 3-5 min (después de una de cada dos valoraciones del ritmo cardíaco), administrar la primera dosis lo más pronto posible

4) buscar las causas reversibles del PCS (→más adelante).

**6. Apertura de la vía respiratoria:** realizar **intubación endotraqueal** →cap. 25.19.1, si se tiene experiencia (es posible tardar 10 s). Atención: la RCP y la desfibrilación inmediata tienen prioridad sobre la apertura instrumental de las vías respiratorias. En caso de dificultad o falta de experiencia en la intubación → utilizar un dispositivo supraglótico (máscara laríngea →cap. 25.19.4.1 o tubo laríngeo →cap. 25.19.4.2). Si estos dispositivos no están disponibles o no se tiene experiencia en su uso → ventilar utilizando bolsa autoinflable (ambú) con máscara, eventualmente con el uso del tubo orofaríngeo (tubo de Guedel) →cap. 25.19.2 o nasofaríngeo →cap. 25.19.3.

**7.** Comenzar la ventilación pulmonar artificial utilizando un balón de ventilación (con válvula), preferiblemente conectado a un reservorio y a una fuente de oxígeno que permita obtener un alto flujo de oxígeno (>10-15 l/min) para conseguir la máxima concentración de oxígeno en los gases respiratorios (cercana al 100 %).

Antes de la intubación (también cuando se utiliza tubo orofaríngeo o nasofaríngeo): 2 respiraciones de rescate a través de una mascarilla facial después de cada 30 compresiones del tórax. Después de la intubación: respiración por tubo endotraqueal con una frecuencia ~10 min, sin necesidad de sincronización con la compresión del tórax (también se puede intentar la resucitación asincrónica después de asegurar la permeabilidad de la vía respiratoria con dispositivos supraglóticos; los equipos médicos de emergencia pueden realizar la resucitación asincrónica también durante la ventilación con bolsa autoinflable con máscara). Volumen y duración de inspiración: 6-7 ml/kg (500-600 ml) durante 1 s. Si se tiene acceso a capnografía (medición de presión parcial de $CO_2$ en el aire espirado al final de la espiración), utilizarla como método complementario para comprobar la correcta intubación traqueal, la eficacia de la ventilación, la recuperación de la circulación espontánea y también para valorar la calidad de las compresiones torácicas. Un aumento brusco del valor de $ETCO_2$ puede significar el regreso de la circulación espontánea. Un $ETCO_2$ <10 mm Hg a los 20 min desde el inicio de la RCP de alta calidad indica mal pronóstico.

**8.** Identificar las causas reversibles del PCS y eliminarlas: especialmente en caso de asistolia o AESP, pero también en caso de FV o TV sin pulso, resistentes a las descargas eléctricas. Interrogar a los testigos, realizar examen físico rápido y dirigido y exploraciones complementarias durante la RCP:

1) **hipoxia**: dificultad para mantener la ventilación y la permeabilidad de la vía respiratoria; comprobar la hipoxia en gasometría

2) **hipovolemia**: hemorragia, deshidratación severa

3) **neumotórax a tensión**: antecedentes de traumatismo o enfermedad pulmonar en la anamnesis, signos característicos; es necesario drenarlo inmediatamente →cap. 3.20

4) **taponamiento cardíaco**: antecedente de traumatismo o enfermedad cardíaca (del pericardio) en la anamnesis, confirmación en ecocardiografía; drenarlo inmediatamente →cap. 25.10

5) **tromboembolismo pulmonar** →cap. 2.33.2

6) **síndromes coronarios agudos** →cap. 2.5.2

7) **acidosis**: acidosis previa, acidosis persistente durante la resucitación, parada cardíaca prolongada, intubación prolongada, sobredosis de fármacos con efecto acidificante →cap. 19.2.1

8) **trastornos electrolíticos** severos: hiper- o hipopotasemia →cap. 19.1.4, hipo- o hipercalcemia →cap. 19.1.6, hipo- o hipermagnesemia →cap. 19.1.5, confirmación por determinación de los niveles séricos de los electrólitos

9) **hipotermia** →cap. 24.16

10) **sobredosis de medicamentos o intoxicación** →cap. 20.1.1

11) **hipoglucemia:** antecedente de diabetes *mellitus* en la anamnesis; confirmación con la determinación del nivel sérico →cap. 13.3.4

12) **traumatismo**, sobre todo masivo, multiorgánico, con hemorragia masiva.

Para diagnosticar causas reversibles del paro cardíaco en condiciones hospitalarias se puede utilizar un ecógrafo (p. ej. protocolo FEEL), haciendo el examen durante las pausas necesarias para la valoración del ritmo cardíaco.

### 9. Utilizar fármacos

Después de cada inyección de fármaco iv. durante la RCP, administrar también 20 ml de NaCl al 0,9 % para lavar la cánula endovenosa. Si no hay acceso venoso, administrar fármacos por vía intramedular.

1) **Adrenalina**; indicaciones: asistolia y AESP (administrar lo antes posible), FV o TV sin pulso, tras las tres primeras descargas eléctricas ineficaces (o si no hay acceso rápido al desfibrilador). D: 1 mg en 10 ml de NaCl al 0,9 % iv. (o en forma no diluida) cada 3 min (en niños 10 µg/kg de mc.). Después de cada inyección de adrenalina (y de otros fármacos usados durante la RCP), administrar también 20 ml de NaCl al 0,9 % para lavar la cánula endovenosa y levantar el miembro en el que se ha introducido la cánula.

2) **Amiodarona**; indicaciones: FV o TV resistentes a las tres primeras descargas eléctricas. D: 300 mg en 20 ml de glucosa al 5 % iv. (en niños 5 mg/kg). En caso de persistencia de la FV o TV se pueden administrar 150 mg más y, posteriormente, valorar la infusión continua de 900 mg/d iv.

3) **Bicarbonato sódico**; indicaciones: hiperpotasemia, sobredosis de antidepresivos tricíclicos. La acidosis grave no respiratoria (confirmada o su firme sospecha) ya no es una indicación para su uso rutinario. D: 50 mmol (50 ml de solución al 8,4 %) iv.; repetir en caso de necesidad controlando el pH de la sangre (gasometría). **Nota**: asegurar la ventilación pulmonar efectiva para eliminar el $CO_2$ que se forma tras administrar bicarbonato sódico.

4) **Sulfato de magnesio**; indicaciones: FV o TV resistentes a las tres primeras descargas eléctricas en caso de sospecha de hipomagnesemia, TV polimórfica de tipo *torsade de pointes* (→fig. 1-1). D: iv. 1-2 g (4-8 mmol, es decir 5-10 ml de solución al 20 %) en 1-2 min. Si es necesario, repetir a los 10-15 min.

5) **Cloruro de calcio**; indicaciones: hiperpotasemia, hipocalcemia, sobredosis de calcioantagonistas, hipermagnesemia. D: 10 ml de solución de $CaCl_2$ al 10 % iv. Repetir si es necesario.

6) **Alteplasa**; indicaciones: tratamiento ineficaz del PCS con firme sospecha o diagnóstico de tromboembolismo pulmonar →cap. 2.33.2. D: 50 mg iv. Considerar la continuación de la RCP durante los 60-90 min después de la administración del fármaco. Si la resucitación es ineficaz, pueden administrarse 50 mg transcurridas 30 min de la primera dosis.

7) **Otros fármacos:**

a) glucosa iv.: en hipoglucemia

b) glucagón iv.: en hipoglucemia (1 mg) y tras sobredosis de β-bloqueantes o calcioantagonistas (5-10 mg)

c) antihistamínicos y glucocorticoides iv.: en anafilaxia →cap. 17.1

d) sueros iv.: en hipovolemia y anafilaxia →cap. 2.2

e) hemoderivados: concentrado de hematíes, plasma y plaquetas, en hemorragias (al mismo tiempo emprender acciones para detener el sangrado de forma inmediata)

f) naloxona: en caso de intoxicación por opioides →cap. 20.16.7

g) emulsión lipídica al 20 % (inyección de 1-1,5 ml/kg, luego infusión iv. de 0,25-0,5 ml/kg/min; si no se reestablece la circulación en 5 min, se puede repetir la dosis de 1,5 ml/kg un máximo de 2 veces): en caso de intoxicación por anestésicos locales (p. ej. lidocaína, bupivacaína), β-bloqueantes lipofílicos y bloqueadores de los canales de calcio

h) antídotos específicos en caso de intoxicación por cianuro →cap. 20.4

i) atropina 3 mg iv. (inyección única o 1 mg cada 3 min hasta la dosis total de 3 mg), ya no se utiliza de manera rutinaria en asistolia o AESP con complejos QRS de <60/min de frecuencia (se puede usar si se sospecha que la causa del PCS es una estimulación del nervio vago); contraindicada en FV y TV sin pulso.

**10. Electroestimulación cardíaca:** no es un procedimiento rutinario en el paro cardíaco. Usar en caso de asistolia con ondas P en ECG y en casos en los que, tras haber implantado un marcapasos, se sospecha disfunción del dispositivo como causa del paro cardíaco; valorar su uso en la TV polimorfa provocada por, o precedida de, bradicardia o de paro sinusal (asistolia)

1) **electroestimulación externa (percutánea):**

a) rasurar el tórax si hay tiempo

b) colocar los electrodos: colocación anteroposterior →fig. 1-4, si los electrodos no permiten desfibrilación simultánea, o colocación como para desfibrilación, si los electrodos pueden utilizarse en la misma

c) frecuencia inicial de estimulación 80/min

d) corriente eléctrica de estimulación (*output*): en asistolia empezar con la corriente máxima e ir reduciendo para establecer el valor umbral basándose en la presencia del pulso; a continuación estimular con corriente eléctrica el 10 % superior al valor umbral; en caso de bradicardia empezar con el valor más bajo e ir aumentándolo para establecer el valor umbral

e) pacientes conscientes con bradicardia precisan la administración de analgésicos (opioides, p. ej. fentanilo 25-100 μg iv.) o sedantes (benzodiazepinas, p. ej. midazolam 2,5-10 mg iv.)

2) **electroestimulación transitoria intracavitaria (intravenosa):** procedimiento urgente de elección en caso de bradicardia resistente y sintomática.

**11.** Si las maniobras de resucitación estándar no han sido eficaces y es posible tratar la causa reversible del paro cardíaco (como infarto de miocardio, embolismo pulmonar, hipotermia, intoxicación) → considerar el soporte vital extracorpóreo (*extracorporeal life support*, ECLS) como procedimiento para salvar la vida. Esto significa el uso de la técnica de circulación extracorpórea, por lo general, soporte circulatorio e intercambio de gases (oxigenación por membrana extracorpórea, ECMO) en la circulación del tipo venoarterial (VA-ECMO).

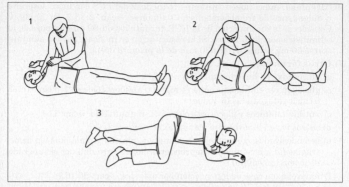

**Fig. 1-6.** Colocación del enfermo inconsciente en la posición lateral de seguridad

**Procedimientos tras la recuperación de la circulación**

**1. Colocar al enfermo** inconsciente que respira espontáneamente en posición lateral de seguridad (→fig. 1-6), siempre y cuando no se sospeche traumatismo, sobre todo de columna:

1) si el paciente lleva gafas, quitarlas

2) ponerse de rodillas al lado del enfermo y estirar sus piernas

3) con una mano colocar el brazo más cercano del enfermo en ángulo recto con su tronco y doblar el codo dirigiendo la mano del paciente hacia arriba

4) poner el otro brazo del enfermo sobre su tórax y apretar el dorso de la mano del paciente contra su mejilla (por el lado del rescatador)

5) manteniendo la mano del paciente apretada contra su mejilla, tirar de su extremidad inferior y girar al enfermo hacia el rescatador

6) inclinar la cabeza del enfermo hacia atrás y asegurarse de que las vías respiratorias están permeables; colocar la mano del paciente bajo su mejilla en caso de que esto sea necesario para mantener la cabeza en la posición inclinada hacia atrás

7) controlar regularmente la respiración y girar al paciente hacia el otro lado cada 30 min.

**2. Transporte rápido a la UCI:** si está fuera del hospital, en una ambulancia de reanimación, si está dentro del hospital, lo transporta el equipo de reanimación. Preferiblemente con el desfibrilador conectado, continuando oxigenoterapia y, si es necesario, con permeabilidad asegurada de la vía respiratoria (en un enfermo inconsciente) y ventilación artificial.

**3. Hospitalización en la UCI** (o en una unidad correspondiente, durante el tiempo necesario, habitualmente ≥24 h)

1) **monitorización** electrocardiográfica **continua**, mediciones de la presión arterial, monitorización de la diuresis y, en caso de necesidad, colocación de catéter en la vena cava superior y mediciones de la presión venosa central y monitorización hemodinámica (línea arterial, catéter Swan-Ganz)

2) **tratamiento de las arritmias** en el período tras la resucitación (taquicardias ventriculares y supraventriculares, bradicardia), *shock*, insuficiencia cardíaca y respiratoria

3) **determinación de la causa** del PCS y continuación del proceso diagnóstico, así como aplicación de tratamiento:

a) de nuevo, **anamnesis y exploración física** de forma rápida, pero más minuciosa (si el propio enfermo no puede dar esta información, hay que obtenerla de los rescatistas, testigos del PCS, sus familiares, acompañantes, basándose en la documentación médica disponible)

b) **ECG de 12 derivaciones** y otras pruebas necesarias para diagnosticar el síndrome coronario agudo (troponina, CK-MB, ecocardiografía si necesario) y aplicar el tratamiento adecuado si se diagnostica (incluidas las intervenciones coronarias percutáneas)

c) **radiografía de tórax** a pie de cama: búsqueda de signos de neumotórax, atelectasia, neumonía; verificación de la colocación de tubo endotraqueal, sonda nasogástrica y catéteres venosos centrales

d) **gasometría** arterial, corrección de las alteraciones del equilibrio ácido-base y tratamiento de la insuficiencia respiratoria (utilizar la oxigenoterapia si es necesaria para mantener la saturación de oxígeno en sangre arterial [$SaO_2$] del 94-98 %; la hiperoxia [$PaO_2$ >200-300 mm Hg] puede ser perjudicial)

e) **determinación** de los niveles de **electrólitos** y corrección de sus alteraciones; determinación de la **glucemia** (>10 mmol/l [180 mg/dl] → infusión continua iv. de insulina)

f) búsqueda de síntomas de **hemorragia activa** (sobre todo del tracto digestivo, usar profilaxis), control del hemograma para comprobar si hay anemia y transfusión de concentrado de hematíes, si es necesario

g) control de los parámetros de la **función renal y hepática**

h) pruebas básicas de la **coagulación**, en caso de necesidad de estudio de tromboembolismo pulmonar y su tratamiento →cap. 2.33.2.

i) estudio **toxicológico** en caso de sospecha de intoxicación y su tratamiento adecuado

4) **broncoscopia** con el fin de asear los bronquios ante la sospecha o diagnóstico de broncoaspiración: prevención de neumonía por aspiración

5) en las personas inconscientes o con síntomas neurológicos considerar la **TC cerebral** para la valoración de hemorragia intracraneal, ACV isquémico, edema cerebral y tratamiento antiedema (solución al 20 % de manitol [p. ej. 100 ml cada 4 h iv.] y furosemida); tratamiento de convulsiones (en general tratamiento inicial con benzodiazepinas, p. ej. clonazepam 1 mg iv. o diazepam 5-10 mg iv.)

6) para mejorar el pronóstico neurológico en los enfermos inconscientes con circulación espontánea después del PCS, según las guías ERC (2015) se debe mantener la **temperatura corporal** de 32-36 °C durante ≥24 h utilizando compresas de hielo o equipos especiales (equipados p. ej. con mantas frías o catéteres introducidos en la vena cava); con el fin de inducir la hipotermia, inicialmente se puede utilizar infusión iv. de ≤30 ml/kg de solución de NaCl al 0,9 % o de solución Ringer lactato fría (a 4 °C), con ello habitualmente se consigue bajar la temperatura en 1,5 °C. Restaurar la temperatura normal del cuerpo lentamente (a 0,25-0,5 °C/h).

## Complicaciones de resucitación cardiopulmonar

1) De la ventilación artificial: distensión gástrica por el aire, reflujo y neumonía por aspiración, hiperinsuflación pulmonar, neumotórax.

2) De la intubación: intubación del esófago, daño en las vías respiratorias, sangrado, hipoxemia por prolongación de la técnica de intubación.

3) De las compresiones torácicas: fracturas de las costillas y del esternón, neumotórax, hematomas, lesión de grandes vasos torácicos.

4) De la desfibrilación: quemaduras en la piel, daño al miocardio.

# 2. *Shock*

## → DEFINICIÓN Y ETIOPATOGENIA

El *shock* (según ESICM 2014) es una forma generalizada de insuficiencia cardiocirculatoria aguda, de riesgo vital, caracterizada por el uso insuficiente de oxígeno por las células. Se trata de un estado en el cual el sistema circulatorio no aporta a los tejidos el oxígeno necesario para cubrir sus necesidades (pero la causa única o predominante no es la insuficiencia respiratoria ni la anemia). Como consecuencia, se produce disoxia a nivel celular (cuando el uso del oxígeno ya no está independiente de su aporte), lo cual condiciona un aumento del metabolismo anaeróbico y de la producción de lactato. Aunque por lo general se acompaña de hipotensión arterial, la presión arterial puede ser normal o incluso elevada en la fase inicial del *shock* (*shock* compensado).

### Causas y mecanismos

El *shock* se desarrolla a consecuencia de uno o (con mayor frecuencia) varios de los mecanismos descritos a continuación.

**1.** *Shock* hipovolémico: disminución del volumen total de la sangre (hipovolemia absoluta)

1) **pérdida de sangre completa** (sangrado o hemorragia interna o externa): *shock* hemorrágico

2) **reducción del volumen plasmático a consecuencia de:**

   a) escape de plasma hacia tejidos lesionados (aplastamiento, heridas) o pérdida de plasma a través de la piel (quemaduras, síndrome de Lyell, síndrome de Stevens-Johnson, eritrodermia)

   b) disminución del volumen de líquido extracelular (estados de deshidratación): aporte reducido de agua (más frecuente en personas ancianas, con alteraciones de la sed y dependientes) o pérdida de agua y electrólitos por el tracto digestivo (diarrea y vómitos), riñones (diuresis osmótica en la cetoacidosis diabética e hiperglucemia hiperosmolar no cetósica, poliuria y pérdidas excesivas de sodio en el déficit de gluco- y mineralocorticoides, rara vez diabetes insípida central o nefrogénica), piel (fiebre, hipertermia)

   c) escape de líquidos a un "tercer espacio": luz intestinal (íleo paralítico o mecánico), con menor frecuencia a las cavidades mesoteliales (peritoneal: ascitis)

   d) aumento de la permeabilidad de la pared vascular en el *shock* anafiláctico y el *shock* séptico.

**2.** *Shock* distributivo (vasogénico): dilatación de los vasos sanguíneos que condiciona un aumento del volumen del lecho vascular, reducción de la resistencia vascular y alteraciones de la distribución del flujo sanguíneo, lo cual provoca hipovolemia relativa (reducción de la volemia efectiva, es decir, del relleno sanguíneo de áreas de circulación reguladas por receptores de presión, de volumen y quimiorreceptores [en la práctica se trata del sistema arterial], con aumento simultáneo del volumen sanguíneo en venas y en capilares); habitualmente se observa un estado de circulación hipercinética (gasto cardíaco aumentado), mientras que el flujo sanguíneo periférico (tisular) está disminuido:

1) *shock* séptico: sepsis →cap. 18.7 (a veces se distingue el *shock* tóxico provocado por toxinas de estafilococos o estreptococos)

2) *shock* anafiláctico: anafilaxia →cap. 17.1

3) *shock* neurogénico: lesión de médula espinal (*shock* medular); lesiones, ACV y edema cerebral; hipotensión ortostática prolongada; dilatación vascular como respuesta al dolor ("*shock* por dolor")

4) *shock* provocado por alteraciones hormonales (por vasodilatación, posible alteración de la función cardíaca y otros mecanismos): insuficiencia suprarrenal aguda, crisis tirotóxica, coma hipotiroideo.

**3. Shock cardiogénico:** alteraciones de la función cardíaca (habitualmente a consecuencia de un infarto agudo de miocardio y sus complicaciones, alteraciones del ritmo cardíaco o disfunción valvular) que condicionan reducción del gasto cardíaco (debido a la alteración de la contractibilidad del miocardio o a alteraciones severas del ritmo cardíaco) →cap. 2.2.2.

**4. Shock obstructivo:** por causas mecánicas (obstrucción de la circulación, secundaria a la oclusión de los vasos o a la compresión externa del corazón y de los vasos):

1) reducción del llenado ventricular izquierdo en el taponamiento cardíaco
2) reducción significativa del retorno venoso por compresión extrínseca del sistema venoso (neumotórax a tensión, síndrome compartimental abdominal)
3) reducción del llenado ventricular por causas intracardíacas (tumores y trombos en las cámaras cardíacas)
4) aumento brusco de las resistencias periféricas (embolismo pulmonar, hipertensión pulmonar aguda debida a insuficiencia respiratoria aguda) →cap. 2.2.3.

**Consecuencias**

**1. Reacciones compensatorias** (se suelen agotar con el tiempo); entre ellas las más importantes son

1) Activación del sistema nervioso simpático y aumento de la secreción de adrenalina en la médula suprarrenal → taquicardia y circulación centralizada (constricción de vasos precapilares, venas de la piel y posteriormente de músculos y circulación visceral y renal → reducción del flujo sanguíneo y repleción venosa en dichas áreas → mantenimiento del flujo sanguíneo en los órganos vitales, corazón y cerebro). En caso de hipovolemia, el volumen plasmático se compensa mediante el desplazamiento de líquido extracelular a los vasos capilares (a consecuencia de la contracción de vasos precapilares y reducción de la presión hidrostática capilar sin que cambie la presión oncótica). En algunos casos de *shock* no cardiogénico: aumento de la contractibilidad miocárdica (e incluso aumento del gasto cardíaco); hiperventilación; hiperglucemia.

2) Activación del sistema renina-angiotensina-aldosterona y de la secreción de vasopresina (HAD) y glucocorticoides → contribuye a la centralización de la circulación y favorece la retención de sodio y agua en el organismo.

3) Extracción de oxígeno incrementada como respuesta a la reducción del aporte del mismo → mayor desoxigenación de hemoglobina → reducción de la saturación de la hemoglobina de la sangre venosa ($SvO_2$).

**2. Alteraciones metabólicas y electrolíticas** por hipoxemia

1) Metabolismo anaerobio acentuado e incremento de la producción de lactato → acidosis metabólica láctica →cap. 19.2.1.

2) Escape de potasio, fosfatos y algunas enzimas (LDH, CK, AST, ALT) de las células al espacio extracelular, aporte aumentado de sodio a las células (a consecuencia de la síntesis alterada de ATP) → posible hiponatremia, hiperpotasemia e hiperfosfatemia.

**3. Consecuencias de la isquemia de los órganos:** insuficiencia multiorgánica (AKI prerrenal →cap. 14.1, alteraciones del nivel de conciencia, incluido el coma, u otros déficits neurológicos, insuficiencia respiratoria aguda →cap. 3.1.1, insuficiencia hepática aguda →cap. 7.13, CID →cap. 15.21.2, sangrado del tracto digestivo (por gastropatía aguda hemorrágica [erosiva] →cap. 4.6.1, úlceras gástricas o duodenales por estrés o colitis isquémica →cap. 4.21.3), íleo paralítico →cap. 4.29.1 y traslocación de microorganismos de la luz del tracto digestivo a la sangre (puede provocar sepsis).

**⇥ CUADRO CLÍNICO**

**1. Síntomas y signos del sistema circulatorio:** dolor anginoso, taquicardia, rara vez bradicardia, la cual puede preceder en las fases avanzadas a la asistolia y actividad eléctrica sin pulso como mecanismo de la parada. Hipotensión definida como reducción de la presión arterial sistólica <90 mm Hg, o marcada reducción de la presión sistólica (>40 mm Hg), o reducción de la presión arterial media <65 mm Hg (es la suma de 1/3 de la presión sistólica y 2/3 de la diastólica). La reducción de la presión diastólica y, como consecuencia, de la presión media, puede preceder la bajada de la presión sistólica. En la fase inicial la mayoría de los casos presentan la presión arterial normal o solamente hipotensión ortostática. Pueden presentar disminución de la presión del pulso con pulso débil (con una presión sistólica <60 mm Hg no es por lo general palpable el pulso en la arteria radial). Disminuye el llenado de las venas yugulares, pero aumenta en caso de taponamiento cardíaco, embolismo pulmonar y de neumotórax a tensión. Paro cardíaco: se debe prestar atención al diagnóstico de la actividad eléctrica sin pulso, que puede no detectarse con la sola monitorización del ECG.

**2. Síntomas y signos de hipoperfusión tisular**

1) Piel: palidez, frialdad y sudoración, si bien inicialmente en el *shock* séptico la piel suele estar seca y caliente, mientras que en los casos de deshidratación la piel suele estar seca y poco elástica; retraso del relleno capilar (cuando se deja de presionar, la palidez tarda en desaparecer >2 s; cianosis, livedo reticular.

2) SNC: ansiedad, inquietud, confusión, agitación psicomotriz, somnolencia, estupor, coma, focalidad neurológica.

3) Riñones: oliguria o anuria y otros síntomas de insuficiencia aguda.

4) Músculos: debilidad.

5) Tracto digestivo: náuseas, vómitos, meteorismo, peristaltismo débil o ausente, sangrado.

6) Hígado: la ictericia es un síntoma infrecuente, que aparece tarde o al salir del *shock*.

7) Sistema respiratorio: son posibles varios trastornos de la mecánica respiratoria, la respiración inicialmente puede ser superficial y rápida, posteriormente lenta, claudicante o apnea (en la acidosis no respiratoria: lenta y profunda; también suele ser rápida y profunda: respiración de Kussmaul); puede presentarse insuficiencia respiratoria aguda, con hipoxemia (tipo I) y/o hipercapnia (tipo II).

**3. Síntomas relacionados con la causa del *shock*:** síntomas de la deshidratación, de la hemorragia, anafilaxia, infección (sepsis), enfermedad cardíaca de grandes vasos, tromboembolismo pulmonar, neumotórax a tensión, íleo y otros.

No siempre están presentes todos los elementos de la tríada clásica (hipotensión, taquicardia, oliguria).

## → DIAGNÓSTICO

A base de los síntomas y signos suele ser fácil establecer el diagnóstico, pero en ocasiones existen dificultades para establecer la causa del *shock*. Si bien es posible hacerlo basándose solamente en la anamnesis (p. ej. pérdida de líquidos o de sangre, síntomas de la infección o anafilaxia) y el examen físico (signos del sangrado activo, deshidratación, taponamiento cardíaco o neumotórax a tensión). Hay que tener en cuenta otras causas de hipoperfusión e hipoxia tisular distintas al *shock* (anemia, insuficiencia respiratoria, intoxicaciones que alteran el transporte sanguíneo de oxígeno y su uso a nivel celular).

**Exploraciones complementarias**

**1. Estudio del sistema circulatorio**

1) **Mediciones de la presión arterial** (invasivas en caso de *shock* prolongado).

2) **ECG** de 12 derivaciones y monitorización continua: alteraciones del ritmo, signos de isquemia miocárdica, de infarto de miocardio o de otra enfermedad cardíaca.

3) **Ecocardiografía**: puede ser útil para establecer la causa del *shock* cardiogénico (taponamiento cardíaco, disfunción valvular, alteración de la contractibilidad del miocardio).

4) **Medición del gasto cardíaco** (GC) **y de la presión de enclavamiento capilar pulmonar** (PECP): en caso de dudas diagnósticas y dificultades en el tratamiento. Puede ser útil también medir la PECP con el catéter de Swan-Ganz con el fin de valorar el estado de hidratación y de precarga del ventrículo izquierdo, que tiene importancia básica en el diagnóstico diferencial y en el tratamiento farmacológico. La PECP corresponde a la presión en la aurícula izquierda e informa de manera indirecta sobre la presión telediastólica en el ventrículo izquierdo. Valores ~15-18 mm Hg confirman el llenado óptimo del ventrículo izquierdo. El catéter de Swan-Ganz permite también medir el GC por el método de termodilución (actualmente están disponibles también otros métodos de valoración del GC). En el *shock* cardiogénico el GC está disminuido, mientras que en la fase inicial del *shock* hipovolémico y en el *shock* distributivo (séptico, anafiláctico, neurógeno) generalmente está aumentado. No hay una clara evidencia de que el manejo basado en la monitorización hemodinámica invasiva mejore el pronóstico de los enfermos, por lo que el uso del catéter de Swan-Ganz está reservado a los enfermos complejos que no responden al tratamiento inicial.

5) **Indicadores dinámicos del estado de llenado del lecho vascular**: la infusión de líquidos será beneficiosa si se observa aumento de las variaciones en la presión de pulso (VPP), de la presión arterial sistólica (VP), y del volumen del latido (VVL), o si aparece colapsabilidad (en enfermos ventilados mecánicamente: la dilatación) de la vena cava inferior. Tiene el mismo significado un resultado positivo del test de elevación de los miembros inferiores (enlentecimiento del pulso, aumento de la presión arterial o de la presión de pulso y, sobre todo, aumento del gasto cardíaco en ≥10 %, después de colocar al paciente en decúbito supino, con elevación de los miembros inferiores en 45°, p. ej. durante 4 min, si antes estaba con la cabeza y tronco elevados en 45°). La VPP, VP, VVL y los cambios en el diámetro de la vena cava inferior son útiles en enfermos en ventilación mecánica (sin respiración espontánea, con un volumen corriente ≥8 ml/kg del peso corporal ideal) y con un ritmo cardíaco regular.

**2.** Pruebas de laboratorio de la sangre venosa:

1) **Bioquímica del suero**:

a) valoración de las consecuencias del *shock*: trastornos electrolíticos (determinar Na y K); aumento de la concentración de lactato, creatinina, urea, bilirrubina, glucosa; aumento de la actividad de AST, ALT, CK y LDH

b) el aumento del nivel de troponina, CK-MB o mioglobina puede indicar un infarto agudo reciente y el aumento del nivel de péptidos natriuréticos (BNP o NT-proBNP) puede indicar insuficiencia cardíaca como causa o consecuencia del *shock*.

2) **Hemograma**:

a) hematocrito, niveles de hemoglobina y recuento de hematíes: reducidos en el *shock* poshemorrágico (pero no en su fase inicial), aumentados en otras formas de *shock* hipovolémico

b) leucocitos: leucocitosis con predominio de neutrófilos o leucopenia en el *shock* séptico; el aumento del número de leucocitos y de porcentaje de neutrófilos es posible también en otros tipos del *shock* (p. ej. hipovolémico); eosinofilia a veces en los casos de anafilaxia

c) plaquetas: el número reducido es el primer signo de CID (más a menudo en el *shock* séptico o después de traumatismos severos); puede ser también consecuencia de sangrados masivos y transfusiones de concentrados de hematíes.

3) **Estudio de coagulación**: el aumento del INR, la prolongación del TTPa y la disminución del nivel de fibrinógeno sugieren la CID →cap. 15.21.2 o pueden ser consecuencia de una coagulopatía poshemorrágica o postransfusional.

El incremento del INR y la prolongación del TTPa pueden ser signos de insuficiencia hepática. La concentración aumentada de dímeros-D no es un signo específico del tromboembolismo pulmonar, ya que aparece también p. ej. en la CID.

**3. Pulsioximetría:** posible disminución de la $SpO_2$. Observar.

**4. Gasometría**

1) **Arterial**: acidosis metabólica o mixta. A veces, en la fase inicial del *shock*, alcalosis respiratoria por hiperventilación. Es posible hipoxemia (extracción de sangre →cap. 25.5.1, interpretación de resultados →cap. 19.2, tabla 2-1).

2) **Venosa**: para valorar la saturación de oxígeno de la hemoglobina, preferiblemente en sangre venosa central a nivel de la vena cava superior ($SvcO_2$) o en sangre venosa mixta (extraída del tronco de la arteria pulmonar por medio del catéter de Swan-Ganz; $SvmO_2$) y para determinar el consumo de oxígeno y la diferencia arteriovenosa de la presión parcial del dióxido de carbono (V-Ap$CO_2$). Una $SvcO_2$ <70 %, o $SvmO_2$ <65 % indican una alteración del aporte de oxígeno a los tejidos y un aumento compensatorio de su extracción. Una V-Ap$CO_2$ >6 mm Hg puede indicar un aporte de oxígeno disminuido incluso con valores normales de $SvcO_2$ o $SvmO_2$.

**5. Pruebas de imagen.** Realizar la **radiografía de tórax**: evaluar enfocándose en los signos de insuficiencia cardíaca (cardiomegalia, congestión pulmonar, edema pulmonar) y las causas de la insuficiencia respiratoria y de la sepsis. **TC de tórax:** en caso de sospechar tromboembolismo pulmonar (angio-TC), disección de aorta, ruptura de aneurisma aórtico. **Radiografía de abdomen:** si se sospecha una perforación del tracto digestivo o íleo mecánico →cap. 4.29.2. **Ecografía o TC abdominal:** búsqueda de focos de infección en caso de sepsis, entre otros. **Ecografía venosa:** ante la sospecha de embolismo pulmonar. **TC craneal:** ante la sospecha de ACV, edema cerebral o lesiones postraumáticas.

**6. Grupo sanguíneo:** comprobarlo basándose en la documentación disponible o determinarlo en cada paciente.

**7. Otras pruebas:** microbiológicas (en el *shock* séptico), hormonales (TSH y FT4 ante la sospecha de coma hipotiroideo o crisis tirotóxica; cortisol ante la sospecha de crisis suprarrenal), toxicológicas (sospecha de intoxicación), alergológicas (IgE y, en su caso, pruebas cutáneas tras el *shock* anafiláctico).

---

### ➜ TRATAMIENTO

---

**1. Mantener la permeabilidad de las vías respiratorias** →cap. 2.1 y cap. 24.8, fig. 8-2; y, si es necesario, realizar intubación endotraqueal y ventilación mecánica. El uso de la ventilación mecánica con presión positiva, junto con la sedación y el efecto de otros fármacos utilizados antes de la intubación, pueden provocar o intensificar la hipotensión, por lo cual se debe estar preparado para su control (infusión rápida de fluidos y empleo de fármacos vasoconstrictores).

**2. Colocar al paciente en posición de Trendelenburg:** es útil transitoriamente en la hipotensión, sobre todo si no se dispone de ningún equipamiento médico. No obstante, puede empeorar la ventilación y en caso del *shock* cardiogénico con congestión pulmonar, también la función miocárdica.

**3. Canalizar accesos vasculares:**

1) en venas periféricas 2 cánulas de grueso calibre (preferiblemente ≥1,8 mm [≤16 G]) →cap. 25.5.2 que permitan sueroterapia eficaz →más adelante

2) si es necesario emplear múltiples fármacos (incluidas catecolaminas →más adelante), canalizar un acceso (catéter venoso central), lo que permite monitorizar también la presión venosa central (PVC; no necesariamente en todos en *shock*)

3) catéter arterial (en general arteria radial), que permite la monitorización invasiva de la presión arterial en caso de *shock* persistente o necesidad de

uso prolongado de catecolaminas; la canalización de venas centrales y de arterias no debe retrasar el tratamiento.

Para la infusión rápida de líquidos o de hemoderivados son útiles los accesos venosos periféricos de gran calibre (preferiblemente ≥1,8 mm o ≤16 G usando 2 accesos), y no los catéteres venosos centrales. Si es imposible obtener un acceso venoso periférico para la infusión rápida de fluidos y hemoderivados, utilizar un catéter venoso central de gran calibre (del mismo tipo que los utilizados en hemodiálisis, angiografías o para la colocación de electrodos endocavitarios como los introductores vasculares).

**4.** Aplicar tratamiento etiológico →más adelante, **manteniendo simultáneamente la función del sistema circulatorio y el aporte de oxígeno a los tejidos.**

1) Si el paciente recibe fármacos hipotensores → suspenderlos.

2) En la mayoría de las formas de *shock* es fundamental reponer el volumen intravascular mediante la infusión de líquidos iv. El *shock* cardiogénico con síntomas de congestión pulmonar constituye una excepción →cap. 2.2.2. No está comprobado que las soluciones coloidales, como la solución de hidroxietilalmidón (AHE), reducen la mortalidad de forma más eficaz que las soluciones de cristaloides, si bien para corregir la hipovolemia se precisa menor volumen de solución coloidal que de cristaloides. La reanimación con fluidos debe empezar con la perfusión iv. de 500 ml de cristaloides con concentración de sodio de 130-154 mmol/l durante ≤15 min. Inicialmente se suelen perfundir 1000 ml de solución de cristaloides o 300-500 ml de coloides a lo largo de 30 min. Las siguientes aportaciones de fluidos (200-500 ml tras perfundir los primeros 2000 ml) se administran en función de la presión arterial, otros parámetros hemodinámicos (estáticos y dinámicos →cap. 2.2), concentración de lactato sérico, diuresis y la presencia de signos de sobrecarga de volumen. En sepsis se recomienda empezar la fluidoterapia con 30 ml/kg de cristaloides durante 3 h (→cap. 18.7). En la actualidad suelen preferirse los cristaloides equilibrados (balanceados), aunque en las guías actuales de actuación en sepsis dichas soluciones y la solución de NaCl al 0,9 % se consideran equivalentes. Una parte de las soluciones balanceadas disponibles (p. ej. solución de Ringer lactato) y de las soluciones de coloides se caracterizan por la tonicidad ("tonía") algo más baja que la del plasma, aunque a veces se consideran erróneamente soluciones isotónicas. Por eso no se deben utilizar (igual que las soluciones más hipotónicas) en enfermos con edema cerebral o con riesgo de desarrollarlo (en caso de necesitar corregir la volemia, utilizar solución de NaCl al 0,9 % u otras soluciones isotónicas. La compensación del déficit grave de volemia puede comenzar con infusión de soluciones hipertónicas, p. ej. de coloides. Las soluciones HES utilizadas con estos fines (también las isotónicas →cap. 25.22) fueron retiradas por la EMA en 2018. En la sepsis, el coloide de elección es la solución de albúmina al 4 o 5 % →cap. 18.7. Las soluciones de gelatina no ocasionan los efectos adversos de las HES, no obstante en la sepsis se prefieren los cristaloides →cap. 25.22. No utilizar coloides en los enfermos tras un traumatismo craneoencefálico.

3) En caso de hipotensión persistente a pesar de la infusión de líquidos → administrar en infusión iv. continua, preferiblemente por catéter venoso central, fármacos vasoconstrictores, como **noradrenalina** en general 0,05-0,5 µg/kg/min (máx. 1-2 µg/kg/min) o **adrenalina** 0,05-0,5 µg/kg/min o **dopamina** (actualmente no es de elección, sobre todo, en el *shock* séptico) 3-30 µg/kg/min y, si es posible, observar la presión arterial de manera invasiva. En la sepsis, en caso de ineficacia de la noradrenalina, se sugiere añadir vasopresina (hasta 0,03 uds./min; en Chile está disponible únicamente como fármaco importado, pero se dispone en algunos centros del análogo de vasopresina, la terlipresina; en Argentina está disponible y se utiliza tanto vasopresina, como telipresina) o la adrenalina. La vasopresina puede utilizarse también para reducir la dosis de noradrenalina →cap. 2.1. En el *shock* anafiláctico

comenzar con la adrenalina IM en la zona externa del muslo (dosificación: en adultos 0,3 mg, máx. 0,5 mg, solución de 1 mg/ml [0,1 %, 1:1000]).

4) A los enfermos con gasto cardíaco disminuido a pesar de una adecuada volemización y a los enfermos expandidos de volumen, se les puede administrar **dobutamina** en infusión continua iv.: 2-20 μg/kg/min (actuar con precaución en caso de alteraciones del ritmo cardíaco, incluso de taquicardia sinusal, dado que la dobutamina puede intensificarlas). Si coexiste hipotensión, simultáneamente puede utilizarse un fármaco vasoconstrictor.

5) Aplicar oxigenoterapia de forma simultánea al procedimiento anterior →cap. 25.21. La máxima saturación de hemoglobina incrementa el aporte de oxígeno a los tejidos; la $SpO_2$ <95 % habitualmente constituye una indicación absoluta.

6) Si a pesar del procedimiento anterior, persisten los signos de la hipoperfusión (p. ej. $SvcO_2$ <70 % o $SvmO_2$ <65 %), y hematocrito <30 % → transfundir concentrado de hematíes (→cap. 25.23.2).

**5.** El tratamiento básico para corregir la acidosis láctica es el tratamiento etiológico y de mantenimiento de la función circulatoria. Considerar la administración de $NaHCO_3$ iv. en caso de pH <7,15 (7,20) o de la concentración de bicarbonato <14 mmol/l (aunque no se han demostrado efectos beneficiosos de esta conducta).

**6. Observar** las constantes vitales (presión arterial [en la mayoría de los enfermos el valor diana inicial de la presión arterial media es ≥65 mm Hg], pulso, respiración), estado de consciencia, ECG, $SaO_2$, PVC, concentración sanguínea de lactato (con el objetivo de normalizarlo), gasometría, natremia y potasemia, parámetros de función renal y hepática y, si es necesario, gasto cardíaco, PECP y otros indicadores estáticos y dinámicos del estado de llenado del lecho vascular.

**7.** Proteger al enfermo contra la pérdida de calor (→cap. 24.16) y **garantizar un entorno tranquilo.**

**8.** Si el *shock* persiste:

1) **prevenir la hemorragia del tracto digestivo** →cap. 4.30 y **las complicaciones tromboembólicas** (en enfermos con sangrado activo o con riesgo elevado de sangrado no utilizar fármacos anticoagulantes, sino métodos mecánicos) →cap. 2.33.3

2) **corregir hiperglucemia** (si es >10-11,1 mmol/l [180-200 mg/dl]), mediante infusión continua iv. de insulina de acción corta, evitando la hipoglucemia; intentar alcanzar glucemias de entre 6,7-7,8 mmol/l (120-140 mg/dl) y 10-11,1 mmol/l (180-200 mg/dl). Hasta que se consiga una glucemia estable, se debe controlar cada 1-2 h, y a continuación cada 4 h. Las determinaciones de glucemia capilar deben interpretarse con precaución, ya que pueden no reflejar la concentración real de glucosa plasmática. Por este motivo, se prefiere realizar mediciones en la sangre extraída mediante catéter arterial.

## 2.1. *Shock* hipovolémico

### → CUADRO CLÍNICO Y DIAGNÓSTICO

Simultáneamente con los síntomas del *shock* o con anterioridad pueden aparecer los síntomas de depleción de volumen, como reducción de la humedad de las mucosas, piel seca y poco elástica, sed que puede estar ausente en ancianos con alteración de la percepción. Las alteraciones de la conciencia pueden preceder a la hipotensión. Habitualmente, la taquicardia y la hipotensión ortostática (de pie) aparecen antes de la reducción de la presión arterial en posición sentada u horizontal. Para establecer el diagnóstico, son útiles la anamnesis y la exploración física, que indican la causa del *shock*. Estados de deshidratación →cap. 19.1.1.

**→ TRATAMIENTO**

**1.** Perfundir **líquidos** iv. (→cap. 2.2, Tratamiento). Si a pesar de administrar ~1500-2000 ml de solución de cristaloides o ~1000 ml de solución de coloides, la hipotensión y la hipoperfusión se mantienen → utilizar noradrenalina o dopamina (eventualmente adrenalina como fármaco de segunda línea) en infusión iv. continua (→cap. 2.2, Tratamiento), manteniendo la infusión de líquidos. En el tratamiento del *shock* hipovolémico, la corrección de la volemia mediante infusión de líquidos es una medida prioritaria y anterior a la administración de catecolaminas. No obstante, las catecolaminas pueden ayudar a mantener la perfusión sanguínea en los órganos vitales. Después de una fluidoterapia inicial intensa se pueden administrar volúmenes más reducidos de fluidos (realizar pruebas de carga con fluidos) y evaluar la demanda total de líquidos.

**2.** Paralelamente **tratar la causa** del *shock*, p. ej. la enfermedad que provoca vómitos, diarrea, íleo, poliuria y pérdidas cutáneas de agua.

**3.** Otras etapas de manejo →cap. 2.2, Tratamiento.

### 2.1.1. *Shock* hemorrágico

**→ CUADRO CLÍNICO Y DIAGNÓSTICO**

Los signos locales del sangrado (hemorragia) dependen de su origen (p. ej. tracto digestivo →cap. 4.30, heridas postraumáticas →cap. 24.4) y no siempre son perceptibles. La presión arterial puede no descender hasta que se hayan perdido 750-1500 ml de sangre. En la primera etapa del sangrado es importante comparar las mediciones de la presión arterial y el pulso en posición sentada y de pie. La detección de hipotensión ortostática ≥10 mm Hg y el aumento simultáneo del pulso ≥20/min indican hipovolemia. La pérdida de 1500 ml de sangre suele estar acompañada de inquietud, mientras que la pérdida de la mitad del volumen de sangre (2000-2500 ml) se relaciona con alteraciones del nivel de conciencia, con mayor frecuencia con síncope. Los niveles de hematocrito, hemoglobina y hematíes bajan normalmente tras ≥1-3 (4) h desde la pérdida de sangre.

**→ TRATAMIENTO**

**1.** Detener la hemorragia →cap. 4.30, si es posible. En caso de necesidad, trasladar al enfermo a un centro especializado de tratamiento quirúrgico o menos invasivo (p. ej. endoscópico, en caso de hemorragia digestiva →cap. 4.30) o para la valoración por radiología intervencional, pensando en la posible embolización.

**2.** Administrar soluciones cristaloides a un flujo elevado (~3 ml por cada 1 ml de sangre perdida) o de coloides (~1 ml por cada 1 ml de sangre perdida), pero solo hasta que estén disponibles los concentrados de hematíes (CH) →más arriba.

**3.** Extraer muestras de sangre para pruebas cruzadas. Solicitar la determinación del grupo sanguíneo si no es posible determinarlo de forma rápida y fiable basándose en la documentación. Solicitar y transfundir concentrados de hematíes →cap. 25.23.2.1. En caso de hemorragias masivas no esperar al resultado de las pruebas cruzadas y transfundir hematíes de grupo 0 Rh–, hasta recibir los preparados compatibles. No permitir que el hematocrito baje <30 % si el *shock* persiste. En el caso de pérdidas voluminosas de sangre, además de administrar concentrados de hematíes también hay que transfundir PFC, y se debe considerar la transfusión de concentrados de plaquetas y de crioprecipitado. Así, en el caso de transfusiones ≥5 uds. de concentrados de hematíes, inicialmente transfundir 1 ud. de PFC por cada 2 uds. de concentrados de hematíes hasta obtener los resultados de la coagulación, a continuación administrar una dosis estándar de 15-20 ml/kg, si el tiempo de protrombina y/o el tiempo de tromboplastina parcial activada [TTPa] están prolongados ≥1,5 veces, y además, 1 ud. de concentrados de plaquetas por cada 5 uds. de concentrados de hematíes. En hemorragias graves (es decir aquellas que requieran la transfusión de concentrados de hematíes) transfundir concentrados de plaquetas, si su recuento es <50 000/µl (<100 000/µl en el caso de TEC graves o cuando es imposible controlar el sangrado), y transfundir crioprecipitado 1 ud./10 kg, si el nivel de fibrinógeno es <1,5 g/l. En hemorragias masivas, además de la transfusión de concentrados de hematíes desde el inicio del tratamiento, considerar el uso de PFC, crioprecipitado o fibrinógeno (nivel diana de fibrinógeno >1,5-2,0 g/l). En el caso de hemorragias muy masivas transfundir 1 ud. de PFC y 1 ud. de concentrados de plaquetas por cada unidad de concentrados de hematíes transfundida. En situaciones de coagulopatía hay que considerar también la transfusión de PFC, crioprecipitado y concentrados de plaquetas.

**4.** Tratar la hipotermia y prevenirla, así como corregir la acidosis y la hipocalcemia (estos trastornos alteran la coagulación sanguínea).

**5.** Se deben suspender los fármacos anticoagulantes y hay que neutralizar su efecto →cap. 2.34.

**6.** En caso de hemorragias graves postraumáticas administrar ácido tranexámico (iv., dosis de carga de 1 g durante 10 min y después 1 g durante 8 h).

**7.** En las hemorragias masivas que no se logran controlar con el tratamiento quirúrgico ni con transfusiones de hemoderivados ni con ácido tranexámico, valorar el uso del factor VII activado recombinante.

**8.** Otras etapas de manejo →cap. 2.2, Tratamiento.

## 2.2. *Shock* cardiogénico

### ➡ DEFINICIÓN Y ETIOPATOGENIA

*Shock* provocado por alteraciones de la función cardíaca (insuficiencia cardíaca aguda →cap. 2.19.2) que provocan disminución del gasto cardíaco.

**Causas:**

1) daño miocárdico: insuficiencia cardíaca aguda con función sistólica reducida, provocada por síndromes coronarios agudos; con mayor frecuencia se trata de infartos de miocardio con elevación del ST y compromiso de la masa del ventrículo izquierdo >40 %; también intervienen las complicaciones del infarto, como la insuficiencia mitral aguda o la ruptura de pared; otras causas son la miocarditis, traumatismos cardíacos que ocasionan contusión, miocardiopatías o descompensaciones de la insuficiencia cardíaca crónica terminal

2) alteraciones del ritmo cardíaco: bradicardia, taquiarritmias, especialmente taquicardias ventriculares y fibrilación auricular

3) lesiones valvulares agudas (insuficiencia aguda de la válvula mitral o aórtica)

4) disfunción de la prótesis valvular; en el contexto tradicional el término "*shock* cardiogénico" se utiliza para designar al *shock* provocado por alteración de la función sistólica del corazón (su función como bomba).

### ➡ CUADRO CLÍNICO Y DIAGNÓSTICO

Presentes los síntomas del *shock* y de la enfermedad de base.

**Exploraciones complementarias**

Como en el *shock* →cap. 2.2 y en la insuficiencia cardíaca aguda →cap. 2.19.2.

### ➡ TRATAMIENTO

**1.** Si el paciente recibe β-bloqueante, IECA u otros fármacos que bajan la presión arterial → suspenderlos.

**2. En caso de taquicardia ventricular, fibrilación o *flutter* auricular** (u otra taquicardia supraventricular que provoca *shock*, lo que es menos frecuente) realizar **cardioversión** →cap. 25.18. Posteriormente, considerar el tratamiento con amiodarona para prevenir la recurrencia de arritmias →cap. 2.6, tabla 6-4.

**3. En los enfermos con bradicardia** considerar la administración de **atropina** →cap. 2.7, fig. 7-1 y el **marcapaso transitorio**→cap. 2.1. En caso de dificultades para usar el marcapaso transitorio, administrar adrenalina 2-10 µg/min en infusión iv. continua (o alternativamente isoprenalina 5 µg/min, dopamina o glucagón).

**4. En ausencia de síntomas de expansión de volumen o de congestión pulmonar** → **perfundir líquidos** para conseguir un llenado óptimo del ventrículo izquierdo, de importancia crucial en caso de alteración funcional del ventrículo derecho. Empezar con 250 ml de NaCl al 0,9 % durante 10-15 min y continuar la infusión a un ritmo más lento si no se presentan signos de sobrecarga de volumen. En los enfermos con sobrecarga de volumen (edema pulmonar) no administrar líquidos y continuar con las recomendaciones descritas más adelante, las cuales están indicadas también en personas sin sobrecarga de volumen con falta de respuesta a la dosis inicial de líquidos.

**5. En los enfermos con las alteraciones de la contractibilidad del miocardio** documentadas puede ser beneficioso el uso de fármacos con efecto inotrópico. En la mayoría de estos enfermos será razonable empezar el tratamiento con noradrenalina, dado que su acción no se limita solamente a la vasoconstricción, sino que también ejerce un efecto inotrópico (debido a la estimulación de los receptores agonistas $\beta_1$). En los enfermos con manifestaciones de *shock* persistente a pesar del tratamiento inicial se puede administrar dopamina y/o dobutamina en infusión iv. continua. En caso de respuesta insuficiente o de aparecer alteraciones significativas del ritmo cardíaco valorar el uso de otros fármacos que mejoran la contractibilidad del miocardio: milrinona, enoximona (no disponible en Chile, ni en Argentina) o levosimendán (todos estos fármacos pueden presentar efectos adversos serios y su uso es controvertido; dosificación de la milrinona →cap. 2.19, tabla 19-6).

**6. En los enfermos con edema pulmonar o edema periférico,** después de conseguir una presión arterial sistólica ≥90 mm Hg → empezar la administración de **diurético de asa** (tratamiento diurético en la insuficiencia cardíaca aguda →cap. 2.19.2, Tratamiento). Ante la ineficacia de los diuréticos considerar la ultrafiltración o, en insuficiencia renal, la hemodiálisis.

**7. En los enfermos con edema pulmonar** y presión arterial sistólica >110 mm Hg considerar el uso de vasodilatadores como la **nitroglicerina** (dosificación →cap. 2.19.2, Tratamiento; no utilizar en insuficiencia del ventrículo derecho aislada).

**8. Tratamiento etiológico:** en caso de síndrome coronario agudo solicitar reperfusión inmediata. En caso de complicaciones mecánicas del infarto de miocardio, disfunción aguda de las válvulas cardíacas o disfunción de prótesis valvular, trombosis o tumor de las cámaras cardíacas, aneurisma roto o disección de aorta → tratamiento quirúrgico. En caso de taponamiento cardíaco realizar pericardiocentesis →cap. 25.10. En neumotórax a tensión, evacuar el aire →cap. 3.20. En tromboembolismo pulmonar, utilizar tratamiento fibrinolítico y anticoagulante →cap. 2.33.2.

**9.** Si se trata de una causa reversible (síndrome coronario agudo, miocarditis) → considerar el uso de balón de contrapulsación aórtica (en un centro especializado, una vez descartadas las contraindicaciones como la insuficiencia aórtica y disección de aorta), de un dispositivo de soporte para el ventrículo izquierdo, o una técnica de circulación extracorpórea (ECLS; con mayor frecuencia el intercambio de gases [oxigenación por membrana extracorpórea, ECMO] en la circulación del tipo venoarterial [VA-ECMO]) como tratamiento transitorio (hasta la intervención o hasta la recuperación).

**10.** Otras etapas de manejo (oxigenoterapia entre otros): como en las demás formas de *shock* →cap. 2.2.

## 2.3. *Shock* obstructivo

### ➡ DEFINICIÓN Y ETIOPATOGENIA

→cap. 2.2, Definición y etiopatogenia.

Están presentes los síntomas del *shock* (que suele desarrollarse rápidamente) y de la enfermedad de base.

**Exploraciones complementarias**

Las pruebas de imagen son de mayor importancia. La radiografía de tórax puede revelar neumotórax. La angio-TC puede confirmar el embolismo pulmonar. En las pruebas ecográficas se pueden visualizar los signos del taponamiento cardíaco, tumor cardíaco, trombo intracardíaco, neumotórax o de trombosis venosa relacionada con el embolismo pulmonar.

Otras exploraciones complementarias igual que en otras formas del *shock* (→más arriba).

→ **TRATAMIENTO**

Empezar el tratamiento de la causa lo más rápidamente posible:

1) taponamiento cardíaco: realizar pericardiocentesis →cap. 25.10
2) neumotórax a tensión: realizar descompresión →cap. 3.20, Tratamiento
3) embolismo pulmonar: realizar tratamiento fibrinolítico y anticoagulante →cap. 2.33.2, Tratamiento
4) tumor cardíaco, trombo intracardíaco, taponamiento cardíaco provocado por disección de la aorta o por perforación de la pared cardíaca: dirigir al tratamiento quirúrgico.

# 3. Prevención de las enfermedades cardiovasculares

La prevención de las enfermedades cardiovasculares (ECV) se basa en la valoración/detección y modificación/eliminación de los factores de riesgo cardiovascular.

**Factores de riesgo cardiovascular modificables**: nutrición inadecuada, tabaquismo, escasa actividad física, presión arterial elevada, niveles elevados de colesterol LDL plasmático (C-LDL), niveles bajos de colesterol HDL (C-HDL), niveles elevados de triglicéridos (TG), estado prediabético o diabetes, sobrepeso u obesidad.

**Factores de riesgo cardiovascular no modificables**: edad (hombres ≥45 años, mujeres ≥55 años), sexo (riesgo mayor en varones que en mujeres premenopáusicas), antecedentes familiares de aparición precoz (hombres <55 años, mujeres <65 años) de enfermedad cardíaca isquémica (ECI) o enfermedad de otras arterias debida a ateroesclerosis.

**Valoración del riesgo cardiovascular**

Valorar el riesgo cardiovascular cada 5 años en personas con un aumento del riesgo, p. ej. en relación con una ECV precoz en la familia, hiperlipidemia familiar, la presencia de alguno de los principales factores de riesgo (tabaquismo, presión arterial elevada, diabetes *mellitus* o concentración aumentada de lípidos plasmáticos) o de comorbilidades. Se realizará con más frecuencia en aquellas personas con un riesgo cardiovascular límite para iniciar una intervención específica.

Para valorar el riesgo de muerte por causas cardiovasculares en un período de 10 años en personas sin factores de riesgo (es decir, sin enfermedad cardiovascular, diabetes *mellitus*, enfermedad renal crónica o uno de los factores de riesgo cardiovascular muy intensificado), que no se califican automáticamente a la categoría de riesgo alto o muy alto, en Europa se utilizan las tablas SCORE. En Chile se utiliza el algoritmo de estimación del riesgo cardiovascular (→fig. 3-1) y las tablas de Framingham para la estimación de riesgo coronario a 10 años adaptadas a la población chilena (→fig. 3-2), recomendadas por el Ministerio de Salud de Chile en

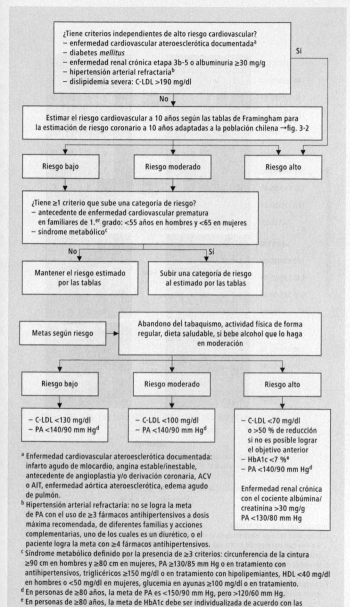

**Fig. 3-1.** Estimación del riesgo cardiovascular

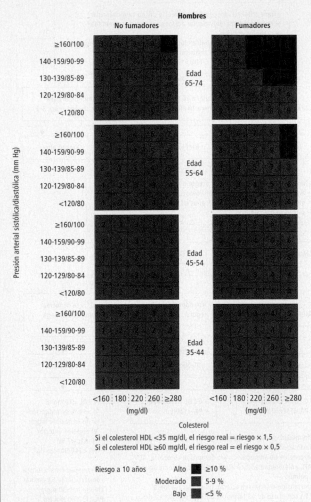

**Fig. 3-2.** Tablas de Framingham para la estimación de riesgo coronario a 10 años adaptadas a la población chilena

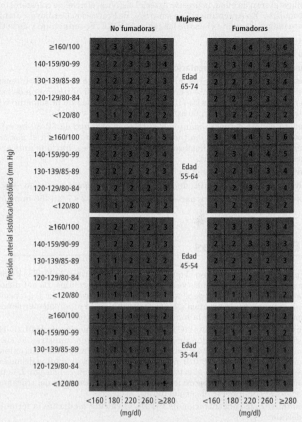

**Mujeres**

|  | No fumadoras | | | | | | Fumadoras | | | | |
|---|---|---|---|---|---|---|---|---|---|---|---|
| ≥160/100 | 2 | 3 | 3 | 4 | 5 | | 3 | 4 | 4 | 5 | 6 |
| 140-159/90-99 | 2 | 2 | 3 | 3 | 4 | | 2 | 3 | 4 | 4 | 5 |
| 130-139/85-89 | 2 | 2 | 2 | 2 | 3 | Edad 65-74 | 2 | 2 | 3 | 3 | 4 |
| 120-129/80-84 | 2 | 2 | 2 | 2 | 3 | | 2 | 2 | 3 | 3 | 4 |
| <120/80 | 1 | 1 | 2 | 2 | 2 | | 1 | 2 | 2 | 2 | 2 |
| ≥160/100 | 2 | 3 | 3 | 4 | 5 | | 3 | 4 | 4 | 5 | 6 |
| 140-159/90-99 | 2 | 2 | 3 | 3 | 4 | | 2 | 3 | 4 | 4 | 5 |
| 130-139/85-89 | 2 | 2 | 2 | 2 | 3 | Edad 55-64 | 2 | 2 | 3 | 3 | 4 |
| 120-129/80-84 | 2 | 2 | 2 | 2 | 3 | | 2 | 2 | 3 | 3 | 4 |
| <120/80 | 1 | 1 | 2 | 2 | 2 | | 1 | 2 | 2 | 2 | 2 |
| ≥160/100 | 2 | 2 | 2 | 2 | 3 | | 2 | 3 | 3 | 3 | 4 |
| 140-159/90-99 | 1 | 2 | 2 | 2 | 3 | | 2 | 2 | 3 | 3 | 3 |
| 130-139/85-89 | 1 | 1 | 2 | 2 | 2 | Edad 45-54 | 2 | 2 | 2 | 2 | 3 |
| 120-129/80-84 | 1 | 1 | 2 | 2 | 2 | | 2 | 2 | 2 | 2 | 3 |
| <120/80 | 1 | 1 | 1 | 1 | 1 | | 1 | 1 | 1 | 1 | 2 |
| ≥160/100 | 1 | 1 | 1 | 1 | 2 | | 1 | 1 | 1 | 1 | 2 |
| 140-159/90-99 | 1 | 1 | 1 | 1 | 1 | | 1 | 1 | 1 | 1 | 2 |
| 130-139/85-89 | 1 | 1 | 1 | 1 | 1 | Edad 35-44 | 1 | 1 | 1 | 1 | 1 |
| 120-129/80-84 | 1 | 1 | 1 | 1 | 1 | | 1 | 1 | 1 | 1 | 1 |
| <120/80 | 1 | 1 | 1 | 1 | 1 | | 1 | 1 | 1 | 1 | 1 |
|  | <160 | 180 | 220 | 260 | ≥280 | | <160 | 180 | 220 | 260 | ≥280 |
|  | | (mg/dl) | | | | | | (mg/dl) | | | |

Presión arterial sistólica/diastólica (mm Hg)

Colesterol

Si el colesterol HDL <35 mg/dl, el riesgo real = riesgo × 1,5
Si el colesterol HDL ≥60 mg/dl, el riesgo real = el riesgo × 0,5

Riesgo a 10 años  Alto ◼ ≥10 %
Moderado ◼ 5-9 %
Bajo ◼ <5 %

**Notas**

1. Los pacientes con enfermedad cardiovascular establecida y los diabéticos presentan riesgo alto independientemente de la presencia de otros factores de riesgo.
2. El riesgo puede ser más alto de lo que indica la tabla en los siguientes casos:
   – edad cercana a la siguiente categoría de edad
   – ateroesclerosis preclínica, es decir, asintomática (p. ej. detectada en la ecografía arterial)
   – antecedente familiar claro de enfermedad cardiovascular precoz
   – niveles bajos de colesterol HDL, niveles elevados de triglicéridos, intolerancia a la glucosa
   – obesidad y vida sedentaria.

el Consenso 2014 sobre prevención de enfermedades cardiovasculares, en las que se incluye el sexo, la edad, la presión arterial sistólica, el nivel de colesterol total y el tabaquismo. En Argentina el Consenso SAC de Prevención Cardiovascular 2016 sugiere indistintamente el uso de las tablas SCORE, Framingham y de la OMS.

**Objetivos de la prevención**

**1. No fumar.**

**2. Cumplir las reglas de alimentación sana.**

**3. Realizar actividad física:** ≥150 min/semana de esfuerzo aeróbico de intensidad moderada (30 min/d durante 5 días de la semana) o 75 min/semana de esfuerzo aeróbico de intensidad alta (15 min/d durante 5 días de la semana) o bien mediante una combinación de esfuerzo de intensidad variada.

**4. Reducir el peso corporal:** mantener el IMC en el rango de 20-30 kg/m$^2$ y el perímetro abdominal <94 cm (hombres) o <80 cm (mujeres). Si el perímetro abdominal es >102 cm en hombres y >88 cm en mujeres, hay que indicar una reducción del peso corporal.

**5. Presión arterial <140/90 mm Hg.**

**6. Niveles de C-LDL y C-no-HDL**, dependiendo de la categoría de riesgo →fig. 3-1.

**7. Porcentaje de HbA1c** en los pacientes diabéticos tipo 2 <7 % (<53 mmol/mol).

# 4. Dislipidemias

Dislipidemia es un estado en el que los niveles plasmáticos de lípidos y lipoproteínas no corresponden con los valores considerados normales. La definición de estos niveles, por su parte, depende del riesgo cardiovascular total del paciente →más adelante. En la práctica clínica se distinguen la hipercolesterolemia, la dislipidemia aterogénica y la hipertrigliceridemia severa.

Los niveles de colesterol total (CT), colesterol de la fracción de HDL (C-HDL) y triglicéridos (TG) tradicionalmente se determinan en muestras de suero o plasma extraídas a las 12-14 h tras la última comida (en ayunas). Actualmente, según la EAS y la EFLM (2016), no se considera necesaria la toma de muestras de sangre en ayunas para el cribado y la estratificación del riesgo. Las determinaciones en ayunas se recomiendan durante la evaluación del tratamiento en pacientes con hipertrigliceridemia.

Normalmente, la concentración de C-LDL se calcula mediante la fórmula de Friedewald:

C-LDL = CT — C-HDL — TG/5 (en mg/dl) o /2,2 (en mmol/l)

Si el nivel de TG >4,6 mmol/l (400 mg/dl), el resultado no es fiable.

## 4.1. Hipercolesterolemia

**→ DEFINICIÓN Y ETIOPATOGENIA**

En personas sanas los niveles plasmáticos/séricos de C-LDL **≥3,0 mmol/l (115 mg/dl)** se pueden considerar anormales. En las guías de la ESC/EAS (2016) no se precisan los valores de C-LDL para definir la hipercolesterolemia. Se distinguen 5 rangos de nivel de C-LDL que, dependiendo de la categoría de riesgo (muy alto, alto, moderado y bajo), determinan la estrategia del tratamiento, es decir solamente cambios en el estilo de vida o también tratamiento farmacológico (→tabla 4-1).

**Clasificación** de hipercolesterolemia:

1) **primaria**, poligénica (es la más frecuente y participa un factor ambiental como la inadecuada alimentación) o monogénica (rara, como la

**Tabla 4-1. Estrategias de intervención según el riesgo cardiovascular total y el nivel sérico del colesterol LDL**

| Riesgo de muerte según SCORE (%) | Nivel de colesterol LDL | | | | |
|---|---|---|---|---|---|
| | <1,8 mmol/l (<70 mg/dl) | Desde 1,8 hasta <2,6 mmol/l (desde 70 hasta <100 mg/dl) | Desde 2,6 hasta <4,0 mmol/l (desde 100 hasta <155 mg/dl) | Desde 4,0 hasta <4,9 mmol/l (desde 155 hasta <190 mg/dl) | ≥4,9 mmol/l (≥190 mg/dl) |
| <1 | | | | | |
| Desde 1 hasta <5 | | | | | |
| Desde 5 hasta <10[a] | | | | | |
| ≥10[b] | | | | | |

▆ Modificar el estilo de vida.

▆ Modificar el estilo de vida, valorar tratamiento farmacológico en caso de no obtener control.

▆ Modificar el estilo de vida, valorar tratamiento farmacológico.

▆ Modificar el estilo de vida y tratamiento farmacológico simultáneo.

[a] o riesgo alto; [b] o riesgo muy alto.

**Nota:** la evaluación del riego no se refiere a la hipercolesterolemia familiar, en la que se indica el tratamiento farmacológico.

Según las guías ESC y EAS (2016), modificado.

hipercolesterolemia familiar (HF) habitualmente heterocigota (HFHe) dependiendo del tipo de mutación genética, en orden de aparición: receptor para las LDL, de la apolipoproteína B100 o de la proproteína convertasa subtilisina/kexina tipo 9 [PCSK9] que degrada la proteína del receptor); en ~40 % de los casos la enfermedad no está causada por ninguna mutación

2) **secundaria**: en hipotiroidismo, síndrome nefrótico, insuficiencia renal crónica, enfermedades hepáticas que cursan con colestasis, síndrome de Cushing, anorexia nerviosa, farmacológica (progestágenos, glucocorticoides, inhibidores de proteasa).

## → CUADRO CLÍNICO

Signos apreciables solo en la HF: xantomas (en el tendón de Aquiles y extensores de los dedos de las manos, ahora observados con menor frecuencia), arco corneal. Signos indirectos de hipercolesterolemia familiar como niveles elevados de C-LDL ≥4,9 mmol/l (190 mg/dl) en el paciente y sus familiares de 1.er grado, signos de ateroesclerosis precoz (ECI) en el paciente y en sus familiares de 1.er grado, que en el caso de la HF homocigótica aparecen ya en la infancia.

## → DIAGNÓSTICO

Realizar el **diagnóstico dirigido hacia la dislipidemia** (según los criterios de la ESC 2016) en:

1) personas con rasgos clínicos de la enfermedad cardiovascular

2) personas con placas ateroescleróticas en arterias coronarias y/o cervicales

3) personas con diabetes *mellitus*, enfermedad renal crónica, hipertensión arterial, obesidad, enfermedades autoinmunes inflamatorias crónicas

4) descendientes de personas con dislipidemia grave (deben ser observados en centros especializados, si los trastornos se confirman)

5) personas de familias con ECV precoz.

El tamizaje debe considerarse también en hombres de ≥40 años y mujeres ≥50 años o posmenopáusicas, sobre todo si aparecen otros factores de riesgo cardiovascular.

### Criterios diagnósticos

El diagnóstico de HF se basa en el lipidograma plasmático y en la existencia de antecedentes familiares. La definición de la mutación responsable de la hipercolesterolemia confirma el diagnóstico.

### Diagnóstico diferencial

Basándose en el cuadro clínico y el lipidograma la HF se distingue de:

1) hiperlipidemia familiar mixta por un nivel de colesterol más bajo y de TG más elevado

2) hipercolesterolemia poligénica por un nivel de CT más bajo, ausencia de nivel elevado de CT en los familiares, sin xantomas tendinosos.

### → TRATAMIENTO

### Reglas generales

**1.** El tipo de tratamiento (→tabla 4-1) y los valores objetivo referentes al nivel de C-LDL (→cap. 2.3, fig. 3-1) dependen del riesgo cardiovascular total individual. En prevención primaria se evalúa según las tablas de Framingham →cap. 2.3, fig. 3-2 o SCORE.

**2.** Modalidades de tratamiento: alimentación adecuada, intensificación de actividad física y fármacos hipolipemiantes.

### Tratamiento dietético

Reducción del consumo de:

1) ácidos grasos saturados (grasas animales, aceites de palma y de coco) <6-7 % de la necesidad energética (<15 g/d en caso de dieta de 2000 kcal) sustituyéndolos por ácidos grasos polinsaturados n-6 y monoinsaturados (grasas vegetales)

2) isómeros trans de los ácidos grasos insaturados (con mayor frecuencia se encuentran en la confitería que se vende preparada).

### Tratamiento farmacológico

Preparados y dosificación →tabla 4-2.

**1. Estatinas:** fármacos de elección, reducen sobre todo el nivel de C-LDL. La influencia sobre los niveles de TG y C-HDL es moderada. **Contraindicaciones:** enfermedad hepática activa, actividad sérica de AST/ALT >3×el LSN (un aumento menor no es una contraindicación absoluta, pero requiere una monitorización estricta, es decir control después de 4-6 semanas), embarazo, lactancia. No se consideran contraindicaciones: enfermedad hepática crónica ni cirrosis hepática estable, esteatosis hepática no alcohólica, trasplante hepático, hepatitis autoinmune (no relacionada con el uso de estatinas).

### Reacciones adversas importantes.

1) Aumento de la actividad sérica de aspartato-transaminasa (AST) o alanina-transaminasa (ALT) en un 0,5-2 % de los enfermos tratados. Depende de la dosis del fármaco y suele volver a la normalidad una vez reducida la dosis de estatina (pero el aumento de la actividad de ALT y/o AST en sí mismo puede no tener importancia clínica, por lo que se debe valorar más detalladamente la función hepática, mediante la determinación de los niveles de albúmina, del tiempo de protrombina y del nivel de bilirrubina directa; el aumento de la actividad de ALT y/o AST con la hiperbilirrubinemia acompañante [nivel

**Tabla 4-2. Selección de fármacos hipolipemiantes**

| Fármaco | Dosificación |
| --- | --- |
| **Estatinas** | |
| Atorvastatina | 10-80 mg 1×d |
| Rosuvastatina | 5-40 mg 1×d |
| Fluvastatina | 20-80 mg 1×d |
| Lovastatina | 20-80 mg 1×d |
| Simvastatina | 5-40 mg 1×d |
| Pravastatina | 10-40 mg 1×d |
| **Inhibidores de la absorción del colesterol** | |
| Ezetimiba | 10 mg 1×d |
| **Fibratos** | |
| Fenofibrato | |
| Forma no micronizada | Inicialmente 100 mg 3×d<br>Dosis de mantenimiento: 200 mg/d |
| Forma micronizada | 145, 160, 200, 215 o 267 mg 1×d |
| Ciprofibrato | 100 mg 1×d |
| **Resinas de intercambio iónico** | |
| Colesevelam | En monoterapia 1,875 g (3 comprimidos) 2×d o 3,75 g 1×d (máx. 4,375 g/d); en tratamiento combinado 2,5-3,75 g/d (máx. 3,75 g/d) |
| Colestiramina[a] | Inicialmente 4 g 1-2×d, luego aumentar la dosis gradualmente en 4 g/d (máx. 24 g/d en dosis divididas) |
| **Inhibidores de la PCSK9** | |
| Evolocumab | 140-420 mg VSc 2 o 1×mes |
| Alirocumab | 75-150 mg VSc 2 o 1×mes |
| **Preparados compuestos** | |
| Atorvastatina + amlodipino | 10/5, 10/10, 20/5 o 20/10 mg 1×d |
| Atorvastatina + perindopril + amlodipino | 10/5/5, 20/5/5, 20/10/5, 20/10/10 o 40/10/10 mg 1×d |
| Atorvastatina + ezetimiba | 40/10 o 80/10 mg 1×d |
| Rosuvastatina + amlodipino | 10/5, 15/5, 20/5, 10/10, 15/10 o 20/10 mg 1×d |
| Rosuvastatina + valsartán | 10/160, 20/80 o 20/160 mg 1×d |

**Nota:** orden de fármacos según la frecuencia de su uso.
[a] Fármaco disponible en Chile solo o en combinación con simvastatina.
PCSK9 — proteína convertasa subtilisina/kexina tipo 9

de bilirrubina >2×LSN] pueden indicar daño hepático agudo clínicamente significativo). Se debe determinar la actividad de ALT antes de empezar el tratamiento, si supera el LSN >3× → no introducir estatinas; no monitorizar la actividad de enzimas hepáticas ni realizar pruebas funcionales hepáticas en los enfermos tratados con estatinas durante un período prolongado si no hay síntomas de hepatotoxicidad (dolor en el hipocondrio derecho, fatiga atípica, debilidad, ictericia); en caso de aparición de estos síntomas, determinar ALT; si está >3×LSN → suspender el tratamiento con estatina o disminuir su dosis y volver a determinar el nivel de ALT a las 4-6 semanas. Se puede volver a considerar la introducción de estatinas con precaución tras la normalización de los niveles de ALT.

2) Mialgia: en un 10-15 % de los tratados con estatinas.

3) Miopatía: se describe en <0,2 % de los tratados con estatinas. Se manifiesta con dolor muscular espontáneo y/o a la palpación, debilidad muscular y elevación de la actividad sérica de CK. Es muy infrecuente la miositis severa que, si no se suspende la estatina inmediatamente, puede llevar a una rabdomiólisis (daño muscular agudo) con mioglobinuria y necrosis tubular renal aguda. Puede aparecer en cualquier momento, una vez iniciado el tratamiento con una estatina. Actualmente se recomienda determinar de forma rutinaria la actividad sérica de CK antes de empezar el tratamiento, y durante el tratamiento solo en caso de aparición de dolor, sensibilidad o debilidad muscular con o sin presencia de orina de color marrón (instruir al paciente para que notifique inmediatamente la presencia de esos síntomas). El manejo del enfermo con síntomas musculares dependerá de la actividad de CK.

a) >4×LSN → suspender inmediatamente la estatina y monitorizar el regreso de la CK a la normalidad (si >10×LSN, determinar la actividad de CK y el nivel de creatinina cada 2 semanas) y la presencia de síntomas musculares antes de la reintroducción del fármaco a la dosis máxima tolerada. Reintroduciendo el tratamiento con estatina, se puede intentar utilizar una estatina potente (atorvastatina o rosuvastatina a dosis baja) cada 2 días o 1-2×semana en combinación con ezetimiba. El siguiente paso, en aquellos enfermos con muy alto riesgo cardiovascular, en los que no se ha obtenido el nivel diana de C-LDL, es considerar añadir un inhibidor de PCSK9 como tercer fármaco. Si el enfermo no tolera la estatina ni siquiera a dosis bajas, utilizar ezetimiba y eventualmente un inhibidor de PCSK9.

b) <4×LSN → monitorizar los síntomas y la actividad de CK (cada 6 semanas). Si los síntomas persisten, suspender la estatina. Si después de 2-4 semanas los síntomas ceden, se puede utilizar otra estatina, controlando los síntomas musculares y la actividad sérica de CK.

Si la determinación de la actividad de CK se ha hecho en un enfermo sin síntomas musculares y es ≥4×LSN (y <10×LSN) → se puede continuar el tratamiento con estatinas, controlando la actividad de CK.

Si el paciente comunica dolor muscular espontáneo o a la palpación → descartar causas frecuentes de dichos síntomas, sobre todo esfuerzos físicos intensos (independientemente de si la actividad de CK está elevada o no) y la ingesta de fármacos que interaccionan con las estatinas. El riesgo de reacciones adversas de las estatinas aumenta en personas >80 años, de complexión delgada, con disfunción renal, enfermedad hepática, hipotiroidismo o enfermedades musculares inflamatorias, en el período perioperatorio, en caso de abuso de alcohol, con la práctica de deportes relacionados con un trabajo muscular intenso, o en asociación con fibratos (especialmente gemfibrozilo), antifúngicos azólicos (fluconazol, itraconazol, ketoconazol), macrólidos u otros inhibidores del metabolismo de las estatinas. Suspender la estatina si se mantienen los síntomas musculares no tolerados (incluso si la actividad de CK es normal).

**2. Ezetimiba:** utilizarla principalmente en terapias combinadas con estatinas (añadida en primer lugar) en enfermos con una hipercolesterolemia severa con el fin de alcanzar los niveles deseados de C-LDL. Puede ser útil en monoterapia en pacientes que no toleran las estatinas (fármaco de elección). Sin embargo, su efecto es más débil que el de las estatinas.

**3. Resinas de intercambio iónico:** colestiramina, colestipol, colesevelam. Se utilizan en monoterapia cuando las estatinas están contraindicadas, no se toleran o en terapia combinada cuando la eficacia de las estatinas no es completa. El colesevelam es el único fármaco aprobado para las embarazadas con la HF. **Contraindicaciones:** niveles plasmáticos de TG elevados >5,6 mmol/l (500 mg/dl); según algunos expertos >3,4 mmol/l (300 mg/dl). **Reacciones adversas:** molestias originadas en el tracto digestivo, como estreñimiento, eructos, dolor abdominal, meteorismo (el colesevelam los provoca con menor frecuencia); malabsorción de vitaminas liposolubles y de otros fármacos, p. ej. β-bloqueantes, tiazidas, tiroxina, digoxina, anticoagulantes orales. Los demás fármacos deben ingerirse 1 h antes o 4 h después de la administración de la resina.

**4. Inhibidores de la PCSK9:** evolocumab y alirocumab (inyecciones VSc una vez cada 2 o 4 semanas). Están indicados en las siguientes circunstancias:

1) hipercolesterolemia severa (generalmente familiar), en combinación con estatina

2) en enfermos con un riesgo cardiovascular muy alto en los que no se han conseguido los niveles deseados de C-LDL, a pesar del uso de estatinas a dosis máximas toleradas en combinación con ezetimiba. Valor umbral de los niveles séricos de C-LDL (en ≥2 determinaciones) para añadir un inhibidor de la PCSK9:

   a) en enfermos con ECV ateroescleróticas sin factores de riesgo adicionales tales como: HF; diabetes *mellitus* con daño orgánico (p. ej. proteinuria) o con un factor de riesgo grave, p. ej. hipertensión arterial (≥160/100 mm Hg); ECV grave o extensa (p. ej. enfermedad coronaria grave o multivaso: estenosis del tronco o del segmento proximal de la rama interventricular anterior de la arteria coronaria izquierda, enfermedad coronaria de tres vasos); progresión rápida de la ECV (como síndromes coronarios agudos repetidos periódicamente, revascularización coronaria no programada, ACV isquémico en los siguientes 5 años tras el primer episodio de la ECV) → >3,6 mmol/l (140 mg/dl)

   b) en enfermos con ECV ateroescleróticas con factores de riesgo adicionales (→pto. a) → >2,6 mmol/l (100 mg/dl)

   c) en enfermos con HF sin factores de riesgo adicionales tales como: diabetes *mellitus* con daño orgánico (p. ej. proteinuria) o con un factor de riesgo grave, p. ej. hipertensión arterial (≥160/100 mm Hg); concentración de lipoproteína(a) >50 mg/dl; factores de riesgo graves (tabaquismo, hipertensión arterial significativa); edad >40 años y la HF no tratada; ECV precoz (<55 años en hombres y <60 años en mujeres) en familiares de 1.[er] grado; indicadores de imagen (placas ateroescleróticas significativas en ecografía de arterias carótidas o en angio-TC de arterias coronarias, índice de calcificación >400, aterosclerosis de las arterias periféricas confirmada en la RMN) → >4,5 mmol/l (180 mg/dl)

   d) en enfermos con HF con factores de riesgo adicionales (→pto. c) → >3,6 mmol/l (140 mg/dl)

3) en caso de intolerancia a las estatinas.

**5. Lomitapida** (inhibidor de la proteína microsomal de transporte de TG en el hepatocito): en la UE aprobada para el tratamiento de la HF homocigótica; en Chile no se emplea.

#### Otros métodos

**Aféresis de LDL** (eliminación extracorpórea de LDL) en caso de hipercolesterolemia severa. Se repite el tratamiento cada 2 semanas. Los enfermos deben ingerir además una estatina potente a dosis altas (p. ej. atorvastatina 80 mg/d o rosuvastatina 40 mg/d); puede ser en combinación con un inhibidor de la PCSK9.

## 4.2. Dislipidemia aterogénica

→ **DEFINICIÓN Y ETIOPATOGENIA**

Coexistencia de:

1) niveles elevados de **TG** (1,7-5,6 mmol/l [150 mg/dl])
2) niveles bajos de C-HDL <1,0 mmol/l (40 mg/dl) en hombres y <1,2 mmol/l (45 mg/dl) en mujeres; en el síndrome metabólico y diabetes tipo 2 son anormales niveles de C-HDL <1,3 mmol/l (<50 mg/dl)
3) partículas LDL anormales (**LDL pequeñas y densas**).

La insulinorresistencia es determinante en el desarrollo de la dislipidemia aterogénica en los pacientes con síndrome metabólico y con diabetes *mellitus* tipo 2.

→ **CUADRO CLÍNICO Y DIAGNÓSTICO**

No existen síntomas característicos. Puede coexistir sobrepeso/obesidad o diabetes *mellitus* tipo 2. El diagnóstico se basa en la medición de los niveles de TG y C-HDL (→Definición). En la práctica clínica no se determinan los niveles de LDL pequeñas y densas. La concentración de C-LDL está moderadamente elevada. Si se eleva significativamente, se emplea el término de hiperlipidemia mixta (compleja, familiar).

→ **TRATAMIENTO**

**Reglas generales**

**1.** Intentar obtener los valores deseados de C-LDL.

**2.** En las guías no se han establecido los valores diana para TG ni C-HDL, debido a la falta de datos en los ensayos clínicos experimentales que justifiquen su determinación. No obstante, se sugieren como deseados unos niveles de TG <1,7 mmol/l (150 mg/dl). La farmacoterapia se indica en enfermos con riesgo alto, si el nivel de TG supera 2,3 mmol/l (200 mg/dl), a pesar del tratamiento no farmacológico.

**3.** Son cruciales para el tratamiento las medidas no farmacológicas (alimentación adecuada, actividad física y reducción del peso corporal).

**Tratamiento no farmacológico**

**1. Reducción del peso corporal** mediante alimentación adecuada y actividad física.

**2.** Para reducir el nivel de TG y aumentar el de C-HDL → **restricción del consumo de carbohidratos**, sobre todo de azúcares simples de fácil asimilación (aumentando a cambio el consumo de ácidos grasos insaturados). Además, si los niveles de C-LDL superan el valor deseado → dieta para reducir también los niveles de colesterol (como en hipercolesterolemia →cap. 2.4.1).

**3. Aumento de la actividad física.**

**4. Sustitución de las grasas saturadas por las insaturadas.**

**5. Ácidos grasos polinsaturados n-3** (aceites de pescado) 2-4 g/d, especialmente si el nivel de TG ≥5,6 mmol/l (500 mg/dl).

**6. Restricción del consumo de alcohol** para reducir los niveles de TG. Abstinencia si los niveles de TG ≥5,6 mmol/l.

**Tratamiento farmacológico**

Preparados, dosificación y contraindicaciones →tabla 4-2.

**1. Estatinas** →más arriba. Si los niveles de C-LDL y de TG están elevados y los de C-HDL bajos → iniciar el tratamiento con estatina. Después de obtener los niveles deseados de C-LDL, si los niveles de TG siguen ≥2,3 mmol/l y/o C-HDL <1,0 mmol/l → considerar añadir fibrato (prevención de la pancreatitis aguda). No obstante, gracias a los grandes ensayos realizados en los pacientes con diabetes *mellitus* tipo 2 se sabe que al añadir fibrato a la estatina no se reduce el riesgo cardiovascular.

**2. Fibratos:** utilizarlos si los niveles de TG están elevados ($\geq$2,3 mmol/l en un paciente que recibe estatina) o los de C-HDL bajos y el nivel de C-LDL corresponde a los valores deseados. Si los niveles de TG $\geq$5,6 mmol/l $\rightarrow$ iniciar el tratamiento con fibrato. Posteriormente, si fuera necesario, añadir estatina.

**Contraindicaciones:** enfermedad renal crónica grave (no utilizar fenofibrato si la TFG <50 ml/min/1,73 m$^2$, o gemfibrozilo si la TFG <15 ml/min/1,73 m$^2$, en este caso puede utilizarse un preparado de ácidos grasos polinsaturados n-3), insuficiencia hepática, colelitiasis, embarazo, lactancia.

Principales **reacciones adversas**: actividad sérica de ALT aumentada, miopatía, molestias digestivas, como dispepsia, dolor abdominal, diarrea, distensión abdominal. En caso del incremento de la actividad de la ALT o AST >3×LSN $\rightarrow$ suspender fibrato. El riesgo de complicaciones severas, sobre todo de miopatía, es más alto en caso de tratamiento combinado con fibrato y estatina (elegir el fenofibrato por el bajo riesgo de complicaciones). Si se utiliza esta combinación se debe ser cauto y sensibilizar al paciente para que observe la aparición de molestias musculares, en cuyo caso se debe determinar nivel de la CK (un aumento de la actividad de CK >4×LSN es una indicación para suspender la terapia). En caso de situaciones que aumentan el riesgo de efectos adversos de estatinas ($\rightarrow$más arriba), no añadir fenofibrato. No asociar el gemfibrozilo con la estatina.

**3. Ácido nicotínico y sus derivados:** en las guías de la ESC y EAS (2016) no se recomiendan como fármacos hipolipemiantes.

**Contraindicaciones**: gota, enfermedad hepática activa, infarto agudo de miocardio, úlcera péptica, embarazo, lactancia, diabetes *mellitus* (se refiere solamente al ácido nicotínico en forma cristalina).

# 4.3. Hipertrigliceridemia severa

**→ DEFINICIÓN Y ETIOPATOGENIA**

La hipertrigliceridemia severa según algunos empieza con el nivel de TG $\geq$5,6 mmol/l (500 mg/dl), mientras que según otros con los niveles de TG $\geq$11,3 mmol/l (1000 mg/dl) o desde 10 mmol/l (855 mg/dl). Si el nivel es de 5,6-11,3 mmol/l, la concentración de VLDL-TG es elevada, aunque ya pueden aparecer quilomicrones, que también contribuyen al aumento del nivel de TG. Si TG $\geq$11,3 mmol/l, los quilomicrones aparecerán siempre. En este caso se trata de la hiperlipoproteinemia tipo V o I. **Hiperlipoproteinemia tipo V**: aparece a consecuencia de la coexistencia de la predisposición genética con las enfermedades (obesidad, diabetes *mellitus*, hipotiroidismo no tratado, infección por VIH, lipodistrofia, anorexia nerviosa, síndrome de Cushing, sarcoidosis, LES), el consumo de alcohol o de algunos fármacos (estrógenos orales, glucocorticoides, inhibidores de la proteasa, hidroclorotiazida, β-bloqueantes no selectivos, ácido retínico, tamoxifeno, raloxifeno, ciclosporina, sirolimus). El **síndrome de quilomicronemia familiar** es determinado genéticamente (hiperlipoproteinemia tipo I según Fredrickson).

En la hiperlipoproteinemia tipo V, aparte de la quilomicronemia en ayunas, se observan también niveles elevados de triglicéridos VLDL. La hiperlipoproteinemia tipo I es muy rara y no predispone a la ateroesclerosis porque los quilomicrones son demasiado grandes para penetrar en la pared arterial. No obstante, la enfermedad cardiovascular puede desarrollarse debido a otros factores de riesgo.

**→ CUADRO CLÍNICO Y DIAGNÓSTICO**

**Síntomas de hipertrigliceridemia severa con quilomicrones:** dolor abdominal paroxístico, pancreatitis aguda. **Lipidograma**: nivel elevado de TG, en general >11,3 mmol/l (1000 mg/dl); niveles bajos de C-LDL, mientras que los TG pueden estar elevados (depende de la cantidad del colesterol en los quilomicrones y, en el tipo V, también en los VLDL).

La hipertrigliceridemia severa con presencia de quilomicrones en ayunas, en general, se diagnostica incidentalmente cuando el paciente sufre de pancreatitis aguda, en las pruebas de laboratorio rutinarias (suero lechoso en ayunas) o tras la detección de niveles altos de TG en la sangre. La **prueba de frío** es esencial para el diagnóstico. Para ello se deja el suero en el frigorífico (+4 °C) durante una noche. En caso de presencia de los quilomicrones se observa una capa cremosa en la superficie (su grosor dependerá de la concentración de los quilomicrones). Por debajo de la capa de grasa, el suero es claro en caso de hiperlipoproteinemia tipo I y turbio en caso de hiperlipoproteinemia tipo V.

→ **TRATAMIENTO**

El objetivo principal es la prevención de la pancreatitis aguda.

**1.** En la hiperlipoproteinemia tipo V y tipo I, para eliminar la quilomicronemia, se recomienda **dieta muy baja en grasas** (<10 % del requerimiento energético) saturadas e insaturadas; en la hiperlipoproteinemia tipo V además **reducción del consumo de carbohidratos**, especialmente de los azúcares simples, con el fin de disminuir la concentración de triglicéridos VLDL.

**2.** Prohibición del consumo de alcohol.

**3. Fibratos** →más arriba.

**4. Ácidos grasos polinsaturados n-3** (aceites de pescado) 2-4 g/d, habitualmente en combinación con fibrato.

**5. Estatinas:** después de reducir el nivel de TG, si el enfermo no ha conseguido el nivel diana de LDL-C.

# 5. Cardiopatía isquémica

La **cardiopatía isquémica** incluye todos los estados de isquemia miocárdica, independientemente de su mecanismo patológico.

La **enfermedad coronaria** incluye los estados isquémicos del miocardio relacionados con alteraciones en las arterias coronarias.

→ **CLASIFICACIÓN**

**1.** Clasificación de la enfermedad coronaria

1) **síndromes coronarios estables** (enfermedad coronaria crónica):

a) **angina de pecho estable**

b) **angina microvascular**

c) **angina relacionada con puentes miocárdicos** sobre las arterias coronarias

d) **angina vasoespástica** (angina de Prinzmetal)

2) **síndromes coronarios agudos** (SCA).

**2.** Clasificación de los SCA según el ECG basal

1) **SCA sin elevación del segmento ST**

2) **SCA con elevación del segmento ST**.

**3.** Clasificación de los SCA según el cuadro clínico, marcadores bioquímicos de necrosis miocárdica y ECG

1) **angina de pecho inestable** (*unstable angina*)

2) **infarto agudo de miocardio sin elevación del segmento ST** (*non-ST elevation myocardial infarction*)

3) **infarto agudo de miocardio con elevación del segmento ST** (*ST elevation myocardial infarction*)

4) **infarto agudo de miocardio indeterminado**; los cambios en el ECG no permiten diagnosticar de manera clara la elevación del segmento ST, como en el bloqueo de la rama izquierda del haz de His (nuevo o preexistente), ritmo de marcapasos, o diagnóstico basado en criterios clínicos y bioquímicos, pero el ECG se realizó >24 h del inicio de los síntomas

5) **muerte cardíaca súbita** (MCS).

**4. Clasificación del infarto de miocardio según la evolución de la imagen ECG**

1) **infarto de miocardio sin onda Q**

2) **infarto de miocardio con onda Q**.

**5. Clasificación clínica del infarto agudo de miocardio**

1) **tipo 1**: infarto de miocardio espontáneo, a consecuencia de isquemia relacionada con una lesión coronaria primaria por erosión, ruptura o disección de placa ateroesclerótica; cumple los criterios del SCA y a él se refieren las recomendaciones sobre el manejo en el SCA

2) **tipo 2**: infarto de miocardio secundario a isquemia por aumento de la demanda de oxígeno o por suministro reducido (causas más frecuentes: arritmia, hipertensión arterial, hipotensión, anemia, espasmo coronario); suele tratarse de IAMSEST; en comparación con el infarto tipo 1, este ocurre más frecuentemente en personas mayores, con comorbilidades, se asocia a un riesgo mayor de complicaciones (valoradas con escalas de riesgo) y tiene un peor pronóstico a corto y a largo plazo; el manejo en el infarto tipo 2 se basa, sobre todo, en la eliminación o reducción del efecto de los factores que provocan el desequilibrio entre la demanda y aporte de oxígeno al miocardio

3) **tipo 3**: MCS (la muerte ocurre antes de que se puedan obtener las muestras de sangre o antes de que los biomarcadores cardíacos se liberen a la sangre)

4) **tipo 4a**: infarto relacionado con la ICP; **tipo 4b**: infarto provocado por trombosis de *stent*; **tipo 4c**: infarto relacionado con reestenosis

5) **tipo 5**: infarto relacionado con derivación coronaria.

➜ **E T I O P A T O G E N I A**

**1. Causas de la cardiopatía isquémica:**

1) la más frecuente es la ateroesclerosis de las arterias coronarias (>98 %)

2) en casos raros se produce espasmo de una arteria coronaria (angina de Prinzmetal, espasmo provocado por fármacos [p. ej. 5-fluorouracilo], otros factores [p. ej. cocaína], o tras la supresión de nitratos), embolia coronaria, arteritis coronarias, cambios coronarios de origen metabólico, malformaciones anatómicas de las arterias coronarias, traumatismos de una arteria coronaria, trombosis arterial secundaria a alteraciones de la hemostasia, aporte de oxígeno reducido que no cubre la demanda (estenosis e insuficiencia de la válvula aórtica; miocardiopatía hipertrófica, intoxicación por monóxido de carbono, hipertiroidismo descompensado, hipotensión prolongada, anemia, puentes miocárdicos), disección de aorta.

**2. Causas de la angina de pecho estable:** la más frecuente es la estenosis de las arterias coronarias por placas de ateroma.

**Clasificación de las estenosis de las arterias epicárdicas**

1) **estenosis no significativa**: disminución del diámetro de la luz <50 % y de la superficie de la luz <75 %; la placa de ateroma que provoca la estenosis puede ser la causa del SCA, pero no mientras permanezca estable

2) **estenosis significativa, subcrítica**: el flujo coronario puede adaptarse en grado limitado a las necesidades energéticas, pero en situaciones de mayor demanda (esfuerzo físico o inducido farmacológicamente, p. ej. con dobutamina) aparecen los síntomas de angina

3) **estenosis crítica:** el diámetro de la luz de la arteria disminuye >80 % y la superficie de su luz >90 %; los síntomas de isquemia aparecen ya en reposo.

**3. Causas de los SCA:** desequilibrio repentino entre la demanda y aporte de oxígeno al miocardio, más a menudo por reducción de la permeabilidad de la arteria coronaria por la formación de un trombo sobre una placa ateroesclerótica dañada.

1) **Angina de pecho inestable**: en general a consecuencia del daño de placa ateroesclerótica excéntrica; el trombo reduce el flujo coronario, pero no lo bloquea completamente.

2) **Infarto agudo de miocardio con elevación del segmento ST**: en general, el trombo ocluye la luz arterial por completo y repentinamente. A los 15-30 min de la oclusión del vaso empieza a desarrollarse necrosis desde la zona subendocárdica hacia la epicárdica, con una duración que depende del diámetro del vaso ocluido y de la circulación colateral.

3) **Infarto agudo de miocardio sin elevación del segmento ST**: a menudo consecuencia de la evolución de la angina inestable. La zona del infarto tiene escasa extensión (zona irrigada por el extremo distal de la arteria coronaria ocluida) o bien presenta circulación colateral desarrollada.

## 5.1. Síndromes coronarios estables

### 5.1.1. Angina de pecho estable

**→ DEFINICIÓN**

La angina de pecho es un síndrome clínico que se caracteriza por una sensación de dolor torácico (o su equivalente) originado por isquemia del miocardio, en general provocada por esfuerzo físico o por estrés (pero puede aparecer también espontáneamente) y no relacionada con necrosis de los cardiomiocitos. Es la consecuencia de un suministro de oxígeno insuficiente para las necesidades del miocardio. La angina se considera estable si los síntomas no han empeorado en los dos meses precedentes.

Etiopatogenia →más arriba.

**→ CUADRO CLÍNICO E HISTORIA NATURAL**

**1. Síntomas:** es típico el dolor torácico de localización retroesternal, que se puede irradiar hacia el cuello, la mandíbula, el hombro o el brazo izquierdo (y a continuación a lo largo del nervio cubital hacia la muñeca y los dedos de la mano), hacia el epigastrio, raramente hacia la región interescapular; provocado por esfuerzo físico (el umbral del esfuerzo que provoca el dolor puede cambiar), estrés emocional, cede en reposo (en general dura unos minutos), e incluso puede ceder durante la continuación del esfuerzo físico. Tras la reanudación de la actividad física, tras remitir el dolor, se puede producir un aumento de la tolerancia a nuevos episodios de angina. La intensidad del dolor puede ser mayor por la mañana, puede aumentar con el frío o las comidas copiosas. El dolor no se modifica con los cambios posturales ni las fases de la respiración. Suele ceder después de tomar nitroglicerina VSl en general a los 1-3 min (si cede después de 5-10 min, probablemente el dolor no está relacionado con la isquemia miocárdica, sino que podría estar provocado p. ej. por una enfermedad del esófago).

La angina puede manifestarse sin dolor con síntomas equivalentes ("máscaras"). Puede manifestarse como disnea de esfuerzo (sobre todo en ancianos o diabéticos), fatiga, dolor abdominal, náuseas. Un 50-80 % de los episodios de la isquemia miocárdica son asintomáticos (isquemia silente), confirmados mediante pruebas objetivas.

**2. Clasificación de la severidad de la angina de pecho** →tabla 5-1: permite observar el curso de la enfermedad y es la base para las decisiones terapéuticas. En una gran parte de los casos, los síntomas permanecen estables durante años.

**Tabla 5-1. Clasificación de la intensidad de la angina de pecho según la Canadian Cardiovascular Society (CCS)**

**Clase I** — una actividad física normal (como caminar en terreno plano, subir escaleras) no provoca dolor. El dolor anginoso aparece con un esfuerzo más intenso o prolongado, relacionado con el trabajo u ocio

**Clase II** — pequeña limitación de la actividad física normal. El dolor anginoso aparece:
- al caminar rápidamente en terreno llano o subir escaleras rápidamente
- al subir cuestas
- al caminar en terreno llano o subir escaleras, después de comer, cuando hace frío, hace viento, con estrés emocional o solamente en las primeras horas después de despertarse
- después de caminar >200 m en terreno llano y al subir más de una planta de escaleras a ritmo normal y en condiciones normales

**Clase III** — limitación importante de la actividad física normal. El dolor anginoso aparece después de caminar 100-200 m en terreno llano o al subir una planta por escaleras a ritmo normal y en condiciones normales

**Clase IV** — cualquier actividad física provoca dolor anginoso, que puede también aparecer en reposo

Se pueden producir largos períodos de remisión espontánea a veces aparentes, pues coincide con la limitación de la actividad física por el paciente.

**3. Signos:** no hay signos específicos para la angina de pecho. Los signos de ateroesclerosis de otras arterias (p. ej. soplo sobre la arteria carótida, índice tobillo-brazo <0,9 o >1,15) aumentan la probabilidad de enfermedad coronaria. Durante el episodio de isquemia miocárdica pueden aparecer: III o IV tono cardíaco o soplo de insuficiencia mitral (→cap. 2.9.2).

### → DIAGNÓSTICO

**Exploraciones complementarias**

**1. Pruebas de laboratorio:** revelan los factores de riesgo de la ateroesclerosis y los trastornos que favorecen la aparición de la angina. Para la valoración inicial del paciente con enfermedad coronaria estable realizar:
1) perfil lipídico (colesterol total, LDL, HDL y triglicéridos) en el plasma en ayunas
2) glucemia en ayunas y HbA1c (si estuviera indicado realizar prueba de tolerancia oral a la glucosa →cap. 13.1)
3) hemograma completo
4) nivel sérico de creatinina con la estimación de la TFG.

Además, según las indicaciones clínicas:
1) troponinas cardíacas (si hay sospecha de SCA)
2) función tiroidea
3) función hepática (después de iniciar el tratamiento con estatinas)
4) creatinina-cinasa (en caso de síntomas de miopatía)
5) BNP/NT-proBNP (en caso de sospecha de insuficiencia cardíaca).

**2. ECG en reposo:** realizarlo en todos los enfermos con sospecha de angina de pecho. En la mayoría de los enfermos sin antecedentes de infarto de miocardio el ECG es normal, lo que no excluye la isquemia del miocardio. El ECG realizado durante el dolor revela signos de isquemia en un 50 % de los casos, sobre todo descenso del segmento ST. El descenso del segmento ST en períodos sin dolor puede indicar presencia de isquemia ventricular izquierda extensa (p. ej. en caso de estenosis del tronco de la arteria coronaria izquierda).

**Tabla 5-2.** Probabilidad de enfermedad coronaria pretest en personas con dolor torácico estable según edad, sexo y características del dolor

| Carácter del dolor | 30-39 años | | 40-49 años | | 50-59 años | | 60-69 años | | 70-79 años | | ≥80 años | |
|---|---|---|---|---|---|---|---|---|---|---|---|---|
| | H | M | H | M | H | M | H | M | H | M | H | M |
| Típico anginoso | | | | | | | | | | | | |
| Atípico anginoso | | | | | | | | | | | | |
| No característico | | | | | | | | | | | | |

Una probabilidad de enfermedad coronaria antes de la prueba <15 % (campos blancos) significa que no son necesarios otros estudios.

En personas con probabilidad pretest del 15-65 % (campos grises) se puede proceder a la prueba de esfuerzo electrocardiográfica como primera elección. Si es posible hacer una prueba no invasiva de estrés con imagen por personal competente, se prefiere por las mejores cualidades diagnósticas. En personas jóvenes hay que valorar la dosis de irradiación.

En personas con probabilidad pretest del 66-85 % (campos azul celeste) se debe hacer una prueba de estrés con imagen y no la electrocardiográfica.

Si la probabilidad pretest es >85 % (campos azul marino), se debe diagnosticar enfermedad coronaria y valorar el riesgo de complicaciones.

Según: Genders T. S. y cols., *Eur. Heart J.*, 2011, 32: 1316-1330, modificado.

**3. Ergometría:** prueba básica. En los enfermos con una probabilidad de enfermedad coronaria pretest de un 15-65 % (→tabla 5-2). Criterios de un resultado positivo, causas de los falsos positivos y negativos →cap. 26.1.2. Esta prueba no tiene un valor diagnóstico si los cambios en el ECG basal impiden la interpretación del registro durante el esfuerzo (bloqueo de rama izquierda del haz de His, preexcitación, ritmo de marcapasos).

**4. Holter ECG:** raramente aporta información diagnóstica significativa, por lo que no debe realizarse rutinariamente sino en caso de arritmia o de sospecha de angina de Prinzmetal. También revela la isquemia miocárdica silente.

**5. Ecocardiografía en reposo:** indicada en todos los enfermos para valorar otras causas del dolor anginoso, alteraciones de la contractibilidad del miocardio, de la función diastólica y para valorar la FEVI, necesaria para la estratificación de riesgo.

**6. Pruebas de imagen con estrés:** revelan las alteraciones segmentarias de la contractibilidad del miocardio (**ecocardiografía de estrés**) o defectos de perfusión (**gammagrafía**) secundarios a la isquemia provocada por el esfuerzo físico o la estimulación farmacológica (→más adelante).

**7. TC:** permite valorar la anatomía de los vasos coronarios y el *score* de calcio (*calcium score*). El valor numérico de este índice en unidades Agatston informa sobre la magnitud de los depósitos de calcio, lo cual se correlaciona con la gravedad de la ateroesclerosis de las arterias coronarias, pero no necesariamente con el grado de estenosis. Un valor bajo del *score* de calcio no excluye la presencia de estenosis significativas en enfermos sintomáticos. Se puede valorar la angio-TC en enfermos sintomáticos con probabilidad pretest de un 15-50 %, como alternativa a las pruebas de imagen con estrés, si la probabilidad pretest es de un 15-65 %, y también cuando el resultado de una prueba de estrés es dudoso o esta no puede realizarse.

**8. RMN:** la prueba más precisa para la valoración de la viabilidad del miocardio (junto con PET) o de la extensión de la cicatriz posinfarto. La RMN en reposo y la RMN de estrés con dobutamina se pueden realizar si la valoración con ecocardiografía es imposible por motivos técnicos (ventana acústica subóptima).

**9. PET:** técnica muy sensible para detectar la viabilidad del miocardio; permite también valorar la perfusión del miocardio; sus limitaciones son el coste elevado y poca disponibilidad.

**10. Técnicas híbridas** (TC + SPECT, TC + PET, PET + RMN): permiten una valoración simultánea de los cambios anatómicos en las arterias coronarias y de su significado funcional, lo que aumenta la precisión diagnóstica.

**11. Coronariografía:** prueba básica que permite valorar la anatomía de las arterias coronarias, el pronóstico y las posibilidades del tratamiento invasivo (→más adelante).

### Criterios diagnósticos

**1. Valorar la probabilidad inicial de enfermedad coronaria antes de realizar las exploraciones complementarias** basándose en:

1) **características del dolor torácico**, 3 criterios: localización retroesternal e irradiación característica, provocado por esfuerzo físico o estrés emocional, cede en reposo o después de la administración sublingual de nitrato; atendiendo al número de criterios se definen:

   a) **dolor típico** si presenta los tres criterios

   b) **dolor atípico** si presenta cualquiera dos de los tres criterios

   c) **dolor no anginoso** si solo presenta un criterio

2) **edad y sexo del enfermo**.

El siguiente proceso diagnóstico depende de la probabilidad pretest de enfermedad coronaria →tabla 5-2 y fig. 5-1: si es alta (>85 %) → coronariografía, si intermedia (15-85 %) → prueba de estrés o angio-TC coronaria (en casos seleccionados); si es baja (<15 %) → buscar otras causas de los síntomas.

**2. Elección de prueba de estrés**

1) **Prueba de imagen con esfuerzo**: indicada con probabilidad pretest del 15-85 % (especialmente 66-85 %), preferible a la ergometría (justificada si la prueba de imagen no está disponible). Además indicada en caso de resultado no concluyente de la ergometría o en caso de las alteraciones en el ECG en reposo que impiden la interpretación de los cambios durante el esfuerzo. También como prueba inicial en enfermos sin angina típica, con FEVI <50 %. Preferible a la ergometría después de la revascularización. Útil en la valoración del significado funcional de las estenosis coronarias intermedias. La isquemia en un territorio >10 % del ventrículo izquierdo identifica a los enfermos de alto riesgo (mortalidad anual de causa cardiovascular >3 %) y hace recomendable la realización de coronariografía y eventual revascularización.

2) **Prueba de imagen con estrés farmacológico**: indicada si el paciente no es capaz de hacer esfuerzo físico en el tapiz rodante o el cicloergómetro.

3) **Ergometría**: indicada en caso de probabilidad pretest intermedia (15-85 %), si la prueba de imagen con estrés no está disponible.

**3. Indicaciones para coronariografía con el fin de confirmar o descartar la enfermedad coronaria:**

1) probabilidad pretest >85 % (alta probabilidad de la enfermedad coronaria) y los síntomas son intensos o sugieren un alto riesgo de eventos cardiovasculares; en estas situaciones está indicado omitir las pruebas no invasivas previas y proceder a la coronariografía temprana con el fin de proceder a la revascularización

2) coexistencia del dolor anginoso típico y disfunción sistólica del ventrículo izquierdo (FEVI <50 %)

3) diagnóstico incierto tras realizar las pruebas no invasivas, o resultados discordantes entre varias pruebas no invasivas (indicación de coronariografía con valoración de la reserva fraccional de flujo [RFF], si fuera necesario)

4) imposibilidad de emplear métodos de imagen con estrés, en profesiones determinadas (p. ej. piloto), por las condiciones legales vigentes.

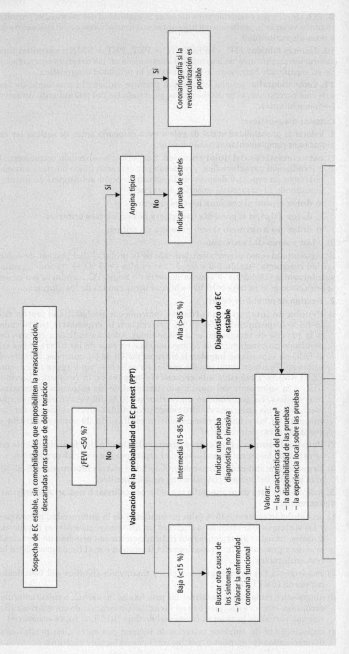

Sospecha de EC estable, sin comorbilidad que imposibiliten la revascularización, descartadas otras causas otras causas de dolor torácico

¿FEVI <50 %?

No

Sí → Coronariografía si la revascularización es posible

**Valoración de la probabilidad de EC pretest (PPT)**

Angina típica

Sí

No → Indicar prueba de estrés

Baja (<15 %)
- Buscar otra causa de los síntomas
- Valorar la enfermedad coronaria funcional

Intermedia (15-85 %)
Indicar una prueba diagnóstica no invasiva

Alta (>85 %)
**Diagnóstico de EC estable**

Valorar:
- las características del paciente[a]
- la disponibilidad de las pruebas
- la experiencia local sobre las pruebas

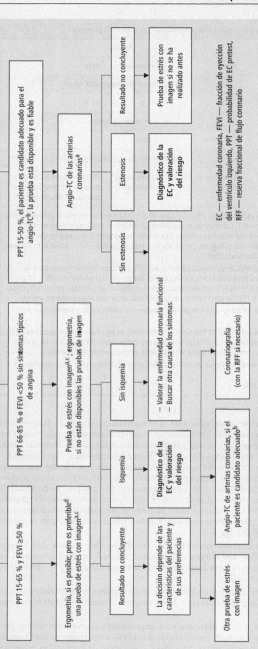

**Fig. 5-1.** Proceso diagnóstico en caso de sospecha de enfermedad coronaria estable (según las guías de la ESC 2013, modificado)

PPT 15-65 % y FEVI ≥50 %

Ergometría, si es posible; pero es preferible una prueba de estrés con imagen[a,c]

Resultado no concluyente

La decisión depende de las características del paciente y de sus preferencias

Otra prueba de estrés con imagen

Angio-TC de arterias coronarias, si el paciente es candidato adecuado[b]

PPT 66-85 % o FEVI <50 % sin síntomas típicos de angina

Prueba de estrés con imagen[a,c], ergometría, si no están disponibles las pruebas de imagen

Isquemia

**Diagnóstico de la EC y valoración del riesgo**

Sin isquemia

– Valorar la enfermedad coronaria funcional
– Buscar otra causa de los síntomas

Coronariografía
(con la RFF si es necesario)

PPT 15-50 %, el paciente es candidato adecuado para el angio-TC[b], la prueba está disponible y es fiable

Angio-TC de las arterias coronarias[a]

Sin estenosis

Estenosis

**Diagnóstico de la EC y valoración del riesgo**

Resultado no concluyente

Prueba de estrés con imagen si no se ha realizado antes

EC — enfermedad coronaria, FEVI — fracción de eyección del ventrículo izquierdo, PPT — probabilidad de EC pretest, RFF — reserva fraccional de flujo coronario

[a] Tener en cuenta la edad del paciente y la exposición a la radiación.
[b] Es decir, es capaz de contener la respiración, sin obesidad mórbida, tiene una distribución de calcificaciones y un índice de calcio adecuados (<400 uds. de Agatston), ritmo sinusal con una frecuencia ≤65/min (preferiblemente ≤60/min; si fuera necesario, utilizar β-bloqueante de acción rápida u otro fármaco que reduzca la frecuencia cardíaca); en los enfermos con calcificaciones severas difusas o focales se debe considerar el resultado como no concluyente.
[c] Ecocardiografía, gammagrafía o PET de estrés (de esfuerzo o farmacológico si el paciente no puede hacer el esfuerzo) o RMN cardíaca de estrés (solamente farmacológica).
[d] Si está disponible y es fiable.

**Tabla 5-3. Valoración del riesgo cardiovascular según el test diagnóstico**

| Test | Riesgo | | |
|---|---|---|---|
| | Alto | Intermedio | Bajo |
| Prueba de esfuerzo electrocardiográfica[a] | Mortalidad cardiovascular anual | | |
| | >3 % | 1-3 % | <1 % |
| Prueba de imagen | Área de isquemia | | |
| | >10 %[b] | 1-10 %[c] | – |
| Angio-TC de arterias coronarias | Cambios en las arterias coronarias | | |
| | Estenosis significativas[d] | Estenosis significativas[e] | Arterias coronarias normales o presencia solo de placas ateroescleróticas |

[a] Valoración de riesgo utilizando el índice de Duke en el que se tiene en cuenta el esfuerzo físico durante la prueba en MET, cambios en el segmento ST durante el esfuerzo o después de su finalización y presencia de síntomas clínicos (sin angina, con angina o con angina que es la causa de la finalización del esfuerzo). La calculadora está disponible en la página http://www.cardiology.org/tools/medcalc/duke

[b] >10 % en la gammagrafía de perfusión cardíaca (SPECT). Los datos son limitados para la RMN cardíaca: se considera probable si hay ≥2 segmentos (de los 16) con un nuevo déficit de perfusión o ≥3 segmentos (de los 17) con alteraciones de la motilidad provocadas por dobutamina; ≥3 segmentos (de los 17) con alteraciones de la motilidad en la ecocardiografía de estrés.

[c] O cualquier isquemia valorada como no de alto riesgo en la RMN cardíaca o en la ecocardiografía de estrés.

[d] Es decir, enfermedad coronaria de tres vasos con estenosis de los segmentos proximales de las arterias grandes, estenosis del tronco de la arteria coronaria izquierda, estenosis en el segmento proximal de la rama descendente anterior de la arteria coronaria izquierda.

[e] En los segmentos proximales de las arterias grandes, pero diferentes a las relacionadas con alto riesgo.

Según las guías ESC 2013.

**4. Estratificación del riesgo de los eventos cardiovasculares** después de diagnosticar la enfermedad coronaria e introducir la terapia conservadora óptima. Con este propósito se pueden utilizar las pruebas diagnósticas enumeradas más arriba que fueron empleadas durante el proceso diagnóstico. Los resultados de estas pruebas, junto con el cuadro clínico, edad, sexo, función del ventrículo izquierdo y gravedad de la ateroesclerosis coronaria influyen en el pronóstico a largo plazo y dirigen el manejo. Los enfermos de alto riesgo (riesgo anual de muerte >3 %) se consideran el grupo que se beneficiará de la revascularización al disminuir los síntomas de angina y mejorar el pronóstico. Definiciones del riesgo de eventos cardiovasculares y la actuación indicada según el riesgo estimado →tabla 5-3 y fig. 5-2.

**Indicaciones de coronariografía dentro de la valoración del riesgo de eventos cardiovasculares** en personas con enfermedad coronaria ya diagnosticada y para valorar la gravedad de la ateroesclerosis y la posibilidad del tratamiento invasivo:

1) después de la revascularización (casos sintomáticos y asintomáticos) con resultado de la prueba de estrés de alto riesgo (isquemia de >10 % del miocardio) y

2) enfermos en los que se planifica una importante intervención quirúrgica extracardíaca, sobre todo vascular (reparación de aneurisma de aorta, puente femoral, endarterectomía carotídea), si el riesgo de incidentes adversos

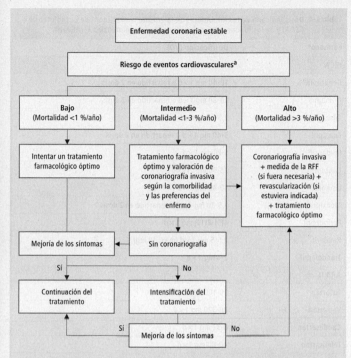

Fig. 5-2. Manejo de la enfermedad coronaria estable confirmada según el riesgo de eventos cardio-vasculares (según las guías de la ESC 2013, modificado)

cardíacos en las pruebas no invasivas se ha estimado como intermedio o alto; la coronariografía de control, independientemente de los síntomas clínicos, se puede valorar a los 3-12 meses de una ICP realizada en pacientes con riesgo elevado (p. ej. en casos de estenosis del tronco de la arteria coronaria izquierda).

**Diagnóstico diferencial**

Otras causas de dolor torácico →cap. 1.16, tabla 16-1.

Otras causas de cambios en el segmento ST y la onda T en el ECG →cap. 26.1.1.

**→ TRATAMIENTO**

**Reglas generales**

**1. Control de los factores de riesgo de la ateroesclerosis** (prevención secundaria) →cap. 2.3.

**Tabla 5-4. Dosis indicada de los inhibidores de la enzima convertidora de la angiotensina (IECA) y de los bloqueantes del receptor de la angiotensina II (ARA-II)**

| Fármaco[a] | Dosificación (VO) |
|---|---|
| **IECA** | |
| Benazepril[b] | 10-40 mg 1×d o repartido en 2 dosis |
| Quinapril | 10-80 mg 1×d o repartido en 2 dosis |
| Cilazapril | 2,5-5 mg 1×d |
| Enalapril | 5-40 mg 1×d o repartido en 2 dosis |
| Imidapril[b] | 5-20 mg 1×d |
| Captopril | 25-50 mg 2-3×d |
| Lisinopril | 10-40 mg 1×d |
| Moexipril[b] | 7,5-30 mg 1×d o repartido en 2 dosis |
| Perindopril | 4(5)-8(10) mg 1×d |
| Ramipril | 2,5-5 mg 1×d (máx. 10 mg) |
| Trandolapril | 2-4 mg 1×d |
| **ARA II** | |
| Losartán | 50-100 mg 1×d |
| Valsartán | 80-320 mg 1×d |
| Candesartán | 8-32 mg 1×d |
| Telmisartán | 40-80 mg 1×d |
| Irbesartán | 150-300 mg 1×d |
| Eprosartán[b] | 600-800 mg 1×d |
| Olmesartán | 20-40 mg 1×d |

[a] →cap. 2.20, tabla 20-7.
[b] Fármaco no disponible en Chile.

**2. Tratamiento de las enfermedades que empeoran la angina**, como anemia, hipertiroidismo, arritmias con respuesta ventricular rápida.

**3. Aumento de la actividad física** (sin sobrepasar el umbral de angina): 30-60 min/d ≥5 días a la semana.

**4. Vacunación contra la gripe:** con frecuencia anual.

**5. Tratamiento farmacológico para prevenir accidentes cardiovasculares y muerte, y reducir los síntomas de la angina.**

**6. Tratamiento invasivo (ICP, derivación coronaria)** en pacientes seleccionados.

**Fármacos que mejoran el pronóstico**

**1.** Cada paciente debe tomar VO durante toda su vida

1) **fármaco antiagregante: AAS** 75-100 mg×d; añadir un fármaco inhibidor de la secreción gástrica de ácido clorhídrico si aparecen síntomas digestivos adversos →cap. 4.7; en caso de contraindicaciones para el tratamiento con AAS (úlcera gástrica, diátesis hemorrágica, asma inducida por aspirina) → **clopidogrel** 75 mg 1×d (preparados →tabla 5-10).

**Tabla 5-5. Dosificación típica de los nitratos en la angina de pecho**

| Fármaco | Presentación | Dosificación[a] | Tiempo de funcionamiento |
|---|---|---|---|
| Nitroglicerina | Aerosol | 0,4 mg | 1,5-7 min |
| | Comprimido de liberación prolongada | 6,5-15 mg 2×d | 4-8 h |
| | Ungüento | 2,6-10 mg del fármaco (0,5-2,0 cm del ungüento) 3-4×d | 4-6 h |
| | Sublingual (en Chile) | 0,6 mg | |
| Dinitrato de isosorbida | Comprimido | 5-10 mg | Hasta 60 min |
| Mononitrato de isosorbida | Comprimido | 10-40 mg 2×d | Hasta 8 h |
| | Comprimido de liberación prolongada | 50-100 mg 1×d | 12-24 h |
| | Cápsulas de liberación prolongada | 40-120 mg 1×d | |

[a] En el tratamiento crónico, en caso de dosificación 2×d, hay que administrar la segunda dosis no más tarde de 8 h después de la primera (p. ej. a las 7:00 y 15:00), mientras que la forma tópica debe aplicarse con un intervalo libre nocturno.

2) **estatinas** →cap. 2.4, tabla 4-2; procurar reducir el nivel del C-LDL hasta ≤1,8 mmol/l (70 mg/dl), y si no es posible conseguirlo: en >50 % del nivel basal; en caso de mala tolerancia o ineficacia de las estatinas, utilizar ezetimiba.

**2.** En caso de coexistir hipertensión arterial, diabetes *mellitus*, insuficiencia cardíaca o disfunción sistólica del ventrículo izquierdo está indicado el tratamiento con **IECA** o **ARA-II**) (dosificación →tabla 5-4, preparados →cap. 2.20, tabla 20-7). En los demás enfermos con síntomas anginosos y enfermedad coronaria confirmada se puede valorar el uso de IECA (o ARA-II).

**Tratamiento antianginoso (antisquémico)**

**1.** **Como tratamiento de rescate en casos sintomáticos, y como prevención antes del esfuerzo físico:** utilizar **nitrato de acción corta**, esto es **nitroglicerina** en aerosol (en Chile disponible solo en forma sublingual) →tabla 5-5. Si después de administrar 1 dosis de nitroglicerina el dolor no cede en 5 min, el paciente debe llamar a la ambulancia. Contraindicaciones relativas: miocardiopatía hipertrófica con obstrucción del tracto de salida, estenosis aórtica severa, tratamiento con inhibidor de la fosfodiesterasa tipo 5 (p. ej. para tratamiento de la disfunción eréctil) en las últimas 24 h, en caso de avanafilo, sildenafilo y vardenafilo, o 48 h en caso de tadalafilo. Otras interacciones farmacológicas: α-bloqueantes (en hombres con hipertrofia benigna de próstata está permitido el uso conjunto de nitratos y α-bloqueante selectivo, tamsulosina). Reacciones adversas: cefalea, enrojecimiento facial, vértigo, síncope, hipotensión ortostática, taquicardia refleja, metahemoglobinemia.

**2. Prevención de la angina y mejoría de la tolerancia al esfuerzo.** Utilizar

1) **β-bloqueantes**: fármacos de elección. Todos parecen tener eficacia similar. Intentar aumentar la dosis hasta la máxima recomendada: dosificación típica →tabla 5-6. Se puede valorar el uso de β-bloqueante en enfermos asintomáticos con un área de isquemia extensa (>10 % del ventrículo izquierdo). Contraindicaciones absolutas: bradicardia sintomática, hipotensión

**Tabla 5-6. Dosificación de los β-bloqueantes y calcioantagonistas en la angina de pecho**

| Fármaco[a] | Dosificación (VO) |
|---|---|
| **β-bloqueante** | |
| Acebutolol | 200-600 mg 2×d |
| Atenolol | 50-200 mg 1×d |
| Betaxolol (no disponible en Chile) | 10-20 mg 1×d |
| Bisoprolol | 5-10 mg 1×d |
| Celiprolol | 200-400 mg 1×d |
| Carvedilol | 12,5-25 mg 2×d |
| Metoprolol: preparado de liberación inmediata | 25-100 mg 2×d |
| preparado de liberación prolongada | 25-200 mg 1×d |
| Pindolol | 2,5-10 mg 2-3×d |
| Propranolol | 10-80 mg 2-3×d |
| **Calcioantagonistas dihidropiridínicos** | |
| Amlodipino | 5-10 mg 1×d |
| Felodipino | 5-10 mg 1×d |
| **Calcioantagonistas no dihidropiridínicos** | |
| Diltiazem: preparado de liberación inmediata | 30-90 mg 3×d |
| preparado de liberación prolongada | 120-480 mg 1×d (o repartido en 2 dosis) |
| Verapamilo: preparado de liberación inmediata | 40-160 mg 3×d |
| preparado de liberación prolongada | 120-480 mg 1×d |

[a] →cap. 2.20, tabla 20-7.

sintomática, bloqueo AV de 2.º o 3.er grado, enfermedad del nodo sinusal, insuficiencia cardíaca severa no compensada, asma. Reacciones adversas: bradicardia, bloqueo AV, vasoespasmo periférico y empeoramiento de la perfusión tisular en caso de enfermedad severa de arterias periféricas; cansancio, cefalea, alteraciones del sueño, insomnio y pesadillas, depresión (por el efecto sobre el SNC, sobre todo el propranolol); impotencia y disminución de la libido.

2) **Calcioantagonistas**: fármacos de elección, dosificación típica →tabla 5-6.
   a) **Diltiazem y verapamilo**: en lugar de β-bloqueantes en caso de contraindicaciones o intolerancia (no se deben combinar con β-bloqueantes; en casos de bradicardia o de contraindicaciones para el uso de diltiazem y verapamilo se puede valorar el uso de un derivado dihidropiridínico). Contraindicaciones: insuficiencia cardíaca, bradicardia, alteraciones de la conducción AV, hipotensión. Reacciones adversas: estreñimiento, bradicardia, bloqueo AV, hipotensión.
   b) **Dihidropiridinas**: amlodipino, felodipino, combinado con β-bloqueante cuando el tratamiento con β-bloqueante en monoterapia ha resultado

ineficaz. Reacciones adversas: enrojecimiento facial, cefalea, edema en pies y pantorrillas.

3) **Nitratos de acción prolongada: dinitrato y mononitrato de isosorbida o nitroglicerina**, indicados como terapia de segunda línea, igual que ivabradina, nicorandil o ranolazina. Dosificación típica →tabla 5-5. En caso de administrarlos 2×d, hacer pausas ~10 h entre dosis. Los parches de nitroglicerina comienzan su efecto en minutos y este se mantiene durante 3-5 h.

**3. Otros fármacos**

1) **Ivabradina** VO, inicialmente 5 mg 2×d, luego hasta 7,5 mg 2×d, reduce la frecuencia cardíaca actuando de manera selectiva sobre el nodo sinusal. Iniciar, si la frecuencia en reposo es >70/min. Considerar su uso en caso de intolerancia o de contraindicaciones para el tratamiento con β-bloqueantes y calcioantagonistas. En caso de insuficiente control de la frecuencia cardíaca con β-bloqueante, utilizar β-bloqueante junto con ivabradina. La ivabradina también se puede valorar en enfermos en ritmo sinusal con hipotensión. Se debe valorar la suspensión del tratamiento si en un período de 3 meses la intensidad de los síntomas no mejora o si aparece fibrilación auricular. Reacciones adversas →cap. 2.19.1

2) **Molsidomina** (no disponible en Chile): efecto antianginoso débil; el preparado de larga duración en la dosis de 16 mg 1×d tiene igual eficacia que el preparado de acción inmediata en la dosis de 8 mg 2×d.

3) **Nicorandil** (no disponible en Chile): fármaco vasodilatador, efectúa abriendo los canales de potasio en los miocitos lisos; terapia de segunda línea indicada en caso de contraindicaciones o ineficacia de los fármacos de primera elección.

4) **Fármacos que inhiben la β-oxidación de los ácidos grasos: ranolazina y trimetazidina**, fármacos antianginosos de segunda línea. No utilizar ranolazina en caso de cirrosis hepática. Efectos adversos: estreñimiento, náuseas, vértigo y prolongación del intervalo QT en el ECG. La trimetazidina está contraindicada en personas con enfermedad de Parkinson, con temblores y alteraciones motoras y con disfunción renal severa.

5) **Alopurinol** (inhibidor de la xantina oxidasa): en dosis de 600 mg/d tiene efecto antianginoso.

**Estrategia del tratamiento conservador**

El tratamiento conservador óptimo incluye el uso de ≥1 fármaco antianginoso y de fármacos que mejoran el pronóstico. Los fármacos antianginosos de primera línea son los β-bloqueantes y los calcioantagonistas no dihidropiridínicos. Si el tratamiento de primera línea no proporciona el efecto deseado, se pueden añadir los fármacos de segunda línea arriba mencionados o es posible sustituir por ellos los fármacos previamente utilizados. En el siguiente paso valorar la coronariografía pensando en la revascularización (ICP o derivación coronaria).

**Tratamiento invasivo**

**1. Tratamiento de revascularización (ICP o derivación coronaria):** indicado si los síntomas no se controlan con el tratamiento conservador o cuando las pruebas no invasivas revelan un área de isquemia miocárdica extensa y el riesgo de la intervención es menor que los beneficios esperados (mejoría significativa de la calidad de vida y en algunos grupos de enfermos [isquemia miocárdica documentada junto a uno de los siguientes: estenosis del tronco de la arteria coronaria izquierda >50 %, estenosis proximal >50 % en la parte inicial de la arteria coronaria descendente anterior izquierda, extensa, es decir >10 %, área de isquemia del miocardio del ventrículo izquierdo en SPECT, RMN o ergometría; enfermedad de dos o tres vasos con función ventricular izquierda deprimida, estenosis >50 % de la única arteria coronaria permeable] también prolongación de la supervivencia). En caso de enfermedad multivaso o estenosis del tronco de la arteria coronaria izquierda, igual que en diabetes *mellitus* o cualquier otra comorbilidad, realizar una valoración conjunta por cardiólogo, cirujano cardíaco y hemodinamista para valorar las opciones de revascularización eficaz y segura mediante ICP o derivación coronaria. Para que esta valoración sea posible, no se debe realizar la revascularización coronaria en el mismo procedimiento que la angiografía diagnóstica. Al elegir el método de revascularización (entre la ICP y la derivación coronaria quirúrgica), se debe valorar el riesgo de muerte:

1) a corto plazo (intrahospitalario o a los 30 días) según las escalas STS Score (preferible en caso de la derivación coronaria quirúrgica), EuroSCORE II, ACEF, NCDR CathPCI o EuroSCORE (no recomendada)

2) a largo plazo (≥1 año) según las escalas SYNTAX (preferible), SYNTAX II, ASCERT CABG, ASCERT PCI, Logistic Clinical SYNTAX.

**2. La ICP** es preferible en caso de:

1) enfermedad de uno o dos vasos sin afectación proximal en la arteria coronaria descendente anterior izquierda

2) características anatómicas de riesgo bajo

3) primera reestenosis

4) comorbilidad que incrementa el riesgo quirúrgico.

**3. La ICP y la derivación coronaria quirúrgica** son **equivalentes** en caso de:

1) enfermedad de un vaso con estenosis de la DA en su segmento proximal

2) enfermedad del tronco de la arteria coronaria izquierda y ≤22 ptos. en la escala SYNTAX (calculadora → www.syntaxscore.com)

3) enfermedad de dos vasos con estenosis proximal de la arteria descendente anterior izquierda

4) enfermedad de tres vasos y ≤22 ptos. en la escala SYNTAX.

**4. La derivación coronaria quirúrgica** es preferible en caso de:

1) estenosis del tronco de la arteria coronaria izquierda y puntuación en la escala SYNTAX ≥23

2) enfermedad coronaria de tres vasos y puntuación en la escala SYNTAX ≥23.

**5. Coronariografía y revascularización después de la derivación coronaria quirúrgica**

1) Realizar coronariografía en enfermos con síntomas de isquemia miocárdica y/o con niveles elevados de troponinas o de otro biomarcador sanguíneo, lo cual sugiere infarto de miocardio perioperatorio; con cambios isquémicos en el ECG sugerentes de presentar un área miocárdica extensa en peligro; con alteraciones significativas de la contractilidad miocárdica de nueva aparición, con inestabilidad hemodinámica posoperatoria.

2) En la isquemia temprana tras la derivación coronaria (hasta 30 días) se prefiere la ICP (si es técnicamente posible) a la cirugía. El vaso preferible para la ICP es la arteria coronaria nativa o el puente de la arteria mamaria interna, pero no un puente venoso recién ocluido o severamente enfermo.

3) En la estenosis tardía del puente o en caso de progresión de la enfermedad con síntomas intensos, o con isquemia miocárdica extensa a pesar del tratamiento conservador óptimo, se debe realizar ICP (método de elección si es técnicamente posible; se prefiere la intervención sobre la arteria nativa a la intervención sobre el puente), o una nueva derivación coronaria. En caso de intervencionismo percutáneo sobre puentes venosos, se prefiere la implantación de *stent* farmacoactivo (DES). En caso de una nueva derivación coronaria, es aconsejable utilizar la arteria mamaria interna para el pontaje. Se debe valorar una nueva derivación coronaria también en los enfermos con estenosis de varios puentes aortocoronarios, con función sistólica del ventrículo izquierdo deprimida, con oclusión crónica de los puentes en varias localizaciones, o en los casos en los que no esté disponible una arteria mamaria interna permeable. En enfermos con arteria mamaria izquierda permeable y con lesiones coronarias calcificadas se debe valorar este intervencionismo.

**6. Reestenosis después de la ICP**, indicada la ICP, excepto cuando:

1) las lesiones coronarias no son subsidiarias de ICP

2) se observa progresión clara de las lesiones en otras arterias

3) se trata de una reestenosis recurrente y las posibilidades de reintervención son reducidas.

**7. ICP en los pacientes diabéticos**, se recomienda:

1) implantación de DES para reducir el riesgo de reestenosis

2) en los enfermos en tratamiento con metformina: monitorización estricta de la función renal después de la coronariografía y/o ICP durante 2-3 días; en casos de insuficiencia renal se debe valorar suspender metformina 48 h antes de la intervención

3) si está indicada la derivación coronaria por la extensión de la enfermedad (sobre todo en caso de enfermedad multivaso) y el riesgo operatorio es aceptable, se prefiere la derivación coronaria (preferiblemente usando ambas arterias mamarias internas) a la intervención percutánea

4) en caso de enfermedad multivaso y un resultado en la escala SYNTAX ≤22, valorar la intervención percutánea como alternativa a la derivación coronaria.

**8. Pacientes con enfermedad renal crónica:** si la enfermedad renal es moderada o grave y la derivación coronaria está indicada debido a las lesiones coronarias y el riesgo perioperatorio es aceptable, y además la esperanza de vida prevista justifica dicha actuación. Se prefiere la derivación coronaria a la ICP (valorar posponer la derivación coronaria después de la coronariografía hasta que ceda el efecto del contraste radiológico sobre la función renal). En caso de enfermedad multivaso sintomática o de isquemia miocárdica, cuando el riesgo operatorio es alto o el tiempo de supervivencia esperado es menor de un año, se prefiere la ICP a la derivación coronaria (se puede valorar la derivación coronaria sin uso de circulación extracorpórea). En caso de intervención percutánea se prefieren DES de nueva generación.

**9. Normas para tratamiento anticoagulante después de la implantación de *stents*** en los enfermos con fibrilación auricular con riesgo moderado o alto de complicaciones tromboembólicas en los que está indicado un tratamiento anticoagulante crónico →cap. 2.34, tabla 34-7. Duración del tratamiento con 2 fármacos antiagregantes →tabla 5-7.

**→ OBSERVACIÓN**

Control regular de los factores de riesgo modificables →cap. 2.3. La frecuencia de las visitas de control depende de la gravedad de los factores de riesgo y de la misma angina. En general cada 3-4 meses el primer año y después cada 6 meses en caso de estabilidad clínica.

**→ PRONÓSTICO**

Mortalidad anual de un 1,2-3,8 %, riesgo de muerte por causas cardíacas de un 0,6-1,4 % y riesgo de infarto no mortal de un 0,6-2,7 %. Factores que empeoran el pronóstico: edad avanzada; mayor severidad de la angina de pecho (según la escala de la SCC); capacidad funcional reducida; cambios en el ECG en reposo; presencia de isquemia silente; disfunción sistólica del ventrículo izquierdo; zona amplia de isquemia visualizada en las pruebas de estrés no invasivas; lesiones coronarias avanzadas en coronariografía; diabetes *mellitus*; alteración de la función renal; hipertrofia del ventrículo izquierdo; frecuencia cardíaca en reposo >70/min.

## 5.1.2. Angina microvascular

Angina de pecho con isquemia miocárdica documentada (descenso del segmento ST en la prueba de esfuerzo electrocardiográfica con o sin alteraciones de perfusión en las pruebas de imagen; en general ECG en reposo normal) y coronariografía normal (sin espasmo de las arterias coronarias epicárdicas tras prueba de

**Tabla 5-7. Principios generales de uso de terapia antiplaquetaria doble (TAD) en enfermos con enfermedad coronaria**

| Tipo de procedimiento | Riesgo de sangrado | Indicaciones |
|---|---|---|
| **Síndromes coronarios agudos** | | |
| ICP con implantación de *stent* farmacoactivo o metálico, o mediante balón recubierto de fármaco | Bajo | 12 meses: indicados AAS + P/T/C[a]<br>>12 meses[b]: pueden considerarse AAS + T[c]/P[d]/C[d] |
| | Alto | 6 meses: considerar AAS + C/T |
| ICP con implantación de *stent* bioabsorbible | Independientemente del riesgo de sangrado | >12 meses: considerar AAS + P/T/C[a] |
| Derivación coronaria | Bajo | 12 meses: AAS + P/T/C[a]<br>>12 meses[b] (eventualmente hasta 36 meses): pueden considerarse AAS + T[c]/P/C |
| | Alto | 6 meses: considerar AAS + C/T |
| Tratamiento farmacológico | Bajo | 12 meses: AAS + T/C[d]<br>>12 meses[b] (eventualmente hasta 36 meses): pueden considerarse AAS + T[c]/C[d] |
| | Alto | >1 meses (eventualmente hasta 6 meses): considerar AAS + C |
| **Enfermedad coronaria estable** | | |
| ICP con implantación de *stent* farmacoactivo o metálico, o mediante un balón recubierto de fármaco | Bajo | 6 meses: AAS + C[e]<br>>6 meses[b] (eventualmente hasta 30 meses): pueden considerarse AAS + C |
| | Alto | 3 meses[f]: considerar AAS + C |
| ICP con implantación de *stent* bioabsorbible | Independientemente del riesgo de sangrado | >12 meses: considerar AAS + C |
| Derivación coronaria | | No hay indicaciones para iniciar TAD |
| Tratamiento farmacológico | | |

[a] Si no es posible usar ticagrelor ni prasugrel.
[b] En enfermos con antecedentes de infarto de miocardio.
[c] Ticagrelor a dosis de 60 mg 2 × d.
[d] Si no es posible usar ticagrelor.
[e] Considerar si en la ICP se ha utilizado balón recubierto de fármaco.
[f] Puede considerarse acortar la terapia hasta 1 mes.
AAS — ácido acetilsalicílico, C — clopidogrel, P — prasugrel, T — ticagrelor, / — o
Según las guías ESC y EACTS 2017, modificado

provocación con ergonovina o acetilcolina). Antes llamada síndrome X cardíaco. El nombre de "angina microvascular" se utilizaba inicialmente para describir a los enfermos con angina de pecho y arterias coronarias anatómicamente normales, en los que el mecanismo de la enfermedad se debía a la disfunción de la microcirculación. Actualmente, se propone este término para todos los enfermos en los que la disfunción de la microcirculación coronaria es una de las causas de isquemia miocárdica.

**Síntomas**: dolor torácico a menudo atípico, puede ser muy intenso, en general durante el esfuerzo, pero puede aparecer en reposo (en muchos enfermos los síntomas aparecen entre la medianoche y la madrugada). Habitualmente dura >10 min (incluso >30 min después del esfuerzo). La respuesta a nitroglicerina VSl es débil. Se observan episodios de crisis de ansiedad. Puede ocurrir síndrome coronario agudo a pesar de la ausencia de lesiones angiográficamente significativas en las arterias epicárdicas.

**Diagnóstico**: descartar ateroesclerosis coronaria importante (o dominante) y otras enfermedades que pueden ser la causa del dolor torácico →cap. 1.16, tabla 16-1.

**Tratamiento**: se indica AAS y estatinas en todos los enfermos; control de dolor con β-bloqueantes (fármacos de primera línea), calcioantagonistas, IECA o ARA-II y nitratos →tabla 5-5 y tabla 5-6. En caso de ineficacia de estos fármacos en monoterapia o en terapia combinada → imipramina 50 mg 1×d. Existen también informaciones sobre el efecto beneficioso del uso de estatinas, sildenafilo, ranolazina (no disponible en Chile), L-arginina y metformina. Suelen ser eficaces la terapia conductual y el entrenamiento físico.

**Pronóstico**: en general bueno para la supervivencia y para el mantenimiento de la función sistólica del ventrículo izquierdo, pero la persistencia de los síntomas durante años empeora la calidad de vida. Los episodios de síndrome coronario agudo esporádicos suelen tener un curso clínico más leve que los casos secundarios a ateroesclerosis.

### 5.1.3. Angina relacionada con puentes musculares sobre las arterias coronarias

El puente muscular es una banda de miocardio que se extiende sobre una sección de arteria coronaria epicárdica y provoca estenosis de la luz vascular solamente durante la sístole. Se localizan casi exclusivamente sobre la rama interventricular anterior.

**Síntomas**: dolor anginoso relacionado con esfuerzo físico. Curso de la enfermedad en general benigno.

**Diagnóstico**: coronariografía.

**Tratamiento**: β-bloqueantes, menos frecuentemente calcioantagonistas (diltiazem o verapamilo). Los nitratos están contraindicados. El tratamiento invasivo (implantación de *stent* en la arteria comprimida o sección del puente) está raramente justificado.

**Pronóstico**: favorable (no suele afectar a la supervivencia).

### 5.1.4. Angina vasoespástica (de Prinzmetal)

El dolor anginoso está provocado por espasmo espontáneo de la arteria coronaria. En la forma típica, la angina vasoespástica se caracteriza por una elevación transitoria del segmento ST en el ECG que por lo general no lleva al infarto de miocardio.

**Síntomas**: dolor anginoso (características →cap. 2.5.1.1) espontáneo, muchas veces prolongado, más a menudo aparece entre las 0:00 y 6:00 horas, en reposo, pero puede aparecer también después del esfuerzo físico. Los síntomas son más intensos en el primer año desde el inicio de la enfermedad. Son recurrentes, pero la incidencia del infarto es muy baja.

**Diagnóstico**: basado en la presencia de dolor anginoso espontáneo acompañado de elevación del segmento ST en el ECG y espasmo en la arteria coronaria durante la coronariografía.

**Tratamiento conservador**:

1) modificación de los factores de riesgo, sobre todo dejar de fumar y de consumir anfetamina o cocaína

2) **AAS** 75 mg/d

3) **calcioantagonista** en dosis altas VO: **diltiazem** 120-360 mg/d, **verapamilo** 240-480 mg/d (preparados →tabla 5-6), **nifedipino** 60-120 mg/d; si el tratamiento con un calcioantagonista no es suficiente, añadir otro pero de grupo diferente, o un **nitrato de larga duración** →tabla 5-5

4) los β-bloqueantes, sobre todo no selectivos, están contraindicados.

**Tratamiento invasivo**: la implantación de un *stent* a nivel de la placa de ateroma responsable del espasmo de la arteria puede aliviar los síntomas, pero en un 50 % de los enfermos los síntomas reaparecen tras la intervención. La continuación del tratamiento farmacológico es imprescindible.

En caso de bradicardia clínicamente importante o taquiarritmias ventriculares peligrosas relacionadas con la isquemia, que no responden al tratamiento vasodilatador óptimo, está indicada la implantación de marcapasos o de desfibrilador automático (DAI).

**Pronóstico**: un 95 % de los enfermos sobrevive 5 años desde el diagnóstico. El pronóstico es peor si coexiste ateroesclerosis coronaria y hay antecedente de la fibrilación ventricular durante el vasoespasmo.

## 5.2. Síndromes coronarios agudos (SCA)

### ▶ DEFINICIONES

Clasificación de los SCA →cap. 2.5.

**1. SCA sin elevación del segmento ST (AI/IAMSEST)**: síndrome clínico provocado por la reducción aguda o progresiva del flujo coronario (**angina inestable**, AI), que puede originar necrosis miocárdica, reflejada por la elevación de los marcadores de necrosis en sangre, sin elevación reciente del segmento ST en ECG (**infarto agudo de miocardio sin elevación del segmento ST, IAMSEST**). Los enfermos con AI/IAMSEST son un grupo heterogéneo debido a los complejos mecanismos patogénicos de la enfermedad, que incluyen trombosis sobre una placa de ateroma preexistente que se rompe, estenosis progresiva de la arteria, espasmo de la arteria, aporte insuficiente de oxígeno en relación a las necesidades del miocardio.

**2. Infarto agudo de miocardio con elevación del segmento ST (IAMCEST)**: síndrome clínico provocado por cese del flujo sanguíneo en la arteria coronaria debido a su oclusión que origina necrosis del miocardio, reflejada por la elevación de los marcadores de necrosis miocárdica y elevación persistente del segmento ST en ECG.

**3. IAMCEST sin enfermedad coronaria ateroesclerótica obstructiva (MINOCA)**: infarto de miocardio no asociado a lesión coronaria (que disminuya la luz de la arteria ≥50 %). Causas: fenómenos trombóticos transitorios a causa de la ruptura o ulceración de una lesión ateroesclerótica que disminuye la luz arterial de manera no significativa, espasmo coronario, disección de la pared arterial, embolismo coronario, disfunción de la microcirculación coronaria, miocardiopatías (miocarditis, miocardiopatía de *takotsubo*); desequilibrio entre la demanda y aporte de oxígeno al miocardio (infarto tipo 2) a consecuencia de taquiarritmias, hemorragia, sepsis, crisis hipertensiva, hipotensión o insuficiencia cardíaca aguda.

### ▶ CUADRO CLÍNICO E HISTORIA NATURAL

#### SCA sin elevación del segmento ST

**1. Síntomas:** dolor torácico de características anginosas o su equivalente (característica →cap. 2.5.1.1). A diferencia de la angina de pecho estable, el dolor no cede en 5 min después de desaparecer los factores que provocan el dolor o después de tomar nitrato VSl, sino que persiste y puede aparecer también en reposo. Puede acompañarse de palpitaciones.

## 2. Clasificación del dolor en AI/SCASEST

1) **angina en reposo**: dolor anginoso en reposo que dura >20 min
2) **angina *de novo***: dolor anginoso que aparece por primera vez en el último mes, de intensidad clase III según CCS →tabla 5-1
3) **angina progresiva**: dolor anginoso preexistente que aparece más frecuentemente y con menor esfuerzo físico, dura más tiempo, incrementa por lo menos una clase de CCS y corresponde por lo menos a la clase III de CCS.

### Infarto agudo de miocardio con elevación del segmento ST

El IAMCEST ocurre más frecuentemente entre las 6:00 y las 12:00 de la mañana. Parte de los enfermos muere antes de llegar al hospital, sobre todo a consecuencia de fibrilación ventricular. En ~10 % de los casos el curso es poco sintomático y se diagnostica días, semanas, e incluso meses tras el evento mediante ECG y pruebas de imagen.

### 1. Síntomas

1) Dolor torácico, en general muy intenso, con sensación de disnea, quemante, opresivo (en un 10 % de los casos agudo, punzante, similar al pleurítico). Se percibe en una zona más amplia (localización e irradiación como en el dolor anginoso →cap. 2.5.1.1). Dura >20 min y aumenta progresivamente. No cede tras la administración del nitrato VSl. El dolor puede estar localizado en el epigastrio o en el cuadrante abdominal superior derecho, acompañado de náuseas e incluso vómitos (más a menudo en el infarto de la cara inferior). En personas mayores o enfermos diabéticos el dolor puede ser menos característico o estar ausente.
2) Disnea: más frecuente en personas ancianas o con infarto extenso que provoca disfunción ventricular izquierda aguda. A veces se acompañada de tos con expectoración (en casos extremos de edema pulmonar el esputo es espumoso y rosado).
3) Debilidad, vértigo, presíncope o síncope. En general provocados por bajo gasto cardíaco o arritmia.
4) Palpitaciones: en taquiarritmias.
5) Inquietud, ansiedad o sensación de muerte inminente sobre todo en casos de dolor torácico intenso.

### 2. Signos

1) Febrícula (menos frecuente fiebre). En la mayoría de los enfermos en las primeras 24-48 h, sobre todo en infarto de miocardio extenso.
2) Palidez de la piel y sudoración en casos de dolor intenso; cianosis periférica cuando se desarrolla *shock* cardiogénico.
3) Taquicardia (más a menudo >100/min, que mejora cuando cede el dolor); arritmia (sobre todo extrasístoles ventriculares); bradicardia (en un 10 % de los enfermos, sobre todo en el infarto inferior).
4) Alteraciones en la auscultación cardíaca: ritmo de galope; a menudo soplo sistólico transitorio provocado por disfunción del músculo papilar secundaria a la isquemia (más a menudo en el infarto de la cara inferior) o por dilatación del ventrículo izquierdo; soplo sistólico intenso en el ápex que aparece de manera repentina, más a menudo provocado por ruptura del músculo papilar (en general síntomas del *shock*); soplo similar pero más intenso en el margen izquierdo del esternón en caso de ruptura del septo interventricular; roce pericárdico en los infartos extensos (habitualmente en el 2.º o 3.er día).
5) Estertores en la auscultación pulmonar en caso de insuficiencia cardíaca izquierda.
6) Síntomas de insuficiencia cardíaca derecha: hipotensión, dilatación de las venas yugulares, en el infarto del ventrículo derecho (puede acompañar al infarto de cara inferior).

**Tabla 5-8.** Localización probable del infarto según los cambios del ECG

| Derivaciones del ECG | Localización del infarto |
|---|---|
| $V_1$-$V_4$ | Cara anterior del ventrículo izquierdo, septo inter-ventricular, ápex |
| I, aVL, $V_5$-$V_6$ | Cara lateral del ventrículo izquierdo, ápex |
| II, III, aVF | Cara inferior del ventrículo izquierdo |
| $V_1$-$V_3$ (ondas R altas), $V_7$-$V_9$ (elevación típica de ST y ondas Q) | Cara posterior del ventrículo izquierdo |
| $V_{r3}$-$V_{r4}$ (elevación de ST de ≥0,05 mV) | Ventrículo derecho |

En un 50-70 % de los IAMCEST de cara inferior se observa descenso del segmento ST "especular" en las derivaciones de la cara anterior o lateral; en un 40-60 % de los infartos de la cara anterior; se relaciona con una mayor área del infarto y peor pronóstico.

→ **DIAGNÓSTICO**

**Exploraciones complementarias**

**1. ECG en reposo:** cambios en ≥2 derivaciones contiguas (grupos de derivaciones contiguas: $V_1$-$V_6$ — cara anterior; II, III, aVF — cara inferior; I, aVL — cara lateral y ápex; $V_{r3}$, $V_{r4}$ — cara libre del ventrículo derecho).

1) **En AI/IAMSEST:**

   a) **descenso del segmento ST (menos frecuente ascenso transitorio);** tiene valor diagnóstico la infradesnivelación del segmento ST horizontal o descendente de ≥0,05 mV, de nueva aparición

   b) **onda T negativa** (>0,1 mV de profundidad; riesgo mayor si ≥0,2 mV) o positivización de las ondas T previamente negativas; la aparición de una onda T aplanada es un cambio poco específico

   c) ECG normal en un 30-50 % de los enfermos.

2) **En IAMCEST:**

   a) **evolución típica de los cambios** desde unas horas hasta unos días con aparición de ondas T altas y picudas (raramente perceptibles) → elevación horizontal o convexa del segmento ST (onda Pardee →cap. 26.1.1; tiene valor diagnóstico la elevación persistente del segmento ST en el punto J en las derivaciones $V_2$-$V_3$ de ≥0,2 mV en hombres ≥40 años y ≥0,25 mV en hombres <40 años y de ≥0,15 mV en mujeres, en las demás derivaciones de ≥0,1 mV) → aparición de ondas Q patológicas con reducción de la altura de las ondas R (con mayor frecuencia ausencia de ondas Q en caso de reperfusión o de infarto de pequeño tamaño) → regreso de los segmentos ST a la línea isoeléctrica → mayor reducción de la altura de las ondas R, profundización de las ondas Q y aparición de las ondas T negativas, probable localización del infarto según la localización de los cambios en el ECG →tabla 5-8

   b) **bloqueo de rama izquierda del haz de His (BRI)** → sospechar infarto agudo de miocardio, si se presentan complejo QS en $V_1$-$V_4$ y ondas Q en $V_5$ y $V_6$ o regresión de la onda R en las derivaciones precordiales

   c) **bloqueo de rama derecha del haz de His (BRD).**

**2. Los análisis de sangre** en el infarto agudo de miocardio revelan:

1) elevación de marcadores de necrosis miocárdica (posible también en la AI, pero en ese caso no supera el punto de corte para el diagnóstico de infarto agudo de miocardio):

a) **troponina T** (cTnT) 10-14 ng/l (dependiendo del método); troponina I (cTnI) 9-70 ng/l (dependiendo del método)

b) **nivel de CK-MB** (CKMB$_{mass}$) >5-10 µg/l (dependiendo del método); utilizado solamente si no es posible determinar la cTn

c) la determinación de la actividad de CK-MB y mioglobina actualmente ya no se utiliza en el diagnóstico del infarto de miocardio

2) aumento de la VHS hasta 60 mm en la 1.ª h, en general en el 2.º día del infarto y se mantiene durante 2-3 semanas; elevación del nivel plasmático de fibrinógeno y proteína C-reactiva; leucocitosis con predominio de neutrófilos, en general hasta 15 000/µl, el pico entre el 2.º y 4.º día, normalización después de 7 días.

**3. Radiografía de tórax:** puede revelar signos de otras enfermedades que provocan dolor torácico o signos de insuficiencia cardíaca.

**4. Ecocardiografía en reposo:** puede revelar alteraciones segmentarias isquémicas de la motilidad de las paredes cardíacas (ya a los pocos segundos tras la oclusión de la arteria; no permite distinguir el infarto agudo del antiguo o de los cambios por la isquemia), complicaciones mecánicas del infarto (ruptura de la pared libre o del septo interventricular, taponamiento cardíaco, insuficiencia mitral aguda, trombo intraventricular), signos de infarto y disfunción de ventrículo derecho, signos de otras enfermedades que provocan dolor anginoso.

**5. Coronariografía:** revela lesiones en las arterias coronarias responsables de AI/IAMSEST o IAMCEST (habitualmente oclusión de la luz arterial). Permite valorar la necesidad y posibilidades del tratamiento invasivo.

#### Criterios diagnósticos

El término "infarto de miocardio" no incluye la muerte de cardiomiocitos relacionada con el daño mecánico (p. ej. durante la derivación coronaria), insuficiencia renal, insuficiencia cardíaca, cardioversión, ablación, sepsis, miocarditis, toxinas cardíacas o enfermedades infiltrativas.

**1.** Se diagnostica basándose en (→fig. 5-3)

1) **Síntomas**, en general el dolor torácico.

2) **ECG de 12 derivaciones en reposo**: realizar inmediatamente a todos los pacientes. Es necesario para diagnosticar y decidir el tratamiento. La elevación de los segmentos ST ayuda a seleccionar a los enfermos que precisan tratamiento inmediato de reperfusión. Si no se puede diagnosticar IAMCEST basándose en el primer ECG y los síntomas persisten y existe alta probabilidad de IAMCEST → repetir ECG cada 5-10 min o monitorizar de manera continua la posición del segmento ST. En los enfermos con IAMCEST en la cara inferior realizar ECG de las derivaciones $V_{r6}$-$V_{r4}$ para detectar el infarto del ventrículo derecho.

3) **Determinación del nivel de troponinas en sangre** (u otro marcador de necrosis miocárdica). Si está disponible un test de troponinas de alta sensibilidad → aplicar el protocolo de confirmación o exclusión rápida (→fig. 5-4 y →fig. 5-5). La primera determinación de troponinas se puede realizar a la cabecera del paciente (test rápido, semicuantitativo), pero las siguientes determinaciones se deben realizar en el laboratorio con métodos más precisos. Además solicitar inmediatamente las siguientes pruebas de laboratorio: hemograma completo, INR y TTPa, electrólitos (incluido el nivel de magnesio), urea y creatinina, glucosa, lipidograma.

**2. Criterios diagnósticos de infarto agudo de miocardio:** elevación de marcadores de necrosis del miocardio (especialmente de troponina) en la sangre + ≥1 de los siguientes:

1) manifestaciones clínicas de isquemia miocárdica

2) cambios en el ECG que indican isquemia aguda, como nuevos cambios en ST-T o BRI/BRD de probable nueva aparición

3) aparición de ondas Q patológicas en el ECG

4) evidencia de pérdida de miocardio viable en las pruebas de imagen o alteraciones segmentarias de la motilidad de las paredes cardíacas de nueva aparición

5) trombo coronario en la angiografía o en la autopsia.

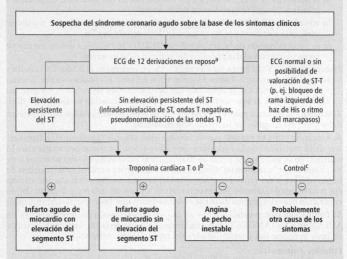

Sospecha del síndrome coronario agudo sobre la base de los síntomas clínicos

ECG de 12 derivaciones en reposo[a]

ECG normal o sin posibilidad de valoración de ST-T (p. ej. bloqueo de rama izquierda del haz de His o ritmo del marcapasos)

Elevación persistente del ST

Sin elevación persistente del ST (infradesnivelación de ST, ondas T negativas, pseudonormalización de las ondas T)

Troponina cardíaca T o I[b]

Control[c]

Infarto agudo de miocardio con elevación del segmento ST

Infarto agudo de miocardio sin elevación del segmento ST

Angina de pecho inestable

Probablemente otra causa de los síntomas

[a] Realizar inmediatamente; si no se encuentran cambios en las 12 derivaciones clásicas y hay fuerte sospecha de la isquemia de miocardio, considerar ECG con derivaciones accesorias, p. ej. $V_7$-$V_9$, $V_{r4}$, $V_{r3}$.
[b] En casos de elevación persistente del ST o BRI/BRD iniciar inmediatamente el tratamiento de reperfusión sin esperar a los resultados de laboratorio.
[c] Repetir el ECG a las 6-9 y 12-24 h del inicio de los síntomas y siempre en caso de recurrencia. Se puede realizar estudio ecogardiográfico. Si el resultado de la 1.ª determinación de troponina es negativo, repetir a las 6-9 h (antes en caso del test de alta sensibilidad; y repetir a las 12-24 h si el cuadro clínico sugiere SCA) y después de cada episodio recurrente de dolor torácico intenso.
⊕ resultado positivo, ⊕ resultado negativo

**Fig. 5-3.** Diagnóstico de los síndromes coronarios agudos

### 3. Criterios diagnósticos del infarto de miocardio periprocedimiento

1) **infarto relacionado con ICP**: en las primeras 48 h tras la intervención, elevación del nivel de troponina 5 veces por encima del punto de corte (o aumento del nivel de troponina en >20 % si el valor basal era elevado y así permanece o está disminuyendo) y además aparecen síntomas de isquemia miocárdica o se confirma la isquemia en ECG, angiografía o prueba de imagen

2) **infarto relacionado con la derivación coronaria**: en las primeras 48 h tras la intervención se elevan los niveles de troponina 10 veces por encima del punto de corte junto con ondas Q patológicas, o BRI/BRD de nueva aparición, u oclusión del nuevo puente aortocoronario o de la arteria coronaria nativa confirmada angiográficamente, o evidencia en una prueba de imagen de nueva pérdida de miocardio previamente sano.

### 4. Criterios de infarto de miocardio antiguo

1) aparición de nuevas ondas Q patológicas con o sin síntomas

2) confirmación en una prueba de imagen de pérdida de miocardio sano, que aparece delgado y sin contractilidad, si no hay otra causa que lo explique.

#### Diagnóstico diferencial

Otras causas:

1) del dolor torácico →cap. 1.16

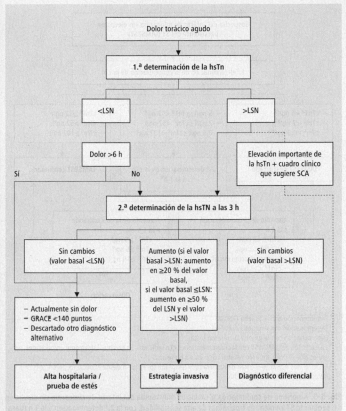

hsTn — troponina de alta sensibilidad, LSN — límite superior de la normalidad (percentil 99 de la distribución de los niveles en la población sana), SCA — síndrome coronario agudo

**Fig. 5-4.** Algoritmo de exclusión rápida del síndrome coronario agudo empleando troponinas de alta sensibilidad (basado en las guías de la ESC 2015 y *Eur. Heart J., 2012; 33: 2252-2257,* modificado)

2) de los cambios del segmento ST y de la onda T en ECG →cap. 26.1.1; la elevación persistente del segmento ST (más frecuente en $V_2$-$V_4$) es típica del aneurisma de ventrículo izquierdo

3) del nivel elevado de troponina →cap. 28.1 y fig. 5-5.

### → TRATAMIENTO

#### Tratamiento del SCA sin elevación del segmento ST (AI/IAMSEST)

#### Reglas generales

Tratamiento en la unidad de cuidados intensivos. Se puede trasladar al paciente de alto riesgo a una planta normal después de ≥24 h sin síntomas de isquemia miocárdica, arritmias importantes ni inestabilidad hemodinámica.

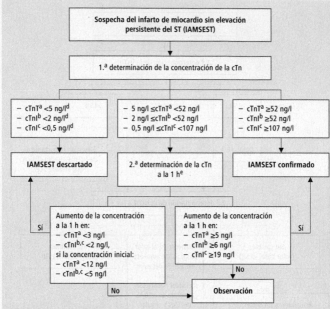

**Fig. 5-5.** Algoritmo de confirmación o exclusión muy rápida del infarto de miocardio sin elevación del segmento ST empleando troponinas de alta sensibilidad, con la 2.ª determinación a la 1 h (basado en las guías de la ESC 2015, modificado)

**1. Observación:** ECG de manera continua durante 24-48 h desde el ingreso y valoración frecuente del estado del paciente, vigilando el nivel de conciencia, presión arterial, balance hidroelectrolítico, función cardíaca y respiratoria (p. ej. con pulsioxímetro).

**2. Valorar el riesgo de muerte o de infarto de miocardio** utilizando

1) **criterios de riesgo** según la ESC

a) **muy alto:** inestabilidad hemodinámica o *shock* cardiogénico recurrente o dolor torácico persistente resistente al tratamiento conservador, arritmias amenazantes o paro cardíaco, complicaciones mecánicas del infarto de miocardio, insuficiencia cardíaca aguda con angina de pecho resistente o con cambios en el segmento ST, cambios dinámicos recurrentes en el segmento ST o en la onda T, especialmente con elevación transitoria del segmento ST

b) **alto:** aumento o disminución del nivel de troponinas cardíacas correspondiente a un infarto de miocardio, cambios dinámicos en el segmento ST o en la onda T (sintomáticos o asintomáticos), >140 ptos. en la escala GRACE (→tabla 5-9)

**Tabla 5-9. Escala GRACE 1.0 de riesgo en síndromes coronarios agudos sin elevación del segmento ST**

| Factor | Puntos |
|---|---|
| Edad | La calculadora que computa los puntos en total está disponible en la página www.outcomes.org/grace (los valores al ingreso y al alta se computan de forma separada) |
| Frecuencia cardíaca en reposo | |
| Presión arterial sistólica | |
| Nivel sérico de creatinina | |
| Clase funcional de insuficiencia cardíaca en la escala Killip[a] | |
| Paro cardíaco al ingreso[b] | |
| Cambios en el segmento ST | |
| Niveles iniciales de los marcadores de necrosis miocárdica | |
| ICP durante la hospitalización[c] | |
| CABG durante la hospitalización[c] | |
| Infarto de miocardio antiguo[c] | |

| Riesgo de muerte intrahospitalaria según la puntuación total en el momento de ingreso | | |
|---|---|---|
| Puntuación | Riesgo (%) | Clase de riesgo |
| ≤108 | <1 % | Bajo |
| 109-140 | 1-3 % | Moderado |
| >140 | >3 % | Alto |

| Riesgo de muerte a los 6 meses según la puntuación total al alta | | |
|---|---|---|
| ≤88 | <3 % | Bajo |
| 89-118 | 3-8 % | Moderado |
| >118 | >8 % | Alto |

[a] Al alta se valora la insuficiencia cardíaca congestiva.

[b] No se valora al alta.

[c] Factores accesorios valorados solamente al alta.

CABG — derivación coronaria, ICP — intervención coronaria percutánea

Nota: también está disponible la escala GRACE 2.0 en la versión en línea en la página www.gracescore.org y en la aplicación móvil, que permite:

1) calcular el riesgo cuando no se conoce la clasificación de Killip y/o la creatininemia

2) valorar el riesgo de muerte al año y a los 3 años y también de muerte y de infarto no mortal al año

3) valorar los histogramas del riesgo individual del enfermo.

c) **intermedio**: diabetes *mellitus*, insuficiencia renal (eTFG <60 ml/min/1,73 m$^2$), FEVI <40 % o insuficiencia cardíaca congestiva, angina posinfarto temprana, ICP reciente, antecedentes de derivación coronaria, riesgo de >109 y <140 ptos. en la escala GRACE o

2) una escala de riesgo, p. ej. **escala GRACE** (GRACE Risk Score →tabla 5-9) o **escala de Antman** (TIMI Risk Score).

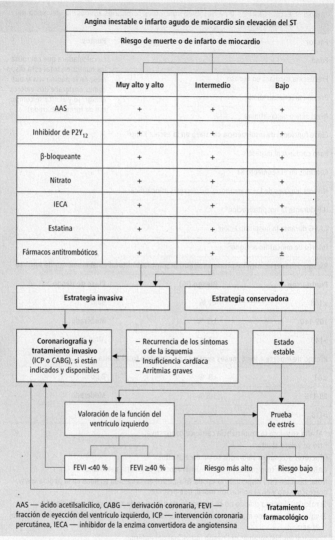

**Fig. 5-6.** Algoritmo de manejo de la angina inestable o infarto agudo de miocardio sin elevación del ST (según las guías de la ESC 2007 y 2011 y las guías de la ESC y EACTS 2014, modificado)

**3. La estrategia terapéutica depende del riesgo** →fig. 5-6:

1) los **enfermos con riesgo muy alto** (≥1 criterio principal de riesgo muy alto) precisan de una coronariografía urgente (hasta 2 h) y eventual tratamiento invasivo (**estrategia invasiva urgente**); hay que tomar la decisión independientemente del ECG y de los biomarcadores cardíacos

2) **enfermos con riesgo alto** (≥1 criterio de riesgo alto) **o moderado** (≥1 criterio de riesgo intermedio) o con síntomas recurrentes, o con signos de isquemia en pruebas no invasivas, sin contraindicaciones para el tratamiento invasivo → realizar coronariografía respectivamente a las 24 y a las 72 h tras el ingreso en el hospital y, según el resultado, proceder a la revascularización (**estrategia invasiva temprana**)

3) **enfermos de bajo riesgo**, sin criterios de riesgo muy alto, alto ni intermedio → tratar de manera conservadora utilizando fármacos antisquémicos, anticoagulantes y estabilizantes de la placa de ateroma (**estrategia conservadora**); realizar coronariografía y revascularización de forma programada en función de las indicaciones (como en la angina de pecho estable); antes de establecer la indicación de una valoración invasiva se debe realizar el estudio no invasivo.

Si el paciente llega a un hospital sin unidad de hemodinámica, hay que trasladarlo a un centro que disponga de esta. Los pacientes con riesgo muy alto deben trasladarse inmediatamente; en casos de riesgo alto el mismo día, cuando el riesgo sea moderado en un período de 3 días, y en aquellos de riesgo bajo valorar la necesidad del traslado.

**4. Oxígeno:** administrar oxígeno a todos los enfermos con $SpO_2$ <90 %: monitorizar con pulsioxímetro. En caso del resultado anormal realizar gasometría arterial.

**5. No utilizar tratamiento fibrinolítico.**

**6. Valorar el riesgo de sangrado** (p. ej. utilizando la escala CRUSADE, www.crusadebleedingscore.org). En caso de alto riesgo utilizar fármacos antiagregantes y anticoagulantes de mejor perfil riesgo-beneficio y eventualmente coronariografía e ICP de acceso radial. En enfermos con riesgo elevado de sangrado digestivo (p. ej. con antecedentes de úlcera o hemorragia gastrointestinal, tratamiento anticoagulante, uso crónico de AINE o glucocorticoides, o cumplimiento de ≥2 criterios: edad ≥65 años, dispepsia, reflujo gastroesofágico, infección por *Helicobacter pylori*, consumo crónico de alcohol) utilizar un IBP.

### Tratamiento antisquémico y estabilizante de la placa de ateroma

**1. Nitratos:** inicialmente preparados de corta duración (p. ej. nitroglicerina en aerosol; en Chile disponible solo por vía sublingual o iv.), en el momento del ingreso hospitalario: nitroglicerina en infusión iv.: dosis inicial 5-10 µg/min, aumentando en 5-20 µg/min cada 3-5 min hasta que ceda el dolor anginoso o aparezcan reacciones adversas (cefalea o hipotensión). Si es necesaria infusión iv. durante más de 24-48 h, hacer una pausa de ~10 h al día. Después de controlar el dolor se puede sustituir la infusión iv. por nitrato oral. Preparados y dosificación →cap. 2.5.1.1, tabla 5-5, contraindicaciones y reacciones adversas.

**2. β-bloqueantes:** utilizar siempre que no haya contraindicaciones. Inicialmente se pueden administrar iv. (p. ej. metoprolol 2,5-5 mg durante 2 min), sobre todo en enfermos de alto riesgo pero sin insuficiencia cardíaca. Después se sustituye el preparado iv. por uno oral para mantener la frecuencia cardíaca a 50-60/min. Dosificación VO, contraindicaciones y reacciones adversas →cap. 2.5.1.1.

**3. Calcioantagonistas:** indicados en los enfermos con isquemia miocárdica persistente o recurrente si no pueden recibir β-bloqueantes. Utilizar diltiazem o verapamilo (si no presenta disfunción ventricular izquierda sistólica severa ni otra contraindicación). Si el tratamiento con nitratos y β-bloqueantes en dosis plenas toleradas no controla la isquemia, se puede añadir calcioantagonista de larga duración del grupo de dihidropiridina (no asociar diltiazem o verapamilo con β-bloqueante). Dosificación, contraindicaciones y reacciones adversas →cap. 2.5.1.1.

**4. IECA:** utilizar en las primeras 24 h si no hay contraindicaciones, con presión arterial elevada a pesar del tratamiento, con disfunción sistólica del ventrículo izquierdo (FEVI ≤40 %), diabetes *mellitus* o enfermedad renal crónica. Indicado también en los demás enfermos para evitar recurrencia de eventos cardiovasculares. En caso de intolerancia a IECA se puede sustituir por ARA-II. Preparados →cap. 2.20.1, tabla 20-7 y dosificación →tabla 5-4.

**5. Morfina:** 3-5 mg iv. en caso de dolor anginoso intenso persistente a pesar del tratamiento anteriormente descrito, aparición de edema agudo de pulmón o agitación.

**6. Estatina:** utilizar en todos los enfermos en dosis altas, independientemente del nivel plasmático de colesterol, si no hay contraindicaciones; preferiblemente tras el ingreso hospitalario. Nivel deseado de colesterol LDL <1,8 mmol/l (70 mg/dl).

### Tratamiento anticoagulante

Preparados y dosificación de los fármacos anticoagulantes →tabla 5-10.

### 1. Fármacos antiagregantes

1) **AAS**: en todos los pacientes con sospecha de SCA, si no hay contraindicaciones.

2) **Clopidogrel, ticagrelor o prasugrel** (→tabla 5-7): en asociación con AAS durante 12 meses (tanto después de IPC para los tres fármacos, como tras el tratamiento conservador en el caso de clopidogrel y ticagrelor); considerar acortar este período a 6 meses en casos de alto riesgo hemorrágico en los que se implante un *stent* liberador de fármaco. Considerar prolongar el tratamiento >12 meses en casos de alto riesgo de complicaciones isquémicas y bajo riesgo hemorrágico. En caso de contraindicaciones o reacciones adversas al AAS, administrar clopidogrel de forma mantenida. Suspender la administración del ticagrelor ≥3 días antes de una derivación coronaria, en el caso de clopidogrel ≥5 días, y de prasugrel ≥7 días antes, a menos que los beneficios de la revascularización urgente superen los riesgos hemorrágicos. Utilizar ticagrelor en los casos de riesgo alto o intermedio de eventos isquémicos, independientemente de la estrategia inicial (se puede administrar a los enfermos que antes recibían clopidogrel). No administrarlo si hay hemorragia activa o antecedente de hemorragia intracraneal. Utilizar prasugrel si no se recibía previamente un inhibidor de $P2Y_{12}$ (sobre todo en diabéticos), en los que se conoce la anatomía coronaria, y en los que se programa ICP, a menos que exista alto riesgo de sangrado u otras contraindicaciones (edad >75 años, peso corporal <60 kg, antecedente de accidente cerebrovascular). Está contraindicado el tratamiento inicial con prasugrel sin realizar previamente una coronariografía. No se debe utilizar ticagrelor ni prasugrel tras un ACV hemorrágico ni en casos de enfermedad hepática avanzada. Si no se puede utilizar ticagrelor ni prasugrel, administrar clopidogrel. No intercambiar los fármacos antiagregantes, excepto la sustitución temprana del clopidogrel por ticagrelor en el SCA.

No administrar 2 fármacos antiagregantes (AAS con inhibidor de $P2Y_{12}$) antes de realizar la coronariografía en pacientes tratados con anticoagulantes orales.

3) **Bloqueante de la GP IIb/IIIa**: en enfermos con alto riesgo de muerte o infarto de miocardio, tratados con ICP, con gran volumen de trombos intracoronarios. No utilizar de manera rutinaria antes de la coronariografía.

### 2. Anticoagulantes: en todos los pacientes. La elección del anticoagulante depende de la estrategia inicial del tratamiento:

1) **estrategia invasiva urgente** → **HNF o bivalirudina**

2) **estrategia invasiva temprana** o hasta decidir la modalidad de tratamiento (invasivo o conservador) → **fondaparinux** (fármaco de primera elección) o **enoxaparina** (fármaco de segunda elección), HNF u otra HBPM (si el fondaparinux y la enoxaparina no están disponibles)

3) **estrategia conservadora temprana** → **fondaparinux, enoxaparina** u otra HBPM.

Durante la ICP continuar el tratamiento anticoagulante seleccionado sin intercambiar HNF por HBPM ni al revés (en caso de fondaparinux administrar además HNF 70-85 UI/kg [o 50-60 UI/kg en caso de usar simultáneamente bloqueantes de GP IIb/IIIa]). En enfermos crónicamente anticoagulados por vía oral (NACO o AVK), no suspenderlos para realizar la ICP. En enfermos en tratamiento con AVK con INR >2,5, no administrar HNF. En casos tratados con

**Tabla 5-10. Dosificación de los anticoagulantes y antiagregantes en enfermos con SCA**

| Fármaco | Dosificación |
|---|---|
| **Antiagregantes orales** | |
| Ácido acetil-salicílico | Dosis de carga (sin tratamiento previo con este fármaco) 150-300 mg (preferiblemente en forma de comprimidos no recubiertos, masticar), iv.: acetilsalicilato de lisina 75-250 mg; después 75-100 mg/d a largo plazo |
| Clopidogrel[a,b] | Dosis de carga 300-600 mg (600 mg en ICP, 300 mg en caso de fibrinólisis en enfermos <75 años y en los que no reciben tratamiento de reperfusión); 75 mg en caso de fibrinólisis en pacientes >75 años, después 75 mg/d |
| Prasugrel[a,c,d] | Dosis de carga de 60 mg, después 10 mg 1 × d[e] |
| Ticagrelor[a,c,d] | Dosis de carga de 180 mg, después 90 mg 2 × d |
| **Anticoagulantes** | |
| Fondaparinux[f,g] | 2,5 mg VSc cada 24 h (en enfermos que reciben estreptoquinasa la 1.ª dosis iv.) |
| Enoxaparina[c,h] | En IAMCEST en inyección iv. perioperatoria de 0,5 mg/kg; en SCASEST 1 mg/kg VSc cada 12 h[b] |
| Heparina no fraccionada[h,i] | 60-70 UI/kg (máx. 5000 UI) en inyección iv., después 12-15 UI/kg/h (máx. 1000 UI/h) en infusión continua; mantener el TTPa en 1,5-2,5 × LSN |
| Bivalirudina[j] | Administración únicamente perioperatoria: en caso de estrategia invasiva urgente 0,75 mg/kg en inyección iv., después 1,75 mg/kg/h en infusión continua hasta las 4 h después de la intervención |
| **Bloqueante del receptor de la GP IIb/IIIa[h]** | |
| Abciximab[k] | 0,25 mg/kg en inyección iv., después 0,125 µg/kg/min (máx. 10 µg/min) en infusión iv. durante 12 h |
| Eptifibatida[l] | 180 µg/kg en bolo iv. 2 veces en un intervalo de 10 min, después 2,0 µg/kg/min en infusión durante 18 h |
| Tirofibán[m] | 25 µg/kg en 3 min iv., después 0,15 µg/kg/min en infusión durante 18 h |

[a] No hay que modificar la dosificación, si la eTFG ≥15. [b] No existen datos sobre su uso si la eTFG <15. [c] No utilizar, si la eTFG <15. [d] No utilizar en el tratamiento fibrinolítico o conservador del infarto de miocardio (en caso de ICP secundaria, cambiar clopidogrel a ticagrelor transcurridas 48 h desde la fibrinólisis). [e] Con peso corporal ≤60 kg la dosis de carga es de 5 mg 1 × d; contraindicado en enfermos tras ACV y no recomendado en pacientes ≥75 años (si es necesario, administrar 5 mg 1 × d). [f] No indicado, si la eTFG <20 o en enfermos dializados. [g] No utilizar en ICP primaria en IAMCEST; en pacientes sometidos a ICP durante el procedimiento administrar una dosis única de HNF en inyección iv. (70-85 UI/kg o 50-60 UI/kg en caso de uso simultáneo de un inhibidor de GP IIb/IIIa). [h] Dosificación en caso de tratamiento conservador: como en fibrinólisis (→tabla 5-11). [i] No hay que modificar la dosificación en la enfermedad renal crónica. [j] Si la eTFG ≥30 y ≤60, reducir la velocidad de infusión hasta 1,4 mg/kg/h; no recomendada si la eTFG <30. [k] No existen indicaciones específicas para el uso y modificación de la dosis en la enfermedad renal crónica, pero debe evaluarse el riesgo de sangrado si la eTFG <30. [l] Si la eTFG <50, reducir la velocidad de infusión hasta 1,0 µg/kg/min; contraindicado si la eTFG <30. [m] Si la eTFG <30, reducir la velocidad de infusión al 50 %; contraindicado si la eTFG <15.

eTFG — tasa de filtración glomerular estimada (expresada en ml/min/1,73 m²), IAMCEST — infarto de miocardio con elevación del segmento ST, SCASEST — síndrome coronario agudo sin elevación del segmento ST, TTPa — tiempo de tromboplastina parcial activada

Según las guías de la ESC 2015 (SCASEST) y 2017 (IAMCEST).

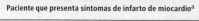

**Paciente que presenta síntomas de infarto de miocardio[a]**

↓ ≤10 min

**ECG de 12 derivaciones y diagnóstico del IAMCEST**

↓

**Procedimiento prehospitalario**
– monitorizar el ECG
– notificar a la unidad de hemodinámica evitando demoras en el departamento de urgencias
– administrar AAS[b]
– administrar dosis de carga de prasugrel o ticagrelor[c,d]
– administrar oxigenoterapia si la $SaO_2$ <90 % o $PaO_2$ <60 mm Hg
– considerar administrar iv. un β-bloqueante[e], opioide y tranquilizante[f]

↓

**Procedimiento en la unidad de hemodinámica[g]**
– administrar dosis de carga de prasugrel o ticagrelor[c], si no se ha hecho antes
– administrar HNF en infusión durante la ICP[h]
– considerar bloqueante de GP IIb/IIIa como tratamiento de rescate

↓

**Procedimiento en la unidad hospitalaria[i,j]**
① Primeras 24 h
– iniciar la administración VO de una estatina a dosis alta[k], β-bloqueante[e] e IECA[l]
② Días siguientes
– continuar la administración de estatina, β-bloqueante e IECA
– realizar ecocardiografía[m]
– continuar TAD[n]
– iniciar la administración de ARM[o]

↓

**Procedimiento tras el alta hospitalaria**
– continuar la farmacoterapia[p] iniciada
– realizar ecocardiografía de control transcurridas 6-12 semanas

---

[a] Primer contacto médico.

[b] Tan pronto como sea posible; en personas que no han sido tratadas previamente con AAS a dosis de carga de 150-300 mg VO (o 75-250 mg iv.).

[c] Prasugrel 60 mg, ticagrelor 180 mg; si estos fármacos están contraindicados o no están disponibles: clopidogrel 600 mg.

[d] Antes de la ICP, como más tarde durante la ICP.

[e] En enfermos sin contraindicaciones ni síntomas de insuficiencia renal aguda y con presión arterial sistólica >120 mm Hg.

[f] Habitualmente benzodiazepina.

[g] La ICP primaria, preferentemente de acceso radial (siempre y cuando la realice un personal experimentado en procedimientos de este tipo) e implantación de *stent*, preferentemente de nueva generación.

[h] Considerar como tratamiento alternativo la enoxaparina o bivalirudina.

[i] Si el enfermo ha sido trasladado a la unidad de hemodinámica desde el hospital en el que no se realiza ICP, considerar retornarlo al hospital inicial el mismo día tras una ICP primaria eficaz; si no se ha detectado isquemia persistente, arritmia o inestabilidad hemodinámica no es necesario el soporte con fármacos vasoactivos ni soporte circulatorio mecánico, tampoco existen indicaciones para seguir con la revascularización temprana.

[j] En pacientes con enfermedad coronaria multivaso, considerar realizar de forma rutinaria, y antes del alta hospitalaria, la revascularización de las lesiones arteriales no consideradas responsables del infarto de miocardio.

$^k$ Atorvastatina 40-80 mg/d o rosuvastatina 20-40 mg/d.

$^l$ Recomendado en enfermos con FEVI ≤40 % o con insuficiencia cardíaca; a considerar en los demás pacientes.

$^m$ De forma rutinaria en todos los enfermos (en caso de *shock* cardiogénico y/o inestabilidad hemodinámica, o en caso de sospecha de complicaciones mecánicas del infarto se recomienda realizar una ecografía urgente al ingreso).

$^n$ AAS 75-100 mg 1 x d en combinación con prasugrel 10 mg 1 x d o ticagrelor 90 mg 2 x d (opcionalmente, en caso de contraindicaciones o de indisponibilidad, con clopidogrel 75 mg 1 x d).

$^o$ Recomendado en enfermos con FEVI ≤40 % o con insuficiencia cardíaca.

$^p$ AAS, β-bloqueante, IECA, ARM: de por vida; inhibidor de P2Y$_{12}$ durante 12 meses (prolongando eventualmente la administración de ticagrelor hasta 36 meses).

AAS — ácido acetilsalicílico, ARM — antagonista del receptor mineralocorticoide, HNF — heparina no fraccionada, IAMCEST — infarto agudo de miocardio con elevación del segmento ST, ICP — intervención coronaria percutánea, IECA — antagonista de los receptores de la angiotensina II, PaO$_2$ — presión parcial de oxígeno arterial, SaO$_2$ — saturación de oxígeno arterial, TAD — terapia antiagregante dual

**Fig. 5-7.** Procedimientos recomendadas en pacientes con IAMCEST sometidos a intervención coronaria percutánea (según las guías de la ESC 2017, modificado)

un NACO, independientemente del tiempo transcurrido de su última administración, administrar una dosis baja de un anticoagulante iv. (p. ej. 0,5 mg/kg de enoxaparina o 60 UI/kg de HNF). En general, el tratamiento anticoagulante debe interrumpirse después del ICP (si no hay indicaciones para el uso crónico, p. ej. riesgo alto de complicaciones tromboembólicas). En los enfermos tratados de manera conservadora puede introducirse al alta hospitalaria.

### Tratamiento invasivo

La elección del método de revascularización invasiva (**ICP** o **derivación coronaria**) depende del estado del enfermo, del resultado de la coronariografía (criterios anatómicos como en los enfermos estables →cap. 2.5.1.1) y de la función sistólica del ventrículo izquierdo. Tratar mediante ICP la lesión responsable de la isquemia, inmediatamente después de la coronariografía, mientras que la derivación coronaria se demora unos pocos días tras la estabilización del paciente. La decisión sobre el método de revascularización la debe adoptar el equipo cardíaco teniendo en cuenta las preferencias del paciente. Se recomienda realizar la ICP con acceso radial e implantando DES de nueva generación.

### Tratamiento del infarto agudo de miocardio con elevación del segmento ST

Principios de actuación →fig. 5-7 y fig. 5-8.

### Tratamiento prehospitalario

**1.** Los enfermos que ya tomaban nitroglicerina para controlar la angina, en caso de dolor torácico deben tomar **1 dosis de nitroglicerina VSl** (pueden tomar las dosis subsiguientes bajo supervisión médica). Si el dolor torácico no cede o aumenta en 5 min → se debe **solicitar valoración médica inmediata**. Ante la sospecha de infarto agudo de miocardio, se debe trasladar al paciente al hospital en ambulancia asistida.

**2.** El personal de la ambulancia debe administrar **AAS** (150-300 mg, preferiblemente en forma de comprimido no cubierto, masticándolo), siempre y cuando no existan contraindicaciones y el enfermo no hubiera tomado AAS con anterioridad.

**3.** Si estuvieran indicados durante la fase prehospitalaria, se deben aplicar: oxígeno, nitratos, morfina, inhibidor de P2Y$_{12}$ (ticagrelor o clopidogrel), β-bloqueante VO y (después de acordarlo con el laboratorio de hemodinámica) anticoagulantes (→más adelante).

**4.** Si el personal médico de la ambulancia diagnostica IAMCEST basándose en el ECG de 12 derivaciones, y no se puede transportar rápidamente a un centro con disponibilidad de ICP rápida (si el tiempo desde el primer contacto

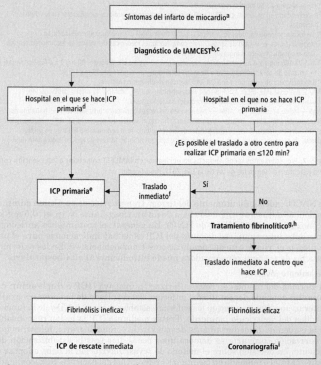

a En esta etapa un retraso depende del enfermo.

b Basándose en los síntomas y ECG, idealmente en 10 min desde el primer contacto médico.

c El paciente con *shock* cardiogénico debe trasladarse inmediatamente al centro que realiza ICP.

d Laboratorio de cardiología invasiva que funciona 24 h al día y 7 días de la semana; ICP primaria idealmente ≤60 min.

e La ICP primaria se recomienda en todos los pacientes con los síntomas de isquemia desde ≤12 h y con elevación del segmento ST, mientras que debe considerarse su realización si desde el inicio de los síntomas han pasado 12-48 h. Transcurridas >48 h no se recomienda la ICP rutinaria para tratar la arteria ocluida responsable del infarto. En caso de síntomas persistentes de isquemia, inestabilidad hemodinámica o arritmias de riesgo vital, debe intentarse permeabilizar la arteria, independientemente del tiempo transcurrido desde el inicio de los síntomas.

f La ICP idealmente en ≤90 min.

g Idealmente en ≤10 min.

h Tiempo desde el inicio de fibrinólisis hasta la evaluación de su eficacia: 60-90 min.

i En 2-24 h.

ICP — intervención coronaria percutánea

**Nota:** los límites de tiempo para las distintas intervenciones se miden desde el diagnóstico del IAMCEST hasta pasar la guía por el lugar de estenosis o hasta iniciar la infusión del fármaco fibrinolítico.

**Fig. 5-8.** Algoritmo de manejo del infarto agudo de miocardio con elevación del segmento ST (IAMCEST) reciente (según las guías de la ESC 2017)

médico hasta la ICP >120 min) → considerar la **fibrinólisis prehospitalaria**. No obstante, es preferible que el paciente esté hospitalizado en un centro que disponga de posibilidad de coronariografía y eventual ICP.

**5.** El transporte directo al centro en el que existe la posibilidad de realizar rápidamente ICP/derivación coronaria está indicado especialmente en los enfermos con IAMCEST con insuficiencia cardíaca, *shock* cardiogénico, o con contraindicaciones para fibrinólisis.

### Tratamiento hospitalario

Tratamiento en unidad de cuidados cardiológicos intensivos durante ≥24 h; después en otra planta con monitorización ECG durante 24-48 h adicionales. El enfermo puede trasladarse a una planta de cardiología convencional después de 12-24 h de estabilidad clínica, es decir en ausencia de síntomas de la isquemia miocárdica, insuficiencia cardíaca y arritmias con repercusión hemodinámica.

**1. Oxígeno:** administrarlo a todos los enfermos con $SpO_2$ <90 %. Monitorizar con pulsioxímetro. En caso de valores alterados realizar gasometría arterial.

**2. Nitratos:** nitroglicerina VSl (0,4 mg cada 5 min si el dolor persiste, hasta 3 dosis), después continuar iv. (dosis como en el SCA sin elevación del segmento ST →más arriba). Utilizar si persisten los síntomas de isquemia miocárdica (sobre todo el dolor), insuficiencia cardíaca, hipertensión significativa (no utilizar de manera rutinaria en la fase inicial del IAMCEST). Contraindicaciones en el IAMCEST: presión arterial sistólica <90 mm Hg, bradicardia <50/min, taquicardia >100/min (en los enfermos sin insuficiencia cardíaca), sospecha de infarto de ventrículo derecho, ingesta previa de inhibidor de fosfodiesterasa en las últimas 24 h (en caso de avanafilo, sildenafilo o vardenafilo) o 48 h (en caso de tadalafilo).

**3. Morfina:** fármaco analgésico de elección en el IAMCEST a dosis de 4-8 mg iv. Dosis subsiguientes de 2 mg cada 5-15 min hasta controlar el dolor. Reacciones adversas: náuseas y vómitos, hipotensión con bradicardia y depresión respiratoria. Puede retrasar el efecto de los antiagregantes.

**4. Antiagregantes**

1) **AAS** inmediatamente 150-500 mg VO (150-300 mg si se planea ICP) o, si la administración VO es imposible, 250 mg iv. (80-150 mg si se planea ICP) y

   a) **prasugrel o ticagrelor** en los enfermos en los que se hace ICP; dosificación como en el SCA sin elevación del segmento ST →más arriba y →tabla 5-10. Si al iniciar la ICP no se ha administrado un inhibidor de $P2Y_{12}$ oral o hay alteraciones para la absorción de los fármacos orales, puede administrarse **cangrelor** iv.

   b) **clopidogrel** en los enfermos en los que se hace ICP (si prasugrel y ticagrelor no están disponibles) y en los enfermos tratados con fibrinólisis (transcurridas 48 h puede considerarse cambiar clopidogrel por un inhibidor de $P2Y_{12}$ más potente) o en los que no reciben tratamiento de reperfusión

2) bloqueante de la GP IIb/IIIa (**abciximab**, **eptifibatida**, **tirofibán**) utilizado de rescate o en caso de presentar el fenómeno de no reflujo o si hay complicaciones trombóticas; no administrar antes de la intervención (dosificación →tabla 5-10).

**5. β-bloqueantes:** utilizar en los enfermos sin contraindicaciones, manteniendo las precauciones. Administrar rápidamente VO (no utilizar β-bloqueante iv. de manera rutinaria), sobre todo en caso de taquiarritmia o presión arterial elevada (p. ej. metoprolol 50 mg 2×d, después, si es bien tolerado, 100 mg 2×d). Si no se puede utilizar β-bloqueante y es necesario bajar la frecuencia cardíaca en el curso de la fibrilación o *flutter* auricular o si persiste isquemia miocárdica → se puede utilizar **calcioantagonista** (diltiazem o verapamilo), salvo en casos de disfunción sistólica del ventrículo izquierdo o bloqueo AV (no utilizarlos de manera rutinaria). Si inicialmente existen contraindicaciones para el uso de β-bloqueantes, volver a valorar si desparecen durante la hospitalización para empezar el tratamiento crónico con β-bloqueante. Dosificación de los preparados orales, contraindicaciones y reacciones adversas →cap. 2.5.1.1.

**6. Anticoagulantes:** su elección y dosis dependen del método del tratamiento del IAMCEST: ICP, derivación coronaria, fibrinólisis o sin tratamiento de reperfusión →más adelante. Indicaciones independientes para el uso de heparina (si no hay contraindicaciones →cap. 2.34.1):

1) infarto extenso, infarto de la pared anterior, fibrilación auricular, trombo en el ventrículo izquierdo o *shock* cardiogénico → HBPM VSc en dosis anticoagulante (→cap. 2.33.1, tabla 33-2) o HNF iv. (bolo 60 UI/kg, máx. 4000 UI → infusión inicialmente 12 UI/kg/h, máx. 1000 UI/h). Si se planea derivación coronaria en 24 h → utilizar HNF

2) profilaxis de la enfermedad tromboembólica venosa → heparina en dosis profiláctica →cap. 2.33.1, hasta el momento de la movilización completa del enfermo.

**7. IECA:** utilizar ya en el 1.er día del infarto de miocardio si no hay contraindicaciones, especialmente en los enfermos con FEVI ≤40 % o con síntomas de insuficiencia cardíaca en la fase temprana del IAMCEST. Empezar con dosis baja y aumentarla progresivamente según la tolerancia. Si el paciente no tolera IECA (tos) →utilizar **ARA-II**. Preparados y dosificación de IECA/ARA-II →cap. 2.20, tabla 20-7.

**8. Fármacos hipolipemiantes:** utilizar **estatinas a dosis altas** en todos los enfermos, independientemente del nivel plasmático de colesterol, si no hay contraindicaciones; preferiblemente tras el ingreso hospitalario. Nivel deseado de colesterol LDL <1,8 mmol/l (70 mg/dl) o disminución ≥50 % si los niveles iniciales (sin tratamiento hipolipemiante) son de 1,8-3,5 mmol/l (70-135 mg/dl). En caso de intolerancia a estatinas, utilizar **ezetimiba** (dosificación→cap.2.4, tabla 4-2).

**9. Tranquilizantes:** en caso de ansiedad severa considerar la administración de benzodiazepina de acción corta a la dosis eficaz más baja →cap. 22.4.1, tabla 4-1. A menudo la administración de un opioide es suficiente. Actuación en caso de agitación o delirio →cap. 22.4.1.

**10.** En diabéticos utilizar **tratamiento hipoglucemiante** →cap. 13.1.

**Tratamiento invasivo de reperfusión**

**1.** El método preferible es la **ICP**: angioplastia coronaria con implantación de DES de nueva generación, a veces con aspiración previa del trombo; se recomienda el acceso radial si se tiene experiencia adecuada. No se recomienda ICP "facilitada", es decir ICP precedida de administración de un fármaco fibrinolítico o bloqueante del receptor GP IIb/IIIa.

**2. Indicaciones para la ICP primaria**

1) pacientes con indicaciones para el tratamiento de reperfusión (incluidos los enfermos con contraindicaciones para el tratamiento fibrinolítico): dolor o disconfort torácico de <12 h de duración y elevación persistente del segmento ST o **BRI/BRD** probablemente de nueva aparición

2) enfermo en *shock* independientemente de la cronología del infarto de miocardio

3) evidencia de isquemia miocárdica persistente o arritmias que constituyen un riesgo vital, incluso si los síntomas desaparecen antes de 12 h, o cuando el dolor y cambios electrocardiográficos recidivan (no hay consenso en cuanto a los beneficios de la ICP en este rango de tiempo en los enfermos estables sin síntomas de isquemia persistente)

**3. Indicaciones para la ICP de rescate** después de tratamiento fibrinolítico ineficaz si no desparecen los síntomas ni la elevación del segmento ST en ECG (reducción de la elevación de <50 %) en 60 min desde el principio de la administración del fármaco fibrinolítico: considerar realizar ICP tan rápido como sea posible.

**4. ICP después de tratamiento fibrinolítico eficaz:** realizar en todos los casos con indicación dentro de las primeras 2-24 h del tratamiento fibrinolítico.

**5. Indicaciones para la derivación coronaria:**

1) no es posible proceder a la ICP, p. ej. por la localización/extensión de las lesiones en las arterias coronarias

2) ICP ineficaz

3) oclusión súbita de la arteria coronaria durante la cateterización

4) *shock* cardiogénico y estenosis significativa del tronco de la arteria coronaria izquierda o de 2-3 arterias coronarias

5) intervención necesaria por complicaciones mecánicas del infarto.

**6. Tratamiento anticoagulante en los tratados con ICP primaria**

1) **HNF** en inyección iv. a dosis estándar de 70-100 UI/kg (50-70 UI/kg en caso de recibir un bloqueante del receptor de la GP IIb/IIIa). Si durante la ICP se monitoriza el TTPa, ajustar la dosis de HNF para mantener el tiempo de coagulación activado (ACT) de 250-300 s (200-250 s en caso de uso de bloqueante del receptor GP IIb/IIIa). Suspender la infusión cuando haya finalizado el procedimiento.

2) En lugar de HNF, valorar usar: bivalirudina en inyección iv. 0,75 mg/kg, seguido de infusión iv. 1,75 mg/kg/h (independientemente del ACT) hasta 4 h desde el procedimiento, o enoxaparina en inyección iv. 0,5 mg/kg con o sin bloqueante de GP IIb/IIIa.

3) No utilizar fondaparinux.

**Tratamiento fibrinolítico**

**1. Indicaciones:** imposibilidad de proceder a la ICP primaria en el tiempo recomendado (durante los primeros 120 min desde el diagnóstico de IAMCEST).

**2. Contraindicaciones**

1) **absolutas**: ACV hemorrágico o de mecanismo desconocido en cualquier momento de la vida; ACV isquémico en los últimos 6 meses; lesión, neoplasia (primaria o metastásica) o malformación arteriovenosa del SNC; traumatismo grave reciente, intervención quirúrgica o traumatismo craneal en el último mes; hemorragia digestiva en el último mes; diátesis hemorrágica conocida; disección de aorta; punción de un vaso no compresible (p. ej. biopsia hepática, punción lumbar)

2) **relativas**: AIT en los últimos 6 meses, tratamiento con anticoagulante oral, embarazo y primera semana del puerperio, resucitación traumática o prolongada, hipertensión arterial resistente (presión sistólica >180 y/o diastólica >110 mm Hg), hepatopatía avanzada, endocarditis infecciosa, úlcera gástrica activa.

**3. Fármacos fibrinolíticos y tratamiento anticoagulante** asociado →tabla 5-11. Empezar el tratamiento durante los primeros 30 min desde la llegada del equipo médico o desde la llegada del paciente al hospital. Utilizar preferiblemente los fármacos específicos para la fibrina (alteplasa, tenecteplasa). No administrar nunca estreptocinasa si hay antecedentes de tratamiento con estreptocinasa o anistreplasa. Administrar anticoagulantes hasta el alta del paciente o hasta el 8.º día de hospitalización. Todos los pacientes deben recibir también tratamiento antiagregante: **AAS** y **clopidogrel** →más arriba.

**4. En caso de oclusión persistente de la arteria o de nuevo infarto con reelevación del segmento ST en el ECG** → traslado inmediato a un centro para intervención coronaria percutánea. En caso de imposibilidad para una ICP de rescate en caso de infarto extenso y un riesgo de sangrado bajo → considerar nuevo tratamiento fibrinolítico (no con estreptocinasa).

**5. Complicaciones del tratamiento fibrinolítico:** principalmente sangrado; en caso de estreptocinasa también reacciones alérgicas. **En caso de sospecha de sangrado intracraneal** suspender inmediatamente la administración de fármaco fibrinolítico, anticoagulante y antiagregante. Realizar una prueba de imagen (p. ej. TC o RMN cerebral), pruebas de laboratorio (hematocrito, hemoglobina, TP, TTPa, plaquetas, fibrinógeno, dímero D; repetirlas cada 2-6 h hasta que el sangrado esté controlado) y solicitar consulta neuroquirúrgica urgente. Administrar 2 uds. de PFC cada 6 h durante 24 h. En caso de necesidad, también preparado de plaquetas y protamina si el enfermo ha recibido HNF (dosificación →cap. 2.34.1).

**Tabla 5-11. Tratamiento fibrinolítico del IAMCEST**

| Fármaco fibrinolítico | Dosificación | Anticoagulante utilizado simultáneamente[a] |
|---|---|---|
| Alteplasa (tPA) | iv., bolo de 15 mg → 0,75 mg/kg durante 30 min (hasta 50 mg) → 0,5 mg/kg durante 60 min (hasta 35 mg) | Enoxaparina:<br>– en enfermos <75 años → bolo iv. 30 mg → a los 15 min 1 mg/kg VSc cada 12 h; hasta la revascularización o el alta hospitalaria; cada una de las primeras 2 dosis VSc ≤100 mg |
| Tenecteplasa (TNK-tPA) | iv., inyección única según el peso corporal:<br><60 kg — 30 mg<br>60-69 kg — 35 mg<br>70-79 kg — 40 mg<br>80-89 kg — 45 mg<br>≥90 kg — 50 mg<br>en enfermos ≥75 años reducir la dosis en la mitad | – en enfermos >75 años → sin bolo iv., la primera dosis 0,75 mg/kg VSc; las primeras 2 dosis VSc ≤75 mg<br>– si la eTFG <30 ml/min/1,73 m², independientemente de la edad → inyecciones VSc cada 24 h<br>HNF (si la enoxaparina no está disponible): iv., bolo 60 UI/kg (máx. 4000 UI) → infusión 12 UI/kg/h (máx. 1000 UI) durante 24-48 h; TTPa objetivo 50-70 s o 1,5-2 veces el LSN, observar a las 3, 6, 12 y 24 h |
| Estreptocinasa (SK) | iv., 1,5 mill. de uds. en 100 ml de glucosa al 5 % o de NaCl al 0,9 %, durante 30-60 min | Fondaparinux: inyección iv. 2,5 mg → 2,5 mg/d VSc cada 24 h<br>o enoxaparina, véase más arriba<br>o HNF, véase más arriba |

[a] Utilizar hasta el alta hospitalaria, pero no más de 8 días; en enfermos con insuficiencia renal grave (aclaramiento de creatinina <15 ml/min) utilizar preferiblemente HNF.

HNF — heparina no fraccionada, IAMCEST — infarto agudo de miocardio con elevación del segmento ST, LSN — límite superior de la normalidad

**6. Indicaciones de coronariografía después de la fibrinólisis:**

1) inmediatamente en caso de ineficacia o dudas sobre la eficacia del tratamiento fibrinolítico o en caso de isquemia recurrente y reoclusión tras una fibrinólisis eficaz

2) entre 3-24 h desde el tratamiento fibrinolítico eficaz (indicadores de eficacia: reducción de la elevación del segmento ST de >50 % en 60-90 min, arritmias típicas durante reperfusión, desaparición del dolor torácico).

**Manejo de los enfermos que no han recibido tratamiento de reperfusión**

**1.** Además de los fármacos indicados para todos los enfermos con IAMCEST (→más arriba), entre otros, los antiagregantes (AAS y clopidogrel), utilizar anticoagulante: **fondaparinux** o **enoxaparina** o **HNF**, si el fondaparinux no está disponible (dosificación como en los enfermos tratados con fibrinólisis →tabla 5-11) hasta el alta hospitalaria o hasta el 8.º día de la hospitalización.

**2. Coronariografía:** en los enfermos inestables, inmediatamente. En los enfermos estables se puede considerar realizarla antes del alta hospitalaria. En los enfermos que reciben fondaparinux antes de la coronariografía (y eventual ICP) administrar HNF iv. (85 UI/kg o 60 UI/kg en caso del uso simultáneo del bloqueante de GP IIb/IIIa).

### → COMPLICACIONES DEL INFARTO DE MIOCARDIO

**1. Insuficiencia cardíaca aguda** secundaria a necrosis e isquemia de una zona de miocardio extensa, arritmias o trastornos de conducción, complicaciones mecánicas. Síntomas y tratamiento →cap. 2.19.2.

**2. Recurrencia de la isquemia o reinfarto.** Diagnóstico de reinfarto basado en la elevación de los marcadores de necrosis ≥20 % en una muestra extraída a las 3-6 h tras la recurrencia de los síntomas comparado con la muestra extraída inmediatamente después de su aparición. Los niveles deben superar el LSN.

**Tratamiento**:

1) en caso de nueva elevación del segmento ST en el ECG → tratamiento de reperfusión inmediato (invasivo o fibrinolítico)

2) en caso de recurrencia del dolor coronario después del tratamiento de reperfusión → intensificar el tratamiento conservador con nitrato y β-bloqueante; asociar un anticoagulante (fondaparinux, enoxaparina o HNF) si no se estaba administrando

3) en caso de inestabilidad hemodinámica → solicitar urgentemente coronariografía

4) en caso de recurrencia de la elevación del segmento ST y dolor coronario y si es imposible hacer rápidamente coronariografía/ICP (preferiblemente a los 60 min tras la recurrencia del dolor) → se puede volver a aplicar tratamiento fibrinolítico.

**3. Ruptura de la pared libre del corazón.** En general en los primeros 7 días del infarto de cara anterior; raramente en los enfermos con hipertrofia del ventrículo izquierdo o con circulación colateral bien desarrollada. **Síntomas**: ruptura repentina → taponamiento cardíaco y parada cardíaca, con mayor frecuencia mortal; ruptura con progresión lenta → taponamiento cardíaco de aumento progresivo y síntomas de *shock*. **Diagnóstico**: ecocardiografía. **Tratamiento**: farmacológico del *shock* e intervención quirúrgica inmediata.

**4. Ruptura del septo interventricular.** Habitualmente entre el día 3 y 5 del infarto. **Síntomas**: soplo holosistólico en el borde izquierdo del esternón de nueva aparición (si el defecto septal es amplio, el soplo será débil) y síntomas de insuficiencia cardíaca izquierda y derecha de progresión rápida. **Diagnóstico**: ecocardiografía. **Tratamiento**: el *shock* precisa balón de contrapulsación aórtica y monitorización hemodinámica invasiva; la intervención quirúrgica urgente (habitualmente resección de tejidos necróticos y reparación del defecto septal con un parche) es necesaria, aunque no hay consenso sobre el momento idóneo de su realización; cirugía temprana en todos los pacientes con insuficiencia cardíaca grave, y en los que su estado no mejora rápidamente a pesar del tratamiento conservador agresivo.

**5. Ruptura del músculo papilar:** entre el día 2 y 7 del infarto. Con mayor frecuencia se rompe el músculo papilar posterior del ventrículo izquierdo en el infarto de la cara inferior → insuficiencia mitral aguda. **Síntomas**: insuficiencia cardíaca de comienzo súbito, típico soplo holosistólico de elevada intensidad en el ápex con irradiación amplia (también puede ser de intensidad baja o no aparecer). **Diagnóstico**: basándose en el cuadro clínico; confirmación ecocardiográfica. **Tratamiento**: de emergencia para estabilizar al paciente en espera para la angiografía y la cirugía (diuréticos iv., fármacos vasodilatadores e inotrópicos, en combinación con la contrapulsación intraaórtica); tratamiento de elección: cirugía, normalmente reemplazo valvular. La insuficiencia de la válvula mitral también puede ser consecuencia de la dilatación del anillo valvular y disfunción del aparato subvalvular por isquemia sin daño mecánico. En este caso el tratamiento de elección será la ICP y no la cirugía.

**6. Alteraciones del ritmo y de la conducción:** además del tratamiento específico (→más adelante) corregir las posibles alteraciones electrolíticas (nivel de potasio deseado >4,0 mmol/l, magnesio >0,8 mmol/l) y ácido-base.

1) **Extrasístoles ventriculares**: frecuentes el 1.er día del infarto. Habitualmente no precisan tratamiento antiarrítmico, salvo que provoquen empeoramiento hemodinámico. No está indicado el uso rutinario profiláctico de fármacos antiarrítmicos (p. ej. lidocaína).

2) **Ritmo ventricular acelerado** (<120/min): relativamente frecuente el 1.er día del infarto. Habitualmente no precisa tratamiento antiarrítmico. No se

relaciona con el aumento del riesgo de fibrilación ventricular. Puede ser indicativo de reperfusión eficaz.

3) **Taquicardia ventricular no sostenida**: habitualmente no provoca inestabilidad hemodinámica y no precisa tratamiento específico. En la fase tardía del infarto, especialmente en los enfermos con FEVI disminuida, puede ser indicador de alto riesgo de muerte súbita precisando tratamiento farmacológico y procedimientos diagnósticos como en la taquicardia sostenida.

4) **Fibrilación ventricular** → desfibrilación eléctrica inmediata →cap. 25.17. La fibrilación ventricular primaria (en las primeras 24-48 h desde la aparición de los síntomas) probablemente no empeora el pronóstico.

5) **Taquicardia ventricular sostenida**:

a) **polimorfa** → cardioversión eléctrica inmediata (como en la fibrilación ventricular); si no se puede descartar isquemia miocárdica → coronariografía urgente; β-bloqueante iv. o amiodarona (si el intervalo QT en el ECG no está significativamente prolongado), eventualmente lidocaína iv. (en caso de ineficacia o imposibilidad para emplear estimulación cardíaca percutánea rápida); es necesaria la corrección de alteraciones electrolíticas (especialmente hipopotasemia e hipomagnesemia)

b) **monomorfa** → cardioversión eléctrica →cap. 25.18.

– si está bien tolerada (presión arterial >90 mm Hg, sin dolor coronario ni edema pulmonar) → se puede tratar farmacológicamente antes del tratamiento eléctrico (aunque rara vez provoca regresión de la taquicardia): β-bloqueante (fármaco de primera elección) iv., p. ej. metoprolol 5 mg (iv. no está disponible en Chile)

– amiodarona: infusión iv. 150 mg (o 5 mg/kg) durante 10 min; si es necesario, repetir cada 10-15 min (alternativamente 360 mg durante 6 h a 1 mg/min, después 540 mg durante las 18 h siguientes a 0,5 mg/min; dosis total ≤1,2 g/d)

– si es resistente a la cardioversión eléctrica → amiodarona iv. (opcionalmente lidocaína iv.) o estimulación cardíaca percutánea rápida en caso de ineficacia de la farmacoterapia; la administración de lidocaína (inyección 1 mg/kg, después la mitad de esta dosis cada 8-10 min hasta una dosis máxima de 4 mg/kg o infusión iv. 1-3 mg/min) debe limitarse a la TV con alteraciones hemodinámicas recurrente tras las siguientes cardioversiones, si los β-bloqueantes, amiodarona y estimulación cardíaca percutánea rápida son ineficaces o inadecuados.

La implantación de un cardioversor-desfibrilador automático (CDI) está indicada si transcurridos >2 d de la aparición de IAMCEST se ha producido fibrilación ventricular o taquicardia ventricular sostenida que provoca alteraciones hemodinámicas, bajo la condición de que la arritmia no haya sido causada por isquemia miocárdica transitoria o reversible ni por un infarto nuevo (indicaciones para la implantación del CDI después del infarto →cap. 2.6.9).

6) **Fibrilación auricular (FA)**: con mayor frecuencia en enfermos de edad avanzada, con infarto previo de la pared anterior, área amplia de necrosis, insuficiencia cardíaca, otras alteraciones del ritmo y de la conducción, pericarditis posinfarto; factores de mal pronóstico.

Intentar revertir a ritmo sinusal (cardioversión eléctrica urgente) sobre todo en los enfermos sin FA previa, que toleran mal la arritmia, y en los que no se ha podido conseguir un control adecuado de la frecuencia mediante farmacoterapia, especialmente en caso de isquemia miocárdica concomitante, inestabilidad hemodinámica o insuficiencia cardíaca. Comenzar el tratamiento anticoagulante (HNF o HBPM, NACO o AVK), si no se ha introducido antes.

Control urgente de frecuencia ventricular, si es necesario, en enfermos sin síntomas clínicos de insuficiencia cardíaca aguda o hipotensión → β-bloqueante iv. y, en caso de síntomas de insuficiencia cardíaca → amiodarona iv. (si no hay hipotensión) o digoxina iv. (si hay hipotensión; en Chile en forma iv. está disponible el lanatósido C).

7) **Bradiarritmias**:

a) **bradicardia sinusal sintomática, pausas sinusales >3 s o bradicardia sinusal <40/min con hipotensión y síntomas de inestabilidad hemodinámica** → atropina 0,5-1,0 mg iv. (máx. 2 mg), opcionalmente adrenalina. En caso de persistencia → electroestimulación temporal

b) **bloqueo AV 1.er grado** → sin tratamiento

c) **bloqueo AV 2.º grado de Wenckebach** con alteraciones hemodinámicas → atropina y, en caso de ineficacia → estimulación temporal del ventrículo derecho (percutánea)

d) **bloqueo AV 2.º grado tipo Mobitz II o bloqueo de 3.er grado** → a veces indicada electroestimulación cardíaca temporal, especialmente en el infarto de la pared anterior, en caso de falta del ritmo de escape estable y de respuesta a los fármacos cronotrópicos positivos

e) **alteraciones agudas de la conducción en las ramas del haz de His**, que complican el infarto de miocardio y están relacionadas con aumento del riesgo de alteraciones de la conducción AV más avanzadas y muerte → considerar la estimulación eléctrica temporal.

Indicaciones para la electroestimulación definitiva →cap. 2.7.2.

**7. Aneurisma cardíaco**: habitualmente en la cara anteroapical del ventrículo izquierdo en IAMCEST de la pared anterior por oclusión completa de la arteria coronaria descendente anterior izquierda y área amplia de la necrosis. Con menor frecuencia en los enfermos con tratamiento de reperfusión. Empeora el pronóstico, provoca arritmias ventriculares, insuficiencia cardíaca y complicaciones tromboembólicas relacionadas con la presencia de trombo en el ventrículo izquierdo (en estos casos añadir anticoagulantes durante 6 meses con controles ecocardiográficos periódicos hasta la desaparición del trombo). En el ECG elevación persistente del ST en $V_2$-$V_4$. **Diagnóstico**: basado en ecocardiografía. **Tratamiento**: anticoagulantes (si no hay contraindicaciones). En caso de taquiarritmia ventricular persistente o insuficiencia cardíaca resistente al tratamiento conservador y a los métodos percutáneos invasivos → está justificada la resección del aneurisma y la derivación coronaria.

**8. ACV**: en general después de 48 h de hospitalización. Factores predisponentes: ACV o AIT previo, derivación coronaria, edad avanzada, FEVI baja, FA, hipertensión arterial. Si la fuente del material trombótico está en el corazón (FA, trombo intracardíaco, segmentos acinéticos del ventrículo izquierdo) → utilizar NACO o AVK (junto con heparina hasta conseguir valores deseados de INR 2-2,5); reglas del tratamiento anticoagulante →cap. 2.34.4.

### → REHABILITACIÓN

**1.** Los enfermos con IAMCEST sin recurrencia de la isquemia, síntomas de insuficiencia cardíaca ni arritmias graves, no deben estar inmovilizados en cama >12-24 h. El enfermo puede salir de la cama y utilizar el retrete al lado de la cama 12 h después de ceder el dolor. El 2.º o 3.er día: ejercicios pasivos y sentarse en el sillón, el 4.º o 5.º día: ejercicios activos, desde el día 6: paseos y subir escaleras. Los pacientes con riesgo bajo (<70 años, ICP eficaz, enfermedad de uno o dos vasos, sin alteraciones del ritmo cardíaco, FEVI >45 %) pueden movilizarse más rápidamente y recibir el alta hospitalaria en 48-72 h tras la ICP.

**2.** En el período de convalecencia es deseable un plan de rehabilitación cardíaca progresivo en los próximos 2-3 meses.

### → PRONÓSTICO

**1.** Gracias al uso frecuente del tratamiento de reperfusión y de la farmacoterapia moderna, se ha conseguido mejorar el pronóstico en el período intrahospitalario. No obstante, después del alta hospitalaria, persiste un riesgo significativo. Para

**Tabla 5-12.** Escala de riesgo GRACE en IAMCEST

| Factor | Puntuación |
| --- | --- |
| →tabla 5-9 | La calculadora que computa la puntuación está disponible en la página web www.outcomes.org/grace |

| Riesgo de muerte hospitalaria según la puntuación | | |
| --- | --- | --- |
| Puntuación | Riesgo (%) | Clase de riesgo |
| ≤125 | <2 | Bajo |
| 126-154 | 1-5 | Medio |
| ≥155 | >5 | Alto |

| Riesgo de muerte a los 6 meses tras el alta según la puntuación | | |
| --- | --- | --- |
| ≤99 | <4,5 | Bajo |
| 100-127 | 4,5-11 | Medio |
| ≥128 | >11 | Alto |

Nota: también está disponible la escala GRACE 2.0 en la versión en línea en la página www.gracescore.org y en aplicación móvil, que permite:

1) calcular el riesgo cuando no se conoce la clasificación de Killip (en este caso se tiene en cuenta el uso de diuréticos) y/o la creatininemia (se considera la insuficiencia renal)

2) valorar el riesgo de muerte al año y a los 3 años y también de muerte e infarto no mortal al año

3) valorar los histogramas del riesgo individual del enfermo.

la valoración del riesgo al alta hospitalaria es de utilidad la escala GRACE (versión GRS 1.0 [www.outcomes.org/grace] y la versión más reciente GRS 2.0 [www.gracescore.org]) →tabla 5-9 (IAMSEST) y tabla 5-12 (IAMCEST).

**2.** La mayoría de los enfermos con SCA se trata actualmente de manera invasiva (ICP con implantación de DES). Después de este intervencionismo, se realiza una prueba de estrés (antes del alta hospitalaria o poco tiempo después del alta; preferiblemente una prueba de imagen, si está disponible) en los siguientes casos:

1) se planifica una segunda etapa de tratamiento invasivo en caso de enfermedad multivaso si en la coronariografía se ha observado estenosis de una arteria coronaria (50-80 %)

2) la primera intervención de revascularización provocó complicaciones o su resultado fue subóptimo

3) el enfermo fue reanimado por paro cardíaco súbito

4) se trata de un enfermo diabético

5) se dirige al enfermo a programas intensivos de rehabilitación o el paciente planea realizar actividades de ocio con elevados requerimientos de oxígeno

6) ejerce una profesión particular (p. ej. piloto, buzo, conductor) o es deportista profesional.

**3.** En los enfermos con SCA tratados de manera conservadora se debe realizar una prueba de estrés, si es clínicamente posible, con el fin de valorar la reserva coronaria y la indicación de coronariografía. En los enfermos con FEVI <40 % realizar coronariografía sin prueba de estrés.

**4.** En los enfermos con alteración severa de la función sistólica del ventrículo izquierdo tras el infarto (especialmente si se observan alteraciones de la contractibilidad miocárdica sin adelgazamiento de las paredes del ventrículo izquierdo), para los que se considera la revascularización, **valorar la viabilidad**

**Tabla 5-13.** Tratamiento farmacológico crónico en prevención secundaria tras el alta hospitalaria por SCA

| Fármaco y dosis | Indicaciones |
|---|---|
| AAS 75-100 mg/d | En todos los enfermos sin contraindicaciones, a largo plazo |
| Clopidogrel 75 mg 1×d | – Cuando el AAS está contraindicado, de por vida<br>– Junto con AAS, durante 12 meses después del SCA[a] |
| o ticagrelor 90 mg 2×d | – Junto con AAS, durante 12 meses después del SCA[a] |
| o prasugrel 10 mg 1×d | – Junto con AAS, durante 12 meses después del SCA[a] |
| β-bloqueante | Después de un SCA, en todos los enfermos sin contraindicaciones en casos de disfunción del ventrículo izquierdo (FEVI ≤40 %) o insuficiencia cardíaca descompensada; considerar de manera rutinaria en todos los enfermos |
| IECA, opcionalmente ARA-II | – IECA en todos los enfermos sin contraindicaciones, sobre todo en enfermos con FEVI ≤40 % o con insuficiencia cardíaca, hipertensión arterial o diabetes *mellitus*<br>– ARA-II (de preferencia valsartán); como alternativa para IECA en enfermos con insuficiencia cardíaca y/o disfunción sistólica del ventrículo izquierdo, especialmente en caso de intolerancia a los IECA |
| Estatina | En todos los enfermos (sin contraindicaciones) independientemente del valor inicial del colesterol; iniciar cuanto antes, utilizar una estatina potente a dosis altas (atorvastatina 40-80 mg/d, rosuvastatina 20-40 mg/d); el valor objetivo del colesterol LDL <1,8 mmol/l (70 mg/dl) o reducción de los niveles de C-LDL en >50 % si la concentración inicial es de 1,8-3,5 mmol/l (70-135 mg/dl); si es imposible conseguirlo, añadir otro fármaco hipolipemiante |
| Antagonista de aldosterona[b] | En el infarto de miocardio tratado con β-bloqueantes e IECA con FEVI <40 % y con diabetes *mellitus* o insuficiencia cardíaca, sin disfunción renal significativa ni hiperpotasemia |

[a] En enfermos con SCA, sometidos a ICP con *stent*, en caso de necesidad clínica se puede acortar la duración del tratamiento hasta los 6 meses (→tabla 5-7). Se prefiere usar AAS con ticagrelor o prasugrel, pero no clopidogrel. En enfermos con alto riesgo de complicaciones isquémicas y bajo riesgo de complicaciones hemorrágicas puede continuarse el tratamiento con el inhibidor de $P2Y_{12}$ ranscurridos 12 meses (de preferencia ticagrelor VO 60 mg 2×d).

[b] Se prefiere la eplerenona.

AAS — ácido acetilsalicílico, ARA-II — bloqueante del receptor de angiotensina, FEVI — fracción de eyección del ventrículo izquierdo, IAMCEST — infarto agudo de miocardio con elevación persistente del ST, IECA — inhibidor de la enzima convertidora de la angiotensina, SCASEST — síndrome coronario agudo sin elevación del segmento ST

Según las guías de la ESC 2015 (SCASEST) y 2017 (IAMCEST)

**del miocardio** en gammagrafía de perfusión miocárdica (la prueba utilizada más frecuentemente con este fin) o ecocardiografía de estrés (con dobutamina); RMN y PET son métodos poco disponibles. La disfunción del ventrículo izquierdo después del infarto puede estar provocada por necrosis, miocardio viable aturdido en la zona del infarto (alteración persistente de la contractibilidad a pesar de la mejoría de la perfusión; debe ceder a las 2 semanas desde la isquemia aguda, puede pasar a un estado de hibernación, entonces es necesaria una revascularización) o miocardio viable hibernado (alteración de la contractibilidad relacionada con la isquemia, que puede desaparecer después de la reperfusión).

**→ OBSERVACIÓN**

Observación a largo plazo igual que en la angina estable →cap. 2.5.1.1. En caso de recurrencia precoz de la angina determinar los marcadores cuya concentración se normaliza más rápidamente (CK-MB, mioglobina).

**→ PREVENCIÓN SECUNDARIA**

**1.** Control de los factores de riesgo de la ateroesclerosis →cap. 2.3.

**2.** Ejercicio físico regular: ≥30 min de ejercicio aeróbico de intensidad moderada, determinado mediante prueba de esfuerzo, ≥5×semana y en los enfermos de alto riesgo programas de rehabilitación supervisada.

**3.** Tratamiento farmacológico →tabla 5-13: antiagregantes (AAS y/o clopidogrel o prasugrel o ticagrelor), β-bloqueante, IECA, ARA-II, antagonista de aldosterona, estatina. Duración del tratamiento con 2 fármacos antiagregantes →tabla 5-7.

**4.** Después de la implantación de *stents* coronarios está indicado el tratamiento anticoagulante en los enfermos con fibrilación auricular con riesgo moderado o alto de complicaciones tromboembólicas en los que está indicado el uso de un anticoagulante oral →cap. 2.34.4, tabla 34-7.

**5.** Prevención primaria de la muerte cardíaca súbita en enfermos con disfunción aguda del ventrículo izquierdo (FEVI ≤35 %) y síntomas de insuficiencia cardíaca, transcurridos 40 días desde el episodio agudo y a pesar de una farmacoterapia óptima, en los que no se planifica continuar con la revascularización → implantación del CDI o TRC-D dependiendo de la anchura QRS, si la supervivencia esperada en estado funcional relativamente bueno es >1 año. En enfermos en los que se planifica la revascularización → reevaluar FEVI dentro de los 6 meses de la intervención, antes de una eventual implantación del CDI/TRC-D.

# 6. Alteraciones del ritmo cardíaco

**1.** Arritmias supraventriculares:

1) **Extrasístoles supraventriculares** tienen su origen fuera del nodo sinusal, pueden ser **precoces** o **de sustitución** y aparecen aisladas, en pares o en salvas.

2) **Taquicardia supraventricular** (TSV): todo ritmo de frecuencia >100/min con origen dentro de o por encima del haz de His

  a) **taquicardia por reentrada en el nódulo AV** (TRNAV)

  b) **taquicardia de reentrada auriculoventricular** (TRVA)

  c) **taquicardia auricular** (TA).

3) *Flutter* **auricular** (FLA).

4) **Fibrilación auricular** (FA).

**2.** Arritmias ventriculares tienen su origen por debajo de la bifurcación del haz de His:

1) **Extrasístoles ventriculares** (EV): pueden ser **precoces** o **de sustitución**; **monomorfas** o **polimorfas**; **aisladas** o **compuestas**; pueden tener patrón de *allorhytmia*: **bigeminismo** (una extrasístole después de cada sístole normal) o **trigeminismo** (una extrasístole después de cada 2 sístoles normales).

**Tabla 6-1. Clasificación de los ritmos ventriculares**

| | | |
|---|---|---|
| Frecuencia del ritmo | ≥100/min | Taquicardia ventricular |
| | <100/min | Ritmo idioventricular acelerado |
| Complejos QRS | Idénticos | Taquicardia monomorfa |
| | Diferentes | Taquicardia polimorfa |
| Tiempo de duración | ≥30 s | Taquicardia sostenida (TVS) |
| | <30 s, ≥3 QRS | Taquicardia no sostenida (TVNS) |
| | Crónico (>50 % del día) | Taquicardia incesante |

**Tabla 6-2. Clasificación clínica de las arritmias ventriculares (según Bigger)**

| | Benigna | Potencialmente maligna | Maligna |
|---|---|---|---|
| Arritmia | EV, TVNS | EV, TVNS | TVS, FV, EV, TVNS |
| Enfermedad cardíaca | Ausente o mínima | Presente | Presente |
| Disfunción del VI | Ausente | Grado diverso | Presente |
| Riesgo de MCS | Mínimo | Grado diverso | Presente |

EV — extrasístoles ventriculares, FV — fibrilación ventricular, MCS — muerte cardiaca súbita, TVNS — taquicardia ventricular no sostenida, TVS — taquicardia ventricular sostenida, VI — ventrículo izquierdo

2) Arritmias ventriculares compuestas pueden tener forma de: **dobletes, taquicardia ventricular no sostenida** (TVNS; ≥3 EV seguidas); **taquicardia ventricular sostenida** (TVS).

3) *Flutter* ventricular.

4) Fibrilación ventricular (FV).

Clasificación básica de los ritmos ventriculares →tabla 6-1.

Clasificación según el pronóstico →tabla 6-2.

Basándose en criterios electrocardiográficos se distingue:

1) **TV bidireccional** (alternancia de los complejos QRS de ejes opuestos)

2) **TV pleomórfica:** taquicardias monomorfas de morfología distinta en el mismo enfermo

3) **TV tipo** *torsade de pointes* →cap. 2.1, fig. 1-1.

4) *flutter* **ventricular:** arritmia regular y rápida (~300/min), monomorfa, ausencia de línea isoeléctrica entre los complejos QRS (→cap. 2.1, fig. 1-1)

5) **fibrilación ventricular:** ritmo rápido, habitualmente >300/min, muy irregular con variabilidad del ciclo, morfología y amplitud de QRS (→cap. 2.1, fig. 1-1)

6) **tormenta eléctrica:** episodios de TV muy frecuentes (≥3 en 24 h) que requieren intervenciones terapéuticas; son frecuentes en enfermos con cardioversor-desfibrilador implantado y múltiples descargas adecuadas del DAI.

Las EV aparecen también en personas sanas, en cuyo caso el número no supera 50-200/24 h y raramente son compuestas.

## ➔ CUADRO CLÍNICO E HISTORIA NATURAL

**1. Taquicardia supraventricular (TSV)**

Los síntomas dependen de la frecuencia ventricular, de la enfermedad cardíaca de base, del tiempo de duración de la arritmia y de la susceptibilidad individual a la arritmia. **Síntomas:** palpitaciones, fatiga, mareos, sensación de disconfort torácico, disnea, desmayo o síncope, poliuria. Más a menudo tiene carácter paroxístico (aparece y desaparece de repente); menos frecuentemente tiene forma permanente (está presente de manera crónica alternando con ritmo sinusal, persiste durante >50 % del día). Si la TSV fue relacionada con una enfermedad aguda u otra causa transitoria, habitualmente no vuelve a aparecer; no obstante, suele volver con una frecuencia variable. Una TSV de larga duración y respuesta ventricular rápida puede provocar una taquimiocardiopatía.

**2. Arritmias ventriculares**

Las arritmias ventriculares en forma de extrasístoles en general son asintomáticas. **Síntomas:** sensación del "escape del corazón a la garganta o al estómago", dolor precordial punzante o palpitaciones. En general, los enfermos toleran mal el bigeminismo, sobre todo en caso de bradicardia y cuando las extrasístoles ventriculares son precoces y se acompañan de déficit de pulso. Un episodio de TV o de fibrilación ventricular provoca síncope o paro cardíaco.

## ➔ DIAGNÓSTICO

El tipo de arritmia se determina basándose en el electrocardiograma. En cada paciente con arritmia **determinar:**

1) el **tipo de arritmia y su probable mecanismo**, si es preciso recurriendo al estudio electrofisiológico
2) la **causa de la arritmia** (la enfermedad de base)
3) los **síntomas que acompañan**
4) el **pronóstico**, sobre todo el riesgo de MCS.

Hay que tener en cuenta los síntomas de la enfermedad cardíaca de base, la existencia de antecedentes familiares de MCS y los fármacos que toma el paciente.

**Exploraciones complementarias**

**1. Electrocardiografía:**

1) **ECG en reposo:** prueba básica en la arritmia persistente
2) la **monitorización del ECG de 24 h con el método de Holter** es útil si los episodios de la arritmia son frecuentes. En caso de arritmias ventriculares, permite contabilizar el número de extrasístoles en 24 h y su carácter (arritmia simple o compuesta, TVNS, TVS). Se debe realizar monitorización de 12 derivaciones para valorar los cambios en el intervalo QT o en el segmento ST
3) **grabadora de eventos, tele-ECG**, para detectar las arritmias que aparecen esporádicamente; grabadora implantable si hay síntomas de inestabilidad hemodinámica
4) **ergometría** para diagnosticar la enfermedad cardíaca isquémica y determinar si la arritmia aumenta durante el esfuerzo
5) **alternancia de la onda T** para valorar el riesgo de MCS en caso de arritmia ventricular; recordar que arritmias idénticas pueden suponer un riesgo vital o tener carácter benigno dependiendo de la enfermedad de base.

**2. Estudio electrofisiológico (EEF):** invasivo (en general asociado a la intervención terapéutica) o estimulación auricular transesofágica. Se utiliza para un diagnóstico preciso de la arritmia.

**3. Ecocardiografía:** para descartar una enfermedad cardíaca orgánica como causa de la arritmia y las complicaciones evolutivas.

**Tabla 6-3. Diferenciación de las extrasístoles ventriculares de los supraventriculares**

| | Extrasistolia ventricular | Extrasistolia supraventricular con aberración de la conducción |
|---|---|---|
| Onda P' precedente | Ausente | A menudo presente |
| QRS | >160 ms | <120 ms |
| Pausa compensatoria | Más a menudo presente | Más a menudo ausente |
| Forma del QRS | | |
| Tipo bloqueo de la rama izquierda | $V_1$ — bajada lenta de la S (>60 ms)<br>$V_6$ — Q presente | $V_1$ — pico rápido de la onda S (<60 ms)<br>$V_6$ — Q ausente |
| Tipo bloqueo de la rama derecha | $V_1$ — monofásico o bifásico tipo Rr'<br>$V_6$ — S >R | $V_1$ — trifásico tipo rsR'<br>$V_6$ — S <R |

Salvo la onda P precoz (P'), que es un criterio fiable de la alteración, la presencia de las características enumeradas sugiere un determinado tipo de extrasistolia, pero no es un criterio diagnóstico.

### Diagnóstico diferencial

**1. Extrasístoles ventriculares vs. supraventriculares** →tabla 6-3. Las arritmias ventriculares deben ser diferenciadas de las supraventriculares y, en caso de que el paciente sea portador de un marcapasos o cardioversor-desfibrilador, deben ser diferenciados de los ritmos estimulados.

**2. Taquicardias QRS estrecho:** casi siempre TSV. Diferenciación del mecanismo de la taquicardia →fig. 6-1 y fig. 6-2.

**3. Taquicardias QRS ancho** (TSV con bloqueo de la rama del haz de His o con aberración de la conducción; TSV con conducción por la vía accesoria; TV) →fig. 6-3. En caso de dudas → tratar como si fuera una TV. En caso de TV, la administración de verapamilo, usado para la TSV, puede provocar inestabilidad hemodinámica. La TV es la causa más frecuente de taquicardia con QRS ancho.

### → TRATAMIENTO

En el tratamiento de las alteraciones del ritmo, aparte del tratamiento de la enfermedad de base y/o eliminación de los factores desencadenantes, se utilizan:

1) maniobras que aumentan el tono vagal: maniobra de Valsalva (es más eficaz la versión modificada, en la que al final de la maniobra el enfermo se coloca en la posición horizontal con las extremidades inferiores elevadas), inducción de vómitos, inmersión de la cara en agua fría, masaje del seno carotídeo

2) fármacos antiarrítmicos

3) electroterapia: cardioversión eléctrica →cap. 25.18, desfibrilación →cap. 25.17, implantación de CDI

4) ablación percutánea (por catéter venoso) y quirúrgica.

### Fármacos antiarrítmicos

**1.** Clasificación de Vaughan-Williams. **Clase Ia:** quinidina, disopiramida, procainamida [única clase Ia en Chile, disponible iv.]); **clase Ib:** lidocaína, mexiletina; clase Ic: flecainida, propafenona; **clase Ic:** flecainida, propafenona; **clase II:** β-bloqueantes; **clase III:** amiodarona, sotalol (dronedarona, bretilio, ibutilida, dofetilida, azimilida y tedisamil no están disponibles en Chile); **clase IV:** verapamilo, diltiazem.

**2.** Preparados y dosificación, contraindicaciones →tabla 6-4.

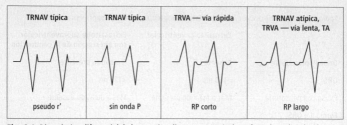

**Fig. 6-1.** Diagnóstico diferencial de las taquicardias supraventriculares basado en la relación entre las ondas P y los complejos QRS

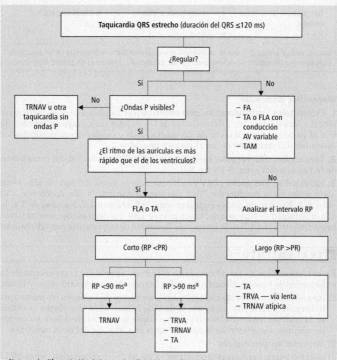

**Nota:** en la diferenciación de las taquicardias QRS estrecho puede ser útil la respuesta a la administración de adenosina (la inyección rápida de 6 mg iv. reduce la frecuencia del ritmo sinusal y la conductibilidad en el nodo AV) o el **masaje del seno carotídeo** (la interrupción brusca de la taquiarritmia sugiere TRNAV, TRVA, taquicardia de reentrada del nodo sinusal o menos frecuentemente TA). Si persiste taquicardia auricular con bloqueo AV transitorio, sugiere *flutter* o fibrilación auricular.

[a] En ECG superficial, 70 ms para el tiempo de conducción AV en el ECG intracardíaco.
AV — auriculoventricular, FA — fibrilación auricular, FLA — *flutter* auricular, TAM — taquicardia auricular multifocal, TRNAV — taquicardia por reentrada del nódulo AV, TRVA — taquicardia de reentrada auriculoventricular

**Fig. 6-2.** Diagnóstico diferencial de la taquicardia QRS estrecho (según las guías de la ACC, AHA y HRS 2015 y el acuerdo de la EHRA 2016, modificado)

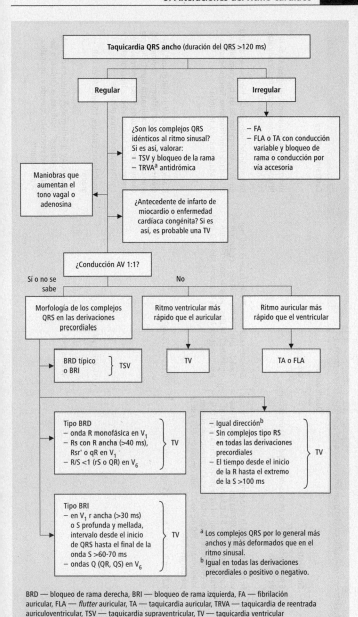

**Fig. 6-3.** Diagnóstico diferencial de la taquicardia QRS ancho (según las guías de la ACC, AHA y ESC 2006 y el acuerdo de la EHRA 2016, modificado)

**Tabla 6-4.** Fármacos utilizados en el tratamiento de las alteraciones del ritmo cardíaco

| Fármaco | Dosificación | | Contraindicaciones |
|---|---|---|---|
| | Emergentes[a] | Crónicos | |
| **Adenosina** | 6 mg rápidamente iv., en caso de necesidad 12 mg después de 1-2 min | – | Disfunción del nodo sinusal, bloqueo AV de II/III grado[b], fibrilación auricular, *flutter* auricular, taquicardia ventricular, asma |
| **Amiodarona** iv. VO | iv. (si es posible, a la vena central o mediante una bomba volumétrica) 150-300 mg por 20 min — 2 h, a continuación 1 mg/min por 6 h, 0,5 mg/min por 18 h o pasar al tratamiento VO, control de la presión arterial y del ECG; en estados de riesgo vital directo (reanimación) pueden administrarse 300 mg en 2-3 min; control del ECG y de la presión arterial | Dosis de saturación: 200 mg (a veces 400 mg) 3 × d durante 7-14 días; 200 mg 2 × d durante los siguientes 7-14 días; dosis de mantenimiento: habitualmente 200 mg/d, a veces 300-400 mg/d | Disfunción del nodo sinusal, bloqueo AV de II/III grado[b], prolongación del QT, hipersensibilidad al fármaco, hipertiroidismo, función hepática alterada, embarazo, lactancia |
| **Digoxina** iv. VO | 0,25 mg iv. cada 2 h, máx. 1,5 mg en total | 0,125-0,375 mg/d | Bradicardia[b], bloqueo AV de II/III grado[b], síndrome del nodo sinusal enfermo[b], síndrome del seno carotídeo, miocardiopatía hipertrófica con obstrucción del tracto de salida, síndromes de preexcitación, hipopotasemia, hipercalcemia, cardioversión eléctrica planeada |
| **Diltiazem** VO | | 90-240 mg/d | Insuficiencia cardíaca, bloqueo AV de II/III grado[b] |
| **Dronedarona** | | 400 mg 2 × d | Bloqueo AV de II/III grado[b], síndrome del nodo sinusal enfermo[b], insuficiencia cardíaca o disfunción del ventrículo izquierdo asintomática, FA permanente |

| Lidocaina iv. | 50 mg iv. durante 2 min, se puede repetir la dosis cada 5 min hasta un total de 200 mg, o (en caso de querer obtener un efecto rápido) 100 mg en 2-3 min, después una infusión 1-4 mg/min, bajando la dosis progresivamente | Hipersensibilidad a los anestésicos locales |
|---|---|---|
| Metoprolol iv. VO | 5 mg iv. cada 5-10 min, hasta la dosis total de 15 mg 50-200 mg/d | Bloqueo AV de II/III grado[b], bradicardia sintomática, hipotensión sintomática, síndrome del nodo sinusal enfermo, insuficiencia cardiaca no controlada, asma |
| Propranolol iv. VO | 1-5 (a veces 10) mg iv., administrar 1 mg durante 1 min 20-40 mg cada 8 h | Véase más arriba |
| Propafenona iv. VO | 1-2 mg/kg iv. durante 5 min 150-300 mg cada 8 h | Enfermedad cardiaca orgánica (especialmente insuficiencia cardiaca), disfunción del nodo sinusal, bloqueo AV de II/III grado[b] |
| Sotalol iv. VO | 35-100 mg iv. durante 10 min 80-160 mg (excepcionalmente 40 mg) cada 12 h | Disfunción del nodo sinusal, bloqueo AV de II/III grado[b], prolongación del QT, asma, insuficiencia renal (aclaramiento de creatinina <40 ml/min) |
| Verapamilo iv. VO | 5-10 mg iv. durante 1-2 min 120-360 mg/d | Insuficiencia cardiaca, bloqueo AV de II/III grado[b] |

[a] Monitorizando ECG y presión arterial.
[b] Si no se ha implantado el sistema de estimulación.

**3.** Los fármacos antiarrítmicos pueden tener un **efecto proarrítmico**, que se manifiesta como alteraciones del ritmo supraventriculares o ventriculares (p. ej. TV tipo *torsade de pointes* en caso de fármacos de la clase Ia y III) y alteraciones del automatismo y de la conducción (disfunción del nodo sinusal, bloqueos AV — casi todos los fármacos). El mayor riesgo arritmogénico se da en personas mayores con enfermedad cardíaca orgánica, especialmente con enfermedad coronaria avanzada, y coexistencia de alteraciones electrolíticas (más a menudo hipopotasemia).

### Métodos invasivos

**1. Ablación percutánea:** consiste en la destrucción del área del miocardio responsable de la formación o consolidación de la arritmia, utilizando catéter percutáneo.

**Preparación para el procedimiento:** suspender el medicamento antiarrítmico un tiempo correspondiente a 5 períodos de vida media del fármaco (en caso de amiodarona ≥4-6 semanas). Para el aislamiento de las venas pulmonares se requieren 3 semanas de tratamiento anticoagulante con AVK (INR 2-3) o NACO.

**Contraindicaciones:** embarazo (por la necesidad de fluoroscopia), acceso vascular imposible, trombo intracardíaco.

**Complicaciones** (raramente): daño valvular, complicaciones tromboembólicas (entre otras ACV, embolismo pulmonar), perforación cardíaca con taponamiento, bloqueo AV, espasmo u oclusión coronaria.

**2. Desfibrilador automático implantable (DAI).** Es un dispositivo automático programable con siguientes funciones: reconocimiento de taquiarritmias y bradiarritmias, desfibrilación de alta energía (hasta 30-40 J, más frecuentemente eficaces 10-20 J) para interrupción de la FV o de la TV de alta frecuencia, estimulación antiarrítmica para la interrupción de la TV (cómodo para el enfermo y muy eficaz), estimulación contra la bradicardia, registro del ECG con la posibilidad de recuperación del trazado en el momento de la incidencia de la arritmia, estimulación en la resincronización biventricular.

**Contraindicaciones:** TV o FV provocadas por causas claramente reversibles o transitorias (p. ej. las primeras 24 h del infarto agudo, miocarditis aguda); TV incesante; FV secundaria a la preexcitación; supervivencia esperada en buen estado <1 año; infección local o generalizada.

**Complicaciones:** similares a las de la implantación de marcapasos (→cap. 2.7) + las típicas para el CDI: descargas eléctricas inadecuadas por taquicardia sinusal, FA, taquicardia supraventricular, cuenta de las ondas T por el dispositivo; tormentas eléctricas (≥3 durante 24 h por la taquiarritmia de recurrencia repetida).

Aparte del CDI con electrodo (electrodos) intracardíaco, actualmente se utilizan también CDI con electrodos subcutáneos y cardioversores-desfibriladores externos tipo chaleco.

### Indicaciones generales

**1. Tratamiento de emergencia del paciente con taquicardia regular supraventricular** →fig. 6-4.

**Taquicardia supraventricular inestable** → realizar cardioversión eléctrica.

**TV polimorfa con el intervalo QT normal** → corregir las alteraciones electrolíticas y administrar tratamiento antiarrítmico (importante β-bloqueante iv.); en caso de necesidad administrar también amiodarona o lidocaína, valorar la necesidad de coronariografía urgente y eventual revascularización. La **TV multiforme con intervalo QT largo** → aparte de la corrección del nivel de potasio (valor objetivo: 4,5-5,0 mmol/l) utilizar magnesio, electroestimulación cardíaca, isoprenalina, fenitoína o lidocaína. **Tormenta eléctrica en el enfermo con CDI** → buscar la causa (isquemia miocárdica aguda, infarto de miocardio, alteraciones electrolíticas, efectos adversos de los fármacos o CDI mal programado), después optimizar la programación del CDI, utilizar β-bloqueante iv. y/o amiodarona iv., sedación o anestesia; valorar la ablación.

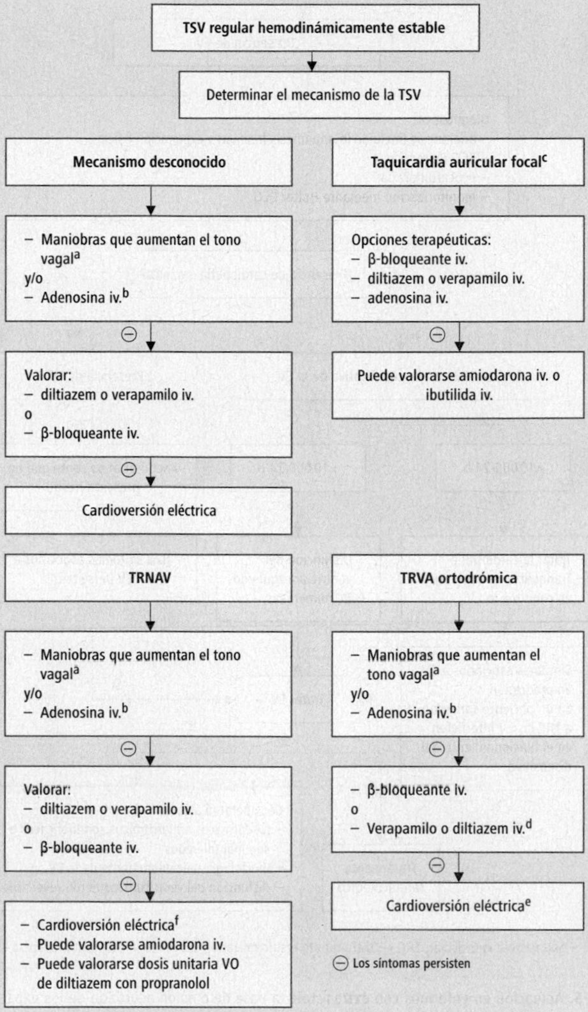
TSV regular hemodinámicamente estable
Determinar el mecanismo de la TSV
Mecanismo desconocido
– Maniobras que aumentan el tono vagal[a]
y/o
– Adenosina iv.[b]
Valorar:
– diltiazem o verapamilo iv.
o
– β-bloqueante iv.
Cardioversión eléctrica
Taquicardia auricular focal[c]
Opciones terapéuticas:
– β-bloqueante iv.
– diltiazem o verapamilo iv.
– adenosina iv.
Puede valorarse amiodarona iv. o ibutilida iv.
TRNAV
– Maniobras que aumentan el tono vagal[a]
y/o
– Adenosina iv.[b]
Valorar:
– diltiazem o verapamilo iv.
o
– β-bloqueante iv.
– Cardioversión eléctrica[f]
– Puede valorarse amiodarona iv.
– Puede valorarse dosis unitaria VO de diltiazem con propranolol
TRVA ortodrómica
– Maniobras que aumentan el tono vagal[a]
y/o
– Adenosina iv.[b]
– β-bloqueante iv.
o
– Verapamilo o diltiazem iv.[d]
Cardioversión eléctrica[e]
⊖ Los síntomas persisten

[a] Maniobra de Valsalva, masaje del seno carotídeo, compresas de hielo en la cara, inmersión de la cara en agua fría. [b] En caso de inestabilidad hemodinámica después de estos procedimientos y/o de la administración de adenosina: cardioversión. [c] En caso de inestabilidad hemodinámica: adenosina iv., en caso de la persistencia de la taquicardia: cardioversión. [d] Considerar este tratamiento, si no hay signos de preexcitación en el ECG de reposo en el ritmo sinusal, puede considerarse si se presentan signos de preexcitación. En caso de fibrilación auricular con preexcitación este tratamiento es nocivo. [e] No está indicada, si la arritmia cede y recurre espontáneamente. [f] Si la farmacoterapia está contraindicada o es ineficaz.

TRNAV — taquicardia por reentrada del nódulo AV, TRVA — taquicardia de reentrada auriculoventricular

**Fig. 6-4.** Tratamiento de emergencia de la taquicardia supraventricular (TVS) regular hemodinámicamente estable (según las guías de la ACC, AHA y HRS 2015 y el acuerdo de la EHRA 2016, modificado)

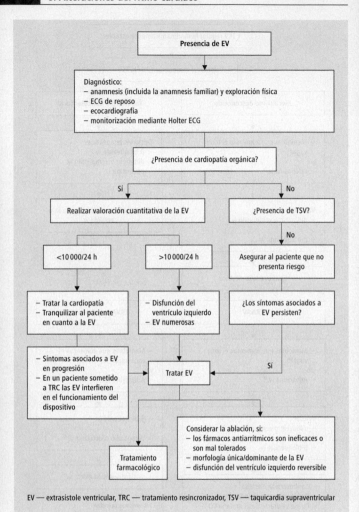

EV — extrasístole ventricular, TRC — tratamiento resincronizador, TSV — taquicardia supraventricular

**Fig. 6-5.** Actuación en enfermos con extrasístole (a base de opinión acordada de los expertos de EHRA, HRS y APHRS 2014, modificada)

**Taquicardia ventricular hemodinámicamente inestable** → realizar cardioversión eléctrica (preferiblemente también en la taquicardia de QRS ancho hemodinámicamente estable). **Taquicardia ventricular hemodinámicamente estable**, también en enfermos con insuficiencia cardíaca o sospecha de isquemia miocárdica → se puede considerar amiodarona iv. La lidocaína es solo moderadamente eficaz en enfermos con TV monomorfa. Taquicardia ventricular bien tolerada en una persona sin enfermedad cardíaca orgánica → considerar la administración intravenosa de flecainida, β-bloqueante, verapamilo o amiodarona.

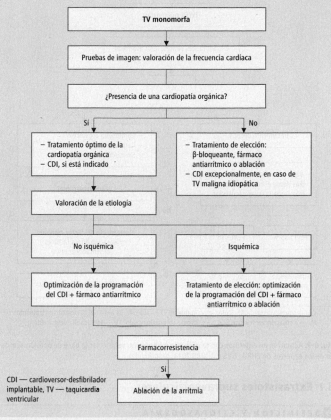

**Fig. 6-6.** Actuación en enfermos con taquicardia ventricular monomorfa (a base de opinión acordada de los expertos de EHRA, HRS y APHRS 2014, modificada)

**2.** Si los episodios de arritmia no se han documentado y el ECG entre los eventos no permite establecer el origen de la arritmia → es posible derivar al paciente directamente a un estudio electrofisiológico (EEF) con eventual ablación.

**3.** Enseñar al paciente las maniobras que aumentan el tono vagal.

**4.** Es posible dejar sin tratamiento antiarrítmico a los enfermos con función sistólica del ventrículo izquierdo preservada, con complejos QRS estrechos y sin signos de preexcitación en el ECG entre los episodios.

**5.** En caso de arritmia no documentada es posible comenzar tratamiento empírico con β-bloqueante. No administrar empíricamente fármacos antiarrítmicos de la clase I o III.

**6.** En caso de arritmias ventriculares, la base para el manejo es el diagnóstico de la enfermedad de base, el grado de daño miocárdico, el tipo de arritmias y sus síntomas, así como el riesgo de MCS.

**7.** Tratamiento crónico de arritmias ventriculares →fig. 6-5, fig. 6-6, fig. 6-7.

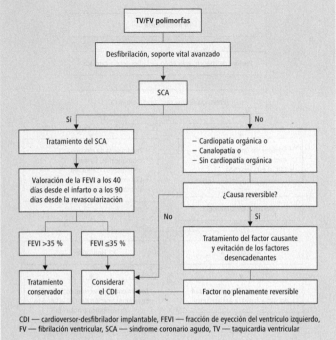

CDI — cardioversor-desfibrilador implantable, FEVI — fracción de eyección del ventrículo izquierdo, FV — fibrilación ventricular, SCA — síndrome coronario agudo, TV — taquicardia ventricular

**Fig. 6-7.** Actuación en enfermos con taquicardia o fibrilación ventricular (a base de opinión acordada de los expertos de EHRA, HRS y APHRS 2014, modificada)

## 6.1. Extrasístoles supraventriculares

### → DEFINICIÓN Y ETIOPATOGENIA

Se forman fuera del nodo sinusal en la aurícula, en las venas que drenan a las aurículas o en la unión AV. Pueden ser precoces o de escape. Las extrasístoles más a menudo son aisladas, pero pueden aparecer en grupos como taquicardia supraventricular no sostenida, habitualmente auricular. Muy comunes en personas sanas (<100-200/24 h), pero pueden aparecer en cualquier cardiopatía.

A menudo aparecen de manera transitoria cuando el factor desencadenante es reversible, como emociones, estimulantes (alcohol, cafeína, drogas), trastornos electrolíticos, infecciones, hipertiroidismo.

### → CUADRO CLÍNICO E HISTORIA NATURAL

En general asintomáticas. Ocasionalmente se percibe una sensación de latido cardíaco irregular o pausas del latido. Las extrasístoles no conducidas provocan bradiarritmia. Extrasístoles numerosas pueden empeorar la calidad de vida. Extrasístoles numerosas, agrupadas, muy precoces (tipo P sobre T) pueden presagiar fibrilación auricular.

> **TRATAMIENTO**

**1.** Raramente necesario. Eliminar los factores desencadenantes (→más arriba).

**2.** Si los síntomas son intensos, las extrasístoles son numerosas o aparecen episodios cortos de fibrilación auricular → valorar el uso de β-bloqueante o de calcioantagonista (verapamilo o diltiazem).

## 6.2. Taquicardia por reentrada en el nodo auriculoventricular (TRNAV)

> **DEFINICIÓN Y ETIOPATOGENIA**

Taquicardia paroxística que tiene su origen en una onda que circula por el nodo AV por la vía rápida (de período refractario más largo) y por la vía lenta (de período refractario más corto). Diagnosticada más frecuentemente en personas sin enfermedad cardíaca orgánica.

**Formas**

1) típica y la más común: la vía lenta es la parte descendente del circuito de reentrada y la vía rápida es la ascendente (**taquicardia lento-rápida**)

2) atípica: conducción descendente por la vía rápida y ascendente por la vía lenta (**taquicardia rápido-lenta**)

3) muy rara: ambas vías del circuito están constituidas por tejido de conducción lenta (**taquicardia lento-lenta**).

Lo anterior corresponde al concepto de doble fisiología nodal.

> **CUADRO CLÍNICO E HISTORIA NATURAL**

Habitualmente aparece en la juventud. Se observan palpitaciones con comienzo y fin súbito, en general bien toleradas porque no hay enfermedad cardíaca orgánica y la frecuencia cardíaca habitualmente es ≤170-180/min. Los episodios pueden también ser frecuentes (hasta varios al día), prolongados y precisar hospitalización.

> **DIAGNÓSTICO**

**ECG:** una TRNAV típica se caracteriza por ausencia de ondas P visibles, que se ocultan en el complejo QRS o aparecen inmediatamente después de él; el tiempo de duración de la onda P es corto (40 ms). En una TRNAV atípica, la onda P aparece antes del siguiente complejo QRS y es negativa en las derivaciones III y aVF.

> **TRATAMIENTO**

**Tratamiento de emergencia**

Interrupción del episodio de TRNAV →fig. 6-4.

**Tratamiento crónico**

**1. En enfermos con episodios frecuentes de TRNAV que prefieren tratamiento farmacológico oral crónico en lugar de ablación** → utilizar **diltiazem, verapamilo o β-bloqueante**. Por el riesgo proarrítmico la propafenona, la flecainida y la amiodarona se utilizan con poca frecuencia.

**2. En enfermos con episodios no frecuentes pero prolongados** → se puede considerar el uso de fármacos como en el punto 1.

**3.** Los enfermos oligosintomáticos, con episodios poco frecuentes y autolimitados de TRNAV no precisan de tratamiento.

**4.** En los casos que toleran mal los episodios de arritmia, son recurrentes con síntomas significativos, o con síntomas leves y bien tolerados pero que desean permanecer libres de arritmias → está indicada la **ablación percutánea de vía lenta**. Es el método más eficaz y tiene bajo riesgo (0,5-1 %) de bloqueo AV requirente de marcapasos.

## 6.3. Síndromes de preexcitación

### → DEFINICIONES Y ETIOPATOGENIA

Anomalía congénita consistente en la presencia de un haz muscular que permite la estimulación de una parte del ventrículo fuera del sistema de conducción fisiológico. En un 98 % de los casos se trata del **haz de Kent**, que une la aurícula con el ventrículo a través del surco auriculoventricular, más frecuentemente localizado en el lado izquierdo. En un 2 % es el **haz de Mahaim**, que forma una conexión auriculofascicular o nodofascicular, habitualmente en el lado derecho.

**Síndrome de Wolf-Parkinson-White (síndrome WPW).** Síndrome clínico de preexcitación con taquiarritmia. Tipos de conducción por la vía accesoria:

1) en general rápida (vía rápida), sin retraso
2) conducción con decremento, lenta (como en el nodo AV), sobre todo en casos de vía accesoria en la zona posteroseptal (que conduce solamente de manera retrógrada) y del haz de Mahaim.

**Taquiarritmia en el síndrome WPW:**

1) **TRVA ortodrómica** (>85 % de los casos), taquicardia QRS estrecho con conducción descendente por el nodo AV y ascendente por la vía accesoria
2) **taquicardia AV antidrómica**, taquicardia QRS ancho con conducción descendente por la vía accesoria y ascendente por el nodo AV u otra vía accesoria
3) **fibrilación auricular**, si la vía accesoria tiene un tiempo refractario descendente corto, dominan complejos QRS anchos, se observa una taquiarritmia importante y puede aparecer fibrilación ventricular
4) menos frecuentemente **taquicardia auricular** o *flutter* **auricular** con conducción descendente por la vía accesoria (QRS anchos).

### → CUADRO CLÍNICO E HISTORIA NATURAL

Sobre todo episodios de palpitaciones en ~50 % de las personas con signos de preexcitación en el ECG. Habitualmente aparecen por primera vez en la infancia o en adultos jóvenes, raramente >50 años. La fibrilación ventricular puede ser el primer síntoma, a veces con síncopes que precisan de hospitalización; riesgo aumentado de MCS. Durante los episodios la frecuencia cardíaca está acelerada (140-250/min). En los casos con vía accesoria lenta, taquicardia 120-140/min, a menudo persistente. Puede ocasionar taquimiocardiopatía e insuficiencia cardíaca.

### → DIAGNÓSTICO

**Exploraciones complementarias**

**1. ECG:**

1) **signos de la preexcitación del ventrículo:** intervalo PQ corto (<0,12 s) y complejo QRS ancho (≥0,12 s) con presencia de una onda delta de crecimiento más lento; a menudo los segmentos ST y las ondas T de dirección opuesta a la onda de mayor voltaje del complejo QRS →fig. 6-8. Los signos

de la preexcitación pueden ser discretos, especialmente cuando la vía accesoria está alejada del nodo sinusal, p. ej. en la pared libre en el lado izquierdo. Si la interpretación del ECG es difícil → se puede repetir el registro tras administrar adenosina 6 mg iv., que bloquea el nodo AV y revela la conducción por la vía accesoria. En presencia de haz de Mahaim se puede observar una imagen de preexcitación no clara o intervalo PQ normal con bloqueo incompleto de la rama izquierda y onda delta marcada

2) durante los episodios agudos se detecta la **taquiarritmia**.

**2. EEF:** para confirmar la existencia de la vía accesoria, el número de vías y su localización, para valorar la capacidad de conducción, período refractario descendente y ascendente, para reproducir la taquiarritmia.

**Diagnóstico diferencial**

→fig. 6-1, fig. 6-2, fig. 6-3.

La morfología de los complejos QRS en la preexcitación puede imitar un infarto de miocardio, bloqueo de la rama del haz de His o hipertrofia ventricular.

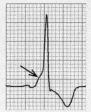

**Fig. 6-8.** Síndrome de preexcitación: intervalo PQ corto, onda delta en la rama ascendente de la onda R (flecha), dirección opuesta del segmento ST y de la onda T a la del complejo QRS ancho

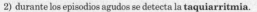

## → TRATAMIENTO

### Tratamiento de emergencia

**1. Interrupción de ataque de taquiarritmia** →fig. 6-4.

**2. Enfermos con taquiarritmia y complejos QRS anchos por la preexcitación** → utilizar fármacos antiarrítmicos que inhiben la conducción por la vía accesoria (p. ej. propafenona) o realizar cardioversión eléctrica. En estos enfermos la adenosina puede provocar fibrilación ventricular. En los enfermos con FA y signos de preexcitación también es peligroso el uso de digoxina, verapamilo, diltiazem, β-bloqueantes y amiodarona.

### Tratamiento crónico

**1. Preexcitación asintomática** → sin tratamiento, eventualmente ablación percutánea.

**2. TRVA y/o FA con preexcitación** → ablación percutánea. En los enfermos que deniegan su consentimiento para la ablación administrar propafenona, flecainida (en personas sin enfermedad cardíaca orgánica), idealmente en combinación con un β-bloqueante.

**3. Síndrome WPW: fibrilación auricular con conducción rápida o TRVA mal tolerada** → ablación percutánea.

**4. TRVA (sin preexcitación en el ECG en reposo)** → ablación percutánea. En los enfermos que se nieguen a este procedimiento está indicado el uso de β-bloqueantes, diltiazem, verapamilo, o eventualmente flecainida o propafenona (en personas sin enfermedad cardíaca orgánica), amiodarona, digoxina, dofetilida o sotalol.

**5. Episodio aislado o episodios poco frecuentes de TRVA (sin preexcitación)** → sin tratamiento, maniobras que aumentan el tono vagal, tratamiento "a demanda" (120 mg de diltiazem + 80 mg de propranolol; en Chile no se emplea). Eventualmente ablación percutánea.

### Tratamiento farmacológico

**1.** Ningún fármaco antiarrítmico es capaz de eliminar esta arritmia por completo. Se pueden utilizar: **β-bloqueante, verapamilo o diltiazem** (en enfermos sin preexcitación en el ECG de reposo), **propafenona** o eventualmente **amiodarona.**

**2.** No utilizar digoxina en monoterapia en los enfermos con TRVA o con fibrilación auricular y preexcitación en el ECG en reposo.

**3.** Si los episodios de taquiarritmia son infrecuentes y bien tolerados → se puede considerar la administración aislada de un comprimido "a demanda" en caso de presencia de arritmia.

**Tratamiento invasivo**

**La ablación percutánea de la vía accesoria** garantiza la curación completa con un riesgo menor que el riesgo relacionado con el síndrome de preexcitación.

1) Si el paciente precisa tratamiento por la arritmia, es posible proponer la ablación como primera opción. Proponer la ablación si el tratamiento farmacológico (aunque sea con solo un fármaco) es ineficaz o aparecen efectos adversos.

2) La ablación está claramente indicada en caso de: antecedentes de fibrilación auricular relacionada con la preexcitación; episodios de fibrilación o *flutter* auricular conducidos por la vía rápida con elevada frecuencia cardíaca; taquiarritmias que provocan inestabilidad hemodinámica; episodios de arritmia bien tolerados pero relativamente frecuentes.

3) Los EEF y las ablaciones de la vía accesoria se realizan cada vez con mayor frecuencia en casos asintomáticos cuando tienen un período refractario descendente de la vía accesoria <240 ms, y cuando la TRVA inducida provoca FA con signos de preexcitación o se evidencia la presencia de vías accesorias múltiples. Valorar el EEF también en enfermos jóvenes asintomáticos con preexcitación persistente en el ECG (también en la prueba de esfuerzo) y en caso de que se confirme un período refractario de la vía accesoria corto → considerar la ablación.

# 6.4. Taquicardia auricular (TA)

## → DEFINICIÓN Y ETIOPATOGENIA

Taquicardia paroxística o persistente que tiene su origen en la aurícula fuera del nodo sinusal.

**Formas**

1) **monofocal:** ritmo acelerado (100-250/min) y regular con ondas P de igual morfología

2) **multifocal:** arrítmico, más lento, las ondas P tienen ≥3 morfologías diferentes.

**Causas:** enfermedades cardíacas (infarto de miocardio), enfermedades agudas y crónicas del aparato respiratorio (neumonía), trastornos metabólicos y electrolíticos (hipertiroidismo, hipopotasemia), sobredosis de fármacos, sobre todo de los glucósidos digitálicos (habitualmente TA con bloqueo), abuso de alcohol.

## → CUADRO CLÍNICO E HISTORIA NATURAL

Síntomas similares a los presentes en otras arritmias supraventriculares, pero en gran medida dependen de la enfermedad de base. Si la TA, especialmente multifocal, está relacionada con una enfermedad aguda, cede con la mejoría del estado del enfermo. En otros casos la TA tiene un carácter recidivante, a menudo persistente y puede llevar a la taquimiocardiopatía. La TA puede desencadenar fibrilación auricular. No se asocia a complicaciones tromboembólicas.

## → DIAGNÓSTICO

**Exploraciones complementarias**

**1. ECG:** en la TA monofocal las ondas P son iguales, su morfología depende de la localización del foco que genera el ritmo (puede ser similar a la del ritmo sinusal). En la TA multifocal el ritmo es irregular (arritmia completa), las ondas P tienen ≥3 morfologías diferentes sin predominio de ninguna de ellas.

**2. EEF:** para localización precisa de la TA.

**Diagnóstico diferencial**

→fig. 6-1, fig. 6-2, fig. 6-3

### ➔ TRATAMIENTO

Más difícil que en caso de la TRNAV y la TRVA. Es importante tratar eficazmente la enfermedad de base.

#### Tratamiento de emergencia

**1.** Algoritmo del tratamiento de emergencia de la taquicardia regular →fig. 6-4.

**2.** Métodos para interrumpir la TA monofocal (eficacia limitada):

1) **maniobras que aumentan el tono vagal**

2) **electroterapia:** estimulación auricular, cardioversión eléctrica

3) **adenosina** (eficaz en parte de los casos)

4) **calcioantagonista** o **β-bloqueante** (raramente interrumpen la TA; más a menudo reducen la taquiarritmia), si no da resultado → **propafenona** (contraindicada en caso de la enfermedad cardíaca orgánica) en combinación con un fármaco que bloquea el nodo AV o **amiodarona**.

**3. TA multifocal** no responde a la cardioversión eléctrica. La eficacia de los antiarrítmicos es muy limitada. Se recomienda **calcioantagonista** (verapamilo o diltiazem).

**4.** Procedimiento en caso de intoxicación digitálica →cap. 20.5.

#### Tratamiento crónico

#### Tratamiento farmacológico

**1. TA monofocal:** empezar con **β-bloqueante o calcioantagonista**. Si no hay efecto → intentar con **propafenona** o flecainida (contraindicadas en caso de enfermedad cardíaca orgánica, incluida la enfermedad coronaria) en combinación con un fármaco que bloquea el nodo AV, raramente **sotalol** o **amiodarona**. La eficacia de los fármacos antiarrítmicos es limitada.

**2. TA multifocal:** tratamiento dirigido sobre todo hacia la enfermedad de base (más frecuentemente pulmonar). Los fármacos antiarrítmicos son en general ineficaces. En los pacientes con enfermedad pulmonar obstructiva severa evitar el uso de β-bloqueantes. En aquellos sin enfermedad pulmonar obstructiva se prefiere el metoprolol.

#### Tratamiento invasivo

Gracias a los sistemas de mapeo tridimensional de la activación cardíaca, la eficacia de los procedimientos de ablación en la TA monofocal supera el 80 %. La ablación está indicada en casos recurrentes y sintomáticos o en casos asintomáticos pero persistentes, que conllevan desarrollo de miocardiopatía por taquiarritmia.

En la TA multifocal los efectos de la ablación son menos favorables. En los casos sintomáticos resistentes a los fármacos antiarrítmicos se puede hacer ablación de la unión AV.

## 6.5. Taquiarritmias sinusales

### ➔ DEFINICIÓN Y ETIOPATOGENIA

Alteraciones del ritmo diversas, con mecanismo, curso clínico y pronóstico diferentes.

**1. Taquicardia sinusal fisiológica:** ritmo sinusal acelerado >100/min como respuesta a un estímulo fisiológico (esfuerzo físico, estrés emocional) o patológico (fiebre, hipovolemia, anemia, insuficiencia cardíaca, hipertiroidismo, feocromocitoma, efecto farmacológico).

**2. Taquicardia sinusal inadecuada:** aceleración del ritmo sinusal de carácter permanente, sin relación con el grado de actividad o con respuesta desproporcionada. Es el efecto del aumento del automatismo del nodo sinusal o de una regulación autonómica inadecuada. Se observa más a menudo en mujeres de mediana edad.

**3. Taquicardia sinusal recurrente:** forma de taquicardia supraventricular provocada por la circulación de una onda de estimulación dentro del nodo sinusal. A menudo su causa es una enfermedad cardíaca orgánica.

**4. Síndrome de taquicardia ortostática:** consecuencia de disfunción del sistema neurovegetativo.

→ **CUADRO CLÍNICO**

**1. Taquicardia sinusal inadecuada:** cuadro clínico variable, puede ser asintomática, pero también puede provocar discapacidad total. Los síntomas más frecuentes (no son paroxísticos): palpitaciones, dolor torácico, disnea, vértigo y presíncope.

**2. Taquicardia sinusal recurrente:** síntomas paroxísticos y típicos también para otras formas de taquicardia paroxística. Los síncopes son raros porque la frecuencia cardíaca raramente es >180/min.

→ **DIAGNÓSTICO**

**1. Taquicardia sinusal inadecuada.** Descartar una causa sistémica. En el ECG se observa taquicardia persistente (>100/min) a lo largo del día; la morfología de las ondas P es idéntica al ritmo sinusal, respuesta exagerada a la actividad física y normalización de la frecuencia del ritmo durante la noche.

**2. Taquicardia sinusal recurrente:** se diagnostica basándose en ECG y EEF; está provocada e interrumpida por la estimulación auricular programada, cede con el masaje del seno carotídeo o después de la administración de adenosina.

→ **TRATAMIENTO**

**1. Taquicardia sinusal inadecuada:** es útil la **ivabradina**. Se puede considerar también el uso de un β-bloqueante, en monoterapia o en combinación con ivabradina. Los β-bloqueantes y los calcioantagonistas son a menudo poco eficaces o mal tolerados. La ablación percutánea se realiza raramente, y solo en los casos más resistentes al tratamiento.

**2. Taquicardia sinusal recurrente:** como tratamiento inmediato con **maniobras que aumentan el tono vagal**; para el tratamiento crónico: **β-bloqueante, verapamilo, diltiazem** e incluso digoxina o amiodarona; en los casos resistentes puede considerarse la ablación percutánea.

## 6.6. Fibrilación auricular (FA)

→ **DEFINICIÓN Y ETIOPATOGENIA**

Es la taquiarritmia supraventricular más frecuente. Se caracteriza por una activación auricular rápida (350-700/min), descoordinada, que lleva a la pérdida de la efectividad hemodinámica de la contracción auricular y es acompañada de una activación ventricular irregular. La frecuencia ventricular depende de las propiedades electrofisiológicas del nodo AV, la función del sistema vegetativo y el efecto de los fármacos, y puede ser adecuada (70-90/min en reposo), rápida (taquiarritmia) o lenta (bradiarritmia).

**Clasificación de la FA** →fig. 6-9. Si en un enfermo aparecen episodios de arritmia que se pueden catalogar en varias categorías, elegir la forma más frecuente de FA.

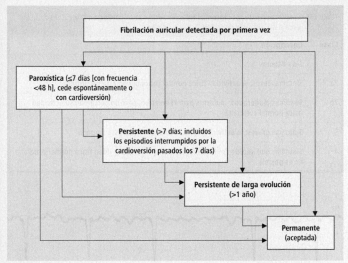

**Fig. 6-9.** Clasificación de la fibrilación auricular

## Causas:

1) **Cardíacas:** hipertensión arterial, valvulopatías adquiridas (sobre todo de la válvula mitral), enfermedad cardíaca isquémica, miocardiopatías (especialmente la dilatada y la hipertrófica), cardiopatías congénitas (sobre todo con cortocircuito interauricular), miocarditis y pericarditis, cirugía cardíaca previa, síndrome del nodo sinusal enfermo (síndrome taquicardia-bradicardia), síndrome de preexcitación, enfermedades sistémicas con afectación cardíaca como sarcoidosis, amiloidosis, hemocromatosis, neoplasias cardíacas primarias y secundarias. La FA aparece muy a menudo asociada a la insuficiencia cardíaca, independientemente de su causa.

2) **No cardíacas:** hipertiroidismo (más frecuentemente), hipotiroidismo, infección aguda, anestesia, enfermedades pulmonares, feocromocitoma, obesidad, diabetes *mellitus*, síndrome metabólico, enfermedad renal crónica, practicar deporte (de resistencia), sustancias diversas (alcohol, óxido de carbono, cafeína, algunos fármacos [p. ej. agonistas $\beta_2$]).

**La FA paroxística** aparece en ~50 % de los casos en personas sin enfermedad cardíaca orgánica. Con mayor frecuencia es una arritmia de tipo focal, iniciada por las estimulaciones que se forman en las venas pulmonares; con menor frecuencia en la vena cava superior, la vena de Marshall o el seno coronario. En la **FA persistente y permanente** se detecta enfermedad cardíaca orgánica en >90 % de los casos.

→ **CUADRO CLÍNICO E HISTORIA NATURAL**

**Síntomas:** palpitaciones, sudoración paroxística, debilidad y empeoramiento de la tolerancia del esfuerzo, síncopes o vértigo. En la FA persistente el enfermo a menudo no tiene ningún síntoma. Clasificación de la intensidad de los síntomas (escala de la EHRA) →tabla 6-5.

**Signos:** frecuencia cardíaca irregular (arritmia completa), pulso irregular, déficit del pulso. En los enfermos con FA focal pueden aparecer extrasístoles frecuentes o episodios de taquicardia (taquicardia auricular, *flutter* auricular).

Tabla 6-5. Clasificación de los síntomas relacionados con la fibrilación auricular según la escala modificada de la EHRA

| Clase | Descripción |
|-------|-------------|
| 1 | Sin síntomas |
| 2a | Síntomas leves: la actividad física normal cotidiana no está perturbada |
| 2b | Síntomas moderados: molestos para el enfermo, pero no perturban su actividad física normal cotidiana |
| 3 | Síntomas graves: la actividad física normal cotidiana está limitada |
| 4 | Síntomas que impiden el funcionamiento normal: la actividad física normal cotidiana no es posible |

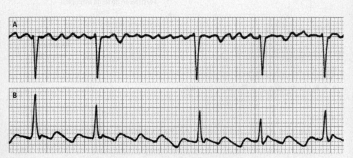

**Fig. 6-10. A** — ondas f multiformes en lugar de las ondas P en la fibrilación auricular. **B** — ondas F monomorfas bifásicas en lugar de las ondas P en el *flutter* auricular

**El episodio de la FA diagnosticado por primera vez** puede ser el único episodio en la vida o una recurrencia de FA paroxística, o incluso una FA persistente de larga duración. Es importante realizar una buena anamnesis y revisión de la documentación médica del paciente. **La FA paroxística** tiene un carácter autolimitado y suele ceder en 24 h. **La FA persistente** no cede espontáneamente y dura >7 días; puede ser la primera manifestación clínica de la arritmia o la consecuencia de los episodios recurrentes de la FA paroxística. Se diagnostica **FA persistente de larga duración** si la arritmia dura >1 año y se ha decidido intentar la cardioversión a ritmo sinusal.

## → DIAGNÓSTICO

### Pruebas de tamizaje
**Tamizaje dirigido hacia la FA realizar:**
1) en personas >65 años: palpación del pulso o ECG
2) en los enfermos con antecedentes de accidente isquémico transitorio (AIT) o de ACV isquémico: monitorización continua por ECG durante ≥72 h (valorar la necesidad de monitorización prolongada mediante dispositivos no invasivos con sistema de registro de asa implantable).

### Exploraciones complementarias
**1. ECG:** arritmia completa, ausencia de ondas P (sustituidas por la onda f) →fig. 6-10A.

**2.** **Registro de ECG con el método de Holter** (a veces >24 h, hasta 7 días), **registro de ECG por telemetría prolongado** (p. ej. 2-4 semanas) **y continuo**: en caso de FA paroxística con dudas diagnósticas.

**3.** **Prueba de esfuerzo electrocardiográfica:** si se sospecha enfermedad cardíaca isquémica y antes de introducir tratamiento con fármacos de la clase Ic.

**4.** **Ecocardiografía:** realizar el examen transtorácico en todos los enfermos con FA, con el fin de detectar una eventual enfermedad cardíaca orgánica o un trombo en la aurícula izquierda y su orejuela (para ello es imprescindible el estudio transesofágico).

**Diagnóstico diferencial**
→fig. 6-1

### ➡ T R A T A M I E N T O

**Tratamiento de emergencia**

La actuación en caso de FA paroxística depende de los síntomas acompañantes y de los trastornos hemodinámicos.

**1.** **Si los síntomas no son intensos:**
1) **corregir las posibles alteraciones electrolíticas** (nivel de potasio y magnesio) y esperar la resolución del ataque
2) **controlar la frecuencia ventricular** (para conseguir 80-100/min) utilizando p. ej. **verapamilo** o **diltiazem** (no administrar iv. en insuficiencia cardíaca), un **β-bloqueante** (p. ej. metoprolol; en caso de insuficiencia cardíaca o FEVI <40 % utilizar a la dosis eficaz más baja, teniendo en cuenta que si la frecuencia cardíaca no se reduce <110/min, se puede añadir digoxina o amiodarona) o **digoxina** (no utilizar en monoterapia).
3) si la **FA se prolonga**, sobre todo >24 h → está justificada la cardioversión, en general **farmacológica** (más eficaz si la FA dura <7 días). Utilizar **propafenona** en ausencia de enfermedad cardíaca orgánica (otros fármacos recomendados son la flecainida, ibutilida, vernakalant), o **amiodarona** (en los demás casos). Puede administrarse también la **antazolina** a dosis de 100-250 mg iv. Si el episodio de FA dura <48 h, no es necesaria la anticoagulación previa excepto en pacientes con alto riesgo tromboembólico, p. ej. enfermos con diabetes *mellitus* o insuficiencia cardíaca. Dosificación de fármacos → tabla 6-4.

**2.** **Si la FA provoca alteraciones hemodinámicas importantes o dolor coronario** → **cardioversión eléctrica inmediata** →cap. 25.18. Energía en caso de desfibriladores bifásicos: choques de 100, 150 (la energía más frecuente en el primer intento de cardioversión) y 200 J, y en algunos modelos también 300 y 360 J (igualmente que en los desfibriladores monofásicos que actualmente ya no se utilizan de manera habitual).

**3.** **Episodio recurrente** → se puede indicar al paciente (sin enfermedad cardíaca orgánica, con arritmia sintomática poco frecuente) tratamiento farmacológico usando propafenona a dosis de 600 mg (450 mg si el peso corporal <70 kg) una vez confirmada su eficacia y seguridad en el medio hospitalario. Con 30 min de antelación administrar un β-bloqueante o verapamilo, con el fin de evitar la conducción AV 1:1 en caso de conversión de la FA al *flutter* auricular.

**Tratamiento crónico**

**Reglas generales**

**1.** **FA paroxística:** eliminar los factores que predisponen a la arritmia, como alcohol, cafeína, nicotina. Detectar y tratar la posible causa. Modificar los factores de riesgo cardiovascular. Tras controlar el primer episodio no se utiliza tratamiento antiarrítmico profiláctico. En caso de episodios poco frecuentes y bien tolerados → eventualmente tratamiento con propafenona y β-bloqueantes.

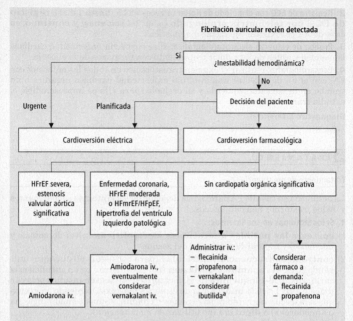

**Fig. 6-11.** Algoritmo de control del ritmo en enfermos con FA recién diagnosticada (según los criterios de la ESC, 2016, modificados)

**2. FA persistente:** elegir la estrategia de tratamiento

1) **convertir al ritmo sinusal** (más a menudo con cardioversión eléctrica) y mantenerlo (en general farmacológicamente) **o**

2) dejar la FA como permanente y **controlar óptimamente la frecuencia ventricular**.

Algoritmo de control del ritmo en enfermos con FA recién diagnosticada →fig. 6-11. Se ha confirmado que ambas estrategias son equivalentes respecto al riesgo de muerte y de ACV. No son estrategias opuestas, sino complementarias. Incluso si se intenta mantener el ritmo sinusal, se deben mantener los fármacos que controlan la frecuencia ventricular para evitar la taquiarritmia en caso de recurrencia de la FA. Se recomienda optar por el control de la frecuencia ventricular en enfermos mayores con FA sin síntomas relacionados con la arritmia o con síntomas leves (EHRA 1 o 2a). En los casos con síntomas por lo menos moderados (EHRA ≥2b) a pesar del control de la frecuencia ventricular, intentar la cardioversión a ritmo sinusal.

Considerar mantener el ritmo sinusal en:

1) jóvenes con arritmia sintomática en los que no se excluye la ablación

2) casos de insuficiencia cardíaca secundaria a la arritmia

3) casos en los que se ha eliminado la causa desencadenante (p. ej. hipertiroidismo).

**3. FA permanente:** el objetivo del tratamiento es el control de la frecuencia ventricular (menos estricto en los enfermos asintomáticos o con síntomas bien tolerados: <110/min en reposo; más estricto en los enfermos con síntomas provocados por la FA: en reposo <80/min, durante un esfuerzo moderado <110/min); en caso de control estricto es importante la valoración de la frecuencia ventricular mediante una prueba de esfuerzo (si hay síntomas durante el esfuerzo) o mediante monitorización del ECG con el método de Holter. No administrar fármacos antiarrítmicos de la clase I y III, ni amiodarona para el control a largo plazo de la frecuencia ventricular.

### Tratamiento farmacológico

**1. Mantenimiento del ritmo sinusal:** la elección del fármaco antiarrítmico dependerá sobre todo de la seguridad de la terapia (del riesgo de proarritmia). La elección del fármaco dependerá de la existencia de una enfermedad cardíaca orgánica. (**Nota:** los enfermos tratados con sotalol se deben monitorizar para detectar la proarritmia; la amiodarona en muchos enfermos es un fármaco de 2.ª elección, debido a sus efectos adversos extracardíacos):

1) **enfermos sin cardiopatía orgánica significativa** → dronedarona, flecainida, propafenona, sotalol

2) **enfermedad coronaria, valvulopatía significativa, hipertrofia patológica del ventrículo izquierdo** → dronedarona, sotalol (en enfermos con hipertrofia del ventrículo izquierdo el riesgo de efecto arritmogénico es mayor), amiodarona

3) **insuficiencia cardíaca** → amiodarona.

**2. Control de la frecuencia cardíaca:** β-bloqueantes (los más eficaces y preferibles en caso de la ECI, hipertensión arterial, insuficiencia cardíaca o hipertiroidismo), calcioantagonistas (**verapamilo**, **diltiazem**; en enfermos con FEVI ≥40 %, especialmente cuando hay contraindicaciones para el uso de β-bloqueantes; no utilizarlos en el síndrome WPW). La **digoxina** es menos eficaz, especialmente en las personas activas, puede estar indicada en personas mayores, menos activas, en la insuficiencia cardíaca, frecuentemente en combinación con β-bloqueante o calcioantagonista; no utilizarla en el síndrome WPW ni en miocardiopatía hipertrófica. En los enfermos con insuficiencia cardíaca, sin vía accesoria de conducción o cuando otros métodos son ineficaces o están contraindicados → se puede utilizar **amiodarona** iv.

### Tratamiento invasivo

**1. Ablación percutánea** (aislamiento de las venas pulmonares: técnica básica, ablaciones lineales, destrucción de zonas por electrogramas fraccionados, ablación de los ganglios autonómicos): indicarla a enfermos (derivarlos a un centro con experiencia) con FA paroxística sintomática si ≥1 fármaco antiarrítmico de la clase I o III resulta ineficaz y el paciente prefiere el control del ritmo. Considerar ablación:

1) como tratamiento de elección en los enfermos seleccionados con FA con síntomas significativos (como alternativa a los fármacos antiarrítmicos) después de la valoración de los riesgos-beneficios relacionados con el procedimiento y si el paciente voluntariamente elige este tipo del tratamiento

2) en los enfermos sintomáticos

   a) con FA persistente o persistente de larga duración resistente al tratamiento farmacológico

   b) con FA e insuficiencia cardíaca con FEVI reducida, especialmente en caso de sospecha de miocardiopatía por taquiarritmia

3) en casos de bradicardia dependiente de FA.

**La ablación se puede considerar también** en los casos sintomáticos con FA resistente al tratamiento farmacológico:

1) persistente de larga duración

2) con insuficiencia cardíaca.

Tabla 6-6. Escala CHA$_2$DS$_2$-VASc de valoración del riesgo de ACV isquémico en los enfermos con fibrilación auricular no valvular

| Factor de riesgo | Puntos |
|---|---|
| Signos de insuficiencia cardíaca o reducción de FEVI | 1 |
| Hipertensión arterial[a] | 1 |
| Edad ≥75 años | 2 |
| Diabetes *mellitus*[b] | 1 |
| Antecedente de ACV o AIT u otro incidente tromboembólico[a] | 2 |
| Enfermedad vascular[c] | 1 |
| Edad 65-74 años | 1 |
| Sexo femenino[d] | 1 |

[a] Presión arterial en reposo >140/90 mm Hg en ≥2 mediciones realizadas en diferentes situaciones o tratamiento hipotensor realizado.

[b] Glucemia en ayunas >125 mg/dl (7 mmol/l) o uso de antidiabéticos orales y/o insulina.

[c] Antecedente de infarto de miocardio, enfermedad ateroesclerótica de arterias periféricas, placa ateroesclerótica en aorta.

[d] Aumenta el riesgo en caso de presencia de ≥1 factor de riesgo adicional.

**2. Ablación quirúrgica:** en los enfermos calificados para el tratamiento quirúrgico, p. ej. por la valvulopatía mitral o enfermedad coronaria.

**3. Ablación percutánea de la unión AV con implantación del sistema de estimulación:** valorarla en casos con FA persistente si el control farmacológico de la frecuencia cardíaca resulta ineficaz. La implantación de marcapasos está también indicada en los casos sintomáticos con síndrome taquicardia-bradicardia o en la FA permanente con bradiarritmia sintomática.

### → COMPLICACIONES

Las más serias son las complicaciones tromboembólicas, sobre todo el ACV isquémico. Están relacionadas con la formación de trombos en la aurícula izquierda (más frecuentemente en su orejuela).

**1. Prevención a largo plazo:** en todo enfermo con FA valorar el riesgo de complicaciones tromboembólicas empleando la escala CHA$_2$DS$_2$-VASc →tabla 6-6 y el riesgo del sangrado (→más adelante).

Profilaxis indicada →fig. 6-12

1) **Si el riesgo de ACV se valora en 0 ptos. (hombres) o 1 pto. (mujeres) en la escala CHA$_2$DS2-VASc** → no utilizar tratamiento anticoagulante ni antiagregante.

2) **En los demás casos, si no hay contraindicación para el tratamiento anticoagulante** → utilizar de forma continuada un anticoagulante oral: dabigatrán (110 o 150 mg 2×d, dependiendo de la función renal y del riesgo hemorrágico), rivaroxabán (20 mg 1×d) o apixabán (5 mg 2×d). Eventualmente puede administrarse un AVK (acenocumarol o warfarina) a una dosis que permita mantener el INR en un rango de 2-3 (después de estabilizar la dosis, controlar el INR cada mes). En enfermos con fibrilación auricular relacionada con valvulopatía reumática (por lo general con estenosis moderada o severa de la válvula mitral) o con prótesis valvular no utilizar otros anticoagulantes distintos a los AVK.

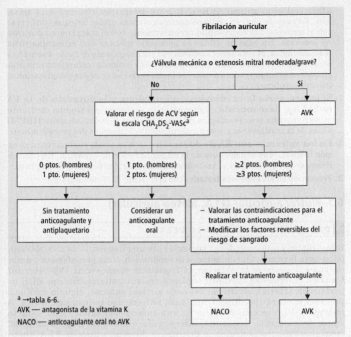

**Fig. 6-12.** Prevención del ACV en pacientes con FA (según los criterios de la ESC 2016, modificados)

3) **Valorar el riesgo hemorrágico:** según la existencia de factores de riesgo de sangrado. **Factores modificables:** hipertensión arterial (especialmente presión sistólica >160 mm Hg), valores inestables de INR en enfermos tratados con AVK con TRT (tiempo en rango terapéutico) <60 %, tratamiento con fármacos predisponentes al sangrado (p. ej. antiplaquetarios, AINE), abuso de alcohol (≥8 bebidas alcohólicas/semana). **Factores potencialmente modificables:** anemia, alteración de la función renal, trombocitopenia o disfunción plaquetaria. **Factores no modificables:** edad (>65 o ≥75 años, dependiendo de la escala), antecedentes de hemorragia mayor, antecedentes de ACV, tratamiento con diálisis o antecedentes de trasplante renal, cirrosis hepática, enfermedad neoplásica, factores genéticos (polimorfismo del *CYP2C9*). **Factores relacionados con los niveles de biomarcadores:** nivel elevado de troponina, medido con un método de alta sensibilidad, disminución de la eTFG. Se debe intentar corregir los factores de riesgo hemorrágico reversibles.

4) No se recomienda el uso de AAS (ni otro fármaco antiplaquetario) en la prevención del ACV en los enfermos con FA.

5) **En los enfermos con alto riesgo de ACV y con contraindicaciones para el tratamiento con anticoagulantes orales →** se puede valorar la intervención de cierre percutáneo de la orejuela izquierda.

6) Si el riesgo de sangrado es alto → el paciente requiere una mayor atención y controles regulares después de introducir el tratamiento anticoagulante.

**2. Prevención en la cardioversión**

1) **En los enfermos con FA de ≥48 h de duración o de duración desconocida**, antes de la restauración del ritmo sinusal (cardioversión eléctrica

**225**

o farmacológica) utilizar AVK (INR 2-3) o dabigatrán, rivaroxabán o apixabán. En caso de usar los nuevos anticoagulantes orales hay que confirmar con el paciente que ha cumplido regularmente con el tratamiento durante >3 semanas. En caso de dudas es necesario realizar una ecocardiografía transesofágica. Mantener el tratamiento anticoagulante durante 4 semanas después de la cardioversión (nota: puede estar indicado tratamiento anticoagulante más prolongado; valorar los factores de riesgo de las complicaciones tromboembólicas).

2) **Si es necesaria la cardioversión inmediata y la duración de la FA es ≥48 h o desconocida** → descartar la presencia del trombo mediante ecocardiografía transesofágica, utilizar HNF iv. (o eventualmente HBPM) antes de la cardioversión y anticoagulación oral después del procedimiento.

3) **En los enfermos con FA de duración <48 h** se puede realizar cardioversión inmediatamente después de la administración de heparina. En caso de riesgo de ACV, empezar el tratamiento anticoagulante oral a largo plazo.

**3.** Prevención en los enfermos tratados con ICP →cap. 2.34, tabla 34-7.

## 6.7. *Flutter* auricular (FLA, aleteo auricular)

### → DEFINICIÓN Y ETIOPATOGENIA

Ritmo rápido y ordenado de las aurículas con una frecuencia de 250-350/min (si se usan fármacos que enlentecen la conducción, como propafenona o amiodarona o después de la ablación, la frecuencia puede ser de 190-240/min). **Causas:** enfermedad cardíaca orgánica (valvulopatía reumática, ECI, hipertensión arterial, síndrome del nodo sinusal enfermo, cirugía cardíaca previa o miocarditis), hipertiroidismo, enfermedad pulmonar crónica. A menudo el FLA es consecuencia de una enfermedad aguda, p. ej. infarto agudo de miocardio, neumonía, intervención quirúrgica. Dependiendo del mecanismo electrofisiológico se distinguen diferentes tipos de FLA: típico (más frecuente), típico invertido y atípico. Establecer el tipo es importante para la ablación percutánea.

### → CUADRO CLÍNICO E HISTORIA NATURAL

La arritmia puede tener un carácter paroxístico o persistente, más a menudo recurrente y con el tiempo puede convertirse en FLA permanente. Los episodios de FLA a menudo transcurren con taquiarritmia, son resistentes a los fármacos antiarrítmicos y empeoran la calidad de vida del enfermo. El FLA aparece en ~1/3 de los enfermos con FA. En los enfermos tratados con antiarrítmicos de la clase Ic o con amiodarona, la FA a menudo se convierte en FLA. Si el episodio de FLA está relacionado con una enfermedad aguda, tras su corrección no suele recidivar.

**Los síntomas y signos** dependen en gran medida del tipo y de la gravedad de la enfermedad de base: palpitaciones (más frecuentemente), disnea, debilidad o dolor torácico; raramente asintomático; frecuencia cardíaca regular rápida de ~150/min (paralelamente pulso en venas yugulares con una frecuencia de 300/min). El masaje del seno carotídeo habitualmente reduce la frecuencia ventricular solamente durante la maniobra. Durante el esfuerzo físico y en los enfermos con conducción muy rápida por el nodo AV, puede ocurrir una conducción AV 1:1 (en general se observa una conducción 2:1) con síntomas de hipotensión y síncope.

### → DIAGNÓSTICO

**Exploraciones complementarias**

**ECG:** onda de *flutter* auricular en forma de dientes de sierra, mejor visibles en las derivaciones III y $V_1$ (→fig. 6-10B). En la forma típica del FLA se observa la onda de *flutter* negativa en II, III y V$_6$, positiva en V$_1$. En el FLA invertido es positiva en II, III y V$_6$, y negativa en V$_1$. La valoración de la onda de *flutter* puede ser difícil cuando existe un bloqueo AV 2:1 y el complejo QRS se superpone a la onda auricular. En ese caso puede ayudar un masaje del seno carotídeo o la administración de adenosina para un aumento transitorio del grado del bloqueo AV. En los enfermos no tratados se observa más a menudo un bloqueo 2:1 con ritmo ventricular rápido ~150/min. Cuando el bloqueo tiene un carácter variable, el ritmo ventricular es irregular. Raramente, por efecto de fármacos antiarrítmicos que reducen la frecuencia de estimulación auricular, puede aparecer conducción 1:1 habitualmente con complejos QRS anchos.

**Diagnóstico diferencial**
→fig. 6-1, fig. 6-2 y fig. 6-3

**→ TRATAMIENTO**

Algoritmo de tratamiento del FLA →fig. 6-13.

**Tratamiento de emergencia**

**1. Cardioversión eléctrica:** habitualmente un choque de baja energía (50-100 J). Se comienza con una energía <50 J en caso de las descargas monofásicas y de energía más baja en caso de descargas bifásicas. Profilaxis de las complicaciones embólicas como en caso de la FA (→más arriba). Suele ser eficaz también **la estimulación auricular rápida** (intravenosa o transesofágica).

**2. Tratamiento farmacológico** →fig. 6-13.

**Tratamiento crónico**

Las recomendaciones para la elección del tratamiento (→fig. 6-13) son similares a las de la FA. No obstante, la eficacia de los fármacos antiarrítmicos es más baja que la de la ablación (en general <40 %). En el FLA típico las indicaciones de **ablación percutánea** (ablación del istmo cavotricuspídeo) son amplias. Puede ser sugerida al paciente después de un primer episodio bien tolerado. En caso de FLA atípico intentar primero el tratamiento farmacológico.

**→ COMPLICACIONES**

El FLA aumenta el riesgo de complicaciones tromboembólicas, incluido el ACV isquémico, por lo que es necesaria la profilaxis anticoagulante al igual que en los enfermos con FA →cap. 2.6.6.

## 6.8. Taquicardias ventriculares benignas

**→ DEFINICIÓN Y ETIOPATOGENIA**

Taquicardia del tracto de salida y taquicardia ventricular fascicular izquierda en personas sin signos de enfermedad cardíaca orgánica. Estas arritmias tienen carácter idiopático y el pronóstico es en general bueno (riesgo bajo de MCS).

**→ CUADRO CLÍNICO E HISTORIA NATURAL**

El síntoma principal son las palpitaciones, habitualmente bien toleradas por tratarse de un corazón sano. El curso puede ser asintomático. En caso de arritmia del tracto de salida a menudo aparecen palpitaciones relacionadas con las numerosas EV y TVNS (pero no con las TVS paroxísticas). Los síntomas pueden aumentar en situación de estrés o esfuerzo físico.

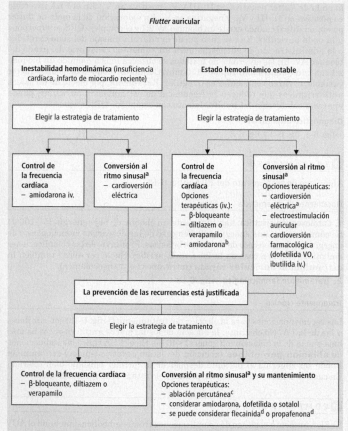

**Flutter auricular**

→ **Inestabilidad hemodinámica** (insuficiencia cardíaca, infarto de miocardio reciente)
→ Elegir la estrategia de tratamiento
  → **Control de la frecuencia cardíaca**
    – amiodarona iv.
  → **Conversión al ritmo sinusal[a]**
    – cardioversión eléctrica

→ **Estado hemodinámico estable**
→ Elegir la estrategia de tratamiento
  → **Control de la frecuencia cardíaca**
    Opciones terapéuticas (iv.):
    – β-bloqueante
    – diltiazem o verapamilo
    – amiodarona[b]
  → **Conversión al ritmo sinusal[a]**
    Opciones terapéuticas:
    – cardioversión eléctrica[a]
    – electroestimulación auricular
    – cardioversión farmacológica (dofetilida VO, ibutilida iv.)

**La prevención de las recurrencias está justificada**

Elegir la estrategia de tratamiento

**Control de la frecuencia cardíaca**
– β-bloqueante, diltiazem o verapamilo

**Conversión al ritmo sinusal[a] y su mantenimiento**
Opciones terapéuticas:
– ablación percutánea[c]
– considerar amiodarona, dofetilida o sotalol
– se puede considerar flecainida[d] o propafenona[d]

[a] Realizar cardioversión solamente si el paciente se encuentra anticoagulado (INR 2-3), la arritmia es de <48 h o no se observan trombos en las aurículas en un estudio ecocardiográfico transesofágico. Recomendación más fuerte que para la administración de amiodarona.

[b] Recomendación más débil que para las demás opciones.

[c] Como tratamiento de elección en caso de ineficacia de la farmacoterapia.

[d] No utilizar sin fármacos que bloquean el nodo AV ni en enfermos con enfermedad cardíaca orgánica significativa.

**Fig. 6-13.** Tratamiento del *flutter* auricular (según las guías de la ACC, AHA y HRS 2015, y el acuerdo de la EHRA, modificado)

### → DIAGNÓSTICO

**ECG:** en la TV del tracto de salida del ventrículo derecho, EV monomorfas, TVNS y TVS de morfología igual que en el bloqueo de la rama izquierda con eje derecho →fig. 6-14. En la arritmia fascicular raramente se observan EV aisladas, sobre todo episodios de TV con complejos QRS ligeramente ensanchados (en general <140 ms) con morfología de bloqueo de rama derecha, más a menudo eje izquierdo.

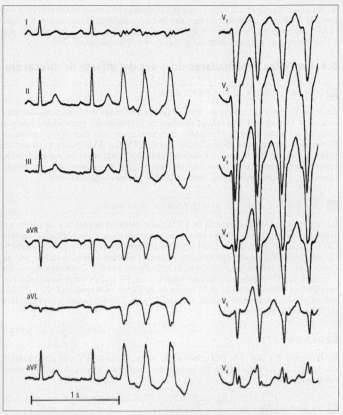

**Fig. 6-14.** Episodio de taquicardia ventricular monomorfa del tracto de salida del ventrículo derecho

#### Diagnóstico diferencial

Otras formas de TV. Es importante descartar enfermedad cardíaca orgánica y analizar la morfología de los complejos QRS durante la arritmia. Diferenciar la arritmia del tracto de salida de la forma temprana o subclínica de la displasia arritmogénica de ventrículo derecho.

### ➜ TRATAMIENTO

**1.** La TV fascicular o del tracto de salida suele ceder tras la administración iv. de β-bloqueante o de verapamilo. La TV del tracto de salida del ventrículo derecho cede también con fármacos de clase Ic.

**2.** Los enfermos asintomáticos no necesitan tratamiento profiláctico. En el tratamiento crónico se utilizan β-bloqueantes, verapamilo o propafenona.

**3. La ablación percutánea** está indicada en la TV fascicular sintomática. En el caso de una TV del tracto de salida del ventrículo izquierdo, debido a la dificultad del procedimiento, la ablación se realiza solamente cuando el tratamiento farmacológico es ineficaz.

**4.** En los enfermos con TVS a pesar del tratamiento conservador óptimo y del intento de ablación, sobre todo en caso de curso maligno de la arritmia (taquicardia muy rápida y/o polimórfica y/o provocada por el esfuerzo o inducida por EV de tiempo de acoplamiento muy corto) → implantación de CDI.

## 6.9. Arritmias ventriculares después del infarto de miocardio

### ➡ DEFINICIÓN Y ETIOPATOGENIA

En los enfermos con infarto de miocardio las arritmias ventriculares son muy comunes. Con mayor frecuencia se observa extrasistolia ventricular aislada. Gracias a los actuales tratamientos de reperfusión, con menos frecuencia se forma el sustrato para el desarrollo de una TV. La TVS puede suponer un problema clínico importante. **Causas:** disfunción significativa del ventrículo izquierdo tras el infarto (con mayor frecuencia), aneurisma del ventrículo izquierdo, cicatriz posinfarto, isquemia (TV polimorfa paroxística).

### ➡ CUADRO CLÍNICO E HISTORIA NATURAL

La mayoría de los episodios de la TVNS son de corta duración y no provocan síntomas importantes incluso en los casos con disfunción ventricular izquierda. En caso de TVS, sobre todo si es relativamente rápida (>150-170/min) y el ventrículo izquierdo está dañado → consecuencias hemodinámicas serias como hipotensión, dolor coronario, insuficiencia cardíaca, síncope o parada cardíaca (la TV puede convertirse en FV). La TV puede también cursar con estabilidad hemodinámica. Si la causa de la TV no es transitoria (1.º o 2.º día del infarto agudo de miocardio) o reversible (p. ej. hipopotasemia), los episodios de TV pueden repetirse.

### ➡ DIAGNÓSTICO

**ECG** →cap. 2.1, fig. 1-1. Determinar si la causa de la TV son alteraciones electrolíticas, infarto agudo de miocardio, isquemia aguda del miocardio o farmacológica.

### ➡ TRATAMIENTO

**1.** Tratamiento de emergencia →cap. 2.5-2 y fig. 6-4.

**2.** Tratamiento crónico

1) **Optimización del tratamiento de la ECI:** revascularización coronaria, todos los enfermos deben tomar β-bloqueantes, IECA y estatinas; tratamiento de la disfunción del ventrículo izquierdo, de la insuficiencia cardíaca.

2) **Implantación del CDI:** indicada en enfermos con insuficiencia cardíaca sintomática (NYHA II o III), con FEVI ≤35 %, en tratamiento farmacológico óptimo, con una esperanza de vida en un buen estado funcional >1 año. **Nota:** la valoración del riesgo de MCS en la fase temprana del infarto de miocardio (<48 h) es difícil. Se puede considerar la implantación temprana de CDI (o el uso del chaleco desfibrilador) si la FEVI estaba disminuida ya previamente, se ha realizado una revascularización incompleta, la arritmia apareció >48 h desde el inicio del infarto. Se debe valorar la función del ventrículo izquierdo antes del alta hospitalaria y después de 6-12 semanas y entonces considerar la necesidad de la implantación del CDI en prevención primaria de MCS.

**3.** Los enfermos con CDI y episodios frecuentes recurrentes de TV, especialmente en forma de la "tormenta eléctrica": es razonable realizar ablación percutánea y tratamiento crónico con amiodarona (preferentemente con un β-bloqueante).

## 6.10. Taquicardia ventricular en las miocardiopatías

### ➡ DEFINICIÓN Y ETIOPATOGENIA

En el curso de toda miocardiopatía pueden aparecer arritmias ventriculares malignas, más frecuentemente en forma de TV monomorfa paroxística.

En la miocardiopatía dilatada isquémica, aparte de la TV que se origina en la zona de miocardio dañado del ventrículo derecho o izquierdo, se observa también TV por reentrada rama-rama, con conducción descendente por la rama derecha del haz de His y conducción retrógrada por la rama izquierda. En la displasia arritmogénica del ventrículo derecho la causa de la TV es más a menudo la onda circulante de reentrada en el ventrículo derecho.

### ➡ CUADRO CLÍNICO E HISTORIA NATURAL

Los síntomas clínicos dependen de la frecuencia cardíaca y de la severidad de la miocardiopatía. Los episodios de TV en la mayoría de los casos son recurrentes e incrementan el riesgo de MCS.

### ➡ DIAGNÓSTICO

**ECG** durante la arritmia: la TV recurrente de las ramas del haz de His y la TV en la displasia arritmogénica del ventrículo derecho tienen morfología como en el bloqueo de rama izquierda. Para diagnosticar la TV recurrente de las ramas del haz de His se recomienda el estudio electrofisiológico útil también para realizar la ablación.

### ➡ TRATAMIENTO

**1. Taquicardia recurrente de las ramas del haz de His** → realizar **ablación percutánea** de la rama derecha del haz de His, más a menudo complementada con la implantación de sistema de estimulación.

**2. Otras formas de TV en la miocardiopatía dilatada o hipertrófica** → realizar **implantación del CDI**. En caso de miocardiopatía dilatada y recurrencia de TV tras el implante del CDI, se puede valorar la ablación percutánea. En enfermos con miocardiopatía hipertrófica a los que no se puede implantar el CDI o en portadores de CDI que tienen descargas adecuadas del dispositivo → amiodarona.

**3. Displasia arritmogénica de ventrículo derecho (ARVC) con episodios documentados de TV o FV** → realizar **implantación del CDI**; si esto es imposible → utilizar amiodarona o sotalol. En caso de recurrencia de la TV → ablación percutánea. Para disminuir los síntomas provocados por EV y TVNS, utilizar un β-bloqueante como fármaco de elección, y si está contraindicado o mal tolerado → considerar amiodarona.

**4. ARVC sin episodios documentados de AV** → puede considerarse el uso de β-bloqueante

**5.** Indicaciones para la implantación del CDI en los enfermos con miocardiopatía para prevenir MCS →cap. 2.6.15.

## 6.11. Síndrome del QT largo congénito (SQTL)

### ➡ DEFINICIÓN Y ETIOPATOGENIA

Enfermedad genética de los canales iónicos caracterizada por la prolongación del intervalo QT y por la presencia de episodios de TV polimorfa de tipo *torsade de pointes* y de MCS. Formas: **síndrome de Romano-Ward** (sin alteraciones auditivas, el más frecuente), **síndrome de Jervell y Lange-Nielsen** (con sordera, menos frecuente). Se han identificado 15 variantes del SQTL provocadas por >500 mutaciones. La función alterada de los canales iónicos lleva a la prolongación del potencial funcional sobre todo en las células M, a la heterogeneidad de la repolarización y a la taquiarritmia por mecanismo de reentrada.

## → CUADRO CLÍNICO E HISTORIA NATURAL

**Síntomas:** a veces solamente episodios de mareos; los más típicos son síncopes secundarios a los episodios de taquicardia tipo *torsade de pointes*, a menudo con convulsiones o paro cardíaco súbito, desencadenados por emociones, esfuerzo físico o ruido. Aparecen a partir de los 5-15 años de edad y posteriormente recurren. En la anamnesis familiar destacan síncopes o MCS, especialmente en jóvenes. Riesgo aumentado de MCS. Factores de riesgo más importantes: síncopes, TV polimorfa tipo *torsade de pointes*, antecedente de paro cardíaco súbito. La forma con sindactilia o sordera y el tipo LQT3 tienen un peor pronóstico. Otros factores de riesgo: LQT1 con el QT corregido muy prolongado (QTc >500 ms), LQT2 o 3 en hombres con QTc >500 ms, aparición precoz de los síntomas, MCS en la familia, puerperio, alternancia de la onda T en el ECG estándar.

## → DIAGNÓSTICO

### Criterios diagnósticos

Se diagnostica basándose en los síntomas clínicos, anamnesis, pruebas (presencia de una mutación patógena de uno de los genes relacionados con este síndrome, independientemente de la duración del intervalo QT) y ECG: **prolongación del intervalo QT corregido (sin otra causa de esta prolongación) >480 ms en los registros repetidos de ECG de 12 derivaciones** (>460 ms en los enfermos con síncope sin causa aparente; en ~10 % de los enfermos el intervalo QT es normal o frecuentemente solo un poco prolongado), morfología de la onda T cambiada, onda U presente (a menudo de elevada amplitud).

La taquicardia ventricular tipo *torsade de pointes* en los enfermos con el SQTL es habitualmente rápida, con la morfología cambiante en las evoluciones consecutivas →cap. 2.1, fig. 1-1, autolimitada, recurrente o se convierte en FV. Su aparición depende de la prolongación del QT y de la presencia de una pausa, es decir, aparece durante la bradiarritmia o en la secuencia "corto (EV) — largo (pausa tras la EV) — corto (siguiente EV y taquicardia)".

Las pruebas genéticas juegan un papel importante en el diagnóstico del SQTL, en la valoración del pronóstico y en la toma de decisiones terapéuticas.

### Diagnóstico diferencial

**1.** Síndrome del QT largo adquirido: síntomas clínicos e imagen de ECG similares; causas: alteraciones iónicas (hipopotasemia, hipomagnesemia, hipocalcemia) y efecto de gran número de fármacos, entre otros, antiarrítmicos (amiodarona, propafenona, sotalol), antihistamínicos (hidroxizina, loratadina, terfenadina), antimicrobianos (eritromicina, claritromicina, moxifloxacino, trimetoprim), antipalúdicos (cloroquina), psicotrópicos (amitriptilina, clorpromazina, desipramina, doxepina, droperidol, imipramina, haloperidol, sertralina, tioridazina, carbonato de litio) y otros (cisaprida, ketoconazol); la lista entera → https://crediblemeds.org. Los síntomas clínicos son muy similares al SQTL congénito y se observa prolongación del intervalo QT en el ECG. Realizar una cuidadosa anamnesis sobre los fármacos utilizados y determinar los niveles séricos de potasio, magnesio y calcio.

**2.** Otras causas del síncope →cap. 24.2.1.

## → TRATAMIENTO

**1. Evitación del uso de fármacos que provocan la prolongación del intervalo QT** (https://crediblemeds.org) y el descenso del potasio plasmático.

**2. Evitación de los esfuerzos físicos**, prohibido practicar deporte.

**3.** En el LQT2 eliminar los diferentes estímulos sonoros (despertador, timbre, etc.) que provocan la arritmia. En el LQT1 la natación está permitida solo bajo supervisión estricta. En el LQT3 el cuidador debe dormir en la misma habitación que el enfermo.

**4.** Independientemente del tratamiento invasivo utilizar **β-bloqueante** (preferiblemente propranolol y nadolol [no disponible en Chile], aunque en LQT1 se ha demostrado la superioridad del atenolol) a la dosis máxima tolerada, especialmente en LQT1 y LQT2. En LQT3 la eficacia de los β-bloqueantes es más baja; puede considerarse su uso en combinación con mexiletina o flecainida. Los enfermos tratados con β-bloqueante deben someterse a controles periódicos para confirmar el efecto beneficioso sobre el QTc, también durante el esfuerzo.

**5. Implantación del CDI:** después de una parada cardíaca, síncopes y/o TV a pesar del uso de β-bloqueante; puede considerarse su administración en combinación con el β-bloqueante en los casos con riesgo elevado de MCS, p. ej. con sordera congénita, con mutación doble o con mutación relacionada con el riesgo de MCS especialmente alto y también en los portadores asintomáticos de la mutación patógena del gen *KCNH2* o *SCN5A* si QTc es >500 ms. En caso de contraindicación para el CDI (p. ej. en niños pequeños) o cuando el β-bloqueante esté contraindicado, sea mal tolerado, ineficaz, o cuando después de la implantación de CDI se observen descargas frecuentes del dispositivo → considerar el bloqueo del ganglio estrellado izquierdo.

**6. Implantación de marcapasos:** en los enfermos con bradiarritmia o bloqueo AV provocado por β-bloqueantes o cuando la arritmia depende estrechamente de la pausa o de la bradiarritmia.

## 6.12. Síndrome de Brugada

Enfermedad arritmogénica, rara, genética autosómica dominante, que se presenta en personas sin anomalías cardíacas estructurales, 8 veces más frecuente en hombres. Se manifiesta entre los 20-40 años de edad, a veces antes, sobre todo en sus formas malignas. El paro cardíaco ocurre más a menudo en la 3.ª o 4.ª década de la vida. Factores que empeoran el pronóstico: cambios espontáneos en el ECG, antecedente de síncope.

**Síntomas clínicos principales:** síncopes provocados por TV rápida polimorfa (a menudo autolimitada), paro cardíaco o muerte súbita (como consecuencia de la conversión de TV en FV); aparecen sobre todo por la noche. Los enfermos se encuentran asintomáticos entre los episodios de TV, menos frecuentemente de FV.

**Diagnóstico:** en el ECG se observa una elevación, espontánea o provocada por fármacos antiarrítmicos de clase I, del segmento ST ≥0,2 mV en ≥ derivación estándar $V_1$-$V_2$ (a veces en las derivaciones $V_1$ o $V_2$ atípicas, localizadas uno o dos espacios intercostales superiores), con el segmento ST seguido de la onda T negativa (cambios tipo 1). Es menos específica una elevación del punto J ≥0,2 mV, elevación del segmento ST en forma de silla de montar con ST ≥0,1 mV y onda T positiva o bifásica (tipo 2); o elevación del punto J con ≥0,2 mV con elevación del segmento ST en <0,1 mV (tipo 3). El síndrome de Brugada se diagnostica cuando los cambios tipo 2 o tipo 3 se convierten en cambios tipo 1 bajo el efecto de fármacos antiarrítmicos clase I.

**Diagnóstico diferencial:** otras enfermedades raras de los canales iónicos: TV polimorfa dependiente de catecolaminas, síndrome del QT corto (QTc ≤340 ms).

**Tratamiento:**

1) evitar fármacos que puedan provocar elevación del segmento ST en las derivaciones precordiales del ventrículo derecho (http://brugadadrugs.org)

2) evitar un consumo excesivo de alcohol y de comidas copiosas

3) controlar la fiebre de forma precoz con el uso de fármacos antipiréticos.

No existen fármacos eficaces en la prevención de la TV y de la MCS. Los mejores efectos se obtienen con el uso de **quinidina** a dosis de 300-600 mg/d; considerar su uso en enfermos:

1) aptos para la implantación de CDI, pero con contraindicaciones o falta de consentimiento para este procedimiento

2) con el CDI implantado y con intervenciones recurrentes del dispositivo, especialmente en forma de la tormenta eléctrica

3) que precisan un tratamiento por las arritmias supraventriculares.

En el tratamiento de la tormenta eléctrica también puede ser útil la isoprenalina.

En los enfermos después del paro cardíaco → **implantación del CDI**. También indicada en los enfermos con elevación espontánea del segmento ST y síncopes o episodios de TV documentados. Se puede considerar también en los enfermos con fibrilación ventricular inducida en la estimulación programada.

En enfermos que han sufrido una tormenta eléctrica o que tienen intervenciones recurrentes de CDI, se puede considerar la ablación percutánea sobre la cara anterior del tracto de salida del ventrículo derecho.

## 6.13. Taquicardia ventricular polimórfica dependiente de catecolaminas (TVPC)

Enfermedad del canal iónico, genética, de carácter familiar con presencia de TV sintomáticas relacionadas con la activación adrenérgica en personas sin anomalías cardíacas estructurales.

**Síntomas clínicos:** se manifiesta a una edad <10 años. A la edad de 20 años >60 % de los enfermos ya ha sufrido algún episodio de síncope o paro cardíaco. Las arritmias malignas tienen carácter recurrente, pudiendo aparecer otras alteraciones del ritmo, p. ej. FA.

El síntoma clínico principal es el síncope provocado por la TV rápida y polimorfa, paro cardíaco o MCS, más frecuentemente durante el esfuerzo físico o con las emociones.

**Diagnóstico:** TV rápida, polimorfa, a menudo bidireccional, que se puede provocar durante la prueba de esfuerzo.

**Tratamiento: evitación del esfuerzo físico**, especialmente el deporte, y de situaciones de estrés; uso de **β-bloqueantes** (la flecainida y a veces el verapamilo o propafenona aumentan la eficacia del tratamiento); **implantación del CDI** tras un paro cardíaco; indicada también en los enfermos con síncopes y/o TV a pesar del uso de β-bloqueantes.

## 6.14. Fibrilación ventricular idiopática (FVI)

FV espontánea en una persona sin enfermedad cardíaca orgánica (después de descartar la ECI, valvulopatía, miocarditis, enfermedad cardíaca eléctrica primaria definida e intoxicación medicamentosa). Es responsable de ~5 % de los casos del paro cardíaco súbito.

**Diagnóstico:** para descartar la enfermedad cardíaca orgánica: anamnesis (incluidos los antecedentes familiares) y examen físico, pruebas de laboratorio, ecocardiografía, prueba de esfuerzo, cateterismo cardíaco derecho e izquierdo con coronariografía. Confirmar que el paciente no toma fármacos antiarrítmicos ni medicamentos que prolongan el intervalo QT, descartar alteraciones electrolíticas, abuso de alcohol y drogas. Se recomienda también la biopsia miocárdica y para descartar espasmo de la arteria coronaria test con ergonovina (en la práctica clínica rara vez utilizado). El EEF no es útil para la valoración del pronóstico y se consigue provocar la arritmia en apenas ~40 % de los enfermos. En un 30 % de los casos con FVI en el ECG se observan signos de repolarización precoz en forma de elevación de la onda J ≥0,1 mV en las derivaciones de la cara inferior o lateral.

**Tratamiento:** implantación del CDI.

## 6.15. Muerte cardíaca súbita (MCS)

→ **DEFINICIÓN Y ETIOPATOGENIA**

Muerte por causas cardíacas, precedida de pérdida de conciencia súbita, dentro de una hora desde el comienzo de los síntomas.

**Causas:** ECI (80 % de los casos); miocardiopatía dilatada (no isquémica), hipertrófica, displasia arritmogénica del ventrículo derecho, no compactada del ventrículo izquierdo; enfermedades cardíacas arritmogénicas congénitas (SQTL, síndrome de Brugada, TVPC y otros); estenosis de la válvula aórtica; prolapso mitral; origen anómalo de las arterias coronarias; puente muscular sobre arteria coronaria; síndromes de preexcitación; disfunción del nodo sinusal; alteraciones de la conducción AV; FV idiopática.

Es importante determinar la causa, dado que, en el caso de que sean enfermedades congénitas, se pueden aplicar métodos profilácticos en los familiares de la persona fallecida.

→ **PREVENCIÓN**

**1. La implantación de CDI** está indicada en los enfermos que reciben farmacoterapia adecuada mantenida, con una supervivencia en buen estado esperada >1 año:

1) después del paro cardíaco por FV o después de un episodio de TV con inestabilidad hemodinámica con síncope o disfunción ventricular izquierda sin causa reversible, o si FV o TV se han presentado >48 h desde el inicio del infarto de miocardio

2) pasados >40 días del infarto de miocardio con FEVI ≤35 % e insuficiencia cardíaca en clase II o III NYHA

3) con miocardiopatía dilatada no isquémica con FEVI ≤35 % e insuficiencia cardíaca en clase II o III NYHA.

Considerar la implantación de CDI también en los enfermos:

1) con episodios recurrentes de TV después de un infarto y en la miocardiopatía dilatada no isquémica con función ventricular izquierda normal o casi normal

2) con insuficiencia cardíaca en clase IV NYHA aptos para trasplante cardíaco

3) con miocardiopatía dilatada no isquémica con síncopes de causa no filiada y disfunción importante del ventrículo izquierdo

4) con miocardiopatía dilatada provocada por la mutación del gen de la lámina A/C, cuando están presentes factores de riesgo de MCS (≥2 de los siguientes: TVNS, FEVI <45 %, sexo masculino, u otras mutaciones diferentes a las con cambio del sentido)

5) con miocardiopatía hipertrófica y con un riesgo de MCS a 5 años calculado ≥6 % →cap. 2.16.2

6) con DAVD y cambios orgánicos extensos que también involucran el ventrículo izquierdo, con nsVT o con síncopes sin explicación

7) con SQTL y síncopes o TV a pesar del tratamiento con β-bloqueantes

8) con síndrome de Brugada con elevación espontánea del segmento ST y síncopes o TV

9) con TVPC y síncopes o TV a pesar del tratamiento con β-bloqueantes.

**Implante del cardioversor-desfibrilador con electrodos subcutáneos:** se debe considerar en enfermos con indicaciones para el CDI, si no hay necesidad de: estimulación por bradicardia, terapia de resincronización ni estimulación antiarrítmica. Se puede considerar:

1) si el acceso transvenoso es difícil

2) después de la retirada del CDI transvenoso a causa de una infección

3) en enfermos jóvenes que necesitan un tratamiento con CDI de larga duración.

El uso del **desfibrilador externo (chaleco)** se puede tener en cuenta en enfermos adultos con disfunción sistólica del ventrículo izquierdo, con riesgo de MCS a causa de una arritmia durante un período limitado y los que no son candidatos para el CDI (p. ej. tratamiento puente hasta el trasplante cardíaco o hasta la implantación del CDI, miocardiopatía periparto, miocarditis activa y arritmias en la fase temprana del infarto de miocardio).

**2. Fármacos** utilizados en la ECI que tienen documentado un efecto preventivo de la MCS: β-**bloqueantes, IECA, estatinas, antagonistas de aldosterona**.

# 7. Trastornos del automatismo y la conducción

**Formas** de trastornos del automatismo y de la conducción en el corazón: **disfunción del nodo sinusal, bloqueo auriculoventricular (AV), bloqueo intraventricular**. Las alteraciones pueden ser: de uno o de varios niveles; agudas o crónicas; constantes o paroxísticas. Se distingue la bradicardia persistente de la intermitente (confirmada mediante ECG o no documentada).

## → CUADRO CLÍNICO

Los **síntomas** clínicos dependen sobre todo del grado de la bradicardia, de la edad del enfermo, de la presencia de la enfermedad cardíaca orgánica y del grado de la actividad física del paciente. El enfermo puede referir solamente empeoramiento de la tolerancia al esfuerzo o presíncopes, pero pueden ocurrir también síncopes y MCS. Los síntomas de la bradicardia persistente son: fatiga fácil, cansancio, irritación, dificultad para concentrarse, apatía, alteraciones de las funciones cognitivas, alteraciones de la memoria, vértigo, alteraciones del equilibrio, disnea, insuficiencia cardíaca, disminución de la capacidad de esfuerzo (insuficiencia cronotrópica). Son síntomas de la bradicardia intermitente: síncope, presíncope, alteraciones del equilibrio, vértigo, visión borrosa, disnea súbita, dolor torácico no relacionado con el esfuerzo, y palpitaciones. Los síntomas que aparecen durante el **síndrome de Stokes-Adams** orientan sobre el tiempo de asistolia: 3-5 s → visión borrosa, mareos; 10-15 s → pérdida de conciencia; 20-30 s → convulsiones. Los síntomas más graves habitualmente están relacionados con el bloqueo AV avanzado de II o de III grado, sobre todo distal.

## → DIAGNÓSTICO

**1. ECG: registro prolongado con el método de Holter, uso del registrador de eventos** y en caso de síntomas muy raros, pero serios, implante del **registrador diagnóstico** (en Chile casi no se emplea). Imagen de las alteraciones →más adelante.

**2. Estudio electrofisiológico (EEF):** en casos dudosos.

## → TRATAMIENTO

**1.** Manejo de la bradicardia sintomática →fig. 7-1.

**2. Tratamiento crónico. Electroestimulación cardíaca:** inicio de la función eléctrica del corazón mediante una corriente eléctrica. El sistema de estimulación está compuesto por un generador del ritmo y (un) electrodo(s). La estimulación puede ser temporal o constante. El estimulador permite la programación de diversos parámetros (frecuencia del ritmo, voltaje y duración de impulso, sensibilidad y otros).

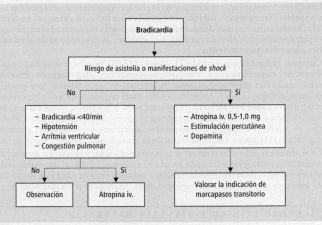

**Fig. 7-1.** Manejo de los enfermos con bradicardia

Los estimuladores están etiquetados con el **código internacional de letras**. Las letras significan, por orden: lugar de estimulación (A — aurícula, V — ventrículo, D — ambas cámaras); lugar de detección de los potenciales (A, V, D — igual que anteriormente); el tipo de la respuesta del estimulador (I — inhibición, T — estimulación, D — ambos tipos de respuesta); posibilidad de adaptación de la frecuencia de la estimulación p. ej. al esfuerzo físico (0 — ausencia, R — modulación del ritmo).

**Tipos más comunes de estimulación:** VVI — ventricular bloqueada por estímulos propios de los ventrículos; AAI — auricular bloqueada por estímulos propios de las aurículas; VDD — ventricular sincronizada con el ritmo de las aurículas y bloqueada por el ritmo de los ventrículos; DDD — bicameral secuencial, con control bicameral en forma de inhibición o estimulación por los estímulos propios.

Los estimuladores sin electrodos constituyen una novedad, pues permiten la estimulación ventricular evitando problemas relacionados con el lecho del estimulador y con los electrodos propensos a daños.

**Complicaciones** que aparecen en el período tardío del procedimiento, relacionadas con el implante del marcapasos: desplazamiento o daño del electrodo con alteraciones de la estimulación o del control, daño del estimulador, taquicardia por estimulación, aumento del umbral de estimulación, síndrome de marcapasos (acción asincrónica de las aurículas y de los ventrículos en los enfermos con el marcapasos tipo VVI, que provoca disminución del gasto cardíaco y contracción de las aurículas con las válvulas auriculoventriculares cerradas, lo que lleva a síncopes, mareos, fatiga y sensación de opresión en la garganta), infección local, endocarditis infecciosa asociada al dispositivo cardíaco implantado (→cap. 2.13, Tratamiento), muy raramente sepsis.

## 7.1. Disfunción del nodo sinusal

### → DEFINICIÓN Y ETIOPATOGENIA

Síndrome secundario al funcionamiento incorrecto del nodo sinusal que condiciona una frecuencia anormal en el ritmo sinusal, siendo demasiado lenta para las necesidades fisiológicas, lo que provoca síntomas clínicos o arritmias.

Las alteraciones del automatismo y de la conducción sinoauricular pueden tener un carácter transitorio o permanente (**síndrome del nodo sinusal enfermo**). Si la bradicardia aparece después de los episodios de ritmos supraventriculares rápidos (con mayor frecuencia FA), se establece el diagnóstico de **síndrome bradicardia-taquicardia**.

**Causas:** enfermedad cardíaca isquémica (ECI; la más frecuente), miocardiopatías, conectivopatías, lesiones posoperatorias, degeneración idiopática relacionada con el envejecimiento, disfunción del nodo sinusal (por practicar deporte, reflejos vagales, alteraciones del nivel de potasio [hipo- e hiperpotasemia], alteraciones metabólicas [hipotiroidismo, hipotermia, anorexia nerviosa] o neurológicas [hipertensión intracraneal, tumores del SNC], apnea obstructiva de sueño), fármacos (β-bloqueantes, diltiazem y verapamilo, glucósidos digitálicos, fármacos antiarrítmicos de la clase I, amiodarona, sales de litio).

La disfunción del nodo sinusal a menudo está acompañada de ausencia de reacción cronotrópica adecuada frente al esfuerzo, es decir, imposibilidad de obtener el 85 % de la frecuencia cardíaca máxima para la edad y en un 20-30 % de los casos se presentan alteraciones de la conducción AV o intraventricular.

## → CUADRO CLÍNICO E HISTORIA NATURAL

**Síntomas** →cap. 2.7. La disfunción del nodo sinusal puede ser transitoria (en el infarto de miocardio, posmedicamentosa) o crónica (en este caso es recurrente). El pronóstico depende sobre todo de la enfermedad de base, la presencia de taquiarritmia y el riesgo de sufrir complicaciones tromboembólicas (ACV o embolia periférica).

## → DIAGNÓSTICO

**Criterios diagnósticos**

**ECG:**

1) **Bradicardia sinusal:** frecuencia del ritmo sinusal es <50/min en el período de vigilia.

2) **Paro sinusal:** ausencia de onda P de origen sinusal en el período más largo entre 2 intervalos PP del ritmo basal. La duración de la pausa no es la multiplicación de los intervalos PP basales.

3) **Bloqueo sinoauricular:**

   a) **tipo Wenckebach:** alargamiento gradual del tiempo de conducción del nodo sinusal a la aurícula hasta el bloqueo completo de un estímulo, lo que se observa en el ECG como un acortamiento progresivo del intervalo PP hasta la ausencia de la onda P

   b) **tipo Mobitz II:** ausencia periódica de la onda P en las secuencias 2:1 o 3:1; la pausa corresponde a la multiplicación del ritmo basal sinusal y, a menudo, termina con una extrasístole de sustitución, auricular, nodal, o con menor frecuencia ventricular.

4) **Síndrome bradicardia-taquicardia:** la pausa en el ritmo sinusal suele alargarse en el momento en el que cede la taquiarritmia supraventricular.

Para diagnosticar el síndrome del nodo sinusal enfermo hay que confirmar la presencia de síntomas clínicos durante la bradicardia <40/min o pausas >3 s, lo que suele ser difícil. Puede ayudar el registro ECG prolongado con el método Holter, el registrador de eventos, y de vez en cuando, también el EEF (catéter intravenoso o realizado vía transesofágica). Hay que informarse sobre la medicación que toma el paciente. FA y AA pueden enmascarar la disfunción del nodo sinusal que puede ser visible después de la cardioversión.

**Diagnóstico diferencial**

Otras causas de síncopes →cap. 24.2.1.

➡ **TRATAMIENTO**

**1.** Manejo en la bradicardia sintomática →fig. 7-1.

**2.** Tratamiento crónico.

1) Las personas que practican deporte deben **abandonar los entrenamientos regulares**.

2) **Tratamiento óptimo de la enfermedad de base y suspender los fármacos que provocan bradicardia**.

3) **Teofilina:** útil en algunos enfermos. Raras veces su uso está indicado en el tratamiento a largo plazo.

4) **Implante del sistema de estimulación** (→más arriba): está indicado en enfermos con bradicardia persistente, en los que los síntomas se pueden justificar claramente por la bradicardia, o con bradicardia periódica documentada, provocada por el paro sinusal o por el bloqueo sinoauricular. El modo de estimulación de primera elección es el DDDR (en caso de bradicardia persistente sin insuficiencia cronotrópica el DDD) con retraso de la estimulación ventricular.

## 7.2. Bloqueos auriculoventriculares

➡ **DEFINICIÓN Y ETIOPATOGENIA**

Se definen como el enlentecimiento o bloqueo de la conducción de las aurículas a los ventrículos.

**Formas** del bloqueo AV:

1) **bloqueo de I grado:** todos los estímulos de las aurículas conducen a los ventrículos, pero el tiempo de la conducción está alargado >200 ms

2) **bloqueo de II grado:** no todos los estímulos llegan a los ventrículos

3) **bloqueo de III grado:** los estímulos de las aurículas no conducen a los ventrículos, las aurículas y los ventrículos trabajan de manera independiente y el ritmo de escape ventricular es más lento que el ritmo de las aurículas.

**Clasificación del bloqueo AV según la localización del bloqueo:**

1) **proximal:** a nivel del nodo AV

2) **distal:** por debajo del nodo AV. El bloqueo AV de I grado puede ser efecto de las alteraciones de la conducción dentro de la aurícula, del nodo AV o, raramente, en el haz de His y las fibras de Purkinje. El bloqueo AV de II grado tipo Wenckebach casi siempre está localizado en el nodo AV, y el bloqueo de II tipo II o avanzado está por debajo. El bloqueo AV de III grado puede ser proximal (en el nodo AV) o distal.

**Causas:** bloqueo congénito, infarto agudo o isquemia del miocardio, degeneración del sistema de conducción (enfermedad de Lenegre y Lev), miocardiopatías, miocarditis, lesión tras intervención quirúrgica o después de intervenciones endovasculares, tumores cardíacos, enfermedades sistémicas (especialmente sarcoidosis y conectivopatías), fármacos (β-bloqueantes, verapamilo y diltiazem, glucósidos digitálicos, antiarrítmicos de la clase I, amiodarona), hipotiroidismo, alteraciones del sistema autonómico, hipopotasemia, ablación de la unión AV. La causa del bloqueo AV de I o de II grado tipo Wenckebach puede deberse al aumento del tono vagal, que es bastante frecuente en deportistas, aunque también está presente en personas sanas en períodos nocturnos.

➡ **CUADRO CLÍNICO E HISTORIA NATURAL**

El bloqueo AV puede ser transitorio (p. ej. en un infarto agudo de miocardio reciente), paroxístico o permanente. **Síntomas** →cap. 2.7. En el bloqueo AV de III grado en la exploración física se muestra cambio en la intensidad del I tono y si el bloqueo es proximal, la frecuencia del ritmo es de 40-60/min y aumenta durante el esfuerzo, en el bloqueo distal es más lenta (habitualmente de 20-40/min).

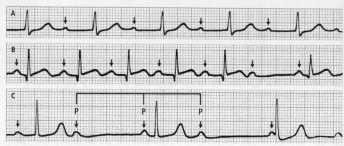

**Fig. 7-2.** Bloqueos AV. **A** — prolongación del intervalo PR (**bloqueo AV de I grado**). **B** — ausencia de un complejo QRS precedido de alargamiento progresivo de los intervalos PR consecutivos (**bloqueo AV de II grado tipo Wenckebach**). **C** — variabilidad caótica de la duración de los intervalos PR relacionada con el ritmo independiente de las ondas P y de los complejos QRS (**bloqueo AV de III grado, ritmo de escape de la unión AV**). Los intervalos PP con presencia del complejo QRS son más cortos que los que no siguen del complejo QRS (las flechas indican las ondas P).

### → DIAGNÓSTICO

**Criterios diagnósticos**

**ECG**

1) Intervalos PR >200 ms → **bloqueo AV de I grado** (fig. 7-2A).

2) Intervalo PR se alarga progresivamente de una evolución a otra y los intervalos RR se acortan hasta la ausencia de complejo QRS después de una onda P; en el siguiente complejo P-QRS el intervalo PR es más corto (normal o cercano al normal); las alteraciones se repiten de manera cíclica en el ritmo de 3:2, 4:3 o 5:4 → **bloqueo de II grado tipo I**, los llamados **períodos de Wenckebach** (fig. 7-2B). Si el bloqueo aparece sin alargamiento previo del intervalo PR y el siguiente intervalo PR no cambia → **bloqueo de II grado tipo II**. Si el bloqueo se mantiene durante ≥2 estimulaciones (es decir, después de 2 ondas P seguidas no aparece el complejo QRS) → bloqueo de II grado avanzado. Una forma particular de bloqueo AV de II grado es el **bloqueo 2:1**, que puede ser bloqueo de tipo I o II. Si el intervalo PR de la onda P conducida es alargado y el complejo QRS es estrecho y tiene la morfología normal, es más probable que se trate del bloqueo AV de II grado de tipo I. El bloqueo AV de II grado con los complejos QRS estrechos es proximal en un 70 % de los casos y el bloqueo con los complejos QRS anchos es distal en un 80 % de los casos, con el riesgo elevado de progresión hasta el bloqueo AV de III grado.

3) Las ondas P y los complejos QRS aparecen de manera independiente y la frecuencia del ritmo de los ventrículos es más lenta que la de las aurículas → **bloqueo AV de III grado**. Si el bloqueo es proximal, el ritmo de escape proviene del foco localizado por encima de la división del haz de His y los complejos QRS son estrechos y con una frecuencia de 40-60/min →fig. 7-2C. En el bloqueo distal los complejos QRS son anchos, con una frecuencia de 20-40/min, pueden tener morfología variable, el ritmo es menos estable y pueden sufrir episodios de taquicardia ventricular tipo *torsade de pointes*.

### → TRATAMIENTO

**1.** Manejo en caso de bradicardia sintomática →fig. 7-1.

**2.** Bloqueos AV de I y de II grado tipo I: lo más frecuente es que no requieran tratamiento. Se debe intentar suspender los fármacos que prolongan el tiempo de conducción AV, especialmente si el intervalo PR es >240-260 ms. Es imprescindible un control periódico.

**3. Indicaciones para el implante del estimulador cardíaco**

1) bradicardia persistente: bloqueo AV de III o II grado tipo II independientemente de los síntomas

2) bloqueo AV de II o III grado periódico o paroxístico (incluida la FA con conducción lenta a los ventrículos)

3) la recomendación es menos fuerte en el caso del bloqueo AV de II grado tipo I, salvo que sea la causa de los síntomas o en el EEF ha sido localizado en el haz de His o debajo de él. La estimulación de elección es el modo DDD y en caso de la fibrilación auricular: VVI. Antes de decidir sobre el implante del marcapasos hay que asegurarse de que el bloqueo no está provocado por una causa transitoria o reversible como un infarto de miocardio, alteraciones iónicas, fármacos, hipotermia perioperatoria o miocarditis.

## 7.3. Bloqueos intraventriculares

### → DEFINICIÓN Y ETIOPATOGENIA

Los bloqueos intraventriculares pueden tener carácter de bloqueo de rama o bien de bloqueo del fascículo del haz de His, siendo responsables de un significativo enlentecimiento o del bloqueo de la conducción. **Existen diversas posibilidades de bloqueo:** hemibloqueo izquierdo anterior o posterior; bloqueo de la rama derecha o de la izquierda; bloqueo de la rama derecha con hemibloqueo izquierdo anterior o posterior. **Bloqueo trifascicular:** existe una dificultad en la conducción en todos los fascículos, simultáneamente o de manera alternante. Así se denomina también al bloqueo bifascicular con el bloqueo AV de I grado.

**Causas del bloqueo de la rama derecha:** cardiopatías congénitas (la más frecuente es el defecto del septo interauricular), ECI o fibrosis idiopática. A menudo es una patología aislada. La imagen de pseudobloqueo de la rama derecha con elevación del segmento ST está presente en el síndrome de Brugada (en realidad se trata de una onda J interpretada inadecuadamente como la onda R').

**Causas del bloqueo de la rama izquierda:** enfermedades cardíacas orgánicas: ECI, miocardiopatías (especialmente la dilatada), miocarditis, cardiopatías, conectivopatías, enfermedades con infiltración del miocardio, fibrosis y calcificación idiopática.

**Bloqueos intraventriculares** pueden ser efecto de los fármacos antiarrítmicos, especialmente de la clase I y de la amiodarona. El bloqueo de rama se acompaña con mayor frecuencia de taquicardia que de bradicardia.

### → CUADRO CLÍNICO E HISTORIA NATURAL

Los bloqueos intraventriculares sin bloqueo AV avanzado en general no provocan síntomas clínicos. En los enfermos con disfunción del ventrículo izquierdo y con insuficiencia cardíaca, el bloqueo de la rama izquierda aumenta la disfunción del ventrículo izquierdo, la insuficiencia de la válvula mitral y por eso también empeora la insuficiencia cardíaca. En caso de bloqueo bifascicular o trifascicular existe el riesgo de que progrese de forma paulatina hasta el bloqueo AV avanzado o completo (sospecharlo en caso de síncopes). Hay que recordar la posibilidad de aparición de episodios de TV.

### → DIAGNÓSTICO

Basado en los criterios de ECG.

**1. Bloqueo de un fascículo de rama izquierda:**

1) eje cardíaco eléctrico izquierdo >−30° (bloqueo del fascículo anterior) o derecho >+90° (bloqueo del fascículo posterior)

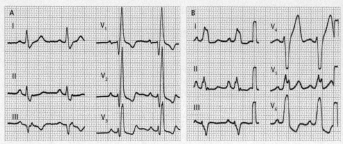

**Fig. 7-3.** Bloqueo de la rama derecha (A) e izquierda (B) del haz de His

2) complejos QRS de duración de <0,12 s

3) ondas:

   a) R en II, III y aVF, Q en I y aVL: bloqueo del fascículo izquierdo

   b) R en I y aVL, Q en III: bloqueo del fascículo posterior.

**2. Bloqueo de la rama:**

1) complejos QRS de duración ≥0,12 s

2) en general el segmento ST y la onda T van en dirección opuesta a la onda dominante del segmento QRS

3) morfología del complejo QRS:

   a) tipo rsR, rSR, rsr, raramente del tipo onda R ancha con muesca en $V_1$-$V_2$: bloqueo de la rama derecha (fig. 7-3A)

   b) complejos QRS monofásicos tipo onda R con muesca o dos picos en $V_5$-$V_6$: bloqueo de la rama izquierda (fig. 7-3B).

---

**→ T R A T A M I E N T O**

**1.** Tratamiento de la enfermedad de base.

**2. Indicaciones para el implante del sistema de estimulación en enfermos con el bloqueo de la rama del haz de His.**

1) Síncope, bloqueo de la rama y un resultado positivo del EEF definido como HV ≥70 ms o bien tras la provocación del bloqueo AV de II o III grado en el sistema del haz de His y de las fibras de Purkinje durante la estimulación de las aurículas con una frecuencia progresivamente aumentada o después de la provocación farmacológica.

2) Bloqueo alternante de rama, independientemente de los síntomas.

**3. Indicaciones para el implante del sistema de estimulación biventricular de resincronización ventricular →cap. 2.19.1.**

# 8. Valvulopatías aórticas

## 8.1. Estenosis de la válvula aórtica

**→ D E F I N I C I Ó N   Y   E T I O P A T O G E N I A**

Es la disminución del área valvular aórtica que dificulta el flujo sanguíneo desde el ventrículo izquierdo hasta la aorta. Con mayor frecuencia se trata de un defecto adquirido causado por un proceso degenerativo (en la actualidad cada

Tabla 8-1. Clasificación de la estenosis valvular aórtica (según las guías de ACC y AHA 2006)

| | Estenosis | | |
|---|---|---|---|
| | Leve | Moderada | Severa |
| AVA (cm²) | >1,5 | 1,0-1,5 | <1,0 (0,6 cm²/m² sc.) |
| GTA medio (mm Hg) | <25 | 25-40 | >40 |
| Velocidad de flujo transvalvular aórtico (m/s) | <3 | 3-4 | >4 |

AVA — área valvular aórtica, GTA — gradiente transvalvular aórtico, sc. — superficie corporal

vez con menos frecuencia, es el resultado de una enfermedad reumática) o bien tener un posible origen congénito (más a menudo válvula aórtica bicúspide). El proceso degenerativo con calcificación secundaria afecta inicialmente a las bases de las valvas y a continuación se extiende al resto de las valvas hasta sus bordes. Las comisuras pueden quedar separadas.

## → CUADRO CLÍNICO E HISTORIA NATURAL

**1. Síntomas:** el período asintomático es largo. Los síntomas incluyen angina de pecho, palpitaciones, vértigo, presíncopes, síncopes, y en estadios más avanzados disnea de esfuerzo y de reposo, y con menor frecuencia otros síntomas de insuficiencia cardíaca.

**2. Signos:** frémito sistólico sobre la base del corazón y las arterias carótidas (en estenosis grave); soplo sistólico de eyección (la intensidad del soplo no refleja el grado de estenosis) →cap. 1.3.2.2; ruido de eyección en enfermos con valvas elásticas; componente aórtico del II ruido cardíaco disminuido o ausente (en stenosis grave); a veces IV ruido; pulso *parvus* y *tardus* (en personas ancianas estas propiedades del pulso pueden no aparecer).

**3. Historia natural:** la progresión de la estenosis tiene una dinámica muy variable. En enfermos asintomáticos el riesgo de muerte súbita es muy bajo. Aumenta rápidamente con la aparición de los síntomas (síncopes, angina de pecho, insuficiencia cardíaca). La supervivencia media de estos enfermos es de 2-3 años.

## → DIAGNÓSTICO

Se establece sobre todo a base de la imagen ecocardiográfica.

### Exploraciones complementarias

**1. ECG:** en la estenosis leve o moderada habitualmente es normal. En la estenosis grave se describen rasgos de hipertrofia y sobrecarga sistólica del ventrículo izquierdo.

**2. Radiografía de tórax:** durante años será normal. En la estenosis grave se observa una dilatación del ventrículo izquierdo y una dilatación posestenótica de la aorta ascendente, además de calcificaciones de la válvula aórtica.

**3. Ecocardiografía con Doppler:** útil para confirmar la valvulopatía, valorar su grado de severidad y la función del ventrículo izquierdo y para monitorizar la evolución de la enfermedad. Típicamente se observa una disminución de la apertura y calcificación de las valvas. El grado de estenosis se determina mediante Doppler midiendo la velocidad máxima del flujo valvular, el gradiente de presión transaórtico máximo y medio, y el área valvular aórtica →tabla 8-1; categoría de la estenosis →tabla 8-2.

**4. Cateterismo cardíaco:** indicado en caso de discrepancia entre el cuadro clínico y la imagen ecocardiográfica o antes de la programación quirúrgica con el fin de excluir la existencia de estenosis coronarias significativas. Solicitar coronariografía:

Tabla 8-2. Características de las categorías de la estenosis aórtica (EA)

| Categoría | AVA (cm²) | GTA medio (mm Hg) | FEVI (%) | IVS (ml/m²) | Comentarios |
|---|---|---|---|---|---|
| EA de alto gradiente | <1,0 | >40 | N o ↓ | N o ↓ | EA severa independientemente de la FEVI y del flujo (N o ↓) |
| EA de flujo y gradiente bajos con FEVI disminuida | <1,0 | <40 | <50 | ≤35 | Realizar ecocardiografía de estrés con dobutamina a dosis bajas para diferenciar la EA severa de la EA pseudosevera[a] |
| EA de flujo y gradiente bajos con FEVI preservada | <1,0 | <40 | ≥50 | ≤35 | Típicamente en enfermos mayores con cavidad ventricular de pequeñas dimensiones, hipertrofia significativa del ventrículo izquierdo y frecuentemente a hipertensión arterial. El diagnóstico de EA severa es difícil y requiere excluir los errores de medición y otras causas de posibles desviaciones en las mediciones ecocardiográficas[b,c] |
| EA de bajo gradiente con flujo normal y FEVI preservada | <1,0 | <40 | ≥50 | >35 | Con mayor frecuencia EA moderada |

[a] La EA pseudosevera se define durante la prueba con dobutamina como el aumento del AVA hasta >1,0 cm² con normalización del flujo. Adicionalmente supone la presencia de reserva de flujo (definida también como reserva contráctil consistente en el aumento de la fracción de eyección en >20 %), y está relacionada con mejores resultados terapéuticos.

[b] El grado de calcificación de la válvula aórtica en la TC multicorte se correlaciona con la severidad de la valvulopatía y con el curso posterior de la enfermedad.

[c] Factores que aumentan el riesgo de EA severa en enfermos con AVA <1,0 cm² y GTA medio <40 mm Hg con FEVI preservada: 1) criterios clínicos (síntomas típicos sin otra causa aparente; edad avanzada >70 años); 2) datos cualitativos en las pruebas de imagen como hipertrofia ventricular izquierda (tener en cuenta la hipertensión arterial), alteraciones de la función longitudinal del ventrículo izquierdo sin otra explicación; 3) datos cuantitativos en las pruebas de imagen como GTA 30-40 mm Hg (medidas en condiciones de normotensión); AVA ≤0,8 cm², bajo flujo (ISV <35 ml/m², confirmado con métodos distintos a la técnica Doppler estándar midiendo el tracto de salida del ventrículo izquierdo mediante estudio transesofágico tridimensional, TC multicorte, o RNM cardíaca, datos de las pruebas invasivas); aumento del índice de calcificación en TC (EA severa muy probable en caso de ≥3000 uds. Agatston en hombres y ≥1600 en mujeres; EA severa probable ≥2000 en hombres y ≥1200 en mujeres).

↓ — valor disminuido, AVA — área valvular aórtica, FEVI — fracción de eyección del ventrículo izquierdo, GTA — gradiente transvalvular aórtico, IVS — índice de volumen sistólico, N — valor normal

Según las guías de ESC i EACTS 2017, modificado

1) antes del tratamiento quirúrgico de las valvulopatías, si la estenosis es severa y se acompaña de cualquiera de los siguientes factores:

   a) antecedentes de enfermedad coronaria

   b) sospecha de enfermedad coronaria (dolor torácico, resultados anormales en estudios no invasivos)

   c) disfunción sistólica del ventrículo izquierdo

   d) edad >40 años en hombres y posmenopausia en mujeres

   e) ≥1 factor de riesgo cardiovascular

2) para evaluar una insuficiencia valvular mitral secundaria.

5. **TC multicorte**: puede utilizarse para descartar enfermedad coronaria en casos de bajo riesgo. Permite además la valoración cuantitativa del grado de calcificación valvular.

**Diagnóstico diferencial**

Ante todo con una estenosis aórtica supravalvular y estenosis subvalvular de tipo muscular o membranosa (→cap. 2.12.7). El tipo muscular se manifiesta por soplo de eyección limitado a la zona apical o al borde esternal izquierdo, pulso dícroto, ausencia de dilatación posestenótica de la aorta ascendente o calcificaciones en la zona de la válvula en la radiografía de tórax.

### → TRATAMIENTO

**Reglas generales**

**1. Estenosis leve o moderada**: tratamiento conservador y controles periódicos (anuales en caso de calcificaciones severas o significativas; en enfermos jóvenes y en pacientes sin calcificaciones, cada 2-3 años). En casos de estenosis leve, controles ecocardiográficos cada 2-3 años (anuales si hay calcificaciones significativas) y anuales en las estenosis moderadas. Considerar el reemplazo valvular en enfermos con estenosis moderada si se proponen para derivación coronaria, cirugía de aorta ascendente o tratamiento quirúrgico de otra valvulopatía.

**2. Estenosis grave** →fig. 8-1.

**Tratamiento invasivo**

**1. Sustitución valvular**: es el método de elección en el tratamiento de la estenosis severa. En un 50 % de los enfermos con estenosis severa se asocia la existencia de lesiones significativas en las arterias coronarias → CABG al mismo tiempo.

El reemplazo valvular se recomienda en enfermos con bajo riesgo quirúrgico (STS o EuroSCORE II, <4%, logistic EuroSCORE <10%), sin otros factores de riesgo no incluidos en estas escalas, tales como el síndrome de fragilidad, aorta de porcelana, sometidos a radioterapia del tórax, en caso de estenosis severa:

1) sintomática (síncopes, angina de pecho o insuficiencia cardíaca) → la cirugía inmediata está indicada

2) asintomática, en las siguientes situaciones:

   a) FEVI <50 % a consecuencia de la estenosis

   b) resultado anormal de la prueba de esfuerzo, en forma de síntomas claramente relacionados con la estenosis (considerar la cirugía si la anormalidad consistía en el descenso de la tensión arterial por debajo de los valores basales preejercicio)

   c) el paciente ha sido aceptado para la derivación coronaria, cirugía de la aorta ascendente o de otra válvula cardíaca (con estenosis moderada → considerar la cirugía). Otras indicaciones para la cirugía →fig. 8-1.

**Los enfermos tras el implante de una válvula artificial mecánica** requieren anticoagulación oral de por vida con AVK (el INR depende de la trombogenicidad de la válvula →tabla 8-3); el uso de NACO está contraindicado. En caso de contraindicaciones relativas para anticoagulación oral (p. ej. deportistas o mujeres con intención de quedar embarazadas), considerar métodos quirúrgicos alternativos: cirugía valvular reconstructiva, implante de homoinjertos y heteroinjertos, procedimiento de Ross (transposición de la propia válvula pulmonar del paciente a posición aórtica y uso de un homoinjerto para sustituir la válvula pulmonar).

**2. Implante de la válvula aórtica a través de catéter** (TAVI): método alternativo del tratamiento de la estenosis aórtica severa sintomática en pacientes excluidos de la sustitución valvular quirúrgica, quienes con gran probabilidad gracias al TAVI obtendrán una mejoría en su calidad de vida. Considerar la TAVI en pacientes de alto riesgo quirúrgico o con estenosis severa sintomática con indicación para la cirugía, pero en quienes por su perfil de riesgo individual y por la morfología valvular se prefiere la TAVI.

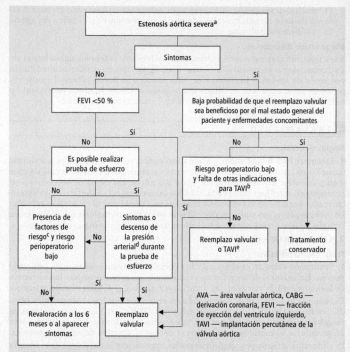

**Fig. 8-1.** Actuación en la estenosis aórtica severa (según las guías de la ESC y EACTS 2017, modificado)

[a] criterios →tabla 8-2.

[b] Indicaciones para TAVI: 1) clínicas: alto riesgo según las escalas STS Score/EuroSCORE II (≥4 %) y logistic EuroSCORE I (≥10 %); enfermedades concomitantes graves (no incluidas en grado adecuado en las escalas de valoración de riesgo); edad ≥75 años; antecedentes de cirugía cardíaca; síndrome de fragilidad; limitación de la capacidad motriz y circunstancias que puedan tener efecto negativo en el proceso de rehabilitación posoperatoria; 2) anatómicas y procedurales: posible acceso a través de la arteria femoral a la TAVI; antecedentes de radiación de tórax; aorta de porcelana; riesgo de lesión de puentes aortocoronarios permeables durante la esternotomía; previsible desajuste paciente-prótesis valvular; deformación grave del tórax o escoliosis.

[c] Valorar el reemplazo valvular si la velocidad máxima del flujo aórtico es >5,5 m/s, o se presenta calcificación extensa y la progresión de la velocidad del flujo ≥0,3 m/s por año, o si los niveles de péptidos natriuréticos están significativamente elevados (>3 x LSN) sin otra causa, o si existe hipertensión pulmonar grave (presión sistólica en la arteria pulmonar >60 mm Hg).

[d] Por debajo de los valores iniciales.

[e] La decisión debe tomarse conjuntamente por el cardiólogo, cirujano cardíaco y hemodinamista sobre la base de los criterios clínicos y anatomía de la válvula.

## Contraindicaciones absolutas:

1) falta en el centro de un equipo cardiológico e instalaciones de cirugía cardíaca

2) la pertinencia de realizar TAVI en vez de sustitución valvular no ha sido confirmada por un equipo cardiológico

3) esperanza de vida <1 año

4) poca probabilidad de mejorar la calidad de vida tras la intervención por coexistencia de otras comorbilidades

**Tabla 8-3. Tratamiento anticoagulante en los enfermos portadores de prótesis valvulares**

| Trombogenicidad de la prótesis | Ejemplos de las válvulas | Valor diana de INR según la cantidad de los factores de riesgo[a] | |
|---|---|---|---|
| | | 0 | ≥1 |
| Baja | – Carbomedics (aórtica)<br>– Medtronic Hall<br>– ATS<br>– Medtronic Open-Pivot<br>– St. Jude Medical<br>– ON-X<br>– Sorin Bicarbon | 2,5 | 3,0 |
| Moderada | – Otras válvulas bivalvas | 3,0 | 3,5 |
| Alta | – Lillehei-Kaster<br>– Omniscience<br>– Starr-Edwards<br>– Bjork-Shiley<br>– Otras válvulas de disco oscilante | 3,5 | 4,0 |

[a] Factores de riesgo: reemplazo valvular mitral o tricúspide, antecedente de episodio tromboembólico, fibrilación auricular, estenosis de la válvula mitral de cualquier grado, FEVI <35 %.
Según las guías de ESC 2017.

5) defectos severos, primarios y concomitantes en otras válvulas que contribuyen significativamente a los síntomas observados en el paciente y que solo se pueden tratar quirúrgicamente

6) tamaño del anillo fibroso inadecuado (<18 mm, >29 mm)

7) trombo en el ventrículo izquierdo

8) endocarditis activa

9) aumento del riesgo de obstrucción de la salida de las arterias coronarias (calcificación asimétrica valvular, escasa distancia entre el anillo fibroso y la salida de las arterias coronarias, senos aórticos pequeños)

10) placas ateroescleróticas con trombos móviles en la aorta ascendente o en el cayado de la aorta

11) en caso de acceso a través de la arteria femoral/subclavia: acceso vascular inadecuado (tamaño de los vasos, calcificación, tortuosidad de su recorrido).

**Contraindicaciones relativas:**

1) válvula aórtica bicúspide o sin calcificaciones valvulares

2) enfermedad vascular no tratada que requiere revascularización

3) inestabilidad hemodinámica

4) FEVI <20 %

5) en el caso del acceso apical: enfermedad pulmonar grave, falta de acceso al ápex.

**Complicaciones:** lesiones vasculares con hemorragia, ACV, fugas perivalvulares, bloqueo auriculoventricular.

**3. Valvulotomía percutánea con balón:** en adultos, a los 6-12 meses del procedimiento, usualmente evoluciona hacia una reestenosis. Considerarla solo como:

1) procedimiento "puente" a la cirugía de sustitución valvular o TAVI en enfermos con inestabilidad hemodinámica y con alto riesgo de cirugía inmediata

2) procedimiento paliativo en enfermos con enfermedades asociadas graves

3) procedimiento que permite realizar una operación no cardioquirúrgica de modo urgente.

**Tratamiento conservador**

Tratamiento de insuficiencia cardíaca →cap. 2.19, tratamiento de hipertensión arterial →cap. 2.20.

**1. Con el objetivo de controlar síntomas:**

1) **congestión pulmonar** → diuréticos e IECA (administrar con precaución), digoxina (en enfermos con ventrículo izquierdo dilatado y función sistólica disminuida o fibrilación auricular con respuesta ventricular rápida)

2) **fibrilación auricular** → cardioversión eléctrica (no realizarla en caso de estenosis severa y estabilidad hemodinámica antes del tratamiento invasivo del defecto); si es persistente → controlar la frecuencia ventricular con digoxina, β-bloqueantes o bloqueadores de los canales de calcio

3) **angina de pecho** → β-bloqueantes (precaución), nitratos.

**2. Prevención de la endocarditis infecciosa** →cap. 2.13.

### → COMPLICACIONES

Tromboembolismo periférico, endocarditis infecciosa (más frecuente en enfermos jóvenes con pequeñas alteraciones en las válvulas), coagulopatías (enfermedad de Von Willebrand adquirida), insuficiencia cardíaca derecha (raramente), muerte súbita.

### → PRONÓSTICO

En enfermos asintomáticos es bueno. La aparición de los síntomas está relacionada con un pronóstico peor. El tiempo medio hasta la muerte desde la aparición de síntomas de insuficiencia cardíaca es de 2 años, desde el síncope de 3 años, y desde la angina de pecho de 5 años. La cirugía mejora el pronóstico.

## 8.2. Insuficiencia valvular aórtica

### → DEFINICIÓN Y ETIOPATOGENIA

Cardiopatía caracterizada por la existencia de un flujo retrógrado de sangre desde la aorta al ventrículo izquierdo como resultado del cierre defectuoso de las valvas de la válvula aórtica. La **insuficiencia primaria** se debe a la destrucción o a un defecto congénito de las valvas, con dilatación secundaria del tracto de salida, del anillo valvular y de la aorta ascendente, mientras que la **insuficiencia secundaria** es el resultado de la dilatación del anillo valvular y aorta ascendente.

**Causas:** congénitas (válvula bicúspide, válvula cuadricúspide, prolapso de las valvas de la válvula causado por una comunicación interventricular); destrucción secundaria de la válvula en el contexto de estenosis subvalvular; endocarditis infecciosa (activa o con antecedentes de la misma); enfermedades sistémicas del tejido conectivo (enfermedad reumática del corazón, AR, espondilitis anquilosante); degeneración (calcificación, fibrosis); dilatación o disección de la aorta ascendente (hipertensión arterial, síndrome de Marfan y similares, ateroesclerosis, inflamación, traumatismo, degeneración valvular mixomatosa); daño de las valvas inducido por fármacos; sífilis.

### → CUADRO CLÍNICO E HISTORIA NATURAL

**1. Síntomas:** en los casos de insuficiencia valvular aguda se produce disminución de la presión arterial, sobre todo diastólica, de instauración brusca, junto a taquicardia y disnea progresiva. En los casos producidos por disección

aórtica, aparecen sobre todo síntomas de la enfermedad de base →cap. 2.23.1).
La insuficiencia aórtica crónica es asintomática durante muchos años. Incluso
en casos severos, las molestias son discretas, como sensación de cansancio.

**2. Signos:** aumento de la amplitud de la presión arterial (con alta presión
sistólica y ocasionalmente presión diastólica no registrable), siempre con
pulso amplio y saltón (pulso en martillo en agua). A veces pulso dícroto (más
fácilmente palpable en la arteria braquial o femoral que en la carótida); I
ruido cardíaco normalmente fácil de auscultar (en insuficiencia aguda puede
estar disminuido); aumento (patología de la aorta) o disminución (patología
de la valvas aórticas) del componente aórtico del II ruido cardíaco; soplo holodiastólico tipo *decrescendo*, normalmente más intenso en la zona del borde
esternal izquierdo) →cap. 1.3.2.2; soplo de Austin Flint: retumbo diastólico
causado por estenosis relativa de la válvula mitral; a menudo soplo sistólico
de eyección en la zona de auscultación de la válvula aórtica (causado por el
aumento del volumen sistólico de eyección resultante de la estenosis relativa
del tracto de salida aórtica).

**3. Historia natural:** en la insuficiencia aguda dependerá de la enfermedad de base.
La insuficiencia crónica suele tener una evolución asintomática durante más
de 10 años. El riesgo de muerte cardíaca en este período y con FEVI normal
es <0,2 %. Los enfermos con insuficiencia severa y una función sistólica del
ventrículo izquierdo preservada tienen una tasa anual de eventos cardiovasculares de ~5 %, mientras que en los enfermos con insuficiencia sintomática
en clase III/IV de NYHA es del 25 % anual. Una parte de los enfermos con
insuficiencia asintomática grave pueden desarrollar disfunción ventricular
izquierda irreversible.

## → DIAGNÓSTICO

Se determinan a base de los síntomas típicos y los resultados de la imagen
ecocardiográfica.

**Exploraciones complementarias**

**1. ECG:** rasgos de hipertrofia y sobrecarga sistólica del ventrículo izquierdo,
onda P mitral, a menudo arritmias ventriculares.

**2. Radiografía de tórax:** se describe la dilatación del ventrículo izquierdo, dilatación de la aorta ascendente y del arco aórtico. En insuficiencia aguda, congestión
en la circulación pulmonar con la silueta del corazón normal.

**3. Ecocardiografía con Doppler:** permite detectar el flujo de regurgitación y
valorarlo de manera cualitativa y cuantitativa. Los criterios de insuficiencia
severa son: en chorros regurgitantes de localización central un diámetro de
su base de ≥65 % del tracto de salida del ventrículo izquierdo; vena contrac-
ta >6 mm; volumen del chorro regurgitante ≥60 ml; fracción regurgitante
≥50 %; área del orificio regurgitante efectivo ≥0,30 cm$^2$. Criterios adicionales:
dilatación del ventrículo izquierdo al menos moderada, flujo retrógrado holodiastólico en la aorta descendente detectable con estudio Doppler, tiempo de
hemipresión <200 ms (se reduce con el aumento de la presión diastólica en
el ventrículo izquierdo, en caso de consumir fármacos vasodilatadores o en
pacientes con aorta dilatada y elongada, y se alarga en caso de insuficiencia
valvular aórtica crónica).

**4. TC y RMN:** en caso de aneurisma de aorta la TC permite valorar la morfología
de la válvula aórtica y el grado de dilatación de aorta, lo que tiene importancia al elegir la técnica quirúrgica. En pacientes seleccionados, aptos para el
tratamiento quirúrgico, la TC coronaria constituye una alternativa a la coronariografía para descartar estenosis significativas. La RMN es la técnica no
invasiva más precisa para la valoración del volumen telesistólico y telediastólico
y de la masa ventricular izquierda. Permite realizar también una valoración
cuantitativa del grado de la insuficiencia aórtica cuando la valoración clínica
y ecocardiográfica no son concluyentes.

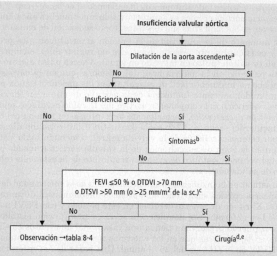

a ≥55 mm (≥50 mm en el síndrome de Marfan [≥45 mm en caso de: 1) factores de riesgo presentes: antecedente familiar de disección de aorta [o disección espontánea de la pared vascular en anamnesis personal] o incremento del diámetro de la aorta >3 mm/año, o insuficiencia aórtica o mitral graves, hipertensión arterial, o embarazo planificado, o 2) mutación del gen *TGFBR1* o *TGFBR2*]; ≥50 mm en casos de válvula aórtica bicúspide y presencia de otros factores de riesgo [→más arriba] o coartación de aorta).
b Disnea clase II-IV NYHA, dolor anginoso.
c No indexar los diámetros ventriculares según la superficie corporal si el IMC >40 kg/m².
d Valorar si durante el control el tamaño del ventrículo izquierdo o de la aorta aumenta significativamente.
e Cirugía de aneurisma de la aorta ascendente + reparación (reemplazo) de la válvula.

DTDVI — diámetro telediastólico del ventrículo izquierdo, DTSVI — diámetro telesistólico del ventrículo izquierdo, FEVI — fracción de eyección del ventrículo izquierdo

**Fig. 8-2.** Actuación en la insuficiencia aórtica crónica (según las guías de la ESC y EACTS 2017, modificado)

## Diagnóstico diferencial

La ecocardiografía combinada con el cuadro clínico permite diagnosticar la insuficiencia aórtica con una especificidad próxima al 100 %. Las causas de la destrucción de las valvas y dilatación de la aorta ascendente precisan la realización de un diagnóstico diferencial.

## → TRATAMIENTO

### Reglas generales

**1. Insuficiencia leve o moderada:** asintomática y con función sistólica normal no precisa tratamiento.

**2. Insuficiencia crónica severa:** selección del método de tratamiento →fig. 8-2.

### Tratamiento invasivo

**1.** La **insuficiencia severa sintomática** precisa tratamiento quirúrgico urgente: sustitución valvular con prótesis mecánica u homoinjerto aórtico, si fuera necesario, con implante de una prótesis de aorta ascendente. En casos con velos no calcificados y con dilatación de la raíz aórtica, como alternativa al reemplazo valvular, considerar la reparación de la válvula en un centro especializado de

**Tabla 8-4.** Monitorización ecocardiográfica de la evolución de la insuficiencia valvular aórtica asintomática

| Grado de la insuficiencia | Función del ventrículo izquierdo | Frecuencia de los controles |
|---|---|---|
| Leve o moderada | FEVI y diámetros del ventrículo izquierdo normales | Anual, estudio transtorácico cada 2 años |
| Severa | FEVI y diámetros del ventrículo izquierdo normales | Anual[a] |
| | FEVI y/o diámetros del ventrículo izquierdo alterados significativamente o cercanos a los valores límite (para la cirugía) | Cada 3-6 meses[b] |
| | DTDVI >70 mm o DTSVI >50 mm | Por lo menos cada 3-6 meses[c] |

[a] La primera visita de revisión a los 3-6 meses del diagnóstico. Es necesaria la monitorización estricta de estos enfermos dirigida a detectar los síntomas eventuales de valvulopatía, así como la monitorización de la dinámica de cambios de diámetros y función del ventrículo izquierdo.

[b] En casos no concluyentes puede ser útil la determinación de niveles de péptido natriurético tipo B en sangre (el aumento de su concentración puede indicar empeoramiento de la función del ventrículo izquierdo).

[c] Considerar tratamiento quirúrgico.

DTDVI — diámetro telediastólico del ventrículo izquierdo, DTSVI — diámetro telesistólico del ventrículo izquierdo, FEVI — fracción de eyección del ventrículo izquierdo

referencia. Antes de la cirugía se deben administrar fármacos vasodilatadores. La contrapulsación intraaórtica está contraindicada.

**2. Insuficiencia crónica:** indicaciones para cirugía →fig. 8-2.

**Tratamiento conservador**

**1. Fármacos vasodilatadores** (preparados →cap. 2.20, tabla 20-7): enalapril a dosis de 10-20 mg 2 × d o quinapril 10-20 mg/d:

1) en enfermos con insuficiencia severa y función sistólica del ventrículo izquierdo preservada

2) en el resto de enfermos con contraindicaciones para cirugía o enfermos que no consienten el tratamiento quirúrgico. En pacientes con síndrome de Marfan y dilatación de la aorta ascendente considerar la administración de β-bloqueantes y/o de antagonistas del receptor de angiotensina.

**2. Prevención de la endocarditis infecciosa** →cap. 2.13.

**→ OBSERVACIÓN**

→tabla 8-4.

**→ PRONÓSTICO**

En los enfermos sintomáticos con tratamiento conservador la tasa de supervivencia a los 5 años es de un 30 % en clase III/IV de la NYHA y un 70 % en la clase II de la NYHA.

## 8.3. Valvulopatía aórtica compleja

Se define por la coexistencia de estenosis y de insuficiencia valvular aórtica.

**Causas:** enfermedad reumática (más frecuente), valvulopatía congénita (válvula aórtica bicúspide), enfermos tras valvulotomía con balón realizada en su juventud como tratamiento de una estenosis aórtica, e irradiación mediastínica.

**Cuadro clínico:** similar al descrito en otras valvulopatías aórticas adquiridas. Dependerá del componente dominante. La coexistencia de insuficiencia aumenta la intensidad del soplo sistólico. La valvulopatía aórtica compleja se considera grave, incluso en caso de grado de afectación moderado, bien de la estenosis, o bien de la insuficiencia valvular.

**Tratamiento**

1) **Quirúrgico:** la decisión se tomará de forma individualizada en función del cuadro clínico, gradiente transaórtico, área valvular aórtica y de la función y dimensiones del ventrículo izquierdo. Indicaciones: con estenosis dominante, incluso con síntomas leves; con insuficiencia dominante: cuando se agravan los síntomas o disminuye la FEVI. En pacientes con enfermedad cardíaca inducida por radiación la indicación más común para la cirugía es la enfermedad coronaria.

2) **Farmacológico:** depende del componente dominante. Recordar: los fármacos vasodilatadores usados en la insuficiencia aórtica pueden aumentar el gradiente transaórtico, mientras que los fármacos que bajan la frecuencia cardíaca pueden aumentar el volumen del chorro regurgitante.

3) Prevención de la endocarditis infecciosa →cap. 2.13.

# 9. Valvulopatías mitrales

## 9.1. Estenosis de la válvula mitral (de la válvula auriculoventricular izquierda)

### ➔ DEFINICIÓN Y ETIOPATOGENIA

Se define por la reducción de la superficie de la apertura mitral, lo que dificulta el flujo sanguíneo entre la aurícula izquierda y el ventrículo izquierdo.

**Clasificación etiológica**

1) **Estructural:** restricción de la movilidad de los velos y de las cuerdas tendíneas a consecuencia de cambios orgánicos. Causas: fiebre reumática (la más frecuente), endocarditis infecciosa, raramente LES, AR, síndrome de carcinoide, enfermedades de almacenamiento e infiltrativas (como amiloidosis).

2) **Funcional:** apertura insuficiente de los velos normales, de carácter secundario. Causas: flujo retrógrado de regurgitación aórtica, trombo en la aurícula izquierda, tumor (más frecuentemente mixoma de la aurícula izquierda), hipertrofia asimétrica en la miocardiopatía hipertrófica.

3) **Relativa:** en el curso de las cardiopatías con aumento del flujo por la válvula mitral, es decir, en el defecto del septo interventricular, conducto arterioso persistente o fístula vascular en la circulación pulmonar.

### ➔ CUADRO CLÍNICO E HISTORIA NATURAL

**1. Síntomas:** tolerancia al esfuerzo limitada, fatiga fácil, disnea de esfuerzo, a veces tos con expectoración con esputo espumoso y/o con presencia de sangre, infecciones recurrentes del sistema respiratorio, palpitaciones, sensación de opresión en el hipocondrio derecho, raramente ronquera (provocada por la compresión del nervio recurrente laríngeo izquierdo por aumento del tamaño de la aurícula izquierda: síndrome de Ortner), dolor precordial (se da en un 15 % de los enfermos y es secundario a una presión elevada en el ventrículo derecho o a enfermedad coronaria coexistente).

**2. Signos:** primer tono alto, chasquido de apertura de la válvula mitral, soplo diastólico decreciente de tono bajo (retumbo) con acentuación presistólica (este

Tabla 9-1. Clasificación de la estenosis valvular mitral (según las guías de ACC y AHA 2006)

|  | Estenosis | | |
|---|---|---|---|
|  | Leve | Moderada | Severa |
| GTM medio (mm Hg) | <5 | 5-10 | >10 |
| PSAP (mm Hg) | <30 | 30-50 | >50 |
| AAM (cm²) | >1,5 | 1-1,5 | <1 |

AAM — área de la apertura mitral, GTM — gradiente transmitral, PSAP — presión sistólica en la arteria pulmonar

último, si el ritmo sinusal está conservado). En caso de hipertensión pulmonar severa y dilatación del tronco pulmonar aparece insuficiencia de la válvula pulmonar (soplo de Graham-Steell). En la valvulopatía avanzada: coloración rojo-azulada de las mejillas, cianosis periférica, pulsación en el epigastrio, signos de insuficiencia cardíaca del lado derecho →cap. 2.19.1.

**3. Historia natural:** progresión gradual. Los síntomas aparecen no antes de ~2 años tras la fiebre reumática, habitualmente después de transcurridos 15-20 años. Suelen aparecer arritmias supraventriculares, especialmente fibrilación auricular (el riesgo crece con la edad y con el aumento del tamaño de la aurícula izquierda) e incidentes tromboembólicos (hasta 6/100 enfermos/año siendo factores de riesgo la edad, fibrilación auricular, área de la apertura mitral muy reducida y contraste espontáneo de sangre en la aurícula izquierda).

## → DIAGNÓSTICO

Está basado en el cuadro clínico y en la imagen ecocardiográfica.

### Exploraciones complementarias

**1. ECG:** signos de la dilatación de la aurícula izquierda, a menudo P *mitrale*, arritmias auriculares frecuentes, sobre todo fibrilación auricular. En caso de la hipertensión pulmonar: dextrograma (predominio del ventrículo derecho), bloqueo de rama derecha incompleto (con menor frecuencia, signos de hipertrofia y de sobrecarga del ventrículo derecho), P *mitrale* (puede cambiar de forma hasta P *cardiale* o P *pulmonale*).

**2. Radiografía de tórax:** se aprecia un aumento de la aurícula izquierda, dilatación de las venas de los lóbulos superiores, dilatación del tronco pulmonar, edema alveolar, edema intersticial, dilatación del ventrículo derecho, calcificaciones en la zona de la válvula mitral (raramente).

**3. Ecocardiografía Doppler:** indicada para valorar la morfología de la válvula (importante para elegir el método de tratamiento invasivo), detectar trombos en la aurícula izquierda (es útil el estudio transesofágico), valorar el área de apertura mitral mediante planimetría, y clasificar el grado de estenosis →tabla 9-1.

**4. Prueba de esfuerzo:** para valorar la capacidad funcional y el aumento de la presión en la arteria pulmonar (puede influir en el manejo del enfermo).

**5. Cateterismo cardíaco y coronariografía:** técnicas útiles para valorar la presión en la arteria pulmonar (en algunos de los enfermos es determinante para su manejo). La coronariografía está indicada en enfermos con estenosis de la válvula mitral severa antes de la cirugía valvular y en los siguientes casos: enfermedad cardiovascular en la anamnesis, sospecha de isquemia miocárdica, hombres >40 años y mujeres posmenopáusicas, disfunción sistólica del ventrículo izquierdo, ≥1 factor de riesgo cardiovascular. Si la probabilidad de enfermedad coronaria es baja, considerar la realización de TC coronaria en vez de la coronariografía para valorar las arterias coronarias.

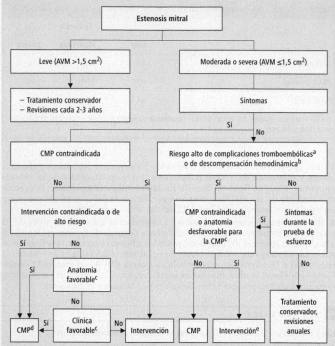

<sup>a</sup> Antecedente de tromboembolismo, ecocontraste espontáneo de sangre en la aurícula izquierda, fibrilación auricular de diagnóstico reciente o paroxística.

<sup>b</sup> Presión sistólica en arteria pulmonar en reposo >50 mm Hg, necesidad de realizar una cirugía mayor no cardíaca, planificación del embarazo.

<sup>c</sup> Clínica desfavorable: 1) edad avanzada, 2) antecedente de comisurotomía, 3) insuficiencia cardíaca clase IV de NYHA, 4) fibrilación auricular persistente, 5) hipertensión pulmonar severa. Anatomía desfavorable: 1) puntuación en la ecocardiografía (escala de Wilkins) >8, 2) 3 puntos en la clasificación de Cormier (cualquier calcificación de la válvula mitral en la valoración con fluoroscopia), 3) estenosis mitral crítica, 4) insuficiencia tricúspide severa.

<sup>d</sup> En pacientes sin contraindicaciones para la intervención puede considerarse realizarla en un centro con experiencia.

<sup>e</sup> Si los síntomas aparecen con esfuerzo pequeño y el riesgo operatorio es bajo.

AVM — área valvular mitral, CMP — comisurotomía mitral percutánea

**Fig. 9-1.** Manejo de la estenosis mitral (según las guías de la ESC y EACTS 2017, modificado)

## → TRATAMIENTO

**Reglas generales**

**1. Estenosis leve asintomática:** tratamiento farmacológico.

**2. Estenosis moderada o severa (estrecha):** el manejo dependerá sobre todo de la presencia de síntomas y de la anatomía de la válvula mitral →fig. 9-1.

**Tratamiento invasivo**

**1. Comisurotomía mitral percutánea (CMP):** se despegan o se rompen las comisuras fusionadas mediante la utilización de un balón introducido por el septo interauricular. Debido a su alta eficacia y al bajo riesgo de complicaciones (muerte, taponamiento cardíaco, embolismo periférico) se utiliza cada vez con mayor frecuencia en las fases no avanzadas de la estenosis mitral. Indicaciones →fig. 9-1. Contraindicaciones: área de la válvula mitral >1,5 cm$^2$, trombo en la aurícula izquierda, insuficiencia de la válvula mitral en grado superior a leve, calcificaciones grandes o calcificaciones de ambas comisuras, comisuras no fusionadas, coexistencia con una valvulopatía aórtica severa, con una valvulopatía tricúspide compuesta severa, o bien coexistencia de una enfermedad coronaria que precise una revascularización quirúrgica. En pacientes sintomáticos con estenosis mitral moderada o severa no aptos para CMP se recomienda tratamiento quirúrgico.

**2. Reparación quirúrgica de la válvula**

1) valvulotomía cerrada de acceso por aurícula (utilizada rara vez)

2) valvulotomía abierta con circulación extracorpórea con control visual.

**3. Recambio valvular mitral:** está indicado en enfermos de clase III/IV NYHA, con cambios avanzados en el aparato valvular, cuando no hay posibilidad de reparación de la válvula. La mortalidad intrahospitalaria a largo plazo es más alta que después de la CMP. En caso de prótesis mecánica es imprescindible el tratamiento con anticoagulante oral de por vida (valor deseado de INR →cap. 2.8.1, tabla 8-3).

**Tratamiento conservador**

**1. Indicado en pacientes que no son candidatos a un tratamiento invasivo o que no lo consienten: diuréticos** (en caso de síntomas de congestión pulmonar), **digoxina** (especialmente en caso de fibrilación auricular con respuesta rápida de los ventrículos) e **IECA** (si se añade insuficiencia de la válvula mitral y en consecuencia una disfunción del ventrículo izquierdo).

**2. Fármacos anticoagulantes** (INR 2-3): su uso está indicado en enfermos con fibrilación auricular, después de un evento embólico o con presencia de un trombo en la aurícula izquierda; con aurícula izquierda grande (dimensión en la proyección en modo M >50 mm o volumen >60 ml/m$^2$); con contraste espontáneo de sangre en la aurícula izquierda.

**3. Cardioversión eléctrica:** en el contexto de un episodio de fibrilación auricular con inestabilidad hemodinámica. Debe considerarse en caso del primer episodio si la estenosis es de grado leve o moderado. Después de un tratamiento invasivo eficaz de la estenosis de la válvula mitral en enfermos con fibrilación auricular de corta duración o con la aurícula izquierda dilatada en grado leve. Contraindicada en enfermos con estenosis severa de la válvula mitral y con una dilatación importante de la aurícula izquierda. La cardioversión farmacológica (con mayor frecuencia amiodarona) es menos eficaz.

**4. Prevención de la endocarditis infecciosa** →cap. 2.13 y **de la recurrencia de la fiebre reumática** →cap. 2.14.

**→ O B S E R V A C I Ó N**

La frecuencia de las visitas de control en el caso de enfermos no tratados de manera invasiva dependerá de la gravedad de la enfermedad. Estenosis leve asintomática →visitas de control cada 2-3 años. En enfermos asintomáticos con estenosis severa de la válvula mitral y en enfermos después de la CMP exitosa →valoración clínica y ecocardiográfica cada año. En enfermos sintomáticos →cada 6 meses.

**→ P R O N Ó S T I C O**

De los enfermos asintomáticos >80 % sobrevive a los 10 años y ~40 % sobrevive a los 20 años. La aparición de síntomas clínicos, incluso leves, empeora el pronóstico y el reemplazo valvular mejora el pronóstico de forma significativa. La causa de la muerte de estos enfermos es la insuficiencia cardíaca y los incidentes embólicos.

## 9.2. Insuficiencia de la válvula mitral

### ➔ DEFINICIÓN Y ETIOPATOGENIA

Cardiopatía producida por el flujo retrógrado de la sangre desde el ventrículo izquierdo hasta la aurícula izquierda, debido al cierre inadecuado de los velos de la válvula mitral. En un 10-40 % de las personas sanas en el estudio de Doppler se observa una regurgitación protosistólica leve sin cambios en el aparato valvular (denominada como onda de regurgitación fisiológica).

**Causas de la insuficiencia mitral crónica:** enfermedad reumática del corazón, cambios degenerativos del aparato valvular (degeneración mixomatosa de los velos de la válvula mitral, deficiencia fibroelástica o ruptura idiopática de la cuerda tendinosa, síndrome de Marfan, síndrome de Ehlers-Danlos, pseudoxantoma elástico, calcificación del anillo mitral y cambios degenerativos de los velos), endocarditis infecciosa en una válvula previamente sana o dañada, enfermedades sistémicas del tejido conectivo (LES, síndrome antifosfolipídico, esclerosis sistémica), enfermedades del miocardio (cardiopatía isquémica, miocardiopatía dilatada, miocardiopatía hipertrófica), enfermedades de almacenamiento e infiltrativas (amiloidosis, eosinofilia idiopática, síndrome carcinoide, fibrosis endomiocárdica), yatrogénicas (derivados de ergotamina, o fármacos que reducen el apetito, como la fenfluramina, ya retirada del mercado), congénitas (hendidura congénita del velo mitral, válvula en paracaídas).

**Causas de la insuficiencia mitral aguda:** cambios en los velos de la válvula (endocarditis infecciosa, traumatismo de los velos, p. ej. durante la valvuloplastia con balón); ruptura de la cuerda tendinosa (idiopática, degeneración mixomatosa, endocarditis infecciosa, fiebre reumática aguda, traumatismo de los velos, p. ej. durante la valvuloplastia con balón); enfermedades de los músculos papilares (enfermedad coronaria: ruptura del músculo papilar, disfunción del ventrículo izquierdo; dilatación aguda del ventrículo izquierdo; traumatismo); enfermedades del anillo mitral (endocarditis infecciosa con absceso perianular, traumatismo).

La **insuficiencia orgánica** (llamada también **primaria**) depende del daño primario del aparato valvular (velos o cuerdas tendinosas). La **insuficiencia funcional** (o **secundaria**) depende de los cambios en la geometría del ventrículo izquierdo (con mayor frecuencia en el curso de la cardiopatía isquémica, lo que se conoce como insuficiencia mitral isquémica).

### ➔ CUADRO CLÍNICO E HISTORIA NATURAL

En el caso de la insuficiencia funcional dominan los síntomas de la enfermedad de base.

**1. Síntomas:** la insuficiencia leve o moderada crónica suele ser asintomática (si la insuficiencia aumenta lentamente, puede haber pocos síntomas, incluso en caso de llegar a insuficiencia severa). Con el tiempo aparece cansancio (su intensidad depende más de la tolerancia hemodinámica de la valvulopatía que del grado de la insuficiencia), disnea, palpitaciones (en arritmias supraventriculares). En la insuficiencia aguda predomina la disnea súbita y los síntomas de hipotensión o de *shock* cardiogénico.

**2. Signos:** soplo holosistólico cuya intensidad en general se correlaciona con el tamaño del volumen de regurgitación (salvo en el caso de la insuficiencia isquémica); retumbo diastólico corto (en caso de la insuficiencia severa); soplo telesistólico (aparece después del clic sistólico, suele acompañar al prolapso del velo mitral o a la disfunción del músculo papilar); I tono bajo (en insuficiencia de importancia clínica); desdoblamiento del II tono; III tono (se correlaciona con el volumen de la onda de la regurgitación y la dilatación del ventrículo izquierdo). En enfermos con insuficiencia mitral severa e hipertensión pulmonar los síntomas son los de la insuficiencia del ventrículo derecho →cap. 2.19.1.

**3. Historia natural:** en caso de insuficiencia funcional dependerá de la enfermedad de base. La insuficiencia mitral aguda avanza rápidamente y sin tratamiento quirúrgico suele ser mortal. De los enfermos con insuficiencia moderada o severa y un infarto agudo de miocardio reciente un 25 % muere en los primeros 30 días y un 50 % en un año. En el caso de ruptura del músculo papilar tras un infarto agudo de miocardio, un 95 % de los enfermos muere en las siguientes 2 semanas. La insuficiencia crónica suele ser asintomática durante más de 10 años. En enfermos asintomáticos el tamaño de la onda de regurgitación tiene un valor pronóstico importante. Si la insuficiencia mitral es severa, puede llevar a una disfunción asintomática e irreversible del ventrículo izquierdo.

## → DIAGNÓSTICO

Está basado en la presencia de los síntomas clínicos típicos y en el resultado del estudio ecocardiográfico.

**Exploraciones complementarias**

**1. ECG:** en general es normal. Es frecuente observar una fibrilación o *flutter* auricular. En el caso de que el ritmo sinusal esté conservado, se observan signos de hipertrofia de la aurícula izquierda (o de ambas aurículas en caso de coexistencia de insuficiencia de la válvula tricúspide); signos de hipertrofia y sobrecarga del ventrículo izquierdo.

**2. Radiografía de tórax:** existe un aumento significativo del ventrículo izquierdo y de la aurícula izquierda; aumento del ventrículo derecho y de la aurícula derecha en caso de coexistencia con una insuficiencia de la válvula tricúspide y de hipertensión pulmonar. En la insuficiencia mitral aguda se observan signos de congestión pulmonar con una silueta cardíaca normal. Posible calcificación del anillo mitral.

**3. Ecocardiografía Doppler:** permite detectar la onda de regurgitación y valorarla de manera cualitativa y cuantitativa y dilucidar el mecanismo de la regurgitación (ruptura cordal, tironeamiento, etc.) En caso de dudas en el estudio transtorácico es útil una ecocardiografía transesofágica.

**4. Pruebas de estrés:** útiles en la valoración objetiva de la tolerancia del esfuerzo. La prueba de esfuerzo ecocardiográfica permite objetivar el aumento de la presión sistólica en la arteria pulmonar de manera no invasiva.

**5. Cateterismo cardíaco y coronariografía:** el cateterismo se utiliza raramente, mientras que la coronariografía se realiza en pacientes seleccionados antes de establecer la indicación del tratamiento quirúrgico con el fin de descartar estenosis significativas y dentro de la evaluación de la insuficiencia mitral secundaria moderada o severa.

**6. RMN:** permite valorar el volumen telesistólico y telediastólico y la masa del ventrículo izquierdo de manera más fiable que la ecocardiografía. Puede usarse para una valoración cuantitativa del volumen del chorro retrógrado, sobre todo cuando el resultado ecocardiográfico no es evidente. Con frecuencia infravalora el grado de insuficiencia en comparación con el ecocardiografía.

**Diagnóstico diferencial**

Concierne a todas aquellas causas que dañen el aparato valvular o el miocardio.

## → TRATAMIENTO

**Tratamiento de la insuficiencia aguda**

**1. Fármacos vasodilatadores** (nitroglicerina o nitroprusiato de sodio), indicados en caso de *shock* junto con catecolaminas y la contrapulsación intraaórtica (contraindicada en caso de coexistencia de insuficiencia aórtica significativa). Preparados y dosificación →cap. 2.20.1, tabla 20-4.

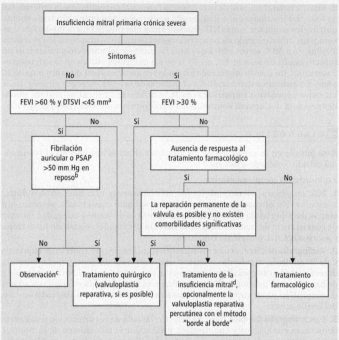

<sup>a</sup> El valor se refiere a los enfermos de complexión normal.

<sup>b</sup> Si la PSAP elevada es la única indicación para la operación, el valor de la presión debe confirmarse mediante una medición invasiva.

<sup>c</sup> Considerar una valvuloplastia reparativa con DTSVI 40-44 mm y FEVI >60 %, si la probabilidad de reparación permanente es alta y el riesgo quirúrgico bajo, la intervención se realiza en un centro con experiencia (tratamiento de cardiopatías) y existe ≥1 factor de riesgo (prolapso flotante o volumen de la aurícula izquierda ≥60 ml/m² de la sc. con el ritmo sinusal conservado).

<sup>d</sup> Farmacológico, terapia de resincronización, dispositivo de asistencia del los ventriculos, trasplante cardíaco.

DTSVI — diámetro telesistólico del ventrículo izquierdo, FEVI — fracción de eyección del ventrículo izquierdo, PSAP — presión sistólica de la arteria pulmonar

**Fig. 9-2.** Manejo de la insuficiencia mitral primaria crónica severa (según las guías de la ESC y EACTS 2017, modificado)

**2. Tratamiento quirúrgico:** imprescindible; urgente en caso de inestabilidad hemodinámica. Según las condiciones anatómicas se realizará valvuloplastia (p. ej. resección del fragmento del velo, implantación del anillo) o la sustitución por una prótesis valvular.

### Tratamiento de la insuficiencia crónica

**1. Esquema de actuación** en la insuficiencia valvular mitral crónica **primaria** en grado severo →fig. 9-2.

En caso de la insuficiencia **secundaria** tratar quirúrgicamente a los enfermos con insuficiencia severa y FEVI>30 %, en los que se tenga la intención de realizar una revascularización quirúrgica. Considerar el tratamiento quirúrgico en enfermos con insuficiencia mitral severa sintomática y FEVI <30 %, en los que es posible y

**Tabla 9-2.** Monitorización ecocardiográfica de la evolución de la insuficiencia valvular mitral

| Grado de la insuficiencia | Función del ventrículo izquierdo | Frecuencia de los controles |
|---|---|---|
| Leve | FEVI y DTSVI normales | Cada 5 años |
| Moderada | FEVI y DTSVI normales | Cada 1-2 años |
| | DTSVI >40 mm o FEVI <60 % | Cada año |
| Severa | FEVI >60 % | Cada 6 meses[a] |

[a] Están indicados controles más frecuentes si no se conoce la severidad de la valvulopatía, o si se ha demostrado un empeoramiento significativo de los parámetros medidos, o estos se acercan a los umbrales de severidad para la recomendación de tratamiento invasivo.

DTSVI — diámetro telesistólico del ventrículo izquierdo, FEVI — fracción de eyección del ventrículo izquierdo

está indicada la revascularización y el músculo con isquemia es viable. Se puede valorar la opción quirúrgica en los enfermos con insuficiencia mitral severa y disfunción significativa del ventrículo izquierdo, en los que la revascularización no está indicada y que siguen estando sintomáticos a pesar de un tratamiento conservador óptimo (también la resincronización, si está indicada), si el riesgo operatorio es bajo; de lo contrario puede considerarse el tratamiento percutáneo con el método "borde al borde" (en caso de morfología valvular propicia). En enfermos con FEVI <30 %, como alternativa al procedimiento "borde al borde" o cirugía valvular, debe considerarse el uso de dispositivos de soporte para el ventrículo izquierdo o el trasplante cardíaco. El tratamiento "borde al borde" se realiza principalmente en enfermos con insuficiencia secundaria, pero ocasionalmente también en pacientes con insuficiencia primaria si el riesgo operatorio es alto o el enfermo no ha sido clasificado apto para la cirugía. En enfermos seleccionados cuidadosamente, con valvulopatía reumática y grandes calcificaciones del anillo mitral, no candidatos al tratamiento quirúrgico debido al riesgo perioperatorio demasiado alto, se puede considerar el implante percutáneo de una prótesis valvular utilizada en procedimientos TAVI (casos aislados descritos).

**2. Fármacos vasodilatadores** (carvedilol, mononitrato de isosorbida, IECA, ARA-II): su uso está justificado en pacientes rechazados para el tratamiento quirúrgico; mayor eficacia en enfermos con dilatación del ventrículo izquierdo, función sistólica deprimida en grado severo y síntomas graves. No existen beneficios del tratamiento de los enfermos asintomáticos con dilatación leve del ventrículo izquierdo. Preparados y dosificación →cap. 2.20.1 (tabla 20-7), cap. 2.19.1 (tabla 19-2 y tabla 19-3).

**3. Tratamiento quirúrgico:** reparación o sustitución de la válvula.

### → OBSERVACIÓN

→tabla 9-2.

### → COMPLICACIONES

Fibrilación auricular, insuficiencia cardíaca y edema pulmonar, hipertensión pulmonar, MCS (en enfermos con el velo mitral flexible).

### → PRONÓSTICO

En la insuficiencia mitral orgánica severa sin tratamiento quirúrgico la mortalidad anual es de un 5 %.

## 9.3. Valvulopatía mitral mixta

Se define por la coexistencia de estenosis e insuficiencia de la válvula mitral.
**Causas:** fiebre reumática y, con menor frecuencia, cambios degenerativos.

**Cuadro clínico:** similar al descrito en otras enfermedades de la válvula mitral adquiridas. Dependerá del componente predominante de la valvulopatía (→más arriba). Más a menudo en la auscultación se detecta el soplo sistólico de insuficiencia que puede enmascarar el suave retumbo típico de la estenosis. El I tono suele ser fuerte.

En el caso de una valvulopatía hemodinámicamente significativa, en la radiografía de tórax se observará el aumento de la aurícula izquierda, de ambos ventrículos, signos de congestión pulmonar, y con menor frecuencia signos de la hipertensión pulmonar. En caso de que predomine la estenosis, el tamaño del ventrículo izquierdo puede ser normal.

La valvulopatía mixta se considera severa incluso en casos de estenosis e insuficiencias moderadas, si se produce afectación hemodinámica significativa y/o síntomas.

**Tratamiento:**

1) tratamiento farmacológico de la insuficiencia
2) tratamiento anticoagulante en caso de fibrilación auricular
3) prevención de la endocarditis infecciosa →cap. 2.13 y de la recurrencia de la fiebre reumática →cap. 2.14
4) tratamiento invasivo: el enfermo en el que coexista una insuficiencia mitral en grado moderado o severo no puede ser candidato a valvuloplastia percutánea; en general está indicado el implante de una prótesis valvular. En casos excepcionales, en enfermos no aptos para el tratamiento quirúrgico con calcificaciones significativas del anillo nativo de la válvula, puede considerarse el implante de la válvula mitral percutáneo o transapical.

## 9.4. Síndrome de prolapso de la válvula mitral

### ➔ DEFINICIÓN Y ETIOPATOGENIA

**El prolapso de la válvula mitral** se define como el desplazamiento de una parte del velo o de ambos velos hacia la aurícula durante la sístole del ventrículo izquierdo.

**Síndrome del prolapso de la válvula mitral** (sinónimos: síndrome de la válvula laxa, síndrome de Barlow) es un conjunto de síntomas, como son el dolor precordial, palpitaciones, arritmias, mareos, o síncopes, que aparecen en una persona con un prolapso de la válvula mitral.

El prolapso de la válvula mitral primario es consecuencia de los cambios producidos en los velos y en las cuerdas tendinosas por degeneración mixomatosa. Puede ser familiar. Es posible también que se asocien a otras entidades p. ej. con el síndrome de Marfan. El prolapso de la válvula mitral secundario aparece en curso de las enfermedades del tejido conectivo, endocarditis infecciosa (por ruptura de la cuerda tendinosa) y de la cardiopatía isquémica (p. ej. por ruptura del músculo papilar en el infarto de miocardio). La ruptura de la cuerda tendinosa da una imagen de velo en forma característica. El prolapso de la válvula mitral puede acompañarse de un prolapso del velo de la válvula tricúspide (hasta un 40 % de los casos), del velo de la válvula aórtica o de la válvula pulmonar (2-10 %), a veces también de aneurisma o de un defecto del septo interauricular.

### ➔ CUADRO CLÍNICO E HISTORIA NATURAL

**1. Síntomas:** dolor precordial, palpitaciones, mareos, presíncopes o síncopes.

**2. Signos** típicos: clic meso- o telesistólico, soplo tele- u holosistólico (aumento de la intensidad en bipedestación; la ausencia de estos signos sugiere que no se trata del prolapso de la válvula mitral).

**3. Historia natural** variable: desde cuadros clínicos asintomáticos y leves hasta formas con alto riesgo de muerte.

## → DIAGNÓSTICO

Está basado en el cuadro clínico y en la imagen ecocardiográfica.

**Exploraciones complementarias**

**1. ECG:** es normal en la mayoría de los casos. A veces en los enfermos sintomáticos se observan: cambios inespecíficos en ST-T en las derivaciones II, III y aVF, y con menor frecuencia $V_4$-$V_6$, arritmia.

**2. Radiografía de tórax:** en general es normal, salvo los casos de insuficiencia mitral severa crónica o aguda.

**3. Ecocardiografía:** se realiza para detectar el prolapso de la válvula mitral en las personas asintomáticas pero con hallazgos típicos en la auscultación, y también para descartar el prolapso de la válvula mitral en personas con el diagnóstico de prolapso de la válvula mitral a pesar de la ausencia de cambios típicos en la auscultación.

## → TRATAMIENTO

**1. Enfermos asintomáticos o con síntomas leves y con imagen ecocardiográfica favorable:** asegurar al paciente que el pronóstico es bueno, recomendar un estilo de vida normal y ejercicio físico regular. Revisión clínica cada 3-5 años (si no hay insuficiencia mitral clínicamente significativa).

**2. Enfermos con palpitaciones acompañadas de ansiedad, dolor precordial y fatiga:** puede ser beneficioso el uso de β-bloqueante.

**3. Enfermos con síncopes ortostáticos:** aumentar el consumo de líquidos y de sal. En casos severos utilizar mineralocorticoides →cap. 24.2.1.

**4. Enfermos tras un accidente isquémico cerebral transitorio:** pautar AAS a dosis de 75-325 mg/d.

**5. Enfermos después del ACV, con insuficiencia mitral, fibrilación auricular o con trombos en la aurícula izquierda:** programar tratamiento anticoagulante crónico con un AVK (INR ~2,5) o con un anticoagulante oral que no sea antagonista de la vitamina K.

**6. El tratamiento quirúrgico** está indicado en caso de insuficiencia mitral severa sintomática provocada por elongación o ruptura de la cuerda tendinosa o en caso de pacientes asintomáticos con FEVI ≥60 % y/o DTSVI ≥45. Considerarlo en enfermos asintomáticos con esta afectación y el diámetro telesistólico del ventrículo izquierdo 40-44 mm. Por lo general es posible una reparación eficaz de la válvula.

**7. Valvuloplastia con el método "borde al borde"** (MitraClip): nuevo método de terapia endovascular que puede considerarse en caso de insuficiencia mitral primaria con prolapso del velo en pacientes seleccionados, no aptos para el tratamiento quirúrgico por existir un riesgo perioperatorio elevado.

## → PRONÓSTICO

Por lo general bueno. Factores que aumentan el riesgo de muerte: insuficiencia mitral moderada o severa, FEVI<50 %, imagen ecocardiográfica desfavorable (engrosamiento y/o elongación del velo). No deben practicar deporte profesional las personas con un prolapso de la válvula mitral y con ≥1 de entre las siguientes condiciones: antecedente de pérdida de conciencia de causa no aclarada, MCS en la familia, arritmias supraventriculares paroxísticas o arritmias ventriculares complejas, especialmente si aparecen o aumentan durante el esfuerzo, insuficiencia mitral significativa, disfunción del ventrículo izquierdo, síndrome de Marfan, síndrome de QT largo. Se les puede permitir practicar disciplinas deportivas de escaso componente estático y dinámico, como son el billar, el golf, el cricket, los bolos, el tiro.

# 10. Valvulopatías tricuspídeas

## 10.1. Estenosis de la válvula tricúspide

### → DEFINICIÓN Y ETIOPATOGENIA

Se define por la existencia de un llenado del ventrículo derecho alterado a consecuencia de la estenosis de la salida auriculoventricular derecha. **Causas:** fiebre reumática, ya que otras causas son muy raras: síndrome de carcinoide, mixoma u otro tumor de la aurícula derecha, trombo en la aurícula derecha, estenosis inducida por fármacos, enfermedad de Whipple, endocarditis y atresia congénita de los velos. La mayoría de los casos de estenosis de la válvula tricúspide se combina con la insuficiencia de la misma. La estenosis aislada suele acompañar a la estenosis valvular mitral.

### → CUADRO CLÍNICO

**1. Síntomas:** fatiga progresiva, pérdida de apetito, disnea leve.

**2. Signos:** tono (chasquido) de la apertura de la válvula, soplo presistólico (en los enfermos con el ritmo sinusal conservado), soplo en la fase inicial y mediana de la diástole (raramente holodiastólico), más fuerte durante la inspiración; signos de insuficiencia del ventrículo derecho →cap. 2.19.1, pulsación del hígado (pulsación presistólica típica).

### → DIAGNÓSTICO

**Exploraciones complementarias**

**1. ECG:** P *pulmonale*; a menudo fibrilación auricular o signos de hipertrofia de ambas aurículas (por coexistencia frecuente con la valvulopatía mitral). La amplitud de los complejos QRS puede estar reducida por la dilatación de la aurícula derecha.

**2. Radiografía de tórax:** se describe un aumento del tamaño de la aurícula derecha y la dilatación de la vena cava. El flujo sanguíneo pulmonar puede estar disminuido.

**3. Ecocardiografía:** es útil para la valoración de la morfología de la válvula y de la severidad de la valvulopatía. Se considera que un gradiente transvalvular medio ≥5 mm Hg con frecuencia cardíaca normal indica una valvulopatía significativa.

### → TRATAMIENTO

**1. Tratamiento conservador:** diuréticos (preparados →cap. 2.20.1, tabla 20-7, dosificación →cap. 2.19.1, tabla 19-4) y limitación del consumo de sodio.

**2. Tratamiento invasivo**, indicado en los enfermos con estenosis valvular severa y:

1) que presentan síntomas, o

2) se vayan a someter a intervención sobre las válvulas de la parte izquierda del corazón (se puede intentar una valvuloplastia percutánea, si es posible la comisurotomía mitral percutánea); en caso de estenosis aislada → valvulotomía percutánea con balón; si coexiste valvulopatía mitral → tratamiento quirúrgico.

## 10.2. Insuficiencia de la válvula tricúspide

### → DEFINICIÓN Y ETIOPATOGENIA

Es el reflujo sanguíneo patológico (regurgitación) del ventrículo derecho a la aurícula derecha debido a la fuga por la válvula tricúspide. **Causas orgánicas (insuficiencia primaria):** enfermedad reumática, endocarditis infecciosa, síndrome carcinoide, síndrome de Marfan, enfermedad de Fabry, enfermedad de Whipple, síndrome del prolapso del velo de la válvula tricúspide, AR, LES, cardiopatías congénitas (anomalía de Ebstein y otras), disfunción de los músculos papilares, fármacos (metisergida, fenfluramina), traumatismo torácico, lesión yatrogénica. **Causas funcionales (insuficiencia secundaria),** las más frecuentes en la valvulopatía adquirida: dilatación del anillo con una válvula anatómicamente normal, secundaria a los cambios de la geometría del ventrículo derecho, lo que sucede con más frecuencia como consecuencia de una valvulopatía mitral, hipertensión pulmonar, infarto del ventrículo derecho o una cardiopatía congénita (p. ej. estenosis de la válvula pulmonar).

### → CUADRO CLÍNICO

Suelen dominar los síntomas provocados por la valvulopatía mitral que acompaña a la valvulopatía tricúspide.

**1. Síntomas:** tolerancia al esfuerzo disminuida, debilidad, opresión o molestias en el hipocondrio derecho.

**2. Signos:** pulsación de las venas yugulares dilatadas, reflujo hepatoyugular. En los enfermos con insuficiencia severa se observa una pulsación de los vasos del cuello y de la cabeza, con menor frecuencia pulsación de los globos oculares; pulsación del ventrículo derecho; pulsación del hígado; en la valvulopatía muy avanzada edema generalizado, ascitis y coloración amarillento-azulada de la piel; soplo holosistólico cuya intensidad aumenta con la inspiración profunda y soplo sistólico de carácter rudo (en insuficiencia severa).

### → DIAGNÓSTICO

**Exploraciones complementarias**

**1. ECG:** se describe la presencia de una P *pulmonale,* signos de hipertrofia del ventrículo derecho, a veces bloqueo incompleto de la rama derecha del haz de His y a menudo fibrilación auricular.

**2. Radiografía de tórax:** en la insuficiencia funcional el corazón está dilatado de forma significativa, con crecimiento de la aurícula derecha, posible derrame pleural y dilatación de la vena impar o ácigos. En la insuficiencia severa se observa dilatación del ventrículo derecho.

**3. Ecocardiografía:** indicada para la valoración de la morfología, del grado de insuficiencia de la válvula y de la presión sistólica en el ventrículo derecho (una presión de >55 mm Hg sugiere la existencia de una valvulopatía secundaria). Una insuficiencia tricúspide significativa con morfología normal de la válvula puede aparecer con una presión sistólica en la arteria pulmonar ≥55 mm Hg. La presencia de insuficiencia tricúspide con una presión en la arteria pulmonar <40 mm Hg sugiere más bien una patología en la estructura de la válvula. En muchas personas sanas se observa una insuficiencia tricúspide sin relevancia clínica.

### → TRATAMIENTO

**1. Insuficiencia tricúspide que acompaña a la cardiopatía izquierda:**

1) la corrección de la estenosis mitral puede reducir significativamente el grado de la insuficiencia tricúspide funcional

2) en enfermos sometidos a cirugía valvular izquierda, la intervención quirúrgica de la valvulopatía tricúspide → está indicada en caso de insuficiencia tricúspide primaria de grado moderado; adicionalmente debe considerarse en insuficiencia tricúspide, primaria o secundaria, severa, y en caso de insuficiencia tricúspide secundaria en grado leve o moderado, con dilatación del anillo fibroso ($\geq$40 mm o >21 mm/m$^2$); puede considerarse incluso sin la dilatación del anillo tricúspide si se ha documentado un episodio de insuficiencia cardíaca derecha reciente

3) en enfermos con insuficiencia tricúspide severa después de la operación de las válvulas de la parte izquierda del corazón y que presentan síntomas clínicos o dilatación progresiva del ventrículo derecho o su disfunción, sin alteraciones de la función de las válvulas de la parte izquierda del corazón, ni disfunción severa del ventrículo derecho ni izquierdo y sin enfermedad severa de la circulación pulmonar → considerar el tratamiento quirúrgico.

**2. Insuficiencia tricúspide primaria aislada en grado severo, sintomática y sin disfunción del ventrículo derecho:** valvuloplastia y si es imposible → reemplazo valvular.

**3. Insuficiencia tricúspide primaria aislada en grado severo, asintomática o con síntomas leves, pero con dilatación del ventrículo derecho progresiva o con empeoramiento funcional de la misma** → considerar el tratamiento quirúrgico.

**4. Coexistencia de alteraciones de la conducción:** se requiere implante del electrodo de estimulación epicárdico durante la operación del reemplazo valvular.

### → PRONÓSTICO

Los enfermos con una insuficiencia tricúspide severa, independientemente de su causa, tienen un mal pronóstico a largo plazo, debido a la disfunción progresiva del ventrículo derecho y a la congestión en las venas sistémicas.

# 11. Valvulopatías múltiples

### → DEFINICIÓN Y ETIOPATOGENIA

Se definen por la coexistencia de alteraciones en $\geq$2 válvulas cardíacas:
1) estenosis mitral e insuficiencia tricúspide (es la valvulopatía con afectación de 2 válvulas, más frecuente)
2) estenosis mitral e insuficiencia aórtica
3) estenosis aórtica e insuficiencia mitral
4) estenosis mitral y estenosis aórtica
5) insuficiencia mitral e insuficiencia aórtica.

Las cardiopatías multivalvulares de la parte izquierda del corazón son, por lo general, consecuencia de la fiebre reumática. La insuficiencia tricúspide es secundaria a la hipertensión pulmonar y a la dilatación del anillo valvular tricuspídeo.

### → CUADRO CLÍNICO Y DIAGNÓSTICO

Los síntomas están relacionados con el daño de la primera válvula en la dirección del flujo sanguíneo cardíaco. Las consecuencias hemodinámicas de una valvulopatía pueden aumentar la disfunción de la otra válvula. En las cardiopatías multivalvulares avanzadas aparecen síntomas de insuficiencia cardíaca. Características de determinadas valvulopatías →tabla 11-1.

El proceso diagnóstico de las cardiopatías multivalvulares es igual que el proceso diagnóstico de las valvulopatías aisladas. Además de una evaluación independiente de cada una de las valvulopatías, deben tomarse en consideración

Tabla 11-1. Característica de las cardiopatías multivalvulares

| Valvulopatía | Mecanismo patológico | Auscultación | Tratamiento quirúrgico | Notas |
|---|---|---|---|---|
| Estenosis mitral + insuficiencia tricúspide | La estenosis mitral ocasiona hipertensión pulmonar e insuficiencia tricúspide con válvula normal. En algunos enfermos los cambios reumáticos afectan también a la válvula tricúspide | Signos típicos de estenosis mitral y soplo holosistólico de insuficiencia tricúspide que aumenta con la inspiración | Reemplazo (menos frecuentemente reparación) de la válvula mitral y anuloplastia tricúspide | La insuficiencia tricúspidea de grado leve y sin signos de la insuficiencia cardiaca derecha puede mejorar espontáneamente sin intervención quirúrgica tras la corrección de la valvulopatía mitral |
| Estenosis mitral + insuficiencia aórtica | La alteración del llenado del ventrículo izquierdo desde la aurícula se compensa parcialmente por la regurgitación aórtica | Signos típicos de estenosis mitral y soplo diastólico en el borde esternal izquierdo | Antes de indicar el tratamiento quirúrgico de la valvuloplastia aórtica considerar la valvuloplastia mitral percutánea | La estenosis mitral reduce la sobrecarga de volumen del ventrículo izquierdo y encubre la insuficiencia valvular aórtica |
| Estenosis aórtica + insuficiencia mitral | Severas alteraciones hemodinámicas. A la limitación del flujo a través de la válvula aórtica se suma el flujo de regurgitación mitral | Soplo eyectivo que se irradia hacia las arterias carótidas y soplo de insuficiencia mitral que se irradia hacia la axila | Simultáneamente reemplazo valvular aórtico y valvuloplastia o reemplazo valvular mitral | La coexistencia de la insuficiencia mitral puede disminuir el gradiente transvalvular aórtico. La insuficiencia mitral puede disminuir después del reemplazo exclusivo de la válvula aórtica. |
| Estenosis mitral + estenosis aórtica | La estenosis mitral reduce el flujo de sangre al ventrículo izquierdo lo que empeora aún más el bajo gasto cardiaco provocado por la estenosis de la válvula aórtica | Signos típicos de estenosis mitral y soplo de estenosis aórtica (menos intenso que en caso de estenosis aórtica aislada) | Reemplazo simultáneo de ambas válvulas | La comisurotomía mitral percutánea en caso de estenosis aórtica severa puede ocasionar edema pulmonar |
| Insuficiencia mitral + insuficiencia aórtica | La insuficiencia mitral disminuye el aumento de la poscarga ocasionado por la insuficiencia aórtica | Soplo sistólico de insuficiencia mitral en el ápex y soplo diastólico de insuficiencia aórtica | Simultáneamente reemplazo valvular aórtico y valvuloplastia o reemplazo valvular mitral | A veces domina la insuficiencia aórtica y en este caso es difícil valorar si la insuficiencia mitral tiene carácter primario o es secundaria a la dilatación del ventrículo izquierdo |

sus interacciones mutuas (p. ej. la insuficiencia mitral puede llevar a una subestimación de la severidad de la estenosis aórtica), lo que requiere realizar diversas mediciones, teniendo en cuenta el área valvular, p. ej. de la válvula aórtica, determinada mediante los métodos menos dependientes de la afectación de las valvulopatías concomitantes, es decir métodos planimétricos.

## ➡ TRATAMIENTO

La decisión sobre el tratamiento quirúrgico precisa de la valoración de la importancia clínica y hemodinámica de todas las valvulopatías en su conjunto. Si se valoran por separado puede que cada una de ellas no tenga suficiente importancia para constituir una indicación quirúrgica, no obstante, el conjunto de valvulopatías puede provocar alteraciones hemodinámicas importantes que precisan la intervención quirúrgica. En algunos casos no es necesario reemplazar todas las válvulas afectadas. El reemplazo de 2 válvulas tiene mayor riesgo de complicaciones perioperatorias y a largo plazo.

# 12. Cardiopatías congénitas en adultos

## 12.1. Comunicación interauricular (CIA)

Tipos de comunicaciones interauriculares:

1) *ostium secundum*: CIA II (~80 %)
2) *ostium primum* (defecto parcial del septo auriculoventricular): CIA I (~15 %)
3) **tipo vena cava** (superior o inferior): CIA vc (~7 %)
4) **tipo seno coronario:** CIA sc (<1 %).

La característica común de estas comunicaciones es la existencia de un cortocircuito a nivel de las aurículas y las consecuencias derivadas del mismo. Se diferencian por la localización del cortocircuito y la coexistencia de otras cardiopatías.

## ➡ CUADRO CLÍNICO E HISTORIA NATURAL

**1. Síntomas:** limitación progresiva de la tolerancia al esfuerzo y palpitaciones, en principio paroxísticas (habitualmente fibrilación o *flutter* auricular).

**2. Signos:** desdoblamiento fijo del II tono, soplo sistólico de eyección en el campo pulmonar; retumbo mesodiastólico de baja intensidad en el IV espacio intercostal izquierdo (en caso de que el volumen del cortocircuito sea muy elevado, lo que conduce a una estenosis relativa de la válvula tricúspide); soplo holosistólico provocado por la insuficiencia tricúspide secundaria; pulsación del ventrículo derecho; en caso de presencia de insuficiencia tricúspide severa pueden predominar los síntomas de la misma, a veces cianosis central (cuando el cortocircuito se dirige hacia la aurícula izquierda).

**3. Historia natural:** el defecto tipo *ostium secundum* tiene un carácter benigno, permaneciendo asintomático durante muchos años. Los síntomas suelen aparecer en la 3.ª-4.ª década de la vida y, por lo general, progresan. La esperanza de vida de los enfermos es igual que la de las personas sanas pero la calidad de vida es peor debido al desarrollo de una insuficiencia cardíaca progresiva, fibrilación auricular y disnea.

## ➡ DIAGNÓSTICO

Se diagnostica mediante ecocardiografía y, con menor frecuencia, con RMN o TC. La sospecha de un incremento de las resistencias pulmonares constituye una indicación para realizar un cateterismo cardíaco.

**Exploraciones complementarias**

**1. ECG**

1) **CIA II:** bloqueo incompleto de la rama derecha del haz de His, en un 90 % de los casos tipo rsR', dextrograma (desviación a derecha del eje eléctrico), ensanchamiento de las ondas P, signos de hipertrofia del ventrículo derecho, arritmias supraventriculares (a menudo fibrilación auricular)

2) **CIA I:** bloqueo AV de I grado, bloqueo incompleto de la rama derecha del haz de His, desviación del eje hacia la izquierda, hemibloqueo izquierdo anterior.

**2. Radiografía de tórax:** se observa un flujo sanguíneo pulmonar aumentado, dilatación del ventrículo derecho y del tronco pulmonar, aorta estrecha.

**3. Ecocardiografía:** permite visualizar el defecto y el remodelado del corazón secundario al cortocircuito, visualizar el cortocircuito con el Doppler-color, calcular el cociente del flujo sanguíneo pulmonar/flujo sanguíneo sistémico, valorar la presión sistólica en el ventrículo derecho (con menor frecuencia, la diastólica y la media), y detectar las cardiopatías que acompañan a la cardiopatía principal. En caso de dudas, es útil la ecocardiografía transesofágica, siendo imprescindible para la planificación del cierre percutáneo del defecto.

⮕ **TRATAMIENTO**

**1. Los enfermos con cortocircuito pequeño y presión pulmonar normal** no precisan ningún tratamiento ni recomendaciones especiales.

**2. Los defectos con cortocircuito izquierda-derecha significativo (con sobrecarga del ventrículo derecho)** precisan tratamiento invasivo (proponer tratamiento a los pacientes con resistencias vasculares pulmonares <2,3 uds. Wood; en caso de resistencias entre 2,3-4,6 uds. Wood, se requiere diagnóstico en un centro especializado). El tratamiento farmacológico tiene un carácter exclusivamente sintomático. Considerar también el tratamiento invasivo en caso de émbolo paradójico (tras descartar otras causas). No se puede cerrar el defecto en los enfermos con el síndrome de Eisenmenger →cap. 2.12.5. La CIA II se puede tratar de forma percutánea (si se cumplen los criterios morfológicos). Después de la intervención: tratamiento antiagregante (AAS a dosis de 75-100 mg/d y clopidogrel 75 mg/d; este tratamiento difiere ligeramente en función del centro) durante 6 meses y prevención de la endocarditis infecciosa durante 6 meses. Después del cierre del defecto los enfermos no precisan cuidados especiales si no se presenta arritmia ni síndrome poscardiotomía recurrente.

**3. Insuficiencia severa de la válvula tricúspide:** es necesario el tratamiento quirúrgico.

⮕ **COMPLICACIONES Y PRONÓSTICO**

Arritmias supraventriculares, raramente síndrome del nodo sinusal enfermo (a veces posoperatorio), síndrome de Eisenmenger, embolismo paradójico (en caso de estimulación con electrodo intraventricular). El pronóstico es bueno si no aparece el síndrome de Eisenmenger.

## 12.2. Foramen oval permeable

⮕ **DEFINICIÓN Y ETIOPATOGENIA**

El foramen oval permeable garantiza la comunicación anatómica y funcional entre las aurículas, lo cual es imprescindible en el período fetal. Después del nacimiento se cierra en ~70 % de las personas como consecuencia del aumento de la presión en la aurícula izquierda. En el resto persiste permeable, lo que es considerado como una variante de la normalidad.

El foramen oval permeable provoca un cortocircuito a nivel de las aurículas, en general derecha-izquierda, lo que facilita la aparición de embolismo paradójico, síndrome de descompresión de los buzos y migraña. En los adultos el foramen oval permeable suele ser más grande.

### → CUADRO CLÍNICO Y DIAGNÓSTICO

El primer síntoma puede ser un ACV o accidente isquémico transitorio (a veces asintomático y detectado solamente gracias a las pruebas de imagen) que afecta habitualmente a personas jóvenes. Se puede detectar el foramen oval permeable en una ecocardiografía transtorácica (con Doppler), pero es más preciso el estudio transesofágico con administración de contraste al final de una maniobra de Valsalva prolongada.

### → TRATAMIENTO

**1. En caso de recurrencia del embolismo al SNC**, derivar al enfermo para el cierre del foramen oval permeable, en particular si coexiste con un aneurisma del septo interauricular o con un cortocircuito derecha-izquierda significativo en el estudio ecocardiográfico.

**2. Durante los primeros 6 meses desde la intervención** utilizar un tratamiento antiagregante y realizar la prevención de la endocarditis infecciosa.

## 12.3. Comunicación interventricular (CIV)

Clasificación de la CIV según la localización: perimembranosa, muscular, de salida supracristal, subarterial, subpulmonar, doblemente relacionada (en contacto con ambos anillos fibrosos de las válvulas de los troncos arteriales), de entrada tipo canal auriculoventricular o de tipo defecto auriculoventricular. En adultos se suelen detectar defectos pequeños.

### → CUADRO CLÍNICO E HISTORIA NATURAL

**1. Síntomas:** en la CIV de pequeño tamaño no se presentan. En los defectos más grandes: disnea de esfuerzo, tolerancia al esfuerzo limitada, palpitaciones y limitación importante de la actividad física si aparece en el contexto de un síndrome de Eisenmenger.

**2. Signos en la auscultación:** soplo holosistólico intenso en el IV espacio intercostal con frémito sistólico (más acentuado en los defectos más pequeños; los defectos musculares se caracterizan por soplo de volumen variable y a veces de corta duración por constricción del defecto por el musculo en la sístole); retumbo diastólico en el ápex (en caso de alto flujo, lo que conduce a una estenosis relativa de la válvula mitral); cuando se desarrolla el síndrome de Eisenmenger, el soplo desaparece y se acentúa significativamente el II tono y puede aparecer soplo diastólico de insuficiencia de la válvula pulmonar (soplo de Graham-Steell).

**3. Historia natural:** un cortocircuito moderado condiciona una sobrecarga de volumen en el ventrículo izquierdo, insuficiencia cardíaca, cortocircuito derecha-izquierda y el desarrollo del síndrome de Eisenmenger. El defecto puede cerrarse espontáneamente a cualquier edad, si bien en los adultos ocurre con escasa frecuencia (<10 %) y concierne a los defectos musculares.

### → DIAGNÓSTICO

Se basa en la ecocardiografía. El diagnóstico diferencial incluye otras cardiopatías congénitas con cortocircuito izquierda-derecha.

**Exploraciones complementarias**

**1. ECG:** en la CIV de gran tamaño se describen signos de hipertrofia del ventrículo izquierdo y de la aurícula izquierda, a veces también del ventrículo derecho (cuando se desarrolla el síndrome de Eisenmenger).

**2. Radiografía de tórax:** en los enfermos con una CIV significativa, signos de aumento del flujo sanguíneo pulmonar, dilatación de la aurícula y del ventrículo izquierdos.

**3. Ecocardiografía:** permite localizar la CIV, valorar su tamaño, remodelado cardíaco secundario al cortocircuito, presión en el tronco pulmonar y detectar posibles cardiopatías coexistentes.

**4. Cateterismo cardíaco:** puede ser imprescindible para valorar la importancia hemodinámica de la CIV, la presión en la arteria pulmonar y la resistencia pulmonar.

### → TRATAMIENTO

**1.** Los enfermos con una **presión pulmonar normal y un cortocircuito pequeño** no requieren tratamiento, solamente prevención de la endocarditis infecciosa →cap. 2.13.

**2.** El **tratamiento quirúrgico** está indicado en enfermos con:

1) síntomas, y en ausencia de un síndrome de Eisenmenger avanzado

2) asintomáticos, pero con sobrecarga de volumen del ventrículo izquierdo.

Considerar este tipo de tratamiento también en los enfermos con:

1) antecedentes de endocarditis infecciosa

2) insuficiencia valvular aórtica progresiva por prolapso del velo

3) hipertensión pulmonar (indicaciones terapéuticas como en la CIA) →cap. 2.12.1.

Después de la cirugía, los enfermos sin alteraciones hemodinámicas restantes y síntomas cardiovasculares precisan revisiones especializadas periódicas.

### → COMPLICACIONES

Endocarditis infecciosa, insuficiencia de la válvula aórtica que precise un tratamiento quirúrgico, embolismo paradójico (en caso de estimulación con electrodo intraventricular).

## 12.4. Conducto arterioso persistente (CAP)

### → DEFINICIÓN

El conducto arterioso es una conexión embrionaria de la arteria pulmonar izquierda con el cayado de aorta localizado a corta distancia de la salida de la arteria subclavia izquierda. Si no se cierra después del nacimiento, provoca un cortocircuito izquierda-derecha.

### → CUADRO CLÍNICO Y DIAGNÓSTICO

La importancia clínica del CAP depende del volumen del cortocircuito izquierda-derecha.

1) Si es pequeño, habitualmente se detecta de manera incidental en un estudio ecocardiográfico, cursa de forma asintomática, la presión pulmonar y el tamaño de las cámaras cardíacas normales.

2) Si es moderado, aparece la disnea de esfuerzo, tolerancia al esfuerzo limitada y palpitaciones; soplo continuo en II espacio intercostal izquierdo; dilatación de la aurícula izquierda y del ventrículo izquierdo. Puede condicionar una hipertensión pulmonar.

3) Si es grande, lo que es raro en adultos, habitualmente ya es un síndrome de Eisenmenger (en este caso el soplo continuo ya no está presente, cianosis de la mitad inferior del cuerpo).

Se diagnostica a base del examen físico y al resultado de la ecocardiografía (en caso de dudas RMN y TC).

### → TRATAMIENTO

**1. CAP con soplo continuo:** se debe cerrar, preferiblemente por vía percutánea. En caso de aumento de la presión en la arteria pulmonar: indicaciones terapéuticas como en la CIA. Después del tratamiento invasivo los enfermos sin alteraciones hemodinámicas residuales no precisan controles con especialista.

**2. Enfermos con síndrome de Eisenmenger:** tratamiento conservador, exclusivamente sintomático.

## 12.5. Síndrome de Eisenmenger

### → DEFINICIÓN Y ETIOPATOGENIA

El síndrome de Eisenmenger se produce como consecuencia de la existencia de un cortocircuito izquierda-derecha en el corazón o entre los troncos arteriales, lo que ocasiona que el flujo sanguíneo pulmonar esté aumentado, condicionando una hipertensión pulmonar severa e irreversible. Es consecuencia de las cardiopatías simples o compuestas con cortocircuito. A menudo ya está presente en la infancia. Se diagnostica en la edad adulta, sobre todo en enfermos con defecto del septo interauricular y conducto arterioso persistente.

### → CUADRO CLÍNICO

**1. Síntomas:** tolerancia al esfuerzo limitada en grado importante, disnea que aumenta con el esfuerzo físico, palpitaciones, dolor torácico. En caso de hematocrito alto puede aparecer el síndrome de hiperviscosidad sanguínea, hemoptisis, hemorragia pulmonar. En la fase avanzada son frecuentes los síncopes.

**2. Signos:** cianosis central, acropaquias, tumefacción en la zona precordial, II tono cardíaco palpable; acentuación aumentada del II tono sobre la arteria pulmonar; III tono; en caso de la hipertrofia del ventrículo derecho: IV tono; desaparición de los soplos típicos de la cardiopatía causante el síndrome, p. ej. del soplo continuo en el conducto arterioso persistente o del soplo sistólico en el defecto interventricular. Con frecuencia, soplo sistólico de baja intensidad en el borde izquierdo del esternón, probablemente secundario a la dilatación del tronco pulmonar. Soplo protomesodiastólico de intensidad baja en caso de insuficiencia de la válvula pulmonar a consecuencia de la resistencia elevada en la circulación pulmonar (soplo de Graham-Steell).

**3. Historia natural:** los enfermos con cardiopatías simples y cortocircuito tienen un promedio de supervivencia >40 años, más corta cuando se asocia a cardiopatías compuestas. Las causas más frecuentes de muerte son: insuficiencia cardíaca, MCS, hemoptisis. Factores que aumentan el riesgo de complicaciones graves, muerte incluida: embarazo, anestesia general, deshidratación, hemorragia, intervenciones quirúrgicas, abuso de diuréticos, algunos anticonceptivos orales, anemia (más a menudo después de sangrías no justificadas), cateterismo cardíaco, tratamiento intravenoso e infecciones pulmonares.

### → DIAGNÓSTICO

Se diagnostica tras confirmar la existencia de resistencias vasculares pulmonares elevadas que no se reducen tras la administración de vasodilatadores (óxido nítrico, epoprostenol, adenosina e iloprost) en un enfermo con cardiopatía con cortocircuito. Si el estudio no invasivo sugiere la posibilidad de corrección quirúrgica de la cardiopatía, está indicada la realización de pruebas diagnósticas invasivas.

Exploraciones complementarias

**1. Pruebas de laboratorio:** cambios secundarios a la hipoxemia; $SaO_2$ por lo general <90 %.

**2. ECG:** se describen signos de hipertrofia de la aurícula derecha, signos de hipertrofia y sobrecarga del ventrículo derecho, bloqueo incompleto de la rama derecha del haz de His (en caso del defecto interauricular).

**3. Radiografía de tórax:** se observa una silueta cardíaca de tamaño variable según la cardiopatía de base y la severidad del síndrome de Eisenmenger. Está claramente disminuido el flujo sanguíneo pulmonar y los vasos hiliares pueden estar dilatados.

**4. Ecocardiografía:** hipertrofia del ventrículo derecho, otros cambios según la gravedad del síndrome, p. ej. insuficiencia de las válvulas auriculoventriculares. El estudio transesofágico puede detectar trombosis en la parte proximal de las arterias pulmonares.

### → TRATAMIENTO

**1. Recomendaciones generales:**

1) vacunación anual contra la gripe y cada 5 años contra el neumococo
2) vigilancia de los síntomas de sangrado
3) tratamiento activo de los estados inflamatorios
4) evitar la deshidratación, el esfuerzo físico extremo y la exposición a grandes alturas sobre el nivel del mar; prohibición de fumar
5) se debe consultar con el cardiólogo en caso de cualquier problema de salud.

**2. Tratamiento del síndrome de hiperviscosidad sanguínea:** si el Hto >65 %, después de descartar el déficit de hierro y la deshidratación → sangría de 250-500 ml durante 30-45 min e infusión de la misma cantidad de solución de NaCl al 0,9 %.

**3. Tratamiento de la hemoptisis:** en general no es necesario, en situación de riesgo vital (ruptura de la colateral aortopulmonar, arteria o arteriola pulmonar) → embolización percutánea o intervención quirúrgica.

**4. Tratamiento avanzado específico de la hipertensión pulmonar** →cap. 2.21.

**5. Trasplante pulmonar o pulmonar y cardíaco:** en los enfermos con hipoxemia severa o insuficiencia cardíaca, sin contraindicaciones para la operación, cuando el riesgo de muerte al año sea >50 %.

**6. Tratamiento de la hiperuricemia** →cap. 16.14.

**7. En caso de déficit de hierro:** suplementación VO →cap. 15.1.2.

## 12.6. Obstrucción del tracto de salida del ventrículo derecho

Es consecuencia de los cambios producidos en la válvula pulmonar y en el segmento adyacente del ventrículo derecho y del tronco pulmonar que dificultan la salida de sangre del ventrículo derecho.

**Clasificación de las estenosis.**

1) **Valvulares:** son las más frecuentes, habitualmente aparecen de forma aislada, a menudo como complicación de la rubéola congénita en el embarazo, como componente de la tetralogía de Fallot, del síndrome de Noonan o del síndrome de Alagille.

2) **Subvalvulares:** a menudo en relación con otras cardiopatías, con mayor frecuencia con la CIV, en la tetralogía de Fallot y con estenosis aórtica subvalvular.

3) **Supravalvulares**: raramente aisladas, se presentan en la tetralogía de Fallot, síndrome de Noonan, síndrome de Williams y síndrome de Alagille.

**Síntomas:** en la estenosis moderada o severa se describe cansancio fácil, disnea, dolor torácico, síncopes, ataques de anoxemia. En la auscultación: soplo de eyección mejor audible en el II espacio intercostal en el borde izquierdo del esternón con frémito acompañante (su ausencia indica una estenosis leve), I tono normal, II tono desdoblado con el componente pulmonar disminuido (en la estenosis avanzada), chasquido sistólico que disminuye durante la inspiración (cuando los velos de la válvula son finos y movibles, rara vez en la estenosis supravalvular o subvalvular).

**Historia natural:** la estenosis valvular moderada o severa suele progresar, mientras que la leve rara vez lo hace. Las estenosis subvalvulares y supravalvulares llevan a la hipertrofia del ventrículo derecho y al aumento del gradiente de la presión.

**Diagnóstico:** está basado principalmente en el estudio ecocardiográfico. El diagnóstico diferencial incluye las formas morfológicas de la cardiopatía. La medida del grado de la estenosis se basa en el gradiente de presiones entre el ventrículo y el tronco pulmonar:

1) leve <36 mm Hg
2) moderada 36-64 mm Hg
3) severa (estrecha) >64 mm Hg.

**Tratamiento:** la obstrucción del tracto de salida del ventrículo derecho a cualquiera de los niveles, precisa un tratamiento invasivo si el gradiente máximo en el examen con método de Doppler es >64 mm Hg (velocidad máxima del flujo sanguíneo >4 m/s) y la función sistólica del ventrículo derecho es normal. En caso de estenosis valvular → valvuloplastia percutánea con balón. En caso de estenosis subvalvulares y supravalvulares y en las estenosis con válvula calcificada y displásica → corrección quirúrgica. La supervivencia a largo plazo después de la corrección de la estenosis valvular es similar a la de la población general.

## 12.7. Obstrucción del tracto de salida del ventrículo izquierdo

Se produce a consecuencia de los cambios producidos en la válvula aórtica y la porción adyacente del ventrículo izquierdo y de la aorta ascendente que dificultan la salida de la sangre del ventrículo izquierdo.

**Clasificación de las estenosis**

1) **Valvulares**: son las más frecuentes, habitualmente se asocian con una válvula aórtica bicúspide.
2) **Subvalvulares**: en forma de estenosis membranosa o de túnel fibromuscular.
3) **Supravalvular**: con mayor frecuencia tienen forma de reloj de arena (con fibrosis de la túnica íntima de aorta) y pueden afectar la sección más larga de la aorta ascendente; causas: síndrome de Williams, rubéola congénita.

**Síntomas:** dependen del grado de estenosis y no difieren de los síntomas que tienen los enfermos con una forma adquirida de la enfermedad. En la estenosis subvalvular se observa un soplo sistólico intenso con frémito sistólico en el margen izquierdo del esternón (en caso de estenosis severa), un soplo diastólico de insuficiencia aórtica (frecuentemente). En la estenosis supravalvular se presentan hallazgos similares, pero habitualmente sin soplo diastólico. Además, incrementa la acentuación del II tono por presión aumentada en la aorta anterior a la estenosis, con irradiación muy clara del soplo y del frémito hacia las arterias carótidas, soplo telesistólico u holosistólico relacionado con la estenosis de las arterias pulmonares periféricas.

**Historia natural:** la estenosis valvular progresa hasta convertirse en una valvulopatía significativa (especialmente cuando aparecen calcificaciones de la válvula, por lo general después de los 60 años de edad) e insuficiencia valvular con dilatación de la aorta (riesgo de disección), por lo que precisará un tratamiento quirúrgico. La estenosis subvalvular membranosa y la estenosis supravalvular progresan y están relacionadas con la insuficiencia valvular aórtica. La estenosis de tipo de túnel suele ser severa y precisa un tratamiento quirúrgico. Existe un aumento del riesgo de endocarditis infecciosa.

**Diagnóstico:** está basado principalmente en el estudio ecocardiográfico. El diagnóstico diferencial incluye las formas morfológicas de la cardiopatía.

**Tratamiento:** enfermos con estenosis valvular →cap. 2.8.1; enfermos con estenosis subvalvular o supravalvular sintomáticos y con gradiente medio mediante Doppler ≥50 mm Hg → tratamiento quirúrgico. Los enfermos con valvulopatía avanzada asintomática precisan una valoración individual. Después de la operación es preciso realizar controles anuales.

## 12.8. Coartación aórtica

### → DEFINICIÓN Y ETIOPATOGENIA

Se define por la existencia de una estenosis de la aorta, por lo general en la zona del istmo aórtico, es decir por debajo de la salida de la arteria subclavia izquierda, frente a la salida del ligamento arterioso. Se suele desarrollar circulación colateral por las arterias mamarias internas y las arterias intercostales. Los aneurismas del círculo o polígono de Willis (la anomalía no cardíaca más frecuente) aparecen en un 3-5 % de los enfermos. Formas más raras de la coartación son la hipoplasia de la parte del arco aórtico y la interrupción de la continuidad.

### → CUADRO CLÍNICO

**1. Síntomas:** aparecen habitualmente en la 2.ª o 3.ª década de la vida y están relacionados con la hipertensión arterial en la zona de la aorta anterior a la estenosis (la presión arterial, confirmada mediante medición en los miembros superiores, es ≥10 mm Hg más alta que en la arteria poplítea). A veces existen diferencias entre las mediciones en ambas arterias braquiales si la estenosis afecta la salida de la arteria subclavia izquierda. Otros signos son: pulso débil o ausente en las arterias femorales; raramente claudicación intermitente (circulación colateral bien desarrollada); soplo producido por el flujo sanguíneo a través de la estenosis de la aorta en la parte izquierda de la región interescapular; soplos secundarios a la valvulopatía aórtica en la región precordial.

**2. Complicaciones** (pueden ser mortales): insuficiencia cardíaca, ruptura o disección aórtica, infección de la pared de la aorta, hemorragia intracraneal, complicaciones de la enfermedad coronaria de progresión rápida.

### → DIAGNÓSTICO

Se suele observar durante el diagnóstico de pacientes con hipertensión arterial o cefalea; confirmado mediante pruebas de imagen.

**Exploraciones complementarias**

**1. ECG:** signos de hipertrofia del ventrículo izquierdo.

**2. Radiografía de tórax:** se puede observar una muesca característica en la silueta de la aorta (signo de la cifra "3") y muescas en los bordes inferiores de las costillas; dilatación de la arteria subclavia izquierda y de la aorta ascendente.

**3. Ecocardiografía transtorácica:** es útil para valorar las consecuencias hemodinámicas, el gradiente de la presión antes y después de la estenosis, y las características del flujo sanguíneo en la aorta abdominal. A veces, la estenosis no se visualiza de forma directa.

**4. Aortografía clásica o angio-RMN:** para una valoración directa de la estenosis aórtica, especialmente para una adecuada evaluación si se plantea el tratamiento quirúrgico.

Tratamiento invasivo (quirúrgico o percutáneo), si el gradiente de presión entre el miembro superior derecho y el miembro inferior es de >20 mm Hg. Después de la cirugía a menudo persiste la hipertensión arterial. Se requieren controles anuales para detectar una posible recidiva de la estenosis.

## 12.9. Anomalía de Ebstein

Cardiopatía congénita que suele diagnosticarse en la edad adulta. El alcance de los cambios es amplio y depende del grado de la dislocación del velo septal de la válvula tricúspide hacia el ventrículo derecho, del tamaño de la parte del ventrículo derecho "con características auriculares", de la gravedad de los cambios funcionales (insuficiencia o estenosis), de la coexistencia de un cortocircuito a nivel auricular (foramen oval permeable o CIA en un 50 % de los enfermos), de la presencia de una vía accesoria de la conducción y de la coexistencia de otras cardiopatías congénitas. Las formas leves pueden ser asintomáticas y las graves pueden provocar una limitación importante en la tolerancia al esfuerzo.

**Síntomas y signos:** palpitaciones, disnea, tolerancia al esfuerzo limitada, a veces cianosis leve. En la auscultación: soplos mesosistólicos, soplo holosistólico con aumento en la fase de inspiración (insuficiencia de la válvula tricúspide), I y II tono ampliamente desdoblado, III tono del ventrículo derecho. Los enfermos con cardiopatía leve están a menudo asintomáticos hasta edad avanzada. Los demás pacientes presentan síntomas en la 2.ª-3.ª década de la vida.

**Diagnóstico:** en general a base de la ecocardiografía.

**Tratamiento:** quirúrgico en presencia de: clase III de NYHA, cianosis, insuficiencia cardíaca derecha o embolismo paradójico. Indicaciones relativas: arritmias supraventriculares recurrentes, resistentes al tratamiento (también después de la ablación sin éxito), cardiomegalia importante asintomática. La corrección mejora el pronóstico.

# 13. Endocarditis infecciosa

→ **DEFINICIÓN Y ETIOPATOGENIA**

Enfermedad que se desarrolla a consecuencia de una infección localizada en el endocardio de las válvulas (lo más común), de los ventrículos, de las aurículas, en el endotelio de los grandes vasos del tórax (p. ej. en caso de coartación de aorta), de las comunicaciones intervasculares (fístulas), o en cuerpos extraños en el corazón (p. ej. electrodos de marcapasos). En la endocarditis infecciosa se afectan con mayor frecuencia las válvulas aórtica o mitral, con menor frecuencia la válvula tricúspide y en ~10 % de casos hay implicación de >1 válvula. Este tipo de endocarditis está precedida por una bacteriemia en un período de tiempo que oscila entre <2 semanas (en un 80 % de los casos) y 2-5 meses (en algunos pacientes con endocarditis infecciosa sobre prótesis valvular).

**Factores etiológicos:** bacterias (>90 % de los casos), hongos (<1 %), muy raramente está causada por bacterias de los géneros *Chlamydia*, *Rickettsia* y *Mycoplasma*. Entre las bacterias se encuentran: estafilococos (que son la causa más frecuente de endocarditis infecciosa; *Staphylococcus aureus*, *epidermidis* y otros coagulasa-negativos), estreptococos (*Streptococcus viridans* que hasta hace poco era la causa más común de endocarditis infecciosa sobre válvula nativa), enterococos y bacterias gramnegativas, también del grupo HACEK (*Haemophilus* [*parainfluenzae*, *aphrophilus*, *paraphrophilus*], *Actinobacillus*,

*Cardiobacterium hominis, Eikenella corrodens, Kingella [kingae y denitrificans], Corynebacterium diphtheriae*) no productoras de la toxina. En caso de drogadictos la etiología es a menudo mixta. En ~10 % de los casos (en Chile en 1/3 de los casos) no se consigue identificar el agente etiológico.

**Factores etiológicos de EI con hemocultivos negativos:** *Coxiella burnetii, Bartonella spp., Aspergillus spp., Mycoplasma pneumoniae, Brucella spp., Legionella pneumophila, Candida spp., Tropheryma whipplei.*

**Enfermedades y situaciones que predisponen a la aparición de endocarditis infecciosa sobre válvula nativa:** aquellas enfermedades con indicación para profilaxis →más adelante. Además: antecedente de enfermedad reumática, prolapso del velo de la válvula mitral con insuficiencia, miocardiopatía hipertrófica, otras cardiopatías (especialmente valvulopatía aórtica, p. ej. válvula bicúspide, coartación de aorta), inmunodeficiencia (inmunosupresión, infección por VIH), colocación prolongada de catéteres en venas centrales, presencia de cuerpos extraños (p. ej. electrodos intracardíacos, parches vasculares) y el uso de drogas intravenosas en personas adictas (afectación predominante de las válvulas de la parte derecha del corazón). **La endocarditis infecciosa sobre prótesis valvular** (supone un 10-30 % de los casos de todas las endocarditis infecciosas) se desarrolla con mayor frecuencia a la 5.ª o 6.ª semana después de la cirugía. Siempre que se desarrolle dentro de los 12 primeros meses tras la intervención se considerará endocarditis infecciosa relacionada con la cirugía (precoz): *Staphylococcus epidermidis* (con mayor frecuencia), especialmente las cepas resistentes a meticilina, *Staphylococcus aureus y Candida spp.;* a partir del primer año tras la cirugía (EI sobre prótesis valvular tardía), la etiología será considerada como la descrita en la endocarditis infecciosa sobre la válvula nativa.

**Endocarditis infecciosa asociada con dispositivos cardíacos implantados:** es más frecuentemente provocada por los estafilococos.

### → CUADRO CLÍNICO

Predominan síntomas poco característicos: fiebre alta con escalofríos o febrícula prolongada acompañada de sudoración (que es el síntoma más frecuente y que puede estar ausente en pacientes ancianos o con insuficiencia cardíaca y renal), sensación de malestar general, debilidad, artralgia, mialgia, falta de apetito, pérdida de peso, cefalea y náuseas. Además, los síntomas pueden estar relacionados con la afectación

1) **De la parte izquierda del corazón:** soplos de insuficiencia de la válvula afectada (~80 % de los enfermos), en muy raros casos las vegetaciones grandes provocan una estenosis funcional de salida mitral. Síntomas de insuficiencia cardíaca; edema pulmonar en pacientes sin cardiopatía previa. Síntomas relacionados con embolismos (más a menudo en la endocarditis infecciosa provocada por *S. aureus*): al SNC (30-40 %; hemiparesia, afasia; cambios de comportamiento en caso de microembolia; raras veces hemorragia intracraneal por ruptura de aneurisma inflamatorio micótico), a arterias renales, arteria esplénica o arterias mesentéricas que pueden cursar con síntomas de íleo paralítico → dolor abdominal con irradiación hacia la espalda; embolia de las arterias coronarias (raro) → dolor torácico; de la arteria central de la retina → alteraciones de la visión, de la arteria de una extremidad → dolor; síntomas vasculares periféricos (derrames vasculares cutáneos: petequias y derrames subungueales, nodos de Osler (lesiones rojas, dolorosas, localizadas sobre todo en los dedos de las manos y de los pies); manchas de Roth (derrames en la retina con el centro pálido); lesión de Janeway (manchas hemorrágicas indoloras en las palmas de las manos y en las plantas de los pies); espleno- y hepatomegalia (a menudo en la endocarditis infecciosa de larga evolución).

2) **De la parte derecha del corazón:** síntomas de neumonía y de embolismo pulmonar: tos y dolor torácico de características pleuríticas (embolia pulmonar séptica); raramente hemoptisis y disnea; el soplo de insuficiencia de la

válvula tricúspide o pulmonar no aparece o aparece tarde: en la endocarditis infecciosa de larga evolución se presentan signos de insuficiencia cardíaca; la endocarditis infecciosa de la parte derecha del corazón en drogadictos tiene a menudo un carácter recurrente.

El embolismo es una de las causas de retraso en el diagnóstico de endocarditis, dado que los enfermos pueden ingresar en diferentes servicios especializados en función de las manifestaciones embólicas.

**Atención:** el embolismo acompañado de un estado febril siempre requiere exclusión de EI.

## → DIAGNÓSTICO

**Procedimiento diagnóstico**

En cada caso de sospecha de la endocarditis infecciosa realizar estas pruebas

**1. Hemocultivos** (se deben realizar antes de empezar la antibioticoterapia): extraer ≥3 muestras de sangre (con intervalos de 30 min; cada muestra de 10 ml para una botella con caldo de cultivo para aerobios y anaerobios; marcar la sospecha de endocarditis infecciosa en la solicitud de microbiología; en caso de *Coxiella burnetii* es suficiente 1 resultado positivo). Extraerlos independientemente de la temperatura corporal. No utilizar para su extracción los catéteres venosos introducidos previamente. Dentro de lo posible, extraer las muestras de sangre para cultivos ≥2 días después de suspender el antibiótico usado previamente. Después de antibioticoterapia prolongada los cultivos todavía pueden permanecer negativos durante una semana. En todos los enfermos sometidos a una operación cardioquirúrgica, sobre todo si los resultados de los hemocultivos previos han sido negativos, cultivar muestras de todos los tejidos extraídos o de material artificial, realizar estudio microscópico y la reacción en cadena de la polimerasa (PCR) para identificar el agente etiológico.

**2. Pruebas serológicas:** se realizarán ante la sospecha de una infección por *Bartonella*, *Brucella*, *Histoplasma capsulatum*, *Cryptococcus neoformans*, *Legionella*, *Chlamydia* o *Coxiella burnetii*.

**3. Ecocardiografía:** revela vegetaciones (formaciones móviles ecogénicas fijadas al endocardio o al material extraño en el corazón). No permite distinguir con seguridad entre las vegetaciones de la endocarditis infecciosa ya curada y la endocarditis infecciosa activa. Otros hallazgos son: daño valvular (insuficiencia de la válvula debida a la vegetación, perforación del velo o ruptura de la cuerda tendinosa; aneurisma de la válvula mitral) y complicaciones perivalvulares (abscesos, pseudoaneurismas, fístulas intracardíacas).

Se debe realizar una ecocardiografía transtorácica en todo enfermo sin prótesis valvular con sospecha clínica de EI. Si la probabilidad clínica de EI es baja y el resultado del estudio transtorácico es negativo (con buena calidad de imágenes) → considerar otro diagnóstico. Si no se consiguen imágenes de buena calidad, proceder a estudio transesofágico. Realizar el estudio transesofágico también en los siguientes casos:

1) si la probabilidad clínica de EI es alta (p. ej. bacteriemia por estafilococos) y el resultado del estudio transtorácico es negativo

2) en sospecha de EI en portador de prótesis valvular o de dispositivos intracardíacos implantados, y ante la sospecha de afectación de la válvula aórtica

3) antes del tratamiento quirúrgico de la EI activa

4) si el resultado del estudio transtorácico indica EI (excepto EI sobre válvula derecha pulmonar o tricúspide nativas, si las imágenes de estudio transtorácico son inequívocas). Si el resultado del estudio transesofágico es negativo y la sospecha clínica de EI está justificada, repetir el estudio a los 5-7 días.

**4. Pruebas de laboratorio:** VHS aumentada (un promedio de 50 mm, después de 1 h en casi todos los enfermos); leucocitosis con predominio de neutrófilos (más a menudo en la endocarditis infecciosa de evolución aguda); anemia, habitualmente normocrómica y normocítica; nivel elevado de fibrinógeno, proteína C-reactiva e inmunoglobulinas en sangre; hematuria microscópica y proteinuria leve (en >50 % de los enfermos).

**5. ECG:** cambios inespecíficos.

**6. Radiografía de tórax:** revela el grado de la insuficiencia cardíaca o la presencia de complicaciones pulmonares.

**7. TC multicorte,** complemento esencial del estudio ecocardiográfico en la valoración de los cambios perivalvulares: abscesos, pseudoaneurismas y fístulas; también en portadores de prótesis valvulares; útil en la valoración de la anatomía de la válvula aórtica (p. ej. perforación de velo) y de la aorta; en el diagnóstico de embolismo pulmonar en EI tricúspide o pulmonar; en la detección de los abscesos metastásicos (p. ej. en el bazo) y embolismo en el SNC (menos sensible que la RMN, pero con acceso más fácil).

**8. RMN:** es más sensible que la TC en el diagnóstico de ACV (sobre todo en casos asintomáticos), de isquemia cerebral transitoria y de encefalopatía.

**9. Pruebas radioisotópicas:** aumentan la probabilidad de detectar focos infecciosos y, por lo tanto, confirmar el diagnóstico de EI.

### Criterios diagnósticos

El diagnóstico de EI puede establecerse, cuando en un enfermo con sepsis o infección generalizada se observan signos objetivos de la afectación del endocardio.

Las guías de la ESC establecen los siguientes criterios para el diagnóstico de endocarditis infecciosa:

**1. EI definida** →tabla 13-1.

**2. EI posible** →tabla 13-1.

**3. EI activa:**

1) resultados positivos de los hemocultivos o del material extraído durante la operación

2) signos de la endocarditis observados durante la operación

3) no se ha finalizado la antibioticoterapia iniciada a raíz del diagnóstico de endocarditis infecciosa.

**4. Recidiva de EI:** EI provocada por el mismo microorganismo en <6 meses desde el diagnóstico del episodio previo. **Reinfección:** EI provocada por el mismo microorganismo en >6 meses desde el diagnóstico de episodio previo, o provocada por otro microorganismo.

**5. EI asociada a los dispositivos cardíacos implantados:** es difícil de distinguir de la infección local del dispositivo. Se debe sospechar en caso de fiebre de causa no precisada en un enfermo con un dispositivo implantado. Las pruebas más importantes para su diagnóstico son la ecocardiografía (la transesofágica es más sensible y específica, pero primero hay que realizar la transtorácica) y los hemocultivos.

### Diagnóstico diferencial

Otras causas de la fiebre →cap. 1.20, enfermedades sistémicas del tejido conectivo, neoplasias, brote de fiebre reumática en pacientes con cardiopatía conocida previamente.

**Causas de un resultado falso positivo del estudio ecocardiográfico:** trombos y tumores intracardíacos con forma polipoide no infectados; vegetaciones no infectadas en las válvulas (p. ej. en endocarditis de Libman-Sacks en el curso de LES, con menor frecuencia en la enfermedad de Behçet, carcinoide, fiebre reumática aguda).

---

**→ TRATAMIENTO**

Un diagnóstico de endocarditis infecciosa constituye una indicación para la hospitalización, habitualmente durante 4-6 semanas. La endocarditis infecciosa en una prótesis valvular precisa un tratamiento durante ≥6 semanas.

**Tabla 13-1. Diagnóstico de endocarditis infecciosa (EI): criterios de la Universidad de Duke, modificados por la ESC en 2015**

**Criterios patológicos de diagnóstico de EI definida**

1) Microorganismos aislados en el cultivo o en el examen histológico de una vegetación, de una vegetación que ha causado una embolia, o de un absceso intracardíaco; o

2) Lesiones que son indicativas de EI activa (vegetación o absceso intracardíaco) y confirmación histológica de signos de EI activa

**Criterios clínicos de EI**

**Criterios mayores**

1) Cultivos de sangre positivos para EI:

    a) microorganismos consistentes con EI en 2 hemocultivos separados: *Streptococcus viridans*, *Streptococcus gallolyticus* (*Streptococcus bovis*), grupo HACEK, *Staphylococcus aureus* o enterococos adquiridos en la comunidad en ausencia de un foco primario; o

    b) microorganismos consistentes con EI desde hemocultivos positivos persistentemente: ≥2 hemocultivos positivos de muestras de sangre tomadas con >12 h de diferencia, o los 3 hemocultivos positivos, o una mayoría de ≥4 hemocultivos separados ≥1 h entre la primera y la última muestra; o

    c) cultivo único de sangre positivo para *Coxiella burnetii*, o un título de anticuerpos IgG contra *Coxiella burnetii* >1:800.

2) Evidencia de EI en pruebas de imagen:

    a) ecocardiografía positiva para EI: vegetaciones; absceso, pseudoaneurisma, fístula intracardíaca; perforación de velo o aneurisma; dehiscencia parcial nueva de válvula prostética

    b) actividad anómala alrededor del lugar de implante de la válvula protésica detectada por [18]F-FDG PET-TC (solo si el período de implantación de la prótesis es >3 meses) o SPECT-TC con leucocitos marcados

    c) lesiones perivalvulares definidas por TC cardíaca.

**Criterios menores**

1) En la anamnesis: lesión cardíaca u otra enfermedad cardíaca predisponente, o uso de drogas por vía endovenosa

2) Fiebre >38 °C

3) Fenómenos vasculares (incluidos los que se detectan solo por imagen): embolias arteriales mayores, infartos pulmonares sépticos, aneurisma infeccioso, hemorragia intracraneal, hemorragias conjuntivales, lesiones de Janeway

4) Fenómenos inmunológicos: glomerulonefritis, nódulos de Osler, manchas de Roth, factor reumatoide

5) Evidencia microbiológica: hemocultivo positivo que no cumple un criterio mayor o evidencia serológica de infección activa con un microorganismo consistente con EI

**EI definida:** 2 criterios mayores o 1 criterio mayor + 3 criterios menores o 5 criterios menores

**EI posible:** 1 criterio mayor + 1 criterio menor o 3 criterios menores

**EI descartada**

1) Diagnóstico alternativo firme; o

2) Resolución de los síntomas de EI con antibioticoterapia de ≤4 días; o

3) Ausencia de evidencia patológica de EI en el examen patológico o examen de la muestra tomada durante la cirugía con ≤4 días de la antibioticoterapia; o

4) No se cumplen los criterios de EI posible.

Según los criterios de la ESC 2015, modificados.

## Tratamiento farmacológico

**1. Antibioticoterapia iv.:** en estado grave (p. ej. sepsis) el tratamiento será empírico →fig. 13-1; en los demás casos según el antibiograma: p. ej. la endocarditis infecciosa por estreptococos →fig. 13-2, la endocarditis infecciosa por estafilococos →fig. 13-3, la endocarditis infecciosa provocada por otros

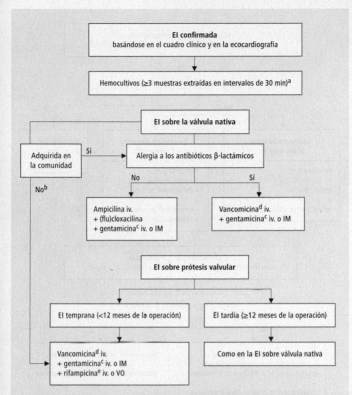

**Dosificación de los fármacos:** ampicilina, (flu)cloxacilina — 12 g/d en 4-6 dosis divididas; **gentamicina** — 3 mg/kg/d en 1 dosis; **rifampicina** — 900-1200 mg/d en 2-3 dosis divididas; **vancomicina** — 30-60 mg/kg/d en 2-3 dosis divididas[f].

[a] Tras la identificación del microorganismo (en general antes de las 48 h) modificar el tratamiento según el antibiograma. Si los resultados del cultivo son negativos y no hay respuesta clínica al tratamiento, considerar añadir antibióticos dirigidos hacia los microorganismos que causan la EI con hemocultivos negativos (doxiciclina, fluoroquinolonas) y eventualmente realizar una cirugía con el fin de determinar el diagnóstico (molecular) y elegir el tratamiento.

[b] Algunos expertos en casos de EI hospitalaria de alta frecuencia local de infecciones por *S. aureus* (>5 %) recomiendan la administración de cloxacilina con vancomicina hasta la confirmación de la infección por *S. aureus*.

[c] 1 × semana (en los enfermos con insuficiencia renal 2 × semana) controlar la función renal y los niveles séricos del antibiótico. En caso de emplearse 1 × d, los niveles deben ser <1 mg/l antes de la administración de la siguiente dosis y 10-12 mg/l una hora después de administrar el fármaco iv.

[d] El nivel sérico de vancomicina debe ser 10-15 mg/l antes de administrar la siguiente dosis y 30-45 mg/l una hora después de terminar la infusión iv.

[e] La rifampicina debe administrarse solamente en casos de EI sobre prótesis valvular y según algunos expertos tiene que incluirse a los 3-5 días del uso de vancomicina y gentamicina.

[f] En El sobre la válvula nativa o El tardía sobre prótesis valvular; 30 mg/kg/d en 2 dosis divididas en El temprana sobre prótesis valvular.

EI — endocarditis infecciosa

**Fig. 13-1.** Antibioticoterapia empírica de la endocarditis infecciosa (EI) antes del aislamiento o sin aislamiento de microorganismo (según las guías de la ESC 2015, modificadas)

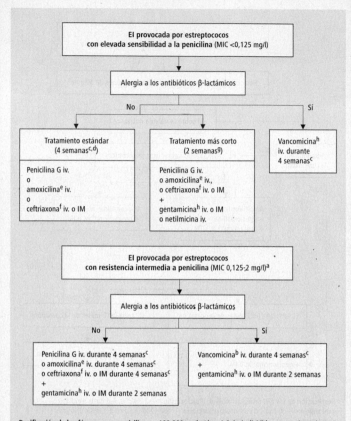

**El provocada por estreptococos con elevada sensibilidad a la penicilina (MIC <0,125 mg/l)**

Alergia a los antibióticos β-lactámicos

**No** / **Sí**

**Tratamiento estándar (4 semanas[c,d])**

Penicilina G iv.
o
amoxicilina[e] iv.
o
ceftriaxona[f] iv. o IM

**Tratamiento más corto (2 semanas[g])**

Penicilina G iv.
o amoxicilina[e] iv.,
o ceftriaxona[f] iv. o IM
+
gentamicina[h] iv. o IM
o netilmicina iv.

**Vancomicina[h] iv. durante 4 semanas[c]**

**El provocada por estreptococos con resistencia intermedia a penicilina (MIC 0,125-2 mg/l)[a]**

Alergia a los antibióticos β-lactámicos

**No** / **Sí**

Penicilina G iv. durante 4 semanas[c]
o amoxicilina[e] iv. durante 4 semanas[c]
o ceftriaxona[f] iv. o IM durante 4 semanas[c]
+
gentamicina[h] iv. o IM durante 2 semanas

Vancomicina[b] iv. durante 4 semanas[c]
+
gentamicina[h] iv. o IM durante 2 semanas

**Dosificación de los fármacos:** amoxicilina — 100-200 mg/kg/d en 4-6 dosis divididas, con resistencia intermedia o plena: 200 mg/kg/d en 4-6 dosis divididas; **ceftriaxona** — 2 g 1 × d; **gentamicina** — 3 mg/kg 1 × d; **netilmicina** — 4-5 mg/kg 1 × d; **penicilina G** — 12-18 mill. uds./d (con resistencia intermedia: 24 mill. uds./d) en 4-6 dosis divididas o en infusión continua; **vancomicina** — 30 mg/kg/d en 2 dosis divididas[i].

[a] En caso de resistencia completa (MIC >2 mg/l) tratar como en caso de EI causada por enterococos (→tabla 13-2).

[b] El nivel sérico de vancomicina debe ser 10-15 mg/l antes de administrar la siguiente dosis y 30-45 mg/l una hora después de terminar la infusión iv.

[c] 6 semanas en caso de EI sobre la prótesis valvular.

[d] De preferencia en enfermos >65 años o con alteraciones de la función renal o del nervio auditivo.

[e] O ampicilina en la misma dosis.

[f] De preferencia en enfermos tratados de manera ambulatoria.

[g] Solo en caso de EI sobre la válvula nativa sin complicaciones y con función renal normal.

[h] 1 × semana controlar la función renal y los niveles séricos de la gentamicina. En caso de emplearse 1 × d, los niveles deben ser <1 mg/l antes de la administración de la siguientes dosis y ~10-12 mg/l una hora después de administrar el fármaco iv.

[i] Según algunos expertos hasta 45-60 mg/kg/d en 2-3 dosis divididas, para obtener los niveles séricos del fármaco 15-20 mg/l.

EI — endocarditis infecciosa, MIC — concentración mínima inhibitoria

**Fig. 13-2.** Antibioticoterapia específica en la endocarditis infecciosa (EI) por estreptococos de la cavidad bucal o *Streptococcus bovis* (según las guías de la ESC 2015, modificadas)

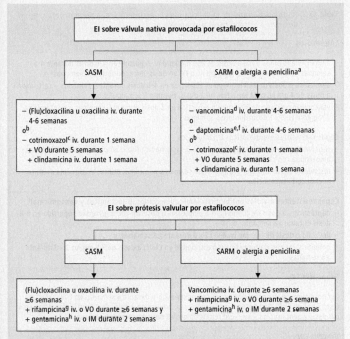

**El sobre válvula nativa provocada por estafilococos**

**SASM**

- (Flu)cloxacilina u oxacilina iv. durante 4-6 semanas
o[b]
- cotrimoxazol[c] iv. durante 1 semana
  + VO durante 5 semanas
  + clindamicina iv. durante 1 semana

**SARM o alergia a penicilina[a]**

- vancomicina[d] iv. durante 4-6 semanas
o
- daptomicina[e,f] iv. durante 4-6 semanas
o[b]
- cotrimoxazol[c] iv. durante 1 semana
  + VO durante 5 semanas
  + clindamicina iv. durante 1 semana

**El sobre prótesis valvular por estafilococos**

**SASM**

(Flu)cloxacilina u oxacilina iv. durante ≥6 semanas
+ rifampicina[g] iv. o VO durante ≥6 semanas y
+ gentamicina[h] iv. o IM durante 2 semanas

**SARM o alergia a penicilina**

Vancomicina iv. durante ≥6 semanas
+ rifampicina[g] iv. o VO durante ≥6 semana
+ gentamicina[h] iv. o IM durante 2 semanas

**Dosificación de los fármacos: (flu)cloxacilina u oxacilina** — 12 g/d en 4-6 dosis divididas; **gentamicina** — 3 mg/kg/d en 1 o 2 dosis divididas; **rifampicina** — 900-1200 mg/d en 2 o 3 dosis divididas; **vancomicina** — 30-60 mg/kg/d en 2 o 3 dosis divididas; **cotrimoxazol (sulfametoxazol + trimetoprima)** — 4800 mg/d + 960 mg/d en 4-6 dosis divididas (en caso de iv.); **clindamicina** — 1800 mg/d en 3 dosis divididas; **daptomicina** — 10 mg/kg 1 × d.

[a] En caso de EI causada por estafilococos sensibles a meticilina, en enfermos con alergia a penicilina, pero sin reacción anafiláctica utilizar cefalosporinas (cefazolina 6 g/d o cefotaxima 6 g/d iv. en 3 dosis divididas).

[b] Tratamiento alternativo en caso de *Staphylococcus aureus* (puede considerarse este esquema del tratamiento, recomendación débil).

[c] 1 × semana monitorizar la función renal y la concentración de cotrimoxazol en sangre (2 × semana en personas con función renal deficiente).

[d] Las concentraciones séricas de vancomicina antes de la administración de la siguiente dosis deberían ser ≥20 mg/l.

[e] Mayor eficacia que la de la vancomicina, si la MIC para la vancomicina es >1 mg/l.

[f] Monitorizar la concentración de creatinina-cinasa 1 × semana. Algunos expertos recomiendan añadir a la daptomicina la cloxacilina (12 g/d en 6 dosis divididas) o la fosfomicina (8 g/d en 4 dosis divididas).

[g] La rifampicina aumenta el metabolismo hepático de warfarina y de otros fármacos. Se considera que su uso tiene importancia especial en los enfermos con infección de prótesis valvular pues ayuda a la erradicación de las bacterias adheridas al material protésico. Utilizar la rifampicina siempre junto con otro antibiótico eficaz contra los estafilococos para minimizar el riesgo de selección de las cepas resistentes. Se recomienda iniciar su administración 3-5 días más tarde que de la gentamicina y vancomicina.

[h] 1 × semana (en enfermos con insuficiencia renal 2 × semana) monitorizar la función renal y la concentración sérica de gentamicina.

EI — endocarditis infecciosa, MIC — concentración mínima inhibitoria, SARM — estafilococos resistentes a meticilina, SASM — estafilococos sensibles a meticilina

**Fig. 13-3.** Antibioticoterapia específica en la endocarditis infecciosa (EI) estafilocócica (según la guía de la ESC 2015, modificadas)

**Tabla 13-2. Antibioticoterapia de la endocarditis infecciosa causada por microorganismos distintos a estreptococos y estafilococos**

**Enterococos**

- amoxicilina (o ampicilina) a dosis de 200 mg/kg/d iv. repartida en 4-6 dosis durante 4-6 semanas[a] + gentamicina[b] 3 mg/kg/d iv. o IM en dosis única, durante 2-6 semanas[a] o
- ampicilina a dosis de 200 mg/kg/d iv. repartida en 4-6 dosis durante 6 semanas + ceftriaxona a dosis de 4 g/d iv. o IM repartida en 2 dosis, durante 6 semanas[c] o
- vancomicina a dosis de 30 mg/kg/d repartida en 2 dosis durante 6 semanas + gentamicina[b] 3 mg/kg/d iv. en 1 dosis durante 6 semanas

**Cepas resistentes a antibióticos β-lactámicos**
- resistencia provocada por producción de β-lactamasa: utilizar ampicilina con sulbactam o amoxicilina con clavulánico
- resistencia provocada por proteínas que se unen a penicilina: utilizar el esquema de tratamiento con vancomicina

**Cepas resistentes a varios antibióticos (aminoglucósidos, β-lactámicos y vancomicina)[d]**
- daptomicina a dosis de 10 mg/kg/d + ampicilina a dosis de 200 mg/kg/d iv. repartida en 4-6 dosis durante ≥8 semanas, o
- linezolid a dosis de 600 mg iv. o VO 2×d durante ≥8 semanas, o
- quinupristina con dalfopristina (no disponible en Chile) a dosis de 7,5 mg/kg 3×d durante ≥8 semanas

**Grupo HACEK**

Cefalosporina de III generación (p. ej. ceftriaxona 2 g/d durante 4 semanas en EVN y durante 6 semanas en EVP). Si no producen β-lactamasa: ampicilina a dosis de 12 g/d iv. repartida en 4 o 6 dosis y gentamicina 3 mg/kg/d repartida en 2-3 dosis durante 4-6 semanas

***Brucella spp.***

Doxiciclina a dosis de 200 mg/d + cotrimoxazol 960 mg 2×d + rifampicina 300-600 mg/d durante ≥3-6 meses VO. Durante las primeras semanas se puede añadir estreptomicina 15 mg/kg/d repartida en 2 dosis

***Coxiella burnetii***

Doxiciclina a dosis de 200 mg/d + hidroxicloroquina 200-600 mg/d VO (se prefiere sobre la doxiciclina en monoterapia) durante >18 meses

***Bartonella spp.***

Doxiciclina a dosis de 100 mg VO 2×d durante 4 semanas + gentamicina 3 mg/kg/d iv. durante 2 semanas

***Legionella spp.***

Levofloxacino a dosis de 500 mg iv. o VO 2×d durante ≥6 semanas + claritromicina 500 mg 2×d iv. durante 2 semanas, a continuación VO durante 4 semanas + rifampicina 300-1200 mg/d durante 6 semanas

***Mycoplasma spp.***

Levofloxacino a dosis de 500 mg iv. o VO 2×d durante ≥6 meses

***Tropheryma whipplei***

Doxiciclina a dosis de 200 mg/d + hidroxicloroquina[d] 200-600 mg/d VO (se prefiere sobre la doxiciclina en monoterapia) durante ≥18 meses

---

<sup>a</sup> El tratamiento durante 6 semanas se recomienda en enfermos con síntomas de >3 meses de duración y en enfermos con prótesis valvular.

<sup>b</sup> 1 × semana se debe monitorizar la función renal y el nivel sérico de gentamicina, que debe estar <1 mg/l antes de la administración de la siguiente dosis y 10-12 mg/l una hora después de la administración iv. del medicamento.

<sup>c</sup> Este esquema se recomienda en la infección por *Enterococcus faecalis*. Es el tratamiento de elección en la infección por una cepa de *E. faecalis* resistente a los aminoglucósidos. Ineficaz en la infección por *E. faecium*.

<sup>d</sup> Es imprescindible la colaboración con un especialista en medicina infecciosa.

EVN — endocarditis infecciosa sobre válvula nativa, EVP — endocarditis infecciosa sobre válvula protésica

Según las guías ESC 2015.

---

microorganismos (incluidos los que son causa de EI con resultados positivos de hemocultivos →tabla 13-2).

**2. Prevención antifúngica** (no incluida en las guías de ESC): p. ej. fluconazol 50-100 mg/d, en casos no complicados por lo menos durante las 2 primeras semanas de antibioticoterapia.

**3. Tratamiento anticoagulante:** la endocarditis infecciosa por sí misma no constituye una indicación para empezar el tratamiento anticoagulante, pero se debe continuar si el paciente lo recibe por otras indicaciones. Si puede resultar necesaria una evaluación urgente de la existencia de indicación para cirugía o si se observan considerables oscilaciones del INR, cambiar el anticoagulante previo por HBPM. En caso de ACV hemorrágico → suspender todos los medicamentos anticoagulantes y antiagregantes. En pacientes con prótesis valvular implantada volver a poner el tratamiento anticoagulante (utilizando HBPM) siempre y cuando sea seguro. En caso de complicaciones hemorrágicas graves, suspender el tratamiento antiagregante y consultar con un equipo de expertos en EI.

**Tratamiento invasivo**

La decisión más difícil en el tratamiento es elegir el momento adecuado para la cirugía. El estado hemodinámico puede decidir sobre su necesidad incluso en caso de antibioticoterapia efectiva. Son **indicaciones de cirugía inmediata** (en las primeras 24 h): edema de pulmón o *shock* cardiogénico provocado por insuficiencia importante u obstrucción de la salida de la válvula mitral o aórtica, o formación de comunicaciones intracardíacas o entre las cámaras cardíacas y el pericardio. Son **indicaciones para una cirugía urgente** (a lo largo de pocos días) **en la endocarditis infecciosa activa:** insuficiencia cardíaca severa provocada por una disfunción de la válvula nativa o protésica; persistencia de la infección después de 7-10 días de antibioticoterapia efectiva; afectación de estructuras perivalvulares (absceso, fístula o ruptura de los velos de la válvula, alteraciones en la conducción, miocarditis); infección provocada por uno de los microorganismos que habitualmente no reaccionan bien al tratamiento médico (hongos, *Brucella, Coxiella*) o que pueden provocar una destrucción rápida de las estructuras del corazón (p. ej. *Staphylococcus lugdunensis*); embolismo recidivante con vegetaciones >10 mm a pesar de una antibioticoterapia adecuada (sobre todo en las primeras 2 semanas del tratamiento); presencia de vegetaciones móviles de un tamaño >10 mm y otros síntomas que empeoran el pronóstico: insuficiencia cardíaca, abscesos, inefectividad del tratamiento (hay menos evidencias de una urgente necesidad de cirugía en pacientes con vegetaciones >15 mm sin los síntomas enumerados con anterioridad).

Los pacientes con insuficiencia de una válvula sin signos de insuficiencia cardíaca deben operarse de manera programada.

Se admite el tratamiento quirúrgico después de una embolia cerebral al SNC si se descarta la hemorragia intracraneal, el paciente no está en coma, el ACV no ha provocado gran lesión cerebral, no hay comorbilidad que sea contraindicación para el tratamiento quirúrgico (en todo paciente con complicaciones neurológicas hay que realizar una TC o una RMN craneal) y el paciente tiene insuficiencia cardíaca severa, sepsis no controlada, infección por microorganismo resistente a la antibioticoterapia, absceso o existe un riesgo elevado de nuevo episodio de embolismo. Dicha operación en circulación extracorpórea dentro de los primeros 30 días después del ACV se relaciona con un riesgo elevado de complicaciones. El accidente isquémico transitorio y el embolismo cerebral asintomático al SNC también son indicaciones para el tratamiento quirúrgico. El riesgo de embolismo es más alto antes de empezar la antibioticoterapia y en los primeros días de tratamiento; después de 2 semanas de tratamiento el riesgo disminuye de manera significativa.

**Tratamiento de la endocarditis infecciosa asociada al dispositivo cardíaco implantado:** empezar la antibioticoterapia (inicialmente empírica; preferiblemente con un antibiótico eficaz contra los estafilococos; después según el antibiograma); contactar con el centro en el que se retiran los dispositivos implantados de manera percutánea (en caso de las vegetaciones >20 mm considerar la cirugía); analizar una vez más las indicaciones para la reimplantación del dispositivo. Si el estado del enfermo lo permite, posponer la reimplantación hasta que la endocarditis infecciosa esté curada. Si el paciente depende del estimulador, se debe implantar un electrodo temporal en el lado opuesto.

**Tratamiento de EI en drogadictos:** debido a la adicción, se observan recurrencias frecuentes de EI, por lo cual raramente se indica el reemplazo valvular. Considerar el tratamiento quirúrgico en caso de bacteriemia mantenida >7 días a pesar de tratamiento antimicrobiano adecuado, en infecciones por hongos, en caso de insuficiencia cardíaca derecha resistente al tratamiento, y en caso de grandes y persistentes vegetaciones (>20 mm) tras embolismos pulmonares recurrentes.

**Combinar el tratamiento quirúrgico con la antibioticoterapia,** cuya duración se calcula a partir del primer día de la antibioticoterapia dirigida, y no desde el día de la cirugía. Si los resultados de los cultivos del tejido valvular son positivos y la cepa bacteriana aislada es resistente a los antibióticos utilizados, empezar un nuevo ciclo completo de tratamiento con antibióticos eficaces contra las bacterias aisladas.

**➔ OBSERVACIÓN**

Controlar: la temperatura corporal (en caso de evolución clínica no complicada la temperatura se normaliza a los 5-10 días), el nivel de la proteína C-reactiva (habitualmente baja bruscamente después de 7-14 días de tratamiento, puede estar elevado durante >4-6 semanas; la persistencia del nivel elevado de la proteína C-reactiva es un signo de una infección persistente), el recuento de leucocitos (normalización en la 1.ª o 2.ª semana del tratamiento), el recuento de plaquetas y de hematíes, el aclaramiento de creatinina en el suero y la eTFG. Realizar hemocultivos de control a las 48-72 h para valorar la eficacia del tratamiento. Observar la presencia de síntomas de las posibles complicaciones cardíacas y extracardíacas, sobre todo los incidentes embólicos. Si el paciente se ha tratado de forma conservadora, una vez terminado el tratamiento, valorar el grado de la lesión valvular y las indicaciones para tratamiento quirúrgico. Repetir un estudio transtorácico de control al finalizar el tratamiento.

Planificar 4 visitas ambulatorias: a los 1, 3, 6 y 12 meses de la finalización del tratamiento hospitalario.

**➔ COMPLICACIONES**

Embolismo, focos metastásicos de infección, valvulopatías, insuficiencia cardíaca, alteraciones del ritmo y de la conducción, insuficiencia renal.

→ **P R E V E N C I Ó N**

**1. Métodos inespecíficos:**

1) higiene de la boca y de la piel (visitar al dentista 2×año en caso de personas con alto riesgo y 1×año en los demás casos)

2) desinfección de heridas

3) erradicación o reducción del estado de portador crónico de bacterias en piel y en vías urinarias

4) uso de antibióticos en caso de cualquier foco de infección bacteriana

5) abstención del uso de antibióticos sin indicación médica

6) medidas estrictas de prevención de infecciones en todo caso de procedimiento de riesgo para EI

7) recomendar a los pacientes no aplicarse piercing ni tatuajes

8) limitación en lo posible del uso de catéteres intravenosos y de intervenciones invasivas; usar preferentemente accesos venosos periféricos (en vez de centrales) y recambiarlos regularmente cada 3-4 días; seguimiento estricto de los cuidados al enfermo portador de catéter venoso central o periférico.

**2. Indicaciones para la prevención con el uso de antibióticos:** la prevención de la endocarditis infecciosa se recomienda **solamente antes de las intervenciones odontológicas** que requieren manipulaciones en las encías o en la zona de la raíz dental o la ruptura de la continuidad de la mucosa (extracción dental, manipulaciones en el periodonto, endodoncia, eliminación del sarro dental, implante dental) y **solamente en caso de personas** con:

1) prótesis valvular (incluida la percutánea) o reparación previa de una válvula con el uso de material extraño

2) endocarditis infecciosa previa

3) cardiopatía congénita cianótica; corregida completamente con cirugía o con intervención percutánea con el uso de material extraño, hasta 6 meses tras la intervención; insuficiencia residual o un cortocircuito en el lugar de implantación de forma quirúrgica o percutánea de material extraño.

**3. Se recomienda antibioticoterapia** (1 dosis 30-60 min antes de la intervención):

1) **personas sin alergia a la penicilina:** amoxicilina o ampicilina 2 g en adultos y 50 mg/kg en niños, VO o iv.; como alternativa cefazolina o ceftriaxona iv. 1 g en adultos y 50 mg/kg en niños

2) **personas alérgicas a la penicilina:** clindamicina 600 mg en adultos y 20 mg/kg en niños, VO o iv.

# 14. Fiebre reumática

→ **D E F I N I C I Ó N   Y   E T I O P A T O G E N I A**

Enfermedad autoinmune aguda desarrollada como complicación tardía de una infección por estreptococos β-hemolíticos del grupo A (EBHA). Es una complicación que se da en ~3 % de los casos de faringoamigdalitis estreptocócica no tratadas con antibióticos. La reacción inmune está dirigida contra epítopos que tienen una estructura similar a la de las proteínas que se hallan en el miocardio, en las válvulas de corazón, en la membrana sinovial, piel, epitálamo y en el núcleo caudado. En la actualidad, en Chile y en Argentina es una enfermedad infrecuente que suele presentarse justo antes de la pubertad. Su incidencia es de 0,6 por 100 000 habitantes.

## → CUADRO CLÍNICO E HISTORIA NATURAL

**1. Síntomas de faringitis estreptocócica** →cap. 3.3.

**2. Síntomas de fiebre reumática:** aparecen habitualmente 2-3 semanas después de una faringitis.

1) Inflamación de articulaciones grandes (en un 75 % de los enfermos): siempre asimétrica, con edema típico, dolor intenso, dolor a la palpación y enrojecimiento de la piel. Sin tratamiento dura entre 2-3 semanas. No provoca lesiones articulares permanentes.

2) Carditis (en un 40-60 %): puede afectar endocardio, miocardio y pericardio; con mayor frecuencia cursa con soplo de insuficiencia mitral. En el ECG a menudo se observa un bloqueo AV de I grado, y con menor frecuencia bloqueos más avanzados.

3) Corea de Sydenham (en un 5-20 %): movimientos involuntarios, habitualmente unilaterales, sobre todo de los músculos de la cara y de las extremidades, debilidad, labilidad emocional.

4) Eritema marginado (en un 5 %) en el tronco y en las áreas proximales de las extremidades.

5) Nódulos subcutáneos (en <3 %) en la superficie flexible de los codos y las rodillas, sin dolor. Habitualmente aparecen en pacientes con compromiso cardíaco.

**3. Historia natural:** si no se presenta miocarditis, la enfermedad tiene un carácter benigno. La mayoría de las recurrencias tienen lugar en los primeros 2 años. Cada recidiva de fiebre reumática aumenta la probabilidad de desarrollo de valvulopatía mitral y aórtica.

## → DIAGNÓSTICO

**Exploraciones complementarias**

**1. Pruebas de laboratorio.**

1) Pruebas que confirman la infección aguda por estreptococo β-hemolítico del grupo A →cap. 3.3.

2) VHS aumentada, nivel sérico de proteína C-reactiva elevada, que se mantiene hasta varios meses.

3) El título de antiestreptolisina O (ASO) en la fase aguda de la fiebre reumática supera 200, aumenta en 1-2 semanas desde la infección con un pico después de 3-8 semanas, se mantiene en valores altos hasta 6 meses, seguido de un descenso lento que se prolonga normalmente a lo largo de 6 meses.

**2. Ecocardiografía:** indicada para la valoración de la insuficiencia de la válvula mitral con movilidad limitada de los velos y la detección de nódulos en los velos de la válvula (en 1/4 de los enfermos).

**Criterios diagnósticos**

**1. Criterios de Jones.**

1) **Criterios mayores:** carditis, poliartritis, corea, eritema marginado, nódulos subcutáneos.

2) **Criterios menores:** dolor articular, fiebre (≥38,5 °C), elevación de reactantes de fase aguda (VHS aumentada >60 mm en la primera 1 h, o nivel sérico elevado de proteína C-reactiva ≥3 mg/dl), prolongación del intervalo PR (no incluir como criterio menor si entre los criterios mayores ya se incluyó la carditis).

**Primer brote de fiebre reumática:** en casos de infección previa confirmada por estreptococo β-hemolítico del grupo A (basada frecuentemente en un título de ASO alto, resultado positivo de la prueba de antígeno, resultado positivo del frotis faríngeo) en los que aparecen ≥2 criterios mayores o 1 criterio mayor + 2 menores.

**2. Criterios de la OMS:** en caso de corea y carditis de intensidad leve no se requiere confirmar la infección estreptocócica. Los criterios mayores y menores son los mismos que los criterios de Jones.

**Primer brote de fiebre reumática o brote sucesivo en enfermos sin cardiopatía reumática conocida:** se diagnostica cuando se presentan ≥2 criterios mayores o 1 criterio mayor y 2 menores, y además se ha confirmado la infección estreptocócica (enumeradas más arriba, y además escarlatina).

**Brote de fiebre reumática sucesivo en un enfermo con cardiopatía reumática ya diagnosticada:** en presencia de ≥2 criterios menores e infección estreptocócica previa confirmada.

### →TRATAMIENTO

**1.** Se debe ingresar al hospital al paciente con sospecha de fiebre reumática.

**2.** Utilizar AAS 4-8 g/d repartido en 4-5 dosis. En caso de síntomas acentuados de carditis → se añaden **glucocorticoides**, habitualmente prednisona a dosis de 1-2 mg/kg/d durante 2-8 semanas.

**3.** Utilizar antibióticos como en caso de amigdalitis estreptocócica aguda →cap. 3.3 para descontaminación de la cavidad nasofaríngea. Al iniciar la antibioticoterapia durante los primeros 10 días desde la aparición de síntomas de la faringitis se elimina casi completamente el riesgo de afectación cardíaca.

### →PREVENCIÓN

**1. Prevención primaria:** tratamiento eficaz de la amigdalitis estreptocócica →cap. 3.3.

**2. Prevención secundaria:** en personas con un diagnóstico seguro de fiebre reumática utilizar una profilaxis para la prevención de recidivas hasta la edad de 30 años y durante los 5 años siguientes desde el último brote.

1) **Penicilina benzatina** a dosis de 1,2 mill. uds. IM cada 4 semanas (cada 3 semanas en enfermos con valvulopatía o recidivas frecuentes) o **penicilina V** 250 mg 2×d VO.

2) En enfermos con alergia a penicilina → **eritromicina** 250 mg VO 2×d.

# 15. Miocarditis

### →DEFINICIÓN Y ETIOPATOGENIA

Inflamación que afecta a los cardiomiocitos, tejido intersticial, vasos y ocasionalmente también al pericardio. En la mayoría de los casos no se consigue identificar el agente etiológico. Además de la infección *de novo* es posible también la reactivación de una infección latente.

**Causas:**

1) Infecciosa. La infección vírica es la causa más frecuente, siendo el parvovirus B19 el agente etiológico más frecuente de miocarditis aguda (en forma de síndrome coronario agudo con elevación generalizada del segmento ST), virus humano herpes tipo 6 (HHV-6), *Coxsackie* B, adenovirus, otros virus herpes; bacterias (*Borrelia burgdorferi*, bacilo de tuberculosis, neumococos, estafilococos, *Haemophilus spp., Salmonella spp., Legionella spp.),* rickettsias, micoplasmas, clamidias; hongos (p. ej. *Candida*); protozoos (p. ej. *Toxoplasma gondii, Entamoeba histolytica*); parásitos (p. ej. *Trichinella spiralis*).

2) Factores que provocan autoinmunización. Contra alérgenos (toxina tetánica, vacunas, fármacos), contra alógenos (rechazo del trasplante cardíaco),

contra antígenos propios en el curso de enfermedades sistémicas (p. ej. LES, enfermedad celíaca).

3) **Fármacos y sustancias tóxicas:** antibióticos, tuberculostáticos, anticonvulsivos, AINE, diuréticos, derivados de la sulfonilurea, metildopa, amitriptilina, clozapina, metales pesados, cocaína, exceso de catecolaminas (feocromocitoma), radiación ionizante, azida sódica, venenos de insectos y de serpientes.

## → CUADRO CLÍNICO E HISTORIA NATURAL

**1. Síntomas:** disnea relacionada con la insuficiencia cardíaca; dolor torácico producido por la isquemia del miocardio o por la pericarditis acompañante; palpitaciones.

**2. Signos:** signos de insuficiencia cardíaca →cap. 2.19.1, de pericarditis →cap. 2.17, de embolia periférica (puede ser el primer síntoma).

**3. Síntomas característicos de determinadas formas de miocarditis:**

1) **miocarditis aguda:** en la anamnesis se cita el antecedente de infección vírica reciente; los síntomas indicativos estarán en relación a la puerta de entrada de la infección (vía respiratoria alta o tracto digestivo) y preceden a los síntomas cardíacos en varios días o semanas; puede manifestarse como síndrome coronario agudo con niveles elevados de troponinas e imagen normal en coronariografía: con mayor frecuencia provocado por parvovirus B19

2) **miocarditis eosinofílica:** se caracteriza por la presencia de un exantema y a veces de eosinofilia en sangre periférica; en su forma más grave (miocarditis eosinofílica necrótica) evoluciona como insuficiencia cardíaca fulminante

3) **miocarditis de células gigantes:** con mayor frecuencia produce síntomas de insuficiencia cardíaca; son mucho menos frecuentes los cuadros en los que predominan las arritmias o los bloqueos de conducción.

**4. Clasificación de miocarditis según su curso clínico:**

1) **fulminante:** los síntomas de insuficiencia cardíaca aparecen de manera brusca y clara, progresando incluso al *shock* cardiogénico; la disfunción del miocardio cede espontáneamente o (más raramente) conduce a la muerte

2) **aguda:** el momento del inicio es menos claro; en una parte de los pacientes la disfunción del ventrículo izquierdo avanza hasta una miocardiopatía dilatada

3) **subaguda o crónica:** insuficiencia cardíaca progresiva como la descrita en la miocardiopatía dilatada.

## → DIAGNÓSTICO

### Exploraciones complementarias

**1. Pruebas de laboratorio:** aumento de la VHS (en un 70 % de los enfermos); leucocitosis con predominio de neutrófilos (en un 50 %); eosinofilia en la miocarditis que aparece en el curso de la mayoría de las infecciones por parásitos y las vasculitis; niveles plasmáticos de CK-MB y de troponinas aumentados; actividad aumentada de CK, habitualmente en enfermos con miocarditis aguda o fulminante o en caso de empeoramiento brusco.

**2. ECG:** casi siempre el electrocardiograma es patológico. Con mayor frecuencia se describen cambios en el segmento ST y en la onda T en muchas derivaciones, arritmias supraventriculares y ventriculares, alteraciones de la conducción AV e intraventricular y, con menor frecuencia que en caso de infarto, ondas Q.

**3. Ecocardiografía:** ayuda a identificar a los enfermos con miocarditis fulminante. Normalmente los volúmenes diastólicos son normales, la contractibilidad está disminuida de manera considerable y generalizada, el grosor de la pared del ventrículo izquierdo está aumentado. Con la progresión de la insuficiencia cardíaca aparece una imagen como la descrita en la miocardiopatía dilatada.

**4. RMN:** permite detectar si existe edema o realce tardío tras la administración de gadolinio, característico de la miocarditis.

**5. Biopsia endomiocárdica:** en la miocarditis infecciosa aguda se utiliza poco, limitada sobre todo a enfermos con insuficiencia cardíaca avanzada, taquicardia ventricular recidivante o fibrilación ventricular. Es imprescindible en enfermos con miocarditis fulminante (dada la posibilidad de diagnosticar las formas específicas de miocarditis como la de células gigantes o eosinofílica):

1) insuficiencia cardíaca *de novo,* de causa desconocida y de curso fulminante que dura <2 semanas: debe buscarse miocarditis linfocitaria, eosinofílica o de células gigantes

2) insuficiencia cardíaca *de novo,* de causa desconocida, que dura entre 2 semanas y 3 meses y que cursa con dilatación del ventrículo izquierdo o con arritmias ventriculares nuevas, bloqueo AV de II grado tipo Mobitz II o bloqueo de III grado, o que no responde al tratamiento estándar de 1-2 semanas: debe buscarse miocarditis de células gigantes.

### Criterios diagnósticos

Sospechar una miocarditis aguda en toda persona joven con síntomas agudos de insuficiencia cardíaca, alteraciones del ritmo o de conducción persistentes, o con signos de infarto del miocardio y coronariografía normal. En pacientes con síntomas de insuficiencia cardíaca y un comienzo de la enfermedad poco claro descartar otras causas de miocardiopatía dilatada. Un diagnóstico certero de miocarditis es posible solamente basándose en los resultados de una biopsia endomiocárdica.

**Criterios del diagnóstico clínico de la miocarditis** (según el grupo de trabajo de la ESC 2013).

1) Síntomas:

   a) dolor torácico agudo de carácter pleurítico o pseudoisquémico

   b) disnea reciente (de hasta 3 meses) o creciente en reposo o de esfuerzo y/o fatiga

   c) subaguda o crónica (que persiste >3 meses) disnea en reposo o de esfuerzo y/o fatiga

   d) palpitaciones y/o síntomas de arritmia de causa desconocida y/o síncope y/o paro cardíaco súbito

   e) *shock* cardiogénico de causa desconocida.

2) Resultados de las exploraciones complementarias:

   a) nuevas alteraciones en el ECG: bloqueo AV o bloqueo de rama, elevación del segmento ST, negativización de la onda T, paro sinusal, taquicardia ventricular, fibrilación ventricular, asistolia, fibrilación auricular, reducción de la amplitud de la onda R, enlentecimiento de la conducción intraventricular (ensanchamiento del complejo QRS), onda Q patológica, voltaje bajo de los complejos, extrasístoles frecuentes, taquicardia supraventricular

   b) elevación del nivel de TnT o TnI

   c) alteraciones funcionales o estructurales en las pruebas de imagen (ecocardiografía, angiografía o RMN): alteraciones de la función o de morfología del ventrículo izquierdo o derecho, no explicable por otra causa (también encontradas incidentalmente en personas asintomáticas): alteración de la contractibilidad global o segmentaria y de la función diastólica

   d) imagen de los tejidos en la RMN: edema o realce tardío tras la administración de gadolinio, característico de la miocarditis.

Sospechar la miocarditis si está presente ≥1 manifestación clínica (de las 1 a-d) y ≥1 alteración en las pruebas complementarias después de descartar enfermedad coronaria y otras enfermedades que puedan provocar síntomas similares (entre otros, cardiopatías, hipertiroidismo). La sospecha es tanto más fuerte cuantos más criterios se cumplan. En los enfermos asintomáticos (no se cumple ninguno de los criterios 1a-d) tienen que estar presentes ≥2 alteraciones en las exploraciones complementarias (de varios grupos 2a-d).

**Determinación de la forma de miocarditis en pacientes con signos histológicos en la biopsia endomiocárdica a partir del resultado de la PCR para detectar genoma vírico:** resultado positivo — miocarditis vírica, resultado negativo — miocarditis autoinmune (pueden estar presentes en el suero autoanticuerpos contra antígenos cardiacos).

### Diagnóstico diferencial

Infarto agudo de miocardio, sepsis, insuficiencia mitral aguda, taquicardiomiopatía y otras causas de la miocardiopatía dilatada →cap. 2.16.1, otras causas de insuficiencia cardíaca →cap. 2.19.1.

---

### → TRATAMIENTO

**Tratamiento sintomático**

**1.** Recomendaciones generales:

1) **reducir la actividad física**, sobre todo cuando se presenta fiebre u otros síntomas generales de infección o de insuficiencia cardíaca

2) **restringir el consumo de alcohol**

3) **evitar el uso de AINE** (pueden aumentar la miocarditis, sobre todo en las primeras 2 semanas de la infección vírica).

**2.** En enfermos con dolor torácico y cambios generalizados del ST-T en el ECG que imitan infarto del miocardio se puede utilizar **amlodipino** a dosis bajas (para no bajar la presión arterial sistémica); en enfermos con disfunción sistólica significativamente disminuida → **IECA.**

**3.** Tratamiento de arritmias severas → utilizar β-bloqueantes con prudencia. En caso de **bradiarritmia** puede estar justificada la **estimulación cardíaca transitoria.**

**4.** Tratamiento de la insuficiencia cardíaca: reducción de la actividad física, tratamiento farmacológico estándar →cap. 2.19.1. Tratamientos excepcionales: oxigenación por membrana extracorpórea (OMEC) y eventualmente soporte circulatorio mecánico como puente a recuperación o a un trasplante. Los pacientes con miocarditis fulminante deben ser trasladados inmediatamente a un centro especializado que disponga de soporte circulatorio mecánico.

**5.** Trasplante cardíaco: indicado en el caso de ineficacia de otros métodos de tratamiento y desarrollo de una insuficiencia cardíaca severa.

**Tratamiento etiológico**

**1. Tratamiento antimicrobiano:** posible p. ej. en infección por el virus del herpes simple y microorganismos distintos de los virus (p. ej. en borreliosis).

**2. Tratamiento inmunosupresor:** eficaz en la miocarditis que acompaña a las enfermedades sistémicas, sarcoidosis y en miocarditis de células grandes.

**3. Suspender el medicamento causante de la enfermedad**, considerar uso de **glucocorticoides** en miocarditis por hipersensibilidad.

---

### → PRONÓSTICO

La mayoría de los enfermos con miocarditis aguda o fulminante se recupera completamente. En pocos enfermos el proceso inflamatorio avanza subclínicamente y conduce a una miocardiopatía dilatada. El pronóstico en enfermos con miocarditis subaguda es malo; es mejor cuando la FEVI al principio es más alta y la enfermedad dura menos tiempo. Son factores de mal pronóstico: insuficiencia cardíaca en clase III/IV de NYHA en el momento del diagnóstico y focos de realce tardío en RMN.

# 16. Miocardiopatías

Son un grupo de enfermedades del miocardio de etiología diversa que evolucionan a una disfunción del corazón. La afectación del miocardio se puede acompañar de alteraciones de la estructura y de la función del pericardio, endocardio y de otros órganos.

**Clasificación:**

1) miocardiopatía **dilatada**
2) miocardiopatía **hipertrófica**
3) miocardiopatía **restrictiva**
4) **displasia arritmogénica del ventrículo derecho**
5) miocardiopatía **no clasificada** (disfunción sistólica con dilatación mínima, enfermedades mitocondriales, fibroelastosis).

En cada uno de los 5 tipos descritos más arriba se distinguen, a su vez, dos subgrupos de miocardiopatías:

1) **familiares**, debidas a mutaciones genéticas
2) **no familiares**, no genéticas: idiopáticas (de causa desconocida o defecto genético no identificado) y adquiridas (relacionadas con otras enfermedades).

## 16.1. Miocardiopatía dilatada

**→ DEFINICIÓN Y ETIOPATOGENIA**

Enfermedad del miocardio que se caracteriza por la dilatación del ventrículo izquierdo y/o derecho con alteración de la función sistólica.

**Causas:** mutaciones genéticas, infecciones virales, toxinas (como el alcohol, quimioterapéuticos, incluidas antraciclinas, o la cocaína), alteraciones inmunológicas (conectivopatías), enfermedad cardíaca isquémica (en la clasificación de la ESC no se consideran miocardiopatías los cambios en el miocardio provocados por la enfermedad coronaria, hipertensión arterial u otras cardiopatías), enfermedades neuromusculares y alteraciones metabólicas.

**→ CUADRO CLÍNICO E HISTORIA NATURAL**

Con más frecuencia se observan síntomas de insuficiencia cardíaca congestiva de intensidad variable →cap. 2.19.1. Existe gran variabilidad en la evolución clínica que oscila entre períodos largos asintomáticos hasta la insuficiencia cardíaca de progresión rápida.

**→ DIAGNÓSTICO**

**Exploraciones complementarias**

**1. Radiografía de tórax:** se observa un aumento de la silueta cardíaca y signos de congestión pulmonar.

**2. Ecocardiografía:** habitualmente se describe la dilatación del ventrículo izquierdo, menos frecuentemente dilatación también de la aurícula izquierda y del ventrículo derecho, disminución del grosor de las paredes, insuficiencia de la válvula mitral y tricúspide, FEVI <40-45 %. De forma ocasional se evidencia la presencia de un trombo en el ventrículo izquierdo y el fenómeno de contraste espontáneo de sangre.

**3. Cateterismo cardíaco:** no es necesario para el diagnóstico de la miocardiopatía dilatada. Se usa para descartar una enfermedad coronaria como causa de los cambios en el miocardio (coronariografía) o para medir presiones intracardíacas, las cuales resultan útiles a la hora de valorar el grado de evolución de la enfermedad, la respuesta al tratamiento, y para establecer la indicación para el trasplante cardíaco.

**4. Biopsia endomiocárdica:** indicada en situaciones aisladas, sobre todo para descartar inflamación activa del miocardio en caso de insuficiencia cardíaca rápidamente progresiva.

**Criterios diagnósticos**

Se basan en datos obtenidos de la anamnesis y en el examen físico, junto con la imagen ecocardiográfica, y una vez se hayan descartado otras causas de dilatación del ventrículo izquierdo.

**Diagnóstico diferencial**

Estado después del infarto del miocardio, cardiopatías.

### ➔ TRATAMIENTO

**1. Tratamiento etiológico:** posible, p. ej. en miocardiopatía secundaria a la miocarditis →cap. 2.15. En la miocardiopatía provocada por sustancias tóxicas o por medicamentos es necesario retirar el factor nocivo.

**2. Tratamiento sintomático:** como en la insuficiencia cardíaca →cap. 2.19.1.

## 16.2. Miocardiopatía hipertrófica (MH)

### ➔ DEFINICIÓN Y ETIOPATOGENIA

Enfermedad del miocardio que se caracteriza por un aumento del grosor de la pared del ventrículo izquierdo que no se puede explicar solamente por sobrecarga inadecuada. Suele tener un carácter genético (mutación del gen que codifica una de las proteínas del sarcómero cardíaco). Según la clasificación actual, la miocardiopatía hipertrófica pertenece también a los síndromes genéticos y enfermedades sistémicas en los que aparece hipertrofia del miocardio, p. ej. amiloidosis y glucogenosis.

### ➔ CUADRO CLÍNICO E HISTORIA NATURAL

**1. Síntomas:** disnea de esfuerzo (el síntoma más frecuente), dolor anginoso, palpitaciones, mareos, síncopes o presíncopes (sobre todo en la variante con estenosis del tracto de salida del ventrículo izquierdo).

**2. Exploración física:** soplo sistólico en el borde izquierdo del esternón, que se puede irradiar hacia la parte superior del borde derecho del esternón y hacia el ápex; aumento de su intensidad durante las maniobras que reducen la precarga o la poscarga del ventrículo izquierdo, durante la maniobra de Valsalva, después de levantarse de la posición sentada, del decúbito o de cuclillas, y después de la administración de nitroglicerina; disminución de su intensidad después de la elevación pasiva de los miembros inferiores, después de sentarse o ponerse en cuclillas o apretar los puños; puede aparecer pulso periférico saltón y bifásico.

**3. Historia natural:** depende del grado de hipertrofia del miocardio, del gradiente en el tracto de salida del ventrículo izquierdo y de la tendencia a presentar arritmias (especialmente a fibrilación auricular y arritmias ventriculares). Muy a menudo los enfermos sobreviven hasta una edad avanzada, pero se observan también casos de muerte súbita en jóvenes (puede ser la primera manifestación de MH) e insuficiencia cardíaca.

**Factores de riesgo de muerte súbita:** edad (mayor riesgo en enfermos más jóvenes), taquicardia ventricular no sostenida, grosor del miocardio ventricular izquierdo ≥30 mm, antecedente familiar de MCS a edades tempranas (<40 años), síncopes no explicados, diámetro de la aurícula izquierda (a mayor diámetro, aumenta el riesgo), obstrucción del tracto de salida del ventrículo izquierdo, respuesta inadecuada de la presión arterial al esfuerzo físico (en personas $\leq 40$ años). Se ha elaborado una calculadora especial (HCM Risk-SCD), que permite valorar el riesgo de MCS a 5 años (disponible en la página web http://www.doc2do.com/hcm/webHCM.html).

## → DIAGNÓSTICO

### Exploraciones complementarias

**1. ECG:** cambios no específicos, muestra una onda Q patológica, sobre todo en las derivaciones de la pared inferior y lateral, eje izquierdo, onda P patológica (indica un aumento de la aurícula izquierda o de ambas aurículas), onda T negativa y profunda en las derivaciones $V_2$-$V_4$ (en la variedad apical de la MH), signos de hipertrofia ventricular izquierda, arritmias ventriculares y supraventriculares.

**2. Registro ECG con el método de Holter** (preferiblemente de 48 h): para detectar posibles taquicardias ventriculares y supraventriculares, y la fibrilación auricular (especialmente en casos de dilatación de la aurícula izquierda), para determinar las indicaciones de la implantación de DAI, también en enfermos con palpitaciones, mareos o síncope de causa no aclarada.

**3. Ecocardiografía:** se observa una hipertrofia importante del miocardio, en la mayoría de los casos generalizada y, habitualmente, en la zona del septo interventricular y en la pared anterior y lateral. En una parte de los enfermos la hipertrofia aparece solamente en la parte basal del septo, lo que provoca estenosis del tracto de salida del ventrículo izquierdo, a lo que se asocia, en un 30 % de los casos, un movimiento hacia adelante de los velos de la válvula mitral durante la sístole (movimiento sistólico anterior, SAM) originando una insuficiencia de esta válvula En 1/4 de los casos se observa un gradiente entre el tracto de salida del ventrículo izquierdo y aorta (el gradiente >30 mm Hg es la base del diagnóstico de la obstrucción del tracto de salida del ventrículo izquierdo, pero el valor umbral para indicar el tratamiento invasivo es >50 mm Hg). Es una prueba diagnóstica recomendada para la valoración inicial del paciente con sospecha de MH y como tamizaje en los familiares de los enfermos con MH.

**4. Prueba de esfuerzo electrocardiográfica:** en personas con síncopes de causa no aclarada o con síntomas de insuficiencia cardíaca (si no se dispone de prueba de esfuerzo cardiopulmonar) y para valorar la respuesta de la presión arterial sistólica al esfuerzo (como elemento de la valoración del riesgo de MCS).

**5. RMN:** recomendada en caso de valoración ecocardiográfica dificultosa.

**6. TC:** indicada en caso de dudas en la ecocardiografía y contraindicaciones para la RMN.

**7. Coronariografía:** indicada en los supervivientes al paro cardíaco súbito, con taquicardia ventricular sostenida y con enfermedad coronaria severa estable, también antes del tratamiento invasivo de la hipertrofia septal interventricular en todos los enfermos de $\geq 40$ años.

**8. Pruebas genéticas:** recomendadas en todos los enfermos con MH que no se puede explicar solamente por causas no genéticas, como también en familiares de 1.er grado de los enfermos con MH.

### Criterios diagnósticos

Se establece por la presencia de hipertrofia ventricular izquierda en cualquier prueba de imagen de $\geq 15$ mm en $\geq 1$ segmento del miocardio del ventrículo izquierdo, que no se puede explicar solamente por un aumento de la sobrecarga.

### Diagnóstico diferencial

Hipertensión arterial (en caso de MH con hipertrofia simétrica del miocardio del ventrículo izquierdo), hipertrofia del miocardio en deportistas (cede después de 3 meses de dejar de entrenar), estenosis de la válvula aórtica.

## ➡ TRATAMIENTO

**Tratamiento farmacológico**

**1. Pacientes asintomáticos:** observación.

**2. Pacientes sintomáticos:** uso de β-**bloqueantes** que no tienen efecto vasodilatador, en las dosis máximas toleradas, sobre todo en enfermos con aumento del gradiente en el tracto de salida del ventrículo izquierdo después del esfuerzo. Aumentar la dosis gradualmente según el efecto y la tolerancia al medicamento (es necesario un control constante de presión arterial, pulso y ECG). En caso de intolerancia a los β-bloqueantes o de contraindicaciones para su uso → **verapamilo** aumentando la dosis gradualmente hasta la dosis máxima tolerada; si no se puede utilizar un β-bloqueante ni verapamilo (debido a intolerancia o a contraindicaciones) → **diltiazem**; eventualmente se puede añadir **disopiramida** al β-bloqueante o a verapamilo, en dosis crecientes progresivamente hasta la dosis máxima tolerada (es necesario controlar el intervalo QTc). En caso de obstrucción del tracto de salida se deben evitar los vasodilatadores (incluidos nitratos e inhibidores de fosfodiesterasa) y los glucósidos cardíacos. Preparados →cap. 2.20.1, tabla 20-7.

**3. Pacientes con insuficiencia cardíaca y la FEVI >50 %, sin obstrucción del tracto de salida del ventrículo izquierdo:** valorar el uso de β-bloqueante, verapamilo o diltiazem y diurético a dosis bajas.

**4. Enfermos con insuficiencia cardíaca y FEVI <50 %:** valorar el uso de IECA en combinación con β-bloqueante y diurético de asa a dosis baja; si los síntomas y la FEVI <50 % se mantienen → valorar añadir un antagonista del receptor mineralocorticoide (ARM).

**5. Fibrilación auricular:** intentar revertir al ritmo sinusal y mantenerlo utilizando **cardioversión eléctrica** o **amiodarona**. En los enfermos con fibrilación auricular permanente está indicado el **tratamiento anticoagulante** crónico (AVK; en caso de la intolerancia de AVK o si es difícil mantener valores estables de INR dentro del rango terapéutico administrar un anticoagulante oral que no sea antagonista de la vitamina K) →cap. 2.6.6, Complicaciones, aunque no se recomienda el uso de la escala $CHA_2DS_2$-VASc para la valoración del riesgo de los accidentes tromboembólicos, dado que dicha escala no ha sido validada para esta población. En los enfermos que no aceptan el tratamiento anticoagulante o no pueden utilizarlo → doble antiagregación (75-100 mg de AAS 1 × d y 75 mg de clopidogrel 1 × d) siempre que el riesgo hemorrágico sea bajo.

**Tratamiento invasivo**

**1. Intervenciones que reducen el grosor del septo:** en los enfermos con síncopes de esfuerzo recurrentes, provocados por un gradiente en el tracto de salida del ventrículo izquierdo ≥50 mm Hg en reposo o después del esfuerzo; en caso de requerir intervención quirúrgica concomitante (p. ej. de la válvula mitral) se indica miectomía.

1) **Resección parcial quirúrgica del septo interventricular que estenosa el tracto de salida del ventrículo izquierdo (miectomía septal quirúrgica, técnica de Morrow):** en pacientes en los que el gradiente momentáneo en este tracto es ≥50 mm Hg (en reposo o durante esfuerzo físico) y con síntomas que limitan la actividad vital, habitualmente disnea de esfuerzo y dolor torácico que no responden al tratamiento farmacológico.

2) **Ablación septal con alcohol:** consiste en la inyección de alcohol en la primera rama septal para provocar infarto de la porción proximal del septo interventricular. Las indicaciones son iguales a las descritas en la miectomía con una eficacia similar al tratamiento quirúrgico.

**2. Electroestimulación cardíaca bicameral:** útil para facilitar el tratamiento farmacológico. Valorar en caso de pacientes en los que no se puede hacer miectomía o ablación con alcohol.

**3. Implante de desfibrilador automático implantable:** en pacientes con alto riesgo de muerte súbita (en prevención primaria) y en pacientes después de parada cardíaca o con taquicardia ventricular sostenida espontánea (en prevención secundaria). Valorar la implantación de DAI bicameral.

**4. Trasplante cardíaco:** indicado en caso de insuficiencia cardíaca o arritmias ventriculares que no responden al tratamiento (exclusivamente en casos de MH sin obstrucción del tracto de salida del ventrículo izquierdo).

**➡ OBSERVACIÓN**

En los enfermos clínicamente estables se deben realizar ECG, ecocardiografía y registro ECG de 48 h cada 12-24 meses y en caso de intensificación de los síntomas. En los enfermos en ritmo sinusal y con un diámetro de la aurícula izquierda ≥45 mm se recomienda registro ECG de 48 h cada 6-12 meses. Valorar la prueba de esfuerzo limitada por síntomas cada 2-3 años en los enfermos clínicamente estables y cada año en los enfermos con progresión de síntomas. En caso de detectar una mutación patogénica en una persona sin síntomas clínicos → revisiones periódicas (que incluyen ECG y ecocardiograma transtorácico) cada 2-5 años en adultos y cada 1-2 años en niños.

## 16.3. Miocardiopatía restrictiva

**➡ DEFINICIÓN Y ETIOPATOGENIA**

Enfermedad del miocardio que se caracteriza sobre todo por una alteración de la función diastólica del ventrículo izquierdo. Existe una forma idiopática y formas adquiridas en el curso de: amiloidosis, hemocromatosis, sarcoidosis, enfermedades sistémicas del tejido conectivo, diabetes, miocardiopatía hipertrófica, endocarditis (sobre todo eosinofílica), como efecto de la radioterapia administrada en el tratamiento de neoplasias y asociada al tratamiento con antraciclinas.

**➡ CUADRO CLÍNICO E HISTORIA NATURAL**

Los síntomas de la miocardiopatía restrictiva son similares a los de la pericarditis constrictiva: disnea, fatiga fácil, apareciendo posteriormente los síntomas de fallo cardíaco derecho. El desarrollo de la enfermedad depende en gran medida de la causa de la miocardiopatía restrictiva y de la intensidad de los cambios en el miocardio.

**➡ DIAGNÓSTICO**

**Exploraciones complementarias**

**1. ECG:** se observa una onda P patológica, voltaje bajo de la onda R, onda T aplanada y arritmias supraventriculares, sobre todo fibrilación auricular.

**2. Ecocardiografía:** el grosor de la pared del ventrículo izquierdo es normal o está aumentado. Se describe la dilatación de ambas aurículas con los ventrículos relativamente pequeños, función sistólica de ambos ventrículos normal o ligeramente deprimida y alteración de la función diastólica del ventrículo izquierdo. La ecocardiografía Doppler tisular es útil para diferenciar la miocardiopatía restrictiva de la pericarditis constrictiva.

**3. Cateterismo cardíaco:** está indicado en caso de dudas diagnósticas, con el objetivo de diferenciar la miocardiopatía restrictiva de la pericarditis constrictiva.

**4. Biopsia endomiocárdica:** se realizará en caso de sospecha de infiltraciones específicas del miocardio, tales como: amiloidosis, sarcoidosis, eosinofilia idiopática o hemocromatosis.

**Criterios diagnósticos**

Se establece a base de los resultados de las exploraciones complementarias y eventualmente del estudio anatomopatológico de la biopsia endomiocárdica.

**Diagnóstico diferencial**
Sobre todo pericarditis constrictiva.

## → TRATAMIENTO

**1. Tratamiento sintomático:** como en la insuficiencia cardíaca congestiva →cap. 2.19.1.

**2. Tratamiento anticoagulante crónico:** en caso de fibrilación auricular.

**3. Trasplante cardíaco:** indicado en insuficiencia cardíaca terminal que no responde al tratamiento.

**4. Tratamiento de la enfermedad de base:** en miocardiopatía restrictiva que acompaña a otras enfermedades (p. ej. sarcoidosis).

# 16.4. Displasia arritmogénica del ventrículo derecho (DAVD)

## → DEFINICIÓN Y ETIOPATOGENIA

Enfermedad genética, principalmente del ventrículo derecho, que consiste en la sustitución progresiva de las fibras musculares por tejido graso y fibroso, que se acompaña de una tendencia a presentar arritmias ventriculares.

**Causa:** mutaciones genéticas que habitualmente se heredan de forma autosómica dominante.

## → CUADRO CLÍNICO E HISTORIA NATURAL

Suele manifestarse en hombres jóvenes. El primer síntoma es una pérdida de conciencia de corta duración provocada por taquicardia ventricular. Puede ocurrir muerte súbita. **Factores de riesgo de muerte súbita:** edad temprana, síncopes previos, parada cardíaca o taquicardia ventricular con repercusiones hemodinámicas importantes, afectación del ventrículo izquierdo, deterioro importante del ventrículo derecho, antecedentes de muerte súbita en un familiar de <35 años, onda épsilon en ECG. **Síntomas:** palpitaciones, mareos, presíncopes o síncopes. En la fase avanzada fallo cardíaco del lado derecho.

## → DIAGNÓSTICO

**Exploraciones complementarias**

**1. ECG:** se describe bloqueo de la rama derecha del haz de His, onda T negativa en las derivaciones del ventrículo derecho; ensanchamiento del complejo QRS en $V_1$-$V_3$ y III >110 ms y ensanchamiento de la onda S en $V_1$-$V_3$ >50 ms (uno de los hallazgos más sensibles y más específicos), onda épsilon en parte descendente del complejo QRS (rasgo casi patognomónico, presente solamente en 1/4 de los enfermos), a menudo arritmias ventriculares con los complejos QRS como en el bloqueo de la rama izquierda del haz de His.

**2. Ecocardiografía:** se observa la contractibilidad del miocardio deprimida y una dilatación del ventrículo derecho.

**3. RMN:** infiltración grasa y focos de fibrosis en la pared del ventrículo derecho; valor diagnóstico en DAVD reducida por la existencia de un gran porcentaje de resultados falsos positivos.

**Criterios diagnósticos**

Se establece sobre la base de los resultados de las pruebas de imagen y por la presencia de arritmias ventriculares graves. La biopsia endomiocárdica se hace raramente por su baja sensibilidad.

**Diagnóstico diferencial**

Taquicardia idiopática del tracto de salida del ventrículo izquierdo, síndrome de Brugada, anomalía de Uhl, infarto del ventrículo derecho, miocardiopatía dilatada.

→ TRATAMIENTO

**1. Tratamiento sintomático:** dirigido sobre todo a las arritmias; especialmente sotalol, (β-bloqueantes, amiodarona, preparados y dosificación →cap. 2.6, tabla 6-4).

**2. Ablación de los focos arritmogénicos por radiofrecuencia:** en casos de intolerancia o resistencia a los antiarrítmicos en pacientes con arritmias ventriculares de riesgo vital.

**3. Implante de desfibrilador automático implantable:** como prevención de muerte súbita en pacientes con arritmias ventriculares graves y síncopes o casos de muerte súbita en la familia.

## 16.5. Miocardiopatías de causa conocida y no clasificadas

**1. Miocardiopatía por taquiarritmia:** con mayor frecuencia forma dilatada. Se observa en <1 % de los enfermos con taquiarritmias supraventriculares (p. ej. fibrilación o *flutter* auricular con frecuencia de los ventrículos de 130-200/min) o ventriculares, sobre todo con taquicardia incesante. El control de la arritmia habitualmente provoca regresión de la disfunción del miocardio en ≤3 meses.

**2. Miocardiopatía por fármacos:** provocada por el efecto nocivo de los medicamentos (con mayor frecuencia antineoplásicos, principalmente antraciclinas) sobre el miocardio. Antes de iniciar la quimioterapia deben realizarse ECG, ecocardiografía y determinarse nivel de biomarcadores (troponina, BNP); repetir estas pruebas durante el tratamiento oncológico. Si se observa disminución de la FEVI >10 %:

1) hasta un valor por debajo del límite inferior de la normalidad de FEVI (acordado como el 50 %) → si no hay contraindicaciones, administrar IECA (o ARA-II) en combinación con β-bloqueante

2) hasta un valor por encima del límite inferior de la normalidad de FEVI → repetir la valoración de la FEVI en corto tiempo, aún durante el tratamiento oncológico.

**3. Miocardiopatías relacionadas con enfermedades del tejido conectivo:** en el curso de AR, periarteritis nodosa, esclerosis sistémica, dermatomiositis y LES.

**4. Miocardiopatía relacionada con sarcoidosis cardíaca:** habitualmente conduce al daño del sistema de conducción, arritmias ventriculares, ocasionalmente a insuficiencia cardíaca.

**5. Miocardiopatía relacionada con hemocromatosis cardíaca:** puede conducir a insuficiencia cardíaca, pero a menudo es oligosintomática.

**6. Miocardiopatía secundaria a la amiloidosis:** aparece en un 50 % de los enfermos con amiloidosis AL, en un 10 % de los enfermos con amiloidosis AA y raramente en formas familiares de la enfermedad. El acúmulo de amiloide lleva a un aumento importante del tamaño del corazón y al engrosamiento de sus paredes con síntomas de restricción y disfunción diastólica y al fallo cardíaco del lado derecho, después a la disfunción sistólica con tendencia a hipotensión ortostática. La amiloidosis cardíaca provoca también arritmias y alteraciones en la conducción. Sospechar una amiloidosis si la miocardiopatía restrictiva se desarrolla en una persona con proteinuria, anemia o enfermedades inflamatorias crónicas, sobre todo AR.

**7. Miocardiopatía relacionada con enfermedades neuromusculares:** aparece especialmente en distrofias musculares (p. ej. en la enfermedad de Duchenne), ataxia de Friedreich y miotonía. Pueden originar cambios en el miocardio de diversa naturaleza clínica y gravedad.

**8. Miocardiopatía metabólica:** se desarrolla en el curso de trastornos endocrinos (hipertiroidismo o hipotiroidismo, diabetes *mellitus*, acromegalia, feocromocitoma, insuficiencia suprarrenal); enfermedades de almacenamiento (glucogenosis [sobre todo la enfermedad de Pompe], enfermedad de Niemann-Pick, enfermedad de Fabry, síndrome de Hurler); déficit de electrólitos (potasio, magnesio) o de vitaminas (p. ej. $B_1$ en la enfermedad beriberi).

**9. Miocardiopatía alcohólica:** su curso puede ser insidioso. Con frecuencia el primer síntoma es un episodio de fibrilación auricular, también aparecen otras arritmias. Los síntomas son como los descritos en la miocardiopatía dilatada, también síntomas de rabdomiopatía. La abstinencia del consumo de alcohol completa e inmediata es imprescindible y en la fase temprana de la enfermedad puede conllevar la recuperación completa, pero en estadios avanzados puede solamente parar la progresión de la enfermedad.

**10. Miocardiopatía periparto.** Los factores de riesgo son: edad de la madre >30 años o muy joven, antecedentes de miocardiopatía periparto en la familia, multiparidad, embarazo múltiple, antecedente de eclampsia o preeclampsia, tabaquismo, diabetes *mellitus*, hipertensión arterial, malnutrición, tratamiento con β-bloqueantes a largo plazo. Se diagnostica cuando aparece una disfunción sistólica a finales del embarazo o en los primeros 5 meses después del parto sin enfermedad cardíaca previa y después de descartar otras causas de miocardiopatía dilatada. Los síntomas de insuficiencia cardíaca se desarrollan rápidamente y pueden estar acompañados de dolor torácico y arritmias. Se diagnostica tras confirmar la alteración de la contractibilidad del miocardio en la ecocardiografía (FEVI casi siempre <45 %). Hay un aumento del riesgo de complicaciones tromboembólicas en relación con la hipercoagulabilidad sanguínea en el período periparto. En ~ el 50 % de las enfermas cede espontáneamente, pero puede también evolucionar hacia una miocardiopatía dilatada. Tratamiento de la insuficiencia cardíaca →cap. 2.19.1, pero los IECA, ARA-II e inhibidores de la renina están contraindicados, si bien pueden sustituirse por dihidralazina y nitratos. Utilizar un β-bloqueante, si es tolerado, preferiblemente cardioselectivo (no utilizar atenolol). Utilizar diuréticos solamente en caso de congestión pulmonar, evitar los antagonistas de aldosterona. En caso de fibrilación auricular o de presencia de trombos en las cámaras cardíacas introducir el tratamiento anticoagulante. Después del puerperio comenzar con el tratamiento completo de la insuficiencia cardíaca. Durante la lactancia dentro del grupo de los IECA utilizar de preferencia: captopril, enalapril y benazepril. Desaconsejar un nuevo embarazo, sobre todo si la FEVI no ha regresado a la normalidad.

**11. Miocardiopatía relacionada con el SIDA.** Se define por las alteraciones en el miocardio causadas por diversos factores asociados al SIDA: la misma infección por VIH, infecciones oportunistas (p. ej. CMV y EBV) y efectos tóxicos de los fármacos.

**12. Miocardiopatía inducida por estrés (*takotsubo*):** disfunción del ventrículo izquierdo que aparece de forma súbita, en el contexto de estrés psíquico intenso, y que cede rápidamente. Se trata de un tipo de aturdimiento del miocardio, que afecta sobre todo la parte apical del ventrículo izquierdo que se asocia con una contractibilidad aumentada en la zona basal. Ocurre habitualmente en mujeres de edad avanzada. En el ECG se describe una elevación del segmento ST y después ondas T negativas, lo que obliga a establecer el diagnóstico diferencial con el infarto agudo de miocardio debido al dolor torácico y, ocasionalmente, elevación de troponinas cardíacas (en general valores no muy altos). Los cambios electrocardiográficos desaparecen en 6-12 meses, mucho más tarde que la normalización de la función sistólica del ventrículo izquierdo. El pronóstico es bueno.

**13. Miocardio no compactado:** miocardiopatía congénita caracterizada por la presencia de cambios "espongiformes" en el miocardio del ventrículo izquierdo. El diagnóstico se basa en la presencia de una imagen ecocardiográfica característica, en la RMN o ventriculografía izquierda. El cuadro clínico cursa con disfunción sistólica e insuficiencia cardíaca, eventos tromboembólicos, arritmias, muerte súbita de origen cardíaco.

# 17. Pericarditis

## → DEFINICIÓN Y ETIOPATOGENIA

**Los síndromes pericárdicos** son un conjunto de síntomas y signos que acompañan a las enfermedades del pericardio. Incluyen: pericarditis, derrame pericárdico, taponamiento cardíaco y pericarditis constrictiva.

**Pericarditis**: es la inflamación primaria o secundaria de las capas del pericardio, que habitualmente cursa con acúmulo de líquido en el saco pericárdico.

**Causas de las enfermedades del pericardio**

1) infecciones: víricas, bacterianas (incluida la tuberculosis), fúngicas, parasitarias

2) enfermedades sistémicas del tejido conectivo y otros procesos autoinmunes: LES, AR, esclerosis sistémica, sarcoidosis, vasculitis

3) neoplasias: primarias (muy infrecuentes, sobre todo el mesotelioma pericárdico) y secundarias (más comunes, sobre todo el cáncer de pulmón y de mama, y los linfomas)

4) alteraciones metabólicas: uremia, hipotiroidismo, anorexia nerviosa

5) traumatismos y causas yatrogénicas
   a) enfermedades del pericardio de inicio precoz (raras): traumatismo directo (herida penetrante de tórax, perforación del esófago) o indirecto (herida no penetrante de tórax, lesión por radiación)
   b) enfermedades del pericardio de inicio tardío: síndromes de lesión pericárdica (síndrome posinfarto de miocardio, síndrome pospericardiotomía), otras lesiones yatrogénicas (tras intervenciones coronarias percutáneas, tras implantación de marcapasos, o tras ablación)

6) uso de fármacos (raramente): procainamida, hidralazina, fenitoína, antineoplásicos (como doxorrubicina, daunorrubicina, arabinósido de citosina, 5-fluorouracilo, ciclofosfamida), penicilinas, estreptoquinasa, ácido paraaminosalicílico, amiodarona, ciclosporina, diuréticos tiacídicos, GM-CSF, fármacos anti-TNF

7) otras (frecuentes): amiloidosis, disección de aorta, hipertensión arterial pulmonar, insuficiencia cardíaca crónica.

## → CUADRO CLÍNICO E HISTORIA NATURAL

La historia natural de la pericarditis depende de su etiología →tabla 17-1. Se distinguen: pericarditis **aguda**, **crónica** (>3 meses), **persistente** (no remite en >4-6 semanas, pero <3 meses) y **recurrente** (después de un primer episodio de pericarditis aguda documentada, tras un período asintomático de ≥4-6 semanas; la recurrencia suele ocurrir a los 18-24 meses).

Los factores relacionados con mal pronóstico incluyen:

1) **factores de riesgo mayores**: fiebre >38 °C, inicio subagudo, gran cantidad de derrame pericárdico, taponamiento cardíaco, falta de respuesta al tratamiento con AAS o un AINE durante ≥1 semana

2) **factores de riesgo menores**: miopericarditis, inmunosupresión, traumatismo, uso de anticoagulantes orales.

La presencia de ≥1 de los factores de riesgo mencionados (mayores o menores) es suficiente para concluir que el paciente tiene **alto riesgo** de complicaciones. Los casos con **riesgo moderado** son aquellos que carecen de factores de riesgo, pero con respuesta incompleta a los AINE. Los casos de **riesgo bajo** son los que carecen de factores de riesgo y presentan buena respuesta al tratamiento antinflamatorio.

**1. Síntomas:** en la pericarditis aguda, aparece dolor (síntoma principal →cap. 1.16, tabla 16-1), frecuentemente acompañado de tos seca y disnea, precedido de febrícula o fiebre (en general <39 °C), sensación de malestar general, dolor

**Tabla 17-1. Curso de la pericarditis aguda**

| | Viral | Bacteriana | Tuberculosa | Autoinmune |
|---|---|---|---|---|
| Remisión espontánea | Frecuente | No ocurre | No ocurre | Rara |
| Frecuencia de las recidivas | 30-50 % | Raras | Frecuentes | Frecuentes (>25 %) |
| Mortalidad en los casos sin tratamiento | Depende del tipo de virus y de la aparición de taponamiento | 100 % | 85 % | Muerte en caso de taponamiento no tratado |
| Restricción | Rara | Frecuente | Frecuente | Rara |

muscular y articular. En la pericarditis crónica el dolor torácico es de intensidad moderada, sensación de latido cardíaco irregular, falta de apetito, a veces pérdida de peso.

**2. Signos:** roce pericárdico (transitorio, a menudo ausente, más audible en espiración con el paciente sentado e inclinado hacia delante). En la pericarditis aguda puede aparecer taponamiento cardíaco →cap. 2.18; en caso de etiología infecciosa en general se asocia a síntomas de miocarditis acompañante →cap. 2.15.

### → DIAGNÓSTICO

**Exploraciones complementarias**

**1. Pruebas de laboratorio:** VHS aumentada, nivel elevado de proteína C-reactiva, menos frecuentemente leucocitosis (en infección bacteriana), a veces nivel elevado de troponinas cardíacas.

**2. ECG:** se describe una elevación horizontal, generalizada del segmento ST y depresión horizontal del segmento PQ. Los cambios pueden evolucionar: la elevación del segmento ST y ondas T positivas, normalización de los cambios en unos días o negativización de las ondas T y su regreso a la posición normal, no aparecen ondas Q ni se reducen las ondas R.

**3. Radiografía de tórax:** se observa un ensanchamiento de la silueta cardíaca en caso de derrame pericárdico (>250 ml), corazón en forma de botella.

**4. Ecocardiografía:** la imagen puede ser normal, a veces derrame pleural; es una prueba imprescindible para establecer una valoración rápida y precisa de la morfología del pericardio y las consecuencias hemodinámicas del derrame.

**5. TC:** indicada especialmente en caso de sospecha de empiema pericárdico.

**6. Estudio del líquido pericárdico:** punción del pericardio →cap. 25.10, interpretación del resultado del líquido →cap. 28.5.

**7. Biopsia del pericardio:** estudio anatomopatológico de biopsias, útil en el diagnóstico de pericarditis neoplásica o granulomatosa.

**Criterios diagnósticos**

El diagnóstico se basa en el cuadro clínico y en los resultados de las exploraciones complementarias, especialmente ecocardiografía.

La pericarditis aguda se diagnostica si se cumplen ≥2 de los 4 criterios:

1) dolor torácico de carácter pericárdico
2) roce pericárdico
3) elevación generalizada del segmento ST de nueva aparición o descenso del segmento PR en ECG
4) derrame pericárdico (de nueva aparición o aumento de cantidad del derrame previamente existente).

Para establecer un diagnóstico seguro de pericarditis vírica, hay que estudiar el líquido pericárdico (estudio histológico, citológico, inmunohistológico y molecular) y realizar una biopsia del pericardio/epicardio. Los casos de diagnóstico no seguro se deben catalogar como "pericarditis de probable causa vírica". No se recomienda realizar pruebas serológicas de manera rutinaria, salvo las pruebas de detección de la infección por VIH y VHC.

El diagnóstico de pericarditis neoplásica se establece basándose en el resultado de la citología del líquido pericárdico, examen histológico de las biopsias del pericardio, niveles aumentados de los marcadores tumorales en el líquido pericárdico. Además, niveles elevados de antígeno carcinoembrionario, junto con niveles bajos de adenosina-desaminasa, permiten diferenciar con seguridad el derrame neoplásico del tuberculoso. En los casos metastásicos tiene valor diagnóstico la detección de la neoplasia primaria.

## ➡ TRATAMIENTO

**1. Hospitalización de los casos con riesgo alto o moderado de complicaciones** (→más arriba, factores de riesgo) para determinar la etiología de la enfermedad y observar su curso. En caso de bajo riesgo es posible el tratamiento ambulatorio valorando la respuesta al tratamiento antinflamatorio en el plazo de 1 semana.

**2. Algoritmo de tratamiento de la pericarditis** →fig. 17-1.

### Tratamiento inespecífico

**1.** Los fármacos de elección en pericarditis aguda son:

1) **AAS** o **AINE** con un tratamiento gastroprotector simultáneo: dosificación →tabla 17-2; preparados →cap. 16.12, tabla 12-1

2) **colchicina** VO 0,5 mg 2×d en combinación con el AAS o con un AINE.

**2. Glucocorticoides:** en dosis baja (añadidos a colchicina). Indicados si el tratamiento con AAS o AINE y colchicina está contraindicado o ha sido ineficaz y se han descartado infecciones; y cuando existe una indicación específica para su uso (enfermedad autoinmune, síndrome pospericardiotomía) en embarazadas o cuando hay contraindicaciones para el uso de AINE. No utilizar glucocorticoides si no se puede descartar infección, especialmente la bacteriana, incluyendo la tuberculosa.

**3. Restricción del esfuerzo físico:** en la pericarditis aguda hasta la desaparición de los síntomas y la normalización de la PCR, del ECG y del ecocardiograma (en deportistas ≥3 meses).

### Tratamiento específico

**1. Pericarditis purulenta:** asociar el drenaje abierto del pericardio (con lavado con solución de NaCl al 0,9 %) por pericardiotomía vía subxifoidea con un tratamiento antibiótico iv. Valorar la administración intrapericárdica de fármacos fibrinolíticos y la pericardiectomía, si se desarrollan grandes adherencias, en caso de derrame localizado o purulento denso, taponamiento recurrente, infección persistente o progresión de la enfermedad hacia la pericarditis restrictiva.

**2. Pericarditis tuberculosa:** es necesario el tratamiento con 4 drogas tuberculostáticas →cap. 3.15.1, Tratamiento. En enfermos que viven en zonas no endémicas, no se recomienda el tratamiento tuberculostático empírico si no se ha confirmado la pericarditis tuberculosa. Se recomienda este tratamiento en enfermos que viven en zonas endémicas, en quienes se detecta un derrame pericárdico y se descartan otras causas. Algunos indican glucocorticoides: prednisona a dosis de 1-2 mg/kg/d durante 5-7 días, con una reducción progresiva de la dosis hasta su suspensión en 6-8 semanas.

**3. Pericarditis urémica:** el aumento en la frecuencia de la diálisis conduce a la desaparición de los síntomas normalmente a lo largo de 1-2 semanas. En caso de persistencia de los síntomas → AINE y glucocorticoides. En caso de que se acumule gran cantidad de derrame pericárdico a pesar del tratamiento adecuado → administración intrapericárdica de glucocorticoides.

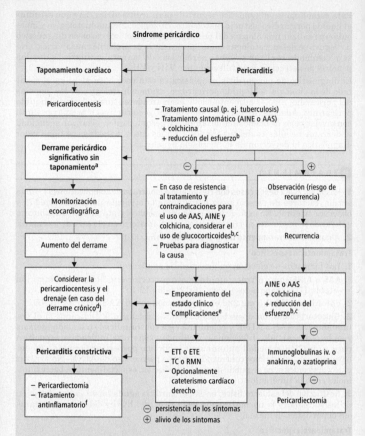

**Fig. 17-1.** Algoritmo del tratamiento de la pericarditis (según las guías de la ESC 2015, modificadas)

**4. Pericarditis en el curso de las enfermedades sistémicas del tejido conectivo y de la sarcoidosis:** cede gracias al tratamiento adecuado de la enfermedad de base, a veces se obtiene muy buena respuesta tras la administración intrapericárdica de glucocorticoides. La colchicina está contraindicada en enfermos con disfunción renal severa.

**Tabla 17-2. Dosificación típica de fármacos antinflamatorios en la pericarditis aguda y recurrente**

| Fármaco | Dosificación | |
|---|---|---|
| | Pericarditis aguda | Pericarditis recurrente |
| Ácido acetilsalicílico | 750-1000 mg cada 8 h[a,b] | 500-1000 mg cada 6-8 h (1,5-4 g/d)[b,c] |
| Ibuprofeno | 600 mg cada 8 h[a,d] | 600 mg cada 8 h (1200-2400 mg)[c,d] |
| Colchicina | 0,5 mg (1 × d[e] o 2 × d[f])[g,h] | 0,5 mg (2 × d[f] o 1 × d[e,i])[h,j] |
| Indometacina | – | 25-50 mg cada 8 h[c,k,l] |
| Glucocorticoides | La dosis depende del fármaco específico[m,n] | |

[a] Por 1-2 semanas.

[b] Reducir la dosis en 250-500 mg cada 1-2 semanas; en caso de enfermos con pericarditis recurrente más resistente al tratamiento, se puede considerar una reducción más lenta de la dosis.

[c] Por semanas/meses.

[d] Reducir la dosis en 200-400 mg cada 1-2 semanas; en caso de enfermos con pericarditis recurrente más resistente al tratamiento, se puede considerar una reducción más lenta de la dosis.

[e] En enfermos de masa corporal <70 kg.

[f] En enfermos de masa corporal ≥70 kg.

[g] Por 3 meses.

[h] No es necesaria la reducción gradual de la dosis, eventualmente en 0,5 mg cada 2 días en personas de peso corporal <70 kg o 0,5 mg x d durante las últimas semanas en personas de peso corporal ≥70 kg.

[i] En enfermos que no toleran dosis mayores.

[j] Por ≥6 meses.

[k] Empezar con dosis más bajas y progresivamente aumentarlas para evitar dolor y mareos.

[l] Reducir la dosis en 25 mg cada 1-2 semanas; en caso de enfermos más resistentes al tratamiento, se puede considerar una reducción más lenta de la dosis.

[m] En caso de prednisona, la dosis inicial es de 0,25-0,50 mg/kg/d; 25 mg de prednisona corresponden a 20 mg de metilprednisolona; se deben evitar dosis más altas, excepto en casos especiales (en estas situaciones utilizar dosis más altas solo durante unos pocos días, con reducción rápida hasta 25 mg/d).

[n] La dosis de prednisona se puede reducir (especialmente <25 mg/d), cuando los síntomas de la enfermedad han cedido y el nivel de proteína C-reactiva es normal.

Según las guías de la ESC 2015.

**5. Pericarditis posinfarto:** ibuprofeno (dosis →más arriba) o AAS 650 mg cada 4 h durante 2-5 días.

**6. Pericarditis tras pericardiotomía:** AINE o colchicina durante unas semanas o meses (incluso después de la desaparición del derrame pericárdico) y en caso de su ineficacia pericardiocentesis con administración intrapericárdica de glucocorticoides o VO por 3-6 meses.

**7. Pericarditis neoplásica:** en el curso de una neoplasia quimiosensible → quimioterapia sistémica; en caso de un derrame grande → drenaje pericárdico y, si el derrame vuelve a aparecer → medicamento esclerosante intrapericárdico (p. ej. antibiótico tetraciclínico, bleomicina) o citostático no esclerosante (p. ej. cisplatina, especialmente eficaz en los enfermos con pericarditis neoplásica en el curso del cáncer pulmonar no microcítico). La radioterapia del pericardio controla el derrame neoplásico en >90 % de los casos de neoplasias radiosensibles (linfomas, leucemias), pero por sí misma puede provocar miocarditis y pericarditis. Tratamiento paliativo → pericardiectomía o "ventana" pleuropericárdica.

**8. Pericarditis por irradiación:** glucocorticoides.

**9. Pericarditis en el curso del hipotiroidismo:** tratamiento de la enfermedad de base.

**10. Pericarditis crónica:** en caso de ineficacia del tratamiento conservador → pericardiocentesis, ventana pleuropericárdica, pericardiotomía percutánea con balón o pericardiectomía.

**11. Pericarditis recurrente:** los fármacos de elección son:

1) **AAS** o **AINE**, hasta la desaparición completa de los síntomas, y

2) **colchicina** durante 6 meses, en combinación con AAS o un AINE. Utilizar **glucocorticoides** a dosis bajas, como en pericarditis aguda (→más arriba). Dosificación de los fármacos →tabla 17-2. A veces es necesario mantener el tratamiento con colchicina durante más tiempo, según la respuesta clínica. Controlar periódicamente los niveles de PCR para establecer la duración de la terapia y la respuesta al tratamiento. Después de la normalización de la PCR se deben reducir progresivamente las dosis, teniendo en cuenta los síntomas clínicos y el nivel de PCR. No suspender todos los fármacos simultáneamente. En caso de reaparición de los síntomas durante la retirada gradual de la terapia, no aumentar la dosis de glucocorticoides, sino del AAS o del AINE hasta las dosis máximas (repartidas, por lo general cada 8 h) iv. (si es necesario) y añadir colchicina. Usar analgésicos para controlar el dolor. En caso de pericarditis recurrente corticodependiente en enfermos no respondedores a colchicina, valorar el uso de inmunoglobulinas iv., anakinra o azatioprina.

### → OBSERVACIÓN

En la pericarditis recurrente y crónica, y después de las intervenciones sobre el pericardio, se indica la monitorización ecocardiográfica para la detección precoz de taponamiento cardíaco o pericarditis constrictiva.

### → COMPLICACIONES

**1. Taponamiento cardíaco** →más adelante.

**2. Pericarditis constrictiva:** es una consecuencia de la pericarditis aguda rara, pero severa (es especialmente frecuente en pericarditis bacteriana o tuberculosa), se caracteriza por pérdida de elasticidad del saco pericárdico.

**Síntomas:** debilidad progresiva, dolor torácico, sensación de latido cardíaco irregular; signos de congestión venosa sistémica: distensión de las venas yugulares, ausencia de colapso de las venas yugulares durante la inspiración (signo de Kussmaul), ascitis, hepatomegalia pulsátil, edemas; ruido protodiastólico (golpe o choque pericárdico), hipotensión con la presión de pulso baja.

**Diagnóstico:** se establece sobre la base de los resultados obtenidos de las pruebas de imagen: radiografía de tórax (revela calcificaciones en el pericardio, aumento del tamaño de las aurículas, derrame pleural), ecocardiografía, TC, RMN y eventualmente cateterismo con medición de las presiones en las cámaras cardíacas. En el ECG se observa una amplitud baja de los complejos QRS, negativización o rectificación de las ondas T, ensanchamiento de las ondas P, a veces fibrilación auricular y alteraciones de la conducción AV e intraventricular. Ocasionalmente puede ser normal.

**Diagnóstico diferencial:** miocardiopatía restrictiva →cap. 2.16.3; se diferencia por los datos de la ecocardiografía (también ecocardiografía Doppler tisular) e imágenes de TC y RMN.

**Tratamiento:** pericardiectomía.

# 18. Taponamiento cardíaco

## → DEFINICIÓN Y ETIOPATOGENIA

Alteración de la hemodinámica cardíaca debida al incremento de la presión intrapericárdica como consecuencia de la acumulación de líquido dentro del espacio pericárdico. La cantidad de líquido que causa el taponamiento depende de la velocidad de instalación.

**Causas más frecuentes:** neoplasias, tuberculosis, causas yatrogénicas (relacionadas con intervenciones invasivas y cirugía cardíaca), traumatismos; más raramente por enfermedades sistémicas, radiación del tórax, infarto de miocardio, uremia, disección de la aorta, infección bacteriana y neumopericardio).

## → CUADRO CLÍNICO E HISTORIA NATURAL

**1. Síntomas:** disnea con ortopnea, fatigabilidad, en ocasiones tos, disfagia, presíncope o síncope.

**2. Signos:** taquicardia (puede no existir en hipotiroidismo y uremia), pulso paradójico, tríada de Beck: ingurgitación yugular (menos manifiesta en enfermos con hipovolemia), ruidos cardíacos apagados e hipotensión (puede estar ausente en hipertensos).

**3. Historia natural:** en caso de acumulación lenta del derrame, el pericardio va distendiéndose, pudiendo acumularse gran cantidad (>2 l) de líquido. En casos de acumulación rápida del derrame o de distensibilidad reducida del saco pericárdico, la presión intrapericárdica aumenta rápidamente y los signos de taponamiento pueden aparecer con derrames de escasa cuantía (algunas centenas de mililitros). El taponamiento pericárdico agudo puede causar *shock* y parada cardíaca.

## → DIAGNÓSTICO

**Exploraciones complementarias**

**1. El ECG** puede ser normal. Habitualmente muestra taquicardia sinusal con complejo QRS y onda T de bajo voltaje, alternancia eléctrica de los complejos QRS y raras veces de la onda T. En fases avanzadas puede mostrar bradicardia y en la fase terminal actividad eléctrica sin pulso. En taponamiento agudo cambios parecidos al infarto de miocardio reciente.

**2. Radiografía de tórax:** aumento de tamaño de la silueta cardíaca sin incremento de la vascularización pulmonar. En el taponamiento agudo, la silueta cardíaca puede ser normal.

**3. Ecocardiografía:** es la prueba básica que hay que realizar en cada paciente con sospecha clínica de taponamiento cardíaco; demuestra: derrame pericárdico, colapso diastólico de la aurícula derecha (específico para taponamiento), pared libre del ventrículo derecho (ausente en casos de una hipertrofia significativa de la pared o aumento de la presión diastólica del ventrículo derecho) y de la aurícula izquierda; dilatación de la vena cava inferior y ausencia de colapso inspiratorio. En ecocardiografía Doppler durante la inspiración aumento del flujo sanguíneo a través de la válvula tricúspide y su disminución a través de la válvula mitral.

**4. TC:** derrame pericárdico. En caso de quilopericardio la TC (a veces junto con linfografía) permite localizar la fuga entre el conducto torácico y el espacio pericárdico.

**5. Análisis del líquido pericárdico:** en caso de etiología dudosa →cap. 28.5.

**Diagnóstico diferencial**

Infarto del ventrículo derecho reciente y otras causas de insuficiencia cardíaca derecha.

→ **TRATAMIENTO**

**1. Pericardiocentesis:** procedimiento de rescate →cap. 25.10.

**2. Pericardiectomía:** en taponamiento recurrente.

**3.** Si existe quilopericardio, el tratamiento depende de la causa y de la cantidad de linfa en el saco pericárdico; en caso de una complicación quirúrgica → pericardiocentesis y dieta con triglicéridos de cadena media; si la linfa sigue acumulándose → tratamiento quirúrgico.

**4.** No utilizar fármacos vasodilatadores ni diuréticos.

# 19. Insuficiencia cardíaca

→ **DEFINICIÓN Y CLASIFICACIÓN**

Estado en el que la disfunción del corazón provoca disminución del gasto cardíaco, insuficiente para cubrir las necesidades metabólicas de los tejidos o el gasto cardíaco adecuado se mantiene solamente con una presión de llenado demasiado alta, lo que es causa de los síntomas. Se distingue **insuficiencia cardíaca** (IC):

1) **de reciente diagnóstico**, que aparece por primera vez, independientemente de la dinámica del desarrollo de los síntomas

2) **transitoria**: cuando los síntomas están presentes solo durante un tiempo determinado (p. ej. los pacientes que precisan el uso de diuréticos solamente en la fase aguda del infarto de miocardio; pacientes con IC secundaria a la disfunción sistólica reversible por isquemia del miocardio que cede tras la revascularización)

3) **crónica**, según el curso clínico se define como estable (sin cambios significativos en la intensidad de los síntomas durante ~1 mes), progresiva o descompensada.

Además se distingue IC:

1) **con la fracción de eyección reducida** (HFrEF; IC con función sistólica reducida), **con la fracción de eyección preservada** (HFpEF; IC con función sistólica preservada), **y con una fracción de eyección moderadamente reducida** (HFmrEF; IC con función sistólica en rango intermedio o con fracción de eyección levemente reducida)

2) **del ventrículo izquierdo** y **del ventrículo derecho** (o **de ambos ventrículos**), dependiendo de la sintomatología dominante en la circulación pulmonar o sistémica

3) **con aumento del gasto cardíaco**.

Estas formas pueden coexistir y una forma determinada significa solamente que sus síntomas predominan en el cuadro clínico.

## 19.1. Insuficiencia cardíaca crónica (ICC)

→ **ETIOPATOGENIA**

Las causas que originan una ICC engloban todas aquellas enfermedades del corazón que alteran el llenado o la expulsión de la sangre desde el ventrículo (o ventrículos).

**Mecanismos principales** que producen la ICC:

1) **alteración primaria de la contractibilidad**: como consecuencia de una enfermedad cardíaca isquémica o de una miocardiopatía dilatada de etiología diversa, que originan un daño o pérdida de los cardiomiocitos (infarto de

miocardio, reacciones autoinmunes, infecciones, daño tóxico, depósito de sustancia en cardiomiocitos [p. ej. hemosiderina, glucógeno], o en el espacio extracelular [p. ej. amiloide], alteraciones hormonales, trastornos de la alimentación, miocardiopatía genética) y/o disminución de la contractibilidad en la zona en la que los cardiomiocitos permanecen vivos (isquemia aguda transitoria, "hibernación" del miocardio del ventrículo izquierdo en caso de la disminución crónica del flujo coronario de la sangre o "miocardio aturdido" después de un episodio de isquemia aguda)

2) **sobrecarga de presión o de volumen**: a consecuencia de la hipertensión arterial o de cardiopatías (valvulares y/o congénitas)

3) **alteración de la diástole**: secundaria a enfermedades del pericardio, a una hipertrofia del miocardio, o a una miocardiopatía restrictiva o hipertrófica

4) **taquiarritmias** (más frecuentemente la fibrilación auricular) o **bradiarritmias.**

**Causas de IC con fracción de eyección reducida**: enfermedad cardíaca isquémica (con mayor frecuencia después de un infarto de miocardio, hipertensión arterial mal controlada, valvulopatías, miocardiopatías. En respuesta a la disminución del gasto cardíaco se activan mecanismos neurohormonales con predominio del efecto vasoconstrictor que provocan retención de sodio y agua. Tras meses o años de acción del factor nocivo en el músculo cardíaco se desarrolla un remodelado del miocardio con dilatación progresiva del ventrículo izquierdo y un empeoramiento de la función sistólica. A consecuencia de ello, el gasto cardíaco va disminuyendo y se desencadena un círculo vicioso en el cual aumenta la activación neurohormonal.

**Causas de IC con función sistólica del ventrículo izquierdo preservada**: hipertensión arterial (es la causa más frecuente, especialmente con hipertrofia del ventrículo izquierdo), enfermedad cardíaca isquémica, diabetes *mellitus*, miocardiopatía hipertrófica, miocardiopatía restrictiva (p. ej. en la amiloidosis cardíaca), pericarditis constrictiva. Son factores predisponentes la edad avanzada, el sexo femenino y la obesidad.

**La IC con fracción de eyección moderadamente reducida es una forma de IC que incluye a:**

1) enfermos con disfunción diastólica predominante y disfunción sistólica ligera concomitante, y que además muestran claras semejanzas con la IC con fracción de eyección preservada

2) enfermos con IC con fracción de eyección reducida en los que se ha producido aumento de FEVI.

**Causas de ICC con aumento del gasto cardíaco**: se da en estados con circulación hipercinética como en el embarazo, anemia severa (hemoglobina <8 g/dl), hipertiroidismo, fístulas arteriovenosas grandes en la circulación sistémica (congénitas o adquiridas), cirrosis hepática avanzada, policitemia o poliglobulia, enfermedad de Paget, beriberi, y en el síndrome de carcinoide. En general la ICC se desarrolla cuando la circulación hipercinética coincide con una enfermedad del corazón.

**Causas de agudizaciones de la ICC**: síndrome coronario agudo, control inadecuado de la tensión arterial, taquiarritmias (más frecuentemente la fibrilación auricular) o bradiarritmias, embolismo pulmonar, endocarditis, miocarditis, estados de circulación hipercinética, infecciones (especialmente neumonía), empeoramiento de la función renal, incumplimiento de las restricciones en el consumo de sodio y líquidos y de las dosis pautadas de medicamentos, yatrogénicas (administración excesiva de sodio y líquidos, uso de fármacos de acción cronotrópica o inotrópica negativa como el verapamilo, el diltiazem, o también el uso de β-bloqueantes a dosis inadecuadas, cardiotóxicos, como las antraciclinas, o aquellos que provocan retención de sodio y agua, usualmente los glucocorticoides, estrógenos, y AINE), alteraciones en la función tiroidea (p. ej. provocadas por amiodarona), abuso de alcohol, y el uso de cocaína.

**Tabla 19-1. Clasificación de la insuficiencia cardíaca según la New York Heart Association**

| Clase | Capacidad funcional |
|---|---|
| I | Sin limitaciones: la actividad física ordinaria no provoca fatiga, disnea ni palpitaciones |
| II | Limitación ligera de la actividad física ordinaria: sin síntomas en reposo, pero la actividad física ordinaria provoca fatiga, palpitaciones o disnea |
| III | Limitación importante de la actividad física: sin síntomas en reposo, pero una actividad de menor intensidad que la ordinaria provoca síntomas |
| IV | Cualquier actividad física provoca síntomas, los síntomas de insuficiencia cardíaca aparecen incluso en reposo y cualquier actividad física los aumenta |

## → CUADRO CLÍNICO

Los síntomas son el resultado de los efectos derivados de las llamadas IC retrógrada y anterógrada, y aparecen en constelaciones diferentes en función de cuál de los ventrículos presenta la insuficiencia. Se distinguen síntomas más típicos y signos más específicos (más adelante en negrita). La clasificación de la gravedad de la ICC según New York Heart Association (NYHA) se basa en la evaluación de la presencia de fatiga, disnea y palpitaciones durante el esfuerzo físico →tabla 19-1.

**1. Síntomas y signos de la insuficiencia del ventrículo izquierdo** (congestión en la circulación pulmonar):

1) **síntomas: disnea** (en reposo o de esfuerzo), es típica la **ortopnea** (aparece después de 1-2 min en decúbito y desaparece unos minutos después de sentarse o ponerse de pie) y la **disnea paroxística nocturna** (a diferencia de la ortopnea aparece mucho más tarde después de acostarse, despierta al paciente y cede mucho más lentamente, después de ≥30 min); tos (equivalente de la disnea de esfuerzo u ortopnea), que habitualmente es seca, y a veces con expectoración rosácea (en general esto último sucede en el edema agudo de pulmón), sibilancias

2) **signos**: respiración acelerada, crepitantes (la localización típica son las bases de los pulmones, pero pueden llegar hasta los ápices), pueden estar acompañadas de sibilancias y roncus (parcialmente relacionados con el edema de la mucosa bronquial).

**2. Síntomas y signos de insuficiencia del ventrículo derecho** (congestión en la circulación sistémica):

1) **síntomas: edemas** localizados en las partes declives del cuerpo (más a menudo en los pies, en las **zonas maleolares** y en pacientes encamados en la zona sacrolumbar), dolor o sensación de disconfort en el abdomen por hepatomegalia; nicturia; falta de apetito, náuseas y estreñimiento provocados por congestión venosa en la mucosa del estómago e intestinos además por un gasto cardíaco disminuido, que de vez en cuando conduce a un síndrome de malabsorción y desnutrición consecuente, e incluso a la caquexia (en caso de la ICC avanzada)

2) **signos**: trasudado en las cavidades corporales (derrame pleural, habitualmente bilateral, si unilateral es más frecuentemente en el lado derecho, y ascitis); hepatomegalia y dolor a palpación (por distensión de la cápsula fibrosa del hígado, el dolor suele aparecer en caso de aumento rápido de la congestión); un hígado duro y atrófico se encuentra en los casos de la ICC de muchos años de duración; icteria leve; **distensión venosa yugular**, a veces **reflujo hepatoyugular** y el signo de Kussmaul (aumento de la presión venosa en las venas yugulares durante la inspiración, como en la pericarditis constrictiva).

**3. Síntomas y signos comunes y otros (incluidos síntomas de bajo gasto cardíaco)**

1) **síntomas: reducción de la tolerancia al esfuerzo físico, fatiga, cansancio, prolongación del tiempo de recuperación después del esfuerzo**; en el caso de ICC más avanzada: oliguria, disnea al inclinarse hacia delante (bendopnea, que aparece hasta 30 s después de haberse inclinado), palpitaciones, síntomas derivados de la disminución del flujo cerebral (mareos, síncopes, confusión [especialmente en personas mayores]), depresión, aumento rápido de peso (>2 kg/semana), o bien pérdida de peso (en ICC avanzada)

2) **signos**: palidez y frialdad de la piel de las extremidades, sudoración, raramente cianosis periférica (signos de activación simpática); taquicardia y auscultación de **III tono cardíaco** (a menudo en la disfunción sistólica del ventrículo izquierdo) o IV tono (ruido) cardíaco (más que el III tono sugiere ICC diastólica aislada), aumento del componente pulmonar del II tono cardíaco. Ocasionalmente puede auscultarse la aparición de un soplo en relación con una valvulopatía, que es la causa primaria de la ICC o bien a una valvulopatía secundaria a la dilatación del corazón; **desplazamiento lateral del impulso apical**; amplitud reducida de la presión arterial, elevación ligera de la presión arterial diastólica; pulso alternante, pulso paradójico (raramente, p. ej. en taponamiento cardíaco); respiración periódica de Cheyne-Stokes; a veces febrícula como consecuencia de la constricción de los vasos cutáneos y disminución de la pérdida del calor.

**4. Síntomas y signos de la ICC con gasto cardíaco aumentado**, están relacionados con la circulación hipercinética: presión de pulso elevada (descenso de la presión arterial diastólica); latido apical de carácter vivo; pulso saltón; a veces pulsación del lecho ungueal (Quincke); taquicardia; cambios en la auscultación (aumento de los tonos cardíacos, a veces III y IV tono, soplos mesosistólicos de eyección en el borde izquierdo del esternón, a veces soplo mesodiastólico en el foco mitral o tricúspide y zumbido venoso continuo, soplo de flujo acelerado en las arterias carótidas); aumento del calor y enrojecimiento de la piel (no aparece en la anemia; a veces presente solamente de manera local, p. ej. en la enfermedad de Paget o en caso de la fístula arteriovenosa); en caso de fístula arteriovenosa se observa disminución de la frecuencia cardíaca tras presionar sobre la fístula.

**5. Los síntomas de la ICC con función sistólica preservada** son similares a los de la ICC con disfunción sistólica: disnea de esfuerzo y otros síntomas de congestión pulmonar, habitualmente no aparecen signos claros de hipoperfusión periférica. Se debe sospechar ICC con función sistólica preservada en enfermos con hipertensión arterial, obesidad o diabetes *mellitus* (especialmente en mujeres ancianas), sin dilatación del ventrículo izquierdo en la radiografía, sin signos de necrosis miocárdica, con signos de hipertrofia del ventrículo izquierdo en ECG y con IV tono cardíaco.

**→ DIAGNÓSTICO**

**Exploraciones complementarias**

**1. Pruebas de laboratorio**

1) niveles plasmáticos de los péptidos natriuréticos para descartar la IC:

    a) en caso de un enfermo sin acentuación aguda de los síntomas, la IC es improbable cuando el BNP <35 pg/ml, el NT-pro-BNP <125 pg/ml y el ECG es normal

    b) en caso de acentuación rápida de los síntomas los puntos de corte son: BNP <100 pg/ml, NT-pro-BNP <300 pg/ml, MR-pro-ANP <120 pmol/l

2) anemia (que aumenta o provoca la ICC) o hematocrito elevado (p. ej. en EPOC, cardiopatías con cortocircuito derecha-izquierda); la anemia habitualmente es normocítica, y con menos frecuencia microcítica, debido en este caso más a un déficit funcional de hierro (su disponibilidad está limitada para la eritropoyesis a pesar de que la cantidad total en el organismo es normal)

3) la hipo- o hiperpotasemia y el nivel elevado de creatinina pueden ser efectos adversos de los fármacos utilizados →más adelante

4) la hiponatremia por dilución (con el volumen aumentado del agua extracelular →cap. 19.1.3.1) puede aparecer en ICC avanzada sin tratamiento, o bien en caso del uso de dosis demasiado bajas de IECA o ARA-II junto con el uso de tiacidas

5) aumento de los niveles de aminotransferasas, de LDH y de la concentración sérica de bilirrubina en enfermos con congestión venosa en la circulación sistémica con hepatomegalia

6) marcadores del déficit de hierro, más frecuentemente de carácter funcional: reducción de la saturación de transferrina; la reducción del nivel de la ferritina aparece habitualmente en el caso de un déficit absoluto de hierro, que puede no observarse si coexiste con un proceso inflamatorio.

**2. ECG**, en general muestra rasgos típicos de la enfermedad de base: enfermedad cardíaca isquémica, arritmias o alteraciones de la conducción, hipertrofia o sobrecarga.

**3. Radiografía de tórax:** habitualmente revela cardiomegalia (a excepción de la mayoría de los casos de circulación hipercinética e insuficiencia con función sistólica preservada) o signos de congestión pulmonar.

**4. Ecocardiografía:** es la prueba principal en el diagnóstico de la ICC. Permite la valoración de

1) función sistólica del ventrículo izquierdo, mediante el análisis de la contractibilidad segmentaria y global del ventrículo izquierdo y la medición de la FEVI (mediante el método de Simpson; <40 % confirma la existencia de una disfunción sistólica importante del ventrículo izquierdo; los valores de 40-49 % se consideran "zona gris", uno de los criterios de diagnóstico de IC con FEVI moderadamente reducida y precisan de un diagnóstico diferencial minucioso de las posibles causas extracardíacas de los síntomas, igual que en la IC con FEVI preservada)

2) función diastólica del ventrículo izquierdo

3) alteraciones anatómicas: hipertrofia, dilatación de las cámaras cardíacas, valvulopatías, cardiopatías congénitas. La realización de una valoración suplementaria de varios parámetros de la estructura y función del corazón tiene importancia especial en el diagnóstico diferencial, sobre todo en caso de la FEVI ≥40 %. En algunos casos (p. ej. mala ventana ecográfica, sospecha de disfunción de una prótesis valvular, búsqueda de trombo en la orejuela de la aurícula izquierda en los enfermos con fibrilación auricular, diagnóstico de la endocarditis infecciosa o cardiopatías congénitas) está indicada la **ecocardiografía transesofágica**. La **ecocardiografía de estrés con dobutamina** puede estar indicada en evaluación de cardiopatía isquémica previo a coronariografía y revascularización coronaria.

**5. Coronariografía:** está indicada en caso de sospecha de enfermedad cardíaca isquémica, después de paro cardíaco de causa desconocida, en caso de arritmias ventriculares graves, en ICC resistente al tratamiento o de etiología no aclarada, y antes de la planificación de una intervención cardioquirúrgica.

**6. Prueba de esfuerzo:** indicada en caso de discrepancia entre la intensidad de los síntomas y los parámetros objetivos del estadio de la enfermedad, de la calificación para trasplante cardíaco o de inclusión en soporte circulatorio mecánico, y para diferenciar entre causas cardíacas y pulmonares de la disnea.

**7. TC multicorte y RMN:** están indicados para el diagnóstico de las causas de ICC y en el diagnóstico diferencial, cuando otros métodos (sobre todo ecocardiografía y coronariografía) no permiten establecer el diagnóstico, especialmente en aquellos casos en los que sea necesario diferenciar entre las formas diversas de las miocardiopatías, para el diagnóstico de tumores cardíacos, enfermedades del pericardio y cardiopatías congénitas complejas, así como en la valoración de la viabilidad del miocardio y calificación para la revascularización coronaria.

**8. Biopsia endomiocárdica:** se realizará si no existe diagnóstico del origen de la IC y se sospecha de una enfermedad que precisa un tratamiento específico: miocarditis (de células grandes o eosinofílica), enfermedades infiltrativas o del almacenamiento (amiloidosis, sarcoidosis, hemocromatosis, enfermedad de Fabry) y en el diagnóstico de rechazo agudo del trasplante cardíaco.

### Criterios diagnósticos

El diagnóstico se establece cuando existen síntomas y/o signos típicos y se confirma objetivamente la disfunción sistólica (FEVI <40 %) o diastólica del corazón en condiciones basales, en general con ecocardiografía. Los signos pueden estar ausentes en la fase inicial de la enfermedad, sobre todo en la IC con FEVI preservada o intermedia y en pacientes tratados con diuréticos. El aumento de la concentración plasmática de los péptidos natriuréticos (→más arriba) y la mejoría del estado clínico con el tratamiento típico de la IC sugieren la disfunción de base.

El papel de la ecocardiografía en el algoritmo diagnóstico en caso de sospecha de la IC dependerá de la disponibilidad de la determinación de los péptidos natriuréticos:

1) es posible una rápida determinación de su nivel → proceder a ecocardiografía solamente en los enfermos con nivel elevado de péptidos natriuréticos

2) no está disponible → examen ecocardiográfico en la etapa temprana del diagnóstico.

**IC con FEVI media o preservada** en la práctica clínica se diagnostica sobre la base de la presencia de síntomas o signos típicos de IC y la evidencia de que la contractibilidad global del ventrículo izquierdo es normal (FEVI ≥50 %) o solo está ligeramente deprimida (FEVI 40-49 %), con un tamaño normal del ventrículo izquierdo, cuando no hay valvulopatía significativa ni causas extracardíacas de los síntomas. Los criterios accesorios necesarios para establecer el diagnóstico son: aumento del nivel de los péptidos natriuréticos (BNP >35 pg/ml o NT-proBNP >125 pg/ml) y confirmación de la disfunción diastólica del ventrículo izquierdo (independientemente de los indicadores tradicionales de influjo mitral por Doppler y el flujo en las venas pulmonares, se prefieren los parámetros obtenidos en la ecocardiografía Doppler tisular, es decir, la velocidad máxima protodiastólica del movimiento del anillo mitral [velocidad promedio de la onda E' a nivel del anillo medial y lateral <9 cm/s] y el cociente de la amplitud de la onda E del llenado mitral y de la onda E' del movimiento del anillo [E/E' promedio a nivel del anillo medial y lateral >13]). En caso de valores ambiguos de estos parámetros ecocardiográficos de la disfunción diastólica del ventrículo izquierdo se debe confirmar la presencia de anormalidades predisponentes a esa disfunción, es decir, hipertrofia del ventrículo izquierdo (índice de masa ventricular izquierda ≥115 g/m² en hombres y ≥95 g/m² en mujeres) o dilatación de la aurícula izquierda (volumen indexado de la aurícula izquierda >34 ml/m²).

### Diagnóstico diferencial

Causas principales de disnea →cap. 1.12, edemas →cap. 1.17, dilatación de las venas yugulares →cap. 1.41.

### ➡ TRATAMIENTO

### Incluye

1) tratamiento de la enfermedad de base (p. ej. revascularización coronaria)

2) tratamiento crónico de la ICC →más adelante

3) prevención y tratamiento de las agudizaciones de la ICC →cap. 2.19.2.

### Tratamiento no farmacológico

**1. Limitación en el aporte de sodio,** en el caso de signos y síntomas intensificados que indiquen una retención de sodio y de agua en el organismo (NYHA III-IV), en general restringirlo a 2-3 g/d (<2 g/d si los síntomas persisten, sobre todo en caso de resistencia a diuréticos) y la **limitación en el aporte de los líquidos** hasta 1,5-2,0 l/d (imprescindible en caso de natremia <130 mmol/l).

**2. Control regular del peso corporal:**

1) un aumento del peso corporal >2 kg durante 3 días puede significar una retención de líquidos por descompensación de la ICC

2) reducción del peso corporal en enfermos obesos

3) mejoría de la nutrición en enfermos con signos de desnutrición (IMC <22 kg/m$^2$, peso corporal <90 % del peso adecuado).

**3. Limitación del consumo de alcohol** a 10-12 g/d para mujeres y ≤20-25 g/d para hombres. Abstinencia en caso de sospecha de miocardiopatía alcohólica.

**4. Abandono del tabaquismo.**

**5. Evitar (si es posible) algunos fármacos:** AINE clásicos e inhibidores de la ciclooxigenasa coxib (aumentan la retención de agua, reducen los efectos beneficiosos y aumentan el riesgo de los efectos adversos de los diuréticos, IECA, ARA-II y antagonistas de aldosterona), glucocorticoides (aumentan la retención de agua, riesgo de hipopotasemia), antiarrítmicos de clase I (sobre todo Ia y Ic) y antidepresivos tricíclicos (efecto proarrítmico, riesgo de agudización de la ICC e hipotensión; los inhibidores de la recaptación de serotonina son relativamente seguros), dronedarona (aumenta la mortalidad por causas cardiovasculares y el riesgo de agudización de la ICC), verapamilo y diltiazem (se pueden utilizar en la ICC con función sistólica preservada; el verapamilo a dosis altas está recomendado en la miocardiopatía hipertrófica), antagonistas del canal de calcio de grupo de dihidropiridina (se pueden utilizar solamente fármacos de acción prolongada: amlodipino y felodipino en caso de coexistencia de la hipertensión arterial o de la angina de pecho), $\alpha_1$-bloqueantes (aumentan la retención de agua y el riesgo de hipotensión; en caso de alteración de la micción por la hipertrofia de próstata → sustituirlos por un inhibidor de 5-α-reductasa), moxonidina (aumenta el riesgo de muerte), metformina (en insuficiencia cardíaca aguda o insuficiencia respiratoria severa, insuficiencia hepática o renal por el riesgo de acidosis láctica; se puede utilizar de forma segura en la ICC estable), tiazolidinedionas (rosiglitasona y pioglitasona; aumentan la retención de agua, contraindicación absoluta en la clase III y IV de NYHA), antraciclinas (contraindicadas en casos con la FEVI disminuida; en caso de indicaciones vitales considerar el uso de doxorrubicina en forma liposomal o tras la administración previa de dexrazoxano; monitorizar estrechamente la función del ventrículo izquierdo).

**6. Vacunación contra la gripe (anual) y contra los neumococos.**

**7. Actividad física regular y moderada;** en el estado clínico estable si es posible realizar un entrenamiento físico.

**8. Evitar viajes a regiones situadas en la altura >1500 m sobre el nivel del mar o regiones calurosas y húmedas.** Se prefiere el avión como medio de transporte para evitar las consecuencias de la inmovilización prolongada.

**9. Diagnóstico y tratamiento de la depresión mayor.**

**10. En caso de síndrome de apnea de sueño central considerar el tratamiento con CPAP** →cap. 3.18. La ventilación servoasistida no está recomendada en pacientes con insuficiencia cardíaca con fracción de eyección reducida y apnea obstructiva del sueño central predominante.

**Tratamiento farmacológico**

**Tratamiento farmacológico de la ICC con disfunción sistólica del ventrículo izquierdo** →fig. 19-1.

**Observaciones generales:** iniciar el tratamiento con una dosis baja e ir aumentándola hasta la dosis deseada, cuya eficacia está documentada en ensayos clínicos, o hasta la dosis máxima tolerada por el paciente. Si es posible, en enfermos hospitalizados, empezar el tratamiento con β-bloqueante, IECA, ARA-II o antagonista de aldosterona antes del alta hospitalaria.

**1. IECA:** utilizar en todo enfermo con una FEVI ≤40 %, independientemente de los síntomas clínicos. Dosificación →tabla 19-2.

### Reglas de uso

1) Antes de empezar el tratamiento con IECA evitar forzar excesivamente la diuresis (se puede bajar la dosis del diurético 24 h antes); para reducir el riesgo de hipotensión severa empezar el tratamiento con IECA por la noche, cuando el paciente va a la cama y si el tratamiento empieza por la mañana → observar al enfermo y controlar la presión arterial durante las primeras horas después de la primera dosis del medicamento.

2) Considerar aumentar la dosis después de 2-4 semanas del uso de IECA; no aumentar la dosis en caso de empeoramiento significativo de la función renal o hiperpotasemia; en caso de pacientes hospitalizados o controlados estrictamente en otras condiciones se puede aumentar la dosis más rápidamente, si el fármaco es bien tolerado.

3) Esquema de control de la función renal y de los niveles séricos de electrólitos: antes de empezar el tratamiento en 1-2 semanas del tratamiento con IECA o tras un aumento de dosis → después de llegar a la dosis de mantenimiento tras 1-2 semanas; a continuación cada 4 meses.

### Actuación en caso de reacciones adversas

1) **Empeoramiento de la función renal:** después de empezar el tratamiento con IECA se puede observar un aumento de los niveles plasmáticos de urea y de creatinina, lo que no se debe considerar clínicamente importante, salvo que sea significativo y rápido. Comprobar si la causa responsable no es una hipovolemia, deshidratación, o el consumo de otros fármacos (p. ej. AINE, inhibidores de la COX-2, ciclosporina, dosis demasiado altas de diuréticos). Siempre monitorizar estrictamente:

   a) el aumento del nivel de la creatinina en ≤50 % es aceptable si no supera 265 µmol/l (~3 mg/dl)

   b) aumento >265 µmol/l, pero ≤310 µmol/l (~3,5 mg/dl) → reducir la dosis de IECA a la mitad

   c) aumento >310 µmol/l (~3,5 mg/dl) → suspender el IECA inmediatamente.

   Según las guías chilenas (SOCHICAR-MINSAL 2015) está contraindicado el uso de IECA en caso de niveles plasmáticos de creatinina ≥2,0 mg/dl en mujeres y ≥2,5 mg/dl en hombres.

2) **Hiperpotasemia:** verificar si otros fármacos (p. ej. suplementos de potasio, diuréticos ahorradores del potasio) no son la causa de la hiperpotasemia y suspenderlos; observar estrictamente el nivel del potasio:

   a) aumento >5,5 mmol/l → reducir la dosis del IECA a la mitad

   b) aumento >6,0 mmol/l → suspender el IECA inmediatamente e iniciar la reducción de la potasemia.

3) **Hipotensión sintomática** (p. ej. vértigo): cede a menudo con el tiempo; considerar reducir la dosis de diuréticos y otros fármacos hipotensores (excepto ARA-II, β-bloqueante, antagonista de aldosterona), o separar los horarios de administración de IECA de los β-bloqueantes.

4) **Tos** (en ~10 % de los enfermos): no depende de la dosis de IECA, aparece en general en la primera semana de su uso pero puede aparecer hasta varios meses más tarde. Habitualmente disminuye a los 3-5 días después de suspender el tratamiento, pero puede persistir incluso varios meses. En general reaparece después de introducir otro IECA. Si la tos es persistente y gravosa → cambiar el IECA por un ARA-II.

5) **Angioedema** (en <1 % de los enfermos) → sustituir el IECA por un ARA-II (muy raramente puede aparecer también en caso del uso de ARA-II).

**2. ARA-II:** su uso está indicado en caso de una FEVI ≤40 % y NYHA II-IV y si el enfermo no tolera los IECA por la tos persistente o angioedema (utilizar ARA-II en vez de IECA) o cuando los síntomas persisten a pesar del uso de

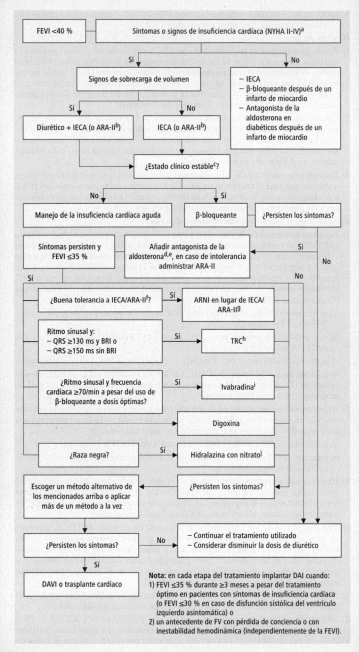

Nota: en cada etapa del tratamiento implantar DAI cuando:
1) FEVI ≤35 % durante ≥3 meses a pesar del tratamiento óptimo en pacientes con síntomas de insuficiencia cardíaca (o FEVI ≤30 % en caso de disfunción sistólica del ventrículo izquierdo asintomática) o
2) un antecedente de FV con pérdida de conciencia o con inestabilidad hemodinámica (independientemente de la FEVI).

a En enfermos con fibrilación auricular con un ritmo ventricular rápido, en caso de inestabilidad hemodinámica realizar una cardioversión eléctrica, si no se consigue detener rápido un episodio de arritmia con tratamiento farmacológico. Si no es posible realizarla de inmediato o existen contraindicaciones absolutas, administrar amiodarona iv. (alternativamente digoxina iv. con el fin de controlar la frecuencia ventricular después de eliminar conducción por la vía accesoria). Si no se dan signos clínicos de descompensación aguda controlar la frecuencia cardíaca: usar β-bloqueante, eventualmente añadir digoxina.

b En caso de intolerancia a IECA o contraindicaciones para su uso (tos persistente, angioedema).

c Enfermos sin signos significativos de sobrecarga hídrica, hipotensión e hipoperfusión sintomáticas, que no han necesitado fármacos inotrópicos positivos no digitálicos en los últimos días.

d En pacientes tratados con β-bloqueante e IECA (o ARA-II) a dosis óptimas. Si la concentración de potasio sérico >5 mmol/l y de creatinina >220 μmol/l (2,5 mg/dl), se requiere especial precaución.

e En pacientes hospitalizados durante los últimos 6 meses o cuando el BNP >250 pg/ml o el NT-proBNP >500 pg/ml en hombres y 750 pg/ml en mujeres.

f En una dosis equivalente a la de enalapril 10 mg 2 × d.

g Siempre y cuando los niveles plasmáticos de BNP ≥150 pg/ml o de NT-proBNP ≥600 pg/ml y en el caso de pacientes hospitalizados en los últimos 12 meses: BNP ≥100 pg/ml o NT-proBNP ≥400 pg/ml.

h En el caso de ritmo sinusal y complejos QRS de morfología diferente a la del BRI considerar TRC si los QRS ≥150 ms. Se puede tener también en consideración con un QRS 130-149. En enfermos con fibrilación auricular considerar TRC si la duración de los QRS ≥130 ms, siempre y cuando se utilice una estrategia que facilite la estimulación biventricular.

i En enfermos hospitalizados por causa de la insuficiencia cardíaca durante el último año. Considerarlo también cuando el β-bloqueante esté contraindicado o si no se tolera.

j Considerar también cuando IECA o ARA-II estén contraindicados o si no se toleran.

ARA-II — antagonista de los receptores de la angiotensina II, ARNI — inhibidor de neprilisina en combinación con ARA-II, BNP — péptido natriurético tipo B, BRI — bloqueo de rama izquierda del haz de His, DAI — desfibrilador automático implantable, DAVI — dispositivo de asistencia del ventrículo izquierdo, FEVI — fracción de eyección del ventrículo izquierdo, FV — fibrilación ventricular, IECA — inhibidor de la enzima convertidora de angiotensina, TRC — tratamiento resincronizador

**Fig. 19-1.** Manejo en la ICC con FEVI reducida (según las guías de la ESC 2016 y las guías del ACCF y la AHA 2013 y 2016, modificado)

**Tabla 19-2. Dosificación recomendada de los IECA y ARA-II en la ICC según las guías ESC 2016 y ACC/AHA/HFSA 2017**

| Fármaco | Dosis | |
|---|---|---|
| | Inicial | Diana |
| **Inhibidores de la convertasa de angiotensina (IECA)** | | |
| Enalapril | 2,5 mg 2×d | 10-20 mg 2×d |
| Captopril | 6,25 mg 3×d | 50 mg 3×d |
| Lisinopril | 2,5-5,0 mg 1×d | 20-40 mg 1×d |
| Ramipril | 1,25-2,5 mg 1×d | 10 mg 1×d |
| Trandolapril | 0,5-1,0 mg 1×d | 4 mg 1×d |
| **Bloqueantes del receptor de angiotensina II (ARA-II)** | | |
| Candesartán | 4 u 8 mg 1×d | 32 mg 1×d |
| Valsartán | 20-40 mg 2×d | 160 mg 2×d |
| Losartán[a] | 25-50 mg 1×d | 150 mg 1×d |

Preparados →cap. 2.20, tabla 20-7, contraindicaciones →tabla 20-6

a Mencionado en las guías ESC, pero en el comentario se subraya que los beneficios de su uso pueden ser menores.

IECA y β-bloqueante (añadir ARA-II, pero solamente en caso de intolerancia a antagonistas de aldosterona; no utilizar conjuntamente IECA, ARA-II y antagonista de aldosterona u otro diurético ahorrador de potasio). Según las guías norteamericanas el uso de ARA-II se recomienda también tras un infarto de miocardio con disfunción sistólica del ventrículo izquierdo asintomática si no se toleran los IECA.

Reglas de uso y actuación en caso de reacciones adversas como en el caso de los IECA, salvo la tos. Dosificación →tabla 19-2.

**3. β-bloqueantes:** utilizarlos cuando la FEVI sea ≤40 % y esté en etapa de la NYHA II-IV o disfunción sistólica del VI después del infarto de miocardio y el paciente ya toma IECA o ARA-II a dosis óptimas y su estado clínico es estable (p. ej. no ha precisado últimamente cambio de dosis de diurético). Según las guías norteamericanas sobre la prevención secundaria, estos fármacos se recomiendan también en enfermos con disfunción sistólica del ventrículo izquierdo asintomática sin infarto de miocardio, y (durante 3 años y a considerar un período más largo) en casos de infarto de miocardio sin disfunción sistólica del ventrículo izquierdo ni síntomas de ICC. Se puede empezar con precaución el tratamiento con β-bloqueante en pacientes con descompensación reciente de la ICC si

1) su estado clínico ha mejorado en el tratamiento con otros fármacos

2) no hay necesidad de uso iv. de fármacos de efecto inotrópico positivo (de su última administración han pasado varios días) y

3) se puede observar al enfermo durante ≥24 h. Dosificación →tabla 19-3.

**Reglas de uso.** Aumento de la dosis: visitas cada 2-4 semanas para doblar la dosis en cada visita (en caso de algunos enfermos más lentamente). No aumentar la dosis si se presentan síntomas de agudización de la ICC, hipotensión sintomática (p. ej. vértigo) o bradicardia <50/min. Después de iniciar el tratamiento con un β-bloqueante o tras aumentar su dosis, se debe informar al paciente de la posibilidad de un aumento rápido del peso corporal, para de este modo detectar precozmente la agudización de la ICC y aumentar la dosis de diurético.

**Actuación en caso de reacciones adversas**

1) **Hipotensión sintomática:** a menudo cede con el tiempo; considerar la reducción de la dosis de otros hipotensores (salvo los IECA o ARA-II), p. ej. diurético o nitrato o separar temporalmente la administración de IECA o ARA-II de los β-bloqueantes.

2) **Agudización de la ICC** → aumentar la dosis de los diuréticos (a menudo es suficiente hacerlo de manera temporal) y continuar el tratamiento con un β-bloqueante si es posible (en general a dosis más baja); si es necesario, suspender el β-bloqueante y considerar la administración de inhibidor de fosfodiesterasa tipo 3 (milrinona →tabla 19-6).

3) **Bradicardia excesiva** → realizar ECG (eventualmente Holter ECG) para descartar el bloqueo cardíaco; considerar la suspensión de la digoxina si el paciente la recibe; puede ser necesaria la reducción de la dosis del β-bloqueante o su retirada.

**4. Bloqueantes del receptor de aldosterona (antagonistas de aldosterona: eplerenona, espironolactona)**, utilizar cuando:

1) FEVI ≤35 % y NYHA II-IV o

2) FEVI ≤40 %, el paciente ha sufrido recientemente un infarto de miocardio y presenta síntomas clínicos de la ICC o diabetes *mellitus*.

En ambas situaciones al enfermo debería administrarse IECA o ARA-II y β-bloqueante (pero no IECA+ARA-II) a dosis óptimas.

Dosificación →tabla 19-4.

**Reglas de uso**

1) Después de empezar el tratamiento considerar incrementar la dosis al cabo de 4-8 semanas; no aumentar la dosis en caso de un empeoramiento significativo de la función renal o de hiperpotasemia.

**Tabla 19-3. Dosificación de los β-bloqueantes en la ICC**

| β-bloqueante | La primera dosis (mg)[a] | Siguientes dosis hasta la dosis diana (mg) |
|---|---|---|
| Bisoprolol | 1,25 | 2,5→3,75→5→7,5→10 |
| Carvedilol | 3,125 | 6,25→12,5→25→50 |
| Succinato de metoprolol CR | 12,5 o 25 | 25→50→100→200 |
| Nebivolol[b] | 1,25 | 2,5→5→10 |

Preparados →cap. 2.20, tabla 20-7

[a] El carvedilol se utiliza 2×d, los demás β-bloqueantes mencionados 1×d. En la tabla se han puesto dosis de cada toma.

[b] Mencionado en las guías de la ESC, pero en el comentario se subraya que los beneficios de su uso pueden ser menores.

**Tabla 19-4. Dosificación de los diuréticos VO en la ICC**

| Fármaco[a] | Dosis inicial (mg/d) | Dosis típica (mg/d) |
|---|---|---|
| **Diuréticos de asa** | | |
| Furosemida[b] | 20-40 | 40-240 |
| Torasemida | 5-10 | 10-20 |
| **Tiacidas y similares** | | |
| Clortalidona | 12,5-25 | 25-100 |
| Hidroclorotiazida | 25 | 12,5-100 |
| Indapamida | 2,5 (1,5 mg en la forma de liberación prolongada) | 2,5-5,0 |
| **Diuréticos ahorradores de potasio[c]** | | |
| Amilorida | 2,5 (5) | 5-10 (10-20) |
| Eplerenona | 25 (50) | 50 (100) |
| Espironolactona | 12,5-25 (50) | 50 (100-200) |

[a] Preparados →cap. 2.20, tabla 20-7.

[b] El efecto diurético aparece a los 30-60 min, con el pico después de 1-2 h, y desaparece después de 6-8 h.

[c] Entre paréntesis dosis para los enfermos que no toman IECA ni ARA-II.

2) Controlar la función renal y los niveles séricos de los electrólitos al inicio, 1 semana y 4 semanas tras empezar el tratamiento o aumentar la dosis, a continuación a los 2, 3, 6, 9 y 12 meses, y después cada 4 meses.

3) No utilizar en embarazadas.

**Actuación en caso de reacciones adversas**

1) **Empeoramiento de la función renal.** Siempre observar estrictamente la concentración de creatinina:

   a) aumento de la creatininemia en >220 μmol/l (~2,5 mg/dl) → reducir la dosis a la mitad (p. ej. 25 mg cada 2 días)

b) aumento >310 µmol/l (~3,5 mg/dl) → suspender inmediatamente.

Según las guías chilenas (SOCHICAR-MINSAL 2015) está contraindicado el uso de ARA-II en caso de niveles plasmáticos de creatinina ≥2,0 mg/dl en mujeres y ≥2,5 mg/dl en hombres.

2) **Hiperpotasemia**. Observar estrictamente:

a) aumento >5,5 mmol/l → reducir la dosis a la mitad

b) aumento >6,0 mmol/l → suspender inmediatamente e iniciar la reducción de la potasemia.

3) **Dolor y/o aumento del tamaño de las mamas** → sustituir espironolactona por eplerenona.

**5. Antagonistas de los receptores tipo 1 de la angiotensina II e inhibidores de la neprilisina** (ARNI). El primer fármaco de este grupo es la combinación de valsartán y sacubitril en un comprimido: se debe utilizar en los enfermos con una FEVI ≤35 %, en clase II-III de NYHA a pesar del uso de IECA (o ARA-II), β-bloqueante y antagonista de la aldosterona en dosis óptimas. Las condiciones adicionales para su uso incluyen la existencia de buena tolerancia a IECA o ARA-II en la dosis equivalente a 20 mg/d de enalapril y un nivel de péptidos natriuréticos claramente aumentado (BNP ≥150 pg/ml o NT-proBNP ≥600 pg/ml, y en enfermos hospitalizados por IC en el último año: BNP ≥100 pg/ml o NT-proBNP ≥400 pg/ml).

**Contraindicaciones**: embarazo y lactancia, estenosis bilateral de arterias renales, estenosis de la arteria renal con un riñón único funcionante, o del riñón dominante, antecedentes de intolerancia a IECA o a ARA-II, especialmente angioedema o reacción anafiláctica (en relación con el uso de IECA o ARA-II, o tos persistente secundaria al uso de IECA, hipotensión asintomática (<100 mm Hg) y sintomática, nivel sérico de potasio >5,2 mmol/l, nivel sérico de creatinina >220 µmol/l (2,5 mg/dl), daño hepático significativo (actividad de ALT o AST >2×LSN).

**Reglas de uso**

1) Antes de introducir el fármaco, es imprescindible suspender IECA (≥36 h) y, si el paciente lo toma, también ARA-II (riesgo de angioedema).

2) Dosis inicial 49/51 mg 2×d (en caso de alteraciones de la función renal 24/26 mg 2×d), dosis diana 97/103 mg 2×d.

3) Valorar un aumento de la dosis a las 2-4 semanas; no aumentar la dosis en caso de hipotensión, empeoramiento significativo de la función renal o hiperpotasemia.

4) Esquema de control de la función renal y de los niveles séricos de electrólitos igual que en caso de IECA.

5) **Nota**: durante el uso de ARNI para valorar el estado de la ICC se debe utilizar la determinación de NT-proBNP y no el BNP (sustrato de la neprilisina), porque ARNI aumenta los niveles de este último.

6) Antes de reintroducir el IECA por intolerancia a ARNI, hay que suspender el ARNI por ≥36 h.

**6. Ivabradina**, considerar su uso si:

1) FEVI ≤35 %, ritmo sinusal conservado ≥70/min y clase II-IV de NYHA a pesar del uso de IECA (o ARA-II), antagonista de aldosterona y β-bloqueante a dosis óptimas

2) los β-bloqueantes están contraindicados o no se toleran.

**Reglas de uso**: dosis inicial de 5 mg 2×d. Aumentarla a las 2 semanas hasta 7,5 mg 2×d si la frecuencia del ritmo sinusal es >60/min (el uso de ivabradina no puede ser pretexto para reducir la dosis del β-bloqueante sin una justificación importante).

**Actuación en caso de reacciones adversas**

1) **Bradicardia asintomática <50/min o bradicardia sintomática** → reducir la dosis del fármaco a 2,5 mg 2×d y si los síntomas no ceden, suspender el fármaco.

2) **Bradicardia con inestabilidad hemodinámica** → suspender el fármaco, considerar la administración de β-mimético iv. (p. ej. isoprenalina), y en caso de necesidad la estimulación cardíaca transitoria.

3) **Alteraciones de la visión** (sensación transitoria de luz fuerte en una parte del campo visual, puede dificultar la conducción de vehículos), en general aparece en los 2 primeros meses de tratamiento: ceden espontáneamente en la mayoría de los casos. Si la visión empeora considerablemente, valorar retirar el fármaco.

**Nota:** un episodio de fibrilación o *flutter* auricular durante el tratamiento con ivabradina aumenta el riesgo de aparición de ritmo ventricular acelerado si el enfermo no recibe simultáneamente un β-bloqueante o lo recibe a dosis bajas. En caso de este tipo de episodio suspender ivabradina.

**7. Diuréticos** (de asa, tiacidas o similares, ahorradores de potasio): utilizar cuando existen síntomas de sobrecarga de volumen, tras la normalización recurrir a la dosis más baja capaz de prevenir la retención de líquidos. Dosificación →tabla 19-4.

### Reglas de uso

1) En la mayoría de los enfermos, sobre todo con IC moderada o severa, utilizar diuréticos de asa en vez de tiacidas por su mejor eficacia en la eliminación del agua libre si la TFG <30 ml/min/1,73 m$^2$ → utilizar tiacidas solamente junto con diuréticos de asa.

2) Ajustar las dosis según las necesidades del enfermo, observar estrictamente el estado clínico y los niveles séricos de potasio, sodio y creatinina (1-2 semanas desde el inicio del tratamiento y después de cada modificación de dosis).

3) Aumentar las dosis hasta obtener mejoría de los síntomas y signos de la sobrecarga de volumen (la velocidad recomendada de la reducción del peso corporal es de 0,5-1 kg/d); modificar las dosis de diuréticos especialmente después de obtener la masa corporal seca para evitar un deterioro de la función renal y deshidratación excesiva.

4) Apoyar a los enfermos en la automodificación de la dosis de diuréticos según el peso corporal diario y otros síntomas clínicos de la retención de líquidos en el organismo.

5) En caso de resistencia a los diuréticos → verificar si el paciente ingiere los medicamentos pautados adecuadamente, si no toma AINE, inhibidores de la COX-2, glucocorticoides, ciclosporina o estrógenos, cuál es la cantidad de líquidos que bebe → aumentar la dosis de diurético → considerar sustituir la furosemida por otro diurético de asa → añadir antagonista de aldosterona → añadir tiacida → administrar diurético de asa 2×d o en ayunas → considerar un diurético de asa en perfusión iv. de corta duración.

### Actuación en caso de reacciones adversas

1) **Hipopotasemia/hipomagnesemia** → inmediatamente usar suplementos de potasio o magnesio, valorar aumentar la dosis de IECA, ARA-II o antagonista de aldosterona, con el fin de prevenir la hipopotasemia a largo plazo.

2) **Hiperpotasemia**: puede aparecer cuando se utilizan IECA o ARA-II junto con los diuréticos ahorradores de potasio, también antagonistas de aldosterona; no utilizar diuréticos ahorradores de potasio que no sean antagonistas de aldosterona.

3) **Hiponatremia** (→cap. 19.1.3.1) **con hipervolemia** → reducir la ingesta de líquidos → suspender tiacida y sustituirla por un diurético de asa (si es posible) → aumentar la dosis de diurético de asa (si se considera necesario) con vigilancia estricta de natremia. Considerar el uso de antagonistas de vasopresina (si están disponibles). Optimizar el tratamiento de la IC → considerar antagonista del receptor de vasopresina (si está disponible) → usar IECA o ARA-II (si el paciente no lo recibía hasta ahora) o aumentar su dosis → utilizar fármacos inotrópicos iv. → considerar la ultrafiltración.

4) **Hiponatremia con hipovolemia** → administrar iv. una solución de NaCl al 0,9 % (en enfermos con hiponatremia crónica NaCl al 3 % solamente en caso de hiponatremia severa [≤120 mmol/l] con síntomas clínicos) → suspender tiacida o sustituirla por un diurético de asa (si es posible) → reducir la dosis de diuréticos de asa o suspenderlos (si es posible).

5) **Hiperuricemia y gota** →cap. 16.14, evitar el uso de AINE.

6) **Hipovolemia** → valorar el estado de hidratación, considerar reducir la dosis de diuréticos.

7) **Insuficiencia renal** → verificar si no se presenta hipovolemia → descartar el uso de otros fármacos nefrotóxicos (p. ej. AINE) → suspender el antagonista de aldosterona → si el paciente toma diurético de asa junto con tiacida, suspender la tiacida → considerar reducir la dosis de IECA/ARA-II → considerar el uso de ultrafiltración.

8) Los diuréticos de asa a dosis demasiado altas pueden tener un efecto **ototóxico**.

**8. Digoxina:** iv. como fármaco de elección y alternativa para la amiodarona iv (en Chile en forma iv. está disponible el lanatósido C). Su uso está indicado en enfermos con la FEVI ≤40 % con fibrilación o *flutter* auricular (sin vía accesoria de conducción) con una frecuencia ventricular en reposo >80/min y durante el esfuerzo >110-120/min. Posteriormente, es preferible el uso de digoxina junto con un β-bloqueante (ajustar las dosis a la frecuencia del ritmo ventricular, con valores diana situados entre 70-90/min o eventualmente 60-100/min en reposo y <110/min durante un esfuerzo ligero). Si el estado del paciente con fibrilación o *flutter* auricular y una frecuencia rápida de los ventrículos es estable, utilizar digoxina VO en caso de intolerancia o ineficacia del β-bloqueante o si su uso está contraindicado. Si el efecto del tratamiento con digoxina junto con el β-bloqueante no es satisfactorio, sustituirla por amiodarona. No utilizar simultáneamente digoxina, β-bloqueante y amiodarona. Considerar el uso de digoxina VO (para reducir el riesgo de descompensación de la ICC) en enfermos con ritmo sinusal, FEVI ≤45 %, con mantenimiento de los síntomas de ICC (NYHA II-IV) a pesar del uso de IECA (o ARA-II), β-bloqueante y antagonista de aldosterona a dosis óptimas. Según las guías de la ESC, en enfermos con una frecuencia en ritmo sinusal ≥70/min se prefiere el tratamiento con ivabradina. Según las guías americanas, el uso de digoxina y de ivabradina son de la misma clase de indicaciones, es decir "se puede considerar".

**Contraindicaciones**: miocardiopatía hipertrófica con obstrucción del tracto de salida, síndrome de preexcitación, hipopotasemia, hipercalcemia, arritmias ventriculares severas, amiloidosis cardíaca (la digoxina se une al amiloide), taquicardia auricular multifocal, previo a la cardioversión eléctrica programada, bradicardia, bloqueo AV II y III grado, y en la disfunción del nodo sinusal (si el paciente no tiene marcapasos).

**Reglas de uso**

1) En los enfermos mayores, con la función renal alterada, hipotiroidismo o con bajo peso corporal: 0,0625 o 0,125 mg/d (sin utilizar la dosis de carga). Un nivel sérico estable del fármaco se obtiene después de ~7 días.

2) En los enfermos con fibrilación o *flutter* auricular con una respuesta ventricular rápida e inestabilidad clínica (sin tratamiento previo con glucósidos digitálicos): dosis inicial 0,25-0,5 mg iv. (hasta alcanzar una dosis de 1 mg en 8-24 h). Después dosis de mantenimiento 0,125-0,25 mg VO; dosificación del lanatósido C: habitualmente es de 0,4 mg iv., puede repetirse si es necesario para control de la frecuencia cardíaca (en general no más de 3 dosis en 24 h).

3) En los demás enfermos (con fibrilación o *flutter* auricular sin inestabilidad clínica y en los enfermos con ritmo sinusal): dosis inicial y de mantenimiento 0,125-0,25 mg/d VO.

4) No hay evidencia de que los controles regulares del nivel sérico de digoxina se relacionen con mejores resultados (rango terapéutico 0,5-1,2 ng/ml; óptimo 0,5-0,9 ng/ml).

5) La amiodarona, el diltiazem, el verapamilo, algunos antibióticos (macrólidos, tetraciclinas), los IBP, los $H_2$-bloqueantes y la quinidina pueden aumentar el nivel sanguíneo de digoxina.

**Actuación en caso de reacciones adversas** →cap. 20.5.

**9. Hidralazina con dinitrato de isosorbida:** administrar en enfermos con una FEVI ≤40 %, en clase II-IV NYHA se puede considerar como alternativa para IECA o ARA-II en caso de intolerancia a ambos fármacos (entonces utilizar también β-bloqueantes y antagonistas de aldosterona), y también como fármacos adicionales en enfermos de raza negra con FEVI ≤35 % (o FEVI ≤45 % y dilatación del ventrículo izquierdo), cuando los síntomas de IC (NYHA III-IV) se mantienen a pesar del uso de IECA (o ARA-II), β-bloqueante y antagonista de aldosterona.

**Reacciones adversas:** hipotensión sintomática, taquicardia, dolor articular y muscular, síndrome de lupus provocado por fármacos.

**10. Tratamiento anticoagulante:** en caso de las indicaciones específicas, como la fibrilación o el *flutter* auricular paroxísticos o persistentes (tratamiento indicado con $CHA_2DS_2$-VASc ≥2 ptos. en hombres y ≥3 ptos. en mujeres, considerando su uso en el caso de unos valores de 1 y 2, respectivamente), trombo intracardíaco, o antecedentes de embolia periférica.

**11. Complejo de hierro(III)-carboximaltosa iv.:** considerar en enfermos con FEVI ≤40 % y síntomas de IC que se mantienen a pesar de una farmacoterapia óptima si aparece déficit de hierro (concentración de ferritina sérica <100 µg/l o 100-299 µg/l con saturación de transferrina <20 %), aunque no exista anemia.

**12. Ácidos grasos polinsaturados ω-3:** no hay datos concluyentes sobre su eficacia. Puede considerarse la dosis de 1 g 1×d.

### Tratamiento de la ICC con FEVI preservada o intermedia

Debido a que no existen ensayos aleatorios suficientes, el tratamiento de estas formas de IC se basa en las recomendaciones de especialistas y en los estándares de actuación en las enfermedades concomitantes (tienen evidencia científica, no obstante de fuerza menor).

**1. Tratamiento óptimo de la enfermedad de base:** p. ej. control estricto de la presión arterial (bajar <140/90 mm Hg, a continuación opcionalmente hasta <130/80 mm Hg en personas <65 años si es bien tolerada por el enfermo), uso preferible de fármacos hipotensores en los que se ha documentado el efecto de reducir la progresión o provocar la regresión de la hipertrofia del ventrículo izquierdo (IECA, ARA-II y antagonistas de la aldosterona); tratamiento médico combinado y revascularización en caso de enfermedad coronaria.

**2. Restricción del consumo de sodio y de líquidos:** como en la ICC con función sistólica reducida. Debido a que no existen ensayos aleatorios suficientes, el tratamiento de estas formas de IC se basa en las recomendaciones de especialistas y en los estándares de actuación en las enfermedades concomitantes (tienen evidencia científica, no obstante de fuerza menor).

**3. Fármacos que bajan la frecuencia ventricular: β-bloqueante** para mejorar el llenado del ventrículo izquierdo por prolongación de la diástole (la frecuencia cardíaca deseada en reposo es de 60-70/min y de 55-60/min en caso de coexistencia de angina de pecho), sobre todo en enfermos después de infarto de miocardio o con angina de pecho, tanto en enfermos con ritmo sinusal conservado como en los que tienen fibrilación auricular. En caso de contraindicaciones para el uso de los β-bloqueantes o su intolerancia → **verapamilo** (a dosis altas en miocardiopatía hipertrófica con síntomas de ICC) o diltiazem. Los β-bloqueantes no deben combinarse con verapamilo o diltiazem. La **digoxina** está indicada en enfermos con fibrilación auricular con un ritmo ventricular rápido en tratamiento combinado en caso de ineficacia de monoterapia con un β-bloqueante, verapamilo o diltiazem (reduce el ritmo de los ventrículos sobre todo en reposo, mientras que los β-bloqueantes durante el esfuerzo). Se debe considerar la posibilidad de revertir a ritmo sinusal.

**4. Diuréticos:** administrar en caso de síntomas de retención de líquidos. Hay que utilizarlos con precaución para evitar una disminución exagerada del gasto cardíaco e hipotensión (está indicado controlar la presión arterial en posición horizontal y vertical del paciente) y empeoramiento de la función renal.

**Tratamiento invasivo**

**1. Tratamiento resincronizador (TRC):** se introducen dos electrodos para la estimulación del ventrículo derecho y del ventrículo izquierdo (vía seno coronario) y un electrodo más en la aurícula derecha (en presencia de ritmo sinusal) que sincroniza la estimulación de los ventrículos con el ritmo propio de las aurículas. Mejora la tolerancia al esfuerzo y reduce la frecuencia de las hospitalizaciones por agudización de la ICC. En los enfermos con el ritmo sinusal conservado reduce también el riesgo de muerte.

**Criterios de calificación para TRC (opción TRC-P, es decir sin función de DAI o TRC-D, con función de DAI):**

1) ritmo sinusal conservado, FEVI ≤35 %, persistencia de los síntomas de ICC (NYHA II-IV) a pesar de la farmacoterapia óptima y los complejos QRS ≥130 ms en caso del bloqueo de rama izquierda (≥150 ms en caso de morfología distinta a la del BRI)

2) en caso de fibrilación auricular persistente considerar el TRC:

   a) si la FEVI es ≤35 %, la NYHA III-IV y los complejos QRS son ≥130 ms, si es posible obtener una estimulación biventricular cercana al 100 %; si la estimulación biventricular no es plena (<98-99 %), valorar también la ablación de la unión AV

   b) en caso de que la FEVI esté reducida y en presencia de las indicaciones de ablación de la unión AV para controlar la frecuencia del ritmo

3) en caso de indicaciones convencionales para la estimulación del ventrículo derecho por causa de bradiarritmia y sin otras indicaciones para el TRC, se recomienda el implante directamente del dispositivo de TRC (y no primero del estimulador), independientemente de la anchura QRS y presencia de síntomas de ICC con una FEVI ≤40 % en enfermos con previsión de alto porcentaje de estimulación ventricular por el marcapaso. En enfermos con una FEVI inicialmente conservada, está justificada primero la estimulación convencional y más tarde se debe realizar la modificación a la TRC en los enfermos en los que más pronto o más tarde, después de empezar la estimulación convencional definitiva del ventrículo derecho, se observe empeoramiento de la función del ventrículo izquierdo (p. ej. reducción de la FEVI a <35 %) o empeoramiento de la ICC (NYHA III-IV), si el porcentaje de estimulación es alto.

La condición general es el tiempo de supervivencia esperada en estado funcional relativamente bueno >1 año. Si es posible, no implantar el dispositivo durante la hospitalización por la descompensación de la IC. El requisito imprescindible para un buen resultado de la TRC es obtener un porcentaje elevado de estimulación biventricular (≥93 %, óptimamente ≥98-99 %). Los beneficios esperados de la TRC son mayores en las mujeres, en presencia de BRI, con mayor ensanchamiento del complejo QRS y en miocardiopatía isquémica.

**Nota:** en caso de enfermo candidato para TRC valorar la FEVI y la clase NYHA después de ≥3 meses de farmacoterapia óptima y en caso de enfermedad isquémica cardíaca también >40 días después del infarto de miocardio y >3 meses después de ICP.

**Factores que inciden sobre la elección entre TRC-D y TRC-P:**

1) que sugieren la valoración de TRC-D: supervivencia prevista >1 año, ICC estable en la clase II de NYHA, enfermedad cardíaca isquémica (resultado bajo o intermedio del índice de riesgo MADIT), sin comorbilidades

2) que sugieren el uso de TRC-P: ICC avanzada, insuficiencia renal severa o tratamiento con diálisis, comorbilidad seria, demacración o caquexia.

**2. Implante de desfibrilador automático implantable (DAI):** criterios de decisión (con un tratamiento farmacológico óptimo durante ≥3 meses y después de una posible revascularización, si el tiempo de supervivencia, en un estado funcional relativamente bueno, supera 1 año):

1) antecedente de fibrilación ventricular (FV) o taquicardia ventricular (TV) con pérdida de conciencia o inestabilidad hemodinámica independientemente de la FEVI, si no fueron provocadas por causa transitoria o reversible, p. ej. no en las primeras 48 h del infarto de miocardio (prevención secundaria de la MCS)

2) disfunción sistólica del ventrículo izquierdo posinfarto (FEVI ≤35 % valorada >40 días después del infarto y >3 meses después de una posible revascularización coronaria) en clase II-III de NYHA (prevención primaria de la MCS)

3) disfunción sistólica del ventrículo izquierdo (FEVI ≤35 %) por causas distintas de la enfermedad cardíaca isquémica, en clase II-III de la NYHA (prevención primaria de la MCS).

4) disfunción sistólica del ventrículo izquierdo asintomática posinfarto (FEVI ≤30 % valorada >40 días después del infarto o >3 meses después de la eventual revascularización coronaria) o por otras causas diferentes a una cardiopatía isquémica (FEVI ≤30 % valorada ≥3 meses después de optimizar la farmacoterapia): prevención primaria de MCS.

En las situaciones referidas, si existen también indicaciones para TRC, en vez de implantación de DAI solo, se prefiere implantación de un dispositivo con función de TRC junto con la de DAI (TRC-D)

En enfermos con las indicaciones para DAI se puede utilizar amiodarona:

1) en el período de espera para la intervención

2) si no se procede al implante a pesar de las indicaciones existentes

3) después del implante del DAI cuando las descargas eléctricas frecuentes reducen la calidad de vida del paciente a pesar de la reprogramación del dispositivo (indicación para ablación del foco arritmógeno).

**3. Revascularización coronaria:** recomendada en pacientes con la ICC secundaria a enfermedad coronaria, candidatos a este tipo de tratamiento, especialmente cuando coexiste angina de pecho. Si no se presenta dolor anginoso, valorar las indicaciones para la revascularización sobre la base de la confirmación de existencia de un miocardio viable con isquemia provocada por lesión en un vaso coronario revascularizable.

**4.** Si el tratamiento conservador, o eventualmente la revascularización y la electroterapia no son eficaces → considerar el **trasplante cardíaco**. En el período de espera para el trasplante se puede utilizar de manera transitoria un **dispositivo de soporte de la función del ventrículo izquierdo**.

### ➔ REHABILITACIÓN

Se aconseja la participación en programas de rehabilitación por intervalos o entrenamiento de carga fija para los pacientes con ICC, independientemente de la FEVI, si el estado clínico del enfermo es estable y la actividad física no provoca cansancio extremo ni aparición de otros síntomas de ICC. No están indicados los ejercicios isométricos.

### ➔ PRONÓSTICO

En la ICC sistólica se estima la mortalidad anual en un 10-15 %, en la ICC con función sistólica preservada en un 5-10 % y en la disfunción del ventrículo izquierdo asintomática en ~5 %. Un 50 % de los casos de muerte en los enfermos con ICC está provocado por paro cardíaco súbito (MCS), este porcentaje es más alto en caso de que los síntomas sean de intensidad moderada. En enfermos >65 años el riesgo de muerte en ambas formas de ICC es similar. Debido a numerosas comorbilidades, los enfermos con ICC con FEVI preservada tienen una tasa más alta de hospitalización y de muerte por causas no cardiovasculares. Se ha observado una mejoría del pronóstico en la ICC sistólica:

1) en enfermos tratados con IECA o ARA-II (su efecto sobre la mortalidad no está claro, probablemente es menor que el de los IECA), β-bloqueantes, antagonista de aldosterona, ARNI, en los enfermos de raza negra tratados con hidralazina y dinitrato de isosorbida (los diuréticos utilizados en monoterapia no influyen en la progresión de la enfermedad)

2) de enfermos en terapia con TRC o después del implante de un DAI, y en algunos grupos de enfermos también tras la revascularización coronaria.

## 19.2. Insuficiencia cardíaca aguda (ICA)

### →ETIOPATOGENIA

La ICA se puede desarrollar *de novo*, es decir en una persona sin IC previa, o como descompensación aguda de la ICC.

**Causas de ICA:**

1) aquellas que conllevan una rápida progresión de los síntomas: síndrome coronario agudo (infarto de miocardio o angina inestable, que provocan isquemia y disfunción de una gran área del miocardio, complicaciones mecánicas debidas a un infarto agudo de miocardio, infarto del ventrículo derecho), crisis hipertensiva, alteraciones del ritmo y conducción, embolismo pulmonar, taponamiento cardíaco, disección de aorta, miocardiopatía periparto, miocardiopatía inducida por estrés (*takotsubo*), complicaciones de las intervenciones quirúrgicas, neumotórax a tensión

2) aquellas que producen una progresión de los síntomas más lenta: infecciones (también miocarditis y endocarditis infecciosa), alteraciones metabólicas y hormonales (p. ej. alteraciones de la función tiroidea, feocromocitoma, cetoacidosis en diabetes *mellitus*), sobrecarga de volumen, síntomas de gasto cardíaco elevado (infecciones graves, especialmente sepsis, crisis tirotóxica, anemia, fístulas arteriovenosas, enfermedad de Paget; la ICA se desarrolla en general sobre la base de un daño cardíaco existente con anterioridad), hipertensión pulmonar, agudización de la ICC.

La causa más frecuente, sobre todo en personas mayores, es la enfermedad cardíaca isquémica. En personas más jóvenes predominan la miocardiopatía dilatada, alteraciones del ritmo cardíaco, cardiopatías congénitas o adquiridas, y la miocarditis.

### →CUADRO CLÍNICO E HISTORIA NATURAL

**1. Síntomas y signos:**

1) debidos a la congestión retrógrada

   a) en la circulación sistémica (insuficiencia del ventrículo derecho): edemas periféricos (edema con fóvea en la zona maleolar o sacra, si bien puede que no haya suficiente tiempo para su aparición), dilatación de las venas yugulares y dolor a la palpación en el epigastrio (a consecuencia de hepatomegalia), a veces trasudado en las cavidades serosas (pleural, peritoneal y pericárdica)

   b) en la circulación pulmonar (insuficiencia del ventrículo izquierdo → edema de pulmón, disnea, taquipnea y disnea en posición sentada, crepitaciones pulmonares

2) debidos a la reducción del gasto cardíaco (hipoperfusión periférica; aparecen con menor frecuencia e indican peor pronóstico): cansancio fácil, debilidad, confusión, somnolencia; piel pálida, fría, húmeda, a veces cianosis periférica, pulso filiforme, hipotensión, oliguria

3) debidos a la enfermedad de base, causante de la ICA.

En las guías de la ESC (2016) se indica estratificar a los enfermos según los llamados perfiles hemodinámicos. Presencia o ausencia de **congestión** (con congestión = paciente húmedo vs. sin congestión = paciente seco) y de **hipoperfusión periférica** (con hipoperfusión periférica = paciente frío vs. perfusión periférica normal = paciente caliente), basándose sobre todo en la exploración física (a veces con apoyo de pruebas de laboratorio). La clasificación configura 4 perfiles básicos de los enfermos y permite dirigir el manejo (→fig. 19-2). Nota: hipoperfusión no es sinónimo de hipotensión. En la mayoría de los enfermos la presión arterial está normal o elevada.

**2.** La ICA puede cursar como:

1) **agudización o descompensación de la ICC:** síntomas de congestión en la circulación sistémica y pulmonar

2) **edema pulmonar**

3) **ICA con presión arterial alta:** los síntomas y signos de IC están acompañados de una presión arterial alta y, en general, se asocian a una función sistólica del ventrículo izquierdo conservada y a signos de activación del sistema simpático con taquicardia y vasoespasmo; el paciente puede estar en estado de euvolemia o ligera hipervolemia, y con frecuencia se presentan signos de edema pulmonar sin signos de congestión en la circulación sistémica

4) *shock* **cardiogénico:** hipoperfusión de los tejidos a consecuencia de la ICA, con la típica presión arterial sistólica <90 mm Hg o presión arterial media reducida en >30 mm Hg, anuria u oliguria, a menudo aparecen arritmias; rápidamente se desarrollan síntomas de la hipoperfusión de los órganos y del edema pulmonar

5) **ICA aislada del lado derecho:** síndrome de bajo gasto sin edema pulmonar, presión elevada en las venas yugulares, con o sin hepatomegalia

6) **ICA en el curso del síndrome coronario agudo.**

---

### → DIAGNÓSTICO

Está basado en los síntomas, signos y en los resultados de las exploraciones complementarias.

**Exploraciones complementarias**

**1. ECG:** habitualmente se observan los cambios típicos asociados a la enfermedad de base, con mayor frecuencia signos de isquemia del miocardio, alteraciones del ritmo y de la conducción.

**2. Radiografía de tórax:** además de los signos de la enfermedad de base puede observarse congestión pulmonar, derrame pleural y aumento del tamaño de las cámaras cardíacas.

**3. Ecocardiografía:** revela alteraciones funcionales (disfunción sistólica o diastólica, disfunción de las válvulas) o alteraciones anatómicas del corazón (p. ej. complicaciones mecánicas del infarto).

**4. Ecografía torácica:** permite valorar el edema pulmonar intersticial; **ecografía abdominal:** para medir el diámetro de la vena cava inferior y valorar la ascitis.

**5. Pruebas de laboratorio:** pruebas básicas, como hemograma, niveles de creatinina, urea, sodio, potasio, glucosa, troponina cardíaca, actividad de las enzimas hepáticas, gasometría arterial (en enfermos con ligera disnea se puede sustituir por pulsioximetría, salvo en situación de *shock* con gasto cardíaco muy bajo y vasoconstricción periférica). La determinación de los niveles de péptidos natriuréticos (BNP/NT-proBNP) es útil para diferenciar la disnea de origen cardíaco (con niveles elevados) de la de origen no cardíaco. Hay que recordar que en enfermos con edema pulmonar o insuficiencia mitral aguda los niveles pueden estar todavía normales en el momento de llegada al hospital. La determinación del dímero D está indicada en pacientes con sospecha de embolismo pulmonar agudo.

**6. Biopsia endomiocárdica:** indicaciones →cap. 2.19.1.

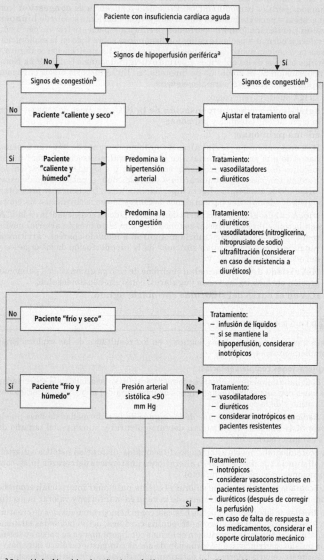

<sup>a</sup> Extremidades frías y húmedas, oliguria, confusión, mareos, presión diferencial baja.
<sup>b</sup> Respiración acelerada y ortopnea, disnea paroxística nocturna, crepitaciones pulmonares, edemas periféricos bilaterales, dilatación de las venas yugulares y dolor a la palpación en el epigastrio (a consecuencia de la hepatomegalia), reflujo hepatoyugular, ascitis, manifestaciones de congestión intestinal.

**Fig. 19-2.** Algoritmo de actuación en pacientes con insuficiencia cardíaca aguda, en función del cuadro clínico en la fase temprana de la enfermedad (según las guías de la ESC 2016, modificado)

**Tabla 19-5. Diagnóstico diferencial inicial del edema de pulmón cardiogénico y no cardiogénico**

| Signos clínicos | Edema pulmonar | |
|---|---|---|
| | Cardiogénico | No cardiogénico |
| Piel | Fría | En general caliente |
| Ritmo de galope | Presente | En general ausente |
| ECG | Signos de isquemia cardíaca o de infarto | En general normal |
| Radiografía de tórax | Cambios en los hilios pulmonares | Inicialmente cambios localizados en las zonas periféricas |
| Nivel de troponinas cardíacas en sangre | Puede estar aumentado | En general normal |

**Proceso diagnóstico**

Se debe determinar rápidamente (máx. en 120 min) si la ICA no ha sido provocada por una enfermedad que precise de una actuación específica: coronariografía y eventualmente revascularización en caso de SCA o intervención cardioquirúrgica en caso de ruptura del miocardio, disección aórtica, tumor cardíaco o disfunción de la válvula nativa o protésica.

**Diagnóstico diferencial**

Otras causas de disnea →cap. 1.12 y de edemas →cap. 1.17.

Causas de edema pulmonar no cardiogénico →cap. 3.1.1 (signos que ayudan a diferenciar el edema pulmonar no cardiogénico del edema cardiogénico →tabla 19-5), insuficiencia respiratoria aguda, enfermedades pulmonares intersticiales (de curso agudo) →cap. 3.14.

**→ TRATAMIENTO**

**Reglas generales**

**1. Hospitalización en la unidad de cuidados intensivos** (general o cardiológica) de los enfermos que cumplan ≥1 de las siguientes condiciones:

1) necesidad de intubación

2) $SpO_2$ <90 % a pesar de oxigenoterapia

3) frecuencia respiratoria >25/min

4) frecuencia cardíaca <40 o >130/min

5) presión arterial sistólica <90 mm Hg

**2. Metas a corto plazo para el tratamiento:** control de síntomas, sobre todo de la disnea, y estabilización del estado hemodinámico.

**3.** Esquema general de manejo terapéutico en la ICA, según la presencia de los síntomas de hipoperfusión y/o congestión →fig. 19-2

**4. Tratamiento causal:** es necesario en todos los casos.

**5. Observación estricta:** respiración, frecuencia cardíaca, ECG y presión arterial. Medir los parámetros de forma sistemática (p. ej. cada 5-10 min), mientras que en los enfermos inestables se hará de manera continua hasta la estabilización del estado del paciente y de la dosis de fármacos. Las mediciones de la presión arterial con el uso de aparatos automáticos no invasivos son fiables si no hay un gran vasoespasmo periférico ni taquicardia importante. La monitorización del ritmo y del segmento ST es imprescindible en ICA, sobre todo la provocada por síndrome coronario agudo o por arritmia. En enfermos con oxigenoterapia monitorizar $SpO_2$ de manera regular (p. ej. cada hora), aunque es preferible una observación continua.

A veces es necesario realizar una monitorización invasiva de los parámetros hemodinámicos, especialmente en caso de coexistencia de congestión e hipoperfusión y si la respuesta al tratamiento farmacológico no es satisfactoria, porque ayuda a elegir la terapia óptima. Para dicho propósito son útiles:

1) catéter de Swan-Ganz introducido en la arteria pulmonar, permite controlar la presión en la vena cava superior, la aurícula derecha, el ventrículo derecho, la arteria pulmonar, la presión capilar pulmonar de enclavamiento y medir el gasto cardíaco →cap. 2.2, permite también medir la saturación de oxígeno en la sangre venosa mixta

2) catéter introducido en una vena central: es útil para medir la presión venosa central (PVC) y la saturación de la hemoglobina por oxígeno en la sangre venosa ($SvO_2$) en la vena cava superior o en la aurícula derecha

3) catéter introducido en una arteria periférica (en general en la radial) indicado para realizar mediciones continuas de la presión arterial.

**6. Manejo según la forma clínica de ICA:**

1) **agudización o descompensación de la ICC** → vasodilatadores + diuréticos de asa (en enfermos con disfunción renal o en tratamiento crónico con diuréticos de asa considerar el uso de dosis más altas de diuréticos); fármacos inotrópicos en caso de hipotensión arterial y síntomas de hipoperfusión de los órganos

2) **edema pulmonar** →fig. 19-3

3) **ICA con presión arterial alta** → vasodilatadores (es imprescindible una monitorización estricta); usar los diuréticos a dosis bajas en enfermos con sobrecarga de volumen o edema pulmonar

4) *shock* **cardiogénico** →cap. 2.2.2

5) **ICA aislada en el lado derecho** → mantener el llenado ventricular derecho; si es posible, evitar el uso de vasodilatadores (opioides, nitratos, IECA, ARA-II) y de diuréticos; una perfusión lenta iv. de líquidos puede ser eficaz (con un control minucioso de parámetros hemodinámicos); a veces dopamina a dosis bajas (en Chile debido a sus efectos inotrópicos y vasodilatadores pulmonares se prefiere el uso de la dobutamina y milrinona)

6) **ICA en el curso del síndrome coronario agudo** → realizar ecocardiografía para confirmar la causa de la ICA; en caso de infarto con o sin elevación del segmento ST → coronariografía y revascularización coronaria; en caso de complicaciones mecánicas del infarto agudo de miocardio → cirugía urgente.

**Tratamiento farmacológico**

**1.** **Vasodilatadores:** indicados sobre todo en enfermos con síntomas de hipoperfusión y congestión, sin hipotensión; evitarlos en enfermos con una presión arterial sistólica <90 mm Hg. Sus efectos son la reducción de la presión arterial sistólica, la presión de llenado de los ventrículos izquierdo y derecho, la resistencia vascular periférica, alivio de la disnea. Es imprescindible la observación de la presión arterial. Utilizarlos con especial precaución en enfermos con estenosis significativa de la válvula mitral o aórtica.

1) **Nitroglicerina** iv.: inicialmente a dosis de 10-20 µg/min. Aumentar en caso de necesidad en 5-10 µg/min cada 3-5 min hasta la máxima dosis tolerada hemodinámicamente (máx. 200 µg/min), eventualmente VO o en aerosol 400 µg cada 5-10 min. Tras 24-48 h de uso a dosis altas se desarrolla tolerancia, por lo que hay que administrarla con pausas. Cuando la presión arterial se reduce <90 mm Hg → reducir la dosis, y si sigue bajando → suspender la perfusión.

2) **Nitroprusiato de sodio** iv.: inicialmente a dosis de 0,3 µg/kg/min hasta un máx. de 5 µg/kg/min. Indicado en enfermos con ICA severa en el curso de la hipertensión arterial y en la ICA secundaria a la insuficiencia de la válvula

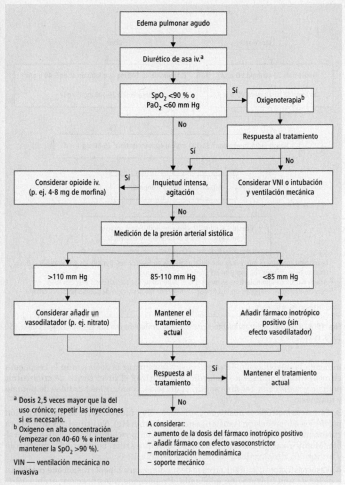

**Fig. 19-3.** Algoritmo de actuación en edema agudo de pulmón (según las guías de la ESC 2016, modificado)

mitral. No utilizar en la ICA en el curso del síndrome coronario agudo por el riesgo del efecto "de robo". En caso de administración prolongada, especialmente en enfermos con insuficiencia renal o hepática, pueden aparecer síntomas del efecto tóxico de sus metabolitos, tiocianuro y cianuro (dolor abdominal, confusión, convulsiones).

**2. Diuréticos:** indicados sobre todo en enfermos con ICA con síntomas de sobrecarga de volumen, es decir congestión pulmonar o edemas periféricos. Utilizados a dosis altas pueden provocar un empeoramiento transitorio de la función renal. Algoritmo de tratamiento diurético en enfermos con ICA →fig. 19-4; preparados →cap. 2.20, tabla 20-7. Al emplear diuréticos: controlar la diuresis (puede estar

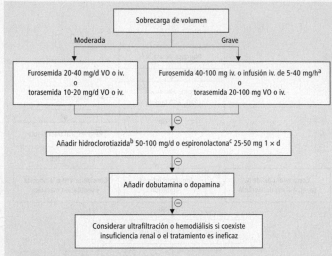

a La infusión continua es más eficaz que dosis muy altas en inyecciones. Durante las primeras 6 h la dosis total no debe exceder 100 mg, y en las primeras 24 h, 240 mg.

b Añadir tiacida o espironolactona es mejor que el diurético de asa solo en dosis muy elevadas.

c Es preferible en los enfermos sin insuficiencia renal y con niveles séricos de potasio normales o bajos.

⊖ No hay efecto deseado

**Fig. 19-4.** Algoritmo del tratamiento diurético en los enfermos con ICA (según las guías de la ESC 2008, modificado)

indicada la introducción de sonda vesical) y ajustar la dosis según la respuesta clínica, limitar la ingesta de sodio, monitorizar el nivel sérico de creatinina, potasio y sodio cada 1-2 días según la diuresis, corregir las pérdidas de potasio y magnesio.

**3. Fármacos inotrópicos positivos:** indicados sobre todo en ICA con hipoperfusión periférica e hipotensión (tensión sistólica <90 mm Hg). No utilizarlos de manera rutinaria, si la hipotensión es causada por la hipovolemia u otra causa reversible. Monitorización ECG por el riesgo de taquicardia, isquemia del miocardio y arritmias. Preparados y dosificación →tabla 19-6.

**4. Vasoconstrictores:** utilizar en caso de hipotensión e hipoperfusión que persistan a pesar de una hidratación adecuada. Preparados y dosificación →tabla 19-6.

**5. Otros fármacos**

1) Entre los fármacos antiarrítmicos el único eficaz en la mayoría de las arritmias supraventriculares y ventriculares y que no tiene efecto inotrópico negativo es la **amiodarona**.

2) En enfermos tratados crónicamente con **β-bloqueante** por ICC y hospitalizados por descompensación de la IC, normalmente, no se debe suspender el β-bloqueante, a menos que sea necesario el uso de inotrópicos positivos. En caso de bradicardia o bajada de la tensión sistólica <100 mm Hg → reducir la dosis del β-bloqueante. Si se ha suspendido el β-bloqueante → reintroducirlo después de la estabilización del estado hemodinámico del enfermo.

3) En enfermos tratados crónicamente con **IECA/ARA-II** no suspender dichos medicamentos si no es imprescindible (suspender p. ej. en un enfermo con *shock*), pero no empezar un tratamiento con los mismos en la fase aguda

**Tabla 19-6. Uso de los fármacos inotrópicos positivos en la ICA**

| Fármaco | Dosificación | Comentarios |
|---|---|---|
| Dopamina | 1) 3-5 µg/kg/min<br>2) >5 µg/kg/min (máx. 30 µg/kg/min) | – Dosis media (1) → aumenta la contractibilidad del miocardio y el gasto cardíaco como efecto de la estimulación de los receptores adrenérgicos; dosis alta (2) → aumenta la resistencia periférica como efecto de la estimulación de los receptores adrenérgicos α (puede provocar empeoramiento del estado de los enfermos con ICA, aumentando la poscarga del ventrículo derecho e izquierdo)<br>– Se puede utilizar en la ICA con la presión arterial baja<br>– Se utiliza a menudo dopamina en una dosis baja junto con dobutamina a una dosis más alta |
| Dobutamina | 2-20 µg/kg/min | – Utilizar para aumentar el gasto cardíaco<br>– Estimula los receptores $\beta_1$, aumenta la contractibilidad del miocardio, aumenta la frecuencia cardíaca, a dosis más bajas tiene efecto vasodilatador moderado, a dosis más altas provoca vasoconstricción<br>– La perfusión mantenida >24-48 h provoca desarrollo de tolerancia y disminución de los efectos hemodinámicos<br>– Puede resultar difícil suspender el tratamiento a causa de recurrencia de la hipotensión, congestión o insuficiencia renal → reducir la dosis progresivamente (en 2 µg/kg/min cada día) y optimizar el tratamiento vasodilatador (p. ej. utilizando IECA VO)<br>– Puede provocar arritmias ventriculares y supraventriculares y dolor torácico en enfermos con enfermedad isquémica del corazón |
| Levosimendán | 3-12 µg/kg en 10 min, a continuación 0,05-0,2 µg/kg/min | – Es una alternativa para pacientes que toman β-bloqueantes, ya que el efecto inotrópico positivo no depende de la estimulación del receptor β<br>– En enfermos con la presión arterial sistólica <100 mm Hg no administrar la dosis de carga, para evitar la hipotensión |
| Milrinona | Inyección en bolo 25-75 µg/kg durante 10-20 min, después 0,375-0,75 µg/kg/min | – Inhibidor de fosfodiesterasa (inhibe la degradación de cAMP); tiene efecto inotrópico positivo, facilita la relajación del miocardio y vasodilatación<br>– Indicado en enfermos con hipoperfusión periférica y la presión arterial conservada, con congestión pulmonar acompañante o sin ella, en los que el tratamiento con diuréticos y vasodilatadores a dosis óptimas ha sido ineficaz<br>– Se puede utilizar en vez de dopamina o dobutamina en enfermos que reciben β-bloqueantes y en caso de una respuesta insuficiente al tratamiento con dobutamina<br>– Posible efecto proarrítmico: utilizar con precaución en enfermos con ICC |
| Noradrenalina | 0,2-1,0 µg/kg/min | – Utilizar (con precaución) solamente en caso de *shock* cardiogénico cuando la presión arterial sea <90 mm Hg a pesar del uso de un fármaco inotrópico positivo y sueroterapia y la perfusión de los órganos es insuficiente a pesar de la mejoría del gasto cardíaco<br>– Puede estar indicada en los enfermos con ICA y sepsis<br>– Se puede utilizar con cada fármaco inotrópico positivo mencionado arriba (con precaución en caso de dopamina); se prefiere sobre la dopamina |

| Fármaco | Dosificación | Comentarios |
|---------|-------------|-------------|
| Adrena-lina | 1 mg cada 3-5 min (solamente durante la resucitación); 0,05-0,5 µg/kg/min | Utilizar solamente durante la resucitación en el paro cardíaco y eventualmente en caso de resistencia a dopamina y persistencia de hipotensión arterial |
| Digoxina | Dosis inicial 0,5-1,0 mg; luego 0,125-0,375 mg/d (control del nivel sérico) | Eficaz en la ICA secundaria a taquiarritmia (p. ej. fibrilación auricular); contraindicada en la ICA relacionada con el infarto agudo de miocardio, por su efecto proarrítmico |

de la IC. Si existen indicaciones y no existen contraindicaciones empezar el tratamiento con IECA/ARA-II antes del alta hospitalaria.

4) Utilizar **prevención antitrombótica** con heparina u otros anticoagulantes.

5) En la fase de estabilidad introducir el tratamiento con **antagonista de aldosterona** si no existen contraindicaciones y tras valorar la función renal y el nivel de potasio.

**Tratamiento de soporte**

**1. Soporte ventilatorio:** considerarlo (no invasivo como primera opción, eventualmente invasivo) cuando la $SpO_2$ sea <90 % a pesar de mantener las vías respiratorias permeables y con oxigenoterapia.

**2. Soporte circulatorio mecánico:** se utiliza en la ICA (salvo en la forma con el gasto cardíaco aumentado) resistente al tratamiento farmacológico, siempre que sea posible la recuperación funcional del miocardio o se deba mantener la circulación hasta el trasplante cardíaco u otra intervención que pueda restituir la función del corazón.

**Tratamiento quirúrgico**

**Indicaciones:**

1) enfermedad coronaria multivaso que provoca isquemia severa del miocardio

2) complicaciones mecánicas agudas del infarto de miocardio

3) insuficiencia aguda de la válvula mitral o aórtica provocada por endocarditis, traumatismo o disección de aorta (se refiere a la válvula aórtica)

4) algunas complicaciones de ACTP.

---

**→ SITUACIONES ESPECIALES**

**1.** La trombosis sobre prótesis valvular a menudo conduce a la muerte. Ante la sospecha de dicha complicación inmediatamente realizar un estudio ecocardiográfico.

1) **Trombosis sobre prótesis valvular en la parte derecha del corazón o riesgo operatorio elevado** → utilizar un tratamiento fibrinolítico: alteplasa (inyección iv. de 10 mg, posteriormente infusión iv. de 90 mg en 90 min) o estreptoquinasa (250-500 mil UI en 20 min, posteriormente infusión iv. 1-1,5 mill. UI en 10 h, y más tarde, tratamiento con HNF).

2) **Trombosis sobre válvula en la parte izquierda del corazón** → se prefiere reemplazo valvular.

**2.** La insuficiencia renal aguda que acompaña a la ICA conduce a la acidosis metabólica y alteraciones electrolíticas que pueden provocar arritmias, reducir la eficacia del tratamiento y empeorar el pronóstico. La insuficiencia renal moderada o severa (nivel sérico de creatinina >190 µmol/l [2,5 mg/dl]) se relaciona con peor respuesta a los diuréticos. En caso de sobrecarga de volumen persistente a pesar del tratamiento farmacológico adecuado considerar el uso de hemofiltración continua venovenosa.

**3. Broncoespasmo:** en caso de aparición en un enfermo con la ICA utilizar salbutamol o ipratropio (los dos fármacos pueden provocar taquicardia y aumentar el riesgo de arritmias): 0,5 ml de solución (2,5 mg) al 0,5 % en 2,5 ml de NaCl al 0,9 % en nebulización de 20 min. Las dosis subsiguientes se administrarán cada 20 min en las primeras horas, después según la necesidad.

# 20. Hipertensión arterial

Se define por la presencia de una **presión arterial sistólica ≥140 mm Hg** y/o **presión arterial diastólica ≥90 mm Hg**. Se clasifica según los valores obtenidos en las medidas clínicas →tabla 20-1. Valores deseados →más adelante.

Dependiendo de la etiología se distingue **hipertensión arterial**:

1) **primaria** (>90 % de los casos)
2) **secundaria**.

Causas de hipertensión arterial secundaria

1) enfermedades renales:
   a) parenquimatosas (hipertensión nefrógena parenquimatosa) →cap. 2.20.3
   b) vasculares (hipertensión renovascular) →cap. 2.20.2
   c) tumores originados en el aparato yuxtaglomerular renal que producen renina en exceso
   d) síndromes de retención de sodio primaria como el síndrome de Liddle o el síndrome de Gordon
2) enfermedades de las glándulas endocrinas: hiperaldosteronismo primario, síndrome de Cushing, feocromocitoma y paragangliomas, hiper- o hipotiroidismo, hiperparatiroidismo, síndrome carcinoide, acromegalia
3) coartación de aorta
4) preeclampsia y eclampsia
5) estrés agudo: quemaduras, síndrome de abstinencia alcohólica, hiperventilación psicógena, o tras grandes intervenciones quirúrgicas

Tabla 20-1. Definiciones y clasificación de la presión arterial (mm Hg)[a]

| Categoría | Sistólica | | Diastólica |
|---|---|---|---|
| Presión óptima | <120 | y | <80 |
| Presión normal | 120-129 | y/o | 80-84 |
| Presión en el límite alto de la normalidad | 130-139 | y/o | 85-89 |
| Hipertensión de grado 1 | 140-159 | y/o | 90-99 |
| Hipertensión de grado 2 | 160-179 | y/o | 100-109 |
| Hipertensión de grado 3 | ≥180 | y/o | ≥110 |
| Hipertensión sistólica aislada | ≥140 | y | <90 |

[a] Sobre la base de las medidas clínicas de la presión arterial (en un consultorio médico).

Si los valores de la presión arterial sistólica y diastólica pertenecen a distintas categorías, elegir la categoría más alta.

Clasificar la hipertensión arterial aislada según el grado (1, 2 y 3), dependiendo del valor de la presión sistólica.

Según las guías de ESH y ESC 2015.

6) apnea obstructiva del sueño

7) aumento del volumen del líquido intravascular

8) enfermedades del sistema nervioso: hipertensión intracraneal, síndrome de Guillain-Barré, tetraparesia, disautonomía familiar

9) fármacos: simpaticomiméticos (también en forma de gotas nasales), glucocorticoides, eritropoyetina, ciclosporina, tacrolimus, inhibidores de la MAO, AINE, preparados de regaliz, carbenoxolona, anticonceptivos orales

10) sustancias tóxicas: drogas (anfetamina, cocaína), metales pesados, alcohol, nicotina.

**Causas de hipertensión sistólica aislada:**

1) rigidez aumentada de la aorta, que en general aparece en personas de edad avanzada

2) estados con gasto cardíaco aumentado: insuficiencia de la válvula aórtica, anemia, hipertiroidismo, enfermedad de Paget, fístulas arteriovenosas.

## 20.1. Hipertensión arterial primaria

### ➜ ETIOPATOGENIA

La hipertensión arterial primaria está provocada por la interacción de diversos factores genéticos y ambientales que alteran el funcionamiento de uno o de más de entre los sistemas participantes en la regulación de la presión arterial, lo que provoca que la presión arterial se mantenga en un nivel más elevado. Tienen un papel importante en el desarrollo de la hipertensión arterial: sistema renina-angiotensina-aldosterona (RAA), sistema nervioso simpático, péptidos natriuréticos y sustancias producidas por el endotelio vascular (prostaciclina, NO, endotelinas). El riesgo de desarrollo de hipertensión arterial aumenta con: consumo excesivo de sodio, poca actividad física, obesidad (sobre todo abdominal) y el estrés psicológico que condiciona un aumento de la tensión del sistema nervioso simpático.

### ➜ CUADRO CLÍNICO E HISTORIA NATURAL

En general es asintomática. Puede aparecer cefalea, alteraciones del sueño, cansancio fácil. Otros síntomas y signos aparecen junto con las lesiones orgánicas relacionadas con la hipertensión arterial. En la mayoría de los enfermos el examen físico no revela alteraciones significativas, salvo la elevación de la presión arterial. En la mayoría de los enfermos la hipertensión tiene un carácter lábil durante un largo tiempo y no provoca lesiones orgánicas, mientras que en otros la hipertensión tiene un carácter establecido desde el principio. Con el tiempo conduce a: hipertrofia del ventrículo izquierdo del corazón; ateroesclerosis acelerada en las arterias carótidas, coronarias, renales y arterias de las extremidades inferiores; aumento de la rigidez de las arterias; ACV; alteración de la función renal (una albuminuria de 30-300 mg/d es un signo precoz; habitualmente las alteraciones renales se desarrollan lentamente; en caso de hipertensión ligera o moderada los signos de insuficiencia son raros y aparecen después de muchos años de duración de la hipertensión arterial) e insuficiencia renal; disección de aorta; cambios en los vasos de la retina. El riesgo de la muerte por causas vasculares aumenta.

### ➜ DIAGNÓSTICO

**El proceso diagnóstico incluye:**

1) confirmación del diagnóstico de la hipertensión arterial

2) determinación de la causa (primaria o secundaria)

3) valoración del riesgo cardiovascular, complicaciones orgánicas y de las enfermedades acompañantes.

**Exploraciones complementarias**

**1. Medición de la presión arterial:** para estimar los valores de presión arterial en el paciente se pueden realizar mediciones tradicionales (clínicas, en el despacho médico), utilizar automediciones del paciente (→más adelante), así como la monitorización ambulatoria de la presión arterial (MAPA →cap. 26.2.3).

**2. Pruebas de laboratorio** son obligatorias en cualquier paciente:

1) nivel de hemoglobina y/o hematocrito

2) niveles séricos de sodio, potasio, glucosa (en ayunas), creatinina (estimación de la filtración glomerular según la fórmula CKD-EPI o MDRD →cap. 14.2), ácido úrico, colesterol total, HDL, LDL, triglicéridos

3) examen de orina: valoración microscópica, valoración de la proteinuria con tira reactiva y valoración de la albuminuria.

**3. ECG:** de 12 derivaciones en cada enfermo →cap. 26.1.1.

**4. Pruebas recomendadas en caso de que sea necesario ampliar el proceso diagnóstico:**

1) porcentaje de la hemoglobina glucosilada (si la glucemia plasmática >5,6 mmol/l [102 mg/dl] o previamente se ha diagnosticado diabetes *mellitus*)

2) determinación cuantitativa de la proteinuria (en caso de un resultado positivo con la tira reactiva)

3) determinación de la excreción urinaria de sodio y potasio en 24 h

4) MAPA y autocontroles de la presión arterial en casa

5) ecocardiografía, indicada en la valoración del grado de hipertrofia del ventrículo izquierdo y del riesgo cardiovascular

6) Holter ECG (en caso de arritmia)

7) ecografía de arterias carótidas con el fin de establecer el índice íntima-media, y la presencia de lesiones ateroescleróticas

8) ecografía de las arterias periféricas y del abdomen

9) valoración de la velocidad de la onda del pulso

10) valoración del índice tobillo-brazo →cap. 2.27.1

11) examen del fondo del ojo (en enfermos con la hipertensión arterial resistente o de difícil control para detectar los cambios que corresponden al estadio III o IV).

**5. Pruebas indicadas en atención especializada:**

1) estudio de complicaciones vasculares cerebrales, coronarias, renales y periféricas (obligatorias en caso de la hipertensión arterial resistente o complicada)

2) se realizarán otras pruebas según la sospecha de las distintas formas de hipertensión arterial secundaria.

**6. Automedición de la presión arterial** (instrucciones →cap. 26.2.2):

1) en el diagnóstico

2) durante la introducción o intensificación del tratamiento hipotensor

3) en la monitorización de los enfermos a largo plazo.

**Criterios diagnósticos**

Valores de la presión arterial elevados en ≥2 tomas y ≥2 visitas. Se diagnostica hipertensión arterial primaria después de descartar hipertensión secundaria.

Realizar las medidas de la presión arterial de tamizaje ≥1×año en todas las personas adultas, independientemente de los valores previos de la presión arterial.

**Diagnóstico diferencial**

**1. Hipertensión arterial secundaria:** indicaciones y proceso diagnóstico de la hipertensión secundaria →tabla 20-2. Los signos que sugieren hipertensión arterial secundaria son, entre otros (también →tabla 20-2):

1) aumento del tamaño renal a la palpación (degeneración renal poliquística)

**Tabla 20-2. Indicaciones clínicas y proceso diagnóstico de la hipertensión arterial secundaria**

| Causa | Indicaciones clínicas | | | Diagnóstico | | |
|---|---|---|---|---|---|---|
| | Anamnesis | Exploración física[a] | Exploraciones complementarias | Pruebas de primera línea | Pruebas accesorias/de confirmación |
| Enfermedad del parénquima renal | Infección u oclusión de las vías urinarias, hematuria, abuso de analgésicos, antecedentes de enfermedades renales, incluidos antecedentes familiares de riñones poliquísticos | Riñón aumentado a la palpación (en caso de riñones poliquísticos) | Proteína, eritrocitos o leucocitos en la orina, TFG reducida, albuminuria y proteinuria de diversa intensidad | Ecografía renal | Proceso diagnóstico minucioso de la enfermedad renal |
| Estenosis de la arteria renal | Empeoramiento de la HTA o dificultad progresiva en el tratamiento de la HTA; displasia fibromuscular: inicio temprano de la HTA (especialmente en mujeres), antecedentes de HTA o disección de aorta en otra área vascular; estenosis ateroesclerótica: inicio brusco de la HTA, edema pulmonar de inicio brusco | Soplo vascular en el mesogastrio | Empeoramiento brusco de la función renal (espontáneo o tras la administración de los bloqueadores del sistema RAA), hipopotasemia, diferencia >1,5 cm en la longitud del riñón (en la ecografía), riñón pequeño | Ecografía de las arterias renales con Doppler-color | Angio-RMN, angio-TC, angiografía intraarterial por sustracción digital |
| Hiperaldosteronismo primario | Debilidad muscular; antecedente familiar de inicio temprano de la HTA y accidentes cerebrovasculares antes de los 40 años | Arritmias | Hipopotasemia[b], detección incidental de un tumor suprarrenal, complicaciones intensificadas de la HTA | Índice aldosterona-renina en las condiciones estandarizadas (→cap. 11.3) | Pruebas hormonales confirmatorias; TC de las glándulas suprarrenales, cateterización de las venas suprarrenales |
| Feocromocitoma | Aumento paroxístico de la presión arterial; cefalea, sudoración aumentada, palpitaciones y palidez de la piel; feocromocitoma en la anamnesis familiar | Signos cutáneos de neurofibromatosis (manchas de color de café con leche, neurofibromas) | Hiperglucemia, detección incidental del tumor suprarrenal (o en algunos casos de un tumor en otra localización) | Determinación de metoxi-catecolaminas libres en plasma o de metoxi-catecolaminas fraccionadas en orina | TC o RMN de abdomen y pelvis; gammagrafía[c]; pruebas genéticas de tamizaje para las mutaciones patogénicas |
| Síndrome de Cushing | Aumento rápido del peso corporal, poliuria, aumento de la sed, alteraciones psíquicas | Aspecto típico (→cap. 11.2) | Hiperglucemia, detección incidental de un tumor suprarrenal | Excreción urinaria de cortisol en 24 h, test de supresión con 1 mg de dexametasona | Test de supresión con dexametasona |

[a] Básicas y adicionales; [b] Espontánea o inducida por fármacos; [c] Con $^{123}$I-MIBG; Según las guías de ESH y ESC 2013.

2) soplos vasculares o cardíacos en la auscultación (en el abdomen: hipertensión renovascular; en la región precordial o en el tórax: coartación u otra enfermedad de la aorta, enfermedad arterial de miembros superiores)

3) pulso débil y tardío en arterias femorales y presión arterial en extremidades inferiores más baja que la presión arterial medida en el brazo (coartación u otra enfermedad de aorta, enfermedad arterial de los miembros superiores)

4) diferencia del valor de la presión arterial entre los brazos (coartación de aorta, estenosis de la arteria subclavia)

5) manifestaciones de complicaciones orgánicas: p. ej. alteraciones del fondo de ojo, hipertrofia ventricular izquierda.

**2. Efecto de bata blanca:** se define como el aumento de la presión arterial en algunas personas durante mediciones efectuadas por un médico o un enfermero. En esta situación realizar MAPA. Si en las mediciones clínicas los valores de la presión arterial corresponden a los de la hipertensión arterial y en las automediciones o en el MAPA se obtienen valores normales → **hipertensión arterial de bata blanca**. Al contrario: valores normales de la presión arterial en las mediciones clínicas y aumentadas en automediciones o en MAPA → **hipertensión arterial enmascarada**.

**3. Pseudohipertensión:** en ancianos los valores de la presión arterial medida empleando un método auscultatorio pueden estar significativamente elevados por el aumento de la rigidez arterial (induración de la pared), lo que provoca la aparición y desaparición más temprana de los tonos. Se puede confirmar dicho estado si se palpa la onda del pulso después de inflar el manguito por encima de la presión sistólica (no se puede presionar suficientemente la arteria con el manguito del esfigmomanómetro). Además, la ausencia de lesiones orgánicas relacionadas con la hipertensión arterial también sugiere pseudohipertensión. En estos casos utilizar aparatos de técnica oscilométrica para medir la presión.

## → TRATAMIENTO

### Tratamiento por indicaciones urgentes y apremiantes

Son decisivos para el tipo de tratamiento: valor de la presión arterial, tipo de lesiones orgánicas, edad del enfermo, comorbilidades →tabla 20-3. En estados de emergencia, tales como edema pulmonar, encefalopatía hipertensiva, disección de aorta → reducir la presión arterial de manera inmediata administrando fármacos por vía parenteral →tabla 20-4, preferiblemente en infusión continua iv.

### Tratamiento crónico

### Reglas generales

**1.** El tratamiento crónico de la hipertensión arterial incluye:

1) cambios del estilo de vida

2) uso de fármacos hipotensores →fig. 20-1

3) modificación de otros factores de riesgo cardiovascular.

**2.** La decisión sobre el tipo de tratamiento depende del valor de la presión arterial y del riesgo cardiovascular total →tabla 20-5:

1) hipertensión arterial de 3.er grado (independientemente del riesgo cardiovascular) → iniciar la farmacoterapia de forma inmediata, además de cambio de estilo de vida

2) hipertensión arterial de 2.° grado y riesgo cardiovascular alto (≥3 factores de riesgo cardiovascular, daño orgánico, diabetes *mellitus*, enfermedad cardiovascular o enfermedad renal crónica [ERC]) → iniciar la farmacoterapia, además de cambio de estilo de vida

3) hipertensión arterial de 2.° grado y riesgo cardiovascular moderado (≤2 factores de riesgo cardiovascular) → empezar con la modificación del estilo de vida y si al cabo de 3 meses no surte efecto deseado → añadir farmacoterapia

**Tabla 20-3.** Urgencias y emergencias hipertensivas

|  | Urgencias | Emergencias |
|---|---|---|
| Definición | Aumento importante de la presión arterial sin complicaciones orgánicas progresivas | Presión arterial >180/120 mm Hg; complicaciones orgánicas (inevitables o progresivas) que exigen una reducción de la presión arterial para evitar consecuencias graves |
| Ejemplos | Presión arterial alta con cefalea intensa, epistaxis, inquietud significativa | Encefalopatía hipertensiva, hemorragia intracraneal, insuficiencia cardíaca aguda con edema pulmonar, enfermedad isquémica coronaria inestable, infarto agudo de miocardio, disección aórtica, eclampsia |
| Dónde tratar | Urgencias: unas horas de observación; visita de control en unos días | Hospitalización en la unidad de cuidados intensivos, monitorización continua de la presión arterial |
| Fármacos | Administración VO inmediata de un fármaco de acción corta (p. ej. captopril, clonidina); modificar el tratamiento crónico | Administración iv. de un fármaco antihipertensivo →tabla 20-4; bajar la presión arterial en un 25 % durante la 1.ª hora; si el estado clínico es estable → bajar hasta 160/100-110 mm Hg en 2-6 h y hasta los valores normales en 24-48 h[a] |

[a] En la fase aguda del ACV puede ocurrir un aumento importante de la presión arterial, pero no se debe bajar rápidamente para no provocar reducción del flujo sanguíneo cerebral, lo que podría aumentar el territorio de la isquemia (las reglas del control de la presión arterial en un ACV →cap. 2.29). Reducción de la presión arterial en disección aguda de aorta →cap. 2.23.

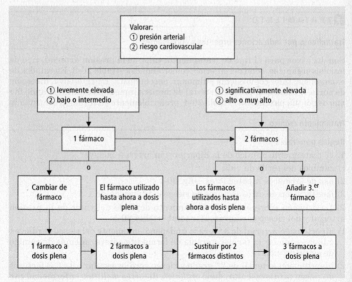

**Fig. 20-1.** Algoritmo para la elección entre monoterapia y terapia combinada en la hipertensión arterial (según las guías de la ESH y ESC 2013). Se debe intensificar el tratamiento si no se obtienen los valores diana.

**Tabla 20-4. Fármacos hipotensores utilizados de manera parenteral en el tratamiento de la hipertensión arterial con indicaciones de emergencia (según JNC 7, modificado)**

| Fármaco | Dosis | Inicio/ tiempo de la acción | Efectos adversos[a] | Indicaciones especiales |
|---|---|---|---|---|
| Nitroprusiato de sodio | 0,25-10 µg/kg/min en infusión iv. (dosis máxima solo durante 10 min) | Inmediato/ 1-2 min | Náuseas, vómitos, calambres musculares, sudor, intoxicación por tiocianuro y cianuro | La mayoría de los estados apremiantes; precaución en caso de hipertensión intracraneal o uremia |
| Fenoldopam | 0,1-0,3 µg/kg/min en infusión iv. | <5 min/ 30 min | Taquicardia, cefalea, náuseas, enrojecimiento de la cara | La mayoría de los estados apremiantes; usar con precaución en caso de glaucoma |
| Nitroglicerina | 5-100 µg/min en infusión iv. | 2-5 min/ 5-10 min | Cefalea, vómitos, metahemoglobinemia, desarrollo de la tolerancia en caso del uso prolongado | Isquemia del miocardio |
| Dihidralazina | 10-20 mg iv. | 10-20 min/ 1-4 h | Taquicardia, enrojecimiento de la cara, cefalea, vómitos, aumento de la angina de pecho | Eclampsia |
| Labetalol | 20-80 mg en inyecciones cada 10 min o infusión iv. 0,5-2,0 mg/min | 5-10 min/ 3-6 h | Vómitos, hormigueo del cuero cabelludo, sensación de ardor en la garganta, vértigo, bloqueo AV | La mayoría de los estados apremiantes, excepto en insuficiencia cardíaca aguda |
| Esmolol | 250-500 µg/kg/min (bolo), después 50-100 µg/kg/min iv.; se puede repetir el bolo después de 5 min o aumentar la infusión hasta 300 µg/min | 1-2 min/ 10-30 min | Náuseas, bloqueo AV | Disección aórtica, período perioperatorio |
| Fentolamina | 5-15 mg iv. | 1-2 min/ 10-30 min | Taquicardia, cefalea, enrojecimiento de la cara | Exceso de catecolaminas (p. ej. feocromocitoma) |
| Urapidilo | 10-50 mg iv., repetir; o infusión iv. inicialmente 2 mg/min, después medio de 9 mg/h | 1-5 min/ 1-2 h | Vértigo y cefalea, náuseas, vómitos, disnea, palpitaciones, taquicardia o bradicardia, opresión retroesternal, arritmia | La mayoría de los estados apremiantes |

[a] Durante el uso de cualquiera de estos fármacos puede ocurrir hipotensión arterial.

Tabla 20-5. Clasificación del riesgo cardiovascular global e indicaciones para el cambio de estilo de vida y para el tratamiento antihipertensivo

| | Presión arterial (mm Hg)[a] | | | |
|---|---|---|---|---|
| | Alta normal[b] PAS 130-139 o PAD 85-89 | Grado 1 PAS 140-159 o PAD 90-99 | Grado 2 PAS 160-179 o PAD 100-109 | Grado 3 PAS ≥180 o PAD ≥110 |
| Sin otros factores de riesgo | Sin tratamiento farmacológico | Riesgo bajo Cambios del estilo de vida durante unos meses. Después tratamiento farmacológico | Riesgo moderado Cambios del estilo de vida durante unas semanas. Después tratamiento farmacológico | Riesgo alto Cambios del estilo de vida. Tratamiento farmacológico inmediato |
| 1-2 factores de riesgo | Riesgo bajo Cambios del estilo de vida. Sin tratamiento farmacológico | Riesgo moderado Cambios del estilo de vida durante unas semanas. Después tratamiento farmacológico | Riesgo moderado o alto Cambios del estilo de vida durante unas semanas. Después tratamiento farmacológico | Riesgo alto Cambios del estilo de vida. Tratamiento farmacológico inmediato |
| ≥3 factores de riesgo | Riesgo bajo o moderado Cambios del estilo de vida. Sin tratamiento farmacológico | Riesgo moderado o alto Cambios del estilo de vida durante unas semanas. Después tratamiento farmacológico | Riesgo alto Cambios del estilo de vida. Tratamiento farmacológico | Riesgo alto Cambios del estilo de vida. Tratamiento farmacológico inmediato |
| Daño orgánico, categoría 3 de la ERC o diabetes *mellitus* | Riesgo moderado o alto Cambios del estilo de vida. Sin tratamiento farmacológico | Riesgo alto Cambios del estilo de vida. Tratamiento farmacológico | Riesgo alto Cambios del estilo de vida. Tratamiento farmacológico | Riesgo alto o muy alto Cambios del estilo de vida. Tratamiento farmacológico inmediato |
| ECV sintomática, ≥4 categoría de la ERC o diabetes *mellitus* con daño orgánico/factores de riesgo | Riesgo muy alto Cambios del estilo de vida. Sin tratamiento farmacológico | Riesgo muy alto Cambios del estilo de vida. Tratamiento farmacológico | Riesgo muy alto Cambios del estilo de vida. Tratamiento farmacológico | Riesgo muy alto Cambios del estilo de vida. Tratamiento farmacológico inmediato |

**Factores de riesgo adicionales:** sexo masculino, edad (H ≥55 años, M ≥65 años), tabaquismo, dislipidemia (colesterol total >4,9 mmol/l [190 mg/dl] y/o colesterol LDL >3,0 mmol/l [115 mg/dl], y/o colesterol HDL <1,0 mmol/l [40 mg/dl] en hombres y <1,2 mmol/l [46 mg/dl] en mujeres y/o triglicéridos >1,7 mmol/l [150 mg/dl]), nivel plasmático de glucosa en ayunas 5,6-6,9 mmol/l (102-125 mg/dl), intolerancia metabólica a la glucosa, obesidad (IMC ≥30 kg/m²), obesidad abdominal (perímetro abdominal en personas de raza blanca: H ≥102 cm, M ≥88 cm), antecedente familiar de enfermedad cardiovascular precoz (H <55 años, M <65 años).

**Daño orgánico asintomático (subclínico):** presión de pulso (en personas en edad avanzada) ≥60 mm Hg, signos de hipertrofia del ventrículo izquierdo en ECG (índice de Sokolow y Lyon >3,5 mV; R en aVL >1,1 mV; producto voltaje-duración de Cornell >244 mV x ms) o en ecocardiograma (IMVI: H >115 g/m², M >95 g/m²), engrosamiento de la pared de la arteria carótida (IMT 0,9 mm) o placa ateroesclerótica, velocidad de la onda de pulso carotídeo-femoral >10 m/s, índice tobillo-brazo (ITB) <0,9, ERC con la TFG 30-60 ml/min/1,73 m², albuminuria 30-300 mg/24 h o cociente albúmina/creatinina (preferiblemente en la muestra de la orina matutina) 30-300 mg/g (3,4-34 mg/mmol).

**ECV:** enfermedad cerebrovascular (ACV isquémico, hemorragia cerebral, accidente isquémico cerebral transitorio), enfermedad cardíaca isquémica (infarto de miocardio, angina de pecho, revascularización coronaria), insuficiencia cardíaca (también con la fracción de eyección preservada), enfermedad sintomática de las arterias de los miembros inferiores, retinopatía avanzada (hemorragias o exudados, papiledema).

ᵃ Las personas con valores elevados de la presión arterial medida en el despacho médico, pero normales fuera del despacho (hipertensión de la bata blanca) tienen un riesgo menor que las personas con hipertensión arterial establecida con iguales valores de la presión arterial en las medidas clínicas, especialmente si no tienen daños orgánicos, diabetes *mellitus*, ECI ni ERC.

ᵇ Las personas con presión arterial normal alta medida en el despacho médico, pero elevada en las medidas fuera del despacho (hipertensión arterial enmascarada), tienen el mismo riesgo que las personas con hipertensión arterial, por lo que se debe valorar la introducción de un tratamiento farmacológico.

ECV — enfermedad cardiovascular, ERC — enfermedad renal crónica, FG — filtración glomerular, H — hombres, IMVI — índice de masa del ventrículo izquierdo, M — mujeres, PAD — presión arterial diastólica, PAS — presión arterial sistólica

Según las guías ESH y ESC 2013.

4) hipertensión arterial de 1.[er] grado y riesgo cardiovascular alto por el daño orgánico, diabetes *mellitus*, enfermedad cardiovascular o ERC → iniciar la farmacoterapia

5) hipertensión arterial de 1.[er] grado y riesgo cardiovascular bajo o moderado → se puede iniciar la farmacoterapia antihipertensiva si la presión arterial se mantiene en este nivel durante varias visitas consecutivas o si está elevada según los criterios para las medidas ambulatorias y se mantiene en este nivel a pesar de la modificación del estilo de vida durante un tiempo suficiente.

No utilizar farmacoterapia en:

1) personas con la presión arterial normal alta

2) enfermos jóvenes con la hipertensión sistólica aislada (pero monitorizarlos estrechamente).

**3. Objetivos de la presión arterial:**

1) **presión arterial sistólica <140** mm Hg en todos los enfermos con hipertensión arterial, salvo en enfermos:

a) con ERC, proteinuria franca → a valorar bajar <**130** mm Hg monitorizando la TFG

b) con edad avanzada pero <80 años → **140-150** mm Hg en enfermos en buen estado general se puede valorar <140 mm Hg y en enfermos en mal estado general individualizar el valor diana de la presión arterial

c) con una edad ≥80 años → **140-150** mm

2) presión arterial diastólica <**90** mm Hg, salvo los diabéticos → <**85** mm Hg.

**Modificaciones del estilo de vida**

**1. Reducción del sobrepeso y mantenimiento del peso adecuado** (perímetro abdominal <88 cm en mujeres, <102 cm en hombres, IMC <25 kg/m$^2$).

**2. Dieta mediterránea.**

**3. Reducción del consumo de sodio** hasta 5-6 g de NaCl.

**4. Moderación en el consumo de alcohol** hasta ≤20-30 g de etanol al día en hombres y 10-20 g en mujeres y personas de bajo peso corporal.

**5. Actividad física adecuada:** ejercicios aeróbicos regulares, p. ej. caminar rápidamente ≥30 min a diario.

**6. No fumar.**

**Farmacoterapia antihipertensiva**

**1. Grupos principales de fármacos antihipertensivos:** diuréticos tiacídicos/*tiazida-like*, β-bloqueantes, calcioantagonistas, inhibidores de la ECA (IECA), bloqueantes del receptor de la angiotensina (ARA-II). Tienen una eficacia antihipertensiva similar. Indicaciones especiales y contraindicaciones →tabla 20-6, preparados y dosificación →tabla 20-7.

**2. Fármacos hipotensores complementarios:** inhibidores de renina (aliskiren), α$_1$-bloqueantes (doxazosina, terazosina, prazosina), fármacos con mecanismo central, que bloquean la actividad del sistema nervioso simpático (metildopa, clonidina, rilmenidina, moxonidina); fármacos que reducen directamente la tensión de las paredes de las arteriolas (dihidralazina, todralazina), diuréticos de asa, antagonistas de la aldosterona. Se utilizan en terapia combinada y en situaciones especiales. Preparados, dosificación, indicaciones específicas y contraindicaciones →tabla 20-8.

**3. Reglas de farmacoterapia:** dependiendo del riesgo cardiovascular, valor inicial de la presión arterial y su valor deseado, empezar la farmacoterapia con un medicamento a dosis baja (puede ser cualquiera de los medicamentos del grupo principal, salvo indicaciones especiales o contraindicaciones para elegir fármaco de un grupo concreto) o 2 medicamentos a dosis bajas (en caso de los enfermos con la presión elevada en >20/10 mm Hg, es decir con la hipertensión

Tabla 20-6. Indicaciones especiales y contraindicaciones para el uso de los grupos principales de los fármacos antihipertensivos (según las guías ESH y ESC 2007, modificado)

| Grupo de los fármacos | Indicaciones especiales | Contraindicaciones |
|---|---|---|
| **Diuréticos** | | |
| Tiacidas y similares | Hipertensión arterial aislada (en la edad avanzada), insuficiencia cardíaca, hipertensión arterial en las personas de raza negra | Gota, síndrome metabólico[a], TGA[a], embarazo[a], hipercalcemia[a], hipopotasemia[a], hiponatremia[a] |
| Antagonista de la aldosterona | Insuficiencia cardíaca, infarto antiguo de miocardio, prevención de la fibrilación auricular (a valorar) | Insuficiencia renal, hiperpotasemia, embarazo |
| β-bloqueantes | Angina de pecho, infarto antiguo de miocardio, insuficiencia cardíaca, aneurisma de aorta, embarazo, prevención de la fibrilación auricular (a valorar), control de la frecuencia del ritmo de los ventrículos en la fibrilación auricular | Asma, bloqueo AV II/III grado, enfermedad arterial periférica, síndrome metabólico[a], TGA[a], EPOC (excepto los bloqueantes β₁-selectivos)[a], deportistas y enfermos físicamente activos[a] |
| **Calcioantagonistas** | | |
| Derivados de la dihidropiridina | Hipertrofia del ventrículo izquierdo, ateroesclerosis asintomática, angina de pecho, enfermedad de las arterias periféricas, hipertensión arterial aislada (en la edad avanzada), síndrome metabólico, embarazo, hipertensión arterial en las personas de raza negra | Taquiarritmias[a], insuficiencia cardíaca[a] |
| Verapamilo y diltiazem | Control de la frecuencia del ritmo de los ventrículos en la fibrilación auricular, hipertrofia del ventrículo izquierdo, ateroesclerosis asintomática, angina de pecho, enfermedad de las arterias periféricas, hipertensión sistólica aislada (en personas de edad avanzada), síndrome metabólico, embarazo, hipertensión arterial en personas de raza negra | Bloqueo AV II/III grado, disfunción severa del ventrículo izquierdo, insuficiencia cardíaca, bradicardia |
| IECA | Hipertrofia del ventrículo izquierdo, ateroesclerosis asintomática, microalbuminuria, alteración de la función renal, antecedente del infarto de miocardio, insuficiencia cardíaca, prevención de la fibrilación auricular (a valorar), insuficiencia renal terminal/proteinuria, enfermedad de las arterias periféricas, síndrome metabólico, diabetes *mellitus* | Embarazo, angioedema, hiperpotasemia, estenosis de la arteria renal bilateral, estenosis de la arteria renal en caso de riñón único, estenosis de la arteria renal en el riñón trasplantado, mujeres en edad de procrear[a] |
| Bloqueantes del receptor de angiotensina II (ARA-II) | Hipertrofia del ventrículo izquierdo, microalbuminuria, alteración de la función renal, antecedente del infarto de miocardio, prevención de la fibrilación auricular (a valorar), insuficiencia renal terminal/proteinuria, síndrome metabólico, diabetes *mellitus* | Embarazo, hiperpotasemia, estenosis de la arteria renal bilateral, estenosis de la arteria renal en caso de riñón único, estenosis de la arteria renal en el riñón trasplantado, mujeres en edad de procrear[a] |

[a] Contraindicaciones relativas.
TGA — alteración de la tolerancia a la glucosa

**Tabla 20-7. Dosificación típica de los fármacos antihipertensivos orales**

| Fármaco | Dosificación |
|---|---|
| **β-bloqueantes** | |
| Acebutolol | 400 mg 1 × d o 200 mg 2 × d |
| Atenolol | 25-100 mg 1 × d |
| Betaxolol | 5-20 mg 1 × d |
| Bisoprolol | 2,5-10 mg 1 × d (máx. 20 mg/d) |
| Celiprolol | 100-400 mg 1 × d |
| Carvedilol | 6,25-25 mg 1-2 × d |
| Metoprolol, preparados de liberación estándar | 25-100 mg 2 × d |
| Preparados de liberación prolongada | 50-100 mg 1 × d (hasta 200 mg 1 × d) |
| Nebivolol | 5 mg 1 × d |
| Pindolol | 5-10 mg/d 2 × d (hasta 20 mg/d se puede 1 × d); máx. 60 mg/d |
| Propranolol | 40-80 mg 2-4 × d |
| **Calcioantagonistas** | |
| Amlodipino | 2,5-10 mg 1 × d |
| Diltiazem, preparados de liberación estándar | 30-60 mg 3 × d |
| Preparados de liberación prolongada | 90-480 mg 1 × d o 90-240 mg 2 × d |
| Felodipino | 5-10 mg 1 × d |
| Isradipino | 2,5-10 mg 1 × d o 5 mg 2 × d |
| Lacidipino | 4-6 mg 1 × d |
| Lercanidipino | 10-20 mg 1 × d |
| Nitrendipino | 10-20 mg 1 × d (máx. 20 mg 2 × d) |
| Verapamilo, preparados de liberación estándar | 40-120 mg 3-4 × d |
| Preparados de liberación prolongada | 120-240 mg 1-2 × d |
| **Diuréticos** | |
| Amilorida, preparados combinados | 2,5-5 mg 1-2 × d |
| Clortalidona | 12,5-50 mg 1 × d o 50 mg cada 2 días |
| Hidroclorotiazida | 12,5-50 mg 1 × d |
| Indapamida, preparados de liberación estándar | 2,5 mg 1 × d |
| Preparados de liberación prolongada | 1,5 mg 1 × d |

| Clopamida | 5-20 mg 1×d |
|---|---|
| Espironolactona | 25-50 mg 1-2×d |
| Torasemida | 2,5-10 mg 1×d |
| **IECA** | |
| Benazepril | 5-20 mg 1-2×d |
| Quinapril | 5-40 mg 1-2×d |
| Cilazapril | 2,5-5 mg 1×d |
| Enalapril | 2,5-20 mg 1-2×d |
| Imidapril | 5-20 mg 1×d |
| Captopril | 25-50 mg 2-3×d |
| Lisinopril | 10-40 mg 1×d |
| Perindopril | 4(5)-8(10) mg 1×d |
| Ramipril | 2,5-5 mg 1×d (máx. 10 mg) |
| Trandolapril | 2-4 mg 1×d |
| Zofenopril | 30 mg 1×d (máx. 60 mg 1×d o en 2 dosis divididas) |
| **ARA-II** | |
| Eprosartán | 600 mg 1×d |
| Irbesartán | 150-300 mg 1×d |
| Candesartán | 8-32 mg 1×d |
| Losartán | 25-100 mg 1×d o en 2 dosis divididas |
| Telmisartán | 20-80 mg 1×d |
| Valsartán | 80-320 mg 1×d |
| **Preparados compuestos** | |
| **IECA + calcioantagonista** | |
| Enalapril + lercanidipino | [10+10 mg] [20+10 mg] [20+20 mg] 1×d |
| Lisinopril + amlodipino | [10+5 mg] [20+5 mg] [20+10 mg] 1×d |
| Perindopril + amlodipino | [4+5 mg] [4+10 mg] [8+5 mg] [8+10 mg] 1×d [3,5+2,5 mg] [7+5 mg] 1×d [5+5 mg] [5+10 mg] [10+5 mg] [10+10 mg] 1×d |
| Ramipril + amlodipino | [5+5 mg] [10+5 mg] [5+10 mg] [10+10 mg] 1×d |
| Ramipril + felodipino | [2,5+2,5 mg] 1-2 compr. 1×d [5+5 mg] 1×d |
| Trandolapril + verapamilo | [2+180 mg] 1×d |
| **ARA-II + calcioantagonista** | |
| Candesartán + amlodipino | [8+5 mg] [16+5 mg] [16+10 mg] 1×d |

| Fármaco | Dosificación |
|---|---|
| Losartán + amlodipino | [50+5 mg] [100+5 mg]<br>[50+10 mg] [100+10 mg] 1 × d |
| Telmisartán + amlodipino | [40+5 mg] [40+10 mg] [80+5 mg] [80+10 mg] 1 × d |
| Valsartán + amlodipino | [80+5 mg] [160+5 mg] [160+10 mg] 1 × d |
| **IECA + diurético tiacídico/*tiazida-like*** | |
| Cilazapril + hidroclorotiazida | [5+12,5 mg] 1 × d |
| Enalapril + hidroclorotiazida | [10+25 mg] 1-2 compr. 1 × d<br>[10+12,5 mg] 1-2 compr. 1 × d |
| Lisinopril + hidroclorotiazida | [10+12,5 mg] 1-2 compr. 1 × d<br>[20+12,5 mg] [20+25 mg] 1 × d |
| Perindopril + indapamida | [2,5+0,625 mg] 1 × d<br>[4+1,25 mg] 1 × d<br>[2+0,625 mg] [8+2,5 mg] 1 × d<br>[5+1,25 mg] 1 × d<br>[10+2,5 mg] 1 × d |
| Ramipril + hidroclorotiazida | [2,5+12,5 mg] 1-2 compr. 1 × d<br>[5+25 mg] 1 × d |
| Zofenopril + hidroclorotiazida | [30+12,5 mg] 1 × d |
| **ARA-II + tiacida** | |
| Candesartán + hidroclorotiazida | [8+12,5 mg] [16+12,5 mg] 1 × d<br>[32+12,5 mg] [32+25 mg] 1 × d |
| Losartán + hidroclorotiazida | [50+12,5 mg] 1-2 compr. 1 × d<br>[100+12,5 mg] 1 × d<br>[100+25 mg] 1 × d |
| Telmisartán + hidroclorotiazida | [40+12,5 mg] 1 × d<br>[80+12,5 mg] [80+25 mg] 1 × d |
| Valsartán + hidroclorotiazida | [80+12,5 mg] 1 × d<br>[160+12,5 mg] 1 × d<br>[160+25 mg] 1 × d<br>[320+12,5 mg] [320+25 mg] 1 × d |
| **Diurético *tiazida-like* + calcioantagonista** | |
| Indapamida + amlodipino | [1,5+5 mg] [1,5+10 mg] 1 × d |
| **β-bloqueante + IECA** | |
| Bisoprolol + perindopril | [5+5 mg] [5+10 mg] [10+5 mg] [10+10 mg] 1 × d |
| **β-bloqueante + tiacida** | |
| Nebivolol + hidroclorotiazida | [5+12,5 mg] [5+25 mg] 1 × d |
| **β-bloqueante + calcioantagonista** | |
| Bisoprolol + amlodipino | [5+5 mg] [10+5 mg] [5+10 mg] [10+10 mg] 1 × d |

| Calcioantagonista + estatina | |
|---|---|
| Amlodipino + atorvastatina | [5+10 mg] [5+20 mg] [10+10 mg] [10+20] 1×d |
| Amlodipino + rosuvastatina | [5+10 mg] [10+10 mg] [5+15 mg] [10+15 mg] [5+20 mg] [10+20 mg] 1×d |
| **ARA-II + estatina** | |
| Valsartán + rosuvastatina | [80+20 mg] [160+10 mg] [160+20 mg] 1×d |
| **Calcioantagonista + IECA + estatina** | |
| Perindopril + amlodipino + atorvastatina | [5+5+10 mg] [5+5+20 mg] [10+5+20 mg] [10+10+20 mg] [10+10+40] 1×d |
| **β-bloqueantes + ácido acetilsalicílico** | |
| Bisoprolol + ácido acetilsalicílico | [5+75 mg] [10+75 mg] 1×d |
| **3 fármacos hipotensores** | |
| Perindopril + indapamida + amlodipino | [5+1,25+5 mg] [5+1,25+10 mg] [10+2,5+5 mg] [10+2,5+10 mg] 1×d |
| Perindopril + amlodipino + indapamida | [4+5+1,25 mg] [4+10+1,25 mg] [8+5+2,5 mg] [8+10+2,5 mg] 1×d |
| Valsartán + amlodipino + hidroclorotiazida | [160+5+12,5] [160+10+25 mg] 1×d |

arterial de 2.º o 3.er grado, o con riesgo cardiovascular alto; utilizar preparados compuestos, si es posible). La mayoría de los antihipertensivos tiene un efecto hipotensor pleno tras varias semanas de uso y se debe valorar el efecto del tratamiento a las 2-4 semanas desde su inicio.

**Si la monoterapia a dosis baja no es suficiente para obtener el control de la presión arterial** (la gran mayoría de los enfermos precisa tratamiento con ≥2 fármacos antihipertensivos), se puede:

1) añadir un fármaco más (preferible)
2) cambiar el fármaco utilizado por otro (solamente en caso de ausencia de efecto hipotensor o presencia de efectos adversos)
3) aumentar la dosis del fármaco utilizado hasta la fecha (lo que aumenta también el riesgo de efectos adversos).

**Si el tratamiento con 2 fármacos a dosis bajas (desde el principio o como escalón siguiente) no es eficaz**, se puede:

1) aumentar las dosis de los fármacos utilizados hasta la fecha o
2) añadir un 3.er fármaco a dosis baja.

Se suelen utilizar 2 o 3 antihipertensivos o, con menor frecuencia, más fármacos. Combinaciones preferidas (según la ESH y la ESC 2013)

1) tiacida/*tiazida-like* + IECA
2) tiacida/*tiazida-like* + ARA-II
3) tiacida/*tiazida-like* + calcioantagonista
4) calcioantagonista + IECA
5) calcioantagonista + ARA-II.

La combinación más razonable de 3 medicamentos es: fármaco que actúa sobre el sistema RAA (IECA o ARA-II) + calcioantagonista + tiacida/*tiazida-like*.

Tabla 20-8. Fármacos antihipertensivos accesorios

| Fármacos | Dosificación | Indicaciones especiales | Contraindicaciones |
|---|---|---|---|
| Aliskiren | 150-300 mg 1×d | | Como en el caso de los ARA-II →tabla 20-6 |
| Doxazosina | 2-4 mg 1×d | Hipertrofia de próstata | Hipotensión ortostática, insuficiencia cardíaca |
| Terazosina | 1-20 mg 1×d | | |
| Metildopa | 0,25-1 g 2×d | Hipertensión arterial en embarazadas, utilizar en terapia combinada con un diurético | Insuficiencia hepática, feocromocitoma, anemia hemolítica, depresión, alteraciones sexuales |
| Clonidina | 0,075-0,15 mg 2-3×d | Utilizar en terapia combinada con un diurético | Insuficiencia renal o hepática, depresión, enfermedad del nodo sinusal, bradiarritmias graves |
| Moxonidina Rilmenidina | 0,2-0,6 mg/d 1 mg 1-2×d | Hipertensión leve o moderada, especialmente en jóvenes con síntomas del aumento de la actividad del sistema nervioso simpático | Depresión severa, insuficiencia renal severa |
| Dihidralazina[a] | 75-200 mg/d divididos en 3-4 tomas | Uso excepcional, junto con un diurético y un β-bloqueante | Taquicardia, alteraciones de la circulación cerebral, estenosis de la válvula mitral, aneurisma de aorta, miocardiopatía hipertrófica, enfermedad cardíaca isquémica, daño hepático o renal, porfiria |
| Todralazina[a] | 60-180 mg/d | | |

[a] Actualmente no están disponibles en las farmacias de Chile. Se emplean 50-200 mg/d de hidralazina divididos en 3-4 tomas.

### ➔ OBSERVACIÓN

La frecuencia de revisiones dependerá del riesgo cardiovascular total y del valor de la presión arterial del paciente. También de la colaboración del paciente (p. ej. del autocontrol de la presión arterial en casa). Después de obtener los valores deseados de presión arterial y de los demás factores de riesgo, se puede reducir significativamente la frecuencia de las visitas. Antes de una visita de control el paciente debe realizar automedición de presión arterial en casa (≥2 mediciones por la mañana y por la tarde, antes de comer y de tomar medicamentos, durante 7 días, después se calcula la media excluyendo las medidas del 1.er día).

**Planear las visitas de control para enfermos con hipertensión arterial:**
1) 2-4 semanas después de empezar el tratamiento antihipertensivo
2) 4 semanas después de cambiar el esquema de tratamiento
3) cada 3 meses después de conseguir los valores deseados de la presión arterial.

### ➔ SITUACIONES ESPECIALES

**1.** En personas de edad avanzada (>65 años) la forma más frecuente de hipertensión arterial es la hipertensión sistólica aislada. Asimismo, aparece con frecuencia la hipotensión ortostática (es imprescindible medir la presión arterial después de ponerse de pie y evitar los fármacos que aumentan el riesgo de hipotensión) y una alta variabilidad de la presión arterial.

**2.** El tratamiento antihipertensivo reduce la morbimortalidad cardiovascular también en enfermos de >80 años.

**3.** Iniciar el tratamiento antihipertensivo si la presión arterial sistólica es de ≥160 mm Hg; también se puede valorar (por lo menos en personas de <80 años) cuando la presión arterial sistólica es de 140-159 mm Hg si el paciente tolera bien esta terapia.

**4.** Valores diana: 140-150 mm Hg (excepciones →más arriba).

**5.** En enfermos cuya edad se acerca a los 80 años, valorar la continuación de la terapia antihipertensiva bien tolerada.

**6.** Reglas generales de tratamiento antihipertensivo:

1) reducir la presión arterial de manera gradual
2) empezar con dosis bajas de fármacos
3) acordarse de la posibilidad de interacciones con otros medicamentos
4) elegir un esquema de tratamiento fácil.

**7.** Se puede empezar el tratamiento con un medicamento de cualquiera de los grupos principales de los hipotensores, no obstante, en caso de la hipertensión sistólica aislada primero utilizar un diurético (tiacida o *tiazida-like*) o calcioantagonista. Dada una frecuente comorbilidad, tenerla en cuenta en el momento de elegir el hipotensor.

**8.** En un gran porcentaje de enfermos es necesario utilizar ≥2 hipotensores para obtener los valores deseados. Es especialmente difícil bajar la presión arterial <140 mm Hg.

### Pacientes diabéticos

**1.** Valores diana: <140/85 mm Hg.

**2.** Los fármacos de todos los grupos principales tienen un efecto beneficioso.

**3.** Los IECA y ARA-II tienen un efecto nefroprotector, reducen significativamente la proteinuria y deben ser fármacos de elección especialmente en caso de proteinuria o albuminuria >30 mg/24 h.

**4.** En la mayoría de los enfermos es posible obtener unos valores deseados de presión arterial con un tratamiento con ≥3 fármacos hipotensores bien combinados.

**5.** Se debe medir la presión arterial también después de ponerse de pie, debido al riesgo elevado de la hipotensión ortostática.

**6.** Las modificaciones intensas del estilo de vida son de una importancia especial →más arriba.

### Hipertensión arterial de bata blanca

En enfermos sin factores de riesgo cardiovascular adicionales valorar limitar las intervenciones terapéuticas a los cambios del estilo de vida, bajo la condición de una observación estricta. Si el riesgo cardiovascular es más elevado por alteraciones metabólicas o daño orgánico asintomático, se puede valorar también el inicio de la terapia antihipertensiva.

### Hipertensión arterial enmascarada

Valorar la indicación simultánea de los cambios en el estilo de vida y de los fármacos antihipertensivos, dado que la hipertensión arterial de este tipo está relacionada con un riesgo cardiovascular similar al riesgo relacionado con la hipertensión comprobada en el despacho médico y fuera de él.

### Hipertensión arterial resistente

**1. Definición:** la hipertensión arterial se considera resistente cuando a pesar del uso de ≥3 fármacos hipotensores a dosis óptimas y combinación correcta (incluido un diurético) no se obtienen los valores deseados de la presión arterial.

**2. Causas:**

1) incumplimiento de las indicaciones médicas acerca del uso de fármacos, cambios del estilo de vida (abuso de alcohol, tabaquismo, consumo excesivo de sodio, obesidad)

2) combinaciones farmacológicas inadecuadas (falta de diurético, su dosis inadecuada o tipo de diurético inadecuado para la función renal del paciente), dosis demasiado bajas de fármacos

3) pseudorresistencia (medidas inadecuadas de la presión arterial →cap. 26.2.1, efecto de bata blanca →más arriba)

4) pseudohipertensión →más arriba

5) síndrome de apnea e hipopnea obstructivas de sueño

6) interacciones farmacológicas que reducen el efecto antihipertensivo (AINE)

7) ingesta de medicamentos que aumentan la presión arterial →más arriba

8) síndrome metabólico (insulinorresistencia)

9) progresión de la insuficiencia renal

10) hipertensión secundaria no diagnosticada

11) síndromes de dolor crónico

12) estados de ansiedad persistente.

**3. Esquema de actuación:**

1) **confirmar la resistencia al tratamiento:** presión arterial medida en el despacho médico >140/90 mm Hg y >130/80 mm Hg en pacientes con diabetes o nefropatía crónica y el paciente tiene pautados ≥3 fármacos hipotensores a dosis óptimas, incluido un diurético (si es posible)

2) **descartar pseudorresistencia:** confirmar que el paciente toma los medicamentos pautados, descartar el efecto de bata blanca (valores elevados en las mediciones clínicas y normales en automediciones o MAPA → pseudorresistencia de la presión arterial)

3) **identificar y eliminar los factores desfavorables relacionados con el estilo de vida**, p. ej. obesidad, abuso de alcohol, consumo excesivo de sodio

4) **eliminar o minimizar el efecto de las sustancias que provocan el aumento de la presión arterial**, como los AINE, simpaticomiméticos (supresores del apetito, reductores del edema de las mucosas), fármacos estimulantes, anticonceptivos orales

5) **buscar las causas de hipertensión secundaria**

6) **modificar la farmacoterapia**: aumentar el tratamiento diurético (considerar añadir un antagonista de aldosterona o amilorida, en enfermos con insuficiencia renal utilizar diuréticos de asa), considerar el uso de doxazosina, utilizar fármacos de distinto mecanismo de acción

7) **consultar con un especialista** en caso de diagnóstico o de sospecha de hipertensión secundaria o si después de 6 meses del tratamiento no se obtiene control de la hipertensión.

### Hipertensión arterial maligna

**1. Definición:** la hipertensión arterial maligna es la forma más grave de hipertensión arterial. Se caracteriza por una presión diastólica >120-140 mm Hg, progresión rápida de las lesiones orgánicas, sobre todo el desarrollo de la insuficiencia cardíaca y renal y cambios severos en la retina (transudados, hemorragias, edema de papila). Puede desarrollarse en el curso de hipertensión arterial de etiología diversa, primaria o secundaria, y más frecuentemente en caso de estenosis de la arteria renal y glomerulonefritis.

**2. Síntomas:** debilidad, cefalea y vértigo, disnea, dolor torácico, menos frecuente dolor abdominal (relacionado con los cambios en los vasos intestinales). Pueden dominar los síntomas de insuficiencia renal de progresión rápida y los síntomas que implican afectación del SNC de intensidad diversa pudiendo aparecer hasta una encefalopatía severa. Existe un aumento del riesgo de ACV y de insuficiencia cardíaca, a menudo en forma de edema pulmonar.

**3. Diagnóstico:** se basa en los síntomas clínicos. Uno de los criterios diagnósticos es la confirmación de la retinopatía hipertensiva en estadio III o IV según la clasificación de Keith, Wagener y Barker.

## 20.2. Hipertensión renovascular

**➡ DEFINICIÓN Y ETIOPATOGENIA**

**Hipertensión renovascular**: hipertensión arterial secundaria provocada por isquemia renal con el consecuente aumento en la secreción de renina. **Nefropatía isquémica**: disminución de la filtración glomerular y alteración de otras funciones renales provocada por una estenosis de la arteria renal hemodinámicamente significativa.

**Causas de la estenosis de la arteria renal**: ateroesclerosis, displasia fibromuscular, arteritis (poliarteritis nodosa, arteritis de Takayasu), aneurismas de la arteria renal, embolia, oclusión de la arteria segmentaria (postraumática), fístula arteriovenosa (congénita/postraumática), neurofibromatosis, estenosis de la arteria renal del riñón trasplantado, lesión de la arteria renal (embolia provocada por cateterización de la arteria renal, lesión durante la angioplastia o la introducción del *stent*, ligadura durante una intervención quirúrgica, traumatismo abdominal, cambios secundarios a la irradiación); cambios proliferativos, quiste renal, hipoplasia renal congénita, coartación de aorta, oclusión de la arteria renal por endoprótesis vascular aórtica, enfermedad renal ateroembólica (embolismo de colesterol en las arterias renales), lesiones perirrenales (compresión por un tumor, p. ej. feocromocitoma, banda fibrosa congénita, compresión por los pilares diafragmáticos, hematoma subcapsular [perirrenal], fibrosis retroperitoneal, ptosis renal).

Como consecuencia de una estenosis hemodinámicamente significativa de la arteria renal o de las arterias renales (>60-70 % del diámetro del vaso) aparece hipoperfusión renal, lo que condiciona un aumento de la actividad del sistema renina-angiotensina-aldosterona (RAA) con sus consecuencias.

**➡ CUADRO CLÍNICO E HISTORIA NATURAL**

**Características clínicas de la hipertensión renovascular e indicaciones para la detección de la estenosis de la arteria renal**:

1) aparición de hipertensión arterial <30 años de edad
2) aparición de hipertensión arterial >50 años de edad con ERC o insuficiencia cardíaca concomitantes
3) crisis hipertensiva (incluida la que cursa con insuficiencia renal aguda y/o hipertensión maligna)
4) hipertensión arterial resistente
5) empeoramiento brusco y persistente del control de la hipertensión arterial previamente bien controlada
6) episodios paroxísticos de edema pulmonar sin causa aparente y/o insuficiencia cardíaca congestiva inexplicada
7) azoemia de reciente diagnóstico o empeoramiento de la función renal tras administrar IECA o ARA-II
8) asimetría inexplicada en la longitud de los riñones >1,5 cm o riñón de pequeño tamaño de causa desconocida (sin historia de uropatía, o de insuficiencia renal inexplicada, incluyendo a pacientes que comienzan tratamiento renal sustitutivo)
9) soplo sistólico abdominal
10) cambios de tipo displasia fibromuscular en otros lechos vasculares.

En el examen físico se puede constatar la presencia de un soplo en epigastrio o mesogastrio.

**2. Historia natural:** una estenosis significativa de la arteria renal, sobre todo bilateral, con el tiempo conduce a nefropatía isquémica e insuficiencia renal. La displasia fibromuscular también progresa, pueden aparecer nuevas estenosis y cambios en la pared arterial (aneurismas y disecciones).

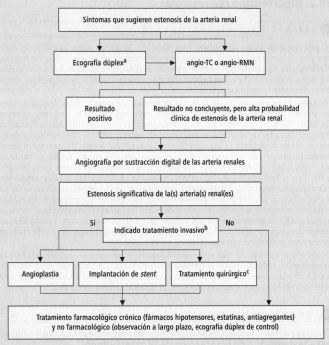

**Fig. 20-2.** Esquema de manejo en caso de sospecha de estenosis de la arteria renal (según las guías de la ESC y ESVS 2017, modificado)

## → DIAGNÓSTICO

**Procedimiento diagnóstico** →fig. 20-2.

**Exploraciones complementarias**

**1. Pruebas de laboratorio:** pueden revelar hipopotasemia y proteinuria, a menudo muestran un nivel elevado de creatinina y TFG disminuida. Actividad de renina plasmática aumentada.

**2. Pruebas de imagen. Angiografía arterial por sustracción digital:** muestra la vascularización renal de manera más precisa. Está indicada cuando no se puede llegar al diagnóstico final con métodos no invasivos. La **ecografía dúplex** es la prueba de elección para confirmar la estenosis de la arteria renal, monitorizar a los pacientes tras la corrección de la estenosis de la arteria renal y para valorar la progresión de las lesiones en los enfermos con el tratamiento conservador. **Angio-TC y angio-RMN:** el resultado normal permite descartar una estenosis significativa en el tronco principal de la arteria renal. **Gammagrafía renal:** un resultado normal después de la administración de captopril permite descartar una estenosis significativa de la arteria renal. Tiene la ventaja de ser una prueba no invasiva y los radiofármacos no son nefrotóxicos (a diferencia de los contrastes radiológicos).

**3. Cateterización de las venas renales:** suele ser útil para establecer indicaciones para la nefrectomía (se mide la actividad de renina plasmática en la sangre venosa).

### Criterios diagnósticos

El diagnóstico se establece sobre la base de los resultados de las pruebas de imagen.

### Diagnóstico diferencial

Se deben tener en cuenta sobre todo:

1) hiperaldosteronismo primario y secundario (hipopotasemia)
2) enfermedades renales intersticiales (insuficiencia renal).

---

### → TRATAMIENTO

**1. Objetivos del tratamiento:** normalización o mejoría del control de la presión arterial y mejoría de la función renal. El tratamiento incluye también la modificación de los factores predisponentes para el desarrollo de ateroesclerosis y el tratamiento de las comorbilidades.

**2. Métodos de tratamiento** (la elección depende del cuadro clínico y del grado de estenosis de la arteria renal →más adelante):

1) tratamiento farmacológico
2) tratamiento de revascularización mediante angioplastia percutánea con balón, angioplastia percutánea con implante de un *stent* o corrección quirúrgica de la arteria con estenosis.

#### Tratamiento farmacológico

1) Los **IECA y ARA-II** son eficaces, pero pueden tener un efecto desfavorable sobre la función de un riñón con arteria estenótica. Contraindicados en enfermos con estenosis bilateral de la arteria renal o estenosis de arteria renal en pacientes con riñón único. No obstante, según las guías ESC y ESVS 2017, se puede considerar su uso en este grupo de pacientes, siempre que se compruebe que son bien tolerados y no afecten a la función renal. En todos los pacientes tratados con IECA y ARA-II es necesario controlar la función renal.
2) **Calcioantagonistas.**
3) **β-bloqueantes:** su efecto beneficioso puede estar relacionado parcialmente con la inhibición de la secreción de la renina
4) **diuréticos tiacídicos/*tiazida-like***
5) **estatinas:** se ha demostrado que están relacionadas con una mejoría de la supervivencia, de una disminución de la velocidad de progresión de la enfermedad, y reducción del riesgo de reestenosis tras el tratamiento quirúrgico
6) **fármacos antiagregantes.**

#### Tratamiento de revascularización

**1. Indicaciones:**

1) no indicada rutinariamente en la estenosis ateroesclerótica
2) en caso de hipertensión arterial y/o alteraciones de la función renal asociados a displasia fibromuscular de la arteria renal, considerar la angioplastia con balón y eventual implantación de *stent*

3) en enfermos seleccionados con estenosis de las arterias renales y con insuficiencia cardíaca congestiva recurrente de causa desconocida o con edema pulmonar de inicio brusco, puede considerarse la angioplastia con balón con o sin implantación de *stent*

4) considerar la revascularización quirúrgica en enfermos con anatomía compleja de las arterias renales tras el fracaso de la intervención intravascular, y en enfermos sometidos a cirugía de aorta.

**2. Métodos:**

1) **Angioplastia de las arterias renales**: método de elección en caso de estenosis de la arteria renal por displasia fibromuscular.

2) **Angioplastia de las arterias renales con implante de un *stent***: en la estenosis ateroesclerótica de la arteria renal es mucho más efectiva que la sola angioplastia con balón. En caso de una estenosis por displasia fibromuscular se implanta un *stent* solamente si se presentan complicaciones de la angioplastia (disección de la arteria).

3) **Revascularización renal quirúrgica**: en la actualidad se realiza en escasas ocasiones. En general la técnica de elección es la derivación aortorrenal.

**3. Manejo después de angioplastia de la arteria renal:**

1) se debe realizar la valoración de la función renal a las 24 h tras la intervención y después de 2-3 días; monitorizar la presión arterial el primer día por el riesgo de hipotensión

2) AAS 75-325 mg/d durante toda la vida; además clopidogrel 75 mg/d durante las primeras 4 semanas (valorar su uso durante 12 meses en caso de que se implante un *stent* farmacoactivo)

3) para valorar la eficacia del procedimiento a largo plazo y detectar la posible reestenosis, está indicado realizar ecografía dúplex y controlar la concentración de creatinina a las 6 semanas, 6 y 12 meses tras la intervención y, posteriormente, cada 12 meses.

### ➔ SITUACIONES ESPECIALES

#### Displasia fibromuscular

**1. Definición:** enfermedad de la capa muscular de los vasos, de carácter segmentario, no inflamatorio ni ateroesclerótico, de etiología desconocida, que lleva a la estenosis de las arterias de pequeño y mediano calibre.

**2. Diagnóstico:** precisa descartar el espasmo arterial, la enfermedad arterial inflamatoria y las enfermedades genéticas como: neurofibromatosis, esclerosis tuberosa, *pseudoxanthoma elasticum*, síndrome de Ehlers-Danlos, síndrome de Alagille, síndrome de Williams y síndrome de Turner.

Situaciones que constituyen indicaciones para el proceso diagnóstico de la displasia fibromuscular →Cuadro clínico.

Pruebas diagnósticas:

1) ecografía dúplex (es una buena prueba de tamizaje en la mayoría de los casos)

2) angio-RMN y angio-TC (preferible), para confirmar el diagnóstico o como prueba de elección cuando se prevé que la ecografía dúplex no será óptima (p. ej. en enfermos obesos); cuando la sospecha de la displasia fibromuscular es muy fuerte o su confirmación va a tener importantes implicaciones clínicas (paciente muy joven, hipertensión arterial maligna o complicada, complicaciones en el lecho vascular de otras zonas, elevación del nivel de creatinina)

3) arteriografía intraarterial por sustracción digital de las arterias renales:

    a) en personas con una fuerte sospecha de displasia en las que, después de realizar las pruebas listadas más arriba, el diagnóstico no es seguro y

    b) en enfermos con una displasia confirmada en angio-TC o angio-RMN, en los que está justificada la revascularización.

**3. Tratamiento:** la revascularización está indicada en un enfermo con hipertensión arterial y estenosis de la arteria renal por displasia fibromuscular si:

1) la hipertensión arterial ha aparecido recientemente, siendo en este caso el tratamiento de elección para la normalización de la presión arterial

2) la hipertensión arterial es resistente al tratamiento o el enfermo no tolera los fármacos

3) existe insuficiencia renal o la función renal empeora, sobre todo después de la administración de IECA o ARA-II

4) se observa una disminución del tamaño del riñón irrigado por la arteria con una estenosis significativa. Métodos de revascularización preferibles →Tratamiento de revascularización.

Si la revascularización no está indicada:

1) medir la presión arterial cada mes hasta obtener valores diana

2) cada año determinar el nivel de creatinina y medir el tamaño del riñón en ecografía.

En enfermos después de la revascularización:

1) valorar la presión arterial y la TFG después de un mes de procedimiento

2) proceder a una prueba de imagen de los riñones después de 6 meses o antes en caso de una elevación de la presión arterial o del nivel de creatinina. Si en un familiar de 1.er grado un enfermo con displasia fibromuscular hay hipertensión arterial a una edad temprana, disección de cualquier arteria, cualquier aneurisma o hemorragia cerebral, informarlo sobre la posibilidad de existencia de la displasia fibromuscular.

## 20.3. Hipertensión arterial nefrógena parenquimatosa

### ➔ DEFINICIÓN Y ETIOPATOGENIA

**Hipertensión nefrógena parenquimatosa** se define como la hipertensión arterial secundaria, provocada por una enfermedad renal. **Causas**: glomerulonefritis, nefropatía diabética, alteración de la función renal en el curso de las enfermedades sistémicas del tejido conectivo (LES, esclerosis sistémica, vasculitis sistémicas), nefritis tubulointersticial, uropatía obstructiva, degeneración poliquística, quiste renal grande aislado (raramente), nefropatía por irradiación, riñón hipoplásico y tuberculosis renal (es excepcional).

**Los principales mecanismos** que conducen al desarrollo de hipertensión arterial en las enfermedades renales crónicas son: una excreción renal de agua y de sodio alterada (natriuresis por presión alterada); producción renal aumentada de sustancias con efecto vasoconstrictor (angiotensina II y endotelina 1); déficit de factores vasodilatadores (p. ej. NO); actividad aumentada del sistema nervioso simpático; alteraciones hormonales y metabólicas (también del metabolismo de calcio y fósforo). A consecuencia de la aceleración de la ateroesclerosis y la calcificación de las paredes vasculares, aumenta la rigidez de las paredes de las grandes arterias. La retención de sodio y agua en el organismo, con hipervolemia secundaria, aumenta con la progresión de la enfermedad renal. Junto con el aumento del retorno venoso y el gasto cardíaco se incrementa la activación del sistema nervioso simpático que provoca la contracción de los vasos de resistencia y un aumento de la resistencia periférica.

### ➔ CUADRO CLÍNICO E HISTORIA NATURAL

La hipertensión arterial a menudo está presente ya en las fases principales de las enfermedades renales, incluso cuando la TFG está solo ligeramente disminuida (puede ser el primer síntoma). Habitualmente predominan los síntomas de la enfermedad renal subyacente. Solamente en una parte de los enfermos la retención de agua y sodio se manifiesta con edemas periféricos. La hipertensión arterial se caracteriza por valores de la presión diastólica significativamente elevados, ausencia de reducción nocturna de la presión arterial y dependencia del consumo de sodio. La hipertensión arterial no tratada acelera la progresión de la enfermedad renal y por sí misma puede provocar nefropatía (hipertensiva). Las enfermedades renales son la causa más frecuente de hipertensión maligna resistente al tratamiento.

## → DIAGNÓSTICO

Realizar todas las exploraciones complementarias indicadas en caso de hipertensión arterial (→cap. 2.20.1) y las pruebas necesarias para diagnosticar la enfermedad renal subyacente. Hay que recordar que es posible la coexistencia de hipertensión renovascular, tumores adrenales hormonalmente activos, hipertiroidismo e hipertensión provocada por fármacos (factores estimulantes de la eritropoyesis, ciclosporina, tacrolimus).

## → TRATAMIENTO

### Reglas generales

**1.** El tratamiento de la hipertensión arterial nefrógena parenquimatosa incluye el tratamiento de la enfermedad renal y el tratamiento antihipertensivo.

**2. Valores deseados de presión arterial:** <130/80 mm Hg en todos los enfermos con ERC (ACC/AHA 2017). Según las guías KDIGO ≤130/80 mm Hg en enfermos con albuminuria y tras el trasplante renal, y en los demás casos <140/90 mm Hg.

### Tratamiento no farmacológico

**1. Reducción del consumo de sal** (cloruro de sodio) hasta 5-6 g/d.

**2. Control del balance hídrico** para obtener la normovolemia (es especialmente importante en pacientes hemodializados). El paciente debe ajustar la cantidad de líquidos bebidos a la cantidad de orina excretada. En enfermos con insuficiencia cardíaca, incluso en caso de una ligera hiperhidratación, aparecen o aumentan los edemas y la disnea el día previo a la sesión de hemodiálisis. La hipertensión arterial de difícil control puede ser el único síntoma de la hiperhidratación.

### Tratamiento farmacológico

**1. Selección de fármacos.** En enfermos con la ERC, los grupos preferibles de fármacos son los IECA y ARA-II, pero estos fármacos no se deben utilizar juntos. Una alternativa para IECA o ARA-II, especialmente en caso de contraindicaciones, son los calcioantagonistas no dihidropiridínicos (estos fármacos pueden también reducir la albuminuria). Hasta ahora no se ha especificado el riesgo importante (a veces irreversible) del empeoramiento de la función renal excretora después de iniciar el tratamiento con estos fármacos en los pacientes con una TFG <30 ml/min/1,73 m². El riesgo de desarrollo de la AKI se incrementa en enfermos deshidratados, con ateroesclerosis generalizada o con insuficiencia cardíaca.

Los diuréticos aumentan los beneficios del tratamiento con IECA o ARA-II. En personas con TFG ≥30 ml/min/1,73 m² utilizar tiacidas y si la TFG <30, usar diuréticos de asa. Según las guías de la NKF KDOQI se recomienda empezar el tratamiento de la hipertensión arterial en pacientes con enfermedad renal crónica con dos fármacos (en general IECA o ARA-II + diurético), si los valores de inicio de la presión arterial sistólica superan el valor diana >20 mm Hg. Si a pesar del uso de IECA/ARA-II con diurético no se obtiene el valor deseado → añadir calcioantagonista o β-bloqueante cardioselectivo o α-bloqueante, teniendo en cuenta la comorbilidad. A pesar del efecto diurético débil en la ERC, la espironolactona y eplerenona influyen favorablemente en la presión arterial y disminuyen la proteinuria, y probablemente también enlentecen la progresión de la ERC. Están contraindicadas en enfermos con hiperpotasemia. Se deben vigilar estrechamente los niveles séricos de potasio, especialmente cuando se combinan con otros fármacos inhibidores del sistema RAA.

Tabla 20-9. Control del nivel sérico de creatinina (TFG) y de potasio durante el tratamiento con IECA y ARA-II en enfermos con una enfermedad renal crónica

| TFG (ml/min/1,73 m$^2$) | Potasemia (mmol/l) | Después del inicio del tratamiento o cambio de la dosis | En el período estable[a,b] |
|---|---|---|---|
| ≥60 | ≤4,5 | Cada 4-12 semanas | Cada 6-12 meses |
| 30-59 | 4,6-5,0 | Cada 2-4 semanas | Cada 3-6 meses |
| <30 | 5,1-5,5 | Cada ≤2 semanas | Cada 1-2 meses |

[a] Después de determinar las dosis de los fármacos y estabilizar la presión arterial, TFG y potasemia.

[b] Si en caso del uso de los IECA o ARA-II se observa una reducción de la TFG de ≥15 % → controlar el nivel de creatinina (TFG) cada 1-2 meses.

**2. Inicio del tratamiento con IECA o ARA-II:**

1) medir el valor inicial de TFG (no utilizar de manera rutinaria si la TFG <30 ml/min/1,73 m$^2$, a menos que existan otras indicaciones, p. ej. insuficiencia cardíaca) y el nivel sérico de potasio

2) en enfermos sin tratamiento antihipertensivo previo → empezar con dosis medianas de IECA o ARA-II y aumentarlas gradualmente cada 4-8 semanas

3) en pacientes con tratamiento antihipertensivo previo → añadir IECA o ARA-II a dosis baja y aumentarla gradualmente reduciendo de manera simultánea la dosis del fármaco (o fármacos) antihipertensivo utilizado previamente.

**3. Monitorización del tratamiento con IECA/ARA-II:** después de empezar el tratamiento con IECA o ARA-II o tras aumentar su dosis, hay que observar a los enfermos con la TFG disminuida en intervalos que dependerán de los valores iniciales →tabla 20-9:

1) **TFG** (calculada a base del nivel de creatinina):

a) en caso de disminución en >30 % o si aparecen otros efectos adversos severos (hipotensión considerable, reacción alérgica) → suspender IECA/ARA-II y utilizar un fármaco antihipertensivo de otro grupo

b) en caso de que disminuya ≤30 % → no cambiar la dosis de IECA o ARA-II

2) **nivel sérico de potasio**:

a) 4,6-5,0 mmol/l → recomendar dieta pobre en potasio

b) 5,1-5,5 mmol/l → recomendar dieta pobre en potasio y suspender o reducir la dosis de aquellos fármacos que puedan provocar un aumento de potasemia

c) 5,5-6,0 mmol/l → reducir la dosis de IECA/ARA-II en un 50 % o añadir un diurético (no ahorrador de potasio) y controlar la potasemia cada 5-7 días hasta su regreso al valor inicial; si esto no ocurre a lo largo de 4 semanas → suspender el IECA/ARA-II y utilizar un fármaco de otro grupo.

Después de ajustar la dosis del fármaco (de los fármacos) y obtener valores estables de la presión arterial, TFG y potasemia, los controles de la creatinina sérica y del nivel potásico se pueden realizar con menor frecuencia →tabla 20-9.

Cuando la TFG se reduce a <15 ml/min/1,73 m$^2$, el hecho de suspender el tratamiento con IECA/ARA-II puede mejorar en una parte de los pacientes la TFG y retrasar la necesidad de la terapia renal sustitutiva.

## 20.4. Hipertensión arterial en embarazadas

**→ DEFINICIONES**

La presión arterial disminuye en el 2.° trimestre (en un promedio de 15 mm Hg en comparación con la presión antes del embarazo) y en el 3.[er] trimestre vuelve a sus valores iniciales o está ligeramente más elevada. Estas oscilaciones se presentan en mujeres con una presión arterial normal antes del embarazo, en mujeres con antecedentes de hipertensión, así como en mujeres en las que la hipertensión se desarrolla durante el embarazo.

**Clasificación de la hipertensión arterial en embarazadas** (según ESH y ESC):

1) **Hipertensión arterial existente previamente**: aquella que es diagnosticada antes del embarazo o antes de la semana 20 de gestación. Habitualmente se mantiene >42 días después del parto. Puede cursar con proteinuria.

2) **Hipertensión gestacional** (inducida por el embarazo): hipertensión que se desarrolla después de la semana 20 de embarazo, en la mayoría de los casos cede en los siguientes 42 días tras el parto. Si aparece proteinuria significativa (>300 mg/l o >500 mg/d o ≥2+ en la tira reactiva de la orina) se define como **preeclampsia**; estando relacionada con una alterada perfusión de los órganos.

3) **Hipertensión arterial conocida previamente, a la que se solapa una hipertensión gestacional con proteinuria**: hipertensión arterial presente previamente, con aumento ulterior de la presión arterial y proteinuria ≥3 g/d después de la semana 20 del embarazo.

4) **Hipertensión arterial no clasificada antes del parto**: hipertensión diagnosticada después de la semana 20 de embarazo, valores previos de la presión arterial desconocidos; precisa control el día 42 de puerperio o más tarde.

## → DIAGNÓSTICO

Los criterios diagnósticos de la hipertensión arterial en el embarazo son los mismos que en la población general. Cuando se mide la presión arterial, hay que anotar la presión diastólica en el momento en el que desaparecen los tonos (V fase de Korotkov) y basándose en esta medición tomar decisiones diagnósticas y terapéuticas. Toda mujer con hipertensión arterial diagnosticada antes o durante el embarazo debe estar bajo un estricto control ginecológico. Exploraciones complementarias recomendadas →tabla 20-10.

## → TRATAMIENTO

**1. Recomendaciones generales:** dependerán del valor de la presión arterial, del estado del curso del embarazo y de la presencia de los factores de riesgo maternos y fetales:

1) limitación de la actividad física y reposo en decúbito lateral izquierdo
2) dieta normal, sin una restricción de la sal significativa
3) tratamiento farmacológico.

**2. Valores límite de la presión arterial** para empezar la farmacoterapia antihipertensiva (es suficiente superar el valor de la presión sistólica o la diastólica):

1) **140/90 mm Hg**, si está presente:
   a) hipertensión gestacional (con o sin proteinuria) o
   b) hipertensión arterial presente previamente con hipertensión gestacional solapada o
   c) hipertensión arterial y lesiones orgánicas subclínicas o sintomáticas en cualquier período del embarazo.
2) **150/95 mm Hg** en las demás situaciones.

**3. Tratamiento de la hipertensión leve o moderada en embarazadas:** los fármacos de elección son la metildopa y el labetalol. Fármacos de segunda elección: metoprolol, prazosina y calcioantagonistas (no utilizarlos junto con el sulfato de magnesio por el riesgo de hipotensión). Los IECA y ARA-II están contraindicados. No utilizar diuréticos en preeclampsia si la diuresis es normal.

**Tabla 20-10. Exploraciones complementarias básicas recomendadas para la monitorización de las embarazadas con hipertensión arterial**

| Prueba | Comentarios |
|---|---|
| **Hemograma** | |
| Hemoglobina y hematocrito | Su elevación confirma el diagnóstico de hipertensión arterial gestacional (con o sin proteinuria) y se correlaciona con la gravedad de la enfermedad. En casos muy graves los valores pueden estar bajos por hemólisis |
| Plaquetas | $<100 \times 10^6$/l puede demostrar la activación de la coagulación intravascular en la microcirculación. Se correlaciona con la gravedad de la enfermedad. Su aumento confirma la recuperación en el período de puerperio, especialmente en mujeres con el síndrome HELLP (hemólisis, aumento de la actividad sérica de las enzimas hepáticas, trombocitopenia) |
| **Pruebas bioquímicas del suero** | |
| ASAT, ALAT | Una actividad aumentada demuestra un daño hepático |
| LDH | Una actividad aumentada se correlaciona con hemólisis y daño hepático. Puede reflejar la gravedad de la enfermedad y la probabilidad de la recuperación en el período de puerperio, especialmente en mujeres con el síndrome HELLP |
| Ácido úrico | Un nivel aumentado puede ser útil en el diagnóstico de la hipertensión en el embarazo y puede reflejar la gravedad de la enfermedad |
| Creatinina | El nivel baja durante el embarazo, así, el nivel elevado indica un aumento de la gravedad de la hipertensión. Puede ser necesaria la medida del aclaramiento de creatinina |
| **Análisis de orina (valoración de la proteinuria)** | |
| Tira reactiva | En caso de un resultado positivo ($\geq$1+) hay que recoger la orina de 24 h para confirmar la proteinuria. Un resultado negativo no excluye proteinuria, sobre todo si la presión diastólica $\geq$90 mm Hg |

Considerar la presencia de una presión sistólica $\geq$170 mm Hg o diastólica $\geq$110 mm Hg en una embarazada como un estado de urgencia. En este caso es necesario ingresar inmediatamente a la paciente en el hospital y considerar el tratamiento con labetalol iv. o dihidralazina iv. Preparados y dosis →tabla 20-4, tabla 20-7 y tabla 20-8.

## 20.4.1. Preeclampsia

### → DEFINICIONES Y ETIOPATOGENIA

La preeclampsia se define por la aparición de hipertensión arterial tras la semana 20 del embarazo en una mujer con una presión arterial normal hasta ese momento o que presenta un empeoramiento de la hipertensión arterial existente antes de la semana 20 del embarazo con coexistencia de proteinuria y/o signos de daño en otros órganos/sistemas. Es una enfermedad tanto de la mujer como del feto. Es el resultado de la coexistencia de un aumento de la resistencia vascular sistémica, tendencia de las plaquetas a agregarse y activar el sistema de coagulación y de alteraciones de la función del endotelio. Su causa es la disfunción o la implantación anormal de la placenta, lo que se confirma por la desaparición de dicho estado después del parto (la persistencia de hipertensión arterial o proteinuria durante más tiempo después del parto es una evidencia indirecta de que la preeclampsia no fue su causa). Aparecen cambios morfológicos y funcionales en los riñones, disminuye la filtración glomerular y pueden aparecer síntomas y signos de la insuficiencia renal.

## → CUADRO CLÍNICO Y DIAGNÓSTICO

Se diagnostica preeclampsia si en la semana 20 del embarazo aparece hipertensión arterial, definida como la presencia de una presión arterial sistólica ≥140 mm Hg o diastólica ≥90 mm Hg en ≥2 medidas en el período de 7 días en una mujer con la presión arterial previamente normal. En una mujer con hipertensión arterial previa, se diagnostica preeclampsia cuando la presión arterial sistólica aumenta en ≥30 mm Hg o diastólica en ≥15 mm Hg y aparece proteinuria (pérdida de proteínas >300 mg/24 h o índice proteína/creatinina ≥300 o 1+ si se examina con una tira reactiva) y si la proteinuria no está presente, si cumple ≥1 de los criterios:

1) trombocitopenia (<100000/μl)
2) daño renal (nivel sérico de creatinina >1,1 mg/dl [96,8 μmol/l] o valor 2 veces más alto que el basal, sin otra enfermedad renal)
3) alteración hepática (aumento de la actividad sérica de las enzimas hepáticas ≥2 veces el LSN)
4) edema pulmonar
5) síntomas neurológicos o alteraciones visuales.

La proteinuria no es un criterio imprescindible para el diagnóstico de preeclampsia.

Los edemas aparecen hasta en un 60 % de los embarazos fisiológicos, por lo que no se consideran un criterio diagnóstico (el término antiguo de "gestosis" incluía la coexistencia de edema, proteinuria e hipertensión arterial).

La preeclampsia se define como grave si se cumple ≥1 de los siguientes criterios:

1) hipertensión arterial sistólica ≥160 mm Hg o diastólica ≥110 mm Hg en 2 medidas en el intervalo de ≥4 h en una embarazada que está en reposo en cama
2) cualquiera de los criterios 1-5 listados más arriba o un dolor fuerte en el cuadrante derecho superior del abdomen o en el epigastrio, que persiste a pesar de la administración de fármacos analgésicos y que no se puede explicar por otra causa.

Exploraciones complementarias básicas →tabla 20-10.

Normalmente, el alumbramiento de la placenta es equivalente a la curación completa de la preeclampsia, pero a veces los síntomas pueden persistir e incluso acentuarse durante las 48 h subsiguientes. Pueden aparecer entonces los síntomas del síndrome HELLP, así como .......... onar, insuficiencia renal o ecla.......

## → TRATAMIENTO

El procedimiento dependerá del riesgo para la mujer y para el feto, la edad gestacional y el desarrollo del feto. El único método definitivo de tratamiento de la eclampsia es interrumpir el embarazo. Además se utilizan fármacos antihipertensivos (→más arriba), glucocorticoides (a partir de la semana 28 del embarazo para acelerar la producción de surfactante por los pulmones del feto) y sulfato de magnesio (→más adelante).

**1. Curso de la enfermedad leve y embarazo de <34 semanas:** es posible tratar de manera ambulatoria o intrahospitalaria, pero es imprescindible observar estrictamente el estado de la embarazada y del feto. Se debe interrumpir el embarazo en cada caso de empeoramiento del estado de la mujer o del feto o después de la semana 37 del embarazo.

**2. Curso de la enfermedad grave y embarazo de 23-32 semanas:** utilizar (o intensificar) el tratamiento antihipertensivo, glucocorticoides (betametasona IM a dosis de 12 mg 2 veces cada 24 h o dexametasona IM 6 mg 4 veces cada 12 h) y **sulfato de magnesio** (para prevención de la eclampsia; infusión iv. de 6 g en 20 min, después máx. 1 g/h). Observar estrictamente el estado de la mujer y del feto (siempre en condiciones intrahospitalarias). Se debe interrumpir el embarazo al llegar a la semana 34.

**3. Curso de la enfermedad grave y embarazo de <34 semanas con presencia de otra complicación** (eclampsia, edema pulmonar, desprendimiento de la placenta, coagulación intravascular diseminada, signos del empeoramiento del estado del feto o inhibición de su crecimiento): se debe interrumpir el embarazo.

**4. Embarazo de ≥34 semanas en el que se cumple ≥1 de las siguientes condiciones** (preeclampsia grave, inicio del parto, ruptura de las membranas amnióticas, signos de sufrimiento fetal, oligohidramnios significativo, restricción en el crecimiento intrauterino): se debe interrumpir el embarazo.

**5. Preeclampsia con edema pulmonar:** utilizar nitroglicerina en infusión iv.

### ▶ PREVENCIÓN

AAS a dosis de 60-80 mg/d desde el final del 1.er trimestre en embarazadas de alto riesgo de aparición de preeclampsia.

## 20.4.2. Eclampsia

### ▶ DEFINICIÓN

La eclampsia es un estado que se caracteriza por convulsiones o coma (que no se pueden explicar con otras causas) en una embarazada o en puerperio con preeclampsia o hipertensión arterial previamente diagnosticada. Se desarrolla en ~2 % de las mujeres con preeclampsia grave. En un 16 % de las mujeres con eclampsia no se observa hipertensión arterial.

### ▶ TRATAMIENTO

**1.** Colocar a la embarazada en posición lateral de seguridad, aspirar las secreciones de la boca, aplicar oxigenoterapia 8-10 l/min, monitorizar los niveles de oxígeno en sangre (pulsioximetría, eventualmente gasometría).

**2.** Utilizar un tratamiento anticonvulsivo → sulfato de magnesio, p. ej. 6 g durante 15-20 min y después dosis de 2 g/h en infusión iv. continua durante ≥24 h después del parto o después la última crisis convulsiva. En caso de ineficacia del sulfato de magnesio → diazepam iv. 10 mg o tiopental sódico iv. 50 mg.

**3.** Mantener la presión arterial en el nivel de 140-160/90-110 mm Hg, utilizando p. ej. **labetalol** 20-40 mg iv. cada 15 min si es necesario. Utilizar diuréticos solamente en caso de edema pulmonar.

**4.** En casos de signos de sufrimiento fetal se debe interrumpir el embarazo urgentemente mediante cesárea después de estabilizar el estado de la mujer. En otros casos la eclampsia no es una indicación para la cesárea y se puede proceder al parto por vía vaginal, eventualmente después de la inducción.

# 21. Hipertensión pulmonar (HP)

### ▶ DEFINICIÓN Y ETIOPATOGENIA

Se define como el aumento anormal de la presión en la arteria pulmonar, que puede ocurrir en el transcurso de varias enfermedades cardíacas, pulmonares o de los vasos pulmonares.

**Clasificación etiológica (según la ESC):**

**Grupo 1: hipertensión pulmonar arterial** idiopática, hereditaria, provocada por fármacos o toxinas, relacionada con enfermedades del tejido conectivo, VIH, hipertensión portal, *shunt* entre la circulación sistémica y pulmonar, esquistosomiasis.

**Grupo 1': enfermedad venooclusiva pulmonar y/o hemangiomatosis capilar pulmonar.**

**Grupo 1'': hipertensión pulmonar persistente del recién nacido.**

**Grupo 2: hipertensión pulmonar asociada a enfermedades del lado izquierdo del corazón** (disfunción sistólica o diastólica del ventrículo izquierdo, valvulopatías, estenosis congénita/adquirida del tracto de entrada/salida del ventrículo izquierdo o miocardiopatía congénita, estenosis congénita/adquirida de las venas pulmonares).

**Grupo 3: hipertensión pulmonar asociada a enfermedades pulmonares y/o hipoxemia** (EPOC, enfermedades pulmonares intersticiales, alteraciones respiratorias durante el sueño, estancia a grandes alturas, anomalías congénitas).

**Grupo 4: hipertensión pulmonar tromboembólica crónica.**

**Grupo 5: hipertensión pulmonar de causas poco claras o múltiples** (alteraciones hematológicas [anemia hemolítica crónica, neoplasias mieloproliferativas, estado después de esplenectomía], enfermedades sistémicas [sarcoidosis, histiocitosis de las células de Langerhans, linfangioleiomiomatosis, neurofibromatosis], enfermedades metabólicas [glucogenosis, enfermedad de Gaucher, enfermedades de la tiroides], microangiopatía trombótica tumoral pulmonar, mediastinitis fibrosante, insuficiencia renal crónica en situación o no de tratamiento con hemodiálisis, hipertensión pulmonar segmentaria).

## → CUADRO CLÍNICO E HISTORIA NATURAL

**1. Síntomas de la HP aislada:** limitación de la tolerancia al esfuerzo por disnea o fatiga progresiva (síntoma principal e independiente de la etiología). Inicialmente, síntomas leves e inespecíficos, pero incluso en la HP en estadio avanzado puede no aparecer disnea en reposo. Puede presentar dolor anginoso por isquemia del miocardio del ventrículo derecho o compresión del tronco de la arteria coronaria izquierda en caso de que la arteria pulmonar esté significativamente dilatada. La compresión del nervio laríngeo recurrente por las arterias pulmonares dilatadas puede provocar disfonía. También síntomas de la enfermedad de base (p. ej. insuficiencia cardíaca o enfermedad sistémica). Basándose en la intensidad de los síntomas se determina la capacidad funcional del enfermo según la clasificación de la OMS →tabla 21-1.

**2. Signos:** latido sistólico en la zona paraesternal, acentuación marcada del componente pulmonar del II tono cardíaco, soplo de insuficiencia tricúspide; signos de insuficiencia cardíaca derecha →cap. 2.19.1, signos de la enfermedad de base.

**3. Historia natural:** en general presenta un curso progresivo, sobre todo en enfermos del grupo 1, es decir la HP arterial.

## → DIAGNÓSTICO

Incluye confirmación de la HP y determinación de su causa.

### Exploraciones complementarias

**1. Pruebas de laboratorio:** no hay alteraciones de laboratorio específicas para la HP aislada. A veces pueden estar alterados los resultados de las siguientes pruebas, sobre todo en el contexto de enfermedades relacionadas con la HP:

1) gasometría arterial: hipoxemia moderada (severa en las enfermedades del parénquima pulmonar y en las cardiopatías congénitas en la fase de

**Tabla 21-1. Clases funcionales de la OMS para la calificación al tratamiento y la monitorización de los enfermos con la hipertensión pulmonar**

| Clase | Descripción |
|-------|-------------|
| I | El enfermo no tiene limitación de la actividad física especialmente por disnea, fatiga, dolor torácico o presíncope. |
| II | El enfermo presenta una limitación leve de la actividad física: no tiene síntomas en reposo, pero la actividad física normal provoca disnea, fatiga, dolor torácico o presíncope. |
| III | El enfermo presenta una moderada limitación de la actividad física: no tiene síntomas en reposo, pero la mínima actividad física provoca disnea, fatiga, dolor torácico o presíncope. |
| IV | El enfermo es incapaz de desarrollar cualquier actividad física y puede presentar signos de insuficiencia cardíaca derecha en reposo. La disnea y la fatiga pueden estar presentes en reposo y aumentan con cualquier esfuerzo. |

cortocircuito invertido o en cortocircuito derecha-izquierda por foramen oval permeable); hipercapnia en la EPOC y alteraciones de la respiración de origen central

2) anticuerpos antinucleares en ~1/3 de los enfermos con la HP idiopática; se deben determinar los anticuerpos anti-VIH de manera rutinaria

3) niveles elevados de marcadores de daño hepático en la HP relacionados con la hipertensión portal.

**2. ECG:** en la fase inicial de la HP a menudo es normal, posteriormente puede observarse un eje derecho, P *pulmonale*, bloqueo de la rama derecha del haz de His y signos de hipertrofia o sobrecarga del ventrículo derecho. Puede también revelar arritmias (más a menudo taquicardias auriculares y *flutter* auricular).

**3. Radiografía de tórax:** se evidencia un ensanchamiento del tronco pulmonar y de la arteria intermedia, aumento del tamaño del ventrículo derecho y de la aurícula derecha; signos de congestión pulmonar en la HP relacionada con la insuficiencia del ventrículo izquierdo y enfermedad venooclusiva pulmonar (en este caso sin disfunción del ventrículo izquierdo en ecocardiografía); signos de la enfermedad intersticial o de enfisema en caso de que la HP tenga una causa pulmonar.

**4. Pruebas funcionales respiratorias**

1) **espirometría:** a menudo es normal; se pueden obtener valores de restricción u obstrucción en la HP secundaria a la enfermedad pulmonar intersticial o enfermedad bronquial y signos de obstrucción leve a nivel de los bronquios pequeños en caso de HP arterial

2) **pletismografía:** el límite determinado arbitrariamente para considerar la enfermedad intersticial como la causa dominante en el desarrollo de la HP es por debajo del 60 % de la capacidad pulmonar total (CPT) normal, especialmente en caso de coexistencia de fibrosis pulmonar en la TC de alta resolución

3) **capacidad de transferencia de monóxido de carbono** ($TL_{CO}$): puede estar reducida en la HP idiopática, siendo especialmente baja en las enfermedades pulmonares intersticiales.

**5. Ecocardiografía:** útil para verificar la sospecha de la HP y buscar su causa. Los cambios relacionados con la HP pueden ser un aumento del tamaño del ventrículo derecho y ensanchamiento del tronco pulmonar y, en estadios más avanzados, aumento del tamaño de la aurícula derecha y deformación del ventrículo y aurícula izquierdos. Está indicado el examen por ecocardiografía Doppler, especialmente de las ondas de regurgitación en la válvula tricúspide, para valorar la presión sistólica en la arteria pulmonar.

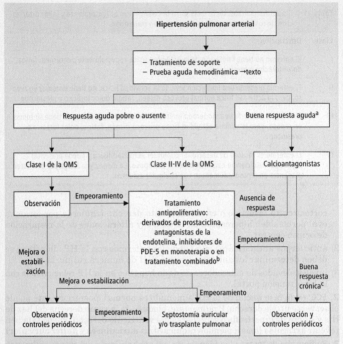

**Hipertensión pulmonar arterial**

- Tratamiento de soporte
- Prueba aguda hemodinámica →texto

Respuesta aguda pobre o ausente | Buena respuesta aguda[a]

Clase I de la OMS | Clase II-IV de la OMS | Calcioantagonistas

Observación — Empeoramiento →

Tratamiento antiproliferativo: derivados de prostaciclina, antagonistas de la endotelina, inhibidores de PDE-5 en monoterapia o en tratamiento combinado[b]

Ausencia de respuesta

Empeoramiento

Mejora o estabilización

Buena respuesta crónica[c]

Mejora o estabilización

Empeoramiento

Observación y controles periódicos — Empeoramiento → Septostomía auricular y/o trasplante pulmonar | Observación y controles periódicos

[a] Bajada de la presión arterial pulmonar media en ≥10 mm Hg hasta valores ≤40 mm Hg, manteniendo el gasto cardíaco.

[b] Terapia combinada: en pacientes de clase IV de la OMS siempre desde el principio (entre los fármacos un análogo de la prostaciclina por vía parenteral). En los demás enfermos como opción del tratamiento inicial o en caso de ineficacia de monoterapia.

[c] Clase I o II de la OMS a los 3 meses.

PDE-5 — fosfodiesterasa tipo 5

**Fig. 21-1.** Algoritmo de manejo terapéutico de la hipertensión pulmonar arterial (según las guías de la ESC y ERS 2015, modificado)

**6. Gammagrafía pulmonar de perfusión:** en la HP arterial la gammagrafía pulmonar es normal o presenta defectos subsegmentarios de perfusión. Es la prueba clave en el diagnóstico de la HP tromboembólica donde se describen defectos de perfusión segmentarios o más grandes. Es posible observar alteraciones de la perfusión de intensidad intermedia también en los enfermos del grupo 1' de la HP.

**7. Cateterismo cardíaco derecho:** patrón de oro en la evaluación hemodinámica de la circulación pulmonar. En enfermos con HP arterial se debe realizar una prueba aguda para evaluar reversibilidad con un fármaco de potente efecto vasodilatador pulmonar (óxido nítrico, prostaciclina o adenosina iv.) →fig. 21-1.

**8. Otras pruebas:** dependerán de la sospecha de la enfermedad de base.

### Criterios diagnósticos

La probabilidad de hipertensión pulmonar se ha de valorar con métodos no invasivos. La clasificación en las diferentes categorías se realiza sobre todo en base a la velocidad máxima de la onda de reflujo de la válvula tricúspide:

≤2,8 (gradiente en el nivel de la válvula tricúspide [TVPG] ≤31 mm Hg) — probabilidad baja; 2,9-3,4 (TVPG 32-46 mm Hg) — probabilidad intermedia; >3,4 m/s (TVPG >46 mm Hg) — probabilidad alta. La presencia de otros signos ecocardiográficos de sobrecarga de cavidades derechas aumenta esta probabilidad (de baja a intermedia, y de intermedia a alta). Dependiendo de la probabilidad de la HP, valorada por ecocardiografía y por el cuadro clínico, se determinan las indicaciones para proceder con el cateterismo cardíaco, que es la única prueba que confirma con certeza el diagnóstico de HP.

Si no hay datos claros que indiquen una causa específica de la HP que califiquen al enfermo en los grupos 2, 3 o 5, hay que confirmar la sospecha basada en la ecocardiografía mediante mediciones directas de las presiones y del flujo de la sangre durante la cateterización de la arteria pulmonar (presión media ≥25 mm Hg en reposo en la medición hemodinámica directa). La cateterización cardíaca es útil también en el diagnóstico diferencial de la HP. Una presión de enclavamiento capilar pulmonar >15 mm Hg es el criterio principal del diagnóstico de la HP asociada a la insuficiencia del ventrículo izquierdo. El valor de la presión en la aurícula derecha, el índice cardíaco y la saturación de oxígeno en sangre venosa son importantes en la evaluación del pronóstico.

Con el fin de evaluar el pronóstico y elegir el método de tratamiento hay que valorar también la capacidad funcional del enfermo según la clasificación de la OMS →tabla 21-1 y/o mediante el test de marcha de 6 minutos.

### → TRATAMIENTO

Depende del grupo etiológico de la HP y del pronóstico.

**1. HP arterial:** algoritmo de procedimiento →fig. 21-1. Realizar una prueba de reversibilidad de la HP. Si la respuesta vasodilatadora es positiva, empezar el tratamiento con calcioantagonistas, independientemente de la clase funcional. En otros casos, y dependiendo de la clase funcional, utilizar fármacos específicos (terapia "dirigida") que corrigen la disfunción del endotelio y tienen un efecto antiproliferativo: inhibidores de la fosfodiesterasa tipo 5, bloqueantes de los receptores de endotelina o prostanoides.

**2. HP asociada a la insuficiencia del ventrículo izquierdo:** principalmente el tratamiento es el de la enfermedad de base; los fármacos vasodilatadores pulmonares se utilizan exclusivamente en los ensayos clínicos, de manera excepcional en enfermos con una resistencia vascular pulmonar desproporcionadamente alta en relación con el grado de disfunción ventricular, con control hemodinámico estricto en los centros con experiencia (p. ej. durante la evaluación, preparación o inmediatamente después del trasplante cardíaco).

**3. HP asociada a enfermedades pulmonares:** tratamiento de la enfermedad de base, oxigenoterapia.

**4. HP tromboembólica:** en la clase II-IV de la OMS valorar la tromboendarterec- tomía. Los enfermos que —bien por la localización distal en el lecho pulmonar de los trombos organizados, bien por la existencia de una comorbilidad impor- tante— no se consideren aptos para tromboendarterectomía quirúrgica se pueden tratar mediante una angioplastia pulmonar con balón y/o con riociguat.

#### Procedimiento general

**1.** Evitar grandes alturas → cap. 21.1.

**2.** Evitar esfuerzos intensos que pueden provocar síntomas, sobre todo desma- yos. La actividad física regular, no intensa, especialmente en el contexto de programas de rehabilitación, puede ser beneficiosa en la HP arterial.

**3.** Restricción del consumo de sal en la dieta y de una cantidad excesiva de líquidos.

#### Tratamiento farmacológico

**1. Tratamiento anticoagulante:** administrar de forma profiláctica un AVK (INR 2-3), eventualmente HBPM. Utilizar en HP tromboembólica; en enfermos con hipertensión arterial pulmonar probablemente no da beneficios clínicos; no utilizar en el síndrome de Eisenmenger ni en enfermedades del tejido conectivo debido al riesgo de sangrado). La HP asociada a la disfunción del corazón izquierdo o a las enfermedades pulmonares no es una indicación independiente para esta terapia.

**2. Oxigenoterapia:** en la HP hipoxémica.

**3. Diuréticos:** indicados en caso de insuficiencia cardíaca derecha →cap. 2.19.1, tabla 19-4.

**4. Digoxina:** se administrará en las enfermedades primarias de los vasos pulmonares, con hipoxemia leve (concentración sérica ~1 ng/ml).

**5. Calcioantagonistas:** solamente están indicados en los enfermos con una respuesta vasodilatadora pulmonar positiva; **nifedipino** hasta 160 mg/d, **diltiazem** hasta 720 mg/d o amlodipino hasta 20 mg/d (preparados →cap. 2.20.1, tabla 20-6).

Empezar con la dosis estándar y aumentarla dependiendo de la tolerancia.

**6. Terapia "dirigida" recomendada en el grupo 1 de la HP (puede ser secuencial o combinada desde el comienzo):**

1) **Inhibidores de fosfodiesterasa tipo 5: sildenafilo** a dosis de 20 mg 3×d (en Chile 50 mg 3×d), o **tadalafilo** 40 mg 1×d (utilizados en la HP arterial).

2) **Bloqueantes de los receptores de endotelina: bosentán** a dosis de 125 mg 2×d, **macitentán** 10 mg 1×d o **ambrisentán** 5-10 mg 1×d. En la ficha técnica cada uno de los preparados puede tener indicaciones ligeramente distintas en lo que se refiere al uso en niños, en cardiopatías con cortocircuito y en la HP asociada a la infección por VIH. El efecto adverso más frecuente es el aumento de la actividad sérica de las aminotransferasas (controlarlas durante el tratamiento), en general transitorio y asintomático, pero puede requerir interrupción del tratamiento. El ambrisentán y el macitentán son menos hepatotóxicos.

3) **Prostanoides:** se utilizan cuando no hay respuesta en la prueba hemodinámica aguda o cuando el tratamiento crónico con calcioantagonistas es ineficaz: **epoprostenol**, infusión iv. continua mediante catéter central y bomba portátil; **treprostinilo** que es un análogo de la prostaciclina, que se administra en infusión VSc continua (minibomba y una cánula colocadas en el tejido subcutáneo del abdomen) o iv. y el **iloprost** que también es un análogo de la prostaciclina y que se administra mediante inhalaciones (6-9×d).

4) **Riociguat:** estimulador directo de la guanilato-ciclasa, aprobado por la FDA tanto para el uso en el grupo 1 de pacientes con HP, como también en la HP tromboembólica crónica en enfermos no aptos para la endarterectomía pulmonar, siendo el primer fármaco disponible en estos pacientes. La dosis se ajusta de manera individual en el rango de 1-2,5 mg 3×d. No utilizar junto con los inhibidores de fosfodiesterasa 5 (riesgo alto de hipotensión).

**Tratamiento invasivo**

**1. Septostomía auricular:** consiste en la punción percutánea del septo interauricular, seguida de la dilatación con balón del agujero producido con la punción. Es una intervención paliativa, a veces usada como tratamiento "de puente" antes del trasplante pulmonar.

**2. Tromboendarterectomía pulmonar:** consiste en la eliminación mecánica de los trombos de localización proximal, organizados, e integrados con la membrana íntima de las arterias pulmonares. Es el tratamiento de elección en enfermos con la HP tromboembólica.

**3. Angioplastia percutánea de las arterias pulmonares:** alternativa eventual al tratamiento quirúrgico, sobre todo en enfermos que no tienen indicación para la tromboendarterectomía clásica por la localización de las lesiones demasiado distal, edad muy avanzada o coexistencia de otras enfermedades serias.

**4. Trasplante de ambos pulmones o de los pulmones y del corazón:** indicado cuando, a pesar de un tratamiento conservador pleno, la progresión de la enfermedad es evidente.

### → PRONÓSTICO

En el pasado, el tiempo medio de supervivencia en la HP idiopática era de 3 años, en los enfermos en clase funcional IV <6 meses; actualmente, con la terapia "dirigida", es mejor (al año y a los 2 años sobreviven respectivamente ~90 % y ~80 % de los pacientes tratados con HP arterial). Si la reactividad vascular pulmonar está conservada, un 95 % de los enfermos sobrevive en el período de 5 años.

# 22. Aneurisma de aorta

### → DEFINICIÓN Y ETIOPATOGENIA

Se define por toda dilatación localizada en la aorta de >50 % de las mediciones normales. **Clasificación de los aneurismas de aorta:**

1) por su etiología: **ateroescleróticos, degenerativos** (síndrome de Marfan, síndrome de Ehlers-Danlos tipo IV, degeneración quística de la capa media de la aorta), **posinflamatorios** (arteritis de Takayasu, arteritis de células gigantes, inflamación durante el curso de enfermedades sistémicas: sífilis, endocarditis infecciosa, sepsis), **postraumáticos**

2) por su forma: **seculares** (en general en la zona de la arteria subclavia izquierda o en la pared inferior del cayado aórtico), **fusiformes** (mucho más frecuentes)

3) por el contenido de su pared: **verdaderos** y **falsos,** denominados como pseudoaneurismas (su pared está construida por una adventicia con los tejidos adyacentes después de la ruptura de la íntima y media, con mayor frecuencia son postraumáticos)

4) por el cuadro clínico: **asintomáticos, sintomáticos, complicados**

5) por su localización: **torácicos** (con mayor frecuencia, de la aorta ascendente), **abdominales** (por debajo del diafragma; los aneurismas infrarrenales constituyen ~90 % de los aneurismas de la aorta), **toracoabdominales**.

### → CUADRO CLÍNICO E HISTORIA NATURAL

El primer síntoma de un aneurisma puede ser un evento embólico: ACV, isquemia de los miembros inferiores o intestinos, infarto renal, síndrome del dedo azul (isquemia aguda, a veces necrosis de los dedos de los pies, provocada por émbolos pequeños del material trombótico procedentes de la cavidad del aneurisma).

**1. Síntomas del aneurisma de la aorta torácica:** dolor torácico y dolor dorsal (en un 25 % de los enfermos sin disección), que en general es constante, punzante, y a menudo intenso, disfagia (raramente), voz ronca, tos, disnea (que a veces varía con la posición del cuerpo), hemoptisis y neumonía recidivante, síndrome de Horner. En el aneurisma de la aorta ascendente o del cayado aórtico pueden aparecer síntomas de insuficiencia de la válvula aórtica (a menudo con síntomas de insuficiencia cardíaca) o síntomas del síndrome de vena cava superior.

**2. Síntomas del aneurisma de aorta abdominal:** habitualmente están ausentes. El síntoma más común es un dolor constante, opresivo, localizado en mesogastrio, hipogastrio o en la región lumbar, imitando el dolor radicular (los movimientos no influyen en la intensidad del dolor; el dolor puede disminuir con la posición horizontal y con las rodillas dobladas). Con la palpación se puede revelar un aneurisma de un diámetro ≥5 cm; a menudo doloroso a la palpación, sobre todo si el aneurisma aumenta rápidamente de tamaño. Pueden ser audibles soplos sobre la aorta abdominal.

**3. Historia natural:** los aneurismas tienden a aumentar de tamaño y romperse. El riesgo de ruptura del aneurisma de aorta abdominal a los 5 años es de un 2 % si el diámetro del aneurisma es <40 mm, un 20 % si el diámetro es >50 mm y de un 40 % con un diámetro >60 mm. Un aumento del diámetro en 5 mm en 6 meses aumenta el riesgo de ruptura por 2. Los aneurismas de la aorta torácica aumentan de perímetro un promedio de 0,1 cm/año (con mayor rapidez los aneurismas de aorta descendente, aneurismas grandes y asociados a síndrome de Marfan; en el síndrome de Loeys-Dietz incluso más rápidamente de 1 cm/año). El riesgo de ruptura con diámetro >60 mm es de 7 %/año y 2 %/año con diámetro <50 mm. Todo aneurisma de aorta, especialmente de la aorta torácica (raramente de aorta abdominal) es propenso a disección.

## → DIAGNÓSTICO

En general se diagnostica accidentalmente durante la realización de pruebas de imagen indicadas por otros motivos

1) **Radiografía torácica:** se describe dilatación de la aorta (la silueta normal de la aorta no permite excluir el aneurisma de la aorta ascendente).

2) **Ecocardiografía:** el estudio transtorácico es un método de tamizaje muy útil para examinar la aorta ascendente; la visualización del cayado aórtico y de la aorta descendente es más difícil. El examen transesofágico permite valorar toda la aorta torácica, excepto la porción corta del segmento distal de la aorta ascendente.

3) **Ecografía:** es el método básico de detección de aneurismas de la aorta abdominal.

4) **Angiografía:** la **angio-TC** permite valorar con exactitud el tamaño (con precisión de hasta 0,2 cm) y la extensión del aneurisma, su posición anatómica frente a los órganos vecinos y las arterias que salen de la aorta (a veces es suficiente como estudio preoperatorio del enfermo), y también permite detectar la coexistencia de una disección, hematoma intramural o úlcera penetrante; **angio-RMN** utilizada para valorar el tamaño y la extensión del aneurisma si no se puede hacer angio-TC, justificada especialmente como pruebas de control seriadas en enfermos más jóvenes, menos útil en estados agudos, no permite visualizar las calcificaciones; **aortografía** con un catéter calibrado, indicada en algunos de los enfermos antes de intervenciones intravasculares.

5) **Ecografía intravascular:** permite optimizar la imagen de la pared aórtica durante el tratamiento endovascular.

Si se detecta un aneurisma en cualquier nivel, se debe realizar un estudio de toda la aorta, para descartar la coexistencia de aneurismas en otros segmentos, hay que valorar la válvula aórtica (en general mediante un ecocardiograma) y considerar la realización de una ecografía (Doppler) de las arterias periféricas, buscando aneurismas.

## → TRATAMIENTO

**1. Eliminación de los factores de riesgo cardiovascular:** especialmente, abandonar el hábito tabáquico y normalizar la presión arterial (<140/90 en los enfermos sin disección).

**2. Diagnóstico y tratamiento de la enfermedad isquémica del corazón** antes del tratamiento programado del aneurisma.

**3. β-bloqueantes:** utilizados crónicamente VO reducen la progresión de los aneurismas de la aorta abdominal de >4 cm de diámetro, si bien no influyen en la frecuencia de rupturas. También están recomendados en los enfermos con aneurisma de la aorta torácica y con el síndrome de Marfan.

**4. Losartán:** inhibe la dilatación de la raíz aórtica en los enfermos con síndrome de Marfan.

**5. Tratamiento quirúrgico:** en general consiste en el implante de prótesis vascular en la localización del aneurisma. Indicaciones: aneurismas de la aorta torácica de >55 mm de diámetro (aorta ascendente y cayado aórtico) y >60 mm (aorta descendente, pero se prefiere el tratamiento endovascular si es posible). Valores más bajos en enfermos con el síndrome de Marfan y en enfermos con la válvula aórtica bicúspide y factores de riesgo (→cap. 2.8.2, fig. 8-2). Aneurismas de la aorta abdominal asintomáticos de >55 mm de diámetro (eventualmente más pequeños localizados por debajo o en el lugar de salida de las arterias renales, o más grandes, si la localización se encuentra por encima de las arterias renales), aneurismas de crecimiento rápido (≥5 mm en 6 meses o ≥7 mm en 1 año). Todos los aneurismas sintomáticos o rotos. Valores umbrales más bajos se pueden considerar para el tratamiento invasivo en los enfermos con un pequeño tamaño corporal, en caso de progresión rápida del aneurisma, insuficiencia de la válvula aórtica, planificación del embarazo o si es la preferencia del enfermo. Después de la operación se indica un control en la ecografía (dúplex) o TC cada 5 años.

**6. Implante intravascular de** *stent*:

1) en caso de la aorta torácica es posible y se prefiere en aneurismas de la aorta descendente (indicación: aneurismas asintomáticos de diámetro >55 mm)

2) en caso de aneurismas de aorta abdominal, asintomáticos y sintomáticos, es una de las opciones del tratamiento si se cumplen las condiciones anatómicas adecuadas

3) en enfermos con alto riesgo perioperatorio.

---

### → OBSERVACIÓN

**1. Tamizaje para detectar aneurisma de aorta abdominal:** realizar ecografía abdominal en todos los hombres >65 años (se puede considerar en mujeres >65 años) y considerarla en familiares de primer grado de enfermos con aneurisma de la aorta abdominal. En caso del diámetro de la aorta de 26-29 mm está indicado realizar la siguiente prueba de imagen al cabo de 4 años.

**2. Aneurisma asintomático de la aorta torácica:** angio-TC o angio-RMN a los 6 meses de detectar el aneurisma. La revisión se realizará con el mismo método y en el mismo centro una vez cada 12 meses si el aneurisma no aumenta de tamaño, o cada 6 meses si el tamaño aumenta significativamente en las pruebas consecutivas.

**3. Aneurisma de la aorta abdominal:** realizar ecografía o TC de control

1) en caso de 30-39 mm de diámetro cada 3 años

2) en caso de 40-44 mm cada 2 años

3) en caso de >45 mm cada año.

**4. Después del tratamiento quirúrgico** realizar una ecografía (dúplex) de control o TC cada 5 años.

**5. Después de la intervención endovascular** realizar una prueba de imagen de la aorta (preferiblemente angio-TC) después de 1, 6 y 12 meses y a continuación 1×año. Si a los 24 meses de la intervención los resultados de las pruebas de imagen permanecen estables y no hay fuga, en el caso de la aorta torácica el seguimiento por imagen se realizará cada 2 años y la valoración clínica cada año, en el caso de la aorta abdominal se debe realizar una ecografía (dúplex) cada año y la angio-TC (sin contraste) cada 5 años.

### → COMPLICACIONES

**1. Ruptura del aneurisma:** clínicamente se caracteriza por la presencia de dolor torácico o abdominal intenso y constante con *shock* hipovolémico de desarrollo rápido. Los aneurismas de la aorta torácica se rompen a las cavidades pleurales (en general a la izquierda), mediastino, saco pericárdico (provocan taponamiento cardíaco de desarrollo rápido), esófago (rara vez; originando hematemesis de riesgo vital).

Los aneurismas de la aorta abdominal se rompen a la cavidad retroperitoneal (conjunto característico de síntomas: dolor intenso y repentino en el abdomen y en la región lumbosacra, *shock* hipovolémico y hematoma en el perineo y el escroto); cavidad peritoneal (aparte del dolor y los síntomas del *shock* aparece un aumento del perímetro abdominal); duodeno (raramente, asocia hemorragia digestiva masiva); vena cava inferior, renal o ilíaca (rara vez, cursando con síntomas de insuficiencia cardíaca de progresión rápida y con aumento del gasto cardíaco).

**2. Disección** →cap. 2.23.1.

# 23. Síndromes aórticos agudos

Los síndromes aórticos agudos son estados agudos con manifestaciones clínicas similares y relacionados con una enfermedad de la aorta.

Se incluyen:

1) disección aguda
2) trombo intramural
3) úlcera penetrante
4) pseudoaneurisma
5) ruptura limitada del aneurisma
6) daño postraumático y yatrogénico.

## 23.1. Disección de aorta

### → DEFINICIÓN Y ETIOPATOGENIA

**Disección de aorta**: desgarro en la íntima de la aorta lo que se asocia a la fuga de la sangre a la media, provocando la separación de la íntima de la media y de la adventicia, creándose una falsa luz en el vaso.

**Clasificación de Stanford. Tipo A:** disección que afecta a la aorta ascendente, independientemente del sitio de su origen (70 %); tipo B: disección aórtica que no afecta a la aorta ascendente.

**Factores de riesgo de la disección aórtica**: hipertensión arterial (en general mal controlada), válvula aórtica bicúspide y coartación de aorta (también tras la corrección de estas patologías), enfermedad preexistente de la aorta (p. ej. aneurisma) o de la válvula aórtica, antecedentes familiares de enfermedades de la aorta, enfermedades congénitas del tejido conectivo (síndrome de Marfan, síndrome de Ehlers-Danlos), degeneración quística de la media (en los enfermos >50 años), aortitis, lesiones (accidentes de tráfico, yatrogénicos), factores hemodinámicos y hormonales en el embarazo (un 50 % de los casos de disección de la aorta en personas <40 años ocurre en embarazadas), síndrome de Turner, disección por canulación en cirugía cardiovascular, levantamiento de pesas profesional, tabaquismo, uso de cocaína o de anfetamina iv.

**Tabla 23-1. Datos clínicos que sugieren probabilidad alta de síndrome aórtico agudo**

**Enfermedad**

Síndrome de Marfan (u otra enfermedad del tejido conectivo)

Antecedente familiar de enfermedad aórtica

Diagnóstico de valvulopatía aórtica

Diagnóstico de aneurisma de aorta torácica

Antecedente de intervención sobre la aorta (incluida la cirugía cardíaca)

**Características del dolor**

Dolor torácico, dorsal o abdominal con ≥1 de las siguientes características:

– inicio súbito

– elevada intensidad

– carácter punzante o lancinante

**Signos**

Evidencia de déficit de perfusión:

– déficit de pulso

– diferencia en la presión sistólica entre ambos miembros superiores

– déficit neurológico focal (en relación con el dolor)

Soplo diastólico en foco aórtico (de nueva aparición y en relación con el dolor)

Hipotensión o *shock*

La presencia de cualquier manifestación de uno de los tres grupos listados es 1 pto., de dos grupos — 2 ptos. y de tres grupos — 3 ptos. Antes de proceder a las pruebas diagnósticas, la máxima puntuación en la escala 0-3 indica la mayor probabilidad de síndrome aórtico agudo.

Según las guías del ACC y de la AHA 2010

## → CUADRO CLÍNICO

Normalmente se inicia con dolor intenso en el tórax (características →cap. 1.16, tabla 16-1), que a menudo lleva al síncope y no cede con la administración de nitratos VSl o VO. Pueden aparecer: síntomas de *shock*, neurológicos (isquemia cerebral, con menos frecuente parálisis transversal, neuropatía isquémica de los miembros superiores o inferiores, síndrome de Horner, ronquera), infarto de miocardio (en caso de afectación de las salidas de las arterias coronarias), insuficiencia cardíaca (en caso de insuficiencia valvular aórtica significativa) y taponamiento cardíaco, exudado pleural, AKI (afectación de las salidas de las arterias renales), dolor abdominal (afectación de las salidas de las arterias mesentéricas), síntomas de isquemia aguda de las extremidades, paresia de las extremidades por isquemia de la médula espinal.

En el examen físico se puede observar hipertensión arterial (en un 50 % de los enfermos) o hipotensión, soplo diastólico en el foco aórtico provocado por la insuficiencia aguda de la válvula aórtica o déficit de pulso en una de las extremidades (en ~30 % de los enfermos con disección aórtica). Asimismo, un síncope sin dolor ni síntomas neurológicos puede ser el primer síntoma.

**Síntomas que indican inestabilidad clínica:** dolor intenso, taquicardia, taquipnea, hipotensión, cianosis y/o *shock*.

## → DIAGNÓSTICO

Hay que diagnosticar inmediatamente (no prolongar el proceso diagnóstico en un centro que no tiene posibilidad de tratamiento invasivo). Valorar la probabilidad clínica de disección →tabla 23-1. Diferenciar de otras causas de dolor torácico →cap. 1.16. Es imprescindible la confirmación mediante una prueba de imagen (preferiblemente angio-TC, en los enfermos inestables la ecocardiografía transesofágica es una prueba equivalente). La radiografía de tórax puede revelar ensanchamiento de la silueta cardíaca, raramente del mediastino superior, en caso de la ruptura a la cavidad pleural: derrame pleural. Una imagen normal en la radiografía de tórax no excluye disección de aorta. En caso de persistir la sospecha de disección de aorta tras un resultado normal de la prueba de imagen inicial, se indica volver a realizar una prueba de imagen, es decir una angio-TC o una RMN. Algoritmo diagnóstico →fig. 23-1.

### → TRATAMIENTO

Proporcionar acceso a una vena periférica y central y controlar (también durante el transporte al centro especializado) diuresis, pulso, presión arterial, ECG, $SaO_2$.

**1. Tratamiento conservador:**
1) administrar **morfina** iv. para controlar el dolor
2) reducir la presión arterial rápidamente (sistólica hasta 100-120 mm Hg, antes excluir una insuficiencia aórtica significativa) administrando:
   a) **β-bloqueante** iv., p. ej. propranolol 1 mg cada 3-5 min hasta obtener el efecto deseado (máx. 10 mg) después cada 4-6 h o esmolol (dosificación →cap. 2.20.1, tabla 20-4); en enfermos con asma o EPOC severa utilizar los calcioantagonistas en vez de los β-bloqueantes (eventualmente esmolol que tiene acción corta)
   b) adicionalmente **nitroglicerina** iv. y en caso de su ineficacia **nitroprusiato de sodio** iv. (preparados y dosificación →cap. 2.20.1, tabla 20-4). En caso de hipertensión arterial resistente se puede añadir enalapril (inicialmente a dosis de 0,625-1,25 mg iv. cada 6 h hasta una dosis máx. de 5 mg; en Chile no se usa enalaprilat iv., cuando se inicia la terapia: enalapril VO 5-10 mg cada 12 h, luego la dosis se ajusta en forma progresiva según PAM, función renal y niveles de potasio). Nota: no utilizar estos fármacos sin un β-bloqueante, ya que aumentan la tensión en la pared vascular.

**2. Tratamiento invasivo:** la intervención quirúrgica urgente es el tratamiento de elección en la mayoría de los enfermos con disección aórtica tipo A (TC solamente si el enfermo está hemodinámicamente estable y la prueba no demora el transporte al centro cardioquirúrgico). Indicaciones para implante de *stent graft* (método de elección) o de cirugía en la disección tipo B: dolor torácico persistente o recurrente, hipertensión arterial no controlada a pesar de la farmacoterapia adecuada, aumento progresivo del tamaño de la aorta, hipoperfusión de los órganos, síntomas de ruptura (hemotórax, hematoma creciente en los alrededores de la aorta o en el mediastino).

### → COMPLICACIONES

Insuficiencia de la válvula aórtica (en caso de la disección de la aorta ascendente), isquemia de las extremidades o de las vísceras, ACV, paraplejía, isquemia intestinal, ruptura de la aorta.

## 23.2. Trombo intramural

### → DEFINICIÓN Y ETIOPATOGENIA

Es una forma de síndrome aórtico agudo en el que la sangre se acumula en la capa media de la aorta. No obstante, no se observa una falsa vía ni ruptura de la íntima.

### → HISTORIA NATURAL

En un 30-40 % de los casos de trombo intramural tipo A se observa disección de aorta (el riesgo más elevado se da en los primeros 8 días del inicio de los síntomas).

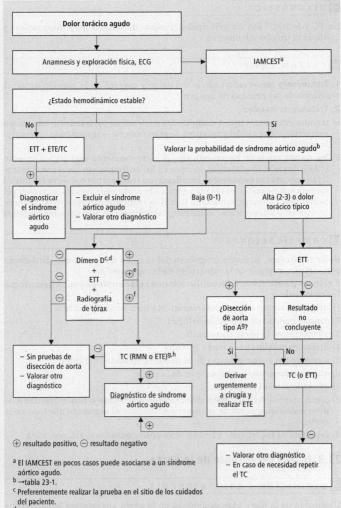

⊕ resultado positivo, ⊖ resultado negativo

a El IAMCEST en pocos casos puede asociarse a un síndrome aórtico agudo.

b →tabla 23-1.

c Preferentemente realizar la prueba en el sitio de los cuidados del paciente.

d Adicionalmente concentración de troponinas para descartar el IAMSEST.

e Síntomas de disección de aorta.

f Ensanchamiento del mediastino.

g Demostrar la disección de aorta tipo A: presencia de colgajo, insuficiencia de la válvula aórtica y/o derrame pericárdico.

h Decisión dependiente de la disponibilidad, del cuadro clínico y de la experiencia del médico.

ETE — ecocardiografía transesofágica, ETT — ecocardiografía transtorácica, IAMCEST — infarto agudo de miocardio con elevación persistente del ST, IAMSEST — infarto agudo de miocardio sin elevación persistente del ST

**Fig. 23-1.** Algoritmo diagnóstico en caso de sospecha del síndrome aórtico agudo (según las guías de la ESC 2014, modificadas)

## → DIAGNÓSTICO

La TC y la RMN son las principales pruebas de imagen para diagnosticar y calificar el trombo intramural.

## → TRATAMIENTO

**1. Tratamiento conservador:** alivio del dolor y control de la presión arterial, repetición de las pruebas de imagen.

**2. Tratamiento invasivo:**

1) trombo intramural tipo A complicado con derrame pericárdico o hematoma periaórtico y en caso del aneurisma de gran tamaño → tratamiento quirúrgico inmediato

2) los demás casos de hematoma tipo A → tratamiento quirúrgico urgente (<24 h desde el diagnóstico), aunque en los enfermos ancianos con comorbilidad importante puede estar justificado un tratamiento conservador inicial (bajo la condición de que el diámetro de la aorta sea ≤50 mm, el grosor del hematoma <11 mm); hematoma tipo B → tratamiento invasivo (se prefiere tratamiento intravascular al quirúrgico) indicado en caso de complicaciones.

## → COMPLICACIONES

Dolor recurrente, aumento progresivo del tamaño del hematoma, hematoma periaórtico o ruptura de la integridad de la capa media.

**Factores predictivos de complicaciones relacionadas con el hematoma intramural:**

1) dolor recurrente a pesar del tratamiento farmacológico intenso

2) control ineficaz de la presión arterial

3) afectación de la aorta ascendente

4) diámetro máximo de la aorta ≥50 mm

5) aumento del grosor máximo de la pared de la aorta (>11 mm)

6) aumento progresivo del diámetro de la aorta

7) exudado pleural recurrente

8) placa ateroesclerótica inestable (úlcera penetrante o lesión similar a la ulceración) en el curso de la disección limitada al segmento afectado de la aorta

9) isquemia de los órganos (cerebro, miocardio, intestinos, riñones, etc.).

# 23.3. Úlcera penetrante de la aorta

## → DEFINICIÓN Y ETIOPATOGENIA

Ulceración de la placa ateroesclerótica en la aorta que penetra la membrana elástica interna de la capa media.

## → CUADRO CLÍNICO E HISTORIA NATURAL

Pueden desarrollarse: hematoma intramural, pseudoaneurisma, disección o ruptura de la aorta. Las características típicas de los casos de úlcera penetrante son: edad avanzada, sexo masculino, tabaquismo, hipertensión arterial, enfermedad coronaria, enfermedad pulmonar obstructiva crónica, aneurisma de aorta abdominal. Los síntomas son similares a los de la disección de aorta, pero raramente se observan signos de mala perfusión periférica. En el curso de la enfermedad se observa una progresiva dilatación de la aorta y el desarrollo de aneurismas.

### ➔ DIAGNÓSTICO

La prueba de elección es la angio-TC con contraste.

### ➔ TRATAMIENTO

**1. Tratamiento conservador:** alivio de dolor y control de la presión arterial.

**2. Tratamiento invasivo:** valorar intervención en caso de úlcera localizada en la aorta ascendente. Indicaciones para el tratamiento invasivo (preferiblemente intravascular): dolor recurrente o resistente al tratamiento y síntomas que sugieren ruptura limitada (aumento rápido del tamaño de la úlcera, hematoma periaórtico o derrame pleural).

## 23.4. Pseudoaneurisma de aorta

### ➔ DEFINICIÓN Y ETIOPATOGENIA

Dilatación de la aorta provocado por la ruptura de todas las capas de la pared, en la cual no se produce hemorragia gracias al tejido conectivo periaórtico.

**Causas:**

1) traumatismo directo del tórax durante accidentes de tráfico (efecto del cinturón de seguridad, accidente de motocicleta), caídas de altura, explosiones y traumatismos deportivos

2) yatrogénicas: intervenciones quirúrgicas sobre la aorta e intervenciones percutáneas con catéteres

3) raramente infecciones aórticas y úlceras penetrantes.

### ➔ HISTORIA NATURAL

Puede ocurrir ruptura del pseudoaneurisma (por aumento de la presión arterial) y hemorragia a las cavidades corporales, a veces mortales. En otros pacientes el diagnóstico puede ser incidental.

### ➔ TRATAMIENTO

Tratamiento invasivo (intravascular o quirúrgico), independientemente del tamaño del pseudoaneurisma.

### ➔ COMPLICACIONES

Ruptura del pseudoaneurisma, fístula y compresión de los tejidos adyacentes que provoca su disfunción.

## 23.5. Ruptura limitada de aorta

### ➔ DEFINICIÓN Y ETIOPATOGENIA

Desgarro de la pared aórtica (posibilitando desarrollo de pseudoaneurisma) con aparición de hematoma perivascular sellado por los tejidos adyacentes a la aorta: pericardio, pleura, espacio retroperitoneal u órganos vecinos.

### ➔ CUADRO CLÍNICO E HISTORIA NATURAL

Síntomas:

1) dolor torácico agudo súbito o localizado en la espalda; en caso de aneurismas de la aorta toracoabdominal puede presentarse dolor abdominal

2) insuficiencia respiratoria aguda secundaria a la ruptura de la aorta hacia la cavidad pleural izquierda

3) raramente hemoptisis o hemorragia digestiva alta.

Cuanto más proximal (hacia la válvula aórtica) sea la localización de la ruptura, mayor será el riesgo de muerte. Un 75 % de los enfermos muere en las primeras 24 h.

### → DIAGNÓSTICO

La sospecha de ruptura de la aorta es una indicación para realizar una angio-TC urgente sin contraste, para detectar los hematomas intramurales y después con la administración de contraste para localizar la ruptura.

### → TRATAMIENTO

Tratamiento invasivo independientemente del tamaño del aneurisma, particularmente el tratamiento intravascular.

# 24. Arteritis de Takayasu

### → DEFINICIÓN Y ETIOPATOGENIA

Se define por la inflamación, a veces granulomatosa crónica, y de etiología desconocida, de la aorta y de sus ramas, siendo menos frecuentemente la afectación de otras arterias, p. ej. pulmonares. Típicamente se observan estenosis segmentarias múltiples en las ramas de la aorta. En los sitios de estenosis pueden formarse coágulos, que a veces condicionan embolismo periférico, y los aneurismas generalmente se encuentran lejos de las estenosis. Raramente se presenta disección o ruptura de la aorta.

### → CUADRO CLÍNICO E HISTORIA NATURAL

En general, al inicio aparecen síntomas pseudogripales o pseudorreumáticos; febrícula, debilidad, dolor musculoarticular, a veces dolor de las arterias carótidas. El primer síntoma de la enfermedad puede ser también un extenso aneurisma de la aorta torácica detectado de forma accidental. Los síntomas agudos suelen ceder sin tratamiento. En la fase crónica, se presentan síntomas derivados de las estenosis y oclusiones de las arterias. Es típica la ausencia de pulso o el pulso asimétrico en los miembros superiores. Pueden ser audibles soplos vasculares sobre las estenosis arteriales y el soplo de la onda retrógrada sobre la válvula aórtica (la presencia de insuficiencia aórtica se relaciona con un peor pronóstico). La estenosis u oclusión de la arteria subclavia puede ser la causa del síndrome de robo de la subclavia. Otros síntomas, dependerán de la localización de la estenosis: mareos; síncopes; cefalea; alteraciones de la visión; ataques isquémicos cerebrales transitorios; ACV; convulsiones; claudicación de la mandíbula; claudicación de los miembros superiores; hipertensión arterial (en caso de estenosis de las arterias renales); claudicación intermitente de los miembros inferiores; dolor abdominal, diarrea y hemorragia digestiva (en caso de afectación de las arterias mesentéricas y del tronco celíaco); la disnea, hemoptisis y dolor torácico (que aparecen raramente) pueden ser causados por la afectación de las arterias pulmonares; síntomas de isquemia del miocardio, arritmias; lesiones similares a eritema nodoso.

## DIAGNÓSTICO

Se deben cumplir ≥3 de los 6 criterios siguientes: inicio de la enfermedad ≤40 años; claudicación intermitente de cualquiera de las extremidades, especialmente de una extremidad superior; pulso débil o ausente en la arteria braquial; diferencia de >10 mm Hg en la medición de presión arterial en ambas extremidades superiores; soplo en auscultación de la arteria subclavia o la aorta abdominal; alteraciones angiográficas: estenosis u oclusión de la aorta, sus ramas o las porciones proximales de las arterias de las extremidades, cambios segmentarios o focales.

La medición de la presión arterial en caso de estenosis u oclusión de las arterias subclavias no es fiable por completo, es necesario medir la presión arterial en los miembros inferiores con el aparato Doppler utilizado para las medidas del índice tobillo-brazo.

En las pruebas de laboratorio se describe un aumento de la VHS y del nivel sérico de la proteína C-reactiva.

### Diagnóstico diferencial

Arteritis de células gigantes, ateroesclerosis del cayado aórtico, síndrome de la apertura torácica superior, displasia fibromuscular de las arterias, enfermedad de Behçet, síndrome de Ehlers-Danlos.

## TRATAMIENTO

**1. Glucocorticoides:** p. ej. prednisona VO a dosis de 0,5-1 mg/kg hasta la normalización de la VHS (en general después de 4-6 semanas) con reducción posterior progresiva de la dosis a los 2-3 meses, hasta suspenderla completamente después de 1-2 años. En caso de ineficacia de la corticoterapia → metotrexato, micofenolato de mofetilo, azatioprina, leflunomida, ciclofosfamida y otros.

**2. Tratamiento invasivo** (quirúrgico o endovascular): dependerá de los síntomas clínicos derivados de la isquemia de los órganos. En el caso de insuficiencia de la válvula aórtica puede ser preciso el tratamiento quirúrgico.

# 25. Arteritis de células gigantes

## DEFINICIÓN Y ETIOPATOGENIA

Es una arteritis, predominante en ancianos que puede presentar características de inflamación granulomatosa. Es típica la afectación de los troncos supraaórticos, con mayor frecuencia en las ramas de la arteria carótida externa, si bien pueden afectarse todas las arterias. En orden de frecuencia: arterias temporales, vertebrales, ciliares posteriores, oftálmicas, carótida interna, carótida externa, arteria media de la retina. La denominación "arteritis temporal" no es adecuada pues no en todos los casos está afectada la arteria temporal. Por otra parte, esta arteria puede estar comprometida en otros tipos de vasculitis.

## CUADRO CLÍNICO

La mayoría de los enfermos presenta febrícula o fiebre (puede alcanzar los 40 °C y dominar el cuadro clínico), debilidad, anorexia, pérdida de peso. Hasta 2/3 de los enfermos presenta cefalea, generalmente en la región temporal u occipital (si están afectadas las arterias occipitales). El dolor es continuo, puede impedir el sueño y no cede completamente con los analgésicos. Se puede apreciar una tumefacción dolorosa a nivel de la arteria temporal superficial visible por debajo de la piel, a menudo con enrojecimiento. En caso de afectación de la carótida externa, hasta en la mitad de los casos se produce claudicación y ulceración dolorosa de la lengua y claudicación de los músculos maseteros secundarios a la isquemia (claudicación mandibular). Un 30 % de los enfermos presenta síntomas oculares: visión doble, alteraciones transitorias de la visión, pérdida progresiva parcial o completa de la visión, sobre todo por afectación de las arterias ciliares o de la arteria central de la retina. Rara vez se producen manifestaciones de isquemia cerebral transitoria o de ACV, polineuropatía y mononeuropatía. La inflamación de la arteria puede llevar a la formación de un aneurisma y su ruptura. La disección de aorta puede ser una de las complicaciones. En ~50 % de los enfermos coexiste polimialgia reumática →cap. 16.9.

Debido al riesgo de afectación grave de la visión, los casos de reciente diagnóstico deben ser tratados como una emergencia oftalmológica. Síntomas de alarma indicativos de riesgo elevado de ceguera permanente son ceguera transitoria (precede a la pérdida total de visión en un 44 % de los enfermos), claudicación mandibular, alteraciones en la arteria temporal en la exploración física.

## → DIAGNÓSTICO

### Exploraciones complementarias

**1. Análisis de sangre:** VHS aumentada (en general >100 mm en la 1.ª h, pero un resultado normal no excluye el diagnóstico), aumento del nivel de reactantes de fase aguda (proteína C-reactiva, fibrinógeno), anemia de enfermedades crónicas, trombocitosis reactiva, elevación ligera de la actividad de las enzimas hepáticas, especialmente de la fosfatasa alcalina (en ~30 %).

**2. Pruebas de imagen:** dependiendo de la localización, la **ecografía** Doppler y la RMN pueden revelar cambios inflamatorios en la arteria temporal. La ecografía, arteriografía convencional, TC y angio-TC, RMN y angio-RMN revelan cambios en las arterias de gran calibre. Permiten detectar complicaciones como aneurismas o disección.

**3. Estudio anatomopatológico de la biopsia de la arteria temporal:** patrón de oro para el diagnóstico. La biopsia se debe realizar no más tarde de 1-2 semanas después de haber comenzado el tratamiento. Un resultado negativo no excluye el diagnóstico.

### Criterios diagnósticos

El diagnóstico se basa en el cuadro clínico y en los resultados de las exploraciones complementarias →más arriba. Es fácil en los casos con afectación típica de la arteria temporal.

Se deben cumplir ≥3 de los 5 criterios de la ACR (diferencia la arteritis de células gigantes de otras vasculitis): edad ≥50 años; presencia de cefalea localizada; dolor a la palpación a nivel de la arteria temporal o pulso débil; VHS ≥50 mm/h; resultado positivo de la biopsia arterial.

### Diagnóstico diferencial

Otras arteritis sistémicas →cap. 16.8.

## → TRATAMIENTO

**1. Glucocorticoides.** Tratamiento de elección: **prednisona** VO 1 mg/kg/d (máx. 60 mg/d) u otro glucocorticoide a dosis equivalente, hasta la resolución de los síntomas y normalización de la VHS (en general a las 2-4 semanas); controlar la VHS después de 1 semana de tratamiento). En caso de síntomas oculares se puede utilizar **metilprednisolona** iv. 500-1000 mg durante 3 días seguidos (la superioridad respecto a los glucocorticoides orales no está documentada). Reducir la dosis de prednisona cada 1-2 semanas, como máximo un 10 % de la dosis diaria (en general hasta una dosis de 5-10 mg/día) y continuar el tratamiento durante 1-2 años. En caso de recidiva de los síntomas volver a la última dosis eficaz. Indicar tratamiento preventivo de la osteoporosis →cap. 16.16. En enfermos susceptibles de desarrollar efectos adversos de la corticoterapia (p. ej. enfermos con diabetes o hipertensión arterial severa) considerar añadir **metotrexato** 7,5-15 mg/semana para reducir la dosis de glucocorticoides.

**2.** En la mayoría de los enfermos utilizar **AAS** a dosis baja.

# 26. Tromboangeítis obliterante (enfermedad de Buerger)

## → DEFINICIÓN Y ETIOPATOGENIA

Inflamación de arterias de tamaño pequeño y mediano y de las venas de las extremidades; se conocen también casos en personas que mascan tabaco o inhalan rapé. Probablemente en su patogenia participan mecanismos autoinmunes.

## → CUADRO CLÍNICO E HISTORIA NATURAL

**1. Síntomas:** en la fase inicial de la isquemia en las extremidades se producen parestesias, después dolor que puede ser muy intenso; a menudo también dolor neuropático de carácter lancinante ("paroxístico" o "tirante") a consecuencia de la isquemia de los nervios; claudicación intermitente habitualmente limitada al pie (raramente claudicación de la pantorrilla, que es típica de la ateroesclerosis); trastornos vasomotores desde hipersensibilidad al frío con palidez de los dedos hasta cianosis persistente de los pies y manos por isquemia.

**2. Signos:** necrosis (seca o infectada) y ulceraciones isquémicas, en general asimétricas, en las falanges medias y distales de los dedos; ausencia de pulso arterial a nivel tibial posterior, dorsal del pie, radial o cubital (el test de Allen puede ser positivo →cap. 25.5.3.1), poplítea (en un 10 %); síntomas de flebitis *migrans* superficial (en un 40 %), habitualmente en el pie y en la zona pretibial, con menor frecuencia en los antebrazos, en forma de nodulaciones redondeadas o lineales de color rosado o roja, dolorosas a la palpación.

**3. Historia natural:** normalmente con períodos de empeoramiento y remisión, puede llevar a la amputación.

## → DIAGNÓSTICO

**Exploraciones complementarias**

**1. Pruebas de laboratorio:** VHS aumentada, elevación de fibrinógeno y proteína C-reactiva (especialmente en los períodos de exacerbación).

**2. Medición de la presión arterial en las extremidades con técnica Doppler obteniendo el índice tobillo-brazo (ITB) o el índice dedo-brazo (IDB)** para una valoración objetiva de la obstrucción de las arterias de las pantorrillas o de los antebrazos detectada mediante palpación. En la etapa inicial de la enfermedad el ITB puede ser normal. En caso de duda o en presencia de síntomas con ITB normal se debe determinar el IDB.

**3. Pruebas de imagen:** la **arteriografía** revela estenosis/oclusiones múltiples en las arterias de las pantorrillas y los antebrazos. No es imprescindible para diagnosticar la enfermedad. La **ecografía Doppler** permite descartar la presencia de cambios ateroescleróticos en las arterias. También se pueden visualizar colaterales con morfología típica en espiral en las zonas distales de las extremidades.

**4. Examen anatomopatológico** de una biopsia de vena superficial con cambios inflamatorios. Se realiza en caso de dudas y los cambios son patognomónicos.

### Criterios diagnósticos

Basado en el cuadro clínico:

1) inicio de la enfermedad antes de la edad de 40 años (dada una gran propagación de tabaquismo en Chile se suele bajar este límite a la edad de 35 años)
2) obstrucción de distribución periférica (distal a las rodillas y codos)
3) afectación adicional de las extremidades superiores
4) flebitis superficiales que preceden a los síntomas de isquemia o coexisten con ellos.

### Diagnóstico diferencial

Otras causas de isquemia de las extremidades (sobre todo ateroesclerosis de las arterias de las extremidades inferiores) →cap. 2.27.1; causas no isquémicas de dolor de la extremidad →cap. 2.27.1, tabla 27-2, otras vasculitis →cap. 16.8; enfermedades sistémicas del tejido conectivo, sobre todo la esclerosis sistémica; síndrome de Raynaud, síndrome de compresión arterial.

---

### ➡ TRATAMIENTO

**1. Abstinencia completa del tabaquismo.** Tratamiento de la adicción a la nicotina →cap. 3.27 (no utilizar terapia de sustitución con nicotina que puede mantener la actividad de la enfermedad).

**2. Control del dolor:** utilizar paracetamol, en caso de dolor intenso usar analgésicos opioides (en la fase activa de la enfermedad en la mayoría de los enfermos; empezar con los opioides débiles, p. ej. tramadol). Puede estar indicada la anestesia epidural (se logra mantener hasta más de 10 días).

**3. Tratamiento tópico:** apósitos antisépticos, tratamiento de la necrosis con solución de polivinilpirolidona al 7-10 %. En caso de necrosis infectada → antibióticos iv. según antibiograma, drenaje de los abscesos, demarcación de los tejidos purulentos. En ulceraciones tras la remisión de la infección → curas con gasa con solución de NaCl al 0,9 % o eventualmente vendas de hidrogel. No utilizar antibióticos tópicos ni aplicar pomadas en la necrosis o ulceración.

**4. Tratamiento para mejorar la circulación sanguínea:** tiene carácter paliativo. En los períodos de exacerbaciones con afectación arterial distal a la rodilla → prostanoides (alprostadil: preparados y dosificación →cap. 2.27.1). No hay evidencia suficiente sobre el beneficio de otros fármacos, como pentoxifilina, AAS, anticoagulantes. En caso de fenómeno de Raynaud intenso se pueden utilizar calcioantagonistas →cap. 2.35.1. Se ha observado mejoría del flujo arterial empleando compresión neumática intermitente.

**5.** No se ha establecido la utilidad clínica de la **simpatectomía lumbar o torácica**, por lo que se utiliza raramente.

# 27. Isquemia de las extremidades inferiores

## 27.1. Isquemia crónica de las extremidades inferiores

### ➡ DEFINICIÓN Y ETIOPATOGENIA

Disminución del aporte de oxígeno a los tejidos de las extremidades inferiores a consecuencia de una reducción crónica del flujo sanguíneo. En >97 % de los casos la causa es la ateroesclerosis de las extremidades inferiores. Otras causas de isquemia crónica de las extremidades inferiores →Diagnóstico diferencial.

**Tabla 27-1.** Clasificación de la isquemia crónica de las extremidades

| Estadios según Fontaine | Síntomas | | Clase según Rutherford |
|---|---|---|---|
| I | Asintomática | | 0 |
| IIa | Claudicación >200 m | Claudicación leve | 1 |
| IIb | Claudicación <200 m | Claudicación moderada | 2 |
| | | Claudicación grave | 3 |
| III | Dolor en reposo | | 4 |
| IV | Necrosis y úlceras tróficas | Lesión tisular menor | 5 |
| | | Lesión tisular mayor | 6 |

## → CUADRO CLÍNICO

Dependiendo de la intensidad de los síntomas se distinguen varias fases de la enfermedad →tabla 27-1. A menudo coexisten manifestaciones de ateroesclerosis en otros territorios como el coronario, renal, troncos supraaórticos. Puede asociarse al aneurisma de la aorta abdominal.

**1. Síntomas:** inicialmente es asintomática y progresivamente aparece fatiga rápida de las extremidades, hipersensibilidad al frío, parestesias. Los enfermos suelen consultar al médico por claudicación intermitente consistente en dolor con frecuencia simétrico al realizar una determinada actividad muscular como caminar una distancia determinada. El dolor muscular es a veces descrito por los enfermos como entumecimiento o rigidez muscular y se localiza distal a la estenosis/oclusión arterial. No se irradia y obliga al enfermo a detenerse, tras lo cual cede espontáneamente en segundos o pocos minutos de detenerse. El dolor aparece más frecuentemente al ascender que al descender. Se localiza con mayor frecuencia en los músculos de la pantorrilla. La claudicación del pie (dolor profundo en la parte media del pie a nivel de los músculos cortos) aparece con poca frecuencia al realizar una determinada actividad muscular como caminar una distancia determinada. El dolor muscular es a veces descrito por los enfermos como entumecimiento o rigidez muscular y se localiza distal a la estenosis/oclusión arterial. No se irradia y obliga al enfermo a detenerse, tras lo cual cede espontáneamente en segundos o pocos minutos de detenerse. El dolor aparece más frecuentemente al ascender que al descender. Se localiza con mayor frecuencia en los músculos de la pantorrilla. La claudicación del pie (dolor profundo en la parte media del pie a nivel de los músculos cortos) aparece con poca frecuencia al realizar y sobre todo en caso de tromboangitis obliterante (enfermedad de Buerger) y pacientes con diabetes *mellitus*. La oclusión de una o ambas arterias ilíacas puede ocasionar un síndrome de Leriche: claudicación intermitente, ausencia de pulso a nivel inguinal, disfunción eréctil.

**2. Signos:** piel pálida o cianótica en los pies (sobre todo durante la bipedestación), fría, en estadios avanzados con lesiones tróficas (cambios de coloración, pérdida de pelo, ulceraciones y necrosis); palidez de los pies al levantar la extremidad; atrofia muscular, pulso débil, ausente o asimétrico en las arterias distales a la estenosis/oclusión, a veces soplo vascular sobre grandes arterias de las extremidades. El enfermo con isquemia crítica de las extremidades y dolor intenso en reposo suele situar la extremidad afectada en situación declive (habitualmente la deja colgando de la cama). En las extremidades inferiores se valora el pulso en la arteria dorsal del pie (en el dorso del pie entre el 2.º y 3.er metatarsiano, que no es palpable en un 8 % de personas sanas), tibial posterior (detrás del maléolo interno), poplítea (en la fosa poplítea), femoral (en la ingle, justo debajo del ligamento inguinal). La falta de pulso permite localizar de forma aproximada la máxima obstrucción, aunque en caso de circulación colateral bien desarrollada existe la posibilidad de percibir el pulso periféricamente desde el punto de la obstrucción.

## → DIAGNÓSTICO

**1. Índice tobillo-brazo (ITB):** cociente entre la presión arterial sistólica medida con detector Doppler de onda continua en el pie y la mayor de las presiones sistólicas medidas en los brazos. Normal 1,0-1,4 (valores límite 0,9-1,0). Un resultado <0,9 indica estenosis (un valor <0,5 indica isquemia crítica), >1,4 indica rigidez vascular anormal (p. ej. en enfermos con diabetes *mellitus*, ERC, más frecuentemente en personas de edad avanzada). En presencia de arterias no compresibles en la extremidad inferior → **índice dedo-brazo (IDB):** el procedimiento de medición de la presión arterial es idéntico a la del ITB, pero la presión sistólica se mide en el primer dedo del pie. En este caso, la presión sistólica suele ser unos ~10 mm Hg más baja que la medida a nivel de los maléolos. IDB normal >0,7; valores más bajos indican la posibilidad de isquemia.

**2. Prueba de la marcha sobre tapiz rodante:** en caso de dudas diagnósticas, especialmente en caso de valores límite del ITB y para objetivar la distancia de claudicación, se mide el ITB antes y después de un esfuerzo máximo. Si la causa del dolor que obliga a parar la prueba es la isquemia, la presión a nivel de tobillo tras el esfuerzo debe ser claramente inferior a la basal (a menudo <50 mm Hg).

**3. Pruebas de imagen:** la **ecografía arterial dúplex** constituye el método básico del diagnóstico inicial y de la monitorización de los resultados del tratamiento quirúrgico (permeabilidad de las arterias y de los puentes) y endovascular. La ecografía se debe realizar siempre después de una detallada exploración física y tras medir el ITB. Las **angio-TC y angio-RMN** permiten valorar todo el sistema vascular y las alteraciones de la pared vascular, así como la idoneidad de un tratamiento invasivo. Estas pruebas no deben emplearse para el tamizaje. La **arteriografía** se realiza en caso de dudas diagnósticas o en el marco de las intervenciones endovasculares.

### Criterios diagnósticos

El diagnóstico se basa en los síntomas, los signos y el resultado del ITB (eventualmente con test de marcha). Si las arterias no son compresibles a nivel de tobillos o el ITB >1,4 → utilizar métodos alternativos (p. ej. IDB o análisis de la onda mediante Doppler). Se diagnostica **isquemia crónica con riesgo de pérdida de extremidad** cuando aparece dolor en reposo, necrosis o ulceración (fase III/IV según Fontaine).

### Valoración del pronóstico

En enfermos con dolor isquémico en reposo, con úlceras isquémicas de la extremidad inferior que no responden al tratamiento en ≥2 semanas, y con necrosis de cualquier tipo, se valora el riesgo de amputación según la clasificación WIfI. Esta clasificación evalúa la ulceración, isquemia (según las mediciones del ITB, presión medida a la altura de tobillo y presión en el primer dedo del pie o presión parcial de oxígeno percutánea medida en la zona isquémica) e infección del pie.

### Diagnóstico diferencial

**1. Causas de isquemia crónica de las extremidades inferiores distintas de la ateroesclerosis:** tromboangitis obliterante, coartación de aorta, arteritis de Takayasu, antecedente de traumatismo arterial, lesión arterial por irradiación (especialmente de las arterias ilíacas después de radioterapia de neoplasias de abdomen y pelvis), émbolos periféricos que suelen manifestarse como isquemia aguda (el material trombótico puede proceder del corazón en casos de fibrilación auricular o valvulopatía mitral, o de segmentos más proximales de la arteria como en el aneurisma de aorta); atrapamiento de la arteria poplítea, compresión por quiste poplíteo (quiste de Baker), aneurisma de la arteria poplítea (con embolismo periférico secundario), displasia fibrosa de la arteria ilíaca externa, *pseudoxanthoma elasticum*, arteria ciática persistente, síndrome de atrapamiento de la arteria ilíaca en el ciclista.

**2. Diagnóstico diferencial de la claudicación intermitente** (→tabla 27-2): ciática, coartación aórtica, enfermedad de las venas (dolor en reposo, aumenta por la tarde y a menudo cede durante la actividad muscular ligera).

→ **T R A T A M I E N T O**

**1.** La estrategia de tratamiento se decide de manera individualizada según la fase de la enfermedad, el estado general y la edad del paciente, el nivel de actividad, la profesión y la comorbilidad.

**2.** El tratamiento incluye:

1) prevención secundaria de las enfermedades cardiovasculares: abandono del tabaquismo, tratamiento antiagregante como el ácido acetilsalicílico (AAS) y opcionalmente clopidogrel, control de la hipertensión arterial y de la diabetes (si se presenta), uso de estatinas

2) tratamiento sintomático de la claudicación: métodos no farmacológicos, farmacológicos e invasivos.

### Tratamiento no farmacológico

**1. Cambios de estilo de vida para la prevención secundaria de enfermedades cardiovasculares** →cap. 2.3; es muy importante dejar de fumar.

**2. Entrenamiento regular de la marcha:** aumenta la distancia de claudicación. La distancia de la marcha se debe ajustar a la intensidad de los síntomas para evitar el dolor. El entrenamiento supervisado 3×semana durante 30-60 min es el más eficaz. Sin supervisión se pueden recomendar p. ej. 3 km de marcha o 10 km de bicicleta al día. El beneficio desaparece si se interrumpe la actividad, por lo que no debe abandonarse.

### Tratamiento farmacológico

**1.** Para prevención de los accidentes cardiovasculares todos los pacientes deben recibir antiagregación de forma crónica: **AAS** 75-150 mg/d y, en caso de contraindicaciones, clopidogrel 75 mg/d (preparados →cap. 2.5.2, tabla 5-10) y **estatinas**, que también pueden aumentar la distancia de claudicación.

**2.** La eficacia de los fármacos para prolongar la distancia de claudicación es limitada (los más beneficiosos son cilostazol y naftidrofurilo), o bien los datos sobre su eficacia son poco fiables (L-carnitina, pentoxifilina).

**3.** La enfermedad arterial de extremidades inferiores no contraindica el uso de β-bloqueantes, especialmente si coexiste enfermedad coronaria.

**4.** En casos de isquemia con riesgo de pérdida de la extremidad, instaurar el tratamiento farmacológico en los enfermos no candidatos a tratamiento invasivo o en los que el tratamiento invasivo resultó ineficaz. Utilizar analgésicos, curas locales, y tratar la eventual infección.

### Tratamiento invasivo

**1. Indicaciones:**

1) isquemia con riesgo de pérdida de extremidad (fase III y IV de Fontaine)

2) fase II de Fontaine con corta distancia de claudicación (IIb) y cuando la distancia de claudicación impide el trabajo profesional o autosuficiencia, y cuando el tratamiento conservador resulta ineficaz.

**2. Métodos de tratamiento:** realizar **intervenciones intravasculares percutáneas** (con o sin implantación de *stent*), **tratamiento quirúrgico** (implante de puente, más raramente endarterectomía o arterioplastia).

**3. Después de la intervención:** tras la revascularización percutánea se recomienda la doble antiagregación con AAS + clopidogrel durante ≥1 mes. A continuación AAS (opcionalmente clopidogrel solo) a largo plazo. Tras la intervención quirúrgica se prefiere tratamiento antiagregante crónico (AAS o eventualmente clopidogrel). Se pueden considerar los AVK (acenocumarol o warfarina) pero presentan un mayor riesgo de hemorragia. Se recomiendan controles clínicos periódicos.

Tabla 27-2. Diagnóstico diferencial de la claudicación intermitente

| Enfermedad | Localización del dolor o del disconfort | Síntomas típicos | Inicio del dolor en relación con el esfuerzo físico | Efecto del descanso | Efecto de la posición corporal | Otras características |
|---|---|---|---|---|---|---|
| Claudicación intermitente (pantorrilla) | Músculos de la pantorrilla | Calambres | Reaparece tras la actividad física de similar intensidad | Cede rápidamente | No se modifica | Se puede iniciar con movimientos repetidos |
| Síndrome de atrapamiento crónico | Músculos de la pantorrilla | Dolor intenso, distractor | Después de caminar | Cede lentamente | Alivio más rápido con la extremidad elevada | Antecedente de trombosis venosa profunda en la región de la cadera y muslo; síntomas de congestión venosa, edemas |
| Compresión de raíces nerviosas (p. ej. hernia discal) | Irradia a lo largo del miembro inferior, habitualmente por la parte posterior | Dolor agudo severo | Inmediatamente o poco tiempo después del inicio de la compresión | No cede rápidamente (a menudo presente también en reposo) | Los cambios de la posición de la columna vertebral pueden dar alivio | Dolor de espalda en la anamnesis |
| Quiste poplíteo sintomático (quiste de Baker) | Por debajo de la rodilla, irradiación hacia abajo | Edema, dolor, dolor a palpación | Durante el esfuerzo | Presente en reposo | No hay | Los síntomas no tienen un carácter intermitente |
| Claudicación intermitente (cadera, muslo, glúteo) | Cadera, muslo, glúteo | Molestia dolorosa, debilidad | Siempre después de un esfuerzo de la misma intensidad | Cede rápidamente | No hay | Se puede iniciar con movimientos repetidos |
| Coxartrosis | Cadera, muslo, glúteo | Malestar doloroso | Después de un esfuerzo de intensidad variable | No cede rápidamente (a menudo presente también en reposo) | El enfermo se encuentra mejor sentado, con menor carga sobre las extremidades | Variable, puede depender del nivel de la actividad y de los cambios del tiempo |

| | | | | | |
|---|---|---|---|---|---|
| Compresión de la médula espinal | Cadera, muslo, glúteo (en las zonas que corresponden a los dermatomas) | Debilidad mayor que el dolor | Después de caminar o estar de pie algún tiempo | Cede después de parar solamente si hay cambio de postura | Alivio tras flexionar la columna lumbar (tras sentarse o agacharse) | En la anamnesis con frecuencia dolor de espalda causado por un aumento de la presión en la cavidad abdominal |
| Claudicación intermitente (pie) | Pie | Dolor intenso, localizado profundamente, entumecimiento | Siempre después de esfuerzo de la misma intensidad | Cede rápidamente | No hay | Se puede iniciar con movimientos repetidos |
| Artrosis o artritis | Pie | Dolor severo | Después de un esfuerzo de intensidad variable | No cede rápidamente (también puede estar presente en reposo) | El dolor puede variar cuando se evita la carga | Variable, puede depender del nivel de actividad |

## 27.2. Isquemia aguda de las extremidades inferiores

→ **DEFINICIÓN Y ETIOPATOGENIA**

Cualquier empeoramiento brusco de la perfusión arterial de una extremidad que constituye una amenaza de su viabilidad.

**Causas:**

1) émbolos (ocluyen principalmente la bifurcación de la arteria ilíaca común, arteria femoral, la bifurcación de la aorta abdominal y la arteria poplítea) de origen cardíaco (en un 80 % de los casos, relacionados principalmente con la fibrilación auricular) o por aneurismas o placas ateroescleróticas de la aorta y de las grandes arterias

2) trombosis primaria habitualmente como complicación de una estenosis arterial ateroesclerótica o de un aneurisma

3) trombosis en un puente o en un vaso revascularizado

4) traumatismo o disección aórtica

5) síndrome de atrapamiento

6) estados de hipercoagulabilidad.

→ **CUADRO CLÍNICO E HISTORIA NATURAL**

**Síntomas:** oclusión de la arteria: ausencia de pulso, palidez y frialdad → a los 15 min dolor de la extremidad → a las 2 h empeoramiento de la sensibilidad y parestesias → a las 6 h cianosis, ausencia de sensibilidad → a las 8 h paresia motora, rigidez muscular → a las 10 h formación de ampollas, alteraciones locales de hemostasia, necrosis. El curso y los síntomas de la isquemia aguda pueden variar significativamente entre los pacientes, y la enfermedad no siempre cursa según el esquema mencionado. El cuadro clínico depende de la existencia de circulación colateral, localización de la oclusión y presencia de otras lesiones vasculares. Los síntomas pueden también tener menor intensidad, de manera que la aparición brusca de claudicación intermitente y déficit de pulso en un enfermo sin antecedentes puede sugerir isquemia aguda.

Clasificación clínica →tabla 27-3.

→ **DIAGNÓSTICO**

El primer médico que examina al paciente debe realizar el diagnóstico basándose en el cuadro clínico y derivar al enfermo sin demora a un centro especializado en cirugía vascular. Una anamnesis y exploración física adecuadas con valoración de la perfusión de las extremidades son primordiales para el diagnóstico. En la mayoría de los pacientes se necesitan exploraciones complementarias cuya urgencia depende de la gravedad de la isquemia, de su duración y de la velocidad de la progresión de los cambios. La ecografía dúplex confirma la ausencia de flujo arterial y permite localizar la oclusión y a veces diferenciar la embolia de la trombosis. Esta exploración es especialmente útil en la valoración de la permeabilidad de los puentes vasculares. La angio-TC (realizada frecuentemente) permite localizar la oclusión que causa la isquemia aguda y evaluar el estado del lecho vascular distal a la lesión. Es también muy útil para la programación del tratamiento invasivo. La arteriografía permite localizar la oclusión y planificar la revascularización. Constituye la primera fase de la intervención intravascular. Es importante que la demora en el comienzo del tratamiento por realizar la arteriografía o angio-TC no suponga un riesgo para salvar la extremidad. La arteriografía diagnóstica debe realizarse en casos en los que no existe amenaza inmediata para la viabilidad de la extremidad o cuando la viabilidad está amenazada marginalmente (→tabla 27-3). Los enfermos con amenaza inmediata deben trasladarse urgentemente al quirófano

**Tabla 27-3.** Clasificación clínica y técnicas de tratamiento de la isquemia arterial aguda de las extremidades

| Categoría | Pronóstico | Síntomas clínicos | | Tratamiento[a] |
|---|---|---|---|---|
| | | Alteraciones de la sensibilidad | Debilidad muscular | |
| I. Sin amenaza de viabilidad de la extremidad | Sin amenaza inmediata | No hay | No hay | Trombólisis[b] o trombectomía/embolectomía, o derivación vascular[c] |
| II. Viabilidad amenazada | | | | |
| IIa. marginal | Salvable con tratamiento rápido | Mínima (dedos) o ninguna | No hay | Revascularización urgente[d] |
| IIb. inmediata | Salvable con revascularización inmediata | No solo en los dedos | Leve o moderada | Revascularización urgente[d] |
| III. Isquemia irreversible | Amputación alta o lesión nerviosa permanente inevitables | Profunda, anestésica | Profunda, parálisis (rigidez) | Amputación primaria |

[a] Independientemente de la categoría administrar heparina no fraccionada (iv.) y analgésicos.
[b] Administración del fármaco a través de un catéter intraarterial (no se emplea la trombólisis sistémica).
[c] En pocas horas.
[d] Las pruebas de imagen no deben retrasar la revascularización.

para recanalizar la arteria mediante tratamiento quirúrgico o intravascular. Durante la intervención puede realizarse la arteriografía.

# ➔ TRATAMIENTO

**Tratamiento invasivo**

**1. Indicaciones:** los procedimientos en la isquemia aguda se realizan por indicaciones vitales, por lo cual no tienen contraindicaciones. Derivar al enfermo inmediatamente a un centro quirúrgico.

**2. Manejo preoperatorio:**

1) lo más pronto posible: **HNF** 5000-10 000 UI, después infusión continua iv. (dosificación →cap. 2.33.1, tabla 33-2)
2) **analgésicos opioides**
3) **hidratación parenteral**.

**3. Métodos**

1) **intervención quirúrgica:** revascularización quirúrgica inmediata indicada en la fase II y en la fase inicial III, con mayor frecuencia tromboembolectomía, que debe ser realizada dentro de las 6-8 h desde el comienzo de los síntomas
2) **intervenciones intravasculares:** trombólisis intraarterial local mediante catéter situado a nivel del trombo, administrando una perfusión continua de pequeñas dosis de estreptoquinasa o alteplasa (método de elección en enfermos en fase I que puede evitar o simplificar el tratamiento quirúrgico). El empeoramiento de la isquemia durante la trombólisis obliga a detener la perfusión y proceder a la intervención quirúrgica; tras la recanalización del vaso se puede realizar angioplastia percutánea o reconstrucción quirúrgica para garantizar una permeabilidad duradera; se realiza trombectomía aspirativa percutánea o trombectomía mecánica percutánea.

**Tratamiento farmacológico**

**1.** Inmediatamente después de la intervención quirúrgica o del tratamiento trombolítico, volver a administrar heparina no fraccionada, y en enfermos que requieren angioplastia o implantación de *stent,* añadir antiagregantes.

Tratamiento posterior:

1) en caso de embolia relacionada con fibrilación auricular o prótesis valvular debe mantenerse de forma indefinida el anticoagulante oral (AVK en enfermos con prótesis valvular y AVK o NACO en pacientes con fibrilación auricular)

2) en caso de trombosis arterial usar antiagregantes. En casos de complicaciones trombóticas arteriales en el curso de trombofilias, como en el síndrome antifosfolipídico, se emplean también anticoagulantes.

**2.** En caso de émbolos por cristales de colesterol considerar las estatinas. En la fase aguda se pueden usar opcionalmente **glucocorticoides** (p. ej. prednisolona iv. 25 mg 2×d durante 3 d).

# 28. Estenosis de las arterias carótidas y vertebrales

## → ETIOPATOGENIA Y CUADRO CLÍNICO

La ateroesclerosis es la causa de >90 % de los casos de estenosis/obstrucción de las arterias carótidas y de la mayoría de las estenosis de las arterias vertebrales. Causas raras: radioterapia, vasculitis sistémica, disección y displasia fibromuscular. El curso clínico de la estenosis de la arteria carótida o vertebral puede ser asintomático o sintomático.

En la **estenosis sintomática de la arteria carótida** se han presentado síntomas neurológicos focales, como accidentes isquémicos transitorios (AIT) o ACV, en los últimos 6 meses:

1) en el lado opuesto a la estenosis se desarrollan paresias o parálisis, alteraciones de la sensibilidad

2) alteraciones del habla en caso de estenosis de la arteria del hemisferio dominante

3) alteraciones de la visión en el lado de la estenosis.

A veces se puede detectar soplo carotídeo a nivel del ángulo mandibular en caso de estenosis >50 %. Si la estenosis es >90 % o la oclusión es completa, normalmente no se ausculta soplo.

La **estenosis sintomática de la arteria vertebral** puede ocasionar ACV del territorio posterior de la circulación cerebral o insuficiencia vertebrobasilar. Estos pueden ser transitorios y consisten en acúfenos, hipoacusia, alteraciones de la marcha (más frecuentemente con desviación hacia el lado de la disfunción auditiva), episodios bruscos y recurrentes de pérdida de fuerza en las extremidades inferiores con caídas, vértigo subjetivo u objetivo, oscurecimiento de la visión de pocos segundos de duración o sensación de movimiento ondular de los objetos observados. La persistencia de síntomas cerebelosos, de tronco o la alteración de la visión de origen cortical sugieren el desarrollo de un foco o de focos de infarto.

## → DIAGNÓSTICO

Para localizar y valorar el grado de estenosis es suficiente el **estudio ecográfico con Doppler-color**. Las **angio-RMN** y **angio-TC** son útiles para valorar las arterias carótidas, especialmente en sus segmentos intracraneales, detectar las áreas de infarto cerebral, así como evaluar morfológicamente eventuales

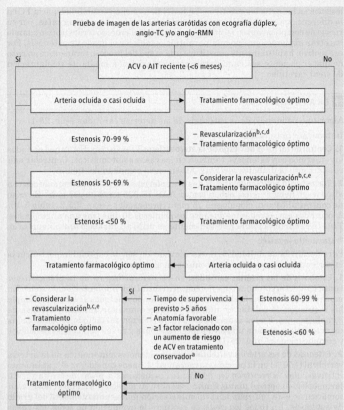

ª Factores de riesgo: 1) clínicos: AIT/ACV con síntomas clínicos en el lado opuesto a la estenosis (nota: la edad avanzada no se asocia a peor pronóstico); 2) en las pruebas de imagen de encéfalo: ACV isquémico asintomático en el mismo lado que la estenosis; 3) en ecografía: progresión de la estenosis >20 %, émbolo idiopático presente en ecografía Doppler transcraneal (señal transitoria de gran intensidad), reserva vascular cerebral reducida, placas ateroescleróticas grandes, placas ateroescleróticas anecoicas, área hipoecogénica aumentada visible en el lado de la luz vascular dentro de la placa que causa estenosis; 4) angio-RMN: sangrado en la placa ateroesclerótica, núcleo necrótico de la placa rico en lípidos.

ᵇ En caso de optar por la revascularización, el procedimiento debe realizarse lo antes posible (hasta 14 d).

ᶜ La decisión debe tomarse por un comité multidisciplinar que incluye al neurólogo.

ᵈ Se recomienda la CEA; la CAS debe considerarse si la cirugía se vincula con un **riesgo grande** (edad >80 años, cardiopatía de importancia clínica, enfermedad pulmonar grave, oclusión de la arteria carótida interna en el lado opuesto, parálisis del nervio laríngeo recurrente en el lado opuesto, antecedentes de cirugía radical en el cuello o radioterapia de cuello, estenosis recurrente tras endarterectomía) y opcionalmente puede considerarse en los demás pacientes.

ᵉ Considerar la CEA, opcionalmente puede considerarse la CAS.

ACV — accidente cerebrovascular, AIT — accidente isquémico transitorio, angio-RMN — angiografía por resonancia magnética, angio-TC — angiografía por tomografía computarizada, CAS — angioplastia con colocación de *stent* en la arteria carótida, CEA — endarterectomía carotídea

**Fig. 28-1.** Algoritmo de manejo de la estenosis de las arterias carótidas (según las guías de la ESC y ESVS 2017, modificado)

lesiones en las arterias carótidas. La RMN tiene mejor sensibilidad que la TC en la diferenciación del ACV isquémico del hemorrágico. La **angiografía**, por su riesgo de complicaciones, se utiliza como parte del proceso terapéutico o cuando las otras exploraciones no han permitido establecer el grado de estenosis. Por ese motivo, habitualmente constituye una etapa del proceso terapéutico en caso de que el paciente sea candidato a revascularización mediante implantación de *stent* carotídeo.

### ➡ TRATAMIENTO

Algoritmo de manejo de la estenosis de las arterias carótidas →fig. 28-1.

**Tratamiento conservador**

**1. Control de factores de riesgo de la ateroesclerosis** →cap. 2.3. Estatinas en todos los enfermos con estenosis, también en los casos asintomáticos. Controlar adecuadamente la diabetes *mellitus*. Abstinencia completa del tabaco.

**2. Tratamiento antiplaquetario:** todos los enfermos, salvo los asintomáticos con alto riesgo hemorrágico, deben tomar AAS 75-325 mg/d de por vida. En caso de contraindicación, clopidogrel 75 mg/d (preparados →cap. 2.5.2, tabla 5-10). Asociar dos antiagregantes durante los primeros 30 días tras una angioplastia. Tras la endarterectomía habitualmente se utiliza 1 fármaco antiplaquetario.

**Tratamiento invasivo**

Para decidir la modalidad de revascularización son de especial importancia la experiencia y los resultados obtenidos en el centro específico.

**1. Estenosis de las arterias carótidas:** resección quirúrgica de la placa estenosante (endarterectomía) o angioplastia arterial con implantación de *stent*. En muchos casos es posible el tratamiento con ambos métodos si el centro cumple los requisitos de calidad en número de procedimientos anuales y en tasa de complicaciones. En los demás pacientes, la elección del método depende de las características de cada una de las intervenciones y de sus potenciales beneficios y complicaciones (→fig. 28-1).

**2. Estenosis de las arterias vertebrales:** en la estenosis sintomática de la arteria vertebral (≥50 %) en la porción extracraneal se puede considerar el tratamiento intravascular si recurren los accidentes isquémicos a pesar del tratamiento farmacológico óptimo (datos limitados sobre su eficacia). En la estenosis asintomática no está indicada la revascularización independientemente del grado de estenosis. En todos los casos se requiere la evaluación de todos los vasos que suministran flujo arterial al encéfalo, incluidas ambas arterias carótidas y la arteria vertebral del lado opuesto.

# 29. Accidente cerebrovascular (ACV)

### ➡ DEFINICIONES Y ETIOPATOGENIA

**Accidente cerebrovascular (ataque cerebrovascular, ictus, ACV):** alteración focal o generalizada de la función cerebral de instauración brusca y de más de 24 h de duración, provocada exclusivamente por causas vasculares, relacionadas con la alteración de la circulación cerebral. El ACV también puede ser diagnosticado dentro de las primeras 24 h desde el comienzo de los síntomas, siempre que se documente claramente en las pruebas de neuroimagen, los síntomas hayan cedido tras el tratamiento trombolítico o en caso de que el paciente falleciera en dicho período de tiempo. Si los síntomas neurológicos focales ceden en las primeras 24 h y no se identifican focos isquémicos en las pruebas de neuroimagen → diagnosticar **accidente isquémico transitorio (AIT)**. Clasificación del ACV según **la patogenia y las causas**

1) **ACV isquémico** (~80 %): con mayor frecuencia a consecuencia de oclusión arterial y reducción del flujo sanguíneo cerebral. Causas: ateroesclerosis de grandes arterias extracraneales o intracraneales (arterias carótidas y vertebrales) o de arterias medianas del cerebro; cambios en las arterias de pequeño tamaño (ACV lacunar; más a menudo a consecuencia de hipertensión arterial y de cambios degenerativos de las arterias perforantes); émbolos cardiogénicos en casos de fibrilación auricular, foramen oval permeable, valvulopatías y prótesis valvulares en la parte izquierda del corazón, alteraciones de la contractilidad, también aneurisma del ventrículo izquierdo; endocarditis; vasculitis sistémica.

2) **ACV hemorrágico:**

   a) **hemorragia intracerebral** (~15 %): ruptura de un vaso intracerebral, en 2/3 de los casos relacionado con la hipertensión arterial, que facilita la formación de microaneurismas; angiopatía amiloide (en general en personas de edad avanzada); con menor frecuencia malformaciones vasculares

   b) **hemorragia subaracnoidea** (~5 %): con mayor frecuencia a consecuencia de la ruptura de un aneurisma sacular u otras malformaciones vasculares

3) **ACV venoso** (<1 %): por trombosis de venas cerebrales o de los senos venosos de la duramadre; a menudo relacionado con focos isquémicos en ambos hemisferios cerebrales por congestión pasiva y con transformación hemorrágica rápida.

**Factores de riesgo:** hipertensión arterial, tabaquismo, fibrilación auricular, diabetes *mellitus*, escasa actividad física, abuso de alcohol.

### → CUADRO CLÍNICO E HISTORIA NATURAL

**1. Síntomas:** dependen de la localización

1) **infarto lacunar:** aparece en zonas vascularizadas por pequeñas arterias perforantes, más a menudo en núcleos subcorticales, cápsula interna, tálamo y tronco cerebral; suele provocar déficit motor, alteraciones de la sensibilidad o ataxia en ≥1 de las siguientes regiones: cara, extremidad superior y extremidad inferior

2) **infarto que afecta a todo el territorio de la circulación anterior del cerebro:** por afectación de las arterias cerebrales anterior y media; suele manifestarse como hemiplejia o hemiparesia importante o alteraciones de la sensibilidad en el hemicuerpo contrario en la cara, extremidad superior y extremidad inferior, junto a afasia y hemianopsia (alteración de la visión unilateral del lado contrario al ACV)

3) **infarto que afecta a solo una parte del territorio de la circulación anterior del cerebro:** provoca síntomas motores o alteraciones de la sensibilidad de predominio en la extremidad inferior si afecta el territorio de la arteria cerebral anterior y de predominio en cara y extremidad superior o solamente afasia si afecta el territorio de la arteria cerebral media

4) **infarto de la parte posterior de la circulación cerebral (vertebrobasilar):** provoca síndromes de lesión de cerebelo, tronco cerebral o lóbulos occipitales con hemianopsia y ceguera cortical.

Los **infartos venosos** presentan cuadros clínicos muy diversos. La zona afectada no se corresponde con ningún territorio de circulación arterial, lo que tiene un significado diagnóstico importante. Pueden aparecer síntomas neurológicos focales o crisis epilépticas focales, síntomas de presión intracraneal aumentada; alteración del nivel de conciencia y/o alteraciones de la movilidad extraocular por paresia de los nervios III y VI con exoftalmos, dolor retroocular y edema palpebral.

**2. Historia natural:** el estado neurológico puede empeorar en las primeras horas o días o puede mejorar espontáneamente. En un 5-10 % de los enfermos con ACV isquémico puede producirse un segundo ACV en la fase inicial de la enfermedad. Se manifiesta por la aparición de nuevos síntomas neurológicos en el mismo territorio o en diferente territorio vascular tras la estabilización del ACV inicial.

El riesgo de ACV es muy elevado en el período inicial después de un AIT (hasta el 5 % en las 48 h y el 12 % en los 30 días). En ~50 % de los casos de ACV isquémico, sobre todo embólico, aparece transformación hemorrágica de intensidad variable, confirmada por TC. El ACV hemorrágico se suele caracterizar por un empeoramiento más rápido de los síntomas neurológicos. Son menos frecuentes las recidivas.

## → DIAGNÓSTICO

### Manejo diagnóstico

**1. Realizar exploración física y anamnesis** (aclarar con exactitud el inicio de los síntomas, o el momento en el que el paciente fue visto asintomático por última vez, es de gran importancia para establecer la indicación de trombólisis).

**2. Valorar las constantes vitales:** respiración, presión arterial, función cardíaca (también ECG) y $SaO_2$ (con pulsioxímetro).

**3. Extraer muestra de sangre para pruebas de laboratorio:** hemograma, tiempo de protrombina, INR y TTPa, niveles séricos de electrólitos y de glucosa, VHS o proteína C-reactiva, indicadores bioquímicos de función renal y hepática, marcadores de daño miocárdico, gasometría arterial (en caso de sospecha de hipoxemia o alteraciones del equilibrio ácido-básico).

**4. Examen neurológico exhaustivo:** tiene importancia esencial confirmar los síntomas del daño focal (o generalizado en caso de hemorragia subaracnoidea) de inicio brusco y establecer la probable causa vascular. En caso de hemorragia subaracnoidea se pueden presentar síntomas meníngeos.

**5. Realizar TC cerebral lo más rápidamente posible** o, en caso de la existencia de indicaciones particulares, una RMN. Dichas pruebas diferencian el ACV secundario a hemorragia intracerebral del ACV isquémico, y permiten detectar de manera rápida otros trastornos que pueden imitar la clínica del ACV (p. ej. hematoma subdural, tumor cerebral). Los resultados de las pruebas de neuroimagen tienen una importancia esencial en la elección del tratamiento (p. ej. una hemorragia intracraneal es una contraindicación absoluta para trombólisis, y la hemorragia subaracnoidea requiere un tratamiento inmediato intravascular o neuroquirúrgico). También puede estar indicado la realización de un Doppler de troncos supraaórticos, un Doppler transcraneal y/o una ecocardiografía, pero estas pruebas no deberían aplazar el tratamiento trombolítico (si el paciente cumple los criterios de clasificarse a esta terapia).

**6. Si el resultado de las pruebas de imagen resulta normal o no concluyente y existe probabilidad de hemorragia subaracnoidea** → realizar una punción lumbar diagnóstica, pero no antes de 12 h tras el inicio de los síntomas (a las pocas horas de la aparición del sangrado en el líquido cefalorraquídeo se presentan productos del metabolismo de la hemoglobina, como bilirrubina, y el líquido centrifugado tiene color amarillento, lo que permite diferenciarlo del sangrado relacionado con la punción; es imprescindible centrifugar inmediatamente una muestra de líquido). No realizar una punción lumbar sin antes haber descartado una hipertensión endocraneal mediante una prueba de imagen cerebral.

### Diagnóstico diferencial

Principalmente, todas las enfermedades que pueden provocar síntomas neurológicos focales o síntomas generalizados de disfunción del SNC: hipoglucemia, hiperglucemia, tumor cerebral y otras lesiones que provocan compresión y distorsión de estructuras cerebrales (p. ej. hematoma subdural, absceso cerebral), migraña, crisis epiléptica, especialmente si cursa con hemiparesia o hemiplejia transitoria posconvulsiva (síndrome de Todd), hiponatremia, encefalopatía hipertensiva o hepática.

Tabla 29-1. Tratamiento de la hipertensión arterial en el ACV isquémico agudo sin tratamiento trombolítico

| Presión arterial | Manejo[a] |
|---|---|
| PAS <220 mm Hg y PAD <120 mm Hg | No utilizar fármacos antihipertensivos; valorar el tratamiento antihipertensivo en caso de insuficiencia cardíaca severa, disección de aorta o síntomas de encefalopatía hipertensiva (elección de los fármacos →más adelante) |
| PAS >220 mm Hg o PAD 120-140 mm Hg | – urapidilo iv.[b] 10-50 mg, después 4-8 mg/h<br>– labetalol iv.[b] 10-20 mg durante 1-2 min, se puede repetir cada 10 min (dosis máxima total 300 mg) |
| PAD >140 mm Hg | – nitroglicerina iv. inicialmente 5 µg/min, después aumentar gradualmente en 5 µg cada 5 min, hasta máx. 100 µg/min<br>– nitroprusiato de sodio iv., inicialmente 0,5 µg/kg/min, luego aumentar gradualmente la dosis hasta máx. 10 µg/kg/min |

[a] El objetivo es la disminución de la presión arterial en un 10-15 %. Es necesario controlar continuamente la presión arterial. El inicio de la acción, la duración y los efectos adversos de los fármacos →tabla 20-4.

[b] En enfermos inestables o con presión arterial muy variable se puede utilizar urapidilo o labetalol alternándolo con noradrenalina.

PAD — presión arterial diastólica, PAS — presión arterial sistólica

## → TRATAMIENTO

El ACV es un estado de riesgo vital, por lo que precisa un diagnóstico rápido y un tratamiento adecuado inmediato. El paciente con sospecha de ACV debe ser transportado a una unidad de ACV.

### Manejo general

**1. Asegurar las funciones vitales básicas.** El enfermo puede necesitar respiración asistida y tratamiento de las alteraciones de la función cardíaca.

**2. Controlar la presión arterial.** En la fase inicial del ACV, la presión arterial a menudo sube y al cabo de pocos días baja espontáneamente. Una reducción excesiva de la presión arterial puede provocar disminución del flujo sanguíneo cerebral, lo que puede ampliar el foco de isquemia y empeorar el estado neurológico. Evitar una reducción brusca de la presión arterial (en no más del 15 % del valor inicial).

1) **Indicaciones para el uso de fármacos hipotensores:**
   a) en el ACV isquémico, presión sistólica >220 mm Hg o diastólica >120 mm Hg (si el paciente es candidato a tratamiento trombolítico, la presión arterial no puede superar 185/110 mm Hg; para bajar la presión arterial en estos enfermos utilizar labetalol [10-20 mg iv. durante 1-2 min, se puede repetir esta dosis 1 vez] o urapidilo); durante el tratamiento trombolítico hay que monitorizar cuidadosamente la presión arterial y tratarla en caso de elevación)
   b) en el ACV provocado por hemorragia intracerebral: >180/105 mm Hg (resultados de estudios indican beneficios de mantener la presión sistólica <140 mm Hg)
   c) el ACV se acompaña de un síndrome coronario agudo, disección de aorta, insuficiencia cardíaca, insuficiencia renal aguda, alteración grave de la coagulación por uso de fármacos anticoagulantes.

2) **Selección de fármacos** →tabla 29-1; en cuanto a los fármacos orales eventualmente se puede administrar p. ej. captopril 6,25-12,5 mg (tiene un efecto rápido y corto). Recordar que los pacientes con ACV son más sensibles a los fármacos hipotensores. No utilizar nifedipino.

La **hipotensión** rara vez acompaña el ACV. Puede ser consecuencia de deshidratación, insuficiencia cardíaca, hemorragia (más frecuentemente del tracto digestivo) o de la farmacoterapia. Puede agravar la isquemia cerebral. Perfundir fluidos, en caso de necesidad utilizar noradrenalina, y —en el caso de que existe también una disfunción sistólica del miocardio— dobutamina (dosificación →cap. 2.2).

**3. Corregir las posibles alteraciones del equilibrio hidroelectrolítico** →cap. 19.1.

**4. Controlar la glucemia.** Tanto la hiperglucemia como la hipoglucemia son nocivas para el cerebro. En caso de **hiperglucemia** → reducir la ingesta de carbohidratos en la dieta. Si la glucemia ≥10 mmol/l → insulinoterapia. En caso de **hipoglucemia** → administrar solución de glucosa al 10-20 %, preferiblemente en infusión iv. mediante un catéter colocado en la vena cava (la administración de solución de glucosa al 5 % puede provocar edema cerebral).

**5. Bajar la temperatura corporal** si supera los 37,5 °C. La fiebre aparece a menudo en las primeras 48 h y empeora el pronóstico. Utilizar paracetamol y métodos físicos.

**6. Monitorizar la diuresis:** ~20 % de los enfermos presenta retención de orina. Puede estar indicado colocar una sonda vesical (no de manera rutinaria) para controlar la diuresis y en caso de retención de orina.

**7. Colocar sonda nasogástrica** para alimentación si se presenta disfagia (inicialmente en ~50 % de los enfermos, cede en los días subsiguientes).

**8.** Aplicar profilaxis de trombosis venosa profunda y del embolismo pulmonar →cap. 2.33.3, neumonía aspirativa, otras infecciones y úlceras de decúbito.

**9. Manejo en caso de presión intracraneal aumentada** o **crisis convulsivas** →Complicaciones.

### Tratamiento específico del ACV isquémico

**1.** **Tratamiento trombolítico:** tPA (alteplasa) 0,9 mg/kg (el 10 % de la dosis en inyección iv. durante 1-2 min, el resto en infusión iv. durante 1 h).

1) tPA está registrado para ser utilizado hasta 4,5 h desde el comienzo de los síntomas del ACV isquémico, pero puede ser beneficioso también en algunos enfermos tratados en el período de 4,5-6 h. Los beneficios del tratamiento trombolítico disminuyen con el tiempo transcurrido desde el inicio del ACV. La indicación para la administración del tPA viene dada por la presencia de un síndrome neurológico clínicamente significativo (p. ej. trastornos del habla, de la función motora, de los movimientos oculares, de la visión o en el caso del síndrome de negligencia, con excepción de las alteraciones de la sensibilidad o ataxia aisladas). No aplicar tratamiento trombolítico en enfermos en los que los síntomas han cedido completamente (AIT). La mejoría de los síntomas no es una contraindicación para la administración de tPA, ya que pueden tener un carácter fluctuante en la fase inicial (p. ej. a pesar de una mejoría relativa en las primeras 6 h, puede aparecer un empeoramiento más tarde). **Antes de administrar tPA, es necesario descartar en las pruebas de imagen cerebrales la presencia de un ACV hemorrágico o de un foco extenso de ACV isquémico y realizar pruebas de laboratorio (obligatoriamente glucemia e INR, si el paciente recibe un AVK o no se sabe qué fármacos está tomando).**

2) **Contraindicaciones:** traumatismo craneal o ACV en los 3 meses previos, síntomas que sugieren hemorragia subaracnoidea, punción de una arteria no compresible en los últimos 7 días, antecedente de ACV hemorrágico, hipertensión arterial (presión sistólica ≥185 mm Hg o presión diastólica ≥110 mm Hg) no controlable con tratamiento antihipertensivo, signos de sangrado activo, alteraciones agudas de la coagulación (p. ej. plaquetas ≤100 000/μl, administración de heparina en las últimas 48 h, causante de prolongación de TTPa ≥LSN, tratamiento anticoagulante actual con AVK con INR ≥1,7 o tiempo de protrombina ≥15 s; tratamiento oral con anticoagulantes que no sean antagonistas de la vitamina K (NACO), si el tiempo desde la toma

de la última dosis del fármaco hasta el ACV es <48 h; glucemia ≤50 mg/dl (2,7 mmol/l), ACV extenso en las imágenes cerebrales (área hipodensa >1/3 del hemisferio cerebral). Contraindicaciones relativas: síntomas leves o con mejoría rápida espontánea, crisis epiléptica en el momento del ACV, cirugía o traumatismo importante en los últimos 14 días, hemorragia digestiva o urinaria en los últimos 21 días, infarto agudo de miocardio en los 3 meses previos, antecedente de ACV isquémico en los últimos 3 meses, discapacidad física antes del ACV.

3) **Complicaciones:** hemorragia (en un promedio del 5 %), en general pequeñas y asintomáticas.

**2. Métodos intravasculares:** la trombectomía es eficaz en el caso del ACV secundario a la oclusión del segmento proximal de la arteria cerebral media en aquellos enfermos que hayan recibido el tratamiento trombolítico dentro de las primeras 4,5 h desde la aparición de los síntomas, realizándose el procedimiento intravascular antes de transcurridas las primeras 6 h desde la aparición de los síntomas. En casos seleccionados la trombectomía puede ser beneficiosa hasta 24 h después del ACV (después de realizar una RMN y valorar las alteraciones de la perfusión), así como en pacientes que no han recibido un trombolítico debido a la presencia de contraindicaciones para su administración, y también con el fin de permeabilizar la rama de la arteria cerebral posterior.

**3. AAS: iniciar pasadas 24-48 h desde el inicio del ACV isquémico (en enfermos que reciben un tratamiento trombolítico, usualmente 24 h tras la administración de la alteplasa)**, tras descartar hemorragia intracraneal en la TC; inicialmente 150-300 mg/d, después 75-150 mg/d. En la prevención de una recaída temprana en enfermos con un ACV isquémico leve, puede considerarse la terapia antiagregante doble con AAS y clopidogrel (24 h después del ACV, durante ≤90 días).

**4. HNF:**

1) **ACV isquémico:** la aplicación de heparina a dosis anticoagulante (la mayoría de los enfermos inmovilizados precisa heparina a dosis profiláctica) puede estar justificada solamente en casos particulares: ACV provocado por tromboembolismo de origen cardíaco con riesgo elevado de ACV, recaída (con la excepción de una fibrilación auricular no valvular); disección arterial o tratamiento quirúrgico programado de estenosis arterial significativa

2) **ACV venoso:** inicialmente administrar heparina (HNF o HBPM) a dosis terapéuticas (→cap. 2.33.1, tabla 33-2) y después continuar el tratamiento con AVK (acenocumarol o warfarina) durante 3-12 meses (INR 2,0-3,0); no se recomienda administrar NACO, ni en la fase aguda del ACV, ni en la prevención de recaídas

3) **contraindicaciones:** ACV extenso (>50 % del área vascular de la arteria cerebral media), hipertensión arterial no controlada, alteraciones avanzadas de la microcirculación cerebral, ACV en el curso de endocarditis infecciosa.

### Tratamiento quirúrgico

La hemorragia subaracnoidea precisa el tratamiento del vaso roto. Se utiliza embolización intravascular con espirales introducidas en el saco del aneurisma u oclusión del aneurisma con clips. Los enfermos con sangrado pequeño se deben intervenir lo más pronto posible (a lo largo de 3 días); en enfermos en estado clínico grave con sangrado grande puede estar indicada una demora en el procedimiento.

Se puede considerar la evacuación del foco hemorrágico en caso de hemorragia cerebelosa, mientras que no se recomienda en caso de hemorragia en los hemisferios cerebrales.

### Rehabilitación

Tiene importancia básica en la recuperación de las funciones perdidas. Se debe iniciar en los primeros días después del ACV (en la medida que corresponda al estado del paciente), tanto en el ACV isquémico, como en la hemorragia intracerebral espontánea, inicialmente en la unidad de ACV y después en los servicios especializados en rehabilitación tanto hospitalarios como ambulatorios. Se debe ofrecer al enfermo un programa integral, ajustado a sus trastornos neurológicos, con fisioterapia diaria y rehabilitación del habla.

## → COMPLICACIONES

**1. Presión intracraneal aumentada y edema cerebral:** el edema se desarrolla en 24-48 h y habitualmente alcanza el pico de intensidad a los 3-5 días. El incremento del edema es la causa más frecuente de empeoramiento del déficit neurológico en un 20 % de los enfermos. Puede provocar herniación y muerte.

**Tratamiento:**

1) elevar la cabecera de la cama 20-30°

2) evitar los estímulos nocivos

3) prevenir la hipoxemia y mantener la temperatura corporal correcta

4) se puede utilizar hiperventilación de emergencia (debido al riesgo de vasoconstricción, solo si la perfusión cerebral es buena): una reducción de $PaCO_2$ en 5-10 mm Hg puede reducir la presión intracraneal un 25-30 %

5) tratamiento quirúrgico: indicado en caso de ineficacia del tratamiento conservador y herniación inminente (en el ACV hemisférico, craneotomía de descompresión; en el ACV cerebeloso con agravamiento del nivel de conciencia y con hidrocefalia), se opta por la colocación de un sistema valvular con catéter intraventricular).

No se recomienda administrar manitol, barbitúricos ni glucocorticoides, debido a que su eficacia no ha sido confirmada.

**2. Vasoespasmo cerebral:** se presenta con mayor frecuencia a los 4-14 días después de la hemorragia subaracnoidea (hasta el 70 % de los enfermos) y puede provocar ACV (el espasmo vascular no tiene correlación con la localización del aneurisma roto).

**Tratamiento profiláctico:** normovolemia, normotermia, saturación de oxígeno correcta, nimodipino 60 mg VO cada 4 h (empezar el tratamiento lo más pronto posible y dentro de los primeros 4 días del sangrado, continuar durante ~3 semanas).

**3. Crisis epilépticas: focales, o focales que se convierten en bilaterales tónico-clónicas** (raramente estado epiléptico) en ~5 % de los enfermos, con mayor frecuencia en las primeras 24 h tras el ACV, pueden ser recurrentes. En caso de crisis usar diazepam 10-20 mg iv., lorazepam (4-8 mg) o fenitoína 18 mg/kg en infusión iv. No emplear estos fármacos de forma profiláctica.

**4. Trombosis venosa profunda y embolismo pulmonar:** prevención y tratamiento →cap. 2.33.1, cap. 2.33.2, cap. 2.33.3.

**5. Infecciones:**

1) **del tracto urinario** (en un promedio del 25 % de los enfermos en los primeros 2 meses tras el ACV): prevenir con hidratación adecuada y evitar colocar sonda vesical si no es necesario

2) **del aparato respiratorio** (en un 20 % de los enfermos en el 1.er mes tras el ACV): prevenir la neumonía por aspiración, movilización precoz del enfermo, ejercicios respiratorios. No utilizar antibióticos de manera profiláctica.

**6. Incontinencia urinaria y fecal:** vigilar los factores que pueden agravarla (p. ej. diuréticos).

**7. Lesiones por presión** (escaras por decúbito): sobre todo prevenir su aparición.

**8. Espasticidad y calambres musculares dolorosos:** el riesgo de su aparición depende de la calidad del cuidado del enfermo; conducen a la limitación de la capacidad física, dolor y desarrollo de lesiones por presión; se utiliza fisioterapia, fármacos que reducen el espasmo muscular y toxina botulínica.

**9. Síndrome de hombro doloroso:** es imprescindible proteger el hombro; se utiliza fisioterapia (evitar inyecciones locales de glucocorticoides si no se presenta inflamación).

Forma fláccida: puede aparecer subluxación inferior del hombro y lesión de tejidos blandos; el brazo debe estar apoyado todo el tiempo; enseñar al enfermo y a su cuidador cómo levantarse de la cama para no sobrecargar el hombro lesionado y cómo sostener la extremidad parética. Forma espástica (que se presenta más tarde): el movimiento del hombro está muy limitado; el tratamiento de la espasticidad y la recuperación de la movilidad correcta precisan un manejo especial (no se deben utilizar ejercicios con garruchas colgadas por encima de la cabeza).

**10. Caídas:** es imprescindible su prevención.

**11. Desnutrición:** es imprescindible una alimentación adecuada; no existen indicaciones para el uso rutinario de suplementos alimentarios.

**12. Depresión** (en ~30 % de los enfermos en varios períodos tras el ACV): puede requerir tratamiento antidepresivo.

**13. Alteraciones del estado emocional:** llanto patológico, inestabilidad emocional; ceden espontáneamente con el tiempo, a veces precisan psicoterapia o farmacoterapia (evitar el uso de tranquilizantes que empeoran las funciones cognitivas y pueden ser la causa de caídas).

---

### ⮕ PREVENCIÓN

**1. Control de los factores de riesgo**

1) Tratamiento hipotensor: se debe iniciar aproximadamente a los 7 días del ACV o AIT. En un enfermo con hipertensión arterial, diagnosticada y tratada eficazmente antes del incidente de ACV o AIT, continuar con su tratamiento habitual. En el enfermo sin tratamiento previo de la hipertensión arterial, empezar el tratamiento hipotensor si la presión sistólica ≥140 mm Hg o la presión diastólica ≥90 mm Hg. Parece óptimo el uso de IECA (p. ej. perindopril o ramipril) y de diurético (p. ej. indapamida), pero la elección de los fármacos depende de los rasgos individuales del paciente. La presión sistólica debería mantenerse dentro del rango 130-140 mm Hg.

2) Tratamiento eficaz de la diabetes *mellitus* y de la hipercolesterolemia (estatinas).

3) Abandono del tabaquismo.

4) Actividad física regular.

**2. Tratamiento antitrombótico:** en caso de riesgo de embolismo cardiogénico (p. ej. fibrilación auricular, foramen oval permeable, prolapso de la válvula mitral, prótesis valvular en la parte izquierda del corazón, alteraciones de la contractibilidad del miocardio incluyendo el aneurisma del ventrículo izquierdo) está indicado el tratamiento crónico con anticoagulante oral (AVK [acenocumarol, varfarina], inhibidor de la trombina [dabigatrán] o inhibidor del factor Xa [rivaroxabán, apixabán, edoxabán]), que deben iniciarse pocos días tras el ACV (hasta 20 días). En el AIT sin demora; en el ACV leve después de 3-5 días desde el inicio de los síntomas; en ACV moderado después de 5-7 días; en ACV grave después de 2 semanas. Previamente se debe realizar TC o RMN para descartar edema extenso y transformación hemorrágica secundaria. Una enfermedad de pequeños vasos del cerebro avanzada que se caracteriza por microhemorragias o cambios hiperintensivos de la sustancia blanca en la RMN, en la mayoría de los enfermos no constituye una contraindicación para el uso de anticoagulantes orales, a pesar del aumento del riesgo de complicaciones hemorrágicas. Si los anticoagulantes orales están contraindicados, se utilizan los antiplaquetarios, aunque su eficacia es considerablemente menor. En caso de ACV de etiología diferente a la cardiogénica, los AVK no están indicados, salvo en casos de grandes cambios ateroescleróticos en la aorta, disección de la arteria carótida (HNF y después AVK durante 6-12 meses) y aneurisma fusiforme de la arteria basilar. Si tras el ACV isquémico o AIT el paciente no presenta riesgo de tromboembolismo cardiogénico ni ingiere anticoagulantes por otras causas, hay que utilizar un fármaco antiagregante VO: AAS 75-300 mg/d o AAS 25 mg

+ dipiridamol 200 mg de acción prolongada 2×d o (en caso de intolerancia a AAS) un derivado de tienopiridina (clopidogrel 75 mg 1×d. Los enfermos que precisan un tratamiento con AAS o con anticoagulantes, deben mantenerlos durante los procedimientos dentales.

**3. Tratamiento invasivo de la estenosis de la arteria carótida** →cap. 2.28.

# 30. Tromboflebitis superficial

## → DEFINICIONES Y ETIOPATOGENIA

Inflamación de las venas localizadas por encima de la fascia, acompañada por un proceso trombótico de intensidad variable.

**Inflamación de venas varicosas:** ~90 % de la tromboflebitis superficial. Afecta más a menudo a la vena safena magna y menos frecuentemente a la safena parva. Se produce congestión venosa y cambios en la pared de la vena → trombosis → inflamación de la pared vascular.

La **tromboflebitis superficial** afecta más frecuentemente a la vena safena magna o a la safena menor, pero puede desarrollarse en cualquier vena superficial.

La **tromboflebitis superficial recurrente** puede indicar la presencia de una enfermedad neoplásica. La tromboflebitis migratoria puede acompañar o preceder a la enfermedad de Buerger o la enfermedad de Behçet, también a adenocarcinoma (signo de Trousseau), más a menudo de páncreas. La tromboflebitis profunda y superficial coexisten solo en el 5 % de los casos.

**Flebitis de las venas superficiales relacionada con catéter:** afecta más frecuentemente a venas de los miembros superiores y venas centrales, es más rara en las venas de los miembros inferiores. Está provocada por la colocación de catéteres vasculares de forma prolongada. Los factores que facilitan la inflamación: catéteres de elevado calibre, inserción de catéter central por vía periférica (y no por vía yugular o subclavia), colocación inadecuada del catéter, infección, trombofilias, tratamiento hormonal, sustancias irritantes (p. ej. fármacos administrados).

**Tromboflebitis superficial purulenta:** debe sospecharse en enfermos con bacteriemia mantenida durante >72 h a pesar de la antibioticoterapia adecuada, especialmente en enfermos con catéter intravascular. En enfermos con tromboflebitis superficial purulenta debe realizarse resección quirúrgica de la vena comprometida por la infección. Factores etiológicos más frecuentes: *Staphylococcus aureus*, estreptococos, bacilos gramnegativos.

## → CUADRO CLÍNICO E HISTORIA NATURAL

Edema localizado doloroso con enrojecimiento de la piel. En caso de varicoflebitis se palpa fácilmente una induración en forma de tumefacción o cuerda. En caso de flebitis relacionada con el catéter, los síntomas aparecen en la zona de la vena cateterizada; es imposible extraer la sangre por el catéter si se encuentra obstruido por un coágulo. El curso de la enfermedad puede ser asintomático (5-13 %). En la tromboflebitis superficial purulenta se producen fiebre, enrojecimiento intenso, dolor o presencia de contenido purulento en la zona del vaso afectado.

La enfermedad cede sin tratamiento después de pocos días o semanas. Habitualmente tras varios meses las varices se recanalizan, al menos parcialmente. En caso de flebitis en la vena safena magna y su progresión proximal, existe riesgo de que la trombosis se extienda a la vena femoral superficial (trombosis de las venas profundas proximales). La flebitis superficial se relaciona con un aumento del riesgo de enfermedad tromboembólica venosa (ETV). Este riesgo es más alto en caso de afectación del segmento proximal de la vena safena magna.

### ➔ DIAGNÓSTICO

Se basa en los síntomas clínicos. En caso de inflamación relacionada con la presencia de un catéter/cánula venoso (venosa), un cultivo (el material para cultivar es habitualmente la punta del catéter) puede revelar el agente etiológico. En los casos localizados, especialmente relacionados con la presencia de catéter, las pruebas diagnósticas no son imprescindibles. En caso de inflamación en las venas (varices) de las extremidades inferiores, realizar ecografía para detectar la punta del trombo (coágulo) y su distancia hasta la conexión con el sistema de las venas profundas, dado que la flebitis localizada en la parte proximal de la vena safena magna (por encima de la rodilla) puede afectar el sistema de las venas profundas. En enfermos con flebitis recurrente sin causa clara ampliar el proceso diagnóstico para descartar una enfermedad neoplásica. En enfermos con flebitis en una vena previamente normal (sin varices) sin factor causante claro, considerar el diagnóstico de trombofilia o enfermedad neoplásica.

### ➔ TRATAMIENTO

**1. Flebitis superficial asociada a catéter:** en caso de un catéter periférico corto, dejar de administrar los fármacos por catéter y retirarlo; en caso de dolor intenso → AINE (oral o tópico; preparados →cap. 16.12, tabla 12-1) o **heparina** (local en forma de gel) hasta la desaparición de los síntomas, pero no más de 2 semanas.

No está indicado el uso de heparina a dosis anticoagulante. Emplearla a dosis profiláctica (heparina VSc) en enfermos con riesgo elevado de trombosis venosa, como en inmovilizados, con antecedentes de ETV o con la enfermedad neoplásica →cap. 2.33.3. Valorar el tratamiento anticoagulante también en enfermos con trombosis de la parte proximal de la vena cubital o de la vena radial en los que los síntomas inflamatorios se mantienen a pesar de retirar el catéter. La duración del tratamiento depende del cuadro clínico y del resultado de la ecografía.

Valorar el punto de inserción del catéter en busca de signos de infección o de absceso.

La trombosis de las venas superficiales no es una indicación para la retirada rutinaria del catéter central, sobre todo si este funciona adecuadamente.

**2. Tromboflebitis superficial purulenta** → eliminar la causa de la infección (p. ej. el catéter) y utilizar **antibioticoterapia**, preferiblemente dirigida y, en caso de ineficacia, valorar el drenaje o resección del fragmento de la vena afectada.

**3. Trombosis venosa superficial:** si afecta a un segmento de vena superficial del miembro inferior ≥5 cm → **fondaparinux** VSc 2,5 mg/d o **HBPM** a dosis profiláctica (preparados →cap. 2.33.1, tabla 33-2, dosificación →cap. 2.33.3, tabla 33-13) durante ≥4 semanas o antagonista de la vitamina K (acenocumarol o warfarina) a una dosis para mantener un INR de 2,0-3,0 durante 5 días junto con heparina, después solo durante 45 días. El tratamiento anticoagulante está justificado adicionalmente en caso de trombosis extensa, trombosis en las venas por encima de la rodilla, especialmente en la proximidad de la desembocadura de la vena safena a la vena femoral, síntomas clínicos graves, trombosis que afecta a la vena safena magna, antecedente de ETV o de la flebitis superficial, enfermedad neoplásica activa, intervención quirúrgica reciente.

En caso de flebitis de la vena safena magna con progresión de la trombosis proximalmente, por el riesgo de afectación trombótica de la vena femoral superficial, derivar al paciente al cirujano para ligadura de la vena safena magna. No es necesario inmovilizar al enfermo con tromboflebitis superficial de las extremidades inferiores, pero se utiliza obligatoriamente un vendaje compresivo con venda elástica y se debe continuar este tratamiento hasta que ceda la inflamación aguda. Cuando ceda el proceso inflamatorio y el edema, considerar el uso de media o calcetín compresivo adecuado.

**Trombosis venosa superficial limitada** (trombosis de un segmento corto de la vena <5 cm o alejado de la conexión de la vena safena magna con la vena femoral). Probablemente no precisa tratamiento antitrombótico. Utilizar un AINE (VO o tópico) para aliviar los síntomas.

# 31. Insuficiencia venosa crónica

## ▶ DEFINICIÓN Y ETIOPATOGENIA

Se manifiesta por el desarrollo de síntomas de congestión venosa producidos por reflujo sanguíneo o estenosis u obstrucción de las venas. La insuficiencia venosa crónica (IVC) comprende: la **enfermedad varicosa** (variz es una dilatación permanente de una vena superficial de ≥3 mm de diámetro en posición sentada), el **síndrome postrombótico, la insuficiencia venosa valvular primaria y los síndromes compresivos** (p. ej. síndrome de atrapamiento de la vena poplítea por la cabeza medial del músculo gastrocnemio). **Factores de riesgo**: edad, sexo femenino, debilidad de la pared venosa y de la estructura valvular condicionados genéticamente (producen las varices primarias), embarazo, trabajo sedentario o en bipedestación, obesidad.

Independientemente de la causa, la alteración fisiopatológica principal es la hipertensión venosa debida a ausencia, hipodesarrollo, insuficiencia o destrucción de las válvulas venosas, impermeabilidad o constricción a causa de trombosis (recanalización postrombótica incompleta o fallida) o por la compresión ejercida sobre las venas.

La úlcera venosa puede estar acompañada de **eccema de la pierna** provocada por traumatismos y microtraumas, infecciones bacterianas y alergia de contacto.

## ▶ CUADRO CLÍNICO

**1. Síntomas:** en fases iniciales sensación de pesadez de miembros inferiores y un exagerado relieve que normalmente empeora por la noche, disminuye después del descanso con las extremidades elevadas, acompañado de venas superficiales dilatadas visibles de color azulado, calambres dolorosos en la región gemelar de predominio nocturno y síndrome de "las piernas inquietas". En fases más avanzadas es frecuente el dolor sordo que empeora por el día, rara vez dolor durante la deambulación (claudicación venosa), que sugiere insuficiencia venosa profunda a nivel de las pantorrillas.

**2. Signos:** telangiectasias (vénulas cutáneas dilatadas de <1 mm de diámetro y pequeñas venas aracnoideas y varices reticulares). Con el paso del tiempo aparición de varices a nivel de la vena safena mayor y menor que se encuentran ensanchadas y tortuosas formando lagunas; edema (primero blando reversible, que cede con el reposo nocturno, con el tiempo duro y elástico); hiperpigmentación supramaleolar ocre, focos de atrofia blanca cutánea, úlceras venosas (típicas en 1/3 distal por encima del maléolo interno y en estadios avanzados comprometiendo todo el perímetro supramaleolar); eccema seco o exudativo de diferente magnitud, dermatitis y celulitis persistentes (común en IVC avanzada); lipodermatoesclerosis; edema linfático secundario. Síntomas que acompañan al eccema: enrojecimiento intenso y focos de inflamación en una o en ambas extremidades, prurito persistente, frecuente sobreinfección bacteriana de las lesiones cutáneas.

**Tabla 31-1. Escala de Villalta del síndrome postrombótico (SPT)**

| Síntomas | | | | |
| --- | --- | --- | --- | --- |
| | Ausente | Leve | Mediano | Grave |
| Dolor | 0 | 1 | 2 | 3 |
| Calambres musculares | 0 | 1 | 2 | 3 |
| Pesadez | 0 | 1 | 2 | 3 |
| Parestesias | 0 | 1 | 2 | 3 |
| Prurito | 0 | 1 | 2 | 3 |
| **Signos** | | | | |
| | Ausente | Leve | Mediano | Grave |
| Edema pretibial | 0 | 1 | 2 | 3 |
| Induración de la piel | 0 | 1 | 2 | 3 |
| Hiperpigmentación | 0 | 1 | 2 | 3 |
| Enrojecimiento | 0 | 1 | 2 | 3 |
| Dilatación de las venas | 0 | 1 | 2 | 3 |
| Compresión dolorosa de la pantorrilla | 0 | 1 | 2 | 3 |
| Úlcera venosa | Presente/ausente | | | |

Cada síntoma es valorado por el propio paciente y cada signo por el médico.
**Interpretación del resultado:** 0-4 ptos. — SPT ausente, 5-9 ptos. — SPT leve, 10-14 ptos. — SPT moderado, >14 ptos. o presencia de úlcera — SPT grave

## → DIAGNÓSTICO

Basado en los síntomas y signos y el resultado de la **ecocardiografía Doppler-color** de las venas del miembro inferior. Para diagnosticar el síndrome postrombótico y valorar su severidad se utiliza la escala de Villalta →tabla 31-1.

**Diagnóstico diferencial**

Edema de ambos miembros y edema unilateral →cap. 1.17.

## → TRATAMIENTO

**Tratamiento conservador**

**1. Recomendaciones generales:** evitar el exceso de calor local y baños de sol además de la bipedestación prolongada y el sedentarismo con rodillas flexionadas y caderas en ángulo recto. El lugar de trabajo debe ser ergonómico con respaldo de silla inclinado, elevación de los pies; caminatas de unos minutos de duración o ejercicios activos de los miembros en personas con sedentarismo prolongado; actividad física regular (senderismo, marchar o correr, ciclismo, natación); reposo frecuente con elevación de los miembros inferiores por encima del nivel del corazón apoyados sobre toda la longitud de la pantorrilla (y no sobre un punto).

**2. Tratamiento compresivo:** es el único método que puede frenar el desarrollo de IVC, usado también como prevención. Se usan bandas de compresión (en

**Tabla 31-2. Clases de medias de compresión e indicaciones de uso**

| Clase | Presión[a] | Indicaciones |
|-------|-----------|--------------|
| I | 20-30 | Prevención de la trombosis venosa, prevención de la trombosis y de las venas varicosas en embarazadas, pequeñas venas varicosas durante el embarazo, pesadez y cansancio de las extremidades, pequeñas venas varicosas sin edema visible, posoperatorio de venas varicosas |
| II | 30-40 | Venas varicosas de gran tamaño durante el embarazo, venas varicosas con pequeño edema, estados posflebíticos en las venas superficiales, tras la escleroterapia de venas varicosas, tras la cicatrización de úlceras pequeñas |
| III | 40-50 | Venas varicosas de muy gran tamaño con edema importante, tras la cicatrización de úlceras de gran tamaño, edema postraumático, edema linfático reversible |
| IV | 50-60 | Síndrome postrombótico severo, edema linfático irreversible |

[a] Ejercida en el nivel del tobillo (mm Hg).

enfermos con úlceras venosas), medias o medias cortas de compresión (ajustadas individualmente por un profesional a una extremidad sin edema →tabla 31-2), compresión intermitente neumática.

Contraindicaciones: dermatitis y celulitis aguda, lesiones cutáneas exudativas, isquemia arterial de grado III/IV según la clasificación de Fontaine (clasificación de Rutherford >3) equivalente a un índice tobillo-brazo (ITB) <0,6 (siempre antes de usar cualquier método de compresión, explorar los pulsos en los miembros inferiores y en caso de dudas medir el ITB), insuficiencia cardíaca avanzada, hipertensión arterial mal controlada, deformaciones de la extremidad que impiden una compresión precisa, arteritis de los miembros inferiores.

**3. Tratamiento farmacológico:** coadyuvante (no sustituye el tratamiento compresivo). Las flavonas derivadas de benzopireno obtenidas de las plantas o sintéticas (rutina y sus derivados, hesperidina, diosmina), saponinas (escina), dobesilato de calcio, extractos de semillas de uva o de cítricos pueden, en algunos pacientes, mejorar la calidad de vida y aliviar los síntomas, pero no protegen contra la progresión de la enfermedad.

**Tratamiento de las úlceras venosas**

**1. Elevación de la extremidad** en posición sentada o en decúbito.

**2. Tratamiento compresivo:** terapia por compresión multicapa con vendajes especiales o sistemas especiales de compresión ya preparados para el uso en caso de presencia de úlceras (presión indicada en el nivel del tobillo: 40 mm Hg, por debajo de la rodilla: 17-20 mm Hg; en caso de úlceras mixtas arteriovenosas y con ITB 0,6-0,9 está permitido el uso de compresión con una presión máxima de 17-25 mm Hg).

**3. Resección de los tejidos necróticos, limpieza de la herida, injertos cutáneos y cutáneo-musculares.**

**4. Tratamiento de la infección:** desinfectantes tópicos que contienen octenidina, curas con gasa empapada en solución de yodopovidona al 7-10 % o solución de etacridina y antibióticos sistémicos (no tópicos).

**5. Tratamiento del dolor,** especialmente importante durante la limpieza de la herida y cambios de las curas.

**6. Tratamiento del eccema de la pierna:** antihistamínicos VO, glucocorticoides tópicos y compresas con tanino al 1 % y nitrato de plata al 0,1 %.

**7. Corrección del posible déficit proteico** que dificulta la curación (necesaria la valoración del estado de nutrición antes de empezar el tratamiento de la úlcera).

**8. Si la úlcera no se cura** a pesar del tratamiento adecuado durante >3 meses → derivar a un especialista y descartar un proceso neoplásico subyacente.

**Terapia invasiva**

**1. Indicaciones:** síntomas avanzados de IVC, varices con complicaciones (varicoflebitis, ruptura, varicorragia, trastornos tróficos cutáneos, ulceración venosa), cuestiones estéticas. No plantear tratamiento quirúrgico en caso de varices secundarias, es decir en caso de venas de circulación colateral dilatadas ni tampoco en caso de venas profundas no permeables.

**2. Métodos:** extracción de las varices por *stripping*, cirugía de las perforantes incompetentes por método abierto (Linton), métodos poco invasivos (microflebectomía, criocirugía, operaciones por láser), ablación de las varices por láser, termoablación por radiofrecuencia, ablación por vapor de agua, escleroterapia (obliteración de las venas mediante inyección de sustancias fibrosantes). Se producen recidivas hasta en un 50 % de los casos después del tratamiento quirúrgico. El buen resultado de la cirugía en gran medida depende del uso continuo del tratamiento compresor.

# 32. Síndrome de vena cava superior

### → DEFINICIÓN Y ETIOPATOGENIA

Conjunto de síntomas provocados por la limitación del drenaje venoso de la vena cava superior en la aurícula derecha. **Causas:**

1) neoplasias (causa principal; compresión/infiltración de la vena cava): cáncer de pulmón (60-85 % delos casos de neoplasia), linfomas, metástasis (sobre todo del cáncer de mama), neoplasias del mediastino (timoma, cáncer de tiroides, neoplasias embrionarias, entre otros)

2) causas no neoplásicas (15-40 % de los casos): compresión por aneurisma de la aorta torácica o a consecuencia de mediastinitis crónica, trombosis de la vena cava superior asociada a la cateterización de venas centrales o al implante de marcapasos, otras causas son poco frecuentes.

### → CUADRO CLÍNICO E HISTORIA NATURAL

Síntomas y signos típicos: edema de la cara y del cuello con enrojecimiento o cianosis, enrojecimiento de las conjuntivas, edema de las extremidades superiores, ingurgitación persistente de las venas yugulares, cefalea y vértigo, alteraciones de la visión (los síntomas son el resultado de la congestión por encima de la localización de la estenosis). El ensanchamiento de las venas superficiales del tórax es un signo de circulación colateral cuando el proceso se desarrolla lentamente. En caso de gran compromiso del drenaje venoso aparece disfagia, disnea, voz ronca, estridor (a menudo por compresión del esófago, de la tráquea y del nervio laríngeo recurrente). En ~1/4 de los enfermos se observa derrame pleural.

### → DIAGNÓSTICO

Las pruebas de imagen (radiografía, TC del tórax) revelan un ensanchamiento del mediastino por tumor localizado junto a la tráquea, en el hilio o en el mediastino anterior. La TC en general permite establecer la causa del síndrome de vena cava superior de (diferenciación de neoplasia y trombosis).

## → TRATAMIENTO

Se debe implementar un tratamiento para mejorar el retorno venoso del área localizada por encima de la obstrucción.

**1. Tratamiento sintomático:**

1) **tratamiento sintomático de la disnea** →cap. 1.12, oxigenoterapia en caso de $SO_2$ disminuida

2) **dexametasona** 16-32 mg/d iv. durante 7 días, posteriormente reducción progresiva de la dosis (particularmente está justificado su uso en enfermos con linfoma y en los que coexiste la obstrucción de vías aéreas)

3) si no existen otras contraindicaciones diurético de asa iv.

**2. Tratamiento etiológico:** diagnosticar la causa lo más rápido posible (incluido el diagnóstico anatomopatológico de la neoplasia) para iniciar el tratamiento específico inmediatamente, si es posible. En caso de neoplasia:

1) la radioterapia mediastínica precoz es el tratamiento de elección en la mayoría de las neoplasias; en ≥70 % de los enfermos conduce a la reducción de los síntomas en 2 semanas

2) en caso de neoplasias quimiosensibles (p. ej. linfomas, carcinoma microcelular pulmonar y neoplasias embrionarias) el método de elección es la quimioterapia, a veces acompañada de radioterapia

3) otros métodos: p. ej. colocación de *stent* en la vena cava superior como procedimiento de elección en enfermos con empeoramiento de los síntomas (en >75 % los síntomas desaparecen durante 72 h), tras la intervención es necesario un tratamiento anticoagulante, posteriormente el paciente suele someterse al tratamiento etiológico (radioterapia); en caso de trombosis → considerar el tratamiento trombolítico, seguido de anticoagulación.

# 33. Enfermedad tromboembólica venosa (ETV)

La ETV incluye la trombosis venosa profunda (TVP) y el embolismo pulmonar (EP).

## 33.1. Trombosis venosa profunda (TVP)

### → DEFINICIÓN Y ETIOPATOGENIA

La TVP es la formación de un trombo en el territorio venoso profundo situado por debajo de la fascia profunda en las extremidades inferiores. Con menor frecuencia aparece en las extremidades superiores. Las trombosis venosas de otras localizaciones (p. ej. vena porta) se tratan como entidades patológicas distintas. Los factores responsables de la formación de un trombo venoso se recogen en la **tríada de Virchow**:

1) enlentecimiento del flujo sanguíneo (p. ej. por inmovilización de la extremidad o por compresión)

2) predominio de los factores procoagulantes sobre los inhibidores de la coagulación y los factores fibrinolíticos (trombofilias congénitas o adquiridas)

3) lesión de la pared vascular (por traumatismos o por microtraumas durante una intervención quirúrgica sobre la extremidad).

**Factores de riesgo:**

1) **características individuales y estados clínicos**: edad >45 años (el riesgo aumenta con la edad), obesidad (IMC >30 kg/m$^2$), antecedente de ETV,

traumatismos (sobre todo politraumatismos y fracturas de la pelvis, extremo proximal del fémur y otros huesos largos de los miembros inferiores), inmovilización prolongada de la extremidad inferior (p. ej. por paresia, inmovilización de dos articulaciones contiguas, anestesia general sobre todo con el uso de miorrelajantes), ACV que provoca paresia del miembro inferior, neoplasias malignas (especialmente del páncreas, cerebrales, pulmón, ovario y renal), antecedente familiar de ETV, trombofilia congénita o adquirida (en especial déficit de antitrombina y síndrome antifosfolipídico), sepsis, enfermedad aguda grave con encamamiento e inmovilización (p. ej. neumonía grave), insuficiencia cardíaca NYHA III y IV, insuficiencia respiratoria, enfermedades autoinmunes (enfermedad de Crohn, colitis ulcerosa, polimiositis/dermatomiositis, LES, periarteritis nodosa, AR, anemia autoinmune, trombocitopenia idiopática autoinmune), síndrome nefrótico, neoplasias mieloproliferativas, hemoglobinuria paroxística nocturna, compresión venosa (p. ej. tumor, hematomas, malformación arterial), embarazo y puerperio, viajes prolongados en avión (>6-8 h en clase económica, sobre todo si se duerme en posición sentada), venas varicosas en las extremidades inferiores (en personas <60 años y sobre todo <45 años), infecciones agudas, fiebre elevada, deshidratación

2) **intervenciones diagnósticas, terapéuticas y profilácticas**: intervenciones quirúrgicas extensas, sobre todo en las extremidades inferiores, pelvis y abdomen; presencia de catéter en grandes venas (especialmente en la femoral); tratamiento antineoplásico (quimioterapia, tratamiento hormonal y sobre todo los inhibidores de la angiogénesis); uso de anticonceptivos hormonales orales, terapia hormonal sustitutiva o moduladores selectivos del receptor estrogénico; estimulantes de la eritropoyesis, heparina (sobre todo no fraccionada) en relación con intervención de cirugía cardíaca mayor (riesgo de trombocitopenia provocada por heparina).

Un gran número de factores de riesgo tiene un carácter transitorio (p. ej. cirugía, traumatismo, inmovilización transitoria); otros son persistentes (p. ej. trombofilias congénitas).

**Causas de TVP en las extremidades superiores:** catéter venoso central (la más frecuente); compresión de la vena subclavia o axilar por adenopatías, infiltración neoplásica local, fractura de clavícula, compresión venosa por atrapamiento entre los músculos oblicuos entre la clavícula y el tendón del músculo subclavio durante la actividad física o por reducidas bandas fibrosas en la fosa axilar (síndrome de Paget-Schrötter).

### → CUADRO CLÍNICO E HISTORIA NATURAL

**1. TVP de las extremidades inferiores**

**Formas**

1) **Distal**: la más frecuente. Afecta a las venas tibiales anteriores y posteriores y a las venas peroneas. Suele tener un curso asintomático y ceder espontáneamente. Confiere un bajo riesgo de EP de importancia clínica, pero puede extenderse y provocar trombosis proximal.

2) **Proximal**: afecta a la vena poplítea, venas femorales, ilíacas y a la vena cava inferior. Suele ser sintomática y supone un riesgo elevado de EP masivo. A veces se diferencia la forma ilíaco-femoral por su manejo especial (en este caso, la vena poplítea no está afectada).

3) *Flegmasia dolens*: forma de trombosis venosa de la mayoría de las venas que drenan la sangre de una extremidad, con dolor y edema severos:

   a) *flegmasia alba dolens*: gran edema, vasoconstricción arteriolar cutánea y reducción del flujo capilar de la sangre

   b) *flegmasia cerulea dolens*: es la forma más grave y conlleva un alto riesgo de pérdida de la extremidad o de muerte. Se produce la oclusión de casi todas las venas de la extremidad → aumento significativo de la presión venosa, compromiso del aporte sanguíneo regional → isquemia tisular.

**Síntomas:** la TVP es a menudo poco sintomática o asintomática. El enfermo puede notar dolor en la pantorrilla al caminar; edema de la pantorrilla o de toda la extremidad, a veces percibido como miembro hinchado → comparar las circunferencias de ambas extremidades, pues en caso de trombosis unilateral la diferencia es de ≥2 cm. En 70 % de los casos de edema unilateral está provocado por una TVP. La causa del edema bilateral, además de la trombosis bilateral, puede ser trombosis de la vena cava inferior o por procesos no relacionados con trombosis. Sensibilidad o dolor a la palpación, a veces con dolor en reposo; raramente signo de Homans (dolor en la pantorrilla que aparece con la extensión pasiva del pie); calor en la extremidad; ensanchamiento de las venas superficiales que se mantiene a pesar de elevar la extremidad a 45°; febrícula, a veces fiebre debidas al componente inflamatorio asociado a la trombosis. En la *flegmasia alba dolens* la piel de la extremidad se vuelve pálida. En la *flegmasia cerulea dolens* aparece un gran edema e intenso dolor en reposo. La extremidad, especialmente el pie, se vuelve cianótico y después, con el desarrollo de la necrosis, de color negro.

**2. La TVP de los miembros superiores** afecta sobre todo a las venas axilar y subclavia. Predominan el edema y el dolor en la extremidad.

**3. Complicaciones de la TVP:** la trombosis espontánea completa se presenta con escasa frecuencia. Los trombos en las venas profundas pueden fragmentarse y desprenderse provocando una embolia pulmonar.

1) En la trombosis aguda de una vena profunda, el trombo puede desprenderse de la pared vascular o fragmentarse y alcanzar el lecho vascular pulmonar provocando una **embolia pulmonar (EP)**. La EP puede ser masiva y bloquear el flujo sanguíneo en los pulmones en cuyo caso puede provocar incluso una parada cardíaca y ser la primera manifestación de la ETV. La microembolia crónica puede ser una complicación de una TVP no diagnosticada y no tratada y puede ser confundida con un proceso neumónico o con asma.

2) **Muy raramente ACV o embolia periférica:** a consecuencia de una embolia paradójica en caso de presentar una comunicación interauricular, como en el foramen oval permeable.

3) Complicaciones tardías: **síndrome postrombótico** e **hipertensión pulmonar.** En ~2/3 de los enfermos tratados por TVP el trombo se organiza y recanaliza parcialmente (solamente en un 1/3 de los enfermos desaparece por completo el trombo). El resultado es una insuficiencia venosa crónica y síndrome postrombótico. La secuencia de eventos sería: organización del trombo → reflujo venoso → hipertensión venosa.

## →DIAGNÓSTICO

Como en la mayoría de los enfermos con ETV el curso es poco sintomático o no característico, el diagnóstico tiene que basarse en el conocimiento de los factores de riesgo y en la vigilancia en caso de sospecha. En caso de dudas siempre se debe intentar confirmar o descartar la TVP por su alto riesgo de complicaciones, incluyendo la muerte, y por la necesidad de tratamiento antitrombótico prolongado que está relacionado con el riesgo de efectos adversos importantes.

### Exploraciones complementarias

**1. Dímeros D en sangre:** es una prueba que excluye el diagnóstico de TVP y de EP. El rango de referencia y el punto de corte dependen del test empleado. En la mayoría de los casos se considera baja probabilidad de trombosis a unos valores inferiores a 500 µg/l, y en personas >50 años, calculado según la fórmula: edad × 10 µg/l. No se puede diagnosticar una ETV basándose solamente en los niveles de dímeros D, pero unos valores normales descartarían la trombosis.

**2. Ecografía de compresión:** es el método básico para confirmar la presencia de trombosis proximal. Resultado positivo: la vena que contiene el trombo no se colapsa con la compresión ejercida con la sonda ecográfica. El estudio ecográfico del sistema venoso de toda la extremidad permite diagnosticar la trombosis

Tabla 33-1. Valoración de la probabilidad clínica de TVP según la escala de Wells

| Característica clínica | Total de puntos |
|---|---|
| Neoplasia maligna (en tratamiento o diagnosticada en los últimos 6 meses) | 1 |
| Parálisis, paresia o inmovilización reciente del miembro inferior con escayola | 1 |
| Inmovilización reciente en cama durante >3 días o intervención mayor en las últimas 4 semanas | 1 |
| Dolor localizado a lo largo de las venas profundas del miembro inferior[a] | 1 |
| Edema de todo miembro inferior[a] | 1 |
| Perímetro de la pantorrilla enferma >3 cm respecto al de la extremidad sana (medido 10 cm por debajo de la tuberosidad tibial)[a] | 1 |
| Edema con fóvea (mayor en la extremidad sintomática)[a] | 1 |
| Venas superficiales de circulación colateral visibles (no varicosas)[a] | 1 |
| Otro diagnóstico igual o más probable que la TVP | −2 |
| **Interpretación: probabilidad clínica, total de puntos** | |
| ≤0 — baja, 1-2 — intermedia, ≥3 — alta | |

[a] Si están presentes síntomas en ambas extremidades inferiores, se debe valorar la extremidad más afectada.

TVP — trombosis venosa profunda

A partir de: Wells P.S. y cols., *Lancet*, 1997, 350: 1795-1798.

distal, pero el porcentaje de falsos positivos y falsos negativos es elevado, por lo que el valor diagnóstico de la prueba ampliada es dudoso.

**3. Angio-TC:** considerar realizarla en caso de síntomas que sugieren el EP.

**4. Otras pruebas:** en todos los enfermos con el diagnóstico de ETV determinar el hemograma, la eTFG y el grupo sanguíneo (si no se conoce).

#### Criterios diagnósticos

En caso de sospecha de trombosis siempre hay que intentar confirmar (si la probabilidad de enfermedad es alta) o descartar la TVP (si la probabilidad es baja) por el riesgo de complicaciones graves (muerte incluida) en caso de pasar por alto la trombosis, o por un tratamiento anticoagulante prolongado no necesario, que conlleva un riesgo de efectos adversos serios, en caso de un diagnóstico prematuro de trombosis.

El diagnóstico se basa en la combinación de la **valoración clínica de la probabilidad de la trombosis** (p. ej. utilizando la escala de Wells →tabla 33-1) con la determinación de dímeros D y/o ecografía de compresión (→más adelante). En caso de resultado dudoso en el estudio ecográfico → repetir la prueba o excepcionalmente considerar una angio-TC, angio-RMN o flebografía (prueba invasiva, en Chile prácticamente no se emplea y se realiza la angio-TC de extremidades inferiores).

#### 1. Enfermos ambulatorios

1) **probabilidad clínica de TVP baja o media** → determinar los **dímeros D** utilizando un test de alta sensibilidad (~95 %); un resultado negativo descarta razonablemente la trombosis; si el resultado es positivo, realizar ecografía de compresión y en caso de negatividad repetirla a los 5-7 días

2) **probabilidad clínica de TVP alta** o **media, sin posibilidad de determinar los dímeros D** con un test de sensibilidad como mínimo mediana (~85 %) → realizar **ecografía de compresión** y si resulta negativa, repetir la prueba a los 5-7 días.

**2. Enfermos hospitalizados:** por la muy baja especificidad y bajo valor predictivo de los dímeros D (elevados en numerosas circunstancias en enfermos hospitalizados, como traumatismos mayores, intervenciones quirúrgicas, neoplasias malignas, procesos inflamatorios activos) y a veces también por baja sensibilidad (por uso de fármacos anticoagulantes o determinación tardía varios días después del inicio de los síntomas) → realizar ecografía de compresión. En caso de resultado negativo y alta probabilidad de TVP → repetir la ecografía a los 5-7 días. Si la probabilidad es menor → determinar los dímeros D y repetir la ecografía si los dímeros D estuvieran elevados.

**Diagnóstico diferencial**

Traumatismo de la extremidad (con mayor frecuencia), insuficiencia venosa crónica (disfunción de las válvulas venosas, disfunción del mecanismo de bomba sural y plantar), quiste de Baker roto (bursitis del hueco poplíteo con ruptura secundaria, p. ej. después de un traumatismo, en el curso de AR). En caso de ruptura se producen síntomas en el hueco poplíteo, la piel puede volverse azulada de forma parcheada. También puede comprimir la vena poplítea ocasionando un empeoramiento del retorno venoso y edema. En caso de compresión intensa o de inflamación local, se puede producir secundariamente la trombosis. Otros procesos: celulitis o linfangitis, edema medicamentoso (especialmente con los calcioantagonistas, en general bilateral, en la zona de los tobillos), edema linfático (aparece en 1/3 de los enfermos con insuficiencia venosa avanzada), hematoma en los músculos de la pantorrilla, miositis, tendinitis (sobre todo del tendón de Aquiles), artritis.

## → TRATAMIENTO

**Normas generales**

**1.** El tratamiento de la TVP sintomática y asintomática no difiere. Algoritmo de actuación →fig. 33-1.

**2.** La TVP aguda puede tratarse desde su inicio ambulatoriamente sin hospitalización empleando compresión mediante vendaje o medias de compresión y HBPM, siempre que se cumplan las siguientes condiciones:

1) estado clínico del paciente estable y constantes vitales normales
2) ausencia de síntomas clínicos graves (dolor intenso y edema extenso en las extremidades inferiores)
3) bajo riesgo de sangrado
4) nivel sérico de creatinina <150 μmol/l o aclaramiento de creatinina >60 ml/min
5) control garantizado por un enfermero especializado o por un médico.

**3. Movilización completa precoz** (en la mayoría de los enfermos): recomendar al paciente reposo en cama con la extremidad elevada solamente el día del diagnóstico de la TVP y del inicio del tratamiento con heparina (la pantorrilla colocada horizontalmente, el muslo bajando oblicuamente hacia la pelvis con la extremidad apoyada en toda su longitud). A partir del día siguiente animar al paciente a una deambulación intensa después de colocar un vendaje elástico compresivo. En enfermos con edema extenso y dolor intenso que les impide deambular, se puede emplear compresión intermitente con manguitos neumáticos.

**4. Tratamiento con compresión gradual:** colocar sobre la extremidad un apósito de compresión compuesta de dos capas de venda compresiva de baja tensión que no debe limitar la movilidad del tobillo. Sustituirla precozmente al ceder el edema por una media elástica de clase II de compresión (existen medias y

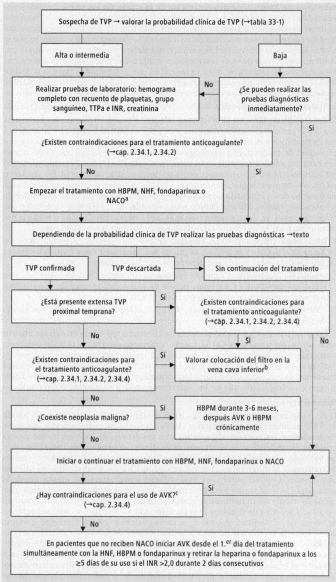

**Fig. 33-1.** Algoritmo del tratamiento de la TVP de miembros inferiores

a El dabigatrán se inicia a los 5-7 días de la administración de HBPM.
b Derivar al enfermo a un centro con disponibilidad de procedimientos endovasculares.
c No se aplica a pacientes que reciben NACO.

calcetines de longitudes diferentes; en la mayoría de los casos es suficiente una media corta por debajo de la rodilla). La media o el calcetín (o el vendaje) se debe llevar puesto todo el día caminando todo lo posible (la eficacia del vendaje compresivo es mínima en enfermos que no caminan) y quitarlo por la noche. El colchón a nivel de las pantorrillas debe estar elevado unos 10-15 cm. Contraindicaciones para el tratamiento compresivo: *flegmasia cerulea dolens*, coexistencia de isquemia de la extremidad por arteriopatía (medir el índice tobillo-brazo o al menos examinar la presencia de pulso simétrico pedio y tibial posterior), insuficiencia cardíaca no compensada, neuropatía periférica severa.

**5. Tratamiento antitrombótico** →más adelante. Tiene una importancia crucial.

**6. Colocación de filtro en la vena cava inferior:** a tener en cuenta en enfermos con TVP proximal reciente en los que está contraindicado el tratamiento anticoagulante a dosis terapéuticas por un riesgo hemorrágico elevado o por necesidad de tratamiento quirúrgico mayor que no se puede posponer, o bien por resultar ineficaz (recidiva de trombosis proximal o aumento significativo del trombo a pesar de un tratamiento anticoagulante adecuado). Se prefieren los filtros temporales que, dependiendo del tipo, pueden retirarse incluso hasta los 6 meses de su implantación. Desgraciadamente no en todos los pacientes se consigue extraer el filtro y, debido a que el éxito de la retirada disminuye con el tiempo, esta no debe posponerse más de lo necesario. Iniciar o reiniciar el tratamiento anticoagulante cuando el riesgo hemorrágico disminuya.

**7. Tratamiento trombolítico:** no emplear trombólisis sistémica (salvo en casos de *flegmasia dolens* y solo si no se puede aplicar trombólisis local con catéter. La trombólisis local puede ser beneficiosa en los siguientes casos:

1) trombosis femoroilíaca extensa temprana con edema y dolor intensos, con síntomas de <14 días, en buen estado de salud (bajo riesgo de sangrado) y con una previsión de supervivencia de ≥1 año

2) TVP de la extremidad superior temprana (síntomas de <14 días) o con riesgo de pérdida de extremidad.

El fármaco trombolítico se administra localmente a través de un catéter posicionado a nivel del trombo, preferiblemente combinado con fragmentación mecánica y aspiración de los fragmentos. Para la realización de la trombólisis local, el paciente debe ser trasladado a un centro donde se realizan intervenciones intravasculares. Después de una trombólisis exitosa se utiliza el mismo tratamiento anticoagulante que en los enfermos tratados de manera conservadora.

**Tratamiento anticoagulante inicial**

**1.** En enfermos con probabilidad alta o media o con diagnóstico confirmado de TVP comenzar el tratamiento anticoagulante inmediatamente, después de descartar las contraindicaciones aún en espera de los resultados de las pruebas diagnósticas. Si es imposible realizar las pruebas de inmediato y la probabilidad de TVP es al menos intermedia → comenzar el tratamiento antes de confirmar el diagnóstico. En enfermos con TVP de una extremidad inferior distal aislada (venas peronea, tibial anterior o posterior), sin afectación de la vena poplítea o venas más proximales, que no se presentan síntomas marcados de trombosis ni factores de riesgo para la progresión del trombo (como un resultado positivo de dímeros D especialmente >1000 μg/l, trombosis extensa de >5 cm de la longitud que afecte a varias venas o con un diámetro máximo de >7 mm), la trombosis no está localizada cerca de las venas proximales, ha cedido el factor desencadenante de la TVP, en vez de empezar el tratamiento anticoagulante, se debe utilizar preferiblemente el tratamiento con compresión y repetir el estudio con ecografía cada 2-3 días durante 2 semanas e iniciar el tratamiento anticoagulante en caso de aumento del trombo. En todos los demás casos comenzar inmediatamente tratamiento anticoagulante.

**2. Fármacos:** en el tratamiento inicial utilizar la **HBPM**, o un anticoagulante oral no antagonista de la vitamina K (NACO) como **rivaroxabán, apixabán, dabigatrán, edoxabán** (los dos últimos después del tratamiento inicial con HBPM). El **fondaparinux** debido al coste elevado debe utilizarse en lugar de la

**Tabla 33-2. Dosificación de HBPM en el tratamiento inicial de la TVP**

| HBPM | Dosis anticoagulantes y preparados | |
|------|------|------|
| | 2×d | 1×d |
| Dalteparina | 100 UI/kg cada 12 h | 200 UI/kg cada 24 h (máxima dosis única 18 000 UI) |
| Enoxaparina | 1 mg/kg cada 12 h | 1,5 mg/kg cada 24 h (máxima dosis única 180 mg) |
| Nadroparina | 85 UI/kg cada 12 h | 170 UI/kg cada 24 h |

HBPM — heparina de bajo peso molecular, TVP — trombosis venosa profunda

HBPM en caso de trombocitopenia primaria o de sospecha de trombocitopenia inducida por heparina. Excepcionalmente se administrará también **HNF**. En el tratamiento inicial, de manera excepcional y durante el período más corto posible, utilizar HNF en infusión continua, en caso de insuficiencia renal o cuando es probable la necesidad de una intervención quirúrgica urgente. En enfermos tratados con AVK, en los que se presenta TVP aguda en las extremidades inferiores, hay que sustituir el AVK por la HBPM. En aquellos otros enfermos tratados con HBPM, en caso de un nuevo episodio de trombosis, valorar si de verdad se trata de un nuevo episodio agudo y si el paciente ha seguido el tratamiento pautado. Si el tratamiento ha sido correcto → aumentar la dosis de HBPM. En enfermos con insuficiencia renal (aclaramiento de creatinina <30 ml/min) seleccionar HNF (eventualmente reducir la dosis de HBPM en un 50 % o controlar la actividad plasmática anti-Xa). También en algunas situaciones clínicas (p. ej. riesgo de complicaciones hemorrágicas, valoración de tratamiento trombolítico, probabilidad de intervención quirúrgica urgente), el inicio del tratamiento con HNF es más beneficioso por su tiempo de acción más corto y la posibilidad de revertir su efecto con protamina. En enfermos con riesgo de trombocitopenia provocada por heparina monitorizar el recuento de plaquetas y utilizar fondaparinux o NACO →cap. 2.34.1.

**Dosificación:**

1) **HBPM**: VSc a dosis anticoagulante cada 12 h (en tratamiento inicial) o 24 h (en tratamiento a largo plazo y en enfermos tratados de manera ambulatoria) →tabla 33-2. Si surgen dudas sobre la eficacia clínica de la HBPM (p. ej. en caso de progresión del trombo) → determinar la actividad anti-Xa (preferiblemente 4 h tras la última inyección de HBPM; debe ser de 0,6-1,0 UI/ml si la HBPM se administra cada 12 h y 1,0-1,3 UI/ml si se administra cada 24 h) y si dicho control no es posible → utilizar HNF iv. y monitorizar el TTPa.

2) **Fondaparinux**: inyección de 7,5 mg VSc cada 24 h, en personas con peso >100 kg eventualmente aumentar la dosis hasta 10 mg.

3) **Rivaroxabán**: utilizar VO 15 mg 2×d durante 3 semanas, después 20 mg 1×d (15 mg si el aclaramiento de creatinina <50 ml/min; no utilizarlo si el aclaramiento de creatinina <30 ml/min).

4) **Apixabán**: VO 10 mg 2×d los primeros 7 días y después 5 mg 2×d (si el riesgo hemorrágico es elevado o si se cumplen 2 de los 3 siguientes criterios: edad >80 años, peso <60 kg o nivel de creatinina >133 µmol/l [1,5 mg/dl]: 2,5 mg 2×d); en el tratamiento crónico 2,5 mg 2×d.

5) **Edoxabán**: sustituir la HBPM a los 5 días, utilizar VO 60 mg 1×d (30 mg 1×d en pacientes con el aclaramiento de creatinina 15-50 ml/min o con el peso ≤60 kg).

6) **Dabigatrán**: sustituir la HBPM a los 5 días, utilizar VO 150 mg 2×d (se sugiere la dosis de 110 mg 2×d en caso de función renal deteriorada o con riesgo hemorrágico alto).

Tabla 33-3. Protocolo del ajuste de dosis de HNF iv. por peso corporal según el valor de TTPa

| TTPa (s)[a] | Inyección iv. única | Infusión iv. continua |
|---|---|---|
| La primera dosis | 80 UI/kg | 18 UI/kg/h |
| <35 (<1,2 × control) | 80 UI/kg | Aumentar en 4 UI/kg/h |
| 35-45 (1,2-1,5 × control) | 40 UI/kg | Aumentar en 2 UI/kg/h |
| 46-70 (1,5-2,5 × control)[b] | Sin inyección iv. | SIn cambios |
| 71-90 (2,5-3,0 × control) | Sin inyección iv. | Reducir en 2 UI/kg/h |
| >90 (>3,0 × control) | Sin inyección iv. | Suspender la infusión durante 1 h y después reducirla en 3 UI/kg/h |

[a] Los valores numéricos expresados en segundos pueden ser diferentes según los valores de referencia del laboratorio (control).

[b] El rango terapéutico de TTPa 46-70 s debe corresponder a la actividad anti-Xa 0,3-0,7 UI/ml. Nota: la siguiente determinación de TTPa y el ajuste de la dosis de la HNF se debe hacer después de 6 h.

HNF — heparina no fraccionada, TTPa — tiempo de tromboplastina parcial activada

7) **HNF**

a) **iv.:** administrar 80 UI/kg (o 5000 UI) e iniciar infusión iv. continua 18 UI/kg/h (o 1300 UI/h). Después de 6 h determinar el TTPa. Si está en rango terapéutico (prolongación de 1,5-2,5 veces del rango de referencia equivalente a unos 60-90 s) → continuar con la infusión a la misma dosis (la dosis habitual de mantenimiento es de 25 000-35 000 UI/d), si se encuentra fuera del rango → aumentar o reducir respectivamente la dosis de HNF →tabla 33-3.

b) **VSc:** si se monitoriza el efecto anticoagulante → utilizar un preparado condensado 25 000 UI/ml inicialmente 80 UI/kg iv., después VSc 250 UI/kg cada 12 h y ajustar la dosis de manera que el TTPa a las 6 h después de la inyección esté en el rango terapéutico (la dosis habitual de mantenimiento es de 17 500 UI cada 12 h). Si no se monitoriza el efecto anticoagulante, se inyectan inicialmente 333 UI/kg VSc y después 250 UI/kg VSc cada 12 h.

Si a pesar del uso de HNF a dosis altas no se obtiene el valor deseado de TTPa → ajustar la dosis según la actividad anti-Xa.

**3. Duración de tratamiento con heparina o fondaparinux**

1) En enfermos en los que se planifica tratamiento con AVK a largo plazo, continuar desde el primer día la administración de heparina. Suspender la heparina o fondaparinux cuando, durante el tratamiento simultáneo con el AVK, el valor de INR es ≥2,0 durante ≥2 días consecutivos, pero no hacerlo antes de 5 días de uso de heparina o fondaparinux. Suspender el tratamiento con heparina/fondaparinux el día del inicio del tratamiento con el AVK es un error: los primeros días el efecto del AVK no es pleno, por lo que es necesario el uso simultáneo de heparina/fondaparinux.

2) En caso de TVP extensa femoroilíaca, con gran edema y dolor → utilizar heparina durante >10 días, a continuación iniciar la administración de AVK o desde el principio utilizar NACO en monoterapia.

3) Si los NACO o los AVK están contraindicados o no recomendados → continuar el tratamiento con HBPM, especialmente en las siguientes situaciones:

a) en embarazadas con ETV debido a que los AVK pasan por la placenta y pueden tener un efecto teratogénico

**Tabla 33-4. Duración del tratamiento de la ETV según la situación clínica**

**Tratamiento estándar (3 meses)**

- TVP proximal del miembro inferior o EP provocado por intervención quirúrgica, factor de riesgo transitorio no relacionado con una intervención quirúrgica
- TVP distal aislada provocada por intervención quirúrgica u otro factor de riesgo transitorio, en un enfermo con riesgo elevado de recaída de trombosis
- TVP espontánea del miembro superior que afecta a la vena axilar o a venas más proximales
- TVP en el miembro superior relacionada con catéter venoso central que fue retirado tanto en ausencia como en presencia de neoplasia maligna
- TVP en el miembro superior no relacionada con catéter venoso central ni enfermedad neoplásica
- TVP distal del miembro inferior espontánea y aislada como primera manifestación de la ETV
- TVP distal del miembro inferior espontánea y aislada o EP espontáneo como primera manifestación de la ETV en enfermos con alto riesgo hemorrágico[a]
- segundo episodio de ETV en enfermos con alto riesgo hemorrágico[a]

**Tratamiento prolongado (>3 meses)[b]**

- TVP en el miembro superior relacionada con catéter venoso central que no se ha retirado (se debe continuar el tratamiento anticoagulante hasta la retirada del catéter)
- TVP en el miembro superior y neoplasia maligna
- TVP proximal espontánea del miembro inferior como primera manifestación de ETV en enfermos con riesgo hemorrágico bajo o intermedio[a]
- segundo episodio de ETV en enfermos con riesgo hemorrágico bajo o intermedio[a]

[a] Factores de riesgo hemorrágico →tabla 33-5
[b] Se debe valorar periódicamente la necesidad de continuar el tratamiento anticoagulante (p. ej. 1×año).
EP — embolismo pulmonar, ETV — enfermedad tromboembólica venosa, TVP — trombosis venosa profunda

b) en enfermos con neoplasia maligna en los que resulta más efectivo y seguro utilizar HBPM durante los primeros 3-6 meses de tratamiento

c) si es imposible garantizar un control regular y adecuado de INR (en esta situación están indicados los NACO, salvo que no estén disponibles o que existan contraindicaciones para su uso, entonces debe administrarse la HBPM)

d) si el episodio actual de ETV ocurre a pesar del tratamiento con AVK a dosis adecuadas.

## 4. Uso de AVK

1) Empezar el **acenocumarol** o **warfarina** simultáneamente con heparina o fondaparinux, en general el 1.er día del tratamiento. Si se planea el uso de heparina durante >7 días (→Duración del tratamiento), la administración de AVK se puede empezar más tarde.

2) Los primeros 2 días: acenocumarol 6 mg, warfarina 10 mg; no utilizar "dosis de carga", es decir >6 mg de acenocumarol y >10 mg de warfarina. En enfermos de edad avanzada, discapacitados, desnutridos, con insuficiencia cardíaca, hepatopatía, que reciben fármacos que aumentan el efecto de los AVK o con riesgo aumentado de sangrado → empezar con la dosis de 4 mg de acenocumarol o 5 mg de warfarina.

3) El 3.er día determinar el INR y ajustar la dosis según el resultado.

4) Si el INR ≥2,0 durante dos días consecutivos → suspender heparina/fondaparinux y continuar el tratamiento con AVK solo durante un período de tiempo que depende del riesgo de recidiva (≥3 meses, →tabla 33-4), a una dosis que mantenga el INR entre 2,0 y 3,0.

5) Normas de seguridad para el uso de los AVK (contraindicaciones, observación y modificación de la dosis, actuación en caso de complicaciones) →cap. 2.34.4.

**5. Rivaroxabán o apixabán:**

1) se puede utilizar desde el inicio del tratamiento de la TVP

2) a diferencia de los AVK, no es necesario el uso inicial simultáneo con heparina

3) dado el mayor coste del tratamiento con estos fármacos frente al tratamiento con AVK, se debe consultar con el paciente la solvencia económica para continuar el tratamiento durante los meses siguientes. Recordar que debido a la duración más corta del efecto terapéutico, omitir una dosis de rivaroxabán puede tener consecuencias más graves que omitir una dosis de AVK.

**6. Dabigatrán o edoxabán:**

1) Sustituye a la HBPM después de ≥5 días de tratamiento

2) Dado el mayor coste del tratamiento con dabigatrán o edoxabán frente al tratamiento con AVK, se debe consultar con el paciente la solvencia económica para continuar el tratamiento durante los meses siguientes. Recordar que debido a la duración más corta del efecto terapéutico, omitir una dosis de dabigatrán puede tener consecuencias más graves que omitir una dosis de AVK.

**Duración del tratamiento**

Es diferente según se empleen métodos mecánicos o farmacológicos. Los efectos óptimos se obtienen al combinar ambos métodos.

**1.** Tratamiento compresivo: utilizar durante ≥2 años medias elásticas de clase II de compresión (en la mayoría de los casos las medias cortas son las más adecuadas), siguiendo las recomendaciones del fabricante y teniendo en cuenta el tamaño de la extremidad.

**2.** Se puede mantener el tratamiento anticoagulante

1) durante 3 meses (tratamiento estándar)

2) >3 meses, sin definir de antemano la duración del tratamiento, con controles periódicos (p. ej. 1×año), valorando los riesgos, beneficios y costes (tratamiento prolongado).

**3.** Los enfermos con TVP/EP requieren un tratamiento anticoagulante prolongado por el alto riesgo de progresión del trombo, recurrencia de la trombosis o aparición de EP. El riesgo es más elevado en caso de neoplasia maligna, trombofilia (p. ej. déficit de antitrombina), elevación persistente del nivel sérico de dímeros D, antecedentes de incidente previo de la ETV, persistencia del trombo en las venas profundas de los miembros inferiores.

**4.** Son similares los métodos de prevención de la recurrencia de la ETV en enfermos después de un episodio de la TVP en las extremidades inferiores y superiores. En la mayoría de los enfermos lo más beneficioso es el uso prolongado de NACO a dosis estándar o —si existen contraindicaciones para su uso— de AVK a una dosis que mantenga el INR en 2-3. En enfermos con neoplasia maligna está indicada la HBPM. La duración del tratamiento anticoagulante depende de la situación clínica →tabla 33-4 y del riesgo hemorrágico →tabla 33-5.

**5.** En la prevención de la recurrencia de la ETV, por motivos de seguridad, se prefiere rivaroxabán a dosis de 20 mg 1×d, dabigatrán 150 mg 2×d, apixabán 2,5 mg 2×d, o edoxabán 60 mg 1×d, y no los AVK, siempre que no haya contraindicaciones para el uso de estos fármacos. En caso de usar NACO, controlar periódicamente la concentración de creatinina.

**6.** Si no se pueden utilizar los AVK (p. ej. por contraindicaciones o imposibilidad de control regular del efecto anticoagulante) o NACO → utilizar HBPM VSc (después de 1 mes de tratamiento reducir la dosis hasta un 50-80 % de la dosis terapéutica cada 24 h).

**7.** En enfermos con recidiva de ETV a pesar de INR en el rango de 2,0-3,0 → considerar el uso de HBMP en el tratamiento inicial, y a continuación AVK a dosis que mantenga INR 2,5-3,5. Este rango puede ser también adecuado

**Tabla 33-5. Factores de riesgo de sangrado durante el tratamiento anticoagulante**

**Factores de riesgo[a]**

Edad >75 años, antecedente de sangrado, neoplasia maligna, neoplasia maligna con metástasis a distancia, insuficiencia renal, insuficiencia hepática, trombocitopenia, antecedente de ACV, diabetes *mellitus*, anemia, tratamiento antiagregante, mal control del tratamiento anticoagulante, comorbilidad con actividad física reducida, intervención quirúrgica reciente[b], caídas frecuentes, abuso de alcohol

| Número de factores de riesgo | Clase de riesgo |
| --- | --- |
| 0 | Bajo |
| 1 | Intermedio |
| ≥2 | Alto |

[a] El aumento del riesgo hemorrágico relacionado con múltiples factores de riesgo dependerá de: 1) severidad del factor de riesgo (p. ej. localización y número de metástasis, recuento de plaquetas), 2) relación temporal (p. ej. tiempo transcurrido desde la intervención quirúrgica o desde el sangrado previo) y 3) eficacia del tratamiento de la causa del sangrado (p. ej. del tracto digestivo alto).

[b] Importante en caso de tratamiento anticoagulante parenteral (p. ej. los primeros 10 días) y menos importante en caso de tratamiento anticoagulante a largo plazo o crónico.

**Tabla 33-6. Ejemplos de dosificación de heparinas en el tratamiento de la ETV durante el embarazo**

| | Dosis ajustada |
| --- | --- |
| HNF | Para mantener el TTPa en rango terapéutico, VSc cada 12 h |
| Dalteparina | 100 UI/kg VSc cada12 h o 200 UI/kg VSc cada 24 h |
| Enoxaparina | 1 mg/kg VSc cada 12 h o 1,5 mg/kg VSc cada 24 h |
| Nadroparina | 85 UI/kg VSc cada12 h o 190 UI/kg VSc cada 24 h |

ETV — enfermedad tromboembólica venosa, HNF — heparina no fraccionada

para los enfermos con anticuerpos antifosfolipídicos (aFL) y factores de riesgo accesorios de ETV o con un episodio tromboembólico a pesar de mantener el INR en el rango de 2,0-3,0 y en los enfermos con INR basal aumentado por la presencia de los aFL.

**8.** En el tratamiento prolongado se pueden utilizar: NACO, AVK en dosis menores (INR 1,5-2,0) o AAS (en vez de ningún tratamiento en enfermos que han suspendido el tratamiento anticoagulante y no tienen contraindicaciones para el uso de AAS).

**9.** Valorar periódicamente el balance de los beneficios y riesgos relacionados con los anticoagulantes, los cuales reducen el riesgo de recurrencia de la ETV, pero aumentan el riesgo de sangrado.

Tratamiento de la TVP en embarazadas

**1. Fármacos** (opciones; dosificación →tabla 33-6):

1) **HBPM VSc** (claramente preferible) en dosis ajustada al peso previo a la gestación, utilizada hasta la finalización del embarazo. Durante el tratamiento se recomienda monitorizar (cada 1-3 meses) la actividad anti-Xa, si está disponible. Determinar la actividad anti-Xa ~4 h después de la última

inyección de heparina. El valor debe ser de 0,6-1,0 UI/ml en caso de usar HBPM cada 12 h y 1,0-1,3 UI/ml si se usa cada 24 h.

2) **HNF** (cuando la HBPM no está disponible) **VSc** a dosis ajustada, hasta el final del embarazo: inicialmente inyectar 80 UI/kg iv., después 250 UI/kg VSc cada 12 h y ajustar la dosis para que el TTPa a las 6 h de la inyección esté en el rango terapéutico (la dosis de mantenimiento habitual es de 17 500 UI cada 12 h).

**2.** Durante ≥3 meses utilizar heparina a dosis ajustada; después se puede bajar la dosis en un 25-50 % sin perder la eficacia, sobre todo en mujeres con riesgo aumentado de sangrado u osteoporosis.

**3. Manejo en el período periparto**

Se debe intentar finalizar el embarazo de manera planificada. La ETV no origina preferencia por la cesárea o el parto vaginal

1) inducción del parto programada o cesárea programada → suspender la HBPM o HNF VSc 24 h antes del término planificado

2) inducción del parto programado o cesárea programada en situación de riesgo muy elevado de recurrencia de ETV (p. ej. TVP proximal en extremidades inferiores en las últimas 4 semanas) → cambiar el tratamiento con HBPM o HNF VSc por HNF iv. a plena dosis anticoagulante y después suspender la administración del fármaco 4-6 h antes del término planeado; se puede valorar la colocación del filtro transitorio en la vena cava inferior antes del término planificado y su retirada después del parto (utilizar solo en casos especiales, ya que no siempre es posible retirarlo)

3) dinámica de parto espontánea → controlar con atención el TTPa en mujeres que reciben HNF VSc y si el TTPa está muy prolongado → considerar la administración de protamina (dosificación →cap. 2.34.1).

4) Si la mujer ha recibido HBPM en las últimas 24 h o HNF VSc en las últimas 4 h, no se debe utilizar analgesia epidural ni subaracnoidea.

**4. Actuación después del parto:** durante 6 semanas (o más, para que el tiempo total del tratamiento anticoagulante sea ≥6 meses) utilizar AVK a una dosis que mantenga el INR en el rango de 2,0-3,0, inicialmente con el uso simultáneo de HBPM o HNF hasta que el INR sea de ≥2,0 durante 2 días consecutivos.

**➡ PREVENCIÓN**

**1. Prevención primaria** →cap. 2.33.3.

**2. Prevención de recurrencia de la ETV;** tratamiento adecuado del episodio de ETV →más arriba.

## 33.2. Embolismo pulmonar (EP)

**➡ DEFINICIÓN Y ETIOPATOGENIA**

Oclusión o estenosis de la arteria pulmonar o de algunas de sus ramas por material embólico que puede ser formado por: trombos (con mayor frecuencia; en general procedentes de las venas profundas de las extremidades inferiores o de la pelvis menor, menos frecuentemente de las venas de la parte superior del cuerpo, en cuyo caso el EP es una manifestación clínica de la TVP), esporádicamente líquido amniótico, aire (al introducir un catéter venoso central o al retirarlo), grasa (fracturas de huesos largos), masas neoplásicas (p. ej. cáncer de riñón o de estómago), cuerpos extraños (p. ej. material de la embolización).

Los **factores de riesgo** de EP son los mismos que los de la TVP →cap. 2.33.1; en ~1/3 de los casos no se logra detectar un factor desencadenante (EP idiopático). **Consecuencias del embolismo** (su intensidad depende del volumen del émbolo y de la reserva individual del sistema cardiovascular)

1) Alteraciones del equilibrio entre la ventilación y la perfusión → empeoramiento del intercambio de gases → hipoxemia (que puede empeorar por la existencia de *shunt* derecha-izquierda en presencia de un foramen oval permeable).

2) Aumento de la resistencia de los vasos pulmonares (incrementada por vasoconstricción secundaria a la hipoxemia) → aumento de la poscarga del ventrículo derecho → dilatación del ventrículo derecho → reducción del llenado del ventrículo izquierdo → reducción del gasto cardíaco → hipotensión/*shock* → empeoramiento del flujo coronario → isquemia aguda y lesión del ventrículo derecho sobrecargado. Las alteraciones del flujo coronario pueden provocar lesión miocárdica e incluso infartos transmurales con arterias coronarias normales, además la insuficiencia progresiva e irreversible del ventrículo derecho es una de las principales causas de muerte. En enfermos con insuficiencia cardíaca, la obstrucción de tan solo unas pocas ramas arteriales pulmonares puede provocar *shock*, mientras que en enfermos jóvenes previamente sanos, la oclusión de una gran parte del lecho vascular pulmonar puede provocar escasos síntomas. En caso de embolia en las partes periféricas pueden producirse infartos pulmonares hemorrágicos y focos de atelectasia. El aumento de la presión de la aurícula derecha puede provocar la apertura del foramen oval (que es anatómicamente permeable en ~1/4 de la población sana), por el que pueden pasar trombos procedentes del sistema venoso y ser causa de embolia en la circulación sistémica incluyendo al SNC (embolia paradójica). Después de la estabilización hemodinámica, los vasos se recanalizan poco a poco. Es raro que los trombos no se disuelvan a pesar del tratamiento adecuado y se organicen lentamente, lo que puede llevar al desarrollo de la hipertensión pulmonar crónica de etiología tromboembólica.

## → CUADRO CLÍNICO E HISTORIA NATURAL

**1. Síntomas:** a menudo inicio brusco; disnea (en ~80 %) y dolor torácico (~50 %, en general de carácter pleurítico, más raramente coronario en un 10 %), tos (20 %, normalmente seca), más raramente presíncope o síncope, hemoptisis.

**2. Signos:** en más de la mitad de los enfermos taquipnea y taquicardia; en caso de disfunción del ventrículo derecho dilatación de las venas yugulares, aumento de intensidad del componente pulmonar del segundo tono, a veces soplo de insuficiencia tricúspide, hipotensión y signos de *shock*.

**3. Historia natural:** los síntomas de la TVP están presentes en 1/3 de los enfermos. La mortalidad en el EP no tratado (en la práctica suele ser en casos no diagnosticados) depende de la gravedad clínica (→más adelante) y es del ~30 % en el EP de alto riesgo, del 3-15 % en el EP de riesgo intermedio y <1 % en el EP de bajo riesgo.

## → DIAGNÓSTICO

### Exploraciones complementarias

**1. Análisis de sangre:** aumento de los dímeros D. En la mayoría de los enfermos con EP de riesgo alto o intermedio aumentan los niveles de troponina y/o péptidos natriuréticos (BNP o NT-proBNP), lo que indica sobrecarga del ventrículo derecho. Unos niveles bajos sugieren un curso clínico leve.

**2. ECG:** taquicardia sinusal; pueden aparecer arritmias supraventriculares, cambios inespecíficos en el segmento ST y en la onda T (son típicas las ondas T negativas en III y $V_1$-$V_2$); raramente complejo S1Q3T3, dextrograma (desviación a derecha del eje eléctrico), bloqueo completo o incompleto de la rama derecha del haz de His. En caso de compromiso hemodinámico pueden aparecer ondas T negativas en $V_2$-$V_4$, a veces hasta $V_6$.

**3. Radiografía de tórax:** puede revelar aumento de la silueta cardíaca, derrame pleural, elevación del diafragma, dilatación de la arteria pulmonar, foco de atelectasia, condensaciones parenquimatosas; en ~1/4 es normal.

**4. Angio-TC:** permite una valoración precisa de las arterias pulmonares desde el tronco pulmonar hasta las arterias segmentarias. Los equipos de tomografía multicorte permiten valorar también las arterias subsegmentarias, si bien la importancia clínica de los trombos aislados en estas arterias es discutible. Además permite valorar las lesiones en el parénquima pulmonar.

**5. Ecocardiografía:** en enfermos con EP de riesgo alto o intermedio se presenta dilatación del ventrículo derecho y aplanamiento del septo interventricular. Es característica la imagen de hipocinesia de la pared libre del ventrículo derecho con contractibilidad conservada del ápex y dilatación de la vena cava inferior a consecuencia de la disfunción del ventrículo derecho y elevación de las presiones en la aurícula derecha. El examen transesofágico visualiza las arterias pulmonares hasta el inicio de las arterias lobulares, por lo que permite identificar el material embólico con una mayor sensibilidad que el examen transtorácico.

**6. Ecografía de las venas profundas de las extremidades inferiores:** la ecografía con compresión y/o la ecografía completa del sistema venoso de la extremidad puede revelar la trombosis.

**7. Otras pruebas:** la **gammagrafía de perfusión pulmonar** se utiliza raramente por su disponibilidad reducida y por la superioridad de la angio-TC. Igualmente se utiliza raramente la **arteriografía pulmonar** debido a su carácter invasivo.

**Proceso diagnóstico**

El paciente con sospecha de EP precisa un diagnóstico rápido. La estrategia del proceso depende de la disponibilidad de pruebas diagnósticas.

**1. Valorar el riesgo de muerte temprana**

1) **EP de alto riesgo: signos de *shock* o hipotensión** (presión arterial sistémica <90 mm Hg o una reducción ≥40 mm Hg de >15 min de duración no provocada por arritmias, hipovolemia o sepsis)

2) **EP de riesgo no alto:** sin signos de *shock* o de hipotensión

   a) **EP de riesgo intermedio:** signos de disfunción del ventrículo derecho (en ecocardiografía, angio-TC, nivel elevado de BNP/NT-proBNP) o presencia de marcadores de daño miocárdico (elevación de troponina T o I)

   – **de riesgo intermedio-bajo:** los enfermos hemodinámicamente estables, pero con sobrecarga del ventrículo derecho o con parámetros bioquímicos de lesión de ventrículo derecho

   – **de riesgo intermedio-alto:** los enfermos con sobrecarga y lesión de ventrículo derecho

   b) **EP de riesgo bajo:** puntuación en la escala sPESI o PESI respectivamente 0 o ≤85 (clase I o II) →tabla 33-7; enfermos sin las alteraciones anteriores.

**2. Valorar la probabilidad clínica de EP** (p. ej. con la **escala de Wells** para EP →tabla 33-8 o la escala modificada de Ginebra →tabla 33-9) en casos de riesgo no alto. En los casos con sospecha de EP de alto riesgo la probabilidad clínica de EP suele ser alta. **Nota:** en enfermos con una probabilidad clínica de EP alta o intermedia, iniciar la administración de un anticoagulante parenteral ya durante el proceso diagnóstico.

**3. Exploraciones complementarias en el EP de alto riesgo** →fig. 33-2. Para confirmar el diagnóstico realizar urgentemente **angio-TC** o **ecocardiografía a pie de cama** si la TC no está disponible o el estado del paciente no permite realizarla.

**4. Exploraciones complementarias en el diagnóstico de EP de riesgo no alto** →fig. 33-3:

1) **Probabilidad clínica baja o intermedia** → determinar los **dímeros D** en el suero con un método de alta sensibilidad (en caso de baja probabilidad puede ser un test de sensibilidad moderada). Un resultado normal descarta el EP y permite interrumpir el proceso diagnóstico y el tratamiento. La especificidad de la determinación del dímero D disminuye con la edad, por lo cual en personas de >50 años el límite superior para el valor normal se debe determinar según la fórmula: edad × 10 µg/l. En caso de un nivel elevado de

**Tabla 33-7. Valoración del pronóstico en embolismo pulmonar**

| Factor pronóstico | Escala PESI (puntuación) | Escapa sPESI (puntuación) |
|---|---|---|
| Edad | Edad en años | 1 (si >80 años) |
| Sexo masculino | 10 | – |
| Neoplasia maligna | 30 | 1 |
| Insuficiencia cardíaca crónica | 10 | 1 |
| Enfermedad pulmonar crónica | 10 | |
| Pulso ≥110/min | 20 | 1 |
| Presión arterial sistólica <100 mm Hg | 30 | 1 |
| Frecuencia respiratoria >30/min | 20 | – |
| Temperatura <36 °C | 20 | – |
| Alteración del nivel de conciencia | 60 | – |
| SaO$_2$ <90 % | 20 | 1 |

**Interpretación de la escala PESI[a]**

| Puntuación | Riesgo |
|---|---|
| Clase I: ≤65 | Muy bajo (0-1,6 %) |
| Clase II: 66-85 | Bajo (1,7-3,5 %) |
| Clase III: 86-105 | Moderado (3,2-7,1 %) |
| Clase IV: 106-125 | Alto (4,0-11,4 %) |
| Clase V: >125 | Muy alto (10-24,5 %) |

**Interpretación de la escala sPESI[a]**

| Puntuación | Riesgo |
|---|---|
| 0 | 1,0 % (95 % IC: 0-2,1 %) |
| ≥1 | 10,9 % (95% IC: 8,5-13,2 %) |

[a] Riesgo de muerte a los 30 días según la puntuación.
PESI (Pulmonary Embolism Severity Index) — índice de la severidad del embolismo pulmonar, sPESI (simplified Pulmonary Embolism Severity Index) — escala PESI simplificada
Según las guías de la ESC 2014.

dímeros D realizar **angio-TC**. El resultado negativo de la TC multicorte o de la TC normal junto con un resultado negativo de la ecografía de compresión de las venas profundas proximales descarta el diagnóstico de EP (y permite abandonar de forma segura el tratamiento anticoagulante).

2) **Probabilidad clínica alta** (en este caso no se recomienda la determinación de dímeros D) → realizar **angio-TC**. En caso de resultado negativo realizar otra prueba complementaria (p. ej. ecografía de compresión). En todos los enfermos con EP confirmada hay que valorar el pronóstico. En primer lugar valorar el riesgo de muerte con la escala sPESI y en los casos con una puntuación sPESI >0, determinar la presencia de signos de disfunción ventricular derecha (basándose en la ecocardiografía, en la angio-TC o por el aumento de los niveles de BNP/NT-proBNP), o de elevación de troponinas cardíacas (T o I) en sangre.

Tabla 33-8. Valoración de la probabilidad clínica de EP según la escala de Wells

| Variable | Versión original (total de puntos) | Versión simplifica-da (total de puntos) |
|---|---|---|
| **Factores predisponentes:** | | |
| Antecedente de TVP o EP | 1,5 | 1 |
| Intervención quirúrgica o inmovilización en las últimas 4 semanas | 1,5 | 1 |
| Neoplasia maligna (no curada) | 1 | 1 |
| **Síntomas:** hemoptisis | 1 | 1 |
| **Signos:** | | |
| Frecuencia cardíaca ≥100/min | 1,5 | 1 |
| Signos de TVP | 3 | 1 |
| **Valoración clínica:** otro diagnóstico menos probable que el EP | 3 | 1 |
| **Interpretación** | | |
| Probabilidad clínica (3 niveles, versión original de la escala), total de los puntos: baja 0-1, intermedia 2-6, alta ≥7 | | |
| Probabilidad clínica (2 niveles, versión original), total de los puntos: EP poco probable 0-4, EP probable >4 | | |
| Probabilidad clínica (2 niveles, versión simplificada), total de los puntos: EP poco probable 0-1, EP probable ≥2 | | |

EP — embolismo pulmonar, TVP — trombosis venosa profunda

A partir de: Wells P.S. y cols., *Thromb. Haemost.*, 2000; 83: 416-420, modificado.

**El diagnóstico de EP en un enfermo con riesgo no alto** se confirma con:

1) trombo hasta el nivel de las arterias segmentarias en TC multicorte o normal; si los trombos se visualizan solamente en las arterias subsegmentarias → considerar la continuación del proceso diagnóstico, especialmente en los enfermos con probabilidad clínica baja de EP

2) TVP proximal en la ecografía de compresión; en caso de la TVP distal → considerar la continuación del proceso diagnóstico.

**5. Diagnóstico del EP en embarazadas:** la determinación del dímero D tiene una reducida importancia, ya que sus niveles pueden estar elevados de manera inespecífica, especialmente en la segunda mitad del embarazo. El nivel normal del dímero D en las embarazadas tiene el mismo valor para descartar EP que en otros enfermos. Comenzar el proceso diagnóstico con la ecografía venosa de las extremidades inferiores (la visualización de los trombos justifica el tratamiento anticoagulante sin otras pruebas), pero es necesario valorar la gravedad del EP según los síntomas y los resultados del examen ecocardiográfico y de los biomarcadores en la sangre.

**Diagnóstico diferencial**

Neumonía y pleuritis, asma, EPOC, neumotórax, síndrome de distrés respiratorio del adulto (SDRA), insuficiencia cardíaca, síndromes coronarios agudos (p. ej. en caso de cambios en ST-T en un enfermo tras síncope o con dolor torácico), neuralgia intercostal y otras causas de dolor torácico →cap. 1.16. En caso de

**Tabla 33-9. Valoración de la probabilidad clínica de EP según la escala de Ginebra modificada**

| Variable | | Versión original (total de puntos) | Versión simplificada (total de puntos) |
|---|---|---|---|
| **Factores predisponentes** | | | |
| Edad >65 años | | 1 | 1 |
| Antecedente de TVP o EP | | 3 | 1 |
| Intervención quirúrgica o fractura en el último mes | | 2 | 1 |
| Neoplasia maligna (no curada) | | 2 | 1 |
| **Síntomas** | | | |
| Dolor unilateral del miembro inferior | | 3 | 1 |
| Hemoptisis | | 2 | 1 |
| **Signos** | | | |
| Frecuencia cardíaca | 75-94/min. | 3 | 1 |
| | ≥95/min | 5 | 2 |
| Dolor a compresión de las venas profundas del miembro inferior y edema unilateral | | 4 | 1 |
| **Interpretación** | | | |

Probabilidad clínica (3 niveles, versión original), total de los puntos: baja 0-3, intermedia 4-10, alta ≥11

Probabilidad clínica (3 niveles, versión simplificada), total de los puntos: baja 0-1, intermedia 2-4, alta ≥5

Probabilidad clínica (2 niveles, versión original), total de los puntos: EP poco probable 0-5, EP probable ≥6

Probabilidad clínica (2 niveles, versión simplificada), total de los puntos: EP poco probable 0-2, EP probable ≥3

EP — embolismo pulmonar, TVP — trombosis venosa profunda

EP de alto riesgo también *shock* cardiogénico, insuficiencia mitral o aórtica agudas de las válvulas de la parte izquierda del corazón, ruptura del septo interventricular, taponamiento cardíaco, disección aórtica.

La insuficiencia cardíaca avanzada y la agudización de la EPOC son factores de riesgo de ETV y pueden coexistir con el EP.

## →| TRATAMIENTO

**Tratamiento del EP de alto riesgo** →fig. 33-2

**1. Empezar el tratamiento sintomático:**

1) corregir la hipotensión/*shock* de igual manera que en la insuficiencia cardíaca derecha →cap. 2.19.2; **atención:** la administración intensiva (es decir >500 ml) de líquidos iv. puede ser perjudicial por aumentar la sobrecarga del ventrículo derecho

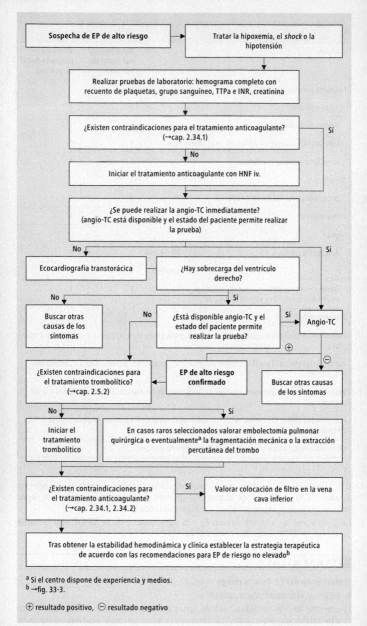

**Fig. 33-2.** Algoritmo de diagnóstico y tratamiento del embolismo pulmonar de alto riesgo (según las guías de la ESC 2014)

2) dependiendo de la presencia y del grado de la insuficiencia respiratoria, administrar oxígeno y considerar las indicaciones de ventilación mecánica; la ventilación mecánica puede provocar un mayor deterioro de la función ventricular derecha, hay que tener precaución con el uso de la presión positiva al final de la espiración (PEEP); utilizar volúmenes respiratorios bajos (~6 ml/kg), para que la presión al final de la espiración se mantenga <30 cm $H_2O$.

**2. HNF iv.:** administrar inmediatamente a dosis de carga de 80 UI/kg si no existen contraindicaciones para el tratamiento anticoagulante →cap. 2.33.2.

**3. Tratamiento trombolítico:** utilizar si no existen contraindicaciones →cap. 2.5.2 (la mayoría de las contraindicaciones tienen un carácter relativo frente al riesgo vital provocado por el EP, sobre todo si no es posible realizar embolectomía inmediata). Está indicado confirmar previamente el EP con una prueba de imagen, si bien en enfermos en estado de extrema gravedad se puede decidir el tratamiento trombolítico basado solamente en el estado clínico, junto con los signos de sobrecarga del ventrículo derecho en el examen ecocardiográfico. En caso de parada cardíaca, la administración inmediata de alteplasa a dosis de 50 mg iv. y masaje cardíaco pueden salvar la vida del enfermo. El tratamiento trombolítico tiene la máxima eficacia si se utiliza en las primeras 48 h tras el inicio de los síntomas del EP, pero puede ser beneficioso incluso hasta los 14 días.

**Dosificación de fármacos trombolíticos**

1) **estreptoquinasa:**
   a) esquema rápido (preferible): 1,5 mill. UI iv. durante 2 h
   b) esquema estándar: 250 000 UI iv. durante 30 min y después 100 000 UI/h por 12-24 h

2) **uroquinasa:** 4400 UI/kg iv. durante las primeros 10 min, a continuación 4400 UI/kg/h durante 12 h

3) **alteplasa, tPA:**
   a) esquema estándar: 100 mg iv. durante 2 h
   b) esquema rápido: 0,6 mg/kg (máx. 50 mg) durante 15 min.

**4. Si el enfermo no ha recibido heparina antes de la administración del fármaco trombolítico** → administrar **HNF** 80 UI/kg iv., después infusión continua de HNF 18 UI/kg/h controlando el TTPa. Si se ha administrado la dosis de carga de HNF antes del fármaco trombolítico → se puede continuar con infusión de HNF simultáneamente con la de la alteplasa o empezar una vez finalizada la administración de este último (en las guías de la ESC se recomienda suspender la infusión de HNF durante la administración de estreptoquinasa o uroquinasa).

**5. Después del tratamiento trombolítico, durante el uso de heparina una vez estabilizado el estado del paciente** → iniciar el tratamiento con **AVK** según las mismas reglas que en el TVP →cap. 2.33.1.

**6. Si existen contraindicaciones absolutas para el tratamiento anticoagulante**, en los enfermos con riesgo elevado de recurrencia del EP (p. ej. directamente después de una intervención neuroquirúrgica u otra cirugía mayor) o con TVP proximal que precisa una intervención urgente (p. ej. ortopédica) → considerar la **implantación de filtro en la vena cava inferior.** El filtro se introduce por la vena femoral o la vena yugular interna para colocarlo en la vena cava inferior por debajo de las venas renales. Este procedimiento puede estar indicado también en enfermos con hipertensión pulmonar severa (para prevenir incluso pequeños episodios de tromboembolismos, que en dicha situación podrían provocar riesgo vital) o después de la embolectomía pulmonar. Cuando el riesgo hemorrágico disminuye, iniciar el tratamiento anticoagulante y retirar el filtro. No colocar filtro de vena cava inferior en enfermos que reciben tratamiento anticoagulante.

**7. Si existen contraindicaciones para el tratamiento trombolítico o este ha sido ineficaz (la hipotensión o el *shock* se mantienen) y también en presencia de trombo móvil en el ventrículo derecho o en la aurícula derecha** (especialmente si pasa por el foramen oval) → considerar una **embolectomía pulmonar** (extracción quirúrgica de

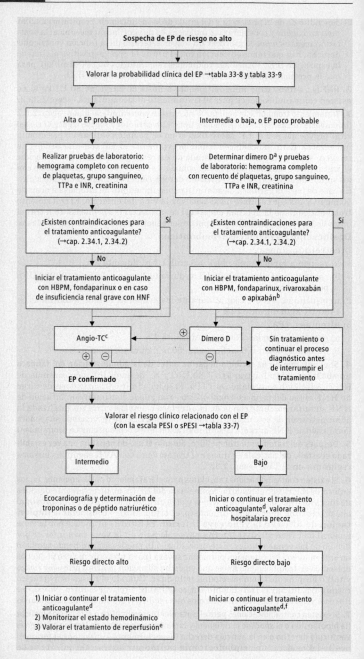

<sup>a</sup> La utilidad de la determinación del dímero D en pacientes hospitalizados está reducida. En esta población de enfermos puede estar justificado realizar primero la TC también en probabilidad baja o intermedia de EP. Los test de sensibilidad moderada deberían utilizarse solo en caso de probabilidad de EP baja en escala de 3 niveles o poco probable en escala de 2 niveles.

<sup>b</sup> En caso de probabilidad baja de EP, el tratamiento anticoagulante debe iniciarse tras obtener resultados de los exámenes (si están disponibles en 24 h). En caso de insuficiencia renal grave (aclaramiento de creatinina <30 ml/min), administrar la HNF.

<sup>c</sup> Resultado positivo de la angio-TC en caso del EP a nivel de arterias segmentarias o más proximales.

<sup>d</sup> Opciones:

1) AVK desde el 1.<sup>er</sup> día del tratamiento simultáneamente con HBPM o con fondaparinux. Finalizar el tratamiento con HBPM o con fondaparinux transcurridos ≥5 días de su comienzo, cuando el INR >2,0 durante 2 días consecutivos.

2) Dabigatrán o edoxabán después del tratamiento parenteral inicial con la HBPM.

3) Desde el inicio tratamiento con rivaroxabán o apixabán (sin la fase del tratamiento anticoagulante con un fármaco administrado por vía parenteral).

4) En caso de coexistencia de una neoplasia maligna considerar la administración de HBPM en vez del anticoagulante oral durante 3-6 meses o hasta la curación de la neoplasia.

<sup>e</sup> Trombólisis, eventualmente embolectomía quirúrgica o tratamiento percutáneo.

<sup>f</sup> Monitorizar el estado hemodinámico, si la concentración de biomarcadores está aumentada.

⊕ resultado positivo,  ⊖ resultado negativo

AVK — antagonista de la vitamina K, HBPM — heparina de bajo peso molecular, HNF — heparina no fraccionada

**Fig. 33-3.** Algoritmo de diagnóstico y tratamiento del embolismo pulmonar de riesgo no alto (según las guías de la ESC 2014)

trombos de las arterias pulmonares con circulación extracorpórea). Se puede extraer el trombo de manera endovascular (embolectomía percutánea), que actualmente se ha convertido en el tratamiento de elección en este caso.

### Tratamiento del EP de riesgo bajo

**1. Los enfermos con probabilidad clínica de EP alta o intermedia:** iniciar tratamiento anticoagulante inmediatamente, sin esperar los resultados de las pruebas diagnósticas. En todos los enfermos con sospecha de EP comenzar el tratamiento anticoagulante en el período de espera de pruebas diagnósticas si no es posible obtener los resultados en 24 h. En enfermos con trombos aislados en arterias subsegmentarias, la decisión sobre el tratamiento se debe tomar de manera individual. En el caso de enfermos sin TVP y con un riesgo bajo de recurrencia de la ETV, es preferible observar y no utilizar el tratamiento anticoagulante.

**2. Esquema de tratamiento anticoagulante:** igual que en caso de la TVP →cap. 2.33.1.

### Tratamiento del EP de riesgo intermedio

El tratamiento es igual que en los enfermos con el EP de riesgo bajo, pero los enfermos con riesgo intermedio-alto precisan monitorización, de preferencia inicialmente deberían vigilarse en cuidados intensivos. En casos seleccionados de riesgo intermedio-alto sin factores de riesgo de complicaciones hemorrágicas, especialmente si se desarrolla inestabilidad hemodinámica o no se produce mejoría clínica, transcurridas unas horas de la administración de heparina → valorar un tratamiento trombolítico, y en caso de contraindicación para su aplicación, embolectomía o intervención percutánea, según la situación clínica y las disponibilidades del centro.

### Tratamiento del EP en embarazadas

**1. EP de riesgo no alto** → igual que en caso de la TVP.

**2. EP de riesgo alto** → en caso de riesgo elevado de muerte considerar la trombólisis, que por su parte puede provocar sangrado placentario y muerte fetal. La embolectomía pulmonar también implica un riesgo muy alto para el feto y la mujer.

**Duración del tratamiento**

De igual manera que tras la TVP →tabla 33-4. Si se continúa el tratamiento con heparina, considerar sustituir la HNF por HBPM o fondaparinux.

## → PREVENCIÓN

**1.** Prevención primaria →cap. 2.33.3.
**2.** Prevención de la recurrencia de la ETV →cap. 2.33.1.

# 33.3. Profilaxis primaria de la ETV

**Métodos profilácticos**

**La elección del método** depende de las características del paciente (riesgo de ETV, riesgo de sangrado y de otras complicaciones) y del tratamiento (disponibilidad, costes, posibilidades de monitorización del efecto anticoagulante).

**1.** Movilización precoz.

**2.** Métodos mecánicos:

1) **medias elásticas de compresión graduada** (MCG), opcionalmente vendaje compresivo adecuadamente colocado. Disminuyen el riesgo de TVP en enfermos sometidos a intervenciones quirúrgicas, pero son menos eficaces que la prevención farmacológica. La reducción del riesgo de EP y TVP en pacientes que utilizan MCG en unidades no quirúrgicas está menos documentada. Las MCG previenen la TVP y trombosis venosa superficial asintomática en personas que viajan en avión >4 h. El uso conjunto de MCG y tratamiento farmacológico es más eficaz que el tratamiento farmacológico aislado.

2) **dispositivo de compresión neumática intermitente** (CNI) de los miembros inferiores y miembros superiores, así como bombas de compresión del pie. El uso de la CNI disminuye la frecuencia de aparición de TVP, pero es menos eficaz que el tratamiento farmacológico. La combinación de los dos métodos parece tener más eficacia que el uso aislado de cualquiera de ellos. En caso de uso prolongado de la CNI pueden producirse lesiones en la piel de las extremidades. Contraindicaciones para la CNI: ateroesclerosis avanzada de las arterias de las extremidades inferiores, edema masivo de las extremidades inferiores o edema pulmonar como consecuencia de insuficiencia cardíaca congestiva, grandes deformaciones de la extremidad inferior, infección local cutánea, dermatitis, ligadura venosa, trasplante cutáneo, sospecha de TVP o TVP aguda, neoplasia maligna en la extremidad.

**3.** Fármacos anticoagulantes (contraindicaciones y complicaciones →cap. 2.34.1):

1) **heparinas: no fraccionada** (HNF) y **de bajo peso molecular** (HBPM)

2) inhibidores selectivos del factor Xa: **fondaparinux, rivaroxabán, apixabán, edoxabán**

3) AVK: **acenocumarol, warfarina**

4) inhibidor directo de la trombina de uso oral: **dabigatrán**.

**4. Combinación de métodos mecánicos y farmacológicos:** parece ser más eficaz que el uso aislado de un solo método y se recomienda en enfermos con alto riesgo de ETV.

**Prevención en enfermos traumatológicos y posquirúrgicos**

El tratamiento preventivo comienza por lo general antes de la intervención o unas horas después y continúa hasta la movilización completa del enfermo. En el caso de la cirugía ortopédica mayor durante ≥10-14 días. Dada la elevada frecuencia de complicaciones tromboembólicas venosas después del alta hospitalaria, está indicada la prolongación del tratamiento (preferiblemente con HBPM) hasta 5 semanas en enfermos sometidos a reemplazo de cadera o de rodilla y hasta 4 semanas en caso de cirugía abdominal o pélvica por neoplasia maligna,

**Tabla 33-11. Factores de riesgo de ETV en enfermos hospitalizados: escala de valoración del riesgo de Padua[a]**

| Factor | Puntuación |
|---|---|
| Enfermedad neoplásica activa (enfermos con afectación de los nodos linfáticos regionales o metástasis que han recibido quimioterapia o radioterapia en los últimos 6 meses) | 3 |
| Antecedente de ETV (salvo la trombosis de las venas superficiales) | 3 |
| Movilidad reducida (encamamiento previsible, con posibilidad de usar el baño/váter, por el estado del paciente o por indicación médica durante ≥3 días) | 3 |
| Diagnóstico de trombofilia (déficit de antitrombina, de proteína C o S, factor V Leiden, mutación G20210A del gen de la protrombina o del síndrome antifosfolipídico) | 3 |
| Traumatismo o intervención quirúrgica reciente (≤1 mes) | 2 |
| Edad ≥70 años | 1 |
| Insuficiencia cardíaca o respiratoria | 1 |
| Infarto agudo de miocardio o ACV agudo | 1 |
| Infección aguda o enfermedad reumática | 1 |
| Obesidad (IMC ≥30 kg/m$^2$) | 1 |
| Tratamiento hormonal | 1 |

**Interpretación:** ≥4 ptos. — riesgo alto de ETV.

[a] En enfermos tratados de manera conservadora.

ETV — enfermedad tromboembólica venosa

A partir de: *J. Thromb. Haemost.*, 2010, 8: 2450-2457, modificado.

siempre que no haya alto riesgo de complicaciones hemorrágicas. La elección del tratamiento depende del riesgo trombótico →tabla 33-10 (disponible en www.empendium.com).

**Tratamiento preventivo conservador**

Factores de riesgo →tabla 33-11.

Normas de prevención →tabla 33-12.

Dosificación de fármacos →tabla 33-13.

**Prevención en enfermos con neoplasia maligna**

**1.** El riesgo de ETV en estos enfermos es unas 6 veces mayor, especialmente en casos de neoplasias malignas de: páncreas, estómago, pulmón, cerebro, colon, y con neoplasias del sistema hematopoyético. En estos casos incide también la inmovilización, hospitalización, tratamiento con inhibidores de la angiogénesis (talidomida, lenalidomida, pomalidomida, bevacizumab), eritropoyetina, darbepoyetina, quimioterapia (especialmente el cisplatino) y por intervenciones quirúrgicas. La ETV oligosintomática detectada incidentalmente es relativamente frecuente en estos enfermos. Suele detectarse en las pruebas de imagen realizadas para la estadificación de la neoplasia o para la valoración del efecto de la terapia antitumoral (denominada trombosis incidental). La trombosis incidental, al igual que la trombosis sintomática, es un factor de riesgo independiente de recurrencia de ETV y acorta la supervivencia de estos enfermos. Escala de valoración del riesgo →tabla 33-14.

**Tabla 33-12. Profilaxis de ETV en enfermos en tratamiento conservador**

| Situación clínica | Prevención indicada |
|---|---|
| ACV isquémico con limitación de la movilidad[a] | Opciones:<br>– HBPM a dosis profiláctica adecuada[b] (preferible)<br>– HNF 5000 UI VSc cada 12 h<br>– CNI y/o medias elásticas de compresión graduada en caso de contraindicaciones para la anticoagulación.<br>**Nota:** no utilizar heparina durante las primeras 24 h tras el tratamiento trombolítico del ACV. La heparina a dosis profiláctica puede usarse con seguridad junto con el AAS. |
| ACV hemorrágico[a] | – en la fase temprana utilizar CNI<br>– en enfermos estables y con riesgo de ETV muy alto se puede utilizar HBMP a dosis profiláctica adecuada[b] (preferible) o HNF 5000 UI VSc cada 12 h, empezando 2-4 días del sangrado si se considera seguro (cese de la hemorragia documentado).<br>**Nota:** el momento de la introducción de la heparina depende del balance entre el riesgo de la trombosis y el riesgo de empeoramiento del sangrado. |
| Enfermos hospitalizados por enfermedad aguda tratada de manera conservadora, con riesgo alto de ETV (≥4 ptos. en la escala de Padua)[c] | Opciones:<br>– HBPM a dosis profiláctica adecuada[b]<br>– HNF 5000 UI VSc cada 12 h<br>– fondaparinux 2,5 mg[d] cada 24 h<br>– en caso de sangrado o de riesgo alto de sangrado[e] utilizar CNI y/o medias elásticas de compresión graduada, por lo menos al principio, hasta que el riesgo hemorrágico disminuya.<br>Utilizar prevención farmacológica durante el período de inmovilización o de hospitalización. |
| Enfermos inmovilizados crónicamente en casa o en una residencia | No utilizar prevención de ETV de manera rutinaria. |

[a] Las indicaciones del manejo de los enfermos con ACV solamente se refieren a la prevención de la ETV y no al tratamiento anticoagulante ni trombolítico del ACV.

[b] Preparados →cap. 2.33.1, dosificación →tabla 33-13

[c] →tabla 33-11.

[d] 1,5 mg, si el aclaramiento de creatinina <50 ml/min.

[e] El riesgo de sangrado está aumentado sobre todo en relación con úlcera gástrica o duodenal activa, sangrado importante en los últimos 3 meses, recuento de las plaquetas $<50 \times 10^9$/l, insuficiencia hepática (INR >1,5). Los demás factores del riesgo hemorrágico: edad ≥85 años (vs. <40 años), insuficiencia renal grave (TFG <30 ml/min/m²), ingreso en la unidad de cuidados intensivos médicos o cardiológicos, colocación de catéter venoso central, artritis crónica, enfermedad neoplásica, sexo masculino. La coexistencia de varios factores aumenta significativamente el riesgo de sangrado. A menudo los mismos factores aumentan también el riesgo de ETV, de ahí que la decisión del uso de la anticoagulación se deba basar en la valoración del balance de estos riesgos.

AAS — ácido acetilsalicílico, CNI — compresión neumática intermitente, ETV — enfermedad tromboembólica venosa, HBPM — heparina de bajo peso molecular, HNF — heparina no fraccionada

**2. Prevención recomendada en enfermos con tumores sólidos tratados ambulatoriamente**

1) considerar la HBPM a dosis profiláctica:

    a) si existen otros factores de riesgo de ETV (→más arriba) o factores de riesgo incluidos en la escala de Khorana (→tabla 33-14) y el riesgo de

**Tabla 33-13. Dosis profilácticas de HBPM en enfermos no operados y en embarazadas**

| HBPM[a] | Dosis profilácticas | |
|---------|---------------------|---|
| | Enfermos no operados | Embarazadas[b] |
| Dalteparina | 5000 UI cada 24 h | 5000 UI VSc cada 24 h |
| Enoxaparina | 40 mg cada 24 h | 40 mg VSc cada 24 h[c] |
| Nadroparina | 2850 UI cada 24 h | 3800 UI VSc cada 24 h |

[a] Preparados →cap. 2.33.1, tabla 33-2.

[b] Puede ser necesaria una modificación de la dosis en el 3.[er] trimestre (sobre la base de la valoración de la actividad anti-Xa, actividad objetivo 0,2-0,5 UI/ml 3-4 h después de la inyección VSc).

[c] Puede ser necesaria una modificación de la dosis en caso de peso corporal extremadamente bajo o alto.

HBPM — heparina de bajo peso molecular

**Tabla 33-14. Escala de la valoración del riesgo de ETV en enfermos con neoplasia maligna tratados con quimioterapia ambulatoria**

| Características clínicas | Puntos totales |
|-------------------------|:--------------:|
| Localización de la neoplasia | |
| Estómago, páncreas, neoplasias cerebrales primarias (riesgo muy alto) | 2 |
| Pulmón, linfomas, aparato genital, vejiga, riñón (riesgo alto) | 1 |
| Recuento de plaquetas antes de la quimioterapia ≥350 000/μl | 1 |
| Recuento de leucocitos antes de la quimioterapia >11 000/μl | 1 |
| Nivel de la hemoglobina antes de la quimioterapia <10 g/dl y/o tratamiento con eritropoyetina planificado | 1 |
| IMC ≥35 kg/m$^2$ | 1 |

**Interpretación:** 0 ptos. — riesgo bajo, 1-2 ptos. — riesgo intermedio, ≥3 ptos. — riesgo alto.

ETV — enfermedad tromboembólica venosa

A partir de: Khorana A.A. y cols., *Blood*, 2008, 111: 4902-4907, modificado por la ASCO en 2013.

sangrado es bajo (si ninguno de estos factores está presente, no utilizar anticoagulación profiláctica)

b) en caso de tratamiento quimioterápico por cáncer de páncreas o de pulmón si el riesgo de complicaciones hemorrágicas es bajo (el tratamiento no es eficaz en caso de cáncer de mama con metástasis, mientras que en caso de neoplasias cerebrales aumenta el riesgo de hemorragia intracraneal)

c) en enfermos con mieloma múltiple tratados con inhibidores de la angiogénesis en combinación con glucocorticoides (dexametasona ≥480 mg/mes) o doxorrubicina o en poliquimioterapia con ≥2 factores de riesgo trombótico (otra opción terapéutica en estos casos son los AVK a una dosis que mantenga el INR en el rango de 2-3), con ≤1 factor de riesgo trombótico → AAS a dosis de 81-325 mg/d

2) no realizar prevención antitrombótica de manera rutinaria para prevenir la trombosis venosa relacionada con catéteres venosos centrales si no existen

otros factores de riesgo de ETV; la trombocitopenia (<50 000/µl) es una contraindicación relativa para la prevención farmacológica.

**3. Profilaxis recomendada en enfermos hospitalizados:**

1) en los enfermos tratados de manera conservadora →tabla 33-12

2) en los intervenidos quirúrgicamente →tabla 33-10 (disponible en www.empendium.com).

**4.** La duración óptima de la prevención antitrombótica no está establecida hasta ahora. Por lo general, está indicada durante los primeros 4-6 meses del tratamiento antineoplásico, hasta obtener la mejoría, o durante más tiempo, dependiendo de la persistencia de los factores de riesgo trombótico.

### Prevención en viajes largos en avión

**1.** Recomendar llevar ropa que no apriete las extremidades inferiores ni la cintura, beber bebidas no alcohólicas en grandes cantidades, evitar alcohol y bebidas con cafeína. Durante el vuelo contraer con frecuencia los músculos de las pantorrillas, doblar los dedos de los pies o elevarse sobre ellos y evitar dormir en posición sentada.

**2.** El riesgo de trombosis se valora de manera individual en cada caso. Si el viaje dura >4 h, además de los métodos mencionados arriba, considerar adicionalmente el uso de medias cortas de compresión graduada para asegurar una compresión a nivel del tobillo de 10-20 mm Hg o medias de compresión de 20-30 mm Hg. En personas con antecedente de ETV, traumatismo, intervención quirúrgica reciente (≤6 semanas) o con enfermedad neoplásica, en mujeres embarazadas y en, puerperio, sometidas a tratamiento hormonal de reemplazo, así como en personas con otros ≥2 factores de riesgo trombótico → dosis profiláctica de HBPM. Si no es posible utilizar medias de compresión ni HBPM, se sugiere AAS a dosis ≤100 mg antes del vuelo.

**3.** Se puede recomendar lo mismo a las personas que viajan durante muchas horas en coche o en autobús.

### Prevención en embarazadas

**1.** Es muy importante la prevención adecuada de ETV en embarazadas. En los países desarrollados el EP es la causa más frecuente de la muerte en el período de embarazo y puerperio.

**2.** Métodos profilácticos recomendados en embarazadas con riesgo de ETV →tabla 33-15.

**3.** El fármaco de elección es la HBPM (preparados →tabla 33-2, dosificación →tabla 33-13) y es posible el uso de HNF (5000 UI VSc cada 12 h) porque, a diferencia de los AVK, las heparinas no atraviesan la placenta y no provocan malformaciones congénitas ni hemorragias en el feto. En el 3.er trimestre realizar control de la actividad anti-Xa (con un valor diana de 0,2-0,5 UI/ml, a las 3-4 h de la inyección de la dosis profiláctica de HBPM VSc) y modificar la dosis en caso de necesidad. Los nuevos anticoagulantes orales (inhibidores del factor Xa o de la trombina) no se han probado en embarazadas por lo que no están recomendados. En mujeres con alto riesgo trombótico añadir AAS 75-100 mg/d a la HBMP o HNF. Suspender el AAS 1 semana antes del parto.

**4.** El uso de HBPM, HNF o AVK por la mujer no constituye una contraindicación para la lactancia si bien no deben utilizarse fondaparinux ni inhibidores del factor Xa ni trombina de uso oral.

**5.** En mujeres en tratamiento crónico con AVK y que desean quedarse embarazadas, se indican test de embarazo frecuentes y, en el momento de concebir, cambiar los AVK a HNF o HBPM. El método alternativo es cambiar el AVK a HBPM antes de concebir. Este manejo no se recomienda en mujeres portadoras de la prótesis valvular cardíaca, que deben derivarse a un centro especializado.

**6. Prevención tromboembólica en embarazadas sometidas a cesárea:**

1) las mujeres sin factores de riesgo de trombosis adicionales → sin prevención adicional, y movilización temprana;

**Tabla 33-15. Prevención de ETV en embarazadas de riesgo**

| Situación clínica | Prevención indicada | |
|---|---|---|
| | En el embarazo | Después del parto |
| Antecedente de 1 episodio de ETV relacionado con un factor de riesgo transitorio (excepto el embarazo y el uso de estrógenos) | Vigilancia[a] | HBPM[b] o AVK[c] |
| Antecedente de 1 episodio de ETV relacionado con el embarazo o con el uso de estrógenos | HBPM[d]/HNF[d] | HBPM[b] o AVK[c] |
| Antecedente de 1 episodio de ETV espontánea (sin trombofilia y actualmente sin tratamiento anticoagulante) | HBPM[d]/HNF[d] o vigilancia[a] | HBPM[b] o AVK[c] |
| Antecedente de 1 episodio de ETV + trombofilia de bajo riesgo[e] (actualmente sin tratamiento anti-coagulante crónico) | HBPM[d,i]/HNF[d,i] o vigilancia[a] | HBPM[b] o AVK[c] |
| Antecedente de 1 episodio de ETV + trombofilia de alto riesgo[f] (actualmente sin tratamiento anti-coagulante crónico | HBMP[g]/HNF[g] | HBPM[b] o AVK[c] o HBPM/HNF[h] |
| Sin antecedentes de ETV + trombofilia de bajo riesgo[e] | Vigilancia[a] o HBMP[d]/HNF[d] | Vigilancia[a] o trata-miento anticoagulante (HBPM[b] o AVK[c])[i] |
| Sin antecedentes de ETV + presencia de anticuer-pos antifosfolipídicos o trombofilia congénita de alto riesgo[f] | HBPM[d]/HNF[d] | HBPM[b] o AVK[c] |
| Antecedente de ≥2 episodios de ETV + tratamien-to anticoagulante crónico | HBPM[j]/HNF[j] | Reintroducción del tratamiento crónico utilizado antes del embarazo |
| Antecedente de ≥2 episodios de ETV (actualmente sin tratamiento anticoagulante crónico) | HBMP[g]/HNF[g] | HBPM[b] o AVK[c] o HBPM/HNF[h] |

[a] Y un diagnóstico adecuado inmediato en caso de sospechar TVP/EP.

[b] A dosis profiláctica →tabla 33-13 durante 4-6 semanas; no reducir la dosis de HBPM utilizada durante el embarazo.

[c] Durante 4-6 semanas, INR 2-3 (inicialmente junto con HBMP/HNF, hasta que INR ≥2,0 durante 2 días consecutivos).

[d] A dosis profiláctica.

[e] Heterocigoto para el factor V Leiden, heterocigoto para la mutación G20210A del gen de la protrombina, déficit de proteína C o S.

[f] Déficit de antitrombina, heterocigoto doble para la mutación G20210A del gen de la protrom-bina y para el factor V Leiden, homocigoto para el factor V Leiden u homocigoto para la muta-ción G20210A del gen de la protrombina.

[g] A una dosis profiláctica ajustada.

[h] A una dosis ajustada durante 6 semanas.

[i] Si están presentes otros factores de riesgo (familiar de 1.er grado con un episodio de ETV antes de 50 años u otros factores de riesgo de trombosis importantes como p. ej. obesidad, inmovi-lización prolongada).

[j] A una dosis ajustada.

**Nota:** después de un episodio de ETV utilizar medias de compresión graduada adecuadamente seleccionadas en el período de embarazo, parto y puerperio.

ETV — enfermedad tromboembólica venosa, HBPM — heparina de bajo peso molecular, HNF — heparina no fraccionada

2) en caso de ≥1 factor de riesgo mayor de trombosis o ≥2 factores menores → HBPM a dosis profiláctica. En caso de contraindicaciones para el tratamiento farmacológico → prevención mecánica (MCG, CNI).

Factores de riesgo mayores de ETV después del parto: inmovilización (reposo estricto en cama durante ≥1 semana durante el embarazo); hemorragia posparto con pérdida de ≥1000 ml de sangre y necesidad de intervención quirúrgica; antecedentes de ETV; preeclampsia o retraso del crecimiento intrauterino; trombofilia (déficit de la antitrombina, factor V Leiden o mutación G20210A del gen de protrombina homocigota o heterocigota); enfermedades concomitantes (LES, cardiopatía); transfusión de sangre; infección posparto.

Factores menores de riesgo de ETV después del parto: IMC >30 kg/m$^2$; embarazo múltiple; hemorragia posparto con pérdida de >1000 ml de sangre; fumar >10 cigarrillos/d; retraso del crecimiento intrauterino; trombofilia (déficit de proteína C, déficit de proteína S); preeclampsia.

# 34. Principios generales del tratamiento anticoagulante

## 34.1. Heparinas

Se utiliza **heparina no fraccionada** (HNF) iv. o VSc y HBPM VSc.

### → CONTRAINDICACIONES

**1. Contraindicaciones absolutas:**

1) sangrado activo clínicamente importante (se puede considerar el uso de heparina excepcionalmente en el tratamiento de algunas formas de CID)
2) hemorragia intracraneal reciente, hemorragia subaracnoidea espontánea o postraumática (normalmente las dosis profilácticas de un fármaco anticoagulante se pueden introducir a los 5-10 días y las dosis anticoagulantes al cabo de ≥2 semanas)
3) diátesis hemorrágica no controlada congénita o adquirida
4) alergia al fármaco
5) antecedente de trombocitopenia inmune inducida por heparina (TIH) (una excepción puede ser la intervención vascular o cardioquirúrgica con el uso intraoperatorio de heparina).

**2. Otros estados clínicos relacionados con un aumento del riesgo hemorrágico** (contraindicaciones relativas):

1) hemorragia digestiva reciente o enfermedad del tracto digestivo relacionada con un elevado riesgo de sangrado
2) hipertensión portal sintomática
3) insuficiencia renal: aclaramiento de creatinina <30 ml/min (en caso de HBPM)
4) insuficiencia renal avanzada
5) pericarditis aguda posinfarto
6) hipertensión arterial no controlada: presión sistólica >180 mm Hg o diastólica >110 mm Hg
7) posoperatorio de neurocirugía (del cerebro, de la médula espinal) o del ojo. El estado después de la operación del cerebro o de la médula ósea, especialmente si existen otros factores de riesgo de ETV (enfermedad tromboembólica venosa), constituye una indicación para la prevención, a menudo ya desde el primer día desde la operación

8) tumor cerebral

9) punción lumbar diagnóstica o curativa →cap. 25.13

10) hasta 24 h después de una intervención quirúrgica, biopsia de un órgano o punción arterial (hasta 4 días en caso de problemas con hemostasia durante la intervención)

11) disección de aorta

12) retinopatía diabética.

El riesgo hemorrágico está elevado en los enfermos que simultáneamente toman fármacos antiagregantes con anticoagulantes.

### ➔ OBSERVACIÓN

**1. HNF:** determinar el **TTPa**. En enfermos en los que no se consigue obtener el valor deseado del TTPa, a pesar del uso de HNF, determinar la actividad anti-Xa y ajustar la dosis de HNF basándose en dicho resultado o sustituir la HNF por HBPM.

**2. HBPM:** no es necesario monitorizar el efecto anticoagulante con mediciones de **actividad anti-Xa**, salvo en las siguientes situaciones: embarazada que recibe HBPM a dosis anticoagulantes (en el 3.$^{er}$ trimestre también a dosis profilácticas), obesidad extrema, aclaramiento de creatinina <30 ml/min. Se puede considerar si, en caso de un tratamiento con HBPM, se produce en evento tromboembólico o hemorragia clínicamente importante, especialmente en personas de edad avanzada. El efecto anticoagulante (valorado a las 4 h después de la administración del fármaco) es pertinente si la actividad anti-Xa es de 0,6-1,0 UI/ml o 1,0-1,3 UI/ml si se utiliza la HBPM cada 12 o 24 h respectivamente, o 0,2-0-5 UI/ml después de la dosis profiláctica.

### ➔ COMPLICACIONES

#### Sangrados

Tras la inyección VSc se observa con frecuencia la existencia de hematomas en la localización de la inyección. Raramente se observan hemorragias con riesgo para la vida o la salud (hemorragia de tracto digestivo, intracraneal y retroperitoneal). En este caso se requerirá un tratamiento que revierta el efecto anticoagulante de heparina.

**1. Reversión del efecto de la HNF:**

1) **por cada 100 UI de HNF inyectar iv. 1 mg de sulfato de protamina** (p. ej. inmediatamente después de una única inyección de 5000 UI de HNF: 50 mg de protamina). Debe ser una inyección lenta (durante 1-3 min) para evitar hipotensión y bradicardia

2) en enfermos que reciben HNF en infusión iv. → debido a la vida media corta de HNF (60-90 min), para calcular la dosis de protamina se debe utilizar solamente la cantidad de HNF administrada durante las últimas 3 h (p. ej. en caso de infusión de 1250 UI/h administrar 40 mg de protamina)

3) monitorizar el efecto del tratamiento determinando el TTPa (debe ser más corto)

4) en enfermos con una exposición previa a insulina con protamina, después de vasectomía o con alergia a las proteínas del pescado → administrar profilácticamente glucocorticoides VO o iv. y un fármaco antihistamínico para reducir el riesgo de reacción alérgica, incluida la anafilaxia.

**2. Reversión del efecto de HBPM:** no existe un método comprobado. Si el enfermo ha recibido HBPM en las últimas 8 h, administrar 1 mg de **sulfato de protamina** por cada 100 UI anti-Xa (p. ej. 1 mg de enoxaparina, 150 uds. de nadroparina) o dosis más baja si desde la inyección de HBPM han transcurrido >8 h. Si el sangrado persiste, se puede administrar 0,5 mg más de sulfato de protamina por cada 100 uds. anti-Xa.

**Trombocitopenia inducida por heparina (TIH)**

**1. Formas de trombocitopenia inducida por heparina**

1) **No inmune** (TIH tipo I): habitualmente reducción leve del recuento de plaquetas (principalmente hasta >100 000/µl), en los primeros 2-4 días de uso de HNF; se detecta en el 10-20 % de los enfermos. No provoca problemas clínicos y el recuento de plaquetas vuelve a la normalidad a pesar de la continuación del tratamiento con heparina

2) **Inmune** (TIH tipo II o simplemente TIH): reducción del recuento de plaquetas en >50 % (en general hasta 30 000-50 000/µl, pero en un 10 % de los enfermos es de >150 000/µl y en un 5 % se reduce hasta <20 000/µl [más a menudo en la CID]), con mayor frecuencia después de 4-10 días de uso de HNF/HBPM; se detecta en un 0,1-3 % de los tratados con HNF0 (en <0,1 % de los tratados con HBPM). Está relacionada con un riesgo de trombosis venosa o arterial (y no de sangrado) 20-40 veces mayor que aparece en un 30-75 % de los enfermos con TIH.

**2. Riesgo de aparición de TIH y monitorización del recuento de plaquetas:**

1) **alto** (>1 %): enfermos tras una operación quirúrgica que reciben HNF a dosis profiláctica o anticoagulante durante >4 días (especialmente después de las intervenciones cardioquirúrgicas, vasculares y ortopédicas), enfermos con una enfermedad neoplásica → controlar el recuento de plaquetas por lo menos **cada 2-3 días**, durante los primeros 14 días de uso de heparina o hasta la finalización de su uso, si dura <14 días

2) **intermedio** (0,1-1 %): enfermos tratados de manera conservadora y embarazadas que reciben HNF durante >4 días; enfermos tras una cirugía o que requieren cuidados intensivos en los que se utiliza HNF para lavar el catéter venoso central; en enfermos tratados de manera conservadora y embarazadas que reciben HBPM con ≥1 dosis previa de HNF → continuar el control del recuento de plaquetas **cada 2-3 días**, como mínimo, desde el día 4 hasta el día 14 del tratamiento o hasta la finalización del tratamiento si dura <14 días

3) **bajo** (<0,1 %): todos los enfermos que reciben HNF <4 días, enfermos tratados de manera conservadora y embarazadas que reciben HBPM independientemente del tiempo transcurrido desde el inicio del tratamiento, lavado de catéter venoso central con HNF en enfermos tratados de manera conservadora → **no es necesario controlar el recuento de plaquetas**.

En enfermos que empiezan el tratamiento con HNF/HBPM y que en los últimos 100 días recibieron HNF o si no es posible confirmarlo → determinar el recuento de plaquetas antes de iniciar el tratamiento y tras 24 h del uso de heparina. En cada enfermo que al cabo de 30 min desde la administración de HNF iv. tiene fiebre, insuficiencia respiratoria, insuficiencia cardíaca, síntomas neurológicos u otros síntomas clínicos inexplicables → determinar el recuento de plaquetas y compararlo con los resultados previos.

**3. Curso clínico de la TIH:** tras la interrupción del tratamiento con heparina, el recuento de plaquetas se normaliza habitualmente al cabo de pocos días o semanas. Los anticuerpos contra el complejo de heparina-FP4 se mantienen en el suero durante varias semanas o meses. La causa más frecuente de muerte en enfermos con TIH es el EP (embolismo pulmonar) y, menos frecuentemente, el infarto de miocardio o el ACV.

**4. Diagnóstico:** se puede utilizar la regla de predicción de 4T (→tabla 34-1; disponible en www.empendium.com): sospechar la TIH en un enfermo tras operación cardioquirúrgica y también en un enfermo que recibe heparina (normalmente durante ≥5 días) o la ha recibido hace poco, sin causa aparente:

1) el recuento de plaquetas baja en ≥50 %, comparando con el valor inicial (incluso si es de 150 000 µl); muy raramente trombocitopenia <10 000 µl

2) desde el inicio del tratamiento con heparina han pasado ≥5 días

3) ha ocurrido un episodio tromboembólico

4) no se encuentran otras causas de trombocitopenia, es decir trombocitopenia falsa (que aparece solamente en la muestra de la sangre con EDTA), sepsis, CID, trombocitopenia autoinmune, trombocitopenia provocada por otros fármacos (p. ej. AINE), púrpura trombocitopénica trombótica.

En caso de la probabilidad intermedia o alta de TIH (índice 4T ≥4) no esperar la confirmación mediante pruebas de laboratorio (determinación de anticuerpos anti-heparina) para empezar un manejo adecuado. El aumento típico del recuento de plaquetas, una vez suspendido el tratamiento con heparina es una importante pista diagnóstica.

Si el paciente confirma su consentimiento informado para el uso profiláctico o tratamiento ambulatorio sin monitorización del recuento de plaquetas → informarlo sobre la posibilidad de TIH y sus síntomas típicos y, en caso de su aparición, sobre la necesidad de un contacto inmediato con el médico.

En cada paciente con una sospecha fuerte o con el diagnóstico de TIH realizar ecografía de las venas de las extremidades inferiores para descartar la TVP.

**5. Tratamiento**

1) En caso de una fuerte sospecha de TIH a base de síntomas clínicos (índice 4T ≥4) se debe **suspender inmediatamente el tratamiento con heparina** (incluso para lavar las vías venosas).

2) Continuar el tratamiento anticoagulante con uno de los siguientes fármacos: bivalirudina, lepirudina, argatrobán. Si no está disponible ninguno de dichos medicamentos, se puede considerar el uso de fondaparinux, habitualmente a una dosis de 7,5 mg VSc 1×d, lo que se considera eficaz y seguro.

3) Si el enfermo recibe AVK en el momento del diagnóstico de la TIH → suspender el AVK (el uso de AVK en la fase temprana del tratamiento de la TIH de una TVP complicada aumenta el riesgo de gangrena venosa de la extremidad). No reiniciar el tratamiento con AVK hasta que el recuento de plaquetas supere los 150000/μl. Empezar con una dosis baja (2-4 mg de acenocumarol, 3-5 mg de warfarina) simultáneamente con un fármaco anticoagulante distinto de la heparina (preferiblemente con fondaparinux), que se puede suspender a los 5 días si el recuento de plaquetas se estabiliza y el INR está en el rango terapéutico por 2 días consecutivos.

4) Si no se presenta un sangrado activo, la transfusión de un preparado de plaquetas no está indicada.

**6. Manejo en enfermos que precisan un cateterismo cardíaco o un intervencionismo coronario percutáneo:** en caso de TIH aguda o antecedente de TIH (sin presencia de anticuerpos) se debe utilizar, en vez de heparina, uno de los siguientes anticoagulantes: bivalirudina, argatrobán o lepirudina.

**Otras complicaciones**

**1. Osteopenia y osteoporosis.** En los enfermos tratados con HNF o HBPM (con menor frecuencia) durante >3 meses la densidad mineral ósea se reduce habitualmente en un pequeño porcentaje (raramente se presentan pérdidas más grandes en enfermos tratados con HNF). El regreso al estado previo se observa normalmente al cabo de varios meses, tras suspender la heparina. El riesgo aumenta con el tiempo de uso de heparina (especialmente >6 meses) y con la edad.

**2. Necrosis cutánea.** Aparece muy raramente y con más frecuencia después de inyecciones VSc muy profundas en la pared abdominal.

**3. Otras:** reacciones alérgicas (con mayor frecuencia urticaria), hiperpotasemia (inhibición del efecto de aldosterona por HNF), cefalea, elevada actividad plasmática de las aminotransferasas hepáticas, alopecia.

# 34.2. Inhibidores del factor Xa (fondaparinux, rivaroxabán, apixabán)

**1. Mecanismo de acción.** Fondaparinux (VSc/iv.): pentasacárido sintético, que se une exclusivamente a la antitrombina; **rivaroxabán** (VO), **apixabán** (VO): inhiben el factor Xa independientemente de la antitrombina.

**Tabla 34-2.** Reglas para suspender los anticoagulantes orales que no sean antagonistas de la vitamina K antes de intervenciones quirúrgicas programadas[a]

| Aclaramiento de la creatinina (ml/min) | Rivaroxabán | | Apixabán | | Dabigatrán | |
|---|---|---|---|---|---|---|
| | Riesgo de sangrado | | | | | |
| | Bajo | Alto | Bajo | Alto | Bajo | Alto |
| ≥80 | ≥24 h | ≥48 h | ≥24 h | ≥48 h | ≥24 h | ≥48 h |
| 50-80 | ≥24 h | ≥48 h | ≥24 h | ≥48 h | ≥36 h | ≥72 h |
| 30-50[b] | ≥24 h | ≥48 h | ≥24 h | ≥48 h | ≥48 h | ≥96 h |
| 15-30[c] | ≥36 h | ≥48 h | ≥36 h | ≥48 h | No utilizar | No utilizar |
| <15 | No hay indicaciones oficiales para su uso | | | | | |

[a] Momento de administración de la última dosis del fármaco antes de la cirugía.

Según: *Europace*, 2015; 17: 1467-1507.

**2. La monitorización del efecto anticoagulante** no es necesaria. Después de 2-4 h de la administración de rivaroxabán (efecto más débil después de la administración de apixabán) en la mayoría de los enfermos se observa la prolongación del tiempo de protrombina (lo que con el cálculo automático de INR puede dar valores >2) y de TTPa (por lo general hasta 50 s); el tiempo de trombina persiste normal (en contraste con dabigatrán). En caso de intervención invasiva urgente con un riesgo elevado de sangrado se debe determinar el tiempo de protrombina (su prolongación por encima del valor de referencia sugiere la persistencia del efecto anticoagulante). El efecto del rivaroxabán y del apixabán se puede verificar determinando la actividad del anti-Xa con el uso de calibradores adecuados (sin antitrombina exógena).

**3. Contraindicaciones:** como en el caso de las heparinas (excepto la TIH) y, además, durante el embarazo y lactancia. No utilizar rivaroxabán ni apixabán si el aclaramiento de creatinina <15 ml/min, en casos de insuficiencia hepática severa, en combinación con otros anticoagulantes, fármacos fibrinolíticos, antimicóticos azólicos e inhibidores de las proteasas anti-VIH. Pueden utilizarse en personas con aclaramiento de creatinina <15-30 ml/min en dosis reducidas (rivaroxabán 15 mg/d, apixabán 2,5 mg 2×d), siempre evaluando periódicamente el riesgo de sangrado. Durante el tratamiento simultáneo con claritromicina o amiodarona, el nivel de rivaroxabán en sangre aumenta. La rifampicina, fenobarbital, carbamazepina, fenitoína y la hierba de San Juan disminuyen la eficacia de rivaroxabán y de apixabán. En el caso de que sea necesario el tratamiento con fármacos que alteren el efecto de los inhibidores del factor Xa, hay que monitorizar el efecto anticoagulante.

Reducir la dosis de rivaroxabán en enfermos con el aclaramiento de creatinina de 30-49 ml/min o con alto riesgo hemorrágico (sobre todo del tracto digestivo). Reducir la dosis de apixabán si se cumplen 2 de los 3 criterios: edad >80 años, masa corporal ≤60 kg y nivel de creatinina >133 µmol/l. En enfermos con alto riesgo de sangrado, en los que se plantea interrumpir el tratamiento anticoagulante, considerar el apixabán a dosis 2,5 mg 2×d.

**4. Recomendaciones para la suspensión previa a intervenciones** →tabla 34-2.

En caso de requerimiento de cirugía urgente en enfermos tratados con rivaroxabán o apixabán considerar la administración de un concentrado de factores del complejo de protrombina (CCP) a dosis de 30-50 UI/kg. Tras suspender el rivaroxabán o el apixabán antes de la intervención quirúrgica, no utilizar terapia puente con heparina, excepto en enfermos con riesgo trombótico alto

(→tabla 34-8) y bajo riesgo de sangrado. En enfermos con fibrilación auricular no valvular, son factores de alto riesgo de sangrado perioperatorio:

1) sangrado importante o sangrado intracraneal en los 3 meses anteriores en enfermos que recibían AVK o NACO
2) trombocitopenia o alteraciones de la función plaquetaria (p. ej. a consecuencia de AAS) en enfermos que toman AVK o NACO
3) sangrado previo durante una anticoagulación puente (en enfermos que toman AVK o NACO)
4) INR >3 (en enfermos que toman AVK o NACO).

Considerar la anticoagulación puente con HNF/HBPM a dosis terapéuticas, si:

1) el riesgo tromboembólico es alto, y el riesgo de sangrado es bajo
2) el riesgo tromboembólico es moderado, pero el enfermo tiene antecedentes de ACV o AIT, y el riesgo de sangrado es bajo. En los demás casos la decisión debe individualizarse.

El rivaroxabán o el apixabán pueden volver a administrarse pasadas 6-8 horas desde la intervención quirúrgica en casos de bajo riesgo de complicaciones hemorrágicas; pasadas 48-72 horas, si el riesgo de complicaciones hemorrágicas es alto. En el período posoperatorio, antes de introducir un anticoagulante oral puede utilizarse HBPM, habitualmente a dosis intermedia.

**5. Complicaciones:** principalmente sangrado (contrariamente a la heparina, no provocan TIH), prurito, reacciones alérgicas (raramente), trombocitopenia, aumento de la actividad plasmática de enzimas hepáticas. No existe un fármaco que revierta el efecto anticoagulante. Se puede revertir parcialmente administrando un CCP a una dosis de 25 UI/kg (se puede repetir 2 veces) o activado CCP (CCPa) a una dosis de 50 UI/ kg (máx. 200 UI/kg/d). Se puede administrar también factor VIIa humano recombinado (que también se puede utilizar para revertir parcialmente el efecto de fondaparinux, indicación no registrada en la ficha técnica).

Actuación en función de la gravedad del sangrado →tabla 34-3.

## 34.3. Inhibidores directos de la trombina

**1. Mecanismo de acción:** bloquean el sitio catalítico o el sitio de reconocimiento del sustrato en la molécula de la trombina. En la prevención de la ETV se utiliza **dabigatrán** (VO), en otras indicaciones hirudinas recombinadas (lepirudina, desirudina iv.) y análogos sintéticos de la hirudina (**bivalirudina**, argatrobán iv.).

**2. Monitorización del efecto anticoagulante:** en caso de dabigatrán normalmente no es necesario. Después de 2-4 h de la administración de dabigatrán, en la mayoría de los enfermos se observa una prolongación del TTPa (hasta 50-65 s) y del tiempo de protrombina (lo que con el cálculo automático de INR puede dar valores de 1,2-1,5); el tiempo de trombina está muy prolongado (muchas veces hasta los valores indefinidos). Si es necesaria una intervención invasiva urgente, determinar el TTPa: los valores >40 s indican que el efecto anticoagulante persiste, pero un resultado normal no descarta la presencia de dabigatrán a baja concentración. Los métodos de laboratorio específicos (aunque poco disponibles) para la monitorización del efecto de dabigatrán son el tiempo de protrombina modificado en plasma diluido y el tiempo de coagulación con ecarina. Monitorizar el efecto de bivalirudina con el tiempo de coagulación activado (TCA; en SCA) o TTPa.

**3. Contraindicaciones:** igual que en el caso de las heparinas (excepto la TIH), y además durante el embarazo y la lactancia. El dabigatrán está contraindicado en pacientes con insuficiencia renal con el aclaramiento de creatinina <30 ml/min, en la insuficiencia hepática grave y en personas que toman dronedarona, fármacos del grupo de azoles (ketoconazol, itraconazol, voriconazol, posaconazol) y rifampicina, fenobarbital, carbamazepina, fenitoína, hierba de San Juan.

Tabla 34-3. Actuación en un sangrado activo en enfermos tratados con anticoagulantes orales

| Fármaco | Actuación |
|---|---|
| **Independientemente de la intensidad del sangrado** | |
| NACO o AVK | 1) Presionar el lugar de sangrado |
| | 2) Valorar el estado hemodinámico y la presión arterial, determinar los parámetros básicos de coagulación, el hemograma y los parámetros de la función renal |
| | 3) Realizar la anamnesis acerca del tratamiento anticoagulante (la última dosis de NACO o AVK: ¿cuándo? ¿cuál?) |
| **Sangrado leve** | |
| AVK | Suspender la administración de AVK hasta obtener los valores INR <2 |
| NACO | Omitir 1 dosis o interrumpir el tratamiento por 1 día |
| **Sangrado moderado o grave** | |
| AVK o NACO | Tratamiento sintomático: |
| | 1) reponer los líquidos |
| | 2) transfundir los productos sanguíneos |
| | 3) parar el sangrado (p. ej. por medio del endoscopio) |
| AVK | Considerar la administración de la vitamina K (1-10 mg iv.) |
| NACO | Considerar la administración de carbón activado a las ~2 horas desde la toma del fármaco |
| **Sangrado grave o de riesgo vital** | |
| NACO | 1) Considerar la administración de sustancia que revierte la acción del fármaco (en la actualidad está disponible únicamente el idarucizumab, un anticuerpo que revierte la acción del dabigatrán, a dosis de 5 g iv.), y si no está disponible, considerar la administración de CCPa o rFVIIa (eficacia incierta) |
| | 2) Considerar la administración de concentrados de plaquetas, si el recuento de plaquetas es <60 000/µl o el enfermo recibe fármacos antiplaquetarios |
| AVK | 1) Considerar la administración de CCP o PFC |
| | 2) Considerar la administración de concentrados de plaquetas, si el recuento de plaquetas es <60 000/µl o el enfermo recibe antiplaquetarios |

AVK — antagonistas de la vitamina K, CCP — concentrado del complejo de protrombina, CCPa — CPP activado, NACO — anticoagulante oral no AVK, rFVIIa — factor humano VIIa recombinante

Se debe reducir la dosis en personas >80 años, en enfermos con una función renal alterada (aclaramiento de creatinina 30-50 ml/min) y en los que están en tratamiento con amiodarona o verapamilo. El uso simultáneo con otros anticoagulantes (salvo la HNF a dosis utilizadas para mantener la permeabilidad del catéter venoso o arterial central), antiagregantes, trombolíticos o con dextrano puede relacionarse con un aumento del riesgo hemorrágico.

**4. Reglas de suspensión previa a intervenciones quirúrgicas:** antes de la cirugía, el TTPa debe estar dentro del rango normal. Se desaconseja una terapia puente con heparinas en pacientes tratados con dabigatrán salvo situaciones excepcionales. Reglas para la suspensión de dabigatrán antes de una cirugía programada según la EHRA →tabla 34-2. El dabigatrán se puede reintroducir 6-8 h tras una intervención asociada a un riesgo hemorrágico bajo, y a las 48-72 h, si el riesgo hemorrágico es alto. En caso de precisar una intervención urgente, considerar la administración de idarucizumab (→más adelante).

**5. Complicaciones:** sobre todo sangrados, principalmente del tracto digestivo, dispepsia (en caso de dabigatrán; riesgo aumentado en caso de la edad >75 años, sexo femenino y uso de los fármacos antinflamatorios). En personas con alto riesgo de sangrado digestivo, utilizar dabigatrán a dosis menores. El antídoto específico para el dabigatrán es el idarucizumab iv. $2 \times 2,5$ g (vida media 45 min). En caso de hemorragias de riesgo vital en enfermos tratados con dabigatrán se puede reducir levemente el efecto antitrombótico administrando un concentrado de factores del complejo de protrombina (CCP) a una dosis de 25 UI/kg (se puede repetir 2 veces) o CCP activado (CCPa) a una dosis de 50-80 UI/kg (máx. 200 UI/kg/d). En caso de ineficacia de este método se puede considerar la administración del factor VIIa humano recombinado a una dosis de 20-90 µg/kg (indicación no registrada en la ficha técnica). La bivalirudina, el argatrobán y el dabigatrán se pueden eliminar de la sangre con hemodiálisis (sin anticoagulante) o con hemoperfusión.

Actuación en función de la gravedad del sangrado →tabla 34-3.

## 34.4. Antagonistas de la vitamina K (AVK)

**1. Mecanismo de acción:** el **acenocumarol** y la **warfarina** inhiben la modificación postraslacional de los factores de coagulación II, VII, IX y X y las proteínas C y S, que son necesarias para su actividad normal. El efecto anticoagulante aparece a los 3-5 días. Depende de la dosis, pero también de factores genéticos, de la dieta, de otros fármacos utilizados simultáneamente →tabla 34-4 y de las comorbilidades (el efecto anticoagulante es más fuerte en caso de antibioticoterapia prolongada, diarrea o uso de parafina líquida que tienen como efecto una reducción de la fuente endógena de la vitamina K).

**2. Acenocumarol vs. warfarina.** Diferencias más importantes: tiempo hasta la concentración sanguínea máxima (2-3 vs. 1,5 h) y vida media (8-10 vs. 36-42 h). En caso de intolerancia a acenocumarol (p. ej. por reacción alérgica) o dificultad para obtener valores estables de INR, se puede considerar sustituirlo por warfarina (la necesidad diaria de warfarina es normalmente 1,5-2 veces más alta que la de acenocumarol). El uso del acenocumarol se relaciona con un riesgo 2 veces mayor de no mantener la coagulación en rango que con el uso de la warfarina.

### → CONTRAINDICACIONES

Iguales que las descritas en las heparinas (excepto la TIH y la insuficiencia renal), y además el embarazo. Durante el tratamiento con AVK se puede amamantar. Derivar a un centro especializado en caso de embarazadas portadoras de prótesis valvular cardíaca mecánica.

### → OBSERVACIÓN

Determinar el tiempo de protrombina (**TP**) expresado como índice internacional normalizado (**INR**).

### → REGLAS GENERALES DE USO

#### Inicio del tratamiento

**1.** Si es necesario obtener un efecto anticoagulante rápidamente (p. ej. en TVP/EP) → utilizar los AVK inicialmente junto con heparina o fondaparinux. En los demás casos (p. ej. en la fibrilación auricular no complicada), empezar el tratamiento directamente con AVK.

**Tabla 34-4. Interacciones con los antagonistas de la vitamina K (acenocumarol, warfarina) de importancia clínica**

| Grupo de fármacos/sustancias | Influencia sobre el efecto anticoagulante del AVK | |
| --- | --- | --- |
| | **Aumento** | **Reducción** |
| Fármacos antimicrobianos | A: ciprofloxacino, eritromicina, fluconazol, isoniazida (600 mg/d), cotrimoxazol, metronidazol, miconazol[a], voriconazol<br>B: amoxicilina con clavulánico, azitromicina, itraconazol, ketoconazol, claritromicina, levofloxacino, ritonavir, tetraciclina | A: griseofulvina, nafcilina, ribavirina, rifampicina<br>B: dicloxacilina, ritonavir |
| Fármacos que actúan sobre el sistema cardiovascular | A: amiodarona, diltiazem, fenofibrato, clofibrato, propafenona, propranolol, sulfinpirazona[b]<br>B: quinidina, fluvastatina, AAS, ropinirol, simvastatina | A: colestiramina<br>B: bosentán, espironolactona |
| Fármacos analgésicos, antinflamatorios e inmunomoduladores | A: fenilbutazona<br>B: interferón, AAS, paracetamol, tramadol | A: mesalazina<br>B: azatioprina |
| Fármacos que actúan sobre el SNC | A: alcohol (en caso de coexistencia de hepatopatía), citalopram, entacapona, sertralina<br>B: disulfiram, hidrato de cloral, fluvoxamina, fenitoína[c], antidepresivos tricíclicos (amitriptilina, clomipramina), benzodiazepinas | A: barbitúricos, carbamazepina<br>B: clordiazepóxido |
| Fármacos que actúan sobre el sistema digestivo y alimentos | A: cimetidina[c], mango, aceite de pescado, omeprazol<br>B: zumo de pomelo rosado, fármacos procinéticos (especialmente cisaprida) | A: palta (grandes cantidades), alimentos ricos en la vitamina $K_1$[d], alimentación enteral<br>B: leche de soja, sucralfato |
| Otros fármacos | A: esteroides anabólicos, zileutón, zafirlukast<br>B: fluorouracilo, gemcitabina, levamisol con fluorouracilo, paclitaxel, tamoxifeno, tolterodina, metimazol, L-tiroxina | A: mercaptopurina<br>B: raloxifeno, suplementos multivitamínicos, vacunación contra la gripe, sustancias quelantes |

[a] Gel de uso en la boca y tabletas vaginales.

[b] Inicialmente aumenta, después reduce.

[c] Se refiere a la warfarina.

[d] P. ej. espinacas, diferentes variedades de la col (col china, mostaza china, col rizada, col de Bruselas, también chucrut), acelgas, brócoli, diente de león (hojas), lechugas, perejil, espárragos, cebolla (cebolletas y chalotes), achicoria. Los productos congelados habitualmente son más ricos en la vitamina K que los productos frescos. En la tabla se han listado los productos que en 1 vaso (alrededor de 250 ml) contienen ≥80 μg de vitamina $K_1$ (la demanda diaria es de 80-120 μg).

A — relación causa-efecto muy probable, B — relación causa-efecto probable.

Según: *Arch. Intern. Med.*, 2005, 165: 1095-1106, modificado.

> **Tabla 34-5. Educación de los enfermos y sus cuidadores en tratamiento con antagonistas de la vitamina K**
>
> – Explicar para qué se utiliza el tratamiento anticoagulante.
> – Informar sobre los preparados disponibles del fármaco anticoagulante prescrito y explicar cómo este reduce el riesgo de trombosis y de sus complicaciones.
> – Informar cuál es el tiempo previsto del tratamiento anticoagulante.
> – Comentar la hora de tomar el AVK e informar cómo actuar en caso de omitir una dosis.
> – Explicar la necesidad de la determinación regular del INR, informar sobre el valor diana del INR indicado para el enfermo y que existe un rango terapéutico estrecho.
> – Informar sobre la posibilidad de autocontroles de INR en sangre capilar mediante la utilización de un dispositivo especial (p. ej. CoaguCheck).
> – Aclarar la influencia de los alimentos que contienen la vitamina $K_1$ sobre el efecto anticoagulante de los AVK (→tabla 34-3).
> – Aclarar la influencia del consumo de algunos fármacos (recetados o disponibles sin receta médica) sobre el efecto anticoagulante de los AVK (→tabla 34-3) y el manejo en caso del cambio del uso de estos medicamentos.
> – Informar sobre el aumento de riesgo hemorrágico en caso del uso simultáneo con antiagregantes.
> – Informar sobre la necesidad de reducción o abstinencia del consumo de alcohol.
> – Describir los síntomas más frecuentes de diátesis hemorrágica y el manejo en caso de sangrado.
> – Presentar métodos de evitar traumatismos y sangrados.
> – Describir los síntomas de la TVP/EP y explicar qué es lo que el paciente debería hacer en caso de su aparición.
> – Informar sobre el riesgo relacionado con el uso de los AVK en las mujeres que se puedan quedar embarazadas.
> – Comentar por qué es necesario informar a los médicos, dentistas y otros profesionales médicos sobre el uso de AVK.
> – Sugerir al enfermo la posibilidad de llevar encima la información sobre el uso de AVK (p. ej. una tarjeta junto con el documento de identidad, una pulsera, etc.).
> – Apuntar en la historia clínica que estos temas se han discutido con el paciente y/o con su cuidador.
>
> Según: *Ann. Nutr.*, 2008, 42: 979-988, modificado.

**2.** Los primeros dos días: acenocumarol 6 y 4 mg, warfarina 10 y 5 mg (no utilizar "dosis de carga" de >6 mg de acenocumarol ni >10 mg de warfarina); el 3.er día determinar el INR y modificar la dosis según el resultado. En enfermos ancianos, desnutridos, con comorbilidades severas (p. ej. insuficiencia cardíaca) o polimedicados (riesgo de interacciones) → comenzar con una dosis de 4 mg de acenocumarol o de 5 mg de warfarina. Si se comienza el tratamiento con AVK simultáneamente con heparina/fondaparinux, estos últimos se pueden suspender cuando el INR está en el rango terapéutico durante 2 días consecutivos.

### Manejo del paciente en el tratamiento crónico con AVK

**1.** Educación del paciente →tabla 34-5, controles sistemáticos de INR, visitas de control regulares e informar al paciente de forma adecuada sobre los resultados del INR y las decisiones sobre el ajuste de la dosis de AVK según estos resultados.

**2.** En enfermos educados de manera idónea se admiten autocontroles de INR con un dispositivo especial (p. ej. CoaguCheck, INRatio2) y el ajuste de la dosis de AVK por el propio paciente. También están disponibles programas informáticos que facilitan la elección de la dosis adecuada del fármaco (p. ej. en la página http://www.globalrph.com/warfarin_nomograms.htm). Considerar el uso de estos dispositivos sobre todo en enfermos de alto riesgo tromboembólico y en enfermos que tienen indicaciones para el tratamiento anticoagulante de por vida, en los que con mucha probabilidad dejarán el tratamiento con AVK por causa de discapacidad, distancia larga hasta el consultorio médico o por otros factores (p. ej. tipo de trabajo).

**3.** Los enfermos que toman AVK de forma crónica deben ingerir cantidades relativamente fijas de alimentos ricos en vitamina $K_1$ →tabla 34-3.

**4.** En un enfermo que toma AVK a dosis fija, determinar el INR al menos cada 4 semanas (en caso de uso de AVK por ETV, puede ser cada 8 semanas) o, más a menudo (cada 1-2 semanas), si los valores de INR son oscilantes y no se encuentran dentro del rango terapéutico, también cuando el paciente toma al mismo tiempo antiagregantes o tiene insuficiencia cardíaca (NYHA II-III). En caso de uso concomitante de otros fármacos que interactúan con los AVK (especialmente antibióticos) durante más de 5-7 días → controlar el INR.

**5.** Si el resultado de la medición en un paciente con los valores del INR previamente estables se encuentra por debajo o por encima del rango terapéutico en ≤0,5 → continuar el AVK a la dosis utilizada hasta la fecha y determinar el valor INR al cabo de 1-2 semanas.

### Manejo en caso de un valor del INR demasiado bajo

**1.** Se puede ajustar la dosis aumentándola en un 5-20 % basándose en la dosis semanal total.

**2.** De manera alternativa se puede controlar el INR con mayor frecuencia esperando que su valor regrese al rango terapéutico sin cambiar la dosis de fármaco.

**3.** Asegurarse de que el paciente sigue las indicaciones dietéticas (sobre todo una dieta equilibrada). La reducción del consumo de verduras con mucha vitamina K habitualmente provoca el aumento del INR en un promedio de 0,5. En la práctica se observa una disminución significativa de INR durante el tratamiento con rifampicina.

**4.** No utilizar de forma rutinaria heparina adicional en pacientes con unos valores del INR previamente estables, en los que el valor de una sola medición se encuentra por debajo del rango terapéutico. Determinar el INR al cabo de 7 días.

### Manejo en caso de un INR demasiado alto

→tabla 34-6.

### Manejo en caso de uso simultáneo de AVK y antiagregantes

**1.** Duración de la terapia antiagregante tras el implante de *stents* en enfermos con fibrilación auricular que precisan un tratamiento anticoagulante crónico → tabla 34-7. En enfermos con alto riesgo de sangrado puede considerarse la combinación de un anticoagulante con clopidogrel en lugar de terapia triple. Se recomienda utilizar un NACO (de preferencia dabigatrán a dosis de 110 mg 2×d, rivaroxabán 20 mg 1×d o 15 mg 1×d, o apixabán 5 mg 2×d o 2,5 mg 2×d), o AVK (INR objetivo 2-2,5) en la triple terapia durante un mes en caso de riesgo hemorrágico alto, y durante 6 meses en caso de bajo riesgo. Después se continúa el tratamiento con un anticoagulante y un antiplaquetario: clopidogrel (el más frecuentemente usado en la actualidad) o AAS (actualmente no se permite el uso de prasugrel ni ticagrelor en combinación con un anticoagulante). En los enfermos que precisen tratamiento anticoagulante crónico se prefiere implantar *stents* farmacoactivos de nueva generación. Utilizar de rutina un IBP, recomendar abandonar el consumo de tabaco y limitar el consumo de alcohol, así como evitar otros fármacos inhibidores de la función plaquetaria.

**2.** Factores que aumentan el riesgo de sangrado durante el uso simultáneo de AVK con antiagregantes:

1) edad >75 años
2) sexo femenino
3) enfermedad renal crónica (aclaramiento de creatinina <30 ml/min)
4) antecedente de hemorragia grave
5) uso de inhibidores de la glicoproteína IIb/IIIa durante la intervención
6) valores del INR demasiado altos.

**3.** Se aconseja acceder por la arteria radial durante la coronariografía.

**Tabla 34-6. Manejo en caso del INR demasiado alto**

| Situación clínica | Manejo |
|---|---|
| 4,5 <INR <6,0 sin sangrado | 1) suspender el tratamiento con AVK hasta obtener un INR 2,0-3,0[a]<br>2) no utilizar vitamina $K_1$ de forma rutinaria |
| INR 6,0-10,0 sin sangrado | 1) suspender el tratamiento con AVK hasta obtener un INR 2,0-3,0<br>2) se pueden administrar 2,5-5 mg VO[b] de vitamina $K_1$[c] |
| INR >10 sin sangrado | 1) suspender el tratamiento con AVK<br>2) administrar 2,5-5 mg VO[b] de vitamina $K_1$ |
| Sangrado grave relacionado con AVK | 1) suspender el tratamiento con AVK<br>2) revertir inmediatamente el efecto anticoagulante preferiblemente al administrar concentrado del complejo de protrombina (CCP)[d] en vez de PFC[e]<br>3) en la hemorragia de riesgo vital administrar el factor VIIa recombinado si no están disponibles otras medidas más eficaces<br>4) adicionalmente administrar 5-10 mg de vitamina $K_1$ en infusión iv. lenta |

[a] Habitualmente es suficiente suspender el tratamiento durante 1-2 días.

[b] En Chile están disponibles solamente comprimidos de 10 mg de la vitamina $K_1$. La administración de dosis de vitamina $K_1$ demasiado altas puede provocar una resistencia a los AVK de ~7 días de duración.

[c] Algunos expertos (incluyendo ACCP) no recomiendan la administración rutinaria de vitamina $K_1$.

[d] En caso de INR >6,0, la administración del concentrado del complejo de protrombina a una dosis de 50 UI/kg suele normalizar el INR a los 10-15 min de la administración. Este tratamiento es necesario especialmente en caso de hemorragias intracraneales u otras de riesgo vital.

[e] La dosis óptima de PFC no está establecida, habitualmente se transfunden 10-15 ml/kg (una unidad del plasma ~200 ml). El tiempo hasta la normalización de INR es mucho más largo que después de la administración del CCP.

AKV — antagonista de la vitamina K (acenocumarol, warfarina), PFC — plasma fresco congelado

Según las guías del ACCP y las polacas 2012.

### Manejo en caso de cambio del anticoagulante oral

**1.** En los enfermos tratados hasta ahora con un AVK, se puede introducir el rivaroxabán cuando el INR sea ≤3,0, mientras que el apixabán cuando el INR sea ≤2,0.

**2.** El cambio de dabigatrán, rivaroxabán o apixabán por AVK requiere la administración conjunta de ambos fármacos (del AVK y del no-AVK) por 3-5 días hasta obtener el INR >2,0 (realizar la medición antes de administrar la siguiente dosis del AVK).

### Reglas de suspensión del AVK antes de intervenciones invasivas

**1.** El médico (con mayor frecuencia, el cirujano y el anestesista) junto con el paciente deben tomar la decisión de suspender el AVK antes de una operación, tras supeditar el balance de:

1) **riesgo de complicaciones tromboembólicas relacionado con la suspensión del tratamiento con AVK** →tabla 34-8

   a) **riesgo bajo** → se puede valorar el uso de HBPM VSc a dosis profiláctica

   b) **riesgo intermedio** → usar HBPM VSc a dosis anticoagulante (preferible), eventualmente HNF iv. o HBPM VSc a dosis profiláctica

   c) **riesgo alto** → usar HBPM VSc a dosis anticoagulante (preferible), eventualmente HNF iv.

2) **riesgo de sangrado relacionado con la intervención**

   a) **riesgo alto**: operaciones vasculares mayores, operaciones ortopédicas mayores, operaciones de abdomen o de tórax (incluidas las cardioquirúrgicas),

**Tabla 34-7.** Tratamiento anticoagulante recomendado después de la implantación de *stents* intracoronarios en los enfermos con la fibrilación auricular con riesgo moderado o alto de complicaciones tromboembólicas (que precisan tratamiento con anticoagulante oral)

| Situación clínica | *Stent* implantado | Indicaciones |
|---|---|---|
| **Bajo riesgo de sangrado[a]** | | |
| Intervención programada | BMS o DES de nueva generación (de preferencia)[b] | 1.er mes: terapia triple[c] con AO[d,e] + AAS 75-100 mg/d + clopidogrel 75 mg/d + gastroprotección[f] |
| | | Luego hasta 12 meses: AO[d] + 1 fármaco antiplaquetario (AAS 75-100 mg/d o clopidogrel 75 mg/d) |
| | | Crónicamente: AO[d,g] solo |
| Síndrome coronario agudo | BMS o DES de nueva generación (de preferencia)[b] | 6 meses: terapia triple con AO[d,e] + AAS 75-100 mg/d + clopidogrel 75 mg/d + gastroprotección[f] |
| | | Luego hasta 12 meses: AO[d] + 1 fármaco antiplaquetario (AAS 75-100 mg/d o clopidogrel 75 mg/d) |
| | | Crónicamente: AO[d,g] solo |
| **Alto riesgo de sangrado[a]** | | |
| Intervención programada | BMS o DES de nueva generación | 1.er mes: terapia triple[c] con AO[d,e] + AAS 75-100 mg/d + clopidogrel 75 mg/d + gastroprotección[f] |
| | | Luego hasta 6 meses: AO[d] + 1 fármaco antiplaquetario (AAS 75-100 mg/d o clopidogrel 75 mg/d) |
| | | Crónicamente: AO[d,g] solo |
| Síndrome coronario agudo | BMS/DES de nueva generación | 1.er mes: terapia triple con AO[d,e] + AAS 75-100 mg/d + clopidogrel 75 mg/d + gastroprotección[f] |
| | | Luego hasta 12 meses: AO[d] + 1 fármaco antiplaquetario (AAS 75-100 mg/d o clopidogrel 75 mg/d) |
| | | Crónicamente: AO[d] solo |

[a] En comparación con el riesgo del síndrome coronario agudo o trombosis en el *stent*. [b] Los DES de nueva generación (con everolimus o zotarolimus) se prefieren sobre los BMS (en casos de bajo riesgo de sangrado). [c] Considerar la terapia doble (AO + AAS o clopidogrel). En enfermos con antecedentes de SCA sobre todo en casos sin *stent*. [d] NACO o AVK. [e] Los NACO deben administrarse a dosis menores: dabigatrán 100 mg 2×d, rivaroxabán a dosis de 20 mg 1×d o 15 mg 1×d (si el aclaramiento de creatinina es de 30-49 ml/min), apixabán 5 mg 2×d o 2,5 mg 2×d (si están cumplidos ≥2 de los criterios enumerados a continuación: edad ≥80 años, masa corporal ≤60 kg, concentración de creatinina sérica ≥1,5 mg/dl [133 µmol/l]), sobre todo en enfermos con alto riesgo de sangrado; en caso de usar AVK hay que mantener el INR 2,0-2,5 y administrar el NACO a una dosis menor: dabigatrán 110 mg 2×d, rivaroxabán 15 mg 1×d. [f] IBP. [g] En enfermos con alto riesgo de accidentes coronarios (características asociadas al alto riesgo de recurrencias de accidentes isquémicos en enfermos sometidos a ICP: antecedentes de trombosis en el *stent* a pesar de un tratamiento antiplaquetario adecuado, implantación de un *stent* a la última arteria coronaria permeable, enfermedad multivaso diseminada, sobre todo en enfermos diabéticos, ECR [es decir, aclaramiento de creatinina <60 ml/min], implantación de ≥3 *stents*, tratamiento invasivo de ≥3 estenosis, lugar de salida del ramo arterial provisto de 2 *stents*, longitud total del *stent* >60 mm, tratamiento de la oclusión total crónica), puede considerarse una terapia doble (AO + AAS o clopidogrel).

AAS — ácido acetilsalicílico, AO — anticoagulante oral, AVK — antagonista de la vitamina K, BMS — *stent* metálico, DES — *stent* recubierto (farmacoactivo), ERC — enfermedad renal crónica, IBP — inhibidor de la bomba de protones, ICP — intervención coronaria percutánea, NACO — anticoagulante oral no AVK

Según las guías ESC 2016 y 2017, modificado.

Tabla 34-8. Estratificación del riesgo de complicaciones tromboembólicas venosas o arteriales en enfermos en tratamiento crónico con AVK

| Indicaciones para el tratamiento con AVK | Riesgo estimado de un episodio tromboembólico | | |
|---|---|---|---|
| | Bajo | Intermedio | Alto |
| Prótesis valvular cardíaca mecánica | Prótesis aórtica mecánica bicúspide sin factores accesorios de riesgo de ACV | Prótesis aórtica mecánica bicúspide y uno de los siguientes factores de riesgo: fibrilación auricular, antecedente de ACV o de AIT, hipertensión arterial, diabetes *mellitus*, insuficiencia cardiaca congestiva, edad >75 años | Prótesis mitral mecánica; prótesis aórtica mecánica del tipo antiguo (tipo jaula-bola, de disco pivotante); ACV o AIT en los últimos 6 meses |
| Fibrilación auricular | 1-4 ptos. en la escala $CHA_2DS_2$-$VASc^a$ sin antecedentes de ACV, AIT y episodio de embolismo periférico | 5-6 ptos. en la escala $CHA_2DS_2$-$VASc^a$ o antecedentes de ACV, AIT o episodio de embolismo periférico en >3 meses anteriores | – 7-9 ptos. en la escala $CHA_2DS_2$-$VASc^a$<br>– antecedente del ACV AIT o episodio de embolismo periférico en los últimos 3 meses<br>– enfermedad cardíaca reumática |
| ETV | Antecedente de un episodio de ETV en >12 meses anteriores, actualmente sin otros factores de riesgo de la ETV | Antecedente de un episodio hace 3-12 meses o ETV recurrente; formas más leves de trombofilia (p. ej. heterocigoto para la mutación G20210A del gen de protrombina o factor V Leiden); neoplasia maligna (tratamiento en los últimos 6 meses o en estadio de tratamiento paliativo) | Episodio de la ETV en los últimos 3 meses; formas graves de trombofilia (p. ej. déficit de antitrombina, de la proteína C o de la proteína S, síndrome antifosfolipídico o coexistencia de varias alteraciones) |

$^a$ Criterios →cap. 2.6.6, tabla 6-6.

AIT — accidente isquémico transitorio, ETV — enfermedad tromboembólica venosa

operaciones neuroquirúrgicas, prostatectomía, operaciones de la vejiga, polipectomía, implante de marcapasos/cardioversor-desfibrilador, biopsia de un tejido no compresible (p. ej. hígado, próstata, bronquio, riñón, médula ósea), punción de una arteria que no se puede comprimir eficazmente → en general es necesario suspender el tratamiento anticoagulante

b) **riesgo bajo**: p. ej. intervenciones en la boca (incluida la extracción de 1-2 dientes), punción articular, pequeñas intervenciones cutáneas (p. ej. resección *de nevus*), herniorrafía, cirugía de escroto, coronariografía, endoscopia diagnóstica (también con biopsias típicas), operación de catarata, ablación percutánea → con mayor frecuencia no es necesario suspender el tratamiento anticoagulante. Después de la extracción de una muela se puede recomendar realizar enjuagues con ácido tranexámico y la colocación de hielo en la mejilla durante los 30 min posteriores a la intervención. La colocación de grapas tras la extracción dental no reduce el riesgo de sangrado.

**2. Suspensión temporal del tratamiento con AVK:**

1) suspender el acenocumarol 2-3 días antes de la intervención

2) suspender la warfarina 5 días antes de la intervención (si el INR medido 5-7 días antes de la intervención es de 2-3); >5 días antes de la intervención (si el INR es alto, sobre todo >5); 3-4 días antes de la intervención (si el INR es de 1,5-1,9), lo que permitirá que el valor INR regrese al rango normal

3) si a pesar de suspender el AVK, 1-2 días antes de la intervención el INR tiene un valor ≥1,5 → se puede administrar 1-2 mg de vitamina $K_1$ VO

4) antes de una intervención invasiva urgente, cuando sea necesario revertir rápidamente el efecto anticoagulante del AVK → administrar 2,5-5 mg de vitamina $K_1$ VO o iv. Si es necesario revertir el efecto anticoagulante de inmediato → administrar un concentrado de factores del complejo de protrombina; la transfusión del PFC precisa de más tiempo.

**3. Uso de heparina durante la interrupción de la administración de AVK** (llamada terapia puente):

1) en enfermos que reciben HBPM VSc en dosis anticoagulante → aplicar la última inyección de HBPM 24 h antes de una intervención invasiva a una dosis que constituya la mitad de la dosis diaria de HBPM

2) en enfermos que reciben HNF iv. → suspender la perfusión ~4 h antes de la intervención.

En la mayoría de los centros se recomienda heparina a dosis terapéutica en enfermos con prótesis valvulares, con alto riesgo de ACV asociado a la fibrilación auricular o con trombofilia grave. Cada vez más frecuentemente se utilizan las dosis intermedias de HBPM en vez de las dosis terapéuticas. Actualmente predomina la opinión de que, debido al alto riesgo de sangrado perioperatorio, el uso de la terapia puente se debe limitar a los enfermos con riesgo tromboembólico más elevado, es decir que cumplen ≥1 de los criterios enumerados más adelante:

1) complicaciones tromboembólicas después de suspender la anticoagulación, o antecedentes de sangrado durante un tratamiento anticoagulante adecuado

2) ETV en los 3 meses anteriores

3) trombofilia: síndrome antifosfolipídico, déficit de antitrombina, déficit de proteína C, déficit de proteína S

4) ACV isquémico o AIT en los últimos 3 meses

5) trombo intracardíaco reciente (<1 mes)

6) prótesis mitral mecánica o prótesis aórtica mecánica antiguas (de tipo jaula-bola, o de disco pivotante).

**4. Reinicio del tratamiento anticoagulante después de la intervención:**

1) los enfermos sometidos a intervenciones invasivas menores, que reciben HBPM VSc durante la pausa en la administración de AVK → se puede reiniciar la administración de HBPM ~24 h tras la intervención si están aseguradas las condiciones hemostáticas correctas

2) los enfermos sometidos a intervenciones invasivas mayores o relacionadas con un alto riesgo hemorrágico posoperatorio, que reciben HBPM VSc o HNF iv. a dosis anticoagulante durante la pausa en el uso de AVK → administrar HBPM VSc o HNF iv. a dosis anticoagulante a las 48-72 h tras la intervención si están aseguradas las condiciones hemostáticas correctas; de manera alternativa se puede utilizar la HBPM VSc o HNF VSc a dosis profiláctica; se admite no utilizar heparina directamente tras la cirugía

3) se puede reiniciar el uso de AVK al cabo de 12-24 h después de la cirugía (p. ej. el mismo día por la noche o al día siguiente por la mañana), si están aseguradas las condiciones hemostáticas correctas. Se puede posponer la reintroducción de AVK si así lo precisa el estado clínico.

**Embarazo en una mujer tratada crónicamente con anticoagulantes**

**1.** En mujeres que reciben crónicamente AVK y quieren concebir, como método cómodo y probablemente seguro (basándose en la hipótesis de que el uso de

AVK es seguro en las primeras 4-6 semanas del embarazo) se recomienda realizar frecuentemente la prueba de embarazo y en el momento de quedarse embarazadas, sustituir el AVK por HBPM o HNF.

**2.** Método alternativo: sustitución del AVK por HBPM antes de concebir.

**3.** En las guías ACCP se recomienda en la mujer que recibe crónicamente AVK por ser portadora de válvula cardíaca mecánica sustituir el AVK por HBPM a dosis terapéutica (controlando la actividad anti-Xa) o HNF durante todo el embarazo o el uso de HBPM o HNF en las primeras 13 semanas de gestación y su ulterior sustitución por AVK hasta aproximadamente la 36.ª semana de un embarazo no complicado. En las guías de la ESC se prefiere continuar la terapia con AVK durante todo el embarazo debido a que la HBPM tiene menor eficacia que el AVK en la prevención de la trombosis en la prótesis valvular.

### ⇒ COMPLICACIONES

**1. Complicaciones hemorrágicas:** manejo →tabla 34-3.

**2. Efecto teratogénico:** acenocumarol y warfarina atraviesan la placenta y alteran la γ-carboxilación de las proteínas de los huesos por lo que pueden provocar condrodisplasia punctata e hipoplasia nasal en los hijos de las madres que tomaron AVK desde la semana 6 hasta la semana 12 de embarazo. Se han descrito también malformaciones del sistema nervioso en los hijos de madres que tomaron AVK en el 2.º y 3.er trimestre de embarazo.

**3. Necrosis cutánea:** raramente (más a menudo en personas con déficit de proteína C o proteína S), en general aparecen en el tronco, más en mujeres, entre el día 3 y 8 del uso de AVK. Se debe a la necrosis en las capilares y venas pequeñas del tejido adiposo subcutáneo. Si aparece → sustituir el AVK por heparina durante varios días o semanas. Si el enfermo precisa un tratamiento anticoagulante crónico, reintroducir el AVK empezando por dosis bajas y aumentándolas progresivamente. En casos graves en enfermos con déficit de proteína C, administrar el concentrado de proteína C. Existen datos sobre el uso seguro de dabigatrán en enfermos con necrosis cutánea relacionada con el déficit de proteína C.

**4. Reacciones alérgicas:** con mayor frecuencia urticaria.

**5. Daño hepático:** en ~1 % de los enfermos, sobre todo con hepatopatía oculta, p. ej. con infección crónica por virus de hepatitis. El aumento de la actividad plasmática de las aminotransferasas es transitorio y suele normalizarse 2 semanas después de suspender el tratamiento con AVK.

**6. Nefropatía por warfarina:** →cap. 14.1 (Situaciones especiales).

**7. Caída de pelo.**

## 34.5. Tratamiento anticoagulante y anestesia local

**1. Hematoma perimedular** (hematoma del canal espinal). Puede aparecer después del bloqueo central (anestesia epidural o subaracnoidea). Es una complicación rara, pero seria, del tratamiento o profilaxis antitrombóticos. **Factores de riesgo**: alteración de la coagulación (incluida la realización de una intervención mientras se mantiene el efecto pleno de los fármacos anticoagulantes), alteraciones anatómicas de la columna vertebral, uso de catéter, introducción repetida y/o traumática de catéter o de aguja, retirada de catéter bajo efecto de fármacos anticoagulantes.

**2.** Tiempo de punción lumbar, de la retirada del catéter epidural o subaracnoideo y del inicio de la profilaxis antitrombótica después de la anestesia epidural o subaracnoidea en enfermos tratados con anticoagulantes →tabla 34-9.

**Tabla 34-9.** Momento adecuado de las intervenciones en los enfermos en tratamiento anticoagulante[a]

| Fármaco | Punción lumbar (con o sin introducción del catéter) | Retirada del catéter epidural o subaracnoideo en paciente con anticoagulación[b] | Inicio de la prevención antitrombótica después de la anestesia epidural o subaracnoidea |
|---|---|---|---|
| AAS | Sin limitación | Sin limitación | Sin limitación |
| Clopidogrel, prasugrel, ticagrelor | ≥7 días después de suspender el fármaco | – | Después de la retirada del catéter |
| Ticlopidina | ≥14 días después de suspender el fármaco | – | Después de la retirada del catéter |
| AVK[c] | 4 días después de suspender el fármaco + valor normal del INR | Cuando el INR <1,5 | Después de la retirada del catéter |
| HNF iv. | 4 h tras suspender la infusión iv. del fármaco y tras el regreso del TTPa a los valores normales | 4 h tras suspender la infusión del fármaco y tras el regreso del TTPa a los valores normales | – >2 h después de la introducción o de la retirada del catéter<br>– aplazamiento hasta 12 h en caso de la punción traumática (se refiere al uso intraoperatorio de la HNF iv.) |
| HNF VSc | 4 h después de la inyección de la dosis profiláctica VSc | 4 h después de la inyección de la dosis profiláctica VSc | 1 h después de la introducción o de la retirada del catéter |
| HBPM VSc | – 10-12 h después de la administración de una dosis profiláctica estándar<br>– 24 h después de la última dosis anticoagulante y después del regreso de la actividad anti-Xa a la normalidad | – 10-12 h después de la última dosis y 4 h antes de la siguiente dosis<br>– 24 h después de la última dosis (en la dosificación cada 24 h) | – 2-4 h después de la introducción o de la retirada del catéter<br>– aplazamiento hasta 24 h en caso de la punción traumática (se refiere al uso de la dosis anticoagulante) |
| Fondaparinux | – 24-36 h después de la administración de una dosis profiláctica estándar (2,5 mg VSc cada 24 h)<br>– 48-72 h después de la dosis anticoagulante estándar (7,5 mg VSc cada 24 h) | 36-42 h después de la última dosis (no hay datos de la seguridad con el uso de fondaparinux en enfermos portadores del catéter epidural o subaracnoideo, por lo que se recomienda el uso de otro anticoagulante) | – 6-12 h después de la introducción o de la retirada del catéter si se utiliza la dosis profiláctica (2,5 mg VSc cada 24 h)<br>– 12-24 h después de la introducción o de la retirada del catéter si se utiliza la dosis anticoagulante (7,5 mg VSc cada 24 h) o en enfermos con alto riesgo hemorrágico |

[a] No hay datos sobre los inhibidores directos del factor Xa o trombina de uso oral.

[b] Se refiere a los enfermos con la función renal normal.

[c] Acenocumarol y warfarina.

# 35. Alteraciones de la microcirculación

## 35.1. Fenómeno de Raynaud

### → DEFINICIÓN Y ETIOPATOGENIA

Se define como un episodio de palidez paroxística de los dedos de las manos o de los pies, raramente de la nariz y de las orejas, por efecto del frío, de las emociones o sin causa aparente. Se distingue el fenómeno de Raynaud:

1) **primario** (antes llamado **enfermedad de Raynaud**; ~80 % de los casos)
2) **secundario** (antes llamado **síndrome de Raynaud**): aparece en el curso de otras enfermedades y estados clínicos: enfermedades sistémicas del tejido conectivo (fascitis eosinofílica, EMTC, artritis idiopática juvenil, cirrosis hepática primaria, AR, LES, esclerosis sistémica, síndrome antifosfolipídico, síndrome de Sjögren, polimiositis y dermatomiositis), enfermedades vasculares (enfermedad de Behçet, enfermedad de Buerger, arteritis de Takayasu, periarteritis nodosa, otras formas de vasculitis, ateroesclerosis [raramente], microangiopatía diabética, microembolismo, arteritis de células gigantes, granulomatosis con vasculitis [de Wegener]), exposición profesional (vibraciones y traumatismos repetidos de las manos, intoxicación por metales pesados y cloruro de vinilo, efecto del frío), tabaquismo, uso de cocaína, uso de puntas de uñas acrílicas, enfermedades de la sangre (crioglobulinemias mono- y policlonales, criofibrinogenemia, enfermedad por aglutininas frías, mieloma múltiple, leucemias y linfomas, policitemia vera, trombocitosis primaria, síndrome de coagulación intravascular diseminada), siringomielia, tabes dorsal, síndrome de la abertura torácica superior, síndrome del túnel carpiano, síndrome de compresión por el uso de muletas, hepatitis B y C, infección por el citomegalovirus, parvovirus, infección por *Mycoplasma pneumoniae*, *Helicobacter pylori*, lepra, hipertensión pulmonar primaria y secundaria, fístulas arteriovenosas (también para diálisis), neoplasias, congelamientos, anorexia nerviosa, urticaria familiar por frío, síndrome de Carney, durante el tratamiento con fármacos (alcaloides de cornezuelo de centeno, β-bloqueantes, anticonceptivos orales, vincristina, bleomicina, metotrexato, ciclosporina, interferón α y sulfasalazina).

### → CUADRO CLÍNICO

Fases del fenómeno de Raynaud:

1) **fase de palidez** (dedos, raramente manos y pies enteros, de color de la cera o de tiza blanca acompañado de alteración de la sensibilidad)
2) **fase de cianosis** (se asocia a sensación de calambres y dolor; esta fase domina en el fenómeno de Raynaud secundario)
3) **fase de hiperemia** (enrojecimiento, edema leve, sensación de picor y calor en la piel).

Habitualmente, los síntomas vasomotores son más fuertes en el fenómeno de Raynaud secundario que en el primario. A menudo domina la fase de cianosis, y con frecuencia aparecen ulceraciones y necrosis de los pulpejos de los dedos.

### → DIAGNÓSTICO

#### Criterios diagnósticos

El diagnóstico del **fenómeno de Raynaud primario** se basa en la anamnesis y la exclusión de las causas del fenómeno de Raynaud secundario. El **fenómeno de Raynaud secundario** se diagnostica después de detectar la enfermedad de base, en cuyo curso puede aparecer este fenómeno. Se deben realizar pruebas diagnósticas especialmente cuando el fenómeno de Raynaud aparezca a edades >30 años o en hombres (el fenómeno primario es raro en ellos). Una aparición brusca sin causa aparente del fenómeno de Raynaud en una persona de edad avanzada requiere un proceso diagnóstico para descartar una enfermedad neoplásica.

**Diagnóstico diferencial**

Entre otros, acrocianosis: alteración vasomotora sin significado clínico que consiste en un enrojecimiento permanente de los dedos con un tono azulado, y causado por la sobrecarga de las capilares y de las venas pequeñas por la sangre venosa; los síntomas aumentan con el frío. Difiere del fenómeno de Raynaud por ausencia de la secuencia característica (fases) de los síntomas vasomotores y por ausencia de dolor.

### ➡ TRATAMIENTO

**1. Reglas generales:** evitar la exposición al frío, abandonar el tabaquismo, abstinencia de las bebidas con cafeína, evitar el uso de anticonceptivos y de los fármacos listados más arriba.

**2. Tratamiento farmacológico:** en el fenómeno de Raynaud primario no se suele utilizar. En casos más graves y en las formas secundarias → tratar la enfermedad de base y utilizar un **calcioantagonista del grupo de las dihidropiridinas** de acción larga: amlodipino VO, empezar por una dosis de 2,5 mg 1×d aumentándola progresivamente según la eficacia y los efectos adversos, hasta una dosis entre 5-20 mg/d; alternativamente nitratos tópicos (nitroglicerina en pomada para las manos: eficacia insegura) o losartán VO 25-100 mg/d. En caso de isquemia severa de los dedos o en caso de aparición de focos de necrosis → calcioantagonista del grupo de las dihidropiridinas de acción larga, AAS, HBMP a dosis anticoagulantes (especialmente en caso del fenómeno de Raynaud asociado a enfermedades del tejido conectivo, síndrome antifosfolipídico), eventualmente análogos estables de las prostaglandinas.

**3. Tratamiento invasivo:** en enfermos seleccionados resistentes al tratamiento farmacológico, especialmente en caso de riesgo de necrosis de los dedos de las manos, se puede valorar la simpatectomía torácica.

## 35.2. Eritromelalgia

Alteración vasomotora que se caracteriza por una dilatación paroxística de las arteriolas y de las conexiones arteriovenosas, lo que provoca enrojecimiento y calor paroxístico en las extremidades, especialmente en los dedos, más a menudo de los pies que de las manos, acompañado de un dolor intenso y quemante. Los cambios habitualmente aparecen de manera simétrica, a veces también están presentes en las orejas y en la cara.

**Causas:** las formas secundarias aparecen en el transcurso de neoplasias mieloproliferativas (especialmente trombocitemia primaria y policitemia vera), enfermedades sistémicas del tejido conectivo, diabetes *mellitus* tipo 1 o 2, esclerosis múltiple, neuropatías de etiologías diferentes, enfermedades infecciosas (p. ej. SIDA), embolismo periférico, sobre todo de colesterol, con el uso de algunos fármacos (bromocriptina, nifedipino), y después de traumatismos.

**Tratamiento:** se puede obtener alivio al enfriar y levantar la extremidad, evitar temperaturas altas y el esfuerzo físico. En algunos enfermos pueden ser útiles los fármacos tranquilizantes, y a veces el bloqueo farmacológico de los nervios. En el tratamiento, sobre todo de las formas secundarias, se utiliza el AAS en dosis de hasta 100 mg/d, indometacina, propranolol, inhibidores de la recaptación de la serotonina (p. ej. sertralina), clonazepam. En caso de un dolor intenso se puede valorar el uso iv. de nitroprusiato de sodio, lidocaína o prostaglandina $E_1$.

## 35.3. Livedo reticular

Alteración vasomotora en la piel de las extremidades, más raramente del tronco, provocada por una vasoconstricción persistente y extendida de manera irregular de las arteriolas, junto con una vasodilatación de las venas (llenas de sangre desoxigenada), lo que provoca aparición de un mosaico azulado o rosa-azulado en la piel. Suele ser más un defecto cosmético que una enfermedad.

**Clasificación etiológica** del livedo reticular:

1) sin otros síntomas ni relación con otras enfermedades: fisiológico (sobre todo en los miembros inferiores, desaparece después del calentamiento); primaria (independiente de la temperatura del entorno); idiopática: no se reduce después de calentar la piel (se da más a menudo en mujeres de entre 20 y 60 años)

2) en el transcurso de otras enfermedades: síndrome antifosfolipídico (más frecuente), crioglobulinemia, síndrome de Sneddon, policitemia vera, enfermedad de aglutininas frías, enfermedades sistémicas del tejido conectivo (especialmente LES). En embolismo periférico (de colesterol [p. ej., de una intervención endovascular] o bacteriano), diabetes *mellitus*.

**Diagnóstico:** se realizará sobre la base de los resultados obtenidos de la anamnesis y del examen físico. En casos seleccionados (p. ej. en enfermos con antecedentes de trombosis venosa o arterial) determinar la presencia de anticoagulante lúpico y de anticuerpos anticardiolipina para descartar el síndrome antifosfolipídico.

**Tratamiento:** no es necesario excepto el tratamiento eventual de la enfermedad de base. Hay que evitar la exposición al frío.

# 36. Linfangitis

Inflamación de los vasos linfáticos superficiales provocada por una infección, que suele provenir de una lesión de la piel o de un absceso.

**Factores etiológicos:** más frecuentemente estreptococos β-hemolíticos de grupo A y estafilococos; otros microorganismos en enfermos con inmunodeficiencia (bacterias gramnegativas, anaerobios) y en caso de heridas por mordeduras (*Pasteurella multocida*). En zonas endémicas de filariasis (sobre todo sureste de Asia, no en Chile) son frecuentes los nematodos (filariasis).

**Cuadro clínico:** puede aparecer fiebre, escalofríos, enrojecimiento lineal en la piel desde el punto de la infección hasta los nodos linfáticos regionales que a su vez pueden estar agrandados y ser dolorosos al tacto. Sin tratamiento pueden evolucionar a una linfadenitis y sepsis.

**Diagnóstico:** se establece a base del cuadro clínico. Diferenciarla de la flebitis superficial y de una dermatitis de contacto.

**Tratamiento:** antibioticoterapia, a menudo empírica, habitualmente penicilina resistente a las β-lactamasas (p. ej. cloxacilina), penicilina con inhibidor de β-lactamasas, o cefalosporina de II o III generación administradas VO. En Argentina: en infección de piel y partes blandas debe considerarse la presencia de una infección por estafilococos resistentes a meticilina. Con puerta de entrada visible se recomienda trimetoprim, sulfametoxazol (con o sin cefalexina) o amoxicilina/clavulánico para garantizar cobertura para estreptococos.

**Complicaciones:** sepsis, abscesos de los nodos linfáticos, edema linfático (especialmente en caso de recurrencia).

# 37. Edema linfático

Edema de los tejidos, sobre todo del tejido subcutáneo, como consecuencia de la estasis de la linfa, secundaria a un defecto congénito o a una lesión adquirida de los vasos linfáticos. Esta estasis de la linfa provoca un proceso inflamatorio crónico de intensidad variable con hipertrofia de la piel y del tejido subcutáneo.

Los edemas linfáticos crónicos se dividen en primarios y secundarios. Los edemas primarios son causados por alteraciones producidas directamente a nivel de los vasos linfáticos; los **edemas secundarios** son consecuencia de una lesión del sistema linfático en el transcurso de otras enfermedades. También se ha propuesto la clasificación de edemas primarios congénitos y que aparecen después de la pubertad; en ambos casos se pueden distinguir edemas familiares y esporádicos.

**Clasificación etiológica.** Edemas linfáticos: congénitos; parasitarios (filariasis); posinflamatorios (complicación de la inflamación de la piel, de los vasos y nodos linfáticos); después del tratamiento quirúrgico y/o radioterapia de tumores (de mama [10-40 % de las operadas], genitales y otros); después de operaciones vasculares; postraumáticos; edemas linfovenosos en la insuficiencia venosa crónica; idiopáticos, secundarios a la obesidad patológica y a los edemas grasos masivos. A veces, el edema linfático puede ser una manifestación de la ocupación de los nodos linfáticos por una enfermedad neoplásica (edema linfático maligno).

**Cuadro clínico:** un edema linfático secundario a linfadenectomía o a una infección suele desarrollarse al cabo de unos meses o años sin aparición de síntomas. En principio es blando y con fóvea a la palpación, con el tiempo se hace duro. En enfermos con lesión proximal del sistema linfático (p. ej. después de la linfadenectomía) el edema, especialmente en la fase inicial, puede estar presente solamente en la parte proximal de la extremidad y en el cuadrante adyacente del tronco (brazo y/o pecho, muslo y/o genitales). Son síntomas típicos de edema linfático del miembro inferior: endurecimiento de la piel de la parte delantera del pie y de la base del segundo dedo, lo que impide formar pliegue cutáneo, edema de los dedos del pie ("dedos en salchicha"). Con el aumento del edema se observan infecciones recurrentes de la piel y del tejido subcutáneo (*dermatolymphangitis*). Progresivamente se observa una deformación de la extremidad afectada (elefantiasis).

**Estadios clínicos** en el desarrollo del edema linfático: 0 — transporte alterado de la linfa sin edema visible, 1 — el edema cede tras la elevación de la extremidad o después del descanso nocturno, 2 — el edema no cede completamente después de la elevación de la extremidad, 3 — edema establecido, con cambios cutáneos tróficos y deformación de la extremidad.

**Diagnóstico:** en la mayoría de los casos se establecerá a base del cuadro clínico. En caso de necesidad se procede a la realización de una linfogammagrafía. En el diagnóstico diferencial puede ser útil la RMN o la TC. El diagnóstico diferencial incluye: edema graso (casi exclusivamente en mujeres, "piernas en forma de columnas": acumulación simétrica del tejido graso en los miembros inferiores sin afectación de los pies), edema secundario a la insuficiencia venosa, edema posicional después de permanecer sentado o de pie en una persona sin insuficiencia venosa, mixedema en hipotiroidismo, edema pretibial en la enfermedad de Graves-Basedow, edema cíclico idiopático, edema en la insuficiencia cardíaca avanzada, en la hipoalbuminemia (asociada a cirrosis hepática, síndrome nefrótico o enfermedad renal crónica), inflamatorio, postraumático, malformaciones vasculares congénitas y adquiridas, hipertrofias de extremidades, neoplasias.

**Tratamiento:** el método principal es la terapia integral, vendaje compresivo y gimnasia descompresiva. En el tratamiento se puede utilizar la compresión neumática. En casos resistentes a la terapia con compresión se obtienen buenos resultados con la liposucción. Contraindicaciones: dermatitis aguda y celulitis, trombosis venosa profunda reciente en los miembros inferiores, insuficiencia cardíaca congestiva descompensada. Después de terminar el tratamiento intenso inicial, los enfermos tienen que llevar medias o mangas de un grado adecuado de compresión, pudiendo ser necesario el vendaje de la extremidad durante la noche. Las infecciones de la piel que complican el cuadro clínico tienen que ser tratadas con antibioticoterapia empírica (p. ej. penicilina resistente a β-lactamasas o con el inhibidor de β-lactamasas), habitualmente durante 10-14 días, hasta que cedan los síntomas. Para prevenir la recurrencia de la infección, aparte de seguir la higiene de la piel y evitar las lesiones de la piel, puede ser necesario el uso profiláctico de antibióticos, p. ej. de penicilina benzatina (1,2 mill. uds. IM) cada 2-3 semanas durante 1 año o más.

# 1. Insuficiencia respiratoria

→ **DEFINICIÓN Y ETIOPATOGENIA**

La insuficiencia respiratoria es un estado en el cual las alteraciones de la función del sistema respiratorio empeoran el intercambio gaseoso a nivel pulmonar, lo que conduce a hipoxemia (disminución de la presión parcial de oxígeno en la sangre arterial [$PaO_2$] <60 mm Hg [8,0 kPa]) o hipercapnia (aumento de la presión parcial de dióxido de carbono [$PaCO_2$] ≥45 mm Hg [6,0 kPa]). Esta definición está condicionada a que el enfermo esté en reposo, respirando aire ambiental y a nivel del mar. Se distinguen: la insuficiencia respiratoria hipoxémica también denominada parcial o tipo 1 (sin hipercapnia) y la hipoxémico-hipercápnica, global o tipo 2.

**Hipoxemia**

**1. Mecanismos del desarrollo de hipoxemia.**

1) Falta de ajuste de la ventilación alveolar a la perfusión sanguínea pulmonar
   a) Disminución de la ventilación alveolar (p. ej. debida a la atelectasia o al llenado de los alvéolos con líquido) con la perfusión pulmonar mantenida o ligeramente disminuida → disminución de la presión parcial de oxígeno en el aire alveolar → peor oxigenación de la sangre que sale de los alvéolos pulmonares → la sangre bien oxigenada se mezcla en las venas pulmonares con la sangre peor oxigenada que viene de los territorios mal ventilados → disminución de la presión parcial de oxígeno en la sangre en las venas pulmonares, la aurícula izquierda y el ventrículo izquierdo y las arterias de la circulación sistémica.
   b) Disminución de la perfusión pulmonar con ventilación conservada o aumentada, sobre todo debida a tromboembolismo pulmonar o *shock*.

2) *Shunt* (cortocircuito) de la sangre no oxigenada
   a) Intrapulmonar: si se mantiene el flujo de sangre por el territorio pulmonar excluido de la ventilación e intercambio gaseoso (p. ej. debido a la obstrucción de las vías respiratorias o al llenado de los alvéolos pulmonares con líquido), la sangre no oxigenada de este territorio fluye a las venas pulmonares y allí se mezcla con la sangre oxigenada proveniente de los alvéolos pulmonares ventilados adecuadamente. Cuanto mayor es la cantidad de la sangre no oxigenada en la mezcla, mayor es la hipoxemia y peor la respuesta a la oxigenoterapia sin asistencia de la ventilación pulmonar con presión positiva.
   b) Extrapulmonar: las conexiones entre la circulación pulmonar y sistémica (las cardiopatías cianógenas y de grandes vasos) causan hipoxemia con pobre respuesta a la oxigenoterapia. En esta situación la hipoxemia no se debería a alteración del intercambio gaseoso pulmonar, sino a un cortocircuito venoarterial extrapulmonar.

3) Trastorno de la difusión alveolocapilar, debido al engrosamiento de la barrera alvéolo-capilar y a la disminución de su permeabilidad al oxígeno, causada por enfermedades pulmonares intersticiales, entre otras.

4) Disminución de la presión parcial de oxígeno en la mezcla de los gases inspirados, lo que ocurre durante la estancia a grandes alturas por disminución de la presión atmosférica. En esta situación la hipoxemia no se debería a alteración del sistema respiratorio, sino a disminución de la $PO_2$ en el aire inspirado.

**2. Consecuencia de hipoxemia:**

1) hipoxemia tisular (hipoxia) → metabolismo anaerobio → acidosis láctica → muerte celular → fallo multiorgánico → fallecimiento

2) reacciones compensatorias (son transitorias y desaparecen con la hipoxemia leve mantenida): taquicardia, aumento de la tensión arterial, aumento de la fracción de eyección del corazón, hiperventilación

3) hipertensión pulmonar secundaria a la constricción refleja de las arteriolas pulmonares y al aumento de su resistencia; se hace permanente por la remodelación de las paredes de los vasos pulmonares

4) insuficiencia cardíaca derecha: sobrecarga, hipertrofia e insuficiencia del ventrículo derecho debida a la hipertensión pulmonar secundaria a la hipoxemia causada por diversas enfermedades del sistema respiratorio (*cor pulmonale*: dilatación del ventrículo derecho por aumento de la resistencia vascular pulmonar)

5) policitemia secundaria (poliglobulia): la hipoxemia crónica estimula la secreción renal de eritropoyetina y aumenta la eritropoyesis

6) acropaquia y osteodistrofia hipertrófica →cap. 1.8.2.

### Hipercapnia

**1. Mecanismo del desarrollo de hipercapnia:** la hipoventilación alveolar tiene el papel principal porque el $CO_2$ atraviesa la barrera alveolocapilar ~20 veces más rápido que el $O_2$. Por lo tanto el engrosamiento o la disminución de la permeabilidad de esta barrera, igual que la disminución de la perfusión pulmonar, no tienen un efecto tan significativo sobre el intercambio del $CO_2$ entre el aire y la sangre, como en el caso del $O_2$.

**2. Causas de hipoventilación.**

1) **Aumento de la carga del sistema respiratorio (trabajo respiratorio).**

 a) **Aumento de la resistencia al flujo aéreo en las vías respiratorias:** obstrucción de las vías respiratorias altas (cuerpo extraño, edema laríngeo, pérdida de conciencia), obstrucción de las vías respiratorias bajas por contracción de los músculos lisos bronquiales y edema de la mucosa (EPOC, asma bronquial, obstrucción de los bronquios por secreciones o por un tumor), apnea obstructiva del sueño.

 b) **Disminución de la distensibilidad pulmonar:** llenado de los alvéolos pulmonares con líquido (edema pulmonar, hemorragia intraalveolar), neumonía, enfermedades pulmonares intersticiales, hipoventilación, hiperinsuflación dinámica (sobre todo EPOC), hemorragia pulmonar (por sangre extravasada), líquido en la cavidad o cavidades pleurales, neumotórax.

 c) **Disminución de la distensibilidad de la pared torácica:** obesidad significativa, elevación diafragmática (distensión intestinal, ascitis, parálisis diafragmática), deformidades, traumatismos y tumores de la pared torácica.

 d) **Necesidad de aumentar la ventilación por minuto** (hipoventilación relativa): *shock*, hipovolemia, sepsis, tromboembolismo pulmonar.

2) **Alteración de la eficiencia de los músculos respiratorios y del sistema nervioso.**

 a) **Disminución de la actividad del centro respiratorio:** sobredosificación de fármacos (opioides e hipnóticos) o de drogas, daño del tronco cerebral, apnea del sueño central, coma hipotiroideo.

 b) **Alteración de la transmisión neuronal y neuromuscular:** daño de los nervios frénicos, daño de la médula espinal a nivel cervical o torácico, síndrome de Guillain-Barré, crisis miasténica, tétanos, botulismo, fármacos miorrelajantes, porfiria aguda intermitente, esclerosis lateral amiotrófica, esclerosis múltiple.

 c) **Debilidad de los músculos respiratorios:** sobrecarga (aumento del trabajo respiratorio), alteraciones electrolíticas (déficit de potasio, magnesio, fosfatos), acidosis, desnutrición, hipoxia, *shock*, enfermedades musculares.

3) **Aumento de la ventilación del espacio muerto fisiológico.**

 a) Aumento del volumen del gas residual en las vías respiratorias que no participan en el intercambio gaseoso (espacio muerto anatómico).

 b) Aumento del espacio muerto alveolar en relación con el aumento de la presión intraalveolar superior a la presión de perfusión y/o a hiperinsuflación de los alvéolos.

**3. Consecuencias de hipercapnia.**

1) Acidosis respiratoria →cap. 19.2.2.

2) Cefalea y alteraciones del nivel de conciencia: confusión, somnolencia patológica y coma hipercápnico (relacionado con la dilatación de los vasos cerebrales y con el aumento de la presión intracraneal).

3) Estímulo respiratorio hipoxémico: la insuficiencia respiratoria crónica con hipercapnia conlleva la disminución de la sensibilidad del centro respiratorio, ubicado en el bulbo raquídeo y en la protuberancia al aumento de la presión parcial del $CO_2$. Los estímulos principales que activan el centro respiratorio provienen de los quimiorreceptores sensibles a la $PaO_2$, que se encuentran en los cuerpos carotídeos y aórtico. En esta situación una oxigenoterapia demasiado intensa y la $PaO_2$ demasiado alta disminuyen la actividad del centro respiratorio y causan hipoventilación y aumento de la hipercapnia, lo que puede conducir al coma hipercápnico.

## 1.1. Insuficiencia respiratoria aguda

→**DEFINICIÓN Y ETIOPATOGENIA**

La insuficiencia respiratorita aguda es aquella que se desarrolla de forma repentina y es potencialmente reversible.

**Síndrome de distrés respiratorio agudo, SDRA** (*acute respiratory distress syndrome*, ARDS). Criterios (según la definición de Berlín 2012):

1) tiempo de aparición: dentro de la primera semana desde el momento del inicio del cuadro clínico, es decir, desde la aparición de los síntomas respiratorios o desde el empeoramiento de los síntomas previamente existentes

2) alteraciones en las pruebas de imagen pulmonares (radiografía o TC): opacidades bilaterales que no se pueden explicar completamente por la presencia del líquido en cavidades pleurales, por atelectasias o por la presencia de nódulos

3) causa del edema pulmonar: la insuficiencia respiratoria no es plenamente explicable por la insuficiencia cardíaca ni por la sobrecarga líquida; si no aparecen factores de riesgo de SDRA →más adelante, será necesaria la evaluación objetiva (p. ej. ecocardiográfica) para descartar el edema hidrostático o cardiogénico

4) oxigenación de la sangre arterial valorada sobre la base del cociente $PaO_2/FiO_2$ durante la ventilación mecánica pulmonar (es la $FiO_2$ la concentración de oxígeno en el aire inspirado expresada en decimales; $FiO_2$ = % $O_2$ aire inspirado/100); en adultos jóvenes sanos que respiran aire atmosférico a nivel del mar se pueden registrar los siguientes valores: $PaO_2$ = 97 mm Hg; $FiO_2$ = 0,21; $PaO_2/FiO_2$ = 470 mm Hg; en altura >1000 m s. n. m., se recomienda usar la fórmula $PaO_2/FiO_2$ × presión atmosférica en mm Hg/760.

Sobre esta base se distingue el SDRA:

a) leve: 200 mm Hg <$PaO_2/FiO_2$ ≤300 mm Hg con presión positiva al final de la espiración (*positive end expiratory pressure* — PEEP) o presión positiva continua en vías respiratorias (*continous positive airway pressure* — CPAP) ≥5 cm $H_2O$ (ventilación mecánica pulmonar en SDRA leve puede ser no invasiva)

b) moderado: 100 mm Hg <$PaO_2/FiO_2$ ≤200 mm Hg con PEEP ≥5 cm $H_2O$

c) grave: $PaO_2/FiO_2$ ≤100 mm Hg con PEEP ≥5 cm $H_2O$.

**Causas de hipoxemia aguda.**

1) Alteraciones pulmonares difusas:

a) edema pulmonar, causado por aumento de la presión hidrostática en vasos pulmonares (insuficiencia cardíaca izquierda, sobrecarga líquida), aumento de la permeabilidad de la barrera alvéolo-capilar (SDRA, casi ahogamiento, o tras la reperfusión del pulmón después del trasplante pulmonar o de una trombectomía de arteria pulmonar); con mecanismo desconocido o complejo (por reexpansión tras evacuación de neumotórax, posobstructivo después de eliminar la causa de atelectasia, neurogénico tras un ACV, o después del tratamiento tocolítico)

b) hemorragia alveolar: vasculitis y enfermedades del tejido conectivo (→cap. 3.14.4), diátesis hemorrágica (sobre todo CID).

2) Alteraciones pulmonares focales: neumonía grave, atelectasia (entre otros a consecuencia de la obstrucción de vías respiratorias por un cuerpo extraño, tumor o secreción), traumatismos pulmonares.

3) Enfermedades pleurales: neumotórax (sobre todo a tensión o grande), gran cantidad de líquido en la cavidad pleural.

4) Disminución de la perfusión pulmonar: tromboembolismo pulmonar, *shock*.

**Causas de hipoventilación aguda** →más arriba.

**Causas de SDRA** (sus factores de riesgo):

1) pulmonares: aspiración del contenido gástrico, neumonía, traumatismo torácico y contusión pulmonar, inhalación de humo o de toxinas, radiación del tórax, daño debido a la ventilación mecánica, casi ahogamiento, vasculitis pulmonar

2) extrapulmonares: sepsis, *shock*, pancreatitis aguda, politraumatismo, fracturas múltiples (al producirse una embolia grasa), quemaduras extensas, traumatismo craneal y presión intracraneal aumentada, transfusiones masivas de productos hemáticos (lesión pulmonar aguda producida por transfusión o TRALI), complicaciones del embarazo (eclampsia, embolia de líquido amniótico), síndrome de lisis tumoral, estado después del uso de la circulación extracorpórea, reacciones adversas a fármacos e intoxicaciones medicamentosas.

**Patogenia de SDRA:** proceso inflamatorio descontrolado → trastorno de la barrera alvéolo-capilar (endotelio vascular y neumocitos) → exudación de líquido rico en proteínas y eritrocitos de los vasos a los alvéolos (formación de membranas hialinas) → destrucción y disminución de la producción de surfactante → colapso, edema de los alvéolos (fase exudativa) y destrucción de los septos alveolares por el infiltrado inflamatorio → alteraciones del intercambio gaseoso y disminución de la distensibilidad pulmonar → insuficiencia respiratoria (predomina la hipoxemia) e hipertensión pulmonar (aguda). En la 2.ª o 3.ª semana se forma tejido granulomatoso (fase proliferativa). En etapas sucesivas es posible la regeneración de las células destruidas o la producción de colágeno por fibroblastos (fase de fibrosis).

## → CUADRO CLÍNICO E HISTORIA NATURAL

**Síntomas:** disnea; dependiendo de la causa, también pueden presentarse tos, fiebre, dolor torácico, hemoptisis y otros síntomas.

**Signos:** signos de hipoxia (cianosis, taquicardia, taquipnea) y signos de la enfermedad de base (obstrucción de las vías respiratorias altas o de los bronquios, edema pulmonar, infiltrado inflamatorio, atelectasia, neumotórax, líquido en la cavidad pleural, etc.). Algunas veces es visible el aumento del trabajo de los músculos respiratorios accesorios en forma de movimientos respiratorios paradójicos de la pared torácica y del abdomen. La insuficiencia respiratoria aguda no tratada con frecuencia es letal.

## → DIAGNÓSTICO

**1.** Descartar otras causas de disnea aparte de la insuficiencia respiratoria →cap. 1.12.

**2. Determinar la causa** de la insuficiencia respiratoria aguda (→más arriba).

1) **Evaluar el sistema respiratorio:** buscar signos de obstrucción de las vías respiratorias altas y de obstrucción severa de las vías respiratorias bajas, de atelectasia, neumonía, neumotórax o de líquido en cavidades pleurales.

2) **Evaluar el sistema circulatorio:** determinar si existe edema pulmonar cardiogénico →cap. 2.19.2 (tabla 19-5) o tromboembolismo pulmonar →cap. 2.33.2.

3) **Excluir o diagnosticar sepsis** →cap. 18.7; si se presenta, determinar su causa.

**Exploraciones complementarias**

**1. Oximetría de pulso:** disminución de $SpO_2$.

**2. Pruebas de laboratorio:**

1) gasometría arterial: hipoxemia, en algunos casos hipercapnia y acidosis

2) morfología de la sangre periférica y pruebas bioquímicas: las alteraciones observadas dependerán de la etiología.

**3. Pruebas microbiológicas:** como la causa más frecuente son las infecciones, se intentará identificar el agente etiológico. Solicitar pruebas microbiológicas de material del tracto respiratorio (p. ej. obtenido durante la fibrobroncoscopia) y hemocultivos.

**4. Pruebas de imagen. Radiografía de tórax:** las alteraciones dependen de la etiología (infiltrados pulmonares inflamatorios, atelectasia, neumotórax, líquido en las cavidades pleurales). En el SDRA se apreciará una imagen inespecífica de edema pulmonar (opacidades y consolidaciones alveolares difusas con broncograma aéreo, que evolucionan normalmente desde las partes periféricas de los pulmones hacia los hilios). **TC de tórax:** el patrón en empedrado se considera típico (aunque inespecífico) del SDRA en la TC de alta resolución. La ecografía torácica es útil en la diferenciación de las causas de la insuficiencia respiratoria aguda.

**5. ECG:** pueden describirse características de la isquemia de miocardio →cap. 26.1.1 y de la hipertensión pulmonar →cap. 2.21.

**Criterios diagnósticos** → definición de la insuficiencia respiratoria y del SDRA.

**→ TRATAMIENTO**

**1. Apertura de la vía aérea** inicialmente sin uso de dispositivos →cap. 2.1, cap. 24.8, en caso de necesidad intubación →cap. 25.19.1, o introducción de la cánula orofaríngea →cap. 25.19.2 o de otro dispositivo →cap. 25.19.3 y cap. 25.19.4, cricotirotomía →cap. 25.19.5, traqueotomía (actuación de elección en edema laríngeo masivo y en ventilación mecánica prolongada). Actuación en aspiración →cap. 24.3.

**2. Oxigenoterapia** para combatir la hipoxemia →cap. 25.21, a demanda con alta concentración de oxígeno en la mezcla respiratoria (al 100 % si es necesario).

**3. Ventilación mecánica pulmonar,** invasiva o no invasiva: si la oxigenoterapia no corrige la hipoxemia, se prolonga la necesidad de utilizar una elevada concentración de oxígeno en la mezcla respiratoria o se mantienen la hipoventilación e hipercapnia significativas (en el SDRA utilizar de manera precoz, antes de que aparezcan hallazgos radiológicos típicos o agotamiento de la musculatura respiratoria). Si es ineficaz → considerar asistencia extracorpórea (asistencia pulmonar extracorpórea [ECMO] u oxigenación con membrana extracorpórea [ECLA]).

**4. Tratamiento en función de la causa desencadenante de la insuficiencia respiratoria:**

1) farmacológico, p. ej. tratamiento antimicrobiano en caso de infecciones; en la fase inicial del SDRA moderado y grave ($PaO_2/FiO_2$ ≥200 mm Hg) se sugiere la administración de metilprednisolona (1 mg/kg/d iv., si el tratamiento se inicia en la 1.ª semana, y 2 mg/kg/d, si se hace en la 2.ª semana desde la aparición del SDRA; transcurridas 2 semanas desde el inicio de la enfermedad el fármaco se suspenderá gradualmente durante los siguientes 6-14 días; está contraindicada su administración en caso de gripe)

2) invasivo, p. ej. evacuación de neumotórax →cap. 3.20, drenaje del líquido de la cavidad pleural →cap. 25.8.

**5. Fisioterapia respiratoria:** incluido el drenaje postural →cap. 25.20.

**6. Nutrición:** ajustar la dieta para prevenir la desnutrición, con reducción de la cantidad de carbohidratos con el fin de disminuir la producción de $CO_2$.

### → COMPLICACIONES

Consecuencias de la hipoxemia →cap. 3.1 y de la hipercapnia →cap. 3.1. Hemorragia del tracto digestivo alto secundario a úlceras de estrés o por una gastritis hemorrágica (prevenir →cap. 4.6.1). Enfermedad tromboembólica venosa (prevenir →cap. 2.33.3).

## 1.2. Insuficiencia respiratoria crónica

### → DEFINICIÓN Y ETIOPATOGÉNESIS

La insuficiencia respiratoria crónica se desarrolla gradualmente (aunque frecuentemente cursa con exacerbaciones) y no es completamente reversible. **Causas:**

1) enfermedades que cursan con obstrucción bronquial: EPOC, bronquiectasias, fibrosis quística
2) enfermedades pulmonares intersticiales crónicas, entre otras fibrosis pulmonar idiopática, sarcoidosis, neumoconiosis, fibrosis posinflamatorias (después de tuberculosis pulmonar u otras neumonías de etiología no tuberculosa)
3) neoplasias del sistema respiratorio primarias y metastásicas
4) deformidades del tórax (más frecuentemente cifoscoliosis grave)
5) obesidad mórbida
6) enfermedades del sistema nervioso y muscular: esclerosis lateral amiotrófica, esclerosis múltiple, enfermedad de Parkinson, polineuropatías crónicas, daño permanente postraumático de los nervios frénicos o de la médula espinal cervical o torácica, miopatías crónicas (distrofias musculares)
7) enfermedades del sistema cardiovascular: tromboembolismo pulmonar crónico, cardiopatías, ICC.

### → CUADRO CLÍNICO

**1. Síntomas:** disnea de esfuerzo o de reposo, disminución de la tolerancia al esfuerzo, somnolencia y cefalea (si aparece hipercapnia), otros síntomas de la enfermedad de base (p. ej. tos con expectoración en EPOC).

**2. Signos:** consecuencias de hipoxemia (taquipnea, taquicardia, cianosis, dedos en palillo de tambor, signos de la insuficiencia cardíaca derecha →cap. 2.19.1); signos por la vasodilatación secundaria a hipercapnia: enrojecimiento de las conjuntivas y de la piel; signos del aumento del trabajo de los músculos respiratorios accesorios: hipertrofia de dichos músculos, tórax en posición inspiratoria. Signos de la enfermedad de base.

### → DIAGNÓSTICO

El diagnóstico se establece a base del curso crónico de la enfermedad y a los criterios gasométricos (→ definición de la insuficiencia respiratoria). Para determinar la causa y el estadio, hay que realizar: radiografía de tórax, espirometría, gasometría en sangre arterial, y otras pruebas auxiliares dependiendo de la enfermedad sospechada. Para valorar las consecuencias de la insuficiencia respiratorita crónica, hay que realizar un estudio morfológico en sangre periférica (para valorar la presencia de policitemia →cap. 15.6). ECG y opcionalmente ecocardiografía (buscando signos de hipertensión pulmonar →cap. 2.21 y de insuficiencia cardíaca derecha →cap. 2.19.1). En el diagnóstico diferencial tener en cuenta otras causas de disnea crónica →cap. 1.12).

→ **T R A T A M I E N T O**

**1. Oxigenoterapia:** en exacerbaciones (en el hospital →cap. 25.21) y crónica (domiciliaria →cap. 25.21, indicaciones →cap. 25.21).

**2. Ventilación mecánica crónica:** en casos seleccionados (principalmente enfermedades neuromusculares, EPOC); de preferencia en domicilio y no invasiva.

**3. Nutrición:** ajustar la dieta para prevenir la desnutrición, con reducción de la cantidad de carbohidratos con el fin de disminuir la producción del $CO_2$.

**4. Rehabilitación:** en función de la causa de la insuficiencia respiratoria; fisioterapia respiratoria (entre otros drenaje postural →cap. 25.20), procedimientos para obtener una mejoría general (rehabilitación física, entrenamiento físico) y educación del enfermo y de sus familiares.

**5. Tratamiento de la enfermedad de base.**

**Nota:** frecuentemente es difícil distinguir entre la exacerbación de la enfermedad o su evolución hasta el estadio terminal. En la segunda situación, el tratamiento invasivo y la ventilación mecánica no surten efecto esperado, exponiendo al enfermo a un sufrimiento innecesario. Por lo tanto la decisión sobre el inicio del tratamiento invasivo o sobre su abandono debe ser tomada siempre y —tras consultar con el enfermo y con sus familiares— por médicos que conocen bien el curso de la enfermedad y la eficacia del tratamiento realizado en el período anterior a la exacerbación de la insuficiencia respiratoria.

→ **C O M P L I C A C I O N E S**

**1. Hipertensión pulmonar** →cap. 2.21. Tratamiento: oxigenoterapia.

**2. Insuficiencia cardíaca derecha** →cap. 2.19.1. Tratamiento: oxigenoterapia, tratamiento diurético con precaución (suplementar el déficit del potasio y magnesio).

**3. Policitemia secundaria** (poliglobulia) y síndrome de hiperviscosidad: en caso de signos de isquemia del SNC, trombosis o Hto >55 % → realizar sangría (300 ml de una vez reponiendo al mismo tiempo 300 ml de la solución cristaloide isotónica o de la solución de Ringer; repetir en caso de necesidad). Emplear oxigenoterapia crónica.

**4. Enfermedad tromboembólica venosa:** prevenir en períodos de exacerbaciones de la insuficiencia respiratoria e inmovilización →cap. 2.33.3.

**5. Desnutrición y caquexia.**

# 2. Rinosinusitis

→ **D E F I N I C I Ó N   Y   E T I O P A T O G E N I A**

Estado inflamatorio de la mucosa de la cavidad nasal y de los senos paranasales (hasta ahora denominada "sinusitis"). Se distinguen rinitis:

1) **aguda** (tiempo de duración <12 semanas con resolución completa de los síntomas), que a su vez puede ser viral (rinitis catarral, a menudo dura <7 d) y no viral (los síntomas aumentan transcurridos 5 d o se prolongan ≥10 d, pero <12 semanas)

2) **crónica** (tiempo de duración ≥12 semanas) **con pólipos nasales y sin pólipos.**

En la evolución de la inflamación de la mucosa toman parte interacciones complejas entre células inflamatorias, obstrucción del *ostium* de los senos, disfunción del transporte mucociliar y afectación de las estructuras óseas de los senos paranasales. Causas de la obstrucción del *ostium*: rinitis alérgica o no alérgica, infecciones, anomalías anatómicas de las cavidades nasales (p. ej. desviación del tabique nasal), otros.

**Agentes etiológicos de la inflamación aguda:** rinovirus (hasta 50 %), otros virus, *S. pneumoniae*, *H. influenzae*, *M. catarrhalis*, menos frecuentemente otras bacterias u hongos.

→**CUADRO CLÍNICO E HISTORIA NATURAL**

**1. Síntomas:** rinorrea con secreción acuosa, mucoide o purulenta, congestión nasal, caída de moco por la pared posterior de la garganta (que a menudo produce tos), trastornos del olfato, cefalea o sensación del hinchazón en la región del seno afectado.

**2. Signos:** fiebre o febrícula, eritema y edema de la mucosa, secreción nasal y por la pared posterior de la garganta, dolor a la palpación sobre la zona del seno afectado. Ni el aspecto de la secreción nasal ni la fiebre permiten diferenciar entre la etiología viral y bacteriana.

**3. Historia natural:** la inflamación aguda a menudo se resuelve espontáneamente (mejoría evidente después de 48 h). La inflamación crónica cursa con períodos de remisión y exacerbaciones. Si la enfermedad empeora transcurridos 5 d, o si los síntomas persisten >10 d, se puede sospechar una sobreinfección bacteriana.

→**DIAGNÓSTICO**

**Exploraciones complementarias**

**1. Pruebas de laboratorio:** en la inflamación bacteriana habrá elevación de la VHS y leucocitosis.

**2. Pruebas de imagen:** indicadas en la inflamación crónica o ante la sospecha de complicaciones. **TC de senos paranasales** (raramente radiografía): pérdida de aire, líquido en el seno, engrosamiento o pólipos de la mucosa, alteraciones anatómicas que favorecen la inflamación, detección de complicaciones. **RMN** en el diagnóstico de infecciones fúngicas o neoplasias.

**3. Pruebas microbiológicas:** p. ej. líquido obtenido de la punción del seno en caso de falta de respuesta a la antibioticoterapia empírica.

**4. Otras pruebas:** para el diagnóstico de las causas y complicaciones se puede hacer rinoscopia anterior, endoscopia de las cavidades nasales y de los senos paranasales, pruebas para descartar alergia, trastornos inmunológicos y estudio de fibrosis quística.

**Diagnóstico diferencial**

Enfermedades con las cuales realizar el diagnóstico diferencial de rinitis →cap. 17.3, causas de cefalea →cap. 1.4, otras causas de tos crónica →cap. 1.39.

→**TRATAMIENTO**

**1. Tratamiento de la inflamación aguda:** algoritmo del procedimiento →fig. 2-1. El color de la secreción nasal y la presencia de fiebre no ayudan a diferenciar la infección vírica de la bacteriana.

1) **Lavados de la cavidad nasal** con solución isotónica o hipertónica de NaCl (alivia los síntomas).

2) **AINE** con el objetivo de disminuir la inflamación y la cefalea.

3) **Glucocorticoides nasales** (1-2 dosis en cada cavidad nasal 1-2 × d).

4) **Antibióticos** (no utilizar de forma rutinaria; indicaciones →fig. 2-1): amoxicilina (fármaco de elección) a dosis de 1,5-2 g cada 12 h por 7-10 d; en personas alérgicas a penicilinas utilizar levofloxacino (500 mg 1 × d) o moxifloxacino

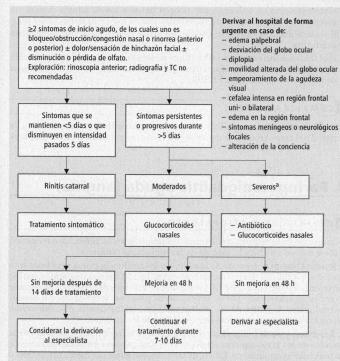

≥2 síntomas de inicio agudo, de los cuales uno es bloqueo/obstrucción/congestión nasal o rinorrea (anterior o posterior) ± dolor/sensación de hinchazón facial ± disminución o pérdida de olfato.
Exploración: rinoscopia anterior; radiografía y TC no recomendadas

Derivar al hospital de forma urgente en caso de:
– edema palpebral
– desviación del globo ocular
– diplopia
– movilidad alterada del globo ocular
– empeoramiento de la agudeza visual
– cefalea intensa en región frontal uni- o bilateral
– edema en la región frontal
– síntomas meníngeos o neurológicos focales
– alteración de la conciencia

Síntomas que se mantienen <5 días o que disminuyen en intensidad pasados 5 días

Síntomas persistentes o progresivos durante >5 días

Rinitis catarral

Moderados

Severos[a]

Tratamiento sintomático

Glucocorticoides nasales

– Antibiótico
– Glucocorticoides nasales

Sin mejoría después de 14 días de tratamiento

Mejoría en 48 h

Sin mejoría en 48 h

Considerar la derivación al especialista

Continuar el tratamiento durante 7-10 días

Derivar al especialista

[a] Criterios de curso grave de rinosinusitis aguda (≥3 de los siguientes): secreción purulenta (más abundante en un lado), dolor agudo local (más pronunciado en un lado), fiebre >38 °C, VHS aumentada y/o concentración aumentada de proteína C-reactiva, agravamiento después de la fase leve de la enfermedad.

**Fig. 2-1.** Algoritmo de actuación en la rinosinusitis aguda en adultos (basado en la guía EPOS, modificado)

(400 mg 1×d) o un macrólido (p. ej. claritromicina 0,5 g cada 12 h o azitromicina 0,25-0,5 g/d durante 3 d o 2 g en dosis única). En caso de ineficacia del tratamiento o de recurrencia de la enfermedad → amoxicilina con ácido clavulánico (amoxicilina a dosis de 1,5-2 g cada 12 h durante 10 d).

5) **Vasoconstrictores de la mucosa nasal:** alivian los síntomas, pero no influyen en el curso de la enfermedad; por vía nasal (aplicar <5-7 días, debido al riesgo de rinitis medicamentosa) o VO (pseudoefedrina, la cual puede causar cefalea, insomnio, dilatación de las pupilas, aumento de la presión arterial) →cap. 17.3.

6) **Antihistamínicos:** solamente en enfermos con alergia. Los fármacos orales que contienen un antihistamínico y un vasoconstrictor de la mucosa nasal alivian los síntomas de la rinosinusitis viral.

## 2. Tratamiento de la inflamación crónica

1) actuación no farmacológica como en la infección aguda

2) glucocorticoides nasales (son los únicos fármacos de eficacia comprobada; preparados y dosificación →cap. 17.3); en caso de un incremento de la

sintomatología en enfermos con pólipos nasales puede administrarse un glucocorticoide oral (p. ej. metilprednisolona 32 mg 1×d) durante 6-7 días

3) fármacos antihistamínicos: pueden ser útiles en enfermos con alergia concomitante

4) si el tratamiento conservador no causa mejora → considerar la intervención quirúrgica (cirugía endoscópica funcional de los senos paranasales [*functional endoscopic sinus surgery*, FESS]).

### → COMPLICACIONES

Infección bacteriana → celulitis orbitaria, absceso orbitario, osteomielitis de la pared del seno, trombosis del seno cavernoso, meningitis, absceso cerebral.

# 3. Faringoamigdalitis aguda (angina)

### → DEFINICIÓN Y ETIOPATOGENIA

Inflamación de la mucosa orofaríngea, originada por una infección o irritación y que a menudo incluye la mucosa de las amígdalas (angina).

**1. Agente etiológico:** depende de la edad. En los adultos la causa más frecuente son los virus (90-95 %; rinitis catarral →cap. 18.1.2), menos frecuentes son las infecciones bacterianas (5-10 %). La mayoría de los casos de faringitis bacteriana en niños es ocasionada por el *Streptococcus pyogenes* (estreptococo β-hemolítico del grupo A: EBHGA), en adultos también con frecuencia *Fusobacterium necrophorum*; más raramente estreptococos de los grupos C y G.

**2. Reservorio y vía de transmisión:** el portador de la infección del EBHGA (y de la mayoría de los otros agentes etiológicos) es una persona enferma (raramente un portador asintomático). La vía de transmisión suele ser mediante gotitas o por contacto directo (p. ej. a través de las secreciones de las vías respiratorias superiores). El portador del EBHGA no suele presentar síntomas.

**3. Epidemiología:** mayor prevalencia a finales de otoño, en invierno y al principio de la primavera. **Factores de riesgo** (dependen de la etiología):

1) contacto directo con un enfermo con faringitis o un portador asintomático del EBHGA (p. ej. los padres u otras personas en contacto con niños en edad escolar)

2) la edad ~5-15 años suele ser por EBHGA y en niños y jóvenes adultos mononucleosis infecciosa (EBV), en adultos *F. necrophorum*

3) sexo oral: *N. gonorrhoeae*

4) inmunodeficiencia.

**4. Incubación y contagiosidad.**

1) **Infección vírica:** período de incubación 1-6 días; contagiosidad desde 1-2 días antes de la aparición de los síntomas hasta 3 semanas después (depende de la etiología). En el ámbito doméstico se contagian ~2/3 de las personas en contacto con el enfermo.

2) **Infección estreptocócica (EBHGA):** incubación desde 12 h hasta 4 días; la contagiosidad persiste hasta 24 h desde el inicio de la antibioticoterapia o 7 días desde la desaparición de los síntomas en los casos sin tratamiento antibiótico. El riesgo de contagio en domicilio es de ~25 %.

3) **Infección causada por *Fusobacterium necrophorum*:** período de incubación desconocido.

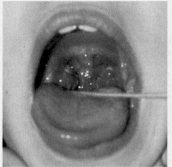

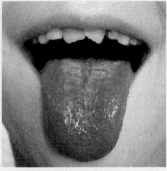

**Fig. 3-1.** Angina estreptocócica

**Fig. 3-2.** Lengua aframbuesada

## → CUADRO CLÍNICO

Depende del agente etiológico.

**1. Infección estreptocócica (EBHGA):** comienzo brusco, con dolor de garganta intenso, odinofagia, cefalea, a veces dolor abdominal, náuseas y vómitos (que son más frecuentes en niños); fiebre (>38 °C), inflamación de la mucosa orofaríngea e hiperemia amigdaliana (mucosa enrojecida e inflamada), exudado amigdaliano (fig. 3-1), edema de úvula, úvula enrojecida, lengua al principio cubierta de una capa blanquecina, posteriormente aframbuesada (fig. 3-2) y enantema palatino con petequias; aumento del tamaño y la sensibilidad de los ganglios linfáticos cervicales anteriores (el compromiso de los ganglios posteriores indica más bien una etiología vírica); ausencia de tos y síntomas catarrales; características epidemiológicas que aumentan el riesgo de infección estreptocócica: edad 5-15 años, invierno o al principio de primavera, antecedentes de contacto con un enfermo de angina estreptocócica o con un portador del EBHGA).

**2. Infección causada por otras bacterias:**

1) *Arcanobacterium haemolyticum:* considerar en adolescentes y jóvenes en casos de ineficacia de los β-lactámicos. Los síntomas se asemejan a los de la infección por EBHGA. A menudo se presenta exantema escarlatiniforme que no cursa con descamación epidérmica.

2) *Fusobacterium necrophorum:* en la mayoría de los casos faringitis aguda, frecuentemente de curso prolongado y recidivante; síntomas similares a los presentes en la infección por **EBHGA**. Una forma especial es la angina de Plaut-Vincent (sobreinfección por treponemas); habitualmente se presenta un exudado unilateral en el polo superior de la amígdala con ulceración subyacente; dolor faríngeo unilateral.

**3. Infección vírica:** dolor de garganta (suele ser leve), cefalea, mialgia, artralgias, fiebre baja o temperatura corporal normal, faringitis, conjuntivitis (adenovirus), síntomas catarrales, tos, disfonía, a veces úlceras de la mucosa orofaríngea (enterovirus, HSV-1) o diarrea. El compromiso difuso de los ganglios linfáticos y la esplenomegalia sugieren mononucleosis infecciosa →cap. 18.1.9. En la infección por HSV-1: adenopatías dolorosas en el triángulo anterior del cuello.

**4. Historia natural:** la mayoría de los casos de faringitis (incluyendo las de etiología bacteriana) se cura de manera espontánea. Así las infecciones víricas tardan entre 3-7 días, las infecciones por EBHGA 3-4 días (incluso sin antibioticoterapia). Los casos de infección causada por EBHGA no tratados con antibióticos se relacionan con un riesgo un poco mayor de complicaciones supurativas y, excepcionalmente en adultos, de fiebre reumática.

→ **DIAGNÓSTICO**

**Exploraciones complementarias**

**1. Pruebas de detección rápida del antígeno del EBHGA:** muestra de frotis faríngeo (→más adelante); este test tiene una sensibilidad moderada, pero una gran especificidad. Un resultado positivo confirma la infección, el negativo la descarta en enfermos adultos (en niños se recomienda confirmar el resultado con un cultivo del exudado faríngeo). Debido a que con frecuencia los enfermos son portadores del EBHGA, las pruebas no se deben realizar en enfermos con síntomas evidentes de infección vírica de las vías respiratorias (tos, rinitis, conjuntivitis).

**2. Cultivo del exudado faríngeo y amigdaliano:** se realizará en aquellos casos en los que se sospeche infección por EBHGA (si no es posible, realizar la prueba de detección rápida) o por otros gérmenes (*N. gonorrhoeae, C. diphtheriae* [difteria]). El frotis estándar no detecta *Fusobacterium necrophorum* ni *Arcanobacterium haemolyticum*. Se tomarán las muestras frotando la faringe posterior y ambas amígdalas (evitando el contacto con la lengua y la mucosa oral, ya que la saliva contiene factores que inhiben el crecimiento del EBHGA) con el hisopo estéril que está incluido en el kit con el medio de transporte (agar) o con un aplicador de algodón estéril mojado en NaCl al 0,9 %. A continuación, introducir el hisopo con la muestra en un tubo y taparlo. Guardar la muestra a temperatura ambiente y llevarla al laboratorio microbiológico lo más rápidamente posible (sin medio de transporte en 4 h).

**Criterios diagnósticos**

No es posible diagnosticar ni descartar una infección por EBHGA solo sobre la base del cuadro clínico. Los criterios clínicos y epidemiológicos son útiles para identificar enfermos con una alta sospecha de infección estreptocócica (se recomienda realizar el cultivo del exudado faríngeo o una prueba de detección rápida del antígeno del EBHGA) o con baja sospecha (no es necesario realizar pruebas bacteriológicas).

Lo más importante es establecer la necesidad de iniciar el tratamiento antibiótico (infecciones por EBHGA).

1) Sobre la base de los criterios clínicos y epidemiológicos (escala de Centor) valorar la posibilidad de infección por EBHGA e iniciar el procedimiento adecuado →tabla 3-1. Si las pruebas microbiológicas no están disponibles y los síntomas son graves → administrar un antibiótico activo contra EBHGA. La angina en caso de difteria está causada por EBHGA en el 100 % de los casos.

2) Resultado de la prueba de detección rápida del antígeno del EBHGA:

a) negativo → iniciar el tratamiento sintomático

b) positivo → administrar un antibiótico activo frente al EBHGA (salvo en enfermos con síntomas evidentes de infección vírica, que pueden ser portadores del EBHGA).

3) Si se ha indicado realizar el cultivo de frotis faríngeo y los síntomas de faringitis son graves → valorar el inicio de antibioticoterapia hasta obtener el resultado del frotis. Interrumpir el tratamiento antibiótico si el resultado es negativo. No es necesario determinar la sensibilidad del EBHGA a los antibióticos (son sensibles a las penicilinas), salvo que sea necesario instaurar un tratamiento con macrólidos (por la posibilidad de resistencia).

**Diagnóstico diferencial**

En caso de infección estreptocócica (EBHGA).

1) Infección vírica de las vías respiratorias superiores (rinitis catarral →cap. 18.1.2); posible coinfección viral en portadores del EBHGA (difícil de diferenciar de la faringitis estreptocócica, siendo la causa más frecuente del diagnóstico de "recaídas" de faringitis estreptocócica varias veces a lo largo

**Tabla 3-1. Escala de Centor modificada por McIsaac**

| Síntoma/característica | Puntos |
|---|---|
| Temperatura corporal >38 °C | 1 |
| Ausencia de tos | 1 |
| Adenopatías cervicales anteriores | 1 |
| Exudado amigdaliano y edema | 1 |
| Edad 3-14 años | 1 |
| Edad 15-44 años | 0 |
| Edad >45 años | −1 |
| **Actuación recomendada según la suma de puntos** | |
| **Suma de puntos** | **Actuación recomendada** |
| 0-1 | Tratamiento sintomático. No es necesario el diagnóstico microbiológico |
| 2-3 | Realizar una prueba de detección rápida del antígeno EBHGA (si no está disponible → indicar cultivo faríngeo). La decisión sobre el tratamiento a administrar dependerá del resultado |
| 4 | – Síntomas acentuados → indicar antibiótico<br>– Síntomas leves → realizar una prueba de detección rápida del antígeno EBHGA (si no está disponible → indicar el cultivo faríngeo). La decisión sobre el tratamiento elegido dependerá del resultado |

del año); la antibioticoterapia no es necesaria. El exudado amigdaliano puede aparecer en infecciones por EBHGA, EBV, adenovirus, *A. haemolyticum* y en la angina de Plaut-Vincent. El predominio de exudado en los pilares anteriores y en la úvula orienta el diagnóstico a una herpangina (enterovirus). En las infecciones por HSV-1 aparecen también vesículas, erosiones y úlceras en la parte anterior de la cavidad oral.

2) Mononucleosis: más frecuentemente infecciosa (EBV →cap. 18.1.9 se parece mucho a la faringitis estreptocócica), raramente aparece durante la evolución de una infección por citomegalovirus o toxoplasmosis.

3) Rinitis, con secreción nasal, que cae también de manera interna por la pared posterior de la faringe.

4) Epiglotitis, absceso retrofaríngeo.

5) La faringitis de otra etiología, bacteriana o fúngica (muy poco frecuente) se confirma con el resultado del frotis (un *St. aureus* aislado en el cultivo del exudado faríngeo no debe considerarse causa de amigdalitis).

6) Reflujo gastroesofágico, tiroiditis, cáncer de orofaringe, donde predomina el dolor de garganta crónico (a veces con inflamación).

→ **TRATAMIENTO**

**Antibioticoterapia**

No administrar en caso de infección vírica. **Opciones de tratamiento de la faringitis estreptocócica** (también eficaces en infecciones por *Fusobacterium necrophorum*, excepto los macrólidos):

1) **fenoximetilpenicilina** (penicilina V) 1 mill. UI (500 mg) cada 12 h durante 10 días (aún no se han encontrado casos de EBHGA resistentes a la penicilina)

2) **cefalosporinas de I generación**, p. ej. cefadroxilo a dosis de 1 g cada 24 h, o cefalexina 750 mg cada 12 h durante 7-10 días (se pueden indicar en enfermos con hipersensibilidad a penicilina diferente a la de tipo 1)

3) en caso de dudas sobre el cumplimiento del tratamiento con antibiótico VO durante 10 días → **bencilpenicilina** (penicilina G) 1,2 mill. uds. IM en dosis única

4) pacientes con hipersensibilidad tipo I a penicilina → **macrólido** (eritromicina [carbonato cíclico] 500 mg cada 12 h durante 10 días; claritromicina a dosis de 250 mg cada 12 h durante 10 días o de 500 mg en comprimidos de liberación modificada cada 24 h durante 5 días; azitromicina una dosis de 500 mg el 1.$^{er}$ día, posteriormente 250 mg cada 24 h durante 4 días). No utilizarlos como antibióticos de primera elección (la resistencia del EBHGA aumenta rápidamente).

En casos de infección por un germen resistente o de fracaso terapéutico (que puede orientar a etiología diferente, p. ej. *Arcanobacterium haemolyticum*) → clindamicina 150 mg cada 6 h o 300 mg cada 12 h durante 10 días.

No utilizar cotrimoxazol, tetraciclinas ni aminoglucósidos (un gran porcentaje de EBHGA es resistente).

En casos de sospecha de infección por VHS-1 → aciclovir 200 mg 5×d.

**Tratamiento sintomático**

**1.** Reposo y una adecuada hidratación (especialmente en caso de fiebre).

**2.** Tratamiento analgésico y antipirético: paracetamol o AINE (p. ej. ibuprofeno). Una dosis única de dexametasona VO (0,6 mg/kg, máx. 10 mg) acelera significativamente el alivio del dolor de garganta.

**3.** Comprimidos con efecto analgésico y antinflamatorio local para chupar (p. ej. con bencidamina (no está disponible en Chile), lidocaína, salicilato de colina).

## → OBSERVACIÓN

Es probable la recaída en la infección por EBHGA, sin embargo no está indicada la realización de cultivos de control del exudado faríngeo (excepto en pacientes con antecedentes de fiebre reumática).

En caso de fracaso del tratamiento de la infección por EBHGA o de recaída revisar la dosis de antibiótico recomendada, el cumplimiento del tratamiento por parte del paciente.

## → COMPLICACIONES

En la infección estreptocócica:

1) complicaciones supurativas (tempranas): absceso periamigdaliano, inflamación purulenta de los ganglios linfáticos cervicales, otitis media supurativa y/o mastoiditis, rinosinusitis supurativa

2) complicaciones tardías inmunológicas (muy poco frecuentes en pacientes adultos): fiebre reumática, glomerulonefritis aguda

3) otras (excepcionales): bacteriemia, neumonía, meningitis

4) en infecciones por *Fusobacterium necrophorum*: síndrome de Lemierre (absceso periamigdaliano con trombosis de la vena yugular interna), sepsis con abscesos múltiples.

## → PRONÓSTICO

Bueno. Incluso sin tratamiento la infección estreptocócica se resuelve espontáneamente. Las complicaciones en pacientes adultos son poco frecuentes.

# 4. Difteria

### → DEFINICIÓN Y ETIOPATOGENIA

Enfermedad infecciosa bacteriana aguda causada por *Corynebacterium diphtheriae*, que suele afectar a las vías aéreas superiores y a la piel, y que a veces provoca lesión del miocardio, del sistema nervioso o de los riñones.

**1. Agente etiológico:** *Corynebacterium diphtheriae*, bacilo grampositivo, aerobio, no capsulado, no esporulado.

**2. Patogenia:** las bacterias se multiplican en la ruta de entrada. En esta zona producen una exotoxina que lesiona localmente el epitelio de las vías aéreas, lo que causa la producción de pseudomembranas y además les permite diseminarse por vía hematógena y linfática a órganos distantes. La exotoxina actúa inhibiendo la síntesis de proteínas, lo que causa la muerte de las células. Las cepas no productoras de la toxina provocan una enfermedad invasiva.

**3. Reservorio y vía de transmisión:** el ser humano es el único reservorio (enfermo, convaleciente, portador). La bacteria suele transmitirse por medio de gotitas faríngeas y con menor frecuencia por el contacto directo con las secreciones de las vías respiratorias o con las úlceras cutáneas.

**4. Período de incubación e infectividad:** el período promedio de incubación es de 2-4 días (1-10 días). Período de infectividad: se prolonga desde los 2 últimos días del período de incubación, todo el período sintomático, 4 días posteriores a la resolución de la enfermedad en enfermos tratados (y hasta 2-3 semanas en los no tratados); en la difteria cutánea (secreción de la úlcera) es mucho más largo.

### → CUADRO CLÍNICO

En los individuos vacunados la enfermedad tiene un curso más suave y las secuelas orgánicas se producen con menor frecuencia. Son características las membranas de color gris-marrón adheridas a las mucosas de las vías aéreas superiores. El intento de retirarlas (p. ej. con una espátula) origina un sangrado.

**1. Síntomas generales:** fiebre, debilidad creciente, mialgia, apatía.

**2. Difteria nasal:** cursa con una secreción nasal serosanguinolenta o sanguinopurulenta, pseudomembranas de distribución limitada (sobre todo en el tabique nasal), y rara vez con síntomas y signos generales.

**3. Difteria amigdalofaríngea:** es la forma más común. Se caracteriza por la presencia de halitosis, dolor de faringe, dificultad para deglutir, sialorrea, linfadenopatía dolorosa regional, y en casos más graves edema doloroso masivo de los tejidos blandos del cuello ("cuello de toro"). El uso de los músculos respiratorios accesorios, y a veces cianosis se observan en pacientes con obstrucción de las vías aéreas. Existe riesgo de aspirar los fragmentos desprendidos de las pseudomembranas, lo que origina ahogo por obstrucción de la vía respiratoria. Las pseudomembranas (inicialmente blancas, luego de coloración gris-marrón) aparecen a los 2-3 días y cubren las amígdalas palatinas, la pared posterior de la faringe, el paladar blando. La mucosa de la faringe está un poco enrojecida y edematosa.

**4. Difteria de la laringe y tráquea:** por lo general, es consecuencia de la propagación de las lesiones de la faringe. Las pseudomembranas y el edema de la mucosa provocan un estrechamiento de las vías aéreas. Síntomas y signos: ronquera, afonía, estridor inspiratorio, tos "perruna" alta, disnea.

**5. Lesiones del miocardio:** miocarditis (clínicamente se manifiesta en un 10-25 % de los enfermos), alteraciones de la conducción y del ritmo cardíaco, insuficiencia cardíaca aguda. Se desarrolla habitualmente 1-2 semanas después de la aparición de los primeros signos y síntomas de difteria.

**6. Lesiones en el sistema nervioso:** parálisis del paladar blando y de los músculos faríngeos, de otros pares craneales, particularmente del oculomotor y de los nervios ciliares, paresias y parálisis de los nervios periféricos (inicialmente proximales, luego descienden gradualmente), parálisis de los músculos respiratorios, neuropatía sensorial (a menudo "en guante y en calcetín"). Los síntomas y signos neurológicos (particularmente la parálisis bulbar) se instauran con frecuencia en los primeros días y la neuropatía sensorial periférica en la 3.ª-6.ª semana de la enfermedad; por lo general se resuelven en un plazo de muchas semanas, sin secuelas.

**7. Lesiones renales:** necrosis tubular.

**8. Difteria cutánea:** se caracteriza por la aparición de una úlcera crónica que no se cura, cubierta de una membrana gris sucia o llena de masas necróticas. Rara vez aparecen síntomas y signos derivados de los efectos sistémicos de la toxina.

**9. Lesiones de otros órganos:** conjuntivas, oído, vagina, recto.

**10. Enfermedad invasiva:** poco frecuente. Aparece sobre todo en personas que abusan del alcohol y usan drogas intravenosas: endocarditis, osteomielitis, artritis séptica, aneurismas micóticos.

## → DIAGNÓSTICO

### Exploraciones complementarias

**1. Identificación del agente etiológico**

1) **Examen microscópico directo** de las preparaciones obtenidas de las pseudomembranas.

2) **Cultivo:** sobre el medio de Löffler o el agar telurito (material: raspado de rinofaringe, un fragmento de pseudomembrana o un raspado profundo de la úlcera en caso de difteria cutánea). Se debe notificar al laboratorio de microbiología la sospecha de difteria para que se usen medios de cultivo apropiados.

3) **La prueba de toxigenicidad:** el test de precipitación de Elek o la detección del gen que codifica la subunidad A de la toxina por el método de la PCR.

**2. Otros estudios**

1) Examen del líquido cefalorraquídeo en caso de presencia de síntomas y signos neurológicos (aumento de la concentración de proteínas con recuento de células normal).

2) Determinación de las troponinas cardíacas.

3) ECG: elevación del segmento ST, bloqueos AV de varios grados, bloqueos de las ramas del haz de His, disociación auriculoventricular, arritmias ventriculares.

### Criterios diagnósticos

En casos típicos de afectación de las vías aéreas el diagnóstico se basa en el cuadro clínico. El diagnóstico de la difteria cutánea requiere una confirmación microbiológica.

### Diagnóstico diferencial

Mononucleosis infecciosa, amigdalofaringitis aguda, absceso periamigdaliano y retrofaríngeo, epiglotitis aguda causada por *H. influenzae,* candidiasis de la cavidad oral y esófago, cuerpo extraño en las vías aéreas.

## → TRATAMIENTO

Si existe sospecha de difteria es necesario el ingreso hospitalario inmediato en condiciones de vigilancia intensiva (monitorización del ECG y de la función respiratoria) durante varias semanas hasta descartar las complicaciones cardíacas.

**Tratamiento causal**

**1. Antitoxina equina:** administrarla cuanto antes, sin esperar a los resultados de los estudios microbiológicos:

1) difteria de faringe o laringe: 20000-40000 uds. iv.

2) difteria nasofaríngea: 40000-60000 uds. iv.

3) curso grave o instauración tardía del tratamiento (>3 días): 80000--120000 uds. iv.

**2. Antibioticoterapia:** bencilpenicilina procaína a dosis de 12500--25000 uds./kg 2 × d (máx. 1,2 mill. uds./d) IM o eritromicina (en Chile ya casi no se usa) 10-12,5 mg/kg 4 × d iv. o VO, durante 14 días. Como alternativa: rifampicina o clindamicina. En Chile se usa también la claritromicina: 7,5 mg/kg cada 12 h VO. En la enfermedad invasiva: penicilina o ampicilina iv. en combinación con un aminoglucósido durante 4-6 semanas.

**3.** Vacunación contra la difteria en la fase de convalecencia.

**Tratamiento sintomático**

Depende de la forma de enfermedad y de las complicaciones

1) extirpación mecánica de las pseudomembranas que obstruyen las vías aéreas

2) prevención de la obstrucción de las vías respiratorias mediante la intubación endotraqueal precoz

3) en trastornos graves del ritmo o de conducción: electroestimulación cardíaca

4) en caso de endocarditis: puede ser necesario el reemplazo de la válvula afectada

5) en parálisis de los músculos faríngeos: alimentación a través de una sonda nasogástrica, manteniendo elevada la mitad superior del cuerpo.

**➡ COMPLICACIONES**

Obstrucción de las vías respiratorias, complicaciones cardíacas (insuficiencia cardíaca, MCS, alteraciones permanentes de la conducción, afectación de las válvulas), neumonía bacteriana, enfermedad del suero relacionada con el tratamiento con la antitoxina.

**➡ PREVENCIÓN**

**Métodos específicos**

**1. Vacunación** →cap. 18.10, no protege contra la enfermedad invasiva.

**2. Prevención posexposición en personas en contacto:**

1) una dosis de refuerzo de la vacuna contra la difteria adecuada para la edad, si han pasado >5 años desde la última vacunación

2) profilaxis antibiótica (una vez realizado el raspado faríngeo y nasal para el estudio microbiológico): eritromicina VO durante 7-10 días o una dosis única de bencilpenicilina-benzatina IM (1,2 mill. uds. en niños ≥6 años de edad y 600000 uds. en <6 años de edad). 2 semanas después de terminar la profilaxis se deben repetir los estudios microbiológicos. No utilizar antitoxina.

**3. Tratamiento de portadores:** como la prevención antibiótica.

**Métodos inespecíficos**

**1. Aislamiento de los enfermos:** hasta obtener 2 cultivos negativos de las vías aéreas tomados con un intervalo de 24 h después de terminar la antibioticoterapia.

**2. Notificación obligatoria a las autoridades sanitarias:** sí.

# 5. Enfermedades de la laringe

## 5.1. Laringitis

Inflamación aguda (duración <3 semanas) o crónica (>3 semanas) de las cuerdas vocales y de los tejidos adyacentes.

**Causas**

1) de la **laringitis aguda**: infección (más frecuentemente viral), uso excesivo de la voz, agentes irritantes (humo de cigarrillo)

2) de la **laringitis crónica**: a consecuencia de una laringitis aguda, reflujo gastroesofágico y raramente granulomatosis con vasculitis (granulomatosis de Wegener).

**Factores de riesgo:** tabaquismo, agentes irritantes, factores yatrogénicos (p. ej. glucocorticoides inhalados, fármacos que resecan la mucosa de la laringe, intubación), alteraciones de las fosas nasales.

**Síntomas:** malestar, fiebre (en caso de infección), incomodidad al hablar o deglutir, tos, disfonía (si dura >3 semanas es una indicación de consulta con el otorrinolaringólogo), ocasionalmente estridor.

**Diagnóstico:** se basa en el cuadro clínico y en la laringoscopia.

**Tratamiento.** Sintomático: reposo vocal, uso de humificadores del aire, abandono del hábito tabáquico, eliminación de los agentes irritantes, AINE VO. En caso de edema de las cuerdas vocales → glucocorticoides. Causal: depende de la etiología (ante una infección bacteriana administrar antibiótico VO). En caso de una infección purulenta de la epiglotis está indicada la hospitalización.

## 5.2. Trastornos de la fonación

**1.** Disfonía funcional

1) **Disfonía hiperfuncional:** relacionada con la sobrecarga de la voz y con laringitis frecuentes (voz ronca, áspera). Entre todas las complicaciones destacan los nódulos vocales (también llamados nódulos de los cantantes).

2) **Disfonía hipofuncional:** asociada con el cansancio o la sobrecarga de la voz (voz mate, ronca).

3) **Afonía psicógena:** pérdida de la voz, a la vez que se mantiene la sonoridad de la tos y de la risa, acompañada de síntomas psicosomáticos.

4) **Obstrucción laríngea inducible (disfunción de cuerdas vocales):** estenosis laríngea patológica, transitoria y reversible, que se presenta en respuesta a factores externos (con mayor frecuencia durante el esfuerzo físico) y que se manifiesta por disnea inspiratoria que se acentúa más durante el pico de esfuerzo (a diferencia de la broncoconstricción inducida por esfuerzo físico, cuyos síntomas típicamente aumentan hasta 20 min después de finalizar el esfuerzo). Es frecuente que erróneamente se diagnostique de asma. Diagnóstico: datos de la anamnesis y laringoscopia directa (suele realizarse durante una prueba de esfuerzo).

**Tratamiento:** foniátrico especializado; evitar agentes irritantes, dejar descansar la voz, realizar ejercicios respiratorios y en algunos casos evaluar psicoterapia.

**2.** Disfonía orgánica

**Causas:** anomalías del desarrollo y anatómicas, nódulos vocales, pólipos de las cuerdas vocales, neoplasias, quistes, granulomas (posintubación y en el curso del reflujo gastroesofágico), úlceras de contacto, traumatismos, parálisis de las cuerdas vocales de origen central (p. ej. parálisis del núcleo motor del nervio vago que coexiste con disfagia y atragantamiento, o también enfermedad de Parkinson) y de origen periférico (sobre todo a consecuencia del daño del nervio recurrente laríngeo durante la cirugía del tiroides, por tumores mediastínicos o bronquiales, aneurismas aórticos o cambios posinflamatorios).

**Síntomas:** disfonía o afonía, cambio en la calidad de la voz, esfuerzo durante la fonación.

**Diagnóstico:** se realiza sobre la base de la laringoscopia y estroboscopia (alteraciones en la vibración y cierre de las cuerdas vocales).

Un **tratamiento** conservador raramente lleva a la resolución de las molestias. Existe indicación de microcirugía y de rehabilitación logopédica.

## 5.3. Cáncer de laringe

El más frecuente (>95 %) es el carcinoma epidermoide, sobre todo en hombres >50 años y en fumadores de tabaco. Puede estar precedido por lesiones precancerosas, como leucoplaquia (displasia epitelial) o paquidermia (engrosamiento del epitelio). Factores de riesgo: entre otros tabaquismo, consumo de alcohol e infección por VPH.

**Síntomas:** disfonía crónica, odinofagia irradiada al oído, disfagia, ocasionalmente tos, disnea y tumoración cervical a la palpación.

**Diagnóstico:** realizar exploración física del cuello (evaluar los ganglios linfáticos y evaluar la movilidad laríngea) y derivar al otorrinolaringólogo. En la laringoscopia se puede observar un tumor, infiltrado e inmovilidad de una o de ambas cuerdas vocales. La base del diagnóstico es el examen histológico. Estadificación: ecografía con valoración de ganglios linfáticos cervicales (eventualmente con biopsia) y del espacio preglótico, radiografía de tórax en 2 proyecciones y, dependiendo de las indicaciones, TC de cuello y tórax, RMN de cuello y PET.

**Tratamiento:** radiación (estadios tempranos) o laringotomía parcial o total, normalmente asociada a la extirpación de ganglios linfáticos cervicales y radio- o quimioterapia (estadios avanzados). Se utiliza también la radio- y la quimioterapia paliativa.

# 6. Bronquitis aguda

### → DEFINICIÓN Y ETIOPATOGENIA

Infección respiratoria aguda que cursa con tos <3 semanas y que se diagnostica después de descartar neumonía.

**Causas:** las más frecuentes son los virus respiratorios (gripe A y B, paragripal, virus respiratorio sincitial, coronavirus, adenovirus y rinovirus). Las infecciones bacterianas suponen <10 % de los enfermos, con más frecuencia se asocian a *Bordetella pertussis*, *Mycoplasma pneumoniae* y *Chlamydophila pneumoniae*.

### → CUADRO CLÍNICO E HISTORIA NATURAL

**1. Síntomas:** fiebre, mialgias, tos, expectoración mucosa o purulenta, ocasionalmente sibilancias.

**2. Signos:** es posible auscultar sibilancias y roncus sobre los campos pulmonares. De forma transitoria aparece hiperreactividad bronquial inespecífica, que cede en un par de semanas. La enfermedad, en general, se resuelve espontáneamente.

### → DIAGNÓSTICO

Es imprescindible descartar una neumonía, diagnóstico que es poco probable en presencia de: frecuencia cardíaca <100/min, frecuencia respiratoria <24/min, temperatura corporal (en la cavidad oral) <38 °C y ausencia de alteraciones que indiquen la presencia de una consolidación neumónica inflamatoria en la exploración física.

En caso de que se sospeche una neumonía, hay que realizar una radiografía de tórax. Si los síntomas se prolongan >3 semanas y se detectan signos de obstrucción en la espirometría → realizar el diagnóstico diferencial, entre otros, con la variante de asma con tos →cap. 3.9. En caso de duda repetir la espirometría después de la resolución de los síntomas de infección.

### → TRATAMIENTO

**1. Tratamiento sintomático:** fármacos antipiréticos y eventualmente antitusígenos →cap. 1.39.

**2.** No utilizar antibiótico, excepto en la tosferina →cap. 3.7.

**3.** Durante las epidemias de gripe valorar la administración de fármacos antigripales en enfermos con síntomas de bronquitis aguda y antes de 48 h tras la aparición de los primeros síntomas →cap. 18.1.1.

**4.** Agonista $\beta_2$ inhalado → utilizar solo en caso de síntomas de obstrucción bronquial →cap. 3.9, tabla 9-2.

# 7. Tosferina (tos convulsiva)

### → DEFINICIÓN Y ETIOPATOGENIA

Enfermedad infecciosa bacteriana que se manifiesta por una bronquitis de curso prolongado y con accesos de tos.

**1. Etiología:** bacilo gramnegativo aerobio *Bordetella pertussis*, que produce la toxina *pertussis*. Vías de entrada: vías respiratorias superiores.

**2. Patogenia:** la toxina provoca necrosis del epitelio respiratorio (más intensa en la tráquea), que resulta en una alteración en la secreción del moco (denso y glutinoso) y una fuerte estimulación del reflejo tusivo.

**3. Reservorio y vías de transmisión:** los seres humanos son el único reservorio; la fuente de la infección es la persona enferma (también la enferma previamente vacunada); la infección se adquiere al inhalar secreciones exhaladas al toser o estornudar.

**4. Período de incubación e infectividad:** período de incubación 5-21 días (habitualmente 7-14 días); la capacidad de contagio de las personas en un contacto cercano es alta (hasta el 80 %), más alta durante las 3 primeras semanas de la enfermedad (en la fase catarral y al principio de la fase paroxística).

### → CUADRO CLÍNICO

El cuadro clínico es similar a una bronquitis con tos crónica y paroxística. El curso de la enfermedad y la intensidad de sus síntomas son muy variables y dependen del estado inmunitario del paciente (las infecciones repetidas o las nuevas infecciones en personas vacunadas tienen un curso más benigno: domina una tos crónica, poco característica). El curso típico consta de:

**1. Fase catarral** (1-2 semanas): síntomas pseudogripales (fiebre leve o sin fiebre); al final de esta fase aparece tos, al principio nocturna, después también durante el día; primero la tos es seca y gradualmente se produce en forma de accesos.

**2. Fase paroxística** (4-6 semanas): accesos de tos sofocante sin inhalación de aire (incontrolables) acabados con una inspiración profunda acompañada de un estridor laríngeo fuerte que recuerda a un "alarido" (sobre todo en niños pequeños, menos frecuentemente en adolescentes y adultos); los episodios de tos vienen en quintas. Al final del ataque el paciente expectora una secreción densa y glutinosa (los niños pueden tragarla y después vomitarla). Los accesos pueden venir acompañados de edema y cianosis facial, equimosis en la cara y conjuntivas. En neonatos y niños pequeños en lugar de tos puede ocurrir apnea y/o convulsiones generalizadas. Los ataques son extenuantes, pero en los intervalos sin tos el estado del paciente suele ser bastante bueno. En adultos habitualmente domina la tos crónica, poco característica.

**3. Fase de convalecencia** (3-4 meses): la tos remite gradualmente, pero episódicamente (especialmente después de un esfuerzo físico o durante otra infección), puede intensificarse de nuevo.

## → DIAGNÓSTICO

### Exploraciones complementarias

**1. Identificación del agente etiológico**

1) **Cultivo**: en agar Regan-Lowe o Bordet-Gengou, cultivo de exudado faríngeo o nasal (tomar la muestra con un hisopo de dacrón o de alginato de calcio, no utilizar un material algodonoso). Es el procedimiento de referencia, pero un 50 % de los resultados son falsos negativos (sobre todo en personas vacunadas o tratadas con antibióticos adecuados).

2) **Pruebas serológicas** (ELISA): detección de los anticuerpos específicos contra la toxina *pertussis* (TP) *B. pertussis* en el suero (la credibilidad es limitada debido a las dificultades en la interpretación de la prueba). Presencia de los anticuerpos IgG: en niños mayores y adultos es una consecuencia de una convalecencia de la infección o de la vacunación. Si el paciente no ha sido vacunado contra la tosferina en los últimos 12-24 meses, entonces el aumento de concentración de los IgG contra TP en una muestra singular sugiere una nueva infección. La infección también se puede confirmar por el aumento en ≥100 % o disminución en ≥50 % de la concentración de los anticuerpos detectados en la segunda muestra del suero tomada 2-4 semanas después de la primera muestra. La presencia de los anticuerpos IgA confirma una nueva infección (también se producen en personas vacunadas contra la tosferina), estos se mantienen hasta varios meses y se detectan solo en caso de resultado dudoso o no fiable para los IgG.

3) **Métodos moleculares** (PCR): detección del material genético de *B. pertussis* en una muestra obtenida por hisopado nasofaríngeo (tomar solo con un hisopo de dacrón) o en lavados de la nariz. En algunos laboratorios hay un gran porcentaje de resultados falsos positivos (es la técnica de elección y la más utilizada en países desarrollados).

**2. Otras pruebas:** hemograma, leucocitosis de 20 000-30 000/µl con predominio de linfocitos (signo útil, pero no patognomónico); en adolescentes y adultos (especialmente mayores) el recuento de leucocitos frecuentemente es fisiológico.

### Criterios diagnósticos

Sospecha basada en el cuadro clínico (sobre todo en caso de tos de >3 semanas de duración); diagnóstico basado en pruebas serológicas o microbiológicas →tabla 7-1. Si el cuadro clínico es típico y el paciente ha tenido contacto con un enfermo con tosferina confirmada, el diagnóstico es altamente probable y no requiere más pruebas analíticas (diagnóstico por nexo epidemiológico).

### Diagnóstico diferencial

Otras causas de tos crónica →cap. 1.39, incluida infección por *B. parapertussis* o *B. bronchiseptica* (denominada síndrome coqueluchoide).

## → TRATAMIENTO

### Tratamiento causal

**Antibioticoterapia:** en adolescentes y adultos debe iniciarse hasta la 3.ª semana desde la aparición de la tos. Iniciada en la etapa temprana de la fase catarral

**Tabla 7-1. Diagnóstico de laboratorio de la tosferina (recomendaciones del ECDC)**

| Edad | Método recomendado |
|------|--------------------|
| Neonatos, lactantes jóvenes | PCR y/o cultivo[a] |
| Niños vacunados contra la tosferina, adolescentes y adultos, con tos que dura <2 semanas | PCR y cultivo |
| Adolescentes y adultos con tos que dura <3 semanas | PCR e IgG contra TP (ELISA) |
| Adolescentes y adultos con tos que dura ≥2-3 semanas | IgG contra TP (ELISA) |

[a] Debe tomarse la muestra nasofaríngea lo antes posible después de la manifestación clínica.

PCR — reacción en cadena de la polimerasa, TP — toxina *pertussis* basado en: *Eur. J. Clin. Microbiol. Infect. Dis.*, 2011, 30: 307-312

mitiga el curso de la enfermedad; en cambio, iniciada en la fase paroxística no influye en los síntomas, pero disminuye el período de contagio. Fármacos de elección: **macrólidos** VO (azitromicina en el 1.er día 500 mg en la dosis única, desde el 2.º hasta el 5.º día 250 mg cada 24 h; claritromicina 500 mg cada 12 h durante 7 días o eritromicina 500 mg cada 6 h durante 14 días; en personas con alergia o sin tolerancia a macrólidos administrar cotrimoxazol 960 mg cada 12 h durante 14 días).

**Recomendaciones generales y tratamiento sintomático**

Las personas con otras enfermedades crónicas tienen que ser hospitalizadas (curso grave, alto riesgo de complicaciones). En casos graves puede ser necesaria la oxigenoterapia o incluso la ventilación mecánica.

### → COMPLICACIONES

El riesgo de complicaciones es más alto en neonatos (especialmente <6 meses) y en pacientes con otras enfermedades crónicas (especialmente enfermedades neuromusculares).

**1. Neumonía** (infección secundaria bacteriana), atelectasia, neumotórax.

**2. Complicaciones neurológicas** (especialmente en neonatos, poco frecuente en adultos): convulsiones, edema cerebral, hemorragia intracraneal, hemorragia subdural, encefalopatía hipóxica (graves trastornos de la conciencia, signos neurológicos focales, convulsiones parciales o generalizadas que duran >24 h); pueden dejar secuelas permanentes (discapacidad intelectual, sordera, epilepsia).

**3. Otras:** hernia, prolapso rectal, incontinencia urinaria, fractura de las costillas, ruptura de frenillo lingual, equimosis subconjuntivales.

### → PRONÓSTICO

En neonatos y lactantes el curso es grave y hay un gran riesgo de fallecimiento (~1 % <2 meses, ~0,5 % 2-11 meses) y de complicaciones. En niños mayores y adultos el pronóstico es bueno, pero la enfermedad es muy agotadora y causa un importante empeoramiento del estado general. Ni la vacuna ni episodios previos de tosferina generan una inmunidad permanente. Las recaídas habitualmente tienen un curso más benigno.

### → PREVENCIÓN

**Métodos específicos**

**1. Vacuna protectora** →cap. 18.10, principal método de prevención.

**2. Quimioprofilaxis posexposición:** está recomendada en todas la personas que comparten el hogar con el enfermo, así como en personas que mantienen otros contactos cercanos (relación cara a cara a una distancia <1 m, contacto directo con la secreción de las vías respiratorias, con la saliva, o en los casos de contacto cercano directo durante ≥1 h). Si existen dudas, pues la exposición ha estado en el límite para considerar la indicación de quimioprofilaxis, esta se recomienda si es posible que el contacto transmita la infección a personas con riesgo de sufrir una tosferina de curso grave (p. ej. lactantes y mujeres en el 3.er trimestre de embarazo, personas inmunodeprimidas o con enfermedades pulmonares crónicas). Transcurridos 21 días desde el contacto la eficacia de la quimioprofilaxis está limitada pero se recomienda aplicarla en caso de mantener contactos con personas del grupo de riesgo. Los fármacos y la duración de su administración en la quimioprofilaxis son los mismos que en el tratamiento estándar (→Tratamiento causal).

**Métodos no específicos**

**1. Aislamiento de los enfermos:** hasta 5 días desde el inicio de la antibioticoterapia eficaz. Si no se ha administrado el antibiótico → aislamiento durante 3 semanas desde la manifestación de los accesos de tos.

**2. Notificación obligatoria:** sí.

# 8. Enfermedad pulmonar obstructiva crónica (EPOC)

## ➡ DEFINICIÓN Y ETIOPATOGENIA

La EPOC es una enfermedad común, prevenible y trabable, que se caracteriza por la presencia de una serie de síntomas respiratorios de forma persistente y la limitación permanente del flujo aéreo en las vías respiratorias, ambos causados por anormalidades de las vías respiratorias y/o de los pulmones y provocados por la exposición a partículas o gases dañinos, sobre todo (hasta el 80 % de los casos) al humo de tabaco. Otros factores de riesgo importantes en la EPOC son: la exposición a polvos y vapores en el ámbito laboral y a la contaminación del aire de interiores mal ventilados, como resultado de la combustión de biomasa. Un factor de riesgo poco frecuente (<1 %) es el déficit de la $\alpha_1$-antitripsina determinado genéticamente. El daño pulmonar en la EPOC se debe a una inflamación crónica de las vías respiratorias, parénquima pulmonar y vasos pulmonares, a la proteólisis (efecto del desequilibrio entre la actividad de las proteasas y antiproteasas) y al estrés oxidativo. Los cambios fisiopatológicos se presentan generalmente siguiendo la secuencia:

1) hiperproducción del moco (no en todos los enfermos con EPOC se presenta una secreción excesiva y sintomática del moco) y alteración de la depuración mucociliar

2) limitación al flujo aéreo en las vías respiratorias a consecuencia de la obstrucción de los bronquios de menor calibre y bronquiolos

3) hiperinsuflación pulmonar y enfisema; es decir, aumento de los espacios aéreos situados distalmente al bronquiolo terminal, con la destrucción de las paredes de los alvéolos pulmonares

4) alteraciones del intercambio gaseoso

5) desarrollo de hipertensión pulmonar y del *cor pulmonale* (a consecuencia de la constricción vascular debida a la hipoxemia), de los cambios estructurales en las paredes de arterias pulmonares de pequeño calibre y de la pérdida de capilares pulmonares (en el contexto del enfisema).

La heterogeneidad de la ventilación y de la perfusión (hay alvéolos perfundidos y no ventilados que forman un cortocircuito venoso no anatómico) origina una alteración de la relación entre la ventilación y la perfusión pulmonar, lo que produce hipoxemia y, a consecuencia de la hipoventilación alveolar, hipercapnia (insuficiencia respiratoria global).

El proceso inflamatorio crónico, la hipoxemia y la limitación de la actividad física asociados a esta entidad provocan **efectos sistémicos**: caquexia, atrofia muscular y alteraciones de la función de los músculos esqueléticos, pérdida de la masa ósea, anemia, policitemia y trastornos funcionales del SNC, entre otros. Las **enfermedades concomitantes** (p. ej. bronquiectasias, hipertensión arterial, cardiopatía isquémica, arritmias, ACV, diabetes, trastornos ansioso-depresivos) influyen en el estado clínico del paciente con EPOC y empeoran el pronóstico. El riesgo de padecer cáncer de pulmón es elevado.

Las principales **causas de las exacerbaciones** de la EPOC son: infecciones respiratorias (generalmente virales o bacterianas), aumento de la polución del aire (p. ej. material particulado, dióxido de nitrógeno, dióxido de azufre) e interrupción del tratamiento crónico.

### → CUADRO CLÍNICO E HISTORIA NATURAL

La EPOC es una enfermedad progresiva, especialmente cuando persiste la exposición a los factores nocivos para los pulmones (sobre todo el humo de tabaco) y puede tener un curso variable. La mayoría de los enfermos admite en la anamnesis hábito tabáquico de muchos años de duración. El abandono del hábito tabáquico en cualquier etapa del desarrollo de la EPOC disminuye la progresión de la pérdida de función pulmonar. Un porcentaje significativo de personas que padecen EPOC y que ha sido diagnosticada mediante un criterio espirométrico no presenta síntomas clínicos.

**1. Síntomas:** tos crónica, que se presenta de forma episódica o a diario, a menudo durante todo el día, raramente solo por la noche; expectoración crónica de esputo, que es más abundante al levantarse por la mañana; disnea que generalmente es diaria y al principio asociada al esfuerzo, aumentando con el paso de tiempo hasta hacerse de reposo. Al contrario del asma, estos síntomas tienen poca variabilidad durante el día y de un día a otro. Los enfermos con EPOC severa pueden quejarse de fatiga con poco esfuerzo, pérdida de apetito, adelgazamiento, empeoramiento del ánimo y de otros síntomas de depresión o ansiedad.

**2. Signos:** dependerán de un lado de la etapa de la enfermedad (pueden no presentarse en la fase temprana de la EPOC, sobre todo durante la respiración normal) y de otro, si predomina la bronquitis (sibilancias, roncus) o el enfisema (en el enfisema avanzado: tórax en posición inspiratoria o tórax en forma de tonel; la movilidad respiratoria del diafragma está disminuida, percusión hipersonora, murmullo pulmonar disminuido, espiración prolongada). En la EPOC severa es visible el uso de los músculos respiratorios accesorios, tiraje intercostal durante la inspiración, espiración con "labios fruncidos" y a veces cianosis central. En el caso de que el *cor pulmonale* esté establecido, se podrían observar signos de insuficiencia cardíaca derecha crónica →cap. 2.19.1. Con el tiempo se desarrollará caquexia, alteración de la actividad de los músculos esqueléticos, osteoporosis y depresión. Hay un aumento del riesgo de cáncer de pulmón. Los enfermos con una disminución de la actividad respiratoria (*blue bloaters*, "abotargados azules") sienten menor disnea y toleran bien el esfuerzo físico a pesar de la hipoxemia. En los enfermos con aumento de la actividad respiratoria (*pink puffers*, "sopladores rosados") los niveles de oxígeno y de dióxido de carbono en sangre son normales gracias a la hiperventilación, pero a costa de un gran esfuerzo respiratorio y una sensación constante de disnea y mala tolerancia al esfuerzo físico.

**3. Exacerbaciones:** empeoramiento agudo de los síntomas respiratorios con mayor variabilidad de un día a otro respecto a la situación normal, lo que condiciona el cambio de tratamiento.

→ **DIAGNÓSTICO**

**Exploraciones complementarias**

**1. Pruebas funcionales**

1) **Espirometría**: una relación $VEF_1/CVF$ después de la inhalación de un fármaco broncodilatador (p. ej. 400 μg de salbutamol) <0,7 es el criterio diagnóstico de la EPOC según las recomendaciones de la GOLD y es signo de una obstrucción irreversible. La severidad de la obstrucción de las vías respiratorias (→más adelante) se establece sobre la base de los valores de $VEF_1$ (expresados en % del vn. tras la inhalación de un broncodilatador). En algunas guías se recomienda diagnosticar la EPOC sobre la base del coeficiente $VEF_1/CVF$ <LIN (este criterio permite un diagnóstico más preciso. En enfermos con hiperinflación pulmonar la capacidad pulmonar (CI) puede estar reducida.

2) **Pletismografía:** aumento del volumen residual, de la capacidad residual funcional y de la relación entre en volumen residual y la capacidad pulmonar total en caso de hiperinsuflación o enfisema.

3) **Prueba de difusión pulmonar** (útil en enfermos con disnea que parece no ser proporcional al grado de obstrucción de las vías respiratoria. Se observa disminución de $DL_{CO}$ en el enfisema avanzado.

4) **Valoración de la tolerancia al esfuerzo físico**, que está disminuida en la enfermedad avanzada y tiene relación con el estado general de la salud y con el pronóstico:

a) test de la marcha (prueba de marcha [caminata] de 6 min)

b) prueba de esfuerzo cardiopulmonar utilizando trotadora o cicloergómetro

c) monitorización de la actividad con acelerómetros u otros aparatos.

**2. Pruebas de imagen. Radiografía de tórax:** descenso y aplanamiento de las cúpulas diafragmáticas, aumento del diámetro anteroposterior del tórax, de la transparencia pulmonar y del espacio aéreo retroesternal. En el caso de hipertensión pulmonar se describe la disminución o ausencia de trama vascular en partes periféricas del pulmón, dilatación de las arterias pulmonares y el aumento del ventrículo derecho. La **TC de alta resolución** es útil en caso de dudas diagnósticas. Permite diagnosticar el tipo de enfisema y determinar la intensidad y la localización de los cambios enfisematosos, así como detectar bronquiectasias asociadas.

**3. Oximetría de pulso y gasometría arterial:** en la insuficiencia respiratoria se observa disminución de la $SpO_2$ y de la $SaO_2$ (<90 %), hipoxemia ($PaO_2$ <60 mm Hg), seguida de hipercapnia ($PaCO_2$ >50 mm Hg) y acidosis respiratoria (pH <7,35). Se deben realizar estas pruebas para valorar la severidad de las exacerbaciones de la EPOC, en la insuficiencia respiratoria crónica y para monitorizar la seguridad del flujo de oxigeno (puede aumentar la hipercapnia).

**4. Cultivo del esputo:** en caso de obtenerse un esputo purulento, este puede revelar la presencia de los microorganismos responsables de la exacerbación de la EPOC, así como evaluar su sensibilidad a los antibióticos.

**5. Otras pruebas**

1) **hemograma de sangre periférica:** policitemia (Hto a menudo >55 %) en enfermos con hipoxemia o anemia normocrómica normocítica (anemia de enfermedades crónicas)

2) **ECG, ecocardiografía:** signos de *cor pulmonale*

3) **pruebas dirigidas al diagnóstico del déficit de $\alpha_1$-antitripsina** en pacientes <45 años (sobre todo no fumadores) o con la historia familiar altamente sugestiva.

**Criterios diagnósticos**

Sospechar la EPOC en cualquier paciente que presente:

1) disnea persistente

2) tos crónica

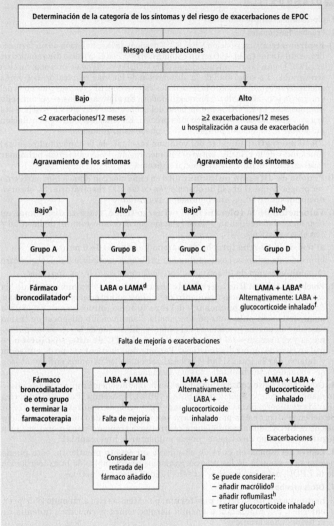

**Determinación de la categoría de los síntomas y del riesgo de exacerbaciones de EPOC**

**Riesgo de exacerbaciones**

| Bajo | Alto |
|---|---|
| <2 exacerbaciones/12 meses | ≥2 exacerbaciones/12 meses u hospitalización a causa de exacerbación |

**Agravamiento de los síntomas** — **Agravamiento de los síntomas**

Bajo[a] — Alto[b] — Bajo[a] — Alto[b]

Grupo A — Grupo B — Grupo C — Grupo D

Fármaco broncodilatador[c] — LABA o LAMA[d] — LAMA — LAMA + LABA[e] Alternativamente: LABA + glucocorticoide inhalado[f]

**Falta de mejoría o exacerbaciones**

Fármaco broncodilatador de otro grupo o terminar la farmacoterapia — LABA + LAMA — LAMA + LABA Alternativamente: LABA + glucocorticoide inhalado — LAMA + LABA + glucocorticoide inhalado

Falta de mejoría

Considerar la retirada del fármaco añadido

Exacerbaciones

Se puede considerar:
– añadir macrólido[g]
– añadir roflumilast[h]
– retirar glucocorticoide inhalado[i]

[a] CAT <10 o mMRC <2.

[b] CAT ≥10 o mMRC ≥2.

[c] Si los síntomas se presentan esporádicamente, se puede utilizar a demanda un fármaco de acción corta (agonista $\beta_2$ y/o un fármaco anticolinérgico), en otros casos usar un fármaco de acción prolongada (LABA o LAMA).

[d] No hay datos que justifiquen el uso en el tratamiento inicial de un fármaco broncodilatador de acción prolongada de un grupo y no del otro. La elección dependerá sobre todo de la respuesta clínica en un paciente dado.

[e] En algunos enfermos el LAMA puede ser suficiente.

f Especialmente en enfermos que presentan síntomas de superposición asma-EPOC, posiblemente también en personas con eosinofilia en la sangre.

g En pacientes con antecedentes del tabaquismo.

h En pacientes con $VEF_1$ <50 % el valor de referencia y con síntomas de bronquitis crónica, especialmente si estuvieron hospitalizados a causa de una exacerbación de EPOC en los últimos 12 meses.

i Dado que aumentan el riesgo se neumonía.

CAT — COPD Assessment Test, LABA — agonista $\beta_2$ de acción prolongada (inhalado), LAMA — fármaco anticolinérgico de acción prolongada (inhalado), mMRC — modified Medical Research Council, $VEF_1$ — volumen espiratorio forzado en el primer segundo,

**Fig. 8-1.** Clasificación de los casos de EPOC según las categorías GOLD y farmacoterapia inicial recomendada según GOLD 2018 (modificada)

3) expectoración crónica de esputo, y/o

4) exposición a factores de riesgo de esta enfermedad.

Según la guía GOLD el diagnóstico de la EPOC se confirmará si el resultado de la espirometría muestra una relación $VEF_1/CVF$ <0,7 después de la inhalación del fármaco broncodilatador.

**Proceso diagnóstico**

En la valoración global de la EPOC que servirá para elegir el tratamiento adecuado, habrá que precisar

1) el **grado de severidad de la obstrucción** en el estudio espirométrico, según el valor de $VEF_1$ (en % del vn., después de administrar un broncodilatador):

   a) ≥80 % — leve (GOLD 1)

   b) ≥50 % y <80 % — moderada (GOLD 2)

   c) ≥30 % y <50 % — grave (GOLD 3)

   d) <30 % — muy grave (GOLD 4)

2) el **carácter y la intensidad de los síntomas, así como el riesgo de exacerbaciones:**

   a) la intensidad de los síntomas, que se valorará mediante el test CAT (www.catestonline.org; un resultado ≥10 indica una gran intensidad de los síntomas) o bien con el test CCQ (COPD Control Questionnaire, un resultado >1-1,5 indica una gran intensidad de los síntomas); se puede usar también la escala mMRC (→cap. 1.12, tabla 12-1), pero esta únicamente sirve para valorar la disnea (un resultado ≥2 indica una gran intensidad)

   b) el riesgo de exacerbaciones se valora según:

   – el número de exacerbaciones durante los últimos 12 meses (<2 — riesgo bajo, ≥2 — riesgo alto)

   – número de hospitalizaciones por exacerbación de la EPOC en los últimos 12 meses (el antecedente de hospitalización constituye un riesgo alto)

3) la **presencia de comorbilidades**.

En función de la valoración del agravamiento de los síntomas y el riesgo de exacerbaciones se distinguen **4 grupos de enfermos con EPOC** →fig. 8-1.

**Diagnóstico diferencial**

Se deben incluir principalmente (se enumeran los rasgos diferenciales típicos).

1) Asma: frecuentemente se inicia en la infancia. Presenta síntomas de carácter paroxístico y de intensidad variable, que a menudo aparecen por la noche o por la mañana. La limitación del flujo aéreo en las exploraciones funcionales es variable y a menudo reversible. En algunos enfermos la diferenciación entre asma y EPOC puede ser difícil. A veces se observan tanto los síntomas de asma como de EPOC y en ese caso se establece el diagnóstico de **superposición asma-EPOC** →Situaciones especiales y tabla 8-1.

**Tabla 8-1. Características del asma, EPOC y ACOS**

| Característica | Asma | EPOC | ACOS | Características que sugieren asma | Características que sugieren EPOC |
|---|---|---|---|---|---|
| Inicio de los síntomas | Habitualmente en la infancia; sin embargo, la enfermedad puede afectar a cualquier edad | Habitualmente >40 años | Habitualmente a una edad ≥40 años; sin embargo, los síntomas pueden aparecer en la infancia o juventud | □ inicio a <20 años | □ inicio a >40 años |
| Características de los síntomas | La intensidad de los síntomas puede cambiar en un día o durante un tiempo más largo. Los síntomas frecuentemente limitan la actividad, pueden estar provocados por el esfuerzo físico, emociones (incluso la risa), exposición al polen o a alérgenos | Síntomas crónicos, habitualmente los que se mantienen constantemente, intensificados por el esfuerzo físico. La intensidad de los síntomas puede variar (días "mejores" y "peores"). | Los síntomas del sistema respiratorio (incluida la disnea de esfuerzo) se mantienen constantemente, pero su intensidad puede variar | □ la intensidad de los síntomas puede variar en unos minutos, horas o días<br>□ los síntomas se intensifican durante la noche o por la mañana<br>□ los síntomas están causados por el esfuerzo físico, emociones (incluso la risa), exposición al polen o a alérgenos | □ los síntomas persisten a pesar del tratamiento<br>□ días "buenos" y "malos", sin embargo los síntomas persisten cada día y la disnea de esfuerzo se mantiene<br>□ la tos crónica y la expectoración del esputo preceden la disnea, los síntomas no dependen de los factores desencadenantes |
| Función pulmonar | Actualmente y/o en la anamnesis, el enfermo presenta un grado variable de la limitación del flujo aéreo por las vías respiratorias, es decir se da la reversibilidad con broncodilatador, hiperreactividad bronquial | El VEF$_1$ puede mejorar con el tratamiento; sin embargo, el valor VEF$_1$/CVF después de la inhalación del fármaco broncodilatador es <0,7 | Una limitación no totalmente reversible del flujo aéreo por las vías respiratorias, pero a menudo con una intensidad variable de la obstrucción (actualmente o en la anamnesis) | □ documentado el grado variable de limitación del flujo aéreo por las vías respiratorias (espirometría, cúspide del flujo espiratorio máximo) | □ documentado el grado variable de la limitación del flujo aéreo por las vías respiratorias (VEF$_1$/CVF posterior a la inhalación de un fármaco broncodilatador <0,7) |

| Característica | Asma | EPOC | ACOS | asma | EPOC |
|---|---|---|---|---|---|
| | | | | Características que sugieren | |
| Función pulmonar en el período asintomático | Puede ser normal | Limitación permanente del flujo aéreo por las vías respiratorias | Limitación permanente del flujo aéreo en las vías respiratorias | □ función pulmonar normal entre los períodos sintomáticos<br>□ diagnóstico anterior del asma | □ la función pulmonar en el período asintomático es anormal |
| Anamnesis personal y familiar | En muchos enfermos se diagnostican alergias y antecedentes de asma en la infancia o en la anamnesis familiar | Exposición nociva a pólenes y gases (sobre todo hábito tabáquico y uso de combustibles orgánicos) | De forma habitual en la anamnesis asma diagnosticada por un médico (actualmente o en el pasado), alergias, y asma en la anamnesis familiar y/o exposición a sustancias nocivas | □ asma y otras enfermedades alérgicas en la anamnesis familiar | □ diagnóstico anterior de EPOC, bronquitis crónica o enfisema<br>□ exposición importante a los factores de riesgo: hábito tabáquico o uso de combustibles orgánicos |
| Curso de la enfermedad | Frecuentemente se produce una mejoría espontánea o como resultado del tratamiento; sin embargo, la enfermedad puede llevar a una obstrucción bronquial permanente | Habitualmente la enfermedad progresa lentamente durante años, a pesar del tratamiento | El tratamiento puede disminuir de forma parcial, pero significativa, los síntomas. La enfermedad habitualmente progresa y es necesario un tratamiento más intenso. | □ los síntomas no empeoran a lo largo del tiempo; la intensidad de los síntomas cambia según la temporada o en los años siguientes<br>□ puede mejorar espontáneamente o con la administración del fármaco broncodilatador o un glucocorticoide inhalatorio (en unas semanas) | □ los síntomas se intensifican lentamente con el tiempo (la enfermedad progresa durante años)<br>□ la administración de un fármaco broncodilatador de acción rápida solo condiciona una mejoría parcial |
| Radiografía de tórax | Habitualmente la imagen es normal | Enfisema pulmonar excesivo y exacerbado y otros cambios típicos de la EPOC | De manera similar a la EPOC | □ normal | □ hiperinsuflación pulmonar de grado avanzado |

|  | asma | EPOC |
|---|---|---|
| Exacerbaciones | Ocurren exacerbaciones, pero su riesgo puede disminuir significativamente con el tratamiento | El tratamiento puede reducir la frecuencia de exacerbaciones. Las enfermedades concomitantes (si están presentes) pueden empeorar el estado del enfermo. | Las exacerbaciones pueden ocurrir más frecuentemente que en EPOC; sin embargo, el tratamiento reduce su frecuencia. Las enfermedades concomitantes causan empeoramiento del estado del enfermo. | **Diagnóstico de las enfermedades de las vías respiratorias en base a los síntomas.** Cómo utilizar la tabla. En las columnas sombreadas se mencionan las características cuya presencia permite diferenciar el asma de la EPOC. En caso de cada enfermo es necesario calcular los puntos en cada una de las columnas. Si se cumplen ≥3 criterios, es más probable el diagnóstico de asma o de EPOC. Si se marca una cantidad de puntos parecida en ambas columnas, es necesario diagnosticar el ACOS. |
| Rasgos típicos de la inflamación de las vías respiratorias | Eosinófilos y/o neutrófilos | Neutrófilos en el esputo, linfocitos en las vías respiratorias. Puede desarrollarse una inflamación sistémica. | Eosinófilos y/o neutrófilos en el esputo | |

ACOS — síndrome de superposición asma-EPOC (en la actualidad ACO [superposición asma-EPOC], nota de la editorial), EPOC — enfermedad pulmonar obstructiva crónica

Traducido con el acuerdo de *Global Strategy for the Diagnosis, Management and Prevention of COPD*, © *Global Initiative for Chronic Obstructive Lung Disease (GOLD) 2016*. Todos los derechos reservados. Disponible en: http://www.goldcopd.org

2) Bronquiectasias: se caracterizan por la presencia de abundante esputo purulento, estertores sobre los campos pulmonares en la auscultación y descripción de una dilatación de los bronquios con engrosamiento de la pared bronquial en la radiografía de tórax o en la TC de alta resolución de tórax.

3) Insuficiencia cardíaca ventricular izquierda: se describen crepitantes en las bases pulmonares; ensanchamiento de la silueta cardíaca y signos radiográficos de congestión pulmonar.

4) Tuberculosis: con poca frecuencia aparece disnea, normalmente cambios en la radiografía del tórax.

5) Cáncer de pulmón: anamnesis breve, se refiere un cambio en las características de la tos crónica, pérdida de peso, hemoptisis.

6) Con menor frecuencia bronquiolitis obliterante, tumor o cuerpo extraño en las vías respiratorias, hipertensión pulmonar, traqueobroncomalacia. En las personas de raza asiática también la panbronquiolitis difusa.

7) Otras causas de tos crónica →cap. 1.39. Frecuentemente coexiste con enfermedades del sistema circulatorio. El diagnóstico diferencial de la exacerbación de la EPOC se realizará, entre otros, con el tromboembolismo pulmonar, neumotórax, insuficiencia cardíaca izquierda y con la exacerbación de las bronquiectasias o del asma, infección de las vías respiratorias bajas.

## → TRATAMIENTO

### Tratamiento crónico

#### Recomendaciones generales

**1.** Abandono completo del hábito tabáquico, además de evitar el tabaquismo pasivo y la exposición a la contaminación ambiental y a la de los espacios interiores poco ventilados. En cada visita se debe recomendar a los enfermos fumadores el abandono del hábito tabáquico y proporcionarles acceso a programas de apoyo o a farmacoterapia →cap. 3.26.

**2.** Actividad física: recomendada en cada etapa de la EPOC.

**3.** Rehabilitación: en todos los enfermos (salvo los grupos con baja intensidad de los síntomas y bajo riesgo de exacerbaciones), sobre todo en aquellos en los cuales persiste disnea a pesar del tratamiento óptimo y una limitación de la actividad diaria por disminución de la tolerancia al esfuerzo físico. Los programas más eficaces son programas complejos que duran ≥6 semanas (cuanto más tiempo, mejores efectos), que incluyen ejercicios respiratorios, ejercicios que mejoran la condición física general, educación del enfermo y de sus familiares, tratamiento del hábito tabáquico, soporte psíquico, intervenciones psicosociales y consejo nutricional.

**4.** La educación (debe asociarse a los métodos de **colaboración controlada con el paciente**), dependiendo de la gravedad de la EPOC debería abarcar las siguientes cuestiones

1) en cada enfermo: esencia de la enfermedad, su curso y posibilidades de tratamiento, reducción de la exposición a los factores de riesgo, papel de la actividad física, dieta adecuada, cantidad suficiente de sueño

2) en enfermos con síntomas muy intensificados: métodos del manejo de disnea, métodos de ahorrar energía durante las actividades de cada día, métodos del manejo de estrés

3) en enfermos con alto riesgo de exacerbaciones: evitar los factores que agravan los síntomas, monitorización de los síntomas y tratamiento en caso de su aparición, significado del plan de acción por escrito

4) en enfermos con síntomas muy intensificados y alto riesgo de exacerbaciones: tratamiento paliativo, temas relacionados con la última etapa de la vida, información que facilite con antelación la toma de decisiones sobre el tratamiento en el estadio avanzado de la enfermedad.

**5. Nutrición adecuada:** la malnutrición se diagnostica en caso de que el IMC <21 kg/m$^2$, pérdida de >10 % del peso en los últimos 6 meses o de >5 % en el último mes. El tratamiento alimenticio incluye p. ej. aporte de cantidades suficientes de calorías, p. ej. mediante el consumo de pequeñas y frecuentes raciones de comida durante el día. Si es necesario, la dieta se puede complementar con suplementos alimenticios. Hay que tener en cuenta los factores que puedan dificultar el consumo de alimentos (p. ej. disnea, mal estado de la dentición o problemas con la preparación de las comidas). En enfermos obesos aplicar métodos de reducción de peso.

**6. Vacunación contra la influenza** (todos los enfermos) e **infecciones neumocócicas** (enfermos de edad ≥65 años [vacunas PCV13 y PPSV23] y en aquellos más jóvenes con enfermedades concomitantes graves, p. ej. una enfermedad cardíaca [vacuna PPSV23]).

**7. El tratamiento de los enfermos con bronquiectasias** coexistentes no se diferencia del llevado a cabo en los demás enfermos con EPOC, pero durante las exacerbaciones pueden requerir antibioticoterapia más intensa y prolongada.

**8.** En los enfermos con EPOC grave en situación de estadio terminal es necesario iniciar **cuidados paliativos** dirigidos hacia la mejoría de la calidad de vida y de las actividades diarias.

### Tratamiento farmacológico

Es fundamental una buena técnica de inhalación de fármacos. A la hora de elegir el tipo de inhalador hay que tener en cuenta la habilidad del paciente y sus preferencias. Instruir al paciente sobre la técnica adecuada a utilizar con su inhalador y verificar durante cada consulta si el enfermo emplea el inhalador de manera correcta. Antes de considerar insuficiente el tratamiento actual, siempre se debe evaluar la técnica de inhalación y el cumplimiento terapéutico.

La elección de los fármacos **dependerá de la intensidad de los síntomas y del riesgo de exacerbaciones** →fig. 8-1.

**1. Fármacos broncodilatadores:** básicos en el tratamiento sintomático de la EPOC, reducen la disnea, mejoran la tolerancia al esfuerzo y reducen el riesgo de exacerbaciones. Se utilizan a demanda o de forma regular. La elección del fármaco dependerá, entre otros, de la reacción individual del enfermo y de la coexistencia de otras enfermedades, sobre todo del sistema circulatorio. El uso de fármacos inhalados de larga duración es más eficaz y más cómodo para el enfermo. En enfermos con obstrucción moderada o grave, en los que en los últimos 12 meses se ha presentado ≥1 exacerbación, los LAMA previenen las siguientes exacerbaciones con mayor eficacia que los LABA. La terapia combinada (con dos fármacos en un inhalador) con LABA + LAMA es más eficaz en este contexto que LABA + glucocorticoide inhalado, y la triple terapia (LABA + LAMA + glucocorticoide inhalado) es más eficaz que la terapia combinada LAMA + glucocorticoide inhalado y la monoterapia con LAMA.

1) **Agonistas β$_2$ inhalados**

   a) de acción prolongada (LABA): **formoterol y salmeterol** (tiempo de acción ~12 h, preparados y dosificación →cap. 3.9, tabla 9-2), **indacaterol** (150 o 300 µg 1×d; tiempo de acción 24 h), **vilanterol** (22 µg, tiempo de acción ~24 h, disponible en forma del preparado compuesto con **furoato de fluticasona** [92 o 184 µg 1×d] y **umeclidinio** [55 µg 1×d])

   b) de acción corta (SABA): **fenoterol y salbutamol,** tiempo de acción 4-6 h; preparados y dosificación →cap. 3.9, tabla 9-2.

2) **Fármacos anticolinérgicos inhalados:**

   a) de acción prolongada (LAMA): **tiotropio, tiempo de acción ~24 h** (DPI 13 µg/inhalación, lo que corresponde a 10 µg/dosis aportada 1×d; o DPI 18 µg/inhalación, lo que corresponde a 10 µg/dosis aportada 1×d; o SMI 2,5 µg/dosis medida 2 inhalaciones 1×d); **bromuro de glicopirronio** 44 µg 1 × d, tiempo de acción 24 h; **bromuro de umeclidinio** 55 µg 1×d, tiempo de acción 24 h; **bromuro de aclidinio** (no disponible en Chile ni en Argentina) 322 µg 2×d, tiempo de acción ~12 h

b) de acción corta (SAMA): **bromuro de ipratropio** con tiempo de acción 6-8 h (MDI de 20 µg/dosis: 1-3 dosis 4×d; solución para nebulización 0,4-2 ml 3-4×d); **preparados compuestos (SABA + SAMA): fenoterol + ipratropio** (MDI 50 + 20 µg/dosis: 1-2 dosis 3-4×d; solución para nebulización 0,5 + 0,25 mg/ml: 1-2 ml 3-4×d, a demanda hasta 4 ml); **salbutamol + ipratropio** (solución para nebulización 2,5 + 0,5 mg/amp.: 1 amp. 3-4×d, a demanda hasta 2,5 ml); **preparados compuestos (LABA + LAMA): indacaterol + bromuro de glicopirronio** 85 + 43 µg 1×d, **vilanterol + umeclidinio** 22 + 55 µg 1×d, **olodaterol + tiotropio** 2,5 + 2,5 µg 2 inhalaciones 1×d.

3) **Teofilina de acción prolongada.** Dosificación: 150-375 mg 2×d. Fármaco de segunda elección, debido a su menor eficacia en comparación con los fármacos anteriormente mencionados y a los efectos secundarios (en dosis ≥10 mg/kg/d): náuseas y vómitos, taquicardia, arritmias, convulsiones. Para prevenir sus efectos adversos hay que monitorizar la concentración de teofilina en plasma manteniendo los valores entre 5-15 µg/ml. El metabolismo de la teofilina aumenta y por lo tanto hay que aumentar la dosis en caso de: fiebre, embarazo, tabaquismo, administración de rifampicina y de fármacos antiepilépticos. Por otra parte, el metabolismo de la teofilina disminuye y hay que disminuir su dosis en: enfermedades hepáticas, insuficiencia cardíaca y cuando se administran quinolonas, macrólidos o cimetidina.

**2. Glucocorticoides inhalados** (en dosis media o alta →cap. 3.9, tabla 9-2): se utilizan para prevenir exacerbaciones de EPOC en enfermos con alto riesgo de exacerbaciones (grupos C y D) en los que las exacerbaciones se presentan pese a la administración de fármacos broncodilatadores. En los enfermos con un $VEF_1$ <60 % estos fármacos reducen también la intensidad de los síntomas y mejoran la función pulmonar y la calidad de vida. Aumentan el riesgo de neumonía. No utilizar los glucocorticoides sistémicos de manera crónica. Los glucocorticoides inhalados solo se pueden administrar en combinación con un LAMA y/o LABA.

**3. Roflumilast:** inhibidor de $PDE_4$, se puede considerar añadirlo (500 mg 1×d) a 1 o 2 broncodilatadores inhalados en enfermos con obstrucción moderada, grave o muy grave con síntomas de bronquitis crónica y exacerbaciones frecuentes a pesar del uso de LABA y glucocorticoide inhalado (grupos C y D). Los efectos adversos son más frecuentes que en caso de fármacos inhalados. No utilizar roflumilast en enfermos con bajo peso corporal o tratados con teofilina.

**4. Otros fármacos:**

1) en enfermos jóvenes con déficit de $\alpha_1$-antitripsina confirmado considerar el tratamiento suplementario

2) el uso crónico (1 año) de azitromicina (250 mg 1×d o 500 mg 3×semana), o eritromicina (500 mg 2×d) puede considerarse en enfermos que sufren exacerbaciones a pesar del tratamiento con 3 fármacos inhalados

3) morfina en tratamiento paliativo, para controlar la disnea →cap. 1.12, tabla 12-3

4) fármacos mucolíticos → no utilizarlos de forma rutinaria; en enfermos con EPOC no tratados con glucocorticoides inhalados el uso de altas dosis de N-acetilcisteína o de carbocisteína puede reducir la frecuencia de exacerbaciones

5) los fármacos antitusígenos están contraindicados

6) suplementación con vitamina D en enfermos con deficiencia confirmada (concentración sanguínea <50 nmol/l).

**Tratamiento crónico con oxígeno**

Generalmente es necesario en enfermos en etapa IV con:

1) $PaO_2$ ≤55 mm Hg o $SpO_2$ ≤88 %, o

2) $PaO_2$ 56-60 mm Hg o $SpO_2$ ~88 %, si se presentan síntomas de hipertensión pulmonar, edemas periféricos que indican la asociación a insuficiencia cardíaca

congestiva o un Hto >55 %. El objetivo es mantener la $PaO_2$ ≥60 mm Hg. La decisión sobre el uso de oxigenoterapia crónica domiciliaria (OCD) se debe tomar a base de los valores de $PaO_2$ en el estado de reposo, medidos 2 veces a lo largo de 3 semanas en el enfermo con estado clínico estable. No usar la OCD en enfermos con disnea de esfuerzo que no cumplan los criterios antes mencionados. Después de 2-3 meses evaluar la eficacia de OCD y las indicaciones para su continuación. Reglas de oxigenoterapia →cap. 25.21.

## Asistencia respiratoria

En los enfermos con obstrucción muy severa e hipercapnia más intensa durante el día a pesar del tratamiento óptimo con fármacos, se debe considerar la asistencia con ventilación no invasiva (VNI) junto con OCD. Los parámetros ventilatorios deben ajustarse para reducir la $PaCO_2$ en ≥20 %. En los enfermos en los que coexiste un síndrome de apnea e hipopnea del sueño, se debe considerar la asistencia de ventilación con presión positiva continua en vías respiratorias (CPAP).

## Tratamiento quirúrgico

**1. Resección de las bullas (bulas) enfisematosas** (bullectomía [bulectomía]): considerarla cuando la bulla enfisematosa ocupe ≥50 % del volumen del pulmón y claramente comprima el parénquima pulmonar adyacente.

**2. Cirugía de reducción de volumen pulmonar:** se debe considerar en los enfermos con $VEF_1$ >20 % sobre el valor de referencia y cuyo enfisema ocupe sobre todo los lóbulos superiores, o bien con enfisema difuso en enfermos con capacidad física limitada después de la rehabilitación preoperatoria.

**3. Trasplante pulmonar:** criterios de inclusión del enfermo en la lista de espera (según GOLD). Índice BODE 7-10 y ≥1 de los siguientes puntos:

1) antecedente de exacerbación con hipercapnia aguda ($PaCO_2$ >50 mm Hg)

2) hipertensión pulmonar y/o *cor pulmonale* a pesar de la oxigenoterapia

3) $VEF_1$ <20 % del valor de referencia y $DL_{CO}$ <20 % del valor de referencia o enfisema de distribución homogénea.

## Tratamiento de la exacerbación

La **anamnesis** con el objetivo de evaluar las exacerbaciones de la EPOC debería incluir: la duración de los síntomas, el grado de disfunción pulmonar (basado en los resultados de la prueba de espirometría previa; no recomendar esta prueba durante las exacerbaciones), la información sobre exacerbaciones pasadas, las enfermedades concomitantes, el tratamiento habitualmente utilizado y eventualmente sus modificaciones recientes.

## Lugar de tratamiento

**1. Indicaciones para la valoración o para el tratamiento del enfermo en el hospital:** obstrucción severa en la fase estable de la enfermedad o antecedentes de exacerbaciones frecuentes, aumento significativo de la intensidad de síntomas (p. ej. disnea de reposo de aparición súbita), síntomas de alerta (p. ej. cianosis, edemas periféricos), falta de mejoría después del tratamiento inicial, enfermedades concomitantes graves (p. ej. insuficiencia cardíaca o aparición de arritmias), dudas diagnósticas, enfermo de edad avanzada, cuidado domiciliario insuficiente. En los demás casos el tratamiento puede realizarse en el domicilio.

**2. Indicaciones para la admisión del enfermo en la UCI** (las primeras 5 situaciones son en general también indicaciones para la intubación endotraqueal y la ventilación mecánica):

1) paro respiratorio o respiración irregular

2) disnea severa (sobre todo ante la utilización de la musculatura respiratoria accesoria y presencia de movimientos respiratorios paradójicos de la pared abdominal, o taquipnea >35/min) que no responde adecuadamente al tratamiento inicial de emergencia, así como ventilación mecánica no invasiva

3) alteraciones de la conciencia (confusión, somnolencia, coma, agitación)

4) hipoxemia sostenida o que empeora ($PaO_2$ <40 mm Hg), hipercapnia severa o que aumenta ($PaCO_2$ >60 mm Hg) o acidosis respiratoria severa o que empeora (pH <7,25) a pesar de la oxigenoterapia y de ventilación mecánica no invasiva

5) imposibilidad de utilizar o intolerancia a la ventilación mecánica no invasiva

6) inestabilidad hemodinámica (definida por la necesidad de administrar fármacos vasoconstrictores y bradicardia <50/min con alteraciones de conciencia)

7) otras complicaciones severas (trastornos metabólicos, sepsis, neumonía grave, tromboembolismo pulmonar de alto riesgo, barotrauma pulmonar, neumotórax, derrame pleural masivo, aspiración masiva)

8) control insuficiente y falta de experiencia en los cuidados del enfermo que requiere ventilación mecánica no invasiva fuera de la UCI.

### Valoración del enfermo

Tratados en el hospital: gasometría arterial, hemograma, concentración de electrólitos, parámetros de función renal y hepática, ECG, radiografía de tórax.

El cultivo del esputo (o del aspirado traqueal en enfermos intubados) se realiza cuando:

1) la exacerbación es de etiología infecciosa y no responde al tratamiento antibiótico inicial

2) la exacerbación es grave o están presentes factores de riesgo que favorecen la ineficacia de la terapia empírica (tratamiento previo con antibióticos o un glucocorticoide oral, >4 exacerbaciones en un año, $VEF_1$ <30 % del valor de referencia, exacerbación prolongada).

No se debe realizar espirometría en casos de exacerbación de EPOC. En enfermos que van a ser tratados en domicilio generalmente es suficiente la determinación de $SpO_2$ con oxímetro de pulso.

### Tratamiento farmacológico

**1. Agonista $\beta_2$ de acción corta** (→más arriba), hasta 8 dosis del inhalador con cámara espaciadora cada 1-2 h o en nebulización (p. ej. salbutamol 2,5-5,0 mg cada 4-6 h). Las dosis y la frecuencia de administración de los fármacos dependerán de la respuesta del enfermo al tratamiento. Además, se puede utilizar el **bromuro de ipratropio** (2-8 dosis del inhalador con cámara espaciadora o 0,25-0,5 mg en nebulización, 4×d). Se puede administrar el agonista $\beta_2$ y el fármaco anticolinérgico en forma del preparado combinado (fenoterol + ipratropio) hasta 8 dosis del inhalador con cámara espaciadora o 1-2,5 ml (20-50 gotas) en nebulización 4×d. La teofilina iv. es un fármaco de segunda línea (baja eficacia, riesgo mayor de efectos adversos) → inyección de 3 mg/kg, posteriormente infusión 0,5 mg/kg/h (en total máx. 750 mg/d).

**2. Glucocorticoides: prednisona** 40 mg/d VO (si el enfermo no puede recibir fármacos VO → iv. **hidrocortisona** 100 mg cada 6-8 h o **metilprednisolona** 40 mg/d) durante 5 días. Alternativa: budesonida 2 mg 4×d en nebulización.

**3. Antibióticos:** generalmente se administran durante 5-10 días. Están indicados en caso de sospecha de infección bacteriana, es decir, cuando se observa que existe un incremento de la cantidad de expectoración y/o un aumento de la disnea, esputo purulento y en los enfermos tratados con ventilación mecánica (invasiva o no invasiva). La determinación de procalcitonina facilita la decisión sobre el uso de antibioticoterapia →cap. 3.13, tabla 13-1. Es seguro no emplear antibiótico en los enfermos con concentración de procalcitonina <0,25 ng/l, pero se debe repetir la determinación después de 6-24 h. Los agentes etiológicos más frecuentes son: *Haemophilus influenzae*, *Streptococcus pneumoniae* y *Moraxella catarrhalis*.

### Si la probabilidad de la infección por *Pseudomonas aeruginosa* es baja:

1) en los enfermos sin factores de riesgo de evolución desfavorable de la agudización (EPOC severa, enfermedades concomitantes graves, agudizaciones frecuentes [>3×año], o uso de fármacos antimicrobianos en los últimos 3 meses) → **amoxicilina** (antibiótico de elección)

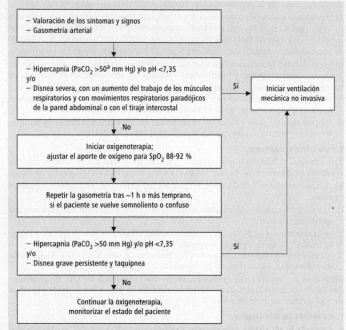

– Valoración de los síntomas y signos
– Gasometría arterial

↓

– Hipercapnia (PaCO$_2$ >50$^a$ mm Hg) y/o pH <7,35
y/o
– Disnea severa, con un aumento del trabajo de los músculos respiratorios y con movimientos respiratorios paradójicos de la pared abdominal o con el tiraje intercostal → **Sí** → Iniciar ventilación mecánica no invasiva

↓ **No**

Iniciar oxigenoterapia; ajustar el aporte de oxígeno para SpO$_2$ 88-92 %

↓

Repetir la gasometría tras ~1 h o más temprano, si el paciente se vuelve somnoliento o confuso

↓

– Hipercapnia (PaCO$_2$ >50 mm Hg) y/o pH <7,35
y/o
– Disnea grave persistente y taquipnea → **Sí**

↓ **No**

Continuar la oxigenoterapia, monitorizar el estado del paciente

$^a$ Las recomendaciones de la GOLD sugieren el valor de PaCO$_2$ >45 mm Hg como indicación para iniciar una ventilación no invasiva.
PaCO$_2$ — presión parcial de dióxido de carbono, SpO$_2$ — saturación de oxígeno arterial medida a través del pulsioxímetro

**Fig. 8-2.** Algoritmo de oxigenoterapia en las exacerbaciones de la EPOC

2) en el resto de los enfermos → **amoxicilina con ácido clavulánico** (2,0 g/d)

3) en alérgicos a penicilinas → **macrólidos**

4) antibióticos de segunda elección → fluoroquinolona con acción en vías respiratorias (levofloxacino, moxifloxacino) o cefalosporina de II o III generación.

**Si la infección por *P. aeruginosa* es probable** (hospitalización reciente, uso frecuente de antibioticoterapia [≥4 × año], exacerbación grave, *P. aeruginosa* en cultivo realizado durante la exacerbación anterior o diagnóstico de colonización durante el período estable de la enfermedad):

1) cuando es posible el tratamiento oral → **ciprofloxacino** VO

2) si es necesario el tratamiento parenteral → **ciprofloxacino** o antibiótico β-lactámico activo contra *P. aeruginosa* (p. ej. **ceftazidima**, **cefepima**).

Tratamiento de neumonía →cap. 3.13.1.

### Oxigenoterapia e intervenciones adicionales

**1.** Los enfermos con insuficiencia respiratoria deberían recibir **oxígeno** →fig. 8-2. En enfermos con insuficiencia respiratoria hipoxémica valorar la indicación de oxigenoterapia con catéter nasal de alto flujo (→cap. 25.21). Si a pesar del tratamiento óptimo y de la oxigenoterapia se desarrolla acidosis (pH ≤7,35) y/o hipercapnia (PaCO$_2$ >45 mm Hg) o persiste la disnea (sobre todo severa, caracterizada por un aumento de trabajo de los músculos respiratorios accesorios y con movimientos respiratorios paradójicos de la pared abdominal o taquipnea >35/min) → utilizar la ventilación mecánica, si anteriormente no se hubiese tomado la decisión de emplearla por estar en la fase terminal de la enfermedad. Si es posible, utilizar la asistencia de ventilación no invasiva, en caso contrario intubar al enfermo y conectarlo al respirador.

**2. Intervenciones adicionales en enfermos tratados en el hospital:**

1) **mantener una hidratación adecuada del organismo** (control estricto del balance hídrico)

2) **nutrición adecuada** (sustitutiva, si la disnea intensa no permite comer)

3) **profilaxis antitrombótica** →cap. 2.33.3

4) **intervenciones que ayudan a eliminar secreciones de las vías respiratorias** (a través de la provocación de la tos y a través de espiraciones forzadas a volumen bajo). En enfermos que expectoran grandes cantidades del esputo o con atelectasia lobar puede ser beneficioso la percusión torácica manual o mecánica y el drenaje postural →cap. 25.20. En caso de atelectasia → fibrobroncoscopia terapéutica.

### Condiciones de alta hospitalaria

1) El enfermo (o su cuidador en el domicilio) entiende plenamente cómo utilizar de manera adecuada los fármacos prescritos y sabe hacerlo.

2) El enfermo requiere inhalaciones de agonista $\beta_2$ de acción corta con una frecuencia mayor que cada 4 h.

3) El enfermo que caminaba antes de la admisión al hospital consigue caminar por la habitación.

4) El enfermo es capaz de comer sin ayuda y duerme sin despertares frecuentes por disnea.

5) El estado clínico del enfermo (incluyendo los resultados de gasometría) es estable durante 12-24 h,

6) Se han planeado visitas de control (la primera generalmente después de 4-6 semanas desde el alta hospitalaria) y se ha facilitado el cuidado domiciliario (p. ej. visitas del enfermero, suministro de oxígeno, preparación de comidas, etc.).

7) El enfermo (así como su familia y su médico) está convencido de que es capaz de estar solo en su casa.

### Valoración del control tras el alta hospitalaria

1) Evaluación de la intensidad de los síntomas (puede servir también el test CAT o la escala mMRC).

2) Valoración de la habilidad del enfermo para manejarse en su entorno, realizar esfuerzo físico y actividades diarias.

3) Espirometría.

4) Valoración de la técnica de inhalación de fármaco.

5) Comprobación si el enfermo entiende bien el tratamiento recomendado.

6) Valoración de la necesidad de tratamiento crónico con oxígeno en domicilio.

7) Valoración de las enfermedades concomitantes y de su tratamiento. En los enfermos con hipoxemia durante la exacerbación se debe realizar una gasometría arterial y/u oximetría de pulso antes del alta hospitalaria y después de 3 meses.

### → OBSERVACIÓN

En cada visita:

1) preguntar sobre cambios en los síntomas desde la última visita y sobre los síntomas de las eventuales enfermedades concomitantes

2) realizar una exploración física

3) establecer si el paciente fuma; si fuma → recomendar decididamente el abandono del hábito tabáquico y proporcionar el apoyo necesario

4) valorar el tratamiento actual, el cumplimiento terapéutico, la técnica de inhalación, la eficacia del tratamiento usado para controlar los síntomas, así como los efectos adversos

5) evaluar las exacerbaciones (frecuencia, gravedad, posibles causas); repetir la espirometría $\geq 1 \times$ año.

### → COMPLICACIONES

Hipertensión pulmonar e insuficiencia cardíaca derecha, policitemia secundaria, anemia de enfermedades crónicas, caquexia, enfermedad tromboembólica venosa, depresión y trastornos de ansiedad. Véanse también complicaciones de la insuficiencia respiratoria crónica →cap. 3.1.2.

### → SITUACIONES ESPECIALES

#### Coexistencia de asma y EPOC

En algunos enfermos, sobre todo de edad avanzada, la diferenciación entre el asma y EPOC es difícil (→tabla 8-1). Hay un porcentaje de enfermos en los que las dos enfermedades coexisten. El diagnóstico de la superposición asma-EPOC (*asthma-COPD overlap*, ACO [antes síndrome de superposición asma-EPOC, *asthma--COPD overlap syndrome*, ACOS]) requiere la confirmación de la presencia de síntomas de asma y de la obstrucción bronquial persistente ($VEF_1$/CVF <0,7 después de la inhalación del broncodilatador). El resultado de la prueba broncodilatadora muchas veces es positivo. Los enfermos con ACO se caracterizan por tener una calidad de vida más baja y exacerbaciones frecuentes. Administrar un glucocorticoide inhalado a dosis bajas o intermedias y un LABA.

#### Intervenciones quirúrgicas

La EPOC aumenta el riesgo de complicaciones perioperatorias. Es posible disminuirlo a través de la optimización de la función pulmonar antes de la cirugía, a través de la movilización temprana del enfermo después de la cirugía, mediante el empleo de ejercicios respiratorios y del tratamiento eficaz de dolor. Las pruebas pulmonares funcionales (valoración del $VEF_1$, $DL_{CO}$, $VO_{2max}$) se requieren solamente antes de las intervenciones torácicas y cardíacas, pero en casos más severos de la EPOC también se indican antes de otras cirugías.

#### Viajes en avión

Los enfermos con $VEF_1$ <30 % del valor de referencia o que requieren OCD deben consultar con el neumólogo antes del viaje. Los enfermos que utilizan OCD deben mantener durante el vuelo la $SpO_2$ >85 % utilizando aporte de oxígeno por bigoteras nasales (2-4 l/min). La mayoría de las compañías aéreas proporciona el suministro de oxígeno a petición del pasajero, pero hay que informar sobre este tipo de necesidad con antelación.

### → PRONÓSTICO

El pronóstico puede mejorar con el abandono del hábito tabáquico. Las exacerbaciones de la EPOC aumentan el riesgo de muerte. Las causas principales de muerte son las enfermedades del sistema cardiovascular, cáncer de pulmón e insuficiencia respiratoria.

### → PREVENCIÓN

La manera más eficaz de prevenir la EPOC y la progresión de la enfermedad es no fumar tabaco. Es importante también evitar la exposición a la contaminación ambiental y a otros factores de riesgo.

# 9. Asma

## ➡ DEFINICIÓN Y ETIOPATOGENIA

El asma es una enfermedad heterogénea que se caracteriza por una inflamación crónica de las vías aéreas. Se define por la aparición de síntomas tales como: respiración sibilante, disnea, sensación de opresión torácica y tos (de presentación e intensidad variable), así como obstrucción del flujo espiratorio de una intensidad variable. La limitación del flujo aéreo está causada por la contracción de la musculatura lisa y por el edema de la mucosa bronquial, junto con la aparición de tapones de moco y con el paso de tiempo también por la remodelación de la pared bronquial. **El asma se puede dividir según la etiología en: alérgica** (inicio más frecuente en la infancia, a menudo se asocia con otras enfermedades atópicas, a veces existen antecedentes familiares de enfermedades atópicas, resultados generalmente positivos de pruebas cutáneas con alérgenos inhalados, con anticuerpos IgE alérgeno específicos en sangre, habitualmente con eosinofilia en el esputo inducido, y buena respuesta a los glucocorticoides inhalados) y **no alérgica** (normalmente en adultos, frecuentemente de curso progresivo, resultados negativos de pruebas cutáneas, no se detectan anticuerpos IgE alérgeno específicos en sangre, frecuentemente con peor respuesta a los glucocorticoides inhalados). Además se distinguen otros 3 fenotipos del asma: de inicio tardío, asma con limitación fija al flujo aéreo espiratorio y asma coexistente con obesidad.

En función del tipo de inflamación en las vías respiratorias, el cual se establece sobre la base al tipo de células inflamatorias presentes en el esputo inducido, se diferencian: asma eosinofílica, asma neutrofílica y asma paucigranulocítica.

En la práctica clínica diaria tiene un significado básico la clasificación del asma según el grado de control →más adelante.

En la patogenia del asma el papel más importante lo desempeña la subpoblación de linfocitos Th2 colaboradores, que producen un perfil característico de citoquinas (IL-4, IL-5, IL-13), que influyen en la creación de IgE por los linfocitos B, así como en el aumento, diferenciación y activación de eosinófilos y mastocitos. En el asma alérgica los mastocitos son activados por alérgenos, mediados por IgE. Una vez activados, liberan los mediadores responsables de la obstrucción bronquial (p. ej. histamina, cisteinil leucotrienos, prostaglandina D2). La etiopatogenia del asma no alérgica no es completamente conocida; se sospecha un mecanismo de autoinmunidad inducido por una infección vírica o bacteriana. En casos de asma no alérgica eosinofílica un papel importante lo desempeñan los linfocitos Th2 y las citoquinas por ellos secretadas, así como las células linfoides naturales tipo 2 (ILC2), que producen un perfil de las citoquinas similar al de los linfocitos Th2.

El cuadro histopatológico del asma no alérgica es similar al del asma alérgica. La lesión del epitelio bronquial estimula los procesos de regeneración, cuyo resultado es la remodelación de la pared bronquial, que hace irreversible la obstrucción en casos especialmente severos, debido a cambios estructurales permanentes de la pared bronquial.

**Factores que desencadenan ataques y exacerbaciones de asma o que causan su persistencia:** alérgenos, infecciones respiratorias (sobre todo virales), polución del aire (incluyendo el humo de tabaco, aerosoles de uso doméstico, vapores de pinturas, etc.), ejercicio físico, emociones extremas, cambios del tiempo, fármacos (β-bloqueantes, AINE), comida y aditivos alimentarios.

**Factores que aumentan el riesgo de exacerbaciones del asma (independientemente de la presencia de síntomas):** síntomas de asma no controlados (incluido el uso excesivo de agonistas $\beta_2$ de acción corta; un uso mensual de >1 envase con 200 dosis se asocia a un aumento del riesgo de muerte), falta del uso de glucocorticoides inhalados (incluyendo falta de adherencia al tratamiento prescrito y técnica de inhalación inadecuada), $VEF_1$ baja (sobre todo si <60 % del valor de referencia), problemas psicológicos o socioeconómicos graves, exposición al humo del tabaco o a alérgenos (en personas alérgicas), enfermedades coexistentes (obesidad, rinosinusitis crónica, alergia alimentaria), eosinofilia en el esputo o sangre, embarazo, ≥1 exacerbación grave de asma en los últimos 12 meses, antecedente de intubación o de ingreso para tratamiento del asma en la unidad de cuidados intensivos, concentración aumentada de $FE_{NO}$ (en enfermos tratados con glucocorticoides inhalados).

**Factores de riesgo de persistencia de la obstrucción bronquial:** falta del uso de glucocorticoides inhalados, exposición al humo de tabaco o a otras sustancias nocivas (también en el lugar de trabajo), $VEF_1$ inicial baja, producción crónica y excesiva de moco en las vías respiratorias, eosinofilia en el esputo o en la sangre, parto prematuro, bajo peso al nacer, mayor ganancia ponderal en la infancia.

## CUADRO CLÍNICO E HISTORIA NATURAL

**1. Síntomas:** disnea paroxística, sobre todo espiratoria (ocasionalmente se acompaña de sensación de opresión torácica), que se resuelve espontáneamente o con el tratamiento; respiración sibilante; tos paroxística seca, que puede acompañar a la disnea o puede ser el único síntoma (la llamada variante de asma con tos). La tos aislada en adultos raramente es síntoma de asma. En enfermos con asma alérgica coexisten síntomas de otras enfermedades alérgicas, con mayor frecuencia la rinitis alérgica. Los síntomas y signos son de intensidad variable. Pueden presentarse solo en episodios de crisis y exacerbaciones del asma.

**2. Signos:** sibilancias dispersas bilaterales (sobre todo espiratorias) y roncus, espiración prolongada (de vez en cuando audibles durante la espiración forzada); durante las exacerbaciones se observa aumento de trabajo de los músculos respiratorios accesorios con el tiraje intercostal y taquipnea. En las exacerbaciones muy graves los fenómenos auscultatorios pueden no estar presentes (lo que se denomina tórax silencioso).

**3. Historia natural:** el asma puede manifestarse a cualquier edad. Cuando aparece en adultos con más frecuencia es de origen no alérgico y tiene un curso más severo. El asma cursa con **exacerbaciones** que se desarrollan de forma brusca (en minutos u horas) o gradualmente (en muchas horas o días), pudiendo llegar a causar la muerte en casos no tratados. El asma no controlada, de años de evolución, conduce a una obstrucción progresiva e irreversible.

## DIAGNÓSTICO

### Exploraciones complementarias

**1. Espirometría:** en la mayoría de los enfermos el resultado de la **espirometría basal** es normal. En el asma es característica la obstrucción, sobre todo de intensidad variable (cambios significativos entre las sucesivas pruebas o en respuesta al tratamiento). En la **prueba broncodilatadora** se observa mejora significativa del $VEF_1$ (>12 % y 200 ml) y con frecuencia reversibilidad de la obstrucción (puede ser irreversible en asma severa o con remodelación de los bronquios), así como hiperreactividad bronquial en la **prueba de provocación** con metacolina o histamina, la cual debe considerarse en enfermos con síntomas típicos del asma, sin rasgos de limitación respiratoria obstructiva en la espirometría; un resultado positivo a veces también se observa en pacientes con otras enfermedades bronquiales o con rinitis alérgica, mientras que un resultado negativo con mucha probabilidad descarta el asma (en pacientes no tratados con glucocorticoides). En situaciones especiales, el diagnóstico puede confirmarse a través de pruebas de provocación específicas con alérgeno, AAS, factores presentes en el ambiente laboral o con ejercicio físico.

**2. Flujo espiratorio máximo (PEF):** variabilidad característica diaria media (de 2 semanas) de PEF ($[PEF_{máx} - PEF_{mín}]/PEF_{medio}$) >10 %. Son mediciones usadas para confirmar el diagnóstico, observar la enfermedad (considerar en casos graves o con baja percepción de los síntomas) e identificar los factores que provocan síntomas (p. ej. factores laborales).

**3. Radiografía de tórax:** en general es normal, en las exacerbaciones pueden aparecer características de la hiperinsuflación pulmonar y de las complicaciones de la exacerbación (p. ej. neumotórax).

**4. Pulsioximetría y gasometría arterial:** se deben realizar para valorar la gravedad y observar el curso de las exacerbaciones →más adelante.

**5. Pruebas que detectan la alergia IgE dependiente:** pruebas cutáneas, concentración de IgE total y específica: pueden revelar el alérgeno responsable de la alergia en enfermos con asma alérgica (tener en cuenta los datos de la anamnesis).

**6. Examen del esputo inducido dirigido a la detección de eosinófilos:** en los centros que tienen experiencia puede ser utilizado para modificar el tratamiento de los enfermos con asma moderada o grave.

**7. Determinación de la concentración del óxido nítrico en el aire espirado ($FE_{NO}$):** como prueba adicional en la diferenciación con EPOC →tabla 8-1. En enfermos no tratados con anterioridad (>50 ppb) se relaciona con una buena respuesta al tratamiento con glucocorticoides inhalados.

### Criterios diagnósticos

**El diagnóstico de asma (según GINA)** requiere confirmación de los síntomas de la enfermedad, así como de la obstrucción de los bronquios en las pruebas funcionales →tabla 9-1.

**Confirmación del diagnóstico en enfermos que ya reciben tratamiento.**

1) Si los síntomas y la obstrucción bronquial tienen una intensidad variable típica, el diagnóstico es cierto.

2) Si los síntomas son variables, pero no hay variabilidad del grado de obstrucción → repetir la prueba broncodilatadora después de suspender el broncodilatador o en presencia de síntomas:

a) resultado normal → considerar diagnósticos alternativos

b) $VEF_1$ >70 % del valor de referencia → realizar una prueba de provocación y en caso de obtener un resultado negativo disminuir las dosis del glucocorticoide inhalado en un 25-50 % o suspender LABA y repetir la valoración en 2-4 semanas

c) $VEF_1$ <70 % del valor de referencia → aumentar la intensidad del tratamiento (dosis del fármaco controlador →tabla 9-2) y repetir la valoración después de 3 meses.

3) Si los síntomas son leves y la función pulmonar es normal → repetir la prueba broncodilatadora después de suspender el broncodilatador o en presencia de síntomas:

a) resultado normal → considerar diagnósticos alternativos

b) disminuir las dosis del fármaco controlador: si aparecen los síntomas y la función pulmonar empeora → diagnosticar asma; si esto no ocurre → considerar la suspensión del fármaco controlador y una estrecha observación del paciente ≥12 meses.

4) Si persiste la disnea y una obstrucción bronquial permanente → aumentar la intensidad del tratamiento durante 3 meses y repetir la valoración. En caso de ausencia de mejoría volver al tratamiento anterior y derivar al enfermo a un especialista para continuar el diagnóstico (considerar la coexistencia de asma y EPOC).

### Diagnóstico diferencial

EPOC (→cap. 3.8, tabla 8-1), disfunción de las cuerdas vocales, hiperventilación con ataques de pánico, insuficiencia cardíaca, bronquiectasias, fibrosis quística,

**Tabla 9-1. Criterios diagnósticos del asma en adultos, adolescentes y niños de 6-11 años**

El asma es una enfermedad heterogénea que habitualmente se caracteriza por una inflamación crónica de las vías aéreas. Cursa con síntomas tales como la respiración sibilante, disnea, sensación de opresión torácica, y con tos de frecuencia e intensidad variable en función de la mayor o menor dificultad del flujo espiratorio del aire a su paso por las vías respiratorias.

| Rasgo diagnóstico | Criterios del diagnóstico del asma |
|---|---|
| **1. Variabilidad de los síntomas del sistema respiratorio** | |
| Sibilancias, disnea, opresión torácica y tos. La manera de describir estos síntomas puede ser distinta dependiendo del origen y edad, p. ej. los niños pueden describir disnea como "respiración difícil". | – habitualmente >1 tipo de síntomas de las vías respiratorias (en adultos, la tos como único síntoma raramente está causado por el asma)<br>– la presencia y la intensidad de los síntomas varía con el tiempo<br>– los síntomas frecuentemente se intensifican por la noche o al despertar<br>– los síntomas se desencadenan habitualmente por un esfuerzo físico, la risa, alérgenos, aire frío<br>– con frecuencia los síntomas aparecen o se intensifican en el contexto de infecciones víricas. |
| **2. Confirmación del grado de variabilidad del flujo espiratorio por las vías respiratorias** | |
| Confirmación de la existencia de una variabilidad excesiva de la función pulmonar[a] (≥1 de las pruebas mencionadas más adelante) | El diagnóstico es más seguro cuanto más variabilidad haya y cuanto con más frecuencia se diagnostique. |
| y obstrucción bronquial confirmada[a] | ≥1 vez durante el proceso diagnóstico, en caso de confirmar disminución de $VEF_1$ es necesario confirmar la disminución de $VEF_1/CVF$ (normal: >0,75-0,80 en adultos y >0,90 en niños) |
| Resultado positivo de la prueba broncodilatadora[a] (la probabilidad de obtener un resultado positivo es mayor si el paciente abandona los broncodilatadores antes de la prueba: SABA ≥4 h antes, LABA ≥15 h antes) | Adultos: aumento de $VEF_1$ en >12 % y >200 ml en comparación con el valor inicial, 10-15 min después de la inhalación de 200-400 µg de salbutamol (el diagnóstico es más fiable si la mejoría de $VEF_1$ es >15 % y >400 ml)<br>Niños: aumento de $VEF_1$ de >12 % del valor de referencia |
| Variabilidad excesiva de PEF en las mediciones realizadas 2 × día durante 2 semanas[a] | Adultos: variabilidad diaria media de PEF >10 %[b]<br>Niños: variabilidad diaria media de PEF >13 %[b] |
| Mejoría importante de la función pulmonar, pasadas 4 semanas del tratamiento antiinflamatorio | Adultos: aumento de $VEF_1$ en >12 % y >200 ml en comparación con el valor inicial (o PEF en >20 %[c]), pasadas 4 semanas de inicio de tratamiento sin evidenciar infección de las vías respiratorias durante este período |
| Resultado positivo de la prueba de provocación bronquial[a] | Adultos: disminución de $VEF_1$ en >10 % y >200 ml en comparación con el valor inicial<br>Niños: disminución de $VEF_1$ en >12 % del valor de referencia o PEF en >15 % |
| Resultado positivo de la prueba inhalatoria de provocación bronquial (habitualmente se realiza solo en adultos) | Disminución de $VEF_1$ en ≥20 % en comparación con el valor inicial después de la inhalación de la dosis estándar de metacolina o histamina o ≥15 % en la prueba de hiperventilación estándar, con el uso de solución hipertónica de NaCl o de manitol |

| Fluctuación excesiva de la función pulmonar durante las siguientes visitas[a] (diagnóstico menos probable) | Adultos: variabilidad de $VEF_1$ >12 % y >200 ml en mediciones efectuadas durante las visitas consecutivas, sin evidenciar infección de vías respiratorias durante este período |
|---|---|
| | Niños: variabilidad de $VEF_1$ >12 % o variabilidad de PEF >15 %[c] en mediciones efectuadas durante las visitas consecutivas (también en las exploraciones que se hacen durante la infección de las vías respiratorias) |

[a] Estas exploraciones se pueden repetir en el momento en el que el paciente está sintomático o en la madrugada.

[b] La variabilidad diaria de PEF se calcula a base de las mediciones PEF 2×d (el valor máximo de las 24 h reducido en el valor mínimo de las 24 h y dividido por el valor medio de las 24 h) e indica el valor medio de mediciones de la semana.

[c] Para mediciones de PEF se debería utilizar un mismo medidor de flujo espiratorio máximo, ya que los resultados de las mediciones con medidores diferentes pueden variar hasta en un 20 %. La reversibilidad de la obstrucción (mejoría después de la inhalación del fármaco broncodilatador) puede anularse durante una exacerbación grave de asma y durante una infección viral de las vías respiratorias. Si el resultado de la prueba broncodilatadora durante la primera visita es negativo, la conducta posterior dependerá de la disponibilidad de otras exploraciones y de la necesidad de tratamiento. Si es necesario empezar el tratamiento de forma urgente, es posible realizarlo y planificar las pruebas diagnósticas en las próximas semanas. Hay que considerar otras enfermedades que puedan parecerse al asma (→texto) y confirmar el diagnóstico del asma lo antes posible.

$VEF_1$ — volumen espiratorio forzado en el primer segundo, LABA — agonistas $\beta_2$ de acción prolongada, PEF — cúspide del flujo espiratorio máximo (el valor máximo de las 3 mediciones), SABA — $\beta_2$-agonistas de acción corta. Diagnóstico de asma en enfermos ya tratados →texto.

Traducido con el acuerdo de Global Strategy for Asthma Management and Prevention, © Global Initiative for Asthma (GINA) 2015. Todos los derechos reservados.

Disponible en: http://www.ginasthma.org

infecciones respiratorias. Con menor frecuencia: tumor o cuerpo extraño en las vías respiratorias, estenosis traqueal después de traqueotomía, bronquiolitis obliterante, síndromes hipereosinofílicos, aspergilosis broncopulmonar alérgica, granulomatosis eosinofílica con vasculitis (síndrome de Churg-Strauss), traqueobroncomalacia. Otras causas de tos crónica →cap. 1.39 y de disnea paroxística →cap. 1.12.

## → TRATAMIENTO

### Tratamiento crónico

El asma no se puede curar por completo, pero un tratamiento adecuado en general permite alcanzar el control de la enfermedad.

**Objetivos del tratamiento:**

1) conseguir y mantener el control de los síntomas y una actividad diaria normal (incluyendo la capacidad de realizar actividad física)

2) minimizar el riesgo de exacerbaciones, evitar el deterioro de la función pulmonar y de los efectos indeseables del tratamiento.

**Evaluación de la enfermedad** de base a la hora de tomar decisiones sobre el tratamiento; se evalúan

1) el control de los síntomas → según la evaluación durante las últimas 4 semanas se distingue

   a) **asma bien controlada:** los síntomas aparecen durante el día, ≤2×semana, sin despertares nocturnos causados por el asma, la necesidad de utilizar el tratamiento sintomático se presenta ≤2×semana (no incluye el tratamiento preventivo antes de un esfuerzo físico) y sin limitación de las actividades de la vida diaria a causa del asma

**Tabla 9-2. Fármacos inhalados utilizados en el tratamiento del asma en adultos**

| Fármaco | Forma | Dosificación |
|---|---|---|
| **Agonistas β₂ inhalados de acción corta (SABA)** | | |
| Fenoterol | MDI 100 µg | Según demanda: 1-2 dosis<br>Crónicamente: 1-2 dosis 4 × d |
| Salbutamol | MDI 100 µg<br>DPI 100 y 200 µg<br>Solución para nebulización 1 y 2 mg/ml | Según demanda: 1-2 dosis<br>Crónicamente: 1-2 dosis 3-4 × d<br>2,5-5,0 mg durante 10 min (hasta 40 mg/d en exacerbación grave) |
| **Agonistas β₂ inhalados de acción prolongada (LABA)** | | |
| Formoterol | MDI 12 µg<br>DPI 4, 5, 9 y 12 µg | 1-2 dosis 2 × d (máx. 54 µg/d) |
| Salmeterol | MDI 25 µg<br>DPI 50 µg | 1-2 dosis 2 × d (máx. 200 µg/d) |
| **Glucocorticoides inhalados** | | |
| Beclometasona | MDI 100 y 250 µg | 50-100 µg 2 × d (dosis baja)<br>>100-200 µg 2 × d (dosis media)<br>>200 µg 2 × d (dosis alta) |
| Budesonida | MDI 200 µg<br>DPI 100, 200 y 400 µg<br>Susp. para nebulización 0,125, 0,25 y 0,5 mg/ml | 100-200 µg 2 × d (dosis baja)<br>>200-400 µg 2 × d (dosis media)<br>>400 µg 2 × d (dosis alta) |
| Ciclesonida | MDI 80 y 160 µg | 80-160 µg 1 × d (dosis baja)<br>>160-320 µg 1 × d (dosis media)<br>>320 µg 1 × d (dosis alta) |
| Fluticasona (propionato) | MDI 50, 125 y 250 µg<br>DPI 50, 100, 125, 250 y 500 µg<br>Susp. para nebulización 0,25 y 1 mg/ml | 50-125 µg 2 × d (dosis baja)<br>>125-250 µg 2 × d (dosis media)<br>>250 µg 2 × d (dosis alta) |
| Mometasona | DPI 200, 400 µg | 110-220 µg/d (dosis baja)<br>>220-440 µg/d (dosis media)<br>>440 µg/d (dosis alta) |
| **Preparados combinados LABA + glucocorticoides en un inhalador** | | |
| Formoterol + budesonida | DPI 4,5 µg/80 µg, 4,5 µg/160 µg, 9 µg/320 µg | 1-2 dosis 2 × d |
| Salmeterol + fluticasona propionato | MDI 25 µg/50, 125 o 250 µg<br>DPI 50 µg/100, 250 o 500 µg | 1-2 dosis 2 × d |
| Formoterol + beclometasona | MDI 6 µg/100 µg | 1-2 dosis 2 × d |
| Vilanterol + furoato de fluticasona | DPI 25 µg/100 µg, 25 µg/200 µg | 1 dosis 1 × d |

| Fármaco | Forma | Dosificación |
|---------|-------|--------------|
| **Fármacos anticolinérgicos de acción corta** | | |
| Ipratropio | MDI 20 µg<br>Solución para nebulización (0,25 mg/ml) | En exacerbaciones →Tratamiento |
| **Fármacos anticolinérgicos de acción prolongada** | | |
| Tiotropio | SMI 2,5 µg | 2 dosis 1×d |

b) **asma parcialmente controlada**: se cumplen 2 o 3 criterios de los anteriormente mencionados

c) **asma no controlada**: se cumple ≤1 de los criterios anteriormente mencionados.

Para evaluar los síntomas se puede utilizar el Cuestionario de Control del Asma (ACQ) o el Test de Control del Asma. No evaluar el **grado de la gravedad de la enfermedad** sobre la base de la intensidad de los síntomas antes de iniciar el tratamiento, sino pasados algunos meses con el tratamiento, cuando se establezca el nivel de intensidad (→fig. 9-1) necesario para obtener y mantener el control del asma

a) asma leve: controlada con el tratamiento de grado 1 o 2

b) asma moderada: controlada con el tratamiento de grado 3

c) asma grave: es necesario el tratamiento de grado 4 o 5, o el asma sigue sin controlarse a pesar del tratamiento (→Formas especiales del asma).

2) los factores de riesgo de las exacerbaciones y la persistencia de obstrucción bronquial →más arriba

3) la función pulmonar

4) los factores relacionados con el tratamiento (técnica de inhalación, seguimiento de las recomendaciones médicas, efectos adversos del tratamiento)

5) la valoración de la actitud del paciente ante la enfermedad y de sus expectativas

6) la evaluación de la presencia e intensidad de enfermedades concomitantes (rinitis, reflujo gastroesofágico, obesidad, apnea obstructiva del sueño, trastornos de ansiedad y depresivos).

Repetir la evaluación periódicamente y adaptar el tratamiento al estado actual del enfermo.

Es de gran importancia el **trabajo en colaboración con el paciente** para que pueda participar en el proceso de tratamiento y en el seguimiento de las recomendaciones médicas, así como la **educación de los enfermos** que debe incluir información sobre el diagnóstico y la esencia de la enfermedad, los métodos de tratamiento disponibles (incluida la división entre los fármacos que controlan el curso de la enfermedad y aquellos que se usan como tratamiento a demanda [de rescate]), las técnicas de aplicación de los fármacos inhalados, posibles efectos secundarios de tratamiento, los métodos de reducir la exposición a los factores que desencadenan las crisis asmáticas, la monitorización del control de la enfermedad, los métodos de manejo en caso de empeorar el control de asma y de exacerbaciones de la enfermedad (incluida la información sobre cuándo es necesario solicitar la consulta médica). En la primera visita el enfermo debería recibir los materiales impresos con toda la información mencionada.

Todos los pacientes con asma, especialmente grave, deberían recibir por escrito (elaborado en colaboración con el enfermo) un **plan de manejo** que incluya las normas de tratamiento crónico y el manejo en caso de exacerbaciones. Verificar sistemáticamente el conocimiento del enfermo sobre el asma, la técnica de

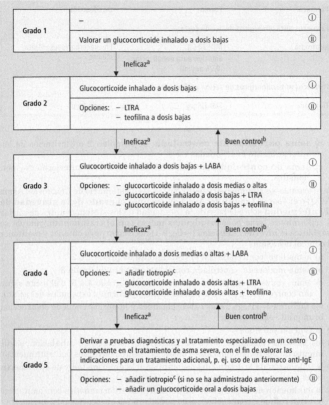

| Grado 1 | – | ① |
| | Valorar un glucocorticoide inhalado a dosis bajas | ② |

Ineficaz[a]

| Grado 2 | Glucocorticoide inhalado a dosis bajas | ① |
| | Opciones: – LTRA<br>– teofilina a dosis bajas | ② |

Ineficaz[a]     Buen control[b]

| Grado 3 | Glucocorticoide inhalado a dosis bajas + LABA | ① |
| | Opciones: – glucocorticoide inhalado a dosis medias o altas<br>– glucocorticoide inhalado a dosis bajas + LTRA<br>– glucocorticoide inhalado a dosis bajas + teofilina | ② |

Ineficaz[a]     Buen control[b]

| Grado 4 | Glucocorticoide inhalado a dosis medias o altas + LABA | ① |
| | Opciones: – añadir tiotropio[c]<br>– glucocorticoide inhalado a dosis altas + LTRA<br>– glucocorticoide inhalado a dosis altas + teofilina | ② |

Ineficaz[a]     Buen control[b]

| Grado 5 | Derivar a pruebas diagnósticas y al tratamiento especializado en un centro competente en el tratamiento de asma severa, con el fin de valorar las indicaciones para un tratamiento adicional, p. ej. uso de un fármaco anti-IgE | ① |
| | Opciones: – añadir tiotropio[c] (si no se ha administrado anteriormente)<br>– añadir un glucocorticoide oral a dosis bajas | ② |

**Notas:** Como tratamiento de emergencia (presentación de los síntomas) todos los enfermos deberían recibir un SABA. Los enfermos que de forma regular, como tratamiento de control, usan un preparado combinado de formoterol (LABA) y una dosis baja de glucocorticoide inhalado (budesonida o beclometasona) pueden usarlo también según demanda para aliviar los síntomas.

[a] Los síntomas no se controlan, se presentan exacerbaciones del asma o factores de riesgo de exacerbaciones y/o de obstrucción persistente; **antes de aumentar la intensidad del tratamiento verificar si el enfermo sigue las recomendaciones médicas y toma las medicaciones de manera adecuada.**

[b] En enfermos en los que el asma es bien controlada por ≥3 meses y el riesgo de exacerbaciones es bajo, valorar las indicaciones para disminuir la intensidad del tratamiento (→texto).

[c] En enfermos con antecedentes de exacerbaciones del asma se recomienda administrar el fármaco en solución inhalada tipo *soft mist inhaler* (SMI).

① tratamiento de elección, ② tratamiento alternativo

LABA — agonista $\beta_2$ de acción prolongada (inhalado), LTRA — antagonista del receptor de leucotrienos, SABA — agonista $\beta_2$ de acción corta (inhalado)

**Fig. 9-1.** Tratamiento de control del asma crónica en adultos (según la GINA 2018, modificado)

inhalación de los fármacos, el cumplimiento de las recomendaciones médicas, así como actualizar el plan de manejo por escrito. Al escoger los objetivos y el tratamiento hay que considerar las preferencias del enfermo.

**Tratamiento farmacológico**

**1. Reglas generales del uso de fármacos.** Se utilizan:

1) **fármacos que controlan el curso de la enfermedad, administrados de forma regular** (fijos, a diario): glucocorticoides inhalados, agonistas $\beta_2$ inhalados de acción larga (LABA), anticolinérgicos de acción prolongada (tiotropio), fármacos antileucotrienos, teofilina en forma de acción prolongada

2) **fármacos sintomáticos, administrados según demanda**: agonistas $\beta_2$ inhalados de acción corta, fármacos anticolinérgicos inhalados de acción corta. En este grupo se incluyen también los glucocorticoides orales y otros fármacos utilizados a corto plazo para controlar las exacerbaciones del asma

3) **métodos adicionales de tratamiento utilizados en enfermos con asma severa**: glucocorticoides orales, anticuerpos monoclonales anti-IgE (omalizumab) y anti-IL-5 (mepolizumab, reslizumab).

**La mayoría de los fármacos básicos se utiliza en inhaladores: lo más importante es educar al paciente sobre la técnica correcta de inhalación y verificar que lo hacen correctamente en cada ocasión.**

**La elección de los fármacos depende del grado de control del asma y del tratamiento actual** →fig. 9-1. El tratamiento del grado 1 (utilización solamente del fármaco según demanda) está reservado para los enfermos no tratados en los que los síntomas durante el día se presentan esporádicamente (<2 × mes), los síntomas nocturnos no se presentan, no hay factores de riesgo de exacerbación (→más arriba) ni antecedentes de exacerbaciones y la función pulmonar es normal. En los demás enfermos empezar el tratamiento desde el grado 2 (se prefiere el uso de un glucocorticoide inhalado a dosis baja), o eventualmente 3, si los síntomas aparecen durante la mayoría de los días o los síntomas nocturnos se presentan ≥1 × semana. Casi todos los fármacos controladores producen mejoría del estado clínico en un par de días (1-2 semanas en el caso de glucocorticoides inhalados) desde el inicio del tratamiento y el efecto pleno después de 3-4 meses (más tarde en el asma grave y no tratada adecuadamente durante un tiempo largo). Visita de control en general pasados 1-3 meses desde la primera visita, a continuación cada 3 meses, y después de una exacerbación en las 2 semanas posteriores. Aumentar la dosis del glucocorticoide inhalado, si en ~3 meses no se consigue el control de asma. La administración del fármaco a demanda con demasiada frecuencia indica un control inadecuado del asma y la necesidad de intensificar el tratamiento controlador de la enfermedad.

**Si se consigue mantener el control del asma durante ≥3 meses → considerar disminuir la intensidad del tratamiento**, dependiendo del tratamiento que ha proporcionado el control de la enfermedad.

Actuación recomendada

1) En los enfermos que utilizan un glucocorticoide inhalado en monoterapia o con un LABA → reducir la dosis del glucocorticoide en el 50 % o modificar la dosificación a 1 × d (en pacientes que utilizan glucocorticoides inhalados a dosis pequeñas [en monoterapia o con un LABA]). En los enfermos que utilizan un glucocorticoide con un LABA el abandono del LABA se asocia a un mayor riesgo de exacerbación.

2) En los enfermos que utilizan, de forma regular o como tratamiento a demanda, un fármaco que contiene un glucocorticoide inhalado y el formoterol → cambiar a un preparado con una dosis de glucocorticoide inhalado reducida en el 50 %.

3) En los enfermos en los que es necesario utilizar glucocorticoides orales → disminuir gradualmente la dosis del glucocorticoide oral, luego administrar el medicamento cada 2 días (una valoración del porcentaje de eosinófilos en el esputo inducido ayuda a ajustar la dosis de glucocorticoide oral).

Si no se ha conseguido obtener el control del asma a pesar del tratamiento del grado 3 → examinar de nuevo al enfermo para descartar otras enfermedades o causas del asma resistente al tratamiento.

**2. Fármacos controladores del curso de la enfermedad** (administrados de forma regular).

1) **Glucocorticoides inhalados:** fármacos de elección y los más eficaces controladores del curso del asma (preparados y dosificación →tabla 9-2). Efectos adversos locales: candidiasis orofaríngea, disfonía, tos por irritación. Se previenen mediante la realización de enjuagues bucales después de inhalación del fármaco (en caso del uso de inhaladores de dosis medida: MDI, utilizar la cámara espaciadora) o mediante la administración de un glucocorticoide inhalado en forma de profármaco (ciclesonida). En caso de que se intensifiquen los síntomas del asma o disminuya el PEF, un enfermo entrenado (que tiene un plan de actuación escrito) puede aumentar de forma autónoma la dosis del glucocorticoide inhalado en 2-4 veces por 7-14 días. Un uso prolongado de dosis altas puede producir efectos adversos generales →cap. 11.2.

2) **LABA** →tabla 9-2. Nunca utilizar sin un glucocorticoide inhalado. Para estar seguro de que el paciente nunca usará un LABA solo, se puede prescribir un inhalador que asocie un LABA con un glucocorticoide (es más cómodo para el enfermo y facilita la adherencia al tratamiento). Los efectos adversos más frecuentes son: taquicardia, fasciculaciones musculares e hipopotasemia, que aparecen con menos frecuencia que en el caso de los agonistas $\beta_2$ de acción corta.

3) **Anticolinérgicos de acción prolongada:** tiotropio (en solución inhalada tipo *soft mist inhaler* [SMI] 5 µg 1 × d, como fármaco adicional en los enfermos que sufren exacerbaciones, a pesar del tratamiento, de grados 4 o 5).

4) **Fármacos antileucotrienos: montelukast** a dosis de 10 mg 1 × d VO.

5) **De manera rutinaria no se debería administrar teofilina en preparados de acción prolongada**: menos eficaz que los fármacos inhalados y que con más frecuencia produce efectos adversos significativos →cap. 3.8. Dosificación: 150-350 mg 2 × d.

**3. Fármacos sintomáticos** (utilizados a demanda [de rescate]).

1) **Agonistas $\beta_2$ inhalados de acción rápida y corta** (SABA: **fenoterol, salbutamol** →tabla 9-2). Se deben utilizar solamente para controlar los síntomas del asma o para prevenir el broncoespasmo inducido por esfuerzo físico. Producen una resolución rápida de los síntomas, con un inicio de la acción a los pocos minutos y un efecto máximo después de ~15 min, su efecto se mantiene durante 4-6 h. Los preparados compuestos que contienen formoterol y una baja dosis de un glucocorticoide inhalado (budesonida o beclometasona) se pueden utilizar tanto de forma regular (como tratamiento controlador), como según demanda (dosis máx. de formoterol 72 µg/d).

2) **Bromuro de ipratropio** →tabla 9-2: se debe utilizar en enfermos que no toleran agonistas $\beta_2$ o en exacerbaciones como fármaco adicional.

**4. Métodos de tratamiento utilizados en enfermos con asma severa.**

1) **Glucocorticoides orales: prednisona, prednisolona, metilprednisolona.** Administrar para controlar las exacerbaciones del asma. Considerar el tratamiento crónico en los casos más graves del asma no controlada y en los enfermos con exacerbaciones frecuentes a pesar del tratamiento de grado 4, debido a los efectos no deseados →cap. 11.2. Tomar la decisión junto con el enfermo, que debería ser informado tanto sobre el riesgo de no tomar la medicación, como de los graves efectos no deseados de la terapia. Administrar glucocorticoides VO 1 × d por la mañana, continuando la administración de los glucocorticoides inhalados. La dosis administrada de manera crónica no debería sobrepasar los 7,5 mg/d en conversión a prednisolona. Un tratamiento crónico con glucocorticoides VO requiere la prevención de osteoporosis →cap. 16.16.

2) **Fármacos biológicos**

   a) Anticuerpo monoclonal anti-IgE (**omalizumab**): utilizado en asma alérgica severa no controlada, a dosis de 150-600 mg VSc (dependiendo de la concentración inicial de IgE en suero y de la masa corporal), 1-4 inyecciones cada 2-4 semanas. Se debe valorar la eficacia después de 4-6 meses.

b) Anticuerpo monoclonal anti-IL-5: en el asma severa, no controlada, a pesar de un tratamiento del grado 4, y con eosinofilia (**reslizumab** 3 mg/kg iv. 1×4 semanas, o **mepolizumab** 100 mg VSc 1×4 semanas).

c) Anticuerpo monoclonal antirreceptor de la IL-5 (**benralizumab**): se utiliza en enfermos asmáticos con eosinofilia, con enfermedad no controlada a pesar de un tratamiento de grado 4 o 5 (30 mg VSc cada 4 semanas, pasados 3 meses cada 8 semanas).

**5. Inmunoterapia específica:** considerar la inmunoterapia específica sublingual con alérgenos (SLIT) en adultos con rinitis alérgica concomitante, alergia a los ácaros del polvo, con $VEF_1$ >70 % del valor de referencia y exacerbaciones a pesar del tratamiento con glucocorticoides inhalados. La inmunoterapia subcutánea puede reducir los síntomas del asma y el uso de fármacos, pero su administración se relaciona con un riesgo de efectos adversos (incluido el *shock* anafiláctico) y con inconvenientes para el enfermo (tratamiento prolongado, necesidad de someterse a la observación después de recibir la vacuna). Utilizar vacunas que contengan solamente el alérgeno responsable de los síntomas.

### Métodos no farmacológicos

**1.** Aconsejar a todos los enfermos realizar una actividad física sistemática. Informar sobre el riesgo de aparición de los síntomas tras un esfuerzo físico, así como sobre los métodos para su prevención.

**2.** Durante cada visita recomendar a los enfermos fumadores el abandono del hábito tabáquico. Ofrecer acceso a programas de apoyo o a farmacoterapia. Es necesario también evitar una exposición pasiva al humo de tabaco.

**3.** En todos los enfermos que trabajen realizar una anamnesis detallada en cuanto a la exposición relacionada con el trabajo y su influencia en los síntomas de la enfermedad.

**4.** Las técnicas de respiración controlada pueden constituir un complemento muy útil del tratamiento.

**5.** Recomendar a los enfermos una alimentación rica en frutas y verduras, y a los obesos utilizar métodos de reducción de peso.

**6.** En enfermos adultos que padecen un asma de tipo alérgico no se ha confirmado la eficacia de los métodos en los que se disminuye la exposición a alérgenos presentes en los interiores. En los enfermos alérgicos al polen se puede recomendar quedarse en casa y evitar la ventilación de las viviendas en los períodos en los que la concentración de polen en el aire sea más alta.

**7.** Identificar a los enfermos en los que el estrés emocional dificulta el tratamiento del asma y ayudarlos en la elección de métodos de manejo adecuados (técnicas de relajación, técnicas de respiración controlada, ayuda psicológica). Dirigir a los enfermos con síntomas de ansiedad/depresión a un psicólogo o a un psiquiatra.

**8.** Recomendar a los enfermos con asma, sobre todo de grado moderado o grave, la vacunación anual contra la influenza.

**9.** En enfermos con asma severa se utiliza también la termoplastia bronquial, que es el método utilizado en ensayos clínicos en los enfermos más graves. Es un procedimiento broncoscópico que consiste en la destrucción de los músculos de las paredes bronquiales mediante ablación, aplicando para ello ondas de radiofrecuencia.

### Tratamiento de la exacerbación

**1.** La actuación dependerá sobre todo de la gravedad de la exacerbación (valoración →fig. 9-2).

Si el enfermo sabe evaluar de forma autónoma la intensidad de los síntomas, modificar el tratamiento (según el plan de acción escrito) y la exacerbación no es grave, se debe

| Valoración de la gravedad de la exacerbación | | | |
|---|---|---|---|
| **Leve** | **Moderada** | **Grave** | **Riesgo del paro respiratorio** |
| El paciente habla con oraciones completas, no utiliza la musculatura accesoria, pulso <100/min, frecuencia respiratoria <30/min, PEF >80 % del valor de referencia o del valor máximo, $SpO_2$ en norma | A causa de la disnea el enfermo no consigue tumbarse, habla con fragmentos de frases, pulso 100-120/min, PEF 51-80 %, la $SpO_2$ puede estar levemente disminuida (91-95 %); en gasometría hipocapnia sin hipoxemia | El enfermo en general está sentado, a menudo encorvado y apoyado en sus manos, suele observarse el trabajo de los músculos accesorios, frecuencia respiratoria en general >30/min, pulso >120/min, PEF <50 % o 100 l/min (pero en enfermos en este estado no debería indicarse la medición de la PEF); $SpO_2$ <90 %, $PaO_2$ <60 mm Hg | Enfermo somnoliento o confuso, las sibilancias pueden no presentarse ("tórax silencioso"), pulso considerablemente disminuido o bradicardia, pueden observarse movimientos respiratorios paradójicos, en gasometría hipoxemia con hipercapnia y acidosis respiratoria |

- SABA[a] (siempre)
- Glucocorticoide[a] (salvo los enfermos en los que los síntomas desaparecieron justo después de la administración del SABA y no recurren)

- Oxigenoterapia (si está disponible, el objetivo de la $SpO_2$ es de 93-95 %)
- Si el tratamiento se inició fuera del hospital, hay que trasladar al paciente al departamento de emergencias

- Añadir el bromuro de ipratropio[a]
- Valorar las indicaciones para el tratamiento en la UCI, repetir la valoración después del tratamiento de emergencia y valorar el ingreso a la UCI o a los servicios de enfermedades pulmonares o de medicina interna
- Valorar la administración de $MgSO_4$ iv.[a]

**Clasificación para el tratamiento en casa**

- Remisión de los síntomas (el enfermo no tiene que recibir dosis siguientes del SABA)
- PEF >60 % del valor máximo (eventualmente $VEF_1$ >60 % del valor de referencia)
- $SpO_2$ en norma

- Llamar al equipo de la UCI
- Iniciar la administración del SABA en nebulización y del oxígeno
- Con probabilidad dentro de poco será necesaria la intubación: hay que realizar la anamnesis básica y recibir del paciente el consentimiento al tratamiento; en enfermos seleccionados (sin alteraciones de la conciencia) considerar el uso de ventilación no invasiva

[a] Vías de administración y dosificación en exacerbaciones →texto.

LABA — agonista $\beta_2$ de acción prolongada, $PaO_2$ — presión parcial de oxígeno arterial, PEF — cúspide del flujo espiratorio máximo, SABA — agonista $\beta_2$ de acción corta, $SpO_2$ — saturación de oxígeno arterial medida a través del pulsioxímetro, $VEF_1$ — volumen espiratorio forzado en el primer segundo

**Fig. 9-2.** Algoritmo de actuación en exacerbaciones del asma, en función de la gravedad (según las guías de la GINA 2018, modificado)

1) aumentar la frecuencia de inhalación del fármaco utilizado a demanda
2) intensificar el tratamiento controlador
   a) si está recibiendo solo un glucocorticoide inhalado → aumentar la dosis por 2-4 veces (considerar aumentarla hasta obtener una dosis alta: beclometasona a dosis máx. 2000 mg/d o una dosis equivalente de otro glucocorticoide inhalado)
   b) si usa un glucocorticoide inhalado con formoterol, tanto como tratamiento controlador como según demanda → no hay que modificar la dosificación básica del fármaco y hay que limitarse a administrar dosis adicionales según demanda (la dosis máxima de formoterol es 72 µg)
   c) si usa un glucocorticoide inhalado a dosis bajas con formoterol como tratamiento controlador y SABA como fármaco según demanda → aumentar 4 veces la dosis del fármaco controlador
   d) si usa un glucocorticoide inhalado a dosis baja con salmeterol como tratamiento controlador y SABA como fármaco según demanda → utilizar inhalador con dosis más altas del glucocorticoide inhalado y del salmeterol o administrar dosis adicionales del glucocorticoide inhalado desde un inhalador separado.

Si no se produce mejoría en 48 h tras intensificar este tratamiento o la exacerbación es grave (p. ej. PEF <60 % del valor de referencia o del valor máximo para el enfermo), el paciente debe empezar a usar glucocorticoides VO (→más adelante) y consultar a un médico.

**2. Objetivos del tratamiento.** Lo más rápidamente posible

1) **eliminar la obstrucción bronquial**: a través de las inhalaciones de agonistas $\beta_2$ de acción rápida
2) **eliminar la hipoxemia**: a través del tratamiento con oxígeno
3) **disminuir el estado inflamatorio y prevenir las recidivas de las exacerbaciones**: a través de la administración precoz de glucocorticoides sistémicos.

**3. Observación del tratamiento.** Se debe valorar de forma continua o frecuente:

1) la intensidad de los síntomas y la reacción al tratamiento empleado
2) la función pulmonar (PEF o $VEF_1$, si es posible hay que realizar la determinación antes del inicio del tratamiento pero sin retrasarlo, luego repetir esta medición de forma seriada)
3) frecuencia respiratoria
4) frecuencia cardíaca
5) $SpO_2$ (oximetría de pulso) en el ataque con riesgo vital o si $SpO_2$ <90 % → gasometría.

Requieren una monitorización estricta los enfermos con riesgo alto de mortalidad por asma, es decir aquellos que:

1) han tenido exacerbación de asma con riesgo vital y han requerido ventilación mecánica
2) en el último año estuvieron hospitalizados o necesitaron una intervención médica urgente por motivo del asma
3) utilizan o recientemente han dejado el tratamiento con glucocorticoides VO
4) no utilizan actualmente glucocorticoides inhalados
5) necesitan inhalaciones frecuentes de $\beta_2$-mimetico según demanda
6) padecen una enfermedad psiquiátrica, tienen antecedentes de problemas psicosociales o no siguen las recomendaciones.

**Tratamiento farmacológico**

**1. Salbutamol inhalado** (preparados →tabla 9-2).

1) **MDI** (idealmente con cámara espaciadora): 2-4 dosis (de 100 µg) cada 20 min en exacerbaciones leves o moderadas, se pueden administrar hasta 20 dosis

en 10-20 min en exacerbaciones graves; luego de 2-4 dosis cada 3 o 4 h en exacerbaciones leves, y 6-10 dosis cada 1-2 h en exacerbaciones moderadas. Las exacerbaciones graves pueden requerir más dosis.

2) **De nebulizador** (idealmente impulsado por oxígeno): puede ser más fácil en exacerbaciones graves, sobre todo al principio del tratamiento; 2,5-5,0 mg cada 15-20 min. En caso de exacerbación grave administrar una nebulización continua 10 mg/h.

Excepcionalmente, si no se puede administrar en inhalación → **salbutamol iv.**, dosificación: 4 µg/kg en 10 min, luego en perfusión continua a dosis de 0,1-0,2 µg/kg/min, bajo control de frecuencia cardíaca o **VSc** 0,5 mg.

**2.** Administrar **oxígeno** lo antes posible a todos los enfermos con un ataque de asma grave a través de una cánula nasal o de una mascarilla →cap. 25.21 para obtener una $SpO_2$ ≥90 % ($PaO_2$ ≥60 mm Hg).

**3. Utilizar glucocorticoides sistémicos en el tratamiento de todas las exacerbaciones del asma (excepto las más leves)**, en general se mantienen durante 5-10 días. Si es posible, el fármaco se debe administrar dentro de la primera hora tras el diagnóstico de la exacerbación. Los efectos clínicos son visibles después de 4-6 h. La administración VO es igualmente eficaz que la iv., bajo la condición de que el enfermo pueda tomar comprimidos y no los vomite (si eso ocurre, administrar la dosis equivalente de glucocorticoides iv.). Si el tratamiento con glucocorticoides VO dura <3 semanas, no hay que reducir la dosis gradualmente, pero de forma precoz añadir el glucocorticoide inhalado. Dosificación: VO 30-50 mg de **prednisona, prednisolona** o **metilprednisolona** hasta una mejoría satisfactoria; **metilprednisolona** iv.: dosificación más arriba o **hidrocortisona** iv. (dosis inicial 100-200 mg, posteriormente 50-100 mg cada 6 h).

**4. Otros fármacos.**

1) **Bromuro de ipratropio** (preparados →tabla 9-2): administrar junto con un SABA en un paciente ambulatorio con exacerbación asmática grave y en todos los pacientes en el departamento de emergencias u hospitalizados con exacerbación grave o moderada.

a) MDI: 4-8 dosis (de 20 µg), repetir cada 15-20 min, en exacerbación grave hasta 20 dosis en 10-20 min

b) nebulizador: 0,25-0,5 mg, repetir cada 15-20 min o nebulización continua (junto con salbutamol).

2) **Sulfato de magnesio iv.**: considerar su uso en exacerbación grave, cuando los fármacos anteriormente mencionados no logran el efecto deseado. Dosificación: 1,0-2,0 g durante 20 min. La nebulización de salbutamol con una solución isotónica del sulfato de magnesio es más eficaz que con solución salina: NaCl al 0,9 %.

3) **Antibióticos** solamente en caso de una infección respiratoria bacteriana.

4) No administrar derivados de teofilina.

**Tratamiento de insuficiencia respiratoria** →cap. 3.1.1.

**Actuación después de exacerbación**

Antes del alta hospitalaria:

1) confirmar si existen factores de riesgo que puedan haber causado la exacerbación y, en caso de necesidad, recomendar un manejo adecuado

2) verificar si el enfermo sabe manejar el inhalador y si sabe cómo administrar los medicamentos

3) evaluar y, en caso de necesidad, modificar el plan de manejo en el asma

4) aumentar la dosis del glucocorticoide inhalado (en general para 2-4 semanas), y empezar a utilizar un glucocorticoide inhalado en enfermos no tratados de forma regular hasta ahora

5) establecer la fecha de la cita de control (en general después de 2-7 días).

## → OBSERVACIÓN

La evaluación de la enfermedad (como antes del inicio de tratamiento →más arriba) y de los resultados del tratamiento se debe repetir en cada visita médica. La función pulmonar (mediante prueba espirométrica broncodilatadora) debe evaluarse antes de iniciar el tratamiento, pasados 3-6 meses de tratamiento antiinflamatorio, después periódicamente ($\geq 1 \times 2$ años, con mayor frecuencia en enfermos con exacerbaciones recurrentes y con factores de riesgo de obstrucción establecida) y en caso de necesidad. Prestar atención a las preocupaciones y dudas del paciente. En los enfermos con asma grave o con baja percepción de los síntomas recomendar la monitorización del PEF. Puede resultar útil apuntar la presencia y las exacerbaciones de los síntomas, la necesidad del uso del tratamiento sintomático y la confirmación del uso de fármacos de uso regular (puede ser en un programa en un dispositivo electrónico personal).

## → SITUACIONES ESPECIALES

### Embarazo

**1.** Durante el embarazo puede empeorar o mejorar el control del asma. El asma mal controlada y la hipoxemia del feto suponen un mayor peligro para el feto que los efectos adversos de los fármacos. La educación de la paciente es muy importante.

**2.** Las reglas del tratamiento crónico y del tratamiento de las exacerbaciones son similares a las reglas generales vigentes. Los fármacos preferidos son los glucocorticoides inhalados (en caso necesario también orales) y agonistas $\beta_2$ inhalados de acción corta (los datos acerca de la seguridad de LABA son limitados).

**3.** Si durante las 48 h precedentes al parto la paciente se administró la dosis total de agonistas $\beta_2$, se ha de controlar la glucemia del neonato durante las primeras 24 h de vida.

**4.** Las mujeres que hasta >2 semanas antes del parto estuviesen recibiendo prednisona a dosis >7,5 mg/d, durante el parto deberían recibir hidrocortisona iv. a dosis de 100 mg cada 6-8 h.

**5.** Durante el período de lactancia se pueden usar todos los fármacos antiasmáticos.

### Cirugías

**1.** Antes de la cirugía se debe realizar una prueba de la función pulmonar, idealmente con la antelación adecuada para intensificar el tratamiento de asma (p. ej. tratamiento corto con glucocorticoides VO) en caso de necesidad.

**2.** Los enfermos sometidos a cirugías que asocien un gran estrés quirúrgico (no incluye procedimientos pequeños y cirugías con anestesia local) y que durante $\geq 3$ semanas en los últimos 6 meses tomaron glucocorticoides sistémicos a dosis equivalente a $\geq 20$ mg/d de prednisona, deberían recibir hidrocortisona iv. 50-100 mg cada 8 h (la primera dosis antes de la cirugía) en el período perioperatorio (hasta 24 h después de la cirugía).

**3.** Recordar la posibilidad de alergia a anestésicos.

### Formas especiales del asma

**1. Asma severa (resistente al tratamiento).** Se establece este diagnóstico si para obtener el control de asma ha sido necesario utilizar un glucocorticoide inhalado en dosis alta + LABA (eventualmente fármacos antileucotrienos o teofilina) durante el último año (o un glucocorticoide oral durante $\geq 50$ % del último año) o cuando a pesar de este tratamiento el asma persiste "no controlada", es decir se cumplen $\geq 1$ de los criterios mencionados más adelante.

1) Pobre control de síntomas: resultado del Cuestionario de Control del Asma (ACQ) >1,5 o resultado del Test de Control del Asma (ACT) <20, o "asma parcialmente controlada" o "no controlada" (según GINA 2015).

2) Exacerbaciones frecuentes (tratamiento con un glucocorticoide sistémico en el último año ≥2 veces durante >3 días).

3) ≥1 hospitalización por exacerbación de asma en el último año.

4) $VEF_1$ <80 % del valor de referencia + $VEF_1$/CVF por debajo del límite inferior de la normalidad (después de suspender los broncodilatadores).

5) Asma controlada que empeora después de disminuir las dosis altas de glucocorticoides inhalados o de glucocorticoides utilizados de forma sistémica.

**Valoración:** anamnesis adecuada (síntomas, factores desencadenantes de los síntomas, incluidos los factores ocupacionales, otras enfermedades con síntomas parecidos, enfermedades concomitantes) + espirometría con prueba broncodilatadora. Considerar otras pruebas (DLco, pruebas de provocación, TC de alta resolución), si el cuadro clínico no es típico o los datos clínicos no son coherentes.

**Actuación:**

1) confirmar el diagnóstico de asma (→Diagnóstico diferencial)

2) valorar si el enfermo sigue el tratamiento y si utiliza el inhalador de forma adecuada

3) recomendar el abandono del hábito tabáquico si el paciente fuma y evitar la exposición pasiva al humo del tabaco

4) buscar enfermedades coexistentes que exacerben el asma (rinitis crónica, reflujo gastroesofágico, obesidad, síndrome de apnea del sueño)

5) repetir la valoración del enfermo encaminada a detectar la presencia de factores que dificulten el control de asma y comentar los métodos disponibles posibles de aplicar para disminuir la exposición (→más arriba).

Si a pesar de eso no se ha conseguido el control del asma → considerar la intensificación del tratamiento farmacológico (grado 5). Los glucocorticoides inhalados en dosis altas constituyen la base del tratamiento (utilizar dosis muy altas [>2000 µg de beclometasona] de forma excepcional en enfermos seleccionados). No utilizar glucocorticoides inhalados en dosis altas >6 meses si no se produce mejoría; no utilizar agonistas $β_2$ en dosis mayores de las recomendadas. En enfermos con asma alérgica considerar la administración adicional de omalizumab, y en asma severa con eosinofilia la adición de mepolizumab. En enfermos con asma no controlada a pesar del uso de glucocorticoides inhalados y LABA: tiotropio. Disminuir lentamente la intensidad del tratamiento, en períodos de ≥3-6 meses. No utilizar de rutina los nebulizadores. En caso de necesidad, utilizar glucocorticoides VO pero a la menor dosis posible.

**2. Asma premenstrual:** progresión de los síntomas y reducción del FEP 2-5 días antes de la menstruación y mejora con el inicio de la menstruación. Puede ser útil el uso de antileucotriénicos y anticonceptivos orales.

**3. El asma inducida por aspirina** (enfermedad respiratoria exacerbada por aspirina [EREA]) es un tipo característico de asma que aparece en un 5-10 % de los adultos asmáticos. Empieza con una rinorrea intensa, lleva a la sinusitis y luego al asma. Son frecuentes los pólipos nasales y la eosinofilia. Se caracteriza por aparición de ataques de asma, frecuentemente acompañados de rinorrea, irritación conjuntival y eritrodermia de cabeza y cuello que duran desde unos minutos hasta unas horas después de la toma del AAS o de otro AINE (los enfermos pueden tomar paracetamol [en dosis única <1 g], salicilamida, celecoxib). A pesar de evitar el AAS y otros AINE, el asma se mantiene y con frecuencia tiene un curso severo. El único método objetivo para establecer este diagnóstico es la prueba de provocación con AAS que se realiza solamente en un centro especializado en el que también se puede realizar la desensibilización. Una administración constante de AAS de varios meses de duración (después de la desensibilización) disminuye los síntomas nasales y nasosinusales y mejora el control del asma.

**4. El asma relacionada con el trabajo** es una forma de asma desencadenada o exacerbada por factores laborales. El **asma ocupacional** es una enfermedad que tiene relación causal con factores específicos dentro del ambiente laboral, el **asma exacerbada en el trabajo** se diagnostica en los enfermos en los que el asma ocupacional es poco probable, sin embargo los factores presentes en el sitio de trabajo provocan pérdida del control de la enfermedad o su exacerbación. Se han descrito ~400 factores que causan asma relacionada con el trabajo. Dependiendo del mecanismo patológico se distinguen 2 tipos

1) alérgica: corresponde al asma clásica, producida por alérgenos (puede ser IgE independiente), más frecuentemente se desarrolla despacio, después de un tiempo de latencia variable, generalmente precedida por un conjunto de síntomas prodrómicos (p. ej. tos, síntomas de rinitis o conjuntivitis)

2) no alérgica: asma producida por factores irritantes, de inicio agudo (el denominando síndrome de disfunción reactiva de las vías respiratorias [RADS]; los síntomas se presentan <24 h desde la exposición), se produce a consecuencia de la exposición a factores químicos con efecto irritante, que aparecen en concentración muy alta. Se desarrolla sin pródromos y se caracteriza por una hiperreactividad bronquial severa, prolongada e inespecífica.

El tratamiento es idéntico al del asma no ocupacional. Es necesario interrumpir la exposición laboral al agente etiológico. En algunos enfermos esto produce una disminución de los síntomas e incluso una remisión completa.

**5. Broncoespasmo provocado por esfuerzo físico** (denominado asma por ejercicio). El broncoespasmo aparece a consecuencia de la hiperreactividad bronquial, generalmente 5-10 min después de terminar el ejercicio físico y cede espontáneamente en 30-45 min (frecuentemente en enfermos sin un buen control del asma). El diagnóstico se confirma si se produce la disminución del $VEF_1$ ≥10 % durante la prueba de ejercicio o un test de reemplazo (prueba de hiperventilación, prueba de provocación bronquial con solución de NaCl al 4,5 % o con manitol). Se debe recomendar al enfermo el uso de un agonista $\beta_2$ inhalado de acción rápida (salbutamol o fenoterol) 15 min antes del ejercicio. En personas en las que a pesar de eso el ejercicio sigue provocando síntomas y en personas que todos los días tienen que tomar el agonista $\beta_2$ de acción corta → recomendar el uso de un glucocorticoide inhalado de forma regular (eventualmente + LABA) y/o un fármaco antileucotrieno o antihistamínico (en enfermos con alergia).

La frecuencia de aparición y el aumento del broncoespasmo inducido por ejercicio disminuyen con el entrenamiento y un calentamiento adecuado. Las personas que realizan ejercicios a temperaturas bajas pueden utilizar mascarillas que calientan el aire inspirado.

**6. Coexistencia del asma y de la EPOC** →cap. 3.8, Situaciones especiales.

**7. Asma en pacientes mayores:** a pesar de la función pulmonar relativamente peor, los pacientes tienen una peor percepción de los síntomas. Los principios de tratamiento en asmáticos mayores no se diferencian de los utilizados en pacientes más jóvenes. Tener en cuenta:

1) la técnica correcta de uso de los inhaladores, asimilando que en estos pacientes son más frecuentes los eventuales problemas físicos y/o cognitivos, que pueden dificultar el uso de inhaladores

2) los factores económicos o los temores a posibles efectos adversos, lo que dificulta la adquisición y toma de los fármacos; son importantes a la hora de elegir el tipo de inhalador

3) el listado completo de los fármacos tomados por el enfermo, para verificar la eventual relación con el empeoramiento del control del asma y la valoración de las interacciones de los medicamentos

4) la aplicación de esquemas de tratamiento simples; evitar el uso de diferentes tipos de inhaladores

5) los intentos de abandonar el hábito tabáquico.

# 10. Bronquiectasias

## → DEFINICIÓN Y ETIOPATOGENIA

Dilatación irreversible de la luz bronquial producida por la destrucción de su pared. **Clasificación**

1) **congénitas**: relacionadas con alteraciones de la depuración mucociliar como la fibrosis quística, síndrome de Young (bronquiectasias con estructura ciliar normal, infecciones bronquiales y de senos paranasales, oligospermia o azoospermia), disquinesia ciliar primaria (síndrome de Kartagener en el 50 % de los casos, que cursa con bronquiectasias, *situs inversus*, infecciones de senos paranasales), inmunodeficiencias primarias, déficit de $\alpha_1$-antitripsina, otras enfermedades congénitas raras

2) **adquiridas**: relacionadas con infecciones severas (bacterianas o por el virus del sarampión), enfermedades que provocan fibrosis pulmonar (sarcoidosis, neumoconiosis, AR, fibrosis pulmonar idiopática, espondilitis anquilosante, síndrome de Sjögren, colitis ulcerosa), inhalación de gases tóxicos o lesión térmica, estenosis bronquial independientemente de la causa (neoplasias, cuerpo extraño), aspergilosis broncopulmonar alérgica, SIDA, lesión pulmonar posradiación, reflujo gastroesofágico y microaspiraciones alimentarias.

## → CUADRO CLÍNICO E HISTORIA NATURAL

**1. Síntomas:** tos crónica con expectoración abundante, en general purulenta. En caso de bronquiectasias de gran tamaño puede producirse expectoración en forma de vómica y halitosis, sobre todo por la mañana durante los cambios posturales. También puede aparecer disnea de esfuerzo, sibilancias, hemoptisis, infección recurrente de vías respiratorias bajas, febrículas.

**2. Signos:** estertores secos y húmedos, puede aparecer soplo bronquial sobre las áreas de bronquiectasias, espiración prolongada, sibilancias; en fases avanzadas cianosis, acropaquia y caquexia.

**3. Historia natural:** inicio insidioso con predominio de tos progresivamente más intensa y productiva, terminando en el desarrollo gradual de insuficiencia respiratoria.

## → DIAGNÓSTICO

### Exploraciones complementarias

**1. Pruebas de imagen. Radiografía de tórax:** inicialmente suele ser normal; bronquiectasias grandes: opacidades en forma de manchas causadas por atelectasias, opacidades digitiformes causadas por segmentos bronquiales dilatados y ocupados por moco, espacios aéreos quísticos o con niveles hidroaéreos y disminución de la transparencia pulmonar causada por la fibrosis o la inflamación; engrosamiento de la pared bronquial con apariencia de "rieles de tren".

**La TC de alta resolución** confirma inequívocamente el diagnóstico, poniendo de manifiesto los signos típicos de dilatación del lumen de los bronquios y engrosamiento de sus paredes, persistencia de bronquios dilatados a lo largo de su recorrido, visualización de bronquios en la distancia <1 cm de la pared torácica, signo del anillo de sello.

**2. Broncoscopia:** en caso de bronquiectasias unilaterales, corta duración de los síntomas o de hemoptisis.

**3. Otras pruebas etiológicas,** pruebas generales recomendadas por la ERS: hemograma con frotis, concentración de inmunoglobulinas en el suero (IgG, IgA e IgM), pruebas dirigidas a determinar la existencia de una aspergilosis broncopulmonar alérgica. Además considerar pruebas dirigidas hacia detectar la insuficiencia de $\alpha_1$-antitripsina, dirigidas a descartar fibrosis quística y trastornos de la motilidad de los cilios (p. ej. test de sacarina), así como una TC de los senos paranasales.

**4. Examen microbiológico de esputo:** para establecer el antibiograma durante las exacerbaciones; se recomienda obtener uno, 1 × año, fuera del período de exacerbaciones. En caso de sospecha realizar el tamizaje para descartar infección por micobacterias y *Aspergillus fumigatus*.

**5. Espirometría:** en todos los enfermos se recomienda realizarla al menos 1 × año. En general se objetivan alteraciones de la ventilación de tipo obstructivo, cuya intensidad se corresponde con el grado de progresión de la enfermedad. En 1/3-2/3 de los enfermos aparece hiperreactividad bronquial.

**6. Pruebas en enfermos ingresados con exacerbación:** examen microbiológico del esputo (idealmente recogido antes de iniciar la antibioticoterapia), radiografía de tórax, pulsioximetría (o gasometría si está indicada), hemocultivo (en caso de fiebre), observación de la cantidad del esputo expectorado en 24 h.

### Criterios diagnósticos

El diagnóstico se realiza a base de la anamnesis y exploración física y se confirma mediante TC de alta resolución.

### Diagnóstico diferencial

Otras enfermedades que cursan con la tos y expectoración del esputo →cap. 1.39.

---

**→ TRATAMIENTO**

### Tratamiento crónico

**1. Rehabilitación respiratoria:** en todos los enfermos con tos crónica productiva o con dificultad para expectorar con eficacia hay que solicitar procedimientos de rehabilitación (→cap. 25.20) que lleven a la eliminación de las secreciones retenidas en los bronquios (sobre todo drenaje postural, combinado con técnicas de vibración y percusión del tórax), así como la educación del enfermo sobre las técnicas que puede utilizar solo en casa (drenaje postural, técnica de hiperventilación voluntaria [respiración con labios fruncidos] y uso de dispositivos que generan una presión espiratoria variable positiva [*flutter, hornet*]). Proponer a los enfermos con una disnea que limita la actividad diaria que participen en un programa de rehabilitación que abarque un esfuerzo físico y el entrenamiento de los músculos inspiratorios (tras finalizar el programa los enfermos deberían seguir entrenando con regularidad).

**2. Mucolíticos:** se utilizan periódicamente. Considerar su uso en enfermos con dificultad para expectorar, con calidad de vida reducida y en los que las técnicas de limpieza bronquial no causan la desaparición de los síntomas. No administrar la dornasa α.

**3. Broncodilatadores** (agonistas $\beta_2$, anticolinérgicos): administrar solo en caso de coexistencia de hiperreactividad bronquial o antes de la fisioterapia o de la administración de antibióticos inhalados.

**4. Antibioticoterapia**

1) en enfermos con una nueva infección por *P. aeruginosa* → considerar el tratamiento de erradicación

2) en enfermos con exacerbaciones frecuentes (≥3/año) y que requieren antibioticoterapia o con exacerbaciones de curso grave → considerar una antibioticoterapia crónica

   a) sin infección por *P. aeruginosa* → macrólido (azitromicina, eritromicina)

   b) con infección crónica por *P. aeruginosa* → antibiótico inhalado; en caso de exacerbaciones más frecuentes a pesar de su uso → considerar un tratamiento con macrólido

   c) en enfermos sin infección por *P. aeruginosa* en los que los macrólidos están contraindicados, son mal tolerados o ineficaces → considerar el tratamiento crónico con otro antibiótico oral, que se elegirá en función del antibiograma. Si la profilaxis con antibióticos orales está contraindicada, es mal tolerada o ineficaz, puede utilizarse un antibiótico inhalado.

**5. Tratamiento quirúrgico:** resecciones pulmonares (en general de un lóbulo o de unos segmentos) en las bronquiectasias localizadas en una zona limitada o en caso de hemorragia con riesgo vital. Una alternativa en caso de hemorragia es la embolización de la arteria bronquial.

**Tratamiento de exacerbaciones**

**1. Antibioticoterapia:** en el tratamiento de infecciones agudas inicialmente antibioticoterapia empírica con cobertura frente a *H. influenzae* y *S. aureus*, empleando amoxicilina-clavulánico (p. ej. 625 mg 3×d). En caso de hipersensibilidad a penicilina usar macrólidos (claritromicina 500 mg 2×d o azitromicina 500 mg 1×d). Bronquiectasias grandes y colonización crónica por *H. influenzae* → utilizar antibióticos a mayores dosis (p. ej. amoxicilina 1 g 3×d). En enfermos con colonización por *P. aeruginosa* → ciprofloxacino. Después de recibir el cultivo → antibioticoterapia dirigida, en general durante 2-3 semanas.

**2. VMNI:** puede utilizarse en enfermos con insuficiencia respiratoria completa aguda, aunque el problema es que se puede generar una mayor cantidad de expectoración (los criterios que establecen la indicación para la VMNI son los mismos que en caso de EPOC).

# 11. Fibrosis quística

## → DEFINICIÓN Y ETIOPATOGENIA

Enfermedad genética que condiciona una alteración de la función secretoria de las glándulas exocrinas, que afecta sobre todo al aparato respiratorio y digestivo. La causa es una mutación del gen que codifica la proteína de membrana CFTR, que es un canal de cloruro de la membrana de células epiteliales, regulador de los canales iónicos, y es responsable del transporte de bicarbonato. La anomalía más frecuente (~66 % de los alelos mutados) del gen *CFTR* es F50del. La falta de síntesis o la síntesis de una proteína defectuosa bloquea o altera el transporte celular de cloruro aumentando el paso de sodio a la célula, lo que produce una disminución de la cantidad de agua en la secreción de las glándulas exocrinas. La escasa secreción acuosa en el líquido periciliar de los epitelios impide la correcta limpieza mucociliar, mientras que la elevada concentración de NaCl y la alteración del pH reducen la actividad de los péptidos antibacterianos.

**Alteraciones en el sistema respiratorio:** aumento de la secreción del moco, infecciones bacterianas crónicas (el ADN de los neutrófilos muertos aumenta la viscosidad de las secreciones) → atelectasias segmentarias, aparición de bronquiectasias y de quistes (los subpleurales son causa frecuente de neumotórax). También suele desarrollarse una rinosinusitis con presencia de pólipos. Las **alteraciones en el aparato digestivo** aparecen sobre todo en el páncreas, provocando estasis del jugo pancreático y reducción del pH → activación de las enzimas proteolíticas → estado inflamatorio → dilatación de los conductos → fibrosis → insuficiencia exocrina, diabetes después de >10 años. En el hígado aparecen focos de esteatosis y cirrosis biliar. En los enfermos adultos las secreciones viscosas en el intestino delgado ocasionan dolor abdominal. **Alteraciones en otros órganos:** obstrucción del lumen y agenesia de los conductos deferentes; trastorno de la resorción de cloruro y por lo tanto también del sodio en los conductos de las glándulas sudoríparas, aumentando el contenido de NaCl en el sudor.

## ➡ CUADRO CLÍNICO E HISTORIA NATURAL

**1. Síntomas:** la tos es en general el primer síntoma, inicialmente es esporádica, posteriormente diaria con expectoración densa purulenta (a menudo al despertarse); infecciones de bronquios y/o pulmones recurrentes y persistentes; hemoptisis, disnea, disminución de la permeabilidad nasal y rinitis purulenta crónica, deposiciones abundantes y malolientes, meteorismo y dolor abdominal con episodios de estreñimiento, pérdida de peso, pancreatitis recurrente.

**2. Signos:** roncus y sibilancias, estertores (inicialmente en los lóbulos superiores, sobre todo en el lado derecho), cianosis y acropaquias; tórax en barril, aumento del perímetro abdominal, con frecuencia se detecta hepatoesplenomegalia.

**3. Historia natural:** la enfermedad se presenta en general en la infancia temprana, raramente más tarde, cuando los síntomas son menos intensos o atípicos. Lo más frecuente es la destrucción crónica y lenta de los bronquios con afectación del parénquima pulmonar, lo que lleva a la insuficiencia respiratoria y a la muerte.

**4. Exacerbaciones:** empeoramiento del estado general, intensificación de la tos, intensificación de la cantidad o cambio del aspecto de la expectoración de carácter purulento, a veces fiebre y aumento de disnea. Además hemoptisis, pérdida de apetito, pérdida de peso, progresión de los fenómenos auscultatorios, alteraciones espirométricas o radiológicas, patógenos nuevos en el esputo, aumento del nivel de los biomarcadores inflamatorios en sangre o empeoramiento de los índices de la gasometría arterial.

## ➡ DIAGNÓSTICO

**La sospecha clínica** se basa en los signos clínicos o en la detección de la fibrosis quística en hermanos.

**Confirmación** a base de ≥1 de los siguientes criterios

1) Concentración del cloruro en el sudor ≥60 mmol/l en 2 determinaciones realizadas en días diferentes. En personas con una concentración 30-60 mmol/l está indicado el estudio genético, mientras que con concentraciones <30 mmol/l está indicado continuar el tratamiento únicamente en caso de síntomas típicos. La prueba puede no ser fiable en caso de edemas por hipoproteinemia o debido al tratamiento con glucocorticoides. Una concentración elevada de cloruro en el sudor puede asociarse también a otras enfermedades (p. ej. insuficiencia corticosuprarrenal, anorexia nerviosa, dermatitis atópica, hipotiroidismo, hipoparatiroidismo, diabetes insípida renal, desnutrición, hipogammaglobulinemia), pero su cuadro clínico suele ser diferente al de la fibrosis quística.

2) Detección de mutaciones conocidas de ambos alelos del gen *CFTR* que llevan al desarrollo de la enfermedad (tienen un papel principal en caso de un resultado no diagnóstico del test de sudor).

3) Resultado anormal de la medida de la diferencia de potenciales en la mucosa nasal (en Chile las diferencias potenciales se miden ocasionalmente solo en la mucosa nasal).

**Otras exploraciones complementarias:**

1) La radiografía y la TC de alta resolución muestran alteraciones pulmonares (dependiendo de la etapa de la enfermedad): hiperinsuflación pulmonar (80 %, predomina en los lóbulos superiores), engrosamiento de la pared y bronquiectasia (en general los cambios son detectables más precozmente y son más marcados en los lóbulos superiores, sobre todo en el derecho), áreas quísticas (bronquiectasias saculares y bulas enfisematosas), condensaciones recurrentes y atelectasia segmentaria, dilatación de las cavidades, neumotórax.

2) Pruebas respiratorias funcionales: alteraciones de la ventilación pulmonar de tipo obstructivo con hiperinsuflación significativa (CRF y VR aumentadas). Se debe realizar espirometría de control ≥1 × año, de preferencia cada 3 meses.

3) Examen microbiológico del esputo (más raramente lavado bronquial): cultivo de esputo cada 3-6 meses y siempre durante las exacerbaciones. El examen directo y el cultivo de esputo (en enfermos con expectoración) dirigidos a detectar micobacterias no tuberculosas debe hacerse de forma anual.

4) Pruebas de laboratorio:

a) disminución de la actividad de elastasa-1, tripsina y quimiotripsina en heces, aumento de la cantidad de grasas eliminadas con las heces

b) aumento de la actividad de las enzimas hepáticas (sobre todo la fosfatasa alcalina y GGT) en suero

c) aumento de VHS y proteína C-reactiva, leucocitosis (durante la exacerbación)

d) prueba de tolerancia oral a la glucosa (realizar cada año en pacientes >10 años, con el fin de detectar precozmente la diabetes *mellitus*)

e) oximetría de pulso y gasometría arterial.

5) Ecografía abdominal para valorar el hígado y el bazo (cada 2 años).

6) Densitometría ósea (cada 1-3 años desde el primer resultado alterado).

7) Concentración sérica de vitaminas liposolubles (A, D, E y K).

## → TRATAMIENTO

### Tratamiento no farmacológico

**1. Rehabilitación respiratoria:** en todos los enfermos es necesaria la fisioterapia sistemática varias veces al día (drenaje postural →cap. 25.20, combinado con percusión o vibración del tórax, técnicas de tos efectiva y aparatos auxiliares sencillos). La actividad física está indicada en todos los enfermos, excepto en aquellos con alteraciones más avanzadas. Es importante la ayuda psicológica.

**2. Alimentación:** rica en proteínas y grasas (35-40 % de calorías procedentes de grasas) e hipercalórica (130-150 % del requerimiento normal), suplementada con preparados enzimáticos y vitaminas.

**3. Vacunas:** las mismas que en la población general, sobre todo contra la tosferina y sarampión. Los enfermos con alteraciones hepáticas deberían recibir la vacunación plena contra virus de la hepatitis: VHA y VHB. Todos los enfermos deberían ser vacunados anualmente contra la gripe.

**4. Oxigenoterapia:** como en la EPOC; en enfermos seleccionados también ventilación no invasiva.

### Tratamiento farmacológico

**1. Fármacos mucolíticos:** dornasa α 2,5 mg 1×d en inhalación (≥30 min antes del drenaje de los bronquios), NaCl hipertónico (3-7 %) inhalado (antes de la inhalación es imprescindible administrar un agonista $\beta_2$ inhalado), manitol de bajo peso molecular (inhalación de polvo seco).

**2. Broncodilatadores:** en enfermos con mejoría objetivada en las pruebas funcionales o con mejoría subjetiva, y antes de la inhalación de mucolítico, de emplear fisioterapia o de actividad física.

**3. Glucocorticoides inhalados:** solo en enfermos seleccionados con hiperreactividad bronquial.

**4. Enzimas pancreáticas:** con cada comida en dosis calculada de forma individual; en adultos empezar con 500 uds. de lipasa/kg por comida (con ingestas menores de comida 250 uds.) y en caso de necesidad aumentar en 150-250 uds./kg por comida hasta un máx. de 2500 uds./kg por comida (máx. 10 000-12 000 uds./kg/d).

**5. Vitaminas liposolubles:** A y D en forma de preparados multivitamínicos, K en enfermos con alteraciones de la función hepática, sobre todo en caso de hemorragia (también hemoptisis) o para corregir un TP prolongado.

**6. Antibióticos:**

1) Inhalados, en enfermos con infección crónica por *P. aeruginosa* tobramicina (300 mg 2×d en inhalación, ciclos de 28 d de tratamiento separados

por intervalos de 28 d sin administración del fármaco), aztreonam (75 mg 3 × d, secuencial), eventualmente colistina (1 mill. UI 2 × d, continuamente o de forma secuencial). Antes de la inhalación del antibiótico administrar el agonista $\beta_2$ inhalado.

2) Orales en los enfermos infectados por *P. aeruginosa*: de forma crónica azitromicina 250 o 500 mg/d (enfermos ≥36 kg) 3 × semana. Antes de iniciar el tratamiento crónico con macrólidos y luego cada 6 meses está indicado el examen del esputo para descartar infección por micobacterias no tuberculosas (riesgo de desarrollar la resistencia).

**7. Ibuprofeno:** considerarlo en enfermos de 6-17 años (en altas dosis que permitan mantener una concentración sérica de 50-100 µg/ml).

**8. Moduladores de la proteína CFTR.** Ivacaftor: fármaco que mejora la funcionalidad de la proteína CFTR en enfermos con ≥1 mutación G551D (detectada principalmente en población de origen Celta) y algunas otras. Indicado junto con el lumacaftor en homocigotas F508del. En los países latinoamericanos la mutación F508del contribuye con el 30-50 % de las mutaciones. En Chile el ivacaftor y el lumacaftor no están disponibles, tienen un alto costo y su eficacia todavía es discutida.

### Tratamiento de la exacerbación

**1. Intensificación de la fisioterapia,** sobre todo en caso de la aparición de atelectasia (excepto en enfermos con neumotórax o hemoptisis).

**2. Tratamiento farmacológico.**

1) Administrar de forma precoz antibióticos iv. durante >10 días (en general 14-21 días), habitualmente a dosis mayores que la estándar (raramente VO o inhalado). Si no se dispone de resultados de exámenes microbiológicos realizados recientemente, hasta la aparición de resultados nuevos utilizar un tratamiento empírico combinado con antibioticoterapia que cubra en su espectro de actividad *H. influenzae* y *S. aureus* (penicilinas semisintéticas o cefalosporinas resistentes a β-lactamasa o claritromicina) y *P. aeruginosa* (fluoroquinolona VO, aminoglucósido o colistina inhalados; en exacerbaciones más graves, hasta obtener el resultado del cultivo, asociar iv. un antibiótico β-lactámico activo frente a *P. aeruginosa* [p. ej. ceftazidima, piperacilina, ticarcilina] con aminoglucósido: tobramicina o amikacina). En pacientes alérgicos a penicilinas o cefalosporinas: carbapenem (imipenem o meropenem) o aztreonam. La mejoría del estado clínico comienza en general transcurridos 4-7 días de tratamiento. Tras realizar el primer aislamiento de *P. aeruginosa* se debe intentar su erradicación utilizando un antibiótico inhalado (de preferencia tobramicina durante ≥1 mes, como alternativa durante los primeros 14-21 días junto con un antibiótico sistémico (ciprofloxacino VO u otro antibiótico activo frente a *P. aeruginosa* iv.).

2) En exacerbación grave, sobre todo en enfermos con obstrucción severa de los bronquios de pequeño calibre que no responde al tratamiento y en enfermos con aspergilosis broncopulmonar alérgica, considerar el uso de glucocorticoides sistémicos a corto plazo.

**3. Ventilación mecánica:** indicada en la insuficiencia respiratoria aguda que se desarrolla en enfermos en buen estado y se produce por una causa reversible o en aquellos que esperan trasplante pulmonar.

**4. Detención del tránsito intestinal:** administrar VO 1-2 l de la solución polielectrolítica o aplicar un enema. Ocasionalmente puede ser necesaria una colonoscopia o una intervención quirúrgica.

### Tratamiento quirúrgico

En caso de hemorragia masiva de las vías respiratorias → embolización de las arterias bronquiales; en algunos casos ligadura de la arteria pulmonar o resección lobular. En enfermos con fibrosis limitada a parte del pulmón y con exacerbaciones graves o hemoptisis hay que considerar la lobectomía. En insuficiencia respiratoria avanzada considerar el trasplante pulmonar y en los enfermos con cirrosis hepática avanzada e hipertensión portal considerar el trasplante hepático.

### → OBSERVACIÓN

Cada 1-3 meses valorar el estado de nutrición, función pulmonar ($VEF_1$, CVF), $SaO_2$; cultivo del esputo. ≥1×año debe realizarse un control en un centro especializado en el tratamiento de la fibrosis quística y en la valoración de la función hepática. Realizar radiografías de tórax de control cada 2-4 años y en caso de exacerbación grave o de sospecha de complicaciones.

### → COMPLICACIONES

**1. En el sistema respiratorio:** atelectasia, neumotórax, hemoptisis, aspergilosis broncopulmonar alérgica, hipertensión arterial pulmonar.
**2. Extrapulmonares:** hipertrofia y sobrecarga del ventrículo derecho, diabetes *mellitus*, colelitiasis, colangitis, esteatosis hepática, cirrosis hepática, hipertensión portal, pancreatitis aguda, alteraciones de la permeabilidad del íleon terminal, reflujo gastroesofágico, osteoartropatía hipertrófica, osteopenia u osteoporosis, infertilidad, alteraciones de la función renal.

# 12. Bronquiolitis obliterante

Fibrosis de los bronquiolos que lleva a su estrechamiento y obstrucción, que puede acompañarse de lesiones parenquimatosas del pulmón.

**Causas:** enfermedades del tejido conectivo (sobre todo AR), infecciones (virales, que son las más frecuentes de América Latina; micoplasma), inhalación de sustancias tóxicas, fármacos (sales de oro, penicilamina), colitis ulcerosa, postrasplante pulmonar, cardíaco o de médula ósea (la bronquiolitis obliterante causada por un trasplante es el síndrome de bronquiolitis obliterante (BOS); se puede diagnosticar ≥3 meses después del trasplante).

**Síntomas:** tos, disnea progresiva, crepitantes bibasales. Por lo general la enfermedad avanza y los enfermos fallecen a consecuencia de la insuficiencia respiratoria.

**Exploraciones complementarias:** en la espirometría se observa una obstrucción irreversible. $DL_{CO}$ en general disminuida. La radiografía de tórax en un 1/3 de los casos es normal; a veces se observan las características de la hiperinsuflación pulmonar, raramente bronquiectasias. TC de alta resolución: patrón en mosaico, bronquiectasias, en la fase de espiración típicamente se observa atrapamiento aéreo.

**Diagnóstico:** el diagnóstico certero requiere un examen histológico del tejido pulmonar. En los casos postrasplante la enfermedad se define como BOS y el diagnóstico no requiere biopsia sobre la base de la disminución de $VEF_1$ que se mantiene durante ≥3 semanas (con $VEF_1$ >80 % la BOS es posible, 66-80 % BOS de grado I, 51-65 % BOS de grado II, <50 % BOS de grado III). Es imprescindible descartar otras causas de la disminución de $VEF_1$ (p. ej. infección, estrechamiento a nivel de la anastomosis bronquial, compromiso del trasplante por enfisema, derrame pleural, tromboembolismo pulmonar).

**Tratamiento:**

**BOS:** azitromicina (250 mg 1×d durante 5 días, después 250 mg cada 2 días) durante 3 meses. En los enfermos que reciben tratamiento con ciclosporina sustituir este fármaco por tacrolimus. No utilizar glucocorticoides a dosis altas a largo plazo. En los enfermos con BOS avanzada y que no responden a ningún tratamiento considerar un nuevo trasplante.

# 13. Neumonía causada por microorganismos

## 13.1. Neumonía adquirida en la comunidad (NAC)

### → DEFINICIÓN Y ETIOPATOGENIA

Enfermedad que se caracteriza por síntomas de infección aguda de las vías respiratorias bajas y por opacidades en la radiografía de tórax de aparición reciente y que no son explicables por otras causas (edema pulmonar o infarto pulmonar). Esta definición no incluye a pacientes con enfermedad neoplásica, en estado de inmunosupresión, ingresados por neumonía en los servicios de oncología, hematología, cuidados paliativos, enfermedades infecciosas o de tratamiento del SIDA, residentes en centros de cuidados y hospitalizados en los 14 días previos al comienzo de los síntomas.

**Agentes etiológicos:** la NAC es causada por un número reducido de especies de gérmenes, los más frecuentes son: *Streptococcus pneumoniae*, *Haemophilus influenzae* y *Mycoplasma pneumoniae*. En ~25 % de los enfermos se producen infecciones polimicrobianas (coinfección), más frecuentemente por *Streptococcus pneumoniae* y *Chlamydia pneumoniae* o *Streptococcus pneumoniae* y virus de influenza o parainfluenza. Los microorganismos entran en las vías respiratorias bajas más frecuentemente por microaspiración del contenido de las vías respiratorias altas, aspiración del contenido de la cavidad oral y vías respiratorias altas, por inhalación (gotas de secreciones de vías respiratorias de enfermos con infección viral con tos) y en la infección por *Legionella* a través de inhalación del aerosol de gotas de agua que contienen esta bacteria. En inmunodeprimidos la neumonía puede ser causada por hongos, virus y micobacterias.

### → CUADRO CLÍNICO E HISTORIA NATURAL

**1. Síntomas** (en general de inicio agudo): fiebre, escalofríos y sudoración, dolor torácico de características pleuríticas, tos, expectoración purulenta y disnea (en algunos enfermos). En pacientes mayores los síntomas suelen ser inespecíficos y raramente aparece fiebre. Puede aparecer confusión.

**2. Signos:** taquipnea, taquicardia; sobre el área del infiltrado inflamatorio se puede apreciar matidez a la percusión, crepitaciones, broncofonía, a veces soplo bronquial, en caso de derrame pleural se aprecia matidez a la percusión, abolición de las vibraciones vocales y disminución de los ruidos respiratorios.

### → DIAGNÓSTICO

#### Criterios diagnósticos

En enfermos tratados de forma ambulatoria o antes de la hospitalización (sin pruebas auxiliares):

1) síntomas de infección aguda de vías respiratorias bajas, es decir tos y ≥1 de otros síntomas de infección de vías respiratorias bajas, como disnea, dolor pleurítico, espectoración mucopurulenta

2) alteraciones locales objetivadas en la exploración física del tórax (anteriormente ausentes)

3) ≥1 de los síntomas generales: sudoración, escalofríos, mialgias o temperatura corporal ≥38 °C

4) ausencia de otras causas que expliquen los síntomas.

#### Valoración de la gravedad de la enfermedad

Para tomar la decisión sobre el lugar del tratamiento del enfermo utilizar la **escala CRB-65** (→fig. 13-1) fuera del hospital, y la **escala CURB-65**

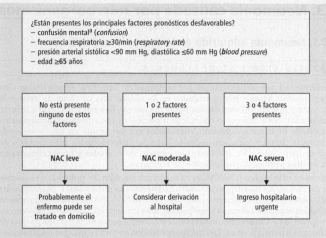

¿Están presentes los principales factores pronósticos desfavorables?
- confusión mental[a] (*confusion*)
- frecuencia respiratoria ≥30/min (*respiratory rate*)
- presión arterial sistólica <90 mm Hg, diastólica ≤60 mm Hg (*blood pressure*)
- edad ≥65 años

| No está presente ninguno de estos factores | 1 o 2 factores presentes | 3 o 4 factores presentes |
| NAC leve | NAC moderada | NAC severa |
| Probablemente el enfermo puede ser tratado en domicilio | Considerar derivación al hospital | Ingreso hospitalario urgente |

[a] Definida como ≤8 ptos. en la escala de 10 ptos. (1 pto. por cada respuesta correcta a la pregunta sobre: edad, fecha de nacimiento, hora, año, nombre del hospital, identificación de 2 personas [p. ej. médico y enfermera], dirección, año del comienzo de la segunda guerra mundial, nombre de una persona famosa y por contar correctamente desde 20 hasta 1) o alteración de la orientación de nueva aparición, el lugar o el tiempo.

**Fig. 13-1.** Valoración de la gravedad de la neumonía adquirida en la comunidad en el paciente ambulatorio escala **CRB-65** (basada en las guías BTS 2009 y NICE 2014)

(→fig. 13-2) en el hospital. Asimismo se utiliza el índice PSI/PORT →www.empendium.com/manualmibe/calculadoras/205951,psi

**Exploraciones complementarias**

**1.** En cada enfermo admitido al hospital.

1) **Pruebas de imagen**. La **radiografía de tórax** muestra opacidades parenquimatosas (alteraciones típicas de la etiología neumocócica: consolidación que ocupa un segmento o un lóbulo; estafilocócica: alteraciones multifocales con tendencia a la necrosis con formación de abscesos que pueden asociarse a neumotórax espontáneo; *Klebsiella pneumoniae*: alteraciones en los lóbulos superiores, sobre todo el lóbulo derecho, a menudo con signos de necrosis y formación de abscesos). Además se puede utilizar **ecografía**: a veces permite detectar signos de infiltración del parénquima pulmonar, sin embargo un resultado negativo no descarta la neumonía. En caso de dudas la **TC** muestra las alteraciones infiltrativas de manera precisa.

2) **Morfología de la sangre periférica con frotis**: la leucocitosis neutrofílica indica etiología bacteriana.

3) **Determinación de urea, electrólitos, bilirrubina, actividad de AST y ALT en suero** para valorar la gravedad de la enfermedad.

4) **Determinación de proteína C-reactiva en sangre** (con <20 mg/l es menos probable el diagnóstico de neumonía bacteriana; más elevada en la neumonía neumocócica con bacteriemia que en las neumonías virales o por micoplasma) o **PCT** (puede ayudar a tomar la decisión sobre la introducción de la antibioticoterapia y su suspensión →tabla 13-1).

5) **Valoración de la oxigenación de sangre**: pulsioximetría (posible hipoxemia) y en enfermos con riesgo de hipercapnia, con $SpO_2$ <92 % y en una neumonía grave → gasometría arterial.

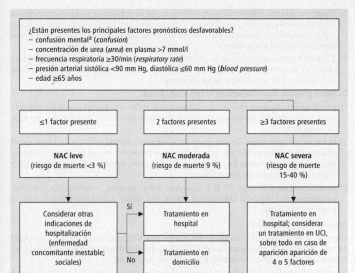

¿Están presentes los principales factores pronósticos desfavorables?
– confusión mental[a] (*confusion*)
– concentración de urea (*urea*) en plasma >7 mmol/l
– frecuencia respiratoria ≥30/min (*respiratory rate*)
– presión arterial sistólica <90 mm Hg, diastólica ≤60 mm Hg (*blood pressure*)
– edad ≥65 años

| ≤1 factor presente | 2 factores presentes | ≥3 factores presentes |
|---|---|---|
| **NAC leve** (riesgo de muerte <3 %) | **NAC moderada** (riesgo de muerte 9 %) | **NAC severa** (riesgo de muerte 15-40 %) |
| Considerar otras indicaciones de hospitalización (enfermedad concomitante inestable; sociales) | Sí → Tratamiento en hospital / No → Tratamiento en domicilio | Tratamiento en hospital; considerar un tratamiento en UCI, sobre todo en caso de aparición aparición de 4 o 5 factores |

[a] →fig. 13-1

**Fig. 13-2.** Valoración de la gravedad de la neumonía adquirida en la comunidad en el paciente ambulatorio: escala CURB-65 (basada en las guías BTS 2009 y NICE 2014)

**Tabla 13-1.** Uso de la procalcitonina (PCT) en la toma de decisiones sobre el tratamiento de la neumonía adquirida en la comunidad[a]

| Concentración PCT (µg/l) | Probabilidad de infección bacteriana | Antibioticoterapia | Actuación adicional |
|---|---|---|---|
| <0,1 | Muy baja | No[b] | Considerar repetir la determinación de PCT a las 6-24 h y tomar la decisión sobre el tratamiento según el resultado |
| 0,1-0,25 | Baja | | |
| 0,25-0,5 | Alta | Sí[c] | Actuación según el curso de la enfermedad, considerar repetir la determinación de PCT en 2.º-3.º, 4.º-5.º y 6.º-8.º, y opcionalmente 10.º día del tratamiento |
| >0,5 | Muy alta | | |

[a] En la guía BTS (2009) no se consideró la determinación de PCT, y en las guías de ERS/ESCMID (2011) no se ofrecieron recomendaciones concretas, solamente se destacó que a base de las determinaciones de biomarcadores se puede tomar la decisión de suspender la antibioticoterapia.

[b] Considerar la antibioticoterapia a pesar de una concentración baja de PCT en caso de riesgo vital inminente, inestabilidad respiratoria y/o hemodinámica, necesidad de tratamiento en UCI, empiema pleural y resultados positivos de pruebas microbiológicas (antígeno de estreptococo o *Legionella*).

[c] Suspender la antibioticoterapia en enfermos tratados en el hospital en un servicio de cuidados no intensivos cuando la concentración de PCT <0,25 µg/l (en UCI <0,5 µg/l). Si la concentración máxima de PCT fue muy alta, considerar la suspensión del tratamiento cuando la concentración de PCT baje un 80-90 %. La persistencia de concentraciones elevadas de PCT indica fracaso del tratamiento.

A base de: *Clin. Chest Med.*, 2011; 32: 417-430, modificado.

6) Tomar muestras del esputo para cultivo antes de comenzar con los antibióticos. En enfermos con NAC moderada o grave realizar también hemocultivos y tomar muestras de orina para detectar el antígeno de *Streptococcus pneumoniae* (si está disponible).

7) En enfermos con neumonía grave y en caso de sospecha de legionelosis, realizar la prueba de detección del antígeno de *Legionella pneumophila* (solo detecta el serogrupo 1) en la orina.

**2. Otras pruebas dependiendo de la situación clínica:**

1) pruebas serológicas en caso de sospecha de infección por virus (un aumento de 4 veces del título de anticuerpos de clase IgG en la sangre en período ~3 semanas)

2) la broncoscopia es utilizada para obtener el material para exámenes, en el diagnóstico diferencial (en caso de sospecha de estenosis bronquial, cáncer de pulmón, aspiración de contenido de vía aérea, recidiva de la neumonía) y para la aspiración de secreciones

3) toracocentesis →cap. 25.8 y pruebas bioquímicas, citológicas y microbiológicas del líquido pleural, si están indicadas (aparición del derrame paraneumónico).

**Diagnóstico diferencial**

Cáncer de pulmón, tuberculosis, neumonía eosinofílica, neumonía intersticial aguda, neumonía organizada criptogénica, daño pulmonar en el curso de enfermedades del tejido conectivo y vasculitis sistémicas.

La inefectividad del tratamiento empírico inicial obliga a una intensiva búsqueda del agente etiológico y a la realización de un nuevo diagnóstico diferencial.

**→ TRATAMIENTO**

**Indicaciones generales**

**1. Tratamiento ambulatorio:** no fumar, reposo, ingesta abundante de líquidos; prescribir paracetamol para bajar la fiebre y disminuir el eventual dolor pleurítico.

**2. Tratamiento hospitalario:**

1) oxigenoterapia bajo control de $SpO_2$ (en los enfermos con EPOC bajo control de gasometría arterial repetida periódicamente), para obtener $SpO_2 \geq 60$ mm Hg y $SaO_2$ 94-98 % (en enfermos con EPOC y otros con riesgo de hipercapnia: 88-92 %); si la hipoxemia persiste a pesar de la administración de oxígeno en concentración alta → considerar ventilación mecánica

2) valorar el estado de hidratación y nutrición del enfermo; si está indicado, perfundir líquidos y utilizar suplementos nutricionales

3) en algunos enfermos (sobre todo en los que requieren ventilación mecánica o sufren *shock* séptico) considerar la utilización de glucocorticoides sistémicos, p. ej. prednisona VO o hidrocortisona iv.

**Antibioticoterapia**

**1.** En enfermos derivados al hospital con sospecha de NAC considerar el inicio inmediato del tratamiento antibiótico si el estado del enfermo es grave o se prevé una demora en la hospitalización >2 h. En los enfermos ingresados empezar la antibioticoterapia lo más rápido posible después de establecer el diagnóstico, ≤4 h.

**2. Elección del antibiótico:** tratamiento empírico inicial →fig. 13-3. Si se conoce el agente etiológico →tabla 13-2. En el hospital, cuando el estado clínico del enfermo lo permite → cambiar el antibiótico de iv. a VO.

**3. Tiempo de tratamiento:** en enfermos tratados en ambulatorio y en la mayoría de los enfermos hospitalizados: 5 días (si después de 3 días de antibioticoterapia no se observa mejoría sintomática considerar su uso durante >5 días); NAC severa o de etiología no determinada: 7-10 días.

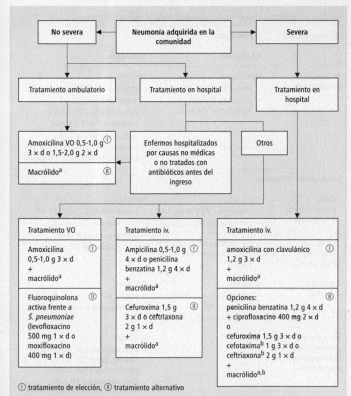

① tratamiento de elección, ② tratamiento alternativo

**Nota:** se recomiendan fármacos alternativos en enfermos que no toleran los fármacos de elección o son alérgicos a ellos, y también en caso de que en la zona exista un riesgo aumentado de diarrea debida a la infección por *C. difficile* secundaria al uso de antibióticos β-lactámicos.

[a] Azitromicina 500 mg 1 × d, eritromicina 500 mg 4 × d o claritromicina 500 mg 2 × d.
[b] Preferible en UCI, si no se presentan factores de riesgo de infección por *P. aeruginosa*, ≥1 de los siguientes:
1) hospitalización reciente
2) uso frecuente (>4 × año) o reciente (en los últimos 3 meses) de antibióticos
3) EPOC severa (VEF$_1$ <30 % vc.)
4) uso de glucocorticoides orales (>10 mg/d de prednisona en las últimas 2 semanas).
En caso contrario se deben combinar fármacos de 2 grupos:
1) cefalosporina antipseudomonas (combinar ceftazidima con penicilina G para cubrir espectro de actividad frente a *S. pneumoniae*), acilureidopenicilina con inhibidor de β-lactamasa o carbapenem (preferible meropenem en dosis máx. 2 g 3 × d en infusiones de 3 h)
2) ciprofloxacino (o levofloxacino 750 mg/d o 500 mg 2 × d) o macrólido (preferible uno nuevo respecto a eritromicina) con aminoglucósido (gentamicina, tobramicina o amikacina).

**Fig. 13-3.** Tratamiento empírico inicial en enfermos adultos con neumonía adquirida en la comunidad (basado en las guías BTS y ERS/ESCMID 2011, modificado)

**Tabla 13-2. Antibioticoterapia en la neumonía según el agente etiológico[a]**

| Microorganismo | Tratamiento | |
|---|---|---|
| | **De elección** | **Alternativo** |
| *Streptococcus pneumoniae* | Opciones:<br>– amoxicilina VO 1 g 3×d<br>– penicilina benzatínica iv. 1,2 g (2 mill. UI) 4×d[c] | Opciones:<br>– ampicilina iv. 1-2 g 4×d<br>– macrólido[b]<br>– cefuroxima iv. 0,75-1,5 g 3×d<br>– cefotaxima[d] iv. 1-2 g 3×d<br>– ceftriaxona iv. 2 g 1×d<br>– levofloxacino, moxifloxacino, vancomicina, teicoplanina o linezolid[e] |
| *Haemophilus influenzae* | | |
| Cepas no productoras de β-lactamasa | Opciones:<br>– amoxicilina VO 500 mg 3×d<br>– ampicilina iv. 500 mg 4×d | Opciones:<br>– cefuroxima iv. 0,75-1,5 g 3×d<br>– cefotaxima iv. 1-2 g 3×d<br>– ceftriaxona iv. 2 g 1×d<br>– fluoroquinolona[f] VO o iv. |
| Cepas que producen β-lactamasa | – amoxicilina con clavulánico VO 625 mg 3×d o iv. 1,2 g 3×d | |
| *Moraxella catarrhalis* | Opciones:<br>– amoxicilina con clavulánico (→más arriba)<br>– fluoroquinolona[f] | Opciones:<br>– macrólido[b]<br>– cefalosporina II o III generación |
| *Mycoplasma pneumoniae* y *Chlamydophila pneumoniae* | Macrólido[b] | Opciones:<br>– doxiciclina VO o iv., dosis inicial 200 mg, luego 100 mg 1×d (2×d en infecciones más severas)<br>– fluoroquinolona[f] VO o iv. |
| *Chlamydia psittaci* y *Coxiella burnetii* | Doxiciclina VO o iv., dosis inicial 200 mg, luego 100 mg 1×d (2×d en infecciones más severas) | Macrólido[b] |
| *Staphylococcus aureus* | | |
| Cepas sensibles a meticilina (SASM) | Cloxacilina iv. 2-3 g 4×d | Opciones:<br>– clindamicina iv. 300-600 mg 2-4×d (máx. 4,8 g/d)<br>– penicilinas con inhibidor de β-lactamasa<br>– cefazolina iv. 1-2 g 3×d<br>– cefuroxima iv. 0,75-1,5 g 3×d |
| Cepas resistentes a meticilina (SARM) | Opciones:<br>– vancomicina iv. 15-20 mg/kg (máx. 2 g) 2-3×d[g]<br>– linezolid VO o iv. 600 mg 2×d | Opciones:<br>– teicoplanina el 1.er día 3-6 mg/kg cada 12 h, luego 6 mg/kg cada 24 h ± rifampicina 600 mg 1×d o 2×d VO<br>– clindamicina (con la sensibilidad confirmada) |

| | | |
|---|---|---|
| **Bacterias anaerobias** | Amoxicilina con clavulánico iv. 1,2 g 3×d | Opciones:<br>– penicilina G iv. 3-5 mill. uds. 4×d + metronidazol iv. 500 mg 4×d<br>– clindamicina iv. 600 mg 3×d |
| *Klebsiella pneumoniae* y otros bacilos entéricos gramnegativos (*E. Coli, Proteus spp.*) | Opciones:<br>– cefuroxima iv. 1,5 g 3×d<br>– cefotaxima iv. 1-2 g 3×d<br>– ceftriaxona iv. 2 g 1×d | Opciones:<br>– ciprofloxacino iv. 400 mg 2×d<br>– imipenem[h] 500 mg con cilastatina 500 mg iv. 4×d<br>– meropenem[h] iv. 1 g 3×d<br>– β-lactámico con inhibidor de β-lactamasa: añadir aminoglucósido en casos graves o inmunodeprimidos |
| *Acinetobacter baumannii* | Aminoglucósido + penicilina activa frente a *Pseudomonas* o carbapenem (dosificación como en infecciones por *Pseudomonas*) | |
| *Pseudomonas aeruginosa* | Ceftazidima iv. 2 g 3×d + aminoglucósido[i] | Opciones:<br>– ciprofloxacino iv. 400 mg 2×d o piperacilina iv. 4 g 3×d + aminoglucósido[i]<br>– aztreonam o carbapenem[h] iv. (imipenem 500 mg con cilastatina 500 mg 4×d o meropenem iv. 1 g 3×d) + ciprofloxacino (véase más arriba) |
| *Legionella pneumophila* | Fluoroquinolona[f]:<br>levofloxacino iv. o VO 500 mg 1-2×d[j]<br>ciprofloxacino iv. 400 mg 2×d o VO 500 mg 2×d<br>ofloxacino[k] VO 400 mg 2×d<br>moxifloxacino VO 400 mg 1×d | Opciones:<br>– macrólido[b]<br>– doxiciclina VO o iv., dosis inicial 200 mg, luego 100 mg 1×d (2×d en infecciones más severas) |

[a] A base de las guías BTS 2009, NPOA 2010 y ERS/ESCMID 2011, modificado. Tener en cuenta la farmacosensibilidad local de los microorganismos.

[b] Azitromicina 500 mg 1×d, claritromicina 500 mg 2×d o eritromicina 500 mg 4×d.

[c] Según las guías ERS/ESCMID 2011, cuando MIC ≤8 mg/l, es eficaz la dosis de 2 g cada 6 h iv. Dosis de penicilina G recomendadas conforme a las guías EUCAST dependiendo de MIC: 1) ≤0,5-1,2 g (2 mill. UI) 4×d; 2) ≤1,0-2,4 g (4 mill. UI) 4×d o 1,2 g 6×d; 3) ≤2-2,4 g 6×d.

[d] Según las guías ERS/ESCMID 2011 cuando MIC ≤8 mg/l, es eficaz la dosis de 2 g cada 6 h iv.

[e] Opciones cuando MIC para penicilina >8 mg/l.

[f] Según las guías ERS/ESCMID 2011: levofloxacino o moxifloxacino.

[g] En infecciones graves, obesidad significativa y en enfermos con insuficiencia renal, hay que observar la concentración del fármaco en suero, que debería ser de 15-20 µg/ml antes de la administración de la 4.ª o 5.ª dosis; en infecciones severas se puede considerar el inicio del tratamiento con una sola dosis de carga de 20-30 mg/kg.

[h] Dosis de carbapenemas en infecciones muy graves: imipenem 1 g con cilastatina 1 g 3-4×d en infusiones que duran 40-60 min (la dosis máx. de imipenem es de 4 g/d o 50 mg/kg/d; elegir la dosis menor), meropenem iv. 2 g 3×d (en las guías ERS/ESCMID [2011] se prefiere el meropenem en infusiones que duran 3 h).

[i] Está indicada la observación de la concentración del fármaco en sangre.

[j] Cuando el aclaramiento de creatinina es >50 ml/min; en la insuficiencia renal dosis disminuida.

[k] No aprobada en Chile.

## → OBSERVACIÓN

**1. Enfermos tratados ambulatoriamente:** visita de control después de 48 h o antes, si aparecen signos de alarma. Si no hay mejoría, considerar derivar al enfermo al hospital, entre otros fines, para realizar radiografía de tórax.

**2. En el hospital.**

1) Observar: temperatura corporal, frecuencia respiratoria, pulso, tensión arterial, estado de conciencia y $SpO_2$: inicialmente ≥2 × d y en enfermos con neumonía grave con mayor frecuencia. El estado de los enfermos que han recibido un antibiótico adecuado mejora en 24-48 h.

2) Si los signos clínicos indican mejoría, no realizar radiografía de tórax antes del alta hospitalaria. Si no se ha producido mejoría satisfactoria repetir la determinación de proteína C-reactiva o PCT (si está disponible) y la radiografía de tórax.

3) Si el tratamiento empírico inicial es ineficaz → buscar de forma intensiva el agente etiológico resistente a los antibióticos utilizados y realizar de nuevo el diagnóstico diferencial.

4) **No dar de alta** a los pacientes que en las últimas 24 h han tenido ≥2 de los siguientes síntomas: temperatura corporal >37,5 °C, frecuencia respiratoria ≥24/min, frecuencia cardíaca >100/min, presión arterial sistólica ≤90 mm Hg, $SpO_2$ <90 % al respirar aire atmosférico, trastornos de conciencia, incapacidad de comer con ayuda. Considerar prorrogar el alta hospitalaria en los enfermos con temperatura corporal >37,5 °C.

5) A cada enfermo indicar la fecha de la visita de control después de ~6 semanas. Repetir la radiografía de tórax en enfermos con síntomas mantenidos o con un riesgo elevado de neoplasia maligna (sobre todo en fumadores y >50 años). Las alteraciones de imagen radiológica se resuelven más lentamente que los signos clínicos, sobre todo si eran extensas y en los enfermos mayores (en general en 4-8 semanas). Si los signos o alteraciones radiológicas persisten después de 6 semanas o recurren en la misma localización → realizar broncoscopia.

## → COMPLICACIONES

**1. Derrame pleural y empiema pleural** →cap. 3.19.2.1.

**2. Absceso pulmonar:** colección del pus en el parénquima pulmonar, más frecuentemente a consecuencia de neumonía estafilocócica, producida por bacterias anaerobias, *Klebsiella pneumoniae* o *Pseudomonas aeruginosa*. Los **síntomas** son parecidos a los de neumonía. El **diagnóstico** se realiza a base del examen radiológico (cavidad con nivel de contenido líquido en el parénquima pulmonar).

**Tratamiento**: antibioticoterapia y drenaje postural; en pocos casos sin mejoría se indica la resección quirúrgica. Inicialmente empíricamente penicilina benzatínica iv. 1,8-2,7 g (3-4,5 millones de UI) 4 × d en combinación con metronidazol iv. 0,5 g 4 × d o clindamicina iv. 600 mg 4 × d, o amoxicilina con clavulánico 1,2 g 3-4 × d. Cuando el agente etiológico y su farmacosensibilidad son conocidos → administrar el tratamiento dirigido. La duración del tratamiento: hasta el cierre de la cavidad del absceso (en general 4-8 semanas).

## → SITUACIONES ESPECIALES

### Neumonía en inmunodeprimidos

**Diagnóstico:** estos enfermos son especialmente susceptibles a la infección por micobacterias tuberculosas y no tuberculosas, hongos (*Aspergillus fumigatus*, *Candida albicans*, *Pneumocystis jiroveci*) y virus. Identificar el agente etiológico realizando examen microbiológico del esputo (permite el diagnóstico de neumocistosis y tuberculosis, mientras que el aislamiento de los hongos *Aspergillus* y *Candida* en el esputo no siempre confirma la etiología), cultivo del esputo, hemocultivo, broncoscopia + lavado bronquial, eventualmente biopsia pulmonar transbronquial. En casos dudosos considerar biopsia pulmonar quirúrgica.

**Tratamiento:** en la mayoría de los enfermos empezar antes de la identificación microbiológica. Tras excluir inicialmente la tuberculosis y neumocistosis mediante el examen del esputo → administrar tratamiento antibiótico efectivo contra microorganismos grampositivos y gramnegativos, incluyendo *Pseudomonas aeruginosa* (como en la neumonía en enfermos hospitalizados o NIH ≥5 días →más adelante). Si no se ha descartado la infección por estafilococo resistente a meticilina (SARM) → añadir vancomicina o linezolid; en caso de sospecha de legionelosis → macrólido o fluoroquinolona. Si el enfermo tiene fiebre durante 4 días después de emplear el tratamiento anteriormente mencionado → añadir un fármaco antifúngico.

## 13.2. Neumonía intrahospitalaria (NIH)

### → DEFINICIÓN Y ETIOPATOGENIA

**Neumonía intrahospitalaria (NIH)** es una neumonía que se ha presentado 48 h desde la admisión al hospital en un enfermo no intubado en el momento de admisión. **Neumonía asociada a ventilación mecánica** (*ventilator-associated pneumonia*, **VAP**) es una neumonía que se ha presentado >48 h desde el inicio de la ventilación mecánica invasiva. **Neumonía asociada al contacto con el sistema sanitario o neumonía nosocomial** (*health care-associated pneumonia*, **HCAP**) es una neumonía en los enfermos que: en los últimos 90 días anteriores a la infección fueron hospitalizados durante ≥2 días o permanecieron en una residencia de cuidados o en un centro de cuidados crónicos; recibieron antibiótico iv., quimioterapia o en los cuales se trató una herida en los 30 días anteriores a la infección actual.

**Factores etiológicos:**

1) **en los primeros 4 días de la hospitalización:** las mismas bacterias que producen la NAC y bacilos gramnegativos (*E. coli*, *Klebsiella pneumoniae*, *Enterobacter*, *Proteus* y *Serratia*), pero sin resistencia a antibióticos.

2) **a partir del 5.º día** predominan las cepas multirresistentes, más frecuentemente los bacilos aerobios gramnegativos: *Pseudomonas aeruginosa*, *E. coli*, *Klebsiella pneumoniae*, *Acinetobacter spp.* y *Legionella pneumophila*, y entre las bacterias grampositivas sobre todo *Streptococcus aureus*, cuyas cepas intrahospitalarias pueden ser resistentes a meticilina.

La flora bacteriana y su perfil de resistencia a los antibióticos difiere entre hospitales, por eso **cada hospital debería conocer la relación de microorganismos responsables de las infecciones hospitalarias,** junto con su perfil de resistencias. Las unidades de cuidados intensivos deben disponer de un informe específico respecto al del resto de servicios. La fuente de microorganismos son los dispositivos usados en el sistema sanitario, el ambiente (aire, agua, aparatos y ropa) y la transmisión de los microorganismos entre los pacientes y el personal u otros enfermos.

### → CUADRO CLÍNICO E HISTORIA NATURAL

El cuadro clínico como en la NAC. La mortalidad de los enfermos por NIH posoperatoria es de ~20 % y la mortalidad en la UCI es de 30-40 %.

### → DIAGNÓSTICO

**Exploraciones complementarias**

En todos los enfermos con sospecha de NIH se deben obtener **muestras de secreciones de las vías respiratorias bajas** (se prefiere la aspiración traqueal con cultivo semicuantitativo o con métodos broncoscópicos [BAL, mini-BAL o cepillado bronquial]) con cultivo cuantitativo. El predominio de múltiples bacilos gramnegativos en una muestra de las vías respiratorias de buena calidad observados mediante la tinción de Gram confirma la etiología de la neumonía causada por estas bacterias (incluidos los microorganismos fermentadores de glucosa y no fermentadores).

Realizar los **hemocultivos** a todo enfermo con sospecha de VAP. El resultado positivo puede indicar neumonía o infecciones localizadas fuera del aparato respiratorio.

### Criterios diagnósticos

Criterio de la definición de la NIH, y además

1) nueva aparición o progresión de las infiltraciones pulmonares

2) presencia de ≥2 de los 3 criterios clínicos siguientes:

   a) temperatura corporal ≥38 °C

   b) leucocitosis o leucopenia, y

   c) secreción bronquial purulenta (aumento de la cantidad de secreción o cambio de su carácter a purulento).

El diagnóstico debe basarse solo en criterios clínicos, sin incluir la concentración de procalcitonina o de proteína C-reactiva.

### Diagnóstico diferencial

Complicaciones de la enfermedad de base: tromboembolismo pulmonar e infarto pulmonar (complicación de la inmovilización y de trombosis de venas profundas), sepsis (puede ser complicada con síndrome de distrés respiratorio agudo), en enfermedades sistémicas puede aparecer hemorragia alveolar, etc.

## ➡ TRATAMIENTO

### Recomendaciones generales

**Algoritmo de actuación** →fig. 13-4.

### Antibioticoterapia

**Elección de antibióticos** → depende de la presencia de factores de riesgo de infección por patógenos concretos (→fig. 13-5, fig. 13-6), así como de los datos sobre el perfil de patógenos de cada hospital/unidad y de sensibilidades a antibióticos.

Los antibióticos deben administrarse inicialmente iv. (→tabla 13-3; considerar las características farmacocinéticas y farmacodinámicas de los antibióticos). Si es posible, hay que modificarlos lo más rápidamente posible según el resultado de los antibiogramas, y seleccionar antibioticoterapia de espectro más reducido o en monoterapia.

En enfermos con NIH (no VAP) se pueden administrar fluoroquinolonas y linezolid VO, justo después de obtener mejoría. En enfermos con VAP causada por bacterias gramnegativas sensibles solo a aminoglucósidos o polimixinas, considerar la asociación de antibióticos, tanto sistémicos como inhalados (como tratamiento de último recurso en enfermos que no responden al tratamiento iv.). No utilizar aminoglucósidos empíricamente en monoterapia.

**Mantener la antibioticoterapia** durante 7-8 días (en algunos casos durante más tiempo, en función de la rapidez de la mejoría del estado clínico, de los resultados de las pruebas de imagen y de laboratorio). La duración del tratamiento debe establecerse en función de los criterios clínicos y la reducción de la concentración de procalcitonina en el suero.

## ➡ OBSERVACIÓN

Evaluar el resultado del tratamiento antibiótico después de 48-72 h. La desaparición de fiebre, disminución de leucocitosis, mejoría de la oxigenación de sangre

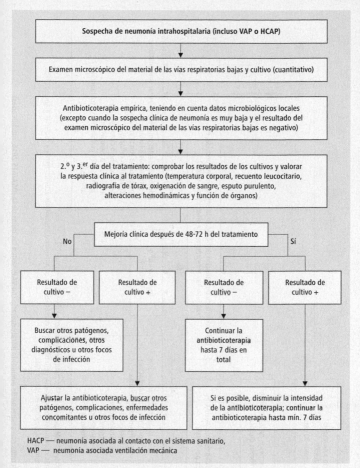

**Fig. 13-4.** Estrategia de actuación ante la sospecha de neumonía intrahospitalaria

y mejoría del estado general del enfermo confirman la eficacia del tratamiento. En caso de falta de mejoría hay que repetir las pruebas microbiológicas y pensar en infección por otros microorganismos (micobacterias tuberculosas u hongos), o en otro diagnóstico diferente al de neumonía.

### → PREVENCIÓN

**1. Profilaxis no específica:** educación del personal, seguimiento de la desinfección de manos con agentes con base alcohólica, descontaminación adecuada de equipos médicos, preservación de la asepsia durante la aspiración de secreciones de las vías respiratorias, movilización precoz del enfermo y su rehabilitación, uso de ventilación invasiva durante el tiempo más corto posible, aislamiento de enfermos.

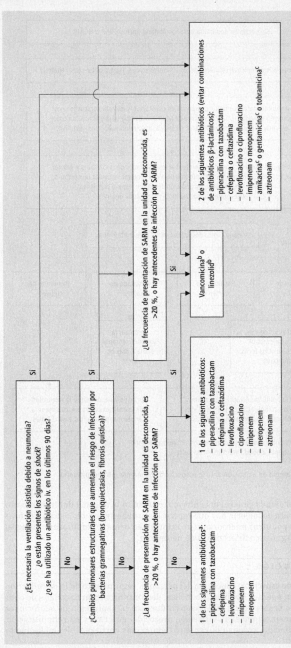

¿Es necesaria la ventilación asistida debido a neumonía?
¿o están presentes los signos de *shock*?
¿o se ha utilizado un antibiótico iv. en los últimos 90 días?

→ **No**

¿Cambios pulmonares estructurales que aumentan el riesgo de infección por
bacterias gramnegativas (bronquiectasias, fibrosis quística)?

→ **No**

¿La frecuencia de presentación de SARM en la unidad es desconocida, es
>20 %, o hay antecedentes de infección por SARM?

→ **No**

1 de los siguientes antibióticos[a]:
– piperacilina con tazobactam
– cefepima
– levofloxacino
– imipenem
– meropenem

**Sí** (from structural changes question):

¿La frecuencia de presentación de SARM en la unidad es desconocida, es
>20 %, o hay antecedentes de infección por SARM?

→ **Sí** → Vancomicina[b] o
linezolid[b]

→ **Sí**

1 de los siguientes antibióticos:
– piperacilina con tazobactam
– cefepima o ceftazidima
– levofloxacino
– ciprofloxacino
– imipenem
– meropenem
– aztreonam

**Sí** (from ventilation question):

¿La frecuencia de presentación de SARM en la unidad es desconocida, es
>20 %, o hay antecedentes de infección por SARM?

→ **Sí** → Vancomicina[b] o
linezolid[b]

2 de los siguientes antibióticos (evitar combinaciones
de antibióticos β-lactámicos):
– piperacilina con tazobactam
– cefepima o ceftazidima
– levofloxacino o ciprofloxacino
– imipenem o meropenem
– amikacina[c] o gentamicina[c] o tobramicina[c]
– aztreonam

[a] Es un tratamiento empírico activo frente a *P. aeruginosa* y SASM (pero no SARM); tratamiento específico del SASM →tabla 13-2.
[b] La vancomicina y el linezolid no pueden utilizarse empíricamente en monoterapia, pero tienen que combinarse con un antibiótico/antibióticos activo(s) frente a bacterias gramnegativas.
[c] Dentro de lo posible, no se deben utilizar aminoglucósidos ni polimixinas empíricamente.

**Fig. 13-5.** Elección del tratamiento empírico en enfermos con sospecha de nuemonía intrahospitaria (no VAP; según las guías de la IDSA/ATS 2016, modificadas)

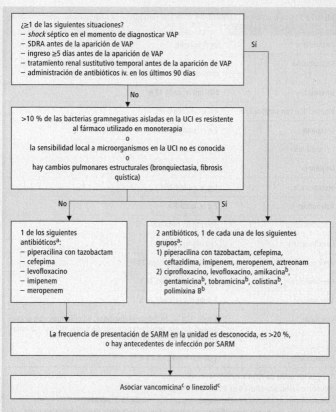

**Fig. 13-6.** Elección del tratamiento empírico inicial en enfermos con sospecha de neumonía asociada a ventilación mecánica (VAP; según las guías de la IDSA/ATS 2016, modificadas)

## 2. Prevención de la aspiración:

1) incorporación del enfermo en posición semisentada (30-45°), y no en decúbito dorsal

2) mantenimiento de la presión en el balón sellador del tubo endotraqueal >20 cm $H_2O$

3) uso de tubos con un canal adicional para la aspiración de secreciones situadas por encima del balón.

**3. Alimentación enteral:** si no hay contraindicaciones, en lugar de la parenteral. En enfermos con alteraciones de la deglución hay que considerar la alimentación por sonda.

Tabla 13-3. Dosificación de antibióticos en el tratamiento de la neumonía intrahospitalaria (incluida la VAP)[a]

| Antibiótico | Dosificación |
| --- | --- |
| Vancomicina | 15 mg/kg iv. cada 8-12 h (en enfermos con NIH/VAP grave considerar una dosis de carga 25-30 mg/kg) |
| Linezolid | 600 mg iv. cada 12 h |
| Piperacilina con tazobactam | 4,5 g iv. cada 6 h[b] |
| Cefepima | 2 g iv. cada 8 h[b] |
| Ceftazidima | 2 g iv. cada 8 h[b] |
| Imipenem | 500 mg iv. cada 6 h[b,c] |
| Meropenem | 1 g iv. cada 8 h[b,c] |
| Aztreonam | 2 g iv. cada 8 h |
| Ciprofloxacino | 400 mg iv. cada 8 h |
| Levofloxacino | 750 mg iv. cada 24 h |
| Amikacina | 15-20 mg/kg iv. cada 24 h |
| Gentamicina | 5-7 mg/kg iv. cada 24 h |
| Tobramicina | 5-7 mg/kg iv. cada 24 h |
| Colistina | 9 mill. UI/d iv. en 2-3 dosis divididas, en enfermos muy graves precedidas por una dosis de carga de 9 mill. UI[d] por vía inhalatoria 1-2 mill. UI cada 8-12 h |
| Polimixina B | 1,25-1,5 mg/kg iv. 2×d |

[a] Según las guías de IDSA y ATS 2016, modificadas.

[b] Puede resultar adecuada una infusión prolongada.

[c] Dosis de carbapenemas en infecciones muy graves →tabla 13-2, nota h.

[d] En enfermos con buena función renal se permite aumentar la dosis diaria y de carga hasta 12 mill. UI. En caso del aclaramiento de creatinina (CrCl) <50 ml/min, la dosis debe reducirse: hasta 5,5-7,5 mill. UI/d con el CrCl 30-50 ml/min, hasta 4,5-5,5 mill. UI/d con el CrCl 10-29 ml/min y hasta 3,5 mill. UI/d con el CrCl <10 ml/min. La dosis no se modifica en caso de tratamiento de sustitución renal continuo.

VAP — neumonía asociada a ventilación mecánica

## 13.3. Neumonías por agente etiológico específico

### 13.3.1. Neumonía gripal

Rara en personas previamente sanas. El riesgo aumenta en caso de enfermedades pulmonares crónicas (sobre todo la EPOC), valvulopatías, diabetes *mellitus*, síndrome nefrótico, tratamiento inmunosupresor, edad avanzada y embarazo.

**Diagnóstico:** signos clínicos (signos de neumonía + rinitis, mialgias) y desarrollo de la enfermedad en el período de una epidemia de gripe. Radiografía de tórax: infiltrados difusos, bilaterales, simétricos. Eventualmente confirmación mediante cultivo del virus del esputo, secreción bronquial o frotis faríngeo, o métodos inmunológicos.

**Tratamiento**: sintomático + fármacos antivirales →cap. 18.1.1.

### 13.3.2. Síndrome respiratorio agudo severo (SRAS)

Enfermedad contagiosa con características de neumonía, causada por coronavirus SRAS-CoV. La infección se transmite por gotas a consecuencia del contacto directo con el enfermo o eventualmente de forma indirecta, a través de objetos contagiados con secreciones respiratorias o líquidos corporales. El período de latencia son 2-10 días.

**Cuadro clínico** (criterios diagnósticos):

1) en el sistema respiratorio fiebre (siempre) y ≥1 de los siguientes: tos, disnea, dificultad para respirar, hipoxia

2) opacidades en la radiografía de tórax (en un 80 % de los enfermos, bilaterales, sin necrosis ni derrame pleural)

3) ausencia de mejoría durante el tratamiento antibiótico

4) linfopenia no justificada por otra causa y aumento de la actividad de AST y ALT

5) confirmación de la infección por virus SRAS-CoV molecular o serológica (10-28 días desde la aparición de la fiebre)

6) contacto con la fuente de infección.

**Tratamiento:** sintomático, en caso de necesidad oxigenoterapia y ventilación mecánica. En la forma severa y progresiva de la enfermedad: metilprednisolona iv. 1-2 g/d.

**Prevención:** aislamiento rápido de todos los enfermos con sospecha de SRAS.

### 13.3.3. Síndrome respiratorio de Oriente Medio (MERS)

Enfermedad infecciosa causada por el coronavirus MERS-CoV. Ocurre en el territorio de la península arábiga y en las personas que han retornado de allí. El contagio se transmite de persona a persona mediante un contacto cercano.

**Cuadro clínico:** espectro sintomático desde un cuadro asintomático hasta neumonía severa con SDRA y sepsis. Inicialmente fiebre y tos, a menudo cefalea, mialgias, artralgias, luego disnea, a veces náuseas y vómitos, menos frecuentemente dolor abdominal y diarrea. Radiografía torácica: infiltración uni- o bilateral, cambios intersticiales y derrame pleural. En las pruebas de laboratorio: leucopenia con linfopenia, trombocitopenia, aumento de la actividad de LDH en el suero.

**Diagnóstico:** PCR (material: lavado broncoalveolar, esputo, frotis/aspirado de la cavidad nasofaríngea).

**Tratamiento:** no existe un tratamiento causal; en caso de necesidad realizar oxigenoterapia y ventilación mecánica, antibioticoterapia en caso de sobreinfección bacteriana.

**Prevención:** durante el cuidado del enfermo utilizar una mascarilla con filtro (al menos tan eficaz como la mascarilla N95), guantes, bata desechable, anteojos protectores o pantallas. El enfermo debe ser trasladado a un hospital con sala de aislamiento contra infecciones transmitidas por el aire (AIIR).

### 13.3.4. Neumonía por *Pneumocystis jiroveci* (anteriormente *Pneumocystis carinii*) (neumocistosis)

Aparece en enfermos con alteración de la inmunidad celular (más frecuentemente SIDA). El período de incubación es de unas semanas.

**Cuadro clínico:** fiebre, tos seca, disnea (con más frecuencia); en infectados por VIH pueden desarrollarse lentamente. La cifra de leucocitos en sangre es normal, la actividad de LDH en suero está aumentada. Radiografía de tórax: inicialmente suele ser normal, posteriormente aparecen alteraciones bilaterales, simétricas, en vidrio esmerilado. $DL_{CO}$ disminuida.

**Diagnóstico:** identificación de trofozoítos o quistes de *Pneumocystis jiroveci* en el esputo (sensibilidad 60 %), esputo inducido, lavado broncoalveolar (sensibilidad 95 %). Raramente es necesaria la biopsia pulmonar (transbronquial o quirúrgica).

**Tratamiento:** cotrimoxazol (15 mg/kg/d de trimetoprim y 75 mg/kg/d de sulfametoxazol) iv. o VO repartido en 3 dosis, durante 3 semanas. En enfermos que no toleran cotrimoxazol → pentamidina (4 mg/kg/d iv.; no disponible en Chile) o clindamicina (600 mg/d cada 8 h VO con primaquina 30 mg/d VO). En enfermos con $PaO_2$<70 mm Hg respirando aire ambiente considerar la adición de glucocorticoides (prednisona VO 40 mg cada 12 h durante 5 días, luego 40 mg/d durante 6 días y 20 mg/d durante los siguientes 10 días).

**Prevención:** después de terminar el tratamiento, en enfermos con estado de inmunosupresión e infectados por VIH utilizar cotrimoxazol 960 mg VO 1 × d, a diario o 3 días a la semana.

### 13.3.5. Neumonía por *Aspergillus* (aspergilosis invasiva)

Más frecuentemente *Aspergillus fumigatus*, *Aspergillus flavus*, *Aspergillus niger* y *Aspergillus terreus*. Factores de riesgo: neutropenia, antibioticoterapia, enfermedades pulmonares crónicas.

**Cuadro clínico:** fiebre, dolor pleurítico, hemoptisis. Radiografía de tórax: nódulos aislados o múltiples localizados en periferia, algunos con características de necrosis. En TC son visibles opacidades parenquimatosas focales con un contorno atenuado (signo del halo).

**Diagnóstico:** definitivo solamente a base de la identificación de micelio en el examen microscópico del material de la biopsia pulmonar (en enfermos inmunodeprimidos también del lavado broncoalveolar) y cultivo de *Aspergillus* de esta muestra. Es útil el test de detección del antígeno de *Aspergillus* (galactomanano) en la sangre o en el lavado broncoalveolar. El resultado positivo de cultivo del esputo tiene poco valor.

**Tratamiento:** voriconazol (iv. 2 × d: el 1.er día 6 mg/kg, luego 4 mg/kg; después de conseguir mejoría a partir del 7.º día puede ser VO 200 mg 2 × d), hasta la desaparición de las alteraciones radiológicas, en general varias semanas (iv. máx. 5 meses). Alternativa: amfotericina B iv., forma lipídica: preparado liposomal 3-5 mg/kg/d (el único aceptado en Chile) o complejo lipídico 5 mg/kg/d o dispersión coloidal 3-4 mg/kg/d; la forma de desoxicolato 0,7-1 mg/kg/d (máx. 1,5 mg/kg/d) se asocia con mayor riesgo de nefrotoxicidad y otros efectos adversos. En formas más leves de la enfermedad o después de conseguir la mejoría → considerar itraconazol VO 200 mg 2-3 × d o voriconazol VO 200 mg 2 × d durante 2-5 meses, y en enfermos con un foco solitario (sobre todo en caso de hemoptisis) o foco cercano a los grandes vasos o pericardio o penetrante a la cavidad pleural o que infiltra las costillas está indicada su resección con cobertura antifúngica. En caso de resistencia a anfotericina B o azoles, o su intolerancia → caspofungina iv. (70 mg/d, en masa corporal ≤80 kg a partir del 2.º día 50 mg/d; fármaco de elección en fiebre neutropénica) o micafungina (100-150 mg/d iv.) o posaconazol VO (inicialmente 200 mg 4 × d y después de obtener estabilidad del estado clínico: 400 mg 2 × d).

### 13.3.6. Neumonía por *Candida*

Con mayor frecuencia *C. albicans* o *C. glabrata*.

**Factores de riesgo:** neutropenia (en casos excepcionales en personas sin neutropenia), nutrición parenteral, adicción a las drogas administradas por vía intravenosa. Las puertas de entrada de la infección pueden ser: tubo digestivo, piel dañada, a menudo cánulas de venoclisis durante tiempo prolongado.

**Cuadro clínico:** tos, fiebre, disnea. Radiografía de tórax: infiltrados lobares o múltiples focos de opacidades parenquimatosas. El cultivo del esputo y de la secreción bronquial no tienen valor. El hemocultivo positivo significa infección generalizada.

**Diagnóstico:** definitivo es posible con ayuda del examen microscópico de la biopsia pulmonar.

**Tratamiento:** retirada de los tubos y drenajes que pueden ser la fuente de infección (decisión individualizada en personas con neutropenia, en las que la candidemia con mayor frecuencia está causada por otros factores de riesgo); en caso de candidemia es necesaria la consulta oftalmológica y el tratamiento debe continuarse durante 2 semanas desde los últimos resultados positivos del hemocultivo. Tratamiento farmacológico: anfotericina B en monoterapia o en combinación con flucitosina (no disponible en Chile), equinocandina (no disponible en Chile) o fluconazol. Tratamiento de candidemia →cap. 18.4.

## 11.3.7. Síndrome pulmonar por *Hantavirus*

Zoonosis causada por *Hantavirus* (*Bunyaviridae Hantavirus*), cuyo reservorio natural son los ratones silvestres. Existen diferentes subtipos de *Hantavirus,* que tienen un reservorio (roedor) específico. La vía de contagio más común es la inhalación de aerosoles procedentes de la saliva, orina o heces de ratones que son portadores. Es una enfermedad infecciosa emergente, de baja transmisibilidad y alta mortalidad (~35 %), presente en América, donde fue descrita por primera vez (1993) en Estados Unidos.

**Cuadro clínico:** se caracteriza por la presencia de fiebre, infección pulmonar, insuficiencia cardíaca y alteraciones hematológicas. Período de incubación: 14-17 días. Fase febril (3-5 días): fiebre de inicio brusco, mialgias, cefalea, tos y rinitis aguda, compromiso renal frecuente y leve, síntomas gastrointestinales (anorexia, dolor abdominal, náuseas y vómitos) y trombocitopenia. Fase de compromiso cardiopulmonar: tos, taquicardia, taquipnea, hipotensión ortostática, síntomas gastrointestinales predominantes y alteraciones hematológicas (trombocitopenia, aumento del hematocrito, de linfoblastos >10 %) e insuficiencia respiratoria. En las infecciones por el subtipo hantavirus Andes también se describe: hematuria, púrpura petequial y hemorragias externas, y es la única cepa con capacidad de contagio persona-persona. A las 48 h aparece edema pulmonar y relleno alveolar.

**Diagnóstico:** sospecha en paciente con síntomas y antecedentes de riesgo (→Prevención). ELISA para IgM e IgG contra *Hantavirus* en sangre o suero. RT-PCR para varios tipos de *Hantavirus*. En Chile es de notificación obligatoria e inmediata.

**Tratamiento:** no existe un tratamiento causal. El tratamiento se basa en la terapia de soporte circulatorio y respiratorio en UCI. Oxigenoterapia y ventilación mecánica en caso de necesidad. Antibioticoterapia en caso de sobreinfección bacteriana.

**Prevención:** Evitar situaciones de riesgo, es decir ratones silvestres, su orina heces en áreas rurales o casas deshabitadas, y contacto persona con infección por *Hantavirus* confirmada (<6 semanas). Descontaminar habitaciones que muestren signos de actividad de roedores. Lavar las superficies contaminadas con hipoclorito de sodio (al 10 %). Aislamiento de gotitas en pacientes hospitalizados. Seguimiento estrecho de los contactos.

## 13.3.8. Neumonías causadas por otros microorganismos

**Tratamiento** →tabla 13-2.

**1.** *Streptococcus pneumoniae:* el agente etiológico de NAC más frecuente. Cuadro clínico típico. El cultivo del esputo recomendando en enfermos hospitalizados (aunque tiene utilidad limitada). Otros métodos de confirmación: hemocultivo (positivo en <25 %), prueba de detección del antígeno de *Streptococcus pneumoniae* en orina.

**2.** *Haemophilus influenzae:* cuadro clínico típico, derrame pleural muy raro.

**3.** *Moraxella catarrhalis:* a menudo en personas mayores con factores de riesgo, p. ej. EPOC.

**4.** *Staphylococcus aureus:* en <5 % NAC, ~30 % NIH; en general un curso severo. En la radiografía infiltrados multifocales, con frecuencia bilaterales y con signos de lisis (abscesos o cavidades de pared fina). Confirmación: examen microbiológico y cultivo de esputo, hemocultivo. La infección por una cepa poco prevalente que produce leucocidina de Panton-Valentine (PVL-SA) puede llevar a la formación de cavidades en los pulmones (neumonía necrotizante) y falla multiorgánica. Añadir linezolid iv. 600 mg 2×d, clindamicina iv. 1,2 g 4×d y rifampicina iv. 600 mg 2×d al tratamiento inicial empírico, y después de recibir el resultado de las pruebas microbiológicas continuar el tratamiento dirigido.

**5.** *Klebsiella pneumoniae* **y otros bacilos intestinales gramnegativos (***E. coli*, *Proteus spp.***):** radiografía →cap. 3.13.1. Confirmación: hemocultivo o cultivo de esputo.

**6.** *Acinetobacter baumannii:* en general NIH, a menudo curso severo y leucopenia, derrame pleural en la mitad de los enfermos. En caso de sensibilidad solamente a aminoglucósidos o a la colistina, hay que considerar la administración solamente de estos antibióticos, tanto iv., como por vía inhalatoria.

**7.** **Bacterias anaerobias:** a menudo abscesos, en 1/3 de los enfermos con empiema pleural, el cultivo es difícil, es útil la exploración microscópica del esputo, siempre es necesaria la broncoscopia (exclusión del cuerpo extraño pues con frecuencia se debe a broncoaspiración: **neumonía aspirativa**). Utilizar amoxicilina con ácido clavulánico iv.; como alternativa clindamicina iv., penicilina G iv. con metronidazol iv., cefalosporina iv. con metronidazol VO, moxifloxacino; en enfermos en la UCI o procedentes de una residencia: clindamicina con cefalosporina o cefalosporina con metronidazol. En neumonía no complicada tratar durante 10-14 días, en neumonía con características de necrosis, con absceso pulmonar o con empiema pleural, durante 4-8 semanas.

**8.** **Microorganismos atípicos.**

1) *Mycoplasma pneumoniae:* período de incubación 2-3 semanas; raramente leucocitosis, raramente infiltrado que afecta todo el lóbulo, a veces adenopatías hiliares; pueden aparecer síntomas de anemia hemolítica.

2) *Chlamydophila (Chlamydia) pneumoniae:* a menudo faringitis ~2 semanas antes de la NAC.

3) *Legionella pneumophila:* la fuente de infección son en general los sistemas de aire acondicionado y de abastecimiento de agua. A menudo se presentan cefalea y alteraciones de la orientación, posiblemente diarrea; aumento de actividad de ALT, AST, creatina-cinasa (CK); hiponatremia, proteinuria, hematuria microscópica. Confirmación: detección del antígeno en orina.

# 14. Enfermedades pulmonares intersticiales

Grupo heterogéneo de enfermedades no infecciosas y no neoplásicas que se caracterizan por la aparición de alteraciones radiológicas difusas, trastornos de la ventilación de tipo restrictivo con disminución de la capacidad de difusión de monóxido de carbono ($DL_{CO}$) y alteración del intercambio gaseoso.

## 14.1. Neumonía intersticial idiopática

### 14.1.1. Fibrosis pulmonar idiopática (FPI)

Forma particular de inflamación intersticial progresiva crónica limitada al pulmón, de causa desconocida, que se presenta sobre todo en personas mayores, con imagen histológica y/o radiológica de neumonía intersticial usual (NIU). En ~20 % de los casos la FPI presenta agregación familiar y tiene origen genético, más frecuentemente con compromiso de las proteínas del surfactante y de la telomerasa. Para diagnosticar esta forma de FPI es necesaria la confirmación de ≥2 casos de la enfermedad en la familia.

**Cuadro clínico:** inicio insidioso, disnea y tos seca, que se intensifican durante unos meses, puede haber pérdida de peso y debilidad, respiración acelerada y superficial, crepitantes bibasales; en la fase tardía de la enfermedad acropaquias y síntomas de *cor pulmonale*. Curso: crónico progresivo, a veces exacerbaciones bruscas o progresión acelerada.

El **diagnóstico** requiere:

1) excluir otras causas conocidas de enfermedad pulmonar intersticial, sobre todo de alveolitis alérgica crónica, exposición laboral, enfermedades del tejido conectivo y efecto adverso de fármacos, y

2) objetivar imagen típica de NIU en la TC de alta resolución o hallazgos histopatológicos compatibles en enfermos sometidos a biopsia pulmonar quirúrgica (imagen característica en la TC de alta resolución: opacidades reticulares de predominio basal periférico con distorsión de la arquitectura pulmonar y focos de espacios aéreos quistiformes con patrón en panal de abejas).

La exacerbación de FPI se traduce en la aparición de disnea o en un empeoramiento significativo de la misma en el último mes, junto con la presencia de nuevas lesiones diseminadas que afectan a los alvéolos pulmonares (en la TC de alta resolución se describen infiltrados bilaterales difusos en vidrio esmerilado y/o condensaciones parenquimatosas).

**Tratamiento:** en los enfermos con cambios leves (CVF 50-80 %) considerar administrar pirfenidona (801 mg [3 cápsulas 3×d VO]) o nintedanib (150 mg 2×d VO). Ambos fármacos pueden provocar náuseas, el nintedanib además puede causar diarrea y la pirfenidona vómitos, fotosensibilidad y erupción cutánea. El uso de pirfenidona y nintedanib está contraindicado en enfermos con lesión hepática grave y en el caso de la pirfenidona también en enfermos con insuficiencia renal grave. En pacientes con reflujo gastroesofágico utilizar un tratamiento antirreflujo. No utilizar anticoagulante en enfermos con FPI, en los que no hay otras indicaciones para profilaxis antitrombótica. Utilizar **tratamiento sintomático óptimo** (sobre todo la oxigenoterapia en enfermos con hipoxemia significativa en reposo), eventualmente la rehabilitación. Si es posible, considerar incluir el enfermo en ensayos clínicos. Considerar con suficiente antelación indicaciones para el trasplante pulmonar e incluir al enfermo en lista de espera.

En enfermos con **exacerbación de FPI** considerar un tratamiento con glucocorticoides (prednisona 40-60 mg/d VO durante 2-3 semanas o 0,5-1 g/d iv. durante 3-5 días, luego disminución gradual de la dosis hasta el abandono del medicamento). Si no se puede descartar la infección bacteriana, se debe utilizar antibioticoterapia.

**Pronóstico:** la mediana de supervivencia es de 3-5 años desde el diagnóstico. En un 10-15 % de los enfermos se desarrolla cáncer de pulmón.

## 14.1.2. Otras formas seleccionadas de neumonía intersticial idiopática

**1. Neumonía intersticial no específica** (NINE). Síntomas más frecuentes: disnea, tos, menos frecuentemente aumento de la temperatura corporal y acropaquias. Los crépitos pueden ser bilaterales. TC de alta resolución: se observan las típicas opacidades en vidrio esmerilado y alteraciones reticulares de predominio en las áreas periféricas de las bases pulmonares que respetan áreas del parénquima en la proximidad inmediata de la pleura. En todos los casos de la neumonía intersticial no específica se han de buscar síntomas de enfermedades del tejido conjuntivo. Tratamiento: glucocorticoides y eventualmente un fármaco inmunosupresor.

**2. Neumonía organizada criptogenética** (COP, anteriormente bronquitis obliterante con neumonía organizada, BOOP). En ~40 % de los casos el inicio es parecido a una infección vírica aguda con síntomas similares a los de la gripe. Aparece tos, disnea, aumento de la temperatura corporal, debilidad, falta de apetito y pérdida de peso. Se aprecian crepitaciones bilaterales. En la radiografía condensaciones parenquimatosas bilaterales; en la TC de alta resolución con mayor frecuencia condensaciones de distribución peripleural, peribronquial, en un 60 % asociadas a cambios en vidrio deslustrado. Las alteraciones radiológicas pueden resolverse y aparecer en otras localizaciones. Los signos y las alteraciones radiológicas se resuelven muy rápidamente con el uso de glucocorticoides (prednisona 0,75 mg/kg, disminuir en unas semanas). En caso de recidiva → prolongar el tratamiento.

**3. Neumonía intersticial aguda** (AIP): empieza generalmente de forma aguda con síntomas parecidos a los de la gripe en forma de mialgias, cefalea, dolor de garganta, malestar, tos y disnea. Se observa taquipnea y taquicardia, cianosis y crepitaciones dispersas bilaterales. En la mayoría de los casos se desarrolla rápidamente insuficiencia respiratoria que requiere ventilación asistida. Las alteraciones radiológicas en fases tempranas de la enfermedad pueden ser leves, en fases avanzadas habitualmente se observan opacidades difusas o maculares en vidrio esmerilado, frecuentemente asociadas a lobulillos no afectados (distribución geográfica), a veces en combinación con densidades alveolares. Diagnóstico diferencial con agudización de FPI, empeoramiento brusco de enfermedades del tejido conectivo y también con infecciones graves y con complicaciones del uso de fármacos y oxígeno, trasplante de órgano y broncoaspiraciones. Tratamiento: sobre todo sintomático, suele ser imprescindible la ventilación mecánica. Se intenta el tratamiento con glucocorticoides a dosis altas, ciclofosfamida, azatioprina y vincristina.

## 14.2. Sarcoidosis

### ➡ DEFINICIÓN Y ETIOPATOGENIA

Enfermedad sistémica granulomatosa de etiología desconocida, que se manifiesta más frecuentemente con adenopatías hiliares y alteraciones parenquimatosas pulmonares, pudiendo afectar también a otros órganos. En los focos de actividad de la enfermedad se acumulan linfocitos Th1 y macrófagos formando granulomas no caseificantes.

### ➡ CUADRO CLÍNICO E HISTORIA NATURAL

Se presenta sobre todo en personas jóvenes y con frecuencia cursa de forma asintomática.

**1. Síntomas relacionados con el compromiso de órganos**

1) disnea, tos y dolor torácico (generalmente opresión retroesternal, rara vez similar al dolor anginoso)

2) artralgias (generalmente en extremidades) y mialgias

3) adenopatías móviles y no dolorosas

4) hepatomegalia, menos frecuentemente esplenomegalia

5) lesiones cutáneas como eritema nodoso, lupus pernio (infiltrados indurados, deformantes, acompañados de hiperpigmentación en la nariz, pómulos, labios y orejas; aparece en sarcoidosis crónica), lesiones papulares, maculopapulares, nódulos subcutáneos, pequeñas úlceras, despigmentación o enrojecimiento, lesiones tipo escama de un pez, alopecia, lesiones sarcoideas en cicatrices antiguas

6) compromiso cardíaco: alteraciones del ritmo o conducción, insuficiencia cardíaca, MCS

7) compromiso ocular: más frecuentemente uveítis (dolor y enrojecimiento ocular, a veces alteraciones visuales), conjuntivitis y dacriocistitis (síntomas de ojo seco)

8) compromiso del SNC: a menudo compromiso de nervios craneales, sobre todo parálisis facial, menos frecuentemente del nervio óptico (puede llevar

a ceguera) y oculomotores, neuropatía de pequeñas fibras (dolor intenso y trastornos del sistema vegetativo; menos frecuentemente meningitis, alteraciones de la médula espinal, alteraciones del eje hipotalámico-hipofisario

9) agrandamiento uni- o bilateral de la parótida, con dolor y tumefacción de la glándula (síndrome de Heerfordt: agrandamiento de parótidas, fiebre, parálisis facial y uveítis anterior).

En ~1/3 de los enfermos se presentan síntomas generales: cansancio, debilidad, pérdida de apetito, adelgazamiento y aumento de la temperatura corporal. El inicio puede ser agudo: fiebre, artralgias, eritema nodoso y adenopatías hiliares bilaterales (síndrome de Löfgren).

**2. Historia natural:** en ~85 % de los enfermos remisión espontánea en 2 años desde el diagnóstico de la enfermedad, en el resto curso crónico o progresivo. El inicio agudo con presencia de eritema nodoso o adenopatías hiliares bilaterales asintomáticas en general suele tener buen pronóstico. Existe una correlación entre el curso de la enfermedad y su inicio: en >80 % de los enfermos con síndrome de Löfgren la enfermedad se resuelve sin tratamiento (el eritema nodoso y la fiebre ceden generalmente en 6 semanas y las adenopatías en ≥1 año). En enfermos en etapa II (→más adelante) las alteraciones se resuelven en un 60 % de los casos, y en etapa III en un 10-20 %. Los síntomas de hipertensión pulmonar se presentan en un 5-15 % de los enfermos, en casos sintomáticos en un 50 %, y en el grupo de pacientes en lista de espera de trasplante pulmonar en un 70 %. La mortalidad es del 1-5 %. Las causas más frecuentes de muerte por sarcoidosis son la insuficiencia respiratoria progresiva, el compromiso del SNC o del corazón.

## →DIAGNÓSTICO

### Exploraciones complementarias

**1. Pruebas de laboratorio:** anemia (generalmente leve), leucopenia, hipercalcemia e hipercalciuria, actividad aumentada de la enzima convertidora de la angiotensina en suero, hipergammaglobulinemia.

**2. ECG:** alteraciones del ritmo o de la conducción en caso de compromiso cardíaco.

**3. Pruebas de imagen.**

1) **Radiografía de tórax**: más frecuentemente se describen adenopatías bilaterales hiliares y paratraqueales, a veces también de otros grupos, que pueden calcificarse a lo largo de la evolución. Alteraciones parenquimatosas: lesiones nodulares y reticulonodulares, que predominan en los campos pulmonares medios y superiores y en etapa de fibrosis pulmonar imagen en panal de abeja. Se observan también cambios atípicos: cambios sólidos nodulares, infiltraciones y cavidades. Etapas de la enfermedad basada en la radiografía de tórax: 0 — imagen normal, I — solamente adenopatías hiliares y mediastínicas, II — adenopatías hiliares y mediastínicas y alteraciones en parénquima pulmonar, III — alteraciones en parénquima pulmonar sin adenopatías, IV — fibrosis pulmonar.

2) **TC de tórax de alta resolución**: lesiones micronodulares dispersas en localización peribronquial, perivascular y subpleural, a lo largo de las cisuras interlobares engrosamiento nodular de los tabiques intralobulillares, alteraciones reticulares, adenopatías hiliares y mediastínicas.

3) **RMN**: evaluación del compromiso del SNC y del corazón.

4) **PET con 18F-fluorodesoxiglucosa combinado con TC** (menos frecuentemente gammagrafía de todo el cuerpo con el uso $^{67}$Ga): valoración de la actividad de la enfermedad.

**4. Pruebas funcionales:** más frecuentemente disminución de la $DL_{CO}$ y de la elasticidad pulmonar, restricción, raramente obstrucción.

**5. Broncoscopia:** para realizar biopsia de los ganglios linfáticos (preferiblemente bajo control de ecografía endobronquial), biopsia de la mucosa bronquial, biopsia transbronquial de pulmón o LBA (aumento del porcentaje de linfocitos hasta ≥40 % y cociente entre el recuento de linfocitos CD4+ y CD8+ >3,5).

**6.** **Examen histológico:** imagen de granuloma sarcoideo en material de la biopsia de mucosa bronquial, pulmón o ganglio linfático.

**7. Otras pruebas:**

1) examen oftalmológico con el uso de lámpara de hendidura (se debe realizar en cada enfermo)

2) examen de líquido cefalorraquídeo: en un 80 % de los casos en los que hay compromiso del SNC se observan linfocitosis y aumento de la concentración de proteínas

3) prueba cutánea de tuberculina: en general negativa, incluso si el enfermo fue infectado por micobacterias tuberculosas.

### Criterios diagnósticos

Cuadro clínico e imagen radiológica típicos (compromiso de ≥2 órganos) + resultado de la biopsia (de mucosa bronquial, ganglios linfáticos o pulmón realizada durante la broncoscopia). Raramente es imprescindible realizar mediastinoscopia o biopsia quirúrgica pulmonar. Si no es posible realizar una biopsia durante la broncoscopia, se puede establecer el diagnóstico sobre la base del cuadro clínico e imagen radiológica típicos en enfermos en etapa I o II.

### Diagnóstico diferencial

**1.** Adenopatías hiliares y mediastínicas: neoplasias malignas del sistema linfático y metástasis de otras neoplasias.

**2.** Lesiones pulmonares dispersas: otras enfermedades pulmonares intersticiales.

**3.** Enfermedades en las cuales pueden aparecer granulomas en el examen histológico: tuberculosis, beriliosis, micobacteriosis, infecciones fúngicas (entre otras aspergilosis), alveolitis alérgica extrínseca, granulomatosis con vasculitis (de Wegener), linfoma de Hodgkin y linfomas no Hodgkin, reacción sarcoidea en ganglios linfáticos en neoplasias malignas, enfermedad de Crohn, granulomatosis sarcoidea necrosante, neumonía intersticial linfocítica, enfermedad pulmonar intersticial granulomatosa-linfocítica en enfermos con inmunodeficiencia común variable.

**4.** Lesiones cutáneas: LES, enfermedades alérgicas de la piel, tuberculosis, entre otras.

## → TRATAMIENTO

**1. Indicaciones de tratamiento:**

1) etapa II y III con progresión de alteraciones en parénquima pulmonar o alteraciones progresivas de función pulmonar

2) compromiso cardíaco, del SNC u ocular, hipercalcemia.

**2.** El **fármaco de elección** es un **glucocorticoide** VO: prednisona, inicialmente 0,5 mg/kg o 20-40 mg/d, después de obtener mejoría disminuir de forma gradual la dosis hasta 5-10 mg/d o cada 2 días. Continuar el tratamiento durante ≥12 meses. En la sarcoidosis ocular aplicar un glucocorticoide tópico. En caso de fracaso de tratamiento, usar prednisona a dosis de 1 mg/kg. Si no se puede disminuir la dosis de prednisona hasta 10 mg/d, intentarlo añadiendo un segundo fármaco (metotrexato, o eventualmente azatioprina, leflunomida, micofenolato de mofetilo, pentoxifilina, cloroquina). En el caso de progresión de la enfermedad o compromiso de órganos vitales considerar el uso de los anticuerpos anti-TNF-α (infliximab o adalimumab). En caso de tos persistente considerar la administración de un glucocorticoide inhalado. Los glucocorticoides son ineficaces en la neuropatía de fibras nerviosas pequeñas.

**3.** En insuficiencia respiratoria grave en la sarcoidosis avanzada o en aquellos casos que cursen con hipertensión pulmonar hay que considerar el trasplante de pulmón.

### OBSERVACIÓN

Realizar pruebas de control cada 3-6 meses durante los primeros 2 años (radiografía de tórax, espirometría y $DL_{CO}$; la realización de otras pruebas depende de los órganos afectados); posteriormente cada año (o más frecuentemente si la remisión apareció después de la administración de un glucocorticoide) durante ≥3 años desde la suspensión del tratamiento.

### COMPLICACIONES

Dependen de los órganos afectados: insuficiencia respiratoria, hipertensión pulmonar, insuficiencia cardíaca, MCS, aspergiloma pulmonar, adherencias entre el iris y el cristalino (llevan a glaucoma, catarata y pérdida de visión), calcinosis renal, nefrolitiasis, insuficiencia renal, diabetes insípida, hipotiroidismo e insuficiencia suprarrenal.

## 14.3. Alveolitis alérgica extrínseca (AAE)

### DEFINICIÓN Y ETIOPATOGENIA

Grupo heterogéneo de enfermedades que son consecuencia de una exposición repetida a la inhalación de partículas orgánicas o compuestos químicos de bajo peso molecular, que producen una reacción inmunopatológica extensa en una persona predispuesta (con participación de complejos antígeno-anticuerpo, activación del complemento y desarrollo de la respuesta celular), ocasionando lesión pulmonar. Se conocen ~200 factores que pueden provocar AAE (entre otros los antígenos presentes en el heno en descomposición, proteínas de excrementos y plumas de aves). Pueden influir en la aparición de la enfermedad otros factores como pesticidas o infecciones virales.

### CUADRO CLÍNICO E HISTORIA NATURAL

Antes se diferenciaban 3 formas de AAE: aguda, subaguda y crónica. A consecuencia de las dificultades en el diagnóstico de la forma subaguda, algunos expertos actualmente diferencian solamente las formas aguda y crónica, dentro de esta última se distingue una forma fibrosante.

**1. Forma aguda (reversible):** se desarrolla en 2-9 h desde de la exposición. Síntomas: tos, disnea, fiebre, escalofríos, artralgias y malestar; taquipnea, taquicardia y crepitantes bibasales. Sin tratamiento se resuelve desde unos días hasta unas semanas. Si la exposición al antígeno en concentraciones bajas se repite, aparece disnea de esfuerzo, tos, a veces febrícula. Pueden aparecer también agudizaciones no relacionadas con una exposición adicional al antígeno. Los síntomas que se desarrollan gradualmente durante un par de semanas o meses antes se definían como forma subaguda.

**2. Forma crónica (irreversible):** se desarrolla en unos meses o años y lleva a fibrosis pulmonar. Síntomas. Inicio insidioso: aumento gradual de la disnea de esfuerzo y tos seca, en algunos enfermos síntomas que se asemejan a bronquitis (tos con expectoración, estridor o sensación de opresión en el pecho), taquipnea, crepitantes bibasales, a veces acropaquias y síntomas de insuficiencia respiratoria crónica.

### DIAGNÓSTICO

Una anamnesis minuciosa juega un papel fundamental: exposición (laboral, animales en entorno doméstico, ocupaciones durante el tiempo libre, uso de humidificadores y sauna, condiciones de la vivienda), síntomas similares en convivientes, curso de la enfermedad.

## Exploraciones complementarias

**1. Pruebas de laboratorio,** en la forma aguda: leucocitosis con neutrofilia, concentración de proteína C-reactiva en plasma aumentada, VHS elevada, precipitinas séricas contra el antígeno nocivo (su presencia demuestra solamente la exposición). En forma crónica se mantienen las precipitinas, a menudo concentración de IgG aumentada; los valores de indicadores de fase aguda pueden estar ligeramente aumentados.

**2. Pruebas de imagen:**

1) **Radiografía de tórax**: en la forma aguda la imagen puede ser normal, pueden aparecer áreas de opacidades bilaterales difusas en vidrio esmerilado o consolidaciones alveolares localizadas sobre todo en los campos pulmonares medios y superiores, a veces alteraciones reticulares sutiles. En formas crónicas opacidades reticulares irregulares y lineales difusas que persisten unos meses o años, localizadas sobre todo en los campos pulmonares medios y superiores. A veces es visible una imagen en panal de abeja.

2) **TC de alta resolución**: en la forma aguda se describen áreas diseminadas de opacidades en vidrio esmerilado, pequeños nódulos intralobulillares, poco delimitados y dispersos, focos de atrapamiento aéreo, patrón en mosaico producido por densidad muy heterogénea del parénquima (conjunto de áreas de opacidades en vidrio esmerilado y áreas de densidad disminuida, que se corresponden con atrapamiento de aire). En forma crónica alteraciones reticulares y bronquiectasias por tracción en los campos medios; en fibrosis avanzada alteraciones tipo panal de abeja que predominan en los lóbulos superiores (en muchos enfermos con forma crónica la fibrosis pulmonar está acompañada de alteraciones que caracterizan la forma aguda, descritas más arriba).

**3. Pruebas funcionales:** habitualmente la $DL_{CO}$ está disminuida (precozmente en el curso de la enfermedad), patrón restrictivo (poco significativo en la fase temprana de la enfermedad), hipoxemia y disminución de la distancia recorrida en el test de marcha de 6 minutos.

**4. Broncoscopia: LBA** con gran cantidad de células, aumento del porcentaje de linfocitos (hasta el 70 % en la forma aguda, hasta el 30 % en la forma crónica) con predominio de CD8+.

**5. Biopsia pulmonar:** biopsia transbronquial dirigida en función de las imágenes de la TC de alta resolución. Si su resultado no es diagnóstico, en aquellos pacientes con una forma crónica de AAE cuando sea necesario establecer un diagnóstico diferencial con otras enfermedades que requieran un tratamiento diferente → considerar la biopsia quirúrgica.

## Criterio diagnóstico

1) Diagnóstico de certeza: se identificó el antígeno responsable (o aparecen anticuerpos específicos), la imagen de la TC de alta resolución es típica y se observan linfocitosis en el LBA.

2) Diagnóstico probable o posible: se identificó el antígeno responsable o aparecen acticuerpos específicos, aunque la imagen de la TC de alta resolución es atípica y no se observan linfocitosis en el LBA. En este caso se debe considerar la realización de una biopsia pulmonar (si el enfermo no da su consentimiento para realizarla → considerar la prueba de provocación con el antígeno sospechado [si está disponible] o en el ámbito en el cual aparecen los síntomas)

3) Diagnóstico improbable: no cumple ninguno de los criterios del diagnóstico de certeza.

## → TRATAMIENTO

**1. Forma aguda:** después de la eliminación de la exposición al antígeno se resuelve sin tratamiento en >10 semanas. Si los síntomas son graves → utilizar prednisona VO 0,5 mg/kg/d (40-60 mg/d) durante 1-2 semanas, luego disminuir la dosis hasta suspender el fármaco en 4-6 semanas. Tratamiento de la insuficiencia respiratoria →cap. 3.1.1.

**2. Forma crónica:** si el curso es grave o progresivo, utilizar prednisona 0,5 mg/kg/d durante 4 semanas, luego disminuir la dosis gradualmente en 2 meses hasta la dosis de mantenimiento. En casos de intolerancia a la prednisona o si es imposible reducir la dosis, añadir azatioprina o micofenolato de mofetilo. Después de 6 meses valorar los efectos del tratamiento y continuarlo solamente si se ha producido una mejoría objetiva. En enfermos con obstrucción bronquial detectada en la espirometría o con tos persistente considerar el uso de un glucocorticoide inhalado o un agonista $\beta_2$ (eficacia no comprobada). En caso de insuficiencia respiratoria persistente considerar un trasplante pulmonar o bipulmonar.

## 14.4. Hemorragia alveolar difusa (HAD)

Hemorragia de los capilares pulmonares hacia los alvéolos pulmonares. Más frecuentemente se presenta en el curso de vasculitis sistémicas, sobre todo en la granulomatosis con vasculitis (de Wegener), vasculitis microscópica, enfermedad relacionada con anticuerpos contra la membrana basal (síndrome/enfermedad de Goodpasture) y enfermedades del tejido conectivo (entre otros LES, AR, EMTC y SAF primario).

**Síntomas:** disnea, tos, hemoptisis (puede no aparecer o presentarse con retraso), síntomas de la enfermedad de base (la hemorragia por causas inmunológicas en general es precedida de un período prodrómico de >10 de evolución (malestar general, artralgias o síntomas de la enfermedad inmunológica anteriormente presente).

**Exploraciones complementarias.**

1) Radiografía de tórax: generalmente opacidades maculares o dispersas, que pueden resolverse o cambiar de localización.

2) TC de alta resolución: alteraciones en vidrio esmerilado y/o consolidaciones alveolares que representan alvéolos ocupados; en HAD recurrente presenta características de alteraciones intersticiales (opacidades reticulares).

3) Pruebas de laboratorio: alteraciones en el hemograma que se corresponden con anemia (con déficit de hierro en HAD crónica) y alteraciones en los parámetros de la coagulación de sangre en caso de diátesis hemorrágica, otras alteraciones dependen de la enfermedad de base (p. ej. autoanticuerpos).

4) Pruebas funcionales: es característico el aumento temporal de $DL_{CO}$; en HAD recurrente valores de restricción y $DL_{CO}$ disminuida.

5) Broncoscopia: generalmente se observa sangre procedente de la mayoría de los orificios bronquiales segmentarios. Si no se objetiva sangre → realizar LBA (un 20 % de macrófagos cargados de hemosiderina confirma el diagnóstico).

**Tratamiento:** en casos severos cuando se sospecha una causa inmunológica → iniciar rápidamente dosis altas de glucocorticoides iv. (p. ej. metilprednisolona 500-1000 mg/d). En caso de anemia significativa o trombocitopenia transfundir concentrados de plaquetas y/o PFC, utilizar vitamina K o ácido tranexámico. Intentar conseguir una adecuada oxigenación de la sangre administrando oxígeno o empleando ventilación asistida. Insuficiencia respiratoria →cap. 3.1.1; hemorragia pulmonar (raramente) →cap. 1.23.

## 14.5. Eosinofilias pulmonares

Grupo heterogéneo de enfermedades cuyo rasgo característico es el acúmulo de eosinófilos en los alvéolos pulmonares y en el tejido intersticial pulmonar.

**1. Eosinofilias en el curso de parasitosis:** más frecuentemente relacionadas con parásitos que pasan por los pulmones en su ciclo vital (áscaris lumbricoides, *Strongyloides stercoralis* y *Ancylostoma duodenale*). Pueden cursar con tos, rinitis, falta de apetito, sudoración nocturna, aumento leve de la temperatura corporal, más raramente sibilancias y disnea; además se objetiva eosinofilia en la sangre periférica. Se deben buscar larvas de parásitos en el esputo. Se pueden encontrar huevos en las heces tan solo después de unas semanas de la infección. La eosinofilia en sangre periférica puede ser causada por parásitos residentes en la sangre o en tejidos (*Toxocara canis, Trichinella spiralis, Taenia*).

**2. Aspergilosis broncoalveolar alérgica:** se caracteriza por la aparición de infiltrados eosinofílicos en los pulmones, más frecuentemente en enfermos con asma, a veces en casos de fibrosis quística, provocados por alergia al antígeno de *Aspergillus fumigatus* durante la bronquitis.

**Posible evolución:** forma aguda → remisión → exacerbación → asma corticodependiente → fibrosis pulmonar difusa y bronquiectasias.

**Síntomas de la forma aguda:** empeoramiento de los síntomas de asma y tos, a veces aumento de la temperatura corporal; ocasionalmente expectoración de tapones de moco de color marrón. Radiografía de tórax: consolidaciones alveolares, ocasionalmente opacidades lineales. Los infiltrados pueden reaparecer en la misma o en otra localización. Las bronquiectasias proximales (signo característico) pertenecen a las alteraciones de carácter crónico.

**Diagnóstico:** se basa en el cumplimiento de 6 de los 7 criterios siguientes:

1) asma atópica, fibrosis quística
2) eosinofilia en sangre periférica >1000/µl
3) resultado positivo de la prueba cutánea con antígeno *A. fumigatus*
4) reacción positiva de precipitación con antígeno *A. fumigatus*
5) concentración aumentada de IgE total o IgE específica para *A. fumigatus*
6) infiltrados pulmonares
7) bronquiectasias proximales.

**Diagnóstico diferencial:** otras eosinofilias pulmonares, neumonía organizada criptogénica (NOC), alteraciones vasculares eosinofílicas, sobre todo vasculitis granulomatosa eosinofílica (de Churg y Strauss).

**Tratamiento:** prednisona VO 0,5 mg/kg durante las exacerbaciones. En exacerbaciones recurrentes o daño pulmonar progresivo: corticoterapia crónica. En caso de una respuesta insuficiente a los glucocorticoides utilizar itraconazol VO 200 mg 1×d.

**3. Neumonía eosinofílica crónica:** etiología desconocida. Más frecuentemente en mujeres de mediana edad. En 1/3 de los casos se presenta asma concomitante.

**Síntomas:** aumento de la temperatura corporal, sudoración nocturna, tos, pérdida de peso. En radiografía de tórax: consolidaciones alveolares, que afectan zonas periféricas sin una distribución segmentaria, migrantes en un 25 % de los casos. Habitual la eosinofilia en sangre periférica, siempre eosinofilia significativa en el líquido obtenido del LBA.

**Diagnóstico:** cuadro clínico + eosinofilia; raramente es necesaria la biopsia pulmonar quirúrgica.

**Tratamiento:** prednisona 0,5 mg/kg/d durante 2 semanas, luego 0,25 mg/kg/d; mejoría generalmente en 24 h. Continuar el tratamiento por 6 meses, gradualmente disminuyendo la dosis.

**4. Neumonía eosinofílica aguda:** etiología desconocida.

**Síntomas:** fiebre, disnea, mialgias y dolor pleurítico. En 1-5 días generalmente se desarrolla insuficiencia respiratoria que requiere ventilación asistida. Radiografía de tórax: inicialmente alteraciones intersticiales sutiles dispersas, que progresan rápidamente (a veces en el transcurso de un par de horas hasta 2 días) hacia áreas difusas de densidades alveolares. En la mayoría de los enfermos se observa derrame pleural. Eosinofilia muy intensa en el líquido obtenido de LBA y líquido pleural; el recuento de eosinófilos en sangre periférica puede ser normal.

**Diagnóstico:** cuadro clínico y eosinofilia intensa en líquido del LBA. Es necesario descartar neumonía viral, neumonía intersticial aguda y SDRA.

**Tratamiento:** metilprednisolona iv. 125 mg cada 6 h hasta la resolución de la insuficiencia respiratoria, seguido de prednisona VO 40-60 mg/d durante 2-4 semanas.

**5. Bronquitis eosinofílica:** suele ser clasificada como eosinofilia pulmonar, pero no es una enfermedad intersticial. Se caracteriza por tos crónica, en el esputo inducido se observa >3 % de eosinófilos. No aparece hiperreactividad bronquial. **Tratamiento:** glucocorticoides inhalados.

**6. Otras:** eosinofilia idiopática →cap. 15.9, vasculitis granulomatosa eosinofílica (de Churg y Strauss) →cap. 16.8.4.

## 14.6. Neumoconiosis

Enfermedades pulmonares causadas por la actividad de polvos con propiedades estimulantes de la fibrosis.

**1. Silicosis:** fibrosis colágena focal del tejido pulmonar, con tendencia a la hialinización, producida por inhalación del polvo de sílice. La exposición aparece, entre otros: durante la construcción de túneles y pozos, en canteras, metalurgia, industria cerámica, durante la producción de materiales incombustibles y abrasivos. Una parte del polvo de sílice pasa al parénquima donde es fagocitado por macrófagos y causa su destrucción y liberación de las sustancias responsables de la fibrosis del tejido pulmonar.

**Cuadro clínico:** la enfermedad se desarrolla generalmente después de >10 años de exposición y durante un largo período de tiempo cursa asintomáticamente. En el período de lesiones micronodulares (silicosis simple) los síntomas dependen sobre todo de las complicaciones: bronquitis crónica y enfisema pulmonar. A lo largo de la progresión de la fibrosis y desarrollo de lesiones nodulares se presenta disnea y tos, a veces síntomas de *cor pulmonale* e insuficiencia respiratoria. Las alteraciones son irreversibles y tienden a la progresión a pesar de la interrupción de la exposición.

**Exploraciones complementarias.**

1) La radiografía de tórax es el método diagnóstico básico. Alteraciones neumocnióticas: opacidades pequeñas redondeadas tipo "q" (micronodulares) o "r" (nodulares), generalmente de alta densidad y bien delimitadas, a veces con calcificaciones. En las alteraciones extensas se aprecian opacidades nodulares únicas o múltiples, generalmente bien delimitadas. Los cambios se describen según la clasificación de la Organización Internacional del Trabajo (International Labour Office, ILO).

2) La TC de alta resolución es más sensible que la radiografía y está indicada sobre todo en el diagnóstico diferencial en casos seleccionados.

3) Pruebas funcionales: son poco útiles en el diagnóstico; en etapa avanzada restricción (a menudo no corresponde con la extensión de las alteraciones radiológicas).

**Diagnóstico:** exposición laboral significativa y alteraciones radiológicas.

**Diagnóstico diferencial:**

1) alteraciones micronodulares: tuberculosis miliar, lesiones neoplásicas, sarcoidosis, fibrosis pulmonar intersticial

2) alteraciones nodulares: neoplasias, tuberculoma.

**Complicaciones:** tuberculosis, bronquitis crónica, enfisema.

**Tratamiento:** interrupción de la exposición y tratamiento sintomático.

**2. Neumoconiosis de los mineros de carbón:** fibrosis focal del tejido pulmonar con predominio de fibrosis reticulínica (en forma micronodular) o colágena (en forma nodular), producida por inhalación del polvo de mina. El curso clínico es similar, pero más leve que en la silicosis. En la imagen radiológica los nódulos son menos delimitados y de menor densidad, menos frecuentemente aparecen opacidades nodulares >3 mm y calcificaciones en los nódulos. **Síndrome de**

**Caplan:** opacidades redondeadas con diámetro de 0,5-5 cm en radiografía de tórax acompañadas de AR y presencia del factor reumatoide en la sangre.

**3. Asbestosis:** fibrosis difusa del tejido pulmonar intersticial producida por inhalación del polvo de asbesto, frecuentemente acompañada de alteraciones pleurales. La fuente principal de exposición en el pasado fue la manufactura de productos que contenían asbesto y actualmente el trabajo en retirada de los productos de asbesto en la construcción. Las fibras de asbesto llegan a los alvéolos pulmonares y una parte de ellos pasa a la pleura. La reacción a las fibras es el proceso inflamatorio que lleva a fibrosis.

**Cuadro clínico:** se desarrolla después de >10 años de exposición. Los síntomas son similares a aquellos de otras fibrosis intersticiales (disnea de esfuerzo que aumenta con la progresión de las alteraciones y en algunos casos crepitantes sobre los campos pulmonares inferiores). Las alteraciones son irreversibles y tienen tendencia a progresar a pesar de la interrupción de la exposición. Pueden acompañarlas (o presentarse independientemente) alteraciones pleurales relacionadas con exposición al asbesto: no neoplásicas — engrosamientos delimitados (placas, generalmente en la pleura parietal, que demuestran tendencia a calcificaciones) y externos (generalmente en la pleura visceral, dependiendo de la extensión pueden alterar la función pulmonar) — o neoplásicas →cap. 3.17.

**Exploraciones complementarias:**
1) La radiografía de tórax tiene el papel principal para el diagnóstico: opacidades irregulares tipo "s" (<1,5 mm) o "t" (1,5-3 mm), raramente "u" (3-10 mm). La TC de alta resolución es más sensible, pero es necesaria solo en casos seleccionados.
2) Pruebas pulmonares funcionales: detectan restricción, $DL_{CO}$ y distensibilidad estática disminuidas.
3) Examen del esputo: con técnica especial de tinción se puede manifestar la presencia de los cuerpos de asbesto, que solamente demuestran la exposición al polvo de asbesto.

**Diagnóstico:** basado en alteraciones radiológicas y exposición laboral en anamnesis.

**Diagnóstico diferencial:** fibrosis pulmonar intersticial de otra etiología, sobre todo sarcoidosis en etapa III y IV.

**Tratamiento:** solamente sintomático.

## 14.7. Otras enfermedades pulmonares intersticiales raras

**1. Forma pulmonar de histiocitosis de células de Langerhans:** se debe a una proliferación no controlada de células dendríticas de origen medular que están modificadas genotípica- y fenotípicamente y que acaban infiltrando los tejidos circundantes. La histiocitosis de células de Langerhans se puede presentar como una forma limitada y otra sistémica. En los pulmones se forman nódulos localizados alrededor de los bronquiolos distales, que infiltran sus paredes y destruyen el parénquima. La enfermedad se desarrolla casi exclusivamente en fumadores.

**Síntomas:** tos y disnea de esfuerzo, a veces aumento de la temperatura corporal, pérdida de peso, sudoración, y dolor torácico. El primer signo puede ser el neumotórax. Pruebas funcionales: normalmente disminución de la $DL_{CO}$; a menudo patologías obstructivas con rasgos de hiperinsuflación pulmonar, a veces parcialmente reversible. Radiografía de tórax: imagen normal (especialmente en la fase inicial de la enfermedad), alteraciones nodulares o reticulonodulares, simétricas, dispersas, sobre todo en los campos superiores y medios. TC de alta resolución: nódulos y quistes multiformes generalmente de paredes finas, estas imágenes combinadas entre sí pueden adquirir forma de una hoja de trébol (imagen característica).

**Diagnóstico.** De certeza: cuadro clínico compatible y presencia en el material (biopsia pulmonar transbronquial o quirúrgica) de células de Langerhans; probable: cuadro clínico y TC de alta resolución.

**Diagnóstico diferencial**: linfangioleiomiomatosis (solo mujeres jóvenes), enfisema, neumonía intersticial linfocítica, síndrome de Birt-Hogg-Dubé, enfermedad por depósito de cadenas ligeras.

**Tratamiento**: recomendación absoluta de abandonar el hábito tabáquico, observación y pruebas funcionales respiratorias (inicialmente cada 3 meses, luego cada 6-12 meses). Si los síntomas persisten o se produce un empeoramiento de las pruebas funcionales respiratorias → utilizar prednisona (1 mg/kg/d durante 1 mes, luego durante los siguientes 5 meses, ir disminuyendo la dosis hasta interrumpir el fármaco) o cladribina (6 mg/m$^2$ iv. por 5 días cada 4 semanas, realizar 6 ciclos; no disponible en Chile). En caso de progresión de la enfermedad el tratamiento de emergencia es la citarabina. Las alteraciones extensas limitadas a los pulmones y que cursan con insuficiencia respiratoria constituyen una indicación para el trasplante pulmonar.

**2. Linfangioleiomiomatosis (LAM)**: alteraciones del funcionamiento de genes de complejo TSC1 y TSC2 que conducen a la expansión de células similares a los miocitos alrededor de los bronquios, vasos sanguíneos y linfáticos, lo que produce obstrucción de las vías respiratorias y destrucción quística de los pulmones. Enferman generalmente mujeres jóvenes.

**Síntomas**: neumotórax, derrame pleural o peritoneal de origen linfático, disnea de esfuerzo progresiva, tos, con menor frecuencia hemoptisis, angiomiolipomas renales, quistes renales o hepáticos, angiomiolipomas linfáticos en el espacio retroperitoneal y/o mediastino. Radiografía de tórax: hiperinsuflación, alteraciones reticulares, reticulonodulares o quísticas.

TC de alta resolución:
1) imagen característica de la LAM: numerosos quistes de pared fina, bilaterales, redondos, bien delimitados y de distribución pulmonar homogénea; volumen pulmonar normal o aumentado sin evidencia de otras enfermedades intersticiales
2) imagen de la LAM: 2-9 quistes de pared fina bien delimitados, de <30 mm de diámetro; otros síntomas como más arriba.

**Diagnóstico**: TC de alta resolución, examen histológico, criterios clínicos, concentración sérica de VEGF-D (>800 pg/ml).

**Tratamiento**: sirolimus a una dosis que proporcione concentraciones plasmáticas de ~10 ng/ml.

**Indicaciones**: rápida progresión de la enfermedad (disminución del VEF$_1$ en 200 ml o DL$_{CO}$ al 10 % por año), angiolipomas renales de >3 cm de diámetro (se usa el everolimus), grandes angiomiomas linfáticos y linforrea pleural o peritoneal. Además: broncodilatadores en pacientes con obstrucción reversible de las vías respiratorias, y medidas de contracepción sin uso de anticonceptivos orales. En pacientes con hipertensión pulmonar se pueden usar bloqueadores de la fosfodiesterasa o receptor de endotelina. Trasplante pulmonar en pacientes con insuficiencia respiratoria (hipoxemia en reposo y VO$_2$max <50 % del valor normal).

**3. Proteinosis alveolar**: acúmulo de surfactante en los alvéolos pulmonares, lo que conlleva una alteración en el intercambio gaseoso. En un 90 % de los pacientes tiene carácter autoinmune, y se asocia con la presencia de anticuerpos contra GM-CSF.

**Síntomas**: disnea lentamente progresiva y tos seca, a veces fatiga, pérdida de peso, febrícula. En enfermos no tratados se observa una tendencia aumentada a infecciones del tracto respiratorio. En un 10 % la enfermedad remite espontáneamente, en un 30 % se estabiliza, en el resto progresa gradualmente. Radiografía de tórax: opacidades en vidrio esmerilado en parches y densidades alveolares (en un 50 % en alas de mariposa). TC de alta resolución: áreas de vidrio esmerilado de distribución geográfica y bien delimitadas del parénquima, lo que produce una imagen de empedrado. En el suero es característica la presencia de autoanticuerpos contra GM-CSF en título >1/400 o a una concentración de >5 mg/ml.

**Diagnóstico:** cuadro clínico, imagen radiológica, evaluación del LBA (una imagen radiológica característica en vidrio esmerilado, en el examen citológico material lipoproteico acidófilo y macrófagos espumosos llenos de este material) y niveles elevados de anticuerpos anti-GM-CSF en el suero.

**Tratamiento:** lavado de todo el pulmón bajo anestesia general, uso de GM-CSF VSc inhalado, rituximab en pacientes con forma autoinmune de la enfermedad.

# 15. Tuberculosis y micobacteriosis

## 15.1. Tuberculosis

### → DEFINICIÓN Y ETIOPATOGENIA

La **tuberculosis** es una enfermedad infecciosa, causada por micobacterias ácido-alcohol resistentes del grupo *Mycobacterium tuberculosis complex*: *Mycobacterium tuberculosis*, *Mycobacterium bovis* y *Mycobacterium africanum*. Patogenia de la infección: inhalación de micobacterias → fagocitosis por macrófagos → proliferación dentro del macrófago → lisis del macrófago e infección de otras células → formación de granuloma tuberculoso (células epitelioides y células gigantes de Langhans) que rodea las células lisadas (focos de necrosis caseosa). Al mismo tiempo se desarrolla la respuesta inmunológica con participación de linfocitos Th1 CD4+, que activan los macrófagos (a través de IFN-γ). Las lesiones pueden remitir espontáneamente por fibrosis. En los pacientes con respuesta celular deficiente se produce fluidificación de la necrosis caseosa con intensa proliferación de bacilos pudiéndose formar cavitaciones. Antes de que se logre instaurar una respuesta inmunológica específica, los macrófagos que han fagocitado bacilos pueden pasar a la sangre periférica a través del sistema linfático y de esta forma causar una bacteriemia. A través de la sangre los bacilos alcanzan multitud de órganos, pero permanecerán activos solo en aquellas localizaciones con condiciones favorables para su crecimiento. Los bacilos pueden permanecer viables en el cuerpo humano durante mucho tiempo (primoinfección latente por bacilo tuberculoso), y pasados muchos años de la primoinfección se pueden reactivar y dar lugar a una tuberculosis pulmonar o extrapulmonar.

**Grupos de mayor riesgo de infección por bacilo tuberculoso o de contraer tuberculosis después de la infección:** infectados por VIH, personas que han tenido un contacto reciente con enfermos bacilíferos, personas con lesiones pulmonares "mínimas" (visibles en radiografía de tórax), diabéticos, alcohólicos, drogadictos, indigentes, inmigrantes de áreas con alta prevalencia de tuberculosis, personas con déficit inmunológico (también a consecuencia de tratamientos inmunosupresores), uso de fármacos anti-TNF u otros fármacos biológicos con acción inmunosupresora, adultos >65 años de edad, fumadores de tabaco o personas con antecedentes del hábito tabáquico (aumento leve del riesgo de enfermedad), personas con IMC ≤20 kg/m$^2$.

### → CUADRO CLÍNICO E HISTORIA NATURAL

**Síntomas sistémicos** (independientemente de la localización de la infección): fiebre, pérdida de apetito, pérdida de peso, sudoración nocturna, malestar.
**Examen de sangre:** generalmente los resultados son normales, en ocasiones se describe leucopenia o leucocitosis, anemia, VHS elevada, a veces hiponatremia e hipercalcemia.

#### Tuberculosis pulmonar

**1. Síntomas:** tos crónica (inicialmente seca, luego productiva con expectoración mucosa o purulenta), en ocasiones hemoptisis, disnea en algunas formas (en la neumonía caseosa, tuberculosis miliar o tuberculosis fibrocavitaria), que puede cursar con insuficiencia respiratoria.

**2. Signos:** en enfermos con alteraciones avanzadas signos típicos en forma de infiltrados o cavitaciones pulmonares.

**3. Exploraciones complementarias**

1) **Radiografía de tórax:** en la tuberculosis primaria (la enfermedad se produce poco después de la infección) aparecen condensaciones, con mayor frecuencia en los campos pulmonares medios e inferiores, con adenopatías hiliares y paratraqueales. En la tuberculosis posprimaria hay condensaciones especialmente en los segmentos apicales y posteriores de los lóbulos superiores y en los segmentos superiores de los lóbulos inferiores. Las condensaciones pueden ser de diferente densidad y en estadios avanzados pueden evolucionar a cavidades visibles como áreas radiolúcidas rodeadas de un halo de mayor densidad. En ocasiones, las lesiones infiltrantes adquieren forma de nódulos redondeados formados por masas caseosas (el denominado tuberculoma o caseoma). En los estados de inmunosupresión las lesiones pueden ser atípicas (condensaciones difusas en lóbulos inferiores, adenopatías mediastínicas o hiliares).

2) **Pruebas bacteriológicas:** se utilizan tinciones y cultivos específicos para detectar el bacilo en secreciones y tejidos, especialmente en la expectoración, que debe ser de buena calidad (mucopurulenta).

3) **Prueba de la tuberculina:** inyección intradérmica de tuberculina. Se comprueba el diámetro de la induración cutánea a las 48-72 h (en Chile a las 72 h). Un resultado positivo no diferencia la infección activa del contagio pasado. También puede ser positiva en personas que han recibido la vacuna BCG y en aquellas expuestas a micobacterias no tuberculosas. En Chile y Argentina se considera positiva una induración $\geq 10$ mm en sujetos inmunocompetentes.

4) **Pruebas basadas en la producción de interferón γ por linfocitos T activados (IGRA, *interferon-gamma release assay*):** tienen mayor especificidad (99 %) que la prueba de tuberculina. La vacunación BCG no afecta al resultado. Se utilizan el Quantiferon TB Gold (por ELISA) con sensibilidad cercana a 95 % (punto de corte diagnóstico: $\geq 0,35$ UI/ml) y el T-SPOT (Elispot) con sensibilidad hasta 90 % (punto de corte diagnóstico: $\geq 6$).

**4. Formas específicas de la tuberculosis pulmonar**

1) **Tuberculosis miliar:** es consecuencia de la diseminación hematógena de los bacilos. El curso clínico puede ser grave con fiebre alta y disnea intensa. La radiografía de tórax muestra imágenes micronodulares similares al grano de mijo (en los primeros 2-3 días de la diseminación la radiografía puede ser normal). Con frecuencia se acompaña de hepatomegalia y esplenomegalia, así como alteraciones en la médula ósea, el fondo de ojo (tubérculos coroideos) y el SNC debido a la siembra de bacilos con reacción tisular.

2) **Neumonía tuberculosa (caseosa):** predominan síntomas de toxemia con fiebre elevada héctica y disnea intensa. Es frecuente la hemoptisis. En el frotis de esputo se encuentran abundantes bacilos.

3) **Tuberculosis fibrocavitaria:** en casos de tuberculosis diagnosticada tardíamente o deficientemente tratada. Los enfermos suelen ser muy bacilíferos y con frecuencia albergan micobacterias resistentes a fármacos. En las cavernas curadas pueden desarrollarse infecciones bacterianas y fúngicas. Puede existir disnea.

**Tuberculosis extrapulmonar**

**1. Pleuritis tuberculosa:** habitualmente se desarrolla pocos meses después de la infección primaria. El paciente presenta fiebre, tos seca, a veces disnea y dolor torácico de carácter pleurítico. El derrame pleural es generalmente unilateral, con abundantes células (inicialmente predominan neutrófilos, luego linfocitos), elevada concentración de proteínas y actividad aumentada de adenosina-deaminasa (ADA). En ~30 % de los casos se pueden cultivar micobacterias a partir del líquido pleural.

**2. Tuberculosis ganglionar:** se presenta principalmente en niños y adultos jóvenes. Las adenopatías se localizan en regiones ganglionares anteriores y posteriores del cuello, supraclaviculares y rara vez en regiones axilares o inguinales. Los ganglios están aumentados de tamaño, son duros, indoloros y la piel permanece sin cambios. Con el tiempo se ablandan y se fistulizan. En ~50 % de los casos se asocia a focos pulmonares.

**3. Tuberculosis genitourinaria:** predominan síntomas locales (polaquiuria o disuria), a menudo discretos. En las mujeres la afectación del aparato genital puede manifestarse por dolor pélvico y trastornos de la menstruación. La enfermedad puede ocasionar esterilidad. En los hombres puede desarrollarse prostatitis o epididimitis.

**4. Tuberculosis osteoarticular:** en países con poca incidencia de tuberculosis aparece principalmente en personas mayores. Suele presentar un curso muy prolongado antes de comenzar las manifestaciones clínicas. Síntomas principales: dolor, edema y limitación funcional articular. Inicialmente se daña el disco vertebral (espondilodiscitis) y secundariamente el cuerpo vertebral produciendo fracturas. Se pueden formar colecciones de material caseoso en las zonas paravertebrales ("abscesos fríos") en contacto con el músculo psoas, que se pueden extender hacia el canal espinal, produciendo compresión medular. Más frecuentemente afecta al segmento toracolumbar y sacro, pueden afectarse las grandes articulaciones. En articulaciones periféricas se presenta como monoartritis.

**5. Tuberculosis del SNC:** más frecuente en niños como meningitis tuberculosa o en forma de tuberculomas. La inflamación se localiza principalmente en la base encefálica y provoca lesiones de los nervios craneales (más característicos los nervios oculomotores) y obstaculiza la circulación del LCR ocasionando hidrocefalia. Síntomas: somnolencia, cefalea, náuseas, vómitos y rigidez de nuca, a menudo también paresias, así como síntomas piramidales y cerebelosos, alteración de la conciencia y convulsiones. Deja secuelas neurológicas.

**6. Tuberculosis del tracto digestivo:** se presenta con escasa frecuencia. La tuberculosis gástrica e intestinal se manifiesta con febrícula, adelgazamiento, diarrea, náuseas, dolor abdominal. A veces se presentan síntomas de apendicitis u obstrucción intestinal. Puede además ocasionar ascitis (tuberculosis peritoneal) y linfoadenopatias retroperitoneales y mesentéricas o desarrollar una lesión focal sugerente de neoplasia.

**7. Otras formas de tuberculosis extrapulmonar:** tuberculosis pericárdica, cutánea, esplénica, hepática, etc. Recordar que la tuberculosis puede afectar a todos los órganos.

## → DIAGNÓSTICO

Procurar siempre obtener confirmación bacteriológica.

En los enfermos con sospecha de tuberculosis pulmonar se deben solicitar ≥2 muestras (la norma nacional de Chile sugiere una muestra inmediata al momento de la consulta y otra diferida matinal del día posterior), en Argentina ≥3 (≥1 vez por la mañana en ayunas) de esputo para tinción y cultivo sobre medios sólido o líquido (este último medio desarrolla el cultivo de la micobacteria más precozmente). En caso de que el paciente no logre expectorar una muestra adecuada → inducción de esputo con solución salina hipertónica de NaCl. Se pueden obtener muestras realizando lavado broncoalveolar mediante broncoscopia en casos de alta sospecha de enfermedad. Es útil solicitar un examen del esputo expectorado tras finalizar la broncoscopia. Considerar que la sensibilidad de la baciloscopia solo es cercana al 50 % debido a que requiere 5000-10 000 bacilos/ml de expectoración para resultar positiva. En caso de un resultado negativo del examen bacterioscópico de esputo se puede realizar un test de diagnóstico molecular llamado GenXpert MTB/RIF, que es un método automatizado basado en la amplificación del ADN de la micobacteria a través de la PCR, que permite detectar en 2 h la presencia de ADN de *Mycobacterium tuberculosis*. Realizar un estudio microbiológico para tuberculosis (incluidos examen molecular y cultivo) y un examen histológico de las muestras obtenidas de todas las localizaciones en las que se sospeche infección por esta bacteria. En enfermos graves con alta sospecha clínica de tuberculosis se podría iniciar el tratamiento antituberculoso independientemente del resultado de las pruebas listadas más arriba. Los resultados negativos no descartan una tuberculosis y no indican que se deba suspender el tratamiento.

**Criterios diagnósticos de tuberculosis pulmonar sin confirmación bacteriológica:**

1) resultados negativos de todas las pruebas bacteriológicas (debe obtenerse una muestra adecuada para el examen bacteriológico a través de cualquier método disponible: inducción del esputo, broncoscopia, aspiración de contenido gástrico)

2) alteraciones radiológicas sospechosas de tuberculosis (debe realizarse una TC de alta resolución donde pueden observarse típicos nódulos extralobulillares diseminados que indican tuberculosis miliar, y/o nódulos intralobulillares en forma de un árbol en brote, pequeñas cavidades)

3) falta de respuesta al tratamiento antibiótico de amplio espectro en pacientes con lesiones pulmonares sin evidencias de neoplasia (evitar fluoroquinolonas, ya que son activas frente a *Mycobacterium tuberculosis* y pueden producir una respuesta temporal en los enfermos con tuberculosis).

La tuberculosis debe tenerse en cuenta en el diagnóstico diferencial de todos los casos de alteración en la radiografía de tórax, incluso cuando dichas lesiones no son típicas de tuberculosis. Se debe sospechar tuberculosis en los casos de tos productiva purulenta que persiste 2 semanas, en casos de neumonía que no responde al tratamiento estándar, particularmente cuando se asocian a cavitación o derrame pleural. Las siguientes condiciones requieren descartar tuberculosis extrapulmonar: fiebre de etiología desconocida, adenopatías, piuria estéril, meningitis persistente con parálisis de pares craneales, enfermedades intestinales inflamatorias (sobre todo la enfermedad de Crohn), casos seleccionados de esterilidad en mujeres y procesos inflamatorios persistentes del sistema osteoarticular.

En la **tuberculosis extrapulmonar** realizar radiografía de tórax y, de ser posible, también cultivo del esputo. Las lesiones extrapulmonares contienen generalmente menos bacilos y el diagnóstico se basa con frecuencia en los hallazgos histopatológicos (**nota**: los granulomas tuberculoides pueden encontrarse en muchas enfermedades y no en todos los casos de tuberculosis se observa una necrosis caseosa). Puede resultar útil realizar cultivos de Koch de los tejidos obtenidos por biopsia y una PCR para *Mycobacterium tuberculosis* en tejidos (Xpert MTB/RIF).

**En infectados por VIH** las alteraciones pulmonares dependen del grado de inmunodeficiencia. Los cuadros clínicos clásicos son típicos de la fase temprana de la enfermedad. En etapas avanzadas la enfermedad se localiza en las regiones inferiores y medias del pulmón o tienen carácter diseminado. Las cavitaciones se presentan raramente. A menudo la prueba de tuberculina es negativa, el resultado de IGRA puede ser "indeterminado" y son menos frecuentes los resultados positivos del examen directo del esputo (la probabilidad aumenta junto con el número de las pruebas realizadas, sobre todo cuando el material proviene del esputo inducido o de la secreción obtenida mediante broncoscopia). En estos casos, además de los cultivos del esputo, se deben realizar hemocultivos y biopsia de ganglios linfáticos y de médula ósea. Es importante también solicitar pruebas de sensibilidad de los bacilos.

## ➡ TRATAMIENTO

Basado en las recomendaciones actuales de la OMS.

**1. Reglas generales de tratamiento**

1) Los esquemas de tratamiento deben contener ≥3 fármacos en la fase intensiva y ≥2 fármacos en la fase de continuación a los cuales las micobacterias aisladas son probablemente sensibles.

2) A un esquema ineficaz no se debe añadir un único fármaco nuevo, ya que puede ocasionar el desarrollo de resistencia a este fármaco (amplificación del patrón de resistencia).

3) El tratamiento debe ser supervisado con el fin de evitar el incumplimiento del tratamiento por parte del enfermo, lo que puede ocasionar resistencia y fracaso o letalidad. Educar al paciente para identificar los efectos colaterales de los fármacos y garantizar la salud pública (p. ej. identificación oportuna de recidiva de la enfermedad para acortar el tiempo de contagio comunitario).

4) Al inicio del tratamiento se debe notificar cada caso a la autoridad sanitaria en forma diaria y obligatoria (en Chile al Servicio de Salud y Secretaría Regional Ministerial de Salud correspondiente) mediante un boletín electrónico (ENO).

5) Antes de comenzar el tratamiento hay que analizar las enzimas hepáticas, bilirrubina, urea, creatinina, ácido úrico y plaquetas. En Chile se recomienda realizar exploración oftalmológica en caso de utilizar etambutol (ETB) en forma prolongada (>2 meses) o en pacientes con daño ocular previo, o que durante el curso de la terapia refieren problemas visuales (en la fase diaria de 2 meses con este fármaco a dosis de 25 mg/kg es infrecuente la aparición de neuritis óptica). En Argentina la consulta oftalmológica se recomienda a todo paciente tratado con ETB (dosis 20 mg/kg). Es necesario en todo caso de tuberculosis identificar la infección por el VIH y realizar estudio de sensibilidad a todos los fármacos de primera línea en el laboratorio de referencia (en Chile es el Instituto de Salud Pública, ISP) y la realización de GenXpert en el propio servicio de salud utilizando la muestra directa de la expectoración que resultó con baciloscopia positiva para descartar la probabilidad de farmacorresistencia a rifampicina (detección de mutación de gen RpOB que confiere resistencia a rifampicina). Además hay que valorar la capacidad de cumplimiento terapéutico del paciente.

6) Vigilar la aparición de efectos adversos e interacciones medicamentosas.

Ocasionalmente en personas en estado grave por una enfermedad en la que existe alta sospecha de tuberculosis y en las personas con elevado riesgo de progresión para tuberculosis (infectadas por VIH, pacientes con tratamiento anti-TNF) con cuadros clínicos sugerentes de tuberculosis se puede iniciar inmediatamente un tratamiento estándar con 4 fármacos (sin esperar los resultados de las pruebas microbiológicas).

**2. Fármacos tuberculostáticos**

1) **fármacos básicos** (de elección) →tabla 15-1

2) **fármacos de segunda elección**: rifabutina, rifapentina, etionamida (ETA), capreomicina (CAP), cicloserina (CS), ácido paraaminosalicílico (PAS), kanamicina (KM), amikacina, algunas fluoroquinolonas (levofloxacino, moxifloxacino, gatifloxacino), bedaquilina (BDQ), delamanid (DLM), linezolid, clofazimina (CFZ) y otros (en Chile y en Argentina la claritromicina es utilizada frecuentemente en el tratamiento de infecciones no tuberculosas).

**3. Glucocorticoides:** se utilizan en estados de riesgo vital. Tienen indicación absoluta en la insuficiencia suprarrenal en el curso de la tuberculosis de las glándulas suprarrenales. Considerar además que la RMP reduce los niveles de cortisol y puede ser necesario un aumento de la dosis de glucocorticoides en pacientes que reciben este fármaco. También son utilizados en los siguientes casos: pericarditis aguda (prednisona durante 6-12 semanas, inicialmente a

**Tabla 15-1. Dosificación de los fármacos tuberculostáticos de elección**

| Fármacos y preparados | Dosificación | |
|---|---|---|
| | Fase inicial | Fase de continuación |
| Isoniazida (INH)[a] | 5 mg/kg/d, máx. 300 mg/d | 5 mg/kg/d o 10 mg/kg 3 × semana, máx. 900 mg/d |
| Rifampicina (RMP)[a] | 10 mg/kg/d, máx. 600 mg/d (450 mg/d en personas <45 kg) | 10 mg/kg/d o 3 × semana en la misma dosis |
| Pirazinamida (PZA) | 25 mg/kg/d, generalmente 1500-2000 mg/d | No se utiliza en la fase de continuación (en Chile no se utiliza en la fase de continuación para uso en forma intermitente) |
| Etambutol (ETB) | 15-20 mg/kg/d, generalmente 800-1200 mg/d | No se utiliza en la fase de continuación (en Chile ocasionalmente se usa intermitente al doble de la dosis) |
| Estreptomicina (SM) | IM 15 mg/kg/d, generalmente 1 g (en >60 años —según algunos >50 años— 0,5-0,75 g/d), máx. 120 g para un tratamiento completo (en Chile no se ha establecido una dosis máxima para un tratamiento completo) | No se utiliza en la fase de continuación |

[a] La isoniazida y la rifampicina se administran generalmente en un único preparado que contiene INH y RMP. Preparado de uso diario: 150 mg de RMP y 75 mg de INH y preparado de uso trisemanal 150 mg de RMP y 150 mg de INH).

Todos los fármacos básicos utilizados VO se administran 1 × d, mejor por la mañana (pero puede ser en otro momento del día), 30 min antes de la comida.

dosis de 60 mg/d, disminuir gradualmente después de 2-3 semanas), meningitis y encefalitis en enfermos con alteraciones de conciencia y síntomas de hipertensión intracraneal (prednisona durante 6-8 semanas, inicialmente a dosis de 20-40 mg/d, disminuir gradualmente después de 2-3 semanas, o dexametasona a dosis de 8-12 mg/d), pleuritis y peritonitis exudativas de curso grave (prednisona a dosis de 20-40 mg/d durante 1-2 semanas), estenosis de las vías respiratorias con riesgo vital, tuberculosis ganglionar con síntomas de compresión de las estructuras adyacentes, reacciones severas por hipersensibilidad a los fármacos tuberculostáticos (en caso de no poder sustituirlos por otros fármacos), síndrome inflamatorio en el curso de reconstitución inmunológica en enfermos infectados por el VIH (→más adelante).

**4. Tratamiento de nuevos casos de tuberculosis**

1) Fase inicial → rifampicina (RMP), isoniazida (INH), pirazinamida (PZA) y etambutol (ETB) durante 2 meses.

2) Fase de continuación → RMP e INH durante 4 meses a diario o 3 × semana (esta última modalidad es la utilizada en Chile y en Argentina).

**Excepciones:**

1) sospecha de infección por micobacterias resistentes a fármacos →más adelante

2) meningitis tuberculosa → se podría usar estreptomicina (SM) en lugar de ETB (indicación no contemplada en la norma de terapia nacional de Chile) y prolongar la fase de continuación hasta 7-10 meses; se deben utilizar además glucocorticoides

3) tuberculosis osteoarticular → prolongar la fase de continuación por 3 meses

4) en presencia de cavernas pulmonares y cultivo de esputo positivo al final de la fase intensiva → prolongar la fase de continuación por 3 meses más (administrar durante 7 meses en fase trisemanal) con el fin de reducir las posibilidades de recaída

5) necesidad de usar otro esquema de tratamiento diferente al tratamiento estándar:

a) enfermos en los que no es posible usar PZA en la fase inicial del tratamiento (frecuentemente ocurre intolerancia en ancianos y en embarazadas o hepatitis por PZA) → usar INH, RMP y ETB durante los 2 primeros meses y luego INH y RMP durante los siguientes meses prolongando la fase diaria por 7 meses

b) enfermos con daño hepático o con trasplante de órganos (→más adelante)

6) enfermos con contraindicaciones para el tratamiento con ETB → puede discontinuarse este fármaco si el bacilo es sensible a los demás fármacos de primera línea.

En enfermos que exigen una prolongación de la fase de continuación usar fármacos tuberculostáticos diariamente. El enfermo debe tomar todas las dosis de la fase intensiva (56 dosis de cada fármaco) durante ≤3 meses. En la fase de continuación estándar (126 dosis de cada fármaco) hay que administrarlas durante hasta 6 meses. El tratamiento estándar completo (se supone que dura 6 meses) no puede durar más de 9 meses.

**5. Monitorización de los efectos adversos del tratamiento:** pruebas de laboratorio y consulta oftalmológica en caso de sospecha. El efecto adverso más frecuente del esquema básico de tratamiento es la afectación hepática. Si se produce un aumento asintomático de la actividad de AST y ALT ≤5×LIN y ≤3×LSN, no se requiere interrumpir el tratamiento. En caso de superar estos límites → suspender temporalmente RMP, INH, ETB y PZA (la conducta habitual es suspender todos los fármacos para no ocasionar resistencia por usar esquemas débiles). En enfermos de alto riesgo de afectación hepática determinar las concentraciones de AST y ALT transcurridos 7 y 14 días desde el inicio del tratamiento y posteriormente cada mes hasta la finalización del tratamiento. En los demás casos, los niveles de AST y ALT pueden determinarse 1×mes en todo momento ante la aparición de síntomas digestivos (náuseas, vómitos, dolor abdominal, ictericia). Se deben suspender los fármacos hepatotóxicos cuando la ALT/AST >5×LIN aunque sea asintomático y cuando la ALT/AST >3×LSN y se acompañan de síntomas digestivos (ictericia, náuseas, pérdida de apetito, flatulencia o dolor abdominal). Si la ALT y la AST disminuyen a <2×LSN → reintroducir los fármacos suspendidos anteriormente, inicialmente la RMP y el ETB y luego progresivamente la INH (excepto PZA) y controlar periódicamente la actividad de AST y ALT. El tratamiento sin PZA debe durar 9 meses. A la espera de la disminución de los niveles de AST/ALT se debe interrumpir completamente el tratamiento antituberculoso o, si lo requiere la situación clínica, utilizar SM, ETB y alguna fluorquinolona (en Chile y en Argentina esta decisión requiere la evaluación del referente técnico del programa de control de la tuberculosis que se encuentra en los diferentes servicios de salud).

**6. Monitorización de la respuesta al tratamiento:** realizar examen microbiológico de esputo al final de la fase intensiva. En caso de baciloscopia positiva al final del 3.[er] mes de tratamiento → solicitar cultivo y pruebas de farmacosensibilidad. Una baciloscopia positiva durante el 4.° mes significa fracaso del tratamiento (consenso en Chile). En un paciente que retorna al tratamiento hay que realizar examen de baciloscopia, cultivo del esputo, y farmacosensibilidad. En el caso de tuberculosis multirresistente (TB-MDR): durante todo el tratamiento realizar baciloscopia y cultivo del esputo cada mes; volver a realizar un examen de farmacosensibilidad extendida a fármacos de segunda línea en caso de cultivo positivo después de 4 meses de tratamiento. Los resultados del tratamiento para la tuberculosis extrapulmonar se valoran más frecuentemente mediante estudios clínicos. En Chile se realiza baciloscopia de esputo mensualmente durante todo el tratamiento en los casos de tuberculosis pulmonar bacteriológicamente demostrados.

**7. Enfermos tratados de tuberculosis con anterioridad:** realizar una prueba molecular rápida y siempre antibiograma en medios sólidos.

**8. Tratamiento de tuberculosis farmacorresistente:** se distingue monorresistencia y multirresistencia (los bacilos son resistentes por lo menos a INH y RMP), pre-XDR (preextrarresistentes son bacilos resistentes a INH, RMP y fluoroquinolonas) y XDR (extrarresistentes, es decir, con resistencia extendida, son bacilos con multirresistencia que son resistentes adicionalmente a ≥1 fármaco administrado de forma parenteral, como aminoglucósidos o capreomicina).

1) **Resistencia a INH** → se puede utilizar RMP + ETB + PZA diariamente 6-9 meses excepto en casos con lesiones pulmonares extensas o pacientes bacilíferos. Adicionalmente puede ser necesario agregar moxifloxacino, levofloxacino, estreptomicina o algún otro aminoglucósido como amikacina diariamente durante todo el tratamiento (en Chile, esta decisión terapéutica debe ser autorizada por el referente técnico del programa de tuberculosis local).

2) **Resistencia a RMP**: tratar a los pacientes como TB-MDR. Para la **TB-MDR y TB-XDR** se utilizan fármacos de los grupos establecidos por la OMS (los más activos pertenecen a los grupos A y B)

   a) grupo A — fluoroquinolonas: levofloxacino, moxifloxacino, gatifloxacino (no usar ofloxacino ni ciprofloxacino)

   b) grupo B — fármacos administrados por vía parenteral: kanamicina, amikacina

   c) grupo C — ETA, protionamida, CS, terizidona, linezolid, clofazimina

   d) grupo D:

   D1 — isoniazida en alta dosis y ETB

   D2 — bedaquilina y delamanid

   D3 — PAS, imipenem con cilastina, meropenem, amoxicilina con ácido clavulánico.

Se deben utilizar ≥4 fármacos antituberculosos con probable eficacia y PZA. En todos los casos usar un fármaco del grupo A y uno del grupo B, escogidos sobre la base de una prueba de farmacosensibilidad, y adicionalmente ≥2 fármacos del grupo C. Si no es posible escoger el número recomendado de fármacos de los grupos A, B, C, se administran fármacos del grupo D. La fase intensiva del tratamiento con fármacos administrados por vía parenteral debe durar hasta que se negativicen las baciloscopias durante 2 meses consecutivos (≥4 meses de tratamiento parenteral).

En Chile y en Argentina se está aplicando la recomendación de terapia actual de la OMS de esquemas acortados para tuberculosis (excepto embarazadas y tuberculosis extrapulmonar) de 9-12 meses ya que muestran mejor eficacia (curación >80 %) que los esquemas convencionales prolongados de 18 meses (curación ~60-70 %). En Chile se utilizan 7 fármacos: inicialmente clofazimina, etambutol, etionamida, PZA, INH a altas dosis, moxifloxacino a altas dosis y kanamicina.

Nota: las normas locales son variables por los diferentes patrones de resistencia individuales y se deben rescatar los fármacos disponibles con sensibilidad probable según la historia de uso previo de fármacos ya que los test de sensibilidad fenotípicos habitualmente bien no son fiables, o bien no se producen una relación entre los resultados *in vitro* y la respuesta clínica. En Chile los esquemas de TB-MDR son evaluados y autorizados por un comité de terapia nacional en el Ministerio de Salud.

**9. Tratamiento de tuberculosis durante la gestación y lactancia:** utilizar tratamiento estándar (estreptomicina contraindicada). Las enfermas tratadas con INH deben recibir piridoxina (25-50 mg/d). La lactancia no constituye contraindicación para usar el esquema primario, y las mujeres en período de lactancia deben ser tratadas de forma estándar (para los niños que solamente tienen lactancia materna y cuyas madres están bajo tratamiento antituberculoso deben recibir piridoxina a dosis de 1-2 mg/kg/d). El embarazo no es una contraindicación para el tratamiento de la tuberculosis multirresistente. Si la situación clínica lo permite, el tratamiento puede iniciarse tras terminar el 1.er trimestre. Deben evitarse los fármacos administrados por vía parenteral (son ototóxicos para el feto) y la etionamida (por efecto teratógeno y riesgo aumentado de producir náuseas y vómitos).

**10. En caso de insuficiencia renal:** utilizar RMP e INH a dosis estándar (se excretan principalmente por vía biliar). Utilizar ETB y PZA 3×semana a dosis de 15 mg/kg y 25 mg/kg respectivamente (se refiere a los enfermos con aclaramiento de creatinina <30 ml/min). En pacientes en hemodiálisis los fármacos se administran una vez terminada la sesión y pueden ser administrados a diario en la fase inicial del tratamiento.

**11. En caso de insuficiencia hepática**

1) sin fármacos hepatotóxicos, opciones:

   a) ETB y fluoroquinolona durante 18-24 meses (con SM durante los 2 primeros meses)

   b) ETB, CS y un fármaco administrado por vía parenteral durante 18-24 meses

2) 1 fármaco hepatotóxico, opciones:

   a) INH, ETB y SM durante 2 meses, posteriormente HIN y ETB durante 10 meses

   En Chile y Argentina se utiliza un esquema con RMP, ETB y SM diario con fase intermitente posterior con RMP y ETB prolongado

   b) RMP, ETB, fluoroquinolona o CS y un fármaco administrado por vía parenteral durante 12-18 meses

3) 2 fármacos hepatotóxicos, opciones:

   a) INH y RMP durante 9 meses y ETB administrado hasta conocer la sensibilidad a INH

   b) INH, RMP, ETB y SM durante 2 meses y posteriormente HIN y RMP durante 6 meses

   c) RMP, PZA, ETB (y eventualmente fluoroquinolona) durante ≥6 meses. Esta opción es la menos aconsejada y solo se podría utilizar si la hepatitis es leve y fue ocasionada por la INH.

**12. Diabetes *mellitus*:** normalmente se administrará un esquema estándar de tratamiento. En enfermos con nefropatía diabética los aminoglucósidos están contraindicados. ETB y PAS están contraindicados en caso de neuropatía diabética. Hay que tener en cuenta la posibilidad de interacciones de los derivados de sulfonilureas con RMP y la aparición de hipoglucemia provocada por ETA.

**13. En enfermos con bajo nivel de conciencia que no pueden deglutir:** utilizar INH y SM IM, y fluoroquinolona iv., algunos fármacos pueden utilizarse por sonda nasogástrica (RMP en jarabe o molido, INH, PZA y ETB molidos). A los enfermos alimentados por gastrostomía o sonda nasogástrica se les pueden administrar los fármacos antituberculosos orales triturados 2-3 h antes de la comida o después de comer.

**14. En trasplantados de órgano sólido o de células hematopoyéticas:** tener precaución con las interacciones de rifampicinas (RMP, rifabutina, rifapentina) con inhibidores de calcineurina (ciclosporina y tacrolimus) → incrementar la dosis del inmunosupresor en 3-5 veces y monitorizar la concentración en sangre) y con glucocorticoides (→ aumentar la dosis de esteroides en el 50 %).

**15. En infectados por el VIH:** en la fase intensiva INH, RMP, PZA y ETB. En la fase de continuación INH y RMP. Si la mejoría clínica o microbiológica se produce lentamente o existe inmunosupresión avanzada → prolongar el tratamiento por 9 meses o ≥4 meses tras obtener cultivos negativos de esputo. En todos los casos utilizar cotrimoxazol profilácticamente. Si el enfermo no ha recibido previamente tratamiento antirretroviral, el diagnóstico de tuberculosis es una indicación para iniciarlo (se debe empezar por el tratamiento antituberculoso y posteriormente, en la medida de lo posible antes de transcurridas 8 semanas —en enfermos con un número de linfocitos CD4$^+$ <50/µl no transcurridas 2 semanas— añadir el tratamiento antirretroviral →cap. 18.2). En enfermos con meningitis tuberculosa el tratamiento antirretroviral se debe retrasar por el riesgo de producirse una respuesta paradójica potencialmente mortal. En los enfermos que reciben inhibidores de proteasa no se debe utilizar RMP, que disminuye la concentración de estos fármacos en la sangre. La introducción de los fármacos antirretrovirales puede producir el síndrome inflamatorio de reconstitución inmunológica (SIRI). **Síntomas:** fiebre, intensificación de los síntomas del tracto respiratorio o SNC y progresión de las alteraciones radiológicas. Antes de iniciar el tratamiento para el SIRI descartar otras infecciones oportunistas diferentes a la tuberculosis, o el fracaso del tratamiento antituberculoso. **Tratamiento:** AINE, con síntomas agravados agregar prednisona a dosis de 1,25 mg/kg/d (50-80 mg/d) durante 2-4 semanas, que posteriormente se irá reduciendo hasta la suspensión del fármaco (durante 6-12 semanas o más).

**16. En caso de enfermos tratados con anti-TNF (factor de necrosis tumoral):** si la tuberculosis se ha presentado durante el tratamiento con el fármaco anti-TNF → suspender el fármaco. Se puede reiniciar el tratamiento después de ≥1 mes del tratamiento antituberculoso adecuado y tras confirmar la sensibilidad de los bacilos a los fármacos utilizados.

## → COMPLICACIONES

Neumotórax, empiema pleural, fibrosis pleural, hemorragia pulmonar, amiloidosis.

## → PREVENCIÓN

**1.** Diagnóstico rápido y tratamiento de enfermos con tuberculosis.

**2.** Prevención de infecciones hospitalarias

1) Hasta la exclusión de la tuberculosis pulmonar activa, y sobre todo hasta el cese de la capacidad de transmisión (baciloscopias repetidas negativas luego de ≥2 semanas de terapia diaria efectiva con esquema de primera línea) los enfermos deberían estar en aislamiento respiratorio.

2) Es necesario ventilar con frecuencia de forma natural o mediante un dispositivo automático adecuado las habitaciones de los enfermos (cambios de aire cada 6 h en habitaciones antiguas y cada 20 h en edificios nuevos). Procurar que la evacuación del aire al exterior del edificio se realice tras una filtración adecuada, manteniendo una presión negativa en los interiores, y usando radiación con lámparas UV.

3) En enfermos con sospecha de tuberculosis o con tuberculosis pulmonar activa, el personal sanitario y los visitantes a las zonas hospitalarias de mayor riesgo de infección (salas de aislamientos, pabellones de broncoscopia, procedimientos de inhaloterapia o esputo inducido, salas de autopsia y salas de espera de pacientes con tuberculosis) deberían portar máscaras (óptimamente con el filtro HEPA), pero bastaría mascarilla bien ajustada si la exposición es breve o máscaras N95 si es más prolongada.

4) Para limpiar no utilizar aspiradoras ni ventiladores para no promover aerosoles. Los espacios interiores deben limpiarse con agua, los suelos deben desinfectarse y las superficies tienen que limpiarse de acuerdo con las indicaciones de las unidades de control de infecciones.

**3.** Vacuna antituberculosa (BCG) —en Chile y Argentina obligatoria solo en neonatos— una dosis intradérmica a las 24 h del nacimiento. Ya no se utilizan rutinariamente dosis de recuerdo. **Contraindicaciones:** alergia a componentes de la vacuna, fiebre, dermatitis generalizada, inmunodeficiencias congénitas, tratamientos inmunodepresores, neoplasias malignas, infección por el VIH (la vacunación de neonatos nacidos de mujeres infectadas por el VIH se debe realizar después de descartar la infección por el VIH en el neonato), y tuberculosis activa en tratamiento con fármacos tuberculostáticos.

**4. Estudio de contactos:** las personas que han tenido contacto con un enfermo con tuberculosis pulmonar bacteriológicamente demostrada deben someterse a pruebas con el fin de descartar la tuberculosis (observación de síntomas, radiografía de tórax, prueba de tuberculina o IGRA). Recomendaciones relativas a exploraciones en los contactos →fig. 15-1.

**5.** Tratamiento preventivo (la dosis de los fármacos será idéntica a la del tratamiento de la tuberculosis activa): INH 1×d durante 6 o 9 meses (es más prolongada en inmunosuprimidos y en VIH con niveles de CD4 normales), RMP 1×d durante 4 meses. (RMP con INH 1×d durante 3-4 meses, rifapentina con INH 1×semana durante 3 meses). Control mensual durante el tratamiento, en caso de enfermedad hepática, consumo regular de alcohol, infectados por VIH, >35 años, embarazadas, puérperas con <3 meses desde el parto → control de la actividad de AST y ALT y concentración de bilirrubina sérica.

La quimioprofilaxis anti-TBC está indicada en

1) Los contactos con el enfermo con tuberculosis: niños <5 años, personas gravemente inmunodeprimidas (indicación absoluta, con independencia del resultado de la prueba de tuberculina/IGRA), niños <16 años con prueba de tuberculina/IGRA positiva. En otras situaciones clínicas se debe considerar individualmente el resultado positivo de la prueba de tuberculina/IGRA. En Chile y en Argentina la profilaxis de contactos usando INH se realiza en todos los niños de ≤15 años que son contactos, una vez descartada la tuberculosis activa.

2) Personas que se tratarán con anti-TNF u otros fármacos biológicos con acción antinflamatoria que aumentan el riesgo de tuberculosis, o potenciales receptores de órganos/células hematopoyéticas que:

   a) presentan una prueba de la tuberculina/IGRA positiva (actual o por la anamnesis)

   b) han tenido contacto con un enfermo con tuberculosis bacilífera o han presentado en el pasado tuberculosis (no tratada o tratada de manera inadecuada) sin demostración actual de actividad

   c) tienen cambios postuberculosos en la radiografía de tórax (cambios fibróticos, calcificaciones pulmonares y de los ganglios linfáticos, engrosamientos pleuríticos), y no estaban tratados previamente de tuberculosis (las personas que han finalizado correctamente el tratamiento antituberculoso no requieren tratamiento profiláctico).

3) Personas infectadas por VIH con prueba positiva de tuberculina (≥5 mm) o del IGRA. Si se utiliza INH en enfermos con diabetes, insuficiencia renal, SIDA, desnutridos y alcohólicos, hay que administrar vitamina $B_6$ a dosis de 10-20 mg/d, en Chile 50 mg/d, en Argentina 25 mg/d.

## 15.2. Micobacteriosis

Enfermedades producidas por micobacterias definidas como atípicas o no tuberculosas (NTM: *Non Tuberculosis Mycobacteria*, MOTT: *Mycobacteria Other Than Tuberculosis*; *Mycobacterium avium complex* [MAC — *Mycobacterium avium* y *Mycobacterium intracellulare*], *Mycobacterium fortuitum complex*, *Mycobacterium kansasii*, *Mycobacterium xenopi*, *Mycobacterium malmoense*, *Mycobacterium abscessus*), comunes en el medio ambiente, principalmente en el suelo y en los depósitos de agua. La infección por NTM probablemente no se transmite directamente de persona a persona ni de animal a persona. Se presentan más frecuentemente en infectados por VIH, personas con antecedentes de tuberculosis, enfermos con neumoconiosis, fibrosis quística, bronquiectasia o EPOC y en enfermos tratados con inhibidores de TNF.

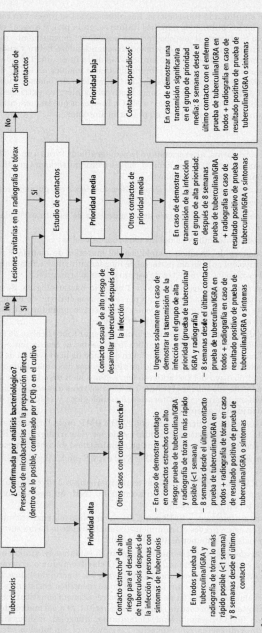

**Fig. 15-1.** Estudio de contactos. Esquema de actuación (según el acuerdo del Consenso Europeo de 2010, modificado)

a **Contacto estrecho:** convivientes en el domicilio del enfermo, personas que han tenido contactos frecuentes y prolongados en espacios cerrados (coche o celda en prisión), contactos con exposición intensa aunque de corta duración (contacto cara a cara como durante los procedimientos médicos, tales como broncoscopia o exploración laringológica). b **Contacto casual:** personas que visitan la casa del enfermo con frecuencia, amigos, familiares, compañeros de escuela, del trabajo, personas que pasan el tiempo libre juntas, pasajeros de avión que ocupan asientos contiguos durante vuelos que duran >8 h. c **Contacto esporádico:** personas del entorno del enfermo, que van a la misma escuela, club deportivo, lugar de trabajo.

IGRA — prueba basada en la producción de interferón y por linfocitos, PCR — reacción en cadena de la polimerasa

**Cuadro clínico:** similar a la tuberculosis. Las alteraciones se presentan con mayor frecuencia en los pulmones, ganglios linfáticos, en la piel, y a veces en múltiples órganos. Síntomas de micobacteriosis pulmonar: normalmente tos crónica con expectoración y debilidad, y menos frecuentemente fiebre y sudoración. Los enfermos sin alteraciones significativas de la inmunidad pueden presentar múltiples nódulos pequeños y bronquiectasias visibles en la TC de alta resolución, sobre todo en el lóbulo medio y en la língula; o síntomas clínicos y alteraciones en pruebas radiológicas como la alveolitis alérgica extrínseca (AAE, producida en general por exposición a MAC). Los casos que se presentan como un nódulo único o varios nódulos no producen síntomas.

**Diagnóstico**

1) Criterios clínicos:

   a) síntomas respiratorios, alteraciones en la radiografía de tórax o en la TC de alta resolución (infiltrados, nódulos, masas o bronquiectasias multifocales asociadas a pequeños nódulos)

   b) descartar las demás enfermedades (especialmente infecciones pulmonares).

2) Criterios microbiológicos:

   a) resultados positivos de los cultivos de ≥2 muestras de esputo extraídas por separado

   b) resultado positivo del cultivo o del lavado broncoalveolar

   c) resultado positivo del examen histológico del material de biopsia + resultado positivo del cultivo del material de biopsia pulmonar o resultado positivo del cultivo de ≥1 muestra de esputo o lavado bronquial.

Deben cumplirse ambos criterios clínicos y 1 criterio bacteriológico. Si se sospecha micobacteriosis pulmonar en una persona cuyos cultivos de esputo dirigidos a detectar bacilos siguen saliendo negativos, se recomiendan cultivos de LBA de muestras dirigidas sobre la base de la TC.

**Tratamiento:** el diagnóstico de micobacteriosis pulmonar sobre la base de los criterios enumerados anteriormente no implica la necesidad de tratamiento en todos los casos. La decisión sobre el tratamiento depende de la gravedad de la micobacteriosis, del riesgo de progresión de las alteraciones, las enfermedades concomitantes y el objetivo del tratamiento (curación o bien disminución de síntomas). A veces se decide iniciar el tratamiento tan solo tras una observación prolongada del enfermo (síntomas, alteraciones radiológicas y resultados de los cultivos). **Antibioticoterapia:**

1) MAC → claritromicina o azitromicina, con ETB o RMP, en la forma severa adicionalmente un aminoglucósido administrado por vía parenteral, amikacina o SM (se acepta el uso de amikacina en nebulización) durante 3 meses.

2) *Mycobacterium kansasii* → INH con RMP y ETB o RMP con ETB y macrólido (claritromicina, azitromicina).

3) *M. xenopi* → RMP con ETB,macrólido (claritromicina o azitromicina) y fluoroquinolona (ciprofloxacino o moxifloxacino) o INH; en casos graves opcionalmente un aminoglucósido.

4) *Mycobacterium malmoense* → RMP con ETB y macrólido (claritromicina o azitromicina); en casos graves el tratamiento es similar al de la forma severa de micobacteriosis causada por MAC o *M. xenopi*.

5) *Mycobacterium abscessus* → fase inicial: durante ≥4 semanas iv. amikacina con tigeciclina y eventualmente imipenem, y VO claritromicina o azitromicina (no usar en caso de resistencia constitutiva a los macrólidos); fase de continuación: inhalado y/o VO amikacina (si no se identifica resistencia) y azitromicina o claritromicina (si no se identifica resistencia constitutiva) y 1-3 de los siguientes (2-4 en caso de resistencia constitutiva a los macrólidos) de acuerdo con farmacosensibilidad: clofazimina, linezolid, minociclina o doxiciclina, moxifloxacino, ciprofloxacino, cotrimoxazol. En muchos casos el tratamiento es ineficaz.

Duración de tratamiento ≥12 meses desde el momento en el que el resultado del cultivo se convierte en negativo. En enfermos que no expectoran, una vez trascurridos 6 y 12 meses del tratamiento, se puede realizar un cultivo de lavado bronquial. Si no se puede establecer la erradicación de las micobacterias, el tratamiento debe durar 18 meses. **Nota:** la mayoría de los fármacos utilizados en el tratamiento de las micobacteriosis no tiene estas indicaciones en su ficha técnica, así que antes de iniciar el tratamiento debe obtenerse el consentimiento informado del paciente para administrar la farmacoterapia seleccionada (esto no es necesario en Chile ni en Argentina).

En casos refractarios al tratamiento, con lesiones localizadas en los pulmones, considerar **el tratamiento quirúrgico.** La extirpación de un nódulo pulmonar solitario provocado por infección por NTM es un procedimiento en sí mismo suficiente y no requiere de tratamiento farmacológico concomitante.

# 16. Neoplasias pulmonares

## 16.1. Neoplasias pulmonares primarias

→ **CLASIFICACIÓN Y CARACTERÍSTICAS GENERALES**

**1. Carcinomas no microcíticos** (80-85 %) son poco sensibles a quimioterapia:

1) **Epidermoide:** la causa principal es la exposición activa o pasiva al humo de tabaco, se presenta más frecuentemente en hombres, generalmente se encuentra en los bronquios de gran calibre (localización parahiliar), a menudo lleva al estrechamiento de la luz bronquial con atelectasia y alteraciones inflamatorias en el parénquima pulmonar.

2) **Adenocarcinoma:** se localiza más frecuentemente en vías respiratorias de pequeño calibre (partes periféricas del pulmón). Tiene una menor relación con la exposición al humo del tabaco que el cáncer epidermoide. Con relativa frecuencia se presenta en mujeres.

3) **Carcinoma de células grandes:** localización diversa. El curso clínico es similar al del adenocarcinoma.

**2. Carcinoma microcítico** o de células pequeñas (15 %): crecimiento agresivo, diseminación temprana a los ganglios linfáticos y órganos lejanos. Existe una muy fuerte asociación con el consumo de tabaco. Es el tumor primario más frecuentemente parahiliar, en general adenopatías hiliares y mediastínicas. En la mayoría de los enfermos en el momento del diagnóstico ha metastatizado a otros órganos (más frecuentemente en el hígado, huesos, médula ósea, SNC) y a menudo aparecen síntomas paraneoplásicos. La quimioterapia es el método principal de tratamiento.

**3. Neoplasias pulmonares raras** (<5 %): carcinoma adenoescamoso, carcinosarcoma, carcinoma del tipo de glándulas salivales (carcinoma mucoepidermoide, carcinoma adenoide quístico), carcinoide y tumores mesenquimales muy raros, embrionarios o del sistema linfático.

→ **CUADRO CLÍNICO**

El cáncer de pulmón en la fase inicial generalmente cursa de forma asintomática.

**1. Síntomas generales:** la pérdida progresiva de masa corporal y la debilidad se presentan tarde.

**2. Síntomas relacionados con progresión local:** tos, que es el síntoma más frecuente (en fumadores a menudo se observa un cambio en las características de la tos), disnea, dolor torácico, hemoptisis, neumonías recurrentes (sobre todo en la misma localización), síndrome de la vena cava superior →cap 2.32, dolor pleurítico, dolor del hombro y síndrome de Horner (aparece en tumores del vértice pulmonar), alteraciones del ritmo cardíaco (en infiltración del corazón y del pericardio), disfonía a consecuencia de la parálisis del nervio laríngeo recurrente. En etapas avanzadas de la enfermedad aparecen los signos relacionados con alteraciones pulmonares (síndrome de vena cava superior, derrame pleural, atelectasia o neumonía).

**3. Síntomas relacionados con las metástasis:** adenopatías supraclaviculares, cervicales o axilares, dolor (o dolor a la palpación) de huesos, menos frecuentemente fracturas patológicas o síntomas de compresión. En caso de metástasis en el SNC: cefalea, síntomas focales y otros síntomas neurológicos (p. ej. crisis convulsivas, trastornos del equilibrio), cambios de comportamiento y trastornos de personalidad. Las metástasis hepáticas pueden cursar con hepatomegalia, dolor en epigastrio, náuseas e ictericia.

**4. Síndromes paraneoplásicos:**

1) endocrinos: síndrome de Cushing, SIADH, síndrome carcinoide, hipercalcemia y otros

2) neuromusculares: neuropatías periféricas, encefalopatías, degeneración cerebelar, síndrome miasténico de Lambert-Eaton, polimiositis

3) cutáneos: acantosis *nigricans*, dermatomiositis, LES, esclerosis sistémica

4) óseos: osteoartropatía hipertrófica, dedos en palillo de tambor

5) vasculares: tromboflebitis migratoria, endocarditis trombótica no bacteriana

6) hematológicos: anemia, CID.

## → DIAGNÓSTICO Y VALORACIÓN DE LA EXTENSIÓN

**Exploraciones complementarias**

**1. Pruebas de imagen.**

**Radiografía de tórax en proyección PA y lateral:** tumor en el parénquima pulmonar, atelectasia, adenopatías hiliares o mediastínicas, líquido en la cavidad pleural, elevación unilateral del diafragma a consecuencia de su parálisis, alteraciones que indican infiltración directa de huesos o metástasis óseas. Una radiografía de tórax normal no descarta neoplasia de pulmón.

**TC de tórax:** prueba básica para valorar la extensión local (no siempre permite diagnosticar infiltración limitada del mediastino o pared torácica, o identificar el foco neoplásico en el parénquima pulmonar con atelectasia) y adenopatías (el criterio de diámetro de ganglio >1 cm como sospechoso de presencia de metástasis se relaciona con un gran porcentaje de diagnósticos falsos positivos y falsos negativos).

**PET:** permite detectar pequeñas metástasis en los ganglios linfáticos mediastínicos y determinar la extensión de la neoplasia en la zona de atelectasia, y también detectar focos neoplásicos extratorácicos. Facilita una estadificación óptima de los enfermos para un tratamiento quirúrgico radical o radioterapia radical, y en combinación con la TC permite señalar con precisión el área de radiación. Si no es posible realizar PET en enfermos con alta probabilidad de afectación de los ganglios linfáticos mediastínicos en la TC, se recomienda realizar biopsia durante la mediastinoscopia o bajo control ecográfico a través de la pared bronquial o esofágica.

**RMN:** útil en la valoración de algunas localizaciones del tumor, p. ej. en la columna vertebral o en su proximidad, y en el vértice pulmonar.

**2. Exámenes citológicos:** esputo (actualmente realizados raras veces), líquido de la cavidad pleural, lavado bronquial, material de la PAAF transbronquial, transesofágica (bajo control ecográfico) o transtorácica (a través de la pared del tórax, en general bajo el control de ecografía [o TC], en caso de tumores en partes periféricas del pulmón).

**3. Broncoscopia:** permite valorar la extensión local de las lesiones endobronquiales y tomar material para el examen microscópico (muestras de la pared bronquial/del tumor, biopsia transbronquial del pulmón y de ganglios linfáticos bajo el control de la ecografía endobronquial y lavado bronquial).

**4. Otros métodos:** PAAF o examen histológico de los ganglios linfáticos periféricos con sospecha de metástasis (supraclaviculares, en el surco interescalénico), mediastinoscopia, videotoracoscopia. Si los métodos anteriormente mencionados no permiten determinar el diagnóstico → es imprescindible una toracotomía.

**5. Pruebas de laboratorio:** la determinación de marcadores tumorales en plasma no tiene importancia clínica.

### Criterios diagnósticos

Se establecen sobre la base de los resultados del examen histológico (preferido) o citológico del material obtenido del tumor. Orden de las pruebas diagnósticas:

1) **lesión periférica:** biopsia transtorácica → broncoscopia → toracoscopia → toracotomía

2) **lesión parahiliar** → broncoscopia → biopsia transesofágica → examen citológico del esputo → toracotomía.

### Diagnóstico diferencial

**1. Tumores periféricos:** neoplasias benignas de pulmón, tuberculoma, absceso pulmonar, infecciones fúngicas, metástasis.

**2. Adenopatías mediastínicas:** neoplasias linfoproliferativas, tuberculosis (menos frecuentemente), sarcoidosis (más frecuentemente compromiso simétrico de los ganglios hiliares y mediastínicos no característico del cáncer).

### Valoración de la extensión

La condición para una evaluación racional para el tratamiento es la determinación exacta de la extensión de la neoplasia. Realizar TC de tórax siempre con administración del contraste (la prueba generalmente se extiende a la parte superior del abdomen). Otras pruebas →más adelante.

**1. Carcinoma no microcítico:** RMN o TC cerebral y gammagrafía ósea en enfermos con sospecha de metástasis en estos órganos. Para determinar la afectación de ganglios linfáticos en el tórax → PET-TC y/o biopsia de los ganglios linfáticos bajo control ecográfico a través de la pared bronquial y/o esofágica o durante la mediastinoscopia. La extensión anatómica de la neoplasia se determina según la clasificación TNM →tabla 16-1.

Etapas de la enfermedad →tabla 16-2. En función del examen histológico se determinará el grado de malignidad de la neoplasia (característica G).

**2. Carcinoma microcítico:** TC de tórax y abdomen con medio de contraste, RMN o TC cerebral y gammagrafía ósea con valoración radiológica adicional de los focos sospechosos (eventualmente biopsia de médula ósea y aspirado en caso de aumento de la actividad sérica de LDH), eventualmente PET-TC para excluir la diseminación.

Clasificación de la extensión de la neoplasia:

1) **Forma limitada** (*limited disease*, LD): neoplasia limitada a un solo hemitórax, eventualmente con compromiso de los ganglios linfáticos hiliares en el lado de la lesión y de los ganglios linfáticos mediastínicos y supraclaviculares en ambos lados, y también con derrame neoplásico en cavidad pleural en el lado de tumor.

2) **Forma diseminada** (*extensive disease*, ED): los focos de neoplasia están presentes fuera del área descrita en LD. Actualmente se recomienda utilizar la clasificación TNM igual que en el carcinoma no microcítico.

---

### → TRATAMIENTO

---

Idealmente el método de tratamiento será elegido de manera individualizada en cada caso por una comisión médica interdisciplinaria con participación de especialistas de neumología, diagnóstico por imagen, cirugía torácica, oncología y radioterapia.

**Tabla 16-1. Clasificación TNM (2017) en carcinoma no microcítico pulmonar**

| | |
|---|---|
| **Tumor primario (T)** | |
| Tx | Tumor diagnosticado a base de la detección de células neoplásicas en el esputo o lavado bronquial, pero no visible en pruebas radiológicas o en broncoscopia |
| T0 | No existe evidencia de tumor primario |
| Tis | Carcinoma preinvasivo (*in situ*) |
| T1 | Tumor con una dimensión máxima ≤3 cm, rodeado del parénquima pulmonar o pleura visceral, en la broncoscopia no invade el bronquio principal[a] |
| T1(mi) | Adenocarcinoma mínimamente invasivo[b] |
| T1a | Tumor con una dimensión máxima ≤1 cm[a] |
| T1b | Tumor con una dimensión máxima >1 cm, pero ≤2 cm[a] |
| T1c | Tumor con una dimensión máxima >2 cm, pero ≤3 cm[a] |
| T2 | Tumor con una dimensión máxima >3 cm, pero ≤5 cm, o ≥1 de las siguientes características[c]: <br> – invade bronquios principales sin incluir la bifurcación de la tráquea <br> – invade la pleura visceral <br> – tumor que produce atelectasia o neumonía obstructiva que se extiende hasta el hilio, pero no se extiende a una parte o a todo el pulmón |
| T2a | Tumor con una dimensión máxima >3 cm, pero ≤4 cm |
| T2b | Tumor con una dimensión máxima >4 cm, pero ≤5 cm |
| T3 | Tumor con dimensión máxima >5 cm, pero ≤7 cm o con ≥1 de las siguientes características: <br> – invade directamente la pleura parietal, pared torácica (incluso el tumor del vértice pulmonar), nervio frénico o pericardio <br> – tumor con varios focos del cáncer en el mismo lóbulo pulmonar |
| T4 | Tumor con una dimensión máxima >7 cm o ≥1 de las siguientes características: <br> – invade el diafragma, mediastino, corazón, grandes vasos, tráquea, nervio laríngeo recurrente, esófago, carina o cuerpo vertebral <br> – tumor con varios focos del cáncer en otro lóbulo pulmonar del mismo pulmón |
| **Metástasis a los ganglios linfáticos regionales (N)** | |
| Nx | No se pueden evaluar los ganglios linfáticos regionales |
| N0 | No se objetivan metástasis en los ganglios linfáticos regionales |
| N1 | Metástasis en los ganglios peribronquiales o hiliares ipsilaterales o invasión directa de dichos ganglios |
| N2 | Metástasis en los ganglios mediastínicos ipsilaterales y/o en los ganglios subcarinales |
| N3 | Metástasis en los ganglios hiliares o mediastínicos contralaterales <br> Metástasis en los ganglios supraclaviculares |

| Metástasis a distancia (M) | |
|---|---|
| Mx | No se puede evaluar la presencia de metástasis a distancia |
| M0 | No se objetiva metástasis a distancia |
| M1a | – Foco(s) de cáncer en el pulmón contralateral<br>– Focos de cáncer en la pleura o pericardio, o derrame pleural/pericárdico[d] |
| M1b | Metástasis a distancia (fuera del tórax) aisladas[e] |
| M1c | Metástasis a distancia (fuera del tórax) múltiples en uno o varios órganos |

[a] La infrecuente diseminación superficial de un tumor de cualquier tamaño, limitada a la pared bronquial (incluso de un bronquio principal) se clasifica también como T1a.

[b] Adenocarcinoma solitario ≤3 cm, con patrón de crecimiento lepídico, con infiltración ≤ 5 mm en cualquier foco.

[c] Un tumor T2 con estas características se clasifica como T2a, si su dimensión máxima es ≤4 cm o si no puede determinarse su tamaño, y como T2b si su dimensión máxima es de >4 cm pero ≤5 cm.

[d] Generalmente la aparición de un derrame pleural o pericárdico en el transcurso del cáncer pulmonar tiene un carácter neoplásico. En una pequeña parte de los enfermos el examen miscroscópico del líquido pleural o pericárdico no evidencia células neoplásicas, no contiene sangre y no tiene características de exudado. Si no existen elementos clínicos que asocien los derrames con la neoplasia, la presencia de derrames pleurales y/o pericárdicos no debe tenerse en cuenta durante la estadificación de la neoplasia.

[e] Incluye también un ganglio linfático solitario, a distancia (no regional).

## Tratamiento del carcinoma no microcítico pulmonar

La elección del método depende de la extensión de la neoplasia, pero también juega un papel importante la función de los distintos órganos y el estado general del paciente.

**1. Tratamiento quirúrgico con el método abierto o videotoracoscopia:** método de elección en estadio I, II y en una parte de los casos IIIA (en estadios tempranos la cirugía videotoracoscópica es una alternativa). La resección comprende más frecuentemente un lóbulo (lobectomía) o raramente —en caso del pulmón derecho— 2 lóbulos (bilobectomía), eventualmente todo el pulmón (neumonectomía) y ganglios linfáticos regionales (una alternativa es la extirpación selectiva de los ganglios linfáticos seleccionados de todos los grupos que drenan el área pulmonar afectado). En enfermos con característica N2 (metástasis en los ganglios mediastínicos en el lado de la lesión) se utiliza radioterapia radical en combinación con quimioterapia o (en enfermos seleccionados) cirugía precedida de quimioterapia.

**Evaluación prequirúrgica:** pruebas de esfuerzo simples (caminar por escaleras, marcha rápida), gasometría de sangre arterial en reposo y después del esfuerzo, espirometría, valoración del sistema cardiovascular.

**Tratamiento combinado**

1) **radioterapia preoperatoria**, en general junto con **quimioterapia**: se debe considerar en los enfermos con tumor localizado en el vértice pulmonar (tumor de Pancoast)

2) **radioterapia posoperatoria**: considerarla en los enfermos después de una resección subtotal, aunque el valor de este tipo de actuación no ha sido comprobado

3) **quimioterapia preoperatoria**: se realiza en potenciales candidatos a la resección del tumor, a condición de obtener una regresión inicial de la neoplasia (a menudo enfermos en estadio IIIA N2)

**Tabla 16-2.** Estadificación del cáncer de pulmón (8.ª edición de la clasificación TNM del año 2017) y métodos de tratamiento del cáncer no microcítico

| Estadio | T | N | M | |
|---|---|---|---|---|
| Carcinoma oculto | x | 0 | 0 | |
| Estadio 0 | is | 0 | 0 | |
| Estadio IA1 | 1(mi) | 0 | 0 | Tratamiento quirúrgico |
| | 1a | 0 | 0 | |
| Estadio IA2 | 1b | 0 | 0 | |
| Estadio IA3 | 1c | 0 | 0 | |
| Estadio IB | 2a | 0 | 0 | |
| Estadio IIA | 2b | 0 | 0 | Tratamiento quirúrgico asociado a quimioterapia |
| Estadio IIB | 1a, 1b, 1c | 1 | 0 | |
| | 2a | 1 | 0 | |
| | 2b | 1 | 0 | |
| | 3 | 0 | 0 | |
| Estadio IIIA | 1a, 1b, 1c | 2 | 0 | Radioterapia o radioquimioterapia, en enfermos seleccionados tratamiento quirúrgico precedido de o complementado por quimioterapia o radioterapia |
| | 2a, 2b | 2 | 0 | |
| | 3 | 1 | 0 | |
| | 4 | 0, 1 | 0 | |
| Estadio IIIB | 1a, 1b, 1c | 3 | 0 | Radioterapia o radioquimioterapia |
| | 2a, 2b | 3 | 0 | |
| | 3 | 2 | 0 | |
| | 4 | 2 | 0 | |
| Estadio IIIC | 3 | 3 | 0 | Radioquimioterapia o quimioterapia |
| | 4 | 3 | 0 | |
| Estadio IVA | Cualquiera | Cualquiera | 1a, 1b | Quimioterapia o tratamiento sintomático, inmunoterapia o tratamiento sintomático |
| Estadio IVB | Cualquiera | Cualquiera | 1c | |

Según el American Joint Committee on Cancer 2017

4) **quimioterapia posoperatoria**: indicada en los enfermos después de una resección total del parénquima pulmonar en grado II y IIIA, sin enfermedades concomitantes graves y en buen estado general después de la cirugía; inicio a las 6-8 semanas de la cirugía.

**2. Radioterapia:** se realizará de rutina en los enfermos que no tienen indicación para el tratamiento quirúrgico (estadio IIIB y la mayoría de los enfermos IIIA) o contraindicaciones.

1) **Radioterapia radical**: se aplicará en aquellos enfermos seleccionados con una masa tumoral limitada, sin metástasis a distancia, sin derrame pleural y con función pulmonar adecuada. Dosis total de radiación 60-66 Gy, en fracciones diarias 1,8-2,5 Gy, en ciclo semanal de 5 días.

2) **La combinación de radioterapia con quimioterapia concomitante** aumenta el porcentaje de supervivencia a largo plazo a costa de un aumento de la toxicidad temprana del tratamiento, de forma alternativa se administrará quimioterapia secuencial con radioterapia.

3) **Radioterapia estereotáctica**: en enfermos con cáncer de grado 1 no aptos para el tratamiento quirúrgico.

4) **Radioterapia paliativa**: es el procedimiento de elección en enfermos con síntomas relacionados con el tumor primario (dolor, disnea, disfagia, síntomas del síndrome de vena cava superior), con metástasis óseas dolorosas y metástasis cerebrales sintomáticas no susceptibles de tratamiento quirúrgico.

**3. Métodos endobronquiales:** cáncer localmente avanzado; braquiterapia, fototerapia, electrocoagulación, crioterapia, laseroterapia y prótesis endobronquiales (*stents*).

**4. Quimioterapia:** utilizada como único método en el tratamiento paliativo de los enfermos con diseminación neoplásica (solo en casos de una buena capacidad física, ausencia de pérdida de masa corporal significativa y enfermedades concomitantes graves). En primera línea de quimioterapia se utilizan esquemas estándar de 2 fármacos que contienen cisplatino (fármaco de elección) o carboplatino en combinación con vinorelbina, taxoides (paclitaxel y docetaxel), gemcitabina o pemetrexed.

**5. Terapia molecular dirigida (específica).** Inhibidores de la tirosina-cinasa del receptor del factor de crecimiento epidérmico (EGFR): erlotinib, gefitinib, afatinib, osimertinib. Se emplea en pacientes con carcinomas no microcíticos en estadios avanzados (en tratamiento de primera línea y en los siguientes tratamientos de la enfermedad diseminada) con mutación del gen *EGFR* en las células neoplásicas. En los enfermos con reordenamiento del gen *ALK*: inhibidor oral de la cinasa *ALK* (p. ej. alectinib, brigatinib, ceritinib, crizotinib). En enfermos con cáncer pulmonar no epidermoide deben realizarse exámenes genéticos con el fin de detectar la mutación del gen *EGFR* y el reordenamiento del gen *ALK*. El uso de fármacos dirigidos, en grupos de pacientes seleccionados, son más eficaces que la quimioterapia convencional.

**6. Inmunoterapia:** anticuerpos monoclonales (p. ej. atezolizumab, nivolumab pembrolizumab) que bloquean el receptor de muerte celular programada tipo 1 (PD-1) o su ligando (PD-L1).

### Tratamiento de carcinoma microcítico pulmonar

Método principal: **quimioterapia** (más frecuentemente cisplatino + etopósido) generalmente durante varios meses (4-6 ciclos).

**1. Tratamiento de la forma limitada:** quimioterapia + irradiación del foco primario de neoplasia en el tórax y de los ganglios linfáticos regionales; lo más eficaz es el uso simultáneo de ambos métodos. En casos particulares es posible el tratamiento quirúrgico. En los enfermos con remisión de la neoplasia en el tórax adicionalmente irradiación holocraneal electiva. En el caso de **recidiva** existe posibilidad de utilizar la quimioterapia de nuevo. Los síntomas en el tórax y las metástasis sintomáticas cerebrales y óseas después de la quimioterapia son una indicación para la irradiación paliativa.

**2. Tratamiento de la forma diseminada:** en enfermos en buen estado clínico se utiliza la quimioterapia según las reglas descritas para la forma limitada. En enfermos con remisión de neoplasia en el tórax adicionalmente se realiza irradiación holocraneal electiva.

Tratamiento quirúrgico mediante lobectomía. En caso de tumores de menor tamaño y periféricos se realizará segmentectomía. Los tumores con localización intrabronquial son susceptibles de posibles intervenciones ahorradoras. En los carcinoides atípicos (neoplasias pulmonares neuroendocrinas altamente diferenciadas, G2) el tratamiento es como el descrito en el cáncer de pulmón.

### → PRONÓSTICO

En total, a los 5 años sobrevive ~10 % de los enfermos diagnosticados de carcinoma no microcítico pulmonar (operados y no operados conjuntamente). La tasa de supervivencia a los 5 años después de la resección del carcinoma no microcítico es ~40 % (para la cirugía se califica solamente un 15-20 % de los enfermos). Carcinoma microcítico pulmonar: el porcentaje de supervivencia a 3 años en enfermos con una forma limitada es de ~20 %, y en aquellos con una forma diseminada un período largo de supervivencia es muy poco frecuente.

## 16.2. Metástasis neoplásicas al pulmón

Los pulmones constituyen una de las localizaciones más frecuentes de metástasis a distancia, sobre todo de las siguientes neoplasias: cáncer de colon, cáncer de mama, cáncer renal, melanoma, osteosarcoma y sarcoma, menos frecuentemente linfomas y leucemia linfoblástica.

**Síntomas:** las metástasis de pequeño tamaño son asintomáticas. Con la progresión de la enfermedad pueden aparecer dolor torácico, disnea y hemoptisis, debido al crecimiento del tumor o a sus complicaciones (obstrucción del bronquio, atelectasia, neumonía).

**Diagnóstico:** el método diagnóstico inicial es la radiografía de tórax. La TC tiene mayor sensibilidad en la detección de lesiones parahiliares o mediastínicas. La imagen radiológica es muy variable, pudiendo observarse desde opacidades redondeadas únicas o múltiples, pequeñas lesiones diseminadas tipo "linfagitis carcinomatosa", áreas de atelectasia, adenopatías hiliares o mediastínicas, hasta un derrame pleural. En la mayoría de los casos la imagen radiológica junto con el diagnóstico de la enfermedad neoplásica de otro órgano permite diagnosticar metástasis sin la necesidad de verificación histológica. En caso de dudas puede ser necesario realizar una biopsia (percutánea o transbronquial).

**Diagnóstico diferencial:** foco de neoplasia pulmonar primaria, tuberculosis.

**Tratamiento:** la resección en cuña de la metástasis única con un margen de parénquima pulmonar sano (procedimiento que con más frecuencia se realiza por metástasis en pulmón) puede estar justificada, sobre todo después de un tiempo largo desde la curación del foco primario, en enfermos con cáncer renal, cáncer de tiroides, cáncer de colon u osteosarcoma y sarcoma, sin focos de diseminación a otros órganos (no son criterios absolutos). Se puede también combinar la resección de metástasis (tanto en el pulmón como en otros órganos) con otros tipos de tratamiento. La radioterapia es el método de tratamiento paliativo de elección en los enfermos con sangrado, disnea o dolor en el curso de metástasis pulmonares. La radioterapia estereotáctica es el procedimiento de elección en caso de número reducido de metástasis no resecables. En enfermos con numerosas metástasis pulmonares y en las neoplasias con gran sensibilidad a la quimioterapia se utiliza en general la quimioterapia específica para la neoplasia particular, p. ej. en linfoma de Hodgkin, coriocarcinoma y neoplasias testiculares se puede lograr una curación permanente. El papel de los fármacos moleculares es cada vez más importante. Se elige el fármaco dependiendo del tipo de neoplasia primaria y de las características predictivas del tumor (p. ej. fármacos anti-HER2 en cáncer de mama HER2 positivo, inhibidores de la cinasa mTOR, p. ej. en cáncer renal, inhibidores de la BRAF en el melanoma).

# 17. Mesotelioma pleural

## ➡ DEFINICIÓN Y ETIOPATOGENIA

Neoplasia derivada de las células mesoteliales de la membrana que cubre la cavidad pleural. La causa más frecuente es la exposición al asbesto (la neoplasia se desarrolla incluso transcurridas varias decenas de años desde la exposición). La edad promedio de enfermar es ~60 años, sobre todo hombres.

## ➡ CUADRO CLÍNICO E HISTORIA NATURAL

**1. Síntomas:** más frecuentemente dolor torácico (generalmente intenso); además disnea (en general causada por un derrame pleural), tos, pérdida de masa corporal, en estadios más avanzados deformación e inmovilización del tórax en el lado del tumor.

**2. Curso:** agresivo, predomina la infiltración local (pared torácica, pulmón, mediastino), la mediana de supervivencia son 4-18 meses.

## ➡ DIAGNÓSTICO

**Exploraciones complementarias**

**1. Pruebas de imagen: radiografía de tórax** revela líquido en la cavidad pleural (un 95 % de los casos), engrosamiento difuso y nódulos pleurales, a menudo compromiso de las cisuras interlobares. La **TC** adicionalmente demuestra el compromiso de las estructuras de tórax.

**2. Examen citológico del líquido pleural:** puede evidenciar células tumorales.

**3. Examen histológico:** el material obtenido por videotoracoscopia; en algunos casos es necesaria una biopsia quirúrgica abierta. La forma epitelial se relaciona relativamente con el mejor pronóstico, mientras que la forma sarcomatoide con el peor pronóstico.

**Criterios diagnósticos**

Basados en el examen histológico. La extensión de la enfermedad se determina según la clasificación TNM.

## ➡ TRATAMIENTO

**1.** Solamente la **cirugía radical** ofrece la oportunidad de curar (**pleuro-neumonectomía** extrapleural con resección del diafragma y del pericardio) o **pleurectomía y decorticación** (cirugía ahorradora de pulmón), a menudo con **radioterapia adyuvante**. Este tratamiento es posible solamente en pocos enfermos. En estadios avanzados, la neoplasia se trata con quimioterapia. Un elemento importante del tratamiento paliativo es la pleurodesis (idealmente con talco).

**2.** En enfermos seleccionados no calificados para la resección, sobre todo en enfermos con dolor torácico asociado a los estadios avanzados de la neoplasia, se utiliza la **radioterapia paliativa**.

# 18. Síndrome de apnea e hipopnea obstructivas del sueño (SAHOS)

→ **DEFINICIÓN Y ETIOPATOGENIA**

El **SAHOS** es una enfermedad causada por episodios repetitivos de cierre (apneas) o estrechamiento (hipopnea) de las vías respiratorias altas a nivel de la faringe, con el trabajo de los músculos respiratorios preservado. Las consecuencias de las apneas e hipopneas son: empeoramiento de la oxigenación de la sangre y despertares (en su mayoría inconscientes) que producen fragmentación del sueño, lo que constituye la causa de los síntomas diurnos, y en combinación con episodios repetidos de hipoxemia y con una actividad excesiva del sistema simpático, lleva al aumento de la presión arterial y a sus complicaciones consecuentes.

La **apnea** es una disminución del flujo de aire por la boca/nariz (medido mediante un sensor de temperatura y/o presión) en ≥90 % durante ≥10 s. La **hipopnea** describe la disminución de la respiración en ≥30 % durante ≥10 s + disminución de $SpO_2$ en 3 % o (micro)despertar. **Índice de apnea-hipopnea** (IAN): número de apneas e hipopneas por una hora de sueño. **Despertar relacionado con el trabajo respiratorio** (RERA): trastorno de la respiración mantenido durante ≥10 segundos que no cumple criterios de apnea ni de hipopnea y que lleva al despertar. **Índice de disturbio respiratorio** (IDR): número de apneas, hipopneas y RERA por una hora de sueño.

Los factores que favorecen la obstrucción de la faringe durante el sueño son: obesidad (perímetro del cuello >43 cm en hombres y >40 en mujeres), úvula grande, hipertrofia amigdaliana, desviación del tabique nasal, infecciones frecuentes de las vías respiratorias superiores, rinitis alérgica (condiciona la respiración a través de la boca), ingesta de alcohol (sobre todo antes de dormir), fármacos (opioides, benzodiazepinas, espasmolíticos), hipotiroidismo, acromegalia.

→ **CUADRO CLÍNICO E HISTORIA NATURAL**

**1. Síntomas durante el día:** somnolencia (evaluación p. ej. mediante la escala Epworth), cefalea matutina, alteraciones de la memoria y concentración, disminución de la libido, depresión, trastornos emocionales.

**2. Síntomas durante la noche:** ronquido (fuerte e irregular) y apneas, sudoración aumentada, despertares con sensación de disnea, nicturia, palpitaciones, sequedad bucal al despertar.

**3. Otros:** ~70 % de los enfermos presenta sobrepeso u obesidad, ~50 % hipertensión arterial.

**4. Consecuencias:** el SAHOS (no tratado) aumenta el riesgo de muerte, enfermedades del sistema circulatorio (hipertensión arterial, cardiopatía isquémica, trastornos del ritmo y de la conducción, insuficiencia cardíaca y ACV) y de accidente de tráfico (consecuencia de la somnolencia diurna).

→ **DIAGNÓSTICO**

El estudio de sueño se debe realizar en los pacientes con síntomas que sugieran un SAHOS, con hipertensión arterial resistente al tratamiento y en las personas de grupos laborales que exigen la exclusión de SAHOS (operadores de máquinas, conductores profesionales etc.). En Chile se sugiere realizar ≥1 poligrafía en trabajadores que deban permanecer a >3000 m s. n. m.

El riesgo de SAHOS inicialmente se puede estimar mediante cuestionarios (el cuestionario de Berlín, STOP-Bang o NoSAS).

El diagnóstico se confirma a través del estudio de sueño (polisomnografía o poligrafía, esta última técnica no debería sustituir la polisomnografía en pacientes con enfermedades pulmonares, enfermedades neuromusculares, enfermedades cardiovasculares, que reciben opioides, con sospecha de hipoventilación, ni en los pacientes en los que se sospecha otra causa de los síntomas diferente al SAHOS) y de la valoración de la aparición de los síntomas, siguiendo los criterios de la Academia Americana de Medicina del Sueño (AASM):

1) ≥15 episodios respiratorios (apneas, hipopnea, RERA) por una hora de sueño (IDR ≥15) (independientemente de la presencia de los síntomas clínicos)

2) IDR ≥5 en una persona con ≥1 de los siguientes síntomas:

   a) quedarse dormido en contra de su voluntad, excesiva somnolencia diurna, sueño no efectivo, cansancio o insomnio

   b) despertares con sensación de paro respiratorio, disnea o ahogo

   c) la persona que duerme con el enfermo confirma ronquido fuerte o apneas durante el sueño.

Durante los episodios de alteración de la respiración es necesario detectar el trabajo de los músculos respiratorios. Si el resultado de la poligrafía es dudoso, tiene errores técnicos o es negativo en personas con síntomas clínicos típicos de SAHOS → realizar una polisomnografía.

Clasificación de la gravedad de SAHOS a base del índice IDR: 5-15 — leve, 15-30 — moderado, >30 — severo. Valorar la somnolencia diurna con ayuda de la escala Epworth.

**Diagnóstico diferencial**

Otras causas de la somnolencia diurna: apnea central de sueño, síndrome de obesidad con hipoventilación, narcolepsia, síndrome de los movimientos periódicos de las extremidades durante el sueño, síndrome de las piernas inquietas.

**→TRATAMIENTO**

Algoritmo de tratamiento →fig. 18-1.

**1. Educación de los enfermos, cambio del estilo de vida:** reducir la masa corporal en personas obesas, evitar dormir en decúbito supino (en enfermos con apnea posicional considerar el uso del chaleco o dispositivo especial, p. ej. Sleep Position Trainer), evitar consumo del alcohol en el horario nocturno, evitar fármacos miorrelajantes, abandonar el hábito tabáquico.

**2. Presión positiva continua en las vías áreas (CPAP** y variantes: **auto-CPAP, BIPAP):** método de elección en el tratamiento del SAHOS moderado o severo, y también SAHOS leve, cuando los síntomas diurnos son intensos. La esencia de la CPAP es mantener la permeabilidad de las vías respiratorias altas mediante presión positiva continua 4-20 cm $H_2O$. En pacientes con una excesiva somnolencia diurna que persiste a pesar del tratamiento efectivo con CPAP se puede considerar el uso de modafinilo o armodafinilo.

**3. Aparatos intraorales:** más frecuentemente aparatos de avance mandibular. Indicaciones: SAHOS después de descartar la posibilidad del uso de CPAP.

**4. Tratamiento quirúrgico:** complementario a la CPAP (septoplastia, tonsilectomía) o en los casos de intolerancia de CPAP seleccionados (uvulopalatofaringoplastia, suspensión hioidea).

**5. Otros métodos:** implantación del estimulador del nervio hipogloso (unilateral).

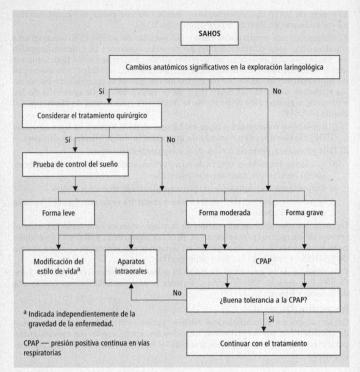

**Fig. 18-1.** Algoritmo de tratamiento del SAHOS

# 19. Derrame pleural

El derrame pleural puede tener características de trasudado, exudado, hemotórax o quilotórax. Síntomas: disnea, tos, dolor torácico y síntomas de la enfermedad de base. Signos del derrame pleural y diagnóstico diferencial →cap. 1.36, tabla 36-1. Diagnóstico basado en las pruebas de imagen (radiografía, TC, ecografía) y análisis del líquido pleural →cap. 28.4. Si se sospecha etiología tumoral a pesar de un resultado negativo del examen citológico del líquido pleural → repetir el análisis una vez más, posteriormente realizar biopsia pleural percutánea (idealmente con aguja cortante bajo control con una técnica de imagen). En caso de persistir la sospecha diagnóstica considerar efectuar toracoscopia.

## 19.1. Trasudado pleural

El trasudado pleural es consecuencia de un aumento de la presión hidrostática en los capilares pleurales (sobre todo parietales), disminución de la presión oncótica de la sangre, y rara vez por paso a través de la cavidad peritoneal.

**Causas:** insuficiencia cardíaca, cirrosis hepática, estenosis mitral, enfermedades del pericardio, síndrome nefrótico, diálisis peritoneal, tromboembolismo pulmonar (raramente), hipoalbuminemia, hipotiroidismo. El trasudado es transparente, de color amarillo citrino, con baja concentración de proteínas y baja actividad de LDH, generalmente pH >7,35, escasa celularidad, sobre todo linfocitos (diagnóstico diferencial →cap. 28.4).

**Tratamiento:** limitado al tratamiento de la enfermedad de base.

## 19.2. Exudado pleural

El exudado pleural se produce a consecuencia de un proceso inflamatorio o neoplásico.

**Causas:** neumonía (más frecuentemente bacteriana →más adelante, incluyendo la tuberculosis →cap. 3.15.1, más raramente viral o por parásitos), neoplasias (→más adelante; incluyendo el cáncer de ovario [síndrome de Meigs]), tromboembolismo pulmonar (derrame generalmente serohemático, casi siempre asociado a infarto pulmonar), infarto de miocardio, perforación de esófago, enfermedades del páncreas, antecedente de cirugía torácica o abdominal, enfermedades autoinmunes (AR, LES), reacciones medicamentosas (amiodarona, nitrofurantoína, fenitoína, metotrexato, carbamazepina, procainamida, propiltiouracilo, penicilamina, ciclofosfamida y bromocriptina), cirugía cardíaca, radiación del tórax.

### 19.2.1. Exudado pleural neoplásico

→ **ETIOPATOGENIA**

Los tumores primarios (mesotelioma pleural) y metastásicos pueden ser causa de exudado pleural. Los más frecuentes son el cáncer de pulmón, mama, linfomas y cáncer de estómago, páncreas, colon, riñón, vejiga y ovario.

→ **TRATAMIENTO**

Habitualmente paliativo.

**1. Escasa cantidad de líquido, asintomático** → observación.

**2. Derrame importante** → **toracocentesis terapéutica** →cap. 25.8. Desde ~1 semana y hasta 1 mes recidiva en casi todos los enfermos. Considerar repetir la toracocentesis paliativa de la disnea solamente en aquellos enfermos con una supervivencia esperada muy corta.

**3. Recidiva del derrame** → drenaje pleural por vía intercostal seguida de pleurodesis o drenaje a largo plazo con catéter permanente.

**4. Si los métodos anteriormente mencionados no son satisfactorios** → toracoscopia y pleurodesis con talco.

**5. Métodos utilizados con menor frecuencia:** drenaje con el catéter permanente (eficaz también en enfermos con atrapamiento pulmonar →más adelante); administración intrapleural de los fármacos fibrinolíticos para facilitar el drenaje en casos de loculación del líquido pleural; fístula pleuroperitoneal (en enfermos con atrapamiento pulmonar por infiltración neoplásica o tras pleurodesis ineficaz); resección (decorticación pleural), la cual asegura una baja frecuencia de recidivas aunque resulta el procedimiento más invasivo y con mayor riesgo de complicaciones (empiema pleural, hemorragia, insuficiencia respiratoria, insuficiencia cardíaca); realización de derivación transyugular intrahepática portosistémica (TIPS) en enfermos con cirrosis hepática y trasudado pleural recurrente.

### 19.2.2. Exudado asociado a neumonías bacterianas

→ **ETIOPATOGENIA**

Se presenta en ~1/3 de los enfermos con neumonía bacteriana. Complicación: empiema pleural que comienza con un exudado, pasando por una fase fibrinopurulenta hasta la formación del tejido fibroso.

**1. Derrame paraneumónico no complicado:** líquido de características exudativas asociado a una neumonía bacteriana, absceso pulmonar o bronquiectasias; transparente, pH >7,2, LDH <1000 UI/l, glucosa >2,2 mmol/l, no se observan bacterias en el cultivo ni en la tinción de Gram.

**2. Derrame paraneumónico complicado:** corresponde con la fase temprana fibrinopurulenta, cuando se presentan características de infección, pero el líquido no manifiesta aún un carácter claramente purulento; transparente o turbio, pH <7,2, LDH >1000 UI/l, glucosa <2,2 mmol/l, se pueden observar bacterias (pero no siempre) en el examen directo o en el cultivo, generalmente es necesario el drenaje de la cavidad pleural.

**3. Empiema pleural:** el líquido tiene un carácter purulento (turbio y a menudo maloliente), los análisis bioquímicos no son necesarios y sus resultados son similares al derrame paraneumónico complicado (el pH puede ser <7,0). Se pueden observar bacterias (pero no siempre) en la preparación directa o en el cultivo (generalmente aerobios grampositivos como estreptococos y estafilococo áureo, gramnegativos como *Escherichia coli*, *Pseudomonas*, *Haemophilus* y *Klebsiella*, bacterias anaerobias con frecuencia creciente). **Causas:** derrame paraneumónico complicado; cirugía del tórax; complicación del traumatismo torácico, perforación del esófago, toracocentesis e infección infradiafragmática. La persistencia del contenido purulento lleva a la formación de tabiques en el líquido y a la fibrosis pleural, que dificulta la reexpansión pulmonar favoreciendo el desarrollo de fístulas broncopleurales, sepsis, desnutrición y caquexia.

### ➡ TRATAMIENTO

**1. Antibioticoterapia:** idealmente emplear antibióticos iv. dirigidos según los antibiogramas en todos los casos de derrame pleural asociado a infecciones o neumonía. La antibioticoterapia aislada es eficaz solamente en el derrame paraneumónico no complicado. Si los cultivos son negativos → utilizar antibióticos activos frente a bacterias típicas para infecciones extrahospitalarias (incluida la *Pseudomonas aeruginosa*) y gérmenes anaerobios, p. ej. cefuroxima 1,5 g 3×d y metronidazol 500 mg 3×d o penicilina benzatina 1,2 g 4×d y ciprofloxacino 400 mg 2×d, o meropenem 1 g 3×d y metronidazol 500 mg 3×d. En caso de empiema pleural nosocomial → utilizar antibióticos de amplio espectro, p. ej. piperacilina con tazobactam 4,5 g 4×d o ceftazidima 2 g 3×d, o meropenem 1 g 3×d y metronidazol 500 mg 3×d, y antibiótico activo frente a SARM (p. ej. vancomicina). No utilizar aminoglucósidos por su poca eficacia en las infecciones pleurales.

**2. Drenaje pleural.** Indicaciones: líquido de aspecto claramente purulento o turbio, con pH <7,2, presencia de microorganismos en el líquido pleural no purulento detectados mediante tinción de Gram o en cultivo, o líquido encapsulado. La persistencia de los síntomas de infección y del derrame pleural es una indicación para pruebas de imagen adicionales.

**3. Administración intrapleural de fibrinolítico** (estreptoquinasa o uroquinasa): considerar en situaciones especiales, p. ej. varias cámaras de derrame encapsulado, infectado.

**4. Tratamiento quirúrgico** (videotoracoscopia, drenaje pleural abierto, toracotomía, decorticación): considerar si a pesar de utilizar el drenaje y la antibioticoterapia durante >7 días persisten los síntomas de infección y el derrame pleural.

## 19.3. Hemotórax

El hemotórax es la presencia de sangre en la cavidad pleural a consecuencia de un traumatismo (también intervención de tórax), definido por un hematocrito de líquido pleural ≥50 % respecto al de la sangre periférica. Esto lo diferencia del exudado hemático, causado más frecuentemente por neoplasia maligna o infarto pulmonar (hematocrito bajo).

**Síntomas** del derrame pleural, a veces acompañado de síntomas de la pérdida de sangre (anemia, taquicardia, hipotensión). Complicaciones: infección bacteriana, empiema pleural, fibrosis pleural.

**Tratamiento:** drenaje pleural urgente. Indicaciones para videotoracoscopia o toracotomía: ineficacia del drenaje, hemorragia persistente (pérdida de sangre >400 ml/h durante 2-3 h o 200-300 ml/h durante 6 h), sospecha del taponamiento cardíaco, lesión de grandes vasos, lesiones necróticas pleurales, herida torácica y fuga de aire bronquial. Una rápida evacuación del hemotórax disminuye el riesgo de fibrosis pleural.

## 19.4. Quilotórax

El quilotórax es un derrame pleural formado por linfa, que alcanza la cavidad pleural desde el conducto torácico lesionado o desde vaso linfático de gran calibre.

**Causas.** Neoplasias: linfoma (más frecuentemente), metástasis de neoplasias sólidas; traumatismos: cirugía (sobre todo del esófago), traumatismos torácicos, a veces cateterismo de la vena cava superior; linfangioleiomiomatosis, obstrucción de vena cava, amiloidosis.

**Diagnóstico:** basado en el análisis de líquido pleural, que es blanco lechoso, inodoro, contiene quilomicrones, la concentración de triglicéridos es en general >1,24 mmol/l (110 mg/dl), no se observan cristales de colesterol, concentración de colesterol <2,59 mmol/l (100 mg/dl). Diferenciar del pseudoquilotórax: se presenta muy raramente, a consecuencia del acúmulo de cristales de colesterol en el líquido pleural que se mantiene por mucho tiempo, más frecuentemente en el curso de tuberculosis, AR o empiema mal tratado. El líquido pleural tiene el mismo aspecto que en el quilotórax, pero la concentración de colesterol es >6,45 mmol/l [250 mg/dl], están presentes cristales de colesterol, la concentración de triglicéridos es generalmente <0,56 mmol/l [50 mg/dl]).

**Tratamiento:** drenaje pleural, nutrición parenteral total para disminuir la producción de linfa y para el cierre de la fístula entre el vaso linfático y la cavidad pleural. En 2/3 de los casos se produce la curación en un período de 12-14 días. El quilorórax persistente >500 ml/d es una indicación para tratamiento quirúrgico.

# 20. Neumotórax

**→ DEFINICIÓN Y ETIOPATOGENIA**

El neumotórax es la presencia de aire en la cavidad pleural a consecuencia de una lesión pulmonar o de la pared torácica. El aire de la cavidad pleural comprime el pulmón e interfiere en el intercambio gaseoso.

**Clasificación del neumotórax:**

1) Según la **causa**.

   a) **Espontáneo:** causado por ruptura de una bulla (bula) o de alvéolos pulmonares subpleurales. Puede ser **primario** (en personas sanas sin síntomas de enfermedad pulmonar) o **secundario** (en el curso de enfermedades pulmonares y bronquiales como EPOC, fibrosis quística, histiocitosis de las células de Langerhans, linfangioleiomiomatosis).

   b) **Postraumático:** a consecuencia de un traumatismo torácico abierto o cerrado (herida incisa o punzante, caída desde altura, aplastamiento, accidente de tráfico).

   c) **Yatrogénico:** a consecuencia de una punción pleural, biopsia pulmonar (transcutánea o transbronquial), cateterismo de grandes venas (subclavia, menos frecuentemente yugular interna), ventilación mecánica, cirugía torácica.

2) Según el **mecanismo** de aparición.

a) **Cerrado**: paso de cierto volumen de aire al espacio pleural de una sola vez que puede absorberse espontáneamente en unos días (p. ej. neumotórax yatrogénico tras la punción pleural).

b) **Abierto**: el aire penetra y sale de la cavidad pleural a través de una comunicación persistente con la pared torácica. Como consecuencia puede producirse un desplazamiento pendular del mediastino que puede causar un paro cardíaco.

c) **A tensión**: a nivel del punto de entrada se forma una válvula que permite el paso de aire al espacio pleural durante la inspiración, pero que no sale durante la espiración. A consecuencia la presión itntrapleural se eleva progresivamente, superando la presión atmosférica, lo que produce no solo compresión pulmonar en el lado de la lesión, sino también desplazamiento del mediastino hacia el lado contralateral, comprimiendo el otro pulmón y los grandes vasos. Esto hace disminuir el retorno venoso y el gasto cardíaco. Se puede producir hipotensión e hipoxemia y finalmente paro cardiocirculatorio súbito. El neumotórax a tensión es una situación de compromiso vital inminente y requiere intervención urgente.

3) Según el **tamaño** (dimensión de la cámara del neumotórax medida desde la pared torácica hasta la pleura visceral situada sobre la superficie pulmonar en la radiografía de tórax en proyección PA): **pequeño tamaño** (<2 cm) o **gran tamaño** (≥2 cm).

## → CUADRO CLÍNICO E HISTORIA NATURAL

Los síntomas más frecuentes son dolor torácico pleurítico, disnea (sobre todo en personas mayores) y tos; asintomático en algunos enfermos. El neumotórax espontáneo primario suele presentarse en reposo. Los signos (→cap. 1.36, tabla 36-1) pueden ser escasos, p. ej. solamente disminución del murmullo pulmonar. El neumotórax a tensión generalmente se acompaña de disnea aguda progresiva, hipotensión y signos de hipoxemia: cianosis, taquipnea, taquicardia, y en caso de empeoramiento progresivo del neumotórax paro cardíaco. El neumotórax se puede acompañar de enfisema subcutáneo →cap. 3.22 y neumomediastino →cap. 3.21.

## → DIAGNÓSTICO

El diagnóstico se basa en la anamnesis y exploración física y en las pruebas de imagen. Con los síntomas y signos por sí solos no se puede valorar adecuadamente la magnitud del neumotórax.

**Exploraciones complementarias**

**1.** Pruebas de imagen.

1) La **radiografía** de tórax muestra separación de la superficie del pulmón de la pared torácica →fig. 20-1.

2) La **TC** de tórax es útil para diferenciar el neumotórax de las bullas (bulas) y para confirmar la presencia de neumotórax en caso de que el enfisema subcutáneo dificulte la valoración en la radiografía en proyección PA. También es útil para posicionar el tubo de drenaje en el tórax.

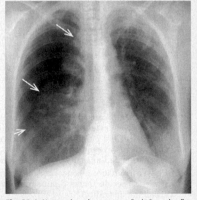

**Fig. 20-1.** Neumotórax de gran tamaño (≥2 cm; las flechas indican el borde del pulmón)

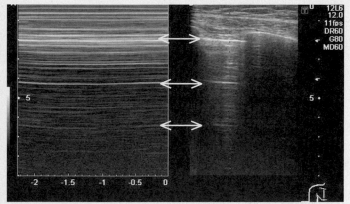

**Fig. 20-2.** Ecografía en un enfermo con neumotórax. A — en modo M (imagen unidimensional) se perciben líneas paralelas bien definidas (signo de la estratosfera o del código de barras). B — en modo B (imagen bidimensional) se observan líneas A horizontales (flechas)

3) **Ecografía** (usando sonda de 5-10 MHz a nivel de la línea medioclavicular y axilar anterior). La comprobación del deslizamiento del pulmón durante las fases respiratorias y el signo de la cola de cometa (artefacto que se produce en condiciones normales en la zona de contacto de las hojas pleurales, fig. 20-2) permite descartar el neumotórax.

**2. Oximetría de pulso y gasometría arterial:** disminución de la $SpO_2$ e hipoxemia (sobre todo en neumotórax a tensión y de gran tamaño), a veces hipercapnia y acidosis respiratoria (sobre todo en neumotórax secundarios).

### → TRATAMIENTO

#### Actuación en situaciones de compromiso vital inminente

**Oxigenoterapia en todos los casos.**

**1. Neumotórax a tensión:** colocar drenaje pleural sin demora (similar al empleado para canalizar venas periféricas), de 4-5 cm de longitud y 2,0 mm (14 G) o 1,7 mm (16 G) de diámetro, a través del 2.º espacio intercostal en la línea medioclavicular (sobre el borde superior de la 3.ª costilla) y mantenerlo hasta la colocación del tubo de drenaje.

**2. Neumotórax bilateral:** dependiendo de su tamaño observar al enfermo en UCI y repetir la radiografía de tórax o practicar drenaje pleural comenzando por el lado con neumotórax más extenso.

**3. Hemoneumotórax:** requiere drenaje urgente o tratamiento quirúrgico.

#### Actuación en situaciones sin compromiso vital

**Algoritmo de actuación en neumotórax espontáneo primario** →fig. 20-3.

**1. Observación, reposo y oxigenoterapia:** métodos básicos de actuación en enfermos con pequeño neumotórax yatrogénico cerrado o neumotórax espontáneo primario poco sintomático (incluidos los enfermos seleccionados asintomáticos con neumotórax espontáneo primario de gran tamaño). Se puede considerar el tratamiento ambulatorio, si en la radiografía de tórax de control después de 3-6 h no se objetiva un aumento del neumotórax. Informar al enfermo sobre la necesidad de acudir inmediatamente al hospital en caso de empeorar y sobre

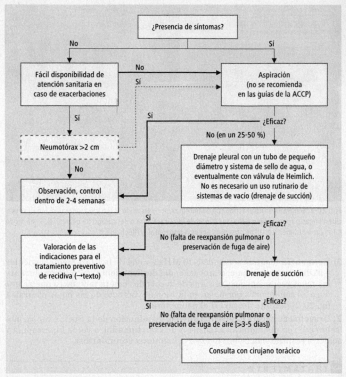

**Fig. 20-3.** Algoritmo de tratamiento del neumotórax espontáneo primario (basado en la guía BTS y ACCP, modificado)

el riesgo de recidiva. Los demás enfermos requieren hospitalización. Si no hay contraindicaciones (p. ej. insuficiencia respiratoria crónica →cap. 3.1), administrar oxígeno a 10 l/min (→cap. 25.21), lo que favorece la resorción del aire de la cavidad pleural. A los 3-7 días realizar radiografía de tórax de control. Si el aire ha sido absorbido, se puede dar de alta al enfermo.

**2. Aspiración con jeringa a través de catéter:** en el neumotórax espontáneo primario y yatrogénico, después de la punción pleural (como en toracocentesis →cap. 25.8) e introducción de un catéter, aspirar el aire (máx. 2,5 l) de la cavidad pleural con una jeringa conectada a una llave de tres pasos. En caso de ineficacia de la aspiración utilizar drenaje pleural. En el neumotórax espontáneo secundario se puede utilizar este método solamente en enfermos con disnea leve y neumotórax pequeño. No se recomienda la aspiración a través de catéter en enfermos con neumotórax recidivante.

**3. Drenaje pleural a través del espacio intercostal:** conectar el tubo de drenaje introducido en la cavidad pleural a un sistema de tres cámaras y dejar hasta la reexpansión pulmonar completa o cese de la fuga de aire. Si a pesar del drenaje el pulmón no se reexpande, utilizar drenaje de succión.

**4. Tratamiento quirúrgico.**

1) **Indicaciones:** segundo episodio de neumotórax en el mismo lado; recidiva contralateral; neumotórax espontáneo bilateral; fuga persistente o

reexpansión pulmonar incompleta después de >5 días de drenaje pleural; hemoneumotórax; profesión de alto riesgo de neumotórax (buzo, piloto de aviación, conductor profesional, maquinista, marinero, pescador de alta mar, trabajador en vidrio, trompetista); fibrosis quística (considerar el tratamiento quirúrgico después del primer episodio de neumotórax).

2) **Procedimientos: pleurodesis** (empleando habitualmente talco que produce obliteración de la cavidad pleural), idealmente mediante videotoracoscopia; **pleurectomía**: resección completa de la pleura parietal, que consigue la obliteración permanente de la cavidad pleural y casi completamente protege de la recidiva de neumotórax.

**5. Recomendaciones para personas con antecedente de neumotórax:** las aerolíneas recomiendan un intervalo de 6 semanas entre el episodio del neumotórax y el viaje en avión. El antecedente de neumotórax es una contraindicación permanente para el buceo (excepto en casos sometidos a pleurectomía). El abandono del hábito tabáquico disminuye el riesgo de recidiva.

# 21. Neumomediastino

El neumomediastino es la presencia de aire en el mediastino a consecuencia de la ruptura de alvéolos pulmonares (aumento súbito de la presión alveolar), de la ventilación mecánica o cirugía y procedimientos diagnósticos, del traumatismo torácico o durante una crisis asmática severa; menos frecuentemente a consecuencia de la perforación de la tráquea, bronquio o esófago. El aire pasa a través del espacio peribroncovascular al mediastino y frecuentemente a los tejidos del cuello.

**Síntomas:** dolor retroesternal que aumenta durante la respiración y el cambio de la posición de cuerpo; disnea; molestias en el cuello y crepitación al presionar el cuello y la región supraclavicular, en caso de paso del aire a los tejidos del cuello; signo de Hamman: crepitación auscultable en la región precordial sincrónicamente con los latidos cardíacos, que aumenta durante la inspiración y en el decúbito lateral izquierdo.

**Diagnóstico. Radiografía** de tórax en proyección PA: imágenes lineales radiolúcidas a lo largo del borde izquierdo de la silueta cardíaca; a veces signo del diafragma continuo (imagen lineal radiolúcida que se extiende entre las cúpulas diafragmáticas por debajo de la silueta cardíaca); en la proyección lateral el aire retroesternal y imagen lineal radiolúcida fina, que realzan el contorno de la aorta, arteria pulmonar y otras estructuras del mediastino. La **TC** identifica el aire mediastínico con mayor sensibilidad que la radiografía de tórax. Para descartar una perforación de la tráquea, bronquio y esófago se realizan la **broncoscopia** y la **esofagoscopia**.

**Tratamiento:** en la mayoría de los casos es suficiente el tratamiento conservador, ya que el aire del mediastino pasa al tejido subcutáneo del cuello. A veces es necesario el drenaje o la intervención quirúrgica para resolver el punto de la fuga de aire. En caso de ventilación mecánica es necesario el drenaje con aspiración continua del neumotórax coexistente. Suele ser útil disminuir el volumen respiratorio o la presión pico inspiratoria, de la PEEP o el uso del soporte de respiración espontánea con ventilación por presión.

# 22. Enfisema subcutáneo

Acumulación de aire en el tejido celular subcutáneo a nivel del cuello (menos frecuentemente del tórax, cabeza o abdomen) procedente de un neumotórax o neumomediastino. Más raramente es causada por una perforación del tubo digestivo.

**Síntomas:** molestias en el cuello y tórax, crepitación al presionar el cuello y la región supraclavicular; síntomas y signos del neumotórax o neumomediastino.

**Diagnóstico:** la radiografía de tórax demuestra aire en el tejido celular subcutáneo del cuello y tórax; además signos radiológicos del neumotórax o neumomediastino, o perforación del tracto digestivo en forma de neumoperitoneo (aire infradiafragmático en radiografía de abdomen simple).

**Tratamiento:** si el enfisema subcutáneo está relacionado con un neumomediastino y la causa no es una perforación de esófago, tráquea o bronquio, el tratamiento es conservador (observación). El enfisema subcutáneo asociado a neumotórax puede requerir drenaje por aspiración. El enfisema subcutáneo relacionado con una perforación del tubo digestivo o de vías aéreas es una indicación para intervención quirúrgica urgente.

# 23. Tumores y quistes mediastínicos

**Clasificación** según la localización

1) **Mediastino anterior**. Timo: hipertrofia, quiste, timoma; tiroides: bocio retroesternal, adenoma paratiroideo; neoplasias embrionarias: teratoma, seminoma, coriocarcinoma, carcinoma embrionario; síndromes linfoproliferativos: linfoma de Hodgkin, linfomas no Hodgkin; neoplasias mesenquimales: lipoma, liposarcoma, angiosarcoma, leiomioma; linfangioma quístico mediastínico.

2) **Mediastino medio**. Adenopatías: linfomas, enfermedades granulomatosas (sarcoidosis, tuberculosis, silicosis, enfermedades fúngicas); metástasis de neoplasias de otros órganos; quistes: pericárdicos, bronquiales; alteraciones vasculares: aneurisma de aorta, aneurisma del tronco braquiocefálico, malformaciones vasculares congénitas; hernias diafragmáticas.

3) **Mediastino posterior**. Tumores neuronales; enfermedades del esófago: acalasia, quiste, cáncer, divertículo; meningocele torácico lateral; quiste del conducto torácico.

**Síntomas:** disnea, tos, estridor, dolor retroesternal continuo o intermitente (irradiado a la pared torácica), trastornos de la deglución, neuralgia y otros síntomas neurológicos (causados por compresión de la médula espinal por un tumor de origen neurogénico). Síndrome de la vena cava superior →cap. 2.32. Algunos casos son asintomáticos.

**Diagnóstico:** radiografía y TC de tórax, diagnóstico diferencial con metástasis (desde pulmón, mama, estómago y otros órganos) y eventualmente búsqueda del foco primario (en varones examinar los testículos), mediastinoscopia y biopsia.

# 24. Mediastinitis aguda

Constituye una situación de compromiso vital inminente que conduce al *shock* séptico.

**Causas:** perforación del esófago o bronquio después de una endoscopia, ruptura del esófago durante vómitos o después de traumatismos (heridas penetrantes torácicas por arma blanca y por arma de fuego) o procedimiento de dilatación de estenosis, absceso periamigdaliano, adenitis cervical supurativa, intervenciones quirúrgicas con esternotomía.

**Síntomas y signos:** dolor retroesternal intenso, que aumenta al respirar y toser, con pobre respuesta al tratamiento analgésico; dolor a la palpación en la región esternal e inserciones costales; síntomas y signos de neumotórax y enfisema subcutáneo; signos del estado inflamatorio (SRIS) o sepsis.

**Diagnóstico:** la radiografía o la TC de tórax revela la presencia de aire o líquido en el mediastino, y la endoscopia: perforación del esófago, tráquea o bronquio.

**Tratamiento:** quirúrgico, drenaje del mediastino y cierre de la perforación del esófago, tráquea o bronquio; antibioticoterapia de amplio espectro.

# 25. Manifestaciones de las enfermedades sistémicas del tejido conectivo en el sistema respiratorio

Las alteraciones en el aparato respiratorio se producen en el curso de la mayoría de las enfermedades sistémicas del tejido conectivo (→tabla 25-1).

**1. Cambios intersticiales crónicos:** se presentan con frecuencia (especialmente en la esclerosis sistémica [~90 % en TC de alta resolución], EMTC [20-65 %], AR [~40 %] y dermatomiositis), pueden constituir la primera manifestación de las enfermedades del tejido conectivo. El cuadro histológico en general es la neumonía intersticial inespecífica (NII), con menor frecuencia (en general en AR) neumonía intersticial usual (UIP), raramente otras.

Los **signos** y los **síntomas** son benignos y a menudo enmascarados por los síntomas de la enfermedad primaria. La evolución es usualmente lenta, no obstante pueden presentarse exacerbaciones como en el caso de la fibrosis pulmonar idiopática.

**Tratamiento:** esclerosis sistémica con afectación pulmonar →cap. 16.5. En otras enfermedades del tejido conectivo → prednisona, usualmente junto con azatioprina, micofenolato de mofetilo o ciclofosfamida (en casos más graves). El tratamiento de urgencia para los enfermos con deterioro progresivo a pesar del tratamiento mencionado más arriba → rituximab. En casos de cambios intersticiales avanzados considerar el trasplante pulmonar.

**2. Cambios intersticiales agudos:** el cuadro clínico se parece a la NIA. Con mayor frecuencia se presenta en la dermatomiositis y en el LES. Requiere diagnóstico diferencial con infecciones graves.

**Tratamiento:** metilprednisolona a dosis altas (1-2 mg/kg/d iv., en casos graves 0,25-1,0 g/d iv. por varios días); en caso de falta de mejoría → ciclofosfamida (2-4 mg/kg/d VO o 15 mg/kg iv. 1 × mes por 1-6 meses).

**3. Cambios en las vías respiratorias:** en el síndrome de Sjögren a menudo alteraciones en la tráquea, en AR bronquiolitis (obliterante o folicular) y bronquiectasias, también en el curso de algunas vasculitis.

1) Granulomatosis con poliangitis (de Wegener): en la mayoría de los casos cambios en la vía aérea superior, a menudo con afectación pulmonar →cap. 16.8.3.

2) Granulomatosis eosinofílica con poliangitis (síndrome de Churg-Strauss): en la mayoría de los enfermos asma, en general de curso grave; a menudo cambios en el parénquima pulmonar o derrame pleural →cap. 16.8.4.

**4. Cambios en los vasos pulmonares:** inflamación o trombosis, o secundarios a cambios intersticiales. Los cambios en las arterias pulmonares se presentan en la mayoría de los casos de la forma limitada de esclerosis sistémica (con menor frecuencia en la forma generalizada) y consisten en la fibrosis vascular concéntrica. En un 5-33 % de los enfermos (más frecuentemente en la forma generalizada) se desarrolla hipertensión pulmonar. Se presenta también en ~10 % de los enfermos con LES. Las vasculitis pueden ser causa de hemorragia alveolar difusa →cap. 3.14.4. Actuación en hipertensión arterial →cap. 2.21.

**5. Otros cambios** →tabla 25-1.

**Tabla 25-1. Manifestaciones pulmonares de las enfermedades sistémicas del tejido conectivo[a]**

| Manifestación | ES | AR | LES | SS | EMTC | PM/DM |
|---|---|---|---|---|---|---|
| Fibrosis pulmonar idiopática | +++ | ++ | + | + | ++ | ++ |
| Neumonía organizada criptogenética | + | ++ | + | + | | ++ |
| Neumonía intersticial linfoide | | + | + | + | | |
| Neumonitis lúpica aguda | | | + | | | |
| Neumonía intersticial aguda | | | | | | + |
| Neumonía por aspiración | + | | | | | + |
| Nódulos pulmonares | | + | | | | |
| Bronquiolitis obliterante | | + | | + | | + |
| Bronquiolitis folicular | | + | | + | | |
| Bronquiolitis | | | | + | | |
| Bronquiectasias | | ++ | | + | | |
| Xerotráquea | | | | + | | |
| Vasculitis | | + | + | | | + |
| Hipertensión pulmonar | + | | + | | + | |
| Síndrome antifosfolipídico | | | + | | | |
| Hemorragia alveolar difusa | | | + | | | + |
| Lesiones pleurales | | +++ | +++ | | ++ | |
| Alteración restrictiva extrínseca | + | | | | | |
| Debilidad de la musculatura respiratoria | | | | | | + |
| Síndrome del pulmón encogido | | | + | | | |

[a] Se han omitido las vasculitis no relacionadas con enfermedades sistémicas incluidas en la tabla.

AR — artritis reumatoide, EMTC — enfermedad mixta del tejido conectivo, ES — esclerosis sistémica, LES — lupus eritematoso sistémico, PM/DM — polimiositis y dermatomiositis, SS — síndrome de Sjögren

# 26. Tabaquismo

## → DIAGNÓSTICO

Algoritmo de actuación sobre el fumador →fig. 26-1.

**1. Realizar una anamnesis detallada sobre la historia del consumo de tabaco:** edad de comienzo, número de los cigarrillos fumados al día (actualmente y durante los diferentes períodos de la vida), número de intentos de abandonar el consumo, tiempo de duración de los períodos de abstinencia, causas de las recaídas. Anotar estos datos en la historia clínica y preguntar sobre el consumo de tabaco en cada visita médica.

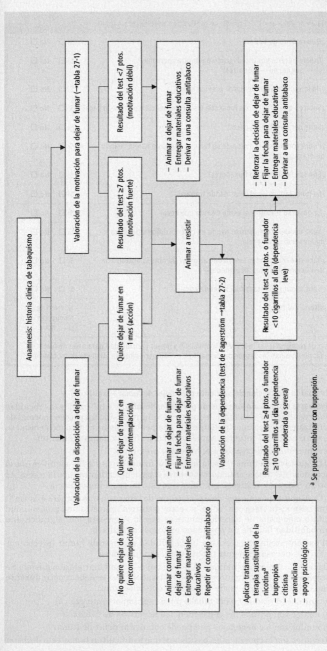

**Fig. 26-1.** Algoritmo de actuación sobre el tabaquismo

Anamnesis: historia clínica de tabaquismo

Valoración de la disposición a dejar de fumar

- No quiere dejar de fumar (precontemplación)
  - Animar continuamente a dejar de fumar
  - Entregar materiales educativos
  - Repetir el consejo antitabaco

- Quiere dejar de fumar en 6 mes (contemplación)
  - Animar a dejar de fumar
  - Fijar la fecha para dejar de fumar
  - Entregar materiales educativos

- Quiere dejar de fumar en 1 mes (acción)

Valoración de la motivación para dejar de fumar (→tabla 27-1)

- Resultado del test ≥7 ptos. (motivación fuerte)
- Resultado del test <7 ptos. (motivación débil)
  - Animar a dejar de fumar
  - Entregar materiales educativos
  - Derivar a una consulta antitabaco

Animar a resistir

Valoración de la dependencia (test de Fagerström →tabla 27-2)

- Resultado del test ≥4 ptos. o fumador ≥10 cigarrillos al día (dependencia moderada o severa)
  Aplicar tratamiento:
  - terapia sustitutiva de la nicotina[a]
  - bupropión
  - citisina
  - vareniclina
  - apoyo psicológico

- Resultado del test <4 ptos. o fumador <10 cigarrillos al día (dependencia leve)
  - Reforzar la decisión de dejar de fumar
  - Fijar la fecha para dejar de fumar
  - Entregar materiales educativos
  - Derivar a una consulta antitabaco

[a] Se puede combinar con bupropión.

**Tabla 26-1. Valoración del grado de motivación para dejar de fumar**

| | |
|---|---|
| 1. ¿Quiere dejar de fumar? | Sí □ No □ |
| 2. ¿Quiere hacerlo por usted mismo o por otras personas? (sí — por mí, no — por otros) | Sí □ No □ |
| 3. ¿Ha intentado dejar de fumar previamente? | Sí □ No □ |
| 4. ¿Sabe en qué situaciones fuma con mayor frecuencia y por qué lo hace? | Sí □ No □ |
| 5. ¿Sabe por qué fuma tabaco? | Sí □ No □ |
| 6. ¿Podrá contar con la ayuda de su familia, amigos o pareja cuando quiera dejar de fumar? | Sí □ No □ |
| 7. ¿Son sus familiares no fumadores? | Sí □ No □ |
| 8. ¿Se fuma tabaco en el lugar donde trabaja? | Sí □ No □ |
| 9. ¿Le gusta su trabajo y el estilo de vida que lleva? | Sí □ No □ |
| 10. ¿Sabe dónde y cómo buscar ayuda en caso de dificultades para mantener la abstinencia? | Sí □ No □ |
| 11. ¿Sabe qué dificultades tendrá que afrontar durante la abstinencia (tentaciones, antojos, debilidades)? | Sí □ No □ |
| 12. ¿Sabe cómo enfrentar situaciones de crisis? | Sí □ No □ |
| **Resultado del test** | Número de respuestas sí... no... |

Suma de respuestas "sí" ≥7: fuerte motivación y mayor oportunidad para dejar de fumar sin ayuda; predominan las respuestas negativas: es imprescindible un aumento de motivación.

**2.** Evaluar la motivación del paciente para dejar de fumar →tabla 26-1.

**3.** Evaluar la disposición del paciente para dejar de fumar y explicar que las recaídas no son resultado de una falta de fuerza de voluntad, sino un proceso normal de aprendizaje de los comportamientos de una persona no fumadora (en general se necesitan entre 5-7 intentos antes de dejar de fumar definitivamente).

La evaluación puede realizarse, haciendo preguntas

1) "¿Le gustaría no fumar?": solamente una firme respuesta "sí" significa que el abandono del tabaco es importante para el paciente, mientras que la respuesta "no", o "no estoy seguro/a" significa que esto no tiene importancia.

2) "¿Cree que es posible que deje el consumo de tabaco de una manera exitosa?": una respuesta clara con "sí", o "no estoy seguro/a" muestra una probabilidad alta o moderada de hacerlo, mientras que la respuesta "no" significa una probabilidad baja de un abandono exitososo del tabaco.

Si el paciente todavía no evalúa la posibilidad de dejar de fumar (precontemplación), es necesario seguir las siguientes indicaciones.

1) Darle un consejo que indique la necesidad de abandonar el tabaquismo. Se recomienda una corta intervención motivadora que se debe repetir durante cada visita. Hay que pedir al enfermo que reflexione:

   a) por qué el abandono del tabaco puede ser importante para él

   b) cuáles son para él las consecuencias negativas de fumar

   c) cuáles son los beneficios que puede obtener al dejar de fumar

   d) cuáles son los potenciales obstáculos que le dificultan tomar esta decisión.

**Tabla 26-2. Cuestionario para valorar la dependencia de la nicotina según Fagerström**

| Preguntas | Respuestas | Puntos |
|---|---|---|
| 1. ¿Cuánto tiempo después de despertarse fuma su primer cigarrillo? | <5 min | 3 |
| | 6-30 min | 2 |
| | 31-60 min | 1 |
| | >60 min | 0 |
| 2. ¿Encuentra dificultad para no fumar en sitios en los que está prohibido? | Sí | 1 |
| | No | 0 |
| 3. ¿Cuál de los cigarrillos le desagrada más dejar de fumar? | El 1.º por la mañana | 1 |
| | Cualquier otro | 0 |
| 4. ¿Cuántos cigarrillos fuma cada día? | ≤10 | 0 |
| | 11-20 | 1 |
| | 21-30 | 2 |
| | ≥31 | 3 |
| 5. ¿Fuma más por la mañana que durante el resto del día? | Sí | 1 |
| | No | 0 |
| 6. ¿Encuentra dificultad para no fumar incluso si tiene que quedarse en la cama por enfermedad? | Sí | 1 |
| | No | 0 |
| | **Total** | |
| Grado de dependencia de la nicotina | **Puntos** 0-3 bajo 4-6 moderado 7-10 alto | |

A partir de: *British Journal of Addiction,* 1991, 86: 1119-2117, modificado.

2) Entregarle el material educativo.

3) Repetir la recomendación de dejar de fumar durante cada visita de control.

**4. Diagnóstico del tabaquismo:** presencia de ≥3 de los siguientes síntomas

1) sensación de necesidad de fumar

2) dificultad para controlar los comportamientos relacionados con fumar

3) aparición del síndrome de abstinencia a la nicotina

4) tolerancia de la dosis (con el paso de tiempo hace falta fumar con mayor frecuencia)

5) abandono progresivo de aficiones a consecuencia de fumar

6) mantenimiento del consumo a pesar de conocer los efectos nocivos del tabaco.

Evaluar el grado de dependencia de la nicotina con ayuda del test de Fagerström →tabla 26-2.

**5.** Síntomas del síndrome de abstinencia de nicotina

1) **síntomas subjetivos**: ansias de nicotina, ideas obsesivas sobre fumar, inquietud, tensión, dificultad para relajarse, nerviosismo excesivo (irritabilidad o agresividad), sensación de malestar y frustración, depresión o ánimo deprimido, dificultad para la concentración, trastornos de sueño, apetito aumentado

2) **síntomas objetivos**: disminución de la frecuencia cardíaca, disminución de la presión arterial, disminución de la concentración de cortisol y catecolaminas en la sangre, trastornos de la memoria, trastornos de la atención selectiva, aumento de peso.

## → TRATAMIENTO

### Recomendaciones generales

**1.** Durante la conversación con el paciente subrayar los daños importantes para la salud, determinar las ventajas significativas de no fumar, comentar posibles dificultades para dejar de fumar e indicar cómo superarlos (entre otros hablar de los síntomas del síndrome de abstinencia y de las maneras de superarlos).

**2.** Se puede evitar el incremento del peso recomendando ejercicios físicos adecuados y una alimentación sana. El uso de los fármacos recomendados retrasa el aumento del peso después de dejar de fumar, pero no lo previene.

**3.** El tratamiento del tabaquismo debería ser multifactorial y consistir en elementos de psicoterapia, aprendizaje de nuevos comportamientos y, en caso de necesidad, tratamiento farmacológico →fig. 26-1.

**4.** La elección del método de tratamiento depende de: disposición del paciente para dejar de fumar; características individuales y preferencias del paciente; tiempo que se le puede dedicar al fumador; grado de dependencia a la nicotina; competencias del médico o el enfermero; costos de la intervención.

### Consejo antitabaco

Intervención breve (**estrategia de las "5A"**)

**1. Averiguar:** preguntar sobre el tabaquismo. Anotar en un lugar visible, idealmente en la primera página de la historia clínica, si el paciente fuma; evaluar el número de paquetes/año y el grado de dependencia de nicotina (en cada centro sanitario debería estar disponible un cuestionario de Fagerström, que el paciente fumador rellena antes de la visita médica).

**2. Aconsejar:** aconsejar dejar de fumar, intentando reforzar la motivación del fumador: la salud del paciente y de su familia, buen ejemplo para fumadores en la familia o en el trabajo, costos de fumar, aspectos estéticos, control sobre uno mismo.

**3. Acordar:** evaluar la motivación y la disposición para dejar de fumar.

**4. Ayudar:** ayudar al fumador a dejar de fumar.

1) Poner fecha para dejar de fumar (es obligatoria la abstinencia completa; el método de disminución gradual del número de cigarrillos fumados es poco eficaz).

2) Aconsejar retirar los cigarrillos de la vivienda, evitar personas fumadoras y situaciones en las cuales se fuma.

3) Advertir que las primeras semanas van a ser difíciles, pero hay que superarlas.

4) Aconsejar la actividad física y dieta con gran cantidad de frutas y líquidos, que ayudan a superar este período.

5) Recomendar el tratamiento farmacológico →fig. 26-1.

6) Proporcionar materiales informativos que ayudan a dejar de fumar.

**5. Acompañar (seguimiento):** planear fechas de las citas de control o de contacto telefónico para verificar la realización del plan de abandono de fumar (primera: después de 1 semana desde la fecha establecida para dejar de fumar, segunda a lo largo del siguiente mes, las siguientes citas dependerán de las necesidades). Durante estas visitas:

1) felicitar por el éxito si la prueba ha sido exitosa y subrayar la necesidad de abstinencia total de fumar

2) en caso de un intento fracasado, consolar al paciente, informar que la recaída es frecuente y que incluso una pausa breve en el consumo de tabaco es una experiencia buena; comentar las causas del fracaso; prescribir fármacos o aumentar la dosis de la terapia de sustitución de la nicotina (TSN).

### Tratamiento farmacológico

**1. Terapia de sustitución de la nicotina (TSN):** preparados y dosificación →tabla 26-3. Utilizar con precaución en personas con antecedentes del infarto de miocardio o ACV en las últimas 2 semanas, con alteraciones importantes de ritmo

**Tabla 26-3. Presentación, dosificación y criterios de uso de la terapia de sustitución de la nicotina (TSN)**

| Preparado* | Dosificación | Comentarios |
|---|---|---|
| Chicle | Para fumadores ≥20 cigarrillos/d 4 mg, para los demás 2 mg; máx. 24 chicles/d (depende del preparado; máx. 48 mg/d en casos del abandono completo del consumo de tabaco en personas con adicción leve o en casos de la reducción del número de cigarrillos fumados; 64 mg/d en caso del abandono del consumo de tabaco en personas con gran dependencia de nicotina); generalmente durante 3 meses (máx. 12 meses), suspender gradualmente. | Se puede utilizar de forma regular (p. ej. 1 pieza cada 1-2 h) o en el momento de aparición del deseo de fumar. Masticar el chicle lentamente hasta la aparición del sabor o sensación de hormigueo o adormecimiento en la boca, luego colocar el chicle entre la mejilla y la encía. Reanudar la masticación de la misma manera durante 30 min o hasta la desaparición del sabor. No se debe comer ni beber, tan solo agua, cuando se mastica el chicle. |
| Parche | Para fumadores >10 cigarrillos/d: parches con mayor dosis de nicotina, para los demás con menor dosis; primero se utiliza el parche con mayor dosis durante 6 semanas, luego con menor dosis; en total 10-12 semanas (máx. 6 meses). | Utilizar 1 × d, inmediatamente después de despertarse, en zona de piel limpia, sin vello ni lesiones, en los brazos, caderas o tronco, cambiando el lugar de aplicación. Presionar el parche contra la piel durante 10-15 s. El parche que libera nicotina durante 16 h se quita por la noche y los parches que liberan nicotina durante 24 h: por la mañana. |
| Pastillas para chupar | Para aquellos que fuman su primer cigarrillo ≤30 min después de despertarse: 2,5 o 4 mg, para los demás: 1,5 o 2 mg; máx. 15-20 comprimidos/d (dependiendo del preparado) hasta 12 semanas, suspender gradualmente; en total durante máx. 6 meses. | Colocar la pastilla en la boca y movilizarla de vez en cuando hasta que se disuelva (20-30 min), no tragarlas enteras, romperlas con los dientes ni masticarlas. No comer ni beber durante la administración de la pastilla. |
| Comprimidos para chupar | Para fumadores >20 cigarrillos/d 4 mg, para los demás 1,5 o 2 mg; 8-12 comprimidos/d (máx. 15 comprimidos/d) por 2-3 meses, suspender gradualmente; en total durante máx. 9 meses. | Véase más arriba. |
| Tiras que se disuelven en la cavidad oral | Para aquellos que fuman su primer cigarrillo >30 min después de despertarse: 9-15 tiras/d, suspender gradualmente. | |
| Inhalador | Utilizar solamente en caso de necesidad de fumar un cigarrillo; durante 3 meses 6-12 cartuchos/d, luego gradualmente disminuir la dosis durante 6-8 semanas; en total máx. 6 meses. | Un cartucho es suficiente para 3-4 inhalaciones. Cada inhalación debería durar 20-30 min, el paciente debería realizar 2 inhalaciones de forma más intensa que la realizada durante la inhalación de humo de tabaco. No utilizar a temperatura <15 °C. |
| Solución para pulverización local en la boca | Utilizar al sentir la necesidad de fumar un cigarrillo; 1-2 dosis cada 30-60 min durante 6 semanas; hasta 4 dosis/h y 64 dosis/d (4 dosis/h durante 16 h), luego disminuir gradualmente el número de las dosis; en total máx. 6 meses. | |

\* En Chile solo están disponibles los chicles de nicotina.

**Tabla 26-4. Dosificación de fármacos no nicotínicos para el tratamiento de la dependencia del tabaco**

| Fármaco | Dosificación | |
|---|---|---|
| | Tratamiento inicial | Tratamiento de mantenimiento |
| Bupropión comprimido de liberación prolongada 150 mg | Se debe empezar el tratamiento 1-2 semanas antes de la fecha establecida para dejar de fumar; días 1.º-3.º — 1 comprimido (150 mg) por la mañana, a partir del 4.º día durante 7-12 semanas desde el día de dejar de fumar 150 mg 2×d. | Se pueden utilizar 150 mg 2×d durante 6 meses |
| Citisina comprimido 1,5 mg (no disponible en Chile) | Empezar el tratamiento 1-5 días antes de la fecha establecida para dejar de fumar tabaco; días 1.º-3.º — 1 comprimido (1,5 mg) cada 2 h (6×d), días 4.º-12.º — 1 comprimido cada 2,5 h (5×d), días 13.º-16.º — 1 comprimido cada 3 h (4×d), días 17.º-20.º — 1 comprimido cada 5 h (3×d), días 20.º-25.º — 1-2 comprimido al día. | – |
| Vareniclina comprimido recubierto 0,5 mg, 1 mg | Empezar el tratamiento 1-2 semanas antes de la fecha establecida para dejar de fumar tabaco; días 1.º-3º — 1 comprimido (0,5 mg) 1×d, días 4.º-7.º — 1 comprimido (0,5 mg) 2×d, a partir del 8.º día durante las siguientes 11 semanas 1 mg 2×d. | En personas que dejaron de fumar a lo largo de 12 semanas del tratamiento se puede considerar utilizar la dosis 1 mg 2×d durante las siguientes 12 semanas, y en personas con alto riesgo de recaída: disminuir gradualmente la dosis del fármaco. |

cardíaco o una cardiopatía isquémica avanzada o inestable. Efectos adversos: hipo, sequedad bucal, dispepsia, náuseas, pirosis, dolor de mandíbula (los síntomas son en general leves y transitorios, a menudo es posible prevenirlos con la mejoría de la técnica de masticar), irritación de la boca y garganta, sensación de ardor en la boca, dolor de garganta, cefalea y mareos, aumento de la frecuencia cardíaca, trastornos de sueño, reacciones cutáneas locales en pacientes que utilizan parches (en ~50 %; generalmente leves, ceden espontáneamente). Es útil la combinación de algunos preparados TSN (parche de forma regular + inhalador, parche de forma regular + chicle) y TSN con bupropión.

**2. Bupropión:** actúa sobre el SNC e interacciona con varios fármacos, por lo que hay que respetar rigurosamente las contraindicaciones y avisar al paciente sobre los posibles efectos adversos. Dosificación →tabla 26-4. Contraindicaciones: crisis epilépticas, anorexia nerviosa, bulimia nerviosa, uso de inhibidores de la MAO en los últimos 14 días, dependencia de otras sustancias psicoactivas (p. ej. alcohol, benzodiazepinas, barbitúricos), daño orgánico del SNC. Durante el tratamiento con bupropión es aceptable solo un moderado consumo de alcohol. Efectos adversos más importantes: convulsiones, insomnio, excitación, sequedad bucal, cambios del comportamiento; hostilidad, agitación, ánimo depresivo, pensamientos suicidas e intentos autolíticos (según la FDA hay que recomendar consulta médica urgente en caso de la aparición de dichos síntomas o cambios del comportamiento que no sean síntomas típicos del síndrome de abstinencia de nicotina). Los últimos estudios no confirman que exista un aumento del riesgo de aparición de estos síntomas.

**3. Vareniclina:** agonista parcial sintético del receptor nicotínico con eficacia bien documentada. Dosificación →tabla 26-4. Contraindicaciones: embarazo e insuficiencia renal terminal. Tener precaución con personas con trastornos psiquiátricos. No se ha valorado la eficacia y seguridad en personas <18 años de edad. Efectos adversos más frecuentes: náuseas de intensidad moderada, que ceden a lo largo del tratamiento; sueños anormales, insomnio y cefalea, y también aumento del apetito, mareos y somnolencia (altera la capacidad para conducir vehículos motorizados), disgeusia, alteraciones gastrointestinales, sequedad bucal, fatiga; recomendaciones de la FDA similares a las de bupropión →más arriba, y advertencia sobre el aumento del riesgo de eventos cardiovasculares. En un gran estudio realizado recientemente en enfermos tratados con vareniclina o bupropión, en comparación con los que utilizaban TSN, se ha confirmado un menor riesgo de enfermedades cardiovasculares, incidentes cerebrales y trastornos mentales.

**4. Citisina** (no disponible en Chile): alcaloide natural, agonista parcial del receptor nicotínico con una eficacia documentada en personas sanas. Dosificación →tabla 26-4. Contraindicaciones: hipersensibilidad a citisina, hipertensión arterial, feocromocitoma suprarrenal, angina de pecho inestable, infarto de miocardio reciente, alteraciones del ritmo cardíaco de importancia clínica, ACV reciente, embarazo y lactancia. Utilizar con precaución en enfermos con ateroesclerosis avanzada o úlcera péptica activa. Efectos adversos: náuseas, vómitos, diarrea, midriasis, aumento de la frecuencia cardíaca, aumento de la presión arterial, debilidad y mal estado general.

# 1. Trastornos de la motilidad esofágica

## Clasificación de los trastornos motores del esófago

1) trastornos motores con relajación incompleta del esfínter esofágico inferior: acalasia, obstrucción de la salida de la UEG

2) trastornos mayores de la peristalsis: espasmo esofágico difuso, Jackhammer, contractilidad ausente

3) trastornos menores de la peristalsis: motilidad esofágica inefectiva y peristalsis fragmentada.

## 1.1. Relajación incompleta del esfínter esofágico inferior

### 1.1.1. Acalasia

#### ➔ DEFINICIÓN Y ETIOPATOGENIA

Es la enfermedad motora esofágica primaria más frecuente (>70 %). Su etiología es incierta. Se caracteriza por una disfunción en la capacidad para la relajación del esfínter esofágico inferior (EEI), asociada a una ausencia de onda peristáltica primaria del cuerpo esofágico. Se puede observar un aumento de la presión basal del EEI. La disfunción de la relajación del EEI probablemente está causada por una importante actividad inflamatoria a nivel del plexo mioentérico y la disminución del número de neuronas posganglionares del plexo mioentérico (plexo de Auerbach), responsables de la relajación del EEI. Con el desarrollo de la enfermedad se produce una obstrucción distal del esófago con dilatación proximal de la luz, junto a un significativo adelgazamiento de la pared.

#### ➔ CUADRO CLÍNICO E HISTORIA NATURAL

El síntoma más característico es la disfagia, inicialmente a alimentos sólidos y líquidos. La disfagia puede acompañarse de regurgitación del contenido alimentario hacia la boca, dolor torácico, tos crónica y episodios de broncoaspiración. Esto lleva a pérdida de peso y desnutrición. La regurgitación del contenido alimentario puede causar neumonía por aspiración y absceso pulmonar. Otras complicaciones son: inflamación de la mucosa esofágica, divertículo de tercio distal del esófago, hemorragia digestiva (raramente). Pasados 15-25 años el riesgo de desarrollar carcinoma escamoso de esófago es ~30 veces mayor que en la población general.

#### ➔ DIAGNÓSTICO

**Exploraciones complementarias**

**1. Radiografía con contraste (esofagografía):** se observa el esófago dilatado, el EEI angostado en forma de "pico de pájaro" con los contornos de las paredes alisados y con paso filiforme del contraste, ausencia de cámara de aire gástrico.

**2. La endoscopia** es necesaria para excluir otras causas de estenosis, sobre todo el cáncer de esófago. Explica también si la enfermedad cursa con una hernia hiatal, lo que es importante antes de realizar una cirugía. En la acalasia avanzada se puede observar un esófago atónico, dilatado y tortuoso, con cambios de la mucosa a consecuencia de una irritación crónica por el alimento retenido (eritema, fragilidad, ulceraciones, candidiasis). El EEI permanece cerrado y no se abre tras ser sometido a una insuflación del aire, pero sí bajo una ligera presión, permitiendo pasar el endoscopio al estómago. La resistencia y rigidez hablan a favor de una causa distinta (estenosis posinflamatoria, cáncer).

**3. La manometría esofágica** revela la ausencia de peristaltismo del cuerpo esofágico (en >90 % de los enfermos) y cambios de la presión del EEI con aumento de su presión de reposo (>45 mm Hg) y disfunción de la relajación (relajación incompleta del EEI con presión residual >8 mm Hg en manometría convencional; presión de relajación integrada IRP-4s >15 mm Hg en manometría de alta resolución).

### Criterios diagnósticos

El diagnóstico se establece sobre la base de los datos obtenidos de la radiografía del tubo digestivo superior con contraste y del estudio endoscópico. Para confirmarlo se realizará una manometría esofágica. No es necesario determinar un aumento de la presión para establecer el diagnóstico.

### Diagnóstico diferencial

Otras causas de la disfagia →cap. 1.10. La anamnesis y el estudio endoscópico aportan la información básica.

## → TRATAMIENTO

### Recomendaciones generales

1) Limitar la ingesta de alimentos de difícil deglución. A veces está indicada una dieta licuada.

2) Evitar los estados de estrés emocional, que favorecen el espasmo del cardias.

3) Elevar la cabecera de la cama para evitar la aspiración del contenido esofágico.

### Tratamiento farmacológico

Como tratamiento complementario a las técnicas invasivas se pueden administrar fármacos que tengan un efecto relajante sobre el EEI, de ordinario el **dinitrato de isosorbida** a dosis de 5-20 mg VSl 10-30 min antes de comer (efecto ~1,5 h). En general no es de utilidad.

### Tratamiento endoscópico

**1. Procedimientos de dilatación mecánica del esófago:** se efectúa con premedicación y bajo control radiológico. La eficacia de varios procedimientos repetidos es en promedio del 80 %. Complicaciones: perforación del esófago (ante la sospecha realizar una radiografía con contraste hidrosoluble o una TC), sangrado del tubo digestivo alto, esofagitis por reflujo y neumonía por aspiración.

**2. Inyección de toxina botulínica por vía endoscópica:** inhibe la liberación de acetilcolina, reduciendo así el espasmo del EEI. Es el método recomendado cuando otras técnicas están contraindicadas o son ineficaces. Las inyecciones repetidas presentan una eficacia con recurrencia en promedio del 50 % a los 6 meses.

**3. Miotomía endoscópica (POEM):** incisión longitudinal de la muscular esofágica con un bisturí especialmente diseñado para usarlo por vía gastroscópica. La intervención se realiza bajo anestesia general con intubación endotraqueal.

### Tratamiento quirúrgico

La **cardiomiotomía** consiste en una sección longitudinal de ambas capas musculares de la parte inferior del esófago y del cardias. La eficacia es similar a la dilatación neumática. Indicaciones: fracaso de dilatación, edad <30 años (especialmente en pacientes con un aumento de presiones del EEI). Complicación: reflujo gastroesofágico. En casos seleccionados (p. ej. una gran dilatación del esófago) puede estar indicada la esofagectomía.

## → PRONÓSTICO

La mayoría de los enfermos requieren procedimientos endoscópicos repetidos (dilatación esofágica o inyección de toxina botulínica) o miotomía (endoscópica o quirúrgica), siendo el resultado con frecuencia incompleto. Incluso después de un tratamiento quirúrgico eficaz el riesgo de desarrollar carcinoma de esófago probablemente se mantiene aumentado, por lo que algunos autores recomiendan un control endoscópico periódico.

### 1.1.2. Obstrucción de la salida de la unión esófago-gástrica (OSUEG)

**Síntomas:** disfagia en pacientes de cualquier edad.

**Diagnóstico:** se define cuando en la manometría de esófago la presión de relajación integrada se encuentra elevada (≥15 mm Hg) con peristalsis preservada. Puede ser secundaria a una obstrucción mecánica, al uso de opiáceos o bien ser idiopática. Si bien suele tener un curso clínico benigno, en algunos casos puede presentarse como una variante o ser una forma precursora de acalasia. Ante la sospecha se deben descartar causas de incremento de la resistencia en la UEG como cirugía antirreflujo, así como causas vasculares o tumorales mediastínicas, para lo que es necesaria una ecoendoscopia y TC de tórax y abdomen.

**Tratamiento:** corregir la cirugía antirreflujo o tratar la enfermedad de base.

## 1.2. Trastornos mayores de la peristalsis

### 1.2.1. Espasmo esofágico distal (anteriormente difuso; EED)

Se define por la presencia de contracciones fuertes, simultáneas y descoordinadas (no propulsivas) a diferentes niveles de la capa muscular esofágica. El diagnóstico se realiza mediante la realización de una manometría de esófago y se establece ante la presencia de una presión de relajación integral normal y ≥20 % de contracciones prematuras (latencia distal <4,5 s). Su etiología es desconocida.

**Síntomas:** pueden aparecer a cualquier edad, pero habitualmente se inician en pacientes >40 años. Las manifestaciones clínicas más características son el dolor torácico de localización retroesternal y la disfagia. El dolor puede aparecer junto con los primeros bocados de la comida, pero a veces también ocurre independientemente de la ingesta. La disfagia puede ser grave y conducir a la desnutrición.

**Diagnóstico:** se establece a base de los datos aportados por la radiografía con contraste del esófago (alteración en el tránsito del contraste, con imagen de sacacorchos, las contracciones muy fuertes pueden simular divertículos) y de la manometría esofágica (patrón de oro). Siempre hay que realizar una endoscopia a fin de descartar causas orgánicas de la disfagia, así como realizar pruebas encaminadas a descartar una cardiopatía isquémica.

**Tratamiento:** farmacológico con resultados variables. Uso a demanda de los antagonistas del calcio (nifedipino) o de los nitratos (nitroglicerina, dinitrato de isosorbida) y anticolinérgicos. También han sido utilizados los inhibidores de la 5-fosfodiesterasa (sildenafilo), no obstante su uso es limitado debido a los efectos secundarios. Muchos enfermos requieren la inhibición de la secreción gástrica con un IBP. Otros tratamientos propuestos son la miotomía endoscópica peroral (POEM), la dilatación neumática, la miotomía de Heller y la inyección de toxina botulínica.

### 1.2.2. Esófago hipercontráctil (Jackhammer)

Trastorno motor caracterizado por ≥2 degluciones que tienen una integral contráctil distal (medida que cuantifica el vigor de las contracciones distales) >8000 mm Hg, en presencia de peristalsis conservada. Etiología desconocida.

**Síntomas:** principalmente dolor torácico y disfagia.

**Diagnóstico:** únicamente es útil la manometría del esófago. Los estudios radiológicos, endoscópicos y cintigráficos son inútiles, ya que por lo general su resultado es normal.

**Tratamiento:** igual que el descrito en el EED.

### 1.2.3. Contractilidad ausente

El **síntoma** principal es la disfagia. El **diagnóstico** se establece mediante la realización de una manometría de esófago, en la que se describe una presión de relajación contráctil normal y un 100 % de falla de peristalsis del cuerpo esofágico. Se asocia frecuentemente a la enfermedad por reflujo y a colagenopatías como la esclerodermia. El **tratamiento** está basado en los IBP y procinéticos (domperidona, itopride, cinitapride, prucalopride y tegaserod).

## 1.3. Trastornos menores de la peristalsis

### 1.3.1. Motilidad esofágica inefectiva

Trastorno motor definido por la presencia de una presión de relajación normal asociada a >50 % de degluciones inefectivas (integral contráctil distal <450 mm Hg/s/cm). Puede generar disfagia aunque también se ha descrito en manometrías en pacientes sin disfagia, como en el caso de la evaluación prequirúrgica de la enfermedad por reflujo. El **tratamiento**, de ser necesario, está basado en el uso de procinéticos.

### 1.3.2. Peristalsis fragmentada

Trastorno motor definido por la presencia de degluciones fragmentadas en >50 (espacios >5 cm en las contracciones peristálticas).

# 2. Enfermedad por reflujo gastroesofágico

**➔ DEFINICIÓN Y ETIOPATOGENIA**

La enfermedad por reflujo gastroesofágico (ERGE) se define por la presencia de molestias típicas o de lesiones en la mucosa esofágica, causadas por la existencia de un reflujo patológico del contenido del estómago hacia el esófago, como resultado de falla en la función del EEI. La etiología es multifactorial. Puede desarrollarse en el transcurso de la esclerosis sistémica, diabetes *mellitus*, polineuropatía alcohólica, trastornos hormonales, así como a consecuencia del uso de fármacos que disminuyen la presión del EEI (anticonceptivos orales, nitratos, calcioantagonistas, metilxantinas, agonistas $\beta_2$, anticolinérgicos, benzodiazepinas). La hernia de hiato, el embarazo y la obesidad favorecen la aparición de la ERGE.

**➔ CUADRO CLÍNICO E HISTORIA NATURAL**

**1. Síntomas esofágicos:** pirosis (definida como sensación de ardor retroesternal), regurgitación o reflujo del contenido gástrico hacia el esófago. Suelen agravarse con el decúbito supino, al agacharse y al empujar, especialmente después de una comida copiosa o grasosa.

**2. Síntomas extraesofágicos:** ronquera (especialmente por la mañana, a consecuencia de la irritación de las cuerdas vocales por el contacto con el contenido gástrico), tos seca o sibilancias (síntomas de asma provocados por aspiración del contenido gástrico al árbol bronquial o por el reflejo de broncoespasmo desencadenado por la irritación de la parte inferior del esófago, vía nervio vago), dolor torácico (la ERGE es una causa muy frecuente de dolor retroesternal no cardíaco). Estas manifestaciones pueden presentarse sin la presencia de los síntomas típicos de la ERGE.

**3. Síntomas de alarma que precisan un diagnóstico endoscópico rápido:** trastornos de la deglución (disfagia), dolor al tragar (odinofagia), pérdida de peso, sangrado de tubo digestivo alto (evidente u oculto), anemia por déficit de hierro, vómitos persistentes, tumor epigástrico, neoplasia del tracto digestivo en un familiar de primer grado).

La ERGE puede cursar asintomática, en este caso la esofagitis por reflujo se constata de forma accidental durante una endoscopia. La ERGE cursa con

**Tabla 2-1. Clasificación de Los Ángeles de la esofagitis por reflujo**

| Grado | Características |
|---|---|
| A | Erosiones ≤5 mm |
| B | ≥1 erosión >5 mm, sin continuidad entre 2 pliegues mucosos vecinos |
| C | ≥1 erosión con continuidad entre ≥2 pliegues mucosos, que ocupa(n) ≤75 % de la circunferencia del esófago |
| D | Erosiones o úlceras que ocupan ≥75 % de la circunferencia del esófago |

períodos de actividad y remisión. La ERGE severa y no tratada puede conducir a complicaciones de mayor gravedad →más adelante.

## → DIAGNÓSTICO

**Exploraciones complementarias**

**1. La endoscopia** es el método de elección para diagnosticar esofagitis, esófago de Barrett y otras complicaciones de la ERGE. No es necesaria para establecer el diagnóstico de ERGE. Está indicado realizar una endoscopia digestiva, cuando los síntomas se mantienen durante un tiempo prolongado y/o recurren a pesar de cumplir adecuadamente el tratamiento, o si aparecen síntomas de alarma o atípicos (en el último caso tras descartar un origen fuera del tracto digestivo). Permite constatar también la presencia de una hernia hiatal, así como valorar la intensidad de las lesiones de la mucosa del esófago, en la actualidad conforme a la clasificación de Los Ángeles →tabla 2-1.

**2. Radiografía con contraste (bario):** tiene un valor limitado (no se utiliza para el diagnóstico de la ERGE). Puede revelar anomalías anatómicas que favorecen el reflujo (p. ej. hernia diafragmática del hiato esofágico) o complicaciones de la ERGE (estenosis esofágica).

**3. pH-metría esofágica ambulatoria de 24 h con el registro simultáneo de la impedancia:** constituye el patrón de oro en el diagnóstico de la ERGE. La evaluación de la impedancia permite detectar el reflujo y determinar su alcance, mientras que el registro del pH posibilita establecer si los episodios de reflujo tienen carácter ácido o no ácido. Además permite valorar la correlación entre los síntomas y los episodios de caída del pH.

**4. Manometría esofágica:** se utiliza para facilitar la colocación correcta de la sonda que monitoriza el pH esofágico, descartar trastornos de la motilidad esofágica o elegir el tipo de intervención quirúrgica en caso de tener que realizarse. Asimismo puede mostrar una disminución de la presión o episodios prolongados de relajación del EEI.

**Criterios diagnósticos**

Algoritmo de diagnóstico →fig. 2-1.

**Diagnóstico diferencial**

Otros tipos de esofagitis (micótica, viral, inducida por fármacos), enfermedades del estómago y duodeno, trastornos motores del esófago, cáncer esofágico, enfermedad isquémica cardíaca, laringitis y cáncer de laringe, asma.

## → TRATAMIENTO

La ERGE es una enfermedad crónica, por eso el tratamiento debe ser continuo (frecuentemente de por vida) con el objetivo de controlar los síntomas y prevenir el desarrollo de complicaciones.

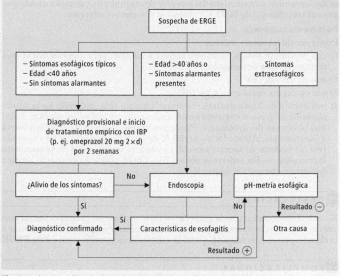

**Fig. 2-1.** Algoritmo de actitud ante la enfermedad por reflujo gastroesofágico

## Recomendaciones generales

1) Comer 2-3 h antes de acostarse.
2) Levantar las patas o el colchón de la cabecera de la cama (no dormir con almohadas que elevan la cabeza sin elevar toda la parte superior del cuerpo).
3) Dejar de fumar.
4) Dieta con un aporte limitado de grasa, alcohol y café.
5) Pérdida de peso en pacientes con obesidad.
6) Evitar los fármacos que disminuyen la presión del EEI, sobre todo metilxantinas, nitratos, calcioantagonistas, agonistas $\beta_2$ y anticolinérgicos.

## Tratamiento farmacológico

**1. Fármacos inhibidores de la secreción del ácido clorhídrico:** tratamiento de base (preparados →cap. 4.6). Los IBP son los fármacos más potentes. Típicamente se administran 1×d en ayunas en dosis estándar (20 mg de omeprazol, 10 mg de rabeprazol, 15 mg de lansoprazol, 20 mg de esomeprazol, 20 mg de pantoprazol o 30 mg de dexlansoprazol [no disponible en Chile]) durante 2-4 semanas. Si resulta ineficaz → duplicar la dosis (2×d o duplicar la dosis en una sola toma) o añadir un bloqueador $H_2$ en dosis estándar antes de dormir. Muchos enfermos requieren un tratamiento a largo plazo, en la mayoría de los casos se debe usar la menor dosis posible de los IBP para mantener el control de los síntomas, todos los días o a demanda. En el tratamiento de mantenimiento de la ERGE leve también pueden resultar efectivos los bloqueadores $H_2$ (famotidina: 20-40 mg 2×d, ranitidina: 150 mg 2×d, preparados →cap. 4.6).

**2. Fármacos neutralizantes del ácido clorhídrico y protectores de la mucosa gástrica:** compuestos de magnesio y aluminio, ácido algínico y sucralfato. Presentan eficacia en formas leves de la ERGE. Pueden emplearse a demanda.

**3. Fármacos procinéticos:** como complemento del tratamiento inhibidor de la secreción del ácido gástrico puede utilizarse la itoprida o cinitaprida. La cisaprida (antagonista del receptor serotoninérgico; ha sido retirada en Chile) y la metoclopramida (antagonista del receptor dopaminérgico) no están aprobadas para el tratamiento de la ERGE, debido a sus efectos adversos.

**Tratamiento quirúrgico**

Puede considerarse en enfermos:

1) que presentan buena respuesta clínica a los IBP, pero quieren evitar una farmacoterapia prolongada

2) que no toleran IBP

3) con esofagitis resistente a los IBP

4) con hernia de hiato grande. El procedimiento más utilizado es la fundoplicación de Nissen (consiste en la creación de un "collar" al esófago distal con la bóveda del estómago). Puede realizarse a través de cirugía abierta o laparoscopia. Alrededor de un 50 % de los enfermos que se han operado, tras un período de tiempo variable, mantiene la necesidad de tratamiento farmacológico. En enfermos obesos con ERGE puede valorarse la cirugía bariátrica (derivación gástrica).

→ **OBSERVACIÓN**

El control endoscópico tras la curación se suele realizar en pacientes con formas graves de esofagitis por reflujo en la endoscopia primaria (grado C o D conforme a la clasificación de Los Ángeles) o ante la existencia de complicaciones de la ERGE.

→ **COMPLICACIONES**

**1. Esófago de Barrett:** se caracteriza por la aparición de epitelio anormal columnar en el tercio inferior del esófago (o bien por el desplazamiento de la línea de transición del epitelio plano al columnar, la llamada línea Z, proximal al borde superior de los pliegues gástricos). Factores de riesgo: ERGE de larga evolución (también asintomática), género masculino, edad >50 años, raza blanca, hernia hiatal, IMC aumentado y obesidad de tipo visceral. Puede diagnosticarse solo mediante una endoscopia con biopsia de la mucosa (se deben tomar numerosas muestras del tejido). De acuerdo con las guías de la AGA y del ACG, para establecer el diagnóstico de esófago de Barrett es necesario un diagnóstico histológico de metaplasia intestinal especializada, mientras que según la BSG es suficiente con confirmar la presencia de epitelio cilíndrico, sin determinar el tipo específico de metaplasia. En la mayoría de los enfermos con ERGE sin muchos factores de riesgo para el esófago de Barrett no es necesario realizar una endoscopia dirigida hasta su detección. El tamizaje se recomienda en personas con múltiples factores de riesgo del cáncer de esófago: enfermedad por reflujo gastroesofágico crónica (>5 años), hernia de hiato, edad ≥50 años, sexo masculino, raza blanca, obesidad abdominal, hábito tabáquico, así como cáncer de esófago o esófago de Barrett en familiares de primer grado.

**Tratamiento:** igual que el de la ERGE sin complicaciones, pero nunca conduce a la regresión de la metaplasia.

Se considera un estado preneoplásico (incrementa el riesgo de padecer un adenocarcinoma esofágico anualmente en un promedio del 0,5 %), por lo que obliga a realizar la vigilancia (por el estudio anatomopatológico de las muestras obtenidas mediante endoscopia) con una frecuencia que depende del grado de displasia. Sin displasia (evidenciado en biopsias tomadas en 2 gastroscopias consecutivas) y sin otros factores de riesgo la vigilancia se realiza cada 3-5 años. En displasia de bajo grado la vigilancia se puede realizar cada 6-12 meses, aunque tiene indicación de tratamiento endoscópico; en displasia de alto grado deberá indicarse el tratamiento endoscópico adecuado. En enfermos con displasia de alto grado se realizará, preferentemente, la resección de la mucosa por vía endoscópica o su destrucción (técnicas ablativas, p. ej. con ondas de radiofrecuencia o terapia fotodinámica). La ablación combinada con una intensa farmacoterapia dirigida a la inhibición de la secreción de ácido clorhídrico lleva a un reemplazo parcial o total del epitelio columnar metaplásico por epitelio escamoso. En enfermos con evidencia de adenocarcinoma se considerará la resección total del esófago.

**2. Estenosis del esófago** a consecuencia de la cicatrización. Es más frecuente en la ERGE avanzada (grado D). El diagnóstico se basa en la anamnesis (disfagia) y en el estudio endoscópico (con estudio histológico para descartar cáncer del esófago). El **tratamiento** de la estenosis consiste en la eventual dilatación endoscópica del esófago y el uso de los IBP.

**3. Sangrado digestivo** →cap. 4.30

**4. Adenocarcinoma del esófago** →cap. 4.4.

→ **PRONÓSTICO**

En grados A y B, conforme a la clasificación de Los Ángeles, el pronóstico es bueno. Los grados C y D con mayor frecuencia pueden derivar en complicaciones: estenosis del esófago y sangrado del tubo digestivo.

# 3. Esofagitis eosinofílica (EE)

→ **DEFINICIÓN Y ETIOPATOGENIA**

Enfermedad crónica del esófago de base inmunológica, que clínicamente se caracteriza por síntomas de disfunción esofágica. En el examen histológico se observa un infiltrado inflamatorio de la pared esofágica de predominio eosinofílico. En el desarrollo de la EE son de importancia los factores genéticos y ambientales, así como rasgos inmunológicos personales. En la mayoría de los enfermos coexisten enfermedades atópicas (asma, rinitis alérgica, dermatitis atópica). Antiguamente se creía que en personas predispuestas a desarrollar una respuesta alérgica a antígenos ingeridos o inhalados, en el contexto de un deterioro de la barrera epitelial esofágica, se desarrollaba una reacción inflamatoria crónica, lo que causaba fibrosis y trastornos de la motilidad esofágica. En la actualidad se concede un papel cada vez más importante al ácido gástrico en el desarrollo del daño esofágico.

→ **CUADRO CLÍNICO**

Los síntomas son inespecíficos y pueden cambiar a lo largo del tiempo. En niños pequeños predominan: dificultad de alimentación o vómito, rechazo al alimento, falta de crecimiento y pérdida de peso. En niños mayores y en adultos puede manifestarse como disfagia o episodios de impactación alimentaria (en caso de estos síntomas, la esofagitis eosinofílica se debe descartar como una de las causas más probables, sobre todo en caso de falta de alteraciones orgánicas en la endoscopia esofágica que puedan explicar las manifestaciones). Los enfermos normalmente evitan productos que causen problemas al tragar, prolongan el tiempo de masticación y suelen tomar muchos líquidos durante las comidas. Algunos pacientes pueden presentar dolor retroesternal y síntomas de reflujo gastroesofágico.

→ **DIAGNÓSTICO**

**1. Pruebas de laboratorio:** eosinofilia leve en un 5-50 % de los enfermos, aumento de niveles de IgE total en sangre y también de IgE específica para los alérgenos aéreos (se da con mayor frecuencia en adultos, >90 %) y alimentarios (leche, huevos, soja, trigo, carne de vaca, frutos secos; con mayor frecuencia en niños, 75 %).

**2. Pruebas cutáneas por punción:** tienen una importancia reducida, ya que no identifican todos los alimentos responsables de inducir la respuesta inflamatoria. Una dieta basada en la eliminación de los alimentos identificados mediante este procedimiento no siempre causa mejoría.

**3. Endoscopia:** pliegues circulares, anillos mucosos (traquealización del esófago), surcos longitudinales, pápulas, placas blanquecinas, atenuación del patrón vascular, congestión y edema de la mucosa, en los casos más avanzados puede observarse estenosis esofágica. La falta de hallazgos endoscópicos (en ~10 % de los enfermos) no excluye la EE. En caso de sospecha de esofagitis eosinofílica se deben tomar las biopsias escalonadas de esófago proximal, medio y distal para el estudio histológico.

**4. Prueba histológica:** muestras histológicas (≥6) de diferentes partes del esófago, sobre todo de cambios macroscópicos. Presencia de: eosinófilos en el epitelio y en otras capas de la pared esofágica, aglomeración de eosinófilos (microabscesos), dilatación del espacio extracelular, hipertrofia y elongación de las papilas de la lámina propia y fibrosis de la lámina propia de mucosa.

### Criterios diagnósticos

Según los criterios de la ESPGHAN y de la EUREOS (2017) la base del diagnóstico es la prueba histológica: se necesita la presencia de ≥15 eosinófilos por campo en muestras de epitelio esofágico en un gran aumento (en una superficie ~0,3 mm$^2$). Los demás criterios diagnósticos tienen un carácter auxiliar.

### Diagnóstico diferencial

1) **Reflujo gastroesofágico** →tabla 3-1, las dos enfermedades pueden coexistir.
2) **Otras causas de disfagia** →cap. 1.10.
3) **Otras causas de eosinofilia esofágica que la EE y la ERGE:** gastroenteritis eosinofílica, enfermedad de Crohn, síndrome hipereosinofílico, enfermedad celíaca, acalasia, trastornos del tejido conectivo, vasculitis, hipersensibilidad a medicamentos, infecciones fúngicas y bacterianas, enfermedad injerto contra huésped, pénfigo.

---

### → TRATAMIENTO

Administrar un IBP, una dieta de eliminación o un glucocorticoide de acción local. Pasadas 6-12 semanas del tratamiento, valorar su eficacia mediante una endoscopia de control con examen histológico de las muestras.

### Tratamiento dietético

Dietas de eliminación

1) dieta hipoalergénica empírica: consiste en retirar de la dieta los 6 productos con mayor potencial alergénico: leche, huevos, pescado/mariscos, frutos secos/cacahuetes, soja y trigo (se han descrito casos de eficacia de dietas menos restrictivas: con exclusión de 4, o incluso solo 2 productos [leche y soja])
2) dieta de eliminación dirigida, diseñada de manera individual según la anamnesis y los resultados de pruebas cutáneas de alergia, así como las pruebas de eliminación y provocación (la menos eficaz)
3) dieta elemental: es una dieta específica; bien equilibrada, sin alérgenos, pero puede ser mal tolerada por su sabor; pasadas 4-6 semanas de uso y tras obtener remisión, gradualmente se introducen productos de forma aislada; está recomendada solamente en caso de ineficacia de otras dietas y del tratamiento farmacológico.

En adultos suele estar indicada también la farmacoterapia.

### Tratamiento farmacológico

**1. IBP:** el omeprazol a dosis de 20-40 mg 2 × d, u otro IBP a una dosis equivalente durante 8 semanas, lleva a la remisión clínica en un 60 % y a la remisión histológica (<15 eosinófilos por campo) en un 50 % de los enfermos. El tratamiento

**Tabla 3-1. Diferenciación entre esofagitis eosinofílica y reflujo gastroesofágico**

| Características | EE | ERGE |
|---|---|---|
| Enfermedades atópicas acompañantes | Frecuentemente | Como en la población general |
| Hipersensibilidad alimentaria | Frecuentemente | Como en la población general |
| Sexo | H > M | H = M |
| Dolor abdominal | Frecuentemente | Frecuentemente |
| Vómitos | Frecuentemente | Frecuentemente |
| Trastornos de la deglución (sobre todo de alimentos alergénicos) | Frecuentemente | Raramente (en etapas avanzadas) |
| pH-metría | Normal | Alterada |
| Endoscopia | Frecuentes alteraciones, signos específicos | Frecuentemente sin alteraciones |
| **Imagen histológica** | | |
| Parte distal del esófago | Alteraciones presentes | Imagen normal |
| Parte proximal del esófago | Alteraciones presentes | Imagen normal o alterada |
| Hipertrofia epitelial | Significativa | Moderada |
| Eosinofilia epitelial | ≥15/campo | 0-7/campo |
| **Tratamiento** | | |
| Bloqueadores $H_2$ | A veces útil | Útil |
| IBP | A veces útil | Útil |
| Glucocorticoides | Útil | Sin importancia |
| Dieta de eliminación | Útil | Sin importancia |

EE — esofagitis eosinofílica, ERGE — enfermedad por reflujo gastroesofágico, IBP — inhibidores de la bomba de protones

de mantenimiento durante ≥1 año preserva la remisión de la enfermedad en un 75 % de los enfermos que han respondido al tratamiento. A veces en caso de recaída es útil un aumento de la dosis del IBP.

**2. Glucocorticoides tópicos:** no existen fármacos específicamente aprobados para el tratamiento de la EE. Se administran preparados de glucocorticoides inhalados VO: budesonida (2-4 mg/d, en general en dosis divididas, la solución se prepara mezclando la suspensión para nebulizar [0,5 mg/ml] con 5 mg de sucralosa para aumentar la viscosidad del fármaco VO) o fluticasona (880-1760 µg/d, 2×d, de inhalador a presión: el paciente debe suspender la respiración durante la aplicación del fármaco por vía oral y después tragarlo, lo que permite disminuir la cantidad del fármaco que llega a los pulmones). Tras la toma del fármaco no se debe comer ni beber durante ≥30-60 min. Un efecto no deseado puede ser la candidiasis esofágica.

No se deben administrar glucocorticoides sistémicos.

**Tratamiento endoscópico**

Si la EE cursa con estenosis esofágica que impide una correcta deglución y los síntomas no responden al tratamiento estandarizado, es aconsejable realizar una dilatación del esófago mediante endoscopia.

## → PRONÓSTICO

La EE es una enfermedad crónica; es posible que los síntomas cedan por completo, pero en muchos casos permanecen con menor intensidad. Después de abandonar el tratamiento puede haber recaídas, por lo que es imprescindible una terapia de mantenimiento (no existen protocolos de actuación).

# 4. Cáncer de esófago

## → ETIOPATOGENIA

La patogenia del carcinoma escamoso y del adenocarcinoma son diferentes. Los factores de riesgo comunes incluyen el tabaquismo (efecto más intenso sobre el carcinoma escamoso) y la historia de radioterapia mediastinal.

**Carcinoma escamoso:** los factores de riesgo son el consumo de alcohol y un bajo estatus socioeconómico. Son estados preneoplásicos (>8 veces mayor riesgo de carcinoma escamoso) las quemaduras esofágicas por sustancias corrosivas, la hiperqueratosis congénita de manos y pies, y síndrome de Plummer-Vinson (anemia ferropénica asociada a disfagia, debida a espasmos esofágicos de la zona poscricoidea). La acalasia aumenta el riesgo ~30 veces.

**Adenocarcinoma:** el factor de riesgo principal es el reflujo gastroesofágico. Un estado preneoplásico es el esófago de Barrett (riesgo de cáncer de 0,1-0,4 % anualmente).

## → CUADRO CLÍNICO E HISTORIA NATURAL

Es una enfermedad predominante en hombres (~80 %), casi exclusivamente >40 años. En >90 % de los casos se trata de carcinomas escamosos (especialmente en el tercio superior y medio, con una incidencia menor) y de adenocarcinoma (predomina en el tercio inferior, con mayor incidencia). Las manifestaciones suelen aparecer tardíamente, cuando se produce una importante estenosis de la luz del esófago, provocando disfagia a sólidos y posteriormente a líquidos.

Las manifestaciones más comunes son la disfagia y odinofagia y, con menor frecuencia, disnea, tos, ronquera y dolor retroesternal, que a lo largo del tiempo causan desnutrición. En fases más avanzadas pueden aparecer adenopatías, especialmente el ganglio de Virchow de localización supraclavicular izquierda, hepatomegalia y manifestaciones de afectación pleural. En un 25 % de los enfermos con carcinoma escamoso pueden coexistir focos de displasia/carcinoma *in situ*/carcinoma infiltrante de laringe y/o pulmonar.

## → DIAGNÓSTICO

**Exploraciones complementarias**

**1. Endoscopia** (esofagoscopia): es el método básico de diagnóstico. Permite detectar lesiones planas de la mucosa, ulceraciones, tumor endoluminal, rigidez de la pared esofágica causada por infiltración o estenosis de la luz del esófago. Permite tomar muestras para estudio anatomopatológico. El carcinoma escamoso presenta forma polipoide en un 60 % de los casos, ulcerativa en un 25 % y plana (intraparietal) en un 15 %.

En fases iniciales el adenocarcinoma puede comenzar como un pequeño nódulo, erosión o zona de mucosa friable. En fases más avanzadas suele ser ulcerativo.

**2. Ecografía transesofágica (ecoendoscopia, USE):** permite valorar el nivel de penetración del tumor en la pared del esófago y estructuras adyacentes. Permite también evaluar la afectación ganglionar regional, así como guiar la biopsia con aguja fina de las adenopatías.

**3. Pruebas de imagen (ecografía, TC, PET-TC): sirven para determinar el estadio de la enfermedad.**

**4. Radiografía con contraste (esofagograma):** método usado raramente (sobre todo en casos de estenosis que imposibilitan la endoscopia). En caso de disfagia se recomienda usar un medio de contraste soluble en agua, por el riesgo de aspiración.

### Criterios diagnósticos

El diagnóstico se confirma por el estudio anatomopatológico de las muestras obtenidas de la lesión. A fin de definir el tipo de tratamiento, es preciso determinar el estadio de la enfermedad, para lo cual se recurre a la USE (valoración de la profundidad de la infiltración de la pared del esófago), la broncoscopia (identificación de una posible infiltración de la tráquea o de los bronquios) y la TC o PET-TC (para estudiar el compromiso local y de órganos vecinos, así como las posibles metástasis TNM).

### Diagnóstico diferencial

Otras causas de la disfagia →cap. 1.10.

### ➡ TRATAMIENTO

**Tratamiento radical**

Es posible en pacientes sin metástasis a distancia. Se recurre a métodos quirúrgicos (desde los métodos endoscópicos en un cáncer precoz, hasta la esofagectomía total o subtotal con gastrectomía parcial y linfadenectomía), frecuentemente asociado a radioquimioterapia neoadyuvante (previa a la cirugía). En el caso del cáncer de esófago cervical el tratamiento de elección es la radioquimioterapia (puede ser usada con intención curativa en los pacientes no candidatos a cirugía).

**Tratamiento paliativo**

Si el tratamiento radical no es posible, a veces se aplica quimio- y/o radioterapia paliativas. Se recomienda la endoprótesis esofágica (*stents* autoexpandibles) como procedimiento más práctico para paliar la disfagia. También se utiliza la coagulación con plasma de argón en casos especiales. En casos seleccionados se puede recurrir a la dilatación repetida bajo visión radiológica o a la gastrostomía endoscópica percutánea (PEG) para restituir la nutrición enteral.

### ➡ COMPLICACIONES

Fístula entre el esófago y las vías respiratorias. Se manifiesta por tos acompañada de abundante expectoración purulenta (o con restos de alimentos) y fiebre. A consecuencia del paso de alimentos a las vías respiratorias se puede desarrollar neumonía. Tratamiento: colocación de un *stent* recubierto en el esófago y en la tráquea/bronquio.

### ➡ PRONÓSTICO

En la mayoría de los casos la enfermedad se diagnostica en estadio avanzado, por lo que la supervivencia en esta etapa es generalmente de tan solo unos meses, siendo la tasa de supervivencia a los 5 años de un 5-10 %.

En Chile la tasa global de mortalidad ha ido descendiendo a 3,8×100 000 habitantes en el año 2010 según datos del Ministerio de Salud. No hay datos publicados de incidencia.

# 5. Divertículos del esófago

El divertículo es una evaginación de la pared esofágica. Los divertículos pueden desarrollarse por evaginación espontánea o por tracción desde el exterior (p. ej. por cicatrices posinflamatorias en los órganos vecinos). El divertículo faringoesofágico (de Zenker) se produce por evaginación de una zona debilitada de la pared posterior de la faringe y del esófago a nivel del esfínter superior. Es consecuencia de la alteración del músculo cricofaríngeo. Los divertículos del tercio medio se forman a consecuencia de contracciones simultáneas de los músculos circulares esofágicos, principalmente en la parte constituida por músculos lisos. Un importante aumento de la presión intraesofágica durante las contracciones simultáneas provoca la protrusión de la mucosa a través de la capa muscular, formando el divertículo. Los divertículos esofágicos en la zona epifrénica están relacionados con trastornos motores como el espasmo esofágico difuso y la acalasia.

**Síntomas**: los divertículos pequeños son asintomáticos. Los de mayor tamaño provocan dificultad creciente en la deglución tanto de alimentos sólidos como líquidos, sensación de "gorgoteo" durante la deglución y regurgitación de restos de alimentos hacia la faringe con riesgo de atascamiento, aspiración y de desarrollar neumonía por aspiración de contenido gástrico. También puede producirse una perforación diverticular con mediastinitis secundaria. La retención y fermentación de los restos alimentarios pueden ser causa de halitosis. Si el divertículo de Zenker está ocupado, puede ser palpable en el lado izquierdo de la laringe.

**Diagnóstico**: radiografía con contraste del esófago. La endoscopia requiere suma prudencia por el riesgo de perforación esofágica en caso de penetrar en la luz diverticular.

**Tratamiento**: el divertículo de Zenker sintomático precisa tratamiento quirúrgico mediante miotomía del músculo cricofaríngeo. Alternativamente se emplean métodos endoscópicos.

# 6. Gastritis

## 6.1. Gastropatía aguda hemorrágica (erosiva)

### ▶ DEFINICIÓN Y ETIOPATOGENIA

La gastropatía aguda hemorrágica (erosiva) es una lesión de la mucosa gástrica producida por diversos factores exógenos o endógenos causantes de irritación o de isquemia. Se manifiesta por sangrado de múltiples erosiones superficiales de la mucosa gástrica.

**Causas**: AINE (producen también gastritis crónica reactiva y ulceraciones), alcohol (sobre todo con bebidas de alta graduación), bilis, toxinas endógenas (p. ej. urémicas), estrés (por isquemia e hipoxia de la mucosa) p. ej. en casos de *shock*, sepsis, quemaduras graves (úlceras de Curling), traumas y lesiones del SNC (úlceras de Cushing); quimioterapia antineoplásica. Los glucocorticoides no causan gastropatía, pero pueden potenciar el efecto indeseable de los AINE.

### ▶ CUADRO CLÍNICO E HISTORIA NATURAL

Dolor o malestar en la región epigástrica media, náuseas, vómitos con sangre. El sangrado digestivo puede ser de intensidad variable (→cap. 4.30), raramente es grave.

## → DIAGNÓSTICO

Para establecer el diagnóstico son suficientes la anamnesis y los hallazgos macroscópicos de la endoscopia: edema y eritema de la mucosa, pequeñas petequias, equimosis, erosiones, ulceraciones en casos graves; se pueden encontrar desde hemorragias puntiformes hasta extensa afectación de toda la superficie de la mucosa. Las úlceras de Curling suelen formarse en el fundus gástrico (pueden afectar también al cuerpo). Las lesiones debidas a AINE y alcohol aparecen en todo el estómago (a veces más severas en el antro), las erosiones son habitualmente de pequeño tamaño y se curan más rápidamente que las ocasionadas por gastropatía isquémica.

## → TRATAMIENTO

Por lo general, la supresión del agente lesivo suele ser suficiente para el cese espontáneo de la gastropatía hemorrágica. Para acelerar la reepitelización de la mucosa se utilizan los IBP (preparados y dosificación →cap. 4.7, Tratamiento).

## → PREVENCIÓN

**1.** Profilaxis de la gastropatía provocada por AINE →cap. 4.7, fig. 7-1.

**2.** Profilaxis de las úlceras de estrés en pacientes en estado grave ingresados en una UCI → los antagonistas de los receptores $H_2$ o los IBP. Recordar que en pacientes en ventilación mecánica un pH gástrico elevado se asocia con mayor riesgo de neumonía.

## 6.2. Gastritis causada por *Helicobacter pylori*

En Chile la infección por *Helicobacter pylori* tiene una frecuencia en la población adulta de un 73 %, sin variaciones regionales relevantes, todos desarrollan una gastritis histológica. La infección se adquiere por vía oral, produce una respuesta inflamatoria y al inicio un incremento de la secreción de ácido clorhídrico por estimulación de las células G, responsables de la producción de gastrina. La gastritis aguda puede evolucionar a gastritis crónica y conducir a atrofia de la mucosa y aclohidria. La gastritis crónica puede ser asintomática o presentarse con síntomas de dispepsia (para considerar la infección por *Helicobacter pylori* como la causa de la dispepsia es necesario que, tras el tratamiento de la infección, el paciente se mantenga completamente asintomático después de la erradicación del *Helicobacter*, en caso contrario se debe diagnosticar una dispepsia funcional). Complicaciones y secuelas tardías: úlcera péptica gastroduodenal, cáncer gástrico, linfoma gástrico tipo MALT, trombocitopenia inmune primaria, anemia ferropénica, excepcionalmente síndrome de sobrecrecimiento bacteriano a consecuencia de la aclorhidria.

**Diagnóstico de la infección de *Helicobacter pylori*** →cap. 4.7. Los hallazgos endoscópicos más frecuentes de la gastritis aguda son: pliegues engrosados, edematosos, así como erosiones y eritema de la mucosa. En la gastritis crónica: mucosa antral con aspecto en empedrado (gastritis nodular) y zonas de metaplasia intestinal, multifocales o limitadas a la región prepilórica. El estudio histopatológico de las muestras de mucosa gástrica es necesario para valorar el grado de la gastritis crónica y detectar posible displasia epitelial.

**Tratamiento de erradicación** →cap. 4.8, Tratamiento; consigue la resolución de la infiltración inflamatoria, sin embargo reducirá el riesgo de cáncer gástrico solo cuando la erradicación se haya realizado antes de la aparición del estado preneoplásico (atrofia o metaplasia intestinal de la mucosa gástrica).

## 6.3. Gastritis autoinmune

La gastritis autoinmune es un proceso inflamatorio crónico de la mucosa gástrica corporal que conduce a una atrofia irreversible. En sangre circulan autoanticuerpos contra células parietales u oxínticas y contra el factor intrínseco, que son responsables de la deficiencia de vitamina $B_{12}$. Algunos pacientes desarrollan anemia megaloblástica de Addison-Biermer. A veces coincide con tiroiditis, enfermedad de Addison, síndrome de Sjögren o AR.

**Síntomas:** es un proceso asintomático incluso en los casos con atrofia mucosa completa y metaplasia intestinal. Los síntomas aparecen con el desarrollo de la anemia.

**Diagnóstico** basado en la imagen endoscópica: en un estadio precoz (gastritis autoinmune activa), numerosos pseudopólipos tanto en el fondo como en el cuerpo gástrico; posteriormente pliegues gástricos reducidos o ausentes, mucosa adelgazada, atrófica, con visualización de los vasos sanguíneos. Detección de autoanticuerpos en sangre.

**Tratamiento:** suplementación con vitamina $B_{12}$ →cap. 15.1.4.

## 6.4. Gastropatía biliar

La gastropatía biliar es una lesión no inflamatoria de la mucosa gástrica, causada por una prolongada exposición a la bilis. Con mayor frecuencia aparece tras una resección tipo Billroth II. En ocasiones, tras colecistectomía o a consecuencia de reflujo duodenogástrico. Puede ser asintomática o cursar con molestias dispépticas.

**El diagnóstico** se basa en la imagen endoscópica: eritema intenso de la mucosa gástrica ("mucosa enrojecida"), incrustación de cristales biliares en la mucosa (la sola presencia de bilis en la cámara gástrica no permite establecer el diagnóstico de la gastropatía biliar). En el estudio histopatológico de las muestras de la mucosa del estómago no se constatan infiltrados celulares (a menos que coincida p. ej. con una infección por *Helicobacter pylori*).

**Tratamiento:** fármacos procinéticos usados periódicamente (p. ej. mosapride, itopride). En pacientes tras gastrectomía parcial: reconstrucción en Y de Roux quirúrgica.

# 7. Enfermedad ulcerosa gástrica y duodenal

### ➡ DEFINICIÓN Y ETIOPATOGENIA

**Enfermedad ulcerosa:** aparición periódica de úlceras pépticas en el estómago o duodeno. **Úlcera péptica:** solución de continuidad de la mucosa expuesta a ácido y pepsina, con infiltración inflamatoria y necrosis, que se extiende en profundidad más allá de la capa muscular de la mucosa. Las úlceras pépticas se forman con más frecuencia en el bulbo duodenal y en el estómago, siendo menos frecuentes en el segmento inferior del esófago y el asa duodenal. **Causas** frecuentes: infección por *Helicobacter pylori*, AINE; poco frecuentes: tratamiento en la UCI, síndrome de Zollinger-Ellison, glucocorticoides en combinación con AINE, otros fármacos (cloruro de potasio, bisfosfonatos, micofenolato de mofetilo).

**La infección por *Helicobacter pylori*** es responsable de la mayoría de las úlceras duodenales y más de la mitad de las gástricas. La supervivencia del *Helicobacter pylori* en el ambiente ácido gástrico es posible gracias a la ureasa producida por las bacterias, que —al hidrolizar la urea— libera iones de amonio, que neutralizan el ácido clorhídrico. Inicialmente el *Helicobacter pylori* produce una inflamación aguda en el antro gástrico, que evoluciona a crónica después de algunas semanas, además de una hipergastrinemia, que origina un aumento de la secreción del ácido clorhídrico, que juega un rol importante en la patogenia de la úlcera duodenal. Todos los **AINE**, incluyendo el AAS (también a dosis cardiológicas), lesionan la mucosa del aparato digestivo fundamentalmente mediante la disminución de la producción de las prostaglandinas, a consecuencia de la inhibición de la actividad de la ciclooxigenasa tipo I (COX-1). Además frenan la función plaquetaria, lo que favorece los sangrados. El medicamento antiplaquetario, clopidogrel, inhibe la angiogénesis y puede deteriorar la curación de las erosiones y ulceraciones de la mucosa gástrica producidas por acción de otros medicamentos, o de la infección por *Helicobacter pylori*. La utilización de este medicamento debe tenerse en cuenta en la evaluación del riesgo de ulceración.

**Factores de riesgo** para lesiones de la mucosa por los AINE: antecedentes de úlcera péptica o sangrados por úlceras, infección por *Helicobacter pylori*, edad >60 años, toma simultánea de varios AINE o bien uso de altas dosis, utilización conjunta de glucocorticoides (la producción de úlceras solo por los glucocorticoides no se ha demostrado) o de anticoagulantes.

→ **CUADRO CLÍNICO E HISTORIA NATURAL**

El síntoma principal es el dolor o malestar en el epigastrio, que se presenta 1-3 h después de la comida y cede después de ingerir alimentos o medicamentos que neutralizan el ácido clorhídrico. Con frecuencia aparece por la noche o a primeras horas de la mañana y tiene periodicidad. El dolor epigástrico no es específico para la úlcera péptica; en algunos pacientes la causa es otra enfermedad, con mayor frecuencia la dispepsia funcional. Pueden asociarse náuseas y vómitos. No es rara la falta de síntomas. Posibles complicaciones →más adelante.

→ **DIAGNÓSTICO**

**Exploraciones complementarias**

**1. Endoscopia:** la úlcera gástrica es una pérdida de tejido bien delimitada, redondeada, de diámetro ~1 cm o más, o una excavación irregular con bordes bien definidos, que se suele localizar en el ángulo del estómago o en la región antral, y que generalmente es única. A veces pueden aparecer múltiples ulceraciones después de la toma de un AINE. En el duodeno la úlcera se encuentra con mayor frecuencia en la pared anterior del bulbo, generalmente tiene un diámetro <1 cm. La indicación para endoscopia urgente es la presencia de sangrado del segmento superior del tracto digestivo →cap. 4.30.

**2. Pruebas para la detección de *Helicobacter pylori*** (si es posible, antes de realizar cualquier prueba que no sea una serológica, es necesario interrumpir los antibióticos y el bismuto ≥4 semanas, y los IBP 2 semanas antes de la prueba). Indicaciones para realizar las pruebas →tabla 7-1.

1) **Métodos invasivos (que requieren la realización de la endoscopia)**

   a) **Prueba de la ureasa** (la más utilizada): un fragmento de la mucosa gástrica se coloca en una placa que contiene urea a la que se ha añadido indicador de color. La descomposición de la urea en amoníaco por la ureasa bacteriana alcaliniza el sustrato y causa el cambio de su color (sensibilidad y especificidad de 95 % con el estudio de 2 fragmentos).

   b) Examen histológico del fragmento de la mucosa.

   c) Cultivo bacteriano.

2) **Métodos no invasivos**

   a) **Pruebas respiratorias**: consisten en la toma, por parte del paciente, de una dosis de urea marcada con $^{13}C$ o $^{14}C$, que es hidrolizada por la ureasa. El $CO_2$ marcado se elimina en el aire espirado.

   b) **Pruebas que detectan los antígenos de *Helicobacter pylori* en las heces**: estos exámenes se realizan en laboratorio mediante el método inmunoenzimático, con el uso de anticuerpos monoclonales (pero no los *kits* de diagnóstico rápido para el uso fuera del laboratorio). Son igual de precisos que la prueba respiratoria.

   c) **Pruebas serológicas**: se realizan en un laboratorio. Un resultado positivo no indica infección actual, ya que los anticuerpos persisten durante ≥1 año

---

**Tabla 7-1. Indicaciones para la realización de pruebas dirigidas hacia la detección de infección por *Helicobacter Pylori***

1) Úlcera gástrica y/o duodenal (activa o curada, así como las complicaciones de la enfermedad ulcerosa péptica).

2) Linfoma gástrico tipo MALT.

3) Familiares de 1.[er] grado de pacientes con cáncer gástrico.

4) En pacientes tras resección parcial o tras tratamiento endoscópico de una neoplasia gástrica (linfoma MALT, adenoma, cáncer).

5) Inflamación severa que afecte a todo el estómago o inflamación limitada principalmente al cuerpo del estómago, atrofia severa.

6) Tratamiento inhibidor de la secreción del ácido gástrico crónico (>1 año).

7) Presencia de los principales factores ambientales de riesgo para el cáncer gástrico: fumador de tabaco en grandes cantidades o exposición intensa a polvo, carbón, cuarzo, cemento y/o trabajos en cantera.

8) Deseo del paciente por temor al desarrollo de cáncer.

9) Dispepsia no relacionada con úlceras pépticas.

10) Dispepsia no diagnosticada (dentro de la estrategia de "examina y trata").

11) Prevención del desarrollo de úlceras y de sus complicaciones antes o durante un tratamiento prolongado con AINE.

12) Anemia por déficit de hierro no explicada.

13) Trombocitopenia inmune primaria.

14) Déficit de vitamina $B_{12}$.

---

después del tratamiento. Pueden ser utilizadas durante el tratamiento con IBP y también en pacientes con otros factores que disminuyen la sensibilidad de las demás pruebas: pacientes recientemente tratados con antibióticos, con úlcera gástrica sangrante, con gastritis atrófica o con neoplasias gástricas.

**Criterios diagnósticos**

El diagnóstico se basa en el estudio endoscópico.

**Diagnóstico diferencial**

Otras causas de dispepsias →cap. 1.13, náuseas y vómitos →cap. 1.28, epigastralgia →cap. 1.15, tabla 15-1. Con el fin de poder diferenciar el carácter de la úlcera gástrica (benigno o maligno) es necesaria la evaluación histológica de ≥6 cortes tomados de los bordes de la ulceración. La toma de fragmentos del duodeno está indicada solo en caso de sospecha de otra etiología distinta a la infección por *Helicobacter pylori*.

## → TRATAMIENTO

**Recomendaciones generales**

**1. Dieta:** eliminar los alimentos que provoquen o exacerben las molestias. Limitar el consumo de café y de alcohol (aunque no hay pruebas que demuestren que esto ayude a la curación de úlceras).

**2. No fumar cigarrillos:** el hecho de fumar tabaco dificulta la cicatrización de la úlcera y aumenta el riesgo de su reaparición.

**3. Evitar los AINE o introducir un tratamiento gastroprotector de forma simultánea** →Prevención.

**Tratamiento de la infección de *Helicobacter pylori***

El tratamiento está indicado en cada caso de una infección diagnosticada.

**1. Esquema de elección en los países con un porcentaje de cepas del *Helicobacter pylori* resistentes a la claritromicina y metronidazol ≥15 %, la denominada cuádruple terapia con bismuto,** se administra durante 14 días

1) **IBP: esomeprazol** a dosis de 20 mg 2×d, **lansoprazol** 30 mg 2 × d, **omeprazol** 20 mg 2 × d, **pantoprazol** 40 mg 2 × d, **rabeprazol 20 mg 2×d** y

2) **bismuto** 120 mg 4×d (en conversión a óxido de bismuto) y 2 antibióticos, generalmente **metronidazol** 500 mg 3×d y **tetraciclina** 500 mg 4×d; otros antibióticos: amoxicilina 500 mg 4×d, furazolidona, rifabutina.

**2. Esquema de segunda elección en caso de no estar disponible el anterior, la denominada cuádruple terapia sin bismuto (concomitante):** administrar 14 días IBP (como se indica más arriba) + amoxicilina 1 g 2×d + **claritromicina** 500 mg 2×d + **metronidazol** 500 mg 2×d o **tinidazol** 500 mg 2×d.

**3. En países con poca resistencia del *Helicobacter pylori* a la claritromicina** se puede usar como tratamiento de elección la terapia triple clásica, es decir un IBP + 2 de los siguientes antibióticos: claritromicina, amoxicilina y metronidazol en las dosis descritas más arriba durante 14 días.

**4. Tratamiento empírico de segunda elección en caso del fracaso de la erradicación:**

1) tras el fracaso del tratamiento cuádruple con bismuto → levofloxacino generalmente a dosis de 500 mg/d + amoxicilina + IBP (dosis mencionada más arriba) 14 días

2) tras el fracaso de los esquemas con claritromicina → tratamiento cuádruple con bismuto o esquema con levofloxacino (→más arriba) 14 días.

En caso del segundo fracaso → se administrará el tratamiento según la sensibilidad demostrada del *Helicobacter pylori* (o cuádruple terapia con bismuto, si no se ha utilizado previamente).

**5. Úlcera péptica sangrante:** se realizará un tratamiento prolongado con IBP (eventualmente con bloqueador $H_2$) con el fin de obtener la curación total de la úlcera. Comprobar la eficacia del tratamiento ≥4 semanas después de haber finalizado la antibioticoterapia.

### Tratamiento de los pacientes no infectados por *Helicobacter pylori*

**1.** Generalmente es eficaz el tratamiento con un IBP o un bloqueador $H_2$ durante 6 a 8 semanas.

1) Utilizar un **IBP** 1×d por la mañana antes de desayunar. Dosificación: esomeprazol 20 mg, pantoprazol 40 mg/d, lansoprazol 30 mg/d, omeprazol y rabeprazol 20 mg/d.

2) **Bloqueador $H_2$:** bloquean la secreción del ácido clorhídrico estimulado por la histamina. Son un poco menos efectivos que los IBP y causan efectos secundarios con mayor frecuencia. Dosificación: **famotidina** 40 mg 1×d para la noche, **ranitidina** 150 mg 2×d, o 300 mg 1×d para la noche.

**2. Causas de fracaso del tratamiento:** uso de AINE, resultado falso negativo del estudio para *Helicobacter pylori*, falta del cumplimiento de las recomendaciones por parte del paciente u otra causa de úlcera →más arriba.

### Tratamiento quirúrgico

No elimina el riesgo de reaparición de la úlcera y se vincula con complicaciones tardías. **Indicación principal**: complicaciones de la úlcera (perforación, hemorragia masiva, estenosis pilórica).

### Selección del método

1) **Úlcera duodenal**: suturar la úlcera; en caso de estenosis pilórica piloroplastia.

2) **Úlcera gástrica**: en caso de perforación suturar la úlcera.

**→ COMPLICACIONES**

**1. Hemorragia del tracto digestivo superior:** se manifiesta con hematemesis (vómito con sangre fresca o en posos de café) asociado a heces con sangre o alquitranadas (melena). Tratamiento →cap. 4.30.

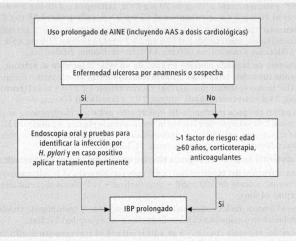

**Fig. 7-1.** Estrategia para reducir el riesgo de complicaciones ulcerosas asociadas al uso de AINE

**2. Perforación:** se manifiesta con un dolor agudo punzante en el epigastrio, después del cual rápidamente aparecen síntomas de peritonitis generalizada. En más de la mitad de los casos no hay molestias dispépticas anteriores. Tratamiento quirúrgico.

**3. Estenosis pilórica:** es la consecuencia de los cambios cicatriciales permanentes, o del edema e inflamación en el área de la úlcera, en el canal pilórico o en el bulbo duodenal. Se manifiesta con retención del contenido gástrico, náuseas y vómitos abundantes. En algunos pacientes se desarrolla hipopotasemia y alcalosis. Con el tratamiento antiulceroso el estado inflamatorio y el edema ceden y la permeabilidad pilórica puede mejorar. En caso de estenosis crónica el tratamiento es quirúrgico o endoscópico.

## ➡ PREVENCIÓN

En pacientes con riesgo de complicaciones ulcerativas a consecuencia del uso de los AINE, en los cuales no se puede interrumpir el tratamiento o sustituir los AINE por otros medicamentos menos dañinos (p. ej. paracetamol), utilizar simultáneamente un IBP en dosis completa antiulcerosa →fig. 7-1. El uso de las preparaciones de AAS cubiertas (que liberan el medicamento en el intestino delgado) o con *buffer* no disminuye el riesgo de complicaciones. No sustituir el AAS por el clopidogrel con el fin de disminuir el riesgo de reaparición del sangrado de la úlcera en pacientes del grupo de alto riesgo. Esta conducta es peor que el uso de AAS en combinación con un IBP. Antes de un tratamiento planificado a largo plazo con AINE, sobre todo en pacientes con antecedentes de enfermedad ulcerosa, se debe realizar la prueba de detección de *Helicobacter pylori* y en caso de un resultado positivo administrar el tratamiento de erradicación.

El misoprostol (dosificación 200 µg 2-4×d) tiene un efecto protector y cicatrizante de las ulceraciones, pero con frecuencia produce diarrea y es menos eficaz que los IBP. No se recomienda el uso de los bloqueadores $H_2$ para la prevención de las lesiones del tracto digestivo causadas por los AINE.

# 8. Síndrome de Zollinger-Ellison

## ➔ DEFINICIÓN Y ETIOPATOGENIA

El síndrome de Zollinger-Ellison (SZE) hace referencia a la neoplasia productora de gastrina o gastrinoma, cuya localización más frecuente se da en la pared duodenal, páncreas (generalmente en la cabeza) o en los ganglios linfáticos cercanos. Se caracteriza por la aparición de úlceras pépticas persistentes y recurrentes a consecuencia del aumento de producción del ácido clorhídrico en el estómago, secundario a la hipergastrinemia. Más de la mitad de los tumores se presentan en forma de focos múltiples y 2/3 como tumores malignos. En 2/3 de los casos los tumores son esporádicos y en 1/3 constituyen una parte del denominado síndrome de neoplasia endocrina múltiple tipo 1 (MEN1 →cap. 12.2.2.1). Además de la gastrina pueden secretar ACTH.

## ➔ CUADRO CLÍNICO E HISTORIA NATURAL

La clínica que conforma el cuadro de SZE está presente en ~1/2 de los pacientes: síntomas de enfermedad ulcerosa persistente y difícil de tratar, diarrea, a veces esteatorrea. Las lesiones características que sugieren el SZE son: úlceras múltiples y de localización atípica (duodeno distal o yeyuno), esofagitis severa coexistente, úlceras recurrentes después del tratamiento farmacológico o quirúrgico, coexistencia con un insulinoma, tumor hipofisario o hiperparatiroidismo (en el caso del síndrome MEN1). 2/3 de los tumores tienen carácter maligno con distinta velocidad de desarrollo (a veces de muchos años). Las metástasis se presentan con mayor frecuencia en los ganglios linfáticos cercanos, hígado, bazo, mediastino y huesos.

## ➔ DIAGNÓSTICO

**Exploraciones complementarias**

**1. Pruebas de laboratorio**

1) Una **concentración de gastrina** en ayunas ≥10 veces por encima de la norma (en ~1/3 de los pacientes) con el pH del jugo gástrico <2,1 equivale a un diagnóstico seguro. 3 días antes deben suspenderse los bloqueadores de ácido.

2) Con una menor concentración de gastrina se requiere tener una secreción basal de ácido clorhídrico gástrico >15 mmol/l y un resultado positivo de la prueba de estimulación por secretina. Para llevar a cabo este test es necesario interrumpir durante 3 semanas el uso de los IBP. Se inyecta secretina iv. a dosis de 2 uds./kg y se determina la concentración de gastrina en muestras de sangre a los 2, 5, 10 y 20 min. El resultado es positivo si la concentración de gastrina es >95 pmol/l (200 ng/l) en una determinación.

3) Pueden estar presentes alteraciones típicas de otras neoplasias que forman parte del síndrome MEN1 (p. ej. hipercalcemia).

**2. Endoscopia:** hipertrofia de los pliegues de la mucosa gástrica (>90 %), úlceras en el segmento superior del tracto digestivo (~75 % en el bulbo duodenal).

**3. Pruebas de imagen:** gammagrafía de receptores (SPECT) y ecoendoscopia (sensibilidad 80 %), ecografía, TC, RMN y arteriografía selectiva (sensibilidad en tumores esporádicos ~50 %).

**Criterios diagnósticos**

El diagnóstico se determina a base de la presencia de un cuadro clínico característico, alteraciones típicas en las exploraciones complementarias y la localización del tumor en las pruebas de imagen.

#### Diagnóstico diferencial

Enfermedad ulcerosa (sobre todo del duodeno), o situaciones que cursan con un aumento de gastrina en sangre, como la anemia perniciosa o la hipertrofia de células G antrales (p. ej. en la gastritis atrófica, infección por *Helicobacter pylori*, en estados posteriores a la resección gástrica con conservación del antro). Realizar el diagnóstico orientado al síndrome MEN1.

### ➡ TRATAMIENTO

El objetivo del tratamiento es la curación de las úlceras pépticas y la eliminación, dentro de lo posible, del tumor o tumores secretores de gastrina.

**1. IBP** a dosis elevadas, p. ej. omeprazol 60-120 mg/d, lansoprazol 75 mg/d (preparados →cap. 4.7).

**2. Tratamiento quirúrgico:** resección del tumor. Si las pruebas de imagen no han localizado el tumor, se realiza la laparotomía con el fin de realizar una revisión detallada de la cavidad abdominal. Después de la eliminación del tumor la evolución de ~50 % de los pacientes es buena durante varios años, los restantes requieren tratamiento oncológico.

# 9. Cáncer gástrico

### ➡ ETIOPATOGENIA

El cáncer gástrico presenta una prevalencia muy variable en las diferentes regiones del mundo, siendo las más altas en Asia, Europa del Este y América Latina. En Chile la mortalidad tuvo una caída en la década de los 80, de 28 a 20 por 100 000 habitantes, manteniéndose esta cifra en la actualidad, con zonas geográficas de mayor riesgo como es la zona central. Argentina ocupa el séptimo lugar dentro de América Latina.

En un 95 % de los casos son adenocarcinomas. En cuanto a la localización, se diferencian: el **cáncer de cardias** (de acuerdo con la clasificación de Siewert de los cánceres de la unión esofagogástrica, se establece el diagnóstico de cáncer de cardias cuando el epicentro del tumor se encuentra de 1 cm por encima a 2 cm por debajo del límite superior de los pliegues gástricos) y el **cáncer gástrico extracardial**. En función de la imagen histopatológica (clasificación de Laurén) se diferencian: adenocarcinoma difuso e intestinal. El más frecuente es el **adenocarcinoma extracardial intestinal**, que se desarrolla en el contexto de una gastritis crónica atrófica, en el curso de la infección por *Helicobacter pylori*. El **cáncer de la unión esofagogástrica**, incluido el cáncer de cardias, suele ser consecuencia de un reflujo gastrointestinal de muchos años de duración. El **adenocarcinoma difuso** se caracteriza por un curso agresivo y por una diseminación difusa de las células neoplásicas en la pared del estómago (con mayor frecuencia cuerpo); con mucha frecuencia se desarrolla en personas jóvenes en el contexto de síndromes de predisposición hereditaria, tales como cáncer gástrico difuso hereditario.

El **cáncer temprano** es aquella neoplasia cuya infiltración no sobrepasa la submucosa, independientemente de la presencia de metástasis en ganglios linfáticos (en cáncer temprano con muy poca frecuencia).

### ➡ CUADRO CLÍNICO E HISTORIA NATURAL

**1. Síntomas "clásicos" del cáncer gástrico (típicos del cáncer avanzado):** disminución o pérdida del apetito, disminución de la masa corporal, desnutrición, saciedad precoz (sobre todo en carcinoma difuso), vómito, disfagia y/u odinofagia, dolor constante en el epigastrio, sangrado en el tracto digestivo, a veces tumor palpable en el epigastrio, adenopatías en la fosa supraclavicular izquierda (nódulo de Virchow).

**2. Síntomas de cáncer temprano:** suele ser asintomático, pero pueden presentarse molestias en el epigastrio, como distensión abdominal, náuseas, rebotes.

### → DIAGNÓSTICO

**Exploraciones complementarias**

**1. Endoscopia:** permite detectar cáncer en todas las etapas de su desarrollo, incluidos los estados precancerosos, tales como una extensa gastritis atrófica difusa, metaplasia intestinal o displasia. En cáncer temprano los cambios pueden ser difíciles de apreciar: se trata de ulceraciones planas, a veces en forma de erosiones o ulceraciones pequeñas (en tales casos a veces son útiles las técnicas cromoendoscópicos o la endoscopia de alta resolución). En cáncer avanzado en general se observan ulceraciones extensas o bien un tumor exofítico con áreas de lisis. El cáncer difuso puede asemejar procesos inflamatorios. En estadios avanzados los pliegues de la mucosa pueden aparecer edematosos e hiperémicos con paredes gástricas engrosadas (linitis plástica).

**2. Pruebas de imagen:** ecografía, ecoendoscopia, TC; indicadas para la evaluación de la extensión y de la profundidad de la infiltración local neoplásica antes de la cirugía y para la detección de metástasis en los ganglios linfáticos regionales (principalmente ecoendoscopia) y las metástasis a distancia.

**3. Estudio morfológico:** adenocarcinoma en un 95 % de los casos.

**Criterios diagnósticos**

El diagnóstico se establece sobre la base de los resultados del estudio histológico de los fragmentos de la mucosa gástrica tomados durante la endoscopia. Se recomienda tomar muchas (≥6) muestras de las ulceraciones, sobre todo de sus bordes (el estadio temprano se asemeja a la úlcera péptica). En casos de una imagen endoscópica evidente y resultados negativos del estudio histológico, hay que considerar repetir la prueba.

### → TRATAMIENTO Y PRONÓSTICO

**1. Cáncer temprano:** en primer lugar se considera el tratamiento endoscópico (mucosectomía o disección submucosa, indicadas también en la displasia, sobre todo de alto grado). Criterios utilizados con mayor frecuencia: adenocarcinoma temprano limitado a la mucosa (T1a), bien diferenciado (G1), de tamaño <20 mm y sin ulceraciones en la superficie. En los demás casos suele ser necesaria la resección gástrica (parcial o total).

**2. Cáncer avanzado:** únicamente el tratamiento quirúrgico da la posibilidad de curación; se realiza gastrectomía total o subtotal con eliminación del mayor número de ganglios linfáticos: del grupo D1 (perigástricos) y D2 (acompañantes de las ramas del tronco celíaco). En cada paciente considerar quimioterapia perioperatoria o radioquimioterapia coadyuvante. En una parte de los pacientes con un tumor no resecable limítrofe el tratamiento sistémico posibilita la cirugía radical. En los pacientes con cáncer no operable la quimioterapia puede prolongar la supervivencia. En el cáncer de estómago con hiperexpresión de HER2 se utiliza el trastuzumab. En caso del **tratamiento paliativo** considerar la radioterapia, si el cáncer no es resecable y la enfermedad cursa con importante sangrado tumoral, o estenosis a nivel del cardias o píloro. Además se realizan derivaciones gástricas o métodos endoscópicos (*stents*, coagulación con argón plasma, gastrostomía o yeyunostomías).

**3. Control posoperatorio:** en el cáncer temprano, sobre todo tras la mucosectomía, es necesario un estudio endoscópico de control con toma de fragmentos. Es recomendable controlar a los pacientes después de la gastrectomía total.

En todos los pacientes se recomienda tratar la infección por *Helicobacter pylori* diagnosticada en el examen inicial, debe estudiarse su presencia también en los familiares de primer grado.

# 10. Linfomas gástricos

### ➡ DEFINICIÓN Y ETIOPATOGENIA

Los linfomas no Hodgkin de localización gástrica primaria son infrecuentes y derivan en ~85 % de linfocitos B. En la mayoría son linfomas de bajo grado de malignidad, principalmente tejido linfoide asociado a mucosas (linfoma MALT) y linfoma difuso de células grandes tipo B.

En un 90 % de los casos de linfomas MALT se ha demostrado una inflamación crónica de la mucosa gástrica producida por la infección por *Helicobacter pylori*. Puede haber una translocación t(11;18)(q21;q21), que es responsable de la progresión de la enfermedad, independientemente de la estimulación antigénica, es decir, de la resistencia a la erradicación de Helicobacter pylori.

### ➡ CUADRO CLÍNICO E HISTORIA NATURAL

La enfermedad, incluso durante años, puede tener un curso asintomático. Síntomas: dolor y molestias epigástricas (sensación de plenitud o saciedad precoz, dolor, náuseas, falta de apetito), con el tiempo puede presentar anemia (consecuencia del sangrado del tumor hacia la luz del estómago). Los síntomas generales que acompañan generalmente a los linfomas (febrícula, sudoración nocturna, disminución de la masa corporal) se presentan con baja frecuencia. En el momento del diagnóstico los linfomas MALT están por lo general localizados, es decir, sin afectación de la médula ósea, de los ganglios linfáticos de la cavidad abdominal ni de otros órganos.

### ➡ DIAGNÓSTICO

**Exploraciones complementarias**

**Endoscopia**: se pueden observar pliegues engrosados de la mucosa gástrica, que se distienden débilmente bajo el efecto del aire insuflado (a veces con erosiones o ulceraciones), grandes ulceraciones o un tumor polipoide. En ocasiones no se aprecian cambios macroscópicos, por compromiso submucoso y sin afectar la mucosa. Es obligatoria la toma de múltiples fragmentos de la mucosa (se recomiendan ≥8) o bien biopsias submucosas para un estudio histológico válido.

**Ecoendoscopia**: desempeña un papel principal en la valoración de la profundidad de infiltración del linfoma en la pared del estómago.

**Criterios diagnósticos**

El diagnóstico se determina a base de los resultados del estudio histológico de los fragmentos de la mucosa gástrica tomados durante la endoscopia.

### ➡ TRATAMIENTO Y PRONÓSTICO

El tratamiento sistémico tiene más indicaciones que el quirúrgico, el cual se usa generalmente por complicaciones que requieren tratamientos urgentes (p. ej. hemorragia masiva del tumor). La cirugía generalmente consiste en la resección del tumor con conservación de la mayor porción gástrica sin cambios (la resección completa no es una condición de curación).

**1. Linfoma MALT limitado al estómago**

1) **Erradicación de la infección por *Helicobacter pylori*** →cap. 4.7: es la primera y, a veces, la única etapa del tratamiento, logrando remisión completa en 35-100% de los pacientes, especialmente en estadio inicial. En caso del fracaso en su erradicación (hacer una primera evaluación de respuesta al tratamiento, mediante una prueba no invasiva, a las 6 semanas) siempre se debe considerar una segunda línea de tratamiento con otros fármacos. Realizar una gastroscopia de control con test de ureasa y con examen histológico 3-6 meses después del inicio del tratamiento. Los pacientes sin t(11;18), en los que la erradicación fue eficaz y había una remisión del linfoma, no requieren tratamiento oncológico.

2) **Radioterapia**: es el método de elección en los pacientes con linfoma MALT de bajo grado y estadios precoces no infectados por *Helicobacter pylori*. Está indicada, además, en el tratamiento de segunda línea después del tratamiento de erradicación, si este fracasa y la infección se mantiene, ante la falta de regresión del linfoma o de su recurrencia, así como en el caso de enfermos con t(11;18). El tratamiento oncológico puede aplazarse durante 1-1,5 año, si después de la erradicación se produjo una regresión macroscópica del linfoma.

3) En el caso de fracaso de este tratamiento o de recaída → **inmuno- y/o quimioterapia**.

4) Después de la remisión → **vigilancia clínica y endoscópica** (incluyendo la realización de pruebas para la detección de infección por *Helicobacter pylori* y el estudio histológico de las muestras), p. ej. cada 6-12 meses durante los 2 primeros años, luego cada 12-18 meses.

**2. Linfoma MALT avanzado:** erradicar la infección por *Helicobacter pylori*. Debido al curso típicamente lento de la enfermedad y a la tasa de curación baja, se deben considerar los tratamientos oncológicos (tanto de la inmunoquimioterapia, como en el caso de contraindicaciones, de la radioterapia) en los pacientes sintomáticos (p. ej. con hemorragia, síntomas generales), y en casos avanzados (gran tumor, progresión constante, riesgo de daño orgánico).

**3. Otros tipos de linfomas** →cap. 15.13.

**4. Pronóstico:** la supervivencia a los 5 años es de >50 %, incluso con cambios primarios avanzados. En casos de una remisión total ~100 % de los pacientes sobrevive a los 10 años, y si es parcial ~80 %. Si el tratamiento primario es ineficaz, la mitad de estos pacientes no sobrevive al año.

# 11. Lesiones vasculares del estómago

## 11.1. Estómago en sandía

→ **DEFINICIÓN Y ETIOPATOGENIA**

Se denomina estómago en sandía (GAVE) al aspecto que ofrece la mucosa gástrica del antro debido al ensanchamiento de sus vasos capilares. Es una causa rara (cerca del 4 %) de hemorragia digestiva alta no varicosa. Se encuentra principalmente en mujeres mayores, a menudo asociada a cirrosis hepática (con o sin hipertensión portal), enfermedad renal crónica, enfermedades autoinmunes (fenómeno de Raynaud, esclerosis sistémica, síndrome de Sjögren), enfermedades cardíacas y en pacientes que han sido sometidos a un trasplante de células hematopoyéticas.

→ **CUADRO CLÍNICO**

Se manifiesta como una hemorragia digestiva alta, a menudo de tendencia crónica y oculta, rara vez aguda, que origina una anemia. Rara vez es asintomática.

## → DIAGNÓSTICO

El diagnóstico se basa en los hallazgos endoscópicos típicos en la mucosa gástrica antral. Durante la endoscopia digestiva alta se observa un gran número de capilares pequeños, ensanchados y tortuosos (ectasias) en la mucosa gástrica, localizados típicamente en la región antral, formando líneas a lo largo de los pliegues mucosos que convergen en el píloro, esto es lo que se denominada imagen de estómago en sandía o GAVE. Las malformaciones pueden aparecer también como focos dispersos e irregulares, o encontrarse en la región del cardias. Al presionarse con las pinzas endoscópicas, las lesiones palidecen. Estos hallazgos endoscópicos deben ser diferenciados de los observados en la gastropatía hipertensiva en el curso de cirrosis hepática y de la hipertensión portal (que se observan típicamente en el cuerpo y fondo gástrico y que se caracterizan por una imagen en mosaico de la mucosa, presencia de manchas rojas y petequias) y con la gastritis.

## → TRATAMIENTO

**1. Lesiones asintomáticas, sin hemorragia:** no requieren tratamiento.

**2. Lesiones sintomáticas:** su manejo es mayoritariamente endoscópico, en su mayoría se efectúa termoablación mediante la coagulación con argón plasma (suelen ser necesarias varias sesiones de tratamiento separadas por el intervalo de varias semanas). La reducción de la hemorragia y la disminución de la necesidad de transfusiones se logran en un 50-80 % de los casos. Debido al alto riesgo de recaídas se recomienda el seguimiento endoscópico anual y, en caso de necesidad, la repetición del tratamiento. Se ha reportado buen resultado con la ligadura endoscópica como terapia alternativa.

Cuando la terapia endoscópica es ineficaz, se ha de considerar la terapia hormonal con preparaciones de estrógeno-progesterona o análogos de la somatostatina (octreotida). Otros fármacos utilizados son: talidomida, antagonistas de la serotonina, ácido tranexámico, glucocorticoides y ciclofosfamida (los datos sobre la efectividad de estas terapias son limitados).

Cuando las lesiones son muy extensas y no se obtienen resultados satisfactorios con la ayuda de la terapia endoscópica y farmacológica, valorar el tratamiento quirúrgico (antrectomía).

**3. Tratamiento sintomático:** suplementación férrica y transfusión de sangre en caso de necesidad.

# 11.2. Lesión de Dieulafoy

## → DEFINICIÓN Y ETIOPATOGENIA

Es una lesión vascular infrecuente (causa entre el 1-2 % de los casos de hemorragia digestiva alta aguda), en la cual una arteriola submucosa de recorrido tortuoso y de diámetro diez veces mayor de lo normal (1-3 mm) finaliza su recorrido cerca de la superficie mucosa. Se cree que puede tener un carácter congénito.

## → CUADRO CLÍNICO

Se caracteriza por una hemorragia digestiva alta masiva (hematemesis, melena), a veces con riesgo vital.

## → DIAGNÓSTICO

En la endoscopia digestiva alta se observa una convexidad marrón rojiza que sobresale de una capa mucosa de características normales (vaso sobresaliente), con una pequeña erosión, pero sin ulceración, a veces con sangrado visible o cubierta por un coágulo. En la mayoría de los casos la lesión se localiza en la región proximal del estómago, 5-10 cm bajo la incisura cardial y en la curvatura menor. Puede aparecer también en la parte distal del estómago, y en 1/3 de los pacientes en otros segmentos del tubo digestivo: duodeno (14-18 %), intestino grueso (5-10 %) y yeyuno (1-2 %). El diagnóstico de una lesión no sangrante puede ser difícil debido a su pequeño tamaño, en este caso puede ser de utilidad la angiografía o la ecoendoscopia.

## →TRATAMIENTO

En su mayoría el tratamiento es endoscópico, mediante técnicas de inyección de determinadas sustancias (adrenalina diluida y polidocanol, excepcional uso de cianoacrilato), termocoagulación (coagulación con argón plasma, electrocoagulación, sonda térmica) o mecánicas (clips hemostáticos, bandas hemostáticas). Los mejores resultados se obtienen mediante la combinación de varias técnicas, con una eficacia de un 70-94 %.

# 12. Gastroparesia

## →DEFINICIÓN Y ETIOPATOGENIA

La gastroparesia es un trastorno motor del estómago caracterizado por el vaciamiento enlentecido de su contenido, en ausencia de obstrucción mecánica, y que lleva a la retención gástrica del alimento y a la distensión de la pared estomacal.

Causas frecuentes: gastroparesia idiopática (en ~20 % de los casos puede ser causada por los virus CMV, EBV, HHV-3 [VZV]) y diabetes *mellitus* (una de las formas clínicas de la neuropatía autonómica diabética →cap. 13.4.3). Causas menos frecuentes: intervenciones quirúrgicas, fármacos (p. ej. opioides, anticolinérgicos y análogos de GLP-1), enfermedad de Parkinson, esclerosis sistémica, LES, síndromes paraneoplásicos, amiloidosis, mastocitosis sistémica, isquemia intestinal.

## →CUADRO CLÍNICO

**Síntomas:** náuseas y vómitos (más frecuentes), plenitud posprandial, saciedad precoz, dolor o malestar en el epigastrio y flatulencia. En estadios avanzados se puede observar pérdida de peso, malnutrición, deshidratación y alteraciones electrolíticas. El cuadro clínico no depende de la etiología y frecuentemente no se relaciona con el grado de disfunción del vaciamiento gástrico confirmado por las pruebas diagnósticas.

## →DIAGNÓSTICO

**Exploraciones complementarias**

**1. Métodos de evaluación del vaciamiento gástrico**

1) gammagrafía con comida estandarizada, radiomarcada con tecnecio, el método básico

2) cápsula endoscópica con sistema de medición de pH (la llamada *wireless motility capsule*, WMC)

3) prueba respiratoria con medición de la concentración de $^{13}CO_2$ en el aire espirado tras la ingesta de alimentos marcados con este isótopo.

**2. Otras pruebas:** según la situación clínica: endoscopia, pruebas radiológicas y/o manometría.

### Criterios diagnósticos

A base de la sintomatología típica y de la confirmación objetiva del retraso del vaciamiento en ausencia de obstrucción mecánica.

### Diagnóstico diferencial

1) Enfermedad ulcerosa y gastroduodenitis
2) reflujo duodenogástrico
3) regurgitaciones presentes en el curso de otras enfermedades, entre ellas: mericismo, enfermedad por reflujo gastroesofágico
4) dispepsia funcional
5) anorexia y bulimia
6) síndrome de vómitos cíclicos
7) hipotiroidismo
8) uso crónico de cannabinoides.

### → TRATAMIENTO

**1. Tratamiento dietético:** el objetivo es disminuir la intensidad de los síntomas y prevenir la malnutrición. Se recomienda reducir el volumen de las comidas, el contenido de grasa y de fibra soluble. Los enfermos que toleran mal la ingesta de alimentos sólidos pueden triturarlos. En casos graves puede ser necesaria la nutrición enteral o parenteral.

**2. Tratamiento farmacológico**

1) procinéticos: metoclopramida (solamente en casos graves, cuando otro tipo de tratamiento ha resultado ineficaz; 10 mg 3×d, durante máx. 5 días), domperidona, eritromicina (100-200 mg VO 2-3×d antes de las comidas durante máx. 4 semanas), itoprida, cisaprida (solamente en casos graves, cuando otro tipo de tratamiento ha resultado ineficaz; 10 mg 3-4×d, 15 min antes de la comida; el tratamiento debe introducirse en el ámbito hospitalario; no utilizar en personas con bradicardia, arritmias, insuficiencia cardíaca, intervalo QT largo, hipopotasemia, hipomagnesemia, ni en pacientes que tomen fármacos que inhiben la actividad de CYP3A4)
2) sintomático (fármacos que reducen las náuseas e impiden el vómito): antagonistas del receptor 5-HT3 (ondansetrón, granisetrón), derivados de la fenotiazina (proclorperazina, tietilperazina), y antihistamínicos (p. ej. dimenhidrinato). Si es posible, se recomienda usar los fármacos VO en forma líquida y en caso de necesidad por vía parenteral. La mejoría del vaciamiento gástrico puede no estar relacionada con la mejoría clínica del paciente (y viceversa).

**3. Otros métodos:** estimulación eléctrica del estómago, inyección de toxina botulínica en el píloro, dilatación pilórica con balón, pilorotomía endoscópica, piloroplastia quirúrgica, acupuntura.

# 13. Enfermedad celíaca

### → DEFINICIÓN Y ETIOPATOGENIA

La enfermedad celíaca (enteropatía dependiente del gluten) es una enfermedad de base inmunológica causada por el gluten (fracción proteica presente en las semillas de centeno, trigo, cebada e híbridos de cereales p. ej. triticale), que se presenta en personas con predisposición genética (con antígenos HLA-DQ2 o DQ8). Bajo la acción del gluten se producen anticuerpos específicos (contra la transglutaminasa tisular 2 [TG2], frente al antiendomisio [EMA] y contra

**Tabla 13-1. Formas clínicas de la celiaquía**

| Forma | Manifestaciones clínicas | EMA/ TGA | Imagen histológica de la mucosa del intestino delgado |
|-------|--------------------------|----------|-------------------------------------------------------|
| Clásica | Predominan los síntomas gastrointestinales | + | Atrofia de las vellosidades |
| Atípica | Predominan los síntomas extraintestinales. Los gastrointestinales se manifiestan débilmente | + | Atrofia de las vellosidades |
| Subclínica | Curso asintomático | + | Atrofia de las vellosidades |
| Latente | Curso asintomático | + | Mucosa normal con dieta con gluten. En el futuro puede desarrollar enteropatía por gluten |

EMA — autoanticuerpos antiendomisio, TGA — antitransglutaminasa tisular

péptidos deaminados de gliadina [DGP]), y una reacción inflamatoria autoinmune, que conduce a la atrofia de las vellosidades de la mucosa del intestino delgado. Los anticuerpos se pueden encontrar en ~1 % de la población general. El riesgo de padecer la enfermedad celíaca está aumentado en pacientes con diabetes tipo 1, enfermedades autoinmunes del hígado y/o tiroides, síndrome de Down, síndrome de Turner, síndrome de Williams, nefropatía IgA, deficiencia de IgA y en parientes de primer grado de los enfermos con enfermedad celíaca.

## → CUADRO CLÍNICO E HISTORIA NATURAL

**1. Síntomas:** son variados (en la actualidad generalmente predominan los síntomas extraintestinales)

1) **digestivos:** diarrea crónica, dolor abdominal, síntomas del reflujo gastroesofágico, desnutrición o disminución de la masa corporal, aftas recurrentes en la cavidad oral, vómitos, síntomas del síndrome del colon irritable, estreñimiento (raro), esteatohepatitis no alcohólica

2) **cutáneos:** dermatitis herpetiforme (enfermedad de Duhring)

3) **hematológicos:** anemia

4) **urogenitales:** retardo en la maduración sexual (incluyendo el retraso de la menarquía)

5) **neurológicos:** epilepsia, migraña, depresión, ataxia, polineuropatía periférica

6) **otros:** debilidad muscular, tetania, baja estatura, hipoplasia del esmalte dental.

**2. Formas clínicas** →tabla 13-1.

**3. Historia natural:** depende del cumplimiento de la dieta sin gluten. La enfermedad celíaca no diagnosticada o no tratada conduce al desarrollo de **complicaciones**

1) **digestivas:** cáncer de faringe, esófago o intestino delgado, linfoma de intestino delgado

2) **hematológicas:** linfoma no Hodgkin, hipoesplenismo

3) **urogenitales:** infertilidad, abortos habituales, parto prematuro, menopausia prematura

4) **osteoarticulares:** osteoporosis y osteomalacia.

En un 4-30 % de los enfermos los síntomas se mantienen a pesar de la introducción de la dieta sin gluten, es la denominada enfermedad celíaca no respondedora. El dietista en este caso debería valorar el cumplimiento de la dieta, ya que la causa más frecuente de la enfermedad celíaca no respondedora es una exposición al gluten (inconsciente o deliberada). En muy raras ocasiones se presenta una resistencia verdadera a la dieta sin gluten, en tales casos se diagnostica una enfermedad celíaca refractaria.

## → DIAGNÓSTICO

El diagnóstico es fiable solo en caso de ser precedido por el consumo diario (durante ≥6 semanas) de ≥1 comida con gluten (~10 g de gluten por día, son 4 rebanadas de pan). Los datos más recientes indican que puede ser suficiente una menor dosis de gluten.

### Exploraciones complementarias

**1. Pruebas de laboratorio:**

1) anemia ferropénica (síntoma frecuente en adultos), con menor frecuencia megaloblástica

2) disminución de las concentraciones séricas de: hierro, ácido fólico, calcio, vitamina D, con poca frecuencia de la vitamina $B_{12}$

3) hipoalbuminemia (a consecuencia de la pérdida de proteínas por los intestinos)

4) actividad de aminotransferasas aumentada (si la causa no está clara → exploraciones dirigidas hacia la enfermedad celíaca).

**2. Exámenes serológicos:** autoanticuerpos contra la TG2 (en >2 años de edad se prefiere de entre las pruebas serológicas únicas en el diagnóstico de la enfermedad celíaca) y EMA de tipo IgA (se determina en conjunto con la concentración total de IgA para descartar la deficiencia). En pacientes con deficiencia de IgA se deben determinar los anticuerpos de tipo IgG: contra la transglutaminasa tisular 2 o contra los péptidos desaminados de la gliadina. Un 6-22 % de los casos corresponde a la enfermedad celíaca seronegativa.

### Indicaciones para el diagnóstico serológico

1) tamizaje en pacientes con sospecha de enfermedad celíaca (calificación para la biopsia del intestino delgado)

2) tamizaje en los grupos de mayor riesgo de enfermedad celíaca →más arriba

3) evaluación del cumplimiento de la dieta sin gluten.

**3. Endoscopia:** se observa la presencia de bordes festoneados de los pliegues del duodeno, disminución de su número, su aplanamiento o atrofia, aspecto en mosaico de la superficie de la mucosa, vasos sanguíneos visibles (normalmente no se ven).

**4. Examen histológico** de la mucosa del intestino delgado: tiene una importancia básica en el diagnóstico de la enfermedad celíaca. Los fragmentos se toman del duodeno (1-2 biopsias de bulbo y ≥4 biopsias posbulbares). El cambio histológico característico es la presencia de atrofia de las vellosidades intestinales acompañado de un aumento del recuento de los linfocitos intraepiteliales y la hipertrofia de las criptas.

**5. Examen genético:** la ausencia de los antígenos HLA-DQ2 o DQ8 excluye el diagnóstico de enfermedad celíaca.

### Criterios diagnósticos

El resultado positivo del examen serológico y la presencia de cambios histopatológicos típicos →tabla 13-2.

### Diagnóstico diferencial

Diagnóstico diferencial de la enfermedad celíaca, alergia al centeno y la sensibilidad al gluten no celíaca (→tabla 13-3). Otras causas de enteropatías (atrofia de vellosidades intestinales): giardiasis, esprúe tropical, esprúe colágeno, desnutrición proteica, anorexia nerviosa, hipersensibilidad alimentaria (los cambios generalmente son focales), infecciones virales (entre ellas VIH)

**Tabla 13-2. Diagnóstico de la enfermedad celíaca según las guías de la BSG 2014**

| IgA-TG2 | IgA total | IgG-TG2 | IgG-DGP | EMA | HLA | Rasgos histológicos de la enfermedad celíaca | Diagnóstico |
|---|---|---|---|---|---|---|---|
| Paciente en dieta con gluten; IgA-TG2 o IgA-DGP positivo, o IgG-DGP y EMA positivos; atrofia de las vellosidades en el estudio histológico | | | | | | | Enfermedad celíaca |
| + | N o na | na | na | na | na | + | Enfermedad celíaca[a] |
| + | na | na | na | + | + | + | |
| + | na | na | na | + | + | − | Enfermedad celíaca potencial |
| +[b] | na | na | na | − | − | − | Enfermedad celíaca descartada |
| − | N | − | − | − | + | + | |
| − | N | − | − | − | − | − | |
| − | N | − | − | − | − | + | Dudoso; repetir las pruebas serológicas bajo dieta con gluten; valorar la respuesta a la dieta sin gluten y considerar otras causas de atrofia de las vellosidades |
| − | N | − | − | − | + | + | |
| − | Baja concentración o falta | + | + | − | + | + | Deficiencia de IgA y enfermedad celíaca[a] |
| − | Baja concentración o falta | − | − | − | − | − | Deficiencia de IgA, enfermedad celíaca descartada |
| − | Baja concentración o falta[c] | − | − | − | + | + | − ¿Diarrea posinfecciosa?<br>− Inmunodeficiencia combinada |

[a] Si se presenta solo un aumento del recuento de linfocitos intraepiteliales ± proliferación de criptas (sin atrofia de las vellosidades), se diagnostica la enfermedad celíaca potencial.

[b] Normalmente valores bajos.

[c] Adicionalmente sin respuesta a la dieta sin gluten.

− resultado negativo, + resultado positivo, N — resultado normal, na — no se ha analizado
DGP — anticuerpos contra los péptidos de gliadina desamidados, EMA — anticuerpos antiendomisio, TG2 — anticuerpos contra la transglutaminasa 2

A partir de: Ludvigsson J.F., Bai J.C., Biagi F. y cols., *Gut*, 2014; 63: 1210-1228.
Copyright © 2014 BMJ Publishing Group Ltd. Artículo de acceso libre distribuido de acuerdo con http://creativecommons.org/licenses/by-nc/3.0/

Tabla 13-3. Diferenciación de enfermedad celíaca, alergia al trigo y sensibilidad al gluten no celíaca

| | Enfermedad celíaca | Alergia al trigo | Sensibilidad al gluten no celíaca |
|---|---|---|---|
| Patogenia | Autoinmune | Alérgica | No autoinmune, no alérgica |
| Prevalencia en la población | 1 % | 0,4-4 % | 6 % |
| Síntomas clínicos | – dolor abdominal, diarrea, fallo en el aumento de peso <br> – anemia, hipoplasia del esmalte de los dientes definitivos, osteoporosis <br> – posible evolución asintomática | – dolor abdominal cólico, vómitos, náuseas <br> – rinitis, urticaria, asma ("asma del panadero"), anafilaxia dependiente del trigo inducida por ejercicio | – síntomas similares a los de la enfermedad celíaca y/o alergia al trigo <br> – trastornos de conducta, fatiga crónica, artralgia, mialgias, |
| Anticuerpos (TG2, EMA) | + | – | – [a] |
| Biopsia de duodeno | Atrofia de las vellosidades | Normal | Normal[a] |
| Pruebas cutáneas, IgE alérgeno-específico | – | + | – [a] |
| Tratamiento | Dieta estricta sin gluten | Eliminación del trigo | Dieta sin gluten; pequeñas cantidades de gluten pueden ser toleradas |

[a] No hay marcadores de la enfermedad; el diagnóstico se realiza por exclusión de la enfermedad celíaca y de la alergia al trigo.

EMA — anticuerpos antiendomisio, TG2 — anticuerpos contra la transglutaminasa 2 (tisular)

y bacterianas (p. ej. tuberculosis), síndrome de sobrecrecimiento bacteriano, enfermedad de Whipple, estado posradiación, inmunodeficiencias (p. ej. hipogammaglobulinemia, inmunodeficiencia común variable), enfermedad de Crohn, linfoma del intestino delgado.

## → TRATAMIENTO

**1. Dieta libre de gluten:** consiste en la eliminación de todos los productos de centeno, trigo, triticale y cebada (en Chile se recomienda también la eliminación de avena por un período de 6 meses, por causa de la posibilidad de su contaminación por otros granos) de por vida.

**Productos permitidos:** lácteos (leche líquida y en polvo, quesos, requesones, crema de leche), huevos; todas las carnes y embutidos (atención: el pan molido y la harina se añaden a algunos productos cárnicos como salchichas, paté, salchichas de paté), vísceras (hígado, pulmones, riñones); pescados; todas las frutas y verduras; nueces; arroz; maíz; soja; tapioca; trigo sarraceno; todas las grasas; azúcar; miel; condimentos como sal y pimienta; café; té; cacao; pan, tortas y postres preparados con productos sin gluten; y todos los productos marcados con el símbolo de una espiga cruzada. **Productos prohibidos**: preparados a base de trigo, centeno, cebada y avena; panecillos, pan común, pan integral, pan crujiente; pastas comunes; sémola, sémola de cebada, sémola de avena; cebada perlada; copos de avena, tortas, galletas, dulces que contienen gluten (es imprescindible leer cuidadosamente las etiquetas; el gluten puede encontrarse p. ej. en embutidos, incluidas las salchichas, y en bebidas edulcoradas con malta de cebada). Suele indicarse (en caso de determinar la deficiencia) la administración de preparaciones de hierro, ácido fólico, calcio/vitamina D, a veces también de vitamina $B_{12}$.

**2. Medicamentos inmunosupresores** (p. ej. glucocorticoides, azatioprina, ciclosporina): se utilizan en la enfermedad celíaca refractaria.

→ **OBSERVACIÓN**

La monitorización periódica de la eficacia del tratamiento nutricional abarca la evaluación de la dieta y del estado nutricional. Una evidencia indirecta del cumplimiento de la dieta sin gluten es la ausencia de anticuerpos contra TG2 y EMA. Una vez al año se realizan pruebas bioquímicas de control (hemograma, concentración de hierro, ferritina, calcio, vitamina $B_{12}$ y D).

# 14. Síndrome del intestino corto

→ **DEFINICIÓN Y ETIOPATOGENIA**

El síndrome del intestino corto es la consecuencia de la alteración del tránsito intestinal tras la resección, o la exclusión de un segmento o la totalidad del intestino delgado, la cual provoca tal disminución de la absorción de agua y de nutrientes que no permite mantener un adecuado estado de salud. Es una de las formas de insuficiencia digestiva. Puede presentarse en adultos con <150-200 cm de intestino delgado activo. Tras un período de adaptación que puede durar años, un segmento corto de intestino delgado puede ser suficiente para desarrollar las funciones digestivas. Tipos de síndrome:

1) tipo I (yeyunostomía terminal con ausencia del intestino grueso) ≥100 cm

2) tipo II (intestino delgado anastomosado al colon transverso) >70 cm

3) tipo III, resección de solo un segmento de intestino delgado de unos 30 cm. De forma crónica permanece alterada la absorción de algunas sustancias, como el magnesio, la vitamina $B_{12}$ y los ácidos biliares en caso de pérdida del íleon terminal.

Las **causas** más frecuentes:

1) amplia resección intestinal por isquemia o por otras causas (enfermedad de Crohn, neoplasia, traumatismo, complicaciones posoperatorias, torsión o estrangulación del intestino con necrosis)

2) alteraciones severas de la absorción (enteritis por radiación o enfermedad celíaca resistente al tratamiento) que producen un síndrome del intestino delgado funcional

3) fístulas externas (producen pérdida del contenido alimenticio) o internas (producen la exclusión de una parte del intestino delgado durante el paso del alimento).

→ **CUADRO CLÍNICO**

Se presentan con diferente grado de intensidad: diarrea, deshidratación y trastornos hidroeléctricos, acidosis, desnutrición, deficiencia de magnesio, calcio y fosfatos, de vitaminas A, D, E (raramente K), $B_{12}$, ácido fólico, oligoelementos (zinc, selenio, cobre), ácidos biliares. En el llamado síndrome de yeyunostomía terminal se presenta una pérdida de agua y electrólitos particularmente severa, tanto mayor cuanto mayor es la ingesta de agua (se hace más severa la secreción de agua hacia la luz del tracto digestivo); es necesaria la hidratación iv.

Con el tiempo se desarrolla un conjunto de síntomas

1) deficiencias de vitaminas, acumulación de manganeso y aluminio → trastornos psíquicos, neurológicos y alteraciones de la visión
2) deficiencia de potasio o magnesio → alteraciones del ritmo cardíaco
3) deficiencia de selenio, tiamina → insuficiencia cardíaca, miositis
4) cambio en la composición de la bilis, trastornos del vaciamiento de la vesícula biliar → litiasis biliar
5) excesiva absorción de oxalatos en el intestino grueso → litiasis renal
6) diarrea → infecciones urinarias ascendentes (sobre todo en mujeres)
7) falta de la válvula de Bauhin, antibióticos → síndrome de sobrecrecimiento bacteriano, fermentación, acidosis láctica, trastornos psíquicos
8) falta de inhibición de la secreción de gastrina → hipersecreción, enfermedad ulcerosa, sangrado
9) complicaciones de la nutrición parenteral → colestasis, hígado graso, cirrosis e insuficiencia hepática
10) absorción inadecuada de calcio, fosfatos, magnesio y vitamina D, trastornos de su metabolismo, secreción anormal de paratohormona, acumulación de aluminio → enfermedad metabólica ósea y fracturas.

### ➤ TRATAMIENTO

Tratamiento integral en centros especializados. En la mayoría de los casos es necesaria la alimentación parenteral domiciliaria. Recordar el trastorno de la absorción de los medicamentos y utilizar las preparaciones sublinguales, bucales, rectales, inhaladas o líquidas.

# 15. Síndrome de sobrecrecimiento bacteriano (SIBO)

### ➤ DEFINICIÓN Y ETIOPATOGENIA

El síndrome de sobrecrecimiento bacteriano se debe a una excesiva proliferación de microorganismos, habitualmente presentes en el colon, en el intestino delgado. Ocasiona trastornos de la digestión y absorción sobre todo de grasas y de la vitamina $B_{12}$. **Causas**: yeyunostomía, vagotomía, piloroplastia, neuropatía autonómica diabética; con menor frecuencia por divertículos, "asa ciega", estenosis del intestino, alteraciones de la motilidad (como en la esclerosis sistémica), inmunodeficiencias, falta de acidez del jugo gástrico (tratamiento prolongado con IBP). Consecuencias del sobrecrecimiento bacteriano: desconjugación de las sales biliares que provoca trastornos de la digestión de las grasas → esteatorrea y alteraciones de la absorción de las vitaminas liposolubles; déficit de vitamina $B_{12}$ → anemia megaloblástica; lesión de los enterocitos en las vellosidades intestinales y alteración de la digestión de los disacáridos; aumento de la absorción de antígenos bacterianos.

### ➤ CUADRO CLÍNICO E HISTORIA NATURAL

Síntomas clásicos: esteatorrea y anemia megaloblástica. Otros: pérdida de peso y desnutrición, dolor abdominal, meteorismo, expulsión de gran cantidad de gases, edemas (síndrome intestinal de pérdida de proteínas), deficiencia de vitaminas A y D (osteomalacia y osteoporosis, tetania, trastornos tróficos de la epidermis, ceguera nocturna), deficiencia de vitamina $B_{12}$ (ataxia y neuropatía periférica), eritema nodoso, erupciones maculopapulares. En pacientes con derivaciones yeyunoileales pueden presentarse glomerulonefritis, esteatohepatitis o hígado graso, artritis.

## ➜ DIAGNÓSTICO

**Exploraciones complementarias**

**1. Pruebas de laboratorio:** anemia macrocítica, hipoalbuminemia; otras alteraciones, dependiendo del cuadro clínico y lesiones orgánicas.

**2. Radiografía del tracto digestivo:** puede evidenciar alteración del tránsito intestinal o un defecto anatómico (p. ej. divertículo, duplicación, "asa ciega", estenosis).

**3. Examen de heces para detectar grasas:** evaluación microscópica del preparado de heces frescas teñido con solución Sudán III: aumento del número de gotas lipídicas en las heces, esteatocrito.

**4. Cultivo bacteriológico del contenido intestinal:** es el estudio bacteriológico cuantitativo y cualitativo del contenido bacteriológico recogido, desde la porción proximal del yeyuno o duodeno, mediante una sonda nasoyeyunal dotada de una protección mecánica que evite la contaminación bacteriana, o durante la endoscopia. Se considera esta técnica como el estándar de oro para diagnosticar el síndrome de sobrecrecimiento bacteriano. Resultado patológico: bacterias anaerobias (más frecuentes *Bacteroides spp.*, *Enterococcus spp.* y *Lactobacillus spp.*) o *E. coli* en una cantidad >$10^5$ UFC/ml, si bien en pacientes sin anomalías anatómicas graves, tales como las resultantes después de la gastrectomía o con un asa ciega posquirúrgica, se sugiere el umbral de $10^3$ UFC/ml.

**5. Prueba respiratoria de hidrógeno con d-xilosa, glucosa o lactulosa:** un resultado positivo tiene significado diagnóstico (especificidad 100-83 %)

**Criterios diagnósticos**

No hay una prueba que permita un diagnóstico definitivo. A veces la confirmación diagnóstica es la buena respuesta al tratamiento antibacteriano empírico.

**Diagnóstico diferencial**

Otras causas de diarrea crónica →cap. 1.9.

## ➜ TRATAMIENTO

**1.** Tratamiento de la enfermedad de base o eliminación de los factores que favorecen el sobrecrecimiento bacteriano.

**2.** Tratamiento nutricional

1) **preparados que contienen triglicéridos de cadena media** con el fin de facilitar la absorción de las grasas

2) en caso de falta de tolerancia a los disacáridos → **limitar el contenido de lactosa en la dieta**

3) **suplementación de vitaminas A, D, C y $B_{12}$** en caso de deficiencias.

**3. Tratamiento antibacteriano:** es de importancia básica. Administrar medicamentos contra bacterias gramnegativas aerobias y anaerobias durante 7-10 días. En caso de reaparición de los síntomas se puede repetir el tratamiento o realizar un segundo ciclo de tratamiento durante 4-8 semanas. El fármaco de elección puede ser la **rifaximina** VO 400-550 mg 3×d. Fármacos alternativos (VO): metronidazol 20 mg/kg/d (se puede aplicar junto con cefalosporinas, p. ej. con cefalexina 30 mg/kg/d), amoxicilina con ácido clavulánico 30 mg/kg/d, cotrimoxazol 960 mg 2×d, o norfloxacino 400 mg×2 d.

**4. Tratamiento de apoyo:** la colestiramina disminuye la intensidad de la diarrea. Usar medicamentos procinéticos (p. ej. eritromicina) en aquellos casos en los que la base del síndrome son las alteraciones de la motilidad del tracto digestivo.

# 16. Enteropatía perdedora de proteínas

## → DEFINICIÓN Y ETIOPATOGENIA

Es un síndrome que abarca las manifestaciones clínicas derivadas de una excesiva pérdida de proteínas plasmáticas a la luz intestinal a través de los vasos linfáticos o a través de la mucosa intestinal alterada por la inflamación.

**Causas**

1) **Pérdida de proteína por la linfa**

   a) angiomatosis linfática intestinal congénita

   b) dilatación secundaria de los vasos linfáticos (dificulta el retorno linfático): enfermedades cardíacas (insuficiencia cardíaca derecha, pericarditis constrictiva, secundaria a la operación de Fontana), lesión de los vasos linfáticos (p. ej. neoplasias, tuberculosis, sarcoidosis, radio- y quimioterapia), cirrosis hepática, enfermedad oclusiva o trombosis de las venas hepáticas, pancreatitis crónica con formación de pseudoquistes, enfermedad de Crohn, enfermedad de Whipple, fístulas linfático-intestinales, enfermedades congénitas de los vasos linfáticos, envenenamiento con arsénico.

2) **Pérdida de proteína con el líquido ascítico**

   a) erosiones y ulceraciones de la mucosa: enfermedad inflamatoria intestinal inespecífica, neoplasias (cáncer gástrico, linfomas, sarcoma de Kaposi, enfermedad de las cadenas pesadas), colitis pseudomembranosa, úlceras pépticas múltiples o erosiones gástricas, enteropatía causada por AINE o por quimioterapia

   b) aumento de la permeabilidad de la mucosa: enfermedad celíaca, esprúe tropical, enfermedad de Ménétrier, gastritis linfocítica, amiloidosis, infecciones (sobrecrecimiento bacteriano, secundaria a gastroenteritis viral aguda, infecciones parasitarias, enfermedad de Whipple), enfermedades sistémicas de tejido conectivo (LES, AR, EMTC), gastropatía hipertrófica secretora, gastroenteropatías alérgicas, gastroenteritis eosinofílica, colitis colágena.

La proteína presente en el tracto digestivo es digerida. Una excepción es la $\alpha_1$-antitripsina, la cual se aprovecha para el diagnóstico →más adelante. En casos secundarios a estasis linfática se produce también pérdida de linfocitos e inmunoglobulinas, que no suele traducirse en trastornos clínicamente evidentes de la inmunidad, además de alteraciones de la absorción de los ácidos grasos de cadena larga y de vitaminas liposolubles.

## → CUADRO CLÍNICO

El cuadro clínico es muy variado y en gran medida depende de la enfermedad de base. Los **síntomas** más frecuentes son: diarrea crónica (con frecuencia esteatorrea), náuseas, vómitos, edemas (simétricos, sobre todo en miembros inferiores), a veces edema linfático en distintas localizaciones, ascitis, menos frecuentemente derrame pleural y pericárdico que puede ser de características quilosas, desnutrición, en casos avanzados caquexia, deficiencia de vitamina A y D.

## → DIAGNÓSTICO

**Exploraciones complementarias**

**1. Pruebas de laboratorio:** hipoalbuminemia, disminución de la concentración de las γ-globulinas (IgG, IgA, IgM), fibrinógeno, transferrina, ceruloplasmina, a veces linfopenia, hipocolesterolemia, anemia, hipocalcemia.

**2. Examen de la eliminación de la $\alpha_1$-antitripsina en heces:** aumentada; el resultado puede dar falso negativo en enfermedades que cursan con hipersecreción de ácido clorhídrico (la $\alpha_1$-tripsina sufre proteólisis en pH <3,5); en este caso antes del examen utilizar bloqueante $H_2$ o un IBP.

### Criterios diagnósticos

Hipoalbuminemia y edemas después de excluir otras causas. Aumento de la eliminación de la $\alpha_1$-antitripsina en heces.

### Diagnóstico diferencial

Otras enfermedades que cursan con edemas o hiperproteinemia →cap. 1.17; otras causas de diarrea crónica →cap. 1.9.

### → TRATAMIENTO

**1. Tratamiento de la enfermedad de base.** En caso de angiomatosis linfática que abarca un segmento limitado del intestino → resección.

**2. Tratamiento nutricional:**

1) eliminar de la dieta las grasas que contienen ácidos grasos de cadena larga, utilizar **preparados que contienen ácidos grasos de cadena media**, lo que producirá eliminación de las alteraciones de la absorción de los lípidos; y en las enfermedades con un drenaje linfático dificultoso la disminución de la presión en los vasos linfáticos y un menor paso de los componentes de la linfa hacia la luz intestinal

2) **dieta rica en proteínas** 1,5-3,0 g/kg/d y a veces suplementación adicional de proteínas

3) **suplementación** de vitaminas y minerales (calcio, hierro, magnesio, zinc)

4) **nutrición parenteral** en caso de necesidad.

# 17. Síndrome del intestino irritable

### → DEFINICIÓN Y ETIOPATOGENIA

El síndrome del intestino irritable es la enfermedad crónica del intestino delgado y colon más frecuente (~10 % de la población general). Se manifiesta por dolor abdominal y alteraciones del hábito intestinal que no están condicionadas por cambios orgánicos o bioquímicos. La causa no es conocida. En un 70-90 % de los pacientes se presentan trastornos del ánimo.

### → CUADRO CLÍNICO E HISTORIA NATURAL

De acuerdo con los criterios de Roma IV basados en los síntomas dominantes y el aspecto de las heces, se diferencian una **forma clínica con diarrea, otra con estreñimiento, una mixta y la indeterminada**. Se presenta dolor abdominal constante o recurrente, con mayor frecuencia en hipogastrio y en el cuadrante inferior izquierdo. Puede ser agudo, de tipo cólico, opresivo, casi nunca despierta por la noche. En la diarrea se presentan heces acuosas o semilíquidas, raramente de volumen aumentado. Evacuaciones más frecuentes, precedidas por un fuerte tenesmo, después de las comidas, asociadas a estrés psíquico y en primeras horas de la mañana. En el estreñimiento la frecuencia de las evacuaciones está disminuida, las heces son duras, grumosas (o caprinas), la defecación se produce con esfuerzos y se sigue de una sensación de evacuación intestinal incompleta. En algunos pacientes se alternan períodos de diarrea y estreñimiento. En ambos casos son típicas las evacuaciones escasas. Otros síntomas: distensión abdominal (por lo general síntoma subjetivo), presencia de moco en las heces, náuseas, vómitos y pirosis. El examen físico no arroja información significativa. En algunos pacientes puede haber sensibilidad en el área del colon sigmoides. En la mayoría de los pacientes las molestias son recurrentes, pero la enfermedad suele ser de curso benigno y nunca conduce a baja de peso ni a otras secuelas graves.

### ➜ DIAGNÓSTICO

**Exploraciones complementarias**

Se realizan con el fin de excluir una causa orgánica. Los exámenes diagnósticos que se recomiendan son: hemograma, proteína C-reactiva sérica o calprotectina en las heces (en la forma con diarrea), estudios bioquímicos rutinarios de sangre, TSH (en la forma con diarrea, en casos de sospecha clínica del hipertiroidismo), pruebas serológicas dirigidas al diagnóstico de la enfermedad celíaca (→cap. 4.13), examen de heces para infecciones bacterianas y parasitarias (en la forma con diarrea); prueba de tolerancia a la lactosa o 2 semanas de dieta sin lactosa. La colonoscopia está indicada en personas >50 años sin síntomas alarmantes y en enfermos más jóvenes con síntomas de alarma o con diarrea persistente a pesar del tratamiento empírico (en la forma con diarrea durante la colonoscopia se recomienda tomar biopsias para descartar colitis microscópicas). La endoscopia del tracto digestivo superior está indicada en aquellos casos que cursan con dispepsia o ante unos resultados positivos de las pruebas serológicas enfocadas al diagnóstico de la enfermedad celíaca. Otras exploraciones complementarias se realizaran según el caso clínico.

**Criterios diagnósticos**

De acuerdo con los criterios de Roma IV, el diagnóstico se determina si el dolor abdominal es de carácter recurrente, apareció hace ≥6 meses, en los últimos 3 meses se ha presentado un promedio ≥1 día por semana y cumple ≥2 de los siguientes criterios:

1) se relaciona con la defecación
2) se relaciona con un cambio en la frecuencia de las evacuaciones (diarrea o estreñimiento)
3) se relaciona con un cambio de la forma (aspecto) de las heces.

**Diagnóstico diferencial**

Otras causas de las molestias referidas, sobre todo de la diarrea recurrente →cap. 1.9 y del estreñimiento →cap. 1.19. Recordar los síntomas que indican una enfermedad orgánica: fiebre, pérdida de peso, sangre presente en las heces, anemia, alteraciones en el examen físico, cáncer o enfermedades inflamatorias del intestino en antecedentes familiares. Una enfermedad tan frecuente como el síndrome del intestino irritable puede también coexistir con otras enfermedades del tracto digestivo.

### ➜ TRATAMIENTO

**1. Principios generales:** la base del tratamiento es una buena relación con el paciente. Explicar la causa de los síntomas y asegurar que la enfermedad no es grave (sobre todo que el paciente no tiene cáncer). Si el tratamiento típico que dura de 3-6 meses no da los resultados deseados y el empeoramiento de los síntomas está relacionado con el estrés o con trastornos emocionales, puede ser efectivo el tratamiento psicológico (terapia cognitivo-conductual, hipnoterapia, entrenamiento de relajación).

**2. Dieta:** las intervenciones dietéticas constituyen la primera línea de tratamiento. Hay que comer regularmente y sin prisa; si predomina el estreñimiento → aumentar la fibra en la dieta →cap. 1.19 (mejoría no antes de 2-3 semanas, en algunos pacientes la fibra puede empeorar las molestias). Evitar alimentos con gran cantidad de carbohidratos no degradables en el tracto digestivo (p. ej. frijoles, repollo, coliflor, coles de Bruselas) o poco absorbibles y que fermentan con facilidad, como la sacarosa (azúcar de mesa), lactosa (en la leche de vaca), fructosa (en la miel y en frutas), sorbitol (en edulcorantes), además del café y el alcohol. Se recomienda introducir por 6-8 semanas una dieta libre de FODMAP (oligo-, di- y monosacáridos fermentables, y polialcoholes), y —pasado este período— reintroducir estos productos gradualmente, en función de la tolerancia individual del paciente. En algunos pacientes puede ser beneficiosa una dieta sin gluten pues hasta en el 30 % de los pacientes con síndrome del colon irritable se presenta hipersensibilidad al gluten no celíaca.

**3.** Tratamiento farmacológico: con el fin de disminuir los síntomas que no ceden a pesar de la psicoterapia y la modificación de la dieta:

1) forma con estreñimiento: **lubiprostone** VO 8 μg 2×d, **prucaloprida** VO 1-2 mg×d (en Chile aprobada en constipación funcional), **linaclotida** VO 290 μg 1×d (no disponible en Chile); laxantes →cap. 1.19, tabla 19-1

2) forma con diarrea → **rifaximina** VO desde 400 mg 2 × d por 10 días hasta 550 mg 3×d por 14 días; medicamentos antidiarreicos: **loperamida** 2-4 mg en caso necesario, máx. 12 mg/d; **difenoxilato con atropina** 2 comprimidos 3 × d, dosis de mantenimiento 1 comprimido/d

3) alivio de otros síntomas: meteorismo → **simeticona** 80 mg 3 × d; **dimeticona** 100 mg 3 × d; dolor posprandial → **hioscina** 10-20 mg antes de las comidas; dolor crónico → p. ej. **amitriptilina** 10-50 mg 1 × d antes de dormir (sobre todo en caso de depresión e insomnio), alternativamente inhibidores de la captación de serotonina, p. ej. paroxetina. En Chile, cuando el dolor es el síntoma dominante, se usan antiespasmódicos, que son de utilidad, aunque no logran una mejoría global de los síntomas. Con mayor frecuencia se usan: trimebutina maleato, mebeverina, bromuro de pinaverio y bromuro de otilonio.

# 18. Enfermedad diverticular del intestino grueso

## →DEFINICIÓN

**Los divertículos adquiridos** del intestino grueso son pequeñas herniaciones de la mucosa, generalmente de unos 5-10 mm, que se producen a través de la capa muscular del colon (pseudodivertículos). Se presentan en 1/3 de la población >60 años, con mayor frecuencia en el colon sigmoide (>90 %), menos frecuentemente en los segmentos proximales del colon, nunca en el recto.

**Los divertículos congénitos** son depresiones de todas las capas de la pared intestinal, generalmente aislados en el ciego. No son frecuentes y tienen poca importancia clínica.

## →CUADRO CLÍNICO

En la mayor parte de los casos (hasta en el 80 %) no se observa ningún síntoma y los divertículos se detectan incidentalmente durante los exámenes diagnósticos realizados por otra indicación. Esta forma clínica asintomática de la enfermedad se llama **diverticulosis del colon**. En la forma sintomática (**enfermedad diverticular del colon**) el paciente con frecuencia presenta dolor en el cuadrante inferior izquierdo y alteraciones del hábito intestinal. Es común el meteorismo y el estreñimiento o la alternancia del estreñimiento con la diarrea. Aparecen síntomas que sugieren obstrucción, como la detención transitoria de la evacuación y de la eliminación de gases o íleo, cuando se asocia a complicación.

## → DIAGNÓSTICO

**Exploraciones complementarias**

Los divertículos con mayor frecuencia se descubren al realizar una **colonoscopia**, o también, mediante un **enema con contraste** (en la actualidad este procedimiento se realiza en escasas ocasiones). Ambos procedimientos están contraindicados en diverticulitis aguda.

La **TC abdominal y pélvica** evidencia engrosamientos en la pared del colon, compromiso inflamatorio del tejido adiposo y presencia de burbujas o absceso. Es la prueba más importante en el diagnóstico de la diverticulitis y de sus complicaciones. La **ecografía abdominal** permite ver alteraciones de la pared y detectar los abscesos.

**Diagnóstico diferencial**

Síndrome del intestino irritable, cáncer de colon, enfermedad de Crohn, colitis isquémica, enteritis infecciosa, algunas enfermedades ginecológicas (cáncer de ovario, enfermedad inflamatoria pélvica), cistitis.

## → TRATAMIENTO

Tratar la enfermedad diverticular no complicada de forma ambulatoria.

**1. Aumento del consumo de fibra:** p. ej. salvado, inicialmente 1-2 cucharadas/d, cada semana se puede aumentar la dosis en 2 cucharadas hasta llegar a 5-6 cucharadas/d.

**2.** Administración de **rifaximina** VO durante 7 días al mes a dosis de 400 mg $2 \times d$. Puede producir mejoría de los síntomas y disminuye la frecuencia de las complicaciones.

**3.** Se pueden utilizar medicamentos antiespasmódicos y anticolinérgicos, pero su efectividad no está documentada. El papel de la mesalazina y de los probióticos es discutible.

## → COMPLICACIONES

**1. Diverticulitis aguda:** la complicación más frecuente (en ~5 % de enfermos con divertículos); se inicia en un divertículo y se puede extender a lo largo del colon (absceso pericólico), con frecuencia hay microperforación con síntomas de peritonitis localizada. Se observa fiebre, leucocitosis, tumoración a la palpación, defensa muscular y signo de Blumberg en el cuadrante inferior izquierdo del abdomen (abdomen agudo →cap. 4.29.1). **Tratamiento**: los enfermos en buen estado general, con síntomas leves y sin complicaciones inflamatorias pueden tratarse en el ámbito ambulatorio, con antibiótico VO durante 7-10 días, asociado los primeros días a una dieta líquida o pobre en residuos. Se debe realizar un control pasados 2-3 días desde el inicio del tratamiento, y a continuación cada semana hasta el cese completo de los síntomas. Se requiere hospitalización en pacientes con diverticulitis severa o complicada, pacientes mayores con enfermedades coexistentes y pacientes embarazadas. El tratamiento de los enfermos ingresados se basa en una dieta estricta (con frecuencia en la fase inicial con exclusión de la alimentación oral), con una hidratación adecuada y la administración parenteral de analgésicos. Se suelen administrar antibióticos parenterales (algunas guías no recomiendan una antibioticoterapia rutinaria en todos los pacientes hospitalizados con una diverticulitis no complicada). Se suele emplear ciprofloxacino y/o metronidazol a dosis estándar o una cefalosporina de III generación en combinación con metronidazol. **Prevención de las recaídas**: las guías de la AGA recomiendan después de un episodio de diverticulitis aguda no complicada seguir una dieta rica en fibra, evitar cualquier AINE que no sea el AAS, aún no se recomienda la administración de mesalazina, rifaximina, ni de probióticos.

**2. Perforación libre, absceso intraabdominal, obstrucción:** requieren tratamiento quirúrgico de urgencia (operación de Hartmann con restitución del tránsito intestinal en una segunda etapa). La diverticulitis recurrente o subobstrucción, generalmente resección de colon sigmoides en una etapa. Pueden presentarse **fístulas.**

**3. Sangrado del divertículo:** cesa espontáneamente en un 80 % de los casos. En caso de una hemorragia masiva → detener el sangrado con urgencia (efectividad ~90 %) con métodos endoscópicos (térmicos, irrigación, con ayuda de clip) o a través de una intervención arteriográfica (mediante la administración de la vasopresina). Hemorragia persistente o recurrente → tratamiento quirúrgico.

# 19. Colitis ulcerosa (CU)

## → DEFINICIÓN Y ETIOPATOGENIA

La colitis ulcerosa (CU) es una afección inflamatoria crónica inespecífica de la mucosa del colon, que se presenta afectado en una extensión variable pero de forma continua, involucrando al recto, y que se caracteriza por un curso habitualmente recidivante/remitente.

## → CUADRO CLÍNICO E HISTORIA NATURAL

**1. Síntomas:** los primeros y los más comunes son la diarrea con presencia de sangre en las heces (hasta 20 evacuaciones/d). En pacientes con alteraciones limitadas al recto el hábito intestinal puede ser normal y puede incluso cursar con estreñimiento. En estos casos el único síntoma es la enfermedad es el sangrado. Con frecuencia hay debilidad y pérdida de peso. En las crisis más severas: deshidratación, taquicardia, edemas, dolor abdominal a la palpación difuso o localizado, fiebre. Síntomas de complicaciones intestinales o extraintestinales →más adelante.

**2. Formas clínicas:** el compromiso intestinal puede limitarse al recto o extenderse proximalmente de forma difusa, abarcando un segmento o la totalidad del colon y a veces también el íleon distal. Desde el punto de vista práctico, debido al tratamiento (local vs. sistémico), se divide en

1) **proctitis:** no afecta al colon sigmoide

2) **forma distal (izquierda):** cambios limitados al segmento distal del colon; no superan el ángulo esplénico del colon (es posible el tratamiento local)

3) **forma extensa:** la inflamación sobrepasa el ángulo esplénico del colon, y a veces compromete la totalidad del intestino grueso, en cuyo caso es imprescindible el tratamiento sistémico.

**3. Historia natural:** de curso crónico, comúnmente con episodios agudos y remisiones. Factores que desencadenan las recaídas: estrés psíquico, cambios nutricionales, analgésicos (sobre todo los AINE), infecciones intestinales y de otros órganos tratados con antibióticos.

**4. Clasificación clínica de la severidad de las recaídas de la enfermedad** (según Truelove-Witts)

1) **leve:** <4 evacuaciones/d con pequeña cantidad de sangre en las heces, temperatura <37,5 °C, frecuencia cardíaca <90/min, concentración de hemoglobina >11,5 g/dl, VHS <20 mm en la primera hora, proteína C-reactiva normal

2) **grave:** ≥6 evacuaciones/d con gran cantidad de sangre en las heces, y además ≥1 de los siguientes puntos: fiebre >37,8 °C, frecuencia cardíaca >90/min, concentración de hemoglobina <10,5 g/dl, VHS >30 mm en la primera hora, proteína C-reactiva >30 mg/l (se presenta en pacientes con afectación extensa, generalmente de toda la mitad izquierda o de todo el colon)

**Tabla 19-1. Diferencias entre la colitis ulcerosa y la enfermedad de Crohn del intestino grueso**

| Síntomas | Colitis ulcerosa | Enfermedad de Crohn |
|---|---|---|
| Sangrado | Muy frecuentemente | Raramente |
| Dolor abdominal | No muy intenso | Intenso, frecuentemente |
| Tumor abdominal palpable | Muy raramente | Bastante frecuentemente |
| Fístulas | Muy raramente | Con una frecuencia considerablemente mayor |
| Afectación del recto | 95 % | 50 % |
| Cambios perianales | 5-18 % | 50-80 % |
| Pseudopólipos | 13-15 % | Más raramente |
| Megacolon tóxico | 3-4 % | Más raramente |
| Perforación libre | 2-3 % | Más raramente |
| Estenosis intestinal | Raramente | Frecuentemente |
| pANCA | ~60 % | ~10 % |
| ASCA | ~10 % | ~60 %[a] |

[a] Alta especificidad en el diagnóstico de la enfermedad de Crohn si están presentes tanto de clase IgA como IgG.

ASCA — anticuerpos anti *Saccharomyces cerevisiae*, pANCA — anticuerpos anticitoplasma de los neutrófilos con patrón perinuclear

3) **moderada**: ≥4 evacuaciones/d con sangre, temperatura ≤37,8 °C, frecuencia cardíaca ≤90/min, concentración de hemoglobina ≥10,5 g/dl, VHS ≤30 mm en la primera hora, proteína C-reactiva ≤30 mg/l (características intermedias entre la recaída leve y la grave).

## → DIAGNÓSTICO

**Exploraciones complementarias:**

**1. Pruebas de laboratorio:** no hay alteraciones específicas para la CU. En la fase activa de la enfermedad se pueden observar

1) características de un estado inflamatorio: aumento de la concentración de proteína C-reactiva y aumento de la VHS, trombocitosis, leucocitosis
2) anemia, hipoalbuminemia y alteraciones de los electrólitos, en recaídas graves
3) autoanticuerpos contra antígenos perinucleares de los granulocitos (pANCA), presentes en un ~60 % de los pacientes; pueden tener importancia en el diagnóstico diferencial con la enfermedad de Crohn →tabla 19-1
4) aumento de la concentración de la calprotectina en las heces.

**2. Pruebas de imagen**

1) **Radiografía de abdomen**: en las recaídas más severas se puede evidenciar distensión del colon (diámetro transverso del colon en el plano medio ≥5,5 cm →fig. 19-1).
2) **Enema opaco**: actualmente en desuso debido a la disponibilidad de las pruebas endoscópicas. En la fase inicial de la enfermedad revela granulaciones y úlceras superficiales de la mucosa, luego pseudopólipos; en la forma crónica hay ausencia de la haustración y acortamiento del intestino (imagen de tubo), útil en

el diagnóstico de las estenosis y del cáncer de colon. En un 15-20 % de los pacientes con extensión a todo el colon, imagen alterada del segmento terminal del íleon (*backwash ileitis*): válvula ileocecal abierta, luz intestinal dilatada, mucosa aplanada. No realizar este estudio durante una recaída severa, ya que puede ocasionar una dilatación aguda del colon.

3) **Ecografía, TC, RMN**: engrosamiento de la pared intestinal, pérdida de las haustras. En la TC (en casos de contraindicación del enema con contraste) se observan úlceras más profundas y pseudopólipos y a veces neumoperitoneo en casos de microperforación, frecuentemente lumen tubular del segmento afectado.

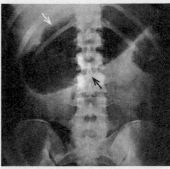

**Fig. 19-1.** Dilatación aguda del colon (megacolon tóxico) en radiografía simple de abdomen; diámetro transverso del colon a nivel de la línea media de 11 cm (flechas)

**3. Endoscopia:** el primer estudio (generalmente **fibrosigmoidoscopia**) en cuadro agudo sin preparación previa (procedimientos de limpieza intestinal, sobre todo enemas de fosfato, pueden cambiar el cuadro endoscópico); para el diagnóstico es necesaria la biopsia. Evaluación endoscópica de la actividad y toma de biopsia en cuadros graves para descartar infección por CMV empleando técnicas inmunohistoquímicas

1) actividad baja: mucosa enrojecida y edematosa, con red vascular poco visible y difusa

2) actividad moderada: red vascular ausente, mucosa friable, sangrado por contacto, erosiones

3) actividad elevada: ulceraciones y sangrado espontáneo de la mucosa, en casos crónicos atrofia de las haustraciones, pólipos inflamatorios (pseudopólipos), puede verse estenosis del segmento distal de colon.

Durante el período de remisión el aspecto de la mucosa puede ser normal.

**Colonoscopia**: es el estudio de elección, está contraindicado en muchos pacientes con inflamación activa o con complicaciones agudas intestinales. Es necesaria para la evaluación de la severidad de las lesiones, diagnóstico diferencial con la enfermedad de Crohn y para la vigilancia oncológica.

**4. Estudio histológico:** el cuadro histológico depende de la fase de la enfermedad. En la fase activa: superficie irregular y ulceraciones de la mucosa, aumento del recuento de linfocitos y plasmocitos en la lámina propia de la mucosa, infiltración granulocitaria y purulenta de las criptas y abscesos crípticos, congestión y disminución de número de las células caliciformes. En la fase de remisión: alteración de la arquitectura del conducto glandular, adelgazamiento de la lámina muscular de la mucosa, metaplasia de las células de Paneth.

### Criterios diagnósticos

El diagnóstico se basa en el cuadro clínico, la endoscopia y el resultado del estudio histológico de las biopsias del colon. Se debe descartar una causa infecciosa como origen de la diarrea (incluida la infección por *C. difficile*).

### Diagnóstico diferencial

Principalmente la diarrea bacteriana (*Salmonella, Shigella, Campylobacter, Yersinia*, gonococos) y parasitaria (p. ej. amebiasis), colitis pseudomembranosa, enfermedad de Crohn →tabla 19-1, cáncer de recto o de rectosigma, colitis isquémica, diverticulitis del colon, proctitis por radiación.

## → TRATAMIENTO

### 1. Fármacos

1) **Aminosalicilatos** (molécula activa: ácido 5-aminosalicílico o 5-ASA: **sulfasalazina** VO; **mesalazina** (5-ASA puro) VO, supositorios, enema en suspensión; otros, p. ej. olsalazina, balsalacida. Durante el tratamiento con sulfasalazina suplementar con ácido fólico, sobre todo en embarazadas (2 mg/d).

2) **Glucocorticoides. VR**: hidrocortisona en supositorios o enemas, **budesonida** en enemas o espumas; **VO**: budesonida, prednisona o prednisolona; **iv.**: hidrocortisona, metilprednisolona.

3) **Inmunosupresores y biológicos**: azatioprina, mercaptopurina, ciclosporina, tacrolimus, infliximab, adalimumab, golimumab, vedolizumab.

**2.** En la forma distal los medicamentos se pueden utilizar localmente. En caso de alteraciones limitadas al recto: supositorios, espuma o enemas; en caso de alteración del colon descendente enemas.

#### Tratamiento de recaída aguda (inducción de la remisión)

##### Recaída leve y moderada

**1. Recaída leve y cambios moderados** del intestino distal → **tratamiento ambulatorio**, sin limitaciones en el estilo de vida y en la dieta.

**2. Recaída moderada** (compromiso de un mayor segmento del intestino grueso, generalmente de toda la mitad izquierda del colon) → en la mayoría de los casos es necesario el **tratamiento hospitalario**; asegurar una adecuada cantidad de calorías y proteínas; a veces existe necesidad de transfundir sangre y de completar el déficit de electrólitos iv.

**3. Elección del medicamento.**

1) **Proctitis**: mesalazina en supositorios VR 1 g/d; alternativamente enemas VR en forma de suspensión; considerar la adición de mesalazina VO o glucocorticoides VR. En casos resistentes considerar medicamentos inmunosupresores.

2) **Forma izquierda**: tratamiento inicial local con enemas de mesalazina 1 g/d en combinación con mesalazina VO >3 g/d; es menos eficaz la monoterapia con mesalazina local o VO. En caso de no obtener mejoría rápida, añadir glucocorticoides VO o sistémicos. Como alternativa puede administrarse budesonida MMX VO a dosis de 9 mg/d por 8 semanas.

3) **En forma extensa**: mesalazina VO >3-4 g/d y 1 g/d en enema VR; añadir glucocorticoides sistémicos en caso de no obtener mejoría rápida y en pacientes que sufrieron la recaída durante la administración de un adecuado tratamiento de mantenimiento.

4) *Pouchitis* **o reservoritis** (inflamación del reservorio construido quirúrgicamente durante la proctocolectomía): antibióticos (metronidazol, ciprofloxacino).

5) **Pacientes corticodependientes resistentes a los inmunosupresores**: considerar terapia biológica (infliximab, adalimumab, golimumab, vedolizumab).

##### Recaída severa

**1. Es absolutamente necesaria la hospitalización.** Realizar

1) exámenes para descartar toxinas de *C. difficile* y una sigmoidoscopia sin preparación, que permite la toma de muestras para confirmar el diagnóstico y además descartar la infección por CMV

2) radiografía de abdomen para detectar las eventuales complicaciones, como megacolon agudo o perforación del colon (puede ser necesario el tratamiento quirúrgico de emergencia).

**2. Tratamiento intensivo conservador.**

1) **Suplementación iv. de deficiencias hídricas, electrolíticas y de albúmina**; puede estar indicada la transfusión de sangre (en caso de Hb ≤8-10 g/dl); en caso de náuseas o vómitos se indica la nutrición parenteral.

2) **Glucocorticoides iv.**: hidrocortisona 400 mg/d o metilprednisolona 60 mg/d (en caso de no tolerar los glucocorticoides → ciclosporina iv.); evaluar la respuesta a los glucocorticoides (frecuencia de las evacuaciones, concentración de proteína C-reactiva, radiografía de abdomen, si está indicada clínicamente) después de 3 días.

3) Si no hay mejoría: ciclosporina iv. 2 mg/kg/d o infliximab iv. 5 mg/kg en dosis única.

4) En caso de falta de mejoría en el transcurso de los siguientes 4-7 días (o antes, en caso de agravarse el cuadro) considerar el tratamiento quirúrgico (colectomía).

5) Prevención de enfermedad tromboembólica →cap. 2.33.3.

6) No administrar antibióticos si no hay evidencia de infección bacteriana (se pueden administrar en pacientes con megacolon tóxico o con signos de toxicidad sistémica).

**3. Manejo en caso de complicaciones** →más adelante.

### Tratamiento de mantenimiento

El objetivo de este tratamiento es la prevención de las recaídas. Está recomendada en todos los pacientes con CU.

#### Manejo no farmacológico

Se recomienda evitar el estrés, infecciones del tracto digestivo, administración de antibióticos orales y de los AINE. En algunos pacientes es efectiva la eliminación de la leche de la dieta.

#### Tratamiento farmacológico

El medicamento escogido depende de la extensión de la enfermedad, la frecuencia y la severidad de las exacerbaciones, la falta de efectividad del tratamiento de mantenimiento previo, además del medicamento administrado durante la última recaída.

**1. Pacientes que responden al tratamiento VO o VR con derivados de 5-ASA o glucocorticoides:**

1) tratamiento de elección: **derivados de 5-ASA** (se prefiere la mesalazina por presentar menos efectos adversos); en pacientes con proctitis VR 3 g/semana; en la forma izquierda VO ≥1,5 g/d (dosis estándar VO 2 g/d) o VR, en los restantes VO

2) tratamiento de segunda elección: tratamiento conjunto VO y VR; utilizar los derivados de 5-ASA en el tratamiento de mantenimiento de forma crónica: el objetivo adicional es la prevención de cáncer de colon.

**2. Pacientes con recurrencias tempranas y frecuentes a pesar de los derivados de 5-ASA o pacientes que no toleran estos medicamentos y los que lograron la remisión inducida por ciclosporina** → utilizar azatioprina (2-2,5 mg/kg/d) o mercaptopurina (1-1,5 mg/kg/d).

**3. Pacientes en los que se obtuvo la remisión después de la administración de infliximab** → seguir utilizando el infliximab (5 mg/kg iv. pasadas 2 y 6 semanas desde la primera dosis, a continuación cada 8 semanas), con o sin un análogo de purinas; o bien un análogo de las purinas en monoterapia.

**4.** En pacientes con colangitis esclerosante se puede administrar ácido ursodeoxicólico (10-15 mg/kg/d).

#### Tratamiento quirúrgico

**1. Indicaciones:** permanencia de los síntomas de CU a pesar de un tratamiento médico óptimo (en recaídas severas, las que durante 3 días no responden con el tratamiento intensivo con glucocorticoides y con el tratamiento de segunda elección por los siguientes 4-7 días, la cirugía debe ser realizada de urgencia); cáncer o cambios preneoplásicos en el colon; enlentecimiento del crecimiento con retraso de la maduración sexual en los niños; complicaciones de una prolongada corticoterapia; algunas complicaciones locales (estenosis del colon, fístula rectovaginal) o excepcionalmente extraintestinales (dermatitis gangrenosa).

**2. Tipos de cirugía:**

1) resección total del recto y del colon (proctocolectomía) con formación de fístula distal en el íleon (ileostomía): efecto clínico duradero

2) resección únicamente del colon y anastomosis del íleon con el recto cuando los cambios inflamatorios en el recto son leves

3) proctocolectomía con formación de depósito (*pouch*) de la parte distal del íleon y su anastomosis con el canal del recto, realizada con mayor frecuencia.

### → OBSERVACIÓN

**1. Exámenes de rutina:** hemograma de sangre periférica, VHS, proteína C-reactiva, concentración de electrólitos y fracción de proteínas, calprotectina cuantitativa en heces.

**2. Detección de complicaciones hepáticas y biliares que cursan con colestasis:** determinar periódicamente la actividad de la fosfatasa alcalina, de la GGT y de la concentración de bilirrubina en el suero.

**3. Supervisión oncológica:** colonoscopia. El primer estudio después de 8 años de duración de la enfermedad; el esquema de monitorización depende del perfil individual del riesgo →fig. 19-2. La colonoscopia, de preferencia cromoendoscopia (o estudio con uso de colorantes, p. ej. carmín índigo o azul de metileno para visualizar las alteraciones de la mucosa) se realiza en la fase de remisión; en la colonoscopia común, a lo largo del colon, se deben tomar 4 fragmentos cada 10 cm y además de los sitios sospechosos (estenosis, cambios convexos distintos a los pólipos inflamatorios); en la cromoendoscopia se puede limitar la toma de fragmentos solo a las áreas sospechosas.

### → COMPLICACIONES

**Complicaciones intestinales**

**1. Poliposis inflamatoria:** la más frecuente (~13 %) complicación local de la CU, que es la expresión de una severa lesión de la mucosa; se puede formar durante la primera recaída de la enfermedad.

**2. Dilatación aguda del colon (megacolon tóxico):** complicación potencialmente mortal; se presenta en un ~3 % de los pacientes, durante una recaída severa (con frecuencia la primera) de la CU con el compromiso de todo o casi todo el colon. Síntomas clínicos: estado general grave, dolor y distensión abdominal, fiebre alta, taquicardia, aumento de la tensión y dolor a la palpación de la pared abdominal, disminución o abolición de los ruidos peristálticos. El **diagnóstico** se basa en el cuadro clínico y en la radiografía de abdomen →fig. 19-1. **Tratamiento.** Iniciar una corta (<48 h) prueba de tratamiento intensivo conservador:

1) administrar nutrición parenteral total

2) colocar sonda nasogástrica y aspirar su contenido

3) transfundir cristaloides iv. con el fin de equilibrar los trastornos hídricos y electrolíticos

4) administrar iv. antibióticos de amplio espectro y glucocorticoides (a dosis equivalente a ≥40 mg de prednisona).

La disminución de la circunferencia abdominal y la aparición de los ruidos peristálticos son signos de mejoría clínica. Observar el diámetro del colon repitiendo la radiografía de abdomen. Si no hay mejoría en 24-48 h o si hay deterioro del estado → tratamiento quirúrgico de urgencia (colectomía) por el riesgo elevado de perforación.

**3. Cáncer de colon:** después de 10 años en un 0,1 % de pacientes, después de 20 años en un 2,9 %, 6,7 y 10 % en la 3.ª y 4.ª década. Factores predisponentes:

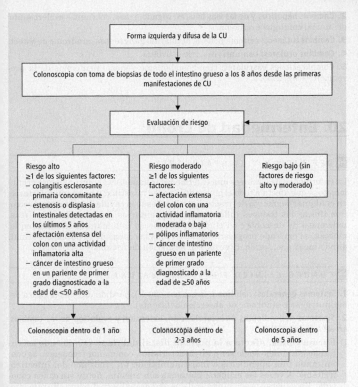

**Fig. 19-2.** Vigilancia oncológica en pacientes con colitis ulcerosa (CU) según los criterios de ECCO (2017)

tiempo de duración de la enfermedad (el factor más importante), inicio de la enfermedad a una edad temprana, afectación extensa del intestino, presencia de pseudopólipos e inflamación activa en la imagen endoscópica y microscópica, antecedentes familiares de cáncer de colon, colangitis esclerosante primaria. Indicada la supervisión oncológica →Observación.

**4. Otras complicaciones intestinales:** perforación del colon (~2 % requiere tratamiento quirúrgico de emergencia), hemorragia del colon, (~1 %; por lo general también requiere cirugía), estenosis intestinal (~9 %), fístula (~4 %), abscesos (~3 %), fisuras anales (~2 %).

### Complicaciones extraintestinales

En muchos pacientes se desarrollan cambios inflamatorios en otros órganos y sistemas. Algunos se presentan principalmente durante las recaídas de la CU, ceden con la regresión del estado inflamatorio del colon y no requieren un tratamiento aparte (p. ej. forma periférica de la artritis, iritis, eritema nodoso); otras complicaciones (p. ej. forma axial de la artritis, la mayoría de las complicaciones hepáticas y biliares) se desarrollan de forma independiente de la inflamación del intestino grueso.

**1. Cambios en el sistema osteoarticular:** artritis (forma periférica y axial) →cap. 16.11.4, osteopenia y osteoporosis.

**2. Cambios hepáticos y de las vías biliares:** hígado graso, colangitis esclerosante primaria, colangiocarcinoma.

**3. Cambios cutáneos:** eritema nodoso, dermatitis gangrenosa, síndrome de Sweet.

**4. Cambios oculares:** conjuntivitis, iritis, uveítis.

**5. Complicaciones vasculares:** tromboembolismo venoso; principios de la prevención →cap. 2.33.3.

# 20. Enfermedad de Crohn

## → DEFINICIÓN Y ETIOPATOGENIA

La enfermedad de Crohn es una enfermedad inflamatoria habitualmente granulomatosa que afecta a todo el grosor de la pared intestinal y puede manifestarse en cualquier segmento del tracto digestivo, desde la cavidad oral hasta el recto. Son típicas las lesiones inflamatorias segmentarias, intercaladas con áreas indemnes. Se desconoce su etiología. El proceso inflamatorio se inicia en la mucosa, se extiende progresivamente a todas las capas de la pared intestinal, dando lugar a su lesión, fibrosis, con formación de fístulas y estenosis.

## → CUADRO CLÍNICO E HISTORIA NATURAL

**1. Síntomas generales:** debilidad, fiebre (en ~30 %), pérdida de peso (a causa de malnutrición o síndrome de absorción deficiente).

**2. Síntomas dependientes de la localización, extensión y evolución de los cambios en el tracto digestivo**

1) **Forma típica, afecta a la porción distal del íleon** (40-50 % de los enfermos). El inicio suele ser poco característico, con menor frecuencia agudo, imitando una apendicitis o indistinguible de un síndrome del intestino irritable. A veces los primeros síntomas son anemia, fiebre sin causa conocida. En general predominan el dolor abdominal y la diarrea. Raramente se observa sangre en las heces, pero puede ocurrir melena. En ~30 % de los casos se objetiva un tumor palpable en el cuadrante abdominal inferior derecho. La afectación extensa del intestino delgado da lugar a un síndrome de malabsorción, con esteatorrea, anemia, hipoproteinemia, avitaminosis (sobre todo la vitamina $B_{12}$) y trastornos electrolíticos. Con el tiempo se desarrollan malnutrición e hipoalbuminemia (con edemas).

2) Colon (en un 20 % presenta afectación solo colónica y en un 30-40 % tiene lugar una afectación simultánea del intestino delgado). Los síntomas pueden sugerir colitis ulcerosa. El síntoma más frecuente y el primero en un 50 % de los casos es la diarrea (en raras ocasiones con hematoquecia macroscópica), a menudo dolor abdominal, sobre todo cuando las lesiones afectan al ciego y al íleon.

3) Cavidad oral: dolor, aftas, ulceraciones.

4) **Esófago:** disfagia, odinofagia.

5) **Estómago y duodeno:** dolor abdominal, vómitos (el cuadro clínico similar al de la enfermedad péptica o estenosis pilórica).

6) **Zona perianal:** lesiones exofíticas cutáneas, ulceraciones, fisuras, abscesos y fístulas perianales, presentes en un 50-80 % de los pacientes con afectación del colon y pueden ser la primera manifestación de la enfermedad.

7) **Síntomas de las complicaciones intestinales y extraintestinales** →más adelante.

**3. Historia natural:** el curso de la enfermedad es crónico a lo largo de años, habitualmente con períodos de exacerbación y de remisión. Sin embargo, los síntomas con frecuencia se presentan de forma permanente y ocasionan una importante discapacidad y precisan tratamiento quirúrgico debido a las complicaciones de la enfermedad (hasta en el 60 % de los casos a los 10 años). Recaídas tras la cirugía: hasta en el 70 % de los casos.

## → DIAGNÓSTICO

### Exploraciones complementarias

**1. Pruebas de laboratorio**

1) ayudan en la detección y determinación del grado de la severidad de las deficiencias y en la evaluación del grado de actividad de la enfermedad: anemia, leucocitosis, trombocitosis, aumento de la VHS, proteína C-reactiva elevada, hipoproteinemia con hipoalbuminemia, hipopotasemia

2) determinación de anticuerpos anti Saccharomyces cerevisiae (ASCA) que ayuda a diferenciar de la colitis ulcerosa, sobre todo junto con pANCA →cap. 4.19, tabla 19-1

3) calprotectina y lactoferrina en heces: útiles en el diagnóstico de enteritis activa.

**2. Pruebas de imagen: pruebas radiológicas con contraste** (tienen cada vez menos importancia en el diagnóstico de la enfermedad de Crohn); la exploración del tránsito intestinal (idealmente con contraste o enteroclisis) y un enema opaco típicamente detectan lesiones segmentarias del intestino delgado o grueso (estenosis únicas o múltiples, características ulceraciones profundas con aspecto de "espinas de rosal" o "botón de camisa"), fístulas. **Ecografía, TC y RMN** para la detección de abscesos y fístulas. **Entero-TC** y **entero-RMN**: visualización de la pared intestinal, valoración de su grosor y del diámetro de la luz. La sensibilidad de la TC y de la RMN en el diagnóstico de la enfermedad de Crohn es de ~80 %.

**3. Endoscopia:** la ileocolonoscopia (colonoscopia con valoración del íleon terminal) con toma de muestras del íleon y de segmentos del intestino grueso es la prueba principal en el diagnóstico de la enfermedad de Crohn. Permite valorar el tipo y extensión de las lesiones inflamatorias. Los hallazgos más precoces son pequeñas ulceraciones aftosas de la mucosa y, más tarde, compromiso irregular y úlceras profundas de diferente morfología. Son típicas las úlceras lineales transversales y longitudinales con el característico patrón en "empedrado". **Rectoscopia**: estenosis irregular de la luz rectal, afectación parcelar de la mucosa con áreas sanas, ulceraciones. En ~50 % de los casos de afectación colónica la mucosa rectal tiene un aspecto normal, pero el examen histológico puede evidenciar granulomas o reacción granulomatosa en la capa submucosa. **Cápsula endoscópica** en caso de sospecha de lesiones inflamatorias en el intestino delgado no estenosantes, inaccesible para pruebas endoscópicas y radiológicas. La enteroscopia y la enteroclisis por TC o RMN son exploraciones complementarias a considerar en el estudio de lesiones de intestino delgado. **Enteroscopia**: en casos seleccionados permite la toma de muestras del intestino delgado, la dilatación de estenosis, extracción de dispositivos de capsuloendoscopia en caso de impactación, así como la detención de hemorragias.

**4. Examen histológico:** no hay lesiones histológicas patognomónicas. En un 60 % de los casos se observan granulomas no caseificantes de células epiteliales, células gigantes multinucleares tipo Langhans y linfocitos.

**5. Estudios microbiológicos:** en pacientes con una enfermedad de Crohn activa de reciente diagnóstico (o con una exacerbación) realizar estudios microbiológicos de heces (incluidos los dirigidos hacia la infección de *C. difficile*).

### Criterios diagnósticos

El diagnóstico se basa en la confirmación endoscópica, radiológica e histológica de las lesiones inflamatorias segmentarias que afectan a todo el grosor de la pared intestinal, y a menudo presentan signos de inflamación granulomatosa.

No existen criterios diagnósticos precisos para diferenciar la enfermedad de Crohn de la colitis ulcerosa. En un 10 % de los casos se diagnostica colitis indeterminada.

**Diagnóstico diferencial**

**1. Enfermedad de Crohn del íleon:**

1) tuberculosis intestinal: difícil de distinguir por histología (inflamación granulomatosa) y localización en la zona ileocecal similares; son decisivas las pruebas microbiológicas y la confirmación de la necrosis caseosa

2) ileítis aguda: inicio repentino con síntomas que sugieren apendicitis, puede ser diagnosticada generalmente durante la laparotomía; su causa pueden ser parásitos o bacilos del género *Yersinia*.

**2. Enfermedad de Crohn del colon:**

1) colitis ulcerosa →cap. 4.19, tabla 19-1

2) colitis isquémica: edad avanzada, enfermedad iniciada con hemorragia intestinal, desarrollo rápido, localización típica de lesiones: en la flexura esplénica

3) cáncer de colon: puede parecerse a la enfermedad de Crohn si causa estenosis intestinal de un segmento largo; los enfermos son principalmente de edad avanzada, sin sintomatología inflamatoria local ni sistémica y sin alteraciones de la mucosa en la zona de la estenosis, típicas de la enfermedad de Crohn

4) síndrome del intestino irritable.

### → TRATAMIENTO

**Recomendaciones generales**

**1. Abandonar el hábito tabáquico:** gran importancia en la prevención de la recaída en enfermos fumadores.

**2. Evitar otros factores que puedan causar la reagudización:** infecciones, AINE, estrés.

**3. Corregir las deficiencias:** hidratar, corregir el desequilibrio electrolítico, la hipoalbuminemia y la anemia; en la afectación del íleon o tras la resección ileal corregir la deficiencia de vitamina $B_{12}$.

**Tratamiento nutricional**

Se aplica como tratamiento de soporte en la fase activa de la enfermedad. En adultos, el tratamiento nutricional empleando dieta elemental y polimérica es menos eficaz que la terapia con glucocorticoides para la inducción de la remisión, pudiendo administrarse con este fin solamente en pacientes que de forma excepcional no consienten el tratamiento farmacológico. No se recomienda en casos de corticodependencia. La nutrición parenteral complementaria o total es especialmente importante en algunos pacientes con enfermedad de Crohn en presencia de fístulas, con síndrome de intestino corto y para el tratamiento de la desnutrición.

**Tratamiento farmacológico específico**

**1. Antiinflamatorios**

1) **Glucocorticoides: prednisona o** VO 40-60 mg/d; en la enfermedad de localización ileocecal **budesonida** VO 9 mg/d. En la enfermedad severa (con elevada actividad) iv. **hidrocortisona** 300 mg/d o **metilprednisolona** 60 mg/d. Después de la estabilización del episodio agudo ir disminuyendo progresivamente la dosis de glucocorticoides durante 2-3 meses, hasta la suspensión completa (no siempre es posible).

2) Aminosalicilatos: **sulfasalazina** VO 4 g/d, **mesalazina** >2 g/d (fármacos →cap. 4.19). Uso restringido a las crisis leves y moderadas con afectación del colon. Eficacia dudosa para la inducción de la remisión. No eficaz para el mantenimiento de la remisión.

**2. Fármacos inmunosupresores:** se aplican en caso de ineficacia o de intolerancia a glucocorticoides y en el tratamiento de mantenimiento de la remisión
(preparados →cap. 4.19)

1) **azatioprina** 1,5-2,5 mg/kg/d, **mercaptopurina** 0,75-1,5 mg/kg/d

2) **metotrexato** 25 mg/semana IM; en el mantenimiento 15 mg/semana IM.

**3. Fármacos biológicos. Infliximab:** tratamiento de inducción → 5 mg/kg en infusión
continua iv. durante 2 h 3× según el esquema 0, 2 y 6 semanas; tratamiento
de mantenimiento → infusión en igual dosis cada 8 semanas. **Adalimumab**
inducción: 160 mg a la semana 0 y 80 mg a las 2 semanas VSc y mantenimiento:
40 mg cada 2 semanas. **Certolizumab:** VSc 400 mg en las semanas 0, 2 y 4
y luego cada 4 semanas. **Vedolizumab:** 300 mg en infusión iv. en ~30 min en
la semana 0, 2.ª y 6.ª, y a continuación cada 8 semanas.

**4. Antibióticos:** en caso de las lesiones perianales → metronidazol, ciprofloxacino;
en la enfermedad de Crohn de actividad moderada eventualmente rifaximina.

**Tratamiento sintomático**

**1. Analgésicos:** dolor constante → metamizol u opioides que no afectan significativamente al peristaltismo, p. ej. tramadol; dolor cólico → fármacos
anticolinérgicos.

**2. Antidiarreicos:** difenoxilato con atropina 2,5-5 mg (1-2 comprimidos) 2-3 × d
o loperamida 2-6 mg en caso de necesidad; en la diarrea tras resección del
íleon, causada por malabsorción de los ácidos biliares → colestiramina 4 g
(1 cucharadita) con la comida.

**Tratamiento en función de la localización y actividad de la enfermedad**

### Actividad de la enfermedad.

El **Índice de Actividad de la Enfermedad de Crohn** (CDAI) por sus siglas
en inglés (Crohn's Disease Activity Index) se ha adoptado ampliamente en
estudios clínicos para evaluar la actividad de esta enfermedad. Incluye ocho
componentes clínicos, algunos de los cuales involucran síntomas y signos
relacionados con la enfermedad que se registran diariamente durante 7 días.
La puntuación de los componentes se suma después de un ajuste de algunos de
ellos por un factor de ponderación. El resultado indica la presencia de remisión,
de enfermedad activa, y si la actividad es moderada a severa o severa. Una
reducción en la puntuación indica respuesta al tratamiento.

1) **Leve:** el paciente puede deambular, ingerir alimentos y líquidos, con pérdida
de <10 % de peso, sin obstrucción del tracto digestivo, fiebre, deshidratación,
defensa muscular ni sensibilidad abdominal, concentración de proteína
C-reactiva generalmente por encima del límite superior.

2) **Moderada:** p. ej. vómitos ocasionales o pérdida de peso >10 %; el tratamiento
de la forma leve de la enfermedad es ineficaz o en el examen del abdomen se
determina una dolorosa defensa; sin una evidente obstrucción; concentración
de proteína C-reactiva por encima del límite superior.

3) **Grave:** p. ej. caquexia (IMC <18 kg/m$^2$), obstrucción o absceso; los síntomas
se mantienen a pesar de un tratamiento intensivo; concentración de proteína
C-reactiva aumentada.

### Enfermedad limitada a la zona ileocecal

**1. Enfermedad de actividad baja:** utilizar **budesonida** 9 mg/d; la mesalazina
no es eficaz.

**2. Enfermedad de actividad leve a moderada:** utilizar **budesonida** 9 mg/d o
**prednisona/prednisolona** 1 mg/kg (>90 % de remisiones después de 7 semanas de tratamiento, pero presenta más efectos adversos comparando con
budesonida). En enfermos corticorresistentes, corticodependientes o con intolerancia a los corticoides se puede considerar el uso de un fármaco biológico
y/o inmunosupresor.

**3. Enfermedad de actividad grave:** utilizar glucocorticoides, inicialmente **metil-prednisolona** iv.; en caso de recaída un **fármaco biológico** en monoterapia o asociado con azatioprina o mercaptopurina. En caso de fracaso terapéutico → considerar tratamiento quirúrgico.

### Enfermedad colónica

**1. Glucocorticoides** sistémicos (no se recomienda la sulfasalazina).

**2. Episodio recurrente de actividad moderada o elevada** → utilizar un **fármaco biológico**.

**3.** Antes de iniciar el tratamiento con vedolizumab considerar la posibilidad de tratamiento quirúrgico.

### Enfermedad extensa del intestino delgado (>100 cm)

Si la actividad de la enfermedad es moderada o grave → **prednisona/prednisolona** VO 1 mg/kg, metilprednisolona 60 mg/d o hidrocortisona 300 mg/d iv. junto con **azatioprina** o **mercaptopurina.** En caso de falta de respuesta, tratamiento con anti-TNF (solo o con azatioprina o mercaptopurina). Aplicar **tratamiento nutricional.**

### Enfermedad del esófago, estómago y duodeno

Utilizar **IBP**, combinados con **prednisona/prednisolona.** Si no resulta eficaz → considerar el **tratamiento biológico.**

### Enfermedad con fístulas

**1. Fístulas perianales simples:** si son asintomáticas → no intervenir; si causan molestias → fistulectomia sin realizar la incisión o realización de una incisión sobre la fístula (fistulotomía), además metronidazol 750-1500 mg/d o ciprofloxacino 1000 mg/d.

**2. Fístulas perianales complejas:** tratamiento de elección → infliximab o tiopurinas en monoterapia o en combinación con un antibiótico junto con el tratamiento quirúrgico; en caso del absceso perianal → drenaje.

**3. Fístulas enterovaginales:** al ser muy distales y asintomáticas pueden no requerir tratamiento quirúrgico. Las fístulas sintomáticas por lo general requieren cirugía. **Fístulas rectovaginales** sintomáticas y resistentes al tratamiento conservador → tratamiento quirúrgico. **Fístulas con origen en el intestino delgado o colon sigmoide** → resección del segmento del intestino afectado por las lesiones.

**4. Fístulas ileovesicales** → tratamiento quirúrgico. En pacientes de alto riesgo (después de numerosas intervenciones o con intestino corto), lo primero es el tratamiento conservador (antibióticos, fármacos inmunosupresores y biológicos).

**5. Fístulas enterocutáneas:** en fístulas que aparecen después de una intervención quirúrgica → inicialmente tratamiento conservador (p. ej. terapia nutricional) y cirugía después de restaurar el estado nutricional normal. En fístulas primarias → tratamiento quirúrgico (resección del segmento del intestino) o conservador.

### Tratamiento de mantenimiento de la remisión

**1.** No se recomiendan los derivados del 5-ASA ni glucocorticoides como terapia de mantenimiento.

**2.** Si la remisión se debe al uso de glucocorticoides, aplicar el tratamiento de mantenimiento con azatioprina, mercaptopurina o metotrexato.

**3.** En caso de enfermedad extensa utilizar azatioprina y considerar fármacos biológicos.

**4.** En pacientes corticodependientes utilizar azatioprina, mercaptopurina o metotrexato en monoterapia o en asociación con infliximab o adalimumab.

**5.** En caso de recurrencia durante el tratamiento de mantenimiento con azatioprina o mercaptopurina, en primer lugar asegurarse de un correcto cumplimiento del tratamiento y luego considerar su cambio por metotrexato o un fármaco biológico.

**6.** Si la remisión se ha logrado gracias a infliximab o adalimumab, considerar el uso de estos fármacos en terapia de mantenimiento. Se puede considerar también el uso de azatioprina en monoterapia, si el paciente no ha sido tratado con ella anteriormente.

**7.** La suspensión de azatioprina se puede considerar después de 4 años de remisión completa. El tratamiento con análogos de las purinas puede aumentar el riesgo de linfoma, cáncer de piel y displasia cervical. No se dispone de datos suficientes para establecer la duración del tratamiento de mantenimiento con metotrexato o fármacos biológicos.

**8.** Dependiendo de la frecuencia, el alcance y la gravedad de las recaídas, así como de los efectos secundarios y la intensidad del tratamiento de mantenimiento, se debe considerar el tratamiento quirúrgico.

**9.** Después de la resección del intestino delgado aplicar tratamiento de prevención de recaídas: la azatioprina, la mercaptopurina y los anti-TNF son las más eficaces.

**10.** En el tratamiento de mantenimiento en caso de fístulas perianales utilizar durante ≥1 año azatioprina o mercaptopurina o un fármaco biológico.

**Tratamiento quirúrgico**

**1.** Indicaciones:

1) **urgentes (intervención inmediata)**: obstrucción intestinal completa a causa de estenosis del intestino delgado, hemorragia masiva, perforación con peritonitis generalizada

2) **urgentes**: falta de mejoría significativa en 7-10 días de un tratamiento conservador intensivo, en caso de episodio grave de la enfermedad con afectación extensa del colon

3) **electivas** (las más frecuentes): fístulas internas y externas, complicaciones infecciosas intraabdominales, extensas lesiones perianales, sospecha o confirmación de cáncer, discapacidad crónica relacionada con la persistencia de síntomas molestos a pesar de un correcto tratamiento conservador, retraso del crecimiento en niños.

**2.** Tipos de intervenciones quirúrgicas:

1) enfermedad localizada en el intestino delgado → resección limitada o dilatación intraoperatoria de los segmentos estenosados (estricturoplastia, estenoplastia)

2) enfermedad del colon izquierdo o derecho → hemicolectomía

3) lesiones más extensas en el colon → colectomía con anastomosis ileorrectal o proctocolectomía con ileostomía definitiva.

→**COMPLICACIONES**

**Complicaciones locales**

Fístulas externas (perianales, enterocutáneas) e internas (entre asas del intestino delgado y el ciego, entre asas de delgado entre sí y con el sigma, la vejiga urinaria y la vagina), abscesos entre asas e importante estenosis de la luz intestinal con síntomas de obstrucción incompleta; en escasas ocasiones se produce obstrucción intestinal aguda, hemorragia masiva, perforación libre con peritonitis difusa. Elevado riesgo del cáncer de colon, pero menor que en la colitis ulcerosa.

**Complicaciones extraintestinales**

Iguales que en la colitis ulcerosa →cap. 4.19. Además, son frecuentes la colelitiasis (30 % de los enfermos con afectación del íleon), dedos hipocráticos (40-60 % de los pacientes con recaídas graves) y nefrolitiasis (10 %).

# 21. Isquemia intestinal

## 21.1. Isquemia intestinal aguda

### ⇢ ETIOPATOGENIA

La isquemia intestinal aguda es consecuencia de la obstrucción súbita de las arterias mesentéricas y/o de una disminución de la perfusión intestinal en un grado que compromete la viabilidad del intestino.

**Causas. Isquemia intestinal aguda con obstrucción arterial**: embolia o trombosis arterial, con mayor frecuencia de la arteria mesentérica superior, en situaciones de fibrilación articular, infarto reciente, o inestabilidad hemodinámica. **Isquemia intestinal aguda sin obstrucción arterial**: vasoconstricción o disminución del flujo arterial en situaciones de *shock,* generalmente cardiogénico; de causa farmacológica tras el consumo de cocaína, ergotamina, vasopresina, o noradrenalina; o tras intervenciones de revascularización intestinal.

### ⇢ CUADRO CLÍNICO E HISTORIA NATURAL

Domina el dolor abdominal de elevada intensidad, generalmente periumbilical, que no suele ceder con opioides. El peristaltismo se mantiene muy activo en las etapas iniciales, pudiendo presentar diarrea con sangre y moco, y vómitos, pero posteriormente desaparece progresivamente, causando íleo. En la exploración física al inicio pueden encontrarse solo signos de afectación leve que pueden evolucionar hasta la peritonitis difusa en caso de perforación intestinal. En muchos enfermos, sobre todo de edad avanzada o en situación de gravedad, los síntomas pueden ser poco pronunciados y no ser típicos. El diagnóstico precoz mejora la supervivencia, si bien la mortalidad alcanza el 90 % en caso de necrosis intestinal.

### ⇢ DIAGNÓSTICO

**Exploraciones complementarias**

**1. Pruebas de imagen.** La **angio-TC** es el método de elección (sensibilidad ~94 %), y puede diferenciar la etiología embólica de la trombótica. **Arteriografía** solamente en casos no concluyentes con la angio-TC, o cuando es posible un tratamiento endovascular. **Radiografía de abdomen**: ayuda a descartar la perforación o la obstrucción intestinal, si bien la detección del gas intra- y extraluminal se produce en etapas tardías. La **ecografía dúplex** es de menor utilidad.

**2. Pruebas de laboratorio:** en general leucocitosis, concentración elevada de lactatos y actividad plasmática de amilasa aumentada (en ~50 % de los enfermos); acidosis láctica (cuando se desarrolla necrosis intestinal).

### ⇢ TRATAMIENTO

**1. Isquemia intestinal aguda sin obstrucción arterial**

1) **tratamiento adecuado de los pacientes en** *shock* →cap. 2.2
2) **isquemia intestinal aguda por vasoconstricción o tratamiento médico ineficaz** → administrar vasodilatador mediante catéter vascular a nivel de la arteria constreñida
3) sin mejoría a pesar del tratamiento conservador → laparotomía con resección del segmento intestinal necrótico.

**2. Isquemia intestinal aguda por obstrucción arterial**

1) El tratamiento endovascular es de elección en la etiología trombótica. En casos de etiología embólica, la eficacia es similar a la revascularización

quirúrgica. También se recurre a trombólisis local; trombectomía transcutánea (aspirativa o farmacomecánica); angioplastia con balón y eventualmente implantación del *stent*. La revascularización puede liberar endotoxinas a la circulación sistémica y generar complicaciones como CID, SDRA, y *shock*. Puede ser necesaria una laparotomía para valorar la viabilidad y eventualmente realizar resección intestinal. Mortalidad periprocedimiento >30 %.

2) Tratamiento quirúrgico: restablecimiento del flujo sanguíneo (embolectomía en caso de embolia, trombectomía o anastomosis de derivación en caso de trombosis de la arteria mesentérica), resección de segmentos intestinales con alteraciones necróticas. Mortalidad perioperatoria ~50 %.

## 21.2. Isquemia intestinal crónica

### ➔ ETIOPATOGENIA

La isquemia intestinal crónica se manifiesta por un conjunto de síntomas debidos a la estenosis de las arterias viscerales con la consiguiente disminución del flujo sanguíneo al intestino delgado. **Causas:** con mayor frecuencia ateroesclerosis de la aorta y de la arteria mesentérica superior, del tronco celíaco y de la arteria mesentérica inferior; menos frecuentemente en el síndrome de Dunbar (compresión del ligamento arcuato sobre el tronco celíaco), displasia arterial fibromuscular, aneurisma o disección aórtica, enfermedad de Buerger.

### ➔ CUADRO CLÍNICO E HISTORIA NATURAL

El típico paciente es fumador con ateroesclerosis clínicamente manifiesta en otros lechos vasculares, generalmente en los miembros inferiores o en el territorio coronario. **Tríada característica**

1) *angina abdominalis*: dolor abdominal, con mayor frecuencia epigástrico, que aparece minutos después de las comidas y dura 1-3 h; el dolor es más intenso después de una comida copiosa rica en grasas

2) emaciación (pérdida de masa corporal en un 80 % de los pacientes causada por el rechazo de los alimentos y por una alteración de la absorción)

3) diarrea persistente.

Además: náuseas, vómitos y sensación de saciedad precoz (en un 30 % de los enfermos sobre todo con estenosis del tronco celíaco). Puede auscultarse un soplo abdominal. La isquemia suele ser transitoria y en un ~15 % de los pacientes se produce necrosis intestinal.

### ➔ DIAGNÓSTICO

**Exploraciones complementarias**

**1. Pruebas de laboratorio:** anomalías inespecíficas como anemia, leucopenia, alteraciones electrolíticas, hipoalbuminemia (a consecuencia de una alimentación deficiente).

**2. Pruebas de imagen: ecografía** dúplex (prueba de elección). Si el resultado no es concluyente → angio-**TC** o angio-**RMN** con contraste, que permiten estimar el grado de obstrucción y definir características anatómicas previamente al procedimiento de revascularización; arteriografía (solamente en el contexto de una intervención endovascular); **TC abdominal y endoscopia** (para excluir otras enfermedades).

### ➔ TRATAMIENTO

**1. Isquemia intestinal crónica sintomática:** revascularización, **tratamiento endovascular percutáneo.** En caso de ineficacia o con extensa oclusión vascular, calcificaciones o problemas técnicos → **endarterectomía** o **derivación**. Se puede considerar la revascularización en pacientes asintomáticos que van a ser sometidos a intervención sobre la aorta o arterial renales por otras indicaciones.

**2. Prevención secundaria:** tratamiento antiplaquetario y control de los factores de riesgo de ateroesclerosis.

## 21.3. Colitis isquémica

### → DEFINICIÓN Y ETIOPATOGENIA

La colitis isquémica es causada por un flujo sanguíneo insuficiente a nivel de la pared intestinal, con mayor frecuencia debido a estenosis arterial ateroesclerótica. Causas menos frecuentes: embolismo, trombosis, cirugía de aneurisma de aorta abdominal y resección abdominoperineal del recto. Los segmentos intestinales particularmente vulnerables a la isquemia son el ángulo esplénico del colon, el colon descendente, la parte superior del recto.

### → CUADRO CLÍNICO E HISTORIA NATURAL

El inicio suele ser subagudo, con sangrado intestinal y cede en semanas aún sin tratamiento. En una parte de los pacientes se producen estenosis cicatriciales tras la resolución de los cambios inflamatorios. En un 10 % el inicio es brusco, con dolor abdominal frecuentemente en la mitad izquierda, hemorragia intestinal, fiebre y leucocitosis. Con rapidez puede llegar a producirse necrosis del colon, perforación y peritonitis difusa.

### → DIAGNÓSTICO

**Exploraciones complementarias**

**1. Radiografía simple de abdomen:** puede observarse dilatación intestinal, neumatosis intestinal (presencia de gas en la pared intestinal); "impresión del pulgar" (edema de la submucosa) en el segmento comprometido.

**2. TC de abdomen:** prueba de elección, cuando los signos indican isquemia intestinal; demuestra edema y engrosamiento de la pared intestinal en el segmento isquémico, permite detectar cambios irreversibles (necrosis de la pared intestinal, perforación) que indican la necesidad de tratamiento quirúrgico.

**3. Colonoscopia con toma de muestras:** realizada con insuflación mínima después de estabilizar al paciente (hasta 48 h desde la aparición de los síntomas). Puede observarse enrojecimiento, edema de la mucosa, erosiones y ulceraciones habitualmente lineales, a lo largo del eje mayor del intestino. Las alteraciones del intestino enfermo están bien delimitadas del intestino sano. En el examen histológico se detectan alteraciones isquémicas.

**Diagnóstico diferencial**

Enteritis infecciosa, enfermedades inflamatorias intestinales inespecíficas, otras causas de hemorragia digestiva baja (→cap. 4.30), otras causas de dolor abdominal (→cap. 1.15).

### → TRATAMIENTO

En la etapa inicial de la enfermedad → tratamiento general de mantenimiento con perfusión de líquidos y administración de antibióticos iv. En los casos más severos que cursan con perforación, necrosis de la pared intestinal o hemorragia → resección del segmento intestinal afectado. Estenosis intestinal → resección segmentaria del colon.

# 22. Colitis microscópicas

Las colitis microscópicas (colitis colágena e inflamación linfocitaria) son enfermedades de etiología desconocida que se caracterizan por la presencia de cambios microscópicos característicos sin cambios macroscópicos, endoscópicos ni radiológicos.

**Síntomas**: diarrea acuosa (deposiciones abundantes que rara vez llevan a la deshidratación), dolor abdominal de tipo cólico, meteorismo, pérdida de peso de unos ~5 kg de promedio. El aspecto del colon en el estudio endoscópico es por lo general normal. En ocasiones se observa edema leve, zonas de congestión y petequias en la mucosa. Durante la colonoscopia es obligatoria la toma de biopsias de determinados segmentos del intestino grueso (2 tomas de cada segmento: colon ascendente, colon transverso y colon descendente/sigmoide). Los resultados de los exámenes de laboratorio de rutina y de los estudios radiológicos del intestino delgado y grueso son normales.

**El diagnóstico** se basa en el cuadro histológico. El hallazgo principal de la colitis colagenosa es el engrosamiento de la capa de colágeno en la base de las células epiteliales, mientras que de la colitis linfocítica es un aumento del recuento de los linfocitos intraepiteliales. En el diagnóstico diferencial hay que tener en cuenta el síndrome del intestino irritable (la característica que lo diferencia es el ritmo de evacuaciones y no solo la diarrea acuosa), intolerancia a la lactosa, uso excesivo de los laxantes, amiloidosis, neoplasias hormonales activas, trastornos de la circulación de los ácidos biliares.

**Tratamiento**: budesonida 9 mg/d VO por 6-8 semanas (fármaco de elección), eventualmente otro glucocorticoide VO (p. ej. prednisona o prednisolona →cap. 4.19), mesalazina, subsalicilato de bismuto, colestiramina, y medicamentos antidiarreicos (loperamida).

# 23. Apendicitis aguda

## → ETIOPATOGENIA

La apendicitis aguda es una de las causas más frecuentes de abdomen agudo. Habitualmente se origina por la obstrucción de la luz del apéndice debido a un fecalito o apendicolito formado dentro del mismo, lo que conlleva el aumento secundario de la secreción a su luz y el cese de la resorción. Esto condiciona un aumento de la presión intraapendicular, la detención segmentaria del flujo sanguíneo en la pared intestinal, en primer lugar en la mucosa y por último en todo el espesor de la pared. Las bacterias (generalmente anaerobias) que se multiplican en la luz apendicular migran hacia la cavidad peritoneal por la pared lesionada del apéndice. La enfermedad no tratada con frecuencia conduce a una perforación de la pared apendicular y a una peritonitis generalizada. Con menor frecuencia suele formarse un absceso local o un infiltrado inflamatorio periapendicular (plastrón), que puede absorberse si con el tiempo se desbloquea espontáneamente el drenaje del apéndice.

## → CUADRO CLÍNICO

**1. Síntomas.**

1) Dolor abdominal, que habitualmente es el primer síntoma. Inicialmente es difícil de localizar, suele ser difuso en la región periumbilical; con la evolución de la peritonitis, incluso hasta más de diez horas, suele localizarse con mayor frecuencia (>80 %) en la fosa ilíaca derecha. En el embarazo avanzado

puede presentarse en el cuadrante superior derecho, y con la ubicación retroperitoneal del apéndice también en otras localizaciones.

2) Pérdida del apetito, náuseas y vómitos.

**2. Signos:** defensa muscular local (al presionar con los dedos o a la percusión), dolor local al intentar toser, signo de Blumberg (dolor al quitar la mano bruscamente tras comprimir suavemente las capas abdominales), aumento de la frecuencia cardíaca, incremento de la temperatura corporal o fiebre. El dolor al toser y el signo de Blumberg demuestran el compromiso inflamatorio del peritoneo. En el examen de tacto rectal no se aprecian anomalías específicas, pero no se debe obviar, ya que puede revelar otras causas de dolor.

## DIAGNÓSTICO

El diagnóstico y las indicaciones para la intervención quirúrgica tienen que establecerse lo antes posible, en caso de síntomas limitados localmente hasta 12-24 h desde su aparición. En casos dudosos observar durante unas horas. Si la intervención no se realiza en 12-24 h o aparecen síntomas de peritonitis generalizada (íleo paralítico →cap. 4.29.1), la operación es urgente.

**Exploraciones complementarias**

**1. Análisis de sangre:** en un 80-85 % de los casos se observa leucocitosis con neutrofilia. Existe un aumento de la concentración de la proteína C-reactiva después de 6-12 h. Así, si los síntomas duran >24 h y la concentración de la proteína C-reactiva es normal, se descarta el diagnóstico de una inflamación aguda.

**2. Análisis de orina:** puede orientar a alguna otra causa de los síntomas, aunque la hematuria microscópica puede asociarse a la apendicitis, si el apéndice linda con el uréter o la vejiga.

**3. Pruebas de imagen:** la **ecografía** mediante el método de la presión gradual orienta el diagnóstico con una alta probabilidad, cuando se aprecia una lesión de >6 mm de diámetro, que no deja presionarse, sin peristalsis y rodeada de una capa líquida (el apéndice sano no suele ser visible en la ecografía). Solamente el resultado positivo tiene un valor diagnóstico. Es el estudio de elección en embarazadas y niños. La **TC** en ocasiones es útil en pacientes con síntomas atípicos, aunque su realización no debería retrasar la decisión sobre el tratamiento.

## TRATAMIENTO

**1.** El método básico es la **extirpación del apéndice vermicular mediante una cirugía** laparoscópica o abierta. La prohibición de la administración de fármacos analgésicos antes de la cirugía no tiene razón de ser, ya que los signos clínicos no cesan con su uso. Con el fin de disminuir el riesgo de supuración de la herida y de una sepsis, antes de la cirugía se administra iv. un **antibiótico** de amplio espectro, combinado con un fármaco activo frente a bacterias anaerobias, p. ej. ceftriaxona 1-2 g/24 h (en niños 50-75 mg/kg/d en 2 dosis) y metronidazol 7,5 mg/kg (en niños 15-30 mg/kg/d, máx. 2 g/d). Si no hay perforación, los antibióticos se administran solo 24 h tras la cirugía, en caso contrario durante 5 días.

**2.** El **absceso periapendicular** debe ser drenado.

**3.** El **infiltrado inflamatorio periapendicular o plastrón apendicular** es tratado en el hospital con antibióticos iv. hasta la desaparición de los síntomas generales y la disminución evidente de la resistencia sobre la fosa ilíaca. Tras este período se continúa con antibioticoterapia oral en casa y habitualmente, tras 8 semanas, se realiza la apendicectomía planificada.

**4.** Los síntomas de apendicitis aguda pueden desaparecer bajo la influencia de un tratamiento intensivo con antibióticos, pero en ~40 % de los enfermos las molestias vuelven rápidamente. Por esta razón el tratamiento conservador se emplea exclusivamente en situaciones en las que no es posible realizar una cirugía inmediatamente.

# 24. Pólipos del intestino grueso

Pólipo es una elevación de la mucosa intestinal que sobresale de su superficie hacia la luz del intestino. El **pólipo preneoplásico o neoplásico** es un desarrollo del epitelio intestinal con características displásicas. En cambio, el **pseudopólipo** inflamatorio se forma a consecuencia de la destrucción de la mucosa con conservación de un fragmento (isla), el cual sobresale hacia la luz. **Las alteraciones de la mucosa** que pueden manifestarse como lesión polipoidea (en realidad siendo subepiteliales) son: pólipo benigno linfoideo, angioma, lipoma, leiomiosarcoma, linfoma, tumor neuroendocrino, fibroma, endometriosis. Algunos pólipos/síndromes de poliposis están condicionados genéticamente. Basándose en la forma, los pólipos se clasifican en pediculados, sésiles y planos elevados o no.

## 24.1. Pólipos adenomatosos

### ➡ DEFINICIÓN Y ETIOPATOGENIA

Son los pólipos más frecuentes en adultos y se caracterizan por la presencia de displasia del epitelio glandular de bajo o alto grado. Si las células displásicas sobrepasan la lámina muscular de la mucosa e infiltran el tejido submucoso, se trata de un carcinoma invasivo, es decir, de un cáncer sobre pólipo, con la posibilidad de generar metástasis ganglionares.

### ➡ CUADRO CLÍNICO E HISTORIA NATURAL

Las indicaciones más frecuentes para realizar colonoscopia y descartar el cáncer de colon son la hemorragia digestiva baja, con menor frecuencia anemia leve, tenesmo o presencia de moco en las heces, dependiendo de la localización de la lesión en colon proximal o distal. Muchos pólipos, sobre todo los de diámetro <1 cm, son asintomáticos. El riesgo de malignización del pólipo depende del tamaño (cuanto mayor es el diámetro, mayor es el riesgo), forma (mayor riesgo en pólipos sésiles que en los pediculados), estructura histológica (mayor riesgo en caso del pólipo velloso y menor en el tubular).

### ➡ DIAGNÓSTICO

El diagnóstico se realiza mediante **colonoscopia** (sensibilidad >90 % para la detección de pólipos ≥5 mm, la cual aumenta mediante cromoendoscopia) siempre y cuando la preparación intestinal haya sido óptima; o mediante colonografía por TC (sensibilidad de un 90 % para lesiones >1 cm). Actualmente no se realiza el enema opaco con doble contraste. El estudio histológico de la lesión extirpada en su totalidad posibilita determinar si el pólipo es neoplásico o no neoplásico, así como el tipo de adenoma y el grado de displasia.

### ➡ TRATAMIENTO

**1.** La detección de un pólipo en el intestino grueso es indicación de extirpación y estudio histológico.

**2.** Generalmente se realiza polipectomía endoscópica. Los pólipos ≤5 mm y los pólipos sésiles de diámetro 6-9 mm tienen que extraerse con asa diatérmica sin electrocoagulación (en frío). No se recomienda la pinza de biopsia. Los pólipos sésiles de 10-19 mm de diámetro y los pediculados de >5 mm de diámetro deberían extirparse con asa mediante electrocoagulación (en caliente). Se recomienda marcar el lugar de extirpación del pólipo mediante tatuaje en aquellos casos de pólipos de gran tamaño o con riesgo de malignidad.

**3.** En caso de detectar en un adenoma un foco de carcinoma limitado a la submucosa, es posible no realizar procedimientos adicionales, siempre que el pólipo haya

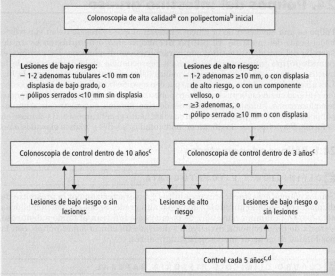

Colonoscopia de alta calidad[a] con polipectomía[b] inicial

**Lesiones de bajo riesgo:**
- 1-2 adenomas tubulares <10 mm con displasia de bajo grado, o
- pólipos serrados <10 mm sin displasia

**Lesiones de alto riesgo:**
- 1-2 adenomas ≥10 mm, o con displasia de alto riesgo, o con un componente velloso, o
- ≥3 adenomas, o
- pólipo serrado ≥10 mm o con displasia

Colonoscopia de control dentro de 10 años[c]

Colonoscopia de control dentro de 3 años[c]

Lesiones de bajo riesgo o sin lesiones

Lesiones de alto riesgo

Lesiones de bajo riesgo o sin lesiones

Control cada 5 años[c,d]

[a] Colonoscopia completa con una valoración detallada de la mucosa del intestino grueso, con una extirpación total y una valoración histológica de las lesiones neoplásicas.

[b] En caso de eliminar los adenomas >10 mm en fragmentos, en 6 meses hay que realizar una colonoscopia de control, y solo sobre esta base valorar el riesgo.

[c] Terminar el control a la edad de 80 años, o antes, dependiendo de la esperanza de vida.

[d] o con menor frecuencia, si en 2 pruebas consecutivas no se han detectado cambios de alto riesgo.

**Fig. 24-1.** Control endoscópico tras la polipectomía según las guías de la ESGE 2013 (no aplicable en enfermos diagnosticados de cáncer)

sido extirpado en su totalidad, los márgenes libres de infiltración sean ≥1 mm, se trate de un carcinoma de alto grado de diferenciación y no se infiltren vasos linfáticos o sanguíneos. Si no se satisfacen todas estas condiciones → resección del segmento correspondiente del intestino grueso con linfadenectomía regional, con laparoscopia, de ahí la importancia de tatuar la zona.

### → SUPERVISIÓN TRAS LA POLIPECTOMÍA

Según las guías de la ESGE después de la primera colonoscopia con polipectomía, los pacientes son asignados a grupos de bajo y alto riesgo, dependiendo de la presencia de los factores de riesgo de cáncer. Algoritmo de observación →fig. 24-1

## 24.2. Pólipos serrados

El nombre proviene de la imagen microscópica de las criptas glandulares, que se parecen a las dientes de sierra. Clasificación según la OMS

1) pólipo hiperplásico: el más frecuente; en general de <5 mm de diámetro, localizado en el recto y colon sigmoide; no son lesiones precancerosas
2) adenoma sésil/pólipo serrado: en general lesión plana o mínimamente elevada, con frecuencia cubierta por un moco amarillo difícil de eliminar; suelen localizarse en la parte derecha del intestino grueso; son lesiones precancerosas que deben extirparse por completo con asa diatérmica

3) adenoma serrado tradicional: lesión precancerosa poco frecuente; suelen ser pólipos sésiles situados en la parte izquierda (aunque también se encuentran en colon proximal); requieren una extirpación completa.

Los pólipos serrados pueden presentarse aislados, pueden ser múltiples o formar un síndrome de poliposis serrada.

## 24.3. Síndrome de poliposis familiar

En los síndromes de poliposis intestinal el número de pólipos en el intestino grueso es >100. La forma más importante es la **poliposis adenomatosa familiar** (PAF), en la que los pólipos se presentan también en el estómago y duodeno. En la PAF desde los 10-12 años se requiere una colonoscopia anual de control y, debido al riesgo de cáncer gastroduodenal, se requiere también endoscopia digestiva alta cada 1-2 años. Variantes: síndrome de Gardner (PAF y osteomas, cambios en la retina y neoplasias de tejidos blandos) y síndrome de Turcot (PAF y neoplasias del SNC). Estos síndromes están condicionados por mutaciones del gen *APC* (en un 90 % de los casos) o *MUTYH*.

**Tratamiento**: colectomía profiláctica o proctocolectomía con realización de bolsa del íleon (*pouch*) y anastomosis anal en la 2.ª o 3.ª década de la vida, ya que el riesgo de degeneración carcinomatosa entorno a los 35 años es del 100 %. La preservación del recto requiere controles rectoscópicos cada 3-6 meses.

## 24.4. Pólipos no neoplásicos y síndromes de poliposis

Los pólipos únicos no neoplásicos no sufren cambios malignos, pero en los síndromes de poliposis condicionados genéticamente, como el síndrome de Peutz-Jeghers y el síndrome de poliposis juvenil, el riesgo de cambios malignos es posible, por lo que se precisan exámenes endoscópicos de control periódicos.

**1. Pólipos juveniles:** hamartomas. Es el tipo de pólipo más frecuente, además de ser la causa más frecuente de sangrados intestinales en niños y adolescentes. Normalmente se presentan de forma puntual en el recto y colon sigmoide, pero pueden aparecer de forma múltiple (poliposis juvenil).

**2. Pólipos de Peutz-Jeghers:** hamartomas, pueden presentarse en cualquier segmento del tracto digestivo, con mayor frecuencia en el intestino delgado. Se manifiestan generalmente en adultos jóvenes con sangrado rectal, anemia e intususcepción del intestino delgado. El síndrome de Peutz-Jeghers se hereda como carácter dominante. Causa decoloración de la piel de labios y de la mucosa.

**3. Pólipos asociados al síndrome de Cowden:** suelen ser pólipos hamartomatosos e inflamatorios, pero se han observado casos de adenomas, lipomas, leiomiomas y pólipos hiperplásicos. El síndrome de Cowden se caracteriza por la aparición de numerosos hamartomas y/o cambios neoplásicos en varios órganos, incluida la piel, mucosas, mama, tiroides, endometrio y cerebro. Es causado por la mutación germinal del gen *PTEN* y se hereda de forma autosómica dominante.

**4. Pólipos inflamatorios** (pseudopólipos): se forman en las enfermedades inflamatorias del intestino grueso, con mayor frecuencia en la colitis ulcerosa.

# 25. Cáncer de intestino grueso

→ **DEFINICIÓN Y ETIOPATOGENIA**

El cáncer de colon se desarrolla sobre adenomas en un 90 % de los casos. En un 85 % de los casos el tipo histológico es adenocarcinoma. Se consideran estados precancerosos: los adenomas, el síndrome de poliposis familiar y las enfermedades inflamatorias intestinales. Es raro antes de los 40 años de edad, a excepción de los síndromes de poliposis genéticamente condicionados (0,5-2 % de todos los casos de cáncer de intestino grueso) en los que se presenta más precozmente →más arriba. Hasta un 5 % de todos los casos de cáncer del intestino grueso está representado por el síndrome de Lynch →más adelante.

## CUADRO CLÍNICO

Cáncer de la mitad derecha del colon → hemorragia digestiva oculta manifestada como anemia progresiva y/o dolor abdominal. Cáncer de recto y de la mitad izquierda del colon → hemorragia digestiva baja y alteraciones del hábito intestinal (diarrea o estreñimiento). Cáncer de recto → con frecuencia tumoración palpable durante el tacto rectal. La hemorragia o la perforación se presentan con poca frecuencia. Los síntomas de obstrucción pueden ser la primera manifestación de la enfermedad.

## DIAGNÓSTICO

**Exploraciones complementarias**

**1. Pruebas de laboratorio:**

1) anemia microcítica hipocrómica, frecuente en el carcinoma de ciego y colon ascendente

2) resultado positivo de la prueba de sangre oculta en heces

3) el aumento de la concentración del antígeno carcinoembrionario (CEA) no tiene importancia en la detección de la neoplasia, pero se utiliza en el control después del tratamiento operatorio.

**2. Colonoscopia:** es el estudio más importante para la detección del tumor, la toma de biopsias y la exploración de la totalidad del intestino para identificar lesiones sincrónicas (en un 1-3 % de los casos se identifican focos de neoplasia en otros segmentos intestinales).

**3. Pruebas de imagen. Ecografía abdominal y TC:** detección de metástasis hepáticas y ganglionares. **Ecoendoscopia y RMN:** evaluación de la extensión local en el cáncer del recto. **PET:** detección de recidivas.

**4. Estudio histológico:** en un 85 % de los casos se trata de adenocarcinomas de diverso grado de diferenciación. El ~20 % son cánceres poco diferenciados o indiferenciados de peor pronóstico.

**Tamizaje**

**1. Objetivo:** detección del cáncer en un estadio temprano y detección y eliminación de pólipos adenomatosos (→cap. 4.24.1), considerados estados precancerosos.

**2. Métodos:** alternativamente

1) colonoscopia completa, con mayor sensibilidad y especificidad en el diagnóstico de neoplasias del intestino grueso, permite también la eliminación de pólipos/adenomas

2) examen de heces para la detección de sangre oculta (pruebas FOBT o FIT).

**3. Tamizaje en personas con un riesgo común de sufrir la enfermedad (como en la población general):** iniciar a partir de los 50 años en mujeres y hombres

1) FOBT o FIT cada 1 año

2) colonoscopia cada 10 años.

En caso de hallar sangre oculta en heces o pólipos en la sigmoidoscopia → siempre realizar la colonoscopia completa. No se recomienda el tacto rectal como tamizaje por su baja sensibilidad, pero tiene que considerarse como un componente de exploración física de rutina.

**4. En personas con mayor riesgo de desarrollar la enfermedad**

1) después de una polipectomía realizar colonoscopia con una frecuencia que dependerá del número y del tipo de pólipos →cap. 4.24.1

**Tabla 25-1. Evaluación simplificada del estadio clínico del cáncer de colon y recto, y tasa de supervivencia a los 5 años**

| Grado | Clasificación de Dukes[a]/Ast-ler-Coller | Clasificación TNM | Descripción | Superviven-cia a los 5 años |
|-------|-------------------------------------------|-------------------|-------------|------------------------------|
| 0 | – | Tis, N0, M0 | Cáncer limitado a la mucosa | 100 % |
| I | A/A y B1 | T1-T2, N0, M0 | Tumor que no sobrepasa la muscular | 85-100 % |
| II | B/B2 y B3 | T3-T4, N0, M0 | Tumor que sobrepasa la pared intestinal | 50-80 % |
| III | C/C1, C2 y C3 | T1-T4, N1-N2, M0 | Metástasis ganglionares | 30-60 % |
| IV | D | T1-T4, N0-N2, M1 | Metástasis a distancia | <10 % |

[a] Con la modificación de Turnbull.

2) en la poliposis adenomatosa familiar realizar colonoscopia anual desde los 10-12 años; además en pacientes con adenomas gástricos y en el síndrome de Lynch con criterios de Ámsterdam II (→Situaciones especiales) realizar colonoscopia cada 1-2 años.

### Criterios diagnósticos

El diagnóstico se realiza mediante el estudio histológico de las muestras de biopsia tomadas durante la colonoscopia y posteriormente de toda la pieza quirúrgica. Para precisar el tratamiento es indispensable determinar el estadio de la enfermedad →tabla 25-1.

### Diagnóstico diferencial

Enfermedad diverticular del colon, hemorroides, inflamación del intestino grueso infecciosa e inespecífica, otras neoplasias intestinales (linfoma, carcinoide).

### → TRATAMIENTO Y PRONÓSTICO

### Tratamiento preoperatorio

Indicado en pacientes con:
1) cáncer de recto → radioquimioterapia (con el fin de disminuir la masa tumoral y el riesgo de recidiva local)
2) cáncer avanzado, antes de la resección de metástasis hepáticas o pulmonares → tratamiento sistémico.

### Tratamiento quirúrgico

La modalidad principal de tratamiento del cáncer de recto y colon es la resección clásica o laparoscópica del tumor con eliminación de los ganglios linfáticos locales. En caso de tumores no avanzados (cN0), bien diferenciados (G1-2) y pequeños es posible la resección local con métodos endoscópicos. En pacientes seleccionados con cáncer de recto, sobre todo con contraindicaciones médicas para la cirugía, la radioterapia radical (opcionalmente asociada a quimioterapia) puede ser una alternativa. El pronóstico posoperatorio depende del estadio de la enfermedad →tabla 25-1.

El tratamiento quirúrgico puede abarcar también la extirpación de metástasis hepáticas o pulmonares.

**Tratamiento complementario**

**1. Cáncer de colon:** quimioterapia en caso de metástasis ganglionares o presencia de otros factores de riesgo desfavorables (T4, G3 y G4, perforación intraoperatoria del intestino, linfadenectomía incompleta, cirugía de emergencia en caso de obstrucción). Se usa con mayor frecuencia fluorouracilo (5-FU) con folinato de calcio, capecitabina y oxaliplatino en distintos esquemas.

**2. Cáncer de recto:** radioquimioterapia posoperatoria, si no fue realizada antes de la cirugía y en caso de factores pronósticos desfavorables. Suele emplearse 5-FU con folinato de calcio o capecitabina.

**Tratamiento sistémico del cáncer avanzado metastásico**

**1. Cáncer de colon y recto con metástasis a distancia:** quimioterapia en pacientes en buen estado general. Se suele comenzar con esquemas que contienen 5-FU e irinotecán u oxaliplatino, hasta la estabilización de la enfermedad, generalmente en 4-6 meses. Como segunda y siguientes líneas de tratamiento se emplean también: bevacizumab (antagonista de VEGF), cetuximab y panitumumab (antagonistas de EGFR). Los pacientes deben ser revisados en comité oncológico.

**2. Estenosis:** permeabilización paliativa mediante la colocación de una prótesis a nivel de la estenosis; reducción de masa tumoral mediante coagulación con argón; resección paliativa y derivación fecal.

**3. Metástasis hepáticas:** resección o tratamiento local mediante procedimientos percutáneos de termoablación o inyección de alcohol u otras sustancias, o la administración de medicamentos citostáticos a través de la arteria hepática.

---

### ➜ OBSERVACIÓN

Después de una cirugía radical realizar revisiones clínicas cada 3-6 meses durante 5 años con examen físico y laboratorio. Además determinación de CEA cada 3 meses durante 3 años. Se recomienda la realización de TC o ecografía abdominal y radiografía de tórax cada 12 meses. Colonoscopia antes de la cirugía (o 3-6 meses después de la cirugía si no se realizó antes de la intervención), al año de la cirugía y posteriormente a los 3 y 5 años de la cirugía.

---

### ➜ SITUACIONES ESPECIALES

**Síndrome de Lynch.** Cáncer de intestino grueso hereditario no relacionado con poliposis. Corresponde a 1-3 % de los casos de cáncer de intestino grueso. La causa es una mutación de los genes responsables de la reparación de los daños del ADN. La enfermedad es heredada de forma autosómica dominante. El riesgo de desarrollar cáncer a lo largo de la vida es de un 25-70 % en el caso de colon, de un 30-70 % para el endometrio, aparato urinario 8 %, intestino delgado y ovario 4-12 %, estómago y páncreas 4 %. El riesgo es menor para neoplasias de vías biliares, cerebro y piel.

El **diagnóstico** está basado en los criterios de Ámsterdam II modificados:

1) ≥3 parientes con confirmación histológica de cáncer de intestino grueso o de otras neoplasias características del síndrome de Lynch (incluyendo un pariente de primer grado)

2) cáncer que se presenta en ≥2 generaciones consecutivas

3) ≥1 caso de enfermedad antes de los 50 años

4) exclusión del síndrome de poliposis familiar.

**Estudios colonoscópicos de tamizaje** →Diagnóstico. Además, desde los 25 años de edad gastroscopia cada 1-3 años con prueba para detectar la infección por *H. pylori*, y en mujeres ≥30-35 años anualmente determinar el CA 125 en suero, control ginecológico con ultrasonidos y biopsia del endometrio. En mujeres después de los 40 años y sin planes reproductivos se debe considerar la histerectomía con ooforectomía en el marco de prevención del cáncer de endometrio y de ovario.

El **tratamiento** no difiere del indicado en caso del cáncer esporádico.

### ➜ PREVENCIÓN

El AAS ~300 mg/d podría disminuir en un 40-50 % la morbilidad y la mortalidad por cáncer de intestino grueso, pero no se recomienda su uso rutinario debido a un incierto balance de beneficios (prevención de cáncer de intestino grueso) y de riesgos (efectos secundarios gastrointestinales). La estrategia mas eficaz para la prevención del cáncer colorrectal es realizar exámenes descritos para rastreo de pólipos, siendo la videocolonoscopia la más eficaz, y el tamizaje de sangre oculta por FIT la estrategia más factible para estudios poblacionales.

# 26. Síndrome de la úlcera rectal solitaria

Es una enfermedad relativamente rara, que por lo general se presenta en personas jóvenes. La falta de coordinación de los músculos responsables de la defecación, una tensión excesiva de los músculos del suelo pélvico y de los esfínteres del ano (defecación disinérgica) pueden conducir a la hipertrofia de la capa muscular de la mucosa, alteración del aporte sanguíneo y a la aparición de lesiones isquémicas ulcerativas. Las lesiones suelen localizarse en la pared anterior del recto, a unos 3-10 cm de la línea pectínea. A pesar de la denominación, aparece ulceración en tan solo ~40 % de los casos y no necesariamente aislada. Puede presentar diferentes aspectos, desde una mucosa plana enrojecida hasta una lesión elevada polipoide.

**Síntomas**: sangrado anal, presencia de moco en las heces, dolor en la región perianal o hipogástrica, alteraciones de la defecación, sensación de evacuación incompleta, estreñimiento prolongado y prolapso de la mucosa rectal.

**Diagnóstico**: la endoscopia permite detectar la lesión y tomar muestras (incluso de la mucosa sana con el fin de descartar una enfermedad inflamatoria). En el estudio anatomopatológico se aprecia fibrosis de la lámina propia de la mucosa rectal, hipertrofia de las fibras de la capa muscular con infiltración característica hacia las criptas, lo que ocasiona la alteración de su estructura. Los estudios complementarios previos al tratamiento quirúrgico comprenden la defecografía, la manometría anorrectal y la electromiografía. Diagnóstico diferencial: inflamaciones inespecíficas del intestino grueso, colitis isquémica, cáncer de colon.

### Tratamiento

1) regulación del ritmo defecatorio con dieta rica en fibra y tratamiento conductual que incorpora el entrenamiento de la defecación utilizando la técnica de biorretroalimentación

2) evitación de la irritación/trauma rectal con la suspensión de las maniobras digitales o la introducción de otros objetos, así como la evaluación de los eventuales factores psicológicos coexistentes

3) tratamiento vía tópica con preparados de sucralfato, consiguiendo —en algunos enfermos— la curación de la ulceración

4) ni el tratamiento antiinflamatorio con enemas de esteroides o los aminosalicilatos, ni tampoco los laxantes han demostrado su eficacia con claridad, mencionándose en estudios pequeños no controlados

5) en caso de prolapso rectal, cuando el tratamiento conservador no produce una mejoría clínica y los síntomas realmente empeoran la calidad de vida de los enfermos, conviene considerar el tratamiento quirúrgico, que va desde

la escisión de la ulceración, pasando por tratamiento del prolapso rectal con o sin rectopexia, hasta la infrecuente resección rectal con colostomía (esta última se ha mencionado en casos de hemorragia rectal persistente en los cuales las otras opciones quirúrgicas hubiesen fallado).

# 27. Enfermedades del ano

Las enfermedades del ano suelen manifestarse con síntomas locales como dolor, edema o hemorragia (→tabla 27-1) y trastornos de la defecación como incontinencia fecal o estreñimiento. La incontinencia fecal puede estar causada por una función alterada (de causa neurológica) o por un daño orgánico del esfínter anal (p. ej. producido durante el parto o por un procedimiento quirúrgico). El estreñimiento puede deberse a una alteración de la función de los músculos del suelo pélvico y del propio ano (disinergia rectoesfinteriana) o bien, a un obstáculo mecánico (infiltración neoplásica, cicatrización). Debe diferenciarse del estreñimiento por el tránsito intestinal lento.

**Pruebas diagnósticas**: exploración visual del perineo, tacto rectal, anoscopia o rectoscopia. En pocos casos se requiere una ecoendoscopia para valorar la estructura y función de los esfínteres, presencia de abscesos perianales y fístulas anales; defecografía (película radiológica realizada tras la aplicación de bario, que permite visualizar la actividad del recto y del ano durante una defecación); o una RMN (permite obtener una imagen de los músculos del ano y del piso pélvico, así como de los tejidos en fosas isquiorrectales).

## 27.1. Abscesos perianales

Los abscesos en la región perianal suelen formarse a consecuencia de una infección que se extiende desde las criptas y glándulas anales (habitualmente bacterias anaerobias o *E. coli*) o desde la piel (principalmente estafilococos). **Clasificación** de los abscesos basada en la localización y en la relación con los músculos esfínteres y el elevador del ano: perianales (~80 %), interesfinterianos, isquiorrectales, supraelevadores.

**Tratamiento quirúrgico**: incisión amplia que garantice el adecuado drenaje del contenido del absceso. La antibioticoterapia no suele ser precisa. En un 20-50 % de los enfermos tras realizar la incisión se desarrollan fístulas.

## 27.2. Fístulas anales

Se definen como comunicaciones anormales entre la luz del recto (generalmente en el nivel de la línea pectínea) y la piel. Se forman a consecuencia de una infección que se extiende desde las criptas y glándulas anales, también como complicación de abscesos perianales.

**La clasificación** se basa en su trayecto en relación con el esfínter exterior del ano: fístula interesfinteriana, la más común de todas, penetra solo el esfínter interior del ano; fístula transesfinteriana, cuyo trayecto atraviesa ambos esfínteres, interno y externo; fístula supraesfinteriana o extraesfinteriana (~5 %; con frecuencia se asocia a la enfermedad de Crohn o una diverticulitis).

**Síntomas**: dolor en la región perianal y supuración permanente o periódica del orificio cutáneo. Con frecuencia un cierre espontáneo del orificio externo conduce a la formación de un absceso perianal.

**Tratamiento quirúrgico**: fistulectomía o fistulotomía y la granulación espontánea. La apertura interna de la fístula debe ser resecada o cerrada. En fístulas transesfinterianas y supraesfinterianas altas: colocación de un drenaje prolongado.

**Tabla 27-1. Síntomas de las enfermedades más comunes del ano**

| Enfermedad | Síntomas | | | |
|---|---|---|---|---|
| | Dolor | Engrosamiento, hinchazón | Sangrado | Drenaje de pus |
| Absceso | ++ | ++ | – | ± |
| Fístula | ± | – | ± | ++ |
| Hemorroides | ± | ± | ++ | – |
| Fisura | ++ | – | ++ | – |
| ++ siempre, + con frecuencia, ± raras veces, – ausente | | | | |

## 27.3. Hemorroides (varices del ano)

Las hemorroides están presentes desde el nacimiento en forma de bultos parecidos a almohadillas, formados por plexos venosos y tejido conectivo situados por encima de la línea pectínea. Cumplen con la función de contribuir a los mecanismos del cierre del conducto anal. **Enfermedad hemorroidal**: agrandamiento y desplazamiento de las hemorroides. Las varices del ano, con frecuencia llamadas hemorroides externas, son el resultado de dilatación de vasos de plexos venosos hemorroidales.

Se consideran 4 **grados de la enfermedad hemorroidal** (clasificación de Parks)

I: hemorroides dilatadas sin prolapso

II: las hemorroides prolapsan durante la defecación, volviendo espontáneamente a su lugar

III: las hemorroides prolapsan durante la defecación y requieren maniobras manuales para su reducción

IV: las hemorroides permanecen prolapsadas, no dejan reducirse manualmente.
El síntoma precoz de la enfermedad hemorroidal es el sangrado de color rojo rutilante; los sangrados de repetición y abundantes pueden provocar anemia. A veces aparece prurito perianal. El dolor suele indicar una complicación de la enfermedad hemorroidal (generalmente una trombosis hemorroidal), o bien, ser una expresión de otras enfermedades del ano.

**Diagnóstico**: inspección de la región perianal y examen digital rectal, anoscopia. Para descartar neoplasia en todos los enfermos con sangrado anal es necesario realizar por lo menos la rectoscopia. En caso de un enfermo >50 años, antecedentes sugestivos de enfermedad tumoral u otros síntomas intestinales → realizar colonoscopia.

**Tratamiento**

1) **prevención del estreñimiento** →cap. 1.19

2) **molestias locales** (prurito, picor, dolor) → preparados orales con derivados de diosmina y de rutina, localmente baños de asiento con agua tibia; supositorios y cremas locales con anestésicos locales (p. ej. lidocaína o benzocaína) e hidrocortisona. No usar durante más de una semana por sus posibles efectos secundarios (dermatitis de contacto, atrofia de la mucosa en caso de hidrocortisona)

3) **hemorroides de grado II y III y las de grado I muy dolorosas** → métodos invasivos: escleroterapia, diatermia bipolar, coagulación infrarroja, ligadura con bandas (menos recurrencias), crioterapia

4) **hemorroides de IV grado** → hemorroidectomía con ingreso hospitalario; la cirugía también está indicada en hemorroides de bajo grado sintomáticas, siempre que no hayan respondido al tratamiento conservador y menos

invasivo (instrumental), así como en caso de coexistir hemorroides internas y externas

5) **trombo hemorroidal** → resección con anestesia local en aquellos pacientes que se presenten dentro de las 72 h de la aparición de los síntomas; si más tarde → observación (sin extirpación de la hemorroide), ya que el dolor relacionado con una trombosis generalmente se alivia espontáneamente después de unos 7-10 días.

## 27.4. Fisura anal

Se define por la aparición de una solución longitudinal de continuidad en el anoderma; se distinguen la fisura crónica (con bordes indurados y cilíndricos) y la fístula aguda. Las causas son desconocidas. Las más típicas son de localización posterior a nivel de la línea media del lado sacro. La fisura anterior es menos frecuente.

**Síntomas y signos**: dolor durante la defecación, sangrado anal, en fisuras posteriores espasmo intenso que dificulta o imposibilita el tacto rectal.

**Tratamiento**

1) **prevención del estreñimiento** →cap. 1.19 y baños de asiento con agua tibia
2) fármacos tópicos con actividad analgésica y antinflamatoria (preparados →cap. 4.27.3), nitroglicerina tópica
3) **ineficacia del tratamiento conservador** → esfinterotomía del esfínter interno; otras modalidades: inyección de la toxina botulínica en el esfínter interno → fisurectomía.

## 27.5. Cáncer de ano

Se distinguen el cáncer del conducto anal y el cáncer del margen anal que se desarrolla en la piel. La infección por el VPH juega un papel importante en la patogenia. El carcinoma escamoso es el más frecuente.

**Síntomas**: sangrado anal y tumoración visible o palpable en el conducto anal, orificio anal o en sus inmediaciones. Con frecuencia el tumor se ulcera y sangra fácilmente; puede producir dolor. La primera manifestación referida por el enfermo puede ser una masa inguinal debida a metástasis linfáticas.

**Diagnóstico**: estudio anatomopatológico de las muestras obtenidas del tumor. El procedimiento diagnóstico abarca el tacto rectal, anoscopia, exploración bidigital de la vagina con valoración del tabique rectovaginal y el cuello uterino (el cáncer de ano puede coexistir con el de cuello uterino), evaluación de ganglios inguinales (con una posible verificación citológica), TC o RMN de la pelvis y otros métodos estándares que sirven para determinar el estadio de la enfermedad (radiografía de tórax, ecografía abdominal). El diagnóstico es con frecuencia tardío por confundirse con una fisura anal, hemorroides u otra enfermedad no neoplásica de la zona. La ineficacia del tratamiento o la progresión de la lesión a pesar del tratamiento requieren una verificación microscópica urgente.

**Tratamiento**

1) Carcinoma escamoso del conducto anal → radioquimioterapia, posible extirpación local en casos de tumores pequeños y no avanzados.
2) Adenocarcinoma del conducto anal → amputación abdominoperineal del recto como tratamiento de elección (la radioterapia puede emplearse de acuerdo con los principios correspondientes al cáncer rectal).
3) Carcinoma escamoso del margen anal → extirpación de los <4 cm de diámetro con margen de seguridad. Si el tumor es de mayor tamaño o la intervención quirúrgica puede implicar la lesión del esfínter → radioquimioterapia.

**Observación y pronóstico**: evaluación del conducto anal y ganglios linfáticos inguinales durante cada visita de seguimiento. Después de la radioquimioterapia el tumor residual suele permanecer palpable durante un tiempo prolongado.

En este caso las visitas de seguimiento deben realizarse cada mes, vigilando atentamente la posible progresión de la enfermedad. La radioquimioterapia es eficaz en ~75 % de los enfermos. La recidiva locorregional requiere una cirugía de rescate (amputación abdominoperineal en caso de recidiva anal o linfadenectomía inguinal en caso de recidiva en los ganglios linfáticos inguinales). Las recidivas a distancia se producen en un 10-20 % de los enfermos y habitualmente constituyen una indicación de tratamiento sistémico.

# 28. Enfermedades infecciosas y parasitarias del tracto digestivo

## 28.1. Diarrea aguda infecciosa

### ➔ DEFINICIÓN Y ETIOPATOGENIA

**Definición y criterios de clasificación de la diarrea** →cap. 1.9.

**1. Factores etiológicos:** virus (norovirus y otros calicivirus; rotavirus, astrovirus, adenovirus); bacterias (*Escherichia coli* enterotoxigénica, *Shigella*, *Campylobacter*, *Aeromonas*, *Vibrio* parahemolítico, *Salmonella*, *C. difficile*, *Yersinia*); parásitos (*Giardia intestinalis*, *Entamoeba histolytica*, *Cystoisospora belli*, *Cryptosporidium parvum*, *Microsporidium*). Otros: enterotoxinas (*Staphylococcus aureus*, *Clostridium perfringens*), marea roja, *keriorrhea* (atún).

**2. Vía de transmisión:** digestiva (manos, fómites, alimentos o agua contaminados). La fuente del contagio suele ser un enfermo o portador.

**3. Factores de riesgo:** contacto con un enfermo o portador; higiene de manos insuficiente; consumo de alimentos y agua de origen incierto (contaminados), huevos crudos, mayonesa, carne poco cocinada o cruda (*Salmonella*), aves de corral o leche y productos lácteos (*Campylobacter, Salmonella*), productos marinos (norovirus); antibioticoterapia (*C. difficile*); estancia en zonas endémicas (cólera) y en países en vías de desarrollo (diarrea del viajero); aclorhidria o lesiones de la mucosa gástrica (p. ej. por ingesta de medicamentos); inmunodeficiencias.

**4. Período de incubación e infectividad:** el período de incubación es de horas o días. El paciente puede eliminar los patógenos en las heces durante un período de tiempo variable, desde unos días hasta varios meses (p. ej. portadores de *Salmonella*).

### ➔ CUADRO CLÍNICO E HISTORIA NATURAL

**1. Tipos patogénicos de diarrea infecciosa:**

I — enterotóxico

II — inflamatorio

III — invasivo.

**2. Síndromes clínicos** (división según la IDSA; a veces pueden superponerse varias formas clínicas)

1) Diarrea aguda acuosa o diarrea aguda sanguinolenta <7 días; los vómitos agudos y/o la diarrea aguda se denominan **gastroenteritis aguda**. Al principio predominan los vómitos, que posteriormente se acompañan de diarrea (habitualmente acuosa, menos frecuentemente inflamatoria); es posible una deshidratación severa (p. ej. en cólera). En la **diarrea sanguinolenta** (p. ej. disentería bacteriana o amebiana) predomina la diarrea con presencia de sangre fresca en las heces y dolor abdominal de tipo cólico.

2) Diarrea prolongada: 7-13 días.

3) Diarrea persistente: 14-29 días.

4) Diarrea crónica: ≥30 días.

**3. Otros síntomas y signos:** dolor abdominal, náuseas y vómitos, fiebre, signos de deshidratación (la complicación más importante y más frecuente de la diarrea aguda →cap. 1.9), dolor abdominal a la palpación, alteración del nivel de conciencia debido a la infección (p. ej. por *Salmonella*) o a la deshidratación.

**4. Historia natural:** diarrea, independientemente de la etiología, puede tener un curso

1) leve: no influye en la actividad diaria del enfermo

2) moderado: influye en la actividad diaria del enfermo, pero no la perturba por completo, o se presentan síntomas acompañantes preocupantes, p. ej. fiebre

3) grave: imposibilita un funcionamiento normal, la realización de actividades planificadas, o en caso de diarrea sanguinolenta; en la mayoría de los enfermos la diarrea aguda infecciosa tiene curso clínico leve y se resuelve espontáneamente en unos pocos días; <1 % de los infectados por *Salmonella* será portadores crónicos (>1 año), sobre todo si recibieron antibióticos.

## → DIAGNÓSTICO

Procedimiento diagnóstico y terapéutico de la diarrea infecciosa →fig. 28-1. En la mayoría de los casos no son necesarias las pruebas diagnósticas, sobre todo en los tratados ambulatoriamente. En todos los casos es imprescindible evaluar el grado de deshidratación →cap. 1.9.

### Exploraciones complementarias

**1. Pruebas de laboratorio. Bioquímica sanguínea** (realizar en enfermos en estado grave y/o con deshidratación severa, rehidratados por vía intravenosa): hiper- o hiponatremia (la deshidratación isotónica es la más frecuente), hipopotasemia, hipocalcemia, hipomagnesemia, acidosis metabólica, elevación de la urea y creatinina (insuficiencia prerrenal, sospecha del síndrome hemolítico urémico). Hemograma con frotis y recuento de plaquetas. No se recomienda el examen del frotis fecal para valorar el recuento de leucocitos ni para determinar la calprotectina o lactoferina en heces.

**2. Análisis microbiológicos de las heces:** los métodos tradicionales de diagnóstico microbiológico (cultivo bacteriano, pruebas microscópicas con o sin tinción específica o con inmunofluorescencia, y determinación de antígenos en las heces) en la mayoría de los casos no revelan la etiología de la diarrea aguda, y no suelen ser necesarias. Pueden utilizarse las pruebas basadas en la técnica de PCR, que permiten en unas horas detectar patógenos en las heces (bacterias, virus, en algunos equipos incluso parásitos). No se recomiendan pruebas serológicas para la identificación de la etiología de la diarrea infecciosa. Indicaciones para las pruebas microbiológicas en heces: diarrea sanguinolenta, con moco, dolor abdominal de tipo cólico, signos de sepsis, fiebre, diarrea moderada o grave de >7 días, con deshidratación severa, sospecha de diarrea hospitalaria, diarrea que persiste >2 semanas, síntomas extraintestinales (p. ej. artritis, sospecha de infecciones por *Salmonella, Campylobacter, Shigella, Yersinia*), *C. difficile* (diarrea sin sangre), razones epidemiológicas (p. ej. investigación epidemiológica; sospecha de cólera, fiebre tifoidea o paratifoidea A, B, C; identificación de portadores y evaluación bacteriológica de personas convalecientes de cólera, fiebre tifoidea, paratifoidea, salmonelosis y disentería causada por bacilos de *Shigella*). Pruebas dirigidas a la detección de *Y. enterocolitica* tras consumir carne de cerdo cruda o poco hecha; *Vibrio spp.* en el caso de diarrea acuosa abundante, estancia en zonas endémicas, o consumo de frutas del mar poco hechas.

### Diagnóstico diferencial

Otras causas de diarrea aguda →cap. 1.9.

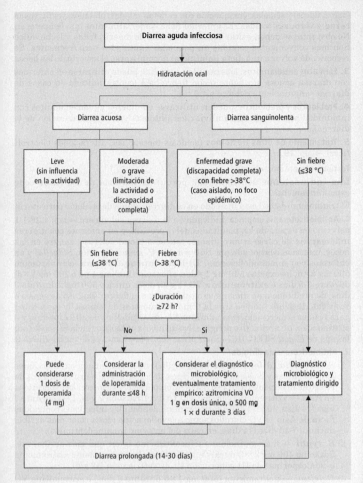

**Fig. 28-1.** Algoritmo sobre el manejo de la diarrea infecciosa aguda (no se refiere a la diarrea del viajero; según las guías del ACG 2016; modificado)

### → TRATAMIENTO

La mayoría de los enfermos puede ser tratada en régimen ambulatorio. **Indicaciones de ingreso hospitalario:** necesidad de rehidratación iv., mal estado general, complicaciones de la diarrea infecciosa, fiebre tifoidea, fiebres paratifoideas (A, B, C), cólera.

**Tratamiento sintomático**

**1. Rehidratación:** método básico del tratamiento sintomático →cap. 1.9.

**2. Alimentación:** empezar la alimentación oral al terminar la etapa de rehidratación rápida (de 3-4 h) eficaz. La dieta adecuada está basada en almidón cocido (arroz, fideos) y sémolas, enriquecida con galletas saladas, plátanos, yogur, sopas, carne y verduras cocidas. El enfermo debe comer alimentos que le apetecen. No obstante, se deben evitar comidas difíciles de digerir, fritas y leche dulce. Son más convenientes comidas en pequeñas cantidades pero frecuentes. Se recomienda volver a una dieta habitual al normalizarse el aspecto de las heces.

**3. Fármacos antidiarreicos:** loperamida →cap. 1.9; puede utilizarse en enfermos con diarrea acuosa sin fiebre o con fiebre baja (contraindicada en casos de diarrea sanguinolenta o fiebre alta).

**4. Probióticos y prebióticos:** pueden utilizarse en diarrea aguda en adultos con inmunidad preservada (para aliviar los síntomas y reducir la duración de la diarrea).

**5. Tratamiento de otros trastornos** (acidosis metabólica, alteraciones electrolíticas) →cap. 19.1.

**Tratamiento antimicrobiano**

**Las indicaciones** son limitadas porque la mayoría de los casos cede espontáneamente.

El tratamiento causal está indicado en la diarrea aguda de etiología parasitaria.

**1. Antibioticoterapia empírica:** indicada en la diarrea del viajero →cap. 4.28.1.1, así como en espera de los resultados del coprocultivo en enfermos con diarrea inflamatoria de curso severo (fiebre, tenesmo rectal doloroso, sangre en las heces, infección ocasionada por *Salmonella, C. jejuni, Yersinia, Shigella*) y en enfermos con inmunodeficiencia. Utilizar **fluoroquinolona** (ciprofloxacino 500 mg 2×d; levoxacino 500 mg 1×d; u ofloxacino 400 mg 1×d o 200 mg 2×d) durante 3-5 días o **azitromicina** VO (1 g en dosis única o 500 mg/d durante 3 días; de preferencia en diarrea sanguinolenta con fiebre). En caso de sepsis o sospecha de fiebre tifoidea tras la toma de muestras de sangre, heces y orina para pruebas microbiológicas administrar un antibiótico de alto espectro, y a continuación un antibiótico dirigido. No utilizar antibióticos en la infección por la cepa de *E. coli* STEC 0157 ni por otras cepas productoras de toxina Shiga 2.

**2. Antibioticoterapia dirigida**

1) **Salmonella (diferente de la S. typhi):** no recomendada en infecciones asintomáticas y leves; utilizar en casos de curso grave, sepsis o factores de riesgo de infección extraintestinal (→Complicaciones); infecciones contraídas en Asia → azitromicina 500 mg VO 1×d ceftriaxona 2 g iv. 1×d durante 7 días (14 días, en caso del enfermo inmunodeprimido); infecciones contraídas fuera de Asia → VO ciprofloxacino o levofloxacino (dosis como más arriba) durante 7-10 días (14 días, en caso del enfermo inmunodeprimido).

2) **S. typhi** → fluoroquinolonas (ciprofloxacino igual que más arriba, norfloxacino 400 mg 2×d) durante 10-14 días; alternativamente azitromicina o cefalosporinas de III generación (p. ej. ceftriaxona 1-2 g/d).

3) **C. jejuni** → azitromicina (500 mg 1×d durante 3 días) o eritromicina VO 500 mg 4×d durante 5 días o ciprofloxacino VO 500 mg 2×d durante 5 días.

4) **Shigella** → fluoroquinolona (ciprofloxacino VO 750 mg o levofloxacino VO 500 mg 1×d durante 3 días; o azitromicina 500 mg 1×d, durante 3 días o ceftriaxona iv. 1-2 g/d 1×d durante 5 días).

5) **E. coli:** cepas enterotoxígenas (ECET), enteropatógenas (ECEP), enteroinvasivas (ECEI), generalmente infecciones autolimitadas →cap. 4.28.1.1; cepas enterohemorrágicas (ECEH) → evitar antibióticos y aquellos fármacos que disminuyen el peristaltismo, por su incierto resultado y riesgo de síndrome hemolítico urémico.

6) **Aeromonas** o **Plesiomonas** → ciprofloxacino VO 750 mg 1×d o levofloxacino VO 750 mg 1×d durante 3 días, o cotrimoxazol VO 960 mg 2×d durante 3 días.

7) **Yersinia:** los antibióticos suelen ser innecesarios; en infecciones de evolución grave, hemocromatosis/hemosiderosis y en enfermos inmunodeprimidos

→ ciprofloxacino VO 500 mg 2×d o cotrimoxazol VO 8 mg/kg/d en 2 dosis divididas, o doxiciclina VO 100 mg 2×d; en casos que cursan con bacteriemia → ceftriaxona iv. 2 g o ciprofloxacino iv. 400 mg 2×d; en sepsis → ceftriaxona iv. 2 g 1×d junto con gentamicina o tobramicina iv. a dosis 5 mg/kg/d 1×d; duración del tratamiento en casos limitados al tracto digestivo habitualmente es de 5 días, en caso de bacteriemia o sepsis 2-3 semanas.

8) **_Vibrio cholerae_ O1 u O139 → azitromicina** VO 500 mg 1×d durante 3 días o doxiciclina VO 300 mg en dosis única, o tetraciclina 500 mg VO 4×d durante 3 días; o eritromicina 250 mg VO 3×d durante 3 días o ciprofloxacino VO 1 g en dosis única.

9) **_Giardia intestinalis_** →cap. 4.28.4.2.

10) **_Cryptosporidium_**: personas inmunocompetentes, no infectadas por VIH → nitazoxanida VO 500 mg 2×d durante 3 días; infectados por VIH → nitazoxanida VO 500-1000 mg 2×d durante 14 días + tratamiento de la infección por VIH.

11) **_Isospora, Cyclospora_** → cotrimoxazol 960 mg 2×d durante 7-10 días.

12) **_Microsporidium_**: infectados por VIH → albendazol VO 400 mg 2×d durante 2-4 semanas (ineficaz en la infección por _E. bieneusi_ y _Vittaforma corneae_); en la infección por _Trachipleistophora_ o _Anncaliia_ asociar itraconazol VO 400 mg 1×d; mejora de la inmunocompetencia.

## → COMPLICACIONES

Dependen de la etiología:

1) colitis hemorrágica (ECEH, _Shigella, Vibrio parahaemolyticus, Campylobacter, Salmonella_)

2) megacolon tóxico, perforación del intestino (STEC y _Shigella_, raramente: _C. difficile, Campylobacter, Salmonella, Yersinia_)

3) síndrome hemolítico urémico (STEC serotipo O157:H7 y _Shigella dysenteriae_ serotipo 1, raramente _Campylobacter_) →cap. 15.19.3.2

4) artritis reactiva (_Shigella, Salmonella, Campylobacter, Yersinia_; con poca frecuencia _Giardia_ y _Cyclospora cayetanensi_)

5) síndrome del intestino irritable posinfeccioso (_Campylobacter, Shigella, Salmonella_, STEC, _Giardia intestinalis_)

6) infecciones a distancia focales, aortitis, osteítis, artritis, colecistitis, abscesos en diversos órganos o sepsis (_Salmonella, Yersinia_, raramente _Campylobacter_ o _Shigella_); factores de riesgo: edad <6 meses o >50 años, prótesis de vías biliares, cardiopatía congénita, ateroesclerosis severa, enfermedad neoplásica, enfermedad renal crónica en fase terminal, inmunodeficiencia, diabetes, síndrome de sobrecarga de hierro (riesgo de infecciones graves por bacilos de _Yersinia_)

7) malnutrición y caquexia (varios patógenos)

8) síndrome de Guillain-Barré (_C. jejuni_).

## → PRONÓSTICO

En la mayoría de los casos es bueno. Una evolución grave y el fallecimiento son posibles en las edades extremas de la vida. Un enfermo con diarrea aguda requiere una baja laboral de unos pocos días. En caso de trabajadores implicados en la manipulación de productos alimenticios y en la gastronomía o en otros puestos de trabajo que estatutariamente requieren pruebas de detección de portadores, con infección por _Salmonella, Shigella_ o cólera confirmada es imprescindible no incorporar al trabajo hasta obtener tres resultados negativos de coprocultivo (de 3 días siguientes).

### → PREVENCIÓN

Son fundamentales

1) higiene de las manos: lavarse las manos cuidadosamente con agua y jabón después de la defecación y de cambiar el pañal, tras el contacto con instalaciones sanitarias, con animales, antes de comer y preparar las comidas, después de manipular carne o huevos crudos

2) control y cumplimiento de los reglamentos sanitarios de producción y distribución de productos alimenticios y del agua

3) notificación obligatoria a las autoridades sanitarias y epidemiológicas correspondientes de todos los casos de cólera, disentería bacteriana (*Shigella*) y amebiana, fiebre tifoidea y fiebres paratifoideas A-C, así como de infecciones por bacilos paratifoideos, yersiniosis (*Y. enterocolitica, Y. pseudotuberculosis*), campilobacteriosis, (*C. jejuni*), colitis hemorrágica por *E. Coli* (ECEH, ECEI), salmonelosis zoonótica, criptosporidiosis (*C. parvum*) y giardiasis (*G. lamblia*), diarreas virales (rotavirus, enterovirus, calcivirus) y de etiología infecciosa probable

4) vigilancia epidemiológica y detección de las fuentes de infección (investigación epidemiológica)

5) pruebas para determinar el estado de portador en personas convalecientes de cólera, fiebre tifoidea o paratifoidea, salmonelosis o disentería bacteriana

6) pruebas para identificar el estado de portador (*Salmonella* o *Shigella*): en personas que empiezan a trabajar o realizan tareas que conllevan un riesgo de transmitir la infección a otras personas, así como en alumnos y estudiantes de escuelas que preparan para este tipo de profesiones, justo antes de empezar las prácticas; las pruebas (3 coprocultivos durante 3 días siguientes) pueden ser realizadas en cualquier centro de salud

7) vacunación contra: rotavirus (recomendada en niños), cólera (adultos que viajan a zonas endémicas), fiebre tifoidea (personas expuestas a la infección por el serotipo *typhi* de *Salmonella enterica*).

## 28.1.1. Diarrea del viajero

### → DEFINICIÓN Y ETIOPATOGENIA

Grupo de síndromes causados por una infección del tracto digestivo a consecuencia de la ingesta de alimentos o agua potable contaminados, que afecta a personas que viajan a países con condiciones higiénico-sanitarias deficientes. En algunos casos la diarrea que aparece durante un viaje puede resultar de la modificación de la dieta o del estrés.

**1. Agente etiológico:** depende da la región geográfica; en un ~80 % de los casos bacterias, con mayor frecuencia cepas enterotoxigénicas de *E. Coli* (ECET) y bacilos de *Campylobacter*.

**2. Epidemiología** (el riesgo de padecer depende de la región):

1) **bajo riesgo** (<8 % de las personas durante 1-2 semanas): Japón, Australia, Nueva Zelanda, Europa del Norte y Occidental, Canadá, algunos países del Caribe, Estados Unidos

2) **riesgo intermedio** (10-20 % de las personas durante 1-2 semanas): Europa Central y del Este, Portugal, Grecia, países balcánicos, Rusia, China, Israel, África del Sur, islas del Pacífico, la mayoría de las islas del Caribe (p. ej. Jamaica), Argentina y Chile, Tailandia

3) **alto riesgo** (20-56 %): África, América Latina, Asia del Sur, Próximo Oriente.

**3. Reservorio, vía de transmisión, período de incubación e infectividad** →cap. 4.28.1.

### → TRATAMIENTO

Igual que de la diarrea aguda infecciosa →cap. 4.28.1. No hay pruebas suficientes sobre la eficacia de los prebióticos y probióticos. La antibioticoterapia empírica está indicada en enfermos con diarrea de curso grave, puede considerarse también en caso de diarrea de curso moderado. No se recomienda en diarrea de curso leve.

Tratamiento de elección: **azitromicina** (1 g VO en dosis única o 500 mg 1×d durante 3 días).

**Tratamiento alternativo** (opciones):

1) ciprofloxacino VO 750 mg en dosis única (continuar durante 3 días, si no hay mejoría) o ciprofloxacino de liberación prolongada VO 500 mg 1×d durante 3 días

2) levofloxacino VO 500 mg 1×d durante 1-3 días

3) ofloxacino VO 400 mg en dosis única (continuar 2×d durante 3 días, si no hay mejoría)

4) rifaximina VO 200 mg 3×d durante 3 días (no administrar en infecciones invasivas, ya que no se absorbe en el tracto digestivo).

En el tratamiento de la diarrea asociada a la estancia en el Sur y Sudeste Asiático no se deben administrar fluoroquinolonas, debido a la frecuente resistencia a estos fármacos.

Prescribir los medicamentos antes del viaje y apuntar detalles sobre el autotratamiento en caso de padecer enfermedad (→más adelante) e indicaciones para acudir al médico.

### ➡ PREVENCIÓN

**1. Higiene de las manos y comidas** (valor fundamental):

1) lavarse las manos antes de comer y de preparar las comidas

2) no consumir alimentos de origen incierto (p. ej. adquiridos en puestos callejeros)

3) lavar (con agua de origen seguro) y pelar las frutas y verduras, no consumir ensaladas crudas, ni mariscos bivalvos crudos

4) tomar agua embotellada de origen conocido o bebidas con gas (p. ej. Coca-Cola, cerveza), no consumir refrescos con hielo

5) comer solo platos muy calientes (excepción: mermeladas, jarabes y miel), así como tomar bebidas calientes; no consumir salsas mantenidas a temperatura ambiente.

**2. Profilaxis antibiótica:** no se recomienda de rutina; debe considerarse durante un viaje a países de alto riesgo en personas con riesgo elevado de padecer una diarrea infecciosa grave y sus complicaciones (aclorhidria gástrica, tratados con antisecretores gástricos o fármacos neutralizantes, gastrectomizados, portadores de prótesis, inmunodeficiencia, inflamación intestinal inespecífica, anemia drepanocítica) o en aquellos que viajan por corto tiempo por asuntos importantes:

1) **rifaximina** VO 200 mg 2×d o 400 mg 1×d durante las comidas principales durante toda la estancia: no se absorbe del tracto digestivo, es bien tolerada, los efectos adversos son raros; eficaz principalmente frente a las cepas ECET y ECEA; la eficacia sobre las bacterias enteroinvasivas es desconocida (si durante la administración del fármaco el paciente desarrolla diarrea, asumir que es por causa de una bacteria invasiva, y usar azitromicina)

2) **fluoroquinolona** VO, p. ej. ciprofloxacino 500-750 mg 1×d durante toda la estancia en la región de riesgo: eficaz frente a la mayoría de las bacterias responsables de la diarrea del viajero (tasas elevadas de cepas de *Campylobacter* resistentes en Asia); riesgo de efectos adversos (p. ej. diarrea y colitis pseudomembranosa causada por *Clostridium difficile*).

**3. Probióticos, prebióticos y simbióticos:** puede considerarse el uso de *Lactobacillus* GG o *Saccharomyces boulardii*, pero la eficacia es incierta (no recomendado por el ACG ni la ISTM).

## 28.1.2. Diarrea nosocomial

### → DEFINICIÓN Y ETIOPATOGENIA

Diarrea que ocurre en el ámbito hospitalario o en los 3 días siguientes al alta hospitalaria. Con mayor frecuencia la causa es no infecciosa: efectos adversos de fármacos, alimentación parenteral con dieta líquida hiperosmótica, procedimientos sobre el tracto digestivo, reacción al estrés. La causa más frecuente de diarrea nosocomial infecciosa en las unidades para adultos es *C. difficile* (responsable de un 90 % de los casos de diarrea infecciosa después del tercer día del ingreso hospitalario →cap. 4.28.2).

### → CUADRO CLÍNICO Y TRATAMIENTO

En primer lugar hay que diferenciar la etiología infecciosa de otras causas. Sospechar la infección cuando la diarrea aparece en un paciente tratado con antibióticos (incluso hasta 2 meses tras terminar el tratamiento), se acompaña de fiebre, vómitos y dolor abdominal cólico o se presenta en forma de epidemia de gastroenteritis aguda (norovirus) en un pabellón hospitalario.

Desistir del diagnóstico rutinario de infecciones intestinales bacterianas distintas a las provocadas por *C. difficile* (el resultado por lo general es negativo). Excepciones: enfermedades diarreicas de tipo inflamatorio o sanguinolentas, que cursan en forma de epidemia en pabellones hospitalarios o situaciones de infección por *C. difficile* descartada.

**Tratamiento y prevención** →cap. 4.28.2.

## 28.1.3. Diarrea asociada a antibióticos

### → DEFINICIÓN Y ETIOPATOGENIA

Síndrome diarreico que aparece durante la administración de antibióticos y hasta 2 semanas después de terminar el tratamiento.

**1. Agente etiológico:** influencia directa del antibiótico sobre el tracto digestivo y cambios cuantitativos y cualitativos de la flora intestinal, que conducen a trastornos de la digestión y del metabolismo de algunos compuestos en el tracto digestivo (diarrea inespecífica asociada a antibióticos, un 70-80 % de los casos); selección de cepas bacterianas resistentes a los antibióticos, principalmente de *C. difficile*: productoras de la toxina B (un 15-20 % de los casos, los más graves), con menor frecuencia otros (un ~3 % de los casos: *Klebsiella oxytoca*, cepas de *Staphylococcus aureus* productoras de la enterotoxina, *Clostridium perfringens* tipo A).

**2. Epidemiología:** hasta un 30 % de los pacientes tratados con fármacos antibacterianos. **Factores de riesgo:** el riesgo es mayor con el uso de cefalosporinas, amoxicilina con clavulanato, ampicilina y otras penicilinas semisintéticas de amplio espectro, clindamicina, fluoroquinolonas (no depende de la vía de administración, VO vs. parenteral), tratamiento prolongado (>4 semanas), enfermedades concomitantes numerosas, inmunodeficiencias. Factores de riesgo de infección por *C. difficile* →cap. 4.28.2.

### → CUADRO CLÍNICO Y TRATAMIENTO

Con mayor frecuencia diarrea de curso leve, que cesa después de suspender la administración del antibiótico. En algunos enfermos diarrea de curso más grave, que requiere una rehidratación y suspensión del tratamiento con antibióticos; puede desarrollarse una colitis grave (incluso colitis pseudomembranosa causada por *C. difficile*, diagnóstico y tratamiento →cap. 4.28.2).

## → PREVENCIÓN

**1. El uso racional de los antibióticos** es fundamental.

**2. Probióticos:** considerar su administración durante todo el período de tratamiento antibacteriano: *Lactobacillus rhamnosus* GG o *Saccharomyces boulardii*; dosificación según se indica en la ficha técnica (habitualmente 1 cápsula/d). Los probióticos están contraindicados en enfermos con inmunodeficiencia, con pancreatitis aguda, con mal estado general ingresados en la UCI o con alimentación parenteral.

## 28.1.4. Intoxicación alimentaria

### → DEFINICIÓN Y ETIOPATOGENIA

Grupo de síndromes de curso agudo que resulta de la ingesta de alimentos contaminados o sus toxinas. También puede ser ocasionado por algunos parásitos o sustancias químicas.

**1. Agente etiológico:** con mayor frecuencia la *Salmonella* y *Campylobacter* o exotoxinas bacterianas (*S. aureus*, pocas veces *Clostridium perfringens, Bacillus cereus, Clostridium botulinum* →cap. 18.3.3).

**2. Factores de riesgo:** arroz cocido y frito, carne cocida de vaca, pollo asado (*B. cereus*); cremas (*S. aureus, B. cereus*); dulces (incluyendo helados y pasteles de crema), leche y productos lácteos (*S. aureus, Salmonella, Y. enterocolitica, E. coli, L. monocytogenes, Campylobacter, Shigella*); chocolate (*Y. enterocolitica*); carne de cerdo, jamón (*S. aureus, Y. enterocolitica, Salmonella*); carne de vaca cruda o poco cocinada (*E. coli* especialmente O157:H7, *Campylobacter, L. monocytogenes, C. perfringens*); pavo, pollo (*Salmonella, Campylobacter, L. monocytogenes, C. perfringens*); verduras crudas (*L. monocytogenes*); ensaladas (*E. coli, Shigella*), huevos crudos, carne cruda o poco cocinada (*Salmonella*).

**3. Período de incubación:** desde unas pocas horas (p. ej. *S. aureus, B. cereus, L. monocytogenes, E. coli*) hasta varios días (p. ej. *Campylobacter, Yersinia*).

### → CUADRO CLÍNICO Y TRATAMIENTO

**1. Los síntomas** aparecen de forma súbita: náuseas, vómitos, diarrea (habitualmente de leve intensidad, puede ser sanguinolenta). Pueden acompañarse de una considerable debilidad, dolor abdominal cólico, fiebre y sensación de malestar. La anamnesis revela el consumo de alimentos contaminados, participación en una reunión o afectación de otras personas que han consumido los mismos alimentos. La enfermedad suele ser de duración breve y resolverse espontáneamente. El pronóstico es bueno en la mayoría de los casos. Botulismo →cap. 18.3.2.

**2. Diagnóstico:** se confirma con el aislamiento del patógeno en heces o la exotoxina en el alimento sospechoso (→cap. 18.3.2).

**3. Tratamiento y prevención:** igual que de la diarrea aguda infecciosa →cap. 4.28.1. Se deben notificar nuevos casos de la enfermedad a la estación sanitaria y epidemiológica correspondiente y conservar muestras del alimento sospechoso para la investigación.

## 28.2. Infección por *Clostridioides* (*Clostridium*) *difficile* y colitis pseudomembranosa

### → DEFINICIÓN Y ETIOPATOGENIA

La **infección por *Clostridioides difficile*** (hasta 2016 *Clostridium difficile*) cursa con diarrea de intensidad diversa. La **colitis pseudomembranosa** (una de las manifestaciones más graves de la infección por *C. difficile*) *es una* enfermedad diarreica aguda caracterizada por la aparición de placas de color gris amarillento (pseudomembranas) en la superficie de la mucosa del intestino grueso. Es la forma más grave de diarrea asociada a antibióticos →cap. 4.28.1.3.

**1. Agente etiológico:** toxinas A y B producidas por bacilos grampositivos, anaerobios *C. difficile*, que prosperan en el colon tras el uso de antibióticos de amplio espectro.

**2. Reservorio y vías de transmisión:** tierra y ambiente externo (especialmente en hospitales, residencias de cuidados médicos de larga estancia, guarderías), así como portadores (un 5 % de los adultos, con mayor frecuencia personas mayores; hasta un 50 % de recién nacidos y lactantes) y enfermos; transmisión por vía digestiva (fecal-oral).

**3. Factores de riesgo,** el más importante es la antibioticoterapia actual o reciente (menos de dos meses). Riesgo alto: clindamicina, fluoroquinolonas, cefalosporinas (especialmente de II generación y más altas); riesgo moderado: penicilinas, macrólidos, carbapenemas, vancomicina, metronidazol; riesgo bajo: aminoglucósidos, tetraciclinas, sulfonamidas, rifampicina, trimetoprim). Otros factores son: el ingreso hospitalario (el riesgo aumenta con la duración del ingreso) o estancia en centros de cuidados médicos prolongados, edad (el riesgo aumenta con la edad), enfermedades concomitantes severas (sobre todo numerosas, incluidos los estados de inmunodepresión), uso de IBP o de antagonistas del receptos H2), intervenciones quirúrgicas en la cavidad abdominal, y el mantenimiento de la sonda nasogástrica. El riesgo de infección por *C. difficile* es mayor durante la antibioticoterapia y se reduce gradualmente desde el 1.$^{er}$ hasta el 3.$^{er}$ mes tras finalizarla (en la mayoría de los enfermos los síntomas se presentan en la 1.$^{a}$ semana de la antibioticoterapia).

**4. Período de incubación e infectividad:** el período de incubación suele ser de 2-3 días, puede ser más largo (>7 días). El enfermo es contagioso durante el período de enfermedad como estado de portador asintomático de *C. difficile*.

## → CUADRO CLÍNICO E HISTORIA NATURAL

**Síntoma principal:** diarrea de intensidad variable, desde pocas deposiciones blandas hasta 30 evacuaciones acuosas al día, rara vez con sangre fresca. Además dolor abdominal cólico en cuadrantes bajos, fiebre, en casos más graves deshidratación y *shock*. En muchos enfermos el curso es leve y la diarrea cede espontáneamente en 5-10 días tras suspender la antibioticoterapia. En casos graves la mortalidad es >50 %. En un 20-25 % de los enfermos se producen recurrencias frecuentes (en un 3-5 % incluso >6).

El curso grave de la infección se diagnostica cuando el recuento de leucocitos en sangre periférica es de ≥15 000/µl, o el aclaramiento de creatinina >1,5 mg/dl (132,6 µmol/l).

En caso de hipotensión o *shock*, obstrucción intestinal o megacolon tóxico se califica como de curso fulminante.

## → DIAGNÓSTICO

### Exploraciones complementarias

**1. Identificación del factor etiológico**

1) métodos inmunoenzimáticos (de muy alta sensibilidad): glutamato deshidrogenasa (GDH) en heces (nota: la GDH es producida tanto por las cepas productoras de toxinas, como por las no productoras de toxinas), toxinas A/B en heces

2) pruebas moleculares: ampliación de ácidos nucleicos (p. ej. PCR) de la región seleccionada de los genes de la toxina A/B (NAAT)

3) cultivo para detectar la producción de toxinas por la cepa aislada de *C. difficile*.

**2. Otras pruebas de laboratorio:** leucocitosis, trastornos electrolíticos típicos de la diarrea y en casos graves hipoalbuminemia.

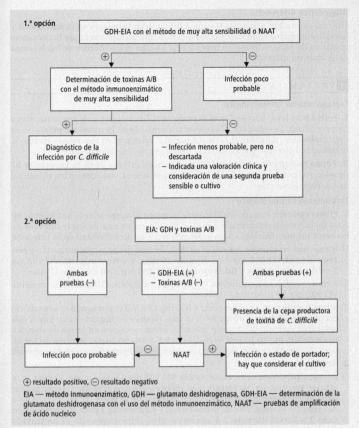

1.ª opción

GDH-EIA con el método de muy alta sensibilidad o NAAT

⊕

Determinación de toxinas A/B con el método inmunoenzimático de muy alta sensibilidad

⊖

Infección poco probable

⊕

Diagnóstico de la infección por *C. difficile*

⊖

– Infección menos probable, pero no descartada
– Indicada una valoración clínica y consideración de una segunda prueba sensible o cultivo

2.ª opción

EIA: GDH y toxinas A/B

Ambas pruebas (–)

– GDH-EIA (+)
– Toxinas A/B (–)

Ambas pruebas (+)

Presencia de la cepa productora de toxina de *C. difficile*

Infección poco probable

⊖ NAAT ⊕

Infección o estado de portador; hay que considerar el cultivo

⊕ resultado positivo, ⊖ resultado negativo

EIA — método inmunoenzimático, GDH — glutamato deshidrogenasa, GDH-EIA — determinación de la glutamato deshidrogenasa con el uso del método inmunoenzimático, NAAT — pruebas de amplificación de ácido nucleico

**Fig. 28-2.** Algoritmo diagnóstico de la infección por *C. difficile*

**3. Endoscopia del intestino grueso:** no se utiliza para detectar la infección por *C. difficile* y no se realiza de rutina en enfermos con sospecha de la infección. Imagen endoscópica típica de la colitis pseudomembranosa: placas características de color gris-amarillo, oro amarillento o miel, de diámetro desde unos milímetros hasta 1-2 cm. Cubren de manera bastante regular la mucosa del recto, parte distal del sigma y en ~30 % de los casos solamente el colon derecho. Pueden permanecer invisibles en enfermos inmunodeprimidos o con enfermedad inflamatoria intestinal. Durante la endoscopia es preciso tomar las muestras para **estudio histológico.**

**4. Radiografía simple de abdomen:** permite diagnosticar megacolon tóxico.

**Criterios diagnósticos**

El **diagnóstico de la infección por** *C. difficile* se realiza tras detectar en las heces diarreicas de un enfermo con síntomas típicos la presencia de una cepa productora de toxinas →fig. 28-2. Las guías de la IDSA (2017) permiten realizar NAT como única prueba que permite diagnosticar la infección por C. difficile.

El diagnóstico de la colitis pseudomembranosa se realiza sobre la base del cuadro endoscópico y la confirmación de la infección por *C. difficile*.

### Diagnóstico diferencial

Diarrea de etiología distinta (→cap. 1.9, cap. 4.28.1) basada en la anamnesis y los estudios microbiológicos. Colitis ulcerosa, que se diferencia por la presencia continua de sangre fresca en heces y una imagen microscópica de las lesiones de la mucosa distinta.

### ➡ TRATAMIENTO

#### Tratamiento no farmacológico

**1. Forma más leve:** suspender el fármaco antibacteriano que presuntamente ha precipitado la infección. Cuando el tratamiento de la infección primaria es imprescindible, cambiar el fármaco por otro eficaz, pero con menor riesgo de originar la infección por *C. difficile*: aminoglucósido, doxiciclina.

**2. Forma más grave:** es preciso el ingreso hospitalario para la reposición hidroelectrolítica y corrección de la hipoalbuminemia, así como para el control de las complicaciones.

#### Tratamiento farmacológico

**1. Primer episodio:** cuando los síntomas no cesan al suspender el antibiótico, en caso de infección confirmada por *C. difficile* y en espera de los resultados de los estudios microbiológicos en enfermos con alta probabilidad de la infección

1) forma que no cumple los criterios de infección grave ni fulminante → **metronidazol** VO 500 mg 3×d durante 10 días, o **vancomicina** VO 125 mg 4×d durante 10 días o **fidaxomicina** VO 200 mg 2×d durante 10 días

2) forma grave → **vancomicina** VO 125 mg 4×d durante 10 días o fidaxomicina VO 200 mg 2×d durante 10 días

3) forma fulminante → vancomicina 500 mg 4×d VO (o por sonda nasogástrica) con metronidazol iv. 500 mg 3×d; en caso de obstrucción intestinal puede considerarse una administración adicional de vancomicina en forma de enema a dosis de 500 mg en 100 ml de NaCl al 0,9 % 4×d (junto con la administración oral). No usar fármacos que disminuyen el peristaltismo (loperamida, opioides).

**2. Recurrencia:**

1) primera recurrencia → vancomicina VO 125 mg 4×d durante 10 días, si el primer episodio se ha tratado con metronidazol, o administración prolongada de vancomicina, con reducción gradual de la dosis (p. ej. 125 mg 4×d durante 10-14 días, 2×d durante 7 días, 1×d durante 7 días, a continuación cada 2 o 3 días durante 2-8 semanas), si el primer episodio se ha tratado con vancomicina o fidaxomicina; o fidaxomicina VO 200 mg 2×d durante 10 días, si el primer episodio se ha tratado con vancomicina

2) la 2.ª y las siguientes recurrencias → administración prolongada de vancomicina, con una reducción gradual de la dosis (como más arriba), o vancomicina VO 125 mg 4×d durante 10 días, a continuación rifaximina VO 400 mg 3×d durante 20 días, o fidaxomicina VO 200 mg 2×d durante 10 días, o trasplante de flora intestinal.

#### Tratamiento quirúrgico

Consiste en una colectomía subtotal. Está indicado de urgencia en cualquier caso de complicación que cause abdomen agudo (→más adelante) o *shock* resistente al tratamiento. Es recomendado también en formas graves de la enfermedad, si fracasa el tratamiento conservador durante 12-24 h en enfermos >65 años o con colitis ulcerosa o enfermedad de Crohn coexistente.

### ➡ OBSERVACIÓN

La observación y el seguimiento se deben basar en las manifestaciones clínicas (la positividad de las pruebas microbiológicas pueden mantenerse hasta ~6 semanas tras finalizar la antibioticoterapia). La mejoría del estado clínico debería evidenciarse en los primeros 3 días y abarcar: reducción del número de deposiciones, alivio del dolor abdominal, cese de fiebre, reducción de leucocitosis. Si el estado del paciente empeora o no cambia tras 5-6 días de tratamiento, este debe modificarse.

Durante y después del tratamiento de la infección por *C. difficile* evitar (en la medida de lo posible) la administración de otros antibióticos (por otras causas diferentes a la infección por *C. difficile*), debido al riesgo de reducción de la respuesta al tratamiento, y el aumento de la probabilidad de recurrencia. La reaparición de los síntomas después de 3-21 días tras finalizar el tratamiento sugiere la recurrencia de la enfermedad.

### ➔ COMPLICACIONES

1) Colitis fulminante y megacolon tóxico →cap. 4.19.
2) Íleo paralítico.
3) Perforación del colon y peritonitis.
4) Edemas secundarios a hipoalbuminemia ocasionada por la pérdida intestinal de proteínas
5) *Shock*.

### ➔ PREVENCIÓN

Prevención de la diarrea asociada al uso de antibióticos →cap. 4.28.1.3. En hospitales, centros de cuidado crónico y guarderías:

1) higiene estricta de las manos (lavado con agua con jabón; las soluciones alcohólicas son menos eficaces)
2) uso de guantes a la hora de atender a los pacientes
3) desinfección de las salas con productos activos frente a esporas
4) aislamiento de los pacientes infectados por *C. difficile*
5) utilización adecuada de pañales, especialmente procedentes de los enfermos y portadores de *C. difficile*
6) evitar la toma de temperatura rectal.

## 28.3. Infecciones del tracto digestivo en personas con inmunodeficiencias

### ➔ ETIOPATOGENIA

La diarrea crónica es el síntoma más común de las infecciones del tracto digestivo en personas con inmunodeficiencia. **Factores etiológicos:**

1) virus: CMV, herpes simple, adenovirus, norovirus (antiguamente Norwalk), rotavirus y otros
2) bacterias: *Mycobacterium avium complex*, *Mycobacterium tuberculosis*, *C. difficile*, *Salmonella*, *Shigella*, *Campylobacter jejuni*, síndrome de sobrecrecimiento bacteriano intestinal →cap. 4.15
3) protozoos: *Microsporidium* (*Enterocytozoon bieneusi* y *Encephalitozoon spp.*), *Cryptosporidium* (*C. hominis* y *C. parvum* son los más importantes, pero otras especies también pueden afectar al hombre), *Cystoisospora belli*, *Giardia intestinalis*, *Entamoeba histolytica*, *Blastocystis hominis*, *Cyclospora cayetanensis*
4) hongos: *Candida albicans*, *Cryptococcus neoformans*, *Histoplasma capsulatum*, *Coccidioides immitis*. Los factores etiológicos más comunes dependen del tipo de inmunodeficiencia →cap. 15.17. En pacientes infectados por el VIH habitualmente micobacterias (sobre todo *Mycobacterium avium complex*), *Cryptosporidium*, *Microsporidium*, CMV.

## → CUADRO CLÍNICO Y DIAGNÓSTICO

Diarrea →cap. 1.9, habitualmente crónica.

Para determinar la causa hay que realizar un coprocultivo ≥3 veces (cultivos bacteriólogos, estudios virológicos y parasitológicos). En un enfermo con inmunodeficiencia grave (linfocitos CD4+ <200/µl) están indicados estudios para la microsporidiosis y criptosporidiosis. En un enfermo con fiebre y recuento de linfocitos CD4+ <100/µl, realizar un hemocultivo para micobacterias. Si el estudio de heces no revela la presencia de un agente patógeno y la diarrea no contiene sangre → realizar una endoscopia digestiva alta y baja. El riesgo de infección por CMV es elevado cuando el número de CD4+ <100/µl. En estos casos realizar una endoscopia con toma de muestras de la mucosa para un estudio morfológico y exámenes virológicos.

**1. Infección por CMV:** el cuadro clínico varía desde un estado de portador asintomático hasta el desarrollo de lesiones ulcerativas difusas de la mucosa del intestino grueso que producen dolor abdominal, diarrea sanguinolenta, fiebre, pérdida de masa corporal y a veces perforación intestinal. **Diagnóstico:** examen endoscópico del tracto digestivo con toma de muestras para estudio histológico; identificación del CMV mediante estudio inmunohistoquímico detectando los cuerpos de inclusión viral característicos, cultivo, proteína C-reactiva.

**2. Infección por virus del herpes simple:** causa una proctitis persistente y crónica, con ulceraciones dolorosas, que incluye también la piel de la región anal en enfermos con SIDA. **Diagnóstico:** examen endoscópico del tracto digestivo con toma de muestras para estudio histológico; identificación de los antígenos del virus de herpes simple (o material genético, proteína C-reactiva) en la muestra de la mucosa.

**3. Infecciones por bacterias intestinales:** *Salmonella*, a menudo *C. jejuni*; en enfermos con inmunodeficiencia grave provocan bacteriemias y sepsis. **Diagnóstico:** coprocultivo.

**4. Tuberculosis:** como nueva infección por un bacilo de tuberculosis o recaída de una enfermedad previamente curada. Puede causar síntomas de esófago (como resultado de la expansión de la tuberculosis pulmonar), así como los demás órganos del sistema digestivo, incluido el hígado y el páncreas (como resultado de una infección extrapulmonar generalizada). **Diagnóstico:** consiste en tomar muestras y el cultivo de bacilos (p. ej. con el método BACTEC), junto con la valoración de su sensibilidad a los fármacos. Está disponible un test de identificación rápida de bacilos en el material examinado, mediante PCR.

**5. Infección por *Mycobacterium avium complex*:** se desarrollan pápulas blancas de 1-3 mm de diámetro, que se forman por la acumulación de macrófagos en la lámina propia de la mucosa intestinal (~90 % en el duodeno). **Diagnóstico:** difícil, se basa en el análisis de sangre y heces para detectar la presencia de micobacterias (cultivos, proteína C-reactiva).

**6. Criptosporidiosis:** *Cryptosporidium* es un protozoo intracelular que se aloja con mayor frecuencia en los enterocitos del duodeno y yeyuno. El período de incubación es de 7-10 días. Síntomas: diarrea acuosa, dolor abdominal cólico, fiebre, debilidad, raramente manifestaciones de vías biliares, hígado, páncreas. Cuando el recuento de linfocitos CD4+ <100/µl, la diarrea se cronifica y ocasiona una gran pérdida de agua y electrólitos. La infección puede ser también asintomática. **Diagnóstico:** identificación de los antígenos y ooquistes (microscopio de fluorescencia; tinción de Ziehl-Neelsen modificada) en heces, o anticuerpos y antígenos en el suero (ELISA); el estudio histológico de muestras de la mucosa puede ser de gran utilidad en el diagnóstico, si los exámenes coprológicos resultan reiteradamente negativos (muchas veces por la dilución del contenido fecal por el alto flujo de deposiciones). Son cada vez más importantes las pruebas moleculares (PCR).

**7. Microsporidiosis:** protozoos intracelulares, sobre todo *Enterocytozoon bieneusi* y *Encephalitozoon intestinalis*. **Síntomas:** diarrea acuosa, febrícula, debilidad, náuseas, vómitos. **Diagnóstico:** identificación del protozoo en estudios histológicos de muestras de mucosa intestinal (preferentemente al microscopio electrónico, para diagnóstico de género y especie); estudio de las heces para detectar la presencia de esporas, con tinciones como el Cromótropo 2R a la microscopia de luz.

**8. Isosporosis:** las infecciones en humanos están causadas por el protozoo *Cystoisospora belli*. Fuente de infección: agua o alimentos contaminados con ooquistes. Se multiplica en los enterocitos del intestino delgado, ocasionando destrucción del epitelio y de las vellosidades intestinales. Las **manifestaciones** clínicas se parecen a las de la criptosporidiosis. **Diagnóstico:** microscópico en las heces con parasitológico seriado de deposiciones para detectar la presencia de los ooquistes del parásito (frotis teñido con Ziehl-Neelsen modificado o verde brillante).

**9. Candidiasis:** con mayor frecuencia *Candida albicans*, *C. krusei*, *C. glabrata*, *C. tropicalis*. Suele presentarse en un 75-90 % de los enfermos con SIDA. **Síntomas:** las lesiones pueden afectar a la mucosa oral en 4 formas: aguda pseudomembranosa (*muguet* oral), aguda atrófica, crónica hiperplásica y crónica atrófica. También afecta a la mucosa de la faringe y del esófago con un curso frecuentemente asintomático, si bien en un ~50 % se produce disfagia y dolor retroesternal. **Diagnóstico:** identificación endoscópica de las lesiones esofágicas (capas blanquecinas características, pegadas al fondo, que pueden cubrir toda la superficie del esófago), así como frotis del cepillado con cultivo y antimicograma. Un cultivo para hongos sin manifestaciones clínicas no puede ser considerado diagnóstico de micosis ni debe emplearse para comenzar el tratamiento.

## → TRATAMIENTO

**1. Tratamiento sintomático de la diarrea:** igual que en el caso de la diarrea aguda infecciosa →cap. 4.28.1.

**2. Tratamiento antimicrobiano:**

1) *Mycobacterium tuberculosis* (→cap. 3.15.1) → isoniazida, rifampicina, pirazinamida, etambutol; durante 9-12 meses

2) *Mycobacterium avium complex* (→cap. 3.15.2) → terapia combinada de la infección sintomática; durante 9-12 meses

3) **CMV** → ganciclovir iv. 5 mg/kg cada 12 h (eventualmente valganciclovir VO) y foscarnet iv. 60 mg/kg durante 1 h cada 8 h; durante 14-28 días

4) **virus del herpes simple** → aciclovir VO 200 mg 5×d durante 5-10 días

5) *Cryptosporidium* → nitazoxanida: 500 mg cada 12 h durante 3 días

6) *Cyclospora* → cotrimoxazol o ciprofloxacino durante 14-28 días

7) *Cystoisospora belli* → cotrimoxazol, ciprofloxacino o pirimetamina durante 14-28 días

8) *Encephalitozoon intestinalis* → albendazol; *Enterocytozoon bieneusi* → metronidazol, atovaquona; durante 14-28 días

9) *Candida* → candidiasis orofaríngea leve: clotrimazol VO 10 mg 5×d o para la mucosa miconazol 4×d durante 7-14 días, alternativamente nistatina VO 200 000-600 000 uds. 4×d durante 7-14 días; formas moderadas o graves: fluconazol VO 100-200 mg/d durante 7-14 días (en caso de ineficacia → voriconazol o anfotericina B VO, alternativamente caspofungina, micafungina o anidulafungina iv.), en candidiasis del esófago fluconazol VO 200-400 mg/d (en caso de intolerancia al tratamiento oral → fluconazol, caspofungina, micafungina, anidulafungina o anfotericina B iv.; en caso de resistencia al fluconazol → itraconazol, posaconazol o voriconazol).

## 28.4. Enfermedades parasitarias del tracto digestivo

### 28.4.1. Amebiasis

**▶ DEFINICIÓN Y ETIOPATOGENIA**

Inflamación del intestino grueso causada por un protozoo, que cursa con diarrea sanguinolenta y abscesos hematógenos localizados fuera del tracto digestivo.

**1. Agente etiológico:** ameba (*Entamoeba histolytica*). Protozoo que habitualmente parasita el intestino grueso (con mayor frecuencia ciego y colon ascendente). Puede presentarse en forma resistente (quiste) y vegetativa (trofozoíto). Las formas infectantes son los quistes → ingeridos pasan hacia el intestino grueso y liberan trofozoítos → secretan enzimas proteolíticas, penetran la mucosa intestinal y producen ulceraciones de aspecto crateriforme a menudo asociados a infección bacteriana secundaria. Pueden penetrar en la cavidad peritoneal, diseminarse por vía hemática al hígado, a los pulmones y al cerebro, produciendo abscesos amebianos.

**2. Reservorio y vía de transmisión:** el reservorio es el humano. La fuente de infección es el enfermo o portador que excreta los quistes. La infección se adquiere al ingerir los quistes presentes en agua o alimentos contaminados (principalmente verduras crudas) o en las manos sucias (después del contacto directo con un enfermo o un portador o con objetos contaminados como dinero). La cocción del agua y de los alimentos destruye los quistes.

**3. Epidemiología:** se presenta endémicamente en países en vías de desarrollo en la zona tropical y subtropical. Entre las personas con evidencia de quistes de *Entamoeba* en las heces, hasta un 90 % están infectadas con *E. dispar*, una especie no infecciosa del mismo aspecto que la *E. histolytica*. **Factores de riesgo:** viaje a zonas endémicas, consumo de alimentos (verduras crudas) y agua no tratada de origen incierto en zonas endémicas, sexo oral-anal (sobre todo entre hombres).

**4. Período de incubación e infectividad:** el período de incubación es de 1 semana a 4 meses. Un paciente que elimina quistes es contagioso para las personas de su entorno. En un ambiente húmedo los quistes conservan la infectividad por varias semanas.

**▶ CUADRO CLÍNICO E HISTORIA NATURAL**

**Síndromes clínicos** producidos por la infección:

1) **colonización asintomática**

2) **amebiasis intestinal**: infección sintomática no invasiva (diarrea inespecífica); colitis amebiana aguda (disentería amebiana →más adelante; la manifestación más común de la infección invasiva); colitis crónica no disentérica; ameboma (infección localizada y crónica del ciego o colon ascendente, con presentación clínica en forma de tumor en el cuadrante inferior derecho; puede provocar obstrucción intestinal); apendicitis (con poca frecuencia, a veces es la primera manifestación de la amebiasis en zonas de alto riesgo de infección); ulceración perianal

3) **amebiasis extraintestinal**: absceso hepático amebiano (→más adelante) aislado o con complicaciones (peritonitis, pericarditis, empiema); absceso pulmonar amebiano; absceso cerebral amebiano; amebiasis del aparato genitourinario (p. ej. ulceración del pene).

**1. Colitis amebiana (disentería amebiana):** el síntoma principal es la diarrea sanguinolenta de intensidad variable, con gran cantidad de moco. Las deposiciones son frecuentes, de escaso volumen, sin tenesmo rectal. La diarrea puede acompañarse de dolor abdominal cólico, debilidad, fiebre baja, pérdida de apetito y de peso, cefalea, dolor lumbar. Los síntomas suelen desarrollarse lentamente y es frecuente un curso con numerosas remisiones y exacerbaciones. En el estudio endoscópico son características pequeñas (2-10 mm) ulceraciones de la mucosa del intestino grueso.

**2. Absceso hepático amebiano:** se desarrolla sigilosa y lentamente. No siempre es precedido por una amebiasis intestinal sintomática. Produce dolor epigástrico y en el hipocondrio derecho, hepatomegalia, náuseas y vómitos, falta de apetito, pérdida de peso, fiebre, sudoración y escalofríos. En la exploración física dolor y rigidez abdominal. La icteria es poco frecuente. En las exploraciones complementarias: leucocitosis, actividad elevada de la fosfatasa alcalina, AST y ALT, con frecuencia aumento de la proteína C-reactiva en el suero. En las pruebas de imagen a menudo es posible visualizar numerosos abscesos de pequeño tamaño, frecuentemente en el lóbulo hepático derecho, que con el tiempo suelen confluir y formar uno o varios abscesos de mayor tamaño.

## → DIAGNÓSTICO

### Criterios diagnósticos

**1. Colitis amebiana**

1) Colonoscopia con biopsia y valoración morfológica de las muestras de los bordes de las ulceraciones de la mucosa intestinal (patrón de oro).

2) Criterio parasitológico: detección en las heces de antígenos específicos del parásito (lectina de adherencia; ELISA), recomendado como estándar, permite diferenciar *E. histolytica* de amebas no patógenas, p. ej. *E. dispar*; cultivo fecal con análisis de isoenzimas de *E. histolytica*, detección del ADN del ameba en las heces (PCR); resultado positivo de la determinación de los antígenos específicos de *E. histolytica* (presentes en un 75-85 % de los enfermos con disentería amebiana, ausentes en *E. dispar*). En el estudio microscópico de una muestra de heces se puede hacer la detección de trofozoítos que contienen eritrocitos (muestra de heces recién obtenidas) o quistes (pueden detectarse en las muestras conservadas en formalina): es poco útil (sensibilidad <60 %), no permite diagnosticar amebiasis, ya que no existe la posibilidad de diferenciación morfológica de *E. histolytica* de amebas no patógenas, p. ej. *E. dispar*. Identificación de los antígenos en la muestra de la mucosa del intestino grueso. Es posible apreciar las amebas en el material de los bordes de ulceraciones obtenido durante la rectoscopia. La diferenciación entre *E. histolytica* y *E. dispar* se realiza por el método de PCR. El estudio serológico revela la presencia de anticuerpos específicos en el suero, pero no permite diferenciar la infección reciente de la pasada.

**2. Ameboma**

1) resultado positivo de la prueba serológica: anticuerpos específicos en el suero (ELISA), prueba de hemaglutinación indirecta

2) ecografía o TC del hígado

3) con menor frecuencia estudios parasitológicos del material recogido del absceso mediante biopsia con aguja fina, bajo pantalla ecográfica (habitualmente no se identifica el protozoo, ya que reside en los márgenes del absceso); el aspecto macroscópico es de pus achocolatado, de color muy diferente a un absceso piógeno.

### Diagnóstico diferencial

**1. Colitis amebiana:** otras causas de diarrea sanguinolenta, sobre todo infecciosas →cap. 4.28.1 y colitis ulcerosa →cap. 4.19, síndrome del intestino irritable; cáncer de intestino grueso.

**2. Absceso amebiano:** absceso bacteriano, tumor neoplásico u otro, quiste, incluso quiste hidatídico.

## → TRATAMIENTO

**1. Tratamiento sintomático:** como en caso de diarrea →cap. 1.9.

**2. Tratamiento con antiprotozoarios**

1) fármacos activos en la invasión de tejidos: tratamiento de elección en todas las formas sintomáticas de la amebiasis → **metronidazol** VO 500-750 mg

3×d durante 7-10 días o **tinidazol** VO 2 g 1×d cada 12 h durante 3 días, o nitazoxanida

2) fármacos activos solamente en la luz intestinal eliminación de quistes (realizar en portadores y siempre tras el tratamiento en casos sintomáticos) → **diloxanida** 500 mg VO 3×d durante 10 días, **iodoquinol** 650 mg VO 3×d durante 20 días, **paromomicina** VO 3×d durante 7 días (no se absorbe, por lo que puede utilizarse en embarazadas).

**3. Abscesos hepáticos amebianos:** los de menor tamaño ceden con el **metronidazol** 750 mg 3×d VO o iv. durante 10 días o con **tinidazol** VO 2 g 1×d durante 5 días, y a continuación con un fármaco activo en la luz intestinal, p. ej. con paromomicina; en casos de mayor tamaño (diámetro >3 cm) está indicado además el **drenaje percutáneo** y la aspiración del contenido, siendo menos frecuente la necesidad de drenaje.

**4. Amebiasis sintomática en embarazadas:** paromomicina VO 8-12 mg/kg 3×d durante 7 días.

### ▶ OBSERVACIÓN

Los síntomas clínicos cesan lentamente después del tratamiento; durante años pueden permanecer síntomas semejantes al síndrome del intestino irritable. 3-12 semanas tras terminar el tratamiento, debido a posibles recurrencias, realizar estudio parasitológico de control en 2-3 muestras fecales tomadas en días consecutivos. En caso de absceso hepático realizar el seguimiento de la curación (puede durar unos meses) mediante ecografía.

### ▶ COMPLICACIONES

Absceso hepático, pulmonar o cerebral; tumor amebiano, obstrucción del intestino grueso, megacolon tóxico, perforación del intestino grueso, peritonitis; ruptura del absceso hepático hacia la cavidad pleural o pericárdica, hemorragia intestinal. El riesgo de complicaciones y un curso grave es mayor en embarazadas y en personas con inmunosupresión.

### ▶ PREVENCIÓN

Al viajar a regiones endémicas de infección por *E. histolytica,* se deben cumplir las recomendaciones sobre la higiene de manos y de los alimentos →cap. 4.28.1.1. No se realiza quimioprofilaxis y no existe vacuna.

## 28.4.2. Giardiasis

### ▶ DEFINICIÓN Y ETIOPATOGENIA

Enfermedad protozoaria del duodeno y del intestino delgado que cursa con diarrea prolongada.

**1. Agente etiológico:** la *Giardia intestinalis* (*G. lamblia*), es un flagelado que parasita el duodeno y el yeyuno. Su ciclo vital es de dos etapas: una forma resistente (quiste) y otra vegetativa (trofozoíto). El quiste es la forma infectante. La ingesta de unos 10-100 quistes inicia la enfermedad. Los quistes liberan los trofozoítos bajo la exposición al ácido clorhídrico → se adhieren a la mucosa yeyunal destruyendo el borde en cepillo de los enterocitos y la estructura de las vellosidades (atrofia) → conducen a la disminución de la superficie de absorción intestinal y recambio celular acelerado de los enterocitos funcionalmente inmaduros. Bajo la influencia de los alcalinos (bilis) los trofozoítos se convierten en quistes, que son expulsados con las heces.

**2. Reservorio y vías de transmisión:** el reservorio es fundamentalmente el humano y también numerosas especies de mamíferos domésticos (perros, gatos) y silvestres (p. ej. castores); la infección se extiende fácilmente por vía digestiva, fecal-oral, por manos, fómites, o agua potable o recreativa, p. ej. piscinas, lagos, ríos) y por alimentos contaminados con quistes.

**3. Epidemiología:** *G. intestinalis* se encuentra comúnmente en todo el mundo y es endémica en los países en vías de desarrollo. En los países desarrollados se presenta de forma ocasional y epidémica por contaminación del agua potable o transmisión en ambientes cerrados (guarderías, jardines de infancia, orfanatos, instituciones para personas con discapacidad mental) o sexo oral-anal.

**Factores de riesgo:** viajes a países en vías de desarrollo; consumo de agua no tratada proveniente de arroyos, ríos o lagos; saneamiento deficiente; trabajo en guarderías, jardines de infancia, orfanatos, centros de cuidados crónicos para personas con discapacidad mental; convivientes infectados (compañeros de piso); sexo oral-anal y genital-anal seguido de genital-oral; malnutrición y caquexia, inmunodeficiencias, sobre todo hipogammaglobulinemia y deficiencia de la IgA (factor de riesgo de giardiasis grave y recurrente); aclorhidria gástrica y uso de fármacos inhibidores de la secreción gástrica, gastrectomía.

**4. Período de incubación e infectividad:** período de incubación desde unos días hasta varias semanas (promedio de 9 días). El enfermo es la fuente de infección para las personas de su entorno. En un ambiente húmedo y frío los quistes conservan la infectividad hasta por varios meses, son resistentes al cloro.

## → CUADRO CLÍNICO E HISTORIA NATURAL

Formas clínicas

1) **colonización asintomática:** la más frecuente; en la mayoría de los casos cede espontáneamente

2) **gastroenteritis aguda** (de duración de 7-14 días, en general enfermedad autilimitada; en un 30-50 % se cronifica): predomina la diarrea acuosa, sin sangre ni moco y el dolor cólico epigástrico (molestias dispépticas); posible debilidad, distensión abdominal, anorexia, pérdida de peso, rara vez vómitos y fiebre

3) **síndrome crónico gastrointestinal con malabsorción** (esteatorrea intestinal): síntomas semejantes a los del cuadro agudo, pero más leves, repetidos periódicamente; es más frecuente en niños y puede llevar a la desnutrición y al retraso del crecimiento

4) **síntomas atípicos:** urticaria, artritis reactiva. Es posible el desarrollo de intolerancia a la lactosa secundaria, caquexia, colangitis y colecistitis.

Las personas con antecedentes de giardiasis no desarrollan inmunidad permanente y son posibles las reinfecciones.

## → DIAGNÓSTICO

**Exploraciones complementarias**

**1. Identificación del protozoo en el examen microscópico** (confirmación inequívoca de la infección):

1) estudio de muestras fecales para la presencia de los quistes, el método básico; realizar el estudio en tres muestras seriadas, tomadas cada 2 días (sensibilidad ~50 %)

2) estudio de muestras fecales para la presencia de trofozoítos (sensibilidad ~50 %): es posible en heces diarreicas mediante el examen directo en fresco realizado con rapidez tras obtener las muestras

3) examen del contenido duodenal aspirado tras colocación de una sonda (se realiza con poca frecuencia): el examen directo en fresco debe hacerse

inmediatamente tras obtener el aspirado; realizar si el examen fecal y las pruebas serológicas no confirman el diagnóstico

4) estudio morfológico de biopsia de la mucosa duodenal o del intestino delgado por endoscopia: en casos especiales, cuando existen otras indicaciones para la endoscopia (p. ej. dispepsia) o para el estudio histopatológico de la mucosa intestinal (p. ej. sospecha de una enteropatía); atrofia de las vellosidades intestinales (habitualmente parcial) y trofozoítos visibles en la superficie de la mucosa.

**2. Otras pruebas que detectan** *G. intestinalis* en las heces: detección de antígenos del parásito (ELISA, test de inmunofluorescencia): tamizaje; a veces se obtienen resultados falsos positivos. Está indicada la confirmación del resultado positivo mediante un examen microscópico (heces). La detección del ADN del parásito (RT-PCR): alta sensibilidad y especificidad; puede sustituir las pruebas microscópicas.

**3. Pruebas serológicas:** detección de anticuerpos IgM e IgG específicos contra *G. intestinalis* en el suero (ELISA o inmunofluorescencia).

### Criterios diagnósticos

Para establecer un diagnóstico incuestionable es necesaria la detección de quistes o trofozoítos en la prueba microscópica de las heces o del contenido duodenal, de quistes en las heces por el método de inmunofluorescencia directa o bien de ADN de *G. intestinalis* por el método RT-PCR.

En un enfermo con síntomas clínicos de giardiasis y una anamnesis epidemiológica con datos típicos (estancia en zonas endémicas, contacto o convivencia con personas enfermas o un foco epidémico en ambientes cerrados) se puede considerar el tratamiento empírico. La desaparición de los síntomas tras el tratamiento confirma el diagnóstico. Realizar estudios parasitológicos a todos los convivientes del enfermo.

### Diagnóstico diferencial

Otras causas de diarrea prolongada o crónica →cap. 1.9 y de dolor abdominal →cap. 1.15.

---

### ➡ TRATAMIENTO

**1. Tratamiento sintomático** como en el caso de la diarrea →cap. 1.9.

**2. Tratamiento con antiprotozoarios** (por razones epidemiológicas hay que tratar a todas las personas infectadas sin considerar la presencia o no de síntomas, incluyendo a todos los convivientes infectados):

1) **tratamiento de elección: metronidazol** 250-500 mg 2×d durante 5-7 días o tinidazol VO 2 g en dosis única o **nitazoxanida** VO 500 mg 2×d durante 3 días

2) **tratamiento de segunda elección: albendazol** VO 400 mg durante 5 días, o **mebendazol** VO 200 mg 3×d durante 5 días

3) **tratamiento de embarazadas:** en casos leves no es necesario; cuando hay síntomas intensos → paromomicina VO (no se absorbe) 10 mg/kg 3×d durante 5-10 días

4) **tratamiento de las recurrencias o ineficacia del tratamiento inicial** (10-20 %): **paromomicina** VO 10 mg/kg 3×d durante 5-10 días.

---

### ➡ OBSERVACIÓN

**Criterio de curación:** desaparición del protozoo de las heces después de 2-4 semanas de finalizar el tratamiento (determinación de control del antígeno del parásito o examen microscópico). Las recurrencias tras el tratamiento aparecen después de 2-8 semanas y pueden ser asintomáticas.

### → PREVENCIÓN

**1.** Cumplimiento de las normas higiénico-sanitarias.

**2.** Lavar frutas y verduras cuidadosamente con agua limpia, evitar alimentos de origen desconocido, evitar agua de origen desconocido, así como agua de arroyos, ríos o lagos. La cocción destruye los quistes.

**3.** Apartar a los enfermos con diarrea del trabajo en guarderías, jardines de infancia e instituciones de cuidado para personas con discapacidad mental, hasta la desaparición de la diarrea y negativización de las heces.

**4.** Control parasitológico periódico de los manipuladores de alimentos en instituciones.

## 28.4.3. Blastocistosis

### → ETIOPATOGENIA

**1. Agente etiológico:** *B. hominis,* un protozoo que presenta una gran variabilidad de etapas de desarrollo, entre las que se pueden distinguir: forma vacuolar, granular, multivacuolar, avacuolar, ameboide y quistes, pero la forma diagnóstica habitual y la más frecuente es la vacuolar.

**2. Reservorio y vías de transmisión:** infecta a una gran variedad de especies tan variadas como mamíferos, aves, reptiles y peces; no hay una especie única que infecte al hombre, por lo que se ha sugerido denominar a la infección del hombre como *Blastocystis spp.* El parásito se transmite por vía fecal-oral, tras la ingesta de agua o alimentos contaminados por heces humanas y/o animales.

### → CUADRO CLÍNICO E HISTORIA NATURAL

Durante muchos años se le consideró un comensal. La posibilidad de su potencial rol patogénico sigue siendo controvertido y está probablemente relacionado con el subtipo presente. La infección por *B. hominis* con gran frecuencia tiene un curso asintomático (estado de portador).

Cuadros sintomáticos de la enfermedad.

1) Leve: es el más frecuente. Se manifiesta por una o varias de las siguientes manifestaciones: diarrea (sin sangre), dolor abdominal, náuseas, meteorismo, pérdida de peso corporal, simulando un cuadro de intestino irritable. Algunas veces exantema urticariforme.

2) Agudo: se presenta esporádicamente. Se caracteriza por diarrea acuosa, dolor abdominal espasmódico y a veces fiebre.

### → DIAGNÓSTICO

#### Criterios diagnósticos

El diagnóstico se establece a base de la identificación de los diferentes estadios de vida de *B. hominis* en el estudio microscópico de las heces (la forma vacuolar es identificada con mayor frecuencia). Habitualmente es recomendable realizar múltiples estudios en intervalos de unos días, ya que el parásito es expulsado en tiempo y cantidad variables. Además de la observación estándar de las heces al fresco, a causa de la diversidad de los estadios morfológicos de *B. hominis* se puede realizar un frotis y una fijación con tinción tricrómica.

#### Diagnóstico diferencial

Otras parasitosis del tracto digestivo, diarrea infecciosa, trastornos funcionales digestivos, incluso síndrome del intestino irritable.

## → TRATAMIENTO

**Tratamiento causal**

El tratamiento es discutible en ausencia de síntomas, por lo que dependerá del criterio del clínico. Este está indicado en caso de infección en enfermos con colitis ulcerosa o enfermedad de Crohn, inmunodeprimidos y en caso de una infección muy masiva, o con sintomatología digestiva, en ausencia de otros patógenos.

**1. Tratamiento de elección.** Opciones:

1) metronidazol 250-500 mg 3×d durante 7 d o 1,5 g 1×d durante 7 d

2) cotrimoxazol 320/1600 mg 2×d durante 7 d.

**2. Tratamiento alternativo.** Opciones:

1) iodoquinol 650 mg 3×d durante 10-20 d

2) nitazoxanida 500 mg 2×d durante 3 d

3) paromomicina 500 mg 3×d durante 7 d o 25 mg/kg 3×d durante 10 d

4) tinidazol 2g d 1×d durante 5 d.

**Tratamiento sintomático**

Como en el caso de la diarrea infecciosa →cap. 4.28.1.

## → COMPLICACIONES

*B. hominis* puede provocar exacerbaciones de la colitis ulcerosa.

## → PRONÓSTICO

Generalmente el pronóstico es bueno.

## → PREVENCIÓN

**1.** Se debe evitar el consumo de agua y comida contaminadas (especialmente en países de clima cálido).

**2.** Se deben cumplir las reglas de higiene de manos y de alimentos, así como el control periódico de los manipuladores de alimentos.

## 28.4.4. Balantidiasis

### → ETIOPATOGENIA

**1. Agente etiológico:** *Balantidium coli*, que es el protozoo de mayor tamaño que causa invasiones en el ser humano. Es un parásito ciliado que se presenta en forma de trofozoítos y quistes. Tiene un ciclo vital muy simple: ingestión del quiste → desenquistación → trofozoíto → fisión binaria transversa → enquistación → quiste (forma invasiva para el ser humano).

**2. Patogenia:** los trofozoítos excretan enzimas proteolíticas capaces de digerir la mucosa del colon. Esto favorece la invasión del parásito de la pared intestinal y causa la formación de numerosas ulceraciones, así como de focos de necrosis.

**3. Reservorio y vías de transmisión:** el reservorio principal del *Balantidium coli* es el ganado porcino. El parásito se transmite por vía fecal-oral, con mayor frecuencia tras consumir agua o alimentos contaminados por heces humanas o porcinas. Se considera un parásito cosmopolita, aunque las invasiones son más frecuentes en países de la zona tropical y subtropical. Las regiones con presentación endémica son: países latinoamericanos, Oriente Próximo, Papúa Nueva Guinea y Filipinas.

### → CUADRO CLÍNICO E HISTORIA NATURAL

La infección por *B. coli* puede cursar asintomáticamente (estado de portador).

Cuadros sintomáticos

1) Leve: es el más frecuente. Se manifiesta por aparición de diarrea (sin sangre en las heces), que puede alternar con estreñimiento.
2) Agudo: diarrea mucosa con tenesmo rectal, dolor abdominal, náuseas, vómitos, cefalea. La evolución puede ser fulminante.
3) Crónico: la forma leve no tratada puede evolucionar a una forma crónica, manifestándose por la pérdida del apetito, diarrea episódica, cefalea, anemia por déficit por déficit de hierro y pérdida de peso.
4) Extraintestinal: se presenta esporádicamente en forma de apendicitis, metritis, vaginitis, cistitis o neumonía.

## → DIAGNÓSTICO

### Criterios diagnósticos

El diagnóstico se establece a base de la identificación de los quistes y/o tro-fozoítos de *B. coli* en el estudio microscópico de las heces recién obtenidas. Habitualmente es recomendable realizar múltiples estudios en intervalos de unos días, ya que el parásito es expulsado en el tiempo y cantidad variables. Puede estar indicado realizar rectoscopia o colonoscopia con el objetivo de descartar otras patologías que evolucionan con mucho dolor y sangre en las heces y también para tomar muestras de la mucosa del intestino grueso para estudio histopatológico.

### Diagnóstico diferencial

La amebiasis y otras enfermedades parasitarias del tracto digestivo, diarrea infecciosa, colitis ulcerosa.

## → TRATAMIENTO

### Tratamiento causal

**1. Tratamiento de elección.** Opciones:

1) tetraciclina 500 mg 4×d durante 10 d
2) metronidazol 500-750 mg 3×d durante 5 d.

**2. Tratamiento alternativo.** Opciones:

1) iodoquinol 650 mg 3×d durante 20 d
2) eventualmente nitazoxanida, ampicilina o paromomicina.

### Tratamiento sintomático

Como en el caso de la diarrea infecciosa.

## → COMPLICACIONES

En casos esporádicos de curso fulminante puede llegar a la perforación del intestino grueso, peritonitis y hemorragia.

## → PRONÓSTICO

Generalmente el pronóstico es bueno. En casos de curso fulminante puede conducir a la muerte.

## → PREVENCIÓN

**1.** Evitar el consumo de agua no potable y comida contaminadas (especialmente en países de clima cálido).
**2.** Respetar las reglas de higiene de manos y alimentos, especialmente entre los criadores de ganado porcino.

## 28.4.5. Enterobiasis

### → DEFINICIÓN Y ETIOPATOGENIA

**1. Agente etiológico:** oxiuro humano (*Enterobius vermicularis*), nematodo de 2-13 mm de longitud, que parasita en el intestino grueso. La infección se adquiere por la ingesta de huevos → la larva, liberada en el duodeno, se desplaza hacia el intestino grueso (el ciego y el colon ascendente), donde madura → las hembras fecundadas migran hacia la región perianal, donde depositan los huevos en la piel, que maduran en 6 h.

**2. Reservorio y vías de transmisión:** el reservorio es exclusivamente el ser humano. La infección se transmite fácilmente por vía digestiva, principalmente por las manos contaminadas (contacto directo con una persona infectada o indirecto mediante su ropa interior, ropa, ropa de cama, toalla o juguetes contaminados, asientos de inodoro o bañeras) o alimentos contaminados. La autoinfección (por rascado de la zona perianal, ciclo "ano-mano-boca") es frecuente y perpetúa la infección en los niños. Es posible el contagio por inhalación.

**3. Epidemiología:** es común en todo el mundo, habitualmente en niños de edad preescolar y escolar temprana. **Factores de riesgo:** saneamiento deficiente, trabajo en una guardería, jardín infantil, orfanato, centro de cuidado crónico para personas con discapacidad mental, enterobiasis en convivientes.

**4. Período de incubación e infectividad:** desde la infección hasta la aparición de los huevos en heces transcurren 2-8 semanas. El enfermo y el ambiente que lo rodea son la fuente de contagio durante todo el período de eliminación de los huevos (conservan la infectividad en condiciones frías y húmedas durante 2-3 semanas). Los huevos son resistentes al cloro.

### → CUADRO CLÍNICO E HISTORIA NATURAL

Con mayor frecuencia el curso es asintomático. El síntoma más común es el prurito anal, especialmente por la noche, siendo a menudo causa del insomnio. A veces inapetencia, irritabilidad, infecciones bacterianas secundarias de la piel en la región perianal. El oxiuro ha sido asociado a apendicitis sin existir demostración de causalidad. También puede migrar hacia los genitales femeninos y ocasionar inflamación.

### → DIAGNÓSTICO

Identificación de los huevos de *Enterobius* mediante estudio microscópico de test de Graham: cinta engomada que se aplica en la región perianal. A veces es posible observar las hembras adultas en el área del ano o en la superficie de las heces.

### → TRATAMIENTO

Es recomendable limpiar el piso todos los días (quitar el polvo), cambiar todos los días la ropa interior, la ropa de cama y las toallas (hay que lavarlas en agua caliente y plancharlas con una plancha muy caliente), cortar bien las uñas, ducharse o bañarse todos los días por la mañana (lo que elimina la mayoría de los huevos de la piel, especialmente de la zona perianal). Un lavado con agua con jabón cada día por la mañana es muy eficaz en la limitación de la autoinfección. Tratar al mismo tiempo a todas las personas infectadas de la misma casa.

Fármacos de elección: **pirantel** VO 11 mg/kg en dosis única (máx. 1 g). Fármacos alternativos: **mebendazol** VO 200 mg independiente de la edad o **albendazol** 10 mg/kg en dosis única. Repetir el tratamiento después de 2 semanas por frecuentes reinfecciones. Las embarazadas se tratan únicamente en caso de no tolerar los síntomas (se prefiere el pirantel). Tratar las recurrencias de igual modo que la infección primaria.

### → PREVENCIÓN

Lavarse las manos antes de comer y preparar las comidas, así como tras usar el servicio, evitar la onicofagia y el rascado de la región perianal, lavar frutas y verduras, evitar alimentos de origen incierto.

## 28.4.6. Ascariasis

### → ETIOPATOGENIA

**1. Agente etiológico:** *Ascaris lumbricoides.* Gusano redondo (nematodo) de 15-35 cm de longitud, que parasita el intestino delgado en el humano. La infección se adquiere por ingesta de los huevos invasivos → en el intestino delgado la larva liberada desde el huevo invade el sistema circulatorio o linfático atravesando el hígado (donde inicialmente madura) y el corazón, migra a los pulmones (en los alvéolos pulmonares dos veces pasa por la fase de la muda) → allí migra por vía del árbol bronquial a la laringe y a la faringe, donde, tras ser deglutida llega al intestino delgado alcanzando madurez y donde vive 1-2 años. Tras 2-3 meses desde la infección, la hembra empieza a poner gran cantidad de huevos, que son expulsados con las heces y durante ~3 semanas maduran a formas invasivas en suelos húmedos y ventilados.

**2. Reservorio y vías de transmisión:** el reservorio es el humano; la infección se adquiere por vía digestiva ingiriendo alimentos (frutas y verduras, con frecuencia procedentes de plantaciones abonadas con excrementos humanos) o a través de manos sucias contaminadas con los huevos de *Ascaris* (ensuciadas con tierra).

**3. Factores de riesgo:** consumo de verduras y frutas crudas, no lavadas (p. ej, fresas de plantaciones abonadas con excrementos humanos), geofagia, onicofagia.

**4. Período de incubación e infectividad:** desde la infección hasta la aparición de síntomas pulmonares: 4-16 días, y hasta alcanzar la madurez completa con presencia de huevos en las heces: 2-3 meses. Los enfermos no son contagiosos para las personas de su entorno. En un suelo húmedo los huevos conservan su capacidad invasiva durante 7-10 años (son resistentes a la congelación). Pueden ser destruidos por insolación directa durante un tiempo prolongado a una temperatura >40 °C.

### → CUADRO CLÍNICO E HISTORIA NATURAL

En la mayoría de los casos el curso es asintomático y en ocasiones puede presentarse solo dolor abdominal. Una infestación masiva causa síntomas de ascariasis pulmonar, intestinal y hepatobiliar. Rara vez los parásitos penetran la pared intestinal y ocasionan peritonitis.

**1. Ascariasis pulmonar:** durante la migración de las larvas hacia los pulmones puede aparecer tos, disnea, expectoración hemoptoica y —en caso de infestación masiva y repetida (sensibilización)— fiebre, eosinofilia, manifestaciones de neumonitis eosinofílica (→cap. 3.14.5), en ocasiones urticaria.

**2. Ascariasis intestinal:** molestias o dolor abdominal (en ocasiones de carácter cólico), con menor frecuencia náuseas. Una infestación masiva (>60 áscaris) puede ocasionar pérdida de peso y malnutrición, y a veces obstrucción intestinal mecánica o apendicitis. Raramente los parásitos penetran la pared intestinal y provocan peritonitis. Las ulceraciones del intestino, p. ej. en el curso de una fiebre tifoidea o de tuberculosis, favorecen la perforación intestinal.

**3. Ascariasis hepatobiliar:** los gusanos pueden penetrar en vías biliares o pancreáticas y provocar síntomas inflamatorios con colestasis (colangitis) o estasis del jugo pancreático (pancreatitis aguda).

### → DIAGNÓSTICO

Identificación de los huevos de *Ascaris* en las heces mediante examen microscópico (frotis directo de las heces frescas o concentradas en formalina). Realizar el estudio 3 veces en intervalos de 3-5 días. No es posible detectar la presencia de formas inmaduras ni machos aislados mediante un examen de las heces si no hay puesta de huevos. En un 3 % de los casos la ascariasis es diagnosticada al encontrar formas adultas de nematodos en la materia fecal o en los vómitos.

**Diagnóstico diferencial**

Otras helmintiasis, p. ej. la enterobiasis (se diferencia mediante el examen microscópico de los huevos) y otras causas de la dispepsia, dolor abdominal o enfermedades de vías biliares (un examen de muestras fecales es decisivo).

### → TRATAMIENTO

**1.** Tratar todos los casos de infestación, incluso los asintomáticos. En infestaciones mixtas primero tratar la ascariasis y después otras enfermedades parasitarias. Como el examen de las heces no detecta las formas inmaduras, es razonable un tratamiento empírico de los enfermos con sospecha clínica de ascariasis.

**2. Tratamiento antiparasitario**

1) fármacos de elección: **albendazol** VO 10-15 mg/kg×3 d en ayunas, o **mebendazol** VO 100 mg 2×d durante 3 días o 500 mg VO en dosis única

2) fármaco alternativo: **pirantel** VO 11 mg/kg (máx. 1 g/d) en dosis única (recomendado p. ej. en embarazadas o en lactancia)

3) ascariasis pulmonar → tratamiento sintomático (agonista $\beta_2$ por vía inhalatoria, eventualmente **glucocorticoide** VO). En esta fase no se deben administrar los antiparasitarios, ya que no hay seguridad en cuanto a su eficacia contra las larvas en los pulmones, y el cuadro clínico en la fase inicial con poca frecuencia es grave. Solicitar control de heces dentro de unos meses, y un tratamiento adecuado en caso de confirmar la forma intestinal.

Si durante el tratamiento no se elimina el parásito adulto, se indica repetir el tratamiento.

**3. Tratamiento quirúrgico** (laparotomía y extracción de áscaris): está indicado en casos complicados (p. ej. obstrucción intestinal mecánica producida por un ovillo de numerosos áscaris, obstrucción biliar, perforación intestinal, apendicitis).

### → OBSERVACIÓN

**Criterio de curación:** ausencia de huevos de áscaris en tres estudios de muestras fecales realizados 2 semanas después del tratamiento.

### → PREVENCIÓN

Lavado de manos antes de comer y tras el contacto con tierra. Prevenir la geofagia en niños, lavar cuidadosamente las frutas y verduras, evitar consumo de alimentos de origen incierto; evitar el abono de cultivos de frutas y verduras con excrementos humanos (posibilidad de epidemia).

## 28.4.7. Anquilostomiasis

### → ETIOPATOGENIA

**1. Agente etiológico:** son los helmintos nematodos *Ancylostoma duodenale* y *Necator americanus*. Las formas adultas tienen 7-15 milímetros de longitud. Las hembras depositan diariamente 20-30 mil huevos, que son expulsados con las heces del humano infectado. Cuando se depositan en el suelo húmedo y sombreado y la temperatura del ambiente es de 20-30 °C, eclosionan liberando larvas rabditiformes. Después de 5-10 días las siguientes mudas se convierten en la forma invasiva para el ser humano, las larvas filariformes. Cuando entran en contacto con la superficie de la piel humana, las larvas liberan sustancias que les permiten penetrar por la piel y migrar activamente hasta alcanzar el flujo sanguíneo a través del cual llegan a los pulmones. Luego, desde los capilares pasan a los alvéolos y junto con las secreciones de las vías respiratorias suben por los bronquios y tráquea hacia la faringe, desde donde se degluten con la saliva alcanzando su destino final, el intestino delgado y allí alcanzan la madurez. En caso de una infección por vía oral las larvas se sitúan directamente en el intestino delgado, donde después de las mudas se transforman en gusanos adultos. Con sus característicos dientes de quitina cortan la mucosa intestinal, se adhieren a su superficie y empiezan a nutrirse con la sangre del huésped. Durante la migración por la piel, las larvas liberan anticoagulantes, enzimas proteolíticas e inmunomoduladores, ocasionando síntomas alérgicos locales en los puntos de invasión. El tránsito de las larvas por el pulmón puede provocar una reacción tóxico-alérgica. La acumulación de eosinófilos en los pulmones ocasiona la formación de infiltrados inflamatorios.

**2. Reservorio y vías de transmisión:** el ser humano es el único reservorio. Los *Ancylostoma* pertenecen al grupo de geohelmintos. Esto significa que se transmiten por el suelo contaminado con las heces humanas y dependen de las condiciones de temperatura y humedad del suelo, para poder sobrevivir y completar sus etapas de desarrollo. La infección puede adquirirse por el contacto directo de la piel con el suelo (al andar descalzo, sentarse en suelo, trabajar en el suelo sin guantes de protección) o por la ingesta de agua o alimentos contaminados con las larvas invasivas. La infección por *Ancylostoma* es más común en países de clima tropical o subtropical. Las regiones de distribución endémica son: África subsahariana, Sureste Asiático y Asia Oriental, Sudamérica y América Central. Ocasionalmente también se encuentran casos en el sur de Europa.

## ➔ CUADRO CLÍNICO E HISTORIA NATURAL

**1. Síntomas locales:** en el sitio de la penetración del parásito puede aparecer exantema maculopapular y prurito.

**2. Síntomas pulmonares:** tos, disnea, otras manifestaciones de neumonía o bronquitis. Aparecen solamente en casos de invasiones masivas y repetidas (sensibilización).

**3. Síntomas intestinales:** en la fase intestinal con mayor frecuencia se observa anemia por déficit por déficit de hierro e hipoproteinemia. En casos de invasiones masivas también pueden aparecer náuseas, vómitos, debilidad, diarrea sanguinolenta y pérdida de peso corporal.

## ➔ DIAGNÓSTICO

### Criterios diagnósticos

El diagnóstico se establece a base de la identificación de los huevos de *Ancylostoma duodenale* o *Necator americanus* en el estudio microscópico de las heces. Habitualmente se emplea el método de frotis grueso según Kato y Miura. Los huevos de las dos especies son idénticos, por eso en cada caso de sospecha de anquilostomiasis se debe realizar el coprocultivo según el método de Harada-Mori, en la cual se imitan las condiciones tropicales (temperatura y humedad elevadas) para observar las larvas rabditiformes. Según su morfología se define la especie de *Ancylostoma*. En la sangre periférica se aprecia eosinofilia importante.

### Diagnóstico diferencial

Infección por otros geohelmintos (tricuriasis, ascariasis, estrongiloidosis), otras causas de diarrea infecciosa, otras causas de anemia, otras causas de eosinofilia).

### ➡ TRATAMIENTO

**Tratamiento causal**

**1. Tratamiento de elección.** Opciones:

1) mebendazol 500 mg en dosis única
2) albendazol 400 mg en dosis única
3) tiabendazol 25 mg/kg 2×d durante 2-4 d.

**2. Tratamiento alternativo.** Opciones:

1) pirantel 11 mg/kg en dosis única
2) levamisol 150 mg en dosis única
3) prazicuantel 25 mg/kg en dosis única
4) piperazina (en forma de citrato) 4,5 g en dos dosis en el intervalo de 14 d.

### ➡ COMPLICACIONES

La infección masiva en niños pequeños puede conducir al retraso del desarrollo pondoestatural y psicomotor, malnutrición y muerte. En embarazadas las larvas filariformes tienen la capacidad de atravesar la placenta. Pueden causar daño al feto, parto prematuro y bajo peso de nacimiento.

### ➡ PRONÓSTICO

Por lo general es bueno, ya que el tratamiento en la mayoría de los casos es eficaz. En los países en vías de desarrollo, donde la malnutrición constituye un gran problema y falta el acceso a atención de salud, la anquilostomiasis puede llevar a la muerte.

### ➡ PREVENCIÓN

**1.** Evitar el contacto directo entre la piel y el suelo (no andar descalzo, no dormir ni sentarse sobre el suelo/playa, no trabajar con el suelo sin guantes de protección).

**2.** Tratar adecuadamente las aguas residuales.

**3.** No fertilizar los cultivos de frutas y verduras con excrementos humanos.

**4.** Lavar cuidadosamente las frutas y verduras. Ingerir solo agua potable o hervida.

## 28.4.8. Estrongiloidosis

### ➡ ETIOPATOGENIA

**1. Agente etiológico.** *Strongyloides stercoralis*: es un nematodo que se caracteriza por tener un ciclo vital que puede ser libre o parasitario. El ciclo vital se caracteriza por la presencia de tres formas vitales: forma adulta, larva rabditiforme y larva filariforme (invasiva). Las hembras adultas de ~2,5 mm de longitud parasitan en la mucosa intestinal del ser humano. Los gusanos machos son eliminados del sistema digestivo del hospedador y no tienen importancia en la patogenia de la infección. Los huevos producidos por las hembras maduran en el intestino grueso del huésped por partenogénesis y son eliminados con las heces, como huevos o ya como larvas rabditiformes libres. Los huevos del nematodo contienen larvas rabditiformes vivas, que continúan su ciclo de vida en el suelo. Las formas larvarias —con una humedad adecuada y a una temperatura alta— en una semana se convierten en machos y en hembras de ciclo de vida libre, que producen nuevas generaciones de larvas rabditiformes.

Estas larvas pueden transformarse en larvas filariformes invasivas, responsables de la infección en humanos. En condiciones ambientales favorables, en un suelo rico en compuestos orgánicos, las larvas del nematodo pueden sobrevivir varias semanas, multiplicando el ciclo vital libre muchas veces. El parásito alcanza la madurez sexual a las 4 semanas desde que las formas larvarias penetraron por la piel humana.

**2. Reservorio y vías de transmisión:** el ser humano es el único reservorio. La infección sucede como resultado de la invasión de las larvas filariformes en la piel intacta o en mucosa del huésped, al entrar en contacto directo con el suelo contaminado (p. ej. al andar descalzo, sentarse en el suelo). Las larvas llegan a los pulmones con el torrente sanguíneo. Luego, desde los capilares pasan a los alvéolos y junto con las secreciones de las vías respiratorias migran a través de los bronquios y la tráquea hacia la faringe. Al ser deglutidos con la saliva llegan a su destino, el intestino delgado, principalmente el duodeno. En personas inmunodeprimidas las larvas rabditiformes ya en el tubo digestivo sufren una transformación en larvas filariformes invasivas, capaces de penetrar la pared del intestino grueso o la piel de la región perianal (autoinvasión), y —atravesando los tejidos y pulmones causan— la infección del mismo huésped (reinvasión e hiperinfección). La infección por el *Strongyloides stercoralis* es de distribución amplia en las regiones situadas en la zona intertropical y subtropical, en países de clima húmedo y cálido. Las regiones de presentación hiperendémica (>90 % de la población) son los bosques húmedos tropicales del África Subsahariana, Sureste Asiático y la Amazonia (Brasil, Colombia, Perú). La enfermedad es menos frecuente en países de clima mediterráneo y templado.

### ➡ CUADRO CLÍNICO E HISTORIA NATURAL

En personas inmunocompetentes la mayoría de las infecciones son de evolución asintomática o subclínica. Las invasiones agudas tienden a la autocuración, aunque pueden durar varios años a consecuencia de la autoinvasión o de una nueva infección ambiental. En personas inmunodeprimidas los ciclos de invasiones secundarias repetidas pueden conducir al fenómeno de hiperinfección (infección de gran intensidad).

**En el curso de la estrongiloidosis aguda** en el sitio de la penetración del parásito en la piel puede observarse un eccema acompañado de prurito. Posteriormente tos y disnea durante la migración del nematodo por el tejido pulmonar, así como dolor abdominal, pérdida de apetito, diarrea y pérdida de peso corporal durante la fase intestinal.

**La estrongiloidosis crónica** se caracteriza por la aparición de lesiones cutáneas de forma lineal o serpenteante de carácter migratorio (*larva currens* o *creeping eruption*), ocasionadas por la migración de las formas larvarias durante la autoinvasión, localizadas habitualmente en la espalda, muslos y nalgas. Al contrario del síndrome de larva migratoria cutánea, causado por los *Strongyloides* no específicos para el ser humano, las lesiones lineales eritematosas en la estrongiloidosis se desplazan rápidamente (2-10 cm/h) y desaparecen después de unas horas, para presentarse de nuevo en una localización cutánea diferente. Los síntomas típicos de las reinvasiones recurrentes —especialmente en habitantes de la zona tropical con la coinfección por el virus linfotrófico HTLV-1— incluyen el dolor abdominal inespecífico, principalmente localizado en el hipocondrio derecho, síntomas dispépticos, deposiciones blandas recurrentes o diarrea crónica.

Las lesiones que contienen formas larvarias del parásito pueden, casualmente, localizarse en el hígado, pulmones, riñones, pared de la vejiga urinaria y apéndice, así como en los ganglios linfáticos retroperitoneales. En estas ubicaciones puede originarse una inflamación crónica y se forman granulomas múltiples y lesiones necróticas.

## → DIAGNÓSTICO

**Exploraciones complementarias**

**1. Identificación del parásito**

1) El coprocultivo (con el método de Harada-Mori o con el uso de carbón vegetal granulado colocado en la placa de Petri) es el método de elección para la confirmación directa de la estrongiloidosis.

2) Estudio microscópico del contenido duodenal o del esputo en busca de la presencia de larvas rabditiformes del parásito.

3) El estudio directo de las heces no es suficiente para el diagnóstico definitivo de la infección, ya que los huevos del *Strongyloides stercoralis* no poseen rasgos morfológicos típicos que permitan distinguirlos de los huevos de otros nematodos específicos para el ser humano del género *Necator* y *Ancylostoma*.

4) Identificación de la concentración de los anticuerpos específicos IgG en la sangre periférica por la técnica de ELISA. Se aplica como método complementario en la fase crónica de la estrongiloidosis, así como en el tamizaje de los grupos de riesgo que viven en regiones endémicas.

**2. Otras**

1) La radiografía del tórax puede evidenciar las infiltraciones en pulmones durante la migración de las formas larvarias del nematodo por el tejido pulmonar, opacidades inflamatorias de carácter de neumonía bronquial o lesiones locales en forma de absceso en el sitio de la localización ectópica de los huevos del parásito.

2) En la sangre periférica se puede apreciar eosinofilia importante acompañada de leucocitosis y una elevada concentración de IgE total.

**Criterios diagnósticos**

El diagnóstico se establece a base de los resultados del cultivo de larvas características en las heces de una persona en riesgo de infección (datos de la anamnesis).

**Diagnóstico diferencial**

1) Infección por *Strongyloides fülleborni* (África Central y Oriental) y *Strongyloides fülleborni kellyi* (Papúa Nueva Guinea).

2) Otras causas de diarrea infecciosa.

3) Otras causas del síndrome de malabsorción (incluido el esprúe tropical).

4) Enfermedad intestinal inflamatoria.

5) En la etapa de la migración de las larvas del nematodo por los pulmones: otras enfermedades parasitarias que causan el síndrome de la eosinofilia pulmonar tropical, p. ej. filariasis linfática, esquistosomiasis, ascariasis larval, síndrome de larva migratoria visceral (toxocariasis), anquilostomiasis.

6) Otras causas de lesiones lineales cutáneas de carácter eritematoso y migratorio: otras enfermedades parasitarias de zona tropical y subtropical, p. ej. síndrome de larva migratoria cutánea y gnatostomosis.

## → TRATAMIENTO

**Tratamiento causal**

**1. Tratamiento de elección:** ivermectina 200 µg/kg durante 3 d, después 6 mg/d durante 3 d siguientes.

**2. Tratamiento alternativo.** Opciones:

1) albendazol 400 mg 2 × d durante 3 d (en infecciones crónicas se recomienda prolongar la terapia hasta 7 días)

2) tiabendazol 25 mg/kg 2 × d durante 3 d.

**Tratamiento sintomático**

Como el descrito en la diarrea infecciosa.

### → OBSERVACIÓN

Control de la eosinofilia en sangre periférica, valoración de la dinámica de los anticuerpos específicos IgG y coprocultivo parasitológico: con el objetivo de evaluar la eficacia del tratamiento antiparasitario y establecer una identificación temprana de los casos de reinvasión, especialmente en enfermos inmunodeprimidos que provienen de regiones endémicas.

### → COMPLICACIONES

En enfermos inmunodeprimidos puede desarrollarse el síndrome de hiperinfección, que se manifiesta por aparición de diarrea severa y sanguinolenta, de carácter crónico. Puede producirse una perforación de la pared del intestino grueso, peritonitis bacteriana, obstrucción intestinal, sepsis causada por bacilos intestinales gramnegativos, neumonía y pleuritis, así como encefalitis y meningitis.

### → PRONÓSTICO

En personas inmunocompetentes el pronóstico es bueno. En un estado de inmunodepresión severa —a consecuencia de la migración de formas larvarias del nematodo— el riesgo de complicaciones multiorgánicas y de diseminación y sobreinfecciones bacterianas es elevado.

### → PREVENCIÓN

**1.** Evitar el contacto directo entre la piel y el suelo (no andar descalzo, no dormir ni sentarse sobre el suelo/playa, no trabajar con el suelo sin guantes de protección).

**2.** Tratar adecuadamente las aguas residuales.

**3.** No fertilizar cultivos de frutas y verduras con excrementos humanos.

## 28.4.9. Tricuriasis

### → ETIOPATOGENIA

**1. Agente etiológico:** es el nematodo *Trichuris trichiura*, también denominado tricocéfalo. Las formas adultas son de color blanco o piel, miden 3-5 cm. Las hembras depositan diariamente decenas de miles de huevos de color marrón oscuro, con una forma parecida a una bola de rugby o un limón y con tapones mucosos en los extremos. Los huevos se vuelven infectantes después de madurar y larvarse en 2-3 semanas en el suelo húmedo y sombreado. Al ser ingerido, el huevo infectante llega al intestino delgado donde pierde uno de los tapones mucosos y libera una larva que penetra las vellosidades, y después de 2-3 días migra hacia el intestino grueso. El parásito alcanza su madurez después de ~3 meses. En el intestino grueso ocupa desde el ciego hasta el ano y allí libera unas proteínas específicas que originan la fusión de las células epiteliales del colon; a consecuencia se forman unos túneles sincitiales, en los que los parásitos se introducen por medio de su extremo bucal delgado, mientras que la parte distal de tricocéfalo se queda en la luz intestinal. En el sitio de la invasión del parásito se desarrolla una respuesta inmunológica del huésped, lo que puede llevar a la formación de ulceraciones y al sangrado de la mucosa.

**2. Reservorio y vías de transmisión:** el ser humano es el único reservorio. El tricocéfalo pertenece al grupo de geohelmintos, es decir, parásitos cuyas infecciones son transmitidas a través del contacto con el suelo contaminado con heces humanas y son dependientes de la temperatura y la humedad del suelo. La infección se adquiere por la ingesta de verduras y frutas no lavadas o agua contaminada con heces. Los alimentos pueden contaminarse por falta de higiene de las manos después del trabajo en el suelo o tras jugar en un arenero. En el momento de la excreción fecal los huevos no son contagiosos, por eso la transmisión directa de una persona a otra no es posible. El tricocéfalo es uno de los parásitos de distribución mundial. Las invasiones de gran intensidad se encuentran en los países de clima tropical o subtropical, especialmente en África subsahariana, América, China y Asia Oriental.

## → CUADRO CLÍNICO E HISTORIA NATURAL

**1. Invasiones de baja intensidad:** se evidencian en los países de clima templado o frío. Con frecuencia cursan de forma asintomática, algunas veces hay anemia leve, dolor abdominal, diarrea y eosinofilia.

**2. Invasiones de gran intensidad:** con mayor frecuencia se dan en los países de clima tropical. Se manifiestan por aparición de anemia severa, pérdida de peso corporal, dolor abdominal, diarrea persistente con mezcla de sangre y moco. Además, en niños pueden aparecer síntomas neurológicos parecidos a la epilepsia, así como ulceraciones del intestino grueso.

## → DIAGNÓSTICO

### Criterios diagnósticos

El diagnóstico se establece por la identificación de los huevos de *Trichuris trichiura* en el estudio microscópico de las heces. Habitualmente se emplea el método de frotis grueso según Kato y Miura. Adicionalmente se realizan los estudios con técnicas de condensación, ya que en invasiones de baja intensidad la identificación de los huevos puede ser difícil. La colonoscopia también puede resultar útil en la identificación de las formas adultas.

En la sangre periférica se aprecia eosinofilia importante en las infecciones de gran intensidad.

### Diagnóstico diferencial

Infección por otros geohelmintos (anquilostomiasis, ascariasis, estrongiloidosis), amebiasis, enfermedad intestinal inflamatoria, otras causas de diarrea infecciosa, otras causas de eosinofilia).

## → TRATAMIENTO

### Tratamiento causal

**1. Tratamiento de elección.** Opciones:

1) mebendazol 500 mg × 3 días
2) albendazol 400 mg en dosis única
3) tiabendazol 25 mg/kg cada 12 h durante 2-4 días.

**2. Tratamiento alternativo.** Opciones:

1) pirantel 11 mg/kg en dosis única
2) levamisol 150 mg en dosis única
3) prazicuantel 25 mg/kg en dosis única
4) piperazina (en forma de citrato) 4,5 g dos veces en intervalo de 14 días.

## → COMPLICACIONES

En el caso de invasiones masivas de evolución grave puede ocasionar una colitis, sangrado digestivo o prolapso rectal.

## → PRONÓSTICO

En los casos de intensidad baja el pronóstico es bueno. En casos esporádicos, la invasión de gran intensidad y curso agudo puede conducir a la muerte.

### ➔ PREVENCIÓN

1. Tratar adecuadamente las aguas residuales.
2. No fertilizar cultivos de frutas y verduras con excrementos humanos.
3. Lavar cuidadosamente frutas y verduras.

## 28.4.10. Fasciolosis

### ➔ ETIOPATOGENIA

1. **Agente etiológico.** *Fasciola hepatica*: platelminto trematodo, caracterizado por su forma plana, lanceolada, de 18-51 mm de longitud y de 4-13 mm de anchura. El hospedero ingiere la forma larval (metacercaria), adherida a las hojas de vegetales acuáticos (berros). En el tracto digestivo es liberada del quiste y como parásito juvenil penetra la pared intestinal y migra por el peritoneo hasta llegar al hígado. Penetra la cápsula hepática, migra a través del tejido hepático hasta llegar a los conductos biliares, donde crece hasta su estado adulto. El parásito alcanza su madurez sexual después de 3-4 meses. Los huevos de *Fasciola hepatica* son bastante grandes (150 µm), de forma oval, de color amarillo-marrón y tienen un característico opérculo ubicado en uno de sus polos. Al ser eliminados con las heces del hospedador, en un ambiente húmedo-acuático (charcos) y en condiciones térmicas favorables, el huevo libera un miracidio (forma ciliada), que nada libremente en el agua, buscando su hospedador intermediario, un caracol anfibio del género *Galba*, que vive en los prados, pastos y cerca de abrevaderos. El miracidio invade activamente el cuerpo del caracol y se transforma en esporoquiste, que origina la generación de redias y cercarias con colas. Las cercarias activa y paulatinamente abandonan el cuerpo del caracol para vivir independientemente en el agua, nadando hasta vegetales acuáticos, donde se adosan y enquistan, perdiendo la cola y formando un quiste en el vegetal (metacercaria). Allí esperan pasivamente sobre las plantas acuáticas para ser ingeridas por el siguiente y definitivo hospedador. La *Fasciola hepatica* es capaz de sobrevivir en el organismo del ser humano hasta >10 años. El hospedador puede expulsar periódicamente los huevos del parásito durante muchos años.

2. **Reservorio y vías de transmisión:** la infección se presenta en animales herbívoros domésticos y silvestres, principalmente ovejas, cabras, corzos, ciervos y gamos, así como de forma accidental en los seres humanos y en otros mamíferos que también pueden ser hospedadores definitivos. La infección se adquiere por ingesta de las plantas acuáticas infectadas (especialmente berros silvestres) o agua contaminada. La fasciolosis es una enfermedad de amplia distribución en países de clima templado y cálido, especialmente en regiones de crías de ovejas. Las infestaciones son bastante frecuentes en individuos de zonas agrarias en Europa (Francia, España, Portugal, Reino Unido, Irlanda), en el Oriente Próximo, así como en África y América Latina. Los valles de los Andes en Perú y Bolivia, las islas flotantes de los Uros del lago Titicaca y la cuenca del Amazonas son áreas naturales de presentación hiperendémica de la fasciolosis.

### ➔ CUADRO CLÍNICO E HISTORIA NATURAL

Los síntomas clínicos aparecen 6-12 semanas tras la infestación y se relacionan con la migración de formas adultas del trematodo por el parénquima hepático y con su presencia en las vías biliares. La intensidad del cuadro se relaciona con la carga parasitaria: si es mínima, la infección puede ser prácticamente asintomática; pero si la carga es importante, la sintomatología es florida e incluso puede dar un cuadro grave. Al principio los síntomas son inespecíficos: fiebre de aparición brusca, debilidad significativa, náuseas, vómitos, dolor abdominal, mialgias, urticaria alérgica y pérdida de peso corporal. En la segunda fase se produce el síndrome clínico sintomático debido a la obstrucción de conductos biliares y a la retención de la bilis, parecido a la colelitiasis, con un fuerte dolor abdominal cólico, ictericia obstructiva, caquexia, prurito, anemia y eosinofilia importante en sangre periférica.

En la exploración física se aprecia dolor a la palpación en el hipocondrio derecho, un aumento de la tensión de las capas abdominales, hepatomegalia e ictericia.

La infección crónica por *Fasciola hepatica* se caracteriza por la aparición recurrente de manifestaciones de colangitis y de cólicos biliares, que pueden prolongarse por >10 años.

## → DIAGNÓSTICO

**Exploraciones complementarias**

**1. Identificación del parásito**

1) Examen microscópico de las heces o del contenido duodenal en busca de los huevos del parásito (frotis grueso según Kato y Miura). El uso de técnicas de sedimentación y condensación puede resultar útil.

2) Las formas adultas de trematodos pueden detectarse por casualidad en un examen endoscópico, p. ej. durante la realización de la endoscopia de la ampolla de Vater o en una cirugía por obstrucción de las vías biliares.

3) La identificación de los anticuerpos específicos IgM e IgG en la sangre periférica (prueba ELISA y prueba de confirmación Western Blot) es útil en la fase crónica de la infección.

4) Pruebas de detección de antígenos específicos de excreción-secreción de *Fasciola hepatica* en las heces (coproantígenos) pueden usarse tanto en la fase aguda, como en la crónica de la infección, incluso durante la migración de formas larvarias antes de alcanzar su madurez y de la excreción de los huevos del parásito.

**2. Otros**

1) Pruebas de imagen (la ecografía, la TC y la RMN muestran numerosos focos hipodensos de forma irregular y ramificada, que se observan mejor tras la introducción de un medio de contraste). En la colangiografía o colangiopancreatografía retrógrada endoscópica (CPRE) se puede apreciar un bloqueo de contraste en el conducto biliar común y vías biliares, debido a la presencia de formas adultas de trematodos.

2) Pruebas de laboratorio: eosinofilia importante en sangre periférica y título de IgE total elevado, aumento de la actividad de las enzimas hepáticas (ALT, AST, GGT), de la amilasa y fosfatasa alcalina en el suero, hiperbilirrubinemia con predominio directo, hipergammaglobulinemia en infección crónica, anemia por déficit de hierro condicionada por pérdida de eritrocitos en vías biliares, tasas elevadas de marcadores inflamatorios y leucocitosis (a consecuencia del proceso inflamatorio generalizado y sobreinfección por bacilos intestinales gramnegativos y bacterias anaerobias).

**Criterios diagnósticos**

El diagnóstico se basa en la identificación de los huevos característicos del parásito en las heces. Hay que sospechar la infección por *Fasciola hepatica* en un enfermo con anamnesis positiva (estancia en una zona endémica de *Fasciola*, consumo de plantas acuáticas crudas, así como de frutas y verduras frescas cultivadas en áreas húmedas y mojadas), con síntomas clínicos parecidos a la colangitis o colelitiasis, presencia simultánea de múltiples cambios focales en el hígado en las pruebas de imagen y coexistencia de eosinofilia importante en la sangre periférica.

**Diagnóstico diferencial**

**1. Infección por otros trematodos tropicales**

1) *Fasciola gigantica*: parasita principalmente ganado bovino y búfalos, en el hombre se detecta en Asia meridional, Sureste Asiático y en África.

2) *Fasciolosis buski*: parasita cerdos, de localización exclusiva en el Sureste Asiático y en el Extremo Oriente.

3) *Clonorchis sinensis*: de amplia distribución en regiones de pesca en países de Extremo Oriente, principalmente en Siberia, Japón, Corea, Indonesia, Filipinas y en la península de Indochina. La fuente de la invasión son los pescados de agua dulce, crudos o poco cocidos de la familia de las carpas (carpa, rutilo, alburno, brema, tenca), que contienen las metacercarias encapsuladas. La infección crónica es un factor de riesgo de colangiocarcinoma.

4) *Opisthorchis felineus*: se encuentra en Europa Central y Oriental (Alemania, Ucrania, Rusia) y Sureste Asiático; está presente en el ambiente de animales domésticos (perros y gatos). El ser humano es un hospedador accidental y se infecta por la ingesta de pescado crudo o semicrudo. Las metacercarias invasivas también pueden estar presentes en la superficie de encimeras y herramientas de cocina, así como en los contenedores de almacenaje y limpieza de peces de agua dulce.

5) *Opisthorchis viverrini*: se presenta endémicamente en China y en el Sureste Asiático, especialmente en la Península de Indochina. El riesgo es más alto en Tailandia, donde se ha demostrado el papel que juega el parásito en el desarrollo del colangiocarcinoma primario.

**2. Otras enfermedades del hígado y de las vías biliares** →cap. 7, cap. 6.

---

### → TRATAMIENTO

**Tratamiento causal**

Opciones:

1) triclabendazol 10 mg/kg en una dosis, en caso de invasión masiva repetir después de 12 h (en Irlanda, Gran Bretaña y Australia se han presentado casos de resistencia)

2) nitazoxanida 500 mg 2×d durante 7 días.

**Tratamiento sintomático**

Fármacos antipiréticos, analgésicos, espasmolíticos, antieméticos, antialérgicos, sueroterapia, suplementos de hierro, antibioticoterapia en casos de sobreinfección bacteriana (colangitis).

---

### → OBSERVACIÓN

Hay que observar al enfermo en condiciones hospitalarias durante ~7 días con el objetivo de identificar y prevenir una obstrucción de las vías biliares y una reacción alérgica generalizada a consecuencia de la muerte y desintegración de los parásitos adultos. Para valorar la eficacia del tratamiento pueden ser útiles: el control regular de la eosinofilia relativa y absoluta en la sangre periférica, los estudios parasitológicos en busca de los huevos del parásito en las heces y valoración de la regresión de las lesiones focales hepáticas mediante pruebas de imagen.

---

### → COMPLICACIONES

Obstrucción de las vías biliares, insuficiencia hepática, cirrosis hepática, pancreatitis, abscesos microbianos múltiples en el parénquima hepático, empiema de la vesícula biliar, peritonitis, desarrollo del síndrome de respuesta inflamatoria sistémica y de sepsis. A consecuencia de una infección crónica puede desarrollarse un colangiocarcinoma o un carcinoma hepatocelular.

---

### → PRONÓSTICO

En casos con diagnóstico tardío y no tratados pueden producirse complicaciones multiorgánicas relacionadas con la sepsis, que pueden llevar al fallecimiento.

### → PREVENCIÓN

**1.** Tratamiento vermífugo preventivo para animales domésticos, en zonas húmedas destrucción de caracoles de los prados por sustancias químicas.

**2.** Protección del medio ambiente y prevención de la contaminación por los huevos mediante el uso correcto de residuos y abonos orgánicos procedentes de los animales herbívoros.

**3.** No fertilizar los cultivos de frutas y verduras con excrementos animales ni humanos.

**4.** Evitar el consumo de plantas acuáticas crudas silvestres (castañas de agua, lechugas, berros, otros) y sus frutas, así como la ingesta de agua no tratada. Se pueden ingerir si provienen de cultivos hidropónicos controlados.

## 28.4.11. Teniasis

### → DEFINICIÓN Y ETIOPATOGENIA

Enfermedad parasitaria producida por la presencia en el intestino delgado de formas adultas de cestodos del género *Taenia, Diphyllobothrium* o *Hymenolepis*.

**1. Agente etiológico:** con mayor frecuencia *Taenia saginata*, con menor frecuencia *T. solium, Hymenolepis nana* y esporádicamente *Diphyllobothrium latum*. Un adulto de *T. saginata* alcanza hasta 10 m de longitud y de *T. solium* 2-3 m. Los huevos son eliminados con las heces y tras su ingesta por un hospedador intermediario (ganado vacuno, cerdos) en sus músculos se transforman en cisticercos infectantes para el ser humano. El *Diphyllobothrium latum* puede llegar hasta 15 m de longitud y 0,5-2 cm de anchura, y *Hymenolepis nana* apenas 15-40 mm de longitud.

**2. Reservorio y vías de transmisión:** el reservorio son los humanos (huéspedes definitivos). La infección se adquiere como resultado de la ingesta de carne cruda: de vaca en caso de la *T. saginata* y de cerdo en *T. solium*, o pescado (trucha, lucio, perca, salmón, trucha salmonidea y otras especies de agua dulce) para el *D. latum*, que contienen larvas. Los huevos de *Hymenolepis nana* son ingeridos por agua y alimentos contaminados, o manos sucias, con restos fecales humanos que favorecen la autoinfección, también por la ingesta accidental de artrópodos (pulgas, moscas) que se infectaron en su fase larval al comer excremento con huevos.

**3. Epidemiología:** son especies de distribución mundial, la *T. solium* es más común en el Próximo Oriente, África, América del Sur, y el *D. latum* endémicamente en Escandinavia, América del Norte, Rusia, Europa del Este, Uganda y Chile. En Chile existe una creciente endemia, especialmente en zonas lacustres del sur, pero también en la zona central lo que se debe al gran desarrollo de la industria salmonífera en el país y al creciente consumo de preparaciones crudas de salmón (ceviche, sushi, sashimi). Es una de las escasas parasitosis que tiende a afectar más a los estratos socioeconómicos acomodados.

**4. Período de incubación e infectividad:** 10-14 semanas (*T. solium, T. saginata*), 3-6 semanas (*D. latum*) o 2 semanas (*H. nana*) hasta la aparición de los huevos en las heces, y más hasta la primera presentación de las manifestaciones clínicas (a veces unos meses o años). En caso de *T. solium* y *H. nana* el enfermo es contagioso a personas en su entorno durante todo el período de expulsión de los huevos en las heces. *T. solium* puede ser además causa de cisticercosis →cap. 18.5.1.3.

### → CUADRO CLÍNICO E HISTORIA NATURAL

La infección es habitualmente asintomática. Puede aparecer dolor abdominal moderado, náuseas y a veces diarrea. La obstrucción intestinal es una complicación rara. La cisticercosis (→cap. 18.5.1.3) puede ser una complicación grave de la infección por *T. solium*, tanto para el portador de la *Taenia*, como para su entorno. *D. latum* absorbe la vitamina $B_{12}$, lo que puede ocasionar su deficiencia, provocando anemia megaloblástica →cap. 15.1.4. Habitualmente el enfermo sospecha una helmintiasis al observar segmentos del cestodo (proglótidas aisladas o segmentos largos de la estrobila) en las heces.

## ➜ DIAGNÓSTICO

Identificación de segmentos (proglótidas) o por casualidad de huevos de helmintos presentes en heces mediante el examen microscópico de las muestras fecales. Es preciso repetir el estudio varias veces. Los huevos de *T. saginata* y *T. solium* son morfológicamente idénticos, por lo que la distinción de las especies se realiza según el examen microscópico de las proglótidas grávidas del helminto expulsado. Las proglótidas no deben colocarse en alcohol ni formalina, ya que alteran sus proteínas estructurales, y no se pueden diferenciar ambas especies. Deben llevarse al laboratorio en agua o NaCl al 0,9 %.

### Diagnóstico diferencial
Otras helmintiasis y otras causas de dolor abdominal →cap. 1.15 (el estudio microscópico de las heces es decisivo).

## ➜ TRATAMIENTO

**Prazicuantel** VO 5-10 mg/kg en dosis única (tratamiento de elección); al tratar la infección por *H. nana* aumentar la dosis hasta 15 mg/kg. Fármacos alternativos: **albendazol** VO 400 mg 1×d durante 3 días (infección por parásitos del género *Taenia*), **niclosamida** VO 2 g en dosis única. Adicionalmente se puede administrar un laxante 2-4 h después del medicamento, para facilitar la excreción del parásito.

Antes del tratamiento farmacológico se debe aclarar mediante el examen de las proglótidas que han sido eliminadas, si se trata de *T. solium*. En este caso, el tratamiento es con el paciente hospitalizado, previniendo el riesgo de una futura cisticercosis. Durante 3 días consecutivos se examinan las heces para asegurar la eliminación del escólex (cabeza de la tenia). Después de 1 y 3 meses hay que realizar un estudio microscópico de las heces para confirmar la eficacia de la terapia.

## ➜ PREVENCIÓN

Higiene de las manos, evitar el consumo de la carne cruda (p. ej. bistec tártaro) de origen desconocido. El pescado y la carne deben estar cocidos, asados, fritos o congelados (≥24 h en temperatura −18 °C). El control veterinario de la ganadería y el sacrificio del ganado desempeñan un papel importante.

# 29. Obstrucción intestinal

## ➜ CUADRO CLÍNICO E HISTORIA NATURAL

Síntomas de obstrucción del tracto digestivo:
1) dolor en la cavidad abdominal
2) náuseas y vómitos
3) retención de gases y heces.

En muchos casos de íleo paralítico causado por peritonitis, casos de obstrucción mecánica y de hemorragia digestiva, si no se emplea un tratamiento eficaz, puede evolucionar a deshidratación, anemia aguda, hipotensión, *shock*, falla multiorgánica y muerte. La dificultad en el tránsito intestinal provoca un aumento de la secreción de líquido a la luz intestinal e inhibición de la resorción, lo que lleva a la hipovolemia.

## 29.1. Íleo paralítico

**➡ ETIOPATOGENIA**

**Causas**

1) peritonitis; las causas más frecuentes son:
   a) apendicitis aguda
   b) en hombres perforación de úlcera péptica, en mujeres anexitis
   c) enfermedades de vías biliares o del páncreas
   d) otras perforaciones del tracto digestivo (traumatismos, enfermedades inflamatorias)
2) cólico renal asociado a una litiasis o infección del aparato urinario
3) cólico biliar
4) trastornos metabólicos (cetoacidosis en el curso de diabetes o de una intoxicación etílica, enfermedad renal crónica en fase terminal, hipo- e hiperpotasemia, menos frecuentemente porfiria aguda)
5) hemoperitoneo, hematoma intra- o extraperitoneal (ruptura del aneurisma aórtico, ruptura del bazo)
6) isquemia intestinal: aguda (trombosis [p. ej. sobre la placa ateroesclerótica] o embolia [p. ej. a consecuencia de una fibrilación auricular] de la arteria mesentérica o del tronco celíaco) o crónica (agudizada, ateroesclerosis de las arterias de la cavidad abdominal)
7) fármacos (opioides, fármacos anticolinérgicos)
8) enfermedades de los órganos de la cavidad torácica: infarto de miocardio, neumonía en el lóbulo inferior.

**➡ CUADRO CLÍNICO**

**1. Síntomas:** es característica la tríada de síntomas de la obstrucción del tracto digestivo (→más arriba); el dolor es intenso y constante, mientras que su localización puede corresponder con la ubicación de la causa →fig. 29-1.

**2. Signos**

1) ausencia de ruidos en la auscultación abdominal (silencio en la cavidad abdominal)
2) puede presentarse distensión abdominal (meteorismo) y percusión timpánica
3) en caso de peritonitis: signos de irritación peritoneal: defensa muscular (aumento de la tensión de los músculos abdominales que se intensifica a una presión suave), dolor al intentar toser, signo de Blumberg (dolor intenso y de inicio brusco desencadenado por la descompresión manual de las capas abdominales) y con frecuencia incremento de la temperatura corporal o fiebre.

**➡ DIAGNÓSTICO**

Lo más importante es el diagnóstico precoz de peritonitis, ya que un retraso en la intervención quirúrgica puede permitir el desarrollo del SRIS →cap. 18.7, tabla 7-1, y como consecuencia evolucionar a una falla multiorgánica potencialmente mortal. La anamnesis característica y la evolución del dolor y su irradiación pueden ayudar a encontrar la causa.

**Exploraciones complementarias**

**1. Hemograma de sangre periférica:** en una peritonitis habitualmente se observa un aumento del recuento de leucocitos y del porcentaje de neutrófilos, también

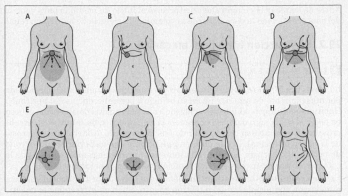

**Fig. 29-1.** Características del dolor y defensa muscular en algunas enfermedades que cursan con obstrucción por íleo paralítico: perforación de úlcera péptica (**A**), cólico biliar (**B**), colecistitis aguda (**C**), pancreatitis aguda (**D**), apendicitis (**E**), anexitis (**F**), perforación de divertículo del colon sigmoides (**G**), cólico nefrítico (**H**)

incremento del hematocrito y del recuento de eritrocitos a consecuencia de una deshidratación progresiva.

**2. Análisis de sangre:** útil para determinar la causa (→más arriba), es importante la valoración de las enzimas pancreáticas, proteína C-reactiva, de la glucemia, de los parámetros de la función renal y de la concentración de electrólitos, así como realización de la gasometría arterial.

**3. Pruebas de imagen:**

1) la **ecografía abdominal** puede visualizar líquido libre en la cavidad peritoneal, cálculos en vesícula y vías biliares o en el aparato urinario, así como posibles lesiones en la vesícula biliar o en el páncreas

2) la **radiografía simple del abdomen** en bipedestación o decúbito lateral con rayo horizontal (en enfermos graves) puede evidenciar aire en la cavidad peritoneal, lo que es un signo indicativo de perforación del tracto digestivo →fig. 29-2. Otros hallazgos radiológicos no son tan característicos.

**4. Laparoscopia** en casos de diagnóstico dudoso.

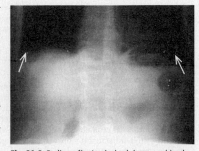

**Fig. 29-2.** Radiografía simple de abdomen en bipedestación incluyendo cúpulas diafragmáticas: perforación de úlcera gástrica con aire libre visible (flechas) bajo las cúpulas diafragmáticas

### → TRATAMIENTO

La evaluación quirúrgica es siempre imprescindible. Se recurre a un procedimiento conservador si la causa es metabólica, y en algunos casos de cólico renal y biliar (tratamiento analgésico), mientras que en el resto de las situaciones con frecuencia es necesaria la apertura de la cavidad abdominal (mediante laparotomía o laparoscopia) y una conducta quirúrgica adecuada.

Antes de emplear la cirugía suele ser preciso el inicio de medidas para control del *shock*, ante todo la corrección de la volemia y la mejoría de la función renal.

## 29.2. Obstrucción intestinal mecánica

### ⇥ ETIOPATOGENIA

La **obstrucción por estrangulación** (*strangulatio*) suele estar ocasionada por atascamiento de una hernia en su orificio o por adherencias del peritoneo. Habitualmente afecta al intestino delgado o a la parte móvil del intestino grueso, es decir el colon sigmoide. A consecuencia del aumento de la presión intraluminal dentro de un asa cerrada por ambos lados puede desarrollarse necrosis de la pared intestinal, lo que plantea una posible amenaza para el desarrollo de peritonitis y sepsis. La isquemia intestinal primaria como resultado de la compresión vascular mesentérica también juega un papel importante.

La **obstrucción por obturación** (*obturatio*) con mayor frecuencia está originada por una neoplasia del intestino grueso, con menor frecuencia: cálculo biliar que se escapa por una fístula colecistoduodenal o parásitos, excepcionalmente tumores del intestino delgado. Las masas fecales también pueden dificultar el tránsito intestinal y a veces ocasionar síntomas parecidos a la obstrucción mecánica.

### ⇥ CUADRO CLÍNICO

**1. Síntomas:** tríada típica de síntomas de obstrucción del tracto digestivo (→más arriba). Inicialmente el dolor se agrava y atenúa de forma fluctuante, pero en su evolución puede hacerse persistente.

**2. Signos:** los tonos peristálticos están aumentados y presentan un eco metálico o timpanismo, especialmente en las fases en las que el dolor se intensifica. En la etapa avanzada de la enfermedad, los intervalos entre períodos de la peristalsis pueden hacerse más largos debido al cansancio de los intestinos. Existe una retención creciente del contenido gástrico con síntomas de deshidratación e hipovolemia. Un rápido deterioro del estado general puede demostrar una necrosis intestinal y sepsis.

### ⇥ DIAGNÓSTICO

Lo más importante es establecer, lo más temprano posible, las indicaciones para la cirugía en casos de obstrucción por estrangulación e isquemia intestinal. El diagnóstico implica la exploración física de las ingles (hernias), presencia de cicatrices posquirúrgicas (adherencias peritoneales), así como la alternancia de estreñimiento y diarrea en la anamnesis, junto con la presencia de dificultades crecientes en la defecación y eliminación de gases (cáncer del intestino grueso). Con el examen de tacto rectal se puede constatar un tumor del ano o recto, así como la presencia de masas fecales (fecaloma).

#### Exploraciones complementarias

**1. Hemograma de sangre periférica:** se evidencia un hematocrito que se eleva en proporción al nivel de deshidratación, y un aumento del recuento de eritrocitos. En el caso de necrosis intestinal aumento brusco del recuento de leucocitos.

**2. Análisis de sangre:** determinar la concentración del sodio y potasio, parámetros de función renal y gasometría arterial, ya que los trastornos hidroelectrolíticos, la insuficiencia renal y la acidosis pueden ser consecuencias de una obstrucción.

**3. Pruebas de imagen**
1) La **radiografía simple del abdomen** en bipedestación o con rayo horizontal en pacientes acostados en decúbito lateral (en enfermos graves) puede evidenciar

la presencia de niveles de líquido en las asas dilatadas (→fig. 29-3): la detención del tránsito intestinal muestra la disyunción entre la fase líquida y gaseosa.

2) La **TC del abdomen** puede indicar la presunta causa y el nivel de la obstrucción.

**4. Estudio endoscópico del intestino grueso:** puede visualizar el nivel de la obstrucción. Si no es total, a veces es posible descomprimir la obstrucción instalando una prótesis, lo que facilita la preparación del enfermo a una cirugía definitiva.

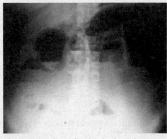

**Fig. 29-3.** Radiografía simple de abdomen en bipedestación. Visibles asas dilatadas del intestino delgado con niveles hidroaéreos

### → TRATAMIENTO

La consulta quirúrgica es siempre imprescindible, debido a que una obstrucción mecánica por lo general requiere un tratamiento quirúrgico. La preparación para la cirugía suele ser indispensable, sobre todo mediante la corrección de la hipovolemia y la aspiración del contenido gástrico. Como hay que tener en cuenta la apertura del tracto digestivo, antes de la cirugía suele administrarse un antibiótico iv.

# 30. Sangrado a la luz del tracto digestivo

### → DEFINICIÓN Y ETIOPATOGENIA

**1. Hemorragia del tracto digestivo alto** (se considera como tal aquella que se produce proximalmente al ligamento de Treitz). Representa ~80 % de los pacientes hospitalizados por sangrado en el tubo digestivo. Causas más frecuentes: úlcera duodenal, gastropatía aguda hemorrágica (erosiva), úlcera gástrica, varices gastroesofágicas, síndrome de Mallory-Weiss, otras (menos frecuentes) incluyen erosiones de la mucosa esofágica o duodenal, neoplasias, ulceraciones del esófago y malformaciones vasculares. Las tres primeras causas representan ~60 % en los pacientes hospitalizados por ese motivo y en la forma aguda pueden desencadenarse en el contexto de *shock*, SRIS, sepsis, traumatismos multiorgánicos, insuficiencia respiratoria aguda, fallo multiorgánico, quemaduras graves y otras enfermedades severas.

**2. Hemorragia del tracto digestivo bajo** (distal al ligamento de Treitz) ~20 % de los pacientes hospitalizados por sangrado en el tubo digestivo. La **causa** más frecuente de sangrados severos son los divertículos del intestino grueso, con menor frecuencia enfermedades inflamatorias intestinales, hemorroides (varices del ano), neoplasias y malformaciones vasculares. En la infancia y adolescencia: invaginaciones (debidas a pólipos), enfermedades inflamatorias intestinales, inflamaciones del divertículo de Meckel y pólipos del intestino delgado o grueso.

El sangrado puede ser también la consecuencia de una coagulopatía.

### → CUADRO CLÍNICO

**1. Hemorragia aguda.**

1) **Alta**: las heces son como alquitrán o melena, con una dinámica de sangrado característica, pudiendo tener aspecto de diarrea alquitranosa (70-80 %), y en casos de sangrado masivo estar mezcladas con sangre fresca. Ocasionalmente

se asocia a dolor localizado en el epigastrio o bien generalizado por todo el abdomen (es posible también dolor retroesternal, imitando un episodio coronario); síntomas de hipovolemia (*shock*) →cap. 2.2.

2) **Baja**: heces sanguinolentas (excepcionalmente alquitranosas) o de contenido sanguinolento rojo brillante; síntomas de hipovolemia (*shock*).

**2. Hemorragia crónica:** periódicamente presencia de una pequeña cantidad de sangre en las heces, anemia, sangre oculta en las heces.

## → DIAGNÓSTICO

La anamnesis puede indicar el origen del sangrado, pero el diagnóstico definitivo se establece por la endoscopia del tubo digestivo alto o bajo, como también durante la cirugía en hemorragias de evolución dramática o masivas.

**Exploraciones complementarias**

**1. Pruebas de laboratorio.**

1) **Hemograma de sangre periférica:** recordar que el descenso del Hto, de la concentración de Hb y del recuento de eritrocitos puede no apreciarse hasta que se diluya la sangre al pasar el líquido extracelular hacia el espacio vascular o por la reposición de líquidos que no contengan eritrocitos (p. ej. NaCl al 0,9 %).

2) **INR y otras pruebas de coagulación:** son especialmente importantes en enfermos con tratamiento anticoagulante, sobre todo cuando la información sobre este tratamiento no puede obtenerse en aquellos enfermos con trastornos de conciencia. La coagulopatía puede también indicar la presencia de alteraciones de la función hepática o el consumo de los factores de coagulación.

3) **Test para presencia de sangre oculta en heces:** test de guayaco (poca sensibilidad y especificidad) o inmunoquímico (más preciso, especialmente en el caso de hemorragia baja).

**2. Endoscopia alta o baja del tracto digestivo.** Es el método básico de diagnóstico. Generalmente permite visualizar el sitio del sangrado, valorar su intensidad y realizar el tratamiento.

**Clasificación** de la intensidad del sangrado de una úlcera **según Forrest:**

grado I — sangrado activo en chorro (Ia) o escurrimiento continuo o en napa (Ib)

grado IIa — vaso visible con estigmas de sangrado

grado IIb — coágulo pardo adherido

grado IIc — coágulo plano de base negra

grado III — lesión de lecho limpio.

La endoscopia debería realizarse ≤24 h desde el momento de sangrado (<12 h en caso de: inestabilidad hemodinámica [taquicardia, hipotensión] a pesar de la inestabilidad hemodinámica; vómitos sanguinolentos después del ingreso hospitalario o sangre en el aspirado gástrico; indicaciones para interrumpir anticoagulantes), no se recomienda introducir una sonda en el estómago de manera rutinaria antes de la gastroscopia. En caso de introducir la sonda (tras asegurar la permeabilidad de las vías respiratorias) el indicio más fuerte (pero no al 100 %) de la hemorragia digestiva solamente baja es constatar la presencia de la bilis en jugo gástrico puro sin mezcla de sangre.

**3.** Otras exploraciones que ayudan a determinar el lugar de sangrado, sobre todo en caso de hemorragia crónica o recurrente y ubicada en el tracto digestivo bajo: **angio-TC, angiografía de los vasos celíacos, gammagrafía con eritrocitos marcados con tecnecio, cápsula endoscópica o enteroscopia, anoscopia.**

## → TRATAMIENTO

**Algoritmo de actuación** en hemorragias por una úlcera →fig. 30-1.

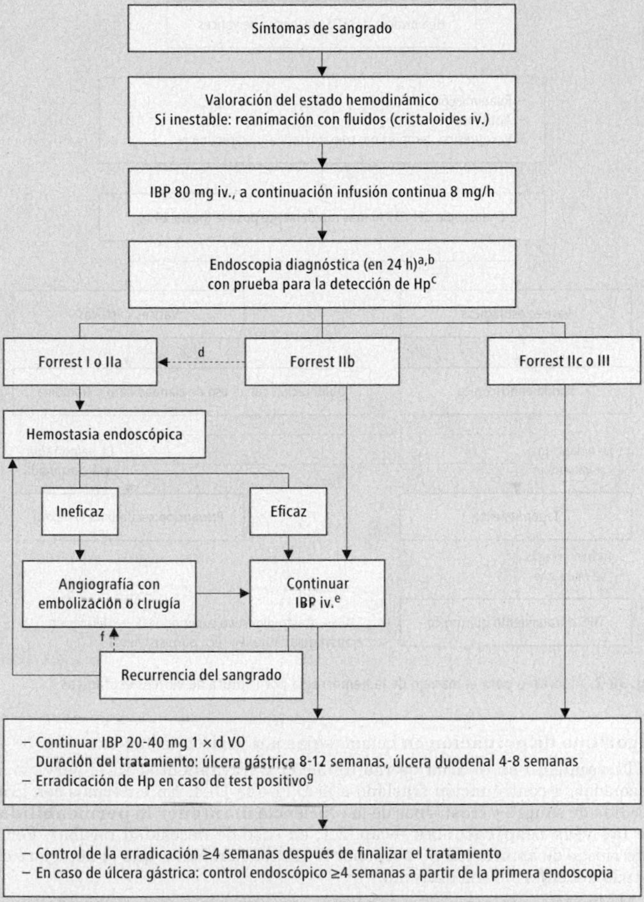
Síntomas de sangrado
Valoración del estado hemodinámico
Si inestable: reanimación con fluidos (cristaloides iv.)
IBP 80 mg iv., a continuación infusión continua 8 mg/h
Endoscopia diagnóstica (en 24 h)a,b
con prueba para la detección de Hpc
Forrest I o IIa
d
Forrest IIb
Forrest IIc o III
Hemostasia endoscópica
Ineficaz
Eficaz
Angiografía con embolización o cirugía
Continuar IBP iv.e
f
Recurrencia del sangrado
– Continuar IBP 20-40 mg 1 × d VO
Duración del tratamiento: úlcera gástrica 8-12 semanas, úlcera duodenal 4-8 semanas
– Erradicación de Hp en caso de test positivog
– Control de la erradicación ≥4 semanas después de finalizar el tratamiento
– En caso de úlcera gástrica: control endoscópico ≥4 semanas a partir de la primera endoscopia

[a] En 12 h en caso de: 1) inestabilidad hemodinámica (taquicardia, hipotensión) a pesar de la reanimación con fluidos, 2) vómitos sanguinolentos después de la hospitalización o sangre en el aspirado gástrico, 3) contraindicaciones para interrumpir anticoagulantes.
[b] Administrar 250 mg iv. de eritromicina 30-120 min antes de la endoscopia.
[c] En caso de negatividad de la prueba, debe ser repetida con posterionidad debido a la elevada tasa de falsos negativos.
[d] Considerar la eliminación del coágulo y —en caso de Forrest I o IIa— realizar la hemostasia endoscópica.
[e] Infusión continua 8 mg/h o inyección 40-80 mg 2 × d por 72 h; pueden considerarse 40-80 mg VO 2 × d.
[f] Reurrencia de sangrado después de la segunda hemostasia endoscópica: angiografía con embolización o cirugía.
[g] →cap. 4.7.
Hp — *Helicobacter pylori*, IBP — inhibidor de la bomba de protones

**Fig. 30-1.** Algoritmo de actuación en caso de sangrado de úlcera péptica (según las guías de la ESGE 2015)

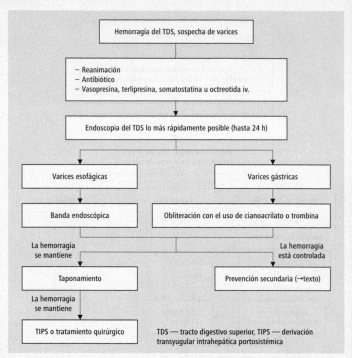

**Fig. 30-2.** Algoritmo para el manejo de la hemorragia por ruptura de varices esofágicas

**Algoritmo de actuación** en hemorragias por varices esofágicas →fig. 30-2.

**1.** Tratamiento en el área de reanimación y tratamientos en el servicio de urgencias, a continuación traslado a la UTI o la UCI. En enfermos con gran pérdida de sangre y trastornos de la conciencia **mantener la permeabilidad de las vías respiratorias** →cap. 2.1; en caso de necesidad intubar. Por el alto riesgo de aspiración no posponer la intubación hasta que el deterioro del estado del enfermo sea extremo.

**2.** Medir la presión arterial; si es normal → realizar la medida en bipedestación. Revisar la presencia de signos de hipoperfusión, p. ej. retraso en el tiempo de llenado capilar y otros síntomas de *shock* →cap. 2.2. En enfermos con estos síntomas **realizar el tratamiento del shock**, entre otros administrar oxígeno al 60-100 %.

**3.** Hay que **reponer el volumen de sangre perdida:** introducir dos catéteres intravenosos periféricos de gran diámetro (≥1,8 mm [≤16 G]) y administrar solución coloidal (3 ml por cada ml de sangre perdida) o coloide (1 ml por cada ml de sangre perdida). Al valorar la pérdida de sangre >1/3 (>1500 ml) → transfundir también concentrado de hematíes →cap. 25.22. Valoración del volumen de sangre perdida →cap. 24.4. En pacientes hemodinámicamente estables por lo general se debe mantener la concentración de Hb ≥7-8 g/dl.

**4.** Lo más temprano posible (en caso de un sangrado masivo del tracto digestivo superior tras estabilizar al paciente, en otros casos hasta 24 h), realizar **endoscopia combinada con un procedimiento encaminado a detener el sangrado**: inyecciones de sustancias vasoconstrictoras o esclerosantes

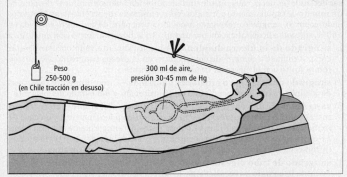

**Fig. 30-3.** Esquema sobre la correcta colocación de la sonda de Sengstaken y Blakemore

(escleroterapia), electrocoagulación, coagulación con argón plasma, ligadura de bandas de varices, hemostasia con Endo Clip.

**5.** En caso de sangrado por varices esofágicas, si el intento de detener el sangrado mediante el endoscopio fracasa, se puede introducir en el esófago y estómago la **sonda de Sengstaken-Blakemore** (→fig. 30-3) u otra sonda de balón para producir compresión de las varices (p. ej. de Linton y Nachlas, en caso de varices del fondo gástrico); mantenerlo máx. 24 h junto a uso de terlipresina.

**6. Empleo del tratamiento farmacológico**

1) **En el sangrado de las úlceras gastroduodenales o el sangrado a consecuencia de una gastropatía aguda hemorrágica**: IBP iv. (esomeprazol, omeprazol o pantoprazol) en inyección a dosis de 80 mg (p. ej. de omeprazol), y después por infusión continua 8 mg/h durante 3 días (también tras taponar el sangrado endoscópicamente). A continuación IBP VO (preparados →cap. 4.7) 20-40 mg 1×d durante 4 semanas (si el resultado de la prueba para el *H. pylori* es positivo: durante los primeros 14 días junto con otros fármacos dedicados a su erradicación →cap. 4.7). Luego realizar el control endoscópico del origen gástrico y comprobar si la úlcera ha cicatrizado (y si la erradicación ha sido eficaz), así como tomar biopsias.

2) **En el sangrado por varices esofágicas o gástricas**: administrar iv. un fármaco que disminuya la presión portal
   a) **terlipresina**, un análogo sintético de la vasopresina que ocasiona menos efectos adversos: a dosis de 5-20 µg/min en una infusión continua de 20-40 min; en caso necesario repetir cada 8 h, durante un período máx. de 5 días, o en inyecciones de 1-2 mg cada 4-6 h
   b) **somatostatina**: bolo inicial de 250 µg, después infusión continua de 250 µg/h durante 5 días
   c) **octreotide**: inyección inicial de 50 µg, después infusión continua de 50 µg/h durante 5 días.

3) **En enfermos con tratamiento anticoagulante** neutralizar el efecto de estos fármacos (AVK y NACO →cap. 2.34, tabla 34-5, heparinas →cap. 2.34.1, fármacos fibrinolíticos →cap. 2.5.2).

**7.** En casos de ineficacia de los métodos endoscópicos y farmacológicos considerar **la angiografía mesentérica y la embolización selectiva** del vaso sangrante o la administración de la terlipresina directamente en los vasos mesentéricos.

**8.** Debido al hecho de que pueda ser necesaria una cirugía urgente → hay que ponerse en contacto con un cirujano en la etapa inicial del procedimiento. **Indicaciones para el tratamiento quirúrgico**: sangrado masivo que no puede ser detenido (es decir, causante de una inestabilidad hemodinámica), después de un intento de taponamiento por endoscopia, sangrado recurrente (tras 2 intentos endoscópicos), sangrado prolongado asociado a una pérdida de sangre valorada en >50 %, siguiente hospitalización por una úlcera sangrante. Actuación quirúrgica

1) **sangrado de la úlcera duodenal** → habitualmente vagotomía troncular con piloroplastia combinada con el cierre de la úlcera sangrante o la antrectomía junto con el cierre de la úlcera sangrante

2) **sangrado de la úlcera o erosiones gástricas** → procedimientos resectivos de alcance variable, dependiendo de la situación y del estado del paciente

3) **sangrados de las varices gastroesofágicas** → el *shunt* portosistémico intrahepático transyugular (TIPS) es el método poco invasivo, y en caso de ineficacia es posible realizar el *shunt* portosistémico mediante una técnica quirúrgica o emplear una cirugía de revascularización y transsección (intersección y saturación) del esófago, así como una esplenectomía

4) **sangrado de tubo digestivo bajo** → la colonoscopia guiada por el cirujano durante la cirugía a veces permite localizar el sitio del sangrado. Si se tiene éxito, se realiza la resección intestinal parcial con anastomosis. Si no hay posibilidad de localizar el sangrado dentro del intestino grueso, se emplea su resección subtotal con anastomosis ileorrectal.

# 31. Cuerpo extraño en el tracto digestivo

## → DEFINICIÓN Y ETIOPATOGENIA

La ingestión de cuerpos extraños y obstrucción del tracto digestivo se produce con mayor frecuencia en niños. En adultos, la causa más frecuente es la impactación de alimentos en el esófago, sobre todo en casos de estenosis posinflamatoria, esofagitis eosinofílica, o de neoplasias esofágicas. Son causas menos frecuentes los divertículos esofágicos (incluido el divertículo de Zenker), el anillo de Schatzki, y las complicaciones de tratamientos quirúrgicos (p. ej. estenosis de anastomosis por resección parcial del esófago o del estómago) y de la radioterapia, así como de las enfermedades que cursan con disfagia.

## → CUADRO CLÍNICO

**1. Cuerpo extraño esofágico:** casi siempre es sintomático (disfagia, odinofagia, dolor retroesternal, sensación de obstrucción en el esófago, náuseas y vómitos). Se pueden presentar manifestaciones respiratorias, tales como broncoaspiración, disnea, o estridor laríngeo, a consecuencia de la aspiración de saliva o de la compresión por el cuerpo extraño a nivel traqueal. La sialorrea y la afagia sugieren oclusión completa del esófago.

**2. Cuerpo extraño distal al esófago:** habitualmente asintomático, pero puede llevar a complicaciones importantes, tales como la perforación del tracto digestivo. Síntomas de perforación: fiebre, taquicardia, síntomas peritoneales, enfisema subcutáneo y edema cervical.

## → DIAGNÓSTICO

La anamnesis debería incluir la información acerca del tiempo transcurrido desde el suceso y el tipo del cuerpo extraño deglutido.

**Exploraciones complementarias**

**1. Radiografía:** en ausencia de fragmentos óseos en los alimentos ingeridos, los estudios radiológicos convencionales carecen de utilidad y no se recomiendan.

En caso de cuerpos extraños radiopacos, se debe realizar una radiografía del cuello, de tórax y/o abdomen, de preferencia en 2 proyecciones (anterior y lateral). La radiografía clásica tiene una eficacia limitada (~50 % de falsos negativos), sobre todo debido a que muchos cuerpos extraños, tales como madera, plástico y vidrio, absorben mal los rayos X. Evitar la administración del contraste de bario por el riesgo de aspiración y por dificultar la exploración en caso de una posterior intervención endoscópica.

**2. TC:** indicada en casos dudosos y en caso de sospecha de complicaciones importantes, tales como perforación.

**3. Endoscopia:** confirma la presencia del cuerpo extraño en el tracto digestivo al tiempo que posibilita una intervención terapéutica básica. En caso de impactación alimentaria esofágica sin causa orgánica evidente, se deben tomar muestras histológicas para descartar la esofagitis eosinofílica.

## ➡ TRATAMIENTO

### Tratamiento conservador

Es posible en casos asintomáticos cuando se trata de objetos pequeños y romos localizados por debajo del esófago (en general son eliminados en 1-2 semanas tras sobrepasar el estómago). Realizar una radiografía simple de abdomen semanalmente para valorar el desplazamiento del cuerpo extraño a lo largo del tracto digestivo. En caso de persistencia en el estómago después de 3-4 semanas, está indicada la intervención endoscópica.

La utilidad del tratamiento farmacológico es limitada y no debería retrasar el tratamiento endoscópico o quirúrgico. Existen pocos datos acerca de la utilidad del glucagón en el tratamiento de la obstrucción esofágica por un cuerpo extraño.

### Tratamiento endoscópico

Necesario en un 10-20% de los pacientes. La duración de la intervención depende del tipo y localización del cuerpo extraño en el tracto digestivo

1) **intervención urgente** (de preferencia en 2 h, a más tardar hasta 6 h): cuerpos extraños puntiagudos y pilas a nivel del esófago, o cuerpos extraños que causen oclusión total de la luz del esófago

2) **intervención acelerada** (en 24 h): cuerpos extraños pequeños y romos en el esófago, y además imanes, pilas, objetos puntiagudos o largos (>5-6 cm; pueden atascarse en la flexura duodenal) en el estómago

3) **intervención planificada** (en 72 h): cuerpos extraños de tamaño medio en el estómago (de diámetro >2-2,5 cm que pueden atascarse en el píloro o en la válvula ileocecal, y con una longitud <5-6 cm)

En caso de impactación alimentaria en el esófago, es suficiente con desplazar suavemente el cuerpo extraño hasta el estómago con el extremo del endoscopio. En los demás casos, el tratamiento se basa en atrapar el cuerpo extraño con una herramienta adecuada (fórceps, asa, red, cesta de Dormia) y extraerlo del tracto digestivo. Para evitar complicaciones respiratorias y traumatismo sobre las paredes del esófago, se recomienda utilizar herramientas accesorias, tales como sobretubos o capuchones protectores de látex para el extremo del endoscopio. En caso de alto riesgo de aspiración, está indicada la intubación endotraqueal antes de la intervención endoscópica.

### Tratamiento quirúrgico

Es necesario en ~1 % de los casos, sobre todo si fracasa el tratamiento endoscópico. Indicaciones para una cirugía urgente: perforación del tracto digestivo, sangrado que imposibilita el tratamiento endoscópico, así como la obstrucción del intestino delgado.

# 32. Hipersensibilidad alimentaria

## → DEFINICIÓN Y ETIOPATOGENIA

Se define como la presencia de síntomas o signos recurrentes, confirmados objetivamente, originados por la ingesta de un alimento o ingrediente alimentario a una dosis tolerada por personas sanas.

**Clasificación de la hipersensibilidad alimentaria**

1) **reacciones inmunológicas (hipersensibilidad alérgica)**
   a) IgE-dependientes (p. ej. anafilaxia, urticaria aguda, síndrome de alergia oral)
   b) IgE-independientes, celulares (p. ej. enfermedad celíaca, enteropatía inducida por proteína alimentaria)
   c) combinadas (IgE-dependientes e IgE-independientes, tales como la esofagogastroenteritis eosinofílica)

2) **reacciones no inmunológicas (hipersensibilidad no alérgica, intolerancia alimentaria)**
   a) metabólicas (p. ej. intolerancia a la lactosa)
   b) farmacológicas (p. ej. a la tiramina [quesos, arenques adobados], cafeína, teobromina [chocolate, té, Coca-Cola], histamina [pescados, chucrut], triptamina [tomates, ciruelas], serotonina [plátanos, tomates]
   c) tóxicas (p. ej. toxinas de los escómbridos)
   d) otras, idiopáticas, no clasificadas (p. ej. sulfatos).

**Alimentos de potencial inmunogénico más alto**

1) en niños son las proteínas de leche de vaca, clara de huevo de gallina, trigo, cacahuetes, soja, frutos secos de árboles, mariscos
2) en adultos pescados, mariscos, cacahuetes, frutos secos de árboles; en ocasiones existen reacciones cruzadas entre alimentos (más frecuentes →tabla 32-1); en el síndrome de alergia oral los síntomas que aparecen tras la ingesta de frutas y verduras frescas habitualmente están ocasionados por una reacción cruzada con el polen al que el enfermo está sensibilizado (los síndromes de reacciones cruzadas más típicos son: abedul-manzana-frutos secos, apio-zanahoria-artemisia-especies, plátano-látex y ácaro-caracoles).

## → CUADRO CLÍNICO

**1. Tracto digestivo** (50-80 %) →tabla 32-2.
**2. Piel** (20-40 %): urticaria, angioedema, dermatitis atópica.
**3. Sistema respiratorio** (10-25 %): rinitis alérgica, asma.
**4. Sistema circulatorio:** *shock* anafiláctico.
**5. Ojos:** conjuntivitis alérgica.

## → DIAGNÓSTICO

Establecer el diagnóstico correcto a veces resulta difícil. La sospecha se basará en: el análisis de los datos obtenidos en la anamnesis (enfermedades atópicas en los parientes cercanos, relación con la ingesta de alimentos, síntomas repetidos después de la ingesta de alimento dado), resultados de las pruebas cutáneas, estudios inmunológicos *in vitro*, así como de las pruebas de eliminación y provocación.

**Exploraciones complementarias**
**1. Pruebas de laboratorio.** Pueden confirmar la atopia y alergia en caso de la existencia de una hipersensibilidad alérgica, pero no demuestran la relación

**Tabla 32-1. Riesgo de reacciones cruzadas para distintos alérgenos**

| Alimento | Reacción cruzada | Porcentaje de respuestas cruzadas |
|---|---|---|
| **Alimentos de origen animal** | | |
| Huevo de gallina | Pollo | <5 % |
| Leche de vaca | Ternera/carne de vaca | ~10 % |
| Leche de vaca | Leche de cabra | ~90 % |
| Ternera/carne de vaca | Cordero | ~50 % |
| Pescados | Otros tipos de pescado | ~50 % |
| **Alimentos vegetales** | | |
| Cacahuetes | Legumbres | <10 % |
| Soja | Legumbres | <5 % |
| Trigo | Otros cereales | ~25 % |
| Nueces | Frutos secos | ~30 % |
| Cacahuetes | Otros frutos secos | >50 % |

causa-efecto entre la ingesta del alimento concreto y los síntomas (sirven para la identificación inicial de alimentos nocivos).

1) **Análisis de sangre**: concentración elevada de IgE sérica específica (sIgE) e IgE total (importancia limitada), eosinofilia, test de activación de basófilos.

2) **Pruebas cutáneas de alergia**: un resultado positivo solamente sugiere alergia alimentaria (es una comprobación de la alergia, pero no de su papel causal en la inducción de síntomas clínicos).

**2. Estudio histológico de las muestras de la mucosa del tracto digestivo:** se describe la presencia de un gran porcentaje de eosinófilos y mastocitos dentro de las lesiones inflamatorias.

**3. Prueba de eliminación:** la resolución de los síntomas tras la eliminación del alimento nocivo de la dieta indica su papel causal. Está indicado confirmar el resultado con una prueba de provocación (para evitar una dieta de limitación innecesariamente restrictiva).

**4. Prueba de reto oral:** realizada a doble ciego con el uso de placebo es el estándar diagnóstico de oro. Otro método es una prueba endoscópica con provocación de la mucosa gastroduodenal con el alérgeno. Las pruebas deberán realizarse tras la resolución de los síntomas (eliminación), óptimamente en un hospital o ambulatorio, especialmente ante una sospecha de reacción anafiláctica (garantizar condiciones de tratamiento adecuado de la anafilaxia, ya que puede poner en peligro la vida). En pacientes con antecedentes de anafilaxia en la anamnesis, realizarla de modo excepcional, cuando no se ha podido establecer el diagnóstico con otros métodos (o hay premisas de que se ha desarrollado tolerancia).

Antes de realizar estas pruebas es imprescindible eliminar los alimentos sospechosos de la dieta por 7-14 días (o incluso más tiempo en caso de algunas alteraciones IgE-independientes del tracto digestivo, p. ej. esofagogastro-duodenitis eosinofílica), así como suspender los fármacos que puedan influir en los resultados de la prueba de reto oral (antihistamínicos y agonistas β, entre otros).

**Tabla 32-2. Alergias alimentarias, manifestaciones gastrointestinales[a]**

| Trastornos | Síntomas | Pruebas diagnósticas |
|---|---|---|
| **IgE-dependientes** | | |
| Reacción anafiláctica gastrointestinal | Inicio <2 h tras la ingesta del alérgeno: náuseas, vómitos, dolor abdominal, diarrea. Curso típico con síntomas cutáneos y respiratorios | Positivas para SPT o sIgE<br>± prueba de provocación oral |
| Síndrome de alergia oral | Inmediatamente tras el contacto de la mucosa oral con frutas crudas: picor, hormigueo, eritema o edema de labios, lengua, cavidad oral y garganta | Positivas para SPT con frutas/verduras crudas (método *prick-prick*)<br>± prueba de provocación oral: positiva con crudas, negativa con cocinadas |
| **IgE-dependientes e IgE-independientes** | | |
| Esofagitis eosinofílica | Niños: síntomas crónicos o con exacerbaciones periódicas de enfermedad por reflujo gastroesofágico, vómitos, disfagia, dolor abdominal, irritabilidad<br>Adultos: dolor abdominal, disfagia | Positivas para SPT y/o sIgE, pero correlación débil con las manifestaciones clínicas; dieta de eliminación y prueba de provocación; endoscopia, biopsia |
| Gastritis y enteritis eosinofílica alérgica | Síntomas crónicos o con exacerbaciones periódicas; dolor abdominal, vómitos, irritabilidad, pérdida de apetito, alteraciones del estado nutricional, pérdida de masa corporal, anemia, enteropatía pierde-proteínas | Positivas para SPT y/o sIgE (correlación débil con las manifestaciones clínicas); dieta de eliminación y prueba de provocación; endoscopia, biopsia |

[a] Se ha omitido la enfermedad celíaca (→cap. 4.13) y las formas de manifestación propias de los lactantes.

sIgE — determinación de IgE alérgeno-específicos en suero, SPT — pruebas cutáneas de *prick* [test de Prick]

## → TRATAMIENTO

**1. Dieta de eliminación** (evitar los alimentos nocivos): es la única forma de tratar de forma eficaz la hipersensibilidad alimentaria documentada.

**2. Educación del paciente con hipersensibilidad alérgica** en el campo del reconocimiento temprano de los síntomas alérgicos y del tratamiento de las reacciones anafilácticas. Las personas con asma, reacciones alérgicas graves o reacciones a los cacahuetes, semillas o mariscos deben llevar siempre encima las jeringuillas precargadas con adrenalina para autoinyección en caso de aparición de una reacción anafiláctica (→cap. 17.1) y un plan de actuación en forma escrita para el caso de ingesta inconsciente del alérgeno nocivo.

**3. Tratamiento sintomático:**

1) actuación en el *shock* anafiláctico →cap. 17.1

2) **fármacos antihistamínicos** →cap. 17.1; mejoría parcial en el síndrome de alergia oral y los síntomas cutáneos IgE-dependientes, no frenan las reacciones sistémicas

3) **glucocorticoides**: VO o por vía parenteral, por lo general son eficaces en el tratamiento de las reacciones IgE-dependientes y de las IgE-independientes en enfermedades crónicas del tracto digestivo. Se deben administrar durante un período corto con el objetivo de controlar los síntomas graves. En la esofagitis eosinofílica usar glucocorticoides →cap. 4.3.

## → PREVENCIÓN

**1.** Alimentación adecuada de la mujer durante el embarazo y lactancia: dieta sana, bien equilibrada. No se recomienda evitar la ingesta de alimentos que potencialmente puedan inducir alergia.

**2.** Alimentación adecuada del niño durante el período de la lactancia:

1) lactancia materna de los niños con historia familiar de alergia (por lo menos durante los primeros 4 meses)

2) cuando la lactancia materna no sea posible considerar el uso de hidrolizados de proteínas

3) los alimentos complementarios se deben introducir a los 4-6 meses de vida durante el período de lactancia materna

4) no se recomienda introducir una dieta de eliminación en mujeres lactantes.

**3. Prevención secundaria:** inmunoterapia sublingual y oral.

# 1. Pancreatitis aguda

Proceso inflamatorio agudo debido a la activación precoz de proenzimas pancreáticas (principalmente tripsina), que puede comprometer tanto en forma local como sistémica, con una severidad variable.

**Causas**: principalmente la litiasis de la vesícula biliar y de las vías biliares y consumo de alcohol (en conjunto responsables de ~80 % de los casos), idiopáticas (~10 %), yatrogénicas (colangiopancreatografía retrógrada endoscópica o CPRE, cirugía abdominal), hipertrigliceridemia (principalmente hiperquilomicronemia) >1000 mg/dl (11,3 mmol/l), hiperparatiroidismo, fármacos (glucocorticoides, tiazidas, azatioprina), defectos congénitos (páncreas *divisum*), traumatismo abdominal, posquirúrgicas; muy raramente infecciones virales (Coxsackie, parotiditis, CMV, VIH), parásitos (ascariasis), factores genéticos (p. ej. mutaciones del gen codificador de inhibidor propio de tripsina *SPINK1*, fibrosis quística), pancreatitis de origen autoinmune o asociada a enfermedades autoinmunes sistémicas (LES, síndrome de Sjögren). Se diferencian **2 tipos de pancreatitis aguda**

1) **pancreatitis edematosa-intersticial**: en un 80-90 % de los pacientes; sin necrosis del parénquima pancreático ni tejidos peripancreáticos

2) **pancreatitis necrotizante**.

**1. Síntomas y signos:** el dolor abdominal suele ser el primer síntoma y aparece de forma súbita, es intenso, se localiza en epigastrio o hipocondrio izquierdo, a veces irradiado al dorso. Se acompaña de náuseas y vómitos que no alivian el dolor. Puede acompañarse de fiebre, cuyo significado se relaciona con la cronología de su aparición. Durante la 1.ª semana es resultado de un SRIS y remite con el descenso de la intensidad de la reacción inflamatoria, aunque también podría presentarse por otras infecciones asociadas (p. ej. colangitis). En las semanas 2.ª y 3.ª suele ser resultado de la infección de los tejidos necróticos. A la exploración se detecta disminución o ausencia de ruidos intestinales (íleo paralítico), distensión abdominal, dolor a la palpación epigástrica, resistencia abdominal dolorosa a la palpación profunda (en casos de pancreatitis aguda grave debida a la extensión de la necrosis y a los infiltrados peripancreáticos), alteración del nivel de conciencia (signo incipiente de *shock*, hipoxemia y endotoxemia) e inquietud considerados como encefalopatía pancreática, taquicardia (frecuente), hipotensión (suele ser resultado de hipovolemia), a veces *shock* (10 %), icteria (en un 20-30 % de los pacientes, sobre todo en casos asociados a patología obstructiva de las vías biliares). Son menos frecuentes las manifestaciones cutáneas (eritema facial, cianosis facial y de extremidades, equimosis periumbilical [signo de Cullen], o a nivel de los flancos [signo de Grey-Turner], que en la pancreatitis aguda grave cursa con *shock*); derrame pleural (~40 % de los casos; de predominio izquierdo).

**2. La fase aguda** suele durar 1 semana, pudiendo prolongarse hasta 2 semanas. Se considera **fase tardía** de la pancreatitis aguda al período comprendido entre varias semanas a varios meses desde el comienzo, con similares manifestaciones a una pancreatitis aguda moderada o grave.

**Exploraciones complementarias**
**1. Pruebas de laboratorio**

1) **alteraciones típicas**: aumento de la actividad de las enzimas pancreáticas (normalmente >3×LSN):

**Tabla 1-1. Grados de la pancreatitis aguda e índice tomográfico de gravedad (CTSI)**

| Grado en TC | | Puntuación |
|---|---|---|
| A | Imagen normal | 0 |
| B | Cambios inflamatorios limitados al páncreas | 1 |
| C | Cambios inflamatorios en páncreas y en los tejidos peripancreáticos | 2 |
| D | Cambios inflamatorios más acentuados que abarcan tejidos peripancreáticos y 1 colección líquida peripancreática mal delimitada | 3 |
| E | Múltiples y extensas colecciones líquidas extrapancreáticas o una colección líquida infectada (gas) | 4 |

Necrosis: no existe — 0 ptos., 1/3 parénquima pancreático — 2 ptos., 1/2 — 4 ptos., >1/2 — 6 ptos.

CTSI (0-10 ptos.) = puntuación TC + puntuación necrosis; un resultado ≥7 ptos. pronostica evolución grave y elevado riesgo de muerte.

a) **lipasa en sangre** (de mayor sensibilidad y especificidad)

b) **amilasa en sangre y orina**: después de 48-72 h la actividad en sangre suele normalizarse a pesar de la persistencia de la enfermedad. Se mantiene elevada la actividad de la amilasa total en orina y de la isoenzima pancreática en sangre

2) **indicadores de gravedad y de la aparición de complicaciones**: leucocitosis con desviación izquierda, aumento de la concentración de la proteína C-reactiva (asociada a la gravedad de la enfermedad, sobre todo en las primeras 48-72 h), concentración de procalcitonina (también asociada a la gravedad y al riesgo de desarrollar fallo orgánico e infección de los tejidos necróticos), aumento de la concentración sérica de urea (puede indicar una insuficiente reposición hídrica en la fase precoz o empeoramiento de la función renal, y es un factor independiente del riesgo de muerte), marcadores bioquímicos del daño hepático (hiperbilirrubinemia, aumento de la actividad de ALT, AST, ALP y GGTP, que sugieren una etiología biliar), aumento de la actividad de LDH, hipoalbuminemia, poliglobulia (por deshidratación debido a vómitos o a un tercer espacio por exudados) o anemización (por sangrado), hipoxemia, hiperglucemia, hipertrigliceridemia, hipocalcemia.

**2. Pruebas de imagen. Ecografía abdominal**: prueba de elección para revisar la vía biliar, aunque a menudo la calidad de las imágenes no es satisfactoria (gas intestinal, obesidad). Se puede observar aumento del volumen pancreático con bordes mal definidos y ecogenicidad del parénquima disminuida e irregular; pueden encontrarse cálculos biliares y complicaciones de la pancreatitis (p. ej. colecciones). La ecografía con refuerzo de contraste intravenoso permite la visualización del parénquima pancreático. **TC con contraste intravenoso**: tiene indicaciones claramente definidas, al ingreso solamente en caso de duda diagnóstica (p. ej. abdomen agudo por isquemia intestinal o perforación); no realizar de manera rutinaria en pacientes con un diagnóstico obvio, en los que la enfermedad cursa de forma benigna y sin complicaciones. Indicar TC si el estado del paciente no mejora en 48-72 h (por persistencia del dolor, fiebre, náuseas o imposibilidad de nutrición enteral), para detectar complicaciones locales, tales como necrosis pancreática (valorar con el uso del índice CTSI de la clasificación de Balthazar →tabla 1-1), debe ser realizado a partir de los días 5.º-7.º del comienzo de la PA, permite la valoración óptima de la extensión de la necrosis. La prueba se realiza de forma inmediata en pacientes en estado crítico o en los que requieren una intervención quirúrgica urgente. Repetir el examen en caso de empeoramiento del estado clínico, falla orgánica progresiva, o signos de sepsis.

Ha dejado de tener un rol en el pronóstico porque los índices clínicos predicen mejor la enfermedad. En caso de contraindicaciones para la realización de una TC se puede realizar una **RMN** para diferenciar las colecciones abdominales. **Radiografía de tórax:** puede presentar atelectasia basal, derrame pleural (sobre todo izquierdo), SDRA. **Radiografía de abdomen**: puede presentar niveles hidroaéreos o dilatación de asas intestinales (signos del íleo paralítico →cap. 4.29.1). **CPRE:** empleada de forma urgente en la pancreatitis aguda biliar grave practicando esfinterotomía como técnica terapéutica →más adelante. **CPRM:** empleada en casos dudosos en la fase aguda de la enfermedad; para el diagnóstico de colelitiasis y valoración del conducto pancreático en presencia de colecciones/quistes y fístulas en la fase tardía de la enfermedad.

**3. Ecoendoscopia:** contribuye a la identificación del factor etiológico en personas con antecedentes de pancreatitis aguda o con formas recurrentes idiopáticas, así como en la fase tardía para la detección de colecciones.

### Criterios diagnósticos

Cumplimiento de 2 de 3 criterios:

1) cuadro clínico típico (dolor epigástrico de comienzo brusco, a menudo con irradiación hacia el dorso)
2) actividad sérica de las enzimas pancreáticas $>3 \times LSN$
3) resultados de las pruebas de imagen (ecografía abdominal, TC dinámica, o RMN) típicos de pancreatitis aguda.

Algoritmo diagnóstico →fig. 1-1.

### Valoración de la gravedad y pronóstico

**1. Clasificación clínica de Atlanta (2012)**

1) **pancreatitis aguda leve**: ausencia de falla orgánica y de complicaciones locales (excepto alguna colección peripancreática) y sistémicas
2) **pancreatitis aguda moderada**: falla orgánica transitoria (<48 h), complicaciones locales (necrosis, colección necrótica aguda, necrosis pancreática encapsulada) y/o agudización de enfermedades concomitantes
3) **pancreatitis aguda grave**: se caracteriza por la presencia de falla multiorgánica persistente (>48 h) y generalmente por la aparición de ≥1 complicaciones locales.

**Definiciones de fracaso orgánico (escala modificada de Marshall)** →tabla 1-2. Cuando el fracaso orgánico aparece en las primeras 24 h tras la hospitalización, no se puede valorar si va a ser transitorio o persistente. Inicialmente clasificar y tratar al paciente como en pancreatitis aguda grave. Repetir la valoración de la gravedad a las 24 h, 48 h y 7 días del ingreso.

**2. Marcadores clínicos de riesgo de desarrollo de pancreatitis aguda grave en el momento del ingreso**

1) edad >55 años
2) obesidad (IMC >30 kg/m$^2$)
3) alteraciones de la conciencia
4) enfermedades coexistentes
5) SRIS →cap. 18.7
6) alteraciones de laboratorio:
   a) BUN >20 mg/dl (concentración de urea 7,14 mmol/l o 42,86 mg/dl) o aumento de los niveles
   b) Hto >44 % o su aumento
   c) aumento de niveles séricos de creatinina
7) anomalías detectadas en las pruebas de imagen:
   a) derrame pleural
   b) infiltrados pulmonares
   c) colecciones múltiples o extensas.

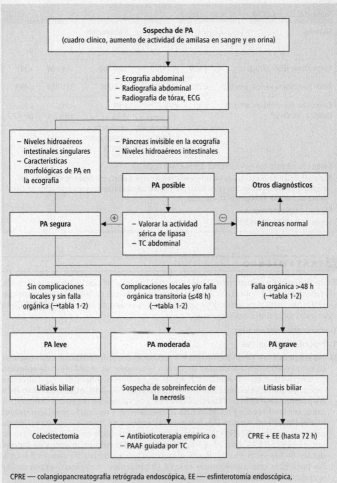

CPRE — colangiopancreatografía retrógrada endoscópica, EE — esfinterotomía endoscópica, PAAF — punción aspirativa con aguja fina, TC — tomografía computarizada

⊕ resultado positivo, ⊖ resultado negativo

**Fig. 1-1.** Algoritmo diagnóstico de la pancreatitis aguda (PA)

**Otras: índice CTSI** →tabla 1-1, **escala APACHE II.** La magnitud del aumento de la actividad de las enzimas pancreáticas en sangre y orina no tiene valor pronóstico.

### Diagnóstico diferencial

Perforación del tubo digestivo (úlcera gástrica o duodenal, perforación intestinal), apendicitis aguda, isquemia intestinal aguda, aneurisma aórtico disecante, embarazo ectópico, infarto agudo de miocardio (sobre todo de la cara inferior).

**Tabla 1-2. Escala de Marshall modificada**

| Sistema | Puntuación | | | | |
|---|---|---|---|---|---|
| | 0 | 1 | 2 | 3 | 4 |
| Respiratorio ($PaO_2/FiO_2$) | >400 | 301-400 | 201-300 | 101-200 | <101 |
| Renal (creatinina sérica, µmol/l)[a] | <134 | 134-169 | 170-310 | 311-439 | >439 |
| Cardiovascular (tensión arterial sistólica, mm Hg)[b] | >90 | <90 respuesta a la reposición hídrica | <90 falta de respuesta a la reposición hídrica | <90, pH <7,3 | <90, pH <7,2 |

Resultado ≥2 para cualquier sistema supone falla orgánica.

[a] La puntuación en pacientes con insuficiencia renal crónica existente depende del grado de empeoramiento de la función renal basal; no existen calculadoras para concentración de creatinina de partida ≥134 µmol/l (1,4 mg/dl).

[b] Sin asistencia inotrópica.

Según: *Gut, 2013;* 62: 102-111.

---

**→ TRATAMIENTO**

En la fase aguda comprende sobre todo una hidratación intravenosa adecuada, manejo del dolor y soporte nutricional (evitando la vía enteral en pacientes con íleo). Otras intervenciones dependen de la gravedad de la enfermedad y de la aparición de complicaciones.

**Tratamiento conservador**

**1. Procedimiento inicial**

1) En las primeras 12-24 h en todos los pacientes sin enfermedad cardiovascular ni renal coexistente hidratar de forma intensiva iv. → infusión de solución de electrólitos (p. ej. solución Ringer; se prefieren soluciones equilibradas →cap. 25.22) la velocidad inicial de infusión es 250-350 ml/h, controlando la respuesta mediante parámetros clínicos y bioquímicos del estado hemodinámico, teniendo como finalidad una diuresis >0,5-1 ml/kg/h, presión arterial media (MAP) 65-85 mm Hg, frecuencia cardíaca <120/min, concentración de nitrógeno ureico (BUN) <20 mg/dl (si es mayor, reducir en ≥5 mg/dl dentro de las primeras 24 h), Hto 35-44 %. Monitorizar los requerimientos de fluidos dentro de las primeras 6 h desde el ingreso y durante las siguientes 24-48 h. En pacientes con hipovolemia severa (hipotensión, taquicardia) puede ser necesaria una hidratación más acelerada (en bolo).

2) Corregir inmediatamente los posibles trastornos electrolíticos, sobre todo hipopotasemia.

3) Hto <25 % → transfundir concentrados de hematíes para lograr valores de 30-35 %.

4) Hiperglucemia >13,9 mmol/l (250 mg/dl) → emplear insulina.

**2. Manejo del dolor:** para dolor severo, opioides; **tramadol** VSc o iv. 50 mg cada 6-8 h, **buprenorfina** iv. 0,2-0,6 mg cada 6 h. meperidina 200 mg/d. Un método recomendado por su buen efecto analgésico y mejoría del flujo sanguíneo visceral es la **analgesia epidural continua** a nivel Th4-L1 con bupivacaína (10 ml del preparado al 0,25 %, posteriormente infusión 5 ml/h).

**3. Tratamiento nutricional:** en caso de la pancreatitis aguda leve no está recomendado, si no hay datos de desnutrición. Tras ceder el dolor, el paciente puede iniciar la ingesta oral de alimentos pobres en grasa. Iniciar de forma precoz la alimentación oral dentro de las primeras 24 h desde el diagnóstico. Posibles causas para retrasar el inicio de la nutrición: dolor abdominal persistente, vómitos u obstrucción. En caso de intolerancia administrar nutrición enteral. En la pancreatitis aguda grave emplear nutrición enteral después de 24-48 h, si es posible, y en caso de necesidad complementar con nutrición parenteral.

1) **Nutrición enteral completa** por sonda nasoyeyunal, eventualmente por sonda nasogástrica. Usar mezclas de proteínas hidrolizadas de osmolaridad proporcionalmente baja (300-390 mOsm/l), que contengan triglicéridos de cadena media componentes inmunológicamente activos (p. ej. glutamina, ácidos grasos $\omega$-3); perfusión continua (durante 24 h o con descanso nocturno de 4 h), inicialmente 10-20 ml/h, progresivamente (2-4 días) aumentar la dosis hasta 500-2000 ml/d (máx. 100 ml/h). Complicaciones: raras y leves (movilización u obstrucción de la sonda, diarrea, náuseas y distensión abdominal provocada por una administración del preparado demasiado rápida).

2) **Nutrición parenteral completa:** usar solo cuando no se puede iniciar la nutrición enteral. Comenzar después de 48-72 h, tras la estabilización del estado hemodinámico del paciente. Es necesaria la observación y corrección de los trastornos metabólicos (hipo- e hiperglucemia, hipocalcemia, hipo- e hiperpotasemia, hipofosfatemia, hipomagnesemia y trastornos del equilibrio ácido-base). Si es posible, suspender inmediatamente la nutrición enteral.

**4. Antibioticoterapia:** no utilizar prevención antibiótica de rutina en pacientes que padecen pancreatitis aguda grave, ni antibióticos en pacientes con necrosis pancreática estéril para prevenir su infección. Los antibióticos están indicados en tratamiento de necrosis pancreática infectada (→Complicaciones) y en infecciones extrapancreáticas: colangitis, infección de catéter, bacteriemia, infecciones de tracto urinario, neumonías. No utilizar de rutina los antifúngicos asociados con antibióticos.

**Tratamiento invasivo**

**1. CPRE con esfinterotomía:** indicada en las primeras 24 h en pacientes con colangitis obstructiva aguda. Innecesaria en la mayoría de los pacientes con pancreatitis aguda biliar sin datos clínicos o de laboratorio de obstrucción persistente. En pacientes sin datos de colangitis y/o ictericia pero con sospecha fundada de colelitiasis ductal, emplear CPRM en lugar de CPRE diagnóstica.

**2. Colecistectomía:** si no hay contraindicaciones se debe realizar colecistectomía en pacientes con pancreatitis aguda biliar leve antes del alta hospitalaria. En caso de pancreatitis aguda biliar grave se realiza colecistectomía tras el cese de inflamación activa o resorción o estabilización de las colecciones.

**3. Resección de necrosis:** la infección del tejido pancreático necrótico es una indicación para realizar tratamiento invasivo. El tratamiento de preferencia que se realiza en primer lugar es el drenaje percutáneo y/o endoscópico y no necrosectomía abierta. Se puede valorar también el tratamiento quirúrgico en caso de necrosis estéril con afectación de >50 % del páncreas asociada a falla multiorgánica, si pasadas 4 semanas de tratamiento conservador no se observa mejoría clínica (eficacia controvertida).

---

### → OBSERVACIÓN

En pacientes con pancreatitis aguda grave es necesaria una vigilancia estrecha:

1) control horario de la tensión arterial, pulso y del balance hídrico
2) gasometría arterial y electrólitos: cada 6 h
3) exploración física: cada 12 h
4) control de la actividad de las enzimas pancreáticas, hemograma, TP, TTPa, función renal, nivel de proteína C-reactiva, proteínas totales, albúmina, y si fuera necesario, perfil glucémico de 24 h: diariamente
5) valoración de la disfunción orgánica según la escala de Marshall: durante los primeros 7 días a diario

6) ecografía o TC: a considerar según la evolución clínica
7) PAAF de los tejidos necróticos guiada por TC: en caso de sospecha de infección, si bien ante signos claros de infección no es imprescindible.

En pacientes que han padecido pancreatitis aguda grave con necrosis, evaluar la función pancreática exocrina y endocrina cada 6 meses durante los 18 meses siguientes a la recuperación.

### ➡ COMPLICACIONES

**1. Colección líquida aguda peripancreática** (*acute peripancreatic fluid collection*, APFC): aparece precozmente, a menudo en las primeras 24-48 h de la pancreatitis aguda intersticial-edematosa. Carece de pared propia bien definida en ecografía o TC. Su contenido es exclusivamente líquido. Se desarrolla por la ruptura de los conductos pancreáticos o por acumulación de exudado inflamatorio. Suele reabsorberse en las primeras 4 semanas y raramente se convierte en pseudoquiste.

**2. Pseudoquiste:** APFC que no se ha reabsorbido en 4 semanas. La pared del pseudoquiste suele estar formada por una cápsula constituida por tejido conjuntivo tapizado del tejido granular y puede estar delimitada por áreas de órganos contiguos: estómago, intestino, páncreas. Igualmente como APFC, contiene solamente material líquido.

**3. Colección necrótica aguda** (*acute necrotic collection*, ANC): se desarrolla en la fase temprana de la pancreatitis aguda necrótica, puede reabsorberse por completo (cuando la necrosis engloba <30 % de la glándula) o resolverse gradualmente formando una cápsula. Contiene una cantidad variable de material sólido (restos de tejido necrosado): rasgo diferencial entre ANC y APFC y pseudoquistes. Puede infectarse. La RMN, ecoendoscopia y ecografía abdominal son las pruebas más útiles para el diagnóstico diferencial.

**4. Necrosis encapsulada** (*walled-off necrosis*, WON): ANC persistente y "madura", con una cantidad variable de contenido líquido y mezclas de material sólido, rodeada de una pared gruesa que disminuye la probabilidad de resorción espontánea; suele desarrollarse ≥4 semanas desde el comienzo de la pancreatitis aguda necrotizante. Puede ser asintomática o causar dolor abdominal, obstrucción mecánica del duodeno y/o de los conductos biliares.

**5. Infección de la necrosis pancreática y de los tejidos peripancreáticos:** suele aparecer en la 3.ª semana. La mortalidad alcanza el 50 %. Sospechar infección en pacientes con necrosis pancreática o de los tejidos peripancreáticos que empeoran o no mejoran en 7-10 días de hospitalización. **Diagnóstico** mediante PAAF percutánea guiada por TC (tinción de Gram del aspirado y cultivo con antibiograma); está permitida también la **antibioticoterapia empírica** iv.: carbapenem (**doripenem, ertapenem, imipenem con cilastina** 1 g cada 8 h o **meropenem** 500 mg cada 8 h) o quinolona (**ciprofloxacino** 200 mg cada 12 h, **moxifloxacino con metronidazol** 500 mg cada 8 h). Suele ser necesario un tratamiento invasivo →más arriba; en algunos pacientes estables se puede prorrogar el tratamiento invasivo o no realizarlo, siempre y cuando estén estrictamente vigilados.

**6. Fístulas:** complicación tardía de la pancreatitis aguda necrotizante, se produce por la ruptura del conducto pancreático. Más frecuentemente la fístula duodenal o de colon transverso. **Diagnóstico:** CPRM (no invasiva) o CPRE (permite el tratamiento: implantación de prótesis para facilitar la curación), TC con contraste oral en caso de fístulas intestinales. **Tratamiento:** quirúrgico; pueden cerrarse espontáneamente.

**7. Complicaciones vasculares.**

1) Hipertensión portal prehepática, producida por la compresión u obstrucción de la vena esplénica o la vena mesentérica superior.
2) Sangrado o aparición del pseudoaneurisma por erosión directa de las arterias y venas pancreáticas o peripancreáticas. La ruptura del pseudoaneurisma

es causa de hemorragia masiva, con sangrado hacia la luz del pseudoquiste, peritoneo, espacio retroperitoneal o hacia la luz del tubo digestivo. En caso de la comunicación del pseudoaneurisma con el conducto pancreático puede producirse un sangrado duodenal a través de la ampolla de Vater.

3) Trombosis de la vena o arteria esplénica o vena porta →cap. 7.14.

**Diagnóstico**: TC, RMN, ecografía Doppler, angiografía selectiva del tronco celíaco (permite detener el sangrado activo o cierre del pseudoaneurisma). Dependiendo de la localización, puede ser necesario el tratamiento quirúrgico.

**8. Complicaciones orgánicas:** tempranas por el SRIS (→cap. 18.7)

1) *shock* →cap. 2.2

2) **SDRA** →cap. 3.1.1

3) **AKI** →cap. 14.1

4) **CID** →cap. 15.21.2

5) **sepsis** →cap. 18.7.

6) **síndrome compartimental abdominal**: hipertensión intraabdominal persistente >20 mm Hg asociada a disfunción/fracaso de órgano de nueva aparición. **Causas**: edema pancreático y visceral, ascitis, íleo paralítico y perfusión de un gran volumen de líquidos. **Síntomas**: astenia, dolor y distensión abdominal, disnea, vértigo. El marcado deterioro clínico de estos pacientes puede impedir la expresión de los síntomas. **Signos**: normalmente aumento del perímetro abdominal con desarrollo de defensa, edemas periféricos, hipotensión, taquicardia, disnea, distensión de las venas yugulares, oliguria progresiva, signos de hipoperfusión (piel fría, ansiedad, confusión). **Pruebas de laboratorio**: signos de insuficiencia respiratoria aguda y acidosis láctica. **Diagnóstico**: medir la presión intraabdominal mediante catéter intravesical, **Tratamiento**: analgésicos y sedación, descompresión del tracto digestivo colocando sonda nasogástrica y/o rectal, balance hídrico neutro o negativo; suspensión o limitación de la nutrición enteral. En pacientes en ventilación mecánica se puede administrar relajantes musculares, realizar una paracentesis evacuadora, o incluso reducir otras derrames con procedimientos transcutáneos. En caso de ineficacia se procede a la descompresión quirúrgica.

# 2. Pancreatitis crónica

> **DEFINICIÓN Y ETIOPATOGENIA**

La pancreatitis crónica es una enfermedad en la que los episodios recurrentes de inflamación conducen a la sustitución del parénquima pancreático por un tejido conjuntivo fibroso, lo que provoca el desarrollo progresivo de insuficiencia pancreática exocrina y endocrina. La etiopatogenia no ha sido totalmente aclarada. El riesgo de pancreatitis crónica depende de factores ambientales, genéticos y metabólicos. **Causas** (según el sistema **TIGAR-O**)

1) tóxico-metabólicas (**T**): alcohol (60-85 % de los casos; el tipo de alcohol es irrelevante, el riesgo crece logarítmicamente en función de la cantidad de alcohol consumido), hábito tabáquico (acelera la progresión de la pancreatitis crónica independientemente de la etiología, aumenta el riesgo de aparición de cáncer de páncreas), hipercalcemia (hiperparatiroidismo), hipertrigliceridemia, insuficiencia renal crónica, fármacos (p. ej. abuso de fenacetina), toxinas

2) idiopáticas (**I**)

3) genéticas (**G**): mutaciones de los genes (p. ej. *CFTR* [fibrosis quística])

4) autoinmunes (**A**) →cap. 5.2.1

5) pancreatitis aguda recurrente (**R**) y grave: antecedentes de pancreatitis aguda grave necrotizante, pancreatitis aguda recurrente, trastornos vasculares o isquémicos, posradiación

6) obstructivas (**O**): páncreas *divisum* (asociado con otros factores de riesgo puede contribuir a la aparición de pancreatitis crónica), trastornos de función de esfínter de Oddi (controvertido), obstrucción del conducto pancreático (p. ej. tumor, cicatrices), daños postraumáticos del conducto pancreático, distrofia quística de la pared duodenal (pancreatitis del surco).

Sobre la base de los criterios clínicos, la característica morfológica y la respuesta al tratamiento, se diferencian 4 formas de pancreatitis crónica: calcificante, obstructiva, autoinmune y pancreatitis del surco.

## → CUADRO CLÍNICO E HISTORIA NATURAL

En función de la etiología, la pancreatitis crónica presenta diferentes cursos clínicos y diversas complicaciones tardías. En la fase inicial de la enfermedad suelen producirse episodios recurrentes de pancreatitis aguda. Transcurrido un período de tiempo que oscila desde algunos años hasta decenios, aparecen signos de insuficiencia pancreática exocrina y endocrina.

**1. Dolor:** persistente o periódico y de diferente intensidad. Se presenta en la mayoría de los pacientes; localizado en el epigastrio, puede irradiarse hacia el dorso. Se desencadena o se intensifica 15-30 min después de comer. A veces la enfermedad puede presentar un curso indoloro (más a menudo en la inflamación autoinmune).

Debido al agravamiento del dolor con la comida, los pacientes a menudo limitan la ingesta de alimentos, lo que junto con las alteraciones existentes de la digestión (y, secundariamente, de la absorción) y pérdida de apetito conduce a la **desnutrición** (en casos avanzados, a la caquexia).

**2. Síntomas de insuficiencia pancreática exocrina.** Cuando la secreción de enzimas y bicarbonato está reducida (pero no <10 % de la norma): distensión abdominal y síntomas dispépticos. Cuando la secreción de la lipasa es <10 % de la norma: esteatorrea, especialmente después de comidas ricas en grasa (con una dieta moderada en grasas: heces grasas 2-3 × día); síntomas de la deficiencia de vitaminas liposolubles (sobre todo de vitamina D, osteoporosis/osteopenia en ~30 % de los enfermos).

**3. Insuficiencia pancreática endocrina:** intolerancia a la glucosa o diabetes en la pancreatitis crónica evolucionada. En caso de diabetes *mellitus*, puede presentar tendencia a la hipoglucemia por déficit de glucagón, ingesta limitada por dolor en paciente con hipoglucemiantes, malnutrición y alcoholismo.

**4. Síntomas:** dolor a la palpación en el epigastrio (en los períodos de exacerbación); puede ser palpable una tumoración abdominal (p. ej. pseudoquiste); ictericia (suele ser poco pronunciada, recurrente, aparece en caso de edema de la cabeza pancreática o estenosis del colédoco distal por compresión de la cabeza pancreática aumentada de tamaño o fibrosada y por pseudoquistes).

## → DIAGNÓSTICO

### Exploraciones complementarias

**1. Pruebas de laboratorio:** la actividad sérica de la amilasa y lipasa puede estar discretamente elevada, pero suele ser normal (la valoración de estas enzimas no tiene relevancia en el diagnóstico de pancreatitis crónica). Se debe determinar la concentración del cloruro en el sudor (test diagnóstico para la fibrosis quística) en caso del inicio de la enfermedad en pacientes <20 años y cuando la pancreatitis crónica es idiopática (independientemente de la edad de aparición). En pacientes con pancreatitis crónica ya diagnosticada evaluar en forma semestral o anual para monitorizar el desarrollo de complicaciones, un laboratorio general que incluya hemograma, glucemia en ayunas, hemoglobina glucosilada, hepatograma y determinaciones que valoren el estado nutricional, prealbúmina, albúmina, transferrina, proteína ligadora de retinol, vitaminas liposolubles, vitamina $B_{12}$, hierro, zinc, magnesio.

**2. Pruebas de imagen:** la presencia de calcificaciones en el páncreas y en los conductos pancreáticos en un contexto clínico adecuado son patognomónicos para el diagnóstico de pancreatitis crónica.

**Ecografía abdominal:** baja sensibilidad y especificidad. Puede servir para diagnosticar pancreatitis crónica únicamente en la fase avanzada de la enfermedad y para valorar las complicaciones de la pancreatitis crónica. La ecografía con refuerzo de contraste puede aumentar la precisión diagnóstica en caso de pancreatitis crónica con lesiones quísticas y sólidas del páncreas. En caso de sospecha de pancreatitis crónica sin cambios en la ecografía, realizar ecoendoscopia, RMN o TC.

**Ecoendoscopia:** es el test de mayor sensibilidad diagnóstica para la pancreatitis crónica, especialmente en sus etapas tempranas. Es muy útil para la detección de complicaciones. La PAAF guiada por ecoendoscopia es el método más fiable para detectar lesiones malignas.

**RMN** o **CPRM**, de preferencia tras la introducción de secretina iv.: cuando muestra cambios típicos de pancreatitis crónica, es suficiente para el diagnóstico. Un resultado normal no descarta una forma leve de la enfermedad.

**TC:** el mejor método para detectar calcificaciones pancreáticas.

**CPRE:** puede resultar útil en el tratamiento de algunas complicaciones de la enfermedad (no sirve para establecer un diagnóstico).

Signos de pancreatitis crónica en las pruebas de imagen

1) Signos seguros (cambios morfológicos que indican pancreatitis crónica): dilatación no uniforme o uniforme y/o irregularidades del conducto pancreático principal y de sus ramas laterales; calcificaciones pancreáticas; cálculos en los conductos pancreáticos.

2) Signos dudosos (a menudo acompañan a la pancreatitis crónica, pero pueden aparecer en otras enfermedades del páncreas): aumento del tamaño del páncreas (como en la pancreatitis aguda); pseudoquistes; fibrosis del parénquima pancreático; atrofia pancreática; focos de la necrosis pancreática.

**3. Pruebas funcionales:** indicadas en caso de alta sospecha clínica, cuando no se logra establecer el diagnóstico de la pancreatitis crónica sobre la base del resultado de las pruebas de imagen. Realizar en pacientes recién diagnosticados de pancreatitis crónica y repetir cada año para detectar alteraciones de la digestión antes de que aparezcan los síntomas.

1) **Test de secretina-colecistoquinina:** el más sensible, pero relativamente invasivo; se emplea muy poco en la práctica clínica; en pancreatitis crónica secreción de bicarbonatos <20 mmol/h.

2) **Concentración de elastasa 1 fecal:** en la pancreatitis crónica <200 µg/g de heces; una concentración elevada (>500 µg/g) excluye la insuficiencia exocrina.

3) **Evaluación cuantitativa de la excreción de grasa en heces por 24 h:** excreción >7 g de grasa por 24 h evaluada en heces de 72 h confirma una alteración de la absorción de grasas; sirve para confirmar el diagnóstico de esteatorrea (pero no es específica de insuficiencia pancreática) o para evaluar la eficacia de la suplementación con enzimas pancreáticas.

### Criterios diagnósticos

En la fase avanzada de la pancreatitis crónica: anamnesis típica (normalmente abuso de alcohol, dolor abdominal), presencia de cambios característicos en las pruebas de imagen (p. ej. calcificaciones y cálculos →más arriba) o clínica de insuficiencia pancreática exo- y endocrina (esteatorrea crónica, diabetes *mellitus*). El diagnóstico en la fase temprana puede ser difícil, dado que las pruebas de imagen (salvo la ecoendoscopia) no suelen detectar anomalías; entonces puede ser útil el test de secretina-colecistoquinina. El diagnóstico se establece a veces después de un período de seguimiento prolongado.

**Diagnóstico diferencial**

Otras causas de dolor abdominal →cap. 1.15 y de otros síntomas.

### → TRATAMIENTO

**Reglas generales**

**1.** El tratamiento etiológico es posible solo en caso de pancreatitis crónica autoinmune →cap. 5.2.1.

**2. Tratamiento sintomático:** analgesia, reposición de la deficiencia de enzimas pancreáticas, corrección de las alteraciones del metabolismo de los hidratos de carbono, prevención de la malnutrición, tratamiento de las complicaciones.

**3. Tratamiento de las agudizaciones:** a menudo es necesario como en el caso de la pancreatitis aguda.

**Tratamiento crónico conservador**

**1. Recomendaciones generales**

1) **Prohibición de la ingesta de alcohol.**

2) **Abandono del tabaquismo.**

3) **Dieta**: los pacientes en buen estado de nutrición deben cumplir las reglas para una alimentación sana. La dieta de los pacientes desnutridos debe ser rica en calorías. Es recomendable consumir 5-6 comidas pequeñas al día y consultar al dietista. No hay que limitar la ingesta de grasas, sino establecer la dosis de enzimas pancreáticas de tal manera que desaparezca la esteatorrea. Si a pesar de un tratamiento sustitutivo adecuado persiste una esteatorrea severa → disminuir la ingesta de grasas. Se deben evitar los alimentos ricos en fibra, que pueden frenar la actividad de las enzimas pancreáticas exógenas. En la mayoría de los pacientes con pancreatitis crónica, no hay necesidad de administrar suplementos alimenticios orales. En caso de deficiencia de vitamina D, suplementarla y tratar adecuadamente la osteopenia/osteoporosis, si se producen (→cap. 16.16).

**2. Fármacos analgésicos:** introducir progresivamente los métodos siguientes. Recomendaciones generales (→más arriba) → fármacos analgésicos (de acuerdo con la escalera analgésica de la OMS →cap. 23.1, fig. 1-1) → métodos invasivos (→más adelante). Si cambian las características del dolor habitual y aparecen molestias persistentes → descartar otras causas de dolor abdominal. **Fármacos analgésicos no opioides (paracetamol**, evitar la administración de los **AINE** debido a sus efectos adversos en el tracto digestivo) y **analgésicos opioides** (de preferencia **tramadol**; vigilar en caso de alcoholismo por el riesgo de dependencia); pueden resultar útiles los **coanalgésicos** →cap. 23.1 (en pancreatitis crónica resulta eficaz la pregabalina y fármacos antidepresivos, particularmente los inhibidores de la recaptación de serotonina y noradrenalina). En pacientes con dolor intenso, iniciar el tratamiento con un opioide en combinación con un coanalgésico.

**3. Tratamiento de la insuficiencia pancreática exocrina**

1) **Terapia sustitutiva con enzimas pancreáticas** indicada en caso de síntomas clínicos del síndrome de absorción deficiente (pérdida progresiva de peso, esteatorrea, distensión abdominal) o de parámetros antropométricos y/o bioquímicos de desnutrición (baja concentración sérica de vitaminas liposolubles, de prealbúmina, de la proteína ligadora de retinol y de magnesio), de preferencia con resultados anormales de las pruebas de función pancreática. De mayor importancia es el uso de **lipasa** $\geq$40 000-50 000 uds. (Ph. Eur.) durante todas las comidas principales y la mitad de esta dosis

durante los aperitivos entre comidas. Se recomiendan preparados en forma de microesferas o minimicroesferas de <2 mm de diámetro, con un recubrimiento gastrorresistente y de liberación duodenal. La ausencia de una mejora clínica puede deberse a: una dosis insuficiente de enzimas (se debe incrementar la dosis, incluso triplicarla), incumplimiento del tratamiento por parte del paciente o malabsorción por otras razones (no relacionadas con el páncreas). Se puede incrementar la efectividad del tratamiento con enzimas pancreáticas usando inhibidores de la secreción gástrica de ácido clorhídrico: IBP o anti-$H_2$ (preparados y dosificación →cap. 4.7). El mejor método clínico de evaluar la eficacia de la terapia enzimática sustitutiva es la resolución de los síntomas relacionados con las alteraciones de la digestión y la normalización del estado nutricional (normalización del peso corporal, desaparición de la esteatorrea y de la distensión abdominal).

2) **Reposición de las deficiencias de vitaminas liposolubles** (sobre todo A y D) en caso de deficiencia.

**4. Tratamiento de la insuficiencia pancreática endocrina:** consiste en llevar una vida sana, limitar la ingesta de alimentos de alto índice glucémico, realizar actividad física, abstenerse del alcohol y abandonar el hábito tabáquico, lo que puede mejorar el control de la glucemia y reducir el riesgo de hipoglucemia. Es de gran importancia realizar una adecuada suplementación oral de enzimas pancreáticas. Si la hiperglucemia es leve y al mismo tiempo se observa, o se sospecha una insulinorresistencia, el medicamento de elección es la metformina (→cap. 13.1, tabla 1-5), siempre y cuando no existan contraindicaciones. En caso de su ineficacia y en pacientes con desnutrición grave, comenzar insulinoterapia conforme a las recomendaciones para la diabetes *mellitus* tipo 1 (→cap. 13.1). Se debe actuar con precaución debido al bajo requerimiento de insulina y tendencia a la hipoglucemia.

**Tratamiento invasivo**

**1. Tratamiento endoscópico:** en pacientes seleccionados extracción de cálculos del conducto pancreático, colocación de una prótesis en el conducto pancreático, esfinterotomía de la papila duodenal mayor (y eventualmente menor), tratamiento de la estenosis del colédoco, tratamiento de los pseudoquistes.

**2. Tratamiento quirúrgico:** indicado en caso de dolor persistente crónico, resistente al tratamiento conservador y endoscópico; procedimientos resectivos, descompresión o técnicas quirúrgicas mixtas. En la pancreatitis crónica avanzada, la eficacia a largo plazo de las intervenciones quirúrgicas es mayor que de los procedimientos endoscópicos.

## → COMPLICACIONES

Las complicaciones aparecen en diferentes fases desde el comienzo de la enfermedad y en la mayoría de los casos requieren tratamiento endoscópico o quirúrgico.

**1. Pseudoquistes pancreáticos** →cap. 5.3; en un 20-40 % de los pacientes.

**2. Estenosis u obstrucción del colédoco:** en un 5-10 % de los pacientes; aparece dolor posprandial y alteraciones de tipo colestásico (aumento de la actividad de las enzimas hepáticas, con hiperbilirrubinemia directa); en caso de **estenosis duodenal** se produce plenitud posprandial precoz.

**3. Ascitis pancreática:** resultado de la ruptura del conducto pancreático con formación de fístula peritoneal (o también pleural) o de la ruptura de un pseudoquiste hacia la cavidad peritoneal. Es típica una gran actividad de la amilasa (>1000 uds./l) en el líquido ascítico.

**4. Trombosis de la vena esplénica:** en un 2-4 % de los pacientes; secundariamente aparece hipertensión portal y varices gástricas, con riesgo de hemorragia digestiva alta.

**5. Pseudoaneurismas de los vasos peripancreáticos** (p. ej. arteria esplénica, gastroduodenal, pancreatoduodenal): infrecuentes; el tratamiento de elección es la embolización y, en caso de su ineficacia y de hemorragia, el tratamiento quirúrgico.

**6. Cáncer de páncreas** →cap. 5.4; en un 4 % de los casos; en la pancreatitis crónica hereditaria llega al 44 % de los pacientes <70 años (en pacientes con pancreatitis crónica hereditaria se recomienda supervisión oncológica).

## 2.1. Pancreatitis autoinmune

### → DEFINICIÓN Y ETIOPATOGENIA

La pancreatitis autoinmune (PAI) es una forma particular de pancreatitis que clínicamente se caracteriza por producir ictericia obstructiva (con o sin "tumor" inflamatorio) y dolor, con buena respuesta a corticoterapia. Se estima que la PAI constituye un 5-6 % de todos casos de pancreatitis crónica. Se diferencian dos tipos de PAI.

1) La PAI **tipo I** es una manifestación de un proceso sistémico autoinmune, la denominada enfermedad asociada a IgG4 (IgG4-related disease). Se caracteriza por una elevada concentración sérica de IgG4 con afectación fibroinflamatoria (concomitante o incluso después de varios años) de otros órganos, tales como vías biliares, vesícula biliar, hígado, glándulas salivales y lagrimales, retroperitoneo, mesenterio, aorta, mediastino, riñones, vejiga, tiroides, mama, pulmones, SNC, próstata, ganglios linfáticos.

2) La PAI **tipo II** es una enfermedad orgánica limitada al páncreas que no se asocia a una elevada concentración de IgG4.

### → CUADRO CLÍNICO E HISTORIA NATURAL

En ambos tipos de PAI los síntomas pueden sugerir cáncer de páncreas, por lo que es necesario excluirlo. El síntoma principal de PAI es la ictericia mecánica (30-50 % de los enfermos) causada por la estenosis del colédoco causada por un edema inflamatorio de la cabeza del páncreas o colangitis "fibrosante". La ictericia es de intensidad variable. El dolor abdominal suele ser leve. En >50 % de los enfermos con la PAI tipo I coexisten síntomas de alteraciones en otros órganos. A veces el curso es asintomático y las alteraciones se detectan únicamente en las pruebas de imagen y de laboratorio. En la PAI tipo I las recidivas resultan más frecuentes que en la PAI tipo II.

Con el paso del tiempo, en el páncreas se producen los mismos cambios que en la pancreatitis crónica avanzada: atrofia del parénquima, calcificaciones, dilatación de los conductos pancreáticos, insuficiencia pancreática exocrina y diabetes.

### → DIAGNÓSTICO

**Exploraciones complementarias**

**1. Pruebas de laboratorio:** no hay pruebas específicas para PAI; hiperbilirrubinemia, elevación de la actividad de las enzimas colestásicas, a veces también de amilasa y lipasa, elevación de la concentración de IgG4, elevación del nivel de CA 19-9 (sobre todo en caso de afectación de las vías biliares). A menudo presencia de autoanticuerpos contra la anhidrasa carbónica (ACA), contra la lactoferrina (ALF), contra el músculo liso (SMA), antimitocondriales (AMA), antinucleares (ANA) y del factor reumatoide (FR), pero su significado aún no se ha esclarecido. La variable más útil en el diagnóstico es la detección de niveles de IgG4: un resultado 2×LSN puede sugerir una PAI tipo I.

**2. Pruebas de imagen:** las lesiones pancreáticas pueden tener un carácter difuso o focal. La forma difusa en la ecografía, TC o RMN se caracteriza por un aumento de tamaño y pérdida de la correcta arquitectura de la glándula, lo que se describe como "páncreas en forma de salchicha". En un 10-40 % de las pruebas de imagen (TC o RMN) se muestra un halo periférico de baja atenuación (similar a una cápsula), típico de la PAI. En la prueba dinámica de TC o RMN se observa un reforzamiento tardío del parénquima pancreático. No se identifican pseudoquistes, raramente aparecen calcificaciones. La **forma focal** de PAI, que es responsable de la formación de tumores, es muy difícil de diferenciar del cáncer pancreático. En el diagnóstico diferencial pueden ser útiles: reforzamiento parenquimatoso tardío y ribetes típicos. En la **ecoendoscopia** se observa un aumento de tamaño del páncreas, disminución (focal o difusa) de la ecogenicidad y focos hiperecogénicos, que pueden corresponder a conductos comprimidos. Durante esta prueba se puede realizar una biopsia. En la **CPRM** (y **CPRE**): largas (>1/3 de la longitud) y numerosas estenosis del conducto de Wirsung y falta de dilataciones del conducto proximal a la zona de estenosis o, como máximo, dilataciones pequeñas (<5 mm); estas características son menos típicas del cáncer de páncreas. El papel de la CPRE en el diagnóstico resulta limitado debido a la invasividad del método.

**Diagnóstico diferencial**

1) cáncer de páncreas (en caso de PAI tipo I la presencia de afectación de otros órganos, p. ej. de las vías biliares, ayuda en el diagnóstico)
2) cáncer de las vías biliares
3) colangitis esclerosante primaria
4) pancreatitis crónica alcohólica
5) linfoma, mieloma múltiple, metástasis del cáncer de riñón al páncreas.

### → TRATAMIENTO

La **corticoterapia** produce una rápida respuesta al tratamiento en >90 % de los enfermos. Se aconseja el uso de **prednisolona**, inicialmente a una dosis de 30-40 mg/d o 0,6 mg/kg/d, normalmente durante 2-4 semanas, disminuyendo la dosis en 5 mg/d cada 1-2 semanas, hasta suspenderla en 3 meses. La ausencia de una rápida mejoría clínica (normalmente tras 1-2 semanas) sugiere otra enfermedad. A las 2 semanas se recomienda realizar el control de la respuesta al tratamiento con pruebas de imagen.

En caso de recidiva (en un 31 % de los pacientes con PAI tipo I y en un 9 % de los con PAI tipo II) también se sugiere corticoterapia o fármacos inmunomoduladores. En casos de recidiva de la ictericia a menudo es necesario colocar prótesis en las vías biliares. En caso de resistencia a corticoterapia se utiliza el rituximab.

# 3. Quistes pancreáticos

### → DEFINICIÓN Y ETIOPATOGENIA

Son colecciones líquidas, que generalmente contienen secreciones pancreáticas, de localización intra- o extraglandular. Se diferencian en quistes verdaderos y posinflamatorios, como los pseudoquistes.

**1. Quistes verdaderos** tienen una pared revestida por epitelio
1) **quistes de retención**: debidos a la dilatación del conducto pancreático de origen obstructiva (frecuente en pancreatitis crónica)
2) **quistes neoplásicos** (~50 % de los quistes pancreáticos): neoplasias quísticas mucinosas (MCN, riesgo elevado de malignidad), cistoadenomas serosos (SCA, casi siempre benignos), neoplasias intraductales papilares mucinosas (IPMN, el riesgo de transformación en cáncer invasivo depende del subtipo: mayor en caso de IPMN de la rama principal, menor en caso de IPMN de la rama secundaria y mixtos)

3) **quistes parasitarios**: debidos a infestación por equinococos, áscaris lumbricoides y esquistosoma

4) **quistes epiteliales** (congénitos) y **teratomas**.

**2. Quistes posinflamatorios (pseudoquiste):** consecuencia de pancreatitis aguda (→cap. 5.1).

### ➡ CUADRO CLÍNICO E HISTORIA NATURAL

En el caso de los quistes posinflamatorios suele haber un antecedente de pancreatitis aguda, pancreatitis crónica (o de sus factores de riesgo) o traumatismos abdominales. **Síntomas:** sensación de malestar abdominal, dolor sordo, a veces dolor agudo, ocasionalmente náuseas, vómitos, astenia, falta de apetito, pérdida progresiva de peso, fiebre. Puede palparse una masa en epigastrio o mesogastrio. Los primeros síntomas pueden ser resultado de una complicación →más adelante. Los quistes pequeños suelen ser asintomáticos. Entre las 6-12 semanas posteriores a la pancreatitis aguda, los quistes posinflamatorios se reabsorben en hasta el 80 % de los casos de forma espontánea. La probabilidad de resolución es menor en caso de colecciones múltiples y en las de gran tamaño (≥4 cm, localizadas en la cola pancreática, de pared gruesa, comunicadas con el conducto pancreático, de crecimiento progresivo, asociadas a estenosis proximal del conducto pancreático, o algunos cuadros graves de pancreatitis aguda biliar, pancreatitis crónica alcohólica y las posquirúrgicas.

### ➡ DIAGNÓSTICO

Algoritmo diagnóstico →fig. 3-1.

**Exploraciones complementarias**

**1. Pruebas de laboratorio:** en caso de quistes posinflamatorios (con frecuencia solo periódicamente) existe un aumento de la actividad de la amilasa en suero y orina, y de la actividad de lipasa sérica; leucocitosis y aumento de concentración sérica de proteína C-reactiva; aumento de la actividad de la fosfatasa alcalina e hiperbilirrubinemia, en caso de compresión de conductos biliares extrahepáticos.

**2. Pruebas de imagen. Ecografía y ecoendoscopia:** cavidad encapsulada de contenido líquido, generalmente con estructuras hiperecogénicas en su luz. La presencia de estructuras sólidas en la luz del quiste sugiere una neoplasia maligna. La ecoendoscopia es el método diagnóstico más preciso para valorar pequeñas lesiones en la cabeza pancreática. Facilita una valoración más precisa de la estructura de los quistes y su biopsia con el fin de obtener líquido para su análisis, **TC**: identifica un área hipodensa, redondeada, de pared lisa y densidad líquida baja y uniforme. Define con exactitud la localización del quiste, pero no permite diferenciar un quiste de retención de un pseudoquiste. **CPRM**: el mejor método para evidenciar si existe conexión del quiste con el conducto pancreático. **CPRE**: se realiza cuando se planea un tratamiento endoscópico (p. ej. implantación de prótesis en el conducto pancreático). **Angiografía visceral selectiva**: en caso de sospecha de pseudoaneurisma, permite la embolización del mismo.

**3. Examen del líquido quístico:** el líquido puede ser transparente, claro, amarillento o marrón, frecuentemente posee una alta actividad de amilasa y lipasa, que sobrepasa de forma importante los valores séricos; pruebas microbiológicas. En caso de sospecha del quiste de origen neoplásico → CEA, tinción para moco, examen citológico.

**Diagnóstico diferencial**

Sobre todo quistes tumorales →tabla 3-1. La determinación del supuesto tipo de quiste (frecuentemente a base de las pruebas de imagen, preferible RMN y CPRM; eventualmente ecoendoscopia, en caso de necesidad con PAAF), y —con ello— del riesgo de su malignización, tiene un significado básico para la elección del tratamiento. Las siguientes características encontradas en los

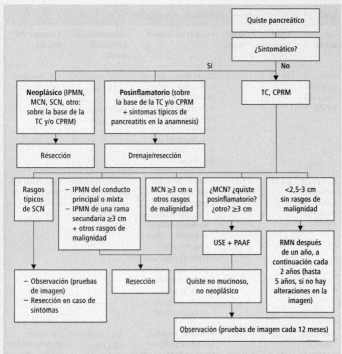

CPRM — colangiopancreatografía por resonancia magnética, IPMN — neoplasia intraductal papilar mucinosa, MCN — neoplasia quística mucinosa, PAAF — punción aspirativa con aguja fina, SCN — neoplasia quística serosa, TC — tomografía computarizada, USE — ecoendoscopia

**Fig. 3-1.** Algoritmo de actuación en caso de diagnosticar quistes pancreáticos

quistes sugieren la malignidad (MCN e IPMN): quistes con paredes gruesas y con nódulos en su interior, diámetro del quiste ≥3 cm y estructuras sólidas (inclusiones) en la luz del quiste. Para los quistes de IPMN una dilatación del ramo principal pancreático >5 mm sugiere un alto riesgo de malignidad. En caso de ≥2 rasgos de alto riesgo de malignización se sugiere realizar una ecoendoscopia con PAAF. En el diagnóstico diferencial resulta útil el examen del líquido quístico. El diagnóstico final normalmente se establece a base del diagnóstico histopatológico del quiste extirpado.

## → TRATAMIENTO

**Algoritmo de actuación en quistes posinflamatorios** →fig. 3-2.

**1. Drenaje:** indicado solamente en quistes posinflamatorios, cuando existan síntomas compresivos (está contraindicado en quistes neoplásicos). Métodos:
1) **punción** guiada por ecografía
2) **drenaje transcutáneo continuo** (2-3 semanas)
3) **drenaje interno endoscópico** (mejores resultados; inserción endoscópica de prótesis a nivel del conducto pancreático en caso de obstrucción alargada; o drenaje directo del quiste hacia estómago o duodeno).

**Tabla 3-1. Diagnóstico diferencial de los quistes pancreáticos más frecuentes**

| Tipo de quiste | Edad promedio (años) | Sexo (M:H) | Pruebas de imagen | Características del líquido quístico | Citología del líquido |
|---|---|---|---|---|---|
| Neoplasia quística mucinosa (MCN) | 40-70 | >10:1 | Quiste grande de una o de varias cámaras, ubicado en el cuerpo o en la cola del páncreas, sin conexión con los conductos pancreáticos, con paredes gruesas, calcificaciones periféricas | – alta viscosidad <br> – CEA ↑ (en un 75 % de casos >200 ng/ml) <br> – amilasa ↓ | Células del epitelio cilíndrico ± atipia |
| Neoplasia intraductal papilar mucinosa (IPMN) | 50-70 | 1:1 | – quistes de varias cámaras <br> – IPMN de rama principal: dilatación de rama principal pancreática difusa o fragmentada <br> – IPMN de rama secundaria: quiste comunicado con la rama <br> – IPMN de forma mixta: combinación de las anteriores | – alta viscosidad <br> – CEA ↑ (en un 75 % de casos >200 ng/ml) <br> – amilasa ↑ | Células del epitelio cilíndrico ± atipia |
| Neoplasia quística serosa (SCN) | 50-80 | 7:3 | Diferentes tamaños; quistes pequeños en forma de panal de abejas, cicatriz central en forma de estrella | – baja viscosidad <br> – CEA ↓ (normalmente <5-20 ng/ml) <br> – amilasa ↓ | Células del epitelio simple cúbico, citoplasma rica en glucógeno |
| Quistes inflamatorios (pseudoquistes) | Variada | 1:1 | Quiste de una cámara con saco grueso y fibroso; historia de pancreatitis | – baja viscosidad <br> – CEA ↓ (<5 ng/ml) <br> – amilasa ↑ | Células inflamatorias, sin células del epitelio con mucina |

↓ — concentración/actividad baja, ↑ — concentración/actividad alta, CEA — antígeno carcinoembrionario alto

A base de: *Semin. Oncol.*, 2015, 42: 70-85, modificado.

En el tratamiento de quistes persistentes que se comunican con el conducto pancreático, y también tras el drenaje endoscópico considerar la octreotida 100-250 mg VSc cada 8-12 h antes de que pueda reducir la secreción de jugo pancreático.

### 2. Tratamiento quirúrgico

1) Quistes neoplásicos: resección del quiste entero; indicado en MCN y en IPMN de la rama principal. En caso de IPMN de la rama secundaria y de IPMN mixta, las indicaciones para el tratamiento quirúrgico no están claras. Normalmente se siguen los siguientes criterios: en diámetros de quiste ≥3 cm, con presencia de estructuras sólidas en la luz del quiste, con nódulos

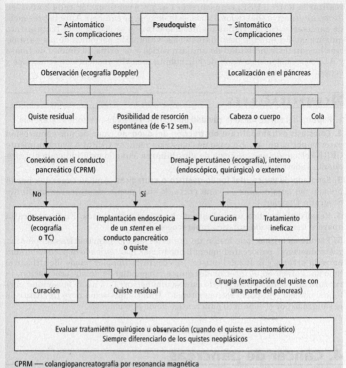

CPRM — colangiopancreatografía por resonancia magnética

**Fig. 3-2.** Algoritmo del tratamiento de los pseudoquistes pancreáticos posinflamatorios

en la pared del quiste o en caso de síntomas clínicos. Dado que el potencial de malignidad de SCN es bajo, se opera solo en casos sintomáticos.

2) Quistes posinflamatorios, considerar en caso de pseudoquiste persistente sintomático (>12 semanas) que no reúne criterios de tratamiento endoscópico. Métodos:

a) resección del quiste entero (suele ser posible en caso de que se localice en la cola pancreática: resección del quiste en conjunto con el tejido de la cola pancreática, conservando el bazo)

b) drenaje quirúrgico interno (anastomosis del quiste con la luz del tubo digestivo: cistogastrostomía pancreática, cistoduodenostomía pancreática o cistoyeyunostomía pancreática; se consigue curación plena en un 70-80 % de los casos)

c) drenaje quirúrgico externo (el menos satisfactorio, a menudo conduce a la aparición de las fístulas pancreáticocutáneas).

→ **OBSERVACIÓN**

En el caso de pacientes en los que de forma accidental se han detectado quistes asintomáticos sin características malignas y de tamaño <2 cm, se aconseja realizar la RMN o USE, transcurrido 1 año, y a continuación cada 2 años, en forma alternativa (hasta los 5 años, si la imagen no cambia). Ante la presencia de características malignas o síntomas clínicos se aconseja el tratamiento quirúrgico. En quistes posinflamatorios, valoración periódica de los parámetros bioquímicos (actividad de amilasa sérica y de orina, actividad de lipasa y ALP sérica, concentración de bilirrubina sérica) y recuento de leucocitos y ecografía abdominal.

### ➡ COMPLICACIONES

**1. Ruptura del quiste hacia la cavidad peritoneal:** reacción peritoneal y ascitis.

**2. Colestasis extrahepática u obstrucción del duodeno** causada por compresión externa por el quiste. En caso de colestasis realizar CPRM o eventualmente CPRE colocando una prótesis de vías biliares (cuando está indicado el tratamiento endoscópico).

**3. Sangrado de varices del fondo gástrico o esofágicas.** Ambas causadas por la presión del quiste sobre la vena porta, lo cual puede identificarse mediante ecografía Doppler.

**4. Hemorragia quística** procedente de los vasos adyacentes. En la ecografía aparece un contenido quístico hiperecogénico.

**5. Pseudoaneurisma:** por lesión de las arterias peripancreáticas (esplénica, gastroduodenal, pancreatoduodenal, hepáticas), manteniendo la permeabilidad entre la arteria y la luz del quiste. La ecografía Doppler puede identificar el flujo sanguíneo en el interior del quiste. Dependiendo de su localización, la ruptura del pseudoquiste puede causar una hemorragia hacia la cavidad peritoneal o hacia el espacio retroperitoneal. Una complicación poco frecuente es el sangrado por el conducto pancreático hacia el duodeno.

# 4. Cáncer de páncreas

### ➡ DEFINICIÓN Y ETIOPATOGENIA

El adenocarcinoma de las células ductales pancreáticas es el más frecuente (80 %). Suele localizarse en la cabeza (65 %), pero también en el cuerpo y en la cola (25 %). En ~10 % de los casos es de carácter multifocal. **Factores de riesgo:** tabaquismo (el riesgo está directamente relacionado con el número de cigarrillos fumados); obesidad (con el aumento de IMC de 5 kg/m$^2$ el riesgo crece ~10 %); diabetes; pancreatitis crónica (principalmente hereditaria); infecciones (*H. pylori*, VHB, VHC); consumo elevado de mantequilla, grasas saturadas, alimentos procesados, carne roja (el consumo elevado de fruta y verdura disminuye el riesgo); exposición a sustancias químicas (entre otros disolventes hidrocarburos clorados, compuestos de níquel y de cromo, polvo de sílice, pesticidas); predisposición genética y trastornos tumorales genéticos (cáncer de mama u ovario hereditarios, sobre todo los relacionados con la mutación del gen *BRCA*; síndrome de melanoma y lunares múltiples atípicos familiares, FAMMM; síndrome de Peutz-Jeghers; síndrome de Lynch; poliposis adenomatosa familiar; ataxia-telangiectasia; síndrome de Li-Fraumeni).

### ➡ CUADRO CLÍNICO E HISTORIA NATURAL

Los síntomas iniciales son poco característicos: molestias abdominales, flatulencia, inapetencia, pérdida de peso (posteriormente anorexia y caquexia), diarrea, náuseas. Síntomas tardíos, más específicos: ictericia obstructiva (por compresión del colédoco por la tumoración a nivel de la cabeza pancreática o por adenopatías metastásicas a nivel del ligamento hepatoduodenal, como en casos avanzados de cáncer de cuerpo o cola), prurito, dolor epigástrico o dorsal/de hombros, vómitos, signo de Courvoisier (vesícula biliar aumentada de tamaño y palpable asociada a ictericia silenciosa en un 10-30 % de los casos), diabetes o intolerancia a la glucosa (la aparición aguda de diabetes, sobre todo después de los 50 años, sin coexistir obesidad ni antecedentes familiares, requiere excluir la presencia del cáncer de páncreas), pancreatitis aguda (adelanta el diagnóstico de cáncer de páncreas en un 13 % de los pacientes), trombosis venosa profunda, tromboflebitis migratoria (signo de Trousseau), hemorragia digestiva, esplenomegalia, obstrucción duodenal, ascitis, disminución del estado de ánimo/depresión, agotamiento.

Neoplasia de gran malignidad, caracterizada por un rápido crecimiento local y gran tendencia a infiltrar órganos y vasos vecinos; provoca metástasis peritoneales, en ganglios linfáticos, hígado y órganos a distancia.

## → DIAGNÓSTICO

### Exploraciones complementarias

**1. Pruebas de laboratorio:** inicialmente suelen ser normales. Posteriormente perfil colestásico con hiperbilirrubinemia a expensas de la fracción conjugada, aumento de actividad de ALP y GGT (en ~50 % de los pacientes), anemia, hipoalbuminemia; aumento de la concentración del antígeno CA 19-9 (escasa sensibilidad, sobre todo en caso de tumores de pequeño tamaño, y también baja especificidad, pues se eleva en casos de colestasis de cualquier origen; tiene importancia principalmente en el diagnóstico de la recidiva del cáncer de páncreas tras la pancreatectomía.

**2. Pruebas de imagen. Ecografía:** permite detectar solo tumores relativamente grandes (sólidos, hipoecogénicos en comparación con el parénquima pancreático circundante); no sirve para la detección del carcinoma ni para la valoración del estadio de la enfermedad. Una ecografía normal no excluye el cáncer de páncreas. **TC multicorte** de abdomen y pelvis: método básico del diagnóstico por imagen del cáncer de páncreas. Está indicado realizarlo con protocolo pancreático; permite no solo detectar el cáncer, sino también valorar el estadio de la enfermedad (infiltración de grandes vasos, metástasis ganglionares y metástasis a distancia). **Ecoendoscopia:** método diagnóstico recomendado para detectar lesiones pancreáticas focales, especialmente tumores pequeños (más sensible que la TC); permite realizar PAAF (sin un riesgo significativo de diseminación), valorar la extensión local del carcinoma y, en especial, la infiltración vascular y la previsión de la operabilidad de la lesión; resulta útil en caso de una imagen del TC no concluyente. **RMN/CPRM:** la RMN con contraste tiene una sensibilidad y especificidad semejante a la TC; valoración no invasiva de las vías biliares y conducto pancreático, también fuera del lugar de estenosis. **CPRE:** no recomendada en calidad de prueba diagnóstica, indicada en caso de una intervención terapéutica simultánea (p. ej. inserción endoscópica de prótesis en un colédoco con estenosis). Para detectar eventuales metástasis pulmonares se realiza **radiografía** o **TC de tórax**.

### Criterios diagnósticos

Diagnóstico y valoración del estadio de la enfermedad: sobre la base de las pruebas de imagen (TC multicorte con protocolo pancreático, ecoendoscopia y RMN/CPRM). En caso de tumor resecable no se precisa un diagnóstico histológico previo a la cirugía. Antes de administrar terapia neoadyuvante y en pacientes sin criterio quirúrgico previo al inicio de quimioterapia paliativa es necesaria una confirmación citológica del diagnóstico (p. ej. PAAF del tumor pancreático extracorporal o durante ecoendoscopia). La PAAF permite también la diferenciación de la pancreatitis crónica y pancreatitis autoinmune.

**Diagnóstico diferencial**

Pancreatitis autoinmune, pancreatitis crónica, linfoma y otros tumores pancreáticos o metástasis pancreáticas (como p. ej. del cáncer de pulmón, cáncer de riñón), cáncer de la papila de Vater, cáncer de las vías biliares.

## → TRATAMIENTO

Sobre la base de las pruebas de imagen se diferencia entre cáncer de páncreas resecable, el resecable limítrofe y el no resecable (demasiado avanzado locorregionalmente o diseminado sistémicamente). Las decisiones terapéuticas se toman teniendo en cuenta la valoración de la operabilidad y el estado general del paciente.

**1. Tratamiento radical:** la pancreatectomía es el único método de curar el cáncer de páncreas (es posible solo en 15-20 % de los casos); pancreatoduodenectomía radical según Kausch-Whipple (extirpación de la cabeza de páncreas, vesícula biliar, colédoco, duodeno y la parte pilórica del estómago) o según Traverso (con conservación del píloro), resección total del páncreas (p. ej. cuando el tumor es multifocal) o resección únicamente del cuerpo y la cola del páncreas junto con el bazo (cuando el tumor se localiza en la parte izquierda del páncreas: pancreatectomía distal).

Durante las 8-12 semanas posteriores a la pancreatectomía se recurre al tratamiento adyuvante: suele emplearse quimioterapia con 5-fluorouracilo (con ácido folínico) o gemcitabina.

En caso de tumores resecables limítrofes, al haber realizado PAAF y haber confirmado el diagnóstico, se recurre al tratamiento sistémico preoperatorio con el fin de disminuir el tamaño y la extensión del tumor, y aumentar la probabilidad de la resección radical. Tras reexaminar al paciente (TC o RMN de abdomen y pelvis y radiografía/TC de tórax) se considera la posibilidad de resección.

**2. Tratamiento de los casos no resecables**

1) **quimioterapia**: p. ej. gemcitabina, esquema FOLFIRINOX o gemcitabina con nab-paclitaxel
2) **tratamiento analgésico** →cap. 23.1, neurólisis del plexo celíaco guiada por ecoendoscopia (preferiblemente) o percutánea
3) **tratamiento de la ictericia obstructiva**: prótesis endoscópica de vías biliares
4) **tratamiento de la insuficiencia pancreática exocrina** →cap. 5.2
5) **profilaxis antitrombótica** →cap. 2.33.3.

## → PRONÓSTICO

El pronóstico depende sobre todo de la posibilidad de realizar la resección. Sin intervención quirúrgica, la supervivencia suele ser de unos meses. Tras una cirugía radical, un 10-20 % de los pacientes sobrevive 5 años.

# 1. Trastornos funcionales de la vesícula biliar y del esfínter de Oddi

## → DEFINICIÓN Y CUADRO CLÍNICO

Las enfermedades funcionales de la vesícula biliar y del esfínter de Oddi pueden diagnosticarse en casos de dolor biliar o pancreatitis aguda recurrente en enfermos sin una enfermedad orgánica conocida que pueda ser su causa.

El **dolor biliar**, según los criterios de Roma IV, es un dolor localizado en el epigastrio y/o en el hipocondrio derecho, que cumple con los siguientes criterios:

1) llega a una intensidad estable y dura ≥30 min
2) aparece en períodos de tiempo irregulares (no todos los días)
3) la intensidad del dolor perturba la actividad normal o requiere visitas a la unidad de emergencias
4) se relaciona de manera poco significativa (<20 % de los episodios de dolor) con la defecación
5) no se alivia significativamente con los cambios posturales ni con la ingesta de fármacos neutralizantes o inhibidores de la secreción del ácido clorhídrico.

El dolor biliar puede acompañarse de: náuseas y vómitos, hacia la espalda y/o a la región subescapular derecha, despertares.

En enfermos con vesícula biliar sin enfermedad orgánica puede sugerir **trastornos funcionales de la vesícula biliar**, mientras que en enfermos colecistectomizados puede orientar hacia la existencia de una **disfunción del esfínter de Oddi**.

Una pancreatitis aguda recurrente puede indicar una **disfunción funcional del esfínter de Oddi tipo pancreática**.

## → DIAGNÓSTICO

**Criterios diagnósticos**

**1. Trastornos funcionales de la vesícula biliar**

Criterios requeridos:

1) dolor biliar
2) ausencia de cálculos biliares (también de barro biliar) y de otras alteraciones orgánicas.

Criterios adicionales (no tienen que cumplirse):

1) disminución de la fracción de eyección de la vesícula biliar en la gammagrafía
2) actividad/concentración sanguínea correcta de enzimas hepáticas, bilirrubina directa y amilasa/lipasa (si la actividad de enzimas hepáticas está aumentada por otra causa, p. ej. enfermedad hepática grasa no alcohólica, no se deben descartar los trastornos funcionales de la vesícula biliar).

**2. Disfunción funcional del esfínder de Oddi biliar**

Criterios requeridos:

1) dolor biliar
2) aumento de la actividad de enzimas hepáticas o dilatación de las vías biliares (no ambos signos al mismo tiempo)
3) ausencia de colelitiasis ductal y de otras alteraciones orgánicas.

Criterios adicionales (no tienen que cumplirse):

1) actividad correcta de la amilasa/lipasa (aunque puede estar aumentada en algunas crisis de dolor)
2) resultado incorrecto de manometría del esfínter de Oddi (se realiza solamente en algunos enfermos)

3) gammagrafía hepática y biliar: utilidad dudosa; no debería objetivarse una obstrucción de las vías biliares, a menudo sugiere la existencia de una disminución de la secreción del radionúclido a la bilis y/o una reducción del flujo biliar del hilio hepático al duodeno.

### 3. Disfunción funcional del esfínder de Oddi pancreático

Criterios requeridos:

1) episodios recurrentes de pancreatitis aguda (dolor típico con aumento de la actividad de amilasa o lipasa >3 veces en relación con la norma y/o rasgos de pancreatitis en las pruebas de imagen)

2) descartada pancreatitis de otra etiología

3) ecoendoscopia sin alteraciones

4) manometría del esfínter con hipertonía.

**Diagnóstico diferencial**

Otras causas de dolor abdominal →cap. 1.15, sobre todo colelitiasis, enfermedad ulcerosa, pancreatitis crónica, dispepsia funcional, síndrome del intestino irritable, complicaciones posoperatorias. El diagnóstico inicial debería incluir exámenes bioquímicos del hígado y páncreas, gastroscopia y pruebas de imagen del abdomen: de preferencia ecoendoscopia y CPRM. La ecoendoscopia es la prueba no invasiva más precisa que permite descartar la colelitiasis ductal y la existencia de una patología de la ampolla de Vater. No realizar la CPRE, si no hay rasgos objetivos evidentes de la estasis biliar.

### → TRATAMIENTO

**1. Trastornos funcionales de la vesícula biliar:** se debe mantener una conversación tranquilizadora con el enfermo, prescribir analgésicos. Son fármacos de eficacia no confirmada: espasmolíticos, neuromoduladores (p. ej. amitriptilina, gabapentina), y el ácido ursodesoxicólico. Considerar la colecistectomía cuando estos métodos no dan resultado y los síntomas no ceden.

**2. Disfunción funcional del esfínter de Oddi biliar:** no existe ningún método de eficacia demostrada. Primero aplicar el tratamiento no invasivo: analgésicos, fármacos que reducen la presión del esfínter de Oddi (p. ej. nifedipino, inhibidores de la fosfodiesterasa 5, trimebutina, hioscina, octreótido, nitratos, procinéticos [p. ej. itoprida]). Puede resultar útil añadir al analgésico la amitriptilina o la duloxetina, así como realizar una estimulación nerviosa transcutánea (TENS) y acupuntura. En enfermos con rasgos objetivos evidentes de una estenosis del esfínter de Oddi está indicada la esfinterotomía endoscópica y en caso de que resulte ineficaz puede considerarse el tratamiento quirúrgico (esfinteroplastia).

**3. Disfunción funcional del esfínter de Oddi tipo pancreática:** los enfermos deben evitar el alcohol y los opioides. No se ha evaluado la eficacia de los fármacos que alivian los espasmos del esfínter de Oddi. Puede considerarse individualmente la esfinterotomía del esfínter biliar (la incisión simultánea del esfínter pancreático no ha demostrado resultados adicionales).

# 2. Colelitiasis

### → DEFINICIÓN Y ETIOPATOGENIA

Es la presencia de cálculos en las vías biliares. Clasificación según la localización de los cálculos:

1) **en la vesícula biliar**

2) **en las vías biliares** extrahepáticas o intrahepáticas y pueden provenir de la vesícula biliar o formarse en las vías biliares (coledocolitiasis primaria;

infrecuente en Europa y en América del Norte). En un 95 % de los casos de litiasis de vías biliares coexisten con cálculos en la vesícula biliar.

Dependiendo de su composición se dividen en: **cálculos** de **colesterol** (amarillentos o amarilloparduscos), **pigmentarios** (raros en Europa y América del Norte) y **mixtos**.

**Factores de riesgo para los cálculos de colesterol**: factores genéticos, sexo femenino (4×más frecuentes que en los hombres), multiparidad, embarazo, edad >40 años, diabetes *mellitus*, obesidad, fibrosis quística, hipertrigliceridemia, fármacos (estrógenos, anticonceptivos orales, fibratos, ceftriaxona, somatostatina y sus análogos), pérdida rápida del peso corporal (p. ej. tras una cirugía bariátrica o una dieta muy baja en calorías). **Factores de riesgo para los cálculos pigmentarios**: anemia hemolítica, enfermedad de Crohn, cirrosis hepática, nutrición parenteral prolongada.

## 2.1. Litiasis de la vesícula biliar

### ➡ CUADRO CLÍNICO E HISTORIA NATURAL

**1. Síntomas:** el dolor abdominal agudo y paroxístico (cólico biliar) es el principal síntoma clínico. Aparece con frecuencia pasadas 1-3 h después de la ingesta de alimentos grasos. Es la consecuencia del aumento de la presión en la vesícula biliar al no poder drenarse la bilis debido al conducto cístico obstruido por un cálculo. El dolor se localiza en el hipocondrio derecho o en el epigastrio, puede irradiarse a la escápula derecha, suele durar >30 min, pero <5 h y cede paulatinamente. Se acompaña de náuseas y vómitos, pirosis, molestias en el epigastrio después de consumir alimentos grasos, distención abdominal. Un dolor que se mantiene >5 h, asociado a fiebre y escalofríos, puede indicar una colecistitis, una colangitis o una pancreatitis de origen biliar.

**2. Signos:** durante la crisis del cólico biliar con frecuencia se observa dolor a palpación en la región subcostal derecha, puede presentarse el signo de Chelmonski (dolor al percutir la región subcostal derecha), y/o el signo de Murphy (este es más característico en caso de colecistitis).

**3. Historia natural:** en un 80 % de los pacientes cursa de forma asintomática, en los demás el cólico biliar reaparece en algunos días, semanas o hasta meses.

### ➡ DIAGNÓSTICO

**Exploraciones complementarias**

**1. Pruebas de imagen. Ecografía:** efectividad diagnóstica >95 %; muestra cálculos (imágenes de tamaño diverso que dejan sombra acústica y que cambian de posición en la vesícula biliar al movilizar al paciente), permite evaluar el aumento de la vesícula biliar, la dilatación de las vías biliares intra- y extrahepáticas, además de los órganos vecinos. El cálculo puede confundirse con un pólipo (este último no es móvil y no produce sombra acústica) y con barro biliar (arena biliar, es decir cristales de colesterol; no deja sombra acústica, pero cambia de posición al movilizar al paciente). **Ecoendoscopia y/o RMN**: pueden realizarse cuando se presentan síntomas típicos y la ecografía no muestra litiasis. La **radiografía panorámica de la cavidad abdominal**: no se realiza en casos de sospecha de litiasis, si bien se pueden evidenciar cálculos calcificados (<20 % de los enfermos).

**2. Pruebas de laboratorio:** en la colelitiasis no complicada no se observan anormalidades.

**Criterios diagnósticos**

Típica imagen de cálculos vesiculares en la ecografía.

En pacientes con colelitiasis sintomática candidatos a tratamiento quirúrgico y bajo riesgo de litiasis de las vías biliares con vía biliar fina en la ecografía, no hay indicación para realizar pruebas diagnósticas adicionales. En pacientes con antecedentes de pancreatitis aguda, >55 años y en los que presentan incremento de la actividad de los ALT, AST y ALP, está indicada la realización de ecoendoscopia o CPRM antes de la intervención quirúrgica. Si se confirma la presencia de litiasis de las vías biliares, se debe considerar la realización de la CPRE con evacuación de los cálculos antes de una intervención quirúrgica planificada o la realización de colangiografía intraoperatoria.

### Diagnóstico diferencial
Otras causas de dolor epigástrico agudo: infarto, aneurisma disecante de la aorta abdominal, pericarditis, enfermedad ulcerosa gástrica, perforación de úlcera gástrica o duodenal, pancreatitis aguda y crónica, apendicitis aguda. Imagen ecográfica: pólipo de la vesícula biliar y barro biliar (→más arriba).

## ➡ TRATAMIENTO

### Tratamiento del cólico biliar

**1. Analgésicos: AINE** a dosis habituales, p. ej. diclofenaco 50-75 mg IM o ketoprofeno 200 mg IM (el uso de AINE en cólico biliar puede reducir el riesgo de desarrollar colecistitis), **paracetamol** (habitualmente en caso de contraindicaciones para los AINE); en caso de dolor más severo opioides como **petidina** 50-100 mg IM o VSc, **pentazocina** 30-60 mg IM o VSc, o buprenorfina a dosis de 0,3 mg IM o 0,4 mg VSl (no administrar morfina, ya que produce espasmo del esfínter de Oddi).

**2. Medicamentos antiespasmódicos:**
1) **drotaverina** 40-80 mg VO, VSc, IM o iv.
2) **hioscina** 20 mg VO, VR, IM o iv., también preparaciones compuestas con paracetamol o con metamizol
3) **papaverina** VSc o IM 40-120 mg; VR supositorios que contienen extracto de hoja de belladona.

En caso de necesidad repetir las dosis transcurridas 3 h.

### Tratamiento definitivo

#### Tratamiento quirúrgico
Indicado en la colelitiasis sintomática y en sus complicaciones.

En pacientes asintomáticos la colecistectomía está indicada en casos de aumento del riesgo de cáncer de vesícula biliar:
1) vesícula en porcelana (sobre todo cuando la calcificación de las paredes es irregular)
2) pólipos de la vesícula biliar: de >1 cm, o de 6-10 mm, si están aumentando de tamaño y en la vesícula se presencian cólicos biliares, o independientemente del tamaño en pacientes con colangitis esclerosante primaria.

**1. Colecistectomía laparoscópica:** método de elección. Contraindicaciones: múltiples cicatrices de cirugías previas, peritonitis difusa. ~5 % de los pacientes intervenidos mediante laparoscopia precisa conversión a laparotomía. En pacientes con litiasis vesicular y de vías biliares se debe considerar la realización de la CPRE con esfinterotomía endoscópica y extracción de los cálculos de las vías biliares antes de la cirugía laparoscópica planificada o la realización de colangiografía intraoperatoria (CIO) con extracción.

**2. Colecistectomía abierta:** indicada en pacientes con contraindicaciones para el procedimiento laparoscópico.

#### Tratamiento farmacológico
El ácido ursodesoxicólico administrado VO puede causar disolución de cálculos biliares (los mejores resultados se dan en enfermos con cálculos pequeños [5-10 mm] y no calcificados). No se recomienda administrar el ácido

ursodesoxicólico en el tratamiento de la colelitiasis, debido a la alta frecuencia de recurrencias. No obstante, puede utilizarse en algunos casos de manera profiláctica (en casos de una rápida pérdida de peso, p. ej. después de una cirugía bariátrica, hasta llegar a la estabilización del peso corporal).

### → COMPLICACIONES

**1. Colecistitis aguda** →cap. 6.3.

**2. Colecistitis crónica:** término morfológico, se refiere a la vesícula de pared engrosada, fibrosa y deforme. Es consecuencia de la irritación mecánica producida por los cálculos biliares o por cólicos biliares recurrentes. **Síntomas:** predomina dolor de diferente intensidad, en la región subcostal derecha y epigastrio central, irradiado a la región escapular derecha y columna vertebral. En relación con la litiasis se pueden presentar cólicos biliares recurrentes, episodios de pancreatitis aguda recurrente, de litiasis de las vías biliares y colangitis. **Diagnóstico** basado en la ecografía: cálculos en la vesícula biliar y pared vesicular engrosada. **Tratamiento:** si se presentan síntomas → colecistectomía por métodos laparoscópicos o clásicos.

**3. Litiasis de las vías biliares.**

## 2.2. Litiasis de las vías biliares

### → CUADRO CLÍNICO E HISTORIA NATURAL

Los cálculos de las vías biliares pueden migrar espontáneamente hacia el duodeno, pero la mayoría sufre un bloqueo en el conducto biliar común (CBC) o en el esfínter de Oddi. **Síntomas:** dolor en la región subcostal derecha, que suele durar más tiempo que el cólico biliar, con frecuencia con ictericia, se acompaña de náuseas y vómitos. Una obstrucción persistente del CBC causa ictericia progresiva, prurito de la piel, heces decoloradas (acólicas) y orina oscura. Puede ser asintomática.

### → DIAGNÓSTICO

Sospechar la litiasis de las vías biliares en todo paciente con colelitiasis confirmada, que desarrollan ictericia y cólico biliar, y además en pacientes colecistectomizados con recurrencia del dolor o ictericia.

#### Exploraciones complementarias

**1. Pruebas de laboratorio:** aumento de la actividad sérica de ALT y AST en la fase temprana (<72 h desde la aparición de obstrucción de las vías biliares). En caso de persistencia de la obstrucción se observa un aumento gradual de la actividad de ALP, GGT y de la concentración sérica de bilirrubina (con prevalencia de la bilirrubina conjugada).

**2. Pruebas de imagen. Ecografía abdominal:** estudio inicial y de elección; puede evidenciar cálculos en las vías biliares, pero más frecuentemente solo la dilatación producida por la obstrucción y/o presencia de la colelitiasis vesicular. La falta de visualización de los cálculos en las vías biliares no descarta la litiasis de las vías biliares. **Ecoendoscopia:** método más preciso para la detección de cálculos <5 mm y localizados cerca de la ampolla de Vater. **CPRM:** sensibilidad y especificidad semejantes a la ecoendoscopia de detectar cálculos >5 mm de diámetro. **TC:** alta sensibilidad en la detección de la dilatación del CBC, es posible visibilizar los cálculos calcificados; no es el método de elección en el diagnóstico de la colelitiasis ductal. Tiene importancia en el diagnóstico de otras causas del dolor en el epigastrio diferente a las litiasis, y de las complicaciones de la litiasis. **CPRE:** indicada solo en caso de gran probabilidad de litiasis de las vías biliares (posible extirpación del cálculo).

#### Criterios diagnósticos

Visualización del cálculo en las pruebas de imagen.

### → TRATAMIENTO

El diagnóstico de la litiasis de las vías biliares, incluso asintomática, es indicación para tratamiento invasivo: endoscópico o quirúrgico.

**1. CPRE con esfinterectomía:** método de elección, curación de un 90 % de los pacientes, los cálculos se eliminan al duodeno a través de la papila duodenal mayor con ayuda de un balón o cesta. Los cálculos más grandes pueden ser sometidos a litotrisia mecánica durante el procedimiento para facilitar la extracción.

**2. Colocación de prótesis en el conducto biliar común:** indicado en caso de ineficacia de la extracción/litotrisia de los cálculos durante la CPRE.

**3. Tratamiento quirúrgico:** en todos los enfermos con colelitiasis está indicada la colecistectomía. La extirpación quirúrgica de los cálculos de las vías biliares está indicada en casos de imposibilidad o ineficacia del tratamiento endoscópico.

### → COMPLICACIONES

Colangitis obstructiva, pancreatitis aguda, poco frecuentes fístulas enterobiliares y cirrosis biliar secundaria (en caso de coledocolitiasis crónica).

# 3. Colecistitis aguda

### → DEFINICIÓN Y ETIOPATOGENIA

Es la complicación más frecuente de la colelitiasis. Aparece a consecuencia de la alteración del vaciamiento de la vesícula biliar por obstrucción de la luz o edema de la mucosa del conducto cístico. En un ~10 % de los casos tiene carácter no litiásico, generalmente en el curso de enfermedades sistémicas graves y pacientes con nutrición parenteral.

### → CUADRO CLÍNICO

**Síntomas:** cólico biliar que se mantiene >5 h, fiebre y escalofríos, vómitos, gran sensibilidad a la palpación abdominal en la región subcostal derecha, signo de Murphy positivo (dolor que aparece durante la inspiración profunda al palpar debajo del reborde costal derecho que hace interrumpir la exploración); a veces puede palparse una vesícula dolorosa, síntomas peritoneales (en algunos pacientes), pulso y respiración acelerados.

### → DIAGNÓSTICO

**Exploraciones complementarias**

**1. Pruebas de laboratorio:** leucocitosis con desviación izquierda, aumento de concentración sérica de proteína C-reactiva. Un aumento de la concentración de bilirrubina y de la fosfatasa alcalina indica una patología biliar, mientras que un aumento de la actividad de amilasa indica una patología pancreática.

**2. Pruebas de imagen.** En **ecografía** signos mayores: presencia de cálculos, edema de la pared vesicular, engrosamiento de la pared vesicular >4 mm, presencia de gas en la pared (inflamación gangrenosa), signo de Murphy ecográfico positivo (causado por el transductor ecográfico); signos menores: aumento del tamaño de la vesícula, cambios en la luz de la vesícula (p. ej. barro biliar), colecciones perivesiculares. **TC**: útil para precisar el diagnóstico en pacientes con colecistitis no litiásica y para detectar las complicaciones.

**Criterios diagnósticos**

Síntomas y signos, además de los hallazgos ecográficos.

### → TRATAMIENTO

**1. Régimen cero.**

**2. Hidratación del paciente:** infusión iv. de NaCl al 0,9 %.

**3. Medicamentos analgésicos y antiespasmódicos:** igual que en el cólico biliar →cap. 6.2.1.

**4. Tratamiento empírico con antibióticos de amplio espectro**, p. ej. cefalosporino de III generación (ceftriaxona, cefoperazona), ciprofloxacino. En caso de sospecha de infección por anaerobios añadir metronidazol o amoxicilina/clavulánico. Con un posoperatorio no complicado, el tratamiento puede durar 5-7 días.

**5. Colecistectomía** (de preferencia laparoscópica): en todos los casos de colecistitis aguda en las 72 h posteriores al ingreso (si el enfermo no puede someterse a una cirugía en el plazo de 1 semana desde la aparición de los síntomas, la cirugía debe aplazarse en ≥6 semanas).

### → COMPLICACIONES

Empiema, necrosis o perforación (limitada o con peritonitis biliar difusa) de la vesícula biliar (requieren una intervención quirúrgica urgente), hidrocele de la vesícula biliar, absceso hepático, fístula bilioentérica (el paso de grandes cálculos hacia el intestino puede provocar una obstrucción biliar intestinal), síndrome de Mirizzi (bloqueo de un gran cálculo en el cuello de la vesícula o en el conducto cístico que comprime y obstruye el conducto biliar común).

# 4. Colangitis aguda

### → DEFINICIÓN Y ETIOPATOGENIA

Es un proceso inflamatorio agudo de las vías biliares intra- o extrahepáticas, segmentario o difuso causado por infección facilitada por la obstrucción del flujo biliar. **Agentes etiológicos:** con mayor frecuencia *Escherichia coli*, *Klebsiella*, *Enterococcus*, *Enterobacter*, *Streptococcus*, *Pseudomonas aeruginosa*, y en un 15 % bacterias anaerobias. **Factores de riesgo**, causas de colestasis: litiasis biliar, tumores que dificultan el flujo biliar (infiltración de los conductos o de la ampolla mayor, compresión desde el exterior), estenosis de las vías biliares posinflamatoria o yatrogénica, colangitis esclerosante primaria, compresión sobre los conductos biliares por un quiste pancreático o por adenopatías locales.

### → CUADRO CLÍNICO E HISTORIA NATURAL

Los síntomas clínicos típicos constituyen la **tríada de Charcot**: dolor intenso de carácter cólico en la región subcostal derecha o en el epigastrio, fiebre con escalofríos e ictericia. Si además se presentan manifestaciones de *shock* y alteración de la conciencia: pentada de Reynolds. Además, en la exploración física dolor a la palpación subcostal derecha con defensa de los músculos abdominales. Se puede desarrollar un *shock* séptico. La colangitis aguda bacteriana no tratada suele ser fatal.

### → DIAGNÓSTICO

**Exploraciones complementarias**

**1. Pruebas de laboratorio:** igual que en la litiasis de vías biliares + leucocitosis con desviación izquierda y alta concentración sérica de proteína C-reactiva. En la colangitis severa pueden presentarse características de sepsis →cap. 18.7.

**2. Pruebas de imagen. Ecografía:** puede evidenciar la dilatación de las vías biliares intra- y extrahepáticas, litiasis de los conductos biliares. **CPRM:** el mejor método para determinar la causa de la colestasis.

### Criterios diagnósticos

El diagnóstico se realiza sobre la base del cuadro clínico, las pruebas de laboratorio y de imagen.

### Diagnóstico diferencial

Otras causas de la fiebre y dolor epigástrico: colecistitis aguda, pancreatitis biliar aguda, absceso hepático, hepatitis viral aguda, diverticulitis, perforación intestinal.

## ➡ TRATAMIENTO

### Tratamiento conservador

**En todos los casos hay que valorar la posibilidad de sepsis grave (→cap. 18.7) e iniciar una actuación adecuada.**

**1. Régimen cero.**

**2. Hidratación del paciente:** infusión iv. de NaCl al 0,9 %.

**3. Medicamentos analgésicos y antiespasmódicos:** igual que en el cólico biliar →cap. 6.2.1.

**4. Antibioticoterapia empírica de amplio espectro:** con actividad frente a bacterias gramnegativas y anaerobias, p. ej. ciprofloxacino con metronidazol. Alcanzan concentraciones terapéuticas en el suero y en la bilis también las cefalosporinas de II y III generación, imipenem y aminoglucósidos.

### Tratamiento invasivo

**1. CPRE con esfinterectomía endoscópica con extracción de los cálculos** y/o colocación de prótesis en las vías biliares que van a restituir el flujo biliar. Es el método de elección. Debe realizarse lo más pronto posible (de preferencia hasta 24 h).

**2. Drenaje percutáneo bajo control ecográfico o de TC:** considerar cuando no es posible realizar la CPRE, o no se ha conseguido desobstruir las vías biliares.

# 5. Colangitis esclerosante primaria (CEP)

## ➡ DEFINICIÓN Y ETIOPATOGENIA

Enfermedad hepática colestásica crónica caracterizada histológicamente por un proceso inflamatorio persistente peribiliar que genera áreas de fibrosis concéntrica con estenosis y dilataciones de las vías biliares intrahepáticas, extrahepáticas o de ambas, que puede evolucionar a cirrosis biliar e insuficiencia hepática. La etiología de la CEP es desconocida, los factores responsables de la enfermedad son la suma de una predisposición genética y los factores ambientales.

## ➡ CUADRO CLÍNICO E HISTORIA NATURAL

En un 15-45 % de los pacientes el curso es asintomático. **Síntomas:** cansancio crónico, prurito, disminución de peso, síntomas de colangitis recurrente (episodios de ictericia, fiebre y dolor en la región subcostal derecha). En la exploración física hay un tinte ictérico de piel y mucosas, signos de grataje, hepatomegalia, esplenomegalia. En fases avanzadas pueden presentarse manifestaciones de cirrosis hepática y sus complicaciones →cap. 7.12. En un ~70 % de los pacientes coexiste colitis ulcerosa, con menor frecuencia enfermedad de Crohn; también pancreatitis (10-25 %), diabetes (5-15 %) y otras enfermedades autoinmunes. En el transcurso de 10-15 años desde el diagnóstico >50 % de los pacientes requiere un trasplante hepático.

## → DIAGNÓSTICO

**Exploraciones complementarias**

**1. Pruebas de laboratorio**

1) **Análisis de sangre**: se detecta aumento de la actividad de ALP y de GGT. La actividad de AST y ALT suele estar levemente elevada. La bilirrubina puede estar normal o aumentada. Hasta un 50 % de los enfermos presenta IgM e IgG elevadas, mientras que la IgG4 está elevada en un 10 % de los pacientes.

2) **Estudios inmunológicos**: se detecta pANCA en menos del 80 % y en un porcentaje mucho menor puede observarse ANA y ASMA. No son característicos de la colangitis esclerosante primaria.

**2. CPRM**: es el método recomendado para el diagnóstico por no ser invasivo, no aplica radiaciones ionizantes y no emplea contraste biliar. Permite detectar las dilaciones y estenosis características de la enfermedad.

**3. CPRE**: patrón de oro para el diagnóstico. Permite visualizar las estenosis características y las dilataciones de las vías biliares (pueden aparecer por igual en segmentos intrahepáticos como extrahepáticos).

**4. Biopsia hepática**: está indicada en caso de sospecha de CEP con afectación de pequeños conductos biliares, cuando no es posible su confirmación por estudios de imagen, así como cuando se sospecha una hepatitis autoinmune concomitante.

**5. Elastografía de transición**: valoración de la rigidez hepática, permite realizar un diagnóstico no invasivo de la fibrosis hepática.

**Criterios diagnósticos**

Detección en las pruebas de imagen (CPRM o CPRE) de estenosis y dilataciones de la vía biliar. Si estos estudios son normales, pero el cuadro clínico-humoral es sugerente, el estudio histológico hepático permitirá diagnosticar una CEP de pequeños conductos.

**Diagnóstico diferencial**

Colangitis relacionada con anticuerpos IgG4 (una de las manifestaciones de la enfermedad sistémica relacionada con IgG4), otras enfermedades hepáticas crónicas que cursan con colestasis (como la colangitis primaria, síndrome de destrucción canalicular biliar, colangitis eosinofílica), colangitis esclerosante secundaria (p. ej. tras lesión yatrogénica de las vías biliares o de los vasos sanguíneos responsables de su vascularización), anomalías congénitas de las vías biliares (como en el síndrome de Alagille [hipoplasia de las vías biliares intrahepáticas], síndrome de Caroli [quistes de las vías biliares]), colangiopatías infecciosas (en pacientes con SIDA, infección por fasciola hepática china).

## → TRATAMIENTO

**Tratamiento farmacológico**

**1. Ácido ursodesoxicólico**: el uso en la CEP es controvertido ya que administrado a dosis 13-15 mg/kg/d no mejora el pronóstico, mientras que a dosis >20 mg/kg/d lo empeora. En las guías actuales no se recomienda de rutina.

**2.** Tratamiento del prurito →cap. 1.33.

**3.** Prevención y tratamiento de la osteoporosis →cap. 16.16.

**Tratamiento invasivo**

**1. Tratamiento endoscópico**: en pacientes con estenosis de las vías biliares dominante se puede realizar dilatación endoscópica con balón o colocar una prótesis biliar (efectividad 60-90 %).

**2. Trasplante hepático.** Indicaciones: episodios recurrentes de colangitis aguda, falta de respuesta al tratamiento farmacológico y endoscópico de estenosis biliares avanzadas, insuficiencia hepática terminal resistente al tratamiento conservador, prurito refractario. La supervivencia a los 5 años del trasplante es de ~80 %. La CEP puede reaparecer después del trasplante.

### → COMPLICACIONES

**1. Aumento del riesgo de neoplasias malignas: colangiocarcinoma** (en un 10-20 %), **carcinoma hepatocelular** (riesgo aumentado cuando se desarrolla cirrosis hepática), **cáncer de páncreas** (riesgo 14 veces mayor que en la población general), **cáncer de intestino grueso** (la CEP aumenta además el riesgo relacionado con la colitis ulcerosa), **cáncer de vesícula biliar** (en un 2 %).

**2. Episodios de colangitis aguda** →cap. 6.4.

# 6. Cáncer de la vesícula biliar

### → DEFINICIÓN Y ETIOPATOGENIA

La neoplasia maligna más frecuente es el adenocarcinoma procedente del epitelio mucoso de la vesícula biliar. **Factores de riesgo**: colelitiasis de muchos años (sobre todo cálculos >3 cm; litiasis vesicular en ~80 % de los casos de neoplasia vesicular; en Chile la asociación es de >95 %); se diagnostica neoplasia incidental en ~1 % de las colecistectomías realizadas por litiasis), quistes de las vías biliares, pólipo vesicular >1 cm, síndrome de poliposis familiar →cap. 4.24.2, colangitis esclerosante primaria.

### → CUADRO CLÍNICO E HISTORIA NATURAL

**Síntomas** poco característicos. Se presentan por lo general de forma tardía, por lo que el diagnóstico se realiza en fases inoperables. Es frecuente el dolor en el hipocondrio de tipo sordo irradiado hacia el lado derecho de la columna vertebral y hacia la región interescapular; ictericia y prurito (por infiltración tumoral de la vía biliar, lo cual empeora el pronóstico); náuseas y vómitos; falta de apetito, pérdida de peso; tumoración palpable en el hipocondrio derecho.

### → DIAGNÓSTICO

**Exploraciones complementarias**

**1. Pruebas de laboratorio:** aumento de la actividad sérica de ALP y GGT, concentración de bilirrubina, actividad de ALT y AST (en fases avanzadas de la enfermedad con infiltración o metástasis hepáticas); aumento de CEA y CA 19-9.

**2. Pruebas de imagen. Ecografía:** puede evidenciar engrosamiento en la pared (>1 cm), tumor endoluminal o extraluminal (los pólipos <1 cm pocas veces son malignos). **Ecoendoscopia**: determinación de la profundidad de la infiltración y de la existencia de adenopatías locales. **TC**: información similar a la ecografía, además evaluación de la topografía de las lesiones, de las adenopatías regionales y de la infiltración hepática. Permite completar estadificación inicial. **CPRM** y **CPRE**: pueden evidenciar el compromiso e infiltración tumoral de la vía biliar.

**Criterios diagnósticos**

Sospecha basada en los resultados de las pruebas de imagen; diagnóstico confirmado mediante el estudio histológico de la pieza quirúrgica.

### → TRATAMIENTO

**1. Colecistectomía:** laparoscópica cuando se trata de hallazgo incidental. Puede ser suficiente en caso de neoplasia microscópica y no infiltrante (Tis o T1). Si se sospecha neoplasia antes de la cirugía → método abierto (colecistectomía con margen hepático ≥2 cm y eliminación de los ganglios linfáticos regionales).

**2. Tratamiento paliativo:** drenaje biliar por método endoscópico con colocación de *stent*. Reduce los síntomas colestásicos.

**3. La quimioterapia** posoperatoria con criterio adyuvante puede ser parte del tratamiento complementario.

### ➔ PRONÓSTICO

El tiempo medio de supervivencia es de ~6 meses, que no obstante depende del estadio clínico: desde >90 % en el grado I, hasta un 15 % a los 5 años en el grado IV (según la clasificación TNM).

# 7. Cáncer de las vías biliares

### ➔ DEFINICIÓN Y ETIOPATOGENIA

La neoplasia maligna más frecuente es el adenocarcinoma (95 %) del epitelio mucoso de las vías biliares. **Factores de riesgo**: colangitis esclerosante primaria, asociada a colitis ulcerosa, quistes de las vías biliares (incluido el síndrome de Caroli), litiasis de los conductos biliares (sobre todo secundario a la colangitis crónica), infestación por trematodos *Clonorchis sinensis*, *Opisthorchis viverrini*, *Opisthorchis felineus*.

**Clasificación basada en la localización**

1) **neoplasia de las vías biliares intrahepáticas**
2) **neoplasia de las vías biliares extrahepáticas** superiores (tumor de Klatskin, localizado en la confluencia de los conductos hepáticos derecho e izquierdo por encima de los mismos) e inferior.

### ➔ CUADRO CLÍNICO E HISTORIA NATURAL

**Síntomas**: ictericia colestásica, prurito, malestar y dolor abdominal (generalmente en caso de localización intrahepática es continuo, sordo, en la región subcostal derecha), pérdida de peso, hepatomegalia, fiebre, tumoración palpable a nivel de la región subcostal derecha, vesícula biliar aumentada, dura, indolora (signo de Courvoisier en tumores localizados por debajo de la unión del conducto cístico con el conducto hepático común).

El **curso** generalmente es insidioso. La aparición de ictericia y prurito es evidencia de estadio avanzado. La mayoría de los casos en estas fases no son susceptibles de resección y el tiempo de supervivencia no sobrepasa los 12 meses desde el diagnóstico.

### ➔ DIAGNÓSTICO

**Exploraciones complementarias**

**1. Pruebas de laboratorio:** hiperbilirrubinemia en suero (con predominio de la conjugada), aumento de la actividad de ALP, GGT, ALT y AST; elevación de los antígenos CA19-9 (especialmente si se mantiene tras la descompresión de la ictericia obstructiva) y de CA125.

**2. Pruebas de imagen. Ecografía**: prueba de elección en el diagnóstico de ictericia obstructiva; puede identificar la dilatación de las vías biliares. **TC:** detección de cambios focales, ante todo para establecer la extensión (adenopatías, infiltración de grandes vasos y órganos vecinos). **RMN:** estudio óptimo para identificar el tumor. **CPRM:** visualización de estenosis/dilataciones de las vías biliares, evaluación de la extensión del tumor. **Ecoendoscopia:** evaluación precisa de las vías biliares extrahepáticas, vesícula biliar, estructuras hepáticas, ganglios regionales y vasos sanguíneos. La biopsia guiada por ecoendoscopia es un método diagnóstico muy sensible. **CPRE** y **colangiografía percutánea transhepática:** permiten precisar la localización y el tipo de obstrucción en las vías hepáticas; la CPRE facilita la obtención de biopsias o de frotis por cepillado y/o la colocación de prótesis biliar en la estenosis localizada, con el fin de mejorar el drenaje de la bilis. **PET:** detección de metástasis a distancia, monitorización del tratamiento y de las recidivas.

**3. Estudio microscópico:** material tomado durante la CPRE o mediante PAAF guiada por ecografía, TC o por ecoendoscopia.

#### Criterios diagnósticos

En pacientes con tumor resecable no es indispensable la confirmación histológica preoperatoria. El diagnóstico inicial se establece por las pruebas de imagen. En todo paciente con tumor del hilio hepático o con estenosis de la vía biliar extrahepática se debe dirigir el diagnóstico hacia el cáncer de las vías biliares.

#### Diagnóstico diferencial

Cáncer de la cabeza del páncreas, de la ampolla de Vater, duodeno o vesícula biliar; estenosis de las vías biliares (generalmente posoperatorio); colangitis esclerosante primaria; litiasis de las vías biliares, síndrome de Mirizzi →cap. 6.3; metástasis hepáticas, colangiopatías relacionadas con IgG4.

### →TRATAMIENTO

**1. Tratamiento quirúrgico:** neoplasia intrahepática → hemihepatectomía; neoplasia de las vías biliares extrahepáticas → el nivel de la resección depende de la localización del tumor respecto al hilio hepático y a la cabeza del páncreas (resección segmentaria de las vías biliares, eventualmente ampliada a los segmentos respectivos del hígado, hemihepatectomía, y en caso de localización distal pancreatoduodenectomía). Después de la cirugía radical, en caso de localización periférica del tumor, la supervivencia es de un 40 % a los 5 años.

**2.** La radioterapia y la quimioterapia coadyuvante no prolongan la supervivencia.

**3. Tratamiento paliativo:** con el fin de disminuir los síntomas colestásicos se realiza drenaje endoscópico de las vías biliares con implantación de *stent*, menos frecuentemente drenaje percutáneo o quirúrgico. En pacientes con contraindicaciones para la resección la ablación del tumor (p. ej. por microondas) puede inhibir la progresión de la enfermedad. El pronóstico es peor cuanto más central es la localización del tumor.

# 8. Cáncer de la ampolla de Vater

Las neoplasias de la ampolla mayor del duodeno (de Vater) proliferan en el sitio de unión de las vías biliares con el duodeno. Un factor de riesgo es el síndrome de poliposis familiar.

**Síntomas** iguales a los del cáncer de las vías biliares localizado en el segmento periférico de la vía extrahepática, pero la ictericia se presenta más temprano (de ahí que el diagnóstico se realice en estadios más tempranos). Puede ocasionar obstrucción duodenal.

**Diagnóstico:** duodenoscopia o CPRE con toma de biopsia o frotis por cepillado.

**Tratamiento:** pancreatoduodenectomía; en un estadio temprano es posible la resección endoscópica de la ampolla de Vater. En caso de lesiones no resecables, papilotomía y drenaje de las vías biliares con *stent* biliar para aliviar los síntomas colestásicos.

# 1. Hepatitis viral aguda

La hepatitis viral aguda se caracteriza por la presencia en el hígado de lesiones necróticas e inflamatorias de rápida progresión causadas por virus:

1) hepatotropos primarios (virus de hepatitis A, B, C, D y E)
2) hepatotropos secundarios en cuyo caso la hepatitis es una más de las manifestaciones de la infección generalizada que cursa con un cuadro clínico característico (EBV, CMV, virus herpes simple tipo 1 y 2, rubéola, varicela, ECHO, sarampión, fiebre amarilla, adenovirus).

## 1.1. Hepatitis A aguda

### ➔ ETIOPATOGENIA

**1. Agente etiológico:** virus de la hepatitis A (VHA). La viremia aparece en el período de incubación de la enfermedad y se mantiene en los primeros 30 días de la fase aguda. Inicialmente la enfermedad es el resultado de la destrucción de los hepatocitos por el efecto citopático del virus. Posteriormente el daño es consecuencia de la respuesta inmune celular a sus antígenos.

**2. Reservorio y vía de transmisión:** los humanos son el único reservorio. El VHA se excreta por las heces en gran cantidad. El contagio se da con mayor frecuencia por vía oral; también es posible durante el contacto sexual y a través del uso de agujas contaminadas (sobre todo en drogadictos).

**3. Epidemiología:** se da en todo el mundo, aunque es endémica en la cuenca del Mediterráneo, países de Europa Oriental y Rusia, así como en países en vías de desarrollo (con pobres hábitos de higiene). En Chile se presenta como endemia intermedia, con ciclos epidémicos que desde 1990 son de menor frecuencia e intensidad, debido a mejoría de las condiciones sanitarias. En los últimos 7 años las tasas se han mantenido en <6/100000. En 2017 se detectó un brote epidémico en la Región Metropolitana en población de hombres jóvenes HSH, brotes que han sido reportados en los últimos 5 años en Estados Unidos, Europa y otras regiones del mundo. En la Argentina, desde el año 2005, cuando se incluyó la vacuna contra la hepatitis A, se ha observado una drástica disminución de la circulación viral. Entre 2003 y 2004 se produjo un brote de alrededor de 43000 casos, mientras que en la actualidad el número no supera los 1000 casos por año.

**Factores de riesgo:** viajes a zonas endémicas, contacto estrecho con un enfermo (p. ej. habitantes de una misma casa), contacto estrecho (doméstico o profesional) con niños que asisten a la guardería infantil al jardín de infancia, ingesta de mariscos (sobre todo moluscos y ostras crudas), sexo oral-anal (sobre todo HSH), eliminación de residuos urbanos y desechos líquidos, así como mantenimiento de las máquinas usadas con estos fines. Son posibles epidemias originadas por el consumo de alimentos y agua contaminados.

**4. Período de incubación e infectividad:** el período de incubación oscila entre 15-50 días (un promedio de 30 días). El virus se elimina por las heces 1-2 semanas antes de la aparición de los síntomas clínicos y ~1 semana después de su aparición (es el período de infectividad).

### ➔ CUADRO CLÍNICO E HISTORIA NATURAL

Es frecuente un curso asintomático o subclínico (sobre todo en niños). En los casos sintomáticos se distinguen la forma **anictérica** (sobre todo en niños) y la **ictérica** o **colestásica**.

Los síntomas más frecuentes son: astenia, náuseas, vómitos, dolor abdominal, mialgias y artralgias. En la forma colestásica predomina el prurito. En la fase prodrómica es posible pesquisar una hepatomegalia leve. En la forma ictérica destaca el color oscuro de la orina y la acolia. En personas con daño hepático previo es posible (pero muy poco frecuente) una forma fulminante con insuficiencia hepática aguda →cap. 7.13. El curso es más grave también en personas >50 años y malnutridas.

Los síntomas agudos remiten al cabo de varios días, mientras que la elevación de la actividad de aminotransferasas persiste durante un promedio de 3-4 semanas. A veces se producen recaídas transcurridos hasta 3 meses después del primer episodio. En enfermos con ictericia la enfermedad dura un promedio de 6 semanas y los síntomas raramente persisten >3 meses (la forma colestática). El VHA no causa hepatitis crónica. En la hepatitis A no complicada el paciente retoma su actividad física y laboral normal en <6 meses.

## → DIAGNÓSTICO

### Exploraciones complementarias

**1. Identificación del agente etiológico:** en la fase aguda de la infección se detectan en suero los anticuerpos anti-VHA de clase IgM (pueden mantenerse hasta los 4-6 meses), que progresivamente serán sustituidos por los anti-VHA de clase IgG, los cuales persisten de por vida.

**2. Otras pruebas de laboratorio:** elevación de ALT y AST (con un predominio de ALT) en el plasma, e hiperbilirrubinemia que suele ser mixta (elevación de la concentración de la bilirrubina no conjugada y conjugada). En la forma colestásica también elevación de ALP y GGT.

**3. Estudio morfológico:** la biopsia hepática se realiza solo en casos dudosos.

### Criterios diagnósticos

Debido a la posibilidad de presentar formas asintomáticas y a que los cuadros clínicos son similares independientemente de la etiología de la hepatitis, el único criterio diagnóstico consiste en detectar en el suero anticuerpos anti-VHA de clase IgM, o bien ARN VHA (si bien este examen no es accesible de manera rutinaria en la práctica clínica). Se deben determinar los anticuerpos anti-VHA de clase IgM e IgG en personas con un incremento de la actividad de las aminotransferasas detectado incidentalmente. En caso de detectar únicamente anticuerpos de clase IgG, especialmente con un aumento de la actividad de la ALT, resulta indispensable repetir la determinación de anticuerpos después de un mes. La disminución de la concentración de anticuerpos puede indicar una fase tardía de la infección (la fase de resolución, una vez se han negativizado los anti-VHA IgM). La siguiente determinación de los anti-VHA IgG se debe realizar transcurrido un mes más.

### Diagnóstico diferencial

Hepatitis aguda de otra etiología: infecciosa (viral [VHB, VHD, VHC, virus hepatotropos secundarios] o bacteriana [leptospirosis, listeriosis, brucelosis, tularemia, bartonelosis, tuberculosis]), reagudización de una hepatitis crónica, daño hepático tóxico (inducido por fármacos, alcohol, envenenamiento por *Amanita phalloides*), coledocolitiasis, cirrosis hepática, hepatitis autoinmune, esteatohepatitis no alcohólica, enfermedad de Wilson, isquemia aguda del hígado, hígado graso agudo del embarazo, metástasis hepáticas.

## → TRATAMIENTO

No existe un tratamiento causal. En los casos de curso más grave o con complicaciones puede ser necesario el ingreso hospitalario. El objetivo del manejo es mantener un adecuado estado de nutrición e hidratación.

**1. Reposo:** limitación de la actividad física en la fase aguda y reposo relativo durante un mes en la convalecencia temprana.

**2. Dieta y tratamiento con líquidos:** dieta adecuada a las demandas de energía (por lo general 2000 kcal/d, 70 % de carbohidratos de fácil digestión, 10-20 %

de grasas y 10 % de proteínas). Se ampliará gradualmente de acuerdo con la tolerancia individual. Retorno a la dieta normal en un plazo breve de 1-3 meses. En el caso de vómitos intensos y de signos de deshidratación es necesaria hidratación y alimentación a través de la sonda (nasogástrica o nasoyeyunal) o en casos excepcionales nutrición parenteral. Abstención absoluta de alcohol durante medio año y limitación significativa de la ingesta hasta un año después.

**3. Tratamiento antipruriginoso** →cap. 1.33, tabla 33-1.

**4. Evitar** durante el período agudo y en la convalecencia los **fármacos** metabolizados por el hígado o que provoquen colestasis.

### → OBSERVACIÓN

Es obligatoria la monitorización del tiempo de protrombina (TP) semanal o con mayor frecuencia, si fuese necesario. La prolongación del TP en >5 s sugiere el desarrollo de una insuficiencia hepática aguda. Durante la fase aguda de la enfermedad realizar una valoración clínica semanal, dirigida a identificar los posibles signos y síntomas de encefalopatía. Una vez resuelta la fase aguda, cada mes se debe realizar un control clínico (determinación de las aminotransferasas y de la bilirrubina sérica) hasta la normalización de los resultados.

### → COMPLICACIONES

1) Hepatitis hiperaguda o fulminante (insuficiencia hepática aguda): muy rara (~0,2 % de los casos), es más frecuente en personas >50 años o con hepatopatía crónica.
2) Rara vez daño renal por inmunocomplejos o por hepatitis autoinmune.

### → PREVENCIÓN

**Métodos específicos**

**Vacunación preventiva e inmunoprofilaxis pasiva** →cap. 18.10.

Debido al aumento de la incidencia de hepatitis A se debe informar de la recomendación de vacunar a aquellas personas que estén en contacto con personas infectadas, y a los HSH.

**Métodos inespecíficos**

**1.** Mantener altos estándares de higiene (es de suma importancia lavarse bien las manos especialmente tras regresar a casa y usar baños públicos). En el caso de los enfermos que usan pañales o padecen incontinencia fecal → aislamiento durante una semana después del inicio de síntomas. Durante la semana posterior a la aparición de los síntomas el enfermo no debe manipular alimento para otras personas ni tener relaciones sexuales. Durante la enfermedad la lactancia materna está permitida.

**2. Notificación obligatoria a las autoridades sanitarias:** sí.

## 1.2. Hepatitis aguda tipo B y D

### → ETIOPATOGENIA

**1. Agente etiológico:** virus de la hepatitis B (VHB) y virus de la hepatitis D (VHD). El desarrollo de la hepatitis D (→cap. 7.1.2.1) es posible únicamente en presencia del VHB (coinfección o sobreinfección del individuo portador del VHB). En la superficie del VHB se encuentra, entre otros, la glicoproteína "s" (HBsAg), mientras que en el núcleo que contiene el ADN del VHB está el antígeno HBcAg. El hepatocito infectado produce partículas no infecciosas del HBsAg y los viriones completos infecciosos. La sangre, los líquidos corporales y las secreciones contienen también el HBeAg proveniente de la misma partícula proteínica que el HBcAg (algunos mutantes no producen HBeAg). El HBcAg no está presente en el suero, ya que se encuentra solo en los hepatocitos. El HBeAg y el ADN VHB son marcadores de replicación viral. El nivel del ADN HBV es variable, niveles bajos correlacionan con replicación leve con menor capacidad infectiva, mientras que niveles elevados se asocian a una mayor capacidad de transmisión.

Los síntomas del daño hepático son consecuencia de una fuerte respuesta inmunitaria (citotóxica y de actividad de citoquinas). El desarrollo de una hepatitis crónica está, a su vez, relacionado con la existencia de una respuesta inmunitaria demasiado baja a los antígenos del virus. Algunas de las manifestaciones y complicaciones de la hepatitis B (p. ej. poliarteritis nudosa, glomerulonefritis, y durante el pródromo manifestaciones que se asemejan a la enfermedad del suero) son debidas a la formación de complejos inmunitarios (sobre todo los HBsAg-anti-HBs).

**2. Reservorio y vía de transmisión:** enfermos o portadores (el único reservorio del VHB). Vías de transmisión: parenteral (a través del contacto directo con sangre infectada, o indirecto con utensilios contaminados por ella), sexual, perinatal.

**3. Epidemiología:** está presente en todo el mundo, siendo endémica (alto riesgo) en los países de Europa Oriental, Sudeste Asiático, China, Rusia, en las antiguas repúblicas asiáticas de la Unión Soviética, África, América Central, Sudamérica y en las islas del Pacífico. En Chile En Chile y en Argentina la prevalencia en la población general se estima en alrededor del 0,15 %. **Factores de riesgo** (están presentes en ~70 % de los enfermos): contacto estrecho con enfermo de hepatitis B (domicilio compartido, compañeros sexuales), procedimientos invasivos diagnósticos o terapéuticos, tratamiento con hemoderivados, hemodiálisis, tatuajes y otros procedimientos que condicionen una solución de la continuidad de la piel, compañeros sexuales múltiples, adicción a drogas intravenosas, exposición profesional a la sangre y a fluidos corporales (profesionales de salud, personal de instituciones dedicadas al cuidado de personas con retraso mental), prisioneros. El riesgo de infectar al neonato de la madre HBeAg-positiva es de ~90 %, y de la madre HBeAg-negativa, HBsAg-positiva es de ~10 %.

**4. Período de incubación e infectividad:** el período de incubación oscila entre 28-160 días (promedio 70-80). Alta infectividad en la fase de presencia del HBeAg en la sangre, lo que siempre coincide con la presencia de ADN del VHB.

### → CUADRO CLÍNICO E HISTORIA NATURAL

El cuadro clínico de la fase aguda es parecido al de la hepatitis A, con tendencia a un desarrollo más lento de los síntomas, pero con un curso en general más grave. En la fase prodrómica en un 5-15 % de los enfermos el cuadro se asemeja a la enfermedad del suero, incluyendo el dolor persistente de músculos y articulaciones (desaparece una vez que se manifiesta la ictericia). El curso de la infección también puede ser asintomático.

La hiperbilirrubinemia dura ~4 semanas, la elevación de la actividad de ALT hasta 8-16 semanas. En la forma colestática los síntomas persisten hasta 24 semanas. En algunos enfermos, sobre todo en personas mayores, se pueden dar varios episodios de hepatitis subaguda.

### → DIAGNÓSTICO

La sospecha de hepatitis surge si aparece ictericia y/o elevación de la actividad de las aminotransferasas en el plasma.

**Exploraciones complementarias**

**1. Identificación del agente etiológico**

1) detección del ADN del VHB: es el primer marcador detectable de la infección por VHB, aparece en la sangre, por término medio, trascurridas 12 semanas desde la infección

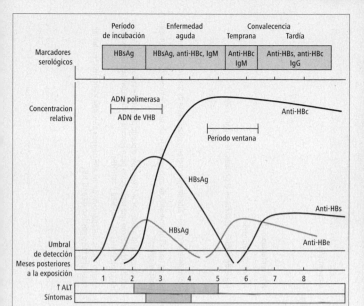

**Fig. 1-1.** Marcadores serológicos de la infección aguda por VHB

2) estudios serológicos: en función del tiempo que haya pasado desde la infección y de la fase de la enfermedad en el suero se pueden detectar los antígenos del VHB (HBsAg y HBeAg; HBcAg no aparece en la sangre) y los anticuerpos específicos (anti-HBc IgM e IgG, anti-HBe, anti-HBs) en varias constelaciones →fig. 1-1, tabla 1-1. El HBsAg está presente en la sangre hasta 3 meses, mientras que el HBeAg (el indicador de la replicación) hasta ~10 semanas. Con su desaparición aparecen anticuerpos IgG anti-HBc y anti-HBe. Los anticuerpos anti-HBs se detectan en la fase de convalecencia. Desaparecen con el tiempo, primero los anti-HBe, luego los anti-HBs. Los IgG anti-HBc persisten hasta el final de la vida.

**2. Otras pruebas de laboratorio:** igual que en el caso de la hepatitis A (→cap. 7.1.1).

**3. Estudio morfológico:** igual que en el caso de la hepatitis A (→cap. 7.1.1). No es necesario realizar biopsia hepática de manera rutinaria.

### Criterios diagnósticos

El diagnóstico se basa en la detección de la presencia de HBsAg y de anticuerpos anti-Hbc de clase IgM. En el caso de período de ventana *core*, los anticuerpos anti-HBc de clase IgM son la única evidencia de infección aguda por VHB. Patrones serológicos de infección por VHB y su interpretación →tabla 1-1.

### Diagnóstico diferencial

Igual que en el caso de la hepatitis A →cap. 7.1.1.

### ⭲ TRATAMIENTO

Como en la hepatitis A →cap. 7.1.1. Los glucocorticoides están contraindicados por el riesgo elevado de paso a la cronicidad. En la hepatitis B de curso hiperagudo lo fundamental es el trasplante hepático, pero también está indicado

**Tabla 1-1. Patrones serológicos de infección por VHB**

| Fases de la infección | Antígenos | | | Anticuerpos | | | | Comentarios |
|---|---|---|---|---|---|---|---|---|
| | HBs | HBe | anti-HBc IgM | anti-HBc *total* | anti-HBe | anti-HBs | | |
| Fase de incubación | + | + | – | – | – | – | | |
| Infección aguda: fase temprana | + | + | + | + | – | – | | Alta contagiosidad |
| Infección aguda: fase tardía | + | – | + | + | + | – | | Menor contagiosidad |
| Infección reciente por VHB | – | – | + | + | + | – | | Inicio de la convalecencia en el período de ventana *core* |
| Antecedente reciente de infección aguda por VHB | – | + | + | + | + | + | | |
| Infección crónica | + | + | – | + | – | – | | Normalmente viremia alta (mayor contagiosidad), fase de inmunotolerancia |
| Infección crónica | + | – | – | + | + | – | | Estado tras seroconversión de antígeno e. Normalmente viremia menor (menor contagiosidad) |
| Estado tras padecer la infección por VHB | – | – | – | + | +/– | + | | La viremia VHB puede ser indetectable o puede producirse la llamada infección oculta por VHB con una replicación poco intensa en curso (en tal caso, suelen estar presentes los anti-HBe y anti-HBs) |
| Estado tras padecer la infección por VHB hace muchos años | – | – | – | + | – | – | | Estado tras la desaparición de los anticuerpos anti-HBe y anti-HBs; excluir el resultado falso positivo de anti-HBc |
| Persona vacunada de hepatitis B | – | – | – | – | – | + | | |

+ resultado positivo, – resultado negativo

el uso de entecavir o tenofovir (en general durante ≥3 meses después de la seroconversión a anti-HBs, o bien, si esta no ocurre, después de la seroconversión a anti-HBe).

## → OBSERVACIÓN

Igual que en la hepatitis A →cap. 7.1.1. Estudio serológico de seguimiento después de 6 meses con el fin de descartar una hepatitis crónica, incluso si la ALT es normal.

## → COMPLICACIONES

1) Hepatitis hiperaguda y fulminante. Es la complicación más grave (~1 %; con más frecuencia en mujeres jóvenes, en un 30-40 % de los pacientes con infección simultánea por el VHD).

2) Complicaciones extrahepáticas (relacionadas con la presencia de los complejos inmunológicos): vasculitis sistémicas (p. ej. poliarteritis nudosa), polimialgia reumática, eritema nudoso, glomerulonefritis y síndrome nefrótico (más a menudo en niños), crioglobulinemia mixta, miocarditis, síndrome de Guillain-Barré.

## → PRONÓSTICO

Las recaídas son posibles en los primeros 3 meses, sobre todo en personas mayores con el abuso de alcohol. En una hepatitis B no complicada la reanudación de las actividades normales y del trabajo será en <6 meses.

La hepatitis B aguda progresa a la cronicidad en un 90 % de los neonatos y lactantes, en ~30 % de los niños de 1-5 años de edad y en 2-5 % de los niños mayores y adultos.

**Factores de riesgo:** infección perinatal o en la primera infancia, alta dosis infectante, período agudo de la enfermedad sin ictericia, período agudo de curso leve, baja actividad de ALT en el período agudo, sexo masculino, edad avanzada, inmunosupresión, uso de glucocorticoides durante el pródromo o con la enfermedad establecida.

Mortalidad <1 %, principalmente debido a la insuficiencia hepática aguda en el curso de hepatitis hiperaguda o fulminante. El curso es más grave en los casos de coinfección con VHC o VHD.

## → PREVENCIÓN

**Métodos específicos**

**Vacunación preventiva e inmunoprofilaxis pasiva** →cap. 18.10.

**Métodos inespecíficos**

**1.** Respetar con rigor las reglas de prevención de infecciones en los servicios de salud y otros establecimientos (peluquerías, salones de belleza, estudios de tatuaje, etc.). Usar utensilios (materiales) desechables y manejar de manera adecuada equipos contaminados con sangre u otros fluidos corporales. Usar preservativos durante las relaciones sexuales. Realizar análisis a los donantes de sangre y limitar las indicaciones para administrar hemoderivados.

**2. Aislamiento de enfermos:** no requerido. Transmitirle al paciente o al portador información sobre cómo reducir el riesgo de contagiar a otras personas, protegiéndolas del contacto con aquellos objetos personales que puedan estar contaminados con su sangre (p. ej. cepillo de dientes, máquina de afeitar o en el caso de drogadictos aguja y jeringa). Ordenarle abstenerse de relaciones sexuales hasta que se descarte la infección por VHB o hasta que se cumpla la vacunación completa del compañero sexual.

**3. Notificación obligatoria:** sí.

## 1.2.1. Hepatitis D aguda

**Agente etiológico:** VHD, virus defectuoso de ARN (viroide) con el envoltorio externo de HBsAg y que necesita la presencia de VHB para multiplicarse. Probablemente produce un efecto citopático sobre los hepatocitos. Se distingue la coinfección (una infección simultánea por el VHB y por el VHD) y la sobreinfección de un portador de VHB. Se encuentra en todo el mundo (en Chile no se ha demostrado ningún caso de coinfección). El reservorio, la vía de transmisión y los factores de riesgo son idénticos a los descritos en la hepatitis B.

**Período de incubación:** oscila entre 21-40 días (con un promedio de 35).

**Cuadro clínico e historia natural:** la infección aguda simultánea por el VHD y VHB (coinfección) cursa como la hepatitis B. En la sobreinfección VHD de enfermos con infección crónica por el VHB, el proceso primario se reagudiza hasta desarrollar una hepatitis hiperaguda o fulminante con insuficiencia hepática aguda (sobre todo en portadores crónicos del VHB). Un 70-90 % de los sobreinfectados desarrolla la infección crónica por el VHD.

**Diagnóstico:** la proteína codificada por el genoma del virus (el antígeno delta, HDAg) está presente en sangre solo en los primeros días de la enfermedad y para detectarla hay que emplear técnicas especiales. La infección simultánea por el VHB y por el VHD se diagnostica por la detección (con el método ELISA) de títulos séricos elevados de los anticuerpos anti-VHD de la clase IgM. Estos últimos persisten durante ~6 semanas (excepcionalmente 12 semanas) y luego son sustituidos por los anticuerpos de la clase IgG. El HBsAg aparece en títulos bajos o no se consigue detectar (supresión por el VHD, lo que también se refiere con frecuencia a los anticuerpos anti-HBc de la clase IgM). En sobreinfección se encuentran los anticuerpos anti-VHD de la clase IgM, sustituidos luego por los IgG. Durante un cierto tiempo se encuentran simultáneamente. No se detectan los anti-HBc de la clase IgM. Si la infección crónica por el VHD cursa con hepatitis activa, los anticuerpos anti-VHD de la clase IgM persisten en la sangre. En pacientes que se han recuperado de la infección por VHD persisten los anticuerpos de la clase IgG. Diagnóstico diferencial: como en la hepatitis A →cap. 7.1.1.

**Tratamiento:** no existen guías de tratamiento de la infección aguda por el VHD. En infecciones crónicas está indicado el uso de interferón pegilado α-2a durante 48 semanas. Debe considerarse el uso de análogos nucleósidos en algunos pacientes con replicación activa del VHB y cargas virales >2000 UI/ml. Este tratamiento lleva a la eliminación del VHD en el 25 % de los enfermos.

**Prevención:** como en la hepatitis B.

## 1.3. Hepatitis C aguda

### ➡ ETIOPATOGENIA

**1. Agente etiológico:** virus de la hepatitis C (VHC). Existen 7 genotipos principales que se distinguen por su susceptibilidad a los agentes antivirales. El daño de los hepatocitos es, en principio, efecto de una respuesta inmunitaria celular intensa (probablemente también de mecanismos de defensa inespecíficos). En el caso de que la respuesta inmunitaria sea débil, la infección progresará a la forma crónica.

**2. Reservorio y vía de transmisión:** los enfermos y portadores son el único reservorio de VHC. La infección es consecuencia del contacto con sangre o sus derivados (instrumental médico no esterilizado, equipos no médicos) o por vía sexual. La infección perinatal es posible (no existe información verosímil sobre la transmisión a través de la placenta).

**3. Epidemiología:** en Chile la Encuesta Nacional de Salud 2009-2010 revela una prevalencia de anticuerpos confirmados por Salud Pública del 0,01 %. En

Argentina la prevalencia estimada de anti-HCV en la población general es de alrededor del 1 %. **Factores de riesgo** (presentes en un <50 % de los enfermos) como en la hepatitis B. Aproximadamente un 50 % de los adictos a drogas intravenosas están infectados (con frecuencia existe una infección concomitante por el VIH). El riesgo de contagiar a la pareja sexual es de ~1,5 %/año de relaciones sexuales o 1-11 % en parejas de larga duración (es mayor en el caso de cambios frecuentes de pareja). El riesgo de infección de un neonato de una madre seropositiva es de ~2 %, y aumenta a un 4-7 % si en el día del parto se detecta ARN de VHC en la sangre de la gestante y hasta 15 % en coinfectadas por el VIH.

**4. Período de incubación e infectividad:** el período de incubación dura 15-160 días (un promedio de 50 días). Alta infectividad en las fases en los que hay presencia del ARN del VHC en la sangre.

→ **CUADRO CLÍNCO E HISTORIA NATURAL**

La mayoría de los infectados permanece asintomática durante largos períodos de tiempo, en los demás casos el cuadro clínico se asemeja al de la hepatitis A o B de curso leve. Durante la fase prodrómica pueden aparecer síntomas clínicos similares a los presentes en la enfermedad de suero y que son debidos a la presencia de complejos inmunitarios. Cesan al aparecer la ictericia. El síntoma fundamental es una hepatomegalia moderada.

La eliminación del VHC ocurre en un 15-50 % de los enfermos, sobre todo en casos de la hepatitis C aguda de curso sintomático. En la hepatitis C aguda no complicada el paciente reanuda su actividad normal y laboral en un período máximo de 6 meses. En los demás pacientes se desarrolla una hepatitis crónica y de ellos un 5-20 % evolucionará hacia una cirrosis hepática en el curso de 20-25 años.

→ **DIAGNÓSTICO**

**Exploraciones complementarias**

**1. Identificación del agente etiológico**

1) detección del ARN del VHC: se puede detectar (RT-PCR) al cabo de 1-3 semanas tras la primoinfección (aparece de forma periódica, por lo que no se puede descartar la infección por VHC basándose en un solo resultado negativo, y es necesario repetir el análisis)

2) estudios serológicos: los anticuerpos anti-VHC se pueden detectar al cabo de 4-10 semanas tras la infección (con un promedio de 7 semanas). Cuando la enfermedad se pone de manifiesto, los anticuerpos anti-VHC están presentes en un 50-70 % de los enfermos y transcurridos 3 meses en >90 %. En personas inmunodeprimidas y en enfermos sometidos a hemodiálisis el resultado puede ser negativo.

**2. Otras pruebas de laboratorio:** como en la hepatitis A →cap. 7.1.1, menor intensidad en la alteración de los parámetros.

**3. Estudio morfológico:** como el descrito en la hepatitis A (→cap.. 7.1.1). No hay indicación de realizar una biopsia hepática de manera rutinaria. Se debe considerar en situaciones dudosas.

**Criterios diagnósticos**

La diferenciación entre hepatitis C aguda y crónica es fundamental, aunque es posible en situaciones particulares (raras veces) si se cumplen determinados criterios.

**Criterios de hepatitis C aguda:**

1) exposición comprobada al VHC (→Factores de riesgo) en los 4 últimos meses

2) seroconversión anti-VHC documentada (dos resultados del estudio serológico: el primero negativo, el segundo positivo)

3) resultado positivo de la prueba de detección de ARN del VHC
4) actividad de ALT $\geq 10 \times$ LSN, junto con valores normales documentados en los últimos 12 meses.

El estudio histopatológico del hígado (biopsia), realizado una vez resuelta la fase aguda, puede resultar de utilidad. La resolución de los signos de inflamación en ausencia de fibrosis indica la resolución de la fase, mientras que la fibrosis, por lo general, confirma una infección crónica.

**Diagnóstico diferencial**
Como el descrito en la hepatitis A →cap. 7.1.1.

### → TRATAMIENTO

**1. Recomendaciones generales y tratamiento sintomático:** como el descrito en la hepatitis A →cap. 7.1.1.
**2. Tratamiento antiviral:** se recomienda una terapia sin interferones iniciada 24 semanas tras diagnosticar la infección por VHC y realizada de acuerdo con las recomendaciones generales de tratamiento de la hepatitis C crónica (→cap. 7.3).

En caso de pacientes tras un trasplante hepático, comenzar el tratamiento inmediatamente después de establecer el diagnóstico.

### → OBSERVACIÓN

Como el descrito en la hepatitis A →cap. 7.1.1. La prueba de seguimiento virológico, ARN del VHC, se realizará después de 6 meses con el fin de descartar la existencia de inflamación crónica, incluso si la ALT es normal.

### → COMPLICACIONES

1) Hepatitis hiperaguda o fulminante (<1 % de los casos).
2) Las relacionadas con la presencia de inmunocomplejos (glomerulonefritis secundaria o la crioglobulinemia mixta, que se observa más a menudo en la hepatitis C crónica).

### → PRONÓSTICO

La mortalidad es baja y se debe a los casos de hepatitis fulminante, los cuales se dan con poca frecuencia (sobre todo en las infecciones combinadas del VHC con VHA o VHB).

**Factores de riesgo** de desarrollo de hepatitis C crónica: infección a través de transfusión (**después del 1989 en los países desarrollados los casos son esporádicos**), curso asintomático en la fase aguda de la infección por VHC, sexo masculino, edad >40 años en el momento de la infección e inmunosupresión.

### → PREVENCIÓN

**Métodos específicos**
**Vacunación preventiva:** no hay.

**Métodos inespecíficos**
**1.** El método fundamental es obedecer las reglas generales de prevención de las infecciones transmitidas por la sangre. Informar al paciente sobre cómo minimizar el riesgo de infectar a otras personas, protegiéndolas del contacto con sus enseres personales, ya que pueden estar contaminados por su sangre (p. ej. cepillo de dientes, maquinilla de afeitar o, en caso de los drogadictos, aguja y jeringa). El uso de preservativos durante relaciones sexuales reduce

el riesgo de infección, aunque no es necesario en monógamos monoinfectados, ya que en tal caso la transmisión sexual de VHC es baja. El riesgo aumenta en coinfectados por VIH. Una mujer VHC-positiva puede amamantar.

En los pacientes con VHC deben solicitarse pruebas serológicas de hepatitis A y B. En caso de no ser inmunes tienen que recibir la vacuna respectiva (recomendación 3B).

**2. Notificación obligatoria:** sí.

## 1.4. Hepatitis E aguda

**Agente etiológico** → virus de la hepatitis E (VHE). La patogenia no es del todo bien conocida. El sitio primario de replicación es probablemente el tracto digestivo. Las epidemias causadas por los genotipos 1 y 2 de VHE son endémicas en países de Asia Central y Sudoriental (China) y se ven favorecidas por los bajos estándares higiénicos existentes. Las infecciones de tipo esporádico provocadas por el VHE 2 y 3 aparecen en todo el mundo. En una región del sur de Chile el VHE fue causa de un 7 % de hepatitis aguda. La fuente de infección son los desechos líquidos de ganado porcino, así como la ingesta de carne de cerdo, carne de caza o marisco sin el tratamiento térmico adecuado. Su prevalencia exacta se desconoce, debido a que suele cursar de forma asintomática y debido a una escasa accesibilidad a los métodos diagnósticos (los anticuerpos anti-VHE de la clase IgG se detectan en un promedio de 15 % de las personas en diferentes países de Europa). En Chile diversos estudios dan prevalencia de 4-7 %, en un estudio reciente de la Región Metropolitana un 30 %. En la Argentina se estima una prevalencia global de alrededor del 15 %, con porcentajes muy variables en diferentes regiones; es más elevada en mayores de 40 años.

**Período de incubación:** 2-6 semanas.

**Cuadro clínico, historia natural y pronóstico:** prevalecen (hasta en el 80 %) las infecciones asintomáticas. Los síntomas y signos son idénticos a los descritos en otras hepatitis víricas agudas. La ictericia aparece con mayor frecuencia en infecciones VHE 1 y VHE 2. Puede desarrollarse una forma colestásica. La hepatitis aguda con manifestaciones clínicas en la infección por VHE 1 y VHE 2 (en zonas endémicas) se da sobre todo en adultos jóvenes (15-35 años de edad) y es 2-5 veces más frecuente en hombres. Se estima que la mortalidad es del 0,2-4 % (~10 % en niños menores de 2 años y un 10-25 % en mujeres gestantes). La infección aguda por VHE 3 o VHE 4 es sintomática, aparece con mayor frecuencia en hombres de edad media y avanzada, tiene curso leve y raras veces es mortal. Pueden ocurrir reinfecciones y también (solo con el genotipo 3) infecciones crónicas.

**Diagnóstico:** los resultados de las pruebas de laboratorio son iguales que en otras formas de hepatitis vírica aguda. La detección de los anticuerpos anti-VHE en el suero constituye la base del diagnóstico. Durante la fase de incubación aparecen los IgM, sustituidos luego por los IgG. La presencia de anti-VHE se debe estudiar en todos los pacientes con hepatitis aguda o crónica "no-A, no-B, no-C". La prueba más fidedigna es el resultado positivo del estudio de detección de ARN del VHE en el suero (la detección en heces se realiza solo en unos pocos laboratorios). La infección crónica se diagnostica en el caso de que persista el ARN en sangre durante >6 meses.

**Diagnóstico diferencial, tratamiento, monitorización e impacto en la actividad:** como descritos en la hepatitis A. El error diagnóstico más frecuente es juzgar que el daño hepático se debe a la influencia de los fármacos y no a la infección por VHE. Se administrará ribavirina 600-800 mg/d durante ≥3 meses como monoterapia o en combinación con el PEG-IFN-α a los pacientes con hepatopatía primaria secundaria a infección por VHE 3 y en enfermos en tratamiento inmunosupresor cuyas dosis no se pueden bajar o en los que la bajada de dosis resulta ineficaz.

**Complicaciones:** artritis, anemia aplásica, glomerulonefritis membranoproliferativa y membranosa, pancreatitis, neuropatías periféricas, polirradiculopatías, síndrome de Guillain-Barré, ataxia, parálisis de Bell. Estos síndromes pueden predominar en el cuadro clínico y no relacionarse con una infección por el VHE.

**Prevención:** en regiones endémicas hay que mejorar las condiciones sanitarias del medio ambiente, incluyendo el agua. En los países desarrollados llevar a cabo la eliminación apropiada de los residuos ganaderos, el tratamiento térmico de la carne de cerdo a 71 °C durante ≥20 min y evitar la ingesta de marisco crudo por personas con inmunodeficiencias. La vacuna anti-VHE está registrada en China.

**Notificación obligatoria:** sí.

# 2. Hepatitis B crónica

## → DEFINICIÓN Y ETIOPATOGENIA

Es una enfermedad hepática crónica (>6 meses) caracterizada por el desarrollo de lesiones necróticas e inflamatorias causadas por la infección persistente por el VHB →cap. 7.1.2. El ADN del VHB se integra al genoma del hepatocito y de otras células. Está presente también en forma episomal, cccADN del VHB, el cual constituye la matriz para la replicación del VHB. La infección crónica es causa de carcinoma hepatocelular.

## → CUADRO CLÍNICO E HISTORIA NATURAL

**1. Síntomas:** inicialmente suele ser asintomática, la mayoría de los enfermos no experimenta molestias durante mucho tiempo. El más frecuente es el cansancio, también es bastante frecuente el estado de ánimo bajo.

Signos:

1) con frecuencia: hepatomegalia leve, en casos más graves ictericia leve (permanente o periódica)

2) en algunos pacientes los primeros signos están relacionados con:

a) cirrosis hepática →cap. 7.12 e hipertensión portal (esplenomegalia, entre otros) ya desarrolladas

b) complicaciones extrahepáticas causadas por la presencia de inmunocomplejos como una poliarteritis nodosa, vasculitis leucocitoclástica, glomerulonefritis.

**2. Historia natural:** depende de la dinámica de la fibrosis hepática que evoluciona a la cirrosis hepática. En el caso de que persista la infección activa, se pueden observar reagudizaciones periódicas, que se asemejan a la hepatitis aguda (aumento de ALT >10 × LSN, ≥2 veces por encima del valor de base observado antes). A la **fase de intensa replicación con HBeAg positivo:** HBsAg(+), HBeAg(+), viremia VHB alta (ADN >10$^6$ UI/ml), la sucede una **fase de inmunorreactividad** (menor concentración del ADN del VHB, elevación periódica de la actividad de ALT, y un grado variable de lesiones necróticas, inflamatorias y fibrosis). Esta etapa puede durar muchas semanas o incluso meses y terminar con la desaparición de HBeAg y con la seroconversión a positividad anti-HBe (en un 2-15 % de los enfermos, en ~4 % serorreversión). Cuanto más frecuentes son los períodos de reagudización, más intensa es la fibrosis del hígado. **En portadores inactivos de VHB** las lesiones histopatológicas dependerán de la frecuencia y "profundidad" de las alteraciones sufridas en la etapa anterior. Raramente (1-3 %/año) desaparece el HBsAg con formación

| Tabla 2-1. Criterios diagnósticos para infección crónica por VHB | |
|---|---|
| **Hepatitis B crónica** | 1) HBsAg(+) >6 meses |
| | 2) ADN VHB detectable |
| | 3) Aumento persistente o cíclico de actividad de ALT |
| | 4) Biopsia hepática (más fidedigna): lesiones crónicas necróticas e inflamatorias. También es posible el examen elastográfico o la valoración serológica de los marcadores de fibrosis |
| HBeAg positivo | HBeAg(+), anti-HBe(−) |
| HBeAg negativo | HBeAg(−), anti-HBe(+) |
| **Estado de portador crónico HBsAg (infección inactiva)** | 1) HBsAg(+) >6 meses |
| | 2) HBeAg(−), anti-HBe(+) |
| | 3) ADN VHB en el suero <$10^4$ copias/ml (2000 UI/ml) |
| | 4) Valores normales de actividad de ALT de forma persistente |
| | 5) Concentración baja de HBsAg |
| | 6) Biopsia hepática (no es necesaria): pueden observarse mínimos signos de inflamación crónica |
| **Antecedente de hepatitis B** | 1) HBsAg(−) |
| | 2) Anamnesis: antecedentes documentados de hepatitis B aguda o crónica o anti-HBc(+) ± anti-HBs(+) |
| | 3) ADN VHB indetectable en el suero |
| | 4) Valores normales de actividad de ALT de forma permanente |
| Según las guías de la AASLD 2009 y de la EASL 2012 | |

de anticuerpos anti-HBs. **La infección por VHB también puede manifestarse en forma de hepatitis crónica HBeAg-negativa** con presencia de los anti-HBe y concentración variable del ADN del VHB, así como un grado variable de actividad de ALT y de la intensidad de las lesiones histopatológicas en el hígado. Las reagudizaciones se alternan con períodos de remisión. En la **infección latente (HBsAg negativa)**: el ADN del VHB es indetectable o su concentración es muy baja; presencia de anticuerpos anti-HBc, también pueden detectarse anticuerpos anti-HBs. La desaparición de los HBsAg reduce el riesgo de cirrosis e insuficiencia hepática, pero no reduce el riesgo de hepatocarcinoma. La inmunosupresión puede ocasionar la reactivación de la enfermedad, debido a la presencia de cccADN del VHB, incluso con falla hepática fulminante. Por ello, siempre debe estudiarse el HBV antes de iniciar una quimioterapia o un tratamiento inmudepresor.

## → DIAGNÓSTICO

**Criterios diagnósticos** de varias fases de la infección crónica por VHB →tabla 2-1.

### Exploraciones complementarias

**1. Identificación del agente etiológico:** la detección de DNA de VHB en el suero (PCR) y la determinación cuantitativa del antígeno HBs (qHBs) permiten valorar la intensidad de replicación del virus (viremia), que variará en función del período de infección.

**2. Otras pruebas de laboratorio:** antes de que se produzcan complicaciones, los resultados de las pruebas suelen ser normales; lo más habitual es un ligero incremento de la actividad de las aminotransferasas (<100 UI; ALT >AST). En los casos más graves hiperbilirrubinemia.

**3. Valoración no invasiva de la fibrosis hepática:** elastografía (la correlación entre el resultado y la imagen histológica es tanto mejor cuanto más avanzada esté la fibrosis).

**4. Estudio histológico del hígado (biopsia):** con el fin de valorar el grado de fibrosis y de hepatitis. Se observa la infiltración por células mononucleares en los espacios porta, necrosis hepatocitaria, fibrosis. La intensidad de la fibrosis puede valorarse de manera no invasiva, pero la biopsia es el método de referencia.

### Diagnóstico diferencial

1) Hepatitis aguda, hepatitis crónica viral C o coexistencia de la infección por VHD (hepatitis D)
2) hepatitis autoinmune, colangitis biliar primaria, colangitis esclerosante primaria
3) daño hepático por fármacos, hepatopatía alcohólica, esteatohepatitis no alcohólica
4) enfermedad de Wilson, hemocromatosis, cirrosis hepática.

---

### → TRATAMIENTO

#### Recomendaciones generales

Prohibida la ingesta de alcohol (aumenta el daño hepático y acelera la progresión a cirrosis). Los enfermos susceptibles a sufrir una hepatitis A deben ser vacunados contra el VHA. No hay contraindicaciones para continuar con la actividad profesional, efectuar actividades recreativas y practicar deporte.

#### Tratamiento antiviral

**1. Objetivo:** erradicación del VHB, actualmente es irrealizable a causa de la forma episomal cccADN del VHB, por lo que se debe intentar alcanzar la supresión completa de la replicación del VHB (confirmada mediante una prueba PCR en tiempo real) seguida de **la eliminación del HBsAg** y aparición de anticuerpos anti-HBs con el fin de prevenir el desarrollo de cirrosis y del carcinoma hepatocelular.

**Los objetivos particulares** dependen del estadio de las lesiones:

1) en el caso de inflamación crónica sin cirrosis conseguir la regresión, la detención o el retraso en la evolución de las lesiones inflamatorias y de la fibrosis del hígado
2) en la cirrosis compensada retrasar el progreso a una cirrosis descompensada
3) en la cirrosis descompensada y si existe contraindicación para el trasplante hepático tratar de prolongar la supervivencia.
4) en el caso de manifestaciones extrahepáticas de la infección por VHB conseguir su detención o regresión.

**Objetivos intermedios**

1) normalización de los marcadores bioquímicos de la hepatitis
2) en pacientes HBeAg (+) la seroconversión a la positividad de anti-HBe.

**2. Clasificación para el tratamiento.** Tanto en los enfermos HBeAg(+) como en los HBeAg(−) se precisa documentar la presencia del HBsAg durante ≥6 meses y cumplir (de manera simultánea) ≥2 de entre los 3 criterios siguientes:

1) ADN del VHB >2000 UI/ml (~10 000 copias/ml)
2) ALT >LSN
3) hallazgos histológicos en el hígado compatibles con rasgos de hepatitis crónica o de fibrosis (a fin de valorar el grado de fibrosis pueden utilizarse métodos elastográficos; en caso de coexistencia de otras hepatopatías o cuando se producen discrepancias entre el resultado y el estado clínico, el método de referencia sigue siendo el examen histológico de la biopsia hepática).

En pacientes con antecedentes familiares sugestivos (presencia de CHC y/o cirrosis de etiología desconocida) realizar una biopsia hepática y en caso de rasgos de hepatitis crónica inmediatamente comenzar el tratamiento. Tratar de inmediato también a los pacientes diagnosticados de cirrosis, independientemente del nivel de viremia de VHB.

El tratamiento de la prevención de recaídas debe considerarse antes o durante el tratamiento quimioterapéutico o inmunosupresor en todos los pacientes en los que se haya confirmado la positividad de HBsAg o solo de los anti-HBc, incluso en los casos con ADN VHB indetectable (principios del tratamiento →más adelante).

### 3. Fármacos

1) **Interferones α** (VSc, no inducen resistencia del VHB): natural y recombinantes (IFN-α2a, IFN-α2b, PegIFN-α2a). El fármaco de elección entre los interferones es el PegIFN-α2a (administrado durante 48 semanas 1×semana). Contraindicaciones: enfermedades autoinmunes (incluida la insuficiencia tiroidea sin tratamiento), depresión mayor (resistente al tratamiento), insuficiencia cardíaca avanzada, cirrosis hepática descompensada, estado postrasplante orgánico, trombocitopenia (<100 000/µl), embarazo. Efectos adversos: los más frecuentes son los síntomas pseudogripales, cansancio, disminución del apetito, pérdida de peso corporal o caída transitoria del cabello; menos frecuentes: mielosupresión (neutropenia, trombocitopenia), inquietud, irritabilidad o depresión (también ideación suicida).

2) **Nucleósidos y nucleótidos inhibidores de la transcriptasa inversa** (análogos de nucleósidos/nucleótidos: NRTI, usados VO): adefovir, entecavir, lamivudina (la lamivudina y la telbivudina fueron retiradas del mercado en muchos países occidentales), telbivudina, disoproxilo de tenofovir y alafenamida de tenofovir. En principio son bien tolerados, ocasionan nefrotoxicidad raras veces y solo en el caso de adefovir y tenofovir (es necesario monitorizar la función renal). Los NRTI de elección son el entecavir y el tenofovir. La lamivudina no debería ser el fármaco de primera elección porque con mucha frecuencia (hasta un 70 % tras 5 años) provoca la selección de cepas resistentes, genera resistencia a otros NRTI, limita la posibilidad de utilizarlos y aumenta el riesgo de propagación de infecciones por cepas farmacorresistentes.

### 4. Principios y duración del tratamiento

1) **Pacientes no tratados hasta la fecha** → monoterapia con PegIFN-α2a (1×semana; particularmente en infecciones por el genotipo A; en Chile y en población indígena de América Latina predomina el genotipo F y H, en Argentina los genotipos A y F). En el caso del fracaso o suspensión del tratamiento (si todavía existen indicaciones) administrar entecavir o disoproxilo o alafenamida de tenofovir. Los NRTI son los fármacos de elección en pacientes con contraindicaciones para el tratamiento con IFN (incluidos los pacientes con cirrosis hepática descompensada).

2) **Sospecha de resistencia en enfermos tratados con los NRTI** → es necesario realizar las pruebas dirigidas a detectar las mutaciones específicas del VHB. En caso de confirmar la resistencia al fármaco administrado, sustituirlo por otro NRTI fuerte (independientemente del estatus de HBeAg/anti-HBeAg): lamivudina o entecavir → disoproxilo o alafenamida de tenofovir; adefovir o tenofovir → entecavir. En pacientes con respuesta virológica parcial, considerar añadir otro NRTI al ya administrado; siempre se debe considerar el tratamiento con PegIFN-α2a.

3) **Pacientes con cirrosis** y el ADN del VHB detectable deben ser tratados con urgencia (independientemente del nivel de viremia y de la actividad de ALT) → entecavir o disoproxilo o alafenamida de tenofovir.

4) **Pacientes candidatos de trasplante hepático** → administrar urgentemente entecavir (1 mg/d) o disoproxilo o alafenamida de tenofovir y después del trasplante (si el ADN del VHB es detectable) continuar el tratamiento por tiempo indefinido.

5) **Duración del tratamiento**. El tratamiento con PegIFN-α2a se realiza durante 48 semanas. No existen criterios inequívocos para finalizar el tratamiento con los NRTI; se considera que en pacientes HBeAg(+) es la seroconversión del antígeno "e", que se mantiene durante 12 meses de tratamiento ininterrumpido con la normalización de la actividad de ALT y viremia <2000 UI/ml. En pacientes HBeAg(−) el único criterio serológico de la eficacia del tratamiento es la desaparición de HBsAg y la aparición de anti-HBs; dicho efecto se produce en pocas ocasiones, por lo cual el tratamiento debe llevarse a cabo de manera continua (con determinación anual de HBsAg y ADN del VHB). En pacientes inicialmente HBeAg(+), en caso de suspender el tratamiento con los NRTI, cada 3-6 meses se deben determinar: ADN del VHB, HBeAg y anti-HBe y cada 12 meses HBsAg. El intento de suspender los fármacos no siempre culmina con éxito, frecuentemente el tratamiento se prolonga durante varios años o incluso durante toda la vida.

## → OBSERVACIÓN

**Observación orientada a la detección precoz del carcinoma hepatocelular** →cap. 7.17.4

**Observación de la tolerancia al tratamiento antiviral**

**1. Tratamiento con IFN:** controlar el recuento de leucocitos, neutrófilos y plaquetas después de la primera semana y luego cada 4 semanas. Si bajan, se debe reducir la dosis u omitir una toma. En caso de leucopenia, neutropenia o trombocitopenia graves (<2 % de los pacientes) hay que interrumpir el tratamiento. Controlar la ALT cada 4 semanas, mientras que la TSH cada 12 semanas.

**2. Tratamiento con NRTI:** durante el tratamiento con adefovir o tenofovir controlar la concentración de creatinina sérica y fosfatos en orina cada 3 meses (con mayor frecuencia en los pacientes con daño renal). El tratamiento suele ser muy bien tolerado y seguro. La suspensión del tratamiento con NRTI puede provocar la agudización de la enfermedad, por lo cual en este grupo de pacientes cada 6 meses es necesario determinar la actividad de ALT y los parámetros clínicos y, en caso del aumento de la actividad de ALT, determinar el ADN del VHB.

## → COMPLICACIONES

**1. Cirrosis hepática:** se desarrollará a los 5 años de seguimiento en un 8-20 % de los enfermos con hepatitis B crónica.

**Factores de riesgo:** replicación intensa del VHB, infección acompañante por VHC y VIH, edad mediana o avanzada, sexo masculino, reagudizaciones frecuentes, ingesta de alcohol.

**2. Carcinoma hepatocelular:** aparece tanto en enfermos con cirrosis (2,2 % de los pacientes/año en cirrosis compensada, hasta en el 10 %/año en cirrosis descompensada), como sin cirrosis (0,1 %/año). Es más frecuente en enfermos >45 años de edad y con antecedentes familiares.

**3. Enfermedades causadas por inmunocomplejos:** son raras. Las más frecuentes son la glomerulonefritis, la poliarteritis nudosa y la crioglobulinemia mixta.

## → PRONÓSTICO

El tratamiento con PegIFN al cabo de un año produce la seroconversión anti-HBe en ~30 % de los enfermos. La desaparición de HBsAg y la aparición de anticuerpos anti-Hbs se observa en un 3-5 % de los enfermos después de 12 meses de tratamiento y máx. en un 30 % transcurridos unos años tras finalizar la terapia. En >90 % de los pacientes tratados con tenofovir o entecavir al cabo de 3-5 años el ADN del VHB es indetectable.

Complicaciones serias (cirrosis, falla hepática, carcinoma hepatocelular) se desarrollarán en un 15-40 % de los pacientes con infección crónica por VHB.

En 5 años muere un 14-20 % de los enfermos con cirrosis compensada y hasta >80 % con cirrosis descompensada.

### ➡ PREVENCIÓN

Como en la hepatitis B aguda →cap. 7.1.2.

# 3. Hepatitis C crónica

### ➡ DEFINICIÓN Y ETIOPATOGENIA

Se define como una enfermedad prolongada (>6 meses) caracterizada por el desarrollo de lesiones inflamatorias y necróticas del hígado, causadas por una infección persistente por el VHC →cap. 7.1.3. La infección crónica provoca una inflamación persistente durante años, necrosis y regeneración de los hepatocitos, lo que puede conducir al desarrollo de cirrosis y hepatocarcinoma.

De las manifestaciones extrahepáticas de la hepatitis C crónica (→Complicaciones) son responsables principalmente los mecanismos inmunológicos, sobre todo la crioglobulinemia mixta (tipo II y III).

### ➡ CUADRO CLÍNICO E HISTORIA NATURAL

El cuadro clínico se parece al de la hepatitis B crónica →cap. 7.2. Casi en un 70 % de los enfermos se observa ≥1 de las manifestaciones extrahepáticas →Complicaciones.

La eliminación espontánea del VHC en pacientes con infección crónica se produce en ~0,02 % de los enfermos/año. La progresión es lenta y depende de la dinámica de la fibrosis del hígado, así como de su remodelación cirrótica. La dinámica es 2 veces mayor en los enfermos con una actividad de ALT elevada (~40 % de los sujetos infectados).

### ➡ DIAGNÓSTICO

Tratamiento diagnóstico →fig. 3-1.

#### Exploraciones complementarias

**1. Identificación del agente etiológico: estudios serológicos y virológicos** como en la hepatitis C aguda →cap. 7.1.3. Los anticuerpos anti-VHC pueden no aparecer en las primeras 4-10 semanas tras la infección, y en pacientes con inmunodeficiencia humoral, incluidos los sometidos a hemodiálisis (en estos casos determinar la presencia de ARN durante los procedimientos diagnósticos iniciales). A fin de establecer el esquema de tratamiento es necesario determinar el genotipo del virus mediante técnica molecular (PCR); en caso del genotipo 1 se determina además el subgenotipo (GT1a o GT1b).

**2. Otras pruebas de laboratorio:** como en la hepatitis B crónica →cap. 7.2. En ~30 % de los enfermos la actividad de ALT es normal, mientras que en algunos aumenta solo periódicamente (puede evolucionar de forma sinusoidal).

**3. Valoración no invasiva de la fibrosis hepática:** la elastografía está indicada en todos los enfermos, tanto para establecer el tratamiento como para el seguimiento evolutivo.

**4. Estudio histopatológico del hígado (biopsia):** está indicado en el caso de sospecha de coexistencia de otra hepatopatía, discordancia entre el resultado de una prueba no invasiva y el estado clínico del paciente, o entre los resultados de diferentes pruebas no invasivas.

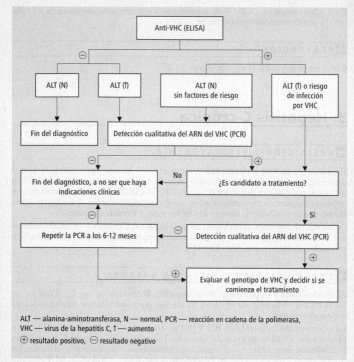

ALT — alanina-aminotransferasa, N — normal, PCR — reacción en cadena de la polimerasa, VHC — virus de la hepatitis C, ↑ — aumento
⊕ resultado positivo, ⊖ resultado negativo

**Fig. 3-1.** Manejo diagnóstico de la infección crónica por VHC

### Criterios diagnósticos

Presencia de ARN del VHC en sangre durante >6 meses desde la infección (definición de la OMS). La biopsia hepática no se requiere para el diagnóstico.

### Diagnóstico diferencial

Como en la hepatitis B crónica →cap. 7.2.

## ➜ TRATAMIENTO

### Recomendaciones generales

Recomendar a los enfermos abstenerse de consumir alcohol (el alcohol agrava el daño hepático y acelera la progresión a cirrosis), aunque es admisible consumirlo en pequeñas cantidades (p. ej. una copa de vino cada más de diez días). A los fumadores recomendar abandonar el hábito tabáquico (agrava la fibrosis hepática). Los enfermos susceptibles a sufrir una hepatitis A o B deben recibir las vacunas contra el VHA y el VHB. En pacientes obesos iniciar el programa de reducción de peso corporal. No hay contraindicaciones para continuar la actividad profesional, ni para efectuar actividades recreativas o practicar deporte. Se considera que el consumo de café es beneficioso.

### Tratamiento antiviral

**1. Objetivo:** erradicación del VHC, lo que reduce considerablemente el riesgo de desarrollar una cirrosis hepática y un hepatocarcinoma.

**Tabla 3-1. Fármacos administrados en el tratamiento de hepatitis C crónica**

| Grupos de fármacos | Clases | Fármacos | Dosificación |
|---|---|---|---|
| Antivirales de acción directa (*direct acting antivirals;* AAD) | Inhibidores de la NS3 (proteasa) | Glecaprevir (GLE) | 300 mg 1 × d |
| | | grazoprevir (GZR) | 100 mg 1 × d |
| | | paritaprevir (PTV) | 150 mg 1 × d |
| | | voxilaprevir (VOX) | 100 mg 1 × d |
| | Inhibidores de la NS5B (polimerasa) | Dasabuvir (DSV) | 250 mg 2 × d |
| | | sofosbuvir (SOF) | 400 mg 1 × d |
| | Inhibidores de la NS5A | Daclatasvir (DCV) | 60 mg 1 × d |
| | | elbasvir (EBR) | 50 mg 1 × d |
| | | ledipasvir (LDV) | 90 mg 1 × d |
| | | ombitasvir (OBV) | 25 mg 1 × d |
| | | pibrentasvir (PIB) | 120 mg 1 × d |
| | | velpatasvir (VEL) | 100 mg 1 × d |
| Otros | Ribavirina | Ribavirina (RBV) | 1000 mg 1 × d si el peso corporal <75 kg |
| | | | 1200 mg si el peso corporal >75 kg |

**2. Indicaciones básicas:** en primer lugar debe clasificarse a los pacientes

1) con fibrosis avanzada (>1 en la escala de 5 grados [0-4] en biopsia o evaluada por métodos alternativos)
2) candidatos en espera al trasplante hepático o después del trasplante de este órgano, si se produce la reactivación de la infección por VHC
3) con enfermedad renal crónica
4) infectados también por el VHB o el VIH
5) con manifestaciones extrahepáticas de la infección por VHC (→Complicaciones)
6) con riesgo de progresión rápida de la enfermedad debido a otras enfermedades concomitantes.

En la Argentina el tratamiento es universal, independiente del estadio de fibrosis y de las manifestaciones extrahepáticas, de acuerdo a las normativas del Plan Nacional de Control de las Hepatitis Virales del Ministerio de Salud de la Nación.

**3. Fármacos**

1) **Interferones** α: IFN-α2a, IFNα2b, interferones pegilados PegIFN-α2a y PegIFN-α2b; ya se consideran obsoletos con la disponibilidad de las nuevas terapias de acción antiviral directa.
2) **Ribavirina** (RBV): como medicamento adyuvante se ha ido restringiendo en la medida que los esquemas tienen mayor potencia.
3) **Antivirales de acción directa** (AAD) →tabla 3-1; la mayoría administrada en asociaciones de ≥2 antivirales (GLE/PIB, SOF/VEL/VOX, SOF/VEL, SOF/LDV, EBR/GZR, OBV/PTV/r).

**4. Reglas y esquemas de tratamiento:** la terapia sin interferones consiste en la combinación de 2-4 inhibidores de la NS3, NS5A y NS5B, o eventualmente asociando RBV. La monoterapia con AAD no se admite por el riesgo de selección de cepas resistentes. Estos esquemas han ido variando rápidamente y se recomienda consultar guías actualizadas y elegir el mejor tratamiento para un paciente.

Al elegir el esquema y la duración de tratamiento, hay que tener en cuenta:

1) el genotipo de VHC
2) el estado de la fibrosis hepática y diagnóstico de cirrosis
3) el tratamiento previo y sus resultados (falta de respuesta, una respuesta parcial, o recaída sin una respuesta antiviral permanente)
4) las enfermedades coexistentes (p. ej. insuficiencia renal) y la posibilidad de retirar otros fármacos que interactúen con el tratamiento planeado)
5) las condiciones locales (generalmente la posibilidad de reembolso de gastos).

**5. Criterios de eficacia del tratamiento:** ausencia en sangre del ARN del VHC (concentración <15 UI/ml) y del VHCcAg (≤3,0 fmol/l) transcurridas 12 semanas desde el final del tratamiento (eventualmente después de 12 semanas desde el final del tratamiento con AAD).

**6. Interacciones potenciales de los fármacos:** se pueden consultar en la página web http://www.hep-druginteractions.org, recomendada por la EASL.

### → OBSERVACIÓN

**Observación orientada al carcinoma hepatocelular** →cap. 7.17.4.

**Observación de la tolerancia y del transcurso del tratamiento antiviral**

Valoración de la toxicidad de AAD: en caso de efectos secundarios graves, suspender el fármaco (no se contempla reducir dosis). Evaluación de la toxicidad de ribavirina: control de recuento de eritrocitos y de la concentración de hemoglobina inicialmente después de una semana, luego cada 4 semanas; si bajan → reducir dosis; anemia hemolítica grave (<2 % enfermos) → suspender el tratamiento.

### → COMPLICACIONES

**1. Cirrosis hepática:** sin un tratamiento eficaz se desarrolla a los 10 años en un 10 % de los enfermos con hepatitis C crónica leve, en un 44 % con hepatitis C moderada y en el 100 % con hepatitis C grave (con fibrosis con formación de puentes). **Factores de riesgo** que aceleran la progresión a cirrosis: alcohol, sexo masculino, infección >40 años de edad, sobrepeso y obesidad, tabaquismo, concentración elevada de hierro, esteatosis hepática, infección por el genotipo 3, diabetes, infección concomitante por VHB o VIH, infección transmitida por transfusión de sangre. En casos de insuficiencia hepática secundaria a cirrosis está indicado el trasplante de hígado.

**2. Manifestaciones inmunológicas extrahepáticas de la infección por el VHC**

1) renales: glomerulonefritis membranoproliferativa o membranosa (desde hematuria asintomática y leucocituria, hasta el síndrome nefrítico y la enfermedad renal crónica)
2) cutáneas: púrpura palpable (vasculitis de vasos pequeños de la piel), liquen plano, porfiria cutánea tardía, psoriasis (especialmente en los tratados con IFN)
3) psiquiátricas: depresión
4) hematológicas: púrpura trombocitopénica inmunológica, linfoma
5) neurológicas: neuropatía periférica (generalmente sensitiva), vasculitis de los vasos cerebrales
6) reumatológicas: artritis (poliartritis simétrica de múltiples articulaciones pequeñas similar a la AR, o artritis de una o varias articulaciones mayores), síndrome de Sjögren, síndrome antifosfolipídico, LES.

**3. Carcinoma hepatocelular:** en el transcurso de 20 años se desarrolla en un 3-5 % de los pacientes con hepatitis C crónica. El riesgo aumenta considerablemente en pacientes con cirrosis hepática (raramente se presenta en el hígado sin fibrosis severa) y disminuye después del tratamiento antiviral eficaz (hasta ~1 %). Factores de riesgo adicionales: edad >60 años, elevado nivel de AFP en el suero y número de plaquetas disminuido.

### ➡ PRONÓSTICO

Una respuesta virológica sostenida (riesgo de recidiva ~3 %) en las infecciones por el genotipo 1 VHC tratadas con esquemas con IFN se lograron en un 50-75 % de los enfermos (en estudios con los nuevos fármacos en ~90-95 % de los pacientes y en algunos subgrupos hasta el 100 %). En cirrosis compensada el riesgo de hemorragia por varices esofágicas alcanza ~2,5 % después de 5 años y un 5 % después de 10 años. El riesgo de descompensación (ascitis) es de un 7 % y un 20 %, respectivamente. El riesgo de encefalopatía después de 10 años es de ~2,5 %. En un 30 % de los pacientes con cirrosis descompensada a los 10 años se desarrolla una insuficiencia hepática terminal. La mortalidad en enfermos con cirrosis compensada es de un 20 % en el transcurso de 10 años y hasta de un 50 % en los primeros 5 años después de ponerse de manifiesto la insuficiencia.

### ➡ PREVENCIÓN

Como en la hepatitis C aguda →cap. 7.1.3. El tratamiento de la fase aguda de la hepatitis C reduce el riesgo de progresión a cronicidad.

# 4. Daño hepático inducido por fármacos

### ➡ DEFINICIÓN Y ETIOPATOGENIA

El daño hepático inducido por fármacos, preparados de hierbas o suplementos dietéticos produce un aumento de los parámetros bioquímicos de función hepática (ALT, ALP, bilirrubina). Puede ser resultado de una constante hepatotoxicidad directa del fármaco (dosis dependiente, predecible, relativamente frecuente, p. ej. paracetamol) o de una respuesta idiosincrática a un fármaco o a su metabolito (impredecible, con incidencia baja, en 1/1000-100000 casos, puede producirse con casi cada fármaco) o de una reacción alérgica.

### ➡ CUADRO CLÍNICO

**Principales formas clínicas.**

1) **Aumento transitorio y asintomático en la actividad de las aminotransferasas** (p. ej. isoniazida, estatinas, fibratos).

2) **Toxicidad hepatocelular aguda** (p. ej. paracetamol, cloxacilina, diclofenaco, halotano, isoniazida, lovastatina, preparados de hierbas, cocaína, anfetamina): síntomas como los descritos en la hepatitis viral aguda. Generalmente se resuelve entre 1-2 meses después de suspender el fármaco, pero puede evolucionar a una insuficiencia hepática que requiera trasplante de órgano. Son factores pronósticos para la aparición de insuficiencia hepática aguda o subaguda: ictericia intensa, retención de agua (ascitis, edemas), coagulopatía avanzada, encefalopatía y/o coma hepático con leve aumento de actividad de las aminotransferasas en el plasma.

3) **Toxicidad colestásica aguda** (la colestasia puede mantenerse hasta 6 meses después de suspender el fármaco)
   a) Colestasis intrahepática: (p. ej. anticonceptivos orales, esteroides anabólicos, tamoxifeno, citarabina, azatioprina) aparece prurito e ictericia, la

actividad de las aminotransferasas en general permanece dentro de los límites de la normalidad.

b) Hepatitis colestásica aguda (p. ej. carbamazepina, cotrimoxazol, eritromicina, captopril, ticlopidina): aparece prurito, ictericia, dolor en el hipocondrio derecho o dolor a la palpación del hígado y la actividad de las aminotransferasas está aumentada (menos que de ALP). Cuando es el resultado de una reacción de hipersensibilidad, puede aparecer fiebre, erupciones cutáneas, dolor articular o artritis.

4) **Forma mixta de daños hepáticos inducidos por fármacos** (p. ej. amoxicilina con clavulánico, carbamazepina, ciclosporina). Es el tipo más frecuente de hepatotoxicidad por medicamentos.

5) **Daño hepático crónico**, a menudo clínicamente se parece a la hepatitis autoinmune; formas especiales de enfermedad hepática crónica asociada a fármacos:

a) síndrome del conducto biliar evanescente (p. ej. clorpromazina, carbamazepina, antidepresivos tricíclicos); el cuadro clínico se parece a la colangitis biliar primaria, enfermedad progresiva que evoluciona a colestasia crónica y cirrosis hepática

b) enfermedad venooclusiva hepática →cap. 7.15 (citostáticos, p. ej. busulfano y después del trasplante de células hematopoyéticas); ascitis de rápida evolución, hepatomegalia dolorosa e ictericia

c) adenomas hepáticos (estrógenos)

d) hiperplasia nodular focal o peliosis hepática (tiopurinas, citostáticos).

## → DIAGNÓSTICO

**1.** Lo esencial es descartar otras causas de hepatitis, sobre todo:

1) hepatitis viral tipo A, B, C o D

2) colestasis obstructiva

3) hepatopatía alcohólica

4) insuficiencia cardíaca o *shock* reciente

5) hepatitis autoinmune

6) enfermedad de Wilson

7) colangitis biliar primaria.

Criterios diagnósticos de formas clínicas de daño hepático y pruebas empleadas en el diagnóstico diferencial →tabla 4-1.

**2. Determinación de la relación causa-efecto entre la toma del fármaco y el daño hepático:**

1) los síntomas aparecieron después de 5-90 días desde la administración del fármaco por primera vez

2) los síntomas en el daño de tipo hepatocelular aparecieron 1-15 días, y en el daño de tipo colestásico o mixto entre 1-90 días después de reiniciar el tratamiento, si el fármaco había sido utilizado en el pasado

3) los valores de los parámetros bioquímicos de hepatotoxicidad han disminuido en ≥50 % después de interrumpir el uso del fármaco a los 8 días en el daño de tipo hepatocelular o a los 180 días en el daño de tipo colestásico o mixto

4) en caso de administrar el fármaco de nuevo (accidental o intencionalmente), aumento de la actividad ALT o ALP (dependiendo de la forma) ≥2 × LSN.

Es imprescindible descartar otras enfermedades hepáticas.

## → TRATAMIENTO

**1.** Suspender inmediatamente el fármaco que pueda ser la causa de hepatotoxicidad.

Tabla 4-1. Diagnóstico diferencial del daño hepático inducido por fármacos según las guías del ACG 2014

| Forma clínica | Relación entre la actividad de ALT[a] y ALP[a] (R) | Pruebas recomendadas en primer lugar | Pruebas recomendadas en segundo lugar |
|---|---|---|---|
| Hepatocelular | R ≥5 (aumento de la ALT mucho mayor que de la ALP) | – pruebas serológicas para hepatitis, ARN del VHC<br>– pruebas serológicas para HAI<br>– pruebas de imagen (p. ej. ecografía) | Individualmente:<br>– ceruloplasmina<br>– pruebas serológicas para los virus más raros (VHE, CMV, VEB)<br>– biopsia hepática |
| Colestásica | R ≤2 (aumento de la ALP mayor que de la ALT) | Pruebas de imagen (ecografía) | Individualmente:<br>– colangiorresonancia<br>– pruebas serológicas colangitis primaria<br>– biopsia hepática |
| Mixta | 2 <R <5 (aumento de la ALT un poco mayor que de la ALP) | – pruebas serológicas para hepatitis, ARN del VHC<br>– pruebas serológicas para HAI<br>– pruebas de imagen (p. ej. ecografía) | Individualmente:<br>– ceruloplasmina<br>– pruebas serológicas dirigidas a virus menos frecuentes (VHE, CMV, VEB<br>– biopsia hepática |

[a] Expresado como múltiplo del límite superior de la normalidad (LSN); R = ALT/ALP$_{LSN}$: ALP/ALP$_{LSN}$.
ALP — fosfatasa alcalina, ALT — alanina aminotransferasa, CMV — citomegalovirus, HAI — hepatitis autoinmune, VEB — virus de Epstein-Barr, VHC — virus de la hepatitis C, VHE — virus de la hepatitis E

**2. Actuación en la intoxicación por paracetamol** →cap. 20.10.

**3. Tratamiento sintomático del prurito relacionado con colestasis** →cap. 1.33 (tabla 33-1).

**4. Glucocorticoides:** son beneficiosos solamente en el daño hepático inducido por fármacos y relacionado con reacciones inmunológicas.

**5. Actuación en la insuficiencia hepática aguda** →cap. 7.13.

# 5. Hepatitis autoinmune (HAI)

## ▶ DEFINICIÓN Y ETIOPATOGENIA

Proceso inflamatorio crónico y necrótico del tejido hepático, de etiología desconocida, que no se cura espontáneamente. Está relacionado con un incremento en la concentración de γ-globulinas en plasma y con la presencia de autoanticuerpos tisulares circulantes, los cuales probablemente son solo un marcador de la enfermedad y no son parte de la patogenia.

Probablemente en el desarrollo de la HAI los factores genéticos tengan un rol predisponente, relacionados a determinados haplotipos del sistema HLA (B8, DR3 y DR4). En muchos casos factores externos, como fármacos o infecciones virales, inician el proceso patogénico en estos pacientes.

## → CUADRO CLÍNICO

Ocurre a cualquier edad, con mayor frecuencia en la pubertad y entre los 40 y 60 años de edad. Es 4 veces más frecuente en mujeres. Puede cursar completamente asintomática o con síntomas de hepatitis aguda o crónica. En ~1/4 de los enfermos en el momento del diagnóstico están presentes los síntomas de cirrosis hepática y sus complicaciones. El síntoma predominante, y a veces el único, es el cansancio. En ~3/4 de los enfermos aparece ictericia de intensidad variable (a veces significativa). El curso es rara vez fulminante con síntomas de insuficiencia hepática aguda. En niños y personas jóvenes el curso es más agresivo y la susceptibilidad al tratamiento es menor. En personas mayores el curso es más leve y la resistencia a esteroides es rara. La actividad de la enfermedad suele ser oscilante (con períodos de exacerbación y períodos silentes), con menor frecuencia es estable (en tal caso, la actividad de ALT y AST en suero puede resultar normal o ligeramente aumentada), y va evolucionando hacia la cirrosis hepática. La HAI no tratada, en 5 años evolucionará hacia una cirrosis hepática descompensada en >80 % de los enfermos. Puede coexistir con: enfermedades autoinmunes de otros órganos (enfermedad de Hashimoto, enfermedad de Graves-Basedow, diabetes tipo 1, anemia hemolítica, púrpura trombocitopénica idiopática, AR, síndrome de Sjögren y otras); u otras enfermedades autoinmunes del hígado y de las vías biliares (llamadas variantes de HAI →más adelante).

## → DIAGNÓSTICO

**Exploraciones complementarias**

**1. Pruebas de laboratorio**

1) **pruebas bioquímicas de la sangre**: actividad aumentada de ALT y AST en plasma (de grado variable, desde leve hasta varias veces mayor que el LSN; AST/ALT generalmente <1), aumento de la concentración de bilirrubina, actividad de ALP normal o ligeramente aumentada

2) **pruebas inmunológicas:** aumento de la concentración de γ-globulinas en plasma (hipergammaglobulinemia policlonal, sobre todo IgG), presencia de varios autoanticuerpos, con mayor frecuencia (>80 %) los antinucleares (AAN) y/o anti-músculo liso (SMA), raramente (3-4 %) los antimicrosomales del hígado y del riñón tipo 1 (anti LKM-1), además de los anticitoplasma de neutrófilos con patrón perinuclear (pANCA, en la mayoría de los enfermos, inespecíficos para la HAI). En un porcentaje pequeño de los enfermos no hay ningún anticuerpo o aparecen anticuerpos que no se determinan de forma rutinaria (p. ej. LC-1 o anti SLA/LP).

**2. Examen histológico de la biopsia hepática:** imprescindible en caso de sospecha de HAI. Se observa necrosis en sacabocado periportal sin afectación de las vías biliares (en curso subagudo necrosis diseminada en puente), infiltrados de linfocitos y plasmocitos en los espacios porta y formación de rosetas.

**Criterios diagnósticos**

**Criterios diagnósticos** →tabla 5-1. En los enfermos con HAI en los cuales aparecen síntomas de otra enfermedad hepática crónica, en la mayoría de los casos colestática, se diagnostica **síndrome de superposición**. Se distinguen también **síndromes de *outlier***, en los que la hepatitis está acompañada de los síntomas autoinmunes, pero no se cumplen todos los criterios de la HAI. Los síndromes de superposición (p. ej. HAI + colangitis biliar primaria, HAI + colangitis esclerosante primaria, HAI + hepatitis vírica crónica) y síndromes de *outlier* (colangitis autoinmune, hepatitis criptogénica) son **variantes de la HAI.**

**Diagnóstico diferencial**

Hepatitis causada por virus (HAV, HBV, HCV, EBV, CMV o HSV), hepatitis por medicamentos, esteatohepatitis (alcohólica →cap. 7.10 y no alcohólica

**Tabla 5-1. Criterios simplificados para el diagnóstico de hepatitis autoinmune (HAI) según IAIHG (2008)**

| Criterio | Puntuación |
|---|---|
| **Autoanticuerpos** | |
| ANA o SMA en título ≥1:40 | 1[a] |
| ANA o SMA en título ≥1:80, o anti-LKM-1 en título ≥1:40, o anti-SLA/LP presente | 2[a] |
| **Concentración de IgG** | |
| >LSN (16 g/l) | 1 |
| >1,1 × LSN (18 g/l) | 2 |
| **Hallazgos histopatológicos** | |
| Compatible con HAI | 1 |
| Típica de HAI | 2 |
| **Ausencia de hepatitis viral activa** | 2 |
| Interpretación: 6 ptos. — HAI probable; 7-8 ptos. — HAI cierta | |

[a] Como máximo 2 ptos. por todos los autoanticuerpos (no se suman).

LSN — límite superior de la normalidad. Anticuerpos: ANA — antinucleares, anti-LKM-1 — contra antígeno antimicrosomal de hígado y riñón, anti-SLA/LP — contra antígeno soluble de hígado y antígeno hepatopancreático, SMA — contra músculo liso

→cap. 7.11), colangitis biliar primaria →cap. 7.6 y colangitis esclerosante primaria, hemocromatosis, enfermedad de Wilson, déficit de $\alpha_1$-antitripsina.

## ➡ TRATAMIENTO

### Reglas generales

**1. El tratamiento inmunosupresor** está absolutamente indicado cuando:

1) la actividad de AST >10×LSN
2) AST >5×LSN y la concentración de γ-globulinas ≥2 × LSN
3) necrosis en puente o multiacinar. No está indicado en enfermos con cirrosis sin signos de inflamación activa (es decir, sin células inflamatorias en la biopsia hepática y con actividad normal de aminotransferasas séricas).

**2. Trasplante hepático:** tratamiento de elección en la HAI avanzada con insuficiencia hepática y casos agudos/fulminantes que no responden a terapia.

**3. Abstinencia absoluta de alcohol.**

### Tratamiento farmacológico

**Objetivo del tratamiento:** remisión clínica y bioquímica (normalización de la actividad de aminotransferasas y de la concentración de IgG en suero).

**1. Inducción de remisión:** prednisolona o prednisona VO inicialmente 0,5-1 mg/kg/d. Después de la disminución de la actividad de aminotransferasas ≥50 % (generalmente en 2-4 semanas) asociar azatioprina inicialmente 50 mg/d, ir aumentando la dosis hasta 1-2 mg/kg/d y disminuir la dosis de glucocorticoides gradualmente hasta 10 mg/d, controlando la actividad de AST y ALT y la concentración de IgG (un repunte en sus niveles significa una reducción de la dosis demasiado rápida). Otra posibilidad de farmacoterapia: inicialmente prednisona o prednisolona 0,5-1 mg/kg y azatioprina 1-2 mg/kg, con reducción de dosis según respuesta clínica. Esquema de tratamiento sugerido para pacientes de peso corporal ~60 kg

1) prednisolona 60 mg, reduciendo la dosis en 10 mg/semana en la 2.ª, 3.ª y 4.ª semana, después en 5 mg/semana en la 5.ª, 6.ª y 7.ª semana, luego en 2,5 mg/semana en las semanas siguientes. A partir de la 10.ª semana la dosis será de 10 mg/d (es posible reducir la dosis a 7,5 mg/d en caso de la actividad normal de las aminotransferasas e intentar suspender los glucocorticoides reduciendo la dosis en 2,5 mg cada 3-4 meses)

2) azatioprina: a partir de la 3.ª semana del tratamiento 50 mg/d durante 2 semanas y 100 mg/d a partir de la 5.ª semana.

**2. Tratamiento de mantenimiento:** azatioprina 1-2 mg/kg/d (a menudo 100 mg/d) y prednisona 10 mg/d. En enfermos con HAI sin cirrosis hepática que toman azatioprina, en lugar de prednisolona/prednisona se puede utilizar budesonida VO 3 mg 2-3×d (menor riesgo de reacciones adversas que con la prednisolona/ prednisona). Continuar el tratamiento durante ≥3 años (≥2 años tras la remisión bioquímica plena). La suspensión del tratamiento puede plantearse únicamente tras realizar biopsia hepática; si en el estudio histológico no hay signos de actividad inflamatoria, ir disminuyendo las dosis de glucocorticoides y azatioprina (controlando las pruebas de laboratorio). En caso de recaída, aumentar la dosis de los fármacos y continuar el tratamiento de por vida. Fármacos alternativos para el tratamiento de la HAI resistente a corticoides: micofenolato de mofetilo (usado con mayor frecuencia, particularmente en enfermos que no toleran azatioprina), ciclosporina, tacrolimus, sirolimus.

**3. Tratamiento de recaídas:** al finalizar el tratamiento se produce una recaída en un 50-90 % de los casos, normalmente en un período de 12 meses → aplicar el tratamiento como en la inducción de remisión. Después de una recaída utilizar el tratamiento de mantenimiento de forma indefinida y disminuir la dosis efectiva de los glucocorticoides.

### →OBSERVACIÓN

Las pruebas bioquímicas de control (actividad de AST y ALT, concentración de IgG) en la fase de inducción de remisión se realizarán inicialmente 1×semana, después cada 2 semanas, y durante el tratamiento de mantenimiento cada 3-6 meses. El aumento en el título de anticuerpos no tiene valor pronóstico y no se utiliza para monitorizar el curso de la enfermedad.

### →PRONÓSTICO

La tasa de supervivencia a los 10 años en los enfermos tratados de forma adecuada (también con cirrosis hepática) es de >80 % y la esperanza de vida es similar al promedio. El pronóstico es incierto en caso de cirrosis hepática o de ausencia de remisión después de 2 años de tratamiento (en 5 años, en la mayoría de los enfermos se desarrolla una insuficiencia hepática).

# 6. Colangitis biliar primaria (CBP)

### →DEFINICIÓN Y ETIOPATOGENIA

La colangitis biliar primaria (anteriormente: cirrosis biliar primaria) es una enfermedad autoinmune del hígado de etiología desconocida, que cursa con colestasis causada por la destrucción de los pequeños conductos biliares intrahepáticos.

## → CUADRO CLÍNICO

La mayoría de los enfermos son mujeres entre 50 y 60 años de edad. No se dan casos en niños.

**1. Síntomas:** cansancio crónico (en ~60 %, a veces es el único síntoma; no se intensifica significativamente después del incremento en la actividad física y no disminuye después del reposo), prurito (en ~50 %; puede aparecer muchos meses o años antes de otros síntomas; inicialmente está limitado a las manos y pies). Síntomas menos frecuentes son la sequedad bucal y conjuntival o un dolor en el costado derecho, continuo o intermitente, no muy intenso.

**2. Signos:** hepatomegalia (<30 %), xantelasmas, ictericia (signo de enfermedad hepática avanzada) y, en estadios avanzados, signos de cirrosis hepática. Pueden coexistir otras enfermedades autoinmunes: síndrome de Sjögren, enfermedad autoinmune de tiroides, AR, esclerosis sistémica, anemia perniciosa, enfermedad celíaca, LES.

**3. Historia natural:** es difícil de prever. En muchos enfermos apenas se observa una progresión a lo largo de 10, incluso 20 años, a pesar de no administrar ninguna terapia. En otros, a pesar del tratamiento, en un par de años se desarrollará una cirrosis hepática.

## → DIAGNÓSTICO

**Exploraciones complementarias**

**1. Pruebas de laboratorio**

1) **Pruebas bioquímicas de la sangre**: actividad aumentada de ALP y GGT (es la alteración más frecuente en el momento del diagnóstico), actividad aumentada de aminotransferasas, hiperbilirrubinemia (en estadio avanzado), hipercolesterolemia (en un 50-90 %).

2) **Pruebas inmunológicas**: concentración aumentada de IgM en plasma, autoanticuerpos antimitocondriales (AMA en un 90-95 %), ANA (en un 30 %), incluidos los anti-GP210 y/o anti-SP100, muy específicos para la CBP (particularmente importantes para el diagnóstico de la CBP en pacientes AMA negativos).

**2. TC/RMN:** para descartar obstrucción de las vías biliares.

**3. Examen histológico de biopsia hepática:** no es necesario para el diagnóstico en pacientes con colestasis y presencia de autoanticuerpos típicos; resulta imprescindible para el diagnóstico en ausencia de autoanticuerpos, e indicado si se sospecha que coexiste una hepatitis autoinmune (HAI), **esteatohepatitis no alcohólica** u otras enfermedades sistémicas. Cambios típicos: atrofia de los conductos biliares (ductopenia), infiltrados inflamatorios en los espacios periportales y fibrosis de diferentes grados.

**4. Examen elastográfico:** útil para valorar el grado de fibrosis, sobre todo en el seguimiento a largo plazo.

**Criterios diagnósticos**

Se puede establecer el diagnóstico cuando se cumplen ≥2 de los 3 criterios: actividad aumentada de ALP, presencia de los anticuerpos AMA e imagen histológica típica en la biopsia hepática.

**Diagnóstico diferencial**

Colangitis esclerosante, la variante de HAI con CBP, colestasis inducida por fármacos o en el curso de sarcoidosis, síndromes idiopáticos que cursan con ductopenia y colestasis.

### → TRATAMIENTO

**1.** Una actividad física moderada y el ejercicio regular pueden disminuir la sensación de cansancio crónico y el riesgo de osteoporosis.

**2.** En el síndrome de sequedad bucal y conjuntival indicar la ingesta frecuente de pequeñas cantidades de agua y el uso de "lágrimas artificiales".

**3.** No existe un fármaco que asegure una curación completa. Para frenar el avance de la enfermedad utilizar **ácido ursodeoxicólico** 13-15 mg/kg 1×d o en 2 tomas.

**4. Tratamiento de prurito** →cap. 1.33 (tabla 33-1).

**5. Tratamiento de cansancio crónico:** no existe tratamiento eficaz; la utilidad del modafinilo ha sido cuestionada; efectos beneficiosos del ejercicio físico regular.

**6. El trasplante hepático** está indicado cuando están presentes: síntomas de insuficiencia hepática con características de hipertensión portal que no responde al tratamiento sintomático, prurito intenso y resistente al tratamiento, carcinoma hepatocelular secundario a cirrosis (que cumple los criterios de Milán o los criterios extendidos de la Universidad de California en San Francisco →cap. 7.17.4). Derivar al enfermo a un centro de trasplante hepático en caso de que la concentración de bilirrubina en el suero se mantenga ≥3 mg/dl (50 µmol/l) o el puntaje MELD sea >15. En Chile se evalúan todos los pacientes hasta 69 años con MELD >15, prurito intratable, CHC.

### → COMPLICACIONES

**1. Osteoporosis:** es imprescindible la profilaxis (y el tratamiento) →cap. 16.16. El examen densitométrico está indicado cada 2 años. En caso de osteoporosis, introducir bifosfonatos (usar con precaución en pacientes con cirrosis hepática y varices esofágicas).

**2. Déficit de vitaminas liposolubles (A, D, E, K)** a consecuencia de una absorción alterada en el estadio avanzado de la CBP (hiperbilirrubinemia crónica) → utilizar suplementación adecuada.

**3. Cirrosis hepática y sus complicaciones.**

**4. Carcinoma hepatocelular:** se desarrolla casi exclusivamente en enfermos con cirrosis hepática.

### → PRONÓSTICO

En enfermos asintomáticos y en aquellos con diagnóstico temprano en los que se ha iniciado el tratamiento con ácido ursodeoxicólico, la supervivencia media es parecida a la supervivencia en la población general. Un 95 % de los enfermos que responden bien al tratamiento con ácido ursodeoxicólico sobreviven 14 años sin necesidad de trasplante hepático. La supervivencia media de los enfermos con hiperbilirrubinemia persistente sin trasplante de hígado no sobrepasa 5 años. Después del trasplante hepático la tasa de supervivencia a 5 años es ~85 %.

# 7. Porfiria aguda intermitente

### → DEFINICIÓN Y ETIOPATOGENIA

Trastorno congénito, con herencia autosómica dominante, que afecta la síntesis del grupo hemo. La disminución de la actividad de la enzima porfobilinógeno desaminasa, sintetizada en el hígado, lleva, en aquellas situaciones en las que hay un incremento de la síntesis de grupo hemo, al acúmulo de precursores de porfirinas (porfobilinógeno [PBG] y ácido δ-aminolevulínico [ALA]). Este acúmulo probablemente es la causa de la aparición de alteraciones paroxísticas en los nervios periféricos y del sistema nervioso vegetativo. Un ataque de porfiria suele ser causado por factores que aumentan la síntesis de porfirinas, como: sustancias que aumentan la actividad del sistema citocromo P450 en hepatocitos (más frecuentemente alcohol, esteroides sexuales [p. ej. progesterona], barbitúricos, sulfonamidas, carbamazepina, ácido valproico, griseofulvina o derivados de la ergotamina), ayuno prolongado, dietas para adelgazar con reducción significativa en la ingesta de calorías y carbohidratos, tabaquismo, infecciones e intervenciones quirúrgicas.

## → CUADRO CLÍNICO

Un 80-90 % de las personas con defecto enzimático nunca presenta los síntomas de la enfermedad. Los primeros síntomas clínicos aparecen generalmente a los 20-40 años de edad, en forma de ataques o crisis, que pueden ir desde uno a lo largo de la vida hasta varios en un año. El síntoma más frecuente es el dolor abdominal paroxístico, intenso, difuso (neuropático), que se acompaña de náuseas, vómitos y estreñimiento (íleo paralítico), más raramente diarrea. A menudo se parece al abdomen agudo, sin embargo, en la exploración física el abdomen es blando y no se aprecian signos de irritación peritoneal. El dolor abdominal está acompañado de taquicardia y aumento de la presión arterial. Simultáneamente, o a lo largo del desarrollo del ataque de porfiria, se presentan trastornos secundarios a la afectación del tronco del encéfalo, de los nervios craneales y periféricos y del sistema nervioso vegetativo: paresias y parálisis (que en general son simétricas, aunque pueden ser focales, y progresan desde las partes proximales de las extremidades superiores), hiperestesia, parestesias, dolor neuropático, trastornos urinarios, sudoración aumentada, trastornos respiratorios o deglutorios y síntomas psiquiátricos (insomnio, confusión, ansiedad, alucinaciones, síndrome paranoide, depresión), que pueden anticipar el ataque. La parálisis de los músculos respiratorios constituye una situación de riesgo vital. Durante el ataque se puede observar un color oscuro de la orina o un oscurecimiento de la orina guardada y expuesta a la luz.

## → DIAGNÓSTICO

**Exploraciones complementarias**

**1. Pruebas de laboratorio**

1) **Análisis de sangre**: hiponatremia, hipomagnesemia, leucocitosis leve (en algunos enfermos).

2) **Análisis de orina**: aumento de la eliminación de PBG y ALA. Siempre durante el ataque y en general también entre ataques.

3) **Pruebas enzimáticas**: disminución de la actividad (~50 %) de PBG desaminasa en los eritrocitos o linfocitos (opcionalmente en fibroblastos de la piel).

**2. Radiografía de abdomen:** durante el ataque se pueden observar signos de obstrucción intestinal.

**Criterios diagnósticos**

**1. Durante el ataque:** aumento de la eliminación de ALA y PBG en la orina. Un resultado normal excluye la porfiria como causa de síntomas. Guardar la muestra de orina para la determinación cuantitativa de PBG, ALA y porfirinas.

**2. Entre ataques (y como tamizaje):** disminución de la actividad de PBG desaminasa.

→ **TRATAMIENTO**

**Recomendaciones generales**

**1.** Evitar factores porfiriogénicos, entre ellos fármacos. En las páginas web dedicadas a esta enfermedad existen amplios listados de fármacos seguros y contraindicados en los enfermos con porfiria (p. ej. en www.porphyria-europe. com o www.drugs-porphyria.org).

**2.** Entregar consejos dietéticos para que el enfermo consuma cantidades adecuadas de calorías y carbohidratos.

**3.** Animar al paciente a llevar consigo información sobre el hecho de padecer porfiria (p. ej. en forma de pulsera).

**Tratamiento de ataque de porfiria**

**1.** Admitir al enfermo en un hospital y observar minuciosamente: pulso, presión arterial, estado neurológico, balance hídrico, concentración de electrólitos y creatinina en suero (≥1 × d).

**2.** Suspender todos los fármacos porfiriogénicos y eliminar otros factores que producen ataques de porfiria →más arriba.

**3.** Si el diagnóstico no es seguro o la hematina no está disponible → iniciar la infusión iv. de **glucosa al 10 %** 20 g/h (máx. 500 g/d). Esta medida puede controlar solamente un ataque leve (dolor leve, sin parálisis ni hiponatremia).

**4.** Empezar lo antes posible el tratamiento con **hematina** a dosis de 4 mg/kg (máx. 250 mg/d) iv. cada 12 h durante 3-6 días. La mejoría clínica es visible, en general, después de 2-4 infusiones.

**5.** Continuar con el **tratamiento sintomático**, utilizando fármacos seguros para los enfermos con porfiria:

1) corregir la deshidratación y las alteraciones electrolíticas

2) dolor → paracetamol, analgésicos opioides

3) náuseas/vómitos → derivados de fenotiazina, p. ej. clorpromazina →cap. 1.28

4) taquicardia sintomática e hipertensión arterial → β-bloqueantes

5) infección → penicilinas, cefalosporinas, aminoglucósidos

6) otros fármacos seguros: p. ej. atropina, benzodiazepinas en dosis bajas, gabapentina, glucocorticoides, insulina, AAS.

→ **PRONÓSTICO**

La velocidad de resolución de los síntomas en el ataque depende del grado de afectación de los nervios, pero la recuperación es potencialmente reversible con tratamiento adecuado. Si el tratamiento se ha iniciado con rapidez, los síntomas se resuelven generalmente en unos días. Los síntomas derivados de una neuropatía motora severa se mantienen durante meses e incluso años. Con la edad disminuye la sensibilidad a los factores desencadenantes y en consecuencia la frecuencia de los ataques.

# 8. Enfermedad de Wilson

→ **DEFINICIÓN Y ETIOPATOGENIA**

Es una enfermedad hereditaria de carácter autosómico recesivo que se produce por un acúmulo excesivo de cobre en los tejidos, a consecuencia de un defecto en la proteína transportadora de cobre, localizada en la membrana de los hepatocitos. El defecto se debe a una mutación del gen *ATP7B* localizado en el cromosoma 13 (se conocen >500 mutaciones, y la mayoría de los enfermos son heterocigotos compuestos, es decir, presentan 2 mutaciones diferentes). El resultado es la alteración de la eliminación de cobre por vía biliar y su acúmulo en el hígado, cerebro, riñones y córnea, lo que conlleva el daño de estos órganos.

## → CUADRO CLÍNICO E HISTORIA NATURAL

Los primeros síntomas suelen aparecer a la edad de 5-40 años, raramente (en ~3 %) más tarde. El cuadro clínico es muy variado y puede abarcar varios sistemas y órganos. La enfermedad no tratada avanza, pudiendo aparecer una insuficiencia hepática aguda, que sin trasplante hepático urgente se caracteriza por una mortalidad muy alta. El diagnóstico y el tratamiento precoz disminuye los síntomas (p. ej. se produce la remisión de las alteraciones oculares) y previene las complicaciones.

**1. Alteraciones hepáticas.** Se desarrollan en ~50 % de los enfermos, con mayor frecuencia en niños y mujeres adolescentes: hepatomegalia, esteatosis hepática, hepatitis aguda o crónica (similar a la hepatitis viral aguda o a la autoinmune), cirrosis hepática con síntomas de hipertensión portal e insuficiencia hepática aguda.

**2. Alteraciones neurológicas:** en 40-50 % de los enfermos; acinesia y rigidez como en el síndrome de Parkinson (movimientos típicamente groseros e irregulares de los segmentos proximales de las extremidades), ataxia, distonías (desde las focales hasta las generalizadas muy graves), disartria.

**3. Alteraciones psíquicas:** ~10 % de los enfermos; trastornos de la personalidad (cambios de ánimo, problemas en la escuela o en el trabajo, comportamiento impulsivo), trastornos afectivos, psicosis.

**4. Cambios en otros órganos y sistemas: alteraciones oculares** (anillo de Kayser-Fleischer [consistente en depósitos de cobre en la membrana de Descemet, que se ven en la exploración del limbo corneoescleral con la lámpara de hendidura de color dorado-marrón], catarata), anemia hemolítica (~15 % de los enfermos) con resultado negativo del test de Coombs y con ictericia, síndrome de Fanconi, miocardiopatía, alteraciones del ritmo, osteomalacia, osteoporosis, artritis, pancreatitis, retraso puberal, infertilidad, amenorrea, abortos espontáneos, hipotiroidismo o hipoparatiroidismo.

## → DIAGNÓSTICO

### Exploraciones complementarias

**1. Análisis de sangre:** actividad de aminotransferasas en suero aumentada (casi en todos los enfermos), concentración de ceruloplasmina en suero disminuida (en la mayoría de los enfermos es <200 mg/l, y si es <50 mg/l sugiere fuertemente la enfermedad de Wilson), concentración de cobre total en suero disminuida (en general <1 mg/l).

**2. Análisis de orina:** en ~80 % de los enfermos la eliminación urinaria de cobre en 24 h es >100 µg (>1,6 µmol).

**3. Pruebas de imagen:** en la ecografía, TC y RMN, dependiendo del estadio de la enfermedad, se observan hepatomegalia o rasgos de hipertensión portal (esplenomegalia). En la RMN y en TC se describen alteraciones en los núcleos de los ganglios basales en enfermos con síntomas neurológicos.

**4. Examen histológico de la biopsia hepática:** alteraciones inespecíficas, la cantidad de cobre está aumentada (≥250 µg/g de tejido seco en >90 % de los enfermos).

**5. Examen genético:** no se dispone de pruebas para detectar las diferentes mutaciones del gen *ATP7B*. El examen genético (análisis de haplotipos) está indicado en los familiares próximos.

Tabla 8-1. Índice pronóstico en la insuficiencia hepática aguda en el curso de la enfermedad de Wilson

| Puntuación | 1 | 2 | 3 | 4 |
|---|---|---|---|---|
| Bilirrubina en suero (µmol/l) | 100-150 | 151-200 | 201-300 | >300 |
| AST (U/l) | 100-150 | 151-300 | 301-400 | >400 |
| INR | 1,3-1,6 | 1,7-1,9 | 2,0-2,4 | >2,4 |
| Recuento leucocitario en sangre (mil/µl) | 6,8-8,3 | 8,4-10,3 | 10,4-15,3 | >15,3 |
| Albúmina en suero (g/l) | 34-44 | 25-33 | 21-24 | <21 |

Un resultado ≥11 ptos. indica que existe una alta probabilidad de muerte sin trasplante hepático. Basado en *Liver Transplant., 2005*, 11: 441-448.

### Criterios diagnósticos

Presencia del anillo de Kayser-Fleischer (su ausencia no excluye la enfermedad), con una concentración de ceruloplasmina en suero <100 mg/l y excreción urinaria de cobre aumentada >100 µg/24 h en personas con síntomas asociados de daño hepático, neurológicos o psiquiátricos. Si se sospecha la enfermedad de Wilson y no se cumplen estos criterios → evaluar la cantidad de cobre existente en la biopsia hepática. Después de establecer el diagnóstico de la enfermedad de Wilson realizar pruebas a los familiares de primer grado.

### Diagnóstico diferencial

Otras enfermedades neurológicas, esteatosis hepática no alcohólica, hepatitis viral aguda y crónica (VHB, VHC), hepatitis autoinmune, daño hepático inducido por fármacos, colangitis biliar primaria.

### ➡ TRATAMIENTO

**1.** Indicar la abstinencia de alcohol y que se evite la ingesta de alimentos con alto contenido en cobre, como nueces, chocolate, soja, setas, hígado o mejillones.

**2.** En todos los enfermos se debe utilizar la farmacoterapia de forma indefinida (no interrumpir sin motivos importantes, ni siquiera durante el embarazo):

1) Tratamiento inicial —agente quelante de cobre— **penicilamina** VO 250-500 mg/d, aumentar a razón de 250 mg cada 4-7 días hasta una dosis de 1,5-2,0 g/d dividida en 4 tomas (tener cuidado por los numerosos efectos adversos). Durante el embarazo disminuir la dosis del fármaco quelante en un 25-50 % (hay un fármaco mejor tolerado que la penicilamina, la trietilentetramina [trientina] VO 1-2 g/d, pero no está disponible en Chile).

2) Tratamiento de mantenimiento, como complemento en asociación con el fármaco quelante o como tratamiento único en los enfermos asintomáticos que no toleran fármacos quelantes o que no pueden tomarlos por efectos adversos: **zinc** VO 75-250 mg/d en 2-3 tomas (inhibe la absorción del cobre en el tracto digestivo; durante el embarazo la misma dosificación).

**3. El trasplante hepático** está indicado en la insuficiencia hepática aguda con un índice pronóstico ≥11 (→tabla 8-1) y en cirrosis hepática descompensada resistente al tratamiento.

### ➡ OBSERVACIÓN

Al empezar el tratamiento quelante cada 1-2 meses, luego 2× año. Es necesario realizar pruebas de control de forma regular: anamnesis y exploración física, hemograma con frotis, parámetros de función hepática y renal, concentración de cobre y ceruloplasmina en suero y eliminación urinaria de cobre en 24 h.

# 9. Hemocromatosis

### → DEFINICIÓN

Es una enfermedad sistémica causada por un acúmulo excesivo de hierro. Se distinguen: la **hemocromatosis primaria** y **las siderosis secundarias** (síndromes secundarios a una sobrecarga de hierro).

## 9.1. Hemocromatosis primaria

### → DEFINICIÓN Y ETIOPATOGENIA

Es una enfermedad congénita con herencia autosómica recesiva. La causa de ~80 % de los casos (hemocromatosis clásica) es la mutación C282Y del gen que codifica la hefastina (*HFE*) que, junto con otros factores, es responsable de la estimulación de la producción hepática de la hepcidina, una proteína de fase aguda que inhibe la absorción de hierro en el tracto digestivo y su liberación de los macrófagos. La penetración clínica de esta mutación es baja (~28 % en hombres y ~1 % en mujeres, en este último caso debido a la influencia "protectora" de la pérdida de sangre durante la menstruación y los embarazos). En el resto de los casos se presentan otras mutaciones del gen *HFE* o mutaciones de otros genes, p, ej, solo de la hepcidina. El aumento de la absorción de hierro conlleva su acúmulo en los órganos parenquimatosos, sobre todo en hígado, páncreas, corazón y articulaciones.

### → CUADRO CLÍNICO E HISTORIA NATURAL

La hemocromatosis clásica, clínicamente establecida, ocurre con más frecuencia en hombres. Los primeros síntomas aparecen generalmente con >40 años de edad en hombres y >50 años en mujeres (en mujeres posmenopáusicas). Los primeros síntomas son: debilidad, disminución de la libido y dolores articulares (más frecuentemente de manos y muñecas). Los síntomas tardíos son el resultado de la hepatitis crónica o de la cirrosis hepática →cap. 7.12, miocardiopatía, daño pancreático (diabetes en ~70 %), acúmulo de hierro y de melanina en la piel (pigmentación aumentada) y trastornos hormonales (hipopituitarismo, sobre todo con déficit gonadotrópico, raramente hipotiroidismo). La enfermedad no tratada tiene un carácter progresivo. En ~1/3 de los enfermos con cirrosis hepática se desarrolla un carcinoma hepatocelular.

La denominada hemocromatosis juvenil, causada por mutaciones de hepcidina o hemojuvelina, tiene un curso más severo y progresa con mayor rapidez. Los primeros síntomas (hipogonadismo e insuficiencia cardíaca) aparecen a 15-20 años de edad.

### → DIAGNÓSTICO

**Exploraciones complementarias**

**1. Análisis de sangre:** concentraciones de hierro y ferritina aumentadas (en la mayoría de los enfermos), saturación de transferrina por hierro significativamente aumentada (>45 %), actividad de ALT y AST en suero aumentadas (en general <100 uds./l; ALT >AST).

**2. Pruebas de imagen:** signos de cirrosis hepática y de sus complicaciones. En la enfermedad avanzada la TC y la RMN muestran un aumento en la cantidad de hierro hepático. La elastografía permite valorar el grado de fibrosis hepática.

**3. Examen histológico de biopsia hepática:** a veces resulta útil para determinar el estadio de la enfermedad y descartar otras enfermedades hepáticas. Demuestra una cantidad excesiva de hierro en los hepatocitos, fibrosis y remodelación cirrótica.

**4. Examen genético:** confirma el diagnóstico al demostrar, mediante el método de la PCR, la presencia de mutaciones específicas. Está indicado en el caso de:

1) una concentración alta de ferritina en suero (>200 µg/l en mujeres, >300 µg/l en hombres) y/o una saturación de transferrina aumentada (≥45 %) en con síntomas de enfermedad hepática o asintomáticos

2) en los familiares de primer grado de los enfermos con hemocromatosis primaria.

### Criterios diagnósticos

1) Signos de sobrecarga de hierro, es decir, una saturación de transferrina ≥45 % y una concentración de ferritina aumentada.

2) Mutación homocigota C282Y del gen *HFE* (es el estándar de oro para el diagnóstico de la hemocromatosis clásica) o heterocigoto C282Y/H63D. Otros polimorfismos del gen *HFE* (incluido homocigoto H63D) se deben interpretar cautelosamente (en la mayoría de los casos no presentan importancia clínica) y hay que buscar otras causas del exceso de hierro (hiperferritinemia).

Para establecer el diagnóstico no es necesaria la biopsia hepática.

### Diagnóstico diferencial

Siderosis secundarias, otras enfermedades hepáticas crónicas y cirrosis hepática, porfiria cutánea tardía.

---

### → TRATAMIENTO

**1. Flebotomías:** tratamiento de elección para eliminar el exceso de hierro del organismo. Cada 1-2 semanas realizar una flebotomía de 500 ml de sangre (elimina ~250 mg de hierro), hasta conseguir que la concentración de ferritina sea <50-100 ng/ml y la saturación de transferrina <50 % (generalmente se necesitan 1-2 años y la eliminación de ~25 g de hierro). El tratamiento de mantenimiento consiste en realizar una flebotomía de 500 ml de sangre cada 2-4 meses controlando la concentración de ferritina. Antes de la flebotomía el paciente debe estar bien hidratado y después de la misma evitar el esfuerzo físico durante 24 h.

**2.** Si no es posible realizar flebotomías (p. ej. por anemia significativa o por hipoproteinemia) → utilizar **deferoxamina** 20-60 mg/kg/d en infusiones iv. o VSc a pasar en 8-12 h: una dosis del fármaco elimina 10-50 mg del hierro. Si el tratamiento con deferoxamina es imposible o insuficiente → utilizar **deferasirox** (en general 10-20 mg/kg/d VO) o **deferiprona** (en general 25 mg/kg 3×d VO).

**3.** No recomendar reducir la ingesta de carne en enfermos tratados con flebotomías. Está indicado limitar el consumo de alcohol (<20 g/d; en caso de cirrosis es necesaria una abstinencia total de alcohol) y hay que evitar los suplementos de hierro y de vitamina C.

**4.** Tratar las complicaciones orgánicas según las recomendaciones generales. Cirrosis hepática →cap. 7.12.

**5.** Todos los enfermos deben vacunarse contra el VHA y VHB. Los enfermos con cirrosis deben vacunarse anualmente contra la gripe y cada 5 años contra el neumococo.

Durante el tratamiento determinar la concentración de Hb y del Hto antes de cada flebotomía y la concentración de ferritina en suero (generalmente se tiende a mantener valores 50-100 µg/l) cada 10-12 flebotomías.

→ **P R O N Ó S T I C O**

Sin tratamiento sobreviven a los 5 años desde el diagnóstico ~1/3 de los enfermos. Un tratamiento eficaz (antes del desarrollo de cirrosis hepática y otras complicaciones irreversibles) asegura una supervivencia igual a la del resto de la población.

## 9.2. Siderosis secundarias

**Causas:** anemia con exceso de hierro (anemia hemolítica crónica, anemia sideroblástica, forma homocigota de talasemia β, déficit de glucosa-6-fosfato deshidrogenasa), otras anemias tratadas con múltiples transfusiones de sangre y hematíes, hemodiálisis a largo plazo, enfermedades hepáticas crónicas (hepatitis B o C, cirrosis hepática alcohólica, esteatosis hepática no alcohólica, porfiria cutánea tardía), déficit de ceruloplasmina, déficit de transferrina.

**Cuadro clínico:** igual que el descrito en la hemocromatosis primaria.

**Tratamiento:** sobre todo causal, siempre que sea posible. Recomendaciones generales como las descritas en la hemocromatosis primaria. En la porfiria cutánea tardía están indicadas las flebotomías. Si la causa de la siderosis es una eritropoyesis ineficaz → administrar deferoxamina como alternativa, deferasirox a dosis de 10-20 mg/kg/d VO.

# 10. Enfermedad hepática alcohólica

→ **D E F I N I C I Ó N   Y   E T I O P A T O G E N I A**

La principal vía de metabolización del alcohol etílico en el hígado, consiste en su oxidación a acetato. El acetaldehído, que es tóxico, es el metabolito intermediario. El daño hepático se desarrolla gradualmente:

1) **esteatosis hepática alcohólica**: daño hepático crónico con acúmulo de gotas de grasa en los hepatocitos

2) **hepatitis alcohólica**: lesiones inflamatorias y necróticas en el hígado

3) **cirrosis hepática alcohólica**.

Los estadios, aunque consecutivos, no están separados claramente entre sí y a veces se presentan simultáneamente. La predisposición genética tiene un papel significativo. Las mujeres son más susceptibles al daño hepático por alcohol, la dosis nociva es menor y el avance de la enfermedad es más rápido. En cuanto a las enfermedades hepáticas, se considera "segura" una dosis semanal de alcohol de 21 unidades de 8 g para hombres (lo que corresponde a ~4 l de cerveza, ~1,75 l de vino y ~0,5 l de bebidas con alta graduación de alcohol) y para mujeres (según diferentes datos) 14, e incluso solo 7 unidades. Según publicaciones recientes el consumo de más de 40 g de alcohol al día de modo regular constituye un riesgo para enfermedad hepática alcohólica desde esteatosis a cirrosis.

→ **C U A D R O   C L Í N I C O   E   H I S T O R I A   N A T U R A L**

**1. Esteatosis hepática alcohólica:** a menudo cursa de forma asintomática, a veces con dolor en el hipocondrio derecho o en el epigastrio, o bien con hepatomegalia, dolorosa o no a la palpación. Generalmente regresa lento, 4-6 semanas después de dejar de beber alcohol; en caso contrario evoluciona (en ~35 % de los enfermos) hacia una hepatitis y cirrosis hepática.

**2. Hepatitis alcohólica:** ictericia, pérdida de apetito, astenia, dolor en hipocondrio derecho y fiebre. En la exploración física: signos de desnutrición y atrofia muscular. Pueden manifestarse síntomas de enfermedad hepática avanzada e hipertensión portal y del síndrome de abstinencia alcohólica. Para valorar la gravedad de la enfermedad se utiliza el índice de Maddrey FD = 4,6×alargamiento de PT [en s] + concentración de bilirrubina [en mg/dl]. Un valor FD >32 indica un curso severo de la enfermedad. Después de suspender la ingesta de alcohol por completo, los síntomas desaparecen en un 70 % de los enfermos. La continuidad en el consumo de alcohol conlleva el desarrollo de una hepatitis crónica y de una cirrosis hepática.

**3. Cirrosis hepática alcohólica:** no es significativamente diferente de cirrosis de otra etiología. Los síntomas de hipogonadismo y de feminización son muy marcados. A menudo cursa con episodios de exacerbación causados por una hepatitis alcohólica.

### → DIAGNÓSTICO

**Exploraciones complementarias**

**1. Pruebas de laboratorio**

1) **análisis de sangre**

   a) en la esteatosis: aumento de la actividad de la GGT, a veces un ligero aumento de la actividad de ALT y AST (AST >ALT)

   b) en la hepatitis: ALT y AST <400 UI/l, AST/ALT ≥1,5, adicionalmente, existe un aumento de la actividad de ALP, de la concentración de hierro, a veces también de la ferritina, bilirrubina (en >60 %), alargamiento de TP, alteraciones electrolíticas (hiponatremia, hipopotasemia, hipomagnesemia, hipercloremia) y alcalosis respiratoria

2) **hemograma de sangre periférica**

   a) en la esteatosis: macrocitosis

   b) en la hepatitis: leucocitosis con predominio de neutrófilos, anemia macrocítica (>2/3 de los enfermos), trombocitopenia.

**2. Ecografía hepática:** ecogenicidad aumentada.

**3. Examen histológico de biopsia hepática (la biopsia raramente está indicada):**

1) en la esteatosis: esteatosis de gota gruesa en los hepatocitos

2) en la hepatitis: adicionalmente balonamiento de los hepatocitos y cuerpos de Mallory; en fases posteriores lesiones inflamatorias, necróticas y, finalmente fibrosis.

**Criterios diagnósticos**

**La esteatosis hepática alcohólica** se diagnostica a base de la anamnesis que indica consumo excesivo crónico de alcohol (en la valoración de la adicción son útiles los cuestionarios AUDIT y CAGE) y signos de esteatosis hepática en la ecografía, en ausencia de otra causa de enfermedad hepática.

**La hepatitis alcohólica** se diagnostica por el cuadro histológico (diagnóstico definitivo) o el cuadro clínico (diagnóstico probable): aparición repentina o intensificación de la ictericia, aumento de la actividad de ALT o AST (<400 UI/l, AST/ALT >1,5), ingesta de alcohol >3 uds. de etanol por día para los hombres y >2 uds. para las mujeres durante >5 años y hasta 4 semanas antes de presentarse los síntomas y se han descartado hepatitis de otra etiología.

**La cirrosis hepática** se diagnostica por el cuadro clínico. Raramente es necesaria la biopsia hepática.

**Diagnóstico en la insuficiencia hepática aguda** →cap. 7.13, Diagnóstico.

**Diagnóstico diferencial**

1) Otras causas de esteatosis hepática →cap. 7.11.
2) Hepatitis como en la hepatitis vírica crónica tipo B →cap. 7.2.

### ➔ TRATAMIENTO

**1.** Abstinencia absoluta de alcohol (tratamiento de síndrome de abstinencia →cap. 20.15). La dieta pobre en grasa tiene un papel complementario. Además es necesario el tratamiento de la desnutrición proteico-calórica (35/40 kcal/d, proteína 1,2-1,5 g/kg/d) y de otros déficits nutricionales relacionados con el abuso de alcohol, más frecuentes los déficits de vitamina A, D, tiamina, ácido fólico, piridoxina y zinc.

**2.** Corregir las alteraciones electrolíticas presentes.

**3.** En hepatitis alcohólica severa (FD >32 o puntaje MELD >20) tras descartar infecciones utilizar prednisolona VO 40 mg/d o metilprednisolona iv. 32 mg/d (cuando el enfermo no puede tomar fármacos VO) durante 4 semanas. Transcurridas 4 semanas, suspender el tratamiento o ir reduciéndolo gradualmente durante 3 semanas. Si al 7.º día de tratamiento no hay respuesta, es decir, el índice de Lille >0,45 (calculado a base de edad, tiempo de protrombina/INR y concentración de bilirrubina, creatinina y albúmina [http://www.lillemodel.com/score.asp?score=lillept]) → suspender los glucocorticoides.

**4.** Tratamiento de las complicaciones derivadas de la cirrosis e insuficiencia hepática →cap. 7.12.

### ➔ OBSERVACIÓN

Control periódico (cada 3-12 meses, dependiendo del estadio de daño hepático y del grado de abuso de alcohol) de parámetros bioquímicos de función hepática y dirigido a la detección de síntomas de hipertensión portal u otras complicaciones asociadas a la cirrosis hepática. Realizar ecografía cada 6 meses.

# 11. Enfermedad hepática grasa no alcohólica (NAFLD)

### ➔ DEFINICIÓN Y ETIOPATOGENIA

**Enfermedad hepática grasa no alcohólica (NAFLD)**: se caracteriza por una excesiva acumulación de grasa en el hígado (esteatosis hepática) en personas que no abusan de alcohol; esteatosis ≥5 % de los hepatocitos en el estudio histológico o contenido de grasa hepática >5,6 % en espectroscopia protónica por resonancia magnética ($^1$H-ERM). La **NAFLD** es la manifestación hepática del síndrome metabólico (→cap. 13.5) y está relacionada con un aumento del riesgo de ateroesclerosis precoz y de muerte por causas cardiovasculares. La NAFLD abarca tanto la **esteatosis hepática no alcohólica** (**NAFL**; esteatosis simple o con una leve inflamación lobular, sin causas de esteatosis secundaria →tabla 11-1, bajo riesgo de progresar a cirrosis), como la **esteatohepatitis no alcohólica**, que deriva de esta (**NASH**; esteatosis hepática con hepatitis crónica progresiva con o sin fibrosis hepática). La NASH sin tratamiento evoluciona a fibrosis, cirrosis y carcinoma hepatocelular.

La causa de la NAFLD es una dieta hipercalórica (alimentos tipo comida rápida), rica en carbohidratos refinados, especialmente en fructosa, grasas saturadas y bebidas azucaradas, la cual, junto con escasa actividad física, lleva a sobrepeso y obesidad. La insulinorresistencia, alteraciones en la regulación de la adiponectina y el estrés oxidativo desempeñan el papel principal en su patogenia; también es significativa la influencia de factores genéticos.

Los principales factores de riesgo de la NAFLD son: obesidad (sobre todo visceral), diabetes *mellitus* tipo 2, dislipidemia, síndrome metabólico, síndrome del ovario poliquístico. Entre los factores de riesgo se enumeran también: hipotiroidismo, hipopituitarismo, hipogonadismo, apnea del sueño, estado tras pancreatoduodenectomía y psoriasis.

### → CUADRO CLÍNICO E HISTORIA NATURAL

**Síntomas**: generalmente ausentes. Algunos pacientes refieren cansancio, debilidad, malestar general o sensación de incomodidad en el cuadrante superior derecho del abdomen. La enfermedad se diagnostica con frecuencia de forma accidental al realizar una ecografía prescrita por otras causas, o después de identificar una actividad irregular de enzimas hepáticas (ALT, AST) en el suero.

Signos: normalmente obesidad, hepatomegalia (<75 % de los enfermos) o esplenomegalia (<25 %) u otros rasgos de hipertensión portal (raramente).

La fibrosis suele progresar lentamente (en un promedio de 1 grado por 14 años en la NAFL y por 7 años en la NASH), pero en un ~20 % de los enfermos la fibrosis es de progresión rápida. En los enfermos con NASH el riesgo de fibrosis hepática y carcinoma hepatocelular está aumentado, pero la causa principal de la muerte son las enfermedades cardiovasculares.

### → DIAGNÓSTICO

**Exploraciones complementarias**

**1. Pruebas de laboratorio:** normalmente se observa un aumento leve o moderado de la actividad de ALT, AST (AST/ALT <1) y GGT (~50 % de los casos), hiperbilirrubinemia (raramente), dislipidemia (un 25-75 % de los enfermos), hiperglucemia o un test de tolerancia a la glucosa alterado (frecuentemente), hipoalbuminemia y alargamiento del TP (en enfermedad hepática avanzada), aumento de la concentración de hierro y ferritina (bastante frecuente).

**2. Pruebas de imagen. Ecografía:** aumento de la ecogenicidad hepática (esteatosis), con menor frecuencia hepatomegalia. En caso de cirrosis, presencia de signos de hipertensión portal (exploración difícil en caso de obesidad, no detecta esteatosis leve de <20 % del peso del hígado y no distingue la esteatosis simple de la NASH). **TC:** buena valoración del hígado y de otros órganos (no se recomienda su uso rutinario por la radiación ionizante). RMN: valoración precisa de esteatosis leve (5-10 % de los hepatocitos), pero disponibilidad limitada; [1]H-ERM es el único método verificado de medición cuantitativa de contenido de grasa hepática.

**3. Valoración no invasiva de la fibrosis:** a fin de seleccionar pacientes con fibrosis de poca intensidad (F0-F1) en los que se puede prescindir de la biopsia hepática. Métodos:

1) **elastografía** (FibroScan exactitud limitada en obesidad), elastografía RMN

2) **escalas basadas en biomarcadores séricos:** NAFLD Fibrosis Score (http://nafldscore.com), FIB-4, Enhanced Liver Fibrosis (ELF), FibroTest.

**4. Examen histológico de biopsia hepática:** patrón de oro para el diagnóstico (necesario para distinguir con certeza la NAFL de la NASH), pero comporta un riesgo de complicaciones. Indicaciones:

1) sospecha de NASH, especialmente en caso de que las pruebas no invasivas indiquen fibrosis significativa (≥F2)

2) dudas diagnósticas, p. ej. otras causas de esteatosis, alta concentración de hierro sérico, presencia de autoanticuerpos (AAN, SMA, AMA), abuso de fármacos

3) coexistencia de la NAFLD con otras enfermedades hepáticas crónicas.

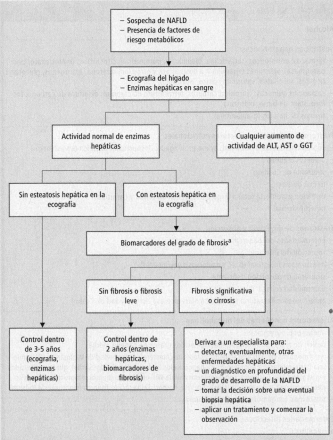

```
┌──────────────────────────────┐
│ – Sospecha de NAFLD          │
│ – Presencia de factores de   │
│   riesgo metabólicos         │
└──────────────────────────────┘
                │
┌──────────────────────────────┐
│ – Ecografía del hígado       │
│ – Enzimas hepáticas en sangre│
└──────────────────────────────┘
```

- Actividad normal de enzimas hepáticas
- Cualquier aumento de actividad de ALT, AST o GGT

- Sin esteatosis hepática en la ecografía
- Con esteatosis hepática en la ecografía

- Biomarcadores del grado de fibrosis[a]

- Sin fibrosis o fibrosis leve
- Fibrosis significativa o cirrosis

- Control dentro de 3-5 años (ecografía, enzimas hepáticas)
- Control dentro de 2 años (enzimas hepáticas, biomarcadores de fibrosis)
- Derivar a un especialista para:
  – detectar, eventualmente, otras enfermedades hepáticas
  – un diagnóstico en profundidad del grado de desarrollo de la NAFLD
  – tomar la decisión sobre una eventual biopsia hepática
  – aplicar un tratamiento y comenzar la observación

[a] NAFLD Fibrosis Score, FIB-4, pruebas comerciales (FibroTest, FibroMeter, ELF)

ALT — alanina aminotransferasa, AST — aspartato aminotransferasa , GGT — γ-glutamiltransferasa, NAFLD — enfermedad hepática grasa no alcohólica

**Fig. 11-1.** Estrategia de diagnosticar y tratar la NAFLD

## Procedimiento diagnóstico

**Algoritmo de actuación** →fig. 11-1.

Evaluación del paciente con sospecha de NAFLD:

1) consumo de alcohol
2) antecedentes personales y familiares de diabetes, hipertensión arterial y enfermedades cardiovasculares
3) IMC, perímetro de la cintura, cambios del peso corporal
4) indicadores de la infección por el VHB y VHC
5) uso de fármacos relacionados con esteatosis

**Tabla 11-1. Causas de esteatosis hepática**

| |
|---|
| **Alcohol** |
| **Sustancias hepatotóxicas**<br>– fármacos: antibióticos (tetraciclina, bleomicina, puromicina), citostáticos (metotrexato, L-asparaginasa), vitaminas (vitamina A a dosis altas), y otros (amiodarona, estrógenos, glucocorticoides, salicilatos, valproato sódico, warfarina)<br>– sustancias químicas: clorohidrocarburos, tetracloruro de carbono, disulfuro de carbono, fósforo, sales de bario, hidrazina<br>– toxinas de hongos (α-amanitina) |
| **Trastornos metabólicos y factores nutricionales**<br>– sobrealimentación y obesidad, ayuno prolongado, desnutrición proteica (kwashiorkor)<br>– diabetes mellitus<br>– síndrome de Cushing<br>– déficit de zinc<br>– nutrición parenteral total a largo plazo (déficit de colina y carnitina)<br>– hiperlipidemias |
| **Trastornos de digestión y absorción**<br>– enfermedades del páncreas<br>– resección del intestino<br>– anastomosis intestinal (p. ej. anastomosis yeyunoileal)<br>– síndrome de absorción deficiente<br>– enfermedad celíaca<br>– enfermedad inflamatoria intestinal (colitis ulcerosa, enfermedad de Crohn) |
| **Alteraciones congénitas del metabolismo**<br>– abetalipoproteinemia<br>– déficit de acil-CoA deshidrogenasa de ácidos grasos de cadena media<br>– enfermedades de almacenamiento: ésteres de colesterol (enfermedad de Wolman), esfingomielina (enfermedad de Niemann-Pick), gangliósidos (enfermedad de Tay-Sachs), glucocerebrosidos (enfermedad de Gaucher), cobre (enfermedad de Wilson), hierro (hemocromatosis), glucógeno (glucogenosis), galactosa, fructosa, tirosina, homocisteína, ácido fitánico (síndrome de Refsum)<br>– trastornos congénitos del ciclo de la urea |
| **Enfermedades infecciosas**<br>– hepatitis C<br>– hepatitis vírica fulminante tipo D<br>– endotoxemia |
| **Otras**<br>– síndrome de Reye<br>– complicaciones del embarazo: esteatosis hepática aguda de embarazo, eclampsia, síndrome HELLP (hemólisis, aumento de la actividad de enzimas hepáticas y trombocitopenia) |

6) actividad de enzimas hepáticas (AST, ALT, GGTP)

7) glucemia en ayunas, HbA1c, PTGO (eventualmente insulina en ayunas y prueba HOMA-IR)

8) hemograma

9) concentraciones de colesterol total, HDL, triglicéridos y ácido úrico en plasma

10) ecografía.

**Tabla 11-2. Cambio del estilo de vida en el tratamiento de la enfermedad hepática grasa no alcohólica (basándose en las guías de la EASL, EASD y EASO 2016, AASLD 2018)**

| | |
|---|---|
| Reducción del aporte calórico | – Reducir el aporte calórico en 500-1000 kcal a fin de reducir el peso corporal en 0,5-1 kg/semana<br>– Objetivo: reducción del peso corporal en un 7-10 %<br>– Aplicar a largo plazo, junto con un aumento de actividad física y terapia cognitivo-conductual |
| Composición de la dieta | – Baja o moderada ingesta de grasas y moderada ingesta de carbohidratos<br>– Dietas ricas en proteínas o cetogénicas bajas en carbohidratos |
| Consumo de fructosa | Evitar bebidas y comidas ricas en fructosa |
| Consumo de alcohol | Categóricamente mantener el consumo de alcohol debajo del nivel de riesgo (es decir, 30 g/d en hombres y 20 g/d en mujeres) |
| Consumo de café | No se producen limitaciones relacionadas con el hígado |
| Entrenamiento y actividad física | – 150-200 min/semana de ejercicios aeróbicos de intensidad moderada en 3-5 sesiones (p. ej. caminar rápido, bicicleta fija)<br>– El entrenamiento de resistencia también es eficaz, mejora el funcionamiento del sistema locomotor, ejerce influencia positiva en los factores de riesgo metabólicos<br>– Un alto nivel de cansancio, por culpa del cual se limita la actividad y se produce somnolencia durante el día, dificulta la realización de los ejercicios recomendados |

Diagnóstico ampliado, en función de la valoración inicial de la probabilidad o de los resultados de las pruebas

1) concentración de ferritina y saturación de transferrina en hierro
2) pruebas de detección de enfermedad celíaca, enfermedades de la glándula tiroides y síndrome del ovario poliquístico
3) pruebas de detección de enfermedades hepáticas raras: enfermedad de Wilson, enfermedades autoinmunes, déficit de $\alpha_1$-antitripsina

### Criterios diagnósticos

**1. NAFLD:** esteatosis hepática en el estudio histológico o prueba de imagen y exclusión de otras causas de la acumulación de grasa en el hígado (→tabla 11-1).

**2. NAFL:** NAFLD sin balonamiento de los hepatocitos.

**3. NASH:** la NAFLD con esteatosis de ≥5 % de los hepatocitos, inflamación lobular y portal y balonamiento de los hepatocitos.

### Diagnóstico diferencial

Como en la hepatitis B crónica →cap. 7.2.

### → TRATAMIENTO

**1. Cambio del estilo de vida:** dieta mediterránea o una parecida dieta DASH baja en calorías, aumento de la actividad física (→tabla 11-2; actividad física durante 150 min/semana o su aumento en >60 min/semana producen una reducción de la actividad de aminotransferasas séricas y del peso corporal). En pacientes con obesidad, para disminuir la esteatosis hepática, puede ser suficiente reducir el peso corporal en un 3-5 %, para mejorar las lesiones necróticas e inflamatorias, y la fibrosis debería reducirse en un 7-10 %.

En pacientes con NASH y obesidad grave, en caso de ineficacia considerar la cirugía bariátrica.

**2. Tratamiento hepatoprotector:** en enfermos con NASH confirmada histológicamente puede utilizarse la vitamina E 800 UI/d durante ≤1 año (contraindicada en casos de diabetes y cirrosis hepática) o la pioglitazona (registrada solo para el tratamiento de diabetes) 30 mg/d.

**3. Tratamiento sintomático de las complicaciones de cirrosis hepática** →cap. 7.12.

**4. Trasplante hepático:** en caso de cirrosis terminal o carcinoma hepatocelular.

#### → OBSERVACIÓN

Controlar la actividad de ALT y AST cada 2-3 meses. No existen recomendaciones inequívocas en cuanto a la realización de ecografías de forma regular o a la determinación de α-fetoproteína en NAFLD, mientras que en NASH se recomienda realizar una ecografía cada 6 meses. Monitorización de los enfermos con cirrosis hepática →cap. 7.12.

## 12. Cirrosis hepática

### → DEFINICIÓN Y ETIOPATOGENIA

Es el resultado de un daño hepático difuso, en el que se produce fibrosis y remodelación de la arquitectura normal del órgano en forma de nódulos regenerativos que tienen una estructura anormal → disminuye la cantidad de parénquima funcionante → se desarrollan alteraciones de la función hepática y de la estructura del sistema vascular, lo que lleva a hipertensión portal (aumento del gradiente de presión venosa hepática >10 mm Hg; normal ≤5 mm Hg). La hipertensión portal condiciona el desarrollo de la circulación colateral portosistémica (en el esófago, recto y pared abdominal), esplenomegalia, hiperesplenismo, ascitis y gastropatía portal. La cirrosis constituye el estadio terminal de diversas enfermedades hepáticas crónicas.

**Causas:** enfermedad hepática alcohólica, hepatitis tipo B, D o C, hepatitis autoinmune, enfermedades metabólicas (hemocromatosis, enfermedad de Wilson, déficit de $\alpha_1$-antitripsina, fibrosis quística, porfiria cutánea tardía, galactosemia, tirosinemia hereditaria, glucogenosis tipo III y IV, teleangiectasia hemorrágica hereditaria, hipervitaminosis A, abetalipoproteinemia, NASH), enfermedades de las vías biliares (obstrucción de las vías biliares extrahepáticas, obstrucción de las vías biliares intrahepáticas, colangitis biliar primaria, colangitis esclerosante primaria), obstrucción del retorno venoso (enfermedad venooclusiva hepática, síndrome de Budd-Chiari, insuficiencia hepática derecha), fármacos (metotrexato, metildopa, amiodarona), toxinas, *bypass* intestinal (en el tratamiento de la obesidad), cirrosis criptogénica (causa desconocida).

### → CUADRO CLÍNICO E HISTORIA NATURAL

Los síntomas clínicos dependen del tiempo de evolución de la enfermedad, de la cantidad de parénquima hepático funcionante, de las alteraciones de la circulación portal y del tratamiento administrado. Un 30-40 % de los enfermos con cirrosis cursa de forma completamente asintomática y se detecta de modo casual. La cirrosis sin síntomas de alteración de la función metabólica y sin complicaciones derivadas de la hipertensión portal se denomina compensada.

**1. Síntomas generales:** debilidad y fatigabilidad fácil (durante mucho tiempo es el principal y único síntoma), febrículas, pérdida de apetito, disminución de

Tabla 12-1. Clasificación de Child (modificada por Pugh) de insuficiencia hepática

| Parámetro valorado | Puntos según el grado de alteración | | |
|---|---|---|---|
| | 1 | 2 | 3 |
| Encefalopatía | Ausente — 1 punto | Grado 1-2 | Grado 3-4 |
| Ascitis | Ausente | Moderada | A tensión |
| Bilirrubina (mg/dl [µmol/l]) | <2 (<35) | 2-3 (35-50) | >3 (>50) |
| Albúmina (g/dl) | >3,5 | 2,8-3,5 | <2,8 |
| Tiempo de protrombina (en s, superior al rango normal) | 1-4 | 5-10 | >10 |
| Puntuación total | 5-6 | 7-9 | 10-15 |
| Resultado en escala de Child | A | B | C |

Cirrosis hepática compensada: enfermos de clase A, no hay indicaciones para trasplante
Cirrosis hepática descompensada: enfermos de clase B y C, existe indicación para trasplante
CBP — colangitis biliar primaria

la masa corporal, postura característica (aspecto de "muñeco de castañas", es decir con las extremidades superiores e inferiores delgadas a consecuencia de la atrofia muscular y el perímetro abdominal aumentado), calambres musculares dolorosos (molestos sobre todo por la noche), prurito.

**2. Manifestaciones cutáneas:** ictericia, arañas vasculares, telangiectasias, eritema palmar y plantar, hiperpigmentación de la piel, leuconiquia, xantelasmas, pérdida de vello en tórax y axilas en los hombres, hirsutismo, dilatación de las venas de la circulación colateral en la piel del abdomen ("cabeza de Medusa"). Cuando se desarrolla la diátesis hemorrágica (consecuencia de una alteración en la síntesis de los factores de coagulación por los hepatocitos, y de la trombocitopenia) aparecen petequias, sangrados de las encías y de la nariz y también sangrados en las mucosas.

**3. Trastornos en el sistema digestivo:** flatulencia, náuseas y vómitos, lengua depapilada, edema de las glándulas salivales (en algunos enfermos), dolor en el hipocondrio derecho, esplenomegalia (~60 % de los enfermos), hepatomegalia con superficie nodular palpable (esto solo se observa en algunos enfermos, ya que típicamente el hígado está disminuido y escondido profundamente por debajo del arco costal), ascitis, hernia de la pared abdominal (más frecuentemente hernia umbilical).

**4. Trastornos funcionales del sistema reproductor:** hipogonadismo (libido disminuida, trastornos menstruales, infertilidad y en hombres atrofia testicular) y feminización (ginecomastia, arañas vasculares, eritema palmar, cambio en la distribución del vello).

**5. Historia natural:** la cirrosis hepática es una enfermedad progresiva. Con el tiempo aparecen las manifestaciones bioquímicas y clínicas de descompensación. **Clasificación de Child-Pugh** del grado de insuficiencia hepática en el curso de la cirrosis →tabla 12-1. El tiempo de evolución, desde la etapa temprana (posible de detectar solamente en el examen histopatológico) hasta la insuficiencia hepática terminal, es variable y depende de la etiología y del tratamiento utilizado. La supervivencia desde el momento de la aparición de los primeros síntomas de descompensación es de un 45 % de los enfermos a los 5 años, y un 10-20 % a los 10 años.

## → DIAGNÓSTICO

**Exploraciones complementarias**

**1. Análisis de sangre**

1) **Hemograma**: trombocitopenia (a veces es la primera y única manifestación analítica de la cirrosis hepática), anemia (es muy frecuente y generalmente macrocítica), leucopenia.

2) **Pruebas bioquímicas**: actividad de ALT y AST aumentada (generalmente AST >ALT en cirrosis sin inflamación activa y en la fase terminal puede ser normal), ALP (2-3 veces generalmente en enfermedades hepáticas colestásicas), GGT (un aumento aislado sugiere etiología alcohólica), actividad de colinesterasa disminuida, hipergammaglobulinemia (generalmente policlonal), hiperglucemia (frecuente), hipertrigliceridemia (sobre todo en la cirrosis alcohólica), hipercolesterolemia (en enfermedades hepáticas colestásicas), concentración de AFP aumentada (se da en cirrosis con gran actividad inflamatoria, si bien un valor >100-200 uds./ml indica carcinoma hepatocelular). En la cirrosis descompensada: hiperbilirrubinemia (generalmente con predominio de la bilirrubina conjugada) que no cambia o se eleva de manera lenta y generalmente no llega a valores altos (excepto las enfermedades hepáticas colestásicas), hipoalbuminemia, concentración aumentada de amonio en el suero, hipoglucemia (puede indicar insuficiencia hepática aguda, infección bacteriana o carcinoma hepatocelular), hiponatremia e hipo- o hiperpotasemia.

3) **Pruebas de coagulación**: alargamiento de TP, uno de los parámetros más sensibles de la función de los hepatocitos, precede a todas las demás manifestaciones de la descompensación metabólica y tiene un valor pronóstico.

**2. Pruebas de imagen:** se realizan para detectar lesiones focales (cáncer), determinar el tamaño y la forma del órgano, diagnosticar esteatosis asociada a cirrosis y pesquisar manifestaciones de hipertensión portal y medir el flujo en los vasos hepáticos. **Ecografía:** se describe típicamente una hipertrofia del lóbulo izquierdo y del lóbulo caudado, con disminución del lóbulo derecho y un contorno hepático irregular y policíclico. Las manifestaciones de la hipertensión portal son: dilatación de la vena portal >15 mm con flujo monofásico o invertido, presencia de circulación colateral, sobre todo en la vena gástrica izquierda, esplénica, umbilical y esplenomegalia (signo poco específico). Puede observarse un agrandamiento de la vesícula biliar, con engrosamiento de su pared y colelitiasis. El carcinoma hepatocelular generalmente es una pequeña lesión focal hipoecogénica (si el diámetro >2 cm, la probabilidad de cáncer es de ~95 %). La **TC** no ofrece ventajas sobre la ecografía, excepto si se sospecha un carcinoma hepatocelular (TC trifásica).

**3. Examen endoscópico:** la esofagogastroduodenoscopia se realiza de rutina para detectar varices esofágicas y gástricas, gastropatía portal o úlceras.

**4. Examen histológico de la biopsia hepática:** base para el diagnóstico de la cirrosis hepática y sus causas y para la valoración del estadio de la enfermedad hepática, no siempre necesaria. Se observan nódulos regenerativos (pequeños, grandes o mixtos), fibrosis en estadio 4 y lesiones características de la enfermedad causante de la cirrosis.

**5. Elastografía:** es una alternativa a la biopsia hepática; evalúa el grado de fibrosis (su mayor validación es en la hepatitis C).

**Criterios diagnósticos**

Cuadro histológico en la biopsia hepática. En casos de cirrosis descompensada, una causa evidente, y la presencia de manifestaciones clínicas y de alteraciones típicas en las pruebas de laboratorio es suficiente para establecer el diagnóstico.

**Diagnóstico diferencial**

En la fase de compensación realizar el diagnóstico diferencial de la cirrosis hepática con otras enfermedades hepáticas crónicas. En la descompensada cada una de las manifestaciones de la enfermedad requiere el diagnóstico diferencial en función del cuadro clínico predominante, entre otras la ictericia →cap. 1.26, la ascitis →cap. 1.1, la hipertensión portal (causas prehepáticas: trombosis de la vena portal o de la vena esplénica, compresión externa de la vena portal [neoplasias, fibrosis retroperitoneal], malformaciones congénitas de la vena portal; intrahepáticas [aparte de las causas de cirrosis]: enfermedad venooclusiva hepática, hiperplasia focal nodular, esquistosomiasis, sarcoidosis; extrahepáticas: síndrome de Budd-Chiari, trombosis de la vena cava inferior, pericarditis constrictiva, cardiomiopatía restrictiva) y encefalopatía hepática →más adelante.

## → TRATAMIENTO

**1.** En la cirrosis hepática compensada recomendar **abstinencia absoluta de alcohol y tabaco** y una **dieta** equilibrada (sin eliminar productos) con un contenido de proteína ~1,2-1,5 g/kg/d y colación nocturna. Las cenas livianas a base de carbohidratos previenen la gluconeogénesis nocturna a través del catabolismo de las proteínas y a la vez la desnutrición. En enfermos con desnutrición puede ser útil la nutrición con suplementos líquidos (mezclas nutricionales instantáneas) o el uso de nutrición enteral durante 3 semanas. No se recomienda suplementar la metionina ni usar los denominados fármacos hepatoprotectores (excepto la administración controvertida de la silimarina a dosis altas) o preparados de aminoácidos ramificados (salvo los casos en los que se necesita limitar el aporte diario de proteínas).

**2.** **Tratamiento etiológico**, dependiendo de la etiología de la cirrosis.

**3.** Tratamiento sintomático

1) **Hiponatremia con hipervolemia**: es una manifestación de hiperhidratación. Si está asintomático no requiere tratamiento. Reducir el aporte de líquidos en natremia <125 mmol/l y suplementar con sodio en hiponatremia severa (<110 mmol/l) o sintomática.

2) **Hiponatremia con hipovolemia**: requiere la infusión del NaCl al 0,9 % y el tratamiento de la causa, lo más frecuente es la suspensión de diuréticos (contraindicados en natremia <120 mmol/l).

3) **Trastornos de la coagulación**: en general no requieren tratamiento si no se presentan sangrados (ya que la síntesis de los factores anticoagulantes está afectada en un grado similar a la de los factores procoagulantes, la hemostasia está en general en equilibrio e incluso se observa una tendencia hacia la trombosis venosa, sobre todo en personas mayores). En enfermos con trombosis de la vena portal está indicado el uso del tratamiento anticoagulante, especialmente si se está postulando a trasplante.

4) **Hiperglucemia y diabetes**: generalmente dieta. Es menos frecuente el uso de insulinoterapia.

**4.** Tratamiento de las complicaciones →más adelante.

**5.** Otros métodos de tratamiento inespecífico: **β-bloqueantes** no selectivos en la profilaxis primaria y secundaria de sangrado de varices esofágicas (→más adelante); **antibióticos** en la prevención de complicaciones relacionadas con la traslocación de bacterias desde el tracto digestivo (→más adelante); **estatinas**, p. ej. simvastatina 20-40 mg/d (disminuye la hipertensión portal). Se recomiendan **vacunas** contra la hepatitis A y B, la gripe y el neumococo.

**6.** El **trasplante hepático** es el tratamiento de elección de la cirrosis hepática descompensada. En Chile se evalúan todos los pacientes con MELD ≥15, ascitis refractaria, encefalopatía crónica o recidivante, síndrome hepatorrenal y síndrome hepatopulmonar, hemorragia digestiva recidivante y CHC que cumple criterios de Milán.

## → OBSERVACIÓN

**1.** Se recomienda el control regular con el fin de vigilar la abstinencia de alcohol y detectar precozmente las complicaciones de la cirrosis.

**2.** En la fase compensada de la cirrosis controlar cada 3-6 meses la actividad de aminotransferasas, de ALP y GGT, TP, concentración de albúminas, bilirrubina y AFP. Cada 6 meses realizar una ecografía para detectar ascitis o lesiones focales en el hígado. Repetir el examen endoscópico cada 1-3 años, dependiendo de la presencia de varices esofágicas y de su grado.

## → COMPLICACIONES

**1. Ascitis:** es la complicación más frecuente de la cirrosis y una de las más tempranas. La fisiopatología es compleja. Los principales factores relacionados son la retención renal de sodio y agua, la hipertensión portal y la hipoalbuminemia. Cuadro clínico, clasificación de gravedad, diagnóstico y diagnóstico diferencial →cap. 1.1.

**Tratamiento**

1) **En enfermos con cirrosis sin ascitis** no hay límite en el aporte de líquidos y sodio. No se deben utilizar diuréticos para prevenir su aparición.

2) **Ascitis grado 1 y 2** → empezar con la restricción del sodio en la dieta <2 g/d (<88 mmol/d). Si no hay respuesta → indicar diuréticos: **espironolactona** 100 mg y **furosemida** 40 mg 1 × d por la mañana. Si después de 4-5 días no hay efecto (disminución de la masa corporal de 0,3-0,5 kg/d en caso de ascitis sola o de 0,8-1,0 kg/d si coexisten edemas periféricos) → aumentar la dosis (espironolactona hasta 400 mg/d, furosemida hasta 160 mg/d). Después de la resolución de la ascitis se debe continuar con la restricción del sodio en la dieta, la ingesta de líquidos será ~1,5 l/d y hay que mantener las dosis de diuréticos en un nivel que evite la recidiva de la retención de líquido (control de la masa corporal cada 1-2 días).

3) **Ascitis grado 3** → **paracentesis terapéutica** →cap. 25.11. El procedimiento se puede repetir frecuentemente y es relativamente seguro, bajo la condición de que se realice una adecuada reposición del volumen circulante (lo ideal es con solución de albúmina a dosis de 6-8 g por cada litro de líquido extraído), si se han extraído >5 l del líquido ascítico. La paracentesis es el método de elección en enfermos con hiponatremia descompensada. Para prevenir la reaparición de la ascitis utilizar diuréticos y restringir el aporte de sal y de líquidos →más arriba.

4) **Ascitis resistente o recurrente** → **TIPS, trasplante hepático o anastomosis peritoneo-venosa.**

**2. Peritonitis bacteriana espontánea (PBE):** se presenta en un 10-30 % de los enfermos con ascitis. Está causada por la infección del líquido ascítico sin que exista una fuente de infección visible en la cavidad abdominal. Probablemente se produce a consecuencia de la traslocación de bacterias desde la luz del tracto digestivo y de la alteración de la actividad antibacteriana del líquido ascítico. Las bacterias aisladas con mayor frecuencia son (70 %): *Escherichia coli, Enterococcus faecalis, Enterobacter, Serratia, Klebsiella, Proteus, Pseudomonas.*

**Cuadro clínico:** son relativamente raros los síntomas típicos de peritonitis (es decir fiebre, escalofríos, dolor abdominal difuso, signos de irritación peritoneal, disminución de los ruidos intestinales). El único síntoma de la PBE puede ser la fiebre, la encefalopatía de origen desconocido o el *shock* séptico. En ~10 % de los casos el curso es asintomático.

**Diagnóstico:** en todos los enfermos con ascitis ingresados en el hospital se recomienda realizar paracentesis diagnóstica y analizar el líquido ascítico →cap. 28.6, incluyendo la toma de cultivos (≥10 ml de líquido en el frasco con el medio para hemocultivo aerobio y anaerobio). La PBE se diagnostica cuando el número de neutrófilos en el líquido ascítico es >250/µl sin un claro origen de infección en la cavidad abdominal. Los cultivos del líquido ascítico son negativos en un 20-40 % de los enfermos a pesar de la existencia de rasgos inflamatorios en el líquido ascítico. Realizar el diagnóstico diferencial con la peritonitis secundaria en enfermos con ascitis →cap. 28.6.

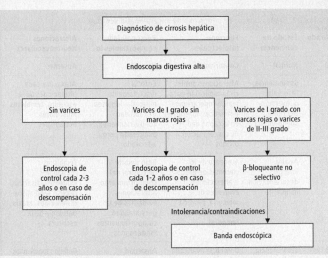

**Fig. 12-1.** Algoritmo de diagnóstico activo de varices esofágicas y de prevención de primer episodio

**Tratamiento**: se debe empezar de forma inmediata con la antibioticoterapia empírica → **cefotaxima** iv. 2 g cada 8-12 h, en caso de hipersensibilidad a cefalosporinas **ciprofloxacino** iv. o VO 0,4-0,5 g cada 12 h; continuar hasta la resolución de los síntomas clínicos o hasta la disminución del número de neutrófilos en el líquido ascítico hasta <250/μl (en general durante 7-10 días). En los enfermos con una concentración de bilirrubina en sangre >68 μmol/l (4 mg/dl) y de creatinina >88,4 μmol/l (1 mg/dl) aparte del antibiótico administrar, en infusión, una solución de albúmina (1,5 g/kg el 1.er día y luego 1 g/kg el 3.er día).

**Prevención**:

1) después de un primer episodio de PBE se recomienda tomar norfloxacino VO a dosis de 400 mg/d, ciprofloxacino 500 mg/d o cotrimoxazol VO 960 mg/d

2) en enfermos con alto riesgo de PBE (antecedente del sangrado del tracto digestivo independientemente de la causa, o con una concentración de proteínas en el líquido ascítico <1 g/dl) administrar VO norfloxacino 400 mg/d, ciprofloxacino 500 mg/d, rifaximina 400 mg 2×d. En pacientes con hemorragia digestiva se indica administrar antibióticos profilácticos iv. por 5 d.

Utilizar los IBP solamente cuando estén claramente indicados, ya que aumentan el riesgo de aparición de PBE y el riesgo de infección por *C. difficile*.

**3. Sangrado del tracto digestivo**: el más probable en enfermos con cirrosis hepática y el más significativo clínicamente es el sangrado de las varices esofágicas (~10 % de todas las causas de sangrado del tracto digestivo superior), que es consecuencia de la circulación colateral en la hipertensión portal. El riesgo de hemorragia de las varices esofágicas es de ~30 % a los 2 años desde su diagnóstico por endoscopia, por lo que es necesaria la profilaxis →fig. 12-1. En ~10 % el lugar de sangrado no son las varices esofágicas, sino las venas gástricas (sangrado por varices subcardiales, difíciles de diagnosticar y de tratar). Mucho menos frecuente es el sangrado de las varices del tracto digestivo inferior (p. ej. hemorroides/varices rectales) y sus consecuencias no son tan graves.

**Tratamiento**

1) **Actuación en la hemorragia por varices esofágicas** →cap. 4.30. En ~40 % de los casos el sangrado cede espontáneamente, pero la tasa de recidivas

Tabla 12-2. Grados clínicos de intensidad de encefalopatía hepática

| Grado | Estado de conciencia | Funciones intelectuales | Personalidad: comportamiento | Alteraciones neuromusculares |
|---|---|---|---|---|
| 0 | Normal | Conservadas | Normal | Ausentes |
| 1 | Somnolencia, insomnio o inversión del ritmo sueño-vigilia | Alteraciones sutiles en la capacidad para realizar operaciones aritméticas, alteración en la capacidad de concentración, olvidos | Euforia discretamente marcada, logorrea, irritabilidad, comportamiento exagerado pero adecuado | Ataxia marcada, alteraciones de la escritura, temblores musculares ocasionales |
| 2 | Apatía, letargo, desorientación incipiente | Aumento de los síntomas de grado I, alteraciones evidentes de la memoria, pérdida de la orientación temporal | Bajo umbral de control del comportamiento, alteraciones evidentes de la personalidad, comportamientos inadecuados | Temblores musculares evidentes, disartria, reflejos tendinosos disminuidos, ataxia, patología de la escritura |
| 3 | Somnolencia, confusión, estupor | Demencia avanzada | Ansiedad, alucinaciones, ira incontrolable | Reflejos tendinosos aumentados, reflejos patológicos (p. ej. Babinski), mioclonías, nistagmo, síntomas extrapiramidales |
| 4 | Coma | Ausentes | No valorable | Rigidez de descerebración, pupilas dilatadas arreactivas |

tempranas (hasta 5 días) después del sangrado es ~60 %. El tratamiento endoscópico con ligaduras al mismo tiempo previene las recidivas del sangrado.

2) Otros métodos usados para la **prevención de las recaídas del sangrado**:

a) β-bloqueante no selectivo (**carvedilol** 6,25-12,5 mg/d, **nadolol** 40-240 mg/d, **propranolol** 80-320 mg/d; se debe aumentar progresivamente la dosis hasta alcanzar la dosis máxima tolerada, o hasta la disminución del ritmo cardíaco hasta 50-55/min.); utilizar junto con métodos endoscópicos

b) realización de *shunt* **portosistémico intrahepático transyugular** (TIPS) mediante la colocación de un *stent*; indicaciones: sangrados de varices esofágicas (que no se pueden controlar o que recidivan a pesar de la aplicación de otros métodos), ascitis resistente al tratamiento sintomático, sangrado de las varices gástricas fúndicas que no se pueden controlar con escleroterapia, síndrome hepatorrenal tipo 2 con ascitis resistente al tratamiento. La realización del TIPS puede causar aparición o exacerbación de la encefalopatía hepática.

**4. Encefalopatía hepática:** conjunto de trastornos funcionales del SNC en el curso de las enfermedades hepáticas severas agudas o crónicas, probablemente como resultado de la acción de neurotoxinas endógenas (amoníaco, mercaptanos, ácidos grasos de cadena corta y media, fenoles), de la presencia de falsos neurotransmisores o de una activación excesiva del sistema gabaérgico.

**Cuadro clínico:** trastornos del comportamiento, del estado de ánimo, de la personalidad, de las funciones intelectuales, de la conciencia y de la actividad neuromuscular, de un grado de intensidad variable. Clasificación →tabla 12-2.

**Tabla 12-3. Escala CHESS de intensidad de encefalopatía hepática**

| Criterio | 0 ptos. | 1 pto. |
|---|---|---|
| 1. ¿El paciente sabe qué mes es? | Sí | No |
| 2. ¿El paciente sabe qué día de la semana es? | Sí | No |
| 3. ¿El paciente es capaz de contar hacia atrás desde 10 hasta 1 sin equivocarse ni pararse? | Sí | No |
| 4. ¿El paciente levanta los brazos si se lo pide? | Sí | No |
| 5. ¿El paciente entiende las preguntas que se le hacen? (basándose en las preguntas 1-4) | Sí | No |
| 6. ¿El paciente está despierto y alerta? | Sí | No |
| 7. ¿Es difícil despertar al paciente? ¿Se duerme inmediatamente? | No | Sí |
| 8. ¿El paciente consigue hablar? | Sí | No |
| 9. ¿El paciente habla bien (es posible entender todo) y sin tartamudeos? | Sí | No |

Se suman los puntos: 0 — sin signos de encefalopatía, 9 — intensidad máxima de encefalopatía hepática

1) **Mínima** (anteriormente llamada oculta): alteraciones de las funciones intelectuales detectadas mediante tests psicométricos (en un 60-70 % de los enfermos con cirrosis hepática).

2) **Establecida**: en un 10-14 % de los enfermos (más a menudo después de la creación de un *shunt* portosistémico); puede presentarse de **forma episódica** (anteriormente llamada aguda, reversible) a consecuencia de la acción de un factor desencadenante (sangrado del tracto digestivo, sobredosis de diuréticos, infección, insuficiencia renal y estreñimiento) o en **forma persistente** (anteriormente crónica) con síntomas recurrentes o persistentes.

**Diagnóstico**: a base de la presencia de síntomas neuropsicológicos →tabla 12-2, cambios en el EEG (ondas de alta amplitud y baja frecuencia, ondas trifásicas) y una concentración de amonio en sangre aumentada. Realizar una valoración clínica simplificada del grado de encefalopatía (escala CHESS) →tabla 12-3. Establecer un diagnóstico diferencial con otras causas de alteraciones funcionales del SNC, entre otras la encefalopatía de Wernicke, meningitis, encefalitis, hemorragia subaracnoidea, alteraciones metabólicas (hipoglucemia, coma diabético, uremia), enfermedades psíquicas, demencia, alteraciones de la circulación cerebral.

**Tratamiento de la forma episódica**

1) si es posible, identificar y eliminar el factor desencadenante

2) suspender la nutrición vía oral durante 24-48 h y administrar nutrición enteral (si posible) con una dieta que tenga un aumento gradual de la concentración de proteína desde 0,5 g/kg/d

3) administrar un laxante: **lactulosa** 45 ml VO o por sonda nasogástrica cada 1 h hasta la defecación, luego generalmente 15-45 ml cada 8-12 h para obtener 2-3 deposiciones blandas al día

4) en enfermos con alteraciones severas de la conciencia puede ser necesaria una **limpieza mecánica del intestino** (enemas)

5) **rifaximina** 400 mg 3×d VO o **neomicina** 3-4 g/d VO durante 1-2 semanas (en combinación con lactulosa)

6) en caso de que se sospeche que el enfermo ha tomado benzodiazepinas → **flumazenilo** 1 mg iv.

7) si la concentración de amoníaco en el plasma está aumentada → **aspartato de ornitina iv.** hasta 30 g/d

8) en enfermos inconscientes mantener la permeabilidad de las vías respiratorias →cap. 2.1, en caso de necesidad considerar la ventilación mecánica.

**Tratamiento de la forma persistente**

1) dieta con un contenido de 1,2-1,5 g de proteína por kg de la masa corporal/día, sobre todo de origen vegetal y lácteo; en enfermos que no toleren ninguna proteína utilizar dietas comerciales que contienen aminoácidos ramificados

2) utilizar **lactulosa** en la forma aguda

3) si no hay mejoría → considerar tratamiento crónico con antibióticos VO (**rifaximina** 400 mg/d, **neomicina** 1-2 g/d o **metronidazol** 250 mg 2×d)

4) **aspartato de ornitina** VO hasta 6 g/d.

**Prevención**: realizar deposiciones de forma regular, prevenir los sangrados del tracto digestivo, evitar dosis altas de diuréticos y utilizar los fármacos que depriman el SNC solamente en caso de necesidad.

**5. Síndrome hepatorrenal (SHR):** se define como la presencia de insuficiencia renal en enfermos con enfermedad hepática severa aguda o crónica y ascitis, sin otras causas de alteración de la función renal. Se presenta en ~15 % de los enfermos ingresados en el hospital por ascitis a tensión. Es el resultado de la disminución de la filtración glomerular a consecuencia de cambios hemodinámicos que producen un empeoramiento de la perfusión renal.

**Tipos SHR**

1) **tipo 1:** insuficiencia renal de progresión rápida, en unos días (es una forma especial de AKI); generalmente acompaña a la insuficiencia hepática aguda, a la hepatitis alcohólica o a la descompensación aguda de la cirrosis hepática, más frecuentemente a consecuencia de una PBE o de un sangrado en el tracto digestivo

2) **tipo 2:** insuficiencia renal de progresión lenta (semanas o meses); se da con mayor frecuencia en enfermos con ascitis resistente; en enfermos con un SHR tipo 2 puede manifestarse también el SHR tipo 1 (espontáneamente o p. ej. debido al PBE).

**Diagnóstico:** el SHR tipo 1 se puede diagnosticar en un enfermo que cumple los criterios diagnósticos de AKI, pero en enfermos con cirrosis hepática no hay que tomar en cuenta la cantidad de diuresis, sino solamente el aumento de la concentración de creatinina en ≥0,3 mg/dl (26,5 µmol/l) durante 48 h o en ≥50 % durante 7 días. El SHR tipo 2 se puede diagnosticar en un enfermo con una concentración de creatinina >1,5 mg/dl (133 µmol/l), que no cumple los criterios de AKI. Otros criterios del SHR

1) cirrosis hepática con ascitis

2) falta de mejoría de la función renal (de la creatininemia) después de ≥2 días sin tomar diuréticos y de la transfusión de albúmina →más adelante

3) exclusión de otras causas de la alteración de la función renal, es decir:

   a) *shock*

   b) uso reciente de medicamentos nefrotóxicos y de contraste radiológico

   c) enfermedad renal parenquimatosa (proteinuria >0,5 g/d, hematuria >50 eritrocitos por campo e imagen patológica en la ecografía renal).

**Tratamiento**

1) Suspender los fármacos nefrotóxicos y los que disminuyan filtración glomerular, incluidos los AINE, aminoglucósidos, IECA y ARA-II.

2) Solicitar hemocultivo, urocultivo y cultivo de esputo. En caso de ascitis realizar paracentesis diagnóstica para descartar PBE e iniciar antibioticoterapia empírica hasta descartarla.

3) En enfermos con ascitis a tensión realizar paracentesis terapéutica con control de la presión arterial, de la monitorización de PVC y de la reposición de volumen circulante con infusión intravenosa de la solución de albúmina.

4) Infundir iv. durante 2 días una solución de **albúmina** 1 g/kg/d (máx. 100 g/d; la falta de mejoría es el único criterio diagnóstico del SHR →más arriba). La infusión de albúmina puede prevenir el SHR en enfermos con PBE.

5) En el SHR tipo 1 son eficaces los vasoconstrictores: **terlipresina** iv. 1 mg cada 4-6 h, con infusión de albúmina 20-40 g/d iv. Si después de 3 días con este tratamiento la concentración de creatinina en suero no disminuye en ≥25 % → aumentar la dosis de terlipresina gradualmente hasta 2 mg cada 4 h máx. Los fármacos alternativos son: **octeotida** VSc 100-200 µg cada 8 h o noradrenalina en infusión iv. 0,5-3 mg/h. El aumento de la presión arterial media en 5-10 mm Hg demuestra la eficacia de los fármacos vasoconstrictores. Continuar el tratamiento hasta reducir la creatininemia hasta máx. 0,3 mg/dl por encima de los valores iniciales o hasta 14 días. Después de terminar el tratamiento de la SHR un 15-50 % de los enfermos recidiva. El tratamiento vasopresor utilizado nuevamente suele ser eficaz. En el SHR tipo 2 se pueden usar también infusiones de albúmina y terlipresina, pero la eficacia de los fármacos vasoconstrictores no está lo suficientemente documentada.

6) **El trasplante de hígado** es el mejor método del tratamiento. La **terapia de reemplazo renal** (hemodiálisis, hemofiltración) se puede utilizar como terapia puente hasta el momento de trasplante en pacientes que lo requieran.

**6. Síndrome hepatopulmonar (SHP):** es el resultado de un *shunt* arteriovenoso intrapulmonar. La patogenia no queda clara. Se presenta como un aumento de disnea e hipoxemia en posición sentada o en bipedestación (con mejoría en decúbito). Pueden desarrollarse dedos en palillo de tambor. Sospechar el SHP en todo enfermo con hipoxemia (PaO$_2$ <65 mm Hg). Realizar el diagnóstico diferencial con hipertensión pulmonar relacionada con hipertensión portal. El único método eficaz de prevención y tratamiento del SHP es el trasplante hepático.

**7. Hiperesplenismo:** generalmente no requiere ningún tratamiento. Si constituye la causa de transfusiones frecuentes de concentrado de hematíes o de plaquetas o si la esplenomegalia es dolorosa → se puede considerar la embolización de la arteria esplénica, TIPS o una esplenectomía (raramente indicada por el alto riesgo de complicaciones).

# 13. Insuficiencia hepática aguda

→ **DEFINICIÓN Y ETIOPATOGENIA**

Empeoramiento súbito y de progresión rápida de la función hepática en enfermos sin enfermedad hepática crónica previamente diagnosticada y que se caracteriza por la aparición de icteria, trastornos de coagulación plasmática (INR >1,5) y encefalopatía hepática.

**Causas**

1) hepatitis vírica: con mayor frecuencia asociada a los tipos B, D, E (en particular, durante el embarazo) y A

2) otras infecciones víricas: CMV, virus de fiebre hemorrágica, virus del herpes simple, paramixovirus, VEB

3) fármacos: paracetamol (es la causa más frecuente de insuficiencia hepática aguda por fármacos), halotano, antibióticos (isoniazida, sulfonamidas, nitrofurantoína, ciprofloxacino, tetraciclina, eritromicina, amoxicilina y ácido clavulánico), ácido valproico, fenitoína, estatinas, tricíclicos y otros (incluidos los preparados de hierbas, p. ej. hierbas chinas)

4) toxinas: α-amanitina (la *Amanita phalloides* es la causa tóxica más frecuente), tetracloruro de carbono y otros

5) otras: *shock*, isquemia hepática, enfermedad de Wilson, hepatitis autoinmune, síndrome de Reye, sepsis, síndrome de Budd-Chiari, trombosis de la vena porta, esteatosis hepática aguda del embarazo y síndrome HELLP.

La apoptosis masiva de los hepáticos condiciona la alteración de la función metabólica y detoxificadora del hígado. Patogenia de la encefalopatía →cap. 7.12.

→ **CUADRO CLÍNICO E HISTORIA NATURAL**

**1. Síntomas:** inicialmente inespecíficos, p. ej. pérdida de apetito, diarrea, fiebre, *rash* cutáneo. Síntomas principales:

1) encefalopatía: síntoma clave, de intensidad →cap. 7.12 y velocidad de desarrollo variable

2) ictericia: es el primer síntoma en casi todos los enfermos, excepcionalmente se puede presentar después de la aparición de encefalopatía

3) síntomas de diátesis hemorrágica (no siempre presentes)

4) inestabilidad hemodinámica

5) insuficiencia renal (síndrome hepatorrenal)

6) eventualmente ascitis (si es de gran volumen → sospechar el síndrome de Budd-Chiari)

7) a veces crisis convulsiva (es una manifestación de daño cerebral primario o aumento de la presión intracraneal).

**2. Historia natural:** la enfermedad puede tener un curso variable. Comienza con daño hepático agudo grave (aumento de la actividad de las aminotransferasas séricas 2-3 veces su valor basal, ictericia y coagulopatía). En función del momento de aparición de la encefalopatía hepática se distinguen las siguientes formas de insuficiencia

1) **hiperaguda:** la encefalopatía se desarrolla dentro de la primera semana desde el inicio de la ictericia; suele cursar con una coagulopatía severa y con un aumento significativo de la actividad de las aminotransferasas, inicialmente asocia una hiperbilirrubinemia leve; tiene mejor pronóstico que la forma subaguda

2) **aguda:** la encefalopatía se desarrolla desde el 8.º hasta el 28.º día tras comenzar la ictericia

3) **subaguda:** la encefalopatía se desarrolla desde la 5.ª hasta la 12.ª semana tras comenzar la ictericia; normalmente cursa con un aumento leve de la actividad de las aminotransferasas, ictericia severa y coagulopatía leve o moderada, con frecuencia esplenomegalia, ascitis y disminución del volumen del hígado (clínicamente puede simular una cirrosis hepática). En la mayoría de los casos, si no se administra un tratamiento adecuado (antídoto N-acetilcisteína, o incluso el trasplante hepático urgente), el enfermo fallece con síntomas de coma hepático, edema cerebral y falla multiorgánica.

→ **DIAGNÓSTICO**

En la anamnesis preguntar sobre: fármacos y preparados de hierbas ingeridos, también aquellos que están disponibles sin receta médica, antecedentes de intervenciones quirúrgicas, transfusiones con derivados sanguíneos, viajes a regiones lejanas del mundo, consumo de setas, antecedentes familiares de enfermedades hepáticas.

**Exploraciones complementarias**

**1. Pruebas de laboratorio:** hemograma, TP (INR), concentración plasmática de sodio, potasio, cloruro, calcio, magnesio, fosfato, glucosa, creatinina, urea, bilirrubina (no conjugada y conjugada), albúmina, lactato, amonio; actividad de ALT, AST, ALP, GGT, LDH, amilasa y lipasa. También grupo sanguíneo, gasometría arterial, concentración de paracetamol en suero, panel de tamizaje toxicológico (sangre, orina), niveles de ceruloplasmina y test de Coombs, pruebas de detección de infecciones virales (IgM anti-VHA, HBsAg, IgM anti-HBc, anti-VHC, IgM anti-VHD, opcionalmente anti-VHE, IgM anti-HSV-1), pruebas inmunológicas (AAN, SMA, niveles de inmunoglobulinas), test de embarazo en mujeres en edad reproductiva.

**Se evidencia**: un aumento de la actividad de las aminotransferasas (la ALT es más típica de la etiología viral. Valores muy altos (>2000 uds./l) son característicos de daño hepático por tóxicos o isquémico). Prolongación del TP (en >4-6 s; INR >1,5), hipoglucemia (imprescindible un control sistemático de la glucemia), concentración aumentada de amonio (si es posible hacer la determinación en sangre arterial), aumento de la concentración de lactato (es un indicador precoz de pronóstico desfavorable en la toxicidad por paracetamol); otras alteraciones dependiendo de la etiología, gravedad de la enfermedad y de las complicaciones asociadas (p. ej. concentración aumentada de creatinina en caso de la insuficiencia renal).

**2. Pruebas de imagen:** la TC facilita el diagnóstico diferencial con el síndrome de Budd-Chiari, la esteatosis hepática y con metástasis neoplásicas en el hígado.

**3. EEG:** ondas trifásicas (grado 1-3 de encefalopatía) y ondas delta (grado 4).

**4. Biopsia hepática:** útil para determinar la etiología (p. ej. enfermedad de Wilson, hepatitis autoinmune, esteatosis hepática aguda del embarazo, metástasis neoplásicas). En caso de contraindicaciones para la biopsia percutánea (alteraciones de coagulación) → biopsia transvenosa.

### → TRATAMIENTO

En la UCI. Prestar atención a los parámetros hemodinámicos, metabólicos, alteraciones hidroelectrolíticas o a la aparición de infecciones. Es importante un traslado precoz del enfermo a un centro de referencia, idealmente a uno que tenga posibilidad de realizar un trasplante hepático.

#### Recomendaciones generales

**1. Nutrición:** preferentemente por la vía digestiva (puede resultar necesario el uso de una sonda nasoenteral); proteínas ~60 g/d, un valor energético de 30 kcal/kg/d. En nutrición parenteral se recomienda un aporte estándar de 40-60 g de aminoácidos que se puede aumentar según la condición neurológica. Excluir productos con glutamina.

**2. N-acetilcisteína:** administrar en todos los enfermos independientemente de la etiología de la insuficiencia hepática (no solo en la intoxicación por paracetamol) durante ≤5 días.

**3. Prevención antibiótica y antifúngica:** puede considerarse el uso de un antibiótico de acuerdo con la sensibilidad local (en la 1.ª semana de hospitalización predominan infecciones por bacterias grampositivas, posteriormente gramnegativas). Es obligatorio realizar una búsqueda activa de infecciones (radiografía torácica, pruebas microbiológicas de sangre, esputo y orina). Algunos centros realizan hemocultivos seriados cada 12 h.

**4. Prevención de gastropatía hemorrágica aguda:** IBP VO o iv.; tomar en consideración el riesgo de neumonía asociada a ventilación mecánica y el riesgo de infección por *C. difficile*; considerar la suspensión de IBP al introducir la nutrición vía oral o enteral.

#### Tratamiento sintomático

**1. Tratamiento de encefalopatía hepática** →cap. 7.12.

**2. Prevención del edema cerebral:** elevar la cabeza y el tronco del enfermo a 30°. En caso de crisis convulsiva administrar **fenitoína** iv., 10-15 mg/kg en inyección lenta, máx. 50 mg/min, dosis de mantenimiento 100 mg VO o iv. cada 6-8 h. No utilizar como profilaxis. Explorar al enfermo con frecuencia, buscando signos de presión intracraneal aumentada. Evitar la fiebre, hipoglucemia, hiperhidratación. Mantener la concentración sérica de sodio de 140-145 mmol/l. Se recomienda monitorizar en centros especializados la presión intracraneal, que debe ser <20-25 mm de Hg, y la presión de perfusión cerebral cuyo valor debe ser de 60-80 mm Hg.

**3. Coagulopatía:** a pesar de un alargamiento del TP (aumento del INR) en la mayoría de los enfermos el riesgo de sangrado no está aumentado. No se deben realizar transfusiones profilácticas de PFC ni concentrados de plaquetas (alteran la valoración del curso de la insuficiencia hepática aguda). Antes de realizar procedimientos invasivos programados o en caso de sangrado → PFC 15 ml/kg o el factor recombinante VIIa; sobre todo en caso de hipervolemia o ineficacia del plasma. En trombocitopenia severa (generalmente <10 000/μl), o antes de cualquier procedimiento invasivo programado o en el caso de sangrado si el recuento de plaquetas <50 000/μl → transfundir **concentrado de plaquetas (objetivo del recuento de plaquetas: 60 000/μl)**. En caso de necesidad de transfundir concentrado de hematíes tratar de alcanzar un nivel de 7 g/dl Hb.

**4. Alteraciones hemodinámicas e insuficiencia renal:** mantener un volumen intravascular adecuado, se recomiendan soluciones cristaloides (inicialmente 0,9 % NaCl, luego lactato de Ringer); evitar hipercloremia (aumenta el riesgo de insuficiencia renal); mantener la presión arterial media entorno a 50-60 mm Hg (si hace falta, administrar fármacos vasopresores como la noradrenalina o dopamina). Se debe considerar la introducción de un catéter en la arteria pulmonar para monitorización. En caso de necesidad utilizar la terapia de reemplazo renal →cap. 14.2, Tratamiento.

**5. Alteraciones metabólicas:** la mayoría de los parámetros bioquímicos requiere una observación regular (particularmente las concentraciones de glucosa, fosfatos, potasio y magnesio) y la corrección de las alteraciones. En caso de hipoglucemia → infusión continua de glucosa (mantener la concentración de glucosa de 8,3-10 mmol/l [150-180 mg/dl]).

**6. Infecciones:** sobre todo neumonías, seguidas de: infecciones de orina, sepsis, peritonitis bacteriana espontánea. El uso profiláctico de antibióticos está indicado en enfermos con encefalopatía hepática de 3.er o 4.º grado.

**Tratamiento etiológico**

**1. Intoxicación por paracetamol** →cap. 20.10.

**2. Intoxicación por setas** (sobre todo *Amanita phalloides*) →cap. 20.11, cap. 20.11.1.

**3. Hepatitis autoinmune** →cap. 7.5.

**4. Esteatosis hepática aguda de embarazo y síndrome HELLP** → la finalización del embarazo puede producir la curación.

**5. Daño hepático isquémico** → optimización de los parámetros hemodinámicos.

**Trasplante hepático**

Está indicado en enfermos que cumplen los criterios del King's College.

1) **Enfermos con daño hepático producido por paracetamol**. pH de sangre arterial <7,3 (criterio mayor) o de los 3 criterios menores: encefalopatía de grado 3 o 4, tiempo de protrombina >100 s (INR >7), concentración de creatinina >3,4 mg/dl (301 μmol/l). Predicción de la mortalidad: 100%.

2) **Enfermos con daño hepático por otra causa**. TP >100 s (INR >7) (criterio mayor) o ≥3 de los criterios menores: edad <10 años o >40 años, tiempo de evolución de la ictericia antes de la aparición de la encefalopatía >7 días, TP >50 s (INR >3,5), concentración de bilirrubina >18 mg/dl (308 μmol/l), etiología (hepatitis vírica no A ni B, hepatitis por halotano o idiosincrasia a fármacos, enfermedad de Wilson). Predicción de la mortalidad: 100 %.

En caso de existir la indicación para el trasplante hepático, es posible salvar al enfermo cuando se realiza el trasplante en las siguientes 48 h desde la comunicación al centro coordinador.

**Soporte extracorpóreo de la función hepática**

Se utiliza con mayor frecuencia en encefalopatía hepática con la esperanza de mantener algunas funciones metabólicas y detoxificadoras del hígado hasta el trasplante de órgano o la curación. Técnicas: MARS (método que combina la diálisis de albúmina con la adsorción); diálisis hepática (FSPA); diálisis de albúmina en sistema de paso único (SPAD), asociada a hemodiafiltración venovenosa continua (CVVHDF). No obstante, no hay datos convincentes de su eficacia.

## → COMPLICACIONES

**1. Presión intracraneal aumentada y edema cerebral:** se desarrolla en ~30 % de los enfermos con encefalopatía grado 3 y en un 75-80 % con encefalopatía grado 4. La herniación del tronco encefálico es la causa más frecuente de muerte en los enfermos con insuficiencia hepática aguda.

**Tratamiento**: colocar al enfermo con la cabeza y el tronco elevados hasta 30°. Administrar **manitol** 0,5-1 g/kg iv. y repetir la dosis en caso de necesidad. Mantener la osmolalidad plasmática entre 310-325 mOsm/kg $H_2O$ (hacer la determinación con el método directo). Intubar en la encefalopatía grado 3 o 4. En caso de ineficacia con el manitol → considerar la hiperventilación (cuando existe riesgo de herniación cerebral se puede bajar temporalmente la $PaCO_2$ incluso <25 mm Hg, aunque en otras situaciones hay que mantener la $PaCO_2$ entre 30-35 mm Hg; el efecto es corto) y la inducción de coma barbitúrico. Los glucocorticoides son ineficaces. Se recomienda la monitorización directa de la presión intracraneal utilizando un catéter epidural: valor diana 20-25 mm Hg.

**2. Sangrado del tracto digestivo:** puede ser causado por úlcera gástrica de estrés o por sangrado de varices esofágicas. Actuación →cap. 4.30.

**3. Síndrome de coagulación intravascular diseminada (CID)** →cap. 15.21.2.

# 14. Trombosis de la vena porta

## → DEFINICIÓN Y ETIOPATOGENIA

Trombosis del tronco de la vena porta o de sus ramas intrahepáticas que condiciona la alteración del retorno sanguíneo del sistema portal y el desarrollo de hipertensión portal. **Causas**: las no determinadas son ~50 % de los casos (trombosis idiopática), cirrosis hepática (es la causa conocida más frecuente, se presenta en un 10-25 % de los enfermos), neoplasias hepáticas y pancreáticas, neoplasias mieloproliferativas, estados de hipercoagulabilidad, traumatismos y compresión de la vena porta (quistes pancreáticos, tumores de los órganos adyacentes o por procesos inflamatorios purulentos en la cavidad abdominal).

## → CUADRO CLÍNICO

**1. Trombosis aguda del tronco de la vena porta:** dolor abdominal intenso, flatulencia y síntomas de obstrucción parcial, a veces acompañado de diarrea sanguinolenta de corta duración. Realizar el diagnóstico diferencial con isquemia intestinal de origen arterial y con otras causas de abdomen agudo.

**2. Trombosis subaguda:** los síntomas se desarrollan en 4-6 semanas. Dolor abdominal y ascitis resistente al tratamiento, a veces ictericia y signos de insuficiencia hepática. Transcurrido un tiempo más largo pueden presentarse complicaciones derivadas de la hipertensión portal (incluido el sangrado de las varices esofágicas).

**3. Trombosis crónica:** generalmente cursa sin ascitis y sin signos de daño hepático, sin embargo se desarrollan de forma significativa los signos de hipertensión portal (esplenomegalia, varices esofágicas). La complicación principal es el sangrado de las varices esofágicas.

## → DIAGNÓSTICO

**Exploraciones complementarias**

**1. Ecografía Doppler:** visualiza el flujo en la vena porta. En la trombosis aguda el tronco de la vena porta puede estar dilatado, pero no se ha desarrollado circulación colateral. En la trombosis subaguda y crónica es visible la esplenomegalia y la circulación colateral, con un flujo sanguíneo hepatófugo.

**2. Angio-TC, RMN, angio-RMN:** visualizan el sistema portal, la presencia de trombos y la circulación colateral existente. Han sustituido a la angiografía clásica, que se realizaba esporádicamente antes del tratamiento quirúrgico programado o antes del trasplante hepático.

**Diagnóstico diferencial**

Otras causas de abdomen agudo y de hipertensión portal →cap. 7.12.

## → TRATAMIENTO

**1. Terapia en el sangrado de varices esofágicas** →cap. 4.30.

**2. Trombosis aguda sin complicaciones:** tratamiento anticoagulante solo o precedido por tratamiento trombolítico. Después de la estabilización del estado del enfermo tratamiento con AVK (acenocumarol o warfarina) durante ≥6 meses, y, en el caso de la existencia de factores de riesgo de trombosis no modificables, de forma indefinida.

**3. Trombosis aguda con necrosis intestinal:** tratamiento quirúrgico.

**4. Trombosis crónica:** prevención de sangrados de varices esofágicas →cap. 4.30. Cuando está limitada a la vena esplénica: puede plantearse esplenectomía. Los fármacos anticoagulantes se utilizan de forma crónica evaluando el riesgo de sangrado de las varices esofágicas y si existe clara indicación previamente puede realizarse ligadura de varices. Los anticoagulantes están indicados especialmente en enfermos con indicación de trasplante.

# 15. Trombosis de las venas suprahepáticas

## → DEFINICIÓN Y ETIOPATOGENIA

Es la causa más frecuente (junto con la trombosis de la vena cava inferior) del **síndrome de Budd-Chiari**, entidad que engloba síntomas derivados de la dificultad de retorno venoso en el hígado. **Causas:** neoplasias mieloproliferativas (policitemia vera, trombocitosis esencial), trombofilias congénitas y adquiridas, toma de anticonceptivos orales, síndrome de Budd-Chiari idiopático.

## → CUADRO CLÍNICO E HISTORIA NATURAL

Cursa sin síntomas cuando la trombosis afecta solo a una vena hepática y la circulación colateral está bien desarrollada. La trombosis aguda que afecta a 3 venas hepáticas causa un edema súbito del parénquima hepático, cursa con dolor, hepatomegalia y ascitis rápidamente progresiva, conlleva una insuficiencia hepática aguda. El curso puede ser subagudo o crónico que aparece con: hepatomegalia, ascitis lentamente progresiva, ictericia, signos de insuficiencia hepática y edema en las extremidades inferiores.

→ **DIAGNÓSTICO**

**Exploraciones complementarias**

**1. Ecografía Doppler:** venas hepáticas obstruidas y aumento del 1.er segmento hepático (habitualmente causa presión al segmento extrahepático de la vena cava inferior).

**2. TC:** útil para diagnosticar las causas intrahepáticas del síndrome de Budd-Chiari (p. ej. neoplasias y abscesos hepáticos localizados en la proximidad de las venas hepáticas). La TC visualiza alteraciones de la perfusión del parénquima hepático, que algunas veces son tan intensas que la imagen se parece a lesiones neoplásicas.

**3. La flebografía y la angio-RMN**, y sobre todo la **flebografía clásica** (cavografía): aportan información detallada sobre la localización y la extensión de la trombosis o de la presencia de otro obstáculo en el flujo venoso.

**Diagnóstico diferencial**

Enfermedad venooclusiva hepática (sinónimo de síndrome de obstrucción sinusoidal, afecta a las venas intrahepáticas de pequeño calibre; el cuadro clínico es muy similar al del síndrome de Budd-Chiari, pero el curso es más leve; generalmente se presenta tras la quimioterapia o después del trasplante de las células hematopoyéticas). Otros diagnósticos son la pericarditis constrictiva o una lesión hepática focal que comprime las venas hepáticas.

→ **TRATAMIENTO**

**1. Tratamiento etiológico:** si es posible.

**2. Forma asintomática:** tratamiento anticoagulante crónico.

**3. Síndrome de Budd-Chiari agudo:** trasplante hepático. En las primeras 2 o 3 semanas de la enfermedad se puede intentar el tratamiento trombolítico. A la espera del trasplante, si es posible, se realiza el TIPS a demanda.

**4. Síndrome de Budd-Chiari subagudo:** tratamiento anticoagulante, diuréticos y métodos invasivos (angioplastia, *stent*, TIPS). En casos seleccionados se realiza una anastomosis entre la vena mesentérica y la vena cava inferior.

# 16. Hipertensión portal idiopática no cirrótica (HPNC)

→ **DEFINICIÓN Y ETIOPATOGENIA**

La HPNC es un grupo heterogéneo de enfermedades que se caracterizan por la presencia de hipertensión portal con una obstrucción vascular localizada en el hígado a nivel presinusoidal en pacientes sin cirrosis hepática ni otras hepatopatías. Aparece generalmente en países con condiciones sanitarias deficientes. Las **causas** potenciales:

1) infecciones bacterianas del tracto digestivo recurrentes durante la infancia y adolescencia

2) inmunológicas: enfermedades sistémicas del tejido conectivo, enfermedad de Crohn, inmunodeficiencias congénitas o adquiridas

3) medicamentosas y tóxicas: p. ej. azatioprina, compuestos de arsénico, didanosina

4) hematológicas: trombofilias congénitas, síndrome antifosfolipídico, púrpura trombocitopénica trombótica.

## ➔ CUADRO CLÍNICO E HISTORIA NATURAL

La HPNC se manifiesta con complicaciones como: esplenomegalia con trombocitopenia y sangrado por varices esofágicas o gástricas (es frecuentemente la primera manifestación de la enfermedad). En Asia la HPNC es causa de un 10-30 % de los casos del sangrado por varices esofágicas. La evolución de la enfermedad suele ser lenta. En un 20-30 % de los casos provoca atrofia gradual del parénquima hepático e insuficiencia hepática por isquemia. Con el progreso de la enfermedad puede presentarse ascitis (raras veces).

## ➔ DIAGNÓSTICO

### Exploraciones complementarias

**1. Ecografía:** normalmente se describe una esplenomegalia considerable, puesto que el bazo en su eje mayor alcanza >15 cm.

**2. Elastografía ecográfica:** puede demostrar una mayor rigidez hepática, pero no en el rango típico de la cirrosis hepática (<12 kPa).

**3. Prueba histológica:** no se presenta fibrosis avanzada. Pueden apreciarse sinusoides dilatados, un número reducido de venas pequeñas del hígado con engrosamiento de sus paredes, trombos intravasculares, microcolaterales y nódulos regenerativos con hepatocitos atróficos o hipertróficos.

### Criterios diagnósticos

No hay anomalías específicas de la HPNC. Puede sospecharse en caso de coexistencia de hipertensión portal con función hepática normal (niveles normales de INR, concentración sérica de bilirrubina y albúmina).

El diagnóstico requiere excluir otras hepatopatías. Criterios diagnósticos según el EASL 2015 (tienen que cumplirse todos los criterios).

1) ≥1 de las siguientes características de la hipertensión portal:
   a) esplenomegalia (acompañada de otro síntoma de hipertensión portal) y/o hiperesplenismo
   b) varices esofágicas
   c) ascitis no provocada por cáncer
   d) gradiente de tensión en las venas hepáticas ligeramente elevado (>5 mm Hg)
   e) presencia de colaterales portosistémicas.
2) No hay características histopatológicas de cirrosis en las muestras del hígado.
3) Exclusión de otros factores etiológicos de fibrosis avanzada o de cirrosis hepática
   a) hepatitis B o C
   b) NASH y hepatitis alcohólica
   c) hepatitis autoinmune
   d) hemocromatosis hereditaria
   e) enfermedad de Wilson
   f) colangitis primaria.
4) Exclusión de aquellos otros factores conocidos que provocan hipertensión portal, no relacionada con cirrosis hepática:
   a) fibrosis hepática congénita
   b) sarcoidosis
   c) esquistosomiasis.
5) Vena porta y venas hepáticas no obturadas (en ecografía Doppler o en la TC).

**➡ TRATAMIENTO**

**1. Prevención primaria y secundaria del sangrado por varices esofágicas:** métodos farmacológicos (β-bloqueantes no selectivos) y/o endoscópicos (→cap. 7.12, Complicaciones).

**2. Procedimiento en sangrado por varices** →cap. 4.30. En caso de recaídas persistentes del sangrado, una alternativa excepcional para las anastomosis portosistémicas es la desvascularización gastroesofágica con esplenectomía.

**3. Tratamiento anticoagulante:** aplicar (teniendo en cuenta el riesgo de sangrado) en pacientes con trombofilia o trombosis de la vena porta coexistente. Se prefieren los fármacos del grupo de los AVK, pero debido a la existencia en este caso de una buena actividad del hígado y riñones, se admite un uso cuidadoso de los NACO (p. ej. rivaroxabán, dabigatrán).

**4. Trasplante de hígado:** en caso de insuficiencia hepática, o sangrados recurrentes imposibles de controlar de otra manera.

**➡ COMPLICACIONES**

Generalmente sangrados por varices esofágicas o gástricas y trombosis de la vena porta (puede ser erróneamente reconocida como la única causa de la hipertensión portal). Raramente complicaciones renales (glomerulonefritis) y pulmonares (hipertensión pulmonar, síndrome hepatopulmonar).

**➡ PRONÓSTICO**

Mejor que en la cirrosis hepática. Después de la erradicación de las varices por métodos endoscópicos o quirúrgicos, un 80-100 % de los enfermos sobrevive muchos años. El peor pronóstico puede relacionarse con comorbilidades graves. No se observan recaídas de la HPNC después del trasplante de hígado.

# 17. Tumores hepáticos

## 17.1. Hemangioma hepático

**➡ CUADRO CLÍNICO E HISTORIA NATURAL**

Es la neoplasia hepática benigna más frecuente (en un 2-5 % de la población, varias veces más frecuente en mujeres). Generalmente es una lesión focal única, raramente lesiones múltiples. Más frecuentemente es asintomática, siendo un hallazgo casual en las pruebas de imagen. Raramente se presentan con dolor, febrícula o con síntomas relacionados con la compresión por el tumor de los órganos adyacentes. Las complicaciones potenciales de los hemangiomas grandes (>10 cm) son la ruptura a la cavidad peritoneal y la coagulopatía de consumo.

**➡ DIAGNÓSTICO**

**Exploraciones complementarias**

**Pruebas de imagen: ecografía** y **TC** →tabla 17-1. **RMN:** sensibilidad alta (sobre todo de las imágenes dependientes de $T_2$). La **gammagrafía** con hematíes marcados con el isótopo de tecnecio (99mTc) tiene una sensibilidad más alta, en la actualidad rara vez se utiliza.

**Tabla 17-1. Imágenes de tumores y quistes hepáticos en ecografía y en TC**

| Tumor | Ecografía | TC |
|---|---|---|
| Hemangioma | Hemangiomas con <5 cm de diámetro, visibles como estructuras ovaladas, hiperecogénicas y bien delimitadas en el parénquima hepático; ecoestructura de hemangiomas más grandes es con mayor frecuencia heterogénea; en la exploración con Doppler prácticamente no se observa ninguna señal (flujo sanguíneo muy lento) | Sin contraste el hemangioma es visible como lesión hipodensa, ovalada, bien delimitada y homogénea; después de la administración de contraste (más específico) se observa un lento llenado de la lesión con el contraste, desde su periferia hasta el centro |
| Hiperplasia nodular focal | Lesión hipo- o hiperecogénica; en la exploración con Doppler la señal de flujo arterial (se distingue del adenoma hepatocelular, para el que es característica la señal de flujo venoso) | Antes de la administración del contraste el tumor es hipo- o isodenso; después de la administración rápida es visible en la fase arterial el vaso arterial localizado en el centro de la fibrosis; en lesiones >3 cm generalmente visibles los característicos tabiques fibrosos y la cicatriz central |
| Adenoma hepatocelular | Lesión principalmente en el lóbulo derecho, subcapsular, hipo-, hiper- o normoecogénica; frecuentemente imagen heterogénea con calcificaciones visibles en el interior; puede estar rodeada de un halo hipoecogénico; en un 40-60 % de los casos en la exploración Doppler se detecta la señal de flujo venoso, típica del adenoma | Áreas con lesiones hemorrágicas son visibles en forma de focos hiperdensos; después de la administración de contraste se llena rápidamente desde el exterior hasta el centro en fase arterial temprana, y en la fase portal vuelve a ser isodenso |
| Carcinoma hepatocelular | Tumor iso-, hipo- o hiperecogénico; a veces heterogéneo; característico el halo hipoecogénico con aumento de la señal ecográfica claramente marcado; a veces rasgos de trombosis de la vena porta | Antes de la administración de contraste una lesión hipodensa y heterogénea; tras la administración de contraste la densidad de la lesión aumenta de forma heterogénea en la fase arterial seguido de un barrido en fase venosa tardía; se visualiza la infiltración de los vasos del sistema portal y de la circulación sistémica |
| Quiste simple | Anecogénico, homogéneo, de contenido líquido, con contornos alisados | Lesión lisa y bien delimitada con densidad de agua, sin estructura interna, no se refuerza tras administrar el contraste |
| Poliquistosis hepática | Numerosos quistes parecidos a los quistes simples | Numerosos quistes parecidos a los quistes simples |
| Quiste hidatídico | – Inicialmente parecido a quistes simples<br>– Gradualmente se van formando gruesas paredes calcificadas de contenido hiper-/hipoecogénico<br>– Pueden aparecer quistes hijos periféricos | – Lesión hipodensa con una pared fuertemente vascularizada y quistes internos<br>– Paredes y tabiques calcificados<br>– Visibles quistes hijos periféricos |

### Criterios diagnósticos

A base del resultado de las pruebas de imagen. La sospecha de hemangioma es una contraindicación para realizar la biopsia de la lesión.

### Diagnóstico diferencial

Lesiones focales en el hígado: hiperplasia focal nodular, adenoma, quistes, carcinoma hepatocelular, metástasis neoplásicas, carcinoma de las vías biliares intrahepáticas.

#### → T R A T A M I E N T O

**1.** La mayoría de los hemangiomas hepáticos no requiere tratamiento. Realizar una ecografía periódicamente: cada 6-12 meses (en el caso de lesiones que crecen, con menor frecuencia cuando la lesión es estable).

**2.** Indicaciones para el **tratamiento quirúrgico**: lesiones con diámetro >10 cm, tumor sintomático (dolor, fiebre, síntomas compresivos), crecimiento rápido del hemangioma, coagulopatía de consumo, fístula arteriovenosa en el tumor, o si existen serias dudas diagnósticas.

**3.** Cuando el tratamiento quirúrgico no es posible se realiza la embolización de la arteria que aporta sangre al hemangioma.

## 17.2. Hiperplasia nodular focal (HNF)

#### → C U A D R O   C L Í N I C O   E   H I S T O R I A   N A T U R A L

Tumor no neoplásico del hígado. Se presenta en un 0,3-1 % de adultos. Es 6-8 veces más frecuente en mujeres. En general no causa síntomas y es detectado de forma accidental en las pruebas de imagen. Raramente cursa con dolor abdominal y excepcionalmente es un tumor grande y palpable a través de la piel.

#### → D I A G N Ó S T I C O

### Exploraciones complementarias

**Pruebas de imagen**: **TC** y **ecografía** →tabla 17-1. La **RMN** ofrece mayor sensibilidad que la TC, en caso de lesiones pequeñas. **Angiografía**: indicada en caso de dudas diagnósticas.

### Criterios diagnósticos

Diagnóstico a base de las pruebas de imagen. En caso de dudas se realiza examen morfológico del tumor resecado.

### Diagnóstico diferencial

Lesiones focales en el hígado: hemangioma, adenoma, quiste, carcinoma hepatocelular, tumores metastáticos.

#### → T R A T A M I E N T O

**1.** La gran mayoría de las lesiones no requiere tratamiento. Realizar ecografía cada 6-12 meses. En general se recomienda la suspensión de los anticonceptivos orales u otros preparados hormonales a las mujeres que los toman, aunque no se ha demostrado su influencia en el desarrollo de HNF. El embarazo no está contraindicado.

**2.** Indicaciones para el **tratamiento quirúrgico**: hemorragia a la cavidad peritoneal o intratumoral, dudas diagnósticas, planes de embarazo en el futuro, lesión >10 cm, crecimiento del tumor.

## 17.3. Adenoma hepatocelular

### → CUADRO CLÍNICO E HISTORIA NATURAL

Neoplasia hepática benigna que se presenta sobre todo en mujeres de edad reproductiva que toman anticonceptivos orales a largo plazo. Aparece también en personas que toman esteroides anabolizantes o andrógenos. Otros factores de riesgo son glucogenosis tipo Ia y III, obesidad y alteraciones metabólicas: diabetes, insulinorresistencia, hipertensión arterial y dislipidemia. En general no causa síntomas y es detectado de forma casual en la ecografía. Puede presentarse con dolor abdominal causado por un sangrado intratumoral. Puede sufrir una transformación maligna en cáncer hepatocelular. Las lesiones pueden ser múltiples: la presencia de >10 lesiones se denomina adenomatosis hepatocelular.

### → DIAGNÓSTICO

**Exploraciones complementarias**

**Pruebas de imagen: ecografía y TC** →tabla 17-1. **RMN:** es de elección para identificar la grasa intracelular y poder caracterizar la lesión. Puede ser útil el uso de la técnica de supresión grasa o la administración del contraste. **Angiografía:** se visualiza una lesión bien delimitada y bien vascularizada con focos avasculares que se corresponden con las hemorragias intratumorales.

**Criterios diagnósticos**

Diagnóstico inicial a base de las pruebas de imagen. El diagnóstico definitivo se realizará solo después de la resección del tumor y del examen histológico.

**Diagnóstico diferencial**

Lesiones focales en el hígado: carcinoma hepatocelular, tumores metastásicos, carcinoma de las vías biliares intrahepáticas, hiperplasia nodular focal.

### → TRATAMIENTO

Las mujeres con adenoma hepatocelular no deberían usar anticonceptivos orales ni dispositivos intrauterinos que liberan hormonas. En caso de adenomas de ≥5 cm el embarazo está contraindicado. No se deben usar anabolizantes.

El tratamiento de elección es la cirugía (resección anatómica), dado el alto riesgo de transformación maligna del adenoma (particularmente en hombres), el riesgo de hemorragia (con diámetro ≥5 cm) y la imposibilidad de distinguirlo con seguridad de un tumor maligno. En caso de un elevado riesgo de operación, se pueden usar otros métodos invasivos, p. ej. embolización.

## 17.4. Carcinoma hepatocelular (CHC)

### → CUADRO CLÍNICO E HISTORIA NATURAL

Neoplasia que se origina en los hepatocitos. Causas conocidas: infección por VHB o por VHC. Los factores que predisponen al CHC son: hepatitis vírica crónica B y C, cirrosis hepática, enfermedades metabólicas congénitas (hemocromatosis, porfiria cutánea tardía). En la mayoría de los enfermos existe un antecedente de daño hepático crónico. El hepatocarcinoma en su forma clásica muy raramente aparece en el hígado no cirrótico. La mayoría de los casos es la variante fibrolamelar de HCC (*fibrolamellar carcinoma*, FLC), la cual se desarrolla en personas jóvenes (20-30 años de edad). El CHC en su etapa temprana se diagnostica durante el tamizaje →más adelante. Son **síntomas** de cáncer avanzado: caquexia progresiva, dolor abdominal, aumento del perímetro abdominal, edema de los miembros inferiores, ictericia y fiebre. El CHC puede ser causa de hemorragia en la cavidad peritoneal o intratumoral.

## → DIAGNÓSTICO

### Exploraciones complementarias

**1. Análisis de sangre:** a menudo se observan alteraciones como las descritas en la cirrosis hepática. La concentración de AFP está aumentada (valores >200 ng/ml son específicos para CHC, pero poco sensibles; no se recomienda esta prueba para el tamizaje). En Chile se utiliza, siempre con pruebas de imagen.

**2. Pruebas de imagen. Ecografía y TC con contraste** →tabla 17-1. **RMN:** sensibilidad muy alta para la detección, el diagnóstico diferencial y la determinación del estadio del CHC. **Angiografía:** papel auxiliar y complementario antes de planificar el tratamiento quirúrgico.

**3. Biopsia hepática:** útil para confirmar el diagnóstico en enfermos en los cuales el tratamiento quirúrgico es imposible o está contraindicado, además a veces se utiliza en tumores pequeños (1-2 cm).

### Criterios diagnósticos

El diagnóstico se hace a base de los resultados de las pruebas de imagen (TC o RMN), cuando la lesión sea >2 cm. Si es menor, es preciso el examen histológico (con una imagen adecuada en la TC o en la RMN).

### Tamizaje

Se recomienda una ecografía cada 6 meses, acompañada o no de una determinación de AFP, en:

1) enfermos con cirrosis hepática en clase A o B de Child-Pugh →cap. 7.12, tabla 12-1 (y en clase C en enfermos calificados para el trasplante hepático)

2) enfermos con hepatitis vírica crónica tipo B

3) enfermos sin cirrosis hepática, pero con fibrosis hepática intensa (F3), independientemente de su etiología.

### Diagnóstico diferencial

Lesiones focales en el hígado: adenoma, tumores metastásicos, carcinoma de las vías biliares intrahepáticas, hiperplasia nodular focal.

## → TRATAMIENTO

El **tratamiento radical** es posible en <5-35 % de los enfermos.

**1. Resección hepática:** en enfermos con daño hepático crónico la cirugía está indicada solo en los enfermos en clase A según la clasificación de Child-Pugh →tabla 12-1.

**2. El trasplante hepático** está indicado en enfermos con cirrosis hepática que cumplen los criterios de Milán (foco único de CHC con diámetro ≤5 cm o ≤3 lesiones con diámetro ≤3 cm cada una) o los criterios de la Universidad de California en San Francisco (lesión única con diámetro ≤6,5 cm o 2-3 lesiones con diámetro ≤4,5 cm cada una, pero la suma de los diámetros de todas las lesiones <8 cm). La recidiva de CHC después del trasplante aparece en un 5-20 % de los enfermos.

**3. Tratamiento sistémico:** en los enfermos con CHC no aptos para el tratamiento quirúrgico o con progresión de la enfermedad después de dicho tratamiento se debe considerar la administración de sorafenib, siempre que la función hepática esté conservada. La eficacia de la quimioterapia clásica resulta muy baja.

**4. Otras técnicas de tratamiento invasivo** (utilizadas generalmente en caso de rechazo para la cirugía): inyecciones repetidas de alcohol en el tumor (≤5 cm), criocirugía, termoablación (suelen usarse ondas de radiofrecuencia), quimioembolización transarterial (TACE), ablación por ultrasonidos o microondas o aplicar un haz de radiación ionizante focalizado (p. ej. dispositivo CyberKnife) o electroporación irreversible (dispositivo NanoKnife) y radioembolización (SIRT, TARE).

➔ **PRONÓSTICO**

Después de la resección hepática la supervivencia a los 5 años es de 34-65 %, y después del trasplante de 78-82 %.

## 17.5. Neoplasias secundarias (metastásicas)

➔ **ETIOPATOGENIA**

La mayoría de las neoplasias malignas del hígado se debe a metástasis de tumores primarios localizados en otros órganos. ~50 % son metástasis de neoplasias de órganos cuya sangre pasa por el sistema portal (más frecuentemente cáncer de intestino grueso: 1/3 de todas las metástasis hepáticas), entre las neoplasias de otros órganos los más frecuentes son el cáncer de pulmón, de mama y del sistema genitourinario, gástrico.

➔ **CUADRO CLÍNICO**

Característico del tumor primario del hígado y de neoplasias avanzadas. La ictericia no es una manifestación típica de las metástasis, pero puede aparecer en las metástasis masivas junto con otras manifestaciones de insuficiencia hepática. La ascitis es en general resultado de la diseminación de la neoplasia al peritoneo, pero puede ser también síntoma de insuficiencia hepática o de trombosis de la vena porta. Las metástasis grandes o localizadas en el borde hepático pueden ser palpables.

➔ **DIAGNÓSTICO**

Realizar pruebas diagnósticas encaminadas a buscar el tumor primario y pruebas de imagen del hígado para valorar la extensión de lesiones metastásicas. En la TC los tumores metastásicos tienen una densidad parecida al parénquima adyacente (sin el contraste se detecta solamente un 30-40 % de las lesiones). Se puede sospechar la presencia de metástasis del cáncer de colon a base de la aparición de una imagen característica (un centro avascular grande con un halo periférico). La biopsia de la lesión está indiciada cuando no se llega a determinar el foco primario. El diagnóstico microscópico es necesario para establecer el tratamiento. Hay que buscar metástasis hepáticas en todos los enfermos en los que se plantee el tratamiento radical de la neoplasia primaria.

➔ **TRATAMIENTO**

El tratamiento radical de los tumores secundarios del hígado consiste en la **resección hepática**. La cirugía está justificada cuando es posible la resección completa de la metástasis (es decir con margen clínico ≥1 cm). Se emplea el tratamiento quirúrgico también en caso de recidiva del foco metastásico (solo si es posible una resección completa). El tratamiento quirúrgico en los enfermos con metástasis hepáticas debe combinarse con quimioterapia y radioterapia, dependiendo del tipo de neoplasia. Los métodos complementarios son: crioterapia y termoablación.

## 17.6. Quistes hepáticos

Se distinguen quistes

1) no neoplásicos: congénitos y condicionados genéticamente (quistes hepáticos simples, quistes de las vías biliares, poliquistosis hepática) y adquiridos (postraumáticos, parasitarios)

2) neoplásicos (raros): neoplasias quísticas (cistoadenoma, cistoadenocarcinoma, angiosarcomas) o grandes focos neoplásicos (primarios y metastásicos) en el proceso de lisis y necrosis.

## 17.6.1. Quistes simples

En la mayor parte de los casos se trata de una lesión aislada, redondeada u oval, de ≤10 cm de diámetro, pero pueden presentarse varios quistes de tamaño diferente. Se caracterizan por un saco fibroso y un contenido claro (seroso). En los raros casos de hemorragia quística, su contenido cambia de color a gris sucio. El parénquima hepático fuera de los quistes es normal.

**Síntomas**: ausentes la mayor parte de las veces. Los quistes se detectan por casualidad en pruebas de imagen realizadas por otras causas. Los quistes grandes (>10 cm) pueden provocar dolor, molestias, sensación de plenitud y presión en el epigastrio. A veces aparecen distensión abdominal y vómitos (por culpa de la presión del quiste sobre el estómago). Excepcionalmente, se presentan ictericia, ascitis y obstrucción del retorno venoso por las venas hepáticas. La aparición de un dolor agudo en el epigastrio derecho puede indicar sangrado a la luz del quiste.

**Diagnóstico**: se suele realizar basándose en la presencia de rasgos típicos en las pruebas de imagen →tabla 17-1; la punción del quiste no está indicada.

**Tratamiento**: indicado únicamente en enfermos con quistes sintomáticos. En la mayoría de los casos, mediante cirugía laparoscópica se realiza la resección de la pared anterior del quiste, la cual se somete a un examen histológico, mientras que el líquido de la luz del quiste se somete a un examen citológico y bacteriológico. A veces la cirugía consiste en la extirpación del quiste o en la resección parcial del parénquima hepático junto con el quiste.

## 17.6.2. Quistes biliares intrahepáticos

Se forman ya en el período fetal; constituyen un 3-5 % de todos los quistes hepáticos (con más frecuencia aparecen quistes de las vías biliares extrahepáticas).

**Síntomas**: suelen aparecen en la edad adulta, normalmente secundarios a una infección en las vías biliares (dolor, fiebre, ictericia). A veces solo fiebre e ictericia transitoria.

**Diagnóstico**: se basa principalmente en los hallazgos de las pruebas de imagen (ecografía, TC →tabla 17-1; también CPRM, CPRE).

**Tratamiento**: resección parcial del hígado y una evaluación histológica detallada de la lesión extirpada (riesgo de desarrollo de colangiocarcinoma).

## 17.6.3. Quistes postraumáticos

Se producen a consecuencia de traumatismos cerrados del hígado que no llegan a dañar la cápsula de Glisson; muy raras veces se forman a causa de traumatismos penetrantes. Se trata de pseudoquistes, es decir, que carecen de epitelio de revestimiento. En su luz pueden observarse tejidos necróticos, sangre o bilis.

**Síntomas**: suelen depender del mecanismo y alcance de las lesiones hepáticas.

**Tratamiento**: el tratamiento quirúrgico no siempre resulta necesario. En quistes infectados con frecuencia es suficiente un drenaje externo. En caso de lesiones extensas del parénquima hepático y, particularmente, cuando en la luz del quiste se detecta la presencia de bilis, puede resultar imprescindible la resección del hígado.

## 17.6.4. Quistes parasitarios

Principalmente se trata de quistes hidatídicos causados por la infección por una de las dos especies de tenia de la hidátide: *Echinococcus granulosus* (hidatitosis unilocular [equinococosis] →cap. 18.5.1.4.1) o *Echinococcus multilocularis* (hidatitosis multilocular o alveolar [alveococosis] →cap. 18.5.1.4.2).

**Síntomas**: se producen en un 8-78 % de los infectados y dependen de la localización de los quistes, de su tamaño, del grado de desarrollo y vitalidad del parásito, así como de la presencia de complicaciones de la enfermedad. En la mayoría de los casos (un 80-98%), la equinococosis se manifiesta en forma de un quiste aislado localizado en el hígado, en un 60-75 % de los enfermos en el lóbulo hepático derecho. En caso de alveococosis, aparte del quiste primario localizado en el hígado en un ~30 % de los enfermos se producen lesiones extrahepáticas a consecuencia de infiltración o creación de metástasis distantes.

**Diagnóstico**: sospecha basada en las pruebas de imagen →tabla 17-1; identificación del agente etiológico →cap. 18.5.1.4.1, cap. 18.5.1.4.2.

**Tratamiento**: de elección, extirpación quirúrgica de los quistes hidatídicos, particularmente en alveococosis. Se realiza la resección del hígado (anatómica o no anatómica) o la cistopericistectomía (escisión del quiste sin abrir su luz). En equinococosis se admite también la terapia percutánea en centros especializados. En enfermos con alveococosis con lesiones multifocales muy avanzadas en el parénquima hepático, no resecables *a priori*, o en caso de que la progresión de la enfermedad haya llevado a la insuficiencia hepática, se puede realizar el trasplante hepático.

## 17.6.5. Poliquistosis hepática (PCLD)

Se caracteriza por la presencia de numerosos (>20) quistes hepáticos de estructura similar a los quistes simples, pero habitualmente de mayor tamaño. Puede aparecer sola (de mejor pronóstico; normalmente asintomática) o coexistir con la poliquistosis renal (→cap. 14.9.2): tanto en la forma autosómica dominante (la forma más frecuente de la PCLD) como en la autosómica recesiva (con menor frecuencia).

**Tratamiento**: se inicia en caso de quistes sintomáticos (aspiración percutánea, tratamiento quirúrgico). Se han notificado beneficios del uso de análogos de somatostatina e inhibidores de mTOR (p. ej. sirolimus). En enfermos con síntomas graves y gran número de quistes puede considerarse el trasplante hepático, a veces simultáneamente con el trasplante renal.

# 1. Diabetes insípida

## → DEFINICIÓN Y ETIOPATOGENIA

Se define como el estado de pérdida excesiva de agua secundario a una excreción primaria de un alto volumen de orina, lo que se acompaña de una polidipsia compensatoria, causado por:

1) deficiencia de vasopresina o **diabetes insípida central** (neurohormonal) que puede deberse a:

   a) una lesión de las neuronas de los núcleos supraópticos del hipotálamo que sintetizan la vasopresina, la destrucción del infundíbulo o del lóbulo posterior de la hipófisis, es decir de la vía de transporte y almacén de vasopresina, por tumores hipotalámicos (germinomas, metástasis, craneofaringiomas), por infiltración o inflamación en la región hipotálamo-hipofisaria y por traumatismos craneoencefálicos

   b) un defecto genético o una reacción inmunológica contra las neuronas de los núcleos supraópticos hipotalámicos (diabetes insípida idiopática)

2) pérdida de sensibilidad de los túbulos renales a la acción de vasopresina o **diabetes insípida nefrogénica**, causada por un defecto genético de los receptores renales de la vasopresina (herencia ligada al cromosoma X), o de los transportadores de agua (acuaporinas). Puede también ocurrir en lesiones renales adquiridas, en hipercalcemia (p. ej. en el hiperparatiroidismo), hipopotasemia (p. ej. en el hiperaldosteronismo primario), y por fármacos (litio)

## → CUADRO CLÍNICO

Poliuria (>4 l/24 h) y polidipsia que protege frente al desarrollo de hipernatremia y deshidratación. Los pacientes se quejan de la necesidad de levantarse varias veces durante la noche para orinar y saciar la sed. En los enfermos con una ingesta insuficiente de líquidos, p. ej. en aquellos con trastornos de conciencia tras un traumatismo o con un acceso limitado al agua, puede desarrollarse una deshidratación hipertónica, lo que constituye un riesgo para la vida del paciente. Puede haber síntomas relacionados con el tumor de la región hipotálamo-hipofisaria.

## → DIAGNÓSTICO

**Exploraciones complementarias**

**1. Pruebas de laboratorio**

1) **Densidad de la orina <1,005.**

2) **Prueba de la sed** (examen que mide el grado de concentración de la orina): junto con el nivel de vasopresina permite establecer el diagnóstico diferencial entre las distintas causas de polidipsia. Interpretación de los resultados →Criterios diagnósticos. Recordar también la necesidad de excluir la poliuria diabética.

La prueba de privación de agua o de la sed se realiza hospitalizando transitoriamente al paciente, con adecuada vigilancia médica. Se recomienda ayuno por ≤3 h antes del inicio, ya que con ayunos mayores y en caso de poliuria importante puede haber hipotensión arterial antes del ingreso. Deben hacerse mediciones basales (peso, presión arterial, osmolaridad urinaria y plasmática, natremia). El paciente debe mantenerse en ayunas y cada 60 min debe pesarse, medir la presión arterial, el volumen y la osmolalidad de la orina emitida. Cada 2 h, medir la natremia y osmolalidad plasmática. Si la osmolalidad urinaria se

**Tabla 1-1.** Diagnóstico diferencial de diabetes insípida dipsogénica, diabetes insípida central y diabetes insípida nefrogénica a base de la prueba de la sed y de la prueba de vasopresina

| | Diabetes insípida dipsogénica | Diabetes insípida central (neurohormonal) | Diabetes insípida nefrogénica |
|---|---|---|---|
| **Prueba de la sed (examen de la concentración de la orina)** | | | |
| Densidad de la orina | Aumento gradual | <1,005 | <1,005 |
| Osmolalidad de orina | Aumento gradual hasta valores normales | <250 mOsm/kg | <250 mOsm/kg |
| Nivel sérico de vasopresina | Inicialmente bajo, aumenta gradualmente | Bajo | Alto |
| **Prueba de vasopresina (desmopresina 120 µg VSl, 20 µg por vía intranasal o 2 µg VSc o iv.)** | | | |
| Densidad de la orina | No hay indicación para esta prueba[a] | Aumento en ≥50 % (en general en 200-400 %) | Bajo, sin aumento durante la prueba |
| Osmolalidad de orina | No hay indicación para esta prueba[a] | Aumento en >50 % (en general en >100 %) | No aumenta |

[a] Por ser normal la prueba de vasopresina.

mantiene >600 mOsm/kg a las 8 horas, suspender la prueba y considerar una causa de poliuria diferente a la diabetes insípida. En cambio, si la osmolalidad urinaria se estabiliza por 3 h en valores menores, mientras que la osmolalidad del plasma >300 mOsm/kg, o la natremia >145 mmol/l, se evidencia un defecto de concentración de la orina acorde con diabetes insípida, que puede ser total o parcial. En este caso administrar desmopresina 20 µg en inhalación nasal y continuar midiendo el volumen y la osmolalidad de la orina cada 30 min. Un aumento en la osmolalidad urinaria ≥20 % en respuesta a la desmopresina indica un déficit de ella, acorde con diabetes insípida. Una respuesta plana sugiere un componente nefrogénico. Elevaciones intermedias de osmolalidad urinaria llevan a interpretaciones inciertas, como ocurre en la dipsomanía, en la cual el alto volumen urinario disminuye la hipertonía de la médula renal e impide concentrar la orina aunque la vasopresina permita la absorción de agua desde el túbulo colector; o bien, a formas parciales de diabetes insípida nefrogénica. La presencia de hipotensión arterial o reducción de peso ≥3 % deben hacer suspender la prueba.

**2. Pruebas de imagen:** el diagnóstico de la diabetes insípida central constituye una indicación definitiva para realizar una RMN de la región hipotálamo-hipofisaria. En la diabetes insípida se observa ausencia en T1 de la señal hiperintensa normal del lóbulo posterior de la hipófisis.

**Criterios diagnósticos y diagnóstico diferencial** →tabla 1-1

### ➜ TRATAMIENTO

**1. Diabetes insípida central:** tratamiento de restitución con un análogo de vasopresina de liberación prolongada, **desmopresina:** liofilizado de disolución rápida VSl (desde 60 µg 2×d hasta 120 µg 3×d) o intranasal (mediante un dosificador que proporciona 10 µg [0,1 ml] de fármaco en 1 dosis; habitualmente 10-20 µg 1 o 2×d); en pacientes inconscientes iv. (opcionalmente IM o VSc): adultos 1-4 µg 1×d o en 2 dosis divididas. Ajustar la dosis individualmente, a base de la presencia de síntomas clínicos, a la osmolalidad del suero y a la concentración sérica de sodio.

**2. Diabetes insípida nefrogénica** →cap. 14.5.4; el tratamiento dependerá de la etiología:

1) **lesión renal adquirida** → tratamiento sintomático que consiste en una apropiada rehidratación y en el tratamiento de la enfermedad de base

2) **trastornos electrolíticos** → los síntomas de la diabetes insípida remiten tras ser corregidos

3) **defecto genético de los receptores para vasopresina** → dieta hiposódica y diuréticos tiacídicos. En pacientes con sensibilidad parcial a la vasopresina se debe considerar el tratamiento con altas dosis de desmopresina.

### → PRONÓSTICO

Depende de la etiología de la diabetes insípida central (tumor, traumatismo, metástasis, inflamación, diabetes insípida idiopática). La enfermedad no tratada no constituye un peligro para la vida si el paciente ingiere una cantidad adecuada de fluidos. Los pacientes inconscientes tras un traumatismo craneal o después de una cirugía del SNC, así como los pacientes con trastornos de la sensación de sed, a consecuencia de lesiones del centro hipotalámico de la sed, requieren una atención especial (equilibrio de líquidos). Recomendar al paciente que lleve siempre consigo una hoja de información sobre su diabetes insípida. El tratamiento de restitución de la diabetes insípida permite realizar una vida normal. La sobredosis de desmopresina puede causar síntomas de SIADH.

# 2. Síndrome de secreción inadecuada de ADH (SIADH)

### → DEFINICIÓN Y ETIOPATOGENIA

Se define como el conjunto de síntomas causado por el exceso de vasopresina (ADH) en la sangre en relación a la osmolalidad del plasma, con un volumen normal de sangre circulante. **Causas:** lesión cerebral (traumatismos, tumores, cirugías, inflamaciones, psicosis), enfermedades pulmonares (neumonías, tuberculosis, empiema pleural, asma), neoplasias (cáncer pulmonar, del sistema digestivo, de próstata, timoma, tumores carcinoides), insuficiencia cardíaca derecha, fármacos (analgésicos, psicotrópicos, diuréticos, citostáticos), drogas. La **etiopatogenia** del SIADH es muy compleja; p. ej. las neoplasias pueden producir la ADH ectópicamente y hay enfermedades no neoplásicas (p. ej. pulmonares), donde la hipoxia estimula la secreción de ADH. Un exceso de ADH condiciona una retención de agua y la eliminación de sodio por la orina, lo que produce hiponatremia, hipoosmolalidad del plasma e hiperosmolaridad de orina.

### → CUADRO CLÍNICO E HISTORIA NATURAL

Síntomas: cefalea, apatía, náuseas y vómitos, trastornos de la conciencia y en casos graves coma, convulsiones, apnea y muerte. La concentración sérica de sodio ≤100 mmol/l constituye un peligro para la vida. En caso de hiponatremia de rápida instauración los síntomas pueden aparecer con un nivel sérico de sodio ≤120 mmol/l a consecuencia del edema cerebral. A pesar de la hiponatremia no se observa edema periférico ni hipotensión (volumen normal de la sangre circulante con distribución normal del agua en el cuerpo).

→ **DIAGNÓSTICO**

Evaluar: concentración sérica de sodio, eliminación de sodio por la orina, osmolalidad del plasma y, con el fin de excluir insuficiencia renal, insuficiencia corticosuprarrenal e hipotiroidismo, concentración sérica de creatinina, cortisol matutino, TSH y T4 libre. Tras haber excluido un origen farmacológico, realizar las pruebas encaminadas a evaluar una causa orgánica de SIADH.

**Criterios diagnósticos**

Hiponatremia (<130 mmol/l), osmolalidad plasmática baja (<280 mOsm/kgH$_2$O) y eliminación del sodio por la orina >40 mmol/l con una ingesta de sodio normal en la dieta y con función normal de los riñones, glándulas suprarrenales y tiroides. La presencia de hipo- o hipervolemia no permite establecer el diagnóstico de SIADH.

**Diagnóstico diferencial**

Hipovolemia crónica causada por diuréticos tiacídicos, diarrea o vómitos (una natriuria alta sin rasgos de deshidratación sugiere el SIADH), insuficiencia renal aguda y crónica, hipopituitarismo, insuficiencia corticosuprarrenal, hipotiroidismo, pseudohiponatremia (baja concentración sérica de sodio en el contexto de hiperglucemia, hiperlipidemia o hiperproteinemia graves).

→ **TRATAMIENTO**

Se aplican las reglas generales del tratamiento de la hiponatremia hipotónica, especialmente en cuanto a la velocidad de compensación de la hiponatremia →cap. 19.1.3.1. Si en los casos graves no se inicia el tratamiento, existe el riesgo de aparición de edema cerebral. Un aumento brusco de la natremia a consecuencia de un tratamiento intensivo puede conllevar el desarrollo de un síndrome de desmielinización osmótica →cap. 19.1.3.2.

**1. Eliminar o tratar la causa de SIADH**, si es posible.

**2. Limitar la ingesta de líquidos** hasta 500-1000 ml/24 h, teniendo en cuenta también alimentos líquidos. El volumen de los líquidos ingeridos debe ser igual al volumen de orina en 24 h menos 500 ml. Se debe esperar poca eficacia de la limitación de la ingesta de líquidos si: la osmolalidad de orina es alta (>500 mOsm/kg H$_2$O) a causa de la limitación de la ingesta de líquidos ≤1 l/d durante 48 h; la suma de las concentraciones de Na+ y K+ en la orina es mayor que la concentración sérica de Na+; la diuresis diaria es <1500 ml; o el aumento de la natremia es <2 mmol/l/d.

**3.** En caso de hiponatremia moderada o grave (→cap. 19.1.3.1) o cuando la limitación de la ingesta de líquidos sea ineficaz o inaceptable, **aumentar la ingesta de sodio VO o iv. junto con un diurético de asa** a dosis bajas (furosemida 20-40 mg/d), considerar el uso de urea 0,25-0,5 g/kg/d VO.

**4.** No usar los inhibidores de los receptores V$_2$ de vasopresina (váptanos [no disponibles en Chile], p. ej. tolvaptán) de manera rutinaria en el tratamiento de la hiponatremia secundaria a SIADH, especialmente en caso de hiponatremia grave (según las recomendaciones europeas actuales; sin embargo, otros expertos, p. ej. estadounidenses, afirman que el SIADH con hiponatremia constituye una indicación para el uso de estos fármacos).

# 3. Hipopituitarismo

→ **DEFINICIÓN Y ETIOPATOGENIA**

Es el conjunto de síntomas, signos, y alteraciones de laboratorio causado por el déficit de una o de varias hormonas hipofisarias. El déficit de todas las hormonas se denomina panhipopituitarismo.

**Causas:**

1) neoplasias localizadas en la hipófisis (adenomas, quistes), hipotálamo (craneofaringioma, germinoma), en la región del quiasma óptico (meningioma, glioma), metástasis (principalmente de cáncer de mama)

2) traumatismos craneoencefálicos y lesiones yatrogénicas (intraoperatorias o secundarias a irradiación) del hipotálamo, de la hipófisis o de su tallo

3) trastornos de origen vascular como la necrosis hipofisaria posparto (síndrome de Sheehan), apoplejía hipofisaria o un aneurisma de la arteria carótida interna

4) lesiones inflamatorias e infiltraciones del tipo granulomas (sarcoidosis, tuberculosis, sífilis, histiocitosis de las células de Langerhans, poliangitis granulomatosa [granulomatosis de Wegener]), hipofisitis linfocítica (autoinmune), encefalitis o meningitis

5) trastornos congénitos o relacionados con el desarrollo (hipoplasia, aplasia de la hipófisis)

6) déficits aislados de hormonas: pueden afectar a la GH o las gonadotropinas (en el síndrome de Kallman: déficit de GnRH → hipogonadismo hipogonadotrópico con anosmia). Los déficits aislados de ACTH, TSH o PRL son muy raros.

## → CUADRO CLÍNICO E HISTORIA NATURAL

El cuadro clínico depende de la edad de aparición del hipopituitarismo, de la etiología, duración de la enfermedad y de los déficits hormonales específicos →tabla 3-1.

En caso de **apoplejía hipofisaria hemorrágica**, el cuadro clínico está en relación con la magnitud de la hemorragia: la cefalea de inicio súbito, acompañada de náuseas, vómitos y trastornos de la conciencia es debida al aumento de la presión intracraneal; los trastornos de la visión son consecuencia de la compresión del quiasma óptico; la parálisis de los músculos oculomotores indica la presencia de un hematoma en el seno cavernoso. Hay síntomas debidos al hipopituitarismo agudo, trastornos neurológicos graves en caso de la hemorragia subaracnoidea o interventricular, e incluso es posible que ocurra una curación completa de un adenoma a consecuencia de su destrucción, condicionando la remisión de los síntomas secundarios al exceso de hormonas.

**El inicio súbito del déficit de ACTH** puede ser causado por una destrucción de la hipófisis en el curso de un ACV, traumatismo craneoencefálico o intervención

| Déficit | Síntomas |
|---------|----------|
| \ Tabla 3-1. Síntomas de insuficiencia del lóbulo anterior de la hipófisis en función del déficit hormonal específico ||

**Tabla 3-1. Síntomas de insuficiencia del lóbulo anterior de la hipófisis en función del déficit hormonal específico**

| Déficit | Síntomas |
|---------|----------|
| GH | Estatura baja (en niños), disminución de la masa muscular, aumento del tejido adiposo (principalmente visceral), disminución de la densidad ósea, hipoglucemia (especialmente en niños), hiperlipidemia. Los síntomas de déficit de GH no son tan claros si la enfermedad se desarrolla en un adulto. |
| ACTH | Hipotensión ortostática, desmayos, náuseas y vómitos, anorexia, pérdida de peso corporal, elevación de la temperatura corporal, pigmentación cutánea disminuida, tendencia a la hipoglucemia (especialmente cuando acompañada de un déficit de GH). |
| TSH | Hipotiroidismo secundario: los síntomas son menos pronunciados que en el caso del hipotiroidismo primario. No se observa bocio. |
| LH y FSH | Amenorrea, impotencia, disminución de la libido, pérdida o ausencia de las características sexuales terciarias (vello púbico). |
| PRL | Ausencia de lactancia posparto. |

neuroquirúrgica. Constituye un peligro directo para la vida (al originar una crisis suprarrenal →cap. 11.1.3). Un **déficit crónico de ACTH e insuficiencia corticosuprarrenal secundaria** →cap. 11.1.2 puede manifestarse ante el aumento de la necesidad de glucocorticoides a causa de estrés o inflamación.

Los síntomas de **hipopituitarismo postraumático** normalmente se desarrollan gradualmente, con clara expresión clínica después de un año del evento. ~30 % de los pacientes, a consecuencia de un traumatismo craneoencefálico puede sufrir una lesión de los núcleos supraópticos hipotalámicos o del lóbulo posterior hipofisario, lo que origina el déficit de vasopresina, que a su vez lleva al desarrollo de la diabetes insípida →cap. 8.1.

## →DIAGNÓSTICO

Buscar manifestaciones clínicas de insuficiencia secundaria de las glándulas endocrinas periféricas (gónadas, tiroides, suprarrenales) o rasgos asociados al déficit de la hormona de crecimiento (en aquellos pacientes que no han terminado de crecer). En la insuficiencia corticosuprarrenal secundaria se produce hipopigmentación cutánea (a diferencia de la hiperpigmentación cutánea de la forma primaria).

**Exploraciones complementarias**

**1. Pruebas de laboratorio:**

1) niveles séricos bajos de las hormonas de las glándulas periféricas junto con concentraciones séricas disminuidas de las hormonas tróficas correspondientes de la hipófisis

2) una inadecuada respuesta secretoria de las hormonas hipofisarias a diferentes estímulos

3) en la insuficiencia corticosuprarrenal secundaria no suelen aparecer alteraciones electrolíticas, a diferencia de lo que sucede en la primaria (hiponatremia, hiperpotasemia e hipovolemia), debido a que la secreción de mineralocorticoides no está alterada porque depende del sistema renina-angiotensina y no de la ACTH.

**2. RMN de la región selar:** se utiliza para determinar la causa de la lesión hipofisaria.

**3. Campo visual:** en caso de sospecha de patología de la región del quiasma óptico.

**Criterios diagnósticos**

Secreción disminuida de las hormonas hipofisarias:

**TSH y gonadotropinas:** síntomas clínicos (hipotiroidismo e hipogonadismo), disminución de la secreción de las hormonas periféricas que no está acompañada de un aumento de la secreción de la hormona trófica hipofisaria correspondiente.

**ACTH:** concentración basal disminuida o dentro del límite normal; indican el diagnóstico de hipopituitarismo la disminución de la **concentración de cortisol** (<138 nmol/l [5 µg/dl]) en el suero y **concentración de ACTH** en el plasma en las muestras de sangre extraídas simultáneamente por la mañana (síntoma principal). Un método del tamizaje de la insuficiencia corticosuprarrenal secundaria es la determinación de la concentración sérica de cortisol por la mañana (desde las 8:00 hasta las 9:00):

1) valor de <83 nmol/l (3 µg/dl) indica insuficiencia corticosuprarrenal

2) valor de >414 nmol/l (15 µg/dl) la excluye

3) valores dentro del rango de 83-414 nmol/l (3-15 µg/dl) requieren la realización de la prueba con ACTH; si es necesario realizar otras pruebas para evaluar si la secreción de ACTH en respuesta al estés es suficiente →cap. 11.1.2.

**GH:** la concentración de GH no aumenta ≥460 pmol/l (10 µg/l) durante la hipoglucemia (concentración de glucosa <2,2 mmol/l [40 mg/dl]) tras la administración iv. de un análogo de insulina de acción rápida (0,1 uds./kg). En adultos se puede diagnosticar el déficit de GH solamente si el aumento de GH en la prueba de estimulación no excede 3-5 µg/l, dependiendo del método (las pruebas son fundamentales, ya que normalmente la secreción de GH ocurre principalmente durante el sueño).

### Diagnóstico diferencial

En función de la manifestación clínica, hay que diferenciarla con la insuficiencia corticosuprarrenal primaria →cap. 11.1.1, hipotiroidismo primario →cap. 9.1 o hipogonadismo hipergonatrotrópico. Una concentración disminuida de las hormonas tróficas sugiere un hipopituitarismo secundario.

---

**⇥ T R A T A M I E N T O**

---

### Tratamiento de restitución

Los déficits hormonales resultantes de la insuficiencia secundaria (de origen hipofisario) o terciaria (de origen hipotalámico) se tratan de la misma manera, es decir mediante la restitución de las hormonas periféricas correspondientes.

**1. Insuficiencia corticosuprarrenal secundaria: hidrocortisona** →cap. 11.1.2.

**2. Hipotiroidismo secundario: L-tiroxina** a dosis ajustadas individualmente (siempre tras haber compensado la insuficiencia corticosuprarrenal). Ir aumentando la dosis de forma gradual, p. ej. desde 25 µg hasta 75-100 µg/d, dependiendo de las manifestaciones clínicas y de la concentración de tiroxina libre (FT4). La medición de TSH no es útil para el control de la terapia.

**3. Insuficiencia gonadal secundaria**

1) En hombres: hay que pautar las dosis de manera individual, en función de los niveles de testosterona en el suero al final de los intervalos entre las inyecciones, y también del cuadro clínico. Se utilizan **preparados de testosterona** de acción prolongada (**enantato de testosterona** IM a dosis de 100 mg cada semana o 200 mg cada 2 semanas) o **undecanoato de testosterona** (IM profunda, e infundida muy lentamente a dosis de 1000 mg cada 10-14 semanas), o preparados de acción rápida (gel para uso externo 50 mg/d).

2) En mujeres: tratamiento secuencial con estrógenos y gestágenos hasta alcanzar los 50 años de edad.

**4. Estatura baja en un niño: hormona de crecimiento humana recombinante.** Un déficit de la hormona de crecimiento en adultos con hipopituitarismo puede constituir una indicación para el tratamiento de restitución.

### Tratamiento causal

**1. Neoplasias hipofisarias**

1) **Tratamiento quirúrgico:** método de elección en todos los casos de adenomas hipofisarios (a excepción del prolactinoma), tumores de la bolsa del Rathke y otras neoplasias paraselares (a excepción de germinoma).

2) **Tratamiento farmacológico:** fármacos dopaminérgicos en caso de prolactinoma o análogos de la somatostatina como preparación antes del tratamiento neuroquirúrgico en caso de somatotropinoma o tirotropinoma.

3) **Radioterapia:** está indicada en caso de germinoma. También cabe considerarla en casos de tumores no quirúrgicos o de recaída tras neurocirugía radical. Las técnicas modernas de radioterapia ofrecen menor riesgo de complicaciones.

4) **Quimioterapia:** en caso de metástasis en la hipófisis o como tratamiento complementario en pacientes con neoplasias quimiosensibles del SNC.

**2. Apoplejía hipofisaria hemorrágica**

1) **Glucocorticoides** iv.: hidrocortisona 100 mg 3×d o dexametasona ~4 mg 2×d en la fase temprana del ACV hipofisario, a causa de la posibilidad de déficit de ACTH, además de su acción antiedematosa.

2) **Tratamiento neuroquirúrgico:** la decisión sobre este tratamiento se debe tomar en la 1.ª semana desde el ACV, si los trastornos neurológicos no remiten a pesar del tratamiento con glucocorticoides.

No obstante, debe destacarse que el hipopituitarismo puede persistir a pesar del tratamiento causal.

→ **PRONÓSTICO**

Un adecuado tratamiento de restitución permite mantener un buen estado de salud. Sin embargo, la mortalidad, independientemente de la etiología del hipopituitarismo, es mayor que en la población general. El pronóstico es peor en caso de tumores malignos del SNC que originan el hipopituitarismo, dependiendo del tipo de tumor y de su estadio.

# 4. Tumores hipofisarios

**Clasificación de los tumores hipofisarios:**

1) en función del grado de invasión local y malignidad: **adenomas** (significativamente los más frecuentes), **no invasivos** (no infiltran los tejidos adyacentes del seno esfenoidal y/o cavernoso), **invasivos** (infiltrativos) y **cáncer** (presencia de metástasis a distancia, muy raros)

2) sobre la base de los resultados del estudio inmunohistoquímico y de la función hormonal: **prolactinoma** (tumor secretor de prolactina →más adelante), **somatotropinoma** (secretor de GH →cap. 8.4.2), **corticotropinoma** (secretor de ACTH →cap. 8.4.3), **gonadotropinoma** (secretor de FSH o LH o sus subunidades libres [α, β]), **tirotropinoma** (secretor de TSH) y **tumores no funcionantes**.

3) según el tamaño tumoral (diámetro): **microadenomas** (<1 cm), **macroadenomas** (≥1 cm) y **tumores gigantes** (>4 cm).

→ **CUADRO CLÍNICO E HISTORIA NATURAL**

Los síntomas de un tumor hipofisario son el resultado de:

1) **función hormonal del tumor:** dependerá de la hormona secretada. Existen también tumores mixtos (en la mayoría de los casos secretan GH y prolactina)

2) **"efecto de masa" del tumor:** principalmente asociados a macroadenomas, a consecuencia de la expansión supraselar y compresión del quiasma óptico, lo que causa defectos del campo visual. A veces se manifiestan con síntomas de hipopituitarismo y raras veces se observa la presencia de síntomas debidos al aumento de la presión intracraneal, como la cefalea.

La historia natural de la mayoría de los adenomas es benigna, con baja velocidad de crecimiento, sin embargo se producen recidivas en un ~30 % de los enfermos sometidos a tratamiento quirúrgico. En un pequeño porcentaje de casos, los tumores son agresivos y resistentes al tratamiento farmacológico convencional, al tratamiento quirúrgico y a la radioterapia. No existen criterios histológicos que permitan diferenciar entre un adenoma y un carcinoma hipofisario (de aparición excepcional). Este último se confirma solamente en presencia de metástasis a distancia (cerebroespinales y/o periféricas).

→ **DIAGNÓSTICO**

El diagnóstico de un tumor hipofisario se establece basándose en pruebas de imagen (la RMN con gadolinio permite la identificación precisa de microadenomas de ≥3 mm de diámetro) y evaluación hormonal (pruebas funcionales). En todo caso en el que se detecte un tumor de la región paraselar en las pruebas de imagen, se deberá evaluar la función endocrina de la hipófisis. Si de forma incidental en la TC se detecta un tumor de la región supraselar, siempre hay que realizar una RMN, ya que puede diferenciar entre un adenoma hipofisario y otras entidades como quistes, inflamaciones, lesiones pos-ACV o disontogénicas y además permite una evaluación precisa del tamaño y la localización de la lesión.

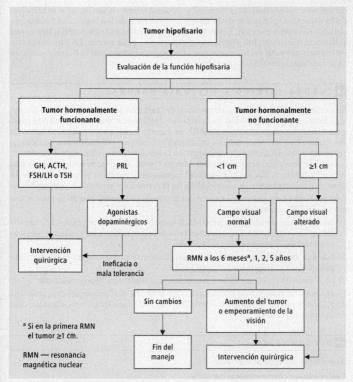

**Fig. 4-1.** Algoritmo del manejo de los tumores hipofisarios

→ **TRATAMIENTO**

**Algoritmo sumario de manejo del paciente con un tumor hipofisario**
→fig. 4-1.

## 4.1. Prolactinoma

→ **DEFINICIÓN Y ETIOPATOGENIA**

Es el adenoma hipofisario más frecuente. Se origina en células lactotropas que
secretan prolactina (PRL) de una manera autónoma. El exceso de secreción de
prolactina origina un hipogonadismo hipogonadotrópico hiperprolactinémico,
el cual cursa con las siguientes manifestaciones clínicas: en mujeres síndrome
de amenorrea-galactorrea y en hombres disminución de libido y/o disfunción
eréctil. La concentración de PRL está notablemente aumentada y desaparece
su variación a lo largo del día.

**Etiopatogenia del hipogonadismo:** la hiperprolactinemia altera la secreción pulsátil hipotalámica de GnRH y por eso también de las gonadotropinas
(LH y FSH), inhibiendo a su vez los receptores gonadales de gonadotropinas →
inhibición de la maduración del folículo de De Graaf y de la función endocrina

811

de los ovarios (déficit de estradiol y progesterona en mujeres) e inhibición de la espermatogénesis y de la función endocrina de los testículos (déficit de testosterona en hombres). Una elevada concentración sérica de PRL tiene una influencia directa en las glándulas mamarias → galactorrea. La ginecomastia en los varones está relacionada con el hipogonadismo y con la disminución de la proporción testosterona/estrógenos.

→ **CUADRO CLÍNICO E HISTORIA NATURAL**

Las manifestaciones clínicas dependen del tamaño del tumor (efecto de masa), y de la duración e intensidad de la hiperprolactinemia, que condicionan el hipogonadismo. La concentración de PRL es directamente proporcional al tamaño del tumor. Los microadenomas (microprolactinomas) normalmente no causan trastornos neurológicos, sin embargo los macroadenomas (macroprolatinomas) a menudo producen trastornos del campo visual, cefalea, a veces incluso con hipopituitarismo. En ambos sexos el hipogonadismo lleva a la pérdida de la densidad mineral ósea, que dependerá de la duración y grado de hipogonadismo.

**Los síntomas en las mujeres** premenopáusicas dependerán de la concentración de la PRL en el suero:

1) moderadamente elevada, pero **<2,3 nmol/l** (<50 µg/l; normal <1,1 nmol/l [25 µg/l]) → dismenorrea, insuficiencia del cuerpo lúteo, infertilidad, posible galactorrea, disminución de la libido
2) **2,3-4,5 nmol/l** (50-100 µg/l) → oligomenorrea o amenorrea, a menudo galactorrea y disminución de la libido
3) **>4,5 nmol/l** (>100 µg/l) → amenorrea, galactorrea e hipogonadismo.

**Síntomas en hombres:** disminución de la libido, disfunción eréctil, infertilidad, ginecomastia e hipogonadismo (escaso vello facial y púbico, disminución de la masa muscular).

→ **DIAGNÓSTICO**

**Algoritmo diagnóstico** →fig. 4-2.

**Exploraciones complementarias**

**1. Pruebas de laboratorio:** concentración sérica de la PRL elevada:

1) si >9 nmol/l (200 µg/l): el diagnóstico de tumor es muy probable
2) 6,75-9 nmol/l (150-200 µg/l): el diagnóstico de tumor es bastante probable
3) 1,12-6,75 nmol/l (25-150 µg/l): diagnóstico incierto → determinar la concentración de PRL en varias muestras de sangre, p. ej. cada 30 min, o efectuar la prueba con metoclopramida: administrar 10 mg VO y evaluar la concentración de PRL inicial y transcurridos 60 y 120 min. Un aumento >6 veces indica una hiperprolactinemia funcional (no suele realizarse en Argentina ni en Chile).

La secreción de la PRL tiene un carácter pulsátil (cambia cada hora) y un ritmo circadiano, con picos secretorios durante el sueño. Aumenta también con el estrés y con el tipo de comidas y de los estimulantes ingeridos.

**2. RMN de la región paraselar:** es imprescindible si se detecta una concentración de PRL elevada y se excluyen otras causas de la hiperprolactinemia (especialmente si en la prueba con metoclopramida la concentración de PRL no aumenta o el aumento es escaso [de dos veces] o si en sucesivas pruebas se confirma el aumento de la concentración de la PRL, que se mantiene a un nivel estable).

**Criterios diagnósticos**

Presencia de los síntomas del síndrome amenorrea-galactorrea en mujeres y de disfunción eréctil en hombres, concentración sérica de PRL muy elevada y persistente, junto con la detección de un adenoma hipofisario en la RMN o en la TC, tras haber excluido otras causas de hiperprolactinemia (incluidos los fármacos y los casos de macroprolactinemia →más adelante).

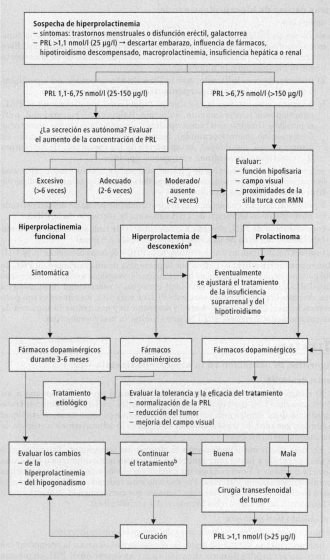

Diagram content (transcribed):

**Sospecha de hiperprolactinemia**
– síntomas: trastornos menstruales o disfunción eréctil, galactorrea
– PRL >1,1 nmol/l (25 µg/l) → descartar embarazo, influencia de fármacos,
  hipotiroidismo descompensado, macroprolactinemia, insuficiencia hepática o renal

PRL 1,1-6,75 nmol/l (25-150 µg/l) --- PRL >6,75 nmol/l (>150 µg/l)

¿La secreción es autónoma? Evaluar el aumento de la concentración de PRL

Evaluar:
– función hipofisaria
– campo visual
– proximidades de la silla turca con RMN

Excesivo (>6 veces) --- Adecuado (2-6 veces) --- Moderado/ausente (<2 veces)

**Hiperprolactinemia funcional** --- Hiperprolactemia de desconexión[a] --- **Prolactinoma**

Sintomática

Eventualmente se ajustará el tratamiento de la insuficiencia suprarrenal y del hipotiroidismo

Fármacos dopaminérgicos durante 3-6 meses --- Fármacos dopaminérgicos --- Fármacos dopaminérgicos

Tratamiento etiológico

Evaluar la tolerancia y la eficacia del tratamiento
– normalización de la PRL
– reducción del tumor
– mejoría del campo visual

Evaluar los cambios
– de la hiperprolactinemia
– del hipogonadismo

Continuar el tratamiento[b] --- Buena --- Mala

Cirugía transesfenoidal del tumor

Curación --- PRL >1,1 nmol/l (>25 µg/l)

[a] Cambios orgánicos (tumores, infiltrados inflamatorios y granulosos) del hipotálamo, pedículo y de la parte glandular de la hipófisis que cursan con hiperprolactinemia.
[b] Durante muchos años, con el fin de la disminución del tumor o de su desaparición.
PRL — prolactina, RMN — resonancia magnética nuclear

**Fig. 4-2.** Algoritmo de actuación en hiperprolactinemia

**Diagnóstico diferencial**

**Otras causas de hiperprolactinemia:**

1) embarazo

2) secreción de PRL aumentada por ausencia del efecto inhibitorio de la dopamina hipofisaria sobre las células lactotrópicas hipofisarias normales. Esto ocurre en caso de trastornos de la síntesis de dopamina o de su transporte desde el hipotálamo a la hipófisis:

   a) tumores, lesiones inflamatorias e infiltración o traumatismo del hipotálamo o del tallo hipofisario: **hiperprolactinemia de desconexión**

   b) fármacos que alteran la regulación hipotálamo-hipofisaria de la PRL: neurolépticos (clorpromazina, sulpirida, haloperidol, risperidona), antidepresivos (imipramina, amitriptilina), antagonistas de los receptores de dopamina (metoclopramida), fármacos hipotensores (verapamilo, espironolactona, metildopa), antagonistas de los receptores de histamina $H_2$ (cimetidina, ranitidina), estrógenos, opioides

3) secreción temporal excesiva de PRL en respuesta a determinados estímulos (en pacientes sin enfermedades orgánicas del sistema hipotálamo-hipofisario): **hiperprolactinemia funcional**

4) hiperprolactinemia que acompaña al hipotiroidismo primario descompensado (el aumento de la secreción de TRH estimula la secreción de la PRL)

5) concentración de PRL elevada a consecuencia de una alteración en su metabolismo por causa de una insuficiencia hepática o renal

6) tumores hipofisarios mixtos secretores de la PRL y de otras hormonas (p. ej. GH).

**Macroprolactinemia:** se define por la presencia de una variedad de PRL de alto peso molecular, resultante de la formación de complejos antígeno-anticuerpo (anti-PRL-IgG). Tiene menor actividad biológica y reactividad inmunológica alta. Aunque la concentración sérica de PRL es muy alta, los síntomas son poco pronunciados o inadecuados. Ante la sospecha hay que tratar la muestra de sangre con polietilenglicol al 25 %, que elimina la macroprolactina.

---

**→TRATAMIENTO**

**Algoritmo de actuación en la hiperprolactinemia** →fig. 4-2.

**Reglas generales**

**1.** El riesgo de progresión de un **microadenoma** a un macroadenoma a los 10 años es de ~7 %, motivo por el que no todos los pacientes requieren tratamiento. Se debe emplear en pacientes para los que es importante restablecer la función gonadal. El tratamiento de elección es la administración crónica de fármacos dopaminérgicos.

**2.** En caso de un **macroadenoma** la eficacia del tratamiento farmacológico es muy parecida a la del microadenoma. El tratamiento quirúrgico tiene una eficacia limitada y lleva consigo un porcentaje elevado de recaídas y muchas complicaciones posoperatorias. Por eso solo está indicado en casos especiales (para restablecer el campo visual en tumores que compriman el quiasma óptico, si fracasan o no se toleran los fármacos dopaminérgicos).

**Tratamiento farmacológico**

Fármacos dopaminérgicos (agonistas del receptor dopaminérgico):

1) **bromocriptina** VO 2,5-30 mg/d. En el caso de resistencia a la bromocriptina (medida por la falta de normalización en la concentración de PRL en plasma o de una disminución significativa del tamaño del adenoma tras 3 meses del tratamiento con una dosis de 15 mg/d) o si existe intolerancia al fármaco, sustituirla por cabergolina

2) **cabergolina** VO (en Chile y Argentina el fármaco de elección), dosis inicial de 0,25 mg 2×semana (o 0,5 mg 1×semana). Si es necesario aumentar la dosis de forma gradual (normalmente hasta 1 mg 1-2×semana), no más

frecuentemente que cada 4 semanas, hasta normalizar la concentración sérica de la PRL. Es el fármaco mejor tolerado y el más eficaz en la disminución de la concentración de PRL y del tamaño del prolactinoma

3) **quinagolida** VO a dosis de 75-600 µg/d 1 × d antes de dormir (no disponible en Argentina ni en Chile).

En la mayoría de los pacientes se logra normalizar la concentración de PRL, prevenir el crecimiento del adenoma, disminuir su tamaño (tras un año en >50 % en un 90 % de los enfermos) e incluso su atrofia. El tratamiento se prolonga durante muchos años y la remisión depende de la administración crónica del fármaco. La retirada del tratamiento a menudo lleva a la recaída de la enfermedad, especialmente en el macroprolactinoma.

### Tratamiento quirúrgico

Debe ser considerado solo en casos excepcionales en relación con resistencia o intolerancia a los fármacos dopaminérgicos, y tumores que compriman el quiasma óptico originando una limitación del campo visual que no remite tras la administración de dosis altas de fármacos dopaminérgicos. Los resultados de la cirugía están en relación con el tamaño del tumor. En los mejores centros la cirugía transesfenoidal es eficaz en un 70 % de los casos de microprolactinoma, si bien en ~20 % de estos se producen recaídas de la enfermedad. En caso de macroprolactinomas, el porcentaje de eficacia es de ~30 % y de recaídas >50 %.

### Actuación en mujeres que planean el embarazo

**1.** Para evitar los trastornos neurológicos relacionados con el aumento del tamaño del tumor hipofisario durante el embarazo a causa de la elevación de la concentración del estradiol secretado por placenta, en la primera etapa del tratamiento farmacológico hay que intentar disminuir al máximo el tamaño del tumor. Si en 3-6 meses se observa una disminución del tamaño del tumor y el valor del diámetro permanece estable sin exceder la silla turca, confirmado en las RMN repetidas, se considera que el embarazo es seguro, incluso para una mujer con macroprolactinoma.

**2.** Durante el embarazo retirar el tratamiento y controlar el campo de visión en cada trimestre. Si aparecen los síntomas del "efecto masa" (cefalea intensa o limitación del campo visual) → volver a administrar el fármaco dopaminérgico. Se acepta la posibilidad de poder realizar una RMN, pero sin gadolinio. No hay evidencias de aumento del riesgo de aborto y malformaciones congénitas asociado con la ingesta de bromocriptina o cabergolina durante el embarazo. En las directrices clínicas de Endocrine Society (2011) no se recomienda evaluar la concentración sérica de PRL de las embarazadas con prolactinoma, a causa del aumento fisiológico de su concentración.

**3.** Durante el período periparto puede ocurrir un ACV del tumor, lo que con frecuencia origina la remisión espontánea del adenoma.

## 4.2. Tumor productor de la hormona de crecimiento (acromegalia)

### → DEFINICIÓN Y ETIOPATOGENIA

**Acromegalia:** se define como el aumento del tamaño del cráneo, manos y pies, y de la hipertrofia de los tejidos blandos, huesos y de otros órganos, en pacientes adultos, a consecuencia de una secreción excesiva de la hormona de crecimiento (GH) por un adenoma hipofisario originado en las células somatótropas. El **gigantismo** se caracteriza por un crecimiento excesivo en estatura, como efecto de la acción del exceso de GH en niños y jóvenes, en los cuales todavía no se han cerrado las epífisis de los huesos largos.

**Causas:** mutación somática en un punto de la subunidad α de la proteína Gs, que lleva a la activación constante del receptor para la somatoliberina (GHRH) y causa proliferación de las células somatótropas y secreción descontrolada de GH. Raramente está causada por la secreción ectópica de GHRH producida en un tumor neuroendocrino (tumor carcinoide) de bronquios, páncreas o del tubo digestivo. La acromegalia puede coexistir con un hiperparatiroidismo primario y con tumores neuroendocrinos del páncreas, constituyendo el denominado MEN1 →cap. 12.2.2.1. La coexistencia con hiperprolactinemia puede resultar de la presencia de un tumor hipofisario mixto secretor de GH y de prolactina, o estar causada por la compresión del tallo hipofisario por un somatotropinoma. Una secreción excesiva de GH produce un aumento de la síntesis de somatomedinas en el hígado y en los tejidos periféricos, principalmente de IGF-1, la cual estimula la proliferación celular en los tejidos que expresan receptores para somatomedinas → hipertrofia de los tejidos blandos y huesos.

---

### → CUADRO CLÍNICO E HISTORIA NATURAL

**1.** Los síntomas relacionados con la expansión del tumor y la compresión del quiasma óptico (defectos campimétricos) aparecen tras varios años de duración de la enfermedad.

**2. Síntomas generales:** hiperhidrosis característica, cefaleas frecuentes, aumento del peso corporal, aumento de los tejidos blandos, cambio de la voz.

**3. Cambio del aspecto general:** aumento del ancho de manos y pies, engrosamiento de los huesos del cráneo, aumento del tamaño del viscerocráneo (nariz, mandíbula, senos frontales) y lengua, engrosamiento de los rasgos faciales y crecimiento excesivo del vello (hipertricosis).

**4. Cambios en el sistema circulatorio:** hipertensión arterial, hipertrofia cardíaca (miocardiopatía hipertrófica) e insuficiencia cardíaca (disnea), arritmias. En casos de pacientes con enfermedad prolongada pueden aparecer defectos de las válvulas cardíacas, enfermedad cardíaca isquémica y ACV.

**5. Cambios en el sistema respiratorio:** apnea del sueño. En casos de enfermedad prolongada pueden desarrollarse bronquiectasias y enfisema pulmonar.

**6. Trastornos metabólicos y hormonales:** intolerancia a la glucosa o diabetes *mellitus*, hiperinsulinismo, hiperlipidemia, hipercalciuria, bocio simple o nodular, hipertiroidismo, galactorrea, hipogonadismo o síntomas de hiperparatiroidismo y tumor pancreático concomitantes que permiten establecer el diagnóstico de síndrome MEN1.

**7. Cambios en el sistema digestivo:** estreñimiento (intestino grueso más largo y dilatado), pólipos y divertículos del colon (dolor abdominal, sangre en las heces), cáncer del colon (riesgo aumentado).

**8. Cambios en el sistema urinario y reproductor:** dismenorrea e infertilidad, leiomiomas uterinos, disminución de la libido, disfunción eréctil, hiperplasia prostática benigna, nefrolitiasis (existe la posibilidad de coexistencia de acromegalia con hiperparatiroidismo en el curso del síndrome MEN1).

**9. Cambios en el sistema nervioso:** cefalea, defectos campimétricos (secundarios a la compresión del quiasmo óptico por un macroadenoma), parestesias, paresias (p. ej. síndrome del túnel carpiano), neuropatías.

**10. Cambios en el sistema osteoarticular:** dolor, deformidades óseas y articulares (lesiones degenerativas), disminución de la densidad ósea (osteoporosis).

**11. Síntomas debidos al desarrollo de neoplasias malignas:** carcinomas de colon, tiroides, mama, próstata.

---

### → DIAGNÓSTICO

**Exploraciones complementarias**

**1. Pruebas de laboratorio.**

1) La concentración de GH puede ser normal.

2) Falta de inhibición de la secreción de GH 2 h después de la administración oral de 75 mg de glucosa (prueba de tolerancia oral a la glucosa a las 2 h). La concentración de GH evaluada por el método inmunoquimioluminiscencia no disminuye <46 pmol/l (1,0 µg/l) (atención: la concentración evaluada por el método radioinmunológico es ~2,5 veces mayor).

3) Concentración de IGF-1 está por encima del rango normal para el sexo y la edad.

**2. Pruebas de imagen:** la RMN o la TC permiten visualizar un adenoma hipofisario, en la mayoría de los casos es un macroadenoma.

**3. Examen oftalmológico:** examen del fondo de ojo y evaluación del campo visual. Los macroadenomas con expansión supraselar pueden comprimir el quiasma óptico y condicionar una hemianopsia bitemporal.

**4. Otras pruebas:** excluir el hipopituitarismo →cap. 8.3 (debido a la posibilidad de compresión de la parte normal de la hipófisis por un tumor) e hipertiroidismo primario →cap. 9.2 (en caso de acromegalia a menudo se detecta bocio y presencia de nódulos tiroideos que pueden autonomizarse).

## → TRATAMIENTO

### Objetivos del tratamiento

1) La curación completa es posible solamente tras un tratamiento quirúrgico. La evaluación se realizará a los 3-6 meses: concentración de GH <46 pmol/l (<1,0 µg/l) en la prueba de tolerancia oral a la glucosa (los valores muestran una mínima concentración sérica de GH obtenida en cualquier punto de la prueba) y concentración de IGF-1 dentro del rango normal para el sexo y la edad.

2) Se considera enfermedad controlada (durante el tratamiento con análogo de somatostatina): si se mantiene la concentración sérica de GH <46 pmol/l (<1,0 µg/l) y disminuye la concentración de IGF-1 hasta el rango normal para el sexo y la edad.

### Tratamiento quirúrgico

Cirugía transesfenoidal es el método de elección, ya que puede conseguir la curación completa. Puede realizarse tras la preparación con un análogo de somatostatina de acción prolongada, aunque no necesariamente en todos los casos.

### Tratamiento farmacológico

**1. Fármacos:** análogos de somatostatina de acción prolongada:

1) **octreotida** dosis inicial de 20 mg IM 1×mes; si a los 3 meses la concentración de IGF-1 no vuelve al rango normal → aumentar la dosis hasta 30 mg IM 1×mes, o

2) **lanreotida** dosis de 60-120 mg VSc cada 4 semanas; si el tratamiento es eficaz, administrar una dosis de 120 mg profundamente VSc cada 6 u 8 semanas, o

3) **pasireotida LAR** dosis 40 o 60 mg IM 1×mes.

**2. Indicaciones:**

1) antes de la cirugía del macroadenoma, especialmente en caso de infiltración de los tejidos adyacentes. En la mayoría de los casos se logra disminuir y en ~50 % normalizar la concentración de GH, así como disminuir el tamaño del tumor y cambiar su consisténcia, lo que facilita la resección completa

2) tras la resección del macroadenoma, si la cirugía no ha sido eficaz

3) en pacientes que no han sido sometidos a cirugía, por contraindicaciones o falta de acuerdo con paciente y también por baja probabilidad de eficacia, con el fin de aliviar los síntomas

**3. En caso de ineficacia** de los análogos de somatostatina → se debe añadir un agonista dopaminérgico, un antagonista del receptor de la hormona de crecimiento (pegvisomant), reoperar el tumor, o en última instancia, considerar la radioterapia.

**Radioterapia**

La radioterapia estereotáxica o conformada puede servir de tratamiento complementario en caso de ineficacia del tratamiento quirúrgico y farmacológico. La normalización de la concentración de GH ocurre varios años después de terminar la radioterapia. Hasta este momento es necesario el tratamiento con análogos de somatostatina. El efecto adverso principal es el hipopituitarismo (evaluar la función hipofisaria).

#### → PRONÓSTICO

El pronóstico, en lo referente al tratamiento quirúrgico de la acromegalia, depende del tamaño y la localización del tumor hipofisario y de la experiencia del neurocirujano (la eficacia oscila entre un 80 % en caso de microadenomas y <50 % en caso de los tumores del diámetro >1 cm). Un tratamiento eficaz, es decir aquel que mantiene una concentración sérica de GH <46 pmol/l (<1 μg/l) y el IGF-1 dentro del rango normal para el sexo y la edad, disminuye la mortalidad en relación con la población general. En pacientes no tratados con acromegalia, la mortalidad debida a enfermedades del sistema cardiovascular, respiratorio y a enfermedades neoplásicas es 2-4 veces mayor que en la población general.

## 4.3. Enfermedad de Cushing

#### → DEFINICIÓN Y ETIOPATOGENIA

Es el estado de hipercortisolemia causado por una secreción excesiva de corticotropina (ACTH), debido a un adenoma hipofisario que causa hipertrofia de las zonas fascicular y reticular de la corteza suprarrenal y síntesis excesiva de cortisol y en menor grado de andrógenos, lo que condiciona el desarrollo de los síntomas típicos del síndrome de Cushing endógeno. Constituye la forma más frecuente del síndrome de Cushing →cap. 11.2.

**Causas:** microadenoma hipofisario (~90 %; en la mitad de los casos de diámetro menor de 5 mm), macroadenoma hipofisario (≥10 mm), hiperplasia de las células corticótropas (posiblemente por influencia de una estimulación excesiva de la hipófisis por CRH).

#### → CUADRO CLÍNICO E HISTORIA NATURAL

Los síntomas están relacionados principalmente con el hipercortisolismo →cap. 11.2, y no con la presencia del tumor intraselar, ya que los microadenomas hipofisarios suelen ser tan pequeños que no causan ningún síntoma neurológico. A menudo se asocia a trastornos de la función de las gónadas, puesto que el exceso cortisólico inhibe la secreción de gonadotropinas y el hiperandrogenismo en mujeres produce trastornos menstruales, seborrea, acné e hirsutismo. Los hombres pueden presentar disminución de la libido, disfunción eréctil e infertilidad. La disminución de la secreción de TRH y TSH junto con la inhibición de la conversión periférica de T4 a T3 no suele llevar al desarrollo de un hipotiroidismo clínico, si bien, si se prolonga durante mucho tiempo, puede contribuir al desarrollo de hiperlipidemia y ateroesclerosis.

#### → DIAGNÓSTICO

**Exploraciones complementarias**
**1.** Pruebas de laboratorio:
1) Aumento de la eliminación de cortisol en orina de 24 h →cap. 11.2
2) ausencia de supresión de la secreción de ACTH, es decir concentración sérica >4 pmol/l (20 ng/l), que aumenta un 35 % tras la administración de CRH (no disponible en Argentina ni en Chile)

3) pérdida del ritmo circadiano de la ACTH y del cortisol

4) disminución de la concentración del cortisol en >50 % en la prueba de supresión con 8 mg de dexametasona, pero no con dosis menores (1 o 2 mg) de dexametasona →cap. 11.2.

**2. RMN de la hipófisis con un medio de contraste:** adenoma hipofisario (capaz de detectar un 60-70 % de los adenomas).

**3. Cateterismo bilateral de los senos petrosos inferiores** con evaluación en la sangre venosa que procede de la hipófisis de la concentración de ACTH tras la estimulación con CRH (no disponible en Argentina ni en Chile, donde se utiliza desmopresina): se toma en consideración solo si en el paciente con síndrome de Cushing dependiente de ACTH los resultados de las pruebas hormonales y radiológicas son contradictorios. La prueba es compleja y puede tener riesgo de complicaciones serias. Una alternativa es la exploración transesfenoidal de la silla turca tratada como un procedimiento diagnóstico-terapéutico.

### Criterios diagnósticos

Presencia de los hallazgos clínicos y de laboratorio de hipercortisolismo (síndrome de Cushing →cap. 11.2) con falta de supresión de ACTH, secreción del cortisol disminuida en la prueba con 8 mg de dexametasona y presencia de un adenoma en la RMN (la ausencia de un adenoma en la RMN no excluye enfermedad de Cushing).

### Diagnóstico diferencial

1) otras causas del síndrome de Cushing →cap.11.2, diferenciarlo principalmente con otras causas del síndrome de Cushing dependiente de ACTH, especialmente secreción ectópica de ACTH

2) síndrome metabólico

3) en mujeres: síndrome del ovario poliquístico.

### →TRATAMIENTO

**1.** El método de elección es la **resección quirúrgica de un adenoma hipofisario** durante la cirugía transesfenoidal.

**2.** Por el alto riesgo de complicaciones asociadas al hipercortisolismo, se debe preparar al paciente para la cirugía con un inhibidor de la esteroidogénesis suprarrenal: ketoconazol a dosis de 0,4-0,8 g/d (raramente hasta 1,2 g/d), pasireotida VSc a dosis de 600-1200 µg/d, metirapona 0,75-2 g/d o mitotano 1,5-4 g/d (los dos últimos no disponibles en Argentina ni en Chile). Con este tratamiento se logra disminuir la fragilidad de los vasos sanguíneos con lo que se limita la hemorragia intraoperatoria y se disminuye la frecuencia de infecciones y complicaciones tromboembólicas. El tratamiento de la diabetes mellitus y de hipertensión se vuelve más fácil.

### →PRONÓSTICO

La mitad de los pacientes con enfermedad de Cushing no tratada fallece dentro de los 5 años siguientes al inicio de la enfermedad, a consecuencia de las complicaciones asociadas al exceso cortisólico. El pronóstico tras la curación completa es bueno: la eficacia del tratamiento quirúrgico en los centros neuroquirúrgicos principales es de 70-90 %. El pronóstico a largo plazo está influenciado por el grado de evolución de las complicaciones del exceso cortisólico: un diagnóstico temprano y un tratamiento eficaz pueden llevar a la remisión de la diabetes mellitus y de la hipertensión arterial. Ante el riesgo de recaída de la enfermedad (~20 %), hay que efectuar pruebas de control periódicas.

# 1. Hipotiroidismo

Conjunto de manifestaciones clínicas causadas por la deficiencia de tiroxina (T4) y la consiguiente acción insuficiente de triyodotironina (T3) a nivel tisular. Esto lleva a una ralentización generalizada de los procesos metabólicos y en estados avanzados al desarrollo de mixedema debido a acumulación de fibronectina y glucosaminoglucanos hidrofílicos en la hipodermis, músculos y otros tejidos.

Clasificación del hipotiroidismo.

1) **Primario:** a consecuencia de la afectación tiroidea (el más frecuente). Etiología: tiroiditis crónica autoinmune (enfermedad de Hashimoto); otros tipos de tiroiditis; tiroidectomía total o subtotal (con posible proceso autoinmune que daña el parénquima tiroideo residual); tratamiento con $^{131}$I; irradiación del cuello; excesivo aporte de yodo, incluido el uso de amiodarona y medios de contraste yodados (la inactivación de la tiroperoxidasa por exceso de yodo, el denominado efecto de Wolff-Chaikoff, es transitorio, recuperándose la función tiroidea; de lo contrario se desarrolla hipotiroidismo); sobredosis de los fármacos antitiroideos (hipotiroidismo transitorio y reversible que remite tras retirar los fármacos); ingesta de compuestos de litio (bloqueo de la secreción de T4 y T3), nitroprusiato sódico, fenitoína, algunos inhibidores de la tirosina-cinasa (sunitinib, sorafenib) o interferón α; deficiencia grave de yodo en el medio ambiente o exposición crónica a sustancias bociógenas que inhiben la acumulación de yodo en el tiroides (p. ej. percloratos, tiocianatos, nitratos); hipotiroidismo congénito.

2) **Secundario:** debido a la deficiencia o falta de secreción de TSH por la adenohipófisis, habitualmente en el contexto de un hipopituitarismo (tumor de silla turca, enfermedades inflamatorias o infiltrativas, lesión de origen vascular, traumatismos o lesiones yatrogénicas: irradiación o cirugía).

3) **Terciario:** debido a la ausencia o déficit de hormona liberadora de tirotropina (TRH) por alteración hipotalámica (neoplasia, enfermedades inflamatorias e infiltrativas [p. ej. sarcoidosis]) o por lesión del tallo hipofisario.

Los síntomas del hipotiroidismo son más sutiles en sus formas secundaria y terciaria en comparación con la primaria. Sin embargo, en estos casos puede haber signos de insuficiencia de otras glándulas endocrinas (prestar atención a los síntomas de hipofunción corticosuprarrenal), de diabetes insípida u otros directamente relacionados con el hipopituitarismo →cap. 8.3. Por otra parte, el hipotiroidismo primario puede formar parte de los síndromes poliglandulares autoinmunes →cap. 12.2.1.

**Hipotiroidismo subclínico**

No se detectan síntomas típicos, pero puede aparecer distimia o depresión, y en las exploraciones complementarias, hipercolesterolemia con niveles plasmáticos de LDL elevados. El riesgo de desarrollar hipotiroidismo clínico es dos veces mayor si la TSH elevada se acompaña de niveles elevados de anticuerpos anti-TPO.

**Hipotiroidismo clínico**

**1. Síntomas generales:** aumento de peso leve, debilidad, cansancio, baja tolerancia al esfuerzo, somnolencia, lentitud generalizada (psicomotora y en el habla); sensación de frío, menor tolerancia a las temperaturas bajas.

**2. Cambios en la piel:** piel seca, fría, pálida, amarillenta, sudoración disminuida, endurecimiento excesivo en determinadas zonas (p. ej. en los codos); edema subcutáneo (mixedema) que causa una característica hinchazón de la cara, de los párpados y de las manos; pelo seco, frágil y ralo, a veces caída de cejas.

**3. Cambios en el sistema circulatorio:** bradicardia, pulso y ruidos cardíacos débiles; aumento de la silueta del corazón; hipotensión, más raramente hipertensión.

**4. Cambios en el aparato respiratorio:** voz ronca, apagada (engrosamiento de las cuerdas vocales, macroglosia); hipopnea; infecciones de las vías respiratorias superiores o, en casos graves, insuficiencia respiratoria.

**5. Cambios en el aparato digestivo:** estreñimiento crónico y, en casos graves, íleo; ascitis (en fases avanzadas; suelen coexistir derrame pericárdico y pleural).

**6. Cambios en el aparato urinario:** oliguria (riesgo de intoxicación por agua por alteración de la filtración glomerular). Si no existen edemas evidentes, estos trastornos parecen insustanciales.

**7. Cambios en el sistema nervioso:** mononeuropatías (p. ej. síndrome del túnel carpiano), parestesias, hiporreflexia, a veces hipoacusia.

**8. Cambios en el aparato locomotor:** debilidad muscular, cansancio fácil, lentitud motora, calambres musculares, mialgias; edema articular, en particular de las rodillas (engrosamiento de las membranas sinoviales y derrame sinovial).

**9. Cambios en el aparato genital:** en mujeres trastornos menstruales (polimenorrea, amenorrea, menorragia), infertilidad, abortos. En hombres disminución de la libido y, a veces, trastornos de la erección.

**10. Trastornos psíquicos:** problemas de concentración, trastornos de la memoria, depresión subclínica o establecida, inestabilidad emocional, a veces trastorno bipolar afectivo o psicosis paranoide. En casos graves se presentan demencia y coma.

#### Coma hipotiroideo

Es un estado de riesgo para la vida, que se presenta en el curso del hipotiroidismo extremadamente grave y sin tratamiento. Puede desencadenarse por enfermedades concomitantes, p. ej. infecciones sistémicas. Se presenta hipotermia (<30 °C, hasta los 24 °C), bradicardia sinusal notable, hipotensión, hipoxemia con hipercapnia (a causa de la hipoventilación), acidosis respiratoria, hipoglucemia, hiponatremia por retención hídrica, edemas, demencia o coma y *shock*. Se produce hipotonía muscular (pero pueden aparecer convulsiones). Los reflejos osteotendinosos están disminuidos. Pueden aparecer los síntomas de las enfermedades acompañantes, p. ej. de neumonía u otras infecciones, infarto de miocardio reciente o hemorragias digestivas, causantes de la aparición del coma hipotiroideo. Otro factor causante puede ser la ingesta de determinados fármacos (p. ej. amiodarona, litio, barbitúricos).

### → DIAGNÓSTICO

#### Exploraciones complementarias

**1. Pruebas hormonales.**

1) Concentración sérica de TSH: elevada en el hipotiroidismo primario (criterio diagnóstico fundamental), baja (o inapropiadamente normal frente a T4 baja) en el hipotiroidismo secundario y terciario.

2) Concentración sérica de FT4 o T4: baja si el cuadro es intenso; en casos leves (hipotiroidismo subclínico) puede ser normal.

3) Concentración sérica de FT3 o T3: con frecuencia normal, a veces baja (en Chile y en Argentina la FT3 está escasamente disponible).

4) Concentración sérica de TSH en la prueba de estimulación con TRH (no utilizada en Argentina, en Chile se usa excepcionalmente). En el hipotiroidismo secundario: sin aumento significativo de TSH; en el terciario: el aumento es moderado y tardío; en primario: secreción excesiva de TSH (aunque su sospecha no constituye indicación para realizar esta prueba).

**2. Otras pruebas de laboratorio:**

1) títulos séricos de anticuerpos antitiroideos (principalmente anti-TPO, menos útil anti-TG) elevados en caso de enfermedad tiroidea autoinmune

2) niveles de colesterol total, LDL y triglicéridos elevados

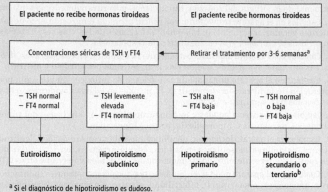

**Fig. 1-1.** Algoritmo diagnóstico del hipotiroidismo basado en los niveles de TSH y FT4

3) anemia normocítica normocrómica, microcítica hipocrómica, o excepcionalmente macrocítica

4) a veces hiponatremia e hipercalcemia leve

5) aumento de enzimas musculares: creatina-cinasa, transaminasas y LDH

6) hiperprolactinemia: en el hipotiroidismo primario, por estimulación de secreción de PRL mediada por TRH.

**3. Pruebas de imagen. Ecografía tiroidea:** la imagen depende de la causa del hipotiroidismo (el tamaño de la glándula puede ser pequeño, normal o estar aumentado, con ecogenicidad heterogénea o con focos de ecogenicidad alterada). **Ecografía abdominal:** ascitis en caso de hipotiroidismo avanzado. **Radiografía de tórax:** en el hipotiroidismo avanzado se presenta derrame pleural, silueta cardíaca aumentada de tamaño. **Ecocardiografía:** en el hipotiroidismo avanzado se presenta derrame pericárdico, dilatación de ventrículo izquierdo, reducción en la fracción de eyección (función sistólica deprimida). **Gammagrafía:** captación de yodo radioactivo disminuida o normal.

**4. ECG:** bradicardia sinusal, ondas de bajo voltaje (en particular de los complejos QRS), onda T aplanada o invertida, intervalo PR prolongado, raramente bloqueo auriculoventricular completo, intervalo QT prolongado.

**Criterios diagnósticos**

**1. Hipotiroidismo primario:**

1) **clínico:** bajo nivel sérico de FT4 y elevado de TSH

2) **subclínico:** nivel sérico de FT4 normal (a menudo cerca del límite inferior), nivel sérico de T3 normal, la TSH elevada.

**2. Hipotiroidismo secundario o terciario:** bajo nivel sérico de FT4 y normal o bajo de TSH.

**3. Coma hipotiroideo:** la concentración de FT4 es baja, mientras que normalmente los valores séricos de TSH están considerablemente aumentados. Son fundamentales para el diagnóstico los signos clínicos y el hecho de descartar otras causas del coma.

**Diagnóstico diferencial**

Algoritmo diagnóstico de los distintos tipos de hipotiroidismo →fig. 1-1. En el diagnóstico diferencial del hipotiroidismo primario puede ser útil la información sobre antecedentes familiares de enfermedades tiroideas, riesgo de exposición excesiva al yodo o sustancias químicas bociógenas, parto reciente, ingesta de fármacos antitiroideos, antecedentes de cirugía de tiroides o tratamiento con $^{131}$I e irradiación de la zona de cuello, incluso con varios años de anterioridad. En caso de hipotiroidismo autoinmune puede presentarse la hipofunción de otras glándulas endocrinas y otras enfermedades autoinmunes. De igual manera, en casos de hipotiroidismo secundario procurar diagnosticar la hipofunción corticosuprarrenal concomitante antes de comenzar la terapia de sustitución. La presencia de edema, derrames, hipercolesterolemia o anemia requiere el diagnóstico diferencial con el síndrome nefrótico, la anemia perniciosa e insuficiencia cardíaca.

Durante el período de convalecencia tras enfermedades no tiroideas de curso grave, la concentración de TSH puede aumentar transitoriamente superando los valores de referencia, pero sin superar los 20 mUI/l y habitualmente sin requerir tratamiento de sustitución. Al principio tales pacientes (en estado general grave y especialmente si se tratan con dopamina y/o glucocorticoides) muestran bajos niveles de T3, TSH y FT4. Este fenómeno se denomina síndrome del eutiroideo enfermo. Vistas las alternancias en los resultados de pruebas hormonales del eje hipofisario-tiroideo en pacientes hospitalizados en estado grave, se deben realizar pruebas funcionales tiroideas únicamente si se presentan síntomas que sugieran disfunción.

Los síntomas de hipotiroidismo pueden aparecer también en caso de la presencia de resistencia periférica a las hormonas tiroideas o de defectos de transporte de las hormonas tiroideas, a pesar de que los niveles de producción hormonal sean normales o incluso elevados.

## → TRATAMIENTO

El hipotiroidismo clínico es una indicación absoluta para el tratamiento hormonal sustitutivo, normalmente de por vida. En la etapa inicial de tratamiento, en caso de taquicardia, en particular en personas cardiópatas, se puede agregar un β-bloqueante (propranolol) siempre y cuando no existan contraindicaciones.

Tratamiento hormonal sustitutivo crónico

El medicamento de elección es la **levotiroxina** (L-T4) en monoterapia.

Dosificación: dosis única diaria, en ayunas, 30-60 min antes del desayuno. En enfermos que toman muchos fármacos en ayunas o que por diversas causas tienen dificultades para tomar el fármaco por la mañana, se puede pautar L-T4 antes de dormir, ≥3 h después de la última comida. La dosis diaria debe definirse de manera individual: en adultos la dosis completa de sustitución en general es de 1,6-1,7 μg/kg/d, en adultos mayores es menor, hasta 1 μg/kg/d. En la mayoría de los enfermos con hipotiroidismo sintomático, esta corresponde a 100-150 μg/d. El tratamiento se inicia con la dosis completa (especialmente en pacientes tras tiroidectomía) o con dosis pequeñas (25-50 μg/d, considerando la gravedad de hipotiroidismo, enfermedades concomitantes y edad del paciente, debe recordarse también que en enfermedad de Hashimoto la función tiroidea puede conservarse parcialmente), para luego incrementar la dosis cada 2-4 semanas, hasta alcanzar la dosis óptima en ~3 meses. En pacientes mayores o enfermos cardíacos dicho período debe alargarse. La TSH debe controlarse no antes de 6-8 semanas desde el último cambio de dosis de L-T4. Tras llegar a la dosis terapéutica debe controlarse la TSH después de 6 meses, luego cada 12 meses, y adicionalmente en caso de nuevos síntomas. No se recomienda el uso de preparados compuestos con L-T4 y liotironina (L-T3) porque la T4 se convierte en T3. Rara vez se administra L-T3 (inicialmente a una dosis de 5 μg/d, que se aumenta de manera gradual), principalmente cuando es necesario compensar la deficiencia de hormonas tiroideas de una manera rápida, junto con L-T4 p. ej. en el coma hipotiroideo →más adelante. No utilizar en pacientes con enfermedades cardiovasculares. En Argentina están disponibles preparados de L-T3 pura (no disponible en Chile), que tiene mayor actividad biológica: 25 μg de L-T3 = 100 μg de L-T4. En cambio en Chile está disponible un preparado que contiene L-T3 y L-T4 en relación de 1:5, que debe considerarse no fisiológica, al tomar en cuenta el conocimiento actual sobre el metabolismo de las hormonas tiroideas. Hay que tener en cuenta los fármacos o condiciones que afectan a la absorción o metabolismo de L-T4 (p. ej. preparados de calcio o hierro, bisfosfonatos, sulfonilureas, IBP, y algunos productos alimentarios, tales como soja). La dosis de L-T4 debe aumentarse adecuadamente, y se deben esperar ≥3-4 h desde la toma de L-T4 y del fármaco que disminuye su absorción.

En las zonas donde el aporte de yodo es adecuado no se deben usar preparados de yodo en el tratamiento del hipotiroidismo, con la excepción de los períodos gestacionales.

En caso de **hipofunción corticosuprarrenal concomitante**, pueden aparecer síntomas de descompensación tras corregir el hipotiroidismo con L-T4, debido a la normalización de la vida media plasmática del cortisol, que está prolongada a raíz de la deficiencia de hormonas tiroideas. Por ello, el tratamiento del hipotiroidismo y de la hipofunción de la corteza suprarrenal concomitantes debe comenzar siempre por suplementar la deficiencia de cortisol →cap. 11.1.1.

En el **hipotiroidismo subclínico** hay que iniciar el tratamiento con la L-T4 en pacientes con enfermedad tiroidea ya diagnosticada o tratada con anterioridad y con niveles séricos de TSH >4-5 mUI/l; y en personas sin antecedente de enfermedad tiroidea, cuando la TSH >10 mUI/l. Si la concentración de TSH es de 5-10 mUI/l, el inicio del tratamiento dependerá de la presencia de síntomas, de la edad del enfermo (con mayor frecuencia se trata a enfermos <65-70 años). El tratamiento deberá instaurarse en aquellos casos con niveles elevados de anticuerpos anti-TPO o factores de riesgo cardiovascular, así como en pacientes tras una tiroidectomía parcial, enfermos con bocio (nodular o difuso), en casos con depresión concomitante y en diabéticos. Si la concentración de TSH está aumentada en una embarazada, siempre debe indicarse L-T4 (→Situaciones especiales). En pacientes >80 años no debe tratarse el hipotiroidismo subclínico si la concentración sérica de TSH es ≤10 mUI/l.

**Control del tratamiento:** determinar la concentración de TSH no antes de 6-8 semanas después de la última modificación de la dosis de L-T4, y tras conseguir valores objetivos con menor frecuencia, cada 6-12 meses.

En el hipotiroidismo secundario y terciario la terapia debe ajustarse con la medición de FT4, que debe ser cercana al rango normal-alto (la TSH no es útil). En los casos siguientes puede ser necesario **incrementar la dosis del tratamiento sustitutivo previo**, controlando los niveles de TSH:

1) trastornos de la absorción de L-T4 administrada VO (estados inflamatorios de la mucosa del tracto digestivo)

2) la necesidad de uso simultáneo de fármacos que reducen la absorción de L-T4 (colestiramina, compuestos de aluminio, calcio o hierro, IBP) requiere un intervalo de varias horas (≥3-4 h) en la administración de dichos fármacos

3) comienzo de tratamiento con preparado de estrógenos (p. ej. contraceptivos orales)

4) uso de inhibidores de tirosina-cinasa (sunitinib, sorafenib).

### Tratamiento del coma hipotiroideo

### Tratamiento en la UCI

**1. L-T4** iv.: el 1.er día 200-500 μg mediante bomba de infusión (con el fin de suplir la deficiencia; se puede observar mejoría ya en las primeras horas). En los días siguientes 50-100 μg iv. mediante bomba de infusión 1 × d (tener precaución en pacientes con cardiopatía isquémica, debido al alto riesgo de inducir angina de pecho, insuficiencia cardíaca o arritmia).

Una vez conseguida la mejoría del estado clínico, administrar el fármaco VO, normalmente a dosis de 100-150 μg/d (no es obligatorio comenzar con dosis bajas de L-T4 e incrementarla gradualmente). Alternativamente se puede administrar **L-T4** y **L-T3** iv.: el 1.er día, 200-300 µg de L-T4 iv. y además un preparado con T3 (infusión de 50 µg iv.). En los días siguientes 50-100 µg/d de L-T4 iv. y 2,5-10 µg/d de L-T3 iv. 3×d (dosis menores en personas de edad avanzada y con mayor riesgo de complicaciones cardiovasculares; usar L-T3 iv. hasta conseguir mejoría clínica y estabilidad del estado del paciente.

Si no están disponibles preparados para administración iv., se pueden usar preparados para administración VO: el 1.er día 60-80 µg de L-T3 y 300-500 µg de L-T4 en 1 toma por sonda nasogástrica. En los días posteriores 20-40 µg de L-T3 y 100-200 µg de L-T4 por sonda nasogástrica. Tras mejorar el estado del paciente 20 µg de L-T3 y 100 µg de L-T4 al día o 100-150 µg/d de L-T4. Sin embargo la eficacia del tratamiento VO es menos segura que iv., debido a los posibles trastornos de absorción.

**2.** Asegurar una **ventilación pulmonar suficiente**: suele ser necesaria la intubación y el apoyo ventilatorio.

**3.** Realizar **control de los trastornos electrolíticos y posible hipoglucemia: infundir líquidos iv.** No administrar líquidos hipotónicos por el riesgo de hiponatremia. Debe administrarse una solución de NaCl al 0,9 % hasta normalizar la volemia. Si la natremia persiste <130 mmol/l, debe indicarse una solución hipertónica de NaCl (→cap. 19.1.3.1, Tratamiento). En caso de hipoglucemia se pautará además una infusión iv. de solución glucosada al 10 %.

**4.** Realizar **tratamiento intensivo de las enfermedades concomitantes** como insuficiencia cardíaca, infecciones (tratamiento antibiótico empírico hasta obtener los resultados de cultivo).

**5.** En los casos más graves o cuando es probable la hipofunción cortical suprarrenal concomitante → se debe administrar inmediatamente **hidrocortisona**, 50-100 mg cada 6 h iv., antes de administrar la L-T4, debido al riesgo de coexistencia de una menor reserva funcional suprarrenal o insuficiencia suprarrenal. Se puede retirar al confirmarse los niveles séricos normales de cortisol en la muestra de la sangre extraída antes de la administración de hidrocortisona.

**6.** En pacientes con hipotermia **no aplicar calentamiento activo** porque puede originar vasodilatación y *shock* (es suficiente una manta para prevenir que continúe la pérdida de calor).

---

### → SITUACIONES ESPECIALES

**Embarazo**

**1.** El tamizaje con el fin de detectar las alteraciones funcionales del tiroides antes del embarazo planificado, según las recomendaciones actuales de la Endocrine Society está indicado en mujeres con mayor riesgo de enfermedades tiroideas: con alteraciones funcionales del tiroides, postiroidectomía, con antecedentes de tiroiditis posparto, historia familiar de enfermedades tiroideas, bocio, niveles elevados de anticuerpos antitiroideos en plasma, síntomas que sugieren alteraciones funcionales del tiroides, diabetes tipo 1 u otras enfermedades autoinmunes, con infertilidad, abortos, partos prematuros o posirradiación terapéutica de cabeza y cuello. En Chile la recomendación MINSAL es el tamizaje universal en todas las embarazadas en la primera consulta obstétrica.

**2.** En las embarazadas la TSH se determina normalmente a las 4-8 semanas durante la primera consulta obstétrica. Según las recomendaciones de la Endocrine Society, en el período preconcepcional y durante el 1.er trimestre del embarazo, el límite superior de la normalidad se considera 2,5 mUI/l y 3,0 mUI/l durante el 2.º y 3.er trimestre. El hipotiroidismo subclínico debe diagnosticarse en una embarazada cuando la TSH >2,5 mUI/l. En las guías norteamericanas (ATA, 2017), se proponen como valores de referencia para la concentración de TSH en el suero los rangos establecidos separadamente para cada trimestre del embarazo para cada población. Al considerar las indicaciones para el tratamiento con L-T4 en mujeres embarazadas con hipotiroidismo subclínico, deben tenerse en cuenta varios factores, tales como el aumento de la concentración de anticuerpos antitiroideos en la sangre, infertilidad o aborto espontáneo, así como el uso de forma planificada de técnicas de reproducción asistida. El parámetro para evaluar la concentración de hormonas tiroideas durante el 1.er trimestre del embarazo es la concentración de FT4, pero luego (debido al aumento de las proteínas transportadoras durante el embarazo) debe utilizarse la T4 total, considerando como rango normal el informado por el laboratorio × 1,5.

**3.** Determinar adicionalmente los anticuerpos anti-TPO si:

1) existe otra enfermedad autoinmune concomitante (principalmente diabetes tipo 1) o hay antecedentes familiares

2) concentración de TSH >2,5 mUI/l

3) la ecografía de tiroides sugiere enfermedad autoinmune

4) antecedente de tiroiditis posparto

5) tratamiento por infertilidad o historia de aborto o parto prematuro. Existe una estrecha asociación entre niveles elevados de anticuerpos anti-TPO y el aborto espontáneo, parto prematuro y desarrollo de insuficiencia respiratoria en el recién nacido.

**4.** En todas las embarazadas, también en las tratadas por hipotiroidismo, enfermedad tiroidea autoinmune en estado eutiroideo o hipertiroidismo en el período de compensación, usar suplementación de yoduro potásico. El aporte diario de yodo es de 150 µg para mujeres en edad reproductiva y 250 µg para mujeres antes del embarazo planificado y durante el embarazo y lactancia.

**5.** En el hipotiroidismo (incluso subclínico) en una embarazada comenzar desde el principio con L-T4 a las dosis necesarias. Si el hipotiroidismo se detectó antes del embarazo → incrementar la dosis de L-T4 en un 30 % o más, generalmente entre la 4.ª y 6.ª semana del embarazo. Se sugiere que en el hipotiroidismo sintomático durante el embarazo la dosis de L-T4 sea de 2,0-2,4 µg/kg/d. Las recomendaciones europeas actuales para el hipotiroidismo subclínico sugieren una dosis inicial de 1,2 µg/kg/d con la concentración de TSH <4,2 mUI/l. Si la concentración de TSH es de 4,2-10 mUI/l, se sugiere comenzar con una dosis de 1,42 µg/kg/d. En caso de hipotiroidismo sintomático con TSH >10 mUI/l, la dosis sugerida es de 2,33 µg/kg/d.

**6.** En 1.er y 2.º trimestre del embarazo cada 4-6 semanas monitorizar la concentración de TSH (también T4 total y libre) y en el 3.er trimestre por lo menos una vez. Un hallazgo relativamente frecuente durante el embarazo es la hipotiroxinemia aislada (definida como la concentración de FT4 por debajo del percentil 5-10, en relación con una concentración normal de TSH para un determinado período del embarazo): no requiere tratamiento en el 2.º y 3.er trimestre, sin embargo en el 1.er trimestre ha de administrarse L-T4 o aumentarse su dosis.

**7.** En la mayoría de las pacientes, tras el parto debe disminuirse la dosis de L-T4 a los niveles empleados antes del embarazo, y la función tiroidea debe controlarse tras ~6 semanas. Si durante el embarazo se diagnosticó un hipotiroidismo subclínico, debe evaluarse la necesidad de suplementar la L-T4 a los 6 y 12 meses después del parto.

### Hipotiroidismo en pacientes mayores

**1.** En pacientes >70 años los síntomas de hipotiroidismo pueden ser poco pronunciados. A menudo predominan las alteraciones de funciones cognitivas y de memoria, depresión, anemia e insuficiencia cardíaca. Debe descartarse la deficiencia de hormonas tiroideas también en pacientes mayores con hiponatremia o con un aumento de la concentración sérica de creatina-cinasa. En caso de un incremento en la concentración de TSH debe descartarse el estado de convalecencia tras una enfermedad grave (en esos casos la TSH raramente es >20 mUI/l).

**2.** El tratamiento debe iniciarse con dosis bajas de L-T4: 25 µg/día, o incluso 12,5 µg/d en pacientes >80 años o en pacientes con coexistencia de una enfermedad cardiovascular grave.

**3.** El límite superior de los valores de referencia de TSH en personas >60 años es de 6 mUI/l, y 8 mUI/l en >70-80 años. Según las guías estadounidenses actuales, en los pacientes >70-80 años tratados con L-T4, los valores objetivo de TSH deben ser de 4-6 mUI/l.

# 2. Hipertiroidismo

### → DEFINICIONES Y ETIOPATOGENIA

**Tirotoxicosis:** exceso de HT que produce manifestaciones clínicas. Incluye hipertiroidismo clínico y casos en los que las HT son de origen exógeno (sobredosificación farmacológica), o bien se generan en tejido tiroideo ectópico, p. ej. en el ovario (estruma ovárico).

**Hipertiroidismo:** secreción incrementada de hormonas tiroideas que supera la demanda actual de los tejidos asociado a síntomas característicos. El nivel de TSH disminuido indica una causa del hipertiroidismo primaria (de origen tiroideo), mientras que un nivel elevado indica una causa secundaria (de origen hipofisario).

**Hipertiroidismo subclínico (silente):** estado con leve exceso de hormonas tiroideas (HT) a nivel tisular. En general es asintomático. El nivel sérico de TSH está disminuido y el de FT4 y T3 o FT3 (si está disponible) no supera el límite superior de la normalidad.

**Crisis tirotóxica (crisis hipertiroidea):** estado de desequilibrio súbito y brusco de la homeostasis sistémica con peligro para la vida, que se desarrolla a consecuencia del hipertiroidismo no diagnosticado o insuficientemente tratado. Cursa con alteraciones de la conciencia, incluido el coma, con insuficiencia multiorgánica y *shock*, así como con hipertermia.

**Causas y patogenia** del hipertiroidismo →fig. 2-1.

### → CUADRO CLÍNICO E HISTORIA NATURAL

El hipertiroidismo suele desarrollarse a lo largo de varios meses. Puede también presentarse de forma súbita (p. ej. inducido por amiodarona o por exposición a yodo contenido en medios de contraste radiológicos) o desarrollarse a lo largo de años (nódulo tiroideo autónomo, bocio multinodular tóxico), tener carácter transitorio y remitir espontáneamente (tiroiditis subaguda o posparto) o alternar con períodos de remisión (enfermedad de Graves-Basedow, EGB). Las distintas causas de hipertiroidismo pueden coexistir, como en el caso de la presencia del nódulo tiroideo autónomo en el paciente con EGB, que puede cursar de forma atípica sin períodos de remisión. En personas mayores los síntomas pueden manifestarse de forma más discreta y limitada a fibrilación auricular paroxística o persistente y, en ocasiones, a un agravamiento de la cardiopatía isquémica o de insuficiencia cardíaca preexistentes. Inicialmente puede presentarse como hipertiroidismo subclínico.

#### Hipertiroidismo subclínico

Se trata de una fase asintomática o con escasos síntomas de cualquier enfermedad que se presenta con hipertiroidismo. En ~50 % de los casos el nivel sérico de TSH se normaliza espontáneamente y el riesgo de que la enfermedad progrese hasta una forma sintomática es de un 5 % por año (puede inducirlo la exposición al yodo). Síntomas discretos del exceso de HT: taquicardia, arritmias supraventriculares (fibrilación auricular, extrasístoles supraventriculares) y, rara vez, ventriculares. La falta de tratamiento de forma prolongada puede ocasionar una disminución de la densidad mineral ósea. En pacientes mayores, unos niveles séricos de TSH <0,1 mUI/l se asocian con un riesgo elevado de complicaciones cardiovasculares. Puede ser también causado por el uso exógeno de L-T4, p. ej. en el tratamiento del cáncer de tiroides →cap. 9.5.

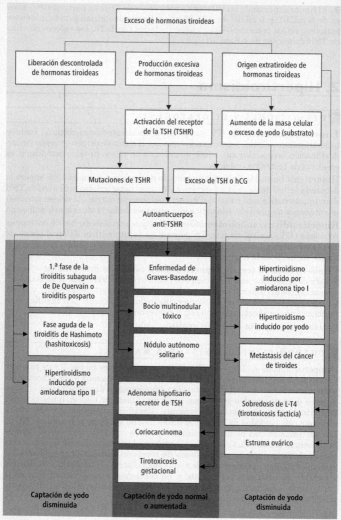

**Fig. 2-1.** Causas de hipertiroidismo

## Hipertiroidismo clínico

**1. Síntomas generales:** pérdida de peso (con frecuencia a pesar de conservar el apetito), debilidad, intolerancia al calor.

**2. Cambios en el sistema nervioso:** inquietud, irritabilidad, agitación psicomotora (comportamiento hiperquinético), problemas de concentración, insomnio; raramente síntomas psicóticos (como en la esquizofrenia o el trastorno bipolar afectivo); temblor fino de las manos; reflejos osteotendinosos exaltados; coma en caso de crisis tirotóxica.

**3. Cambios oculares** resultantes de la hiperactividad simpática: retracción palpebral (sensación de mirada fija); signo de Graefe (con el movimiento del globo ocular hacia abajo se hace visible la esclerótica por encima del iris); signo de Kocher (el mismo signo con el movimiento del globo ocular hacia arriba); signo de Möbius (desviación de uno de los globos oculares con la mirada convergente); signo de Stellwag (parpadeo infrecuente); signos de la orbitopatía tiroidea en la EGB: dolor ocular, lagrimeo, diplopía, edema palpebral, enrojecimiento de las conjuntivas, proptosis.

**4. Cambios dérmicos:** sudoración profusa e hiperemia de la piel (piel caliente, rubicunda, húmeda y excesivamente lisa); rara vez hiperpigmentación cutánea (sin afectar a las mucosas de las mejillas) o urticaria; cabello fino y quebradizo, que cae con facilidad; uñas finas y quebradizas, que pueden separarse prematuramente del lecho ungueal (onicólisis); en la EGB: dermopatía y acropaquia tiroidea →cap. 9.2.1.

**5. Cambios en el aparato locomotor:** pérdida de la masa y fuerza muscular proximal (en el hipertiroidismo clínico). En sus formas graves: miopatía tirotóxica con afectación de los músculos distales de las extremidades y de los músculos faciales. La afectación de los músculos oculomotores puede imitar una miastenia gravis real.

**6. Cambios en el cuello:** en ocasiones aumento del perímetro del cuello, sensación de compresión. En la exploración física: glándula tiroidea de tamaño normal o, más frecuentemente, aumentada (si el hipertiroidismo es clínico → diagnosticar el bocio tóxico). Si se detecta temblor y se ausculta un soplo vascular → diagnosticar el bocio vascular (característico de la EGB). Si se palpa ≥1 nódulo → realizar el diagnóstico diferencial con el bocio nodular tóxico (la presencia de los nódulos no excluye la EGB).

**7. Cambios en el sistema respiratorio:** disnea resultante de la estenosis y la compresión de la tráquea causadas por agrandamiento del tiroides.

**8. Cambios en el sistema circulatorio:** palpitaciones, síntomas de circulación hiperquinética (taquicardia, hipertensión sistólica y amplitud de pulso aumentada, tonos cardíacos intensos); no son raras las extrasístoles o fibrilación auricular, soplo sistólico (prolapso de la válvula mitral o insuficiencia mitral), a veces también el soplo telediastólico; síntomas de la insuficiencia cardíaca, especialmente en caso de antecedentes de cardiopatía.

**9. Cambios en el sistema digestivo:** defecación frecuente o diarrea. En casos graves de hipertiroidismo pueden presentarse hepatomegalia e ictericia debida al daño en el hígado.

**10. Cambios en el sistema reproductor y glándulas mamarias:** en ocasiones disminución de la libido, oligomenorrea (en general los ciclos son ovulatorios) o esporádicamente amenorrea, disfunción eréctil, ginecomastia.

### Crisis tirotóxica (crisis hipertiroidea)

Puede desencadenarse en un paciente hipertiroideo a causa de una infección, trauma u otra enfermedad grave o en caso de una intervención sin preparación apropiada previa con fármacos antitiroideos. En caso de empeoramiento repentino del estado clínico de un paciente con hipertiroidismo, debe considerarse la posibilidad de una crisis tirotóxica. Sin embargo, los síntomas de la enfermedad desencadenante de la crisis tirotóxica pueden ser más pronunciados.

**1. Pródromos:** agitación, insomnio (alucinaciones y otros trastornos psicóticos nocturnos), pérdida de peso significativa, intensificación del temblor muscular, fiebre, náuseas y vómitos.

**2. Crisis tirotóxica establecida:** fiebre, agitación grave e intensificación de los trastornos psicóticos, a veces con somnolencia potenciada y apatía e incluso coma; también puede presentarse estatus epiléptico. Intensificación repentina de los síntomas tirotóxicos en el sistema circulatorio (taquicardia notable, fibrilación auricular, insuficiencia cardíaca e incluso *shock*) y en el digestivo (náuseas, vómitos, diarrea, dolor abdominal, ictericia); síntomas de deshidratación (a menudo precedidos de un período de sudoración excesiva).

## → DIAGNÓSTICO

Siempre preguntar al paciente por antecedentes familiares de enfermedad tiroidea, exposición a dosis elevadas de yodo (algunos desinfectantes como la povidona yodada, o expectorantes, amiodarona, medios de contraste radiológicos), antecedentes de tratamiento de enfermedades tiroideas o preparados para bajar de peso que contengan hormonas tiroideas (tirotoxicosis facticia), y enfermedades autoinmunes de otros órganos. También es relevante evaluar la presencia de dolor cervical anterior (en ocasiones irradiado a los oídos, y que aumenta con la palpación tiroidea) que es altamente sugerente de una tiroiditis subaguda. En el proceso diagnóstico de las enfermedades tiroideas se debe evaluar siempre tanto la función glandular como su morfología con el fin de diagnosticar la causa del trastorno. Siempre valorar si los resultados de la determinación de TSH y HT son congruentes y corresponden con las manifestaciones clínicas.

### Exploraciones complementarias

En caso de sospechar hipertiroidismo, evaluar el tamaño de glándula y los niveles de TSH y de FT4 (si los de TSH están disminuidos y los de FT4 son normales → determinar también la T3). Si la glándula presenta nódulos palpables o detectados mediante ecografía, estos deben ser estudiados mediante PAAF si tienen elementos ecográficos sospechosos de malignidad →cap. 9.4. La determinación de anticuerpos antitiroideos permite diferenciar con gran certeza las causas de hipertiroidismo autoinmunes de las no autoinmunes.

**1. Pruebas hormonales.**

1) Niveles séricos de **TSH**. Es el indicador más sensible de la acción de las HT. Sus niveles están bajos en el hipertiroidismo primario (tanto clínico como subclínico) y elevados en los raros casos de hipertiroidismo secundario. La fluctuación diaria de los niveles séricos de TSH no tiene importancia en un proceso diagnóstico rutinario.

2) Niveles séricos de **FT4** y **T3**: elevados en el hipertiroidismo clínico, sobre todo la FT4 o T3 y FT4; rara vez T3 de forma aislada. Son normales en el hipertiroidismo subclínico, con frecuencia en valores cercanos al límite superior de normalidad.

**2. Otras pruebas de laboratorio:**

1) **Anticuerpos antirreceptor de TSH** (TRAb) en el suero. Niveles elevados confirman la EGB y la diferencian de otras causas de hipertiroidismo, en su mayoría de origen no autoinmune.

2) **Anticuerpos anti-TPO** (contra la tiroperoxidasa) y **anti-Tg** (contra la tiroglobulina, los menos específicos) en el suero. Se encuentran niveles elevados en la tiroiditis crónica autoinmune acompañada de hipertiroidismo, y también pueden aparecer en la EGB, pero son inespecíficos (se presentan también en la población sana y en otras enfermedades tiroideas no autoinmunes).

3) Niveles séricos de tiroglobulina (Tg): su determinación es útil únicamente para diferenciar el hipertiroidismo exógeno (niveles séricos bajos) y endógeno. En el caso de una tiroiditis subaguda, sus niveles pueden estar muy elevados.

4) Hemograma de sangre periférica: es posible encontrar microcitosis, rara vez anemia normocítica; es frecuente la neutropenia con cifra de linfocitos normal o aumentada asociada a monocitosis y eosinofilia; en la tiroiditis subaguda puede encontrarse la VHS elevada.

5) Perfil lipídico: niveles séricos de colesterol total, LDL y triglicéridos disminuidos.

6) Aumento de actividad de ALT y fosfatasa alcalina en el suero.

7) Niveles séricos de calcio total y libre levemente elevados.

**3. Pruebas de imagen.**

**Ecografía tiroidea**: determinación del volumen tiroideo y diagnóstico del bocio, detección de lesiones focales tiroideas, selección de lugar para la biopsia (puede ser útil la **elastografía** →cap. 9.4) y verificación de la posición de la aguja durante la PAAF.

**Captación de yodo:** permite diferenciar aquellas causas de tirotoxicosis debidas a un aumento de síntesis hormonal y captación de yodo (EGB, bocio multinodular o nódulo autónomo solitario) de aquellas en que la síntesis hormonal y la captación de yodo están disminuidas (tiroiditis subaguda o crónica, tirotoxicosis facticia). Preparación del paciente para el examen: suspender los fármacos antitiroideos ≥5 días antes del examen y la administración de L-T4 (si el paciente la ingiere debido al bocio) 3 semanas antes. Preguntar sobre el uso de otros fármacos que contengan yodo o el uso previo de medios de contraste (disminuyen la captación de yodo). Está contraindicada en embarazo y lactancia.

**Gammagrafía de tiroides** (en Chile solo con Tc $^{99}$m, en otros países también con $^{123}$I o, como en Argentina, $^{131}$I): diagnóstico diferencial del nódulo tiroideo autónomo (un foco de captación intensa del radiofármaco), diagnóstico del bocio retroesternal.

**Radiografía de tórax o selectiva de la tráquea:** evaluación de la desviación y compresión de la tráquea por bocios nodulares grandes. Diagnóstico del bocio retroesternal.

**RMN del cuello y el tórax:** evaluación de la extensión del bocio retroesternal (la TC puede exagerar dicha extensión).

**TC o RMN de las órbitas:** en caso de orbitopatía tiroidea en el curso de la EGB. Permite evidenciar las características de la afectación de los músculos oculomotores y de la órbita.

**4. Examen citológico:** para la clasificación de los nódulos identificados como malignos (cáncer de la tiroides), sospechoso o benigno, con el fin de definir las indicaciones para el tratamiento quirúrgico. Se puede renunciar a la PAAF en pacientes con hipertiroidismo clínico o subclínico y con un nódulo <3 cm en la ecografía, si cumple criterios de nódulo "caliente" en la gammagrafía (bajo riesgo de malignidad).

### Criterios diagnósticos

**1. Hipertiroidismo subclínico.** Realizar el diagnóstico basándose en las pruebas hormonales: niveles séricos de TSH disminuidos (TSH <0,1 mUI/l o TSH 0,1-0,4 mUI/l: forma leve) y niveles séricos de HT dentro del rango normal (pueden aproximarse al LSN), una vez excluidas otras causas de descenso de los niveles de TSH (p. ej. uso de glucocorticoides o dopamina, 1.$^{er}$ trimestre del embarazo), sin síntomas clínicos o solo con síntomas discretos. Si los niveles bajos de la TSH persisten → realizar el diagnóstico diferencial con el fin de establecer la causa endógena del exceso de las HT (ecografía tiroidea, determinación de anticuerpos antitiroideos, gammagrafía tiroidea).

**2. Hipertiroidismo clínico.**

1) **Primario:** disminución de los niveles séricos de TSH (<0,05 mUI/l) y aumento de los niveles de HT libres (FT4 o FT4 y T3, rara vez T3 sola) por encima del LSN, además de un conjunto de síntomas característico o un cuadro clínico atípico (**enfermedad tirocardíaca:** el hipertiroidismo se manifiesta principalmente en forma de fibrilación auricular, síntomas de enfermedad coronaria o insuficiencia cardíaca; en muy pocas ocasiones: **hipertiroidismo apático** en ancianos en los que predomina la sensación de cansancio, apatía, depresión e incluso amencia).

2) **Secundario:** niveles séricos de FT4 y T3 elevados y niveles de TSH elevados o dentro del rango de la normalidad.

**3. Crisis tirotóxica:** puede presentarse en pacientes con hipertiroidismo no diagnosticado o insuficientemente tratado; sospecharla siempre que se produzca un empeoramiento repentino del estado clínico del paciente con hipertiroidismo (niveles de la TSH <0,05 mUI/l, niveles de FT4 y T3 no tienen por estar muy elevados); es alarmante la aparición de síntomas de insuficiencia multiorgánica.

**Evaluar el riesgo de la crisis tirotóxica según los criterios de Burch y Wartofsky:**

1) **Temperatura corporal:** 38-38,5 °C — 5 ptos., 38,6-39 °C — 10 ptos., 39,1-39,5 °C — 15 ptos., 39,6-40 °C — 20 ptos., 40,1-40,6 °C — 25 ptos., >40,6 °C — 30 ptos.

2) **Síntomas en el sistema nervioso:** ausentes — 0 ptos., leves (agitación) — 10 ptos., moderados (síndrome confusional, psicosis, somnolencia incrementada) — 20 ptos., severos (convulsiones o coma) — 30 ptos.

3) **Síntomas en el sistema digestivo:** ausentes — 0 ptos., moderados (diarrea, náuseas, vómitos o dolor abdominal) — 10 ptos., severos (ictericia de etiología desconocida) — 20 ptos.

4) **Síntomas en el sistema cardiovascular:**

    a) frecuencia del ritmo cardíaco: <90/min — 0 ptos., 90-109/min — 5 ptos., 110-119/min — 10 ptos., 120-129/min — 15 ptos., 130-139/min — 20 ptos., ≥140/min — 25 ptos.

    b) insuficiencia cardíaca congestiva: ausente — 0 ptos., leve (edema pedal) — 5 ptos., moderada (rales bibasales) — 10 ptos., severa (edema pulmonar) — 15 ptos.

    c) fibrilación auricular: ausente — 0 ptos., presente — 10 ptos.

5) **Factor predisponente** en los pacientes con hipertiroidismo no tratado o tratado de manera inadecuada: infección aguda, trauma, cirugía, parto, cetoacidosis, infarto de miocardio, infarto cerebral o accidente isquémico transitorio (TIA), tratamiento con radioyodo (rara vez) o administración de medios de contraste: ausente — 0 ptos., presente — 10 ptos.

**Interpretación del resultado:** <25 ptos.: poca probabilidad de crisis tirotóxica, 25-44 ptos.: riesgo de crisis tirotóxica (evaluar cuidadosamente el estado clínico del paciente antes de tomar la decisión sobre la instauración del tratamiento agresivo), ≥45 ptos.: alta probabilidad de crisis tirotóxica (inmediatamente comenzar el tratamiento antitiroideo agresivo y tratamiento de soporte).

#### Diagnóstico diferencial

Es imprescindible, debido a las diferencias en el curso clínico y en los criterios de selección del tratamiento. Diferenciar las alteraciones de la función tiroidea basándose en las concentraciones de la TSH y la FT4 →fig. 2-2 y los resultados de otras pruebas →tabla 2-1. Recordar causas menos frecuentes de hipertiroidismo: hashitoxicosis →cap. 9.3.1, tiroiditis subaguda, tiroiditis silente y posparto, enfermedad trofoblástica, hipertiroidismo inducido por yodo o por amiodarona (→cap. 9.3.2, →tabla 2-2) o secundario a la destrucción del parénquima tiroideo provocado por la acción de otros fármacos (interferón α, interleucina 2, inhibidores de tirosina-cinasa, inhibidores de *checkpoint*, litio), metástasis activas del cáncer de tiroides, estruma ovárico. Descartar el uso de preparados de biotina (vitamina H) que pueden influir en las determinaciones de TSH y FT4 y provocar falsos positivos de hipertiroidismo.

En el diagnóstico diferencial del hipertiroidismo secundario se deben tomar en consideración el adenoma hipofisario productor de TSH y los estados clínicos acompañados de FT4 elevada sin inhibición de la secreción de TSH: síndrome de la T4 elevada y síndrome de resistencia a las hormonas tiroideas, en cuyo caso el tratamiento antitiroideo está contraindicado.

Diferenciación entre el hipertiroidismo y la tirotoxicosis exógena provocada por la sobredosis, no intencional o intencional, de levotiroxina (L-T4): la tirotoxicosis exógena se caracteriza por niveles bajos de Tg, captación de yodo disminuida, habitualmente ausencia de bocio, FT4 mucho más elevada que la T3; los niveles de tiroxina pueden determinarse también en las heces. Si el paciente consume preparados que contienen L-T3, puede elevarse T3 y disminuir FT4.

En embarazadas el criterio diagnóstico de hipertiroidismo más importante es el aumento de niveles de FT4 y/o T3 con inhibición de la secreción de TSH (utilizar los valores de referencia para los diferentes períodos del embarazo); diferenciar de la tirotoxicosis gestacional, que habitualmente no requiere tratamiento y cede espontáneamente antes de la semana 20 de embarazo.

| | | Concentración de TSH (mUI/l) | | | |
|---|---|---|---|---|---|
| | | **Muy baja** <0,05 | **Levemente disminuida** 0,05-0,4 | **Normal** 0,4-4,0 | **Levemente elevada** 4-10 | **Alta** >10 |
| **Concentración de FT4[a]** | **Muy alta** | Hipertiroidismo primario | Valores fronterizos | Hacer el diagnóstico diferencial entre un adenoma secretor de TSH y resistencia a las hormonas tiroideas | | |
| | **Levemente elevada** | | | Eutiroidismo probable[b] | (descartar errores con mucha precaución o presencia de anticuerpos contra T4 o TSH) | |
| | **Normal** | Hipertiroidismo subclínico | | Eutiroidismo confirmado | Hipotiroidismo subclínico | |
| | **Disminuida** | Hipotiroidismo secundario o terciario[c] (raro) | | Hipotiroidismo secundario o terciario[d] | Hipotiroidismo primario | |

[a] El rango normal de las concentraciones de FT4 puede ser distinto dependiendo de la técnica de medición, oscilando entre 10-25 pmol/l (8-20 ng/l). [b] ¿El paciente toma L-T4? [c] TSH puede estar dentro del rango normal. [d] Tras excluir el síndrome del eutiroideo enfermo.

**Fig. 2-2.** Diagnóstico diferencial de los trastornos de la función tiroidea basado en los niveles séricos de TSH y FT4

---

### → TRATAMIENTO

La selección del tratamiento depende de la causa del hipertiroidismo →tabla 2-3, →cap. 9.2.1, cap. 9.2.2 y cap. 9.2.3, su curso clínico y la decisión del paciente.

En caso de hipertiroidismo subclínico con niveles de TSH <0,1 mUI/l, el tratamiento está expresamente indicado en pacientes ≥65 años, mientras que en pacientes <65 años se indica si coexisten factores de riesgo (enfermedad cardiovascular, osteoporosis, menopausia) y/o síntomas de hipertiroidismo. En los demás casos se admite observación sin tratamiento. Se puede también considerar el tratamiento en pacientes con hipertiroidismo subclínico leve con niveles de TSH 0,1-0,4 mUI/l, si bien solo en ≥65 años, especialmente con enfermedad cardiovascular concomitante. En embarazadas (especialmente hasta la semana 20 de embarazo) el hipertiroidismo subclínico no debe tratarse, no obstante requiere una cuidadosa observación.

El manejo del hipertiroidismo subclínico ocasionado por el uso farmacológico de FT4 dependerá de las indicaciones de dicho tratamiento. En pacientes que padecen cáncer de tiroides con evidencias de enfermedad residual, progresiva o de alto riesgo de recidiva → usar un β-bloqueante en caso de síntomas del hipertiroidismo (eficaz en muchos casos) y evaluar la indicación de mantener la supresión de TSH según su riesgo inicial y respuesta a la terapia. En el hipertiroidismo subclínico en enfermos tratados por hipotiroidismo o bocio no tóxico simple → disminuir inmediatamente la dosis de L-T4.

#### Tratamiento crónico y definitivo

#### Tratamiento farmacológico

Puede ser el tratamiento definitivo del hipertiroidismo o puede emplearse como preparación para el tratamiento definitivo (con radioyodo o cirugía). Antes de empezar el tratamiento se debe realizar un hemograma, y eventualmente evaluar la actividad de aminotransferasas y la concentración sérica de la bilirrubina.

**1. Fármacos antitiroideos: tionamidas.** Su efecto se manifiesta a la 1-3 semanas (inhiben la síntesis de las HT, pero no inhiben la secreción de las hormonas generadas con anterioridad). La granulocitopenia leve puede ser signo

**Tabla 2-1. Diagnóstico diferencial entre la enfermedad de Graves-Basedow y el hipertiroidismo de etiología no autoinmune**

| Criterios | Enfermedad de Graves-Basedow | Hipertiroidismo de etiología no autoinmune (bocio multinodular tóxico, nódulo autónomo solitario) |
|---|---|---|
| Anamnesis | Recaídas del hipertiroidismo. AITD u otras enfermedades autoinmunes en la familia y el paciente | Antecedentes de bocio no tóxico |
| Síntomas del hipertiroidismo | No existen signos diferenciales | |
| Bocio[a] | Bocio vascular[b] | Bocio multinodular o nódulo solitario |
| Afectación ocular | Orbitopatía (inflamación autoinmune), orbitopatía clínica en un 20-30 %, exoftalmos maligno en un 2-3 % | Los síntomas oculares pueden ser efecto de la hipersimpaticotonía en hipertiroidismo (p. ej. retracción palpebral superior). Su presencia no descarta el diagnóstico de bocio multinodular. |
| Edema pretibial | En el 1-3 % | No se presenta |
| Pruebas de laboratorio de la función tiroidea | ↓TSH, ↑FT4 (con menor frecuencia ↑T3), sin rasgos que diferencian | |
| ↑Anticuerpos TRAb | En un 95 % | Ausentes |
| ↑Anticuerpos anti-TPO[c] | En un 70 % | En un 15 % de los pacientes (de edad avanzada) |
| Ecografía de tiroides | Hipoecogenicidad difusa de parénquima[b] | Lesiones focales |
| Gammagrafía de tiroides | Sin lesiones focales pronunciadas. A menudo se visualiza imagen con ligera heterogeneidad en la captación del trazador | Son visibles áreas de función autónoma y áreas inactivas |

[a] La ausencia de bocio no es un signo diferencial.
[b] En 1/4 de los pacientes pueden aparecer nódulos.
[c] Signo de sensibilidad y especificidad mucho menor que los TRAb.
AITD — enfermedad de tiroides autoinmune
↑aumento de concentración, ↓disminución de concentración.

de hipertiroidismo y no constituye contraindicación para el tratamiento con tionamidas. Si durante el tratamiento el recuento de granulocitos es de 1000-1500/µl → planificar consultas de control frecuentes, tomar en consideración una disminución de la dosis del fármaco antitiroideo. Si es de 500-1000/µl → disminuir la dosis, considerar la retirada del fármaco. Si es de <500/µl → retirar el fármaco inmediatamente (puede ser eficaz el tratamiento con G-CSF). Durante el tratamiento antitiroideo no se realizan rutinariamente controles de recuento de leucocitos ni de la actividad hepática. No obstante, ante la mínima sospecha de granulocitopenia o daño hepático es necesario realizar las pruebas. Informar al paciente sobre las posibles complicaciones relacionadas

**Tabla 2-2.** Diagnóstico diferencial y tratamiento[a] del hipertiroidismo inducido por amiodarona tipo I y II

| | Tipo I | Tipo II |
|---|---|---|
| Enfermedad subyacente de tiroides | Bocio multinodular o EGB (a menudo no diagnosticado) | No |
| Mecanismo | Exceso de yodo → síntesis de HT aumentada | Toxicidad por amiodarona (inflamación) → destrucción de tirocitos y liberación de HT |
| Captación de yodo | >5 % | <2 % |
| Ecografía de tiroides + Doppler | La glándula tiroides a menudo está aumentada de tamaño, posibles lesiones focales, flujo sanguíneo aumentado | Glándula tiroides normal, flujo sanguíneo disminuido |
| Anticuerpos TRAb | Elevados en la EGB | Ausentes |
| Tratamiento farmacológico[a] | P. ej. metimazol 40-60 mg/d y perclorato de sodio (<4 semanas) 200-250 mg 4×d (inhibe el acúmulo de yodo en el tiroides). Considerar el tratamiento definitivo | P. ej. prednisona 40-60 mg/d durante 1-3 meses, luego seguir disminuyendo la dosis durante los 2 meses siguientes |

En enfermos tratados con amiodarona, determinar los niveles de TSH y FT4 antes de iniciar el tratamiento, 1 vez durante 3 meses desde su inicio, posteriormente cada 3-6 meses; al finalizar el tratamiento repetir la prueba en <1 año.

[a] Si el diagnóstico diferencial no es posible y no se sabe nada de la función tiroidea antes de la administración de amiodarona, se puede emplear el **tratamiento mixto**: comenzar por metimazol y perclorato de sodio y en caso de falta de mejoría añadir glucocorticoides.

con el tratamiento. En caso de fiebre y dolor faríngeo (en general es la primera manifestación de la agranulocitosis), el enfermo debe suspender la tionamida y acudir urgentemente al médico. En este caso es indispensable evaluar el recuento de leucocitos en la sangre periférica junto con la fórmula leucocitaria. El uso de tionamidas está absolutamente contraindicado en pacientes con antecedentes de agranulocitosis. Informar al paciente sobre los síntomas de daño hepático (ictericia, heces decoloradas, orinas oscuras) y sobre la necesidad de acudir al médico en caso de aparición de exantema pruriginoso, artralgias, náuseas o debilidad significativa.

1) **Metimazol**: VO es el fármaco de elección, con dosis inicial de 10-40 mg/d (repartida en 2 dosis). Disminuir la dosis, normalmente al cabo de 3-6 semanas (tiempo para alcanzar el estado eutiroideo es de hasta 6 semanas), dosis de mantenimiento: 2,5-10 mg/d, por lo general 1×d. En casos de hipertiroidismo grave: hasta 60 mg/d VO repartidos en 2-3 dosis (tratamiento ambulatorio) y en caso del riesgo de la crisis tirotóxica (hospitalización) hasta 120 mg/d VO o iv. A las mujeres tratadas con metimazol que quedan embarazadas, se recomienda cambiar el tratamiento a propiltiouracilo cuanto antes (PTU; no disponible en Argentina; conversión 1:20, p. ej. 5 mg/d de metimazol → 100 mg/d de PTU). En las embarazadas tratadas por enfermedad de Graves-Basedow y en estado eutiroideo se debe considerar la suspensión del tratamiento antitiroideo →cap. 9.2.1. En caso de iniciar el tratamiento tras la semana 16 de embarazo puede administrarse metimazol (utilizar la menor dosis eficaz; no usar de manera concomitante con L-T4).

2) **Propiltiouracilo** (PTU; no disponible en Argentina): fármaco de segunda elección (en la actualidad en general no se utiliza, salvo en situaciones

**Tabla 2-3. Métodos de tratamiento del hipertiroidismo**

| Causa del hipertiroidismo | | BB | T | ¹³¹I | Cir |
|---|---|---|---|---|---|
| Enfermedad de Graves-Basedow (EGB) | Primer episodio | | | | |
| | Recaída | | | | |
| | Orbitopatía tiroidea leve | | | a | |
| | Orbitopatía tiroidea activa grave o moderada | | | | |
| | Con nódulo maligno diagnosticado o sospechoso | | | b | |
| | Recaída de la EGB tras la cirugía | | | | |
| Bocio multinodular tóxico | Bocio pequeño sin compresión de las vías aéreas, benigno | | | | |
| | Bocio grande, tras PAAF de lesiones focales, benigno | | | | |
| | Bocio con diagnóstico o sospecha de malignidad | | | b | |
| Nódulo autónomo solitario | PAAF: lesión benigna o sospecha de neoplasia folicular sin factores de riesgo de malignidad | | | c | |
| | Cáncer de tiroides diagnosticado (muy raras veces) | | | b | |
| Hipertiroidismo inducido por exceso de yodo | Hipertiroidismo inducido por amiodarona | | d | | |
| | Otros casos | | | | |
| Tiroiditis | Subaguda | | | | |
| | Silente o posparto | | | | |
| | Al inicio de la enfermedad de Hashimoto | | | | |
| Hipertiroidismo en embarazadas[e] | | | f | | |
| Hipertiroidismo subclínico | | | | | g |

☐ No hay indicaciones ☐ Método complementario ☐ Método empleado ☐ Método de preferencia ☐ Método contraindicado

[a] Con el fin de prevenir la exacerbación de la orbitopatía se administran glucocorticoides VO, habitualmente prednisona a dosis de 0,3-0,5 mg/kg/d (p. ej. 30 mg/d) durante 1 mes, a continuación reducir gradualmente la dosis para suspender el fármaco a los 3 meses.

[b] Tras la cirugía del cáncer de tiroides en general es necesario administrar ¹³¹I.

[c] El tratamiento con ¹³¹I también se acepta en caso de sospecha de neoplasia folicular en la PAAF, en ausencia de rasgos clínicos de malignidad. El riesgo de cáncer en un nódulo solitario autónomo es de un 2 % (hay que distinguirlo de un área autónoma en el bocio multinodular tóxico).

[d] Según el tipo; en el tipo I a menudo está indicado añadir perclorato de sodio, en el tipo II se administran principalmente glucocorticoides.

[e] Diferenciarlo de la tirotoxicosis inducida por el embarazo que rara vez requiere tratamiento.

[f] Se necesitan dosis menores; en el 1.er trimestre puede usarse PTU.

[g] Solamente si las indicaciones para cirugía se deben a la compresión o diagnóstico del bocio maligno.

BB — β-bloqueante, ¹³¹I — tratamiento con yodo radioactivo, Cir — cirugía de la glándula tiroides, PTU — propiltiouracilo, T — tionamidas (metimazol como fármaco de elección).

excepcionales, debido a los informes sobre casos de daños hepáticos graves y muerte). Es un fármaco recomendado únicamente en mujeres hasta la semana 16 de embarazo, cuando sea imprescindible el uso de tionamida (en este período se considera más seguro para el feto). Después de la semana 16 de embarazo se puede continuar el tratamiento con PTU o cambiarlo por metimazol. Además se indica excepcionalmente en caso de alergia al metimazol (en un 50 % de los casos no se produce reacción cruzada). La dosis inicial es de 100-150 mg cada 8 h (en embarazadas 100 mg/d). Disminuirla a las 4-8 semanas (el tiempo para alcanzar el estado eutiroideo es más largo que en caso de metimazol: hasta 10-17 semanas). La dosis de mantenimiento es de 50-150 mg/d. En embarazadas disminuir la dosis cuanto antes una vez alcanzados los niveles de FT4 cercanos al límite superior del rango normal (p. ej. el 10 % por encima de dicho rango).

**Observación del tratamiento.**

1) Evaluar la remisión de las manifestaciones clínicas del hipertiroidismo. Una rápida mejoría puede requerir un descenso más rápido de la dosis del tratamiento antitiroideo.

2) Determinar los niveles de las TSH y FT4 a las 3-6 semanas desde el inicio del tratamiento. Si los síntomas de la tirotoxicosis han cedido y la FT4 se encuentra cerca del límite inferior del rango de normalidad o por debajo de dicho límite → disminuir la dosis de tionamida (los niveles de la TSH pueden permanecer bajos por más tiempo). La normalización de los niveles de la TSH es una señal para una rápida disminución de la dosis del fármaco.

3) Realizar la siguiente prueba a las 3-6 semanas siguientes. Si el hipertiroidismo no ha sido de larga duración, determinar únicamente la TSH. En caso de inhibición prolongada de la secreción de TSH, puede que dicha determinación no sea útil, entonces es preciso guiarse por la FT4.

Durante el tratamiento no se recomienda una evaluación sistemática del recuento de leucocitos. Dicha prueba es necesaria en caso de sospechar granulocitopenia o agranulocitosis.

**Reacciones adversas:**

1) Infrecuentes, pero requieren que se interrumpa de forma inmediata el uso de tionamidas: agranulocitosis, anemia aplásica; hepatitis aguda (PTU), icteria colestásica (metimazol); vasculitis ANCA (+) y síndrome similar al lupus. Advertir al paciente que consulte al médico en caso de fiebre o faringitis para evaluar el recuento de leucocitos, pues si es normal, se puede proseguir el tratamiento. Informarle también sobre la posibilidad de aparición de síntomas de daño hepático (ictericia, heces descoloradas y orinas oscuras) y la necesidad de consultar al médico en caso de presentarse estos síntomas, así como en caso de dolor articular, dolor abdominal, náuseas y debilitamiento significativo. 2) Las siguientes manifestaciones no requieren la interrupción inmediata de los derivados de tionamida:

a) prurito, exantema o urticaria (usar antihistamínicos, disminuir la dosis o cambiar el preparado de tionamida)

b) mialgias y artralgias (en caso de artritis se debe considerar la suspensión del tratamiento)

c) fiebre (no usar salicilatos)

d) alteración del gusto, náuseas y vómitos (disminuir y dividir la dosis)

e) aumento leve de transaminasas (emplear la menor dosis posible y controlar la analítica y en caso de elevación de la ALT×3 se debe suspender la medicación)

f) granulocitopenia o trombocitopenia transitoria (disminuir la dosis y controlar la analítica).

**2. Otros fármacos que disminuyen la concentración de las hormonas tiroideas.** No se usan de forma rutinaria debido a sus reacciones adversas. Se deben emplear en casos justificados y durante breves períodos, como p. ej. en el control de la crisis tirotóxica en pacientes con agranulocitosis en los que no pueden usarse tionamidas.

1) **Yodo en yoduro de potasio** (yodo inorgánico): como solución de Lugol (8 mg de yodo en 1 gota) o solución saturada de yoduro de potasio (SSKI; 50 mg de yodo en 1 gota). Disminuye la síntesis y liberación de las HT. Utilizado en el tratamiento de la crisis tirotóxica y, a veces, en la preparación para la cirugía tiroidea en pacientes con EGB sin nódulos tiroideos. No está indicado en el hipertiroidismo inducido por yodo y en caso de planear un tratamiento con yodo radioactivo (la captación de yodo estará disminuida durante ≥6 meses).

2) **Medio de contraste yodado** (yodo orgánico): iohexol iv.; ácido iopanoico y iopodato sódico VO. Inhibe la conversión de T4 a T3 y libera yodo inorgánico, que disminuye la síntesis y la secreción de HT. Se usa principalmente en el tratamiento de la crisis tirotóxica.

3) **Carbonato de litio:** disminuye la secreción de HT mediante la inhibición de la proteólisis de la tiroglobulina. Se usan 750-900 mg/d VO en el tratamiento de la crisis tirotóxica o, en ocasiones, en el hipertiroidismo grave (especialmente cuando el uso de tionamidas está contraindicado). El uso de este fármaco está aprobado solo para indicaciones psiquiátricas. Requiere que se controlen los niveles séricos del fármaco.

4) **Perclorato de sodio:** inhibe el transporte de yodo al tiroides y puede ser útil en el tratamiento del hipertiroidismo inducido por yodo. Usar durante un período <4 semanas por los efectos adversos (el más grave: mielotoxicidad), en dosis de ≤1 g/d.

5) **Glucocorticoides:** inhiben la conversión de T4 a T3. P. ej. dexametasona VO: 8 mg/d dividida en 2-3 dosis, si se necesita normalizar de forma urgente las concentraciones de HT (su uso en combinación con tionamida y yodo inorgánico permite a lo largo de 24-48 h reducir sustancialmente o incluso normalizar T3).

6) **Colestiramina:** 4 g VO cada 6-8 h; interrumpe la circulación enterohepática de hormonas tiroideas, aumentando su excreción fecal. Puede ser una alternativa en casos de efectos adversos de tionamidas o crisis tirotóxica.

**3. β-bloqueantes.** Indicaciones: taquicardia (>90/min en reposo) y arritmias supraventriculares, retracción palpebral, temblor de las manos, sudoración excesiva. Si los fármacos antitiroideos son efectivos por sí mismos, no es necesario administrar β-bloqueantes. En general se usa **propranolol:** 10-40 mg 3×d VO, dosis mayores en el tratamiento de la crisis tirotóxica. Con menor frecuencia fármacos β₁-selectivos: atenolol (25-100 mg/d, 1-2×d), metoprolol (25-50 mg 2-3×d, o 1×d en caso de preparado de liberación prolongada, a dosis individualizada: inicialmente 47,5-95 mg/d, que puede aumentarse en caso de necesidad) u otro utilizado por el paciente por causas cardiológicas.

**Tratamiento con yodo radioactivo (radioyodo; $^{131}$I)**

**1. Mecanismo de acción y riesgo:** $^{131}$I emite radiación β y γ. La radiación β causa daños irreversibles en las células tiroideas, tiene un alcance corto (~2 mm) y su acción se limita a la propia glándula tiroidea. El $^{131}$I administrado que no ha sido captado por la glándula tiroidea se elimina rápidamente por la orina. La exposición a la radiación de los órganos radiosensibles (médula ósea, gónadas) es baja.

**2. Contraindicaciones:** embarazo y lactancia, diagnóstico o sospecha de cáncer de tiroides concomitante con el hipertiroidismo (es necesaria la cirugía), incapacidad de cumplir las medidas de precaución recomendadas (p. ej. planificación del embarazo en los 6 meses posteriores a la finalización del tratamiento), orbitopatía activa de intensidad moderada a severa concomitante.

**3. Precauciones:** antes de la administración del $^{131}$I (hasta 48 h) debe excluirse el embarazo (responsabilidad del médico que realiza el tratamiento). Debido a la radiación γ emitida por el $^{131}$I captado por la glándula tiroidea, a lo largo de 1-2 semanas el paciente debe evitar contactos con niños pequeños y embarazadas para no exponerlos a la radiación ionizante. Una vez finalizado el tratamiento, la paciente no debería embarazarse en los 6 meses posteriores (según ATA: 4-6 meses). Se recomienda anticoncepción de 3-4 meses para hombres tratados con [131]I. No existe riesgo ni de alteraciones de la fertilidad permanentes, ni de anomalías congénitas en la progenie, por lo que el tratamiento con radioyodo no está contraindicado en personas jóvenes. En enfermos con orbitopatía tiroidea leve se debe usar simultáneamente corticoterapia profiláctica →más adelante.

**4. Preparación para tratamiento con [131]I:**

1) Suspender el metimazol 5-7 días antes del tratamiento planificado y el PTU 2 semanas antes.

2) Verificar la captación de yodo (con el fin de planificar la actividad requerida de [131]I: la radiosensibilidad tiroidea es diferente en la EGB y en otras formas de hipertiroidismo).

3) Evaluar la compresión de la tráquea por la glándula tiroides: radiografía del tórax o dirigida a la tráquea.

4) Excluir el embarazo inmediatamente antes de la administración de [131]I (prueba de embarazo negativa).

5) Informar al paciente que debe presentarse en ayunas (administración de [131]I VO) y sobre el manejo posterior (incluidas las medidas de precaución y los demás requisitos de la protección radiológica).

**5. Manejo posterior a la terapia con [131]I:** se alcanza el estado eutiroideo a las 6 semanas hasta 6 meses desde la administración de [131]I. Durante este período algunos enfermos requieren la continuación del tratamiento antitiroideo: considerar en enfermos mayores, con enfermedades cardiovasculares concomitantes, ya que una exacerbación transitoria del hipertiroidismo puede presentarse incluso varias semanas después de la terapia con [131]I.

**6. Indicaciones para repetir el tratamiento con [131]I:** hipertiroidismo persistente a los 6 meses o recidiva del hipertiroidismo. Evaluación final de la eficacia del tratamiento: tras 1 año.

**7. Observación de la función tiroidea:** es imprescindible para la detección temprana y tratamiento del hipotiroidismo (consecuencia, y no complicación del tratamiento con [131]I; el mayor riesgo en la EGB y el menor con un nódulo tiroideo autónomo). Controlar los niveles séricos de TSH y HT libres cada 4-6 semanas durante 6 meses o menos, hasta la aparición del hipotiroidismo y su compensación mediante el tratamiento con L-T4; después con menor frecuencia, cada 6-12 meses.

**Tratamiento quirúrgico (tiroidectomía)**

**1. Indicaciones:**

1) **absolutas**: diagnóstico o sospecha de cáncer de tiroides concomitante con el hipertiroidismo

2) **relativas**: opción terapéutica alternativa al tratamiento con [131]I (argumentos a favor de la cirugía: presencia de manifestaciones de compresión del bocio nodular grande, nódulos grandes inactivos o bocio retroesternal).

**2. Preparación.**

1) **Cirugía programada**: en el hipertiroidismo sin tratamiento previo, administrar metimazol a dosis completa durante ≥4-6 semanas para conseguir la remisión de los síntomas y normalizar los niveles séricos de HT. Si no se puede demorar la cirugía, con tan solo 2 semanas de tratamiento antitiroideo disminuirán significativamente los síntomas y se protegerá de las complicaciones. La TSH baja no constituye en este caso contraindicación para la cirugía (es consecuencia de una intensa inhibición previa de la hipófisis por el exceso de HT). En pacientes con EGB el uso de solución acuosa de yodo en yoduro potásico (KI, solución de Lugol) puede facilitar el tratamiento quirúrgico por reducir el tamaño del bocio y su vascularización: durante 7-10 días anteriores a la cirugía administrar 3-7 gotas de

disolución de Lugol 3×d. Si el bocio es de gran tamaño → ir incrementando la dosis hasta 10-15 gotas 3×d. En lugar de disolución de Lugol se puede aplicar SSKI: 1-2 gotas 3×d. En enfermos con bocio multinodular tóxico y con nódulo autónomo solitario no se recomienda administrar yodo antes de la cirugía. Si se diagnosticara un cáncer de tiroides en estudio histológico del nódulo tras la cirugía, en varios meses no sería posible emplear [131]I para el diagnóstico y tratamiento de la neoplasia por encontrar disminuida la captación de yodo.

2) **Cirugía urgente**: se pueden necesitar altas dosis de tionamidas, solución de Lugol, glucocorticoides, β-bloqueante y opcionalmente colestiramina, como en caso de la crisis tirotóxica →más adelante.

**3. Extensión de cirugía:** depende de la causa del hipertiroidismo y el riesgo de malignidad (EGB, bocio nodular tóxico, cáncer de tiroides). Se puede realizar tiroidectomía subtotal (el volumen de los remanentes oscila entre 2 y 4 ml bilateralmente), lobectomía tiroidea (extirpación junto con el istmo), tiroidectomía casi total (si el volumen de los remanentes es <1 ml bilateralmente) o tiroidectomía total. En la actualidad no se realizan operaciones con menor extensión (resección parcial, resección cuneiforme o extirpación de nódulos), debido al alto riesgo de recidiva de bocio.

**4. Complicaciones del tratamiento quirúrgico:** las permanentes (persisten >12 meses) ocurren rara vez (con mayor frecuencia después de la tiroidectomía total o reintervención de tiroidectomía). Son más frecuentes los trastornos transitorios, que suelen remitir al cabo de unas semanas o meses: hipoparatiroidismo →cap. 10.1.1, lesión del nervio laríngeo recurrente y parálisis de las cuerdas vocales (en la mayoría de los casos es unilateral y causa ronquera, muy pocas veces parálisis bilateral con disfunción respiratoria grave, que pueda requerir traqueotomía urgente).

**5. Terapia de restitución tiroidea con L-T4 tras la cirugía:** empezar el tratamiento con L-T4 a dosis de ~1,6 µg/kg 1×d; en enfermos mayores o con enfermedades cardiovasculares concomitantes la dosis debe ser menor. Controlar los niveles séricos de TSH transcurridas 6-8 semanas y, si es necesario, ajustar la dosis. Determinar la concentración de TSH cada 1-2 meses hasta su estabilización, y posteriormente ≥1×año. En caso de tiroidectomía parcial considerar el tratamiento con L-T4 en función de los resultados de la determinación de TSH y FT4 realizada pasadas 4-6 semanas de la cirugía. Descartar también el hipoparatiroidismo secundario como complicación de tiroidectomía.

## Tratamiento de la crisis tirotóxica

Empezar inmediatamente, todavía antes de que el laboratorio lo confirme y continuar en la UCI.

**1. Administrar fármacos**

1) que disminuyen los niveles séricos de HT:

a) **metimazol**: 40-80 mg 3×d iv. o 30 mg 4×d VO (por sonda nasogástrica) o VR

b) **yodo**: administrar lo más pronto posible (a no ser que la exposición a yodo haya desencadenado la crisis), pero ≥1 h después de administrar antitiroideos (para que no se utilice para la síntesis de nuevas HT): SSKI 800-1000 mg/d VO, dividido en 4 dosis (4-5 gotas 4×d) o solución de Lugol (10-30 gotas 2-4×d) o iohexol 0,6 g iv. 2×d

c) **colestiramina**: 4 g VO cada 6-8 h, para aumentar la pérdida de hormonas tiroideas por las heces

2) **β-bloqueante**, p. ej. propranolol 2 mg iv. a lo largo de 2 min. Se puede repetir al cabo de unos minutos y posteriormente 2 mg cada 4 h o VO 40-80 mg 3-4×d (inhibe también de forma leve la conversión de T4 a T3)

3) **hidrocortisona** 50-100 mg iv. 4×d (además de acción antichoque inhibe la conversión de T4 a T3)

4) **antibióticos** iv. ante la más mínima sospecha de infección (antibioticoterapia empírica hasta obtener los resultados del cultivo)

5) **sedantes y antiepilépticos**: en caso de necesidad.

**2. Administrar oxígeno:** 2 l/min por catéter nasal. En caso de necesidad: oxigenoterapia más intensiva o soporte ventilatorio en la UCI. Monitorizar la función respiratoria y, si es necesario, emplear ventilación asistida en la UCI.

**3. Compensar los trastornos hidroelectrolíticos** bajo control de presión venosa central y pruebas bioquímicas realizadas cada 12 h. Administrar también solución glucosada al 10 % (para compensar la deficiencia del glucógeno hepático).

**4. Bajar la temperatura corporal en caso de fiebre:** usar compresas frías y paracetamol o, con menor frecuencia, AINE (los salicilatos están contraindicados, bloquean la unión de T4 a su proteína transportadora TBG).

**5. Tratar intensivamente la enfermedad desencadenante de la crisis tirotóxica:** p. ej. infección, cetoacidosis, embolia pulmonar, etc.

**6. Usar profilaxis tromboembólica** →cap. 2.33.3 si existen indicaciones, p. ej. fibrilación auricular →cap. 2.6.6, insuficiencia cardíaca grave, inmovilización.

**7. Plasmaféresis:** tomar en consideración en caso de ineficacia del tratamiento a las 24-48 h. La mortalidad en la crisis tirotóxica es de un 30-50 %, por ello la estrategia de tratamiento temprano y eficaz tiene como objetivo prevenir el desarrollo de dicha complicación.

**8. Tratamiento nutricional:** para prevenir el catabolismo significativo.

**→COMPLICACIONES**

Son consecuencias del exceso de HT. De forma indirecta: ACV en casos de fibrilación auricular, de forma directa aguda (crisis tirotóxica, un riesgo para la vida) o crónica (fibrilación auricular y fracturas osteoporóticas). El hipertiroidismo incrementa por tres el riesgo de fibrilación auricular permanente y las terapias en general son ineficaces hasta que remita la tirotoxicosis.

El incremento de morbimortalidad cardiovascular es consecuencia de las arritmias cardíacas, complicaciones tromboembólicas en casos de fibrilación auricular, agravamiento de la enfermedad coronaria o de la insuficiencia cardíaca.

## 2.1. Enfermedad de Graves-Basedow

**→DEFINICIONES Y ETIOPATOGENIA**

**Enfermedad de Graves-Basedow** (EGB): enfermedad autoinmune en la cual el receptor de TSH (TSHR) actúa como autoantígeno. Su estimulación por anticuerpos TRAb causa una secreción excesiva de HT y síntomas de hipertiroidismo, estimula el aumento de tamaño de la glándula tiroides y su vascularización. La activación de los mecanismos de respuesta celular contra el mismo antígeno expresado por fibroblastos orbitales y cutáneos es responsable del desarrollo de los síntomas extratiroideos de la enfermedad.

**Orbitopatía tiroidea:** conjunto de síntomas oculares causado por la inflamación autoinmune de los tejidos blandos de la órbita en el curso de la EGB, que lleva a la lesión transitoria o permanente del aparato ocular.

**Exoftalmos maligno:** forma grave de orbitopatía progresiva edematosa e inflamatoria, con riesgo excepcionalmente elevado de complicaciones permanentes.

**→CUADRO CLÍNICO**

**1. Hipertiroidismo clínico o moderado** →cap. 9.2; en los pacientes mayores pueden aparecer solamente síntomas cardíacos. Típicamente la EGB cursa con exacerbaciones y remisiones. Se detectan bocios vasculares con un soplo vascular característico. Pueden aparecen exoftalmos (su presencia no es imprescindible para el diagnóstico de la EGB), con menor frecuencia se presentan manifestaciones cutáneas como edema pretibial (dermatopía tiroidea, signo patognomónico, pero raro) y raramente acropaquia tiroidea (ensanchamiento y redondez de las falanges distales de las manos).

**2. Orbitopatía:** se puede presentar simultáneamente con el hipertiroidismo o hasta los 18 meses siguientes; también puede preceder a otras manifestaciones y rara vez se acompaña de hipotiroidismo. Los pacientes refieren dolor ocular, prurito, lagrimeo, disminución de la agudeza visual, sensación de cuerpo extraño, fotofobia y diplopía. En la exploración física se aprecian exoftalmos, edema palpebral y periorbitario, inyección conjuntival y movimientos oculares limitados. La aparición de úlceras corneales por insuficiente oclusión palpebral puede ocasionar la pérdida de la visión. También puede suceder a consecuencia de la compresión del nervio óptico que se manifiesta inicialmente por una deficiente percepción de los colores.

## → DIAGNÓSTICO

La EGB puede presentarse como hipertiroidismo primario clínico o subclínico →cap. 9.2, acompañado de datos de afectación autoinmune clínica o detectable solamente mediante exploraciones complementarias.

**Exploraciones complementarias**

**1. Pruebas de laboratorio.**

1) Nivel sérico de la **TSH** bajo y elevados de HT (en general basta con evaluar la **FT4** y si esta es normal, entonces medir la **T3**). En los casos de hipertiroidismo, una elevación significativamente mayor de T3 sobre los niveles de FT4, constituye un signo de mal pronóstico. En estos casos, la respuesta al tratamiento suele ser peor. Durante la fase de remisión los resultados de las pruebas hormonales pueden ser normales.

2) Una concentración aumentada de anticuerpos **TRAb** confirma el diagnóstico (evaluar la concentración antes o dentro de los 3 primeros meses del tratamiento antitiroideo). La normalización de los niveles séricos indica la remisión inmunológica de la enfermedad.

3) Otras pruebas de laboratorio: como en el hipertiroidismo →cap. 9.2.

**2. Pruebas de imagen: ecografía tiroidea.** Glándula tiroidea hipoecogénica y en la mayoría de los casos aumentada de volumen; la presencia de nódulos no excluye el diagnóstico de EGB. La **TC de órbitas** (no requiere la administración del contraste): evaluación de tejidos blandos de la órbita, sus paredes óseas (importante si se planea una cirugía descompresiva) y del ensanchamiento de los músculos oculomotores. **RMN de las órbitas**: evaluación del edema o de la fibrosis de los músculos oculomotores.

**Criterios diagnósticos de la EGB**

**1. El diagnóstico de EGB es definitivo** en los siguientes casos:

1) hipertiroidismo clínico o subclínico y niveles séricos de anticuerpos TRAb elevados

2) hipertiroidismo acompañado de orbitopatía tiroidea o dermatopía tiroidea

3) hipertiroidismo con bocio vascular confirmado en la ecografía (hipoecogenicidad difusa del parénquima) en caso de que no sea posible evaluar la concentración de los anticuerpos TRAb

4) orbitopatía tiroidea aislada acompañada de una concentración aumentada de anticuerpos TRAb.

**2. Diagnóstico de EGB es probable** si:

1) aparecen episodios recidivantes de hipertiroidismo alternando con períodos eutiroideos que duran >6 meses sin necesidad de tratamiento antitiroideo

2) historial familiar de hipertiroidismo asociado a EGB, enfermedad de Hashimoto o coexistencia de otra enfermedad autoinmune. El aumento de la concentración de los anticuerpos TRAb no es suficiente para diagnosticar la EGB (pueden estar presentes en familiares asintomáticos de enfermos con EGB).

### Criterios diagnósticos de la orbitopatía tiroidea

Es importante no solo diagnosticar la inflamación de los tejidos blandos orbitarios y la orbitopatía tiroidea, sino sobre todo evaluar si la severidad de los síntomas requiere tratamiento (si es necesario un examen ocular completo y una realización frecuente de una TC orbitaria).

**Clasificación de orbitopatía**, debe observarse la severidad y el grado de actividad inflamatoria (según EUGOGO, 2008):

1) **con riesgo de ceguera:** neuropatía óptica y/o exposición corneal

2) **moderada o severa:** retracción palpebral ≥2 mm, compromiso de tejidos blandos moderado a severo, proptosis ≥3 mm y diplopía

3) **leve**: retracción palpebral mínima <2 mm, compromiso de tejidos blandos leve, proptosis <3 mm, diplopía transitoria, lesión corneal que remite tras el uso de lubricantes.

**Evaluación de la actividad de la orbitopatía tiroidea** basada en las características de la inflamación: la puntuación en la escala de la actividad clínica (PAC) es la suma de todos los síntomas observados (síntoma presente — 1 pto.; síntoma ausente — 0 ptos.):

1) dolor retrobulbar espontáneo

2) dolor al intentar subir o bajar la vista

3) enrojecimiento de los párpados

4) enrojecimiento de la conjuntiva

5) edema de los párpados

6) inflamación de la carúncula y/o de los pliegues

7) edema conjuntival.

Una PAC ≥3/7 indica orbitopatía de Graves activa.

### Diagnóstico diferencial del hipertiroidismo

Diagnóstico diferencial de la EGB y otras causas de hipertiroidismo →fig. 2-1, →tabla 2-1. El aumento de la concentración sérica de los anticuerpos TRAb confirma la actividad del proceso autoinmune en la EGB.

### Diagnóstico diferencial de la orbitopatía tiroidea

Síntomas oculares que acompañan al hipertiroidismo grave de etiología no autoinmune (el nivel sérico de los TRAb es el factor decisivo). Si el exoftalmos es unilateral: linfoma orbitario, metástasis, granuloma (pseudotumor inflamatorio de la órbita).

---

### → TRATAMIENTO

No existe un tratamiento etiológico eficaz de la EGB. Se tratan los síntomas: el hipertiroidismo y la orbitopatía →fig. 2-3. Recomendar a todos los pacientes fumadores el abandono del hábito tabáquico, ya que este aumenta de manera significativa el riesgo de progresión y curso más grave de orbitopatía.

### Tratamiento del hipertiroidismo

El primer objetivo es lograr la función normal consensuando con el paciente la estrategia terapéutica. Si el método elegido es el tratamiento farmacológico, intentar lograr y mantener la remisión inmunológica. Se considera buen pronóstico la normalización de los niveles séricos de los TRAb, la disminución del volumen del bocio y su vascularización (se disminuye la estimulación por los

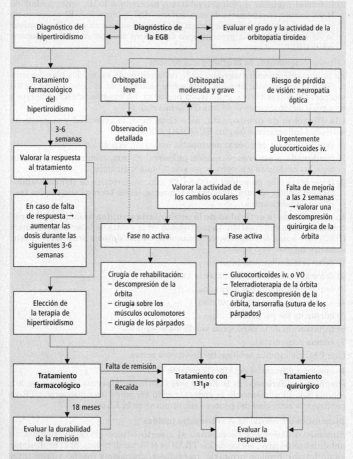

a Considerar las contraindicaciones. Después del primer tratamiento con ¹³¹I se consigue obtener una buena respuesta en ~70 % de los casos. En el caso de síntomas poco pronunciados de hipertiroidismo, el tratamiento con ¹³¹I puede realizarse sin una preparación previa con fármacos antitiroideos.

EGB — enfermedad de Graves-Basedow

**Fig. 2-3.** Algoritmo terapéutico de la enfermedad de Graves-Basedow

TRAb y remite la infiltración linfocitaria), los cuales son indicadores indirectos de remisión inmunológica. La recidiva del hipertiroidismo por lo general requiere un tratamiento definitivo con radioyodo o quirúrgico.

**Tratamiento farmacológico**

Normas generales del tratamiento antitiroideo →cap. 9.2. La duración óptima del tratamiento farmacológico es de 18 meses, como mínimo 12, con el fin de conseguir la remisión inmunológica permanente.

**1. Esquemas de tratamiento antitiroideo en la EGB**

1) **Clásico**: usar metimazol (dosificación →cap. 9.2) hasta normalizar la función tiroidea (~3-6 semanas). Habitualmente se emplean 20 mg/d y posteriormente se disminuye progresivamente la dosis hasta alcanzar la dosis de mantenimiento (duración del tratamiento ~18 meses). Solamente en caso de alergia al metimazol administrar PTU, dosificación →cap. 9.2; el tiempo hasta alcanzar la función normal suele ser más largo.

2) **Tratamiento con una dosis fija del metimazol**: p. ej. 10 mg/d; sobre todo en casos con síntomas de hipertiroidismo poco pronunciados.

**2. Datos de falta de respuesta al tratamiento:**

1) Ausencia de remisión hormonal a pesar del tratamiento antitiroideo con persistencia de los niveles séricos elevados de HT o estas aumentan al intentar disminuir la dosis.

2) Falta de la remisión inmunológica inicial. La concentración de TRAb permanece >10 UI/l después de 6 meses de tratamiento (la remisión de los síntomas del hipertiroidismo no garantiza la remisión inmunológica).

3) Falta de remisión inmunológica permanente: niveles séricos de TRAb elevados después de 12 meses de tratamiento indican alto riesgo de recidiva (75-90 %), a pesar de conseguir el eutiroidismo.

4) Recidiva del hipertiroidismo tras haber conseguido la remisión hormonal e inmunológica; recidiva verdadera si la remisión ha durado ≥1 año tras retirar el tratamiento.

**3. Preparación farmacológica para el tratamiento definitivo:**

1) antes de la cirugía, durante 4-6 semanas (al menos 2 semanas). Se prefiere el metimazol porque consigue la normofunción más precozmente

2) antes del tratamiento con $^{131}$I, durante 1-3 meses se prefiere el metimazol por ocasionar una menor inhibición de la radiosensibilidad (retirar con anticipación →cap. 9.2).

**4. Procedimiento en embarazadas tratadas con antitiroideos por EGB:** tras confirmar el embarazo, en caso de encontrarse eutiroidea con dosis bajas de metimazol (≤5-10 mg/d) o PTU (≤100-200 mg/d), considerar la suspensión del antitiroideo (tener en cuenta el curso de la enfermedad, tiempo de duración del tratamiento actual, últimos resultados de pruebas hormonales y niveles de TRAb), a continuación examinar la paciente cada 1-2 semanas y controlar los niveles de TSH y FT4. Si se mantiene el estado de eutiroidismo clínico y bioquímico, en el 2.º y 3.er trimestre, puede prolongarse el intervalo de los controles a 2-4 semanas. En las mujeres que recibieron tratamiento definitivo previo, determinar la concentración de TRAb (si está elevada, informar al obstetra, porque estos anticuerpos pueden estimular la glándula tiroides del feto).

**Tratamiento con radioyodo ($^{131}$I)**

Reglas generales →cap. 9.2. Método de elección en el tratamiento definitivo del hipertiroidismo en el curso de EGB (a dosis de ≥10-15 mCi) →tabla 2-3. En la mayoría de los pacientes basta una sola dosis de $^{131}$I (≥10-15 mCi), en el resto de los casos se necesita una segunda dosis de radioyodo, en general no antes de los 6 meses del primer tratamiento. Pacientes con un bocio de gran tamaño, con compresión sobre la tráquea y con estenosis de la vía aérea requieren tratamiento hospitalario por el riesgo de aumento transitorio del volumen del tiroides por edema. En la fase activa grave o moderada de la orbitopatía el tratamiento con $^{131}$I está contraindicado.

En la fase activa y leve de orbitopatía el tratamiento con $^{131}$I debe estar precedido por un pretratamiento con corticoides (por el riesgo del empeoramiento transitorio): prednisona 0,3-0,5 mg/kg/d desde el 1.º-3.er día desde la administración de $^{131}$I durante un mes, luego seguir reduciendo la dosis hasta retirar el fármaco en ≤3 meses.

### Tratamiento quirúrgico

Una indicación absoluta para el tratamiento quirúrgico es la coexistencia de un nódulo con rasgos citológicos o clínicos de malignidad (el riesgo de cáncer asociado a la EGB es comparable a otras formas de bocio multinodular y es de un 2-7 %). Se prefiere en caso de coexistir orbitopatía grave o si el bocio es de gran tamaño (>80 ml) con síntomas compresivos, especialmente si presenta focos de gran tamaño que no captan radioyodo. El volumen de los restos de parénquima tiroideo tiene una fuerte correlación con la recidiva de la EGB, lo que lleva con cada vez más frecuencia a la tiroidectomía total o casi total. Sin embargo, el riesgo de complicaciones crónicas lo hace un método comúnmente aceptado. La cirugía inevitablemente lleva al hipotiroidismo, que requiere un tratamiento sustitutivo.

### Tratamiento de la orbitopatía tiroidea

No es posible alcanzar un efecto permanente sin un tratamiento eficaz del hipertiroidismo. La remisión del hipertiroidismo puede, por sí mismo, causar una considerable disminución o la remisión de orbitopatía en unos 2-3 meses. Se debe comenzar precozmente el tratamiento antinflamatorio con glucocorticoides en la fase activa de la inflamación. Está indicado en caso de progresión rápida de los síntomas de orbitopatía. El tratamiento depende de la severidad de la orbitopatía:

1) Orbitopatía con amenaza para la visión → empezar el tratamiento con glucocorticoides iv. inmediatamente, considerar el tratamiento quirúrgico (descompresión de la órbita).

2) Grave o moderada → empezar el tratamiento inmunosupresor con glucocorticoides iv. (si la orbitopatía es activa: PAC ≥3/7) o considerar el tratamiento quirúrgico (si la orbitopatía no es activa).

3) Leve → los síntomas no tienen impacto en la vida diaria y no justifican el tratamiento inmunosupresor o quirúrgico; administrar tratamiento sintomático o selenio a dosis de 200 mg/d.

### Corticoterapia

Los glucocorticoides son la terapia de elección en la orbitopatía grave o moderada, tras una cuidadosa evaluación y la confirmación de la fase activa. Administrar los glucocorticoides iv.: pulsos de metilprednisolona en dosis total de 4,5-8,0 g, p. ej. 1 g cada semana durante 6 semanas o 0,5 g 2× semana por 1-4 semanas y después 0,25-0,5 g/semana por 8-12 semanas. Se debe evitar el uso crónico de prednisona VO por su menor efecto y mayor tasa de complicaciones asociadas (1 mg/kg/d por 6-8 semanas; luego progresivamente reducir la dosis durante tres meses siguientes).

### Radioterapia orbital

Método complementario. Los glucocorticoides junto con la radioterapia producen un efecto mejor y más perdurable que el uso de solo un método. La única contraindicación es la retinopatía diabética.

### Tratamiento quirúrgico

El único método de tratamiento de las complicaciones permanentes de la orbitopatía que se indica tras la remisión de su fase activa. A menudo es un proceso de varias etapas, comenzando con la descompresión de la órbita y con un tratamiento del estrabismo causado por la fibrosis de los músculos oculomotores y cirugía de los párpados. La descompresión urgente debe ser considerada en caso de presentar manifestaciones de compresión del nervio óptico e ineficacia del tratamiento inmunosupresor intensivo tras 1-2 semanas.

---

### → PRONÓSTICO

**1. Hipertiroidismo:** incluso sin tratamiento con el tiempo remite espontáneamente, pero pueden ocurrir complicaciones que ponen la vida en peligro →cap. 9.2. La farmacoterapia suprime los síntomas del exceso de HT y acelera la remisión pero en un 50 % de los casos recidiva. La concentración de anticuerpos TRAb se normaliza a los 6 meses de la terapia, pero esto no garantiza la remisión constante. El riesgo de recidiva es alto en hombres y en personas <20 años, también en los pacientes con un bocio grande y la proporción T3/FT4 inicial alta. El hipotiroidismo ocurre siempre después de la cirugía y a menudo tras un tratamiento con radioyodo eficaz; se puede desarrollar también en curso de un largo tratamiento farmacológico de la EGB.

**2. Orbitopatía tiroidea:** puede remitir sin consecuencias permanentes, incluso sin tratamiento, especialmente en su forma leve, pero en su forma activa y grave el riesgo de daño permanente a los tejidos orbitales (trastornos oculomotores, de agudeza visual e incluso de ceguera) es alto, especialmente en exoftalmos maligno. Un tratamiento precoz durante la fase activa a menudo permite evitar consecuencias serias. Si el grado de exoftalmos y la afectación de los tejidos blandos y de músculos oculomotores es alto o en caso de exposición corneal o compresión del nervio óptico, el riesgo de lesión permanente y secuelas es alto. El estrabismo y el exoftalmos pueden corregirse quirúrgicamente tras remitir la fase activa de la enfermedad.

## 2.2. Bocio multinodular tóxico

### ➡ DEFINICIÓN Y ETIOPATOGENIA

El bocio multinodular tóxico es una enfermedad en la que el hipertiroidismo se desarrolla debido a hiperplasia nodular de la glándula tiroides →fig. 2-4 sin una base autoinmune. Se caracteriza por la presencia de nódulo o nódulos que liberan HT de manera autónoma, independientemente de la TSH.

### ➡ CUADRO CLÍNICO E HISTORIA NATURAL

Desarrollo lento de hipertiroidismo precedido por un bocio multinodular no tóxico que puede evolucionar a un hipertiroidismo subclínico →cap. 9.2). Puede también desarrollarse de forma aguda bajo la influencia de altas dosis de yodo, administradas en forma de medio de contraste radiológico o ligado a fármacos (amiodarona o desinfectantes yodados). Rara vez el paciente aprecia aumento del volumen tiroideo o la aparición de un nódulo. Si el bocio es de gran tamaño pueden producirse manifestaciones compresivas locales que ocasionan problemas respiratorios, tos o alteraciones de la deglución.

### ➡ DIAGNÓSTICO

**Exploraciones complementarias**

**1. Pruebas hormonales:** supresión pronunciada de la secreción de **TSH** y elevación de los niveles séricos de FT4 y T3, rara vez de la T3 de forma aislada.

**2. Pruebas de imagen: ecografía**, que permite medir el volumen del bocio y evaluar los nódulos. **Gammagrafía**: permite evaluar la distribución precisa del radiofármaco y diagnosticar nódulos autónomos, de gran importancia para el tratamiento con $^{131}$I.

**3. Examen citológico:** los nódulos autónomos (calientes en la gammagrafía) <3 cm de diámetro detectados ecográficamente no suelen requerir PAAF porque el riesgo de cáncer es muy bajo. Para el resto de las lesiones, las indicaciones de la PAAF son las mismas que en los casos de bocio multinodular no tóxico →cap. 9.4. En caso de diagnosticar un nódulo autónomo →cap. 9.2.3.

**Criterios diagnósticos**

Bocio multinodular visible o palpable, de tamaño variable (la comprobación de ≥2 nódulos de diámetro >1 cm en la exploración física o ecografía tiene mayor importancia), que cursa con hipertiroidismo.

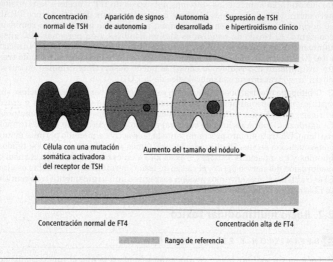

Concentración normal de TSH    Aparición de signos de autonomía    Autonomía desarrollada    Supresión de TSH e hipertiroidismo clínico

Célula con una mutación somática activadora del receptor de TSH    Aumento del tamaño del nódulo

Concentración normal de FT4      Concentración alta de FT4

Rango de referencia

**Fig. 2-4.** Desarrollo del nódulo tiroideo autónomo

### Diagnóstico diferencial

Otras causas de hipertiroidismo →fig. 2-1; véanse también los capítulos correspondientes.

### ➡ TRATAMIENTO

**1. Tratamiento farmacológico: tionamidas** →cap. 9.2; la administración de **metimazol** permite controlar los síntomas de hipertiroidismo (no se asocia con L-T4), pero su retirada siempre lleva a la recidiva del hipertiroidismo en días o semanas. El **β-bloqueante** se administra de la misma manera que en otros tipos de hipertiroidismo, pero en el bocio multinodular tóxico a menudo se necesitan dosis más elevadas y más frecuentes que en la enfermedad de Graves-Basedow, por la agudización de los síntomas cardiológicos.

Dada la evolución progresiva del cuadro es necesario el **tratamiento definitivo**: quirúrgico (tiroidectomía subtotal o total) o con [131]I. La elección del método debe ser individualizada en cada paciente →tabla 2-3. Tras el tratamiento existe una alta probabilidad de desarrollar hipotiroidismo.

**2. Tratamiento con [131]I:** la radiosensibilidad de los nódulos autónomos es menor que en la enfermedad de Graves-Basedow (se toma en consideración en la planificación del tratamiento radioisotópico). Los nódulos no funcionantes no responden al tratamiento y la mayoría de los nódulos funcionantes no desaparecen, sino que disminuyen de tamaño (aunque a veces se necesita administrar una segunda dosis de radioyodo, usualmente después de 6 meses). Bocios de pequeño tamaño sin rasgos que sugieran malignidad y en presencia de contraindicaciones para la cirugía tienen indicación de tratamiento con [131]I.

**3. Tratamiento quirúrgico:** imprescindible en caso de nódulo de rasgos citológicos o clínicos de malignidad; considerar en pacientes con bocios de gran tamaño o con síntomas compresivos, especialmente en presencia de nódulos no funcionantes. La cirugía es posible una vez alcanzado el estado eutiroideo. El tratamiento con metimazol debe interrumpirse el día de la cirugía, mientras que la dosis del β-bloqueante debe reducirse gradualmente para retirarlo a los pocos días tras la cirugía. Antes de la cirugía no administrar yoduro de potasio, controlar las concentraciones séricas de calcio y vitamina D y considerar el tratamiento profiláctico con calcio y vitamina D. Tras la tiroidectomía empezar restitución tiroidea con L-T4, valorar la función tiroidea, la concentración sérica de calcio y, en caso de necesidad, también la de PTH.

### → PRONÓSTICO

En el bocio multinodular tóxico hay un riesgo aumentado de arritmias, otras complicaciones cardiovasculares y de crisis tirotóxica →cap. 9.2. El riesgo de cáncer se mantiene al mismo nivel que en otros casos del bocio multinodular.

## 2.3. Nódulo autónomo solitario

### → DEFINICIÓN Y ETIOPATOGENIA

El nódulo autónomo solitario es un adenoma o nódulo hiperplásico, de función autónoma en la gammagrafía, que en general lleva al hipertiroidismo. En la mayoría de los casos se debe a una mutación somática del receptor de la TSH o del gen de la proteína G (su subunidad α) asociada al receptor. A diferencia del bocio multinodular no tiene relación con la deficiencia de yodo.

### → CUADRO CLÍNICO

Los síntomas del hipertiroidismo son los mismos que en el bocio multinodular tóxico: el típico es el desarrollo del nódulo autónomo compensado hasta el hipertiroidismo clínico →fig. 2-4.

### → DIAGNÓSTICO

Mediante gammagrafía. En la exploración física y en la ecografía se observa un nódulo solitario; la liberación de la TSH puede estar disminuida (pero dentro de la norma) o suprimida por el exceso de las HT (hipertiroidismo clínico o subclínico →cap. 9.2). Un nódulo autónomo ≤3 cm de diámetro, sin rasgos clínicos de malignidad, no requiere la realización de PAAF.

### → TRATAMIENTO

El **método de elección** es el tratamiento con [131]I →tabla 2-3. Por causa del bajo nivel sérico de la TSH, la captación de yodo por el parénquima no nodular está suprimida (por eso el riesgo del desarrollo del hipotiroidismo en este caso es bajo). Se administra el [131]I tras retirar las tionamidas, cuando la concentración sérica de la TSH es menor que 0,1 mUI/l. Si existen indicaciones para PAAF (→cap. 9.4), no se debe realizar la biopsia directamente antes del tratamiento con [131]I porque puede causar una disminución transitoria de la captación de yodo por el nódulo durante 1-2 semanas. Si no hay síntomas de tirotoxicosis, los nódulos <3 cm de diámetro pueden no ser tratados. Cada 6-12 meses monitorizar la TSH y evaluar el diámetro del nódulo en la ecografía. En algunos centros se obtienen buenos resultados mediante el tratamiento con inyección percutánea de etanol.

### → PRONÓSTICO

El riesgo de hipertiroidismo clínico en un nódulo compensado o no tóxico es de un 2-5 % a los 6 años. Un adecuado tratamiento con [131]I consigue remisión completa del hipertiroidismo. El riesgo de desarrollar cáncer es de ~2 %.

# 3. Tiroiditis

**1. Clasificación de los tipos de tiroiditis basada en el curso clínico:**

1) aguda

2) subaguda

3) crónica (la más frecuente).

**2. Clasificación de los tipos de tiroiditis basada en los hallazgos histológicos:**

1) tiroiditis bacteriana (tiroiditis aguda piógena)

2) otros tipos de tiroiditis aguda (no bacterianas):

   a) tiroiditis posradiación

   b) tiroiditis por palpación

   c) tiroiditis aguda inducida por medicamentos

3) tiroiditis subaguda granulomatosa (tiroiditis subaguda o tiroiditis de células gigantes o tiroiditis de De Quervain)

4) tiroiditis subaguda linfocitaria (tiroiditis indolora, tiroiditis posparto)

5) tiroiditis crónica linfocitaria (tiroiditis crónica autoinmune o enfermedad de Hashimoto, la más frecuente)

6) tiroiditis crónica fibrosante infiltrativa (tiroiditis de Riedel).

## 3.1. Tiroiditis crónica autoinmune (enfermedad de Hashimoto)

### ➡ DEFINICIÓN Y ETIOPATOGENIA

La tiroiditis crónica autoinmune (linfocitaria) es una tiroiditis indolora, asociada a la presencia de anticuerpos contra la tiroperoxidasa (anti-TPO) y —con mucha frecuencia— contra la tiroglobulina (anti-Tg) y la existencia de infiltrados linfocitarios en la glándula tiroidea. En este tipo de tiroiditis se puede desarrollar un hipotiroidismo de forma lenta y generalmente progresiva. El mecanismo patogénico principal se atribuye a la actividad de los linfocitos T citotóxicos que serían responsables de la destrucción de las células foliculares tiroideas. Es mucho más frecuente en mujeres.

### ➡ CUADRO CLÍNICO E HISTORIA NATURAL

La enfermedad puede cursar en forma de atrofia tiroidea, con volumen glandular normal o con bocio (volumen glandular aumentado e indoloro). Todas estas formas pueden a su vez cursar con hipotiroidismo clínico o subclínico →cap. 9.1.

El curso de la enfermedad es crónico, de progresión lenta, y habitualmente conduce a un hipotiroidismo permanente. Excepcionalmente puede producirse un repentino aumento del volumen glandular acompañado de dolor y de manifestaciones inflamatorias (aumento de la proteína C-reactiva, VHS y rara vez fiebre). También pueden aparecer síntomas de hipertiroidismo causados por una liberación excesiva de hormonas tiroideas de la glándula dañada (hashitoxicosis). Los síntomas remiten espontáneamente, dando lugar posteriormente al desarrollo de hipotiroidismo.

### ➡ DIAGNÓSTICO

**Exploraciones complementarias**

**1. Pruebas de laboratorio:**

1) niveles elevados de autoanticuerpos **anti-TPO** o **anti-Tg**

2) nivel sérico de **TSH** elevado; puede estar disminuido en los escasos casos en los que hay una fase de hipertiroidismo, o normal en aquellos casos en los que aún no se produce la disfunción tiroidea

3) nivel sérico de **FT4** disminuido (en el hipotiroidismo subclínico, el nivel de la FT4 es normal; en la poco común fase de hipertiroidismo los niveles de HT pueden estar elevados).

**2. Pruebas de imagen:** la ecografía y la gammagrafía con $^{131}$I no aportan información decisiva. En la ecografía son características la heterogeneidad e hipoecogenicidad del parénquima, visibles tanto en caso de bocio como de atrofia del tiroides. Solo si se encuentran lesiones focales se puede considerar realizar una PAAF →cap. 9.4.

**3. Pruebas citológicas o histológicas:** los hallazgos son diversos. Se encuentran desde infiltrados linfocitarios y de células plasmáticas extensos con formación de folículos linfáticos y metaplasia oncocítica de epitelio folicular, hasta fibrosis leve aislada.

### Criterios diagnósticos

Es decisiva la detección de niveles elevados de anticuerpos anti-TPO en un paciente con la glándula tiroides disminuida (atrófica), con bocio, o con hipotiroidismo. Los anticuerpos anti-Tg tienen menor especificidad en el diagnóstico de la enfermedad que los anticuerpos anti-TPO. No existen indicaciones para realizar una PAAF con el fin de confirmar el diagnóstico de tiroiditis autoinmune, si el hipotiroidismo se acompaña de niveles elevados de anticuerpos anti-TPO.

### Diagnóstico diferencial

1) Bocio no tóxico: siempre eutiroidismo, en escasas ocasiones niveles elevados de anticuerpos anti-TPO.

2) Otras tiroiditis crónicas: con menor frecuencia niveles elevados de anti-TPO e hipotiroidismo. La PAAF es determinante.

3) Otras enfermedades que conducen al hipotiroidismo: anamnesis, cuadro morfológico diferente.

4) Diferenciar la hashitoxicosis de otras causas de hipertiroidismo: anamnesis, anticuerpos anti-TPO elevados, ausencia de anticuerpos TRAb, cuadro morfológico diferente.

### → TRATAMIENTO

No existe tratamiento etiológico eficaz. El uso de glucocorticoides o inmunosupresores es ineficaz y no está recomendado, al igual que cualquier tratamiento dietético (no existen evidencias científicas sobre la eficacia de las dietas de eliminación). En pacientes con hipotiroidismo clínico aplicar el tratamiento sustitutivo con L-T4 estableciendo la dosis diaria de forma individual para cada paciente. →cap. 9.1. En caso de hipotiroidismo subclínico son indicaciones de tratamiento con L-T4: el embarazo, la diabetes *mellitus*, presencia de otros factores de riesgo cardiovascular, depresión, antecedentes de enfermedad tiroidea o TSH >10 mUI/l. En los casos raros de hashitoxicosis, el uso de fármacos antitiroideos no es recomendable; además pueden acelerar la transición hacia el hipotiroidismo (en presencia de síntomas de tirotoxicosis, utilizar β-bloqueantes).

### → PRONÓSTICO

La enfermedad evoluciona habitualmente al hipotiroidismo permanente →cap. 9.1, que requiere tratamiento sustitutivo permanente (usado de forma pertinente no conlleva ninguna consecuencia). En caso de hipotiroidismo subclínico, el riesgo de progresión a hipotiroidismo clínico aumenta con la edad. En muy escasas ocasiones puede producirse la transformación maligna en un linfoma primario de tiroides. Es también rara la transformación de la enfermedad de

Hashimoto en la enfermedad de Graves-Basedow con hipertiroidismo debido a la posibilidad de aparición relativamente temprana de anticuerpos TRAb y de estimulación excesiva de la glándula tiroides.

## 3.2. Otros tipos de tiroiditis crónica

**1. Tiroiditis indolora (silente) o tiroiditis linfocitaria subaguda:** es una tiroiditis crónica autoinmune, indolora, considerada una variante de la enfermedad de Hashimoto, con curso en cuatro fases, con hipertiroidismo transitorio con baja captación de yodo (1.ª fase), estado eutiroideo transitorio (2.ª fase), fase de hipotiroidismo (3.ª fase) y restitución del estado eutiroideo (4.ª fase). Puede encontrarse un bocio de pequeño tamaño e indoloro aunque de curso semejante a la tiroiditis subaguda →más adelante.

La enfermedad puede presentarse espontáneamente o a lo largo del 1.er año después del parto (o un aborto espontáneo): **tiroiditis posparto** que afecta a ~5 % de las mujeres después del parto. El riesgo es mayor en mujeres con un aumento en la concentración de anticuerpos anti-TPO, como también en pacientes diabéticas tipo 1, pacientes con historial de alteraciones de disfunción tiroidea posparto, abortos, depresión posparto, enfermedades autoinmunes coexistentes y antecedentes familiares de enfermedad tiroidea autoinmune. En dichos casos debe determinarse la concentración de anticuerpos anti-TPO en el 1.er trimestre de embarazo y la concentración sérica de TSH 6 semanas, 3, 6 y 9 meses después del parto. Durante la fase de hipertiroidismo sintomático pueden indicarse β-bloqueantes y en casos graves glucocorticoides. Esta enfermedad habitualmente tiene un curso autolimitado. Si se desarrolla hipotiroidismo permanente → administrar **L-T4** →cap. 9.1.

**2. Tiroiditis de Riedel.** Es una forma muy infrecuente que cursa como tiroiditis fibrosa (glándula dura a la palpación), afectando progresivamente a todo el parénquima glandular y a los tejidos del cuello. Puede acompañarse de disnea, parálisis del nervio laríngeo recurrente, síndrome de Horner e hipoparatiroidismo. La PAAF no permite obtener material diagnóstico. La tiroidectomía total es prácticamente imposible. La compresión de la tráquea puede mitigarse practicando una resección en cuña del istmo. En ocasiones el tratamiento con glucocorticoides es eficaz. Forma parte de las enfermedades asociadas a IgG4.

**3. Tiroiditis crónica inducida por interferón α.** Este fármaco puede inducir la producción de anticuerpos antitiroideos en pacientes genéticamente susceptibles, incrementando el riesgo de desarrollar tiroiditis linfocitaria subaguda, tiroiditis crónica autoinmune o rara vez enfermedad de Graves-Basedow. El proceso inflamatorio no es completamente reversible.

**4. Tiroiditis crónica inducida por amiodarona:** este fármaco puede inducir **hipotiroidismo** →cap. 9.1 o menos frecuentemente **hipertiroidismo** →cap. 9.2 (*amiodarone-induced thyrotoxicosis* — AIT). El hipertiroidismo **tipo I** se origina a partir del exceso de yodo en la producción de hormonas tiroideas en pacientes con una predisposición genética de base o en coexistencia con enfermedad tiroidea nodular y con frecuencia tiene un curso subclínico. El hipertiroidismo **tipo II** consiste en una tiroiditis de curso crónico que ocasiona la destrucción de una glándula previamente normal y la liberación al torrente sanguíneo de un exceso de hormonas tiroideas sin que se encuentre incrementada su síntesis. Diagnóstico: los síntomas de hipertiroidismo →cap. 9.2 pueden ser poco pronunciados. La única manifestación puede ser la descompensación de una arritmia → detectar la TSH. **Diagnóstico diferencial y tratamiento** →cap. 9.2, tabla 2-2. En regiones de ingesta normal de yodo, se observa con mayor frecuencia el hipotiroidismo inducido por amiodarona. En cambio la AIT predomina en regiones en las que existe una carencia de yodo en la dieta. Antes de iniciar el tratamiento con amiodarona determinar los niveles de TSH y FT4, repetir las determinaciones dentro de los 3 meses siguientes y a continuación controlar cada 3-6 meses; tras finalizar el tratamiento realizar estas determinaciones a más tardar a los 12 meses.

**En las formas mixtas** se recomienda el tratamiento combinado → empezar por la administración de un fármaco antitiroideo y perclorato de sodio. En caso de falta de mejoría añadir prednisona. En la AIT tipo I considerar el tratamiento radical (ablación tiroidea con yodo radioactivo tras el restablecimiento de la captación de yodo normal o tratamiento quirúrgico) para evitar la interferencia en el tratamiento de posibles complicaciones cardiológicas. Si se continuase con el tratamiento con amiodarona sin que se instaurase un tratamiento definitivo del hipertiroidismo, usar metimazol de forma continua durante la terapia, hasta 6-18 meses después de la suspensión de la amiodarona.

## 3.3. Tiroiditis subaguda (enfermedad de De Quervain)

### → DEFINICIÓN Y ETIOPATOGENIA

Tiroiditis subaguda (enfermedad de De Quervain, tiroiditis granulocítica, tiroiditis granulomatosa o tiroiditis de células gigantes) es un proceso inflamatorio de supuesta etiología viral, con el curso en 4 fases. Existe un vínculo muy firme entre la tiroiditis subaguda y la presencia de algunos antígenos leucocitarios humanos. En la mayoría de los casos está precedida entre 2-8 semanas por una infección de las vías respiratorias superiores.

### → CUADRO CLÍNICO E HISTORIA NATURAL

El curso de la enfermedad tiene 4 fases →tabla 3-1. Al principio predomina un edema doloroso de la glándula tiroides y fiebre. El dolor se irradia a los oídos, el ángulo mandibular y la parte superior del tórax. El hipertiroidismo dura 3-8 semanas y es consecuencia de la destrucción del parénquima y liberación de las HT. En general no se asocia con los síntomas clínicos pronunciados. Puede estar acompañada de malestar y mialgias.

El dolor y la fiebre remiten espontáneamente, mientras que las pruebas hormonales se normalizan a las 8-16 semanas. No siempre aparece la 3.ª fase (hipotiroidismo), y habitualmente la función tiroidea se normaliza espontáneamente. Un hipotiroidismo permanente es excepcional. Si se advierte un nódulo tiroideo de crecimiento rápido, se debe realizar una evaluación citológica para descartar un origen neoplásico, pues el nódulo puede ser un infiltrado asociado con la tiroiditis subaguda. En un 2 % de los casos la enfermedad puede recidivar tras un largo período de latencia de hasta 20 años.

### → DIAGNÓSTICO

**Pruebas diagnósticas**

**1.** Pruebas de laboratorio:

1) VHS: muy elevada (acompaña al dolor tiroideo).

2) TSH y las HT →tabla 3-1.

| Tabla 3-1. Fases del curso clínico de la tiroiditis subaguda | | | |
|---|---|---|---|
| | Concentraciones de hormonas | Captación de yodo | Cuadro clínico |
| Fase 1 | ↑FT4, ↑FT3, ↓TSH | Baja | Hipertiroidismo |
| Fase 2 | Normales | Baja | Función normal |
| Fase 3 | ↓FT4, ↓FT3, ↑TSH | Alta | Hipotiroidismo |
| Fase 4 | Normales | Normal | Función normal |
| ↑ aumento de la concentración, ↓ disminución de la concentración | | | |

3) Tiroglobulina: su concentración puede estar aumentada.

4) La presencia de anticuerpos antitiroideos no tiene importancia diagnóstica.

**2. Pruebas de imagen.**

1) La **ecografía tiroidea** muestra áreas hipoecogénicas focales o difusas.

2) **Gammagrafía tiroidea** (imagen de la captación del marcador [más frecuentemente $^{99m}$Tc y con mucha menor frecuencia $^{131}$I] en área tiroidea) y **captación de yodo** (porcentaje de captación tiroidea de radioyodo transcurridas 24 h tras administración VO de isótopo de yodo); las pruebas se realizan por separado (excepto la gammagrafía con yodo y captación de yodo): habitualmente la captación de yodo en el área tiroidea está significativamente reducida o ausente, se recupera espontáneamente en la 3-4 fase de la enfermedad a lo largo de la resolución del hipotiroidismo.

**3. Examen citológico:** predominan los neutrófilos junto con la presencia de células gigantes características (macrófagos multinucleados) y de células epitelioides (macrófagos mononucleares). Habitualmente no se requiere una PAAF para su diagnóstico.

### Criterios diagnósticos

El diagnóstico es cierto si se cumplen ambos criterios principales y, como mínimo, 2 criterios adicionales:

1) **criterios principales**: bocio doloroso o sensible en palpación; VHS aumentada

2) **criterios adicionales**: captación de yodo significativamente disminuida, hipertiroidismo transitorio, hallazgos ecográficos típicos de la tiroiditis subaguda, tiroglobulina elevada, características citológicas típicas (PAAF), niveles de anticuerpos antitiroideos muy bajos o indetectables.

### Diagnóstico diferencial

Otras formas raras de tiroiditis granulomatosa: tuberculosis, infecciones fúngicas (*Aspergillus, Candida, Cryptococcus*); infección por *Pneumocystis jiroveci*, en pacientes inmunodeficientes. Si el dolor no es el síntoma predominante, realizar un diagnóstico diferencial con la tiroiditis silente. Una VHS significativamente elevada y el antecedente de infección viral sugieren enfermedad de De Quervain.

### → TRATAMIENTO

La fase de hipertiroidismo no requiere tratamiento antitiroideo (se puede emplear propranolol). Con el fin de reducir el dolor y la reacción inflamatoria, se debe administrar AAS 2-4 g/d o un AINE, p. ej. ibuprofeno. Si el dolor es intenso o los fármacos administrados a dosis máxima durante varios días no consiguen el efecto analgésico → deben emplearse 40-60 mg/d de prednisona durante 1 semana o 40 mg/d durante 2 semanas, después la dosis se disminuirá gradualmente, usualmente en 5-10 mg por semana. El empleo de glucocorticoides no disminuye el riesgo de aparición de hipotiroidismo, sin embargo alivia el dolor y favorece la desaparición de los síntomas con mayor rapidez.

En la fase de hipotiroidismo considerar el uso de L-T4 (puede prevenir las exacerbaciones). Recordar que la fase de hipotiroidismo es transitoria y no se debe continuar dicha terapia de forma permanente (interrumpir tras 3-6 meses y valorar la función tiroidea). No tiene indicación el tratamiento quirúrgico, ya que la enfermedad remite espontáneamente en general sin ocasionar destrucción permanente de la glándula.

## 3.4. Tiroiditis aguda

**1. Tiroiditis aguda supurativa bacteriana (piógena):** es de baja frecuencia. La infección se adquiere por vía hematógena o por contigüidad desde los tejidos adyacentes. Agentes etiológicos: estreptococos (*Streptococcus pyogenes*), estafilococos

(*Staphylococcus aureus*) y, con menor frecuencia, *Escherichia coli* y *Salmonella typhimurium*. En las tiroiditis recurrentes: bacterias anaeróbicas. Aparecen: edema doloroso de la glándula tiroidea, fiebre y escalofríos. Pueden aparecer: absceso y adenopatías dolorosas. Por lo general, la función tiroidea no está alterada. En la ecografía, la ecogenicidad del absceso está disminuida y es heterogénea. En la gammagrafía el absceso no tiene capacidad de captar el marcador ("foco frío"). En el examen citológico: solo exudado purulento (→ mandar las muestras para cultivos microbiológicos). Aparece leucocitosis y la VHS está elevada.

El tratamiento de elección es la antibioticoterapia en régimen de hospitalización y el drenaje quirúrgico del absceso o la extirpación parcial o total de la glándula afectada. Tras tomar muestras para cultivos microbiológicos se debe comenzar inmediatamente el tratamiento empírico, dependiendo de los factores de riesgo, gravedad de la infección, antecedentes de reacciones alérgicas a los antibióticos y el último tratamiento antibacteriano empleado.

El tratamiento empírico inicial en pacientes inmunocompetentes sin alergia a penicilinas → administrar iv. penicilina resistente a penicilinasas en combinación con inhibidor de β-lactamasas (p. ej. piperacilina con tazobactam) y con vancomicina en caso de sospechar una infección por SARM. Si el **agente etiológico es conocido** → administrar antibióticos conforme al antibiograma. Los agentes más frecuentes son: *S. Aureus* → cefazolina (o vancomicina en caso de SARM), estreptococo → administrar penicilina o ceftriaxona.

**2. Tiroiditis posradiación:** se desarrolla a raíz de la administración de radioyodo con fines terapéuticos. Tras un período de tiroiditis aguda se pasa a la fase crónica. Puede también ser secundario a radioterapia externa empleada en el tratamiento de neoplasias, en cuyo caso el hipotiroidismo aparece más tardíamente sin fase aguda.

**3. Tiroiditis por palpación:** es consecuencia de una palpación poco cuidadosa (u otro trauma). Los microtraumas son la causa más frecuente de los cambios detectados en el material posoperatorio (85-95 % de las glándulas examinadas).

**4. Tiroiditis inducida por fármacos:** algunos fármacos, como los derivados de difenilhidantoína, sales de litio, bromuros, amiodarona, inmunoterapia con inhibidores de *checkpoint*, pueden provocar los síntomas de la tiroiditis aguda. Tiroiditis inducida por amiodarona →cap. 9.3.2.

# 4. Bocio nodular no tóxico

## ⇥ DEFINICIONES Y ETIOPATOGENIA

**Bocio:** aumento de volumen tiroideo (en ecografía >20 ml en mujeres y >25 ml en hombres). La causa más frecuente de bocio es la tiroiditis autoinmune.

**Eutiroidismo:** función tiroidea normal en la anamnesis y en el examen físico, confirmada por los resultados normales de pruebas hormonales.

**Bocio simple:** aumento de volumen tiroideo sin alteraciones de la ecoestructura, que en la mayoría de los casos se desarrolla a consecuencia de deficiencia de yodo en niños y en jóvenes. Constituye un factor de riesgo para el desarrollo de bocio multinodular en adultos.

**Bocio no tóxico:** bocio en un paciente eutiroideo.

**Bocio multinodular no tóxico:** enfermedad de la glándula tiroides en la que predominan trastornos morfológicos focales debidos a hiperplasia, degeneración o fibrosis, sin trastornos de la función tiroidea. Con mayor frecuencia se desarrolla a consecuencia de una deficiencia de yodo (inicialmente como bocio simple), predisposición genética, efecto de sustancias bociógenas, exposición a radiaciones ionizantes, y tiroiditis.

**Bocio retroesternal:** aumento de volumen tiroideo en el que >1/3 se encuentra por debajo de la escotadura esternal. Puede pasar desapercibido hasta la aparición de síntomas compresivos.

## → CUADRO CLÍNICO E HISTORIA NATURAL

El bocio multinodular no tóxico se desarrolla lentamente y con mucha frecuencia de forma inadvertida durante años. No se acompaña de síntomas de disfunción tiroidea. La glándula tiroides se encuentra aumentada de tamaño y puede ser visible como un aumento del perímetro o asimetría cervical. Con menor frecuencia los síntomas iniciales son compresivos en forma de disnea, tos o disfagia, debido al aumento de tamaño del bocio y compresión de los tejidos adyacentes o a la localización retroesternal.

## → DIAGNÓSTICO

**Pruebas diagnósticas**

**1. Pruebas de laboratorio:** TSH en el suero. El resultado normal prácticamente excluye las alteraciones de la función tiroidea y no suele ser necesario determinar las HT libres.

**2. Pruebas de imagen.**

**Ecografía.** Útil para evaluar y monitorizar el volumen de la glándula tiroidea y de los nódulos, su localización, tamaño (3 medidas), ecogenicidad (nódulos sólidos iso-, hiper- o hipoecogénicos, o lesiones quísticas anecogénicas), estructura interna (homo- o heterogéneos); límites (nítidos y lisos o mal delimitados e irregulares), calcificaciones (micro- y macrocalcificaciones), vascularización del parénquima y lesiones focales (exploración con Doppler color y Doppler pulsado) y evaluación de rigidez (elasticidad) de las lesiones mediante **elastografía** (prueba que utiliza ultrasonidos para medir la elasticidad de lesiones tiroideas). El tejido neoplásico suele tener menor elasticidad que el tejido adyacente (esto concierne a cánceres: papilar, medular y anaplásico); las lesiones con el índice de elasticidad alto suelen ser benignas (con excepción del cáncer folicular), lo que hace la prueba útil para elegir lesiones para la PAAF, y —en caso del carácter mixto de la lesión— para elegir localización exacta dentro de la lesión para la PAAF. La ecografía no permite diferenciar las lesiones benignas de las malignas, pero pueden aportar información sobre el riesgo de malignidad →más adelante. Las alteraciones focales identificadas mediante ecografías deben ser valoradas mediante palpación.

**Gammagrafía tiroidea:** indicada en casos de sospecha de bocio retroesternal o con niveles de TSH sérica cercanos al límite inferior del rango de referencia o más bajos (especialmente con un aumento simultáneo de los niveles de FT4, lo que sugiere un bocio multinodular tóxico; en estos casos, la identificación de nódulos autónomos confiere un riesgo de malignidad muy bajo). La utilidad de la gammagrafía es muy limitada en los casos de bocio multinodular no tóxico, por lo que no está indicada en estos casos.

**3. Punción aspirativa con aguja fina (PAAF) del nódulo tiroideo: examen citológico e indicaciones para la PAAF.** Para diferenciar las lesiones benignas de las malignas o de las de alto riesgo de malignidad (criterios para seleccionar el nódulo para la PAAF →más adelante). Tiene importancia a la hora de tomar la decisión sobre indicar tratamiento quirúrgico →Tratamiento, u observar la evolución de los nódulos.

El patólogo debería clasificar el resultado de examen citológico en una de las 6 categorías diagnósticas →tabla 4-1. La PAAF (idealmente dirigida por ecografía) permite diagnosticar con alta precisión el carcinoma papilar tiroideo. Por el contrario, no es útil para diferenciar el carcinoma folicular de otras lesiones benignas como los nódulos hiperplásicos, tiroiditis o el adenoma folicular. Para ello es decisivo el examen histológico posoperatorio. Por este motivo se ha introducido el diagnóstico citológico de "sospecha de neoplasia folicular" en lugar de "tumor folicular" y, en su caso, "sospecha de carcinoma de células de Hürthle" (en lugar de "variante oxifílica").

Las células oxifílicas son células tiroideas que contienen gran número de mitocondrias y están presentes tanto en el carcinoma papilar como en el folicular. No obstante, la sola detección de metaplasia oncocítica (oxifílica) no es indicativa de sospecha de neoplasia maligna, a no ser que en el preparado predominen los oncocitos (>75 % de las células). La metaplasia oxifílica es frecuente en el curso de las tiroiditis crónicas y en el bocio multinodular. El diagnóstico de nódulo hiperplásico es sinónimo de bocio nodular. Durante la PAAF de tiroides se obtienen frotis no representativos en el 5-10 % de las biopsias, en cuyo caso se recomienda repetir la prueba transcurridos unos 3 meses.

**Indicaciones para la PAAF de lesión focal tiroidea:**

1) Nódulo palpable o visible únicamente por ecografía, si al menos una de sus dimensiones ≥1 cm y las demás ≥5 mm, en ausencia de otros focos de mayor riesgo de malignidad que también requieran realizar PAAF →más adelante.

2) Existen características de riesgo clínicas y/o ecográficas, independientemente del tamaño de la lesión focal (habitualmente ≥5 mm en cada dimensión), si técnicamente es posible realizar una biopsia fiable.

3) Si las características ecográficas de malignidad se refieren a una lesión de dimensiones <1 cm, y el riesgo clínico es moderado, esta puede observarse mediante seguimiento ecográfico cada 3-6 meses, y será apta para la PAAF cuando al menos una dimensión de la lesión ≥1 cm o aparezcan nuevos factores de riesgo →más adelante.

4) La PAAF está indicada, independientemente del tamaño de la lesión focal, en casos confirmados de metástasis del cáncer de tiroides en ganglios linfáticos o metástasis a distancia, en presencia de un aumento en la concentración de calcitonina sérica, o en pacientes portadores de la mutación germinal del gen *RET*, que aumenta la predisposición al cáncer medular de tiroides, así como en caso de detectar en la tiroides un foco de captación aumentada de glucosa en el $^{18}$F-FDG PET.

**Características clínicas de riesgo de malignidad de un nódulo tiroideo o de una lesión focal detectada en la ecografía de tiroides:**

1) aumento del volumen de algunos ganglios linfáticos yugulares

2) metástasis linfáticas o metástasis a distancia de origen desconocido

3) agrandamiento de la lesión focal durante el seguimiento ecográfico: un aumento de tamaño ≥20 % en cualquier dimensión en un año se considera importante (este criterio no se aplica a lesiones <1 cm y no prejuzga la malignidad). Un aumento de tamaño brusco (en unas semanas) y detectable clínicamente requiere una evaluación endocrinológica u oncológica inmediata con el objetivo de descartar un cáncer anaplásico de tiroides

4) presencia del nódulo duro, adherido a planos profundos en la exploración física

5) tamaño del nódulo >4 cm

6) ronquera causada por la parálisis del nervio laríngeo recurrente

7) antecedentes de exposición del cuello a radiaciones ionizantes

8) historia familiar de carcinoma medular de tiroides

9) edad <20 años o >60 años (en caso de aparición de nuevos nódulos).

**Características ecográficas de riesgo de malignidad de un nódulo tiroideo o de una lesión focal detectada en la ecografía de tiroides:**

1) signos de metástasis linfáticas yugulares

2) signos de infiltración capsular o de órganos adyacentes al cuello

3) presencia de microcalcificaciones en la lesión focal (<1-2 mm sin sombra acústica)

4) carácter sólido e hipoecogénico de la lesión

**Tabla 4-1.** Categorías diagnósticas del examen citológico tiroideo según la clasificación de Bethesda[a]

| Categoría diagnóstica | Riesgo del cáncer tiroideo | Diagnóstico histopatológico más frecuente | Indicaciones para la siguiente PAAF | Manejo más recomendado |
|---|---|---|---|---|
| I — biopsia no diagnóstica o no satisfactoria | 5-10 %[b] | Puede corresponder a cualquier categoría diagnóstica | Es recomendable repetir la PAAF, normalmente a los 3-12 meses, dependiendo del riesgo. En caso de sospecha clínica de cáncer poco diferenciado es imprescindible continuar el procedimiento diagnóstico inmediatamente | Las indicaciones para la cirugía dependen del riesgo clínico de malignidad; la biopsia no diagnóstica es frecuente en quistes y tiroiditis |
| II — lesión benigna | <1 %[b] (0-3 %) | – Bocio multinodular, incluidos los nódulos hiperplásicos y los nódulos coloideos – Tiroiditis | Sí, cuando desde el principio en la ecografía se observan rasgos de riesgo de malignidad, cuando el aumento del tamaño del nódulo es de importancia clínica, o cuando en la ecografía aparecen nuevos factores de riesgo | Seguimiento ecográfico |
| III — lesión folicular indeterminada (FLUS) o atipias de significado incierto (AUS) | 2,4-5,2 % (6-18 %)[b] | Categoría usada solamente cuando no es posible obtener un diagnóstico citológico preciso | Sí (a los 3-6 meses, dependiendo del riesgo) | Este diagnóstico por sí mismo constituye una indicación para considerar el tratamiento quirúrgico en caso de presencia de factores de riesgo importantes en la ecografía |
| IV — neoplasia folicular o sospecha de neoplasia folicular[c] | 8,2-19 % (10-40 %)[b] | Puede corresponder a una lesión que no es neoplásica (≥25 % constituyen nódulos hiperplásicos o tiroiditis), o a una lesión benigna que no se puede diferenciar de una neoplasia maligna en el examen citológico (adenoma vs. carcinoma folicular) | No, pero si se planea una cirugía se necesita una confirmación diagnóstica por otro patólogo; en nódulos que requieren observación la siguiente PAAF se realiza a los 3-6 meses, dependiendo del riesgo | En los nódulos <1cm de diámetro, si no presentan características de riesgo, se acepta el tratamiento conservador (bajo el control clínico y ecográfico estricto); en los nódulos más grandes y en caso de presencia de características de riesgo en general se necesita cirugía |
| V — sospecha de malignidad | 75 % (45-60 %)[b] | Sospecha de carcinoma papilar tiroideo, carcinoma medular, metástasis en tiroides, linfoma, cáncer anaplásico o angiosarcoma | No, pero se necesita confirmación diagnóstica por otro patólogo | Tratamiento quirúrgico |

| Categoría diagnóstica | Riesgo del cáncer tiroideo | Diagnóstico histopatológico más frecuente | Indicaciones para la siguiente PAAF | Manejo más recomendada |
|---|---|---|---|---|
| VI — neoplasia maligna | ≥95-100 % (94-96 %)[b] | Carcinoma papilar; carcinoma medular; linfoma, metástasis en tiroides, cáncer anaplásico, angiosarcoma u otro tipo de neoplasia maligna | No, pero se necesita confirmación diagnóstica por otro patólogo | Tratamiento quirúrgico |

[a] Según Bethesda System for Reporting Thyroid Cythopathology 2017

[b] Riesgo neoplásico que excluye casos de diagnóstico posoperatorio de neoplasia folicular de tiroides no invasiva con núcleos que se asemejan al carcinoma papilar (NIFTP), considerado actualmente como benigno según Cibas E.S., Ali S.Z., "The Bethesda System for reporting thyroid cytopathology", *Thyroid*, 2017; 27: 1341-1346.

[c] En el diagnóstico "sospecha de neoplasia folicular" está incluido también "sospecha de carcinoma de células de Hürthle" (antes "neoplasia oxifílica") que eleva el riesgo de malignidad (15-25%) y con mayor frecuencia es una indicación unívoca para la cirugía.

5) forma de la lesión (más alta que ancha)

6) límites irregulares (difusos, lobulares)

7) signos de flujo aumentado (caótico) dentro de la lesión.

**Puede prescindirse de la PAAF, debido al bajo riesgo de malignidad, en los siguientes casos:**

1) lesión focal tiroidea ≤5 mm en todas sus dimensiones (no se recomienda PAAF debido al bajo riesgo clínico)

2) quiste simple según criterios ecográficos

3) lesión de aspecto esponjoso en la ecografía en ≥50 % de su volumen

4) en la gammagrafía con yodo [131]I se ha detectado un nódulo autónomo (nódulo caliente).

**Características ecográficas de riesgo sugerentes de metástasis adenopáticas indicativas de PAAF:** forma redondeada, ausencia de cápsula gruesa, microcalcificaciones, heterogeneidad, estructura sólida y quística (degeneración quística), dimensión transversal >5 mm, vascularización caótica cerca de los bordes.

**Preparación para la PAAF en pacientes bajo tratamiento anticoagulante:** retirar el tratamiento anticoagulante antes de la PAAF

1) HBPM 8 h antes

2) dabigatrán ≥12 h antes

3) rivaroxabán ≥24 h antes.

La administración de acenocumarol o de warfarina no es una contraindicación absoluta de PAAF, especialmente si se utiliza una aguja de diámetro 0,4 mm con un INR 2,5-3. Se permite la PAAF en un paciente que recibe clopidogrel, si la discontinuación del fármaco no es posible y las indicaciones para la biopsia son absolutas. No es necesario interrumpir el AAS administrado a dosis ≤300 mg/d.

### Criterios diagnósticos de bocio multinodular no tóxico

1) ≥1 nódulo tiroideo detectable en el examen físico, que puede evidenciarse en la ecografía (independientemente del perímetro de la tiroides entera) o una glándula tiroidea aumentada de tamaño en la ecografía: >20 ml en mujeres y >25 ml en hombres, con alteraciones focales de la ecoestructura de >1 cm de diámetro

2) nivel sérico de TSH normal

3) exclusión de neoplasia maligna mediante PAAF.

**Pruebas de control para la exclusión del cáncer tiroideo**

Considerar la PAAF en todo caso de bocio multinodular. Criterios de selección de lesiones focales para la PAAF →más arriba. En caso de presentar múltiples lesiones focales → excluir el cáncer en todos los focos con indicación de PAAF o en ≥4 focos de mayor riesgo. Si las lesiones son múltiples pero ecográficamente similares, sin características ecográficas de alto riesgo, se acepta realizar PAAF solo de la lesión de mayor tamaño.

**1.** Si en la primera PAAF no se han detectado signos de malignidad (lesión benigna →tabla 4-1) y la citología es fiable, no se requiere una nueva PAAF. Bastan ecografías tiroideas de control. En caso de dudas se puede repetir la PAAF a los 6-12 meses, especialmente en casos de nódulos con rasgos ecográficos de malignidad. Es indispensable repetir la PAAF en caso de un aumento significativo del tamaño nodular, de aparición en la ecografía de nuevos signos de riesgo y si la PAAF no ha incluido el número suficiente de lesiones focales.

**2.** Si el resultado de la primera PAAF indica "lesión folicular de significado incierto", repetir la PAAF a los 3-12 meses, dependiendo de la sospecha clínica de malignidad.

**3.** Antes de proceder al tratamiento quirúrgico de una neoplasia folicular u oxifílica, es conveniente que un segundo patólogo confirme el diagnóstico. Los pacientes que no reciben tratamiento quirúrgico requieren observación cuidadosa.

**4.** En los nódulos indeterminados (Bethesda III y IV) es posible realizar un estudio genético de la muestra, con alto valor predictivo negativo de malignidad, que permite disminuir el número de las tiroidectomías innecesarias. Estas determinaciones están actualmente disponibles en Chile y Argentina.

## → TRATAMIENTO

Ventajas y desventajas de varios métodos →tabla 4-2.

**Tratamiento quirúrgico**
**Indicaciones:**

1) Diagnóstico citológico de "neoplasia maligna" o "sospecha de malignidad" (→tabla 4-1), lo que implica la sospecha de cáncer tiroideo →cap. 9.5 o la imposibilidad de excluirla (indicación absoluta). La "sospecha de carcinoma de células de Hürthle" se relaciona con un riesgo de cáncer de un 15-25 % y constituye una importante indicación para el tratamiento quirúrgico. Se debe considerar de forma detenida en caso de nódulos >1 cm. El nódulo pequeño con el diagnóstico citológico de "sospecha de neoplasia folicular" constituye una indicación quirúrgica relativa. La decisión debe ser individualizada en función del tamaño del nódulo y de la presencia de características de riesgo de malignidad.

2) Bocio de gran tamaño (normalmente >60 ml) con compresión sobre la vía aérea.

3) Bocio retroesternal (independientemente de la compresión de la vía aérea).

4) Nódulo >4 cm o, en caso de nódulos de menor tamaño, presencia de características de alto riesgo de malignidad.

**Extensión de la cirugía:** si se sospecha cáncer tiroideo, tiroidectomía total →cap. 9.5. En los demás casos, tiroidectomía subtotal o lobectomía total del lóbulo con el tumor de alto riesgo de malignidad junto con el istmo y lobectomía subtotal del otro lóbulo, en el caso de que en la ecografía se aprecien lesiones focales (indicado en caso de sospecha de neoplasia folicular, especialmente carcinoma de células de Hürthle). La biopsia intraoperatoria no es determinante de la decisión de si se trata de cáncer folicular o de neoplasia no maligna. Decide el examen histopatológico posoperatorio. Complicaciones →cap. 9.2.

**Tabla 4-2.** Tratamiento del bocio multinodular no tóxico: ventajas y desventajas de las distintas opciones terapéuticas

| Opción terapéutica | Desventajas | Ventajas |
|---|---|---|
| Cirugía (sospecha de malignidad, compresión de la tráquea) | Complicaciones de la cirugía (parálisis de cuerdas vocales, hipoparatiroidismo, hipertiroidismo transitorio, hipotiroidismo permanente si se realiza una tiroidectomía total) y necesidad de hospitalización | Resección del nódulo; remisión de los síntomas; diagnóstico histológico |
| Tratamiento supresivo con levotiroxina | Actualmente utilizado raramente, porque es ineficaz en la mayoría de los pacientes; larga duración; aumento del tamaño tras retirar la levotiroxina; riesgo de hipertiroidismo yatrogénico | Posible enlentecimiento del aumento del nódulo o posible prevención de la aparición de nuevos nódulos, principalmente <30 años |
| Radioyodo (edad >40-60 años, bocio >60 ml, contraindicaciones para la cirugía) | Disminución lenta del volumen del bocio; hipotiroidismo (un 10 % a los 5 años); tiroiditis posterior a la radiación (1-2 %); necesidad de contracepción | Efectos secundarios leves; disminución del volumen del bocio en un 40 % a los 2 años |
| Inyección percutánea de etanol (nódulos subtóxicos, quistes simples) | Dificultad de evaluación citológica ulterior; necesidad de repetir las inyecciones; ineficaz en caso de nódulos grandes; intervención dolorosa; disfonía transitoria (1-2 %) | No conduce al hipotiroidismo |

## Tratamiento no quirúrgico

Es de elección en caso de que ni el examen clínico ni la PAAF sugieran malignidad, y por tanto no existe indicación de tratamiento quirúrgico. El resultado negativo de una PAAF realizada en un centro que cumple con los estándares de calidad de las pruebas y con el algoritmo de punción de los focos de riesgo mayor, constituye una base suficiente para excluir la neoplasia maligna. Solo en caso de lesiones con características ecográficas de riesgo, aún con diagnósticos citológicos de benignidad, debe repetirse la PAAF a los 3-12 meses, o más precozmente en caso de empeoramiento de las características de riesgo de la lesión.

**1. Observación:** en el primer período (1-2 años) examinar al paciente cada 6 meses y realizar ecografía cada 6-12 meses (dependiendo del riesgo). Repetir la PAAF en caso de aumento significativo del tamaño de la lesión, empeoramiento de las características de riesgo de malignidad, o de aparición de nuevas características de riesgo clínicas o ecográficas. Si la observación no sugiere sospecha de malignidad y la lesión focal no aumenta de tamaño de manera significativa, los controles subsiguientes pueden realizarse con menor frecuencia.

En pacientes con diagnóstico citológico de "lesión folicular de significado incierto" o "sospecha de neoplasia folicular" el riesgo de malignidad es bajo si en la gammagrafía se ha detectado un nódulo autónomo (controlar la TSH). Se puede recomendar observación de estos nódulos incluso si son pequeños (<1-2 cm) y no presentan signos clínicos ni ecográficos de alto riesgo.

**2. Tratamiento con L-T4:** actualmente no se recomienda la administración de rutina de L-T4 en pacientes con bocio nodular no tóxico, debido a que el mantenimiento de la concentración de TSH cerca del límite inferior de la normalidad se asocia a un riesgo mayor de osteoporosis en mujeres menopáusicas, como también aumenta el riesgo de fibrilación auricular, en especial en enfermos >60 años. Considerar en situaciones excepcionales, únicamente en pacientes jóvenes, especialmente con leve aumento de la glándula tiroidea y nódulos de <3-4 cm de diámetro y procurar mantener la concentración de TSH en el rango de 0,1-0,4 mUI/l. Si a lo largo de 6-12 meses el nódulo o el volumen del bocio no disminuyen → finalizar el tratamiento.

**3. Inyección percutánea de etanol:** produce una necrosis de la lesión, pudiendo disminuir significativamente el volumen de los nódulos solitarios. Ofrece buenos resultados en quistes y lesiones solido-quísticas. En estos casos, la frecuencia de recidiva tras un procedimiento eficaz es baja, si bien puede ser necesario repetir el procedimiento varias veces, en cuyo caso se requiere excluir el diagnóstico de cáncer con extrema meticulosidad. La inyección percutánea requiere de experiencia y está justificada únicamente en los nódulos solitarios, incluidos los "pretóxicos" (autónomos en la gammagrafía, todavía sin elevación de FT4), y en caso de nódulos quísticos sintomáticos que recidiven tras su vaciamiento. No está indicada en los nódulos tóxicos con hipertiroidismo clínico, ya que la frecuencia de recidivas a largo plazo es alta.

**4. Tratamiento con $^{131}$I.** Es una indicación excepcional, en casos de contraindicación de cirugía, una vez excluido con certeza el diagnóstico de cáncer tiroideo. Puede considerarse en edad >40-60 años, bocio grande >60 ml y con la existencia de compresión significativa de la vía aérea (considerar una administración preventiva de glucocorticoides). En general, se logra una disminución de volumen tiroideo en ~40 %, no obstante ~20 % de los enfermos no responde al tratamiento.

**5. Ablación con radiofrecuencia:** procedimiento con el que se aplican altas temperaturas al nódulo por medio de una punción, lo cual genera necrosis por coagulación del tejido nodular. Puede ser una alternativa a la cirugía en caso de nódulos tiroideos crecientes, grandes, sólidos, sin calcificaciones, que requieren tratamiento debido a los síntomas locales (compresión) y que no pueden someterse a cirugía tradicional. Antes del uso de este método, debe volver a excluirse el cáncer tiroideo.

**→ PRONÓSTICO**

Con una buena planificación junto a la PAAF, la posibilidad de que un nódulo maligno sea confundido con un bocio multinodular es ≤5-10 %. Un nódulo benigno también puede aumentar de tamaño y causar síntomas de compresión. Además, existe un leve riesgo desarrollar hipertiroidismo →cap. 9.2 y fig. 2-4.

# 5. Cáncer de tiroides

**→ DEFINICIONES Y ETIOPATOGENIA**

**Cáncer de tiroides:** neoplasia maligna que se origina en:

1) Células foliculares de la tiroides:

a) Tumores diferenciados (>90 % de los casos): **cáncer papilar** (la gran mayoría) y **cáncer folicular**.

**Microcarcinoma de tiroides:** foco de cáncer papilar en la pieza quirúrgica, ≤1 cm de diámetro.

Según la nueva clasificación, la variante "neoplasia tiroidea folicular no invasiva con características nucleares papilares" (*noninvasive follicular thyroid neoplasm with papillary-like nuclear features*, NIFTP) corresponde a una neoplasia benigna, sin recurrencia ni metástasis, que requiere control, pero sin necesidad de tratamiento posterior al diagnóstico.

b) **Cáncer anaplásico.**

2) Células C (parafoliculares) de la tiroides, productoras de calcitonina: **cáncer medular de tiroides**.

Otro tipo de neoplasia maligna de escasa incidencia es el **linfoma primario de tiroides** (el más frecuente es el tipo MALT →cap. 15.13).

**Factores de riesgo:** exposición a radiaciones ionizantes (carcinoma papilar), especialmente si la exposición tuvo lugar en la infancia (p. ej. radioterapia para el tratamiento del linfoma de Hodgkin); déficit de yodo en el medio (en zonas con deficiencia de yodo aumenta la prevalencia del cáncer folicular); factores hereditarios (en ~25 % de los casos el cáncer medular tiroideo es hereditario, causado por una mutación germinal activadora del gen *RET* →cap. 12.2.2.2); mutaciones somáticas del gen *RET* (en cáncer medular de tiroides no familiar); mutación activadora del gen *BRAF* (la mutación más frecuente en caso del cáncer papilar tiroideo, asociado con peor pronóstico).

### ➜ CUADRO CLÍNICO E HISTORIA NATURAL

No es característico. Por lo general, los nódulos malignos en la fase de desarrollo no se diferencian de los benignos, por lo que para el diagnóstico precoz debe realizarse una PAAF, aunque este método no siempre permita distinguir las lesiones benignas de las malignas. La historia natural depende del tipo histológico. El crecimiento de los tumores diferenciados suele ser lento. Rara vez se detecta un rápido crecimiento de los nódulos, un aumento de la consistencia, adherencia a los tejidos subyacentes o ronquera (síntoma de infiltración del nervio laríngeo recurrente). Un aumento de tamaño brusco y visible del nódulo en la exploración física, con una infiltración extensa de las estructuras adyacentes, es uno de los signos más característicos de cáncer anaplásico de tiroides → el paciente debe derivarse inmediatamente al oncólogo. A veces la primera manifestación es la aparición de adenopatías yugulares metastásicas. Rara vez se diagnostica a partir de metástasis a distancia. La presencia de metástasis que no captan yodo es particularmente desfavorable. El dolor y la disnea suelen ser los primeros síntomas solo del cáncer no diferenciado. En el cáncer medular el síntoma característico, aunque infrecuente, es la diarrea (causada por una secreción excesiva de calcitonina y otras sustancias biológicamente activas).

### ➜ DIAGNÓSTICO

El diagnóstico definitivo del cáncer de tiroides se basa en exámenes posoperatorios: anatomopatológico e histológico (el diagnóstico establecido basándose en la PAAF es preliminar, pero con alto valor predictivo positivo en el cáncer papilar). El diagnóstico del cáncer diferenciado se confirma también en la gammagrafía de cuerpo entero por la presencia de metástasis a distancia captadoras de yodo. No es posible diagnosticar el cáncer folicular basándose en un examen citológico, a no ser que el nódulo vaya acompañado de metástasis. El cáncer medular puede diagnosticarse con una alta probabilidad basándose en una elevada concentración sérica de calcitonina, que acompaña a un nódulo tiroideo.

**Exploraciones complementarias**

**1. Pruebas de laboratorio:**

1) Niveles séricos de **TSH**: con el fin de descartar las alteraciones de la función tiroidea.

2) Niveles séricos de **calcitonina** muy elevados (>100 pg/ml) en un paciente con un nódulo tiroideo confirman el diagnóstico del carcinoma medular (tras excluir carcinoma neuroendocrino secretor de calcitonina, p. ej. pulmonar).

3) niveles séricos de tiroglobulina (**Tg**): marcador sérico de enfermedad residual y de progresión de los cánceres diferenciados de tiroides tras un tratamiento radical. No tiene relevancia en el diagnóstico del cáncer antes de la cirugía.

Si los niveles séricos son bajos tras la cirugía, la elevación posterior indica recurrencia de la enfermedad. Los siguientes valores son indicativos de remisión de la enfermedad: <1 µg/l durante el tratamiento con levotiroxina, <1-2 µg/l tras la estimulación con tirotropina exógena (tirotropina recombinante humana) o endógena (tras un intervalo de 4-6 semanas sin L-T4). Para interpretar los resultados es imprescindible determinar anticuerpos anti-Tg, que deberían estar ausentes.

**2. Pruebas de imagen: ecografía cervical** (tiroides y ganglios linfáticos). No hay signos ecográficos patognomónicos de malignidad en los nódulos tiroideos, si bien puede haber signos de alta sospecha (indicaciones para la PAAF →cap. 9.4). Las adenopatías tienen indicación de PAAF y menos frecuentemente de biopsia quirúrgica. Se debe realizar una ecografía de estadificación preoperatoria en todos los pacientes con diagnóstico o sospecha citológica de cáncer de tiroides, con el fin de evaluar la presencia de adenopatías metastásicas que hagan necesario realizar una disección cervical junto con la tiroidectomía.

### Gammagrafía con $^{131}$I

1) **Tiroidea:** es útil para el diagnóstico diferencial del nódulo tóxico o de la tiroiditis subaguda, no para el diagnóstico de cáncer. La probabilidad de cáncer en caso de un nódulo no funcionante es la misma que en otros tipos de nódulo, mientras que en caso de nódulo autónomo solitario la probabilidad es menor (2 %).

2) **De cuerpo entero:** tiene gran importancia en la evaluación posoperatoria del estadio del cáncer diferenciado de tiroides. La identificación de focos de captación a nivel del esqueleto o de los pulmones casi siempre equivale a diagnosticar metástasis (se detectan incluso micrometástasis, no identificables con otros métodos radiológicos).

**Radiografía de tórax:** puede evidenciar metástasis pulmonares.

**TC del cuello y de mediastino superior:** indicado en enfermedad localmente avanzada con el fin de evaluar la idoneidad del tratamiento quirúrgico, así como en caso de sospecha de metástasis. En el cáncer diferenciado la administración de medios de contraste yodados debe valorarse cuidadosamente, ya que interfiere con un eventual tratamiento con radioyodo, el cual tendría que postergarse hasta 1-2 meses después del uso del medio de contraste.

**3. Exámenes morfológicos: examen citológico** →cap. 9.4 y tabla 4-1. Un rasgo característico de los cánceres diferenciados es la expresión de Tg en células tumorales (en la inmunohistoquímica). Para el diagnóstico del cáncer medular y del linfoma se necesitan datos clínicos y exploraciones inmunohistoquímicas, además de los exámenes rutinarios.

**Examen intraoperatorio (biopsia rápida):** permite diagnosticar el bocio no neoplásico, cáncer papilar, cáncer medular y cáncer no diferenciado. El riesgo de deformación mecánica de la lesión antes de ser fijada constituye una limitación importante. No permite distinguir inequívocamente entre adenoma y carcinoma folicular, por lo que no se recomienda en caso de diagnóstico citológico de "sospecha de neoplasia folicular".

**Examen histológico:** en el resultado deben indicarse con precisión el tipo y variedad del cáncer tiroideo, así como los datos relativos al tamaño del tumor, invasión capsular y vascular (sanguínea y/o linfática), extensión extratiroidea, y eventual compromiso ganglionar (número y tamaño de ganglios metastásicos, extensión extranodal). Esta información permite estadificar el tumor según TNM y según el riesgo de recurrencia, lo cual es de la máxima importancia para el diagnóstico y tratamiento del cáncer tiroideo →más adelante.

**4. Otras pruebas diagnósticas:**

1) exploración laringológica (antes y después de la cirugía): evaluación de la movilidad de las cuerdas vocales

2) niveles séricos de calcio: evaluación de la función de las glándulas paratiroides tras una tiroidectomía total.

## → TRATAMIENTO

Las diferencias en el tratamiento de los cánceres diferenciados, cáncer medular y cáncer no diferenciado se deben a la distinta biología de cada una de estas neoplasias, y se refieren principalmente al manejo posoperatorio. En las siguientes etapas de diagnóstico y tratamiento del carcinoma papilar y folicular debe actualizarse la estadificación del cáncer. Esto permite hasta cierto punto individualizar el tratamiento según el riesgo de recurrencia.

### Tratamiento del cáncer papilar y folicular

#### Tratamiento quirúrgico

**1. Cáncer diagnosticado antes de la cirugía** (independientemente del tamaño del foco neoplásico). Está indicada la tiroidectomía total. La linfadenectomía de las cadenas ganglionares centrales está indicada en tumores de alto riesgo, presencia de adenopatías centrales en la ecografía de estadificación o en caso de metástasis yugulares laterales, donde también deben resecarse cadenas ganglionares laterales en forma completa. No es imprescindible la extirpación total de la tiroides en caso de cánceres de bajo riesgo de recurrencia, es decir en casos del foco único de cáncer papilar con un diámetro de ≤1 cm, limitado a tiroides (microcarcinoma). El procedimiento quirúrgico aceptado en el último caso es la extirpación total de un lóbulo con el istmo. No se recomienda la linfadenectomía profiláctica de las cadenas ganglionares centrales en estadios no muy avanzados de la enfermedad, o cuando no se observan signos ecográficos de afectación ganglionar en la ecografía preoperatoria ni en la evaluación intraoperatoria.

**2. Cáncer diagnosticado después de la cirugía:** si se ha realizado solo una lobectomía, en general está indicada la tiroidectomía total secundaria, con la única excepción de los casos de microcarcinoma. No obstante, la decisión debe tomarse en equipo y teniendo en cuenta la decisión del paciente. La intervención debe realizarse a los pocos días de la cirugía, o transcurridos 2-3 meses, tras la cicatrización de los tejidos. Las recomendaciones de la ATA (2015) contemplan una cirugía menos extensa para los casos con foco único de bajo riesgo de recurrencia, consistente en lobectomía e istmectomía.

**3. Manejo en caso de microcarcinoma:** el hallazgo de un foco de microcarcinoma de varios milímetros tras una intervención quirúrgica, p. ej. por EGB o por bocio multinodular, no requiere una segunda intervención para practicar tiroidectomía total siempre que se haya descartado la presencia de metástasis ganglionares o a distancia. En este caso tampoco se precisa tratamiento con radioyodo[131]I.

Realizar ecografías de control a los 6 y 12 meses y a los 2 años. Posteriormente, si no se detectan alteraciones ecográficas ni se sospechan metástasis a distancia, repetir cada 5 años. Controlar los niveles séricos de Tg evaluando sus cambios en el tiempo, teniendo en cuenta que la interpretación de los resultados en muchos casos es difícil debido a la presencia de restos de parénquima tiroideo. La elevación persistente de los niveles de Tg requiere de pruebas diagnósticas más específicas para descartar la recurrencia del cáncer.

#### Etapificación de riesgo de mortalidad y recurrencia

Si bien el cáncer diferenciado de tiroides tiene una baja mortalidad relativa, tiene una tasa de recurrencia global cercana al 30 % por lo que es fundamental estadificar a cada paciente según su riesgo de mortalidad y recurrencia.

**Mortalidad**: se utiliza la clasificación de TNM 2017 (→tabla 5-1), que considera el tamaño y extensión tumoral local, y la presencia de metástasis ganglionares y a distancia. Además, toma en cuenta la edad como factor pronóstico muy relevante (enfermos <54 años tienen mejor pronóstico).

**Recurrencia**: se distinguen 3 grupos: bajo, intermedio y alto riesgo de recurrencia, considerando características histológicas (invasión vascular, subtipos histológicos, compromiso de la cápsula tiroidea), tamaño y extensión de

**Tabla 5-1. Clasificación de TNM: cáncer papilar, cáncer folicular, carcinoma de la célula de Hürthle, cáncer poco diferenciado de tiroides, cáncer anaplásico**

**Tumor primario: categoría T**

| | |
|---|---|
| Tx | No se puede evaluar el tumor primario |
| T0 | No hay evidencia de tumor primario |
| T1 | Tumor con una dimensión máxima ≤2 cm, limitado a la glándula tiroides |
| T1a | Tumor con una dimensión máxima ≤1 cm, limitado a la glándula tiroides |
| T1b | Tumor con una dimensión máxima >1 cm, pero ≤2 cm, limitado a la glándula tiroides |
| T2 | Tumor con una dimensión máxima >2 cm, pero ≤4 cm, limitado a la glándula tiroides |
| T3 | Tumor con una dimensión máxima >4 cm, limitado a la glándula tiroides, o tumor que sobrepasa la cápsula tiroidea, pero que infiltra solamente los músculos infrahioideos |
| T3a | Tumor con una dimensión máxima >4 cm, limitado a la glándula tiroides |
| T3b | Tumor de cualquier tamaño que sobrepasa significativamente la cápsula tiroidea y con infiltración limitada a los músculos infrahioideos (músculo esternohioideo, omo-hioideo, esternotiroideo, tirohioideo) |
| T4 | Tumor que sobrepasa significativamente la cápsula tiroidea |
| T4a | Tumor que sobrepasa significativamente la cápsula tiroidea independientemente del tamaño, con infiltración dentro del tejido subcutáneo, laringe, tráquea, esófago o nervio laríngeo recurrente |
| T4b | Tumor que sobrepasa significativamente la cápsula tiroidea independientemente del tamaño, con infiltración dentro de la fascia prevertebral, arteria carótida o vasos mediastínicos |

Nota: la categoría T puede complementarse con el símbolo "s" (tumor solitario de tiroides), o el símbolo "m" (tumores múltiples de tiroides; para valorar el tamaño se elige el mayor tumor).

**Ganglios linfáticos regionales: categoría N**

| | |
|---|---|
| Nx | No se pueden evaluar los ganglios linfáticos regionales |
| N0 | No se objetivan metástasis en los ganglios linfáticos cercanos |
| N0a | Uno o más ganglios linfáticos, en los que no se objetiva neoplasia en el examen his-tológico o citológico |
| N0b | No se objetivan rasgos radiológicos o clínicos que indiquen presencia de metástasis en los ganglios linfáticos |
| N1 | Se objetivan metástasis en los ganglios linfáticos regionales |
| N1a | Se objetivan (uni- o bilateralmente) metástasis en los ganglios linfáticos de grupo VI o VII (pretraqueales, peritraqueales, prelaringeos/delfianos o mediastínicos superiores) |
| N1b | Se objetivan metástasis (del lado del tumor, bilateralmente o del lado opuesto) en los ganglios linfáticos cervicales laterales (grupos I-V) o ganglios posfaríngeos |

**Metástasis a distancia: categoría M**

| | |
|---|---|
| M0 | No se objetivan metástasis a distancia |
| M1 | Se objetivan metástasis a distancia |

**Tabla 5-2. Clasificación de riesgo de recurrencia para el cáncer de tiroides según la ATA (2015)**

| **Riesgo bajo** | |
|---|---|
| Cáncer papilar (con todas las características siguientes) | Microcarcinoma uni- o multifocal intratiroideo |
| | Sin metástasis locales ni a distancia |
| | Resección macroscópica del tumor completa |
| | Sin invasión locorregional ni vascular |
| | Sin histología agresiva (variedades de células altas, columnar, esclerosante difuso, *hobnail*) |
| | Sin metástasis ganglionares o con ≤5 ganglios metastásicos, todos <2 mm |
| | Si se adminsitra radioyodo: focos captantes cervicales fuera del lecho tiroideo |
| Cáncer folicular | Bien diferenciado, intratiroideo, sin invasión capsular (o <4 focos) |

| **Riesgo Intermedio** |
|---|
| Invasión microscópica de tejidos peritiroideos |
| Invasión vascular |
| Histología agresiva (→más arriba) |
| Metástasis ganglionares (>5, todas <3 cm) |
| Si se administra radioyodo: focos captantes cervicales fuera del lecho tiroideo |
| Microcarcinoma papilar multifocal con extensión extratiroidea y con mutación BRAFV600E |

| **Riesgo alto** | |
|---|---|
| Cáncer papilar | Invasión macroscópica de tejidos peritiroideos |
| | Metástasis ganglionares >3 cm |
| | Metástasis a distancia |
| | Tiroglobulina postoperatoria sugerente de metástasis |
| Cáncer folicular | Invasión vascular extensa (>4 focos) |

metástasis ganglionares, grado de resección del tumor y presencia de mutaciones del gen *BRAF* (→tabla 5-2).

**Tratamiento con yodo radioactivo (radioyodo; $^{131}$I)**

El tratamiento se debe administrar a partir de las 4 semanas y antes de 3 meses tras la tiroidectomía usando la tirotropina recombinante (rhTSH). Se administran 2 inyecciones IM en un intervalo de 24 h. Si no fuera posible disponer de rhTSH, se puede recurrir a la estimulación por la TSH endógena, antes de administrar el radioyodo, interrumpiendo el tratamiento con L-T4 durante 4-6 semanas hasta alcanzar niveles de TSH>30 mUI/l.

Antes de tratamiento con radioyodo se deben evitar preparados con yodo y exploraciones con contrastes yodados. Medidas de precaución →cap. 9.2.

**Tipos de tratamiento en función de la estadificación de la enfermedad:**

1) **Adyuvante**: indicado tras la tiroidectomía total en pacientes con carcinoma papilar o folicular sin metástasis a distancia. El objetivo del tratamiento

es la eliminación del tejido tiroideo y de células neoplásicas residuales en el lecho tiroideo, en ganglios linfáticos y en órganos a distancia. Se utiliza excepcionalmente en casos de bajo riesgo de recurrencia, puede considerarse con riesgo moderado, y es recomendado en los casos de alto riesgo.

2) **Definitivo**: tras la tiroidectomía total por cáncer diferenciado si se encuentran metástasis a distancia captadoras de yodo, p. ej. pulmonares.

3) **Paliativo**: en caso de tumor primario no resecable, recurrencia local no resecable o en presencia de metástasis a distancia que acumulan yodo de manera insuficiente para que la dosis de energía absorbida ocasione la eliminación completa. El objetivo del tratamiento es disminuir el tamaño y frenar el crecimiento del cáncer, aliviando los síntomas, p. ej. el dolor en caso de metástasis óseas.

### Tratamiento con L-T4 del cáncer diferenciado de tiroides

Es necesario su uso tras la extirpación de la glándula tiroides. La concentración deseada de TSH dependerá del riesgo de progresión o de recurrencia del cáncer. Si en pacientes con cáncer papilar o folicular de alto riesgo se ha conseguido obtener una remisión completa después del tratamiento primario (ausencia de rasgos de la enfermedad en pruebas de imagen y concentración de tiroglobulina <1 µg/l tras la estimulación con TSH), se recomienda una supresión incompleta, es decir, dosis un poco menores de L-T4 que en el tratamiento supresivo, que permitan mantener la TSH dentro del rango 0,1-0,4 mUI/l. Hasta ahora en estos casos se recomendaba la supresión completa (TSH <0,1 mUI/l, sin signos de tirotoxicosis). Se debe considerar desistir de la supresión de la TSH si, después del tratamiento inicial, el riesgo de recurrencia del cáncer es bajo. En enfermos del grupo del menor riesgo (pT1aN0M0), el tratamiento supresivo no es necesario (concentración deseada de TSH dentro del rango 0,4-2,0 mUI/l). En pacientes en los cuales la remisión se mantiene durante ≥5 años, se puede administrar un tratamiento de sustitución. En todos los pacientes que han recibido un tratamiento por cáncer de tiroides, debe evitarse un aumento de la concentración de TSH >2,0-2,5 mUI/l. La variabilidad en las dosis de L-T4 es muy alta y depende de la masa corporal magra. Empezar con 1,5-2 µg/kg y continuar modificando la dosis cada 6-8 semanas, basándose en la concentración de TSH determinada por la mañana en ayunas antes de ingerir la siguiente dosis de fármaco. Una vez establecida la dosis correcta solo se requieren pequeñas medicaciones ulteriores y los controles de niveles de TSH se realizan con menor frecuencia (cada 3-6 meses).

### Otros métodos

La **radioterapia externa** tiene indicaciones limitadas. Se emplea como tratamiento paliativo en caso de cáncer tiroideo no resecable o para el tratamiento de metástasis. La quimioterapia no es eficaz. Para el **tratamiento de las metástasis óseas** se utilizan bisfosfonatos o denosumab. En el cáncer avanzado, y una vez empleado el tratamiento con radioyodo, se puede recurrir a la **terapia molecular dirigida**. Se emplean inhibidores de la tirosina-cinasa, p. ej. sorafenib o lenvatinib sobre todo en el ámbito de ensayos clínicos.

El **seguimiento** debe realizarse considerando en cada visita la estadificación de la enfermedad, el riesgo de mortalidad y recurrencia, y la respuesta a la terapia inicial. Se basa en el examen clínico, la medición seriada de tiroglobulina y anticuerpos anti-TG, y la ecotomografía cervical. El intervalo de controles y tipo de seguimiento dependerán de la respuesta al tratamiento: excelente (ausencia de lesiones palpables, Tg ultrasensible indetectable, ecotomografía cervical sin signos de recurrencia); bioquímica incompleta (Tg bajo tratamiento >1,0 ng/ml, sin lesiones visibles en los estudios de imágenes); estructural incompleta (lesiones detectables en pruebas de imagen); o indeterminada (Tg detectable <1,0 ng/ml, presencia de anticuerpos anti-Tg estables o decrecientes, nódulos cervicales avasculares residuales <1 cm). En casos de respuesta incompleta pueden realizarse tomografías de cuello y tórax, gammagrafía con [131]I, [18]FDG-PET, y gammagrafía ósea.

## Tratamiento del cáncer medular

Debido a una alta probabilidad de enfermedad hereditaria →cap. 12.2.2.2.2, siempre se debe evaluar la presencia de la mutación germinal del protooncogén *RET* en el ADN aislado de los linfocitos de sangre periférica. Antes de la cirugía tiroidea también debe excluirse la coexistencia de feocromocitoma suprarrenal. Si se demuestra que un familiar de 1.er grado es portador de la mutación, está indicada la tiroidectomía profiláctica debido al alto riesgo de aparición de cáncer medular. La tiroidectomía total con linfadenectomía es fundamental, a pesar de lo cual, en el ~50 % de los casos no se llega a la normalización de niveles séricos de calcitonina por la existencia de micrometástasis en otros ganglios linfáticos o a distancia, como en el hígado. Tras la tiroidectomía total no se necesita tratamiento supresivo, bastan dosis de L-T4 de restitución hasta alcanzar niveles de TSH entre 0,4-2,0 mUI/l. En la terapia del cáncer medular de tiroides agresivo, sintomático, no resecable, localmente avanzado o metastático se pueden emplear inhibidores de la tirosina-cinasa, como sorafenib, vandetanib o cabozantinib. También se puede recurrir a terapias locales de control de la enfermedad mediante radioterapia o embolización.

## Tratamiento del cáncer anaplásico

El progreso de la enfermedad es tan rápido que en la mayoría de los casos el diagnóstico se establece en un estadio no resecable. No es posible el tratamiento con [131]I (las células del tumor no captan yodo). Se recurre a la radioterapia o quimioterapia, aunque se trata también de medidas poco eficaces. Tras la tiroidectomía por cáncer anaplásico no se aplica un tratamiento supresivo, siendo suficiente una suplementación normal de la deficiencia hormonal.

## → PRONÓSTICO

El cáncer papilar en estadio de microcarcinoma es totalmente curable. En los tumores <4 cm, la supervivencia a 10 los años es de un 90-95 % de los casos; mientras que en el cáncer con infiltraciones extensas de los tejidos adyacentes es de solo ~60 %. En un 5 % de los pacientes el diagnóstico de cáncer avanzado se establece tardíamente y a pesar del tratamiento, solo la mitad de los casos alcanza una supervivencia de 10 años. En los casos de metástasis pulmonares captadoras de yodo se puede conseguir la remisión completa. Si todavía no son visibles en pruebas radiológicas, la probabilidad de curación puede alcanzar el 80 %. En caso de metástasis óseas, el pronóstico es considerablemente peor, incluso si captan yodo.

En el cáncer folicular, la tasa de supervivencia a los 10 años suele ser un 10 % más baja.

El pronóstico en los cánceres diferenciados de tiroides es significativamente mejor en pacientes jóvenes con edad <55 años. El riesgo de recurrencia es mayor en los primeros 5 años, si bien hay que tenerla en cuenta durante toda la vida. Por este motivo son necesarias las revisiones periódicas, las cuales pueden espaciarse a lo largo del tiempo en función de los resultados. Actualmente se utiliza una constante estratificación del riesgo, basada en la respuesta al tratamiento administrado. No hay datos que confirmen el aumento en la supervivencia en pacientes tratados con inhibidores de tirosina-cinasa, sin embargo se prolonga de manera significativa el tiempo hasta la progresión de la enfermedad. El desarrollo del cáncer no diferenciado constituye una amenaza grave, ya que el crecimiento del tumor es rápido y puede llevar a la muerte del paciente en circunstancias dramáticas (fallecimiento por asfixia) a lo largo de 6-12 meses, independientemente del tratamiento emprendido.

### Fisiología básica

~90 % de las personas tiene cuatro glándulas paratiroides, el resto puede tener más (hasta 8) o menos. En general están localizadas detrás de la glándula tiroides cerca de los polos superiores e inferiores de los lóbulos, si bien en un 10 % de los pacientes al menos una glándula se ubica fuera de su sitio anatómico, p. ej. dentro de la glándula tiroides, timo, pericardio o mediastino. Las glándulas paratiroides secretan la paratohormona (PTH). El regulador principal de la secreción de PTH es la concentración sérica de calcio iónico, de tal forma que la hipocalcemia estimula y la hipercalcemia inhibe la secreción de PTH. El aumento de la secreción de PTH en respuesta a la hipocalcemia ocurre solo si no hay carencia de magnesio. Factores importantes que inhiben la secreción de PTH son también la vitamina D y sus metabolitos activos, p. ej. $1,25(OH)_2D_3$. La PTH aumenta la síntesis renal de 1,25-dihidroxicolecalciferol $(1,25(OH)_2D_3)$, la resorción tubular de calcio y además inhibe la resorción de fosfatos. Mediante la acción de la $1,25(OH)_2D_3$ aumenta la absorción intestinal de calcio y fosfatos. Si la concentración sérica de PTH se halla dentro del rango normal, la PTH afecta de una manera pronunciada a los procesos de resorción y a la remodelación ósea, aumenta la calcemia y la fosfaturia y disminuye la fosfatemia. En caso de un exceso de PTH, predominará el efecto osteolítico. La hiperfosfatemia, a su vez, lleva a la disminución de calcemia, inhibición de síntesis de $1,25(OH)_2D_3$ y estimula directamente la secreción de PTH por un mecanismo independiente de la hipocalcemia y del déficit de $1,25(OH)_2D_3$. La disminución de la concentración del fósforo inorgánico estimula la síntesis de $1,25(OH)_2D_3$, incluso en caso de ausencia de PTH. La calcitonina —hormona secretada por las células parafoliculares de la glándula tiroides, denominadas células C— inhibe la acción osteolítica de PTH y de la $1,25(OH)_2D_3$, aumenta la absorción intestinal de calcio y estimula la síntesis renal de $1,25(OH)_2D_3$, sin embargo su rol regulador de la calcemia es menor. Las fosfatoninas (entre ellas: factor de crecimiento de fibroblastos 23 [FGF-23]) y la proteína Klotho constituyen otros factores reguladores del metabolismo de calcio y fósforo recientemente descubierto).

**Determinación de la concentración de PTH sérica:** la actividad biológica de la PTH está relacionada con su fragmento N-terminal. En el suero se encuentran sobre todo moléculas completas de PTH (PTH 1-84) y sus fragmentos C-terminales (PTH 7-84). En la actualidad se determina la denominada PTH intacta (*intact* PTH, iPTH) mediante ensayos de II generación, lo que corresponde a la suma de las concentraciones de PTH-(1-84) y PTH-(7-84). Los valores normales son 1,1-6,7 pmol/l (10-60 pg/ml). Los ensayos de III generación determinan la llamada *bio-intact* PTH (bioiPTH), o concentración total de PTH-(1-84), con valores normales de 6-37 pg/ml. Se ha demostrado que la determinación de PTH mediante ensayos de II y III generación tiene un valor diagnóstico similar en la detección de hiperparatiroidismo primario. El valor diagnóstico absoluto de la determinación de PTH en el hiperparatiroidismo primario se logra solo tras la normalización de la concentración de vitamina D. Por otra parte, no se ha determinado el límite superior de la concentración de 25-OH-D en pacientes con hiperparatiroidismo primario. Se ha propuesto un valor ≥75 nmol/l (30 ng/ml), pero <125 nmol/l (50 ng/ml).

# 1. Hipoparatiroidismo

## 1.1. Hipoparatiroidismo primario

### → DEFINICIÓN Y ETIOPATOGENIA

El hipoparatiroidismo primario se produce por una deficiencia en la secreción de paratohormona (PTH) o por secreción de PTH biológicamente inactiva. Sus características principales son la hipocalcemia e hiperfosfatemia.

**Causas:**

1) resección de las glándulas paratiroides durante la tiroidectomía (~80 % de todos los casos de hipoparatiroidismo) u otras cirugías de la zona del cuello

2) destrucción de las glándulas paratiroides a consecuencia de tiroiditis, irradiación de la glándula tiroides, depósito de hierro (hemocromatosis), cobre (enfermedad de Wilson) o amiloide (amiloidosis), traumatismo del cuello, proceso autoinmune (síndrome poliendocrino autoinmune tipo 1 (APS-1) →cap. 12.2.1.1 o, excepcionalmente, tipo 2 (APS-2) →cap. 12.2.1.2

3) defectos congénitos: agenesia de las glándulas paratiroides (síndrome de DiGeorge), hipoparatiroidismo hereditario ligado al cromosoma X o autosómico

4) enfermedades mitocondriales: síndrome de Kearns-Sayre, síndrome MELAS

5) secreción de una molécula de PTH con cambios estructurales que hacen imposible unirse con su receptor

6) deficiencia de la secreción de PTH causada por hipomagnesemia, alcalosis respiratoria o mutación del receptor sensor del calcio.

### → CUADRO CLÍNICO E HISTORIA NATURAL

Síntomas de hipocalcemia: parestesias, ataques tetánicos, tetania latente o equivalentes de tetania →cap. 19.1.6.1. A consecuencia de una hipocalcemia crónica pueden aparecer trastornos neurológicos (corea, parkinsonismo, paraplejia espástica), trastornos psíquicos (depresión, neurosis, psicosis) y cambios tróficos en los tejidos de origen ectodérmico (catarata lamelar, piel seca y áspera, con tendencia al eccema y micosis, fragilidad del pelo y de las pestañas, estriación transversa, albinismo o separación de las uñas del lecho ungueal, caries del esmalte dental). El hipoparatiroidismo crónico puede cursar de forma asintomática durante mucho tiempo.

### → DIAGNÓSTICO

**Exploraciones complementarias**

**1. Análisis de sangre:** hipocalcemia, hiperfosfatemia, concentración de PTH baja o indetectable y concentración de la $1,25(OH)_2D_3$ disminuida.

**2. Análisis de orina:** incremento de la eliminación de fósforos y cAMP tras la administración de la PTH exógena (test de Ellsworth-Howard).

**3. ECG:** muestra signos de hipocalcemia →cap. 26.1.1.

**4. Pruebas de imagen:** pueden demostrar calcificaciones en los núcleos basales y otros tejidos blandos, así como incremento de la masa ósea (osteoesclerosis).

**5. Evaluación de la transducción nerviosa y electromiografía:** se evidencia la disminución del umbral de irritabilidad y de cronaxia nerviosa con presencia de potenciales bifásicos espontáneos de alta frecuencia en los músculos esqueléticos.

**Criterios diagnósticos**

El diagnóstico se establece a base de los resultados de las pruebas bioquímicas (**hipocalcemia e hiperfosfatemia con concentración de PTH baja o indetectable**), que pueden estar acompañados de síntomas de tetania o equivalentes de tetania y de cambios tróficos de los tejidos de origen ectodérmico.

**Diagnóstico diferencial**

Otras causas de hipocalcemia →cap. 19.1.6.1, pseudohipoparatiroidismo.

→ **TRATAMIENTO**

El tratamiento causal no es posible la mayoría de los casos. Entonces el tratamiento consiste en la compensación de la hipocalcemia →cap. 19.1.6.1 e hiperfosfatemia →cap. 19.1.7.2.

## 1.2. Hipoparatiroidismo secundario

El hipoparatiroidismo secundario es el estado secundario a la disminución de la secreción de la PTH a consecuencia del efecto inhibitorio de una hipercalcemia independiente de PTH. Causas raras: mutación activadora del receptor de PTH-1 (síndrome de Jansen: hipercalcemia, hipofosfatemia, concentración de PTH indetectable) o mutación activadora del receptor sensor de calcio (hipocalcemia y baja concentración de PTH). Se manifiesta con los síntomas de la enfermedad de base (causa de la hipercalcemia) y síntomas de hipercalcemia →cap. 19.1.6.2. En las pruebas diagnósticas se evidencia la presencia de **hipercalcemia con una concentración de PTH baja**. En el diagnóstico diferencial se deben tomar en consideración otras causas de hipercalcemia independientes de PTH. Se emplea el tratamiento causal de la hipercalcemia.

## 1.3. Pseudohipoparatiroidismo

El pseudohipoparatiroidismo es una enfermedad genética que se caracteriza por la resistencia de los tejidos a la PTH a causa de un defecto genético del receptor para la PTH-PTHrP. Si esta resistencia afecta a los huesos, se denomina osteodistrofia hereditaria de Albright.

Existen varios tipos de osteodistrofia de Albright, que se diferencian por la respuesta en el test de Ellsworth-Howard, por la presencia de resistencia a otras hormonas y de síntomas de su deficiencia (TSH, glucagón, gonadotropinas) y por la presencia o ausencia de trastornos del desarrollo (estatura baja, cara redondeada, obesidad, acortamiento de los huesos del metacarpo y metatarso). En las pruebas diagnósticas se describe: hipocalcemia, hiperfosfatemia y concentración alta de PTH, que aparece como una respuesta secretoria a la hipocalcemia (excepción: pseudopseudohipoparatiroidismo con trastornos del desarrollo típicos, normocalcemia y normofosfatemia, y en la mayoría de los casos concentración de PTH normal). Se debe diferenciar del hipoparatiroidismo primario y secundario. Se emplea el mismo tratamiento que en el caso del hipoparatiroidismo (compensación de hipocalcemia e hipofosfatemia).

# 2. Hiperparatiroidismo

## 2.1. Hiperparatiroidismo primario

→ **DEFINICIÓN Y ETIOPATOGENIA**

El hiperparatiroidismo primario es un estado secundario a la secreción excesiva de paratohormona (PTH) causada por un defecto de las células paratiroideas, las cuales son insensibles o poco sensibles al efecto supresivo de la hipercalcemia.

**Causas:** adenoma solitario (~85 %), adenomas múltiples o hiperplasia (~15 %) cáncer de paratiroides (~1 %). Raramente (~5 %) es hereditario, formando parte de una de las manifestaciones de las neoplasias endocrinas múltiples tipo 1

(NEM1), tipo 2A (NEM2A), del síndrome de hiperparatiroidismo asociado a tumor mandibular (HPT-JT) o causado por la mutación inactivadora del gen codificante del receptor sensor del calcio (CASR).

Al aumentar la secreción de PTH, se produce un incremento de la osteólisis y de la liberación de calcio a la sangre; también hay un aumento de la absorción intestinal de calcio y de la eliminación de calcio y de fosfatos por la orina.

## ➡ CUADRO CLÍNICO E HISTORIA NATURAL

El hiperparatiroidismo primario es 2-3 veces más frecuente en mujeres que en hombres. Mayor morbilidad en la sexta década de la vida. El cuadro clínico dependerá de la duración de la hipersecreción de PTH y de los niveles de calcio. A menudo cursa asintomático durante años, diagnosticándose incidentalmente al detectarse hipercalcemia en las pruebas diagnósticas rutinarias, o bien aparece un síntoma o se hace un diagnóstico erróneo de otras entidades que no responden al tratamiento (p. ej. AR, enfermedad ulcerosa gástrica y/o duodenal recurrente, pancreatitis recurrente, nefrolitiasis recurrente o diabetes insípida nefrogénica).

**Síntomas**: debilidad generalizada, depresión, dolor osteoarticular o síntomas derivados de las **complicaciones asociadas a la hipercalcemia crónica** →cap. 19.1.6.2, incluidas las manifestaciones renales (cólico renal, poliuria o enfermedad renal crónica). Los **signos óseos** están causados por osteoporosis focal o generalizada o por lesiones líticas localizadas, del tipo de la osteítis fibrosa quística (dolor de la columna vertebral, articulaciones y huesos largos de los miembros, fracturas patológicas de las costillas, vértebras u otros huesos, deformación de la columna vertebral y dificultades en la marcha [marcha de pato]: estas formas tan avanzadas se encuentran muy raramente en la actualidad). Puede aparecer épulis en encías.

## ➡ DIAGNÓSTICO

### Exploraciones complementarias

**1. Análisis de sangre:** hipercalcemia (a veces aparece elevado exclusivamente el calcio iónico), concentración de PTH aumentada (o un valor cercano al LSN, anormal en caso de hipercalcemia concomitante) y elevación de la actividad de la isoenzima ósea de la fosfatasa alcalina; con menor frecuencia hipofosfatemia e incremento de la eliminación de fósforo y calcio por la orina. La valoración diagnóstica de la concentración de PTH tiene utilidad plena solo cuando se repone totalmente la deficiencia de vitamina D (se ha propuesto una concentración de 25-OH-D $\geq$75 nmol/l (30 ng/ml). La concentración total de calcio depende de la concentración de las proteínas plasmáticas, principalmente de la albúmina; por encima de 40 g/l, cada aumento de la albuminemia en 10 g/l aumenta el nivel sérico de calcio total en 0,2 mmol/l y viceversa, cada disminución de albuminemia en 10 g/l debajo de 40 g/l disminuye la calcemia en 0,2 mmol/l. A pH sanguíneo normal, un 40-50% del calcio en el suero está ionizado. La acidosis aumenta la concentración de calcio iónico, mientras que la alcalosis la disminuye. Un inadecuado procesamiento de las muestras de sangre, o su análisis transcurrido un largo período de tiempo (a una temperatura de >4 °C o de >2 h) altera los niveles de calcio iónico.

**2. Análisis de orina:** aumento de la eliminación de calcio y de fósforo (>5 mmol/d [200 mg/d]) por la orina, baja densidad relativa urinaria, hematuria microscópica (en caso de urolitiasis), proteinuria leve (en caso de nefritis intersticial).

**3. ECG:** se pueden observar signos de hipercalcemia →cap. 26.1.1.

**4. Pruebas de imagen de las glándulas paratiroides:** ecografía (capaz de detectar solamente las glándulas aumentadas de tamaño), **gammagrafía** paratiroidea (preferentemente la gammagrafía mediante $^{99m}$Tc-sestamibi junto con la gammagrafía $^{99m}$Tc plus SPECT). También es posible realizar una **PET-TC** con $^{11}$C-metionina o una **RMN**. La validez de todos los métodos de diagnóstico por imagen en los adenomas secretores de PTH es limitada. La PET-TC con $^{11}$C-metionina o la RMN no deben emplearse con fines diagnósticos, sin embargo constituyen un estándar para localizar las glándulas paratiroides antes de la intervención quirúrgica, tras una paratiroidectomía fallida, o en el hiperparatiroidismo ectópico. Para la identificación intraoperatoria de paratiroides se utiliza la fluorescencia del tejido glandular o el contraste con el azul metileno.

**5. Radiografía ósea:** en el hiperparatiroidismo primario avanzado se puede observar la presencia de atrofia ósea generalizada, resorción ósea subperióstica (más visible en las falanges distales de las manos). En una enfermedad muy avanzada quistes óseos (de mandíbula, costillas, huesos largos), osteólisis (localizada en calcáneo, hueso púbico, extremos distales de las clavículas, láminas duras de los dientes, huesos de la bóveda craneal [cráneo de sal y pimienta]), delgadez de la capa cortical de los huesos largos, fracturas óseas patológicas. **Radiografía abdominal:** se puede observar urolitiasis, depósitos de calcio en el páncreas, calcificaciones en los músculos u otros tejidos blandos.

**6. Densitometría ósea:** puede proporcionar información sobre la severidad de la enfermedad ósea, con osteopenia u osteoporosis (→cap. 16.16, Diagnóstico); se debe realizar en columna lumbar, caderas, y antebrazo.

**7. Examen oftalmológico:** a veces se describen depósitos de calcio en la córnea (queratopatía en banda).

### Criterios diagnósticos

**Hiperparatiroidismo primario clínico:** síndrome hipercalcémico y destrucción ósea, alteraciones de estudios bioquímicos: hipercalcemia y concentración de PTH aumentada con hipercalciuria, elevación de la actividad sérica de la isoenzima ósea de la fosfatasa alcalina. Son necesarias pruebas radiológicas óseas y pruebas de imagen y funcionales renales.

**Hiperparatiroidismo primario asintomático:** las alteraciones bioquímicas son iguales a las del hiperparatiroidismo primario clínico, pero en ausencia de manifestaciones clínicas típicas, y a menudo se detecta incidentalmente. En enfermos no tratados con tiacidas o litio, el hiperparatiroidismo primario puede sospecharse en caso de:
1) una elevación de la concentración sérica de calcio (corregida según la concentración de albúmina) y/o un aumento de concentración de calcio ionizado
2) un aumento de la concentración sérica de PTH concomitante (o una concentración inadecuadamente normal respecto a la calcemia aumentada). El hiperparatiroidismo primario asintomático también puede cursar como una normocalcemia con concentraciones aumentadas de PTH (una vez excluida la deficiencia de la vitamina D).

La determinación de la densidad mineral ósea mediante la DXA puede ser anormal (a menudo índice T <−2,5), con un compromiso más precoz en antebrazo que en la columna lumbar. Después de muchos años la variante asintomática de hiperparatiroidismo primario se transforma en clínica.

**Dificultades diagnósticas:**
1) nivel sérico de PTH elevado y normocalcemia: es el denominado hiperparatiroidismo normocalcémico, que se manifiesta solamente por un aumento del nivel sérico de la PTH → excluir la deficiencia de la vitamina D, que puede elevar la concentración de PTH en el suero (la suplementación de la vitamina D bajo el control de calcemia puede llevar a la normalización de la PTH); en algunos casos con el tiempo se desarrollarán hipercalcemia e hiperparatiroidismo asintomático
2) concentración de PTH en el suero normal o levemente aumentada, acompañada de hipercalcemia: la elevación de la concentración sérica de calcio en algunos pacientes con hiperparatiroidismo primario puede inhibir la secreción de la PTH hasta un cierto grado, en estos casos la PTH se halla dentro del rango normal o apenas lo supera
3) PTH "indetectable" e hipercalcemia hipofosfatémica: es el hiperparatiroidismo causado por la secreción de la molécula de PTH con una estructura

molecular diferente pero biológicamente activa, si bien no se puede detectar a través del método que utiliza anticuerpos para la detección de PTH.

### Diagnóstico diferencial

En casos del hiperparatiroidismo primario asintomático se deben tener en cuenta las causas de una elevación secundaria de la concentración sérica de PTH (hiperparatiroidismo secundario), sobre todo la deficiencia de 25-OH-D (repetir la determinación de PTH cuando se alcanza una concentración de 25-OH-D $\geq$75 nmol/l [30 ng/ml]), disminución de la TFG <60 ml/min/1,73 m$^2$, tratamiento con diuréticos, bisfosfonatos, denosumab o litio.

Enfermedades que cursan con hipercalcemia →cap. 19.1.6.2, osteopenia, osteoporosis →cap. 16.16 u osteomalacia →cap. 16.17, tumores óseos primarios y metástasis óseas, MM, enfermedad de Paget. Las dificultades en el diagnóstico diferencial pueden estar causadas por: hipercalcemia hipocalciúrica familiar (hipercalcemia leve, hipocalciuria, hipermagnesemia, cociente aclaramiento de calcio / aclaramiento de creatinina $K_{Ca}/K_{kreat}$<0,01 [en 80 %] y concentración plasmática de PTH normales o levemente elevados → sospecharla tras paratiroidectomía ineficaz o en enfermos <30 años, con antecedentes familiares de hipercalcemia, y en pacientes con hipercalcemia y niveles de PTH sérico normales o levemente elevados, una vez excluida la deficiencia de vitamina D); adenoma paratiroideo en un enfermo con hipercalcemia neoplásica (aumento de la concentración de PTH y de la proteína relacionada a PTH [PTHrP]); síndrome paraneoplásico (secreción de PTH y otros factores osteolíticos por neoplasias de origen no paratiroideo).

### → TRATAMIENTO

#### Tratamiento quirúrgico

La urgencia de las indicaciones para el tratamiento quirúrgico se decide a base de las manifestaciones clínicas y la concentración de calcio en el suero. Si es posible identificar un adenoma único o doble, es posible resecarlo, preservando las glándulas paratiroides normales. En el caso de una hiperplasia o cáncer paratiroideo, se deja la mitad de una de las glándulas y se extirpan las demás (paratiroidectomía subtotal) o se extirpan todas (paratiroidectomía total) con autotrasplante de un pequeño fragmento de una de las glándulas a los músculos del miembro superior (las demás se congelan y se guardan para poder trasplantarlas en caso de la aparición del hipoparatiroidismo posoperatorio). Se evalúa la eficacia de la paratiroidectomía sobre la base del control intraoperatorio de la PTH en una muestra de sangre extraída 10-20 min tras extirpar la lesión (si la cirugía es eficiente, la concentración de PTH disminuye >50 %). Cada vez con más frecuencia en las cirugías de adenomas solitarios de localización conocida se emplea la paratiroidectomía mediante métodos mínimamente invasivos, con determinación intraoperatoria de PTH. La cirugía estándar requiere la búsqueda y evaluación de todas las glándulas paratiroides.

**Indicaciones en el hiperparatiroidismo primario clínico:** se tiende al tratamiento quirúrgico (si no hay contraindicaciones).

**Indicaciones en el hiperparatiroidismo primario asintomático:**

1) hipercalcemia (nivel sérico de calcio total supera el LSN en >0,25 mmol/l [1 mg/dl] o el nivel sérico de calcio iónico supera el LSN en >0,12 mmol/l [0,48 mg/dl])

2) TFG <60 ml/min/1,73 m$^2$

3) índice T en DXA <−2,5 (en cualquiera parte del esqueleto) en mujeres posmenopáusicas y en hombres >50 años y/o antecedente de fractura de bajo impacto (p. ej. vertebral), confirmado mediante radiografía

4) edad <50 años

5) nefrolitiasis o nefrocalcinosis o riesgo aumentado de nefrolitiasis (en enfermos asintomáticos y que no cumplen los criterios anteriores debe investigarse la nefrolitiasis o nefrocalcinosis con pruebas de imagen [radiografía, TC o

ecografía]; si la secreción diaria de calcio >10 mmol/24 h [400 mg/24 h] → evaluar el perfil bioquímico completo del riesgo de nefrolitiasis en la orina).

En los centros especializados la eficacia del tratamiento quirúrgico es de >90 %. Tras la cirugía pueden aparecer hipocalcemia e hipofosfatemia pronunciadas (síndrome de los huesos hambrientos).

El tratamiento quirúrgico de la hipercalcemia hipocalciúrica familiar suscita controversia. La mayor parte de los especialistas opina que no debería practicarse la paratiroidectomía. En pacientes con hiperparatiroidismo primario en los síndromes NEM1, NEM2, hiperparatiroidismo primario aislado en forma familiar o síndrome de hiperparatiroidismo asociado a tumor mandibular (HPT-JT), los exámenes genéticos son de gran importancia diagnóstica con la perspectiva de elegir un tratamiento apropiado. La conducta debe ser moderada y orientada a mantener la normocalcemia, evitando la hipocalcemia crónica y las reoperaciones, como también las complicaciones posoperatorias.

**Tratamiento farmacológico**

**1.** **Tratamiento de hipercalcemia, incluida la crisis hipercalcémica** →cap. 19.1.6.2.

**2.** **Reposición de las deficiencias de vitamina D** (el objetivo de la concentración de 25-OH-D ≥75 nmol/l [30 ng/ml]). En caso de deficiencia, la suplementación de vitamina D lleva a la disminución de la concentración sérica de PTH sin aumentar la calcemia ni calciuria.

**3.** **Los calcimiméticos** (que aumentan la sensibilidad de los receptores cálcicos al calcio extracelular) se emplean en caso de contraindicaciones para la cirugía (inhiben la secreción de PTH, pero al retirar el fármaco ocurre la recaída de la hipercalcemia): cinacalcet 30 mg 2×d, se puede incrementar la dosis cada 2-4 semanas hasta 90 mg, 2×d, dosis máx. 90 mg 4×d. El objetivo del tratamiento es alcanzar normocalcemia.

**4.** **Bisfosfonatos:** se utilizan con el fin de inhibir la resorción ósea por los osteoclastos. Se emplean también para disminuir la intensidad del síndrome de los huesos hambrientos tras la paratiroidectomía.

**5.** Compensación de hipocalcemia →cap. 19.1.6.1 e hipofosfatemia →cap. 19.1.7.1 tras la paratiroidectomía.

**→ O B S E R V A C I Ó N**

En pacientes con hiperparatiroidismo primario asintomático sin indicaciones para el tratamiento quirúrgico, evaluar las concentraciones de calcio y de creatinina en el suero cada 12 meses y realizar la densitometría ósea en 3 localizaciones anatómicas distintas cada 1-2 años. Evaluar parámetros del metabolismo de calcio y fósforo tras haber confirmado el nivel normal de 25(OH)D (50-125 nmol/l [20-50 ng/ml].

**→ P R O N Ó S T I C O**

En pacientes tratados quirúrgicamente con eficacia, el pronóstico es favorable siempre que el grado de los cambios óseos y renales sea leve o moderado. En caso de cáncer paratiroideo ~1/3 de los casos logra una curación completa, ~1/3 de los pacientes sufre recaída de la enfermedad y en el restante ~1/3 la enfermedad tiene un curso agresivo con progresión rápida.

## 2.2. Hiperparatiroidismo secundario

**→ D E F I N I C I Ó N  Y  E T I O P A T O G E N I A**

El hiperparatiroidismo secundario es un estado reversible relacionado con una secreción excesiva de PTH por unas glándulas paratiroides hiperplásicas, sobre todo a consecuencia de la existencia de una disminución del transporte de iones de calcio a las células paratiroideas. **Causas**: insuficiencia renal crónica (es la causa más frecuente, estando el hiperparatiroidismo secundario presente en todo enfermo con una TFG ≤60 ml/min/1,73 m$^2$), AKI, deficiencia de vitamina D y enfermedades que cursan con hipocalcemia crónica →cap. 19.1.6.1.

La estimulación persistente de las glándulas paratiroides (para que secreten PTH) lleva a su hiperplasia e hipertrofia. Con el tiempo las células paratiroideas pueden desarrollar una función autónoma (hiperparatiroidismo terciario →más adelante).

→ **CUADRO CLÍNICO E HISTORIA NATURAL**

Los síntomas dependen de la enfermedad de base que condiciona la hipocalcemia crónica, de su duración y tratamiento. El hiperparatiroidismo secundario en pacientes con insuficiencia renal crónica lleva al desarrollo de osteodistrofia renal debido a un *turnover* óseo alto →cap. 14.2, Cuadro clínico.

→ **DIAGNÓSTICO**

**Exploraciones complementarias**

**1. Pruebas bioquímicas:** se evidencia un aumento de la concentración sérica de PTH, a menudo hipocalcemia o nivel sérico de calcio normal cercano al límite inferior de la normalidad y otras alteraciones relacionadas con la enfermedad de base (en la mayoría de los casos existe una elevación en la concentración de creatinina en el suero e hiperfosfatemia en pacientes con enfermedad renal crónica), con mayor frecuencia baja concentración de 25(OH)D, aumento en la concentración de FGF-23 y disminución de la proteína Klotho.

**2. Pruebas de imagen:** pueden revelar glándulas paratiroides aumentadas de tamaño y cambios óseos de varios grados, como los descritos en el hiperparatiroidismo primario.

**Criterios diagnósticos**

Concentración elevada de la PTH en el suero e hipocalcemia en un paciente con una enfermedad que lleva al desarrollo del hiperparatiroidismo secundario.

→ **TRATAMIENTO**

Primero intentar un tratamiento causal. Si no es posible → administrar un tratamiento sintomático:

1) compensación de la hipocalcemia →cap. 19.1.6.1
2) compensación de la hiperfosfatemia →cap. 19.1.7.2
3) metabolitos activos de la vitamina D (calcitriol), de sus precursores sin necesidad de hidroxilación renal (alfacalcidol) o de sus análogos (p. ej. paricalcitol administrado iv. por catéter venoso central durante hemodiálisis a una dosis calculada a base del nivel sérico de la PTH)
4) compuestos no cálcicos quelantes de fosfatos en el tracto digestivo (carbonato de sevelamer, carbonato de lantano, citrato de hierro)
5) si este tratamiento no es eficaz → administrar un calcimimético: cinacalcet a dosis de 30-90 mg/d.

Tratamiento del hiperparatiroidismo secundario asociado a la enfermedad renal crónica →cap. 14.2.

## 2.3. Hiperparatiroidismo terciario

→ **DEFINICIÓN Y ETIOPATOGENIA**

El hiperparatiroidismo terciario se caracteriza por una hipercalcemia causada por la secreción de PTH excesiva y autónoma en un paciente con hiperparatiroidismo secundario.

**Causa** principal: tratamiento ineficaz del hiperparatiroidismo secundario, lo que lleva a la estimulación prolongada de las células paratiroideas que producen PTH y a consecuencia de su hiperplasia. La mayoría de los casos se dan en pacientes con enfermedad renal crónica durante las diálisis. En pacientes sometidos a un trasplante renal hay que considerar que puede persistir una secreción excesiva de PTH por parte de estas glándulas paratiroides hipertróficas (remite espontáneamente en un 90 % de los enfermos varios meses después del trasplante exitoso).

### ➜ CUADRO CLÍNICO Y DIAGNÓSTICO

Cursa con los síntomas de la enfermedad de base (con mayor frecuencia de la enfermedad renal crónica), del síndrome hipercalcémico →cap. 19.1.6.2 y de la osteodistrofia renal →cap. 14.2. Sin tratar, el hiperparatiroidismo terciario favorecerá la aparición de complicaciones cardiovasculares (calcificaciones de los vasos y válvulas cardíacas), calcificaciones en los tejidos blandos, osteodistrofia grave, inmunodeficiencia y anemia resistente al tratamiento con eritropoyetina. Pueden aparecer rupturas espontáneas de los tendones. Los pacientes se quejan de prurito persistente. El hiperparatiroidismo remite espontáneamente en un 90 % de los pacientes algunos meses después del trasplante renal.

**Exploraciones complementarias**

**1. Pruebas bioquímicas:** hipercalcemia, concentración de PTH alta (supera 10 veces el LSN), hiperfosfatemia (en pacientes con enfermedad renal crónica), concentraciones elevadas de los marcadores del *turnover* óseo alto (osteólisis y osteogénesis).

**2. Pruebas de imagen:** pueden revelar un aumento de tamaño de las glándulas paratiroides y cambios óseos de varios grados (como en el hiperparatiroidismo primario →cap. 10.2.1).

**Criterios diagnósticos**

Hipercalcemia en pacientes con hiperparatiroidismo secundario tras haber excluido otras causas de hipercalcemia →cap. 19.1.6.2.

### ➜ TRATAMIENTO

**Tratamiento farmacológico**

Como el descrito en el hiperparatiroidismo secundario.

**Tratamiento quirúrgico**

Paratiroidectomía total o subtotal, si a pesar del tratamiento conservador la concentración de PTH en el suero excede 1000 pg/ml, la hipercalcemia es de >3 mmol/l, existe un prurito persistente, dolor óseo, calcificaciones extraóseas (en pulmones, músculos, piel) o miopatía grave. Una complicación de la paratiroidectomía total puede ser la enfermedad ósea adinámica.

# 1. Insuficiencia corticosuprarrenal

## 1.1. Insuficiencia corticosuprarrenal primaria (enfermedad de Addison)

### → DEFINICIÓN Y ETIOPATOGENIA

Es el conjunto de síntomas secundarios a la deficiencia persistente de las hormonas de la corteza suprarrenal (CS), principalmente del cortisol, a consecuencia de la alteración estructural o funcional de las glándulas suprarrenales.

**Causas**

1) Autoinmune: las enzimas involucradas en la esteroidogénesis funcionan como autoantígenos. La más frecuente es la 21-hidroxilasa, con menor frecuencia 17-hidroxilasa y 20-22-liasa (desmolasa). Puede coexistir con otras enfermedades de origen autoinmune (con mayor frecuencia de la tiroides) → síndromes poliglandulares autoinmunes →cap. 12.2; en la fase temprana las glándulas adrenales pueden estar aumentadas de tamaño (infiltración linfocitaria), en la fase tardía están pequeñas (atróficas).

2) Tuberculosis y otras enfermedades infecciosas (histoplasmosis, criptococosis, blastomicosis, coccidioidomicosis; infecciones oportunistas en SIDA, con CMV como la más frecuente). Los síntomas de la enfermedad de Addison aparecen al destruirse ~90 % del tejido corticosuprarrenal (hasta este punto la enfermedad de Addison es subclínica). Un granuloma tuberculoso o fúngico puede calcificarse, solo entonces será visible en la radiografía o en la TC.

3) Neoplasias (linfomas, excepcionalmente carcinoma bilateral, metástasis, p. ej. carcinoma renal o pulmonar). Los síntomas de la enfermedad de Addison solo aparecerán en caso de una afectación masiva de ambas glándulas suprarrenales.

4) Trastornos metabólicos: amiloidosis, adrenoleucodistrofia, hemocromatosis.

5) Enfermedades congénitas: hiperplasia suprarrenal congénita, insensibilidad del receptor de la ACTH, síndrome de Allgrove con acalasia esofágica y alacrimia (falta de la secreción lacrimal), hipoplasia suprarrenal.

6) Disminución de la síntesis de hormonas corticosuprarrenales inducida por fármacos: mitotano, aminoglutetimida, ketoconazol, metirapona, etomidato. Tiene un carácter transitorio y este remite al retirar el fármaco. El efecto perdura más en el tiempo tras el tratamiento con mitotano.

### → CUADRO CLINICO E HISTORIA NATURAL

**1. Síntomas:** debilidad persistente, síncopes (a consecuencia de la hipotensión ortostática o de hipoglucemia), mala tolerancia al ejercicio, pérdida de peso, falta de apetito, a veces náuseas (más raramente vómitos), deseo de consumo de sal, heces blandas, mialgias y artralgias. Los síntomas a menudo se manifiestan en situaciones estresantes: infección, traumatismo grave y otras. En la enfermedad de Addison subclínica los episodios de debilidad, de falta de apetito y de mialgias tienen un carácter transitorio y aparecen solo en situaciones estresantes, especialmente después de un gran esfuerzo físico. Hay que prestar especial atención a las embarazadas con vómitos recurrentes, cansancio y presión arterial baja.

**2. Signos:** hiperpigmentación cutánea, especialmente en las áreas expuestas al sol o al roce, con una coloración parda de los codos, de los surcos de las manos, de las areolas y de las cicatrices. En algunos casos aparecen también placas marrones en la mucosa oral causadas por un exceso de la ACTH y melanotropina (MSH), cuya secreción no está adecuadamente inhibida por el cortisol a través de un mecanismo de *feedback* (retroalimentación) negativo; baja tensión arterial e hipotensión ortostática.

**3.** La coexistencia con enfermedades de origen autoinmune que afectan a otros órganos puede modificar el cuadro clínico y la historia natural de la enfermedad de Addison. La coexistencia con una insuficiencia corticosuprarrenal secundaria condiciona la desaparición de la hiperpigmentación cutánea. La decoloración cutánea puede ocurrir también en el caso de que se asocie a vitíligo.

## → DIAGNÓSTICO

**Exploraciones complementarias**

**1.** Análisis de sangre:

1) **hemograma**: neutropenia, linfocitosis, monocitosis y eosinofilia
2) **pruebas bioquímicas**: hiperpotasemia, hiponatremia, a veces hipoglucemia (especialmente durante las pausas largas entre comidas y después de un esfuerzo físico intenso), rara vez hipercalcemia, a veces elevación de la concentración de urea y de creatinina (a causa de la disminución de la filtración glomerular).

**2.** Pruebas hormonales: si se realizan con el fin de comprobar el diagnóstico → retirar la hidrocortisona al menos 24 h antes de las pruebas.

1) La prueba estándar para el diagnóstico de la insuficiencia suprarrenal primaria es el test corto de estimulación con corticotropina sintética (ACTH; tetracosactida) administrando una dosis de 250 µg iv. (o IM). Una cortisolemia ≥500 nmol/l (18,1 µg/dl) en cualquier momento del test (0, 30, 60 min) descarta la enfermedad de Addison.
2) Si no se puede realizar el test mencionado más arriba → determinar la concentración de cortisol (cribado) y a continuación de ACTH en una muestra de sangre extraída por la mañana. La **concentración de cortisol** disminuida (<138 nmol/l [5 µg/dl]) con aumento de la **ACTH en el plasma** (con mayor frecuencia ≥2×LSN) en muestras obtenidas al mismo tiempo por la mañana son las típicas alteraciones hormonales. Un nivel sérico de la ACTH elevado suele ser el primer signo (si el nivel del cortisol es normal, se establece el diagnóstico de insuficiencia corticosuprarrenal subclínica). Considerar confirmar el diagnóstico mediante el test corto con corticotropina sintética.
3) Disminución de la concentración de DHEA-S, de androstenodiona (excluida la hiperplasia congénita de la CS) y de la aldosterona; elevación de la actividad de la renina plasmática o de su concentración en plasma (signo temprano).

**3.** Pruebas inmunológicas: en la mayoría de los casos se detectan los anticuerpos específicos antiadrenales (anti-21-hidroxilasa, menos frecuentemente antidesmolasa o anti-17-hidroxilasa). Con el tiempo, el título sérico de los anticuerpos disminuye a consecuencia del decrecimiento de los autoantígenos. En el caso del síndrome poliglandular autoinmune (→cap. 12.2.1) se detectan anticuerpos antitiroideos o dirigidos contra otros tejidos.

**4.** ECG: se pueden observar signos de hiperpotasemia →cap. 26.1.1.

**5.** Pruebas de imagen: la radiografía, la TC y la ecografía abdominal pueden mostrar la presencia de tumores suprarrenales bilaterales (p. ej. metástasis, hemorragia suprarrenal) o calcificaciones en las glándulas suprarrenales como resultado de una tuberculosis o una micosis suprarrenal previa. La TC o la RMN muestran atrofia de las glándulas suprarrenales en la fase tardía de la enfermedad de Addison de etiología autoinmune. La presencia de tumores bilaterales suprarrenales suele ser indicativo de metástasis o de linfoma.

**Criterios diagnósticos**

Elevación del nivel plasmático de ACTH, disminución de la concentración de cortisol sérico en condiciones basales y un resultado anormal del test de estimulación con ACTH sintético; síntomas clínicos →más arriba.

## → TRATAMIENTO

### Tratamiento de reemplazo

El tratamiento de la insuficiencia corticosuprarrenal primaria consiste en la administración de forma crónica, y de por vida, de glucocorticoides, mineralocorticoides y ocasionalmente de andrógenos. Se debe informar al paciente de la necesidad de ajustar la dosis de hidrocortisona en caso de situaciones de estrés (infecciones, traumatismos, intervenciones sencillas, p. ej. extracción dental, etc.) →más adelante. El paciente debe obtener y llevar siempre consigo un informe médico por escrito en el que se describa la dosificación del fármaco.

**1. Reemplazo de glucocorticoides:** consiste en restituir el ritmo diario de secreción de cortisol (es decir la dosis más alta se administrará por la mañana). Debe tenerse en cuenta el tiempo de acción de una dosis única (4-8 h), el peso, la estatura y el aumento de las necesidades durante las situaciones de estrés. Evaluar una corrección de las dosis de hidrocortisona sobre la base de la actividad y la forma física del paciente, junto con los datos de natremia y potasemia. Administrar la **hidrocortisona** a dosis correspondientes a su producción diaria (5-10 mg/m$^2$ de la sc.), p. ej. 20-30 mg/d en 2 dosis divididas, p. ej. por la mañana y alrededor de las 15:00 (15-20 mg + 5-10 mg), o en 3 dosis, es decir por la mañana, alrededor de las 13:00 y alrededor de las 18:00 (10-15 mg + 5-10 mg + 5 mg).

Los preparados de hidrocortisona en forma de comprimidos de 5 y 20 mg de liberación prolongada pueden garantizar una concentración sérica de cortisol más estable cuando se administra una vez al día en ayunas (no disponibles en Argentina ni en Chile).

### Reglas de dosificación de hidrocortisona

1) En una situación de estrés moderado (p. ej. tratamientos dentales, infecciones que requieren antibioticoterapia) el paciente debe doblar la dosis o aumentarla en 10-30 mg/d.

2) En caso de la enfermedad tratada de manera ambulatoria que cursa con fiebre >38 °C → el paciente debe duplicar la dosis de hidrocortisona (o triplicarla si la fiebre es >39 °C) y beber fluidos que contengan electrolitos. El incremento de la dosis de hidrocortisona VO puede ser manejado por el paciente durante 3 días, si no se desarrolla una agudización de la enfermedad que obligue a la consulta médica.

3) En caso de vómitos o diarrea el paciente debe consultar con un médico → administrar 50 mg de hidrocortisona IM cada 12 h. En casos especiales (p. ej. en caso de hipertensión arterial, edemas) se puede reemplazar la hidrocortisona con una dosis equivalente de prednisolona (20 mg de hidrocortisona = 5 mg de prednisolona).

4) Enfermedades de curso grave, traumatismos graves o tratamientos quirúrgicos requieren la administración de hidrocortisona iv. o IM.

5) Antes de un esfuerzo físico mayor, el paciente debe tomar 5-10 mg adicionales de hidrocortisona.

6) En el hipertiroidismo puede ser necesario aumentar la dosis de hidrocortisona.

7) En enfermos diabéticos la administración de 5 mg adicionales por la noche puede evitar la hipoglucemia nocturna.

**2. Restitución de mineralocorticoides:** administrar **fludrocortisona** a dosis de 0,025-0,2 mg/d, por la mañana (durante épocas de calor intenso: dar la dosis máxima del rango establecido) y no limitarse al consumo de sodio. Es necesario establecer la dosis individualmente para cada paciente. Los enfermos que viven en un clima cálido deben aumentar el consumo de sal (debido a la pérdida elevada de sodio con el sudor). Disminuir la dosis o considerar retirar el fármaco en caso de hipertensión arterial y edemas, especialmente en pacientes ancianos. Recordar que la hidrocortisona también presenta actividad mineralocorticoidea, aunque menos pronunciada.

Si la dosis de fludrocortisona es apropiada, no debería aparecer hipotensión ortostática. En la hipertensión arterial primaria añadir un fármaco hipotensor adecuado, sin interferir en el tratamiento de reemplazo (p. ej. IECA o antagonista de los receptores de angiotensina II [ARA-II], y en caso de necesidad, como siguiente fármaco, un calcioantagonista dihidropiridínico; la administración de antagonistas de la aldosterona no está indicada). No emplear diuréticos porque pueden conllevar episodios de hipotensión causados por la hipovolemia. La dosis de 40 mg de hidrocortisona tiene una acción mineralocorticoide equivalente a 100 µg de fludrocortisona.

**3. Reemplazo de los andrógenos:** administrar **dehidroepiandrosterona** en mujeres a una dosis de 5-25 mg 1×d después del desayuno (no disponible en Argentina). En la mayoría de los casos la dosis es de 10 mg/d en mujeres con tendencia a la depresión, libido disminuida o con debilidad general persistente a pesar de la compensación de la carencia de cortisol y mineralocorticoides. La dosis de 25 mg/d debe considerarse especialmente en mujeres con tendencia a la depresión, con la cautela de no generar síntomas de androgenización. Si a los 6 meses la prueba de reemplazo de andrógenos no da resultados, puede interrumpirse su administración. Es útil medir los niveles séricos de DHEA-S.

### → OBSERVACIÓN

La remisión de los síntomas, un tratamiento eficaz de la hipertensión arterial y la compensación de los trastornos electrolíticos son el objetivo principal. Administrar la dosis mínima eficaz de hidrocortisona y fludrocortisona.

La eficacia de la sustitución de **glucocorticoides** se evalúa sobre la base de las manifestaciones clínicas. Un aumento del peso corporal, infecciones recurrentes e insomnio pueden indicar una dosis diaria de hidrocortisona demasiado alta. La presencia de síntomas de debilidad, náuseas, pérdida de apetito, pérdida de peso y síntomas de hipoglucemia demuestran una suplementación insuficiente. La evaluación de los niveles de ACTH es poco útil porque su valor puede superar el rango normal: si por la mañana su valor es cercano al límite inferior de la normalidad o por debajo de dicho límite, la dosis de hidrocortisona es excesiva y hay que disminuirla. Puede ser de utilidad la determinación de glucemia en ayunas.

Para monitorizar el tratamiento con **mineralocorticoides**, además de una evaluación clínica (control de presión arterial, prueba dirigida a detectar hipotensión ortostática, búsqueda de edemas periféricos) realizar determinaciones de los niveles de sodio, potasio y renina o de la actividad de renina plasmática.

### → SITUACIONES ESPECIALES

#### Embarazo

En general, no es necesario que se modifique la dosis de hidrocortisona. Si aparece una sensación de debilidad en el 3.er trimestre, puede ser necesario aumentar la dosis en 20-40 % (p. ej. de 25 a 30 mg/d). Si aparece hipertensión arterial, disminuir la dosis de fludrocortisona o retirar el fármaco. En embarazadas no debe administrarse dexametasona con fines de sustitución, debido a que este fármaco atraviesa la placenta sin metabolizarse. En caso de dudas con respecto a la adecuada compensación mineralocorticoidea, la determinación de la concentración sérica de sodio y potasio puede ser de utilidad. La determinación de renina no es útil, ya que su concentración en sangre aumenta de manera fisiológica durante el embarazo.

**Administración de hidrocortisona durante el parto y periparto** en mujeres con insuficiencia corticosuprarrenal: **desde el inicio del parto** 100 mg iv. + 50 mg iv. o IM cada 6 h; en caso de descenso de la presión arterial añadir 100 mg en una infusión continua iv. en 500 ml de NaCl al 0,9 %. **Período posparto: días 1.º y 2.º** 50 mg IM cada 6-8 h; **días 3.º y 6.º** 40-60 mg/d VO en 3 dosis divididas. **Desde el 7.º día**, la misma dosis que antes del parto. Debe recordarse la necesidad de administrar soluciones de NaCl iv. al 0,9 %.

**Intervenciones quirúrgicas**

Se debe administrar **hidrocortisona en caso de intervenciones quirúrgicas significativas** bajo anestesia general en pacientes con insuficiencia corticosuprarrenal. **Un día antes de la cirugía** 40 mg/d VO. **El día de la cirugía** 100 mg en una infusión iv., a continuación 200 mg/24 h en infusión iv. continua (o 50 mg iv. cada 6 h) **El 1.$^{er}$ y 2.º día después de la cirugía:** 50 mg/d IM cada 6 h y en caso de hipotensión arterial añadir 100 mg en infusión iv. Esta conducta debe mantenerse hasta que el paciente esté en condiciones de comer y beber. Entonces deberá iniciarse el tratamiento con hidrocortisona VO: durante dos días en una dosis dos veces mayor que la dosis anterior a la intervención, para luego, al final de la 1.ª semana, reducir la dosis hasta volver a la dosis principal tomada antes de la intervención.

**Cobertura de intervenciones de cirugía menor en enfermos con insuficiencia corticosuprarrenal mediante el uso de hidrocortisona:** habitualmente la suplementación VO de hidrocortisona debe aumentarse en 2-3 veces durante 1-2 d. Para la **extracción de piezas dentales** debe utilizarse una dosis de 20 mg VO de hidrocortisona 1 h antes de la intervención, y aumentar al doble la dosis de ese mismo día.

**Cobertura de pacientes con insuficiencia corticosuprarrenal sometidos a colonoscopia:** debe realizarse en condiciones hospitalarias. La noche anterior al examen deben pautarse 50 mg de hidrocortisona iv. o IM y reponer fluidos iv. para lograr una hidratación adecuada. Antes del examen administrar una segunda dosis de 50-100 mg de hidrocortisona iv. o IM.

### → PRONÓSTICO

En pacientes adecuadamente tratados (en cuanto al tratamiento de reemplazo), la enfermedad de Addison no afecta a la supervivencia, no obstante la aparición de una crisis suprarrenal aumenta la mortalidad en enfermos con insuficiencia corticosuprarrenal. Sin tratamiento inevitablemente lleva a la muerte. En caso de tuberculosis, el pronóstico depende de la extensión del proceso infeccioso. En metástasis bilaterales o linfomas, a su vez, el pronóstico es malo.

## 1.2. Insuficiencia corticosuprarrenal secundaria

### → DEFINICIÓN Y ETIOPATOGENIA

Se define por el conjunto de síntomas causado por el déficit de hormonas corticosuprarrenales a causa de la deficiencia de ACTH. **Causas más frecuentes:** retroinhibición de ACTH por administración crónica de glucocorticoides exógenos, macroadenomas hipofisarios y craneofaringiomas, tratamiento neuroquirúrgico de tumores hipofisarios y tumores paraselares, autoinmunes. **Causas menos frecuentes:** apoplejía hipofisaria, necrosis hipofisaria posparto (síndrome de Sheehan →cap. 8.3), infiltraciones y traumatismos.

### → CUADRO CLÍNICO

Aparecen los mismos síntomas que en el caso de la enfermedad de Addison, pero en general se intensifican mucho más lentamente y son menos pronunciados. La diferencia principal es la hipopigmentación cutánea, especialmente de las areolas, a causa de la deficiencia de ACTH y MSH. Los trastornos electrolíticos no son característicos (puesto que la secreción de los mineralocorticoides no está alterada en la mayoría de los casos porque depende más del sistema renina-angiotensina que de la ACTH), puede haber hiponatremia (consecuencia de la deficiencia del cortisol). Se presentan síntomas de la enfermedad causante de la insuficiencia corticosuprarrenal secundaria.

## → D I A G N Ó S T I C O

**Exploraciones complementarias**

**1. Pruebas bioquímicas:** alteraciones similares a las descritas en la enfermedad de Addison, pero menos pronunciadas. La hiponatremia aparece de forma más precoz, y no se presenta hiperpotasemia.

**2. Pruebas hormonales**

1) Disminución de la **concentración de cortisol** (<138 nmol/l [5 µg/dl]) en el suero y de la **ACTH en el plasma** en las muestras de sangre extraídas paralelamente por la mañana (signo principal).

2) En el test corto de estimulación con corticotropina sintética (ACTH; tetracosactida 250 µg IM. o iv.): falta de aumento de la secreción de cortisol; su concentración máx. <500 nmol/l (18,1 µg/dl) indica atrofia de la CS (que puede estar provocada por una falta prolongada de la ACTH endógena).

3) Otras pruebas de estimulación. En caso de sospecha de insuficiencia corticosuprarrenal secundaria y un resultado positivo del test con 250 µg de ACTH sintética, considerar:

   a) test con 1 µg de la ACTH sintética

   b) test de estimulación de 2 días con corticotropina sintética (examen de reserva suprarrenal) o

   c) prueba con CRH (no disponible en Chile ni en Argentina; tras administrar iv. 100 µg de CRH, el aumento de la concentración de cortisol >500 nmol/l [18,1 µg/dl] y ACTH >2-4 veces respecto al valor inicial es un argumento en contra del diagnóstico de insuficiencia secundaria); y a veces

   d) prueba de hipoglucemia insulínica (se realiza muy raramente en adultos debido a la posible aparición de complicaciones graves) o

   e) prueba con metirapona (se recomienda con poca frecuencia por su menor fiabilidad; no disponible en Chile ni en Argentina).

4) Las concentraciones de gonadotropinas, TSH y prolactina son normales en la insuficiencia corticosuprarrenal secundaria aislada y están disminuidas o se mantienen dentro de la norma de laboratorio (no aumentan con la disminución de hormonas periféricas) en caso de panhipopituitarismo.

5) Baja concentración sérica de DHEA-S debido a la atrofia de la CS.

**3. Pruebas de imagen:** la **RMN** o la **TC** pueden revelar lesiones focales de la región hipotálamo-hipofisaria o bien una silla turca vacía o parcialmente vacía tras una hipofisitis linfocitaria.

## → T R A T A M I E N T O

**1. Reemplazo de glucocorticoides: hidrocortisona**, en general a dosis menores que en la enfermedad de Addison (5-20 mg/d VO), en la mayoría de los casos en 2 o 3 dosis divididas (intentar sustituir siguiendo el ritmo de la secreción diaria de cortisol).

**2. Reemplazo de mineralocorticoides:** en mayoría de los casos no es necesaria porque la secreción de aldosterona está regulada por el eje RAA (y no por la ACTH).

**3. Reemplazo de andrógenos:** considerar el uso de DHEA a dosis de 5-10 mg/d VO por la mañana, de acuerdo con las mismas indicaciones que en la insuficiencia corticosuprarrenal primaria. En Chile el tratamiento con DHEA se realiza con poca frecuencia y solamente en mujeres que no se sienten bien con el reemplazo corticoideo.

## → S I T U A C I O N E S  E S P E C I A L E S

**Intervenciones quirúrgicas**

En las intervenciones quirúrgicas y en otras situaciones que cursan con un aumento de los requerimientos de glucocorticoides las reglas de cobertura de los enfermos con insuficiencia corticosuprarrenal secundaria mediante el uso de hidrocortisona son iguales a las de la insuficiencia primaria →cap. 11.1.1.

### ➜ PRONÓSTICO

La insuficiencia corticosuprarrenal inducida por una administración prolongada de glucocorticoides puede ser reversible. La insuficiencia corticosuprarrenal secundaria aislada y debidamente tratada no representa un peligro para la vida y no influye en la supervivencia. En caso de hipopituitarismo el pronóstico dependerá de los trastornos causados por la deficiencia de otras hormonas hipofisarias →cap. 8.3.

## 1.3. Insuficiencia corticosuprarrenal aguda (crisis suprarrenal)

### ➜ DEFINICIÓN

Se define como el conjunto de síntomas causados por una deficiencia repentina y grande de cortisol, lo que constituye un peligro para la vida.

### ➜ ETIOPATOGENIA

La crisis suprarrenal puede presentarse

1) en pacientes con insuficiencia corticosuprarrenal no diagnosticada: primer síntoma de la enfermedad con mayor frecuencia en situaciones estresantes

2) en pacientes con insuficiencia corticosuprarrenal diagnosticada y tratada:
   a) tras haber sido suspendido el tratamiento de reemplazo por parte del enfermo
   b) en situaciones estresantes, sin cobertura adecuada de hidrocortisona o a consecuencia de una absorción insuficiente de hidrocortisona debida a diarrea o vómitos, a menudo en el curso de infecciones gastrointestinales
   c) en caso de un aumento del metabolismo de los glucocorticoides en respuesta a la interacción con otros fármacos utilizados de manera concomitante (fenitoína, barbitúricos, rifampicina, mitotano) o en el hipertiroidismo

3) en pacientes con la función secretora de glándulas suprarrenales previamente normal:
   a) a consecuencia de la destrucción de las glándulas suprarrenales normales por traumatismo, hemorragia en el curso de la CID (p. ej. en la sepsis), tratamiento anticoagulante o eclampsia
   b) en pacientes en la fase crítica de las enfermedades de curso grave por causa de trastornos del eje hipotálamo-hipófiso-suprarrenal junto con resistencia de los tejidos a los glucocorticoides y reacción inflamatoria excesiva.

### ➜ CUADRO CLÍNICO Y DIAGNÓSTICO

Una crisis suprarrenal implica un riesgo vital inminente. El tratamiento urgente tiene un papel principal en la supervivencia del enfermo.

**Síntomas prodrómicos:** pérdida de apetito, náuseas, mialgias y malestar. **Crisis inminente:** debilidad creciente, mialgia pseudogripal, dolor abdominal, náuseas, disminución gradual de la presión arterial; posible aumento de la temperatura corporal causado por citoquinas liberadas en relación con la deficiencia del cortisol. **Síntomas durante la crisis:** debilidad intensa, alteraciones de la conciencia, vómitos, diarrea, hipotensión y taquicardia, *shock*. En la crisis suprarrenal causada por una coagulación intravascular **en el transcurso de una sepsis**, especialmente en la meningocócica, los síntomas de insuficiencia corticosuprarrenal están acompañadas de púrpura cutánea; es lo que se denomina **síndrome de Waterhouse-Friderichsen.** En pacientes durante la fase crítica de las enfermedades graves la hipotensión refractaria a la administración de fluidos y vasopresores constituye el síntoma principal. Aparecen también síntomas de sepsis o de insuficiencia respiratoria aguda.

**Exploraciones complementarias**

**1. Pruebas bioquímicas:** hiperpotasemia, hiponatremia, hipoglucemia.

**2. Pruebas hormonales:** disminución de la concentración de cortisol en suero; en la prueba de estimulación con ACTH sintético, la concentración sérica del cortisol en el suero <248 nmol/l (9 µg/dl) (ante la sospecha clínica empezar el tratamiento inmediatamente antes de recibir el resultado del nivel sérico de cortisol).

**3. Pruebas de imagen:** dependen de las sospechas sobre la causa desencadenante de la crisis suprarrenal.

### ➜ TRATAMIENTO

Tiene el objetivo de compensar las deficiencias de cortisol, fluidos y glucosa, nivelar los trastornos electrolíticos y simultáneamente curar la eventual infección y la enfermedad desencadenante de la crisis suprarrenal.

**1. Tratamiento de la insuficiencia corticosuprarrenal aguda iniciar** inmediatamente tras haber extraído muestras de sangre para las pruebas diagnósticas básicas (glucosa, sodio, potasio, creatinina) hormonales (cortisol, ACTH) y para el diagnóstico de una eventual infección:

1) **hidrocortisona:** inmediatamente administrar iv. a una dosis de 100 mg, luego 100 mg en infusión iv. cada 6 h. Tras haber normalizado la presión arterial y el pulso bajar la dosis a 50 mg iv. o IM cada 6 h. En caso de *shock* séptico →cap. 18.7

2) **NaCl al 0,9 % + eventualmente solución de glucosa al 10 %** (en caso de una baja concentración de glucosa en el suero), también administrar sustitutos de la sangre (p. ej. dextrano, plasma o solución de albúminas), con el fin de compensar la hipovolemia; inicialmente 1 l/h, hasta 2-4 l durante las 24 h

3) **tratamiento de la hiponatremia** →cap. 19.1.3.1

4) heparina de bajo peso molecular a dosis profiláctica.

Vigilar cuidadosamente el estado del paciente. La cantidad y el tipo de líquidos administrados, así como la dosis de cloruro sódico dependerán del balance de los líquidos, del grado de alteración de los trastornos electrolíticos, de la función cardiovascular.

**2. Tratamiento de la crisis suprarrenal inminente:** la administración temprana de 100 mg de hidrocortisona iv., VSc o IM puede prevenir el desarrollo de la crisis; mantener una apropiada sustitución de hidrocortisona, compensar los trastornos electrolíticos eventuales y tratar la enfermedad subyacente.

### ➜ PRONÓSTICO

Un tratamiento apropiado de la crisis suprarrenal salva la vida del paciente, pero el pronóstico puede ser incierto en caso de coexistencia de otros trastornos desencadenantes de la crisis.

# 2. Síndrome de Cushing

→ **DEFINICIÓN Y ETIOPATOGENIA**

**El síndrome de Cushing** se define por un conjunto de síntomas y signos secundarios al exceso de glucocorticoides. **El hipercortisolismo subclínico** se suele diagnosticar en el transcurso de las pruebas realizadas para el estudio de un incidentaloma suprarrenal. Está causado por un incremento leve de los niveles de glucocorticoides provocado por una secreción excesiva de cortisol por un tumor suprarrenal, que inhibe la secreción de glucocorticoides por la glándula suprarrenal contralateral. En este caso no aparecen los síntomas característicos, a pesar de que puedan desarrollarse con mayor frecuencia diabetes *mellitus*, obesidad abdominal, hipertensión arterial, eventos cardiovasculares y osteoporosis.

Clasificación etiológica del síndrome de Cushing:

**1.** **Síndrome de Cushing endógeno:** ocurre a consecuencia de una secreción excesiva de glucocorticoides suprarrenales

1) **Síndrome de Cushing independiente de ACTH** (hipercortisolismo primario)

   a) **Tumores suprarrenales autónomos**, que en general son solitarios y con menor frecuencia adenomas múltiples; cáncer suprarrenal →cap. 11.6. Los tumores que se originan en las células de la zona fasciculada de la CS secretan cortisol de manera excesiva. Los otros tipos de tumores (de la zona reticular o tumores mixtos) secretan andrógenos. El exceso de cortisol inhibe la secreción de CRH y de ACTH, lo que lleva a la atrofia del tejido corticosuprarrenal contralateral e ipsilateral localizado fuera del tumor. Con menor frecuencia se encuentran múltiples nódulos en la CS, denominados hiperplasia nodular, que tienen su origen en cambios policlonales, a diferencia de los adenomas, que son debidos a proliferación monoclonal.

   b) **Hiperplasia macronodular suprarrenal**: está causada por la presencia en la corteza suprarrenal de receptores ectópicos, que responden a estímulos atípicos, principalmente al péptido inhibidor gástrico (GIP, su nombre actual: péptido insulinotrópico dependiente de la glucosa), de secreción posprandial en el tubo digestivo. Otros factores estimulantes son: catecolaminas, vasopresina, TSH, hormona luteinizante, gonadotropina coriónica humana (hCG), FSH, estrógenos en concentraciones altas, PRL e interleucina-1.

   c) **Hiperplasia suprarrenal micronodular (hiperplasia [displasia] primaria suprarrenal micronodular pigmentada)**: hay una variante familiar condicionada genéticamente, denominada síndrome de Carney, que aparece junto con otras anomalías como los mixomas cutáneos, cardíacos, mamarios, lentiginosis cutánea, tumores testiculares, y a veces otros trastornos endocrinos (p. ej. acromegalia), y una variante esporádica en la cual pueden jugar un papel las inmunoglobulinas que estimulan la hipertrofia de la corteza suprarrenal. Al igual que en otras variantes independientes de ACTH, el tejido suprarrenal fuera de los nódulos puede estar atrofiado.

2) **Síndrome de Cushing dependiente de ACTH** (hipercortisolismo secundario): variante hipofisaria (secundario a la excesiva producción de ACTH por un tumor hipofisario, es decir enfermedad de Cushing →cap. 8.4.3; es la causa más frecuente del síndrome de Cushing), secreción ectópica de ACTH por un tumor no hipofisario (causa mucho menos frecuente) o síndrome de la secreción de CRH ectópica (la menos frecuente, p. ej. carcinoma pulmonar microcítico, neoplasias neuroendocrinas).

**2. Síndrome de Cushing exógeno:** causado por una administración de glucocorticoides a dosis mayores que las sustitutivas (la causa más frecuente de síndrome de Cushing), independientemente de la forma de administración del fármaco (comprimidos, preparados inhalados, ungüentos, inyecciones, incluidas las intraarticulares).

→ **CUADRO CLÍNICO E HISTORIA NATURAL**

**1. Síntomas:** cambios del rostro o de la silueta, debilidad muscular y baja tolerancia al esfuerzo físico, susceptibilidad de la piel a traumatismos (ulceraciones difíciles de curar, hematomas frecuentes); polidipsia y poliuria (→ controlar la glucemia; en casos graves puede desarrollarse un síndrome hiperglucémico hiperosmolar); hiperfagia; dolor de cabeza y vértigos (→ controlar la presión arterial); labilidad emocional, tendencia a la depresión, empeoramiento de la memoria, rara vez estados psicóticos; dolores óseos (en caso de osteoporosis → buscar fracturas patológicas de los cuerpos vertebrales, costillas y huesos púbicos e isquiones); tendencia a infecciones, especialmente infecciones oportunistas (p. ej. fúngicas), a menudo de curso grave, también a la tuberculosis; síntomas de la enfermedad isquémica del corazón (→ controlar el lipidograma), de insuficiencia cardíaca o enfermedad tromboembólica venosa (efecto protrombótico de glucocorticoides), síntomas de enfermedad ulcerosa gástrica o duodenal (especialmente en pacientes que ingieren AINE); síntomas de litiasis (a causa de hipercalciuria e hiperfosfaturia); disminución de la libido en hombres, en mujeres oligomenorrea o amenorrea secundaria.

**2. Signos:** obesidad central con depósitos del tejido adiposo de la región interescapular ("joroba de búfalo") con almohadillas de grasa en las fosas supraclaviculares y con las extremidades delgadas; cara redonda (cara de luna llena), a menudo roja (a causa de policitemia y adelgazamiento de la piel), con ensanchamiento de los vasos sanguíneos; cuello corto con depósitos de grasa; atrofia muscular en las extremidades y el tronco; estrías anchas rojas o purpúreas en la piel del abdomen, de las caderas, mamas, muslos y en pacientes jóvenes también en las fosas axilares, cubitales y hueco poplíteo (→ diferenciarlo de las estrías estrechas, de color rosa que aparecen en jóvenes, asociadas a un rápido aumento del peso corporal y que palidecen con el tiempo); adelgazamiento de la piel, equimosis en la piel, a veces petequias; signos de hiperandrogenismo de diferente grado de expresión: acné e hirsutismo (→ diagnóstico diferencial con el síndrome de ovario poliquístico); hipertensión arterial (en la mayoría de los pacientes, en general leve o moderada), hiperpigmentación de la piel (aparecerá en aquellos enfermos en los que se mantiene durante largo tiempo una concentración alta de ACTH); edema de los miembros inferiores.

**3. Historia natural:** en **el síndrome de Cushing subclínico**, incluso de larga duración, puede no llegarse al desarrollo del cuadro clínico típico; el riesgo de progresión hasta el síndrome de Cushing clínico es bajo, pero en general no se debe tratar el síndrome de Cushing subclínico como una fase temprana del síndrome de Cushing clínico.

**El síndrome de Cushing clínico suele verse** en un estadio avanzado de una enfermedad de curso largo. Con una frecuencia mucho mayor aparecen solo algunos síntomas, p. ej. intolerancia a la glucosa o diabetes, dislipidemia, hipertensión arterial y aumento rápido del peso corporal (obesidad), que juntos forman el síndrome metabólico; también aumento del riesgo de la osteoporosis.

→ **DIAGNÓSTICO**

El síndrome de Cushing se debe sospechar y diagnosticar en las siguientes situaciones:

1) en pacientes con manifestaciones múltiples de hipercortisolismo y de rápida progresión, especialmente con los más característicos (estrías típicas, atrofia

de músculos proximales de las extremidades inferiores y cintura escapular, eritema facial, hematomas espontáneos)

2) en pacientes con un curso atípico de hipertensión arterial, diabetes *mellitus* u osteoporosis, que puede sugerir formas secundarias (especialmente en caso de resistencia al tratamiento y en personas jóvenes)

3) en caso de un hallazgo de un incidentaloma.

El diagnóstico del síndrome de Cushing es difícil. No existe una prueba de tamizaje única que lo confirme o excluya. Al interpretar los resultados, hay que tener en consideración el cuadro clínico, así como las ventajas y desventajas de las pruebas específicas. El resultado positivo de una sola prueba de tamizaje no permite el diagnóstico seguro del síndrome de Cushing y es necesario realizar una prueba de confirmación. De la misma manera, en un paciente con características clínicas que sugieran hipercortisolismo, el resultado negativo de una sola prueba no es suficiente para la exclusión de forma segura del síndrome de Cushing. En cualquier caso siempre hay que excluir la administración reciente de glucocorticoides (síndrome de Cushing exógeno).

### Exploraciones complementarias

**1. Pruebas bioquímicas básicas:** hipopotasemia e hiperpotasiuria, hiperglucemia (intolerancia a la glucosa o diabetes), aumento de las concentraciones del colesterol, C-LDL y triglicéridos, disminución de la concentración de C-HDL.

**2. Hemograma:** eritrocitosis, leucocitosis y trombocitosis, concentración elevada de la hemoglobina, disminución del recuento de los linfocitos, eosinófilos y monocitos.

**3. Pruebas hormonales del sistema hipotalámico-hipofisario-adrenal** (los rangos de referencia pueden ser diferentes, hay que averiguar los rangos de referencia del laboratorio en el que se realizaron las pruebas):

1) **Confirmación de la hipercortisolemia**: pruebas en caso de sospecha del síndrome de Cushing →fig. 2-1.

   a) Ausencia del **ritmo circadiano** de la secreción de cortisol: aumento de la **concentración nocturna** (a las 23:00-24:00 h) del **cortisol en el suero** >149 mmol/l (5,4 µg/dl) o **en la saliva** (>4,0 nmol/l [145 ng/dl]). La concentración del cortisol por la mañana a menudo está dentro del rango de los valores de referencia.

   b) Aumento de la **eliminación del cortisol libre** en la orina (para la exclusión se necesitan 2 colecciones de orina de 24 h): el resultado excede el LSN en 3-4 veces (330 nmol/24 h [120 µg/24 h]).

   c) Disminución insuficiente de la concentración de cortisol en el **test de supresión con 1 mg de dexametasona** (prueba nocturna de supresión con dexametasona, test breve de supresión con dexametasona): indicar al paciente que ingiera 1 mg de dexametasona VO antes de dormir (a las 22:00-24:00). Evaluar la concentración de cortisol por la mañana entre las 8:00 y las 9:00. En el test de dos días de supresión con 2 mg de dexametasona se administran al paciente 0,5 mg de dexametasona VO cada 6 h durante 2 días, y se determina la cortisolemia 48 h después de la primera dosis. Una concentración de cortisol <50 nmol/l (1,8 µg/dl) descarta el síndrome de Cushing con elevada fiabilidad. Recordar que un solo resultado anormal del test con dexametasona no puede constituir el fundamento de la decisión del tratamiento quirúrgico.

2) **Evaluación de la causa de hipercortisolemia**: pruebas de confirmación del síndrome de Cushing y de identificación de su etiología →fig. 2-2.

   a) **Nivel sérico de ACTH:** depende de la etiología del síndrome de Cushing: una concentración de ACTH de <2 pmol/l (10 ng/l) en paciente con hipercortisolemia es indicativo de la presencia de un síndrome de Cushing independiente de ACTH y de >4 pmol/l (20 ng/l) indica un síndrome de Cushing dependiente de ACTH. En el caso de concentración de 2-4 pmol/l

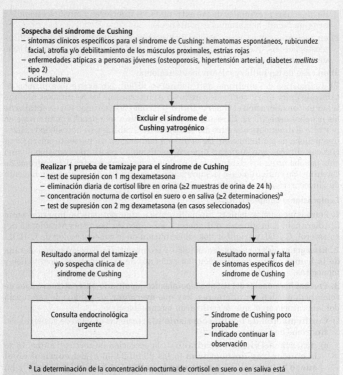

**Sospecha del síndrome de Cushing**
– síntomas clínicos específicos para el síndrome de Cushing: hematomas espontáneos, rubicundez facial, atrofia y/o debilitamiento de los músculos proximales, estrías rojas
– enfermedades atípicas a personas jóvenes (osteoporosis, hipertensión arterial, diabetes *mellitus* tipo 2)
– incidentaloma

**Excluir el síndrome de Cushing yatrogénico**

**Realizar 1 prueba de tamizaje para el síndrome de Cushing**
– test de supresión con 1 mg dexametasona
– eliminación diaria de cortisol libre en orina (≥2 muestras de orina de 24 h)
– concentración nocturna de cortisol en suero o en saliva (≥2 determinaciones)[a]
– test de supresión con 2 mg dexametasona (en casos seleccionados)

Resultado anormal del tamizaje y/o sospecha clínica de síndrome de Cushing

Resultado normal y falta de síntomas específicos del síndrome de Cushing

Consulta endocrinológica urgente

– Síndrome de Cushing poco probable
– Indicado continuar la observación

[a] La determinación de la concentración nocturna de cortisol en suero o en saliva está disponible solo en algunos centros.

**Fig. 2-1.** Algoritmo diagnóstico en caso de sospecha del síndrome de Cushing

(10-20 ng/l) hay que realizar la prueba de estimulación con CRH (no se encuentra disponible en Argentina ni en Chile).

b) **Prueba de estimulación con CRH** (prueba de estimulación directa de secreción de ACTH e indirecta del cortisol por CRH): en la enfermedad de Cushing es característico el aumento de la concentración de ACTH de varias veces su valor normal tras la estimulación con CRH, pero en caso de valores iniciales elevados se considera significativo el aumento de la concentración de ACTH de ≥35-50 % y del cortisol de ≥14-20 %. En el síndrome de Cushing independiente de ACTH en general no hay respuesta a la CRH o es mínima.

c) **Prueba de supresión con 8 mg de dexametasona** (2 mg cada 6 h por 2 días; actualmente se realiza raramente): los resultados dependen de la etiología; su papel consiste en diferenciar entre la enfermedad de Cushing y las variantes de la hiperfunción suprarrenal con exceso del cortisol (tumor de corteza suprarrenal funcionante, síndrome de ACTH ectópico e hiperplasia suprarrenal nodular). En general en la enfermedad de Cushing la concentración de cortisol y de sus metabolitos disminuye en ≥50 % respecto al nivel basal y en caso de la secreción autónoma de cortisol de origen ectópico o suprarrenal la supresión no ocurre. El resultado de

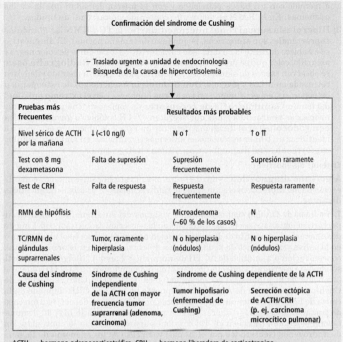

ACTH — hormona adrenocorticotrófica, CRH — hormona liberadora de corticotropina, RMN — resonancia magnética nuclear

**Fig. 2-2.** Algoritmo diagnóstico para identificar la etiología del síndrome de Cushing

esta prueba no es fiable p. ej. en caso de presencia de un tumor ectópico que secreta ACTH y tiene expresión de los receptores de glucocorticoides.

d) **Hiperreactividad suprarrenal a los estímulos atípicos**: averiguar en caso de sospechar hiperplasia suprarrenal macronodular; medir la concentración sérica del cortisol inicial y a los 30, 60, 90 y 120 min después del desayuno o tras el test de tolerancia oral a la glucosa con 75 g; tras la verticalización; tras la ingesta de 10 mg de metoclopramida VO; tras la inyección iv. de 100 µg de GnRH o 200 µg de TRH. Un aumento de la concentración del cortisol confirma el diagnóstico.

**4. Pruebas de imagen.** Se realiza la **RMN de la hipófisis** →cap. 8.4.3. **TC o RMN suprarrenal**: los hallazgos dependerán de la causa del síndrome de Cushing →fig. 2-1:

1) **Tumor/tumores autónomos corticosuprarrenales**: en la **TC** se ve un tumor unilateral con rasgos de adenoma →cap. 11.5; posibles rasgos de atrofia corticosuprarrenal contralateral. Con poca frecuencia los adenomas múltiples son bilaterales. En las **TC** y **RMN** se observa un alto contenido de lípidos, un rápido lavado (*washout*) del contraste. Cáncer corticosuprarrenal funcionante →cap. 11.6.

2) **Hiperplasia suprarrenal macronodular**: en la TC las glándulas suprarrenales aparecen simétricas, en general están aumentadas de tamaño,

a menudo con un borde policíclico y con la misma densidad que la de los adenomas. En la **RMN** se ve un alto contenido suprarrenal de lípidos.

3) **Hiperplasia suprarrenal micronodular**: en la **TC** y **RMN** las glándulas suprarrenales son simétricas, pequeñas o de tamaño normal. El diagnóstico se establece durante la cirugía (son característicos los nódulos de color negro y amarillo, color que se debe a la presencia de lipofuscina). **Radiografía ósea**: se observan rasgos de osteoporosis, fracturas patológicas; a menudo edad ósea retrasada en niños y jóvenes. **Densitometría ósea**: rasgos de osteopenia u osteoporosis, especialmente en vértebras lumbares y en el extremo proximal del fémur. **Gammagrafía de receptores** de somatostatina para detectar neoplasias neuroendocrinas que secretan ACTH ectópico o **gammagrafía con yodocolesterol** dirigida a detectar un tumor de ubicación ectópica o a identificar un tumor autónomo en enfermos con tumores en ambas glándulas suprarrenales (no disponible esta última en Argentina).

#### Criterios diagnósticos

**Algoritmo diagnóstico** →fig. 2-1 y fig. 2-2. Tanto la confirmación, como la exclusión del hipercortisolismo exige la realización de ≥2 pruebas diagnósticas distintas.

**1.** Síndrome de Cushing clínico: síntomas y signos del síndrome de Cushing, hipercortisolemia (ausencia de inhibición de la secreción de cortisol con 1 mg de dexametasona, aumento de la concentración nocturna del cortisol en el suero o en la saliva y/o aumento de la eliminación del cortisol libre en la orina) con una concentración plasmática de ACTH disminuida (<2 pmol/l [10 ng/l]; hipercortisolismo suprarrenal: síndrome de Cushing independiente de ACTH) o elevada (adenoma de la hipófisis o secreción ectópica de ACTH o CRH: síndrome de Cushing dependiente de ACTH); la respuesta en test con CRH depende de la causa de hipercortisolemia; falta de supresión de secreción del cortisol (en caso de tumor suprarrenal) o supresión solo por una dosis alta [8 mg] de dexametasona (adenoma hipofisario). En ocasiones aparece elevada la concentración de andrógenos (secretados por el tumor) y, en caso de un adenoma de la zona reticular una disminución en los niveles de DHEA-S en suero a causa de la deficiencia de ACTH. Tumor o tumores suprarrenales detectados en TC/RMN o tumor hipofisario en RMN o menos frecuentemente: fuente ectópica de ACTH o CRH detectada en la gammagrafía de receptores.

**2.** El hipercortisolismo subclínico causado por un tumor autónomo o por tumores corticosuprarrenales (antes llamado síndrome de Cushing subclínico) despierta muchas controversias, ya que no se han establecido los criterios de su diagnóstico. Debe tenerse en consideración el cuadro clínico (teniendo en cuenta la osteopenia/osteoporosis, obesidad abdominal, hipertensión arterial, diabetes *mellitus*), así como los resultados de las siguientes exploraciones complementarias (para el diagnóstico se sugiere el cumplimiento de 2 o 3, incluso 4 criterios)

1) test de supresión con 1 mg de dexametasona: concentración sérica de cortisol ≥94 nmol/l (3,4 μg/dl)

2) concentración sérica matinal de ACTH <2 pmol/l (10 pg/ml)

3) eliminación diaria de cortisol libre en la orina >LSN

4) concentración sérica de cortisol a las 23:00-24:00 ≥149 nmol/l (5,4 μg/dl).

#### Diagnóstico diferencial

**Diagnóstico diferencial entre el síndrome de Cushing dependiente de ACTH e independiente de ACTH** →fig. 2-2.

**Otras causas del exceso de glucocorticoides**

1) Síndrome de resistencia a glucocorticoides: es un síndrome debido a la deficiencia parcial de sensibilidad del receptor para glucocorticoides (condicionado genéticamente, raro); aumento de la concentración sérica de ACTH, cortisol, andrógenos y aldosterona, pero con ausencia de síntomas del exceso del cortisol, síntomas de androgenización en mujeres y de hiperaldosteronismo.

El ritmo diario de la secreción del cortisol está preservado tanto como la respuesta de la hipófisis y los suprarrenales a CRH. Tratamiento: dexametasona 1,0-1,5 mg/d con el fin de suprimir la secreción de ACTH.

2) Síndromes funcionales (el denominado síndrome pseudo-Cushing) en los que la hipercortisolemia no es un efecto de los cambios estructurales del sistema hipofisario-suprarrenal, sino de otros trastornos (la hipercortisolemia no requiere tratamiento)

a) depresión: hipercortisolemia y deficiencia de la supresión por la dexametasona, pero con el ritmo diario de cortisol preservado y la concentración de ACTH normal

b) embarazo: aumento de la concentración de transcortina (CBG) en la sangre y al mismo tiempo de cortisol; la síntesis de CRH en la placenta aumenta en el 3.[er] trimestre, existiendo un incremento de la eliminación del cortisol libre por la orina; el ritmo diario de la secreción del cortisol está preservado

c) alcoholismo: en pocos casos aparecen rasgos somáticos del síndrome de Cushing (cambio de metabolismo hepático del cortisol e influencia del alcohol sobre el SNC); la abstinencia lleva a la remisión de los síntomas

d) anorexia nerviosa: aumento de la concentración de cortisol, debido principalmente a la disminución del aclaramiento de creatinina, pero también es posible un aumento de la secreción de ACTH. La deficiencia de supresión por la dexametasona es una manifestación de la resistencia adquirida del receptor para glucocorticoides, lo que explica la ausencia de hallazgos clínicos de la hiperfunción corticosuprarrenal.

### → TRATAMIENTO

#### Tratamiento sintomático

**Tratamiento de las complicaciones del síndrome de Cushing:** de la hipertensión arterial, trastornos del metabolismo de carbohidratos y lípidos, osteoporosis, trastornos psíquicos. Algunas complicaciones remiten tras el tratamiento causal eficaz.

#### Tratamiento de hipercortisolemia

Depende de la etiología del síndrome de Cushing. Es obligatorio en el síndrome de Cushing manifiesto y en caso de complicaciones del exceso cortisólico. El tratamiento de elección es la intervención quirúrgica, que depende de la etiología del síndrome de Cushing (la resección de adenoma en la enfermedad de Cushing, tumor suprarrenal o, con mucha menor frecuencia, el tejido neoplásico secretor de ACTH). Sin embargo, no se debe iniciar la terapia si el diagnóstico del síndrome de Cushing no es seguro. Según las recomendaciones de la Endocrine Society (2015), no debe iniciarse la terapia si las exploraciones hormonales arrojan valores limítrofes, o si no hay sintomatología característica del síndrome de Cushing.

**1.** Adenoma hipofisario →cap. 8.4.3.

**2.** Tumor/tumores autónomo(s) de la corteza suprarrenal: el método de elección es la **resección quirúrgica del tumor suprarrenal tras la preparación preoperatoria con un inhibidor de la esteroidogénesis** → administrar ketoconazol 400-800 mg/d en 3 dosis divididas (raramente hasta 1200 mg/d), inicialmente se obtiene el control bioquímico y, transcurridas ~3 semanas, aparecerá la mejoría clínica (uso fuera de la ficha técnica). Se debe tener cuidado en evitar la deficiencia de glucocorticoides, vigilar la aparición de síntomas de una crisis suprarrenal inminente (algunos tumores tienen una sensibilidad muy grande a los inhibidores de la síntesis de cortisol), así como el desarrollo de hepatotoxicidad. Tratamiento alternativo: metirapona, dosificación individualizada en función de los niveles de cortisol y de la tolerancia al fármaco, inicialmente 250-750 mg/d, en enfermos con un síndrome de Cushing grave incluso 1500 mg/d (en centros especializados). Con menor frecuencia se utiliza aminoglutetimida a dosis de 500-750 mg/d. El mitotano, habitualmente a dosis ~3 g/d, se utiliza en el tumor suprarrenal, mientras que el etomidato es el único medicamento de administración iv (metirapona, aminoglutetimida y mitotano, no usualmente disponibles en Argentina y Chile). **Administración de glucocorticoides en pacientes con insuficiencia corticosuprarrenal en período perioperatorio** →más arriba. El primer criterio de remisión del síndrome de Cushing tras el tratamiento quirúrgico es una concentración sérica de cortisol matinal <138 nmol/l (5 µg/dl), o una excreción de cortisol libre en orina <28-56 nmol/d (10-12 µg/d) hasta 7 días tras la resección selectiva del tumor suprarrenal (en dicho momento la liberación de ACTH está disminuida debido a la hipercortisolemia previa). En el período posoperatorio pueden aparecer síntomas de insuficiencia suprarrenal que requieran terapia de sustitución temporal de hidrocortisona. Habitualmente la dosis inicial es de 30 mg/d. En el transcurso de algunas semanas hay que seguir disminuyendo la dosis diaria de hidrocortisona hasta poder retirarla. La mejoría clínica se presenta a las ~3 semanas, si la dosificación es correcta. Durante los dos años siguientes suele ser necesario administrar hidrocortisona en situaciones de estrés (p. ej. cirugías). Raramente no es posible retirar la hidrocortisona.

En el síndrome de Cushing subclínico, tras la resección del tumor suprarrenal, suele desarrollarse una insuficiencia corticosuprarrenal de la glándula contralateral y por eso es necesaria una terapia de sustitución con hidrocortisona con descenso gradual de la dosis (dosis inicial de hidrocortisona en general es de 20 mg/d).

**3. Hiperplasia macronodular y micronodular suprarrenal:** el método de elección es la resección bilateral de las glándulas suprarrenales; administración de hidrocortisona como en caso de la cirugía de adenoma, junto con fludrocortisona.

### ➡ PRONÓSTICO

En casos del síndrome de Cushing de larga duración (independientemente de la etiología) pueden aparecer complicaciones vasculares dependientes de la hipertensión arterial. Incluso en su forma leve, el síndrome de Cushing no tratado aumenta la mortalidad en 4 veces (principalmente debido a las enfermedades cardiovasculares e infecciones) en comparación con la población general. Tras un tratamiento quirúrgico eficaz, muchos síntomas del síndrome de Cushing, incluida la hipertensión arterial y la diabetes *mellitus*, ceden o disminuyen a lo largo de 12 meses. Durante ~5 años se mantiene un riesgo aumentado de muerte por enfermedades cardiovasculares.

**1. La resección de adenoma/adenomas** corticosuprarrenales lleva a la remisión completa de los síntomas del síndrome de Cushing. La reaparición del tumor puede producirse por recidiva a nivel de los fragmentos de la corteza suprarrenal en el tejido graso. Sin embargo, no se produce recidiva del adenoma extirpado completamente. Puede ser necesaria la administración de forma periódica del tratamiento de sustitución.

**2. La adrenalectomía bilateral en caso de la hiperplasia macronodular o micronodular** lleva a la remisión de los síntomas del síndrome de Cushing, pero es necesario un tratamiento de sustitución permanente. En el síndrome de Carney el pronóstico depende de las manifestaciones coexistentes.

**3. En caso de cáncer suprarrenal** (→más adelante) el pronóstico depende de la estadificación del cáncer y de la extensión de la cirugía. Tras la adrenalectomía bilateral será necesario el tratamiento de sustitución.

# 3. Hiperaldosteronismo primario

**→ DEFINICIÓN Y ETIOPATOGENIA**

El hiperaldosteronismo primario es un trastorno que se caracteriza por una hipersecreción de aldosterona que es relativamente independiente del sistema renina-angiotensina-aldosterona (RAA), del volumen intravascular y de la concentración de potasio en la sangre, y que no se inhibe después del test con sobrecarga de sodio. En el túbulo renal distal, la aldosterona aumenta la resorción de $Na^+$ y agua y la eliminación de $K^+$ y $H^+$. Su exceso lleva al desarrollo de hipertensión arterial y a daño vascular.

**Causas/formas**

1) Más frecuentes

   a) **Hiperplasia corticosuprarrenal bilateral (hiperaldosteronismo idiopático bilateral)**: la causa más frecuente, con una severidad clínica y de laboratorio variable.

   b) **Adenomas secretores de aldosterona (síndrome de Conn)**: es el resultado de una proliferación monoclonal. La secreción de aldosterona no depende de la angiotensina II, pero sí que tiene relación con las oscilaciones diarias de la concentración de ACTH en el suero.

2) Menos frecuentes

   a) **Hiperplasia corticosuprarrenal unilateral** (micro o macronodular).

   b) **Hiperaldosteronismo familiar. Tipo I**: se debe al entrecruzamiento de los genes *CYP11β2* (codificante para la aldosterona sintasa) y *CYP11β1* (codificante para 11β-hidroxilasa), que lleva a la formación de un gen quimérico responsable de la síntesis de aldosterona en la zona fascicular suprarrenal, dependiente de ACTH. La administración de dexametasona (que disminuye la concentración de ACTH) inhibe la secreción excesiva de aldosterona y por ello este tipo se denomina aldosteronismo remediable por glucocorticoides (*glucocorticoid remediable aldosteronism*, GRA). **Tipo II**: adenoma secretor de aldosterona de tipo familiar y/o hiperplasia idiopática bilateral; el hiperaldosteronismo no depende de la ACTH, el defecto genético no está aclarado, aunque probablemente afecta al gen *CYP11b2*. **Tipo III**: causado por una mutación germinal en el gen *KCNJ5* del canal de potasio. Cursa con una importante hiperplasia suprarrenal y síntomas severos de hiperaldosteronismo.

   c) **Carcinoma corticosuprarrenal** secretor de aldosterona.

   d) **Tumores con producción ectópica de aldosterona** (p. ej. neoplasias ováricas o renales).

En ~50 % de los enfermos afectados por adenomas suprarrenales secretores de aldosterona se han demostrado mutaciones somáticas del gen *KCNJ5* cuya expresión final determina que los canales de potasio sean menos selectivos, permitiendo el flujo de iones de sodio y posteriormente de calcio a las células de la capa glomerular suprarrenal, por lo que aumenta la síntesis de aldosterona. En pacientes con adenomas suprarrenales en los cuales se ha demostrado una mutación del gen *KCNJ5* los síntomas de hiperaldosteronismo son muy pronunciados.

**→ CUADRO CLÍNICO E HISTORIA NATURAL**

Síntomas: el síntoma principal es la existencia de una hipertensión arterial resistente, a menudo de curso grave, sin embargo, en los últimos años la mejoría de las técnicas diagnósticas ha permitido diagnosticar el hiperaldosteronismo primario en casos de hipertensión menos severa; raramente presenta otros síntomas como debilidad muscular, poliuria, polidipsia, parestesias y calambres musculares, tetania (síntomas debidos a una deficiencia severa de potasio y de alcalosis); normovolemia (al principio se nota hipervolemia a causa de retención de agua y sodio, posteriormente aparece una diuresis espontánea y normalización del volumen del fluido extracelular —el fenómeno de escape— probablemente asociado al aumento de la secreción del péptido natriurético atrial).

Además de su efecto hipertensivo, el exceso crónico de aldosterona actúa sinérgicamente con la angiotensina II, llevando a necrosis, fibrosis y proliferación de los miocitos, hipertrofia cardíaca, remodelación y fibrosis vascular y al perjuicio de la función del endotelio vascular. En los riñones, especialmente en presencia de una ingesta alta de sodio en la dieta, se desarrolla un daño en las arteriolas pequeñas y medias, produciendo nefropatía.

### ▶ DIAGNÓSTICO

Se deben realizar pruebas diagnósticas con el fin de detectar el hiperaldosteronismo primario en pacientes con hipertensión arterial:

1) moderada (>160-179/100-109 mm Hg) o grave (>180/110 mm Hg)
2) resistente (>140/90 mm Hg a pesar del uso de 3 fármacos hipotensivos)
3) con hipopotasemia espontánea o inducida por diuréticos
4) con un tumor suprarrenal detectado de forma incidental (incidentaloma)
5) en pacientes con familiares de primer grado diagnosticados de hiperaldosteronismo o bien con historia familiar que indique una incidencia temprana de hipertensión arterial o accidentes cerebrovasculares en pacientes <40 años
6) con apnea obstructiva de sueño concomitante.

**Exploraciones complementarias**

**1. Pruebas bioquímicas básicas**

1) Hipopotasemia: se detecta en <30 % de los enfermos (puede no presentarse en el caso de la hiperplasia suprarrenal bilateral y con mayor frecuencia, pero no siempre, aparece en los adenomas); la concentración sérica del potasio debe ser evaluada tras haber retirado aquellos fármacos que influyen en el equilibrio sodio-potasio y en la actividad del sistema RAA →más adelante, con la ingesta normal del sodio y potasio en la dieta; cuanto mayor es la ingesta de sodio, mayor es la probabilidad de aparición de hipopotasemia. En algunos pacientes la hipopotasemia se evidencia durante el tratamiento hipotensor con diuréticos.
2) Aumento de la eliminación de potasio por la orina en pacientes con hipopotasemia (>30 mmol/d).
3) Concentración sérica de sodio cercana al LSN o hipernatremia leve.
4) Alcalosis metabólica.

**2. Pruebas hormonales:** se deben extraer muestras de sangre para evaluar **la actividad de renina plasmática (ARP) o la concentración plasmática de renina (CPR) y el nivel plasmático de aldosterona** por la mañana, óptimamente tras 2 h en bipedestación. En un paciente hospitalizado tomar 2 muestras de sangre: por la mañana en posición horizontal y tras 2 h de bipedestación. Antes de las pruebas hormonales del sistema RAA, hay que compensar la deficiencia de potasio y retirar fármacos que puedan influir en el equilibrio sodio-potasio y en el sistema RAA: espironolactona, eplerenona, amilorida y otros diuréticos 4 semanas antes de la prueba (resultados falsos negativos); β-bloqueantes, clonidina metildopa (resultados falsos positivos), calcioantagonistas dihidropiridínicos, IECA, bloqueadores de receptores de angiotensina II (ARA-II) e inhibidores de renina 2 semanas antes de la prueba (resultados falsos negativos). Según muchos autores, los únicos fármacos que se pueden administrar a un paciente sometido al proceso diagnóstico del hiperaldosteronismo primario son: verapamilo (preparado de liberación prolongada) y α-bloqueantes. Si los valores de la presión arterial exigen el uso de otros fármacos hipotensores, hay que tenerlo en cuenta al interpretar los resultados.

**ARP (o CPR) y concentración plasmática de aldosterona en las pruebas dinámicas**

a) **Supresión de secreción de renina y aldosterona.** No se evidencia una disminución de la concentración de aldosterona en respuesta a los factores que inhiben la actividad del sistema RAA: **3 días de dieta rica en sal** (confirmada por un hallazgo de la eliminación de sodio por la orina >200 mmol/24 h): aldosterona urinaria >39 nmol/24 h (14 µg/24 h); **test de supresión con captopril** (25 mg VO, tras ≥1 h de bipedestación): no se nota una disminución de la concentración plasmática de aldosterona ≥30 % tras 2 h en la posición sentada; **test de sobrecarga salina al 0,9 %**: administrar iv. una solución de NaCl al 0,9 % por 4 h a dosis de 500 ml/h (se debe controlar la presión arterial y el nivel sérico de potasio y recordar que la sobrecarga salina puede ser peligrosa: en pacientes hipertensos puede llevar a una crisis hipertensiva, y en caso del hiperaldosteronismo primario a una hipopotasemia severa): aldosterona en el plasma >277 pmol/l (10 ng/dl). **Test de supresión con fludrocortisona (TSF)** (0,1 mg 4×d VO durante 4 días; se debe garantizar una complementación con sodio y potasio adecuadas, mantener el nivel plasmático de potasio ~4 mmol/l (determinar el nivel sérico 4×d). Los resultados que indican un diagnóstico de hiperaldosteronismo primario son: concentración de aldosterona en el suero en el 4.º día del test >166 pmol/l (6 ng/dl) si la ARP está disminuida <0,77 nmol/l/h (1 ng/ml/h), concentración del potasio dentro del rango normal y concentración del cortisol a las 10:00 menor que a las 7:00.

El uso de los factores que inhiben la actividad del sistema RAA requiere precaución en particular con pacientes hipertensos con hipopotasemia.

b) **Estimulación de secreción de renina y aldosterona.** No se evidencia un aumento de la ARP o CPR y de la concentración plasmática de aldosterona en respuesta a los factores estimulantes del sistema RAA: **3 días de dieta hiposódica** (hasta 20-30 mmol/d, p. ej. dieta de arroz y fruta), seguida de un test postural de 3-4 h, o un **test postural de 2 h precedido por la administración de 20-40 mg de furosemida.** Normalmente, la ARP o CPR y la concentración de aldosterona aumentan en 2-3 veces su nivel basal tras la bipedestación. Después de una dieta hiposódica o tras la administración de furosemida se advierte también un aumento varias veces mayor que su nivel basal.

**3. Pruebas de imagen.** En la **TC**: manifestación del tumor suprarrenal de >8-10 mm de diámetro. Un engrosamiento del brazo suprarrenal >6-7 mm o de la glándula entera >10 mm se considera patológico. La evaluación de la rapidez del lavado del contraste intravenoso ayuda en el diagnóstico diferencial entre un adenoma (lavado rápido), carcinoma, metástasis y feocromocitoma (lavado lento). **RMN:** tiene una sensibilidad y especificidad semejante a la TC. Es útil en el diagnóstico diferencial de los adenomas secretores de aldosterona y los tumores no funcionantes. La **gammagrafía** suprarrenal con un análogo del colesterol marcado con [131]I puede servir para la detección de tumores secretores de aldosterona mayores de 1,5 cm.

**4. Cateterización de las venas suprarrenales con evaluación de la concentración de aldosterona:** es un método seguro para diferenciar entre hiperplasia suprarrenal y un adenoma: la concentración de aldosterona es 4-5 veces más alta en el lado del tumor. Se debe realizar solamente en centros especializados.

**Criterios diagnósticos**

**1. Tamizaje. Índice aldosterona-renina (IAR o ADRR; se obtiene del cociente de las siguientes concentraciones, respectivamente:** aldosterona [ng/dl] y ARP [ng/ml/h] o aldosterona [ng/dl] y CPR [ng/dl]) determinado después de 2 h de bipedestación por la mañana, tras una suplementación previa de potasio que proporcione una concentración sérica >4 mmol/l. Una concentración de aldosterona >416 pmol/l

(15 ng/dl), la disminución de la ARP <0,77 nmol/l/h (1 ng/ml/h) y el aumento del IAR >30 implican la realización de pruebas funcionales (estimulación de secreción de renina o supresión de secreción de aldosterona), con excepción de enfermos con hipopotasemia sin otra causa aparente, concentración plasmática de renina y concentración de aldosterona >20 ng/dl, en los que pueden realizarse pruebas de imagen y que pueden posteriormente derivarse para un tratamiento quirúrgico sin necesidad de realizar las pruebas de supresión de secreción de aldosterona que confirmen este diagnóstico. En caso de medir CPR (ng/l), el ADRR requerido para realizar pruebas funcionales es >5,7.

**2.** **Confirmación del diagnóstico de hiperaldosteronismo primario:** ausencia de supresión o supresión insuficiente de la secreción de aldosterona por los estímulos fisiológicos (dieta hiposódica, infusión de NaCl al 0,9 % [test de sobrecarga salina]) o fármacos (fludrocortisona, captopril) y falta de aumento de ARP o CPR tras la bipedestación (→más arriba). El test iv. de sobrecarga salina realizado en la posición sentada puede sustituir a la prueba de supresión con fludrocortisona. Hay que recordar que la sobrecarga salina puede ser peligrosa en pacientes hipertensos (puede desencadenar una crisis hipertensiva) y puede causar una hipopotasemia severa.

**3.** **Determinación de la causa de secreción autónoma.** Al establecer el diagnóstico de hiperaldosteronismo primario se requiere realizar pruebas radiológicas: TC o RMN suprarrenal, y si es necesario, el cateterismo de las venas suprarrenales, que tiene un valor decisivo (patrón de oro en el diagnóstico diferencial del hiperaldosteronismo primario). En personas <35 años, con hiperpotasemia sin otra causa aparente, secreción excesiva de aldosterona y con adenoma suprarenal unilateral diagnosticado en el TC, no es necesario el cateterismo de las venas suprarrenales antes de la programación quirúrgica. En enfermos con hiperaldosteronismo primario diagnosticado durante la infancia o juventud temprana, hay que realizar pruebas genéticas encaminadas a la detección del hiperaldosteronismo familiar (posibles mutaciones de los genes *CYP11B2*, *CYP11B1*, *KCNJ5*).

1) **Adenoma corticosuprarrenal:** la concentración de aldosterona es más alta que en la hiperplasia suprarrenal, además, en el test postural la concentración de aldosterona no aumenta e incluso puede disminuir.

2) **Hiperplasia corticosuprarrenal bilateral:** la concentración basal de aldosterona es menor que en el caso de un adenoma y en un test postural aumenta en >30 %, también se elevan las concentraciones de la 18-OH-corticosterona (precursor inmediato de aldosterona) y del cortisol.

3) **Hiperaldosteronismo familiar:** hay que sospechar esta forma de hiperaldosteronismo en pacientes con hipertensión arterial asociada a hiperaldosteronismo en la infancia o cuando el hiperaldosteronismo ocurre en familiares con antecedentes de accidentes cerebrovasculares en la juventud. En el tipo I la administración de dexametasona inhibe la secreción de aldosterona.

### Diagnóstico diferencial

1) Otras causas de hipertensión arterial dependiente del exceso de los mineralocorticoides →tabla 3-1.

2) Otras causa de hipopotasemia →cap. 19.1.4.1.

3) Hiperaldosteronismo secundario: una estimulación excesiva del sistema RAA de larga duración (aumento de ARP y alta concentración de angiotensina II) estimula la zona glomerular condicionando una secreción excesiva de aldosterona. Las **causas** más frecuentes son: pérdida de sodio, hipovolemia, ingesta de dosis altas de laxantes o diuréticos, cirrosis hepática con ascitis, insuficiencia cardíaca, infarto de miocardio, síndrome nefrótico, estenosis de la arteria renal, tumor secretor de renina, fase acelerada de la hipertensión arterial (independientemente de su etiología), estrógenos (en fármacos de la terapia hormonal para la menopausia o en los anticonceptivos orales: estimulan la síntesis de angiotensinógeno).

**Tabla 3-1. Causas de hipertensión arterial dependiente del exceso de mineralocorticoides**

| Causa de hipertensión arterial | Mineralo-corticoide | Síntomas principales (además de la hipertensión) y hallazgos de las pruebas hormonales |
|---|---|---|
| Hiperaldosteronismo primario | Aldosterona | Hipopotasemia <br> ↓↓ ARP <br> ↑↑ aldosterona |
| Hiperplasia suprarrenal congénita: deficiencia de 17α-hidroxilasa | DOC | Hipogonadismo <br> ↓↓ ARP <br> ↓ aldosterona <br> ↓ cortisol |
| Hiperplasia suprarrenal congénita: deficiencia de 11β-hidroxilasa | DOC | Virilización <br> ↓ ARP <br> ↓ aldosterona |
| Tumor suprarrenal secretor de DOC | DOC | Tumor suprarrenal <br> ↓↓ ARP <br> ↓ aldosterona |
| Exceso aparente de los mineralocorticoides: deficiencia de la 11β-hidroxiesteroide deshidrogenasa tipo 2 (11β-HSD2) | Cortisol | Polidipsia <br> Poliuria <br> ↓↓ ARP <br> ↓↓ aldosterona <br> ↑ metabolito del cortisol o cortisona (THF/THE) |

↓ disminución, ↑ aumento, DOC — desoxicorticosterona, THF/THE — relación tetrahidrocortisol/tetrahidrocortisona (metabolitos de cortisol y cortisona)

4) Mutación activadora del receptor mineralocorticoide que se revela en embarazadas (el receptor está activado por progesterona).

→ **TRATAMIENTO**

**1. Objetivos del tratamiento:** normalización de la presión arterial, de la concentración sérica de potasio y de la secreción de aldosterona.

**2.** Recomendar el mantenimiento de un correcto peso corporal, actividad física moderada y dieta pobre en sal (<100 mmol/d; también antes de la cirugía de un adenoma).

**Tratamiento quirúrgico**

La adrenalectomía laparoscópica unilateral es el método de elección en caso del adenoma secretor de aldosterona.

**Tratamiento farmacológico**

**1. Antagonistas del receptor mineralocorticoide.** Indicaciones: administrar antes de la cirugía de un adenoma secretor de aldosterona (una vez finalizados los test de diagnóstico hormonal); en el caso de que la cirugía esté contraindicada; o en la hiperplasia corticosuprarrenal bilateral (idiopática o familiar)

1) **espironolactona**: administrar con comida, inicialmente a dosis de 12,5-50 mg 2×d, en caso de necesidad ir incrementando hasta 100 mg 2×d (administrar una dosis que asegure una concentración normal de potasio sin la necesidad de suplementación; tras varios meses es posible reducir la

dosis incluso hasta 25 mg 2×d); reacciones adversas: ginecomastia (en 50 % de hombres con dosis >150 mg/d), impotencia o menstruación irregular por el bloqueo de acción de los andrógenos o progestágenos respectivamente, náuseas, vómitos, diarrea

2) **eplerenona:** 25 mg 2×d (se puede aumentar hasta 100 mg/d), tiene menos efectos adversos que la espironolactona; después de algunos meses del tratamiento puede intentarse reducir la dosis, si la presión arterial está bien controlada.

**2. Otros diuréticos ahorradores de potasio:** en caso de intolerancia a la espironolactona o indisponibilidad de eplerenona, administrar **amilorida** 5 mg 2×d, máx. 20 mg/d asociada a **hidroclorotiazida** 50 mg 1-2 veces al día.

**3. IECA:** indicados en casos de hiperplasia suprarrenal bilateral si los bloqueadores del receptor mineralocorticoide no llevan a la normalización de la presión arterial.

**4. Glucocorticoides en el hiperaldosteronismo familiar tipo I:** predominantemente dexametasona 0,5-0,75 mg/d.

→ **PRONÓSTICO**

La resección de un adenoma secretor de aldosterona lleva a la remisión de los síntomas en un 35-70 % de los pacientes. En caso de no establecer el diagnóstico o de un tratamiento inapropiado, el exceso de aldosterona, especialmente con la ingesta alta de sal, no solo produce una hipopotasemia, sino también hipertensión arterial y el consecuente efecto perjudicial directo para el miocardio y los vasos sanguíneos, además de poder condicionar una nefropatía.

# 4. Hipoaldosteronismo

Deficiencia o acción insuficiente de la aldosterona.

**Causas** (las más frecuentes)

1) **Disminución de la síntesis de aldosterona y/o de su secreción como efecto derivado de una lesión suprarrenal primaria** (hipoaldosteronismo primario): se debe sospechar en pacientes con actividad de renina plasmática elevada e hiperpotasemia a pesar de tener una función renal normal, en ausencia de uso de suplementos de potasio o diuréticos ahorradores de potasio

   a) insuficiencia corticosuprarrenal primaria →cap. 11.1.1

   b) pacientes tras adrenalectomía bilateral

   c) deficiencia de 21-hidroxilasa (síntesis excesiva de andrógenos suprarrenales con secreción disminuida de cortisol y de aldosterona)

   d) deficiencia de aldosterona sintetasa (produce un hipoaldosteronismo aislado)

   e) fármacos: inhibidores de la síntesis del cortisol (p. ej. ketoconazol), heparina (que disminuye el número de receptores para la angiotensina II en la zona glomerular suprarrenal, lo que inhibe la síntesis de la aldosterona y lleva a la hiperpotasemia).

2) **Disminución de la estimulación de la secreción de aldosterona secundaria a la inhibición del sistema RAA:** hipoaldosteronismo hiporreninémico (nefropatía diabética, edad avanzada), inhibidores de renina (AINE, β-bloqueantes, ciclosporina), IECA, ARA-II.

3) **Resistencia a la acción de la aldosterona:** pseudohipoaldosteronismo tipos I y II; actividad de fármacos: antagonistas de la aldosterona

(espironolactona, eplerenona), que inhiben la unión de la aldosterona con el receptor mineralocorticoide, diuréticos ahorradores de potasio (triamtereno, amilorida), que inhiben la actividad de los canales de sodio en el riñón. La amilorida, asociada a la tiacida, reduce el riesgo de hipopotasemia inducida por diuréticos tiacídicos.

**El tratamiento** depende de la etiología:

1) **hipoaldosteronismo primario** →cap. 11.1.1 (insuficiencia corticosuprarrenal primaria)

2) **hipoaldosteronismo hiporreninémico** → limitar el suministro de potasio, administrar fludrocortisona (0,025-0,05 mg/d). En caso de hipertensión o edemas considerar la administración de furosemida o un diurético tiacídico; controlar el nivel sérico de potasio

3) **hipoaldosteronismo inducido por fármacos** → intentar retirar o reducir la dosis del fármaco y corregir los trastornos electrolíticos.

# 5. Tumor corticosuprarrenal encontrado de forma incidental (incidentaloma)

## ➔ DEFINICIÓN Y ETIOPATOGENIA

Masa tisular suprarrenal anormal, de diámetro ≥1 cm, detectada de forma incidental durante una prueba de imagen realizada por otras indicaciones.

Se distinguen tumores no funcionantes y tumores autónomos secretores de hormonas, los cuales aparecen con menor frecuencia. Una gran mayoría de ellos son benignos. Con mayor frecuencia se trata de adenomas que pueden originarse en cualquiera de las 3 zonas corticosuprarrenales o tener un carácter mixto. Dentro de los tumores que se originan en la médula suprarrenal, el más frecuente es el feocromocitoma. El mielolipoma procede del mesénquima, contiene tejido adiposo y hematopoyético y en la mayoría de los casos es benigno. Rara vez aparecen: cambios inflamatorios, procesos granulomatosos, quistes y pseudoquistes (a causa de la desintegración de un tumor) o hematomas. El tumor primario maligno más frecuente es el carcinoma suprarrenal →cap. 11.6. Otros tumores que infiltran la glándula son el linfoma de diferentes grados de malignidad (a menudo bilateral) y las metástasis.

## ➔ CUADRO CLÍNICO E HISTORIA NATURAL

Síntomas: los tumores hallados de forma incidental suelen ser clínicamente silentes, pero a veces se pueden detectar hallazgos clínicos discretos que sugieren un exceso de hormonas, es el denominado hipercortisolismo subclínico →cap. 11.2. Se debe prestar atención a la existencia de un diagnóstico reciente de hipertensión arterial, de diabetes o intolerancia a la glucosa, obesidad de progresión rápida o de hirsutismo progresivo. El examen clínico puede revelar p. ej. almohadillas de grasa en las fosas supraclaviculares, atrofia muscular leve y dilatación vascular en las mejillas.

## ➔ DIAGNÓSTICO

**Exploraciones complementarias**

**1. Pruebas bioquímicas básicas:**

1) rara vez existe una hipopotasemia persistente, más a menudo se evidencia una tendencia a la hipopotasemia, p. ej. como efecto de las dosis bajas de diuréticos (en caso del hiperaldosteronismo subclínico →más arriba)

Tabla 5-1. Características típicas de los tumores suprarrenales en la TC y RMN

| Característica | Adenoma | Carcinoma | Feocromocitoma | Metástasis neoplásica[a] |
|---|---|---|---|---|
| Tamaño | Habitualmente <4 cm[b] | Habitualmente >4 cm | No hay reglas | No hay reglas |
| Forma | Redondeada/oval | Irregular | Generalmente redondeada/oval | Irregular o redondeada/oval |
| Bordes | Bien delimitados | Borrosos, pueden ser bien delimitados | Bien delimitados | Borrosos o bien delimitados |
| Estructura | Homogénea | No homogénea (focos de necrosis, hemorragias, calcificaciones) | No homogénea en tumores más grandes (presencia de pseudoquistes, lisis, hematomas y calcificaciones) | Homogénea o no homogénea (en tumores más grandes) |
| TC monofásica (I fase) | ≤10 uds. H[c,d] | >10 uds. H (habitualmente >30) | >10 uds. H (habitualmente >30) | >10 uds. H (habitualmente >30) |
| TC: evaluación de lavado (I y II fase) | Lavado del contraste de >50 % | Lavado del contraste de <50 % | Habitualmente, lavado del contraste de >50 % | Lavado del contraste de <50 % |
| Contenido de lípidos | Rico[d] | Falta o pobre | Falta | Falta |
| Aumento de tamaño en pruebas de control | <0,5 cm/año (estable o lento) | >2 cm/año (rápido o muy rápido) | 0,5-1 cm/año (frecuentemente lento) | En general rápido, no hay reglas |

I fase — prueba sin contraste, II fase — la prueba se realiza transcurrido 1 min desde la administración del contraste y a los 10 min

[a] Con mayor frecuencia cáncer renal y pulmonar.

[b] Los adenomas pueden alcanzar 10 cm, mientras que el mielolipoma, que no es un adenoma aunque es benigno, incluso >20 cm.

[c] En la TC monofásica fenotipo benigno; habitualmente no es necesaria una prueba adicional con contraste.

[d] Los adenomas de la zona fasciculada pueden ser más pobres en lípidos y en este caso su densidad es de 10-20 uds. H.

uds. H — unidades de Hounsfield

2) glucosa alterada en ayunas o intolerancia a la glucosa (en caso de hipercortisolismo subclínico →más arriba).

**2. Pruebas hormonales** →más adelante.

**3. Pruebas de imagen.** En la **radiografía ósea y densitometría**: osteopenia u osteoporosis (en el caso del hipercortisolismo subclínico). **Ecografía suprarrenal**: control del diámetro del tumor en pacientes no aptos para el tratamiento quirúrgico. **TC y RMN suprarrenal**: evaluación del tamaño, de la forma y de la localización del tumor junto con la probabilidad de malignidad.

**4. Punción aspirativa con aguja fina bajo control tomográfico.** Indicaciones: solamente en caso de sospecha de metástasis localizada dentro de la glándula suprarrenal de origen desconocido, en este caso se realiza con el fin de descubrir el tipo de neoplasia. Contraindicaciones: sospecha de carcinoma suprarrenal o feocromocitoma.

**Procedimiento diagnóstico**

En todo caso de tumor de las glándulas suprarrenales recién descubierto debe valorarse la probabilidad de malignidad sobre la base del tamaño del tumor y de los signos descritos en la TC o RMN (→tabla 5-1). También tienen que realizarse pruebas de tamizaje obligatoriamente encaminadas al diagnóstico del hipercortisolismo y del feocromocitoma, mientras que los test para el diagnóstico de hiperaldosteronismo primario solo están recomendados en caso de hipertensión arterial o hipopotasemia.

**1. Pruebas hormonales**

1) **para diagnosticar el síndrome de Cushing**: test de supresión de la secreción de cortisol con 1 mg de dexametasona (→cap. 11.2)

2) **para diagnosticar el feocromocitoma**: evaluación de los niveles de los metabolitos fraccionados de las catecolaminas en la orina de 24 h o en el plasma (→cap. 11.7)

3) en caso de hipertensión arterial o hipopotasemia, pruebas **para diagnosticar el hiperaldosteronismo primario**: determinación de la concentración plasmática de aldosterona y de la actividad de la renina en plasma (ARP; →cap. 11.3)

4) **para diagnosticar la hiperandrogenemia**: en mujeres y hombres con tumor suprarrenal o con signos en las pruebas de imagen que no corresponden a un adenoma (→más adelante), así como en mujeres con síndrome de hiperandrogenismo, se recomienda evaluar los niveles de sulfato de dehidroepiandrosterona (DHEA-S), 17-OH progesterona y testosterona total, así como de estradiol en hombres. Las concentraciones altas de testosterona (>6,9 nmol/l; 200 ng/dl), DHEA-S (>21,8 µmol/l; 800 µg/dl) y 17-OH progesterona acompañan con mayor frecuencia al tumor corticosuprarrenal (→más adelante). En el diagnóstico diferencial de hiperandrogenismo en mujeres hay que tener en cuenta el síndrome de ovarios poliquísticos (SOP) y la hiperplasia suprarrenal congénita.

Los enfermos con sospecha de trastornos hormonales deben derivarse a un centro especializado con el fin de confirmar el diagnóstico, determinar la etiología y establecer el tratamiento posterior.

**2. Pruebas de imagen (TC y RMN)**: signos característicos →tabla 5-1.

La prueba de imagen de elección puede ser la TC monofásica (sin contraste) de las glándulas suprarrenales de alta resolución (capas <3 mm) y con evaluación de la densidad (uds. Hounsfield). Interpretación básica: los valores ≤+10 uds. H indican un alto contenido de lípidos y son característicos del adenoma corticosuprarrenal; en este caso generalmente no son necesarias pruebas de imagen adicionales. Los valores >30 uds. H sugieren un feocromocitoma o un cambio maligno (tumor suprarrenal o metástasis suprarrenal). Los cambios de radiopacidad entre 11 y 30 uds. H no son concluyentes. En el diagnóstico diferencial deben tenerse en cuenta también los adenomas pobres en lípidos. En estos casos es útil realizar

1) TC suprarrenal con contraste (con la evaluación de su lavado). Interpretación básica: los adenomas se caracterizan por un lavado más rápido (la radiopacidad vuelve a los valores basales con bastante rapidez), mientras que los tumores malignos tienen un lavado lento.

2) RMN suprarrenal: diferenciación de los cambios según el contenido de lípidos del tumor (el tumor suprarrenal, las metástasis y el feocromocitoma se caracterizan por la falta de lípidos).

**→ TRATAMIENTO**

El tratamiento de elección actualmente es el quirúrgico, y en la mayoría de los centros consiste en la adrenalectomía videoscópica/laparoscópica. La intervención abierta clásica se realiza en caso de tumores grandes (>8 cm) con signos de invasión, y también en caso de reintervención.

**1. Indicaciones para la resección quirúrgica del tumor suprarrenal**

1) **urgentes**: hemorragia intratumoral activa (peligro de ruptura de la cápsula del tumor y de hemorragia retroperitoneal)

2) **cirugía oncológica planificada**

   a) tumor que no corresponde a un adenoma en las pruebas de imagen (el criterio más importante): densidad >30 uds. H en la primera fase de la TC, lavado del contraste de <50 % en el minuto 10 de la prueba y/o falta de lípidos en la RMN

   b) tamaño del tumor (>5 cm de diámetro) o evidencia de un aumento rápido o muy rápido del tamaño

   c) presencia de metástasis suprarrenal: las indicaciones para la cirugía deben considerarse individualmente, si se ha eliminado el foco primario y no se observan otras metástasis

3) **cirugía planificada de indicación endocrinológica**

   a) **síndrome de Cushing clínico, independiente de la ACTH**; en el caso de hipercortisolismo subclínico la indicación quirúrgica ha de establecerse de manera individual (en personas jóvenes y en aquellos casos en los que las enfermedades concomitantes y recientemente diagnosticadas, como una hipertensión arterial, diabetes, y osteoporosis, puedan estar relacionadas con el exceso cortisólico); preparación farmacológica para la cirugía igual como en el síndrome de Cushing (→cap. 11.2)

   b) hiperaldosteronismo primario; en el hiperaldosteronismo subclínico las indicaciones para tratamiento quirúrgico se establecen individualmente; preparación farmacológica para la cirugía ( →cap. 11.3)

   c) todos los casos de tumor de médula suprarrenal (la indicación quirúrgica es la sola sospecha de feocromocitoma, incluso en casos asintomáticos, debido al riesgo de crisis hipertensiva que pone la vida en peligro), tras una preparación apropiada ( →cap. 11.7).

**2. Procedimiento durante y después de la cirugía:** es obligatoria la administración durante la cirugía de hidrocortisona. Si antes de la cirugía no se ha diagnosticado el síndrome de Cushing subclínico → evaluar la concentración sérica del cortisol 24 h desde la administración de hidrocortisona durante la cirugía:

1) **cortisolemia normal** → retirar la hidrocortisona al final de la primera semana después de la cirugía

2) **cortisolemia disminuida** (demuestra la presencia de insuficiencia secundaria del suprarrenal contralateral causada por el hipercortisolismo, a veces clínicamente silente) → continuar de forma transitoria el tratamiento con hidrocortisona durante varios meses con disminución gradual de la dosis diaria.

**Seguimiento posoperatorio**: TC abdominal tras ~3 y 12 meses de la cirugía; evaluación hormonal dependiendo de las alteraciones preexistentes.

**3. Observación de los cambios no operados**

**Pruebas de imagen**: realizar ecografía abdominal y TC monofásica de las glándulas suprarrenales. Si el diámetro del tumor suprarrenal es ≤3 cm y la imagen es típica, deben realizarse pruebas de imagen encaminadas al control de un adenoma rico en lípidos cada 12 meses. En el caso de tumores más grandes o con fenotipo menos característico, en el 1.er año de observación considerar exámenes de control cada 3-6 meses y, a continuación, cada 12 meses. Si el cambio en la glándula suprarrenal no aumenta de tamaño, el seguimiento puede finalizarse a los 4 años, ya que en estos casos el riesgo de malignidad se acerca a cero.

**Pruebas hormonales**: el seguimiento en tumores suprarrenales sin actividad hormonal durante la observación ambulatoria (anamnesis y exploración física) puede limitarse a la evaluación hormonal selectiva cada 12 meses → test de supresión con 1 mg de dexametasona y, opcionalmente, tamizaje de feocromocitoma. Los tumores de tamaño >3 cm demuestran una actividad hormonal con mayor frecuencia que los más pequeños. El riesgo de secreción excesiva de hormonas por el tumor suprarrenal transcurridos 3-5 años de observación es prácticamente nulo, por eso no es necesario continuar con las pruebas de tamizaje, especialmente si el cambio suprarrenal no ha aumentado de tamaño significativamente durante 4 años.

## PRONÓSTICO

En caso de tumores benignos el pronóstico es favorable. Administrar un tratamiento eficaz de los eventuales trastornos hormonales. En caso de cáncer dependerá del grado de avance y de la posibilidad de realizar un tratamiento quirúrgico.

# 6. Carcinoma suprarrenal

## DEFINICIÓN Y ETIOPATOGENIA

Neoplasia maligna de origen epitelial compuesta por células de la corteza suprarrenal. Tiene tendencia a realizar invasión local y metástasis a distancia. Los trastornos de la esteroidogénesis aparecen con relativa frecuencia. Los carcinomas bien diferenciados secretan una cantidad excesiva de cortisol y de andrógenos, a veces también pueden secretar altas cantidades de estrógenos y mineralocorticoides. La capacidad de síntesis de glucocorticoides biológicamente activos dependerá del grado de diferenciación celular del tumor. Pueden no existir síntomas de una función hormonal excesiva.

## CUADRO CLÍNICO E HISTORIA NATURAL

Dependerá del carácter del tumor, es decir, si es funcionante o no. Un carcinoma suprarrenal funcionante con mayor frecuencia se presentará como un síndrome de Cushing con rasgos de androgenización (a menudo de curso rápido en mujeres), que en hombres pueden pasar desapercibidos. Con frecuencia asocia hipertensión arterial y en mujeres amenorrea secundaria. El exceso de estrógenos en hombres puede condicionar una ginecomastia y otros síntomas de feminización (p. ej. redistribución del tejido adiposo) y en mujeres menorragia. El carcinoma no funcionante se manifiesta tarde, habitualmente con una pérdida de peso progresiva y molestias relacionadas con la ubicación de metástasis a distancia. Las metástasis, además de localizarse en los ganglios linfáticos regionales, con mayor frecuencia se localizan en pulmones, hígado y huesos.

## DIAGNÓSTICO

### Exploraciones complementarias

**1. Pruebas bioquímicas basales:** VHS y proteína C-reactiva elevadas, hipopotasemia, hiperglucemia. En el caso de que exista afectación hepática difusa por metástasis, se observa un aumento de la actividad de las aminotransferasas, elevación de la fosfatasa alcalina e hiperbilirrubinemia.

**2. Pruebas hormonales:** en el caso de presencia de síntomas clínicos claros del carcinoma suprarrenal hay que limitar al mínimo las pruebas, para no retrasar el tratamiento quirúrgico. Se evidenciará exceso cortisólico en el contexto de un síndrome de Cushing. A menudo se determinan concentraciones muy altas de andrógenos en la sangre (testosterona y DHEA-S) y una excreción alta de los 17-CS por la orina (valores >80 mg/24 h se consideran patognomónicos para un carcinoma suprarrenal). Las concentraciones séricas elevadas de DHEA-S y de androstenodiona pueden constituir hallazgos tempranos. Una concentración elevada de 17-OH-progesterona demuestra trastornos de la esteroidogénesis. En caso de tumores neoplásicos clínicamente silentes, detectados por casualidad, todas las pruebas hormonales pueden ser normales.

**3. Pruebas de imagen:** la **radiografía** puede revelar metástasis pulmonar, **gammagrafía ósea**, **ecografía abdominal** (puede mostrar metástasis hepáticas), la **TC** y la **RMN**: evaluación del tamaño, extensión de la invasión local, afectación de los nódulos linfáticos y presencia de metástasis: datos imprescindibles para la estadificación. Con mayor frecuencia se utiliza la clasificación de la European Network for the Study of Adrenal Tumours.

La clasificación más sencilla es la de los NIH:

1) forma localizada: sin invasión

2) forma regional: con infiltración de tejidos vecinos o de ganglios linfáticos

3) forma metastática: con metástasis a distancia.

Las glándulas suprarrenales pueden ser asiento de metástasis de otras neoplasias; ocupan el cuarto lugar en frecuencia tras las metástasis pulmonares, hepáticas y óseas.

### Criterios diagnósticos

Las pruebas de imagen tienen un valor decisivo. Sobre la base de los resultados obtenidos se establecerá la indicación de tratamiento quirúrgico; la sospecha de carcinoma suprarrenal constituye una contraindicación para la biopsia del tumor suprarrenal. El examen histopatológico permite establecer el diagnóstico final. Existe la posibilidad de metástasis suprarrenales de otras neoplasias.

→ **TRATAMIENTO**

**1. Tratamiento quirúrgico:** el método de elección es la resección del tumor y de las metástasis en la medida de lo posible. En tumores >6 cm, así como en caso de sospecha de una invasión localizada o presencia de metástasis en los ganglios linfáticos regionales, el tratamiento quirúrgico laparoscópico no está recomendado, y se sugiere realizar una cirugía clásica. Si el paciente tiene síntomas pronunciados de hipercortisolemia, hay que prepararlo para la intervención con un inhibidor de la esteroidogénesis (→más arriba).

**2. Tratamiento farmacológico:** administrar **mitotano** lo más pronto posible tras la resección del tumor en dosis determinadas por el grado de severidad del cáncer y la presencia de metástasis (hay que controlar su concentración sérica: en la enfermedad neoplásica clínica debe estar en 14-20 mg/l; tiene efectos tóxicos, entre otros sobre la médula ósea, el hígado y la placa neuromuscular). A causa de la inhibición temporal de la glándula suprarrenal contralateral por el mitotano, es necesario emplear un **tratamiento de sustitución**. Normalmente se necesitan dosis más altas de hidrocortisona que en un caso típico de enfermedad de Addison (el mitotano acelera su metabolismo hepático y aumenta la concentración de la proteína ligadora): 40-60 mg de hidrocortisona en 3 dosis divididas (p. ej. 30-20-10 mg). La dosis de fludrocortisona es de 0,1-0,2 mg/d (contraindicado en pacientes hipertensos).

En las formas local y metastática del carcinoma suprarrenal, en centros oncológicos especializados, junto con el mitotano se administratambién **tratamiento sistémico** (p. ej. con cisplatino, etopósido y doxorrubicina). Se pueden administrar como alternativa otros fármacos, tales como el paclitaxel, los inhibidores de la angiogénesis (p. ej. talidomida) e inhibidores del receptor de IGF-1.

Mayores esperanzas están depositadas en la **terapia dirigida** a los mecanismos moleculares responsables del crecimiento tumoral, aunque los efectos terapéuticos en el cáncer avanzado pueden ser mínimos. En algunos casos se ha reportado beneficio tras la administración de sunitinib y erlotinib.

**3. Radioterapia:** no es un método terapéutico comúnmente aceptado; no aumenta la sobrevida, pero permite reducir la masa tumoral.

**4. Quimioembolización transarterial del tumor** y en caso de metástasis hepáticas **radioembolización**.

### → OBSERVACIÓN

Las pruebas de control sirven para detectar la recaída (ecografía o TC abdominal, concentraciones de cortisol y DHEA-S), metástasis (ecografía y TC abdominal, radiografía o TC pulmonar, PET) y las complicaciones del tratamiento con mitotano (hemograma de sangre periférica, pruebas de función hepática, hormonas tiroideas libres, lipidograma).

### → PRONÓSTICO

La supervivencia a los 5 años es de ~20 %. En la forma local es posible alcanzar una curación completa, pero el descubrimiento de metástasis o la recaída durante el período de seguimiento empeora el pronóstico de una manera evidente. Solo excepcionalmente se logra la curación en pacientes con diagnóstico de carcinoma suprarrenal en la fase de invasión regional o de metástasis a distancia.

# 7. Tumores secretores de catecolaminas

### → DEFINICIÓN Y ETIOPATOGENIA

Se utiliza una denominación común para los tumores secretores de catecolaminas: **feocromocitoma y paraganglioma** (PPGL) (*pheochromocytoma* y *paraganglioma*). En el presente capítulo se describe el manejo de pacientes con PPGL activos hormonalmente.

**El feocromocitoma** es una neoplasia que se origina en las células cromafines y que se localiza en las glándulas suprarrenales. Sus síntomas son el resultado de una síntesis y liberación excesiva de catecolaminas. Constituye un 80-85 % de los PPGL. Puede ocurrir tanto de forma esporádica como familiar. En los casos familiares los tumores suelen presentarse en pacientes más jóvenes y de forma múltiple, formando parte de los síndromes de neoplasias endocrinas múltiples relacionados con mutaciones de genes específicos: neoplasia endocrina múltiple tipo 2A y 2B (MEN2A y MEN2B: mutación de protooncogén *RET*), síndrome de Von Hippel-Lindau (mutación del gen *VHL*), neurofibromatosis tipo 1 (mutación del gen *NF1*), síndrome feocromocitoma-paraganglioma (mutación de genes del complejo de la succinato deshidrogenasa) y otros. Puede tener un carácter maligno.

**Los paragangliomas** son los tumores de células cromafines no situados en las glándulas suprarrenales (15-20 % de los PPGL), que se originan en los cuerpos paragangliónicos del sistema parasimpático de la cabeza, cuello y mediastino, situados a lo largo del tronco simpático, además de las localizaciones típicas de los plexos simpáticos y parasimpáticos, y a lo largo de las fibras nerviosas simpáticas que inervan los órganos de pelvis menor y el espacio retroperitoneal. Los paragangliomas pueden secretar catecolaminas o ser no funcionantes.

### → CUADRO CLÍNICO E HISTORIA NATURAL

Depende de la proporción de las cantidades liberadas de noradrenalina y adrenalina. Además, los tumores pueden sintetizar otros péptidos que pueden modificar el cuadro clínico (entre otros: vasopresina, somatostatina, CRH, ACTH, VIP, gastrina). La enfermedad se caracteriza por presentar un **curso paroxístico** causado por la liberación periódica por el PPGL de adrenalina y noradrenalina y en algunos casos de dopamina. Son factores desencadenantes de los síntomas: esfuerzo físico, presión sobre el abdomen, comida abundante, algunos fármacos (efedrina, fenilefrina, ACTH, fenotiazina, metoclopramida, antidepresivos tricíclicos, algunos anestésicos), estrés, anfetamina, alcohol e incluso la administración de glucocorticoides. En el curso de un PPGL puede aparecer una elevada concentración de glucosa plasmática: se debe sospechar si se detecta hiperglucemia en un paciente delgado, sin historial de diabetes y con los síntomas enumerados más adelante. **Síntomas típicos:** episodios de hipertensión paroxística (fluctuaciones grandes en la presión arterial) de varios minutos u horas de duración, hipertensión arterial persistente, a veces hipotensión ortostática, cefalea, hiperhidrosis, palidez, palpitaciones, temblor muscular, ansiedad, midriasis. **Síntomas atípicos:** dolor torácico, aumento excesivo de la presión arterial durante el test de esfuerzo físico, síndrome coronario agudo, trastornos del ritmo y de la conducción cardíaca, miocardiopatía (incluida la miocardiopatía de *takotsubo* o *takotsubo* inverso) con síntomas de insuficiencia cardíaca aguda o crónica; náuseas, vómitos, dolor abdominal, estreñimiento, dilatación aguda del colon. Si el tumor se localiza en la vejiga, se producen aumentos de la presión arterial asociados a la micción, hipertensión arterial con hematuria microscópica. El PPGL durante el embarazo puede originar aborto, desprendimiento prematuro de placenta, aumento de presión arterial durante la anestesia previo a la cesárea. Los síntomas característicos dentro de los síndromes de neoplasias endocrinas múltiples →cap. 12.2.2. Puede tener un curso asintomático (también con presión arterial normal).

**Condiciones que amenazan la vida:**

1) necrosis hemorrágica del tumor y su ruptura: dolor abdominal, taquicardia, náuseas, vómitos, hipertensión arterial, hipotensión, síntomas del abdomen agudo y *shock*

2) feocromocitoma que se revela durante la anestesia general o un procedimiento quirúrgico: aumento dramático de la presión arterial.

### → DIAGNÓSTICO

**Exploraciones complementarias**

**1. Pruebas de laboratorio:** los métodos más útiles son la evaluación de los **niveles de metabolitos libres de las catecolaminas** (metoxinoradrenalina, metoxiadrenalina, metoxitiramina) **en el plasma** y la **eliminación de los metabolitos fraccionados** (determinados por separado) **de las catecolaminas por la orina de 24 h** (metanefrina y normetanefrina). La evaluación de la eliminación de catecolaminas (adrenalina, noradrenalina, dopamina) en orina de 24 h tiene menor sensibilidad y especificidad. La evaluación de la eliminación de ácido vanililmandélico y dopamina, así como de la concentración de las catecolaminas en la sangre tiene el menor valor diagnóstico de estas pruebas. Puede que se presente hiperglucemia.

Es importante seguir una serie de reglas al efectuar las pruebas diagnósticas: pueden ser distintas según los métodos de laboratorio, por lo que hay que contactar con el laboratorio local antes de efectuar las pruebas. Con una anticipación adecuada (normalmente de 2 semanas) retirar los fármacos que puedan interferir con las pruebas (p. ej.: paracetamol, metildopa, levodopa, labetalol, sotalol, fármacos sedantes, algunos antidepresivos y antipsicóticos [p. ej. inhibidores de la MAO, clorpromazina, imipramina] y antihistamínicos). Durante varios días antes de las pruebas hay que evitar ciertos antibióticos (p. ej. tetraciclina o eritromicina) y pruebas radiológicas con medios del contraste yodados. Informar al paciente sobre el método de recolección de orina de 24 h y de la prohibición de ingerir frutos secos, plátanos, cítricos, dulces con vainilla, además de té y café.

En ciertos casos considerar la necesidad de efectuar una **prueba funcional, prueba de supresión con clonidina** (0,3 mg VO): después de 3 h, la concentración de catecolaminas en la sangre disminuye en un 30-90 % (si tiene un origen neurógeno). En caso de un PPGL funcionante el cambio de concentración no ocurre. Durante la prueba hay que evaluar rigurosamente la presión arterial.

Al interpretar los resultados de las exploraciones hormonales, debe tenerse en cuenta el método de detección, las condiciones de toma y almacenamiento de la muestra (para medir los metabolitos libres de las catecolaminas en plasma, la toma de la muestra debe ser con el paciente en decúbito, en ayunas, tras un reposo de 30 min) y los rangos de referencia de cada laboratorio.

**2. Pruebas de imagen:** la **ecografía** puede ayudar en el diagnóstico, pero el resultado negativo de la prueba no permite excluir un feocromocitoma. **TC:** prueba de elección, permite la detección de lesiones ≥5 mm. **RMN:** método de elección en la detección de tumores localizados en la región de la base del cráneo y del cuello y en enfermos con contraindicaciones para el uso de contraste yodado o radiación ionizante. **Gammagrafía con MIBG** marcada con yodo radioactivo ($^{123}$I) y a veces **gammagrafía de receptores** con análogos de somatostatina (permite visualizar tumores pequeños, especialmente si están localizados fuera de los suprarrenales y estos expresan receptores para la somatostatina) y **tomografía por emisión de positrones (PET)** con el uso de $^{18}$F-fluorodeoxiglucosa (en pacientes con un PPGL maligno tiene mayor sensibilidad que la gammagrafía con $^{123}$I MIBG).

**3. Examen genético:** con el fin de detectar mutaciones que predisponen al PPGL, presentes en ≤40 % de los enfermos.

**4. Pruebas histológicas:** confirman el diagnóstico de PPGL, pero no permiten diferenciar entre tumores benignos y malignos (actualmente el único criterio aceptado de malignidad es la presencia de metástasis). No debe realizarse biopsia por punción en caso de sospecha de feocromocitoma.

### Criterios diagnósticos

Los criterios diagnósticos básicos son: la detección de niveles aumentados de los metabolitos de catecolaminas en plasma o el aumento de su excreción por la orina, y la detección del tumor en pruebas de imagen. En los PPGL no secretores el diagnóstico clínico se basa en los resultados de las pruebas de imagen y funcionales. El diagnóstico final se establece a base de los resultados del examen histológico.

### Diagnóstico diferencial

Hipertensión arterial primaria con síntomas de hiperactividad simpática, ansiedad, pseudofeocromocitoma, hipertiroidismo, menopausia, diabetes (episodios de hipoglucemia o hiperglucemia), trastornos del SNC, ingesta de algunos fármacos o drogas (cocaína), que pueden cursar con elevación de la concentración de catecolaminas y sus metabolitos. Sin embargo los valores son en general menores que los encontrados en PPGL (los falsos positivos se observan más a menudo en la determinación plasmática y urinaria de metoxinoradrenalina, y no en la de la metoxiadrenalina).

→ **TRATAMIENTO**

### Tratamiento quirúrgico

Es el método de elección en el tratamiento de los PPGL secretores de catecolamina. Requiere una preparación previa del paciente →más adelante.

**1. PPGL localizados en la cavidad abdominal:** se suele realizar el tratamiento quirúrgico por vía laparoscópica. Contraindicaciones para este método e indicaciones para la resección del tumor mediante la cirugía abierta tradicional son: otra cirugía por recaída de la enfermedad, sospecha o diagnóstico del tumor invasivo, tumor >6-8 cm del diámetro, diátesis hemorrágica, tumor localizado fuera de la cavidad peritoneal, localización intraorgánica de un tumor que se origina fuera de los suprarrenales, o localización incierta.

**2. PPGL localizados en el tórax o en la región de cabeza y cuello:** la elección del método de tratamiento quirúrgico dependerá de la localización del tumor, la edad del paciente y el estadio de la enfermedad.

**Tratamiento farmacológico**

**1. Aumento repentino de la presión arterial:** administrar **fentolamina** 2-5 mg iv., repetir la dosis en caso de necesidad.

**2. Preparación del paciente para la cirugía:** durante los 10-14 días previos administrar agonistas α. En la mayoría de los casos agonista α no selectivo. **Fenoxibenzamina**: al principio a dosis de 10 mg VO 2×d, aumentar gradualmente la dosis hasta máx. 1 mg/kg/d hasta bajar la presión arterial <140/90 mm Hg; o **doxazosina** (inicialmente 2 mg VO en dosis única o en 2 dosis divididas, aumentar gradualmente hasta máx. 32 mg/d; preparados →cap. 2.20, tabla 20-8). Es importante una adecuada hidratación. En pacientes con un ritmo cardíaco significativamente aumentado añadir un β-bloqueante cardioselectivo, tan solo tras haber bloqueado los receptores α. No administrar un β-bloqueantes que actúe sobre los receptores α y β (labetalol y carvedilol). Se considera adecuado el bloqueo de receptores α-adrenérgicos si:

1) durante las 24 h anteriores a la cirugía la presión arterial no debe ser mayor de 160/90 mm Hg y no deben ocurrir episodios de hipotensión ortostática (<80/45 mm Hg)

2) durante los 7 días anteriores a la cirugía no deben aparecer en el ECG: una elevación del segmento ST, inversión de la onda T ni contracciones cardíacas prematuras (>1/5 min). Según las recomendaciones de la Endocrine Society (2014) para el período preoperatorio se puede indicar también el uso de bloqueadores de los canales de calcio (p. ej. amlodipino 5-10 mg/d).

**Tratamiento de los tumores malignos no resecables**

El tratamiento con [131]I-MIBG es el método de elección. El esquema de quimioterapia mejor documentado consiste en la asociación de ciclofosfamida, vincristina y dacarbazina.

---

**▶ OBSERVACIÓN**

Los indicadores de la eficacia del tratamiento farmacológico (durante el período preoperatorio) son: disminución de la presión arterial y del ritmo cardíaco, control de los episodios de aumento repentino de la presión arterial y de otros síntomas dependientes del exceso de catecolaminas. Tras la intervención quirúrgica es necesario un seguimiento permanente del paciente, que incluya el control de la presión arterial y de las concentraciones plasmáticas o urinarias de metanefrinas. La primera evaluación tras la cirugía se debe efectuar después de 6-12 meses (dependiendo del cuadro clínico) con el fin de detectar precozmente una eventual recaída o metástasis a distancia. Después de este período se efectúa anualmente.

---

**▶ PRONÓSTICO**

En la mayoría de los pacientes el tratamiento quirúrgico lleva a la remisión de los síntomas y a la normalización de la presión arterial. Factores pronósticos adversos, asociados con un mayor riesgo de desarrollo de PPGL maligno son: diámetro de >5 cm, localización extraadrenal, mutación del gen *SDHB* y concentración plasmática elevada de metoxitiramina. Un examen genético del paciente con feocromocitoma, exámenes genéticos de los familiares y pruebas de tamizaje (pruebas hormonales, pruebas de imagen y pruebas funcionales) permitirán una detección temprana de la enfermedad y mejorarán el pronóstico.

# 1. Neoplasias neuroendocrinas

Las neoplasias neuroendocrinas (*neuroendocrine neoplasms*, NEN) se originan en las células del sistema neuroendocrino diseminado. En ~70 % de los casos se desarrollan en el páncreas o en el tubo digestivo. Pueden ser funcionantes (secretores de hormonas) o no funcionantes (no secretores de hormonas).

En el término "**neoplasias neuroendocrinas**", la noción "neoplasias" se refiere al vasto rango de neoplasias de diverso grado de diferenciación (de G1 hasta G3), la que depende de dos características principales: el porcentaje de células que expresan el antígeno Ki-67 y el índice mitótico. La noción "neuroendocrinas" indica un rasgo característico que consiste en la expresión de marcadores neuroendocrinos en las células neoplásicas. El término "tumores neuroendocrinos" (*neuroendocrine tumors*, NET) se utiliza en relación con neoplasias con un grado de malignidad bajo o medio (G1 y G2) y el término "carcinoma neuroendocrino" (*neuroendocrine carcinomas*, NEC) para referirse a los tumores de bajo grado de diferenciación (G3) y alto de malignidad.

En el cuadro clínico de un tumor funcionante predominan los síntomas causados por el exceso de la hormona secretada por él, mientras que el tamaño del tumor suele ser pequeño, lo que dificulta su localización. A menudo se pueden revelar los rasgos neuroendocrinos de un tumor clínicamente silente solamente en el diagnóstico inmunohistoquímico.

Los infrecuentes MANEC (*mixed adenoneuroendocrine carcinoma*), carcinomas mixtos adenoneuroendocrinos predominantemente pancreáticos, contienen componentes que se originan en la parte exocrina del páncreas y en las células neuroendocrinas; se tratan de la misma manera que otros tipos de carcinoma pancreático.

Tanto los NEN funcionantes, como no funcionantes pueden expresar un grado de diferenciación G1 ó G2 (NET G1 y NET G2); los carcinomas pobremente diferenciados (NEC G3) pierden su función secretoria y sus marcadores inmunohistoquímicos no son específicos: cromogranina A, sinaptofisina o enolasa neuroespecífica (NSE).

## 1.1. Neoplasias neuroendocrinas de grado de diferenciación celular G1 y G2

### 1.1.1. Insulinoma

**→ DEFINICIÓN**

Neoplasia neuroendocrina de páncreas que se origina en las células β de los islotes pancreáticos, que secreta insulina, el exceso de la cual causa hipoglucemia.

**→ CUADRO CLÍNICO E HISTORIA NATURAL**

Los síntomas principales: neurovegetativos (adrenérgicos) y de neuroglucopenia, son consecuencia de hipoglucemia, que puede ser espontánea o presentarse frecuentemente tras un esfuerzo físico y tras ayuno prolongado. Los síntomas adrenérgicos (que se desarrollan a consecuencia de la secreción de hormonas antagonistas de la insulina, sobre todo glucagón y adrenalina) son con mayor frecuencia la ansiedad, palpitaciones (taquicardia) y sudoración aumentada; la hipoglucemia moderada puede ser asintomática. Los síntomas de **neuroglucopenia que se asocian a hipoglucemia significativa y prolongada** pueden parecerse a la embriaguez alcohólica o a una crisis epiléptica. La sensación de hambre que acompaña a la hipoglucemia inclina a los pacientes a comer frecuentemente, lo que puede llevar a un aumento de peso. El conjunto de síntomas característicos se denomina **tríada de Whipple** (los síntomas adrenérgicos o neuroglucopénicos se acompañan de hipoglucemia venosa y remiten tras la ingesta de carbohidratos).

En la mayoría de los casos es un tumor pancreático único (~10 % es multifocal), pequeño (<2 cm), muy vascularizado y encapsulado. En un 8-10 % de los casos es maligno con signos de invasión local y metástasis a los linfonodos paraaórticos e hígado (neoplasias G2). En un 4-8 % de los casos forman parte de MEN1 →cap. 12.2.2.1 (los tumores multifocales tienen mayor riesgo de malignidad).

## → DIAGNÓSTICO

### Exploraciones complementarias

**1. Pruebas de laboratorio:** se observa una hipoglucemia venosa junto con elevación de las concentraciones séricas de insulina, péptido C, cromogranina B (CgB, marcador no específico) y proinsulina (>25 % de la concentración de insulina total; evaluarla solo en casos problemáticos).

**2. Pruebas funcionales**

1) **Prueba de ayuno:** durante la prueba determinar la glucemia venosa y la concentración de insulina. La aparición de hipoglucemia puede tardar hasta 72 h. La prueba de ayuno breve puede constituir un tamizaje: evaluar las concentraciones de insulina y glucosa por la mañana (a las 8:00) y a mediodía. **Interpretación de la prueba:** criterios diagnósticos →más adelante. Recordar que incluso en los individuos sanos la concentración de glucosa tras 48 h sin comer puede ser <2,5 mmol/l (45 mg/dl), pero en estos la concentración de insulina es muy baja o indetectable

2) **Supresión del péptido C:** en pacientes con insulinoma la administración de insulina exógena no inhibe secreción del péptido C.

**3. Pruebas de localización: ecografía transabdominal y endoscópica (endosonografía), TC con medio de contraste, gammagrafía de receptores o PET (con $^{68}$Ga o $^{18}$F-DOPA).** En caso de falta de visualización del tumor, considerar la arteriografía selectiva con estimulación intraarterial con gluconato cálcico (ASVS), gammagrafía de receptores con un análogo de somatostatina (capaz de detectar <50 % de los insulinomas porque no todos tienen receptores para somatostatina). Es posible localizar el tumor también durante la cirugía mediante el uso de ecografía intraoperatoria o sonda radioisotópica intraoperatoria.

### Criterios diagnósticos

Cuadro clínico de hipoglucemia acompañado de una concentración sérica de glucosa ≤2,5 mmol/l (45 mg/dl) y una concentración inadecuadamente alta de insulina >36 pmol/l (6 mUI/l), del péptido C >200 pmol/l (0,6 ng/ml) y de la proinsulina ≥5 pmol/l.

### Diagnóstico diferencial

**1. Hipoglucemia debida a hipoglucemiantes:** en este caso la anamnesis tiene un valor decisivo (ingesta de fármacos) junto con la determinación de la concentración de derivados de sulfonilureas o sus metabolitos en el suero o en la orina. Una concentración sérica baja de péptido C junto con una concentración sérica de insulina elevada indica la existencia de una hipoglucemia inducida por insulina exógena.

**2. Hipoglucemia posprandial:** aparece en pacientes sometidos a una resección del estómago.

**3. Hipoglucemia reactiva:** síntomas de activación del sistema adrenérgico 2-3 h tras la comida. A diferencia del insulinoma, en este caso la prolongación del tiempo de ayuno no intensifica los síntomas.

**4. Hipoglucemia autoinmune:** se debe a la presencia de anticuerpos contra la insulina. Se manifiesta independientemente del ayuno y del esfuerzo, la frecuencia de las crisis disminuye con el tiempo de duración de la enfermedad. La concentración de insulina está muy elevada >600 pmol/l (100 mUI/l).

**5. Síndrome de hipoglucemia de origen pancreático no secundario a insulinomas (NIPHS):** los síntomas son similares a los de la hipoglucemia reactiva, y aparecen 2-4 h tras la comida. El resultado de la prueba de ayuno es negativo. El síndrome se debe a una hiperplasia difusa de las células β del páncreas.

**6. Hipoglucemia hiperinsulinémica persistente** (nesidioblastosis): los síntomas de hipoglucemia aparecen tras 8-14 h del ayuno.

**7. Hipoglucemia inducida por secreción ectópica de IGF-2** por tumores de origen mesenquimático o epitelial.

**8. Hipoglucemia secundaria a insuficiencia hepática o renal.**

**9. Hipoglucemia secundaria a insuficiencia suprarrenal** →cap. 11.1.1.1.

### → TRATAMIENTO

**Tratamiento quirúrgico**

La resección del tumor constituye el método de elección y conduce a la curación completa en el caso de neoplasias únicas G1. En caso de una neoplasia G2 se extrae el tumor junto con las metástasis, especialmente si se localizan solamente en el hígado (incluso una resección incompleta de las metástasis hepáticas de NEN puede tener una influencia beneficiosa para el paciente); en estos casos el riesgo de recaída a los 3 años es alto.

**Tratamiento sintomático**

**1. Crisis hipoglucémica:** administrar carbohidratos de absorción rápida VO, administrar glucosa iv. o en caso de necesidad de realizar la infusión iv. de solución de glucosa al 10 % iv., controlar la glucemia.

**2. Prevención de las crisis:**

1) recomendar al paciente que coma con frecuencia comidas ricas en hidratos de carbono (p. ej. cada 1,5 h, dependiendo de la intensidad de los síntomas)

2) considerar el tratamiento con **diazóxido** (a dosis de 50-600 mg/d). Es el fármaco más eficaz en la prevención de hipoglucemias, pero a dosis altas produce edema, daño renal e hirsutismo; los antagonistas de los canales de calcio y los glucocorticoides pueden ser útiles

3) evaluar la eficacia de los **análogos de somatostatina** → inicialmente indicar un preparado de octreotida de acción rápida VSc 100 µg 2-3×d: si resultan eficaces en la prevención de la hipoglucemia, administrar análogos de acción prolongada →cap. 12.1.1.2 y considerar un tratamiento radioisotópico con análogos de somatostatina marcados con itrio o lutecio. En caso de ineficacia del octreotida (los insulinomas a menudo no expresan receptores para somatostatina), retirar el fármaco porque puede aumentar la hipoglucemia al inhibir la secreción de glucagón y GH.

## 1.1.2. Otras NEN predominantemente de origen pancreático

### → DEFINICIONES Y CUADRO CLÍNICO

**1. Gastrinoma:** NEN que se origina en las células G secretoras de gastrina. Se localiza en el duodeno y menos frecuentemente en la cabeza de páncreas. Normalmente es pequeño (<1 cm), multifocal y a menudo forma parte del síndrome MEN1. En un 60 % de los casos es maligno con metástasis a los nódulos linfáticos e hígado. Además de gastrina puede secretar también ACTH pudiendo presentar manifestaciones clínicas del síndrome de Cushing →cap. 11.2. ~50 % de los pacientes tiene síntomas que forman parte del cuadro clínico del **síndrome de Zollinger-Ellison**; diagnóstico y tratamiento →cap. 4.8.

**2. Glucagonoma:** se origina en las células pancreáticas alfa y se caracteriza por una secreción excesiva de glucagón y a veces también de VIP (péptido intestinal vasoactivo). En la mayoría de los casos es un tumor grande (incluso >6 cm) y aislado, localizado en la cola o (menos frecuentemente) la cabeza de páncreas, esporádicamente en el duodeno. A menudo es maligno y se diagnostica cuando ya están presentes las metástasis hepáticas. Puede formar parte del síndrome MEN1. **Síntomas:** diabetes de curso benigno, pérdida de peso corporal, inflamación de la mucosa oral, diarreas y anemia normocrómica, eritema necrolítico migratorio (es el signo más característico). Síntomas atípicos: trombosis venosa, tromboembolismo pulmonar, psicosis, depresión, hipoalbuminemia, déficit de aminoácidos e hipocolesterolemia.

**3. Vipoma** (síndrome de Verner-Morrison): NEN pancreática rara, normalmente se localiza en la cola, pero también puede originarse en las glándulas suprarrenales, en el espacio retroperitoneal, mediastino, pulmón e intestino delgado. En un 50 % de los casos es maligno. Puede formar parte del síndrome MEN1. La mayoría de los vipomas secreta también gastrina, neurotensina, PP (polipéptido pancreático) y péptido inhibidor gástrico. **Síntomas:** diarrea líquida (secretora) periódica o constante, de gran volumen (5-20 l/d), que no remite en ayunas → deshidratación significativa, hipoclorhidria, hipopotasemia con arritmias y astenia, acidosis metabólica por pérdida de bicarbonatos (la acidosis hipoclorémica es un trastorno raro). Síntomas atípicos: hipercalcemia, intolerancia a la glucosa, diabetes *mellitus* de curso benigno, eritema.

**4. Somatostinatoma:** es una NEN muy rara de páncreas y tubo digestivo. Puede formar parte de síndromes NF1 o MEN1. En un 70 % de los casos se observan metástasis, a pesar de esto la tasa de supervivencia es relativamente alta. **Síntomas** típicos (en ~20 % de los enfermos): "síndrome inhibitorio" (disminución de las funciones endocrina y exocrina del tubo digestivo): diabetes *mellitus* de curso benigno, colelitiasis, diarrea, esteatorrea y aclorhidria. Los síntomas atípicos están relacionados con la masa del tumor: dolor abdominal, pérdida del peso corporal y anemia (en caso de diseminación neoplásica), a veces síntomas de oclusión intestinal y hemorragia del tubo digestivo.

**5. Tumores no funcionantes:** habitualmente son neoplasias bien diferenciadas (G1 o G2). Hay que diferenciarlos con los carcinomas pobremente diferenciados (G3), el diagnóstico se establece mediante un examen inmunohistoquímico. Los **síntomas** dependerán del tamaño del tumor y de la presencia de metástasis: dolor abdominal, tumor palpable, pérdida del peso corporal, ictericia obstructiva.

## → DIAGNÓSTICO

### 1. Pruebas de laboratorio

1) **Marcadores no específicos:** la concentración de cromogranina A (CgA) se encuentra elevada en la mayoría de las NEN (en insulinoma CgB), la más alta se da en la enfermedad neoplásica diseminada (insuficiente para establecer el diagnóstico de diseminación, si bien una concentración muy alta de CgA es un factor de mal pronóstico). Su concentración también se eleva en casos de feocromocitoma, paragangliomas, adenomas paratiroideos e hipofisarios (MEN1 →cap. 12.2.2.1), y en menor medida en el caso del carcinoma microcítico pulmonar, insuficiencia renal (también en el uso de los IBP o insuficiencia renal clínicamente significativa). En pacientes con sospecha de NEN a veces se evalúan también concentraciones séricas de α-fetoproteína (AFP), antígeno carcinoembrionario (CEA), subunidades α- y β-hCG, calcitonina o polipéptido pancreático.

2) **Marcadores específicos:** concentración sérica de gastrina elevada y resultado positivo de la prueba de la secretina (gastrinoma), glucagón (glucagonoma), VIP (vipoma; en los períodos asintomáticos puede ser normal, volver a evaluarla durante la diarrea), somatostatina (somatostatinoma).

**2. Las pruebas de imagen** sirven para evaluar la localización del tumor primario y para la estadificación de la enfermedad: **ecografía, ecografía endoscópica, TC multifase, RMN y la gammagrafía de receptores de somatostatina,** que permite aprovechar la presencia de receptores de somatostatina en las células neoplásicas, convirtiéndose en una prueba de alta sensibilidad para localizar tumores que no son visibles en otras pruebas de imagen, así como en el método del diagnóstico de metástasis de las neoplasias neuroendocrinas. Puede ser útil también para detectar la recaída de la enfermedad, permite calificar a las pacientes para el tratamiento con análogos de somatostatina y terapia isotópica con análogos de somatostatina marcados con radionúclidos. El estándar es el SPECT u (óptimamente) TC-SPECT; la **gammagrafía PET de receptores con un análogo marcados con** $^{68}$**Ga** junto con tomografía computarizada ($^{68}$Ga-PET-TC) tiene la mejor sensibilidad y resolución para la detección del tumor y de su diseminación. La $^{18}$F-DOPA-PET constituye un nuevo método diagnóstico en la visualización de las NEN especialmente en caso de neoplasias que no tienen expresión de receptores de somatostatina.

**3. Examen histológico:** constituye el fundamento para la clasificación de las NEN del tubo digestivo según grado de diferenciación.

### ➡ TRATAMIENTO

**Tratamiento quirúrgico**

Resección del tumor primario, resección de metástasis hepáticas (si es posible). El tipo de cirugía dependerá de la localización y del tipo de tumor. En tumores funcionantes en el período perioperatorio se administra un análogo de somatostatina de acción rápida para prevenir una crisis hormonal.

**Tratamiento conservador**

**1. Tratamiento sintomático:** en los tumores que expresan receptores para somatostatina, administrar análogos de somatostatina, preferiblemente de acción prolongada, que pueden inhibir la progresión de la enfermedad: **octreotida** de acción prolongada a dosis de 20-30 mg IM cada 4 semanas o **lanreotida**: 90-120 mg VSc (en nalga o muslo) cada 4-6 semanas o (menos frecuentemente) 20-30 mg IM cada 2 semanas; durante los primeros 10-14 días administrar un preparado de octreotida de acción rápida: 100 µg VSc 2-3×d; considerar un tratamiento isotópico con análogos de somatostatina marcados con itrio o lutecio.

**2. Tratamiento paliativo:**

1) tratamiento radioisotópico con análogos de somatostatina marcados con radionúclidos (itrio [$^{90}$Y] o lutecio [$^{177}$Lu]): en pacientes con NEN G1 o G2 inoperable, si el tumor/los tumores tienen una buena expresión de receptores de somatostatina

2) existen varios métodos de ablación de las metástasis: embolización selectiva, quimioembolización, radioablación, terapia radionucleídica de receptores peptídicos

3) quimioterapia: indicada en caso de progresión de la enfermedad neoplásica y cuando se han agotado otros métodos terapéuticos (poliquimioterapia)

4) terapia biológica dirigida: el everolimus (inhibidor de mTOR) y el sunitinib (inhibidor de tirosina-cinasa) fueron registrados para el tratamiento de las NEN avanzadas e inoperables de páncreas con progresión, independientemente de la función hormonal, y de los grados G1 y G2. El tratamiento prolonga el tiempo sin progresión de la enfermedad neoplásica.

## 1.1.3. NEN que se desarrollan en el tracto digestivo

### ➡ DEFINICIÓN Y ETIOPATOGENIA

Son NEN de grado de diferenciación G1 o G2 localizadas en el tubo digestivo, principalmente en el intestino delgado, bien diferenciadas y capaces de secretar serotonina, taquiquininas y bradiquinina, rara vez histamina y otras aminas u otros péptidos bioactivos, que al entrar a la circulación son responsables de las manifestaciones típicas del síndrome carcinoide. Tradicionalmente se han denominado tumores carcinoides. Las NEN que se originan en las células del sistema endocrino disperso pueden también ser la causa del síndrome carcinoide si secretan serotonina y otras aminas biógenas, que se desarrollan fuera del sistema digestivo (p. ej. en pulmones o en timo), a base de las mutaciones somáticas o de una predisposición hereditaria (MEN1 →cap. 12.2.2.1). En la actualidad se tiende a unificar la nomenclatura de las neoplasias neuroendocrinas y a resignar de la noción "carcinoide". La clasificación actual toma en cuenta la localización del tumor primario, la estadificación (presencia de metástasis hepáticas u otras metástasis distantes, independientemente de la localización del tumor primario) y la función hormonal del tumor. Las NEN pulmonares son los únicos en los que todavía se usa la noción "carcinoide", independientemente de la función hormonal.

### ➡ CUADRO CLINÍCO E HISTORIA NATURAL

Durante mucho tiempo puede cursar sin síntomas (la serotonina, histamina, taquiquininas, bradiquinina y otros péptidos bioactivos se inactivan en el hígado). Los primeros síntomas pueden ser: dolor, signos de oclusión intestinal, hemorragia del tumor rectal o síntomas dependientes de la presencia de metástasis hepáticas. Tan solo cuando aparecen metástasis hepáticas, las sustancias que secretan salen de la circulación portal (no están inactivadas en el hígado) y causan los síntomas. Los tumores pulmonares y del espacio retroperitoneal pueden causar un síndrome carcinoide más temprano porque desde el principio todas las sustancias secretadas entran en la circulación sistémica y no en la portal. El **síndrome carcinoide** incluye episodios de sofoco y eritema de la cara y del cuello, con taquicardia, vértigo, a veces con edema e hiperhidrosis (con el tiempo llevan al desarrollo de telangiectasias), a menudo acompañados de diarrea y (menos frecuentemente) broncoespasmo. Los ataques duran entre 30 s y 30 min y pueden desencadenarse por comida, bebidas alcohólicas, defecación, palpación del hígado, anestesia general. Se pueden acompañar de un aumento de la presión arterial o de hipotensión y taquicardia. En la enfermedad de duración larga son típicos los signos de fibrosis, debidos al exceso de serotonina: fibrosis del endocardio en el lado derecho, a veces de la válvula tricúspide y de la válvula pulmonar. En algunos casos de tumor carcinoide pulmonar puede desarrollarse una lesión del endocardio en la aurícula izquierda. La fibrosis retroperitoneal puede conllevar complicaciones, tales como la obstrucción uretral o la compresión de las arterias abdominales con isquemia intestinal. Puede aparecer también pérdida del peso corporal y a veces lesiones cutáneas semejantes a la pelagra (a causa del déficit de triptófano resultante de la síntesis de serotonina). A veces se presenta una secreción ectópica de hormonas hipotalámicas o hipofisarias: el desarrollo de los síntomas ocurre temprano, cuando el tumor es pequeño y difícil de localizar: síndrome de Cushing (causado por una secreción ectópica de ACTH por un carcinoide bronquial), muy raramente ocurre acromegalia (en la que el aumento de la concentración de GH está estimulado por la secreción de GHRH por la NEN).

### ➡ DIAGNÓSTICO

**Exploraciones complementarias**
**1.** Pruebas de laboratorio:
1) aumento de la eliminación del ácido 5-hidroxindolacético (**5-HIAA**) en la orina (un marcador del carcinoide); efectuar ≥2 recolecciones diarias de orina (a la orina se añaden 10 ml de HCl al 25 % para disminuir el pH hasta 1,5-4,0). Antes de comenzar con las pruebas recomendar una dieta apropiada (la serotonina deriva del triptófano, por eso se recomienda eliminar la ingesta de comidas ricas en este aminoácido durante 3 días antes de la prueba) y excluir la ingesta de sustancias y fármacos que puedan interferir con los resultados (resultados falsos positivos: ingesta de chocolate, café, té, plátanos, palta,

piñas y frutos secos durante la recolección de orina; paracetamol, salicilatos, metisergida, fenobarbital, algunos citostáticos; resultados falsos negativos: alcohol, neurolépticos, inhibidores de la MAO, metildopa, isoniazida, AAS)

2) concentración sérica elevada de **cromogranina A (CgA)** (inespecífica y poco útil en la enfermedad localizada, más específica en caso de presencia de metástasis hepáticas)

3) concentración sérica de **serotonina** elevada (en pacientes con síndrome carcinoide, normalmente la concentración excede el LSN muy por encima de su valor basal, pero se asume que la evaluación de 5-HIAA es un marcador mejor)

4) a veces se dan concentraciones séricas elevadas de otras hormonas (p. ej. de ACTH).

**2. Pruebas de imagen.** Ecografía, TC, RMN y gammagrafía de receptor con análogos de somatostatina o con $^{131}$I-MIBG y prueba de la sensibilidad mayor, $^{68}$Ga-PET-TC: revelan el tumor primario y metástasis a distancia.

**3. Examen histológico:** las NEN descritas en este capítulo corresponden a las neoplasias neuroendocrinas de grado de diferenciación G1 o G2 según la OMS (→más arriba).

### Criterios diagnósticos

En el período temprano y asintomático de la enfermedad el diagnóstico suele ser accidental (pruebas de imagen o cirugías realizadas por otros motivos). A menudo se establece el diagnóstico del síndrome carcinoide inoperable a base de:

1) síntomas característicos

2) detección de metástasis en las pruebas de imagen

3) aumento de la eliminación de 5-HIAA con la orina >0,05 mmol/24 h (10 mg/24 h) o ≥0,075 mmol/24 h (15 mg/24 h), si constituye la única prueba diagnóstica de NEN

4) concentración sérica elevada de serotonina (no siempre).

La gammagrafía de receptores ayuda en la detección del foco primario, pero en ~25 % de los casos no es posible localizarlo.

El diagnóstico del carcinoide pulmonar y carcinoide bronquial incluye también los NEN no funcionantes que no exigen la determinación de serotonina o de la eliminación de 5-HIAA.

### Diagnóstico diferencial

1) Otras neoplasias neuroendocrinas que causan síntomas similares (enrojecimiento de la piel y diarreas): carcinoma medular tiroideo, vipomas.

2) Mastocitosis: lesiones cutáneas en la cara semejantes a las del síndrome carcinoide.

---

### → T R A T A M I E N T O

---

**1. Tratamiento quirúrgico:** resección del tumor en caso del síndrome carcinoide (tras una preparación previa con análogos de somatostatina). El tipo de cirugía y su magnitud dependerá de la localización del tumor, grado de malignidad y de la estadificación de la enfermedad. La resección del tumor primario puede ser beneficiosa incluso en presencia de enfermedad diseminada. En la enfermedad avanzada, especialmente con síndrome carcinoide, si las metástasis están presentes solamente en el hígado, se puede considerar su resección selectiva, incluso si no se ha logrado localizar el tumor primario o emplear otro método de su ablación →más arriba.

**2. Tratamiento conservador:** la sensibilidad a la quimioterapia de las NEN bien diferenciadas del tubo digestivo es mucho menor que las NEN pancreáticas. Sin embargo, se puede considerar este tratamiento en casos de progresión y afectación significativa de otros órganos. El tratamiento biológico dirigido y la terapia radioisotópica se aplican de igual manera que en la NEN pancreática →más arriba.

**3. Tratamiento del síndrome carcinoide:** aplicar un análogo de somatostatina como en el caso de otras NEN →más arriba. La terapia isotópica está justificada, normalmente junto con el tratamiento farmacológico. Tratamiento sintomático, p. ej. fármaco antidiarreico, loperamida (2 mg VO 3×d).

La quimioterapia es poco eficaz.

## 1.2. Carcinomas neuroendocrinos de grado de diferenciación celular G3 (pobremente diferenciados)

Neoplasias de bajo grado de diferenciación, no secretoras de péptidos bioactivos, que se diagnostican por la presencia de CgA, sinaptofisina o enolasa neuronal específica (NSE) en el examen inmunohistoquímico.

Pueden desarrollarse en los pulmones (como carcinomas neuroendocrinos pulmonares de células pequeñas o grandes) y en el tubo digestivo. Normalmente no expresan receptores para somatostatina, por lo que la gammagrafía de receptores no está indicada. El tratamiento quirúrgico no siempre es posible, en estos casos una alternativa es la quimioterapia (cisplatino o carboplatino y etopósido). El pronóstico es malo.

# 2. Síndromes poliglandulares

## 2.1. Poliendocrinopatías autoinmunes

Síndromes de insuficiencia poliglandular de origen autoinmune, que se caracterizan por la coexistencia de insuficiencias de varias glándulas endocrinas.

### 2.1.1. Síndrome poliglandular autoinmune tipo 1 (APS-1)

Síndrome asociado con mutaciones del gen *AIRE* que participa en la regulación de la tolerancia inmunológica. Se hereda de forma autosómica recesiva.

**Cuadro clínico:**
1) candidiasis crónica de mucosas (con mayor frecuencia bucal y anal, con menor frecuencia esofágica), cutánea y ungueal; resistente al tratamiento, que en la mayoría de los casos se presenta <5 años de edad
2) hipoparatiroidismo →cap. 10.1, por lo general <10 años de edad; se asocia a un riesgo de hipocalcemia severa
3) insuficiencia corticosuprarrenal primaria (enfermedad de Addison) de etiología autoinmune →cap. 11.1.1, que usualmente aparece a los 10-15 años de edad (hasta 30).

Con menor frecuencia se presentan también: hipogonadismo primario, alopecia de origen autoinmune, anemia perniciosa, diabetes *mellitus* tipo 1, hepatitis autoinmune, vitiligo, tiroiditis autoinmune.

**Diagnóstico:** presencia de 2 de las 3 enfermedades características y en el caso de que la enfermedad se dé en hermanos, basta con solo una de entre:
1) candidiasis mucocutánea crónica
2) hipoparatiroidismo
3) enfermedad de Addison.

**Tratamiento:** insuficiencias glandulares → tratamiento de restitución hormonal. Otras enfermedades coexistentes con APS-1 → tratamiento específico. Un tratamiento eficaz de la candidiasis oral previene el desarrollo de cáncer en años posteriores. No debe administrarse el ketoconazol, ya que es un inhibidor del citocromo P450 e inhibe la esteroidogénesis.

Todo enfermo con insuficiencia corticosuprarrenal debería llevar consigo una tarjeta con la información sobre su enfermedad para que un médico o socorrista pueda empezar un manejo adecuado y rápido en caso de emergencia.

### 2.1.2. Síndrome poliglandular autoinmune tipo 2 (APS-2)

El mecanismo de herencia es poligénico.

**Cuadro clínico:** se manifiesta por lo general a los 20-40 años de edad, en ~50 % de los casos con insuficiencia corticosuprarrenal primaria. Las enfermedades que forman este síndrome pueden aparecer en cualquier sucesión y en intervalos de varios años. El **síndrome de Schmidt** es el más frecuente: insuficiencia corticosuprarrenal primaria →cap. 11.1.1 y tiroiditis autoinmune (predominantemente enfermedad de Hashimoto →cap. 9.3.1); **síndrome de Carpenter**, si con el síndrome de Schmidt coexiste diabetes *mellitus* tipo 1 →cap. 13.1. La hipoglucemia o la disminución de la demanda de insulina en pacientes con diabetes *mellitus* tipo 1 puede ser una demostración del desarrollo de insuficiencia corticosuprarrenal. Con menor frecuencia se presentan: hipogonadismo primario, anemia perniciosa, enfermedad celíaca.

**Diagnóstico:** requiere la presencia de ≥2 de las 3 enfermedades:

1) insuficiencia corticosuprarrenal primaria
2) tiroiditis autoinmune (en la mayoría de los casos enfermedad de Hashimoto)
3) diabetes *mellitus* tipo 1.

**Tratamiento:** insuficiencias glandulares → tratamiento de restitución hormonal; otras enfermedades que coexisten con APS-2 → tratamiento específico. En el síndrome de Schmidt, si coexisten la enfermedad de Addison y la enfermedad de Hashimoto, empezar el tratamiento de restitución con hidrocortisona y en segundo lugar con preparados de levotiroxina (L-T4), ya que el inicio del tratamiento con L-T4 en un paciente con enfermedad de Addison no tratada puede causar una crisis addisoniana, lo que pondría en peligro la vida del paciente.

### 2.1.3. Síndrome poliglandular autoinmune tipo 3 (APS-3)

Probablemente se hereda de forma autosómica dominante con penetrancia incompleta.

**Cuadro clínico:** normalmente se revela en un paciente de mediana edad. Pueden presentarse síntomas resultantes de la afectación autoinmune de las glándulas endocrinas (con excepción de las suprarrenales) y de otros tejidos (→Diagnóstico). Con menor frecuencia: sarcoidosis, síndrome de Sjögren, AR, neoplasia neuroendocrina del estómago y malabsorción causada por alteración de la función exocrina de páncreas.

**Diagnóstico:** tiroiditis autoinmune coexistente con otra enfermedad de etiología autoinmune, con excepción de la insuficiencia corticosuprarrenal primaria (su presencia cambia el diagnóstico al APS-2).

**Subtipos del síndrome:** tiroiditis autoinmune en cada subtipo y además: en **APS-3A** diabetes *mellitus* tipo 1, en **APS-3B** anemia perniciosa, en **APS-3C** vitiligo y/o alopecia areata, enfermedades autoinmunes de otros órganos (p. ej. enfermedad celíaca, hipogonadismo, miastenia).

**Tratamiento:** insuficiencias glandulares → tratamiento de restitución hormonal; otras enfermedades que coexisten con APS-3 → tratamiento específico.

## 2.2. Síndromes de neoplasias endocrinas múltiples

### 2.2.1. Síndrome de neoplasia endocrina múltiple tipo 1 (MEN1)

#### ▶ DEFINICIÓN Y ETIOPATOGENIA

Enfermedad genética causada por la mutación germinal del gen *MEN1*, que se define por la presencia de un hiperparatiroidismo, asociado a tumores de otras glándulas endocrinas, con mayor frecuencia a tumores neuroendocrinos del páncreas y a adenomas hipofisarios.

La mutación del gen *MEN1* codificante de la proteína menina condiciona la pérdida de su función. La ausencia de esta proteína supresora facilita el desarrollo de neoplasias en algunas glándulas endocrinas; en la mayoría de los casos de adenoma y a veces de carcinomas. Se hereda como rasgo autosómico dominante.

→ **CUADRO CLÍNICO E HISTORIA NATURAL**

Dependerá de la edad del paciente, del grado de afectación de cada glándula endocrina y además de la función endocrina de los tumores y de su grado de malignidad.

**1. Hiperparatiroidismo primario:** predominantemente el primer signo de MEN1: aparece en un 95 % de los portadores de la mutación del gen *MEN1* <40 años de edad. Es causado por la hiperplasia, con menor frecuencia por pequeños adenomas múltiples de todas las glándulas paratiroideas y casi nunca por un cáncer paratiroideo. El curso es asintomático durante largo tiempo →cap. 10.2.1.

**2. Neoplasias neuroendocrinas de páncreas, tubo digestivo, bronquios y timo:** los síntomas se dan en un 60 % de los pacientes. Se pueden encontrar tumores clínicamente silentes durante una cirugía en pacientes >40 años de edad. Pueden presentarse distintas neoplasias neuroendocrinas de páncreas; los gastrinomas son por lo general malignos, los insulinomas en general son únicos y benignos; con menor frecuencia aparecen tumores secretores de glucagón, VIP (en algunos casos junto con PTHrP, que puede causar hipercalcemia), de GHRH (tumores muy raros, la mitad de ellos de desarrolla en el curso de MEN1) y otras neoplasias neuroendocrinas (a menudo carcinomas neuroendocrinos).

**3. Tumores hipofisarios:** predominan prolactinomas →cap. 8.4.1, seguidos de tumores no funcionantes, somatotropinomas (secretores de GH) →cap. 8.4.2 y otros.

**4. Otros tumores de las glándulas endocrinas:** los tumores suprarrenales →cap. 11.5 son relativamente frecuentes, por lo general no son funcionantes, pero pueden sintetizar cortisol o aldosterona; raramente feocromocitomas.

→ **DIAGNÓSTICO**

Procedimiento diagnóstico:
1) evaluar la función hormonal del tumor y el riesgo de malignidad
2) pruebas genéticas con el fin de detectar la mutación del gen *MEN1*.

**Criterios diagnósticos**

**1. Forma esporádica** (sin predisposición familiar a MEN1): coexistencia de ≥2 de los 3 trastornos clave para MEN1: hiperparatiroidismo primario, tumores neuroendocrinos de páncreas, adenomas hipofisarios.

**2. Forma familiar** (en familias con predisposición conocida a MEN1): basta el diagnóstico de un tumor: paratiroideo (o de hiperparatiroidismo primario), hipofisario o pancreático.

**Diagnóstico diferencial**

Depende de la localización del tumor y su función hormonal

1) **hiperparatiroidismo:** puede coexistir con un incidentaloma hipofisario; diferenciar la forma familiar con hipercalcemia hipocalciúrica benigna y síndrome de hiperparatiroidismo por tumor maxilar o mandibular

2) **síndrome de Cushing:** en caso de MEN1 diferenciar cautelosamente entre un tumor hipofisario y la secreción ectópica de ACTH por una NEN; con menor frecuencia se asocia a un adenoma suprarrenal funcionante o a un carcinoma corticosuprarrenal

3) **tumores pancreáticos familiares**: diferenciarlos de la enfermedad de Von Hippel-Lindau (feocromocitoma, neoplasias neuroendocrinas de páncreas, carcinoma y quistes renales, hemangiomas del SNC, quistes de diferentes órganos).

**Indicaciones para el test genético** (basta con cumplir solo un criterio):

1) ≥2 tumores típicos de MEN1
2) paciente <30 años y ≥1 tumor típico de MEN1
3) diagnóstico de un gastrinoma
4) múltiples tumores paratiroideos.

### → TRATAMIENTO

Tratamiento apropiado para cada tumor diagnosticado.

Consideraciones particulares asociadas con MEN1.

**1. Hiperparatiroidismo primario:** con mayor frecuencia se efectúa paratiroidectomía subtotal (3 y 1/2 de las glándulas) junto con timectomía (en el timo puede desarrollarse una neoplasia neuroendocrina). El carácter multifocal de la enfermedad favorece las recaídas del hiperparatiroidismo tras el tratamiento quirúrgico: no se debe remitir al paciente para una cirugía si el curso de la enfermedad es asintomático.

**2. Gastrinomas:** el tratamiento quirúrgico a menudo es ineficaz (tumores en focos múltiples y a menudo presencia de metástasis). Administrar IBP a dosis altas, considerar el tratamiento con un análogo de somatostatina.

**3. Tumores múltiples de páncreas:** remitir al paciente a cirugía si el tumor secreta péptidos biológicamente activos. En tumores no funcionantes se recomienda el tratamiento quirúrgico si su diámetro >2 cm (según algunos autores cuando el diámetro >2,5-3 cm) porque el riesgo de malignidad es considerable.

## 2.2.2. Síndrome de neoplasia endocrina múltiple tipo 2 (MEN2)

### → DEFINICIÓN Y ETIOPATOGENIA

Enfermedad genética causada por la mutación germinal del gen *RET*, que se define por la presencia de un cáncer medular de la glándula tiroides asociado a una mayor predisposición para la aparición de tumores de células cromafines de la glándula suprarrenal, de hiperparatiroidismo y en casos más raros también de neuromas mucosos u otras anomalías congénitas. Los tumores pueden aparecer en cualquier órgano en el que se exprese el protooncogén *RET* y, dependiendo de su ubicación, se clasificará en distintos síndromes clínicos. En los portadores de la mutación el riesgo del desarrollo del carcinoma medular de tiroides es de >95 %, feocromocitoma suprarrenal de un 45 %, hiperparatiroidismo de un 15-30 %, neuromas mucosos y otros defectos congénitos ~5 %.

### → CUADRO CLÍNICO E HISTORIA NATURAL

**1. Síndrome MEN2A:** el más frecuente es el carcinoma medular de tiroides →cap. 9.5, suele aparecer en primer lugar o puede coexistir con feocromocitoma, que puede ser bilateral →cap. 11.7 (3.ª o 4.ª década de la vida). El hiperparatiroidismo primario →cap. 10.2 es el menos frecuente. Algunas de las mutaciones del gen *RET* se relacionan con un riesgo muy bajo de feocromocitoma y no predisponen al hiperparatiroidismo: en tales casos se desarrolla el **carcinoma medular tiroideo familiar (CMTF)**.

**2. Síndrome MEN2B:** el carcinoma medular de tiroides es particularmente agresivo y aparece en la infancia. Los pacientes presentan un **fenotipo típico** con neuromas y neurogangliomas mucosos (lengua de apariencia "deshilachada", labios abultados, trastornos funcionales intestinales por causa de presencia de los neuromas submucosos) y otros síntomas esqueléticos característicos: mandíbula grande, a menudo hábito marfanoide. El desarrollo de feocromocitoma puede ocurrir más temprano que en el caso de MEN2A.

## → DIAGNÓSTICO

Procedimiento diagnóstico:

1) evaluar la función hormonal
2) ante cualquier caso de carcinoma medular de tiroides se debe realizar un test genético para identificar mutación de gen *RET*.

### Criterios diagnósticos

Identificación de la mutación del gen *RET*, lo que permite establecer el diagnóstico y diferenciar entre formas familiar y esporádica del carcinoma medular de tiroides. En caso del síndrome MEN2A puede desarrollarse un feocromocitoma (más tarde) y menos frecuentemente hiperparatiroidismo (no es necesaria la presencia de ambos para el diagnóstico), y en el síndrome MEN2B el diagnóstico es facilitado por la presencia del hábito fenotípico característico (→más arriba). Puede también aparecer un feocromocitoma, pero nunca se desarrolla el hiperparatiroidismo.

### Diagnóstico diferencial

Tomar en consideración otros síndromes hereditarios: enfermedad de Von Hippel-Lindau (casos muy raros de coexistencia de un tumor suprarrenal con carcinoma medular del tiroides) y, si los feocromocitomas constituyen el hallazgo predominante, también síndrome feocromocitoma-paraganglioma (feocromocitomas y a menudo paragangliomas múltiples funcionantes o no funcionantes).

## → TRATAMIENTO

Las reglas del tratamiento de los tumores que se presentan en el síndrome MEN2 son las mismas que en caso de su ocurrencia esporádica. Antes del tratamiento quirúrgico del carcinoma medular de tiroides es necesario excluir el feocromocitoma. En caso de coexistencia de estos 2 tumores, primero se debe realizar la cirugía del tumor suprarrenal y después la del tumor tiroideo (incluso en casos de carcinoma medular avanzado). El tratamiento de las formas avanzadas con inhibidores de tirosina-cinasa suele tener carácter paliativo.

### Procedimiento con pacientes portadores de la mutación del gen *RET*

La detección y caracterización de la mutación del gen *RET* obliga a la realización de un examen genético en todos los familiares, especialmente de primer grado. En los niños el momento óptimo para realizar el examen es: en familias con MEN2A <3 años, en familias con MEN2B <1 año. En caso de detección de la mutación, está indicado que profilácticamente se realice la tiroidectomía total a los 5 años de edad, lo que previene el desarrollo del carcinoma medular (en MEN2B aún más tempranamente).

# 1. Diabetes *mellitus*

## ⇢ DEFINICIÓN Y ETIOPATOGENIA

Grupo de enfermedades metabólicas caracterizadas por hiperglucemia secundaria tanto a un defecto de la secreción como a la acción de la insulina. La hiperglucemia crónica en la diabetes *mellitus* produce daño, alteración funcional e insuficiencia de diversos órganos, en particular los ojos, los riñones, los nervios, el corazón y los vasos sanguíneos.

**1. Diabetes *mellitus* tipo 1:** producida en la mayoría de los casos por la destrucción de las células β pancreáticas por un proceso autoinmune, desencadenado por factores ambientales en personas con predisposición genética. En el desarrollo de la enfermedad participan autoanticuerpos contra diversos antígenos de las células β. Se pueden detectar biomarcadores del proceso autoinmune durante un tiempo variable con anterioridad a la aparición de los primeros síntomas de la enfermedad. Durante este período se produce una pérdida gradual de las funciones secretoras de las células β, que lleva a la diabetes *mellitus* manifiesta, caracterizada por una deficiencia severa de insulina. De mayor prevalencia en niños y adolescentes, así como en personas <30 años de edad. El proceso de destrucción autoinmune de las células β puede ser muy lento y propiciar que la enfermedad se manifieste en la 4.ª o 5.ª década de la vida (diabetes en autoinmune latente del adulto, LADA). Tras la aparición de la enfermedad el proceso de destrucción de las células β continúa hasta la desaparición del péptido C (marcador en la secreción de insulina).

**2. Diabetes *mellitus* tipo 2:** es la forma más frecuente (~80 %). Se produce por la alteración progresiva de la secreción de insulina en condiciones de insulinorresistencia. Se reconocen también otros mecanismos patogénicos en su desarrollo como la elevación del glucagón y del umbral renal de excreción de glucosa, o la disminución del efecto incretina. Puede estar condicionada genéticamente (herencia poligénica), pero la edad y factores ambientales desempeñan un papel decisivo (obesidad abdominal y escasa actividad física). El exceso de ácidos grasos libres, liberados por el tejido adiposo, es responsable de la lipotoxicidad, es decir un exceso de oxidación de las grasas que en el músculo inhibe la glucólisis, mientras que en el hígado favorece la gluconeogénesis. Para contrarrestar ambos procesos se requiere un aumento compensador de la secreción de insulina que puede provocar en personas susceptibles, el agotamiento gradual de las células β y dar lugar a la elevación de la glucemia. Una vez presente la hiperglucemia, esta provoca la glucotoxicidad, la que sumada a la lipotoxicidad deteriora aún más la capacidad secretora de la insulina y la sensibilidad a la misma.

**3. Diabetes *mellitus* de etiología conocida:** defectos genéticos de las células β (MODY, diabetes neonatal permanente); defectos genéticos en la acción de la insulina; insuficiencia pancreática exocrina; endocrinopatías (síndrome de Cushing, acromegalia, feocromocitoma); diabetes inducida por fármacos (p. ej. glucocorticoides); infecciones (rubéola congénita); formas raras de origen inmunológico; síndromes genéticos ocasionalmente relacionados con la diabetes (síndromes de Down, Klinefelter y Turner).

**4. Diabetes gestacional:** definida como alteración de la tolerancia a la glucosa que aparece en el curso del embarazo. El aumento de la concentración de las hormonas contrarreguladoras durante el embarazo propicia la insulinorresistencia, incrementando la disponibilidad de glucosa para el feto en desarrollo. Si la capacidad de secreción de la insulina de la madre es insuficiente para vencerla, aparece la hiperglucemia.

## ⇢ CUADRO CLÍNICO E HISTORIA NATURAL

La historia natural de la enfermedad depende de la velocidad con la que disminuye la capacidad de secretar insulina y/o se pierden las células β. En la diabetes tipo 1 el proceso es rápido y el cuadro es de inicio intenso. En las fases tempranas de diabetes tipo 2 disminuye significativamente la secreción precoz de insulina, lo que posteriormente evoluciona al estado prediabético. Esta fase se caracteriza por cifras de glucemia en ayunas alterada, GAA (*impaired fasting glucose*, IFG) y/o tolerancia a la glucosa alterada, TGA (*impaired glucose tolerance*, IGT). En fases posteriores se produce la hiperglucemia permanente, que es el sello de la diabetes. Los síntomas son inespecíficos y variados, a menudo se relacionan con el tipo de diabetes y con su forma de evolución. La diabetes tipo 1 suele ser más sintomática que la tipo 2 y se caracteriza por el riesgo de desarrollar cetoacidosis y coma cetoacidótico. El déficit del control glucémico a largo plazo favorece el desarrollo de las complicaciones crónicas de la enfermedad →cap. 13.4. Estas son responsables de un deterioro de la calidad de vida de los pacientes y de una mayor mortalidad de causa cardiovascular.

**Los síntomas típicos de la diabetes *mellitus* son:** poliuria (diuresis osmótica como consecuencia de la glucosuria), sed (polidipsia), signos de deshidratación por lo general moderados (disminución de la elasticidad de la piel, sequedad de piel y mucosas), debilidad y somnolencia causadas por la deshidratación, adelgazamiento (menos frecuente), cetoacidosis y coma cetoacidótico (en ocasiones es la forma de presentación), predisposición a infecciones genitourinarias y de la piel.

**1. Diabetes *mellitus* tipo 1:** en niños y adolescentes es frecuente la presentación aguda (con riesgo de acidosis y coma) debido a la pérdida rápida de las reservas de las células β. Un curso lábil de la enfermedad puede acelerar la aparición de complicaciones crónicas a partir del 5.º año tras su debut. En adultos, por el contrario, la diabetes tipo 1 suele presentarse de forma más progresiva, a veces a lo largo de varios meses, siendo excepcional el coma diabético aún en presencia de cetoacidosis. La hiperglucemia aparentemente leve pero persistente a lo largo de años, como en el caso de la diabetes LADA, favorece el desarrollo insidioso de complicaciones crónicas.

**2. Diabetes *mellitus* tipo 2:** los síntomas típicos de la diabetes *mellitus* aparecen con menor frecuencia que en la diabetes tipo 1. En más de la mitad de los casos cursa asintomáticamente y se detecta casualmente o en pruebas de tamizaje. No tratada, favorece el desarrollo de complicaciones crónicas, sobre todo las cardiovasculares, que son la causa principal de muerte. ~85 % de los enfermos presentan obesidad de predominio abdominal, hipertensión arterial y alteraciones lipídicas. La hiperglucemia puede manifestarse en el curso de otras enfermedades, como las infecciones, que aumentan las necesidades de insulina. El progresivo agotamiento de las células β requiere una estrecha monitorización y ajuste del tratamiento a las necesidades cambiantes.

**➔ DIAGNÓSTICO**

**Algoritmo diagnóstico de la diabetes *mellitus*** →fig. 1-1.

Numerosos casos cursan asintomáticamente y por ello se recomienda realizar **tamizaje** (glucemia en ayunas o PTGO →más adelante) **cada año en grupos de alto riesgo de diabetes tipo 2**: sobrepeso u obesidad (IMC $\geq$25 kg/m$^2$ o perímetro de cintura >80 cm en mujeres y >90 cm en hombres) acompañados por antecedentes familiares en padres o hermanos, escasa actividad física, antecedente de GAA o de TGA antecedentes de diabetes gestacional, parto previo de un feto con peso corporal >4 kg, hipertensión arterial ($\geq$140/90 mm Hg), C-HDL <1,0 mmol/l (40 mg/dl) o triglicéridos >1,7 mmol/l (150 mg/dl), síndrome de ovarios poliquísticos, enfermedad ateroesclerótica, fibrosis quística (tamizaje 1×año a partir de los 10 años de edad) y **cada 3 años en todos los pacientes $\geq$45 años.** Pueden utilizarse también cuestionarios que facilitan la identificación de las personas con riesgo de desarrollar de diabetes, p. ej. la escala FINDRISK (Finnish Diabetes Risk Score).

**Reglas para tamizaje en embarazadas** →cap. 13.2.2.

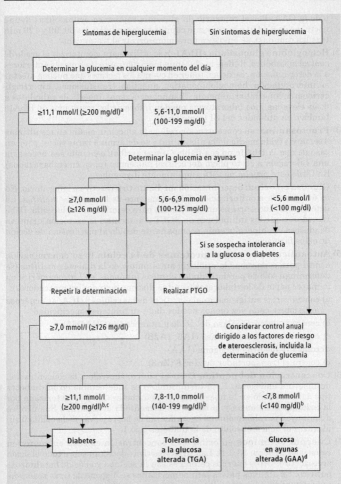

Algoritmo (flujograma):

- Síntomas de hiperglucemia
- Sin síntomas de hiperglucemia

→ Determinar la glucemia en cualquier momento del día

- ≥11,1 mmol/l (≥200 mg/dl)[a]
- 5,6-11,0 mmol/l (100-199 mg/dl)

→ Determinar la glucemia en ayunas

- ≥7,0 mmol/l (≥126 mg/dl)
- 5,6-6,9 mmol/l (100-125 mg/dl)
- <5,6 mmol/l (<100 mg/dl)

Si se sospecha intolerancia a la glucosa o diabetes

- Repetir la determinación
- Realizar PTGO

≥7,0 mmol/l (≥126 mg/dl)

Considerar control anual dirigido a los factores de riesgo de ateroesclerosis, incluida la determinación de glucemia

- ≥11,1 mmol/l (≥200 mg/dl)[b,c]
- 7,8-11,0 mmol/l (140-199 mg/dl)[b]
- <7,8 mmol/l (<140 mg/dl)[b]

- **Diabetes**
- **Tolerancia a la glucosa alterada (TGA)**
- **Glucosa en ayunas alterada (GAA)**[d]

[a] Si están presentes los síntomas típicos de diabetes no es necesaria una nueva determinación de glucemia para establecer el diagnóstico.

[b] Glucemia a las 2 h de PTGO.

[c] Si no aparecen síntomas de hipoglucemia para el diagnóstico de diabetes es necesario obtener 2 resultados anormales (de la misma muestra de sangre o de otra muestra extraída en un tiempo corto).

[d] Si glucemia en ayunas 5,6-6,9 mmol/l (100-125 mg/dl); con la glucemia en ayunas <5,6 mmol/l (<100 mg/dl) el resultado de PTGO es normal.

PTGO — prueba de tolerancia oral a 75 g de glucosa con determinación de glucemia a los 120 min

**Fig. 1-1.** Algoritmo diagnóstico de diabetes

## Exploraciones complementarias

**1. Pruebas de laboratorio:**

1) **Glucemia**: la medición de la glucemia plasmática en sangre venosa (normal 4,0-5,5 mmol/l o 72-99 mg/dl) se emplea para el diagnóstico de la diabetes

o de la GAA. Por el contrario, la glucemia capilar en ayunas (tras ayuno nocturno de 8-14 h) o la glucemia capilar posprandial (a los 60, 90 y 120 min tras las comidas), se emplean para monitorizar el tratamiento.

2) **Hemoglobina glucosilada (HbA1c):** se utiliza para monitorizar el grado de control metabólico. Refleja la glucemia media durante los 3 meses anteriores a la determinación. Se deben tener en cuenta los factores que pueden afectar su interpretación: hemoglobinopatías, anemias, transfusiones, hipertrigliceridemia, hiperbilirrubinemia, insuficiencia renal, ingesta de salicilatos a dosis elevadas. Los laboratorios pueden informar los resultados de HbA1c también en unidades del SI (mmol/mol).

3) **Fructosamina:** su concentración refleja la glucemia media en las últimas 3 semanas (vida media de la albúmina) y se determina raras veces, p. ej. en caso de que la HbA1c no sea fiable (→más arriba), o cuando sea necesaria una valoración a corto plazo del control glucémico (p. ej. en embarazadas). En Chile esta prueba no está ampliamente disponible.

4) **Glucosa en orina:** determinación mediante tira reactiva o laboratorio. No es útil para la monitorización del tratamiento de la diabetes *mellitus*. La detección de glucosuria es una indicación para determinar la glucemia. Debe recordarse que los inhibidores de SGLT-2 aumentan la excreción urinaria de glucosa sin hiperglucemia acompañante debido al mecanismo de acción de estos fármacos.

5) **Autoanticuerpos contra proteínas de la célula β:** su determinación es útil para comprobar la etiología autoinmune de la diabetes *mellitus* (se determinan solo de persistir dudas clínicas fundadas; en Latinoamérica en la mayor parte de los laboratorios no se dispone de todos los marcadores):

   a) contra varios antígenos citoplasmáticos de las células β (**ICA**; anticuerpos antislotes), cada vez menos usados dada su limitada especificidad

   b) contra la descarboxilasa del ácido glutámico (**antiGAD65**)

   c) contra la tirosina fosfatasa (**IA2, IA2β**)

   d) contra la insulina endógena (**IAA**)

   e) contra el transportador de zinc 8 (**Zn8**).

6) **Concentración del péptido C en el suero:** equivale a la concentración de insulina endógena. Está disminuido o es indetectable en la diabetes tipo 1; aumentado en la fase inicial de la diabetes tipo 2 caracterizada por la insulinorresistencia y la secreción aumentada de insulina. Sus niveles disminuyen paralelamente al agotamiento de las reservas de la célula β sin alcanzar el déficit absoluto de la diabetes tipo 1.

7) **Cuerpos cetónicos** en orina o su concentración elevada en suero (en cetoacidosis →cap. 13.3.1). Las tiras reactivas detectan sobre todo el ácido acetoacético. Otros cuerpos cetónicos son la acetona y el ácido betahidroxibutírico. En algunos países latinoamericanos se dispone de tiras reactivas para detección de acetona (en orina y/o en sangre).

8) **Concentración de ácido láctico en suero:** aumentado en la acidosis láctica →cap. 13.3.3.

**2. Pruebas funcionales:**

1) **Prueba de tolerancia oral a la glucosa, PTGO** (*oral glucose tolerance test*, **OGTT**) **con 75 g de glucosa**. Se emplea para el diagnóstico de la diabetes o de la TGA. Se realiza tras 8-14 h de ayuno nocturno, asegurando que el descanso ha sido reparador y tras haber realizado 3 días de una alimentación sin restricciones y equilibrada en su contenido de carbohidratos. Se debe establecer si el paciente toma fármacos que pueden afectar la glucemia (glucocorticoides, diuréticos tiacídicos, algunos β-bloqueantes). Determinar la glucemia en ayunas y 120 min tras la ingesta de una solución con 75 g de glucosa a beber en 5 minutos (OMS). El uso de solución de glucosa al ≤20 % (que se prepara con ≥375 ml de agua o en botellas) permite evitar las náuseas y vómitos tras su ingesta. La concentración normal de glucosa

en el plasma de sangre venosa a los 120 min <7,8 mmol/l (140 mg/dl). Está indicada la PTGO en casos de GAA de 5,6-6,9 mmol/l (100-125 mg/dl) o con cifras menores en caso de sospecha justificada de TGA.

2) **Prueba de estímulo con glucagón**: útil para valorar las reservas secretoras de las células β y para diferenciar la diabetes tipo 1 de la tipo 2, cuando existe duda clínica; en práctica utilizado raramente. Determinar el péptido C en ayunas y 6 min tras la administración iv. de 1 mg de glucagón. Los valores normales en situación basal son: 0,4-1,2 nmol/l (1,4-4,0 µg/l) antes de la administración y 1-4 nmol/l a los 6 min de la administración. Un resultado <0,6 nmol/l tras la estimulación con glucagón indica la presencia de diabetes tipo 1 (la ausencia de péptido C es un reflejo de la labilidad del curso de la diabetes tipo 1), diabetes LADA o secundaria a pancreatitis. Concentraciones en ayunas de péptido C muy elevadas, y tras estimulación con glucagón, se observan durante la fase de hiperinsulinemia de la diabetes tipo 2 o en el insulinoma.

3) **Estimación de la sensibilidad a la insulina con el método HOMA**: el índice de resistencia a la insulina HOMA-IR se calcula multiplicando la insulinemia en ayunas (en mUI/l) por la glucemia en ayunas (en mmol/l) dividido por 22,5. Debido a la secreción pulsátil de la insulina, las mediciones deben realizarse 2-4 veces y emplear el valor medio.

#### Criterios diagnósticos

No se debe intentar realizar el diagnóstico de los estados hiperglucémicos durante la fase aguda de otras enfermedades intercurrentes (p. ej. infecciones o síndrome coronario agudo), inmediatamente tras un traumatismo o intervención quirúrgica, ni durante el tratamiento con fármacos que puedan aumentar la glucemia (glucocorticoides, diuréticos tiacídicos, algunos β-bloqueantes).

**1. Estados prediabéticos.**

1) **Glucosa en ayunas alterada, GAA (IFG):** glucemia en ayunas entre 5,6-6,9 mmol/l (100-125 mg/dl). Es indicación para realizar una PTGO.

2) **Tolerancia a la glucosa alterada, TGA (IGT):** glucemia a los 120 min de la PTGO entre 7,8-11,0 mmol/l (140-199 mg/dl).

La ADA propone el diagnóstico de estado prediabético para valores de HbA1c entre 5,7-6,4 %, siempre que la determinación se realice mediante HPLC y esté debidamente estandarizada o con control de calidad.

**2. La diabetes *mellitus*** se diagnostica en 4 situaciones.

1) Glucemia casual ≥11,1 mmol/l (200 mg/dl) y síntomas típicos de hiperglucemia (sed aumentada, poliuria, debilidad).

2) Glucemia casual ≥11,1 mmol/l (200 mg/dl) sin síntomas típicos de hiperglucemia y 1 determinación de glucemia en ayunas (en otra fecha) ≥7,0 mmol/l (126 mg/dl)

3) Glucemia en ayunas en 2 ocasiones (determinaciones no en el mismo día) ≥7,0 mmol/l (126 mg/dl).

4) Glucemia a los 120 min de PTGO ≥11,1 mmol/l (≥200 mg/dl) en 2 ocasiones.

Según las recomendaciones de la ADA (2019), para diagnosticar la diabetes en ausencia de síntomas de hiperglucemia, es necesario obtener 2 resultados anormales (de la misma muestra de sangre o de otra muestra extraída en un espacio corto de tiempo). Por ejemplo, en caso de obtener un valor de glucemia a las 2 h de PTGO ≥11,1 mmol/dl en un paciente asintomático, para confirmar el diagnóstico debe determinarse la glucemia en ayunas, o la HbA1c (de la misma o de nueva muestra), o repetirse la PTGO. Si el valor de la glucemia en ayunas o de la HbA1c no confirma el diagnóstico, debe repetirse la PTGO y esta confirmará o descartará definitivamente el diagnóstico.

La ADA propone adicionalmente el diagnóstico de diabetes si la HbA1c es >6,5 % (48 mmol/mol), siempre que la determinación se realice mediante HPLC y esté debidamente estandarizada o con control de calidad. En la mayoría de los países de Latinoamérica no se utiliza la HbA1c para el diagnóstico de diabetes o prediabetes por falta de estandarización de la técnica.

**Criterios diagnósticos de la diabetes *mellitus* en las embarazadas** →cap. 13.2.2.

### Diagnóstico diferencial

**1.** Otras enfermedades que cursan con síntomas similares a los de la hiperglucemia, p. ej. la diabetes insípida (→cap. 8.1).

**2.** Diferenciación del tipo de diabetes *mellitus*: la diabetes LADA (*latent autoimmune diabetes in adults*) es una forma de diabetes inmunomediada, que al inicio suele confundirse clínicamente con diabetes tipo 2 y en la mayoría de los casos (no en todos) suele requerir insulinoterapia desde el inicio. Se presenta en adultos y adultos mayores. La forma LADY (*latent autoimmune diabetes in the young*) es una diabetes de base inmunológica en niños, con lenta aparición de manifestaciones clínicas.

Otras formas de diabetes, que a pesar de presentarse en edades tempranas de la vida se tratan con fármacos orales, son las formas monogénicas: la diabetes MODY (*maturity onset diabetes of the young*), la diabetes neonatal permanente y la diabetes mitocondrial. En la diabetes MODY se distinguen varios tipos con evoluciones clínicas diferentes. Las mutaciones más frecuentes se presentan en el gen *HNF1A* (MODY3) o en el de la glucocinasa (MODY2). El diagnóstico definitivo requiere de un estudio genético. El diagnóstico temprano del tipo de mutación confirma la afección y permite el tratamiento específico. En Argentina hay un solo laboratorio que permite el estudio diagnóstico de MODY y en Chile solo se pueden identificar 2 mutaciones.

Diagnóstico diferencial en adultos:

1) En caso de sospechar diabetes tipo 1 → tener en cuenta la diabetes MODY (tabla 1-1) y la diabetes tipo 2 con tendencia a la cetosis.

2) En caso de sospechar diabetes tipo 2 → tener en cuenta la diabetes LADA (*latent autoimmune diabetes in adults* →tabla 1-2).

Con cada vez mayor frecuencia nos hallamos ante tipos mixtos (híbridos) de diabetes: son las denominadas diabetes doble o intermedias, así como diabetes tipo 2 en niños y adolescentes.

---

### ➔ TRATAMIENTO

#### Reglas generales

**1.** El tratamiento de la diabetes *mellitus* incluye:

1) La educación terapéutica dirigida al autocontrol de la enfermedad, esencial para el éxito del resto de medidas de tratamiento.

2) Tratamiento no farmacológico: cambios de los estilos de vida de forma personalizada que comprenden seguir una dieta variada, actividad física regular, evitar el alcohol y el tabaco, suficiente descanso nocturno y evitar el estrés.

3) Tratamiento farmacológico:

   a) fármacos no insulínicos de acción central que aumentan la secreción de insulina (sulfonilureas, meglitinidas e incretinas); y de acción periférica que disminuyen la insulinorresistencia (biguanidas y tiazolidinedionas), que aumentan la glucosuria (inhibidores de SGLT-2), o que enlentecen la digestión de carbohidratos y la absorción de glucosa (acarbosa)

   b) insulina.

4) Prevención de los factores del riesgo cardiovascular, en particular la hipertensión arterial →cap. 2.20 y de las alteraciones del metabolismo lipídico →cap. 2.4.1. Los pacientes con diabetes y enfermedad cardiovascular concomitante y 40 años con ≥1 factor de riesgo cardiovascular, deben recibir estatinas independientemente del perfil lipídico.

5) Prevención y tratamiento de las complicaciones.

**Tabla 1-1. Diagnóstico diferencial y tratamiento de la diabetes *mellitus* MODY y la diabetes *mellitus* tipo 1**

| Características diferenciales | Diabetes MODY | Diabetes *mellitus* tipo 1 |
|---|---|---|
| Anomalías congénitas (sobre todo renales y del sistema genitourinario) | Sí/No | No |
| Antecedentes familiares de diabetes en ≥3 generaciones | Sí | No |
| Antecedentes personales o familiares de enfermedades autoinmunes | No | Sí |
| Anticuerpos antislotes | No | Sí |
| Péptido C (test con glucagón) | Inicialmente normal | Concentración baja |
| Tratamiento de elección | Fármacos no insulínicos orales al inicio (o por largo tiempo) | Insulina |
| Inicio | Lento | Más frecuentemente agudo |
| Tendencia a la cetosis | No | Sí |
| Inestabilidad metabólica | No | Sí |

**Tabla 1-2. Diagnóstico diferencial y tratamiento de la diabetes LADA y la diabetes *mellitus* tipo 2**

| Características diferenciales | Diabetes LADA | Diabetes *mellitus* tipo 2 |
|---|---|---|
| IMC | Como en la población normal | Obesidad o sobrepeso |
| Hipertensión arterial | No | Sí |
| Antecedentes familiares de diabetes | No | Sí |
| Antecedentes personales o familiares de enfermedades autoinmunes | Sí | No |
| Anti-GAD u otros anticuerpos antislotes | Sí | No |
| Péptido C (test con glucagón) | Concentración baja | Normal o Inicialmente ↑ |
| Tratamiento de elección | Insulina | Inicialmente antidiabéticos orales |

**2.** En la diabetes tipo 1 es imprescindible la insulina. La diabetes tipo 2, en cambio, es una enfermedad progresiva que inicialmente es tratada con fármacos orales que aumentan la sensibilidad a la insulina o tienen efecto incretina. En fases posteriores, se asocian fármacos que estimulan la secreción de insulina. El fracaso del tratamiento con agentes orales, intolerancia medicamentosa o contraindicación de su uso es una indicación para comenzar la insulinoterapia.

**3.** Si en el momento del diagnóstico de diabetes el paciente presenta pérdida de peso, deshidratación, cetonuria o acidosis → empezar el tratamiento con insulina aunque se sospeche una diabetes tipo 2. Una hemoglobina glucosilada (HbA1c) >9 %, más inestabilidad metabólica al diagnóstico e igual valor de

HbA1c a los 3 meses de tratamiento con metformina, sin inestabilidad, son también una indicación temprana de insulina de diabetes tipo 2. El diagnóstico definitivo del tipo de diabetes y su tratamiento de mantenimiento se establecerán una vez corregidas dichas alteraciones metabólicas y excluido el origen autoinmune de la enfermedad (en los casos en que no exista el cuadro clínico típico de diabetes tipo 2, como obesidad, acantosis *nigricans*, circunferencia de cintura aumentada).

### 4. Criterios de control de la diabetes *mellitus*

#### 1) Criterios de control del metabolismo glucídico:

El tratamiento antidiabético debe ser individualizado en cada paciente en función de los objetivos de glucemia y de HbA1c y de la rapidez con la que deben ser alcanzados. Para ello se debe tener en cuenta la participación del paciente en la toma de decisiones para considerar los esfuerzos que debe realizar, el riesgo de hipoglucemias, el tiempo de evolución de la enfermedad, las expectativas de vida del paciente, las enfermedades concomitantes, las complicaciones vasculares, la accesibilidad a los recursos terapéuticos y apoyo al enfermo (en función del objetivo para el control de diabetes establecido →más adelante, los valores diana de glucemia y HbA1c pueden ser más elevados). En pacientes de edad avanzada, con enfermedades concomitantes o con frecuentes episodios de hipoglucemia deben establecerse objetivos de control menos estrictos. Se debe procurar acercarse lo máximo posible a los objetivos de control establecidos para cada paciente y mantenerlos en forma permanente.

a) Objetivo general:

**HbA1c ≤7,0 %** (53 mmol/mol). Puede conseguirse alcanzando una glucemia plasmática media diaria ~8,3-8,9 mmol/l (150-160 mg/dl). Se recomienda lograr una glucemia en ayunas y preprandial <7,2 mmol/l (130 mg/dl), y posprandial <10 mmol/l (180 mg/dl). Este es un objetivo a conseguir en todos los enfermos, excepto aquellos que se mencionan más adelante (→Objetivos específicos), incluidos los pacientes con diabetes tipo 1, en los que el objetivo de HbA1c ≤6,5 % se relacionaba con mayor riesgo de hipoglucemia, y las personas >65 años con una expectativa de vida >10 años, que presentan signos de fragilidad en las que debe programarse un objetivo de glucemia más flexible.

b) Objetivos específicos:

**HbA1c ≤6,0 %** (42 mmol/mol) en mujeres con diabetes pregestacional (tipo 1, 2 o de otro tipo), y en el 2.º y 3.er trimestre del embarazo, a no ser que se asocie este objetivo con una mayor frecuencia o empeoramiento de las hipoglucemias →cap. 13.2.1 (en Chile 6,0-6,5 %).

**HbA1c ≤6,5 %** (48 mmol/mol): en mujeres que programen su embarazo y en el 1.er trimestre (en Argentina y Chile en mujeres que prevén un embarazo el nivel mínimo exigible de HbA1c es ≤7,0 %), en diabéticos tipo 1 en los que este objetivo no se relaciona con un riesgo elevado de hipoglucemia ni con un empeoramiento del nivel de vida, en diabéticos tipo 2 de corta evolución y en niños y adolescentes (independientemente del tipo de diabetes) → procurar glucemias en ayunas y preprandiales (también en autocontrol) de 4,4-6,1 mmol/l (80-110 mg/dl) y posprandiales, 2 h después de comenzar la comida, <7,8 mmol/l (140 mg/dl).

**HbA1c ≤8,0 %** (64 mmol/mol): en personas mayores con diabetes avanzada de larga evolución y en aquellos con macroangiopatía (infarto de miocardio y/o ACV y/o con enfermedades concomitantes graves).

En caso de no alcanzarse los objetivos de HbA1c a pesar de conseguir valores de glucemia en ayunas adecuados, se debe controlar la glucemia posprandial. Insistir en conseguir el objetivo de HbA1c de forma paulatina a lo largo de meses para evitar el riesgo de hipoglucemia inherente a las reducciones rápidas de la glucemia, sobre todo en los casos de diabetes tipo 1. El descenso brusco de la glucemia pueden provocar la progresión de las complicaciones microangiopáticas preexistentes (sobre todo la retinopatía) y, en la diabetes tipo 2, incrementar el riesgo cardiovascular. En la toma de decisiones sobre la determinación de objetivos debe tenerse en cuenta la participación del paciente para considerar los esfuerzos que debe realizar, el riesgo de hipoglucemias, el tiempo de evolución de la enfermedad, las expectativas de vida del paciente, las enfermedades concomitantes, las complicaciones vasculares, las condiciones de financiación del tratamiento y el apoyo al enfermo.

2) **Criterios de control de metabolismo lipídico ligado al riesgo cardiovascular:**

   a) personas con diabetes *mellitus* tipo 1 o 2 con riesgo cardiovascular muy alto (con enfermedad cardiovascular o enfermedad renal crónica y enfermos diabéticos tipo 2 >40 años sin enfermedad cardiovascular concomitante pero con factores de riesgo cardiovascular o complicaciones orgánicas): concentración objetivo del **C-LDL <1,8 mmol/l (70 mg/dl)**, o reducción ≥50 % si los valores iniciales de C-LDL 1,8-3,5 mmol/l (70-135 mg/dl); concentración objetivo de C-no-HDL (objetivo secundario) <2,6 mmol/l (100 mg/dl)

   b) personas con diabetes *mellitus* tipo 2 con riesgo cardiovascular alto (sin complicaciones y con otros factores de riesgo cardiovascular) y enfermos diabéticos tipo 1 con riesgo cardiovascular alto: concentración objetivo del **C-LDL <2,6 mmol/l (100 mg/dl)** o reducción ≥50 % si los valores iniciales de C-LDL 2,6-5,2 mmol/l (100-200 mg/dl); concentración objetivo de C-no-HDL <3,4 mmol/l (130 mg/dl)

   c) personas jóvenes con diabetes *mellitus* tipo 1 con riesgo cardiovascular **bajo** o moderado (<40 años y sin complicaciones crónicas de diabetes y otros factores de riesgo cardiovascular): concentración objetivo de **C-LDL <3,0 mmol/l (115 mg/dl)**; concentración objetivo de C-no-HDL <3,7 mmol/l (145 mg/dl)

   d) personas con diabetes *mellitus* tipo 1 con albuminuria y/o con alteración de la función renal: reducción de C-LDL en ≥50 %, independientemente del valor inicial.

   En todos los enfermos, la concentración objetivo de **C-HDL: >1,0 mmol/l** (>40 mg/dl) para hombres y 0,275 mmol/l (10 mg/dl) más elevado para mujeres; concentración objetivo de triglicéridos séricos **<1,7 mmol/l** (150 mg/dl).

3) **Criterios de control de hipertensión arterial: <140/90 mm Hg**, independientemente de la aparición de proteinuria; en embarazadas con nefropatía diabética: **<130/80 mm Hg**.

## Educación

**1.** La educación para el autocontrol terapéutico tiene similar relevancia a la terapia nutricional, la actividad física y la farmacoterapia.

**2.** El objetivo es enseñar al enfermo las conductas que aseguren su colaboración en el tratamiento en equipo y mejoren la adherencia terapéutica, entrenar en el uso de dispositivos de administración de insulina, control glucémico y otros recursos tecnológicos, y lograr el autocuidado responsable.

**3.** La educación se realiza tanto de forma individual como colectiva. El entrenamiento en grupo es efectivo y complementario al individual, siendo útiles los grupos de apoyo liderados por otras personas con diabetes. La educación individual permite personalizar objetivos individuales del tratamiento y tener en cuenta las dificultades específicas de cada enfermo, lo cual es imprescindible en situaciones especiales (p. ej. bombas de insulina personales), en pacientes tras cirugías bariátricas y en pacientes dializados. Desde el inicio, se debe mentalizar al paciente con diabetes tipo 2 sobre el carácter crónico y progresivo de la enfermedad y sobre las necesidades de readaptación del tratamiento.

**4.** La educación es continua, con refuerzos periódicos, y la evaluación de los resultados es permanente. Se dirige no solo a los conocimientos del enfermo sino, sobre todo, a sus habilidades para controlar la enfermedad, mejorar la calidad de vida y resolver situaciones especiales. Pueden ser de ayuda las tecnologías de educación a distancia con programas apropiados desarrollados por expertos en diabetes y en comunicación.

### Terapéutica Nutricional

Todos los diabéticos deben ser entrenados en los principios generales de una nutrición adecuada en la diabetes, mientras que las recomendaciones dietéticas específicas deben adaptarse a las necesidades y preferencias de cada paciente.

**1. Horarios regulares y número adecuado de comidas.**

1) En la diabetes tipo 2 tratada con dieta y fármacos orales pueden ser suficientes 3 comidas al día.

2) En el tratamiento con insulinas bifásicas (mezclas) se requieren 3 comidas y adicionalmente 1-2 colaciones al día (igual en pacientes con riesgo de hipoglucemia).

3) En el tratamiento con insulinas humanas de acción corta, indicado solo durante el período inicial de hospitalización, se requieren al menos 3 comidas principales y 3 colaciones intermedias, una de ellas antes de dormir; también son posibles 4 comidas principales y 2 colaciones para prevenir la hipoglucemia.

4) En el tratamiento con insulinas de acción intermedia (NPH), la distribución de las comidas debe considerar los tiempos de acción máxima de este tipo de insulina.

5) Cuando se utilizan análogos de acción prolongada como glargina o detemir o análogos de acción rápida, no resulta necesario fraccionar más que en 3 comidas, excepto cuando las necesidades nutricionales exijan cantidades de carbohidratos mayores a 70-80 g en cada comida.

6) La bomba de insulina personal ofrece la mayor libertad sobre horarios y número de ingestas, a condición de que la dosis de insulina se ajuste de forma adecuada a las necesidades.

**2. El aporte adecuado de calorías** ha de garantizar que se mantenga el peso ideal o que se reduzca gradualmente el peso corporal en personas con obesidad o sobrepeso:

1) La reducción del peso corporal no debe sobrepasar 2 kg por semana. Se considera beneficiosa una reducción de 0,5-1 kg/semana. Una reducción del peso corporal de $\geq 5$ % del peso inicial se asocia a una notable mejoría del control metabólico en diabéticos tipo 2 obesos.

2) El aporte de energía depende del estilo de vida y del peso ideal. Para calcular el peso ideal restar 100 de los centímetros de la altura si esta es $\leq 164$ cm. Si es de 165-175 cm, restar 105; y si es >175 cm, restar 110. Se recomienda un aporte calórico de 20-25 kcal/kg de peso ideal para el trabajo en posición sentada; trabajo con actividad física moderada, 25-30 kcal/kg de peso ideal; trabajo físico intenso, 30-40 kcal/kg de peso ideal (en Chile se usa de acuerdo al IMC [peso en kg/talla$^2$ en m$^2$] ideal: 22,5 correspondiente a la estatura). La ingesta calórica debe ser lo más estable posible en el tiempo.

**3. Composición cualitativa de la dieta.** Los diabéticos tipo 1 deben saber contar los carbohidratos de cada comida, que tiene como finalidad el ajuste de la dosis prandial de insulina. Deben saber también cómo evaluar el efecto glucémico de las proteínas y grasas ingeridas con la comida.

1) **Carbohidratos:** ya no se proporciona una tasa general de carbohidratos en la dieta, ya que no hay suficientes datos científicos que permitan definir una cantidad óptima para todos los casos. Se recomienda establecer la dieta de manera individual, ajustándola al nivel de actividad física del paciente, preferencias alimentarias y tipo de carbohidratos consumidos normalmente. Habitualmente, los carbohidratos deben constituir ~45 % del valor energético de la dieta, aunque si provienen de alimentos con un índice glucémico (IG)

bajo y alto contenido en fibra, pueden constituir hasta el 60 % de la demanda calórica. En personas con niveles muy altos de actividad física, las necesidades energéticas están aumentadas, mientras que aquellas con actividad física baja, el aporte de calorías de los carbohidratos puede ser menor. El IG permite clasificar los alimentos que contienen carbohidratos en función de su efecto en la glucemia posprandial, de modo que cuanto más alto sea el IG, mayor será el efecto del alimento en la glucemia. No obstante, también tiene importancia el método de preparación de las comidas (p. ej. cocción más corta). Deben recomendarse aquellos productos que contienen carbohidratos con bajo IG (<55), sobre todo cereales integrales, y eliminarse prácticamente por completo los carbohidratos simples que se absorben rápidamente y provocan aumentos rápidos de la glucemia difíciles de controlar. El IG tiene menor importancia en la selección de verduras y frutas con pocos carbohidratos. La dieta debe contener 25-50 g/día (o 15-20 g en 1000 kcal) de fibra. Se pueden usar edulcorantes a dosis recomendadas por los fabricantes, pero no se debe sustituir el azúcar común (sacarosa) por la fructosa.

2) **Proteínas**: 15-20 % del valor energético total de la dieta (1-1,5 g/kg de peso/d). En diabéticos tipo 2 con exceso de peso pueden constituir 20-30 % del contenido calórico de una dieta de adelgazamiento, pero no en caso de personas con nefropatía diabética. En estos casos, la cantidad máxima es de 0,8-1,0 g/kg de peso. En embarazadas 1,3 g/kg, y durante enfermedades con fiebre o en período de recuperación, hasta 1 g/kg. Se prefieren las proteínas vegetales, pescados y aves de corral.

3) **Grasas**: 30-35 % del valor energético total de la dieta, con reducción de las grasas saturadas. El consumo de colesterol debe limitarse a <300 mg/d (<200 mg/d, si el C-LDL $\geq$2,6 mmol/l [100 mg/dl]).

4) **Sal de mesa**: $\leq$5 g/d.

5) **Vitaminas y microelementos**: no hay indicaciones de uso, si no coexiste una deficiencia, excepto la suplementación del ácido fólico en embarazadas

6) **Alcohol**: no se recomienda su consumo a los pacientes con diabetes *mellitus*. Puede favorecer la hipoglucemia (inhibe la liberación hepática de glucosa) y debe incluirse en el balance energético.

### Actividad física

Debido a sus numerosos beneficios en pacientes diabéticos, la actividad física es un componente imprescindible del tratamiento. Debe ser regular, personalizada, con una frecuencia $\geq$2-3$\times$semana, de preferencia a diario.

**1. Recomendaciones para la práctica segura de ejercicio físico en la diabetes tipo 1**: es imprescindible la adecuada formación del paciente para que aplique correctamente la intensidad y tiempo de duración del ejercicio, y conozca los ajustes de insulina y los suplementos de carbohidratos. Se debe evitar el ejercicio físico de alta intensidad, sobre todo en presencia de complicaciones avanzadas de la diabetes.

El enfermo debe:

1) Controlar la glucemia antes y durante el ejercicio, así como unas horas después de terminarlo.

2) Ingerir carbohidratos adicionales antes del esfuerzo y cada hora durante el esfuerzo y después de terminarlo, en particular si el ejercicio se ha prolongado (20-30 g por cada 30 min de ejercicio).

3) Evitar ejercicio intenso en el pico de la acción de insulina.

4) No inyectar insulina en los segmentos corporales que participan en el ejercicio intenso (p. ej. en el muslo).

5) En algunos pacientes puede ser necesario disminuir la dosis de insulina hasta en un 30-50 % antes del ejercicio, en función de la intensidad del mismo y del valor de la glucemia.

6) Si la glucemia >13,9 mmol/l (250 mg/dl) determinar los cuerpos cetónicos en orina o sangre y en caso de ser detectados evitar el ejercicio (puede aumentar la hiperglucemia y la cetosis).

**2. Recomendaciones para la práctica segura de ejercicio físico en la diabetes tipo 2:**

1) El ejercicio físico sistemático es uno de los métodos básicos en el tratamiento de la diabetes tipo 2. Su objetivo es disminuir la insulinorresistencia y el peso corporal.

2) En los enfermos tratados con dieta y fármacos orales el riesgo de hipoglucemia es bajo (personas con sobrepeso y obesidad deben evitar la ingesta de carbohidratos adicionales durante el ejercicio).

3) En los enfermos tratados con insulina →más arriba.

4) Realizar actividad física regularmente al menos durante 30-45 min al día, de moderada intensidad y adaptada a las condiciones de salud del paciente; en personas >65 años y/o con sobrepeso, la forma de actividad física más adecuada es caminar deprisa (hasta acelerar la respiración) 3-5×semana (~150 min/semana).

5) Los ejercicios de resistencia muscular son de utilidad en combinación con los aeróbicos.

6) La interrupción de la posición sentada con 3 minutos de movimientos rápidos intensos, cada 2 horas, ha mostrado ser práctica y beneficiosa.

7) Un ejercicio físico más intenso, si es bien tolerado por el paciente, se recomienda realizar varias veces a la semana y no solo ocasionalmente, comenzando y finalizando la actividad con ejercicios de menor intensidad durante 5-10 min.

8) Si la glucemia es >16,7 mmol/l (300 mg/dl) el enfermo debe determinar con tira reactiva los cuerpos cetónicos en orina o sangre y en caso de detectarse cetonuria, evitar el ejercicio (ejercicio muy intenso puede agravar la hiperglucemia y la cetosis).

**Tratamiento farmacológico: fármacos no insulínicos**

**1.** Clasificación de los fármacos orales e incretinas →tabla 1-3 y tabla 1-4.

1) **Fármacos hipoglucemiantes**. Los **derivados de sulfonilurea** estimulan la secreción de insulina por la célula β uniéndose al receptor SUR1. Existen diferencias en su potencia y tiempo de acción. Administración VO.

2) **Fármacos antihiperglucemiantes:**

a) **Derivado de biguanida** (metformina): inhibe la producción de glucosa en el hígado, intensifica el metabolismo anaerobio de la glucosa, aumenta la sensibilidad a la insulina, favorece la reducción del peso corporal, un mejor perfil lipídico y la disminución de la tensión arterial. Administración VO.

b) **Inhibidores del cotransportador sodio-glucosa tipo 2 (SGLT-2)**, responsable de la resorción de ~90 % de glucosa de la orina, son las denominadas flozinas (**gliflozinas**: dapagliflozina, empagliflozina, canagliflozina, ertugliflozina, sotagliflozina). Limitan la resorción de glucosa en el túbulo proximal de la nefrona. De este modo aumentan la excreción de un exceso de glucosa en la orina (glucosuria sin hiperglucemia acompañante), pueden favorecer la reducción del peso corporal y disminuyen la presión arterial y la mortalidad cardiovascular (particularmente por disminución de insuficiencia cardiaca). Administración VO.

c) **Inhibidores de la dipeptidilpeptidasa IV (DPP-4)**, las denominadas gliptinas, pertenecientes al grupo de los fármacos que actúan sobre el sistema incretínico: alogliptina, linagliptina, saxagliptina, sitagliptina y vildagliptina. Son potentes inhibidores selectivos de la DPP-4 que, al bloquear la inactivación de incretinas endógenas (GLP-1 y GIP), elevan sus concentraciones aumentando la sensibilidad de las células β a la glucosa y la secreción de insulina dependiente de la glucosa. Administración VO.

**Tabla 1-3. Fármacos antidiabéticos no insulínicos**

| Fármacos y preparados | Dosificación | Comentarios |
|---|---|---|
| **Derivados de la biguanida (administración VO)** | | |
| Metformina | Dosis inicial de 0,5 o 0,85 g/día 1 × d, o 0,5 g 2 × d (con la comida por la mañana y por la noche); se puede aumentar en 0,5 g/semana generalmente hasta una dosis de 2 × 1,0 g o 3 × 0,85 g, máx. 3 g/d; en caso de efectos adversos gastrointestinales se recomienda tomar el fármaco durante la comida o disminuir la dosis a una anterior bien tolerada (más tarde se puede volver a intentar el aumento de la dosis); en el caso de preparados de liberación modificada administrar inicialmente 0,5 g 1 × d con la comida por la noche. Se puede aumentar la dosis a razón de 0,5 g/semana, hasta un máx. 2 g 1 × d | **Ventajas:** no produce aumento de la masa corporal ni hipoglucemia, disminuye la insulinorresistencia. Es considerada como **fármaco de elección** en el tratamiento de enfermos con diabetes *mellitus* tipo 2. **Desventajas:** intolerancia transitoria, habitualmente en la semana 1-2 de uso; produce diarrea, náuseas, vómitos, distensión abdominal, sabor metálico en la boca y existe riesgo de acidosis láctica con el uso inadecuado. **Contraindicaciones:** hipoxemia (insuficiencia respiratoria, insuficiencia cardíaca), isquemia de grandes órganos (ACV, enfermedad coronaria avanzada e infarto de miocardio, isquemia de extremidades inferiores), insuficiencia renal (FG: <30 ml/min/1,73 m² → no utilizar metformina; 30-44 → no iniciar tratamiento con metformina, aunque se puede continuar con su uso reduciendo la dosis al 50 %, y con monitorización de función renal cada 3 meses; 45-59 → se puede continuar el tratamiento con metformina, con monitorización de función renal cada 3-6 meses; ≥60 → monitorizar la función renal 1 × año), o daño hepático (en caso de existir un moderado aumento de la actividad de enzimas hepáticas, p. ej. en esteatosis hepática, se puede utilizar, pero con precaución); abuso de alcohol. |
| **Derivados de la sulfonilurea (administración VO)** | | |
| Glibenclamida | Dosis de 5/15 mg/d, en 1-2 tomas, antes de las comidas | **Reglas de dosificación:** empezar con la dosis menor, aumentar progresivamente cada 1-2 semanas. **Ventajas:** actuación rápida, buena tolerancia, bajo costo. **Desventajas:** riesgo de hipoglucemia mayor que en otros derivados de sulfonilureas. Aumento de peso. |
| Gliclazida, gliclazida de liberación modificada o prolongada | Dosis de 80-320 mg/d, dividido en 2 tomas, 30 min antes de las comidas; los comprimidos de liberación prolongada o modificada de 30 mg se administran 1 × d (durante el desayuno), aumentando la dosis progresivamente (en 30 mg cada 2 semanas), hasta un máx. 120 mg/d | **Reglas de dosificación:** generalmente empezar por la menor dosis, aumentar progresivamente cada 1-2 semanas, en función de la glucemia. Dependiendo del preparado la toma del fármaco se hará justo antes la primera comida principal (preparados utilizados 1 × d) o 2 × d (antes de las comidas principales). Si se ha omitido una dosis del fármaco, no se debe aumentar la dosis siguiente. **Ventajas:** actuación rápida, y fácil dosificación de los preparados con liberación modificada. |
| Glimepirida | 1 mg 1 × d (justo antes del desayuno), y aumentar progresivamente cada 1-2 semanas, generalmente 1-4 mg (máx. 6 mg) 1 × d | **Desventajas:** aumento de la masa corporal y riesgo de hipoglucemia (sobre todo en personas mayores, en caso de actividad física excesiva o como consecuencia de interacciones con el AAS, otros AINE, sulfonamidas, anticoagulantes o alcohol). |

| Fármacos y preparados | Dosificación | Comentarios |
|---|---|---|
| Glipizida | 2,5-20 mg 1 × d (antes del desayuno). Si se administran >15 mg/d dividirlo en 2 dosis (antes de las comidas principales). En caso de comprimidos GITS de 5-20 mg/d 1 × d (durante el desayuno) | **Reglas de dosificación:** generalmente empezar por la menor dosis, aumentar progresivamente cada 1-2 semanas, en función de la glucemia. Dependiendo del preparado la toma del fármaco se hará justo antes la primera comida principal (preparados utilizados 1 × d) o 2 × d (antes de las comidas principales). Si se ha omitido una dosis del fármaco, no se debe aumentar la dosis siguiente. |
| Gliquidona[a] | 15-60 mg/d (durante el desayuno). En caso de administrar dosis mayores (generalmente hasta 120 mg/d), dividirlas en 2-3 tomas | **Ventajas:** actuación rápida, y fácil dosificación de los preparados con liberación modificada. <br> **Desventajas:** aumento de la masa corporal y riesgo de hipoglucemia (sobre todo en personas mayores, en caso de actividad física excesiva o como consecuencia de interacciones con el AAS, otros AINE, sulfonamidas, anticoagulantes o alcohol). |
| **Inhibidores de la α-glucosidasa (administración VO)** | | |
| Acarbosa | Dosis inicial de 50 mg 3 × d (justo antes de la comida); se puede aumentar esta dosis cada 2-4 semanas, generalmente hasta 100 mg 3 × d, máx. 600 mg/d | **Ventajas:** disminución de la glucemia posprandial e insulinemia. Utilizada en monoterapia no produce hipoglucemia. De forma indirecta disminuye la síntesis de triglicéridos. <br> **Desventajas:** síntomas gastrointestinales frecuentes (se incrementan en caso de incumplimiento de la dieta). Si se produce hipoglucemia el enfermo debe ingerir glucosa, cuya absorción no está alterada. |
| **Agonista del receptor nuclear PPAR-γ (administración VO)** | | |
| Pioglitazona[b] | Dosis de inicio de 15 o 30 mg/d (máx. 45 mg/d), 1 × d | Se utiliza sobre todo en enfermos con insulinorresistencia: en monoterapia (si la metformina está contraindicada o mal tolerada), o asociada a metformina y/o a una sulfonilurea, si existen contraindicaciones para el tratamiento con metformina. <br> **Ventajas:** disminuye la insulinorresistencia, en monoterapia no produce hipoglucemia, y disminuye la concentración de ácidos grasos libres en sangre. <br> **Desventajas:** puede producir retención de agua y edema, también favorece la descompensación o puede precipitar la aparición de insuficiencia cardíaca (hay que tener precaución en enfermos con cualquier factor de riesgo de insuficiencia cardíaca congestiva, p. ej. antecedente de infarto de miocardio, o edad avanzada). No utilizar en enfermos con insuficiencia cardíaca, independientemente de su estadio. Puede registrarse aumento de peso y anemia por dilución. Se ha observado aumento del riesgo de cáncer de vejiga, de alteraciones de la función hepática y de fracturas en mujeres. |

| Fármacos inhibidores de cotransportador sodio-glucosa tipo 2 (SGLT-2), flozinas (administración VO) | |
| --- | --- |
| Dapagliflozina en monoterapia o en combinación con metformina | 10 mg 1 × d, independientemente de la comida<br>En combinación con metformina 1 compr. (5 mg + 0,85 g o 5 mg + 1,0 g) 2 × d durante la comida | Fármacos de este grupo se utilizan en diabetes *mellitus* tipo 2 en adultos, en monoterapia en caso de intolerancia o contraindicación para utilizar metformina y en combinación con otros fármacos, incluida la insulina.<br><br>**Ventajas:** una dosificación fácil, no producen hipoglucemia (utilizados en monoterapia), descenso leve |
| Canagliflozina | 100 mg 1 × d (máx. 300 mg 1 × d), independiente-mente de la comida | o moderado de peso; existen datos que sugieren una reducción del riesgo cardiovascular y de muerte en diabéticos tratados con empagliflozina y canagliflozina, disminución de hospitalizaciones y de muerte por insuficiencia cardíaca en los tratados con dapagliflozina, así como retraso en el desarrollo de nefropatía diabética en los tratados con empagliflozina y canagliflozina. |
| Empagliflozina | 10 mg 1 × d (máx. 25 mg 1 × d), independientemente de la comida | **Desventajas:** aumento del riesgo de infección del tracto genitourinario y de pielonefritis, hipotensión, y deshidratación. No administrarlo a personas que toman diurético del asa y en todos los estados en los cuales exista riesgo de deshidratación (p. ej. enfermedades del tracto digestivo, sobre todo de curso agudo) o en las que no se desee que se produzca una disminución de la tensión arterial. Anualmente valorar la función renal. No utilizar dapagliflozina en caso de disminución del aclaramiento de creatinina <60 ml/min o eTFG <60 ml/min/1,73 m$^2$ y reducir la dosis de empagliflozina a 10 mg 1 × d o suspenderla si el aclaramiento de creatinina <45 ml/min o eTFG <45 ml/min/1,73 m$^2$; náuseas, vómitos, dolor abdominal, fatiga fácil y disnea pueden ser causados por cetoacidosis (euglucémica, es decir, sin hiperglucemia significativa), que requiere un retiro inmediato del fármaco y la aplicación del tratamiento adecuado; en caso de sospecha determinas los cuerpos cetónicos; riesgo aumentado de amputaciones (sobre todo de dedos de los pies) al utilizar la canagliflozina (a base de los resultados del estudio CANVAS); durante el tratamiento seguir la profilaxis del síndrome del pie diabético. |

| Fármacos y preparados | Dosificación | Comentarios |
|---|---|---|
| **Inhibidores de la dipeptidilpeptidasa IV (DPP-4), gliptinas (administración VO)** | | |
| Linagliptina | Se usa en monoterapia o en tratamiento combinado a dosis de 5 mg 1×d a la misma hora, con la comida o independientemente de las comidas. En tratamiento combinado mantener la dosis de metformina previamente administrada, y considerar bajar la dosis del derivado de la sulfonilurea para así disminuir el riesgo de hipoglucemia | **Ventajas:** uso VO. Los fármacos de este grupo no producen aumento de peso. Con la vildagliptina está bien documentada la seguridad en personas mayores. La linagliptina es la única gliptina no excretada por la orina, por lo que no requiere suspensión ni cambio de dosificación en caso de insuficiencia renal. La teneligliptina ofrece buena tolerancia, bajo riesgo de hipoglucemia, y posibilidad de asociación con metformina); costo más bajo que otros DPP-4<br><br>**Desventajas:** pocos datos sobre seguridad. Teneligliptina: contraindicada en caso de diabetes tipo 1, cetoacidosis o coma cetoacidótico, embarazo y lactancia; en <18 años, embarazo y lactancia. Precauciones: insuficiencia hepática e insuficiencia cardiaca, antecedentes de arritmias o bradicardia, hipopotasemia (puede prolongar el intervalo QT). Interacciones medicamentosas: hipoglucemias con sulfonilureas, arritmias con otros fármacos que prolonguen el QT y se eliminen predominantemente por la enzima CYP3A4 (ketoconazol, claritromicina)<br><br>**Reacciones adversas:** las más habituales son náuseas, cefalea y vértigos (más frecuente tras la toma de vildagliptina). Más raras son la somnolencia excesiva, dolor en el abdomen superior, estreñimiento (en tratamiento combinado con derivados de la sulfonilurea), o diarrea (en tratamiento combinado con sitagliptina y metformina). Aumento del riesgo de hipoglucemia en caso de tratamiento combinado con sulfonilureas. Las reacciones de hipersensibilidad son escasas (p. ej. urticaria, angioedema). La FDA advierte que estos fármacos pueden provocar intensas artralgias, que obliguen a su retirada. |
| Saxagliptina, combinada con metformina | Tratamiento combinado (como segundo fármaco) con metformina o derivado de sulfonilurea: 5 mg 1×d | |
| Sitagliptina | Indicada en monoterapia o en tratamiento combinado con metformina y/o derivado de sulfonilurea o derivado de tiazolidindiona (con o sin metformina) a dosis de 100 mg 1×d VO (con las comidas o independientemente de ellas). En el tratamiento combinado mantener la dosis de metformina previamente administrada. Considerar disminuir la dosis del derivado de sulfonilurea para disminuir el riesgo de hipoglucemia. | |
| Teneligliptina[b] | Administrada a dosis de 20 mg 1×d. | |
| Vildagliptina, combinada con metformina | Se usa en monoterapia si no se puede utilizar metformina; tratamiento combinado con metformina, derivado de sulfonilurea, derivado de tiazolidindiona o con insulina (con o sin metformina): 50 mg 2×d VO (con las comida o independientemente de ellas); en el tratamiento combinado con derivados de la sulfonilurea la dosis es de 50 mg 1×d (por la mañana); máx. 100 mg/d. 1 comprimido 2×d. | |

| **Agonistas del receptor del péptido similar al glucagón tipo 1 (AR-GLP1; administración VSc.)** | | |
|---|---|---|
| Exenatida o exenatida de liberación prolongada[c] | Dosis inicial de 5 µg VSc 2 × d (administrar 60 min antes de la comida por la mañana y por la noche o antes de las dos comidas principales separadas por un intervalo de ≥6 h) durante ≥1 mes; a continuación se puede aumentar la dosis hasta 10 µg 2 × d.<br><br>Exenatida LAR: se administra a dosis fija de 2 mg 1 × semana VSc en el muslo, abdomen o en la parte superior del brazo, independientemente de las comidas, en cualquier momento del día. | **Ventajas:** favorece la reducción de peso; en caso de la exenatida LAR administración 1 × semana.<br>**Desventajas:** administración VSc 2 × d, síntomas gastrointestinales frecuentes y pocos datos sobre seguridad. En caso de sospecha de pancreatitis suspender inmediatamente. Posible empeoramiento de la función renal en enfermos con insuficiencia renal, por lo que se requiere monitorización (el fármaco está contraindicado en insuficiencia renal severa). |
| Albiglutida[a] | Inicialmente administrar 30 mg 1 × semana VSc; en caso de necesidad se puede aumentar hasta 50 mg/semana | **Ventajas:** favorecen la reducción de peso. La albiglutida se administra solo 1 × semana. En diabéticos tipo 2 con riesgo cardiovascular alto que utilizan liraglutida se ha demostrado una reducción del riesgo de muerte por causa cardiovascular.<br>**Desventajas:** síntomas gastrointestinales y pocos datos sobre seguridad. |
| Dulaglutida | 0,75 mg VSc. en el muslo o abdomen a dosis de 1 × semana (en monoterapia) o 1,5 mg 1 × semana (en combinación con otros fármacos antidiabéticos) | |
| Liraglutida | Comenzar con 0,6 mg VSc 1 × d durante ≥1 semana, y a continuación 1,2 mg/d; después de ≥1 semana se puede aumentar la dosis hasta 1,8 mg/d | |
| Lixisenatida[c] | Dosis de inicio de 10 µg VSc 1 × d durante 14 días, luego 20 µg/d | |

[a] No disponible en Chile ni en Argentina.
[b] No disponible en Chile.
[c] No disponible en Argentina.

Tabla 1-4. Características principales de los antidiabéticos orales e incretínicos usados en el tratamiento de la diabetes *mellitus* tipo 2

| | Metformina | Derivados de sulfonilurea | Inhibidores de la α-glucosidasa | AR-GLP1 | Inhibidores de la DPP-4 | Pioglitazona | Inhibidores SGLT2 |
|---|---|---|---|---|---|---|---|
| Mecanismo | Activación de la cinasa dependiente de AMP | Cierre de los canales de potasio dependientes de ATP en la membrana celular de células β del páncreas | Inhibición de la α-glucosidasa intestinal | Activación de receptores GLP-1 | Inhibición de la actividad de la DPP-4 y aumento de la concentración de GLP-1 y GIP después de las comidas | Activación de receptores nucleares específicos PPAR-γ | Inhibición fuerte y selectiva del cotransportador 2 de glucosa dependiente de los iones de sodio |
| Efecto | Disminución de la producción de glucosa en el hígado y mejoría de la sensibilidad de la insulina a la insulina | Aumento de la secreción de insulina | Enlentecimiento de la digestión de los polisacáridos en el intestino, disminución/enlentecimiento de la absorción de los hidratos de carbono | Aumento de la secreción de insulina dependiente del grado de hiperglucemia. Inhibición del apetito | Aumento de la concentración de insulina secretada en relación con el grado de hiperglucemia | Aumento de la sensibilidad de los tejidos a la insulina | Inducción de glucosuria por inhibición de la resorción de glucosa en la orina primaria |
| Potencia hipoglucemiante[a] | Grande | Grande | Pequeña | Grande | Moderada | Grande | Grande |
| Efecto sobre la insulina en plasma | ↓ | ↑↑ | 0 | ↑↑ | ↑ | ↓ | ↓ |
| Riesgo de hipoglucemia | 0 | ↑ | 0 | 0 | 0 | 0 | 0 |
| Efecto sobre la masa corporal | ↓ o 0 | ↑ | 0 | ↓↓ | 0 | ↑ | ↓ |

| | Metformina | Derivados de sulfonilurea | Inhibidores de la α-glucosidasa | AR-GLP1 | Inhibidores de la DPP-4 | Pioglitazona | Inhibidores SGLT2 |
|---|---|---|---|---|---|---|---|
| Efecto sobre el riesgo cardiovascular | — | — | — | ↓ (liraglutida) | — | — | ↓ (empagliflozina y canagliflozina) |
| Reacciones adversas | Alteraciones gastrointestinales, diarreas | Hipoglucemia, aumento de la masa corporal | Alteraciones intestinales (diarreas, meteorismo) | Alteraciones gastrointestinales (náuseas y vómitos) | Urticaria, angioedema (raro) | Retención de agua en el organismo y edema, aumento de la masa corporal, aumento del riesgo de fracturas de los huesos largos | Infecciones fúngicas en los genitales, riesgo de deshidratación en adultos mayores; raramente cetoacidosis euglucémica |
| Contraindicaciones | Coma diabético, insuficiencia de órganos (corazón, cerebro, hígado, riñones, respiratoria), acidosis, hipoxia, deshidratación, alcoholismo | Coma diabético, insuficiencia de órganos (corazón, hígado, riñones), embarazo | Enfermedades del tracto digestivo, embarazo | Neuropatía gastrointestinal, falta de las reservas de célula β | Insuficiencia renal, insuficiencia hepática | Insuficiencia cardiaca, insuficiencia hepática, cáncer de vejiga o hematuria de cualquier origen | Insuficiencia renal |

↑ — aumento, ↓ — disminución, 0 — sin efecto

[a] El nivel de la reducción del porcentaje de HbA1c depende de la dosis del fármaco y del valor inicial de HbA1c.

Basado en las guías de la ADA y EASD (2015), modificado

d) **Agonista del receptor nuclear PPAR-γ**, perteneciente al grupo de tiazolidinedionas, denominados glitazonas (pioglitazona). Disminuye la insulinorresistencia en las células de tejido adiposo, músculos esqueléticos e hígado y, en consecuencia, reduce la concentración de ácidos grasos y glucosa en la sangre. Administración VO.

e) **Inhibidor de la α-glucosidasa** (acarbosa): presenta una afinidad ~100000 mayor hacia la α-glucosidasa (enzima del borde en cepillo de las vellosidades intestinales) que los oligosacáridos de la luz intestinal, ocasionando un bloqueo transitorio pero casi completo de su acción. Enlentece la etapa enzimática final de la digestión de polisacáridos, oligosacáridos y de algunos disacáridos como la maltosa y la sacarosa. Administración VO.

f) **Agonistas del receptor del péptido similar al glucagón tipo 1 (AR-GLP1).** Fármacos que actúan sobre el sistema incretínico: dulaglutida, exenatida, exenatida de liberación prolongada, liraglutida lixisenatida, albiglutida y semaglutida (en Chile y Argentina están disponibles exenatida, liraglutida y dulaglutida). Activan el receptor de GLP-1 lo que aumenta la secreción de insulina dependiente de glucosa, inhiben la secreción de glucagón, retrasan el vaciado gástrico, disminuyen el apetito y favorecen la reducción del peso corporal sin requerir ajustes frecuentes de dosis de acuerdo con los controles de glucemia capilar. Se caracterizan por la resistencia a la degradación por la DPP-4 específica por lo que su tiempo de acción es más prolongado. Administración VSc. (con frecuencia entre cada 12 h o 24 h y semanal, según la formulación).

**2.** La metformina es el fármaco oral de primera elección en el tratamiento de la diabetes tipo 2, salvo en casos de intolerancia o contraindicaciones, especialmente insuficiencia renal severa. El tratamiento debe ser individualizado y tener en cuenta la: 1) presencia de enfermedades concomitantes, 2) objetivos más importantes de la terapia y 3) las preferencias del paciente. Conforme a las recomendaciones más recientes de la ADA y AESD del 2018, a la hora de elegir el segundo fármaco no insulínico cuando la metformina en monoterapia no resulta suficiente, en primer lugar debe tenerse en consideración la coexistencia de enfermedad cardiovascular o enfermedad renal crónica (ERC).

1) En personas con enfermedad cardiovascular concomitante (entendida como manifestación clínica de ateroesclerosis de las arterias coronarias, cerebrales o periféricas, o insuficiencia cardíaca) deben usarse inhibidores de la SGLT-2 o AR-GLP1 con documentado efecto beneficioso en el riesgo cardiovascular, especialmente los que reducen el riesgo de muerte por causa cardiovascular o los que reducen el riesgo de eventos cardiovasculares (→fig. 1-5).

Si la enfermedad cardiovascular predominante es la insuficiencia cardíaca o coexiste la ERC, está indicado usar como segundo fármaco un inhibidor de la SGLT-2 con documentado efecto sobre la progresión de la insuficiencia cardíaca o la ERC. Si está contraindicado, o el filtración glomerular no permite su uso (eTFG <45 ml/min/1,73 m²), se prefiere un AR-GLP1 con documentado efecto beneficioso en reducir el riesgo cardiovascular.

2) En pacientes sin síntomas de enfermedad cardiovascular y sin ERC igualmente comenzar con metformina en monoterapia y antes de elegir el segundo fármaco determinar, junto con el paciente, el objetivo más importante del tratamiento: a) reducir el riesgo de aparición hipoglucemia, b) minimizar el aumento de peso o favorecer el adelgazamiento o c) reducir el costo de tratamiento (Algoritmo del tratamiento de la diabetes tipo 2 →fig. 1-5). Otros factores a considerar son también el perfil de seguridad, la tolerancia y la facilidad del uso →tabla 1-4.

Además de la metformina, los fármacos que se recomiendan en pacientes cuyo objetivo principal es evitar el riesgo de hipoglucemia son los inhibidores de la DPP-4, AR-GLP1, inhibidores de la SGLT-2 y tiazolidinedionas. En caso de necesidad puede añadirse un 3.er fármaco con diferente mecanismo de acción (está contraindicado combinar AR-GLP1 con inhibidores DPP-4), incluida la acarbosa.

Si lo más importante es la minimización del riesgo de aumento de peso o la reducción del peso, se prefiere añadir a la metformina un AR-GLP1 con documentado efecto beneficioso en el peso corporal o un inhibidor de la SGLT-2; únicamente los fármacos de estos grupos muestran un efecto de reducción del peso. Si no es posible usar ninguno de estos fármacos, la siguiente elección terapéutica será un inhibidor de la DPP-4 por su influencia neutra en el peso, siempre y cuando no se utilice un AR-GLP1.

Si el criterio más importante en la selección del fármaco es su precio puede elegirse bien un derivado de sulfonilurea o tiazolidinediona (pioglitazona disponible en Argentina y no disponible en Chile), que son fármacos más baratos, en función de la eficacia esperada y el perfil de seguridad. En toda Latinoamérica se utilizan sulfonilureas por razones de costos, con crecimiento de gliclazida y descenso de uso de glibenclamida, aunque este fármaco suele ser el único disponible en muchos lugares.

No se debe posponer el comienzo de la insulinoterapia cuando está indicada. Al iniciar el tratamiento con insulina puede ser necesario el ajuste de dosis de los fármacos no insulínicos o su suspensión En Argentina está autorizado (ANMAT) el uso combinado de liraglutida con insulina.

→tabla 1-5

**3.** Siempre ajustar la dosificación de forma individual basándose en el perfil de glucemia →Observación.

**Tratamiento farmacológico: insulina**

**Indicaciones para insulinoterapia.**

1) **Diabetes *mellitus* tipo 1, incluida la diabetes LADA** (desde el momento del diagnóstico si son altos los títulos de anti-GAD sin elementos de insulinorresistencia, debido a que la estimulación de las células β con derivados de sulfonilurea acelera el agotamiento de las reservas secretoras y puede empeorar el curso de la enfermedad).

**Tabla 1-5. Principios de la combinación de fármacos no insulínicos con insulina**

| Fármacos | Actuación en el momento de iniciar la insulinoterapia |
|---|---|
| Metformina | Continuar la administración |
| Inhibidores de la SGLT-2 | Continuar la administración, asociar para reducir el peso corporal, o en presencia de enfermedades cardiovasculares o de enfermedad renal crónica (precaución por riesgo aumentado de cetoacidosis euglucémica [que cursa sin una hiperglucemia significativa], sobre todo en caso de reducir marcadamente la dosis de insulina) |
| Inhibidores de la DPP-4 | Continuar la administración |
| Derivados de la sulfonilurea | Suspender la administración o reducir la dosis un 50 % en el momento de iniciar la insulinoterapia; considerar la suspensión en caso de introducir insulina prandial o mezclas de insulinas |
| Derivados de la tiazolidinediona | Suspender la administración o reducir la dosis en el momento de iniciar la insulinoterapia |
| Inhibidores de la α-glucosidasa | Continuar la administración |
| AR-GLP1 | Continuar la administración |

**2) Diabetes *mellitus* tipo 2**

a) **Fracaso del tratamiento**: HbA1c >7 % o mayor que la meta individualizada para el paciente, a pesar de intensificar el tratamiento con fármacos no insulínicos y de reforzar las medidas de apoyo psicológico y conductual. Se deben investigar los errores dietéticos y la existencia de procesos intercurrentes, como las infecciones, que pueden restar eficacia al tratamiento. Se puede iniciar la insulinoterapia incluso cuando resulta insuficiente la metformina en monoterapia, particularmente en pacientes con marcada descompensación de la glucosa. En caso de dudas, el agotamiento de las reservas secretoras tras la estimulación con glucagón confirma la disminución de la concentración sérica del péptido C, aunque en la práctica esta prueba se requiere raramente y no se realiza a menudo.

b) **Contraindicaciones para el uso de fármacos orales.**

c) **Tratamiento temporal**: diabetes de diagnóstico reciente con hiperglucemia significativa (>16,7 mmol/l [300 mg/dl] en ayunas) y sintomática (una vez remitido el efecto de la glucotoxicidad y controlados la hiperglucemia y el estado metabólico del enfermo es posible el uso de los fármacos orales en monoterapia o en combinación, contemplando también los AR-GLP1, o bien, menos frecuentemente, proseguir con insulina asociada a metformina); síndrome coronario agudo, angioplastia coronaria percutánea (idealmente empleando infusión continua iv. de insulina), ACV, procesos inflamatorios agudos, traumatismos y otras emergencias, corticoterapia, cirugía y embarazo.

**Tipos de insulina.** Elegir de forma individual el tipo de preparado y el modelo de insulinoterapia, teniendo en cuenta el estilo de vida del enfermo y su horario de ingesta de comidas.

**Clasificación según la estructura química:** insulina humana y análogos de la insulina humana.

**Clasificación según el tiempo de acción** →tabla 1-6.

1) **Insulina prandial**, se administra VSc en tratamientos crónicos e iv. en las urgencias.

a) **Análogos de insulina de acción rápida:** inyectados VSc, con mayor frecuencia antes de empezar la ingesta de comida, si bien pueden administrarse durante o después de la comida, normalmente 3×d (en diabetes tipo 1 y en una parte de casos de diabetes tipo 2) o 1×d antes de la comida principal (en diabetes tipo 2). Utilizados también VSc en las bombas de insulina personales.

b) **Insulina humana de acción corta** (insulina regular, corriente, rápida o cristalina): inyectadas VSc hasta 30 min antes de las comidas principales 3×d, para corregir las excursiones posprandiales. Debido a su tiempo de acción más largo (→fig. 1-2) requieren colaciones adicionales →más arriba. Se utilizan también en bombas de insulina personales

2) **Insulina basal que imita la secreción basal de la insulina endógena.**

a) **Insulinas de acción intermedia** (NPH): pueden utilizarse en 1 inyección×d (antes del desayuno o después de la cena, asociadas a fármacos antidiabéticos orales, 2-3×d (antes de comidas principales, p. ej. desayuno y cena); en combinación con insulinas prandiales (humanas o análogos), dependiendo de las necesidades individuales del paciente para conseguir el control de diabetes.

b) **Análogos de insulina de acción prolongada**: utilizados normalmente 1×d VSc (por la mañana o por la noche, a la misma hora; el sitio de la inyección debe ser diferente al de las insulinas prandiales). En algunos casos la insulina detemir se usa 2×d VSc (por la mañana y por la noche; inyecciones en sitios diferentes) según la necesidad; su ventaja es la concentración uniforme en la sangre (→fig. 1-3), lo que facilita el manejo de la insulinoterapia intensiva. La incorporación de insulina glargina

**Tabla 1-6. Insulinas humanas y sus análogos**

| Tipos de insulina y preparados | | Actuación | | |
|---|---|---|---|---|
| | | Inicial | Máxima | Rango |
| Análogos de insulina de acción rápida | Aspart | 10-20 min | 1-3 h | 3-5 h |
| | Glulisina | 10-20 min | 1-2 h | 3-5 h |
| | Lispro | 15 min | 40-60 min | 3-5 h |
| Insulinas de acción corta | Neutra | 30 min | 1-3 h | 6-8 h |
| Insulinas de acción intermedia | Isofánica (NPH) | 0,5-1,5 h | 4-12 h | 18-20 h |
| Análogos de insulina de acción prolongada | Detemir | 1,5-2 h | 3(4)-14 h | ≤24 h |
| | Glargina U100 | 1,5-2 h | Sin pico | 24 h |
| | Glargina U300 | 1,5-2 h | Sin pico | 27 h |
| | Degludec | | Sin pico | >48 h |

**Tabla 1-7. Tipos de insulinas compuestas (bifásicas), o también llamadas insulinas mixtas (premezclas)**

| Tipos de insulinas que componen la mezcla | Contenido de insulina de acción rápida o corta |
|---|---|
| Insulina aspart con la suspensión de aspart con protamina (análogo de insulina) | 30 % |
| | 50 % |
| Insulina lispro con la suspensión de lispro con protamina (análogo de insulina) | 25 % |
| | 50 % |
| Insulina bifásica humana | 20 % |
| | 25 % |
| | 30 % |
| | 40 % |
| | 50 % |

concentrada (300 UI/ml) o degludec (200 UI/ml) proporciona mayor reproducibilidad y estabilidad de glucemia: considerar especialmente en enfermos que utilizan dosis altas de insulina basal (mayor concentración del fármaco significa su menor volumen en inyecciones VSc).

3) **Mezclas de insulinas** (insulinas compuestas, bifásicas →tabla 1-7).

   a) Mezcla de análogos: **análogo de insulina de acción rápida con suspensión del mismo análogo con protamina** de acción prolongada.

   b) Mezcla de insulinas humanas: **insulina de acción corta con insulina de acción intermedia** (no disponible en Chile y aún disponible en Argentina).

Cada una de las insulinas integrantes de la mezcla alcanza su pico de acción en diferentes momentos, obteniéndose 2 picos de insulina en sangre →fig. 1-4. La magnitud de estos picos depende de la proporción de los componentes del

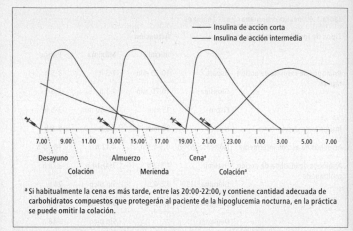

<sup>a</sup> Si habitualmente la cena es más tarde, entre las 20:00-22:00, y contiene cantidad adecuada de carbohidratos compuestos que protegerán al paciente de la hipoglucemia nocturna, en la práctica se puede omitir la colación.

**Fig. 1-2.** Insulinoterapia intensiva en pauta de 4 inyecciones al día: insulina de acción corta en combinación con insulina de acción intermedia (NPH)

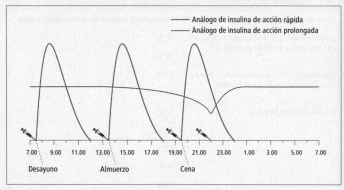

**Fig. 1-3.** Insulinoterapia intensiva en pauta de 4 inyecciones al día: análogo de insulina de acción rápida en combinación con análogo de acción prolongada

preparado y de la dosis. El pico relacionado con la acción de la insulina de acción rápida o corta es mayor y su tiempo de duración es más corto.

Las mezclas de insulinas se inyectan 2 −3× d. Antes de cada pico de acción de la insulina el enfermo tiene que comer. Se emplean frecuentemente en el tratamiento de la diabetes tipo 2, especialmente en personas mayores y menos hábiles, en las que los objetivos de control de la glucemia son menos exigentes.

## Modelos y tipos de insulinoterapia

No se debe posponer el inicio de insulinización, ya que la persistencia de la hiperglucemia, glucolipotoxicidad y los niveles elevados de proinsulina aceleran el desarrollo de las complicaciones crónicas de la enfermedad. Todos los esquemas de insulinoterapia en la diabetes tipo 2 deben contemplar el uso de metformina (→fig. 1-5), siempre y cuando no esté contraindicada.

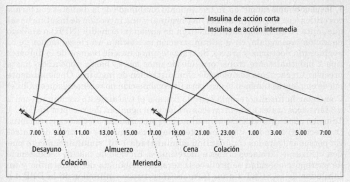

**Fig. 1-4.** Esquema de tratamiento con mezclas de insulinas humanas administradas 2 × día (insulina de acción corta con insulina de acción intermedia)

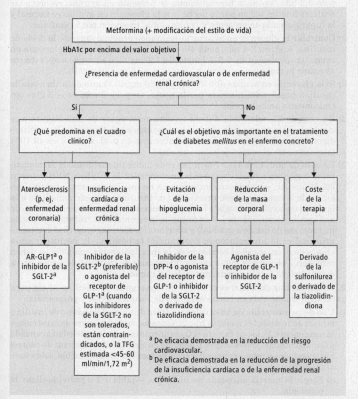

**Fig. 1-5.** Algoritmo de tratamiento de la diabetes tipo 2 (a base del consenso de la ADA y EASD del 2018, modificadas)

**1. Insulinoterapia simple:** es un tratamiento combinado de la diabetes con fármacos orales (con mayor frecuencia metformina) y una inyección de insulina basal, que imita su secreción basal (insulina de acción intermedia [NPH] o análogo de acción prolongada, cuya administración se asocia a un riesgo menor de hipoglucemia nocturna y grave). Se trata de una pauta de manejo de la diabetes tipo 2 habitualmente transitoria (desde unos meses hasta unos años) hasta precisar un esquema completo de administración de insulina. Opcionalmente puede emplearse también la acarbosa (la combinación no recomendada en Chile).

Comenzar la insulinoterapia cuando fracasa el tratamiento combinado con 2 o 3 fármacos orales o con fármacos orales y un agonista del receptor de GPL-1. También puede introducirse la insulina más precozmente asociada a metformina (1 inyección) cuando esta en monoterapia no consigue los objetivos de control. En personas tratadas con insulina administrada 1×d, simultáneamente pueden utilizarse fármacos orales e incretínicos. En caso de caso de coexistencia de sobrepeso/obesidad se prefiere la terapia combinada de metformina y un inhibidor de la SGLT-2 o un fármaco incretínico (inhibidor de la DPP-4 o AR-GLP1). En caso de peso normal puede considerarse la terapia combinada de metformina con un derivado de sulfonilurea.

1) La dosis inicial de insulina administrada 1×d puede ser de 10 unidades o de 0,2 uds./kg. Si la hiperglucemia se presenta en ayunas, recomendar realizar una inyección por la noche, y si la glucemia en ayunas es normal y la hiperglucemia se presenta durante el día, inyección por la mañana.

2) Controlar la glucemia en ayunas aumentando progresivamente la dosis de insulina, p. ej. en 2-4 uds. cada 4-5 días, hasta conseguir una glucemia en rango terapéutico (p. ej. 3,9-7,2 mmol/l o 130 mg/dl) o en rango mayor (hasta alcanzar la meta terapéutica en ayunas p. ej. 80 y 130 mg/dl).

3) Si la glucemia en ayunas es >10 mmol/l (180 mg/dl) → aumentar la dosis de insulina basal, administrada por la noche, en p. ej. 2 uds. cada 3 días (en tratamiento ambulatorio).

4) En caso de hipoglucemia diurna o nocturna a pesar de una ingesta adecuada de alimentos o si la glucemia en ayunas es <3,9 mmol/l (70 mg/dl) → disminuir la dosis de insulina basal nocturna en p. ej. 4 uds. o en un 10 % (normalmente el mayor de estos valores).

5) En caso de que la HbA1c >7 %, a pesar de haber intensificado la farmacoterapia cognitiva y conductual o si las necesidades de insulina NPH superan las 30 uds./d → considerar un esquema de insulinoterapia intensiva (en forma de 2 inyecciones con premezclas de insulinas o pueden añadirse a la insulina de acción prolongada las inyecciones de insulina de acción corta o de análogo de acción rápida 1-3×d antes de la comida; este tratamiento puede instaurarse de manera gradual) y suprimir los secretagogos. Si el trastorno principal es la hiperglucemia posprandial (a pesar de la normoglucemia en ayunas), entonces al comienzo de la insulinoterapia compleja se deben considerar en primer lugar varias inyecciones de insulina de acción corta, o análogos de acción rápida, antes de las comidas.

**2. Insulinoterapia compleja:** es el uso de ≥2 inyecciones de insulina al día para garantizar que se cubran las necesidades de insulina basal y posprandial.

1) **Uso de premezclas de insulinas:** se trata de un modelo básico de insulinoterapia en la diabetes *mellitus* tipo 2. Ventajas: escaso número de inyecciones (normalmente 2), lo que facilita el tratamiento en personas de edad avanzada y discapacitadas. Desventajas: a menudo no consigue los objetivos de control recomendados y requiere unos horarios de comidas menos flexible, sobre todo al mediodía.

a) Elegir la mezcla adecuada de insulinas →tabla 1-7 e individualizar la posología.

b) Al cambiar la insulina NPH inyectada 1×d a 2 inyecciones de insulina bifásica (p. ej. 30:70, con un 30 % de insulina de acción corta), recordar que la dosis total diaria de insulina debe ser ~30 % mayor que la de la insulina NPH utilizada hasta el momento.

c) Distribución inicial de la dosis diaria: por la mañana 60 %, por la noche 40 % →fig. 1-4.

d) Planificar visitas frecuentes en el período destinado a establecer la dosificación. En cada visita comprobar si el paciente se administra la insulina de forma adecuada y si determina la glucemia con glucómetro de forma correcta.

2) **Esquema basal-plus**: modelo intermedio de insulinoterapia que facilita la transición del modelo simple a la insulinoterapia intensiva. Es decir, en diabéticos tipo 2 que utilizan insulina basal 1×d pueden introducirse gradualmente inyecciones de insulina de acción corta o análogo de acción rápida antes de las comidas, añadiendo inicialmente 1 inyección adicional (de preferencia antes de la comida seguida por el mayor aumento de glucemia), hasta llegar gradualmente a 3 inyecciones de esta insulina antes de todas las comidas principales del día.

3) **Insulinoterapia intensiva (esquema basal-bolo)**: este método de inyecciones múltiples de insulina a lo largo de las 24 h al día es la pauta principal de tratamiento de la diabetes tipo 1 antes de introducir la insulinoterapia funcional (→más adelante). Se recomienda también en casos de diabetes tipo 2 que requieren insulinización completa. La insulinoterapia intensiva puede instaurarse de manera gradual: inicialmente 1 inyección adicional de insulina de acción corta o de análogo de acción rápida antes de la comida principal (la llamada estrategia basal-plus), posteriormente aumentar gradualmente el número de inyecciones hasta llegar a 3 inyecciones de esta insulina antes de todas las comidas importantes durante el día (en esta etapa deben estar ya suspendidos todos los fármacos estimuladores de la secreción de insulina, incluidas sulfonilureas).

a) Para cubrir las necesidades basales se suele administrar una dosis de insulina NPH (normalmente 1×día por la noche) o una dosis de análogo de insulina basal de acción prolongada (1 dosis de insulina NPH no cubre totalmente las 24 h de basal que requiere el diabético tipo 1 y por eso son necesarias 2 dosis; en la diabetes tipo 2 es suficiente 1 dosis). Aumentar la dosis de insulina basal de forma paulatina hasta alcanzar el objetivo de glucemia en ayunas y también preprandial.

b) Antes de cada comida administrar insulina de acción corta o el análogo de acción rápida. Si no se alcanza el objetivo de HbA1c a pesar de conseguir el objetivo de glucemia en ayunas → intentar disminuir la glucemia posprandial aumentando paulatinamente las dosis de insulina administradas antes de las comidas. Si el paciente no pudiera prever por sí solo las necesidades de insulina prandial, debería asegurar una ingesta regular de carbohidratos en cada comida, lo que facilitará la selección de la dosis adecuada de insulina y la consecución de los objetivos de glucemia. A la hora de modificar la dosis de la insulina prandial se debe tener en cuenta los valores de glucemia posprandial obtenidos los 2-3 días precedentes.

c) Ejemplos de esquemas de 4 inyecciones. En general la dosis total de insulina diaria se divide en 40-50 % para la insulina basal y 50-60 % para la insulina prandial. Esta se distribuye habitualmente antes del desayuno (20-25 % de la dosis diaria), antes del almuerzo (15 %) y antes de la cena (20 %). Si se usa insulina rápida humana, la insulina basal puede inyectarse en una dosis única a las 22 h, si es insulina de acción intermedia, o a la hora que más le acomode al paciente (cada 24 h), si es un análogo de acción prolongada →fig. 1-2 y fig. 1-3. Las distribuciones porcentuales de las dosis prandiales se adaptan a los hábitos de alimentación de los pacientes y las dosis iniciales se ajustan de acuerdo con la magnitud de las excursiones posprandiales de cada comida.

d) Ejemplo de esquema con 5 inyecciones: análogo de acción rápida antes del desayuno (20 % de la dosis diaria), antes del almuerzo (20 %), antes de la primera cena, aproximadamente a las 17.00-18.00 horas (10 %) e insulina NPH antes del desayuno (25 %) y antes de la colación tomada antes de dormir (25 %).

4) **Insulinoterapia intensiva funcional**: recomendada como tratamiento de elección de la diabetes tipo 1. Es un desarrollo del método anterior o puede emplearse mediante una bomba de insulina personal. Su funcionalidad consiste en que, en función de la hora prevista y el contenido de la comida (incluido el índice glucémico), así como de la activad física planificada y de la glucemia actual, el paciente adecuadamente educado automodifica el horario de administración y la dosis de insulina. Al usar una bomba de insulina personal pueden modificarse tanto las infusiones basales, como las inyecciones prandiales. En personas diabéticas tipo 1, debido a un menor riesgo de hipoglucemia y mejor calidad de vida, es preferible el uso de análogos de insulina.

5) **Bombas de insulina personales**: administran el análogo de insulina de acción rápida en infusión VSc: infusión continua basal e inyecciones (bolos) prandiales. El uso de insulina humana de acción corta no está contraindicado, pero no permite aprovechar de forma completa las posibilidades de este método de tratamiento.

Indicaciones: diabetes *mellitus* lábil, aparición del fenómeno del alba (hiperglucemia por la madrugada y antes del desayuno); situaciones que requieren un control estricto de la glucemia (p. ej. en el embarazo o durante el tratamiento del pie diabético); necesidad de usar dosis bajas de insulina (p. ej. en niños y embarazadas); imposibilidad de conseguir un buen control metabólico con múltiples inyecciones de insulina; episodios recurrentes e imprevisibles de hipoglucemia o hipoglucemia inadvertida; estilo de vida irregular y comidas irregulares. Es imprescindible ajustar la dosificación de insulina al tipo y cantidad de carbohidratos ingeridos, así como tener en cuenta la actividad física realizada. Resulta útil el *software* de gestión de la bomba, que incluye p. ej. una calculadora de bolo. No debe olvidarse el riesgo relacionado con la interrupción de la infusión (hiperglucemia, acidosis) así como el riesgo de infección en el lugar de la inyección subcutánea, y el de hipoglucemia (si la dosis administrada en la infusión basal es demasiado elevada en relación al aporte de calorías, ambos infrecuentes). Los modelos más modernos de estos dispositivos tienen incorporados: monitoreo continuo de glucosa intersticial con lectura directa, información de la tendencia en los próximos minutos, cálculo de la insulina residual de la última administración, así como señales de alarma por valores de hipoglucemia y suspensión de la infusión, lo que facilita el manejo y disminuye los riesgos. Cada vez más se usan las bombas de insulina de asa cerrada (la primera se registró por la FDA en los EE. UU. en 2016).

### Métodos de tratamiento alternativos

**1. Trasplante del páncreas:** se considera con mayor frecuencia en enfermos con insuficiencia renal, en los que el riñón se trasplanta junto con el páncreas.

**2. Trasplante de islotes de Langerhans:** se relaciona con un menor riesgo que el trasplante de páncreas y permite obtener glucemias totalmente normales. Sin embargo, la funcionalidad de las células trasplantadas se deteriora con el tiempo.

**3. Bomba de insulina implantada, controlada por glucemia:** dispositivo que funciona como círculo cerrado, es decir dosifica la insulina o insulina y glucagón dependiendo de la glucemia actual — en la fase de ensayos clínicos.

**4. Cirugía bariátrica:** permite obtener efectos metabólicos buenos y duraderos en la diabetes tipo 2 asociada con obesidad; tanto en enfermos con IMC >40 kg/m$^2$, como >35 kg/m$^2$ y con enfermedades concomitantes (p. ej. hipertensión arterial, alteraciones del metabolismo lipídico), entre 18-65 años de edad, considerar la derivación a los centros especializados para valorar la cirugía bariátrica y posterior control a largo plazo (por requerimientos nutricionales especiales después de la cirugía), si no hay respuesta al tratamiento médico de la obesidad y de las comorbilidades.

→ **OBSERVACIÓN**

**1. Valoración del control del metabolismo de los carbohidratos.**

1) **Monitorización de la glucemia:** determinación mediante glucómetro en muestras de sangre capilar completa.

a) Indicaciones:

– en diabéticos tipo 1 y tipo 2 bajo insulinoterapia: indispensable de modo permanente

– en diabéticos tipo 2 cuyo tratamiento se ha modificado debido a un mal control metabólico: de gran ayuda y recomendada

– en caso de alteración de la glucemia tras introducir fármacos para tratar otras enfermedades (p. ej. corticoides, antipsicóticos atípicos)

– en caso de sospecha de hipoglucemia

– como medida de apoyo a la educación del paciente con diabetes tipo 2, para que conozca la variabilidad de la glucemia y construya las metas.

– en pacientes diabéticos tipo 2 adecuadamente educados, con el fin de autocorregir errores en la alimentación, falta de actividad física, falta de cumplimiento del tratamiento, o con el fin de poder consultar al médico de manera anticipada.

b) Frecuencia y momentos de las mediciones: deben adaptarse al paciente, tipo de diabetes y tratamiento.

– En diabéticos tipo 1: se requieren 4-8 controles/d, como mínimo antes de cada comida y antes de dormir o en la madrugada, ya que deben regularse la dosis basal y las prandiales. Los controles al dormir o por la madrugada permiten asegurarse de que la hiperglucemia de ayuno no es resultado de hipoglucemia nocturna inadvertida. Este esquema debe complementarse con ≥1 día semanal de 8 mediciones, antes y después de cada comida y por la madrugada, para ajustar las dosis prandiales o modificar la relación insulina/carbohidratos. El escaso número de diabéticos tipo 2 bajo tratamiento intensivo requieren ≥4 controles/d, como en el tipo 1.

– En diabéticos tipo 2 con 1-2 dosis diarias de insulina en combinación o no con fármacos orales: 1 control/d en ayunas y una medición antes de la cena o después de las comidas.

– En diabéticos tipo 2 en periodos de cambio de tratamiento: alternar 1 control/d en ayunas con 1 antes de cada comida, hasta lograr el objetivo. Tras conseguir el control en ayunas y antes de las comidas, en caso de que la HbA1c persistiera elevada se deben realizar controles posprandiales (1-2 h después del inicio de la comida).

– En diabéticos tipo 2 bajo tratamiento oral que presentan enfermedades concomitantes: control en ayunas y más frecuente según los resultados y la gravedad del cuadro.

– Como ayuda al cuidado en diabéticos tipo 2 bajo tratamiento oral: control casual en ayunas 1 × semana.

Con independencia del esquema terapéutico, todos los enfermos deben intensificar el control glucémico si experimentan malestar o empeoramiento repentino del estado general. Los sistemas de monitorización continua de glucemia (CGMS) garantizan una valoración más precisa durante las 24 horas al día. Miden la glucosa intersticial y son especialmente útiles en enfermos con diabetes tipo 1 de curso lábil con episodios frecuentes de hipoglucemia sobre todo sin son inadvertidos, en enfermos que utilizan bomba de insulina personal y en gestantes diabéticas. Los CGMS se recomiendan en diabetes tipo 1, y no existen indicaciones precisas en diabéticos tipo 2. Los CGMS permiten evaluar las tendencias de la glucemia a largo plazo (aumento o reducción) y la velocidad de los cambios apreciados. Permiten programar alarmas que advierten al paciente cuando la glucemia se acerca a las valores límite establecidos, lo que permite de forma precoz tomar acciones preventivas ante una hipo- o hiperglucemia indeseada. Para una correcta interpretación, debe tenerse en cuenta que los cambios en los niveles de glucemia plasmática tienen una demora en los cambios de la glucosa tisular de unos 15-20 min. Es importante tener en cuenta la posibilidad de emplear conjuntamente CGMS y bombas de insulina, en especial con aquellas bombas que permitan suspender la infusión de insulina en caso de hipoglucemia, lo que es especialmente útil para la prevención de hipoglucemias nocturnas. Para el autocontrol de la glucemia puede utilizarse también el método del escaneo (*flash glucose monitoring*, FGM), particularmente en enfermos con diabetes tipo 1 de curso lábil. La medición de la glucemia también puede realizarse de manera continua en el tejido intersticial, pero los datos no se transmiten en tiempo real. Para ello, el paciente debe acercar el dispositivo de lectura al sensor implantado. Aunque no es posible programar alarmas, se obtiene el valor actual de glucemia junto con la tendencia (aumento o reducción) de los cambios (indicada con una flecha) y con una curva con los niveles de glucosa de las 8 h previas. Pueden obtenerse también informes por períodos (p. ej. de 14 días) que ayudan a verificar los patrones de glucemia.

2) **HbA1c:** ≥2 × año o con mayor frecuencia (óptimo 2-4 × año) si no se consigue el HbA1c objetivo.

**2. Diagnóstico y control de la hipertensión arterial y dislipidemia:** medición de la tensión arterial durante cada visita, lipidograma 1 × año o con mayor frecuencia en caso de requerir monitorizar el tratamiento de alteraciones lipídicas.

**3. Pruebas para diagnosticar y valorar el tratamiento de las complicaciones tardías de la diabetes:**

1) **Nefropatía** → albuminuria 1 × año si el primer resultado es normal (en enfermos no tratados con IECA o antagonistas del receptor de angiotensina), examen básico de orina con sedimento 1 × año, concentración de creatinina en suero y cálculo de FGE 1 × año. En enfermos con diabetes *mellitus* tipo 1-5 años tras el diagnóstico de la enfermedad, en diabetes tipo 2 desde el diagnóstico de la enfermedad. En caso de detectar cifras elevadas de creatinina, se deben realizar controles semestrales junto a determinaciones plasmáticas de sodio, potasio, calcio y fósforo.

2) **Retinopatía** → control oftalmológico (exploración del fondo de ojo) 1 × año. Comenzar las exploraciones al 5.º año tras el diagnóstico de la diabetes tipo 1 y desde el momento del diagnóstico en la tipo 2. En caso de detectar retinopatía, el oftalmólogo determinará la frecuencia de los controles necesarios.

3) **Síndrome del pie diabético:** examinar los pies en cada visita.

**4. Otros:** El diagnóstico de diabetes *mellitus* constituye una indicación para realizar tamizaje de enfermedades del tiroides: determinación de TSH y anti-TPO en diabetes *mellitus* tipo 1 y LADA y TSH en diabetes *mellitus* tipo 2.

---

**→ SITUACIONES ESPECIALES**

**Enfermedad concomitante grave**

**1. Infecciones graves o traumatismos:** aumentan las necesidades de insulina. Es un error frecuente y potencialmente grave suspender la insulinoterapia cuando aparecen trastornos gastrointestinales que limitan o impiden la ingesta oral de alimentos. Esta decisión puede desencadenar una cetoacidosis diabética e incluso el coma.

**Tabla 1-8. Ajuste de la velocidad de infusión de insulina**

| Glucemia (mg/dl) | Velocidad de infusión de insulina |
|---|---|
| <70 | Suspender la infusión y tratar la hipoglucemia |
| 70-100 | Suspender la infusión y controlar en 1 h |
| 101-140 | Reducir en el 50 % la tasa de infusión previa |
| 141-180 | No innovar |
| 181-220 | Aumentar en 1 ud./h |
| 221-260 | Aumentar en 2 uds./h |
| 261-300 | Aumentar en 3 uds./h |
| 301-340 | Aumentar en 4 uds./h |
| >340 | Aumentar en 5 uds./h |

**Notas:**
1) Preparación: 100 uds. de insulina en 100 ml de solución fisiológica. En la preparación obtenida 1 ml contiene 1 UI de insulina.
2) Cálculo de la velocidad de infusión iv. inicial en UI/h (=ml/h): glucemia (en mg/dl)/100.
3) Controlar la glucemia capilar cada 1 h y en caso de necesidad modificar la velocidad de infusión.

1) **En la diabetes *mellitus* tipo 1**: instruir a los enfermos que, en estas situaciones, la ingesta calórica debe adaptarse al aumento o (menos frecuente) mantenimiento de la dosis de insulina. En las enfermedades del tracto digestivo con náuseas y vómitos se requiere infusión iv. de glucosa que asegure el aporte de 1000-1200 kcal/d, idealmente en combinación con una infusión continua iv. de insulina.

2) **En la diabetes *mellitus* tipo 2** tratada con fármacos orales o solamente con la dieta: una infección grave constituye una indicación para el uso temporal de insulinoterapia, idealmente con método intensivo o, si no se presentan problemas de nutrición, con el uso de mezclas de insulinas.

**2. Síndrome coronario agudo:** no se debe olvidar medir la glucemia en todo paciente con síndrome coronario agudo. En pacientes sin antecedentes de diabetes pero con glucemias >10,0 mmol/l (180 mg/dl) → emplear insulina iv. En los pacientes con diabetes conocida se deben suspender todos los fármacos orales y se debe comenzar con insulinoterapia iv. Si la glucemia >7,8 mmol/l (140 mg/dl). Monitorizar la glucemia y la concentración de potasio en suero.

1) **En las primeras 24 horas**: administración iv. en infusión mediante bombas que aseguran una velocidad precisa de entrega de la insulina a la dosis establecida. El aporte mínimo de glucosa iv. debe ser 150 g/d, en caso de necesidad más, mediante infusiones separadas. Se recomienda mantener la glucemia en un rango de 7,0-10 mmol/l (140-180 mg/dl). La infusión de insulina puede prepararse de la siguiente manera: 100 uds. de insulina de acción corta en 100 ml de solución fisiológica. La velocidad de infusión inicial se calcula dividiendo la glucemia (en mg/dl) por 100 (p. ej. en caso de glucemia 400 mg/dl → 4 uds./h, es decir 4 ml/h. Horas siguientes →tabla 1-8. Una vez estabilizado el paciente e iniciada la alimentación oral, la transición recomendada a la insulina basal y a bolos prandiales es: 2 h antes de suspender la infusión iv. se inyectará (en forma de NPH o análogo prolongado) el 60 % de la dosis infundida en las últimas 24 h.

2) **Tras las primeras 24 horas** hasta el final de hospitalización: individualizar el tratamiento para garantizar el control óptimo de la glucemia. Cuando el

paciente puede alimentarse, se indican: la insulina basal y los bolos prandiales. Al finalizar la hospitalización, si el requerimiento de insulina es de ≤30 uds./d, se puede volver al tratamiento oral anterior, siempre que la HbA1c esté dentro de la meta. En los enfermos sin diagnóstico previo de diabetes, la conducta debe adecuarse a cada caso: si los días previos al alta el control glucémico fue bueno, dentro de un plazo de 2-4 semanas se puede programar una PTGO →Diagnóstico. En caso contrario, si se presenta la hiperglucemia, se debe evaluar el estado del paciente y en caso de un cuadro clásico hay que diagnosticar diabetes tipo 2 y mantener transitoriamente la insulina. Si no hay contraindicaciones, añadir el uso de metformina. Derivar a un diabetólogo para eventualmente diferenciar el tipo de diabetes y aplicar un tratamiento óptimo.

**3. ACV:** en cada enfermo con ACV determinar la glucemia: si >10,0 mmol/l (180 mg/dl) → iniciar insulinoterapia iv. utilizando una bomba de infusión y mantener la glucemia en el rango de 7,8-10 mmol/l (140-180 mg/dl). Evitar cifras <6,1 mmol/l (110 mg/dl) para disminuir el riesgo de hipoglucemia. En la fase aguda de la enfermedad se deberían evitar la glucosa iv. Utilizar la insulina en infusión iv. de NaCl al 0,9 % (y no en una disolución que contenga glucosa y potasio). Cuando el enfermo comienza a comer → empezar (~1 h antes de desconectar la bomba de infusión) la insulinoterapia VSc de insulina de acción corta o un análogo de acción rápida. En los casos de diabetes de novo, y tras la estabilización de la fase aguda, realizar exploraciones dirigidas hacia trastornos del metabolismo de los hidratos de carbono.

**Manejo perioperatorio**

**1.** Cirugía programada.

**Preparación para la cirugía.**

1) Suspender la metformina 2 días antes de la cirugía. Ingresar al paciente compensado el día de la cirugía o el día previo a ella. El especialista internista o diabetólogo otorga la autorización para la intervención quirúrgica. Si la glucemia >13,9 mmol/l (300 mg/dl) y HbA1c >9,0 % o en caso de glucosuria con cetonuria concomitante → aplazar la fecha de la cirugía (si es posible).

2) Correcciones de la glucemia: en el período posoperatorio debe ser mantenida en límites de seguridad de 5,6-10 mmol/l (100-180 mg/dl).

3) Controlar en la medida de lo posible las complicaciones crónicas de la diabetes.

Idealmente, los pacientes deberían ser preparados en unidades de medicina interna especializadas, con la excepción de aquellos bien controlados que presenten glucemias posprandiales <10 mmol/l (180 mg/dl) cuando van a ser sometidos a intervenciones ambulatorios. Las intervenciones menores, que no precisan cambios en la alimentación (extracción dental no complicada, drenaje de un absceso), no requieren insulinoterapia temporal.

**El día de la cirugía.**

1) Utilizar insulina en infusión continua iv. o realizar correcciones según controles.

2) Administrar glucosa en infusión iv. (4-5×500 ml de solución de glucosa al 10 % aporta 800-1000 kcal/día; otra solución dependiendo del aporte de líquidos requerido), junto con KCl (10-20 mmol).

3) Determinar la potasemia y, en caso de necesidad, suplementar el potasio.

4) Comprobar la glucemia durante y después de la cirugía.

5) Durante la cirugía mantener la glucemia en un rango de 5,6-10,0 mmol/l (100-180 mg/dl). Intentar obtener normoglucemia después de la cirugía (evitar hipoglucemia).

**Después de la cirugía.**

1) En el momento de iniciar la alimentación oral empezar de nuevo la insulinoterapia basal: bolos prandiales y, en su caso, corregir el déficit calórico con infusiones de glucosa.

2) Después del alta se puede volver al tratamiento previo a la intervención, si el paciente se encontraba bien controlado, o modificarlo.

**2. Cirugía urgente o inmediata.**

1) Corregir la glucemia en la medida de lo posible → utilizar insulina en infusión continua iv. y asegurar el aporte ~1000 kcal/d con infusión iv. de glucosa.

2) En caso de cetoacidosis (pH <7,3) →cap. 13.3.1 o acidosis láctica →cap. 13.3.3, o síndrome hiperglucémico hiperosmolar →cap. 13.3.2 → corregirlas antes de la cirugía. Si es imprescindible realizar la cirugía de forma inmediata (p. ej. por una hemorragia) → se debe ir corrigiendo la acidosis durante la cirugía.

3) Si el enfermo ha tomado metformina el día que se precisa la intervención urgente → administrar 300 mg iv. (1 amp.) de acetilcisteína e hidratar adecuadamente para prevenir la insuficiencia renal aguda.

### → PREVENCIÓN

**1.** Diabetes *mellitus* tipo 1: no existen métodos eficaces.

**2.** Diabetes *mellitus* tipo 2: las medidas más importantes y eficaces son un plan alimentario adecuado, el aumento de la actividad física (≥150 min/semana), que llevan a la reducción de sobrepeso o mantenimiento del peso corporal adecuado. Se ha demostrado la utilidad de algunos fármacos, especialmente en la fase prediabética o en la obesidad (la metformina es el fármaco con más evidencia sobre la seguridad y eficacia). Se recomienda considerar el uso de metformina en la prevención farmacológica de la diabetes *mellitus* en personas con estado prediabético, con alto riesgo de desarrollar la diabetes tipo 2, en particular en aquellas, en las que coexisten GAA e TGA. La ADA recomienda también la metformina en personas con TGA (beneficio bien documentado), GAA (beneficio poco documentado) o con HbA1c 5-7-6,4 % (39-46 mmol/mol), sobre todo en personas con obesidad (IMC >35 kg/m$^2$), <60 años y en mujeres con antecedentes de diabetes gestacional (beneficio bien documentado). La SOCHED (Sociedad Chilena de Endocrinología y Diabetes) acordó aplicar las recomendaciones de la ADA.

**3.** Los métodos de diagnóstico precoz de la diabetes pueden permitir alcanzar oportunamente un adecuado control metabólico necesario para prevenir las complicaciones crónicas. Una vez desarrolladas estas, es preciso su adecuado manejo para evitar su progresión. En las personas prediabéticas que pertenezcan a un grupo que aumente el riesgo de diabetes se deben realizar PTGO anualmente. En los pacientes tratados con metformina hay que retirarla ≥1 semana antes de la PTGO y dependiendo de los resultados de la prueba:

1) en el caso de diagnosticar diabetes → continuar el tratamiento con metformina en dosis similares o mayores y continuar el tratamiento y la observación según las normas de manejo de la diabetes

2) en el caso de mantenerse el estado de prediabetes → continuar el tratamiento con metformina; repetir PTGO anualmente

3) en el caso de que se excluyan los trastornos del metabolismo de los hidratos de carbono (PTGO normal) → retirar la metformina (no está indicada en esos casos); controlar PTGO en 6-12 meses.

# 2. Diabetes *mellitus* en embarazadas

## 2.1. Diabetes *mellitus* pregestacional

### → DEFINICIÓN E HISTORIA NATURAL

Se define como tal aquella diabetes *mellitus* presente en embarazadas (tipo 1, tipo 2 o MODY) que es diagnosticada antes del embarazo. Según las guías chilenas (MINSAL, 2014), argentinas (SAD, 2017), latinoamericanas (ALAD, 2016) y norteamericanas (ADA, 2019), en la diabetes pregestacional se incluirá también la que se diagnostica durante el 1.er trimestre del embarazo siempre y cuando se cumplan los criterios generales de diagnóstico de diabetes según la OMS.

**1. Impacto del embarazo en el curso de la diabetes *mellitus*:** durante el embarazo se produce un aumento de la concentración de hormonas contrainsulares (lactógeno placentario, estrógenos, progesterona y prolactina) que favorecen la insulinorresistencia, la hiperglucemia y en consecuencia el incremento de los requerimientos de insulina. Se afecta también al control de la diabetes, lo que puede acelerar la aparición de las complicaciones asociadas a la misma.

**2. Impacto de la diabetes *mellitus* en el embarazo:** a diferencia de la insulina, la glucosa sí atraviesa la barrera placentaria. La hiperglucemia materna durante las primeras semanas del embarazo produce un incremento de la glucemia en el feto, lo que afecta al embrión, altera la génesis de órganos y puede producir un aborto espontáneo duplicando el riesgo de pérdidas del embarazo, o anomalías fetales. En el 2.º y 3.er trimestre, la hiperglucemia estimula e hiperplasia las células β de los islotes de Langerhans fetales, aumentando la producción de insulina, responsable de un efecto anabólico que ocasiona macrosomía fetal y contribuye a la inmadurez fetal, y favorece la hipoglucemia. Esto hace que aumente el riesgo de complicaciones obstétricas: cesáreas, traumatismos periparto, polihidramnios, preeclampsia y baja puntuación de Apgar.

### → TRATAMIENTO

**1. En el período preconcepcional:** en lo posible se debe programar el embarazo, mantener la normoglucemia y la HbA1c dentro de los valores objetivos durante ≥3 meses antes de la suspensión del método anticonceptivo. Suspender fármacos como IECA, fibratos, estatinas, y ARA-II, e indicar la abstención de tabaco, alcohol, drogas ilícitas y abuso de fármacos en general. Eliminar los focos de infección, diagnosticar y tratar las complicaciones crónicas (tratamiento con láser de la retinopatía), verificar la inmunización adecuada, determinar la concentración de TSH para excluir o tratar un hipotiroidismo concomitante, corregir el posible déficit de hierro, introducir ácido fólico e intensificar la educación terapéutica.

**2. Durante el embarazo:** ya en las primeras semanas del embarazo el control de la diabetes debería ser óptimo, porque es el período de mayor riesgo para el desarrollo de anomalías congénitas. Se recomienda una pauta de insulinoterapia intensiva en los casos en los que no se estuviera aplicando y mantenerla durante todo el embarazo, idealmente empleando bombas de insulina. Hay que tener en cuenta la existencia de un aumento de los requerimientos de insulina (hasta 2 veces mayor).

**3. Durante el parto** (natural o por cesárea): se debe administrar la insulina en infusión continua iv. (se permite continuar la infusión continua subcutánea con la bomba de infusión de insulina personal) en una dosis que se corresponda al requerimiento diario y asegurando el aporte de energía (800-1200 kcal) mediante una infusión iv. de glucosa. Mantener la glucemia en el rango de 5,6-7,2 mmol/l (100-130 mg/dl).

**4. Después del parto:** el requerimiento de insulina puede disminuir al 50 % o más en comparación con la dosis administrada al final del embarazo Si la paciente es obesa, puede iniciarse la administración de metformina en el período de lactancia, puesto que se ha demostrado que su paso a la leche materna es muy bajo. Otros antidiabéticos solo pueden utilizarse tras finalizar la lactancia.

**5.** La diabetes *mellitus* en mujeres gestantes (tanto la diabetes pregestacional, como la diabetes diagnosticada durante el embarazo) y el parto en estas pacientes deben ser controlados en centros especializados.

→ **O B S E R V A C I Ó N**

**Las embarazadas diabéticas deben autocontrolar la glucemia** $\geq 4 \times d$, o con mayor frecuencia en diabetes de curso lábil o descompensada. También periódicamente por la noche si se usa insulinoterapia. La ADA (2019) recomienda en embarazadas un valor objetivo óptimo de **HbA1c <6,0 %** durante toda la gestación, procurando evitar las hipoglucemias significativas.

En el período de planificación de embarazo, así como en el 1.er trimestre de embarazo, se acepta un objetivo de HbA1c individualizado entre <6,0 % y <7,0 %, considerando el riesgo de hipoglucemia y la viabilidad de alcanzarlo.

**El objetivo de glucemia,** medida con glucómetro, puede diferir ligeramente de los habitualmente recomendados siempre y cuando no afecte al de la HbA1c:

1) en ayunas y antes del desayuno: 3,3-5,0 mmol/l (60-90 mg/dl); según ADA 2019 <5,3 mmol/l (95 mg/dl)
2) antes de otras comidas: 3,3-5,8 mmol/l (60-105 mg/dl)
3) 1 hora después de las comidas: <7,8 mmol/l (140 mg/dl)
4) 2 horas después de las comidas: <6,7 mmol/l (120 mg/dl)
5) por la noche entre las 2.00 y 4.00 horas: >3,8 mmol/l (70 mg/dl).

Los sistemas de monitorización continua de glucemia (CGMS) garantizan una mejor valoración de la glucemia durante las 24 horas. El objetivo de glucemia media de 24 horas debería ser de 5,3 mmol/l (95 mg/dl).

Se recomienda desaconsejar el embarazo si la paciente presenta: 1) obesidad grado IV; 2) enfermedad coronaria no revascularizada; 3) insuficiencia renal (aclaramiento de creatinina <50 ml/min o creatinina sérica >2 mg/d); 4) hipertensión arterial no controlada con el tratamiento permitido durante el embarazo; 5) retinopatía proliferativa activa que no responde a la panfotocoagulación; 6) gastroenteropatía diabética severa.

## 2.2. Diabetes *mellitus* diagnosticada durante el embarazo

→ **D E F I N I C I Ó N   Y   E T I O P A T O G E N I A**

Se define como la hiperglucemia diagnosticada por primera vez durante el embarazo. Dependiendo del grado de intensidad se define como:

1) **diabetes en el embarazo:** se define como tal la que cumple los criterios generales para el diagnóstico de diabetes *mellitus* (OMS, 2006). Puede corresponder al debut de una diabetes tipo 1 que ocurrió en la gestación (su cuadro clínico es tan intenso que no puede pasar desapercibido) o al de una diabetes tipo 2 que se detectó en el embarazo. En este caso, puede tratarse de dos situaciones: diabetes previa al embarazo o pregestacional no conocida o bien desarrollo de diabetes durante la gestación (avance desde un estado prediabético a diabetes, provocado por las hormonas diabetogénicas propias del embarazo). En las regiones con una alta prevalencia de obesidad, un problema particular constituyen las mujeres con diabetes tipo 2 no diagnosticadas en el momento del embarazo. Las organizaciones latinoamericanas (MINSAL, SAD y ALAD) recomiendan denominar **diabetes pregestacional** a la diabetes diagnosticada en el 1.er trimestre de la gestación de acuerdo los criterios generales de la OMS 2006.
2) **diabetes gestacional** (*gestacional diabetes,* GDM*):* se ha definido clásicamente como la GAA y/o TGA que aparece o se detecta por primera vez durante el embarazo. Actualmente excluye a las mujeres que cumplen criterios generales de diagnósticos de diabetes de la OMS.

   De acuerdo con los criterios diagnósticos del **MINSAL (2014), SAD (2017)** y **ALAD (2016),** la diabetes gestacional se diagnostica en el 1.er trimestre de embarazo si se cumplen los criterios de GAA y/o TGA, y en 2.º y 3.er trimestre si se cumplen los criterios de GAA y/o TGA o diabetes (es decir en caso de glucemia en ayunas >100 mg/dl [5,6 mmol/l] o glucemia a las 2 h en PTGO ≥140 mg/dl [7,8 mmol/l]).

**Factores de riesgo:** multiparidad, embarazo después de los 35 años de edad, parto previo de un feto con peso >4 kg, anomalías congénitas, antecedentes de muerte intrauterina, hipertensión arterial o IMC >27 kg/m² antes del embarazo, antecedentes familiares de diabetes tipo 2, antecedente de diabetes gestacional (en ~30 % de las mujeres se repetirá en el siguiente embarazo).

### → DIAGNÓSTICO

El Ministerio de Salud de Chile (MINSAL), la Sociedad Argentina de Diabetes (SAD) y la Asociación Latinoamericana de Diabetes (ALAD), tras considerar una realidad epidemiológica caracterizada por un alto índice de sobrepeso y obesidad, sumado a un incremento de la edad de las embarazadas (promedio 31 años en 2012), decidieron mantener los mismos criterios diagnósticos que los utilizados para la población general y no seguir los criterios de la IADPSG (2010), adoptados posteriormente por la ADA (2015, →más adelante) y la OMS (2013, →más adelante) para el diagnóstico de diabetes en el embarazo. El algoritmo actual diagnóstico se aplicará mientras no se demuestre evidencia de la efectividad de tratar a las pacientes diagnosticadas con este nuevo criterio (estudios están en marcha).

#### Criterios diagnósticos

#### Criterios diagnósticos según el MINSAL (2014), la SAD (2017) y la ALAD (2016):

Determinar la glucemia en ayunas en todas embarazadas durante la primera visita y, posteriormente, en mujeres que con una glucemia normal en el primer control realizar una PTGO con 75 g de glucosa en la semana 24-28 del embarazo (determinación de glucemia basal en suero y 120 min después de una carga de 75 g de glucosa). Si el resultado es normal, pero aparecen elementos clínicos sospechosos de diabetes gestacional, repetir la PTGO entre la 30-33 semana (→fig. 2-1). La diabetes en el embarazo se diagnosticará cuando se cumplan ≥1 de sus criterios.

#### 1.er trimestre del embarazo:

1) glucemia en ayunas 100-125 mg/dl (5,6-6,9 mmol/l) → repetir → diagnóstico de **diabetes gestacional**

2) glucemia en ayunas ≥126 mg/dl (7,0 mmol/l) → repetir → diagnóstico de **diabetes pregestacional**

3) glucemia en ayunas o glucemia al azar ≥200 mg/dl (11,1 mmol/l) más síntomas de diabetes → diagnóstico de **diabetes pregestacional**

#### 2.º y 3.er trimestre del embarazo — sobre la base de la PTGO con 75 g de glucosa (realizada entre la semana 24-28 y 30-33):

1) glucemia en ayunas ≥100 mg/dl (5,6 mmol/l) → diagnóstico de **diabetes gestacional**

2) glucemia 2 h poscarga ≥140 mg/dl (7,8 mmol/l) → diagnóstico de **diabetes gestacional**

#### Criterios diagnósticos según la OMS (2013; derivado de IADPSG)

**Criterios diagnósticos de diabetes *mellitus* en el embarazo** (durante toda la gestación):

1) 2 determinaciones de glucemia en ayunas ≥7,0 mmol/l (126 mg/dl)

2) glucemia 2 h después de PTGO con 75 g ≥11,1 mmol/l (200 mg/dl)

3) glucemia casual ≥11,1 mmol/l (200 mg/dl) y síntomas acompañantes de hiperglucemia

**Criterios diagnósticos de diabetes gestacional** (a base de PTGO con el uso de 75 g de glucosa; en cualquier etapa del embarazo):

1) glucemia en ayunas 5,1-6,9 mmol/l (92-125 mg/dl)

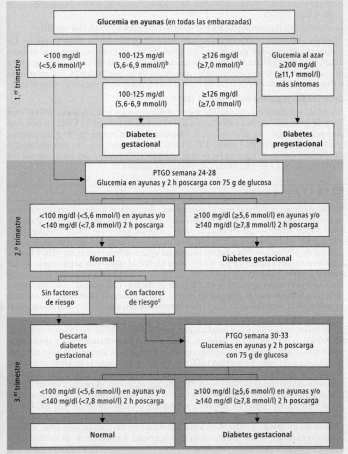

a Según criterio médico y dependiendo de los recursos sanitarios e institucionales, en pacientes con varios factores de riesgo de alto impacto para desarrollo de diabetes gestacional y con glucemia en ayunas normal, se recomienda realizar una PTGO al inicio para descartar diabetes pregestacional no diagnosticada; en caso un resultado normal → seguir el algoritmo.

b Repetir glucemia sin restricción alimentaria en ≤7 d.

c Si es posible, en todas las embarazadas deben repetirse las pruebas entre la semana 31 y 33 de embarazo, priorizando a las mujeres con factores de riesgo aparecidos o desarrollados durante el embarazo.

PTGO — prueba de tolerancia oral a 75 g de glucosa con determinación de glucemia a los 120 min

**Fig. 2-1.** Algoritmo de diagnóstico de diabetes gestacional según la ALAD 2016 (adaptado de las Guías de Diabetes y Embarazo 2014 de MINSAL y adoptado por la Sociedad Argentina de Diabetes).

2) glucemia 1 h después de PTGO de ≥10 mmol/l (180 mg/dl); la determinación de glucemia en la 1.ª hora de la PTGO es únicamente uno de los criterios de diagnóstico o de exclusión de la diabetes gestacional (este resultado no debe emplearse para el diagnóstico de diabetes en el embarazo); El MINSAL, la

SAD y la ALAD no recomiendan realizar de rutina la determinación después de 1 h de PTGO

3) glucemia 2 h después de PTGO de 8,5-11,0 mmol/l (153-199 mg/dl).

Para establecer el diagnóstico es suficiente cumplir uno de estos criterios. La evidencia demuestra que, con el ascenso de las glucemias, tanto en ayunas como a los 60 y 120 min después de una carga de 75 g de glucosa, el riesgo para el recién nacido (especialmente de aparición de la macrosomía, hipoglucemia y distocia de hombros) y para la madre (preeclampsia y cesárca) es continuo.

**Criterios diagnósticos según la ADA (2015):**

La ADA establece que es posible hacer el diagnóstico con **un paso**: PTOG con 75 g de glucosa, con un valor sobre los recomendados por la OMS, o con **dos pasos**: tamizaje con glucemia 1 h después de una carga de 50 g de glucosa ≥7,8 mmol/l (140 mg/dl) y una PTOG con 100 g de glucosa con determinación de glucemia a las 3 h; los valores diagnósticos (≤2) pueden ser los antiguos del NDDG o los más recientes de Carpenter y Coustan.

### → TRATAMIENTO

**1.** Empezar por mantener una alimentación adecuada: el aporte diario de calorías dependerá del IMC, de la actividad física y de la etapa del embarazo. Para un IMC <19,8 kg/m$^2$ — 35-40 kcal/kg, IMC 19,8-29 kg/m$^2$ — 30-32 kcal/kg, IMC >29 kg/m$^2$ — 24-25 kcal/kg. Si el IMC >30 kg/m$^2$ → la cantidad de calorías se puede reducir en 300 menos. Para evitar cetosis de ayuno deben aportarse ≥1600 kcal/d. La dieta debería contener un 40-50 % de carbohidratos (con predominio de los carbohidratos complejos y ≥160g/d) un 20-30 % de grasas (saturadas e insaturadas en porciones iguales) y un 30 % de proteínas (1,3 g/kg/d). Las pacientes deben autocontrolar la glucemia tras un entrenamiento adecuado. No existen pruebas de la utilidad de la HbA1c en la monitorización de diabetes gestacional tratada únicamente mediante la dieta.

**2.** Si no se consigue la normoglucemia tras 5-7 días de alimentación rigurosa (criterios de control →más arriba) → **comenzar insulinoterapia intensiva** (múltiples inyecciones) empleando insulina humana de acción corta, o análogos de acción rápida (en Argentina está autorizado solamente el análogo aspártico de acción rápida y en Chile, análogo aspártico y lispro), junto con insulina humana de acción intermedia (NPH), de acuerdo con el perfil glucémico (en diabetes gestacional el esquema es variable). En Europa no se ha autorizado el uso de análogos de acción prolongada en el embarazo. En EE.UU. y Latinoamérica (incluyendo Argentina y Chile) se autorizó la insulina detemir. Observación →más arriba. Los antidiabéticos están contraindicados, si bien en embarazadas se ha demostrado la seguridad y eficacia de la metformina sola o en combinación con insulina.

Cuando se detecten criterios generales de diabetes que aparecen más tarde, habitualmente entre la semana 24-28, con el requisito de que en el primer control del embarazo los valores fueran conocidamente normales, asimilar el cuadro al de la **diabetes gestacional,** puesto que el tratamiento hasta el parto no será diferente.

**3. Tratamiento durante el parto:** en pacientes tratadas con insulina es igual que en la diabetes pregestacional. En las mujeres en las que únicamente con la dieta se ha conseguido un control satisfactorio de la glucemia, se administra insulina durante el parto si la glucemia es >7,2 mmol/l (130 mg/dl).

**4. Después del parto** → interrumpir la insulinoterapia. Si persistiera la hiperglucemia, determinar el tipo de diabetes: en caso de diabetes tipo 1 → continuar la insulinoterapia; en caso de diabetes tipo 2, si la dieta sola es insuficiente → proseguir la insulinoterapia o iniciar metformina (varios estudios han demostrado un paso mínimo a la leche materna) y evaluar la respuesta hasta el fin de la lactancia. Tras la lactancia puede valorarse la introducción de otros antidiabéticos orales.

# 3. Estados de emergencia y complicaciones agudas de la diabetes *mellitus*

## 3.1. Cetoacidosis y cetoacidosis diabética

### ➔ DEFINICIÓN Y ETIOPATOGENIA

Síndrome agudo caracterizado por alteraciones del metabolismo de los carbohidratos, lípidos y proteínas, del balance hidroelectrolítico y del equilibrio ácido-base, debido a un déficit agudo y significativo de insulina, asociado a un exceso de hormonas de contrarregulación. Se caracteriza por la presencia de cuerpos cetónicos en sangre y orina. Puede presentarse en cualquier tipo de diabetes. Con frecuencia es la manifestación severa con la que debutan clínicamente los pacientes con diabetes tipo 1. El déficit de insulina lleva a una producción excesiva de glucosa en el hígado como resultado de la gluconeogénesis, así como a una falta de inhibición de la lipólisis que favorece la aparición de cuerpos cetónicos. Sus consecuencias son: hiperglucemia, glucosuria, diuresis osmótica, deshidratación, alteraciones electrolíticas (especialmente hiperpotasemia con el coexistente déficit del potasio intracelular) y acidosis metabólica.

**Factores desencadenantes:** por interrupción de insulinoterapia empleada (frecuente p. ej. en procesos digestivos durante los que se interrumpe la ingesta de alimentos), o por un uso incorrecto de la insulinoterapia, en el transcurso de infecciones (bacterianas, virales, fúngicas), enfermedades cardiovasculares agudas (infarto de miocardio, ACV), diagnóstico tardío de la diabetes tipo 1, pancreatitis, consumo excesivo de alcohol, embarazo y en cualquier otra circunstancia que incrementa de forma aguda las necesidades de insulina.

### ➔ CUADRO CLÍNICO

**1. Síntomas:** sed excesiva, sequedad oral, poliuria, debilidad, sensación de cansancio y somnolencia, mareos y cefalea, náuseas y vómitos, dolor abdominal, dolor torácico, alteraciones de la conciencia hasta el coma. Pueden coexistir los síntomas del cuadro desencadenante, si es que está presente.

**2. Signos:** hipotensión, taquicardia, respiración amplia y profunda (de Kussmaul), deshidratación (pérdida de peso, disminución del turgor de la piel), disminución de los reflejos tendinosos, fetor cetósico, rubor facial, hipotonía ocular, defensa abdominal (como en la peritonitis).

### ➔ DIAGNÓSTICO

El diagnóstico se establece basándose en los resultados de las pruebas de laboratorio →tabla 3-1. En enfermos tratados con inhibidores del SGLT-2 y en embarazadas la glucemia puede ser cercana a la normalidad, sin hiperglucemia significativa (cetoacidosis euglucémica).

#### Diagnóstico diferencial

La cetosis por desnutrición (sin hiperglucemia); cetoacidosis alcohólica (glucemia en pocas ocasiones >13,9 mmol/l [250 mg/dl], concentración de bicarbonatos ≥18 mmol/l); acidosis láctica (glucemia no muy elevada, predominan los signos del *shock*, concentración elevada de lactato en suero); coma (urémico, hepático, por daño cerebral, ocasionalmente acompañadas de hiperglucemia); acidosis metabólica con una brecha aniónica aumentada >20 mmol/l (intoxicación por etilenglicol, metanol, paraldehído, salicilatos).

### Tabla 3-1. Criterios diagnósticos de cetoacidosis

|  | Leve | Moderada | Severa |
|---|---|---|---|
| Glucemia en mmol/l (mg/dl) | >13,9 (>250) | >13,9 (>250) | ≥22,2 (≥400) |
| pH de sangre arterial | 7,25-7,30 | 7,00-7,24 | <7,0 |
| Concentración de bicarbonatos en plasma (mmol/l) | 15-18 | 10-15 | <10 |
| Cuerpos cetónicos en orina y/o en plasma | Presentes | Presentes | Presentes |
| *Anion gap* (mmol/l)[a] | >10 | >12 | >12 |
| Alteraciones del nivel de conciencia | Enfermo consciente | Enfermo consciente, pero puede estar desorientado | Coma |

[a] Calculada mediante la ecuación en la que se utiliza la concentración determinada, y no la corregida, de sodio: concentración sérica de $Na^+$ (mmol/l) — [$Cl^-$ (mmol/l) + $HCO_3^-$ (mmol/l)].

## → TRATAMIENTO

**1. Hidratar:** perfundir 6-10 l de líquidos iv. en las primeras 24 horas:

1) 1000 ml de NaCl al 0,9 % iv. durante la primera hora

2) 500 ml/h de NaCl al 0,9 % iv. en las siguientes 4 h

3) posteriormente 250 ml/h de NaCl al 0,9 % iv. hasta la corrección del equilibrio ácido-base

4) cuando la glucemia es <13,9 mmol/l (250 mg/dl) → añadir 100 ml/h de solución de glucosa al 5 % en infusión iv. (en estados de catabolismo aumentado, p. ej. infección, hipertiroidismo, embarazo, utilizar 70 ml/h de solución de glucosa al 10 % en infusión iv.)

5) después de añadir la solución de glucosa, y siempre que hayan transcurrido ≥24 h desde el inicio del tratamiento, disminuir la infusión iv. de NaCl al 0,9 % hasta 150 ml/h

6) en caso de hipernatremia >150 mmol/l (150 mEq/L) → usar NaCl al 0,45 % hasta su remisión: calcular la concentración real (corregida) de sodio con el uso de la ecuación: concentración corregida de Na (mmol/l) = concentración determinada de Na (mmol/l) + 2×[(concentración de glucosa en mmol/l — 5,6)/5,6]. En caso de no disponer de NaCl al 0,45 % conectar 2 kits de infusión a través de una cánula: NaCl al 0,9 % y agua para infusión iv. administrándolos con la misma velocidad de perfusión.

**2. Disminuir la hiperglucemia:** iniciar la insulinoterapia iv. (usar solo insulina de acción corta):

1) Inicialmente inyectar en bolo iv. 0,1 uds./kg (4-8 uds.).

2) Inmediatamente iniciar la infusión continua iv. de 0,1 uds./kg (4-8 uds./h) y monitorizar la glucemia cada hora.

3) Procurar una tasa de descenso de la glucemia de unos 2,8-3,9 mmol/l/h (50-70 mg/dl/h), máx. 5,6 mmol/l/h (100 mg/dl/h) mediante cambios de la dosificación de insulina. Si a lo largo de 1 h no se obtiene la reducción esperada de glucemia → aumentar la dosis de insulina (se puede doblar), verificar de nuevo la eficacia del tratamiento tras 1 h y ajustar debidamente la dosis de insulina. En caso de glucemia <13,9 mmol/l (250 mg/dl) añadir solución de glucosa al 5 % en infusión iv.

**3. Corregir el déficit de potasio:**

1) si la potasemia ≤5,5 mmol/l comenzar el aporte de KCl iv.:

a) <3 mmol/l → 25 mmol/h KCl (en infusión por catéter central o por dos vías periféricas), detener por una hora el aporte de insulina

b) 3-4 mmol/l →15-20 mmol/h KCl

c) 4-5 mmol/l →10-15 mmol/h KCl

d) 5-5,5 mmol/l →5-10 mmol/h KCl

2) si la potasemia >5,5 mmol/l → no aportar KCl, pero se deben planificar controles frecuentes. Recordar que el déficit de potasio se manifiesta a lo largo del tratamiento con insulina y que se exacerba con el aumento de pH (recordar suplementar KCl después de corregir la acidosis con bicarbonato sódico).

**4. Corregir la acidosis:**

1) la acidosis leve y moderada remite a medida que se lleva a cabo la hidratación, se aporta insulina y se corrigen las alteraciones del balance hidroelectrolítico

2) usar bicarbonato sódico solamente si el pH arterial <6,9 (y solo hasta que el pH supere 7,0). Dosificación →cap. 19.2.1; inicialmente 0,5-1,0 mmol/kg pc. iv. Se debe extremar el cuidado para evitar el extravasamiento.

**5. Buscar el factor causante y empezar el tratamiento adecuado** (p. ej. antibioticoterapia en caso de infección).

**→ OBSERVACIÓN**

Inicialmente determinar la concentración de cuerpos cetónicos en sangre y/u orina. **Cada hora** controlar la glucemia en sangre capilar o en plasma; **cada 1-2 h** la presión arterial, pulso, frecuencia respiratoria, nivel de conciencia, equilibrio hídrico; **cada 2 h** la concentración sérica de potasio si es >5,5 mmol/l; **cada 4 h** la concentración sérica de potasio, niveles de sodio (corregidos según la glucemia), gasometría arterial o venosa (más frecuentemente si el pH <7,0); **cada 8 h** medir la temperatura corporal.

Durante el tratamiento de cetoacidosis y cetoacidosis diabética pueden producirse las siguientes **efectos adversos**:

1) Hipopotasemia súbita.

2) Hipernatremia, que puede llevar a: edema pulmonar e insuficiencia respiratoria y edema cerebral. En este caso usar manitol al 20 % en la infusión iv. (en un enfermo que pesa 70 kg perfundir a lo largo de 15-20 minutos 350-700 ml de solución de manitol al 20 %). El edema cerebral puede ser debido al descenso excesivamente rápido de la glucemia.

3) Hiperglucemia: a consecuencia de interrupción prematura de la administración de insulina.

4) Hipoglucemia.

5) Hipercloremia por aporte excesivo de NaCl.

6) Insuficiencia renal.

7) Complicaciones tromboembólicas.

Es muy importante contar con una hoja de registro que permita valorar la evolución de todas las variables y de este modo detectar y tratar oportunamente las complicaciones.

## 3.2. Síndrome hiperglucémico hiperosmolar (SHH)

**→ DEFINICIÓN Y ETIOPATOGENIA**

El síndrome hiperglucémico hiperosmolar se caracteriza por glucemia elevada, hiperosmolaridad plasmática, deshidratación y, con frecuencia, por insuficiencia renal prerrenal (la pérdida de agua es mucho mayor que en la cetoacidosis). A pesar de la elevada glucemia no se objetivan cuerpos cetónicos ni acidosis debido a la secreción residual de insulina que si bien no inhibe la producción endógena de glucosa ni evita la intensa hiperglicemia, sí inhibe la lipólisis y la cetogénesis. Por otra parte, la hiperosmolaridad inhibe la lipólisis. Se desarrolla sobre todo en enfermos con diabetes tipo 2, principalmente en caso de diagnóstico tardío o tratamiento inadecuado, especialmente en casos de edad avanzada cuyo reflejo de la sed está disminuido. Puede darse también en casos de diabetes tipo 1. El riesgo aumenta con la presencia de **factores desencadenantes**: infecciones graves (especialmente asociados a deshidratación), enfermedades cardiovasculares agudas (infarto de miocardio, ACV), intoxicación alcohólica, uso de diuréticos y psicótropos, insuficiencia renal.

### → CUADRO CLÍNICO

**Síntomas:** síntomas de la enfermedad desencadenante, alteraciones neurológicas y de la conciencia incluyendo el coma. **Signos:** taquicardia, taquipnea, deshidratación severa (pérdida del turgor de la piel, mucosas secas, hipotonía ocular), enrojecimiento facial, frecuente hipotensión.

### → DIAGNÓSTICO

**Criterios diagnósticos**

El diagnóstico se establece basándose en los resultados de las pruebas de laboratorio →tabla 3-2.

**Diagnóstico diferencial**

1) cetoacidosis con estado hiperosmolar
2) coma por daño cerebral (hiperosmolaridad no es signo constante)
3) coma hepático y urémico (sin hiperglucemia elevada; en el coma hepático puede incluso haber hipoglucemia)
4) intoxicaciones.

### → TRATAMIENTO

**1. Hidratar:** la velocidad de infusión y el tipo de solución de NaCl utilizada (al 0,45 % o al 0,9 %) depende de los niveles de sodio en suero, la osmolaridad plasmática y ausencia de compromiso cardíaco. El cambio de la osmolaridad plasmática no debería ser mayor de 3 mOsm/kg $H_2O$/h → usar NaCl al 0,45 % hasta normalizar la osmolalidad plasmática:

1) perfundir 1000 ml de NaCl al 0,45 % iv. a lo largo de 1 hora
2) 500 ml de NaCl al 0,45 % (tras conseguir la osmolalidad plasmática correcta) o al 0,9 % a lo largo de cada hora durante las siguientes 4-6 horas
3) 250 ml de NaCl al 0,45 % (tras conseguir la osmolalidad plasmática correcta) o al 0,9 % hasta corregir el déficit de agua
4) en pacientes de riesgo o con insuficiencia cardíaca se debe moderar y controlar la velocidad de infusión
5) en caso de hipotensión perfundir NaCl al 0,9 %.

**2. Reducir la hiperglucemia:** iniciar la insulinoterapia intravenosa (usar insulina de acción corta).

1) Inicialmente inyectar bolo iv. 0,1 U/kg pc. (4-8 U).
2) Iniciar inmediatamente la perfusión continua iv. a 2-4 U/h modificando la dosis si es necesario.
3) Disminuir la velocidad de infusión a 1-2 U/h cuando la glucemia baje al 11,1 mmol/l (200 mg/dl).

Tabla 3-2. Criterios diagnósticos del síndrome hiperglucémico hiperosmolar (SHH)

| Parámetros | Valores típicos para SHH |
|---|---|
| Concentración de glucosa en plasma | >33,3 mmol/l (>600 mg/dl) |
| pH | >7,30 |
| Concentración de bicarbonato en plasma | >15 mmol/l |
| Concentración de sodio en plasma | >150 mmol/l (en >50 % de enfermos) |
| Concentración de urea, creatinina y ácido úrico en plasma | Generalmente aumentada |
| Cuerpos cetónicos en orina | Ausentes o trazas |
| Osmolalidad plasmática efectiva | >320 mOsm/kg $H_2O$[a] |
| Alteración del nivel de conciencia (si la osmolalidad sobrepasa 380 mOsm/kg $H_2O$) | Estupor o coma |

[a] Osmolalidad plasmática normal: 280-300 mOsm/kg $H_2O$.

Nota: el comúnmente empleado término **osmolaridad** se refiere a la situación en la que el resultado se expresa en la **mOsm/l**.

**3.** Corregir el déficit de potasio de igual forma que en la cetoacidosis →cap. 13.3.1.

**4.** Buscar el factor desencadenante y empezar el tratamiento pertinente.

### → OBSERVACIÓN

Las reglas son parecidas a las de cetoacidosis. No es preciso controlar la concentración de fosfatos y calcio séricos, cuerpos cetónicos en muestras consecutivas de orina. Tras descartar la acidosis, se pueden realizar gasometrías con menor frecuencia (cada 8 horas).

### → COMPLICACIONES

Rabdomiólisis como consecuencia de hiperosmolalidad significativa; enfermedad tromboembólica (incidencia alta, está indicada la profilaxis antitrombótica con heparina VSc →cap. 2.33.3).

## 3.3. Acidosis láctica y coma lactacidérmico

### → DEFINICIÓN Y ETIOPATOGENIA

Acidosis metabólica con *anion gap* elevado y una concentración del lactato en suero >5 mmol/l que se desarrolla como consecuencia del aumento del metabolismo anaeróbico de la glucosa. Es una complicación menos frecuente que otros estados comatosos y se da con mayor frecuencia en la diabetes tipo 2. La microangiopatía avanzada (especialmente con insuficiencia renal) puede favorecer su aparición en la diabetes tipo 1. La mortalidad ~50 %. La acidosis láctica no es una complicación patognomónica de la diabetes. Aparece por la acción de factores desencadenantes (→más adelante) y con mayor frecuencia en enfermos en estado de *shock*.

**Tipos de acidosis láctica relacionada con la diabetes:**

1) **Tipo A (anaeróbica):** aparece en los estados de hipoxia tisular (sepsis, *shock*, insuficiencia cardíaca, insuficiencia respiratoria).

2) **Tipo B (aeróbica):** causas distintas de la hipoxia. En enfermos diabéticos puede asociarse a complicaciones severas de la diabetes (p. ej. cetoacidosis), insuficiencia renal o hepática, neoplasias malignas o puede ser un efecto adverso de la metformina (Contraindicaciones →tabla 1-5) o de la ingesta de dosis altas de salicilatos o de alcohol metílico o etílico.

### ➡ CUADRO CLÍNICO Y DIAGNÓSTICO

**Síntomas:** debilidad importante, náuseas y vómitos, dolor abdominal. En la anamnesis: ingesta de sustancias tóxicas, alcohol o tratamiento con metformina sin respetar las contraindicaciones.

**Signos:** respiración de Kussmaul, estupor con delirio y coma, deshidratación moderada, oliguria, hipotermia, hipotensión y *shock*.

### ➡ DIAGNÓSTICO

#### Criterios diagnósticos

El diagnóstico se establece basándose en los resultados de las pruebas de laboratorio: hiperglucemia leve (a veces glucemia normal), **concentración de ácido láctico en suero >5 mmol/l** (aumenta con el empeoramiento de la función renal), pH sanguíneo disminuido <7,30, concentración de bicarbonatos <10 mmol/l, *anion gap* >16 mmol/l, habitualmente hiperpotasemia con natremia normal (en alcohólicos puede cursar con hiponatremia).

#### Diagnóstico diferencial

Cetoacidosis (elevados niveles de glucosa y cuerpos cetónicos, sin síntomas de *shock*, pH de la sangre raramente <7,0), SHH (hiperosmolalidad significativa, niveles de ácido láctico normales, pH normal), intoxicación alcohólica (sin evidente reducción de pH de la sangre, glucemia normal, sin síntomas de *shock*, niveles de ácido láctico en suero <5 mmol/l), otros tipos de coma (hepático, urémico), otras causas de *shock*.

### ➡ TRATAMIENTO

**1. Prevención y tratamiento de *shock*:**
1) Hidratar con el fin de replecionar el volumen vascular siguiendo las mismas reglas que en el coma cetoacidótico y SHH.
2) En caso de hipotensión, la perfusión iv. de catecolaminas puede resultar inefectiva.

**2. Mejoría de la oxigenación de la sangre y tratamiento de la hipoxia:** aplicar oxigenoterapia o ventilación mecánica cuando sea necesario.

**3. Reducción de hiperglucemia:**
1) Infusión de insulina como en el tratamiento de SHH.
2) Tras alcanzar una glucemia <11,1 mmol/l (200 mg/dl) → infusión de glucosa al 5 %. Después de normalizar la glucemia → infusión de glucosa al 10 % y continuar la infusión de insulina.

**4. Corrección de acidosis:** bicarbonato sódico iv. →cap. 19.2.1

**5. Hemodiálisis:** a veces indicada para eliminar tóxicos y lactato.

**6. Tratamiento del factor desencadenante.**

### ➡ PREVENCIÓN

Respetar las contraindicaciones para el tratamiento con metformina y las precauciones frente a procedimientos con medios de contraste o cirugías en pacientes tratados con este fármaco. En caso de dudas determinar la concentración de ácido láctico en suero.

## 3.4. Hipoglucemia inducida por fármacos

**→ DEFINICIÓN Y ETIOPATOGENIA**

Es la disminución de la concentración de glucosa en plasma por debajo del valor de alarma (**<3,9 mmol/l** [70 mg/dl]) sea o no sintomática. Los síntomas pueden no aparecer hasta presentar glucemias más bajas, como sucede en la diabetes tipo 1 de larga duración y bien controlada. Los síntomas pueden aparecer también más precozmente con cifras >5,6 mmol/l (100 mg/dl) en casos de reducción intensa y brusca de glucemia. La hipoglucemia clínicamente significativa se define como la concentración de glucosa <3 mmol/l (54 mg/dl), mientras que la hipoglucemia severa como el episodio que cursa con alteraciones de las funciones cognitivas y que requiere ayuda de otra persona.

**Causas:** sobredosificación de fármacos hipoglucemiantes (insulina o sulfonilureas) relativa a la ingesta de alimentos o a la intensidad del ejercicio físico realizado; alteraciones de los mecanismos fisiológicos que previenen la hipoglucemia o que la señalizan (inconsciencia de hipoglucemia); reducción de la producción endógena de glucosa (p. ej. después de la ingesta de alcohol); aumento de la sensibilidad a la acción de insulina (p. ej. tras el adelgazamiento, de forma tardía tras el ejercicio físico o en relación con la mejoría del control de la diabetes). El riesgo de hipoglucemia es mayor durante la insulinoterapia intensiva que tiene como objetivo normalizar la glucemia y disminuir HbA1c <6,1 %. Los episodios de hipoglucemia aparecen con mucha menor frecuencia en diabéticos tipo 2, incluso empleando insulinoterapia intensiva.

**Clasificación de la hipoglucemia:**

1) **leve:** el enfermo es capaz de autocorregirla ingiriendo líquidos, dulces o alimentos

2) **severa:** requiere ayuda de otra persona para superar el episodio (administración de carbohidratos o inyección del glucagón), o cursa con pérdida de consciencia y requiere administración de glucosa iv. y hospitalización. **Hipoglucemia severa recurrente:** ≥2 episodios de hipoglucemia severa en los últimos 12 meses.

**→ CUADRO CLÍNICO Y DIAGNÓSTICO**

1) Síntomas generales: náuseas, cefalea

2) sudoración, palpitaciones, temblor, hambre por estimulación del sistema nervioso simpático (con glucemia ~3,2 mmol/l [58mg/dl]

3) confusión, somnolencia, dificultades para hablar, trastornos de coordinación, comportamiento atípico, alteraciones de la visión, parestesias migratorias, coma. Los **síntomas de neuroglucopenia** (déficit de glucosa en el SNC) suelen darse con glucemia <3 mmol/l (54 mg/dl).

**Causas de hipoglucemia inadvertida:**

1) Afectación del sistema nervioso vegetativo en la diabetes de larga duración. No aparecen síntomas de alarma causados por estimulación adrenérgica y rápidamente aparecen manifestaciones de neuroglucopenia

2) Antecedentes de hipoglucemia severa que alteran los mecanismos contrarreguladores de protección frente a la hipoglucemia. Puede ser necesario moderar de forma temporal los criterios de control glucémico.

**Diagnóstico diferencial**

1) Hipoglucemia por otras causas: insulinoma →cap. 12.1.1.1 y otros →cap. 12.1.1.2.

2) Pérdida de la conciencia por otras causas: comas diabéticos →más arriba, síncopes →cap. 24.2.1, epilepsia.

→ **TRATAMIENTO**

**Tratamiento de emergencia**

**1. Hipoglucemia leve, moderada o severa en paciente que puede deglutir** → ingesta de carbohidratos simples (p. ej. 15-20 g de glucosa: comprimidos, geles) o alimentos y líquidos que contienen 20 g de carbohidratos de absorción rápida; en caso de necesidad se puede repetir. A continuación el enfermo debería ingerir carbohidratos complejos para prevenir la reaparición de hipoglucemia; control de glucemia después de 1 h; considerar la administración de glucagón IM o VSc. Recomendar a los enfermos tratados con bombas de insulina personales o análogos de insulina en el modelo de insulinoterapia intensiva, la ingesta de 15 g de glucosa y control de glucemia después de 15 min (regla 15/15). Repetir en caso de hipoglucemia persistente.

**2. Hipoglucemia severa (en enfermo inconsciente o que sufre disminución del nivel de conciencia y no puede deglutir)** → infusión iv. de glucosa al 20 % (a dosis de 0,2 g de glucosa/kg [1 ml/kg]), a continuación infusión de glucosa al 10 % hasta conseguir una mejoría del nivel de conciencia que posibilite la ingesta de carbohidratos. Una buena alternativa es la administración iv. de 3 ampollas de 20 ml de glucosa al 30 % y repetir la acción en caso de falta de recuperación a los 10 min. En caso de dificultad para obtener acceso iv. en diabéticos tipo 1 con hipoglucemia severa administrar glucagón (1 mg IM o VSc; si no hay mejoría se puede repetir la dosis tras 10 minutos). Tener cuidado con los enfermos con diabetes tipo 2 y no administrar el glucagón en hipoglucemia inducida por fármacos orales (puede estimular la secreción de insulina endógena). Está contraindicado también después de la ingesta de alcohol. Para evitar la repetición de la crisis es imprescindible dar a ingerir alimentos con carbohidratos complejos.

**Manejo posterior**

**1. Evaluar el riesgo de recaída:** la hipoglucemia causada por sulfonilureas de acción prolongada, insulinas de acción intermedia y prolongada o análogos de insulina de acción prolongada puede repetirse a lo largo de un período de 16-20 horas. En esas condiciones debe asegurarse un aporte de 300 mg de carbohidratos por 24 h, de referencia por VO o iv.; el paciente debe permanecer hospitalizado. En caso de utilizar mezclas de insulinas deben tenerse en cuenta sus picos de acción.

Un tema especial es la prevención y el tratamiento oportuno de las hipoglucemias en los pacientes hospitalizados, por lo que se recomienda que cada establecimiento cuente con un protocolo validado de tratamiento de la hipoglucemia conocido por todo el personal.

**2. Evaluar la frecuencia y el momento de aparición de la hipoglucemia y modificar de forma oportuna el tratamiento de la diabetes:**

1) Hipoglucemia **recurrente a la misma hora** → considerar el cambio del plan de alimentación y/o insulinoterapia (tipo y dosis de insulina, horario de inyecciones)

2) Hipoglucemia de aparición **irregular** → establecer y eliminar su causa: ingesta irregular de alimentos, técnica incorrecta de administración de insulina, intensidad de actividad física variable, ingesta de alcohol, alteraciones de motilidad gástrica, ritmo variable de absorción de carbohidratos del tracto digestivo.

3) **Hipoglucemia inadvertida** → cambiar el tratamiento para disminuir la frecuencia de episodios de hipoglucemia. Educar al enfermo y sus familiares sobre la manera de reconocer los síntomas de hipoglucemia menos típicos. Considerar el uso de sistemas de monitorización continua de glucosa (SMCG). Tener en cuenta el riesgo relacionado con la hipoglucemia inadvertida durante la actividad laboral o conducción de vehículos. Considerar el uso de bombas de insulina con monitoreo continuo de glucemia.

# 4. Complicaciones crónicas de la diabetes *mellitus*

Complicaciones crónicas de la diabetes *mellitus*:

1) **Nefropatía diabética.**

2) Complicaciones oculares: especialmente la **retinopatía diabética** (junto con la nefropatía diabética se adscribe a las complicaciones microangiopáticas) y la **catarata.**

3) **Neuropatía diabética.**

4) **Complicaciones macroangiopáticas:** relacionadas particularmente con el desarrollo acelerado de ateroesclerosis (la diabetes *mellitus* es un factor de riesgo independiente del desarrollo de ateroesclerosis) que se caracteriza por el desarrollo en personas jóvenes, lesiones diseminadas de las arterias de menor calibre, alteración de la formación de circulación colateral a consecuencia de la microangiopatía y el curso indoloro de los eventos ateroescleróticos (p. ej. infarto del miocardio).

5) **Síndrome del pie diabético:** a consecuencia de las alteraciones micro- y macroangiopáticas y la neuropatía.

6) **Complicaciones óseas, articulares y cutáneas.**

## 4.1. Nefropatía diabética

**➔ ETIOPATOGENIA E HISTORIA NATURAL**

El desarrollo de la nefropatía diabética depende de la duración de la diabetes *mellitus*, del grado de control de la hiperglucemia, de la hipertensión arterial concomitante y de factores genéticos. Se producen cambios en la membrana glomerular que llevan a la disminución de su carga negativa y al aumento del diámetro de los poros. Por otra parte, y a consecuencia de la hiperglucemia, se produce un aumento de la presión intraglomerular. El resultado es un aumento de la filtración de albúmina, primero en forma de albuminuria (30-300 mg/g de creatinina, antes llamada microalbuminuria) y, posteriormente, proteinuria establecida (>300 mg/g).

Con el paso del tiempo aparece la glomeruloesclerosis, fibrosis intersticial y el desarrollo de la insuficiencia renal. La clasificación clínica de la nefropatía diabética incluye 4 etapas principales:

1) asintomático (correspondiente al estadio I y II del desarrollo de la nefropatía diabética según Mogensen)

2) albuminuria 30-300 mg/24 horas

3) proteinuria establecida e

4) insuficiencia renal (correspondiente al estadio III, IV y V) →tabla 4-1.

La evolución hacia la insuficiencia renal no se correlaciona necesariamente con la velocidad de progresión de la proteinuria.

Otras enfermedades del tracto urinario que aparecen con mayor frecuencia en los enfermos diabéticos: infecciones recurrentes del tracto urinario (favorecidas por la vejiga neurógena hipotónica), necrosis papilar renal, tubulopatías.

**➔ DIAGNÓSTICO**

Al no objetivarse proteinuria establecida en el examen básico de la orina, la prueba de tamizaje más importante es la **determinación del cociente albúmina/creatinina** en la primera orina matutina (o casual) →tabla 4-2. El aumento de la excreción urinaria de albúmina (cociente albúmina/creatinina

**Tabla 4-1. Clasificación e historia natural de la nefropatía diabética según Mogensen**

| Tiempo de evolución de la diabetes *mellitus* | Fase | Cuadro clínico | Pronóstico |
|---|---|---|---|
| Desde el inicio de la enfermedad | I — hiperfiltración, hipertrofia renal | Aumento de la TFG hasta 160 ml/min, aumento del tamaño renal | Existe la posibilidad de que desaparezcan los cambios |
| 2-5 años | II — inicio de cambios histológicos, cambio en la estructura y función de la membrana basal | Engrosamiento de la membrana basal y cambio de su carga eléctrica, expansión mesangial, sin albuminuria | La desaparición parcial de los cambios es posible |
| 5-10 (15) años | III — nefropatía clínica incipiente | Albuminuria 30-300 mg/24 h, disminución de la TFG de 160 a 130 ml/min, aumento de la tensión arterial | Es posible la inhibición en la evolución de los cambios, y algunas veces su desaparición |
| 10 (15)-25 años | IV — nefropatía establecida | Proteinuria mantenida (métodos estándar), disminución de la TFG hasta 70 ml/min, posteriormente hasta 10 ml/min, aumento mantenido de la tensión arterial, edemas, alteraciones lipídicas | Se da la posibilidad de enlentecer el curso evolutivo de los cambios, y algunas veces se detiene la progresión |
| >15 años | V — insuficiencia renal | Aumento de la creatininemia, hipertensión arterial | Evolución irreversible de los cambios hacia la insuficiencia renal terminal |

TFG — tasa de filtración glomerular

>30 mg/g) debe confirmarse y se diagnostica al obtener 2 resultados positivos. Descartar infección del tracto urinario.

Realizar el 1.er tamizaje de albuminuria en enfermos diabéticos tipo 1 antes de transcurridos los primeros 5 años desde el diagnóstico de la enfermedad, y con anterioridad si coexiste hipertensión arterial. En diabéticos tipo 2, en el momento de su diagnóstico. En enfermos no tratados con inhibidores de la ECA (IECA) o antagonistas de los receptores de angiotensina II (ARA-II), se recomiendan controles anuales de albuminuria y de creatininemia a partir de la primera analítica.

### ➡ PREVENCIÓN Y TRATAMIENTO

**1.** Intentar conseguir y mantener los criterios para el control de la diabetes *mellitus* →cap. 13.1, de importancia fundamental para disminuir el riesgo de nefropatía y detener su desarrollo. Se puede conseguir incluso la remisión de la nefropatía incipiente.

**2.** En los enfermos con una albuminuria o proteinuria establecida, independientemente de los valores de la tensión arterial, utilizar IECA o ARA-II (no usar estos fármacos en combinación de forma rutinaria). En caso de intolerancia a estos fármacos, para el tratamiento de la hipertensión pueden emplearse calcioantagonistas no dihidropiridínicos, β-bloqueantes y diuréticos.

**Tabla 4-2. Categorías de albuminuria y proteinuria y relación entre ellas (según KDIGO 2012)**

| Cociente | Categoría | | |
|---|---|---|---|
| | Normal o aumento leve | Aumento moderado | Aumento significativo[a] |
| Cociente albúmina/creatinina[b] | | | |
| mg/g | <30 | 30-300 | >300 |
| mg/mmol | <3 | 3-30 | >30 |
| Albuminuria de 24 h (mg/24 h)[c] | <30 | 30-300 | >300 |
| Cociente proteína/creatinina[b] | | | |
| mg/g | <150 | 150-500 | >500 |
| mg/mmol | <15 | 15-50 | >50 |
| Proteinuria de 24 horas (mg/24 h)[c] | <150 | 150-500 | >500 |
| Tira reactiva para detectar proteína[d] | Negativo o trazas | Trazas hasta + | + o más |

[a] Proteinuria en rango nefrótico, cuando el cociente albúmina/creatinina >2200 mg/g (>2200 mg/24 h) o cociente proteína/creatinina >3000 mg/g (>3000 mg/24 h).

[b] En la primera muestra de la orina de la mañana o en una muestra casual, suponiendo que la media de excreción urinaria de la creatinina sea de 1 g/24 h o 10 mmol/24 h.

[c] En la orina de 24 horas.

[d] El resultado del test con tira reactiva depende de la densidad de la orina.

**3.** Usar estatinas para tratar la dislipidemia.

**4.** En enfermos en los estadios I y II del daño renal reducir la cantidad de proteínas de la dieta a 0,8-1,0 g/kg/d. En los enfermos con proteinuria establecida y en estadio III y IV reducir la ingesta diaria de proteínas a 0,8 g/kg del peso corporal ideal (+ la cantidad perdida con la orina), y reducir la ingesta de sodio a 50-100 mmol/d.

**5.** Informar al enfermo de la necesidad de evitar nefrotóxicos, de dejar de fumar tabaco y de normalizar el peso corporal.

**6.** Una vez diagnosticada la insuficiencia renal (FG <60 ml/min/1,73 $m^2$ de superficie corporal) → remitir al nefrólogo. El tratamiento de la enfermedad renal crónica →cap. 14.2.

## 4.2. Retinopatía diabética

**➡ ETIOPATOGENIA Y CUADRO CLÍNICO**

Se desarrolla en la mayoría de los enfermos diabéticos en prácticamente todos los casos de diabetes tipo 1 de ≥15 años de evolución. Tienen importancia fundamental la hiperglucemia y la hipertensión arterial.

**Clasificación** según la OMS:

1. Retinopatía no proliferativa sin maculopatía (leve, solo microaneurismas; moderada y grave, con microhemorragias y/o dilataciones venosas arrosariadas).

2. Retinopatía no proliferativa con maculopatía (maculopatía leve, cambios alejados del centro de la mácula; moderada y grave, cambios maculares).

3. Retinopatía preproliferativa (anomalías microvasculares intrarretinianas, IRMA).

4. Retinopatía proliferativa.

5. Retinopatía proliferativa con complicaciones.

### → DIAGNÓSTICO Y OBSERVACIÓN

En pacientes diabéticos tipo 1 realizar el 1.[er] examen oftalmológico en los 5 años tras el diagnóstico. En personas sin retinopatía, realizar exámenes de control 1×año; en la fase inicial de la retinopatía no proliferativa 2×año; en fases más avanzadas, cada 3 meses; durante el embarazo y el puerperio 1×mes (independientemente del estadio de retinopatía). En diabéticos tipo 2, el 1.[er] examen oftalmológico se debe realizar en el momento del diagnóstico. Posteriormente, en pacientes sin alteraciones en el fondo de ojo y con adecuada compensación metabólica, cada 3 meses, y con mayor frecuencia en caso de empeoramiento del control de la diabetes o si se diagnostica de retinopatía. Por lo general, es suficiente el examen de agudeza visual, de reconocimiento de colores y el **examen oftalmoscópico** minucioso que incluya la observación del fondo de ojo (siempre tras dilatación pupilar). Este examen debe ser realizado por un especialista en oftalmología. Una forma de obviar esta limitación es el tamizaje mediante fotografías del fondo de ojo que detectan los exámenes anormales e identifican a los pacientes que deben ser derivados al especialista. En determinados casos están indicados exámenes especializados, p. ej. **angiografía fluoresceínica** del fondo del ojo, útil en estadios muy tempranos de la retinopatía (invisibles en oftalmoscopio), en maculopatía (edema macular diabético), retinopatía preproliferativa y para valorar la eficacia de la terapia con láser. La tomografía de coherencia óptica (OCT) es un procedimiento no invasivo de utilidad en la evaluación del compromiso macular y retiniano.

### → PREVENCIÓN Y TRATAMIENTO

**1.** Son de máxima importancia una detección y control precoz de la diabetes, así como el tratamiento eficaz de la hipertensión arterial e hiperlipidemia.

**2.** El método básico del tratamiento, que puede detener la progresión de las alteraciones vasculares, es la **fotocoagulación retiniana** con láser. Se usa en la maculopatía, formas avanzadas de la retinopatía no proliferativa y en la fase inicial de la retinopatía proliferativa. La retinopatía proliferativa avanzada (hemorragias vítreas, proliferación del tejido conectivo) es una indicación para **vitrectomía**, con frecuencia combinada con endoláser.

En los estadios severos del edema macular se pueden aplicar inyecciones intravítreas de **ranibizumab** como alternativa o complemento a la fotocoagulación láser. Se trata de anticuerpos monoclonales dirigidos selectivamente contra el factor de crecimiento endotelial vascular tipo A (VEGFA). El ranibizumab es el fármaco de primera elección en los casos de edema macular con afectación de la fóvea. Se utilizan también inhibidores de la angiogénesis más modernos, tales como bevacizumab y aflibercept.

## 4.3. Neuropatía diabética

### → ETIOPATOGENIA, CUADRO CLÍNICO Y DIAGNÓSTICO

Es la complicación crónica de la diabetes *mellitus* más frecuente. A consecuencia de las alteraciones metabólicas y los cambios en los *vasa nervorum* se produce una desmielinización focal, atrofia y degeneración axonal, atrofia de neuronas en las astas anteriores y ganglios espinales. Se pueden observar cambios de regeneración de los nervios y de los *vasa nervorum*. **Clasificación**: polineuropatías simétricas generalizadas (sensitivomotora crónica, autonómica o sensitiva aguda), neuropatías focales o multifocales.

**1. La polineuropatía sensitivomotora crónica** es la más frecuente. Cínicamente afecta áreas distales, especialmente en los pies, provocando anestesia "en calcetín". Provoca parestesias y disestesias en las manos y los pies, generalmente simétricas, contracciones musculares dolorosas y crisis agudos de dolor, afectación de la sensibilidad superficial y profunda, debilidad muscular, disminución o ausencia de reflejos tendinosos, cambios tróficos, alteraciones autónomicas. Los síntomas se presentan de forma crónica sin relación con la actividad física. Por lo general se agravan por la noche.

Pruebas diagnósticas: examen de sensibilidad táctil (en la planta del pie) con un monofilamento de 10 g (p. ej. de Semmes y Weinstein 5.07, aplicado en determinados puntos del pie durante ~1,5 s con una fuerza suficiente hasta producir su flexión); exploración de la sensibilidad vibratoria (recomendada cada 6-12 meses) con diapasón (128 Hz, aplicado en los maléolos externo e interno, parte superior de la tibia, base del dedo gordo y quinto dedo del pie) o con biotensiómetro; exploración de la sensibilidad dolorosa (en la planta del pie) con aguja estéril; y exploración de la sensibilidad térmica con un indicador de 2 extremos, uno metálico y el otro plástico. Para hacer el diagnóstico de neuropatía y pie de riesgo puede bastar con monofilamento alterado más cualquier otra prueba (diapasón o sensibilidad dolorosa, que es difícil de evaluar en forma objetiva). Ante dudas en el diagnóstico se pueden utilizar métodos complementarios de estudio de la conducción nerviosa y la electromiografía.

**2. Neuropatía autonómica**

1) **Del sistema cardiovascular**: se manifiesta principalmente por hipotensión ortostática y síncopes. Las pruebas diagnósticas son: la llamada batería de Ewing, esto es, un conjunto de pruebas que detectan la falta de variabilidad de la frecuencia cardíaca durante la respiración profunda, al levantarse y con la maniobra de Valsalva, así como la hipotensión ortostática al levantarse o la falta de incremento de la tensión al apretar el dinamómetro (prueba de *handgrip*).

2) **Del tracto digestivo**: se manifiesta con alteraciones de la motilidad gástrica, como distensión abdominal, náuseas, vómitos de retención. Las pruebas diagnósticas son: tránsito gastroduodenal, ecografía del estómago, manometría del tracto digestivo, electrogastrografía, pruebas con isotopos (evaluación de retención del contenido gástrico).

3) **Del tracto genitourinario**: una de las causas más frecuentes de disfunción eréctil (en ~50 % varones diabéticos). En las mujeres, puede ser causa de sequedad vaginal y de disminución de la libido. Puede ocasionar retención de orina por vejiga hipotónica: medir ecográficamente el residuo posmiccional.

4) **Otros**: alteraciones de la motilidad ocular intrínseca (mononeuropatía diabética), alteraciones de la sudoración, del sabor y de la secreción de saliva.

---

### ➔ TRATAMIENTO

**1.** En primer lugar, intentar conseguir un **buen control de la diabetes**. Evitar hipoglucemias.

**2. Tratamiento sintomático de la polineuropatía dolorosa**

1) **Tratamiento del dolor neuropático** →cap. 23.1. Fármacos antiepilépticos: pregabalina 150-600 mg/d, gabapentina 900-1800 mg/d, carbamazepina hasta 800 mg/d; antidepresivos tricíclicos como amitriptilina 25-150 mg/d; inhibidores selectivos de la recaptación de serotonina, p. ej. paroxetina 20-40 mg/d; paracetamol ≤1500 mg/d o AINE; opioides: p. ej. tramadol 50-400 mg/d, codeína 0,5-1 mg/kg/d en 4 dosis divididas; analgésicos de acción local: capsaicina, lidocaína.

2) **Ácido lipoico** 600 mg/d: iv. durante las primeras 2-4 semanas y posteriormente VO (en Argentina y Chile están disponibles únicamente preparados VO).

**3. Tratamiento sintomático de la neuropatía autonómica**

1) **Síncopes** →cap. 24.2.1.

2) **Atonía gástrica**: modificación de la dieta (comidas pequeñas frecuentes; en las formas severas emplear dieta semilíquida o líquida), fármacos procinéticos (p. ej. metoclopramida, cisaprida), eritromicina, fármacos inhibidores de la secreción gástrica →cap. 4.6. En la gastroparesia avanzada: tratamiento quirúrgico, estimulación de la actividad bioeléctrica del estómago.

3) **Alteraciones funcionales intestinales**: modificación de la dieta (sin gluten, reducción la cantidad de lactosa), colestiramina, clonidina, octreotida, fármacos antidiarreicos (loperamida), enzimas pancreáticas, antibióticos.

4) **Atonía vesical**: evitar la retención de orina, parasimpaticomiméticos (betanecol), sondaje vesical (temporal o permanente).

5) **Disfunción eréctil**: inhibidores de la fosfodiesterasa tipo 5 (avanafilo, sildenafilo, tadalafilo, vardenafilo). Tener cuidado con las interacciones con nitratos en los enfermos coronarios.

6) **Alteraciones de la sudoración**: toxina botulínica, fármacos vasodilatadores, cremas hidratantes.

## 4.4. Síndrome del pie diabético

### ➡ DEFINICIÓN Y ETIOPATOGENIA

Infección, ulceración o destrucción de los tejidos profundos del pie (también del hueso) en enfermos diabéticos asociadas a alteraciones neurológicas y a enfermedad vascular periférica en los miembros inferiores en diferentes estados de evolución. La contribución del componente macrovascular es variable y pueden observarse ulceraciones graves con pulsos periféricos normales.

Tienen importancia la neuropatía y los cambios vasculares. La neuropatía motora lleva a la atrofia muscular del pie, que altera el equilibrio entre los extensores y los flexores y favorece las contracturas. La neuropatía sensitiva (alteraciones de la sensibilidad dolorosa, térmica y táctil) constituye un riesgo para sufrir lesiones inadvertidas que favorecen la aparición de ulceraciones. La neuropatía autonómica puede favorecer la aparición de fístulas arteriovenosas y alteraciones tróficas. La ateroesclerosis de miembros inferiores lleva a la isquemia del pie. Se pueden desarrollar la osteoporosis local, osteomielitis, necrosis aséptica, fracturas, luxaciones y, en consecuencia, deformaciones significativas del pie.

**Fases clínicas de la neuroartropatía de Charcot**:

Fase 1: pie diabético ,"caliente", eritematoso, edematoso. Asemeja una inflamación de tejidos.

Fase 2: fracturas óseas y luxaciones de las articulaciones del pie.

Fase 3: deformación del pie, destrucción de articulaciones.

Fase 4: ulceración a nivel del arco del pie.

Teniendo en cuenta la etiopatogenia se distinguen: el pie neuropático, el pie isquémico y el pie neuropático-isquémico. Es muy importante diferenciar el pie neuropático del pie isquémico porque sus tratamientos difieren significativamente →tabla 4-3.

### ➡ CUADRO CLÍNICO Y DIAGNÓSTICO

**La clasificación PEDIS sobre pie diabético** tiene en cuenta la valoración de la perfusión, el tamaño y la profundidad de la ulceración, la severidad de la infección y la presencia de la neuropatía sensitiva. Dicha clasificación corresponde a la de infecciones del pie diabético según IDSA →tabla 4-4.

**Tabla 4-3.** Diagnóstico diferencial del pie neuropático e isquémico

| Síntomas | Isquemia del pie | Pie neuropático |
|---|---|---|
| Dolor con el movimiento | ++ | – |
| Dolor en reposo | +++ | ± |
| Alteraciones de la sensibilidad | – | ++ |
| Pulso en las extremidades inferiores | Ausente | Presente |
| Piel | Fría | Caliente |
| Estructura ósea | Normal | Alterada |
| Tipo de lesión | Gangrena | Ulceración |
| Localización de la lesión | Depende de la localización de las lesiones en las arterias | Depende de la región de presiones internas y externas |
| Tratamiento | Movimiento | Descarga |

**Tabla 4-4.** Clasificación de las infecciones del pie diabético según la Infectious Diseases Society of America (IDSA) y la International Working Group on the Diabetic Foot (2012)

| Síntomas clínicos de infección | Grados en la escala PEDIS | Severidad de la infección según la IDSA |
|---|---|---|
| Sin síntomas y signos de infección[a] | 1 | No hay infección |
| Infección local limitada solamente a la piel y tejido subcutáneo (sin afectación de tejidos más profundos y sin los síntomas generales descritos más adelante). Si aparece eritema, tiene que tener una anchura >0,5 cm, pero ≤2 cm desde el borde de la ulceración. Hay que descartar otras causas de reacción inflamatoria de la piel (p. ej. traumatismo, gota, neuroosteoartropatía aguda de Charcot, fractura, trombosis, estasis venosa) | 2 | Leve |
| Infección local (más arriba) con eritema >2 cm o que se extiende a estructuras más profundas de la piel o del tejido subcutáneo (p. ej. absceso, osteomielitis, artritis purulenta, fascitis), sin síntomas generales de infección (→más adelante) | 3 | Moderada |
| Infección local (como más arriba) con síntomas de SRIS[b] | 4 | Severa[c] |

[a] Infección presente, si están presentes ≥2 de los siguientes signos: 1) edema local o induración, 2) eritema, 3) hipersensibilidad local o dolor, 4) calor local, 5) secreción purulenta (densa, turbia, blanca o sanguinolenta); [b] ≥2 de los siguientes signos: 1) temperatura corporal >38 °C o <36 °C, 2) frecuencia cardíaca >90 l/min, 3) frecuencia respiratoria >20 r/min o $PaCO_2$ <32 mm Hg, 4) recuento leucocitario >12 000/µl, o <4000/µl, o ≥10 % de formas inmaduras (bandas); [c] La isquemia puede aumentar la severidad de cada infección y la isquemia crítica a menudo hace que la infección sea severa. La infección generalizada puede manifestarse algunas veces con otros síntomas clínicos como: hipotensión, confusión, vómitos o síntomas de alteraciones metabólicas, como acidosis, hiperglucemia severa o azoemia de novo.

$PaCO_2$ -presión parcial del dióxido de carbono en sangre arterial, SRIS — síndrome de respuesta inflamatoria sistémica

Basado en: Lipsky B.A. y cols., *Clin. Infect. Dis.*, 2012; 54: 132-173.

**Criterios clínicos de la infección de los tejidos blandos del pie:** ulceración con curso agudo e intensificación de los síntomas (rubor, dolor, calor y edema, linfangitis, flemón, secreción purulenta o absceso), crepitantes en la articulación, fluctuación, cantidad aumentada de secreción, mal olor. Indica el riesgo de infección ósea una profunda ulceración perforante que llega al hueso (visible o demostrada en la exploración física con sonda estéril) → realizar RMN o examen histológico del hueso.

El estudio microbiológico de los tejidos blandos no es útil para diagnosticar la infección sino para determinar su etiología y seleccionar el tratamiento. Es imprescindible tomar muestras adecuadas para exploraciones, óptimamente muestras del tejido localizado en la profundidad de la herida, durante el desbridamiento o realizando una biopsia del tejido. La toma de muestra con torunda superficial no es suficiente (demuestra la flora colonizante de la herida y tiene poco valor diagnóstico).

### → PREVENCIÓN

**1.** En cada visita explorar los pies y cada 2 años desde los 35 años de edad medir índice tobillo-brazo (ITB).

**2.** Recomendar a todos los diabéticos y muy especialmente a los enfermos con neuropatía diabética, deformaciones del pie o prominencias óseas, isquemia periférica, antecedentes de ulceración:

1) Inspeccionar los pies a diario, también la zonas interdigitales. Si el enfermo no puede examinar los pies por sí solo debería pedirlo a otra persona o utilizar un espejo colocado en el suelo.

2) Lavar los pies de forma sistemática en agua a temperatura inferior a 37 °C, secándolos minuciosamente, especialmente entre los dedos.

3) Evitar andar descalzo y llevar zapatos sin calcetines. Cambiar los calcetines a diario. Llevar los calcetines y medias con la costura hacia el exterior o, idealmente, sin costura. Inspeccionar y palpar a diario el interior de los zapatos.

4) Cortar las uñas en línea recta. Si el enfermo no ve bien, no debería cortar las uñas por sí solo. Es de utilidad la integración en el equipo de salud de un podólogo experto en cuidados del pie en personas diabéticas.

5) El enfermo tiene que evitar retirar por sí mismo durezas y callos (tampoco mediante parches o agentes químicos).

6) Consultar inmediatamente al médico en caso de aparición de ampollas, cortes, arañazos o ulceraciones.

### → TRATAMIENTO

**1. Tiene importancia fundamental un buen control de la diabetes.**

**2. Tratamiento para mejorar la perfusión** →cap. 2.27.1.

**3. Tratamiento del pie no infectado:** asegurar una higiene adecuada del pie (cuidados y entrenamiento del enfermo) y su descarga local. No usar tratamiento antimicrobiano, repetir la valoración del tratamiento de la herida, de su perfusión y estar atento a signos de infección.

**4. Tratamiento del pie infectado**

1) Si el enfermo no está tratado con insulina → cambiar a **insulinoterapia**.

2) **Descarga del pie:** p. ej. plantillas para zapatos, muletas, yeso de descarga.

3) **Antibioticoterapia:** inicialmente empírica VO (teniendo en consideración el *Staphylococcus aureus* y los estreptococos **en infecciones leves y moderadas**); bacterias grampositivas → penicilina semisintética (p. ej. amoxicilina/ácido clavulánico 875/125 mg 2×d), cefalosporina de I generación (p. ej. cefalexina 500 mg 4×d) o clindamicina 300 mg 3×d. En casos

de antibioticoterapia previa o coinfección con bacterias grampositivas y gramnegativas → fluoroquinolona, β-lactámico, clindamicina.

**Infecciones severas** → tratamiento iv.:

a) ciprofloxacino (400 mg 2×d) o levofloxacino (750 mg 1×d), ambos en combinación con clindamicina (600 mg 3×d)

b) piperacilina con tazobactam (4,5 g 4×d iv.)

c) imipenem con cilastina (500/500 mg 4×d)

d) ceftazidima (2 g 3×d) con metronidazol (500 mg 3×d). Considerar añadir vancomicina, si el porcentaje de cepas de SARM en la comunidad local es >10 %.

**Infección moderada o severa** → se puede utilizar también ampicilina con sulbactam, ceftriaxona, linezolid, ertapenem. Después de obtener el resultado del estudio microbiológico utilizar antibioticoterapia dirigida (p. ej. en caso de infección con SARM usar linezolid o vancomicina).

**Duración de la antibioticoterapia** en lesiones de 2.º grado, según PEDIS: 1-2 semanas; en grados 3.º y 4.º durante 2-4 semanas hasta la desaparición de la infección y no hasta el momento de la curación de la ulceración. En las infecciones de los huesos y articulaciones: tras una amputación sin infección residual, 5 días; en las infecciones de huesos sin secuestros óseos residuales, 4-6 semanas; en las infecciones de huesos con secuestros óseos después del tratamiento quirúrgico, >3 meses. No utilizar antibióticos si no hay signos de infección.

4) **Drenaje, incisión, retirada de tejidos necróticos.**

5) **Parches de curación:** ajustar el tipo de parche a la fase de la curación de la herida.

6) **Otros métodos que aceleran la curación**, como son los factores de crecimiento, parches con inhibidores de proteasas, sustitutos de la piel humana, oxigenoterapia hiperbárica o terapia con larvas, pueden ser útiles en el tratamiento de úlceras crónicas no infectadas.

7) **Procedimientos intravasculares y cirugía vascular**: en los enfermos con factor isquémico predominante.

8) **Amputación**: indicación absoluta en caso del riesgo vital causado por una inflamación con necrosis amplia. Indicación relativa: inflamación de huesos de falanges distales del pie y necrosis húmeda. En la necrosis seca se recomienda esperar la autoamputación.

**5.** Tratamiento de la fase aguda de la neuroartropatía de Charcot: descarga completa hasta que ceda la fase aguda (yeso de descarga, férulas u ortesis especiales), en ocasiones bisfosfonatos junto con la vitamina D y preparado de calcio (tratamiento a largo plazo, no siempre eficaz).

**6.** Tratamiento crónico para disminuir el riesgo de ulceración: educación de los enfermos y sus familiares sobre la higiene y el control diario de los pies y evitar los traumatismos. Usar calzado especial ortopédico con plantillas debidamente seleccionadas para corregir las deformaciones y disminuir la carga excesiva en determinadas áreas del pie.

# 5. Síndrome metabólico

Constituye un grupo de anormalidades metabólicas que coexisten en un individuo con una frecuencia más elevada de la que se espera por azar. No es una entidad mórbida establecida y no está incluida en la clasificación de las enfermedades ICD 10. El vínculo fisiopatológico sería la obesidad visceral y la insulinorresistencia, que no siempre se demuestra, con un importante rol patogenético. Las alteraciones que conforman este síndrome pueden ocasionar diversas complicaciones comunes.

**Cuadro clínico**: destaca la obesidad abdominal caracterizada por el acúmulo de tejido adiposo en el omento mayor. El segundo componente más frecuente es la hipertensión arterial, si bien en la etapa inicial pueden aparecer solamente cambios del ritmo circadiano como una disminución del descenso nocturno de la presión arterial. La obesidad y la insulinorresistencia llevan al desarrollo de trastornos del metabolismo de los hidratos de carbono y a la aparición de diabetes *mellitus* tipo 2. La coexistencia de todos los trastornos es responsable de un desarrollo precoz de ateroesclerosis.

El síndrome metabólico se asocia con un mayor riesgo de aparición de enfermedades cardiovasculares, hígado graso, síndrome de ovarios poliquísticos, apnea obstructiva del sueño y algunos cánceres como el de colon.

**Diagnóstico**: según la opinión compartida de IDF, NHLBI, AHA, WHF, IAS e IASO (2009) deben cumplirse 3 de cualquiera de los 5 siguientes criterios:

1) **perímetro de la cintura aumentado** (depende del país de origen y del grupo étnico; a causa de falta de estudios en población chilena, el MINSAL recomienda usar las cifras para la población asiática: ≥80 cm en mujeres y ≥90 cm en hombres, en Argentina no existe unanimidad de criterios)

2) concentración de **triglicéridos** >1,7 mmol/l (150 mg/dl) o tratamiento para la hipertrigliceridemia

3) concentración de **C-HDL** <1,0 mmol/l (40 mg/dl) en varones y <1,3 mmol/l (50 mg/dl) en mujeres o tratamiento de esta alteración lipídica

4) **tensión arterial** sistólica ≥130 mm Hg o diastólica ≥85 mm Hg, o tratamiento de la hipertensión arterial previamente diagnosticada

5) concentración de **glucosa** en plasma ≥5,6 mmol/l (100 mg/dl) en ayunas o tratamiento farmacológico de la diabetes *mellitus* tipo 2.

**Tratamiento**: tratar los componentes del síndrome metabólico (→ capítulos correspondientes). El tratamiento etiológico consiste en la reducción del peso corporal y aumento de la actividad física. En personas con estado prediabético y con alto riesgo de desarrollar la diabetes (en particular en las que coexisten glucemia en ayunas alterada e intolerancia a la glucosa, considerar el uso de metformina como prevención farmacológica de la diabetes *mellitus*.

# 1. Lesión renal aguda (AKI)

## → DEFINICIÓN Y ETIOPATOGENIA

La lesión (injuria) renal aguda (AKI, *acute kidney injury*) es un síndrome clínico definido (según KDIGO 2012) como aumento de la concentración de creatinina sérica de ≥0,3 mg/dl (26,5 µmol/l) durante 48 h o aumento de ≥1,5 veces en los últimos 7 días, o diuresis <0,5 ml/kg/h durante 6 h. Se caracteriza por una amplia gama de trastornos: desde el aumento transitorio de indicadores biológicos de daño renal hasta severos trastornos metabólicos y clínicos (insuficiencia renal aguda), que pueden requerir tratamiento renal sustitutivo.

La clasificación de la severidad de la AKI (→tabla 1-1) se basa en la velocidad del aumento de la concentración de creatinina en el suero y la velocidad del descenso de la diuresis horaria.

**1.** La AKI prerrenal es resultado de una baja perfusión renal. **Causas:**

1) reducción en el volumen efectivo de sangre circulante (hipovolemia): hemorragia, pérdida de líquidos por el tracto digestivo (vómitos, diarrea, drenaje quirúrgico), pérdida de líquidos por los riñones (diuréticos, diuresis osmótica en la diabetes, insuficiencia suprarrenal), pérdida de líquidos a un tercer espacio (pancreatitis aguda, peritonitis, traumatismos extensos, quemaduras, hipoalbuminemia severa)

2) bajo gasto cardíaco: miocardiopatías, valvulopatías, enfermedades del pericardio, arritmias, embolia pulmonar masiva, ventilación mecánica con presión positiva al final de la espiración (PEEP)

3) alteración del tono de los vasos renales y otros vasos: vasodilatación generalizada (sepsis, hipotensión causada por antihipertensivos y otros vasodilatadores, anestesia general), vasoconstricción selectiva de los vasos renales (hipercalcemia, noradrenalina, adrenalina, ciclosporina, tacrolimus, anfotericina B), cirrosis hepática con ascitis (síndrome hepatorrenal)

4) hipoperfusión renal debida a alteración de la autorregulación: inhibidores de la ciclooxigenasa (AINE), inhibidores de la ECA (IECA), antagonistas de receptores de la angiotensina II (ARA-II)

5) síndrome de hiperviscosidad: mieloma múltiple, macroglobulinemia de Waldenström, policitemia vera

6) oclusión de vasos renales (bilateral o unilateral en riñón único): oclusión de la arteria renal (causada por ateroesclerosis, trombosis, embolia, aneurisma disecante, vasculitis sistémica), obstrucción de la vena renal (por causa intraluminal o por compresión extrínseca).

**2.** La AKI parenquimatosa es la consecuencia del daño de las estructuras renales por causas inflamatorias o no inflamatorias. **Causas:**

**Tabla 1-1. Clasificación de la severidad de la lesión renal aguda según el KDIGO 2012**

| Estadio | Creatininemia | Diuresis |
|---------|---------------|----------|
| 1 | Elevación de 1,5-1,9 veces respecto a la concentración basal o en ≥0,3 mg/dl (≥26,5 µmol/l) | <0,5 ml/kg/h durante 6-12 h |
| 2 | Elevación de 2,0-2,9 veces respecto a la concentración basal | <0,5 ml/kg/h durante ≥12 h |
| 3 | Elevación de 3 veces respecto a la concentración basal o creatininemia ≥4,0 mg/dl (≥353,6 µmol/l) o inicio de tratamiento renal sustitutivo | <0,3 ml/kg/h durante ≥24 h o anuria durante ≥12 h |

1) glomerulonefritis primarias y enfermedades de pequeños vasos renales: glomerulonefritis, vasculitis sistémicas, microangiopatía trombótica (síndrome hemolítico urémico, púrpura trombótica trombocitopénica), embolismo por cristales de colesterol, CID, preeclampsia y eclampsia, hipertensión arterial maligna, LES, esclerosis sistémica (crisis esclerodérmica renal)

2) necrosis tubular aguda: alteración prolongada de la perfusión renal (AKI prerrenal prolongada), toxinas exógenas (contrastes radiológicos, ciclosporina, antibióticos [p. ej. aminoglucósidos], quimioterapia [cisplatino], etilenglicol, metanol, AINE), toxinas endógenas (mioglobina, hemoglobina, proteína monoclonal [p. ej. en mieloma múltiple])

3) nefritis tubulointersticial: alérgica (antibióticos β-lactámicos, sulfamidas, trimetoprim, rifampicina, AINE, diuréticos, captopril), infecciones bacterianas (p. ej. pielonefritis aguda), infecciones virales (p. ej. citomegalovirus) o fúngicas (candidiasis), infiltrado de células neoplásicas (linfoma, leucemia), inflamación granulomatosa (sarcoidosis), causas idiopáticas

4) AKI por precipitación intratubular de sustancias (rara): ácido úrico, ácido oxálico (metabolito de etilenglicol), aciclovir (particularmente el administrado iv.), metotrexato, sulfonamidas, indinavir

5) otras causas raras: necrosis cortical renal aguda, nefropatía por consumo de determinadas plantas, nefropatía aguda por fosfatos, nefropatía por warfarina, eliminación del único riñón activo

6) rechazo agudo del riñón trasplantado.

**3. La AKI obstructiva** o posrenal es consecuencia de la obstrucción de las vías urinarias (nefropatía obstructiva →cap. 14.7). **Causas:**

1) obstrucción ureteral: obstrucción (por nefrolitiasis, coágulos de sangre, necrosis papilar), compresión extrínseca (por neoplasia, fibrosis retroperitoneal), interrupción de la continuidad de los uréteres (ligadura o sección accidentales durante una intervención quirúrgica)

2) enfermedades de la vejiga urinaria: vejiga neurogénica, obstrucción vesical neoplásica, cálculos o concreciones, coágulos de sangre

3) enfermedades de la próstata: hiperplasia prostática benigna o cáncer

4) enfermedades de la uretra: oclusión de la uretra por cuerpo extraño o cálculos, trauma.

### → CUADRO CLÍNICO E HISTORIA NATURAL

Generalmente predominan los signos y síntomas de la enfermedad causante de la AKI. Los síntomas generales de la insuficiencia renal avanzada son: debilidad, pérdida de apetito, náuseas y vómitos. La oliguria/anuria aparece en un 50 % de los casos de AKI, generalmente en la AKI prerrenal, por necrosis tubular renal, embolismo arterial renal bilateral o embolismo de la arteria del riñón único y microangiopatía trombótica. En la AKI parenquimatosa la diuresis puede ser normal o incluso aumentada.

En la historia natural de la AKI se distinguen **4 períodos**

1) **inicial**: desde el comienzo de acción del agente causal hasta el daño renal; la duración depende de la causa de la AKI, generalmente dura entre unas y más de diez horas

2) **oliguria/anuria**: en un 50 % de los pacientes, dura 10-14 días

3) **poliuria**: tras el período oligoanúrico se produce la fase poliúrica. Su duración es proporcional a la de la oliguria/anuria y puede prolongarse por unas semanas. Durante este período fácilmente se puede desarrollar deshidratación y una grave pérdida de electrólitos, especialmente de potasio y calcio

4) la **recuperación** total de la función renal dura meses.

En algunos pacientes la AKI es el comienzo de una enfermedad renal crónica.

⮕ **DIAGNÓSTICO**

**Exploraciones complementarias**

**1. Análisis de sangre**

1) Aumento de la concentración de creatinina y urea: la dinámica de este incremento depende del grado de daño renal y su velocidad, mayor en situaciones de catabolismo aumentado. En la AKI parenquimatosa el incremento diario es de 44-88 µmol/l (0,5-1,0 mg/dl). El aumento de creatinina >176 µmol/l (2 mg/dl) a lo largo de 24 h es indicativo de catabolismo aumentado y se produce en el síndrome de aplastamiento y en la sepsis. En estos casos puede producirse acidosis metabólica e hiperpotasemia significativas. En estas situaciones no es útil el cálculo de la TFG mediante las fórmulas de Cockcroft y Gault, MDRD y CKD-EPI. En la evaluación de la dinámica de la AKI lo más importante es vigilar los cambios diarios en la creatininemia y en la diuresis.

2) Hiperpotasemia: normalmente se produce en los casos de diuresis reducida. Puede suponer un riesgo para la vida (>6,5 mmol/l). Evaluar la concentración de potasio ($K^+$) en el contexto del equilibrio ácido-base, ya que la acidosis provoca la salida de $K^+$ de las células.

3) Hipocalcemia e hiperfosfatemia: a veces significativas en el síndrome de aplastamiento.

4) Hipercalcemia: en la AKI que acompaña a procesos neoplásicos (p. ej. mieloma múltiple).

5) Hiperuricemia: puede indicar la gota o el síndrome de lisis tumoral.

6) Mayor concentración sérica de creatina-cinasa (CK) y de mioglobina: en el síndrome de aplastamiento o rabdomiólisis (p. ej. causada por estatinas).

7) Gasometría arterial: acidosis metabólica.

8) Anemia: característica típica de la IRC, en la AKI puede ser el resultado de la hemólisis, de la pérdida de sangre, o de la enfermedad de base (p. ej. mieloma múltiple).

9) Trombocitopenia: aparece en el síndrome hemolítico urémico, en la púrpura trombótica trombocitopénica, en la CID.

**2. Examen de orina**

1) la densidad relativa de la orina puede ser >1,023 g/ml en la AKI prerrenal; en la AKI parenquimatosa lo más frecuente es la isostenuria

2) existen varios grados de proteinuria, especialmente cuando la causa es un proceso inflamatorio renal (glomerulonefritis o nefritis intersticial)

3) los componentes anormales del sedimento urinario pueden indicar la causa de la AKI:

   a) células epiteliales renales, que integran los cilindros granulosos y cilindros pigmentados: en la AKI parenquimatosa

   b) los eritrocitos dismórficos y cilindros eritrocíticos sugieren la glomerulonefritis

   c) la eosinofilia en sangre y orina (requiere coloración especial) es indicativa de nefritis tubulointersticial aguda

   d) la leucocituria con urocultivo positivo puede indicar la pielonefritis aguda

   e) los hematíes y leucocitos pueden aparecer en la AKI obstructiva.

**3. ECG:** pueden presentarse alteraciones debidas a los trastornos electrolíticos.

**4. Pruebas de imagen:** rutinariamente ecografía de riñón (en la AKI el tamaño de los riñones está habitualmente aumentado) y la **radiografía** de tórax (puede mostrar signos congestivos pulmonares y derrame pleural); otros estudios solo en el caso de indicaciones específicas.

**5. Biopsia renal:** se realiza solo en caso de incertidumbre en el diagnóstico o sospecha de glomerulonefritis, vasculitis sistémica o glomerulonefritis intersticial aguda, cuando el resultado de la prueba puede condicionar el tratamiento.

**Tabla 1-2. Diagnóstico diferencial entre AKI prerrenal y parenquimatosa**

| | AKI prerrenal | AKI parenquimatosa |
|---|---|---|
| Diuresis diaria (ml) | <400 | Variable |
| Osmolalidad urinaria (mOsm/kg $H_2O$) | >500 | <400 |
| Densidad urinaria (g/ml) | >1,023 | ≤1,012 |
| Cociente urea/creatinina séricos | >40 | <20 |
| Cociente creatinina en orina / creatinina en suero | >40 | <20 |
| Cociente urea en orina / urea en suero | >20 | <20 |
| Concentración de Na en orina (mmol/l)[a] | <20 | >40 |
| Excreción fraccional de Na[b] | <1 % | >2 % |
| Sedimento de la orina | Sin alteraciones o con cilindros hialinos | Células epiteliales, cilindros pigmentados o compuestos de células epiteliales |

[a] Concentración de Na en la orina (medir antes de administrar furosemida).

[b] $FE_{Na}$ (excreción fraccional de sodio) = [(concentración de Na en la orina × concentración sérica de creatinina)/(concentración sérica de Na × concentración de creatinina en la orina)] × 100 %.

### Criterios diagnósticos

La AKI se diagnostica sobre la base de:

1) un rápido aumento de creatininemia, esto es, en ≥26,5 µmol/l (0,3 mg/dl) durante 48 h o en ≥50 % durante los últimos 7 días, o
2) la disminución del volumen de la orina excretada <0,5 ml/kg durante >6 h consecutivas (es suficiente que se cumpla solo uno de estos criterios).

El diagnóstico de la causa de la AKI se basa en anamnesis detalladas, examen físico y exploraciones complementarias.

### Diagnóstico diferencial de las formas de AKI

Es importante diferenciar entre la AKI prerrenal y la AKI parenquimatosa porque en muchos casos la corrección de la perfusión renal conduce a la normalización de la función renal. Los marcadores que pueden ser útiles en el diagnóstico diferencial →tabla 1-2.

Ninguno de ellos es útil si la AKI se superpone a insuficiencia renal crónica (IRC) preexistente; diagnóstico diferencial en este caso →tabla 1-3. La AKI obstructiva (posrenal) se debe a la éstasis de la orina en forma de dilatación de cálices y pelvis o de la vejiga urinaria, visibles mediante ecografía.

### → T R A T A M I E N T O

#### Recomendaciones generales

**1.** Intentar eliminar las causas de la AKI y los factores que empeoran la función renal, especialmente los medicamentos nefrotóxicos.

**2.** Controlar el equilibrio hídrico monitorizando la diuresis, el suministro de líquidos y, si es posible, el peso.

**3.** Monitorizar (normalmente ≥1 × d), la concentración de creatinina, urea, potasio, sodio y calcio en el suero, el hemograma y la gasometría.

**4.** Ajustar la dosis de medicamentos según el grado de insuficiencia renal (atención: la evaluación del TFG está sujeta a error).

**Tabla 1-3.** Diagnóstico diferencial entre la lesión renal aguda (AKI) y la enfermedad renal crónica (ERC)

| | AKI | ERC |
|---|---|---|
| Antecedente de enfermedad renal crónica | No | Sí |
| Tamaño de los riñones | Normal | Pequeño |
| Elevación de creatinina | Rápida | Lenta |
| Hemograma | Normal | Anemia |
| Metabolismo fosfocálcico | Alteraciones ligeras o moderadas, dependiendo de la etiología de la AKI | Alta concentración de fosfatos y alta actividad de fosfatasa alcalina, rasgos radiológicos de osteodistrofia renal y/o calcificaciones de tejidos blandos |
| Examen del fondo ojo | Habitualmente sin cambios | Frecuentes cambios debidos a diabetes o a hipertensión prolongada |

**5.** Mantener una nutrición apropiada: dieta con el contenido de proteínas o aminoácidos de 0,6-1,0 g/kg/d en pacientes sin hipercatabolismo significativo, 1,2 g/kg/d (máx. 1,7 g/kg/d) en pacientes con catabolismo aumentado o tratados con diálisis. La principal fuente de energía: carbohidratos (hasta 5 g de glucosa/kg/d); grasas 0,8-1,2 g/kg/d; máxima administración de energía 35 kcal/kg/d. Las dietas industriales estándar son adecuadas en la mayoría de los pacientes con AKI sin hipercatabolismo significativo.

### Tratamiento causal

En algunas situaciones es posible detener el avance del daño renal mediante un tratamiento sintomático oportuno.

**1. AKI prerrenal:** tratamiento del shock →cap. 2.2 y de la insuficiencia cardíaca →cap. 2.19.2. Gracias a una pronta restauración de la perfusión renal puede evitarse la progresión de la AKI prerrenal a la renal y obtener la mejoría de la función renal a lo largo de 1-3 días. Se debe restablecer el volumen circulante empleando soluciones (no los coloides, debido a su posible nefrotoxicidad). Los pacientes deshidratados no deben recibir diuréticos, AINE, IECA ni ARA-II.

**2. AKI parenquimatosa:** tratamiento de la nefropatía de base.

**3. AKI posrenal:** restablecer el flujo adecuado de orina. Durante la fase de poliuria, que aparece tras resolver la obstrucción, es importante restituir el agua y los electrólitos.

### Tratamiento renal sustitutivo

Los métodos utilizados con más frecuencia son la hemodiálisis (diaria o cada 2 días), así como la hemofiltración y hemodiafiltración (técnicas de tratamiento continuo). Estas técnicas deben emplearse basándose en caso de empeoramiento progresivo de las pruebas de laboratorio a pesar de tratamiento conservador, sin esperar a superar rígidos valores umbrales de creatinina o de urea.

### Indicaciones urgentes en situaciones de riesgo vital

1) **clínicas:** sobrehidratación (edema pulmonar), encefalopatía urémica (trastornos de la conciencia, convulsiones), pericarditis urémica, púrpura

2) **bioquímicas**, resistentes al tratamiento: hiperpotasemia, acidosis metabólica, otros trastornos electrolíticos (hiponatremia, hipernatremia, hipercalcemia, hiperuricemia severa en el síndrome de lisis tumoral).

**Tratamiento de las complicaciones de la AKI**

**1. Sobrehidratación:** limitar el suministro de agua y sal. Administrar diurético de asa: furosemida iv. 40 mg; en caso de ineficacia administrar en infusión iv. 200-300 mg; dosis máx.: 500 mg) a lo largo de 30-60 min. Si no se obtiene diuresis adecuada, no se deben aplicar dosis consecutivas de diuréticos (los diuréticos de asa en altas dosis pueden ser ototóxicos), sino la hemofiltración o la diálisis para eliminar el exceso de agua.

**2. Hiperpotasemia** →cap. 19.1.4.2.

**3. Acidosis metabólica** →cap. 19.2.1. Tras la administración de $NaHCO_3$ puede producirse hipocalcemia.

**4. Hiperfosfatemia** →cap. 19.1.7.2.

**5. Anemia:** trasfundir concentrado de hematíes en el caso de anemia severa. En la AKI no administrar estimulantes de la eritropoyesis porque es habitual la resistencia a su actividad.

**6. Púrpura:** en caso de sangrado

1) desmopresina 0,3 μg/kg en infusión iv. a lo largo de 15-30 min o VSc, o 3 μg/kg por vía endonasal; la dosis se puede repetir después de 6 h, ya que tiene una vida media corta (horas)

2) crioprecipitado cada 12-24 h

3) también son posibles estrógenos conjugados naturales (0,6 mg/kg durante 5 días; el efecto dura hasta 2 semanas).

### ➔ PRONÓSTICO

La mortalidad en la AKI es de un 50 %, siendo mayor en los pacientes ancianos, con insuficiencia respiratoria o cardíaca; en fracaso multiorgánico puede ser >80 %. La mayoría de las muertes ocurre en la fase de oliguria (anuria). Causas más frecuentes de la muerte: enfermedad primaria (responsable de la AKI), hiperpotasemia, sobrehidratación, acidosis, complicaciones de una infección, hemorragia y sobredosis de medicamentos. En casi la mitad de los pacientes que sobreviven a un AKI se produce un deterioro permanente de la función renal y un 5 % de ellos requiere un tratamiento permanente con diálisis.

### ➔ PREVENCIÓN

**1.** Tratar de forma eficaz la enfermedad causante de la AKI.

**2.** Tratar de forma precoz e intensiva las situaciones de hipovolemia de bajo gasto.

**3.** Supervisar la diuresis y valorar periódicamente la función renal en pacientes con mayor riesgo de la AKI.

**4.** Precaución con los medicamentos nefrotóxicos, especialmente en pacientes con deterioro de la función renal.

**5.** Prevenir la nefropatía por contraste →más adelante.

**6.** Prevenir la AKI por mioglobinuria (hidratar y alcalinizar la orina).

### ➔ SITUACIONES ESPECIALES

**1. Nefropatía por contraste:** la AKI se manifiesta en un período de 1-3 días, una vez administrado el medio de contraste radiológico. El diagnóstico se basa en el aumento precoz de creatininemia (se desarrolla durante 1-3 días después de la administración de contraste) y tras excluir casos de AKI prerrenal, nefritis intersticial aguda, embolismo arterial por cristales de colesterol (se produce en las semanas posteriores a la arteriografía), así como el embolismo y trombosis arterial renal. **Prevención**

1) identificación de las personas con un mayor riesgo (valoración de la concentración de creatinina en el suero antes de la administración de contraste;

factores conocidos del riesgo: edad avanzada, diabetes, deshidratación, insuficiencia cardíaca, ERC con TFG <60 ml/min/1,73 m², daño hepático, mieloma múltiple, uso concomitante de fármacos nefrotóxicos [AINE, aminoglucósidos, anfotericina B, medicamentos antivirales], uso de un gran volumen de contraste, especialmente con hiperosmolaridad, otra aplicación del contraste durante <72 h)

2) realización de una prueba de imagen alternativa, sin usar medios de contraste

3) administración de contraste en el menor volumen necesario y con la menor osmolalidad posibles

4) adecuada hidratación intravenosa con solución NaCl al 0,9 % o la solución isotónica de NaHCO₃ (concentración 154 mmol/l en solución de glucosa al 5 %): 1-1,5 ml/kg/h iv. durante 3-6 h antes y durante 6-12 h después de la prueba; en casos urgentes antes del examen se pueden administrar 3 ml/kg/h de solución iv. de NaCl al 0,9 % durante 2 h o 3 ml/kg/h iv. de solución isotónica de NaHCO₃ durante 1 h y continuar con la infusión de 1-1,5 ml/kg/h iv. durante 6-12 h después de la prueba

5) se sugiere, si es posible, descontinuar la administración de IECA, ARA-II y diuréticos durante 24 h antes de la administración de contraste y durante 48 h después de su uso en pacientes con alto riesgo de la AKI por contraste o con una enfermedad aguda severa

6) en los pacientes hospitalizados hay que valorar la concentración de creatinina en el suero después de 12-24 h y después 48 h de la administración del contraste.

No realizar hemodiálisis ni hemofiltración para eliminar el contraste, con el fin de prevenir AKI por contraste en personas con riesgo elevado.

**2. La nefropatía aguda** por fosfatos es el daño renal originado por la precipitación de cristales de fosfato cálcico en los túbulos renales, habitualmente tras el uso de preparados con fosfatos (más frecuentemente fosfato sódico) orales durante la preparación para colonoscopías →cap. 27.2.3. La insuficiencia renal puede ocurrir a los pocos días de la carga de fosfatos y a menudo es precedida por otros síntomas agudos de hiperfosfatemia e hipocalcemia (tetania, alteración de la conciencia, hipotensión). Asimismo puede desarrollarse lentamente, durante semanas o meses. En el tejido renal obtenido por biopsia renal se constatan las características de la nefrocalcinosis, principalmente dentro de los túbulos. El daño renal es generalmente irreversible. Los factores de riesgo de nefropatía aguda por fosfatos son: edad avanzada, ERC existente, deshidratación, gran dosis de fosfatos. **Prevención**: evitar el uso de preparados con fosfatos (sobre todo en pacientes con una TF <60 ml/min/1,73/m²) y si se utilizan, se debe recordar una adecuada hidratación antes y durante el procedimiento de preparación del intestino, como también un intervalo de ≥12 h entre las dosis.

**3. Síndrome de lisis tumoral** →cap. 23.2.6. Una indicación específica para el tratamiento de sustitución renal en esta forma de AKI es la hipocalcemia sintomática secundaria a hiperfosfatemia, y cifras elevadas (>70 mg²/dl²) del producto de las concentraciones séricas de fosfatos y de calcio (debido al alto riesgo de depósito de fosfato tricálcico en los tejidos). El pronóstico es bueno si se inicia el tratamiento precozmente, lo que lleva a una disminución de la concentración del ácido úrico en sangre.

**4. Síndrome de hiperpresión abdominal:** es una causa de AKI en ocasiones difícil de identificar. Consiste en la alteración del aporte sanguíneo renal, debido al aumento de la presión en la cavidad abdominal. Se presenta en pacientes con cirrosis hepática, neoplasia abdominal, sepsis, después de intervenciones quirúrgicas (incluidas las laparoscópicas) con numerosas lesiones y extensas quemaduras. Se debe sospechar dicho síndrome si la oliguria se da a pacientes con insuficiencia respiratoria y obstrucción intestinal. El diagnóstico se establece midiendo una presión intravesical >25 mm Hg (tras catéter de Foley), la cual es reflejo de la presión intraabdominal. Debe evitarse sobre todo el aumento de la presión intraabdominal yatrogénica en pacientes sometidos a cirugía. En el caso de ascitis valorar la realización de paracentesis o la descompresión quirúrgica.

**5. AKI en el curso de cirrosis hepática descompensada:** sus causas pueden ser variadas, pero una forma específica es el síndrome hepatorrenal (SHR) →cap. 7.12, Complicaciones. El diagnóstico se establece por los niveles séricos de creatinina (se toma como valor inicial la determinación más reciente de los últimos 3 meses). El criterio de diuresis no es fiable en estos casos (a menudo se observa oliguria con función renal conservada). Al diagnosticar la AKI deben discontinuarse todos los fármacos nefrotóxicos, vasodilatadores, AINE y diuréticos. En caso de hipovolemia confirmada o sospechada debe iniciarse la administración de cristaloides (en AKI en estadio 1) o de 1 g/kg de albúmina (en AKI en estadio 2 o 3) durante 2 días consecutivos. En caso de sospecha de una infección bacteriana debe iniciarse inmediatamente terapia antimicrobiana. Si al cabo de 2 días de tratamiento no se observa mejoría de la función renal (disminución de la concentración de creatinina sérica <1,5 mg/dl [133 μmol/l]) y se cumplen los criterios de SHR (→cap. 7.12, Complicaciones), debe iniciarse la terapia apropiada →cap. 7.12, Complicaciones.

**6. Nefropatía por warfarina:** es la AKI con un aumento repentino de creatininemia en personas tratadas con warfarina, en las que en la última semana incrementó de forma significativa el tiempo de protrombina (INR >3,0). La mayoría de los casos descritos eran pacientes con ERC. Los factores de riesgo en la incidencia de la nefropatía por warfarina son: edad avanzada, diabetes, hipertensión y enfermedad cardiovascular. Clínicamente se manifiesta como deterioro repentino y generalmente irreversible de la función renal sin causa obvia. No hay hematuria.

**7. Necrosis cortical renal aguda (NCRA):** con la separación de las partes necróticas corticales de la médula, es un mecanismo de la AKI muy raro en la población general. Ocurre más a menudo en el 3.er trimestre del embarazo, como resultado de hemorragia accidental o desprendimiento prematuro de la placenta, menos frecuentemente como complicación de la muerte fetal intrauterina, sepsis, preeclampsia o embolia de líquido amniótico. El evento inicial es probablemente una coagulación intravascular o isquemia renal severa. La NCRA se manifiesta por una repentina disminución de la diuresis o incluso anuria. A menudo se produce hematuria, dolor en la zona lumbar e hipotensión. La presencia de esta tríada de síntomas —anuria, hematuria y dolor en la región lumbar— distingue la NCRA de otros tipos de la AKI durante el embarazo. En el período agudo las pruebas de imagen revelan áreas hipoecogénicas mediante ecografía o áreas hipodensas mediante TC. Al cabo de 1-2 meses pueden producirse calcificaciones corticales renales. En ≤40 % de las mujeres se produce una recuperación parcial de la función renal y el resto requiere tratamiento renal sustitutivo.

# 2. Enfermedad renal crónica (ERC)

### ➜ DEFINICIÓN Y ETIOPATOGENIA

La **enfermedad renal crónica** (ERC), según la definición de la guía KDIGO 2012, es una alteración estructural y funcional renal que persiste >3 meses y que tiene relevancia para la salud. Criterios diagnósticos de la ERC →tabla 2-1.

El grado de ERC se determina en función de la TFG (categoría G →tabla 2-2) y de la albuminuria (categoría A →tabla 2-3). La TFG se establece a base de la concentración de creatinina o cistatina C sérica. La magnitud de la albuminuria se determina por el cociente albúmina/creatinina en cualquier muestra de orina en función de la pérdida diaria de albúmina en la orina. El diagnóstico completo de ERC incluye el nombre de la enfermedad renal (si se conoce la etiología de la ERC) junto con la asignación de la categoría adecuada G y A.

La **insuficiencia renal crónica** (IRC) se refiere a las categorías G3-G5 de la ERC, dentro de la cual la categoría G5 es la **insuficiencia renal crónica terminal** (IRCT) o **urémica**.

**Tabla 2-1. Criterios de (ERC) según KDIGO 2012**

| Criterio | Comentario |
|---|---|
| Tiempo de duración >3 meses | Criterios necesarios para el diagnóstico de ERC |
| TFG <60 ml/min/1,73 m² (categorías G3a-G5) | Calculado (eTFG [ml/min/1,73 m²]) mediante fórmulas basadas en la concentración de creatinina ($S_{creat}$): <br> **1) fórmula CKD-EPI** <br> – mujer de raza blanca: <br> $eTFG = 144 \times [S_{creat}/0,7]^a \times 0,993^{edad}$ <br> $a = -0,329$ para $S_{creat} \leq 0,7$ mg/dl o $a = -1,209$ para $S_{creat} > 0,7$ mg/dl <br> – hombre de raza blanca: <br> $eTFG = 141 \times [S_{creat}/0,9]^a \times 0,993^{edad}$ <br> $a = -0,411$ para $S_{creat} \leq 0,9$ mg/dl <br> o $a = -1,209$ para $S_{creat} > 0,9$ mg/dl <br> **2) fórmula abreviada MDRD** <br> $eTFG = 186 \times [S_{creat}]^{-1,154} \times [edad]^{-0,203} \times [0,742 \text{ para mujeres}] \times [1,21 \text{ para la raza negra}]$ |
| Albuminuria | – Pérdida urinaria ≥30 mg/d o fórmula albúmina/creatinina ≥30 mg/g <br> – Categorías de albuminuria →tabla 2-3 |
| Anomalías del sedimento urinario | – Hematuria microscópica aislada con eritrocitos dismórficos <br> – Cilindros eritrocitarios, leucocitarios, de grasa, granulosos o células epiteliales |
| Trastornos de la función renal | Acidosis tubulares renales, diabetes insípida renal, pérdida renal de potasio o magnesio, síndrome de Fanconi, cistinuria, proteinuria (pérdida de otras proteínas diferentes a la albúmina) |
| Anomalías estructurales detectadas mediante pruebas de imagen | Enfermedad poliquística renal[a], displasia renal, hidronefrosis secundaria a la obstrucción de las vías urinarias, cicatrización de la corteza renal posinfarto, pielonefritis crónica o nefropatía por reflujo vesicoureteral, tumores renales o enfermedades infiltrativas, estenosis de la arteria renal, riñones pequeños o con ecogenicidad aumentada (imagen ecográfica característica de ERC avanzada en el curso de muchas enfermedades parenquimatosas) |
| Anormalidades histológicas conocidas (biopsia renal) o sospecha motivada | – Glomerulopatías (GN, diabetes, enfermedades autoinmunes, amiloidosis, infección generalizada, fármacos, neoplasias) <br> – Enfermedades vasculares (ateroesclerosis, hipertensión, isquemia, angeítis, microangiopatía trombótica, embolia por colesterol) <br> – Enfermedades tubulointersticiales (ITU, nefrolitiasis, obstrucción de las vías urinarias, sarcoidosis, toxicidad medicamentosa, toxinas de entorno) <br> – Enfermedades con presencia de quistes y enfermedades hereditarias (síndrome de Alport, enfermedad de Fabry) |
| Estado postrasplante renal | En la mayoría de los casos la biopsia del riñón trasplantado presenta anormalidades, a pesar de TFG >60 ml/min/1,73 m² y falta de albuminuria |

[a] Quistes simples del riñón no son base para el diagnóstico de ERC.
ERC — enfermedad renal crónica, GN — glomerulonefritis, ITU — infección del tracto urinario, TFG — tasa de filtración glomerular

**Tabla 2-2. Categorías de TFG en la enfermedad renal crónica (ERC) según KDIGO 2012**

| Categoría de TFG | TFG | Descripción |
|---|---|---|
| G1 | ≥90 | TFG normal o elevada |
| G2 | 60-89 | TFG un poco disminuida |
| G3a | 45-59 | TFG poco o moderadamente disminuida |
| G3b | 30-44 | TFG moderada o gravemente disminuida |
| G4 | 15-29 | TFG gravemente disminuida |
| G5 | <15 | Insuficiencia renal terminal |
| TFG — tasa de filtración glomerular (ml/min/1,73 m$^2$) | | |

**Tabla 2-3. Categorías de albuminuria en la enfermedad renal crónica (ERC) según KDIGO 2012**

| Categoría | Pérdida con orina en 24 h (mg/24 h) | Fórmula albúmina/creatinina (mg/g) |
|---|---|---|
| A1 | <30 | <30 |
| A2 | 30-300 | 30-300 |
| A3 | >300 | >300 |

Fórmulas matemáticas recomendadas para estimar la TFG en la práctica →tabla 2-1.

El aclaramiento de creatinina es útil para seleccionar la dosis necesaria de aquellos fármacos que son excretados por los riñones. Se puede estimar basándose en la ecuación de **Cockcroft y Gault**:

$$\text{ClCr (ml/min)} = (140 - \text{edad}) \times \text{masa corporal (kg)}/\text{creatinina plasmática} \times 72 \times [0,85 \text{ si es mujer}]$$

**Causas de ERC.** Más frecuentes: nefropatía diabética, glomerulonefritis, nefropatía hipertensiva, AKI, nefropatía intersticial (tubulointersticial), degeneración quística renal, nefropatía isquémica. Menos frecuentes: nefropatía obstructiva, enfermedades sistémicas del tejido conectivo, sarcoidosis, amiloidosis, mieloma múltiple, síndrome urémico hemolítico, síndrome de Alport, nefropatía asociada al VIH.

La mayoría de las enfermedades renales crónicas puede causar una pérdida gradual de nefronas, que conduce a una sobrecarga de trabajo por parte de las nefronas remanentes, principalmente debido a la hiperfiltración. Inicialmente hay un crecimiento excesivo de los glomérulos (hipertrofia), posteriormente se produce endurecimiento y fibrosis del tejido intersticial, causando deterioro de la función renal. Durante el progreso de la IRC en la sangre se acumulan las denominadas toxinas urémicas, que son productos del metabolismo de las proteínas, sobre todo de moléculas de pequeño y medio tamaño. Se reduce la producción de eritropoyetina en los riñones, que junto con otros factores (deficiencia de hierro, pérdida de sangre latente o manifiesta, inhibición de la médula ósea por toxinas urémicas, disminución del período de supervivencia de los eritrocitos, deficiencia de ácido fólico y vitamina $B_{12}$) conducen a anemia. La 1-α-hidroxilación de la vitamina D reducida en los riñones es una de las causas de hipocalcemia e hiperparatiroidismo secundario. El riñón pierde la capacidad de mantener una volemia correcta, el equilibrio electrolítico y del pH de la sangre. La alteración de la excreción de sodio y agua en los riñones (disminución de la natriuresis por presión), una liberación excesiva de las sustancias vasoconstrictoras por los riñones (angiotensina II, endotelina I), la deficiencia de factores vasodilatadores (entre otros NO, prostaglandinas), el aumento de la actividad del sistema nervioso simpático, trastornos hormonales y metabólicos y una creciente rigidez de las paredes de las grandes arterias conducen al desarrollo de hipertensión arterial, la cual aparece en >90 % de los enfermos con deterioro significativo de la función excretora de los riñones (este porcentaje disminuye en un 50 % después del comienzo de la hemodiálisis). También la eritropoyetina, utilizada en el tratamiento de la anemia, puede causar incremento de la presión arterial.

### → CUADRO CLÍNICO E HISTORIA NATURAL

El cuadro clínico depende del grado de ERC y de la enfermedad de base. Inicialmente no hay síntomas clínicos, o no son específicos (p. ej. hipertensión). A medida que disminuye la TFG, aparecen síntomas y complicaciones en distintos órganos y sistemas. **Factores modificables y que se relacionan con una rápida progresión de la ERC**: proteinuria, hipertensión arterial, hiperglucemia, hiperlipidemia, anemia, tabaquismo y acidosis metabólica. **Causas de agudización repentina de la ERC**: deshidratación, hipotensión, medios de contraste radiológicos yodados, fármacos nefrotóxicos, nefropatía posrenal, AKI sobrepuesta, exacerbación de la enfermedad de base, pielonefritis complicada, hipertensión maligna, exacerbación de la insuficiencia cardíaca, embolismo pulmonar, o una trombosis de la arteria o de la vena renal.

**1. Síntomas generales:** debilidad, fatiga, hipotermia, pérdida de apetito, disminución de la resistencia a las infecciones.

**2. Síntomas cutáneos:** palidez, sequedad, piel terrosa, sangrado prolongado de las heridas y propensión a la formación de equimosis (síntoma de diátesis hemorrágica urémica), prurito (en estadios avanzados de IRC), "escarcha urémica" (cristalización de la urea en la piel).

**3. Trastornos del aparato circulatorio:** hipertensión, hipertrofia ventricular izquierda, insuficiencia cardíaca, arritmias, ateroesclerosis acelerada, calcificación vascular, pericarditis urémica.

**4. Trastornos del aparato respiratorio:** respiración típica de acidosis (respiración de Kussmaul →cap. 1.35), pleuritis urémica, hiperemia y edema pulmonar (pulmón urémico en la IRC avanzada).

**5. Trastornos del aparato digestivo:** gastroenteritis, úlcera gástrica o duodenal, sangrado del tubo digestivo, halitosis urémica en la IRC avanzada, náuseas y vómitos, íleo paralítico, pancreatitis aguda.

**6. Trastornos del sistema nervioso y de los músculos** (ocurren en estadios avanzados de la IRC): deterioro de la concentración y memoria, cefalea, somnolencia excesiva o insomnio, trastornos del comportamiento (p. ej. apatía o irritabilidad), convulsiones y coma (síntomas de encefalopatía severa o edema cerebral), síndrome de piernas inquietas (parestesia en los miembros inferiores que obliga al sujeto a mover las piernas), pérdida de los reflejos tendinosos profundos, debilidad muscular, asterixis, calambres de haces o grupos musculares, hipo crónico, parálisis del nervio peroneo, o tetraplejía flácida, que es la forma más grave de neuropatía.

**7. Trastornos del sistema reproductor:** trastornos del ciclo menstrual (oligomenorrea, amenorrea secundaria), infertilidad, disfunción sexual (disminución de la libido, impotencia).

**8. Trastornos del metabolismo mineral y óseo relacionados con la ERC:** las alteraciones del calcio (hipocalcemia o hipercalcemia) y del fósforo (hiperfosfatemia), el déficit de vitamina D activa y las alteraciones de la secreción de PTH (hiperparatiroidismo secundario o terciario) conducen al desarrollo de trastornos metabólicos del hueso (**osteodistrofia renal**, ODR) y calcificaciones de los vasos o de otros tejidos blandos. La ODR es un trastorno progresivo de la estructura ósea como efecto de un metabolismo óseo acelerado (causa: hiperparatiroidismo) o bajo (la denominada enfermedad ósea adinámica) o como resultado del depósito óseo de microglobulina $\beta_2$ o aluminio. Se manifiesta con dolor óseo y artralgia, así como con fracturas espontáneas.

**9. Trastornos hidroelectrolíticos y del equilibrio ácido-básico:** se detectan mediante pruebas de laboratorio →más adelante.

#### Cuadro clínico de la ERC según la categoría de TFG

G1 (TFG $\geq$90 ml/min/1,73 m$^2$): signos clínicos de la enfermedad de base (de diabetes, hipertensión, GN, etc.). Muy a menudo aparece albuminuria 30-300 mg/d (anteriormente llamada microalbuminuria). La presión arterial puede estar elevada. En primer lugar hay que determinar la causa y eliminar los factores de riesgo para la progresión de la enfermedad renal.

G2 (TFG 60-89 ml/min/1,73 m$^2$; ERC temprana): los niveles séricos de creatinina y de urea son generalmente normales. Se reduce la capacidad de los túbulos renales para concentrar la orina, lo que aumenta la susceptibilidad a la deshidratación. Puede ocurrir una retención de fosfatos y el inicio del hiperparatiroidismo secundario. En algunos pacientes con nefropatía diabética y nefritis tubulointersticial aparece anemia como resultado de la disminución de la producción de eritropoyetina.

G3 (TFG 30-59 ml/min/1,73 m$^2$; ERC moderada): >50 % de los pacientes tiene hipertensión. Isostenuria, poliuria, nicturia y polidipsia. Creatininemia 130-350 µmol/l (1,5-4 mg/dl), aumento de las concentraciones séricas de fosfatos (en una parte de los pacientes) y de los productos del metabolismo de las proteínas (urea, ácido úrico) en la sangre. Muchos pacientes presentan anemia, algunos disgeusia, pérdida de apetito y náuseas.

G4 (TFG 15-29 ml/min/1,73 m$^2$; ERC severa): empeoramiento de síntomas previamente presentes, incluidos los problemas de apetito, náuseas y vómitos. Generalmente creatininemia >442 µmol/l (5 mg/dl). La hipertensión se da en >80 % de los pacientes, muchos de ellos presentan hipertrofia ventricular izquierda y algunos de ellos síntomas de insuficiencia cardíaca. En la mayoría de los pacientes aparece acidosis metabólica y anemia significativa, que provocan debilidad y disminución de la tolerancia al esfuerzo físico.

G5 (TFG <15 ml/min/1,73 m$^2$; ERC terminal [uremia]): síntomas que afectan prácticamente a todos los órganos y sistemas. Habitualmente es necesario el tratamiento renal sustitutivo (TRS, reemplazo renal).

### → DIAGNÓSTICO

**La ERC debe detectarse activamente mediante un tamizaje poblacional,** ya que durante muchos años puede desarrollarse sin signos ni síntomas. El control regular mediante un análisis de orina, de albuminuria y de la concentración de creatinina sérica es imprescindible en personas con un mayor riesgo de ERC, particularmente si tienen diabetes *mellitus* o hipertensión arterial. En la práctica el mejor indicador de la función renal es la TFG y no la concentración de creatinina en el suero, la cual también depende de la edad y de la masa muscular. En personas con antecedentes familiares de enfermedades renales (p. ej. quistes renales) hay que realizar el tamizaje con técnicas de imagen, generalmente la ecografía. Se puede establecer la etiología de la ERC a través de los signos y síntomas, la enfermedad coexistente, los resultados anormales de las pruebas realizadas en el pasado y mediante una anamnesis familiar dirigida hacia la presencia de enfermedad renal.

#### Exploraciones complementarias

**1. Análisis de orina:** albuminuria, proteinuria, hematuria/hematuria microscópica, cilindros, leucocituria, densidad relativa de la orina reducida.

**2. Análisis de sangre:** anemia (es habitual la normocítica y normocrómica). Concentración elevada de creatinina, urea, ácido úrico, potasio, fosfatos y PTH, triglicéridos y colesterol. Hipocalcemia. Acidosis metabólica.

**3. Pruebas de imagen.** En la **ecografía:** los riñones están generalmente disminuidos de tamaño (a menudo el eje longitudinal <10 cm). Existen excepciones (riñones agrandados a pesar de la IRC), como es el caso de la amiloidosis, nefropatía diabética, enfermedades renales quísticas y nefropatía por VIH. Los estudios con contraste (p. ej. TC) se deben realizar solamente en caso de necesidad absoluta, teniendo en cuenta el alto riesgo de nefropatía por contraste.

### Criterios diagnósticos

La ERC se diagnostica si durante >3 meses persisten anomalías renales estructurales o funcionales (→Definición) o la TFG <60 ml/min/1,73 m$^2$. La IRC se diagnostica en personas con ERC y una TFG <60 ml/min/1,73 m$^2$.

### → TRATAMIENTO

Incluye: el tratamiento de la causa de la ERC, inhibición de la progresión de la ERC, prevención de las complicaciones asociadas a la IRC y el tratamiento de estas, tratamiento de las enfermedades concomitantes, prevención de las enfermedades cardiovasculares, la preparación para el TRS y el propio TRS.

### Recomendaciones generales

**1.** Tratamiento de las enfermedades concomitantes.

**2.** Prevención de las enfermedades cardiovasculares (alto riesgo en pacientes con ERC), incluyendo la suspensión del tabaquismo y una actividad física regular.

**3.** Evitar los fármacos nefrotóxicos. Hay que ajustar la dosis de los fármacos de acuerdo con la depuración renal, es decir, al nivel de la ClCr.

**4.** Prevención de las infecciones a través de la vacunación:

1) vacunación anual antigripal (indicada en todos los pacientes con ERC)

2) vacuna polivalente antineumocócica (vacunar a todos los pacientes con la TFG <30 ml/min/1,73 m$^2$, repetir pasados los 5 años)

3) vacunación contra la hepatitis B (en todos los pacientes con la TFG <30 ml/min/1,73 m$^2$ o antes, si aparece una reducción progresiva de la TFG).

### Tratamiento dietético

**El objetivo principal es mantener un suministro adecuado de energía:** el requerimiento diario en adultos con IRC y una masa corporal normal es de 35 kcal/kg (30-35 kcal/kg en personas >60 años): 50-60 % de carbohidratos, ≤30 % de grasas (incluyendo grasa animal ≤1/3). La ingesta diaria recomendada de **proteínas** depende de la TFG (ml/min/1,73 m$^2$): >60 → 0,8-1,0 g/kg; 25-60 →0,8 g/kg; <25 → 0,6 g/kg; en 2/3 la proteína animal). Si la ingesta diaria de proteínas es <0,6 g/kg → añadir aminoácidos esenciales, preferentemente en forma de cetoanálogos y controlar con frecuencia el estado nutricional. Se puede utilizar una dieta estándar industrial para la alimentación enteral por un máximo de 5 días, posteriormente es preciso usar una dieta especializada. En caso de hipertensión arterial elevada se recomienda reducir el **consumo de sodio** hasta 1,15-2,3 g/d (50-100 mmol/d). En los pacientes con insuficiencia renal no se recomienda la ingesta de sal comercializada como "baja en sodio" porque en estos casos el sodio es reemplazado por el potasio y el consumo de dichos preparados implicaría riesgo de hiperpotasemia, la cual puede ser potencialmente mortal. Generalmente no hay que restringir la **ingesta de potasio** en pacientes con TFG ≥30 ml/min/1,73 m$^2$ y que no presenten hipoaldosteronismo hiporeninémico o no tomen fármacos que aumentan el riesgo de hiperpotasemia (IECA, ARA-II, inhibidores de la renina, diuréticos ahorradores de potasio, fármacos con potasio). La **ingesta diaria de fósforo** debe limitarse a 800-1000 mg si la concentración de fosfatos inorgánicos o PTH en suero excede el límite superior del rango del intervalo válido. Los pacientes no dializados no precisan la suplementación rutinaria con vitaminas.

**La desnutrición proteicocalórica** se desarrolla en algunos pacientes, principalmente a consecuencia de una excesiva restricción de proteínas y calorías en la dieta, y con frecuencia también debido a las náuseas y vómitos o a las enfermedades concomitantes. Generalmente desaparece tras iniciar la diálisis y el tratamiento nutricional. Este tipo de desnutrición se asocia al aumento de la respuesta inflamatoria y la aceleración en el desarrollo de la ateroesclerosis, es el denominado síndrome MIA (ateroesclerosis inflamación desnutrición), que ocurre con mayor frecuencia en pacientes con IRT (clase G5 de la ERC), generalmente en diálisis y se relaciona con una alta tasa de mortalidad por causas cardiovasculares.

### Tratamiento farmacológico

**1. Tratamiento para reducir la proteinuria:** el objetivo es conseguir una proteinuria <1 g/d, óptimo <0,3 g/d. Es esencial el tratamiento dirigido a la causa de la proteinuria (glomerulopatía primaria o secundaria). En cualquier caso, si no hay ninguna contraindicación, usar un IECA o un ARA-II, incluso en pacientes con presión arterial normal. En las personas con TFG normal, estos medicamentos deben usarse a dosis moderadas y altas, si son bien tolerados. Se debe actuar con precaución → inicialmente con pequeñas dosis, controlando, con frecuencia, la concentración de potasio y creatinina en suero. Fármacos y dosificación →cap. 2.20 (tabla 20-7); monitorización →cap. 2.20.3.

**2. Tratamiento de la hipertensión arterial** →cap. 2.20.2.

**3. Tratamiento de la hiperlipidemia:** el objetivo principal es reducir el riesgo cardiovascular.

1) En todos los adultos después del diagnóstico de ERC hay que analizar el perfil de lipemia (concentración de colesterol total, C-LDL, C-HDL y triglicéridos).

2) En los enfermos ≥50 años:

a) con eTFG ≥60 ml/min/1,73 m$^2$ hay que administrar estatinas siguiendo los mismos criterios que para la población general →cap. 2.4.1

b) con eTFG <60 ml/min/1,73 m$^2$ sin tratamiento renal sustitutivo, utilizar solo estatina en monoterapia (atorvastatina 20 mg/d, rosuvastatina 10 mg/d, pravastatina 40 mg/d, fluvastatina 80 mg/d) o simvastatina con ezetimiba (20/10 mg/d).

3) Utilizar estatinas en pacientes de 18-49 años con ERC sin TRS concomitantes: cardiopatía isquémica (infarto cardíaco antiguo, revascularización coronaria), antecedentes de ACV isquémico, de diabetes o existencia de un riesgo estimado en más del 10 % de evento cardíaco grave dentro de los próximos 10 años.

4) Administrar estatinas a todos los pacientes adultos con riñón trasplantado.

5) No iniciar tratamiento con estatinas (solo estatinas o con ezetimiba) en enfermos que ya están en hemodiálisis (no han demostrado beneficios). Continuar el tratamiento con estatina si esta fue prescrita antes del comienzo de la diálisis.

6) En pacientes con ERC y con hipertrigliceridemia significativa (>500 mg/dl) se recomienda un tratamiento no farmacológico →cap. 2.4.3 y el aumento del consumo de aceites de pescado. No utilizar fibratos para reducir el riesgo de insuficiencia cardiovascular. Considerar el tratamiento con fibratos en casos seleccionados de hipertrigliceridemia extrema (>1000 mg/dl) con el fin de prevenir la pancreatitis. No combinar estatinas con fibratos (riesgo de rabdomiólisis).

Evitar medicamentos que aumentan la concentración de estatinas en sangre, tales como amlodipino, diltiazem, verapamilo, amiodarona, antibióticos macrólidos, o la ciclosporina. Si su uso es indispensable, reducir la dosis de la estatina o interrumpir su administración. Si se administra amiodarona o amlodipino, la dosis de simvastatina no debería ser superior a 20 mg/d, y —en caso de usar diltiazem o verapamilo— a 10 mg/d. En caso de administrar ciclosporina, hay que evitar el uso de simvastatina, y la dosis de atorvastatina no debería superar los 10 mg/d.

**4. Equilibrio hidroelectrolítico:** tratamiento intensivo de las enfermedades que puedan conducir a deshidratación y disminución del volumen eficaz de sangre circulante. Evitar sobredosis de diuréticos. El enfermo debe mantener una diuresis 1,5-2 l/d y una ingesta de sodio que se limite a <2 g/d (<5 g de cloruro de sodio), si no hay pérdida adicional de sodio.

**5. Tratamiento de la acidosis metabólica:** la disminución de la acidosis se logra reduciendo hasta los valores recomendados el suministro de proteínas en la dieta y administrando bicarbonato de sodio VO 0,5-1,0 g/10 kg/d en 3-5 dosis divididas (con precaución pues puede provocar retención de sodio y agua). Hay que mantener la concentración de $HCO_3^-$ en la sangre dentro del rango 22-24 mmol/l.

**6. Tratamiento de los trastornos del metabolismo calcio-fósforo y del hiperparatiroidismo.**

Monitorizar las alteraciones del metabolismo calcio-fósforo y de la función paratiroidea cada 6-12 meses en la categoría de G3a de ERC, cada 3-6 meses en la categoría de G4 ERC, cada 1-3 meses en la categoría de G5 y diálisis, o con mayor frecuencia en función del tipo de alteraciones, de la severidad y del cambio de estas y del tratamiento. Las decisiones con respecto al tratamiento se deben tomar según los cambios observados en las concentraciones de calcio, fosfatos inorgánicos (Pi) en el suero y PTH, teniendo en cuenta todos los parámetros juntos.

**Objetivos:**

1) el Pi en suero en las categorías G3a-5 de ERC de pacientes no dializados se debe mantener en los límites mientras que la concentración de fosfatos en los pacientes en diálisis debe estar más próxima al nivel normal

2) la concentración de calcio en todos los pacientes con ERC debe estar dentro de límites normales; hipocalcemia leve y asintomática es aceptable si la suplementación de calcio se asocia con el riesgo de hipercalcemia.

**Tratamiento:** comenzar cuando se incremente la concentración de PTH (generalmente categoría G3a ERC) o de Pi en el suero (categorías G4 y G5). Reducir el consumo de fosfatos; si persiste la hiperfosfatemia → administrar sustancias orales que unen fosfatos en el tracto digestivo (→cap. 19.1.7.2). No se conoce la concentración óptima de PTH en las categorías G3a-5 de ERC de pacientes no dializados, sin embargo, en el caso de valores que sobrepasen el LSN hay que valorar la concentración de calcio, Pi y vitamina D. Se deben corregir las alteraciones detectadas. En pacientes dializados se debe mantener la concentración de PTH en un rango de valores entre 2-9 veces superior al límite superior del rango de valores correctos para una prueba determinada (generalmente 140-600 pg/ml). Iniciar el tratamiento o modificarlo en el caso de cambios significativos de la concentración de PTH en un solo sentido, aunque permanezca en el rango arriba mencionado. Debido al riesgo de enfermedad ósea adinámica no se debe permitir la reducción de la concentración de PTH por debajo de este rango. Con el fin de reducir la concentración de PTH se deben utilizar medicamentos derivados de la vitamina D (alfacalcidol, calcitriol), paricalcitol, calcimiméticos (cinacalcet 30-180 mg/d) o una combinación de estos fármacos. La selección inicial del fármaco dependerá de la concentración de calcio y Pi. En el caso de hipercalcemia o hiperfosfatemia mal controladas, el medicamento de elección será un calcimimético. La aparición de hipercalcemia o hiperfosfatemia durante el tratamiento con vitamina D es una indicación para reducir la dosis o suspender el medicamento. La dosis del calcimimético se debe reducir o suspender, si en el curso del tratamiento aparece hipocalcemia. Valorar periódicamente la concentración de 25-OH-D y suplementar la deficiencia de vitamina D, conforme a las recomendaciones para la población general (p. ej. colecalciferol 1000-2000 UI/d).

En un porcentaje de los pacientes de las categorías G3a-5 de ERC se desarrollará resistencia a la terapia farmacológica del hiperparatiroidismo severo (con alta concentración de PTH, hipercalcemia e hiperfosfatemia) y de las complicaciones clínicas (anemia resistente al tratamiento, prurito de la piel resistentes al tratamiento, calcificaciones de los tejidos). En tales casos hay que considerar la paratiroidectomía (→cap. 10.2.3).

**7. Tratamiento de la anemia:** el objetivo es mantener la concentración de Hb en un rango entre 10-11,5 mg/dl (hematocrito [Hto] 30-36 %). En primer lugar suplementar la deficiencia de hierro. La administración oral de **hierro**, en forma de hierro elemental (habitualmente 200 mg/d de sulfato ferroso), puede ser insuficiente debido a que la absorción intestinal está disminuida, además de asociarse con frecuencia a reacciones adversas en el tracto gastrointestinal. En caso de tratamiento oral ineficiente (si el objetivo del tratamiento no se logra durante 4-6 semanas) o persistencia de efectos adversos se debe administrar hierro iv. Indicadores de ferropenia y fármacos →cap. 15.1.2.

### Agentes estimulantes de la eritropoyesis (AEE)

1) **eritropoyetina recombinante humana α** (epoetina α) y **eritropoyetina β** (epoetina β): inicialmente a dosis de 50 uds./kg iv. 1-3×semana (la eritropoyetina β se puede administrar VSc)

2) **darbepoetina α:** inicialmente 0,45 µg/kg iv. o VSc 1×semana

3) **metoxi-polietilenglicol** epoetina β: inicialmente 0,6 µg/kg cada 2 semanas o 1,2 µg/kg 1×mes.

Los AEE se administran a pacientes con una concentración de Hb <10 g/dl, tras excluir otras causas de anemia que no sean por ERC, tras o durante la suplementación del déficit de hierro.

En pacientes no dializados o con diálisis peritoneal se prefiere administrar los AEE VSc, y en hemodializados iv. La dosis se modificará para obtener un aumento de la concentración de Hb de 1-2 g/dl por mes, y para después de obtener la concentración objetivo de Hb mantenerla en el rango previsto. Todos los pacientes que reciben AEE deben recibir hierro, si la concentración de ferritina sérica es ≤500 µg/l y la saturación de transferrina es ≤30 %. Durante los primeros 6 meses, la dosis promedio de hierro iv. es 25-150 mg/semana. A continuación, la pauta se establecerá a base de los resultados del análisis de los marcadores del metabolismo del hierro realizados cada 1-3 meses.

Los efectos secundarios de AEE son: hipertensión (20-30 % de pacientes), hipercoagulación con trombosis del acceso vascular (5-10 %), convulsiones (con poca frecuencia, sobre todo asociadas a la encefalopatía hipertensiva), aplasia eritrocitaria selectiva causada por la presencia de anticuerpos contra la eritropoyetina (se desarrolla esporádicamente después de la administración VSc). **Contraindicaciones:** hipertensión severa resistente al tratamiento médico, aplasia eritrocitaria selectiva, antecedentes de ACV, enfermedad neoplásica potencialmente curable, hipersensibilidad al fármaco.

En el caso de la anemia sintomática resistente al tratamiento con AEE y hierro, se deben realizar transfusiones con concentrado de glóbulos rojos (preferentemente irradiados y filtrados, con el fin de reducir la sensibilización antigénica del paciente).

### Tratamiento renal sustitutivo (TRS)

**1. Preparación para TRS:** se inicia cuando la TFG es de 15-20 ml/min/1,73 m$^2$. En cualquier caso, se debe considerar el trasplante de riñón de un donante vivo (familiar), como método de elección, sin diálisis previa. En el caso del tratamiento con hemodiálisis, la preparación consistirá en la realización de un acceso vascular lo más temprano posible (recomendable fístula arteriovenosa interna [FAV] en la extremidad superior). En las personas seleccionadas para diálisis peritoneal se debe implantar un catéter en la cavidad peritoneal.

### 2. Métodos

1) **Hemodiálisis:** planificada en general 3×semana, dura 4-5 h. En caso de urgencia médica u hospitalización de un paciente en diálisis, siempre se debe contactar con el centro donde se realizan las hemodiálisis para obtener información relevante sobre el paciente (p. ej. de la infección crónica de hepatitis viral) y las instrucciones para su futuro tratamiento. Los vasos

de las extremidades con fístula vascular se deben puncionar solamente en el transcurso de la hemodiálisis o en situaciones de riesgo vital. No se debe medir la presión arterial en una extremidad con FAV.

2) **Diálisis peritoneal**: la técnica más utilizada es la diálisis peritoneal continua ambulatoria (DPCA). El paciente permanece en casa y varias veces al día cambia el líquido de diálisis de la cavidad peritoneal, solo, o con la ayuda de un asistente entrenado. Una complicación relativamente frecuente es la peritonitis, cuyo primer síntoma suele ser la salida de líquido turbio de la cavidad peritoneal. Se acompaña de dolor abdominal, náuseas, vómitos y síntomas peritoneales. En cada caso de hospitalización de un paciente tratado con diálisis peritoneal hay que contactar con su centro de diálisis.

3) **Trasplante de riñón**: en todos los aspectos es el mejor método de TSR. Durante todo el período de funcionamiento del injerto los pacientes permanecerán bajo control del centro de trasplante. Se debe contactar con este centro en caso de hospitalización de un paciente con riñón trasplantado.

**3. Indicaciones:** la TRS se debe empezar antes de la aparición de los síntomas de uremia y de las complicaciones secundarias al daño orgánico (generalmente cuando TFG 9-14 ml/min/1,73 m$^2$). Según las guías KDIGO de 2012 las recomendaciones para empezar TRS son: signos y síntomas de uremia (pericarditis urémica, púrpura urémica, encefalopatía o neuropatía periférica urémica, náuseas y vómitos persistentes), sobrehidratación, hipertensión resistente al tratamiento o desarrollo de desnutrición proteicocalórica. En la mayoría de los pacientes estos problemas aparecen cuando la TFG llega a 5-10 ml/min/1,73 m$^2$. En algunos casos (p. ej. en los pacientes con diabetes o en los pacientes ancianos con comorbilidades) la diálisis se inicia antes, debido a indicaciones clínicas, tales como la insuficiencia cardíaca con sobrehidratación resistente al tratamiento o con desnutrición.

**4. Contraindicaciones:** enfermedad neoplásica diseminada, demencia severa u otros trastornos mentales irreversibles que impidan el cumplimiento de los requisitos relacionados con el TRS.

**→ O B S E R V A C I Ó N**

La frecuencia recomendada para determinar la concentración de creatinina en el suero es:

1) en las categorías G1-2 y la categoría G3 estable (pérdida de TFG <2 ml/min/1,73 m$^2$/año) 1 × año

2) en la categoría G3 con progresión (pérdida de TFG >2 ml/min/1,73 m$^2$/año) y categoría G4 estable cada 6 meses

3) en la categoría G4 en progresión y categoría G5 cada 1-3 meses.

Cuando TFG <60 ml/min/1,73 m$^2$ → valorar la concentración de Hb, calcio, Pi, bicarbonato y los niveles de PTH en el suero. Si los resultados son correctos → la siguiente determinación será una vez al año. Un resultado incorrecto indica la existencia de complicaciones, y la frecuencia de las siguientes revisiones dependerá de la aplicación del tratamiento. Todos los pacientes con TFG <30 ml/min/1,73 m$^2$ deben ser derivados al nefrólogo.

**Indicaciones para una derivación más precoz**:

1) AKI o disminución aguda de la TFG

2) albuminuria importante persistente (cociente albúmina/creatinina ≥300 mg/g o pérdidas de albúmina en la orina ≥300 mg/24 h, lo que corresponde aproximadamente a unas pérdidas de proteínas en orina ≥500 mg/24 h)

3) progresión de la ERC, pasando a una categoría superior de la TFG con disminución de la tasa de filtración glomerular estimada en ≥25 % respecto a la previa

4) presencia constante de cilindros eritrocitarios o de >3 eritrocitos por campo, sin una causa clara

5) ERC e hipertensión arterial persistente a pesar de la administración de ≥4 fármacos antihipertensivos

6) concentración anormal de potasio sérico mantenida

7) litiasis renal recurrente o avanzada

8) enfermedad renal congénita.

Las principales causas de muerte son: complicaciones cardiovasculares e infecciones.

# 3. Enfermedades glomerulares renales

→ DEFINICIÓN Y CLASIFICACIÓN

Las enfermedades glomerulares renales (glomerulopatías) son un grupo heterogéneo de enfermedades que afectan solo o principalmente a los glomérulos renales y ocasionan trastornos funcionales y estructurales. **Clasificación** →fig. 3-1

1) según el papel de la inflamación en la etiopatogenia:

   a) **glomerulonefritis (GN)**

   b) **glomerulopatías no inflamatorias** (inflamación mínima o sin inflamación)

2) según la etiología:

   a) **glomerulopatías adquiridas primarias** (inicialmente afectan solamente a los glomérulos renales; los signos clínicos y las alteraciones en las pruebas de laboratorio son consecuencia de los cambios en su estructura y funcionamiento; tienen un carácter inflamatorio [GN primaria]) y glomerulopatías **adquiridas** secundarias (el daño glomerular es consecuencia de otra enfermedad que al principio o de forma simultánea puede afectar a otros [con frecuencia muchos] órganos; y puede tener un carácter inflamatorio [GN secundaria] o no inflamatorio)

   b) **glomerulopatías congénitas** (hereditarias o esporádicas) principalmente presentan un carácter no inflamatorio; su origen es un trastorno de estructura del ovillo glomerular

3) según el cuadro histopatológico →tabla 3-1.

## 3.1. Glomerulonefritis

→ DEFINICIÓN Y ETIOPATOGENIA

Las glomerulonefritis (GN) son un grupo de enfermedades heterogéneas caracterizadas por un proceso inflamatorio que afecta exclusiva o principalmente

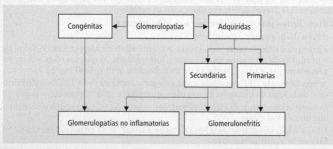

**Fig. 3-1.** Clasificación de las enfermedades de los glomérulos renales

**Tabla 3-1. Clasificación, causas y cuadro clínico de las glomerulonefritis (GN)**

| GN primaria | Causas de GN secundaria con igual cuadro histopatológico | Cuadro clínico |
|---|---|---|
| GN proliferativa endocapilar (posinfecciosa) | Endocarditis bacteriana infecciosa[a], infecciones de derivaciones cerebrales ventriculoauriculares[b] (*shunt nephritis*)[a] | Síndrome nefrítico (GNA) |
| GN proliferativa extracapilar (con semilunas): 1) primaria; 2) se solapa a otras GN primarias (nefropatía IgA, GN membranoproliferativa, GN membranosa) | Vasculitis sistémica, enfermedad de Behçet, LES, neoplasias malignas, hepatitis B o C, abscesos de órganos internos, fármacos (alopurinol, rifampicina, penicilamina, hidralazina) | Síndrome nefrítico con insuficiencia renal rápidamente progresiva (GN rápidamente progresiva) |
| GN mesangial proliferativa | LES | Hematuria recidivante o permanente con o sin proteinuria |
| Nefropatía IgA | Vasculitis por IgA (púrpura de Schönlein-Henoch), infección por VIH | Hematuria recidivante con proteinuria, ERC avanzada |
| **GN membranoproliferativa** | | |
| Tipo I | LES, hepatitis B o C, crioglobulinemia mixta esencial, endocarditis infecciosa, abscesos de órganos internos | En todos los tipos: síndrome nefrótico, hematuria microscópica con proteinuria, ERC progresiva |
| Tipo II | Sin tipos secundarios | |
| Tipo III | Como en el tipo I | |
| GN membranosa | Hepatitis B o C, neoplasias malignas, LES, fármacos (penicilamina, sales de oro) | Síndrome nefrótico, ERC progresiva |
| GN por cambios mínimos | Linfoma de Hodgkin, linfomas no Hodgkin, AINE | Síndrome nefrótico |
| Glomeruloesclerosis segmentaria y focal | Nefropatía por reflujo, obesidad mórbida, agenesia renal, infección por VIH, nefropatía por heroína | Síndrome nefrótico, ERC progresiva |
| GN fibrilar e inmunotactoide | Síndromes linfoproliferativos | Síndrome nefrótico, ERC rápidamente progresiva |

[a] A diferencia de la GN primaria, se desarrolla durante la infección y no después de ella.

[b] Conexión entre los ventrículos laterales del cerebro con la aurícula derecha del corazón que se realiza con el fin de tratar la hidrocefalia.

ERC — enfermedad renal crónica, LES — lupus eritematoso sistémico

a los glomérulos renales. La afectación de otras estructuras renales (túbulos, tejido intersticial, vasos) es secundaria a las alteraciones derivadas de la disfunción glomerular (principalmente proteinuria). La base de las GN son procesos autoinmunes y en muchos casos se desconoce la etiología. Las GN pueden cursar en forma de exacerbaciones, brotes y remisiones.

**GN primaria**: la enfermedad afecta solamente a los glomérulos renales. Las manifestaciones clínicas y las alteraciones bioquímicas son consecuencia de la disfunción glomerular. Aunque en algunos casos (p. ej. en la GN posinfecciosa) la causa de la GN primaria es conocida, en la mayoría de los casos tiene carácter idiopático.

**GN secundaria**: el daño glomerular es consecuencia de otra enfermedad, a menudo multiorgánica o multisistémica.

En la mayoría de los casos no se puede identificar la naturaleza y la severidad de los cambios morfológicos glomerulares, ni el grado del daño, sobre la base del cuadro clínico. Esto es debido a que cambios histopatológicos muy similares pueden derivar en diferentes formas clínicas de presentación. Además, una misma GN puede manifestar diferentes síndromes clínicos en diferentes períodos (p. ej. inicialmente como síndrome nefrótico, posteriormente como GN crónica, o bien comenzar como hematuria microscópica asintomática y evolucionar a GN rápidamente progresiva →más adelante), lo que es el resultado del grado de actividad de la enfermedad. A veces un tipo de GN puede evolucionar o incluso superponer a otro. Por estas razones, la clasificación de las GN se basa en el cuadro histopatológico, ya que indica su etiopatogenia y describe la naturaleza de las alteraciones estructurales, aspectos que son decisivos para la selección del tratamiento y la valoración del pronóstico. La mayoría de los tipos de GN puede ser una glomerulopatía primaria o secundaria y cursar con múltiples formas de presentación clínica →tabla 3-1.

### ➡ CUADRO CLÍNICO E HISTORIA NATURAL

En la mayoría de los casos predomina uno de los siguientes síndromes clínicos:

**1. Síndrome nefrótico** →cap. 14.3.4.

**2. Síndrome nefrítico**: se caracteriza por hipertensión arterial, disminución de la diuresis y edemas, generalmente moderados. El examen general de la orina muestra proteinuria ≤3,5 g/d y un sedimento denominado activo (eritrocitos lisados y dismórficos, cilindros eritrocitarios y granulosos).

**3. Hematuria microscópica asintomática con o sin proteinuria**: aparece hematuria microscópica persistente o periódica. Durante los períodos de las exacerbaciones pueden aparecer grados variables de proteinuria que no excede el rango nefrótico. Inicialmente no hay ninguna otra manifestación clínica y en fases avanzadas pueden desarrollarse manifestaciones de ERC →cap. 14.2.

**4. GN aguda** →cap. 14.3.1.1.

**5. GN crónica**: ERC progresiva causada por una GN de curso oculto que dura varios años. Transcurrido un largo período de evolución, en muchos casos no se identifica un proceso inflamatorio activo en los glomérulos renales. El desarrollo de la ERC es el resultado de una progresiva destrucción de un número significativo de glomérulos y de la fibrosis del tejido intersticial con la destrucción de los túbulos renales. El cuadro clínico típico de la ERC depende de su estadio →cap. 14.2. El análisis de orina suele mostrar proteinuria subnefrótica y en algunos casos hematuria microscópica.

**6. GNRP**: el síndrome nefrítico se acompaña de insuficiencia renal rápidamente progresiva.

### ➡ DIAGNÓSTICO

**Exploraciones complementarias**

**1. Análisis de orina**: grados variables de proteinuria y/o hematuria microscópica; cilindros granulosos, eritrocitarios o grasos.

**2. Análisis de sangre**: creatinina sérica elevada en casos de disminución de la TFG. En ciertas formas de GN se detectan marcadores inmunológicos.

**3. Biopsia renal**: es el único procedimiento que proporciona un diagnóstico fiable de GN y de su tipo. Debe realizarse en caso de sospechar GN primaria con la única excepción del síndrome nefrótico en niños (en ~80 % de los casos causado por GN de cambios mínimos). También ha de realizarse en pacientes con síndrome nefrótico, con insuficiencia renal rápidamente progresiva o con hematuria (tras excluir las causas de hematuria de vías urinarias). Del tipo histológico de GN dependerá la elección del tratamiento, incluyendo el tratamiento inmunosupresor. El pronóstico también depende del tipo histopatológico de GN, del grado de daño glomerular, así como de la severidad de las lesiones secundarias del tejido tubulo-intersticial.

Un diagnóstico histopatológico preciso es indispensable también en muchos casos en los que se sospecha una glomerulopatía secundaria, p. ej. con el fin de confirmar el diagnóstico de la enfermedad sistémica o el tipo de glomerulopatía en una enfermedad sistémica ya diagnosticada, como en el LES. También si existen dudas respecto a la naturaleza y al grado de lesión glomerular.

**Criterios diagnósticos**

Imagen histopatológica de la biopsia renal →tabla 3-1.

**Diagnóstico diferencial**

Otras enfermedades renales agudas y crónicas, principalmente nefritis intersticial aguda y crónica, nefropatía diabética, nefropatía hipertensiva.

### →TRATAMIENTO

**1. GN primaria:** tratamiento inmunosupresor, inhibición de la progresión de la ERC y corrección de los factores que aceleran la progresión, como hipertensión, proteinuria, hiperlipidemia, tabaquismo, obstrucción urinaria. Tratamiento específico de cada tipo de GN primaria →más adelante.

**2. GN secundaria:** el manejo incluye el tratamiento de la enfermedad de base, que puede resolver completamente la nefropatía y el control del progreso de la ERC.

**3. Síndrome nefrótico:** principios generales de tratamiento →cap. 14.3.4.

### →PRONÓSTICO

El pronóstico depende del tipo y causa de la GN. De las GN primarias, la que presenta el mejor pronóstico es la GN posinfecciosa, mientras que el más desfavorable es el de la GN rápidamente progresiva (GNRP). En algunos tipos de GN a menudo se observa una remisión completa o parcial. La GN secundaria en muchos casos cede completamente tras el control de la enfermedad de base.

## 3.1.1. Glomerulonefritis aguda (posinfecciosa, endocapilar proliferativa)

### →DEFINICIÓN Y ETIOPATOGENIA

La glomerulonefritis aguda (GNA) primaria es una enfermedad repentina relacionada con la presencia de inmunocomplejos circulantes que se producen como respuesta a infecciones por estreptococos β-hemolíticos del tipo A y muy raras veces por otras bacterias o virus.

### →CUADRO CLÍNICO E HISTORIA NATURAL

Los casos clínicos suelen aparecer principalmente en primavera y otoño, más frecuentemente en niños (GN más común en niños en edad escolar). La GNA en adultos representa un 10 % de todos los casos. La enfermedad se desarrolla repentinamente, generalmente después de 1-3 semanas de una faringitis estreptocócica o a las 2-3 semanas después de una infección cutánea de etiología estreptocócica. Los síntomas clínicos básicos de la GNA conforman la llamada tríada de Addis: edema (85 %), hipertensión arterial (60-80 %) y cambios en la orina (hematuria microscópica y cilindros de hematíes). La proteinuria es de carácter subnefrótico, por lo que el edema es leve, localizado principalmente en los párpados, siendo rara vez generalizado. Síntomas generales: malestar general, pérdida de apetito, a veces náuseas y vómitos. Puede aparecer oliguria o anuria como manifestación del daño renal agudo, requiriendo diálisis en ~5 % de los pacientes. Los casos asintomáticos son 4-5 veces más frecuentes que los sintomáticos.

## → DIAGNÓSTICO

**Exploraciones complementarias**

**1. Análisis de orina:** proteinuria y sedimento activo (hematuria microscópica y cilindros hemáticos).

**2. Análisis de sangre:** el aumento del título de antiestreptolisina O (ASO) se produce en un 90 % de los pacientes después de una infección estreptocócica del tracto respiratorio superior y en un 50 % después de una infección cutánea; hipergammaglobulinemia; disminución de la actividad hemolítica del complemento y de las concentraciones de C3.

**3. Biopsia renal:** se indica en caso de ausencia de respuesta o de empeoramiento de la función renal tras un período de 6 semanas.

**Diagnóstico diferencial**

Otros tipos de GN, especialmente la nefropatía por IgA, nefropatía lúpica, GN membranoproliferativa (GNMP).

## → TRATAMIENTO

**Tratamiento etiológico**

Tratamiento de infecciones activas estreptocócicas (→cap. 3.3, Tratamiento) o inducidas por otros patógenos.

**Tratamiento sintomático**

**1. Limitación del consumo de sodio** a 50-100 mmol/d (2,9-5,8 g de sal).

**2. Limitación de la ingesta de líquidos** en caso de oliguria.

**3. Tratamiento diurético:**

1) si la TFG es normal y los edemas son moderados → tiacidas y derivados, p. ej. hidroclorotiazida 25-50 mg 1-2 × d

2) creatinina sérica >176 µmol/l (2 mg/dl) y edemas severos → diuréticos de asa, p. ej. furosemida 20-40 mg 2-3 × d.

**4. Tratamiento antihipertensivo:** uso de IECA a dosis adecuadas o de calcioantagonistas del tipo dihidropiridinas (p. ej. amlodipino). Fármacos y dosificación →cap. 2.20.1, tabla 20-6.

**5. La diálisis** puede estar indicada en casos de insuficiencia renal aguda →cap. 14.1.

## → PRONÓSTICO

En la mayoría de los casos la fase aguda de la enfermedad cede espontáneamente después de varios días (incluso más de diez). La resolución completa de las alteraciones urinarias puede llevar más de un año pudiendo persistir varios años con leve hematuria microscópica y proteinuria. Las recaídas de la GNA son poco frecuentes.

## 3.1.2. Glomerulonefritis rápidamente progresiva (glomerulonefritis extracapilar proliferativa)

### → DEFINICIÓN Y ETIOPATOGENIA

La GN rápidamente progresiva (GNRP, ing. RPGN) es un síndrome clínico consistente en un rápido deterioro de la función renal (con disminución de la TFG en ≥50 % en un período que oscila desde unas semanas hasta 3 meses),

**Tabla 3-2. Causas de glomerulonefritis rápidamente progresiva (GNRP) secundaria**

| | |
|---|---|
| **Infecciones** | |
| Inmunocomplejos | Endocarditis bacteriana, infección de derivaciones ventriculoauriculares, sepsis de origen abdominal (abscesos viscerales), hepatitis B y C, micoplasmosis, histoplasmosis, infección por VIH, sífilis, lepra |
| **Enfermedades sistémicas** | |
| Anticuerpos anti-MBG (10-20 % de los casos) | Enfermedad por anticuerpos antimembrana basal (síndrome/enfermedad de Goodpasture), aparece en receptores de trasplante renal con enfermedad de Alport |
| Inmunocomplejos (30-40 % de los casos) | LES, vasculitis asociada a IgA (púrpura de Schönlein-Henoch), crioglobulinemia mixta esencial, enfermedad de Behçet, vasculitis urticaria con hipocomplementemia, neoplasias (sobre todo del intestino grueso y pulmón) |
| ANCA (50-60 % de los casos) | Vasculitis microscópica, granulomatosis con vasculitis (Wegener), granulomatosis eosinofílica con vasculitis (Churg-Strauss) |
| **Fármacos** | |
| ANCA | Propiltiouracilo, metimazol, alopurinol, minociclina, penicilamina, hidralazina |
| ANCA — anticuerpos anticitoplasma de neutrófilos, LES — lupus eritematoso sistémico | |

asociado a un cuadro histopatológico de GN extracapilar proliferativa (formación de semilunas en ≥50 % de los ovillos glomerulares).

La enfermedad primaria limitada al riñón puede transcurrir como GNRP o superponerse a otra GN primaria en cualquier período de su desarrollo. Las formas secundarias (~80 % de los casos de GNRP) aparecen en el curso de muchas enfermedades de etiología diversa (→tabla 3-2), caracterizadas por la presencia de vasculitis de pequeño vaso.

### → CUADRO CLÍNICO E HISTORIA NATURAL

La GNRP aparece como un síndrome nefrítico con insuficiencia renal de progresión muy rápida. En una parte de los enfermos, el inicio de la enfermedad es insidioso y los primeros síntomas incluyen fatiga, fiebre, sudoración nocturna y artralgias. En caso de GNRP secundaria aparecen síntomas de la enfermedad de base. En casos no tratados se desarrolla insuficiencia renal terminal, habitualmente con rapidez (en un período entre 1-2 semanas hasta unos meses).

### → DIAGNÓSTICO

**Exploraciones complementarias**

**1. Análisis de orina:** sedimento urinario activo, proteinuria subnefrótica.

**2. Análisis de sangre:** alteraciones típicas de la insuficiencia renal aguda →cap. 14.1, indicadores inmunológicos asociados con la etiopatogenia →tabla 3-2.

**3. Biopsia renal:** un síndrome clínico de insuficiencia renal rápidamente progresiva es indicación de biopsia renal.

**Criterios diagnósticos**

La presencia de semilunas en ≥50 % de los glomérulos. Cuando no es posible realizar la biopsia renal, el diagnóstico se establece a base del curso clínico típico y de la presencia de indicadores inmunológicos relacionados con la GNRP.

**Diagnóstico diferencial**

Otras formas de la lesión renal aguda →cap. 14.1.

## ➡ T R A T A M I E N T O

Hay que comenzar el tratamiento lo más rápidamente posible, ya que, transcurridas 3-5 semanas, las lesiones renales son irreversibles. La afectación de casi todos los glomérulos, la presencia de semilunas fibrosas, la fibrosis intersticial difusa y la atrofia generalizada de los túbulos renales sugieren irreversibilidad de las lesiones y una pobre respuesta al tratamiento inmunosupresivo agresivo. La única opción terapéutica en estos casos es la diálisis.

#### Inducción y mantenimiento de remisión

**1. GNRP con presencia de anticuerpos antimembrana basal glomerular (anti-MGB, con o sin ANCA):**

1) **metilprednisolona** 7-15 mg/kg/d (máx. 1 g/d) en infusión iv. durante 3 días, luego prednisona VO 1 mg/kg/d (máx. 80 mg/d) durante 7 días y reducir la dosis gradualmente de manera que a las 8-10 semanas la dosis sea de 30 mg/d, a las 15-16 semanas de 10 mg/d y posteriormente de 7,5-10 mg/d; el tratamiento con prednisona suele prolongarse 6 meses; simultáneamente se emplea

2) **ciclofosfamida** VO 2 mg/kg/d (iv. 0,5 g/m$^2$ 1×mes cuando la administración VO no es posible) durante 3 meses; y

3) **plasmaféresis** diaria con recambio de 4 l de plasma en cada sesión, hasta la desaparición de los anticuerpos anti-MBG (generalmente 14 días).

**2. GNRP con presencia de depósitos de inmunocomplejos:** metilprednisolona 0,5-1 g/d en infusión iv. durante 3-5 días, luego prednisona VO 1 mg/kg/d durante 1 mes, luego pasar a días alternos e ir reduciendo la dosis cada dos días hasta 15-20 mg durante un período de 6-9 meses. En la inducción, el pulso de metilprednisolona suele realizarse acompañado de ciclofosfamida o micofenolato.

**3. GNRP con escasos depósitos inmunes (sin depósitos de inmunoglobulinas, con o sin ANCA):**

1) **metilprednisolona** 7-15 mg/kg/d (máx. 1 g/d) en infusión iv. durante 3 días, después prednisona VO 1 mg/kg/d durante 1 mes y después reduciendo gradualmente la dosis en un período de 6-12 meses; al mismo tiempo

2) **ciclofosfamida** VO 1,5-2 mg/kg/d o iv. 0,75 g/m$^2$ 1×mes (si es necesario, aumentar la dosis hasta 1 g/m$^2$/mes) durante 3 meses o más si no se consigue la remisión (generalmente hasta 6 meses, máx. 12 meses). Si no es posible utilizar la ciclofosfamida, una alternativa es el rituximab 375 mg/m$^2$ 1×semana (durante 4 semanas) o micofenolato de mofetilo (MFM) VO 1,5-2,0 g/d. En la forma severa de la enfermedad se requiere diálisis → considerar plasmaféresis con un recambio de plasma 4 l cada 2 días durante las primeras 2 semanas. Tras obtener la remisión, utilizar el tratamiento de mantenimiento durante ≥24 meses (en caso de persistencia de niveles elevados de ANCA en la sangre o con c-ANCA en el momento de la presentación, hasta 5 años). Para el tratamiento de mantenimiento se utilizan 7,5 mg/d de prednisona en combinación con **azatioprina** 2 mg/kg/d o MFM 2,0 g/d. Se desconoce el período óptimo de tratamiento de mantenimiento con glucocorticoides. Es posible mantener la prednisona durante 5 meses en pacientes con remisión total en los 3 meses desde el tratamiento de inducción. En el resto de los casos se debe usar prednisona durante >12 meses. En pacientes con afectación del tracto respiratorio superior se recomienda añadir cotrimoxazol (960 mg/d) al tratamiento de mantenimiento. En los casos que requieren un TRS sin síntomas de enfermedad extrarrenal y sin remisión después de 3 meses de haber completado el tratamiento de inducción, no está indicado el tratamiento de mantenimiento.

#### Observación durante la remisión

En el período de remisión, además del examen médico, periódicamente se debe evaluar la función renal (análisis de orina, TFG) y los marcadores inmunológicos asociados a la enfermedad (ANCA).

#### Tratamiento de recaída

**1. GNRP con presencia de anticuerpos anti-MBG (con o sin ANCA) y GNRP con presencia de depósitos de inmunocomplejos:** tratamiento como en el primer brote de la enfermedad.

**2. GNRP con escasos depósitos inmunes, también llamadas paucinmunes (con o sin ANCA):** si la recaída apareció tras la finalización del tratamiento de mantenimiento → reiniciar la inducción de la remisión y luego realizar el tratamiento de mantenimiento. Si la recaída ocurrió durante el mantenimiento de la remisión → puede ser eficaz aumentar las dosis de prednisona y azatioprina o MFM. Una alternativa puede ser la administración de inmunoglobulina iv. sin modificar el tratamiento de mantenimiento.

### ➡ PRONÓSTICO

El pronóstico de recuperación de la función renal es incierto y generalmente es desfavorable en pacientes con creatininemia inicial >528 µmol/l (6 mg/dl), que requieren diálisis. En estos casos solo un 10 % presenta mejoría de la función renal. No aparecen remisiones espontáneas. En la GNRP asociada a la presencia de anticuerpos anti-MBG las recidivas son escasas. Si aparecen anticuerpos ANCA, las recidivas aparecen en un 25-50 % de los pacientes en un período de pocos años.

### 3.1.3. Glomerulonefritis mesangial

La glomerulonefritis mesangial es una GN proliferativa que se caracteriza por la proliferación generalizada y diseminada de las células mesangiales con aumento de la cantidad de matriz. En el cuadro clínico domina la hematuria microscópica y proteinuria generalmente moderadas. Entre las formas de GN primarias la nefropatía por IgA es la más común →más adelante. Las formas secundarias aparecen más frecuentemente en las vasculitis asociadas a IgA (púrpura de Schönlein-Henoch), cirrosis o enfermedad hepática grave, enfermedad celíaca y en la infección por el VIH. La mayoría de los casos de glomerulonefritis mesangial secundaria cursa sin síntomas clínicos y en el análisis de orina aparecen hematuria y proteinuria moderadas. El tratamiento se dirige a la causa y el pronóstico depende de la enfermedad de base.

### 3.1.4. Nefropatía por IgA

### ➡ DEFINICIÓN Y ETIOPATOGENIA

La nefropatía por IgA es la GNM primaria más común y se caracteriza (excepto la proliferación generalizada y diseminada de las células mesangiales con un aumento en la cantidad de matriz) por depósitos de IgA en los glomérulos renales.

### ➡ CUADRO CLÍNICO

Hematuria asintomática (hematuria microscópica) con proteinuria leve (en general <0,5 g/d), detectada habitualmente al realizar análisis de orina por otras indicaciones, o en un control periódico de salud (p. ej. en el trabajo). Con el tiempo la TFG se reduce gradualmente poco a poco, lo que presenta el cuadro de la ERC progresiva.

Cuadros clínicos más raros:

1) hematuria macroscópica recurrente, que acompaña sobre todo a infecciones virales o bacterianas de las vías respiratorias superiores o a otro tipo de infección; puede durar desde unas horas hasta unos días; es una manifestación clásica de la nefropatía por IgA, sin embargo se presenta tan solo en un 10-15 % de los enfermos, sobre todo jóvenes (<40 años)

2) síndrome nefrótico

3) síndrome nefrítico con deterioro rápido de la función renal (GN rápidamente progresiva), causado por GN extracapilar proliferativa (>50 % de los glomérulos con presencia de semilunas).

### → DIAGNÓSTICO

El diagnóstico se determina mediante inmunofluorescencia o inmunohistoquímica de la biopsia renal.

### → TRATAMIENTO

**1.** Pacientes con proteinuria <1,0 g/d y TFG >60 ml/min/1,73 m$^2$: eliminar o controlar los factores que aceleran la progresión de la ERC.

**2.** Pacientes con proteinuria ≥1,0 g/d: se administra IECA o ARA-II a dosis crecientes de forma progresiva, según la presión arterial, hasta la reducción de proteinuria <1,0 g/d. El objetivo es mantener una presión arterial <125/75 mm Hg en el caso de proteinuria ≥1,0 g/d (<130/80 mm Hg en caso de proteinuria <1,0 g/d).

**3.** Pacientes con proteinuria ≥1,0 g/d, a pesar de más de 3-6 meses de tratamiento óptimo con IECA o ARA-II y TFG >50 ml/min/1,73 m$^2$: glucocorticoides durante 6 meses según el esquema:

1) metilprednisolona 0,5-1,0 g iv. al día durante 3 días y luego prednisona VO 0,5 mg/kg/d cada dos días durante 6 meses; repetir la infusión de metilprednisolona en el 3.$^{er}$ y 5.$^o$ mes del tratamiento, o

2) prednisona VO 0,8-1 mg/kg/d durante 2 meses, y en los siguientes 4 meses ir reduciendo la dosis en 0,2 mg/kg/d cada mes.

**4.** Pacientes con rápida disminución de la TFG y semilunas en ≥50 % de los glomérulos: el mismo tratamiento como en el GNRP con ANCA.

**5.** Pacientes con empeoramiento de hematuria microscópica/hematuria y proteinuria <1 g/d asociada a amigdalitis: **tonsilectomía** (no se realiza rutinariamente sin indicaciones de un otorrinolaringólogo).

### → PRONÓSTICO

En 2/3 de los casos la nefropatía empeora progresivamente y en un período de hasta 20 años no aparece insuficiencia renal. En el resto de los casos se aprecian diferentes grados de insuficiencia renal. >50 % de los enfermos con nefropatía por IgA y una GN rápidamente progresiva evolucionan al año a insuficiencia renal terminal, a pesar del tratamiento inmunosupresor intensivo.

### 3.1.5. Glomerulonefritis membranoproliferativa (glomerulonefritis mesangiocapilar)

### → DEFINICIÓN Y ETIOPATOGENIA

La glomerulonefritis membranoproliferativa (GNMP, ing. MPGN; sinónimo GN mesangiocapilar) se caracteriza por la proliferación mesangial difusa y engrosamiento de las paredes capilares. Constituye ~10 % de los casos de GN. La GNMP secundaria se desarrolla en el curso de enfermedades por inmunocomplejos circulantes que se depositan en los glomérulos renales. Los más frecuentes se producen en el contexto de una infección por VHC y por VHB, LES, crioglobulinemia mixta vinculada al VHC, infecciones bacterianas (endocarditis, infección de las derivaciones cerebrales ventriculoauriculares), síndromes linfoproliferativos.

### → CUADRO CLÍNICO

La GNMP primaria suele presentarse a edad de 5-30 años. Se manifiesta con hematuria microscópica y proteinuria de nivel subnefrótico (~35 % de los casos), presencia de cilindros granulosos en el sedimento urinario (35 %), síndrome nefrótico con función renal normal o ligeramente reducida (35 %) o ERC progresiva con hipertensión, hematuria microscópica y proteinuria (20 %). Puede ser causa de GNRP.

En las formas secundarias aparecen síntomas de la enfermedad de base.

### → DIAGNÓSTICO

A base del estudio histopatológico de la biopsia renal.

### → TRATAMIENTO

No hay un esquema terapéutico universalmente aceptado para la GNMP primaria. En los pacientes con proteinuria >3,5 g/d y reducción progresiva de la TFG, se puede intentar tratamiento inmunosupresor: ciclofosfamida VO a dosis de 1,5-2 mg/kg/d o MFM VO a dosis de 1,5-2,0 g/d en combinación con dosis bajas de glucocorticoides (prednisona 0,5 mg/kg/d).

### → PRONÓSTICO

La GNMP primaria presenta un carácter generalmente progresivo. Transcurridos 5 años de la biopsia renal un 50-60 % de los pacientes adultos requiere diálisis. En las GN secundarias, el tratamiento eficaz de la enfermedad de base puede conseguir al menos la remisión parcial de la glomerulopatía.

## 3.1.6. Glomerulonefritis por cambios mínimos

### → DEFINICIÓN Y ETIOPATOGENIA

En la glomerulonefritis por cambios mínimos (GNCM) la imagen histopatológica de la biopsia renal al microscopio óptico no muestra alteraciones. Cursa en forma de síndrome nefrótico. La causa es desconocida. La GNCM secundaria es una glomerulopatía rara que se manifiesta con síndrome nefrótico. Las causas conocidas incluyen medicamentos (AINE, especialmente fenoprofeno, litio, tiopronina) y síndromes linfoproliferativos.

### → CUADRO CLÍNICO E HISTORIA NATURAL

Típicamente aparece síndrome nefrótico →cap. 14.3.4. La GNCM primaria es la causa más común del síndrome nefrótico hasta los 16 años de edad (75-80 %). En adultos puede presentarse a cualquier edad y supone un 20-25 % de los casos de síndrome nefrótico idiopático. La presión arterial está generalmente normal o ligeramente elevada. La TFG suele ser normal. Proteinuria 24 h >10 g, generalmente selectiva, hematuria microscópica en un 20 % y hematuria en un 1 % de los enfermos. Las complicaciones en forma de trombosis se producen en el 8-10 %. La GNCM primaria puede presentar una evolución diferente. Los períodos de remisión suelen alternar con recidivas del síndrome nefrótico. En los casos no tratados la frecuencia de remisiones espontáneas alcanza el 40-50 %. La frecuencia de recidivas disminuye con la duración de la enfermedad.

### → DIAGNÓSTICO

En los adultos el diagnóstico se establece por la imagen histopatológica de la biopsia renal.

### → TRATAMIENTO

El objetivo del tratamiento es obtener la remisión rápida y evitar las complicaciones graves del síndrome nefrótico.

**1. Para alcanzar la remisión:** administrar una dosis inicial de **prednisona** 1 mg/kg VO (máx. 80 mg) cada día o 2 mg/kg cada dos días (máx. 120 mg). Si es bien tolerada, mantener ≥4 semanas desde la remisión completa (proteinuria <300 mg/d). Si no se ha obtenido una remisión completa, mantener la dosis durante 16 semanas. En estos casos se produce resistencia a los corticoides en ~25 % de los adultos. Tras conseguir la remisión, disminuir la dosis de prednisona lentamente durante 6 meses (habitualmente 5 mg/semana). La duración total de la corticoterapia no debe ser inferior a 24 semanas. En ~30 % de los pacientes las recidivas son frecuentes o aparece resistencia a los corticoides con recidiva del síndrome nefrótico al disminuir o suspender la prednisona. Las dos primeras recidivas pueden ser tratadas de igual modo que la presentación del síndrome nefrótico. En casos de recidivas sucesivas se aplica el esquema terapéutico como en la GNCM corticodependiente.

**2. Resistencia a los corticoides, corticodependencia o recidivas frecuentes:**

1) **ciclofosfamida** VO 2-2,5 mg/kg/d durante 8 semanas o iv. 750 mg/m² cada 4 semanas durante 24 semanas

2) **ciclosporina** VO 3-5 mg/kg/d; disminuir la dosis hasta la más baja que permita mantener la remisión y prolongarla durante 1-2 años, después de haber conseguido la remisión en un período inicial de tratamiento de 3-6 meses

3) **tacrolimus** VO 0,05-0,1 mg/kg/d

4) **MFM** VO 0,5-1,0 g 2×d durante 1-2 años (alternativa cuando no es posible utilizar glucocorticoides, ciclofosfamida o inhibidores de la calcineurina).

### → PRONÓSTICO

El porcentaje de remisión total es de un 70-85 % después de 4-5 meses de tratamiento, sin embargo la frecuencia de las recidivas después de la interrupción de la ciclosporina es de un 60-90 %.

En la GNCM secundaria la eliminación de la causa conduce a la desaparición de la proteinuria. El pronóstico es favorable. La insuficiencia renal crónica se desarrolla muy raramente.

## 3.1.7. Glomeruloesclerosis segmentaria y focal

### → DEFINICIÓN Y ETIOPATOGENIA

La glomeruloesclerosis segmentaria y focal (GSFS, ing. FSGS) es un grupo de nefropatías que comienzan con un daño podocitario (las denominadas podocitopatías), con glomeruloesclerosis progresiva y se acompañan de crecimiento de la matriz mesangial. Las causas de la GSFS primaria son desconocidas. Las GSFS secundarias se desarrollan en respuesta a factores que dañan los glomérulos tales como hiperfiltración (nefropatía por reflujo, hipertensión maligna, disminución de la masa renal funcionante, obesidad importante, talasemia), toxinas exógenas (heroína, pamidronato, con menor frecuencia IFN, inhibidor de la calcineurina, sirolimus) o infección por el VIH, con menor frecuencia parvovirus B19, CMV o VEB.

### ➔ CUADRO CLÍNICO E HISTORIA NATURAL

Se presenta con mayor frecuencia en varones durante la adolescencia. La manifestación clínica más común es la proteinuria. En un 75 % de los pacientes la enfermedad conduce al desarrollo de síndrome nefrótico (es la causa de un 20-25 % de los casos del síndrome nefrótico en adultos). En otros casos, la proteinuria es de nivel subnefrótico. La hematuria microscópica aparece en un 30-50 % y la hematuria en un 5-10 % (a veces es el primer síntoma de la enfermedad). La hipertensión se desarrolla en un 30 % de los pacientes en el momento del diagnóstico. La enfermedad no remite espontáneamente y progresa a insuficiencia renal.

### ➔ DIAGNÓSTICO

Basado en la imagen histopatológica de la biopsia renal.

### ➔ TRATAMIENTO

El tratamiento depende de la progresión de la enfermedad y de la gravedad de los síntomas clínicos, especialmente del nivel de proteinuria en la orina de 24 h.

**1. Pacientes con proteinuria subnefrótica (≤3,5 g/d):** hay que pautar **IECA/ ARA-II**; restringir el consumo de proteínas de la dieta a 0,8 g/kg/d y de sodio a 50-100 mmol/d.

**2. Pacientes con proteinuria nefrótica (>3,5 g/d):** administrar **prednisona** (dosificación como en la GNCM). Si aparece corticorresistencia, se debe suspender la prednisona, reduciendo la dosis gradualmente en un período de 6 semanas. La enfermedad puede recidivar en una proporción de casos en los que se produce remisión espontánea o inducida por el tratamiento. Las recidivas pueden ser tratadas con prednisona, como el primer brote de síndrome nefrótico, si se consigue la remisión completa consecutiva. Frecuentes recaídas deben ser tratadas con fármacos alternativos (→más adelante).

**3. Enfermos corticorresistentes:**

1) la **ciclosporina** VO 3-5 mg/kg/d alcanza la remisión generalmente en 2-3 meses después del inicio del tratamiento, mientras que en otros casos después de 4-6 meses. Si se consigue una remisión total o parcial se debe continuar el tratamiento durante 12 meses, reduciendo la dosis gradualmente (en un 25 % cada 2 meses). Si no se consigue la remisión, suspender el tratamiento a los 6 meses. Al mismo tiempo pautar prednisona (0,15 mg/kg/d) durante 4-6 meses, luego reducir la dosis y suspender el tratamiento a las 4-8 semanas; la reaparición de proteinuria durante la reducción de la dosis indica dependencia de la ciclosporina

2) **tacrolimus** VO 0,1-0,2 mg/kg/d

3) **MFM** VO 1,0 g 2×d con dexametasona 0,9 mg/kg (máx. 40 mg) durante 2 días consecutivos (alternativa en el caso de corticorresistencia y de la imposibilidad de emplear inhibidor de la calcineurina).

**4. Recidiva de la GSFS en trasplantados renales:** realizar plasmaféresis precoz.

**5. GSFS secundaria:** eliminar la causa, pautar IECA.

### ➔ PRONÓSTICO

Malo porque no se producen remisiones espontáneas. En un 50 % de los pacientes se desarrolla insuficiencia renal a los 10 años del diagnóstico.

### 3.1.8. Glomerulonefritis membranosa

→ **DEFINICIÓN Y ETIOPATOGENIA**

La glomerulonefritis membranosa (GNM) se desarrolla como resultado del daño de la membrana basal glomerular por complejos inmunes dando lugar a proteinuria. La causa de GNM primaria (70-75 % de los casos de la GNM) es desconocida. En un 70-80 % de los enfermos con GNM primaria se detectan autoanticuerpos contra el receptor de la fosfolipasa $A_2$, y en un 8-14 % autoanticuerpos contra la trombospondina. Causas secundarias: neoplasias, principalmente tumores sólidos, como cáncer de pulmón, estómago o colon, LES, infección por VHB y VHC, medicamentos (como la penicilamina, oro, tiopronina, AINE, captopril), sarcoidosis.

→ **CUADRO CLÍNICO E HISTORIA NATURAL**

La GNM se presenta a cualquier edad, más a menudo entre los 40 y 60 años. En >2/3 de los casos aparece en forma de síndrome nefrótico (la causa más común de síndrome nefrótico en adultos). En otros casos la proteinuria es subnefrótica, si bien puede evolucionar en unos años a síndrome nefrótico. La hematuria microscópica aparece en un 40-60 % de los pacientes, la hematuria es rara. La hipertensión se da en casos de reducción progresiva de la TFG. En ~50 % de los pacientes con síndrome nefrótico se producen complicaciones tromboembólicas. Se producen remisiones espontáneas completas en un 5-25 % y parciales en un 25-40 %.

→ **DIAGNÓSTICO**

Se basa en la imagen histopatológica de la biopsia renal. El cuadro histopatológico no permite diferenciar de manera segura la GNM primaria de la secundaria. Hay preparados comerciales para la determinación de anticuerpos contra el receptor de la fosfolipasa $A_2$, que permiten el diagnóstico de GNM idiopática mediante el análisis de sangre, así como la diferenciación de la GNM secundaria. La sospecha de GNM secundaria es una indicación para realizar el tamizaje de enfermedad neoplásica.

→ **TRATAMIENTO**

**1. Tratamiento de la GNM primaria:** inicialmente unas semanas de tratamiento con IECA o ARA-II (presión arterial objetivo ≤125/75 mm Hg), lo que conduce a la reducción de proteinuria en un 40-50 % de los pacientes.

**2.** Se deben eliminar los factores que aceleran la progresión de la ERC →cap. 14.2, tratar la hiperlipidemia →cap. 14.2, prevenir la ETV →cap. 2.33.3.

**3. Tratamiento inmunosupresor.** Hay que tener en cuenta en las siguientes situaciones: proteinuria constante >4 g/d sin tendencia a reducirse a pesar de la administración de IECA o ARA-II durante ≥6 meses; síntomas significativos y complicaciones del síndrome nefrótico que producen un deterioro de la condición física y constituyen un peligro para la vida; aumento de los niveles de creatinina sérica ≥30 % durante 6-12 meses desde el diagnóstico (sin otra causa evidente) y eTFG >25-30 ml/min/1,73 m². Administrar glucocorticoides y citostáticos según el siguiente esquema: metilprednisolona 0,5-1,0 g/d en infusiones iv. durante 3 días, desde el 4.º día hasta el final del 1.er mes, prednisona VO 0,5 mg/kg/d, durante los siguientes 30 días usar clorambucilo VO 0,15-0,2 mg/kg/d o ciclofosfamida VO 2 mg/kg/d; repetir el ciclo (prednisona durante 30 días y citostático durante los siguientes 30 días) 3 veces en 6 meses. Esquema alternativo: ciclosporina VO 3,5-5 mg/kg/d (con prednisona 0,15-1,0 mg/kg/d) o tacrolimus VO 0,05-0,075 mg/kg/d, durante 6 meses. Al conseguir la remisión mantenida se puede reducir la dosis del inhibidor de la calcineurina en un 50 % cada 4-8 semanas y continuar el tratamiento durante ≥12 meses. Si la remisión no se produce en un plazo de 6 meses, suspender el tratamiento. Antes de la remisión se observa la desaparición de los autoanticuerpos o una reducción significativa de su título.

### → PRONÓSTICO

En la mayoría de los casos la eliminación de las causas conduce a la resolución de la GNM secundaria. En la GNM posmedicamentosa, después de suspender penicilamina u oro, la proteinuria casi siempre remite (en un promedio de 9-12 meses, a veces 2-3 años). Después de suspender el tratamiento con los AINE la proteinuria desaparece en el curso de 1-36 semanas. La fase terminal de la insuficiencia renal ocurre en el ~40 % después de 15 años de la enfermedad.

## 3.2. Glomerulopatías adquiridas

**Glomerulopatía diabética** →cap. 13.4.1, tabla 4-1.
**Glomerulopatía lúpica** →cap. 16.3.

### 3.2.1. Amiloidosis renal

La glomerulopatía por amiloidosis es el resultado del depósito en los glomérulos de proteínas fibrilares insolubles llamadas amiloide. Definición, clasificación, epidemiología, cuadro clínico, diagnóstico y tratamiento de amiloidosis →cap. 16.23. El diagnóstico se confirma por el examen histológico tras biopsia renal.

**1. Amiloidosis primaria:** predominan depósitos en los glomérulos. La glomerulopatía se manifiesta con síndrome nefrótico e insuficiencia renal. Generalmente no asociada a hipertensión arterial. La hematuria aparece excepcionalmente y la proteinuria es selectiva (albuminuria). El trasplante de células madre hematopoyéticas puede conducir a una reducción de proteinuria hasta en un 70 % de los casos.

**2. Amiloidosis secundaria:** predominan los depósitos en la zona tubulointersticial y en los vasos de la corteza renal. La primera señal del daño glomerular es la proteinuria y la insuficiencia renal (70-90 % de los casos). El tratamiento de la enfermedad de base puede disminuir la proteinuria, estabilizar la función renal e incluso, en algunos casos, reducir la cantidad de amiloide en el riñón. ~20 % de los pacientes con amiloidosis tiene una supervivencia de 10 años y la causa de la muerte suele ser por enfermedad cardiovascular o por infección.

### 3.2.2. Enfermedad por depósito de inmunoglobulinas monoclonales

La glomerulopatía inmunotactoide (GIT) se desarrolla como resultado del depósito de subunidades monoclonales de inmunoglobulinas en los glomérulos renales en forma granular, dando lugar a glomérulos esclerosados en forma nodular. Estos depósitos son diferentes de los de amiloide por la ausencia de tinción metacromática y orientación al azar en el espacio. La causa son gammapatías monoclonales →cap. 15.15. Aparece proteinuria de rango nefrótico y más raramente hematuria microscópica. En >80 % de los pacientes se produce un deterioro de la función renal.

## 3.3. Glomerulopatías hereditarias

### 3.3.1. Síndrome de Alport

El síndrome de Alport es una nefropatía congénita causada por trastornos de la síntesis de cadenas α del colágeno tipo IV, lo que genera una alteración de la estructura de las membranas basales de los glomérulos renales. El tipo más común del síndrome de Alport (85 % de los casos) es el síndrome de Alport ligado al cromosoma X. Los hombres presentan una forma florida de la enfermedad, mientras que las mujeres son portadoras sanas del gen o la enfermedad se manifiesta levemente. Aparece hematuria microscópica y proteinuria (proteinuria nefrótica en un 30-40 % de los pacientes). La fase terminal de la insuficiencia renal ocurre en todos los hombres y en un 15 % de las mujeres. La mayoría de los pacientes presenta un deterioro de la audición de tipo sensorial. En la mitad de los casos se observan signos oculares (luxación del cristalino, lenticono anterior, cataratas). Otros tipos de síndrome de Alport presentan un patrón de herencia autosómica, ocurren en ambos sexos y desarrollan un curso parecido al síndrome de Alport ligado al cromosoma X. **Diagnóstico**: se determina por el cuadro clínico y el diagnóstico histológico de la biopsia renal, a veces de la piel. **Tratamiento** únicamente sintomático: aliviar los síntomas del síndrome nefrótico y detener la progresión de la IRC.

### 3.3.2. Nefropatía por membrana basal fina

Nefropatía por membrana basal fina (sinónimo: hematuria microscópica familiar benigna) es una glomerulopatía congénita caracterizada por una disminución del grosor (<250 nm) de la membrana basal de los capilares glomerulares. Los casos familiares presentan un patrón de herencia autosómico dominante. Aparece hematuria microscópica, detectada a menudo ya en la infancia. Típicamente no ocurre proteinuria, hipertensión arterial ni deterioro de la función renal. No se observa aumento de la hematuria en el curso de otras enfermedades concomitantes. No aparecen signos extrarrenales. **Diagnóstico**: estudio de la biopsia renal por microscopía electrónica. No existe un tratamiento específico y por otra parte no es necesario.

### 3.3.3. Enfermedad de Fabry

Hereditaria, asociada con el cromosoma X, causada por un déficit de actividad de la enzima α-galactosidasa A, lo que provoca una acumulación de glucoesfingolípidos en los tejidos y disfunción en numerosos órganos. El daño renal inicialmente se manifiesta mediante proteinuria. Con el paso del tiempo se desarrolla síndrome nefrótico e insuficiencia renal progresiva. Otros trastornos comunes: deterioro de la secreción de sudor, hipertermia, parestesias, dolor abdominal, anomalías oculares, trastornos auditivos, alteraciones cardíacas. Son características las lesiones difusas sobre la piel, como los hemangiomas con hiperqueratosis (angioqueratomas). La enfermedad se sospecha en presencia de antecedentes familiares y un cuadro clínico característico. **Diagnóstico**: se establece a través del estudio genético (mutación en el gen de la α-galactosidasa A); en hombres también al demostrar una deficiencia de la enzima en el plasma o leucocitos. **Tratamiento etiológico**: α-galactosidasa recombinante (infusión iv. cada 2 semanas).

## 3.4. Síndrome nefrótico

→ **DEFINICIÓN Y ETIOPATOGENIA**

El síndrome nefrótico es una condición clínica caracterizada por la pérdida de proteínas por la orina >3,5 g/1,73 m$^2$/24 h, por hipoalbuminemia, lipiduria, hiperlipidemia y edemas.

Una persona sana elimina por la orina <150 mg/24 h (promedio de 50 mg) de proteína (proteinuria fisiológica). Se trata de proteínas plasmáticas (un 60 %; albúmina <30 mg/d, enzimas, hormonas y otras proteínas de bajo peso molecular) y proteínas de las vías urinarias (40 %; proteína de Tamm-Horsfall e inmunoglobulinas, principalmente IgA). La lesión de la barrera de filtración glomerular morfológica o funcional es la causa de una filtración elevada de proteínas del plasma. Al aumento de la proteinuria también contribuyen trastornos de la resorción de las proteínas filtradas por el túbulo proximal.

**Causas del síndrome nefrótico en adultos**

1) glomerulopatías primarias (la causa más común en un 70 % de los casos) como la GN de cambios mínimos, GNM, GSFS, GNMP, raramente GN mesangial (incluida la nefropatía por IgA), GNRP (extracapilar proliferativa), GN fibrilar, GIT

2) glomerulopatías en el curso de otras enfermedades (secundarias)

   a) no inflamatorias (metabólicas): diabetes, amiloidosis

   b) enfermedades autoinmunes: nefropatía lúpica, vasculitis sistémica, síndrome de Sjögren, sarcoidosis

   c) neoplasias: linfoma Hodgkin y linfoma no Hodgkin, leucemia linfocítica, mieloma múltiple, tumores sólidos (pulmón, mama, colon, estómago, riñón)

   d) reacciones medicamentosas y sustancias nefrotóxicas: AINE, oro, penicilamina, heroína, plomo, mercurio y litio

   e) reacciones de hipersensibilidad: veneno de insectos himenópteros y de serpientes, vacunas, antitoxinas (enfermedad del suero)

   f) infecciones: bacterianas (endocarditis, infección de derivaciones ventriculoauriculares, tuberculosis, lepra, sífilis), virales (VHB, VHC, VIH, VEB), enfermedades parasitarias (malaria, esquistosomiasis, filariasis)

   g) alteraciones del flujo sanguíneo renal: trombosis de la vena renal, hipertensión arterial maligna, insuficiencia cardíaca, talasemia

   h) otras: preeclampsia o eclampsia, rechazo de trasplante renal, hipotiroidismo

3) glomerulopatías congénitas: síndrome nefrótico congénito, síndrome de Alport, enfermedad de Fabry.

El edema habitualmente ocurre cuando la pérdida de proteínas es >5 g/d y la concentración de albúmina sérica es ≤25 g/l. La causa básica de los edemas es la alteración en la excreción de sodio y agua (mecanismo de diferente etiología: activación simpática, del sistema renina-angiotensina-aldosterona (RAA), aumento de la secreción de vasopresina, disminución de la secreción del PNA). En pacientes con hipoalbuminemia <20 g/l disminuye la presión oncótica, lo que promueve la fuga de agua de la circulación al espacio extravascular.

La hipercolesterolemia y la hipertrigliceridemia se desarrollan principalmente como resultado de la desaceleración del catabolismo y la aceleración de la síntesis de lipoproteínas VLDL (así como otras proteínas, en respuesta a la baja presión oncótica debida a la hipoproteinemia).

La pérdida urinaria de antitrombina, proteína S y de plasminógeno, así como el incremento en la síntesis del factor V, del factor de Von Willebrand, del factor tisular, de la $\alpha_2$-macroglobulina y de la antiplasmina favorece la trombosis. La pérdida de IgG por orina es la causa principal del aumento de la susceptibilidad a las infecciones.

**→ CUADRO CLÍNICO E HISTORIA NATURAL**

Si el síndrome nefrótico se desarrolla lentamente, la aparición del edema viene precedido por debilidad, fatiga, cefalea, dolor abdominal, pérdida del apetito, náuseas, trastornos del ciclo menstrual. Observar si la orina es espumosa (debido al alto contenido de proteína). Inicialmente el edema blando aparece simétricamente y la localización depende de la posición del cuerpo (por la mañana son más frecuentes en la cara y por la tarde en las extremidades inferiores). Generalmente se forman cuando la retención de agua alcanza los 4-5 l en el adulto. Con el desarrollo del síndrome nefrótico pueden aparecer trasudados en cavidades corporales. La presencia de hipertensión arterial sugiere una glomerulopatía secundaria. La hipoalbuminemia severa en ancianos puede provocar hipotensión ortostática. En algunos pacientes con síndrome nefrótico severo puede aparecer crisis abdominal, es decir dolor abdominal súbito con vómitos, defensa muscular y fiebre, probablemente como resultado de una inflamación de la membrana mucosa del intestino. La hiperlipidemia severa puede cursar con xantelasmas en los párpados.

Un 10-40 % de los pacientes (hasta un 50 % en el síndrome nefrótico en el curso de la GNM) presenta trombosis venosa profunda. La trombosis de las venas renales puede manifestarse solo como incremento de proteinuria. La trombosis venosa aguda cursa con las manifestaciones del infarto renal (dolor en la región lumbar, deterioro rápido de la función renal, aparición súbita de hematuria).

Cuando además de la hipovolemia aparece un factor que disminuye aún más el flujo renal (p. ej. pérdida de líquido por el tracto digestivo, insuficiencia cardíaca, tratamiento con IECA, tratamiento intensivo con diuréticos), puede objetivarse una insuficiencia renal aguda.

### → DIAGNÓSTICO

**Exploraciones complementarias**

**1. Análisis de orina:** proteinuria intensa (cociente proteína/creatinina >3000 mg/g o cociente albúmina/creatinina >2200 mg/g); hematuria microscópica y cilindros granulosos o eritrocitarios (en algunas glomerulopatías).

**2. Análisis de sangre:** hipoalbuminemia, aumento del porcentaje de $\alpha_2$- y $\beta$-globulinas, concentración variable de IgG (reducido en las GN primarias y aumentado en algunas GN secundarias), hipocalcemia (disminución de la concentración de calcio no ionizado; calcio unido a proteínas), hipercolesterolemia e hipertrigliceridemia. Nota: la VHS como indicador de inflamación es inútil porque en el síndrome nefrótico generalmente aumenta significativamente. Por el contrario es útil la valoración de la concentración de proteína C-reactiva en el suero.

**3. Pruebas de imagen:** pueden revelar derrames en las cavidades corporales.

**4. Biopsia renal:** en la mayoría de los casos es necesaria para determinar la causa del síndrome nefrótico (p. ej. diabetes, amiloidosis).

**Criterios diagnósticos**

Pérdida diaria de proteína por la orina >3,5 g/1,73 m$^2$ e hipoalbuminemia, hiperlipidemia y edemas.

### → TRATAMIENTO

Incluye:
1) tratamiento etiológico
2) tratamiento sintomático (sobre todo disminución del edema)
3) tratamiento con el objetivo de disminuir la progresión de la ERC
4) tratamiento de complicaciones como la trombosis.

**Recomendaciones generales**

Seguir una **dieta con limitación de sodio** hasta 50-100 mmol/d (3-6 g NaCl/d), de **proteínas** hasta 0,8-1 g/kg + la cantidad perdida por la orina, de **colesterol y grasas saturadas** (<30 % de demanda calórica).

**Tratamiento farmacológico**

**1. Diuréticos:** en pacientes con función renal conservada y edemas moderados → inicialmente diuréticos de baja potencia (tiacidas) junto con diuréticos ahorradores de potasio, p. ej. hidroclorotiazida 25-50 mg/d con amilorida 2,5-5 mg/d. Cuando no se alcanza el efecto esperado → diurético de asa, p. ej. furosemida 80-200 mg/d, inicialmente iv., porque el edema de las vellosidades intestinales reduce la indisponibilidad. En caso de resistencia a furosemida, una hora antes de su administración se puede asociar un diurético inhibidor de la resorción de sodio en el túbulo distal, p. ej. 25 mg de hidroclorotiazida. El objetivo terapéutico es alcanzar una reducción de peso de ~0,5 kg/d con diuresis 2-2,5 l/d. Si se desarrollan signos de hipovolemia (hipotensión ortostática, disminución de la tasa de filtración glomerular) y en presencia de edemas severos, antes de la administración de furosemida se pueden infundir 100 ml de albúmina al 20 %. Suplementar con potasio en caso de potasemia <3,5 mmol/l.

**2. Inhibición del sistema RAA:** las IECA y ARA-II (fármacos →cap. 2.20.1, tabla 20-7), al disminuir la presión intraglomerular, pueden reducir la proteinuria hasta en ~50 %. Comenzar el tratamiento con una dosis baja e incrementarla progresivamente hasta la máxima dosis tolerada. Vigilar regularmente la concentración sérica de potasio y creatinina. La combinación de IECA y ARA-II puede en algunos casos reducir aún más la proteinuria, sin embargo, está relacionada con mayor riesgo de efectos secundarios, especialmente en pacientes con función renal deteriorada.

**3. Fármacos hipolipemiantes:** la reducción de proteinuria se acompaña de una disminución de los lípidos en plasma. El tratamiento farmacológico de la hiperlipidemia se administra en el síndrome nefrótico severo, cuando no se logra reducir la proteinuria. Se recomienda el uso de estatinas, inicialmente a dosis bajas (riesgo de rabdomiólisis elevado).

**4. Tratamiento preventivo de trombosis:** no se recomienda la profilaxis con anticoagulantes de forma rutinaria, salvo en pacientes con elevado riesgo de trombosis (GNM, concentración de albúmina sérica <25 g/l y otros factores de riesgo de trombosis). En caso de trombosis se recomiendan los anticoagulantes →cap. 2.33.1 y posteriormente profilaxis, por lo menos mientras se mantenga el síndrome nefrótico con hipoalbuminemia (<30 g/l).

# 4. Nefritis intersticial

La nefritis intersticial es un proceso inflamatorio del tejido intersticial renal de etiología no infecciosa (procesos inmunológicos provocados por agentes tóxicos exógenos o endógenos) o causado por microorganismos (infecciones del tracto urinario). Puede presentarse como una manifestación secundaria de una enfermedad glomerular o de los vasos renales. Generalmente coexiste con lesiones de los túbulos renales, por lo que es conocida también como nefritis tubulointersticial. En función del curso clínico se distingue la nefritis intersticial: **aguda** (de comienzo súbito) y **crónica** (que persiste ≥3 meses).

## 4.1. Nefritis intersticial (tubulointersticial) aguda

### ⇥ ETIOPATOGENIA

**Clasificación de la nefritis intersticial aguda (NIA) según la etiología**

1) **NIA inducida por fármacos** (la más frecuente, >30 % de los casos)
   a) AINE: principalmente fenoprofeno, fenilbutazona, ibuprofeno, indometacina, naproxeno, piroxicam
   b) antibióticos: p. ej. ampicilina, meticilina, penicilina, rifampicina, sulfonamidas, vancomicina, ciprofloxacino, eritromicina, tetraciclinas
   c) otros medicamentos menos frecuentes: p. ej. diuréticos, cimetidina, alopurinol, omeprazol, interferón, medicamentos antivirales

2) **NIA causada por infecciones**
   a) nefritis intersticial infecciosa (pielonefritis aguda →cap. 14.8.3)
   b) nefritis intersticial concomitante a infecciones bacterianas generalizadas (*Legionella spp., Brucella spp., Salmonella spp., Streptococcus spp.*),

infecciones virales (VEB, CMV, hantavirus, VIH), otros (micoplasmosis, protozoosis)

3) **NIA asociada a enfermedades sistémicas**

a) glomerulonefritis (GN) secundaria: LES

b) sin GN secundaria: síndrome de Sjögren, sarcoidosis

4) **variantes raras de NIA**

a) NIA idiopática: el cuadro clínico se caracteriza por una AKI de causa desconocida, lo que justifica una biopsia renal precoz, en la cual se detectan cambios morfológicos típicos.

b) NIA asociada a uveítis (*tubulointerstitial nephritis and uveitis syndrome*, TINU)

c) NIA asociada a IgG4 (*IgG4-related tubulointerstitial nephritis*, IgG4 TIN)

d) NIA en el curso del síndrome de hipersensibilidad inducida por fármacos (*drug induced hypersensitivity syndrome*, DIHS; sin. *drug reaction with eosinophilia and systemic symptoms*, DRESS).

En personas con predisposición genética o hipersensibilidad, la respuesta inmune se desarrolla en el tejido intersticial renal tras la exposición al antígeno. En su evolución participan los procesos relacionados con la presencia de linfocitos T en el tejido intersticial y con la secreción de citoquinas proinflamatorias, y menos frecuentemente con los procesos humorales de activación del sistema del complemento por anticuerpos.

### → CUADRO CLÍNICO

No hay ningún síntoma aislado característico de NIA. Con frecuencia variable pueden aparecer dolor lumbar sordo, oliguria, erupción cutánea maculopapular sin una localización específica, hematuria, fiebre con frecuencia recurrente, artralgia, edema, hipertensión arterial. La clínica más común, pero presente en <40 % de los enfermos, es el dolor en la región lumbar, oliguria, fiebre y erupción cutánea. Los síntomas aparecen durante un promedio de 3 semanas (desde 1 día hasta >2 meses) después de la toma del medicamento. Cuando está asociada a una infección generalizada predominan los síntomas de la enfermedad de base y de la AKI.

### → DIAGNÓSTICO

En la práctica habitual el diagnóstico (probable) se determina a base del cuadro clínico (aparición súbita de síntomas en una persona con infección generalizada o asociados a la ingesta de medicamentos que pueden provocar NIA y a manifestaciones alérgicas extrarrenales), y tras descartar otras causas de nefropatía aguda.

#### Exploraciones complementarias

**1. Análisis de orina:** proteinuria generalmente leve (<1 g/d) o moderada (~2 g/d); la proteinuria nefrótica (≥3,5 g/d) sugiere como etiología los AINE; hematuria microscópica y leucocituria en la mayoría de los enfermos; es característica la eosinofiluria (los eosinófilos constituyen >1 % de los leucocitos en sedimento de orina).

**2. Análisis de sangre:** en NIA inducida por fármacos la frotis de sangre periférica puede mostrar eosinofilia.

**3. Pruebas de imagen:** la ecografía abdominal presenta riñones normales o aumentados de tamaño con aumento de la ecogenicidad cortical.

**4. Biopsia renal:** permite el diagnóstico definitivo. Se realiza si hay dudas significativas respecto a la causa de la enfermedad renal, especialmente cuando la AKI puede ser secundaria a una enfermedad con tratamiento específico eficaz

(p. ej. GNRP), o es posible una forma de NIA que se somete al tratamiento con glucocorticoides.

### ➜ TRATAMIENTO

**1. Eliminación de causas conocidas o sospechadas:** tratamiento intensivo de la infección sistémica, suspensión del fármaco que haya podido desencadenar la enfermedad.

**2. En el caso de AKI** →cap. 14.1.

**3. Glucocorticoides:** indicados en caso de NIA inducida por fármacos, si al retirar el fármaco responsable no se obtiene una mejoría rápida, o bien en las variantes raras de NIA (→más arriba). Un tratamiento precoz limita la severidad de las lesiones y aumenta significativamente la posibilidad de recuperar la función renal. Se recomienda: **metilprednisolona** iv. 0,5 g/d por 3 días y luego **prednisona** 1 mg/kg/d. Cuando la creatinina desciende a un valor cercano al normal o al basal del paciente → reducir gradualmente la dosis de glucocorticoides y retirar en las siguientes semanas. Si se produce una mejoría a las 2-3 semanas de iniciado el tratamiento y se ha confirmado el diagnóstico de NIA histológicamente → se puede intentar un tratamiento con **ciclofosfamida** o **micofenolato de mofetilo**. Las indicaciones para el tratamiento inmunosupresor en otras formas de NIA son menos claras y deben estar basadas en los resultados de la biopsia renal.

### ➜ PRONÓSTICO

Si se diagnostica precozmente y se elimina la causa, la curación se alcanza en un 50 % de los enfermos. En el resto se mantienen diversos grados de deterioro renal y muchos requieren tratamiento renal sustitutivo.

## 4.2. Nefritis intersticial (tubulointersticial) crónica

### ➜ DEFINICIÓN Y ETIOPATOGENIA

Agrupa a un conjunto de nefropatías que se caracterizan por un proceso inflamatorio primario crónico del tejido intersticial del riñón.

**Clasificación etiológica**

1) **nefritis intersticial crónica primaria**:
   a) pielonefritis crónica (de origen bacteriano)
   b) tuberculosis renal
   c) inducida por fármacos (fenacetina y derivados, paracetamol asociado al AAS, litio, AINE, ciclosporina)
   d) tóxica (intoxicación por plomo o cadmio)
   e) enfermedades metabólicas (gota, hipercalcemia, hipopotasemia, oxalosis primaria, cistinosis)
   f) enfermedades inmunes (alergias, síndrome de Sjögren, rechazo crónico del injerto renal)
   g) por enfermedades de la sangre (talasemia, enfermedad de las cadenas ligeras)
   h) nefritis intersticial heredada de manera autosómica dominante

2) **nefritis intersticial crónica secundaria**:
   a) glomerulopatías
   b) enfermedades vasculares (nefropatía isquémica por ateroesclerosis de arterias renales)
   c) anomalías del aparato urinario (enfermedad poliquística, nefropatía obstructiva, nefropatía por reflujo).

**Tabla 4-1.** Etiología de la nefritis intersticial (tubulointersticial) crónica y características distintivas

| Tipo | Causa | Características distintivas |
|------|-------|---------------------------|
| Nefropatía por analgésicos | Abuso durante >3 años de analgésicos en diferentes combinaciones, también con AINE; más frecuente en mujeres | Hipertensión arterial, nicturia, leucocituria estéril, anemia hemolítica; calcificaciones características de las papilas renales en la TC; riñones disminuidos de tamaño con contornos irregulares, signos de necrosis papilar renal; frecuentes neoplasias del tracto urinario |
| Nefropatía por litio | Uso de litio por ~15 años | Proteinuria >1 g/d, hipertensión arterial, puede aparecer diabetes insípida nefrogénica |
| Nefropatía saturnina | Contacto prolongado con plomo (plantas siderúrgicas, fábricas de pinturas, baterías, refinerías de petróleo) | La concentración de plomo en el suero puede no estar elevada. La excreción en la orina (>0,6 mg/d después de la infusión iv. de edetato sódico) sugiere depósitos corporales elevados; altas concentraciones de ácido úrico en el suero; ataques agudos de gota (~50 %) |
| Nefropatía úrica | Gota mal controlada y de curso largo | Hipertensión arterial, proteinuria <1,0 g/d, capacidad disminuida de concentración urinaria; frecuentemente litiasis renal |
| Nefropatía por hipercalcemia | Hipercalcemia crónica | Diabetes insípida nefrogénica (en ~20 %), pérdida de sodio renal, acidosis tubular distal; posible nefrocalcinosis y litiasis por ácido úrico; la hipercalcemia aguda puede ser causa de AKI |
| Nefropatía por hipopotasemia | Hipopotasemia crónica | Síntomas extrarrenales de hipopotasemia →cap. 19.1.4.1; diabetes insípida nefrogénica, quistes renales |
| Nefropatía por hiperoxaluria | Defectos metabólicos congénitos (hiperoxaluria primaria); después de una resección ileal extensa o después de cirugías de derivación en enteritis crónicas | Nefrocalcinosis, litiasis renal |
| Síndrome de Sjögren, amiloidosis | | Síntomas de la enfermedad de base. La nefritis intersticial se desarrolla a los 2-4 años desde el comienzo de la enfermedad; diabetes insípida nefrogénica (en ~10 %), acidosis tubular distal (~5 %), hipopotasemia (pérdidas renales aumentadas) |
| Nefropatía posradiación | Algunos años de exposición a radiación con dosis total >23 Gy (2300 rads) | Hipertensión arterial, proteinuria, disminución progresiva de la TFG |
| Nefropatía aristolóquica (nefropatía posterior al uso de las hierbas chinas) | Uso de productos (p. ej. adelgazantes, en enfermedades de la piel) con hierbas chinas (familia *Aristolochia*, nombres chinos tradicionales *Mu Tong*, *Fang Ji*) que contienen ácido aristolóquico (alcaloide nefrotóxico) | Proteinuria moderada, glucosuria, sin cambios en el sedimento urinario, anemia pronunciada; diagnóstico tras confirmar los metabolitos del ácido aristolóquico ligados a ADN de las células renales; deterioro rápido de la función renal, que en parte puede ser frenado con glucocorticoides; necesidad de tratamiento renal sustitutivo en >80 % de los enfermos durante 2 años; foco de cáncer de vías urinarias en 40-50 % |

| Tipo | Causa | Características distintivas |
|------|-------|---------------------------|
| Nefropatía de los Balcanes | Endémica en el cauce del río Danubio (Bulgaria, Rumanía, Bosnia y Herzegovina, Serbia); exposición crónica al ácido aristolóquico en dietas basadas en cereales + predisposición genética | Anemia creciente y disminución de la TFG, pocas veces hipertensión arterial, conduce a la insuficiencia renal terminal en 15-20 años, ~100 veces más frecuentes neoplasias del tracto urinario |
| Necrosis papilar renal | Causadas por isquemia o productos tóxicos (analgésicos, AINE); factores de riesgo: diabetes *mellitus*, retención de orina, infección del tracto urinario, analgésicos, AINE | Poliuria, nicturia, cólico renal; en el análisis de orina: proteinuria, leucocituria, hematuria microscópica; diagnóstico: urografía, pielografía ascendente |
| Enfermedad quística medular autosómica dominante (nefropatía quística medular) | Congénita, con mayor frecuencia mutación en el gen de la uromodulina (proteína de Tamm-Horsfall); el defecto de la membrana basal de túbulos renales lleva a fibrosis intersticial progresiva, atrofia de túbulos, aparición de microquistes tubulares o quistes renales | Pérdida progresiva de la función renal, hiperuricemia temprana (ya en adolescentes) y gota; pequeña proteinuria o su falta; pequeñas alteraciones en el sedimento urinario; tamaño renal correcto o disminuido; tratamiento: no existe un tratamiento específico, disminución de la progresión de la ERC, tratamiento de la hiperuricemia |

## → CUADRO CLÍNICO E HISTORIA NATURAL

El curso clínico de la nefritis intersticial crónica es asintomático durante un largo período de tiempo. Los primeros signos de daño renal son poco específicos y a menudo pasan desapercibidos a los pacientes y al médico. Los signos y síntomas de la IRC (→cap. 14.2) aparecen gradualmente con el deterioro progresivo de la función renal. Una complicación excepcional de algunas formas de nefritis intersticial crónica es la necrosis papilar renal, que puede cursar sin síntomas clínicos o como un cólico renal. Características clínicas más comunes de la nefritis intersticial crónica →tabla 4-1.

## → DIAGNÓSTICO

Se suele basar en el cuadro clínico y resultados de exploraciones complementarias no invasivas.

### Exploraciones complementarias

**1. Análisis de orina:** densidad relativa disminuida <1,020 (a menudo cercana a 1,010), proteinuria (<1-2 g/d), leucocituria de diferente intensidad, a veces cilindros leucocitarios, menos frecuentemente hematuria microscópica.

**2. Análisis de sangre:** anemia normocítica a menudo desproporcionadamente grave en comparación con la disminución de la TFG; concentración de creatinina elevada y alteraciones propias del descenso de la TFG; alteraciones electrolíticas (hipo- o hiperpotasemia, hipocalcemia, hipomagnesemia, hiponatremia), resultantes de la disfunción tubular renal.

**3. Pruebas de imagen:** en la ecografía se observan riñones típicamente disminuidos de tamaño e hiperecogénicos, a veces con contornos irregulares.

**4. Biopsia renal:** realizada en raras ocasiones, solo en caso de duda diagnóstica.

→ **TRATAMIENTO**

**1. Eliminación de la causa:** en la fase inicial de la enfermedad puede conducir a una mejoría significativa o incluso a la normalización de la función renal (si no hay fibrosis intersticial ni afectación glomerular).

**2. Tratamiento inhibidor de la progresión a ERC** →cap. 14.2.

→ **PRONÓSTICO**

Depende del grado de deterioro de la función renal en el momento del diagnóstico y de las opciones de tratamiento etiológico.

# 5. Tubulopatías

## 5.1. Acidosis tubular renal proximal

La acidosis tubular renal (ATR) proximal (o acidosis tubular tipo 2) es un conjunto de trastornos causados por un defecto de la resorción de bicarbonato ($HCO_3^-$) en los túbulos proximales del riñón.

La ATR proximal primaria (rara, se suele diagnosticar en la infancia) puede tomar forma familiar (hereditaria) o esporádica. Causas de ATR proximal secundaria: enfermedades metabólicas congénitas (cistinosis, síndrome de Lowe, fructosemia, tirosinemia, enfermedad de Wilson), enfermedades sistémicas (mieloma múltiple, amiloidosis, síndrome de Sjögren), intoxicación por metales pesados (plomo, cadmio, mercurio), fármacos (acetazolamida, topiramato, inhibidores de la transcriptasa inversa [p. ej. tenofovir, lamivudina]), daño tubulointersticial (tras el trasplante renal, nefropatía por ácido aristolóquico, enfermedad renal tubulointersticial autosómica dominante).

La disminución de la capacidad de resorción de $HCO_3^-$ en el túbulo proximal provoca pérdida de $HCO_3^-$ por la orina y la consiguiente acidosis metabólica. Cuando la concentración plasmática de $HCO_3^-$ alcanza 15-16 mmol/l, se reduce la pérdida renal y el pH urinario disminuye a <5,5. La acidosis generalmente tiene carácter leve y autolimitado. El hiato aniónico en el suero es normal, mientras que la concentración de cloruros en el suero está elevada (acidosis metabólica hiperclorémica). La acidosis a menudo se acompaña de hipopotasemia, que en general se intensifica durante la terapia alcalina.

La enfermedad puede ser permanente o transitoria. En adultos suele presentarse la forma secundaria. Debe sospecharse en casos de acidosis metabólica con hiato aniónico normal, una concentración de $HCO_3^- \geq 15$ mmol/l y un pH urinario <5,5.

**Diagnóstico:** evaluación de la fracción de excreción de $HCO_3^-$ que es <3 % cuando la concentración plasmática de $HCO_3^-$ está disminuida, mientras que es >15 % cuando la concentración de $HCO_3^-$ se acerca a la normalidad. Diagnóstico diferencial: ATR distal, ATR tipo 4, acidosis urémica, acidosis metabólicas no urémicas (principalmente acidosis láctica).

**Tratamiento:** terapia alcalina, dosificación regular de elevada dosis de bicarbonato sódico o una mezcla de citratos (solución de Shohl) a dosis correspondientes a 5-15 mmol de $HCO_3^-$/kg/d. En general es necesario suplementar la pérdida de potasio. En adultos no suele ser necesario corregir el $HCO_3^-$ hasta alcanzar la concentración normal. Solución de Shohl (preparada en farmacia) en 1000 ml contiene 140 g de ácido cítrico y 90 g de citrato de sodio (1 g de $NaHCO_3$ = 12 mEq de bases, 10 ml de Shohl = 10 mEq de bases).

## 5.2. Acidosis tubulares renales distales

Las acidosis tubulares renales distales son causadas por una alternación de la secreción de $H^+$ por los túbulos renales distales. Si la resorción de $HCO_3^-$ por los túbulos renales proximales es correcta, se diagnostica la ATR tipo 1, y cuando está reducida se diagnostica la ATR tipo 3.

La ATR distal primaria puede tomar forma familiar (hereditaria) o esporádica. Causas de ATR secundaria distal: enfermedades que causan calcinosis renal (hiperparatiroidismo, hipercalciuria), enfermedades autoinmunes (con mayor frecuencia síndrome de Sjögren, LES), daño renal tóxico (anfotericina B, carbonato de litio, amilorida, ciclosporina, tolueno), nefritis tubulointersticial (tras el trasplante renal, nefropatía obstructiva, pielonefritis, enfermedad renal tubulointersticial autosómica dominante), enfermedad de Wilson, talasemia.

La característica típica de las ATR distales es la incapacidad para reducir el pH urinario <5,5 a pesar de la presencia de acidosis metabólica. Una consecuencia del defecto de secreción de $H^+$ es la pérdida de sodio por los riñones con activación secundaria del RAA con aumento de la pérdida renal del potasio. A menudo aparece hipercalciuria e hipocitraturia (factores del desarrollo de calcinosis renal y de litiasis). La acidosis cursa con hiato aniónico normal y una concentración creciente de cloruros (acidosis metabólica hiperclorémica). La concentración de $HCO_3^-$ en el plasma se reduce en grado diverso, generalmente <16 mmol/l y en algunos casos incluso <10 mmol/l y el pH de la orina recién excretada es >5,5.

El cuadro clínico depende de la intensidad del defecto tubular y de la presencia de complicaciones. Frecuentemente aparece calcificación en la médula renal y litiasis renal que ocurre en ~50 % de los adultos. La poliuria causada por deficiencia de la concentración de orina es casi constante y es síntoma temprano de desarrollo de nefrocalcinosis. La hipopotasemia es el resultado de la pérdida de potasio en orina, que a veces aumenta durante la terapia alcalina.

**Diagnóstico:** la ATR distal se puede sospechar en cualquier paciente con acidosis metabólica e hiato aniónico normal en el suero y un pH urinario >5,5. Diagnóstico diferencial: ATR proximal, ATR tipo 4, acidosis urémica, acidosis metabólicas no urémicas.

**Tratamiento:** con el fin de garantizar una adecuada concentración de $HCO_3^-$ en el plasma hay que utilizar una solución de bicarbonato de sodio o solución de citratos (ATR tipo 1: 0,5-1,0, máx. 3,0 mmol/kg/d; ATR tipo 3: 5-10 mmol/kg/d; dosis repartida en 4-6 tomas diarias). Al mismo tiempo es necesario suplementar las deficiencias de potasio.

## 5.3. Acidosis tubular renal tipo 4

Acidosis tubular renal hiperpotasémica desarrollada por una deficiencia de aldosterona o por resistencia del túbulo distal a su actuación. Es la ATR más frecuente en adultos.

Causas principales en adultos:

1) hipoaldosteronismo hiporreninémico: nefropatía diabética, nefritis tubulointersticial crónica, uropatía obstructiva, inhibidores de la renina (inhibidores de calcineurina, AINE)

2) hipoaldosteronismo hiperreninémico: insuficiencia suprarrenal primaria, adrenalectomía bilateral, inhibidores de secreción de aldosterona (IECA, ARA-II, inhibidores de la renina, heparina, ketoconazol)

3) resistencia a aldosterona: espironolactona, eplerenona, amilorida, triamtereno, trimetoprim, pentamidina, ciclosporina, tacrolimus.

El curso es generalmente asintomático si no se desarrolla una hiperpotasemia severa. Aparecen síntomas y signos de la enfermedad de base y en las pruebas adicionales una hiperpotasemia de leve a moderada y acidosis metabólica leve (concentración de $HCO_3^-$ 18-22 mmol/l) con hiato aniónico normal. Está conservada la capacidad de acidificar la orina a un pH <5,5.

**Diagnóstico**: se puede sospechar en cualquier paciente con acidosis metabólica leve con hiato aniónico normal e hiperpotasemia (diagnóstico de las causas de hiperpotasemia →cap. 19.1.4.2). La concentración de $HCO_3^-$ en el plasma es generalmente >15 mmol/l y el pH urinario <5,5.

**Tratamiento**: compensación de la hiperpotasemia, lo que conduce a compensación de la acidosis metabólica.

1) Suspender la medicación que aumenta el potasio sérico y limitar el contenido de potasio en la dieta. Tratar la enfermedad de base, p. ej. insuficiencia suprarrenal o empeoramiento de una nefropatía obstructiva.

2) Si la potasemia no se normaliza → diurético con efecto caliurético: diurético de asa, p. ej. furosemida 20-80 mg 1×d o tiacida, p. ej. hidroclorotiazida 25-50 mg×1/d.

3) Si el procedimiento anterior es ineficaz → bicarbonato de sodio 1,0 g×3-4/d, que compensa la acidosis y aumenta la excreción de potasio, y también fludrocortisona 0,1-0,3 mg/d.

## 5.4. Diabetes insípida renal

La diabetes insípida renal o nefrógena es un trastorno de la respuesta de los túbulos renales a la acción de la vasopresina. Según el grado del defecto en la concentración de orina se diferencian formas completas o parciales.

Las formas primarias (congénitas) son causadas por mutaciones del gen del receptor $V_2$ de la vasopresina en el conducto colector o una mutación del gen que codifica el sistema de los canales de agua, la acuaporina 2. Las formas secundarias o adquiridas son generalmente parciales y se deben a un trastorno en la generación de la presión osmótica apropiada en la médula renal (fase de poliuria después de una necrosis tubular aguda, síndrome de Sjögren, pielonefritis, nefropatía congestiva, enfermedad renal tubulointersticial autosómica dominante, mieloma múltiple, amiloidosis, talasemia, rechazo del riñón trasplantado), o a una disminución de la sensibilidad del receptor de la vasopresina en los tubos renales (fármacos [sobre todo el litio], hipopotasemia, hipercalcemia).

Se manifiesta con poliuria y polidipsia y en las formas secundarias o adquiridas con los síntomas de la enfermedad de base. Cuando el aporte de líquidos es insuficiente se desarrolla deshidratación hipertónica.

**Diagnóstico**: en presencia de poliuria hay que tener en cuenta tanto la diabetes insípida de origen central (→cap. 8.1), como la polidipsia primaria (psicógena). En la diabetes insípida nefrógena completa, al contrario que la forma central de causa neurohormonal, no se produce una respuesta significativa del volumen y de la osmolalidad de la orina obtenida tras la administración de desmopresina.

**Tratamiento**: ingesta adecuada de líquidos y compensación de la deshidratación hipertónica →cap. 19.1.1.2. La restricción dietética de sodio y del exceso de proteínas reduce la diuresis y hace más fácil mantener una adecuada hidratación. En casos secundarios, el tratamiento de la causa corrige la diabetes insípida. En pacientes con diabetes nefrógena congénita se consigue reducir la diuresis utilizando hidroclorotiazida 1-3 mg/kg/d repartida en 2 tomas.

## 5.5. Cistinuria

La cistinuria es una enfermedad congénita causada por un defecto del sistema de transporte específico de cistina y aminoácidos dibásicos (lisina, ornitina y arginina) en los túbulos renales y en el tracto digestivo. Ocurre con una frecuencia de 1/7000-15000 y se hereda con carácter autosómico recesivo.

Una excesiva excreción de la cistina poco soluble en orina es la causa de la formación de cálculos de cistina, que pueden aparecer ya en recién nacidos, pero generalmente aparecen después de los 20 años de edad. La cistinuria debe ser descartada en todos los pacientes con litiasis renal →cap. 14.6.

**Tratamiento**: el objetivo es aumentar la solubilidad de la cistina en orina. Consiste en el aumento de la ingesta de líquidos, también por la noche, hasta ~4 l/d en adultos, la alcalinización de orina y el tratamiento farmacológico (→tabla 6-2).

## 5.6. Tubulopatías con hipopotasemia

**1.** El **síndrome de Gitelman** es causado por un defecto del cotransportador de NaCl sensible a las tiacidas en el túbulo contorneado distal, que es heredado de manera autosómica recesiva. Se considera que es la causa de ~50 % de los casos de hipopotasemia crónica en adultos. Los principales trastornos bioquímicos son: hipopotasemia y alcalosis metabólica; además hipomagnesemia, hipermagnesiuria e hipocalciuria. Los síntomas típicos son: preferencia por los alimentos salados, debilidad muscular, sensación de fatiga, vértigo, nicturia, polidipsia, parestesias, palpitaciones, presión arterial baja. Con frecuencia tiene un curso asintomático o los síntomas se presentan periódicamente y son transitorios. El diagnóstico diferencial incluye otras causas de hipopotasemia crónica →cap. 19.1.4.1. **Tratamiento**: consiste en la suplementación de magnesio y potasio a dosis ajustadas individualmente, en la mayoría de los casos durante toda la vida. El objetivo es mantener la concentración de potasio ≥3 mmol/l y la concentración de magnesio ≥0,6 mmol/l. No todos los pacientes requieren tratamiento con diuréticos ahorradores de potasio para corregir la hipopotasemia de forma mantenida.

**2.** El **síndrome de Bartter** es un defecto congénito de la resorción de $Cl^-$ en la porción ascendente gruesa del asa de Henle, que disminuye la resorción de $Na^+$ en esta porción y aumenta el intercambio de $Na^+$ por $K^+$ y $H^+$ en el túbulo distal. La consecuencia es una hiperpotasiuria, hipopotasemia y alcalosis metabólica. Puede ocurrir hipercalciuria, menos frecuentemente hipomagnesemia acompañada de hipermagnesiuria. La presión arterial es normal. Puede aparecer poliuria. El diagnóstico diferencial incluye otras causas de hipopotasemia crónica →cap. 19.1.4.1. **Tratamiento:** KCl VO 100-300 mmol/d repartidos en 4-6 tomas. A veces es necesaria la suplementación de magnesio. Para reducir la pérdida renal de potasio se pueden utilizar inhibidores de la síntesis de prostaglandinas (indometacina) e inhibidores de la secreción de potasio por los túbulos distales (triamtereno, espironolactona). Además, en algunos casos, se pueden administrar inhibidores de la producción de la renina (propanolol) o IECA.

**3.** El **síndrome de Liddle** se hereda de forma autosómica recesiva y se debe a la mutación activadora del gen para el canal epitelial de sodio (ENaC), que se encuentra en los túbulos colectores, lo que lleva a una resorción aumentada de Na+ y excreción aumentada de K+. Como consecuencia, se produce alcalosis metabólica, expansión del volumen extracelular e hipertensión arterial con la supresión de los niveles de renina y de aldosterona. Se caracteriza por una hipertensión arterial de aparición precoz, a menudo ya en la infancia, y por signos de hipopotasemia. El diagnóstico diferencial incluye otras causas de hipopotasemia crónica →cap. 19.1.4.1 y de hipertensión arterial →cap. 2.20. **Tratamiento**: bloqueadores de los canales de sodio, es decir amilorida a dosis de 5-20 mg 1×d, triamtereno a dosis de 100-200 mg 2×d. La espironolactona y otros antagonistas de la aldosterona son ineficaces.

## 5.7. Síndrome de Fanconi

Consiste en un defecto del túbulo contorneado proximal que impide la resorción de aminoácidos, glucosa y fosfatos, a veces también de $HCO_3^-$, ácido úrico, citratos, proteínas de bajo peso molecular, magnesio, calcio, potasio y agua. Puede ser primario (congénito) o adquirido en el curso de cistinosis, por intoxicación por metales pesados (plomo, cadmio, mercurio) y en el curso del mieloma múltiple, riñón poliquístico, síndrome nefrótico, glomerulonefritis tubulointersticial y postrasplante renal. Las manifestaciones son debidas a la pérdida renal de los fosfatos, $HCO_3^-$, potasio y agua. En adultos, las primeras manifestaciones del síndrome de Fanconi pueden ser debilidad generalizada, poliuria, dolor y deformaciones óseas, a veces fracturas patológicas, hipotonía muscular o incluso parálisis fláccida en caso de gran deficiencia de potasio.

En las formas secundarias el tratamiento eficaz de la enfermedad de base puede hacer remitir el síndrome de Fanconi. **Tratamiento** sintomático: corrección de la homeostasis.

# 6. Litiasis renal

### → DEFINICIÓN Y ETIOPATOGENIA

La litiasis renal se define por la presencia en las vías urinarias de cálculos que se forman a consecuencia de la precipitación de las sustancias químicas contenidas en la orina, cuando su concentración excede el límite de solubilidad. Los principales factores que favorecen la formación de cálculos son:

1) concentración elevada en orina de sustancias litógenas tales como oxalatos, calcio, fosfatos, ácido úrico, cistina

2) estasis de la orina

3) infecciones urinarias (ITU)

4) presencia de núcleos orgánicos de cristalización.

La mayoría de los cálculos están constituidos por oxalato cálcico, con menor frecuencia por fosfato de calcio, ácido úrico, estruvita y cistina. Etiopatogenia de las formas principales de la litiasis renal →tabla 6-1. Los cálculos se pueden formar a cualquier nivel en las vías urinarias, si bien son más frecuentes en la pelvis renal o en los cálices y desde allí pueden migrar hasta el uréter y la vejiga urinaria, donde pueden crecer o ser expulsados con la orina. A veces alcanzan tamaños considerables ocupando la pelvis y cálices por completo (cálculos coraliformes) causando daño renal.

### → CUADRO CLÍNICO E HISTORIA NATURAL

La manifestación típica es el **cólico renal**, que es un dolor en la región lumbar, que se extiende a la sínfisis púbica, genitales externos y cara interna de los muslos. En caso de obstrucción uretral se desarrolla dolor suprapúbico. El dolor aparece cuando el cálculo pasa forzadamente por el uréter con la luz estrecha. Pueden presentarse también náuseas y vómitos, tenesmo y polaquiuria, escalofríos y fiebre (con ITU acompañante), incluso hipotensión y síncope (en casos con dolor muy fuerte), a veces hematuria. En la exploración física destaca un dolor del lado del cólico (puñopercusión fuertemente positiva) y tensión elevada de los músculos del mismo lado. Las manifestaciones desaparecen tras la desobstrucción y restitución del flujo de orina con paso del cálculo a la vejiga urinaria y la expulsión espontánea. En ~50 % de los casos la nefrolitiasis cursa de forma recurrente.

### → DIAGNÓSTICO

#### Diagnóstico del cólico renal

Se determina por la presencia de las manifestaciones clínicas descritas y los resultados de las pruebas de imagen y el análisis de orina. A veces la litiasis se diagnostica casualmente al realizar pruebas de imagen por otro motivo.

**Tabla 6-1. Etiopatogenia de los principales tipos de litiasis renal**

**Cálculos de oxalato de calcio y apatita**

| | |
|---|---|
| Hipercalciuria con hipercalcemia | – Hiperparatiroidismo primario: hipercalciuria causada por aumento de la resorción ósea |
| | – Enfermedades granulomatosas (p. ej. tuberculosis, sarcoidosis, algunos mielomas): hipercalciuria causada por una excesiva síntesis de $1,25(OH)_2D_3$ |
| | – Neoplasias: metástasis osteolíticas o estimulación de la resorción ósea por liberación local de citoquinas, síntesis de PTH y PTHrP por algunas neoplasias |
| Hipercalciuria sin hipercalcemia | – Acidosis tubular distal tipo 1: la acidosis metabólica disminuye la excreción de citratos y disminuye la resorción (aumenta la excreción) de calcio |
| | – Hipercalciuria idiopática: a) por absorción: aumento de la absorción intestinal de calcio superior al 50 % en comparación con la población general; b) por resorción: aumento de la resorción ósea sin enfermedad clínicamente significativa; metabolismo óseo aumentado; c) renal |
| Hipocitraturia | – Acidosis tubular distal tipo 1: la acidosis metabólica disminuye la excreción de citratos y disminuye la resorción (aumenta la excreción) de calcio |
| | – Litiasis que cursa con diarrea crónica: la diarrea crónica con pérdida de las bases conduce a acidosis, puede también causar hipopotasemia |
| | – Acidosis extracelular secundaria a hipopotasemia crónica: la hipopotasemia crónica conduce a acidosis intracelular, que es causa directa de hipocitraturia |
| Hiperoxaluria | – Defectos enzimáticos con síntesis aumentada del ácido oxálico |
| | – Adquirida: dieta rica en oxalato, toma habitual de vitamina C, dieta baja en calcio (falta de combinación de oxalatos con calcio en el tracto digestivo), enfermedades crónicas del intestino delgado |

**Litiasis de cistina**

| | |
|---|---|
| Cistinuria | Defectos genéticos de membrana que afecta la absorción de aminoácidos: cistina, ornitina, arginina, lisina. Los cálculos son compuestos por el aminoácido menos soluble, es decir la cistina |

**Cálculos compuestos de estruvita**

| | |
|---|---|
| Alcalinización de orina | Infecciones del tracto urinario por gérmenes ureolíticos; la degradación de la urea provoca una significativa alcalización de la orina, lo que provoca precipitación de los cálculos de estruvita |

**Cálculos de ácido úrico**

| | |
|---|---|
| Hiperuricosuria | – Gota primaria, síndrome de Lesch-Nyhan: trastornos del metabolismo de las purinas |
| | – Enfermedades mieloproliferativas y otras neoplasias: aumento de la degradación de los ácidos nucleicos |
| | – Dieta rica en purinas, medicamentos uricosúricos |
| | – Idiopática |

## Exploraciones complementarias

**1. Análisis de orina:** en 3/4 de los casos aparece hematuria o hematuria microscópica, en ~3 % de los enfermos leucocituria y bacteriuria por una ITU acompañante.

**2. Análisis de sangre:** no existe una alteración específica, a menudo moderada leucocitosis (<15 000/µl); el aumento de la VHS y de la concentración de proteína C-reactiva indican coexistencia de ITU.

**3. Pruebas de imagen:** para identificar los cálculos y evaluar la dilatación de las vías urinarias. La **radiografía simple de abdomen** puede mostrar cálculos radiopacos y, junto con la ecografía, es el método de evaluación inicial en pacientes con cólico renal. **Ecografía del sistema urinario**: es la prueba de imagen inicial en pacientes con el cólico renal en anamnesis y la exploración de elección en embarazadas. **TC helicoidal sin contraste**: se realiza en caso de duda diagnóstica o como la prueba de imagen de elección. **Urografía por TC**: se realiza cuando la TC sin contraste no proporciona la información diagnóstica necesaria, así como para la intervención quirúrgica.

#### Diagnóstico diferencial
Colelitiasis, abdomen agudo, pielonefritis aguda, otras causas de obstrucción de vías urinarias, como coágulos de sangre, fragmentos necróticos del tejido renal por necrosis aguda de papilas renales o tuberculosis.

#### Diagnóstico etiológico de nefrolitiasis

#### Exploraciones complementarias
**1. Pruebas tras el primer episodio de cólico renal agudo** (se realizan en el período entre episodios, después de 2-3 meses del cólico renal o después de una intervención urológica por litiasis en pacientes bajo dieta normal, **o también en pacientes con nefrolitiasis asintomática detectada incidentalmente**:
1) análisis de orina: presencia de minerales tales como cristales de ácido úrico, cistina, oxalato cálcico o fosfatos
2) concentraciones de la creatinina sérica, sodio, potasio, calcio (repetir varias veces en caso de calcemia en el límite alto de la normalidad), fósforo y ácido úrico
3) PTH en personas con hipercalcemia, concentración alta y normal de calcio en suero ($\geq$2,5 mmol/l), hipofosfatemia o hipercalciuria
4) gasometría sanguínea
5) ecografía de control después de un año, posteriormente cada dos años (si no hay otras indicaciones).

**2. Pruebas de laboratorio adicionales** en pacientes con nefrolitiasis recidivante, cálculos múltiples, cálculos que aumentan de tamaño, riñón único funcionante, insuficiencia renal, historia familiar positiva o edad <25 años: calcio en orina, oxalatos, ácido úrico, citratos, sodio y creatinina, y cistinuria en caso de sospecha de la litiasis por cistina, algunos autores además recomiendan la determinación de magnesio. Dada la variedad de la excreción diaria de estas sustancias, se deben realizar 2 o 3 determinaciones en orina de 24 h.

**3. El análisis de la composición química del cálculo** (expulsado o extirpado quirúrgicamente) mediante cristalografía de rayos X o espectroscopia está indicado en todos los casos.

**4. Otras exploraciones:** dependen de la enfermedad de base →tabla 6-1.

### ➡ TRATAMIENTO

#### Tratamiento conservador del cólico renal

#### Analgesia temporal de dolor agudo
**1. AINE** iv. o IM, p. ej. ketoprofeno 100 mg o diclofenaco 75 mg; para el dolor severo son tan eficaces como los opioides, además reducen el edema y la reacción inflamatoria local, lo que puede facilitar su migración a la vejiga urinaria.
**2. Opioides:**
1) **tramadol** 100 mg iv. o IM
2) **sulfato de morfina** 2-5 mg iv. (repetir en caso de necesidad) o 10 mg IM o VSc cada 4 h.

**3. Espasmolíticos del músculo liso** ureteral, generalmente como suplemento de un opioide o AINE:

1) **drotaverina** 40-80 mg IM, iv. o VO

2) **hioscina** 20 mg iv., IM, VO o VR, también preparados con paracetamol o metamizol.

#### Analgesia temporal de un dolor moderado

**1. Paracetamol** a dosis de 1,0 g iv. o preparados compuestos con tramadol.

**2. AINE** VO o VR, p. ej. ketoprofeno a dosis de 50-100 mg, ibuprofeno a dosis de 600-800 mg, diclofenaco a dosis de 50-100 mg, naproxeno a dosis de 500-750 mg (preparados →cap. 16.12, tabla 12-1).

**3. Codeína**, preparados con paracetamol, paracetamol y cafeína, AAS o ibuprofeno.

**4. Espasmolíticos del músculo liso** del uréter →más arriba.

#### Cólico renal recidivante y alta probabilidad de expulsión del cálculo

Si el cálculo tiene un diámetro <10 mm, su expulsión espontánea puede ser fácil y acelerada; también puede reducirse la demanda de medicamentos analgésicos (generalmente hasta 2-3 semanas), relajantes del músculo liso del uréter o inhibidores de su peristaltismo (tamsulosina 0,4 mg/d, doxazosina 4 mg/d, terazosina 5 mg/d).

#### Indicaciones para consulta urológica urgente u hospitalización

1) fiebre concomitante y síntomas de ITU

2) oliguria o anuria, con el fin de restaurar el flujo urinario

3) el tratamiento farmacológico no alivia el dolor, especialmente con cálculos de diámetro ≥5 mm o cuando aparecen náuseas y vómitos.

#### Tratamiento invasivo del cólico renal

**1. Litotricia extracorpórea por ondas de choque (LEOC):** fragmentación de los cálculos renoureterales mediante la aplicación extracorpórea de energía mediante ondas de choque producidas por un generador (electrohidráulico, electromagnético o piezoeléctrico). Procedimiento en analgesia y sedación, generalmente en ambulatorio. Contraindicaciones: embarazo, púrpura (en pacientes que toman medicamentos anticoagulantes y antiagregantes plaquetarios es necesario suspender este tratamiento temporalmente), hipertensión arterial mal controlada. Es seguro realizar la LEOC en personas con estimulador cardíaco o cardioversor-desfibrilador implantado después de la evaluación por un cardiólogo de la necesidad de cambiar temporalmente los parámetros del equipo.

**2. Nefrolitotomía percutánea:** extracción de los cálculos renales o del segmento superior del uréter utilizando un endoscopio (nefroscopio) introducido directamente en la pelvis renal y cálices.

**3. Litotricia ureterorrenoscópica:** el cálculo se elimina por el ureterorrenoscopio (un endoscopio que se inserta a través de la uretra y la vejiga hasta el uréter).

**4.** Resección del cálculo, excepcionalmente de todo el riñón.

### → PRONÓSTICO

La probabilidad de desarrollar síntomas en casos de litiasis detectada incidentalmente es de ~50 % en 5 años. La probabilidad de reaparición de un cólico renal después del primer episodio sin procedimiento profiláctico alcanza ~15 % el 1.er año, y hasta el 40 % a los 5 años, o el 50 % a los 10 años. Un diagnóstico precoz de la causa y el tratamiento específico mejoran el pronóstico, especialmente del cólico recidivante o presente a edad joven. La litiasis es una causa rara de la insuficiencia renal terminal con indicación de TRS (un 2-4 % de los pacientes precisa diálisis; en ~40 % de los casos se observa litiasis por estruvita, asociada a la formación de los cálculos coraliformes).

**Tabla 6-2. Tratamiento etiológico de los distintos tipos de litiasis**

**Hipercalciuria idiopática**

| | |
|---|---|
| Disminución de hipercalciuria | → dieta: contenido adecuado de calcio (la limitación del calcio de la dieta provoca un aumento de absorción de oxalato en el tracto digestivo y la hiperoxaluria, así como aumenta el riesgo de desarrollar osteoporosis); limitación del sodio a 100 mmol/d y de las proteínas a 0,8-1,0 g/kg/d; reducir el azúcar |
| | → tiacidas, p. ej. hidroclorotiazida 50 mg/d. Disminuye la excreción del calcio en la orina (siempre con suplementación de potasio a través de la dieta o preparados ricos en potasio, como citrato potásico[a]) |

**Hipocitraturia**

| | |
|---|---|
| Alcalinización de la orina | → citrato de potasio[a]; hay que mantener pH de la orina entre 6,4-6,8; la alcalinización aumenta la excreción de citratos |
| Suplementación con citratos[a] | → el citrato de potasio aumenta la excreción de citratos y disminuye la calciuria |

**Hiperoxaluria por malabsorción intestinal**

| | |
|---|---|
| Disminución de la absorción de oxalato | → dieta baja en grasas y oxalato[b]; la presencia de grasa en la dieta aumenta la absorción de oxalato |
| Quelantes de oxalato en el tracto digestivo | → dieta con un contenido adecuado de calcio. En caso de ser deficiente, suplementar con calcio (1,0-1,5 g/d de calcio en dosis repartidas con comida); suplementación con magnesio: dosis recomendada de 21-25 mmol/24 h como citrato (no óxido) de magnesio (3-4 comprimidos/d con comida), no como óxido de magnesio |
| | → colestiramina; liga los oxalatos en el intestino |
| | → 300 mg de alopurinol en enfermos con hiperuricosuria (reduce la excreción de ácido úrico; disminuye la cristalización del oxalato de calcio). |

**Hiperoxaluria primaria**

| | |
|---|---|
| Piridoxina 250-1000 mg/d | Aumenta el metabolismo del ácido glioxílico a glicina. La parte menor se metaboliza a ácido oxálico |
| Corrección del defecto enzimático | → trasplante combinado de hígado y riñón |

**Cálculos de cistina**

| | |
|---|---|
| Aumentar la solubilidad de la cistina | → beber líquidos en una cantidad que permita obtener >3 l/d de orina. Se recomienda beber 300-500 ml después de cada micción nocturna y tomar una dosis extra del tratamiento alcalinizante de la orina) |
| | → alcalización de la orina con citrato de potasio[a]; es necesaria la monitorización del tratamiento por controles frecuentes del pH (autocontrol empleando las tiras reactivas); recomendado pH >7,5 |
| | → tiopronina 0,8-1 g/d, penicilamina 0,25-2 g/d, captopril 75-100 mg/d; forman complejos con cistina mediante puentes de bisulfuro, que aumentan la solubilidad |
| Aumentar el aporte de cistina | → limitación de proteínas en dieta hasta 0,8-1,0 g/kg/d |

---

**Cálculos de estruvita (por infecciones)**

| | |
|---|---|
| Esterilización de la orina | → antibióticos siguiendo los antibiogramas |
| Eliminación completa de los cálculos | → litotricia extracorpórea con ondas de choque (LEOC), técnica percutánea |
| Restablecer el flujo urinario | → corrección de las anomalías anatómicas y funcionales de las vías urinarias (la retención de la orina es la causa principal de recidiva de las infecciones del tracto urinario) |
| Inhibición de la actividad de la ureasa | → ácido acetohidroxámico a dosis de 12 mg/kg/d en 3 o 4 dosis divididas: únicamente tras descartar las posibilidades de tratamiento orientado hacia la eliminación de los cálculos y hacia la restauración del flujo urinario; numerosas reacciones adversas |

**Cálculos de ácido úrico**

| | |
|---|---|
| Disminución del consumo de purinas | → dieta baja en purinas |
| Alcalinización de la orina | → citrato de potasio[a], pH recomendado >6,0 |
| Disminución de la uricemia | → 300 mg/d de alopurinol o 80-120 mg/d de febuxostat; utilizar solo en el caso de hiperuricosuria |

[a] Habitualmente preparados compuestos: p. ej. comprimidos 0,68 g que contienen citrato de potasio (dosificación: según el pH urinario, habitualmente 2 comprimidos 3×d), o granulados que en 100 g contienen 46,4 g de citrato de potasio, 39,1 g de citrato de sodio, 14,5 g de ácido cítrico (dosificación: según el pH urinario, que debe alcanzar un valor entre 6,4-6,8; habitualmente 2,5 g 4×d de granulado).

[b] Evitar espinacas, ruibarbo, exceso de carne, productos de soja, nueces, almendras, chocolate, café y té fuertes, remolacha roja.

---

**→ PREVENCIÓN**

**Tratamiento inespecífico**

**1.** Aumentar la ingesta de líquidos (diuresis diaria ≥2 l).

**2.** Limitar el consumo de alimentos que contienen componentes de cálculos urinarios →tabla 6-2.

**3.** Limitar el consumo de sal a <6 g/d (debido al efecto calciurético de sodio en la mayoría de las formas de nefrolitiasis) y de proteínas animales distintas a las lácteas (puesto que la dieta rica en proteínas animales reduce la pH de la orina y disminuye la excreción de citratos con la orina).

**Tratamiento específico de tipos de litiasis urinaria de etiología conocida** →tabla 6-2.

Solamente en la litiasis de ácido úrico (cálculos de urato "puro", es decir, los que no contienen otros componentes minerales) un tratamiento conservador intensivo puede llevar a la disolución de los depósitos.

En la mayoría de las personas con hipercalciuria idiopática sería eficaz un procedimiento simplificado:

1) unos días de dieta con contenido moderado de calcio (600-800 mg/d) y restricción de sal y proteínas animales

2) reevaluación de excreción de calcio en la orina de 24 h; si se ha normalizado → seguir con la dieta (forma absortiva de hipercalciuria)

3) persistencia de la excreción excesiva de calcio → añadir una tiacida; si la evaluación de la calciuria diaria muestra valores correctos → seguir tales procedimientos y regularmente (cada 6-12 meses) controlar la excreción urinaria de calcio

4) persistencia de hipercalciuria con el adecuado cumplimiento de las recomendaciones → ampliar el diagnóstico (prueba de sobrecarga con calcio).

# 7. Nefropatía obstructiva

## ➔ DEFINICIÓN Y ETIOPATOGENIA

La nefropatía obstructiva es un conjunto de alteraciones morfológicas y funcionales debidas a una obstrucción parcial o completa de las vías urinarias.

**Etiología:**

1) **mecánica**: hiperplasia y cáncer de próstata, estenosis del cuello de la vejiga, neoplasias (del útero, ovario, colon, tumores retroperitoneales), prolapso uterino, fibrosis retroperitoneal, estenosis pieloureteral (estenosis congénita o adquirida de la unión pieloureteral) o ureterovesical (estenosis congénita o adquirida del uréter distal), válvula en la porción posterior de la uretra, quiste en la unión ureterovesical

2) **funcional (neurológica)**: lesiones de la médula espinal, vejiga neurógena (espasmo del cuello de la vejiga), anomalías del desarrollo de la médula espinal.

Una forma especial es la **nefropatía por reflujo**, una complicación del reflujo vesicoureteral.

Los trastornos funcionales consisten en una reducción de la capacidad de transportar iones de hidrógeno y de potasio, y en una pérdida de la capacidad de concentración de la orina, vasoconstricción y reducción del flujo sanguíneo y de la filtración glomerular. La obstrucción crónica conduce a la dilatación de las vías colectoras, fibrosis del tejido tubulointersticial y pérdida de parénquima renal. Un signo típico es la dilatación pielocalicial o hidronefrosis. En pacientes con infecciones del tracto urinario concomitante, la presencia de bacterias y de sus endotoxinas en el parénquima renal aumenta el daño ya existente.

## ➔ CUADRO CLÍNICO E HISTORIA NATURAL

Los síntomas son poco característicos y muy diversos. Dependen de la localización de la obstrucción, así como de la rapidez del desarrollo y del grado de hidronefrosis. La hidronefrosis de crecimiento lento puede cursar sin dolor. El dolor puede estar relacionado con la causa de la hidronefrosis o con la infección. Un rápido crecimiento de la obstrucción puede provocar cólico renal. La diuresis puede ser normal, elevada o reducida, hasta la anuria. En caso de obstrucción parcial pueden alternar poliuria y oliguria. Tras eliminar la obstrucción suele producirse poliuria, que es resultado de diuresis osmótica y una respuesta reducida a la vasopresina. La hidronefrosis puede ser confundida con un tumor que puede palparse a nivel del hipocondrio. El paciente puede percibir dolor a la puñopercusión lumbar. En caso de dilatación de la vejiga urinaria puede ser palpable un tumor en la zona suprapúbica. A veces la hidronefrosis se acompaña de hipertensión arterial.

## ➔ DIAGNÓSTICO

**Exploraciones complementarias**

**1. Análisis de orina:** las alteraciones dependen de la causa de la obstrucción. Con frecuencia se observa una densidad relativa de la orina reducida, hematuria o hematuria microscópica y leucocituria; puede aparecer proteinuria leve (<1,5 g/d).

**2. Análisis de sangre:** concentraciones elevadas de urea y creatinina en el suero (en caso de insuficiencia renal); acidosis e hiperpotasemia (como efecto de la acidosis tubular renal distal →cap. 14.5.2).

**3. Pruebas de imagen:** la ecografía muestra la hidronefrosis y a veces localiza la obstrucción. La ausencia de hidronefrosis no excluye la existencia de obstrucción completa de las vías urinarias. Otras pruebas (TC, urografía, cistografía miccional, pielografía ascendente) permiten localizar y determinar la naturaleza de la obstrucción. La renografía isotópica con furosemida a veces es útil en la diferenciación entre una extensión funcional del sistema pielocalicial y la hidronefrosis por obstrucción anatómica.

### ➜ TRATAMIENTO

El tratamiento depende de la localización de la obstrucción, de la causa y del grado de deterioro de la función renal. Una obstrucción completa de las vías urinarias con insuficiencia renal aguda requiere una intervención urgente. Es esencial eliminar la obstrucción o restaurar el flujo de orina, lo cual suele requerir una intervención urológica. Compensar los trastornos bioquímicos según los principios establecidos en los capítulos correspondientes.

# 8. Infección del tracto urinario

### ➜ DEFINICIÓN Y ETIOPATOGENIA

La **infección del tracto urinario** (ITU) es la presencia en las vías urinarias, a un nivel proximal al esfínter de la vejiga urinaria, de microorganismos que en condiciones normales están ausentes.

La **bacteriuria significativa** es la presencia de bacterias vivas (conocidas como número de unidades formadoras de colonia, UFC) de una cepa por ml de orina, en una cantidad indicadora de una ITU. Dependiendo de la forma de ITU es:

1) $\geq 10^3$ de UFC en mujeres con síntomas de cistitis o en hombres con síntomas de ITU

2) $\geq 10^4$/UFC/ml en mujeres con síntomas de pielonefritis aguda (PNA)

3) $\geq 10^5$/UFC/ml en el caso de ITU complicada

4) $\geq 10^2$/UFC/ml en orina extraída por inserción única de sondaje vesical

5) cualquier número de UFC tras cultivar orina por punción vesical suprapúbica.

La **bacteriuria asintomática** consiste en una bacteriuria significativa ($\geq 10^5$ UFC/ml en orina obtenida a mitad de la micción o $\geq 10^2$/UFC/ml en orina obtenida de una inserción única de sondaje vesical) en una persona sin síntomas ni signos de ITU. La presencia de leucocituria en un paciente asintomático no es suficiente para diagnosticar ITU.

**ITU complicada:**

1) toda ITU en hombres

2) ITU en mujeres con alteraciones anatómicas o funcionales que impide/obstruye el flujo urinario, o con mecanismos de defensa locales o sistémicos alterados

3) ITU por agentes infecciosos atípicos.

La **ITU no complicada** aparece en la mujer con tracto urogenital normal y sin alteraciones de la defensa bacteriana sistémica o local (es decir, sin factores de riesgo para ITU, →más adelante) y está causada por microorganismos típicos.

Una **ITU recurrente** es una nueva ITU que aparece después del tratamiento antibacteriano, debido a la persistencia en el tracto urinario de microorganismos que causaron el episodio anterior. En la práctica se diagnostica si los síntomas aparecen 2 semanas después de finalizar el tratamiento previo y se aísla el mismo agente etiológico.

La **ITU recidivante (reinfección)** está producida por un nuevo microorganismo que alcanza el tracto urinario. En la práctica se diagnostica si los síntomas se producen después de 2 semanas de finalizar el tratamiento previo, incluso si se aísla el mismo agente etiológico.

En condiciones normales las vías urinarias son estériles, con excepción de la parte distal de la uretra, donde habitan principalmente estafilococos saprófitos coagulasa negativos (p. ej. *Staphylococcus epidermidis*), bacilos vaginales (*Haemophilus vaginalis*), estreptococos no hemolíticos, corinebacterias y bacilos del ácido láctico (*Lactobacillus*). Los patógenos colonizan el sistema urinario principalmente por vía ascendente. La primera etapa del desarrollo de una ITU por vía ascendente es la colonización de la uretra por los gérmenes uropatógenos. Se produce más fácilmente en mujeres, debido a que el reservorio de los microorganismos es el vestíbulo vaginal, y a la menor distancia desde el meato urinario al ano. A continuación los microorganismos alcanzan la vejiga a menudo durante el acto sexual en las mujeres. En personas con buenos mecanismos defensivos la colonización finaliza en la vejiga. El riesgo de infección renal aumenta con el tiempo de permanencia de los microorganismos en la vejiga. Las ITU son de origen hematógeno o linfático en ~2 % de los casos. Son formas más graves y suelen producirse en enfermos graves o con inmunidad deficiente.

**Factores de riesgo de ITU complicada**: estasis de orina, urolitiasis, reflujo vesicoureteral, sonda vesical, diabetes (especialmente descompensada), edad avanzada, embarazo y puerperio, tratamiento hospitalario por otras razones.

**Factores etiológicos**

1) Bacterias

  a) **cistitis recurrente y no complicada**: *Escherichia coli* (70-95 % de los casos), *Staphylococcus saprophyticus* (5-10 %; sobre todo en mujeres con actividad sexual), *Proteus mirabilis*, *Klebsiella spp.*, *Enterococcus spp.*, etc. (≤5 %)

  b) **pielonefritis aguda (PNA) no complicada** →más arriba, la mayor proporción son *E. coli*, sin presencia de *S. saprophyticus*

  c) **ITU complicada**: *E. coli* (≤50 %), mayor prevalencia que en la ITU no complicada de otras especies como enterococo (hasta el 20 %), *Klebsiella* (10-15 %), *Pseudomonas* (~10 %), *P. mirabilis* e infecciones polimicrobianas

  d) **bacteriuria asintomática**: en mujeres más frecuentemente por E. coli; en pacientes con sonda vesical permanente suelen ser polimicrobianas, entre ellos frecuentemente *Pseudomonas spp.* y bacterias ureasa positivas, como *Proteus spp.*

2) Microorganismos no detectados por métodos convencionales: *Chlamydia trachomatis*, *Neisseria gonorrhoeae* (gonococo), virus (principalmente el herpes simple), que son de transmisión casi exclusivamente sexual y provocan hasta el 30 % de todas las infecciones del tracto urinario inferior en mujeres con actividad sexual (→cap. 14.8.10 y cap. 14.8.11).

3) Hongos: frecuentemente *Candida albicans* y otras especies de *Candida*, *Cryptococcus neoformans* y *Aspergillus*; son causantes del 5 % de ITU complicadas. Aparecen con mayor frecuencia en pacientes diabéticos tratados con antibióticos, con sonda vesical, en personas sometidas a instrumentación del tracto urinario, sobre todo en pacientes tratados con inmunosupresores. Hongos levaduriformes pueden estar presentes en la orina, sin causar ITU →cap. 14.8.9.

---

**→ CUADRO CLÍNICO E HISTORIA NATURAL**

Dependiendo del desarrollo natural y de procedimientos diagnósticos o tratamiento necesario, se distinguen:

1) cistitis aguda en mujeres →cap. 14.8.1
2) cistitis recurrente en mujeres →cap. 14.8.2

3) PNA no complicada en mujeres →cap. 14.8.3

4) ITU complicada →cap. 14.8.4

5) bacteriuria asintomática (ITU asintomática) →cap. 14.8.5.

## → DIAGNÓSTICO

El diagnóstico de ITU se determina a base de los síntomas y signos, y los resultados de las exploraciones complementarias.

### Exploraciones complementarias

**1. Análisis de orina:** leucocituria, cilindros leucocitarios (sugieren pielonefritis), hematuria microscópica (a menudo por la inflamación de la vejiga urinaria en mujeres).

**2. Urocultivo:**

1) se puede suponer que la cistitis no complicada en una mujer no hospitalizada es causada por *E. coli* o *S. saprophyticus*, y se puede iniciar el tratamiento sin realizar urocultivo

2) hay que realizar examen bacteriológico de la orina en todos los demás casos de ITU y en mujeres con síntomas de cistitis, si el tratamiento empírico resulta ineficaz, si se sospecha ITU complicada o si la ITU actual se produce al mes de un episodio anterior

3) las tiras reactivas solo se utilizan para la investigación inicial de las ITU; detectan nitritos en orina procedentes del nitrato por participación de bacterias Enterobacteriaceae; su sensibilidad permite detectar bacterias cuando superan las >$10^5$ UFC/ml; por este motivo y ya que no detectan bacterias cuyo metabolismo no genera nitritos, las tiras reactivas no pueden reemplazar al urocultivo

4) en ~30 % de los casos de disuria causados por infección el resultado del urocultivo es negativo (inflamación no bacteriana de la vejiga o de la uretra →más adelante).

**3. Análisis de sangre:** leucocitosis, aumento de la VHS, incremento de la concentración de proteína C-reactiva.

**4. Hemocultivo:** positivo en las formas graves.

**5. Pruebas de imagen:** indicadas en la ITU complicada y también en la PNA sin complicaciones en mujeres, si los síntomas persisten o empeoran a pesar del tratamiento estándar. **Ecografía del tracto urinario**: permite detectar anomalías del tracto urinario (p. ej. litiasis, estasis de orina, quistes, malformaciones) y complicaciones de la ITU (absceso renal o perinefrítico). **Urografía**: indicada en caso de sospecha de anomalías del sistema pielocalicial o de los uréteres. **TC con contraste**: tiene mayor sensibilidad en la detección de los abscesos perinefríticos, permite mostrar pielonefritis bacteriana focal. **La gammagrafía renal con DMSA** es un estudio con muy alta sensibilidad en la detección de la pielonefritis aguda (PNA).

### Criterios diagnósticos

La ITU se diagnostica por la presencia de los síntomas clínicos. Se debe intentar siempre confirmar mediante el urocultivo (con la excepción de la cistitis no complicada en mujeres). Una bacteriuria significativa confirma una ITU en pacientes sintomáticos.

### Diagnóstico diferencial

Otras enfermedades que pueden causar trastornos de la micción y dolor pélvico (enfermedades ginecológicas, enfermedades de la próstata), cólico renal, inflamación de los órganos abdominales.

## → TRATAMIENTO

El tratamiento de la ITU clínicamente aparente implica la eliminación de los patógenos del tracto urinario empleando antimicrobianos apropiados. En el período inicial: seleccionados de forma empírica y posteriormente basados en el resultado del urocultivo, cuando está indicado. En todos los casos hay que intentar eliminar los factores de riesgo conocidos de la ITU.

**Recomendaciones generales**

**1. Reposo en cama** en caso de infecciones del tracto urinario superior que cursan de forma medio grave o grave.

**2. Suministro adecuado de líquidos** VO o iv. con el objetivo de hidratar adecuadamente al enfermo.

**3. En caso de fiebre o dolor** → p. ej. paracetamol.

**Tratamiento antimicrobiano**

Depende de la forma de la ITU →más adelante.

## → PRONÓSTICO

**1. ITU no complicada:** buen pronóstico.

**2. ITU crónica o recurrente** en pacientes con anomalías anatómicas de las vías urinarias (p. ej. nefrolitiasis, reflujo vesicoureteral): puede causar insuficiencia renal crónica.

**3. Complicaciones de la ITU** (→cap. 14.8.13): algunas pueden causar alta mortalidad (p. ej. sepsis urológica, especialmente en ancianos).

## → PREVENCIÓN

Las ITU recidivantes frecuentemente aparecen como cistitis no complicada y con mucha menor frecuencia como PNA no complicada. En los apartados siguientes se presentan los métodos de prevención de las ITU recidivantes no complicadas. La ITU complicada es otro problema clínico asociado a anomalías del tracto urinario, trastornos del sistema inmune o resistencia bacteriana.

**Métodos no farmacológicos**

Recomendaciones para todas las mujeres con ITU recidivante.

**1.** Aumentar la ingesta líquida (incluyendo un vaso adicional de líquido antes del coito).

**2.** Orinar lo más pronto posible tras la aparición del deseo de la micción, regularmente cada 2-3 h, justo antes de acostarse, y también después del coito.

**3.** Evitar el uso de desodorantes íntimos, diafragma y espermicidas vaginales.

**4.** Evitar baños de burbujas y productos químicos añadidos al baño.

**5.** Consumir diariamente productos basados en arándanos rojos.

**Métodos farmacológicos**

**1. Aplicar productos vaginales con** *Lactobacillus*.

**2. Aplicar crema vaginal con estrógenos** (en mujeres posmenopáusicas).

**3. Inmunoprofilaxis** mediante el uso del extracto liofilizado de *E. coli*.

**4. Tratamiento antimicrobiano profiláctico** (opciones)

1) **Tratamiento cuando aparecen síntomas**, decisión tomada por la propia mujer según las normas como en la cistitis no complicada →más adelante. Esta estrategia está recomendada cuando el número de episodios de ITU durante un año es de ≤3. Recomendar a la paciente contactarse con su médico si los síntomas no mejoran durante 48 h o son poco comunes.

2) **Prevención continua**: antes de dormir diariamente o 3×semana VO nitrofurantoina 50-100 mg, cotrimoxazol 240-480 mg, trimetoprim 100 mg o norfloxacino 200 mg. La alternativa es la fosfomicina a dosis de 3 g×10 días. Durante el embarazo: cefalexina a una dosis de 125 mg o 250 mg, o cefaclor a dosis de 250 mg.

3) **Prevención después de un acto sexual**: una sola dosis del antibiótico a administrar inmediatamente tras el coito. Fármacos y dosis: como se ha descrito en la prevención continua. Estrategia recomendada cuando el número de episodios de ITU durante un año es >3 y existe una clara coincidencia temporal con las relaciones sexuales.

**5.** Normas de prevención de ITU en casos de sondaje vesical →cap. 25.14.

## 8.1. Cistitis no complicada

### ➡ CUADRO CLÍNICO Y DIAGNÓSTICO

Frecuentemente disuria, polaquiuria y dolor suprapúbico, a veces incontinencia y hematuria (en ~40 % de los casos) y sensibilidad suprapúbica al tacto. Aparece leucocituria y en general bacteriuria >$10^5$ UFC/ml (en una parte de los enfermos $10^2$-$10^4$ UFC/ml). Sin tratamiento puede durar desde unos pocos hasta más de diez días. El diagnóstico por imagen y el urocultivo solo se realizan cuando los síntomas persisten durante el tratamiento o se repiten en el curso de 1-4 semanas.

### ➡ TRATAMIENTO

**1.** Fármacos de elección: VO nitrofurantoína 100 mg 2 × d durante 3-5 días (no administrar en enfermos con eTFG <60 ml/min/1,73 m²), cotrimoxazol 960 mg 2×d durante 3 días, trimetoprim 100 mg 2×d durante 3-5 días, fosfomicina 3,0 g en dosis única, pivmecillinam 400 mg 2×d durante 3-7 días. En zonas con resistencia de *E. coli* a cotrimoxazol >20 % → sustituir cotrimoxazol y trimetoprim por otro antibiótico, como fluoroquinolona (durante 3 días: ciprofloxacino 250 mg 2×d, norfloxacino 400 mg 2×d u ofloxacino 200 mg 2×d) o fármaco de segunda elección.

**2.** Fármacos de segunda elección VO amoxicilina con ácido clavulánico 625 mg 2×d, por 3-7 días, cefaclor 250 mg 3×d por 3-7 días, amoxicilina 500 mg 3×d, por 7-10 días (no se recomienda tratamiento empírico).

En caso de sospecha de pielonefritis aguda concomitante (p. ej. disuria que persiste >5-7 días, dolor lumbar sin otra causa obvia, aumento de la temperatura corporal no confirmada, pero con sensación subjetiva de fiebre) → en el tratamiento empírico con cotrimoxazol o fluoroquinolona.

**3.** Control después del tratamiento: en pacientes sin síntomas clínicos después del tratamiento no se recomienda realizar pruebas de control.

## 8.2. Cistitis recurrente en la mujer

### ➡ CUADRO CLÍNICO Y DIAGNÓSTICO

La desarrollan un 10-20 % de las mujeres sin factores de riesgo para ITU complicada. Los agentes etiológicos son idénticos a los de la cistitis no complicada esporádica. La reinfección es mucho más frecuente que la ITU de repetición. En algunos casos existe una clara asociación entre las relaciones sexuales y repetidos episodios de ITU. Generalmente no se recomiendan exploraciones complementarias especiales si no hay sospecha de los factores de riesgo de la ITU complicada y en el urocultivo se aísla un microorganismo típico como *E. coli* o *S. saprophyticus*. La detección de uropatógenos inusuales como *Proteus spp.* sugiere ITU complicada.

### ➡ TRATAMIENTO

**1.** Están indicados los mismos antibióticos que en la cistitis no complicada (→más arriba).

**2.** Una parte de los casos de ITU recidivante se debe a infecciones recurrentes. Esto ocurre sobre todo cuando la cistitis anterior se acompañaba de pielonefritis asintomática no curada con el tratamiento antibiótico de corta duración. En caso de ITU recurrente realizar urocultivo y seguir tratamiento antimicrobiano durante 10-14 días.

## 8.3. Pielonefritis aguda (PNA) no complicada

### ➡ CUADRO CLÍNICO Y DIAGNÓSTICO

La PNA no complicada es la consecuencia de infección ascendente desde el tracto urinario inferior. La infección y el proceso inflamatorio se extienden al sistema pielocalicial y al parénquima medular renal. El cuadro clínico puede caracterizarse por manifestaciones de cistitis (PNA "subclínica" en un 30-50 % de los casos de la cistitis no complicada) hasta una sepsis urológica. En los casos típicos aparecen dentro de las primeras 24 h: dolor en la región lumbar de diversa intensidad, malestar, escalofríos y fiebre. Puede acompañarse de disuria, náuseas y vómitos. La puñopercusión sobre la fosa renal es dolorosa, generalmente unilateral y a veces existe también sensibilidad en la parte inferior del abdomen, debido a una cistitis persistente que antecedió a la PNA.

En todos los casos se debe realizar un análisis de orina y urocultivo antes de comenzar el tratamiento. También en los pacientes hospitalizados junto con hemocultivos. La leucocituria ocurre casi siempre y el urocultivo es positivo casi en el 90 % de los casos (generalmente $\geq 10^5$ UFC/ml). Las pruebas de imagen están indicadas en caso de dudas sobre el diagnóstico, si persiste la fiebre >48 h, si se deteriora el estado clínico, si es necesaria la hospitalización y si hay antecedentes de otro episodio de PNA.

### ➡ TRATAMIENTO

El tratamiento debe basarse en el resultado del urocultivo y prolongarse 10-14 días. Iniciar tratamiento empírico hasta obtener el resultado del cultivo.

**1. Pacientes con síntomas leves, en buen estado general y que cumplen las recomendaciones médicas:** se pueden tratar ambulatoriamente.

1) Fármacos de elección: **fluoroquinolonas** VO durante 7-10 días (p. ej. ciprofloxacino 500 mg 2×d o levofloxacino 500 mg×1 d).

2) Fármacos alternativos (si no es posible utilizar un fármaco de elección) VO durante 10-14 días: **cefpodoxima** 200 mg 2×d, **ceftibuteno** 400 mg 1×d, **cotrimoxazol** 960 mg×2 d, **amoxicilina con ácido clavulánico** 1,0 g×2 d.

En caso de resistencia conocida de las cepas *E. coli* no hospitalarias a las fluoroquinolonas ≥10 % y en caso de usar pautas alternativas → comenzar con dosis única por vía parenteral de antibiótico de larga duración (p. ej. ceftriaxona 1,0 g o aminoglucósido en dosis de 24 h).

**2. Pacientes que precisan tratamiento hospitalario:** indicado en caso de náuseas y vómitos persistentes, falta de mejoría o agravamiento de los síntomas a pesar del tratamiento ambulatorio, diagnóstico dudoso, embarazadas. Los medicamentos se administran generalmente iv., inicialmente de forma empírica:

1) **fluoroquinolona**: generalmente ciprofloxacino 200-400 mg iv. cada 12 h (no usar durante el embarazo)

2) **aminoglucósido**: gentamicina 5-7 mg/kg iv. 1×d o 1 mg/kg iv. cada 8 h **en monoterapia o con ampicilina** (1,0 g iv. cada 6 h); amikacina 15 mg/kg iv. 1×d o 7,5 mg/kg iv. cada 12 h

3) cefalosporinas de III generación, p. ej. **ceftriaxona** 1-2 g iv. 1×d.

El tratamiento se modifica según los resultados del urocultivo y hemocultivo. La remisión de la fiebre y la mejoría clínica (generalmente durante 72 h) permiten cambiar el tratamiento iv. a VO basándose en los resultados de los cultivos (no necesariamente se empleará el mismo antibiótico que se administraba iv.). En pacientes sin síntomas clínicos después del tratamiento no se recomienda realizar pruebas de control.

## 8.4. Infección urinaria complicada

### ➡ CUADRO CLÍNICO Y DIAGNÓSTICO

Los factores más comunes que permiten considerar las ITU como complicadas son: sexo masculino, diabetes mellitus, embarazo, urolitiasis, obstrucción al flujo urinario.

El cuadro clínico es diverso: desde cistitis leve hasta sepsis urológica. Ante cualquier diagnóstico o sospecha de ITU complicada se recomienda el análisis de orina rutinario, urocultivo y análisis de sangre para evaluar la función renal. En casos graves y medio graves en pacientes hospitalizados se deben realizar hemocultivos. En todos los casos se debe realizar ecografía y en algunos pacientes también radiografía de abdomen para descartar litiasis y obstrucción al flujo urinario. Indicaciones para la realización de otras pruebas de imagen: sospecha de complicaciones renales y extrarrenales (→cap. 14.8.13), otras alteraciones concomitantes abdominales o pélvicas y conocimiento de anomalías previas de las vías urinarias.

### ➡ TRATAMIENTO

**1.** Dependiendo de la gravedad de los síntomas y enfermedades concomitantes, el tratamiento se realiza ambulatoriamente o en el hospital. **Indicaciones para la hospitalización**: anomalías de las vías urinarias, inmunodeficiencia, insuficiencia renal, otras enfermedades concomitantes graves, PNA no complicada.

**2. Intervención urológica**: en muchos casos es esencial. El objetivo es corregir las alteraciones de las vías urinarias, mientras que el tratamiento antimicrobiano es complementario.

**3. Tratamiento empírico de la ITU complicada**: sigue las mismas recomendaciones que la PNA no complicada. Si el tratamiento empírico resulta ineficaz y no están disponibles los resultados de las pruebas microbiológicas → cambiar a un antibiótico de amplio espectro activo frente a *Pseudomonas spp.* (p. ej. ceftazidima, cefepima, piperacilina con tazobactam, carbapenem) y considerar la asociación de un aminoglucósido (preferiblemente amikacina), si no se ha utilizado antes. Tratamiento oral y duración del tratamiento como en la PNA no complicada.

**4. Tratamiento ambulatorio**: los fármacos de elección son las fluoroquinolonas.

**5. Tratamiento de varones jóvenes sin factores del riesgo adicional de ITU complicada**: debe durar 7 d en caso de cistitis y 14 días en caso de PNA.

**6. Urocultivo de control**: se debe repetir a las 1-2 semanas de finalizar el tratamiento.

## 8.5. Bacteriuria asintomática

La bacteriuria asintomática se diagnostica en ausencia de manifestaciones clínicas de ITU por la presencia de bacteriuria significativa en muestras de orina adecuadamente obtenidas. Excepto en los casos específicos (→más adelante), la bacteriuria asintomática no provoca secuelas adversas a largo plazo en hombres ni en mujeres, y el tratamiento antimicrobiano no reduce la frecuencia de episodios futuros de ITU sintomática ni de bacteriuria asintomática.

**No requiere tratamiento, con la excepción de**:

1) embarazadas →más adelante

2) hombres antes de una resección transuretral de la próstata; el tratamiento antibacteriano se inicia por la tarde un día antes de la intervención con un antibiótico adecuado al resultado del cultivo, generalmente fluoroquinolona, y se continúa solo cuando se deja sonda vesical

3) antes de un tratamiento urológico durante el cual puede sangrar la mucosa del tracto urinario → el procedimiento se indica como en hombres antes de la resección transuretral de la próstata.

## 8.6. Sonda vesical

La cateterización vesical se asocia a la presencia de bacteriuria en un 1-3 % de los casos. La incidencia de bacteriuria se eleva un 3-10 % por cada día que se mantiene la sonda vesical, y al mes se acerca al 100 %. En la orina generalmente se aíslan enterobacterias, pero son frecuentes también otros géneros como *Pseudomonas*, enterococo, estafilococo y hongos. La ITU sintomática se desarrolla en pocos pacientes con sonda vesical y bacteriuria, así que no se recomienda ni la detección de bacteriuria asintomática ni su tratamiento, ya que conduce al paso transitorio de bacteriuria y provoca una rápida selección de gérmenes resistentes. Tras retirar el catéter, la bacteriuria habitualmente cede espontáneamente y <1 % desarrolla ITU sintomática. Manifestaciones más comunes de ITU: fiebre, empeoramiento del estado general, leucocitosis, leucocituria y bacteriuria >$10^3$ UFC/ml (a menudo más de un patógeno). **Tratamiento**: administrar el antibiótico según el urocultivo, con espectro más estrecho posible durante 7-10 días en pacientes sin bacteriemia y en caso de bacteriemia durante 10-14 días. **Principios de la prevención de la ITU asociada a sonda vesical** →cap. 25.14.

## 8.7. Infección del tracto urinario en embarazadas

**1. Bacteriuria asintomática:** aumenta el riesgo de cistitis aguda, PNA, parto prematuro y bajo peso al nacer. El urocultivo se debe realizar ≥1 vez durante el embarazo temprano (la primera muestra se tomará entre la 12 y 16 semanas del embarazo) y se debe prescribir un tratamiento en caso de bacteriuria significativa. **Tratamiento** según el resultado del urocultivo (como en la cistitis) durante 3-7 días. Al finalizar el tratamiento repetir el urocultivo periódicamente para detectar recurrencias (ocurre en 1/3 de los casos).

**2. Cistitis:** en embarazadas puede detectarse con retraso, debido a la coexistencia de otras alteraciones frecuentes en el embarazo con síntomas similares (polaquiuria, tenesmo vesical, molestias en hipogastrio). Medicamentos VO recomendados: amoxicilina 500 mg 3×d; amoxicilina con ácido clavulánico 625 mg 2×d; cefalexina 250-500 mg 4×d; fosfomicina 3,0 g en dosis única; cotrimoxazol 960 mg 2×d (no se debe aplicar en el 1.er trimestre ni antes del parto). **Tratamiento**: dura 3-7 d con la excepción de la nitrofurantoína que se prolonga 10 días. Siempre se debe realizar urocultivo y adaptar el tratamiento al resultado.

**3. PNA:** ocurre en 1-2 % de las embarazadas, generalmente en el 2.º y 3.er trimestre, debido generalmente a limitaciones del flujo de orina. Síntomas comunes: fiebre alta, dolor en la región lumbar, a menudo síntomas disúricos y vómitos (que conducen a la deshidratación). **Tratamiento**: se inicia en el hospital de igual forma que la PNA no asociada al embarazo con la excepción de que las fluoroquinolonas están contraindicadas por riesgo teratogénico.

## 8.8. Infecciones del tracto urinario en lesionados medulares

Las personas con lesiones de la médula espinal requieren frecuentes cateterizaciones intermitentes o sondaje permanente. La mayoría de los pacientes después de un tiempo presenta bacteriuria asintomática, que puede ceder sin tratamiento y recurrir. No requieren ni detección ni tratamiento. La ITU sintomática ocurre muy a menudo (~2,5 episodios por paciente y año). Una característica típica de los uropatógenos en estos pacientes es la formación de una estructura gruesa y compleja denominada "biofilm" en las paredes de la vejiga, lo que en la mayoría de los casos hace imposible la erradicación permanente, con lo que la bacteriuria está presente en ≥90 % de los enfermos a los 30 días de finalizar el tratamiento. A menudo se detectan cepas de *Proteus*, *Pseudomonas*, *Klebsiella*, *Serratia*, *Providencia* y en ~70 % de los casos de más de un microorganismo. El **tratamiento** antimicrobiano se indica cuando aparecen manifestaciones de ITU, siguiendo las recomendaciones de la ITU complicada y aplicando las normas relacionadas con la ITU asociada a sonda vesical →cap. 14.8.6.

## 8.9. Candiduria

La candiduria se diagnostica por el aislamiento en 2 urocultivos de hongos del género *Candida*. Factores de riesgo: diabetes *mellitus*, sonda vesical, antibioticoterapia. La presencia de hongos del género *Candida* en la orina normalmente indica colonización, y no infección. Sobre la base del resultado cuantitativo del urocultivo y de la presencia de leucocituria no se pueden distinguir estas dos situaciones clínicas. La candiduria asintomática no requiere tratamiento, con excepción de los enfermos con inmunodeficiencias o sometidos a procedimientos invasivos en las vías urinarias. Generalmente cede después de la retirada del catéter vesical o de finalizar la antibioticoterapia. Si existen indicaciones para el mantenimiento del catéter vesical → cambiar el catéter o considerar múltiples cateterizaciones de la vejiga en lugar de un catéter permanente. La candiduria puede ser síntoma de infección renal, que casi siempre tiene un origen hematógeno y cursa en forma de numerosos microabscesos identificables mediante TC. Es frecuente la candidemia.

**Tratamiento de la candiduria sintomática**: VO fluconazol 400 mg/d durante 7-14 días o anfotericina B iv. 0,3-0,7 mg/kg durante unos días antes y después de la intervención. En personas con neutropenia el tratamiento se administrará como el descrito en caso de candidemia →cap. 18.4.

## 8.10. Cistitis abacteriana

La cistitis abacteriana es un grupo de síntomas característicos de cistitis infecciosa, que ocurre en mujeres en edad de procreación. En las pruebas microbiológicas estándar no aparecen uropatógenos. Algunos casos se deben a cistitis causada por virus de herpes simple (HSV-1 y HSV-2), clamidia (*C. trachomatis*) o micobacterias. Una parte de los enfermos presenta síntomas después de recibir radioterapia pélvica o quimioterapia. En otros casos, la causa sigue siendo desconocida y generalmente, después de la cistoscopia y la exploración urodinámica, se diagnostica cistitis intersticial. Los síntomas a menudo ceden espontáneamente después de algún tiempo.

**Tratamiento**:

1) en caso de infección → tratamiento antimicrobiano adecuado
2) en casos sin infección → tratamiento sintomático: oxibutinina VO 5 mg 2-3×d, hidroxizina VO 10-50 mg/d, amitriptilina VO 25 mg 2-3×d, tratamiento conductual.

## 8.11. Uretritis

La uretritis casi siempre es causada por una infección. Pertenece al grupo de enfermedades por transmisión sexual. Se distingue la uretritis: **gonocócica** (causada por *Neisseria gonorrhoeae*) y —más frecuente— **no gonocócica**, causada por *Chlamydia trachomatis*, *Ureaplasma urealyticum*, *Mycoplasma genitalium*, *Trichomonas vaginalis*, raramente por otros microorganismos.

**Síntomas**: la infección por *C. trachomatis* puede ser asintomática hasta en el 50 % de las mujeres y a veces es causa de enfermedad inflamatoria pélvica con sus consecuencias. Los síntomas generalmente ocurren unos 4-14 días tras el contacto con una pareja infectada. Se produce dolor durante la micción en la uretra distal (escozor miccional), más intenso por la mañana; a veces picazón en el meato uretral externo entre micciones; polaquiuria y tenesmo vesical, si coexiste con inflamación vesical o prostática; exudado purulento uretral, a veces con sangre, a menudo se detecta tan solo después del masaje de la uretra; en las mujeres secreción vaginal aumentada o leucorrea. No aparecen los síntomas generales de infección.

**Diagnóstico**: el método analítico rápido para confirmar el diagnóstico es un examen microscópico de un frotis uretral o de una muestra de orina del chorro inicial mediante tinción de Gram. La detección de los neutrófilos confirma la uretritis y la presencia de diplococo gramnegativo dentro de estas células confirma la etiología gonocócica.

**Tratamiento**: por la limitada disponibilidad de las pruebas para la detección de los microorganismos causantes de uretritis, inmediatamente se debe comenzar tratamiento empírico utilizando ceftriaxona IM 1,0 g en dosis única y azitromicina VO 1,0 g en dosis única, o doxiciclina VO 100 mg 2×d durante 7 d. Todas las parejas sexuales con riesgo de infección deben ser examinadas y sometidas a tratamiento.

## 8.12. Tuberculosis de las vías urinarias

La tuberculosis renal es una infección hematógena que se pone de manifiesto entre 5-15 años desde la infección primaria.

**Síntomas**: en la mayoría de los casos, los primeros síntomas se relacionan con la afectación de la vejiga urinaria; los síntomas generales ocurren raramente.

**Diagnóstico**: el análisis de orina muestra leucocituria y los urocultivos son negativos (piuria estéril); posteriormente aparece proteinuria y a veces hematuria. Las pruebas de imagen pueden revelar anomalías del sistema pielocalicial, estenosis u obstrucción del uréter y la vejiga urinaria con paredes engrosadas y de pequeña capacidad. Generalmente el diagnóstico implica múltiples urocultivos para el bacilo de Koch, menos frecuentemente se establece a base de la imagen histológica y del cultivo de tejidos obtenidos durante endoscopia del tracto urinario.

**Tratamiento** tuberculostático durante 6 meses (como en la tuberculosis pulmonar), teniendo en cuenta el grado de insuficiencia renal.

## 8.13. Complicaciones de las infecciones del tracto urinario

**1. Absceso renal corticomedular.** Puede ser simple o múltiple, generalmente complica una pielonefritis con presencia de reflujo pieloureteral o de obstrucción urinaria. Cursa como una ITU grave. La prueba de imagen de elección es TC. Una antibioticoterapia precoz puede conseguir la curación completa. El absceso renal requiere intervención quirúrgica, generalmente drenaje y rara vez nefrectomía parcial o total.

**2. Abscesos corticales múltiples.** Se deben a una infección hematógena de un foco a distancia (principalmente cutáneo, óseo o endocárdico). El foco de base no se detecta en ~1/3 de los pacientes en el momento del diagnóstico de la infección renal. Un 90 % de los casos está causado por *S. aureus*. A nivel cortical se forman numerosos microabscesos, que confluyen formando abscesos de mayor tamaño, los cuales pueden alcanzar el tracto pieloureteral. Se producen con mayor frecuencia en usuarios de drogas intravenosas, diabéticos y pacientes en diálisis. Los cultivos de orina y de sangre son habitualmente negativos. La prueba de imagen de elección es TC. **Tratamiento**: antibióticos y procedimientos quirúrgicos como en el absceso renal corticomedular.

**3. Absceso perinefrítico.** Exudado purulento localizado entre la cápsula renal y la fascia perirrenal. Causas: pionefrosis (especialmente asociada a nefrolitiasis), pielonefritis y su complicación como el absceso corticomedular, abscesos corticales renales, raramente de origen hematógeno. ~1/4 de los casos ocurre en diabéticos. Generalmente se manifiestan con fiebre, escalofríos y dolor lumbar. A veces se puede palpar una tumoración en la región lumbar. El hemocultivo es positivo en un 10-40 % de los casos. La prueba de imagen de elección es TC (la ecografía produce falsos negativos en ~30 % de los casos). **Tratamiento**: drenaje quirúrgico o percutáneo y antibióticos basados en el urocultivo, hemocultivo y material drenado.

**4. Pionefrosis.** Suele derivar de la infección ascendente de una hidronefrosis, habitualmente asociada a litiasis. La pionefrosis aguda cursa como una ITU grave. **Tratamiento**: intervención urológica.

**5. Pielonefritis gangrenosa.** Nefritis bacteriana multifocal que provoca necrosis y presencia de gas en el parénquima renal o en el espacio perirrenal. En ~95 % de los casos ocurre en pacientes diabéticos con obstrucción urinaria, más comúnmente en mujeres. Clínicamente cursa como una ITU severa con manifestaciones de shock séptico. A veces se palpa crepitación alrededor del riñón afectado. Un caso menos grave es la pielitis gangrenosa con presencia de gas solo en el sistema pielocalicial. Las pruebas de imagen muestran la presencia de gas. **Tratamiento**: drenaje quirúrgico y antibióticos. A pesar del tratamiento la mortalidad alcanza el 60 % y la nefrectomía puede reducirla hasta el 20 %.

**6. Necrosis papilar.** Necrosis papilar y desprendimiento de una papila renal a consecuencia de una infección ascendente, que a su vez puede ocasionar un cólico renal. La mayoría de los casos ocurre en pacientes diabéticos. El cuadro clínico es similar a la PNA grave. **Tratamiento**: la antibioticoterapia suele ser eficaz. El tratamiento invasivo solo es necesario en caso de obstrucción urinaria por tejido necrótico.

**7. Pielonefritis crónica.** Nefritis tubulointersticial crónica causada por la infección crónica o recurrente del riñón. Se desarrolla casi exclusivamente en personas con anomalías anatómicas importantes del aparato urinario, tales como obstrucción urinaria, litiasis coraliforme, reflujo vesicoureteral (la causa más común en niños). Es característica la cicatrización focal del parénquima renal, lo que se refleja en una superficie renal irregular con depresiones. Puede afectarse un solo riñón. Con el tiempo aparece fibrosis progresiva, atrofia tubular y glomeruloesclerosis con desaparición de los glomérulos renales. Predominan los síntomas de ITU recurrente (→más arriba) y la insuficiencia renal crónica, cuando aparece un deterioro significativo de la función renal. En el análisis de la orina habitualmente se encuentra leucocituria, a veces con cilindros leucocitarios. El urocultivo negativo no excluye el diagnóstico. La proteinuria generalmente no supera los 2,0 g/d y anuncia un progresivo deterioro de la función renal. En la ecografía suelen observarse riñones de tamaño disminuido, a veces con contornos irregulares, y las alteraciones de la enfermedad de base (cálculos, obstrucción urinaria). La urografía revela deformación de algunos o de todos los cálices (dilatación, aplanamiento de los fórnix caliciales). La gammagrafía renal es una técnica de máxima sensibilidad en la detección de las cicatrices del parénquima renal. La cistografía miccional puede mostrar reflujo vesicoureteral. **Tratamiento**: se centra en la causa y en el control de la progresión de la ERC.

**8. Pielonefritis xantogranulomatosa.** Severa infección crónica del parénquima renal, que provoca destrucción y fibrosis perirrenal. Casi siempre es causada por obstrucción urinaria crónica, en 3/4 de los casos presenta litiasis coraliforme con infección crónica. El cuadro clínico consiste en fiebre periódica, dolor lumbar y pérdida de peso. Los brotes cursan como ITU grave y sin tratamiento pueden formarse fístulas cutáneas o entéricas. Habitualmente se diagnostica después de la nefrectomía tras ser confundida con un tumor maligno. La prueba de imagen de elección es la TC. Un riñón aumentado de tamaño con presencia de litiasis coraliforme en la ecografía puede sugerir el diagnóstico. **Tratamiento**: nefrectomía.

**9. Prostatitis aguda.** Es casi siempre el resultado de una infección ascendente a partir de la uretra y puede ocurrir junto con una uretritis o con una ITU. Los agentes etiológicos más frecuentes son los bacilos de familia *Enterobacteriaceae* y microorganismos causantes de uretritis. Se manifiesta con un ascenso térmico rápido con escalofríos, dolor en la pelvis o en el perineo, disuria y orina turbia. La inflamación de la próstata puede ocasionar retención de orina. El tacto rectal (muy delicado por el riesgo de causar bacteriemia) muestra una próstata edematosa, blanda, caliente y muy dolorosa. En cualquier caso hay que realizar urocultivo y en hombres hospitalizados también hemocultivo (positivo en un 20 %). Tratamiento: empíricamente fluoroquinolona sola o con aminoglucósidos, o cotrimoxazol, a dosis como en la ITU complicada. Después de obtener los resultados de los cultivos hay que modificar el tratamiento (si está indicado) y continuar durante 2-4 semanas. La falta de mejoría después de una semana del tratamiento puede indicar absceso de la próstata.

**10. Epididimitis aguda.** Es la causa más frecuente de escroto agudo. La infección se produce por un flujo retrógrado de orina infectada hasta la porción prostática de la uretra a través del conducto deferente hasta el epidídimo. En hombres jóvenes los agentes etiológicos son típicamente *C. trachomatis* y *N. gonorrhoeae* (infección por transmisión sexual) y en los mayores aumenta la incidencia de enterobacterias. Un síntoma típico es el dolor escrotal unilateral; puede aparecer fiebre con escalofríos, disuria o síntomas de prostatitis aguda. En la exploración física el epidídimo aparece infiltrado, edematoso y muy doloroso. Más tarde acompañado de orquitis y puede surgir hidrocele testicular. **Tratamiento**: empírico antes de obtener los resultados de las pruebas microbiológicas. En hombres jóvenes ceftriaxona 0,25-1,0 g IM en dosis única en combinación con doxiciclina VO 100 mg 2×d durante 10 días. Inflamación blenorrágica: ciprofloxacino 500 mg VO en dosis única, ofloxacino 400 mg VO en dosis única (sin exclusión de *C. trachomatis* acompañada: 200 mg 2×d durante 7 días) o ceftriaxona IM 250 mg en dosis única. En hombres mayores con mayor frecuencia la causa son las bacterias *Enterobacteriaceae* y en el tratamiento empírico se usa la ceftriaxona 2,0 g/d por 10-14 días.

**11. Sepsis urológica** →cap. 18.7.

# 9. Quistes renales

Los quistes renales son cavidades de tamaños diversos, rellenas de líquido, localizadas en el parénquima renal, y que son el resultado del ensanchamiento de varias partes de los túbulos renales. Pueden localizarse en la corteza o en la médula renal y pueden ser únicos o múltiples (uni- o bilaterales). La mayoría son quistes verdaderos (que poseen un revestimiento epitelial), solamente en algunos casos, p. ej. después de un daño renal, se forman pseudoquistes.

Se distinguen

1) quistes renales adquiridos: quistes simples, poliquistosis renal adquirida
2) quistes transmitidos de forma hereditaria: poliquistosis renal autosómica dominante, poliquistosis renal autosómica recesiva, nefronoptisis, enfermedad renal tubulointersticial autosómica dominante

3) quistes renales congénitos: espongiosis medular renal (riñón en esponja), displasia renal multiquística.

## 9.1. Quistes renales simples

Generalmente son quistes solitarios adquiridos, presentes en personas sin IRC avanzada y que no cumplen los criterios diagnósticos de la degeneración renal poliquística. La incidencia en adultos es de ~30 % y aumenta con la edad. Los quistes renales simples pueden aumentar de tamaño con la edad. Generalmente son asintomáticos. Si son de gran tamaño (>50 mm), pueden causar dolor lumbar unilateral, sensación de plenitud y presión en el abdomen y síntomas inespecíficos gastrointestinales. Las complicaciones posibles incluyen hematuria e infección del contenido del quiste.

**Diagnóstico**: el método básico es la ecografía; la TC y la RMN se utilizan principalmente en el diagnóstico diferencial. Lo más importante es descartar la neoplasia.

**Tratamiento**: los quistes simples asintomáticos solo requieren observación (ecografía 1×año). Si aparecen síntomas (especialmente dolor lumbar o abdominal) o si el quiste causa compresión en órganos adyacentes, el tratamiento consiste en su vaciamiento y esclerosis (inyección de etanol al 95 %) o la extirpación quirúrgica.

## 9.2. Poliquistosis renales (PQR)

Es la presencia de quistes renales múltiples en la corteza y médula renal de origen genético. La poliquistosis renal autosómica dominante (PQRAD) se manifiesta en adultos y es la enfermedad genética renal más frecuente (1/400-1000 nacimientos). Se suele detectar entre los 10 y 30 años de edad y es responsable del 8-15 % de los casos de insuficiencia renal crónica terminal (IRCT) que requiere TRS. La poliquistosis renal autosómica recesiva (PQRAR) se da en 1/20000 recién nacidos vivos y se manifiesta en los neonatos (se puede detectar prenatalmente).

Durante muchos años la enfermedad puede ser asintomática y con frecuencia se diagnostica incidentalmente por estudios realizados por otras indicaciones. La primera manifestación puede ser hipertensión u otras complicaciones de la ERC dependiendo de la TFG →cap. 14.2. Un síntoma típico es el dolor lumbar y hematuria como consecuencia de la ruptura del quiste. En ~20 % de los casos se desarrollan cálculos renales. Una parte de los enfermos manifiesta alteraciones extrarrenales: quistes hepáticos (en ~60 %, muy raramente vez sintomáticos), aneurismas intracraneales (en 4-8 % de los casos de PQR asintomática; causan muerte en un ~10 % de los casos), quistes pancreáticos (casi siempre asintomáticos).

**Diagnóstico**. Se basa en las pruebas de imagen, principalmente ecografía: numerosos quistes en ambos riñones y tamaño de los riñones significativamente aumentado. Pruebas genéticas no se realizan rutinariamente. Los criterios diagnósticos de PQRAD según Ravin con quistes múltiples bilaterales:

1) en enfermos con antecedentes familiares positivos, hasta 30 años de edad ≥2 quistes en uno o ambos riñones juntos, 30-59 años de edad ≥2 quistes en cada riñón y ≥60 años de edad ≥4 quistes en cada riñón

2) en pacientes con anamnesis familiar negativa ≥5, ≥5 y ≥8 quistes respectivamente.

Frecuentemente es necesaria la diferenciación entre quistes múltiples y simples. Se sospecha la PQR en caso de anamnesis familiar positiva y presencia de alteraciones extrarrenales.

Tratamiento: sintomático y de soporte, como en la IRC →cap. 14.2. Es muy importante la normalización de la presión arterial (fármacos de elección son los inhibidores del sistema RAA). La administración de tolvaptán (antagonista del receptor de vasopresina V2) puede retrasar la evolución hacia una insuficiencia renal y frenar el aumento del tamaño de los quistes. Este tratamiento muestra mayor eficacia en pacientes <50 años, en estadio G1-3a de ERC con pérdida de la eTFG >5 ml/min/1,73m$^2$/año y aumento de volumen renal >5 %/año. Inicialmente se administran dosis bajas (45 mg por la mañana y 15 mg por la tarde), que se aumentan gradualmente hasta las dosis máximas recomendadas (90 mg por la mañana y 30 mg por la tarde). La reacción adversa más frecuente es la poliuria. Durante los episodios de hematuria se recomienda reposo en cama y analgésicos. Los casos con IRCT son excelentes candidatos a trasplante renal, debido a la etiología no inmunológica de la enfermedad.

### 9.3. Poliquistosis renal adquirida

Presencia de ≥4 quistes en cada riñón en personas con ERC diferente a la PQR en los estadios avanzados de la IRC. Ocurre en pacientes con IRC independientemente de su causa, sobre todo bajo TRS. Etiología desconocida. En la mayoría de los casos los quistes son asintomáticos, pero pueden causar episodios de hematuria, dolor crónico en la región lumbar o cólico renal. En casos excepcionales el riñón quístico se puede palpar como un tumor.

**Diagnóstico:** ecográfico.

**Tratamiento:** no es necesario si es asintomática o no se presentan complicaciones. Durante los episodios de hematuria se recomienda reposo en cama y analgésicos. La cirugía es necesaria en casos de hematuria persistente o grave, infección del quiste resistente al tratamiento conservador y sospecha o diagnóstico de carcinoma renal. En pacientes con IRC y poliquistosis renal adquirida se desarrollan neoplasias malignas renales con mayor frecuencia que en la población general, y en la mitad de los casos son multifocales y bilaterales. La poliquistosis renal adquirida requiere controles de imagen periódicos (cada 1-3 años) para el tamizaje poblacional para la detección del carcinoma renal.

### 9.4. Espongiosis medular renal (riñón en esponja)

Trastorno del desarrollo renal de causa desconocida. Generalmente se diagnostica entre los 20-50 años de edad y suele ser asintomática. Puede ser detectada incidentalmente al apreciar numerosas calcificaciones de pequeño tamaño en la médula renal en la radiografía simple de abdomen (nefrocalcinosis). En la ecografía se aprecian quistes de 1-7 mm en la parte interna de la médula renal con calcificaciones asociadas. Las complicaciones principales son la nefrolitiasis e infecciones del tracto urinario. El riñón en esponja no es causa de insuficiencia renal. En pacientes asintomáticos solamente se recomiendan análisis de orina periódicos y radiografías simples de abdomen.

# 10. Adenocarcinoma renal

**➔ CUADRO CLÍNICO E HISTORIA NATURAL**

El adenocarcinoma renal es dos veces más frecuente en hombres y el promedio de edad en el momento del diagnóstico es de ~60 años. Los síntomas más comunes son hematuria (aparece periódicamente, sin dolor, a veces con coágulos cilíndricos, que son moldes de la luz del uréter), dolor lumbar, pérdida de peso, debilidad, fiebre periódica con sudoración nocturna. En etapas avanzadas se puede identificar una tumoración abdominal, adenopatías cervicales y supraclaviculares metastásicas, edema en los miembros inferiores y varices en el cordón espermático (generalmente izquierdo, debido a la obstrucción del flujo venoso; como resultado de la presión o infiltración vascular venosa), inanición. La tríada clásica de síntomas (hematuria, tumor palpable en abdomen, dolor lumbar) es rara en la actualidad (<5 % de los pacientes).

## → DIAGNÓSTICO

### Exploraciones complementarias

**1. Análisis de sangre:** anemia (hasta el 80 %) y raramente hipercalcemia o poliglobulia (debido a una excesiva producción de eritropoyetina por las células neoplásicas).

**2. Análisis de orina:** hematuria microscópica o hematuria.

**3. Pruebas de imagen.** En la ecografía: un 40-60 % de los tumores renales se detecta casualmente durante la investigación por otra causa. **TC de abdomen y pelvis con contraste**: método básico para el estadiaje. Permite especificar el tamaño del tumor, diagnosticar la invasión de la vena renal o de la vena cava inferior y la presencia de adenopatías y metástasis hepáticas. **Arteriografía renal**: muestra la vascularización del tumor, lo que es útil para plantear bien la resección de tumores de gran tamaño o bien la embolización de la arteria renal. **RMN**: en caso de contraindicaciones para la administración de contraste yodado; especialmente útil en la detección de metástasis en las glándulas suprarrenales. **Gammagrafía ósea**: en caso de sospecha de metástasis. **Radiografía y TC de tórax y de cráneo**: para el estadiaje de la enfermedad (búsqueda de metástasis).

**4. Diagnóstico morfológico del tumor resecado y de las adenopatías regionales:** necesario para determinar el pronóstico y el tratamiento adyuvante.

### Criterios diagnósticos

La detección de una lesión sólida renal que no se puede identificar claramente como no maligna, es indicación para su extirpación quirúrgica (nefrectomía o cirugía conservadora). Si reúne características de una neoplasia renal con metástasis a otros órganos → se pueden tomar biopsias para el diagnóstico histológico de las lesiones metastásicas con el fin de identificar si el tumor primario es renal. Evaluación del estadio clínico mediante la clasificación de TNM.

### Diagnóstico diferencial

Quistes renales simples y múltiples, angiomiolipoma renal, neoplasia metastásica (sobre todo cáncer de mama, cáncer de pulmón y linfomas), pielonefritis xantogranulomatosa.

## → TRATAMIENTO

### Tratamiento radical

Posible en el estadio I, II y III (cáncer que no sobrepasa la fascia de Gerota y no hay metástasis). Se realiza nefrectomía radical por técnica tradicional o laparoscópica, extrayendo el riñón con cápsula grasa, fascia renal, glándula suprarrenal y ganglios linfáticos circundantes. En pacientes seleccionados (tumor <4 cm en un polo o periférico, o con la necesidad de preservar el riñón afectado por neoplasia) → cirugía conservadora (extirpación radical del tumor manteniendo la parte renal no afectada).

### Tratamiento no radical

**1. Tratamiento quirúrgico paliativo:** se considera cuando la eliminación completa del tumor no es posible y/o bien el tamaño tumoral o las adenopatías metastásicas son causa de hematuria o de complicaciones en otros órganos.

**2. Embolización de la arteria renal:** como preparación para la nefrectomía o como tratamiento paliativo. El objetivo es detener la hematuria, disminuir la masa tumoral y reducir la circulación colateral.

**3. Tratamiento sistémico:** la quimioterapia clásica es ineficaz en la mayoría de los pacientes. El IFN-α se utiliza para prolongar la supervivencia en pacientes seleccionados después de la nefrectomía con metástasis pulmonares. Los inhibidores de la tirosina-cinasa (sunitinib, sorafenib, pazopanib, axitinib), inhibidores de serina-treonina-cinasa mTOR (temsirolimus, everolimus) y bevacizumab (anticuerpo monoclonal anti-VEGF) mejoran el pronóstico del adenocarcinoma renal avanzado.

# 11. Carcinoma de la pelvis renal y del uréter

Los tumores del tracto urinario superior derivan del epitelio transicional (urotelio) y constituyen ~5 % de todos los tumores de riñón.

**Cuadro clínico**: el síntoma más común es la hematuria (en >75 % de los pacientes). La obstrucción de las vías urinarias por un coágulo o tumor es causa de cólico renal.

**Diagnóstico**: anemia, hematuria micro- o macroscópica. La citología del sedimento de orina a veces permite el diagnóstico. La ecografía puede mostrar un tumor renal o hidronefrosis. La urografía clásica o pielografía ascendente revela defectos de repleción en la pelvis renal o en el uréter o hidronefrosis. La TC con contraste muestra tumores de pequeño tamaño en la pelvis renal y las adenopatías metastásicas. La ureteroscopia muestra el tumor y permite obtener biopsias para el estudio histológico. Diagnóstico diferencial: otras causas de hematuria →cap. 1.22 o de hidronefrosis →cap. 14.7.

**Tratamiento**: nefrectomía radical con ureterectomía y cistectomía parcial a nivel de la desembocadura del uréter, junto con linfadenectomía regional. En casos seleccionados (p. ej. tumor en riñón único) → cirugía conservadora o ureterectomía. En la enfermedad avanzada o recidiva → quimioterapia (MVAC) o radioterapia.

# 12. Angiomiolipoma renal

Tumor benigno que contiene tejido adiposo, tejido muscular liso y vasos sanguíneos de paredes gruesas (a menudo con dilataciones aneurismáticas). Ocurre en ≤3 % de la población general y es 4 veces más frecuente en mujeres. En un 80 % de los casos son de pequeño tamaño. En el resto de los casos se acompañan de trastornos hereditarios múltiples asociados a la esclerosis tuberosa (síndrome de Bourneville).

**Cuadro clínico**: en ~60 % de los casos es asintomático (detectado incidentalmente en las pruebas de imagen). Los signos clínicos más frecuentes se deben al sangrado del tumor (dolor abdominal o lumbar, hematuria, *shock* hemorrágico).

**Diagnóstico**: los signos característicos en las pruebas de imagen se deben al contenido de tejido adiposo; la prueba de elección es la TC espiral multicorte.

**Tratamiento**: tumores asintomáticos ≤3 cm generalmente requieren solo control radiológico periódico. En los demás casos y cuando no hay certeza de la naturaleza del tumor, se recomienda extirpar el tumor (cirugía conservadora) o realizar la nefrectomía (en caso de hemorragia potencialmente mortal).

# 13. Cáncer de vejiga

Predominante en los hombres (~80 % de los casos) de >60 años. Síntomas más comunes: hematuria macroscópica con coágulos, a menudo intermitente, polaquiuria, tenesmo vesical doloroso, retención urinaria por coágulos que bloquean la salida de la vejiga. La infiltración del uréter puede causar hidronefrosis unilateral.

**→ DIAGNÓSTICO**

**Exploraciones complementarias**

**1. Cistoscopia con biopsia para diagnóstico histológico:** método diagnóstico básico.

**2. TC de abdomen y pelvis con contraste:** se utiliza para evaluar la afectación de los ganglios linfáticos, infiltración del tejido circundante, detectar la extensión metastásica a las vías urinarias altas.

**3. Citología urinaria:** permite diagnosticar los casos de cambios macroscópicos poco visibles en la mucosa.

**Criterios diagnósticos**

Basados en la evaluación histológica de la biopsia obtenida por cistoscopia. Evaluación del estadio clínico mediante la clasificación de la TNM.

**→ TRATAMIENTO**

La cistectomía radical es el tratamiento estándar del cáncer infiltrante. Solo la falta del consentimiento del paciente o la existencia de contraindicaciones médicas justificaría un tratamiento conservador con quimioterapia y radioterapia.

**Tratamiento radical**

Posible en los estadios 0, I, II y III (tumor no infiltrante y sin metástasis). En caso de cambios superficiales (estadios 0 y I) → electrorresección transuretral radical (TURT, TURB). En el estadio II y III: cistectomía radical incluyendo próstata, vesículas seminales, una parte de la uretra en hombres; útero, trompas de Falopio, ovarios, uretra en mujeres) y ganglios linfáticos regionales pélvicos. El flujo urinario se restablece implantando los uréteres directamente sobre la piel o a un asa intestinal ciega aislada del resto del intestino delgado, conectada con la superficie de la piel, o también creando una neovejiga a partir de una sección aislada del intestino y conectada a la uretra.

**Tratamiento adyuvante**

Administración endovesical de la BCG o de un citostático en pacientes tratados con TURT con alto riesgo de recidiva.

**Tratamiento no radical**

En los tumores en estadio IV se puede conseguir prolongar la supervivencia mediante radio- o quimioterapia (p. ej. MVAC —metotrexato, vinblastina, doxorrubicina y cisplatino— o gemcitabina con cisplatino), o asociando ambas.

# 1. Anemias

Anemia: disminución de la concentración de la hemoglobina (Hb), hematocrito (Hto) y del recuento de hematíes en la sangre >2 desviaciones estándar del valor normal. **Clasificación** según su gravedad:

1) **leve**: Hb 10-12 g/dl en mujeres o 10-13 g/dl en hombres
2) **moderada**: Hb 8-9,9 g/dl
3) **grave**: Hb 6,5-7,9 g/dl
4) **riesgo vital**: Hb <6,5g/dl.

**Causas:** pérdida de hematíes como resultado de sangrado (agudo o crónico), hemólisis, o bien disminución o alteración de la eritropoyesis.

**Síntomas y signos (generales):** independientemente de la causa o del tipo de anemia: astenia y facilidad para fatigarse, dificultad de concentración y atención, cefalea, mareo, taquicardia y disnea (en forma graves), palidez de piel y mucosas (ictericia en anemia hemolítica).

**Las características de los hematíes** (→tabla 1-1) permiten realizar el diagnóstico diferencial inicial entre las diversas causas de anemia.

## 1.1. Anemia poshemorrágica

### ➡ DEFINICIÓN Y ETIOPATOGENIA

Es consecuencia de una pérdida sanguínea aguda o crónica.

**Pérdida sanguínea aguda:** principalmente hemorragia postraumática, hemorragia masiva digestiva, urinaria o genital. Un adulto puede perder bruscamente hasta el 20 % del volumen sanguíneo sin evidencia de isquemia ni alteraciones circulatorias, en caso de perder 20-30 % puede presentar taquicardia y en algunos casos hipotensión postural, y una pérdida súbita de >30 % del volumen (>1,5 l en un adulto) puede causar *shock* hipovolémico →cap. 2.2.1 y cap. 24.4., teniendo en cuenta que el volumen sanguíneo circulante (en decilitros) se calcula multiplicando el peso de la persona por 0,7.

**Pérdida sanguínea crónica:** habitualmente provoca anemia por déficit de hierro; causas →cap. 15.1.2.

### ➡ CUADRO CLÍNICO

Los síntomas dependen de la rapidez y cantidad de sangre perdida y de la edad del enfermo.

Consecuencias de la pérdida sanguínea aguda →cap. 2.2.1.1. y cap. 24.4.

La pérdida sanguínea crónica puede transcurrir sin síntomas y manifestarse cuando aparecen los síntomas secundarios al déficit de hierro →cap. 15.1.2 o de la enfermedad de base que causa el sangrado.

### ➡ DIAGNÓSTICO

**Exploraciones complementarias**

**1. Hemograma:** anemia normocítica y normocrómica →tabla 1-1 (después de una hemorragia aguda la concentración de Hb comienza a disminuir 3-4 h después del aumento compensatorio del volumen plasmático y alcanza el nivel mínimo al cabo de unos días); reticulocitosis (el pico es a los 7-10 días desde el sangrado). Dependiendo de la severidad de la pérdida pueden observarse eritroblastos en el frotis de sangre periférica y el nivel de leucocitos puede incrementarse debido a la reacción medular de respuesta global, con neutrofilia y en algunos casos la

Tabla 1-1. Clasificación de las anemias según el recuento de reticulocitos, el volumen corpuscular medio (VCM) y la amplitud de distribución eritrocitaria (RDW)

| VCM | RDW | RC ≥100 000/µl | RC <100 000/µl |
|---|---|---|---|
| microcítica VCM ↓ | N | Talasemia β | – anemia de enfermedades crónicas (algunos casos) |
| | ↑ | Talasemia β | – anemia por déficit de hierro<br>– anemia sideroblástica congénita (algunos casos) |
| normocítica VCM (N) | N | | – anemia de enfermedades crónicas<br>– anemia en la enfermedad renal crónica<br>– anemia aplásica |
| | ↑ | – anemia poshemorrágica aguda<br>– la mayoría de las anemias hemolíticas | – fase temprana de la anemia por déficit de hierro<br>– anemia por déficit de vitamina $B_{12}$ y/o ácido fólico<br>– anemia carencial mixta<br>– síndrome mielodisplásico |
| macrocítica VCM ↑ | N | Enfermedades hepáticas crónicas | – quimioterapia<br>– alcoholismo<br>– anemia aplásica |
| | ↑ | – algunas anemias inmunohemolíticas<br>– enfermedades hepáticas crónicas | – anemia por déficit de vitamina $B_{12}$ y/o de ácido fólico<br>– síndrome mielodisplásico |

N — normal, ↑ aumentado/a, ↓ reducido/a

presencia de metamielocitos y mielocitos en el frotis de sangre periférica (sobre todo después de una hemorragia masiva con hipoxia tisular y *shock*). Puede haber trombocitopenia, secundaria a la pérdida aguda de sangre y asociada a posteriores transfusiones masivas, y en el caso de pérdidas crónicas de sangre puede aparecer trombocitosis.

**2. Otras exploraciones:** en casos de pérdida crónica de sangre se harán evidentes marcadores de la ferropenia →cap. 15.1.2, se podría presentar coagulopatía a consecuencia de una pérdida sanguínea masiva y/o consumo de los factores de coagulación, pérdida de plaquetas y posterior dilución en casos de transfusiones de reemplazo con concentrados de hematíes y de fluidos y disminución significativa del nivel de fibrinógeno. En concordancia, puede observarse prolongación del tiempo de protrombina (TP) y del tiempo de tromboplastina parcial activada (TTPa). Otras exploraciones complementarias, dependiendo de la causa (p. ej. la endoscopia puede identificar la localización del sangrado en el tracto digestivo).

→ **T R A T A M I E N T O**

**Sangrado agudo** →cap. 2.2.1.1. y cap. 24.4.
**Sangrado crónico** →cap. 15.1.2.

## 1.2. Anemia por déficit de hierro

→ **DEFINICIÓN Y ETIOPATOGENIA**

Anemia provocada por la alteración en la síntesis del grupo hemo, como resultado del déficit de hierro, que se caracteriza por la presencia de hematíes de pequeño tamaño que contienen poca cantidad de hemoglobina (anemia microcítica, hipocrómica). Es la forma más frecuente de anemia a nivel mundial (80 %), constituyendo un problema de salud pública sobre todo en países en desarrollo.

**Causas de déficit de hierro:**

1) **Pérdida sanguínea** (es la causa principal): sangrados digestivos (entre ellos, secundarios al uso de AAS y de otros AINE, cáncer del intestino grueso, cáncer de estómago, enfermedad ulcerosa gastrointestinal, angiodisplasia) →cap. 4.30, ginecorragia, de vías urinarias (hematuria), del sistema respiratorio (hemorragia alveolar difusa), traumatismos (incluidas las intervenciones quirúrgicas), o en donantes de sangre profesionales.

2) **Aumento de la demanda con reposición insuficiente:** adolescencia, embarazo (2.º y 3.º trimestre) y lactancia, intensificación de la eritropoyesis durante el tratamiento del déficit de vitamina $B_{12}$.

3) **Absorción deficiente en el tubo digestivo:** antecedente de gastrectomía, estado después de cirugía bariátrica, gastritis provocada por *H. pylori* (→cap. 4.6.2), gastritis autoinmune (~20 años antes del desarrollo del déficit de la vitamina $B_{12}$), enfermedad celíaca, antecedente de resección intestinal, gastritis crónica autoinmune, dieta pobre en proteínas, rica en sustancias que dificultan la absorción de hierro (fosforanos, oxalatos, fitatos, taninos).

4) **Dieta deficiente en hierro:** (caquexia, dieta vegetariana o vegana).

5) Anemia ferropénica refractaria al tratamiento con hierro (rara, de herencia autosómica recesiva).

→ **CUADRO CLÍNICO**

**1. Síntomas generales de anemia** →cap. 15.1.

**2. Síntomas de ferropenia prolongada:** en algunos no se presentan, en otros pueden observarse aberraciones del apetito (conocidas como hábito de pica, que es la tendencia a ingerir elementos naturales del tipo tierra, hielo, arcilla, tiza, almidón, etc.), dolor, ardor y depapilación lingual, sequedad de piel, fisuras dolorosas en las comisuras de los labios, alteración de las uñas (pálidas, frágiles, con surcos verticales) y del pelo (fino, frágil, con puntas abiertas, pérdida de cabello).

**3. Síntomas de la enfermedad de base** (p. ej. del cáncer de colon).

→ **DIAGNÓSTICO**

**Exploraciones complementarias**

**1. Hemograma:** →tabla 1-2 y tabla 1-3: disminución de la concentración de Hb (mayor que la disminución del recuento de hematíes). VCM habitualmente ~75 fl. El recuento de reticulocitos disminuye a medida que empeora la anemia. El aumento del índice RDW (aptitud de distribución eritrocitaria) a menudo aparece antes de la bajada del VCM. En el frotis de sangre periférica se ven eritrocitos hipocrómicos y de diferentes tamaños (anisocitosis), incluidos los microcíticos, y con diferentes formas (poiquilocitosis), puede haber leucopenia (en ~10 % de los enfermos, por lo general asociada a gran ferropenia) y el recuento de plaquetas es normal o está aumentado.

**2. Índices del metabolismo férrico** →tabla 1-2 y tabla 1-3. Según el análisis costo-beneficio, la mejor prueba de sangre para diagnosticar déficit de hierro es la determinación de ferritina sérica. Una baja concentración de ferritina sérica (<12 ng/ml) es la mejor indicación de deficiencia. Tener en cuenta que la ferritina

**Tabla 1-2. Diagnóstico diferencial de la anemia hipocrómica**

| Parámetro | Anemia por déficit de hierro | Anemia de enfermedades crónicas | Talasemia β | Anemia sidero-blástica |
|---|---|---|---|---|
| Grado de anemia | Cualquiera | Raras veces Hb <9 g/dl | Cualquiera | Cualquiera |
| VCM | ↓ | N o ↓ | ↓↓ | N, ↓[a] o ↑[b] |
| Ferritina sérica | ↓ | ↑ o, con menor frecuencia, N | N o ↑ | ↑ |
| TIBC | ↑ | ↓ | N o ↓ | N |
| Saturación de hierro de la transferrina | ↓ | N o ↓ | ↑ | ↑ |
| Hierro | | | | |
| sérico | ↓↓ | ↓ o, con menor frecuencia, N | N o ↑ | ↑ |
| medular | ↓ o ausente | Presente | Presente | Presente |

[a] En formas congénitas.

[b] En formas adquiridas.

↓ disminuido, ↑ aumentado, Hb — concentración de Hb, VCM — volumen promedio de los eritrocitos, N — normal, TIBC — capacidad total de fijación de hierro

sérica es un reactante de fase y se eleva en situaciones de fiebre, infección, inflamación, neoplasia, etc., y puede dar resultados falsos normales en casos de verdadera deficiencia. Ante la sospecha de ferropenia debería realizarse el test una vez se haya superado el proceso inflamatorio. La determinación de hierro sérico, capacidad total de fijación de hierro (TIBC) y porcentaje de saturación de la transferrina, tan usados por muchos años, con frecuencia producen resultados equívocos difíciles de interpretar y son igualmente reactantes de fase. Un test que se está usando concomitantemente con la determinación de ferritina sérica es la determinación del receptor soluble de la transferrina, ya que este prácticamente no se altera frente a procesos inflamatorios en curso.

**3. Otras exploraciones:** para el diagnóstico de las causas del déficit de hierro

1) Endoscopia digestiva alta y baja: realizar en todos los hombres y en mujeres en período posmenopáusico y también en las mujeres premenopáusicas, en caso de presencia de síntomas del tracto digestivo, antecedentes familiares del cáncer de colon y refractariedad al tratamiento con hierro. Se puede prescindir de la realización de la colonoscopia solo en el caso de que se diagnostique un cáncer de estómago o enfermedad celíaca.

2) Pruebas de imagen del tracto digestivo: en caso de contraindicaciones para el estudio endoscópico.

3) Tamizaje para la enfermedad celíaca (anticuerpos anti transglutaminasa tisular o antiendomisio): en todos los enfermos.

4) Análisis general de orina: en todos los enfermos con el fin de descartar hematuria.

5) Sangre oculta en heces: prueba no recomendada dado su baja sensibilidad y especificidad.

Si no se ha establecido la etiología y se confirma la refractariedad al tratamiento con hierro oral → considerar las siguientes pruebas: test para detectar la infección por *H. pylori*, nivel sérico de gastrina, anticuerpos anti células parietales y/o anti factor intrínseco, endoscopia del intestino delgado.

**Tabla 1-3.** Diagnóstico diferencial de la anemia de enfermedades crónicas con la anemia por déficit de hierro

| Característica | Anemia | |
|---|---|---|
| | Enfermedades crónicas | Déficit de hierro |
| Gravedad de la anemia | Hb en general ≥9 g/dl | Variada |
| Síntomas dependientes de la anemia | Pocos | Pueden ser graves |
| Enfermedad crónica concomitante | Sí | Posible |
| Eritrocitos | En general normocrómicos y normocíticos. En anemia grave y prolongada pueden ser microcíticos e hipocrómicos | Microcíticas, hipocrómicas |
| Leucocitos y plaquetas | Puede presentarse leucocitosis y trombocitosis (en el curso de la enfermedad de base) | A veces trombocitosis |
| HCM | N o ↓ | ↓ |
| CHCM | N o ↓ | ↓ |
| Hierro sérico | ↓ | ↓↓ |
| TIBC | ↓ | ↑ |
| Saturación de hierro de la transferrina | N o ↓ | ↓ |
| Ferritina sérica | ↑ o raras reces N | ↓[a] |
| Receptor soluble de la transferrina sérica | N | ↑ |
| Reservas de hierro en médula ósea | N o ↑ | ↓ o ausente |

[a] Sin estado inflamatorio concomitante.

↑ aumentado, ↓ disminuido, N — normal, CHCM — concentración de hemoglobina corpuscular media, HCM — hemoglobina corpuscular media, TIBC — capacidad total de fijación de hierro

### Criterios diagnósticos
Anemia microcítica e hipocrómica con índices del metabolismo férrico alterados, sobre todo con una concentración de ferritina reducida.

### Diagnóstico diferencial
Otras anemias, sobre todo las hipocrómicas y la anemia de enfermedades crónicas →tabla 1-2 y tabla 1-3.

### ⇥ TRATAMIENTO

Consiste en suprimir la causa del déficit de hierro, suplementar el hierro y normalizar la concentración de Hb y de ferritina. En caso de necesidad extrema, transfundir concentrados de hematíes.

**1. Enfermo sin alteraciones conocidas de la absorción:** recomendar **un preparado de hierro oral** a dosis de 150-200 mg de hierro elemental al día (dosis más bajas [incluso de 30 mg] también pueden ser eficaces), p. ej.: complejo de hidróxido de hierro III polimaltosado en comprimidos para masticar o en jarabe, sulfato ferroso 2-3×d, gluconato ferroso, proteinsuccinilato férrico, o un preparado compuesto con **ácido ascórbico** 100-200 mg/d (ya que aumenta la absorción en el tracto digestivo). Estas formulaciones se deben tomar mejor con el estómago vacío, ya que el contenido en fosfatos y fitatos de alimentos como la gacha, nueces o guisantes, o el contenido en taninos del té negro, el café o el cacao, reducen la absorción de hierro. También deben evitarse en lo posible los IBP. La eficacia del tratamiento se demuestra con el aumento de los reticulocitos después de 7 días y de la concentración de Hb en ~2 g/dl después de 1-2 semanas desde el inicio de la terapia. Continuar el tratamiento durante 3 meses después de la normalización de la concentración de Hb y ferritina (para suplementar los depósitos de hierro). La resistencia al tratamiento con hierro se define como la falta de aumento de la concentración de Hb $\geq 1$ g/dl después de 4-6 semanas de tratamiento VO a dosis de 100 mg/d. Puede deberse a la persistencia de sangrado, a un diagnóstico erróneo, alteraciones en la absorción, incumplimiento del tratamiento, o a una dieta deficiente en hierro.

**2.** Los enfermos que no toleran preparados orales de hierro o en los que estos preparados resultan ineficaces, con gran pérdida de hierro (p. ej. como resultado de hemorragia digestiva), o con necesidad de almacenar cantidades grandes de hierro en el organismo (p. ej. en los pacientes en hemodiálisis o en quimioterapia tratados con los factores estimulantes de la eritropoyesis), con el síndrome de malabsorción, colitis inespecífica, enfermedad infamatoria crónica o enfermedad renal crónica: utilizar **hierro parenteral**, iv. excepcionalmente IM, cumpliendo con las instrucciones sobre la administración de la ficha técnica del preparado. Comenzar la infusión a la mitad de la velocidad recomendada (en enfermos con factores de riesgo de reacciones de hipersensibilidad, al 10 % de la recomendada), y en caso de ausencia de reacciones adversas a los 15 min, incrementarla hasta la dosis recomendada. Determinar la cantidad de hierro administrada durante el tratamiento según la fórmula:

masa corporal (kg) × 2,4 × [concentración de Hb (g/dl) deseada – concentración de Hb (g/dl) actual] + reservas tisulares (habitualmente 500 mg)

Habitualmente administrar 100-200 mg de hierro 2-3 × semana y monitorizar el efecto →más arriba.

Se puede administrar una alta dosis única, p. ej. 1000 mg, para equilibrar el déficit rápidamente.

Teniendo en cuenta el riesgo de aparición de reacciones de hipersensibilidad, el hierro iv. debe ser administrado por personal cualificado, y en un sitio con disponibilidad inmediata de un equipo de resucitación. Previo al comienzo de la ferroterapia iv., no se recomienda el uso profiláctico de antihistamínicos, dado que pueden reducir la presión arterial. Hay que observar al enfermo durante $\geq 30$ min después de la administración del hierro iv. Ante la aparición de una reacción de hipersensibilidad, se debe suspender la infusión inmediatamente. Se puede reanudar la infusión a la mitad de la velocidad, después de $\geq 15$ min, y solamente en los enfermos con reacciones leves y autolimitadas.

### → SITUACIONES ESPECIALES

Desde el inicio del **embarazo y durante la lactancia**, las mujeres deben tomar profilácticamente hierro a la dosis de 30 mg/d y en caso de déficit de hierro: 100-200 mg/d. No administrar hierro iv. en el 1.er trimestre de embarazo. En el 2.º y 3.º se puede valorar su uso en casos justificados.

## 1.3. Anemia en enfermedades crónicas

### → DEFINICIÓN Y ETIOPATOGENIA

Esta anemia es el resultado de la disminución de la producción de eritrocitos por la activación de la inmunidad celular y la producción de citoquinas proinflamatorias y de hepcidina. Es la segunda más frecuente, después de la anemia por déficit de hierro. Su frecuencia aumenta con la edad.

**Causas:** infecciones bacterianas, infecciones por protozoos y por hongos, neoplasias malignas, enfermedades autoinmunes (sobre todo AR, LES, vasculitis sistémica).

## → CUADRO CLÍNICO E HISTORIA NATURAL

Suele manifestarse unos meses después del inicio de la enfermedad de base y su intensidad aumenta con el empeoramiento de la enfermedad subyacente. Se objetivan síntomas generales de anemia y de la enfermedad de base →cap. 15.1.

## → DIAGNÓSTICO

**Exploraciones complementarias**

**1. Hemograma de sangre periférica** →tabla 1-2 y tabla 1-3; recuento de reticulocitos disminuido, índice RDW normal; otras alteraciones típicas de inflamación: neutrofilia, monocitosis, trombocitosis.

**2. Índices de metabolismo férrico** →tabla 1-2 y tabla 1-3.

**3. Otras exploraciones:** alteraciones relacionadas con la enfermedad de base. Es frecuente el aumento de los reactantes de fase aguda. La concentración de la eritropoyetina endógena no concuerda con el grado de anemia.

**Criterios diagnósticos**

Anemia leve o moderada, normocítica y normocrómica en una persona que padece una enfermedad crónica, habitualmente relacionada con un estado inflamatorio crónico, excluyendo otras causas de anemia (sobre todo ferropenia).

**Diagnóstico diferencial**

Anemia por déficit de hierro (puede coexistir) →tabla 1-2, otras anemias →tabla 1-1.

## → TRATAMIENTO

**1. Tratamiento de la enfermedad de base:** tiene el papel principal.

**2. En anemia grave** transfundir **concentrados de hematíes**, sobre todo en pacientes con síntomas de insuficiencia cardíaca, angina de pecho o alteraciones a nivel del SNC.

**3. En enfermos con síntomas de anemia y Hb ≤10 g/dl durante el tratamiento quimioterapéutico por neoplasia maligna** valorar el uso de fármacos estimulantes de la eritropoyesis (ESA): **eritropoyetina α humana recombinante**, 40000 uds. VSc 1×semana, o **eritropoyetina β humana recombinante** 30 000 uds. VSc 1 × semana, **darbepoetina** 500 µg VSc cada 3 semanas para aumentar la concentración de Hb hasta lograr una concentración más baja que permita evitar la transfusión de concentrados de hematíes. Si en 4-6 semanas no hay respuesta, se puede aumentar la dosis. En caso de falta de respuesta después de 6-8 semanas, se debe retirar el tratamiento. Contraindicaciones y efectos adversos →cap. 14.2.

**4. Ferropenia absoluta** (concentración de ferritina sérica <100 ng/ml), se presenta en algunos enfermos con anemia de enfermedad crónica: tratar como en las anemias por déficit de hierro →cap. 15.1.2, preferentemente iv., dada la frecuente alteración de la absorción en el tracto gastrointestinal.

# 1.4. Anemia por déficit de vitamina B$_{12}$

## → DEFINICIÓN Y ETIOPATOGENIA

La anemia megaloblástica está causada por la deficiencia de vitamina B$_{12}$, que produce la alteración en la producción de eritroblastos, su destrucción precoz en la médula (eritropoyesis inefectiva) y el acortamiento de la vida media eritrocitaria. Los mínimos requerimientos diarios de la vit. $B_{12}$ son de $\leq 5$ µg (un promedio de 2,4 µg). Sus mayores fuentes se encuentran en la carne y en la leche. Las reservas corporales son suficientes para 4 años. La vit. $B_{12}$ se absorbe en la porción distal del intestino delgado tras unirse al factor intrínseco (FI) que se produce en las células de la mucosa gástrica. En la sangre se une a la transcobalamina. La deficiencia de la vitamina $B_{12}$ produce alteraciones en la síntesis de las bases púricas, necesarias para la síntesis de ADN, lo cual afecta principalmente a los tejidos con gran recambio celular (p. ej. la mucosa del tracto digestivo) y del SNC (alteraciones del metabolismo de la mielina y atrofia neuronal).

Causas de deficiencia severa de vitamina $B_{12}$

1) alteraciones en la absorción (causadas por un defecto del factor Castle o del receptor para la absorción del complejo IF-$B_{12}$ en el íleon): anemia perniciosa (anemia de Biermer), antecedente de gastrectomía, cirugía bariátrica y de resección ileal, deficiencia congénita del factor Castle, gastritis por *Helicobacter pylori*, enfermedad de Crohn, síndrome de Zollinger-Ellison, síndrome de sobrecrecimiento bacteriano

2) alteraciones metabólicas congénitas, p. ej. deficiencia de transcobalamina

3) óxido de nitrógeno utilizado en anestesia.

## Causas de deficiencia de vitamina $B_{12}$ leve o moderada

1) alteraciones en la absorción moderadas y leves (liberación defectuosa de vitamina $B_{12}$ de los alimentos): gastritis crónica atrófica no inmunológica leve, metformina, fármacos inhibidores de la secreción de ácido gástrico, pancreatitis crónica, alteraciones congénitas en la absorción selectiva

2) veganismo o vegetarianismo, desnutrición

3) alcoholismo.

La causa más frecuente es la anemia perniciosa (anemia de Biermer), causada por la presencia de autoanticuerpos anticélulas parietales de la mucosa gástrica y el FI →cap. 4.6.3. La edad media de aparición de la enfermedad es de 70-80 años.

### → CUADRO CLÍNICO E HISTORIA NATURAL

**1. Síntomas generales de anemia** (→cap. 15.1): aparecen en los estadios avanzados.

**2. Manifestaciones digestivas:** ~50 % de los enfermos describen pérdida de sabor y adelgazamiento, ardor en la lengua, lengua aumentada, alisada y de color rojo oscuro, náuseas, estreñimiento o diarrea.

**3. Manifestaciones neurológicas:** parestesias en manos y pies (habitualmente el primer síntoma es la sensación de dolor punzante en las yemas de los dedos de los pies), una sensación de descarga eléctrica que ocurre al flexionar la cabeza hacia delante (el signo de Lhermitte, aparece raramente), adormecimiento de los miembros, alteraciones de la marcha, alteraciones de la micción, síntomas vegetativos (hipotensión ortostática, impotencia). Habitualmente el síntoma más precoz de la lesión de los cordones posterolaterales de la médula espinal es la pérdida de la sensación de localización del segundo dedo del pie y de la sensación de vibración. En déficit grave y prolongado se observa una alteración de los reflejos tendinosos y extrapiramidales (aumentados o disminuidos), disminución del tono muscular, alteraciones de la visión (atrofia del nervio óptico) o de la audición. Síntomas psiquiátricos: alteraciones de las funciones cognitivas, depresión, manía, cambios del estado de ánimo, delirio. En personas mayores el síndrome demencial puede ser el síntoma principal. Una deficiencia grave no tratada puede producir alteraciones neurológicas irreversibles. El empeoramiento de los síntomas neurológicos no está relacionado con la gravedad de la anemia.

**4. Lesiones cutáneas:** piel ligeramente ictérica (color limón), pelo canoso prematuro, en algunos enfermos vitiligo adquirido y con menor frecuencia púrpura trombocitopénica.

→ **DIAGNÓSTICO**

**Exploraciones complementarias**

**1. Hemograma:** macrocitosis eritrocitaria (un VCM habitualmente >100 fl) y normocromía (HCM 27-31 pg/l), precede a la aparición de anemia, anisocitosis y poiquilocitosis significativas, a menudo presencia de megalocitos (hematíes ovalados de gran dimensión). El recuento de reticulocitos está disminuido. Puede observarse leucopenia con neutropenia y la presencia de numerosos granulocitos con núcleo hipersegmentado, que podría ser el primer síntoma del déficit. Trombocitopenia moderada, a veces con presencia de plaquetas grandes.

**2. Exploraciones bioquímicas e inmunológicas:** disminución de la concentración sérica de la vit. $B_{12}$ (hay un gran porcentaje de falsos positivos y negativos), aumento de la concentración de homocisteína sérica o plasmática y/o de ácido metilmalónico (MMA) en suero (>400 nmol/l), signos de hemólisis moderada (gran aumento de la actividad sérica de LDH, disminución de la concentración de haptoglobina, aumento leve de la concentración de bilirrubina no conjugada) y aumento de la concentración sérica de hierro. En la anemia perniciosa están presentes autoanticuerpos anticélulas parietales de la mucosa gástrica y anti-FI.

**3. Aspirado y biopsia de médula ósea:** en la médula existe una hipercelularidad con proliferación megaloblástica, características de eritropoyesis ineficaz y de hemólisis intramedular, con numerosos metamielocitos gigantes y granulocitos gigantes de núcleo en banda, granulocitos hipersegmentados y megacariocitos con núcleos multilobulados.

**4. Gastroscopia:** signos de gastritis atrófica (en anemia perniciosa).

**Criterios diagnósticos**

El diagnóstico se establece según el cuadro clínico, una baja concentración de la vitamina $B_{12}$ y/o el aumento de la concentración de MMA antes del tratamiento. Al diagnosticar la deficiencia de la vit. $B_{12}$ hay que establecer sus causas, principalmente descartar la anemia perniciosa por la presencia de autoanticuerpos. Se debe excluir el déficit concomitante de ácido fólico.

**Diagnóstico diferencial**

Anemia por deficiencia de ácido fólico, otras anemias diseritropoyéticas (sideroblástica, síndrome mielodisplásico [SMD]), otros estados que cursan con macrocitosis eritrocitaria, como el alcoholismo, la cirrosis hepática o el consumo de fármacos que alteran la síntesis de las bases púricas (metotrexato, mercaptopurina, ciclofosfamida, zidovudina, trimetoprim) y el hipotiroidismo.

→ **TRATAMIENTO**

**1.** Utilizar la **vitamina $B_{12}$** (cianocobalamina) 1 mg IM o profundamente VSc cada día durante 7-14 días, posteriormente 1 × semana, hasta el cese de anemia (4-8 semanas). En el tratamiento de mantenimiento (sobre todo en pacientes con trastornos neurológicos) administrar 1 mg IM cada mes de por vida. La vit. $B_{12}$ VO a dosis altas, de entre 1-2 mg/d, es igualmente eficaz que la administrada por vía parenteral. Los enfermos con déficit grave pueden desarrollar hipopotasemia al comienzo del tratamiento por consumo de potasio tras la reactivación de la eritropoyesis.

**2.** En el caso de anemia grave con síntomas cardiovasculares transfundir concentrados de hematíes.

→ **PRONÓSTICO**

El tratamiento conlleva la desaparición de la anemia y de los trastornos hematológicos asociados. El aumento del recuento de reticulocitos y la disminución del VCM se observan a los 4-5 días de iniciar el tratamiento. El aumento de la concentración de Hb, del recuento de hematíes y Hto aparece después de 7 días y la normalización de esos parámetros a los ~2 meses. La neuropatía periférica puede remitir parcialmente (normalmente pasados los 6 meses), las lesiones de la médula espinal son irreversibles. La anemia perniciosa se relaciona con un aumento de 2-3 veces del riesgo de cáncer glandular de estómago. El déficit de vit. $B_{12}$ (o de ácido fólico) puede causar hiperhomocisteinemia, que favorece el desarrollo de ateroesclerosis y de trombosis.

### → PREVENCIÓN

Se debe vigilar la aparición de déficit de vitamina $B_{12}$ en enfermos con antecedentes de gastrectomía o de cirugía bariátrica y en personas con dieta vegetariana estricta o vegana (especialmente durante el embarazo y lactancia), y valorar su administración profiláctica por vía parenteral u oral.

## 1.5. Anemia por déficit de ácido fólico

### → DEFINICIÓN Y ETIOPATOGENIA

Anemia megaloblástica causada por un trastorno de la eritropoyesis como consecuencia de la alteración en la producción del ADN en los eritroblastos, por alteraciones en la síntesis de purinas, timidina y aminoácidos debidas al déficit de ácido fólico. Los requerimientos mínimos diarios del ácido fólico son de 0,1-0,15 mg (0,6 mg en gestantes, 0,5 mg durante la lactancia). La fuente principal son las verduras de hoja verde, cítricos y productos de origen animal. Las reservas corporales son suficientes para 4 meses. Después de la absorción desde el tracto digestivo es transformado en ácido tetrahidrofólico, lo que requiere la presencia de vit. $B_{12}$.

**Causas de deficiencia de ácido fólico:**

1) **aporte insuficiente en la alimentación**, por ingesta insuficiente de alimentos frescos o cocidos durante poco tiempo (la cocción durante >15 min destruye los folatos), sobre todo legumbres y verduras de hoja verde, y alimentación parenteral sin suplemento de ácido fólico

2) **disminución de la absorción:** enfermedad de Crohn

3) **enfermedades hepáticas crónicas** (sobre todo en la cirrosis)

4) **fármacos:** fenitoína, sulfasalazina, antagonistas del ácido fólico (metotrexato, trimetoprim)

5) **alcoholismo**

6) **deficiencia de zinc**

7) **aumento de las necesidades** durante el embarazo, la lactancia, o en enfermedades inflamatorias y neoplásicas

8) **aumento de las pérdidas**, descrito en diálisis peritoneal, hemodiálisis, anemias hemolíticas crónicas.

### → CUADRO CLÍNICO

Como el descrito en la deficiencia de vit. $B_{12}$ →cap. 15.1.4, pero sin alteraciones del SNC ni ictericia. Pueden aparecer lesiones hiperpigmentadas en la piel (sobre todo en la parte dorsal de los dedos) y mucosas. Puede asociar infertilidad temporal.

La deficiencia de ácido fólico en las mujeres durante las primeras 12 semanas del embarazo puede relacionarse con el aumento del riesgo de defectos del tubo neural en sus hijos (anencefalia, encefalocele, meningocele).

→ DIAGNÓSTICO

**Exploraciones complementarias**

**1. Hemograma y mielograma:** como los descritos en el déficit de vit. $B_{12}$ →cap. 15.1.4.

**2. Estudios bioquímicos de sangre:** disminución de la concentración de ácido fólico en plasma y en eritrocitos, signos de hemólisis moderada (aumento de la actividad de la LDH sérica, disminución de la concentración de haptoglobina, pequeño aumento de la concentración de la bilirrubina no conjugada), concentración normal de MMA sérico y aumento de la concentración de homocisteína sérica, aumento de la concentración de hierro sérico.

**Criterios diagnósticos**

El diagnóstico se establece según el cuadro clínico y los valores de ácido fólico. Al diagnosticar el déficit de ácido fólico hay que establecer su causa →más arriba.

**Diagnóstico diferencial**

Anemia por déficit de vit. $B_{12}$ (en todos los casos determinar la concentración de vit. $B_{12}$) y otras anemias con diseritropoyesis (sideroblástica, SMD).

→ TRATAMIENTO

**1. Tratamiento de la enfermedad de base:** tiene el papel principal.

**2. Dieta** rica en productos que contengan grandes cantidades de ácido fólico →más arriba.

**3. Ácido fólico** VO 0,8-1,2 mg/d (hasta 5 mg/d en pacientes con alteraciones de la absorción) durante 1-4 meses, hasta la normalización de los índices hematológicos o mientras se mantenga la causa de la deficiencia. La eficacia del tratamiento se manifiesta con el aumento súbito del recuento de reticulocitos entre el 4.º y 7.º día desde el inicio del tratamiento. En la fase inicial del tratamiento puede aparecer hipopotasemia. La introducción del tratamiento solo con ácido fólico en pacientes en los que coexiste el déficit de vit. $B_{12}$ puede desencadenar una aparición súbita o el empeoramiento de las alteraciones neurológicas existentes.

# 1.6. Anemias hemolíticas

→ DEFINICIÓN Y ETIOPATOGENIA

Las anemias hemolíticas (AH) son un grupo heterogéneo de enfermedades que se caracterizan por una destrucción precoz e inadecuada de eritrocitos. La hemólisis puede ocurrir en el espacio intra- o extravascular, en el bazo y/o en el hígado.

**1. AH congénitas.** Están causadas por un defecto primario intraeritrocitario:

1) defectos de la membrana celular: esferocitosis congénita, ovalocitosis congénita (eliptocitosis)

2) enzimopatías: déficit de glucosa-6-fosfato deshidrogenasa (G-6-PD), déficit de piruvato-cinasa; son las más frecuentes

3) hemoglobinopatías: anemia drepanocítica (Hb alterada: HbS), HbC, metahemoglobinemia

4) talasemias: trastornos cuantitativos en la síntesis de las cadenas de globina (sobre todo β).

**2. AH adquiridas.** Los eritrocitos son normales. El motivo de su destrucción son factores extraeritrocitarios (excepto en la hemoglobinuria paroxística nocturna, HPN):

1) **Inmunológicas** (presencia de anticuerpos antieritrocitarios), como en las AH autoinmunes por anticuerpos calientes, idiopática o asociada a otras enfermedades (entre otras LES, LLC, linfoma no Hodgkin, déficit inmunológicos), fármacos (α-metildopa, cefalosporinas, análogos de las purinas), tras

un trasplante de órganos o alo-TPH (si existe concordancia de los grupos sanguíneos entre el donante y el receptor), después de la transfusión de concentrados de hematíes (durante o poco tiempo después de la aloinmunización). También existe AH autoinmune con anticuerpos fríos: enfermedad por aglutininas frías (idiopática, aparece en el transcurso de una infección [micoplasmas, VEB], en el transcurso de linfomas) y hemoglobinuria paroxística por frío (idiopática, en el curso de una infección, una enfermedad autoinmune o neoplasia linfoproliferativa), reacción transfusional hemolítica, o una enfermedad hemolítica del recién nacido.

2) **No inmunológicas:** AH microangiopáticas (causadas por daño intravascular de eritrocitos en microcirculación incorrecta, p. ej. púrpura trombocitopénica trombótica, síndrome urémico hemolítico, causas →cap. 15.19.3.2), infecciones (malaria, babesiosis, toxoplasmosis, leishmaniosis, *Clostridium perfringens*, sífilis, infecciones víricas), factores químicos y físicos (metahemoglobinemia, fármacos [mitomicina C, ciclosporina, tacrolimus, ticlopidina, sulfonamidas, sulfasalazina, dapsona, derivados de platino], drogas [cocaína], metales [plomo, cobre], veneno de insectos [abejas, avispas], arañas [*Loxosceles*] y serpientes [cobras, víboras]), quemaduras graves, hemoglobinuria paroxística nocturna (HPN), hiperesplenismo.

**→ CUADRO CLÍNICO E HISTORIA NATURAL**

Las formas congénitas se manifiestan habitualmente en jóvenes. Las autoinmunes en gente de mediana edad y en personas mayores. En pacientes con hemólisis de poca intensidad, sobre todo hemólisis prolongada, habitualmente no hay manifestaciones clínicas de anemia hemolítica. Los síntomas generales de anemia se manifiestan asiduamente con la concentración de Hb <8 g/dl o cuando la anemia se desarrolla muy rápidamente. La ictericia aparece en los períodos de fragmentación eritrocitaria severa. Muchas veces está ausente en pacientes con hemólisis crónica. La esplenomegalia (a veces también hepatomegalia) aparece solo en algunos tipos de AH y habitualmente sugiere la existencia de una enfermedad sistémica (neoplásica de origen linfático o autoinmunológica). **Características clínicas de algunos tipos de AH** →más adelante.

**Complicaciones de AH:** crisis hemolítica, crisis aplásica sobre todo por infección por parvovirus B19 en AH congénita, ETV, colelitiasis secundaria a hiperbilirrubinemia, déficit de ácido fólico por aumento de la demanda, úlceras cutáneas por afectación tromboembólica de la microcirculación, hemosiderosis secundaria →cap. 7.9.2.

**1. Esferocitosis hereditaria:** es la AH congénita más frecuente, afecta a hombres y mujeres y origina alteraciones del desarrollo óseo (en la forma grave), típicamente esplenomegalia, periódicamente crisis hemolíticas y aplásicas, colelitiasis.

**2. Déficit de glucosa-6-fosfato deshidrogenasa (G-6-PD):** típicamente afecta a los hombres al tener genética ligada al cromosoma X, cursa con crisis de hemólisis aguda (ictericia súbita, orina oscura, dolor abdominal). Se desencadena con algunos fármacos (cloroquina, sulfonamidas, dapsona, nitrofurantoína, vitamina C a dosis altas, doxorrubicina, también →www.g6pd.org y www.g6pddeficiency.org) o alimentos (semillas de legumbres), en infecciones y en casos de estrés.

**3. Déficit de piruvato-cinasa:** es la segunda AH congénita más frecuente. Se puede presentar en adultos en los que, gracias a la compensación de la hemólisis, se estabiliza el cuadro clínico, y se producen exacerbaciones causadas por infección aguda, estrés o embarazo.

**4. Metahemoglobinemia:** consiste en la presencia de hierro $Fe^{3+}$ en el hemo, que no se une al oxígeno. Puede ser congénita (hemoglobina M) o adquirida (mucho más frecuente) y está provocada por agentes oxidantes del hierro (nitroprusiato sódico, fenacetina, sulfonamidas, lidocaína, benzocaína, dapsona, rasburicasa, nitratos, nitroglicerina, óxido nitroso, nitritos, anilina, cloratos). La cianosis aparece con la concentración de metahemoglobina (metHb) >1,5 g/dl.

En la mayoría de los enfermos con la forma congénita, la cianosis es la única manifestación. En la forma adquirida, la anemia aparece cuando la metHb constituye >40 % de la Hb total.

**5. Talasemias:** es típica la esplenomegalia en la forma mayor y ocasionalmente en la intermedia. En la forma menor (que es la más frecuente) prácticamente no se encuentra. La AH grave solo se da en las formas homocigotas, que se presentan antes del 1.er año de vida. Es el tipo de anemia que más confusión y error conlleva, al confundirse con el déficit de hierro. Al encontrarse con un caso de moderada anemia, con hipocromía y microcitosis severa y >5 mill. de hematíes/µl, la primera posibilidad a excluir debería ser talasemia menor.

**6. Anemia drepanocítica:** ictericia, colelitiasis, retraso del crecimiento y del desarrollo, cardiomegalia; embolias vasculares: dolor intenso y recurrente en manos y pies (el síntoma más frecuente y más temprano), isquemia de órganos internos, síndrome torácico agudo, esplenomegalia, úlceras maleolares, priapismo.

**7. AH autoinmune con anticuerpos calientes:** es la AH adquirida más frecuente. Se le suman las manifestaciones de la enfermedad de base.

**8. Enfermedad por aglutininas frías:** son típicas las manifestaciones de linfoma o infecciones, acrocianosis (coloración purpúrea de las zonas acras tras la exposición al frío), livedo reticular, dolor al tragar alimentos y bebidas fríos. Hemoglobinuria paroxística por frío (los síntomas aparecen en minutos u horas después de la exposición al frío): dolor de espalda, de extremidades inferiores, de abdomen, escalofríos y fiebre, primera orina de la mañana de color rojo o marrón rojizo.

**9. Hemoglobinuria paroxística nocturna** (HPN): los brotes de la enfermedad pueden ser causados por infecciones, estrés, esfuerzos físicos. Además de los síntomas relacionados con hemólisis (p. ej. orinas oscuras durante la noche o por la mañana), trombosis (~50 % de los enfermos, sobre todo venosa en localizaciones inusuales) y frecuentemente síntomas asociados a la anemia aplásica o SMD (sangrados, infecciones).

### → DIAGNÓSTICO

**Exploraciones complementarias**

**1. Hemograma:** es típica la anemia normocítica y normocrómica, en algunos casos macrocítica (debido a reticulocitosis), o microcítica hipocrómica (en talasemia). En general se observa aumento del recuento de reticulocitos, aunque en casos de talasemia menor puede haber reticulocitopenia. Esferocitos y CHCM alto en esferocitosis y en AH autoinmune, cuerpos de Heinz en déficit de G-6-PD y en metahemoglobinemia, drepanocitos y cuerpos de Howell-Jolly en casos de anemia drepanocítica, equinocitos en déficit de piruvato-cinasa, hematíes en diana en talasemia, eritrocitos fragmentados (esquistocitos) en AH microangiopáticas (PTT, SUH) y presencia de eritroblastos en anemias graves.

**2. Otros análisis de sangre:** aumento de la actividad de LDH, disminución de la concentración de haptoglobina (o una concentración indetectable), aumento de la concentración de bilirrubina no conjugada sérica (habitualmente <4 mg/dl), disminución de la resistencia osmótica eritrocitaria (en esferocitosis congénita y otras AH, acompañados de esferocitos [adquirida]).

**3. Análisis de orina:** aumento de la excreción de urobilina, hemoglobinuria y orina oscura en hemólisis intravascular.

**4. Otras exploraciones específicas para formas particulares de AH.**

1) **Esferocitosis congénita:** resultado positivo con el test de lisis con glicerol acidificado, criohemólisis o captación de eosina-5-maleimida (EMA).

2) **Déficit G-6-PD:** disminución de la actividad de la G-6-PD eritrocitaria (no hacer la determinación durante la hemólisis aguda).

3) **Déficit de piruvato-cinasa:** déficit de piruvato-cinasa eritrocitaria, mutación del gen de piruvato-cinasa.

4) **Metahemoglobinemia**: aumento de la concentración de metahemoglobina, color oscuro de sangre.

5) **Talasemias**: existen muchas variedades, por lo cual hay diversos patrones electroforéticos de Hb. Puede encontrarse HbA2 elevada (talasemia menor beta), HbA ausente (talasemia mayor beta) o HbA2 reducida (talasemia menor alfa) y variaciones en la HbF.

6) **Anemia falciforme** en la electroforesis de Hb en la forma más frecuente (rasgo de HbS) se aprecia más HbA que HbS, con niveles de HbF normales. Si se encuentra más HbS que HbA el caso debe ser considerado como combinación de Sβ-talasemia. En la enfermedad homocigótica no se encuentra HbA.

7) **AH autoinmune por anticuerpos calientes:** test de antiglobulina directo positivo (test de Coombs con anticuerpos anti IgG o anti-C3d, que muestran mayor actividad a la temperatura de 37 °C).

8) **Enfermedad por aglutininas frías:** test directo con anticuerpos IgM anti-C3d), aglutinación hemática visible en frotis, aumento de VCM (presunta macrocitosis causada por la presencia de agregados eritrocitarios), baja concentración del componente C3 y C4 en el plasma, pruebas para detectar la proteína monoclonal; **hemoglobinuria paroxística por frío**: resultado positivo de la prueba de antiglobulinas con C3d en la superficie de los eritrocitos, resultado positivo de la prueba de Donath-Landsteiner.

9) **HPN:** ausencia de la expresión de las proteínas que se unen a glicosilfosfatidilinositol (CD55 y CD59) en los granulocitos y eritrocitos, en la citometría de flujo, lo que causa hipersensibilidad de las células a la actividad del componente.

**5. Aspirado y biopsia de médula ósea:** aumento de la eritropoyesis, a menudo de maduración megaloblástica intermedia.

**6. Pruebas de imagen:** esplenomegalia y colelitiasis en la ecografía abdominal.

### Criterios diagnósticos

Anemia en diferentes grados de intensidad, típicamente normocítica normocrómica (excepciones →más arriba), con aumento de la actividad de LDH sérica, disminución de la concentración de haptoglobina en plasma, aumento de la concentración de la bilirrubina conjugada sérica y aumento del recuento de reticulocitos.

### Diagnóstico diferencial

Anemia de enfermedades crónicas, coagulación intravascular diseminada.

### → TRATAMIENTO

#### Recomendaciones comunes para todas las AH

**1. AH secundaria:** tratar la enfermedad de base. Suspender los fármacos que puedan causar la hemólisis.

**2.** Transfundir el concentrado de hematíes solo en el caso de necesidad absoluta.

**3. AH crónica:** utilizar ácido fólico indefinidamente a dosis de 1 mg/d. Suplementar el hierro solo si se demuestra una deficiencia absoluta →cap. 15.1.2 (en la mayoría de los casos la suplementación está contraindicada) o aplicar tratamiento de sobrecarga férrica →cap. 7.9.2; esplenectomía en algunas AH congénitas graves (esferocitosis, déficit de G-6-PD, déficit de piruvato-cinasa, talasemia) y en AH resistente a glucocorticoides con anticuerpos calientes.

#### Tratamiento específico de las formas particulares de AH

**1. Anemia autoinmune por anticuerpos calientes:** utilizar glucocorticoides (p. ej. prednisona 1 mg/kg/d VO) durante unas semanas, posteriormente y de forma gradual, bajar la dosis hasta el nivel mínimo que mantenga la remisión (Hb >10 g/dl) aunque el test de Coombs permanezca positivo. La concentración de Hb aumenta habitualmente al cabo de 1-3 semanas desde el inicio de tratamiento. En los casos de hemólisis grave comenzar el tratamiento con metilprednisolona iv.: el 1.er día 1500 mg, el 2.° 1000 mg, el 3.° 500 mg. Desde el 4.° día utilizar prednisona a dosis de 1-2 mg/kg/d. En los casos de resistencia o intolerancia a los glucocorticoides o de necesidad de administrar los glucocorticoides a dosis >15 mg/d tras algunos meses del tratamiento, se recomienda esplenectomía (es efectiva en un 60-70 %). Si hay contraindicaciones o no hay respuesta → utilizar rituximab, 4 dosis de 375 mg/m$^2$ o 100 mg/m$^2$ a intervalos semanales. En pacientes sin mejoría con el tratamiento mencionado más arriba considerar la terapia con otros fármacos inmunosupresores (azatioprina a dosis de 100-150 mg/d, ciclofosfamida 100 mg/d VO o 500-700 mg/d iv. cada 3-4 semanas, ciclosporina, cuyas dosis se ajustarán a las concentraciones séricas del fármaco, o micofenolato de mofetilo 0,5-1,0 g/d VO). En pacientes con resistencia a glucocorticoides, particularmente durante la crisis hemolítica, se puede realizar una plasmaféresis o se pueden administrar inmunoglobulinas iv. (1 g/kg durante 2 días o 2 g/kg durante 1 día).

**2. Enfermedad por aglutininas frías:** en la mayoría de los casos es suficiente evitar la exposición al frío y llevar ropa de abrigo. Calentar el concentrado de hematíes y los fluidos para la infusión iv. Evitar transfusiones de hemoderivados con un contenido elevado de componentes del complemento (PFC y concentrado de plaquetas). En casos graves administrar el rituximab, 375 mg/m$^2$ iv. 1 × semana durante 4 semanas consecutivas (más eficaz; en monoterapia o en combinación con fludarabina) o eventualmente ciclofosfamida 100 mg/d VO o clorambucilo. Los glucocorticoides y la esplenectomía habitualmente no son efectivos. Si es necesario disminuir el nivel de anticuerpos de manera rápida, utilizar la plasmaféresis. Hemoglobinuria paroxística por frío: recomendar evitar las bajas temperaturas, trasfusiones de hematíes atemperados; considerar la administración de glucocorticoides.

**3. Metahemoglobinemia:** suspender los fármacos que puedan ser causa de meta-hemoglobinemia. En casos graves (metahemoglobina >20 %) administrar azul de metileno 1-2 mg/kg (en solución con NaCl al 0,9 %) en perfusión iv. durante 5 min y considerar oxigenoterapia hiperbárica. En casos de metahemoglobinemia con riesgo vital (metahemoglobina >50 %) realizar transfusión de recambio. En la metahemoglobinemia crónica → ácido ascórbico 0,3-1,0 g/d VO en dosis divididas y riboflavina 20-30 mg/d VO. En caso de empeoramiento administrar azul de metileno 100-300 mg/d VO.

**4. Talasemia β:** además de las recomendaciones comunes enumeradas más arriba, administrar vitamina C y zinc. En casos graves considerar alo-TPH.

**5. Anemia falciforme:** en la mayoría de los casos el tratamiento es sintomático (hidratación, analgésicos, en algunos casos anticoagulantes o sildenafilo). Las transfusiones de concentrados de hematíes con la dilución reducen la concentración de HbS ≤30 %. Monitorizar el metabolismo férrico y equilibrar el déficit →cap. 15.1.2 o tratar la hemosiderosis secundaria →cap. 7.9.2. Administrar ácido fólico. Considerar el tratamiento con hidroxiurea a dosis de 15-20 mg/kg/d (aumenta la síntesis de la HbF). En casos seleccionados considerar alo-TPH.

**6. HPN:** en la forma clásica (>50 % de la población de granulocitos sin GPI-AP, con lo que se presenta clara hemólisis intravascular) es necesario el tratamiento en aquellos pacientes que presenten síntomas de importancia clínica y complicaciones. El tratamiento de elección es eculizumab (inhibidor del C5), sobre todo en casos de hemólisis severa o trombosis. El único método terapéutico que permite la curación completa (erradicar el clon de HPN) es el alo-TPH. Si ocurren complicaciones trombóticas → tratamiento estándar, profilaxis secundaria con AVK, profilaxis primaria con heparina. Durante el período de hemólisis grave valorar la administración de prednisona 40-60 mg/d VO. En los pacientes con anemia moderada o grave considerar el tratamiento con danazol 200-600 mg/d en 3 dosis divididas. En las formas no clásicas el manejo depende de la coexistencia de un síndrome de insuficiencia medular (anemia aplásica →cap. 15.1.7, SMD →cap. 15.4).

# 1.7. Anemia aplásica (AA)

## → DEFINICIÓN Y ETIOPATOGENIA

Insuficiencia medular causada por hipoplasia o aplasia medular, que provoca pancitopenia (no solamente anemia). La causa más frecuente es una reacción autoinmune de los linfocitos T dirigida contra las células madre hematopoyéticas o, menos frecuentemente, un defecto congénito o un daño adquirido de estas células, que provoca una hipoproliferación y una disminución de la diferenciación.

**Formas de AA**:

1) **congénita** (un 20 % de los casos): anemia de Fanconi, anemia de Diamond-Blackfan, síndrome de Dubowitz, anemia aplásica familiar

2) **adquirida** (un 80 %): forma idiopática (>70 %), hepatitis aguda pasada (5-10 %), radiación ionizante, sustancias químicas (benceno y otros disolventes orgánicos, trinitrotolueno, insecticidas, herbicidas), fármacos (citostáticos, fenilbutazona, cloranfenicol, sulfonamidas, compuestos de oro, cloroquina, clorpropamida, fenitoína, alopurinol, tiacidas), infecciones víricas (retrovirus, VHA, VHB, VHC, VIH, VEB, herpes virus, parvovirus B19, virus del dengue), enfermedades de tejido conectivo (p. ej. LES), timoma, otras enfermedades hematológicas (HPN, SMD, crisis aplásica en el transcurso de anemia hemolítica), embarazo (muy raro).

## → CUADRO CLÍNICO

La AA puede desarrollarse rápidamente (en el transcurso de unos días) o lentamente (a lo largo de varias semanas o meses). Los signos y síntomas son consecuencia de la anemia, la neutropenia →cap. 23.2.5 y de la trombocitopenia →cap. 15.19.

## → DIAGNÓSTICO

### Exploraciones complementarias

**1. Hemograma.** Usualmente pancitopenia: anemia normocítica normocrómica (raramente macrocítica), con escasa cantidad de reticulocitos (<10 000/µl), leucopenia con neutropenia (habitualmente <1500/µl), y trombocitopenia (en casos graves <10 000/µl).

**2. Aspirado y biopsia de médula ósea:** disminución en el número de células hematopoyéticas (celularidad <30 %). La proporción entre el recuento de adipocitos y de células hematopoyéticas >3. Ausencia de células neoplásicas, el resto de las células está constituido principalmente por linfocitos y plasmocitos.

**3. Otras exploraciones:** en ~50 % presencia del clon de células de HPN en la citometría de flujo (→cap. 15.1.6, Diagnóstico) estudios citogenéticos y moleculares (en la mayoría de los casos se detecta hematopoyesis clonal), concentración de vit. $B_{12}$ y de ácido fólico, estudios virológicos, valoración de la función hepática, estudio de anticuerpos antinucleares y anti-dsDNA, radiografía o TC de tórax, ecografía abdominal.

### Criterios diagnósticos

Citopenia (≥2 de las 3 líneas celulares: neutropenia <1500/µl, trombocitopenia <100000/µl y anemia Hb <10 g/dl) en sangre periférica y disminución de la celularidad medular tras excluir otras causas →más adelante. Criterios de AA severa: celularidad medular <25 % o <50 %, si las células hematopoyéticas constituyen <30 % de las células medulares, o ≥2 de estos 3 criterios.

Una AA severa requiere el cumplimiento de ≥1 de estos 3 criterios: recuento de neutrófilos <500/µl, recuento de plaquetas <20000/µl y recuento de reticulocitos <20000/µl.

#### Diagnóstico diferencial

Leucemias agudas (sobre todo LLA), tricoleucemia, leucemia de linfocitos grandes granulares, SMD, anemia megaloblástica grave, HPN, infiltrados en la médula ósea (linfomas y otras neoplasias sólidas, fibrosis), infecciones (VIH, VHC, VHB), hiperesplenismo.

### → T R A T A M I E N T O

Eliminar la causa potencial. Los enfermos con AA no severa normalmente no precisan tratamiento y la enfermedad no constituye un riesgo para su vida. Inmediatamente derivar a una unidad de hematología a los pacientes con una AA severa.

#### Tratamiento de soporte

**1.** Solo si es imprescindible se deben realizar transfusiones de componentes sanguíneos leucorreducidos, como concentrados de hematíes, concentrados de plaquetas o eventualmente concentrados de granulocitos →cap. 25.22 (de donantes no emparentados). En caso de tratamiento con ATG o alo-TPH solo se transfunden componentes sanguíneos leucorreducidos e irradiados. Se debe vigilar y tratar la sobrecarga de hierro secundaria →cap. 7.9.2.

**2.** Considerar las indicaciones para la administración profiláctica de fármacos antibacterianos y antimicóticos (habitualmente son necesarios en caso de neutropenia <200/μl →cap. 23.2.5), G-CSF →cap. 15.17 (en infecciones graves, resistentes a antibióticos y antimicóticos), y de prevención de neumocistosis e infecciones virales (en caso de tratamiento con globulina antitimocítica [ATG] o alo-TPH).

#### Tratamiento causal

**1. alo-TPH:** es el tratamiento de elección en pacientes <50 años con una AA severa cuando existe un donante familiar adecuado. La curación se logra en un 60-90 % de los casos. En caso de falta de respuesta después de 6 meses de tratamiento inmunosupresor se recomienda bien el alo-TPH de donante familiar en pacientes >50 años o bien el alo-TPH de donante no familiar HLA compatible en enfermos <50 años. En caso de falta de donante HLA compatible se puede considerar el trasplante haploide.

**2. Tratamiento inmunosupresor:** ATG combinado con ciclosporina; indicado en pacientes con AA adquirida no prevista para el alo-TPH, incluidos los enfermos con AA no grave que necesitan transfusiones de concentrados de hematíes o de concentrados de plaquetas. Se consigue mejoría en un 60-80 % de los enfermos. Es también eficaz en recaídas de AA. Se suele utilizar junto con glucocorticoides con el fin de reducir las reacciones adversas de la ATG. En los demás casos y a pesar de su uso frecuente en AA, no se recomiendan los glucocorticoides debido al riesgo de micosis invasivas.

**3. Andrógenos** (oximetolona, danazol): pueden ser eficaces en anemia de Fanconi o en una AA adquirida, en caso de resistencia o contraindicaciones del tratamiento inmunosupresor. Si no hay mejoría al cabo de 4-6 meses, se debe retirar el tratamiento. En caso de un efecto beneficioso los andrógenos se retirarán gradualmente.

**4. Alemtuzumab:** a considerar en enfermos resistentes al tratamiento inmunosupresor.

**5. Eltrombopag:** agonista del receptor de la trombopoyetina; en enfermos con anemia aplásica adquirida grave, que han sido refractarios al tratamiento inmunosupresor previo o que han pasado el tratamiento intensivo y no son candidatos al alo-TPH.

### → P R O N Ó S T I C O

Durante los 2 primeros años fallece un 80 % de los pacientes que no han sido sometidos al tratamiento causal. La causa más frecuente de fallecimiento son las infecciones bacterianas y micóticas (sobre todo aspergilosis pulmonar invasiva →cap. 3.13.3.5). La AA puede transformarse en un SMD, una leucemia aguda o en una HPN. En casos graves que llegan a trasplante de médula ósea, el nivel de recuperación alcanza el 80 %.

## 1.8. Aplasia eritrocítica pura (PRCA)

Se caracteriza por una inhibición significativa de la eritropoyesis en la médula (eritroblastos <0,5 %) y un número reducido de reticulocitos en sangre periférica (<1 %), sin cambios en otras líneas celulares. La anemia grave es normocítica y normocrómica con niveles de eritropoyetina normales. La PRCA debe diferenciarse del SMD.

Puede ser congénita (anemia de Diamond-Blackfan) o adquirida, que es una enfermedad autoinmune y puede ser primaria (idiopática) o secundaria a infecciones víricas (parvovirus humano B19, VEB, virus hepatotropos), timoma, otras enfermedades autoinmunes (p. ej. LES, AR, miastenia), linfoproliferación (leucemia linfocítica crónica, leucemia de linfocitos grandes granulares), fármacos (p. ej. azatioprina, isoniazida, rifampicina). La PRCA puede presentarse también en embarazadas (suele remitir tras el parto) y después del alo-TPH, cuando en el receptor se observan anticuerpos contra los eritrocitos del donante. La PRCA se diagnostica también en algunos enfermos tratados con fármacos estimuladores de la eritropoyesis, en general en el curso de la ERC.

**Tratamiento:** la eliminación de la causa conduce frecuentemente al cese de la PRCA (p. ej. retiro de los ESA, extirpación del timoma). En otros casos adquiridos se utiliza tratamiento inmunosupresor (sobre todo los glucocorticoides, y en casos de resistencia, ciclosporina, ATG, ciclofosfamida, IGIV a dosis altas, rituximab o alemtuzumab). Si es necesario realizar transfusiones de concentrados de hematíes con frecuencia, puede aparecer una hemosiderosis secundaria.

## 1.9. Anemia sideroblástica

Es un grupo heterogéneo y poco frecuente de alteraciones en la síntesis del hemo, que se caracterizan por la presencia de eritrocitos hipocrómicos en la sangre periférica y sideroblastos en anillo en la médula (eritroblastos con el anillo alrededor del núcleo creado por mitocondrios con niveles aumentados de hierro debido a la presencia de mitocondrias cargadas de hierro). Puede ser congénita o adquirida (clonal, considerada un síndrome mielodisplásico →cap. 15.4), o metabólica (reversible), causada por un déficit de cobre o de piridoxina, intoxicación por zinc o plomo, fármacos (isoniazida, cicloserina, cloranfenicol) o el alcoholismo.

**Cuadro clínico:** no es característico. Síntomas generales de anemia (si es grave), síntomas de sobrecarga de hierro (→cap. 7.9.2), síntomas fenotípicos de formas adquiridas (p. ej. miopatía). Resultados del análisis →tabla 1-2.

**Tratamiento:** eliminación de la causa en las formas adquiridas reversibles. En la forma congénita intentar un tratamiento con piridoxina 50-200 mg/d. Tratamiento de la sobrecarga de hierro →cap. 7.9.2. Tratamiento del SMD →cap. 15.4.

# 2. Leucemias mieloides agudas (LMA)

**→ DEFINICIÓN Y ETIOPATOGENIA**

Neoplasias originadas por la proliferación clonal de la célula madre hematopoyética transformada con cambios genéticos y epigenéticos. Las células de este clon infiltran la médula ósea, sangre periférica, y en ocasiones órganos, comprometiendo su función.

**Factores de riesgo:** exposición a radiaciones ionizantes y benceno, antecedente de quimioterapia (agentes alquilantes, inhibidores de la topoisomerasa), algunas enfermedades congénitas (p. ej. síndrome de Down), otras enfermedades hematológicas (p. ej. síndromes mielodisplásicos o neoplasias mieloproliferativas), presencia de mutaciones predisponentes. En pacientes adultos representan ~80 % de las leucemias agudas. La edad promedio al diagnóstico es de ~65 años.

### → CUADRO CLÍNICO E HISTORIA NATURAL

**1. Síntomas generales:** fiebre, astenia.

**2. Síntomas relacionados con anemia** →cap. 15.1.

**3. Signos y síntomas relacionados con la inmunodeficiencia:** lesiones en la cavidad bucal (úlceras dolorosas, reactivación herpética, amigdalitis severa, lesiones periodontales), aumento de la susceptibilidad a las infecciones, incluyendo las micóticas.

**4. Signos de trombocitopenia:** principalmente sangrado gingival y epistaxis, púrpura en piel y mucosas, metrorragia y hemorragia digestiva. Aumento de riesgo de sangrado en SNC.

**5. Síntomas de la leucostasis** (en ~5 % de los enfermos, alteraciones del flujo sanguíneo a nivel de la microcirculación en casos de leucocitosis >100 000/µl): trastornos de la función del SNC (cefalea, vértigo, acúfenos, alteraciones visuales, signos de déficit focal, alteraciones de la conciencia), disnea, insuficiencia respiratoria, CID. Más raramente isquemia miocárdica o en las extremidades.

**6. Signos de infiltración de los órganos por las células leucémicas** (más frecuentes en leucemias monocíticas, lesiones en piel en forma de exantema macular o de tumoraciones, infiltraciones en las encías que recuerdan la hipertrofia gingival, esplenomegalia o hepatomegalia (en ~30 % de los pacientes), adenopatías, disminución de la agudeza visual, otitis externa e interna, diversos síntomas de afectación del tracto respiratorio (incluida la insuficiencia respiratoria grave), insuficiencia cardíaca, arritmias, hematuria, dolor osteoarticular, osteonecrosis, síntomas de afectación del SNC y periférico.

**7. Dolor abdominal y signos peritoneales** como resultado de complicaciones infecciosas, lesiones purpúricas en la pared intestinal, obstrucción intestinal ocasionada por infiltración tumoral de células leucémicas.

**8. Evolución clínica:** grave; sin tratamiento adecuado, el enfermo puede fallecer a las pocas semanas debido a las complicaciones, sobre todo infecciosas y hemorrágicas.

### → DIAGNÓSTICO

**Exploraciones complementarias**

**1. Hemograma de sangre periférica:** leucocitosis (en general moderada, >100 000/µl en ~5-20 % de los enfermos) o menos frecuentemente leucopenia, neutropenia, anemia, trombocitopenia, presencia de blastos en el frotis sanguíneo (es significativo el denominado "hiato leucémico": además de blastos dominantes aparecen escasos granulocitos maduros; ausencia de elementos intermedios en la línea de la diferenciación de los granulocitos, presentes en las leucocitosis reactivas y neoplasias mieloproliferativas).

**2. Aspirado y biopsia de médula ósea.** Aspirado de médula ósea: morfología, estudio citogenético, inmunofenotipo, determinados estudios moleculares; biopsia de médula ósea si no es posible obtener una muestra por aspiración.

**3. Otras pruebas de laboratorio:** alteraciones de la coagulación (CID en la leucemia promielocítica aguda [LPA], subtipo de la LMA), aumento de la actividad de la LDH sérica, hiperuricemia, hiperpotasemia, hipocalcemia como resultado de la lisis de las células leucémicas (síndrome de lisis tumoral), falsa hipoxemia, hipoglucemia *in vitro* e hiperglucemia (artefactos en la muestra de sangre extraída para el estudio con alta leucocitosis).

**4. Pruebas de imagen:** radiografía de tórax, ecografía de abdomen, ecocardiografía en pacientes con sospecha o factores de riesgo de enfermedades cardíacas.

**5. Punción lumbar:** en caso de posible afectación del SNC.

### Criterios diagnósticos

La LMA se diagnostica cuando el porcentaje de los blastos (mieloblastos y sus equivalentes: monoblastos, promonocitos y megacarioblastos) en el estudio citológico e inmunofenotípico de la médula ósea o sangre periférica es ≥20 %. Con un porcentaje menor podría estarse frente a un SMD. La presencia de cambios citogenéticos t(15;17), inv(16) y t(8;21) o sarcoma mieloide permite diagnosticar la LMA independientemente del porcentaje de los blastos. El diagnóstico específico, necesario para elegir la terapia, se basa en los resultados de los exámenes citogenéticos y moleculares.

Es necesaria una **valoración inicial del grupo de riesgo y del pronóstico** para elegir el manejo óptimo, es decir el que conlleve una mayor probabilidad de curación con un menor riesgo. En la valoración del riesgo de muerte debido a la toxicidad de la quimioterapia, el papel principal se encuentra determinado por el estado funcional del paciente (ECOG →cap. 15.13, tabla 13-3) y sus comorbilidades, cuya frecuencia e intensidad se relacionan con la edad.

La valoración del riesgo de resistencia al tratamiento y de recaída, se llevarán a cabo mediante la determinación de las características citogenéticas y moleculares:

1) **pronóstico favorable:** t(15;17), en LPA, t(8;21), inv(16) o t(16;16) (la mutación del gen *KIT* empeora el pronóstico en este grupo), cariotipo normal con mutación bialélica *CEBPA*, cariotipo normal con mutación *NPM1* sin *FLT3*-ITD o cociente entre FLT3-ITD y *FLT3* normal <0,5 (*FLT3*-ITD[bajo])

2) **pronóstico intermedio:** cariotipo normal con mutación *NPM1* y *FLT3*-ITD[alto] (cociente descrito más arriba >0,5), cariotipo normal con *NPM1* normal sin *FLT3*-ITD[bajo], t(9;11), los demás cambios citogenéticos no enumerados en el pronóstico favorable o desfavorable

3) **pronóstico desfavorable:** t(3;3), inv(3), t(6;9), t(v;11), −7, −5/del(5q), cambios (17p), cambios complejos del cariotipo (≥3), cariotipo monosomal, t(9;22), mutaciones *RUNX1, ASXL1, TP53*, NPM1 normal y presencia de *FLT3*-ITD[alto], *FLT3*-ITD (según algunas clasificaciones).

En el grupo del riesgo desfavorable se incluyen también: LMA relacionada con el tratamiento anterior (quimio- o radioterapia), LMA precedida del SMD y las formas con resistencia primaria al tratamiento estándar de inducción de remisión.

### Diagnóstico diferencial

LLA, neoplasias mielodisplásicas y mieloproliferativas con alto porcentaje de blastos, linfomas no Hodgkin, regeneración de la hematopoyesis, especialmente después de la quimioterapia, después del tratamiento G-CSF y en personas con déficit de vitamina $B_{12}$.

### → TRATAMIENTO

Después de establecer el diagnóstico exacto, los factores de riesgo y la comorbilidad, se debe establecer un plan de tratamiento óptimo contemplando el estado funcional de cada paciente. En pacientes de riesgo intermedio y desfavorable se debe considerar la probabilidad de la realización de alo-TPH. El tratamiento se debe realizar en unidades con acceso al diagnóstico citogenético y molecular, adecuadas para un tratamiento intensivo. El tratamiento de inducción de la remisión es muy similar en varios tipos de LMA excepto la LPA. No obstante, puede ser necesario modificarlo según la comorbilidad y la edad del enfermo. El tratamiento, una vez conseguida la remisión, se adapta, a su vez, al grupo de riesgo. Está indicado el tratamiento sobre la base de una cooperación multicéntrica (en Latinoamérica se siguen recomendaciones de la NCCN y otras guías locales).

**1. Inducción de la remisión:** poliquimioterapia dirigida a una reducción lo más rápida y más completa posible de la masa de las células leucémicas y a la restauración de la hematopoyesis normal. Tratamiento estándar: antraciclinas (daunorubicina o idarubicina), citarabina (ara-C) conocido como esquema 3+7 y, opcionalmente, cladribina, o midostaurina en caso de presencia de *FLT3*. La regeneración de la médula ósea y la remisión se consiguen en general después de 4 semanas desde el inicio del tratamiento. **Criterios de la remisión completa (RC):** <5 % de blastos en la médula, blastos ausentes y células con bastones de Auer en sangre, ausencia de lesiones extramedulares, neutrófilos ≥1000/µl, plaquetas ≥100 000/µl.

**2. Consolidación de la remisión:** fase de tratamiento después de la remisión completa, con el objetivo de erradicar la enfermedad residual medible (anteriormente mínima; ERM), es decir, la presencia de células leucémicas que sobrevivieron en cantidades indetectables por pruebas básicas, que se detecta mediante citometría de flujo o métodos moleculares. Se administrarán altas dosis de ara-C, con modificaciones eventuales. El método óptimo de consolidación debe elegirse según el grupo de riesgo:

1) en el grupo de pronóstico favorable se suelen indicar 3-4 ciclos

2) en el grupo de pronóstico intermedio y desfavorable la consolidación se limita con el fin de garantizar la mejor RC y al mismo tiempo no retrasar el alo-TPH.

**3. Tratamiento posconsolidación en la primera RC:** con el objetivo de prevenir la recaída de la enfermedad.

1) En los enfermos del grupo de pronóstico desfavorable e intermedio, con buen estado físico y con donante adecuado

   a) alo-TPH de un donante HLA compatible, tanto familiar como no familiar y, en caso de búsqueda prolongada, de un donante haploidéntico (la mortalidad dependiente del TPH varía según el tipo de trasplante; es de un 15-25 %); en enfermos >50 años o con enfermedades concomitantes debe valorarse el acondicionamiento de intensidad reducida (RIC) o no mieloablativo

   b) TPH autólogo (mortalidad dependiente del TPH <5 %) de uso infrecuente en LMA se puede considerar en algunos casos.

2) En los enfermos con pronóstico favorable al conseguir la RC y administrar la consolidación (→más arriba) se debe monitorizar la remisión a nivel de ERM. Si están presentes otros factores que empeoran el pronóstico (mutación KIT en >25 % de los blastos, leucocitosis elevada en el momento del diagnóstico, EMR positiva después de la consolidación), considerar individualmente un alo-TPH.

**4. Procedimiento en casos de remisión incompleta, resistencia al tratamiento de primera línea, o recaída:** en remisión incompleta y recaídas tardías (>6 meses) debe repetirse el mismo ciclo de inducción, en los demás casos el tratamiento de segunda línea debe elegirse en función de los rasgos de la enfermedad y del estado del paciente (tratamiento en el marco de ensayos clínicos [p. ej. análogos de los nucleósidos, anticuerpos monoclonales, fármacos epigenéticos, inhibidores de cinasas] o esquemas con dosis altas de ara-C). En todos los casos debe intentarse obtener una RC y el alo-TPH. En enfermos no aptos para el tratamiento intensivo, o que no dan su consentimiento para el mismo, debe administrarse un tratamiento en el marco de ensayos clínicos de fármacos nuevos o el mejor tratamiento de soporte (→más adelante).

**5. LPA:** tratamiento con quimioterapia, ácido transretinoico total, y eventualmente con trióxido de arsénico.

**6. En enfermos mayores (>60 años)** el tratamiento es individualizado:

1) enfermos en buen estado funcional, sin comorbilidad significativa → valorar el tratamiento intensivo igual que en los enfermos <60 años (→más arriba),

eventualmente con la modificación de las dosis y del tiempo de administración de los fármacos

2) en enfermos no aptos para un tratamiento intensivo estándar → valorar las siguientes opciones: fármacos hipometilantes (azacitidina, decitabina), tratamiento dentro de ensayos clínicos, dosis bajas de citarabina, tratamiento concomitante adecuado (→más adelante), asociado al uso de fármacos antileucémicos orales.

**7. Los tratamientos de soporte** son de importancia vital para que el tratamiento se realice de forma eficaz, y para que el paciente sobreviva y, a su vez, constituyen la única opción (aparte de ensayos clínicos) en enfermos que no son aptos para la quimioterapia o para la administración de fármacos hipometilantes:

1) prevención de las infecciones mediante el aislamiento del paciente y la quimioprofilaxis: fluoroquinolonas, fármacos antimicóticos (p. ej. posaconazol), aciclovir en los enfermos positivos para el virus del herpes simple; tratamiento de las infecciones: adelantado, temprano, empírico, dirigido si es posible, teniendo en cuenta los microorganismos oportunistas (fiebre neutropénica →cap. 23.2.5

2) prevención del síndrome de lisis tumoral (→cap. 23.2.6): debe iniciarse antes de la administración de la quimioterapia de inducción

3) hiperleucocitosis (>100 000/µl) y leucostasis: iniciar rápidamente la quimioterapia de inducción, y, en caso de necesidad de aplazarla o contraindicaciones para su administración, administrar hidroxiurea de 50-60 mg/kg/d hasta la disminución del nivel de leucocitos a 10 000-20 000/µl; se debe valorar el empleo de leucaféresis en enfermos con síntomas de leucostasis; evitar transfusiones de concentrados de hematíes, y en caso necesario, realizar transfusiones de manera lenta, mientras no se obtenga una reducción de la leucocitosis; tratar la CID (→cap. 15.21.2)

4) anemia y trombocitopenia: en caso de indicaciones (→cap. 25.23), transfundir concentrados de hematíes y de plaquetas, leucorreducidos y, eventualmente, irradiados

5) G-CSF: debe evaluarse su administración en casos individuales

6) nutrición adecuada, en caso de necesidad nutrición enteral o parenteral

7) ayuda psicológica

8) profilaxis y tratamiento de las náuseas y vómitos →cap. 23.2.2.

**→ OBSERVACIÓN**

Anamnesis y exploración física de control, hemograma de sangre periférica con fórmula leucocitaria cada 1-3 meses durante los primeros 2 años, posteriormente cada 3-6 meses durante los 3 años siguientes. Puede monitorizarse también la ERM. En el caso de alteraciones en el hemograma realizar una biopsia por aspiración de la médula ósea.

**→ PRONÓSTICO**

El pronóstico depende del grupo de riesgo citogenético-molecular, de las comorbilidades y del tratamiento utilizado. La mayor posibilidad de curación se presenta en enfermos de <60 años con cambios citogénicos favorables →más arriba, sin cambios moleculares agravantes, en los que el tratamiento de inducción ha logrado remisión completa rápida y sin compromiso extramedular. La curación en los casos de LPA (hasta el 90 %) y en formas con pronóstico favorable (50 %) se puede obtener solamente con el empleo de quimioterapia, sin trasplante. En otros casos la tasa de curación es de 10-15 %. El alo-TPH aumenta el porcentaje de supervivencia a los 5 años en el grupo de riesgo intermedio hasta ~40 %, y el alo-TPH permite curar >60 % de los enfermos. Los resultados del tratamiento en todo el grupo de pronóstico desfavorable en LMA siguen siendo malos. El porcentaje de supervivencia a los 5 años en pacientes >60 años es <10 %.

# 3. Leucemias linfoblásticas agudas (LLA)

## →DEFINICIÓN Y ETIOPATOGENIA

Las leucemias agudas / linfomas linfoblásticos son neoplasias que se originan en las células precursoras (linfoblastos) de linfocitos B o T. Se localizan principalmente en la médula ósea y en la sangre (leucemias linfoblásticas agudas de la línea B o T [LLA-B o LLA-T]) o con menos frecuencia en los ganglios linfáticos y tejidos extraganglionares (linfomas linfoblásticos de la línea B o T, LLB B/T). Constituyen ~75 % de todas las leucemias agudas en niños, y ~20 % en adultos.

La clasificación de la OMS del año 2016 en LLA/LLB B distingue formas definidas genéticamente y molecularmente y los demás se describen provisionalmente como LLA/LLB B sin otra especificación.

La clasificación según el inmunofenotipo tiene un significado principalmente práctico:

1) **LLA B (CD19$^+$, CD22$^+$, CD79a$^+$):** pro-B (pre-pre-B), común (CD10$^+$ es la más frecuente), pre-B
2) **LLA T (cyCD3$^+$, CD7$^+$):** pro-T y pre-T (CD4$^-$, cD8$^-$), cortical (timocítica; CD1a$^+$, CD4$^+$, CD8$^+$, el pronóstico es relativamente mejor), y de células T maduras (sCD3$^+$, CD4$^+$ o CD8$^+$).

## →CUADRO CLÍNICO E HISTORIA NATURAL

**1. Síntomas y signos:** similares a los descritos en las LMA →cap. 15.2, pero —en comparación con LMA— las adenopatías y la esplenomegalia se presentan en un 50 % de los casos y los síntomas de anemia y trombocitopenia son menos pronunciados. Un 25 % de los pacientes tiene dolor osteoarticular. Se produce más a menudo compromiso temprano del SNC (3 % en LLA B y 8 % en LLA T). Las LLA/LLB T suelen presentar adenopatías mediastinales y elevada leucocitosis.

**2. Historia natural:** en la fase inicial pueden aparecer solamente alteraciones en los análisis sanguíneos y linfadenopatías o esplenomegalia. En estadios avanzados aparecen complicaciones hemorrágicas, sépticas o relacionadas con la localización de los infiltrados en el SNC, en el mediastino u otros órganos. Estas, sin tratamiento, llevan a la muerte en pocas semanas.

## →DIAGNÓSTICO

**Exploraciones complementarias**

**1. Hemograma de sangre periférica:** leucocitosis, que en LLA T es con mucha frecuencia muy alta y aumenta rápidamente. En el subtipo pro-B en ~25 % de los pacientes la leucocitosis es de >100000/µl. En algunos tipos (sobre todo en la fase precoz) hay leucopenia, habitualmente anemia, neutropenia, trombocitopenia, presencia de linfoblastos en el frotis de sangre periférica y eosinofilia (en LLA de la línea T).

**2. Aspirado y biopsia de médula ósea:** predominio de un tipo de las células blásticas que se acompaña del descenso simultáneo de las demás líneas.

**3. Examen del inmunofenotipo mediante citometría de flujo** (sangre o médula): tiene el papel principal y es básico para la determinación del subtipo inmunofenotípico (→más arriba), lo que ayuda a establecer el pronóstico y a identificar las alteraciones que sirven para la monitorización de la ERM durante el tratamiento.

**4. Estudio citogenético y molecular:** la mayoría de los pacientes presenta cambios en el número de cromosomas y/o cambios estructurales. LLA con t(9;22)/ *BCR-ABL1* (LLA con cromosoma Ph [LLA Ph+] constituye un 25 % de los casos y es más frecuente en personas mayores [≤50 %]). El estudio molecular cuantitativo (RQ-PCR) sirve también para la monitorización de ERM (p. ej. la determinación del gen de fusión *BCR-ABL1* p190 y p210 en LLA Ph+)

**5. Pruebas de imagen:** en LLA/LLB T en ~50 % de los casos se observa ensanchamiento del mediastino superior, debido al aumento de tamaño del timo y de los ganglios linfáticos. La ecografía es útil para establecer el tamaño de los ganglios linfáticos y del bazo.

**6. Punción lumbar:** en el caso de compromiso del SNC se observa aumento de la celularidad en el LCR, con presencia de blastos en el estudio citológico.

## Criterios diagnósticos

El papel principal en el diagnóstico corresponde a los estudios morfológicos y del inmunofenotipo de la médula ósea. Permite demostrar la presencia de linfoblastos leucémicos. Para el diagnóstico se requiere la presencia de ≥2 de los marcadores de la línea linfocítica. En ~20 % de los casos prevalecen las características del linfoma linfoblástico: infiltrados sobre todo a nivel de ganglios linfáticos, mientras que en la médula ósea las células leucémicas constituyen <20-25 %. En esas formas puede ser necesario el estudio del ganglio linfático. Para determinar el subtipo de LLA/LLB B se necesitan los estudios citogenéticos y moleculares.

## Diagnóstico diferencial

Formas poco diferenciadas de la LMA, mononucleosis infecciosa y otras infecciones víricas (sobre todo las que cursan con linfocitosis, trombocitopenia y anemia hemolítica), pancitopenia en el trascurso de otras enfermedades y linfomas no Hodgkin.

## Valoración del pronóstico

**Factores iniciales de pronóstico desfavorable:** edad, grado de actividad según el ECOG (→cap. 15.13, tabla 13-3), leucocitosis en el momento de diagnóstico (>30 000/μl en LLA-B y >100 000/μl en LLA-T), algunos subtipos inmunofenotípicos (pro-B, en LLA-T todos salvo el cortical), alteraciones citogenéticas: t(4;11), t(1;19), hipodiploidia −7, del(17p), alteraciones complejas del cariotipo (>5), cambios moleculares en LLA-B: LLA "similar a *BCR-ABL1*+" (cambios en los genes asociados a tirosina-cinasas y receptores para cinasas, pero no se presenta el oncogén *BCR-ABL1*), reordenación del *KMT2A*, *TCF3-PBX1*, cambios moleculares en LLA-T: *NOTCH1* no mutado, mutaciones típicas de neoplasias mieloides presentes en la LLA de precursores de células T tempranos.

El resultado de la prueba dirigida hacia el LLA Ph+ y *BCR-ABL1* es la base para la primera decisión sobre la elección del tratamiento. La introducción de los inhibidores de la tirosina-cinasa ha constituido un avance en el tratamiento de la LLA Ph+, que antiguamente se incluía entre el grupo de riesgo muy alto.

Son de mayor importancia práctica los **indicadores de pronóstico desfavorable basados en la respuesta al tratamiento**:

1) baja sensibilidad a los glucocorticoides (blastos en la sangre periférica >1000/μl después de la fase de pretratamiento)

2) recuento de blastos en médula ósea pasados 8-15 días de tratamiento >5 %

3) remisión completa pasado >1 ciclo de inducción

4) persistencia de ERM $>10^{-3}$ después del tratamiento de inducción o $>10^{-4}$ después de la consolidación.

El estatus de la ERM monitorizada en el estudio de inmunofenotipo o en el estudio molecular en las etapas de tratamiento particulares es, junto con los cambios citogenéticos (→más arriba), el factor que decide la estratificación de los pacientes en los grupos de riesgo estándar y de gran riesgo.

## → TRATAMIENTO

Las opciones terapéuticas dependen de la presencia del cromosoma Ph, el grupo de riesgo (→más arriba), edad, estado de condición física y presencia de comorbilidades. Los programas terapéuticos en diversos países se basan en principios similares, pero difieren en los detalles. En Latinoamérica se siguen recomendaciones del NCCN y BFM/PETHEMA.

**1. Tratamiento inicial (pretratamiento):** el objetivo es la reducción de la masa de células neoplásicas para reducir el riesgo de desarrollo de un síndrome de lisis tumoral (profilaxis →cap. 23.2.6), para ello se utiliza la prednisona o la dexametasona.

**2. Inducción de la remisión:** el objetivo es alcanzar la respuesta completa. Se utiliza poliquimioterapia (sobre todo vincristina, antraciclina, glucocorticoides [prednisona o dexametasona] y asparaginasa [o peg-asparaginasa]; habitualmente durante 4 semanas). Después de la inducción valorar el estado de remisión a base del mielograma (→cap. 15.2), valoración de ERM en la citometría de flujo (se requiere $<10^{-3}$) o con RQ-PCR (obligatoriamente en caso de LLA Ph+).

**3. Consolidación de la remisión:** el objetivo es el mantenimiento de la RC. Se realiza mediante la administración secuencial de fármacos antineoplásicos a dosis altas o moderadas.

**4. Tratamiento posconsolidación:** el objetivo es la reducción del riesgo de recaídas.

1) Se realiza en el grupo de riesgo estándar y eventualmente en pacientes no aptos para TPH por el mal estado general, enfermedades concomitantes o por edad avanzada → **tratamiento de mantenimiento** (p. ej. mercaptopurina y metotrexato); durante el tratamiento se monitoriza la ERM.

2) En el grupo de riesgo aumentado, incluido el estado de la ERM(+) (>80 % de los pacientes adultos) →**alo-TPH** de un hermano HLA compatible, de donante no emparentado o haploidéntico.

**5. Tratamiento de LLA Ph+**

1) **inducción y consolidación de la remisión**: inhibidores de la tirosina-cinasa (imatinib, dasatinib) en combinación con quimioterapia (con reducción del número y de las dosis de citostáticos en comparación con LLA Ph–) o solo con glucocorticoides (en caso de enfermos no aptos para la quimioterapia)

2) **tratamiento posconsolidación**: alo-TPH en enfermos aptos para este procedimiento (se sigue estudiando si el alo-TPH es necesario en caso de remisión completa); en el resto de enfermos → tratamiento de mantenimiento con inhibidores de la tirosina-cinasa hasta la progresión o intolerancia.

**6. Prevención y tratamiento de las alteraciones del SNC:** terapia triple intratecal (citarabina, metotrexato y dexametasona). En caso de resistencia o presencia de cambios intersticiales → irradiación del SNC (en la base del cráneo y en la médula espinal).

**7. Enfermos de edad avanzada:** el tratamiento será individualizado, dependiendo del estado general del enfermo y de las enfermedades concomitantes. Puede ir desde el usado en enfermos jóvenes, hasta programas menos tóxicos (dosis de citostáticos limitada), o un tratamiento sintomático y de soporte. Valorar el alo-TPH con acondicionamiento reducido o el auto-TPH.

**8. Manejo en el caso de fracaso del tratamiento de primera línea o de recaída:** esquemas con fármacos sin reacción cruzada con fármacos de primera línea o tratamiento dentro de los ensayos clínicos (p. ej. análogos de la purina, anticuerpos monoclonales, terapias celulares). En las recaídas más tardías (después de 2 años) puede ser eficaz la repetición del tratamiento utilizado en la inducción de primera línea. En LLA Ph+ refractaria o en recaída utilizar un inhibidor de la tirosina-cinasa diferente al empleado anteriormente, de acuerdo con el resultado del análisis de mutaciones del gen *BCR-ABL1*. En todos los casos, después de alcanzar la RC, intentar realizar el alo-TPH.

**9. Tratamiento de soporte:** como en LMA →cap. 15.2, Tratamiento; además: el síndrome de lisis tumoral es más frecuente, complicaciones por corticoterapia, toxicidad de la asparaginasa (especialmente trastornos de hemostasia), necesidad de utilizar G-CSF y soporte transfusional.

## ➲ PRONÓSTICO

La mayoría de las LLA Ph– responde bien a la poliquimioterapia, y la respuesta depende de la dosis de fármacos. Por eso, el pronóstico depende del tamaño de masa tumoral inicial y de la posibilidad de escalar la dosis de fármacos, lo que a su vez está limitado por el estado de salud y la edad.

En adultos la RC en la LLA se consigue en >70 % de los casos y con un tratamiento intensivo en >90 %. La tasa de remisión completa a los 5 años es: en adultos <30 años — 54 %, 30-44 años — 35 %, 45-60 años — 24 %, y >60 años — 13 %. La introducción de los inhibidores de la tirosina-cinasa en el tratamiento de la LLA Ph+ ha aumentado la remisión completa hasta >90 % y la supervivencia a 5 años en ~50 % de los enfermos.

# 4. Síndrome mielodisplásico (SMD)

## ➲ DEFINICIÓN Y ETIOPATOGIENIA

Es un conjunto de enfermedades neoplásicas del sistema hematopoyético que se caracterizan por citopenias en sangre periférica, displasia de ≥1 línea hematopoyética, hematopoyesis ineficaz y, con frecuencia, transformación a leucemias mieloides agudas (LMA →cap. 15.2). La etiología es generalmente desconocida. El riesgo aumenta con la exposición a compuestos químicos (p. ej. benceno, tolueno), metales pesados, al humo de tabaco, radiación ionizante, citostáticos y/o radioterapia. El SMD puede desarrollarse en el curso de anemia aplásica. La mediana de edad de aparición es de 65-75 años.

## ➲ CUADRO CLÍNICO E HISTORIA NATURAL

Los signos y síntomas son poco característicos y se asocian a: anemia →cap. 15.1, neutropenia (que favorece la aparición de infecciones bacterianas y micóticas muy difíciles de tratar) y trombocitopenia (petequias en piel y mucosas, sangrados). Muy raramente aparece hepatomegalia o esplenomegalia. En ~10 % de los enfermos se presentan enfermedades autoinmunes concomitantes. Las formas de menor riesgo (p. ej. SMD con displasia unilinaje [MDS-SLD], SMD con displasia multilinaje [MDS-MLD], SMD con sideroblastos en anillo [MDS-RS]), inicialmente pueden ser asintomáticas. En la mayoría de los enfermos existen síntomas en relación con la anemia. A causa del uso frecuente de transfusiones de concentrados de hematíes se desarrolla una sobrecarga de hierro. La causa directa de fallecimiento puede ser por infecciones graves o hemorragias. El SMD con deleción 5q aislada de curso lento afecta sobre todo a mujeres jóvenes. En formas más avanzadas (SMD con exceso de blastos [MDS-EB]) los signos y síntomas son más pronunciados, con más frecuencia y más rápidamente (después de varios meses) se transforma a LMA de pronóstico desfavorable.

## ➲ DIAGNÓSTICO

**Exploraciones complementarias**

**1. Hemograma de sangre periférica:** en ~1/2 de los pacientes se observa una pancitopenia, en casi todos los pacientes anemia (normalmente macrocítica), reticulocitopenia, y en la mayoría leucopenia con neutropenia. El porcentaje de blastos oscila entre 0-19 %. Existen alteraciones morfológicas de los neutrófilos, trombocitopenia, mucho menos frecuentemente trombocitosis, p. ej. en el síndrome de 5q–.

**2. Aspirado y biopsia de médula ósea:** en un 90 % de los pacientes la celularidad de la médula es normal o está aumentada, y en ~10 % la celularidad está disminuida

(SMD hipoplásico). Hay signos de alteraciones de la hematopoyesis que afectan desde una sola línea hasta todas las líneas hematopoyéticas. En algunos subtipos existe un aumento del porcentaje de blastos. En la biopsia de médula adicionalmente se puede encontrar una alteración de la localización de las células precursoras y, a veces, fibrosis. En el estudio citoquímico, en algunas formas están presentes depósitos de hierro en los eritroblastos (sideroblastos patológicos). El estudio del inmunofenotipo por citometría de flujo (no es mandatorio) sirve para identificar los fenotipos anómalos y permite la diferenciación del SMD con citopenias no clonales y puede tener importancia pronóstica.

**3. Estudio citogenético:** es importante para el diagnóstico del SMD (incluido el diagnóstico del síndrome del 5q−), para la valoración del pronóstico y para la elección del tratamiento. Las alteraciones citogenéticas clonales se aprecian en un 40-70 % de los enfermos. Las más frecuentes son las de pronóstico desfavorable, monosomía 7 y del(7q).

**4. Estudio molecular:** no se recomienda de rutina, puede ser de utilidad en caso de SMD con el cariotipo normal y para definir el pronóstico.

**5. Otras pruebas de laboratorio:** concentración del hierro y ferritina sérica (aumentada), concentración de eritropoyetina endógena (<500 UI/l predice la respuesta a los fármacos estimulantes de la eritropoyesis [ESA]) y estudio de la presencia del clon de HPN.

#### Criterios diagnósticos

En un 90-95 % de los pacientes el diagnóstico se puede establecer según el estudio citológico e histológico de la médula ósea. Los criterios incluyen: citopenia periférica de 1, 2 o 3 líneas celulares, alteraciones en la hematopoyesis (signos de displasia) en rango de ≥10 % de las células, ≥1 de las líneas y presencia de cambios citogenéticos característicos. Para diagnosticar el SMD se precisa identificar ≥2 de los criterios listados más arriba, y descartar otras enfermedades que puedan causar citopenia o displasia.

#### Diagnóstico diferencial

Anemias (sobre todo megaloblástica, aplásica y sideroblástica), leucopenia con neutropenia, trombocitopenia inmune primaria, LMA, mielofibrosis primaria, infección por VIH, toxinas (p. ej quimioterapia, alcohol), hematopoyesis clonal de potencial incierto (CHIP).

En aquellos casos de citopenias sin signos diagnósticos de SMD o de displasia sin citopenia se establecerá el diagnóstico, de forma respectiva, de: **citopenia idiopática de significado incierto (ICUS)** o de **displasia idiopática de significado incierto (IDUS)**, que a su vez pueden progresar a SMD, LMA o neoplasia mieloproliferativa. Observar al enfermo y repetir el estudio de la médula ósea a los 6 meses. En la CHIP y en la citopenia clonal de significado no determinado se presentan mutaciones adquiridas, incluidas las presentes en el SMD.

### ➡ TRATAMIENTO

**Objetivo del tratamiento:** curación, prolongación de la supervivencia o mejoría de la calidad de vida, control de los signos de la citopenia y minimización del porcentaje de enfermos con transformación a LMA. El método de tratamiento dependerá del estado general, de la edad del paciente y de la categoría de riesgo según la clasificación IPSS (porcentaje de blastos en la médula, cariotipo y número de citopenias; grupos de riesgo: alto, intermedio 1 y 2, bajo) o de las más recientes, WPSS e IPSSR. Los pacientes con citopenia leve asintomática incluidos en el grupo de riesgo bajo o intermedio 1 sin alteraciones citogenéticas adversas y con blastosis <5 % pueden no recibir tratamiento.

#### Tratamiento antineoplásico

**1. alo-TPH:** es el único método que permite la curación. Se utiliza en enfermos del grupo de riesgo intermedio 2 y alto, así como en enfermos de riesgo intermedio

1 con un aumento en el número de blastos o con el estudio citogenético desfavorable. En enfermos no candidatos a acondicionamiento mieloablativo se utiliza el acondicionamiento de intensidad reducida (RIC). En enfermos con porcentaje de blastos en la médula ≥10 % antes del alo-TPH hay que valorar la quimioterapia de inducción de la remisión o la azacitidina (→más adelante).

**2. Quimioterapia de inducción intensiva:** como en la LMA, con eventuales modificaciones. Se utiliza en enfermos de 65-70 años del grupo de riesgo alto, pero sin cambios citogenéticos adversos, con ≥10 % de mieloblastos en la médula ósea, en buen estado general y sin enfermedades concomitantes.

**3. Agentes hipometilantes (azacitidina):** indicados en el caso de enfermos del grupo de riesgo intermedio 2 y alto, no aptos para el alo-TPH, así como eventualmente en caso de enfermos del grupo de riesgo bajo e intermedio 1. Continuar el tratamiento hasta la progresión o aparición de toxicidad.

**4. Lenalidomida:** en el síndrome de 5q–.

**5. Tratamiento combinado inmunosupresor:** globulina antitimocítica (ATG) y ciclosporina. Valorar su administración en enfermos <60 años, con porcentaje de blastos <5 %, con cariotipo normal, presencia de HLA-DR15 y baja dependencia transfusional de concentrados de hematíes (<6 meses), o con presencia del clon HPN, no aptos para el tratamiento con ESA o refractarios a ESA.

### Tratamiento de soporte

**1. Anemia** → transfusión de concentrados de hematíes leucorreducidos (de acuerdo con las indicaciones →cap. 25.23.2.2), ESA (en enfermos del grupo de riesgo bajo o intermedio 1, con Hb <10 g/dl, con una concentración de eritropoyetina endógena <500 mUI/l y/o que requieran transfusiones de <2 uds. de concentrados de hematíes/mes; dosificación →cap. 15.1.3; en caso de falta de respuesta o en los MDS-RS se puede valorar la incorporación de G-CSF).

**2. Neutropenia** → valorar G-CSF en enfermos con SMD de riesgo bajo con infecciones recurrentes; actuación y tratamiento de la fiebre neutropénica →cap. 23.2.5.

**3. Púrpura hemorrágica trombocitopénica** → transfusión de concentrados de plaquetas leucorreducidos (→cap. 25.23.3).

**4. Fármacos quelantes de hierro** (deferoxamina o deferasirox) → valorar su uso en enfermos de buen pronóstico con sobrecarga férrica (concentración de ferritina >1000 µg/l, después de transfundir ≥20-25 uds. de concentrados de hematíes).

### → PRONÓSTICO

El pronóstico dependerá de la categoría del riesgo según la clasificación. La mediana de supervivencia es de ~5 años en caso de riesgo bajo y hasta ~6 meses en caso de riesgo alto. Después de un alo-TPH el porcentaje de supervivencia libre de enfermedad a los 5 años es de un 40-50 %. La azacitidina en los grupos de riesgo intermedio 2 y alto prolonga la supervivencia unos 9-12 meses.

# 5. Leucemia mieloide crónica (LMC)

### → DEFINICIÓN Y ETIOPATOGENIA

Neoplasia mieloproliferativa que se caracteriza por crecimiento clonal de la célula madre pluripotente neoplásica en la médula ósea. El único agente etiológico conocido es la exposición a la radiación ionizante. Como resultado de la translocación de los brazos largos de los cromosomas 9 y 22 se conforma el cromosoma Philadelphia (Ph) → se unen los genes *BCR* y *ABL1* y se forma el gen de fusión *BCR-ABL1*. Su producto es la proteína bcr-abl, que produce una activación permanente de la tirosina-cinasa, que causa el aumento de la capacidad proliferativa del clon de células madre de la medula ósea, la inhibición de la apoptosis y las alteraciones de la adherencia de las células leucémicas al estroma medular.

### ➡ CUADRO CLÍNICO E HISTORIA NATURAL

Los signos y síntomas que se relacionan con alta leucocitosis (>200 000-300 000/µl en un 10 % de los pacientes) son: pérdida de peso, leucostasis (alteraciones en la microcirculación: trastornos en el nivel de conciencia, alteraciones visuales, cefalea, hipoxemia, priapismo), esplenomegalia (que puede provocar dolor en el hipocondrio izquierdo, sensación de saciedad, un síntoma tardío) y hepatomegalia.

En ~50 % de los pacientes el diagnóstico de la LMC es casual y ocurre al realizar el hemograma. La progresión de la fase crónica (**CP**) suele evolucionar paulatinamente, pasando por una fase de aceleración (**AP**, curso trifásico) o, menos frecuentemente, de manera directa pasar a la fase de crisis blástica (**BC**, curso bifásico). La BC se asemeja a la leucemia aguda (en un 70-80 % mieloblástica, en un 20-30 % linfoblástica); en otros casos la transformación puede tener las características de mielofibrosis. La AP y la BC se caracterizan por la agregación de las alteraciones citogenéticas, la resistencia al tratamiento y mal pronóstico.

### ➡ DIAGNÓSTICO

#### Exploraciones complementarias

**1. Hemograma de sangre periférica:** se observa leucocitosis (la media en el momento del diagnóstico es de 100 000/µl), el frotis revela la existencia de desviación izquierda en el porcentaje de granulocitos (que puede englobar los blastos e incluye promielocitos, mielocitos, metamielocitos), basofilia y más raramente eritroblastos; trombocitosis (en 1/3 de los enfermos). En el momento del diagnóstico la concentración de hemoglobina generalmente es normal.

**2. Aspirado y biopsia de médula ósea:** médula con celularidad aumentada con un incremento en el porcentaje de las células de la línea granulopoyética (cuadro parecido al descrito en sangre periférica) y megacariopoyética, estando la línea eritropoyética aplásica, eventualmente porcentaje de blastos aumentado.

**3. Estudio citogenético de médula ósea** (cromosoma Ph) **y molecular de sangre** (gen *BCR-ABL1*: estudio cualitativo [RT-PCR] para confirmar el diagnóstico, estudio cuantitativo [RQ-PCR] para controlar la respuesta al tratamiento, estudio de las mutaciones causantes de la refractariedad al tratamiento).

#### Criterios diagnósticos

Detección del cromosoma Ph en el estudio citogenético o del gen *BCR-ABL1* en el estudio molecular.

**1. Criterios de la AP** según la OMS (presencia de ≥1):

1) leucocitosis mantenida o creciente >10 000/µl que no responde al tratamiento
2) esplenomegalia mantenida o creciente que no responde al tratamiento
3) trombocitosis mantenida >1 mill./µl que no responde al tratamiento
4) trombocitopenia mantenida <100 000/µl (sin relación con el tratamiento)
5) basofilia ≥20 %
6) porcentaje de blastos en sangre periférica o en médula 10-19 %
7) cambios citogenéticos adicionales en células Ph+ en el momento del diagnóstico (trisomía 8, trisomía Ph, isocromosoma 17q, trisomía 19, cariotipo complejo, anormalidades de 3q26.2)
8) aberración cromosómica clonal adicional en las células Ph+ durante el tratamiento.

**2. Criterios de la BC** según la OMS (presencia de ≥1): blastos en sangre periférica o en médula ≥20 %, compromiso extramedular (fuera del bazo).

**Diagnóstico diferencial**

**1. Estados que cursan con aumento del recuento de neutrófilos:**

1) otras neoplasias mieloproliferativas y mielodisplásicas-mieloproliferativas

2) reacción leucemoide: infecciones (leucocitosis hasta 100 000/µl), sobre todo en neumonía bacteriana, meningitis, difteria, tuberculosis, infecciones fúngicas

3) otras neoplasias que producen factores de crecimiento de los granulocitos como el cáncer de pulmón de células pequeñas, cáncer de ovario, melanoma, linfoma Hodgkin

4) otros procesos (leucocitosis hasta 30 000-40 000/µl) como necrosis tisular, infarto de miocardio, miositis, hemorragia aguda, terapia con glucocorticoides, G-CSF o GM-CSF.

**2. Estados que cursan con trombocitosis** →cap. 15.7.

**TRATAMIENTO**

**1. Administración crónica de los inhibidores de la tirosina-cinasa (ITK):**

1) **imatinib** a dosis de 400 mg 1 × d VO

2) **dasatinib** 100 mg 1 × d VO, eficaz en todos los casos de resistencia a imatinib causados por la mutación del gen *BCR-ABL1*, salvo las mutaciones T315I/A, F317L y V299L

3) **nilotinib** 300 mg (400 mg en el tratamiento de segunda línea) 2 × d VO, eficaz en todos los casos de resistencia a imatinib causados por la mutación del gen *BCR-ABL1*, salvo las mutaciones T315I, Y253H/F, E255V/K y F359V

4) **bosutinib** 500 mg 1 × d VO

5) **ponatinib** 45 mg 1 × d VO.

En el tratamiento de primera línea se utilizan imatinib, nilotinib o dasatinib. En caso de resistencia o intolerancia a imatinib se pueden utilizar dasatinib, nilotinib o bosutinib. Se administra ponatinib en caso de resistencia o intolerancia a nilotinib o dasatinib, cuando no está indicado el tratamiento con imatinib, así como en enfermos con mutación T315I del gen *BCR-ABL1*. La base de la elección del tratamiento deben ser: la disponibilidad del fármaco, el perfil de toxicidad, el grupo de riesgo según escalas pronósticas y la existencia de enfermedades concomitantes o interacciones con otros fármacos que utiliza el paciente.

El estudio de la mutación del gen *BCR-ABL* es necesario para elegir el tratamiento, en caso de falta de respuesta. **Criterios de respuesta óptima al tratamiento de primera línea (o segunda línea en caso de intolerancia al tratamiento de primera línea):**

1) aumento de la respuesta citogenética (porcentaje de células Ph+ en los estudios citogenéticos ≤35 %; MCyR) y/o el nivel del transcripto *BCR-ABL1* en RQ-PCR ≤10 % conseguido al cabo de 3 meses

2) respuesta completa citogenética (ausencia de las células Ph+ en el estudio citogenético CCyR) y/o *BCR-ABL1* <1 % hasta 6 meses desde el diagnóstico

3) aumento de la respuesta molecular (*BCRA-BL1* ≤0,1 %; MMR) hasta 12 meses desde el diagnóstico o en cualquier momento más tarde.

En enfermos en fase crónica, en los que en el tratamiento de primera línea se ha obtenido la denominada respuesta molecular profunda (cantidad del transcrito *BCR-ABL1* ≤0,01 %) de ≥2 años de duración, puede considerarse (únicamente en el marco de ensayos clínicos) interrumpir el tratamiento con ITK.

**2. alo-TPH:** se puede considerar en enfermos que son aptos para este procedimiento con CP con mutación T315I (en casos sin disponibilidad de ponatinib) o tras la ineficacia y/o intolerancia del tratamiento con ≥2 ITK. La tipificación del paciente y de sus hermanos se indica también en el caso de que se cumplan los criterios iniciales de advertencia o bien ante la ineficacia del tratamiento de la CP con cualquier ITK en la primera línea.

**3. Interferón α** se utiliza en embarazadas (monoterapia) o en pacientes que no son candidatos al alo-TPH después del fallo de la terapia con ITK (en combinación p. ej. con citarabina).

**4. Hidroxiurea** se utiliza como tratamiento citorreductor a corto plazo antes de la confirmación del diagnóstico o como tratamiento paliativo en enfermos seleccionados.

**5. Tratamiento de la AP y de la BC:** se utilizan los ITK a dosis mayor que la estándar. En el caso de progresión durante el tratamiento hay que cambiar el ITK. Para obtener la remisión a menudo es necesario el uso de quimioterapia concomitante, como en la leucemia aguda. En todos los enfermos, sobre todo después de la CP, hay que tratar de realizar el alo-TPH, excepto en aquellos diagnosticados *de novo* durante la AP (no tratados antes con ITK) y que han conseguido una respuesta óptima con ITK.

### → OBSERVACIÓN

**Monitorización de la respuesta al tratamiento:** realizar un hemograma cada 2 semanas hasta alcanzar la respuesta hematológica completa (recuento de leucocitos <10000/µl, plaquetas <450000/µl, sin inmadurez de la línea granulopoyética, basófilos en frotis de sangre <5 %, sin esplenomegalia en la exploración física), y a continuación cada 2-3 meses, además solicitar un estudio citogenético (después de 3, 6 y 12 meses desde el inicio del tratamiento hasta CCyR se puede prescindir de estas pruebas en caso de respuesta molecular óptima) y RQ-PCR (cada 3 meses).

**Monitorización de los efectos tóxicos de los inhibidores de la tirosina-cinasa**: de forma periódica se deben controlar la función hepática, renal, los niveles de electrólitos en el suero y el peso corporal. En el caso de nilotinib adicionalmente hay que controlar la actividad de amilasa y lipasa en el suero y realizar un ECG. En caso de neutropenia (<1000/µl) o trombocitopenia (<50000/µl) se debe interrumpir el tratamiento hasta que el recuento de neutrófilos sea >1500/µl y el recuento de plaquetas >75000/µl; si la situación vuelve a repetirse → reducir la dosis después del aumento de los resultados. En caso de neutropenia provocada por los ITK se puede usar el G-CSF. Otras reacciones adversas frecuentes: derrame pleural (dasatinib), hiperglucemia e hipercolesterolemia (nilotinib), eventos tromboembólicos (ponatinib).

### → PRONÓSTICO

La respuesta al tratamiento con ITK es el factor pronóstico más importante. Entre los pacientes tratados con imatinib el porcentaje de supervivencia libre de progresión y aparición de la AP o BC después de 7 años es respectivamente de un 81 % y 94 %. El porcentaje de supervivencia a 3 años en pacientes sometidos a alo-TPH (del donante familiar) es de ~80 %.

# 6. Policitemia vera (PV)

### → DEFINICIÓN Y ETIOPATOGENIA

Neoplasia mieloproliferativa caracterizada por un aumento significativo del recuento de eritrocitos, que se acompaña de un incremento en la producción de leucocitos y plaquetas. La enfermedad se desarrolla como resultado de la proliferación neoplásica de un clon mutado, proveniente de una célula madre pluripotencial de la médula ósea.

### → CUADRO CLÍNICO E HISTORIA NATURAL

Los signos y síntomas dependen del estadio de la enfermedad, del número de células de cada línea, del aumento del volumen sanguíneo y de la presencia de complicaciones tromboembólicas y hemorrágicas. En muchos casos el diagnóstico es incidental, al realizar el estudio morfológico de sangre periférica.

**1. Síntomas:** relacionados con el aumento de la masa eritrocitaria como cefalea, vértigo, acúfenos, alteraciones visuales, eritromelalgia →cap. 2.35.2, prurito que empeora tras los baños calientes (en un 30-70 %), enfermedad ulcerosa gastroduodenal, trombosis venosa o —con menor frecuencia— arterial (ACV, infarto de miocardio, ETV, trombosis venosa superficial, trombosis de las venas suprahepáticas [síndrome de Budd-Chiari →cap. 7.15]), las trombosis arteriales y venosas son las complicaciones más frecuentes y principal causa de muerte. Sangrados (con mayor frecuencia de mucosas, también del tracto digestivo en ~20 % a consecuencia de la alteración en la función plaquetaria, o a veces de una enfermedad de Von Willebrand adquirida [que se presenta en una parte de los enfermos con recuento de plaquetas >1-1,5 mill./µl], sobre todo con administración concomitante de antiplaquetarios), hipertensión arterial y síntomas de gota. Otros síntomas inespecíficos aparecen en la fase de enfermedad avanzada, astenia, pérdida de peso, sensación de abdomen lleno, dolor abdominal debido a esplenomegalia.

**2. Signos:** esplenomegalia (a la palpación en ~70 %), hepatomegalia (en ~40 %), rubicundez facial (*plethora*) y de orejas, cianosis periférica (acrocianosis), edema doloroso de manos y pies (eritromelalgia), eritema y enrojecimiento de la mucosa de la cavidad oral y de las conjuntivas, estasis papilar en el estudio del fondo de ojo.

**3. Historia natural:** durante muchos años puede ser asintomática. Los signos y síntomas se asocian con el incremento de la eritrocitosis, el aumento del volumen sanguíneo y con la trombocitosis y hematopoyesis extramedular, que a su vez produce espleno- y hepatomegalia.

El riesgo de trombosis a 10 años es de >20 %, un tercio de los episodios trombóticos se presentan antes del diagnóstico. En un 25 % de los enfermos en 20 años llega a la fase pospolicitémica, transformación a mielofibrosis pos-PV (se produce anemia). El riesgo de transformación a LMA o a SMD a 20 años es de >10 %.

### → DIAGNÓSTICO

#### Exploraciones complementarias

**1. Hemograma de sangre periférica:** aumento del recuento de eritrocitos, incremento en la concentración de Hb y Hto; trombocitosis (>400 000/µl en ~60 %), a menudo alteración en el tamaño, forma y función de las plaquetas, leucocitosis (>10 000/µl en ~40 %), sobre todo a expensas del recuento de neutrófilos y a veces también de basófilos.

**2. Aspirado y biopsia de médula ósea** →más adelante. Para confirmar el diagnóstico y evaluar el grado de fibrosis con fines pronósticos.

**3. Estudios moleculares:** mutación V617F del gen *JAK2* (~96 %) o mutaciones del exón 12 (3-4 %).

**4. Otras exploraciones:** disminución de la VHS, disminución de los niveles de eritropoyetina sérica, hiperuricemia, eventualmente alteraciones en las pruebas realizadas para determinar la etiología de la policitemia secundaria ($SaO_2$, radiografía de tórax, espirometría, ecocardiografía, polisomnografía, ecografía abdominal). Se puede valorar el síndrome de Von Willebrand adquirido si el recuento de plaquetas >1-1,5 mill./µl).

**Tabla 6-1. Diagnóstico diferencial de policitemia vera, secundaria y falsa**

| Característica | Policitemia | | |
|---|---|---|---|
| | Vera | Secundaria | Falsa |
| Masa de eritrocitos circulantes | ↑ | ↑ | N |
| Recuento de leucocitos | N o ↑ | N | N |
| Recuento de plaquetas | N o ↑ | N | N |
| Mielograma | Hiperplasia de 3 líneas celulares | Hiperplasia de la línea eritropoyética | N |
| Esplenomegalia | +++ | − | − |
| Prurito | +/− | − | − |
| SaO$_2$ | N | N o ↓ | N |
| Concentración de vit. B$_{12}$ sérica | N o ↑ | N | N |
| FAG | ↑ | N | N |
| Concentración de eritropoyetina sérica | ↓ | ↑ | N |
| Mutación del gen *JAK2* | + | − | − |
| Crecimiento espontáneo de colonias eritroides | + | − | − |

↑ aumentado, ↓ disminuido, FAG — fosfatasa alcalina granulocítica, N — normal, SaO$_2$ — saturación arterial de oxígeno de la hemoglobina

### Criterios diagnósticos

Deben cumplirse todos los criterios mayores o 2 criterios mayores y el criterio menor (OMS 2016).

**1. Criterios mayores:**

1) Hb >16,5 g/dl en hombres, >16 g/dl en mujeres; o Hto >49 % en hombres, >48 % en mujeres o incremento de la masa eritrocitaria

2) en la biopsia de la médula ósea celularidad aumentada (en relación con la edad) con incremento de todas las 3 series hematopoyéticas (panmielosis): eritropoyética, granulopoyética y megacariopoyética, así como la presencia de megacariocitos pleomórficos y maduros (de diverso tamaño); este criterio puede no requerirse en caso de eritrocitosis absoluta persistente: Hb >18,5 g/dl en hombres (Hto >55,5 %) o Hb >16,5 g/dl en mujeres (Hto >49,5 %), si se cumple el 3.er criterio mayor y el criterio menor

3) presencia de la mutación V617F del gen *JAK2* o de la mutación del exón 12 del gen *JAK2*.

**2. Criterio menor:** disminución de la concentración de eritropoyetina sérica.

**Policitemia vera enmascarada:** grupo de pacientes con Hb dentro del rango de referencia, pero cercano a los valores máximos (<18,5 g/dl en hombres y <16,5 g/dl en mujeres) con otros criterios de la OMS para la PV (mutación del gen *JAK2*, morfología de la médula ósea).

### Diagnóstico diferencial

Características que diferencian la policitemia verdadera de la eritrocitosis absoluta y relativa →tabla 6-1.

**1. Policitemias (eritrocitosis) congénitas.**

**2. Policitemias secundarias:**

1) causadas por hipoxia y por el aumento de la secreción de la eritropoyetina en el transcurso de las enfermedades pulmonares y cardíacas (sobre todo cardiopatías cianóticas), SAHOS, exposición a grandes alturas, en fumadores como resultado de la presencia de carboxihemoglobina

2) debidas a un aumento en la producción de eritropoyetina de forma independiente a la oxigenación de los tejidos: quistes renales, síndrome de Cushing, hiperaldosteronismo primario, ingesta de anabolizantes, tumores que secretan eritropoyetina (entre otros hepatocarcinoma, cáncer de riñón, hemangioma fetal, miomas uterinos, feocromocitoma) y finalmente el uso de fármacos estimulantes de la eritropoyesis

3) de etiología desconocida, posterior a trasplante renal

4) policitemia relativa: a consecuencia de la deshidratación, obesidad, aumento de la ingesta de alcohol y aumento de la pérdida proteica (enteropatías, quemaduras masivas).

### → TRATAMIENTO

Objetivos del tratamiento: prevenir complicaciones trombóticas y hemorrágicas; controlar los síntomas.

**1. Flebotomías:** en todos los enfermos, inicialmente 1-2 × semana, de 300-450 ml de sangre, hasta llegar a obtener un Hto <45 %, y a continuación con la periodicidad necesaria para mantener el Hto <45 % (en personas mayores con enfermedades del sistema circulatorio las flebotomías se deben realizar con menor frecuencia y hay que extraer menor volumen; 100-150 ml). Después de agotar los depósitos de hierro (que se valorarán según el nivel de ferritina sérica) se puede considerar la reducción en la frecuencia de las sangrías. Evitar la suplementación de hierro.

**2. Fármacos citostáticos:** indicado en enfermos con riesgo alto de complicaciones trombóticas (≥1 de los factores de riesgo mencionados: edad >60 años y antecedentes de complicaciones trombóticas), con intolerancia a o dependencia de las flebotomías, con esplenomegalia sintomática y progresiva, con sintomatología general grave, trombocitosis >1,5 mill./µl persistente, y/o leucocitosis progresiva >15 000/µl.

Fármacos de primera línea: hidroxiurea (dosis inicial 15-20 mg/kg/d hasta normalizar el Hto y el recuento de plaquetas, a continuación dosis de mantenimiento 0,5-1,5 g/d) o interferón α (IFN-α: 3 mill. UI VSc 3 × semana o Peg-IFN-α2a [no disponible en Argentina] 45-180 µg 1 × semana; Peg-IFN tiene menos efectos adversos y de aplicación semanal; Ropeg-IFN-α2b se administra cada 2 semanas y también tiene un perfil de seguridad superior).

Tratamiento de segunda línea: cambio de medicamento (hidroxiurea por IFN-α o al revés). En el caso de enfermos de >70 años o en aquellos otros con una esperanza de vida <10 años se puede valorar busulfano a dosis de 4-6 mg/d. El tratamiento citorreductor puede provocar la disminución en la frecuencia o incluso la no necesidad de realizar flebotomías.

El ruxolitinib (inhibidor de JAK) está indicado en pacientes resistentes/intolerantes a hidroxiurea. En enfermos resistentes a la hidroxiurea o con intolerancia a este fármaco puede considerarse la administración de ruxolitinib.

**Respuesta completa:** sin signos durante ≥12 semanas y mejoría considerable de los síntomas, remisión del hemograma de ≥12 semanas de duración (Hto <45 % sin flebotomías, plaquetas ≤400 000/µl, leucocitos <10 000/µl, sin progresión de la enfermedad, sin trombosis y sangrado, remisión histológica de la médula ósea. La **respuesta parcial** consiste en el cumplimiento de los 3 primeros criterios, sin remisión medular.

**3. Tratamiento antiagregante:** en todos los pacientes sin contraindicaciones (como p. ej. hipersensibilidad, síntomas de diátesis hemorrágica, enfermedad de Von

Willebrand adquirida): AAS a dosis de 81-100 mg/d (en enfermos con síntomas persistentes del síndrome de hiperviscosidad o con alto riesgo de trombosis arterial puede considerarse la administración del AAS 2×d; en enfermos con hipersensibilidad al AAS: ticlopidina a dosis de 250 mg 2×d o clopidogrel (preparados →cap. 2.5, tabla 5-10) 75 mg 1 × d.

**4. Tratamiento de hiperuricemia** →cap. 16.14 y cap. 23.2.6.

**5. Tratamiento sintomático:**

1) prurito →cap. 1.33

2) eritromelalgia →cap. 2.35.2.

**6. Modificación de los factores de riesgo cardiovascular:** profilaxis o tratamiento de la hipertensión arterial, diabetes, obesidad, hipercolesterolemia, abandono del tabaquismo.

**7. Tratamiento de las complicaciones hemorrágicas:** en caso de disminución excesiva del recuento de plaquetas a consecuencia de la citotoxicidad, retirar los fármacos antiplaquetarios. Actuación en la enfermedad de Von Willebrand adquirida →cap. 15.20.1.

**8. Transformación en la mielofibrosis:** manejo análogo al de la mielofibrosis primaria →cap. 15.8.

### → OBSERVACIÓN

Una vez conseguida una concentración adecuada de Hto, realizar una monitorización periódica (dependiendo de las necesidades, p. ej. cada 2-6 meses) de un hemograma y de las complicaciones (p. ej. aumento de la esplenomegalia).

### → PRONÓSTICO

La supervivencia en pacientes >65 años es parecida a la de la población general de la misma edad; sin embargo en pacientes más jóvenes es inferior, sobre todo por la transformación de la PV en mielofibrosis o SMD/LMA y trombosis.

# 7. Trombocitosis esencial (TE)

### → DEFINICIÓN Y ETIOPATOGENIA

Neoplasia mieloproliferativa de etiología desconocida que se caracteriza por un aumento significativo del recuento de plaquetas y por el incremento de la proliferación de los megacariocitos en la médula.

### → CUADRO CLÍNICO E HISTORIA NATURAL

**1. Signos y síntomas:** muchos casos de TE se diagnostican incidentalmente a partir de hemogramas realizados por otras indicaciones. Síntomas relacionados con coágulos en la microcirculación: parestesias en zonas acras, escotomas, alteraciones transitorias de la visión, eritromelalgia, cefalea, mareo. Trombosis de grandes vasos (complicación más frecuente): arterial (síndromes coronarios agudos, ACV), venosa (mucho menos frecuente, p. ej. síndrome de Budd-Chiari, trombosis de la venta porta). Los sangrados de las mucosas y la hemorragia digestiva se presentan sobre todo en pacientes con plaquetas >1-1,5 mill./µl en los que puede presentarse la enfermedad de Von Willebrand adquirida. En 10-15 % de los enfermos coexisten complicaciones trombóticas y hemorrágicas. En 10-15 % de los enfermos se observa esplenomegalia moderada.

**2. Historia natural:** durante muchos años el curso puede ser asintomático. Con la evolución de la enfermedad aparecen complicaciones: trombosis (riesgo a 1 año 1-3 %), sangrados, transformación a mielofibrosis (riesgo a 15 años 5-10 %), transformación a LMA o a SMD (3 %).

### ➡ DIAGNÓSTICO

**Exploraciones complementarias**

**1. Hemograma de sangre periférica;** recuento de plaquetas aumentado, forma y tamaño alterados; el recuento de leucocitos y el nivel de Hb están normales o elevados.

**2. Aspirado y biopsia de médula ósea** →más adelante.

**3. Estudio molecular:** en un 90 % de los enfermos se presenta 1 de las 3 mutaciones conductoras mutuamente excluyentes: mutación V617F del gen *JAK2* (en ~60 %), mutaciones del gen *CALR* (20-25 %), mutación del gen *MPL* (en 3-4 %). En un 10-15% de los enfermos no se encuentran tales alteraciones moleculares ("triple negativos").

**4. Otras pruebas:** se realizarán, con el fin de diferenciarla de una trombocitosis reactiva, en aquellos casos con un estudio molecular negativo (p. ej. concentración de ferritina, VHS, proteína C-reactiva), alteraciones de la función plaquetaria (con mayor frecuencia agregación con adrenalina, ADP y colágeno deficiente).

**Criterios diagnósticos (OMS 2016)**

Han de cumplirse todos los criterios mayores o los 3 primeros criterios mayores y el criterio menor.

**Criterios mayores:**

1) recuento de plaquetas ≥450 000/μl
2) en la biopsia de médula proliferación megacariopoyética con aumento del recuento de megacariocitos grandes, maduros, con núcleo multilobulado; sin aumento o desviación izquierda significativos en la granulopoyesis neutrófila y eritropoyesis; con muy poca frecuencia fibrosis reticulínica poco significativa (de grado 1)
3) incumplimiento de los criterios de la OMS para la LMC, PV, MFP, SMD u otras neoplasias hematológicas
4) presencia de 1 de las mutaciones conductoras mencionadas más arriba.

**Criterio menor:** presencia del marcador clonal o falta de evidencia de trombocitosis reactiva →más adelante.

**Diagnóstico diferencial**

**1. Trombocitosis en el transcurso de otras neoplasias del sistema hematopoyético:** PV, LMC, MFP prefibrótica, SMD 5q–, SMD/NMP-RS-T, POEMS.

**2. Trombocitosis reactiva:** en el curso de tumores sólidos (sobre todo de pulmón y páncreas), anemia por déficit de hierro, enfermedades inflamatorias e infecciosas crónicas, después de pérdida aguda de sangre, tras una cirugía, tras esplenectomía, en alcoholismo crónico, en donantes habituales de sangre, en anemia hemolítica e inducida por medicamentos.

**3. Trombocitosis familiar.**

**4. Falsa trombocitosis:** crioglobulinemia, fragmentación de eritrocitos o de células neoplásicas en sangre.

### ➡ TRATAMIENTO

**La elección del tratamiento** dependerá del grupo de riesgo de complicaciones trombóticas. Sobre la base del índice IPSET-thrombosis se diferencian 4 grupos de riesgo: muy bajo (edad <60 años, sin antecedentes de trombosis y sin mutación del *JAK2*), bajo (edad <60 años, sin antecedentes de trombosis y con mutación del *JAK2*), moderado (edad ≥60 años, sin antecedentes de trombosis y sin mutación del *JAK2*) y alto (edad ≥60 años o antecedentes de trombosis, con mutación del *JAK2*). En el grupo de riesgo bajo y moderado utilizar el AAS sin tratamiento citorreductor. En el grupo de alto riesgo asociar tratamiento citorreductor. También se puede considerar en pacientes con >1,5 mill./µl plaquetas (debido al riesgo elevado de sangrados), con progresión de la mieloproliferación (p. ej. aumento de esplenomegalia), con signos y síntomas sistémicos no controlados y con alteraciones de la microcirculación resistentes al tratamiento con AAS.

**1. Tratamiento citorreductor:** la hidroxiurea es el tratamiento de primera línea, a una dosis inicial de 15 mg/kg/d, luego hay que ajustar la dosis para mantener un recuento de plaquetas de <450 000/µl sin provocar anemia o neutropenia. Eventualmente puede aceptarse un recuento de plaquetas mayor en pacientes sometidos a tratamiento citorreductor, bajo la condición de que se controle la leucocitosis, que es el principal factor de riesgo de trombosis.

Tratamiento de segunda línea en pacientes en los que no se ha conseguido reducir el recuento de plaquetas de modo significativo o en los que no toleran la hidroxiurea:

1) anagrelida, inicialmente a dosis de 1,5-2 mg/d, dosis de mantenimiento ajustada al recuento de plaquetas

2) IFN-α (o Peg-INF-α2a), dosis inicial 3-5 mill. UI/d VSc 3×semana (medicamento de elección en embarazadas o en pacientes que planifican la reproducción)

3) en pacientes en los que se espera una supervivencia corta se debe considerar el uso de busulfano.

Los **criterios de respuesta** completa **y parcial** son los mismos que en la PV →cap. 15.6.

**2. Fármacos antiagregantes:** utilizados en pacientes con alteración de la microcirculación, mutación del *JAK2* o factores de riesgo cardiovascular; contraindicados en pacientes con enfermedad de Von Willebrand adquirida (→cap. 15.20.1):

1) AAS a dosis de 40-100 mg 1×d; en caso de ineficacia de esta dosis se puede valorar el uso de 50-100 mg 2×d; evitar el uso simultáneo de anagrelida y AAS, debido al mayor riesgo de complicaciones hemorrágicas

2) fármacos de segunda línea: clopidogrel (preparados →cap. 2.5, tabla 5-10) a dosis de 75 mg 1 × d o ticlopidina, dosis de 250 mg 2×d.

**3. Enfermos con factores de riesgo adicionales de trombosis venosa y/o arterial o con antecedentes de trombosis:** aplicar una prevención adecuada →cap. 2.3, cap. 2.33.3.

**4. Transformación a mielofibrosis:** manejo igual que en la MFP →cap. 15.8.

### → OBSERVACIÓN

La realización del hemograma (recuento de plaquetas) cada 3-4 meses es necesaria para la monitorización del tratamiento citorreductor. Los controles en el grupo de riesgo bajo deben realizarse cada 6-12 meses.

### → PRONÓSTICO

Para la valoración del pronóstico se utiliza el índice pronóstico internacional (IPI): edad >60 años: 2 ptos.; recuento de leucocitos en sangre periférica >11 000/µl: 1 pto.; antecedente de trombosis: 1 pto. La supervivencia media sin los factores de riesgo anteriormente mencionados es parecida a la de la población general, en pacientes con 1-2 ptos. es de 25 años, y en pacientes con 3 ptos. es de 14 años.

# 8. Mielofibrosis primaria (MFP)

## → DEFINICIÓN Y ETIOPATOGENIA

Neoplasia mieloproliferativa (NMP) en la que los megacariocitos neoplásicos producen citoquinas, que a su vez estimulan la proliferación de fibroblastos y la angiogénesis. A consecuencia de este proceso se desarrolla fibrosis medular, con la consiguiente eritropoyesis ineficaz en la médula (anemia) y la aparición simultánea de centros de hematopoyesis extramedular (esplenomegalia). Su etiología es desconocida.

## → CUADRO CLÍNICO E HISTORIA NATURAL

**1. Signos y síntomas generales:** astenia (en un 50-70 % de los pacientes), falta de apetito (<20 %), pérdida de masa corporal, febrícula, disnea, taquicardia, sudoración nocturna, prurito, dolor osteoarticular (sobre todo extremidades inferiores), caquexia.

**2. Signos y síntomas relacionados con la mielofibrosis y la hematopoyesis extramedular:** esplenomegalia (presente en >90 % de los pacientes en el momento del diagnóstico, en 2/3 es significativa), que puede provocar meteorismo y dolor en caso de infarto esplénico, edema de los miembros inferiores por compresión venosa, hepatomegalia, hipertensión portal, púrpura trombocitopénica, signos de anemia, signos relacionados con la presencia de centros de hematopoyesis extramedular (sobre todo a nivel de la columna vertebral dorsal por compresión de la médula espinal), ganglios linfáticos, pleura (derrame pleural), pulmones (hipertensión pulmonar), pericardio, peritoneo (ascitis), piel (nódulos) y vejiga (disuria). Riesgo aumentado de trombosis venosa (incluidas las venas del abdomen), en menor grado trombosis arterial.

**3. Historia natural:** inicialmente asintomático. Los síntomas y signos se deben a la anemia progresiva, trombocitopenia y metaplasia medular en el bazo e hígado. En el estadio final predominan los signos y síntomas de la anemia y de la insuficiencia hepática (→cap. 7.12). La mediana de supervivencia es de ~5 años. En un 20 % de los pacientes ocurre trasformación a LMA.

## → DIAGNÓSTICO

**Exploraciones complementarias**

**1. Hemograma de sangre periférica:** anemia normocítica; el recuento de leucocitos puede estar disminuido, ser normal o estar aumentado; el recuento de plaquetas puede estar aumentado (en la fase prefibrótica), normal o disminuido (en la enfermedad avanzada), y a su vez estas plaquetas están alteradas morfológica y funcionalmente. En el frotis se observa aniso- y poiquilocitosis eritrocitaria, hay presencia de dacrocitos o eritroblastos y de elementos inmaduros de la serie granulocítica (leucoeritroblastosis).

**2. Aspirado y biopsia de médula ósea** →más adelante; en la fase prefibrótica se describe una médula hipercelular, proliferación de megacariocitos atípicos; en la fase de MFP manifiesta imposibilidad de realizar el aspirado medular para la prueba (el denominado aspirado seco), en la biopsia de la médula ósea reticulosis y/o presencia de las fibras de colágeno, con focos hematopoyéticos pocos o ausentes.

**3. Estudios citogenéticos y moleculares:** aberraciones cromosómicas en ~60 % de los enfermos. En un 90-95 % presencia de 1 de 3 mutaciones conductoras mutuamente excluyentes, específicas para las NMP: mutación V617F del gen *JAK2* (en ~60 %), mutación del gen *CALR* (en un 25-35 %) o gen *MPL* (en un 4-8 %). En un 5-10 % de los enfermos no se aprecian estas mutaciones ("triple negativos"). Mutaciones pasajeras (no conductoras): características para el

SMD y LMA, presentes en una parte de enfermos, que sugiere un pronóstico desfavorable (p. ej. ASXL1). Resultado *BCR-ABL1* negativo.

### Criterios diagnósticos (OMS 2016)

Han de cumplirse todos los 3 criterios mayores y ≥1 criterio menor.

**1. Criterios mayores:**

1) **para MFP prefibrótica**: proliferación de los megacariocitos y megacariocitos atípicos sin reticulosis de >1 grado, junto a: celularidad medular más pronunciada que la esperada para el grupo de edad en cuestión, proliferación granulocítica y con frecuencia eritropoyesis reducida; **para MFB manifiesta**: proliferación y megacariocitos atípicos con reticulosis o presencia de fibras de colágeno concomitante de grado 2 o 3

2) incumplimiento de los criterios de la OMS para la LMC, PV, TE, SMD y otras neoplasias hematológicas

3) presencia de 1 de las mutaciones conductoras descritas más arriba o, en caso de su ausencia, presencia de otra mutación clonal o falta de fibrosis reactiva de la médula →más adelante.

**2. Criterios menores: presencia de ≥1 de las alteraciones confirmada en las pruebas consecutivas**

1) anemia que no puede asociarse a otra enfermedad concomitante

2) leucocitosis ≥11 000/µl

3) esplenomegalia a la palpación

4) aumento de la actividad de LDH >LSN aplicado en el laboratorio en cuestión

5) leucoeritroblastosis (únicamente para la MFP manifiesta).

### Diagnóstico diferencial

**1. Mielofibrosis asociada a otras enfermedades neoplásicas:** otras NMP (LMC, PV, sobre tofo TE), leucemia megacarioblástica aguda, panmielosis con mielofibrosis, SMD, LMMC, tricoleucemia, mieloma plasmocítico, linfoma Hodgkin, algunos tumores metastásicos (cáncer de mama, cáncer de próstata, cáncer de pulmón de células no pequeñas). Puede ser muy difícil o incluso imposible diferenciar la MFP prefibrótica de la TE, sobre todo si el único síntoma es la trombocitosis (en la TE los megacariocitos no son atípicos como en la MFP).

**2. Mielofibrosis asociada a enfermedades no neoplásicas:** enfermedad de Paget, hiperparatiroidismo secundario por déficit de vitamina D u osteodistrofia renal, LES (menos frecuente en otras enfermedades sistémicas de tejido conectivo), tuberculosis, sífilis, intoxicación crónica con benceno, agonistas del receptor de trombopoyetina, radioterapia.

### → T R A T A M I E N T O

A excepción del alo-TPH el tratamiento tiene carácter sintomático y no prolonga la supervivencia. La elección del tratamiento depende de la supervivencia esperada, valorada según las escalas pronósticas →tabla 8-1 (IPSS, DIPSS o DIPSS plus [utilizada con mayor frecuencia, tanto en el diagnóstico como durante el curso de la enfermedad]). Los pacientes asintomáticos de los grupos de riesgo bajo e intermedio 1 pueden estar sin tratamiento. En caso de la presencia de síntomas valorar un tratamiento sintomático convencional o eventualmente la administración del ruxolitinib. En los pacientes con riesgo intermedio 2 o alto puede realizarse alo-TPH, administrarse el ruxolitinib o un fármaco del marco de ensayos clínicos, y si no es posible se puede recurrir al tratamiento convencional.

### Tratamiento antineoplásico

**1. alo-TPH:** es el único método con el que se puede conseguir la curación completa. A considerar en enfermos con una supervivencia esperada <5 años (grupo de riesgo alto o intermedio 2), así como en enfermos seleccionados del grupo de

**Tabla 8-1. Escalas pronósticas en la mielofibrosis primaria**

| Factores de riesgo | IPSS | DIPSS | |
|---|---|---|---|
| Edad >65 años | 1 | 1 | |
| Síntomas generales[a] | 1 | 1 | |
| Hb <10 g/dl | 1 | 2 | |
| Leucocitosis >25 000/µl | 1 | 1 | |
| Porcentaje de blastos circulantes ≥1 % | 1 | 1 | |
| | | **DIPSS plus** | |
| Riesgo intermedio 1 en DIPSS | | 1 | |
| Riesgo intermedio 2 en DIPSS | | 2 | |
| Riesgo alto en DIPSS | | 3 | |
| Dependencia de las transfusiones de concentrados de hematíes | | 1 | |
| Trombocitopenia <100 000/µl | | 1 | |
| Cariotipo desfavorable[b] | | 1 | |
| **Grupo de riesgo** | **Puntuación: mediana de supervivencia (años)** | | |
| | IPSS | DIPSS | DIPSS plus |
| Bajo | 0 — 11,3 | 0 — mediana de supervivencia no conseguida | 0 — 15,4 |
| Intermedio 1 | 1 — 7,9 | 1-2 — 14,2 | 1 — 6,5 |
| Intermedio 2 | 2 — 4 | 3-4 — 4 | 2-3 — 2,9 |
| Alto | ≥3 — 2,3 | 5-6 — 1,5 | 4-6 — 1,3 |

[a] Pérdida del peso corporal >10 % en un año, fiebre de origen desconocido, sudoración nocturna durante >1 mes.
[b] Cariotipo complejo, +8, −7/7q-, −5/5q-, i(17q), inv(3), 12p-, reordenamiento de 11q23.
DIPSS — Dynamic International Prognostic Scoring System, IPSS — International Prognostic Scoring System
A partir de: *J. Clin. Oncol.*, 2011, 29: 392-397; *Blood*, 2009, 113: 2895-2901; *Blood*, 2010, 115: 1703-1708.

riesgo intermedio 1, dependientes de transfusiones de concentrados de hematíes y con alteraciones citogenéticas desfavorables o perfil de mutación desfavorable ("triple negativos" o *ASXL1*+). El porcentaje de supervivencia a los 5 años después de alo-TPH mieloablativo (usado en pacientes de hasta 45 años) es de ~45-50 %.

**2. Tratamiento citorreductor:** está indicado en pacientes con alta leucocitosis, trombocitosis sintomática, esplenomegalia significativa y síntomas generales graves

1) ruxolitinib (inhibidor *JAK*) VO, en función del recuento de plaquetas; >200 000/µl — 20 mg 2×d, 100 000-200 000/µl — 15 mg 2×d, 50 000-100 000/µl — 5 mg 2×d; indicado en enfermos (tanto con la mutación *JAK2*, como sin ella) con la esplenomegalia o síntomas generales, sobre todo en los pacientes del grupo de riesgo intermedio 2 o alto

2) otros: hidroxiurea, INF-α o Peg-INF-α2a.

**Tratamiento de soporte**

**1. Tratamiento de la anemia (Hb <10 g/dl):** transfusión de concentrados de hematíes leucorreducidos, fármacos estimulantes de la eritropoyesis, andrógenos y sus análogos (danazol, enantato de testosterona, fluoximesterona), glucocorticoides (prednisona), talidomida, lenalidomida (en pacientes con deleción 5q-).

**2. Esplenectomía:** indicada en caso de esplenomegalia muy marcada/dolorosa, resistente a tratamiento citorreductor y/o irradiación esplénica, hipertensión portal sintomática, en enfermos seleccionados dependientes de las transfusiones de concentrados de hematíes. Mortalidad 5-10 %.

**3. Irradiación del bazo:** las mismas indicaciones que las establecidas en la esplenectomía en enfermos con contraindicaciones para este tratamiento, además del tratamiento de dolor por infarto esplénico.

**4. Irradiación de los campos sintomáticos de hematopoyesis extramedular.**

**5. Transfusiones de concentrados de plaquetas** →cap. 25.23.3.

**6. Tratamiento de la hiperuricemia** →cap. 16.14. y cap. 23.2.6.

**7. Fármacos quelantes del hierro, a considerar en enfermos con sobrecarga de hierro postransfusional** →cap. 7.9.2.

**➡ OBSERVACIÓN**

Hemograma cada 2-3 meses y valoración clínica con una frecuencia que dependerá de la gravedad de la enfermedad y de la aparición de complicaciones sintomáticas.

**➡ PRONÓSTICO**

Es la peor de todas las NMP. La supervivencia media depende del grupo de riesgo →tabla 8-1. La mayoría de los enfermos fallece a consecuencia de infecciones, hemorragias, transformación leucémica y de complicaciones de hipertensión portal.

# 9. Síndromes hipereosinofílicos

**➡ DEFINICIÓN Y ETIOPATOGENIA**

**La hipereosinofilia (HE)** es la presencia de cifras elevadas de eosinófilos en sangre periférica (>1500/µl) y/o de infiltrados eosinófilos en tejidos. Se utiliza la expresión **síndrome hipereosinofílico (SHE)** en aquellos casos en los que se producen lesiones de órganos. Esta entidad puede no tener carácter tumoral (reactivo, congénito o idiopático) o en ocasiones puede resultar en una neoplasia clonal hematopoyética.

La OMS clasifica estas entidades en **neoplasias mieloides/linfoides con esosinofilia y rearreglos del** *PDGFRA, PDGFRB, FGFR1* o *PCM1-JAK2,* y por otro lado la **leucemia eosinofílica crónica sin otra especificación (CEL-NOS),** una enfermedad clonal en la que, como resultado de la proliferación de la serie eosinofílica, se produce infiltración de esta serie en médula ósea, en sangre periférica y en otros tejidos.

**➡ CUADRO CLÍNICO E HISTORIA NATURAL**

En el momento del diagnóstico suele ser asintomática.

**1. Los signos y síntomas generales** se relacionan con la liberación de grandes cantidades de citoquinas por los eosinófilos: cansancio, fiebre, sudoración, falta de apetito y pérdida de peso.

**2. Los signos y síntomas del sistema cardiovascular** (en ~20 %) se relacionan con la necrosis y fibrosis del músculo cardíaco y endocardio, así como con la formación de trombos sobre las paredes de las cavidades cardíacas: síntomas de insuficiencia valvular, sobre todo mitral y tricúspide, síntomas de miocardiopatía restrictiva, arritmias y trastornos de conducción, incidentes tromboembólicos e insuficiencia cardíaca.

**3. Los signos y síntomas del sistema respiratorio** (en ~50 %) están en relación con la aparición de infiltrados pulmonares eosinofílicos, fibrosis pulmonar, insuficiencia cardíaca o tromboembolia pulmonar: tos seca crónica, disnea.

**4. Signos cutáneos** (en ~60 %): angioedema, enrojecimiento de la piel, urticaria, pápulas y nódulos subcutáneos, prurito cutáneo.

**5. Signos y síntomas del tracto digestivo** (en ~30 %): relacionados con la ulceración de la mucosa, sangrado, perforación, colecistitis, gastritis o ileítis eosinofílica, diarrea, dolor abdominal.

**6. Signos y síntomas neurológicos** (en ~55 %): cambios del comportamiento, alteraciones de la memoria, ataxia, signos de polineuropatía periférica.

**7. Otros:** hepato- o esplenomegalia, dolor muscular y articular (causado por la liberación de citoquinas proinflamatorias desde los eosinófilos), alteraciones de la visión (relacionados con la trombosis de los vasos retinianos).

**8. Historia natural:** la enfermedad es crónica, a veces leve, sin embargo, en general, suele progresar y puede conducir rápidamente a la muerte debido a las alteraciones producidas en los órganos, habitualmente por insuficiencia cardíaca o como resultado de la transformación en leucemia aguda.

## → DIAGNÓSTICO

### Exploraciones complementarias

**1. Hemograma de sangre periférica:** eosinofilia, definida según el número absoluto de eosinófilos como: leve 500-1500/µl; moderada 1500-5000/µl, grave >5000/µl, en LEC además anemia (~50 %), trombocitopenia (~30 %) o trombocitosis (~15 %), leucocitosis moderada.

**2. Aspirado y biopsia de médula ósea:** indicadas en enfermos con HE persistente de etiología desconocida, con eosinofilia >5000/µl, con sospecha de HE/SHE primarios (neoplásicos) o de la variante linfocítica del SHE. Aspirado: se observa un aumento del porcentaje de eosinófilos, a veces alteraciones displásicas en los megacariocitos y granulocitos. En la biopsia se describe un aumento de la celularidad, expansión de las líneas megacariocítica y granulocítica con aumento del número de fibras reticulares.

**3. Estudio citogenético y molecular:** en la mayoría de los casos se detecta la presencia del gen fusionado *FIP1L1-PDGFRA*, que se forma por una deleción de un fragmento del cromosoma 4, que codifica una proteína con actividad de tirosina-cinasa.

**4. Otras pruebas de laboratorio:** aumento en la concentración de IgE en la eosinofilia idiopática, en LEC sin otra especificación en general es normal. Incremento de la concentración de troponina cardíaca, triptasa y de vitamina $B_{12}$ en SHE neoplásicos.

**5. Estudio histológico del material de la biopsia de los órganos afectados:** infiltraciones eosinofílicas.

**6. Otras pruebas:** dependiendo del cuadro clínico (órganos afectados) y con el fin de establecer la etiología de la eosinofilia.

**Criterios diagnósticos** →Definición y etiopatogenia

### Diagnóstico diferencial

**1. HE/SHE primario:** los eosinófilos forman parte de un clon neoplásico (tumores mieloproliferativos, LMA).

**2. HE/SHE secundarios (reactivos):** infección por protozoos (sobre todo helmintiasis), reacciones alérgicas, reacciones farmacológicas (alérgicas o tóxicas). Causas más infrecuentes: eosinofilias pulmonares →cap. 3.14.5, enfermedad de injerto contra huésped, linfoma de Hodgkin, linfomas de células T periféricas (LCTP), histiocitosis de células de Langerhans, mastocitosis sistémica, tumores sólidos, aspergilosis broncopulmonar alérgica, enfermedades inflamatorias crónicas (p. ej. intestinal), enfermedades sistémicas de tejido conectivo (poliangitis granulomatosa eosinofílica [síndrome de Churg-Strauss], otras vasculitis sistémicas, fascitis eosinofílica).

**3. Enfermedades de los órganos afectados por SHE** →más arriba.

#### → T R A T A M I E N T O

**1. Enfermos con un recuento de eosinófilos <5000/µl sin afectación orgánica:** no requieren citorreducción rápida. La eosinofilia >5000/µl, independientemente de la etiología, constituye un elevado riesgo de lesión orgánica irreversible, por lo que requiere de una rápida reducción con glucocorticoides, y con poca frecuencia de leucaféresis terapéutica.

**2. Neoplasias con gen *FIP1L1-PDGFRA* y reordenación del gen *PDGFRB*:** imatinib. En enfermos con afectación cardíaca administrar glucocorticoides durante los primeros 7-10 días del tratamiento de imatinib para evitar el empeoramiento de la función cardíaca causado por la liberación masiva de proteínas tóxicas de la granulación de eosinófilos.

**3. Neoplasias sin reordenación del *PDGFRA* y *PDGFRB*:** glucocorticoides, p. ej. prednisona 1 mg/kg hasta la disminución del recuento de eosinófilos hasta obtener valores normales y control sintomático, posteriormente disminuir paulatinamente hasta la menor dosis de mantenimiento eficaz. En SHE reactivo → tratar la enfermedad de base.

**4. En caso de fracaso y en la LEC:** citostáticos (hidroxiurea, si fracasa → IFN-α, seguido por vincristina o etopósido); si fracasa → tratamiento experimental (mepolizumab, alemtuzumab) o alo-TPH.

#### → O B S E R V A C I Ó N

Hemograma (el recuento de eosinófilos debería ser <500/µl). Los estudios complementarios se harán según los cambios presentes en los diversos órganos (entre otros ecocardiografía). Estudios moleculares (en pacientes con gen *FIP1L1-PDGFRA*) cada 3 meses.

#### → P R O N Ó S T I C O

Una eosinofilia >5000/µl, independientemente de la etiología, se relaciona con un riesgo de afectación irreversible de los órganos, por eso requiere un tratamiento rápido. La mayoría de los pacientes con SHE idiopático responde bien al tratamiento con glucocorticoides en monoterapia o combinados con hidroxiurea. Los pacientes resistentes a estos fármacos responden a otros métodos de tratamiento mencionados más arriba (un 90 % de supervivencia a los 5 años). En pacientes con LEC con presencia del gen *FIP1L1-PDGFRA* la respuesta al tratamiento con imatinib es muy buena. El pronóstico de la LEC es desfavorable, ya que en la mitad de los pacientes ocurre la transformación a LMA y la supervivencia media es de 22 meses.

# 10. Mastocitosis

#### → D E F I N I C I Ó N   Y   E T I O P A T O G E N I A

Grupo de enfermedades neoplásicas que se caracterizan por la proliferación excesiva y el acúmulo de mastocitos anormales en uno o varios órganos.

## Formas

1) **mastocitosis cutánea (MC)**: forma maculopapular (sinónimo: urticaria pigmentosa), forma difusa y mastocitoma solitario

2) **mastocitosis sistémica (MS)**: MS de curso lento (indolente), MS con neoplasia hematológica concomitante (mieloide o, más raramente, linfoide), MS agresiva, leucemia mastocítica, sarcoma mastocítico.

➡ **CUADRO CLÍNICO**

**1. Lesiones cutáneas:** máculas de coloración amarilla o rojo-marronácea y pápulas pruriginosas, signo de Darier (urticaria inmediata con la fricción de la lesión cutánea).

**2. Síntomas y signos relacionados con la liberación de los mediadores:** hipotensión, taquicardia refleja, síncope, *shock* y cefalea como resultado de la vasodilatación, disnea debida a broncoconstricción, enrojecimiento súbito de la piel, fiebre, dolor óseo, osteopenia y osteoporosis, cansancio, pérdida de peso y caquexia, dispepsia, diarrea y signos de úlcera péptica, depresión, trastornos del estado de ánimo, pérdida de concentración y somnolencia elevada, signos de diátesis hemorrágica plasmática. Factores desencadenantes: fármacos (p. ej. quinina, opioides, AINE, algunos miorrelajantes, dextrán), factores físicos (calor, frío, presión), esfuerzo físico, alcohol, toxinas de insectos, contrastes yodados, estrés, intervenciones quirúrgicas.

**3. Síntomas y signos relacionados con la infiltración de los órganos:** esplenomegalia, hepatomegalia, diarrea y pérdida de peso (síndrome de absorción deficiente), signos de anemia, púrpura hemorrágica, susceptibilidad a las infecciones, signos de hepatopatía, lesiones cardíacas (p. ej. estenosis de la válvula aórtica debida a la lesión y fibrosis del endocardio), fracturas patológicas (efecto de la osteoporosis), síntomas de otros órganos.

➡ **DIAGNÓSTICO**

**1. MC:** imagen histológica de la biopsia cutánea.

**2. MS:** diagnóstico a base de los resultados del estudio de médula ósea, biopsia de las lesiones cutáneas u otros órganos, estudio molecular (mutación D816V del gen *KIT*) y de la concentración elevada de triptasa sérica.

**3. Leucemia mastocítica:** >20% de mastocitos en médula, >10% en sangre periférica e infiltrados en órganos. Frecuentemente sin lesiones cutáneas.

➡ **TRATAMIENTO**

**1. Recomendaciones generales:**

1) debido al riesgo de *shock* anafiláctico, cada paciente tiene que saber qué factores pueden causar la degranulación de mastocitos y cómo evitarlos, así como llevar una jeringa precargada con adrenalina

2) evitar la utilización de sustancias que favorecen la degranulación de los mastocitos (p. ej. morfina, petidina, dextrano, contrastes iodados)

3) no utilizar β-bloqueantes

4) 30-60 min antes de la anestesia administrar profilácticamente $H_1$ bloqueante, $H_2$-bloqueante, glucocorticoides y eventualmente un antileucotrieno

5) para disminuir el riesgo de hipotensión y *shock*, se pueden utilizar fármacos antihistamínicos y glucocorticoides de forma profiláctica

6) en caso de alergia a veneno de insectos, administrar inmunoterapia alergénica.

**2. MC y MS indolente**, exclusivamente tratamiento sintomático: antihistamínicos, antileucotrienos, AAS (mantener precaución, ya que el AAS puede causar anafilaxia), IBP en el caso de molestias dispépticas o úlcera péptica, tratamiento local con glucocorticoides y fotoquimioterapia PUVA, inhibidores de la degranulación de mastocitos, preparados de calcio y vitamina $D_3$, bisfosfonatos. En caso de osteoporosis intensa o de hepato- o esplenomegalia, utilizar el IFN-α en monoterapia o con glucocorticoides.

**3. MS agresiva:** los fármacos de primera línea son cladribina, IFN-α o midostaurina. En pacientes seleccionados alo-TPH.

**4. Leucemia mastocítica:** poliquimioterapia (como en LMA) o cladribina, eventualmente con IFN-α (eficacia limitada), alo-TPH.

### → PRONÓSTICO

En adultos la remisión espontánea ocurre raramente. La MC y la MS indolente suelen responder bien al tratamiento sintomático y no acortan la vida. El pronóstico en el caso de enfermos con MS agresiva es variable, siendo el promedio de supervivencia de 41 meses. En la leucemia mastocítica el pronóstico es malo.

# 11. Leucemia mielomonocítica crónica (LMMC)

### → DEFINICIÓN Y ETIOPATOGENIA

Neoplasia mielodisplásica mieloproliferativa que se caracteriza por la presencia de monocitosis crónica en la sangre periférica, con ausencia de cromosoma Ph y del gen *BCA-ABL1* y blastosis medular ≤20 %.

### → CUADRO CLÍNICO E HISTORIA NATURAL

**1. Síntomas y signos generales:** astenia (anemia), pérdida de peso (pérdida de apetito), febrícula, fiebre y sudoración nocturna.

**2. Síntomas y signos causados por citopenia:** anemia → astenia, fatigabilidad fácil, taquicardia, palidez de piel; neutropenia → aumento de susceptibilidad a las infecciones; trombocitopenia → púrpura.

**3. Signos causados por infiltrados extramedulares de células leucémicas:** hepato- y esplenomegalia, adenopatías, lesiones cutáneas, derrame pleural, derrame pericárdico con presencia de monocitos.

**4. Historia natural:** depende del número de blastos y de subtipo (→más adelante). El riesgo de transformación en LMA es de un 15-30 %.

### → DIAGNÓSTICO

**Exploraciones complementarias**

**1. Hemograma de sangre periférica:** monocitosis >1000/μl. En un ~50 % de los pacientes el recuento de leucocitos es normal o está un poco disminuido (leucopenia), en los demás ligeramente aumentado (leucocitosis), a veces cambios displásicos. Otros hallazgos son basofilia y eosinofilia no significativas; anemia normocítica (raramente macrocítica), a menudo trombocitopenia moderada (pueden aparecer plaquetas gigantes).

**2. Aspirado y biopsia de médula ósea:** en el aspirado en el 75 % de los casos se observa celularidad incrementada, en general predomina la línea granulopoyética o eritropoyética, presencia de proliferación monocítica, en >50 % de los pacientes se observan cambios displásicos, en >80 % megacariocitos con segmentación nuclear alterada. La biopsia revela adicionalmente una mielofibrosis en ~30 % de los pacientes.

**3. Estudio citogenético y molecular:** se describen alteraciones citogenéticas clonales, no específicas en un 20-30 % de los pacientes. En >90 % de los casos se han identificado mutaciones genéticas repetidas (p. ej. del *JAK2*). Resultado negativo para *BCR-ABL1*, exclusión del rearreglo *PDGFRA* y *PDGFRB*.

**4. Pruebas de imagen.** En la **ecografía abdominal**: esplenomegalia, hepatomegalia, adenopatías y ascitis. **Radiografía de tórax**: derrame pleural. **Ecocardiografía**: derrame pericárdico.

### Criterios diagnósticos

**1. Criterios según la OMS 2016**

1) monocitosis persistente en sangre periférica >1000/μl con un porcentaje de monocitos ≥10 % de los leucocitos de sangre periférica

2) incumplimiento de los criterios diagnósticos de LMC, MFP, PV y TE, en los que la monocitosis puede presentarse excepcionalmente

3) ausencia del rearreglo *PDGFRA, PDGFRB, FGFR1* y del gen *PCM1-JAK2*

4) blastosis en sangre periférica y en médula ósea <20 % (mieloblastos, monoblastos, promonocitos)

5) displasia de ≥1 línea celular hematopoyética; en caso de existencia de una mínima displasia o en caso de su ausencia tiene que cumplirse un criterio adicional:
   a) presencia de alteraciones citogenéticas o moleculares clonales adquiridas en células de médula ósea, o
   b) monocitosis que persiste ≥3 meses y exclusión de otras causas de monocitosis.

**2. Subtipos de LMMC:** con recuento de leucocitos ≤13 000/μl **mielodisplásico (LMMC-MD)**; con recuento de leucocitos >13 000/μl **mieloproliferativo (LMMC-MP)**.

### Diagnóstico diferencial

Otras posibles causas de monocitosis:

1) infecciones: bacterianas (tuberculosis, sífilis, endocarditis), víricas (CMV, VEB, varicela, herpes zóster, herpes simple), protozoarias (malaria), micóticas

2) enfermedades del tracto digestivo: enfermedad inflamatoria intestinal, hepatitis alcohólica

3) enfermedades del tejido conectivo: p. ej. AR, LES, vasculitis sistémica, polimiositis

4) enfermedades granulomatosas: p. ej. sarcoidosis

5) enfermedades del sistema hematopoyético: leucemias monocítica y mielomonocítica agudas, neoplasias mieloproliferativas (LMC), neoplasias mieloides con rearreglo *PDGFRB*, linfomas no Hodgkin, LLC, linfoma Hodgkin, mieloma múltiple, macroglobulinemia de Waldenström, anemia hemolítica, histiocitosis de las células de Langerhans, trombocitopenia inmune primaria.

6) Otras: terapia con corticoides, antecedente de esplenectomía, intoxicación por tetracloroetano, convalecencia después de una infección aguda, recuperación de médula después de la quimio- o radioterapia, uso de G-CSF o GM-CSF, embarazo.

### → TRATAMIENTO

Salvo el alo-TPH, el tratamiento tiene carácter paliativo. Su objetivo es mejorar la calidad de vida. El tratamiento antineoplásico está indicado en caso de aparición de síntomas o progresión de la enfermedad.

### Tratamiento antineoplásico

**1. alo-TPH:** es el único método capaz de conseguir curación. A considerar en pacientes jóvenes que tienen donante HLA compatible. Los resultados son equivalentes a los obtenidos en los SMD.

**2. Tratamiento citorreductor:** en general hidroxiurea, sobre todo en LMMC-MP

**3. Agentes hipometilantes:** azacitidina en LMMC-MD con blastosis medular ≥10 %.

### Tratamiento de soporte

Como en el SMD →cap. 15.4

### → PRONÓSTICO

La quimioterapia y el tratamiento hipometilante raramente conducen a la remisión completa de la enfermedad. La mediana de supervivencia es mayor en LMMC-MD (16-31 meses) que en la LMMC-MP (11-17 meses).

# 12. Leucemia linfocítica crónica (LLC)

### → DEFINICIÓN Y ETIOPATOGENIA

Enfermedad neoplásica de los linfocitos B morfológicamente maduros que se localiza en sangre, médula ósea, tejido linfático y otros órganos. Etiología desconocida. Es la forma más común de leucemia en adultos en Europa y América del Norte. La edad media de aparición de la enfermedad es de 72 años. Puede tener agregación familiar.

### → CUADRO CLÍNICO E HISTORIA NATURAL

En la mitad de los pacientes en el momento del diagnóstico no hay síntomas (diagnóstico casual de linfocitosis en hemograma de rutina).

**1. Síntomas:** síntomas inespecíficos (generales, 3 primeros son los denominados síntomas B, en un 5-10 % de los pacientes), pérdida de peso de ≥10 % en los últimos 6 meses, fiebre (temperatura >38 °C) que persiste ≥2 semanas (sin infección acompañante), sudoración excesiva sobre todo por la noche sin infección asociada que persiste >2 semanas, debilidad significativa (≥2 en la escala de las capacidades ECOG), fatiga excesiva, y sensación de saciedad abdominal, dolor abdominal (síntomas relacionados a esplenomegalia).

**2. Signos:** adenopatías (en 50-90 %), esplenomegalia (en 25-55 %), hepatomegalia (en 15-25 %), aumento de otros órganos linfáticos (anillo de Waldeyer, amígdalas), compromiso de órganos extralinfáticos (generalmente piel en <5 %).

**3. Complicaciones:** infecciones y citopenias autoinmunes, sobre todo anemia hemolítica autoinmune y trombocitopenia inmune.

**4. Linfoma de linfocitos pequeños** (LLP): es una forma poco frecuente y no leucémica de LLC (idéntica morfológica e inmunofenotípicamente), que se caracteriza por un aumento de ganglios linfáticos y/o bazo, con linfocitosis en sangre periférica <5000/µl, sin citopenias causadas por la infiltración medular.

**5. Historia natural:** muy diferenciada. En la mayoría de los **casos**, después de una fase de curso leve, la enfermedad puede progresar a complicaciones graves y a la muerte (en 5-10 años). En <30 % de los enfermos curso leve, con una supervivencia de 10-20 años. En estos casos la muerte habitualmente se relaciona con la progresión de la LLC o con infecciones. La enfermedad puede tener desde el principio un curso agresivo y llevar a la muerte en 2-3 años. En 2-3 % de los casos se produce la transformación a un linfoma más agresivo (síndrome de Richter). Se debe sospechar la transformación en aquellos casos con aumento asimétrico de los ganglios linfáticos de rápida progresión, infiltración de órganos extraganglionares atípicos, aparición de síntomas generales, de gran aumento repentino de la actividad de LDH en el suero, o de hipercalcemia.

## → DIAGNÓSTICO

### Exploraciones complementarias

**1. Hemograma:** linfocitosis (>5000/µl, promedio ~30 000/µl), con predominio de linfocitos pequeños, morfológicamente maduros con núcleos característicos y las denominadas sombras de Gumprecht. La anemia y trombocitopenia que aparecen en las formas avanzadas se deben al desplazamiento de la hematopoyesis normal por el clon leucémico, en el resto de los estadios es consecuencia de un mecanismo autoinmune.

**2. Aspirado y biopsia de médula ósea:** celularidad medular normal o aumentada, aumento del porcentaje de linfocitos (en general >30 % linfocitos).

**3. Estudio inmunofenotípico de sangre o médula:** característica expresión de los antígenos de la línea B (CD19, CD22), CD23 y CD 5

**4. Estudio citogenético y molecular:** no existe una aberración citogenética característica de la LLC. Antes de cada nueva línea de tratamiento se recomienda el estudio de los linfocitos circulantes con la técnica FISH encaminada a la detección de las anomalías más frecuentes con importancia pronóstica: del(13q), trisomía 12, del(11q), del(17p). La presencia de del(17p) y/o mutación del gen *TP53* indican un pronóstico desfavorable y la refractariedad a la inmunoquimioterapia estándar.

**5. Otros estudios:** test de Coombs directo positivo (en 35 %), hipogammaglobulinemia (en ~8 %).

### Criterios diagnósticos

1) Linfocitosis en sangre periférica ≥5000/µl con predominio de linfocitos pequeños y morfológicamente maduros.

2) Confirmación de la clonalidad de los linfocitos B circulantes con inmunofenotipo característico por citometría de flujo de sangre periférica (→más arriba).

El diagnóstico del LLP se establece según el estudio histológico de los ganglios linfáticos.

### Diagnóstico diferencial

Linfocitosis B monoclonal (presencia de un clon de células B, cuyo número es inferior a 5000/µl, y asintomática, con posible progresión a LLC), otros linfomas de células B pequeñas, otras causas de linfocitosis.

### Valoración del pronóstico

El curso de la enfermedad puede predecirse sobre la base del grado de progresión según la clasificación de Rai →tabla 12-1 o de Binet →tabla 12-2. Entre otros factores pronósticos se encuentran: tipo de infiltración medular, leucocitosis, tiempo de duplicación de los leucocitos, y de los marcadores séricos (incluido LDH), citogenéticos y moleculares.

## → TRATAMIENTO

### Tratamiento antineoplásico

### Indicaciones para comenzar el tratamiento

1) síntomas generales (incluidos los denominados síntomas B)

2) anemia o trombocitopenia secundarias a la infiltración de la médula ósea, anemia hemolítica o trombocitopenia, causadas por autoinmunización: resistentes a los glucocorticoides y a otro tipo de tratamiento estándar (→más adelante)

3) linfadenopatía grande (>10 cm), progresiva o sintomática, o esplenomegalia significativa (>6 cm debajo del reborde costal), o progresiva o sintomática

4) gran linfocitosis (habitualmente >500 000/µl), que causa síntomas de leucostasis o rápidamente progresiva (>50 % a lo largo de 2 meses); tiempo de duplicación del recuento de linfocitos <6 meses (en caso de linfocitosis inicial >30000/µl)

**Tabla 12-1. Sistema de clasificación clínica de LLC según Rai**

| | Estadio | | | | |
|---|---|---|---|---|---|
| | 0 | I | II | III | IV |
| Linfocitos | + | + | + | + | + |
| Adenopatías | – | + | +/– | +/– | +/– |
| Espleno- o hepatomegalia | – | – | + | +/– | +/– |
| Anemia (Hb <11 g/dl) | – | – | – | + | +/– |
| Trombocitopenia (<100 000/μl) | – | – | – | – | + |
| Mediana de supervivencia (años) | >10 | >8 | >8 | 6,5 | 6,5 |

A partir de: *Blood*, 1975, 46: 219 y *Ann. Oncol.*, 2005; 16 (supl.1): i50-i51.

**Tabla 12-2. Sistema de clasificación clínica de LLC según Binet**

| Estadio | % de pacientes[a] | Características clínicas y hematológicas | Mediana de supervivencia (años) |
|---|---|---|---|
| A | 60 | <3 áreas linfoides afectadas[a] | >10 |
| B | 30 | ≥3 áreas linfoides afectadas[a] | >8 |
| C | 10 | Anemia (Hb <10 g/dl) o trombocitopenia (<100 000/μl) | >6,5 |

[a] Incluyen 5 áreas linfoides: adenopatías (uni- o bilaterales) cervicales, axilares, inguinales, esplenomegalia, hepatomegalia.
A partir de: *Cancer*, 1977; 40: 855 y *Ann. Oncol.*, 2015; 26 (supl. 5): v78-v84.

5) estadio clínico III o IV según Rai, estadio A con evidencia de progresión, B y C según Binet.

La decisión sobre el método de tratamiento dependerá de la edad del enfermo y de su grado de actividad, de la presencia de enfermedades concomitantes, presencia de del(17p) o mutación del gen *TP53*, del tratamiento recibido con anterioridad, de la disponibilidad de medicamentos, así como de las preferencias del paciente.

**2. Tratamiento de primera línea:** análogos de purinas (fludarabina, cladribina, pentostatina) en monoterapia o regímenes combinados (en pacientes jóvenes o mayores, sin importantes enfermedades concomitantes, se recomienda FCR [fludarabina, ciclofosfamida, rituximab] o CCR [cladribina, ciclofosfamida, rituximab] cada 28 días), clorambucilo combinado con un anticuerpo anti-CD20 (rituximab, obinutuzumab, ofatumumab) o eventualmente en monoterapia recomendado para personas mayores o con enfermedades concomitantes, bendamustina combinada con rituximab o eventualmente en monoterapia (en pacientes mayores, sin comorbilidades importantes, que no se califican para el tratamiento con FCR). En el caso de enfermos con deleción 17p o mutación del *TP53* → ibrutinib (inhibidor de la cinasa de Bruton).

**3. Tratamiento en caso de recidiva o ineficacia del tratamiento de primera línea:**

1) recidiva o progresión al cabo de 12-24 meses desde la finalización de la monoterapia o de 24-36 meses después de terminar la inmunoquimioterapia → repetir el tratamiento de primera línea

2) recidiva o progresión en un tiempo más corto → elegir otra opción de manejo que la anterior: análogos de purinas en combinación con ciclofosfamida y

rituximab (también FCR a dosis reducidas), bendamustina en monoterapia o en combinación con rituximab (BR) u ofatumumab, alemtuzumab en monoterapia o en combinación con un análogo de purinas o con rituximab, dosis altas de metilprednisolona en monoterapia o junto con rituximab (en enfermos resistentes a los análogos de purinas), inhibidores de tirosina-cinasas (ibrutinib o idelalizib en combinación con rituximab), monoterapia con un anticuerpo anti-CD20, venetoclax (en enfermos con resistencia o intolerancia a los inhibidores de la tirosina-cinasa).

**4. Resistencia a los análogos de purinas o presencia de la deleción 17p o de una mutación del *TP53*:** considerar el alo-TPH.

#### Tratamiento de soporte

**1. Profilaxis de las infecciones:** vacunación contra influenza, el neumococo y *Haemophilus influenzae* tipo B; aciclovir y cotrimoxazol en pacientes tratadas con análogos de purinas, idelalizib o alemtuzumab. En pacientes con hipogammaglobulinemia (<500 mg/dl) e infecciones respiratorias de repetición que requieran antibioticoterapia iv. y/o ingreso hospitalario, considerar inmunoglobulina endovenosa (IG-IV) o inmunoglobulina subcutánea (IG SC)

**2. Tratamiento de las citopenias autoinmunes:** glucocorticoides. Tratamiento de segunda línea: esplenectomía, IG-IV, fármacos inmunosupresores, rituximab →cap. 15.1.6, cap. 15.19.2.

**3. Profilaxis del síndrome de lisis tumoral** →cap. 23.2.6.

#### ➜ OBSERVACIÓN

La LLC es una enfermedad incurable, por eso después del diagnóstico los enfermos deberían someterse a observación periódica para detectar su progresión y establecer indicaciones para el tratamiento. En enfermos que no requieren tratamiento se recomiendan visitas de control cada 3-12 meses (exploración física, hemograma de sangre periférica). La valoración citológica y/o histológica de la médula está indicada solamente en aquellos enfermos que no tienen causa clara de citopenia. La biopsia del ganglio linfátio debe realizarse en enfermos con sospecha de transformación en el síndrome de Richter. En la mayoría de los enfermos las pruebas de imagen no tienen indicación, sin embargo, se recomiendan (TC, PET) en caso de sospecha de un síndrome de Richter o de una neoplasia secundaria.

#### ➜ PRONÓSTICO

Tras el tratamiento con clorambucilo la supervivencia a los 10 años es de un 50 %. La combinación de los análogos de purinas con ciclofosfamida y rituximab aporta más remisiones completas y supervivencia, libre de progresión y de tratamiento, más larga. Las causas más frecuentes de fallecimiento son las infecciones. El riesgo de aparición de otros tumores malignos (tumores sólidos o hematológicos) es 2-7 veces más grande que en la población general.

## 13. Linfomas no Hodgkin (NHL)

#### ➜ DEFINICIÓN Y ETIOPATOGENIA

Grupo de enfermedades neoplásicas que se caracteriza por una expansión clonal de las células linfoides que se corresponden con diferentes estadios de diferenciación de los linfocitos B normales, más raramente linfocitos T o células NK.

Ocupan la 6.ª posición entre neoplasias más frecuentes en adultos. La etiología de la mayoría de los NHL es desconocida. Hay factores que tienen demostrada una relación casual con el desarrollo de la enfermedad: ambientales (exposición a sustancias químicas, herbicidas y pesticidas, benceno, radiación ionizante), infecciones virales (virus HTLV-1, VEB, VIH, VHH-8, VHC), infecciones bacteriana (*H. pylori*), enfermedades autoinmunes, inmunodeficiencias (entre ellas el tratamiento con inmunosupresores tras trasplante de órganos o de células hematopoyéticas), quimioterapia previa (sobre todo combinada con radioterapia).

**La clasificación histopatológica según la OMS** engloba >60 subtipos:

1) **leucemia/linfoma linfoblástico de células B o T** (LLA/LLB B/T) →cap. 15.3

2) **neoplasias de células B maduras**:

  a) linfomas de linfocitos B pequeños: leucemia linfocítica crónica / linfoma de linfocitos pequeños (LLC/LLP →cap. 15.12), tricoleucemia, linfomas de zona marginal, linfoma folicular, linfoma linfoplasmocítico / macro-globulinemia de Waldenström, linfoma de las células del manto

  b) linfomas de linfocitos B grandes y medianos: linfoma difuso de linfoci-tos B grandes y sus variantes, linfomas de linfocitos B de alto grado de malignidad (HGBL), linfoma de Burkitt

3) **neoplasias de linfocitos T y NK maduros**: linfoma periférico de células T, sin otra especificación, leucemia de linfocitos grandes granulares, micosis fungoide y otros.

---

**→CUADRO CLÍNICO E HISTORIA NATURAL**

**1. Signos y síntomas generales:** fiebre sin causa aparente, sudoración nocturna o pérdida de peso.

**2. Adenopatías:** ganglios linfáticos, generalmente indoloros, en los que la piel por encima de ellos es normal, de diámetro en general >2 cm, con tendencia a formar paquetes, y que generalmente crecen lentamente, pudiendo disminuir su tamaño de forma temporal. Una masa grande de adenopatías puede ser causa de un síndrome de la vena cava superior, del acúmulo de líquido en la cavidad pleural, ascitis y de edema de los miembros inferiores. Un aumento rápido de ganglios linfáticos sugiere un NHL de curso agresivo (p. ej. linfoma de Burkitt).

**3. Signos y síntomas que indican la presencia del tumor en localización extraganglionar:** p. ej. dolor abdominal secundario a esplenomegalia o hepatomegalia; ictericia producida por la infiltración del hígado. En el curso de los linfomas que se desarrollan en el tracto digestivo: sangrados, síntomas de obstrucción, síndromes de malabsorción. Signos y síntomas relacionados con infiltración de otros órganos (p. ej. piel, SNC).

**4. Signos y síntomas de infiltración medular:** leucocitosis, menos frecuentemente leucopenia, anemia, trombocitopenia. La anemia puede ser también de enfer-medades crónicas, hemolítica autoinmune, o a causa de sangrado del tracto digestivo. Las citopenias pueden estar causadas por el hiperesplenismo.

**5. Estadio clínico** →tabla 13-1.

**6. Historia natural:** para objetivos clínicos y elección del tratamiento se distin-guen linfomas

1) **De crecimiento lento (indolentes):** la mayoría de los linfomas de células B pequeñas (LLC/SLL, linfoma linfoplasmático / macroglobulinemia de Waldenström, linfoma de zona marginal) y solo algunos linfomas de células T (micosis fungoide). Se presentan sobre todo en personas mayores y, en general, desde el inicio cursan con adenopatías generalizadas, infiltración de la médula ósea y a menudo con afectación del hígado y el bazo. Raramente hay presencia de síntomas generales. Los linfomas de crecimiento lento pueden transformarse en linfomas agresivos. Los enfermos sobreviven sin tratamiento un tiempo que oscila desde algunos años hasta más de diez años.

**Tabla 13-1. Valoración de la estadificación de linfomas primariamente ganglionares según la clasificación (Lugano 2014), clasificación de Ann Arbor modificada**

| Estadio | Característica |
|---------|---------------|
| I | 1 ganglio linfático o 1 región linfática, o 1 alteración extraganglionar única sin afectación de ganglios linfáticos |
| II[a] | ≥2 regiones ganglionares en un lado de diafragma o grado I o II para alteraciones ganglionares con afectación limitada de un órgano extraganglionar por continuidad |
| III | Ganglios linfáticos a ambos lados del diafragma o ganglios linfáticos por encima del diafragma con afectación simultánea del bazo |
| IV | 1 órgano extralinfático no por continuidad con los ganglios linfáticos afectados |

Las amígdalas, el anillo de Waldeyer y el bazo se consideran tejido ganglionar.

Además, en el linfoma de Hodgkin: **A** — síntomas generales ausentes; **B** — síntomas generales presentes: fiebre (>38 °C) sin causa evidente, sudoración nocturna o pérdida de >10 % de la masa corporal en los últimos 6 meses.

[a] Grado II masivo — grado II como más arriba y una alteración ganglionar voluminosa (*bulky*), es decir una alteración ganglionar aislada de ≥10 cm de diámetro o que presenta >1/3 del ensanchamiento mediastínico valorado por TC a cada nivel de la columna vertebral torácica.

A partir de: *J. Clin. Oncol.*, 2014; 32: 3059-3067.

2) **Agresivos:** linfomas de células B, linfoma difuso de linfocitos B grandes y linfoma de las células del manto, la mayoría de los linfomas de células T. El tiempo de supervivencia sin tratamiento es de algunos meses.

3) **Muy agresivos:** LLA/LLB, linfoma de Burkitt. Los enfermos sobreviven sin tratamiento desde algunas semanas hasta más de diez semanas.

## ➔ DIAGNÓSTICO

**Exploraciones complementarias**

**1. Estudio histológico e inmunohistoquímico** del ganglio linfático u órgano afectado (marcadores pan-B, CD19, CD20, CD22, CD79a, marcadores panT: CD2, CD3, CD7).

**2. Búsqueda de la localización ganglionar y extraganglionar de la enfermedad:** PET-TC (en caso de NHL captantes de FDG), TC con contraste de tórax, abdomen y pelvis (adicionalmente en caso de NHL captantes de FDG y como prueba de imagen única en linfomas poco captantes de FDG [LLC/LLP, linfoma linfoplasmocítico/macroglobulinemia de Waldenström, linfoma de la zona marginal]), aspirado y biopsia de médula ósea (en todos los casos excepto linfoma difuso de célula grande con afectación de la médula ósea en PET-TC). Pueden ser necesarias pruebas endoscópicas, análisis del líquido cefalorraquídeo y otros test, dependiendo de los síntomas.

**3. Pruebas de laboratorio:** hemograma de sangre periférica, análisis bioquímicos (incluidos los indicadores de la función renal y hepática, actividad de LDH, concentración de $\beta_2$-microglobulina), electroforesis de proteínas séricas y concentración de inmunoglobulinas (en caso de NHL lentos), prueba de antiglobulina directa pruebas dirigidas a detección de infección por VIH, VHB, VHC, VEB y CMV.

**4. ECG, ecocardiografía:** en todo enfermo en el que se plantee la administración de antraciclinas.

**5. Citometría de flujo:** se realizan en casos de diagnóstico dudoso.

**6. Pruebas citogenéticas y moleculares:** permiten valorar la clonalidad de las células linfoides e identificar de las alteraciones genéticas características para el subtipo dado de linfoma (p. ej. *MYC* y *BCL2* o *BCL6* en HGBL).

**Tabla 13-2. Índice pronóstico internacional de linfomas no Hodgkin**

| Índice pronóstico internacional (IPI) de linfomas no Hodgkin agresivos | |
| --- | --- |
| **Factor pronóstico** | **Variables** |
| Edad del enfermo | ≤60 años vs. >60 años |
| Actividad del enfermo según criterios ECOG (→tabla13-3) | <2 vs. ≥2 |
| Estadio clínico de linfoma (→tabla13-1) | I/II vs. III/IV |
| Número de localizaciones extraganglionares del linfoma | ≤1 vs. >1 |
| Actividad de LDH en suero | ≤normalidad vs. >normalidad |
| **Grupos de riesgo** | **Número de factores de mal pronóstico** |
| Bajo | ≤1 |
| Intermedio bajo | 2 |
| Intermedio alto | 3 |
| Alto | ≥4 |
| **Índice pronóstico internacional (FLIPI) para linfomas no Hodgkin de crecimiento lento** | |
| **Factor pronóstico** | **Variables** |
| Edad del enfermo | >60 años |
| Número de localizaciones ganglionares del linfoma | >4 |
| Estadio clínico de linfoma (→tabla 13-1) | III/IV |
| Concentración de hemoglobina | <12 g/dl |
| Actividad de LDH en suero | >normalidad |
| **Grupos de riesgo** | **Número de factores de mal pronóstico** |
| Bajo | ≤1 |
| Intermedio | 2-3 |
| Alto | 4-5 |

## Criterios diagnósticos

El diagnóstico se establece a base de los datos obtenidos en el examen histológico e inmunohistoquímico del ganglio linfático entero o de un fragmento del órgano afectado.

### Diagnóstico diferencial

Otras causas de los síntomas generales, adenopatías →cap. 1.27, esplenomegalia →cap. 1.18.

→ T R A T A M I E N T O

La elección del método de tratamiento depende del tipo histopatológico, del estadio clínico del linfoma y de la presencia de determinados factores pronósticos al inicio de la enfermedad (→tabla 13-2), así como de la actividad del enfermo (→tabla 13-3) y de las enfermedades concomitantes.

Tabla 13-3. Escala de actividad según el Eastern Cooperative Oncology Group (ECOG)

| Grado de actividad | Definición |
|---|---|
| 0 | Actividad normal, capacidad conservada de realizar todas las actividades sin restricción |
| 1 | Presencia de síntomas de la enfermedad, capacidad conservada de andar y realizar trabajos ligeros |
| 2 | Capacidad de cuidarse, incapacidad de trabajar, necesidad de permanecer encamado durante ≤50 % del día |
| 3 | Capacidad limitada de cuidarse, necesidad de permanecer encamado durante >50 % del día |
| 4 | Encamamiento permanente y necesidad de ayuda continua |
| 5 | Muerte |

### Tratamiento de los linfomas de crecimiento lento

**1.** En una gran mayoría de los linfomas de crecimiento lento el proceso neoplásico está avanzado desde el principio (grado III/IV), y no existe una terapia que ofrezca posibilidades de curación. Una excepción es una localización limitada (grado I/II), en la que a veces se observa una regresión espontánea de la enfermedad o es posible una curación con erradicación del agente etiológico con antibióticos (p. ej. *Helicobacter pylori* en el curso del linfoma MALT gástrico) y/o resección quirúrgica del foco primario del linfoma (p. ej. bazo en el curso del MZL esplénico), eventualmente con radioterapia.

Indicaciones para iniciar la terapia: aparición de signos y síntomas generales de la enfermedad, crecimiento importante de los nódulos linfáticos o de las vísceras (hígado o bazo), infiltración medular significativa, así como localización clínicamente "maligna" del linfoma (p. ej. en el SNC, en el anillo de Waldeyer, en el tracto digestivo). Opciones terapéuticas: monoterapia con rituximab, tratamiento combinado (inmunoquimioterapia) con rituximab con un fármaco alquilante (clorambucilo o ciclofosfamida), bendamustina, con esquema CVP o CHOP (de preferencia en enfermos en buena condición, con una enfermedad más agresiva). Después de alcanzar una remisión por lo menos parcial se recomienda un tratamiento de soporte con rituximab a dosis de 375 mg/m$^2$ cada 8 semanas durante 2 años siguientes en enfermos tratados anteriormente con inmunoquimioterapia, o 4 administraciones en enfermos tratados anteriormente con rituximab en monoterapia (p. ej. R-CVP [rituximab, ciclofosfamida, vincristina, prednisona]). En los demás casos donde no se cumplan criterios de tratamiento, se recomienda monitorizar al enfermo hasta la progresión del linfoma.

**2. Linfomas primarios de la piel:** radiación local con la luz ultravioleta, fotoquimioterapia PUVA, quimioterapia con fotoféresis adyuvante, bexaroteno.

### Tratamiento de linfomas agresivos

**1. Tratamiento de elección:** iniciar la quimioterapia multifármaco cuanto antes (p. ej. CHOP), en combinación con rituximab (en NHL de células B) y/o radiación adyuvante en la región de la localización primaria del linfoma. En el grupo de alto riesgo (NHL de células T, linfoma del manto y linfoma de alto grado de células B que realizaron quimioterapia de inducción intensiva) considerar auto-TPH.

**2. Tratamiento en caso de resistencia o recaída:** administrar quimioterapia alternativa o eventualmente radiación de las regiones con restos del tejido activo del linfoma y auto-TPH.

**Tratamiento de linfomas muy agresivos**

**1. Linfoma de Burkitt:** inmunoquimioterapia intensiva (p. ej. esquema R-CODOX-M y R-IVAC). Dicho tratamiento requiere una prevención previa del síndrome de lisis tumoral →cap. 23.2.6, se debe también realizar profilaxis de lesiones en el SNC.

**2. LLA/LLB** →cap. 15.3.

### → PRONÓSTICO

Depende del tipo de linfoma. **Linfomas de crecimiento lento:** las remisiones son frecuentes (>50 %), pero a corto plazo (hasta unos años), curaciones esporádicas. **Linfomas agresivos:** remisiones completas en >60 % de los tratados, curación en un 40-50 %.

# 14. Linfoma de Hodgkin (LH)

### → DEFINICIÓN Y ETIOPATOGENIA

Se caracteriza por la expansión clonal de las denominadas células de Reed-Sternberg y células de Hodgkin, originadas en la línea de células B, rodeadas por células reactivas, sobre todo localizada en los ganglios linfáticos. La etiología de la enfermedad es desconocida. Puede haber agregación familiar. Incidencia máxima a edad 20-40 y ≥50 años.

### → CUADRO CLÍNICO E HISTORIA NATURAL

**1. Signos y síntomas generales:** inespecíficos (llamados signos y síntomas B; →tabla 13-1; en ~30 %), debilidad significativa, cansancio excesivo, puede estar presente dolor de ganglios linfáticos después del consumo de alcohol, prurito.

**2. Adenopatías:** los ganglios no son dolorosos. Con mayor frecuencia se ven afectados los ganglios supradiafragmáticos cervicales y mediastínicos (60-80 %) y axilares (20-40 %); raramente subdiafragmáticos (10 %): inguinales y retroperitoneales. Cuando hay afectación de los ganglios linfáticos cervicales y supraclaviculares del lado izquierdo o bilateral, en un 50 % de los casos están afectados también los ganglios subdiafragmáticos. En caso de afectación de los ganglios linfáticos cervicales en el lado derecho solo en un 7 %.

**3. Signos y síntomas relacionados con la presencia de adenopatías**

1) **en el mediastino:** disnea, tos, en casos extremos síndrome de la vena cava superior

2) **en el espacio retroperitoneal:** molestia en la cavidad abdominal, obstrucción urinaria, meteorismo, estreñimiento y obstrucción en la enfermedad avanzada.

**4. Compromiso extraganglionar:** esplenomegalia y hepatomegalia. Compromiso extralinfático: óseo (en un 10-30 %), renal, en útero, ovarios, vejiga, piel, SNC, testículos. A diferencia de los NHL, raramente están afectados el anillo de Waldeyer, el tracto digestivo, el hígado y la médula ósea.

**5. Historia natural:** inicialmente la enfermedad se expande por continuidad a las regiones adyacentes, posteriormente por vía sanguínea hasta las estructuras linfáticas lejanas y los órganos internos. Sin tratamiento ~5 % de los enfermos sobrevive 5 años.

**6. Estadio clínico:** clasificación de Ann Arbor modificada por Lugano (2014) →tabla 13-1.

**7. Clasificación histopatológica** (OMS, 2008):

1) **LH clásico:** esclerosis nodular (NSCHL; 70-80 % de los casos de LH), con celularidad mixta (MCCHL), con disminución linfocitaria (LDCHL), rico en linfocitos (LRCHL); la mayoría de los casos se diagnostica en el estadio temprano con compromiso de los ganglios cervicales superiores, en general no están presentes los síntomas generales, se expande a los grupos de ganglios linfáticos adyacentes

2) **LH nodular con predominio linfocítico:** hay bajo porcentaje de enfermos, con compromiso ganglionar periférica (más frecuentemente en una región linfática), generalmente cursa muy despacio, durante varios años sin progresión clínica, las recidivas responden bien al tratamiento.

## → DIAGNÓSTICO

### Exploraciones complementarias

**1. Hemograma de sangre periférica:** se observan alteraciones en un 10-15 % de los enfermos. Es posible encontrar neutrofilia, eosinofilia, linfopenia, trombocitopenia, anemia normocítica (más frecuentemente por enfermedades crónicas) o (más raramente) anemia hemolítica autoinmune.

**2. Biopsia de médula ósea:** se identifican células del linfoma en ~6 % de los enfermos.

**3. Examen histológico e inmunohistoquímico** del ganglio linfático (se recomienda extirpar el ganglio entero) u otro tejido afectado.

**4. Otras pruebas de laboratorio:** es posible detectar un aumento de la actividad de LDH o de la fosfatasa alcalina en el suero, VHS elevada, hipergammaglobulinemia, disminución de la concentración de albúmina, aumento de la concentración de $\beta_2$-microglobulina en el suero.

**5. Pruebas de imagen:** PET-TC, TC con contraste (cuello, tórax, abdomen y pelvis menor), radiografía de tórax.

**6. Estudio de la función cardíaca y de la capacidad pulmonar** previo al inicio del tratamiento.

### Criterios diagnósticos

El diagnóstico se establece a base de los datos obtenidos en el examen histológico e inmunohistoquímico del ganglio linfático o de la biopsia de otro tejido afectado.

### Diagnóstico diferencial

Otras causas de adenopatías →cap. 1.27.

### Valoración del pronóstico

**Factores pronósticos desfavorables en estadios I y II:** tumor extenso en el mediastino (de tamaño >1/3 del diámetro transversal máximo del tórax), VHS >50 mm (>30 mm si se presentan síntomas B), edad ≥50 años, ≥3 grupos de ganglios linfáticos afectados, afectación de órganos extralinfáticos.

**Factores pronósticos desfavorables en estadios III y IV:** concentración de albúmina <4,0 g/dl, concentración de Hb <10,5 g/dl, sexo masculino, edad ≥45 años, estadio IV, leucocitosis ≥15 000/ µl, linfopenia <600/µl o <8 %.

## → TRATAMIENTO

### Tratamiento de LH clásico

**1. Tratamiento de elección:** quimioterapia (ABVD [doxorrubicina, bleomicina, vinblastina, dacarbazina] o BEACOPPesc [bleomicina, etopósido, doxorrubicina, ciclofosfamida, vincristina, procarbazina, prednisona]), generalmente en combinación con radioterapia para los cambios residuales o alrededores inicialmente afectados.

**2. Progresión o recidiva:** en la mayoría de los casos administrar quimioterapia de segunda línea, seguida de quimioterapia a dosis altas + auto-TPH + eventualmente radioterapia. En pacientes no aptos de auto-TPH y con recidiva tardía (>12 meses) se puede aplicar la terapia combinada (quimioterapia + radioterapia). En pacientes no aptos de quimioterapia intensiva se debe considerar quimioterapia y/o radioterapia paliativa y tras >2 líneas de quimioterapia: brentuximab vedotina. En los casos de progresión tras auto-TPH: alo-TPH, ensayos clínicos, brentuximab vedotina o tratamiento paliativo.

**Tratamiento de LH nodular con predominio linfocítico**

**1. Estadio IA o IIA sin factores pronósticos desfavorables** (a excepción de casos con afectación de >2 regiones ganglionares o enfermedad infradiafragmática extensa): resección quirúrgica de los ganglios linfáticos afectados y radioterapia.

**2. Estadios más avanzados o estadio temprano con factores pronósticos desfavorables:** quimioterapia (ABVD, CHOP, CVP), eventualmente se puede añadir rituximab y radioterapia.

**3. Recaída:** radioterapia (recaída local), quimioterapia combinada (recaída sintomática evolucionada), u observación (recaída asintomática evolucionada).

### → PRONÓSTICO

Con las estrategias terapéuticas modernas un 80-90 % de los pacientes con LH presenta curación permanente. En un 10 % de los enfermos en estadios tempranos y en un 25-30 % en estadios avanzados se produce recaída o resistencia al tratamiento. La supervivencia global a largo plazo en los pacientes tras auto-TPH es de ~50 %.

# 15. Mieloma múltiple (MM)

### → DEFINICIÓN Y ETIOPATOGENIA

Enfermedad neoplásica de curso gradual, que se caracteriza por la proliferación descontrolada y el acúmulo de plasmocitos monoclonales que producen una inmunoglobulina monoclonal o cadenas ligeras monoclonales de inmunoglobulinas (la denominada proteína M). La etiología de la enfermedad es desconocida. La edad promedio de aparición de la enfermedad es de 70 años.

### → CUADRO CLÍNICO E HISTORIA NATURAL

**1. Las manifestaciones clínicas** son el resultado de la expansión de los plasmocitos neoplásicos y de las proteínas monoclonales (anormales) y citoquinas secretadas por estos.

1) **Signos y síntomas generales:** debilidad y pérdida de peso.

2) **Dolor óseo** (es el síntoma más frecuente): localizado a nivel lumbar, pelvis, o de las costillas, raramente en el cráneo o en los huesos largos. Está causado por lesiones osteolíticas y fracturas óseas patológicas (p. ej. fracturas vertebrales por compresión).

3) **Manifestaciones neurológicas:** se producen a consecuencia de la compresión o lesión de la médula espinal, de las raíces de los nervios espinales o de los nervios craneales por fracturas patológicas (p. ej. de vértebras) o directamente por el tumor. Con mayor frecuencia radiculopatías, a veces paresias, parálisis de extremidades, incontinencia urinaria o fecal. La polineuropatía periférica sensorial o sensitivomotora, simétrica y distal, es rara en el momento de

diagnóstico, más frecuente en enfermos con coexistencia de amiloidosis de cadenas ligeras de inmunoglobulinas y con el síndrome POEMS, así como en pacientes tratados con fármacos neurotóxicos (talidomida, bortezomib).

4) **Signos y síntomas de anemia** (~70 %) →cap. 15.1.

5) **Signos y síntomas de hipercalcemia y sus consecuencias** →cap. 19.1.6.2.

6) **Infecciones recurrentes** bacterianas del sistema respiratorio y de las vías urinarias, e infecciones virales (gripe, herpes zóster).

7) **Insuficiencia renal:** se describe en ~30 % de los pacientes en el momento de diagnóstico de MM. Con mayor frecuencia cursa con la denominada nefropatía por cilindros (nefritis tubulointersticial causada por cilindros intratubulares formados por cadenas ligeras en la orina).

8) **Manifestaciones del síndrome de hiperviscosidad** (en <10 % de los enfermos): más frecuentemente diátesis hemorrágica (epistaxis, sangrado de encías, púrpura), empeoramiento de la agudeza visual, síntomas de compromiso del SNC (cefalea, sordera súbita, vértigo, ataxia, nistagmo, alteraciones de la conciencia), agudización de la insuficiencia cardíaca.

9) Más raramente: **plasmocitomas extramedulares**, signos y síntomas de amiloidosis AL concomitante, hepatomegalia, adenopatías periféricas, esplenomegalia, síndrome de Fanconi.

**2. Historia natural:** en ~10-15 % de los enfermos el curso es benigno (**mieloma asintomático**). En la mayoría de los casos la enfermedad progresa o recidiva después de diversas líneas de tratamiento.

## → DIAGNÓSTICO

### Exploraciones complementarias

**1. Hemograma de sangre periférica:** en la mayoría de los enfermos se describe anemia normocítica, normocrómica, con menos frecuencia macrocitosis, en un 50 % de los enfermos eritrocitos en pila de monedas, y más raramente leucopenia y trombocitopenia.

**2. Aspirado y biopsia de médula ósea:** se observa un aumento del porcentaje de plasmocitos monoclonales.

**3. Estudio citogenético** para determinar el grupo de riesgo.

**4. Otras pruebas de laboratorio:** VHS elevada (a menudo de tres cifras), hiperproteinemia, hipergammaglobulinemia monoclonal, disminución de la concentración de inmunoglobulinas normales, presencia de la proteína M en la electroforesis e inmunofijación en suero y orina (en el mieloma de cadenas ligeras [~20 %] en general se observa una panhipogammaglobulinemia en vez de la imagen típica en la electroforesis de proteínas séricas), aumento de la concentración de cadenas ligeras libres (κ o λ) en sangre y/u orina (en orina se conoce como proteinuria de Bence Jones), con una relación incorrecta de concentraciones κ/λ, hipercalcemia, aumento de la concentración de ácido úrico, creatinina, $\beta_2$-microglobulina, proteína C-reactiva en suero, y de LDH en suero, raramente crioglobulinemia.

**5. Pruebas de imagen óseas (radiografía, TC y/o RMN o PET-TC):** se observan focos osteolíticos (principalmente en huesos planos y largos), osteopenia y osteoporosis, fracturas patológicas. Las radiografías deberían incluir el cráneo, los húmeros, los fémures, la pelvis, la columna vertebral y las zonas dolorosas. La TC, la RMN y la PET-TC son más sensibles que la radiografía. La TC de baja radiación de cuerpo completo es una alternativa a la radiografía convencional. La RMN (eventualmente la TC) es el método de elección en caso de sospecha de fracturas compresivas o de compresión de la médula espinal, o cuando la radiografía simple no muestra cambios patológicos en áreas sintomáticas.

### Criterios diagnósticos

**1. MM:** plasmocitos clonales en médula >10 % o plasmocitoma óseo o extramedular confirmado por biopsia junto con ≥1 de los siguientes criterios.

1) criterios de afectación orgánica relacionados con el mieloma (CRAB):

    a) hipercalcemia (>0,25 mmol/l por encima del LSN o >2,75 mmol/l)

    b) insuficiencia renal (aclaramiento de creatinina <40 ml/min o creatininemia >177 µmol/l [2 mg/dl])

    c) anemia (Hb 2 g/dl por debajo del límite inferior de la normalidad o <10 g/dl)

    d) lesiones óseas (>1 foco osteolítico en radiografía, TC o PET-TC)

2) ≥1 biomarcador neoplásico (SLiM):

    a) plasmocitos clonales en médula >60 %

    b) relación de cadenas ligeras libres en plasma (κ/λ o λ/κ) >100 con una concentración de cadenas monoclonales >100 mg/l

    c) >1 lesión focal de tamaño ≥5 mm en la RMN.

**2. Mieloma asintomático (latente):** proteína M en el suero ≥30 g/l o en orina >500 mg/24 h y/o plasmocitos clonales en médula 10-60 %, sin que se cumplan los criterios CRAB y SLiM, sin amiloidosis AL.

**3. Plasmocitoma solitario:** tumor único en hueso o extraóseo (en la mayoría de los casos en las vías respiratorias superiores). Se caracteriza por una imagen normal de la médula ósea en el aspirado y en la biopsia de médula ósea, además del foco primario, resultado normal del examen de huesos (incluso en la RMN o en la TC de la columna vertebral y de la pelvis), sin CRAB.

**4. Leucemia de células plasmáticas:** recuento de plasmocitos neoplásicos en la sangre >2000/µl o >20 % de los leucocitos circulantes. Forma agresiva con mal pronóstico y corto tiempo de supervivencia.

**5. Mieloma osteoesclerótico (síndrome POEMS):** muy raro; polineuropatía, hepatomegalia, esplenomegalia o adenopatías, endocrinopatía (con mayor frecuencia hipogonadismo), presencia de proteína M y alteraciones cutáneas.

### Diagnóstico diferencial

**1. Otras gammapatías monoclonales** (enfermedades que se caracterizan por expansión de un solo clon de plasmocitos que producen proteína monoclonal M).

1) Gammapatía monoclonal de significado incierto (GMSI; proteína M en suero <30 g/l o en orina <500 mg/24 h, plasmocitos en médula <10 %; no precisa de tratamiento, si bien, tras varios años de evolución asintomática, puede transformarse en MM u otra gammapatía monoclonal), enfermedades por depósito de inmunoglobulinas monoclonales (amiloidosis AL y enfermedades por depósito de cadenas ligeras y pesadas), linfoma linfoplasmacítico / macroglobulinemia de Waldenström (proteína monoclonal IgM), enfermedades de cadenas pesadas.

2) Asociada a otras enfermedades (neoplasias, enfermedades del tejido conectivo [AR, LES, PM], enfermedades del sistema nervioso [esclerosis múltiple, miastenia, enfermedad de Gaucher], tras el trasplante de órganos sólidos o de células hematopoyéticas, infecciones bacterianas [p. ej. endocarditis bacteriana] y virus [CMV, VHC, VHB]).

**2. Plasmocitosis reactiva policlonal** (reacción plasmocitaria): en el curso de infecciones, p. ej. rubéola, mononucleosis infecciosa, infecciones crónicas, enfermedades hepáticas (el porcentaje de plasmocitos en la médula ósea generalmente es <10 %, no hay proteína M).

**3. Hipergammaglobulinemia policlonal.**

**4. Neoplasias que producen metástasis óseas** (p. ej. cáncer de riñón, cáncer de mama, carcinoma no microcítico de pulmón, cáncer de próstata

---

→ **T R A T A M I E N T O**

**Tratamiento antineoplásico**

**1. Pacientes con mieloma asintomático (latente):** solo observación.

**2. Pacientes <70 años o ≥70 años sin enfermedades concomitantes:** el tratamiento se inicia con 4-6 ciclos de un esquema con tres fármacos que contenga bortezomib (VTD [bortezomib + talidomida + dexametasona], VCD [bortezomib + ciclofosfamida + dexametasona], PAD [bortezomib + doxorrubicina + dexametasona]), eventualmente CTD (ciclofosfamida + talidomida + dexametasona) o con un esquema con lenalidomida y, tras la movilización de células hematopoyéticas (G-CSF con o sin ciclofosfamida) se realiza quimioterapia con dosis altas (melfalán a dosis de mieloablación), consolidada con trasplante de células hematopoyéticas de sangre periférica autólogas (auto-PBSCT). A continuación debe evaluarse la posibilidad de administrar aún 2-3 ciclos del protocolo administrado antes del auto-PBSCT, o realizar un nuevo auto-PBSCT 3-4 meses después del primero.

**3. Enfermos no admitidos para auto-PBSCT:** quimioterapia, típicamente VMP (bortezomib + melfalán + prednisona), MPT (melfalán + prednisona + talidomida) o VCD, VD (bortezomib + dexametasona) o esquemas basados en lenalidomida.

**4. Enfermos en los cuales se obtiene por lo menos una respuesta parcial, pero sin respuesta completa después del tratamiento de inducción y el auto-PBSCT:** considerar un tratamiento de mantenimiento de la remisión (lenalidomida, talidomida, bortezomib).

**5. Resistencia o recidiva:** esquemas de 2 o 3 fármacos, compuestos por fármacos como talidomida, lenalidomida, bortezomib, generalmente con un glucocorticoide y, eventualmente, añadiendo fármacos citostáticos tradicionales (doxorrubicina, melfalán, bendamustina). La elección de la terapia depende del tratamiento anterior, la duración de la respuesta, la edad, estado general del paciente, las enfermedades concomitantes, la disponibilidad de los fármacos y la dinámica de la enfermedad. Fármacos nuevos: pomalidomida, carfilzomib, daratumumab, elotuzumab, panobinostat e ixazomib. En pacientes seleccionados: auto- o alo-PBSCT.

**6. Plasmocitoma solitario:** cirugía o radiación. Seguimiento por riesgo de una eventual progresión hacia MM.

### Tratamiento de soporte

**1. Tratamiento de la enfermedad renal:**

1) plasmaféresis o hemodiálisis *high cut-off* con el fin de disminuir la concentración de cadenas ligeras libres
2) hidratación adecuada del enfermo (≥3 l/d [≥2 l/m$^2$/d]) al iniciar el tratamiento
3) inicio inmediato del tratamiento antineoplásico con inclusión en el primer ciclo de bortezomib y dexametasona a dosis altas (40 mg/d durante 4 días)
4) evitar fármacos nefrotóxicos (p. ej. AINE, aminoglucósidos, furosemida) y contrastes radiológicos
5) tratamiento de la hiperuricemia →cap. 16.14
6) adecuación de la dosis de algunos fármacos (lenalidomida, melfalán, ácido zoledrónico, heparina) al aclaramiento de creatinina
7) tratamiento de la AKI →cap. 14.1 y de la ERC →cap. 14.2.

**2. Inhibición de la osteólisis:** bisfosfonatos durante ≥2 años en caso de enfermedad activa (de nuevo en caso de progresión de la enfermedad o remisión). Su uso está contraindicado en enfermos con TFG <30 ml/min, salvo los enfermos dializados de manera permanente, sin posibilidad de normalización de la función renal. Hay que realizar desfocalización de la cavidad oral antes del tratamiento

1) ácido zoledrónico iv. 3-4 mg en 100 ml de NaCl al 0,9 % en infusión de 15-30 min, cada 3-4 semanas
2) pamidronato iv. a dosis de 90 mg en 500 ml de NaCl al 0,9 % en infusión de 2-4 h cada 3-4 semanas
3) clodronato VO a dosis de 1600-2400 mg/d (800 mg 2-3×d), a largo plazo

De elección el ácido zoledrónico. Al mismo tiempo debe suplementarse VO el calcio y la vitamina D, hay que monitorizar la función renal y la concentración sérica de calcio, y deben evitarse intervenciones dentales mayores.

**3. Tratamiento de hipercalcemia y crisis hipercalcémica** →cap. 19.1.6.2.

**4. Tratamiento del síndrome de hiperviscosidad:** plasmaféresis con sustitución de albúmina o de plasma.

**5. Tratamiento de la anemia** →cap. 15.1.3 y/o cap. 14.2.

**6. Tratamiento del dolor óseo** →cap. 23.1, Tratamiento.

**7. Prevención de infecciones:**

1) vacunas contra gripe, neumococo y *H. influenzae*

2) aciclovir o valaciclovir en pacientes tratados con bortezomib, carfilzomib, ixazomib o daratumumab o sometidos al TPH

3) en enfermos con infecciones graves recurrentes debe considerarse la administración de IGIV o IGSC

4) considerar la administración de cotrimoxazol a dosis de 960 mg 1×d durante 3 d/semana o ciprofloxacino 500 mg 1×d, o levofloxacino a dosis de 500 mg 1×d durante los primeros 2-4 meses del tratamiento

5) G-CSF en casos seleccionados.

**8. Prevención antitrombótica:** en enfermos tratados con esquemas basados en un fármaco inmunomodulador (talidomida, lenalidomida) debe administrarse AAS a dosis de 75-100 mg/d, HBPM (a dosis profiláctica →cap. 2.33.3, tabla 33-13), o warfarina (en enfermos con >1 factor adicional de riesgo de ETV).

**9. Tratamiento de la polineuropatía secundaria a medicamentos:** adecuación de la dosis, del modo de administración o discontinuación del fármaco neurotóxico (talidomida, bortezomib). Tratamiento del dolor neuropático →cap. 23.1.

### → PRONÓSTICO

El tratamiento permite obtener la remisión y prolongar la supervivencia. Los resultados del tratamiento tras cada recidiva son peores. La causa de muerte más frecuente son las infecciones. El porcentaje de supervivencia a los 5 años dependerá del grupo de riesgo, pero oscila entre 40-80%.

# 16. Síndrome hemofagocítico (SHF)

### → DEFINICIÓN Y ETIOPATOGENIA

El SHF es un trastorno de la regulación del sistema inmunológico causado por citoquinas proinflamatorias y presencia simultánea de disfunción de la inmunidad celular (NK y linfocitos T citotóxicos). Puede estar determinado genéticamente (forma primaria), sobre todo en niños, aunque formas más leves de esta variedad también pueden observarse en adultos. Las variedades secundarias responden a "parálisis" de estas células, inducidas por infecciones severas, frecuentemente por VEB, enfermedades autoinmunes o neoplasias malignas (sobre todo linfoma). Ocasionalmente la base del SHF es expresión de inmunodeficiencias congénitas. Los casos idiopáticos constituyen un 6-18 %. Las citoquinas se secretan en cantidades cada vez mayores, dando origen a un círculo vicioso que condiciona una reacción inflamatoria sistémica, lo que conlleva el daño de todos los órganos.

**El síndrome de activación de macrófago** (SAM →cap. 16.3, Situaciones especiales) es una forma de SHF, que se diferencia del SHF típico por presentar una concentración alta de proteína C-reactiva en plasma. Se presenta más frecuentemente en el curso de la enfermedad de Still, LES y también después del trasplante de médula ósea.

## → CUADRO CLÍNICO E HISTORIA NATURAL

Se presenta con fiebre persistente, hepatomegalia y esplenomegalia; se pueden observar también signos de diátesis hemorrágica (no siempre), palidez y/o ictericia, a veces edemas, exantema eritematoso, macular o vesicular (puede ser hemorrágico), exudados en las cavidades corporales y alteraciones de la conciencia. Sin tratamiento la mortalidad es del 100 %.

## → DIAGNÓSTICO

### Exploraciones complementarias

**1. Pruebas de laboratorio:**

1) hemograma de sangre con frotis: pancitopenia (generalmente con linfopenia)
2) análisis bioquímicos →más adelante
3) a veces alteraciones de la hemostasia correspondientes a CID →cap. 15.21.2.

**2. Examen morfológico:** en la médula ósea, bazo, ganglios linfáticos, a veces también en otros órganos o LCR (en casos de afectación del SNC) se pueden detectar células hemofagocíticas: macrófagos, en cuyo citoplasma son visibles los eritrocitos fagocitados, a veces también otras células (p. ej. leucocitos, plaquetas) o sus fragmentos.

**3. Otras pruebas:** para el diagnóstico diferencial →más adelante.

### Criterios diagnósticos

Diagnóstico molecular (detección de la mutación adecuada) o cumplimiento de ≥5 de los 8 criterios diagnósticos:

1) fiebre ≥38,5 °C
2) esplenomegalia
3) citopenia en sangre periférica ≥2 de 3 líneas (hemoglobina <9 g/dl, plaquetas <100 000/µl, neutrófilos <1000/µl)
4) hipertrigliceridemia (en ayunas ≥3 mmol/l [265 mg/dl]) y/o hipofibrinogenemia (<1,5 g/l)
5) hiperferritinemia ≥500 µg/l (es el signo más característico y puede alcanzar valores superiores a los 70 000 µg/l; una concentración baja de ferritina descarta el diagnóstico de SHF)
6) hemofagocitosis en médula ósea, LCR o ganglios linfáticos
7) actividad disminuida de las células NK o su ausencia
8) concentración de sCD25 (cadena α del receptor de interleucina 2) ≥2400 U/ml.

Calculadora que computa la probabilidad de diagnóstico del SHF adquirido según los datos clínicos del enfermo individual (HScore) → http://saintantoine. aphp.fr/score/

### Diagnóstico diferencial

1) Sepsis: el estado más importante para diferenciar del SHF (puede también coexistir) →cap. 18.7.
2) Otras causas de elevación de ferritina →cap. 28.1, incluida la enfermedad de Still (que a menudo induce el SHF).

### Procedimiento diagnóstico

Para el diagnóstico diferencial de las causas de las alteraciones particulares que constituyen los criterios diagnósticos realizar.

1) pruebas de laboratorio: recuento de reticulocitos, VHS, análisis bioquímicos (LSH, aminotransferasas, bilirrubina, creatinina, urea, proteína C-reactiva), análisis del sistema de coagulación, electroforesis de proteínas séricas, inmunoglobulinas, prueba de Coombs
2) pruebas para detectar virus, incluido VEB, además de estudios inmunohistoquímicos en tejidos para la detección de LMP1

3) examen neurológico; en caso de manifestaciones del SNC examen del LCR con valoración del frotis
4) ecografía y/o TC de bazo e hígado, eventualmente TC o RMN de cráneo
5) aspirado y biopsia de médula ósea
6) otras pruebas según las indicaciones, incluida la búsqueda del linfoma (examen histológico de adenopatía).

**→TRATAMIENTO**

Realizado en un centro hematológico.

**1. Tratamiento causal:** protocolo SHF-2004 (etopósido, dexametasona, ciclosporina); durante 8 semanas; en caso de afectación del SNC → metotrexato por vía intratecal. En caso de resistencia a este tratamiento se pueden administrar protocolos de quimioterapia utilizados en el tratamiento de linfomas y alemtuzumab, y también el anticuerpo monoclonal contra el receptor de la IL-6, y a continuación alo-TPH. En los enfermos en los que el SHF se ha desarrollado a partir de un linfoma u otra neoplasia, en vez del protocolo SHF-2004, administrar el protocolo estándar para esta neoplasia. Cuando el SHF es secundario a la infección por el VEB → considerar el uso de rituximab. En caso de recidiva → repetir la actuación mencionada más arriba, a continuación el alo-TPH. **Tratamiento de SAM** →cap. 16.3, Situaciones especiales.

**2. Tratamiento sintomático:** plasmaféresis, transfusión IGIV y componentes de sangre, aislamiento en condiciones con mínimo número de bacterias, administración de fármacos antibacterianos, antifúngicos y antivirales, fármacos antipiréticos.

# 17. Inmunodeficiencias

**→DEFINICIÓN Y ETIOPATOGENIA**

Estados patológicos relacionados con la insuficiencia del sistema inmunológico. **Clasificación de las inmunodeficiencias:**

1) las **primarias** (congénitas) son muy raras, la causa es un defecto del sistema inmunológico determinado genéticamente: trastorno de la producción de anticuerpos (el más frecuente: inmunodeficiencia común variable), trastornos de la respuesta celular, trastornos de la fagocitosis, deficiencias del complemento y otras muy raras

2) las **secundarias** (adquiridas) están causadas por la acción de factores externos o por una enfermedad, y suelen tener un carácter mixto (defecto de la inmunidad específica [humoral y celular] e inespecífica [p. ej. trastornos del sistema de complemento]). Las causas principales son: tratamiento inmunosupresor, infecciones (VIH, virus del sarampión, virus del herpes simple, bacterianas [incluidas las micobacterias] y parasitarias [malaria]), neoplasias (LLC, linfoma de Hodgkin, gammapatías monoclonales, neoplasias sólidas), trastornos metabólicos (en el curso de diabetes, insuficiencia renal, insuficiencia hepática, desnutrición), enfermedades autoinmunes (LES, AR, síndrome de Felty), quemaduras, factores ambientales (radiación ionizante, compuestos químicos), embarazo, estrés, ausencia del bazo (asplenia congénita o tras una esplenectomía) o su disfunción (asplenia funcional: hipoesplenismo, en el curso de varias enfermedades con afectación del bazo) cirrosis hepática, envejecimiento. Disminución adquirida del recuento de leucocitos en la sangre →cap. 28.1.

## → CUADRO CLÍNICO

Infecciones frecuentes, crónicas y recurrentes o (menos frecuentemente) manifestaciones de autoinmunidad. Las infecciones tienen un curso severo, a veces atípico y largo, son resistentes a antibioticoterapia. Suelen ser causadas por microorganismos que en personas sanas raramente producen infección, p. ej. *Mycobacterium avium*, *Cryptosporidium parvum*, CMV, *Candida albicans*. Para las inmunodeficiencias humorales son características las infecciones recurrentes de las vías respiratorias y de los senos paranasales, provocadas por bacterias encapsuladas (p. ej. *Haemophilus influenzae*, *Streptococcus pneumoniae*). Los falsos negativos obtenidos en las pruebas serológicas a menudo dificultan el diagnóstico. Es frecuente que se presenten reacciones alérgicas a antibióticos y alérgenos alimentarios.

## → DIAGNÓSTICO

Sospechar la presencia de una inmunodeficiencia en cualquier persona que presente infecciones virales y/o bacterianas recurrentes o severas o infecciones por patógenos oportunistas. Realizar pruebas para valorar los componentes individuales de la respuesta inmunológica: primer tamizaje y posteriormente especializadas.

### Síntomas de alarma de inmunodeficiencia primaria en adultos:

1) 6 síntomas según la ESID (2008): ≥4 infecciones con requerimiento de antibioticoterapia (otitis, bronquitis, sinusitis o neumonía) en un año; infecciones recurrentes o infecciones que requieren una antibioticoterapia prolongada; ≥2 infecciones bacterianas graves (osteomielitis, meningitis, celulitis, sepsis); ≥2 neumonías confirmadas radiológicamente en 3 años; infecciones de localización atípica o provocadas por patógenos atípicos; presencia de inmunodeficiencia primaria en la familia.

2) 10 síntomas según la Jeffrey Modell Foundation (2013): ≥2 otitis anuales; ≥2 sinusitis anuales en personas sin alergia; 1 neumonía anual durante >1 año; diarrea crónica con pérdida de masa corporal; infecciones víricas recurrentes (rinitis catarral, infecciones por virus *Herpes*, VPH); necesidad recurrente de antibioticoterapia intravenosa; abscesos profundos en piel u órganos internos recurrentes; infección fúngica prolongada; infecciones por micobacterias atípicas; presencia de inmunodeficiencia primaria en la familia.

### Valoración de la inmunidad humoral

**1. Tamizaje:** concentración de inmunoglobulinas (IgG, IgM, IgA) en suero, título de anticuerpos específicos (dirigidos contra los antígenos de las vacunas administradas en la infancia), título de anticuerpos específicos en respuesta a las dosis de refuerzo, determinación del recuento de linfocitos B por citometría de flujo.

**2. Pruebas avanzadas:** determinación de la subpoblación de linfocitos B por citometría de flujo, síntesis de inmunoglobulinas *in vitro* en respuesta a mitógenos, CD40 y citocinas, valoración del título de anticuerpos específicos en respuesta la vacuna φX174.

### Valoración de la inmunidad celular

**1. Tamizaje.** Hemograma de sangre periférica con frotis: valoración del porcentaje de linfocitos y otros leucocitos, determinación del número (subpoblaciones) de linfocitos T y células NK por citometría de flujo, pruebas cutáneas: estudio de hipersensibilidad retardada cutánea (pruebas de la respuesta a la administración intradérmica del antígeno, p. ej. BCG, PPD), pruebas radiológicas del timo, valoración de la respuesta citotóxica espontánea de las células NK.

**2. Pruebas avanzadas:** determinación de la subpoblación de linfocitos T por citometría de flujo, valoración de la capacidad citotóxica de linfocitos T, pruebas enzimáticas (adenosina desaminasa, purina nucleósido fosforilasa), estudio de la respuesta proliferativa *in vitro* a la estimulación con mitógeno o antígeno, estudio *in vitro* de síntesis y secreción de citoquinas y de la expresión de marcadores de superficie en respuesta a la estimulación con mitógeno o antígeno, valoración de la fosforilación de proteínas citoplasmáticas después de la estimulación con mitógeno, estudio con la técnica FISH dirigido a la detección de deleción 22q11 y 10p11.

### Valoración de la función de las células fagocíticas

**1. Tamizaje:** hemograma de sangre periférica con frotis, valoración de la morfología de neutrófilos con la tinción estándar, prueba de reducción de NBT, evaluación de la presencia de moléculas de adhesión por citometría de flujo. Observación de neutrófilos ayuda a diagnosticar enfermedad de Chediak-Higashi.

**2. Pruebas avanzadas:** quimioluminiscencia (sirve para valorar la intensidad de los procesos oxidativos en las células fagocíticas), estudios de quimiotaxis, estudios de fagocitosis por citometría de flujo, estudios citoquímicos (actividad de mieloperoxidasa, glucosa-6-fosfato deshidrogenasa), estudio de la actividad bactericida o fungicida y biopsia de médula ósea, que permitirá la valoración cuantitativa y morfológica de la línea mielopoyética.

### Valoración del sistema de complemento

**1. Tamizaje:** estudio de la actividad hemolítica total del complemento (CH50), estudio de la actividad hemolítica de la vía alternativa de activación del complemento (AH50).

**2. Pruebas avanzadas:** concentración o actividad de los componentes individuales del complemento, actividad quimiotáctica de los productos de fragmentación de componentes del complemento.

**3.** En algunos casos estudios genéticos o de secuencia de generación futura, como en el síndrome de Wiskott-Aldrich (gen *WAS*) permitirá identificación de genes ligados con síndromes de inmunodeficiencias

---

### ➡ TRATAMIENTO

**1. Evitación de situaciones que favorecen la infección.**

**2. Eliminación de las causas de inmunodeficiencia secundaria.**

**3. Tratamiento sustitutivo con preparados intravenosos de inmunoglobulinas** (IGIV; preparados →cap. 25.23.6.4): en inmunodeficiencias que cursan con hipo- o agammaglobulinemia. La vida media de IgG es de ~21 días, por lo tanto se recomienda la administración de IGIV cada 21-28 días para obtener una concentración protectora de IgG (≥500 mg/dl). En enfermos con agammaglobulinemia o hipogammaglobulinemia severa IgG (<200 mg/dl) considerar la administración de dosis de carga 1g/kg. Se consigue obtener una concentración protectora de IgG en la mayoría de los enfermos que reciben IGIV 300-600 mg/kg cada 3 semanas o 400-800 mg/kg cada 4 semanas. Existen diferencias individuales entre los enfermos en cuanto a la dosis requerida para mantener un título protector de IgG y obtener mejoría clínica. **Inmunoglobulinas para la administración VSc/IM** (IGSC, solamente para la administración VSc), en general 1×semana hasta el momento de obtener una concentración protectora de IgG, posteriormente a dosis de mantenimiento menores.

**4. Antibioticoterapia profiláctica:** amoxicilina (dosis de 500 mg/d o 250-500 mg 2 × d) o cotrimoxazol (dosis de 160 mg de trimetoprim 1 × d u 80-160 mg 2 × d), o azitromicina a dosis de 500 mg 1 × semana. Si estos fármacos resultan ineficaces → claritromicina a dosis de 500 mg/d o amoxicilina con clavulánico 875 mg o 1000 mg 1 × d. **Indicaciones:** hipogammaglobulinemia severa o moderada, cuando solo la sustitución de IgG no previene infecciones frecuentes; déficit severo de IgA o subclases de IgG que cursa con infecciones frecuentes. Se recomienda la profilaxis de la infección por *Pneumocystis jiroveci* a los enfermos con inmunodeficiencia combinada severa y en enfermos con tratamiento inmunosupresor intenso.

**5. Los factores de crecimiento G-CSF y GM-CSF** se utilizan en neutropenias. Pueden acelerar la resolución de la neutropenia de diferentes etiologías (incluida la neutropenia severa congénita, neutropenia cíclica y SIDA) y disminuir la severidad y duración de una infección. Durante el tratamiento antineoplásico considerar su administración en enfermos con neutropenia con mal estado general y en los que existe un alto riesgo de complicaciones infecciosas, sobre todo si han existido complicaciones infecciosas o procesos febriles con anterioridad al inicio del tratamiento antineoplásico. Preparados de G-CSF: filgrastim a dosis de 3,45-11,5 µg/kg/d VSc, lenograstim, GM-CSF 300 µg/d.

**6. IFN-α e INF-γ:** indicado en defectos congénitos de inmunidad humoral (p. ej. inmunodeficiencia común variable), en defectos de las células fagocitarias (p. ej. enfermedad granulomatosa crónica).

**7. alo-TPH:** en algunas deficiencias primarias.

**8. Vacunación en enfermos con inmunodeficiencia** →cap. 18.10.

**9. Transfusiones de componentes celulares de la sangre:** en enfermos con algún defecto de la inmunidad celular transfundir solamente concentrados irradiados de hematíes o plaquetas (para disminuir el recuento de linfocitos) y estos deben proceder de donantes CMV negativos.

**10. Actuación en la fiebre neutropénica** →cap. 23.2.5.

**11. Actuación en asplenia:** a causa del alto riesgo de infecciones bacterianas de curso agresivo y con una mortalidad elevada, se recomienda la administración de vacunas contra bacterias encapsuladas (*S. pneumoniae, H. influenzae* tipo b, *N. meningitidis*), así como la vacuna anual contra la influenza. En caso de esplenectomía programada, la vacunación se debe realizar a más tardar 2 semanas antes de la intervención. Si esto no es posible, se puede poner poco tiempo después de la intervención. En caso de fiebre o escalofríos (síntomas de alarma), la persona con asplenia debe tomar inmediatamente la primera dosis del antibiótico que lleve consigo (amoxicilina con ácido clavulánico, cefuroxima, levofloxacino o moxifloxacino) y acudir al médico. A continuación debe administrarse antibioticoterapia empírica de amplio espectro (p. ej. ceftriaxona o cefotaxima en combinación con vancomicina).

# 18. Diátesis hemorrágicas vasculares

La diátesis hemorrágica vascular se define por la aparición de una erupción plana o papular en la piel o en las mucosas a consecuencia de una anomalía o de un daño en los vasos sanguíneos.

**1. Diátesis hemorrágicas vasculares hereditarias**

1) **teleangiectasia hemorrágica hereditaria:** enfermedad de Rendu--Osler-Weber

2) **púrpuras en enfermedades hereditarias del tejido conectivo:** síndrome de Ehlers-Danlos, síndrome de Marfan, osteogénesis imperfecta.

**2. Diátesis hemorrágicas vasculares adquiridas**

1) **vasculitis relacionada con anticuerpos IgA** (anteriormente púrpura de Schönlein-Henoch) →cap. 16.8.7

2) **púrpuras relacionadas con aumento de la presión venosa:** pequeñas petequias puntiformes en la cara y la parte superior del tronco, que se producen a consecuencia de tos, vómitos, levantar peso, en mujeres después del parto o en las extremidades inferiores a consecuencia de estasis venosa

3) **púrpura senil**

4) **púrpura relacionada con exceso de glucocorticoides** (a consecuencia del uso crónico de glucocorticoides y en la enfermedad o en el síndrome de

Cushing): petequias en la cara anterior del antebrazo, equimosis (hematomas), piel fina, flácida, brillante; no existe un tratamiento eficaz

5) **púrpura relacionada con avitaminosis C**

6) **púrpura en disproteinemias** (crioglobulinemia, macroglobulinemia de Waldenström) **y en amiloidosis**

7) **púrpura simple:** diátesis hemorrágica benigna en mujeres jóvenes, que se intensifica durante la menstruación, probablemente bajo la influencia de hormonas femeninas

8) **púrpuras relacionadas con traumatismo o quemadura solar**

9) **púrpuras en el curso de infecciones:** generalmente por meningococos (incluido el síndrome de Waterhouse-Frederichsen), estreptococos y bacilo de *Salmonella*, en el curso de varicela, gripe, sarampión, malaria, también en la sepsis por bacterias gramnegativas, sepsis neumocócica y en endocarditis; "púrpura fulminante": diátesis vascular severa en el curso de infecciones de curso fulminante, y que comienza con fiebre, escalofríos, aparición de petequias simétricas, masivas en las extremidades inferiores y el tronco, que evolucionan a lesiones ampollosas y necróticas y que llevan al desarrollo de gangrena, e incluso a la autoamputación de dedos

10) **púrpuras relacionadas con trastornos tromboembólicos:** cianosis en las partes distales de las extremidades, acompañada de lesiones hemorrágicas y necróticas en la CID (incluida necrosis hemorrágica de dedos y manos), necrosis de piel provocada por AVK →cap. 2.34.4, livedo reticular en el síndrome antifosfolípido (en el síndrome antifosfolípido catastrófico el cuadro clínico se asemeja a la púrpura fulminante), cambios secundarios a émbolos de placas ateroescleróticas, embolismo arterial por cristales de colesterol y en la enfermedad del suero

11) **púrpuras inducidas por fármacos:** petequias, sobre todo en la piel de las extremidades y del tronco, que aparecen generalmente entre pocos y más de diez días, después de la administración del fármaco (entre otros alopurinol, citarabina atropina, barbitúricos, quinidina, fenitoína, isoniazida, metotrexato, morfina, naproxeno, nitrofurantoína, penicilina, piroxicam, sulfonamidas, compuestos de yodo), desaparecen unos días después de suspender el fármaco

12) **púrpuras psicógenas:** se presentan prácticamente solo en mujeres con tendencia a histeria, masoquismo, depresión. Un síntoma típico es la presencia de petequias dolorosas con edema y lesiones eritematosas en las extremidades superiores y los muslos, cuya aparición está precedida de sensación de picor, ardor o dolor. Lo más frecuente es el curso benigno, con períodos de remisión y recidivas. No existe un tratamiento eficaz, a veces la mejoría ocurre después de psicoterapia.

# 19. Diátesis hemorrágicas de origen plaquetario

**→ DEFINICIÓN Y ETIOPATOGENIA**

Las diátesis hemorrágicas de origen plaquetario pueden estar causadas por la existencia de un número anormal de plaquetas (trombocitopenia, raramente trombocitosis) o por alteraciones de su función (trombocitopatía).

**1. Trombocitopenias:** se definen por un número de plaquetas en la sangre periférica <150 000/µl.

1) Las **centrales** están causadas por una disminución en la producción de plaquetas:

a) **congénitas:** raras, a veces familiares, se presentan en la infancia, p. ej. en la anemia de Fanconi, síndrome de Alport, síndrome TAR (trombocitopenia con radio ausente), disqueratosis congénita.

b) **adquiridas:** son más frecuentes; se han relacionado con fármacos (mielosupresores, tiacidas, estrógenos, interferón), alcoholismo crónico, infecciones virales, déficit de vitamina $B_{12}$ o ácido fólico, infiltración de la médula ósea (leucemias, neoplasias linfoproliferativas, síndromes mielodisplásicos, metástasis neoplásicas, enfermedad de Gaucher, tuberculosis), mielofibrosis, HPN, efecto de la radiación ionizante, anemia aplásica, aplasia pura de la serie megacariocítica, y con la trombocitopenia cíclica (disminución del número de plaquetas de forma regular cada 21-39 días, que se da con mayor frecuencia en mujeres jóvenes).

2) La forma **mixta** está causada por una eliminación excesiva de plaquetas de la circulación y una disminución en la producción de plaquetas: trombocitopenia inmune primaria (TIP).

3) Las **periféricas** están causadas por una eliminación excesiva de las plaquetas en circulación:

a) **inmunes:** trombocitopenia postransfusional, inducida por fármacos, más frecuentemente por heparina (la trombocitopenia no inmune inducida por heparina generalmente es asintomática, sin embargo la inmune, llamada TIH →cap. 2.34.1, cursa con trombosis en vez de sangrados), abciximab, quinidina, sulfonamidas, AINE, antibióticos o sales de oro; en el curso de infecciones; enfermedades autoinmunes (p. ej. LES, SAF); linfomas no Hodgkin, trombocitopenia gestacional (generalmente >70000/ µl en la fase tardía del embarazo, no requiere tratamiento, se resuelve espontáneamente después del parto); tras un trasplante alogénico de médula ósea y después del tratamiento con suero antilinfocitario o antitimocito.

b) **no inmunológicas** →cap. 15.19.3.

4) **Relacionadas con secuestro de plaquetas:** hiperesplenismo →cap. 1.18.

5) **Por dilución:** después de transfundir en 24 h >15-20 uds. de concentrado de hematíes sin concentrado de plaquetas.

**Pseudotrombocitopenia:** artefacto de laboratorio causado por la aglutinación de plaquetas *in vitro* en la sangre recogida en el tubo con EDTA. El número de plaquetas determinado en un analizador hematológico está significativamente reducido, incluso hasta 0. La aglutinación se produce por la presencia de anticuerpos (en ~0,2 % de personas sanas), cuando disminuye la concentración de iones de calcio secuestrados por el EDTA. En el análisis de sangre recogida en el tubo con heparina o citrato, el número de plaquetas es normal y se observan plaquetas en el frotis de sangre periférica.

**2. Trombocitosis:** se define por un número de plaquetas en sangre periférica >400 000/µl.

1) **primarias:** pertenece al grupo de las neoplasias mieloproliferativas →cap. 15.7

2) **secundarias:** causas →cap. 15.7; en general cursan sin síntomas, no producen diátesis hemorrágica ni trombosis y se resuelven después de un tratamiento eficaz de la enfermedad de base.

**3. Trastornos de la función plaquetaria (trombocitopatías):** prolongación del tiempo de sangrado y del tiempo de oclusión en el dispositivo PFA-100, evidencia de alteración de la agregación plaquetaria, manteniendo un número de plaquetas en sangre periférica normal o levemente disminuido

1) **congénitos:** trastornos muy raros que afectan a los receptores de superficie de la membrana plaquetaria, defectos de la actividad procoagulante de las plaquetas, alteraciones en los gránulos plaquetarios, alteraciones en la estructura o citoesqueleto de proteínas plaquetarias

2) **adquiridos:** sobre todo inducidos por fármacos (AAS, ticlopidina y clopidogrel, antagonistas de GPIIb/IIIa, fármacos fibrinolíticos) o en el curso

de uremia, hepatopatías, neoplasias mieloproliferativas, leucemias agudas, gammapatías monoclonales. Los síntomas son generalmente leves, en caso de una diátesis hemorrágica intensa → utilizar desmopresina 0,3 µg/kg (dosis única) o concentrado de plaquetas (en general cuando la desmopresina es ineficaz).

**CUADRO CLÍNICO**

Sangrados mucocutáneos: pequeñas petequias en la piel de las extremidades, del tronco (raramente la cara) y en la mucosa de cavidad oral, sangrados de encías, nariz, vías urinarias y vaginales. Puede aparecer un sangrado de riesgo vital en el tracto digestivo o intracraneal. Un sangrado excesivo después de dañar los tejidos. En casos de trombocitopenia, los síntomas de diátesis hemorrágica aparecen en general cuando las plaquetas se encuentran <30 000/µl.

## 19.1. Trombocitopenias centrales

**Diagnóstico:** se define por la existencia de una trombocitopenia en el hemograma de sangre periférica, en un contexto clínico determinado (causas →más arriba). La biopsia y el aspirado de médula ósea muestran un número disminuido o una morfología anormal de los megacariocitos. La realización de otras pruebas dependerá de la enfermedad de base sospechada.

**Tratamiento de la forma congénita:** en caso de necesidad transfundir concentrados de plaquetas →cap. 25.23.3; en algunos enfermos → desmopresina, FVIIa recombinante o eltrombopag. En casos severos considerar la esplenectomía o el trasplante alogénico de células hematopoyéticas (método más eficaz de tratamiento de la trombocitopenia persistente con curso clínico severo).

**Tratamiento de la forma adquirida:** eliminar el factor desencadenante, tratar la enfermedad de base y, en caso de necesidad, trasfundir concentrados de plaquetas.

## 19.2. Trombocitopenia inmune primaria

**DEFINICIÓN Y ETIOPATOGENIA**

La trombocitopenia inmune primaria, anteriormente llamada púrpura trombocitopénica idiopática (PTI) o enfermedad de Werlhof, es una enfermedad autoinmune adquirida, que se caracteriza por trombocitopenia aislada (número de plaquetas en sangre periférica <100 000 µl) sin factores conocidos que causen trombocitopenia y/o trastornos que cursen con trombocitopenia.

La etiología es desconocida. La causa de la trombocitopenia es la presencia de autoanticuerpos antiplaquetarios (en un 60-70 %), la destrucción de las plaquetas por los linfocitos T citotóxicos y una disminución de la producción de plaquetas por la médula (maduración deficiente de megacariocitos y mayor apoptosis). La participación de cada uno de estos mecanismos en cada enfermo es diferente. Las plaquetas cubiertas por anticuerpos son fagocitadas por macrófagos principalmente en el bazo. Los anticuerpos afectan también a los megacariocitos reduciendo la producción de plaquetas. Existe también un déficit relativo de trombopoyetina.

**CUADRO CLÍNICO E HISTORIA NATURAL**

Se clasifica según la duración de la PTI en: de reciente diagnóstico, persistente (dura 3-12 meses) y crónica (≥12 meses). En adultos el curso frecuentemente es crónico y durante un largo tiempo puede ser asintomático, con períodos de remisión y tendencia a recidivas. En ~10 % de los enfermos se resuelve espontáneamente en 1-2 años. Los síntomas típicos son: sangrados de nariz y encías, sangrados menstruales abundantes y prolongados, ocasionalmente aparición únicamente de petequias cutáneas y de una mayor tendencia a la aparición de equimosis. Las petequias generalmente afectan a las mucosas y la piel de partes distales de las extremidades. Presencia de sangrados excesivos tras dañar los tejidos. Son raros los sangrados del tracto digestivo y en el SNC. El riesgo de trombosis venosa es ~2 veces mayor en comparación con la población general.

## DIAGNÓSTICO

### Exploraciones complementarias

**1. Hemograma de sangre periférica:** trombocitopenia aislada, aumento de volumen plaquetario medio (VPM), plaquetas gigantes, el resto del hemograma usualmente normal, eventualmente anemia debida a hemorragias.

**2. Aspirado y biopsia de médula ósea:** no son obligatorios para establecer el diagnóstico. Están indicados en pacientes >60 años para descartar síndrome mielodisplásico o en <10 años. La médula muestra generalmente un aumento en el número de megacariocitos sin rasgos de displasia, estando las otras series normales. También, si fuera necesario, se sugiere realizar la biopsia antes de la esplenectomía y, en casos de recidiva de la enfermedad, después de ella.

**3. Otras:** dirigidas a detectar infecciones por VIH, VHC, *H. pylori*, parvovirus B19 y CMV; determinación de TSH y de anticuerpos contra el receptor de TSH (diagnóstico de hipertiroidismo); anticuerpos antinucleares (descartar LES); determinación de anticuerpos antifosfolipídicos; concentraciones de IgG, IgM e IgA (la inmunodeficiencia común variable se presenta en ~20 % de los enfermos con PTI); prueba de embarazo; prueba de antiglobulina indirecta. La detección de anticuerpos antiplaquetarios no tiene mayor importancia en el diagnóstico rutinario.

### Criterios diagnósticos

Trombocitopenia aislada, después de descartar otras causas.

### Diagnóstico diferencial

Otras causas de trombocitopenia →más arriba. La presencia de esplenomegalia debe hacer dudar del diagnóstico de PTI.

### Procedimiento diagnóstico

En todos los enfermos: hemograma de sangre periférica con frotis y determinación del número de reticulocitos, pruebas dirigidas hacia la infección por VHC, VIH y *H. pylori*. Los demás exámenes enumerados más arriba deben realizarse en casos seleccionados, p. ej. en función de las alteraciones del hemograma.

## TRATAMIENTO

El tratamiento no es necesario si el número de plaquetas >20 000-30 000/µl y no están presentes los síntomas de diátesis hemorrágica.

### Tratamiento de elección

**1. Glucocorticoides:** dexametasona VO o iv. a dosis de 40 mg/d durante 4 días cada 14 o 28 días (3-6 ciclos). Como alternativa se puede utilizar prednisona VO a dosis de 1 mg/kg/d durante 1-2 semanas, o metilprednisolona VO a dosis de 0,8 mg/kg/d hasta conseguir un aumento del número de plaquetas >50 000/µl, disminuir la dosis de forma gradual. No hay que intentar conseguir un número normal de plaquetas, sino un número suficiente para garantizar una hemostasia eficaz. En la mayoría de los casos los glucocorticoides se deben suspender por completo pasados ≤3 meses, debido a los efectos adversos. Si dosis bajas de prednisona (≤10 mg/d) permiten mantener un número de plaquetas suficiente para asegurar una hemostasia adecuada, y los intentos de suspender el fármaco llevan a su descenso peligroso → la prednisona puede utilizarse de forma crónica. En enfermos que toman glucocorticoides >3 meses hay que prevenir la osteoporosis administrando suplementos de calcio y vitamina D →cap. 16.16. En el caso de personas que no respondieron a prednisona, terminar el tratamiento a las 2-4 semanas. ~20 % de los enfermos son refractarios a los glucocorticoides, y en la mayoría de los pacientes restantes después de algún tiempo la trombocitopenia recidiva.

**2.** En caso de confirmación de infección por *H. pylori*, administrar un tratamiento de erradicación →cap. 4.6.2.

**Tratamiento de segunda elección**

Requiere una valoración individual, incluyendo la edad, el estilo de vida y las preferencias del enfermo, sus comorbilidades, así como los efectos adversos, la disponibilidad y el coste de los respectivos tratamientos.

**1. Esplenectomía:** las indicaciones se establecen de forma individual en aquellos enfermos con PTI que tengan resistencia primaria a glucocorticoides (falta de mejoría tras 6-12 meses del tratamiento) o que requieran corticoterapia crónica para mantener un número suficiente de plaquetas. Complicaciones más frecuentes: infecciones, trombosis venosa. La tasa de remisión después de esplenectomía es de un 66-72 %; los demás enfermos requieren un tratamiento más largo → glucocorticoides administrados a la menor dosis efectiva; si no hay efecto → agonistas del receptor de la trombopoyetina. La preparación para la esplenectomía consiste en la administración de IGIV o inmunoglobulina anti-D. A más tardar 2 semanas antes de la esplenectomía, y si no es posible, poco tiempo después de la esplenectomía, se deben administrar las vacunas contra *Streptococcus pneumoniae*, Programa de vacunación de adultos, *Neisseria meningitidis* y *Haemophilus influenzae*→cap. 18.10; la vacunación se repetirá cada 5 años.

**2. Fármacos de segunda elección**

1) **IGIV:** a dosis de 1g/kg/d durante 1-2 días. En algunos enfermos los glucocorticoides pueden aumentar la respuesta a las IGIV

2) **agonistas del receptor de trombopoyetina:** romiplostim, eltrombopag

3) **otros fármacos**, utilizados en caso de resistencia a glucocorticoides o contraindicaciones para corticoterapia y esplenectomía: rituximab ($375 mg/m^2$ iv. 1 × semana durante 4 semanas, en monoterapia o con dexametasona), inmunosupresores (ciclofosfamida, azatioprina, ciclosporina, MMF), vincristina, vinblastina, danazol, dapsona).

**Tratamiento en situaciones de urgencia**

Preparación para intervención quirúrgica, prueba diagnóstica invasiva o después de un sangrado masivo → metilprednisolona iv. a dosis de 1 g/d durante 3 días o IGIV 1g/kg/d durante 2 días; en complicaciones hemorrágicas severas dichos fármacos se pueden utilizar simultáneamente. En situaciones de riesgo vital trasfundir concentrados de plaquetas, idealmente junto con IGIV.

**Tratamiento de embarazadas**

Plaquetas <10000/µl → utilizar IGIV; 10000-30000/µl → inicialmente prednisona VO. Se recomienda el parto vaginal, y la cesárea solamente cuando existen indicaciones ginecológicas. Inmediatamente después del parto se debe obtener un recuento de plaquetas del recién nacido para tomar las medidas apropiadas en caso de trombocitopenia neonatal.

## 19.3. Trombocitopenias periféricas

**Características típicas:** aumento del volumen medio de las plaquetas sanguíneas y del número de los megacariocitos en la médula ósea, así como reducción del tiempo de vida de las plaquetas, que da lugar a un descenso del número de plaquetas circulantes, a pesar del aumento significativo de producción en la médula ósea. **Trombocitopenias "periféricas" no inmunológicas (microangiopatías trombóticas):** a consecuencia de la activación intravascular de las plaquetas se producen microtrombos en los vasos pequeños, se asocia a anemia hemolítica microangiopática no inmunológica (Coombs indirecto negativo) por la hemólisis intravascular de los eritrocitos, formándose los esquistocitos visibles en el frotis de sangre periférica.

**A las microangiopatías trombóticas primarias pertenecen:**

1) púrpura trombocitopénica trombótica: producida por el déficit de la enzima ADAMTS-13, forma congénita (síndrome de Upshaw-Shülman, tratamiento: PFC) y adquirida

2) síndrome hemolítico urémico y síndrome hemolítico urémico atípico

3) microangiopatía trombótica inducida por fármacos: quinina, ciclosporina, tacrolimus, interferón α, ticlopidina, clopidogrel, simvastatina, trimetoprima, gemcitabina, bleomicina.

**Estados de enfermedad, en las que coexisten anemia hemolítica microangiopática y trombocitopenia:** CID →cap. 15.21.2, infección sistémica (p. ej. sepsis), neoplasias malignas, patologías del embarazo (preeclampsia, síndrome HELLP), hipertensión arterial maligna, enfermedades sistémicas del tejido conectivo (esclerosis sistémica, LES, síndrome antifosfolipídico catastrófico, vasculitis); tras un trasplante de células hematopoyéticas o de órgano sólido; enfermedades cardiovasculares (cardiopatías cianóticas, prótesis valvulares, dispositivos de estimulación cardíaca). Además la trombocitopenia y la anemia hemolítica inmunes forman parte del síndrome de Evans.

## 19.3.1. Púrpura trombocitopénica trombótica (PTT, síndrome de Moschcowitz)

### ➡ DEFINICIÓN Y ETIOPATOGENIA

La púrpura trombocitopénica trombótica (PTT) es una microangiopatía trombótica causada por la presencia de autoanticuerpos contra la metaloproteasa plasmática ADAMTS-13, que suele cortar en fragmentos inusualmente grandes los multímeros del factor de Von Willebrand (ULvWF). La disminución de la actividad de la ADAMTS-13 lleva a la aparición en el plasma de ULvWF, los cuales se unen a las glicoproteínas en la superficie de las plaquetas, lo que provoca su agregación. Como consecuencia, se forman trombos intravasculares y trombocitopenia por consumo plaquetario. A consecuencia de estas alteraciones en la microcirculación se produce una anemia hemolítica intravascular y los síntomas derivados de la isquemia de diversos órganos, afectándose con mayor frecuencia el SNC. Los síntomas clínicos suelen presentarse después de la aparición de un factor de riesgo adicional, p. ej. una infección o el embarazo.

### ➡ CUADRO CLÍNICO E HISTORIA NATURAL

El inicio de la enfermedad es brusco, con mayor frecuencia en un adulto joven, sin historial médico previo. Están presentes síntomas de diátesis hemorrágica trombocitopénica y de hemólisis (anemia e ictericia), síntomas de isquemia del SNC (en ~65 % de los enfermos; muy a menudo de carácter leve, como confusión y cefalea, alteraciones transitorias focales [alteraciones de la visión, parestesias, afasia], y con menor frecuencia convulsiones, ACV, coma), fiebre, dolor abdominal (muy a menudo), con menor frecuencia dolor torácico, e insuficiencia renal. La mortalidad en los enfermos no tratados es de un 90 %.

### ➡ DIAGNÓSTICO

**Exploraciones complementarias**

**1. Hemograma de sangre periférica:** se observa una anemia normocítica, eritroblastos y esquistocitos en el frotis, aumento del recuento de reticulocitos, trombocitopenia significativa.

**2. Análisis bioquímicos de sangre:** aumento de la concentración de bilirrubina libre y de la actividad de LDH, concentración reducida de haptoglobina, en una parte de pacientes la función renal está alterada.

**3. Análisis de orina:** proteinuria, hematuria microscópica y cilindros en el sedimento (en algunos enfermos).

**4. Análisis del sistema de coagulación:** características de CID →cap. 15.21.2 (en 15 %, generalmente en el período de hemólisis intensa o en caso de una sepsis asociada).

**5. Otras:** generalmente disminución significativa de la concentración y actividad de ADAMTS-13, anticuerpos anti-ADAMTS-13 (<10 %); prueba de Coombs negativa.

#### Criterios diagnósticos

El diagnóstico se establece generalmente a base del cuadro clínico. La confirmación de anemia hemolítica microangiopática (con presencia de esquistocitos) y de trombocitopenia sin otra causa aparente es suficiente. Es útil demostrar una actividad disminuida de ADAMTS-13 y la presencia de anticuerpos anti-ADAMTS-13.

#### Diagnóstico diferencial

Otras microangiopatías trombóticas →más arriba, síndrome de Evans.

---

#### ➔ TRATAMIENTO

Iniciar inmediatamente después del diagnóstico inicial de PTT y tras obtener muestras de sangre para el estudio de actividad de ADAMTS-13.

**1. Tratamiento de primera línea:**

1) **Plasmaféresis total** (recambio plasmático) de 1-1,5 de volumen de plasma en 24 h, suplementa las deficiencias de ADAMTS-13 y elimina los autoanticuerpos anti-ADAMTS-13. Trasfundir PFCa dosis de 30 ml/kg/d hasta organizar la plasmaféresis. Continuar el tratamiento hasta la desaparición de los síntomas neurológicos, normalización de la actividad de LDH, y hasta 2 días después de obtener un recuento de plaquetas >150000/µl.

2) **Glucocorticoides** (junto con plasmaféresis): prednisona a dosis de 1 mg/kg/d VO durante ≥5 días, y si no se alcanza remisión completa continuar incluso durante 3-4 semanas, o metilprednisolona a dosis de 1 g/d durante 3 días.

3) **Rituximab**: 375 mg/m$^2$ iv. 1×semana durante 4 semanas, valorar su uso conjunto con la plasmaféresis y los glucocorticoides, sobre todo en el caso de enfermos con un curso clínico severo y/o sin respuesta rápida al tratamiento.

**2. Tratamiento de enfermedad refractaria o en recaída:**

1) descartar otras causas de anemia hemolítica microangiopática y de trombocitopenia (infecciones, fármacos)

2) mantener o reiniciar la plasmaféresis total (en caso de refractariedad valorar aumentar el volumen del plasma intercambiado hasta 1,5 l/d o realizar la intervención 2×d)

3) **glucocorticoides**: metilprednisolona a dosis de 1 g/d iv. durante 3 días

4) **rituximab**: 375 mg/m$^2$ iv. 1×semana durante 4 semanas (si no se ha utilizado en el tratamiento de episodio actual)

5) en enfermos refractarios a los tratamientos previamente comentados, valorar la **esplenectomía**, los **fármacos inmunosupresores** (ciclosporina, ciclofosfamida, vincristina, micofenolato de mofetilo), y **tratamientos experimentales** (bortezomib, acetilcisteína, caplacizumab, ADAMTS-13 recombinada y su variante que no reacciona con anticuerpos).

**3. Prevención de recaídas**

1) **rituximab**: considerar en enfermos con antecedentes de PTT, y con actividad baja mantenida de ADAMTS-13

2) **esplenectomía**: realizarla en el período de remisión después de la primera recidiva.

**4. Tratamiento de soporte:**

1) anemia → transfusiones de concentrados de hematíes

2) las transfusiones de concentrados de plaquetas se realizan solamente en casos de hemorragias de riesgo vital

3) la heparina a dosis terapéuticas está contraindicada, se puede valorar la HBPM a dosis profilácticas, si el recuento de plaquetas es >50 000/μl.

### ➡ PRONÓSTICO

La plasmaféresis reduce la mortalidad hasta un 10-20 %. La PTT puede reactivarse con mayor frecuencia en enfermos más jóvenes con baja actividad de ADAMTS-13 (<5-10 %) y anticuerpos anti-ADAMTS-13 que se presentan después de alcanzar remisión.

## 19.3.2. Síndrome urémico hemolítico (HUS) y síndrome urémico hemolítico atípico (aHUS)

### ➡ DEFINICIÓN Y ETIOPATOGENIA

El **HUS** es una microangiopatía trombótica con anemia hemolítica severa y trombocitopenia, y con afectación de la función renal que predomina en el cuadro clínico. En 90 % de los casos la causa es una infección por una bacteria que produce verotoxina: cepa enterohemorrágica de *Escherichia coli* (EHEC, serotipo O157:H7 o O104:H4) o *Shigella dysenteriae* (más frecuentemente en niños).

A consecuencia del daño de las células epiteliales en los riñones producido de una toxina bacteriana los multímeros inusualmente grandes del factor de Von Willebrand (UlvWF) pasan a la circulación renal y se unen a las plaquetas originando la formación local de agregados plaquetarios. Cambios similares pueden producirse también en otros órganos.

En el **aHUS** se produce una activación incontrolada del complemento por la vía alternativa (en la mayoría de los enfermos se observan mutaciones congénitas de los genes que codifican las proteínas que participan en la inhibición de la activación o la formación de autoanticuerpos contra el factor H). Como consecuencia aparece síntesis incontrolada de C5a y C5b-9 en la superficie de células endoteliales, que puede incrementarse p. ej. en relación con infecciones, intervenciones quirúrgicas, embarazo. Un endotelio dañado, así como los componentes de complemento acumulados en la superficie plaquetaria, provocan su activación, lo que a su vez provoca trombosis en la microcirculación, sobre todo en los vasos renales.

### ➡ CUADRO CLÍNICO E HISTORIA NATURAL

El **HUS** suele estar precedido por una diarrea hemorrágica, infección de vías urinarias o de la piel. En el cuadro clínico predominan: anemia hemolítica, trombocitopenia e insuficiencia renal, a menudo con hipertensión arterial y fiebre. Los síntomas neurológicos raramente se presentan. En un 25% de los enfermos el fallo renal será permanente.

El **aHUS** puede aparecer en niños y adultos en forma familiar, o en forma esporádica (20 % de casos). El curso clínico del aHUS es mucho más grave que en el HUS. Las alteraciones trombóticas afectan sobre todo a riñones, pero en un 30 % de los enfermos afecta también a la circulación cerebral, cardíaca, pulmonar y pancreática. Las recaídas son frecuentes. Durante los primeros 3 años desde el inicio de aHUS en un 40-50 % de los enfermos se desarrolla una insuficiencia renal crónica severa o se produce la muerte.

→ **D I A G N Ó S T I C O**

**Exploraciones complementarias**

**1. Hemograma de sangre periférica:** se observa una anemia normocítica, eritroblastos y esquistocitos en el frotis de sangre, aumento del recuento de reticulocitos, trombocitopenia.

**2. Análisis bioquímico de sangre:** aumento de la concentración de bilirrubina libre y de la actividad de LDH y función renal alterada.

**3. Análisis de orina:** se describen proteinuria y hematuria microscópica.

**4. Análisis del sistema de coagulación:** hay un aumento de la concentración de productos de degradación de la fibrina (FDP) y a veces también del dímero D.

**5. Pruebas serológicas:** pruebas de Coombs negativas.

**6. Estudio microbiológico:** en HUS presencia de *Shigella dysenteriae* o cepas enterohemorrágicas de *E. coli* (EHEC) en heces, presencia de toxina *Shiga* en heces, en el suero presencia de anticuerpos de clase IgM contra los lipopolisacáridos EHEC.

**7. Estudio del sistema del complemento:** en aHUS estudio de la actividad de C3, C4, CFH, CFI y anticuerpos anti-CFH en suero, medición de CD46, análisis de la mutación de genes.

**Criterios diagnósticos**
El diagnóstico se establece a base del cuadro clínico.

**Diagnóstico diferencial**
Otras microangiopatías trombóticas →más arriba, síndrome de Evans.

→ **T R A T A M I E N T O**

**1. HUS:** es necesario un tratamiento sintomático, un inicio precoz de la hemodiálisis y la trasfusión de concentrados de hematíes.

**2. aHUS:** eculizumab (bloqueador de activación del C5), si no está disponible administrar plasmaféresis total. Además tratamiento de soporte (TSR, trasfusión de concentrados de hematíes).

# 20. Diátesis hemorrágicas plasmáticas congénitas

Frecuentemente están causadas por una deficiencia o alteración de la función de uno de los factores de coagulación (hemofilia A y B). Las deficiencias congénitas del factor (F) XII (enfermedad de Hageman), precalicreína y cininógeno de alto peso molecular causan el alargamiento del TTPa, pero son asintomáticas y no requieren tratamiento. Las deficiencias raras del fibrinógeno, protrombina, FV, FVII, FX, FXI y FXIII se presentan en forma de diátesis hemorrágica de diferente grado de intensidad, y el tratamiento de los sangrados se basa en la sustitución de los factores de coagulación deficitarios.

## 20.1. Enfermedad de Von Willebrand (EVW)

→ **D E F I N I C I Ó N Y E T I O P A T O G E N I A**

Es la coagulopatía congénita más frecuente en el mundo occidental (0,6-1,3 % de la población). Está causada por una deficiencia o por alteraciones en la función del factor de Von Willebrand (FVW). La enfermedad se diagnostica con mayor frecuencia debido a sangrados menstruales abundantes. Presenta la herencia autosómica dominante con expresión y penetración variables, con excepción de los tipos 2N y 3 (herencia autosómica recesiva). Están afectadas la hemostasia primaria y secundaria (el FVW toma parte en la adhesión de las plaquetas a la pared vascular dañada y protege el FVIII de la inactivación).

## Clasificación

1) **tipo 1** (65-75 % de los enfermos): deficiencia cuantitativa parcial del FVW con una actividad del FVIII normal o disminuida

2) **tipo 2** (20-25 % de los enfermos): alteración de la función del FVW (subtipos 2A, 2B, 2M y 2N), la actividad del FVW está disminuida de forma desproporcionada a la concentración del FVW

3) **tipo 3** (severo): la concentración de FVW no es detectable y la actividad del FVIII generalmente es <10 %.

## → CUADRO CLÍNICO

**Síntomas.** Sangrados mucocutáneos: sangrados frecuentes y prolongados de la nariz y las encías, facilidad para la aparición de equimosis en la piel, menstruaciones abundantes y prolongadas, hemorragias después de extracciones dentarias y después de las intervenciones quirúrgicas, sangrados del tracto digestivo, sangrados en las articulaciones y los músculos que se dan casi exclusivamente en el tipo 3 y que pueden llevar a artropatía. Durante la gestación, los síntomas de sangrado, principalmente en el tipo, 1 pueden desaparecer.

## → DIAGNÓSTICO

Dentro de lo posible, las pruebas para establecer diagnóstico no deberían realizarse muy próximas a un sangrado reciente, embarazo, infección aguda o ejercicio extenuante, ya que en estas situaciones pueden estar aumentados los niveles del FVW. La evaluación debería incluir el tamizaje para la hemostasia: hemograma completo (el recuento de plaquetas es normal, **excluyendo el subtipo 2B que puede cursar con trombocitopenia periódica**), tiempo de protrombina (normal), concentración de fibrinógeno (normal), TTPa (puede estar alargado), concentración de antígeno de FVW (FVW:Ag), actividad de VWF (FVW:RCo), actividad de FVIII, prueba de unión del FVIII al FVW, actividad de unión del FVW al colágeno (FVW:CBA), agregación de plaquetas inducida por ristocetina, análisis de multímeros de FVW, pudiéndose llegar a la secuenciación de ADN en casos de sospecha de los tipos 2 y 3, propéptido vWF.

### Criterios diagnósticos

Sobre la base de los datos obtenidos en la anamnesis sobre el historial de sangrados espontáneos o tras intervenciones quirúrgicas en el enfermo y en los miembros de su familia, así como sobre la base de los resultados de las pruebas, el diagnóstico de la enfermedad de Von Willebrand puede considerarse seguro, si la relación FVW:RCo (cofactor de ristocetina) es <30 UI/dl. En el caso de valores dentro del rango de 30-50 UI/dl se diagnostica una "posible EVW de tipo 1" o un "descenso del valor del FVW en el plasma". Se determina el tipo y el subtipo de la enfermedad en función de las pruebas específicas, para lo cual es necesario un laboratorio bien implementado y con experiencia en el diagnóstico de esta patología. Una anamnesis negativa y valores normales de TTPa y FVII no descartan la EVW. Un resultado negativo de las pruebas de confirmación de la EVW debe ser revisado o repetido, si la sospecha de enfermedad está fundada.

### Diagnóstico diferencial

Hemofilia A, enfermedad de Von Willebrand adquirida (más frecuentemente en el curso de enfermedades autoinmunes, neoplasias del sistema linfático y gammapatías monoclonales, policitemia vera, trombocitosis esencial, tratamiento trombolítico, cardiopatías, uso de dispositivos de asistencia ventricular, hipotiroidismo, fármacos [p. ej. ácido valproico]), tormbocitopatías congénitas (incluida la pseudoenfermedad de Von Willebrand [alteración congénita del receptor plaquetario de GP Ib que causa aumento de su afinidad por el FVW, lo que produce un cuadro de trombocitopenia y diátesis hemorrágica, que se asemeja mucho a la EVW de tipo 2B]).

→ **T R A T A M I E N T O**

**Recomendaciones generales**

**1.** No utilizar fármacos que alteren la función de las plaquetas, sobre todo AAS (las mismas restricciones que para hemofilia A y B).

**2.** Evitar inyecciones IM.

**3.** Las intervenciones quirúrgicas mayores y el tratamiento de los sangrados importantes se deben realizar, si es posible, en un hospital que durante 24 h disponga de la posibilidad de determinar la actividad de FVW y FVIII.

**4.** En caso de sangrado administrar cuanto antes desmopresina o un concentrado de FVIII rico en FVW.

**Tratamiento farmacológico**

**1. Desmopresina:** a dosis de 0,3 μg/kg en infusión iv. que dura 30 min o VSc, cada 12-24 h o 300 μg por vía intranasal. Es el fármaco de elección en el tipo 1, eficaz en una parte de los casos con el tipo 2 (en tipo 2B puede inducir trombocitopenia) e ineficaz en el tipo 3. Es obligatorio realizar el test de respuesta al medicamento. Produce un aumento de entre 2-5 veces de la actividad de FVW y del FVIII en plasma por su liberación de las reservas tisulares. Las reservas se agotan tras 3-5 días de tratamiento continuo con desmopresina → entonces considerar la administración del concentrado de FVIII rico en FVW. En pacientes tratados con desmopresina (sobre todo de edad avanzada) se debe limitar el aporte de fluidos (hasta ~1 l/24 h tras su administración), para disminuir el riesgo de hiponatremia y convulsiones.

**2. Concentrado de FVIII rico en FVW derivado de plasma** en enfermos en los cuales la desmopresina es ineficaz o está contraindicada. La administración iv. de 1 UI de FVW/kg aumenta la actividad de FVW en plasma en ~2 % de la normalidad. Dosificación →tabla 20-1. En pacientes seleccionados con hemorragias recurrentes se debe considerar el uso de forma habitual de un tratamiento profiláctico.

**3. El ácido tranexámico** está indicado en caso de sangrados mucosos VO o iv. a dosis de 10-15 mg/kg cada 8 h. Se puede usar en monoterapia en las formas leves y como fármaco complementario en formas graves. Agentes hemostáticos locales como tratamiento coadyuvante en sangrados mucosos.

**4. Anticonceptivos orales combinados (con estrógeno y progestágeno) o dispositivo intrauterino que libera levonorgestrel, ablación endometrial, histerectomía:** a veces a considerar en mujeres con sangrados menstruales abundantes.

**5. FVW recombinante** (disponible en algunos países de Latinoamérica).

## 20.2. Hemofilia A y hemofilia B (enfermedad de Christmas)

→ **D E F I N I C I Ó N   Y   E T I O P A T O G E N I A**

La **hemofilia A** es una diátesis hemorrágica congénita causada por la disminución de la actividad del FVIII, y la **hemofilia B** por la del FIX. El resultado de la mutación del gen de FVIII o FIX en el cromosoma X puede ser una disminución o ausencia de la síntesis de proteína o la síntesis de una proteína anormal. Estas enfermedades se presentan sobre todo en hombres, las mujeres son portadoras (desarrollan la enfermedad muy raramente). En un 30-50 % de los enfermos la mutación aparece espontáneamente, la historia familiar es negativa.

**Tabla 20-1.** Dosificación del concentrado de FVIII rico en vWF en la prevención y tratamiento de sangrados en pacientes con déficit significativo de vWF y FVIII (<10 %)

| Tipo de sangrado | Dosificación | Actividad recomendada del FVIII o vWF en plasma (% de normalidad) |
|---|---|---|
| Cirugía mayor[a] | Inyección antes de la cirugía, posteriormente cada 12-24 h hasta la cicatrización de herida | >50 durante 5-7 días, posteriormente se pueden reducir las dosis |
| Cirugía menor | Inyección antes de la cirugía, posteriormente cada 24-48 h hasta la cicatrización de herida | >50 durante 1-5 días |
| Extracción dental[b] | Dosis única antes del procedimiento | >50 durante 12 h |
| Sangrado menor | En caso de necesidad repetir cada 24 h | >30-50 hasta resolución del sangrado |
| Parto | Cada 24 h | >50 el día del parto y durante 3-4 días siguientes |

[a] En caso de sangrado importante (p. ej. en el SNC) utilizar las mismas dosis que para la cirugía mayor. Para disminuir el riesgo de trombosis se sugiere mantener la actividad del FVIII <250 % de la normalidad.

[b] Desde el día de la extracción y durante los siguientes 7-14 días, además administrar ácido tranexámico VO a dosis de 10-15 mg/kg cada 8 h.

La hemofilia B es 6-7 veces menos frecuente que la hemofilia A. **Clasificación** de las hemofilias según la actividad del FVIII o IX: <1 % de la normalidad — severa; 1-5 % de la normalidad — moderada; 5-50 % de la normalidad — leve.

### → CUADRO CLÍNICO E HISTORIA NATURAL

Las manifestaciones de la diátesis hemorrágica generalmente aparecen a la edad de 1-2 años. En la hemofilia severa predominan los sangrados espontáneos en las articulaciones (más frecuentemente en rodillas, codos y tobillos), que condicionan la destrucción de la articulación, su deformación y una atrofia muscular secundaria (es la denominada artropatía hemofílica). Otros síntomas son: hemorragia muscular, hematuria, sangrados del tracto digestivo, hemorragias intracraneales (causa muy frecuente de muerte), en la pared posterior de la garganta y en el suelo de la boca. Es característico que los sangrados de las heridas quirúrgicas y después de una extracción dental se prolonguen en el tiempo. Un sangrado en el músculo iliopsoas puede ser diagnosticado equívocamente como apendicitis. Los sangrados espontáneos en las articulaciones y en los músculos rara vez se dan en la hemofilia moderada y prácticamente no se presentan en la forma leve.

### → DIAGNÓSTICO

**Exploraciones complementarias**

**1. Tamizaje de hemostasia:** alargamiento del TTPa, siendo normales TP, TT, concentración de fibrinógeno, recuento de plaquetas, tiempo de obturación en el sistema PFA-100 o PFA-200. El TTPa puede estar normal en la hemofilia leve con una actividad de FVIII/FIX >30 % de la normalidad.

**2. Pruebas de confirmación:** disminución de la actividad procoagulativa del FVIII/IX en plasma, pruebas genéticas.

**Criterios diagnósticos**

El diagnóstico se establece sobre la base de una detallada anamnesis familiar, sobre todo de la rama materna, así como del resultado del tamizaje complementario y de confirmación.

**Diagnóstico diferencial**

**1. Enfermedad de Von Willebrand** →cap. 15.20.1.

**2. Hemofilia adquirida** →cap. 15.21.3.

**3. Otras causas de TTPa prolongado con TP normal:** déficit del FXII, precalicreína o cininógeno de alto peso molecular (en este tipo de alteraciones no aparecen sangrados), falta del FXI (hemofilia C: coagulopatía autosómica dominante [bastante rara], tendencia al sangrado/hemartrosis, prolongación del TTPa, el dosaje de FVIII y FIX normales y el FVW:Ag presente y en cantidad adecuada), hemofilia A adquirida (→cap. 15.21.3), anticoagulante lúpico (SAF →cap. 16.4), HNF.

### ➜ TRATAMIENTO

**Recomendaciones generales**

**1.** Al enfermo con hemofilia se debe proporcionar información sobre el diagnóstico, actuación a seguir en situaciones de urgencia y los datos de contacto del médico responsable. Los enfermos deben realizar actividad física, pero evitando los traumatismos.

**2.** No utilizar fármacos que alteren la función de plaquetas, sobre todo el AAS. Para el tratamiento de dolor (p. ej. en caso de hemartros) utilizar paracetamol, inhibidores selectivos de COX-2 y opioides. En situaciones especiales se permiten fármacos antiplaquetarios e incluso anticoagulantes, bajo la condición de mantener en el plasma una actividad del factor de coagulación deficiente por encima de un nivel determinado.

**3.** Evitar inyecciones intramusculares.

**4.** El tratamiento profiláctico protege de las complicaciones →más adelante; recomendado en todo paciente con hemofilia severa.

**5.** Un enfermo que ha sido educado en el manejo de su enfermedad puede realizar el tratamiento de la mayoría de los sangrados y la profilaxis de forma autónoma en su domicilio. Para mitigar el dolor en caso de hemartros → descarga de la articulación, compresas con hielo (según algunos expertos las compresas con hielo podrían intensificar el sangrado), inmovilización con vendaje compresivo, elevación del pie. Los casos de sangrado graves no tratables en el ámbito doméstico, de riesgo vital, que se asocia al dolor grave o a traumatismo extenso, sobre todo localizados en la cabeza y cuello, tórax o abdomen → necesidad de hospitalización.

**6.** Las intervenciones quirúrgicas y el tratamiento de los sangrados de riesgo vital deben ser realizados en centros que dispongan de la posibilidad de monitorización diaria del tratamiento en el laboratorio (determinación de la actividad del FVIII o FIX y del título de inhibidor del FVIII o FIX).

**Tratamiento farmacológico**

El tratamiento de estos pacientes se hace en centros especializados, dotados de los productos necesarios para evitar el desarrollo de hemartrosis, que puede complicar una vida plena y útil.

**1. Concentrados del FVIII y FIX derivados de plasma o recombinantes:** inyecciones iv.

1) **tratamiento profiláctico de forma regular: hemofilia A** → concentrado del FVIII (varios regímenes de dosificación); **hemofilia B** → concentrado del FIX a dosis de 25-50 UI/kg 2-3×semana

2) **tratamiento profiláctico antes de realizar cualquier actividad física planeada que pueda causar sangrado y antes de los procedimientos quirúrgicos** (extracción dental →tabla 20-2)

**Tabla 20-2.** Dosis de FVIII y FIX en el tratamiento sustitutivo de la hemofilia severa y moderada

| Indicación | Hemofilia A, dosis del concentrado de FVIII (UI/kg) | Hemofilia B, dosis del concentrado de FIX (UI/kg)[a] | Duración del tratamiento[b] |
|---|---|---|---|
| Hemorragias en articulaciones y músculos, sangrados nasales o de encías, hematuria | 20-30 | 40-60 | Dosis única o cada 24 h |
| Extracción dental[c] | 25 | 40 | Dosis única antes del procedimiento |
| Hemorragias en el suelo de la boca y cuello, hematomas que compriman un nervio o una arteria, sangrados del tracto digestivo, traumatismos extensos, traumatismos de la cabeza, fracturas de huesos, pequeñas intervenciones diagnósticas o terapéuticas (punciones, cortes pequeños) | 40-50 | 60-80 | Cada 12-24 h |
| Hemorragias intracraneales, hematomas retroperitoneales, intervenciones quirúrgicas | 40-50 | 60-80 | cada 8-24 h (FVIII), cada 12-24 h (FIX) |

[a] En caso del concentrado recombinante la dosis es mayor en el 25 %.

[b] Dependiendo de la situación clínica administrar el concentrado de FVIII cada 8, 12 o 24 h (hemofilia A) y el concentrado de FIX cada 12, 18 o 24 h (hemofilia B).

[c] Desde el día de extracción durante los 7-14 días posteriores administrar ácido tranexámico 10-15 mg/kg cada 8 h.

3) **tratamiento de los sangrados: hemofilia A** → administrar concentrado del FVIII; **hemofilia B** → administrar concentrado del FIX. Dosificación →tabla 20-2; empezar el tratamiento cuanto antes (idealmente en 2 h) y en caso de sangrado con riesgo vital (en la cabeza y cuello, tórax o tracto digestivo) antes de realizar el diagnóstico completo.

La administración iv. de 1 UI de concentrado liofilizado del FVIII/kg aumenta la actividad del FVIII en plasma ~2 % de la normalidad. La administración iv. de 1 UI de concentrado liofilizado del FIX/kg aumenta la actividad del FIX en plasma ~1 % de la normalidad. En caso de una pobre respuesta clínica al tratamiento hay que realizar una prueba dirigida a detectar la existencia de un inhibidor del FVIII o FIX.

**2. Desmopresina:** fármaco de elección en hemofilia A leve (dosificación →cap. 15.20.1). Después de 3-5 días de tratamiento continuo se agotan las reservas tisulares del FVIII → considerar la administración del concentrado del FVIII. La desmopresina no influye en la actividad del FIX en plasma, no utilizar en hemofilia B.

**3. Medicamentos coadyuvantes. Ácido tranexámico:** estabilización del coágulo en enfermos con sangrados de cavidad oral, nariz y vaginales (dosificación →cap. 15.20.1), agentes hemostáticos locales.

## → COMPLICACIONES

**1. Aparición de inhibidores del FVIII o FIX:** los anticuerpos IgG contra FVIII (inhibidor de FVIII) aparecen en un 20-30 % de los enfermos con hemofilia A severa y en un 5-10 % de los enfermos con forma moderada y leve. Los anticuerpos contra FIX aparecen en <5 % de los enfermos con hemofilia B grave y pueden provocar reacciones alérgicas después de la transfusión del FIX. Si el título del inhibidor es <5 uds. de Bethesda/ml (uds. B/ml) → utilizar un concentrado del FVIII/FIX a dosis más alta en el tratamiento y en la profilaxis de los sangrados, observando la actividad de FVIII/FIX en plasma. Cuando el título es ≥5 uds. B/ml utilizar un concentrado de complejo de protrombina activado (a dosis de 50-100 uds./kg cada 8-12 h) o FVIIa recombinante (a dosis de 90-120 µg/kg cada 2-3 h; en el caso de hemorragias en las articulaciones se pueden administrar 270 µg/kg en dosis única). Hay que conseguir la eliminación del inhibidor del FVIII con inyecciones regulares del concentrado de FVIII (100-200 UI/kg/d), se trata del fenómeno de inmunotolerancia. En algunos enfermos llega a la desaparición espontánea del inhibidor del FVIII.

**2. Artropatía:** en algunos países la mayoría de los enfermos con hemofilia severa presenta una artropatía avanzada, que es causa de discapacidad. En países que inician rápida profilaxis en tales pacientes, esta complicación disminuye notoriamente.

**3. Infecciones víricas relacionadas con el uso de componentes sanguíneos:** desde el final de los años 80 del siglo XX, gracias a la aplicación de los procedimientos de inactivación de virus, el riesgo de transmisión de los virus VHC, VHB y VIH por vía de concentrados de factores de coagulación producidos de plasma es mínimo.

# 21. Diátesis hemorrágicas plasmáticas adquiridas

Suelen aparecer a causa de una deficiencia de múltiples factores de coagulación, sobre todo por una alteración en su síntesis (déficit de vitamina K, hepatopatías), o por un aumento de su consumo (CID). Con menor frecuencia se deben a la presencia de autoanticuerpos contra un factor de coagulación (hemofilia adquirida). Muy a menudo coinciden con otras alteraciones de la hemostasia, como trombocitopenias o alteraciones de la función plaquetaria.

## 21.1. Alteraciones de la coagulación en las enfermedades hepáticas

### → DEFINICIÓN Y ETIOPATOGENIA

La pérdida progresiva del tejido hepático está relacionada con el descenso de los niveles plasmáticos de todos los factores de coagulación, a excepción del fibrinógeno (su concentración no disminuye hasta la fase avanzada de la cirrosis hepática portal), del vWF (al estar producido en las células del endotelio y en los megacariocitos) y del FVIII, cuya actividad puede incluso aumentar (también producido en las células del endotelio). El hiperesplenismo puede provocar trombocitopenia. Asimismo llega a la disfibrinogenemia y alteraciones de la función plaquetaria. En las enfermedades hepáticas coexisten alteraciones de la hemostasia de carácter procoagulante y prohemorrágico. El aumento del riesgo de trombosis puede estar relacionado con el aumento de la actividad vWF y del FVIII, así como con el descenso de actividad de ADAMTS-13, antitrombina, proteína C y proteína S. Un aumento de la actividad de tPA y un descenso de la actividad de los inhibidores de la plasmina llevan a una fibrinólisis excesiva. La propensión al sangrado, que con frecuencia se observa en enfermos con cirrosis hepática descompensada, puede también estar provocada por otros mecanismos coexistentes, como: hipertensión portal, disfunción endotelial, infecciones bacterianas e insuficiencia renal. También puede existir un desequilibrio en favor de la trombosis, como consecuencia de la presencia de factores de riesgo tromboembólico típicos.

## ➡ CUADRO CLÍNICO E HISTORIA NATURAL

A excepción de las hepatitis fulminantes, no se suele observar mayor propensión al sangrado en caso de insuficiencia hepática aguda. En enfermedades hepáticas crónicas, a su vez, pueden presentarse: epistaxis, sangrado gingival, sangrado del tracto digestivo superior (más frecuentemente por varices esofágicas), hematomas, menorragia, hematuria. El sangrado en estos casos se relaciona más a trombocitopenia hiperesplénica que a déficit funcional de factores de coagulación. Puede coexistir paradójicamente un incremento en el riesgo de trombosis venosa (p. ej. trombosis de la vena porta) y de trombosis arterial (ACV, infarto de miocardio) debido, entre otros, a un disbalance en la síntesis entre activadores e inhibidores del pasminógeno, ambos producidos en el hígado.

## ➡ DIAGNÓSTICO

Se establece sobre la base de la anamnesis y de los resultados de las pruebas de laboratorio. Se podría observar, entre otros: TP alargado, TTPa normal o alargado, usualmente asociada a esplenomegalia congestiva y muy frecuentemente incremento de la concentración de fibrinógeno, con frecuencia trombocitopenia, tiempo prolongado de oclusión de PFA, actividad del FV y FVII reducida, siendo la actividad del FVIII normal o aumentada, con actividad aumentada del FVW, concentración del dímero D normal o ligeramente aumentada, otras alteraciones de laboratorio de cirrosis hepática o de insuficiencia hepática aguda. Unos niveles bajos de FVII constituyen un factor de pobre pronóstico funcional hepático. Los resultados de las pruebas rutinarias de coagulación no reflejan la propensión a trombosis.

### Diagnóstico diferencial

Sangrado en el curso de

1) CID: en casos severos puede haber reducción del fibrinógeno y aumento en la concentración plasmática de los productos de degradación de fibrinógeno y de la fibrina (FDP y dímero-D).
2) falta de vitamina K: descenso de la actividad de los factores VII, IX, X con concentraciones normales de los V y VIII.

## ➡ TRATAMIENTO

El tratamiento tiene que implementarse en caso de sangrado activo. El sangrado más frecuente en la cirrosis hepática (de las varices esofágicas) no es resultado principalmente de las alteraciones de la coagulación. Teniendo en cuenta el carácter complejo de las alteraciones de la hemostasia, estas no deberían intentar corregirse en enfermos sin una excesiva tendencia al sangrado. Una excepción es la preparación para una intervención quirúrgica. La cantidad de plaquetas debería estar ≥50 000-60 000/µl, aunque esto depende del tipo de intervención a realizar, mientras que es difícil establecer unos valores mínimos de TP y de la concentración de fibrinógeno que garanticen la ausencia de complicaciones hemorrágicas.

Se usan:

1) **transfusión del PFC** (10-15 ml/kg cada 12-24 h) y de **concentrado de plaquetas**
2) 1-2 uds./10 kg del **crioprecipitado** o 1-2 g de **concentrado de fibrinógeno**: en el caso de que la concentración de fibrinógeno sea <1,0 g/l y o disfibrinogenemia
3) 10 mg iv. de la **vitamina K** (fitomenadiona): en enfermos con sospecha de deficiencia (p. ej. en colestasis)
4) **CCP o (con mucha menor frecuencia) FVIIa recombinado (rVIIa)**: en caso de sangrados masivos; en enfermos con daño hepático severo aumentan el riesgo de trombosis

5) **tratamiento anticoagulante**, incluida la profilaxis, según las reglas establecidas →cap. 2.34, teniendo en cuenta el riesgo de sangrado por varices esofágicas

6) **ácido tranexámico**: a dosis 10-15 mg/kg; es recomendable solo en casos de fibrinólisis excesiva, que puede producirse en hepatopatías crónicas.

## 21.2. Coagulación intravascular diseminada (CID)

### ◆ DEFINICIÓN Y ETIOPATOGENIA

Síndrome secundario a diversos procesos patológicos, que consiste en la activación generalizada del proceso de la coagulación sanguínea junto con la activación o inhibición de la fibrinólisis.

**Causas:**

1) CID aguda: sepsis, infección grave, traumatismos (sobre todo extensos, multiorgánicos o con émbolos grasos), daño de órgano (p. ej. pancreatitis aguda, insuficiencia hepática severa), complicaciones obstétricas (desprendimiento prematuro de placenta, embolismo de líquido amniótico, preeclampsia), reacción postransfusional hemolítica aguda, rechazo del órgano trasplantado, mordedura de serpientes venenosas, en ocasiones neoplasias malignas (LPA)

2) CID crónica: neoplasias malignas (más frecuentemente), hemangiomas gigantes (síndrome de Kasabach-Merritt), aneurismas de aorta de gran tamaño.

**Consecuencias de la activación generalizada de la coagulación:**

1) múltiples trombos en la microcirculación y (menos frecuentemente) en grandes vasos → daño isquémico en varios órganos

2) consumo de plaquetas, fibrinógeno y otros factores de la coagulación → su déficit → diátesis hemorrágica (plaquetario-plasmática).

### ◆ CUADRO CLÍNICO E HISTORIA NATURAL

**1. CID aguda:** curso violento con sangrados intensos (entre otros, de las heridas quirúrgicas, mucosa nasal, cavidad oral, vaginales o en los lugares donde se insertan los catéteres vasculares), daño isquémico de órganos (insuficiencia renal, hepática, respiratoria) y a veces *shock* y ACV (hemorrágico o isquémico).

**2. CID crónica:** curso relativamente leve con pocos síntomas de diátesis hemorrágica (p. ej. sangrados nasales recurrentes, hematomas espontáneos, petequias cutáneas o mucosas).

### ◆ DIAGNÓSTICO

Se realiza a base de los resultados obtenidos en determinaciones seriadas de los parámetros de hemostasia, cuando están presentes las enfermedades que pueden provocar la CID. No existe ninguna prueba de laboratorio definitiva. Es necesario detectar la causa (enfermedad de base).

**1. CID aguda:** trombocitopenia (generalmente 50000-100000/μl, en general el primer síntoma), esquistocitos en el frotis de sangre periférica, TP alargado, TTPa y tiempo de trombina alargados, concentración disminuida del fibrinógeno (en la sepsis puede no estar presente o aparecer tarde porque el fibrinógeno es una proteína de fase aguda y su concentración inicialmente suele estar aumentada) y de otros factores de coagulación, concentración aumentada de dímero D.

**2. CID crónica:** los resultados de las pruebas mencionadas más arriba son generalmente normales (la concentración de fibrinógeno puede estar aumentada), el recuento de plaquetas suele estar ligeramente disminuido, concentración aumentada de marcadores de generación de trombina no determinados de forma rutinaria (fragmento F1+2 de protrombina y complejos trombina-antitrombina), así como la concentración de dímero D.

**Diagnóstico diferencial**

Púrpura trombocitopénica trombótica →cap. 15.19.3.1 y síndrome urémico hemolítico →cap. 15.19.3.2 (se distinguen por cursar con trombocitopenia significativa y tiempos de coagulación normales o ligeramente aumentados), así como otras microangiopatías trombóticas, hiperfibrinogenolisis primaria (se presenta p. ej. después de la administración de un fármaco trombolítico y en enfermos con cáncer de próstata y se distingue por tener número normal de plaquetas), alteraciones de la coagulación en hepatopatías →15.21.1, trombocitopenia inducida por heparina →cap. 2.34.1. Estado trombofílico asociado a carcinomatosis.

**➡ TRATAMIENTO**

**1. Tratamiento de la enfermedad de base** (p. ej. sepsis): tiene un papel básico.

**2. Trasfusión de componentes de sangre o productos hemoderivados**, de acuerdo con la situación enfrentada:

1) **en caso de una pérdida significativa de sangre** → concentrado de hematíes

2) **en caso del sangrado activo (o necesidad de realizar una intervención invasiva) y alargamiento por >1,5 veces del TTPa o del TP** → PFC

3) **cuando la concentración del fibrinógeno en plasma es <1 g/l y se presentan sangrados** → PFC a dosis de 15 ml/kg cada 12-24 h o crioprecipitado a dosis de 1 ud./10 kg cada 24 h, o concentrado del fibrinógeno (2-3 g).

4) **en caso de trombocitopenia <20 000/μl o <50 000/μl con diátesis hemorrágica** → concentrado de plaquetas a dosis de 1-2 uds./10 kg.

**3. Fármacos:** considerar el uso de los siguientes

1) **Heparina:** existe marcada controversia sobre su efecto en el curso de la CID. Está indicada en la CID crónica compensada en la que predomina la trombosis. Suele ser eficaz en enfermos con muerte fetal intrauterina e hipofibrinogenemia antes de la inducción del parto, en el sangrado intenso de los hemangiomas gigantes y del aneurisma de aorta previo a resección. Considerar la administración de dosis terapéuticas en la CID con predominio de trombosis arterial o venosa o con púrpura fulminante severa que curse con isquemia de los dedos o infartos en los vasos cutáneos. La HBPM es preferida en la trombosis. Aunque el riesgo de sangrado es alto, suele ser beneficioso el uso de la HNF dado su corto tiempo de acción. Se puede administrar (sin bolo) a dosis de 500 uds./h (o 10 uds./kg/h) iv., pero sin el objetivo de obtener alargamiento de TTPa 1,5-2,5 veces. La heparina es eficaz si la actividad de antitrombina en el plasma es >30 %. Las inyecciones VSc de HNF o HBPM a dosis profilácticas disminuyen la intensidad de la diátesis hemorrágica y del riesgo de ETV en CID crónica; están indicadas para prevenir la ETV en CID aguda en los enfermos sin sangrados y en estado clínico grave. Contraindicaciones: síntomas de sangrado en el SNC, trombocitopenia grave y sangrado activo, insuficiencia hepática aguda.

2) Inhibidor de fibrinólisis: **ácido tranexámico** iv. a dosis de 10-15 mg/kg solo en casos muy raros de CID con fibrinólisis intensa (en el curso de la leucemia promielocítica aguda, cáncer de próstata, a veces en el síndrome de Kasabach-Merritt). Contraindicaciones absolutas: hematuria, insuficiencia renal, síntomas de daño isquémico de órganos, CID crónica.

# 21.3. Hemofilia A adquirida (HAA)

**➡ DEFINICIÓN Y ETIOPATOGENIA**

Enfermedad de base inmunológica causada por anticuerpos anti-FVIII (inhibidor del FVIII). Es muy poco frecuente, puede presentarse en ambos sexos. **Etiología:** desconocida (en un 50 % de los casos), puede manifestarse hasta

6 meses después del parto, en el transcurso de enfermedades autoinmunes, neoplasias malignas, enfermedades alérgicas o ser consecuencia de una reacción medicamentosa. El inhibidor del FVIII está presente en ~20 % de las personas sanas, pero no causa síntomas de diátesis hemorrágica.

### → CUADRO CLÍNICO E HISTORIA NATURAL

Diátesis hemorrágica severa brusca: hemorragias subcutáneas, de mucosas (al tracto digestivo, urinario y genital), sangrado de las heridas quirúrgicas, o después de la extracción dental. Rara vez se producen hematomas retroperitoneales, hemorragias intracraneales, o sangrado muscular de las extremidades. Esporádicamente puede manifestarse como hemartrosis (típico de hemofilia A).

La remisión espontánea al cabo de algunos meses se observa en ~30 % de los enfermos (más frecuentemente en HAA de posparto). Las recaídas aparecen ~20 % de los enfermos, con remisión previa después del tratamiento inmunosupresor.

### → DIAGNÓSTICO

**Exploraciones complementarias**
**1. Tamizaje de hemostasia:** TTPa prolongado (habitualmente 2-3 veces); TP y tiempo de trombina normales, niveles normales de plaquetas y de fibrinógeno.
**2. Pruebas de confirmación:** prolongación del TTPa en mezclas de plasma del paciente y plasma normal (resultado negativo del test de corrección del TTPa), disminución de la actividad del factor VIII, presencia del inhibidor del FVIII.

**Criterios diagnósticos**
El diagnóstico se establece sobre la base del cuadro clínico típico y de los resultados del tamizaje y de las pruebas de confirmación.

**Diagnóstico diferencial**
Se obtienen resultados similares: en la hemofilia A y B, en las deficiencias hereditarias del factor XI y XII (en la deficiencia del factor XII no hay rasgos de diátesis) y también en presencia del anticoagulante lúpico (entonces se manifiesta como trombosis).

### → TRATAMIENTO

**Objetivos**
1) Temporal: tratamiento y prevención de las hemorragias.
2) A largo plazo: eliminación del inhibidor.

**Recomendaciones generales**
**1.** Rápidamente descubrir y curar las enfermedades acompañantes.
**2.** Evitar procedimientos invasivos, inyecciones IM, AAS y AINE.

**Tratamiento farmacológico**
**1. Tratamiento antihemorrágico**
1) Concentrado del FVII recombinante (FVIIar) ≥90 µg/kg iv. cada 2-24 h o el CCPa 50-100 uds./kg iv. cada 8-12 h (máx. 200 uds./kg/d): tratamiento de elección. Se relaciona con mayor riesgo de complicaciones trombóticas, especialmente en personas mayores con factores de riesgo concomitantes y en mujeres durante el puerperio (en menor grado).
2) Los concentrados del FVIII o desmopresina: pueden ser eficaces en algunos casos de HAA con un título bajo del inhibidor del FVIII y con sangrados leves.
3) FVIII porcino recombinado.

4) En caso de fracaso del tratamiento implementado hay que considerar:

a) la plasmaféresis o la inmunoadsorción extracorpórea seguidas de la administración del concentrado del FVIII (efectividad baja)

b) el tratamiento secuencial que sortea el inhibidor, p. ej. aplicación con alternancia del FVIIar en dosis de $\geq 90$ µg/kg cada 6 h y de CCPactivado (CCPa) en dosis 50-100 uds./kg; este tratamiento se relaciona con un riesgo elevado de complicaciones tromboembólicas.

**2. Tratamiento inmunosupresor:** aplicar inmediatamente después de establecer el diagnóstico, teniendo en cuenta las contraindicaciones eventuales y el riesgo de aparición de efectos secundarios, p. ej. de infecciones graves.

1) Prednisona en dosis de 1 mg/kg/d VO, eventualmente asociada a ciclofosfamida en dosis 1,5-2,0 mg/kg/d VO, durante un máx. 4-6 semanas: terapia de primera línea (remisión en ~70 % de los pacientes).

2) Terapia de segunda línea: rituximab (recomendado con mayor frecuencia), azatioprina, vincristina, micofenolato de mofetilo, ciclosporina, IGIV, cladribina, inmunotolerancia (administración simultánea del FVIII junto con fármacos inmunosupresores).

3) En caso de ineficacia del tratamiento inmunosupresor → vigilancia del paciente y tratamiento de las hemorragias.

4) En caso de recaída → uso de fármacos inmunosupresores que consiguieron la primera remisión.

# 22. Estados de hipercoagulabilidad (trombofilias)

## → DEFINICIÓN Y ETIOPATOGENIA

Tendencia, determinada genéticamente o adquirida, a desarrollar una enfermedad tromboembólica venosa (ETV) y en algunos casos arterial. La prevalencia conocida de trombofilia congénita se sitúa en el ~8 % de la población general, y en un 30-50 % de los enfermos <50 años con trombosis venosa.

**Clasificación**

1) Trombofilias congénitas: mutación en el FV, conocida como factor V Leiden (la mayoría de los casos de resistencia a la proteína C activada), variante G20210A del gen de protrombina, los déficits de las proteínas C (disminución de la concentración o la actividad), déficit de la proteína S (disminución de la concentración o la actividad), déficit de la antitrombina (AT; disminución de la concentración o la actividad), algunas disfibrinogenemias, forma homocigota de homocistinuria (déficit de cistationina β-sintasa), déficit de plasminógeno, actividad aumentada del FVIII.

2) Trombofilias adquiridas: síndrome antifosfolipídico (SAF), hiperhomocisteinemia (por causas otras que las genéticas: relacionada con insuficiencia renal, hipotiroidismo o tratamiento con antagonistas de folatos [p. ej. metotrexato]), actividad aumentada del FIX o FXI, actividad aumentada del FVIII, déficit del plasminógeno, resistencia adquirida a la proteína C activada (p. ej. en el embarazo, durante el uso de anticonceptivos orales).

Clasificación de las trombofilias según el riesgo trombótico:

1) leves (riesgo bajo), las más frecuentes son las formas heterocigotas de la mutación del factor V Leiden y del gen de protrombina 20210A, y los déficits de proteína C o proteína S

2) graves (riesgo alto): formas homocigotas de las mutaciones antes mencionadas, asociación de formas heterocigotas de las 2 mutaciones, déficit de AT, SAF.

En 1/3 de los casos, el incidente tromboembólico en la persona con trombofilia se desarrolla con la presencia simultánea de un factor de riesgo adquirido →cap. 2.33.1 (p. ej. traumatismo, embarazo, anticoncepción oral, neoplasia maligna). En general la trombofilia se relaciona con un aumento de la producción de trombina o alteración de su inactivación.

## → CUADRO CLÍNICO

La mayoría de los estados de hipercoagulabilidad favorece el desarrollo de ETV, que cursa de la misma manera que en los enfermos sin trombofilia. La trombofilia aumenta el riesgo de desarrollar ETV a lo largo de la vida, si bien el riesgo aumenta con la edad, y con la aparición de otros factores de riesgo de ETV adicionales. El primer episodio de ETV suele aparecer entre los 30 y 50 años de edad. Las trombofilias congénitas se relacionan también con un aumento del riesgo de la trombosis de los senos venosos cerebrales, las venas de la cavidad abdominal (más frecuentemente vena porta y venas hepáticas) y las venas de extremidades superiores, y también (según algunos expertos) a complicaciones obstétricas. En personas con déficit de la proteína C o proteína S puede aparecer (muy raramente) necrosis de la piel, más frecuentemente en el tronco y muslos de mujeres obesas de edad mediana, en los primeros días del tratamiento con warfarina o acenocumarol. El aumento del riesgo de eventos tromboembólicos en el sistema arterial, sobre todo ACV, se observa en el SAF, en personas con déficit de proteína C o proteína S; son controvertidos los datos en los portadores del factor V Leiden y de la variante 20210A del gen de protrombina.

## → DIAGNÓSTICO

**1.** Serie de pruebas recomendadas en el diagnóstico de trombofilia: resistencia a la proteína C activada, factor V Leiden y variante 20210A del gen de protrombina, actividad de la proteína C y concentración de la proteína S libre, actividad de AT, actividad del FVIII, anticoagulante lúpico, anticuerpos anticardiolipinas y anticuerpos contra $\beta_2$-glicoproteína I (ambos en clases IgG e IgM); además se puede determinar la concentración de homocisteína en plasma (de preferencia en ayunas). Si los resultados de las pruebas mencionadas anteriormente son normales, considerar una prueba dirigida a detectar la disfibrinogenemia, es decir determinar la concentración de fibrinógeno, y en caso de obtener un valor <1,5 g/l determinar el nivel de antígeno del fibrinógeno y el tiempo de trombina y la actividad del FIX, XI y plasminógeno. El estudio genético ayuda a detectar el factor V Leiden y la variante 20210A del gen de protrombina.

**2. Tiempo óptimo de realización de las pruebas:** 3-6 meses después del evento trombótico (en la fase aguda aumenta la actividad del FVIII y disminuye la concentración de AT). Durante la toma de AVK por el paciente no se debe determinar la actividad de la proteína C y proteína S libre porque su producción está disminuida. Suspender los AVK 2 semanas antes de la determinación y cambiar AVK por heparina. Las comprobaciones analíticas deben realizarse justo antes de administrar la siguiente dosis del fármaco, en general pasadas 24 h desde la última dosis.

**3. Indicaciones para la realización de pruebas dirigidas a detectar trombofilia:** ETV sin causa evidente en menores de 50 años, ETV en una persona con antecedentes familiares de ETV, ETV recurrente, trombosis en una localización atípica (p. ej. venas de la cavidad abdominal o SNC), trombocitopenia inducida por heparina, trombosis que se desarrolla durante el embarazo, uso de anticoncepción hormonal o terapia hormonal en la menopausia, aborto recurrente o nacimiento del feto muerto. Vale la pena realizar las pruebas para detectar trombofilia también en mujeres que son familiares de I grado de las personas con déficit de la proteína C, proteína S o AT que planean quedarse embarazadas. Según la mayoría de los expertos también en enfermos <50 años de edad con síntomas de trombosis en el sistema arterial sin factores de riesgo para el desarrollo de ateroesclerosis, p. ej. en enfermos jóvenes con infarto de miocardio o isquemia cerebral. Una concentración elevada de dímero D en plasma no es una indicación para realizar pruebas dirigidas a detectar trombofilia; después de descartar ETV hay que buscar otra causa (p. ej. estados inflamatorios crónicos, neoplasias malignas).

➔ **TRATAMIENTO**

**1.** El tratamiento de la ETV en personas con trombofilia documentada es el mismo e igualmente eficaz que en todas las demás personas con trombosis venosa →cap. 2.33.1, sin embargo el diagnóstico de trombofilia puede influir en la duración del tratamiento. En los enfermos con el déficit de AT (cofactor de heparina) las HBPM y HNF también son eficaces. Cada vez más datos demuestran que el dabigatrán, el rivaroxabán y el apixabán son eficaces en el tratamiento de trombofilia.

**2.** Evitar el uso de dosis altas de carga de AVK (p. ej. 8 mg de acenocumarol o 10 mg de warfarina) en enfermos con déficit de proteína C o proteína S y al mismo tiempo utilizar heparina durante 3-5 días para disminuir el riesgo de necrosis cutánea (en caso de su aparición se puede utilizar un concentrado de proteína C).

**3.** Se recomienda prevención antitrombótica secundaria de por vida en los siguientes casos.

1) Después del primer episodio de ETV en personas con déficit de AT, en personas con forma homocigota del factor V Leiden o variante 20210A del gen de protrombina y en caso de coexistencia de formas heterocigotas de estas alteraciones, y también en personas con SAF, después del primer episodio de trombosis idiopática. En una persona con una trombofilia distinta a las mencionadas, la anticoagulación debe durar ≥3 meses (generalmente 6-12 meses); en caso de la tromboembolia pulmonar sin etiología clara (sobre todo de alto riesgo) y la trombosis proximal la anticoagulación continua de forma indeterminada (si el riesgo de sangrado es bajo o moderado).

2) Después del segundo episodio de ETV o cuando coexisten 2 causas de trombofilia.

En caso de enfermos con trombofilia, la eficacia de NACO, en comparación con AVK, en la prevención secundaria, es menor.

➔ **PREVENCIÓN**

**1.** La trombofilia (excepto el SAF) en personas sin episodios de trombosis no requiere prevención. Vale la pena considerarla en enfermos con déficit de AT con antecedentes familiares de trombosis, sobre todo en embarazadas. En caso de déficit de la AT hay que administrar el concentrado de AT antes de toda intervención quirúrgica importante, después de traumatismos, durante el parto, en caso de trombosis masiva activa, o en el embolismo pulmonar de alto riesgo. En caso de no contar con este producto está indicado el uso racional de un inhibidor directo de la trombina como el argatrobán, o de anticoagulantes orales directos tipo rivaroxabán o dabigatrán.

Todas las embarazadas con trombofilia conocida deben ser vigiladas sobre desarrollo de ETV. La decisión sobre la profilaxis antitrombótica debe ser individualizada, teniendo en cuenta las preferencias de la embarazada (prevención antitrombótica en embarazadas según diferentes tipos de trombofilia →cap. 2.33.3, tabla 33-15). La trombofilia congénita no se asocia a un mayor riesgo de complicaciones trombóticas posoperatorias si se aplican las medidas de prevención perioperatorias adecuadas.

**2.** Actuación en caso del síndrome SAF →cap. 16.4. En casos de SAF durante el embarazo, más aún cuando ha habido pérdidas de la gestación previas, el tratamiento de la paciente usualmente incluye el uso combinado de HBPM y AAS.

# 1. Artritis reumatoide (AR)

### → DEFINICIÓN Y ETIOPATOGENIA

Es una enfermedad sistémica crónica del tejido conectivo de etiología inmunológica y desconocida. Se caracteriza por la inflamación simétrica e inespecífica de las articulaciones, cambios extraarticulares y síntomas sistémicos que ocasionan discapacidad, minusvalía y muerte prematura. Dependiendo de la presencia o ausencia de autoanticuerpos en suero (factor reumatoide en clase IgM y/o anticuerpos antipéptidos cíclicos citrulinados, ACPA) se diferencian las formas serológicamente positiva o negativa de la enfermedad.

### → CUADRO CLÍNICO E HISTORIA NATURAL

Las mujeres se ven afectadas con al menos tres veces mayor frecuencia que los hombres. La incidencia máxima se da en las 4.ª y 5.ª décadas de la vida. En ~70 % de los pacientes se producen exacerbaciones y períodos de remisión relativa, produciéndose una destrucción progresiva de las articulaciones. En ~15 % de los casos el curso es leve con actividad moderada de la enfermedad, afectación de pocas articulaciones y destrucción lenta. En ~10 % de los casos las remisiones son prolongadas, incluso de varios años. Es muy raro el curso episódico (palindrómico) o autolimitado de la enfermedad.

Las remisiones espontáneas son más frecuentes en hombres y en pacientes mayores. Por lo general la enfermedad se desarrolla insidiosamente. En un 10-15 % de los pacientes los síntomas comienzan de forma aguda en unos pocos días (en estos casos la afectación de las articulaciones puede ser asimétrica). En >70 % de los pacientes con AR activa y seropositiva (FR de clase IgM y/o ACPA en suero), con afectación poliarticular, se produce una destrucción significativa en el curso de los dos primeros años. Durante el embarazo los síntomas se reducen en un 75 % de las pacientes ya en el 1.er trimestre, pero después del parto empeoran. La AR no se asocia por sí sola con un mayor riesgo de complicaciones en la embarazada y el feto.

En casos de artralgias sin otros síntomas de artritis, y sin otros procesos concomitantes causantes del dolor, el riesgo de progresión a AR es elevado cuando se presentan ≥3 de los siguientes 7 criterios:

1) en la anamnesis
   a) síntomas articulares de reciente comienzo (<1 año)
   b) síntomas en articulaciones metacarpofalángicas
   c) duración de la rigidez matutina ≥60 min
   d) predominio matinal de los síntomas
   e) AR en un familiar de 1.er grado
2) en la exploración física
   a) dificultad para cerrar el puño
   b) resultado positivo en la prueba de flexión de metacarpofalángicas.

**1. Síntomas característicos:** dolor y tumefacción simétricos de articulaciones proximales de manos y pies. Con menor frecuencia se afectan las grandes articulaciones como rodillas u hombros. Rigidez matutina de duración variable, por lo general >1 h.

**2. Síntomas generales:** febrícula, dolor muscular, fatiga, falta de apetito, pérdida de peso.

**3. Cambios en el sistema locomotor:** artritis generalmente simétrica; muñecas, articulaciones de manos y pies afectados en los períodos iniciales de la enfermedad. Se afectan con mayor frecuencia las articulaciones interfalángicas proximales, metacarpofalángicas y metatarsofalángicas. Sigue en frecuencia la afectación de articulaciones de: rodillas, hombros, codos y caderas. Las articulaciones de los miembros superiores (sobre todo de la muñeca) se afectan más frecuentemente que las articulaciones de los miembros inferiores. Es posible un comienzo inusual en forma de afectación monoarticular o en forma palindrómica. En la etapa temprana de la enfermedad se produce un ligero aumento de la temperatura local de la articulación sin rubor, dolor articular y a la palpación con presión, tumefacción articular y de los tejidos periarticulares, derrame articular. Pueden aparecer inflamación de las vainas y bolsas tendinosas, cambios en los tendones y en los ligamentos.

1) **Articulaciones de las manos** (→cap. 1.8). En las fases iniciales aparece una tumefacción fusiforme de las articulaciones interfalángicas proximales y metacarpofalángicas, atrofia de músculos interóseos y lumbricales y también eritema palmar alrededor de las eminencias tenar e hipotenar. Posteriormente se producen deformaciones, más frecuentemente deformidad en ráfaga cubital de los dedos. En la AR avanzada se produce la subluxación palmar de las falanges, los dedos en cuello de cisne, la deformidad en *boutonnière* (debido a cambios en ligamentos, tendones y a contracturas musculares) → reducción significativa de la movilidad de los dedos. Como resultado de los cambios óseos, del estrechamiento del espacio articular y de la destrucción del aparato ligamentoso de la muñeca se puede producir una anquilosis. La membrana sinovial hipertrófica puede comprimir el nervio mediano, lo que es la causa de síndrome del túnel carpiano.

2) **Codo**: dolor y limitación de la extensión, puede conducir a una contractura permanente en flexión.

3) **Articulación glenohumeral y acromioclavicular**: artritis de ambas articulaciones, inflamación del ligamento coracohumeral, bursitis, inflamación del manguito de los rotadores (→ subluxación glenohumeral), de músculos y tendones cercanos.

4) **Articulaciones metatarsofalángicas**: a menudo afectadas ya en el comienzo de la enfermedad, las deformidades de los dedos son similares a las de las manos.

5) **Tobillo**: a veces ocupado en las formas severa y progresiva de la AR, puede ocurrir inestabilidad y supinación de pie.

6) **Cadera**: dolor en la región inguinal, dificultad creciente al caminar.

7) **Rodilla**: rara vez está afectada al comienzo de la enfermedad. El derrame articular causa un signo de peloteo rotuliano o signo del témpano o un aumento de volumen en forma de cúpula en el lado lateral de rodilla, que aumenta al presionar la zona suprarrotuliana. Puede surgir un quiste de Baker palpable a modo de bulto en el hueco poplíteo → ruptura de quiste, penetración del líquido en los tejidos de la pantorrilla, edema significativo de pantorrilla, dolor severo y contractura de rodilla (requiere diagnóstico diferencial con la trombosis venosa profunda de la pierna →cap. 2.33.1).

8) **Articulaciones de la columna**: los cambios cervicales son comunes y ocurren en la mayoría de los pacientes. Provocan subluxaciones, microfracturas, destrucción del anillo fibroso del disco intervertebral y prolapso del núcleo pulposo. La subluxación de la articulación atloaxoidea es peligrosa y se manifiesta por dolor irradiado a la zona occipital, parestesias en la cintura escapular y extremidades superiores, y paresia espástica en caso de compresión de la médula espinal.

9) **Otras articulaciones**: temporomandibulares (dolor en la zona temporomandibular y dificultad para abrir la boca y comer), cricoaritenoideas (ronquera) y menos frecuentemente esternoclaviculares.

**4. Manifestaciones extraarticulares:** a menudo multiorgánicas, generalmente en la AR seropositiva con evolución grave y prolongada.

1) **Nódulos reumatoideos**: subcutáneos, no dolorosos, principalmente en la superficie dorsal de antebrazos, también en áreas expuestas a la presión

como en nalgas, en tendones, sobre las articulaciones. También se producen en órganos internos.

2) **Cambios en el sistema circulatorio**: pericarditis que suele producirse en las etapas avanzadas de la enfermedad y habitualmente es asintomática; cambios en el miocardio y en las válvulas cardíacas (nódulos reumatoideos, miocardiopatía); hipertensión pulmonar; ateroesclerosis y tromboembolismo (los eventos cardiovasculares son la causa más común de muerte en los pacientes con AR).

3) **Cambios en el sistema respiratorio**: pleuritis en forma de derrame pleural frecuentemente asintomático, nódulos reumatoideos pulmonares (pueden desarrollar fibrosis, calcificación o infección), bronquiolitis obliterante y fibrosis pulmonar.

4) **Cambios en los ojos**: queratoconjuntivitis seca exfoliativa en el curso de un síndrome de Sjögren secundario, escleritis y epiescleritis.

5) **Cambios renales** (principalmente efecto secundario relacionado con los fármacos utilizados): nefritis intersticial, pielonefritis, amiloidosis secundaria (complicación de la inflamación activa de larga evolución).

6) **Otros**: vasculitis de vasos de pequeño y mediano calibre (puede conducir a la necrosis de segmentos distales de los dedos, de la piel y de órganos internos); cambios en el sistema nervioso como síndrome del túnel carpiano, polineuropatía (sobre todo en el curso de vasculitis), mononeuritis múltiple asociada a vasculitis, compresión de las raíces de los nervios raquídeos como resultado del daño de las articulaciones de la columna cervical, mielopatía causada por alteraciones inflamatorias (eventualmente destrucción) en la articulación atlantoaxial y articulaciones atlantooccipitales; inflamación de ganglios linfáticos en la zona submandibular, cervical, axilar y cubital; esplenomegalia aislada o asociada a neutropenia en el síndrome de Felty.

## → DIAGNÓSTICO

**Exploraciones complementarias**

**1. Pruebas de laboratorio:** VHS >30 mm en la primera hora, aumento de los niveles de fibrinógeno y proteína C-reactiva, anemia normocítica e hipocrómica, leucocitosis leve con porcentaje de líneas celulares normal, trombocitosis (en formas muy activas de la enfermedad) o trombocitopenia (como complicación del tratamiento farmacológico); aumento de los niveles de globulinas $\alpha_1$ y $\alpha_2$ en plasma; factor reumatoide clase IgM presente en la sangre en ~75 % de los pacientes (un título elevado se asocia a una rápida destrucción de las articulaciones y a la presencia de cambios extraarticulares. Los ACPA presentan una sensibilidad >50 % y especificidad 98 % para AR. Está presente en ~40 % de los pacientes seronegativos para el FR IgM. Al igual que el FR, su presencia se asocia a un peor pronóstico, siendo predictores de una destrucción articular acelerada.

**2. Examen del líquido sinovial:** líquido sinovial inflamatorio →cap. 28.7, FR positivo (puede no estar presente en sangre), posibles ragocitos (neutrófilos, macrófagos, monocitos o sinoviocitos que fagocitan inmunocomplejos).

**3. Pruebas de imagen.** En la **radiografía de las articulaciones** los cambios observados dependen de la etapa de la enfermedad →tabla 1-1. La **ecografía** permite detectar sinovitis y derrame articular en las articulaciones pequeñas y grandes, permite detectar erosiones en las superficies articulares antes de la radiografía. En los tendones puede revelar pérdida de estructura fibrilar, quistes o rupturas tendinosas. La **RMN** permite una detección temprana de la sinovitis, las erosiones articulares y el edema de la médula ósea, que puede preceder a la sinovitis. La **TC** permite detectar cambios destructivos en las articulaciones mucho más temprano que la radiografía. Es el mejor método de visualización de geodas con continuidad cortical conservada (en la RMN presentan una imagen correcta y pueden no estar visibles). Es muy útil en la evaluación de los cambios en la columna vertebral cervical.

**Tabla 1-1. Etapas de la AR según Steinbrocker**

| Fases de la enfermedad | Cambios radiológicos | Atrofia muscular | Cambios periarticulares | Anquilosis | Rigidez articular |
|---|---|---|---|---|---|
| I (inicial) | Osteoporosis primaria | – | – | – | – |
| II (de cambios moderados) | Véase más arriba + estrechamiento del espacio articular, geodas | En las proximidades de las articulaciones afectadas | Nódulos, tendinitis | – | – |
| III (de cambios severos) | Véase más arriba + erosiones de superficies articulares | Generalizada | Véase más arriba | Subluxación, cubitalización, hiperextensión | – |
| IV (final) | Véase más arriba + anquilosis fibrosa u ósea | Véase más arriba | Véase más arriba | Véase más arriba | + |

**Tabla 1-2. Clasificación de la capacidad funcional en la AR**

| Clase | Rango de capacidad funcional |
|---|---|
| I | Capacidad para realizar todas las actividades cotidianas sin dificultad |
| II | Capacidad para realizar las actividades normales a pesar de las dificultades causadas por la restricción de la movilidad de una o más articulaciones |
| III | Capacidad para realizar sólo algunas actividades cotidianas y de autoservicio o una incapacidad total |
| IV | Inmovilización de alto grado o inmovilización completa en cama o en silla de ruedas; capacidad de autoservicio parcial o totalmente abolida |

### Procedimiento diagnóstico

Efectuar las siguientes exploraciones complementarias (básicas): VHS y proteína C-reactiva, FR IgM, ACPA, anticuerpos antinucleares, hemograma con recuento sanguíneo completo, electroforesis de proteínas en plasma, actividad de ALT y AST en suero, concentración de ácido úrico, creatinina y electrólitos en suero, análisis de orina, examen del líquido sinovial (si hay derrame articular, para descartar otras enfermedades articulares), radiografía de manos, pies u otras articulaciones afectadas. Si la imagen es normal: ecografía, RMN (la TC es menos útil).

El diagnóstico completo incluye:

1) **fase de la enfermedad:** clases I-IV según Steinbrocker →tabla 1-1

2) **grado de capacidad funcional** →tabla 1-2

3) **actividad de la enfermedad** →tabla 1-3.

### Criterios diagnósticos

Se utilizan los criterios de clasificación de la EULAR/el ACR →tabla 1-4.

### Diagnóstico diferencial

LES, esclerosis sistémica, dermatomiositis y polimiositis, EMTC, vasculitis sistémica, polimialgia reumática, artritis asociadas a infecciones o reactivas, espondiloartropatía en fase temprana, en particular con afectación de las articulaciones periféricas. Diferenciación de los síntomas de la artritis →tabla 1-5.

**Tabla 1-3. Escalas para la evaluación de la actividad de la AR**

| Escala | Componentes | Interpretación de resultado |
|---|---|---|
| **DAS** (Disease Activity Score) | En la práctica clínica se suele utilizar el DAS28. El resultado se calcula mediante el uso de una calculadora especial que incluye: 1) número de articulaciones con inflamación 2) número de articulaciones dolorosas (teniendo en cuenta 28 articulaciones: muñecas, metacarpofalángicas, interfalángicas proximales, codos, hombros y rodillas) 3) VHS o proteína C-reactiva 4) evaluación general de la actividad de la enfermedad realizada por el paciente mediante la escala analógica visual (VAS, 0-100). | Rango de valores posibles de 0-9,4. Evaluación de la actividad de la enfermedad: <2,6 ptos.: remisión ≤3,2: actividad baja >3,2 y ≤5,1: actividad moderada >5,1: actividad alta Evaluación de la respuesta al tratamiento: – buena: cambio de la actividad ≥1,2 y actividad baja – moderada: cambio de la actividad >0,6 y <1,2 y actividad baja o moderada o cambio de ≥1,2 y actividad alta o moderada – sin respuesta: cambio <0,6 o <1,2 y actividad alta. |
| **SDAI** (Simplified Disease Activity Index) | Tiene en cuenta las mismas articulaciones que DAS28, pero no requiere una calculadora. Valor SDAI = número de articulaciones dolorosas + número de articulaciones inflamadas + valoración global de la actividad de la enfermedad realizada por el paciente según la escala VAS (0-10 cm) + valoración global de la actividad de la enfermedad realizada por el médico según la escala VAS (0-10 cm) + proteína C-reactiva (0,1-10 mg/dl). | Rango de valores posibles de 0,1-86. Evaluación de la actividad de la enfermedad: ≤3,3: remisión ≤11 actividad baja >11 y ≤26: actividad moderada >26: actividad alta. Evaluación de la respuesta al tratamiento: – gran mejora: cambio >21 – mejora moderada: cambio entre 10-21 – falta de mejora: cambio ≤9. |
| **CDAI** (Clinical Disease Activity Index) | Iguales que los del SDAI, excepto que no incluye la proteína C-reactiva | Rango de posibles valores de 0,1-76. Evaluación de la actividad de la enfermedad: ≤2,8: remisión ≤10: actividad baja >10 y ≤22: actividad moderada >22 actividad alta. |
| **Criterios de remisión** según ACR/EULAR (Clinical Disease Activity Index) | Cumplido todo lo siguiente: – número de articulaciones dolorosas ≤1 – número de articulaciones inflamadas ≤1 – PCR (mg/dl) ≤1 – evaluación general de la actividad de la enfermedad realizada por el paciente mediante VAS (0-10) ≤1, o SDAI ≤3,3. | Recomendado por el EULAR para evaluar la eficacia del tratamiento en la práctica clínica. |

**Tabla 1-4. Criterios de clasificación de la AR según el ACR y la EULAR de 2010**

**Población valorada** (¿en quiénes se debe evaluar la AR?):

1) casos de sinovitis clínicamente manifiesta en ≥1 articulación (tumefacción)

2) la sinovitis no puede ser explicada por otra enfermedad[a].

Estos criterios se utilizan en pacientes evaluados por primera vez. Además se clasifican como pacientes con AR: aquellos con erosiones típicas de AR[b] o con enfermedad crónica incluso inactiva, tratada o no, que cumplían los siguientes criterios (según los datos de la historia clínica).

**Criterios de clasificación de AR** (sumar el número de puntos en cada categoría [A-D]; resultado ≥6 ptos. = diagnóstico de AR cierto.[c]

**A. Afectación de articulaciones[d]**

| | |
|---|---|
| 1 articulación grande[e] | 0 ptos. |
| 2-10 articulaciones grandes | 1 pto. |
| 1-3 articulaciones pequeñas[f] (con o sin afectación de articulaciones grandes) | 2 ptos. |
| 4-10 articulaciones pequeñas (con o sin afectación de articulaciones grandes) | 3 ptos. |
| >10 articulaciones[g] (incluida ≥1 articulación pequeña) | 5 ptos. |

**B. Serología (es necesario el resultado ≥1 del examen)[h]**

| | |
|---|---|
| FR y ACPA negativos | 0 ptos. |
| FR o ACPA presentes a título bajo | 2 ptos. |
| FR o ACPA presentes a título alto | 3 ptos. |

**C. Marcadores de fase aguda (es necesario resultado ≥1 del examen)**

| | |
|---|---|
| Proteína C-reactiva normal y VHS no elevadas | 0 ptos. |
| Proteína C-reactiva o VHS elevada | 1 pto. |

**D. Duración de los síntomas[i]**

| | |
|---|---|
| <6 semanas | 0 ptos. |
| ≥6 semanas | 1 pto. |

[a] El diagnóstico diferencial puede incluir enfermedades tales como LES, artritis psoriásica y gota. [b] Erosiones (definidas como una ruptura en el hueso cortical) visibles en las radiografías de manos y pies en ≥3 articulaciones separadas, de entre las siguientes: interfalángicas proximales, metacarpofalángicas, articulaciones de muñeca (considerada como 1 articulación) y metatarsofalángicas. [c] Los pacientes con <6 ptos. no se clasifican como enfermos con AR, pero pueden cumplir criterios en un momento posterior (no necesariamente al mismo tiempo), durante la evaluación siguiente. [d] La afectación de la articulación significa tumefacción o sensibilidad durante la exploración. Se puede confirmar demostrando sinovitis mediante pruebas de imagen. No se incluyen las articulaciones interfalángicas distales, 1.ª carpometacarpiana y 1.ª metatarsofalángica (por lo general están afectadas en la osteoartritis). [e] Articulaciones: hombro, codo, cadera, rodilla, tobillo. [f] Articulaciones: metacarpofalángicas, interfalángicas proximales, metatarsofalángicas 2.ª-5.ª, interfalángica del pulgar y las articulaciones de muñeca. [g] Además de ≥1 articulación pequeña pueden estar afectadas otras articulaciones pequeñas, articulaciones grandes o articulaciones no clasificadas como pequeñas o grandes (p. ej. temporomandibular, acromioclavicular, esternoclavicular, etc.). [h] El resultado "negativo" significa un valor (expresado en unidades internacionales, UI) por debajo del LSN para dicha prueba en cada laboratorio; "título bajo" = valor que supera ≤3 veces el LSN; " título alto" = valor que supera >3 veces el LSN. [i] Expresada por el paciente duración de los síntomas o signos de sinovitis (p. ej. dolor, hinchazón, sensibilidad) de las articulaciones afectadas clínicamente en el momento de la evaluación clínica (independientemente de si está siendo tratado o no).

ACPA — anticuerpos antiproteínas citrulinadas, FR — factor reumatoide, VHS — velocidad de hemosedimentación

**Tabla 1-5. Diferenciación de los síntomas de artritis**

| Síntomas | Diagnóstico probable |
|---|---|
| Rigidez matutina | AR, osteoartritis, polimialgia reumática, enfermedad de Still, artritis psoriásica, espondilitis anquilosante, esclerosis sistémica, artritis viral |
| Inflamación simétrica de articulaciones pequeñas | AR, LES, EMTC, artritis viral |
| Artritis migratoria | LES, artritis viral, leucemia aguda, linfoma, artritis causada por enfermedades neoplásicas, fiebre reumática |
| Factor reumatoide presente | AR, síndrome de Sjögren, LES, esclerosis sistémica, EMTC, polimiositis o dermatomiositis, sarcoidosis, crioglobulinemia (especialmente en el curso de hepatitis C); enfermedad inflamatoria crónica del hígado (especialmente viral crónica), enfermedades inflamatorias pulmonares crónicas, neoplasias (especialmente enfermedades linfoproliferativas), infecciones virales (SIDA, mononucleosis infecciosa, gripe, parvovirus B19) y bacterianas (tuberculosis, lepra, sífilis, brucelosis, salmonelosis, enfermedad de Lyme, endocarditis subaguda), parasitosis (malaria, filariasis, esquistosomiasis) |
| Fiebre de hasta 40 °C | Enfermedad de Still, LES, artritis bacteriana, ataque agudo de gota |
| Leucocitosis (>15 000/µl) | Artritis séptica, endocarditis, enfermedad de Still, vasculitis sistémica |
| Leucopenia | LES, síndrome de Sjögren, artritis viral |

## ➡ TRATAMIENTO

El objetivo del tratamiento es la remisión clínica definida por el ACR y la EULAR (→tabla 1-3) o por lo menos la reducción de la actividad de la enfermedad, si la remisión es poco probable. Este objetivo ha de alcanzarse en 6 meses, siempre que el tratamiento sea modificado o cambiado si no hay mejoría después de 3 meses. Algoritmo de farmacoterapia según la EULAR 2016 →fig. 1-1.

**Tratamiento farmacológico**

**1. Fármacos modificadores de la enfermedad (FARME)** tienen el papel principal en el tratamiento de la AR porque previenen los cambios destructivos articulares o retrasan su aparición. Deben ser utilizados inmediatamente tras el diagnóstico.

Los FARME se dividen en

1) sintéticos (sFARME)

   a) **convencionales** (csFARME): metotrexato, leflunomida, sulfasalazina, compuestos de oro, cloroquina, hidroxicloroquina

   b) **puntuales** (psFARME): tofacitinib (inhibidor de cinasas Janus JAK1 y JAK3), baricitinib (inhibidor JAK1 y JAK2)

2) **biológicos** (bFARME):

   a) **originales** (boFARME) anti citoquina: adalimumab, anakinra (no registrado en Chile), certolizumab, etanercept, golimumab, infliximab, tocilizumab, sarilumab; no anti-citoquina: abatacept, rituximab

   b) **biosimilares** (bpFARME), p. ej. infliximab biosimilar, etanercept biosimilar.

La elección del fármaco depende de la actividad y duración de la enfermedad, del tratamiento previo, de los factores pronósticos (peor pronóstico en presencia de FR y/o ACPA, especialmente a título alto, intensa actividad de la enfermedad o aparición precoz de erosiones), de las enfermedades concomitantes, de las contraindicaciones, efectos adversos y de la disponibilidad de fármacos (preparados, dosificación, contraindicaciones y normas de monitorización del tratamiento →tabla 1-6).

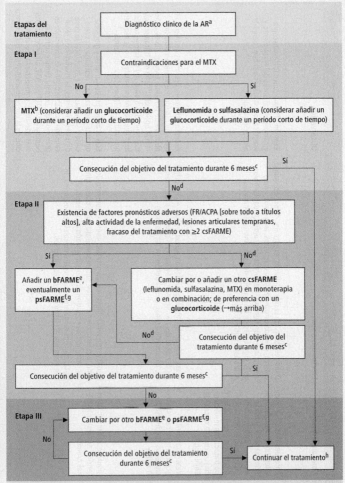

**Etapas del tratamiento**

Diagnóstico clínico de la AR[a]

**Etapa I**

Contraindicaciones para el MTX

No → **MTX**[b] (considerar añadir un **glucocorticoide** durante un período corto de tiempo)

Sí → **Leflunomida** o **sulfasalazina** (considerar añadir un **glucocorticoide** durante un período corto de tiempo)

Consecución del objetivo del tratamiento durante 6 meses[c] — Sí

No[d]

**Etapa II**

Existencia de factores pronósticos adversos (FR/ACPA [sobre todo a títulos altos], alta actividad de la enfermedad, lesiones articulares tempranas, fracaso del tratamiento con ≥2 csFARME)

Sí → Añadir un **bFARME**[e], eventualmente un **psFARME**[f,g]

No[d] → Cambiar por o añadir un otro **csFARME** (leflunomida, sulfasalazina, MTX) en monoterapia o en combinación; de preferencia con un **glucocorticoide** (→más arriba)

No[d] ← Consecución del objetivo del tratamiento durante 6 meses[c]

Consecución del objetivo del tratamiento durante 6 meses[c] — Sí

No

**Etapa III**

Cambiar por otro **bFARME**[e] o **psFARME**[f,g]

No → Consecución del objetivo del tratamiento durante 6 meses[c]

Sí → Continuar el tratamiento[h]

[a] En el diagnóstico precoz de la enfermedad pueden ser útiles los criterios de la clasificación de ACR y EULAR 2010. [b] En monoterapia o en combinación con otro csFARME. [c] El objetivo del tratamiento es conseguir la remisión clínica (según la definición de ACR y EULAR) o por lo menos una actividad baja de la enfermedad, si el alcance de la remisión es poco probable. El objetivo debería conseguirse en 6 meses (si no se evidencia mejoría, el tratamiento debe modificarse a los 3 meses). [d] Debido a la ineficacia o toxicidad del tratamiento. [e] Inhibidor de TNF (adalimumab, certolizumab, etanercept, golimumab, infliximab o un fármaco biosimilar adecuado), abatacept, inhibidor IL-6 o rituximab. [f] Inhibidor JAK (tofacitinib, baricitinib). [g] En enfermos que no pueden tomar csFARME en un tratamiento combinado, puede resultar más provechosa la administración del inhibidor IL-6 o del psFARME. [h] Si la remisión persiste, reducir la dosis o los intervalos entre las administraciones.

ACPA — anticuerpos antipéptidos cíclicos citrulinados, AR — artritis reumatoide, bFARME — fármaco modificador de la enfermedad biológico, csFARME — fármaco modificador de la enfermedad sintético convencional, FR — factor reumatoide, MTX — metotrexato, psFARME — fármaco modificador de la enfermedad sintético puntual

**Fig. 1-1.** Algoritmo del tratamiento de la AR recomendado por la EULAR 2016

Tabla 1-6. Fármacos modificadores de la enfermedad (FARME) utilizados en la AR

| Fármaco | Dosificación | Contraindicaciones | Efectos adversos | Observación |
|---|---|---|---|---|
| **Convencionales (no biológicos)** | | | | |
| Cloroquina | VO 250 mg 2 × d durante 1 semana, después 1 × d | Enfermedades de la retina, alteraciones visuales, insuficiencia renal, porfiria, psoriasis, deficiencia de glucosa-6-fosfato deshidrogenasa, hepatitis B o C no tratada con insuficiencia hepática en clase C de Child-Pugh | Daño retiniano (de la mácula lútea); exantema; dolor abdominal, diarrea, pérdida de apetito, náuseas; otros, muy raros, como miopatía, visión borrosa, trastornos de acomodación, cambios en la pigmentación de la piel y de las membranas mucosas, neuropatía periférica | Examen oftalmológico (oftalmoscopia y campimetria) antes del tratamiento y luego cada 3-4 meses y si hay cualquier alteración visual |
| Hidroxicloroquina | VO 200 mg 1-2 × d (≤6,5 mg/kg) | Véase más arriba; aceptable en casos seleccionados con hepatitis B activa | Véase más arriba; el riesgo de lesión ocular es bajo en los primeros 5-7 años del tratamiento (es mayor en casos de edad avanzada, enfermedad renal, antecedentes de retinopatía) | Examen oftalmológico antes de iniciar el tratamiento (de preferencia valoración objetiva de la retina, tomografía de coherencia óptica el 1.er año del tratamiento), transcurridos 5 años del tratamiento realizar evaluaciones anuales; no se requiere un control de laboratorio de rutina |
| Ciclosporina | VO 2,5 mg/kg/d en divididas en 2 dosis cada 12 h, y luego incrementar en 0,5 mg/ kg/d cada 2-4 semanas hasta obtener mejoría clínica o hasta una dosis total de 5 mg/kg/d | Insuficiencia renal; hipertensión arterial; infecciones crónicas | Insuficiencia renal; hipertensión arterial; anemia; aumento de vello, hirsutismo en mujeres; entumecimiento; hiperplasia gingival; inmunodepresión con riesgo aumentado de infecciones **Nota:** muchos medicamentos interfieren con la ciclosporina, lo que aumenta el riesgo de efectos adversos | ECG al inicio; presión arterial y glucemia durante cada visita; creatinina en suero cada 2 semanas hasta establecer la dosis, después cada 2 semanas hasta establecer la dosis, después cada mes; la insuficiencia renal causada por ciclosporina es reversible en gran medida, pero no completamente; hemograma, ALT y/o AST, albúmina (como más adelante): considerar la monitorización sérica del fármaco |

| | | | | |
|---|---|---|---|---|
| Leflunomida | VO 20 mg 1 × d | Infección[a]; leucopenia <3000/μl; trombocitopenia <50000/μl; mielodisplasia; neoplasia linfoproliferativa tratada en los últimos ≤5 años; fallo hepático[b,c,d]; embarazo y lactancia; insuficiencia renal grave o moderada | Diarrea, dolor abdominal, náuseas; exantema; alopecia; daño hepático; daño renal; aumento de la tensión arterial; efecto teratogénico (se necesita un método anticonceptivo eficaz); en el caso de complicaciones posteriores a la interrupción de la administración del fármaco puede acelerarse su eliminación mediante la colestiramina (8 g 3 × d durante 11 días) o carbón activado (50 g 4 × d durante 11 días); en mujeres que desean quedarse embarazadas y en hombres que planean paternidad deben medirse repetidamente las concentraciones del metabolito de leflunomida de eliminación acelerada | Hemograma, aclaramiento de creatinina/eTFG, ALT y/o AST, albúmina: cada 2 semanas hasta establecer una dosis fija durante 6 semanas, a continuación cada 1 mes durante 3 meses, a continuación por lo menos cada 12 semanas; con mayor frecuencia en enfermos con mayor riesgo de toxicidad; en el caso de un aumento sostenido de ALT/AST >3 × LSN hay que suspender el fármaco y considerar la biopsia hepática para evaluar daños; presión arterial y peso corporal durante cada visita |
| Metotrexato | VO, IM o VSc 10-15 mg 1 × semana, la dosis se aumenta gradualmente hasta un máx. de 25-30 mg; administración concomitante (con un día de diferencia en la administración de los dos fármacos) de ácido fólico (≥5 mg/semana) o de ácido folínico con el fin de evitar los efectos adversos (citopenia, úlceras orales y náuseas) | Véase más arriba + neumonía intersticial / fibrosis pulmonar[e]; aclaramiento de creatinina <30 ml/min | Aumento de la actividad de las enzimas hepáticas en el suero, fibrosis y cirrosis hepática (muy raramente); factores de riesgo: falta de suplementación del ácido fólico, esteatohepatitis no alcohólica, sexo masculino, hiperlipidemia no tratada, diabetes, hepatitis B y C; citopenia debida a la supresión de la médula ósea y a sus complicaciones (dependiendo de la dosis); úlceras orales, incidencia de un 30 %; náuseas a las 24-48 h de la ingesta; cambios intersticiales pulmonares, frecuencia de un 2-6 %, independientemente del tiempo de tratamiento y de la dosis de metotrexato; efecto teratogénico: se necesita un método anticonceptivo eficaz; el metotrexato debe retirarse (hombre y mujer) tres meses antes de un intento de concebir; más leves (por falta de ácido fólico): mucositis, alopecia, trastornos del tracto gastrointestinal | Véase más arriba + prueba de la función pulmonar y radiografía de tórax antes del tratamiento (vigente desde el año anterior) y durante el tratamiento, si se desarrolla tos o disnea |

| Fármaco | Dosificación | Contraindicaciones | Efectos adversos | Observación |
|---|---|---|---|---|
| Sulfasalazina | VO 1 g 2 × d (óptimamente 3-4 g/d, la dosis debe aumentarse gradualmente); simultáneamente la administración de ácido fólico (5 mg/semana) o de ácido folínico | Hipersensibilidad a sulfonamidas y a salicilatos; casos de ileostomía; fallo hepático[b,c,f]; insuficiencia renal; porfiria; deficiencia de glucosa-6-fosfato deshidrogenasa | La mayoría de los efectos adversos se produce en los primeros meses de tratamiento: se pueden evitar al comenzar con una dosis baja e incrementar gradualmente; pérdida de apetito, dispepsia, náuseas, vómitos, dolor abdominal (frecuencia de un 30 %); cefaleas y mareos; fiebre; reacciones alérgicas de la piel (urticaria, hipersensibilidad a la luz solar) y de las articulaciones; anemia hemolítica (en pacientes con deficiencia de glucosa-6-fosfato deshidrogenasa en eritrocitos), anemia aplásica esporádica; granulocitopenia (1-3 %), puede ocurrir en cualquier momento del tratamiento (por lo general en los primeros 3 meses); un aumento de actividad de ALT/AST en suero; cambios intersticiales pulmonares raramente | Hemograma, ALT/AST, creatinina/eTFG séricas: véase más arriba; no se requieren nuevos controles pasados 12 meses, si el estado clínico es estable |
| **Biológicos** | | | | |
| Abatacept | Infusión iv. 30 min; mc. <60 kg — 500 mg, 60-100 kg — 750 mg, >100 kg — 1 g; las dosis posteriores a las 2 y 4 semanas de la primera infusión, y luego cada 4 semanas | Infecciones[a]; hepatitis virales[c,f]; embarazo y lactancia | Infecciones graves (incluidas oportunistas); probablemente leucoencefalopatía multifocal progresiva (muy raramente) | Antes del tratamiento: radiografía de tórax y test de tuberculina/test IGRA, hemograma, ALT/AST, creatinina sérica, pruebas de hepatitis; se recomienda la vacunación: neumococo (periódicamente), gripe (anualmente), hepatitis B (si existen factores de riesgo); vacunas vivas contraindicadas; durante el tratamiento vigilar los síntomas de infección; en mujeres indicación de mamografía antes del tratamiento |
| Adalimumab | VSc 20-40 mg cada 1 o 2 semanas | Infecciones crónicas, véase más arriba + insuficiencia cardiaca (NYHA III o IV y FEVI ≤50 %); esclerosis múltiple u otra enfermedad desmielinizante; neoplasia linfoproliferativa tratada en los últimos ≤5 años[9] | Infecciones graves (incluyendo infecciones oportunistas); formación de autoanticuerpos, incluyendo: ANA, Anti-dsDNA, anticardiolipinas y antiquimeras; raras veces se desarrolla lupus inducido por fármacos: en este caso suspender el tratamiento; citopenias (principalmente leucopenia); síndromes desmielinizantes, neuritis óptica (muy raras veces); los síntomas desaparecen después de la interrupción del fármaco; reactivación de la infección por VHB; aumento de la actividad de ALT/AST en suero | |
| Etanercept | VSc 25 mg 2 × semana o 50 mg 1 × semana | | | |
| Infliximab | iv. 3-10 mg/kg inicialmente en las semanas 0, 2 y 6, después cada 8 semanas o 3-5 mg/kg cada 4 semanas | | | |

| | | | | |
|---|---|---|---|---|
| Golimumab | VSc 1 × 50 mg mes (también disponible en Chile para infusión iv. 2 mg/kg, semanas 0, 4 y a continuación cada 8 semanas) | Véase más arriba | Véase más arriba | Véase más arriba |
| Certolizumab | VSc 200 mg 2 × d en las semanas 0, 2 y 4, a continuación una dosis de mantenimiento de 200 mg cada 2 semanas | Véase más arriba | Véase más arriba | Véase más arriba |
| Rituximab | iv. 1 g 2 veces en un intervalo de 14 días; se puede repetir después de 6 meses | Infección[a]: hepatitis virales[c,d,f]; embarazo y lactancia | Reacciones alérgicas; infecciones; probablemente leucoencefalopatía multifocal progresiva (muy raras veces); reactivación de la infección por VHB | Véase más arriba + concentración de inmunoglobulinas séricas |
| Tocilizumab | iv. 8 mg/kg cada 4 semanas | Infección[a]; hepatitis virales[c,h]; ALT/AST >5×LSN; neutropenia <500/µl, y trombocitopenia <50000/µl; embarazo y lactancia | Infecciones, neutropenia y trombocitopenia, aumento de la actividad sérica de ALT/AST (particularmente con el uso concomitante de fármacos potencialmente hepatotóxicos, p. ej., FARME), trastornos lipídicos, perforación intestinal en pacientes con diverticulitis (poco común) | Véase más arriba (debido a la supresión de la respuesta de fase aguda, debe vigilarse sobre todo el desarrollo de infección) + ALT/AST cada 4-8 semanas durante los primeros 6 meses de tratamiento, y luego cada tres meses; hemograma después de 4-8 semanas de tratamiento, y luego según las indicaciones |

[a] Infecciones que requieran hospitalización o administración parenteral de antibióticos; tuberculosis (activa o latente, si el paciente no recibe tratamiento profiláctico contra la tuberculosis), infección activa por varicela zóster y herpes zóster; infección fúngica activa grave (en el caso de agentes biológicos también presumiblemente infección del tracto respiratorio superior viral con fiebre y úlceras de la piel infectadas, no cicatrizadas). [b] Actividad de ALT y/o AST >2×LSN. [c] Hepatitis B o C aguda. [d] Hepatitis B o C, aguda o crónica (independientemente del tratamiento y del grado de insuficiencia hepática). [e] El antecedente de enfermedad pulmonar no es contraindicación absoluta para usar cualquier FARME. [f] Hepatitis B crónica (salvo hepatitis tratada en la insuficiencia hepática en clase A de Child-Pugh: la sulfasalazina puede administrarse en insuficiencia hepática clase A o B) o hepatitis C crónica en clase B o C (el etanercept está indicado como potencialmente seguro en pacientes con hepatitis C crónica). [g] El rituximab está indicado en pacientes con AR aptos para el tratamiento biológico, en los que se (en cualquier momento) ha tratado una neoplasia linfoproliferativa o el melanoma o que en los últimos 5 años han padecido cáncer de piel o una neoplasia sólida. [h] No hay pruebas de la seguridad de uso del tocilizumab en la hepatitis viral crónica.

ALT — alanina-aminotransferasa, AR — artritis reumatoide, AST — aspartato aminotransferasa, FARME — fármacos modificadores de la enfermedad, FEVI — fracción de eyección del ventrículo izquierdo

En un enfermo con AR activa en primer lugar se debe utilizar metotrexato (MTX), incrementando gradualmente la dosis hasta alcanzar la dosis óptima (25-30 mg/semana; en Chile la dosis máxima utilizada es 25 mg/semana) →tabla 1-6 en unas semanas o manteniendo una dosis menor en caso de efectos adversos. Mantener durante 8-12 semanas (pasado este período valorar la eficacia del tratamiento), con suplementación adecuada de ácido fólico (≥5 mg/semana). Utilizar MTX en el tratamiento de primera línea solo o en combinación con otros csFARME. En caso de contraindicación o intolerancia para el MTX → leflunomida o sulfasalazina solas o en combinación. En el tratamiento inicial simultáneamente se pueden utilizar también glucocorticoides (prednisona, metilprednisolona o prednisolona), cuya dosis debe reducirse lo más rápidamente posible en función del estado clínico, y posteriormente retirarse por completo (habitualmente en 3, y excepcionalmente en 6 meses). Recordar la prevención/ el tratamiento de osteoporosis (→cap. 16.16). Si a pesar de la administración de csFARME a dosis óptimas no se ha alcanzado el objetivo terapéutico, no se ha apreciado mejoría tras 6 meses o han ocurrido efectos adversos (en caso de intolerancia a MTX primero intentar cambiar la vía de administración, es decir de VO a IM o a VSc), entonces considerar:

1) en pacientes sin factores pronósticos desfavorables: cambio a otro(s) csFARME o agregar otro(s) csFARME, preferiblemente simultáneamente con glucocorticoides durante un corto período de tiempo (como más arriba)

2) en pacientes con factores pronósticos desfavorables añadir bFARME (inhibidor de TNF, abatacept, inhibidor del IL-6 o rituximab), eventualmente psFARME (inhibidor JAK: tofacitinib o baricitinib) →fig. 1-1.

Utilizar todos los bFARME y psFARME en combinación con MTX (7,5-10 mg/semana) o con otros csFARME. En caso de intolerancia a los csFARME, el bFARME de elección debería ser el inhibidor de la IL-6 o el psFARME. Si no se logra el objetivo de tratamiento, considerar la terapia de combinación con otro bFARME o psFARME y un csFARME.

Después de alcanzar una remisión mantenida y tras interrumpir la administración de glucocorticoides: gradualmente reducir la dosis, prolongar el intervalo entre las dosis de bFARME, especialmente si el paciente recibe csFARME concomitante. Una cuidadosa reducción de dosis de csFARME se puede planificar junto con el paciente. Recordar que la suspensión del tratamiento de csFARME en pacientes con remisión causa exacerbaciones agudas en ~70 % de los casos y el control resulta mucho más difícil.

En situaciones excepcionales se puede considerar la administración de azatioprina o ciclosporina (excepcionalmente ciclofosfamida).

**2. AINE** VO: usar con prudencia y controles adecuados, durante los menores plazos posibles y cuando existen signos y síntomas de inflamación. En caso de contraindicaciones o intolerancia usar paracetamol y/o opioides débiles (p. ej. tramadol).

**3. Glucocorticoides** de depósito: considerar la administración de inyecciones interarticulares cuando se afecta solo una o pocas articulaciones, las inyecciones en la misma articulación no deben realizarse con una periodicidad inferior a los 3 meses. Antes de la inyección excluir otras causas de exacerbación de las manifestaciones articulares, como infecciones o sinovitis causada por cristales.

Dosis dependiendo del tamaño de la articulación: acetato de metilprednisolona 4-80 mg, betametasona 0,8-4 mg, dexametasona 0,2-6 mg.

### Medicina física y rehabilitación

Aplicar en cada etapa de la enfermedad:

1) **kinesioterapia:** aumento de la fuerza muscular, mejora de la forma física, prevención de contracturas y deformidades, prevención de discapacidades

2) **fisioterapia:** electro-, lasero-, termo-, crio- y balneoterapia, así como masajes tienen un efecto analgésico, antinflamatorio y relajante muscular

3) **apoyo psicológico y terapia ocupacional.**

**Tratamiento quirúrgico**

Considerar en caso de:

1) dolor severo a pesar del tratamiento conservador máximo

2) destrucción de una articulación que limita el rango de movimientos hasta provocar una discapacidad severa; tipos de cirugía: sinovectomía, operaciones reconstructivas o correctivas, artrodesis, artroplastia.

### → OBSERVACIÓN

Evaluar la eficacia del tratamiento y la aparición de efectos adversos a fármacos en la fase inicial del tratamiento hasta conseguir la remisión o reducir la actividad de la enfermedad cada 1-3 meses, y a continuación con menor frecuencia (p. ej. cada 6-12 meses). Para evaluar la actividad de la enfermedad se recomienda utilizar índices complejos, mientras que para diagnosticar la remisión de la enfermedad se recomiendan los criterios del ACR/EULAR (→tabla 1-3). Durante todo el período de tratamiento hay que monitorizar

1) la actividad de la enfermedad y el grado de afectación de articulaciones empleando, p. ej.

   a) escalas clínicas →tabla 1-3

   b) evaluación de la intensidad del dolor (p. ej. escala analógica VAS [0-100 mm] o escala numérica NRS [0-10 ptos.])

   c) valoración conjunta del estado de salud por el paciente y el médico (en la escala VAS)

   d) valoración de la discapacidad según el cuestionario HAQ (Health Assessment Questionaire)

   e) valoración de la calidad de vida con el cuestionario SF-36

   f) resultados de pruebas de laboratorio: VHS/proteína C-reactiva (control de la actividad inflamatoria), hemograma, creatinina, eTFG, ALT y/o AST, albúmina sérica (para el uso de los FARME: antes de administrar o añadir un otro FARME cada 2 semanas durante 6 semanas hasta establecer una dosis fija, a continuación cada mes durante 3 meses, y posteriormente al menos cada 12 semanas)

   g) radiografía de manos y pies (cada 6-12 semanas durante los primeros años), eventualmente de otras articulaciones afectadas

   h) RMN y/o ecografía de articulaciones con evaluación del flujo vascular de la membrana sinovial: permiten p. ej. un diagnóstico temprano de erosiones y de la actividad de la inflamación (pueden ser de utilidad sobre todo en enfermos con remisión clínica o baja actividad de la enfermedad)

2) reacciones adversas de los fármacos administrados →tabla 1-6

3) el riesgo cardiovascular: en función de enfermedades concomitantes y el tratamiento, como mínimo cada 5 años; control del lipidograma, de la glucemia, de la presión arterial en casa y durante las visitas médicas; se recomienda dejar de fumar; para valorar el riesgo cardiovascular individual pueden utilizarse las tablas SCORE (el resultado debe multiplicarse por 1,5).

# 2. Enfermedad de Still del adulto

### → DEFINICIÓN Y ETIOPATOGENIA

Variante sistémica de la artritis juvenil idiopática que cursa con fiebre, exantema, linfadenopatía, hepatoesplenomegalia, serositis e inflamación de múltiples órganos. De causa desconocida (se sospecha participación del virus de la rubéola, parotiditis, ECHO 7, EBV, así como bacterias *Yersinia enterocolitica* y *Mycoplasma pneumoniae*).

### → CUADRO CLÍNICO E HISTORIA NATURAL

Comienza generalmente antes de los 16 años de edad. En adultos los síntomas pueden constituir una recaída o producirse por primera vez. En un proceso autolimitado (duración <1 año), recurrente (las recaídas pueden ser frecuentes) o persistente (de forma continua durante un año). En algunos enfermos se producen importantes lesiones articulares. Se han propuesto 2 formas clínicas de la enfermedad:

1) forma con fiebre, afectación de múltiples sistemas, de curso grave, y con recaídas frecuentes
2) forma de predominio articular (artritis) que tiene un alto riesgo de cronificación.

**Síntomas**: fiebre (normalmente >39 °C, frecuentemente por la tarde o 2×d), dolor de garganta con síntomas de inflamación (a menudo precede al resto de los síntomas durante días o semanas), exantema papular o maculopapular de color salmón (a menudo fugaz, suele aparecer solo mientras hay fiebre, raramente acompañado de prurito, más a menudo en el tronco y segmentos proximales de los miembros, más raramente en la cara; puede ser desencadenado por calor como una ducha caliente o un traumatismo cutáneo, incluso por ropa áspera), artralgias y artritis (oligoarticular, más a menudo de rodilla y muñeca, potencialmente erosiva y ~25 % de los pacientes con rigidez articular), mialgias, linfadenopatía (generalmente en la zona del cuello, donde los nódulos linfáticos pueden ser sensibles; las adenopatías retroperitoneales pueden provocar dolor abdominal, resultando complejo el diagnóstico diferencial), hepatoesplenomegalia, pleuritis o pericarditis, raramente fibrosis pulmonar, miocarditis, taponamiento cardíaco, alopecia grave; pérdida de masa corporal, síndrome de Sjögren, meningitis aséptica, neuropatía periférica, amiloidosis, glomerulonefritis y nefritis intersticial subaguda, anemia hemolítica, CID, síndrome de activación macrofágica, cataratas, inflamación ocular, trastornos auditivos.

### → DIAGNÓSTICO

#### Exploraciones complementarias

**1. Pruebas de laboratorio:** durante la fase aguda de la inflamación VHS y proteína C-reactiva elevadas, leucocitosis (a menudo >20 000/µl) con neutrofilia >80 %, trombocitosis, anemia, hipoalbuminemia, elevación de ferritina en suero (>3000 ng/ml sugiere enfermedad de Still, su aumento se correlaciona con la actividad de la enfermedad), actividad aumentada de transaminasas y LDH en suero; FR de clase IgM y autoanticuerpos antinucleares AAN (en <10 % de los enfermos) y niveles aumentados de IL-18 en el suero.

**2. Líquido sinovial:** de carácter inflamatorio.

**3. Pruebas de imagen:** la **radiografía** de las articulaciones afectadas puede mostrar pérdida de masa ósea periarticular, estrechamiento del espacio articular y erosiones, así como la formación temprana de osteofitos; en algunos casos destrucción repentina de una o ambas articulaciones de cadera, menos frecuentemente de rodilla. La **TC y el PET** pueden mostrar linfadenopatía retroperitoneal, inflamación de las glándulas salivares y de otros órganos.

#### Criterios diagnósticos

Generalmente se utilizan criterios de clasificación →tabla 2-1 (no tienen en consideración la concentración aumentada de ferritina, que tiene mucho valor diagnóstico).

#### Diagnóstico diferencial

Infección bacteriana (especialmente sepsis; con altas concentraciones de IL-18 este diagnóstico es menos probable), infección viral, vasculitis, neoplasias

**Tabla 2-1. Criterios preliminares para la clasificación de la enfermedad de Still en adultos, según Yamagushi**

| | |
|---|---|
| Criterios mayores | 1) fiebre ≥39 °C de ≥1 semana de duración |
| | 2) dolor articular de ≥2 semanas |
| | 3) exantema típico |
| | 4) leucocitosis ≥10 000/µl, neutrófilos >80 % |
| Criterios menores | 1) dolor de garganta |
| | 2) linfadenopatía y/o hepatoesplenomegalia |
| | 3) aumento de las transaminasas séricas o LDH sérica (tras excluir otras causas) |
| | 4) resultado negativo de la determinación de FR tipo IgM y anticuerpos antinucleares por inmunofluorescencia |
| Criterios de exclusión | 1) infecciones, particularmente sepsis y mononucleosis infecciosa |
| | 2) neoplasias, especialmente linfomas |
| | 3) otras enfermedades reumáticas, especialmente poliarteritis nodosa y vasculitis en el curso de la AR |

Se deben cumplir ≥5 de los criterios mayores y menores, incluyendo ≥2 criterios mayores, y no debe presentarse ninguna enfermedad de los criterios de exclusión.

linfoproliferativas (linfomas), AR y artritis reactivas, enfermedades sistémicas del tejido conectivo (principalmente LES), síndrome hemofagocítico (junto a la enfermedad de Still es la segunda causa de concentración de ferritina >1000 ng/ml en adultos), sarcoidosis.

## ➡ TRATAMIENTO

**1. Tratamiento en la fase aguda de la enfermedad:** AINE, y si no hay mejora → glucocorticoides, habitualmente prednisona VO 0,5-1,0 mg/kg/d o metilprednisolona iv. 1000 mg/d durante 3 días. Las indicaciones absolutas de los corticoides son miocarditis o pericarditis, CID, hepatopatía significativa (gran aumento de los niveles de transaminasas en plasma).

**2. Tratamiento crónico:** si los síntomas de poliartritis persisten → tratamiento similar al de la AR, comúnmente se utiliza metotrexato, y en casos refractarios tocilizumab (inhibidor de la IL-6), inhibidores del TNF y canakinumab (inhibidor de la IL-1β).

**3. Tratamiento quirúrgico:** una significativa destrucción de la articulación, comúnmente de la cadera, es indicación de artroplastia.

**4. Rehabilitación:** en pacientes con síntomas de artritis comenzar de forma temprana.

**5. Observación:** si la enfermedad se produjo durante la infancia, se requiere un estrecho seguimiento con el fin de identificar posibles recurrencias.

## ➡ PRONÓSTICO

La poliartritis, incluyendo grandes articulaciones (hombro, cadera) en el inicio de la enfermedad se relaciona con un aumento del riesgo de transición a un estado crónico. La muerte puede ocurrir como resultado de infección, insuficiencia hepática, amiloidosis, insuficiencia respiratoria, insuficiencia cardíaca o CID.

# 3. Lupus eritematoso sistémico (LES)

Enfermedad autoinmune en la que trastornos complejos del sistema inmunitario dan lugar a un proceso inflamatorio crónico en numerosos órganos y tejidos. Etiología desconocida.

Las mujeres enferman 6-10 veces más frecuentemente que los hombres. Cerca de 2/3 de los casos ocurren entre los 16 y 55 años de edad. Suele ser más severa en los hombres, adolecentes y en afrolatinoamericanos y mestizos. En personas mayores el curso es más benigno. La enfermedad puede comenzar con escasos síntomas. A menudo dominan los síntomas generales o limitados a un solo órgano o sistema. Cursa con períodos de exacerbación y remisión, y en el 10-40 % de los pacientes los períodos de remisión son prolongados (>1 año). Sin embargo, en ~70 % de los pacientes, a pesar de una remisión inicial o una baja actividad de la enfermedad, se producen recidivas.

**1. Síntomas generales:** debilidad y fatiga, febrícula o fiebre, pérdida de peso.

**2. Manifestaciones mucocutáneas**

1) **Lupus eritematoso cutáneo agudo** en un 60-80 % de los casos. Forma limitada: eritema (*rash*) malar (→fig. 3-1); además de las mejillas y el puente de la nariz los cambios pueden localizarse en la frente, alrededor de los ojos, cuello y escote, y se agravan con la luz solar. La fotosensibilidad suele manifestarse en las primeras 24 h de la exposición. Los cambios persisten durante largo tiempo y pueden adoptar una distribución generalizada y también pueden manifestarse como lesiones maculopapulares, foliculares, formación de ampollas, o asemejarse a la necrólisis epidérmica tóxica. En la etapa activa de la enfermedad a menudo se producen úlceras en la mucosa oral o nasal generalmente indoloras.

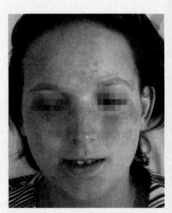

**Fig. 3-1.** Lupus eritematoso sistémico, típico eritema (*rash*) malar

2) **Lupus eritematoso cutáneo subagudo** (LECS) en ~20 % de los casos. Los cambios aumentan o se producen bajo la influencia de la luz solar adoptando una distribución concéntrica, a menudo en forma de erupciones sobreelevadas con centro claro o erupciones foliculares descamativas (similares a las psoriásicas), generalmente en el cuello, los hombros, el tórax. No dejan cicatrices, pero pueden dejar trastornos de la pigmentación y telangiectasias.

3) **Lupus eritematoso cutáneo crónico (lupus discoideo):** mayoritariamente limitado a la piel, aunque se desarrolla en ~25 % de los pacientes. Los cambios discoideos se presentan con mayor frecuencia en el cuero cabelludo, rostro, cuello y orejas, dejando cicatrices deformantes.

4) **Otras lesiones cutáneas no específicas:** alopecia y cabello ralo, liquen mixedematoso, trastorno atrófico de la piel (anetodermia), eflorescencia pustulosa.

5) **Cambios de origen vascular:** suelen deberse a vasculitis y/o microtrombosis; síndrome de Raynaud (en un 15-40 % de los pacientes), livedo reticular,

úlceras, necrosis, urticaria, eritema palmar, telangiectasias periungueales, eritromelalgia, "equimosis" que se asemejan a una astilla clavada debajo de las uñas (son microtrombosis), nódulos de Osler y lesiones de Janeway.

**3. Manifestaciones musculoesqueléticas:** artralgias y/o mialgias (migratorias, de carácter variable, sobre todo en las articulaciones de manos y rodillas, en >2/3 de pacientes); tendinitis y tenosinovitis. Generalmente no se observan daños de las estructuras articulares ni deformidades (la artropatía de Jaccoud es una forma rara de artropatía que cursa con deformidad articular, pero a diferencia de la AR infrecuentemente cursa con erosiones); osteoporosis, osteonecrosis.

**4. Manifestaciones renales (nefritis lúpica):** se desarrollan en ~50 % de los pacientes, principalmente como resultado del depósito de inmunocomplejos. La nefritis lúpica puede cursar como una glomerulonefritis crónica, glomerulonefritis rápidamente progresiva, insuficiencia renal aguda, reducción progresiva de la TFG, síndrome nefrótico, nefritis intersticial, o menos frecuentemente como acidosis tubular renal distal (ATD), a menudo con hiperpotasemia.

**5. Manifestaciones respiratorias:** pleuritis seca o exudativa (en ~50 % de los pacientes); raramente neumonía intersticial linfoidea aguda, que presenta una mortalidad de hasta el 50 %, y los pacientes que sobreviven desarrollan insuficiencia respiratoria grave de tipo restrictivo; hemorragia alveolar difusa; fibrosis pulmonar intersticial crónica; hipertensión pulmonar. No olvidar las complicaciones respiratorias del tratamiento inmunosupresor como la neumonía infecciosa y los cambios intersticiales inducidos por.

**6. Manifestaciones cardiovasculares:** pericarditis exudativa (en 50 % de los pacientes, recurrente y raramente crónica), lesiones valvulares que cursan con disfunción moderada y endocarditis no infecciosa (endocarditis de Libman-Sacks), miocarditis (poco frecuente y normalmente asintomática, generalmente detectada como una contractilidad miocárdica globalmente deprimida en ecocardiografías realizadas por taquicardia inexplicable o cambios inespecíficos del segmento ST y onda T; pueden producirse trastornos de la conducción); hipertensión arterial (como resultado de la afectación renal o como complicación de la corticoterapia), aumento del riesgo de ateroesclerosis prematura y enfermedad coronaria.

**7. Manifestaciones neurológicas (lupus neuropsiquiátrico, NPLES)** en un 30-40 % de los pacientes.

1) Frecuentes: en un 5-15 % de los casos accidentes cerebrovasculares, tales como accidente isquémico transitorio o ACV isquémico (>80 %), ACV hemorrágico, cambios multifocales, trombosis de senos venosos, convulsiones.

2) Raramente: en un 1-5 % de los casos se producen alteraciones cognitivas severas, depresión, alteraciones agudas de la conciencia y afectación del sistema nervioso periférico (poli- y mononeuropatías, miastenia grave, síndrome de Guillain-Barré, plexopatías), síntomas psicóticos.

3) Muy raramente (<1 %): mielopatías, corea, neuropatías de nervios craneales, incluida la neuritis inflamatoria y la neuropatía isquémica del nervio óptico, meningitis aséptica. Los síntomas pueden relacionarse con infecciones secundarias, trastornos metabólicos asociados al LES, coexistencia de síndrome antifosfolipídico, efectos secundarios de los medicamentos utilizados, sobre todo de los glucocorticoides.

**8. Manifestaciones hematológicas:** linfadenopatías en ~50 % de los pacientes (en general localizadas en el cuello, axilas y región inguinal). Se trata de adenopatías de hasta varios centímetros, generalmente blandas, no dolorosas ni adheridas a planos profundos; esplenomegalia, rara vez púrpura trombótica trombocitopénica secundaria.

**9. Manifestaciones digestivas:** disfagia (infrecuente, suele deberse a trastornos de la motilidad esofágica), hepatomegalia (en un ~50 % de los pacientes, puede ser en forma de hepatitis autoinmune), enteropatía perdedora de proteínas, peritonitis aséptica, vasculitis/trombosis de los vasos mesentéricos y pancreáticos.

➔ **DIAGNÓSTICO**

**Exploraciones complementarias**

**1. Pruebas de laboratorio**

1) **Análisis de sangre**: VHS elevada, proteína C-reactiva frecuentemente normal o solo ligeramente elevada. Se produce un aumento moderado de la proteína C-reactiva en los casos de serositis y en las infecciones asociadas. Anemia normocrómica (anemia de trastorno crónico), menos frecuente anemia hemolítica con test de Coombs directo positivo; leucopenia (en un 15-20 % de los pacientes) y linfopenia <1500/ml (la leucocitosis suele deberse a la infección o uso de glucocorticoides a dosis elevadas); trombocitopenia (principal mecanismo es el mediado por autoanticuerpos; además contribuyen el consumo por hiperesplenismo y la hipoproducción por mielodisplasia); pancitopenia en el curso del síndrome de activación de macrófagos (raramente), secundaria a infecciones, neoplasias o LES activo; trastornos de la coagulación debidos a la presencia de anticuerpos contra factores de coagulación o anticuerpos antifosfolípidicos; aumento de la creatinina y urea en el suero (en nefritis lúpica); hipoalbuminemia e hipergammaglobulinemia; aumento de las transaminasas.

2) **Análisis de orina**: proteinuria (en un 95 % de pacientes con nefritis lúpica; puede ser de carácter nefrótico); hematíes dismórficos, leucocitarios, cilindros eritrocitarios, leucocitarios y granulosos (el denominado sedimento activo), hematuria (raramente).

3) **Pruebas inmunológicas**: anticuerpos antinucleares (AAN), y anticuerpos antifosfolípidos (especificidad de los anticuerpos anti-dsDNA y anti-Sm para LES 95-97 %). Algunos se relacionan con una mayor incidencia con afectación en ciertos órganos, p. ej. anti-dsDNA — nefritis lúpica; anti-RNP — miositis; anti-Sm — afectación del SNC y nefritis lúpica; anti-Ro (SS-A) — linfopenia, linfadenopatía, LECS, síndrome de Sjögren. Otros anticuerpos como los antinucleosomas, ribosomas (anticuerpos anti-rib P), anticuerpos anti-Ku o anti-PCNA; reacciones cruzadas a pruebas sifilíticas (en 1/3 pacientes, sugieren la presencia de anticuerpos antifosfolípidicos); descenso de los factores C3 o C4 del complemento. En el lupus eritematoso inducido por fármacos anticuerpos antihistonas (>95 %) y con menor frecuencia anti-ssDNA habitualmente asintomático.

**2. Pruebas histológicas:** al microscopio de inmunofluorescencia las **muestras de piel** con lesiones eritematosas e incluso sin lesiones visibles ponen de manifiesto depósitos de inmunoglobulinas y componentes del sistema del complemento en forma de bandas a nivel de la interfase epidérmico-dérmica. Estos depósitos pueden apreciarse en otras enfermedades cutáneas y hasta en el 20 % de las personas sanas. La **biopsia renal** está indicada en la mayoría de los pacientes con manifestaciones de nefropatía lúpica. Permite especificar el tipo de glomerulonefritis, la actividad y el tiempo de evolución, de gran importancia para la elección del tratamiento, y establecer el pronóstico.

**3. Otras:** pruebas de imagen dependiendo del cuadro clínico, examen del líquido cefalorraquídeo, EEG, estudios de conducción nerviosa y muscular, pruebas neuropsicológicas en pacientes seleccionados con NPLES.

**Criterios diagnósticos**

El diagnóstico se basa en los síntomas clínicos típicos y los resultados de las exploraciones complementarias. La ausencia de AAN argumenta contra el diagnóstico de LES (positivo en >95 % de los pacientes), mientras que la presencia de anti-dsDNA o anti-Sm generalmente confirma el diagnóstico. En la práctica clínica se suelen utilizar los criterios de clasificación del ACR →tabla 3-1.

**Diagnóstico diferencial**

EMTC, síndrome de Sjögren, AR incipiente, vasculitis sistémica, síndrome poliglandular autoinmune, lupus inducido por fármacos (causas →tabla 3-2), fibromialgia con presencia de AAN, neoplasias hematológicas (especialmente

**Tabla 3-1. Criterios de clasificación de LES según ACR**

| Signos | Descripción/definición |
|---|---|
| Eritema facial | Eritema fijo, plano o ligeramente elevado, situado en las mejillas y el puente de la nariz, que no sobrepasa los surcos nasolabiales |
| Eritema discoide | Cambios eritematosos ligeramente elevados con queratosis adyacente, descamación y taponamiento de folículos; en los cambios de largo tiempo pueden aparecer cicatrices atróficas |
| Hipersensibilidad a la luz solar | Exantema como resultado de una reacción inusual a la luz solar, comprobada por un médico o referida por el paciente |
| Úlceras orales | Ulceraciones en la boca o faringe, generalmente indoloras, observadas por un médico |
| Artritis sin erosiones | Afectación ≥2 articulaciones periféricas, que se caracteriza por dolor, hinchazón o derrame |
| Pleuritis o pericarditis | Inflamación de la pleura: dolor pleural en anamnesis o roce pleural identificada por médico, o derrame pleural |
| | pericarditis: documentado por ECG o roce pericárdico, o presencia de derrame pericárdico |
| Compromiso renal | Proteinuria persistente >0,5 g/d o >3+, si no se lleva a cabo una evaluación cuantitativa, o cilindros en la orina (eritrocitarios, de hemoglobina, granulares, epiteliales o mixtos) |
| Compromiso neurológico | Convulsiones o problemas mentales, sin otra causa que lo explique, como drogas, trastornos metabólicos (p. ej. uremia, cetoacidosis) o trastornos electrolíticos |
| Alteraciones hematológicas | Anemia hemolítica con reticulocitosis o |
| | leucopenia <4000/µl comprobada ≥2 veces o |
| | linfopenia <1500/µl comprobada ≥2 veces o |
| | trombocitopenia <100 000/µl no producida por fármacos |
| Alteraciones inmunológicas | Anticuerpos anti-dsDNA o anti-Sm, o anticuerpos antifosfolipídico (anticuerpos anticardiolipinas IgM o IgG, o anticoagulante lúpico, o un falso resultado positivo de VDRL con una duración ≥6 meses, confirmado por una prueba de inmovilización de espiroquetas) |
| Presencia de anticuerpos antinucleares | Título anormal de anticuerpos antinucleares en la prueba de inmunofluorescencia indirecta o en otro método adecuado en cualquier momento, si el paciente no ha tomado fármacos que puedan ocasionarlos |
| Para un diagnóstico seguro de LES se deben cumplir ≥4 criterios. | |

linfomas), púrpura trombocitopénica idiopática, anemia hemolítica autoinmune, infecciones. El eritema facial debe ser diferenciado de la rosácea, dermatitis seborreica, fotodermatosis, dermatomiositis. Los síntomas para diferenciar conectivopatías →tabla 3-1. Enfermedades en las que pueden presentarse autoanticuerpos →tabla 3-2.

**⇥ TRATAMIENTO**

**Principios generales**

**1.** El objetivo principal es prolongar la supervivencia, evitar el daño de órganos y mejorar la calidad de vida. Esto se puede lograr controlando la actividad de

**Tabla 3-2. Enfermedades y circunstancias en las que pueden detectarse autoanticuerpos**

| Procesos | Ejemplos |
|---|---|
| Enfermedades del tejido conectivo | LES, esclerodermia, síndrome de Sjögren, PM (polimiositis)/DM (dermatomiositis), EMTC, vasculitis sistémica, SAF, AR |
| Reacciones a fármacos (incluyendo lupus inducido por fármacos) | Clorpromazina, metildopa, hidralazina, propiltiouracilo, procainamida, isoniazida, minociclina, D penicilamina, quinidina, sulfonamidas, nitrofurantoína, acebutolol |
| Enfermedades hepáticas crónicas | Hepatitis crónica activa, cirrosis biliar primaria, hepatitis alcohólica |
| Enfermedades pulmonares crónicas | Fibrosis pulmonar idiopática, asbestosis, hipertensión pulmonar primaria |
| Infecciones crónicas | Por *Mycobacterium tuberculosis*, bacilos gramnegativos |
| Neoplasias | Linfomas, leucemias, melanoma, tumores sólidos de ovario, cáncer de mama, cáncer de pulmón, cáncer de riñón |
| Enfermedades hematológicas | Púrpura trombocitopénica idiopática, anemia hemolítica autoinmune |
| Personas sanas | Más común en mujeres, durante el embarazo, en ancianos |
| Otros | Diabetes, enfermedad de Graves-Basedow, esclerosis múltiple, endocarditis subaguda, insuficiencia renal, trasplantados |

la enfermedad y minimizando las comorbilidades y la toxicidad de los fármacos (los glucocorticoides deben administrarse solo en caso de necesidad y a la menor dosis posible).

**2.** Se debe diferenciar el tratamiento cuyo objetivo es inducir la remisión o al menos reducir la actividad de la enfermedad todo lo posible (→Observación) y el tratamiento cuyo objetivo es prevenir las recaídas.

**3. Fármacos:** los fármacos principales son los antimalaricos (con excepción de las contraindicaciones, todos los pacientes deben recibirlos; hidroxicloroquina VO 200-400 mg/d o cloroquina VO 250-500 mg/d). Los glucocorticoides permiten controlar brotes y deben utilizarse a la menor dosis y por el menor tiempo posible. El uso concomitante de otros fármacos inmunosupresores e inmunomoduladores permite reducir las dosis de glucocorticoides y aumentar su eficacia. Se deben usar los glucocorticoides a la dosis efectiva más baja posible y, si es posible, finalizar su uso. La selección de fármacos y sus dosis depende de la afectación de órganos y de su gravedad.

1) **Forma leve** → no se utiliza la terapia de inducción; **glucocorticoides** (en conversión a prednisona ≤7,5 mg/d.

2) **Forma moderada** → **glucocorticoides** (en conversión a prednisona ≤15 mg/d) en combinación con un **inmunosupresor** (seleccionado dependiendo de la manifestación clínica dominante →más adelante).

3) **Forma grave**, incluidas exacerbaciones graves (p. ej. vasculitis, afectación cutánea grave generalizada, incluidas las exacerbaciones de la LECS, poliserositis, miocarditis, hemorragia alveolar o neumonía intersticial, nefritis lúpica grave, trastornos hematológicos graves, afectación grave del SNC, neuropatías periféricas agudas, síntomas generales muy graves): glucocorticoide, más frecuentemente metilprednisolona iv. 500-1000 mg/d durante 3-5 días en pacientes agudos o prednisona 1-1,5 mg/kg/d en pacientes estables.

Después de obtener mejora reducir gradualmente la dosis de glucocorticoides en 10-20 mg cada 2 semanas. Después de llegar a una dosis de 10 mg/d se reduce la dosis en 2,5 mg/4 semanas, hasta alcanzar una dosis de mantenimiento 2,5-5 mg/d o hasta la dosis más baja que controle los síntomas. En muchos casos (sobre todo en enfermos con afectación renal y del SNC) el tratamiento se inicia simultáneamente con **ciclofosfamida**, **micofenolato**, **tacrolimus o rituximab** en casos refractarios, que después de obtener la remisión puede reemplazarse por otro inmunosupresor (p. ej. azatioprina, ciclosporina, micofenolato de mofetilo). En pacientes con actividad moderada-elevada y persistente (p. ej. anti-ADNdc positivo y bajo nivel de complemento) a pesar del tratamiento estándar (actualmente no está probada su eficacia en el tratamiento de la nefritis lúpica y la afectación del SNC) se puede utilizar **belimumab**.

**4. Prevención de las exacerbaciones:**

1) **evitar la exposición a la luz solar**

2) **evitar las drogas que causan lupus eritematoso inducido por fármacos**

3) **fármacos antimaláricos**.

**5. Intervenciones adicionales:**

1) **prevención de la osteoporosis** →cap. 16.16

2) **combatir los factores de riesgo de enfermedad cardiovascular**

3) **vacunas** (solo cuando la enfermedad no es activa), especialmente contra la gripe y neumococo, otras vacunas en función de la evaluación del riesgo individual; el uso de las vacunas vivas generalmente está contraindicado

4) informar a mujeres en edad reproductiva tratadas con fármacos inmunosupresores sobre la necesidad de usar **métodos anticonceptivos eficaces** (una contraindicación de la contracepción hormonal con estrógenos es la presencia de anticuerpos antifosfolipídicos y síndrome poliglandular autoinmune) y utilizar protección ovárica y reserva espermática en pacientes que reciben pulsos de ciclofosfamida

5) en pacientes con títulos elevados y persistentes de anticuerpos antifosfolipídicos considerar el uso de fármacos antiplaquetarios y/o hidroxicloroquina o cloroquina

6) en situaciones de mayor riesgo de trombosis venosa profunda de miembros inferiores utilizar HBPM a dosis profilácticas →cap. 2.33.3.

#### Tratamiento de lesiones cutáneas

**1. Evitar la exposición a la luz solar:** ropa de protección, protector solar con un factor de protección ≥15.

**2. Tratamiento tópico:** pomadas y cremas que contienen **glucocorticoides** (durante corto tiempo porque los derivados de flúor inducen atrofia de la piel) o un **inhibidor de calcineurina** (p. ej. tacrolimus al 0,1 %).

**3. Tratamiento sistémico:** administrar **fármacos antimaláricos** p. ej. cloroquina VO 250 mg 2×d, dosis de mantenimiento de 250 mg/d o hidroxicloroquina VO 200-400 mg/d, dosis de mantenimiento 200 mg/d; en casos refractarios considerar **metotrexato** (inicialmente 10 mg 1×semana, si es necesario aumentar la dosis como en la AR), **retinoides** (p. ej. isotretinoína, inicialmente 0,5 mg/kg 2×d, a continuación 0,25-0,5 mg/kg/d; atención: fármaco teratogénico); eventualmente otros fármacos: micofenolato de mofetilo, azatioprina, IGIV, agentes biológicos (p. ej. rituximab).

#### Tratamiento de trastornos hematológicos

**1. Anemia inmunohemolítica y púrpura trombocitopénica idiopática:** por lo general responde bien al tratamiento con **glucocorticoides**. Inmunosupresores considerados eficaces: azatioprina, micofenolato de mofetilo, ciclosporina, ciclofosfamida, IGIV, rituximab. En casos refractarios considerar la esplenectomía.

**2. Leucopenia:** generalmente no requiere tratamiento. Por lo general responde bien a **glucocorticoides**. En caso de neutropenia inducida por fármacos reducir la dosis o suspender el fármaco citotóxico, y en caso de agranulocitosis <500/µl administrar G-CSF. En caso de linfopenia considerar la profilaxis de la infección *P. jiroveci* (cotrimoxazol).

**3. Púrpura trombótica trombocitopénica** →cap. 15.19.3.1.

**4. Síndrome de activación de macrófagos** →Situaciones especiales.

### Tratamiento de artritis, artralgias y mialgias

**AINE, glucocorticoides** (muy eficaces, p. ej. prednisona hasta 15 mg/d VO), **cloroquina o hidroxicloroquina** (→más arriba), **metotrexato** (10-20 mg 1×semana, con ácido fólico) o **belimumab**.

### Tratamiento de las serositis

Usar **AINE** o **glucocorticoides** (generalmente prednisona ~15 mg/d). También son eficaces los **fármacos antimaláricos, metotrexato, azatioprina y belimumab**.

### Tratamiento de nefritis lúpica

**1.** Eliminar los factores que aceleran el avance de la nefropatía y actuar sobre la prevención de la enfermedad cardiovascular.

**2.** En pacientes con proteinuria usar IECA/ARA-II. Tratamiento del síndrome nefrótico →cap. 14.3.4.

**3.** Tratamiento inmunosupresor: en todos los pacientes con nefritis lúpica, incluso en remisión, se recomienda el uso de hidroxicloroquina 200-400 mg/d (se puede usar cloroquina 250-500 mg/d). La elección depende del tipo de nefritis lúpica (clasificación de ISN/RPS): I — cambios mesangiales mínimos; II — proliferación mesangial con acúmulos en el mesangio; III — cambios focales en los glomérulos; IV — cambios proliferativos difusos (≥50 % de los glomérulos); V — glomerulonefritis membranosa; VI — nefritis esclerosante evolucionada:

1) **clase I** (no hay signos clínicos de nefropatía) → terapia inmunosupresora solo en asociación con otras manifestaciones de LES

2) **clase II: proteinuria <1 g/d** → sin tratamiento inmunosupresor; proteinuria >1 g/d generalmente prednisona y eventualmente otros posibles fármacos inmunosupresores, en función de la progresión clínica de la enfermedad; **proteinuria nefrótica** → glucocorticoides o un inhibidor de la calcineurina (como en la nefropatía de cambios mínimos en adultos); requieren una cuidadosa observación por progresión de la enfermedad y las indicaciones de rebiopsia renal

3) **clases III y IV** → necesitan tratamiento inmunosupresor intensivo (glucocorticoides + ciclofosfamida o micofenolato de mofetilo), debido al mal pronóstico y progresión a la insuficiencia renal terminal

4) **clase V** (pronóstico en general bueno) → en caso de proteinuria nefrótica persistente se utilizan glucocorticoides junto con un fármaco inmunosupresor (ciclofosfamida, inhibidor de la calcineurina o micofenolato de mofetilo)

5) **clase VI** → sin terapia inmunosupresora; preparación para la terapia de sustitución renal; en la insuficiencia renal terminal el trasplante renal es el tratamiento de elección (posible en pacientes que no tienen evidencia de actividad de la enfermedad ≥6 meses).

**4. Etapas de tratamiento de la glomerulopatía proliferativa (clase III y IV).**

1) **Inducción de la remisión de la fase aguda** (3-6 meses):

   a) glucocorticoides: **metilprednisolona** iv. 250-1000 mg/d durante 3 días consecutivos, seguida de **prednisona** VO 0,5 mg/kg/d por 4 semanas y después una reducción gradual en período de 4-6 meses hasta una dosis de mantenimiento 5 mg/d; y

   b) **ciclofosfamida** 0,5 g en infusión iv. cada 2 semanas durante 3 meses o **micofenolato de mofetilo** VO 2-3 g/d (o ácido micofenólico 2160 mg/d) durante 6 meses (en caso de progresión de la enfermedad en los primeros 3 meses de la terapia de inducción realizar un cambio al tratamiento alternativo: ciclofosfamida a micofenolato de mofetilo o viceversa); el micofenolato podría ser más efectivo en pacientes mestizos y afroamericanos.

    c) en el caso de insuficiencia renal aguda que requiere diálisis o con signos claros de vasculitis, un tratamiento suplementario puede ser la **plasmaféresis** (a diario durante 7 días con sustitución de 4 l de plasma durante cada sesión)

    d) en los casos resistentes se puede aplicar rituximab o IGIV.

## Criterio de eficacia del tratamiento

    a) remisión completa: reducción de la proteinuria hasta <0,5 g/d y una disminución de la creatininemia hasta el valor inicial antes de la enfermedad

    b) remisión parcial: estabilización o disminución de la creatininemia (sin retorno al valor de inicio antes de la enfermedad) y reducción de la proteinuria ≥50 %. El fallo de remisión completa después de 12 meses del tratamiento generalmente es una indicación para la repetición de la biopsia renal. Un aumento de proteinuria o creatininemia durante la reducción de dosis de fármacos es una indicación para volver a aumentarlos hasta la dosis que proporcionaba el control de la enfermedad.

2) **Tratamiento de mantenimiento** (≥3 años): tiene como objetivo la prevención de las recurrencias o mantener la menor actividad posible de la enfermedad: **azatioprina** VO 2 mg/kg/d o **micofenolato de mofetilo** 1,0-2,0 g/d, a menudo con glucocorticoides a dosis baja (p. ej. prednisona VO 5-7,5 mg/d).

### Tratamiento de lupus neuropsiquiátrico

**1.** Glucocorticoides y otros fármacos inmunosupresores (por lo general ciclofosfamida) se utilizan solo cuando la manifestación de NPLES es consecuencia de un proceso inmune (por lo general acompañado de una alta actividad sistémica del LES); siempre excluir la infección, el impacto de fármacos y los trastornos metabólicos.

**2.** Si los síntomas de NPLES se relacionan con los anticuerpos antifosfolipídicos, adicionalmente utilizar fármacos antiagregantes y/o anticoagulantes →cap. 16.4.

**3.** Además usar un tratamiento sintomático (p. ej. fármacos antiepilépticos, antidepresivos) y esforzarse contra los factores que agravan el curso del LES (p. ej. hipertensión, trastornos metabólicos, infecciones).

**4.** En casos refractarios se puede utilizar el rituximab.

### Tratamiento de lupus eritematoso inducido por fármacos

**1.** La interrupción del medicamento que ha desencadenado los síntomas suele seguirse de la remisión de los síntomas en pocos días.

**2.** En raras ocasiones es necesario utilizar AINE y hidroxicloroquina (o cloroquina) durante un tiempo.

**3.** Glucocorticoides: principalmente para un control rápido de la inflamación de las membranas serosas.

**4.** Los pacientes con lupus inducido por hidralazina a menudo requieren tratamiento inmunosupresor.

---

### → OBSERVACIÓN

**1.** Para los pacientes en remisión completa, sin daño orgánico y sin comorbilidades, se recomiendan controles cada 6-12 meses. En los casos restantes más a menudo.

**2.** Para la evaluación de actividad de LES y el diagnóstico de agudizaciones utilizar: aparición de nuevos síntomas clínicos (gravedad y tipo de lesiones de la piel, artritis, serositis, síntomas neurológicos y síntomas psicóticos), parámetros de laboratorio (hemograma, VHS y proteína C-reactiva, concentración de creatinina y albúmina en suero, proteinuria, sedimento urinario, concentración de componentes C3 y C4 del complemento, títulos de anticuerpos anti-C1q y anti-dsDNA en suero) e indicadores de la actividad general de la enfermedad (p. ej. SLEDAI).

**3.** Antes del embarazo, cirugía o tratamiento con estrógenos se deben determinar los anticuerpos antifosfolipídicos.

**4.** En función del riesgo individual, especialmente antes de una terapia inmunosupresora intensiva, realizar pruebas de detección de VHB, VHC, CMV, VIH y *Mycobacterium tuberculosis*.

### → SITUACIONES ESPECIALES

#### Síndrome de activación de macrófagos (SAM)

Una de las formas adquiridas de linfohistiocitosis hemofagocítica →cap. 15.16, que se produce en enfermedades reumáticas, más comúnmente en la forma sistémica de artritis idiopática juvenil, y en adultos con LES. Se trata de una actividad excesiva y prolongada de los macrófagos y las células T (principalmente células CD8+), que conduce a una respuesta inflamatoria no controlada. Se produce fiebre habitualmente elevada, hepatomegalia, esplenomegalia y aumento de tamaño de ganglios, síntomas neurológicos.

Se diagnostica según los criterios generales de la linfohistiocitosis hemofagocítica, que sin embargo no se han verificado en la población de pacientes con LES. Requiere la diferenciación con otras formas secundarias de la linfohistiocitosis hemofagocítica, causadas p. ej. por una infección o neoplasia maligna, también con sepsis y las exacerbaciones del LES.

En el tratamiento se utilizan glucocorticoides a dosis altas (~50 % de eficacia), en caso de corticorresistencia se utiliza ciclosporina, ciclofosfamida o tacrolimus (80 % de remisión) y rituximab. Si el estado del paciente empeora, se asocia etopósido junto con dexametasona y ciclosporina. Son factores de mal pronóstico la infección y proteína C-reactiva >50 mg/l.

#### Embarazo

El LES no suele afectar la fertilidad, pero supone un riesgo para la mujer y el recién nacido. Se recomienda diferir el embarazo hasta alcanzar la remisión. El fracaso obstétrico y la aparición de preeclampsia se relacionan principalmente con la presencia de anticuerpos antifosfolipídicos y de nefritis lúpica. El embarazo puede aumentar la actividad del LES, pero los episodios son generalmente leves. En embarazadas no se deben suspender los antimaláricos (cloroquina, hidroxicloroquina) y se consideran admisibles: AAS a dosis bajas, glucocorticoides (prednisona <15 mg/d), azatioprina, ciclosporina y tacrolimus. No se deben utilizar: la ciclofosfamida, el MTX ni el MMF. Los AINE pueden utilizarse en el 1.$^{\text{er}}$ y 2.º trimestre (no administrar inhibidores selectivos de la COX-2). Debido a los escasos datos de seguridad, los FARME biológicos (incluido el rituximab, el tocilizumab y el belimumab), deben retirarse antes del embarazo planificado, a menos que ninguno de los fármacos considerados seguros permita un control adecuado de los síntomas de la enfermedad. En el período perinatal puede ser necesario aumentar la dosis de glucocorticoides. La presencia de anticuerpos anti-Ro (anti-SS-A) y anti-La (anti-SS-B) en la embarazada puede causar lupus eritematoso neonatal (3 % de todos los embarazos) y ser la causa de bloqueo cardíaco congénito en el feto: será necesaria una monitorización estrecha durante el embarazo.

Durante la lactancia, si no se presentan contraindicaciones por parte del niño, puede continuarse el tratamiento con la hidroxicloroquina, cloroquina, azatioprina, ciclosporina, prednisona (a dosis de >50 mg puede amamantar pasadas >4 h desde la toma del fármaco), inmunoglobulina, tacrolimus, AINE no selectivos y celecoxib. No administrar MTX, MMF, ciclofosfamida ni inhibidores de la COX-2 diferentes al celecoxib.

#### Intervenciones quirúrgicas

Antes de la cirugía valorar la actividad de la enfermedad, ya que la intervención quirúrgica puede exacerbar su curso. Se recomienda alcanzar primero la remisión, si al aplazar la intervención no se pone en peligro la vida del paciente. La mejoría puede obtenerse rápidamente, mediante el uso de glucocorticoides a dosis altas.

## ➡ PRONÓSTICO

Causas más comunes de muerte en las primeras etapas de la enfermedad: infección y lesiones severas en órganos (afectación del SNC, del sistema cardiovascular, neumonitis lúpica aguda, nefropatía grave); posteriormente complicaciones del tratamiento (infección) y consecuencias de la ateroesclerosis acelerada, trombosis. La progresión del daño orgánico depende en gran medida de la aparición de hipertensión arterial y del uso de glucocorticoides; la hidroxicloroquina tiene una influencia positiva. Con un diagnóstico y tratamiento adecuados ~80 % de los enfermos sobrevive 10 años, y un 65 % 20 años. En más de la mitad de los casos se producen lesiones orgánicas permanentes. El pronóstico es peor en pacientes con nefritis lúpica; a pesar del tratamiento un 20 % de los pacientes desarrolla insuficiencia renal terminal. Las recurrencias de LES en riñón trasplantado son extremadamente raras (2 %).

# 4. Síndrome antifosfolipídico (SAF)

## ➡ DEFINICIÓN Y ETIOPATOGENIA

Enfermedad causada por autoanticuerpos dirigidos contra complejos proteína-fosfolípidos, que se manifiesta con trombosis venosa o arterial y fracasos obstétricos. La etiología es desconocida. Se intenta explicar la patogénesis mediante los efectos protrombóticos de anticuerpos antifosfolipídicos (aFL): anticoagulante lúpico, anticuerpos anticardiolipina (aCL) y anticuerpos anti-$\beta_2$ glicoproteína I (anti-$\beta_2$-GPI). Se clasifica el SAF **primario** (no relacionado con otras enfermedades) y **asociado a otras enfermedades autoinmunes** (por lo general con LES en un 30-40 % de los casos). Además de los anticuerpos típicos, descritos en los criterios de clasificación, en algunos enfermos se detectan anticuerpos antianexina V y antitrombina/protrombina. Es una de las trombofilias adquiridas más frecuentes y representa de 15-20% de todos los episodios de trombosis venosa profunda, 30% de nuevos casos de accidente cerebrovascular en <50 años, y 10-15% de las perdida fetales recurrentes.

## ➡ CUADRO CLÍNICO E HISTORIA NATURAL

Los síntomas dependen del lecho vascular en el que se ha producido la trombosis. Predomina la trombosis venosa, principalmente en los miembros inferiores, y mucho menos en las venas del cuello, de las extremidades superiores o en el abdomen. La trombosis arterial ocurre principalmente en los vasos cerebrales. La trombosis recurrente a menudo se produce en el mismo lecho vascular (venoso o arterial), donde ocurrió el episodio primario.

**1. Trombosis de vasos de extremidades:** a menudo bilateral, recurrente y principalmente en venas profundas, aunque también se presenta como flebitis superficial. La trombosis arterial periférica de las extremidades superiores o inferiores es poco frecuente y se manifiesta con síntomas típicos de isquemia aguda de la extremidad.

**2. Trombosis de vasos de órganos internos:** puede afectar cualquier lecho vascular con curso clínico oligosintomático o asintomático

1) **pulmonar**: embolia pulmonar (tras trombosis venosa profunda de extremidades), trombosis *in situ*, raramente hipertensión pulmonar de etiología trombótica y trombosis de vasos pequeños

2) **cardíaca**: engrosamiento de membranas valvulares y disfunción valvular (principalmente de la válvula mitral, menos frecuentemente de la válvula aórtica), pequeñas vegetaciones en las válvulas (endocarditis no infecciosa, factor de riesgo de eventos vasculares cerebrales) y trombosis de las arterias coronarias

3) **renal**: trombosis sintomática de arteria (infarto renal <3 %), vena y microcirculación renal; en la biopsia renal ~30 % de los pacientes se presenta microangiopatía trombótica intrarrenal; la clínica más frecuente es hipertensión, proteinuria de severidad variable, hematuria microscópica, dolor en flanco y aumento de la creatinina en suero

4) **otros órganos abdominales**: rara (<1 %), puede dar lugar a isquemia esofágica, intestinal, infartos esplénicos, pancreáticos o de la glándula suprarrenal (síndrome de Addison); la trombosis en el lecho vascular hepático suele manifestarse como síndrome de Budd-Chiari o trombosis de pequeñas venas hepáticas.

**3. Trombosis de vasos de SNC:** ACV isquémico o ataque isquémico transitorio (en ~20 % de los pacientes, por lo general jóvenes); como resultado de accidentes cerebrovasculares recurrentes (también microinfartos cerebrales oligosintomáticos o asintomáticos) pueden desarrollar demencia.

**4. Trombosis ocular:** una ceguera transitoria repentina (*amaurosis fugax*), neuropatía óptica, trombosis de arteria o de vena central de la retina.

**5. Cambios en la piel:** el síntoma más típico ~25 % es livedo reticular e infrecuentemente ulceración y necrosis.

**6. Cambios en el aparato locomotor:** en ~40 % de los pacientes se presenta artralgia y ~25 % artritis por lo general relacionados con la presencia de LES; raramente necrosis ósea aséptica.

**7. Fracaso obstétrico:** pérdidas fetales, parto prematuro, preeclampsia, retardo del crecimiento fetal por insuficiencia placentaria.

**8. SAF catastrófico:** fallo agudo de múltiples órganos (por lo general ≥3), especialmente de riñones y pulmones, principalmente debido a la trombosis de vasos pequeños (microangiopatía trombótica). Los factores de riesgo son: infecciones, intervenciones quirúrgicas, interrupción de anticoagulantes, INR no terapéutico, fármacos, traumatismos y estrés. Los síntomas se desarrollan simultáneamente o en una semana, incluyen: fiebre, disnea, dolor abdominal, edema periférico, lesiones cutáneas (púrpura, livedo reticular, necrosis), alteración de la conciencia; conduciendo al desarrollo de insuficiencia respiratoria, cardíaca y renal. En pruebas de laboratorio a menudo se observan trombocitopenia significativa, anemia hemolítica y síntomas de la activación del sistema de coagulación (hay que diferenciarlo de la púrpura trombocitopénica trombótica, síndrome urémico hemolítico, sepsis y coagulación intravascular diseminada). La mortalidad es alta.

## → DIAGNÓSTICO

### Exploraciones complementarias

**1. Pruebas de laboratorio:** aFL (casi en el 90 % de los pacientes), AAN con los títulos significativos (en un 45 % de los pacientes con SAF primario), trombocitopenia (normalmente >50 000/µl; en ~30 %), anemia hemolítica, TTPa prolongado.

**2. Pruebas de imagen:** dependiendo de la localización de la trombosis.

### Criterios diagnósticos

Utilizar los criterios de clasificación →tabla 4-1.

### Diagnóstico diferencial

**1.** Trombofilia congénita y adquirida →cap. 15.22.

**2.** Cambios de lecho vascular arterial: complicaciones de ateroesclerosis, vasculitis.

## → TRATAMIENTO

**1. Eventos trombóticos agudos:** tratamiento como en el resto de los pacientes sin SAF (SAF catastrófico →más adelante).

**Tabla 4-1. Criterios de clasificación del síndrome antifosfolipídico (SAF)ª modificados**

**Criterios clínicos**

1) Trombosis: ≥1 episodio de trombosis arterial, venosa (con la excepción de la trombosis venosa superficial) o capilares en cualquier tejido u órgano, confirmado por una prueba de imagen, ultrasonografía Doppler o histología. En el estudio histopatológico la trombosis no debe estar acompañada de inflamación de la pared vascular

2) Morbilidad obstétrica

    a) ≥1 muerte fetal de un feto de ≥10 semanas de gestación morfológicamente normal, documentada por medio de ultrasonografía o por examen directo, o

    b) ≥1 nacimiento prematuro de un neonato morfológicamente normal antes de las 34 semanas de gestación debido a preeclampsia o eclampsia o insuficiencia placentaria severa, o

    c) ≥3 abortos espontáneos inexplicables antes de 10 semanas de gestación, habiendo descartado anormalidades anatómicas u hormonales de la madre y anormalidades cromosómicas tanto maternas como paternas.

**Criterios de laboratorio**

1) anticoagulante lúpico presente en el plasma, detectado ≥2 veces en intervalos de ≥12 semanas

2) anticuerpos anticardiolipinas IgG o IgM presentes en el suero o en el plasma en concentración media o alta (es decir >40 GPL o MPL o >percentil 99), detectado ≥2 veces en un intervalo de ≥12 semanas, medido por ELISA estandarizado

3) anticuerpos anti-$\beta_2$ glicoproteína presentes en el suero o plasma (título >percentil 99) detectado ≥2 veces en intervalo ≥12 semanas, medidos por ELISA estandarizado

**Interpretación:** el síndrome antifosfolipídico se diagnostica cuando se cumple ≥1 criterio clínico y ≥1 criterio de laboratorio.

ª Los criterios no deben ser usados cuando los síntomas clínicos de la enfermedad ocurrieron en el período de <12 semanas o >5 años desde la detección de SAF.

**2. Prevención primaria** en pacientes con aFL el alto riesgo trombótico está dado principalmente por la triple positividad, seguido por el anticoagulante lúpico y los aCL/anti-$\beta_2$-GPI IgG → tratamiento de los factores de riesgo cardiovascular + eventualmente AAS e hidroxicloroquina (especialmente en coexistencia de LES). En situaciones de mayor riesgo de trombosis (p. ej. cirugía, inmovilización, período posparto) en todos los pacientes con aFL utilizar HBPM en dosis profilácticas.

**3. Prevención secundaria**

1) pacientes con aFL (sin confirmación de SAF), en primer episodio de trombosis venosa o arterial → como en pacientes con SAF

2) pacientes con SAF confirmado:

    a) antecedentes de trombosis venosa → AVK de forma crónica, el objetivo de INR 2,0-3,0 (primer episodio de trombosis venosa profunda de las extremidades inferiores con factor de riesgo transitorio, sin aFL que indiquen un alto riesgo → considerar un tratamiento a corto plazo [3-6 meses])

    b) antecedentes de trombosis arterial → tratamiento crónico; considerar en función del riesgo individual de trombosis y sus complicaciones (p. ej. títulos de aFL, factores de riesgo cardiovascular adicionales, primer episodio o sucesivos episodios trombóticos, riesgo de eficiencia de órgano) y también el riesgo de sangrado: AAS + AVK (INR 2,0-3,0) o AVK con un INR >3,0 (según algunos expertos AAS o AVK es suficiente con un objetivo de INR 2,0-3,0).

**4. Fracaso del tratamiento:** aumentar la intensidad de la anticoagulación con AVK (INR objetivo 3,0-4,0) o reemplazar los AVK por HBPM, eventualmente añadir hidroxicloroquina y AAS en caso de trombosis arterial. Se han iniciado intentos de administrar NACO, que hasta ahora en los ensayos no han resultado igualmente eficaces (p. ej. rivaroxabán).

**5. Trombocitopenia** <50000/μl o **conectivopatía activa** → glucocorticoides.

**6. SAF en embarazadas:**

1) si el embarazo va bien, no hay fallos en el pasado obstétrico, los aFL han sido detectados por casualidad → no iniciar tratamiento o AAS a dosis bajas

2) antecedentes de fracasos obstétricos y aFL → el tratamiento depende del título y del tipo de anticuerpos, implica el uso de AAS y/o HBPM.

**7. SAF catastrófico** → tratamiento combinado: heparina a dosis terapéuticas, pulsos de metilprednisolona (0,5-1 g×3 días), plasmaféresis y/o IGIV, y antibióticos si hay sospecha de infección. El rituximab puede añadirse también al inicio del tratamiento, sobre todo en enfermos con anemia hemolítica microangiopática, en caso de contraindicaciones para la anticoagulación, o en caso de resistencia al tratamiento combinado inicial. El eculizumab también es eficaz en casos refractarios.

**8.** Las mujeres con SAF/aFL no deben tomar estrógenos (en forma de contracepción oral o de terapia de sustitución hormonal), ya que estos aumentan el riesgo de trombosis.

### → PRONÓSTICO

Depende de la gravedad del riesgo trombótico (→más arriba), localización, extensión y frecuencia de trombosis y sus complicaciones. Una amenaza directa a la vida se relaciona principalmente con el SAF catastrófico. El pronóstico del SAF secundario también depende de la enfermedad asociada.

# 5. Esclerosis sistémica

### → DEFINICIÓN Y ETIOPATOGENIA

Es una enfermedad sistémica del tejido conectivo que se caracteriza por el desarrollo de una fibrosis progresiva de la piel y de los órganos internos (lo que conduce a su disfunción), trastornos de la morfología y función de los vasos sanguíneos y anormalidades del sistema inmune. Su etiología es desconocida.

### → CUADRO CLÍNICO E HISTORIA NATURAL

Es 3-4 veces más frecuente en mujeres. La incidencia máxima se da entre los 30 y 50 años de edad.

**Formas clínicas**

**1. Forma limitada, ES limitada** (*limited systemic sclerosis,* lSSc; nombre anterior "síndrome de CREST"): por lo general es crónica y a menudo pasa desapercibida durante mucho tiempo. Se caracteriza por la aparición de cambios en la piel, que afectan a la cara y a las partes distales de las extremidades superiores e inferiores. Es constante la presencia de un endurecimiento de la piel, típicamente moderado, presente durante muchos años, y sin que exista correlación entre el grado de endurecimiento de la piel y la afectación de los órganos internos.

El órgano más dañado es el tracto gastrointestinal (especialmente el esófago), seguido por la enfermedad pulmonar intersticial. La afectación cardíaca es relativamente rara, pero con mayor frecuencia que en la ES difusa se desarrolla una hipertensión arterial pulmonar severa y cirrosis biliar primaria. La presencia y una rápida progresión de la disnea en la ES a largo plazo —sobre todo en coexistencia con clínica de insuficiencia cardíaca— en general es indicativo de la existencia de hipertensión arterial pulmonar y se relaciona con un mal pronóstico.

**2. Forma generalizada, ES difusa** (*diffuse systemic sclerosis*, dSSc): curso clínico mucho más grave y agresivo que la ES limitada. Se caracteriza por la existencia de lesiones cutáneas simétricas, difusas, que incluyen la cara, puntos proximales de las extremidades y el torso (a veces respeta dedos), y endurecimiento de la piel, que por lo general progresa rápidamente, y la incidencia máxima se da a los 3-6 años de la evolución del cuadro.

Casi simultáneamente al endurecimiento de la piel ocurre la afectación de los órganos: frecuentemente afectación pulmonar, seguida por orden de incidencia del tracto gastrointestinal, corazón y de los riñones. La velocidad del cambio y el grado de daño de los órganos se correlaciona con el grado y la extensión del endurecimiento de la piel. Las lesiones orgánicas que surgen al inicio de la ES difusa (convencionalmente los primeros tres años de enfermedad) condicionan el curso posterior de la enfermedad.

**3. Esclerodermia sin cambios en la piel** (*systemic sclerosis sine scleroderma*): se define por la presencia de los síntomas típicos debidos al daño de los sistemas y órganos internos, acompañados de los cambios característicos orgánicos o serológicos, pero sin lesiones cutáneas.

**4. Síndrome de superposición** denominado así por sumar las características clínicas de la esclerosis sistémica con síntomas y signos de otra enfermedad sistémica del tejido conectivo, más frecuentemente AR, dermatomiositis, LES o EMTC.

**5. Síndrome de alto riesgo de desarrollo de esclerosis sistémica:** definido por la presencia de fenómeno de Raynaud, características de ES en la capilaroscopia y por la presencia de AAN específicos para la ES (ACA, anti-Scl70 o antinucleolares), pero sin esclerosis de la piel y daños en los órganos. En ~65-80 % de las personas con este síndrome a los 5 años se desarrollará una ES (principalmente ES limitada).

### Cambios y síntomas orgánicos

**1. Fenómeno de Raynaud:** presente casi en el 100 % de los pacientes con ES limitada y en >90 % de los pacientes con ES difusa. Durante muchos años puede preceder a la ES.

**2. Cambios en la piel.** Pasan por tres fases: hinchazón, endurecimiento y desaparición. Los dedos inicialmente parecen salchichas (flexión limitada), luego se produce una contractura parcial (signo de los guantes ajustados). En la ES limitada hay dolor asociado a los daños en la piel (que se producen con facilidad) y a úlceras de difícil curación localizadas sobre las puntas de los dedos de las manos; atrofia de las puntas de los dedos, en las uñas y acortamiento de las falanges distales; cara en máscara (tirantez de la piel del rostro), con la piel tensa, nariz delgada y ganchuda, boca estrecha con pliegues radiales en contorno, incapacidad para abrir ampliamente la boca y para sacar la lengua; hiperpigmentación de la piel (hiperpigmentación rodeada por la zona de hipopigmentación); telangiectasia, especialmente de la piel del rostro (también en las membranas mucosas); calcificaciones, con mayor frecuencia en la piel de los dedos y en la superficie extensora de los codos y las rodillas (la calcinosis intensa en el curso de ES se denomina síndrome de Thibierge y Weissenbach); prurito (principalmente en la ES difusa).

**3. Cambios en el aparato locomotor:** dolor articular de localización variable, generalmente simétrico, a menudo fuerte; rigidez matutina, por lo general de los dedos, muñecas, codos y rodillas; hinchazón efímera de las articulaciones; limitación del movimiento en las articulaciones como resultado de endurecimiento de la piel; fricción durante el movimiento causada por cambios en los tendones (sobre todo en la ES difusa severa); dolor y debilidad muscular (generalmente de menor importancia).

**4. Cambios en el sistema digestivo:** desaparición de las papilas en la lengua, con deterioro del gusto, engrosamiento de la membrana mucosa que cubre los procesos alveolares, pérdida de su placa cortical y gingivitis (pérdida de dientes). Síntomas de la enfermedad de reflujo gastroesofágico (como resultado de la insuficiencia del esfínter esofágico inferior se produce la regurgitación en el esófago), seguido de disfagia (debido a la alteración de la motilidad). El sangrado de lesiones vasculares localizadas en el tracto gastrointestinal superior es la principal causa de anemia en la ES. Otros síntomas son la distensión y el dolor abdominal con fases alternas de diarrea y estreñimiento en la enfermedad avanzada, asociados con absorción deficiente (a menudo como resultado de síndrome de sobrecrecimiento bacteriano); síntomas de la cirrosis biliar primaria (en <10 %).

**5. Cambios en el aparato respiratorio;** son síntomas de enfermedad pulmonar intersticial: disnea (inicialmente de esfuerzo, en etapas avanzadas también en reposo), tos seca crónica (a menudo no hay síntomas a pesar de la existencia de cambios profundos en el pulmón), crepitantes en la base de los pulmones, a veces dolor por derrame pleural y fricción pleural, taquipnea.

**6. Cambios cardíacos:** trastornos del ritmo y de la conducción en forma de taquiarritmia, raramente bradiarritmia (palpitaciones, desmayos), hipertensión arterial pulmonar (disminución progresiva de la tolerancia al ejercicio, desmayos durante el ejercicio, lo que indica un avance significativo de la hipertensión pulmonar e insuficiencia ventricular derecha), dolor de pecho (isquemia ventricular derecha asociada con su sobrecarga), signos de insuficiencia ventricular derecha e hipertensión pulmonar (en la última etapa), signos de disfunción ventricular izquierda, con mayor frecuencia diastólica, cardiopatía isquémica (más comúnmente a consecuencia de cambios en la microcirculación), enfermedad pericárdica (pericarditis aguda, derrame pericárdico [síntoma de hipertensión pulmonar], taponamiento pericárdico, pericarditis constrictiva), miocarditis (raras veces).

**7. Cambios renales:** los síntomas por lo general son escasos y no muy característicos, a pesar del progreso significativo de los cambios en el riñón. La **crisis de esclerodermia renal** se desarrolla en un 5-10 % de los pacientes con ES difusa (en un 80 % de los casos en los primeros 4 años), su incidencia es significativamente menor (~2 %) en pacientes con ES limitada. El principal factor de riesgo para su aparición es la presencia de los anticuerpos contra la ARN polimerasa III. Se manifiesta por un rápido aumento de la tensión arterial (a veces con cefalea severa, visión borrosa, convulsiones, insuficiencia ventricular izquierda aguda) y síntomas de insuficiencia renal. Puede asociarse con anemia hemolítica microangiopática. En ~10 % de los casos la hipertensión no se presenta, por lo general son pacientes que recibieron un IECA, calcioantagonistas o los que padecen enfermedad cardíaca.

→ **DIAGNÓSTICO**

**Exploraciones complementarias**

**1. Pruebas de laboratorio**

1) **análisis de sangre:** la VHS está moderadamente aumentada o normal (una VHS claramente acelerada suele indicar complicaciones orgánicas), anemia (por lo general leve, aumenta en el caso de desarrollar el síndrome de absorción deficiente y la progresión de los cambios renales), hipergammaglobulinemia (aumento de IgG e IgM), FR en suero (20-30 %); un aumento de los niveles de BNP o de NT proBNP indica la presencia de cambios cardíacos (insuficiencia cardíaca y/o hipertensión pulmonar avanzada)

2) **pruebas inmunológicas:** autoanticuerpos AAN (presentes en un 90 %), anticuerpos antitopoisomerasa tipo I (los anti-Scl 70, se asocian característicamente a la ES difusa [en un 30 %]), anticuerpos anticentrómero (ACA, se asocian característicamente a la ES limitada [en un 70-80 %]), anticuerpos antinucleolares (patrón de fluorescencia nucleolar), p. ej.: anti-ARN-polimerasa I, anti-ARN-polimerasa III, anti-Th/To, anti-fibrilarina.

**2. Pruebas de imagen:** la **radiografía de las manos** puede revelar osteólisis de las falanges distales en la etapa temprana (es la imagen de lápiz afilado), luego se producirá la resorción total de falange distal, subluxaciones de las articulaciones interfalángicas, calcificaciones. Es menos frecuente observar cambios similares en la radiografía de pies. **Estudios con contraste del tracto digestivo**: valoran el deterioro de la motilidad del **esófago** (en la etapa avanzada todo el esófago tiene la forma de un tubo ancho), del **intestino delgado** (alternados estrechamiento y ampliación de la pared, hipersegmentación) y del **intestino grueso** (diverticulitis y a veces un aumento significativo de la luz intestinal). **Radiografía y TC de alta resolución de tórax**: se evidencian características de la enfermedad pulmonar intersticial, es decir sombreado tipo de vidrio deslustrado, lineal y reticular, de predominio en la base del pulmón subpleural, también bronquiectasias de tracción y quistes (signo de panal). **Ecografía Doppler**: se usa para determinar las características de la hipertensión pulmonar, fibrosis pericárdica, derrame pericárdico, alteración sistólica o diastólica del corazón. La **RMN** y la **TC-SPECT** pueden ser útiles en el diagnóstico de la afección cardíaca en el curso de la ES.

**3. Endoscopia del tracto digestivo superior:** en esófago se pueden visualizar lesiones de reflujo gastroesofágico y telangiectasias; en estómago cambios vasculares dispersos, principalmente en la parte del cardias (telangiectasia simple o múltiples, dando la imagen del estómago en forma de sandía).

**4. Pruebas funcionales respiratorias:** disminución de $DL_{CO}$; si esta es desproporcionada en relación con la FVC ($FVC\%/DL_{CO}\% >1,6$) o con la gravedad de las lesiones en TC de alta resolución de pulmones, realizar el diagnóstico de hipertensión pulmonar. Hay datos característicos de restricción en la enfermedad pulmonar intersticial avanzada.

**5. Capilaroscopia del lecho ungueal:** son típicos (pero no patognomónicos) los denominados megacapilares (a menudo en la ES limitada) y la presencia de áreas sin vasos (predominante en la ES difusa).

**6. Otras: pruebas de esfuerzo** (prueba de la marcha de 6 minutos y la prueba de esfuerzo cardiopulmonar, para el seguimiento de la capacidad funcional del paciente y el progreso de ES), **ECG** (trastornos del ritmo y conducción), **cateterismo cardíaco** (útil en el diagnóstico de hipertensión pulmonar).

**7. Biopsia de piel:** poco útil en la fase inicial de la enfermedad (un alto porcentaje de resultados falsos negativos). En la fase de presencia de los grandes síntomas clínicos el diagnóstico es evidente y una biopsia no es necesaria. Solo está indicada si se sospecha otra enfermedad con la piel dura.

### Criterios diagnósticos

Los criterios de clasificación de la ACR y el EULAR del año 2013 (→tabla 5-1) son útiles no solo en ES difusa desarrollada, sino también en las fases anteriores.

### Diagnóstico diferencial

**1. Período inicial de la enfermedad:** fenómeno de Raynaud de etiología diferente →cap. 2.35.1, otras enfermedades del tejido conectivo, principalmente la enfermedad indiferenciada del tejido conectivo, EMTC, síndromes de superposición, dermatomiositis y AR.

**2. Cambios en la piel:** endurecimiento de la piel en el curso de la fascitis difusa con eosinofilia (enfermedad de etiología desconocida que se caracteriza por el endurecimiento de la capa, similar a la madera, eosinofilia en sangre periférica, hipergammaglobulinemia y VHS aumentada), esclerodermia local (no hay cambios simétricos en la piel de las extremidades ni cambios orgánicos ni alteraciones inmunológicas), esclerodema clásico (esclerodema de Buschke), liquen mixedematoso (*scleromyxoedema*), liquen escleroso y atrófico, lipodistrofia, endurecimiento de la piel en el curso de otras enfermedades de los órganos internos (p. ej. hepatitis autoinmune crónica), endurecimiento de la piel causado por sustancias químicas (incluidos los medicamentos que pueden causar cambios parecidos a la esclerodermia, p. ej. bleomicina), porfiria cutánea tardía.

## Tabla 5-1. Criterios de clasificación de la esclerosis sistémica según ACR/EULAR 2013

| Criterios | Puntuación | Comentario |
|---|---|---|
| Endurecimiento de la piel de ambas manos proximalmente a las articulaciones metacarpofalángicas | 9 | Criterio suficiente |
| Endurecimiento de la piel de los dedos | | Si se presentan ambos, el marcador solo tiene en cuenta la puntuación más alta |
|   Hinchazón de la totalidad de los dedos[a] | 2 | |
|   Esclerodactilia[b] | 4 | |
| Lesiones en las yemas de los dedos[c] | | Véase más arriba |
|   Úlceras en las yemas de los dedos | 2 | |
|   Cicatrices en las yemas de los dedos (*pitting scars*) | 3 | |
| Telangiectasias[d] | 2 | |
| Anomalías de los capilares del lecho ungueal típicas de la esclerodermia[e] | 2 | |
| Hipertensión arterial pulmonar[f] y/o enfermedad pulmonar intersticial[g] | 2 | |
| Fenómeno de Raynaud[h] | 3 | |
| Autoanticuerpos característicos de la esclerosis sistémica:<br>– anticentrómero<br>– antitopoisomerasa tipo I (anti-Scl 70)<br>– anti RNA-polimerasa III | 3 | Máx. 3 ptos. |

**Interpretación:** se puede diagnosticar esclerodermia, si la puntuación total es ≥9.

[a] Aumento del volumen de los tejidos blandos de los dedos (fuera de la cápsula articular) difuso, por lo general sin empastamiento, que causa un cambio de la forma fisiológica de los dedos (correctamente los dedos se estrechan distalmente y el contorno de los tejidos blandos sigue la forma del hueso y articulaciones).

[b] Endurecimiento de la piel distalmente a las articulaciones metacarpofalángicas y proximalmente a las articulaciones interfalángicas proximales.

[c] Úlceras o cicatrices distales a las articulaciones interfalángicas proximales o dentro de ellas, que no son causadas por una lesión traumática. Las cicatrices digitales son pequeños hoyos en las falanges distales de los dedos, causadas por isquemia, sin razones traumáticas o factores externos.

[d] Las telangiectasias son áreas bien definidas de vasos superficiales dilatados, que se colapsan debido a la compresión y poco a poco se llenan después de su liberación. Las típicas descritas en la esclerodermia son redondas, bien definidas, aparecen en las manos, labios, boca y/o toman la forma de telangiectasias grandes con diseño de estera. Deben distinguirse de las arañas vasculares con arteriola central que se rellenan rápidamente, y de los capilares extendidos.

[e] Anomalías de los capilares del lecho ungueal típicas de la esclerodermia: capilares dilatados y/o su desaparición, con o sin hemorragias perivasculares dentro del lecho ungueal y/o la cutícula de uña (eponiquio o pliegue ungueal).

[f] Hipertensión pulmonar arterial: el diagnóstico se establece a base de los resultados del cateterismo cardíaco derecho, de acuerdo con la definición estándar.

[g] Enfermedad pulmonar intersticial: fibrosis pulmonar en TC de alta resolución o en radiografía de tórax, la más severa en la base del pulmón, o crepitantes no relacionados con otra causa, p. ej. con insuficiencia cardíaca.

[h] Fenómeno de Raynaud: descrito en anamnesis o diagnosticado por un médico; al menos con dos fases de coloración de la piel del dedo/dedos de manos o pies, como resultado de la exposición al frío o a emociones, que pueden incluir solo palidez (ocurre con frecuencia), cianosis y/o hiperemia reactiva.

Estos criterios no son aplicables en pacientes que presenten un endurecimiento de la piel que no afecte a los dedos, o con una enfermedad que aunque se asemeje a la esclerosis, se corresponde más a otra enfermedad en función de los síntomas clínicos observados (p. ej. fibrosis sistémica nefrogénica, forma diseminada de esclerosis localizada, fascitis difusa con eosinofilia, edema endurecido de piel relacionado con la diabetes, mixedema, eritromelalgia, porfiria, liquen escleroso, enfermedad de injerto contra huésped, queiroartropatía diabética).

A base de: *Ann. Rheum. Dis.*, 2013, 72: 1747-1755 y *Arthritis Rheum.*, 2013, 65: 2737-2747.

## ➡ TRATAMIENTO

### Principios generales

**1.** No hay tratamiento causal o fármacos que inhiban eficazmente o retrasen la progresión de la enfermedad. Se utiliza el denominado **tratamiento específico de las distintas manifestaciones** →más adelante, lo que aumenta la supervivencia de los pacientes con ES. En pacientes seleccionados, con cambios orgánicos severos y rápidamente progresivos, pero sin afectación importante del sistema cardiovascular, se realiza auto-TPH.

**2.** Con el fin de mejorar o mantener la capacidad física (incluida la prevención de las contracturas) → **fisioterapia y rehabilitación** (gimnasia, a menudo precedida de envolturas de parafina), **terapia ocupacional**.

**3.** Debido al efecto adverso sobre las lesiones de la piel y el riesgo de desarrollar una crisis de esclerodermia renal **no se deben utilizarlos glucocorticoides** (si es necesario el uso de glucocorticoides, cuando hay cambios orgánicos que ponen en peligro la vida, o el síndrome de superposición, monitorizar la creatinina sérica y la tensión arterial con especial cuidado), ni la ciclosporina, AINE ni los fármacos que influyen en la tensión de la pared vascular, como la efedrina, derivados de la ergotamina, o los β-bloqueantes.

### Tratamiento en fase temprana de ES difusa

Hay que esforzarse para llegar a un diagnóstico temprano de la afectación orgánica e inicio del tratamiento. En la evaluación del estado y la dinámica de la enfermedad es de gran ayuda la evaluación periódica del índice general de la piel usando una escala modificada de Rodnan (mRss), que se correlaciona con la actividad de los órganos internos. En el caso de cambios de la piel de evolución rápida (especialmente cuando mRss es >15-20) → considerar metotrexato a dosis de 10-15 mg/semana, eventualmente micofenolato de mofetilo o ciclofosfamida (dosis como en la enfermedad pulmonar intersticial). En los pacientes con cambios orgánicos severos y rápidamente progresivos considerar el trasplante de células hematopoyéticas autólogas.

### Tratamiento del fenómeno de Raynaud y de las ulceraciones y necrosis de las falanges

En el tratamiento de primera línea se utilizan los calcioantagonistas del grupo de derivados de dihidropiridina en forma de liberación sostenida (en general nifedipino VO), otros fármacos →cap. 2.35.1, a continuación inhibidores de la fosfodiesterasa tipo 5, eventualmente fluoxetina. En casos refractarios severos → iloprost iv. o, en segundo lugar, bosentán (previene la formación de nuevas úlceras).

### Tratamiento de la enfermedad pulmonar intersticial

**Ciclofosfamida** en infusiones iv. ~600 mg/m$^2$ de superficie corporal, en principio cada 30 días durante 6 meses, más tarde dependiendo de la respuesta; si es buena (mejora de las pruebas de función pulmonar e inhibición, o mejora de los cambios en TC de alta resolución) → pueden alargarse los intervalos entre dosis, p. ej. cada 2 meses durante medio año, cada 3 meses el próximo medio año, luego cada 6 meses, o utilizarse otros inmunosupresores.

Alternativamente, se puede utilizar ciclofosfamida VO ≤2 mg/kg/d durante 12 meses. Se puede esperar una mejor respuesta a la ciclofosfamida en pacientes con extensos cambios del tipo de densidad reticular en TC de alta resolución, disnea y mRss ≥23. Puede considerarse el uso concomitante y con precaución de glucocorticoides (no usar dosis >10 mg/d de prednisona). También se puede intentar utilizar: micofenolato de mofetilo, azatioprina, rituximab.

### Tratamiento de la hipertensión pulmonar →cap. 2.21, Tratamiento

### Tratamiento de los cambios articulares y musculares

**1. Dolor articular:** usar **paracetamol**, **tramadol**.

**2. Poliartritis progresiva:** usar **metotrexato** (fármacos y dosis como en la AR →tabla 1-6) y eventualmente solo al inicio **glucocorticoides** a dosis <20 mg/d de prednisona).

**3. Miositis:**

1) leve o moderada → **azatioprina** VO 50-100 mg/d o **metotrexato** (→ más arriba), eventualmente añadir **glucocorticoides** a dosis <20 mg/d de prednisona

2) más grave → **metilprednisolona** en dosis iv. de 500-1000 mg de 3 o 4 infusiones (a diario o cada 2 días), seguido de prednisona (<20 mg/d) y **azatioprina** o **metotrexato**.

### Tratamiento de cambios en tracto digestivo

Tratamiento sintomático, es decir administrar IBP para la enfermedad por reflujo gastroesofágico, procinéticos en trastornos de la motilidad, antibióticos periódicamente en el caso del síndrome de absorción deficiente asociada a sobrecrecimiento bacteriano (empíricamente quinolonas, amoxicilina con ácido clavulánico).

### Tratamiento de cambios cardíacos

**1. Trastornos del ritmo y conducción, insuficiencia cardiaca:** tratamiento sintomático.

**2. Miocarditis:** usar **glucocorticoides** (dosis como en LES); si los glucocorticoides son ineficaces → **ciclofosfamida** (dosis como en la enfermedad pulmonar intersticial).

### Tratamiento de la crisis de esclerodermia renal

**1. Aumento de tensión arterial >140/90 mm Hg o ≥2 veces aumento de la concentración de creatinina sérica o proteinuria:** aplicar inmediatamente la dosis completa de **IECA** (si la presión arterial es >160/100 mm Hg → hospitalización). Aumentar la dosis de IECA con el fin de reducir la tensión arterial sistólica de 10-20 mm Hg en un período de 24 h, incluso si la función renal se deteriora. Si no se consigue la normalización de la tensión arterial → agregar otro fármaco antihipertensivo, p. ej. ARA-II, calcioantagonistas o un nitrato (especialmente en edema pulmonar). Se desaconseja usar β-bloqueantes y medidas que depleten significativamente el volumen plasmático.

**2. Aumento de la insuficiencia renal:** realizar **diálisis**. En la mitad de los pacientes que requieren diálisis, en 6-24 meses la función renal mejora lo suficiente como para completar la terapia renal sustitutiva. Se debe esperar la decisión sobre el trasplante renal ≥2 años desde la ocurrencia de la crisis renal.

#### ⇒ OBSERVACIÓN

1) Mediciones de la tensión arterial: en la fase temprana de la ES difusa cada semana o con mayor frecuencia, más tarde cada mes (más a menudo, si la tensión aumenta).

2) Creatinina en suero, eTFG y tira de ensayo para la detección de proteinuria: en período temprano de la ES difusa cada 2-4 semanas, luego cada 3-6 meses.

3) ECG y ecografía Doppler: a principios de la ES difusa cada 3 meses, posteriormente cada 12-24 meses (dependiendo de los factores de riesgo).

4) Pruebas funcionales respiratorias (espirometría, $DL_{CO}$ y pulsioximetría de esfuerzo): en la fase inicial de la ES difusa cada 3 meses, luego cada 12 meses.

5) Otros estudios dependiendo de los síntomas y los resultados de las exploraciones anteriores. Entre otros test de la marcha de 6 min para supervisar el rendimiento general del paciente. En Chile también suelen realizarse estudios de motilidad esofágica y prueba de hidrógeno expirado para evaluar sobrecrecimiento bacteriano intestinal.

Al inicio de la ES difusa se recomienda: observar la VHS, hemograma, CK, AST y ALT en suero, cada 6 meses TC de alta resolución de tórax y estudios con contraste del tracto digestivo complementados por endoscopia del tracto digestivo superior. En caso de progresión → aumentar la frecuencia de las pruebas.

### → PRONÓSTICO

Depende de la presencia y el alcance de los cambios en los órganos internos. Más de la mitad de las muertes en pacientes con ES está relacionada con la fibrosis pulmonar, hipertensión arterial pulmonar y afectación cardíaca. Otras causas de muerte son principalmente: infecciones, neoplasias y complicaciones cardiovasculares que no están directamente relacionadas con la ES.

# 6. Polimiositis (PM) y dermatomiositis (DM)

### → DEFINICIÓN Y ETIOPATOGENIA

La PM es una miopatía inflamatoria crónica, adquirida e idiopática. La DM es una forma de miopatía inflamatoria asociada con dermatitis (existe también una forma de DM amiopática, *dermatomyositis sine myositis*). En ambas enfermedades los cambios inflamatorios pueden afectar al corazón, al intersticio pulmonar y a los vasos sanguíneos.

La etiología es desconocida. Se cree que en la etiopatogenia de la PM/DM los mecanismos autoinmunes desempeñan un papel esencial.

### → CUADRO CLÍNICO E HISTORIA NATURAL

La PM y la DM son las miopatías inflamatorias idiopáticas más comunes en adultos. Las mujeres enferman 2 veces más a menudo que los hombres. La enfermedad puede ocurrir a cualquier edad, si bien hay un pico de incidencia entre los 10-15 años de edad (forma juvenil) y otro entre los 40-50 años. El inicio puede ser agudo (días), subagudo (semanas) o crónico (meses, años). La mayoría de los pacientes no tratados evoluciona lentamente a la atrofia y contractura muscular. La mortalidad a los 5 años ~50 %. La asociación con una neoplasia maligna en la DM es 6 y en la PM 2 veces más probable (riesgo incrementado de cáncer de: ovario, mama, pulmón, estómago, intestino, fosa nasal y faringe, páncreas, vejiga y también de linfoma no Hodgkin).

**1. Síntomas generales:** debilidad, fiebre y pérdida de peso.

**2. Síntomas de afectación muscular:**

1) debilidad muscular generalmente simétrica y localizada en cintura escapular, cintura pélvica y también cuello y espalda (casi en todos los pacientes), lo que origina problemas al incorporarse de una posición sentada, levantar

objetos pesados, peinarse, caminar por las escaleras, etc.; los músculos están a menudo sensibles y dolorosos

2) debilidad de los músculos respiratorios, que provoca insuficiencia respiratoria

3) debilidad de los músculos de faringe, esófago y laringe, que provoca disfagia y disfonía

4) compromiso de los músculos oculares (raro): nistagmo, visión borrosa.

**3. Cambios en piel:** ocurren en la DM. Su aparición y gravedad no siempre se correlacionan con afectación muscular, ya que pueden preceder a la miositis o aparecer solos (CADM, *dermatomyositis sine myositis*). A menudo los cambios eritematosos se acompañan de prurito y/o sensibilidad a la luz solar.

1) Eritema alrededor de los ojos de color violáceo y en forma de gafas (→fig. 6-1), (eritema en heliotropo periorbitario), a veces con edema de párpados (signo patognomónico), y que aparece en un 30-60 % de los pacientes; eritema de escote en forma de V; además eritema de cuello y hombros (signo de mantón), eritema en la superficie lateral de caderas y muslos (signo de pistolera).

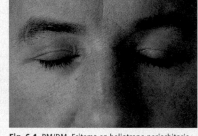

**Fig. 6-1.** PM/DM. Eritema en heliotropo periorbitario

2) Pápulas de Gottron: pápulas eritematovioláceas, hiperqueratósicas, localizadas en la superficie extensora de las articulaciones (más frecuentemente interfalángicas y metacarpofalángicas →cap. 1.8.1; y a veces de muñecas, codos, rodillas y tobillos); el signo de Gottron son las manchas eritematosas o violáceas que aparecen en la misma localización (signos patognomónicos; en ~70 % de los pacientes).

3) Otros: engrosamiento, descamación y agrietamiento de la piel en las puntas de los dedos y el lado palmar de las manos (denominadas manos de mecánico, raramente); eritema con edema, petequias y telangiectasias en el área de lechos ungueales, úlceras tróficas como resultado de la coexistencia de vasculitis cutánea, eritrodermia generalizada, inflamación del tejido subcutáneo (paniculitis), livedo reticular, alopecia focal que no deja cicatrices.

**4. Manifestaciones cardíacas:** aparecen en un 70 % de los casos, por lo general taquicardia o bradicardia, raramente síntomas de insuficiencia cardíaca.

**5. Cambios pulmonares:** síntomas de enfermedad pulmonar intersticial (30-40 %), principalmente tos seca y disnea progresiva, que progresan a insuficiencia respiratoria crónica. Neumonía por aspiración en pacientes con disfagia. La enfermedad pulmonar intersticial, miositis, anticuerpos antisintetasa (frecuentemente anti-Jo-1), fiebre, fenómeno de Raynaud, artritis y manos de mecánico constituyen el denominado síndrome antisintetasa.

**6. Cambios en el sistema digestivo:** síntomas de alteración de la motilidad de esófago, estómago e intestinos, incluyendo reflujo gastroesofágico. En casos graves ulceraciones y hemorragia.

**7. Cambios articulares:** síntomas de artritis sin erosiones o dolor articular, en especial periférico, principalmente en las articulaciones de la mano (20-50 %).

**8. Calcificaciones:** en el tejido subcutáneo, músculos esqueléticos, tendones y fascias (>10 %), a veces masivas.

**9. Fenómeno de Raynaud:** (10-15 %).

---

→ **D I A G N Ó S T I C O**

---

**Exploraciones complementarias**

**1. Pruebas de laboratorio**

1) **análisis de sangre**: aumento de los niveles de las enzimas musculares en suero: CK, AST, ALT, LDH, aldolasa (la actividad normal no excluye PM/DM), aumento de la concentración de mioglobina, aumento de VHS, aumento de la concentración de proteína C-reactiva y de gammaglobulinas en el suero

2) **pruebas inmunológicas**: autoanticuerpos AAN (en un 40-80 %), incluyendo anticuerpos asociados con PM/DM (antisintetasa aminoacil-tRNA [más frecuentemente anti-Jo-1], anti-SRP y anti-Mi-2) y anticuerpos asociados (anti-Ro, anti-La, anti-U1-RNP, anti-U2-RNP, anti-Ku, anti-Sm, anti-PM/Scl).

**2. Electromiografía:** muestra signos de daño muscular inicial.

**3. Examen histológico**

1) **biopsia de músculo**: muestra la presencia de un infiltrado inflamatorio, principalmente con linfocitos. El tipo de células, las estructuras afectadas y la aparición de atrofia alrededor de las fibras musculares dependen de la forma de la enfermedad

2) **biopsia de pulmón**: puede revelar enfermedad pulmonar intersticial (varias formas).

**4. Pruebas de imagen.** En la **RMN de músculos**: aumento de la señal en secuencias potenciadas T1 y T2. Las más sensibles para la detección de inflamación activa son las imágenes potenciadas en T2 con supresión de tejido adiposo o secuencias STIR, pero los cambios no son patognomónicos para PM/DM. El estudio permite facilitar la elección de una ubicación óptima para la biopsia muscular. **En la radiografía y la TC de alta resolución de tórax** pueden observarse cambios intersticiales. **La radiografía de huesos y articulaciones** puede revelar numerosas calcificaciones, principalmente en el tejido subcutáneo y músculos y también osteoporosis.

**5. ECG:** por lo general se observan cambios no específicos del segmento ST y de la onda T, taquicardia sinusal y raramente bloqueo AV I o II.

**6. Videocapilaroscopia:** se encuentran alteraciones en el 60-80 % de los pacientes. Los hallazgos conforman un patrón esclerodermiforme con ≥2 de los siguientes hallazgos en ≥2 dedos: dilataciones apicales, megacapilares, hemorragias, desestructuración de la red capilar, disminución de la densidad capilar y los típicos capilares arboriformes.

**Criterios diagnósticos**

Basándose en los criterios diagnósticos →tabla 6-1.

**Diagnóstico diferencial**

1) Miopatías inflamatorias idiopáticas distintas de una PM/DM: principalmente inflamación muscular en el curso de otras enfermedades sistémicas del tejido conectivo (síndromes de superposición), miositis asociada a cáncer, miopatía necrótica autoinmune (clínicamente se parece a la PM, a menudo está asociada con una enfermedad sistémica del tejido conjuntivo, una infección viral (p. ej. VIH), anticuerpos anti-SRP, una terapia con estatinas o un cáncer; en cualquier caso se caracteriza por la ausencia de la típica infiltración de células mononucleares en el examen histológico, por lo general responde bien a inmunosupresores); miositis por cuerpos de inclusión (predomina debilidad muscular distal, a veces asimétrica, no hay cambios de la piel), miositis con eosinofilia, miositis focal (tumor doloroso frecuentemente situado en la extremidad inferior, el inicio en general es agudo, sin traumatismo previo, en un 90 % desaparece sin tratamiento), miositis de los músculos oculomotores.

2) Enfermedades con daños musculares secundarios o debilidad muscular →tabla 6-2. Buscar neoplasia maligna.

### Tabla 6-1. Criterios diagnósticos de polimiositis (PM) y de dermatomiositis (DM)

1) Debilidad simétrica y progresiva de los músculos de la cintura escapular y pélvica.
2) Hallazgos histológicos característicos de la miositis.
3) Aumento de la actividad de CK o aldolasa en suero.
4) Características electromiográficas del daño muscular primario.
5) Lesiones cutáneas típicas: signo de Gottron, eritema en heliotropo de los párpados, eritema de escote o brazos.

| Diagnóstico | Cierto | Probable | Posible |
|---|---|---|---|
| | Número de signos | | |
| PM | 4 | 3 | 2 |
| DM | 3 o 4 | 2 | 1 |
| | y lesiones cutáneas características | | |

### Tabla 6-2. Estados de enfermedad y agentes que dañan los músculos o que causan los síntomas del daño muscular

| | |
|---|---|
| Enfermedades del sistema endocrino | Síndrome de Cushing, hipotiroidismo, hipertiroidismo, hiperparatiroidismo e hipoparatiroidismo |
| Trastornos metabólicos | Deficiencia de carnitina, trastorno metabólico de vitamina A, glucogénesis |
| Enfermedades del sistema nervioso | Distrofias musculares genéticas, neuropatía proximal, síndrome de Lambert-Eaton, miastenia grave, esclerosis lateral amiotrófica |
| Infecciones | Virales, bacterianas, parasitarias (toxoplasmosis, triquinosis) |
| Trastornos electrolíticos | Reducción o aumento de la concentración plasmática de: sodio, potasio, calcio, magnesio y fosfato |
| Enfermedades granulomatosas | Sarcoidosis |
| Fármacos | Amiodarona, quinidina, cimetidina, ciclosporina, danazol, D-penicilamina, interferón-α, interleucina-2, colchicina, ácido ε-aminocaproico, fenilbutazona, fenitoína, glucocorticoides, hidralazina, carnitina, hipolipemiantes (fibratos, estatinas, ácido nicotínico), antimaláricos (cloroquina e hidroxicloroquina), levodopa, penicilina, procainamida, rifampicina, sulfonamidas, L-triptófano, ácido valproico, vincristina, zidovudina |
| Sustancias tóxicas | Monóxido de carbono, alcohol, heroína, cocaína |
| Factores físicos | Descarga eléctrica, traumatismo, hipertermia |

## →TRATAMIENTO

### Tratamiento farmacológico

**1. Glucocorticoides:** prednisona VO a dosis de 1 mg/kg/d; inicio agudo o evolución más severa → inicialmente se puede utilizar metilprednisolona iv. 0,5-1,0 g durante 3 días. Después de la mejoría (aumento de la fuerza muscular, normalización de marcadores de daño muscular), pero no antes de 4-8 semanas desde el inicio del tratamiento, reducir la dosis diaria del glucocorticoide oral gradualmente, p. ej. en ~10 mg/mes, hasta alcanzar una dosis de mantenimiento de 5-10 mg/d y continuar el tratamiento durante varios años, a veces durante toda la vida. Algunos recomiendan la reducción de la dosis en 5 mg cada semana hasta 20 mg/d, luego en 2,5 mg cada 2 semanas hasta 10 mg/d, y luego en 1 mg cada mes hasta la retirada del fármaco.

**2.** Si dentro del plazo de 6 semanas desde el inicio del tratamiento no hay mejoría satisfactoria o si el curso de la enfermedad es rápido → añadir uno de los fármacos enumerados más adelante (preparados →cap. 16.1, tabla 1-6).

**Metotrexato** VO o por vía parenteral (IM o VSc) 1 × semana, con ácido fólico o folínico; empezar, dependiendo de la gravedad de la enfermedad, con dosis desde 10-15 mg 1 × semana; si los síntomas no mejoran, aumentar gradualmente en 5 mg cada 2-3 meses o más rápidamente. **Azatioprina** 1,5-2 mg/kg/d, reducir la dosis en 25 mg cada mes a una dosis de mantenimiento de 50 mg/d; el efecto terapéutico se revela después de un mínimo de 3 meses. **Ciclosporina** a dosis de 2,5-5 mg/kg/d. **Ciclofosfamida** a dosis de 1,0 g iv. 1 × mes por 6 meses, eventualmente 1-3 mg/kg/d 1 × d VO. Generalmente se utiliza en caso de enfermedad pulmonar intersticial o vasculitis severa. **Micofenolato de mofetilo** 2-3 g/d, en caso de ineficacia o intolerancia a metotrexato y ciclosporina. **Hidroxicloroquina** 200 mg 2 × d o **cloroquina** 250 mg 2 × d, indicados en lesiones refractarias de la piel. **IGIV**: indicada en caso de ineficacia de la terapia inmunosupresora; 0,4 g/kg/d durante 5 días consecutivos 1 × mes, durante 3-7 meses consecutivos. Rituximab 750 mg/m$^2$ de la sc. (máx. 1 g) 2 veces con un intervalo de 2 semanas. En casos refractarios a terapia inmunosupresora se hacen intentos con el uso de tacrolimus y fármacos anti-TNF.

### Rehabilitación

Para la recuperación de las fuerzas es importante la **kinesioterapia**. En la fase aguda de la enfermedad utilizar principalmente ejercicios pasivos para prevenir contracturas, y durante la recuperación ejercicios isométricos y activos con gravedad minimizada, después los ejercicios isotónicos y aeróbicos. Los ejercicios en el agua son muy beneficiosos. El ejercicio físico durante este período no debe superar el 60 % del consumo máximo de oxígeno.

### → O B S E R V A C I Ó N

La evaluación periódica de la fuerza muscular, los niveles séricos de CK, EMG, y en pacientes con enfermedad pulmonar intersticial TC de alta resolución, pruebas de función pulmonar y test de la marcha de 6 min. Es importante la vigilancia oncológica debido al aumento del riesgo de aparición de neoplasias malignas, que es mayor durante los primeros 3 años del diagnóstico de PM/DM, y que persiste incluso después de 5 años. El riesgo de cáncer aumenta, entre otros, por: edad >50 años, DM, lesiones severas de la piel, presencia de anti-155/140 kD, falta de anticuerpos asociados o combinados con la PM/DM.

### → P R O N Ó S T I C O

Con el tratamiento adecuado la supervivencia a los 10 años es >80 %.

Factores de mal pronóstico son p. ej. la edad avanzada, compromiso de órganos internos, especialmente pulmonares, coexistencia de un tumor maligno y presencia de anti-SRP.

# 7. Enfermedad mixta del tejido conectivo (EMTC) y síndromes de superposición

La **EMTC** es una enfermedad inflamatoria sistémica crónica, que cursa con síntomas de LES, esclerosis sistémica, PM/DM, AR y que se caracteriza por la presencia de títulos elevados de anticuerpos anti-RNP (ribonucleoproteína, anti-U1 RNP). **Criterios diagnósticos de EMTC** →tabla 7-1. Se diagnostica **síndrome de superposición** si el paciente cumple los criterios para el diagnóstico de ≥2 enfermedades del tejido conectivo y existe un marcador serológico específico.

El **diagnóstico diferencial** incluye enfermedades sistémicas del tejido conectivo incluidas en la EMTC →tabla 7-2 y otros estados que cursen con presencia de autoanticuerpos →cap. 16.3, tabla 3-2. La EMTC en la primera etapa con mucha frecuencia es confundida con AR, LES o **enfermedad indiferenciada del tejido conectivo** (UCTD; síndrome con síntomas comunes a múltiples enfermedades del tejido conectivo, pero sin cumplir criterios diagnósticos para ninguna de ellas en un tiempo ≥3 años; en todos los pacientes existen los AAN).

El **tratamiento** depende de los síntomas predominantes del cuadro clínico y consta del tratamiento de enfermedades incluidas en la EMTC. En caso de la UCTD utilizar AINE, hidroxicloroquina o cloroquina y también glucocorticoides a dosis bajas.

**Observación**: si el fenotipo clínico y los síntomas sugieren compromiso pulmonar, efectuar TC de alta resolución y pruebas funcionales respiratorias con medición de la DLco Agregar tamizaje de hipertensión pulmonar en caso de manifestaciones de esclerodermia. Efectuar radiografía anual de tórax, o más frecuente si existe sospecha o aparecen síntomas.

El **pronóstico** de EMTC es mejor que en el LES y la esclerosis sistémica. En algunos pacientes el curso es leve y ocurre la remisión, otros desarrollan

---

**Tabla 7-1. Criterios diagnósticos de la enfermedad mixta del tejido conectivo (EMTC)**

**Criterios según Alarcón-Segovia y Villareal**

1) **Serológicos:** presencia de anticuerpos anti-U1 RNP con título ≥1:1600

2) **Clínicos:** a) edema de manos; b) artritis; c) miositis; d) fenómeno de Raynaud; e) acroesclerosis.

**Diagnóstico de EMTC** = se requiere el criterio serológico y ≥3 criterios clínicos (la coexistencia de edema de las manos, fenómeno de Raynaud y acroesclerosis requiere adicionalmente el cumplimiento de los criterios 2b o 2c).

**Criterios según Kasukawa y cols.**

I. **Síntomas comunes:** 1) fenómeno de Raynaud; 2) edema de los dedos o de las manos.

II. **Presencia de anticuerpos anti-U1 RNP**

III. **Síntomas "mixtos"**

A. Síntomas parecidos al LES: 1) poliartritis; 2) linfadenopatía; 3) eritema facial; 4) pericarditis o pleuresía; 5) leucopenia o trombocitopenia.

B. Síntomas parecidos a la esclerodermia: 1) acroesclerosis; 2) fibrosis pulmonar, cambios restrictivos o $DL_{CO}$ reducida; 3) debilidad de la motilidad esofágica o ensanchamiento del esófago.

C. Síntomas similares a la PM: 1) debilidad muscular; 2) aumento de CK en suero; 3) características de daño muscular tipo miogénico en EMG.

**Diagnóstico de EMTC** = presencia de ≥1 síntoma común y del criterio serológico y dentro de los síntomas "mixtos" uno de cada grupo (A, B, C).

**Tabla 7-2. Signos diferenciales de las enfermedades del tejido conectivo**

| Signo clínico | LES | AR | ES | PM | EMTC |
|---|---|---|---|---|---|
| Pleuritis o pericarditis | ++++ | + | + | − | +++ |
| Artritis destructiva | ± | ++++ | + | ± | + |
| Fenómeno de Raynaud | ++ | − | ++++ | + | ++++ |
| Miositis | + | + | + | ++++ | +++ |
| Acroesclerosis | ± | − | ++++ | − | ++ |
| Endurecimiento de la piel | − | − | +++ | − | − |
| Fibrosis pulmonar intersticial | + | + | +++ | ++ | + |
| Hipertensión pulmonar | + | ± | ++ | + | +++ |
| Eritema ("en alas de mariposa") en la cara | ++++ | − | − | − | ++ |
| Úlceras en la boca | +++ | − | − | − | ++ |
| Convulsiones o psicosis | +++ | − | − | − | − |
| Neuropatía del trigémino | + | − | ++ | − | +++ |
| Polineuropatía periférica | ++ | ++ | ± | − | ++ |
| Mielitis transversa | +++ | + | − | − | ++ |
| Meningitis aséptica | +++ | + | − | − | +++ |
| Glomerulonefritis | | | | | |
|    proliferativa | ++++ | − | − | − | + |
|    membranosa | +++ | − | − | − | ++ |
| Hipertensión renovascular | + | − | ++++ | − | +++ |
| Vasculitis sistémica | ++ | ++ | + | + | + |
| Vasculopatía no inflamatoria | − | − | ++++ | − | +++ |
| Trastornos de la motilidad esofágica | ± | ± | ++++ | ++ | +++ |
| Anti-RNP | ++ | − | + | + | ++++ |
| Anti-Sm | +++ | − | − | − | − |
| Anti-dsDNA | ++++ | − | − | − | − |
| Anti-Scl 70, ACA | − | − | +++ | − | − |
| ↓ de niveles de componentes del complemento | +++ | − | − | − | + |
| FR | ++ | +++ | + | + | ++ |

La cantidad de signos "+" indica la frecuencia de aparición.

una enfermedad del tejido conectivo bien definida y en un tercer grupo los síntomas persisten y hay que usar terapia inmunosupresora a largo plazo. A veces producen complicaciones mortales. La principal causa de muerte en pacientes adultos son las complicaciones de la hipertensión pulmonar, así como infecciones y la miocarditis. La presencia de APLA aumenta el riesgo vital.

# 8. Vasculitis

Las vasculitis son un grupo heterogéneo de enfermedades caracterizadas por la inflamación de las paredes de los vasos sanguíneos, que origina daño. Este daño puede conducir a una hemorragia y/o reducción del flujo sanguíneo y, en consecuencia, a la isquemia o necrosis del tejido irrigado por este vaso.

**Las vasculitis** generalmente se dividen en 2 grupos: **infecciosas** (causadas directamente por la invasión y multiplicación de un microorganismo patogénico en la pared del vaso) y **no infecciosas**.

En la **clasificación de las vasculitis no infecciosas** actual (Consenso de Chapel Hill 2012) →tabla 8-1, además de las principales categorías, que incluyen en primer lugar el diámetro de los vasos lesionados (grandes, medianos, pequeños y variados) o la especificidad de órganos (vasculitis de un órgano único), también se distinguen las vasculitis anteriormente llamadas secundarias:

1) vasculitis en las enfermedades sistémicas (p. ej. AR, sarcoidosis, lupus, esclerodermia, DM/PM, síndrome de Sjögren)
2) vasculitis de etiología probable asociada a: neoplasias (en el curso de enfermedades hematopoyéticas y tumores sólidos); infección viral (p. ej. VHB, VHC, parvovirus B19, VIH), o bacteriana (p. ej. *Streptococcus pneumoniae*); fármacos, que ocurre dentro de las 3 primeras semanas desde el inicio del tratamiento, más frecuentemente con antibióticos β-lactámicos, macrólidos, sulfonamidas, quinolonas, medicamentos antivirales, vacunas y sueros (enfermedad del suero), inhibidores selectivos de la recaptación de serotonina (p. ej. fluoxetina), medicamentos anticonvulsivos (p. ej. fenitoína), carbidopa y levodopa, diuréticos tiacídicos y del asa. Los fármacos que causan vasculitis asociada a ANCA son principalmente la hidralazina, el propiltiouracilo, la minociclina y la mezcla de cocaína con levamisol. Esta variante de vasculitis compromete frecuentemente los vasos pequeños (generalmente se asocia a complejos inmunológicos), rara vez vasos mayores (p. ej. poliarteritis nodosa en el curso de la infección por VHB, aortitis sifilítica). Recordar que la vasculitis siempre requiere la exclusión de su carácter secundario.

**Inflamación de vasos grandes**: arteritis de Takayasu →cap. 2.24, arteritis de células gigantes →cap. 2.25.

**Inflamación de vasos medianos**: incluyen principalmente arterias de mediano calibre (arterias viscerales principales y sus ramas), pero también pueden verse afectadas arterias de cualquier diámetro.

**Inflamación de vasos pequeños**: generalmente ocupan arterias pequeñas intersticiales, arteriolas, capilares y venas.

Destacan 2 formas

1) **vasculitis asociada a anticuerpos anticitoplasma de neutrófilos** (ANCA): los depósitos inmunológicos son escasos o inexistentes y están presentes los ANCA dirigidos contra mieloperoxidasa (MPO ANCA) o proteinasa 3 (PR3 ANCA) (también existen casos de "ANCA negativos")
2) **vasculitis asociada a complejos inmunológicos**: en la pared vascular se observa una cantidad moderada o grande de depósitos de inmunoglobulina y/o componentes del complemento (a menudo se desarrolla una glomerulonefritis [GN]).

**Tabla 8-1. Nomenclatura de las vasculitis según International Chapel Hill Consensus Conference 2012**

**Vasculitis de vasos grandes**
- arteritis de Takayasu
- arteritis de células gigantes

**Vasculitis de vasos medios**
- poliarteritis nodosa
- enfermedad de Kawasaki

**Vasculitis de vasos pequeños**
Vasculitis asociada a anticuerpos anticitoplasma de neutrófilos:
- poliangitis microscópica
- granulomatosis con poliangitis (granulomatosis de Wegener)
- granulomatosis eosinofílica con vasculitis (Churg-Strauss)
Vasculitis de vasos pequeños asociada a los complejos inmunes:
- enfermedad asociada a anticuerpos antimembrana basal
- vasculitis asociada a crioglobulinemia (púrpura crioglobulinémica)
- vasculitis asociada a anticuerpos IgA (púrpura de Schönlein-Henoch)
- vasculitis urticaria con hipocomplementemia (vasculitis asociada a anti-C1q)

**Vasculitis de vasos diferentes**
- vasculitis en la enfermedad de Behçet
- vasculitis en síndrome de Cogan

**Vasculitis de un órgano[a]**
- vasculitis leucocitoclástica de la piel
- inflamación de las arterias de la piel
- vasculitis primaria del SNC
- aortitis aislada
- otros

**Vasculitis en enfermedad sistémica**
- vasculitis lúpica
- vasculitis reumatoidea
- vasculitis en sarcoidosis
- otros

**Vasculitis de etiología probable**
- vasculitis con crioglobulinemia asociada a infección del VHC
- vasculitis asociada a la infección del VHB
- aortitis sifilítica
- vasculitis con depósito de complejos inmunes asociada a fármacos
- vasculitis ANCA + asociada a fármacos
- vasculitis asociada a neoplasia
- otras

[a] Últimamente se ha ampliado el listado de vasculitis limitadas a piel en: vasculitis asociada a anticuerpos IgM/IgG, vasculitis nodular (eritema indurado de Bazin), *erythema elevatum et diutinum*, macroglobulinemia de Waldenström (púrpura hipergammaglobulinémica de Waldenström), vasculitis urticarial normocomplementémica.

Basado en: J. C. Jennette y cols., "2012 revised International Chapel Hill Consensus Conference Nomenclature of Vasculitides", *Arthritis Rheum.*, 2013, 65: 1-11; doi: 10.1002/art. 37 715; y C.H. Sunderkötter y cols., "Nomenclature of Cutaneous Vasculitis: Dermatologic Addendum to the 2012 Revised International Chapel Hill Consensus Conference Nomenclature of Vasculitides", *Arthritis Rheum.*, 2018, 70: 171-184.

## 8.1. Poliarteritis nodosa

Inflamación necrotizante de las arterias de calibre medio o pequeño, que no se asocia a glomerulonefritis ni inflamación de arteriolas, capilares ni vénulas, y no está asociada con la presencia de ANCA. La forma secundaria en >10 % de los casos se relaciona con el VHB o VHC. Por lo general, los enfermos tienen 40-60 años. Más comúnmente son hombres (1,5:1).

**Cuadro clínico**: suele iniciarse con **síntomas generales** (fatiga, dolor muscular y articular, pérdida de peso, fiebre), mientras que las alteraciones orgánicas pueden manifestarse pasados algunos meses. Síntomas

1) **cambios cutáneos**: púrpura palpable (más común), livedo reticular, úlceras (con frecuencia en los dedos, alrededor de tobillos y en la superficie pretibial), nódulos subcutáneos <2 cm, por lo general en la superficie frontal de la extremidad inferior y en el dorso del pie

2) **cambios neurológicos**: frecuentemente mononeuritis múltiple (generalmente parálisis del nervio peroneo, radial y cubital), más raramente polineuropatía periférica simétrica

3) **cambios renales**: hipertensión asociada a vasculitis extraglomerular, síntomas de insuficiencia renal, raras veces infarto renal que debuta con dolor intenso y repentino en la región lumbar

4) **cambios en el aparato digestivo**: dolor abdominal, generalmente asociado con isquemia intestinal secundaria a la inflamación de las arterias viscerales (raramente necrosis y perforación del intestino). Sin tratamiento la enfermedad conduce rápidamente a la muerte, por lo general dentro del 1.er -2.º año. El curso de los cambios cutáneos (sin participación de órganos internos) es leve y puede resolverse espontáneamente, pero a menudo recidiva.

**Diagnóstico**: está basado en los síntomas clínicos típicos y en el resultado histológico de la biopsia del órgano afectado. Las pruebas de laboratorio muestran un aumento de la VHS y de la proteína C-reactiva, anemia (usualmente normocítica), en caso de compromiso renal aumento de la creatinina sérica, menos frecuentemente proteinuria moderada y hematuria. En la arteriografía visceral se observan numerosos ensanchamientos (microaneurismas) de las arterias de mediano calibre, entre otras de los riñones, hígado y en las arterias que irrigan el intestino. **Diagnóstico diferencial:** otras vasculitis, especialmente granulomatosis con poliangitis (granulomatosis de Wegener), poliangitis microscópica, granulomatosis eosinofílica con poliangitis (síndrome de Churg-Strauss). Los ANCA son útiles como un factor de discriminación.

**Tratamiento**: como en granulomatosis con poliangitis (granulomatosis de Wegener) →cap. 16.8.3. En su forma asociada con infección de VHB → inicialmente dosis altas de glucocorticoides, con disminución gradual durante 2 semanas, en combinación con plasmaféresis, a continuación, terapia antiviral. La hipertensión arterial requiere un tratamiento intensivo. Debido a la disfunción del flujo sanguíneo de las arterias renales, utilizar con precaución los inhibidores de los IECA. Gracias al tratamiento ≤80 % de los pacientes logra sobrevivir a los 5 años. En la forma cutánea → glucocorticoides VO, a veces a grandes dosis. El pronóstico es bueno.

## 8.2. Poliangitis microscópica

Vasculitis necrotizante, en la que los depósitos inmunes son escasos o faltan. Principalmente afecta a vasos pequeños (es decir capilares, vénulas, arteriolas), pero también puede afectar a arterias de pequeño y mediano calibre. Frecuentemente se inicia con GN necrotizante, a menudo con inflamación de los capilares pulmonares. No se observa inflamación fuera de los vasos sanguíneos, tampoco inflamación granulomatosa.

**Cuadro clínico**: el curso de la enfermedad puede ser lento, con síntomas sistémicos recurrentes (fiebre, pérdida de peso, dolor articular y muscular, que pueden persistir durante varios meses o años antes de que surjan síntomas orgánicos), púrpura palpable (en ~50 % de los pacientes en el momento de la consulta a un médico) y cambios leves en los riñones o bien con GN rápidamente progresiva y hemorragia alveolar difusa (síndrome riñón-pulmon).

**Diagnóstico**: está basado en la presencia de los síntomas clínicos típicos y en el resultado histológico de la biopsia de piel, riñón o pulmón. La presencia de p-ANCA sugiere la poliangitis microscópica (en ~70 %). Las pruebas de laboratorio muestran un aumento de la VHS y de la proteína C-reactiva, signos de GN. En la radiografía, la TC de alta resolución de tórax y en lavado broncoalveolar (LBA) se observan cambios típicos de hemorragia alveolar.

**Diagnóstico diferencial**: el principal es la granulomatosis con poliangitis (la biopsia muestra granulomas, que no están presentes en la poliangitis microscópica). Poliarteritis nodosa (en los riñones solo están afectados los vasos extraglomerulares [no hay rasgos de GN], por lo general no hay afectación pulmonar y no hay presencia de ANCA). Otras causas del síndrome pulmón-riñón →cap. 16.8.3, vasculitis leucocitoclástica de la piel.

**Tratamiento**: como en la granulomatosis con poliangitis (granulomatosis de Wegener) →cap. 16.8.3. Algunos pacientes requieren diálisis crónica.

## 8.3. Granulomatosis con poliangitis (granulomatosis de Wegener)

### ➡ DEFINICIÓN Y ETIOPATOGENIA

Inflamación granulomatosa necrotizante, que generalmente se localiza en las vías respiratorias superiores e inferiores, y se asocia a vasculitis necrotizante que afecta a vasos pequeños y medianos (es decir capilares, vénulas, arteriolas, arterias y venas). A menudo cursa con GN necrotizante, vasculitis ocular, inflamación de capilares pulmonares con hemorragia alveolar, y con inflamación granulomatosa y no granulomatosa fuera de los vasos sanguíneos.

Puede adoptar una forma limitada, en particular del tracto respiratorio superior o inferior, o del ojo. En tales casos pueden no encontrarse características de vasculitis sistémica, pero si se observan cambios clínicos y patológicos idénticos a los cambios descritos en las vías respiratorias de pacientes con poliangitis granulomatosa (granulomatosis de Wegener), sobre todo con ANCA presentes, deben incluirse en esta categoría.

### ➡ CUADRO CLÍNICO E HISTORIA NATURAL

**1. Síntomas**

1) **manifestaciones en las vías respiratorias superiores**: reducción de los conductos nasales, ulceraciones (pueden ser indoloras) de la mucosa (también en la boca), secreción abundante purulenta, hematopurulenta o hemorrágica, perforación del tabique nasal y destrucción del cartílago dando forma de nariz en silla de montar, síntomas de sinusitis crónica, ronquera, síntomas de obstrucción de vías respiratorias superiores causados por el desarrollo insidioso de una estenosis subglótica (en un 80 % irreversible debido a la cicatrización)

2) **otitis media** severa, a veces con pérdida de audición

3) **manifestaciones pulmonares** (en ~90 %; en 1/3 de los pacientes son asintomáticos): se manifiestan con tos y hemoptisis (abundante en caso de hemorragia alveolar difusa), disnea y dolor pleural

4) **manifestaciones renales**: GN en >70 %, a menudo asintomática (solo hay cambios en el sedimento urinario); a veces el curso clínico está limitado solo a cambios renales; la afectación simultánea de pulmones y riñones produce el **síndrome pulmón-riñón**

5) **manifestaciones oculares** (en <50 %): escleritis y epiescleritis, conjuntivitis, uveítis, inflamación del conducto lagrimal, raramente pseudotumor orbital con exoftalmia y diplopía, neuritis óptica, vasculitis óptica (puede conducir a una ceguera irreversible)

6) **manifestaciones cutáneas** (en un 40-60 %): principalmente púrpura palpable, raramente pápulas que pueden conducir a ulceraciones (especialmente en las extremidades) y nódulos subcutáneos, raramente necrosis

7) **manifestaciones en el aparato locomotor** (en >50 %): dolor muscular y articular, raramente otros síntomas de artritis (a veces simétricos, pero sin erosiones ni deformidades)

8) **manifestaciones en el sistema nervioso** (tardíos, aparecen en ~20 %): comúnmente mononeuritis multiple multifocal, más raramente neuropatía periférica simétrica, ocasionalmente afectación del SNC

9) **manifestaciones en el tracto gastrointestinal**: dolor abdominal, diarrea y úlceras sangrantes

10) **manifestaciones en el sistema urogenital**: úlceras sangrantes

11) **manifestaciones en corazón** (en <10 %): en su mayoría pericarditis exudativa, raramente angina de pecho, endocarditis o miocarditis.

**2. Historia natural:** a menudo comienza con síntomas generales (fiebre inexplicable ~50 %) y síntomas de vías respiratorias superiores (70 %), pulmonares (45 %) y renales (<20 %). El curso es variable: desde leve y progresivo (a menudo sin compromiso renal), hasta una rápida progresión con compromiso multiorgánico que amenaza la vida.

## → DIAGNÓSTICO

### Exploraciones complementarias

**1. Pruebas de laboratorio:** aumento de la VHS y de la proteína C-reactiva, anemia normocítica leve, leucocitosis (a veces >20 000/µl), trombocitosis, rasgos de GN; anticuerpos c-ANCA en suero (en un 80-90 %).

**2. Pruebas de imagen:** en **radiografía** y **TC** se describe imagen de rinosinusitis crónica, a menudo con destrucción ósea; en los pulmones por lo general infiltrados dispersos, que pueden desaparecer y cambiar de localización, nódulos (con posible desintegración), cambios intersticiales en forma de manchas lineales.

**3. Pruebas de función pulmonar:** pueden demostrar obstrucción, con menor frecuencia restricción, con reducción de la DLco (en la hemorragia alveolar la DLco está aumentada).

**4. Pruebas histológicas:** se observa inflamación granulomatosa, necrosis y cambios inflamatorios en las paredes de los vasos (generalmente es difícil establecer el diagnóstico solo a base de la histopatología). Es de mayor utilidad la biopsia renal, pulmonar (transtorácica), de piel o de músculo.

### Criterios diagnósticos

Ante la presencia de una histopatología típica (biopsia del órgano afectado, preferiblemente de las vías respiratorias superiores o del riñón) en una persona con cambios pulmonares característicos y/o del sedimento de orina y la presencia de ANCA (generalmente ANCA PR3). En un pequeño porcentaje (~10 %) de casos de la forma limitada los ANCA pueden estar ausentes.

### Diagnóstico diferencial

1) **Otras causas de síndrome pulmón-riñón**: poliangitis microscópica (más común), granulomatosis alérgica (síndrome de Churg-Strauss), vasculitis crioglobulinémica, vasculitis asociada a IgA (púrpura de Schönlein-Henoch, raramente), otras inflamaciones de vasos pequeños (p. ej. enfermedad del suero, LES), vasculitis asociada a anticuerpos anti-MBG.

2) **Otras causas de hemorragia alveolar difusa (excepto vasculitis)** →cap. 3.14.4.

Tabla 8-2. Dosificación de ciclofosfamida iv. dependiendo de la edad y de la función renal

| Edad (años) | Concentración de creatinina | |
|---|---|---|
| | <300 μmol/l | 300-500 μmol/l |
| <60 | 15 mg/kg | 12,5 mg/kg |
| 60-70 | 12,5 mg/kg | 10 mg/kg |
| >70 | 10 mg/kg | 7,5 mg/kg |

3) Poliarteritis nodosa.

4) GN idiopática con formación de semilunas sin depósitos inmunes.

## → TRATAMIENTO

**Reglas generales**

**1.** En la fase aguda de la enfermedad se utiliza la terapia de inducción de la remisión y después la terapia de mantenimiento.

**2.** La elección del tratamiento depende del cuadro clínico y gravedad de la enfermedad.

**Tratamiento en la fase aguda de la enfermedad (inducción de remisión)**

**1. Formas graves (riesgo de insuficiencia orgánica o muerte)**

1) **Ciclofosfamida** iv. pulsos de 15 mg/kg (máx. 1200 mg/d), los 3 primeros pulsos cada dos semanas, luego 3-6 pulsos cada 3 semanas (un total de 3-6 meses). Alternativamente VO 2 mg/kg/d (máx. 200 mg/d), sin embargo, debido a la menor toxicidad y a la dosis acumulada se prefiere la forma iv. (la dosis total acumulativa de ciclofosfamida no debe exceder 25 g durante toda la vida). En caso de insuficiencia renal y en pacientes de edad mayor, reducir la dosis →tabla 8-2. En la mayoría de los pacientes pautar profilaxis de la infección por *Pneumocystis jiroveci* (cotrimoxazol).

2) **Rituximab** a dosis de 375 mg/m$^2$ VSc 1 × semana durante 4 semanas o 1 g 2×con un intervalo de 2 semanas; es tan eficaz como la ciclofosfamida, de elección en situaciones de mayor riesgo de infecciones y en pacientes jóvenes que desean tener hijos; puede ser más eficaz en enfermos con recaída de la enfermedad, así como con PR3-ANCA.

3) **Glucocorticoides**: prednisona VO o iv. a dosis de 1 mg/kg/d (máx. 60 mg) u otro glucocorticoide a dosis equivalente con reducción gradual (objetivo 7,5-10 mg/d pasados 3-5 meses del tratamiento). En casos graves, utilizar metilprednisolona iv. en pulsos de 500-1000 mg/d (250-500 mg/d según la BSR) por 3 días.

4) **Plasmaféresis**: en casos graves de GN rápidamente progresiva y/o hemorragia alveolar potencialmente mortal.

**2. Enfermos sin riesgo de insuficiencia orgánica** (sin insuficiencia renal, afectación de meninges, corazón, intestinos, órbitas, neuropatía multifocal, hemorragia alveolar, destrucción del tejido cartilaginoso o tejido óseo): en lugar de una inducción de la remisión estándar con ciclofosfamida o rituximab, considerar el metotrexato (en caso de afectación de la cavidad nasal y de los senos paranasales [sin afectación del olfato ni sordera], piel [sin ulceraciones], músculos esqueléticos, cambios pulmonares [nódulos sin lisis, sin hemoptisis]) VO inicialmente a dosis de 15 mg/semana, junto con glucocorticoides (a dosis señalada anteriormente o menor). La dosis se incrementa de forma gradual hasta los 25-30 mg/semana durante 1-2 meses o el micofenolato de mofetilo (3 g/d).

**3. Resistencia al tratamiento** (sin mejoría pasadas 4 semanas del tratamiento o pasadas 6 semanas mejoría <50 % según las escalas validadas BVASv3 o BVAS/WG, o enfermedad crónicamente activa [presencia de ≥1 mayor o 3 menores criterios de la escala de la actividad de la enfermedad] pasadas ≥12 semanas del tratamiento): si no se consigue remisión con el tratamiento con ciclofosfamida, se utiliza el rituximab, y si se ha utilizado el rituximab para la inducción de la remisión, se debe administrar ciclofosfamida. Si se mantiene la actividad de la enfermedad a pesar del tratamiento convencional, administrar IGIV (2 g/kg repartido en 5 días).

**4. Recaída de la enfermedad:** grave con riesgo de insuficiencia orgánica o de muerte → tratamiento de inducción como en el 1.er episodio de la enfermedad; recaída leve sin riesgo de insuficiencia orgánica o de muerte → además de aumentar la dosis de glucocorticoides habitualmente también modificación del tratamiento inmunosupresor.

**5. Insuficiencia renal terminal:** terapia de reemplazo renal.

**Tratamiento de mantenimiento**

Después de lograr la remisión clínica (especialmente en pacientes con PR3-ANCA persistente), durante ≥2 años (duración óptima desconocida) utilizar glucocorticoides a dosis de 5-7,5 mg/d en combinación con uno de los siguientes fármacos:

1) **rituximab** a dosis de 1 g cada 4-6 meses (probablemente previene recaídas con mayor eficacia)

2) **azatioprina** (2 mg/kg/d), **metotrexato** (25-30 mg/semana) o **MMF** (2 g/d, probablemente menos eficaz que la azatioprina); también puede ser eficaz la **leflunomida** (20 mg/d), pero es menos segura que el metotrexato.

La administración crónica de cotrimoxazol puede reducir el riesgo de recaída. En enfermos con afectación nasal y colonización por *S. aureus* se utiliza un antibiótico local, p. ej. mupirocina.

### ➡ PRONÓSTICO

El tratamiento con ciclofosfamida y glucocorticoides proporciona una remisión en >90 %, y >80 % sobrevive a los 8 años. La recaída ocurre generalmente dentro del primer año después del cese de la terapia inmunosupresora, en >50 % de los pacientes dentro de los siguientes 5 años. La elevación o los títulos persistentemente positivos de ANCA se asocian a un mayor riesgo de recaída. La causa de la muerte suele ser una complicación de la enfermedad (renal o respiratoria) o del tratamiento (infección grave).

## 8.4. Granulomatosis eosinofílica con poliangitis (síndrome de Churg-Strauss)

### ➡ DEFINICIÓN Y ETIOPATOGENIA

Se caracteriza por la presencia de inflamación granulomatosa necrotizante con abundante infiltración eosinofílica en diversos tejidos y órganos, con compromiso de las vías respiratorias, y vasculitis necrotizante principalmente de vasos pequeños y medianos, en pacientes con asma y eosinofilia. A menudo existen pólipos nasales e inflamación granulomatosa o no granulomatosa extravascular (inflamación eosinofílica no granulomatosa de pulmones, miocardio o tracto digestivo).

### ➡ CUADRO CLÍNICO E HISTORIA NATURAL

**1. Síntomas**

1) **síntomas generales:** fiebre, debilidad, pérdida de apetito y pérdida de peso

2) **manifestaciones en el sistema respiratorio:** asma (en >95 %; por lo general grave), rinitis alérgica, con frecuencia pólipos nasales, sinusitis aguda o crónica, derrame pleural y raramente hemoptisis debida a hemorragia alveolar

3) **manifestaciones en el sistema nervioso**: mononeuropatía multifocal (en ~70 %), polineuropatía simétrica (en ~60 %) y signos de afectación del SNC (raramente)

4) **manifestaciones renales**: GN

5) **manifestaciones en el sistema cardiovascular**: endocarditis y miocarditis eosinofílica, inflamación de vasos coronarios (puede condicionar un infarto) y pericardio, síntomas de insuficiencia cardíaca e hipertensión arterial asociada a afectación renal

6) **manifestaciones cutáneas**: púrpura palpable, menos a menudo nódulos subcutáneos, urticaria, livedo reticular y pápulas eventualmente ulceradas

7) **manifestaciones en el tracto gastrointestinal**: gastroenteritis eosinofílica, isquemia, necrosis y perforación del intestino como efecto de vasculitis, Se manifiestan por dolor abdominal recurrente, a menudo intenso, diarrea y hemorragia intestinal

8) **otros** (raramente): uropatía obstructiva (debido a la obstrucción del uréter o la presencia de granulomas en la glándula prostática), dolor y debilidad muscular, artralgia (normalmente sin derrame) y uveítis.

**2. Historia natural**

1) **fase prodrómica:** se da en personas de 20-40 años; típicamente se produce rinitis alérgica, a veces con formación de pólipos, y asma (por lo general después de los 30 años de edad)

2) **fase de eosinofilia:** signos relacionados con la infiltración en los tejidos, p. ej. en los pulmones o en el tracto gastrointestinal

3) **fase de vasculitis:** se desarrolla tras una media de 3 años (pero que incluso puede llegar a ser de 30 años) desde la aparición de los primeros síntomas. Después de algún tiempo la vasculitis puede remitir, mientras que los síntomas alérgicos pueden reaparecer. Existen también formas oligosintomáticas e incompletas. Las causas de muerte son: con mayor frecuencia complicaciones cardíacas (insuficiencia cardíaca o infarto de miocardio, paro cardíaco), menos comúnmente hemorragia, insuficiencia renal, complicaciones del tracto gastrointestinal (perforación o hemorragia), insuficiencia respiratoria.

## → DIAGNÓSTICO

**Exploraciones complementarias**

**1. Pruebas de laboratorio:** eosinofilia en sangre periférica (a menudo >1500/µl), aumento de la VHS y de la proteína C-reactiva, anemia normocítica, compromiso renal (hematuria, proteinuria), ANCA (p-ANCA en ~50 %).

**2. Pruebas de imagen:** en la **radiografía** y la **TC** cuadro de sinusitis crónica y rasgos de hemorragia alveolar.

**3. Pruebas de función pulmonar:** se observan cambios típicos del asma.

**4. Pruebas histológicas:** se describe la presencia de vasculitis necrotizante segmentaria de vasos pequeños y medianos, inflamación granulomatosa necrotizante con abundante infiltración eosinofílica (también puede observarse una inflamación no granulomatosa con infiltración eosinofílica).

**Criterios diagnósticos**

Se establece a base de la presencia de un cuadro clínico típico y —si está disponible— del examen histológico del órgano afectado. Los criterios de clasificación según Lanham son: asma, eosinofilia en sangre periférica (>1500/µl) y síntomas de vasculitis en ≥2 órganos aparte de los pulmones.

**Diagnóstico diferencial**

Otras vasculitis sistémicas (en estas no está presente la eosinofilia en sangre periférica); asma crónica grave; eosinofilia pulmonar →cap. 3.14.5 y otras causas de eosinofilia en sangre periférica →cap. 15.9 (en particular eosinofilia idiopática, en la que no hay vasculitis).

**→ TRATAMIENTO**

**Glucocorticoides** en monoterapia (en formas leves) o en combinación con ciclofosfamida (en formas más graves), de acuerdo con las normas descritas para la poliangitis granulomatosa (granulomatosis de Wegener); el uso de mepolizumab (Anti-IL-5) 300mg/4 semanas suele ser efectivo para el control de paciente refractarios a glucocorticoides en monoterapia. Sobrevida del ~80 % a 5 años.

## 8.5. Enfermedad asociada con anticuerpos antimembrana basal (síndrome de Goodpasture)

Vasculitis que afecta a los capilares glomerulares y/o pulmonares, debido al depósito de anticuerpos anti-MBG en la membrana basal. La afectación pulmonar causa hemorragia alveolar y la afectación renal causa glomerulonefritis con necrosis y formación de semilunas. Manifestación pulmonar y renal de la enfermedad, denominada anteriormente síndrome de Goodpasture.

**→ CUADRO CLÍNICO**

1) **síntomas generales:** malestar general, fiebre, dolor articular
2) **síntomas de hemorragia alveolar** →cap. 3.14.4
3) **síntomas de GN rápidamente progresiva:** edema periférico, hipertensión arterial; en un 30 % de los pacientes el intervalo entre el inicio de los síntomas renales y pulmonares es de entre una semana y un año
4) **otros:** náuseas, vómitos, diarrea. El curso suele ser rápido, lo que lleva a una insuficiencia respiratoria aguda e insuficiencia renal. Las muertes se deben principalmente a hemorragia pulmonar e insuficiencia respiratoria. Complicaciones crónicas: insuficiencia renal crónica, fibrosis pulmonar e insuficiencia respiratoria crónica.

**→ DIAGNÓSTICO**

Está basado en el cuadro clínico y se confirma por la presencia de anticuerpos anti-MBG y de los cambios histopatológicos renales típicos. Las pruebas de laboratorio muestran un aumento de la VHS y de la proteína C-reactiva, anemia hipocrómica normocítica o microcítica, leucocitosis (a menudo con eosinofilia), rasgos de afectación renal. En la radiografía, la TC de alta resolución de tórax y el lavado broncoalveolar (LBA) se observan cambios típicos de hemorragia alveolar.

**Diagnóstico diferencial**

1) otras causas del síndrome pulmón-riñón →cap. 16.8.3
2) otras causas de hemorragia alveolar difusa (a excepción de vasculitis) →cap. 3.14.4
3) otras formas de GN aguda
4) trombosis de la vena renal con embolia pulmonar
5) insuficiencia cardíaca con insuficiencia renal.

**→ TRATAMIENTO**

Inmunosupresor como el descrito en la GN rápidamente progresiva →cap. 14.3.1.2. En la fase aguda suele ser necesaria la ayuda de la ventilación y la hemodiálisis. Un 60-90 % de los pacientes tratados adecuadamente sobrevive a la fase aguda de la enfermedad. Los resultados del tratamiento son peores si durante el inicio del tratamiento el paciente ya sufre insuficiencia renal. Hasta el 50 % de los pacientes requerirán, de forma eventual, terapia crónica de reemplazo renal.

## 8.6. Vasculitis asociada a crioglobulinemia

Vasculitis caracterizada por la presencia en sangre y por el depósito en vasos pequeños (principalmente capilares, vénulas y arteriolas) de complejos de crioglobulinas (inmunoglobulinas IgM mono- o policlonales dirigidas contra IgG, que precipitan a temperatura baja). Se distingue la vasculitis espontánea (idiopática) asociada con crioglobulinemia, cuando no se conoce su etiología, de la inflamación asociada con una etiología específica (con infección por VHC [~80 % de los casos], neoplasias linfoproliferativas o enfermedades autoinmunes).

### → CUADRO CLÍNICO

1) **síntomas generales:** entre otros fatiga, febrícula
2) **cambios cutáneos:** púrpura palpable en >90 %, por lo general en extremidades inferiores (el frío provoca nuevas lesiones), fenómeno de Raynaud
3) **síntomas renales** asociados a la GN, principalmente edema periférico e hipertensión arterial
4) **cambios en el sistema nervioso:** polineuropatía periférica (sobre todo en infectados por VHC), afectación de nervios craneanos, vasculitis del SNC
5) **otros:** dolor articular y muscular, menos a menudo linfadenopatía, hepatomegalia y esplenomegalia, trastornos gastrointestinales. En la forma secundaria **síntomas de la enfermedad de base**. A menudo toma la forma de exacerbaciones que normalmente duran 1-2 semanas, seguidas de una remisión que se prolonga de varios días hasta varios meses. Con el tiempo se desarrolla una insuficiencia renal que empeora el pronóstico. La causa más común de muerte es la infección.

### → DIAGNÓSTICO

Se basa en la presencia de síntomas clínicos y de crioglobulinas en sangre periférica. Se acompaña de una considerable reducción de la concentración del componente C4 (en un 90 %) y del complejo hemolítico (CH50) del sistema del complemento. Hay presencia de FR en >70 %. En el estudio histológico de la biopsia de piel se observan rasgos de vasculitis leucocitoclástica, y en la biopsia renal de GN membranoproliferativa.

### → TRATAMIENTO

Si la causa es conocida → tratar la enfermedad de base. A menudo hace falta usar fármacos inmunosupresores. En las de carácter idiopático → como en otras vasculitis de vasos pequeños.

## 8.7. Vasculitis asociada a IgA (síndrome de Schönlein-Henoch, púrpura de Schönlein-Henoch)

Vasculitis asociada al depósito de inmunocomplejos, principalmente IgA1, en los vasos pequeños (especialmente en capilares, vénulas y arteriolas).

### → CUADRO CLÍNICO

La enfermedad es de comienzo agudo. En ~50 % de los casos ocurre transcurridas 1-2 semanas desde una infección viral del tracto respiratorio superior, o, a veces, después de una infección del tracto digestivo. Puede estar asociada a otras enfermedades, p. ej. a enfermedad hepática, enfermedad inflamatoria intestinal y espondilitis anquilosante.

Síntomas

1) **Cambios cutáneos** (en ~90 %): exantema papular o urticaria, que pasa a ser púrpura palpable. Normalmente se localiza en extremidades inferiores y glúteos. Las lesiones aparecen una vez o bien de forma recurrente junto con otros síntomas.

2) **Cambios articulares**: artralgia, principalmente en extremidades inferiores (rodilla y tobillo), a veces asociados a artritis.

3) **Cambios en el tracto digestivo**: dolor abdominal, generalmente difuso, que aumenta después de la ingesta y que está asociado con vasculitis intestinal (por lo general en intestino delgado). A veces diarrea con sangre.

4) **Cambios renales**: como los descritos en la nefropatía por IgA, comúnmente hematuria.

5) **Otros**: raramente compromiso pulmonar (hemoptisis) y del sistema nervioso (dolor de cabeza, convulsiones). En niños el curso es leve, y la recuperación completa ocurre en pocas semanas o meses. Las lesiones cutáneas persisten durante unas 2 semanas. En adolescentes y adultos el curso es más grave, debido a que con frecuencia hay afectación renal. En ~30 % se desarrolla una insuficiencia renal.

### → DIAGNÓSTICO

Se basa en la presencia de síntomas clínicos y en los hallazgos histológicos de la biopsia de la piel, que debe tomarse preferentemente dentro de las primeras 24 h del comienzo de la afectación (depósitos de IgA en la pared de vasos pequeños y perivascularmente). Puede estar limitada a la piel o a los riñones (entonces se diagnostica nefropatía por IgA →cap. 14.3.1.4). La biopsia renal está indicada solo si existe una gran proteinuria o hematuria, en presencia de sedimento "activo" de orina y en caso de función renal deteriorada.

### → TRATAMIENTO

El tratamiento sintomático es suficiente si no hay síntomas graves de afectación gastrointestinal o renal. Síntomas articulares → glucocorticoides (evitar AINE en pacientes con afectación renal); cambios cutáneos → dapsona 100 mg/d. Tratamiento de nefropatía IgA →cap. 14.3.1.4. En casos más graves, sobre todo en GN rápidamente progresiva → glucocorticoides y fármacos inmunosupresores (azatioprina, ciclofosfamida, micofenolato de mofetilo y otros), plasmaféresis o inmunoglobulinas IGIV. El pronóstico es generalmente bueno.

## 8.8. Vasculitis en la enfermedad de Behçet

Por lo general afecta a personas de 20-40 años de edad, más a menudo hombres. El curso de la enfermedad es variable, con períodos de remisión y recaídas.

### → CUADRO CLÍNICO

Úlceras aftosas recurrentes en la boca y/o genitales, acompañadas de cambios inflamatorios en la piel, ojos, articulaciones, tracto digestivo y/o SNC. Puede haber vasculitis de vasos pequeños, inflamación de arterias, aneurismas, cambios trombóticos y tromboembólicos en arterias y venas.

**Síntomas fundamentales que constituyen criterios de diagnóstico**

1) aftas dolorosas en la boca, recurrentes ≥3 veces en los últimos 12 meses que se curan espontáneamente en 1-3 semanas y que a menudo son el primer síntoma de la enfermedad

2) presencia de ≥2 de los siguientes síntomas: úlceras genitales recurrentes; uveítis anterior y posterior o vasculitis de la retina (en >80 % de los pacientes); cambios cutáneos en forma de eritema nudoso, erupciones similares

al acné o cambios alveolares; patergia, es decir hipersensibilidad de la piel con desarrollo de inflamación debido a un traumatismo menor (la punción con aguja produce una pápula de ≥2 mm rodeada de un eritema o una pústula en 24-48 h). Otros síntomas posibles son: artritis sin erosiones (en 50 %); afectación del SNC (cefalea, síntomas de daño del tronco cerebral y de las vías corticoespinales, meningitis aséptica, trastornos de estado de ánimo, demencia); síntomas del tracto digestivo (dolor abdominal y diarrea); flebitis superficial migratoria, trombosis venosa profunda y trombosis arterial. En el año 2013 se propusieron los Criterios Internacionales para la Enfermedad de Behçet, según los cuales se asignan 2 ptos. para las lesiones oftalmológicas, las úlceras genitales y de mucosa oral, y 1 pto. para las lesiones cutáneas, neurológicas, vasculares y para un signo de patergia positivo (un resultado ≥4 ptos. indica la enfermedad de Behçet).

→ **TRATAMIENTO**

**1. Cambios mucocutáneos:** glucocorticoides, antibióticos tópicos, colchicina (previene las recurrencias) y dapsona; si los cambios son graves → IFN-α, talidomida, azatioprina, apremilast, inhibidores del TNF-α.

**2. Afectación de órganos internos y prevención de ceguera:** glucocorticoides VO, IFN-α, azatioprina, ciclosporina (evitar en la afectación del SNC), ciclofosfamida. En los casos refractarios → inhibidores del TNF-α (en particular el infliximab y adalimumab).

## 8.9. Vasculitis leucocitoclástica de vasos de la piel

Vasculitis de la piel aislada sin compromiso de órganos internos (sinónimos: poliangitis microscópica, vasculitis de pequeños vasos de la piel, vasculitis por hipersensibilidad).

→ **CUADRO CLÍNICO**

La enfermedad generalmente comienza con fiebre, dolor articular y muscular, malestar general. Los cambios cutáneos por lo general no causan síntomas, si bien a veces hay una sensación de ardor o picor. Las lesiones se localizan principalmente en las extremidades inferiores y nalgas en sitios de trauma y debajo de las áreas en las que aprieta la ropa. Tienen forma de erupción macular, púrpura palpable, ampollas, urticaria o pápulas que evolucionan a la ulceración.

La forma primaria generalmente se resuelve espontáneamente en pocas semanas o meses. En ~10 % de los pacientes reaparece tras varios meses o años. En las formas secundarias el curso depende de la enfermedad de base y por lo general desaparece tras la eliminación del factor.

→ **DIAGNÓSTICO**

Se basa en los resultados del examen histológico de una biopsia de la piel (que debe tomarse preferentemente dentro de las primeras 48 h del comienzo de la afectación) y en la exclusión de la afectación de órganos internos. **Diagnóstico diferencial:** cambios trombóticos o embólicos (p. ej. sepsis, CID), diátesis trombótica, otras vasculitis de vasos pequeños, erupción primaria o secundaria no relacionada con vasculitis, cambios vasculares secundarios en ulceraciones de otra etiología.

→ **TRATAMIENTO**

**Forma primaria:**

1) medidas generales (suele ser suficiente), es decir mantener caliente la zona afectada, evitar el frío, la luz solar, y limitar la actividad física

2) antihistamínicos y AINE en caso de síntomas asociados a las lesiones cutáneas o si hay dolor articular

3) colchicina a dosis de 0,5-2 mg 1 × d y/o dapsona, indicadas en casos de lesiones cutáneas persistentes, extensas o dolorosas, o bien artralgias persistentes; el efecto se observa a las 2 semanas

4) glucocorticoides VO en casos de lesiones cutáneas graves

5) azatioprina (2 mg/kg/d) en caso de ineficacia de los fármacos mencionados (p. ej. cuando las lesiones recurren tras la reducción de la dosis de glucocorticoides).

**Forma secundaria**: tratamiento de la enfermedad primaria o suspensión del fármaco causante. En el caso de lesiones que amenazan la vida añadir el tratamiento como en la forma primaria.

# 9. Polimialgia reumática

## → DEFINICIÓN Y ETIOPATOGENIA

Síndrome de etiología desconocida que se produce en pacientes de >50 años de edad, en el que domina dolor y rigidez de los músculos de cuello, cintura escapular y/o cintura pélvica.

## → CUADRO CLÍNICO E HISTORIA NATURAL

**Síntomas**: dolor suele ser de inicio súbito de los músculos de cintura escapular, pélvica y del cuello, suele ser más intenso por la noche; rigidez matutina que dura ≥30 min. El dolor inicialmente puede ser unilateral, más tarde simétrico, a veces impide o dificulta la elevación de las extremidades superiores. A menudo está acompañado de artritis, sobre todo en rodillas, caderas y articulación esternoclavicular. Puede aparecer linfedema en manos y pies y debilidad muscular que puede evolucionar a la distrofia muscular y contracturas. Síntomas generales: febrícula, pérdida de peso, depresión. En ~20 % de pacientes coexiste arteritis de células gigantes →cap. 2.25. En la mayoría de los casos los síntomas desaparecen después del tratamiento, la recurrencia es rara.

## → DIAGNÓSTICO

**Exploraciones complementarias**

**1. Análisis de sangre:** VHS aumentada (en general >100 mm a la 1.ª h, solo excepcionalmente normal o ligeramente aumentada), elevación de reactantes de fase aguda (proteína C-reactiva, concentración elevada del fibrinógeno en el suero: se correlaciona con la gravedad de los síntomas y signos mejor que la VHS y la proteína C-reactiva), anemia normo- o hipocrómica moderada, trombocitosis, eosinofilia, un ligero aumento de la actividad de enzimas del hígado, especialmente fosfatasa alcalina.

**2. Pruebas de imagen:** la **ecografía** o la **TC** revelan sinovitis de las articulaciones afectadas, bursitis e inflamación de vainas de tendones.

**Criterios diagnósticos**
**Criterios de Healey:**

1) dolor que persiste durante ≥1 mes, que afecta ≥2 de las siguientes áreas: cuello, hombros, cintura pélvica

2) rigidez matutina >1 h

3) respuesta rápida a prednisona (20 mg/d)

4) exclusión de otras enfermedades del sistema musculoesquelético con síntomas similares

5) edad >50 años

6) VHS >40 mm/h.

**Diagnóstico diferencial**

Período temprano de AR (especialmente en ancianos) y otras artritis, otras enfermedades sistémicas del tejido conectivo, polimiositis y otros trastornos musculares, fibromialgia (no va acompañada de aumento de VHS y proteína C-reactiva), neoplasias, osteoartritis, enfermedades neurológicas (p. ej. parkinsonismo), enfermedades óseas, infecciones, hipotiroidismo, dolor muscular de sobrecarga, depresión.

## → TRATAMIENTO

**1. Glucocorticoides:** la prednisona VO 12,5-25 mg/d (u otro glucocorticoide a una dosis equivalente) debería proporcionar mejoría clínica en 2-4 semanas, frecuentemente ya en unos pocos días (desaparición de dolor y rigidez, seguida de normalización de la VHS y de proteína C-reactiva). Excepcionalmente, cuando no se logra este efecto, después de una semana intentar usar una dosis mayor (máx. de 30 mg/d) durante una semana; si no hay mejoría → verificar el diagnóstico. Si los síntomas desaparecen de una manera visible → continuar el tratamiento con un glucocorticoide, reduciendo gradualmente la dosis: p. ej. en 4-8 semanas de tratamiento reducir la dosis diaria en 2,5 mg cada dos semanas hasta 10 mg/d. Una vez lograda la remisión, hay que reducir la dosis diaria en 1 mg/d cada 4 semanas (o en 2,5 mg/d cada 10 semanas), si la remisión se mantiene. En caso de recaída, volver a la dosis inicial y reducirla gradualmente durante 4-8 semanas hasta alcanzar la dosis con la que se observó la recaída. El tratamiento debe durar ≥1 año, a menudo se extiende hasta 2 años. Recordar la prevención de osteoporosis →cap. 16.16.

En enfermos con síntomas de arteritis de células gigantes, inmediatamente hay que administrar prednisona a dosis de 1 mg/kg/d.

**2.** En caso de existir un riesgo elevado de efectos adversos de los glucocorticoides (comorbilidades, administración simultánea de AINE), considerar añadir de forma precoz **metotrexato** a dosis de 7,5-10 mg/semana.

**3.** Los AINE pueden ser útiles después del tratamiento con glucocorticoides si persisten síntomas leves a nivel muscular o articular.

## → OBSERVACIÓN

Para verificar la eficacia del tratamiento se puede usar el índice PMR-AS, que evalúa la actividad de la enfermedad y que se calcula al sumar:

1) la concentración sérica de la proteína C-reactiva (mg/dl)

2) la intensidad del dolor en la escala VAS (0-10)

3) la actividad general de la enfermedad valorada por un médico en la escala VAS (0-10)

4) la duración de la rigidez matutina (min)×0,1

5) el nivel de elevación que alcanzan las extremidades superiores (3 — por encima de los hombros, 2 — hasta la altura de los hombros, 1 — por debajo de los hombros, 0 — sin movimiento).

Un resultado <7 significa una actividad baja, 7-17 — actividad moderada, >17 — actividad alta.

Observar al paciente según:

1) eficacia de glucocorticoides y los posibles efectos adversos (control de tensión arterial, nivel de glucosa y electrólitos en suero)

2) aparición de síntomas de arteritis de células gigantes; recomendar al paciente que acuda al médico inmediatamente después de experimentar alteraciones visuales, cefalea o claudicación mandibular

3) aparición de la enfermedad neoplásica: sobre todo en los primeros 6 meses desde el diagnóstico (los síntomas de polimialgia reumática pueden preceder a un proceso neoplásico).

# 10. Síndrome de Sjögren

## → DEFINICIÓN Y ETIOPATOGENIA

Enfermedad autoinmune inflamatoria crónica de etiología desconocida que se caracteriza por la infiltración de linfocitos en las glándulas exocrinas, el deterioro de sus funciones, y por cambios inflamatorios en numerosos órganos y sistemas. Se distinguen el síndrome **primario** (en un 40 % de los casos) y **secundario** (en el curso de otras enfermedades, con mayor frecuencia AR).

## → CUADRO CLÍNICO

Más del 90 % de los pacientes son mujeres. La mayor incidencia ~50 años de edad.

**1. Síntomas asociados a los cambios glandulares:**

1) **lagrimales:** la queratoconjuntivitis seca se percibe como la presencia de "arena" debajo de los párpados, ardor, rasguño; intolerancia a la luz solar, viento, humo de cigarrillos; hiperemia conjuntival

2) **salivales:** sensación de boca seca, dificultad para masticar, tragar la comida y para hablar, pérdida del gusto, caries dental que progresa rápidamente, dificultades en el uso de prótesis dentales; hipertrofia de parótidas y submandibulares, lesiones inflamatorias de la mucosa oral.

**2. Síntomas extraglandulares:** síntomas sistémicos, tales como fatiga, febrícula, artralgia, mialgia, en ocasiones artritis; miopatía leve similar a AR (pueden preceder a la aparición de sequedad); fenómeno de Raynaud (~40 %); linfadenopatía (20 %); alteraciones pulmonares (hasta el 20 %, generalmente oligosintomáticas o asintomáticas, raramente neumonía intersticial linfocítica, cambios nodulares o linfoma); alteraciones renales (hasta el 15 %, principalmente nefritis intersticial, raramente acidosis tubular renal, a veces litiasis e insuficiencia renal); pancreatitis, hepatomegalia; colangitis biliar primaria; inflamación de los pequeños vasos de la piel en forma de púrpura, urticaria o úlceras; neuropatías periféricas; sequedad y picazón de la piel (hasta el 55 %), tiroiditis autoinmune (frecuente, pero generalmente asintomática).

## → DIAGNÓSTICO

**Pruebas adicionales**

**1. Análisis de sangre:** hipergammaglobulinemia (en un 80 %), crioglobulinas (30 %), anticuerpos AAN >1:80 (90 %), anti-Ro (55 %) y anti-La (40 %), factor reumatoide >1:40 (60 %); anemia (25 %), leucopenia (10 %).

**2. Pruebas de imagen**

**Sialografía:** dilataciones irregulares y obstrucciones de conductos glandulares (imagen de flor de cerezo).

**Gammagrafía de las glándulas salivales:** captación retrasada, acumulación reducida y excreción retrasada del marcador tras estimulación.

**Tabla 10-1. Criterios de clasificación del síndrome de Sjögren primario (según ACR/EULAR, 2016)**

| Criterio | Puntuación |
|---|---|
| Focos de inflamación con infiltración linfocítica en la glándula salival labial y ≥1 foco en 4 mm²; valoración según Daniels y cols.[a] | 3 |
| Presencia de anticuerpos anti-SS-A/Ro | 3 |
| Tinción conjuntival y corneal ≥5[b] en escala de Whitcher y cols. o ≥4[c,d,e] en escala de van Bijsterveld por lo menos en un ojo | 1 |
| Prueba de Schirmer ≤5 mm pasados 5 min por lo menos en un ojo[d] | 1 |
| Secreción salival no estimulada valorada con el método de Navazesh y Kumar ≤0,1 ml/min[e] | 1 |

**Casos excluyentes:** irradiación anterior de cabeza y cuello, infección activa por VHC (confirmada mediante PCR), SIDA, sarcoidosis, amiloidosis, reacción de injerto contra huésped, enfermedad sistémica asociada a IgG4.

**Interpretación:** un resultado ≥4 ptos. sugiere síndrome de Sjögren primario.

La sensibilidad de los criterios es del 96 % y la especificidad del 95 %.

[a] *Arthritis Rheum.*, 2011, 63: 2021-2030.

[b] *Am. J. Ophtalmol.*, 2010, 149: 405-415.

[c] *Arch. Ophtalmol.*, 1969, 82: 10-14.

[d] En enfermos que toman fármacos anticolinérgicos la prueba puede realizarse tras un período de supresión.

[e] *J. Am. Dent. Assoc.*, 2008, 139: Supl.: 35S-40S.

Según: *Arthritis Rheum.*, doi: 10.1002/art.39 859

**Ecografía** (la prueba más útil): para evaluar el tamaño y la anatomía de las parótidas y submandibulares, detectar quistes en glándulas salivales y eventualmente linfadenopatías locales.

**3. Investigación oftalmológica:** realizar la **prueba de Schirmer** para evaluar la secreción de lágrimas. Se pliega una cinta de papel de filtro estéril 5 × 30 mm con un dobladillo redondeado en un extremo, y se coloca por debajo del párpado inferior para que no toque la córnea; longitud normal del tramo de papel de filtro humedecido por lágrimas a los 5 min >5 mm. **Prueba con rosa de Bengala** (u otro colorante ocular) para evaluar el estado de la córnea (método de Whitcher y cols., método de van Bijsterveld).

**4. Evaluación de la cantidad de saliva producida** (sin estimulación): según el método de Navazesh y Kumar.

**5. Examen histológico:** biopsia de glándula salival labial, evaluación del número de infiltrados inflamatorios de linfocitos (método de Daniels y cols.).

### Criterios diagnósticos

Criterios de clasificación del síndrome de Sjögren primario según el ACR/EULAR 2016 →tabla 10-1.

Pueden utilizarse si el enfermo responde de manera afirmativa a ≥1 de las siguientes preguntas

1) ¿Ha tenido sensación diaria de ojos secos durante ≥3 meses?

2) ¿Ha tenido sensación recurrente de arena o grava en los ojos?

3) ¿Usa sustitutos de lágrimas ≥3×d?

4) ¿Ha tenido sensación diaria de boca seca durante ≥3 meses?

5) ¿Suele beber líquidos para ayudar a tragar alimentos secos?

**Diagnóstico diferencial**

Criterios de exclusión →tabla 10-1, la enfermedad sistémica asociada a IgG4 se diferencia p. ej. por una mayor concentración de anticuerpos IgG4 y ausencia de anticuerpos anti-Ro y anti-La. Los síntomas de ojo seco pueden ser causados por inflamación de los párpados o conjuntivitis, por parpadeo infrecuente en curso de trastornos neurológicos o endocrinos, también por una disfunción de glándulas lagrimales y la sequedad de la mucosa oral puede producirse, entre otros, en el curso de la diabetes, hipercalcemia o por factores psicógenos. Los síntomas de artritis que acompañan al síndrome primario tienen que diferenciarse con la AR, mientras que la asociación de cambios sistémicos con la presencia de autoanticuerpos tiene que diferenciarse con el LES.

### →TRATAMIENTO

**1.** Protección del ojo utilizando **lágrimas artificiales** en líquido o gel, lentes de contacto blandas (eventualmente considerar ciclosporina en gotas oftálmicas y en casos muy severos oclusión de los puntos lagrimales mediante tapones solubles). Si hay síntomas de boca seca utilizar preparados de saliva artificial y chicles sin azúcar. En pacientes con función salival residual conservada se pueden considerar fármacos estimuladores de la secreción (p. ej. pilocarpina 5 mg cada 6 h, eventualmente acetilcisteína en caso de contraindicaciones o intolerancia). Recomendar evitar alcohol y tabaco, también mantener higiene bucal adecuada.

**2.** Entre los modificadores de la inflamación más frecuentemente se utiliza la hidroxicloroquina 200 mg/d (→cap. 16.1, tabla 1-6). Puede sustituirse por el metotrexato o utilizarse simultáneamente; eventualmente durante un corto período puede asociarse un glucocorticoide. En caso de ineficacia puede valorarse la administración de leflunomida, sulfasalacina, azatioprina o ciclosporina, cuando predominan síntomas sistémicos. De los fármacos biológicos el más útil es el rituximab. No se recomienda la administración de los inhibidores del TNF-α. Para los síntomas extraglandulares se utilizan glucocorticoides, inmunosupresores y, en los casos resistentes, rituximab. En el síndrome secundario: tratamiento apropiado de la enfermedad de base.

### →OBSERVACIÓN

Debido al riesgo aumentado de desarrollo de linfoma no Hodgkin en comparación con la población general (4-44 %), examinar periódicamente al paciente, incluyendo pruebas de laboratorio de control (principalmente la evaluación de proteínas séricas, sobre todo hacia el surgimiento de proteína monoclonal).

Predictores del desarrollo de linfoma: púrpura (inflamación de los vasos sanguíneos en la piel), aumento persistente o recurrente de las glándulas salivales y los ganglios linfáticos, crioglobulinemia monoclonal, reducción de la concentración de componente C3 y/o C4 del sistema del complemento en suero, reducción del recuento de linfocitos CD4+ y de la proporción de linfocitos CD4+/CD4− en sangre periférica. Un marcador de desarrollo de linfoma puede ser la presencia de estructuras similares a centros germinativos en las muestras de biopsia de glándula salival.

## 11. Espondiloartropatías

Artritis con afectación de las articulaciones de columna vertebral: espondilitis anquilosante, artritis psoriásica, artritis reactiva, espondiloartropatía juvenil, artritis asociadas a enfermedad inflamatoria intestinal, síndrome SAPHO (sinovitis, acné, pustulosis, hiperostosis, osteítis), artritis asociada a uveítis anterior aguda y espondiloartropatías indiferenciadas. Son enfermedades en las que se produce artritis vertebral e inflamación de tejidos perivertebrales, artritis periférica, entesitis e inflamación a nivel de otros órganos y tejidos.

Se distinguen:

1) **forma axial** de espondiloartropatía (predominan síntomas vertebrales) y

2) **forma periférica** (principalmente artritis [mayormente asimétrica] en miembros inferiores, también articulaciones sacroilíacas, además tendinitis y dactilitis). La artritis vertebral en el curso de espondiloartropatía puede coexistir con artritis sacroilíaca y/o periférica, puede prolongarse en el tiempo o con poca frecuencia se produce independientemente.

En pacientes con síntomas clínicos de espondiloartropatía se distingue también una forma axial "no radiográfica" o "prerradiográfica", cuando por la imagen radiográfica no es posible detectar lesiones inflamatorias de las articulaciones sacroilíacas.

En suero no hay evidencia de factor reumatoide IgM. A menudo hay antígeno HLA B27.

## 11.1. Espondilitis anquilosante

### → DEFINICIÓN Y ETIOPATOGENIA

Inflamación crónica de etiología desconocida, por lo general progresiva, que afecta principalmente a las articulaciones sacroilíacas, anillos fibrosos, ligamentos y pequeñas articulaciones de la columna vertebral, responsables de la rigidez característica de esta enfermedad.

### → CUADRO CLÍNICO E HISTORIA NATURAL

Por lo general comienza en la adolescencia tardía o en adultos jóvenes y rara vez después de los 40 años de edad. Es 2-3 veces más frecuente en hombres. Puede alternar períodos de exacerbaciones y remisiones, pero el curso suele ser crónico y progresivo.

**1. Síntomas generales:** febrícula, pérdida de peso y fatiga.

**2. Alteraciones en el sistema locomotor:** dolor lumbosacro característico (en un 80 % de los pacientes) irradiado hacia las ingles, nalgas y rodillas, generalmente sordo, difícil de localizar, unilateral o bilateral, intermitente, constante tras unos meses. Manifestaciones de artritis de tobillo o rodilla (en un 0-20 %), entesopatía del tendón de Aquiles o aponeurosis plantar, artritis de otras articulaciones (por lo general cadera y hombro, rara vez esternoclavicular, temporomandibular y otros). El dolor a menudo se intensifica por la noche. Por la mañana se acompaña de sensación de rigidez. La intensidad del dolor disminuye con el ejercicio físico. El dolor y la limitación de la movilidad de la columna vertebral aumentan gradualmente junto con la afectación de sucesivos sectores más superiores de la columna vertebral. Columna lumbar: rectificación de la lordosis fisiológica. Columna dorsal: dolor alrededor del tórax, que aumenta con la inspiración y se irradia hacia la columna vertebral por la parte anterior, a lo largo de las costillas (lo que lo distingue del dolor pleural); aumento de la cifosis, lo que limita la expansión del tórax; atrofia muscular paravertebral ("espalda planchada"). Columna cervical: limitación y más tarde pérdida de la movilidad, a menudo rectificación de la lordosis o desarrollo de cifosis. Los traumatismos pueden causar fracturas con facilidad. La pérdida de la curvatura normal de la columna vertebral, su rigidez y también frecuentes cambios simultáneos en las articulaciones periféricas contribuyen a un cambio de la postura y al desarrollo de contracturas en las extremidades.

**3. Uveítis anterior** (en ~1/3 pacientes): dolor, enrojecimiento, disminución de la visión, fotofobia. Los síntomas desaparecen después de 4-8 semanas, pero pueden reaparecer. Si no se trata precozmente puede provocar glaucoma y ceguera.

**4. Alteraciones cardiocirculatorias** (en <10 % de pacientes): insuficiencia aórtica, inflamación de la aorta ascendente, trastornos de la conducción cardíaca, pericarditis.

**5. Otras manifestaciones:**

1) puede producirse fibrosis pulmonar predominante en los lóbulos superiores; pueden formarse cavidades que pueden ser asiento de infecciones micóticas

2) proteinuria por depósito de amiloide o por nefropatía IgA

3) síntomas neurológicos en caso de subluxación de la articulación atloaxoidea o atlooccipital, o fractura de la columna cervical

4) a menudo úlcera péptica duodenal, también como resultado del uso de AINE; en un 30-60 % de pacientes cambios inflamatorios microscópicos asintomáticos en íleon terminal y colon

5) dolor, rigidez matinal y fatiga constante que dificultan la actividad cotidiana y causan depresión.

## → DIAGNÓSTICO

**Exploraciones complementarias**

**1. Pruebas de laboratorio:** aumento de la VHS y proteína C-reactiva en suero durante períodos de exacerbación (en ~40 % de pacientes con afectación vertebral y ~60 % con afectación articular periférica); leucocitosis, anemia normocítica leve (en <15 %), proteinuria y hematuria (en un 30 %), hipergammaglobulinemia (a menudo IgA); FR en IgA (no IgM), HLA-B27.

**2. Pruebas de imagen**

**La radiografía centrada sobre las articulaciones sacroilíacas** revela cambios estructurales tardíos. Grado 0: normal; grado 1: sospecha de irregularidades; grado 2: irregularidades mínimas (pequeñas, erosiones o esclerosis localizadas, sin estrechamiento del espacio articular); grado 3: lesiones evidentes (artritis moderada o avanzada de articulaciones sacroilíacas, ≥1 de los siguientes cambios: erosiones, esclerosis, ampliación y/o estrechamiento del espacio articular o artrodesis parcial); grado 4: irregularidades graves (obliteración completa del espacio articular).

**Radiografía de columna vertebral** (cervical y lumbosacra): "esquinas brillantes" y rectificación de cuerpos vertebrales (resultado de cambios destructivos de los cuerpos vertebrales y esclerosis secundaria), sindesmofitos que conectan cuerpos, artrodesis, calcificación progresiva de los ligamentos, fusión espinal completa (imagen en caña de bambú). Osificación de inserciones tendinosas y de tendones (entesofitos). En articulaciones periféricas estrechamiento del espacio articular, luego artrodesis. Los cambios observados en la radiografía muestran el curso de por lo menos unos años de la enfermedad. En las últimas etapas de la enfermedad aparece osteoporosis.

Según las recomendaciones de la EULAR (2014), la radiografía convencional de las articulaciones sacroilíacas es el método de elección en el diagnóstico del compromiso de estas articulaciones como manifestación de la espondiloartropatía axial. En personas jóvenes o con una duración corta de la enfermedad, la RMN de las articulaciones sacroilíacas es el método de elección alternativo. Esta prueba también debe realizarse si no es posible confirmar el diagnóstico de espondiloartropatía axial a base del cuadro clínico y a la radiografía convencional, y sin embargo se mantiene la sospecha de esta enfermedad. No se recomienda realizar la ecografía y la gammagrafía para diagnosticar la espondiloartropatía axial. Si se sospecha una espondiloartropatía periférica, se puede utilizar la ecografía (así como la RMN) para detectar una inflamación de las inserciones tendinosas (lo que apoya el diagnóstico de espondiloartropatía), articulaciones periféricas, tendones y bolsas.

En enfermos con espondilitis anquilosante (pero no en espondiloartropatía axial sin anomalías radiológicas) hay que realizar una radiografía convencional

---

**Tabla 11-1. Criterios diagnósticos modificados de Nueva York de la espondilitis anquilosante**

**Criterios clínicos**

1) dolor lumbosacro, con duración de ≥3 meses, que mejora tras el ejercicio y no desaparece en reposo
2) limitación de la movilidad de la columna lumbar, tanto en el plano sagital, como en el frontal
3) limitación de la movilidad del tórax en relación con la edad y el sexo del paciente

**Criterios radiológicos**

Artritis de articulaciones sacroilíacas bilateral de grado 2-4 o unilateral de grado 3-4

**Diagnóstico cierto:** criterio radiológico y ≥1 de criterio clínico
**Diagnóstico probable:** presencia de los 3 criterios clínicos o solo un criterio radiológico

Basado en *Arthritis Rheum.*, 1984, 27: 361.

---

de la columna lumbar y cervical con el fin de detectar los sindesmofitos, cuya presencia pronostica la formación de nuevos sindesmofitos. Las lesiones inflamatorias de las esquinas de los cuerpos vertebrales o la infiltración grasa observadas en la RMN tienen un significado similar.

La **RMN** detecta cambios inflamatorios tempranos y lesiones estructurales en las articulaciones sacroilíacas y vertebrales debidas a la inflamación. Como una gran actividad inflamatoria en las imágenes de RMN (edema de médula ósea), sobre todo en la columna vertebral, puede usarse como un predictor de buena respuesta al tratamiento anti-TNF, se puede realizar esta prueba para complementar la evaluación clínica y la concentración de proteína C-reactiva al tomar la decisión para instaurar tal terapia.

**3. Examen del líquido sinovial:** carácter inflamatorio.

**4. Otros:** dependiendo de las indicaciones, p. ej. TC de alta resolución de tórax.

### Criterios diagnósticos

En los criterios diagnósticos modificados de Nueva York (→tabla 11-1), el criterio radiológico tenía un papel decisivo para el diagnóstico. Los nuevos criterios del ASAS (→tabla 11-2) permiten diagnosticar espondiloartropatía antes de que ocurran cambios estructurales y radiológicos en las articulaciones sacroilíacas. En la actualidad se cree que la espondiloartropatía axial y la espondilitis anquilosante pueden ser entidades distintas.

### Diagnóstico diferencial

Enfermedad de Scheuermann (cifosis juvenil), otras espondiloartropatías →tabla 11-3, AR, discopatías, neoplasias, infecciones (tuberculosis, brucelosis), inflamaciones pélvicas, enfermedades metabólicas óseas, hiperostosis esquelética difusa idiopática (enfermedad de Forestier).

## → TRATAMIENTO

### Tratamiento no farmacológico

**1. Educación del paciente:** informar al paciente acerca de la naturaleza de la enfermedad y de la necesidad de su cooperación activa en el tratamiento para prevenir la discapacidad. Se recomienda dormir en una superficie firme con almohada baja. Se deben adaptar las condiciones del trabajo y hay que abandonar el hábito tabáquico.

**2. Fisioterapia:** es la base de la prevención de la rigidez de la columna vertebral y de las articulaciones periféricas empleando la kinesioterapia (ejercicios bajo la supervisión inicial de un fisioterapeuta); también se utiliza la fisioterapia y la balneoterapia.

**Tabla 11-2. Criterios de clasificación de espondiloartropatías según el ASAS 2010**

**Espondiloartropatía axial (los criterios pueden ser utilizados en pacientes con dolor de espalda que persiste durante ≥3 meses y con comienzo <45 años de edad)**

Artritis de articulaciones sacroilíacas documentada en una prueba de imagen (RMN o radiografía) y ≥1 otra característica de espondiloartropatía

o

presencia de antígeno HLA-B27 y ≥2 otras características de espondiloartropatía

Características de espondiloartropatía:
– lumbalgia inflamatoria[a]
– artritis periférica
– entesopatía (en el talón)
– uveítis
– dactilitis
– psoriasis
– enfermedad de Crohn o colitis ulcerosa
– buena respuesta a AINE (regresión o reducción significativa del dolor lumbar a las 24-48 h después de la administración de la dosis completa)
– historia familiar de espondiloartropatía
– HLA-B27
– aumento de proteína C-reactiva en suero (tras excluir otras causas)

**Espondiloartropatía periférica**

Artritis o entesopatías o dactilitis

y

≥1 de las siguientes características de espondiloartropatía:
– uveítis
– psoriasis
– enfermedad de Crohn o colitis ulcerosa
– infección previa
– HLA-B27
– artritis de articulaciones sacroilíacas en pruebas de imagen

o

≥2 de las siguientes características de espondiloartropatía:
– artritis
– entesopatía
– dactilitis
– lumbalgia inflamatoria[a] (alguna vez)
– historia familiar de espondiloartropatía

[a] Presencia de ≥4 de las siguientes características:
1) dolor presentado <40 años de edad
2) inicio insidioso
3) disminuye después del ejercicio físico
4) persiste en reposo
5) nocturno, disminuye tras levantarse de la cama

## Tratamiento farmacológico

Algoritmo de tratamiento farmacológico de la espondiloartropatía axial según los ASAS/la EULAR (2016) →fig. 11-1.

**1. AINE:** fármacos de primera línea en pacientes con dolor y rigidez. En caso de una elevada actividad de la enfermedad proseguir su uso (recordar los efectos adversos). Preparados y dosis de fármacos →cap. 16.12, tabla 12-1.

**Tabla 11-3. Diferenciación de las enfermedades articulares**

| Signos | Enfermedad | | | |
|---|---|---|---|---|
| | Artritis psoriásica | Artritis reumatoide | Osteoartritis | Espondilitis anquilosante |
| Sexo | M:F 1:1 | M:F 1:3 | OA de manos y pies más común en mujeres | M:F 3:1 |
| Cambios periféricos | Asimétricos | Simétricos | Variable | – |
| Afectación de articulaciones interfalángicas distales | + | – | Nódulos de Heberden | – |
| Artritis de articulaciones sacroilíacas | Asimétricas | – | – | Simétricas |
| Rigidez | Articulaciones periféricas, columna cervical y lumbar, por la mañana | Por la mañana | Tras una inmovilidad prolongada | Manifiesta e intensa en la columna vertebral |
| Entesopatía | + | – | – | + |
| Factor reumatoide | – | + | – | – |
| HLA | B27, DR4 | DR4 | – | B27 |
| Cambios en la radiografía | Erosiones sin osteopenia, imagen de "lápiz afilado", sindesmofitos grandes y asimétricos | Erosiones, osteopenia metafisaria | Osteofitos | Sindesmofitos delgados y simétricos, osteopenia vertebral |

**2. Analgésicos:** paracetamol y opioides débiles (p. ej. tramadol), cuando los AINE están contraindicados, son ineficaces o mal tolerados.

**3. Glucocorticoides** solo por vía local: intraarticular (en caso de síntomas de inflamación activa de ≤2 articulaciones periféricas, y en casos particulares en las articulaciones sacroilíacas bajo control radiológico) y/o periarticular (evitar inyecciones en las proximidades del tendón de Aquiles, y en la entesis del tendón del cuádriceps y del ligamento rotuliano), y en el tratamiento de lesiones oculares (local y/o sistémico).

**4. FARME**

1) Sintéticos convencionales (csFARME): ineficaces en la forma axial de la enfermedad; en pacientes con artritis periférica considerar sulfasalazina (puede prevenir la recurrencia de la uveítis anterior); suspender si no hay mejoría en 3 meses; los csFARME, entre ellos la sulfasalazina y el metotrexato, se sugiere en enfermos con espondilitis anquilosante activa con contraindicaciones para el uso de los inhibidores de TNF que no mejora a pesar del tratamiento continuo con AINE.

2) Biológicos (bsFARME): inhibidores de TNF (etanercept, infliximab, adalimumab, golimumab, certolizumab) → considerar en enfermos con un proceso inflamatorio activo, que se mantiene a pesar del tratamiento convencional. En caso de ineficacia cambiar por otro inhibidor de TNF o inhibidor de IL-7 (secukinumab). Dosis, contraindicaciones, efectos secundarios de FARME →cap.16.1, tabla 1-6.

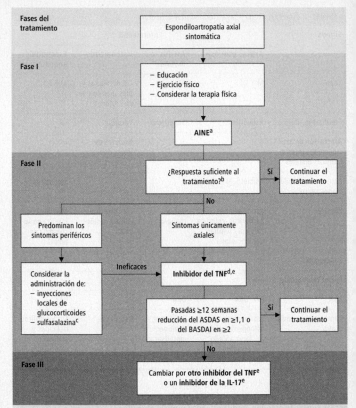

**Fases del tratamiento**

Espondiloartropatía axial sintomática

**Fase I**

- Educación
- Ejercicio físico
- Considerar la terapia física

AINE[a]

**Fase II**

¿Respuesta suficiente al tratamiento?[b] → Sí → Continuar el tratamiento

No

Predominan los síntomas periféricos

Síntomas únicamente axiales

Considerar la administración de:
- inyecciones locales de glucocorticoides
- sulfasalazina[c]

Ineficaces →

**Inhibidor del TNF**[d,e]

Pasadas ≥12 semanas reducción del ASDAS en ≥1,1 o del BASDAI en ≥2 → Sí → Continuar el tratamiento

No

**Fase III**

Cambiar por **otro inhibidor del TNF**[e] o un **inhibidor de la IL-17**[e]

[a] Durante 4 semanas a la dosis máxima o a la dosis máxima tolerada; en caso de ineficacia, pasadas 2 semanas cambiar por otro AINE.
[b] Con ≥2 AINE diferentes administrados en monoterapia durante un conjunto de 4 semanas.
[c] A una dosis de 3 g/d durante 3 meses, si está tolerada.
[d] Criterios de introducción:
 – ineficacia del tratamiento estándar (AINE en todos los enfermos, y en enfermos con síntomas periféricos predominantes también sulfasalazina e inyecciones locales de glucocorticoides, si están justificadas)
 – alta actividad de la enfermedad (ASDAS ≥2,1 o BASDAI ≥4)
 – concentración aumentada de proteína C-reactiva y/o artritis de articulaciones sacroilíacas en la RMN o en la radiografía.
[e] Para introducir infliximab o un inhibidor de la IL-17 es imprescindible demostrar una artritis de articulaciones sacroilíacas en la radiografía.

**Fig. 11-1.** Tratamiento de la espondiloartropatía axial según las recomendaciones de los ASAS/la EULAR 2016

### Tratamiento quirúrgico

Considerar la artroplastia de cadera (u otra articulación seriamente afectada) en pacientes con dolor intenso y/o discapacidad importante y destrucción de la articulación, independientemente de la edad. No se recomienda la osteotomía planificada de la columna vertebral en enfermos adultos con cifosis importante, salvo en casos particulares.

Debe incluir una evaluación de la actividad de la enfermedad, de la función y de los cambios estructurales por medio de instrumentos adecuados (p. ej. BASDAI, conjunto básico ASAS, www.asas-group.org, ASDAS, radiografías). Para la observación a largo plazo del daño estructural se debe utilizar la radiografía de las articulaciones sacroilíacas y/o de columna vertebral, pero no realizar >1 radiografía cada 2 años. Para la evaluación y observación de la actividad de espondiloartropatía axial se puede emplear la RMN de las articulaciones sacroilíacas y/o de la columna vertebral (las secuencias STIR son suficientes, el uso de contraste no es necesario). Para observar sinovitis y entesitis en espondiloartropatía periférica se puede utilizar la ecografía (Doppler color de alta frecuencia o power Doppler) o RMN (la administración de contraste no es necesaria).

Riesgo de discapacidad relacionada principalmente con afectación de las caderas y con la rigidez de la columna cervical. El tiempo de supervivencia está disminuido, debido a amiloidosis, fracturas vertebrales y las lesiones de órganos, y frecuente coexistencia de enfermedades cardiovasculares.

## 11.2. Artritis psoriásica

Artritis inflamatoria crónica de etiología desconocida, que ocurre en un 10-40 % de los pacientes con psoriasis.

Por lo general comienza entre los 20-50 años de edad, pero puede darse una forma juvenil (generalmente entre los 9 y 12 años de edad). En >2/3 de los pacientes las lesiones cutáneas preceden a los cambios articulares, en los restantes pacientes los cambios articulares aparecen primero. No se ha demostrado una correlación entre la intensidad de lesiones cutáneas y la gravedad de artritis. Es posible diagnosticar artritis psoriásica en ausencia de manifestaciones cutáneas de psoriasis. El curso clínico es muy variable, con períodos de exacerbaciones y remisiones, que pueden producir discapacidad. Destacan las siguientes formas clínicas (son posibles formas intermedias o cambios en la forma clínica en un mismo paciente):

1) artritis oligoarticular asimétrica: con afectación de <5 articulaciones, más frecuentemente de dedos de manos y pies, con inflamación de los dedos

2) poliartritis simétrica: se asemeja a la AR, pero con menor frecuencia produce deformaciones

3) con afectación de las articulaciones interfalángicas distales

4) axial con afectación de las articulaciones vertebrales y sacroilíacas

5) artritis mutilante: con formación de dedos telescopados, entre otras deformaciones.

**1. Artritis periférica:** inflamación de una o más articulaciones periféricas. Aparece dolor, edema, calor, rigidez matutina evidente. Puede parecerse a la AR.

**2. Cambios cutáneos y de uñas:** las placas psoriásicas pueden ocupar diferentes áreas del cuerpo, tienen diferente gravedad y curso (de leve a grave), adoptan formas papular generalizada (eritrodermia psoriásica) o pustulosa. Los cambios solitarios pueden estar localizados p. ej. alrededor del ombligo, entre las nalgas, en manos y pies, cuero cabelludo, genitales externos. En ~80 % de los pacientes aparecen cambios ungueales en forma de depresiones en la placa de la uña (en forma de dedal), separación de la uña, hiperqueratosis).

**3. Carácter axial** (artritis asimétrica de las articulaciones vertebrales y sacroilíacas):

1) dolor inflamatorio de espalda (definición →tabla 11-2)

2) limitación de la movilidad de la columna cervical, torácica o lumbar en plano sagital y coronal. Se diferencia de la espondilitis anquilosante por la intensidad del dolor, menor limitación de la movilidad y con menor frecuencia se observan cambios simétricos.

**4. Dactilitis:** proceso inflamatorio que suele afectar a todas las articulaciones y vainas de tendones del dedo. Se observa enrojecimiento, edema y dolor en todo el dedo (dedo en salchicha); la osteólisis de falanges conduce a su acortamiento (dedos telescopados →cap. 1.8, fig. 8-2); otras deformaciones como en la AR: dedos de ojaladora y dedos en forma de cuello de cisne →cap. 1.8 (fig. 8-1).

**5. Entesopatías:** dolor y edema, sensibilidad a la palpación o presión en el lugar de inserción de tendones, ligamento o cápsula articular, a menudo afecta al tendón de Aquiles.

**6. Otros cambios:** uveítis; fatiga, trastornos del estado de ánimo, depresión; valvulopatía aórtica en forma de estenosis y regurgitación como resultado de la inflamación de la aorta (rara).

## → DIAGNÓSTICO

### Exploraciones complementarias

**1. Pruebas de laboratorio:** aumento de la VHS y proteína C-reactiva, lo que indica actividad de la enfermedad con pronóstico adverso; HLA B27 (en un 60-70 % de pacientes con cambios articulares de columna vertebral o articulación sacroilíaca).

### 2. Pruebas de imagen

**Radiografía**: afectación unilateral de articulación sacroilíaca, sindesmofitos asimétricos, a menudo parasindesmofitos, afecta a la columna lumbar y cervical, comúnmente cambios en articulaciones interfalángicas distales de manos y pies (erosiones óseas, osteólisis de falanges distales en forma de "imagen de lápiz afilado", focos de remodelación de hueso alrededor de las articulaciones afectadas), asimetría en la afectación de las articulaciones interfalángicas de manos y pies y de grandes articulaciones, por lo general de miembros inferiores, acortamiento de falanges (dedos telescopados), osteofitos a lo largo del cuerpo del metacarpo, metatarso, falanges, anquilosis de articulaciones interfalángicas distales de manos y pies, proliferación ósea posinflamatoria de los tejidos tendinosos (con mayor frecuencia tendón de Aquiles). **RMN**: muestra cambios inflamatorios tempranos en las articulaciones sacroilíacas (edema de médula ósea, erosiones), entesitis e inflamación de articulaciones periféricas. Ecografía Doppler: ayuda en el diagnóstico de la artritis periférica y entesopatías.

**3. Examen del líquido sinovial:** carácter inflamatorio.

### Criterios diagnósticos

Criterios de clasificación CASPAR →tabla 11-4.

Se diagnostica la forma axial de artritis psoriásica cuando se cumplen 2 de los 3 criterios siguientes:

1) dolor inflamatorio dorsal →más arriba

2) limitación de la movilidad de la columna vertebral →anteriormente

3) criterios radiológicos (p. ej. en la radiografía artritis unilateral sacroilíaca de ≥2 grado, sindesmofitos en la columna vertebral, o en la RMN cambios en articulaciones sacroilíacas).

Después de establecer el diagnóstico hay que valorar la gravedad de la enfermedad, ya que determina el método de tratamiento: categorías "leve", "moderada" o "grave" en relación con artritis periférica, lesiones cutáneas, afectación del

---

**Tabla 11-4. Criterios CASPAR para el diagnóstico de artritis psoriásica**

La artritis psoriásica se puede diagnosticar en pacientes con artritis (artritis periférica, espondiloartritis y artritis sacroilíaca o entesopatía) y ≥3 de los siguientes puntos

1. Antecedentes personales o familiares (familiar de 1.º o 2.º grado) de psoriasis o de síntomas de psoriasis (cambios psoriásicos de la piel confirmados por reumatólogo o dermatólogo): 1 pto.; psoriasis presente en la actualidad: 2 ptos.

2. Cambios típicos de psoriasis en las uñas (separación de uña, depresiones en la lámina ungueal e hiperqueratosis) encontrados en el examen clínico: 1 pto.

3. Factor reumatoide negativo (cualquier prueba salvo la prueba de látex), preferiblemente ELISA o por nefelometría: 1 pto.

4. Inflamación de los dedos (dactilitis), definida como edema del dedo (el denominado dedo en salchicha), actualmente o en anamnesis registrada por reumatólogo: 1 pto.

5. Características radiológicas de proliferación ósea periarticular en forma de osificación limitada vagamente cerca de la superficie articular (pero sin crear osteofitos) en las radiografías de las manos o los pies: 1 pto.

CASPAR — Classification criteria for Psoriatic Arthritis
Según *Arthritis Rheum*, 2006, 54: 2665-2673.

---

esqueleto axial, entesopatías y dactilitis. Se puede evaluar el impacto combinado de cambios/síntomas coexistentes utilizando herramientas apropiadas (p. ej. cuestionario HAQ o instrumentos específicos de la enfermedad).

**Diagnóstico diferencial**

Principalmente AR, otras espondiloartropatías, osteoartritis (→tabla 11-3).

---

### →TRATAMIENTO

El objetivo principal del tratamiento es optimizar la calidad de vida a largo plazo. Es importante combatir la inflamación hasta la remisión. El tratamiento se ajusta a las lesiones predominantes y a su gravedad. Debería realizarse por un equipo constituido por un reumatólogo y otros especialistas, tales como dermatólogo, oftalmólogo, gastroenterólogo y rehabilitador. Incluye:

1) educación del paciente y de su familia
2) rehabilitación, incluyendo fisioterapia y kinesioterapia
3) tratamiento farmacológico
4) tratamiento ortopédico (si es necesario debido a la discapacidad).

**Tratamiento farmacológico**

Algoritmo de tratamiento farmacológico de la artritis psoriásica recomendado por EULAR (2015) →fig. 11-2.

**1. AINE:** fármacos de elección; ocasionalmente causan exacerbación de lesiones cutáneas. Preparados y dosificación de fármacos →cap. 16.12, tabla 12-1.

**2. Glucocorticoides:** en la forma limitada de la artritis psoriásica intraarticularmente (incluyendo la articulación sacroilíaca), siempre que el número de infiltraciones en la misma articulación sea limitado (<2-3/año) y los intervalos entre las infiltraciones sean de >1 mes (riesgo de aceleración de destrucción de articulación). En dactilitis y tenosinovitis las infiltraciones de las vainas tendinosas y tejidos circundantes, también en la zona de la inserción del tendón (p. ej. codo) y dentro de la bursa del tendón calcáneo. En algunos casos considerar glucocorticoides sistémicos a dosis efectiva más baja (pueden aumentar las lesiones cutáneas extensas, especialmente cuando no se utilizan simultáneamente los FARME, sobre todo si se reduce las dosis de glucocorticoides demasiado rápidamente). Si un fármaco tiene un efecto beneficioso sobre los cambios articulares, pero aumenta las lesiones cutáneas, se puede intensificar el tratamiento tópico de la psoriasis.

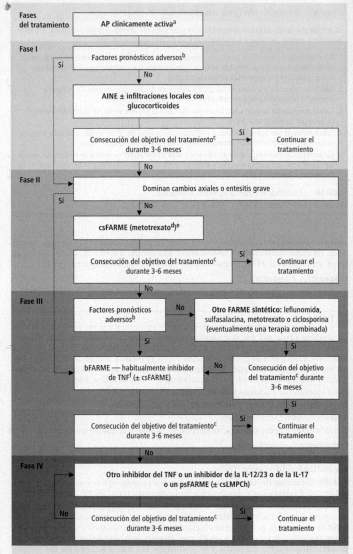

Fases del tratamiento: **AP clínicamente activa**[a]

**Fase I**

Factores pronósticos adversos[b]
- Sí
- No

**AINE ± infiltraciones locales con glucocorticoides**

Consecución del objetivo del tratamiento[c] durante 3-6 meses
- Sí → Continuar el tratamiento
- No

**Fase II**

Dominan cambios axiales o entesitis grave
- Sí
- No

**csFARME (metotrexato[d]e)**

Consecución del objetivo del tratamiento[c] durante 3-6 meses
- Sí → Continuar el tratamiento
- No

**Fase III**

Factores pronósticos adversos[b]
- No → **Otro FARME sintético:** leflunomida, sulfasalacina, metotrexato o ciclosporina (eventualmente una terapia combinada)
- Sí

**bFARME — habitualmente inhibidor de TNF[f] (± csFARME)**
- No ← Consecución del objetivo del tratamiento[c] durante 3-6 meses
  - Sí
  - Sí

Consecución del objetivo del tratamiento[c] durante 3-6 meses
- Sí → Continuar el tratamiento
- No

**Fase IV**

**Otro inhibidor del TNF o un inhibidor de la IL-12/23 o de la IL-17 o un psFARME (± csLMPCh)**

Consecución del objetivo del tratamiento[c] durante 3-6 meses
- No
- Sí → Continuar el tratamiento

[a] ≥1 articulación dolorosa e inflamada y/o inserción del tendón doloroso y/o inflamación del dedo y/o dolor de espalda inflamatorio.

[b] ≥5 articulaciones afectadas, VHS o proteína C-reactiva aumentadas, daños estructurales en la radiografía, manifestaciones extraarticulares, sobre todo dactilitis.

[c] Remisión clínica (ausencia de signos y síntomas) o, a lo sumo, grado de actividad de la enfermedad bajo, si es imposible lograr la remisión.

[d] En caso de contraindicaciones: leflunomida, sulfasalacina, eventualmente ciclosporina.

<sup>e</sup> En la enfermedad activa el fármaco debe administrarse durante <3 meses, sobre todo si se presentan factores pronósticos desfavorables.

<sup>f</sup> En caso de contraindicaciones un inhibidor de la IL-12/23 o de la IL-17 o un psFARME (apremilast) en enfermos con inflamación de las articulaciones periféricas con una respuesta no definitiva a ≥1 csFARME, en los que bFARME no están indicados.

AINE — antinflamatorio no esteroideo, bLMPCh — FARME biológico, csFARME — FARME sintético convencional, FARME — fármaco modificador de la enfermedad, psFARME — FARME sintético puntual, TNF — factor de necrosis tumoral

**Fig. 11-2.** Tratamiento de la artritis psoriásica (APs) recomendado por la EULAR 2015

**3. FARME:** en caso de ineficacia o toxicidad de los AINE y glucocorticoides (actividad persistente de la enfermedad) o presencia de factores pronósticos adversos (≥5 articulaciones con inflamación activa, aumento de los reactantes de fase aguda, daño estructural en radiografías, síntomas extraarticulares, sobre todo dactilitis) uso previo de glucocorticoides y empeoramiento del funcionamiento y deterioro de la calidad de vida) ajustar el tratamiento a la forma dominante de la enfermedad.

1) **Artritis periférica** → administrar un csFARME, metotrexato primero y, en caso de intolerancia o contraindicación: sulfasalazina, leflunomida o eventualmente ciclosporina (eventualmente terapia combinada). Si se mantiene una alta actividad de la enfermedad y la respuesta es insuficiente a ≥1 de estos fármacos utilizados durante 3-6 meses en una dosis óptima → usar inhibidores de TNF (adalimumab, etanercept, infliximab, golimumab o certolizumab). En casos excepcionales en pacientes muy activos se puede considerar el uso del inhibidor de TNF sin la constatación de la ineficacia del csFARME. En caso de respuesta insuficiente a un inhibidor del TNF, considerar cambiar al otro fármaco de este grupo. En caso de ineficacia o de contraindicación para el uso de los inhibidores del TNF, se puede usar un inhibidor de IL-12 e IL-23 (ustekinumab) y un inhibidor de IL-17A (secukinumab). En pacientes con artritis periférica que han tenido una respuesta inadecuada a ≥1 csFARME, y sin indicaciones para el uso de FARME biológicos, considerar la administración de un FARME sintético dirigido, tal como un inhibidor de fosfodiesterasa 4 (apremilast). El apremilast puede utilizarse también en caso de ineficacia del csFARME antes de la administración de un fármaco biológico.

2) **Tendinitis y dactilitis** → en caso de respuesta insuficiente a AINE o a inyecciones locales de glucocorticoides, en caso de ineficacia del csFARME, considerar un inhibidor del TNF, eventualmente un IL-12 e IL-23 (ustekinumab), inhibidor del IL-17A(sekukinumab) o apremilast.

3) **Forma axial** → tratamiento como en la espondilitis anquilosante (→más arriba).

Dosis, contraindicaciones, efectos adversos de los FARME →cap. 16.1, tabla 1-6.

**→ OBSERVACIÓN**

Controlar evolución y eficacia de manera análoga a la AR (criterios ACR, indicador DAS), EA (BASDAI) y HAQ, PASI, NAPSI, MEI, MASES. La herramienta de referencia para determinar el objetivo del tratamiento de la forma axial es el índice ASDAS, mientras que en caso de la periférica es el índice DAPSA o MDA.

**→ PRONÓSTICO**

En casos de curso grave, sobre todo cuando coexisten las formas periférica y axial, a pocos años se producen deformidades articulares y discapacidad. Mal pronóstico en caso de: forma poliarticular, VHS aumentada, fracaso del tratamiento previo, daños articulares observados clínicamente o en radiografías. En cursos más leves: períodos de exacerbación y remisión parcial, con aumento gradual de limitación de movilidad articular. A menudo un deterioro significativo de calidad de vida, que debido a la coexistencia de cambios cutáneos y articulares puede ser mayor que en la AR. La introducción del tratamiento biológico (sobre todo de los inhibidores del TNF) ha mejorado en gran medida el pronóstico en cuanto a la resolución de los síntomas y a la mejoría de la calidad de vida, así como respecto a la reducción de complicaciones cardiovasculares.

## 11.3. Artritis reactiva

### → DEFINICIÓN Y ETIOPATOGENIA

Inflamación asimétrica aséptica de varias articulaciones, especialmente de las extremidades inferiores, e inserciones tendinosas, precedida de una infección, a menudo del tracto gastrointestinal o urogenital (artritis reactiva causada por infecciones de transmisión sexual, del inglés *sexually acquired reactive arthritis*, SARA). **Factores etiológicos más comunes**: principalmente enterobacterias de la familia *Enterobacteriaceae* (*Salmonella*, *Yersinia*, *Campylobacter*, *Shigella*), y *Chlamydia* (*C. trachomatis*, *C. pneumoniae*), más raramente *C. difficile*, *Vibrio parahaemolyticus*, *Mycobacterium bovis* filo de la vacuna BCG (después de la administración en vejiga en el tratamiento de cáncer de vejiga), *Mycoplasma* (p. ej. *Ureaplasma urealyticum*), *Neisseria gonorrhoeae*. La respuesta inmunológica a los antígenos de las bacterias causantes de infecciones urogenitales o gastrointestinales desempeña un papel principal en la patogenia.

### → CUADRO CLÍNICO E HISTORIA NATURAL

La enfermedad puede estar precedida de una sintomatología vaga de infección hasta por 6 semanas antes de la aparición de los síntomas articulares.

**1. Síntomas generales:** malestar general, debilidad y fiebre.

**2. Cambios en el sistema locomotor:**

1) por lo general dolor e inflamación de una o varias articulaciones, con mayor frecuencia en las extremidades inferiores (rodilla, tobillo, pie; dactilitis: "dedos en salchicha"); la artritis es típicamente asimétrica, puede afectar a una articulación de la extremidad inferior o de extremidades superiores y de columna vertebral

2) dolor de espalda, sacro y nalgas, rigidez vertebral: síntomas de artritis sacroilíaca o vertebral (en ~50 %)

3) dolor de talones, a veces edema, dificultad para caminar: entesitis del tendón de Aquiles y de la fascia plantar (en ~20 %).

**3. Cambios en el sistema urogenital:**

1) vesículas, erosiones o máculas, especialmente en el extremo externo de la uretra, en el glande (balanitis circinada) o el cuerpo del pene, más a menudo en SARA (hasta el 70 %); sin dolor (si no están infectados) y no dejan cicatrices

2) secreción uretral y disuria (en hombres también puede presentarse inflamación de próstata, testículo y epidídimo; vejiga): signos de inflamación de la uretra o vejiga (especialmente en infección por *C. trachomatis*) en ~80 % de pacientes con SARA, en 10-30 % de pacientes con infección intestinal se observa uretritis reactiva

3) cervicitis o vaginitis en mujeres con SARA, a menudo asintomática.

**4. Cambios cutáneos y en membranas mucosas:**

1) erupciones maculopapulares con hiperqueratosis de superficie plantar del pie; a menudo cambios tipo pápulas en la superficie palmar de la mano y la superficie plantar del pie; se observan en un 10-30 % de los casos de SARA, son muy poco frecuentes en las infecciones intestinales

2) decoloración amarillenta o gris, engrosamiento, recesos y surcos de uñas, queratosis debajo de las uñas (principalmente en artritis reactiva crónica)

3) eritema nodoso: principalmente en infección por *Yersinia*

4) aftas en el paladar brillantes e indoloras, también en la lengua, mucosa bucal y labios.

**5. Alteraciones oculares:**

1) conjuntivitis, generalmente leve (enrojecimiento, lagrimeo, raramente inflamación de los párpados), a menudo síntoma temprano; por lo general desaparece después de una semana, pero puede persistir durante varios meses

2) uveítis anterior aguda (en 10-20 % de pacientes con HLA-B27): dolor ocular unilateral con enrojecimiento, lagrimeo, fotofobia y visión borrosa; por lo general desaparece después de 2-4 meses.

**6. Otros síntomas:** cambios en el corazón (en <10 %, sobre todo en casos de larga evolución): trastornos de conducción y cambios no específicos de ST-T en ECG; puede ocurrir insuficiencia aórtica, pericarditis y miocarditis, inflamación de aorta ascendente; inflamación de membranas serosas; colitis microscópica; meningitis (muy poco frecuente).

**7. Historia natural:** unos años después del episodio agudo prosigue dolor débil de articulaciones o entesopatía, y en ~30 % dolor de espalda recurrente. En un 5-20 % se desarrolla la forma crónica (>1 año) o recurrente. Después de ~20 años en un 14 % se observan sindesmofitos en la columna lumbar y en ~15 % de pacientes artritis sacroilíaca de grado 3 o 4. En un 20 % de pacientes con artritis reactiva con HLA B27 después de 10 años se desarrolla espondilitis anquilosante.

### ◾▶ DIAGNÓSTICO

**Exploraciones complementarias**

**1. Pruebas de laboratorio:** aumento de VHS y de proteína C-reactiva (en el comienzo de enfermedad en la mayoría de pacientes), leucocitosis leve, trombocitosis y anemia, piuria aséptica (raramente), HLA-B27 (en un 70-90 %).

**2. Pruebas microbiológicas**

1) **infección por bacilos *Enterobacteriaceae*:** estudio serológico en infección por *Yersinia* y *Salmonella*: aumento de ≥4 veces de anticuerpos IgG específicos en intervalo de pocas semanas o aumento sostenido de anticuerpos específicos IgA (en infección por *Yersinia* también presencia de IgM en fase aguda de la enfermedad); coprocultivo (realizar durante diarrea; después de finalizar la infección el resultado es generalmente negativo, a excepción del portador)

2) **infección por *C. Trachomatis* y *Chlamydophila pneumoniae*:** detección de antígenos en muestras de hisopo o en secreciones de uretra o de cuello uterino, orina, en el líquido sinovial, en la biopsia de la mucosa sinovial, en caso de *C. pneumoniae* en muestras del lavado orofaríngeo, y en las secreciones faríngeas o en el lavado broncoalveolar (útiles en la fase inicial de infección, resultados posteriores generalmente negativos); actualmente se recomienda la detección del material genético con métodos de biología molecular (PCR y otros; sensibilidad 94-99 %, especificidad 98-99 %); prueba serológica por método inmunoenzimático (ELISA; detecta un antígeno específico para el grupo: lipopolisacárido de clamidias), por microinmunofluorescencia (MIF; más sensible que ELISA) y por técnicas de inmunotransferencia (*Western blot*, *dot blot*).

**3. Examen del líquido sinovial** principalmente para excluir otras causas de artritis. Inicialmente líquido hipercelular, dominado por neutrófilos, posteriormente aumenta el recuento de linfocitos, a veces células de Reiter.

**4. Pruebas de imagen**

**Radiografía:** cambios en >70 % de los pacientes con artritis reactiva crónica; artritis en articulaciones sacroilíacas, vertebrales (normalmente limitada a columna dorsal o lumbar, a menudo asimétrica: osificación intervertebral con sindesmofitos, a menudo asimétricos, con tendencia a ocupar la superficie anterior de la columna vertebral), osificación de ligamentos y tendones, principalmente de ligamentos colaterales de rodillas, y articulaciones interfalángicas y metacarpofalángicas. La **RMN** revela cambios tempranos en membrana sinovial, cartílago, tendones, inserciones de tendones y en articulaciones sacroilíacas, no identificables en la radiografía.

### Criterios diagnósticos

El diagnóstico se establece al mostrar la relación entre síntomas clínicos y la infección gastrointestinal o urogenital previa por un microorganismo causante de artritis reactiva, sobre todo *Chlamydia* o *Enterobacteriaceae*.

### Diagnóstico diferencial

Otras espondiloartropatías (→tabla 11-3), artritis infecciosa, artritis posinfecciosa (enfermedad de Lyme, artritis posestreptocócica, posviral), artritis asociada a presencia de cristales, enfermedad de Behçet, sarcoidosis, traumatismo.

### → T R A T A M I E N T O

#### Tratamiento de artritis y entesopatías

**1. Limitación de la actividad física**, especialmente de caminatas, si las articulaciones de los miembros inferiores están afectadas.

**2. Fisioterapia:** con el objetivo de reducir síntomas, mantener el rango de movimientos articulares y prevenir la pérdida de masa muscular.

**3. Tratamiento farmacológico:**

1) **AINE**: es la base de la terapia en el período inicial →cap.16.12, tabla 12-1

2) **glucocorticoides**: interarticulares (después de excluir artritis purulenta) y VO como en la AR →cap. 16.1

3) **FARME** (preparados, dosificación, contraindicaciones y efectos adversos →cap.16.1, tabla 1-6): en caso de ineficacia de AINE y glucocorticoides (a veces se utilizan antes de glucocorticoides):

   a) sintéticos convencionales: **sulfasalazina** (eficaz [promedio] en caso de afectación de articulaciones periféricas; no es eficaz en la forma axial ni en las entesopatías); cuando no es eficaz: **metotrexato**, **azatioprina**, **compuestos de oro**

   b) biológicos: **infliximab**, **etanercept**, **adalimumab**; se utiliza con buenos resultados en casos de curso grave), sin embargo pueden causar reactivación de la infección latente persistente por *C. pneumoniae*.

#### Tratamiento de las lesiones cutáneas y mucosas

**1. Cambios cutáneos:** ligeros → sin tratamiento; moderados → **agentes queratinolíticos** (p. ej. preparados de salicilato de uso local), **glucocorticoides** o **calcipotriol** en forma de crema o pomada; pesados → **metotrexato**, **retinoides**.

**2. Balanitis circinada** → **glucocorticoides** locales débiles (p. ej. hidrocortisona) en forma de crema.

#### Tratamiento de la uveítis

**Glucocorticoides** en forma de gotas oftálmicas (VO, si los cambios no desaparecen) y midriáticos

#### Tratamiento de infecciones

**1.** La antibioticoterapia está indicada solo en caso de infección activa documentada y se refiere principalmente a la infección por clamidia. La antibioticoterapia no previene el desarrollo de artritis reactiva en el curso de **infección Enterobacteriaceae**.

**2. Infección por *C. trachomatis*:** un uso temprano de antibióticos en uretritis causada por *C. trachomatis* →cap. 14.8.11 reduce el riesgo de recurrencia y desarrollo de forma crónica de artritis reactiva.

**3. Infección por *C. pneumoniae*** →cap. 3.13 (tabla 13-2).
**4. Infección por *C. difficile*** →cap. 4.28.2.

→ **PRONÓSTICO**

En general bueno. En la mayoría de los casos la enfermedad desaparece, incluso en pacientes con cambios severos. Las muertes son extremadamente raras, asociadas con la afectación cardíaca o amiloidosis secundaria (excepcionalmente debido a una inflamación grave y de larga duración, muy raramente). En ~15 % de los pacientes se produce discapacidad física debido al curso agresivo de la enfermedad con afectación de articulaciones de extremidades inferiores, articulaciones sacroilíacas o articulaciones vertebrales. Como resultado de uveítis anterior mal tratada o recurrente (raramente) se desarrolla catarata y ceguera.

## 11.4. Artritis asociada a la enfermedad inflamatoria intestinal

→ **DEFINICIÓN Y ETIOPATOGENIA**

Artritis de inicio en el curso de colitis ulcerosa (→cap. 4.19) y enfermedad de Crohn →cap. 4.20). Etiología desconocida. Otras enfermedades intestinales con inflamación o alteración de la barrera mucosa pueden asociarse a manifestaciones similares a las de las espondiloartritis (enfermedad de Whipple, enfermedad celíaca y cirugías intestinales).

→ **CUADRO CLÍNICO E HISTORIA NATURAL**

**1. Forma periférica:** por lo general acompañada de exacerbaciones de la enfermedad intestinal; de curso agudo, migratorio, asimétrico; generalmente se afectan rodillas y tobillos; no hay factor reumatoide; generalmente no hay evidencia de erosiones ni deformidad articular; la mayor parte de los cambios articulares aparece después de algunos años de evolución de la enfermedad intestinal. Tipos de afectación de articulaciones periféricas:

**tipo 1**, de varias articulaciones (≤5 articulaciones afectadas), curso agudo, puede preceder la aparición de cambios en el tracto digestivo, por lo general cede en 10 semanas, a menudo está acompañado de síntomas extraintestinales, p. ej. eritema nodoso

**tipo 2**, de muchas articulaciones (>5 articulaciones), por lo general sin relación con el estadio de la enfermedad intestinal; curso crónico (meses, años), sin síntomas extraintestinales, excepto uveítis

**tipo 3**, afectación articular periférica acompañada de cambios axiales.

**2. Forma axial:** en algunos pacientes no hay lumbalgia crónica, a pesar de la existencia en la radiografía de cambios típicos de artritis sacroilíaca, mientras que otros pacientes tienen síntomas típicos sin cambios en la radiografía. En un 10-20 % de los pacientes la imagen en la radiografía y la imagen clínica se asemeja a la espondilitis anquilosante.

**3. Cambios en otros órganos asociados a colitis ulcerosa/enfermedad de Crohn** →cap. 4.19 y cap. 4.20.

→ **DIAGNÓSTICO**

**Exploraciones complementarias**
**1. Radiografía:** en la forma periférica sin erosiones; en <10 % de los pacientes se presentan erosiones en articulaciones metacarpofalángicas o

metatarsofalángicas (es diferente de la AR por la asimetría de cambios y ocupación de solo unas pocas articulaciones). En la forma axial como en la espondilitis anquilosante.

**2. Examen del líquido sinovial:** en la forma periférica carácter inflamatorio.

**3. Pruebas de laboratorio:** aumento de los reactantes de fase aguda (incluyendo la proteína C-reactiva), trombocitosis, anemia crónica.

#### Criterios diagnósticos

1) Diagnóstico de colitis ulcerosa o de enfermedad de Crohn.
2) Características de artritis periférica o artritis sacroilíaca y espondiloartritis (la forma axial requiere la confirmación de cambios en pruebas de imagen).

#### Diagnóstico diferencial

**1. Forma periférica:** AR de curso inusual, artritis infecciosa, artritis reactiva, artritis psoriásica.

**2. Forma axial:** otras espondiloartropatías.

### → TRATAMIENTO

#### Tratamiento de la enfermedad de base

La forma periférica (pero no axial) cede con la disminución de la gravedad de cambios intestinales bajo la influencia del tratamiento de colitis ulcerosa o de enfermedad de Crohn, especialmente con los corticoides.

#### Tratamiento de cambios articulares

**1. Fisioterapia:** esencial para mantener la condición física, especialmente en el componente axial.

**2. Tratamiento farmacológico:** preparados, dosificación, contraindicaciones y efectos adversos de FARME →cap.16.1, tabla 1-6

1) **paracetamol** o **tramadol** con el objetivo de controlar el dolor; evitar AINE (aumentan el riesgo de exacerbación de cambios inflamatorios intestinales)
2) **sulfasalazina**: FARME de primera elección en afectación de articulaciones periféricas, no afecta a cambios axiales ni entesopatías
3) **glucocorticoides** interarticulares, cuando solamente unas pocas articulaciones están afectadas, por vía sistémica por un corto tiempo, cuando ocurre afectación de articulaciones periféricas y se observa respuesta positiva a la terapia con corticoides (los glucocorticoides usados en el tratamiento de una enfermedad intestinal no frenan la progresión radiológica de los cambios axiales)
4) **fármacos anti-TNF** (infliximab, adalimumab, golimumab solo en la colitis ulcerosa) tienen un efecto positivo tanto en síntomas intestinales como articulares (periféricas y axiales). El etanercept no afecta a la evolución de la enfermedad inflamatoria intestinal y a veces causa exacerbación de cambios intestinales. La experiencia en el uso de anti-TNF en la colitis ulcerosa es muy limitada, y los resultados no son tan buenos como en el caso de la enfermedad de Crohn. Si durante mucho tiempo dominan los cambios intestinales axiales relativos, entonces puede haber una base para el diagnóstico de la espondilitis anquilosante o espondiloartropatía axial; en este caso puede estar justificado utilizar —además de los inhibidores de TNF mencionados más arriba— certolizumab.

### → PRONÓSTICO

La forma axial lleva a la discapacidad y al deterioro de la calidad de vida. La forma periférica normalmente no conduce a cambios permanentes y deformidades de articulaciones.

# 12. Artrosis

## → DEFINICIÓN Y ETIOPATOGENIA

Enfermedad derivada de la actividad de factores biológicos y mecánicos que desestabilizan los procesos interrelacionados de degradación y formación del cartílago articular y del hueso subcondral, y que finalmente afectan a todos los tejidos de la articulación. Se caracteriza principalmente por dolor articular, limitación de la movilidad articular, crujidos y lesiones inflamatorias secundarias (p. ej. derrame articular) de diversa gravedad, sin síntomas sistémicos.

**Formas: primaria** (frecuente, de causa desconocida) y **secundaria** (daños estructurales locales y anomalías anatómicas de las articulaciones o por enfermedades sistémicas).

**Causas de artrosis secundaria**

1) lesiones articulares agudas y crónicas
2) congénitas y adquiridas, p. ej. necrosis aséptica juvenil de la cabeza femoral (enfermedad de Legg-Calvé-Perthes), displasia congénita de cadera, epifisiólisis, dismetría de miembros inferiores, deformidad en valgo o varo, síndrome de hiperlaxitud articular, osteocondrodisplasias
3) metabólicas: ocronosis, hemocromatosis, enfermedad de Wilson, enfermedad de Gaucher
4) endocrinas: acromegalia, hiperparatiroidismo, diabetes, obesidad, hipotiroidismo
5) enfermedades por depósito de sales de calcio: condrocalcinosis, artropatía por apatita
6) otras enfermedades osteoarticulares: fracturas, necrosis aséptica, infección, gota, AR y otras enfermedades inflamatorias, enfermedad de Paget, osteopetrosis, osteocondritis disecante
7) neurodistrofias osteoarticulares: enfermedad articular neuropática de Charcot
8) otras: síndrome de descompresión (enfermedad de los buzos), hemoglobinopatías, enfermedad Kashin-Beck, enfermedad de Mseleni.

**Factores de riesgo:** edad avanzada, sexo femenino, sobrepeso y obesidad (sobre todo para las articulaciones de rodilla), mutaciones genéticas (p. ej. gen del colágeno tipo II), factores mecánicos (trabajo que requiere flexión frecuente de las rodillas, deportes competitivos, debilidad de los músculos periarticulares, lesiones previas, sedentarismo, *jogging* intensivo), alteraciones de la propiocepción.

La **hiperostosis esquelética generalizada (difusa) idiopática** es una forma especial en la que la actividad osteoblástica domina fuertemente sobre los procesos destructivos. Se distingue la forma localizada (p. ej. limitada a la columna vertebral) y la forma generalizada (afecta a muchas articulaciones).

## → CUADRO CLÍNICO E HISTORIA NATURAL

El cuadro clínico suele estar dominado por uno de los tipos de cambios patológicos, con mayor frecuencia cambios en el cartílago y/o formación o destrucción del tejido óseo, con menor frecuencia inflamación. La mayoría de los síntomas son comunes en cada localización.

1) Dolor articular: síntoma dominante, se produce durante el movimiento de la articulación afectada. En casos muy avanzados es intenso y se presenta también en reposo y por la noche. El rasgo más característico es la mayor intensidad del dolor al iniciar los movimientos de la articulación, conocido como dolor inicial, y su disminución gradual durante los movimientos posteriores. El dolor nocturno puede sugerir afectación de la médula ósea, y el dolor durante el movimiento suele proceder de los tejidos blandos adyacentes.

2) Limitación de la movilidad articular, con atrofia secundaria de los músculos circundantes.

3) Síntomas menos frecuentes: engrosamiento y deformidad de contornos óseos de articulaciones, dolor a la palpación, crujido durante movimientos, derrame articular.

La enfermedad se desarrolla lentamente, por lo general con períodos de exacerbaciones y remisiones. Progresa independientemente del tratamiento, sin remitir, si bien el tratamiento puede influir favorablemente en el curso de la enfermedad. El grado de incapacidad depende de la localización y la gravedad de los cambios.

**1. Artrosis de cadera** (coxartrosis): se distinguen formas con acetábulo plano (displasia), demasiado profundo (protrusio) y correcto. El dolor se puede sentir en cualquier parte del muslo, pero con frecuencia a nivel anterior, en la ingle y rodilla; por lo general no irradia a los glúteos ni a otros tejidos situados por encima de la articulación. Muchos pacientes presentan dolor en el área de la cresta ilíaca, pero este suele deberse a una carga inadecuada sobre la columna vertebral. La limitación del movimiento se produce rápidamente, inicialmente se refiere al movimiento de rotación interna e hiperextensión. Puede ocurrir entesopatía de las inserciones de músculos glúteos al trocánter mayor y bursitis trocantérea (dolor de lado lateral del muslo), atrofia de músculos glúteos y acortamiento relativo de extremidad; estos cambios se producen con mayor frecuencia en lado contralateral, sobrecargado.

**2. Artrosis de rodilla** (gonartrosis): dolor notable en la articulación y parte superior de la pierna. Generalmente es más doloroso bajar las escaleras que subir. El movimiento lateral de la rótula presionada contra fémur generalmente causa dolor. Los movimientos de flexión y extensión pueden causar crujidos palpables. El eje de la extremidad casi siempre está deteriorado: es más común el varo que el valgo. A menudo hay derrame articular, a veces también quistes en la fosa poplítea (quiste de Baker). Los contornos de la rodilla se engruesan y deforman. A menudo se produce debilidad secundaria muscular y atrofia del cuádriceps, entesopatías de ligamentos colaterales, inserciones de flexores y bursitis de la pata de ganso, lo que también causa dolor. En casos avanzados se produce contractura de la rodilla en flexión. Según la localización de los cambios destructivos del cartílago articular se distinguen las formas: medial (la más común, coexiste con rodilla en varo); lateral (rara, coexiste con rodilla en valgo) y femororrotuliano (conflicto femoropatelar).

**3. Artrosis de manos:** dolor articular (raramente es muy doloroso; los cambios con frecuencia son indoloros), puede haber rigidez matutina de corta duración (hasta 30 min), a veces también después de un período de inmovilidad. Los cambios afectan a ambas manos, causan engrosamiento y deformidad de contornos articulares (normalmente subluxación). Por lo general se afectan las articulaciones interfalángicas distales (DIP) y proximales (PIP) de los dedos 2.º-5.º y la base del pulgar; son muy características las nodulaciones y deformaciones alrededor de las articulaciones DIP (nódulos de Heberden →cap. 1.8, fig. 8-3) y/o PIP (nódulos de Bouchard →cap. 1.8, fig. 8-3). Por lo general los cambios degenerativos se acompañan de inflamación articular de diferente gravedad. En algunos casos se produce un deterioro significativo de las manos. Este tipo de cambio cursa con derrame y formación de defectos óseos, reconocidos como una forma de artrosis erosiva.

**4. Espondiloartrosis:** domina dolor en la zona paravertebral, que se intensifica durante el movimiento. Las características del dolor no permiten determinar los cambios degenerativos (afectación del disco intervertebral, de articulaciones facetarias, articulaciones vertebrocostales, de ligamentos u osteofitos). En la hiperostosis esquelética (enfermedad de Forestier) el dolor es generalmente leve, sordo, de intensidad variable. La movilidad de la columna se reduce enormemente, pero se diferencia de la espondilitis anquilosante, ya que nunca es completamente rígida. Los cambios degenerativos de la columna más comunes, aunque de importancia clínica limitada, son los osteofitos en los bordes vertebrales. No constituyen signos de artrosis en el sentido estricto, ya que los cambios se encuentran alrededor del disco que carece de cápsula articular.

**5. Artrosis de otras articulaciones:** puede afectar a cualquier articulación, incluyendo hombro, acromioclavicular, sacroilíaca, tobillo, temporomandibular, y articulaciones del pie (dedo gordo en valgo [*hallux valgus*] o rígido [*hallux rigidus*], dedos en martillo).

**6. Forma poliarticular:** articulaciones afectadas en ≥3 localizaciones principales previamente descritas.

### ➔ DIAGNÓSTICO

#### Exploraciones complementarias

**1. Radiografía articular:** los cambios típicos incluyen estrechamiento del espacio articular debido a la destrucción de cartílago, quistes degenerativos (geodas) en hueso epifisario, debido a la destrucción de tejido óseo, esclerosis subcondral, osteofitos (excrecencias óseas) en el borde de cartílago y hueso.

### Escala de Kellgren y Lawrence de gravedad de cambios radiológicos en la artrosis

0 — sin cambios

1 — pequeños osteofitos

2 — osteofitos evidentes

3 — grandes osteofitos y estrechamiento del espacio articular moderado

4 — muy grandes osteofitos, espacio articular muy estrecho, esclerosis subcondral.

**2. Otras pruebas de imagen** (TC, RMN, ecografía, gammagrafía): pueden ser útiles en el diagnóstico diferencial con otras enfermedades de articulaciones y huesos. La RMN puede detectar cambios muy tempranos, antes de la aparición de síntomas clínicos y radiológicos.

#### Criterios diagnósticos

El diagnóstico se basa en síntomas clínicos. Si el cuadro clínico es atípico, hay que realizar una radiografía estándar para confirmar el diagnóstico o descartar otras enfermedades. La detección de cambios degenerativos típicos, no acompañados por dolor o disfunción, no permite establecer el diagnóstico de artrosis.

#### Diagnóstico diferencial

El cuadro clínico y las imágenes radiológicas son tan distintivos que rara vez requieren diferenciación con otras enfermedades articulares. Sin embargo no se deben olvidar enfermedades como artritis asociada a cristales de pirofosfato de calcio, osteocondromatosis sinovial u osteonecrosis de la cabeza femoral. En caso de sospecha justificada hay que excluir las formas secundarias (causas →más arriba). En caso de artrosis de manos, sobre todo con erosiones radiológicas, el diagnóstico diferencial incluye: AR, artritis psoriásica, gota y hemocromatosis.

### ➔ TRATAMIENTO

**Objetivo principal:** combatir el dolor y mantener la capacidad funcional.

#### Tratamiento no farmacológico

**1. Educación del paciente.**

**2. Dieta** para reducir el peso en pacientes obesos o con sobrepeso.

**3. Fisioterapia,** principalmente kinesioterapia para mantener el rango de movimiento articular y la fuerza muscular; también puede reducirse la intensidad del dolor.

**4. Aparatos ortopédicos,** p. ej. bastón, muletas, plantillas correctoras, correctores del eje de extremidad, ortesis estabilizadoras de rodilla (incluyendo elásticas), corrección externa de posición (medialización) de rótula.

**5. Tratamiento quirúrgico**

1) procedimientos artroscópicos: no se recomiendan de rutina; pueden considerarse solo en caso de síntomas mecánicos tales como deterioro repentino o recurrente del movimiento articular o bloqueo articular

2) artroplastia: la implantación de prótesis articular es el principal método de tratamiento en casos de dolor persistente o incapacidad física significativa en coxartrosis o gonartrosis; mejora en gran medida la calidad de vida

3) patelectomía, osteotomías correctivas del eje de extremidad, artrodesis, en la actualidad realizadas raramente.

**6. Procedimientos regenerativos del cartílago articular:**

1) estimulación con médula ósea mediante la perforación y abrasión superficial de la placa ósea subcondral con una lezna artroscópica, o introducción de un coágulo en la zona de mayor destrucción del cartílago

2) implantación de condrocitos multiplicados, cubiertos de una membrana de colágeno, o sembrados previamente al procedimiento en membrana de colágeno

3) implantes de tejidos (autológicos y alogénicos): fragmentos de cartílago o condrocostales

4) implantes de preparados acelulares

5) estimulación biológica de la regeneración del cartílago articular (células madre obtenidas de la médula, sangre o tejido subcutáneo, concentrados de plaquetas, factores de crecimiento).

Estos métodos no se recomiendan en ninguna guía de actuación de renombre, pero se vuelven cada vez más comunes y muchos enfermos requieren su aplicación; se consideran seguros, se supone que reducen la inflamación, inhiben la destrucción e influyen de manera regenerativa en el cartílago articular; los resultados obtenidos hasta el momento son prometedores, pero no hay datos que permitan formular recomendaciones para la aplicación de estos métodos.

**Tratamiento farmacológico**

**1. Analgésicos** (mejoran la calidad de vida y la función de la extremidad, pero no influyen significativamente en el curso clínico):

1) Inicialmente **paracetamol** VO, máx. 4 g/d (en tratamiento crónico dosis más bajas) o **AINE** a la dosis efectiva más baja (→tabla 12-1); recordar los efectos adversos y contraindicaciones como úlcera péptica activa gastroduodenal, insuficiencia renal o hepática grave, hipersensibilidad a fármaco, síndromes purpúricos. Criterios propuestos para la selección de los AINE en función de los riesgos gastrointestinal y cardiovascular asociados (→tabla 12-2). En **pacientes** que toman AAS a largo plazo (p. ej. en la prevención del infarto de miocardio) evitar el uso de ibuprofeno.

2) En caso de contraindicaciones, intolerancia o ineficacia de los anteriores fármacos, utilizar **opioides** a partir de los débiles →cap. 23.1; tener en cuenta sus efectos secundarios como somnolencia y desequilibrio, que pueden suponer un riesgo de caídas y fracturas.

3) El dolor puede ser aliviado de manera eficaz por fármacos aplicados externamente: AINE y capsaicina.

**2. Glucocorticoides:** se pueden considerar infiltraciones intraarticulares aisladas en períodos de dolores intensos, si los analgésicos no son lo suficientemente eficaces, pero solo en una articulación con derrame; recordar el riesgo de necrosis e infección (atención especial en las infiltraciones en la cadera). Si el acceso a la articulación es difícil (p. ej. por causa de la localización anatómica, deformación u obesidad), realizar la inyección bajo el control de una prueba de imagen. La acción antiinflamatoria y analgésica se mantiene desde 10 días hasta varios meses.

**3. Fármacos sintomáticos de acción lenta usados en artrosis (SYSADOA):** administrados VO sulfato de glucosamina, sulfato de condroitina, diacereína, extracto

**Tabla 12-1. Dosificación de AINE seleccionados**

| Nombre y forma | Dosificación | |
|---|---|---|
| | Promedia | Máxima |
| Aceclofenaco: comprimidos recubiertos, polvo para suspensión oral | 100 mg 2×d | 100 mg 2×d |
| Acemetazina | | |
| Cápsulas | 60 mg 2-3×d | 600 mg/d |
| Comprimido de liberación prolongada | 90 mg 1-2×d | 300 mg/d |
| Ácido mefenámico | | |
| Comprimidos | 250 mg 4×d | |
| Supositorios | 500 mg 1-3×d | 500 mg 4×d |
| Ácido tiaprofénico: comprimidos | 300 mg 2×d | |
| Celecoxib: cápsulas | 200 mg 1×d o 100 mg 2×d | 200 mg 2×d |
| Dexibuprofeno: comprimidos recubiertos | 200-400 mg 3×d | 1,2 g/d |
| Dexketoprofeno | | |
| Comprimidos recubiertos | 25 mg 3×d | 75 mg/d |
| Granulado para solución oral | 25 mg 3×d | 75 mg/d |
| Solución inyectable | 50 mg cada 8-12 h | 150 mg/d |
| Diclofenaco | | |
| Comprimidos, cápsulas | 50-200 mg/d repartido en 2-3 dosis | 225 mg/d |
| Comprimidos de liberación prolongada, comprimidos de liberación modificada, cápsulas de liberación prolongada, cápsulas de liberación modificada | 75-100 mg 1×d o 150 mg/d 1×d, o repartido en 2 dosis | 150 mg/d |
| Supositorios, cápsulas rectales | 50-150 mg/d repartido en 2-3 dosis | 150 mg/d |
| Solución para inyección IM | 75 mg 1×d | 75 mg 2×d |
| Aerosol cutáneo, gel, parche medicado | Localmente varias veces al día | |
| Etofenamato: gel, crema, aerosol a la piel | Localmente varias veces al día | |
| Etoricoxib: comprimidos encubiertos | 30 mg 1×d | 90 mg 1×d |
| Ibuprofeno | | |
| Diversas formas VO | Enfermedades reumáticas: 400-800 mg 3-4×d, analgésico 200-400 mg 4-6×d | 3,2 g/d |
| Crema, gel | Localmente | |

| Nombre y forma | Dosificación | |
|---|---|---|
| | Promedia | Máxima |
| **Indometacina** | | |
| Comprimidos de liberación prolongada | 75 mg 1-2 × d | 75 mg 2 × d |
| Aerosol, pomada | Localmente varias veces al día | |
| **Ketoprofeno** | | |
| Comprimidos | 100 mg 1-2 × d | 300 mg/d |
| Cápsulas | 50 mg 3 × d | 300 mg/d |
| Comprimidos de liberación modificada | 150 mg 1 × d o repartido en 2 dosis | 150 mg 2 × d |
| Comprimidos de liberación prolongada, cápsulas de liberación prolongada | 100-200 mg 1 × d | 200 mg 1 × d |
| Supositorios | 100 mg 1-2 × d | 300 mg/d |
| Gel | Localmente 2 × d | |
| Líquido de pulverización sobre la piel | 3-4 dosis 1-3 × d | 48 dosis al día |
| Solución para inyección IM | 100 mg 1-2 × d | 200 mg/d |
| **Lornoxicam: comprimidos** | 8 mg 1-2 × d | 16 mg/d |
| **Meloxicam** | | |
| Comprimidos | 7,5-15 mg 1 × d | 15 mg 1 × d |
| Supositorios | 7,5-15 mg 1 × d | 15 mg 1 × d |
| Solución para inyección IM | 15 mg 1 × d | 15 mg 1 × d |
| **Nabumetona: comprimidos** | 1-2 g 1 × d o 0,5-1 g 2 × d | 2 g/d |
| **Naproxeno** | | |
| Comprimidos | 250-500 mg 2 × d | 1,5 g/d |
| Supositorios | 250-500 mg 2 × d | 1,5 g/d |
| Gel | Localmente 2-6 × d | |
| **Piroxicam[a]: comprimidos, solución para inyección IM** | 20 mg 1 × d o 10 mg 2 × d | 40 mg/d |
| **Salicilato de dietilamina: crema, gel** | Localmente 3-4 × d | |

[a] No debería utilizarse en el tratamiento de la artrosis, debido al elevado riesgo de hemorragia digestiva.

de fitosteroles y ácidos grasos desde frutos de palta y soja): se caracterizan por una toxicidad relativamente baja (solamente la diacereína provoca diarrea con frecuencia y puede causar alteraciones de la función hepática), sin embargo, su efecto beneficioso se considera probable, pero no demostrado. Si no se logra reducir la intensidad del dolor, no se observa una mejora funcional, o aparecen signos radiológicos de progresión, está justificado retirarlos.

Tabla 12-2. Propuesta de elección de AINE para la administración crónica en pacientes con artrosis, en función del riesgo de complicaciones digestivas y cardiovasculares

| Riesgo de complicaciones del tracto digestivo | Riesgo cardiovascular | |
|---|---|---|
| | Bajo | Alto |
| Bajo | Cualquier AINE no selectivo | Naproxeno[a] o celecoxib[b] |
| Alto | Celecoxib[c] ± IBP | Naproxeno[a] + IBP o celecoxib[b] + IBP Si es posible, evitar el uso de AINE |

[a] No debe administrarse en pacientes que reciban ácido acetilsalicílico de manera crónica.

[b] A dosis de 200 mg 1×d.

[c] O eventualmente etoricoxib a dosis de 30 mg/d.

AINE — antinflamatorio no esteroideo, IBP — inhibidor de la pompa de protones

Según: Mosleh W., Farkouh M.E., *Pol. Arch. Med. Wewn.*, 2016, 126: 68-75, modificado.

**4. Ácido hialurónico:** en la mayoría (~70 %) de los pacientes tratados mediante una serie de infiltraciones repetidas de ácido hialurónico en la rodilla se observó mejoría de los síntomas de varios meses de duración, en general moderada. En artrosis asintomática pueden depositarse cristales de pirofosfato de calcio en el cartílago articular, y en este caso la infiltración de ácido hialurónico de elevado peso molecular puede causar artritis aguda. Puede ser más eficaz la administración de ácido hialurónico de un peso molecular medio.

**5. Inhibidores de la recaptación de serotonina y noradrenalina (IRSN)** (p. ej. duloxetina, milnaciprán) también tienen una acción analgésica central, pueden aumentar el efecto analgésico de otros fármacos y contribuir a la mejoría funcional del aparato locomotor.

**6. Otros medicamentos de supuesto efecto beneficioso:** extracto de la garra de diablo (*Harpagophytum procumbens*), de la uña de gato (*Uncaria Tomentosa*), extracto de los rizomas de jengibre (*Rhizoma zingiberis*), resina de incienso que contiene ácido boswélico, lípidos complejos derivados de mejillones verdes de Nueva Zelanda, frutas pulverizada de espino (*Craetegus*).

# 13. Artritis infecciosa (séptica)

→ **DEFINICIÓN Y ETIOPATOGENIA**

Inflamación articular aguda o crónica causada por microorganismos que invaden la membrana sinovial. El origen de la infección puede ser hematógeno (foco de infección a distancia), directo (artrocentesis, artroscopia, cirugía ortopédica, traumatismo), o por continuidad desde los tejidos circundantes (úlcera cutánea infectada, paniculitis, osteomielitis).

**Factores etiológicos:** en adultos frecuentemente bacterias (*Staphylococcus aureus, Streptococcus pyogenes,* menos frecuentemente se trata de bacterias gramnegativas, *Neisseria gonorrhoeae, Neisseria meningitidis*); raramente virus (rubéola, VHC, parvovirus B19, virus chikungunya), hongos y parásitos.

**Factores de riesgo** de artritis bacteriana: entre otros, enfermedades reumáticas (AR, LES), artroplastia (especialmente de rodilla o cadera), tratamiento con inhibidores de TNF-α, traumatismo en una articulación, artrocentesis, edad avanzada, diabetes, inmunodeficiencia (alcoholismo, tratamiento inmunosupresor, infección por VIH), consumo de drogas por vía intravenosa, insuficiencia renal o hepática, hemofilia.

## → CUADRO CLÍNICO E HISTORIA NATURAL

**1. Síntomas locales:** dolor, edema, enrojecimiento y aumento de temperatura de la piel circundante, limitación funcional. Por lo general de aparición aguda y evolución rápida. En algunos casos (artritis tuberculosa, fúngica, bacteriana en AR y en otras enfermedades sistémicas del tejido conectivo, en edad avanzada) el curso puede ser crónico o latente. La artritis bacteriana es monoarticular en un 90 % de los casos; en un 10 % es poliarticular, en general debido a episodios de bacteriemia.

**2. Síntomas generales:** fiebre, rara vez acompañada de escalofríos. Puede estar ausente en pacientes de edad avanzada.

**3. Características típicas según la etiología**

1) **Artritis séptica no gonocócica**: inflamación monoarticular (sobre todo de rodilla); en ~20 % de casos inflamación de 2-3 articulaciones, raramente poliartritis séptica (p. ej. en AR, sepsis). En pacientes de edad avanzada los síntomas pueden ser sutiles. El cultivo de líquido sinovial es positivo en un 70 % de los casos y los hemocultivos en un 24-76 %. En un 30-50 % de los casos se produce daño articular permanente.

2) **Artritis gonocócica**: dolor migratorio o poliartritis (rodillas, tobillos, muñecas), generalmente en adultos jóvenes, raramente artritis aguda monoarticular; a menudo coexiste con inflamación de vainas tendinosas y lesiones cutáneas (ampollas hemorrágicas, pápulas, pústulas). Cultivo de líquido sinovial positivo en <25 % y rara vez los hemocultivos. El pronóstico es bueno en >95 % de casos.

3) **Artritis viral**: más a menudo poliartritis (articulaciones de muñeca y dedos), a veces (parvovirus B19) se asemejan a la AR. Puede estar acompañada de lesiones cutáneas (urticaria, eritema, petequias) que desaparecen después de 2-3 semanas. Predominan en mujeres jóvenes (diferenciar con LES). La artritis que cursa con fiebre es el síntoma clínico principal de la infección por el virus chikungunya, la cual debe tenerse en cuenta en el diagnóstico diferencial en enfermos que han visitado zonas tropicales.

4) **Artritis tuberculosa**: por lo general inflamación crónica de una articulación de gran tamaño (cadera o rodilla), frecuentemente asociada a osteítis. El diagnóstico suele ser tardío, debido al comienzo insidioso y a la inespecificidad de los síntomas.

5) **Artritis micótica**: afectación monoarticular crónica, menos a menudo poliartritis de curso tórpido (a veces acompañado de eritema nodular).

## → DIAGNÓSTICO

**Exploraciones complementarias**

**1. Pruebas de laboratorio:** en la mayoría de los casos aumento significativo de la VHS y de la proteína C-reactiva, leucocitosis (especialmente en inflamación bacteriana), anemia hipocrómica (en inflamación crónica, p. ej. TBC).

**2. Examen del líquido sinovial:** evaluación macroscópica (el líquido séptico es turbio, de color gris amarillento o amarillo verdoso); número de células >25-100 000/μl, neutrófilos >75 %; frotis teñido por el método de Gram para orientar la antibioticoterapia empírica (en caso de cultivo negativo puede ser la única evidencia de infección articular bacteriana); antibiocultivos (en caso de sospecha de inflamación gonorreica realizar cultivos de sangre y líquido sinovial en agar de chocolate y obtener muestras de uretra, cérvix, ano y faringe para cultivo en medio agar de Thayer y Martin); es necesaria una prueba de presencia de cristales.

**3. Cultivo y antibiograma de sangre** u otro material, dependiendo de la clínica.

**4. Otras pruebas que identifican el agente etiológico** (pruebas serológicas, moleculares), en función del patógeno sospechado.

**5. Pruebas de imagen:** la **radiografía** revela inicialmente inflamación de tejidos blandos y derrame; a la semana osteoporosis periarticular y en casos graves estrechamiento del espacio articular (destrucción del cartílago articular); después de ~2 semanas erosiones marginales (el proceso inflamatorio destruye el hueso subcondral) y en casos crónicos artrodesis fibrosa u ósea. La **ecografía** se utiliza principalmente para controlar el volumen de derrame y realizar artrocentesis de forma controlada. A veces pueden estar indicadas la TC, RMN o gammagrafía.

### Criterios diagnósticos

Diagnóstico basado en el cuadro clínico y en los estudios del líquido sinovial y de sangre. En pacientes con artritis gonocócica realizar pruebas dirigidas a la detección de otras enfermedades de transmisión sexual incluyendo la infección por *Treponema pallidum* (sífilis), *C. trachomatis* y VIH.

### Diagnóstico diferencial

Artritis aguda causada por cristales (gota, pseudogota). La distinción basada solo en las características clínicas es difícil, siendo necesario el estudio del líquido sinovial. Recordar que la infección articular se puede asociar con gota, artritis reactiva (puede cursar de forma tórpida como inflamación monoarticular, especialmente después de infecciones urogenitales o respiratorias), inflamación monoarticular aguda en el curso de poliartritis no infecciosa (AR [en reagudizaciones de la AR el líquido sinovial a veces tiene igual aspecto macroscópico que en la artritis séptica, por este motivo, hay que realizar cultivos y demorar la aplicación de glucocorticoide intraarticular hasta obtener los resultados], LES, artritis psoriásica, enfermedad de Lyme, hemartrosis postraumática, fiebre reumática, endocarditis bacteriana subaguda, inflamación séptica de tejidos periarticulares (p. ej. bursitis).

---

### → TRATAMIENTO

**1. Infección bacteriana:** en caso de sospecha de etiología bacteriana, iniciar antibioticoterapia sistémica empírica inmediatamente tras obtener el líquido sinovial, sangre y eventualmente otros líquidos corporales, así como los frotis, con el objetivo de realizar pruebas microbiológicas. El tratamiento puede ser guiado por el resultado de la tinción de Gram del líquido sinovial y por el perfil de farmacorresistencia local de los patógenos.

1) **Artritis séptica no gonocócica:** si se encuentran bacterias grampositivas → vancomicina iv. 30 mg/kg/d (máx. 2 g/d) en 2 dosis divididas; bacterias gramnegativas → cefalosporina de III generación iv. (ceftazidima 1-2 g cada 8 h; ceftriaxona 2 g cada 24 h o cefotaxima 2 g cada 8 h); si la tinción de Gram no identifica bacterias → en pacientes inmunocompetentes usar vancomicina, y en inmunodeficientes o tras lesión articular añadir cefalosporina de III generación. Cambiar de antibiótico, si está justificado por el resultado del antibiograma. Generalmente se administran antibióticos iv. durante 2 semanas, a continuación VO durante 2 semanas. La desviación de este esquema depende del estado clínico del paciente, de la biodisponibilidad de los antibióticos (p. ej. las fluoroquinolonas se pueden administrar iv. durante menos tiempo, 4-7 días) y los resultados de los cultivos. En Chile las artritis sépticas suelen ser tratadas 2 semanas con antibiótico iv., seguidas de ≥4 semanas con antibiótico VO.

2) **Artritis gonocócica** → ceftriaxona 1 g IM o iv. o cefotaxima 1 g iv. cada 8 h durante 7 días; alternativamente ciprofloxacino iv. 400 mg cada 12 h; tratamiento de coinfección con *C. trachomatis* →cap. 14.8.11.

3) **Artritis tuberculosa** → selección de fármacos como en tuberculosis →cap. 3.15.1, el tratamiento debe mantenerse durante 9 meses. En Chile el tratamiento de la TBC está normado por el Ministerio de Salud que dicta el esquema terapéutico de inicio para la TBC en cualquier ubicación anatómica.

4) **Infección después de la implantación de una prótesis** → generalmente retirada de la prótesis, terapia con antibióticos a largo plazo y reimplantación posterior.

**2. Infecciones víricas:** AINE, en la infección por VHC pueden administrarse fármacos antivirales.

3. **Infección micótica** → en caso de candidiasis administrar fluconazol 400 mg/d (6 mg/kg/d) durante ≥6 semanas o equinocandina (caspofungina 50-70 mg o micafungina 100 mg/d o anidulafungina 100 mg/d) o anfotericina B (preparado lipídico) 3-5 mg/kg/d durante ≥2 semanas, luego fluconazol 400 mg/d durante >4 semanas. Es necesario el desbridamiento quirúrgico y la retirada de la prótesis (si es imposible → iniciar la administración crónica de fluconazol a dosis de 400 mg/d [6 mg/kg/d], si no se ha demostrado resistencia).

**4.** Aspiraciones múltiples, si es necesario cada día, del líquido sinovial y de fragmentos de tejidos necróticos a través de artrocentesis con aguja gruesa y lavado articular con solución de NaCl al 0,9 %, hasta obtener muestras estériles y la normalización del recuento de leucocitos en el líquido sinovial. No administrar antibióticos por vía intraarticular. Si las artrocentesis no son eficaces (no se quita volumen completo de fluido), se recomienda una limpieza artroscópica (especialmente de rodilla y hombro) realizando lavado con un gran volumen de solución de NaCl al 0,9 % bajo control visual. Una alternativa a la artroscopia es la artrotomía quirúrgica con drenaje (método de elección en artritis séptica de cadera).

**5.** Durante los primeros días la articulación debería ser inmovilizada con férula, y a continuación movilizada mediante ejercicios pasivos, y tras el alivio del dolor también activos. Esto favorece la cicatrización y la regeneración del cartílago articular y de tejidos periarticulares, previene contracturas en flexión y adherencias articulares.

**6.** Controlar el dolor con analgésicos.

**7.** Una articulación intervenida quirúrgicamente tiene mayor riesgo de inflamación (p. ej. durante la artroplastia), especialmente en pacientes tratados con agentes biológicos. Se recomienda realizar la cirugía programada después de suspender el fármaco por un tiempo determinado por el riesgo de infección. Si el riesgo es lo suficientemente bajo/alto, la última administración de etanercept antes de la intervención se debe realizar 1 semana/2 semanas antes de la cirugía; de adalimumab 6 semanas/11 semanas, de infliximab 4 semanas/7 semanas, de certolizumab 6 semanas/10 semanas, de golimumab 5 semanas/9 semanas, de tocilizumab (VSc/iv.) 4 semanas/6 semanas, de secukinumab (150 mg VSc) 12 semanas/20 semanas, de rituximab 9 semanas/15 semanas, y de belimumab 6 semanas/11 semanas antes de la cirugía. El fármaco debe reintroducirse tras la completa cicatrización de la herida.

# 14. Gota

## ➡ DEFINICIÓN Y ETIOPATOGENIA

Artritis causada por la cristalización de urato monosódico en el líquido sinovial, seguida de la fagocitosis de los cristales y formación de depósitos en las membranas sinoviales y en otros tejidos y órganos.

**Hiperuricemia**, nivel de ácido úrico en suero >7 mg/dl (420 µmol/l): **primaria** (causada por anomalías determinadas genéticamente de las enzimas implicadas en el metabolismo de purinas) y **adquirida**.

Causas de hiperuricemia adquirida

1) aumento del suministro de purinas por la dieta: alimentos cárnicos, especialmente vísceras, caldos, algunos mariscos

2) degradación acelerada de trifosfato de adenosina (ATP) por consumo excesivo de alcohol

3) aumento del consumo de fructosa: algunas frutas y bebidas de fruta

4) aumento de la degradación de nucleótidos: en neoplasias mieloproliferativas y linfoproliferativas, anemia hemolítica, policitemia vera, mononucleosis, y también bajo la influencia de radiación o tratamiento antineoplásico, así como bajo la influencia de compuestos inmunosupresores en pacientes después del trasplante de órganos (ciclosporina)

5) disminución de la excreción renal de ácido úrico: enfermedad renal quística, nefropatía por envenenamiento con plomo

6) otros: exceso de ejercicio.

No se conoce el factor responsable de la cristalización de ácido úrico o urato monosódico en el líquido sinovial y otros tejidos en los pacientes con hiperuricemia.

El proceso inflamatorio articular causado por los cristales puede tener un carácter agudo o crónico. Los episodios repetidos de inflamación aguda (ataques de gota) y la transición a un proceso a estado crónico llevan al daño progresivo del cartílago articular y del hueso. Esto conduce a la formación de depósitos de cristales de urato monosódico en tejidos periarticulares, en los pabellones auriculares (tofos), en riñones (tejido intersticial renal, tubos colectores y uréteres) y en otros tejidos y órganos.

### → CUADRO CLÍNICO E HISTORIA NATURAL

Los hombres por lo general enferman después de los 40 años de edad y las mujeres después de la menopausia.

**1. Ataque de gota:** se manifiesta por dolor agudo e intenso, así como por tumefacción articular. Se aprecia eritema, la piel está tensa, brillante y se produce rápidamente exfoliación de la epidermis. El tejido subcutáneo presenta edema y en articulaciones de gran tamaño signos de derrame sinovial.

Se afecta con mayor frecuencia la primera articulación metatarsofalángica en ~95 % de los pacientes y los síntomas suelen aparecer temprano por la mañana. También pueden afectarse tobillos, rodillas y menos frecuentemente articulaciones de extremidades superiores. Un ataque no tratado dura entre 10 días y 3 semanas y cede espontáneamente.

**Agentes causantes de ataque:** consumo de alcohol o de grandes cantidades de alimentos que contienen purinas (especialmente carnes), actividad física vigorosa, lesiones físicas o cirugía, infección, administración de fármacos (diuréticos tiacídicos o de asa, ciclosporina en pacientes trasplantados, AAS a dosis bajas).

**2. Historia natural**, 4 fases: hiperuricemia asintomática, ataques de artritis, períodos intercrisis y gota crónica (nodular). Últimamente se ha propuesto una nueva división de historia natural de gota: A — riesgo elevado de enfermar de gota (principalmente hiperuricemia), sin síntomas clínicos o sin depósitos de cristales de urato monosódico en tejidos en el examen microscópico o en pruebas de imagen; B — hiperuricemia asintomática, depósitos de urato monosódico; C — ataques de gota; D — gota nodular; artritis crónica, erosiones óseas en radiografía. La duración de la hiperuricemia asintomática varía y en la mayoría de los casos nunca se llega a desarrollar gota. Tras un primer ataque de gota es previsible su recurrencia, por lo general entre 6 meses hasta los 2 años. En períodos intercrisis no se observan signos de enfermedad.

**Tabla 14-1. Criterios de clasificación de la gota según el Colegio Americano de Reumatología y la Liga Europea Contra el Reumatismo (ACR/EULAR)[a]**

| Criterio | Categoría | Puntuación |
|---|---|---|
| **Clínico** | | |
| Patrón del compromiso de las articulaciones o bursas sinoviales durante el ataque (en cualquier momento) | Afectación de cualquier articulación diferente a la del tobillo, metatarso o MTP 1 (o la afectación de estas solamente como parte de una enfermedad poliarticular) | 0 |
| | Inflamación de la articulación del tobillo o metatarso (como parte de una enfermedad mono- o poliarticular) sin compromiso de la articulación MTP 1 | 1 |
| | Afectación de la articulación MTP 1 (como parte de una enfermedad mono- o poliarticular) | 2 |
| Signos o síntomas clínicos durante el ataque (en cualquier momento) | Eritema sobre la articulación afectada (referido por el paciente o confirmado por el médico) | 1 |
| | Dolor difícil de soportar a la palpación o la compresión de la articulación comprometida | 1 |
| | Dificultad para caminar o Incapacidad de utilizar la articulación inflamada | 1 |
| Curso de la crisis (en cualquier momento); aparición de ≥2 de los siguientes 3 rasgos[b]: <br> – tiempo hasta que la intensidad del dolor alcance a su nivel máximo <24 h <br> – desaparición de los síntomas en ≤14 días <br> – desaparición completa de los síntomas entre ataques | 1 ataque típico | 1 |
| | Ataques típicos recurrentes | 2 |
| Nódulos gotosos en el cuadro clínico: nódulos subcutáneos (tofos) que drenan o de color blanco tiza, a menudo con vasos visibles, en sitios típicos: articulaciones, pabellón auricular, bolsa de la articulación del codo, yemas de los dedos, tendones (p. ej. tendón de Aquiles) | Ausentes | 0 |
| | Presentes | 4 |
| **De laboratorio** | | |
| Concentración sérica de ácido úrico (mg/dl [μmol/l])[c] | <4 (240) | −4 |
| | de 4 a <6 (de 240 a <360) | 0 |
| | de 6 a <8 (de 360 a <480) | 2 |
| | de 8 a <10 (480 a <600) | 3 |
| | ≥10 (600) | 4 |

| Cristales del urato de sodio en el líquido sinovial obtenido de una articulación sintomática (en cualquier momento) o de una bursa sinovial[d] | No | −2 |
| | No se ha analizado | 0 |
| | Sí | Diagnóstico confirmado[e] |
| **De imagen[f]** | | |
| Cristales de urato en una articulación sintomática (en cualquier momento) o de una bursa sinovial | Signo de doble contorno en la ecografía[g] o cristales de urato en la TC de doble fuente[h] | 4 |
| Destrucción articular asociada a gota | ≥1 erosión en la radiografía simple de mano o pie[i] | 4 |

Interpretación: la puntuación máxima es de 23 ptos. Para el diagnóstico de gota se requieren 8 ptos. Si en el fluido sinovial no se detectan cristales de uratos de sodio, se restan 2 ptos., y si la concentración sérica del ácido úrico es <4 mg/dl (240 μmol/l), se restan 4 ptos. Esto subraya la importancia de estos factores en la reducción de la probabilidad de presentar la enfermedad. La calculadora está disponible en la página web http://goutclassificationcalculator.auckland. ac.nz y en las páginas web de la EULAR y del ACR).

[a] La clasificación se refiere únicamente a personas que han presentado ≥1 episodio (ataque) de dolor, edema o sensibilidad en una articulación periférica o en una bursa sinovial (criterio inicial). Para el diagnóstico de gota se requieren 8 ptos., o la observación de cristales de urato monosódico en la articulación afectada o en la bursa sinovial (es decir en el líquido sinovial) o nódulo gotoso (criterio suficiente). [b] Independiente del tratamiento antinflamatorio. [c] Determinada por el método uricasa, idealmente durante el período en el cual el paciente no toma fármacos que disminuyan la uricemia y tras >4 semanas del comienzo del ataque (es decir, en el periodo entre ataques). Si es posible, la medición debe repetirse en estas condiciones. En la puntuación debe tomarse la mayor concentración, independientemente del momento de su determinación. [d] Deben evaluarse por un operador competente. [e] La demostración de cristales de urato en la articulación afectada o en la bursa sinovial (es decir en el líquido sinovial), o en el nódulo gotoso (tofo) confirma el diagnóstico (criterio suficiente), en dicho caso no es necesario tener en cuenta otros criterios. [f] Si no hay disponibilidad de pruebas de imagen deben asignarse 0 ptos. [g] Concreciones hiperecogénicas irregulares sobre la superficie del cartílago hialino, independientemente del ángulo del haz ecográfico (el signo de doble contorno falso positivo puede aparecer en la superficie del cartílago, pero debería desaparecer al cambiar el ángulo del cabezal de la sonda ecográfica). [h] La aparición de uratos codificados en color articular- o periarticularmente; la imagen debería ser proporcionada por una TC de doble fuente con un kilovoltaje de 80 kV y 140 kV y debe ser analizada con ayuda de un *software* especializado en el diagnóstico de gota con un algoritmo de descomposición de dos materiales que identifica los uratos sobre la base de la codificación en color. Un resultado positivo se define como la aparición de urato (codificado en color) en la articulación o tejido periarticular. No deben considerarse cristales de urato las lesiones en: el lecho ungueal, de tamaño <1 mm, en la piel, causadas por el movimiento, por el endurecimiento del haz ni los artefactos vasculares. [i] Se define como pérdida de continuidad de la capa cortical con un margen esclerotizado y un borde óseo "colgante" (afilado; salvo las articulaciones interfalángicas distales y el aspecto "en alas de gaviota", ya que dichos signos también pueden aparecer en la artrosis).

MTP 1 — primera articulación metatarsofalángica

Con el tiempo los ataques ocurren con mayor frecuencia y de forma gradual (típicamente tras 5-10 años) se produce afectación poliarticular. Los depósitos de urato se producen alrededor de articulaciones y en otros tejidos (tofos), pueden ocasionar insuficiencia renal. En ~1/3 de pacientes se produce urolitiasis, que puede manifestarse como cólico renal. En un 20-40 % de los pacientes aparece proteinuria.

La afectación renal conduce a la hipertensión arterial y empeoramiento de los síntomas de enfermedades acompañantes. La hiperuricemia frecuentemente coexiste con hiperlipidemia, hiperglucemia, obesidad e hipertensión arterial, por lo que se observa un aumento del riesgo de enfermedades cardiovasculares ateroescleróticas. La necrosis avascular de la cabeza femoral puede ser una complicación de gota.

## → DIAGNÓSTICO

**Exploraciones complementarias**

**1. Pruebas de laboratorio:** nivel elevado de ácido úrico en suero (durante el ataque también puede ser normal), a menudo aumento de la excreción urinaria de ácido úrico, hiperlipidemia, aumento de glucosa en sangre y creatinina en suero.

**2. Líquido sinovial:** tiene un carácter inflamatorio y contiene cristales de urato monosódico; siempre realizar cultivo, debido a la posibilidad de infección bacteriana concomitante.

**3. Pruebas de imagen.**

**Radiografía**: cuando se forman depósitos de cristales en tejidos periarticulares, cartílago y hueso, la radiografía permite visualizar un estrechamiento del espacio articular, erosiones óseas bien delineadas y a veces osteólisis extensa. En la **ecografía** los cristales de urato que se encuentran en el líquido sinovial pueden dar una imagen de "tormenta" en la superficie del cartílago articular a modo de doble contorno. Los cristales también se pueden identificar en las paredes de los vasos sanguíneos. Mediante **ecografía**, **TC**, **RMN** se pueden demostrar depósitos de cristales de urato de sodio en los tendones.

**4. Examen histológico de los nódulos** periarticulares con el fin de determinar si se deben al depósito de cristales de urato (también pueden encontrarse depósitos cristalinos de urato monosódico o ácido úrico en la biopsia renal). La muestra tiene que ser conservada en alcohol etílico absoluto, ya que la solución acuosa de formalina puede disolver los cristales. Los cristales también se pueden encontrar en el material de drenaje de fístulas formadas alrededor de los tofos.

**Criterios diagnósticos**

Criterios para la clasificación de la gota de la EULAR/ACR (2015), elaborados para personas con ≥1 episodio (ataque) de edema, dolor o sensibilidad en una articulación periférica o de una bolsa sinovial (criterio inicial) →tabla 14-1. El estándar de oro para la confirmación del diagnóstico es la demostración de cristales fagocitados de urato monosódico en el líquido sinovial extraído de la articulación afectada por la inflamación, en el tejido de la bursa sinovial o en los tofos. Si no se descubren o no se ha realizado el estudio → aplicar los criterios clínicos (ataques de gota típicos, tofos), de laboratorio (concentración del ácido úrico en el suero) y radiológicos (ecografía, TC de doble fuente, radiografía). En los criterios diagnósticos de la EULAR/ACR no se ha tenido en cuenta la resolución rápida del ataque después del uso de colchicina, que es un hecho que facilita el diagnóstico.

**Diagnóstico diferencial**

**1. Ataque de gota:** artritis aguda causada por cristales de pirofosfato cálcico (anteriormente pseudogota), artritis con cristales de lípidos, artritis séptica, artritis reactiva, traumatismo, hemartrosis, enfermedad de suero, síntomas tempranos de otras artritis crónicas, reacción inflamatoria en osteoartritis.

**2. Gota crónica:** AR, osteoartritis.

## → TRATAMIENTO

**Recomendaciones generales**

**1. Pérdida de peso** en personas con sobrepeso y obesas.

**2. Dieta baja en purinas:** exclusión de productos enumerados anteriormente entre las causas de hiperuricemia adquirida. La leche y los productos lácteos consumidos deben ser bajos en grasa.

**3. Evitar el consumo de alcohol y tabaco** (sobre todo no beber cerveza).

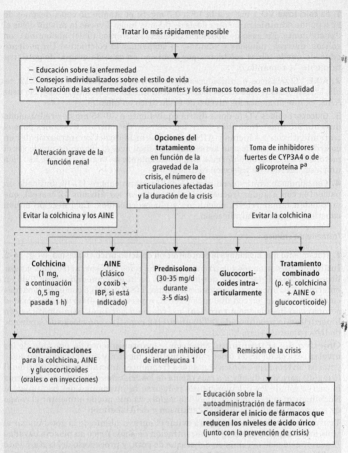

**Fig. 14-1.** Tratamiento de la crisis de gota según las guías de la EULAR 2016

**4. Aumento de la actividad física.**

**5. Verificar con regularidad la existencia de otras enfermedades** (sobre todo insuficiencia renal, cardiopatía isquémica, insuficiencia cardíaca, ACV, arteriopatía periférica, obesidad, hipertensión arterial y diabetes *mellitus*).

### Tratamiento del ataque de gota

Se utiliza colchicina, AINE, glucocorticoides sistémicos o intraarticulares. En enfermos con crisis de gota muy graves y poliarticulares hay que considerar un tratamiento combinado (colchicina con un AINE o un glucocorticoide). Algoritmo del tratamiento →fig. 14-1.

**1. La colchicina** VO 1 mg, y a la 1.ª h 0,5 mg. Si el ataque no cede, después de 12 h puede administrarse otra dosis de 0,5 mg, luego 3 veces la misma dosis el día siguiente. En caso de aparición de efectos adversos (dolor abdominal con cólicos, diarrea, náuseas y vómitos) → suspender la colchicina. Un paciente educado puede tomar colchicina por sí mismo en caso de ataque de gota (tratamiento "a demanda").

**2. AINE** VO (clásicos o inhibidores de la COX-2; preparados →cap. 16.12, tabla 12-1) a dosis terapéuticas máximas (con un IBP, si está indicado). No usar AAS, ya que aumenta los niveles de ácido úrico en plasma.

**3. Glucocorticoides** VO (a dosis diaria equivalente a 30-35 mg de prednisolona durante 3-5 días). Indicados sobre todo en caso de contraindicaciones para el tratamiento con colchicina y AINE. Considerar la inyección intraarticular en caso de inflamación de una articulación de fácil acceso. También puede ser el método de elección en enfermos tras un trasplante de órgano, pero se asocia a un riesgo elevado de infección articular.

**4. Canakinumab:** anticuerpo monoclonal humano contra IL-1β, indicado en pacientes con ataques frecuentes (≥3 ataques en los últimos 12 meses), que no pueden tomar AINE, colchicina y glucocorticoides. La infección activa constituye una contraindicación.

### Tratamiento crónico

**1. Tratamiento que disminuye la concentración de ácido úrico en plasma** →fig. 14-2.

**Indicaciones**: ataques recurrentes (>2/año), tofos gotosos, artropatía gotosa, litiasis gotosa. Considerar desde el inicio de la enfermedad, sobre todo en enfermos <40 años, con uricemia >480 μmol/l (8,0 mg/dl) o con enfermedades concomitantes (p. ej. con disfunción renal, hipertensión arterial, enfermedad coronaria o insuficiencia cardíaca), así como en personas asintomáticas con hiperuricemia pronunciada (>720 μmol/l [12 mg/dl]) o con riesgo de síndrome de lisis tumoral →cap. 23.2.6.

**Objetivo del tratamiento**: obtención y mantenimiento de por vida de los niveles séricos de ácido úrico <360 μmol/l (6 mg/dl); y en enfermos con tofos gotosos, artropatía crónica o ataques frecuentes inicialmente <300 μmol/l (5 mg/dl) para una disolución más rápida de los cristales del urato de sodio (tras la corrección de los cálculos, puede reducirse la intensidad del tratamiento). No reducir la uricemia <180 μmol/l (3 mg/dl), ya que puede aumentar el riesgo de aparición de enfermedad de Parkinson y de Alzheimer.

**Tratamiento profiláctico**: para evitar el agravamiento de la gota, iniciar el tratamiento que disminuye la concentración de ácido úrico en plasma pasadas ~2 semanas desde la remisión del ataque de gota, y precederlo del tratamiento profiláctico con colchicina (0,5-1 mg/d), y en caso de contraindicaciones o intolerancia con AINE a dosis baja, que debe continuarse 6 meses. En caso de aparición de un ataque de gota durante el tratamiento, no suspenderlo.

**Fármacos**

1) Inhibidores de la oxidasa de xantina

    a) **Alopurinol**: fármaco de primera línea, inicialmente 100 mg/d VO, aumentar en 100 mg cada 2-4 semanas, hasta un máximo de 600 mg/d (ajustar las dosis en caso de reducción del aclaramiento de creatinina); puede causar un síndrome de hipersensibilidad (fiebre, exantema, hepatitis, eosinofilia, insuficiencia renal).

    b) **Febuxostat**: fármaco de segunda línea de tratamiento, cuando el alopurinol ha sido ineficaz o no tolerado, inicialmente 80 mg/d, puede aumentarse hasta 120 mg/d; se metaboliza en el hígado, puede utilizarse en enfermos en los que el grado de disfunción renal impide el aumento de la dosis de alopurinol.

2) Diuréticos: **benzobromarona**, inicialmente 50-200 mg /d; eventualmente **probenecid** 1-2 g/d o sulfinpirazona 200-800 mg/d VO; indicado en

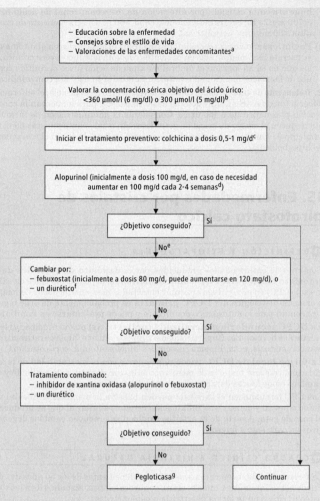

- Educación sobre la enfermedad
- Consejos sobre el estilo de vida
- Valoraciones de las enfermedades concomitantes[a]

↓

Valorar la concentración sérica objetivo del ácido úrico:
<360 μmol/l (6 mg/dl) o 300 μmol/l (5 mg/dl)[b]

↓

Iniciar el tratamiento preventivo: colchicina a dosis 0,5-1 mg/d[c]

↓

Alopurinol (inicialmente a dosis 100 mg/d, en caso de necesidad aumentar en 100 mg/d cada 2-4 semanas[d])

↓

¿Objetivo conseguido? → **Sí**

No[e]

↓

Cambiar por:
- febuxostat (inicialmente a dosis 80 mg/d, puede aumentarse en 120 mg/d), o
- un diurético[f]

↓ No

¿Objetivo conseguido? → **Sí**

↓ No

Tratamiento combinado:
- inhibidor de xantina oxidasa (alopurinol o febuxostat)
- un diurético

↓

¿Objetivo conseguido? → **Sí**

↓ No

Pegloticasa[g]                Continuar

[a] Si está indicado, suspender el diurético; administrar el losartán o un calcioantagonista en la hipertensión arterial, y la estatina o el fenofibrato en la hiperlipidemia.

[b] En enfermos con tofos, artropatía crónica o crisis de gota frecuentes.

[c] En caso de intolerancia a la colchicina, administrar un AINE a dosis baja.

[d] Para conseguir la concentración objetivo del ácido úrico o la dosis máxima, ajustada al aclaramiento de creatinina.

[e] Debido a la ineficacia, intolerancia o imposibilidad de aumentar la dosis.

[f] Benzbromarona a dosis de 50-200 mg/d, eventualmente probenecida a dosis de 1-2 g/d o la sulfinpirazona a dosis de 200-800 mg/d; puede considerarse un tratamiento combinado con el alopurinol y un diurético.

[g] En enfermos con gota grave, crónica, mutilante, con tofos y baja calidad de vida, en los que la concentración objetivo del ácido úrico no puede conseguirse con ningún otro fármaco disponible (incluida la terapia combinada) a dosis máxima.

**Fig. 14-2.** Tratamiento que reduce la concentración de ácido úrico según las guías de la EULAR 2016

hiperuricemia causada por alteración de excreción renal de ácido úrico (<700 mg/24 h); contraindicaciones: edad >60 años, aclaramiento de creatinina <50 ml/min, nefrolitiasis.

3) **Pegloticasa**: uricasa recombinante (degrada el ácido úrico en alantoína que se excreta fácilmente); solo en pacientes con gota nodular severa crónica, en los que no se ha logrado el umbral máximo de ácido úrico permitido con el uso de fármacos mencionados anteriormente o si su uso está contraindicado.

**2. Tratamiento de enfermedades concomitantes:** dentro de lo posible, el enfermo no debería tomar AAS ni diuréticos de asa o tiacídicos, pues aumentan la concentración plasmática de ácido úrico. Considerar la administración de fármacos que reducen el riesgo de crisis de gota: losartán o calcioantagonistas en el tratamiento de hipertensión arterial, y de estatina o fenofibrato en el tratamiento de hiperlipidemia.

# 15. Enfermedades por cristales de pirofosfato cálcico

## ▸ DEFINICIÓN Y ETIOPATOGENIA

Conjunto de enfermedades producidas por el **depósito de cristales de pirofosfato cálcico (DCPC)**. **Condrocalcinosis**: depósitos de sales de calcio (no solo CPC) en el cartílago articular detectados mediante pruebas de imagen o examen histológico. La **DCPC primaria** es probablemente de origen genético con un patrón autosómico dominante y puede presentarse en familiares.

**La DCPC secundaria generalizada (poliartritis)** puede acompañarse de trastornos hormonales (hipertiroidismo o hipotiroidismo, hiperparatiroidismo), hemocromatosis, gota, hipomagnesemia e hipofosfatemia, corticoterapia.

**La forma local de DCPC** puede relacionarse con la inestabilidad de la articulación, con una historia de meniscectomía, con depósitos de amiloide y con cambios bioquímicos dentro de la matriz del cartílago.

Los CPC formados en el cartílago pueden pasar a la membrana sinovial y al fluido sinovial y causar una inflamación de modo similar al que se produce en el caso de gota. Aparte de la artritis, también se producen cambios degenerativos en cartílago y hueso.

## ▸ CUADRO CLÍNICO E HISTORIA NATURAL

La forma secundaria en raras ocasiones comienza antes de los 50 años de edad. Puede ser asintomática (más común): condrocalcinosis aislada o asociada con osteoartritis o en la forma de artritis u osteoartritis.

**La artritis aguda inducida por CPC** (antes "pseudogota"; en el sentido tradicional era también artritis inducida por otros cristales, p. ej. hidroxiapatita) presenta un cuadro clínico similar al ataque de gota, pero los síntomas progresan más lentamente (en 6-24 h) y el dolor es menos intenso. Tiene una duración de entre 1 día y 4 semanas y se afectan con mayor frecuencia las rodillas, a veces hombros y/o muñecas, puede presentarse también artritis de 1.º MTP.

**La artritis crónica inducida por CPC** puede afectar a varias o, menos frecuentemente, a muchas articulaciones y asemejarse a la AR; pueden existir episodios de inflamación aguda.

**Osteoartritis con DCPC** en su mayoría afecta a la rodilla, pero también a otras articulaciones, como muñecas, metacarpofalángicas, codos, hombros, caderas, tobillos, articulaciones del tarso y metatarso. Los cambios son principalmente simétricos. A diferencia de la osteoartritis sin DCPC, por lo general hay un estrechamiento del espacio articular en el compartimiento lateral de la rodilla y deformidad en valgo. Se forman osteofitos y se produce inflamación. A veces se afecta también la columna lumbar, lo que se asemeja a la espondilitis anquilosante. Los cambios en las articulaciones periféricas pueden ser similares a los causados por artropatía neuropática (articulaciones de Charcot).

## → DIAGNÓSTICO

### Exploraciones complementarias

**1. Examen del líquido sinovial:** durante un ataque el líquido sinovial a veces es lechoso, un poco hemático y tiene carácter inflamatorio. Los CPC del sedimento a menudo son visibles en el citoplasma de granulocitos y/o macrófagos.

**2. Radiografía:** revela depósitos de CPC en el cartílago hialino y fibroso, tendones, ligamentos, cápsulas articulares y fascias. Más a menudo son puntos y sombras lineales en el cartílago articular en rodillas, caderas o codos, a menudo también en muñecas (especialmente en el fibrocartílago triangular del carpo). En la rodilla se observan depósitos triangulares en meniscos y en la columna vertebral los depósitos pueden surgir en el disco intervertebral.

**3. Ecografía:** puede revelar bandas hiperecogénicas en cartílago hialino y puntos "brillantes" en cartílago fibroso (su especificidad y sensibilidad probablemente superan a los de la radiografía).

### Criterios diagnósticos

El diagnóstico seguro de DCPC se establece demostrando la presencia de CPC en el líquido sinovial (la ausencia de depósitos en la radiografía no excluye el diagnóstico de DCPC) y de condrocalcinosis en las articulaciones, detectada en las pruebas de imagen o en el examen histológico.

### Diagnóstico diferencial

Gota (el DCPC puede coexistir con la gota; un 20 % de los pacientes con DCPC presenta hiperuricemia), osteoartritis, AR (en ~10 % de los pacientes con DCPC hay FR), articulaciones de Charcot, hemocromatosis, pelviespondilopatías.

## → TRATAMIENTO

En caso de DCPC secundario es necesario tratar la enfermedad de base.

### Tratamiento de artritis aguda

En muchos casos son suficientes las compresas frías locales (hielo, gel), el descanso y también la aspiración del líquido articular con infiltración intraarticular de glucocorticoides. Una mejoría rápida se logra con colchicina VO o AINE (como en gota). Como alternativa a colchicina y AINE y en caso de ineficacia de las infiltraciones intraarticulares se pueden utilizar glucocorticoides VO o por vía parenteral, reduciendo la dosis gradualmente.

### Tratamiento crónico

**1. DCPC asintomático:** no requiere tratamiento.

**2. Recaídas frecuentes de artritis aguda** → de forma preventiva se pueden utilizar pequeñas dosis de colchicina (0,5-1 mg/d) o AINE.

**3. Artritis crónica** → se puede utilizar (en orden de prioridad): AINE VO y/o colchicina a pequeñas dosis (0,5-1,0 mg/d), glucocorticoides a dosis bajas, metotrexato, hidroxicloroquina, pero la eficacia de dicho tratamiento no está bien documentada.

**4. Osteoartritis con DCPC:** tratamiento similar al de osteoartritis sin DCPC →cap. 16.12. Nota: no utilizar preparados de ácido hialurónico intraarticularmente, ya que pueden causar un ataque de artritis aguda.

# 16. Osteoporosis

## ➡ DEFINICIÓN Y ETIOPATOGENIA

Enfermedad esquelética caracterizada por una mayor probabilidad de fractura ósea a consecuencia de su menor resistencia mecánica. La resistencia mecánica de los huesos depende de la densidad mineral y la calidad del tejido óseo. Los traumatismos de baja energía pueden ocasionar fracturas (patológicas) en huesos con osteoporosis y también con otros procesos (neoplasias). La **fractura de baja energía** se define como aquella fractura resultante de la acción de una fuerza que normalmente no fracturaría un hueso sano (una caída desde la propia altura o una fractura espontánea). **Tipos de osteoporosis: primaria**, la que normalmente se desarrolla en mujeres tras la menopausia y (menos frecuentemente) en varones de edad avanzada y **secundaria**, que es la consecuencia de distintas patologías o del uso de algunos medicamentos, principalmente glucocorticoides.

**Factores de riesgo de osteoporosis**

1) **genéticos y demográficos**: predisposición familiar (especialmente en casos de fracturas de fémur proximal en padres), edad avanzada, sexo femenino, raza blanca y asiática, IMC <18 kg/m$^2$

2) **estado reproductivo**: deficiencia de hormonas sexuales (en hombres y mujeres) de diversa etiología, amenorrea prolongada, pubertad tardía, deficiencia temporal de estrógenos, nuliparidad, posmenopausia (especialmente prematura y posquirúrgica: tras la extirpación de los ovarios)

3) **factores relacionados con la alimentación y el estilo de vida**: dieta pobre en calcio (necesidades diarias de calcio: hasta los 10 años de vida, ~800 mg; en adolescentes y adultos, 1000-1200 mg; en embarazadas, lactantes y tras menopausia, así como en personas de edad avanzada, 1200-1400 mg), déficit de vit. D (causas →cap. 19.1.6.1), dieta con déficit o exceso de fósforo, déficit de proteínas o dieta rica en proteínas, tabaquismo, alcoholismo, consumo excesivo de café, sedentarismo

4) **enfermedades**: fracturas previas de baja energía, inmovilización, sarcopenia (peso, fuerza y eficiencia del músculo esquelético disminuidos, a consecuencia del envejecimiento o de enfermedades concomitantes), hiperparatiroidismo, hiperadrenocorticismo, hipertiroidismo, acromegalia, diabetes tipo 1, endometriosis, hiperprolactinemia, hipogonadismo (primario y secundario), carcinoma secretor de PTHrP, enfermedad de Addison, malabsorción (principalmente la enfermedad celíaca), resecciones gastrointestinales, cirugía bariátrica, enfermedades inflamatorias intestinales (enfermedad de Crohn, colitis ulcerosa), hepatopatías crónicas colestásicas (especialmente colangitis biliar primaria) o no colestásicas, nutrición parenteral, nefropatías con pérdidas de calcio y fósforo, síndrome nefrótico, ERC (también durante tratamientos sustitutivos renales), AR, espondilitis anquilosante, artritis psoriásica, fragilidad ósea congénita, EPOC, fibrosis quística, mieloma múltiple, leucemia mieloide, linfomas, hemofilia, mastocitosis sistémica, anemia falciforme, talasemias, sarcoidosis, amilosis, hipervitaminosis A

5) **medicamentos**: glucocorticoides, dosis elevadas de hormonas tiroideas, antiepilépticos (fenobarbital, fenitoína, carbamazepina), heparinas no fraccionadas, anti-vitamina K, ciclosporina, fármacos inmunosupresores a dosis altas y otros antimetabolitos, resinas de intercambio aniónico (p. ej. colestiramina), análogos de la hormona liberadora de gonadotrofinas (GnRH), derivados de la tiazolidinediona (pioglitazona), tamoxifeno (en mujeres premenopáusicas), inhibidores de la aromatasa, IBP, antirretrovirales.

## ➡ DIAGNÓSTICO

**Exploraciones complementarias**

**1. Densitometría ósea**: útil para valorar la densidad mineral ósea (DMO), indicada generalmente para personas con un riesgo aumentado de fracturas (basado p. ej.

en la calculadora FRAX$^{TM}$ IMC, *Fracture Risk Assessment Tool*,(https://www.sheffield.ac.uk/FRAX/) en versión para país/población determinados), para medir la progresión de la enfermedad y monitorizar los efectos del tratamiento. El método básico y el más recomendado para diagnosticar la osteoporosis es la absorciometría de rayos X de doble energía (**DEXA**). Se realiza utilizando un aparato especial de rayos X. No precisa preparación alguna del paciente para su realización. Permite medir la DMO (densidad mineral ósea) de:

1) fémur proximal (cuello femoral, diáfisis, triangulo de Ward o trocánter mayor; se obtienen resultados para cada una de estas áreas por separado o para todo el fémur proximal [inglés *total hip*]); el cuello femoral y *total hip* son las zonas recomendadas para realizar el diagnóstico de osteoporosis

2) columna lumbar ($L_1$-$L_4$ en proyección AP; no recomendable en pacientes con importantes cambios degenerativos, calcificaciones en caso de espondilitis anquilosante y enfermedad de Forestier, antecedente de tratamiento quirúrgico de la columna lumbar con implantes en el cuerpo vertebral o en el disco intervertebral, antecedente de fractura de cuerpos vertebrales, implantes metálicos)

3) huesos de antebrazo: se recomienda en caso de no poder realizar la medición en fémur proximal ni en columna lumbar, o cuando no se pueden interpretar los resultados de dichas mediciones, o en pacientes con hiperparatiroidismo

4) esqueleto completo: en niños y raras veces en adultos con hiperparatiroidismo.

El informe típico de la DMO muestra una imagen de la zona explorada y los resultados de la medición: densidad mineral ósea por superficie (g/cm$^2$), puntuación T (T-*score*; son normales los valores situados entre +1,0 y −1,0 desviaciones estándar, tomando como referencia el pico de masa ósea en la persona joven sana de 20-29 años de edad, puntuación Z (Z-*score* es el número de desviaciones estándar que la DMO difiere del patrón normal de la misma edad y sexo; normal >0).

## 2. Pruebas de imagen

1) **radiografía**: identifica la reducida densidad ósea, el adelgazamiento de la cortical de los huesos largos, pérdida de trabéculas horizontales, trabéculas de soporte y platillos vertebrales más notorios, fracturas por compresión; para detectar y examinar las fracturas se utiliza la morfometría radiográfica, siendo la fractura por compresión una reducción del 20 % de la altura del cuerpo vertebral a cualquier nivel en comparación con la altura de la parte posterior del cuerpo vertebral torácico o dorsal en la proyección lateral

2) **VFA** (*Vertebral Fracture Assessment*): morfometría de cuerpos vertebrales realizada con técnica DEXA

3) **TC (QCT) y RMN cuantitativos** son útiles para casos seleccionados, especialmente en osteoporosis secundaria.

## 3. Pruebas de laboratorio

1) concentración de marcadores bioquímicos de remodelado óseo: no se recomiendan para diagnosticar la osteoporosis, sino para una valoración adicional del riesgo de fracturas, elección del tratamiento y monitorizaión de sus efectos, y a veces en el diagnóstico diferencial, cuando se determina la concentración de los marcadores de resorción del CTX y del marcador de remodelado óseo P1NP

2) alteraciones relacionadas con la enfermedad de base en el caso de la osteoporosis secundaria: con el objetivo de excluirla hay que realizar las pruebas adecuadas, entre ellas: VHS, hemograma, proteinograma, fosfatasa alcalina sérica, creatinina, PTH, 25-OH-D, calcio y fosfato, y la medición de la pérdida de calcio en orina diaria (parámetros de evaluación del metabolismo calcio-fósforo →cap. 19.1.6 y cap. 19.1.7).

## Criterios diagnósticos

La osteoporosis se puede diagnosticar como enfermedad (según la OMS) tras detectar la reducción de DMO del cuello femoral (en práctica, también de fémur proximal o columna lumbar). En mujeres posmenopáusicas y hombres >50 años:

puntuación T $\leq$−2,5 (de −1,0 a >−2,5: osteopenia) en mujeres posmenopáusicas y en hombres $\geq$50 años (mientras que en más jóvenes deben existir factores de riesgo adicionales, que suelen ser osteoporosis secundaria). En personas que no han completado el desarrollo óseo, en la DXA se debe considerar la puntuación Z en lugar de la puntuación T (Z <−2,0). El hecho de que no se cumplan los criterios densitométricos no excluye el riesgo de fractura de baja energía, el síntoma clínico más importante de la osteoporosis. Se procede a diagnosticar la osteoporosis ante todo en pacientes con fractura de baja energía, una vez excluidas otras posibles causas. Según los expertos de National Bone Health Alliance la osteoporosis debe diagnosticarse también en personas con osteopenia y una fractura de baja energía (de una vértebra, del extremo proximal del húmero, de la pelvis, y en algunos casos también del extremo proximal del radio), e incluso en personas sin fracturas, pero con un riesgo elevado calculado a través de la calculadora FRAX™ (*Fracture Risk Assessment Tool*). Está por eso indicado el cálculo del riesgo absoluto en un período de 10 años basándose en los factores de riesgo de fractura. Para calcular el riesgo individual de fractura en un paciente entre 40 y 90 años de edad la OMS recomienda utilizar la calculadora FRAX™ (en versión para Chile: http://www.shef.ac.uk/FRAX/tool.jsp?country=50) o las tablas para imprimir disponibles en la misma página web. Esta herramienta contempla 12 factores: edad, sexo, peso, talla, fractura previa, fractura de fémur proximal en uno de los padres, tabaquismo actual, tratamiento con glucocorticoides (dosis equivalente a prednisona >5 mg/d durante más de 3 meses), AR, osteoporosis secundaria, consumo de alcohol y, si está disponible, la DMO de cuello femoral. La calculadora no tiene en cuenta muchos otros factores de riesgo de fractura, por ello es preciso bajar el umbral de intervención si se detectan múltiples fracturas previas, si el paciente ha recibido tratamiento corticoideo prolongado a dosis elevadas, si presenta marcadores de remodelado óseo elevados, sarcopenia y/o caídas frecuentes. La calculadora FRAX no es útil para pacientes jóvenes (incluyendo mujeres premenopáusicas) y en pacientes tratados farmacológicamente de osteoporosis. Ni la calculadora FRAX ni otras calculadoras definen el diagnóstico definitivo ni indican el método de tratamiento.

**Diagnóstico diferencial**

1) Osteoporosis primaria: osteogénesis imperfecta, osteomalacia, osteoporosis secundaria, otras enfermedades óseas metabólicas secundarias y osteoporosis local.

2) Causas de un índice T exagerado: fractura de cuerpos vertebrales (en la medición en la columna lumbar), espondiloartrosis vertebral avanzada (cuerpos vertebrales y articulaciones intersomáticas), como en la enfermedad de Forestier (hiperostosis esquelética idiopática generalizada), ateroesclerosis severa en la aorta abdominal, calcificaciones de ligamentos de columna vertebral (como en la espondilitis anquilosante).

---

**→ T R A T A M I E N T O**

**Tratamiento no farmacológico**

**1. Eliminar, limitar o evitar factores de riesgo de osteoporosis.**

**2. Asegurar una concentración sérica adecuada de la vitamina D:** exposición a la luz solar ~20 min/d. En los países con elevada radiación ultravioleta, como Chile, se recomienda exponer brazos y piernas por un período de tiempo diario equivalente a la mitad del que se requiere para producir eritema suave de la piel. Se debe tener en cuenta el fototipo de piel y los índices de radiación ultravioleta, que deberían ser inferiores a 6, generalmente antes del mediodía. En Argentina 15-20 min durante el verano, siempre fuera de los horarios de máxima radiación solar; en otoño e invierno las exposiciones deben ser en horas de mediodía, 2-3×semana. Los protectores solares disminuyen o bloquean la síntesis de vitamina D. Usar dieta en caso de necesidad de suplementación.

**3. Alimentación adecuada:** la leche y los productos lácteos son la mejor fuente de calcio y fósforo de la dieta (los productos desnatados contienen la misma cantidad de calcio que los enteros). En caso de intolerancia a la lactosa recomendar leche con niveles reducidos de lactosa o sin lactosa, yogur y kéfir. El equivalente a unos 1000 mg de calcio se puede encontrar en 3-4 vasos de leche, 1000 ml de kéfir, 700 ml de yogur, 100-120 g de queso, o 1000 g de requesón. Muchos productos como cereales y zumos de fruta están enriquecidos con calcio. Los alimentos que limitan la absorción de calcio son las espinacas y otras verduras que contienen ácido oxálico, granos de trigo que contienen ácido fítico (p. ej. salvado de trigo) si se consumen en grandes cantidades, y probablemente también el té (contiene taninos). Si no es posible cubrir las necesidades solamente con la dieta, utilizar suplementos cálcicos. La ingesta adecuada de proteínas (~1,2 g/kg/d), de potasio y magnesio es indispensable para el mantenimiento musculoesquelético, y mejora la curación de fracturas.

**4. Prevención de caídas:** corrección de los trastornos de la visión, tratamiento de los trastornos del equilibrio, ejercicios físicos para mejorar la movilidad y fortalecer los músculos, uso de calzado adecuado y antideslizante, uso de soportes ortopédicos (muleta o bastón, etc.), evitar suelos resbaladizos y obstáculos al trasladarse, asegurar una iluminación adecuada, herramientas de soporte, evitar somníferos de acción prolongada, tratamiento de las alteraciones del ritmo cardíaco, hipertensión arterial, epilepsia y paresias.

**5. Rehabilitación después de traumatismos, herramientas ortopédicas, tratamiento del dolor.**

### Tratamiento farmacológico

**1. Indicaciones:**

1) en las mujeres posmenopáusicas y en los hombres >50 años: antecedente de fractura osteoporótica o riesgo absoluto de fractura a 10 años (criterio arbitrario de los distintos países dependiendo del riesgo de la población) o puntuación T en DMO de fémur proximal, cuello femoral o columna lumbar ≤−2,5 (<−1,5 para pacientes en tratamiento crónico con glucocorticoides sistémicos); en personas jóvenes y en niños debe tomarse en cuenta la puntuación Z (*Z-score*)

2) en las mujeres premenopáusicas y en los hombres ≤50 años: antecedente de fractura de baja energía, más frecuente en los casos de osteoporosis secundaria.

**2. Calcio:** suplementos cálcicos en forma de carbonato de calcio u otros compuestos, como gluconato, glucobionato y lactogluconato de calcio, se absorben VO junto con las comidas, en una dosis total diaria de 1,0-1,4 g (de calcio elemental), dependiendo de la ingesta de calcio en la dieta. No se han confirmado las controversias sobre si los suplementos de calcio por sí solos (sobre todo en dosis altas) o junto con vitamina D3 pueden aumentar el riesgo de eventos cardiovasculares.

**3. Vitamina D** (colecalciferol): en adultos sin déficit de vit. D se administran suplementos (colecalciferol) en dosis de 800-2000 UI/d (dosis considerablemente mayores en caso de déficit). En los pacientes con fallo de hidroxilación de colecalciferol se utiliza **alfacalcidol** VO (en caso de insuficiencia renal) o forma activa de la vitamina D: **calcitriol** (en caso de insuficiencia renal o hepática). En personas sanas >65 años se debe interrumpir la suplementación de vitamina D, o bajar la dosis durante el verano dependiendo de la exposición solar. En el resto de los pacientes no se debe modificar la dosis durante todo el año. En las personas obesas con osteoporosis sin exposición solar o con síndrome de malabsorción puede ser necesario incrementar la dosis de colecalciferol incluso hasta 4000 UI/d, y en deficiencias severas (concentración de 25-OH-D <10 ng/ml) administración a corto plazo de 7000-10000 UI/d. En este caso, es importante monitorizar la concentración de calcidiol (25-OH-D) en suero a los ~3 meses de la suplementación. Los valores óptimos son 30-50 ng/ml.

Contraindicaciones: hipervitaminosis D, hipercalcemia, insuficiencia hepática grave. Indicaciones y normas de uso de calcio y vitamina D para pacientes con nefropatía crónica →cap. 14.2.

**4. Bisfosfonatos:** inhiben la resorción ósea osteoclástica formando enlaces con la hidroxiapatita del hueso que son resistentes a la hidrólisis enzimática. Los bisfosfonatos administrados VO son de elección en el tratamiento de la osteoporosis primaria en mujeres posmenopáusicas, en varones y en la osteoporosis asociada al uso de glucocorticoides. Si existen contraindicaciones para la administración oral o se observa mal cumplimiento del paciente, se pueden administrar bisfosfonatos iv. Todavía no se ha establecido la duración óptima del uso de bisfosfonatos. Tras 3-5 años de tratamiento evaluar la eficacia del tratamiento y opcionalmente los efectos adversos. Considerar la interrupción de los bisfosfonatos tras 3 años de administración iv. y 5 años de administración VO, si el riesgo actual de fracturas no es elevado (todavía no se han producido fracturas osteoporóticas y la puntuación T es >−2,5). Transcurrido 1 año de la interrupción reevaluar el riesgo (basándose en la DMO, marcadores de recambio óseo). Si en ese tiempo han aparecido fracturas o se observa un aumento del riesgo → volver al tratamiento con bisfosfonatos. Sin embargo, no hay datos claros que confirmen los beneficios y la seguridad de este procedimiento. Los **principales efectos adversos** de los preparados orales (menores en la administración 1×semana o 1×mes) son los trastornos gastrointestinales (p. ej. irritación y ulceración del esófago), razón por la cual los comprimidos se deben tomar en ayunas con un vaso de agua y es preciso mantenerse levantado o erguido durante la siguiente media hora. Otros efectos adversos (especialmente tras administración iv.): dolores óseos, musculares y articulares, síntomas pseudogripales, exantema, disminución de concentración de calcio y fosfatos en el plasma.

**Contraindicaciones para la administración VO de bisfosfonatos:** hernia de hiato, reflujo gastroesofágico, enfermedad ulcerosa gástrica y duodenal activa, imposibilidad de mantenerse de pie o sentado durante 0,5-1h (se refiere a preparados orales), insuficiencia renal (aclaramiento renal <35 ml/min), hipocalcemia. Solo son efectivos en pacientes con masa ósea reducida (puntuación T <−2,0).

**Medicamentos:**

1) **alendronato** VO 10 mg 1×d o 70 mg 1×semana

2) **ácido zoledrónico** iv. 5 mg 1×año

3) **ácido ibandrónico** VO 150 mg 1 × mes. o iv. 3 mg 1×3 meses

4) **ácido risedrónico** VO 35 mg 1×semana o 150 mg 1×mes.

**5. Ranelato de estroncio:** retirado del mercado.

**6. Denosumab** VSc 60 mg cada 6 meses. Es un anticuerpo monoclonal humano dirigido contra RANKL, que impide la activación del receptor RANK (receptor activador del factor nuclear κ B) presente en la superficie de los osteoclastos y sus precursores. Inhibe la formación, función y la vida media de osteoclastos, reduciendo la resorción ósea cortical y trabecular. Recomendado en el tratamiento de osteoporosis en mujeres posmenopáusicas, en hombres y de la osteoporosis asociada a esteroides. Indicado especialmente en pérdidas de masa ósea durante el tratamiento hormonal de pacientes con cáncer de próstata, en quienes existe un riesgo aumentado de fracturas. Puede ser administrado en pacientes con insuficiencia renal. La acción de denosumab remite rápidamente tras interrumpir el tratamiento, por lo que no se recomiendan pausas en su administración. En caso de interrupcióno, hay que administrar otro inhibidor de la resorción (bisfosfonato).

**7. Teriparatida** VSc 20 μg 1/d: fragmento recombinante 1-34 N-terminal de la hormona paratiroidea humana. Indicado en pacientes con osteoporosis grave con fracturas, en caso de imposibilidad de ingesta o ineficacia de bisfosfonatos o de denosumab. No utilizar >24 meses (tras este período utilizar un medicamento antirresortivo) ni más de una vez en la vida. No utilizar la teriparatida en monoterapia tras finalizar el tratamiento con un inhibidor de la resorción. Contraindicaciones: hipercalcemia, insuficiencia renal grave, otras enfermedades metabólicas óseas, elevación de la fosfatasa alcalina de causa desconocida, radioterapia ósea, neoplasias malignas del sistema esquelético o metástasis óseas (contraindicación absoluta).

**8. Romosozumab:** anticuerpo antiesclerostina (inhibidor de la actividad osteoblástica), fármaco estimulador de la formación ósea, recientemente aprobado por la FDA para pacientes con fracturas recientes o múltiples factores de riesgo.

**9. Otros medicamentos que reducen el riesgo de fracturas**

1) **Raloxifeno** VO 60 mg/d. Reduce el riesgo de fracturas vertebrales, pero a la vez aumenta el riesgo de trombosis venosa profunda y la frecuencia de los sofocos. Es un modulador selectivo de los receptores estrogénicos y disminuye el riesgo de cáncer de mama. Puede ser útil en el tratamiento de la osteoporosis en mujeres con factores de riesgo para el cáncer de mama.

2) **Terapia hormonal sustitutiva:** disminuye el riesgo de fracturas de vértebras y otros huesos en mujeres posmenopáusicas, pero a la vez aumenta el riesgo de trombosis venosa profunda y, ante todo, el riesgo de cáncer de mama y cáncer de útero, por lo que no está recomendada en el tratamiento o prevención de osteoporosis.

3) **Calcitonina de salmón:** no está recomendado en el tratamiento de la osteoporosis debido al alto riesgo de desarrollar neoplasia maligna en su uso prolongado. Se admite su empleo a corto plazo (máx. 2-4 semanas, 100 UI/d VSc o IM) para conseguir un efecto analgésico, una vez ocurrida la fractura.

# 17. Osteomalacia

## → DEFINICIÓN Y ETIOPATOGENIA

Enfermedad ósea metabólica que es resultado de una insuficiente calcificación o depósito de calcio en el tejido óseo, responsable de una reducción de las propiedades mecánicas que favorece la deformación permanente incluso a bajas cargas.

**Causas:**

1) deficiencia de metabolitos activos de vitamina D (causas →cap. 19.1.6.1): siendo la causa más común el déficit de vitamina D en la dieta y a una baja exposición a la luz solar

2) deficiencia de fosfato (causas →cap. 19.1.7.1): por lo general debido a pérdidas renales o deficiencia digestiva (en alcohólicos)

3) deficiencia de calcio (causas →cap. 19.1.6.1): por una dieta inadecuada.

Una deficiencia prolongada de vitamina D conduce a la disminución de la absorción de calcio y a hiperparatiroidismo secundario, que causa hipofosfatemia y trastornos de la mineralización ósea. El equivalente de la osteomalacia en adultos es el raquitismo en niños.

## → CUADRO CLÍNICO E HISTORIA NATURAL

**Síntomas:** inicialmente dolor óseo difuso, sensibilidad ósea a la presión y fatiga muscular (la debilidad de musculatura proximal de las extremidades inferiores causa una marcha de pato e inestable y también dificultad para incorporarse y subir escaleras; la debilidad muscular es el primer y el más frecuente síntoma de la deficiencia de la vitamina D). En fases avanzadas se producen deformidades óseas que predominan en las extremidades inferiores, adoptando un aspecto en "O". Los huesos se vuelven vulnerables a las fracturas. En la deficiencia severa de vitamina D puede aparecer tetania →cap. 19.1.6.1.

→ **DIAGNÓSTICO**

Se establece a partir de los síntomas y de los resultados de las pruebas de laboratorio. Los signos radiológicos se identifican solo en las etapas avanzadas de la enfermedad.

**Exploraciones complementarais**

**1. Pruebas de laboratorio:** la calcemia puede estar reducida o ser normal; niveles bajos de fosfato y de 25-OH-D en suero; aumento de la actividad de la fosfatasa alcalina en el suero, aumento de la concentración de PTH en suero, disminución de la excreción urinaria de calcio. Evaluación de parámetros de metabolismo fosfocálcico →cap. 19.1.6 y cap. 19.1.7.

**2. Radiografía:** cambios apreciables solo en fases avanzadas de la enfermedad, con disminución de la densidad ósea con adelgazamiento de la cortical. Se diferencia de la osteoporosis por la presencia de las zonas de reconstrucción de Looser y Milkman.

**3. Densitometría:** puede revelar una disminución de la densidad mineral ósea, pero esta no es necesaria para el diagnóstico y no permite diferenciar esta patología de la osteopenia u osteoporosis.

→ **TRATAMIENTO**

**1. Deficiencia de vitamina D**

1) Si el déficit se debe a una **carencia en la dieta o a insuficiente exposición a la luz solar** → usar vitamina D VO 1000-4000 UI/d (0,1 mg/d) durante 3-12 meses (hasta conseguir una concentración de 25-OH-D en suero >30 ng/ml y <80 ng/ml), luego 800-2000 UI/d (0,02-0,05 mg/d); asociar suplemento de calcio con los alimentos <1000 mg/d. En personas mayores que no cumplen el tratamiento oral se pueden administrar 50 000 uds. de vitamina D cada semana durante 6-8 semanas, y luego una dosis de refuerzo estándar (800-2000 UI/d). Controlar la concentración de calcio, fosfatos y magnesio en suero y la excreción urinaria de calcio después de 2 semanas y al cabo de 3 y 6 meses. A los 3 y 6 meses controlar la concentración de 25-OH-D en suero. Se consigue una mejoría radiológica en pocas semanas, y la curación en 6 meses.

2) Si la deficiencia de vitamina D se debe a una **malabsorción digestiva** → administrar VO 50000 UI/d 1-3 × semana o 10 000 UI/d durante varias semanas hasta alcanzar una concentración óptima de 25-OH-D en suero (30-50 ng/ml). Aprovechar la posibilidad de la síntesis natural de vitamina D en la piel bajo la influencia de la luz solar (precaución en países con radiación solar peligrosa, como Chile).

3) En caso de fracaso terapéutico con la vitamina D y en pacientes con daño hepático o renal → usar metabolitos activos de vitamina D. En caso de deficiencia de metabolito activo debido a insuficiencia hepática grave usar calcifediol 20-50 µg/d VO; en caso de deficiencia por causas renales, alfacalcidol 0,25-1,0 µg/d VO (algunos autores recomiendan el uso de alfacalcidol en lugar de vitamina D en todos pacientes, con el fin de evitar el fracaso del tratamiento con vitamina D en caso de un defecto de hidroxilación oculto). Estos fármacos no requieren controlar la concentración de $1,25(OH)_2D_3$ en sangre, lo que es necesario (al inicio del tratamiento 2×semana, a continuación 1×mes) en caso del uso de hormona activa, es decir calcitriol 0,25-2 µg/d. Durante la administración de metabolitos activos de la vitamina D es imprescindible una monitorización frecuente de concentración de calcio en sangre.

Recordar la necesidad de suplementación de calcio, pero no de fosfatos.

**2. Deficiencia de fosfatos:** corregir la hipofosfatemia crónica que no es resultado de la deficiencia de vitamina D mediante el tratamiento etiológico y recomendar un aumento del consumo de leche y de productos lácteos.

# 18. Enfermedad de Paget

## → DEFINICIÓN Y ETIOPATOGENIA

Enfermedad ósea metabólica crónica de etiología desconocida, caracterizada por un desequilibrio focal entre la resorción osteoclástica y la actividad osteogénica de los osteoblastos. La consecuencia es un remodelado óseo desordenado con focos de osteólisis bien vascularizados y áreas osteoesclerosis junto con fibrosis secundaria de la médula ósea. Si predomina la actividad osteolítica → disminuye la resistencia ósea a carga → deformación ósea. Si predomina la osteogénesis → hipertrofia y engrosamiento óseo → aumento de la susceptibilidad a las fracturas. Por lo general coexisten focos de osteólisis y osteoesclerosis.

## → CUADRO CLÍNICO E HISTORIA NATURAL

En ~20 % de los pacientes el foco de actividad de la enfermedad es único. El compromiso óseo no afecta a todo el hueso ni a todo el esqueleto. Se puede comprometer cualquier hueso, con mayor frecuencia se ve afectada la pelvis, cuerpos vertebrales lumbares, fémur, cuerpos vertebrales dorsales, huesos del cráneo y tibia.

Los síntomas dependen de la localización y de la extensión de los cambios. Se produce dolor debido a microfracturas o cambios degenerativos secundarios y sobrecarga de las articulaciones y tejidos blandos periarticulares (en un 80 % de los enfermos sintomáticos). Puede apreciarse aumento de la temperatura de la zona afectada (debido al aumento del flujo sanguíneo), deformidad ósea, p. ej. varización de tibias y engrosamiento de huesos craneales, fracturas de huesos largos, generalmente fémur, tibia, húmero o huesos del antebrazo que pueden ser asintomáticas; signos de compresión de nervios craneales o de la médula espinal en caso de afectación de huesos craneales; síndrome de robo sanguíneo por la arteria carótida externa por derivación de la sangre a la carótida interna por un mayor aflujo sanguíneo a los focos de actividad en los huesos del cráneo. Esta alteración del flujo puede producir cefaleas, visión borrosa, pérdida de audición y accidentes isquémicos cerebrovasculares. Síntomas de circulación hipercinética, a veces también de insuficiencia cardíaca con gasto cardíaco aumentado en caso de lesiones extensas y muy vascularizadas en >35 % del esqueleto.

## → DIAGNÓSTICO

**Exploraciones complementarias**

**1. Pruebas de laboratorio:** aumento (en un 95 % de los pacientes) de la actividad de ALP (marcador de osteogénesis) en suero (hasta 7×LSN; correlación con la extensión de cambios en la gammagrafía); concentración elevada de propéptido N-terminal de procolágeno de tipo I (PINP) en el suero (es el mejor marcador de formación y reestructuración ósea); elevación de la concentración sérica de los marcadores de resorción ósea (un aumento de NTX y CTX sérico o del CTX en la orina refleja la actividad de remodelado óseo en la enfermedad de Paget [determinarlos si la medición de PINP no está disponible); hipercalcemia e hipercalciuria (típicamente tras fracturas y durante el período de inmovilización).

**2. Pruebas de imagen.** En la **radiografía**: en huesos largos engrosamiento y deformidad de contornos, focos coexistentes de osteólisis y osteoesclerosis; en la columna vertebral los cuerpos vertebrales afectados adoptan una morfología "en marco" con un aumento de la dimensión anteroposterior y remodelación esclerótica. En el cráneo engrosamiento de huesos planos con desaparición de la cortical externa, aumento del grosor del díploe, focos osteoescleróticos (imagen de bolas de algodón). **Gammagrafía ósea**: aumento local de marcador en áreas de remodelación ósea intensiva (más sensible que la radiografía, pero menos específica).

**3. Estudios histológicos de biopsia ósea:** se indican en casos de duda.

**Criterios diagnósticos**

El diagnóstico se establece a partir de los signos radiológicos característicos y de un aumento de la actividad de la ALP en sangre (una actividad normal no excluye la enfermedad de Paget). En la práctica la enfermedad se sospecha ante un aumento de la actividad de ALP o por la detección de resultados anormales de la radiografía en pacientes estudiados por otras razones. Solo un 30-40 % de los pacientes en el momento del diagnóstico tiene síntomas típicos.

**Diagnóstico diferencial**

**1. Cambios radiológicos focales:** linfoma, cáncer metastásico (especialmente cáncer de próstata), cáncer de hueso primario (especialmente osteolítico).

**2. Captación focal en la gammagrafía:** osteomielitis, artritis, callos de fractura, metástasis, neoplasia ósea maligna primaria.

## → TRATAMIENTO

**1. Fármacos antirresortivos:** alivian el dolor óseo asociado al aumento de la actividad metabólica y corrigen los cambios óseos. Sin embargo, no se conoce el efecto a largo plazo sobre la evolución de la enfermedad y no se ha demostrado que prevengan sus complicaciones.

1) **Aminobisfosfonatos:** fármacos de elección. Están indicados principalmente en caso de dolor óseo causado por un aumento de metabolismo óseo (p. ej. un aumento de la actividad de ALP en sangre) y cuando existe compromiso del cráneo, columna vertebral y/o huesos que soportan carga. El fármaco de elección se considera el ácido zoledrónico 5 mg iv. en una sola dosis. Los fármacos de segunda línea son: alendronato (40 mg/d durante 6 meses), risedronato (30 mg/d durante 2 meses) o pamidronato (30 mg iv. durante 3 días siguientes). Además, con el fin de prevenir el hiperparatiroidismo secundario suplementar con calcio 1200 mg/d y vitamina $D_3$ 800 UI/d. Si a pesar del alivio sintomático la actividad de ALP no se normaliza → continuar con un tratamiento antirresortivo durante varios meses (excepto el ácido zoledrónico, que disminuye la concentración de marcadores óseos durante >5 años, y no se recomienda la administración de la siguiente dosis antes de que transcurra ese período) y vigilar la aparición de complicaciones de la enfermedad.

2) **Calcitonina:** usar solo en caso de intolerancia, ineficacia o contraindicación de los bisfosfonatos, VSc o IM 100 UI 1 × d; a continuación, se puede reducir la dosis a 50-100 UI cada dos días. Debido al aumento de riesgo de aparición de cáncer, la duración de su uso debería limitarse a 3, excepcionalmente 6 meses. Después de la evaluación del equilibrio entre beneficios y riesgos se puede considerar repetir el tratamiento a corto plazo

**2. Analgésicos:** los **opioides** (preparados y dosificación →cap. 23.1) y **AINE** (preparados y dosificación →cap.16.12, tabla 12-1); alivian el dolor óseo asociado al aumento de la actividad metabólica, pero se utilizan principalmente en caso de dolor asociado a complicaciones (deformidades óseas y osteoartritis) que no cede con el uso de fármacos antirresortivos.

**3. Tratamiento quirúrgico:** a veces necesario en caso de complicaciones osteoarticulares.

## → OBSERVACIÓN

Evaluación clínica del dolor y deformidades, determinación de la actividad de ALP, PINP, CTX o NTX y realización de radiografías de los huesos afectados cada 12 meses con el fin de evaluar la eficacia del tratamiento o la progresión de la enfermedad en el caso de no administrar tratamiento. El alivio del dolor y la normalización de la actividad de ALP durante el tratamiento supone la remisión, la cual puede mantenerse por años. Una vez administrado el ácido zoledrónico, evaluar la progresión de la enfermedad y la eficacia del tratamiento cada 1-2 años hasta lograr una normalización de la concentración de los marcadores óseos. En el caso del uso de bisfosfonatos menos eficaces, cada 6-12 meses. Reiniciar el tratamiento si la concentración de los marcadores óseos aumenta hasta un 20-30 % por encima del LSN.

# 19. Osteonecrosis (necrosis aséptica)

### → DEFINICIÓN Y ETIOPATOGENIA

Etapa terminal de diversos trastornos del suministro de sangre al hueso.
**Causas**

1) traumatismos (~50 %), en particular fracturas del extremo proximal del fémur
2) causas no traumáticas: enfermedades autoinmunes (sobre todo LES, síndrome antifosfolipídico y AR), uso de glucocorticoides (particularmente VO e intraarticular; el riesgo depende de la dosis diaria y, en menor grado, de la duración del tratamiento o de la dosis acumulada); alcoholismo (junto con el uso de corticoides es responsable de la mayoría de los casos de necrosis aséptica no traumática); neoplasias mieloproliferativas, irradiación, gota, anemia falciforme, trombofilias, síndrome de descompresión, uso de bisfosfonatos, sobre todo iv. y por un tiempo prolongado (necrosis maxilomandibular), etc.
3) osteonecrosis idiopática, p. ej. osteonecrosis de la cabeza femoral en niños (enfermedad de Legg-Calvé-Perthes).

La forma más frecuente es la osteonecrosis de la cabeza femoral. Es menos frecuente la osteonecrosis de los cóndilos femorales, de la cabeza del húmero, de la epífisis proximal de la tibia, del astrágalo y de los huesos del carpo. Las lesiones pueden ser bilaterales, sobre todo en el caso de la cabeza del fémur. La isquemia de la parte subcondral de hueso esponjoso provoca su necrosis, deformación de la superficie articular y subsecuentes lesiones degenerativas-productivas de la articulación.

### → CUADRO CLÍNICO E HISTORIA NATURAL

**Síntomas:**
1) dolor local que en caso de necrosis de la cabeza femoral se localiza en la ingle y el glúteo y se irradia por la cara interna del muslo y de la rodilla; el dolor se agrava con la carga durante la deambulación, pero puede aparecer también en reposo y por la noche; a veces precede en semanas o meses a la aparición de los signos radiológicos de necrosis; se puede producir un síndrome de dolor crónico
2) rigidez matutina (<60 min), que permite diferenciar las lesiones necróticas de las inflamatorias, p. ej. en la AR (suele durar >60 min); los rangos de movilidad articular no se ven limitados hasta producirse el estrechamiento del espacio articular y —secundariamente— cambios degenerativos y productivos
3) en necrosis avanzada de la articulación de la cadera o rodilla se produce un acortamiento de la extremidad y cojera.

### → DIAGNÓSTICO

Se basa en las pruebas de imagen. El diagnóstico adecuado es particularmente importante en la etapa inicial de la enfermedad, ya que en algunos casos es posible un tratamiento conservador.

La **radiografía** en las fases iniciales de la enfermedad revela solo osteopenia poco avanzada (el mejor método en estos casos es la **RMN**). Después aparecen focos de osteólisis en el hueso esponjoso (resorción del hueso necrótico), separación del fragmento necrosado del hueso (secuestro) y remodelación osteoesclerótica. A medida que progresan las lesiones necróticas y se hunde la superficie articular, se produce un ensanchamiento del espacio articular. El estrechamiento del espacio articular y las irregularidades de la superficie articular aparecen tardíamente, cuando ya se producen lesiones secundarias de carácter degenerativo y productivo.

El **diagnóstico diferencial** incluye primordialmente las enfermedades de articulaciones (inflamación, lesiones degenerativas-productivas) y de huesos (fracturas, neoplasias, infecciones, enfermedades metabólicas), así como los síndromes por compresión (atrapamiento de los nervios periféricos) y ateroesclerosis de las arterias ilíacas en caso de dolor de la cadera y del muslo.

### → T R A T A M I E N T O

**1. Tratamiento conservador:** abarca la prevención del colapso de la superficie articular y las lesiones secundarias degenerativas y productivas (en caso de las articulaciones de carga, reducción de la carga durante no menos de 4-8 semanas, hasta varios meses, usando bastón o muletas) y tratamiento analgésico.

**2. Tratamiento quirúrgico:** en el período inicial con espacio articular preservado, se intenta detener la progresión de las lesiones. Los mejores resultados se logran al eliminar el fragmento óseo necrosado, lo que reduce la presión intraósea. Simultáneamente se trasplanta un fragmento de hueso esponjoso vascularizado y a veces cartílago articular (intervenciones no siempre eficaces). En casos de secuelas avanzadas (con estrechamiento del espacio articular) se realiza implante de prótesis sobre todo en la cadera y rodilla.

# 20. Fibromialgia

### → D E F I N I C I Ó N   Y   E T I O P A T O G E N I A

Síndrome de etiología desconocida caracterizado por dolor musculoesquelético generalizado, crónico, con puntos típicos dolorosos y sin signos inflamatorios.

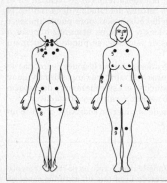

1 — inserción de los músculos suboccipitales
2 — espacio entre los procesos transversos C5-C7
3 — punto intermedio del borde superior del músculo trapecio
4 — inserción del músculo supraespinoso junto al borde interno de la escápula
5 — unión condrocostal de la segunda costilla
6 — 2 cm distal al epicóndilo lateral del húmero
7 — cuadrante superoexterno de la nalga
8 — cara posterior del trocánter mayor
9 — cóndilo medial del fémur

**Fig. 20-1.** Puntos dolorosos en la fibromialgia

**Tabla 20-1. Criterios diagnósticos de fibromialgia de la ACR (2016)[a]**

**Criterios**

**Para diagnosticar la fibromialgia es necesario cumplir las siguientes 3 condiciones:**

1) índice de dolor generalizado (*widespread pain index*, WPI) ≥7 y puntuación en la escala de gravedad de los síntomas (*symptom severity scale*, SSS) ≥5 o WPI 4-6 y SSS ≥9

2) dolor generalizado, es decir que se presenta en ≥4 de las 5 áreas del cuerpo (no se incluyen la mandíbula, el tórax ni el abdomen)

3) persistencia de los síntomas ≥3 meses

**Índices**

**Índice de dolor generalizado (WPI):** el paciente valora el número de áreas en las que el dolor se presentó durante la última semana (resultado 0-19)

1) área superior izquierda: mandíbula (izquierda)[a], hombro superior (izquierdo), brazo izquierdo, antebrazo izquierdo

2) área superior derecha: mandíbula (derecha)[a], hombro superior (derecho), brazo derecho, antebrazo derecho

3) área inferior izquierda: cadera (glúteo o trocánter mayor), muslo izquierdo, pantorrilla izquierda

4) área inferior derecha: cadera (glúteo o trocánter mayor), muslo izquierdo, pantorrilla izquierda

5) área axial: cuello, espalda superior, espalda inferior, tórax[a], abdomen[a]

**Escala de gravedad de los síntomas (SSS):** se valoran

1) agravamiento de cada uno de los siguientes síntomas durante la última semana (cada uno en la escala 0-3, puntuación total 0-9): fatiga, sueño no reparador, trastornos cognitivos

Según la escala

0 — sin trastornos

1 — trastornos poco pronunciados o leves, en general leves o que se presentan periódicamente

2 — moderados, frecuentes y/o de intensidad moderada

3 — graves: muy pronunciados, persistentes, molestos

2) presencia de los siguientes síntomas en los últimos 6 meses (1 por cada síntoma, puntuación total 0-3): cefalea, dolor o contracciones en el hipogastrio, depresión.

El índice SSS es la suma de puntuación de todas las categorías mencionadas (intervalo 0-12).

[a] No incluido en la definición del dolor generalizado.

## → CUADRO CLINICO E HISTORIA NATURAL

Se presenta 8 veces más frecuentemente en mujeres, predominantemente de raza blanca y con una edad promedio de entre 20-55 años. El problema referido con mayor frecuencia durante la anamnesis es la expresión "me duele todo". Síntomas: dolor crónico y generalizado musculoesquelético; dolor a la presión en puntos típicos (de dolor) →fig. 20-1; trastornos del sueño, fatiga y sensación de rigidez; propensión a la ansiedad y a la depresión en un 75 % de los pacientes; trastornos vegetativos y funcionales de diversa intensidad.

## → DIAGNÓSTICO

Criterios diagnósticos del ACR (2016) →tabla 20-1. El diagnóstico de fibromialgia es independientemente de otros diagnósticos y no excluye la presencia de otras enfermedades. La severidad de la fibromialgia (*fibromialgia severity*, FS) es la suma del índice de dolor generalizado (WPI) y la escala de gravedad de los síntomas (SSS). La coexistencia de fibromialgia en enfermos con AR, espondilitis anquilosante o artritis psoriásica puede sobreestimar los resultados de los índices DAS28 y BASDAI, utilizados para evaluar la necesidad de tratamientos biológicos, y propiciar una instauración temprana de los mismos.

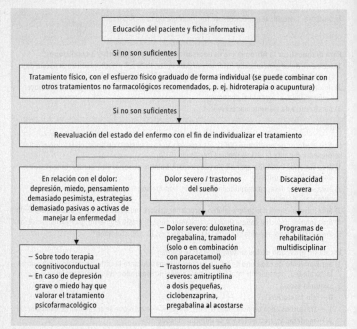

**Fig. 20-2.** Tratamiento de fibromialgia graduado e individualizado según las recomendaciones de la EULAR 2016

→ **TRATAMIENTO**

El tratamiento es difícil, debe ser siempre multidisciplinario y abarcar (→fig. 20-2):

1) educación del paciente con el fin de explicar el significado de la enfermedad, la estrategia de tratamiento y reducir el miedo que genera padecer esta enfermedad

2) tratamiento no farmacológico: ejercicios aeróbicos y de fuerza, con mucha frecuencia dificultados, debido a una tolerancia al ejercicio reducida y una baja adherencia por parte de los pacientes, diferentes métodos de psicoterapia (p. ej. terapia conductual), acupuntura, hidroterapia, crioterapia sistémica y balneoterapia

3) tratamiento farmacológico

a) antidepresivos: amitriptilina en bajas dosis (comenzar con 10 mg/d hasta alcanzar dosis de 25-50 mg/d) e inhibidores de la recaptación de serotonina y noradrenalina (p. ej. duloxetina, mirtazapina, venlafaxina), que reducen el dolor y la fatiga, mejoran el sueño y el bienestar, pero en general no influyen en los puntos dolorosos

b) analgésicos (tramadol), eventualmente otros opioides débiles (no se recomiendan opioides fuertes), paracetamol; la reducción del dolor también se observó con el uso de medicamentos como pramipexol, pregabalina y gabapentina (estos fármacos también pueden causar algunas alteraciones somáticas observadas en la polimialgia)

No administrar AINE ni glucocorticoides.

# 21. Algodistrofia

## → DEFINICIÓN Y ETIOPATOGENIA

Otros nombres: síndrome de dolor regional complejo tipo I, enfermedad de Sudeck, distrofia simpático refleja. Síndrome clínico caracterizado por dolor, alteración del flujo sanguíneo, trastornos tróficos y deficiencia funcional tras la acción de un estímulo lesivo. Afecta sobre todo a las extremidades, pero también puede afectar regiones más extensas que las áreas de inervación de un nervio único y su intensidad es considerablemente mayor a la esperable para el tipo de estímulo lesivo.

**Factores:** traumatismos (hasta el 70 % de los casos; p. ej. en 1/3 de los enfermos con fractura de Colles), procedimientos invasivos (descompresión del síndrome de túnel carpiano, artroscopias, cirugías de la columna vertebral), enfermedades de órganos internos (infarto de miocardio, tuberculosis pulmonar, neoplasias malignas, fibrosis pulmonar), ACV con hemiplejia, y en TEC. En ~20 % de los pacientes se desconoce la causa. Se produce una inflamación neurogénica, con la liberación de neuropéptidos proinflamatorios, seguida de alteraciones en la microcirculación y lesión de los huesos, músculos, articulaciones y edema de la médula ósea.

## → CUADRO CLÍNICO E HISTORIA NATURAL

La localización más frecuente es la muñeca, y con menor frecuencia la rodilla, pie, tobillo, a veces toda una extremidad (síndrome hombro-mano o cadera-pie), ocasionalmente la cara o el tronco. Las lesiones suelen ser asimétricas; si son bilaterales, las lesiones de la segunda extremidad aparecen tardíamente.

**1. Síntomas**

1) Dolor crónico, intenso y urente, que se localiza fuera del área del traumatismo (no afecta a los músculos ni articulaciones); sensibilidad excesiva a estímulos mecánicos, térmicos (p. ej. lavado con agua fría) y dolorosos; hiperalgesia, alodinia (sensación de dolor tras estímulos débiles que no provocan dolor en condiciones normales) e hiperestesia (aparición de dolor con estímulos débiles, particularmente repetidos). La hiperreactividad a los estímulos disminuye al elevar la extremidad y empeora durante los movimientos pasivos o activos, cambios de la temperatura ambiental y durante el estrés emocional.

2) Alteraciones tróficas y motoras: debilidad de los músculos, incapacidad para realizar movimientos, temblor, contracciones musculares, contractura, atrofia de piel, queratinización excesiva, atrofia de los pliegues cutáneos, de la yema de los dedos, del vello regional (pelo grueso), de las uñas (engrosadas, de color blanco o pardo, surcadas).

3) Alteraciones vasculares y vegetativas: en comparación con la extremidad contralateral hay palidez o enrojecimiento y calor o frialdad cutánea, edema (en >80 % de los enfermos; primero con fóvea, luego endurecido) e hiperhidrosis.

**2. Historia natural.** Etapas según Steinbrocker (no se observan en todos los enfermos): **etapa 1** (aguda), suele durar 1-3 meses, hasta 12 meses: dolor, hiperestesia, cambios de la temperatura, hiperhidrosis (en la mayoría de los casos la progresión de la enfermedad finaliza en este período); **etapa 2** (distrófica), puede durar 1-2 años: dolor, alteraciones tróficas de la piel, pelo y uñas, disminución de la temperatura cutánea; **etapa 3** (atrófica o crónica), dura varios años: atrofia de la piel, lesiones óseas, deficiencia funcional de la extremidad.

## → DIAGNÓSTICO

### Exploraciones complementarias

**Pruebas de imagen:** la **radiografía** bilateral con rayo único central del miembro afectado revela osteoporosis (llamada en este caso distrofia de Sudeck), más marcada en las proximidades de las articulaciones, de carácter estriado o irregular; es visible un edema de tejidos blandos. **RMN:** detecta edema de la médula ósea.

**Criterios diagnósticos**

El diagnóstico requiere cumplir todos los criterios:

1) dolor sin causa aparente o hiperestesia en una región más extensa que el territorio inervado por un nervio periférico y mucho más extensa respecto al traumatismo desencadenante

2) edema, alteración del flujo sanguíneo o hiperhidrosis en la zona dolorosa, las cuales no tienen por qué estar presentes en el momento de establecer el diagnóstico (son suficientes los datos de la anamnesis)

3) exclusión de otras causas posibles.

**Diagnóstico diferencial**

Causalgia (alteraciones, sobre todo dolor, provocadas por la lesión de un nervio), artritis, paniculitis, osteomielitis, trombosis venosa profunda, tumores óseos, polineuropatía.

→**T R A T A M I E N T O**

El pronóstico mejora si el tratamiento es multidisciplinar (a veces se utiliza la psicoterapia) y temprano. Es importante la educación del enfermo.

**1. Tratamiento de dolor**

1) Bloqueos y estimulaciones del sistema nervioso: bloqueo local o paravertebral del sistema simpático, bloqueo subdural con lidocaína, bloqueo del plexo braquial o lumbosacro, estimulación eléctrica transcutánea, estimulación de la médula espinal.

2) Tratamiento farmacológico: el tratamiento mejor documentado es el basado en bisfosfonatos (alendronato, clodronato, pamidronato), ya que disminuyen la intensidad del dolor, el edema y mejoran la capacidad funcional. Se puede adicionar secuencialmente alguno de los siguientes: AINE, analgésicos opioides, medicamentos antidepresivos (p. ej. amitriptilina), anticonvulsivos (p. ej. gabapentina), glucocorticoides (útiles sobre todo en la fase aguda de la enfermedad), calcitonina, clonidina, antioxidantes (acetilcisteína VO, dimetilsulfóxido tópico) y capsaicina (tópica en la fase de palidez y enfriamiento). La evidencia sobre estos fármacos es escasa.

**2. Fisioterapia:** se usa calor o frío en función de la etapa de la enfermedad y del estado del paciente; en caso de edema elevación de la extremidad, a veces drenaje linfático manual; prevención de contracturas. Se recomienda la terapia ocupacional.

**3. Tratamiento quirúrgico:** indicado muy raramente: amputación del miembro, la simpatectomía es ineficaz.

→**P R E V E N C I Ó N**

Prevenir el daño de los nervios durante intervenciones quirúrgicas, movilizar a los pacientes precozmente después de las intervenciones quirúrgicas, fisioterapia. El uso del ácido ascórbico (500 mg/d durante 50 días) podría reducir el riesgo de aparición de algodistrofia en enfermos después de fracturas de segmentos posteriores del radio casi en el 50 %.

# 22. Neuropatías periféricas por compresión

→**D E F I N I C I Ó N Y E T I O P A T O G E N I A**

Síndrome clínico causado por el daño de un nervio periférico secundario a su compresión al pasar por un túnel o un agujero estrecho. La compresión puede estar causada bien por estructuras contiguas a consecuencia de lesiones congénitas o adquiridas (traumatismos, inflamación granulomatosa, masas de origen diverso, fibrosis en el transcurso de cicatrización de las heridas, hematomas, etc.), bien por el edema del propio nervio. Una compresión menor lleva a alteraciones funcionales, una compresión mayor a la lesión permanente del nervio.

### ➔ CUADRO CLÍNICO E HISTORIA NATURAL

El cuadro clínico depende del nervio comprimido y del sitio, nivel y duración de la compresión. **Grados de la neuropatía por compresión**

**I**: dolor en reposo y parestesias periódicas que empeoran durante la noche

**II**: el dolor y las parestesias son intensos; aparece entumecimiento y debilidad muscular; los síntomas no ceden durante el día

**III**: dolor fuerte y constante, atrofia muscular, disminución o pérdida de la sensibilidad.

### ➔ DIAGNÓSTICO

Se establece sobre la base de los síntomas y signos clínicos y se confirma tras el resultado positivo del estudio electrofisiológico que valora la velocidad de la conducción nerviosa (estudio neurofisiológico) y la actividad eléctrica de los músculos (electromiografía). Eventualmente, si el electrodiagnóstico no está disponible, puede emplearse la ecografía.

## 22.1. Neuropatías compresivas de la extremidad superior

**1.** Síndrome del opérculo torácico (síndrome del desfiladero torácico).

**2.** Síndrome del pronador redondo: comprensión del nervio mediano. **Síntomas y signos**: dolor quemante de la porción proximal del antebrazo, que se agrava en pronación. Las parestesias aparecen a lo largo del recorrido del nervio mediano hasta la palma de la mano. La palpación en la región del músculo pronador redondo desencadena dolor y la percusión agrava las parestesias. **Tratamiento**: con frecuencia es suficiente con abandonar las actividades que sobrecargan el músculo. En las lesiones crónicas a veces es necesaria la cirugía.

**3.** Síndrome del túnel carpiano: es debido a la compresión del nervio mediano en el túnel carpiano que contiene también los 9 tendones de los músculos flexores. **Causas**: enfermedades reumáticas (AR, esclerosis sistémica, polimiositis, artrosis, polimialgia reumática, gota, pseudogota), mucopolisacaridosis, diabetes, hipotiroidismo, acromegalia, sobrecarga de la extremidad superior (en carniceros, en músicos que tocan instrumentos de teclado o en personas que utilizan el teclado del ordenador), masas en el túnel carpiano (ganglión, hematoma, lipoma, osteoma), amiloidosis, traumatismos (fracturas), osteomielitis, trastornos del desarrollo muscular, embarazo (debido a edema, sobre todo durante el 3.$^{er}$ trimestre) e idiopático. **Síntomas y signos**: parestesias (hormigueo, entumecimiento) en el área de inervación del nervio mediano, es decir en la eminencia tenar y en la cara palmar de los dedos I-III y la mitad lateral del IV dedo, así como en la región ungueal de los dedos I-III (en todos los enfermos suelen empeorar durante la noche). Signo de Tinel positivo (parestesias en la cara palmar de los dedos I-III al golpear levemente el nervio mediano sobre la cara palmar de la muñeca). Signo de Phalen positivo (aumento de las parestesias al flexionar libremente la muñeca). Otros signos son la presencia de alteraciones de la sensibilidad o la debilidad y atrofia de los músculos de la eminencia tenar. **Diagnóstico**: se confirma mediante la realización de ecografía o RMN, electroneurografía y electromiografía. **Tratamiento**: inyecciones locales de glucocorticoides (alivian los síntomas, pero no previenen las recidivas tardías, incluso pueden favorecerlas, además de favorecer la lesión o ruptura de los tendones de los músculos flexores); glucocorticoides VO que se usan exclusivamente en enfermos con un origen del proceso inequívocamente inflamatorio, pero no infeccioso. Los AINE son poco eficaces. La cirugía se practica cuando fracasan las medidas conservadoras.

**4. Síndrome de atrapamiento del nervio interóseo anterior:** es secundario a la compresión (con mayor frecuencia por lesiones musculares) de la rama del nervio mediano que se origina en el antebrazo (un nervio exclusivamente motor que inerva los músculos profundos de antebrazo). **Síntomas y signos**: debilidad muscular, el enfermo es incapaz de flexionar ni el pulgar ni el dedo índice para formar la letra O. A veces dolor. La sensibilidad permanece intacta. **Diagnóstico** diferencial con la ruptura del tendón flexor largo del pulgar. **Tratamiento**: hay que evitar los movimientos de pronación y supinación. Los síntomas suelen remitir después de un cierto tiempo.

**5. Síndrome del túnel cubital:** es originado por la compresión del nervio cubital a consecuencia del estrechamiento del túnel después de un traumatismo, procesos degenerativos o inflamatorios. **Síntomas y signos**: parestesias agravadas por la flexión del codo (percibidas en los dedos IV y V). Signo de Tinel positivo (parestesias al percutir el túnel cubital), además el enfermo es incapaz de tocar la yema del meñique con su pulgar, ni de rodear una botella con toda su mano. Existe debilidad y atrofia muscular de la eminencia hipotenar. **Diagnóstico**: frecuentemente exige pruebas de imagen de la articulación del codo para visualizar osteofitos. Diferenciarlo del síndrome del opérculo torácico, y del síndrome del canal de Guyón. **Tratamiento**: conservador si la causa es de carácter inflamatorio, y quirúrgico en las otras causas del síndrome.

**6. Síndrome del canal de Guyón:** es debido a la compresión del nervio cubital a nivel de la muñeca por: un ganglión, lesiones en el contexto de AR, lesiones postraumáticas o anomalías anatómicas de los huesos y músculos. **Síntomas y signos**: alteraciones motoras y sensitivas parecidas a las descritas en el síndrome del túnel cubital. **Tratamiento**: la mayoría de los pacientes precisa un tratamiento quirúrgico.

## 22.2. Neuropatías compresivas de la extremidad inferior

**1. Meralgia parestésica:** se produce por la compresión del nervio femorocutáneo, lo cual suele suceder en el lugar en el que se cruza con el ligamento inguinal. Factores favorecedores son: ropa muy ajustada (cinturón), obesidad, embarazo, edema o un traumatismo en una zona próxima al nervio. **Síntomas y signos**: alteración de la sensibilidad, sensación de quemazón, dolor o anestesia en la cara externa del muslo. Se pueden agravar en posición erguida y disminuir al estar sentado. **Diagnóstico**: es necesario realizar pruebas de electroneurografía. Diagnóstico diferencial con los síndromes radiculares L2-L3. **Tratamiento**: conservador. La infiltración de anestésicos locales o de AINE VO por lo general es eficaz.

**2. Síndrome del túnel tarsiano:** es secundario al atrapamiento del nervio tibial posterior en el túnel del tarso (que contiene también los vasos tibiales posteriores y los tendones de los músculos, tibial posterior, flexor largo de los dedos del pie y flexor largo del dedo gordo), por lesiones óseas, fracturas, yeso, ligamento hipertrófico o por lesiones de las vainas tendinosas. **Síntomas y signos**: dolor quemante del dedo gordo o del talón, con posible irradiación hacia la pantorrilla. **Diagnóstico**: los estudios de electroneurografía son de utilidad. Diagnóstico diferencial con los trastornos inflamatorios articulares, lesiones vasculares, o con la hipertrofia del músculo abductor del dedo gordo (en corredores). **Tratamiento**: la mayoría de los enfermos no precisa el tratamiento quirúrgico.

**3. Metatarsalgia de Morton:** síndrome doloroso provocado por la compresión de los nervios digitales plantares comunes (con mayor frecuencia el III) que atraviesan el ligamento metatarsiano transverso. Un proceso más duradero conlleva la formación del neuroma de Morton, en el que el nervio se encuentra rodeado por un gran acúmulo de tejido conjuntivo fibroso. **Síntomas**: dolor con irradiación hacia los dedos, que se agrava al estar de pie, al correr o al llevar zapatos de tacón alto. **Diagnóstico**: la ultrasonografía y la RMN resultan de utilidad. Diagnóstico diferencial con procesos inflamatorios (p. ej. AR). **Tratamiento**: en etapas tempranas cambio de calzado (zapatos de puntera ancha) y de las plantillas, e inyecciones de glucocorticoides. Educación del paciente. En un estadio avanzado el tratamiento es la cirugía.

# 23. Amiloidosis

## → DEFINICIÓN Y ETIOPATOGENIA

Es un grupo de enfermedades cuyo rasgo común es el depósito de proteínas insolubles con estructura fibrilar, llamadas amiloide, en los espacios extracelulares de los tejidos y órganos. La etiología y patogenia no se conocen por completo. Se distinguen: la amiloidosis diseminada (→más adelante) y la amiloidosis localizada (p. ej. acúmulo de β-amiloide en la enfermedad de Alzheimer y en la angiopatía amiloide cerebral). Las diversas formas de amiloidosis se diferencian entre sí por la estructura de las proteínas formadoras de fibrillas de amiloide y por su cuadro clínico y evolución.

**1. Amiloidosis AL (primaria):** se produce asociada a las gammapatías monoclonales. Las fibrillas de amiloide están formadas por cadenas ligeras de inmunoglobulinas monoclonales.

**2. Amiloidosis AA (secundaria, reactiva):** es consecuencia de una inflamación crónica (principalmente AR, espondiloartritis) o de infecciones. El precursor del amiloide A es la proteína SAA, un reactante de fase aguda.

**3. Amiloidosis $A\beta_2M$:** está asociada a hemodiálisis crónica. El precursor de las fibrillas de amiloide es la microglobulina $\beta_2$.

**4. Amiloidosis familiar:** es rara, en la mayoría de los casos se hereda como rasgo autosómico dominante y se debe a las mutaciones de los genes que codifican diversas proteínas (con mayor frecuencia el gen de transtiretina, la amiloidosis ATRR).

## → CUADRO CLÍNICO E HISTORIA NATURAL

Los órganos más frecuentes de depósito amilioide son el riñón, el corazón y el hígado.

**1. Amiloidosis AL:** los síntomas y signos dependen de la distribución y de la cantidad de los depósitos.

**2. Amiloidosis AA:** síntomas y signos derivados de la enfermedad de base y del síndrome nefrótico con insuficiencia renal progresiva. Diarrea y síndrome de malabsorción. Son raros los síntomas y signos de cardiomiopatía.

**3. Amiloidosis $A\beta_2M$:** síndrome del túnel carpiano (suele ser la primera manifestación), dolor y edema de las articulaciones (sobre todo grandes), fracturas patológicas.

**4. Amiloidosis ATTR:** en cada familia comienza a una edad semejante. Se presenta como una neuropatía sensitiva y motora (inicialmente de las extremidades inferiores) y/o miocardiopatía (las arritmias pueden ser su única manifestación). La neuropatía vegetativa se suele manifestar por diarrea e hipotensión ortostática.

## → DIAGNÓSTICO

### Exploraciones complementarias

**1. Pruebas de laboratorio:** proteinuria (frecuentemente es el primer hallazgo y está presente en la amiloidosis AA, AL y en algunas de las amiloidosis familiares raras), aumento de la concentración de creatinina en el suero, aumento en el suero de la actividad de las enzimas de colestasis (en la amiloidosis AL), proteína monoclonal y cadenas ligeras en el suero u orina (en un 90 % de los enfermos con amiloidosis AL).

**2. Estudio histológico:** para ello se practica una biopsia en el tejido adiposo subcutáneo del abdomen. La tinción con rojo Congo y la birrefringencia verde con la luz polarizada forman parte del algoritmo diagnóstico.

**3. Estudio inmunohistoquímico:** con el fin de determinar el tipo de amiloidosis.

**Criterios diagnósticos**

El diagnóstico se establece a base del cuadro clínico y del resultado del estudio histológico e inmunohistoquímico. Si se sospecha una amiloidosis a pesar del resultado negativo de la biopsia del tejido subcutáneo → realizar la biopsia en otro órgano, p. ej. renal, hepática o de las glándulas salivales menores del labio inferior o de la mucosa del tracto digestivo (p. ej. del recto o del duodeno).

### → TRATAMIENTO

**1. Tratamiento de la amiloidosis AL:** quimioterapia y auto-TPH.

**2. Tratamiento de la amiloidosis secundaria:**

1) tratamiento de la enfermedad de base

2) tratamiento específico

   a) disminución de la producción de las proteínas precursoras de las fibrillas de amiloide → tratamiento antinflamatorio e inmunosupresor (eficacia no comprobada)

   b) inhibición del depósito de amiloide → **colchicina** VO a dosis de 0,5-1 mg/d en monoterapia (si la VHS es baja, la proteína C-reactiva sérica es baja y no hay síntomas de amiloidosis) o en combinación con ciclofosfamida (en amiloidosis sintomática)

   c) trasplante hepático ortotópico en la amiloidosis familiar ATTR.

**3. Amiloidosis ATTR:** el inotersén y el patisiran fueron aprobados para la polineuropatía ATTR y el patisiran también ha demostrado eficacia para el compromiso cardíaco.

**4. Tratamiento de afecciones orgánicas:** dependiendo de la localización y de los síntomas.

### → PRONÓSTICO

La supervivencia media estimada de los enfermos con amiloidosis AA es de ~10 años. La causa más frecuente de muerte es el fallo renal. Los pacientes con amiloidosis AL que no reciben tratamiento no sobreviven más de un año desde el momento del diagnóstico. La afectación del corazón empeora el pronóstico.

# 24. Eritema nudoso (nodoso)

### → DEFINICIÓN Y ETIOPATOGENIA

Son lesiones nodulares inflamatorias en el tejido subcutáneo. Se considera que los inmunocomplejos desempeñan un papel importante en su patogenia. Puede aparecer en el curso de:

1) infecciones por estreptococos, *Mycobacterium tuberculosis, Mycobacterium leprae, Yersinia, Salmonella, Chlamydophila pneumoniae, Neisseria gonorrhoeae,* virus (CMV, VHB, VHC, EBV, VIH) u hongos

2) reacción medicamentosa secundaria a antibióticos (particularmente a la penicilina), sulfonamidas, pirazolonas

3) enfermedades como la sarcoidosis (una de las causas más frecuentes), las enfermedades inflamatorias intestinales, el síndrome de Sweet (dermatitis con neutrofilia) o enfermedades sistémicas del tejido conectivo (lupus eritematoso generalizado, polimiositis/dermatomiositis, esclerodermia, vasculitis)

4) embarazo o uso de anticonceptivos orales.

## → CUADRO CLÍNICO E HISTORIA NATURAL

En el 90 % de los casos se observa en mujeres. La aparición de los nódulos con frecuencia se acompaña de: malestar general, febrícula o fiebre, dolor o inflamación de las articulaciones, síntomas y signos de infección de las vías respiratorias superiores o síntomas gastrointestinales (dolor abdominal, diarrea). Los nódulos se localizan sobre todo en la cara anterior de la tibia, con menor frecuencia en su cara posterior y aún es menos frecuente en los muslos, nalgas, brazos, cabeza o tronco. Suelen tener un diámetro de 1-1,5 cm, pudiendo fusionarse. La piel sobre las lesiones está enrojecida, caliente. Nunca se produce necrosis. Los nódulos son dolorosos, suelen persistir 2-9 semanas y se resuelven sin dejar cicatrices. En los sitios donde han aparecido los nódulos suele mantenerse una coloración parda durante varias semanas. Alrededor de la mitad de los pacientes sufre recidivas, que con mayor frecuencia se dan en invierno y primavera.

## → DIAGNÓSTICO

### Exploraciones complementarias

**1. Análisis de sangre:** cuando aparecen los nódulos se observa un aumento de la VHS (en un 60-85 %), leucocitosis con predominio de neutrófilos, aumento de la concentración de inmunoglobulinas (a menudo) e incremento de la actividad de las aminotransferasas séricas.

**2. Otros análisis:** se practicarán en función de la enfermedad de base que se sospeche, p. ej. una radiografía de tórax puede poner de manifiesto las lesiones típicas de sarcoidosis en el mediastino.

### Criterios diagnósticos

El diagnóstico se establece basándose en los síntomas y signos clínicos. El estudio histológico de la biopsia de la piel se realiza de forma excepcional, cuando hay necesidad de diferenciación de otras lesiones subcutáneas, p. ej. paniculitis idiopática (enfermedad de Weber-Christian).

### Diagnóstico diferencial

Paniculitis, lesiones del tejido subcutáneo causadas directamente por una infección (más frecuente por los estafilococos), tromboflebitis superficial, vasculitis de la piel (p. ej. urticaria vasculitis). El diagnóstico diferencial incluye también las enfermedades que pueden cursar con eritema nudoso →más arriba.

## → TRATAMIENTO

**1. Tratamiento de la enfermedad de base.**

**2. Tratamiento sintomático:** AINE y, si no hay mejora, glucocorticoides (cuidado, estos pueden tener un efecto desfavorable, p. ej. en tuberculosis).

# 25. Paniculitis

### → DEFINICIÓN Y ETIOPATOGENIA

Es la reacción inflamatoria provocada por la necrosis de las células adiposas, sobre todo del tejido subcutáneo, aunque puede afectar también al tejido adiposo en cualquier otro sitio, así como cursar con síntomas y signos de otros muchos sistemas y órganos. Se desconoce la causa. Factores desencadenantes: traumatismos (también el daño intencional), sustancias químicas externas, alteraciones bioquímicas del organismo (p. ej. aumento de la actividad de las enzimas pancreáticas), infecciones. Puede asociarse a otras enfermedades sistémicas del tejido conectivo (LES), a neoplasias linfoproliferativas o a la histiocitosis.

### → CUADRO CLÍNICO E HISTORIA NATURAL

La forma idiopática (enfermedad de Weber-Christian) es la más frecuente. Suele observarse en mujeres de raza blanca. Las lesiones nodulares en el tejido subcutáneo son la principal manifestación clínica. Son muy dolorosas y se localizan sobre todo en las extremidades, con menor frecuencia en el tronco. Los episodios de esta enfermedad a menudo son precedidos de artralgias y mialgias con febrícula. Las lesiones en el tejido subcutáneo persisten durante varias semanas y se resuelven dejando cicatrices en forma de platillo. Con menor frecuencia se forman fístulas que liberan un contenido oleoso y estéril. A veces se asocian: artritis, serositis (pleuritis o pericarditis), nefritis, daño hepático o del sistema hematopoyético. Los nódulos en el tejido subcutáneo pueden coexistir con enfermedades del páncreas (pancreatitis, pseudoquistes, lesión postraumática, isquemia), a lo que a veces se asocia también una artritis, constituyendo así la tríada: paniculitis, artritis, pancreatitis.

### → DIAGNÓSTICO

**Exploraciones complementarias**

**1. Pruebas de laboratorio:** durante los brotes de la enfermedad elevación de la VHS, leucocitosis con predominio de neutrófilos, anemia, a veces proteinuria, aumento del recuento de eritrocitos y leucocitos en el sedimento urinario y elevación de la actividad de la lipasa en el suero (en pacientes con afectación del páncreas).

**2. El estudio histológico de la muestra** del tejido inflamado tomada en el período temprano de la enfermedad revela una necrosis de las células adiposas, presencia de macrófagos que contienen lípidos fagocitados, material trombótico en los vasos y fibrosis en la etapa final.

**3. Radiografía de las articulaciones afectadas:** se observa un estrechamiento de los espacios articulares y focos de osteólisis.

**Criterios diagnósticos**

El diagnóstico se establece a base de los signos típicos descritos en el estudio histológico. Es importante determinar si aparte de las lesiones en el tejido subcutáneo hay otras que puedan estar relacionadas con la paniculitis (p. ej. esta puede ser la primera manifestación de la enfermedad del páncreas) y si la enfermedad es idiopática o forma parte de otro síndrome. Descartar el daño intencional de la piel en personas que padecen trastornos mentales.

**Diagnóstico diferencial**

Eritema nudoso, celulitis.

### → TRATAMIENTO

La forma idiopática se trata con **AINE**, los brotes graves con **glucocorticoides** o con fármacos inmunosupresores (**ciclosporina**, **ciclofosfamida**).

# 1. Anafilaxia y *shock* anafiláctico

→ **DEFINICIÓN Y ETIOPATOGENIA**

La **anafilaxia** es una grave reacción de hipersensibilidad (alérgica o no alérgica), generalizada o sistémica, que puede poner en riesgo la vida. La reacción de hipersensibilidad comprende síntomas y signos desencadenados por la exposición a un determinado estímulo en una dosis tolerada por personas sanas. El *shock* **anafiláctico** es una severa reacción anafiláctica (anafilaxia), rápidamente progresiva, en la cual se produce una disminución de la presión arterial con riesgo para la vida.

**Principales causas de la anafilaxia:**

1) **alérgicas:**
   a) medicamentos: con mayor frecuencia β-lactámicos, miorrelajantes, citostáticos, barbitúricos, opioides, AINE (pueden ser causa de reacciones alérgicas y no alérgicas; especialmente AAS e ibuprofeno)
   b) alimentos: en adultos con mayor frecuencia pescado, mariscos, cacahuates, frutas cítricas, proteínas de la leche de vaca, del huevo de gallina y de la carne de mamíferos
   c) veneno de himenópteros (siendo especialmente frecuente en Chile y Argentina la producida por la avispa chaqueta amarilla [*Vespula germanica*]) →cap. 24.22.2
   d) proteínas administradas parenteralmente: sangre, componentes sanguíneos y derivados sanguíneos, hormonas (p. ej. insulina), enzimas (p. ej. estreptocinasa), sueros (p. ej. antitetánico), preparados de alérgenos usados en el diagnóstico *in vivo* y en inmunoterapia
   e) alérgenos inhalados, partículas de alimentos en aerosol, polen o caspa animal, p. ej. pelo de caballo
   f) látex

2) **no alérgicas:**
   a) mediadores directamente liberados de los mastocitos: opioides, miorrelajantes, soluciones coloidales (p. ej. dextrano, almidón hidroxietílico, solución de albúmina humana) o hipertónicas (p. ej. manitol), esfuerzo físico
   b) complejos inmunes: sangre, componentes sanguíneos y derivados sanguíneos, inmunoglobulinas, sueros animales y vacunas, membranas usadas en diálisis
   c) cambio en el metabolismo del ácido araquidónico: hipersensibilidad al AAS y otros antinflamatorios (AINE)
   d) mediadores anafilácticos o sustancias similares en alimentos (histamina, tiramina), insuficiente actividad de las enzimas que descomponen los mediadores anafilácticos
   e) otros agentes y mecanismos desconocidos: medios de contraste radiológicos, alimentos contaminados y conservantes.

**Entre los factores de riesgo de anafilaxia se encuentran:** antecedente previo de anafilaxia y reexposición al factor que la causó (β-lactámicos, veneno de himenópteros, medios de contraste radiológicos), edad (las reacciones se presentan con más frecuencia en adultos), sexo femenino (es más frecuente en mujeres y tiene un curso más grave), atopia, lugar de entrada del alérgeno al organismo (tras la administración de un antígeno por vía parenteral, sobre todo intravenosa, las reacciones son más frecuentes y presentan un curso más grave), mastocitosis, enfermedades crónicas (p. ej. enfermedades cardiovasculares, asma mal controlada), déficits enzimáticos (sobre todo de las enzimas que metabolizan los mediadores de anafilaxia), exposición previa al alérgeno (el riesgo de anafilaxia grave es mayor en el caso de una exposición episódica que de la exposición constante, exposición simultánea al alérgeno administrado por vía parenteral y al presente en el entorno: p. ej. durante la inmunoterapia en el período de polinización), procedimientos médicos (p. ej. administración de medios diagnósticos, pruebas *in vivo*, pruebas provocativas, procedimientos quirúrgicos con anestesia local o general).

Se estima que en un ~30% de las reacciones anafilácticas los denominados cofactores, es decir factores favorecedores, juegan un papel importante. Entre ellos se encuentran el esfuerzo físico, el consumo de alcohol, enfriamiento, algunos fármacos (AINE) e infecciones agudas.

Debido a que en las reacciones no alérgicas no participan los mecanismos inmunológicos, el *shock* puede presentarse tras la primera exposición al agente. Las causas más frecuente de anafilaxia son fármacos, alimentos y venenos de insectos. Incluso en ~30 % de los casos no se llega a establecer la causa a pesar de realizar un estudio detallado (anafilaxia idiopática). A veces la anafilaxia es desencadenada solo por la coexistencia de 2 o más factores (p. ej. alergeno responsable de la alergia y esfuerzo físico). La reacción IgE-dependiente es el mecanismo anafiláctico más frecuente. Las reacciones no inmunológicas se presentan con menor frecuencia. Su característica común es la desgranulación de mastocitos y basófilos. Los mediadores liberados y generados (histamina, triptasa y metabolitos del ácido araquidónico, factor activador de plaquetas, óxido nítrico, entre otros) contraen los músculos lisos en los bronquios y en el tracto digestivo, aumentan la permeabilidad, dilatan los vasos sanguíneos y estimulan las terminaciones de los nervios sensoriales. Además, activan las células inflamatorias, el sistema de complemento, el sistema de coagulación y fibrinólisis y actúan como quimiotácticos sobre los eosinófilos, lo cual refuerza y alarga la reacción anafiláctica. La permeabilidad vascular aumentada y un rápido traslado de los fluidos hacia el espacio extravascular pueden causar la pérdida de hasta el 35 % del volumen efectivo de sangre circulante en ~10 min.

### → CUADRO CLÍNICO E HISTORIA NATURAL

Los **síntomas de anafilaxia** pueden ser leves, moderados o muy graves con *shock* y aparecen con mayor frecuencia en un lapso comprendido entre pocos segundos y algunos minutos después de la exposición al agente causal (en algunas ocasiones hasta varias horas):

1) piel y tejido subcutáneo: urticaria o edema vasomotor, enrojecimiento cutáneo
2) sistema respiratorio: edema de las vías respiratorias superiores, ronquera, estridor, tos, sibilancias, disnea, rinitis
3) tracto digestivo: náuseas, vómitos, dolor abdominal, diarrea
4) reacción sistémica: hipotensión y otras manifestaciones del *shock* →cap. 2.2, hasta en el 30 %; pueden aparecer simultáneamente al resto de manifestaciones de anafilaxia o, más frecuentemente, aparecer poco tiempo después
5) menos frecuentes: mareos o cefalea, contracciones uterinas, sensación de peligro.

Los síntomas inicialmente leves (p. ej. limitados a la piel y tejido subcutáneo) pueden progresar rápidamente y poner en peligro la vida si no se inicia inmediatamente un tratamiento adecuado. También se pueden encontrar reacciones tardías o bifásicas, cuyas manifestaciones progresan o vuelven a intensificarse después de 8-12 h. Los síntomas anafilácticos pueden prolongarse hasta varios días a pesar del tratamiento adecuado, sobre todo si el agente causante es un alérgeno alimenticio.

**Síntomas del *shock* anafiláctico** (independientemente de la causa): piel fría, pálida y sudorosa, venas subcutáneas colapsadas, hipotensión, taquicardia, oliguria o anuria, defecación involuntaria y pérdida de la conciencia. Puede presentarse paro cardíaco.

**Tabla 1-1. Criterios diagnósticos de la anafilaxia según la WAO**

**La probabilidad de anafilaxia es elevada si se cumple ≥1 de los siguientes criterios:**

1) aparición súbita de los síntomas (en minutos u horas) en la piel y/o mucosa (p. ej. urticaria generalizada, prurito o enrojecimiento, edema labial, lingual y de la úvula)

   y además ≥1 de los siguientes:

   a) trastornos respiratorios (disnea, broncoespasmo con sibilancias, estridor, disminución del PEF, hipoxemia)

   b) disminución de la presión sanguínea o síntomas indicativos de insuficiencia de órganos (p. ej. hipotensión, síncope, micción/evacuación incontrolada)

2) ≥2 de las siguientes manifestaciones, que se presentan poco tiempo después del contacto con el alérgeno[a] sospechado (en algunos casos en minutos u horas):

   a) cambios en el área de la piel y mucosa (p. ej. urticaria generalizada, prurito y enrojecimiento, edema labial, lingual y de la úvula)

   b) trastornos respiratorios (p. ej. disnea, broncoespasmo con sibilancias, estridor, disminución del PEF, hipoxemia)

   c) disminución de la presión sanguínea o síntomas indicativos de insuficiencia de órganos (p. ej. hipotensión, síncope, micción/evacuación incontrolada)

   d) trastornos gastrointestinales (p. ej. dolor abdominal cólico, vómitos)

3) disminución de la presión sanguínea después del contacto con un alérgeno[b] conocido (durante algunos minutos u horas):

   a) recién nacidos y niños: baja presión arterial sistólica (para el grupo etario dado) o disminución de la presión arterial sistólica en >30 %[c] en relación con el valor inicial

   b) adultos: presión arterial sistólica <90 mm Hg o disminución de la presión sistólica en >30 % en relación con el valor inicial.

[a] U otro factor, p. ej. activación de los mastocitos inmunológica IgE independiente o no inmunológica (directa).

[b] P. ej. después de la picadura por insecto, la disminución de la presión arterial puede ser la única manifestación de anafilaxia. Una situación similar es la aparición de urticaria generalizada después de la administración de una dosis sucesiva de inmunoterapia con alérgenos.

[c] Baja presión arterial sistólica en niños se define como: <70 mm Hg en niños entre 1 mes y 1 año; <(70 mm Hg + [2 × edad]) entre 1-10 años; <90 mm Hg entre 11-17 años. El pulso normal se encuentra en el intervalo 80-140/min en niños en edad de 1-2 años, 80-120 a los 3 años y 70-115/min >3 años. En los recién nacidos es más probable la aparición de los trastornos de respiración que la hipotensión o *shock*; en este grupo etario el *shock* se manifiesta con mayor frecuencia inicialmente con taquicardia que con hipotensión.

A partir de: *World Allergy Organ. J.*, 2011; 4: 13-37 y *World Allergy Organ. J.*, 2015; 8: 32.

## ➡ DIAGNÓSTICO

Se basa en los síntomas y signos típicos y en la estrecha relación temporal entre el factor desencadenante y el desarrollo de las manifestaciones. Criterios diagnósticos de la anafilaxia según la WAO →tabla 1-1. Cuanto más rápidamente se desarrollan los síntomas, mayor el riesgo de reacción anafiláctica grave que puede poner en riesgo la vida. La determinación de triptasa, histamina o metilhistamina no es una prueba generalmente disponible y no tiene importancia en la práctica. Las guías recomiendan la determinación de triptasa como único análisis disponible para el diagnóstico. Debe tomarse muestra de sangre dentro de los primeros 60-90 min. Es indicativo de activación de mastocitos/basófilos un nivel >11,4 ng/ml. Tiene alta especificidad, pero baja sensibilidad. Puede ser útil frente a demandas judiciales. ≥4 semanas tras el episodio de anafilaxia se debe confirmar la causa: puede ser útil la determinación de IgE específica. Las pruebas de provocación deben realizarse bajo supervisión médica y con recursos para tratar eventos adversos.

En la práctica es importante diferenciar la anafilaxia de los síncopes vasovagales, más frecuentes. En el síncope la piel suele estar fría y pálida, pero no hay urticaria, edema, prurito, obstrucción bronquial ni náuseas, y en vez de taquicardia se observa bradicardia.

**➡ TRATAMIENTO**

**1. Inmediatamente detener la exposición** a la sustancia sospechosa de provocar la reacción alérgica (p. ej. interrumpir la administración del medicamento, la transfusión del componente sanguíneo o del derivado de la sangre).

**2. Solicitar ayuda.**

**3. Valorar la permeabilidad de las vías respiratorias, la respiración, la circulación sanguínea y el estado de conciencia.** En caso de necesidad, asegurar la permeabilidad de las vías respiratorias y en caso de parada respiratoria o circulatoria iniciar la resucitación →cap. 2.1. Si se presenta estridor o severo edema facial y de las vías respiratorias superiores (edema lingual, de la mucosa oral y de la faringe, ronquera) considerar la intubación endotraqueal →cap. 25.19.1. La demora en la intubación puede dificultar su consecución y una prueba de intubación fracasada puede agravar el edema. En caso de edema que amenaza la permeabilidad de las vías respiratorias e imposibilidad de intubación endotraqueal, debe realizarse cricotirotomía →cap. 25.19.5.

**4. Administrar adrenalina**

1) En pacientes con reacción anafiláctica en la anamnesis, que llevan consigo una inyectadora prellenada con adrenalina o un autoinyector (lápiz, *pen*), inmediatamente inyectar 1 dosis de adrenalina IM en la superficie lateral del muslo, incluso si los síntomas son únicamente leves (no hay contraindicaciones para la administración de adrenalina en esta situación, y cuanto más rápido se administre, más rápida será la eficacia del tratamiento).

2) En pacientes adultos que mantienen la circulación espontánea inyectar 0,3 mg (autoinyector o inyectadora 0,3 mg o 0,5 mg) en la parte lateral del muslo (solución 1 mg/ml [0,1 %, 1:1000]); en niños 0,01 mg/kg, autoinyector 0,15 mg en niños de 7,5-25 kg, 0,3 mg en niños de >25 kg). La dosis puede repetirse cada ~5-15 min en caso de no presentarse mejoría o si la tensión arterial sigue demasiado baja (en la mayoría de los pacientes la mejoría del estado general se alcanza después de administrar 1-2 dosis). También administrar en caso de duda si se trata de un *shock* anafiláctico, ya que su eficacia es mayor cuando la administración sucede inmediatamente después de aparecer los síntomas. No administrar VSc.

**5. Colocar al paciente en decúbito dorsal con las piernas levantadas**, lo que ayuda en el tratamiento de la hipotensión, pero no se recomienda en pacientes con trastornos de la respiración, mujeres en embarazo avanzado (deben ser colocadas sobre su lado izquierdo) y en pacientes que están vomitando.

**6. Administrar oxígeno** a través de mascarilla facial (en general 6-8 l/min); indicaciones: insuficiencia respiratoria, anafilaxia prolongada (que requiere la administración de varias dosis de adrenalina), enfermedades crónicas de las vías respiratorias (asma, EPOC), enfermedades crónicas del sistema cardiovascular (p. ej. enfermedad cardíaca isquémica), manifestaciones de isquemia miocárdica reciente, pacientes que reciben β-miméticos inhalados de acción corta.

**7. Asegurar el acceso a venas periféricas** con 2 cánulas de gran diámetro (óptimamente ≥1,8 mm [≤ 16 G]) y utilizar *kits* para perfusiones rápidas.

**8. Perfundir fluidos iv.:** a pacientes con importante disminución de la tensión arterial y falta de respuesta a la administración de adrenalina IM perfundir 1-2 l de NaCl al 0,9 % lo más rápidamente posible (5-10 ml/kg durante los primeros 5-10 min en adultos y 10 ml/kg en niños). Una parte de los pacientes requiere una transfusión de grandes volúmenes de líquidos (p. ej. 4-8 l) y en estos casos se utilizan cristaloides (y/o coloides) equilibrados. No utilizar las soluciones de glucosa ni las soluciones de hidroxietil almidón (HES). El uso de soluciones de coloides es igualmente eficaz que de las soluciones de cristaloides, pero es más costoso.

**9.** **Monitorizar** la presión arterial y, dependiendo del estado del paciente, el ECG, la oximetría de pulso o la gasometría de la sangre arterial.

**10.** **En un paciente con edema severo de las vías respiratorias, espasmo bronquial o disminución de la tensión arterial sin respuesta a varias inyecciones de adrenalina IM y transfusión de fluidos iv.** → considerar el uso de adrenalina 0,1-0,3 mg en 10 ml de NaCl al 0,9 % en inyección iv. a lo largo de pocos minutos o en infusión continua iv. 1-10 µg/min (solución de 1 mg en 10 ml de NaCl al 0,9 % [0,1 mg/ml, 1:10 000]). Monitorizar mediante ECG porque este procedimiento conlleva un gran riesgo de aparición de arritmias. En pacientes que reciben β-bloqueantes la adrenalina suele ser ineficaz, en cuyo caso lo principal es administrar fluidos iv. y considerar la administración de glucagón iv. (→más adelante).

**11.** **Intervenciones adicionales**

1) **Fármacos antihistamínicos:** en la anafilaxia los $H_1$-bloqueantes reducen el prurito de la piel, la aparición de ampollas de urticaria y la intensidad del angioedema; también ayudan en el tratamiento de los síntomas nasales y oculares. No utilizarlos en lugar de adrenalina, ya que actúan más lentamente y no se ha demostrado sin lugar a dudas su influencia en el curso de la obstrucción de las vías respiratorias, disminución de la presión arterial o aparición del *shock* anafiláctico. Utilizarlas como tratamiento adicional después de administrar el tratamiento básico. Administrar $H_1$-bloqueante en una inyección lenta iv. (**clemastina** 2 mg o **antazolina** 200 mg en 10 ml de NaCl al 0,9 %, en Chile existen solo en ungüentos, pero está disponible clorfenamina iv. en ampollas de 10 mg en 1 ml). En caso de hipotensión considerar la administración de un $H_2$-bloqueante iv. (50 mg de ranitidina cada 8-12 h o 150 mg 2×d).

2) Administrar un **broncodilatador** si el espasmo de los bronquios no cede después de la administración de la adrenalina: β-mimético de corta duración en nebulización (p. ej. **salbutamol** 2,5 o 5 mg en 3 ml de NaCl al 0,9 %) o en inhalador; en caso de necesidad, las inhalaciones se pueden repetir; no utilizar los β-miméticos inhalados en lugar de la adrenalina, ya que no previenen ni reducen la obstrucción de las vías respiratorias superiores (p. ej. edema de la laringe).

3) En pacientes con presión arterial sistólica <90 mm Hg a pesar de administrar adrenalina IM y de perfundir fluidos → **considerar el uso de un medicamento vasoconstrictor** (noradrenalina o dopamina [esta última en pacientes con el ritmo cardíaco lento]) en infusión continua iv. (dosis →cap. 2.2, Tratamiento).

4) En pacientes que reciben β-bloqueantes y no responden al tratamiento con adrenalina → **considerar la administración de glucagón** en infusión lenta iv. 1-5 mg a lo largo de ~5 min y, posteriormente, en infusión continua iv. 5-15 µg/min, dependiendo de la respuesta clínica. Los efectos secundarios frecuentes son náuseas, vómitos e hiperglucemia.

5) El **uso de glucocorticoides** es poco útil para el tratamiento de la fase aguda del *shock* anafiláctico, pero puede prevenir la fase tardía de la anafilaxia. No utilizar glucocorticoides en lugar de la adrenalina como fármaco de primera línea. Administrar por máx. 3 días iv. (p. ej. **metilprednisolona** 1-2 mg/kg, luego 1 mg/kg/d, o **hidrocortisona** 200-400 mg, luego 100 mg cada 6 h) o VO.

6) **Referir al paciente a la UCI** si la reacción anafiláctica no cede a pesar del tratamiento.

**12.** **Observación tras la remisión de los síntomas**

1) Observar al paciente durante 8-24 h debido al riesgo de reacción anafiláctica en fase tardía o a una anafilaxia prolongada. Observar durante 24 h especialmente en pacientes con anafilaxia severa de etiología desconocida, con inicio lento de los síntomas, en pacientes con asma severa o con broncoespasmo

intenso si existe la posibilidad de exposición continua al alérgeno y en enfermos con antecedentes de reacción bifásica.

2) Los enfermos que a las 8 h de finalizar el tratamiento no presentan síntomas de anafilaxia pueden darse de alta. Advertir sobre la posibilidad de reaparición de síntomas e instruir sobre las maneras de actuar en tales casos. Prescribir jeringa precargada con adrenalina, que tiene que ser llevada todo el tiempo por los enfermos. También se puede prescribir un $H_1$-bloqueante VO (p. ej. clemastina en comprimidos de 1 mg; recomendar ingesta única de 2 comprimidos; en Chile existe solo en ungüentos, pero está disponible clorfenamina iv. en ampollas de 10 mg en 1 ml) y un glucocorticoide VO (prednisona en comprimidos de 20 mg; recomendar ingesta única de 2-3 comprimidos) con la indicación de su uso después de la inyección de adrenalina (si el paciente puede entonces recibir medicamentos orales).

3) Dirigir al paciente a la consulta de alergología con el fin de establecer la causa de la anafilaxia, los métodos de su prevención y el plan del manejo posterior (→más arriba). En caso de reacciones a picaduras de avispa o abeja, tras confirmar la alergia al veneno de estos insectos hay que calificar al paciente para la inmunoterapia específica.

## → PREVENCIÓN

En pacientes con sospecha de anafilaxia o con un episodio de anafilaxia confirmado en la anamnesis, establecer si realmente se trató de reacción anafiláctica, así como establecer su causa. Las pruebas se deben realizar no antes de 4 semanas después del episodio de anafilaxia. Algoritmo de manejo en caso de sospecha de anafilaxia en la anamnesis →fig. 1-1.

### Prevención primaria

**1. Precauciones para disminuir el riesgo de aparición del *shock* anafiláctico**

1) **En la administración de medicamentos**: si es posible, administrar medicamentos VO y no por vía parenteral. En la anamnesis siempre interrogar sobre alergias, especialmente antes de administrar medicamentos iv. No subestimar las notas de otros médicos ni la opinión del paciente acerca de la hipersensibilidad a un medicamento. Utilizar la forma recomendada de probar y administrar un medicamento capaz de provocar reacción anafiláctica. En inyección IM o VSc asegurarse de que la aguja no esté en un vaso sanguíneo. Observar al paciente por 30-60 min después de administrar el medicamento que pueda producir anafilaxia.

2) **En caso de vacunas y administración de sueros**:
   a) vacunas antivirales: interrogar en la anamnesis acerca de la hipersensibilidad a proteínas del huevo de gallina
   b) antitoxinas (p. ej. antitetánica, antidifteria, antibotulínica, contra el veneno de víbora): administrar sueros humanos. Cuando no es posible y existen sospechas de alergia, administrar suero animal tras la aplicación de antihistamínicos y glucocorticoides VO o iv.

3) **En el diagnóstico alergológico**: realizar más bien pruebas *in situ* que intradérmicas; no realizar pruebas cutáneas en temporadas de polen en pacientes con alergia al mismo. Realizar pruebas de provocación con medicamentos orales o inhalados en medio hospitalario. En pacientes con antecedentes de anafilaxia es mejor determinar IgE específicas en suero que realizar pruebas cutáneas.

**2. Asegurar procedimientos médicos relacionados con mayor riesgo de anafilaxia** (p. ej. inmunoterapia específica, sobre todo a venenos de insectos, administración de medicamentos biológicos iv., exámenes radiológicos con medios de contraste, pruebas de provocación con medicamentos y alimentos).

1) Equipo y medicamento: fonendoscopio y tensiómetro; torniquete, jeringas, agujas, cánulas vasculares 14 G o 16 G; adrenalina para inyecciones

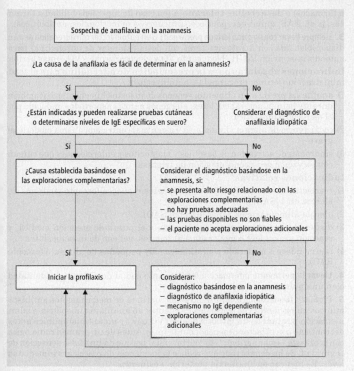

**Fig. 1-1.** Algoritmo de actuación en caso de sospecha de anafilaxia

(1 mg/ml); equipo de oxigenoterapia →cap. 25.21; tubo orofaríngeo y balón de ventilación con mascarilla facial; NaCl al 0,9 % (500 ml en botellas o bolsas) y equipos de perfusión de fluidos iv.; medicamento antihistamínico para administración iv. (clemastina o antazolina, en Chile solo existen en ungüentos, pero está disponible clorfenamina iv. en ampollas de 10 mg en 1 ml), glucocorticoides para administración iv. (p. ej. metilprednisolona, hidrocortisona); nebulizador y β-mimético de acción corta para nebulización (p. ej. salbutamol).

2) El riesgo relacionado con la administración del alérgeno, medicamento o medio diagnóstico se puede minimizar al administrar previamente VO o iv. un **antihistamínico** y/o un **glucocorticoide** (p. ej. 50 mg de prednisona VO 12, 7 y 1 h antes de administrar el medicamento o el medio diagnóstico que pueda inducir la anafilaxia).

### Prevención secundaria

Actuación preventiva en personas con antecedentes de *shock* anafiláctico. El uso de estos métodos requiere una adecuada **educación de los pacientes**.

**1.** Si están identificados, **eliminar el consumo de los factores desencadenantes** (fármacos, alimentos) y evitar los comportamientos que supongan tal riesgo (insectos).

**2. Realizar desensibilización** si es posible (p. ej. inmunoterapia específica en pacientes con alergia a veneno de himenópteros o desensibilización específica a fármacos) o **desarrollar tolerancia** (en caso de hipersensibilidad a fármacos, p. ej. AAS, quimioterapéuticos, anticuerpos monoclonales, antibióticos).

**3. Siempre llevar consigo una jeringa precargada o un autoinyector con adrenalina** (están disponibles *kits* con 2 autoinyectores con dosis estándar de adrenalina) para autoadministración IM, $H_1$-bloqueante VO y glucocorticoides VO →más arriba.

**Indicaciones absolutas para la prescripción de adrenalina** para autoadministración (jeringa precargada o autoinyector):

1) anafilaxia previa a un alimento, venenos de insectos himenópteros (también durante la inmunoterapia), látex, alérgenos aerotransportados, inducida por el ejercicio o idiopática

2) coexistencia de alergia alimentaria y asma mal controlada o asma moderada/grave

3) síndromes de activación de basófilos y mastocitos y enfermedades que cursan con elevación de la concentración de triptasa.

**Indicaciones relativas:**

1) reacciones leves o moderadas a cacahuetes o nueces (excepto síndrome de alergia oral [SAO])

2) alergia alimentaria en niños (excepto SAO)

3) distancia importante entre la vivienda y el punto de atención médica, y reacción previa leve o moderada a alimentos, veneno de insectos, látex

4) reacción leve o moderada a cantidades muy pequeñas de alimento (excepto SAO).

**4. Llevar la pertinente información médica** junto con el documento de identidad o en una pulsera.

**5. Profilaxis farmacológica:** administración continua de medicamentos antihistamínicos en pacientes con episodios frecuentes de anafilaxia idiopática o administración puntual de un glucocorticoide (VO o iv.) y un antihistamínico antes del contacto con el factor desencadenante (p. ej. antes de un examen radiológico con contraste →más arriba). Uso controversial porque da una falsa sensación de seguridad. Se ha demostrado que reduce la incidencia de reacciones inmediatas leves. Es ineficaz en anafilaxia posterior a esfuerzos.

Recordar que el uso de los métodos mencionados más arriba requiere una adecuada **instrucción a los pacientes**.

# 2. Enfermedad del suero

## ▶ DEFINICIÓN Y ETIOPATOGENIA

La enfermedad del suero es el conjunto de síntomas sistémicos reversibles provocado por la formación de inmunocomplejos formados a partir de antígenos extraños presentes en la circulación.

**La enfermedad del suero "clásica"** se produce por la formación de inmunocomplejos a partir de proteínas de otras especies, mientras que en las **reacciones tipo enfermedad del suero** los antígenos son de diferente origen, con mayor frecuencia por medicamentos, y el mecanismo patogénico no está aclarado.

**Causas:**

1) proteína de otras especies: antitoxina equina de la difteria, antitetánica, antibotulínica y antirrábica, suero equino neutralizante del veneno de la víbora, inmunoglobulina del conejo contra timocitos humanos, anticuerpos de quimeras monoclonales (p. ej. rituximab, infliximab), estreptocinasa; en Argentina los anticuerpos alogénicos neutralizantes de toxinas bacterianas han caído en desuso

2) fármacos: con mayor frecuencia antibióticos β-lactámicos (p. ej. penicilina, amoxicilina, cefaclor), sulfonamidas (p. ej. cotrimoxazol) y muchos otros.

### → CUADRO CLÍNICO E HISTORIA NATURAL

La enfermedad se inicia 7-14 días tras la administración del agente desencadenante. Los síntomas se mantienen durante 1-2 semanas y después remiten espontáneamente. **Síntomas:** fiebre (en cerca del 100 % de los enfermos) y además

1) Cambios cutáneos: en ~95 % de los enfermos se presenta un exantema maculopapular, papular, urticarial o similar al sarampión, frecuentemente pruriginoso y simétrico. Inicialmente aparece en las manos, los pies y el tórax (→fig. 2-1), pudiendo extenderse por todo el cuerpo. Las primeras manifestaciones tras inyectar el antígeno VSc o IM pueden aparecer en la zona de la inyección. Pueden presentarse: inflamación de pequeños vasos cutáneos, cambios similares a un

**Fig. 2-1.** Lesiones cutáneas en la enfermedad del suero

eritema multiforme (se respetan las mucosas), eritema palmar, cambios maculopapulares atípicos en las superficies laterales de los dedos de las manos y de los pies o disposición en cinta a lo largo del borde externo de las plantas de los pies.

2) Otros: dolor y sensibilidad al presionar las articulaciones, edema y enrojecimiento en las zonas articulares (raro), mialgias, aumento de ganglios linfáticos y del bazo (en un 10-20 %; pocas veces como reacción tipo enfermedad del suero), edema labial y palpebral, náuseas, vómitos, dolor abdominal espástico, diarrea, cefalea y alteraciones de la visión, neuropatía periférica, neuritis, meningoencefalitis y encefalitis, síndrome de Guillain-Barré, miopericarditis, disnea.

### → DIAGNÓSTICO

#### Exploraciones complementarias

**1. Análisis de sangre:** sin alteraciones específicas, frecuentemente elevación de la VHS y de la proteína C-reactiva, linfocitosis, eosinofilia, aumento transitorio de la actividad de ALT y AST, disminución de la concentración de los componentes C3 y C4 del complemento y de la actividad hemolítica del complemento ($CH_{50}$), poco frecuente en la reacción tipo enfermedad de suero, aumento de la concentración de inmunocomplejos circulantes. La medición de inmunocomplejos circulantes no es de uso corriente.

**2. Examen general de la orina:** proteinuria, cristales y eritrocitos en el sedimento.

**3. Examen histológico de lesiones cutáneas** (realizado únicamente en caso de dudas diagnósticas): vasculitis leucocitoclástica, depósitos de inmunoglobulinas y de C3 en la pared de los vasos.

#### Criterios diagnósticos

El diagnóstico se establece sobre la base de los síntomas y signos que aparecen tras una exposición confirmada o probable a un factor causal.

#### Diagnóstico diferencial

Principalmente erupciones virales, enfermedades inflamatorias de las articulaciones (incluida la fiebre reumática), polimiositis o dermatomiositis, eritema multiforme, angioedema, vasculitis sistémica.

➔**TRATAMIENTO**

1. **Interrumpir la administración del medicamento** causante de la enfermedad.
2. **Medicamentos antihistamínicos** con el fin de disminuir el prurito →cap. 1.33.
3. **AINE** con el fin de disminuir las manifestaciones articulares.
4. **Glucocorticoides sistémicos:** p. ej. prednisona VO; inicialmente 0,5-1,0 mg/kg 1×d por la mañana, posteriormente en dosis decreciente hasta retirarlo a los 7-14 días en pacientes con artritis, fiebre elevada y exantema generalizado.

➔**PREVENCIÓN**

Si el medicamento que pudo provocar la enfermedad del suero en el paciente es irreemplazable → administrar simultáneamente un medicamento antihistamínico y un glucocorticoide por vía sistémica.

# 3. Rinitis alérgica

➔**DEFINICIÓN Y ETIOPATOGENIA**

La rinitis alérgica (RA) es la inflamación de la mucosa nasal originada por una alergia dependiente de IgE.

**Clasificación**

1) Según el tiempo de la sintomatología
   a) **periódica**: duración <4 días a la semana o <4 semanas
   b) **crónica**: duración >4 días a la semana y >4 semanas.
2) Según la intensidad de los síntomas:
   a) **leve**: no cumple ninguno de los criterios enumerados más adelante
   b) **moderada o grave**: cumple ≥1 de los criterios: alteraciones del sueño, dificultad para realizar actividades diarias, de ocio o deporte, interferencia en el estudio y aprendizaje y en la actividad laboral, síntomas molestos.
3) **Según alérgenos causantes de los síntomas:**
   a) **estacional**: causado por alérgenos estacionales
   b) **anual**: causado por alérgenos anuales.

Hay otra clasificación, que tiene en cuenta un sistema de clasificación similar al empleado en asma, con la que comparte muchas características. Se clasifica por duración como intermitente (<6 semanas) o persistente, y por la gravedad de los síntomas, ya sea leve o moderada a grave.

**Factores etiológicos:**

1) Alérgenos inhalatorios:
   a) polen vegetal (sobre todo de plantas anemófilas): el polen de la hierba y de los cereales de cultivo (p. ej. fleo y poa de los prados, dáctilo, festuca de los prados y centeno), de las malezas (artemisa y, con menor frecuencia, plantago y cenizo) y de los árboles (abedul y, con menor frecuencia, aliso, avellana, roble, fresno, carpe, entre otros)
   b) alérgenos de los ácaros de polvo y los ácaros de los granos (de la harina)
   c) pelo, epidermis y secreciones (saliva, orina) de animales, como gato, perro, roedores (p. ej. conejo, cobaya, hámster, rata, ratón), caballo, bovinos domésticos), plumas
   d) hongos mucorales (p. ej. *Alternaria*, *Cladosporium*) y sarcomicetos (p. ej. *Candidaalbicans*, *Saccaromyces cerevisiae*, *Saccaromyces minor* y *Pityrosporum*)

e) otros: alérgenos de las cucarachas (pueden presentarse reacciones cruzadas con ácaros), ficus benjamina (da una reacción cruzada con alérgenos de látex), enzimas bacterianas usadas en la industria jabonera y de otros detergentes.

2) Alérgenos alimentarios: los síntomas nasales pueden (pocas veces) acompañar a otros síntomas anafilácticos provocados por alérgenos alimentarios; se presentan reacciones alérgicas cruzadas entre alérgenos alimentarios e inhalatorios →cap. 4.32.1, tabla 32-1

3) Alérgenos ocupacionales: látex (principalmente guantes de látex), compuestos de alto peso molecular, como proteínas vegetales y animales (p. ej. alérgenos de animales de laboratorio y de cría, polvo de semillas de cereales, tabaco, pimentón, té, café, cacao, frutos secos, enzimas de productos de limpieza y utilizados en la industria farmacéutica, pescado y mariscos), compuestos de bajo peso molecular (entre otros metales [p. ej. níquel, sales de platino], colorantes y ácidos anhídridos).

4) La enfermedad tiene alguna dependencia genética, ya que es más frecuente en personas cuyo progenitor sufre alergias y todavía más frecuente cuando ambos progenitores las sufren.

## → CUADRO CLÍNICO E HISTORIA NATURAL

**Síntomas típicos:** rinorrea acuosa; estornudos, con frecuencia paroxísticos; congestión nasal y secreción mucosa espesa; prurito nasal y también, con frecuencia, conjuntival (con enrojecimiento), ótico u orofaríngeo; deficiencia olfativa; xerostomía; a veces síntomas generales: alteración del sueño (roncopatía, apneas), de la concentración y del aprendizaje y estudio, leve aumento de la temperatura corporal, cefalea, depresión del estado anímico. El predominio de la rinorrea acuosa y los estornudos sugiere rinitis alérgica estacional, en cambio, el predominio de la congestión nasal sugiere rinitis alérgica anual. En un 70 % de los enfermos los síntomas se acentúan durante la noche y a tempranas horas de la mañana. En la valoración de la gravedad puede aplicarse la escala analógica visual (VAS, un rango de 0-100 mm): unos resultados >60-70 mm indican una rinitis alérgica de grado moderado o grave.

Los síntomas se presentan durante la exposición a un determinado alérgeno: periódicamente (p. ej. durante la temporada de polinización de la planta a cuyo polen el enfermo es alérgico) o durante todo el año (p. ej. en enfermos sensibilizados al ácaro del polvo doméstico). La cantidad de polen en el aire puede influir en el eventual desarrollo de los síntomas de rinitis alérgica. Es más probable la presencia de polen en el aire durante los días cálidos, secos y con viento que los fríos, húmedos y lluviosos. En algunos casos, después de muchos años de sufrir rinitis alérgica, los síntomas disminuyen o desaparecen espontáneamente. La inflamación de la mucosa nasal, sobre todo en la rinitis alérgica anual, puede dar lugar al bloqueo de la salida de los senos paranasales, lo cual aumenta el riesgo de sinusitis bacteriana. La rinitis alérgica (especialmente la forma anual) aumenta 3-8 veces el riesgo de desarrollo de asma. Los pacientes con rinitis alérgica estacional con frecuencia presentan síntomas de hiperreactividad bronquial durante períodos de polinización. En los enfermos con asma, la concomitancia de la rinitis alérgica agrava su curso.

Síntomas habitualmente no relacionados con la rinitis alérgica (buscar otra causa): síntomas unilaterales, congestión nasal sin otros síntomas acompañantes, secreción mucopurulenta, rinorrea posterior (con secreción espesa y/o sin rinorrea nasal), dolor facial, hemorragia nasal recurrente, pérdida de olfato.

Es importante distinguir la rinitis alérgica de otras formas de inflamación nasal, donde se incluyen las infecciosas, gustativa, vasomotoras, inducida por drogas, u hormonas. La rinitis inducida por hormonas comprende la relacionada con el embarazo (20-30 % de ellos) y generalmente se resuelve espontáneamente dentro de las 2 semanas posteriores al parto. La rinitis vasomotora, también conocida como rinitis idiopática, abarca la mayoría de estas rinitis. Las causas habituales comprenden la inhalación de aire frío, cambios en la temperatura, humedad, o presión barométrica, e incluso emociones fuertes. El estornudo y la picazón nasal son generalmente leves o ausentes, una característica distintiva respecto de la rinitis alérgica.

## ➡ DIAGNÓSTICO

### Exploraciones complementarias

**1. Exámenes de confirmación de la alergia:** resultados positivos de pruebas cutáneas (*prick test*) con alérgenos inhalatorios (son las exploraciones complementarias más sensibles, más rápidas y más económicas para el diagnóstico de la rinitis alérgica), aumento de los niveles de IgE específica en el suero (no se recomienda como tamizaje); excepcionalmente, en caso de resultados contradictorios, se puede realizar una prueba endonasal de provocación.

**2. Rinoscopia anterior y endoscopia nasal:** edema mucoso bilateral no siempre simétrico, cubierto por secreción acuosa (espesa en la rinitis alérgica crónica), mucosa pálida o azulada, puede estar hiperémica, a veces con pólipos, hipertrofia de cornetes.

**3. Estudio citológico del frotis nasal:** aumento del porcentaje de eosinófilos >2 % (generalmente en el período de exacerbación) mastocitos o basófilos, células caliciformes >50 %; los resultados no son específicos para la rinitis alérgica y son similares a los de la rinitis no alérgica.

**4. TC de la nariz y de los senos paranasales:** recomendada en casos seleccionados, permite diagnosticar p. ej. la sinusitis concomitante.

### Criterios diagnósticos

En la mayoría de los casos el diagnóstico se puede establecer a base de la exploración física y de la anamnesis. Solo una correlación entre los resultados de las pruebas cutáneasy/o detección de IgE específicas en la sangre (en los casos de no disponibilidad de las pruebas cutáneas), junto con los datos de la anamnesis sugerirán el diagnóstico de una rinitis alérgica clínicamente significativa. En cada paciente con rinitis alérgica realizar una exploración para descartar el asma (anamnesis y espirometría estándar).

### Diagnóstico diferencial

**1. Otras rinitis**

1) infecciosa: viral (diagnóstico diferencial con resfriado común →tabla 3-1), bacteriana o micótica

2) senil: habitualmente en pacientes >65 años, rinorrea causada por la alteración de los mecanismos que regulan la respuesta vegetativa

3) "gustativa": rinorrea cuyo mecanismo es una hiperreactividad a determinados alimentos, colorantes, conservantes y bebidas alcohólicas

4) hormonal: puede presentarse durante el ciclo menstrual, pubertad, embarazo, en mujeres que toman anticonceptivos orales, que reciben terapia de reemplazo hormonal, o en el hipotiroidismo

5) profesional

6) medicamentosa: edema de la mucosa nasal, sobre todo por efecto de los medicamentos simpaticomiméticos de uso local (abuso), con menor frecuencia por el AAS y otros AINE, pirazolonas, inhibidores de convertasa de angiotensina, β-bloqueantes de aplicación local (gotas oculares) u oral, medicamentos antidepresivos, reserpina, metildopa, antagonistas del receptor α-adrenérgico, clorpromazina, fármacos utilizados en el tratamiento de la disfunción eréctil

7) idiopática (antes llamada vasomotora): inducida por una exagerada respuesta a factores químicos o físicos (p. ej. aire seco y frío o sustancias químicas concentradas), probablemente por la estimulación de las fibras de los nervios sensitivos y el reflejo del nervio vago

**Tabla 3-1. Características diferenciales entre la rinitis catarral y la rinitis alérgica (según el National Institute of Allergy and Infectious Diseases)**

| Característica | Rinitis catarral | Rinitis alérgica |
|---|---|---|
| Rinorrea acuosa | Frecuentemente | Frecuentemente |
| Congestión nasal | Frecuentemente, normalmente acentuada | Frecuentemente, variable |
| Estornudos | Usualmente | Frecuentemente |
| Prurito nasal | Nunca | Usualmente |
| Dolor nasal | Usualmente | Nunca |
| Prurito ocular | Raramente | Frecuentemente |
| Tos | Frecuentemente | Frecuentemente |
| Fiebre | Raramente | Nunca |
| Dolor generalizado | Leve | Nunca |
| Cansancio, debilidad | Leve | A veces leve |
| Dolor faríngeo | Frecuentemente | Nunca |
| Prurito en faringe y paladar | Nunca | A veces |
| Duración | 3-14 días | Semanas o meses |

8) atrófica: atrofia progresiva de la mucosa y de la estructura ósea de la nariz con ensanchamiento de los conductos nasales, con presencia de costras, lo que conduce a la reducción de la permeabilidad nasal, deterioro del olfato y constante sensación de mal sabor en la boca, generalmente en personas de edad avanzada

9) eosinofílica: puede cursar con sensibilidad a los AINE o sin ella (rinitis no alérgica con eosinofilia); se caracteriza por la presencia de eosinófilos en la mucosa nasal y síntomas durante todo el año, sin características atópicas

10) vinculada el uso intranasal de cocaína, que puede provocar rinorrea acuosa, disminución del olfato y perforación del tabique nasal.

**2. Otras enfermedades:** pólipos nasales y de senos paranasales, sinusitis, desviación del tabique nasal, hipertrofia de los cornetes o de las amígdalas (habitualmente amígdala faríngea), cuerpo extraño nasal, neoplasias nasales, alteraciones de la estructura o función de cilios nasales, fuga del líquido cefalorraquídeo, vasculitis granulomatosa (de Wegener).

### → TRATAMIENTO

#### Recomendaciones generales

**1. Evitar la exposición a los alérgenos** responsables: los médicos pueden recomendar evitar los alérgenos conocidos o el control ambiental (es decir, la eliminación de mascotas, el uso de sistemas de filtración de aire, las cubiertas de cama y los acaricidas) en pacientes con rinitis alérgica que tienen alérgenos identificados que se relacionan con síntomas clínicos. Opción basada en ensayos controlados aleatorios con limitaciones menores y estudios observacionales, con equilibrio de beneficios y daños. Muchos estudios han demostrado una reducción en los niveles de alérgenos con los controles ambientales, pero los beneficios para aliviar los síntomas son limitados. Se pueden usar las aplicaciones web disponibles para ordenadores o teléfonos móviles, que proporcionan calendarios polínicos individualizados, cuestionarios sobre los síntomas de rinitis alérgica y asma, así como las recomendaciones terapéuticas (p. ej. MASK-rhinitis, CARAT, Diario de Alergia MACVIA-ARIA).

**2. Lavados de nariz o atomizaciones nasales** con solución fisiológica, hipertónica o agua de mar estéril.

**3. Indicaciones para consultar al especialista:** sospecha de complicaciones o sinusitis crónica que no responde al tratamiento empírico, otitis media recurrente, síntomas unilaterales o resistentes al tratamiento, hemorragia nasal, desviación del tabique nasal y otras anomalías anatómicas, pólipos nasales, roncopatía, apneas del sueño.

**4. Indicaciones para tratamiento quirúrgico:** hipertrofia del cornete nasal inferior, resistente al tratamiento farmacológico, desviación del tabique nasal con afectación de la función respiratoria, complicaciones de la rinitis alérgica.

### Tratamiento farmacológico

Según las guías de la iniciativa de la Rinitis Alérgica y su Impacto sobre el Asma (ARIA 2018) en el tratamiento de rinitis alérgica estacional puede utilizarse un glucocorticoide nasal, solo o en combinación con un antihistamínico oral o nasal. En la rinitis alérgica anual se sugiere utilizar glucocorticoides nasales sin añadir antihistamínicos (orales o nasales). La elección del tratamiento depende de la disponibilidad de los fármacos y de los costes que el enfermo esté dispuesto a asumir.

**1. Glucocorticoides**

1) **Nasales: beclometasona**, **budesonida**, **furoato de fluticasona**, **furoato de mometasona**, **propionato de fluticasona**, 1-2 dosis a cada fosa nasal 1 o 2 × d; los medicamentos más efectivos en la rinitis alérgica mejoran todos los síntomas de la enfermedad (también en los ojos); inicio de acción: pasadas 7-12 h desde su administración, efecto máximo de hasta 2 semanas. La aplicación prolongada de los glucocorticoides por vía nasal parece segura y los efectos secundarios principales son la sequedad y leve sangrado de la mucosa nasal.

Los efectos colaterales más frecuentes por el uso de glucocorticoides inhalatorios son irritación de la garganta, epistaxis, sequedad nasal, escozor, ardor y con poca frecuencia cefalea. La tasa de crecimiento esquelético no se vio afectada según un estudio controlado con placebo en niños que recibieron mometasona durante 1 año. Otro estudio reveló una diferencia pequeña pero estadísticamente significativa en la velocidad de crecimiento en los niños tratados con 110 mg de triamcinolona intranasal. A los 2 meses de seguimiento, la velocidad de crecimiento en el grupo bajo tratamiento se acercó a la línea basal de la tasa de crecimiento.

2) **VO:** p. ej. **prednisona** 20-40 mg 1 × d por la mañana, se puede utilizar durante varios días en casos de rinitis alérgica muy grave, en caso de que la asociación de glucocorticoides y antihistamínicos resulte ineficaz. No aplicar IM.

**2. Medicamentos antihistamínicos: $H_1$-bloqueantes**

1) **VO** (preparados y dosificación →tabla 3-2): especialmente útiles en casos con afectación conjuntival o dérmica asociada; se prefieren los medicamentos mejor tolerados, es decir, los que causan menor somnolencia y deficiencia de concentración, no cardiotóxicos, sin interacciones con otros fármacos o con alimentos.

2) **Nasales:** azelastina, levocabastina actúan solo en la región nasal, recomendables en la rinitis alérgica leve, 1-2 dosis a cada fosa nasal 2 × d, inicio de acción pasados 15-20 min; también están disponibles: dimetindene, difenhidramina, mepiramina (no disponibles en Chile).

Tabla 3-2. Antihistamínicos orales (H$_1$-bloqueantes) de II generación usados en rinitis alérgica

| Fármaco | Dosificación usual |
|---|---|
| Cetirizina | 10 mg 1×d |
| Desloratadina | 5 mg 1×d |
| Fexofenadina | 120 mg 1×d |
| Levocetirizina | 5 mg 1×d |
| Loratadina | 10 mg 1×d |
| Rupatadina | 10 mg 1×d |
| Bilastina | 20 mg 1×d |

3) **Colirio**: azelastina, emedastina (no está disponible en Chile), epinastina, cetotifeno (está disponible en Chile como ketotifeno), olopatadina.

**3. Antileucotrienos: montelukast** (preparados →cap. 3.9) VO 10 mg 1×d; se pueden usar en la rinitis alérgica estacional, pero son preferibles los glucocorticoides nasales y los antihistamínicos.

Los antagonistas de los receptores de leucotrienos (montelukast y zafirlukast) ofrecen una mejoría mínima de la congestión nasal. Según una revisión sistemática de 20 ensayos en adultos tratados con montelukast, el efecto es superior al placebo, pero inferior al logrado con glucocorticoides intranasales, antihistamínicos orales y/o intranasales, por lo que deben utilizarse como segunda o tercera línea.

**4. Cromonas:** cromoglicato disódico por vía nasal 4 × d (y conjuntival 1-2 gotas 4-6 × d en caso de síntomas oculares); menos efectivo que los glucocorticoides nasales y los antihistamínicos. Generalmente se requiere administrar por dos semanas.

**5. Vasoconstrictores nasales:** para disminuir de forma puntual y rápida la congestión nasal se pueden administrar localmente por vía nasal (efedrina, fenilefrina, nafazolina, xilometazolina [no está disponible en Chile], oximetazolina, tetrizolina, timazolina; no aplicar más de 5 d debido al riesgo de rinitis medicamentosa) o VO (efedrina, fenilefrina, pseudoefedrina; no administrar en embarazadas, en pacientes con hipertensión arterial, enfermedades cardíacas, hipertiroidismo, hiperplasia prostática, glaucoma, enfermedades psiquiátricas, en pacientes tratados con β-bloqueantes e inhibidores de la MAO; pueden provocar insomnio).

**6. Medicamentos anticolinérgicos** nasales (como bromuro de ipratropio asociado a xilometazolina) reducen la cantidad de secreción en el tratamiento de la rinitis idiopática.

**7. Inmunoterapia alergénica específica (desensibilización):** el método de tratamiento más efectivo de la rinitis alérgica provocada por alérgenos inhalatorios. Reduce/ elimina los síntomas de la enfermedad y la necesidad de medicamentos, y disminuye por 3 veces el riesgo de desarrollo del asma y alergia a más alérgenos inhalatorios.

La evidencia avala el empleo de inmunoterapia para alergias a pólenes y ácaros del polvo; un tanto menos para la caspa de animales. Una revisión Cochrane 2009 sobre inmunoterapia subcutánea confirmó su eficacia y bajo nivel de efectos secundarios. Por su parte la inmunoterapia sublingual parece ser una alternativa por una mejor tolerancia y menor porcentaje de deserción.

# 4. Urticaria

## ➔ DEFINICIÓN Y ETIOPATOGENIA

Es un edema de la dermis resultante de la vasodilatación y aumento de la permeabilidad vascular que se manifiesta en forma de habón urticarial característico.

Clasificación según la duración de los síntomas: **urticaria aguda** (<6 semanas; 2/3 de los casos) y **crónica** (≥6 semanas).

Clasificación según la etiología: **urticaria espontánea** (aguda y crónica [con angioedema, sin angioedema]) e **inducida**.

**Urticarias inducidas**

1) **Física**

   a) **con dermografismo acentuado:** las pápulas aparecen a los 1-5 min tras el contacto (~5 % de la población)

   b) **por frío:** aire, agua, viento

   c) **retardada por compresión:** las pápulas y el edema de las capas profundas de la piel aparecen a las 3-12 h y son por lo general dolorosas

   d) **por vibración:** p. ej. vibraciones de martillo neumático

   e) **por calor:** calor localizado

   f) **solar:** luz UV o visible.

2) **Otras:**

   a) **colinérgica:** por aumento de la temperatura corporal, p. ej. después de un esfuerzo físico o calentamiento pasivo del cuerpo aparecen pápulas redondeadas de 2-4 mm a los 2-20 min no relacionadas con reacción anafiláctica (~11 % de la población)

   b) **acuagénica:** contacto con el agua

   c) **por contacto:** látex, alimentos (p. ej. nueces, pescados, crustáceos), sustancias químicas (p. ej. formaldehído en la ropa, resinas, saliva de animales, persulfato de amonio en cosméticos y en alimentos); la forma aguda aparece con mayor frecuencia.

**Otros tipos de urticaria**

1) **Alimentaria**

   a) **alérgica:** nueces y cacahuetes, pescados, crustáceos, trigo, huevos, leche, soja y diferentes frutas

   b) **no alérgica:** fresas, queso, espinacas, berenjena, langosta y tomates (por el elevado contenido de histamina o por inducir la liberación de histamina endógena), bacterias presentes en el pescado de la familia *Scombridiae* (p. ej. atún, caballa) productoras de histamina

   c) **desencadenada por aditivos alimentarios:** p. ej. benzoatos, sulfitos, glutamato de sodio, penicilina, tetra-butil-metoxifenol, bis-[-tetra-butil-l])-p-metoxifenol, colorantes.

2) **Medicamentosa:**

   a) **alérgica:** p. ej. penicilina y otros antibióticos β-lactámicos, anestésicos locales

   b) **no alérgica:** p. ej. AAS y otros AINE que agravan los síntomas en un 20-40 % de los casos de urticaria crónica idiopática, medios de contraste radiológicos, opioides, relajantes musculares.

3) **Provocada por alérgenos inhalados:** rara. En algunos pacientes con el síndrome de alergia oral (→cap. 4.32, tabla 32-2), alérgicos a alérgenos inhalados, los síntomas aparecen a consecuencia de una reacción cruzada con el alérgeno alimenticio (abedul y manzanas, avellanas y tomate, artemisia y apio, manzanas y kiwi, ambrosia y melones o plátanos).

4) **Por mordedura o picadura de himenópteros.**

5) **En el curso de una infección:** VHA, VHB, VHC, VEB, VIH, parásitos del tracto digestivo.

6) **Autoinmune:** autoanticuerpos anti-IgE o FcεRI.

7) **Urticaria en el curso de la enfermedad del suero.**

8) **Urticaria en el curso de una enfermedad autoinmune:** p. ej. enfermedad de Hashimoto, LES, EMTC.

9) **Urticaria en el curso del embarazo:** exantemas maculopapulares pruriginosos.

10) **Urticaria en el curso de un cáncer:** especialmente neoplasias linfoproliferativas.

11) **Urticaria en el curso de hiperparatiroidismo** (rara).

12) **Urticaria en el curso de enfermedades genéticas raras:** p. ej. síndrome de Muckle-Wells (urticaria, signos generales de inflamación [enrojecimiento de los ojos, cefaleas, artralgia/mialgia], sordera, amiloidosis).

Actualmente no se considera urticaria **la vasculitis por urticaria** ni la **urticaria pigmentosa** (al tener un mecanismo fisiopatológico distinto) ni **la reacción anafiláctica posesfuerzo**, que con frecuencia cursa con erupciones cutáneas que recuerdan las enormes habones de la urticaria, angioedema, trastornos de la respiración, a veces con el *shock* anafiláctico.

## → CUADRO CLÍNICO E HISTORIA NATURAL

El habón urticarial es generalmente pruriginoso (a veces referido como dolor o escozor), de color aporcelanado o rosado, casi siempre rodeado de un halo eritematoso y elevado por encima de la superficie de la piel. Aparece rápidamente y generalmente remite en <24 h, no deja cambios en la piel. Las pápulas pueden confluir, adquirir diversas formas y ocupar una extensa superficie de la piel. **Las características de las pápulas pueden** sugerir la etiología:

1) **aspecto (tamaño, forma):** p. ej. inicialmente pequeñas (1-3 mm) con un amplio halo rojizo → urticaria colinérgica

2) **localización:** lugar de contacto con el alérgeno → urticaria por contacto; partes de la piel descubiertas y expuestas al frío o a la luz solar → urticaria por frío o solar; lugar de presión → urticaria retardada por presión, cuero cabelludo; cuello y parte superior del tórax → urticaria por aspirina

3) **tiempo transcurrido entre el contacto con el agente causante y la aparición de las pápulas:** p. ej. de algunos minutos a varias horas → urticaria alérgica o inducida; 3-12 h → urticaria por presión, algunos días → urticaria en el curso de la enfermedad del suero

4) **tiempo de duración de los cambios:** p. ej. 1-4 h → urticaria alérgica; 30 min hasta 2 h → la mayoría de las urticarias físicas; 6-12 h → urticaria por presión.

La urticaria aguda puede presentarse bruscamente a lo largo de algunos minutos u horas. Es característica una rápida desaparición de las lesiones. En el caso de la urticaria crónica, el exantema puede aparecer a diario o con mayor periodicidad (semanal o mensualmente). Con frecuencia se produce la remisión espontánea a lo largo de un año, si bien puede reaparecer con posterioridad, pero puede también presentarse periódicamente a lo largo de varios años.

## → DIAGNÓSTICO

En el establecimiento de la causa de la urticaria la anamnesis tiene la importancia básica, en concreto se debe preguntar sobre:

1) momento y las circunstancias de la primera aparición de las habones de la urticaria

2) frecuencia de los episodios de la urticaria y la duración de las erupciones

3) relación de los viajes, la forma de pasar las vacaciones o los fines de semana

4) tamaño, forma y localización de los habones de la urticaria

5) coexistencia de angioedema

6) medicamentos ingeridos actualmente o recientemente y otras sustancias (las prescritas por el médico, así como las disposiciones sin la receta médica, preparaciones de hierbas, vitaminas, suplementos dietéticos y otros)

7) relación de tiempo entre la aparición de la urticaria y el contacto con los alimentos (ingesta, contacto); en la mayoría de los adultos la prueba de identificación del alérgeno alimenticio es inútil

8) relación de los síntomas con los potenciales factores físicos (p. ej. exposición a la temperatura baja o alta, luz solar), con esfuerzo físico o sudoración

9) infecciones virales de las vías respiratorias, hígado, mononucleosis infecciosa

10) contacto con los animales

11) exposición ocupacional a los alérgenos o sustancias irritantes (ej. látex, otros productos de caucho y cosméticos), preguntar por el tipo de trabajo

12) recientes mordeduras o picaduras de insectos

13) exposición por contacto

14) exposición a los alérgenos inhalatorios

15) colocación de prótesis/implantes en el curso de procedimientos quirúrgicos

16) síntomas relacionados con cualquier sistema (con el fin de excluir las enfermedades autoinmunológicas, neoplasias linfoproliferativas, trastornos hormonales, enfermedades del tracto digestivo, etc.)

17) antecedentes familiares de urticaria y atopia

18) relación con el ciclo menstrual

19) estrés psíquico (puede intensificar los síntomas cutáneos), enfermedades psíquicas

20) uso de estimulantes: tabaco (tabacos aromáticos), alcohol, *cannabis*

21) exámenes realizados hasta ahora

22) respuesta al tratamiento previo.

**Exploraciones complementarias**

**1. Análisis de sangre**

1) hemograma con frotis, VHS, exámenes bioquímicos básicos, examen general de orina

2) recuento de eosinófilos en sangre periférica: la eosinofilia puede ser manifestación de atopia o de infestación parasitaria

3) autoanticuerpos anti-TPO y anti-TG y anticuerpos antinucleares: el resultado positivo puede indicar una enfermedad autoinmune de la tiroides o enfermedad sistémica del tejido conectivo

4) crioglobulinas y componentes del sistema del complemento: los resultados anormales pueden sugerir enfermedad sistémica del tejido conectivo, neoplasia maligna, hepatitis crónica

5) otros: dependiendo de la enfermedad basal sospechada.

**2. Pruebas de punción cutáneas y/o determinación de las IgE específicas:** indicadas en los casos en los que la anamnesis sugiere como causante de la urticaria un alérgeno inhalado, alimentario, medicamento o veneno de insecto.

**3. Pruebas cutáneas de parche:** realizar si la anamnesis indica urticaria por contacto.

**4. Pruebas de provocación:** realizar si se sospecha un determinado tipo de urticaria.

1) **Aplicación de presión lineal superficial**: en la urticaria con dermografismo, en el lugar de la presión a los pocos minutos aparecerán eritema y edema.

2) **Con hielo:** aplicar cubito de hielo en bolsa de plástico a la piel del antebrazo durante 3-5 min o sumergir la mano del paciente en un recipiente con agua y hielo [0-8 °C] durante 5-15 min. Las lesiones aparecerán una vez retirado el estímulo, cuando la piel empiece a calentarse.

3) **Con compresa mojada a temperatura corporal:** colocar sobre la piel durante 20 min (urticaria acuagénica).

4) **De presión (en bloques, tiras o cilindros):** realizar una presión estándar. El edema aparecerá a los 10-30 min en la urticaria por presión de tipo inmediato y a las 2-6 h en la urticaria retardada por presión.

5) **Vibratoria:** aplicar sobre la piel del paciente un diapasón.

6) **De esfuerzo físico:** realizar en condiciones que garanticen una intervención inmediata si se produce una reacción anafiláctica. Indicada si se sospecha urticaria colinérgica. Durante 15-20 min se puede realizar un baño con agua a temperatura de 40-42°C. El calentamiento del cuerpo no produce urticaria en pacientes con anafilaxia inducida por esfuerzo físico. La prueba de esfuerzo también es utilizada en el diagnóstico de la anafilaxis posesfuerzo físico.

7) **Luminosa:** exposición a la luz.

8) **Con alimentos**: realizar en caso de sospecha de hipersensibilidad a determinados componentes alimentarios o aditivos alimenticios →cap. 4.32.

9) **Con medicamentos.**

**5. Prueba con el suero del paciente:** considerar en el diagnóstico de urticaria crónica; resultado positivo en presencia de autoanticuerpos anti-IgE o anti-FcεRI.

**6. Biopsia de piel:** considerar en pacientes:

1) con sospecha de urticaria vasculítica (pápulas con coloración rojo oscuro o violácea que se mantienen por >24 h, frecuentemente dolorosas, enfermedad actualmente no considerada urticaria)

2) con sospechas de mastocitosis

3) con síntomas generalizados y VHS aumentada

4) con urticaria idiopática crónica resistente al tratamiento.

### Criterios diagnósticos

El diagnóstico de urticaria se establece a base del característico aspecto de las lesiones cutáneas; y sus causas a base de los datos obtenidos en la anamnesis y exploraciones complementarias. Se llega a establecer la causa de la urticaria crónica solo en ~20 % de los casos.

### Diagnóstico diferencial

Ante todo descartar las enfermedades graves que pueden manifestarse por urticaria →más arriba. Además:

1) formas leves de eritema multiforme: con frecuencia aparecen síntomas prodrómicos (debilidad, fiebre, dolor de garganta, dolor muscular y articular) y posteriormente aparece un exantema con lesiones redondeadas en las manos, los pies y las superficies de extensión de las extremidades, así como en la mucosa de la cavidad oral

2) pénfigo ampolloso (rara enfermedad autoinmune de la piel)

3) dermatitis herpetiforme: enfermedad ampollosa de la piel que cursa con prurito, acompañada de enteropatía por gluten sintomática o asintomática; las ampollas se distribuyen simétricamente en los codos, las rodillas, los hombros, las nalgas y sobre el cuero cabelludo

4) erupciones medicamentosas

5) enfermedad del suero

6) vasculitis
7) mastocitosis: tras frotar la piel aparecen lesiones eritematosas que pueden disponerse linealmente a modo de cuentas (signo de Darier)
8) edema vasomotor
9) enfermedades con prurito →cap. 1.33.

### ➡ TRATAMIENTO

**Recomendaciones generales**

**1. Evitar el factor desencadenante** (alérgeno, factor físico, etc.), si se ha identificado. En caso de urticaria alimentaria realizar una dieta de eliminación (remisión de lesiones cutáneas a las 2-3 semanas).

**2. Evitar factores inespecíficos agravantes o desencadenantes de la urticaria:** medicamentos (AAS, otros AINE, opioides), alcohol, estrés psíquico.

**3. Tratar la enfermedad de base** si la urticaria tiene carácter secundario.

**Tratamiento farmacológico**

**1. Medicamentos antihistamínicos:** constituyen la base del tratamiento sintomático en la mayoría de los pacientes. Utilizar VO un **$H_1$-bloqueante que no cause somnolencia**. En caso de efecto insatisfactorio se puede usar VO mayor dosis de medicamento (hasta 4 veces la dosis recomendada).

Los medicamentos antihistamínicos de eficacia documentada en el tratamiento de la urticaria son: bilastina, cetirizina, desloratadina, fexofenadina, levocetirizina, loratadina y rupatadina (preparados y dosificación →cap. 17.3, tabla 3-2). No administrar simultáneamente diferentes medicamentos antihistamínicos. El tratamiento estándar con un solo medicamento antihistamínico es eficaz en <50 % de los enfermos con urticaria crónica idiopática. A pesar de emplearse a dosis elevadas, los exantemas reaparecen en 1/4-1/3 de los pacientes.

**2. Otros fármacos:** considerar en la urticaria resistente al tratamiento arriba mencionado

1) montelukast (preparados →cap. 3.9) 10 mg por la tarde: puede ser eficaz en el tratamiento de urticaria crónica idiopática (los datos que confirman su eficacia no son concluyentes)
2) ciclosporina, eficaz en el tratamiento de urticaria resistente a antihistamínicos, debido a los efectos adversos utilizar solo en casos severos, de urticaria crónica recurrente (p. ej. en pacientes que reciben con frecuencia glucocorticoides sistémicos)
3) anticuerpos monoclonales anti-IgE, omalizumab: eficaz a dosis de 150-300 mg/mes (independiente de la concentración inicial de IgE en el suero) en el tratamiento de la urticaria crónica idiopática, también las urticarias: por presión, térmica colinérgica, solar y por el frío; en Chile, debido a su alto precio, es usado con poca frecuencia en el tratamiento de la urticaria y está reservado para los casos de asma refractaria
4) glucocorticoides: utilizar en el tratamiento de la urticaria en el curso de la enfermedad del suero; considerar en otras urticarias crónicas que no responden al tratamiento con antihistamínicos; dosificación: prednisona VO dependiendo de la gravedad de los síntomas, p. ej. 30-40 mg por la mañana durante algunos días y posteriormente disminuir la dosis en 5 mg cada 3 semanas hasta eliminar el medicamento.

**Tratamiento específico**

**1. Urticaria por frío:** de forma preventiva se pueden usar antihistamínicos (particularmente ciproheptadina) o doxepina (no está disponible en Chile).

**2. Urticaria colinérgica:** antihistamínicos.

**3. Urticaria retardada por presión:** antihistamínicos, eventualmente por corto período son admisibles también glucocorticoides VO, dapsona (no está disponible en Chile), AINE o sulfasalazina.

# 5. Angioedema (AE, edema vasomotor)

→ **DEFINICIÓN Y ETIOPATOGENIA**

El angioedema (AE) es el edema del tejido subcutáneo o submucoso resultante de la dilatación y aumento de la permeabilidad vascular. Se desarrolla generalmente en un lapso de entre algunos minutos y varias horas. Está bien delimitado, asimétrico y típicamente localizado en la región palpebral, labios (→fig. 5-1), genitales y en la región distal de las extremidades, así como en las mucosas

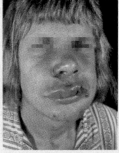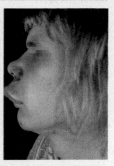

**Fig. 5-1.** Angioedema

de las vías respiratorias superiores y del tracto digestivo.

**AE asociado a urticaria**

1) **alérgico**: medicamentos (p. ej. penicilina y sulfonamidas), alimentos (especialmente cacahuetes, nueces, mariscos, leche, huevos de gallina, productos con alérgenos que presentan reacción cruzada con el látex, como kiwi, plátanos, palta y castañas comestibles), látex, venenos de insectos

2) **no alérgico**: AINE, medios de contraste radiológico, eosinofilia idiopática/síndrome hipereosinofílico, factores físicos (coexiste con la urticaria vibratoria, por frío, colinérgica o solar), idiopático.

**AE sin urticaria asociada (angioedema hereditario, HAE)**

1) **relacionado con la deficiencia/actividad disminuida del C1-INH** (C1-INH-HAE)

   a) **tipo I**: disminución de la concentración de C1-INH por mutación de herencia autosómica dominante o por mutación *de novo* (en conjunto suponen un 85 % de los casos del HAE)

   b) **tipo II**: actividad disminuida de C1-INH, con concentración de proteína C1-INH normal (deficiencia funcional de C1-INH)

2) **relacionado con la mutación del factor XII** (FXII-HAE; heredado de forma autosómica dominante)

3) **de causa desconocida** (U-HAE), se presenta en forma familiar, mutación desconocida.

**AE sin urticaria asociada, adquirido (AAE)**

1) **histaminérgico idiopático** (respondedor al tratamiento antihistamínico; IH-AAE): liberación de histamina desde los mastocitos y/o basófilos en la piel

2) **idiopático no histaminérgico** (no respondedor al tratamiento antihistamínico: InH-AAE): con participación de bradicinina; mecanismo no determinado

3) **relacionado con la administración de IECA** (IECA-AAE): a consecuencia de la inhibición de la inactivación de la bradicinina

4) **relacionado con el déficit adquirido de C1-INH** (C1-INH-AAE): disminución de la concentración de C1-INH en el curso de enfermedades sistémicas y neoplasias linfoproliferativas o por la presencia de autoanticuerpos anti C1-INH.

**→ CUADRO CLÍNICO E HISTORIA NATURAL**

**1. AE asociado a urticaria** (en un 40-50 % de los pacientes adultos y niños el AE coexiste con urticaria): puede afectar a cualquier localización, pero con mayor frecuencia a la región facial, extremidades y órganos genitales. En casos graves aparece edema de la lengua, faringe o laringe que conduce a insuficiencia respiratoria aguda y puede poner en peligro la vida. Los síntomas del AE no alérgico (causado por la toma de AINE, entre otros) son iguales a los del AE alérgico.

**2. C1-INH-HAE o C1-INH-AAE:** C1-INH-HAE se manifiesta generalmente en la 1.ª o 2.ª década de la vida. Los síntomas pueden aparecer espontáneamente, si bien en ~50 % de los enfermos son producidos por un factor desencadenante, tal como: estrés psíquico, traumatismo leve (p. ej. por intervención odontológica), menstruación, embarazo, uso de ciertos medicamentos (p. ej. anticonceptivos orales, IECA), infecciones. La mayoría de los pacientes presenta síntomas prodrómicos (cambios de humor, irritabilidad, ansiedad, agotamiento extremo, cefalea, náuseas). El **edema periférico de la piel** (de los párpados, labios, manos, pies, nalgas, escroto) por lo general adopta la forma de una única lesión bien delimitada, y con menor frecuencia se producen varias lesiones de pequeño tamaño. Comúnmente la piel afectada por el edema está pálida. A veces aparece un eritema en forma de serpentinas, sin prurito coexistente. Las lesiones cutáneas pueden resultar dolorosas. El edema aumenta lentamente a lo largo de 12-36 h y normalmente se mantiene durante 8-72 h (a veces más) para luego desaparecer espontáneamente de manera gradual. No se acompaña de prurito. En caso de recaídas el edema frecuentemente reaparece en la misma localización y la piel puede dilatarse y perder la elasticidad. El **edema gastrointestinal** se observa en un 70-80 % de los pacientes, con frecuencia de forma simultánea con cambios cutáneos. El edema agudo de la pared intestinal suele ocasionar dolor abdominal (a veces intenso), náuseas, vómitos o diarrea. La crisis de dolor súbito puede ser la única manifestación de angioedema y simular un "abdomen agudo". A veces los pacientes se someten a una apendectomía innecesaria o a una laparotomía exploratoria (la administración de concentrado de C1-INH permite diferenciar el abdomen agudo del AE). En lactantes los síntomas abdominales simulan un cólico intestinal. **Edema de laringe y/o faringe**: la presencia de una sensación de opresión faríngea, disfagia, disfonía, afonía, estridor laríngeo y disnea que se agrava indican el desarrollo de una obstrucción aguda de las vías aéreas, lo que constituye un riesgo para la vida.

De los pacientes pediátricos con C1-INH-HAE, un 42-58 % experimentan síntomas prodrómicos que incluyen eritema marginado (una erupción similar a un mapa en la piel). Las lesiones cutáneas con una apariencia similar pueden desarrollarse en infecciones virales y bacterianas y en enfermedades autoinflamatorias. La erupción puede ser mal diagnosticada, ya que los pacientes con urticaria y C1-INH-HAE con eritema marginado tienen un retraso más prolongado en el diagnóstico. Se ha observado una mayor incidencia de enfermedad celíaca concomitante en pacientes pediátricos con C1-INH-HAE. En pacientes celíacos con AEH, la dieta para celíacos puede reducir los síntomas digestivos.

**Los síntomas del C1-INH-AAE** son los mismos que en el caso de la deficiencia congénita, si bien de la anamnesis no se desprenden antecedentes familiares de dicha enfermedad y los síntomas pueden aparecer meses antes de otras manifestaciones de la enfermedad sistémica.

**3. IH-AAE:** el edema aumenta de manera rápida (máx. 6 h), abarca la cara, raras veces las vías aéreas y el tracto digestivo. En general no pone en peligro la vida.

**4. FXII-HAE:** se presenta principalmente en mujeres, los síntomas aparecen en la pubertad, después de iniciar el uso de anticonceptivos hormonales o terapia de reemplazo hormonal, o durante el embarazo. Con la edad la frecuencia y la intensidad de los síntomas disminuyen; puede ceder por completo a la edad de 70-80 años.

**5. IECA-AAE:** se presenta en un 0,3 % de los pacientes que reciben IECA y en un 0,13 % de los pacientes que reciben ARA-II, con mayor frecuencia en mujeres y >65 años, con 3-4 veces mayor frecuencia en personas de raza negra en comparación con los de raza blanca, en ~50 % de los casos se presenta en la 1.ª semana del uso del medicamento, no depende del tipo de IECA/ARA-II ni de su dosis. El edema con mayor frecuencia abarca los labios, párpados, cavidad oral (lengua), faringe y laringe, tracto digestivo.

### → DIAGNÓSTICO

El manejo diagnóstico del AE asociado a urticaria (la aparición de urticaria descarta el diagnóstico de C1-INH-HAE y C1-INH-AAE) →cap. 17.4.

En pacientes sin urticaria asociada establecer ante todo si reciben IECA, ARA-II o AINE (la remisión del edema tras la interrupción de la administración de IECA tiene una importancia diagnóstica decisiva). Realizar una anamnesis detallada referente a la aparición de edemas en los familiares del paciente. En caso de sospecha de la deficiencia de C1-INH →fig. 5-2. En enfermos >30 años excluir una neoplasia maligna y enfermedades autoinmunes sistémicas.

**Exploraciones complementarias:** AE asociado con urticaria →cap. 17.4.

En caso de AE sin urticaria, sobre todo en casos de edema recurrente, realizar la determinación de los componentes del complemento →fig. 5-2. En casos de AE crónico o recurrente sin causa evidente, considerar la realización de las siguientes exploraciones: hemograma con frotis de sangre, VHS, proteína C-reactiva, dímero D, examen general de orina, anticuerpos antinucleares, control de función tiroidea (particularmente en pacientes con antecedentes familiares o personales de enfermedades de la glándula tiroides o de otras enfermedades autoinmunes). En caso de dolor abdominal puede estar indicado realizar una radiografía, ecografía o TC de abdomen, o una radiografía de tórax si hay síntomas de afectación del sistema respiratorio (en AE raras veces revela un derrame pleural).

#### Diagnóstico diferencial

Excluir ante todo la anafilaxia aguda y el edema laríngeo. Además: cambios hormonales en mujeres (edema simétrico en cara y manos), insuficiencia cardíaca (edema con fóvea en extremidades), síndrome de vena cava superior (edema facial crónico), dermatitis alérgica aguda por contacto, erisipela o celulitis facial, edema linfático, herpes zóster, enfermedad de Crohn, enfermedades autoinmunes sistémicas, abdomen agudo.

### → TRATAMIENTO

#### Tratamiento en la fase aguda de la enfermedad

El tratamiento del ataque de AE depende de la localización del edema.

**1. En caso de riesgo de insuficiencia respiratoria aguda:** cuando se presenta estridor o importante edema facial y de las vías respiratorias superiores (edema de la lengua, de la mucosa de la cavidad oral y de la faringe, disfonía) → considerar una rápida intubación endotraqueal →cap. 25.19.1. En AE asociado a urticaria, el manejo es como en la anafilaxia →cap. 17.1. Observar a los pacientes con edema agudo de la faringe y vías respiratorias superiores durante ≥24 h.

**2. Edema gastrointestinal:** aplicar analgésicos, espasmolíticos, antieméticos e hidratación iv.

**3. Edema periférico agudo** (manos, pies, perineo): puede no requerir un tratamiento inmediato.

**4. AE asociado a urticaria (p. ej. tras la administración de AINE):** tratamiento como en la urticaria aguda →cap. 17.4.

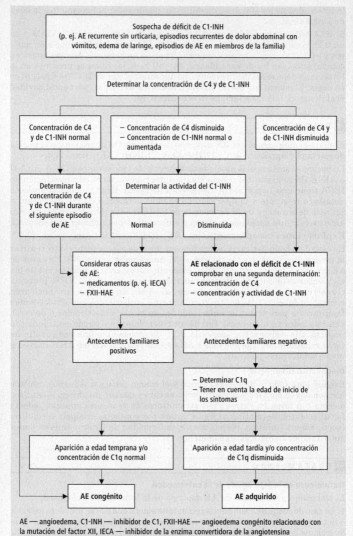

Sospecha de déficit de C1-INH
(p. ej. AE recurrente sin urticaria, episodios recurrentes de dolor abdominal con vómitos, edema de laringe, episodios de AE en miembros de la familia)

Determinar la concentración de C4 y de C1-INH

- Concentración de C4 y de C1-INH normal
- Concentración de C4 disminuida
- Concentración de C1-INH normal o aumentada
- Concentración de C4 y de C1-INH disminuida

Determinar la concentración de C4 y de C1-INH durante el siguiente episodio de AE

Determinar la actividad del C1-INH

Normal

Disminuida

Considerar otras causas de AE:
- medicamentos (p. ej. IECA)
- FXII-HAE

**AE relacionado con el déficit de C1-INH** comprobar en una segunda determinación:
- concentración de C4
- concentración y actividad de C1-INH

Antecedentes familiares positivos

Antecedentes familiares negativos

- Determinar C1q
- Tener en cuenta la edad de inicio de los síntomas

Aparición a edad temprana y/o concentración de C1q normal

Aparición a edad tardía y/o concentración de C1q disminuida

**AE congénito**

**AE adquirido**

AE — angioedema, C1-INH — inhibidor de C1, FXII-HAE — angioedema congénito relacionado con la mutación del factor XII, IECA — inhibidor de la enzima convertidora de la angiotensina

**Fig. 5-2.** Algoritmo diagnóstico en caso de sospecha de déficit de inhibidor C1 (C1-INH) como causa de angioedema

**5. C1-INH-HAE tipo I/II y C1-INH-AAE:** tener en cuenta que la adrenalina, los antihistamínicos y los glucocorticoides son ineficaces (hay que administrarlos si no se conoce el tipo de AE); según la severidad de la enfermedad se debe utilizar

1) **Concentrado de C1-INH**, derivado de plasma: fármaco de elección en angioedemas que suponen un riesgo vital. Es un fármaco seguro y bien

tolerado. El efecto clínico se obtiene pasadas 0,5-1,5 h, los síntomas ceden en ~24 h. Una unidad de pdC1-INH equivale al contenido de C1-INH en 1 ml de suero humano. En personas >12 años se utiliza también un análogo recombinante humano de C1-INH, conestat alfa. La dosis es de ~20 uds./kg (vial = 500 uds.). Esquemas: <50 kg — 1000 uds., 50-75 kg — 1500 uds., 75-100 kg — 2000 uds., >100 kg — 2500 uds.

2) **Moduladores de la vía de las quininas** (no están disponibles en Chile): ecallantida (fuerte inhibidor de la calicreína sérica) e icatibant (antagonista selectivo $B_2R$) 30 mg VSc en la región abdominal. El efecto clínico perdura hasta 4 h desde su administración. Si los síntomas no remiten, está indicado administrar las siguientes dosis de icatibant con intervalos de 6 h (máx. 3 inyecciones durante 24 h).

3) **PFC**: se recomienda comenzar con 2 uds. de PFC y aumentar dosis según respuesta. Administrar 400 ml como último recurso, en casos más graves de AE, cuando el concentrado C1-INH no está disponible. Paradójicamente puede agudizar los síntomas del AE.

**6. FXII-HAE**: se ha descrito el efecto beneficioso del icatibant y la remisión del edema a lo largo de 1-2 h posteriores a la administración del medicamento. La eficacia del danazol es dudosa.

**7. AE relacionado con la administración de IECA**: interrumpir el uso de IECA y de ARA-II.

**8. IH-AAE**: administrar glucocorticoide iv./VO y adrenalina IM, usar antihistamínicos de forma profiláctica.

**9. C1-INH-AAE: los** antihistamínicos, los glucocorticoides y la adrenalina son ineficaces (pero hay que administrarlos, si se desconoce el tipo de AE).

**Tratamiento crónico**

**1.** AE asociado con urticaria →cap. 17.4.

**2.** C1-INH-HAE tipo I y II.

1) **Evitar factores desencadenantes.**

2) **Prevención a corto plazo en pacientes sometidos a intervenciones que conlleven una compresión o apertura de tracto digestivo superior o de las vías respiratorias**

   a) 1-6 h antes de la intervención administrar concentrado de C1-INH: dosificación según la masa corporal, como en el tratamiento de la fase aguda del HAE; preparar la segunda dosis para administrar durante la intervención, en caso de necesidad

   b) si el concentrado de C1-INH no está disponible → danazol a dosis de 2,5-10 mg/kg/d (máx. 600 mg/d) durante 5 días antes de la intervención y durante los 2 días siguientes tras el procedimiento, eventualmente (en muy raras ocasiones) PFC.

3) **Prevención a largo plazo**: recomendada en función de la frecuencia de los ataques (habitualmente >1/mes), de su gravedad, de la calidad de vida del enfermo, de la disponibilidad de atención médica y de la eficacia del tratamiento del edema grave

   a) Concentrado de C1-INH: infusiones periódicas iv.; fármaco de elección también durante el embarazo y la lactancia.

   b) Danazol: el uso de andrógenos a largo plazo puede provocar aumento de peso, alteraciones menstruales o amenorrea y virilización en mujeres, disminución de la libido, acné, fatigabilidad, cefaleas, hipertensión arterial, colestasis y alteraciones de la función hepática. Está indicado realizar exámenes de la función hepática y lipidograma con regularidad (cada ~6 meses). No utilizar andrógenos durante el embarazo, lactancia materna y en pacientes con cáncer de próstata. En caso de uso a largo plazo, no exceder la dosis de 200 mg/d (en un promedio 100-200 mg/d). Al 1 mes de la terapia, se aumentará o disminuirá la dosis en función del estado clínico.

c) Ácido tranexámico (menos eficaz que los andrógenos, utilizar solo si el concentrado de C1-INH no está disponible y el uso de danazol está contraindicado) a dosis de 30-50 mg/kg/d en 2 o 3 dosis divididas.

**3. FXII-HAE:** las mujeres no pueden recibir preparados de estrógenos (anticoncepción, terapia de reemplazo hormonal).

**4. C1-INH-AAE:** el tratamiento es igual que en el C1-INH-HAE tipo I y el tipo II. Es necesario tratar la enfermedad de base, a veces realizar plasmaféresis y usar citotóxicos, andrógenos y ácido tranexámico (3 g/d).

**5. Embarazo y período posparto:** se debe instruir a las mujeres que planifican un embarazo en la autoadministración de la medicación, a la vez que se debe retirar el danazol (andrógenos). En caso de ataques agudos de C1-INH-HAE de tipo I o II y en profilaxis utilizar el pdC1-INH. Durante el parto facilitar la posibilidad de administrar —en caso de necesidad— el concentrado de C1-INH. Si se planifica una cesárea, es necesaria la intubación endotraqueal. Hay que recordar que durante el período del posparto existe un gran riesgo de aparición de edema agudo.

# 1. Enfermedades víricas

## 1.1. Gripe (influenza)

→ **DEFINICIÓN Y ETIOPATOGENIA**

Enfermedad infecciosa aguda debida a la invasión del sistema respiratorio por el virus de la gripe.

**Gripe estacional:** enfermedad anual, frecuente durante la temporada epidémica causada por el virus de la gripe común. En el hemisferio norte la temporada de gripe abarca el período octubre-abril y mayo-septiembre en el hemisferio sur, aunque se detectan casos todo el año, relacionados a viajes.

**Gripe pandémica:** enfermedad que se presenta en un lapso de años o de decenas de años en forma de epidemia mundial (pandemia) causada por nuevos, hasta entonces desconocidos subtipos o variantes del virus; p. ej. la gripe española (en los años 20 del siglo XX). La infección se extiende muy rápidamente y durante la pandemia el número de casos es varias veces más elevado que durante las epidemias de la gripe estacional de cada año. La OMS decide decretar la pandemia basándose en la extensión geográfica de la infección por el nuevo tipo de virus y no en su gravedad.

**1. Agente etiológico:** virus de la gripe. Los tipos A y B son los responsables de las epidemias en los seres humanos. El tipo A comprende diversos subtipos según la especificidad de los antígenos de dos glicoproteínas de superficie: la hemaglutinina (H) y la neuraminidasa (N). La gripe estacional es habitualmente causada por los virus de los subtipos A/H1N1 y A/H3N2 (en algunas temporadas también A/H2N2) y en menor medida por los virus tipo B (Victoria y Yamagata). Los virus tipo A se caracterizan por su gran variabilidad antigénica, causando brotes anuales y determinando la necesidad de actualizar el componente de las vacunas. En los últimos años en seres humanos se han registrado casos esporádicos de infección causada por los virus de la gripe aviar (tipos potencialmente pandémicos), asociados a complicaciones graves y alta mortalidad (principalmente en Asia y Egipto A/H5N1, últimamente también en China A/H7N9. En junio de 2009 la OMS anunció la pandemia causada por una nueva variante del virus de la gripe H1N1pdm09, antes A/H1N1v, llamada gripe porcina, que dominó la temporada 2009/2010 y que desplazó casi totalmente a los otros subtipos de la gripe estacional conocidos hasta la fecha. En las siguientes temporadas pospandémicas esta variante ha seguido circulando, con menor intensidad.

**2. Patogenia:** el virus de la gripe se une y penetra en las células del epitelio de las vías respiratorias altas y bajas mediante la hemaglutinina. Una vez en su interior se multiplica, lo que induce edema y necrosis del epitelio traqueal, bronquial y bronquiolar. No hay viremia y los síntomas generales son secundarios a la actividad de las citoquinas liberadas durante la reacción inflamatoria. La replicación extrapulmonar del virus de la gripe aviar subtipo H5N1 es una excepción. El ciclo de replicación dura 6-12 h. En comparación con virus típicos de la gripe estacional, el virus A/H1N1pdm09 tiene mayor afinidad por las células epiteliales del tracto inferior de las vías respiratorias, tiene capacidad de penetrar más profundamente en el sistema respiratorio e infectar los alvéolos pulmonares.

**3. Reservorio y vías de diseminación. Virus tipo A:** seres humanos y también algunos animales (p. ej. aves domésticas y silvestres, cerdos, mamíferos marinos, caballos, félidos). La infección se transmite por gotitas y posiblemente por el contacto con objetos contaminados. **Virus de la gripe aviar:** reservorio en aves enfermas. El contagio de la infección a los seres humanos es posible por el contacto directo con aves enfermas o muertas (contacto directo por la ingestión de carne cruda o poco cocida, o por la ingestión de huevos infectados).

**4. Factores de riesgo de infección:**

1) contacto cercano (hasta 1,5-2 m) con una persona infectada sin usar protección (mascarilla facial)

2) contacto directo con una persona enferma o infectada o con objetos contaminados

3) higiene inadecuada de manos

4) tocar con manos contaminadas los labios, la nariz y los ojos

5) permanecer en lugares con hacinamiento especialmente durante la temporada de gripe.

**5. Período de incubación y de contagio:** el período de incubación es de 1-4 días (un promedio de 2 días). El período de contagio en adultos es 1 día antes y hasta 5 días después de la aparición de los síntomas (a veces incluso hasta 10 días) y en niños pequeños es unos días antes y ≥10 días después de la aparición de los síntomas. Los pacientes con inmunodeficiencias severas pueden excretar el virus por múltiples semanas.

## → CUADRO CLÍNICO E HISTORIA NATURAL

Aparición súbita de los síntomas

1) generales: fiebre, escalofríos, astenia (con mayor frecuencia significativa), mialgias, cefalea (más frecuentemente frontal y retroocular), artralgias y malestar general

2) respiratorios: odinofagia, rinitis (por lo general poco intensos), tos seca

3) otros (menos frecuentes): laringitis u otitis media, náuseas, vómitos, diarrea leve.

En adultos mayores, la astenia o las alteraciones de la conciencia pueden ser los síntomas principales. La enfermedad suele resolverse espontáneamente en 3-7 días, pero la tos y el decaimiento pueden persistir ≥2 semanas. Hasta el 50 % de las infecciones son asintomáticas.

## → DIAGNÓSTICO

**Exploraciones complementarias**

**Identificación del agente etiológico:** detección del material genético del virus (RT-PCR), método de inmunofluorescencia (directa [DFA] o indirecta [IFA]), pruebas rápidas para el diagnóstico del antígeno del virus (RIDT), aislamiento del virus en cultivos celulares y test rápido de detección de antígeno en muestras de secreción nasofaríngea (aspirado, hisopado). En Chile la guía de manejo clínico de influenza promueve el diagnóstico viral e indica que en todo el paciente con sospecha de gripe debe realizarse algún test diagnóstico. Adicionalmente estas pruebas han de considerarse en pacientes de alto riesgo de complicaciones o en otras indicaciones de hospitalización. El método diagnóstico de mayor sensibilidad y especificidad es la RT-PCR (las muestras se toman con un hisopo plástico, no puede contener algodón ni madera). Los errores en el tipo de muestra, el método y el momento de su obtención y las condiciones de conservación y transporte pueden llevar a un resultado falso negativo. En caso de una importante sospecha clínica de gripe hay que considerar la repetición de la prueba. En caso de infección de las vías respiratorias inferiores, el aspirado traqueal y bronquial tiene mayor valor diagnóstico; en Chile la prueba de elección en neumonía con sospecha de etiología viral es la RT-PCR en hisopado o aspirado nasofaríngeo. Los test rápidos (RIDT) de detección antigénica de la gripe se caracterizan por una gran especificidad (un promedio del 98 %), pero con moderada sensibilidad (50-60 %, mayor en niños). Por eso el resultado negativo no excluye la posibilidad de infección cuando los datos clínicos y epidemiológicos indican la infección gripal. Tiempo de espera para los resultados: cultivo celular convencional 3-10 días, rápido 1-3 días, método de inmunofluorescencia 1-4 h, RT-PCR 1-6 h, RIDT <30 min.

Las pruebas serológicas y el cultivo viral no tienen impacto en la práctica clínica, su utilidad está en el estudio de brotes y en la caracterización del virus.

### Criterios diagnósticos

**1. Diagnóstico de la infección** (gripe confirmada en el laboratorio): el resultado positivo de la prueba vírica es la base del diagnóstico.

**2.** El diagnóstico de la gripe se tiene que considerar durante la temporada de la epidemia en todo paciente con fiebre y síntomas del tracto respiratorio (odinofagia, congestión nasal y/o tos). Sobre la base del cuadro clínico se puede diagnosticar solo enfermedad tipo influenza o pseudogripal (muchos microorganismos causan síntomas similares).

**3. Clasificación de la gravedad de la enfermedad:**

**Casos graves o complicaciones de la gripe** (indicación de hospitalización). Aparte de los síntomas típicos también ≥1 de los siguientes.

1) Enfermedad de las vías respiratorias bajas (neumonía): datos clínicos (taquipnea y otros signos de disnea, hipoxia) y/o radiológicos.

2) Compromiso del sistema nervioso: convulsiones (incluidas las convulsiones febriles), alteraciones de la conciencia, encefalopatía, encefalitis, déficits neurológicos focales, síndrome de Guillain-Barré, mielitis transversa aguda

3) Complicaciones secundarias, p. ej. miocarditis, insuficiencia renal, compromiso multiorgánico, sepsis y *shock* séptico, rabdomiólisis

4) descompensación de enfermedades crónicas subyacentes, p. ej. asma, enfermedad pulmonar obstructiva crónica (EPOC), cardiopatía isquémica, insuficiencia cardíaca, hepática o renal crónica, diabetes

5) otros estados graves que requieren hospitalización no mencionados anteriormente

6) cualquiera de los síntomas de la enfermedad progresiva (→más adelante).

**Enfermedad progresiva (agravamiento)**: aparición de síntomas de alarma en pacientes que anteriormente han asistido al médico debido a una gripe sin complicaciones. El empeoramiento del estado del paciente puede ser muy rápido (p. ej. en 24 h). La aparición de los síntomas de alarma es una indicación para la hospitalización (→más adelante, ptos. 1-3).

**Síntomas de alarma**:

1) síntomas, signos y resultados de pruebas de insuficiencia cardiorrespiratoria: disnea, cianosis, hemoptisis, dolor torácico, hipotensión, disminución de la saturación arterial de oxígeno

2) síntomas que indican complicación del SNC: alteración de la conciencia, pérdida de la conciencia, somnolencia, convulsiones nuevas, recurrentes o persistentes, debilidad considerable, parálisis o paresia

3) síntomas que indican deshidratación grave: mareo o síncope al intentar levantarse, hipotensión ortostática, sopor o disminución de la diuresis

4) síntomas de laboratorio y/o clínicos de la infección viral severa o de una infección bacteriana secundaria

5) persistencia o recidiva de fiebre alta o de otros síntomas, una vez pasados 3 días.

### Diagnóstico diferencial

Rinitis catarral y otras infecciones virales de las vías respiratorias, infecciones bacterianas de las vías respiratorias, descompensación de la EPOC o del asma, mononucleosis infecciosa, infección aguda por VIH, leucemia mieloide aguda, paludismo, babesiosis.

---

**→ TRATAMIENTO**

---

**Algoritmo de actuación** →fig. 1-1 y fig. 1-2.

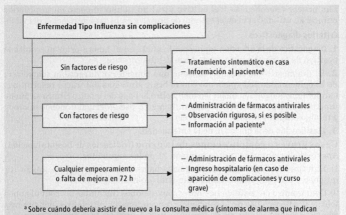

<sup>a</sup> Sobre cuándo debería asistir de nuevo a la consulta médica (síntomas de alarma que indican progresión de la enfermedad).

**Fig. 1-1.** Procedimiento clínico inicial en caso de gripe o de enfermedad pseudogripal sin complicaciones (según la OMS 2009)

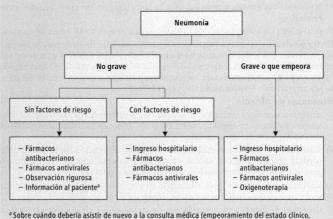

<sup>a</sup> Sobre cuándo debería asistir de nuevo a la consulta médica (empeoramiento del estado clínico, curso grave de la enfermedad u otras complicaciones).

**Fig. 1-2.** Procedimiento clínico inicial en caso de neumonía en el transcurso de la gripe (según la OMS 2009)

**Tratamiento sintomático**

**1. Reposo en cama, ingesta abundante de líquidos, precauciones de gotitas** (especialmente para personas de alto riesgo de complicaciones por la gripe).

**2. Fármacos antipiréticos y analgésicos:** paracetamol, AINE (p. ej. ibuprofeno); no prescribir AAS en niños y adolescentes hasta los 18 años de edad por riesgo de síndrome de Reye.

**3.** En caso necesario: fármacos antitusígenos, fármacos descongestionantes que producen vasoconstricción en la mucosa nasal, soluciones con NaCl isotónicas o hipertónicas para lavado nasal.

**4.** Fármacos usados comúnmente, como la vitamina C y el rutósido son ineficaces.

**5.** Todo enfermo con insuficiencia respiratoria catastrófica debe trasladarse a un centro que disponga de oxigenación por membrana extracorpórea (ECMO).

**Tratamiento causal**

**1. Fármacos antivíricos activos solo frente a los virus de la gripe** (disponibles en Chile)

1) inhibidores de la neuraminidasa (activos frente a los virus de la gripe A y B): **oseltamivir** y **zanamivir**

2) inhibidores M2 (activos solo frente a los virus de la gripe A), **amantadina** y **rimantadina:** no recomendados debido a la resistencia común de los virus de gripe A (H3N2, H1N1pdm09) que han circulado en las últimas temporadas gripales.

Todas las cepas de los virus de gripe estacional (con pocas excepciones) son en la actualidad sensibles a los inhibidores de la neuraminidasa. Cuanto más precoz es el inicio del tratamiento antivírico, mayor es su eficacia, siendo mayor si se comienza antes de 48 h de inicio de síntomas. Por eso, en caso de sospecha de gripe en grupos de alto riesgo y en pacientes con infección respiratoria aguda grave, no debe esperarse la confirmación de laboratorio para iniciar el tratamiento.

**2. Indicaciones para el tratamiento con oseltamivir (o con zanamivir):**

1) En caso de gripe (sospechada o confirmada) en pacientes hospitalizados.

2) Gripe que tiene un curso grave, complicado o progresivo, o complicaciones de la gripe (criterios →más arriba): administrar lo antes posible el tratamiento con oseltamivir. Si el oseltamivir no está disponible, existe contraindicación o se trata de una cepa resistente → administrar zanamivir.

3) En caso de una gripe sospechada clínicamente o confirmada por laboratorio, en personas de alto riesgo de complicaciones (→más adelante) debe iniciarse el tratamiento con oseltamivir (o zanamivir) de forma precoz, independientemente de su gravedad, idealmente en 48 h.

En la mayoría de los casos de gripe que tiene un curso benigno o moderado, en personas no incluidas dentro del grupo de alto riesgo de complicaciones y en pacientes en fase remitente de la enfermedad, no es necesario usar fármacos antivirales. Durante un tratamiento prolongado con oseltamivir, sobre todo en pacientes con inmunodeficiencia, se puede desarrollar resistencia a este fármaco. Las cepas del virus A/H1N1pdm09 descritas con resistencia a oseltamivir son todas sensibles a zanamivir.

**3. Dosificación, esquemas de tratamiento y reacciones adversas:**

1) **Oseltamivir** VO 75 mg 2 × d (dosis para las personas de >40 kg o >12 años); el tratamiento dura 5 días. Si no hay respuesta al tratamiento estándar → prolongar el tratamiento. En pacientes sin posibilidad de ingerir cápsulas opcionalmente se puede preparar una suspensión de uso oral del contenido de la cápsula, siguiendo las instrucciones del fabricante. En insuficiencia renal con aclaramiento de creatinina de 10-30 ml/min se debe reducir la dosis terapéutica a 75 mg 1 × d y la dosis de profilaxis hasta 75 mg cada 48 h. Reacciones adversas: náuseas/vómitos (menos intensos cuando el fármaco se administra con la comida), síntomas neuropsiquiátricos temporales (autolesiones y/o delirio).

2) **Zanamivir** (inhalador): se recomiendan 2 inhalaciones (2 × 5 mg) 2 × d durante 5 días. No administrar el zanamivir por nebulización (contiene lactosa, que puede dificultar el funcionamiento de nebulizador). Está contraindicado en pacientes con enfermedades crónicas respiratorias (asma, EPOC) o cardíacas. Reacciones adversas: broncoespasmo. No se requiere modificar la dosis en enfermos con insuficiencia renal grave.

**Tratamiento en el hospital**

Indicado en casos de gripe con un curso grave o progresivo →más arriba.

**1.** Evaluación inicial del paciente:

1) En cada paciente hay que monitorizar el $SpO_2$ y, en caso de neumonía, hay que mantener su valor >90 % y en algunos pacientes, como embarazadas y niños, un 92-95 %, pudiendo ser necesaria la oxigenoterapia.

2) En caso de disnea realizar una radiografía de tórax.

3) Se recomienda hacer (o repetir) técnicas diagnósticas para detectar el virus de la gripe (RT-PCR). En enfermos con insuficiencia respiratoria que requieren ventilación mecánica hay que examinar la muestra de la nariz y faringe, así como el aspirado traqueal. En caso de un resultado negativo en un paciente con alta probabilidad de infección en algunos países se suele repetir el test cada 48-72 h (en Chile no se practica, debido a que la sensibilidad de la PCR es cercana al 100 %).

4) Monitorizar el estado clínico del paciente.

**2.** Iniciar lo antes posible el tratamiento empírico con oseltamivir (o con otro medicamento antiviral de elección, si las indicaciones de la temporada han sido cambiadas). Habitualmente, después de la aparición de complicaciones que motivan hospitalización, hay que administrar el oseltamivir >5 días o ≥10 días o hasta confirmar la inexistencia de la replicación viral, basándose en la reducción de síntomas clínicos o el resultado de las pruebas víricas (en Chile la guía clínica recomienda 5 días de tratamiento sin prolongar a 10). Si los síntomas graves de la gripe se mantienen a pesar del tratamiento con oseltamivir en pacientes con una infección confirmada, considerar zanamivir o peramivir iv. (en Chile no está disponible).

**3.** Neumonía (especialmente grave) durante el curso de la gripe: además del tratamiento antiviral con oseltamivir administrar antibioticoterapia empírica según las recomendaciones de manejo de la neumonía adquirida en la comunidad. La neumonía bacteriana en pacientes con gripe es causada más frecuentemente por *Streptococcus pneumoniae y Staphylococcus aureus* (en Chile), pero en cada caso es recomendable un diagnóstico bacteriológico. No se recomienda la administración profiláctica de antibióticos. Si la evaluación clínica y los resultados de las pruebas microbiológicas no demuestran una infección bacteriana, en pacientes con gripe confirmada hay que considerar suspender el antibiótico.

**4.** En casos indicados (p. ej. SDRA) ventilación mecánica.

**5.** Glucocorticoides: pueden reducir la mortalidad de adultos por neumonía grave, pero no se recomienda su administración rutinaria en el tratamiento de la neumonía viral, por riesgo de efectos adversos, entre ellos infecciones oportunistas. Considerar los glucocorticoides en dosis bajas para el manejo del *shock* séptico que requiere la administración de fármacos vasopresores →cap. 18.7.

---

### → COMPLICACIONES

1) Neumonía:

   a) primaria por influenza: los síntomas gripales no remiten; es la causa más frecuente de neumonía viral grave durante la temporada de la epidemia de gripe; puede desarrollarse como SDRA

   b) neumonía secundaria bacteriana causada por *Streptococcus pneumoniae, Staphylococcus aureus* o *Haemophilus influenzae,* cuando remiten los síntomas de gripe o en la fase de convalecencia (reaparición de fiebre y aumento de disnea, tos y decaimiento).

2) Faringitis estreptocócica.

3) Descompensación de una enfermedad crónica coexistente.

4) En pocas ocasiones: meningitis, encefalitis, encefalopatía, mielitis transversa, síndrome de Guillain-Barré, miositis (en casos extremos con mioglobinuria e insuficiencia renal), miocarditis, pericarditis, sepsis y falla multiorgánica.

5) En muy pocas ocasiones (normalmente en niños) síndrome de Reye, habitualmente relacionado con consumo de preparados con AAS.

**Factores de riesgo** de curso grave y complicaciones de la infección (entre otros de hospitalización y muerte):

1) ≥65 o <5 años de edad (especialmente hasta los 24 meses de edad)

2) embarazo (especialmente 2.º y 3.ᵉʳ trimestre) y las primeras 2 semanas de puerperio

3) obesidad mórbida (IMC ≥40)

4) algunas enfermedades crónicas (independientemente de la edad): pulmonar (p. ej. EPOC, asma), cardíaca (p. ej. cardiopatía isquémica, insuficiencia cardíaca congestiva), renal, hepática, metabólica (también diabetes), sanguínea (también hemoglobinopatías), deficiencias inmunológicas (primarias, VIH, terapia inmunosupresora), enfermedades neurológicas que alteran el funcionamiento del tracto respiratorio o la eliminación de las secreciones de las vías respiratorias (p. ej. trastornos cognitivos, lesiones traumáticas de la médula espinal, trastornos convulsivos, enfermedades neuromusculares).

## → SITUACIONES ESPECIALES

**Embarazo y lactancia**

En embarazadas existe un riesgo elevado de complicaciones secundarias a la gripe, entre ellas una desfavorable terminación del embarazo (aborto espontáneo, parto prematuro, peligro para la vida del feto). En caso de sospecha justificada o de confirmación de la influenza, evaluar cuidadosamente al paciente e, independientemente de la intensidad de los síntomas, iniciar el tratamiento antiviral, incluso antes de recibir el resultado de las pruebas de laboratorio. Para el tratamiento analgésico y antifebril prescribir paracetamol (el AAS y los AINE están contraindicados durante el embarazo). No existen suficientes datos sobre el uso de oseltamivir en dosis más altas que 75 mg cada 12 h durante el embarazo. Las mujeres lactantes pueden continuar con la lactancia sin riesgo durante el tratamiento con oseltamivir y zanamivir.

## → PREVENCIÓN

**Métodos específicos**

**1. Vacuna preventiva** →cap. 18.10, principal método de prevención.

**2. Profilaxis farmacológica:** oseltamivir o zanamivir, lo más rápidamente después de la aparición de los síntomas de gripe; recomendada en grupos de alto riesgo (→más arriba) después del contacto cercano con un enfermo. Los medicamentos homeopáticos y la vitamina C son ineficaces.

**Métodos no específicos**

**1. Aislamiento de los enfermos:** precauciones de gotas durante 7 días desde la aparición de los síntomas o —si duran más tiempo— 24 h después de la desaparición de la fiebre y otros síntomas agudos del tracto respiratorio. Durante este período el enfermo con gripe no complicada debería permanecer en casa y limitar sus contactos a lo estrictamente necesario. En caso de pacientes inmunodeprimidos es necesario un aislamiento más largo.

**2. Medidas de protección personal**

1) Higiene de manos: especialmente en caso de contacto cercano con el infectado (p. ej. en casa, en el trabajo, en el hospital, en el centro de salud) lavado de manos frecuente (10×d, cada lavado de 20 s), con agua y jabón (óptimamente con un producto a base de alcohol). Después del lavado secar las manos con una toalla de un solo uso. Este procedimiento ha de seguirse después de cada contacto con el enfermo, después del uso del baño, antes de comer o antes de tocarse los labios y la nariz, al volver a casa, después de la limpieza de la nariz o después de cubrir los labios durante el estornudo o la tos.

2) Mascarilla facial (p. ej. quirúrgica) para contacto con el enfermo (hasta 1,5-2 m). El paciente también debería llevar una mascarilla para reducir el riesgo de contagio. Eliminar la mascarilla inmediatamente después de su uso si debe salir de su unidad o habitación. No se recomienda el uso de mascarillas faciales a personas asintomáticas como medida profiláctica. Durante los procedimientos médicos que generan secreciones en forma de aerosol (p. ej. broncoscopia, aspiración de secreciones de las vías respiratorias) es recomendable considerar el uso de mascarillas con filtro N95 o de clase parecida (en Chile la indicación es principalmente el uso de mascarilla quirúrgica) y también antiparras o gafas, bata y guantes.

3) Etiqueta de la tos: cubrir los labios con un pañuelo de un solo uso durante la tos y el estornudo y después eliminarlo y lavarse bien las manos (si no se dispone de pañuelo, se recomienda cubrir los labios y la nariz con el antebrazo, no con la mano); evitar el contacto cara-cara con otras personas; evitar lugares con hacinamiento; evitar tocarse la boca, la nariz y los ojos con las manos no lavadas; con frecuencia ventilar las habitaciones.

**3. Notificación obligatoria:** en Chile vigilancia en centinela.

## 1.2. Rinitis catarral (resfriado común)

### ➡ ETIOPATOGENIA

El resfriado común (rinofaringitis viral, rinofaringitis y sinusitis viral) es el conjunto de síntomas clínicos relacionados con la inflamación de la mucosa de la nariz, faringe y senos paranasales, a consecuencia de una infección viral aguda.

**1. Agente etiológico:** >200 tipos de virus, siendo los más frecuentes rinovirus de la familia *Picoranviridae* (30-50 %), coronavirus (10-15 %), virus respiratorio sincicial (VRS), adenovirus y enterovirus (p. ej. *Coxsackie*).

**2. Patogenia:** al penetrar en las células del epitelio nasofaríngeo comienza la replicación de los virus provocando una inflamación local, lo que lleva a la dilatación de los vasos sanguíneos (edema, secreción), a un aumento de la secreción de las glándulas de la mucosa y en ocasiones también a la destrucción y descamación del epitelio.

**3. Reservorio y vías de diseminación:** en personas infectadas. La infección se transmite principalmente por gotitas, pero también por el contacto directo y por el tracto digestivo (dependiendo del tipo de virus).

**4. Período de incubación y de transmisibilidad:** el período de incubación es de 1-2 días. Es más transmisible durante los primeros 3 días de la enfermedad, pero la excreción del virus dura hasta 2 semanas después de la aparición de los síntomas.

### ➡ CUADRO CLÍNICO E HISTORIA NATURAL

El inicio de la enfermedad suele ser benigno y la secuencia de los síntomas es variable (no siempre aparecen todos los síntomas)

1) Malestar general, cefalea, mialgias, odinofagia.

2) Escalofríos acompañados o no de fiebre (ausente en la mayoría de los casos).

3) Rinitis: inicialmente hay pérdida de secreción serosa que también desciende por la parte posterior de la faringe, luego aparece sensación de obstrucción y congestión nasal, deficiencia olfativa, estornudos. La secreción puede ser densa, verdosa o incluso purulenta (lo que no se traduce en una infección bacteriana).

4) Faringitis: eritema, micropápulas inflamatorias en la parte posterior de la faringe. A veces aparecen micropápulas o pequeñas vesículas en los pilares palatinos y secreción en la parte posterior de la faringe.

5) Tos: al inicio seca con tendencia a convertirse en productiva.

6) En algunas ocasiones conjuntivitis (p. ej. adenovirus) y erupción cutánea (p. ej. adenovirus, enterovirus).

La enfermedad remite espontáneamente. La intensidad máxima de los síntomas es después de 2-3 días, para posteriormente iniciarse la remisión de los síntomas que desaparecen en 7-10 días. En un 25 % de los enfermos la tos se mantiene durante 2-3 semanas (a veces incluso más tiempo).

## → DIAGNÓSTICO

El diagnóstico se basa en la anamnesis y en la exploración física. Las exploraciones complementarias no son necesarias, debido a que la mayoría de las veces la enfermedad es leve.

**Diagnóstico diferencial**

1) Faringitis aguda de otra etiología, principalmente estreptocócica.
2) Sinusitis bacteriana: puede ser difícil la distinción entre la etiología viral y la bacteriana, a base de síntomas clínicos (casi en el 90 % de los casos en rinitis catarral se observan alteraciones en las pruebas de imagen de senos paranasales).
3) Gripe, laringitis, bronquitis y neumonía.
4) Fase prodrómica de otras enfermedades infectocontagiosas (p. ej. sarampión, varicela, parotiditis, tosferina).
5) Rinitis alérgica, cuando los síntomas de la rinitis se prolongan.

## → TRATAMIENTO

**Tratamiento causal**

No existe.

**Tratamiento sintomático**

1) Los comprimidos con altas dosis de zinc (>75 mg de Zn/d) disminuyen el período de manifestación de los síntomas en un promedio de 1 día (en Chile el zinc está disponible solo en comprimidos y gotas y se indica como suplemento en estados carenciales). La vitamina C es ineficaz.
2) Si es necesario, adicionalmente: fármacos descongestionantes que producen vasoconstricción de la mucosa nasal y de los senos paranasales o una disolución de NaCl isotónica o hipertónica (2,5-3 %, preparados de sal marina) intranasal, fármacos analgésicos y antifebriles (paracetamol y los AINE), fármacos antitusígenos →cap. 1.39.
3) Reposo e ingesta de muchos líquidos durante la fiebre.

## → COMPLICACIONES

Sinusitis bacteriana, otitis bacteriana (especialmente en niños), neumonía bacteriana (personas mayores). El uso profiláctico de antibióticos durante la rinitis catarral no reduce el riesgo de estas complicaciones.

## → PREVENCIÓN

**Métodos específicos**

**1. Vacunación preventiva:** no existe.

**Métodos no específicos**

**1. Aislamiento de los enfermos:** sí.

**2. Medidas de protección personal:** higiene de las manos después del contacto con un enfermo.

**3. Notificación obligatoria:** no.

## 1.3. Sarampión

**1. Agente etiológico:** el virus del sarampion es un ARN virus de la familia de los *Paramixoviridae*.

**2. Patogenia:** el virus penetra en el epitelio de las vías respiratorias superiores y de las conjuntivas → inicialmente se multiplica en los ganglios linfáticos locales y en el tejido linfático → penetra en la sangre, causa viremia e infecta las células del sistema linfático y del epitelio de las vías respiratorias.

**3. Reservorio y vías de diseminación:** los seres humanos son el único reservorio. La infección se transmite por gotitas pequeñas (aerosoles) y por el contacto con las secreciones del enfermo (p. ej. de las vías respiratorias).

**4. Período de incubación y de transmisibilidad:** el período de incubación hasta la aparición de los síntomas prodrómicos es de 7-14 días (un promedio de 10 días) y hasta la aparición del exantema de 7-21 (un promedio de 14 días). Tiene una gran transmisibilidad y el riesgo de infección en personas susceptibles después del contacto con un enfermo es muy alto. El enfermo transmite la infección a otros desde el momento de la aparición de los síntomas prodrómicos hasta los 3-4 días después de la presentación del exantema (4 días antes y 4 días después del exantema). El virus se mantiene en al aire o en las superficies contaminadas hasta por 2 h.

La infección casi siempre se manifiesta con los síntomas clínicos. Sucesivamente aparecen

1) **Síntomas prodrómicos** (duran 2-4 días):
   a) fiebre alta, incluso hasta los 40 °C (1-7 días)
   b) tos seca (puede persistir 1-2 semanas), congestión nasal aguda, rinorrea
   c) conjuntivitis (fotofobia), que puede llegar a ser muy intensa, especialmente en adultos, asociada a edema palpebral; remite con la bajada de la fiebre.

   Las secreciones nasal y conjuntival junto con la tos se conocen como triple catarro.

2) **Manchas de Koplik** →fig. 1-3: numerosas pápulas blanco grisáceas en la mucosa oral en la zona de las mejillas, cerca de los dientes premolares. Aparecen 1-2 días antes de la aparición del exantema y normalmente duran hasta 48 h. Es un signo patognomónico, pero su ausencia no excluye el diagnóstico de sarampión.

3) **Exantema tipo maculopapular**: máculas y pápulas de color rojizo intenso hasta violeta y de 0,1-1 cm de diámetro, que aparecen 2-4 días después del inicio de la fiebre. Frecuentemente se inicia desde cefálico (zona frontal, debajo de la línea de implantación del cabello, detrás de los pabellones auriculares, sin aparecer en la piel pilosa), luego gradualmente se extiende hacia el tronco y las extremidades →fig. 1-4, soliendo fusionarse. El exantema empalidece y desaparece después de 3-7 días, en el mismo orden en el que apareció, dejando unas manchas parduscas y una descamación fina de la epidermis.

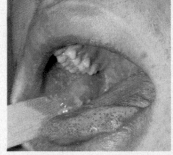

**Fig. 1-3.** Sarampión: manchas de Koplik en la mucosa oral de la mejilla

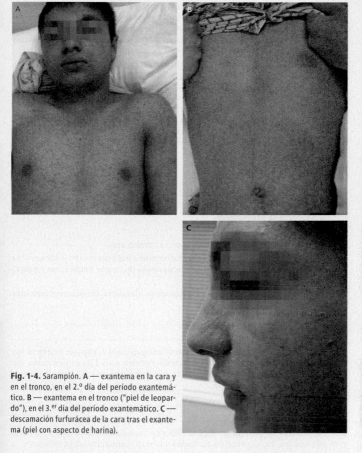

**Fig. 1-4.** Sarampión. **A** — exantema en la cara y en el tronco, en el 2.º día del período exantemático. **B** — exantema en el tronco ("piel de leopardo"), en el 3.er día del período exantemático. **C** — descamación furfurácea de la cara tras el exantema (piel con aspecto de harina).

4) **Otros síntomas** y signos (menos frecuentes): anorexia, diarrea, linfadenopatía generalizada.

### → DIAGNÓSTICO

**Exploraciones complementarias**

Indicadas en cada caso de sospecha de sarampión. Hay que preservar el material biológico para las pruebas víricas y moleculares.

**Identificación del agente etiológico**

1) Pruebas serológicas (ELISA): presencia de anticuerpos IgM específicos contra el virus de sarampión en el suero de una persona no vacunada en los últimos 2-3 meses. Aparecen 2-3 días después de la manifestación del exantema y desaparecen después de 4-5 semanas. Las muestras clínicas (sangre) se deben tomar >7 días después de la manifestación del exantema (cuando se presenta la concentración más elevada de los IgM específicos).

Si se tomó la muestra antes y el resultado fue negativo, hay que repetir la prueba. Cuando la detección de IgM no es posible, la confirmación del diagnóstico se puede realizar al detectar un aumento de cuatro veces de los anticuerpos específicos IgG en el suero durante un período de 4 semanas (en la fase aguda de la enfermedad y en la convalecencia).

2) Aislamiento del virus diferente del virus de la vacuna (cultivo): muestras clínicas que idealmente han de tomarse 1-4 días desde la manifestación del exantema: hisopado o aspirado nasofaríngeo, orina, muestra de sangre (en Chile la recomendación nacional es muestra nasofaríngea que puede conservarse en frío, la muestra de orina se solicita excepcionalmente). Las muestras clínicas deben enviarse al Instituto de Salud Pública de Chile, centro nacional de referencia. En Argentina el estudio viral no se hace de rutina, solo se realiza en situaciones especiales.

### Criterios diagnósticos

La sospecha de infección se basa en el cuadro clínico. El diagnóstico de enfermedad esporádica se basa únicamente en las pruebas de laboratorio. En caso del cuadro clínico típico, la enfermedad se puede diagnosticar también en una persona que haya tenido contacto con un enfermo con sarampión confirmado por las pruebas de laboratorio.

### Diagnóstico diferencial

Otras enfermedades con exantemas generalizados son:

1) **Infecciones**: escarlatina, rubéola, infecciones por enterovirus, adenovirus, parvovirus B19, VEB (especialmente después de tomar ampicilina y amoxicilina), *Mycoplasma*.

2) **Enfermedades no infecciosas**: erupciones alérgicas, erupciones inducidas por fármacos.

---

### ➔ TRATAMIENTO

Tratamiento exclusivamente sintomático: antipiréticos l, reposo, evitar la luz (fotofobia), hidratación adecuada y nutrición del enfermo. Los suplementos con vitamina A tienen un efecto beneficioso en niños desnutridos. En complicaciones bacterianas: antibioticoterapia.

---

### ➔ COMPLICACIONES

El riesgo mayor de complicaciones se observa en niños en la primera infancia y en adultos (especialmente desnutridos y con inmunodeficiencia celular):

1) Otitis media (7-9 %), neumonía (1-6 %, con alta mortalidad), encefalitis (0,1 %, mortalidad 15 %, en un 25 % de los afectados hay secuelas neurológicas permanentes), miocarditis, convulsiones (0,5 %), ceguera (neuritis retrobulbar).

2) Infecciones bacterianas secundarias y agudizamiento de los síntomas de la tuberculosis latente (el sarampión causa una inmunosupresión transitoria importante), muchas veces de curso grave, pueden provocar el fallecimiento. La persistencia de la fiebre durante más de unos días o su reaparición indica complicaciones.

3) Fallecimiento en 0,1-1/1000 de los casos de enfermedad (pero la mortalidad puede ser incluso de un 20-30 % en niños de los países en vías de desarrollo).

4) Panencefalitis esclerosante subaguda (PEES), un trastorno neurodegenerativo progresivo raro (1-4/100 000, pero 1/8000 en casos de sarampión en niños de <2 años de edad) que provoca el fallecimiento. Se desarrolla habitualmente varios (incluso más de diez) años después del sarampión (un promedio de 7 años).

### → PRONÓSTICO

Habitualmente es una enfermedad de curso benigno o moderado. Una vez contraída, la inmunidad será permanente. Su curso es especialmente grave y con un alto riesgo de complicaciones en niños pequeños y desnutridos (sobre todo con deficiencia de vitamina A) o en los pacientes inmunodeprimidos. La mortalidad es poco frecuente, mayormente se observa relacionada a las complicaciones (especialmente en las personas desnutridas y con inmunodeficiencia celular: panencefalitis esclerosante subaguda, neumonía de células gigantes).

### → PREVENCIÓN

**Métodos específicos**

**1. Vacuna preventiva** →cap. 18.10, principal método de prevención.

**2. Inmunoprofilaxis pasiva** →cap. 18.10: inmunoglobulina en casos excepcionales, en personas susceptibles después del contacto con un enfermo y en aquellos individuos con contraindicación de la vacuna (lactantes menores de 6 meses, embarazadas e inmunodeprimidos).

**Métodos no específicos**

**1. Aislamiento de aerosoles:** durante 4 días desde la manifestación del exantema (en caso de pacientes inmunodeprimidos durante todo el período de la enfermedad). Aislamiento de las personas susceptibles (no inmunizadas) que han tenido contacto con el enfermo durante todo el período de la incubación. Las recomendaciones en Chile y en Argentina no incluyen aislamiento de los contactos, sino el seguimiento epidemiológico diario durante el período de incubación para detectar precozmente los síntomas prodrómicos. Si solo se dan complicaciones por el sarampión, el enfermo ya no transmite la infección y no necesita ser aislado.

**2. Notificación obligatoria e investigación epidemiológica:** en cada caso de sospechar la enfermedad.

## 1.4. Paperas (parotiditis)

### → ETIOPATOGENIA

**1. Agente etiológico:** virus de la parotiditis pertenece a la familia de los *Paramyxoviridae*.

**2. Patogenia:** el virus penetra las células epiteliales de las vías aéreas superiores, donde se produce la replicación inicial del virus → viremia e infección de múltiples órganos y tejidos (p. ej. glándulas salivales, SNC, testículos, ovarios).

**3. Reservorio y vías de diseminación:** los seres humanos son el único reservorio. Fuente de la infección: el enfermo o el infectado asintomático. La infección se transmite por gotitas durante el contacto directo con el paciente o indirecto con el material o con objetos contaminados (sangre, saliva, líquido cefalorraquídeo, orina).

**4. Período de incubación y de transmisibilidad:** el período de incubación es de 14-24 días (con un promedio de 16-18 días). El enfermo puede transmitir la infección desde 7 días antes hasta 9 días después de la aparición del aumento de volumen de las glándulas salivales (el virus se detecta en la orina hasta por 2 semanas)

### → CUADRO CLÍNICO

En un 20-30 % de los casos la enfermedad es asintomática. En casos sintomáticos el inicio es brusco y agudo. Pueden aparecer todos los conjuntos de síntomas mencionados más adelante, sus combinaciones o solo uno de ellos.

**1. Período de los síntomas prodrómicos** (síntomas similares a influenza): poco frecuentes en niños, más frecuentes en adultos, aparecen 1-7 días antes de la inflamación de las glándulas salivales.

**2. Inflamación de las glándulas salivales:** con mayor frecuencia de las glándulas parótidas (60-70 %), raramente de las glándulas submaxilares (10 %), habitualmente bilateral (~70 %). Las glándulas pueden ser afectadas sucesivamente o de forma simultánea.

1) Dolor y edema de las glándulas parótidas: es más agudo en el 2.º o en el 3.er día. La parótida es "pastosa", menos frecuentemente dura, la piel por encima está tensa y sin lesiones, el edema se expande gradualmente hacia otros tejidos (alrededor de la zona frontotemporal, arco cigomático, apófisis mastoides y cuello), al apartar el pabellón auricular hacia el exterior. Estos síntomas disminuyen en 3-4 días y remiten después de ~7 días.

2) Eritema en la zona de salida del conducto parotídeo y edema de la papila parotídea en la mucosa de la mejilla.

3) Disminución de la secreción salival (sensación de sequedad en la boca), dolor de la glándula parótida que aumenta al comer productos ácidos (u otros que estimulan mucho la producción de saliva).

4) Dificultades en masticar, deglutir y apertura bucal.

5) Fiebre (38-39°C), aparece junto con el edema de las parótidas, se mantiene durante 3-4 días, aparece de nuevo con la afección de otras glándulas salivales o en caso de complicaciones. En niños pequeños puede no ocurrir.

6) Otros síntomas: malestar y decaimiento, cefalea, anorexia, vómitos.

**3. Meningitis:** los cambios en el líquido cefalorraquídeo típicos de la infección viral (→cap. 28.2) aparecen en un 60-70 % de los pacientes con parotiditis, pero en la mayoría de los casos el curso es poco sintomático o asintomático. La manifestación clínica (síndromes meníngeos) se da en un 5-10 % de los enfermos, más frecuentemente en adultos que en niños, habitualmente entre el 4.º y el 8.º día de la enfermedad (en pocas ocasiones antes de la inflamación de las glándulas salivales o en el período de convalecencia). La intensidad es baja, por lo general los síntomas remiten en una semana. La meningitis puede manifestarse sin síntomas de inflamación de las glándulas salivales. **Meningoencefalitis** de curso grave: se observa con poca frecuencia (2/100 000 de los casos); mortalidad ~1 %.

**4. Orquiepididimitis:** uni- o bilateral; aparece en un 30-40 % de los adolescentes (durante la pubertad) y de hombres jóvenes enfermos, habitualmente al final de la 1.ª semana (a veces con meningitis). Los síntomas se instauran de manera brusca: fiebre, dolor fuerte del testículo que se irradia hacia la ingle, edema, enrojecimiento, calor, dolor hipogástrico, cefalea, escalofríos, náuseas y vómitos. Habitualmente los síntomas se mantienen durante 4 días.

**5. Ovaritis:** uni- o bilateral; aparece en un 5-7 % de jóvenes después del período de pubertad y en mujeres adultas. Los síntomas son menos intensos que los de la orquitis y se asemejan más a una apendicitis aguda (dolor y sensibilidad del hipogastrio). No condiciona infertilidad.

**6. Pancreatitis:** aparece en <10 % de los enfermos, habitualmente en las fases tardías de la enfermedad (incluso unas semanas después del edema de las glándulas salivales). En ~1/3 de los casos cursa sin inflamación de las parótidas. Se manifiesta por un dolor agudo localizado en el epigastrio (irradiado al flanco izquierdo y al dorso), náuseas, vómitos, fiebre, escalofríos y diarrea. Está aumentada la actividad de la lipasa en sangre (la actividad de la amilasa en sangre u orina también está elevada en la parotiditis). Remite habitualmente de forma espontánea en 7 días.

**7. Otras** (poco frecuentes): dacrioadenitis, tiroiditis, inflamación del timo, hepatitis, mastitis, nefritis.

## → DIAGNÓSTICO

**Exploraciones complementarias**

**1. Identificación del agente etiológico:**

1) Pruebas serológicas (método principal; el material es el suero): presencia de anticuerpos IgM específicos en la fase aguda de la infección y/o un aumento en cuatro veces de los anticuerpos específicos IgG en un período de 2-4 semanas (mayormente ELISA). En personas previamente vacunadas habitualmente hay un aumento solo de las IgG, con poca frecuencia aparecen otra vez las IgM.

2) Aislamiento del virus (en casos dudosos; muestras: sangre, saliva, orina, LCR): en el cultivo celular o detección de su ARN por RT-PCR. No se utiliza de rutina.

**2. Otras:** aumento de la amilasa en sangre y orina confirma la afección de las glándulas salivales.

**Criterios diagnósticos**

En casos típicos el diagnóstico se hace a base de la anamnesis y del examen físico. La confirmación diagnóstica se hace mediante las pruebas que demuestran la infección viral. La infección es posible (aunque raras veces) en personas previamente vacunadas (incluso con 2 dosis de la vacuna), especialmente a consecuencia de un contacto cercano (adolescentes/adultos jóvenes).

**Diagnóstico diferencial**

1) Inflamación infecciosa de las glándulas salivales: viral (virus parainfluenza, virus influenza, CMV, *Coxsackie*, virus ECHO, virus de la coriomeningitis linfocítica, VIH, VEB), bacteriana, entre otros absceso (más frecuentemente *Staphylococcus aureus*, en menos ocasiones *Mycobacterium*, *Actinomyces*; en la salida del conducto parotídeo se puede observar secreción purulenta descendiendo espontáneamente o al presionar la parótida), enfermedad por arañazo de gato (aumento de volumen de los ganglios linfáticos preauriculares, síndrome de Parinaud), toxoplasmosis.

2) Causas no infecciosas del aumento de volumen de las parótidas: cálculo de la glándula salival y/o del conducto salival, estenosis del conducto (edema temporal → ecografía, sialografía), quiste, hemangioma o tumor de la glándula salival (→ ecografía, examen histológico), síndrome de Mikulicz (síndrome de Sjögren), macroglobulinemia de Waldenström, sarcoidosis, reacciones alérgicas a fármacos (yoduros, guanetidina, fenilbutazona, tiouracilo), trauma, fibrosis quística, amiloidosis.

3) Enfermedades de los tejidos y órganos vecinos: ganglios linfáticos, tumores óseos (p. ej. de mandíbula inferior), inflamación de la articulación temporomandibular, hipertrofia del músculo esternocleidomastoideo.

4) En caso de meningitis sin afectar a las glándulas salivales: pueden ser otras meningitis asépticas de etiología viral o tuberculosa.

5) En aquellos casos con afectación de los testículos y epidídimos: inflamación bacteriana (infección por clamidia, sífilis, gonorrea, tuberculosis), traumatismo.

## → TRATAMIENTO

**Tratamiento causal**

No existe.

**Tratamiento sintomático**

En caso de necesidad: fármacos antipiréticos y analgésicos (paracetamol, AINE, a veces analgésicos opioides en pancreatitis). Ingesta frecuente de líquidos, lavado de boca, evitar comidas ácidas. En caso de orquiepididimitis → analgésicos (a veces son necesarios los analgésicos opioides), suspensorio (o ropa interior estrecha) y posición en decúbito, lo que reduce el dolor de manera adicional.

## → COMPLICACIONES

Aparecen más frecuentemente en adultos que en niños. La **orquitis** puede causar alteración de la producción de espermatozoides y la esterilidad (poco frecuente y más bien en la orquitis bilateral).

Posibles secuelas permanentes de meningoencefalitis grave: sordera neurosensorial (incidencia del 5/100000; puede ocurrir incluso sin neuroinfección), epilepsia, parálisis, hidrocefalia.

**Otras** (raras): **neurológicas** (síndrome de Guillain-Barré, mielitis transversa, polineuropatías, laberintitis, parálisis facial), **oftalmológicas** (conjuntivitis, escleritis, queratitis, coroiditis e iritis, neuritis óptica), **hematológicas** (trombocitopenia, hemoglobinuria paroxística), artritis (riesgo de un 0,4 %, normalmente en las grandes articulaciones), miocarditis; la contracción de la enfermedad en el 1.er trimestre del embarazo aumenta el riesgo de aborto espontáneo.

## → PRONÓSTICO

En la mayoría de los casos es bueno y depende del tipo de complicación →más arriba. Una vez contraída la enfermedad, la inmunidad será permanente, solo en muy pocos casos hay infecciones reiteradas (también en personas previamente vacunadas). La inflamación recurrente de las glándulas salivales se debe mayormente a la estenosis de los conductos salivales (→ sialografía) o acompaña a las inmunodeficiencias (infección con CMV, VIH, síndrome de Mikulicz). La infección durante el embarazo no aumenta el riesgo de defectos congénitos.

## → PREVENCIÓN

**Métodos específicos**

**Vacuna preventiva** →cap. 18.10, principal método de prevención.

**Métodos no específicos**

**1. Aislamientos de los enfermos:** durante 9 días desde la aparición de la inflamación de las glándulas parótidas.

**2. Notificación obligatoria:** en Chile y en Argentina es una enfermedad de notificación obligatoria.

## 1.5. Rubéola

## → ETIOPATOGENIA

**1. Agente etiológico:** virus de la rubéola perteneciente a la familia *Togaviridae*.

**2. Patogenia:** las rutas de entrada son las vías respiratorias superiores → el virus penetra en los ganglios linfáticos locales, donde se replica → viremia y afectando a la mayoría de las células y los tejidos (p. ej. linfocitos, monocitos, conjuntivas, membrana sinovial, cuello uterino, placenta).

**3. Reservorio y vías de diseminación:** los seres humanos son el único reservorio. La infección se transmite por gotitas, también por contacto directo con material contaminado (principalmente secreción de las vías respiratorias superiores, además de orina, sangre, heces) y transplacentaria (infección congénita).

**4. Período de incubación y de transmisibilidad:** el período de incubación es de 12-23 días (más frecuentemente 16-18 días). La transmisibilidad es mayor mientras más frecuente y prolongado sea el contacto con un enfermo (incluso en los casos asintomáticos o subclínicos), desde 7 días antes hasta 6 días después de la aparición del exantema. La infección del feto tiene lugar durante la viremia primaria de la embarazada, siendo el riesgo de un 85-100 % cuando el exantema en la embarazada ha aparecido durante las primeras 12 semanas del embarazo,

54 % desde la 13.ª hasta la 16.ª semana, y 25 % desde la 17.ª hasta la 22.ª semana. Existe un riesgo de que el feto se infecte en caso de una reinfección de la madre. La reinfección es muy poco frecuente (8 %) y puede observarse en mujeres vacunadas. Los niños con el síndrome de rubéola congénita excretan el virus por la orina y por las vías respiratorias durante mucho tiempo, incluso hasta >12 meses (un 50 % solo hasta 6 meses, en algunos casos hasta 2 años).

## ➡ CUADRO CLÍNICO

Con frecuencia (~50 %) la infección es asintomática o subclínica. En otros casos los síntomas de la rubéola aparecen de forma progresiva (no todos tienen que manifestarse).

**1. Síntomas prodrómicos** (duran 1-5 días): malestar general, cefalea, mialgias, odinofagia, congestión nasal, tos seca, conjuntivitis (sin fotofobia), fiebre leve, anorexia.

**2. Aumento de volumen y dolor de los ganglios linfáticos** (occipitales, retroauriculares, cervicales): aparece un día antes del exantema y puede ser el único síntoma de la infección, manteniéndose a veces durante varias semanas.

**3. Período del exantema:** exantema tipo macular o maculopapular, rosáceo, característicamente variable. Al inicio afecta a la cara (suele aparecer primero en la zona posauricular) y al tronco, y después de 1-2 días se extiende a las extremidades. El exantema facial es similar al del sarampión (las erupciones se fusionan), pero afecta también a la zona nasogenianolabial (triángulo de Filatov). En el tronco se parece más al exantema de la escarlatina. Puede acompañarse de prurito. Remite en 2-3 días, no causa cambios de color en la piel, aunque puede ocurrir una ligera descamación de la epidermis.

**4. Otros** (aparecen con menos frecuencia): esplenomegalia, faringitis, pequeñas manchas rojas en el paladar blando, hepatitis transitoria.

**5. Rubéola congénita.** Los síntomas dependen de la etapa de gestación en la que se produce la infección:

1) en las primeras semanas del embarazo → muerte fetal y aborto espontáneo
2) en el 1.er o 2.º trimestre del embarazo → numerosos defectos congénitos (cuanto más temprana es la infección, más graves son los daños, incluida la muerte del feto)
3) la infección después de la 22.ª semana del embarazo no es de riesgo para el feto.

## ➡ DIAGNÓSTICO

### Exploraciones complementarias

Indicadas en sospecha de caso, embarazadas y en caso de plantear rubéola congénita.

### Identificación del agente etiológico

1) Pruebas serológicas (ELISA, inmunoensayo de fluorescencia indirecto), principal método para confirmar la infección adquirida, tiene significado epidemiológico:
   a) anticuerpos IgM específicos contra el virus de la rubéola en el suero (puede producirse un falso positivo): aparecen en el 2.º día del exantema, están presentes durante ~1 mes, aparecen de nuevo si se da la reinfección
   b) aumento de cuatro veces de los anticuerpos específicos IgG en el suero durante un período de 2-4 semanas. Una concentración estable de los IgG indica infección pasada e inmunidad.
2) Aislamiento del virus (cultivo) o de su ARN (RT-PCR) en muestra de secreción respiratoria obtenida por hisopado o aspirado de nasofaringe, orina, sangre

o líquido cefalorraquídeo, útiles en el diagnóstico de la rubéola congénita. En Argentina no se utiliza de forma rutinaria.

### Criterios diagnósticos

El diagnóstico de rubéola se confirma únicamente a base de los estudios virológicos; el diagnóstico basado en el cuadro clínico es muy incierto. El diagnóstico de la rubéola en una persona previamente vacunada, incluso con una sola dosis de la vacuna, es poco probable. En Chile la sospecha clínica de rubéola debe ser notificada de inmediato y se requiere estudio serológico y de muestras respiratorias.

### Diagnóstico diferencial

Otras enfermedades con exantema generalizado:

1) **infecciones**: sarampión, escarlatina, infecciones por enterovirus, adenovirus, parvovirus B19, VEB, *Mycoplasma*
2) **enfermedades no infecciosas**: erupciones inducidas por fármacos, erupciones alérgicas.

## → TRATAMIENTO

El tratamiento es solo sintomático:

1) artritis → AINE
2) trombocitopenia clínicamente importante → prednisona (1 mg/kg), opcionalmente: concentrado de plaquetas
3) encefalitis →cap. 18.6.2.

## → COMPLICACIONES

**1. Artritis:** más frecuente en adolescentes y adultos, principalmente en niñas y mujeres jóvenes (frecuencia de 1-25 %). Aparece al final del período de exantema hasta unas semanas después de su desaparición. Afecta principalmente a las pequeñas articulaciones de la mano y de la muñeca, menos frecuentemente a la articulación de la rodilla y otras. Los síntomas se mantienen por 5-10 días (con menos frecuencia varias semanas) y remiten espontáneamente sin secuelas.

**2. Trombocitopenia** (frecuencia <1/3000): se mantiene durante algunos días (raramente hasta 6 meses), remite espontáneamente.

**3. Encefalitis** (frecuencia 1/5000): aparece durante los siguientes 7 días después de la aparición del exantema, tiene un buen pronóstico, habitualmente remite sin secuelas en una semana; la mortalidad es baja.

**4. Otras** (raras): miocarditis, neuritis óptica, síndrome de Guillain-Barré, aplasia medular.

## → PRONÓSTICO

La rubéola tiene buen pronóstico. En la mayoría de los casos, una vez contraída la enfermedad, dejará inmunidad de por vida. La rubéola congénita es de mal pronóstico (mortalidad de >15 %, retraso del desarrollo psicomotor, defectos y otras secuelas permanentes).

## → PREVENCIÓN

### Métodos específicos

**1. Vacuna preventiva** →cap. 18.10, principal método de prevención.

**2. Inmunoprofilaxis pasiva** (gammaglobulina), método controvertido, utilizado solo en casos excepcionales →cap. 18.10.

**Métodos no específicos**

**1. Aislamiento de enfermos** (especialmente del contacto con mujeres en edad reproductiva): en la rubéola, hasta 7 días después de la aparición del exantema. En caso de la rubéola congénita hasta cumplir 12 meses de edad o hasta obtener un doble resultado negativo del aislamiento del virus en muestras de nasofaringe y de la orina después del 3.$^{er}$ mes de edad. Los niños hospitalizados por cataratas congénitas deben ser manejados como potencialmente transmisores de la infección hasta cumplir 3 años de edad.

**2. Notificación obligatoria:** en cada caso de sospecha o confirmación de rubéola y del síndrome de rubéola congénita.

**Tamizaje**

Estudio serológico en mujeres jóvenes no vacunadas (en caso de ausencia de documentación de la vacuna): si no se han detectado los IgG específicos → indicar la vacuna.

# 1.6. Varicela

## → ETIOPATOGENIA

**1. Agente etiológico:** virus varicela-zóster (VVZ).

**2. Patogenia.** Vías de entrada: vías respiratorias y/o conjuntivas → penetra en los ganglios linfáticos locales y días después en el hígado y el bazo (donde se replica) → viremia e infección de las células del epitelio de la piel y de las mucosas (y también de muchos otros tejidos y órganos) → el virus permanece latente en las células de los ganglios espinales (después de años es posible la reactivación del virus en forma de herpes zóster).

**3. Reservorio y vías de diseminación:** los seres humanos son el único reservorio. La fuente de infección es la persona enferma de varicela o, menos frecuentemente, de herpes zóster. La transmisión es a través de la generación de aerosoles y a través de la placenta.

**4. Factores de riesgo** (de curso grave y de complicaciones): >20 años de edad; embarazo, especialmente en el 2.º y 3.$^{er}$ trimestre (neumonía grave, fallecimiento); inmunosupresión, entre otros debida a: corticoterapia crónica (>1 mg de prednisona/kg/d durante ≥14 días) o a una inmunodeficiencia celular importante (curso grave, fallecimiento); recién nacidos de madres que han padecido varicela (aparición del exantema) 5 días antes del parto o 48 h después (curso grave, fallecimiento).

**5. Período de incubación y de contagio:** el período de incubación es de 10-21 días (un promedio de 14 días; en recién nacidos y bebés el período es más corto; en personas inmunodeprimidas es más largo, hasta 35 días). La capacidad de contagio en caso de contactos cercanos susceptibles es muy alta (en contactos familiares >90 %), desde 48 h antes de la aparición del exantema hasta cuando las últimas vesículas están secas y costrosas (habitualmente ~7 días); los neonatos y bebés con el síndrome de la varicela congénita no contagian la infección.

## → CUADRO CLÍNICO

La enfermedad muy raramente es asintomática.

**1. Síntomas prodrómicos:** 1-2 días antes de la aparición del exantema se presentan síntomas gripales (más frecuentes en adolescentes y adultos): fiebre/febrícula, malestar general, cefalea, mialgias, faringitis, congestión nasal, anorexia, ocasionalmente eritema cutáneo transitorio, dolor abdominal y menos frecuentemente diarrea.

**2. Período de exantema**

1) Exantema vesicular generalizado, pruriginoso, inicialmente presenta pequeñas máculas eritematosas, luego pápulas de 5-10 mm de diámetro que se convierten

en vesículas con contenido líquido transparente, posteriormente turbio. Después de 2-3 días se transforman en pústulas y en los siguientes 3-4 días se secan formando costras. Las costras al caer dejan unas finas cicatrices y máculas transitorias que después desaparecen sin dejar rastro en los casos no complicados de la enfermedad. En caso de inmunosupresión pueden aparecer erupciones hemorrágicas. Las erupciones aparecen en los primeros 3-4 días en tandas, presentando un cuadro multiforme, es decir, que a la vez se pueden observar todas las formas evolutivas de las lesiones (patrón en

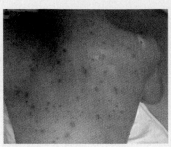

**Fig. 1-5.** Varicela: exantema vesicular, varias formas evolutivas de las lesiones (patrón en "cielo estrellado")

"cielo estrellado" →fig. 1-5). El exantema afecta a la cabeza (también en la piel pilosa), al tronco, a continuación a los brazos y, al final, a las extremidades inferiores, siendo menos frecuente en las manos y en los pies. La intensidad es variable, desde unas pocas hasta centenas de lesiones. En un 10-20 % de los casos también afecta a la mucosa oral, faríngea y genital, a las conjuntivas y a la córnea (pequeñas ulceraciones).

2) Fiebre (habitualmente durante los primeros 4 días del exantema), linfadenopatías, faringitis.

**3. Varicela congénita:** el cuadro clínico depende de la etapa del embarazo en la que ha tenido lugar la infección por VVZ. Infección en el 1.er y 2.° trimestre de la gestación → muerte fetal o síndrome de la varicela congénita en el niño (en un 1-2 % de los niños cuyas madres contrajeron la enfermedad hasta la 20.ª semana del embarazo): malformaciones de las extremidades, cicatrices profundas en la piel, defectos del SNC (microcefalia, hidrocefalia), cataratas, retinitis, coriorretinitis.

Infección después de la 20.ª semana del embarazo: el niño no presenta los síntomas de la varicela, pero en la infancia puede padecer herpes zóster. Manifestación del exantema en una embarazada durante los 5 días anteriores al parto o 48 h posteriores al parto: varicela del neonato de curso muy grave (falta de los anticuerpos protectores de la madre), neumonía y hepatitis por VVZ. Mortalidad sin tratamiento antiviral hasta del 30 %.

**4. Varicela en personas vacunadas:** curso benigno, frecuentemente sin fiebre; habitualmente con pocas lesiones maculopapulares en la piel (hasta 50) que se parecen a las picaduras de insectos; las vesículas no suelen aparecer.

### → DIAGNÓSTICO

**Exploraciones complementarias**

**Identificación del agente etiológico**

1) aislamiento del virus (material: líquido de la vesícula): en cultivo celular o detección del ADN del VVZ con el método PCR

2) detección de los antígenos VVZ en las células de la epidermis con el enzimoinmunoensayo de fluorescencia directa (material: raspado del fondo de la vesícula)

3) pruebas serológicas: no sirven para el diagnóstico rápido. Se pueden detectar los anticuerpos IgG específicos en el suero para pesquisar infección pasada e inmunidad; los test ELISA disponibles para uso comercial no sirven para detectar los anticuerpos específicos después de la vacuna (muchas veces dan un falso negativo), por lo que no se recomienda examinar la respuesta inmunológica después de la vacunación.

## Criterios diagnósticos

En general el diagnóstico se basa en el cuadro clínico y en la anamnesis (contacto con el enfermo). Las exploraciones complementarias están indicadas en casos dudosos (habitualmente en pacientes inmunodeprimidos y en embarazadas, cuando el tratamiento específico tiene mucha importancia).

### Diagnóstico diferencial

Herpes simple diseminado, herpes zóster generalizado, infecciones por virus *Coxsackie* o enterovirus; en casos no típicos: impétigo por estafilococos, erupción cutánea alérgica (p. ej. inducida por fármacos), picaduras de insectos, urticaria papular, acné común.

## → TRATAMIENTO

En pacientes inmunocompetentes de ≤12 años de edad y en cursos benignos de la infección →solo tratamiento sintomático. En cada caso se recomienda el lavado diario (ducha) con un suave secado de la piel con una toalla.

### Tratamiento antiviral

Indicado en caso de complicaciones por la infección por VVZ, en curso grave de la varicela o en grupos de alto riesgo de complicaciones. Fármaco de primera elección → aciclovir:

1) adolescentes y adultos sanos (incluidas las mujeres en el 2.º y 3.er trimestre de embarazo) → 800 mg VO 5×d (con pausa nocturna) durante 7 días; iniciar antes de 24 h posteriores a la aparición del exantema

2) complicaciones por VVZ, curso muy grave o paciente con inmunodeficiencia celular (deficiencia primaria o secundaria, también por un tratamiento inmunosupresor) → 10 mg/kg de aciclovir iv. en infusión (≤4 mg/ml) en ≥1 h cada 8 h durante 7-10 días.

Debido al riesgo de precipitación de aciclovir en los túbulos renales, durante el tratamiento es esencial una hidratación adecuada del paciente (diuresis abundante) → antes de administrar el fármaco iv. se recomienda hacer una infusión de los cristaloides (volumen igual al volumen del fármaco) y controlar la concentración de creatinina sérica cada 3 días. En insuficiencia renal → modificar la dosificación.

En Chile otro fármaco de primera línea es el **valaciclovir**, prodroga de aciclovir con mejor biodisponibilidad, pero más costo. Dosificación en adolescentes y adultos: 1 g cada 8 h por 7 días.

### Tratamiento sintomático

**1. Fármacos antifebriles:** p. ej. paracetamol; no administrar el AAS (riesgo elevado del síndrome de Reye).

**2. Fármacos antipruriginosos:** fármacos antihistamínicos de I generación VO, p. ej. clorfenamina (clorfeniramina); no administrar fármacos de aplicación local en forma de polvos y papillas para la piel (pueden aumentar el riesgo de infección bacteriana secundaria de las erupciones) ni otros (fenol, mentol, alcanfor, lociones con crema de avena).

**3. Fármacos analgésicos:** si son necesarios, administrar paracetamol, ibuprofeno o analgésicos más potentes.

## → COMPLICACIONES

**1. Infecciones bacterianas secundarias de las erupciones cutáneas** es la complicación más frecuente, el riesgo (especialmente de la fascitis necrotizante) aumenta por el uso de AINE y de medicamentos de aplicación local para la piel (p. ej. polvos) y también debido a una higiene inadecuada

1) **locales** (mayormente *Streptococcus pyogenes*, *Staphylococcus aureus*): absceso, flemón, erisipela, escarlatina a través de una herida

2) **infecciones invasivas por estreptococos** (*S. pyogenes*): fascitis necrotizante, bacteriemia y septicemia (sepsis).

**2. Neumonía:**

1) **varicelosa** (intersticial): la complicación más frecuente en adultos (hasta el 20 % de los casos), especialmente en mujeres en el 2.º y 3.er trimestre del embarazo y en estado de inmunosupresión (mortalidad hasta el 40 %); habitualmente se desarrolla en el 3.er-5.º día de la enfermedad

2) **bacteriana secundaria** (más frecuentemente *S. aureus*, también *Streptococcus pneumoniae*, *Haemophilus influenzae*): puede complicar la neumonía varicelosa u ocurrir independientemente (también en el período de convalecencia). Es difícil diferenciarla de la neumonía varicelosa; en caso de duda siempre hay que sospechar también una infección bacteriana.

**3. Complicaciones neurológicas:**

1) cerebelitis (ataxia cerebelosa aguda): aparece principalmente en niños de <15 años de edad (1/4000), habitualmente en la 1.ª-3.ª semana de la enfermedad, el curso suele ser benigno, remite en 3-4 semanas

2) encefalitis: aparece principalmente en adultos (1-2/1000), tiene un curso grave y dura ≥2 semanas, mortalidad de un 5-20 %, en un 15 % de los casos hay secuelas neurológicas permanentes

3) meningitis, mielitis transversa, síndrome de Guillain-Barré, parálisis de pares craneales, retinitis (puede ocurrir hasta varias semanas después de la infección).

**4. Otras** (raras): síndrome de Reye (en pacientes tratados con AAS, principalmente en niños), miocarditis, artritis, nefritis, hepatitis sintomática, trombocitopenia, uretritis y/o cistitis (disuria).

### → PRONÓSTICO

En pacientes inmunocompetentes el curso de la enfermedad suele ser benigno; una vez contraída la infección, la enfermedad inmuniza permanentemente contra la varicela. En grupos de alto riesgo la varicela dura más tiempo y hay también mayor riesgo de complicaciones. Los fallecimientos por complicaciones de varicela son raros (1/50000 casos; en adultos 1/3000), pero en personas inmunodeprimidas la mortalidad llega hasta el 15 % y en caso de neumonía y en embarazadas hasta el ~40 %.

### → PREVENCIÓN

**Métodos específicos**

**1. Vacunación preventiva** →cap. 18.10: principal método de prevención.

**2. Inmunoprofilaxis pasiva** (inmunoglobulina específica frente a varicela-zóster: IGVZ →cap. 18.10) como profilaxis posexposición:

1) los recién nacidos cuyas madres han tenido la infección por varicela entre el 5.º día antes y el 2.º día después del parto

2) pacientes (no vacunados, que nunca han tenido varicela) con inmunodeficiencia celular importante (primaria o adquirida, p. ej. en el estado de inmunosupresión) después del contacto con el infectado.

**3. Profilaxis farmacológica:** en pacientes del pto. 2.2, cuando la IGVZ no está disponible o han pasado >96 h después del contacto con el infectado: aciclovir 800 mg VO cada 6 h (o en Chile valaciclovir 1 g cada 8 h) desde el 7.º día después del contacto con el enfermo, durante 7 días.

**Métodos no específicos**

**1. Aislamiento** por aerosoles (especialmente de las personas del grupo de alto riesgo):

1) aislamiento por aerosoles de los infectados: durante ≥5 días después de la aparición del exantema hasta que se sequen todas las erupciones cutáneas; en caso del exantema maculopapular en personas vacunadas hasta que dejen de aparecer nuevas erupciones y/o hasta que remita el exantema (se observa que empalidece, las erupciones no tienen que desaparecer)

2) aislamiento de personas susceptibles a la infección después del contacto con el enfermo: desde el 10.º hasta el 21.er día después del contacto; si se ha administrado la IGVZ o la IGIV, el aislamiento hasta el 28.º día. Si es posible se debe dar de alta del hospital a los pacientes después del contacto, y debe alejarse de la asistencia médica al personal médico no inmunizado que ha tenido contacto con el enfermo.

**2. Notificación obligatoria:** en cada caso de sospecha.

**Tamizaje**

**Evaluación del estatus serológico** en el personal médico y en personas del grupo de riesgo que no han sido vacunados y nunca han padecido varicela (ausencia de documentación médica). Si no se han detectado los anticuerpos específicos IgG → vacunar (si no hay contradicciones).

## 1.7. Herpes zóster

### → ETIOPATOGENIA

**1. Agente etiológico:** VVZ →cap. 18.1.6.

**2. Patogenia:** en personas que previamente han tenido la infección primaria por VVZ, el virus permanece latente en las células de los ganglios espinales y de los ganglios de los pares craneales. En condiciones favorables (deficiencia del sistema inmunitario) el virus se reactiva.

**3. Reservorio y vías de diseminación:** →cap. 18.1.6.

**4. Factores de riesgo:** >65 años de edad, sobre todo 8.ª y 9.ª década de vida, tumores malignos, tratamiento inmunosupresor, infección por VIH y otras causas de inmunodeficiencia celular. En niños el riesgo es más alto si la madre ha padecido la varicela durante el embarazo (después de la 20.ª semana); en este caso no aparece varicela congénita, pero el VVZ puede reactivarse en la edad infantil.

**5. Período de incubación y de transmisibilidad** →cap. 18.1.6: la capacidad de transmisión para las personas próximas es muy baja en comparación con la varicela. La enfermedad se transmite especialmente a las personas susceptibles a la infección por VVZ después del contacto directo con las lesiones vesiculares.

### → CUADRO CLÍNICO

**1. Síntomas prodrómicos** (en un 70-80 % de los casos): dolor limitado a un dermatoma, de tipo continuo o intermitente, frecuente u ocasional, punzante, pruriginoso o pulsatorio, a veces provocado solo por el tacto. Puede predominar prurito en la piel o la sensación de parestesias, está presente durante el día y la noche, aparece habitualmente 3-4 días antes de la erupción cutánea y a veces se mantiene durante >1 semana después de la desaparición de las lesiones. Adicionalmente puede aparecer fiebre o febrícula, malestar general y cefalea. Estos síntomas y signos son muy infrecuentes; en caso de su presencia debe plantearse sobreinfección o complicaciones.

**2. Período de exantema.** Exantema polimórfico de distribución según dermatoma comprometido: al principio eritematoso macular (dura muy poco, es fácil omitirlo), luego aparecen lesiones de tipo pápulas que después de 1-2 días se convierten en vesículas con contenido líquido seroso o turbio. Después de los siguientes 4-5 días las vesículas se rompen dejando erosiones y ulceraciones dolorosas que se cubrirán de costras (después de 7-10 días). Nuevas erupciones aparecen en brotes durante ~7 días. Después de 3-4 semanas las costras desaparecen; frecuentemente permanecen cicatrices, descoloraciones o manchas. Las lesiones (erosiones y pequeñas ulceraciones) pueden afectar a las mucosas. En el curso típico de la infección las lesiones se presentan en la zona inervada por las raíces de los nervios sensitivos de un dermatoma y de una mitad del cuerpo, más frecuentemente de la piel del tronco (los dermatomas T3 hasta L3) o de la cabeza, en la zona inervada por los pares craneales: V (especialmente por el primer ramo $V_1$), VII y VIII. Con menor frecuencia las erupciones afectan a las extremidades. El exantema está acompañado de prurito y dolor (igual que en la fase prodrómica) y síntomas generales (<20 %): fiebre (se debe descartar la sobreinfección bacteriana), cefalea, malestar general, sensación de fatiga.

**3. Otros síntomas:** paresia (5-15 %), más frecuentemente de las extremidades a consecuencia de la afección de los nervios motores. Formas particulares: parálisis de Bell (consecuencia de la afección del nervio VII, parálisis facial periférica), síndrome de Ramsay Hunt (consecuencia de la afección del ganglio geniculado y del nervio VII), que se manifiesta con parálisis facial periférica y herpes zóster ótico ipsilateral, pudiendo acompañarse de trastornos gustativos, de secreción lacrimal y salival.

**4. Formas clínicas particulares**

1) **Herpes zóster oftálmico**: las erupciones aparecen a lo largo del nervio trigémino (especialmente del ramo $V_1$), afectan a la piel de la frente, de los párpados y a la conjuntiva y córnea del ojo, pudiendo formar úlceras corneales en sus presentaciones más graves. El herpes zóster oftálmico no tratado puede resultar en una deficiencia visual (incluso ceguera) y en la parálisis del nervio oculomotor.

2) **Herpes zóster ótico**: las erupciones aparecen a lo largo de los nervios periféricos del ganglio geniculado, afectan a la piel del pabellón auricular y de la zona posauricular, al conducto auditivo externo y a la membrana timpánica. Están acompañadas de una otalgia intensa, murmullo en el oído, hipoacusia y vértigo (afección del nervio VIII); también puede aparecer parálisis facial periférica del nervio VII (síndrome de Ramsay Hunt).

3) **Herpes zóster diseminado**, principalmente en los pacientes con linfoma de Hodgkin o con linfomas no Hodgkin (40 %). El exantema puede expandirse por toda la piel y se parece al exantema de la varicela, pero es doloroso. Frecuentemente aparece neumonía, hepatitis y encefalitis.

4) **Herpes zóster recurrente** (≤5 %), puede señalar una enfermedad neoplásica maligna o una inmunodeficiencia celular.

---

### → DIAGNÓSTICO

**Exploraciones complementarias**

Como en la varicela →cap. 18.1.6. Indicadas en pacientes inmunodeprimidos, en casos de curso atípico o en casos dudosos.

**Criterios diagnósticos**

En casos típicos, cuando la persona previamente ha padecido varicela, el diagnóstico se basa en el cuadro clínico característico.

**Diagnóstico diferencial**

**1.** Dolor en la fase prodrómica (especialmente si se prolonga): buscar otras causas de dolor en la localización particular.

**2.** Erupciones cutáneas: herpes simple, dermatitis de contacto, dermatitis de contacto tóxica, erupción después de numerosas picaduras de insectos.

**3.** Forma diseminada: varicela, herpes simple diseminado, exantema alérgico, urticaria papular, acné común.

**4.** Forma oftálmica u ótica: infección por virus herpes simple, erisipela.

## → TRATAMIENTO

**Tratamiento antiviral**

**1.** Pacientes inmunocompetentes y de ≥50 años de edad, pacientes con un dolor moderado o intenso, o pacientes con el exantema como mínimo moderado o localizado fuera del tronco → administrar **aciclovir** VO 800 mg 5×d durante 7-10 días, o valaciclovir VO 1000 mg cada 8 h durante 7 días. El tratamiento debe ser iniciado lo antes posible después de la aparición del exantema (óptimamente en las primeras 24 h).

**2.** Pacientes inmunodeprimidos, receptores de trasplantes de órganos, pacientes con un tumor maligno o con diseminación del herpes zóster en los órganos internos → administrar **aciclovir** 10 mg/kg iv. (500 mg/m$^2$ de la sc.) cada 8 h (instrucciones de la administración del aciclovir iv. →cap. 18.1.6). Si hay mejora del estado del paciente (no aparecen nuevas erupciones, los síntomas clínicos remiten, la intensidad de dolor disminuye, entre otros), se puede continuar el tratamiento VO hasta la mejora del sistema inmunitario.

**Tratamiento sintomático**

**1.** Fármacos analgésicos:

1) **dolor suave o moderado** → paracetamol o los AINE; opcionalmente un analgésico opioide suave (p. ej. tramadol)

2) **dolor intenso** → considerar un opioide fuerte (p. ej. fentanilo o buprenorfina en forma de parches). Si este tratamiento es ineficaz → considerar la adición de uno de los siguientes fármacos: gabapentina VO, al principio 300 mg antes de dormir, aumentándose la dosis gradualmente hasta 3×d (máx. 3600 mg/d); pregabalina VO, al principio 75 mg antes de dormir, la dosis se aumenta gradualmente hasta 2×d; máx. 600 mg/d; amitriptilina, al principio 10 mg antes de dormir, la dosis se aumenta gradualmente hasta un máx. de 150 mg/d; glucocorticoide (solo en combinación con el tratamiento antiviral), p. ej. prednisona 20 mg 3×d durante 4 días, después reducir la dosis gradualmente. Si no hay mejoría y el dolor es intenso y persistente, considerar un bloqueo farmacológico.

**2.** No se recomienda administrar fármacos antivirales de aplicación local ni antibióticos ni analgésicos en forma de polvos y papillas.

## → COMPLICACIONES

Aparecen más frecuentemente en personas con inmunodeficiencia celular.

**1.** Complicaciones locales

1) **Neuralgia posherpética** (un 20-50 % de los casos, más frecuentemente en personas mayores): dolor que se mantiene >30 días desde el inicio de la enfermedad o dolor que aparece de nuevo después de 4 semanas, a veces dura varios meses o incluso años, frecuentemente después de la forma oftálmica del herpes zóster. Tratamiento analgésico (→Tratamiento sintomático).

2) **Prurito posherpético:** puede mantenerse varios meses después de la desaparición de las erupciones cutáneas, puede acompañar a la neuralgia o ser el único síntoma; tiene origen neuropático. Tratamiento →cap. 1.33 (tabla 33-1).

3) **Cicatrices, manchas o decoloraciones de la piel.**

4) En el herpes zóster oftálmico **conjuntivitis, queratitis, coroiditis, neuritis óptica.**

**2.** Complicaciones neurológicas

1) **Meningitis aséptica:** el curso es benigno, la enfermedad remite espontáneamente en 1-2 semanas. Los cambios asintomáticos en el líquido cefalorraquídeo característicos de la meningitis aséptica se detectan incluso en 1/3 de los casos en los pacientes inmunocompetentes.

2) **Encefalitis aguda** (poco frecuente) aparece habitualmente unos días después de la manifestación del exantema (menos frecuentemente unas semanas antes o después). Factores de riesgo: inmunodeficiencia, afección de los dermatomas inervados por los pares craneales, herpes zóster diseminado. Riesgo de fallecimiento hasta de un 25 %, dependiendo del estado del sistema inmunitario.

3) **Encefalitis crónica**: casi únicamente en personas con inmunodeficiencia celular significativa, especialmente en pacientes con SIDA. Aparece varios meses después de haber padecido herpes zóster (en un 30-40 % de los casos sin erupciones cutáneas). El pronóstico es malo: el curso progresivo lleva al fallecimiento.

4) **ACV**: complicación poco frecuente del herpes zóster oftálmico, es una consecuencia de la inflamación, estenosis o trombosis fragmentaria de una rama proximal de la arteria cerebral media o anterior. Puede aparecer también en personas inmunocompetentes, habitualmente ~7 semanas después de haber padecido herpes zóster (a veces hasta 6 meses). Mortalidad de un 20-25 %, deja secuelas neurológicas permanentes.

5) **Mielitis**: poco frecuente, principalmente en personas con inmunodeficiencia celular (especialmente en pacientes con SIDA), más frecuentemente después del herpes zóster localizado en las zonas inervadas por los nervios que salen de la región torácica de la médula espinal, pero también en personas que no han padecido herpes zóster cutáneo. Síntomas: paresias (cuando las vías motoras están afectadas) en el mismo segmento que las erupciones cutáneas y/o anestesia (cuando las vías sensitivas están afectadas) debajo del dermatoma afectado; aparecen ~12 días después de las primeras erupciones. Formas graves: hemisección medular (síndrome de Brown-Séquard) o sección medular completa en su diámetro transversal. El pronóstico es incierto.

6) **Retinitis**: en las personas inmunocompetentes necrosis retiniana aguda; en personas con SIDA: retinitis, necrosis retiniana externa progresiva o necrosis retiniana herpética de rápida progresión. Habitualmente aparece después del herpes zóster oftálmico (varias semanas o varios meses) o durante la erupción cutánea. Con el tiempo, la enfermedad también puede afectar al ojo contralateral. Durante la exploración del fondo del ojo se observan cambios granulosos, amarillentos e isquémicos que se expanden y fusionan. Puede haber un desprendimiento de retina. Hay una rápida progresión que resulta en una necrosis confluente y en un 75-85 % de los casos causa ceguera.

7) **Parálisis del nervio facial**.

**3. Diseminación extraneural, viremia, diseminación cutánea:** habitualmente en casos de inmunodeficiencia celular grave. Si los órganos están afectados hay un alto riesgo de fallecimiento.

### → PRONÓSTICO

En pacientes inmunocompetentes el pronóstico es bueno, pero durante muchos meses se mantiene el dolor posherpético. En personas inmunodeprimidas y en caso de complicaciones, el riesgo de efectos duraderos y de fallecimiento depende del curso de la infección (→Complicaciones).

### → PREVENCIÓN

**Métodos específicos**

**Vacunación preventiva**

1) contra la varicela →cap. 18.10, principal método de prevención

2) contra el herpes zóster: vacuna para personas de >50 años de edad (en Chile autorizada para adultos de 50 años).

**Métodos no específicos**

**1. Aislamiento** (especialmente de personas del grupo de riesgo): se deben aplicar precauciones de contacto a las personas inmunodeprimidas y a las inmunocompetentes con herpes zóster diseminado durante todo el período de la infección; y a las personas inmunocompetentes con el herpes zóster localizado hasta que se sequen todas las erupciones. **Tapado de las erupciones cutáneas** (p. ej. con la ropa) y evitación del contacto directo con las lesiones: reduce el riesgo de infección por VVZ a las personas que están en contacto con el enfermo.

**2. Notificación obligatoria:** no.

## 1.8. Infección por el virus del herpes simple

**➜ ETIOPATOGENIA**

**1. Agente etiológico:** virus del herpes simple (*Herpes simplex*) tipo 1 (VHS-1) o tipo 2 (VHS-2).

**2. Patogenia:** el virus, después de penetrar a través de las mucosas o de la piel lesionada, se replica provisionalmente y causa viremia (así actúa la infección primaria en personas seronegativas, suele tener un curso más grave) → se disemina a través de los nervios a las neuronas sensitivas (el VHS-1 más frecuentemente al ganglio del trigémino, el VHS-2 más frecuentemente a los ganglios espinales S2-S5), donde luego permanece en forma latente → en condiciones favorables para el virus se reactiva (herpes recurrente) bajo la influencia de factores externos (estrés, enfriamiento, menstruación, inmunodepresión, desnutrición, infecciones bacterianas, exposición a la luz solar intensa [radiación UV]). Menos frecuentemente se activa de manera espontánea. Existen pruebas de que el sistema nervioso autónomo desempeña un papel importante en la patogenia de la infección por el virus del herpes simple y sus recurrencias.

**3. Reservorio y vías de diseminación:** seres humanos, el único reservorio. La fuente de la infección es una persona enferma o infectada asintomáticamente. La infección se transmite por el contacto directo (el virus está presente en las secreciones). Es posible la transmisión de la embarazada al feto o al neonato (infección perinatal). La infección por VHS-1 suele ocurrir en la infancia y por VHS-2 durante contactos sexuales (el 5-10 % de las mujeres en edad reproductiva ha tenido herpes genital, en el 25-30 % se pueden detectar los anticuerpos contra el VHS-2) o raramente durante el parto. La infección por el VHS-1 no protege de la infección por el VHS-2.

**4. Período de incubación y de transmisión:** depende de la forma de infección (→Cuadro clínico). El período de incubación es de 1-26 días (habitualmente 6-8 días).

**➜ CUADRO CLÍNICO**

Los síntomas clínicos son consecuencia de una infección primaria (primera infección) o recurrente (reactivación del virus latente). El síntoma común en los dos casos es el **exantema vesicular** característico. El cuadro clínico de las erupciones es parecido: al inicio hay síntomas prodrómicos locales que anteceden a la manifestación de la erupción (dolor, ardor, prurito, hormigueo) → pápula inflamatoria → vesícula (se puede convertir en un grano) → erosión o ulceración. En las infecciones primarias hay una gran dinámica durante la aparición de las erupciones, que tienden a confluir. En las infecciones recurrentes los síntomas prodrómicos se notan más y las erupciones son menos numerosas y se agrupan en la zona más limitada. El aumento de volumen de los ganglios linfáticos es frecuente.

**Manifestaciones clínicas**

**1. Herpes simple oral**

1) **Infección primaria** (puede ser asintomática)

    a) **Gingivoestomatitis aguda:** típica en niños pequeños, rara en adultos. El período de incubación es de 3-6 días; tiene un inicio brusco con fiebre alta, malestar general, anorexia, edema, eritema y dolor de las encías, vesículas y/o erosiones en la mucosa oral y en la piel de los labios y alrededor de ellos, con tendencia a confluir y producir ulceraciones dolorosas y aumento de los ganglios linfáticos locales. Los síntomas agudos se mantienen durante 5-7 días y se curan después de ~2 semanas. El virus se excreta por la saliva durante 3 semanas (a veces más tiempo).

b) **Faringitis y amigdalitis aguda**: más frecuente en adultos, habitualmente causada por el VHS-1, pero posible también por el VHS-2 (acompañada de lesiones genitales). Al principio hay fiebre, malestar general, cefalea, odinofagia, mialgias, luego aparecen vesículas en amígdalas y en la parte posterior de la faringe, que rompen formando erupciones y ulceraciones grisáceas; hay erupciones labiales en <10 % de los casos. En ~30 % de los enfermos con infección primaria por VHS-2 están presentes los signos de meningitis y en un 5 % la meningitis es de curso benigno.

2) **Infección recurrente**: habitualmente del **herpes simple labial** (VHS-1, menos frecuentemente VHS-2), recaídas con un promedio de 2×año, en algunas personas cada mes. El máximo nivel de excreción del virus se da en las primeras 24 h (se puede mantener incluso 5 días).

**2. Herpes genital**

1) **Infección primaria**: habitualmente el curso es grave. En ~50 % de los casos es causado por el VHS-2. Existe frecuentemente la transmisión desde un portador asintomático (el virus se excreta periódicamente en la fase asintomática). El período de incubación es normalmente de 3-7 días (1-21). En ~70 % de las mujeres y ~40 % de los hombres hay síntomas generales: fiebre, cefalea y mialgias. En hombres las vesículas aparecen en el pene, menos frecuentemente en el escroto o en la parte interior de los muslos; en mujeres aparecen erupciones en los labios genitales, perineo, a veces en el interior de los muslos, en la vagina y en el cuello uterino. Después del coito anal es posible la proctitis. Pueden aparecer también otros síntomas locales (que dependen de la localización de las erupciones): dolor, secreción mucosa de la uretra o de la vagina, aumento de volumen y dolor en los ganglios linfáticos inguinales, trastornos de la micción durante la infección primaria (pueden persistir por 10-17 días). Las lesiones cutáneas son más extensas en mujeres y se mantienen durante ~20 días (en hombres ~16 días). El virus se excreta durante 10-12 días. La infección frecuentemente viene acompañada de faringitis aguda.

2) **Infección recurrente** (principalmente VHS-2): curso benigno o poco sintomático. Los síntomas locales prodrómicos duran desde 2 h hasta 2 días. Habitualmente no aparecen los síntomas generales presentes en la infección primaria. En mujeres hay lesiones vesiculares en los labios genitales mayores y menores y en la piel del perineo (pueden ser muy dolorosas); en hombres principalmente afectan al pene (muchas veces son indoloras). El virus se excreta durante ~5 días.

**3. Infección ocular**: las lesiones pueden afectar a la conjuntiva y/o a la córnea (ulceraciones, habitualmente a consecuencia de autoinoculación), lo que en casos no tratados y con herpes recurrente muchas veces lleva a la cicatrización de la córnea (o incluso a la ceguera). Aparecen lesiones vesiculares en los párpados.

**4. Manifestaciones cutáneas del herpes simple**: las erupciones fuera de la cara y de los órganos genitales son poco frecuentes. La infección primaria puede ser causada por el frotamiento con material contaminado:

1) **panadizo herpético** (p. ej. en el personal médico que no utiliza guantes): inicio brusco, edema, eritema, dolor y lesiones vesiculopustulosas en la yema de uno o más dedos

2) **"herpes del gladiador"**: en deportes de contacto, habitualmente las erupciones aparecen en la piel del tórax, de los oídos, de la cara y de las manos

3) **eccema herpético**: una variante particular de la infección herpética en pacientes con dermatitis atópica; aparece un exantema vesicular generalizado de gran intensidad (puede constituir un peligro para la vida).

**5. Encefalitis herpética:** cursa con alteración de la conciencia, afasia, convulsiones, a menudo conduce a cambios de la personalidad y alteraciones de las funciones cognitivas. La mortalidad es hasta del 30 % sin tratamiento.

**6. Meningitis recurrente** por HSV-2.

## → DIAGNÓSTICO

### Exploraciones complementarias

### Identificación del agente etiológico

1) Aislamiento del virus en cultivo celular (material: líquido de las vesículas, frotis del cuello uterino, secreción vaginal): método diagnostico estándar, tiene poca sensibilidad si la infección es recurrente, mucho más baja cuando las lesiones empiezan a curarse. El resultado negativo no excluye la infección.

2) Detección de ADN de virus del herpes simple (PCR; muestras provenientes de: líquido de las vesículas, frotis del cuello uterino, secreción vaginal, líquido cefalorraquídeo), ha reemplazado al cultivo celular, test diagnóstico de elección en infecciones del SNC: tiene mayor sensibilidad que el aislamiento del virus. El resultado negativo hace menos probable el diagnóstico del herpes simple.

3) Pruebas serológicas: los anticuerpos específicos contra el virus del herpes simple aparecen unas semanas después de la infección. La detección de los anticuerpos anti-VHS-2 habitualmente demuestra el herpes genital (sensibilidad del 80-98 %, especificidad ≥96 %). La detección de los anticuerpos anti-VHS-1 es más difícil de interpretar (con una elevada frecuencia del herpes simple labial).

### Criterios diagnósticos

El diagnóstico habitualmente se realiza a base del cuadro clínico. En el herpes genital de las mujeres → examen ginecológico. Las exploraciones complementarias están indicadas en las infecciones invasivas. La identificación del tipo de virus en personas con herpes genital permite evaluar el riesgo de recaídas.

### Diagnóstico diferencial

**1. Herpes simple oral:** candidiasis, aftas bucales, "enfermedad de manos, pies y boca": fiebre aftosa humana (infección por los virus Coxsackie, enterovirus), eritema multiforme (síndrome de Stevens-Johnson).

**2. Herpes genital:** sífilis, chancroide, herpes zóster.

## → TRATAMIENTO

### Tratamiento antiviral

La administración sistémica de los fármacos antivirales (**aciclovir, valaciclovir**) disminuye la intensidad de los síntomas de la infección primaria y recurrente, pero no elimina el virus latente y no reduce el riesgo de transmisión a personas susceptibles, como tampoco reduce la frecuencia y severidad de las recaídas después de terminar el tratamiento.

**1. Herpes genital:** los fármacos de aplicación local son ineficaces

1) **Infección primaria** → aciclovir VO 400 mg cada 8 h o 200 mg cada 4-5 h (5×d) durante 7-10 días o valaciclovir VO 1000 mg cada 12 h durante 7-10 días. El tratamiento se puede prolongar si las lesiones no han desaparecido totalmente en 10 días.

2) **Infección recurrente** (tratamiento periódico de las recaídas) → óptimamente hay que empezar el tratamiento en la fase prodrómica, a más tardar el mismo día que se han manifestado las lesiones; aciclovir VO 400 mg o 800 mg cada 8 h o 800 mg cada 12 h durante 5 días o valaciclovir VO 500 mg cada 12 h durante 3 días o 1000 mg cada 24 h durante 5 días.

**2. Forma grave (diseminada) de la infección por virus del herpes simple, meningitis y encefalitis herpética** → aciclovir iv. 10 mg/kg cada 8 h durante 7-21 días.

**3. Herpes simple labial u oral**

1) **Infección primaria:** en caso de una severidad de las lesiones o en personas inmunodeprimidas por cualquier causa → aciclovir VO 200-400 mg cada 4-5 h (5×d) durante 5 días o valaciclovir VO 2000 mg cada 12 h durante 1 día, o famaciclovir VO 500 mg cada 12 h durante 7 días (tratamiento en infectados por VIH).

2) **Infecciones recurrentes** (tratamiento episódico de las **recaídas de curso severo**) → óptimamente empezar en la fase prodrómica, a más tardar el mismo día en que se han manifestado las lesiones; aciclovir VO 200-400 mg cada 4-5 h (5×d) durante 3-5 días o valaciclovir VO 1000 mg VO cada 12 h durante 1 día o 500 mg cada 12 h durante 3 días. En el herpes labial de curso benigno también es eficaz usar aciclovir en crema o gel (5×d).

**4. Embarazadas** → aciclovir (considerado seguro para el feto). Tratamiento de la infección primaria o recurrente: véase más arriba. En embarazadas con herpes genital recurrente considerar el uso profiláctico de aciclovir desde la 36.ª semana del embarazo, lo que reduce el riesgo de recaída del herpes genital (VHS-2) durante el parto y de tener que hacer la cesárea por este motivo y también reduce el riesgo de infección en el neonato.

**5. Infección ocular** → aciclovir en la forma de ungüento oftálmico; el tratamiento debe ser supervisado por un oftalmólogo.

**Tratamiento sintomático**

En caso de necesidad fármacos antipiréticos y analgésicos.

### → COMPLICACIONES

Infecciones bacterianas o fúngicas secundarias de las lesiones, infección diseminada (entre otros, del esófago, glándulas suprarrenales, pulmones, articulaciones, SNC →cap. 18.6.2), eritema multiforme (un 75 % de los casos de eritema viene acompañado de una infección por el virus del herpes simple). Infección neonatal (VHS-1 o VHS-2): más frecuentemente se manifiesta con lesiones vesiculares diseminadas en la piel, es posible también encefalitis grave, hepatitis e inflamaciones de otros órganos que pueden llevar a la muerte.

La infección se transmite al niño en el período perinatal durante la infección primaria (riesgo de contagio de un 30-50 %) o recurrente (riesgo de <1 %) de la mujer. El herpes genital durante el embarazo aumenta el riesgo de parto prematuro, retraso del crecimiento intrauterino y de aborto espontáneo. La presencia del herpes genital (o solo de sus síntomas prodrómicos) en embarazadas justo antes del parto es una indicación de cesárea.

### → PRONÓSTICO

Es una enfermedad recurrente durante toda la vida. Los fallecimientos son raros: pueden verse afectados los neonatos, las personas con inmunodeficiencia grave o en el curso de una encefalitis.

### → PREVENCIÓN

**Métodos específicos**

**1. Vacunación preventiva:** no hay.

**2. Profilaxis farmacológica:** en personas con recaídas frecuentes → 400 mg de aciclovir VO cada 12 h o 500 o 1000 mg de valaciclovir VO cada 24 h (está confirmada la seguridad y la eficacia del uso diario de aciclovir durante 6 años y de valaciclovir durante un año). La profilaxis disminuye la frecuencia de las recaídas y mejora la calidad de vida; durante el uso de los antivirales el riesgo de infectar a la pareja con el HSV-2 es menor.

**Métodos no específicos**

**1. Aislamiento de enfermos:** uso de métodos de aislamiento de contacto.

**2. Métodos de protección personal:** evitar contactos sexuales no protegidos. El uso de un preservativo de látex durante el coito reduce el riesgo de la infección (pero no lo elimina totalmente, pueden aparecer erupciones en otras localizaciones). Las personas infectadas deberían informar a sus parejas sobre su enfermedad antes de iniciar contactos sexuales (hay un riesgo de contagio también en la fase asintomática). En caso de herpes genital o durante los síntomas prodrómicos no se deben iniciar contactos sexuales. Las embarazadas con antecedentes de herpes genital deben informarlo al médico. Las mujeres asintomáticas cuyas parejas han tenido herpes genital deberían evitar contacto sexual no protegido durante el 3.$^{er}$ trimestre del embarazo.

**3. Notificación obligatoria:** no.

## 1.9. Mononucleosis infecciosa

### → DEFINICIÓN Y ETIOPATOGENIA

La mononucleosis es una enfermedad de curso agudo, que se caracteriza por: fiebre, faringitis y amigdalitis exudativa, linfadenopatía y presencia de linfocitos atípicos en la sangre periférica.

**1. Agente etiológico:** en un 90 % de los casos de mononucleosis típica el agente etiológico es el virus de Epstein-Barr (VEB, familia *Herpesviridae*).

**2. Patogenia:** el virus penetra en las células del epitelio de la faringe → infecta los linfocitos B y luego se disemina por todo el organismo (transformación de los linfocitos B en las células plasmáticas inmortales, estimulación de la producción de gammaglobulinas policlonales, detectadas como anticuerpos heterófilos inespecíficos) → los linfocitos B activados estimulan la proliferación de los linfocitos T (este fenómeno es responsable del aumento de volumen de los ganglios linfáticos, amígdalas, bazo e hígado). El VEB, desde la infección primaria, permanece en fase latente en los linfocitos B y en las células del epitelio de la mucosa oral del organismo; su reactivación puede llevar a una linfoproliferación monoclonal no controlada.

**3. Reservorio y vías de diseminación:** los seres humanos son el único reservorio; fuente de la infección: personas enfermas o infectadas (el virus está presente en la saliva; después de la infección primaria se excreta de manera episódica durante toda la vida). La infección se transmite por el contacto con la saliva (es necesario un contacto personal, p. ej. un beso) y por los objetos contaminados con saliva (más frecuentemente por compartir la comida, beber del mismo vaso o de la misma botella); la transmisión de la infección es posible también por transfusión de sangre, trasplante de células hematopoyéticas o de órganos.

**4. Período de incubación y de contagio:** el período de incubación es de 30-50 días; la transmisibilidad es baja (se requiere un contacto estrecho, es necesario el contacto directo con la saliva del infectado), se mantiene durante 6 meses, en algunos casos hasta 1,5 años.

### → CUADRO CLÍNICO

La infección frecuentemente es asintomática o se manifiesta con síntomas inespecíficos (especialmente en neonatos, niños pequeños y en personas mayores).

**1. Síntomas prodrómicos:** síntomas pseudogripales (1-2 semanas), se desarrollan gradualmente.

**2. Faringitis y amigdalitis:** dolor intenso de garganta, dificultades para la deglución, fiebre hasta 40 °C (habitualmente remite después de 1-2 semanas, en casos excepcionales se puede mantener hasta 4-5 semanas); amígdalas aumentadas de volumen que desarrollan una cubierta exudativa característica (recuerda a la angina estreptocócica →cap. 3.3, fig. 3-1), faringe enrojecida, frecuentemente aparecen petequias en el paladar, olor desagradable en la boca. Adicionalmente: edema palpebral, edema de la base de nariz y de las cejas, más frecuentemente en niños.

**3. Aumento de volumen de los ganglios linfáticos y del bazo:** los ganglios llegan a tener un tamaño significativo, hasta >3 cm, son elásticos, movibles respecto a su base, sensibles, no forman paquetes ganglionares. Frecuentemente hay también edema del tejido periganglionar. La linfadenopatía es el síntoma más persistente (incluso 6 meses después de la fase aguda de la infección). En niños la linfadenopatía habitualmente es generalizada; en adolescentes y adultos afecta más frecuentemente a los ganglios cervicales posteriores, cervicales anteriores y submaxilares, más raramente se produce una linfadenopatía generalizada con ganglios axilares e inguinales afectados. La esplenomegalia aparece en la 2.ª-3.ª semana en un 50 % de los pacientes; remite después de 7-10 días.

**4. Hepatitis:** ocurre en un 20-90 % de los casos, habitualmente sin ictericia. Hay hepatomegalia en un 10-15 % de casos. La hepatitis se mantiene hasta 4 semanas.

**5. Exantema:** macular y/o papular (en un 5 % de los pacientes); puede aparecer eritema multiforme, eritema nudoso o síndrome de Gianotti-Crosti (erupción monomórfica no pruriginosa caracterizada por pápulas no confluentes que varían en tono de rosado a rojo oscuro, y se localizan de manera simétrica en la cara, glúteos y regiones extensoras de las extremidades, se mantiene durante algunas semanas, y se manifiesta en niños de hasta 15 años, rara vez en mayores de 20 años). Después de administrar ampicilina (un 80-90 % de los casos), amoxicilina u otros antibióticos (cefalosporinas, muy raramente macrólidos) se manifiesta un exantema maculopapular parecido al del sarampión, con prurito que aparece 7-10 días después de la primera dosis del antibiótico, probablemente causada por complejos inmunes, afecta a la piel y a las mucosas (en pocas ocasiones se produce el síndrome de Stevens-Johnson, ulceraciones de los órganos genitales).

**6. Otros síntomas inespecíficos:** cefalea (típicamente retroorbitaria), dolor abdominal, náuseas y vómitos; en la fase de recuperación hay decaimiento, malestar general, fatiga, sensación de agotamiento, dificultad de concentración; en algunas ocasiones se produce el llamado síndrome de fatiga crónica (durante >6 meses).

**7. Síndrome linfoproliferativo:** aparece en las personas inmunosuprimidas, especialmente en pacientes con SIDA y en receptores de trasplantes. El espectro de síntomas va desde un aumento de volumen de los ganglios linfáticos y de otros órganos linfáticos, hasta la neumonía intersticial linfocítica y linfomas.

**8. Infección crónica activa por VEB** (ing. CAEBV): forma rara de la infección con proliferación de los linfocitos T o de células NK; hay un gran espectro de síntomas que se mantienen >6 meses (entre ellos fiebre, linfadenopatía y esplenomegalia, hepatitis, pancitopenia, neumonía intersticial, coroiditis, hidroavacciniforme, reacción hipersensible a las picaduras de mosquitos).

## → DIAGNÓSTICO

### Exploraciones complementarias

**1. Identificación del agente etiológico**

1) Pruebas serológicas →tabla 1-1.
2) Detección del ADN VEB (PCR de muestras de suero, linfocitos sanguíneos y tejidos). Útil en pacientes inmunodeprimidos carentes de anticuerpos específicos, o para demostrar la infección por el VEB en neoplasias, incluyendo las enfermedades linfoproliferativas, y para confirmar el diagnóstico de CAEBV.

**Tabla 1-1.** Interpretación de los resultados de los exámenes serológicos de detección del VEB

| Fase de la infección | Anticuerpos | | | | |
|---|---|---|---|---|---|
| | heterófilos | IgM anti-VCA | IgG anti-VCA | anti-EA | anti-EBNA |
| Fase aguda | + | + | + | + | − |
| Infección pasada | − | − | + | − | + |
| Infección crónica activa | − | − | +++ | + | + |
| Reactivación de la infección, linfoma de Burkitt, cáncer nasofaríngeo | − | +/− | + | +/− | + |

**Anticuerpos heterófilos no específicos** (sobre todo IgM; reacción de Paul-Bunnell-Davidsohn, pruebas rápidas de aglutinación): son útiles cuando las pruebas de detección específicas no están disponibles. Aparecen al final de la 2.ª semana de la infección (en un 80-90 % de los enfermos) y se mantienen durante ≥3-6 meses. En el caso de un resultado positivo, en general, no es necesario realizar pruebas de confirmación (sensibilidad de ~75 %, especificidad de ~90 %). En niños <12 años pueden no aparecer, por lo que en estos casos es necesario realizar pruebas específicas.

**Anticuerpos específicos contra el VEB:** aparecen en la 2.ª semana de la infección (mayor sensibilidad y especificidad, ELISA):

1) Acs contra del antígeno de la cápside, **IgM anti-VCA:** son de aparición más temprana, hasta en el 95 % de los casos con infección reciente, su título aumenta rápidamente desde el comienzo de la fase aguda de la infección. Desaparecen en el transcurso de 2-3 meses. Las **IgG anti-VCA** aparecen pocos días después de la infección por VEB, en la práctica indican una infección pasada (no son útiles para detectar infección aguda), se mantienen durante toda la vida.

2) Acs contra el antígeno temprano (**anti-EA**): aparecen en la fase aguda de la infección. Comúnmente no son detectables tras 3-6 meses (en ~20 % de los infectados pueden detectarse varios años tras la infección).

3) Acs dirigidos contra el antígeno nuclear (**anti-EBNA**): se generan más tarde, tras algunas semanas (3-6) o incluso meses de infección, indican una infección pasada. Se mantienen durante toda la vida.

IgE — título alto en CAEBV

**2. Otros:** en **hemograma** alteraciones inespecíficas, en un 98 % de los casos leucocitosis moderada (hasta 20 000/µl) con un gran porcentaje de linfocitos (>50 %); >10 % (o 1000/µl) linfocitos atípicos en el frotis (cromatina no compactada y núcleos de localización excéntrica).

### Criterios diagnósticos

El cuadro clínico de la mononucleosis infecciosa clásica (más común en niños y adolescentes) es característico. En adultos la infección por VEB frecuentemente no adopta la forma típica. Hay que sospecharla en caso de faringitis prolongada con exudación en las amígdalas, sin respuesta al tratamiento estándar y acompañada de esplenomegalia y linfadenopatía.

### Diagnóstico diferencial

La infección por citomegalovirus (CMV) tiene un cuadro clínico similar; además faringitis estreptocócica (estreptococos β-hemolíticos del grupo A), infección por virus herpes simple, síndrome retroviral agudo (VIH), rubéola, hepatitis vírica, leucemia aguda, reacciones alérgicas a fármacos (especialmente a fenitoína y sulfonamidas), toxoplasmosis, difteria.

## → TRATAMIENTO

**Tratamiento antiviral**

Los fármacos antivirales no son recomendables. Solo en caso de síndrome linfoproliferativo se puede considerar el uso de ganciclovir o aciclovir (no se ha evaluado su eficacia en ensayos clínicos adecuados).

**Tratamiento sintomático**

**1. Recomendaciones generales:** reposo, en caso de esplenomegalia evitar el esfuerzo físico excesivo y actividades con riesgo de trauma (riesgo de ruptura esplénica); una esplenomegalia significativa puede requerir observación hospitalaria.

**2. Tratamiento farmacológico.** En una infección sin complicaciones no suele ser necesario

1) fármacos antitérmicos y analgésicos en caso de necesidad (paracetamol, AINE)

2) glucocorticoides (prednisona, 1 mg/kg, máx. 60 mg durante 4-7 días, después reducir gradualmente la dosis): en caso de obstrucción progresiva de las vías respiratorias superiores debida al edema del tejido linfoide de la faringe (amígdalas) o en pacientes con anemia o trombocitopenia autoinmune; o en caso de reacción alérgica (exantema intenso con afección de las mucosas) después de administrar penicilinas semisintéticas

3) restablecimiento inmunológico (en caso de inmunodeficiencias secundarias): reducción de la dosificación de los fármacos inmunosupresores.

## → COMPLICACIONES

Las complicaciones son poco frecuentes, pero pueden tener un curso grave:

1) infecciones bacterianas secundarias (de faringe, pulmones): en el tratamiento no administrar penicilinas semisintéticas

2) en el tracto respiratorio: obstrucción de las vías respiratorias (por los ganglios linfáticos aumentados), infiltraciones en el tejido pulmonar, epiglotitis

3) hematológicas: anemia, trombocitopenia, poco frecuentemente granulocitopenia, síndrome hematofagocítico

4) SNC: parálisis de los pares craneales (más frecuentemente del VII nervio craneal), meningitis y encefalitis linfocitarias, mielitis transversa, convulsiones, síndrome de Guillain-Barré, psicosis

5) corazón: miocarditis, pericarditis, bloqueo auriculoventricular de primer grado, constricción de las arterias coronarias

6) ruptura del bazo, principalmente subcapsular (0,5 % de los casos) durante la 2.ª y 3.ª semana de la enfermedad, precedida por un dolor abdominal intenso; puede requerir intervención quirúrgica

7) neoplasias malignas: complicación tardía; asociación de la infección por VEB con el linfoma de Hodgkin, linfoma de Burkitt, leucemia de células NK, linfoma extraganglionar de células T/NK de tipo nasal, síndromes linfoproliferativos asociados a la inmunodepresión, cáncer de nasofaringe.

## → PRONÓSTICO

En la mayoría de los casos el pronóstico es bueno: la enfermedad es autolimitada y remite espontáneamente, aunque algunos de sus síntomas pueden tardar varios meses en desaparecer. Las complicaciones hematológicas, muy poco frecuentes, tienen un mal pronóstico. Los fallecimientos son raros, más frecuentemente como resultado de la ruptura del bazo, de infecciones bacterianas secundarias o miocarditis.

### → PREVENCIÓN

**Métodos específicos**

**Vacunación:** no hay.

**Métodos no específicos**

**1.** Las personas que han cursado recientemente una infección confirmada por VEB o han padecido una enfermedad similar a la mononucleosis infecciosa no deberían donar sangre ni órganos para trasplantes.

**2. Notificación obligatoria:** no.

## 1.10. Infecciones por el parvovirus B19

El parvovirus humano B19 causa eritema infeccioso (quinta enfermedad) y síndrome pápulo-purpúrico en guantes y calcetín (SPPGC). Según diversos autores en los casos de infecciones epidémicas en niños el parvovirus frecuentemente puede ser responsable de extravasaciones sanguíneas generalizadas (principalmente en la piel de extremidades, axilas e ingles), con una cifra de plaquetas en sangre normal.

### → ETIOPATOGENIA

**1. Agente etiológico:** parvovirus humano B19 (familia *Parvoviridae*).

**2. Patogenia:** en el huésped causa viremia y se replica solo en las células progenitoras de eritrocitos.

**3. Reservorio y vías de transmisión:** el ser humano es el único reservorio; la fuente de la infección es la persona enferma o infectada (más frecuentemente con inmunodeficiencia, debido a que mantienen una viremia elevada durante más tiempo). La infección se transmite por gotitas, pero también por los componentes y los productos hemoderivados (muy raramente) y a través de la placenta (infección del feto).

**4. Período de incubación y de contagio:** el virus es muy contagioso (hasta el 60 %) debido a que se encuentra en las secreciones de las vías respiratorias. El período de incubación es de 4-14 días; la viremia máxima se da 6-10 días después de la transmisión (el período infeccioso coincide con la fase prodrómica, dura ~7 días); la viremia remite cuando aparece el exantema (el paciente deja de ser contagioso; período de contagio: ~1 semana). En SPPGC los enfermos trasmiten la infección durante toda la fase del exantema y en la crisis aplásica, antes de la manifestación clínica y ≥1 semana después de la aparición de los síntomas.

### → CUADRO CLÍNICO

La infección frecuentemente es asintomática o su cuadro clínico se parece a una infección respiratoria aguda alta suave. La principal manifestación clínica es un cuadro de eritema infeccioso o de SPPGC.

**1. Eritema infeccioso**

1) Al principio presenta **síntomas prodrómicos asociados a la viremia:** inflamación de las vías respiratorias superiores (congestión nasal, faringitis, tos), fiebre, malestar general, cefaleas, mialgias, náuseas. Estos síntomas remiten cuando aparecen los anticuerpos específicos IgM.

2) **Exantema** (reacción de hipersensibilidad por complejos inmunes): se manifiesta después de 7-10 días desde el inicio de la enfermedad (cuando aparecen los anticuerpos específicos IgG). El exantema es el síntoma más característico de la infección que se presenta en la mayoría de los niños, pero en <50 % de los adultos. Al principio tiene forma de un eritema de color rojo claro, algo

elevado, con los contornos bien marcados. Aparece en las mejillas y rodea la nariz y la zona labial. Después de 1-4 días en los brazos, tronco, nalgas y extremidades inferiores aparecen máculas y pápulas eritematosas, que se transforman en erupciones eritematosas confluentes parecidas a una red o a encajes (o a guirnaldas). Son especialmente visibles en las caras extensoras de las extremidades y del tronco. Las erupciones no afectan a la piel de la palma de la mano ni de la planta del pie. El exantema puede prolongarse o ser recurrente durante 1-3 semanas o más (con un promedio de ~10 días). En adultos puede venir acompañado de prurito. Se puede intensificar con el esfuerzo físico o una alta temperatura corporal; este fenómeno no significa que la enfermedad se haya agudizado.

3) **Artritis** (reacción de hipersensibilidad por complejos inmunes): principalmente en adultos, más frecuentemente en mujeres (en niños en un ~10 % de los casos); puede acompañar al exantema o ser la única manifestación de la infección. Predomina el dolor (en un 77 % de las personas >20 años de edad) y menos frecuentemente un edema (en un 57 % de las personas >20 años de edad) de varias articulaciones. Es más frecuente en las pequeñas articulaciones de la mano (interfalángicas), de la muñeca, codo, rodilla o tobillo. La artritis aparece de manera simétrica, remite espontáneamente (habitualmente en 3 semanas, a veces en varios meses) y no deja secuelas en las articulaciones.

**2. Síndrome papulopurpúrico en guantes y calcetín**

1) Al principio **presenta síntomas prodrómicos** (de curso benigno): fiebre, anorexia, dolor articular.

2) **Exantema y erupciones cutáneas**: durante la viremia y durante la fase prodrómica aparecen edema doloroso y eritema en ambas manos y en pies con erupciones cutáneas tipo equimosis y púrpura hemorrágica. Las erupciones pueden afectar también a los dorsos de manos y pies. Compromete hasta el límite de la muñeca y del tobillo; frecuentemente hay ardor y prurito. El exantema suele remitir en 1-3 semanas.

3) **Erupciones en la mucosa oral**: erosiones, vesículas, edema labial, equimosis en el paladar duro, en la mucosa de la faringe y de la lengua; las lesiones pueden acompañar a las erupciones cutáneas; remiten espontáneamente después de 7-14 días. Pueden asemejarse a las manchas de Koplik típicas del sarampión.

**3. Anemia crónica:** causada por una respuesta humoral insuficiente (o su falta) que no llega a neutralizar el virus. Aparece en personas con inmunodeficiencia (inmunodeficiencia primaria, enfermedades neoplásicas, infección por VIH, receptores de trasplantes y otras causas de inmunosupresión) a consecuencia de la infección crónica de las células progenitoras del sistema eritropoyético. Aparte de la aplasia eritroblástica también puede aparecer pancitopenia.

**4. Crisis aplásica:** puede afectar a los pacientes con eritropoyesis intensificada (anemias hemolíticas congénitas, anemias autoinmunes, hemorragias masivas, pacientes sometidos a trasplante renal o de células hematopoyéticas). La replicación intensa del virus produce destrucción de las células hematopoyéticas, disminución de la producción de eritrocitos, y aumento de su degradación, ocasionando una marcada reducción de la concentración de hemoglobina. Cursa con síntomas de anemia grave. A diferencia de la crisis hemolítica no se detectan reticulocitos (aparecen después de 7-10 días, tras la aparición de anticuerpos anti B19 en la sangre).

**5. Hepatitis:** en un ~4 % de los infectados remite espontáneamente.

**6. Otras manifestaciones menos frecuentes:** necrosis de médula ósea, síndrome mielodisplásico, leucocitopenia, síndrome hemofagocítico, exantema atípico, anomalías neurológicas, autoinmunización.

## ➡ DIAGNÓSTICO

Las exploraciones complementarias habitualmente no son necesarias. En caso de necesidad de confirmación diagnóstica de la infección:

1) **en pacientes inmunocompetentes: resultado positivo de la prueba serológica**; la detección de los anticuerpos específicos IgM (anti-VP2) en el suero demuestra una infección actual o reciente (son detectables por ~3 meses); los anticuerpos específicos IgG aparecen en la 2.ª semana desde la infección y se mantienen durante varios años (demuestran que ha habido una infección); la baja avidez confirma una infección reciente

2) **en pacientes inmunodeprimidos** (el resultado de la prueba serológica es por lo general falsamente negativo) **o en caso de crisis aplásica: detección del ADN del parvovirus B19** en la sangre (con el método PCR); el resultado del PCR puede ser positivo durante 9 meses después del período de la viremia, por lo que no significa obligatoriamente que haya una infección aguda.

En el **análisis de la médula ósea**: hipoplasia medular con presencia de los característicos pronormoblastos gigantes.

### Diagnóstico diferencial

**1.** **Eritema infeccioso:** otros exantemas víricos (ecovirus 12, rubéola, sarampión, infección por enterovirus o adenovirus) o bacterianos (escarlatina), eritema multiforme, conectivopatías con presencia de artritis y vasculitis, reacciones alérgicas a los fármacos (entre ellas la enfermedad del suero).

**2.** **SPPGC:** trombocitopenia, vasculitis mediada por IgA (previamente llamada púrpura de Schönlein-Henoch), "enfermedad de manos, pies y boca" (infección por virus *Coxsackie* o enterovirus), mononucleosis infecciosa, citomegalia, infección por el virus del herpes humano 6 (VHH-6), hepatitis B, sífilis secundaria, rikettsiosis, erliquiosis.

**3.** **Anemia crónica y crisis aplásica** →cap. 15.1.7.

## ➡ TRATAMIENTO

### Tratamiento específico

No existe. En caso de una infección crónica en pacientes inmunodeprimidos (anemia crónica) se administran los preparados de la IGIV; la dosificación estándar no ha sido definida, se recomienda 1-1,5 g/kg durante 3 días o 400 mg/kg durante 5-10 días. Es controvertida la administración de IGIV en personas inmunocompetentes con artritis.

### Tratamiento sintomático

En caso de necesidad administrar antitérmicos (paracetamol, ibuprofeno), AINE (reducen el dolor articular). En la infección por VIH → tratamiento antirretroviral e IGIV. En crisis aplásicas y anemia crónica → transfusiones de CGR e IGIV.

## ➡ OBSERVACIÓN

Indicada en pacientes inmunodeprimidos y en las personas con una hemólisis crónica (hay que vigilar que no desarrolla anemia grave).

En embarazadas que han tenido contacto con el enfermo está indicada la prueba serológica de IgG: la falta de IgG demuestra una susceptibilidad a la infección (pero el riesgo de infección del feto es bajo). Repetir la prueba cada 2-4 semanas. La detección de la fase aguda de la infección (IgM) en embarazadas es una indicación para hacer la ecografía 1-2×semana durante 10-12 semanas (hidropesía fetal).

## → COMPLICACIONES

Anemia transitoria y reticulocitopenia (en personas sanas es rara, suele ser asintomática); eritema multiforme; anemia grave con hidropesía fetal (la causa más frecuente del edema generalizado no inmunológico del feto), aborto espontáneo o incluso muerte fetal: el riesgo es más alto durante la infección aguda (viremia) de las mujeres en el 2.º trimestre del embarazo, especialmente entre la 20.ª y 28.ª semana, el riesgo de transmisión a través de la placenta es de un ~30 %, el riesgo de pérdida del feto debido a la infección es de un 8-10 %; raramente: miocarditis, vasculitis, glomerulonefritis, encefalitis, trombocitopenia inmune primaria.

## → PRONÓSTICO

En pacientes sin factores de riesgo el curso de la infección es benigno, la enfermedad remite espontáneamente sin complicaciones. El exantema puede volver a aparecer incluso durante varios meses; la artritis persiste hasta varios meses, en casos excepcionales hasta unos años. En personas inmunocompetentes una vez contraída la enfermedad dejará una inmunidad de larga duración.

## → PREVENCIÓN

**Métodos específicos**
**Vacunación**: no hay.

**Métodos no específicos**
**1. Aislamiento de los enfermos:** infectados, especialmente durante la crisis aplásica o en caso de pacientes inmunodeprimidos, cuya capacidad de contagio se mantiene durante mucho tiempo; después de la manifestación del exantema el infectado no contagia a los demás. Las embarazadas deberían evitar el contacto con enfermos que presentan una replicación crónica del virus (personas inmunodeprimidas, infectados por el parvovirus B19 y con presencia de la crisis aplásica).
**2. Notificación obligatoria:** no.

## 1.11. Molusco contagioso

### → ETIOPATOGENIA

**1. Agente etiológico:** virus del molusco contagioso (VMC), de la familia de poxvirus.
**2. Patogenia:** se multiplica solo en las células del epitelio plano, no penetra en las partes más profundas y no causa viremia.
**3. Reservorio y vías de diseminación:** seres humanos; la infección se expande por contacto directo con la piel infectada o contaminada del enfermo con un individuo susceptible, también durante el contacto sexual o por la ropa, toallas u otros objetos contaminados.
**4. Período de incubación y de contagio:** 2-12 semanas (incluso hasta 6 meses); el infectado contagia durante todo el tiempo en el que manifiesta las erupciones cutáneas. Existen portadores asintomáticos que pueden ser fuente de infección.

### → CUADRO CLÍNICO E HISTORIA NATURAL

Erupción cutánea primaria: una pápula dura, lisa, del color de la piel o más claro, de 1-5 mm de diámetro (en personas inmunodeprimidas >5 mm [el denominado molusco contagioso gigante]); en las lesiones más antiguas, sobre todo bajo un rayo de luz oblicuo, en su centro se puede observar un hoyuelo umbilicado; a veces la erupción está rodeada por una franja descolorida o eritematosa. En personas inmunocompetentes aparecen 1-30 lesiones; en adolescentes y adultos más frecuentemente se localizan en el interior de los muslos, en la parte externa de los genitales, en la zona del pubis y en el hipogastrio; en niños pequeños en la cara, párpados, tronco y en las extremidades; en personas inmunodeprimidas, en especial infectadas por virus de inmunodeficiencia humana o receptores de trasplante, las lesiones pueden ser diseminadas, generalizadas, muy numerosas (incluso centenares de lesiones). No suelen provocar malestar, raramente hay molestias durante la fase de desaparición de las lesiones (cuando han sido acompañadas de una inflamación intensa o de un eccema).

En personas inmunocompetentes la enfermedad habitualmente remite espontáneamente en 6-18 meses, excepcionalmente hasta 4 años. En la fase de resolución es posible una reacción inflamatoria en la zona de la lesión (eritema ligero, irritación): indica que existe una respuesta inmunológica celular activa (la manifestación clínica de la curación). Después de sanar pueden quedar unos hoyos que desaparecen con el tiempo o dejan pequeñas cicatrices.

Se pueden producir: autoinoculación, infección secundaria bacteriana (especialmente en caso de rascar las lesiones) y cicatrices.

## → DIAGNÓSTICO

### Criterios diagnósticos

El diagnóstico se basa en el cuadro clínico. En casos dudosos se hace un análisis microscópico del material extraído de la lesión o de un fragmento de la piel con tinción de Wright o Giemsa: se detecta la presencia de los cuerpos de inclusión ("cuerpos del molusco") en el citoplasma.

### Diagnóstico diferencial

1) nevo de Spitz, epiteliomas de la epidermis (p. ej. basocelular y otros), xantogranuloma juvenil, verrugas vulgares y genitales, milios, queratosis pilar, liquen nítido, quiste de glándula sudorípara o sebácea
2) lesiones diseminadas en pacientes con inmunodeficiencia celular: forma diseminada de criptococosis o de histoplasmosis
3) molusco contagioso con reacción inflamatoria: dermatitis bacteriana (p. ej. foliculitis, furúnculo).

## → TRATAMIENTO

En pacientes sin factores de riesgo el tratamiento no es necesario. Indicaciones: motivos estéticos, lesiones numerosas, lesiones que no remiten en el tiempo esperado, curso persistente, lesiones que continuamente aparecen de nuevo, autoinoculación.

### Tratamiento causal

**1. Tratamiento farmacológico** (eficacia incierta):

1) podofilotoxina de uso tópico en forma de crema o en solución, especialmente en hombres; con cuidado en mujeres en edad reproductiva
2) si la lesión tratada se ha vuelto dolorosa, eritematosa, edematosa, se ha cubierto de costra o exudado purulento, lo que indica una infección bacteriana secundaria → aplicar antibiótico tópico (con menor frecuencia VO)
3) en pacientes inmunodeprimidos por VIH → tratamiento antirretroviral.

**2. Tratamiento invasivo**:

1) la terapia láser es muy eficaz y tiene bajo riesgo de dejar cicatrices o teñir la piel

2) crioterapia con nitrógeno líquido, cuando hay pocas lesiones; posibles complicaciones: ampollas y cicatrices, a veces hay que repetir la intervención cada 2-4 semanas

3) curetaje o extracción con aguja con analgesia local, cuando hay pocas lesiones.

### → OBSERVACIÓN

En casos justificados examinar adolescentes y adultos jóvenes para detectar si hay otras enfermedades de transmisión sexual. Si la lesión se ha hecho sensible, eritematosa, hinchada, cubierta con costra o exudado pustuloso, administrar un antibiótico de aplicación local, menos frecuentemente VO (infección bacteriana secundaria). En lesiones, especialmente gigantes, de la cara, cuello y piel pilosa de la cabeza en pacientes adultos, o en caso de lesiones diseminadas se recomienda realizar serología para VIH.

### → PRONÓSTICO

En personas inmunocompetentes las lesiones remiten espontáneamente. En pacientes con inmunodeficiencia celular severa la enfermedad es de larga duración, hay lesiones gigantes, generalizadas, confluentes y deformadas, difíciles de curar si no se restablece el sistema inmunitario.

### → PREVENCIÓN

**Métodos específicos**

**Vacunación:** no hay.

**Métodos no específicos**

**1.** Evitar compartir ropa y toallas con personas infectadas, así como mantener con ellas contactos sexuales. El examen de hermanos y hermanas está indicado (frecuentes contagios de personas que viven con el infectado). No se deben rascar ni frotar las erupciones (riesgo de autoinoculación).

**2. Notificación obligatoria:** no.

## 1.12. Infecciones por virus Coxsackie

### → ETIOPATOGENIA

**1. Agente etiológico:** son virus RNA que pertenecen a la familia *Picornaviridae*, del tipo *Enterovirus*. Se diferencian 2 subgrupos: Coxsackie A (23 serotipos) y Coxsackie B (6 serotipos).

**2. Patogenia:** el virus ingresa en el organismo a través de la cavidad oral o por las vías respiratorias. En 24 h pasan al tejido linfático. Inicialmente la replicación se produce en la mucosa faríngea y en el tejido linfático del tracto digestivo. Aproximadamente al 3.er día se produce una pequeña viremia transitoria mediante la cual la infección se extiende al tejido reticuloendotelial, incluyendo hígado, bazo y médula ósea donde, en la mayoría de los casos, la infección es controlada. En una minoría de individuos infectados la replicación viral continúa en el tejido reticuloendotelial, lo que induce una segunda viremia y la diseminación a los diferentes órganos blancos. Los serotipos individuales del virus Coxsackie se caracterizan por un tropismo diversificado sobre los diversos tejidos, pudiendo llegar a afectarse distintos órganos, entre otros las meninges y el cerebro, los músculos esqueléticos, el músculo cardíaco, la piel, el páncreas y el hígado. Los signos clínicos por lo general se presentan entre el 3.º y el 7.º día de la infección. A los ~7 días desde el inicio de la infección se desarrollan anticuerpos neutralizantes y la viremia disminuye. El virus tiene una acción citopática directa, apareciendo en los tejidos infectados, infiltrados de células inflamatorias, pudiendo llegar a la necrosis perivascular.

**3. Reservorio y vía de transmisión:** se produce excreción por las deposiciones y por secreciones respiratorias. La trasmisión es persona a persona por contacto directo o indirecto a través de la contaminación ambiental (agua y alimentos) y por secreciones respiratorias a través de gotitas.

**4. Período de incubación y de transmisibilidad:** es difícil de precisar, depende del serotipo, p. ej. Coxsackie A9: 2-12 días, Coxsackie A21 y B5: 3-5 días, en la enfermedad de Boston: 4-6 días. La infectividad es grande. La excreción viral puede prolongarse hasta 3 semanas desde la infección. Por las heces puede ser excretado también por varias semanas. Los virus Coxsackie son resistentes a los factores ambientales externos (a los 4 °C mantienen las propiedades infectantes durante varias semanas).

### CUADRO CLÍNICO E HISTORIA NATURAL

El curso de la infección por los virus Coxsackie depende del serotipo. En el caso de algunos serotipos (p. ej. A16, B3, B4) hasta el 90 % de las infecciones puede tener un curso asintomático.

**1. Estados febriles**, a veces cursan con síntomas de infección del aparato respiratorio. Por lo general después de 1-2 días de fiebre siguen 2-3 días de mejoría y luego se produce un retorno de la fiebre durante otros 2-4 días.

**2. Erupción multiforme:** macular, maculopapular o vesicular, exantema similar a la rubéola y al sarampión, equimótica o exantemas alérgicos. Puede acompañar al compromiso en otros órganos.

**3. Enfermedad de mano, pie y boca** (sinónimos: enfermedad de Boston, del inglés *hand-foot-and-mouth disease,* HFMD). Con más frecuencia se presenta en los niños <10 años de edad. El inicio es agudo cursando con fiebre y malestar. Después de 1-2 días aparece una erupción vesicular con halo eritematoso en la superficie dorsal y palmar de las manos, en los pies y en la cavidad oral (paladar duro, lengua y mucosa bucal). Pueden formarse ulceraciones, sobre todo en la mucosa de la cavidad oral. A veces se pueden presentar vesículas perianales y en los glúteos. Si no se produce una sobre infección bacteriana, las lesiones mejoran espontáneamente después de ~7 días, sin dejar cicatrices.

**4. Herpangina:** el nombre proviene de los cambios vesiculares que aparecen sobre las amígdalas, y que se parecen a las erupciones herpéticas. Generalmente se presentan en los meses de verano, con mayor frecuencia enferman los niños de entre 2 y 10 años de vida. Comienza con fiebre alta, odinofagia, disfagia y vómitos. Las erupciones, bajo la forma de vesículas de varios milímetros de diámetro, rodeados por un halo eritematoso, se presentan en las amígdalas, en el paladar posterior y en los arcos palatales. A diferencia de la HFMD y de la infección por el virus del herpes simple, no se presentan en la cavidad oral ni en la lengua. Pueden ser únicas o múltiples. La mucosa faríngea y de la cavidad oral puede estar ligeramente congestionada. Los cambios en la faringe pueden acompañarse de la inflamación de las glándulas salivales. La curación sucede espontáneamente después de 3-6 días.

**5. Pleurodinia** remitente (sinónimos: miositis remitente, enfermedad de Bornholm, "gripe del diablo", del inglés *pleurodynia, epidemic benign dry pleurisy, epidemic myalgia, Bornholm disease, devil's grippe*): enfermedad aguda caracterizada por un dolor paroxístico en el tórax y en el epigastrio, acompañado de fiebre, odinofagia y cefalea en ausencia de tos y coriza. Durante el paroxismo el enfermo está pálido y sudoroso. A pesar del nombre no se afecta la pleura (ni el peritoneo) pues el dolor es de origen muscular. La presencia de frotes pleurales se comprueba esporádicamente. Los músculos comprometidos, tanto de la caja torácica como del abdomen, están tensos y dolorosos a la palpación, a veces los síntomas pueden sugerir la sospecha de un "abdomen agudo".

Los síntomas se mantienen por lo general durante 4-6 días. En los adultos la clínica se prolonga por más tiempo y los síntomas se expresan con más fuerza.

**6. Miocarditis y pericarditis** (→cap. 2.15 y cap. 2.17).

**7. Inflamación del SNC**

1) Inflamación aséptica de las meninges encefaloespinales: los virus Coxsackie son los responsables de la mayoría de los casos de meningitis asépticas. Las epidemias suceden por lo general en septiembre y octubre. El curso de la enfermedad es el típico de una meningitis viral con fiebre, calofríos y cefalea en niños mayores y adultos, de inicio agudo o gradual (→cap. 18.6.1), a veces se acompañan de exantema, inflamación del tracto gastrointestinal o de faringitis. En los niños los síntomas desaparecen por lo general después de ~7 días, en adultos la curación puede tomar más tiempo.

2) Encefalitis (→cap. 18.6.2): puede presentarse de forma aislada o asociada a una meningitis. En la mayoría de los enfermos (excepto en el período neonatal) se produce la curación total. Son excepcionales las complicaciones neurológicas permanentes y la muerte.

3) Mielitis (→cap. 18.6.3).

**8. Otras manifestaciones:** infección del tracto digestivo, hepatitis, pancreatitis aguda, orquitis y epididimitis, infección del tracto urinario, conjuntivitis. Se considera que los virus Coxsackie participan en la patogénesis de la diabetes *mellitus* tipo 1.

### → DIAGNÓSTICO

En el caso de la herpangina y la enfermedad de Boston (pie-mano-boca), el diagnóstico se realiza sobre la base del cuadro clínico, mientras que en las restantes formas de la infección es preciso apoyarse en los resultados de los exámenes serológicos y de biología molecular.

**Exploraciones complementarias**

**Identificación del agente etiológico**

1) Exámenes serológicos: los anticuerpos específicos de la clase IgM aparecen en la sangre 1-3 días después de los primeros síntomas y son detectables durante 2-3 meses. Los anticuerpos de la clase IgG son detectables desde los 7-10 días después de la infección y se mantienen de por vida.

2) Cultivo y exámenes de biología molecular (PCR): estudios serológicos son útiles en los trabajos de campo realizados en brotes epidémicos. El material examinado incluye: heces, líquido cefalorraquídeo y frotis faríngeos. En la práctica clínica es de gran utilidad la RT-PCR. En la endocarditis el diagnóstico certero es posible mediante la PCR del material tomado de la biopsia endomiocárdica.

**Diagnóstico diferencial**

Depende de la manifestación, p. ej.:

1) exantema: escarlatina, rubéola, sarampión, reacciones alérgicas

2) enfermedad de Boston: varicela, herpes

3) herpangina: faringoamigdalitis viral o bacteriana, inflamación herpética de la cavidad oral y de las encías, aftas

4) pleurodinia: neumonía, pleuritis, herpes zóster, infarto de miocardio, infarto pulmonar, abdomen agudo

5) miocarditis y pericarditis (→cap. 2.15, →cap. 2.17)

6) inflamación del SNC (→cap. 18.6).

**➡ TRATAMIENTO**

**Tratamiento causal**

No hay.

**Tratamiento sintomático**

Dependiendo de la forma de la enfermedad, se utilizarán medicamentos antipiréticos, analgésicos (en la pleurodinia) y antinflamatorios. Tratamiento de la miocarditis (→cap. 2.15).

**➡ COMPLICACIONES**

Sobreinfección bacteriana en los casos con exantema vesicular; miocardiopatía dilatada en casos con miocarditis (en ~10 % de los enfermos); meningitis y encefalitis crónica en los enfermos con inmunodeficiencia humoral (sobre todo con agammaglobulinemia).

**➡ PRONÓSTICO**

En la mayoría de los casos es bueno, a excepción de las infecciones en los recién nacidos.

**➡ PREVENCIÓN**

No hay vacuna. El riesgo de infección disminuye a través aplicar normas de higiene, básicamente el lavado de las manos.

## 1.13. Infecciones adenovirales

**➡ ETIOPATOGENIA**

**1. Agente etiológico:** los adenovirus (HAdV) pertenecen a la familia *Adenoviridae*. Existen >50 serotipos de HAdV de diferente tropismo tisular, clasificados en 7 subgrupos (tipos) desde el A hasta el G. Se replican bien en las células epiteliales, son resistentes a los factores ambientales y a la acción de productos surfoactivos, pero mueren bajo el efecto del calor, del formol y de productos oxidantes (hipocloritos). Algunos tipos (p. ej. 12, 18 y 31) son oncogénicos. En los humanos con mayor frecuencia, se aíslan los HAdV causantes de las infecciones respiratorias (tipos 1, 2, 3, 5 y 7) y los HAdV causantes de infecciones gastrointestinales (tipos 40 y 41). Las infecciones causadas por los serotipos 1, 2, 5 y 6 se presentan especialmente en los primeros años de vida, la de los serotipos 3 y 7 en la edad escolar; y el resto de los serotipos (p. ej. 4, 8 y 19) producen infecciones en adultos.

**2. Reservorio y vías de transmisión:** el único reservorio es el ser humano. La fuente de la infección es el enfermo sintomático o la persona con infección crónica o asintomática. Los HAdV se transmiten principalmente a través de gotitas de secreciones respiratorias, vía fecal oral desde individuos cursando una infección aguda o asintomática y menos frecuentemente por contacto con objetos contaminados (p. ej. ropa, utensilios de baño, lavamanos). Las puertas de entrada son las mucosas. Las infecciones se ven favorecidas en condiciones de hacinamiento (jardines de infancia, escuelas, grandes empresas, cuarteles). Los tipos 3 y 7, altamente transmisibles, provocan las llamadas conjuntivitis de las piscinas, probablemente se propagan a través del agua.

**3. Período de incubación y contagio:** el tiempo de incubación por lo general es de 5-12 días. La excreción de HAdV se mantiene durante 1-3 días en las infecciones respiratorias en adultos, 3-5 días en la fiebre faringoconjuntival, 2 semanas en la queratoconjuntivitis, 3-6 semanas en las infecciones gastrointestinales en niños y 2-12 meses en enfermos con inmunodeficiencia. La infectividad en caso de una diarrea aguda se mantiene por lo general durante 6-16 días.

---

### → CUADRO CLÍNICO E HISTORIA NATURAL

El cuadro clínico es diverso. Las infecciones por HAdV pueden acompañarse de una hipertrofia reactiva de los ganglios linfáticos y de un aumento de ganglios circundantes, así como de una tendencia al sangrado. Un determinado tipo de HAdV puede causar diferentes síndromes clínicos y varios tipos diferentes de adenovirus el mismo conjunto de síntomas.

**1. Infecciones del aparato respiratorio**

1) Síndrome respiratorio agudo similar a la gripe, con más frecuencia aparece en lactantes y niños. Se asemeja a las infecciones de las vías respiratorias causadas por otros virus: fiebre, rinitis, odinofagia, cefalea, con frecuencia dolor abdominal, conjuntivitis, laringitis y traqueítis, a veces mialgias, bronquitis, neumonía o bronquiolitis. Puede recordar al crup o a la tosferina. La enfermedad dura por lo general 5-7 días, máx. 2 semanas. Esporádicamente la infección cursa como un resfrío común, sin fiebre.

2) Faringoamigdalitis: generalmente cursa con fiebre. Los HAdV son la causa más frecuente de amigdalitis en los niños pequeños. Pueden describirse placas en las amígdalas y linfoadenopatías cervicales, lo que requiere el diagnóstico diferencial con la faringoamigdalitis estreptocócica.

3) Otitis media: frecuente en los lactantes.

4) Neumonía: los HAdV son responsables de un 10-20 % de los casos de las neumonías en niños. En los recién nacidos y lactantes puede tener un curso severo con complicaciones pulmonares (necrosis bronquial, membranas hialinas) y extrapulmonares (meningitis, hepatitis, miocarditis, nefritis, neutropenia, CID) y alta mortalidad.

5) Enfermedad aguda respiratoria de los reclutas: se caracteriza por fiebre, dolor de la faringe, mucosa nasal hiperémica, tos y malestar. A veces puede manifestarse como una neumonía. Se presenta con más frecuencia bajo la forma de brotes entre los reclutas jóvenes en condiciones de hacinamiento.

**2. Infección ocular:** los HAdV son la causa más frecuente de conjuntivitis viral. Aparece generalmente después de los 12 años de edad. La conjuntivitis puede ser uni- o bilateral y se acompaña de una reacción de los ganglios linfáticos. Una afectación ocular leve puede asociarse a la infección del aparato respiratorio, de la faringe y de las amígdalas. Formas: queratoconjuntivitis epidémica, que es la forma más grave y más contagiosa de la conjuntivitis adenoviral; conjuntivitis folicular (conjuntivitis inespecífica de curso leve), fiebre faringoconjuntival (fiebre con faringoconjuntivitis, con mayor frecuencia aparece en niños, conjuntivitis crónica (se caracteriza por lagrimeo periódico, fotofobia y enrojecimiento del ojo).

**3. Enfermedades del tracto digestivo:** diarrea aguda.

**4. Infecciones del tracto urogenital:** cistitis aguda hemorrágica, uretritis aguda, nefritis intersticial (en inmunodeprimidos).

**5. Infección del sistema nervioso:** esporádicamente meningitis o encefalitis.

**6. Infección en inmunodeprimidos:** originan diversos síndromes clínicos desde la excreción viral asintomática hasta una infección severa. Con mayor frecuencia la reactivación de la infección endógena se produce en los primeros meses después del trasplante de órganos sólidos o de células hematopoyéticas. En estos casos con mayor frecuencia se presentan infecciones del tracto respiratorio, además de neumonía y enterocolitis.

---

### → DIAGNÓSTICO

**Exploraciones complementarias**

**Identificación del agente etiológico** (en Argentina no se realiza de rutina)

1) Pruebas serológicas: reacción de neutralización o inhibición de la hemoaglutinación.

2) Cultivo y exámenes de biología molecular: con el fin de identificar los serotipos.

3) Detección de antígenos virales: reacción de fijación de complemento (poca sensibilidad, detecta los antígenos comunes adenovirales), pruebas inmunoenzimáticas o de aglutinación de látex para la detección de los antígenos en las heces.

El material para el estudio se debe tomar del sitio de la infección lo más precozmente. Dependiendo de los síntomas clínicos, el virus se puede aislar de las heces, orina o de un frotis tomado de la faringe, de las conjuntivas o del recto. El aislamiento del ojo, del pulmón o de las vías genitales es diagnóstico para descubrir la infección. Debido a que el HAdV se puede mantener en el intestino y en el tejido linfático durante un largo período de tiempo, el aislamiento del virus de la faringe o de las heces se debe interpretar cuidadosamente (a excepción de los tipos 40 y 41 durante un episodio de diarrea aguda).

### Criterios diagnósticos

El diagnóstico se basa por lo general en el cuadro clínico y la confirmación requiere un diagnóstico de laboratorio.

### Diagnóstico diferencial

Dependerá de la manifestación, p. ej.

1) Infección de las vías respiratorias: gripe, tosferina y otros.

2) Faringitis y amigdalitis: faringoamigdalitis estreptocócica.

3) Cistitis hemorrágica: glomerulonefritis aguda, sangrado en las vías urinarias, otras causas de hematuria microscópica/hematuria.

4) Infecciones oculares: conjuntivitis purulenta, conjuntivitis alérgica, enfermedad de Kawasaki.

5) Infecciones en los receptores de trasplantes de órganos sólidos: rechazo del trasplante.

6) Infecciones generalizadas: sepsis.

### → TRATAMIENTO

**Tratamiento causal**
No hay.

**Tratamiento sintomático**
En caso de necesidad se utilizan medicamentos antipiréticos y analgésicos. Las infecciones oculares se tratan localmente.

### → COMPLICACIONES

1) Las infecciones del tracto respiratorio, sobre todo en niños pequeños, pueden complicarse con la necrosis de los bronquios y con la formación de membranas hialinas, además de las complicaciones extrapulmonares: meningitis, hepatitis, miocarditis y nefritis, neutropenia y CID.

2) La conjuntivitis puede pasar al estado crónico. La consecuencia de este proceso es la queratitis que puede causar opacidad corneal y el síndrome del ojo seco.

3) Complicaciones de la diarrea aguda: deshidratación y trastornos electrolíticos.

4) La infección en los receptores de un trasplante de órgano sólido puede conducir al fracaso del trasplante.

### → PRONÓSTICO

En individuos inmunocompetentes es bueno. Las complicaciones y las muertes se presentan en niños pequeños y en inmunodeprimidos, especialmente en los con trasplante de células hematopoyéticas.

Tabla 1-2. Característica de los virus de las fiebres hemorrágicas

| Familia | Virus | Regiones endémicas | Vector | Rasgos clínicos de la infección y opciones profilácticas |
|---------|-------|--------------------|--------|----------------------------------------------------------|
| *Flaviviridae* | Virus de la fiebre amarilla | 15° N; 10° S: África 10° N; 40° S: América Central y América del Sur | Mosquitos | – Período promedio de incubación 3-6 días<br>– Ictericia, púrpura, daño hepático, daño renal<br>– Vacunación (obligatoria al viajar a zonas endémicas) |
| | Virus del dengue | Asia, América del Sur y América Central, Caribe, islas del Pacífico y África | Mosquitos | – Período promedio de incubación 4-7 días<br>– Cefalea y/o artralgias, náuseas, vómitos, ictericia, exantema<br>– Síntomas y signos de alarma (ver el capítulo 18.1.14, cuadro clínico)<br>– *Shock*, hemorragias, insuficiencia respiratoria, alteraciones de la conciencia |
| | Virus de la enfermedad del bosque de Kyasanur | India | Garrapatas | – Período de incubación 3-8 días<br>– Fiebre con escalofríos intensos, cefalea, mialgias intensas, dolor abdominal, hiperestesia de la piel, neumonía<br>– Mortalidad de 10-33 %<br>– Vacunación |
| *Arenaviridae* | Virus de la fiebre de Lassa | África Occidental | Roedores | – Período de incubación 7-18 días<br>– Indicios de afectación del hígado, bazo, meninges, y de las glándulas suprarrenales |
| | Virus de la fiebre hemorrágica de Sudamérica: Machupo (Bolivia), Junín (Argentina), Sabia (Brasil), Guanarito (Venezuela) | América del Sur | Roedores | – Período de incubación 6-14 días<br>– Fiebre, síntomas neurológicos (náuseas, vómitos, dolor retroocular) y cardiovasculares (bradicardia, hipotensión)<br>– Mortalidad de hasta el 30 %<br>– Vacuna (Junín: fiebre hemorrágica argentina) |

| Familia | Virus | Regiones endémicas | Vector | Rasgos clínicos de la infección y opciones profilácticas |
|---|---|---|---|---|
| *Bunyaviridae* | Virus de la fiebre del Valle del Rift (género *Phlebovirus*) | África (epizoocias) | Mosquitos | – Periodo de incubación 2-5 días<br>– Fiebre, necrosis hepática, encefalitis |
| | Virus de la fiebre hemorrágica Crimea-Congo (género Nairovirus) | África, Asia Central | Garrapatas | – Periodo promedio de latencia 2-5 días (hasta 12 días)<br>– Fiebre, cefalea intensa, mialgias, dolor abdominal, vómitos. El daño hepático y los signos hemorrágicos se desarrollan 3-5 días después de la aparición de los síntomas<br>– Vacuna |
| | – virus Puumala (género *Hantavirus*)<br>– virus Hantaan (género *Hantavirus*) | Extremo Oriente; también Rusia, América del Norte y costa occidental de América del Sur | Principalmente roedores | – Periodo promedio de incubación 3-5 días (hasta 35 días)<br>– HRFS: fiebre, lesiones hemorrágicas, insuficiencia renal<br>– HPS: fiebre, tos, hemorragias pulmonares<br>– Vacuna |
| *Filoviridae* | Virus de Marburgo | África (Uganda, Kenia, Zaire, Sudán) | Desconocido | – Periodo promedio de incubación 4-16 días<br>– Fiebre, vómitos, diarrea, diátesis hemorrágica, daño hepático, *shock*<br>– Mortalidad hasta ~80 % |
| | Virus de Ébola | África (Zaire y otros países de África Central, Sudán, África Occidental [Sierra Leona, Liberia y Guinea: años 2013-2015]) | Desconocido | – Periodo de incubación hasta 21 días<br>– Fiebre, vómitos, diarrea, diátesis hemorrágica, fracaso multiorgánico, *shock*<br>– Mortalidad 25-90 % |

HFRS (*hemorrhagic fever with renal syndrome*) — fiebre hemorrágica con síndrome renal, HPS (*hantavirus pulmonary syndrome*) — fiebre hemorrágica con insuficiencia respiratoria

**Métodos específicos**

El ejército estadounidense controló las epidemias en los reclutas con la ayuda de una vacuna viva atenuada, administrada vía oral, que contenía HAdV4 y HAdV7.

**Métodos específicos**

Higiene de manos, desinfección de las superficies con hipoclorito de sodio. El riesgo de brotes de conjuntivitis disminuye con el uso de cloro en concentraciones adecuadas y de drenaje en las piscinas.

## 1.14. Fiebres hemorrágicas

Las fiebres hemorrágicas (*viral hemorrhagic fevers*, VHF) engloban un grupo de enfermedades causadas por virus ARN, y que tienen en común el originar daño multiorgánico con trasudación vascular y alteraciones de la coagulación.

➔ **ETIOPATOGENIA**

**1. Agente etiológico:** los virus ARN pertenecientes a las 4 familias: *Flaviviridae, Bunyaviridae, Arenaviridae* y *Filoviridae* (→tabla 1-2). Las áreas donde aparecen las VHF suelen corresponderse con los límites geográficos de sus vectores. Con menor frecuencia los casos de VHF afectan a personas que viajan a regiones endémicas de la enfermedad, cuyos síntomas y signos se pueden presentar después del regreso al lugar de residencia (casos importados).

**2. Patogenia:** el principal mecanismo patogénico, común en todas las VHF, es el aumento de la permeabilidad capilar. Además, la mayoría de los virus causantes de VHF lesiona directamente a las células del huésped, sobre todo a los hepatocitos. Las complicaciones hemorrágicas resultan del compromiso hepático, coagulopatía de consumo y de la insuficiencia medular. La falla multiorgánica se asocia al aumento de la permeabilidad vascular y afecta primordialmente a los sistemas: hematopoyético, nervioso y respiratorio.

**3. Reservorio y vías de transmisión:** el reservorio natural de los virus causantes de las VHF son animales salvajes, y sus vectores son principalmente mosquitos, garrapatas y roedores (→tabla 1-2) La infección del ser humano se produce a través del contacto con las secreciones y excrementos de los roedores, por las picaduras de los mosquitos y garrapatas. En algunas VHF el vector transmite la infección al ganado y el ser humano se infecta durante la cría o matanza de los animales enfermos. La transmisión de la infección de persona a persona está bien documentada en Ébola, Marburgo, Lassa y la fiebre hemorrágica Crimea-Congo, a través del contacto con fluidos y secreciones del enfermo, así como con los objetos contaminados por sus secreciones y excrementos.

**4. Factores de riesgo de infección:** el riesgo dependerá de la presencia del vector infectado, de la estancia en una región endémica de la enfermedad, del contacto con animales infectados o con sus fluidos, o de la exposición a las picaduras de insectos y garrapatas que transmiten el virus. En el caso de las VHF trasmitidas de persona a persona el riesgo aumenta con el contacto estrecho con enfermos y con objetos contaminados por sus fluidos y secreciones corporales, así como al mantener relaciones sexuales con los convalecientes (en el caso de la fiebre de Ébola el virus se encuentra en el semen >90 días).

**5. Período de incubación y transmisibilidad:** el período de incubación dependerá de la especie del virus (→tabla 1-2). El período de transmisibilidad suele coincidir con la aparición de los síntomas y signos. Después de la convalecencia algunos líquidos corporales pueden continuar siendo infecciosos a pesar de la ausencia de material genético del virus en sangre. Durante la epidemia de Ébola en África (desde el 2013) se observaron infecciones adquiridas a través de contactos sexuales con convalecientes incluso 3 meses después de la última detección de antígenos del virus en la sangre. Se ha demostrado también una replicación del virus en el globo ocular varias semanas después de la convalecencia.

## → CUADRO CLÍNICO E HISTORIA NATURAL

Inicialmente aparecen síntomas inespecíficos: fiebre, debilidad, mialgias, artralgias, vértigos, a veces náuseas, vómitos, dolores abdominales y diarrea.

A consecuencia del aumento de la permeabilidad capilar aparece eritema de la piel y edema de los tejidos blandos, lo que se asocia a hipotensión. Los trastornos de coagulación se manifiestan por una erupción maculopapular, un sangrado intenso en las áreas de punción y por hemorragias subconjuntivales y hemorragias mucosas. En un porcentaje de pacientes se produce *shock* y compromiso del sistema nervioso, que se manifiesta como crisis convulsivas o coma.

El daño hepático es típico de las fiebres hemorrágicas del Ébola, de Marburgo, del Valle del Rift, Crimea-Congo y de la fiebre amarilla. La insuficiencia renal se produce en el curso de la fiebre hemorrágica con síndrome renal (HFRS), así como en otras VHF, coexistiendo con la hipovolemia y con el *shock*. Los sangrados se observan sobre todo en las fiebres de Ébola, de Marburgo, Crimea-Congo y en infecciones causadas por arenavirus en América del Sur. La muerte se produce con mayor frecuencia en la 2.ª semana de la enfermedad como efecto del *shock* provocado por la pérdida del volumen del lecho vascular a consecuencia de una alta concentración de mediadores de inflamación.

## → DIAGNÓSTICO

### Exploraciones complementarias

**1. Identificación del agente etiológico:** los test diagnósticos rápidos detectan el antígeno del virus en sangre u otros líquidos corporales mediante el método ELISA o RT-PCR. Los estudios serológicos (demostración de anticuerpos de la clase IgM, o seroconversión) tienen importancia sobre todo en el diagnóstico de la fiebre amarilla, del dengue, de la fiebre de Lassa y de las fiebres por hantavirus. La confirmación definitiva del agente etiológico se realiza mediante el cultivo vírico o el aislamiento del virus exclusivamente en los laboratorios BSL-4.

**2. Otras:** el análisis de sangre puede mostrar signos de afectación hepática y renal, así como de una fibrinólisis intensa (concentración elevada de dímero D) y trombocitopenia.

### Diagnóstico diferencial

En función del agente etiológico de la VHF y del inicio de síntomas de la enfermedad: paludismo, fiebre tifoidea, cólera, gripe, fiebre recurrente, meningitis, hepatitis, leptospirosis, peste, neumonía, rickettsiosis y enfermedades no infecciosas.

## → TRATAMIENTO

### Tratamiento específico

No existe. La ribavirina, que es eficaz contra algunos virus RNA, no ha sido registrada para el tratamiento de las VHF, aunque se han observado efectos beneficiosos tras su administración en la fiebre de Lassa y fiebre de Crimea-Congo. En la fiebre hemorrágica argentina es eficaz el tratamiento con el suero de convalecientes. Se ha probado esta terapia en casos de otras VHF. En la fiebre hemorrágica por Ébola se han usado anticuerpos monoclonales contra las glicoproteínas de la superficie del virus, pero la eficacia de este tratamiento no ha sido comprobada.

### Tratamiento sintomático

El tratamiento de mantenimiento desempeña un papel fundamental. A menudo es necesaria la antibioticoterapia cuando se demuestra una infección bacteriana coexistente.

### → COMPLICACIONES

Retinitis, coroiditis, orquitis, hepatitis, mielitis transversa. Durante la mayor epidemia de fiebre hemorrágica por Ébola (2013 en África Occidental) se han descrito: infertilidad, trastornos de la menstruación, disfunción eréctil, síndromes de dolor crónico, caída de pelo y enfermedades de la piel y abortos espontáneos. En enfermos con HFRS puede producirse una insuficiencia renal crónica.

### → PRONÓSTICO

El pronóstico depende del agente etiológico. En muchos casos es malo.

### → PREVENCIÓN

**Métodos específicos**

La inmunización contra la fiebre amarilla es la única vacuna obligatoria en viajeros, según el Reglamento Sanitario Internacional de la OMS. En algunos países de América y Asia está disponible la vacuna contra el dengue. Localmente, se aplican vacunas contra algunas de las demás VHF, p. ej. contra la fiebre hemorrágica argentina y contra el virus de la enfermedad del bosque de Kyasanur.

Recientemente se ha comenzado a usar con respuesta aceptable una vacuna contra el ébola. La OMS ha recomendado su uso en situaciones de brote en Guinea y la Republica Democrática del Congo.

**Métodos no específicos**

**1.** Métodos de protección no farmacológica contra la infección. Evitar el contacto con los vectores: roedores, murciélagos frugívoros o insectos y garrapatas. Uso de repelentes.

**2.** Aislamiento de los enfermos e introducción de medidas de precaución de contacto (uso de equipos de protección personal según el agente involucrado).

**3. Notificación obligatoria:** sí.

## 1.14.1. Dengue

### → ETIOPATOGENIA

**1. Agente etiológico:** 4 serotipos del virus del dengue (DENV 1-4), perteneciente al género *Flavivirus* de la familia *Flaviviridae* (→tabla 1-2). Es endémico en partes tropicales de Asia, en el Caribe, en América del Sur y Central, así como en las islas del Pacífico y algunos países de África.

**2. Patogenia** →cap. 18.1.14.

**3. Reservorio y vías de transmisión:** el ser humano y los monos constituyen el único reservorio del virus, los vectores son los mosquitos del género *Aedes* (siendo el más importante el *Aedes aegypti*). La enfermedad no se transmite de manera directa de persona a persona.

**4. Período de incubación y transmisibilidad:** el período promedio de incubación es de 4-7 días. Un enfermo en el período de viremia (desde la aparición de los síntomas hasta la resolución de fiebre, lo que no suele durar más de 5 días) puede suponer una fuente de infección para el mosquito.

### → CUADRO CLÍNICO E HISTORIA NATURAL

La enfermedad tiene una evolución bifásica. Inicialmente predominan: fiebre alta, cefalea intensa, dolor retroocular que es muy típico, náuseas, artralgias, mialgias y postración. En un porcentaje de enfermos se observa un exantema

Tabla 1-3. Clasificación clínica de los casos del dengue (según la OMS 2009)

**Dengue probable**

Estancia en una región endémica de DENV, fiebre y presencia de ≥2 de los siguientes criterios:

1) náuseas, vómitos
2) erupción cutánea
3) cefalea y/o artralgia
4) prueba del torniquete positiva
5) leucopenia
6) cualquier signo de alarma[a]

**Dengue confirmado por laboratorio**

**Dengue de curso grave**

1) signos graves del incremento de la permeabilidad capilar (*shock*, insuficiencia pulmonar)
2) sangrado intenso (según la evaluación del médico)
3) compromiso orgánico grave (daño hepático con ALT o AST ≥1000 U/l, alteraciones de la conciencia, entre otros).

[a] Signos de alarma: dolor abdominal o abdomen doloroso a la palpación, vómitos intensos, ascitis, derrame pleural, sangrado de mucosas, somnolencia o inquietud, hepatomegalia, hematocrito elevado con disminución concurrente del recuento de plaquetas.

cutáneo que con mayor frecuencia es maculopapular. En la etapa ulterior de la infección aparecen lesiones eritematosas. Una erupción cutánea eritematosa macular en las extremidades con zonas bien delimitadas de la piel no afectada es un signo patognomónico del dengue, denominado "islas blancas en un mar rojo". Puede producirse daño hepático e ictericia. Después de varios días la fiebre cede y el estado de la mayoría de los enfermos mejora sin presentar complicaciones. La falta de apetito (e incluso anorexia) y el malestar general pueden persistir durante más tiempo. En formas de curso grave (menos frecuentes) el descenso de la temperatura corporal a 37,5-38 °C coincide con un empeoramiento rápido del estado del paciente, hemorragias y síntomas y signos de aumento de la permeabilidad de los vasos capilares con trasudación del suero a las cavidades corporales, con caída de la tensión arterial, pérdida de conciencia y *shock*. Puede asociarse a una CID e hipoalbuminemia. El riesgo de evolución a formas graves aumenta con la aparición de los síntomas y signos de alarma →tabla 1-3.

## → DIAGNÓSTICO

**Exploraciones complementarias**

**1. Identificación del agente etiológico**

El diagnóstico se confirma mediante la identificación del ARN del virus (PCR), su aislamiento (hasta 5 días después de la aparición de fiebre) o un resultado positivo del estudio serológico (ELISA): es decir la seroconversión o la cuadruplicación del título de anticuerpos específicos en un intervalo de varias semanas. El diagnóstico se considera probable una vez comprobada la presencia de anticuerpos específicos de la clase IgM. Los test inmunocromatográficos rápidos y los test de detección del antígeno del virus del dengue NS1 en el suero (ELISA) se consideran complementarios.

**2. Otras:** se suele detectar leucopenia, trombocitopenia leve y aumento del hematocrito (signo de alarma) e incremento de la ALT o la AST en el suero.

### Criterios diagnósticos

Según la clasificación clínica de la OMS se distinguen: dengue probable, dengue confirmado por laboratorio (con o sin signos de alarma) y dengue grave →tabla 1-3.

### Diagnóstico diferencial

Otras fiebres hemorrágicas, rickettsiosis, paludismo (malaria), gripe, infección por VIH, chikungunya, sarampión, mononucleosis infecciosa.

### ➡ TRATAMIENTO

**Tratamiento específico**

No existe.

**Tratamiento sintomático**

La terapia sintomática se ajusta en función del estado del paciente. La presencia de los signos de alarma se vincula con un riesgo elevado de complicaciones amenazantes para la vida, y es una indicación de ingreso hospitalario para mantener una cuidadosa monitorización del enfermo. La hidratación iv. cuidadosa reduce la mortalidad en los enfermos con aumento de la permeabilidad capilar. Como antipirético y analgésico se debe usar paracetamol, mientras que deben evitarse el AAS y otros AINE que puedan agravar los sangrados.

### ➡ PREVENCIÓN

**Métodos específicos**

Vacunación: la vacuna cuadrivalente CYD-TDV ha sido registrada en países de alta endemia, p. ej. en Brasil, México, el Salvador, Paraguay, Costa Rica, Indonesia y Filipinas. En la evaluación de campo, la vacuna se ha relacionado con un aumento del riesgo de hospitalización por dengue de niños de 9-16 años. Por esta razón la OMS publicó recomendaciones específicas para la indicación. La vacuna no está recomendada para viajeros. Para reducir el riesgo de infestación de mosquitos con virus de dengue en zonas con infestación de *Aedes*, es recomendable instruir al paciente que evite exponerse a la picadura de mosquitos durante el período virémico.

**Métodos no específicos**

1. Protección contra los mosquitos.
2. **Aislamiento de enfermos:** no es necesario.
3. **Notificación obligatoria:** sí.

## 1.14.2. Fiebre amarilla

### ➡ ETIOPATOGENIA

1. **Factor etiológico:** virus de la fiebre amarilla (*yellow fever virus*, YFV) perteneciente al género *Flavivirus* de la familia *Flaviviridae* (→tabla 1-2).
2. **Patogenia** →cap. 18.1.14.
3. **Reservorio y vías de transmisión:** el reservorio son los primates (monos y humanos). El virus se transmite sobre todo por los mosquitos del género *Aedes spp.* o *Haemagogus spp.* en las zonas tropicales de África y América del Sur. Se distinguen 3 ciclos de transmisión del YFV

1) Selvático, en el que el virus se transmite entre monos y mosquitos que se encuentran en la selva tropical (sin participación del humano). La falta de datos acerca de la transmisión a humanos en estas zonas no implica ausencia de riesgo. El ser humano puede infectarse durante un viaje a selvas tropicales en las que se presenta la transmisión del YFV.

2) Urbano, en el que el virus se transmite entre humanos, sobre todo con participación de mosquitos del género *Aedes aegypti*.

3) Intermedio (de la sabana), que se presenta en África en las zonas fronterizas de las selvas tropicales, en el que el virus se transmite de monos a humanos y entre humanos por los mosquitos del género *Aedes spp.*

En teoría es posible la transmisión entre humanos por vía hematógena, sin embargo hasta ahora no se han descrito tales casos.

**4. Factores de riesgo de infección:** estancia en zonas de transmisión de YFV y en América del Sur. El riesgo aumenta con el incremento de la temperatura y humedad del aire, en la estación lluviosa o en el foco de epidemia urbana. El riesgo en viajeros a la zona intertropical depende de la intensidad de la transmisión en el destino, del carácter del viaje y del período de exposición. El riesgo medio de contraer la enfermedad durante 2 semanas de estancia en África Occidental es de 50/100 000 viajeros, y en América del Sur es de 5/100 000.

**5. Período de incubación y de transmisibilidad:** 3-6 días desde la picadura del mosquito. Durante la viremia (los primeros 3-4 días desde la aparición de los síntomas), el enfermo puede ser una fuente de infección para el mosquito.

## → CUADRO CLÍNICO E HISTORIA NATURAL

En muchos casos la infección por YFV es asintomática. En los demás casos, en la primera fase de la enfermedad predominan síntomas no característicos de inicio agudo: fiebre, escalofríos, dolores musculares dorsales, cefalea, nauseas o vómitos, hiporexia y vértigos. En la exploración física se observa el signo de Faget (ausencia de aumento de la frecuencia cardíaca durante la fiebre). El estado de salud de los infectados suele mejorar en unos 3-4 días. En ~15 % de los enfermos se presenta recaída y progresión de la enfermedad en 48 h desde el cese de los síntomas. En esta fase se suele observar fiebre, náuseas y vómitos, dolor epigástrico, ictericia, coluria, síntomas de insuficiencia renal. En las infecciones de curso grave se presentan sangrados de mucosas y en puntos de punción, fracaso multiorgánico y *shock*.

## → DIAGNÓSTICO

**Exploraciones complementarias**

**1. Identificación del agente etiológico**

1) **Estudios moleculares** (RT-PCR en sangre): durante la viremia.

2) **Aislamiento viral** en sangre durante la viremia.

3) **Pruebas serológicas:** detección de anticuerpos IgM e IgG. En la interpretación del resultado es importante la anamnesis relacionada con las vacunas anteriores contra la fiebre amarilla, debido a la aparición de anticuerpos anti-YFV en la clase IgM, que pueden persistir incluso años desde la vacunación. Son posibles las reacciones cruzadas con anticuerpos dirigidos contra otros flavivirus (p. ej. virus del dengue). El resultado positivo de un test serológico obliga a su confirmación mediante un test de neutralización (*plaque reduction neutralization test*, PRNT).

**2. Otras:** los resultados anormales de pruebas de laboratorio dependen de la fase de infección. Inicialmente suele presentarse leucopenia, en la 2.ª semana de la enfermedad se observa la leucocitosis. Típicamente se presentan: prolongación del tiempo de protrombina, TTPa, trombocitopenia, aumento de la concentración de productos de degradación de la fibrina. En casos graves se observan datos de laboratorio de lesión renal y actividad aumentada de ALT y AST. La hiperbilirrubinemia puede presentarse ya el 3.er día de la enfermedad, no obstante suele presentarse al final de la 1.ª semana.

**Criterios diagnósticos**

El diagnóstico se realiza sobre la base de los resultados de las pruebas moleculares o serológicas. Un resultado negativo de la prueba molecular no descarta la fiebre amarilla.

**Diagnóstico diferencial**

Otras fiebres hemorrágicas, hepatitis viral, malaria, rickettsiosis, otros flavivirus, chikungunya, leptospirosis, fiebre tifoidea, dengue grave, daño hepático inducido por agentes tóxicos.

## → TRATAMIENTO

**Tratamiento etiológico**

No existe.

**Tratamiento sintomático**

Fármacos antipiréticos y analgésicos (paracetamol; hay que evitar la administración de AAS y otros AINE). Los casos graves requieren asistencia en una unidad de cuidados intensivos (hemodiálisis, ventilación mecánica).

## → PRONÓSTICO

En la mayoría de los casos es favorable. La mortalidad en casos con alteraciones de la función hepática y renal es de un 20-50 %. El riesgo de muerte es mayor en casos con *shock*, insuficiencia renal aguda, trastornos de la coagulación graves, coma y crisis epilépticas. El período de convalecencia tras la fiebre amarilla de curso grave es de semanas. Esporádicamente se presentan casos de muerte incluso semanas tras la remisión de los síntomas, y se relacionan con lesiones miocárdicas y alteraciones del ritmo cardíaco.

## → PREVENCIÓN

**Métodos específicos**

**Vacunación preventiva**: de la población en riesgo, en brotes y obligatoria en viajeros.

**Métodos no específicos**

**1. Protección contra los mosquitos:** evitar picaduras y eliminar los reservorios de cría en la zona intertropical.

**2. Aislamiento de los enfermos:** no se requiere; en enfermos en la fase de viremia deben emplearse métodos de barrera contra mosquitos (p. ej. hospitalización en salas climatizadas o mosquitera de cama) con el fin de evitar transmisiones posteriores.

**3.** Elementos de protección personal para el personal médico: estándar.

**4. Notificación obligatoria:** sí.

## 1.15. Infección por el virus del Zika

### → ETIOPATOGENIA

**1. Agente etiológico:** virus del Zika (ZIKV), virus ARN de la familia *Flaviviridae*.

**2. Patogenia:** inicialmente el virus se replica en el sitio de penetración (en fibroblastos, queratinocitos y células dendríticas), posteriormente se desarrolla la viremia y la diseminación de la infección. Durante ese período se observa la sintomatología. La fisiopatología del síndrome de Guillain-Barré parece ser, como en casos con otras etiologías, autoinmune. En el caso del síndrome de zika congénito, la infección se sitúa en las células progenitoras de la glía radial, lo que causa la disminución de su número debido a apoptosis y del ciclo celular, a la inhibición de la proliferación del resto de las células y a perjudicar la migración de las neuronas hacia la corteza. Como resultado, ocurre la alteración del crecimiento y del desarrollo del cerebro. Los huesos craneales, aún no unidos entre sí, se sobreponen sobre el cerebro, lo que conlleva una microcefalia.

**3. Reservorio y vías de diseminación:** el reservorio natural no se conoce en su totalidad, probablemente son los primates. El virus se transmite principalmente por varias especies de mosquitos del género *Aedes spp.* (en especial *Aedes aegypti* y *Aedes albopictus*), que pican con mayor intensidad al amanecer y anochecer, presentes en África, América del Sur, Caribe, Sudeste Asiático y Oceanía. Es posible la infección interpersonal por vía vertical, sanguínea y por contacto sexual. El virus puede encontrarse también en la orina y saliva, pero hasta el momento no se han descrito casos de infección por contacto con dichos fluidos. Es probable, asimismo, la infección por contacto con lágrimas.

**4. Factores de riesgo de infección:** estancia en lugares endémicos, contacto sexual sin preservativo con un convaleciente (el virus puede excretarse por el semen), transfusión de derivados de la sangre de un donante en estado de viremia. El riesgo de desarrollar el síndrome de zika congénito afecta a mujeres en cualquier etapa del embarazo.

**5. Período de incubación e infectividad:** 3-12 días tras la picadura del mosquito, probablemente 3-10 días tras la transfusión de sangre infectada (período de infectividad de donantes asintomáticos: algunos días tras la infección). El período de incubación promedio tras la infección por contacto sexual no se conoce. El período de infectividad asociado a la secreción del virus no se conoce (el material genético del virus se ha detectado hasta 188 días tras la infección).

### ▶ CUADRO CLÍNICO E HISTORIA NATURAL

La infección es frecuentemente asintomática, solo ~20 % de los infectados desarrolla síntomas leves: fiebre de baja intensidad, conjuntivitis, cefalea, dolor de pequeñas articulaciones de manos y pies, mialgia y exantema maculopapular pruriginoso, a veces aumento de volumen de ganglios linfáticos. Estos síntomas persisten 2-7 días.

Síndrome de zika congénito: microcefalia con degeneración craneoencefálica (colapso craneal en un 50 % de los casos con microcefalia; en niños nacidos de madre infectada en el período tardío del embarazo la microcefalia puede desarrollarse después del parto), alteraciones neurológicas (psicomotoras, hipertonía muscular generalizada, hemiplejia espástica), rigidez articular congénita de gran intensidad (en un 20 % de los casos), que afecta a grandes articulaciones.

### ▶ DIAGNÓSTICO

**Exploraciones complementarias**

**1. Identificación del agente etiológico**

1) **Pruebas serológicas**: se recomienda realizarlas dos veces, primero en la fase aguda de la enfermedad (3-10 días tras la aparición de los primeros síntomas) y luego durante la fase de convalecencia (2-3 semanas tras la toma de la primera muestra). Como tamizaje se determinan los anticuerpos IgG e IgM mediante inmunofluorescencia. Es posible la aparición de reacciones cruzadas con anticuerpos dirigidos contra otros flavivirus (p. ej. encefalitis por garrapatas). El resultado positivo de un test serológico obliga a su confirmación mediante un test de neutralización (*plaque reduction neutralization test*, PRNT).

2) **Los estudios moleculares** (RT-PCR) pueden realizarse en sangre completa, suero, orina, semen y líquido amniótico. En sangre el material genético del

virus puede detectarse solo en el período de viremia, en la mayoría de los casos hasta los 7 días desde la aparición de los síntomas, si bien es posible un período de detección más largo: en el suero de hombres y de mujeres no embarazadas hasta 11-13 días, en embarazadas hasta 10 semanas, y en sangre completa de hombres y de mujeres no embarazadas hasta 58 días después. En caso de un período de incubación más largo (más de una semana) los resultados de los exámenes moleculares pueden ser negativos. En orina y semen el material viral puede detectarse por más de dos semanas.

## 2. Otras

Pueden observarse leucopenia, trombocitopenia, linfocitosis, monocitosis, elevación de LDH y transaminasas.

En caso de sospecha de transmisión vertical, está indicada la realización de una ecografía fetal con el fin de valorar el grado del desarrollo del encéfalo.

### Criterios diagnósticos

El diagnóstico de certeza es posible en caso de obtener un resultado positivo en los exámenes moleculares, o de demostrar un aumento de al menos 4 veces del título de anticuerpos neutralizadores.

### Diagnóstico diferencial

Otras enfermedades que se presentan con fiebre, como el dengue, fiebre chikunguya, fiebre amarilla, leptospirosis, malaria, rickettsiosis, rubéola, sarampión, infección por el parvovirus B19, infección por adenovirus, enterovirus e infección estreptocócica.

### ➡ TRATAMIENTO

No existe un tratamiento causal. Dependiendo de la forma de la enfermedad, se administran fármacos antipiréticos y analgésicos (p. ej. paracetamol). En personas en las cuales se detecta una infección transmitida por vectores, debe evitarse la administración de AAS y de otros AINE, hasta descartar el dengue y otras fiebres hemorrágicas.

### ➡ COMPLICACIONES

1) Síndrome de Guillain-Barré (riesgo de ~24/100 000 infecciones).
2) Tras la infección durante el embarazo:
   a) síndrome de zika congénito
   b) aborto espontáneo, parto pretérmino
   c) alteraciones de la visión y audición en niños con infección congénita.

### ➡ PRONÓSTICO

En casos no complicados es bueno. El riesgo de muerte se presenta en los casos que desarrollan un síndrome de Guillain-Barré.

La infección durante el 1.er y 2.º trimestre se asocia a un aumento del riesgo del síndrome de zika congénito de curso grave. El riesgo de muerte está presente desde el nacimiento (la mayoría de los niños muere dentro de los primeros seis meses de vida). Probablemente la infección durante el 3.er trimestre también se asocia de manera significativa a la aparición del síndrome de zika congénito.

### ➡ PREVENCIÓN

**Métodos específicos**
**Vacuna**: en estudio.

**Métodos no específicos**

**1.** A las embarazadas se les recomienda evitar visitar regiones endémicas de ZIKV. Las mujeres que planifican el embarazo deberían evitarlo durante al menos las siguientes 8 semanas tras el retorno desde regiones endémicas. Las embarazadas, en caso de exposición a la infección, tienen que informar a su ginecólogo.

**2. Protección contra los mosquitos:** evitar picaduras y eliminar los lugares de cría, uso de repelentes con concentración adecuada de DEET, uso de mosquiteros en zonas endémicas del mosquito.

**3.** A los hombres infectados o los que viajan a zonas endémicas del ZIKV se les recomienda **usar un preservativo** durante el coito (vaginal, anal, oral) durante los siguientes 6 meses tras abandonar o salir de la zona de riesgo.

**4. Aislamiento de enfermos:** no se requiere.

**5. Medidas de protección personal en el personal médico:** estándar.

**6. Notificación obligatoria:** debe notificarse cada caso sospechoso del ZIKV.

**Tamizaje**

Debe realizarse el diagnóstico prenatal con el objetivo de detectar anomalías congénitas en fetos de mujeres con riesgo de infección por el ZIKV que durante el embarazo viajaron a lugares endémicos.

# 1.16. Fiebre chikungunya

## → ETIOPATOGENIA

**1. Agente etiológico:** virus chikungunya (CHIKV) del género *Alphavirus*, de la familia *Togaviridae*.

**2. Patogenia:** inicialmente el virus se replica en el sitio de penetración, en los fibroblastos de la piel. A continuación se desarrolla la viremia y la diseminación de la infección, con sintomatología acompañante. La patogenia de los síntomas articulares crónicos no es plenamente conocida, se sugieren mecanismos autoinmunes en su desarrollo.

**3. Reservorio y vías de diseminación:** el reservorio está constituido por simios y humanos. El virus se transmite por varias especies de mosquitos del género *Aedes spp.* (en especial *A. aegypti* y *A. albopictus*), en regiones tropicales de Asia, África, América del Norte, Central y del Sur, así como en las islas del Pacífico y del Índico. Es posible la transmisión entre humanos por vía sanguínea o vertical. Hasta el momento no se ha comprobado la presencia del virus en la leche humana. Se han descrito casos de infección por la inhalación de aerosoles durante el trabajo de laboratorio con materiales infectados por el CHIKV.

**4. Factores de riesgo de infección:** estancia en regiones endémicas de transmisión del CHIKV, sobre todo en áreas con un foco infeccioso o durante la estación lluviosa.

**5. Período de incubación e infectividad:** 1-12 días tras la picadura del mosquito (promedio 3-7 días). El enfermo durante la viremia (los primeros 2-6 días desde la aparición de los síntomas) es una fuente de infección del mosquito.

## → CUADRO CLÍNICO E HISTORIA NATURAL

La infección es asintomática entre un 3-28 % de los afectados (dependiendo de la población estudiada). Los síntomas más frecuentes son: fiebre alta (>39 °C) de comienzo repentino y artralgia intensa, con mayor frecuencia bilateral y simétrica, de varias articulaciones. En general afecta a manos y pies. Algunos enfermos refieren cefalea, mialgia, náuseas y vómitos. En la exploración física se observa conjuntivitis y exantema maculopapular. Los síntomas agudos desaparecen en general tras 7-10 días. En un 30 % de los enfermos se observan síntomas articulares crónicos: artralgias de meses o años de duración, poliartritis, inflamación de vainas tendinosas.

## → DIAGNÓSTICO

**Exploraciones complementarias**

**1. Identificación del agente etiológico**

1) **estudios moleculares** (RT-PCR en sangre): durante la viremia
2) **aislamiento viral** en sangre durante la viremia
3) **pruebas serológicas**: detección de anticuerpos IgM o de anticuerpos neutralizadores, no antes del final de la primera semana de la enfermedad.

**2. Otras.** Pueden observarse: trombocitopenia, leucopenia, aumento de la creatinina en sangre, aumento de la actividad de ALT y AST.

**Criterios diagnósticos**

El diagnóstico de certeza se realiza sobre la base de los resultados de las pruebas moleculares o serológicas.

**Diagnóstico diferencial**

Dengue, malaria, leptospirosis, infección por otros alfavirus (Mayaro, Ross River, virus del bosque Barmah, o'nyong-nyong, Sindbis), infección por parvovirus, infección por enterovirus, rubéola, sarampión, infección por estreptococos del grupo A, artritis posinfecciosa, otras enfermedades reumáticas.

## → TRATAMIENTO

No existe un tratamiento etiológico. Se utilizan fármacos antipiréticos y analgésicos (AINE). En regiones endémicas del dengue, el paracetamol es el fármaco de elección para el tratamiento sintomático de fiebre y artralgias, hasta que no se descarte la infección por DENV.

## → COMPLICACIONES

Raramente: miocarditis, iritis y retinitis, hepatitis, AKI, dermatitis ampollosa, meningoencefalitis, síndrome de Guillain-Barré, mielitis, parálisis de nervios craneales.

## → PRONÓSTICO

En la mayoría de los enfermos el pronóstico es favorable. Factores de riesgo de curso grave y complicaciones: infección durante el parto, edad >65 años, enfermedades crónicas concomitantes.

## → PREVENCIÓN

**Métodos específicos**

**Vacuna**: no existe.

**Métodos no específicos**

**1. Protección contra los mosquitos:** evitar picaduras y eliminar los lugares de cría en la zona intertropical. Uso de repelentes con concentración adecuada de DEET en la piel y ropa en las zonas de riesgo.

**2. Aislamiento de los enfermos:** en enfermos en la fase de viremia deben emplearse métodos de barrera contra mosquitos (p. ej. hospitalización en salas climatizadas y mosquitera de cama impregnada con repelente) con el fin de evitar transmisiones posteriores.

**3. Elementos de protección personal para el personal médico:** estándar.

**4. Notificación obligatoria:** en Chile debe notificarse la sospecha de caso a la autoridad sanitaria.

# 2. SIDA

## → ETIOPATOGENIA

**1. Etiología:** el VIH es un lentivirus del grupo de los retrovirus, con tipo VIH-1 (más extendido en todo el mundo) y VIH-2 (limitado a alguna regiones de África). Estos virus tienen afinidad por las células que poseen receptor CD4 (linfocitos T-colaboradores, macrófagos, monocitos, células dendríticas).

**2. Etiopatogenia:** una vez producida la infección, el VIH ingresa en células con los receptores $CD4^+$ en su superficie (sobre todo linfocitos T colaboradores y macrófagos). La infección se presenta también en otras áreas, como SNC y tracto digestivo.

Durante la infección primaria por VIH se produce elevada viremia, reducción transitoria del recuento de linfocitos T $CD4^+$ en sangre periférica, y en un porcentaje de 40-90 % de los casos síntomas de enfermedad retroviral aguda.

La infección crónica se caracteriza por una activación inmunológica persistente y una reducción gradual del recuento de linfocitos $CD4^+$. Durante muchos años la infección tiene un curso clínico asintomático, aunque la replicación de VIH continúa en órganos linfáticos periféricos y se produce una disminución continua del recuento de linfocitos CD4, que produce un deterioro inmunólogico, que facilita la aparición de enfremdades oportunistas.

**3. Reservorio y vías de diseminación:** seres humanos.

La fuente de infección es la persona infectada por VIH y la infección se transmite por contactos sexuales, sangre y fluidos de riesgo biológico y durante el embarazo, en el período perinatal o por la leche materna.

**4. Factores de riesgo:** contactos sexuales sin preservativo con personas infectadas, inyección de sustancias psicoactivas o de esteroides anabólicos utilizando jeringas y/o agujas compartidas, así como uso de drogas por vía intranasal mediante el uso compartido de billetes o pajitas contaminadas, accidente corto punzante con un objeto (aguja, bisturí) contaminado con la sangre o fluido de riesgo biológico de la persona infectada por el VIH. Transfusiones de sangre o hemoderivados que no se hayan testeado adecuadamente. Para la transmisión vertical el mayor riesgo está relacionado con la carga viral de la madre por lo que el riesgo aumenta en madres que desconocen su situación, o llegan al momento del parto con cargas virales elevadas, ya sea por haber empezado tardíamente el tratamiento, haberlo abandonado, o presentar fracaso virológico (situación en la que el tratamiento antirretroviral deja de reducir y mantener la carga viral suprimida).

**5. Período de incubación y transmisibilidad:** el síndrome retroviral agudo aparece dentro de las 8 semanas. El SIDA en personas sin tratamiento antirretroviral tarda de 1,5-15 años (con un promedio de 8-10 años) desde la infección.

La persona infectada puede transmitir el VIH desde los primeros días de adquirida la infección, siendo especialmente el período de infección primaria un momento de carga viral muy elevada, por lo que aumenta el riesgo de transmisión.

## → CUADRO CLÍNICO E HISTORIA NATURAL

El curso de la infección por VIH presenta varias fases definidas por las manifestaciones clínicas (categorías A-C) y el estado inmunológico (recuento de linfocitos T CD4+) →tabla 2-1.

**1. Síndrome retroviral agudo** (SRA; categoría clínica A): es la fase temprana de la infección con un cuadro clínico que recuerda a la mononucleosis infecciosa. Frecuentemente es poco sintomático (fiebre leve a moderada durante unos días). Los síntomas se mantienen 2 semanas en promedio. Sospechar el SRA en caso de:

1) historia de contactos sexuales no protegidos o exposición sanguínea o a fluidos de riesgo biológico en las semanas previas

2) síndromes mononucleósicos en adultos

3) desarrollo de otras enfermedades de transmisión sexual o antecedentes de alguna de estas enfermedades (sífilis, gonorrea, condilomas).

**2. Fase asintomática** (categoría clínica A): se inicia después de la fase de viremia primaria, a consecuencia del establecimiento de un equilibrio relativo entre la replicación del VIH y la respuesta inmunológica a la infección. En las personas sin tratamiento antirretroviral dura entre 1,5 y 15 años.

**3. Linfadenopatía generalizada persistente** (LGP; categoría clínica A): se presenta en un gran porcentaje de los casos en la etapa final de la fase asintomática (antes de la manifestación del SIDA). Se manifiesta por:

1) Adenopatías mayores de 1 cm en 2 o más regiones, sin incluir las adenopatías inguinales, que persisten por más de 3 meses (criterio diagnóstico).

2) Sensación de fatiga crónica, cefalea, esplenomegalia (~30 %), frecuentes infecciones en la piel, vías respiratorias y tracto digestivo causadas por microorganismos no oportunistas.

**4. Fase sintomática** (categoría clínica B; no A y no C): son pacientes que presentan cuadros clínicos relacionados al virus pero no incluidos en las enfermedades marcadoras, habitualmente son de curso relativamente benigno, a consecuencia de la disminución del recuento de linfocitos CD4+ (→tabla 2-2). Entre estas, infecciones por el virus herpes zóster que afecta >1 dermatoma o herpes zóster recurrente; angiomatosis bacilar (lesiones cutáneas eritematosas y verrugosas, que recuerdan al sarcoma de Kaposi, causadas por *Bartonella henselae*); leucoplasia oral vellosa (lesiones que recuerdan a la candidiasis oral, especialmente en el borde lateral de la lengua); candidiasis orofaríngea o vulvovaginal (persistente, recurrente o resistente al tratamiento); displasia epitelial de cérvix uterino y carcinoma *in situ* de cérvix uterino (infección por VPH); fiebre persistente >1 mes; diarrea crónica >1 mes; trombocitopenia sintomática; listeriosis; neuropatía periférica; enfermedad inflamatoria pélvica.

**5. SIDA** (categoría clínica C): se caracteriza por las denominadas enfermedades definitorias de SIDA (infecciones y neoplasias oportunistas →tabla 2-2) que permiten diagnosticar el SIDA incluso sin realizar pruebas serológicas o una vez detectada la presencia de los anticuerpos anti-VIH. Sin tratamiento antirretroviral el paciente fallece por infecciones o neoplasias oportunistas.

## → DIAGNÓSTICO

El paciente tiene que dar su consentimiento para someterse a pruebas diagnósticas y tiene derecho a que se realicen de forma anónima, independiente del centro en el que se realiza el examen. La consulta con un especialista es obligatoria (la denominada consejería pre- y posprueba). Las pruebas del VIH en Chile deben ser solicitadas con consejería y consentimiento firmado. En Argentina se está migrando a un modelo de *opt-out*, es decir que el paciente tiene que manifestar que no desea hacerse el test. Incluso hay sitios de testeo con métodos rápidos donde con el consentimiento del paciente no es necesaria la presencia de un

**Tabla 2-1. Fases de la infección por el VIH y criterios diagnósticos del SIDA[a] según los CDC**

| Categorías inmunológicas (recuento de linfocitos CD4+) | Categorías clínicas | | |
|---|---|---|---|
| | A — fase asintomática o LGP o SRA | B — fase sintomática (no A y no C) | C — enfermedades definitorias del SIDA |
| ≥500/µl | A1 | B1 | C1 |
| 200-499/µl | A2 | B2 | C2 |
| <200/µl | A3 | B3 | C3 |

[a] Para diagnosticar el SIDA se tienen que cumplir cualquiera de las siguientes categorías: A3, B3, C1, C2, C3.

SRA — síndrome retroviral agudo, LGP — linfadenopatía generalizada persistente

**Tabla 2-2. Enfermedades definitorias del SIDA (infecciones oportunistas)**

| Infecciones oportunistas | – Neumonías adquiridas en la comunidad bacterianas recurrentes (≥2 durante 12 meses)<br>– Bacteriemia recurrente por *Salmonella*<br>– Tuberculosis pulmonar o extrapulmonar<br>– Micobacteriosis diseminadas (micobacterias atípicas)<br>– Candidiasis en esófago, bronquios, tráquea o pulmones<br>– Neumonía por *Pneumocystis jiroveci*<br>– Histoplasmosis extrapulmonar<br>– Coccidioidomicosis extrapulmonar<br>– Criptococosis extrapulmonar<br>– Isosporosis<br>– Criptosporidiosis<br>– Infecciones por virus del herpes simple: ulceraciones crónicas, bronquitis, neumonía o esofagitis<br>– Infecciones por el citomegalovirus (localizadas fuera del hígado, bazo, ganglios linfáticos)<br>– Toxoplasmosis de órganos internos<br>– Leucoencefalopatía multifocal progresiva (LMP) |
|---|---|
| Neoplasias | – Sarcoma de Kaposi<br>– Linfomas (de Burkitt, cerebrales primarios, inmunoblásticos)<br>– Carcinoma de cérvix uterino invasivo |
| Conjunto de síntomas | – Encefalopatía asociada al VIH<br>– Síndrome de caquexia progresiva por VIH |

profesional para la consejería prepueba. Su resultado solo debe ser entregado al paciente. Para lograr el control de la epidemia, dentro del marco del 90-90-90 la OMS ha propuesto como meta aumentar al 90 % la proporción de personas con VIH que conocen su diagnóstico hacia el 2020 con el objetivo de que el 90 % de las diagnosticadas sean tratadas y de estas el 90 % estén indetectables (en muchos países la cantidad de pacientes que desconocen su situación supera el 30 %).

**Exploraciones complementarias**

**1. Pruebas serológicas** (método principal del tamizaje): detección de anticuerpos anti-VIH en el suero y/o antígeno p24 (ELISA o EIA). Las pruebas de IV generación permiten la detección de anticuerpos anti-VIH a las 3-12 semanas desde la infección, y el antígeno p24 ya a >las 2-3 semanas desde la infección. Debido a la amplia disponibilidad de pruebas de IV generación, la importancia clínica de las pruebas de III generación (que detectan solo anticuerpos anti-VIH) en la actualidad se limita a casos de pruebas de detección rápida (en casetes o tiras). El resultado de dicho examen con muestra de sangre capilar toma unos 10-30 min.

El resultado positivo del tamizaje requiere un test confirmatorio, siendo uno de ellos el método *Western blot*. El diagnóstico de casos dudosos requiere consulta con un especialista. En Chile si la serología es positiva, los test confirmatorios se realizan centralizadamente en el laboratorio nacional de referencia, donde se deben enviar también nuevas muestras en casos indeterminados. En la Argentina actualmente se está intentando limitar el uso del *Western blot*, ya que la combinación de dos ensayos de tamizaje aumenta el valor predictivo en un 99,6 %, eliminando el uso del *Western blot* en un 98,9 % de los casos, y en estos casos se usa la carga viral como método confirmatorio.

La prueba serológica de detección de anticuerpos anti-VIH y de la proteína 24 (anti-VIH/p24) debe recomendarse a la pareja sexual del paciente con sospecha de infección por VIH, sobre todo en casos de enfermedad retroviral aguda, ya que es el momento de mayor riesgo de transmisión.

Hay que considerar serología para VIH en el diagnóstico diferencial de enfermedades de causa desconocida, curso atípico, resistentes al tratamiento o recurrentes. Situaciones clínicas particulares en las que se recomienda determinar los anticuerpos anti-VIH: diagnóstico de enfermedades que sugieren SIDA, sífilis, molusco contagioso, herpes simple genital, verrugas genitales, linfogranuloma venéreo, infección por VHB o VHC, neumonía que no responde al tratamiento, meningitis aséptica, síndrome de Guillain-Barré, mielitis transversa, encefalopatía de etiología desconocida, demencia progresiva en personas <60 años de edad, neumonía intersticial, cáncer de ano, cáncer de cérvix uterino, displasia del cérvix uterino de grado superior a 2.º, displasia de la mucosa vaginal, candidiasis recurrente vaginal o vulvovaginal, infección por VPH y otras infecciones de transmisión sexual, embarazo (también las parejas de las embarazadas), cáncer de pulmón, seminoma, tumor de cabeza y de cuello, linfoma de Hodgkin y no Hodgkin, enfermedad de Castleman, trombocitopenia, neutropenia y linfopenia de origen desconocido, baja de peso de etiología desconocida, candidiasis orofaríngea y esofágica, diarrea crónica de etiología desconocida, colitis de etiología desconocida, síndrome consuntivo de origen desconocido, retinitis por virus del herpes simple o VVZ, encefalitis por *Toxoplasma gondii*, retinopatía de etiología desconocida, glomérulo- y tubulopatías renales de etiología desconocida, dermatitis seborreica, psoriasis sin antecedentes familiares, herpes zóster (recurrente, extenso).

Independientemente de los casos sospechosos la tendencia actual con el objetivo de cumplir con el 90-90-90 es testear ≥1 vez a toda persona sexualmente activa y repetir el análisis tantas veces como el paciente lo requiera, en función de su estilo de vida.

**2. Pruebas de detección viral** (detección de ARN VIH en el suero con el método RT-PCR): diagnóstico de la infección en personas seronegativas con sospecha de SRA, en neonatos de madres infectadas por VIH sometidos a prevención farmacológica periparto o verificación de los resultados indeterminados de las pruebas serológicas. Detección cuantitativa (número de copias de ARN VIH/ ml): para evaluar el pronóstico, evaluar la progresión de la infección por VIH y monitorizar la eficacia del tratamiento antirretroviral.

**3. Recuento de linfocitos T CD4+ disminuido**; CD4/CD8 <1.

### Criterios diagnósticos

Infección por VIH confirmada →fig. 2-1 y criterios clínicos e inmunológicos que definen el estadio de la infección →tabla 2-1. En la fase temprana de la infección primaria por VIH los resultados de las pruebas serológicas de tamizaje y de

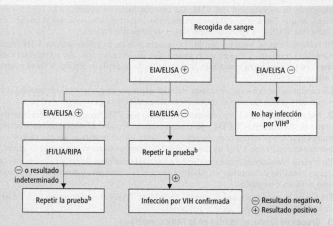

**Recogida de sangre**

EIA/ELISA ⊕   |   EIA/ELISA ⊖

EIA/ELISA ⊕   |   EIA/ELISA ⊖   |   No hay infección por VIH[a]

IFI/LIA/RIPA   |   Repetir la prueba[b]

⊖ o resultado indeterminado

Repetir la prueba[b]   |   Infección por VIH confirmada   |   ⊖ Resultado negativo, ⊕ Resultado positivo

[a] En casos justificados (observación posexposición, síndrome retroviral agudo, etc.) repetir la prueba a los 3-6 meses.

[b] Resultado confuso → tomar en consideración el falso negativo; hacer el test de detección del antígeno p24, emplear métodos moleculares (ARN VIH) o considerar repetir la serología a las 2-8 semanas.

**Fig. 2-1.** Algoritmo de diagnóstico serológico de la infección por VIH en Chile y en Argentina (→texto)

confirmación (anticuerpos anti-VIH) pueden ser negativas o indeterminadas, por lo que es necesario detectar el ARN VIH (carga viral) en el suero. Si no se dispone de test diagnóstico para la carga viral VIH, es necesario detectar el antígeno p24 (un resultado negativo no excluiría la fase aguda de la infección) o en casos de alta sospecha clínica y sin disponer de métodos de PCR repetir los métodos de tamizaje.

Es muy recomendable realizar pruebas en las parejas sexuales del paciente VIH-positivo y/o con sospecha de SRA.

Una vez efectuado el diagnóstico se recomienda solicitar a todos los pacientes

1) carga viral: si no se hubiese realizado como método de diagnóstico

2) test de resistencia: es conveniente su realización para descartar que el paciente se haya infectado con virus que tenga mutaciones de resistencia primaria para una a más drogas (aunque no se utiliza de rutina en varios países)

3) HLA-B5701: siempre que se considere utilizar abacavir (un resultado positivo indica un riesgo elevado de hipersensibilidad a este fármaco)

4) tropismo del VIH: cuando se valora la administración del maraviroc

5) estudios completos de laboratorio: debe incluir hepatograma, función renal, hemograma, perfil metabólico, calcio y fósforo ya que la elección del tratamiento se puede modificar si el paciente presenta alguna alteración en el funcionamiento de alguno de sus órganos

6) estudios serológicos. Se debe incluir toxoplasmosis, hepatitis A, B y C, infección por CMV, tripanosomiasis americana (en países endémicos), sífilis.

## → TRATAMIENTO

**1. Terapia antirretroviral combinada** (TARV combinada): combinación de varias (con mayor frecuencia 3) drogas antirretrovirales de actividad sinérgica que bloquean la replicación del VIH. La terapia permite suprimir la replicación viral, lo que lleva a restablecer el sistema inmune (aumento del recuento de linfocitos T CD4, a veces incluso hasta valores normales).

El tratamiento, si bien no posibilita la curación de la infección por VIH (erradicación), reduce el riesgo de transmisión de la infección. Se administra de manera crónica para mantener la supresión de la replicación del VIH el mayor tiempo posible.

La combinación debe ser evaluada individualmente en pacientes que han fallado o que presentan virus con mutaciones de resistencia primaria.

**2. Indicaciones:** todas las personas infectadas por VIH, independientemente del recuento de linfocitos T CD4$^+$. El tratamiento precoz ha demostrado ser efectivo en reducir las posibles complicaciones y tiene como beneficio asociado que las personas con carga viral no detectable virtualmente no transmiten el virus.

Se podría considerar como excepción a los controladores de elite (pacientes con carga viral no detectable y CD elevados sin tratamiento), donde la evidencia aún está en discusión.

En Chile la guía nacional recomienda iniciar TARV con recuento de LT CD4 entre 350-500/µ.

**3. Grupos de fármacos usados en la TARV combinada:**

1) inhibidores de la transcriptasa reversa análogos de los nucleósidos/nucleótidos (ITIN): abacavir, emtricitabina, lamivudina, tenofovir (alafenamida de tenofovir [TAF] y disoproxilo de tenofovir [TDF]), zidovudina

2) inhibidores de la transcriptasa reversa no análogos de los nucleósidos (ITINN): efavirenz, etravirina, nevirapina, rilpivirina

3) inhibidores de la proteasa (IP): atazanavir, darunavir, lopinavir

4) inhibidores de la integrasa: raltegravir, elvitegravir, dolutegravir, bictegravir

5) inhibidores del CCR5: enfuvirtida, maraviroc.

Combinaciones recomendadas para iniciar la TARV en pacientes sin tratamiento antirretroviral previo: 2 ITIN + ITINN; 2 ITIN+ IP (potenciado con dosis baja de ritonavir o cobicistat); 2 ITIN + inhibidor de la integrasa.

Se tiende a elegir coformulaciones de un comprimido o al menos de una ingesta diaria para mejorar la adherencia. Existe evidencia para la utilización de biterapia en situaciones especiales (p. ej. lamivudina con dolutegravir o con lopinavir potenciado con ritonavir, o con darunavir potenciado con ritonavir).

### → PRONÓSTICO

Gracias a la TARV combinada se ha conseguido disminuir la mortalidad en un porcentaje significativo y se ha retrasado de forma importante el tiempo hasta desarrollar el SIDA. Se considera que la persona infectada por VIH que inicia la TARV combinada en el momento adecuado podría disfrutar de una esperanza de vida similar a los no infectados por el VIH.

### → PREVENCIÓN

**Métodos específicos**

**1. Prevención posexposición** →cap. 18.9.

**2. Profilaxis preexposición:** (*preexposure prophylaxis*, PrEP): se basa en la administración de tenofovir y emtricitabina en forma preventiva. Su forma de administración puede variar de acuerdo a la vida sexual del individuo desde diaria o según demanda 2 días antes de la relación sexual, el mismo día y 2 días después; su máxima eficacia se ha demostrado en HSH (disminución de nuevas infecciones >90 %); se recomienda también a personas que mantienen conductas de riesgo heterosexuales y a usuarios de drogas endovenosas.

Algunos países han incorporado este uso en sus planes. La OMS lo recomienda en personas de alto riesgo.

**Métodos inespecíficos**

Prevención de la infección por VIH:

1) usar preservativos (sigue siendo la principal recomendación)
2) evitar contactos sexuales de riesgo
3) limitar el número de parejas sexuales
4) antes de iniciar relaciones sexuales realizar la prueba de detección del VIH
5) utilizar programas de cambio de jeringas, agujas y equipos adicionales (en Chile y la Argentina tales programas no existen)
6) realizar tratamiento de sustitución en caso de adicción a opioides, u obtener una derivación a centros de tratamiento de adicciones.

# 3. Enfermedades bacterianas seleccionadas

## 3.1. Tétanos

### →︎ DEFINICIÓN Y ETIOPATOGENIA

Enfermedad del sistema nervioso de curso agudo causada por una neurotoxina bacteriana y caracterizada por el aumento del tono muscular y espasmos fuertes de los músculos esqueléticos.

**1. Agente etiológico:** *Clostridium tetani*, un bacilo anaerobio estricto, grampositivo, formador de esporas. Las esporas son resistentes a los factores ambientales, los desinfectantes y al calor; pueden sobrevivir en el suelo durante años.

**2. Patogenia:** la bacteria produce una exotoxina neurotóxica (tetanoespasmina). La toxina penetra a la zona subsináptica de las neuronas inhibidoras del SNC (médula espinal, tronco encefálico) → bloquea con carácter irreversible la liberación de los neurotransmisores inhibidores (glicina, GABA) → disminuye la acción inhibitoria sobre el tono de los músculos esqueléticos.

**3. Reservorio y vías de transmisión:** el tubo digestivo de los animales (las bacterias son excretadas con heces al medio ambiente). La infección suele producirse por contaminación de la piel dañada (puerta de entrada) por el suelo fertilizado con heces de los animales domésticos u otro material con esporas *C. tetani* (p. ej. durante el trabajo con caballos o ganado). Son las condiciones anaerobias de la herida donde ocurre el crecimiento de las bacterias (no se difunden en el organismo) y la producción de tetanoespasmina.

**4. Factores de riesgo:** durante el trabajo con tierra (sobre todo enriquecida con el abono orgánico), flores, caballos (u otros animales domésticos) y también usando herramientas contaminadas por el suelo, drogadicción por vía intravenosa, falta de vacunación (a los adultos se les recomienda una dosis de refuerzo cada 10 años). El riesgo es particularmente elevado en caso de lesiones por aplastamiento, heridas por punción profundas, heridas por arma de fuego, con presencia del cuerpo extraño, contaminadas por suelo, heces, saliva o restos del despiece carnicero, contaminadas por bacterias aerobias (que consumen el oxígeno), no tratadas en 24 h, heridas en pacientes en *shock* (isquemia) y quemaduras o congelaciones. Heridas de menor riesgo de tétanos: superficiales, bien perfundidas, sin necrosis, hechas en el entorno doméstico.

**5. Período de incubación e infectividad:** 2-21 días, en función del tipo de herida y del nivel de la contaminación (por lo general ~7), en raras situaciones hasta varios meses. El enfermo no transmite la infección a otras personas.

## → CUADRO CLÍNICO E HISTORIA NATURAL

**1. Fase prodrómica** (precede al desarrollo de tétanos): inquietud, malestar general, aumento del tono muscular, sudoración, cefalea, insomnio, dolor y parestesias alrededor de la herida.

**2. Fase generalizada** (la más común)

1) aumento del tono muscular, espasmos musculares (la mayor gravedad en las dos primeras semanas) sin alteración de conciencia: inicialmente disfagia y dificultad en masticación, luego trismo (aumento del tono de los músculos maseteros) y "risa sardónica" (aumento del tono del músculo orbicular de la boca); aumento del tono de los músculos abdominales, arqueación dorsal del tronco con flexión de los miembros superiores y extensión de los miembros inferiores (opistótonos); contracciones paroxísticas, violentas de varios grupos musculares del tronco y de los miembros desencadenados por estímulos exteriores (ruido, luz, tacto) acompañadas de dolor intenso y a veces obstrucción de las vías respiratorias o apnea (contracción del diafragma)

2) trastornos del sistema nervioso vegetativo (principalmente simpático) que se añaden dentro de varios días (alcanzan su punto máximo en la 2.ª semana) constituyen la causa más frecuente de la muerte: hipertensión arterial y taquicardia alternadas con hipotensión y bradicardia, arritmias, parada cardiorrespiratoria, midriasis, hipertermia, laringoespasmo, retención urinaria.

**3. Tétanos local:** rigidez de los músculos próximos a la herida (puerta de entrada de la infección). Puede remitir espontáneamente (así se expresa la resistencia parcial a la toxina tetánica) o (más frecuentemente) constituye el pródromo de tétanos generalizado. Un tipo particular infrecuente es **tétanos encefálico:** afecta a los músculos inervados por los pares craneales (sobre todo el VII), a consecuencia de una lesión en la cabeza. Es frecuente la debilidad de los músculos faciales (lesión de la motoneurona inferior).

**4. Tétanos neonatal:** la forma grave, generalizada del neonato cuya madre no se había inmunizado contra el tétanos (no ha transferido anticuerpos específicos al feto); por lo general a causa de la infección del muñón del cordón umbilical; aparece sobre todo en los países en vías de desarrollo.

## → DIAGNÓSTICO

En práctica solo a base de la anamnesis y del cuadro clínico. Los estudios bacteriológicos y serológicos no aportan al diagnóstico.

**Criterios de gravedad** de la enfermedad

1) **leve**: trismo y "risa sardónica", espasmos aislados, no muy fuertes

2) **moderada**: trismo y "risa sardónica", disfagia, rigidez, espasmos periódicos de los músculos

3) **grave**: espasmos generalizados de los músculos, insuficiencia respiratoria, taquicardia, cambios periódicos de la tensión arterial.

**Diagnóstico diferencial**

1) Intoxicación por estricnina: el único estado con el cuadro clínico casi idéntico (también lleva a la alteración de la neurotransmisión glicinérgica); la anamnesis y la toxicología son decisivas.

2) Meningitis y/o meningoencefalitis: la rigidez de nuca suele estar acompañada de fiebre y alteración de la conciencia.

3) Tetania.

4) Reacciones distónicas durante el uso de neurolépticos (p. ej. haloperidol) o fenotiazinas (p. ej. prometazina): pueden cursar con rigidez de nuca y suelen ir acompañadas de torsión de la cabeza hacia un lado (no típico de tétanos).

5) Inflamación o absceso dentro de la cavidad oral o garganta (p. ej. absceso periamigdaliano) o de la articulación temporomandibular: pueden cursar con trismo (pero carecen de otros síntomas y signos característicos de tétanos).

### → TRATAMIENTO

En casos de curso moderado o grave → ingreso a la UCI.

**1. Diagnóstico y estabilización del estado clínico** (1.ª hora):

1) mantener la permeabilidad de las vías aéreas y la ventilación
2) ingresar al paciente en una habitación oscura y tranquila (preferentemente en la UCI)
3) solicitar estudios bioquímicos y toxicológicos (estricnina, neurolépticos, fenotiazinas)
4) realizar una anamnesis, establecer la puerta de entrada de la infección y el estado de vacunación
5) con el fin de inducir sedación, disminuir el tono muscular y prevenir contracciones musculares, hay que utilizar benzodiacepina iv., p. ej. **diazepam** 10-40 mg cada 1-8 h o midazolam, lo que suele ser necesario durante un tiempo prolongado (semanas) después del cual hay que reducir gradualmente la dosis para evitar los síntomas y signos de la discontinuación brusca.

**2. Tratamiento específico y sintomático precoz** (1.ª hora):

1) **antitoxina antitetánica humana** (TIG) 3000-6000 UI IM en dosis única (sin prueba de sensibilidad, dosificación por ficha técnica; la OMS recomienda 500 UI IM o iv.); si la TIG no está disponible, administrar la antitoxina equina 40000-100000 UI IM): acorta la duración de la enfermedad y mitiga su curso
2) **metronidazol** iv. 500 mg cada 6 h o 1000 mg cada 12 h durante 7-10 días (penicilina, aunque activa en estudios *in vitro*, es antagonista de la neurotransmisión gabaérgica y puede empeorar el pronóstico): eliminar los bacilos; en caso de intolerancia a metronidazol → doxiciclina (100 mg cada 12 h), eventualmente un macrólido o clindamicina durante 7-10 días
3) **desbridamiento de la herida y su manejo quirúrgico**
4) si persiste la impermeabilidad de las vías respiratorias: **intubación orotraqueal y ventilación mecánica**
5) **nutrición por sonda**
6) cuando los espasmos de los músculos son fuertes y/o trastornan la ventilación mecánica → baclofeno por vía intratecal 1000 µg cada 24 h o una dosis única de 40-200 µg y luego 20 µg/h en infusión continua; o bloqueo neuromuscular, p. ej. pancuronio iv. 0,04-0,1 mg/kg y luego 0,01-0,06 mg/kg cada 30-40 min o vecuronio iv. 0,08-0,1 mg/kg, luego 0,8-1,4 µg/kg/min en infusión continua 2 g/h; mantener el tratamiento con benzodiazepina iv., también durante el bloqueo neuromuscular.

**3. Fase intermedia** (las primeras 2-3 semanas):

1) hiperreactividad del sistema simpático → **sulfato de magnesio** iv. 40 mg/kg durante 30 min, luego en una infusión continua y **labetalol** iv. 0,25-1 mg/min o morfina 0,5-1 mg/kg/h en infusión continua; si hay necesidad considerar el bloqueo epidural
2) hipotensión → cristaloides iv.
3) bradicardia → estimulación cardíaca →cap. 2.7
4) prevención de la enfermedad tromboembólica →cap. 2.33.3
5) prevención de las úlceras por presión.

**4. Fase de convalecencia** (las siguientes 2-6 semanas):

1) una vez resueltos los espasmos musculares → rehabilitación (fisioterapia, psicoterapia)

2) planear e iniciar la vacunación contra tétanos (tras padecer el tétanos no se produce la inmunidad contra padecerlo en el futuro), en los pacientes no vacunados una pauta de vacunación completa; en los antes vacunados: 2 dosis con intervalo >4 semanas; aplicar la vacuna en otro sitio que la TIG.

**→ COMPLICACIONES**

Fracturas óseas, neumonía por aspiración, tromboembolismo pulmonar, deshidratación, insuficiencia respiratoria, paro cardíaco, infecciones bacterianas secundarias (neumonía, etc.), rabdomiólisis y mioglobinuria (con subsiguiente insuficiencia renal), trastornos psíquicos graves después de la resolución (que precisan psicoterapia).

**→ PRONÓSTICO**

En formas leves y en forma local aislada: bueno; en forma generalizada y neonatal: malo. La mortalidad desde ~6 % (casos de gravedad leve-moderada) hasta el 60 % (en forma grave); en tétanos neonatal incluso el 90 %. Hoy en día las causas directas más frecuentes de fallecimiento son los trastornos del sistema nervioso vegetativo y las infecciones bacterianas secundarias. **Factores adicionales que empeoran el pronóstico**: período de incubación <9 días, intervalo entre los primeros síntomas y el primer espasmo generalizado de los músculos <48 h, fracturas óseas complejas, drogadicción. La clínica persiste unas 4-6 semanas, mientras que el aumento en tono muscular y las contracciones periódicas no muy fuertes incluso varios meses. Antecedentes de tétanos no protegen de episodios nuevos de esta enfermedad.

**→ PREVENCIÓN**

**Métodos específicos**

**1. Vacunación preventiva** →cap. 18.10: método fundamental de prevención primaria.

**2. Prevención posexposición** →cap. 18.10: vacunación y/o inmunización pasiva con inmunoglobulina antitetánica (TIG [profiláctica en dosis de 250 UI IM]).

**Métodos inespecíficos**

**1. Limpieza de la herida** (solo con agua y jabón) y su manejo quirúrgico correcto (desbridamiento, extracción de los cuerpos extraños, eliminación del pus).

**2. Notificación obligatoria:** en cada caso de sospecha.

## 3.2. Botulismo

**→ DEFINICIÓN Y ETIOPATOGENIA**

Cuadro clínico generalizado de parálisis flácida de los músculos, causado por la neurotoxina bacteriana.

**1. Agente etiológico:** bacilos grampositivos anaerobios estrictos del género *Clostridium* (sobre todo *C. botulinum*).

**2. Patogenia:** la bacteria produce esporas y productores de exotoxina con carácter neurotóxico, la toxina botulínica (TB). Es una de las toxinas conocidas más potentes. Una vez absorbida a la sangre bloquea la liberación de acetilcolina de las terminaciones de los nervios motores, provocando una parálisis flácida de los músculos y trastornos de la función del sistema nervioso vegetativo. La toxina botulínica tiene acción periférica, no penetra al SNC; no atraviesa la piel íntegra. Se han descrito 7 tipos de la TB (A-G), de los que la enfermedad en humanos más comúnmente la provocan la A y la B, con menor frecuencia la

E (excepcionalmente la F). La solución de la toxina es transparente, incolora e inodora. Se desactiva después de 10 min en 100 °C. Las esporas se destruyen en la temperatura de 116-121 °C (cocción en las ollas de presión).

**3. Reservorio y vía de transmisión:** las esporas se encuentran universalmente en el suelo, pueden sobrevivir muchos años. La fuente de intoxicación es más frecuentemente alimentación contaminada de esporas, en la que se multiplican las bacterias secretoras de cantidades importantes de la toxina botulínica. La vía de intoxicación es el tubo digestivo (botulismo alimentario). El medio ambiente favorecedor de su desarrollo son varios alimentos envasados (sobre todo caseros) en condiciones anaerobias, de baja acidez, bajo contenido de sal, nitratos y azúcar (p. ej. conservas en lata o tarros herméticos de carnes u hortalizas, patatas y verduras conservadas en papel de plástico, ajo picado en aceite, cebolla, carnes, pescado, salsas). Casi todos los casos de botulismo notificados en los últimos años en Chile han sido botulismo alimentario. Los casos notificados en lactantes están asociados al consumo de miel contaminada. Son muy infrecuentes el botulismo por herida, de lactantes o inhalatorio (efecto de dispersión de la toxina en aerosol en actos de bioterrorismo).

**4. Factores de riesgo:** consumo de alimentos de producción domiciliaria (pasteurización), o almacenada de manera inadecuada.

**5. Período de incubación e infectividad:** el tiempo de aparición de los síntomas o signos, así como su gravedad dependen de la rapidez de absorción de la TB y de la dosis. Tras la ingesta de la TB dura entre 2 h y 8 días (en general 12-72 h). Cuanto más corto es el tiempo de incubación, más grave es el curso de la enfermedad. El enfermo no infecta a otras personas.

### ➔ CUADRO CLÍNICO E HISTORIA NATURAL

Parecido, independientemente del tipo de botulismo. El síntoma principal es la **parálisis flácida de los músculos**, de inicio súbito, que progresa de manera simétrica, que siempre inicia y llega a la mayor gravedad en los músculos inervados por el bulbo (ganglios motores de los pares craneales, por lo general varios), que luego desciende. Los síntomas principales de la parálisis bulbar son (las 4D): diplopía, disartria, disfonía, disfagia (en la exploración física también la disminución del reflejo faríngeo). La clínica oscila desde una forma leve hasta muy grave con insuficiencia respiratoria y estado parecido al coma (con conciencia preservada). No aparecen: trastornos de la sensibilidad, fiebre, alteración del estado de conciencia. Otros síntomas y signos:

1) muy frecuentes (≥90 %): sequedad de boca

2) frecuentes (>60-89 %): cansancio, estreñimiento, debilidad de los brazos, debilidad de los miembros inferiores, visión borrosa, náuseas, blefaroptosis, parálisis de los músculos oculomotores, parálisis del nervio facial

3) menos frecuentes y poco frecuentes (≤60 %): disnea, vómitos, dolor de laringe, mareos, dolor abdominal espasmódico, parestesias, debilidad de la lengua, pupilas agrandadas o arreactivas, disminución o abolición de los reflejos osteotendinosos, diarrea, nistagmo, ataxia.

### ➔ DIAGNÓSTICO

Fundamentalmente basado en la anamnesis y en el cuadro clínico. El diagnóstico puede precisar verificación neurológica para descartar otros trastornos del SNC →tabla 3-1. En cada caso sospechoso buscar confirmación o exclusión en laboratorio y en casos de resultado positivo iniciar una investigación epidemiológica.

**Exploraciones complementarias**

**Determinación de la toxina** (el método fundamental de confirmación del diagnóstico de botulismo; solicitar en todos los casos): en el suero (muestra ≥5 ml, preferiblemente 10-15 ml), en heces (≥15 g, preferiblemente 50 g), jugo gástrico

---

**Tabla 3-1.** Diagnóstico diferencial del botulismo

| Enfermedad | Rasgos característicos diferentes del botulismo |
|---|---|
| Síndrome de Guillain-Barré[a] | Infección recientemente contraída; parestesias; frecuentemente parálisis ascendente; pérdida temprana de reflejos profundos; en fase avanzada aumento de concentración de proteína en el LCR; cambios en la EMG |
| Miastenia grave | Parálisis recurrente; cambios en la EMG; respuesta estable al tratamiento con inhibidores de la colinesterasa |
| ACV | Frecuentemente parálisis asimétrica; alteraciones en las pruebas de imagen del SNC |
| Intoxicación por sustancias perjudiciales para el sistema nervioso[b] | Historial de exposición a un factor tóxico; concentración de fármacos elevada o presencia de sustancias tóxicas en fluidos corporales |
| Síndrome de Lambert-Eaton | Aumento de la fuerza muscular con contracción prolongada; cáncer de pulmón de células pequeñas confirmado; cambios en la EMG que se asemejan al botulismo |
| Infecciones del SNC[c] | Cambio del estado mental; alteraciones en las pruebas diagnósticas de imagen del SNC y en la EEG, resultado del examen del LCR incorrecto |
| Tumor del SNC | Frecuentemente con parálisis asimétrica; alteraciones en las pruebas diagnósticas de imagen del SNC |
| Miopatías inflamatorias | Niveles de la creatina-cinasa elevados |
| Complicaciones de la diabetes | Neuropatía sensorial; parálisis de unos pocos pares craneales |
| Hipotiroidismo | Resultados incorrectos de las pruebas de laboratorio |

[a] Y sus variantes, especialmente el síndrome de Miller Fisher.

[b] P. ej. intoxicación aguda por etanol, organofosforados, monóxido de carbono o gas paralizante del sistema nervioso, magnesio.

[c] Especialmente las que afectan al tronco encefálico.

EEG — electroencefalografía, EMG — electromiografía, LCR — líquido cefalorraquídeo, SNC — sistema nervioso central

($\geq$20 ml) o en el alimento ingerido por el paciente. El material se debe guardar refrigerado. Obtener la muestra de sangre antes de instaurar el tratamiento con antitoxina (imposibilita la realización del test diagnóstico biológico). En Chile las muestras para confirmar el diagnóstico deben enviarse al Instituto de Salud Pública (ISP).

**Criterios diagnósticos**

**1. Caso sospechoso:** cuadro clínico adecuado + exposición potencial en la anamnesis (p. ej. ingesta de alimentos conservados mediante técnicas industriales o caseras).

**2. Caso probable:** cuadro clínico adecuado + relación epidemiológica.

**3. Caso confirmado:** cuadro clínico adecuado + confirmación en el laboratorio.

**Diagnóstico diferencial** →tabla 3-1

Si no aparece parálisis de varios pares craneales, la intoxicación por toxina botulínica es muy poco probable. En el diagnóstico diferencial es muy útil la EMG.

## → TRATAMIENTO

**Tratamiento específico**

**1. Antitoxina antibotulínica** (en Chile tiene que solicitarse a la autoridad sanitaria al notificar el caso; la antitoxina utilizada, producida en Argentina, es derivada de suero equino): indicada en todos los tipos salvo en el botulismo infantil. Administrar lo antes posible ante la sospecha justificada de la intoxicación por la toxina botulínica, así como en casos confirmados del botulismo por herida y en los pacientes con clínica neurológica lo antes posible después del diagnóstico. No retrasar el tratamiento para hacer estudios bacteriológicos. Dosis 50-100 ml IM (en emergencia vital iv.). Antes de administrar la antitoxina realizar la **prueba de hipersensibilidad** a la antitoxina (proteína equina) de acuerdo con la ficha del producto. En casos del resultado positivo o cuestionable de la prueba de hipersensibilidad, inyectar la antitoxina usando el esquema de desensibilización (según la ficha informativa del producto). Antes de realizar la prueba de hipersensibilidad y administrar la antitoxina, preparar el tratamiento del choque (la reacción de sensibilidad se desarrolla hasta en el 9 % de los pacientes, pero raramente es grave).

La antitoxina minimiza el daño de los nervios y la gravedad de la enfermedad, sin embargo no revierte la paresia ya establecida. Se puede acabar el tratamiento tras asegurarse de que la paresia ya ha alcanzado su máxima intensidad y está en la fase de resolverse. No administrar la antitoxina en pacientes con hipersensibilidad a la proteína equina y los que hayan recibido el suero equino antes, salvo en botulismo grave y en emergencia vital. Si la administración de antitoxina es necesaria emplear el esquema de desensibilización o administrar glucocorticoides profilácticos por vía parenteral.

**2. Eliminación de la toxina botulínica del tubo digestivo** (lavado gástrico, enemas de limpieza) →Prevención.

**3. La antibioticoterapia** está indicada exclusivamente en botulismo por herida. No prescribir aminoglucósidos y clindamicina, ya que agravan el bloqueo neuromuscular.

**Precauciones generales y tratamiento sintomático**

**1. La posición** en decúbito dorsal con cabecera elevada a 20-25° mejora la ventilación y reduce el riesgo de broncoaspiración. Evitar el decúbito dorsal y la posición semisentada, ya que impiden los movimientos respiratorios del diafragma y la limpieza de las vías respiratorias.

**2. Cuidados de enfermería** (con la prevención de úlceras por presión) y **rehabilitación** en parálisis graves.

**3. Hidratación y tratamiento alimentario:** en caso de necesidad a través de la sonda nasogástrica, el PEG o por vía parenteral.

**4. Ventilación mecánica** en insuficiencia respiratoria grave, a veces durante muchos meses.

## → OBSERVACIÓN

Función respiratoria (gasometría, oximetría de pulso), posición del paciente (prevención de la aspiración), dificultades para la deglución y alimentación.

## → COMPLICACIONES

Insuficiencia respiratoria, muerte (infrecuente, principalmente a consecuencia de las complicaciones relacionadas con la ventilación mecánica; ~30 % en mayores de 60 años), broncoaspiración, paresias persistentes.

→ **PRONÓSTICO**

En la mayoría de los enfermos curación (en adultos tarda varias semanas o meses). Los trastornos de la transmisión neuromuscular pueden resolverse solo después de 3-6 meses, la debilidad y la disnea incluso en varios años. El botulismo grave no tratado lleva a la muerte como efecto de la obstrucción de las vías aéreas (por parálisis de los músculos de faringe y de las vías aéreas superiores) y la disminución del volumen corriente (por parálisis del diafragma y de los músculos accesorios de la respiración).

→ **PREVENCIÓN**

**Métodos específicos**

**1. Vacunación:** no hay.

**2. Inmunoprofilaxis pasiva:** no se recomienda una administración profiláctica de antitoxina tras la exposición.

**Métodos inespecíficos**

**1. Evitar el consumo de los alimentos sospechosos.** En el caso de la falta de agua y de alimentos seguros: cocción antes del consumo en 85-100 °C durante 10 min. Cada alimento contaminado por el suelo es potencialmente peligroso (sobre todo las conservas caseras). Eliminar los productos en malas condiciones. Revisar los productos enlatados antes de la apertura: deshacerse de los con las tapas prominentes (lo que sugiere el contenido del gas producido por *C. botulinum*), pero antes cocinarlas durante un tiempo largo (los indigentes pueden ingerir productos de la basura). En cambio, la contaminación de los tarros herméticos es sugerida por la aparición de las burbujas de gas tras la apertura del envase. Evitar la administración de miel a los lactantes (la miel contaminada puede causar el botulismo infantil).

**2. Preparación correcta de las conservas caseras:** el desarrollo de las bacterias se previene sobre todo por cocción a presión (116-130 °C durante 30 min) y también por marinado (pH bajo), contenido alto de azúcar o sal, conservación de los alimentos en el frigorífico, congelación.

**3. Manejo de la exposición probable o confirmada:** eliminación de la toxina botulínica del tubo digestivo:

1) el lavado gástrico está indicado en los individuos que podían haber ingerido la toxina botulínica hace unas horas; después del procedimiento vigilar al paciente durante ≥3 días en busca de signos y síntomas de botulismo

2) laxantes y enemas de alto volumen, hasta unos cuantos días tras la ingesta probable.

**4. Notificación obligatoria:** en cada caso de sospecha.

**Métodos específicos**

No se recomienda la administración profiláctica de la antitoxina tras la exposición.

## 3.3. Fiebre tifoidea

→ **ETIOPATOGENIA**

**1. Agente etiológico:** *Salmonella typhi*, bacilo gramnegativo que pertenece a la familia *Enterobacteriaceae*. *S. typhi* tolera bien las temperaturas bajas y la sequedad, en cambio es sensible al calor y a los desinfectantes estándar.

**2. Patogenia:** después de llegar hasta el tubo digestivo, *S. typhi* invade el sistema linfático, principalmente las células M de las placas de Peyer situadas en el íleon, y desde allí, durante ~2 semanas, prolifera en los ganglios linfáticos regionales (mesentéricos y retroperitoneales). Los síntomas clínicos aparecen en el momento en el que los bacilos pasan al torrente sanguíneo y se desplazan hacia nuevos lugares donde proliferarán, principalmente a las vías biliares. A consecuencia de la endotoxemia sistémica se puede producir, de un lado, daño de órganos sólidos, corazón, médula ósea, sistema nervioso central y periférico (incluida la parte vegetativa), de otro lado en el intestino delgado se produce una hiperergia en las placas de Peyer, con la consiguiente necrosis, ulceración y posteriormente sangrado o perforación de la pared intestinal tras la separación del tejido necrótico. En la 4.ª semana posterior a la infección aparece una mejoría lenta de la situación clínica del paciente y la remisión de las lesiones.

**3. Reservorio y vías de transmisión:** los seres humanos —enfermos y portadores— son el único reservorio. 1-4 % de las personas que han sufrido fiebre tifoidea se convierten en portadores crónicos. Los individuos que nunca han estado enfermos también pueden ser portadores. La infección se transmite por vía oral, con la ingesta fundamentalmente de material fecal y con menor frecuencia de orina.

**4. Período de incubación y de contagio:** el período de incubación es de ~2 semanas (1-4 semanas).

### ➡ CUADRO CLÍNICO E HISTORIA NATURAL

El cuadro clínico depende del período de infección. En la primera semana de la enfermedad predomina fiebre, malestar general, somnolencia, debilidad, dolor abdominal, y un síntoma casi constante es el estreñimiento. Durante la bacteriemia (semana 2, *stadium incrementi*) aumenta la fiebre y aparecen: tos seca, bradicardia con hipotensión, dolor abdominal con calambres y sensación de desbordamiento, se intensifica la cefalea, los mareos, aparece en el tronco (abdomen y la parte inferior del pecho) un exantema maculopapular de color rosa claro, y hepatoesplenomegalia (no dolorosa) e ictericia. La diarrea se produce al final de la 2.ª o a principios de la 3.ª semana de la enfermedad. Durante la 3.ª semana los síntomas alcanzan su máxima gravedad (*stadium acmes*), con alteración de la conciencia, agitación, insomnio en transición a somnolencia excesiva, deshidratación acompañada de oliguria. El aumento de la frecuencia cardíaca con hipotensión anuncia la aparición de complicaciones (hemorragia y perforación intestinal; colangitis, flebitis de las venas de las extremidades inferiores, neumonía). En la 4.ª semana los síntomas remiten lentamente (*stadium decrementi*), incluso la fiebre (grandes variaciones diarias) y comienza el período de recuperación (*stadium sanationis*): mejora del bienestar, aumento del apetito con incremento de peso, disminución del bazo, y resolución de la diarrea.

Los predictores de la forma grave de la enfermedad son: sangrado en el tracto digestivo, evidencias de daño hepático, encefalopatía y afectación del miocardio asociado a edad avanzada y prolongación de síntomas clínicos.

### ➡ DIAGNÓSTICO

#### Criterios diagnósticos

El estudio microbiológico a través de cultivos es fundamental para el diagnóstico (sobre todo en la etapa febril): el hemocultivo en los primeros días de los síntomas clínicos. El coprocultivo y el urocultivo se extraen en la 2.ª y 3.ª semana de la enfermedad. Las pruebas serológicas son útiles desde la 2.ª semana, después de la aparición de los anticuerpos específicos. La reacción de aglutinación de Widal (baja sensibilidad, especificidad y VPP; alto PVN) se considera positiva cuando el antígeno O tiene título ≥1: 200 y el antígeno H ≥1: 400. Para el diagnóstico es importante reconocer la elevación de los títulos de anticuerpos.

#### Diagnóstico diferencial

Especialmente durante el período inicial: fiebres paratifoideas, rickettsiosis (tifus), tuberculosis miliar, brucelosis, tularemia, leptospirosis, infecciones por el virus del grupo herpes (EBV, CMV), malaria, sepsis, linfomas, hepatitis virales.

→ **TRATAMIENTO**

**Tratamiento causal**

**1. Fármacos de elección:** se ha descrito resistencia antimicrobiana creciente especialmente a fluoroquinolonas. Ceftriaxona 2 g iv./d o fluoroquinolonas (ciprofloxacino 500 mg VO cada 12 h) durante 10-14 días. En caso de intolerancia oral se recomienda el tratamiento iv.: ciprofloxacino 200 mg cada 12 h. Es muy importante que el tratamiento antibiótico se ajuste a los resultados microbiológicos. En Chile el número de casos anuales es bajo, pero con aumento de la resistencia a fluoroquinolonas.

**2. Fármacos de segunda elección:** macrólidos, azitromicina.

**Tratamiento sintomático**

Como en la diarrea infecciosa.

→ **PREVENCIÓN**

**Medidas específicas**

Vacunación →cap. 18.10. Considerar antes de viajar a zonas de alta incidencia.

**Medidas no específicas**

**1. Reducción administrativa de las principales fuentes de infección:** protección del suministro de agua, gestión de aguas residuales y basura, legislación que regule las condiciones de trabajo en la industria alimentaria y la restauración, identificación de portadores.

**2. Medidas de protección personal:** higiene personal y ambiental, obtención de agua y alimentos (incluida la leche) de fuentes fiables, lucha contra las moscas.

# 4. Enfermedades fúngicas

## 4.1. Micosis profundas

### 4.1.1. Candidiasis

→ **ETIOPATOGENIA**

**1. Agente etiológico:** hongos del tipo *Candida spp.*, con más frecuencia *Candida albicans*, también *C. glabrata* (antes *Torulopsis glabrata*), *C. krusei*, *C. guilliermondii*, *C. parapsilosis*, *C. tropicalis*, *C. pseudotropicalis*, *C. lusitaniae*, *C. dubliniensis*.

**2. Reservorio y vías de transmisión:** *C. albicans* está muy extendida en la naturaleza; está presente en el suelo, ambiente hospitalario, animales, objetos y alimentos. *Candida spp.* es un saprófito que habita en el cuerpo humano y está presente en la piel, en la vía digestiva y en los órganos genitales femeninos. Con seguridad la mayoría de las infecciones por *Candida* es de origen endógeno, pero también es posible la transmisión de un ser humano a otro.

**3. Factores de riesgo de infección:** la disminución del recuento de neutrófilos (principalmente estados de inmunosupresión) o las alteraciones de su función (inhibición de la desgranulación [p. ej. por las sulfonamidas] o de la fagocitosis [p. ej. por las tetraciclinas, aminoglicósidos]) aumenta el riesgo de desarrollo de una infección sistémica. Son factores de riesgo de candidiasis sistémica: tratamiento antibacteriano, quimioterapia, ventilación mecánica pulmonar, tratamiento inmunosupresor (incluida la corticoterapia), enfermedad neoplásica (sobre todo del sistema hematopoyético), neutropenia, intervenciones quirúrgicas sobre la cavidad abdominal y caja torácica, catéteres intravasculares y sondas vesicales mantenidas durante largo tiempo, nutrición parenteral, quemaduras extensas, recién nacidos y niños con poco peso al nacer, infecciones por HIV con un número bajo de linfocitos CD4$^+$, uso de drogas intravenosas, cirrosis hepática.

**4. Período de incubación y transmisibilidad:** es de duración variable y depende de diversos factores, entre ellos del estado inmunológico del paciente, de los factores de riesgo asociados a esta infección, del ambiente externo y de la predisposición local.

### → CUADRO CLÍNICO E HISTORIA NATURAL

Puede presentarse candidemia (presencia de levaduras en la sangre) sin metástasis de órganos internos, candidemia con metástasis de órganos internos o candidiasis visceral sin candidemia.

**1. Candidemia:** presencia de levaduras en la sangre.

**2. Candidiasis del sistema cardiovascular:** endocarditis (→cap. 2.13), miocarditis, pericarditis e infección del lecho vascular (generalmente relacionada con catéteres o prótesis vasculares).

**3. Candidiasis del sistema respiratorio** →cap. 3.13.3.6.

**4. Candidiasis del sistema urinario** →cap. 14.8.9.

**5. Candidiasis de las articulaciones, huesos y médula** →cap. 16.13.

**6. Candidiasis del SNC** →cap. 18.6.1.

**7. Candidiasis de otros órganos:** peritoneo, hígado, bazo, páncreas, vesícula biliar, glándula tiroides, globo ocular.

**8. Candidiasis diseminada:** se define por la afectación de diferentes órganos (microabscesos), con más frecuencia riñones, cerebro, corazón, ojo, con menor frecuencia pulmones, aparato digestivo, piel y glándulas de secreción interna.

### → DIAGNÓSTICO

**Exploraciones complementarias**

**1. Identificación del agente etiológico**

1) Preparado directo y cultivo: los hemocultivos son fundamentales para el diagnóstico, en caso de la candidiasis diseminada son positivos solo en un 50-70 %, lo que dificulta el diagnóstico. En caso de aislar *Candida spp.* en la sangre, se debe volver a extraer sangre después de 24 h. En candidemia o en candidiasis visceral grave, determinar la susceptibilidad a los azoles (la determinación de la susceptibilidad a equinocandinas es aconsejable en personas tratadas anteriormente con estos fármacos, en neutropénicos y en infección por *C. glabrata* o *C. parapsilosis*). En candidemia hay que repetir los hemocultivos hasta obtener resultados negativos.

2) Exámenes serológicos: las pruebas para detectar el antígeno y los anticuerpos para *Candida spp.* Comúnmente no están disponibles y sus resultados deben interpretarse con cautela, ya que no se puede diferenciar con toda seguridad la infección severa diseminada de la contaminación.

3) Examen histológico: es el método más fiable para diagnosticar una candidiasis diseminada.

4) Examen molecular (PCR): es útil en la forma ocular.

**2. Otros.**

1) Pruebas de imagen y endoscópicas: dependen de la localización de la infección.

2) Oftalmoscopia: la imagen que se visualiza en el fondo del ojo es característica. En el caso de infección del globo ocular de etiología desconocida está indicado realizar la aspiración diagnóstica del cuerpo vítreo. En todos los enfermos con candidemia confirmada (sobre todo los pertenecientes a un grupo de riesgo) se debe realizar un examen oftalmológico en la 1.ª semana de tratamiento.

→ **TRATAMIENTO**

A la hora de elegir el método de tratamiento hay que tener en cuenta los factores de riesgo, la forma clínica, la neutropenia coexistente y la especie de *Candida spp*. En caso de sospechas de candidiasis en personas con factores de riesgo se debe administrar un tratamiento empírico hasta confirmar o excluir la infección. En el caso de confirmarse una infección por otra especie diferente a *C. albicans*, el uso previo de fluconazol o una forma severa de la enfermedad, se recomienda el uso de medicamentos del grupo de la equinocandina o la anfotericina B (preparación lipídica [LFAmB] o convencional [AmB]).

### Candidemia en personas sin neutropenia

**1. Tratamiento de elección.** Equinocandinas: caspofungina cada 24 h, la primera dosis es de 70 mg, las siguientes de 50 mg; o 100 mg de micafungina cada 24 h; o anidulafungina: la primera dosis es de 200 mg, las siguientes de 100 mg cada 12 h.

**2. Tratamiento alternativo:**

1) fluconazol a una dosis inicial de 800 mg (12 mg/kg), seguido de una dosis de mantenimiento de 400 mg (6 mg/kg)/d; considerar el uso de este fármaco si el curso de la enfermedad no es grave y se ha confirmado la infección por una cepa sensible a fluconazol

2) AmBLC a dosis de 3-5 mg/kg/d: en caso de intolerancia o falta de disponibilidad de equinocandinas y resistencia a otros grupos de fármacos antifúngicos.

**3. Duración de la farmacoterapia:** continuar el tratamiento durante 14 días desde la obtención de un resultado negativo del hemocultivo, si no hay candidiasis invasora. En enfermos con cuadro clínico estable, con identificación de una cepa sensible a fluconazol, después de 5-7 días del tratamiento con equinocandinas o AmBLC, cambiar a fluconazol. En cepas de *C. glabrata* sensibles a fluconazol o a voriconazol, en el tratamiento de mantenimiento administrar voriconazol a dosis de 400 mg (6 mg/kg) cada 12 h o fluconazol a dosis de 800 mg (12 mg/kg)/d. En el tratamiento de mantenimiento en caso de candidemia por *C. krusei* → voriconazol a una dosis estándar.

**4. Retiro del catéter intravascular:** si no supone un riesgo para el paciente.

### Candidemia en pacientes con neutropenia

**1. Tratamiento de elección.** Equinocandinas: caspofungina cada 24 h, la primera dosis es de 70 mg, las siguientes de 50 mg; o micafungina 100 mg cada 24 h; o anidulafungina: la primera dosis de 200 mg, las siguientes de 100 mg cada 12 h.

**2. Tratamiento alternativo:**

1) AmBLC 3-5 mg/kg/d

2) fluconazol (si previamente el enfermo no fue tratado con este medicamento) dosis inicial de 800 mg (12 mg/kg), luego 400 mg (6 mg/kg/d) o bien voriconazol a una dosis inicial de 400 mg (6 mg/kg) cada 12 h durante el 1.er día, luego 200 mg (3 mg/kg) cada 12 h; en la infección por *C. krusei* es preferible usar equinocandinas, AmBLC o voriconazol.

**3. Duración de la farmacoterapia:** 14 días desde la obtención de un hemocultivo negativo y de la mejoría clínica, si no hay candidiasis invasora.

**4. Tratamiento complementario:**

1) factor estimulante de granulocitos (G-CSF) en enfermos con candidemia crónica

2) retiro del catéter intravascular: se debe considerar individualmente (en personas con neutropenia la candidemia está causada con frecuencia por otros factores de riesgo).

### Sospecha de candidiasis en pacientes sin neutropenia: tratamiento empírico

Considerar en cuadro clínico grave, con factores de riesgo de candidemia diseminada, sin causa determinada de fiebre.

**1. Tratamiento de elección.** Equinocandinas: caspofungina cada 24 h, la primera dosis de 70 mg, las siguientes de 50 mg; o micafungina a dosis de 100 mg cada 24 h; o anidulafungina: la primera dosis de 200 mg, las siguientes de 100 mg cada 12 h.

**2. Tratamiento alternativo:**

1) fluconazol a dosis de 800 mg (12 mg/kg), a continuación 400 mg (6 mg/kg)/d (en enfermos no tratados previamente con azoles; no administrar en enfermos colonizados por cepas resistentes a los azoles)

2) AmBLC a dosis de 3-5 mg/kg/d.

**3. Duración de la farmacoterapia:** 2 semanas; en pacientes sin una infección fúngica confirmada, en los que el cuadro clínico no ha mejorado durante 4-5 días, considerar la suspensión del tratamiento.

### Sospecha de candidiasis en pacientes con neutropenia: tratamiento empírico

Se debe iniciar el tratamiento cuando la fiebre se mantiene durante 4 días a pesar de la antibioticoterapia.

**1. Tratamiento de elección:** AmBLC 3-5 mg/kg/d, caspofungina (dosis de saturación 70 mg, luego 50 mg/d) o voriconazol a una dosis inicial de 400 mg (6 mg/kg) cada 12 h, luego 200 mg (3 mg/kg) cada 12 h.

**2. Tratamientos alternativos:** fluconazol a una dosis inicial de 800 mg (12 mg/kg), luego 400 mg (6 mg/kg)/d, o itraconazol 200 mg (3 mg/kg) cada 12 h.

### Candidiasis diseminada crónica, candidiasis hepatoesplénica

**1. Tratamiento de elección.** Inicio del tratamiento: AmBLC 3-5 mg/kg/d o equinocandinas (caspofungina cada 24 h, la primera dosis de 70 mg, las siguientes de 50 mg; o micafungina a dosis de 100 mg cada 24 h; o anidulafungina: la primera dosis de 200 mg, las siguientes de 100 mg cada 12 h) por unas semanas, luego continuar con fluconazol a dosis de 400 mg (6 mg/kg) VO, si no se ha verificado la resistencia.

**2. Duración de la farmacoterapia:** indeterminada, generalmente unos meses, hasta la regresión de los cambios. Continuar durante el tiempo que persista la inmunosupresión, incluso durante la quimioterapia y el TPH.

**3. Tratamiento complementario:** en enfermos con fiebre crónica considerar el uso de AINE o glucocorticoides durante 1-2 semanas.

### Endocarditis micótica

**1. Tratamiento de elección:** AmBLC 3-5 mg/kg/d (con 25 mg/kg de flucitosina cada 6 h o sin flucitosina) o equinocandinas (150 mg/d de caspofungina, 150 mg/d de micafungina o 200 mg/d de anidulafungina). El tratamiento se puede continuar con fluconazol 400-800 mg/d (6-12 mg/kg)/d, siempre que se confirme la susceptibilidad. En enfermos con cuadro clínico estable tras la remisión de la candidemia y también en caso de infección por una cepa resistente a fluconazol, es aconsejable usar voriconazol a dosis de 200-300 mg (3-4 mg/kg) cada 12 h o posaconazol 300 mg cada 24 h VO, siempre que se confirme la susceptibilidad.

**2. Tratamiento quirúrgico:** reemplazo de la válvula.

**3. Duración del tratamiento:** ≥6 semanas después del tratamiento quirúrgico o durante un período de tiempo más largo en caso de absceso perivalvular u otras complicaciones; en enfermos con contraindicaciones del reemplazo de válvula → tratamiento crónico con fluconazol (400-800 mg/d) en caso de cepas sensibles de *Candida spp.*

En caso de infección de la válvula artificial → tratamiento igual que en la infección de la válvula natural; continuar el tratamiento con fluconazol a dosis de 400-800 mg/d para prevenir recaídas de la infección.

### Miocarditis o pericarditis micótica

**1. Tratamiento farmacológico:** AmBLC 3-5 mg/kg/d, fluconazol 400-800 mg/d (6-12 mg/kg/d) o equinocandinas.

**2. Tratamiento quirúrgico:** considerar pericardiotomía.

**3. Duración de la farmacoterapia:** generalmente varios meses.

### Flebitis micótica

**1. Tratamiento farmacológico:** AmBLC a dosis de 3-5 mg/kg/d o fluconazol a dosis de 400-800 mg/d (6-12 mg/kg/d), o equinocandinas (caspofungina o micafungina a dosis de 150 mg/d, o anidulafungina a dosis de 200 mg/d). En infecciones por cepas sensibles a los azoles, después de obtener respuesta al tratamiento primario, considerar continuar con fluconazol 400-800 mg/d (6-12 mg/kg).

**2. Tratamiento quirúrgico:** recomendado, si es posible.

**3. Duración de la farmacoterapia:** continuar el tratamiento por 14 días desde la obtención del resultado negativo del hemocultivo.

### Infección micótica del marcapasos, ICD o VAD

**1. Tratamiento de elección:** AmBLC a dosis de 3-5 mg/kg/d (con flucitosina a dosis de 25 mg/kg cada 6 h o sin flucitosina) o equinocandinas (caspofungina o micafungina a dosis de 150 mg/d, o anidulafungina, la primera dosis de 200 mg/d). El tratamiento se puede continuar con fluconazol 400-800 mg (6-12 mg/kg)/d siempre que se confirme su susceptibilidad. En enfermos con cuadro clínico estable después de la remisión de la candidemia y también en caso de infección por una cepa resistente a fluconazol, se recomienda el voriconazol 200-300 mg (3-4 mg/kg) cada 12 h o el posaconazol 300 mg cada 24 h VO, siempre que se confirme su susceptibilidad.

**2. Duración de la farmacoterapia:** 4 semanas después de retirar el dispositivo en caso de la infección del bolsillo; ≥6 semanas después del reemplazo de electrodos; en caso de VAD: tratamiento crónico con fluconazol durante el uso de VAD.

**3. Tratamiento quirúrgico:** reemplazo del estimulador, CDI.

### Candidiasis pulmonar

→cap. 3.13.3.6.

### Candiduria asintomática

→cap. 14.8.9.

### Cistitis micótica sintomática

Retiro del catéter vesical.

**1. Tratamiento de elección:** cepas sensibles a fluconazol → 200 mg (3 mg/kg)/d de fluconazol por 14 días; cepas de *C. glabrata* resistentes a fluconazol → AmB 0,3-0,6 mg/kg por 1-7 días o 25 mg/kg de flucitosina cada 6 h por 7-10 días; infección por *C. krusei* → AmB 0,3-0,6 mg/kg por 1-7 días.

**2. Tratamiento alternativo:** aplicación intravesical de AmB (50 mg/l de agua estéril/d) solo en caso de especies intrínsecamente resistentes a fluconazol (*C. glabrata*, *C. krusei* y otras); duración del tratamiento: 5 días.

### Pielonefritis micótica

**1. Tratamiento de elección:** cepas sensibles a fluconazol → fluconazol a dosis de 200-400 mg (3-6 mg/kg)/d por 14 días; cepas de *C. glabrata* resistentes a fluconazol → AmB 0,3-0,6 mg/kg durante 1-7 días en monoterapia o con flucitosina 25 mg/kg cada 6 h, o flucitosina en monoterapia durante 14 días; infección por *C. krusei* → AmB 0,3-0,6 mg/kg durante 1-7 días.

**2. Tratamiento quirúrgico:** corrección de la obstrucción urinaria; en caso de presencia de *stents* o sondas de nefrostomía, considerar su retirada.

### Candidiasis de las vías urinarias con presencia de depósitos de hongos

**1. Tratamiento farmacológico:** igual que en la pielonefritis; además un lavado por la sonda de nefrostomía: AmB 25-50 mg en 200-500 ml de solución estéril.

**2. Tratamiento quirúrgico:** extracción mecánica de los depósitos.

**Osteomielitis micótica**

**1.** Tratamiento de elección:

1) fluconazol 400 mg (6 mg/kg)/d por 6-12 meses

2) equinocandinas (caspofungina a dosis de 50-70 mg/d; o micafungina 100 mg cada 24 h; o anidulafungina a dosis de 100 mg/d) durante ≥2 semanas, luego fluconazol a dosis de 400 mg (6 mg/kg)/d por 6-12 meses.

**2.** Tratamiento alternativo: AmBLC 3-5 mg/kg/d durante ≥2 semanas, luego continuar con fluconazol hasta completar 6-12 meses.

**3.** Tratamiento quirúrgico: con frecuencia es necesario el aseo / la resección del hueso infectado.

**Artritis micótica**

→cap. 16.13.

**Candidiasis del SNC**

→cap. 18.6.1.

### ➡ PRONÓSTICO

En la candidiasis de los órganos o candidiasis diseminada el pronóstico es reservado. En la candidiasis hepática o esplénica el riesgo de muerte es muy elevado.

### ➡ PREVENCIÓN

El uso profiláctico de medicamentos antimicóticos despierta controversias. Se puede considerar en:

1) receptores alogénicos de células madre hematopoyéticas (fluconazol, posaconazol, micafungina)

2) enfermos tratados en terapia intensiva, sobre todo después de cirugías (fluconazol)

3) enfermos con neutropenia causada por quimioterapia, hasta que aumente el recuento de granulocitos

4) personas infectadas con VIH que tienen micosis recurrentes y un bajo recuento de linfocitos CD4$^+$.

## 4.1.2. Criptococosis

### ➡ ETIOPATOGENIA

**1. Agente etiológico:** hongos *Saccharomycetaceae* del género *Cryptococuss spp.*, para el hombre son patógenos 2 tipos: *Cryptococcus neoformans* (serotipos A [*var. grubii*] y D [*var. neoformans*]) y *Cryptococcus gattii* (serotipos D y C). La infección por *C. neoformans* se encuentra prácticamente solo en personas que presentan una inmunodeficiencia celular y una alteración de la respuesta dependiente de los linfocitos Th1. En las personas sanas en la mayoría de los casos se llega a la erradicación de la infección, y solo en casos excepcionales se forman granulomas que contienen células vivas del hongo (infección latente). Los criptococos tienen la facultad de sobrevivir dentro de las células fagocíticas, lo que puede ser el factor facilitador para diseminar la infección.

**2. Reservorio y vía de transmisión:** los criptococos no son parte de la microbiota natural del hombre. *C. neoformans* se encuentra ampliamente distribuido en el mundo, la infección se relaciona con el contacto con excrementos de pájaros (principalmente palomas y gallinas) o con suelo contaminado. *C. gattii* coloniza diferentes especies de árboles tropicales (frecuentemente árboles de eucalipto). La infección se adquiere por vía inhalatoria. Esto origina la colonización pulmonar, y es posible la colonización primaria de los senos paranasales. Otra posibilidad es la inoculación por vía percutánea. Se ha descrito también una infección latente bajo la forma de granulomas y la colonización de la próstata y desde allí se puede producir una diseminación en situación de inmunosupresión. La criptococosis no se transmite entre humanos.

**3. Factores de riesgo de la infección:** infección por VIH (recuento de linfocitos T CD4$^+$ <110/µl), tratamiento inmunosupresor (después de trasplante de órgano, corticoterapia), neoplasias linfoproliferativas, sarcoidosis, síndrome de hiperinmunoglobulinemia IgE (síndrome de Job) o IgM, linfopenia T-celular CD4$^+$ idiopática (sin infección por HIV), cirrosis hepática.

**4. Período de incubación y transmisibilidad:** el período de incubación depende del estado inmunológico del enfermo, de la patogenicidad de la cepa del hongo y de la dosis infectante. Puede durar desde algunos días en casos de una inmunodeficiencia severa hasta meses o incluso años en casos de reactivación de la infección latente.

## → CUADRO CLÍNICO E HISTORIA NATURAL

**1. Criptococosis pulmonar:** puede cursar en diversas formas, desde una infección asintomática hasta una neumonía potencialmente mortal asociada con insuficiencia respiratoria. La infección sintomática generalizada se desarrolla lentamente (semanas) después de la colonización primaria por inhalación. La progresión más rápida (días) se dará en personas con una inmunodeficiencia severa o en aquellos que reciban grandes dosis de glucocorticoides. En enfermos con una enfermedad pulmonar crónica, sin inmunosupresión, se ha observado una colonización asintomática no invasiva intrabronquial con formación de nódulos criptocócicos. En el cuadro clínico domina la tos, expectoración productiva y con frecuencia dolor pleural. En las pruebas de imagen frecuentemente se observan granulomas y masas nodulares (criptococoma) localizadas en los bronquios y en el parénquima pulmonar, además se pueden observar infiltrados lobulares e intersticiales, cambios micronodulares diseminados que imitan a la tuberculosis miliar, cavidades en el parénquima pulmonar y un aumento de los ganglios linfáticos del mediastino y perihiliares. Se ha descrito la presencia de neumotórax. En personas caquéxicas la enfermedad puede progresar rápidamente y conducir a una insuficiencia respiratoria aguda. Cuando se diagnostica la criptococosis pulmonar se debe realizar una punción lumbar con el fin de excluir el compromiso del SNC.

**2. Criptococosis del SNC** →cap. 18.6.1.

**3. Criptococosis cutánea:** es la tercera forma más frecuente de criptococosis. Se pueden presentar pápulas, nódulos, cambios nodulopapulares, abscesos subcutáneos, vesículas, escamas, eritema, cambios que se asemejan al acné o al molusco. Los cambios cutáneos con frecuencia son un indicador de infección generalizada. La forma primaria puede presentarse a consecuencia de un daño cutáneo y la exposición de la herida al patógeno (excrementos de pájaros).

**4. Prostatitis criptocócica:** la próstata se considera un lugar de colonización crónica asintomática en hombres con inmunodeficiencia. También pueden aparecer síntomas de prostatitis crónica y cambios nodulares en la región urogenital. Unos resultados positivos en el urocultivo y en los cultivos de semen pueden indicar también una infección generalizada.

**5. Criptococosis ocular:** aparece en un 45 % de los enfermos que padecen la criptococosis del SNC. Con mayor frecuencia se presenta un edema del disco óptico y la parálisis de los músculos del globo ocular, con menor frecuencia queratitis, retinitis (con presencia de exudados blanquecinos), endoftalmitis, daño del nervio óptico a consecuencia del infiltrado micótico o de la compresión de la arteria oftálmica debido al aumento de la presión intracraneal.

**6. Otras formas:** criptococemia (en personas con inmunodeficiencia avanzada), focos de lisis en los huesos, abscesos subcutáneos y formas más atípicas como artritis, miosis, pericarditis, miocarditis y endocarditis, aneurisma micótico, infección de los injertos vasculares y válvulas, esofagitis, sinusitis, abscesos y cambios inflamatorios de distintas localizaciones (con mayor frecuencia de la corteza renal y suprarrenal, mama, tiroides, estómago e intestinos). La peritonitis criptococócica puede presentarse en personas sometidas a hemodiálisis y con una enfermedad hepática crónica.

## → DIAGNÓSTICO

**Exploraciones complementarias**

**1. Identificación del agente etiológico**

1) Preparación directa y cultivo.
2) Pruebas serológicas: las pruebas serológicas para demostrar la presencia del antígeno del polisacárido del criptococo en el suero y en el líquido cefalorraquídeo tienen una sensibilidad y una especificidad de >90 %. En las infecciones pulmonares el antígeno de criptococo en el suero con frecuencia no puede ser detectado, su hallazgo puede indicar una infección generalizada.
3) Estudio histológico.
4) Estudio molecular: permite diferenciar las especies y los serotipos.

**2. Otras:**

1) pruebas de imagen: dependiendo de la localización de la infección
2) estudio del LCR: pleocitosis mononuclear con aumento de la concentración proteica y presencia del antígeno criptocócico.

## → TRATAMIENTO

**Personas infectadas por VIH: criptococosis del SNC, neumonía con insuficiencia respiratoria, formas pulmonares con diseminación extrapulmonar**

**1. Tratamiento de elección:** preparación convencional de anfotericina B (AmB) 0,7-1 mg/kg/d iv. en combinación con flucitosina (100 mg/kg/d VO en 4 dosis divididas; en la actualidad no está disponible en Argentina) durante ≥2 semanas (terapia de inducción). Luego fluconazol 400 mg (6 mg/kg)/d VO por ≥8 semanas (terapia de consolidación). La AmB puede sustituirse, sobre todo en pacientes con insuficiencia renal, por un preparado liposomal (LAmB) en dosis 3-4 mg/kg /d iv. o lipídico (AmBLC) 5 mg/kg/d iv., administrados en combinación con flucitosina (100 mg/kg/d VO en 4 dosis divididas) durante ≥2 semanas.

**2. Tratamiento alternativo:**

1) LAmB 3-4 mg/kg iv. o AmBLC 5 mg/kg iv. en monoterapia, durante 4-6 semanas
2) AmB 0,7-1 mg/kg iv. en combinación con fluconazol (800 mg/d VO) durante 2 semanas, luego fluconazol a dosis de 800 mg (6 mg/kg /d) VO por ≥8 semanas
3) fluconazol ≥800 mg/d VO (dosis de elección 1200 mg/d) en combinación con flucitosina (100 mg/kg/d VO en 4 dosis divididas) durante ≥6 semanas
4) fluconazol 800-2000 mg/d VO por 10-12 semanas (si el fluconazol se administra en monoterapia, la dosis de elección es ≥1200 mg/d)
5) itraconazol a dosis de 200 mg VO 2 × d durante 10-12 semanas (actualmente esta opción no está recomendada si existe otra posibilidad).

**Personas infectadas por VIH: enfermedad pulmonar leve y leve moderada sin infiltrados pulmonares diseminados**

Fluconazol a dosis de 400 mg (6 mg/kg)/d VO durante ≥6-12 meses.

**Personas infectadas por VIH: terapia de mantenimiento y profilaxis secundaria**

**1. Tratamiento de elección:** fluconazol a dosis de 200 mg/d VO o itraconazol 200 mg VO 2 × d.

**2. Enfermos que no toleran los azoles:** AmB 1 mg/kg 1 × semana.

**3. Finalización del tratamiento antimicótico:** se puede considerar después de ≥12 meses en personas con un recuento de linfocitos CD4$^+$ >100/µl y RNA de VIH no detectable durante ≥3 meses.

### Personas después de un trasplante de órganos: criptococosis del SNC

**1. Tratamiento de elección:** LAmB *iv.* 3-4 mg/kg /d o AmBLC 5 mg/kg mes/d *i.v.* en combinación con flucitosina (100 mg/kg /d VO en 4 dosis divididas), durante 2 semanas como tratamiento de inducción; luego fluconazol 400-800 mg (6-12 mg/kg)/d VO durante las primeras 8 semanas y 200-400 mg (3-6 mg/kg)/d VO por otros ≥6-12 meses. Si en la terapia de inducción no se ha usado flucitosina, se puede considerar la prolongación del tratamiento con LAmB o AmBLC hasta 4-6 semanas.

**2. Recaída o gran fungemia** (o gran concentración de hongo en el LCR): considerar el uso de LAmB 6 mg/kg/d iv.

**3. Infección leve y de mediana intensidad:** fluconazol a dosis de 400 mg (6 mg/kg)/d VO durante 6-12 meses.

### Personas después de un trasplante de órganos: criptococosis sin compromiso del SNC

**1. Infección de mediana severidad o severa, incluida neumonía grave sin diseminación:** tratamiento igual que en la criptococosis del SNC.

**2. Criptococosis pulmonar leve o leve moderada (sin infiltrados pulmonares diseminados):** fluconazol a dosis de 400 mg (6 mg/kg)/d VO durante ≥6-12 meses. Al mismo tiempo, si es posible, disminuir la dosis de medicamentos inmunosupresores, comenzando por los glucocorticoides.

### Personas sin infección VIH ni trasplante de órganos

**1. Compromiso de SNC sin complicaciones neurológicas:** tratamiento en 2 etapas:

1) Terapia de inducción: AmB fluconazol a dosis de 400 mg (6 mg/kg)/d VO durante ≥6-12 meses (en la 2.ª semana de tratamiento realizar punción lumbar y si el cultivo del LCR es negativo: continuar el tratamiento de inducción durante 2 semanas; desde la 2.ª semana en lugar de AmB se puede administrar LAmB o AmBLC).

2) Terapia de consolidación: fluconazol a dosis de 400 mg (6 mg/kg)/d VO durante ≥8 semanas.

**2. Compromiso del SNC con complicaciones neurológicas:** se puede considerar la prolongación del tratamiento de inducción con AmB combinado con flucitosina hasta 6 semanas (en este caso LAmB o AmBL se puede administrar después de 4 semanas de tratamiento), luego tratamiento de consolidación con: fluconazol a dosis de 400 mg (6 mg/kg)/d VO por 8 semanas. En caso de una buena respuesta clínica después de 2 semanas de terapia de inducción se puede considerar el uso de 800 mg de fluconazol (12 mg/kg)/d VO por 8 semanas. En todos los casos es necesario seguir el tratamiento de mantenimiento con fluconazol 200 (3 mg/kg)/d VO durante 6-12 semanas después de finalizar la fase de consolidación del tratamiento.

**3. Infección sin el compromiso del SNC**

1) infección modera o severa incluida la infección pulmonar sin diseminación: igual que en la infección del SNC

2) enfermedad pulmonar sin infiltraciones pulmonares diseminadas leve y leve modera: fluconazol a dosis de 400 mg (6 mg/kg)/d VO durante ≥6-12 meses

3) en enfermos con SDRA se puede considerar el uso de glucocorticoides.

---

### → PRONÓSTICO

El pronóstico dependerá de las posibilidades de tratamiento de la inmunodeficiencia. En los países desarrollados la mortalidad en el 1.$^{er}$ año desde el diagnóstico alcanza 10-25 % y en la criptococosis no tratada el 100 %.

**1.** En la prevención secundaria se recomienda el uso de fluconazol.

**2.** Las personas inmunodeprimidas deben evitar lugares contaminados con excrementos de pájaros.

### 4.1.3. Mucormicosis (cigomicosis)

→ **ETIOPATOGENIA**

**1. Agente etiológico:** hongos del género *Rhizopus* (la causa más frecuente de mucormicosis), *Lichtheimia* (*Absidia, Mycocladus*), *Mucor*, con menor frecuencia *Rhizomucor, Saksenaea, Cunninghamella* y *Apophysomyces*. Estos hongos adoptan forma de hifas en los tejidos y crecen hasta formar un extenso micelio que infiltra los tejidos circundantes causando así su destrucción.

Pueden infiltrar los vasos sanguíneos, originando infartos, necrosis y trombosis. El progreso de la enfermedad generalmente es muy rápido. En los procesos naturales de defensa los neutrófilos juegan el rol básico.

**2. Reservorio y vía de transmisión:** los causantes de la mucormicosis están presentes en el suelo y en la materia orgánica en descomposición. El material infectante lo constituyen las esporas, que pueden originar una infección a través de su inhalación (forma pulmonar, forma rinocerebral), vía oral (infección del tracto digestivo) y percutánea, mediante un traumatismo, o por lesiones originadas con objetos contaminados (forma cutánea).

**3. Factores de riesgo de infección:** diabetes descompensada (sobre todo enfermos con cetoacidosis), enfermedad neoplásica (en particular del sistema hematopoyético), neutropenia, tratamiento inmunosupresor (glucocorticoides, inhibidores de TNFα), trasplante de médula ósea, presencia de una enfermedad de injerto contra huésped (GvHD), coexistencia de infecciones oportunistas (sobre todo CMV), traumatismos (forma cutánea), quemaduras, uso de drogas intravenosas, caquexia (favorece la forma intestinal), aumento de la concentración de hierro, tratamiento con deferoxamina (aumenta el riesgo de desarrollar una forma angioinvasiva de la mucormicosis); factores de riesgo para la mucormicosis del tracto digestivo: consumo de avena fermentada y de bebidas alcohólicas de maíz, uso de hierbas contaminadas con esporas o productos homeopáticos, utilización de equipos contaminados para examinar la cavidad oral (infecciones yatrogénicas).

**4. Período de incubación y transmisibilidad:** el período de incubación no es conocido. Es un patógeno de baja infectividad y altamente virulento en caso de romper los mecanismos de defensa. No se han descrito casos de propagación de la infección entre las personas. Se han descrito infecciones intrahospitalarias (a través de equipos contaminados con esporas).

→ **CUADRO CLINICO E HISTORIA NATURAL**

**1. Mucormicosis rinocerebral:** la infección se desarrolla a consecuencia de la inhalación de esporas hacia los senos paranasales. El micelio crece rápidamente infiltrando los tejidos circundantes, lo que conduce a su destrucción. Abarca el paladar, el seno esfenoidal, seno cavernoso y la órbita ocular. La infección del sistema nervioso se produce por contigüidad. A veces puede haber una diseminación del micelio por vía hematógena con o sin formación de aneurismas. Los síntomas iniciales recuerdan los de la sinusitis, con edema de la órbita ocular, se presenta dolor orbital y/o facial. Pueden presentarse síntomas de parálisis de los nervios craneales, caída de los párpados, exoftalmos, alteraciones agudas de la movilidad ocular, oftalmoplejia y pérdida de visión. En la piel aparece una costra negra. La fiebre se presenta en ~50 % de los casos. Cuando la pérdida ósea es visible en los estudios de la mucormicosis, antes se ha llegado a la necrosis de los tejidos blandos.

**2. Mucormicosis pulmonar:** los síntomas no son específicos y en el período inicial de la enfermedad son similares a los descritos en la aspergilosis. Se presenta como una fiebre crónica sin mejoría después del tratamiento con antibioticoterapia de amplio espectro. Un síntoma frecuente lo constituye una tos crónica no productiva. Raramente cursa con: hemoptisis, dolor torácico y disnea. A veces (sobre todo en personas con diabetes) puede llegar al compromiso de la tráquea y de los bronquios. La mucormicosis intrabronquial conduce a la obstrucción de las vías respiratorias, atelectasia pulmonar, a veces también a la infiltración de los vasos sanguíneos del hilio, mediastino, pericardio, pared torácica.

**3. Mucormicosis del tracto digestivo:** raramente es diagnosticada en vida. Puede afectar a cualquier segmento del tracto digestivo, con más frecuencia al estómago. El micelio infiltra la pared del tracto digestivo y los vasos sanguíneos y conduce a la perforación, peritonitis, sepsis, hemorragia del tracto digestivo. También puede llegar a infiltrar el hígado, bazo y páncreas.

**4. Mucormicosis cutánea:** se llega a la infiltración a través de la inoculación directa de las esporas en la piel. La infección por vía hematógena es poco común. Se diferencia la mucormicosis cutánea y/o del tejido subcutáneo, e infiltración profunda (están tomados los músculos, tendones y huesos) de la forma diseminada (están afectados otros órganos). El cambio típico es la necrosis cutánea con formación de una costra rodeada de eritema, la lesión está endurecida. Es posible también que aparezcan lesiones que no son características: máculas, ulceraciones, placas. La mucormicosis cutánea puede tener un curso lento o fulminante.

**5. Mucormicosis diseminada:** se desarrolla desde una forma localizada como consecuencia de la diseminación del micelio por vía hematopoyética hacia otros órganos con más frecuencia el pulmón.

### → DIAGNÓSTICO

**Exploraciones complementarias**

**1. Identificación del agente etiológico.**

1) Preparación en fresco y cultivo del material tomado durante la biopsia, y en el caso de la forma pulmonar del lavado bronquial. El hemocultivo y el cultivo del líquido cefalorraquídeo por lo general son negativos.

2) Estudio histológico: en caso de sospechar la mucormicosis en enfermos de un grupo de alto riesgo para su aparición, siempre está indicada la biopsia de los tejidos comprometidos por la enfermedad.

**2. Otras**

1) pruebas de imagen: dependerán de la localización de la infección

2) pruebas de laboratorio: en los enfermos inmunocompetentes se describe leucocitosis.

**Diagnóstico diferencial**

Sinusitis paranasal, infección bacteriana de la región orbitaria, trombosis de los senos cavernosos, aspergilosis, infección por *Pseudallescheria boydii*, tumor de la órbita, nocardiosis, granulomatosis con vasculitis (de Wegener), embolia pulmonar, ántrax.

### → TRATAMIENTO

**1. Tratamiento de elección:** preparación liposomal de anfotericina B (LAmB) 5-10 mg/kg/d iv.; a considerar terapia combinada con medicamentos del grupo de equinocandinas.

**2. Tratamiento alternativo.** Opciones:

1) preparación convencional de anfotericina B (AmB) 1 mg/kg iv.

2) posaconazol VO a dosis de 300 mg el 1.er día 2 dosis, luego 300 mg 1×d

3) isavuconazol a dosis de 200 mg (372 mg de prodroga) cada 8 h VO o iv. durante 2 días (en total 6 dosis), luego 200 mg 1 × d.

**3. Tratamiento quirúrgico.**

### → PRONÓSTICO

La enfermedad se desarrolla rápidamente, el riesgo de muerte dependerá de la forma: rinocerebral 50-70 %, pulmonar ~75 %, diseminado 100 %, cutánea 15 %. También se diferencia dependiendo de la causa de la inmunodeficiencia.

### → PREVENCIÓN

Las personas con factores de riesgo deberán evitar la exposición/contacto con materia biológica en descomposición (vegetal y animal).

## 4.1.4. Histoplasmosis

### → ETIOPATOGENIA

**1. Agente etiológico:** hongo dismórfico *Histoplasma capsulatum*. Las esporas son fagocitadas por los macrófagos pulmonares, el hongo puede causar reacciones granulomatosas (también reacciones necróticas, a veces quistes con calcificación de las lesiones).

**2. Reservorio y vías de transmisión:** se encuentra extendido por todo el mundo excepto por la Antártida, localizándose principalmente en regiones intertropicales, con mayor frecuencia en los valles de los ríos de las regiones orientales de América del Norte y del Sur, en la India y en el Sudeste Asiático. Se acumula en el suelo húmedo y en los excrementos que se hallan en las cercanías de los nidos de aves, gallineros y cuevas en las que se encuentran murciélagos. La infección se inocula por vía respiratoria a través de la inhalación de esporas. No se transmite entre humanos.

**3. Factores de riesgo de la infección:** gran dosis infectante, estado de inmunosupresión.

**4. Período de incubación:** 3-17 días.

### → CUADRO CLÍNICO E HISTORIA NATURAL

**1. Histoplasmosis pulmonar:** la mayoría de las infecciones tiene un curso benigno (síntomas similares a la gripe) o asintomático. Entre las formas clínicas más frecuentes se encuentra la forma aguda que cursa con fiebre alta, tos inicialmente seca, luego húmeda (con expectoración hemopurulenta), cefalea, debilidad y dolor torácico. En la mayoría de los casos se cura espontáneamente, sin tratamiento, después de 2-3 semanas. La debilidad se puede mantener durante más tiempo. En las formas crónicas la enfermedad se asemeja a la tuberculosis con sudoraciones nocturnas, estados febriles, pérdida de masa corporal, falta de apetito o sarcoidosis.

**2. Histoplasmosis del mediastino:** puede cursar con linfadenitis del mediastino, que origina dolor torácico, en caso de compresión sobre el esófago aparecerá disfagia, y si la compresión es sobre las vías respiratorias: tos, también síntomas de pericarditis. Puede producir granuloma mediastínico que con frecuencia tiene un curso asintomático, o bien puede originar síntomas relacionados con la compresión de los órganos vecinos), fibrosis del mediastino (síntoma relacionado con la toma de órganos vecinos, es decir grandes vías respiratorias, esófago y vena cava superior.

**3. Forma generalizada:** se presenta principalmente en niños y personas inmunodeficientes. Pueden aparecer cambios patológicos en otros órganos que contienen monocitos y macrófagos (hígado, bazo, intestinos, médula ósea). El curso puede ser grave, con fiebre alta, anemia, ictericia, hepato- y esplenomegalia, trombocitopenia, a veces endocarditis, compromiso cutáneo, óseo y del SNC.

**4. Histoplasmosis ocular:** coroiditis, endoftalmitis.

**5. Histoplasmoma:** granuloma causado por *H. capsulatum*, que aparece con mayor frecuencia en los pulmones.

**6. Infección del SNC.**

## → DIAGNÓSTICO

**Exploraciones complementarias**

**1. Identificación del agente etiológico**

1) Preparación en fresco y cultivo, el material es tomado dependiendo de los síntomas y de la forma de la enfermedad (expectoración, lavado gástrico, sangre, médula, corte de pulmón).

2) Exámenes serológicos: reacción de fijación del complemento, reacción de aglutinación, inmunodifusión.

3) Detección por PCR.

**2. Otras.** Pruebas de imagen: en la radiografía de tórax se describen cambios difusos intraparenquimatosos.

**Diagnóstico diferencial**

Tuberculosis.

## → TRATAMIENTO Y PREVENCIÓN

**Histoplasmosis pulmonar**

**1. Tratamiento de elección**

1) En los casos asintomáticos y de curso benigno el tratamiento antimicótico no es necesario.

2) Enfermos inmunosuprimidos o con síntomas pulmonares que se mantienen durante >1 mes → itraconazol a dosis de 200 mg VO cada 8 h durante 3 días, luego cada 12 h por 6-12 semanas. En la forma crónica hasta 1-2 años.

3) Forma grave → AmBLC 3-5 mg/kg/d iv. por 1-2 semanas, luego itraconazol a dosis inicial de 200 mg VO cada 8 h durante 3 días, luego cada 12 h por un año.

**2. Tratamiento alternativo:** AmB 0,7-1 mg/kg/d iv. o voriconazol 2 dosis 6 mg/kg cada 12 h VO, luego 4 mg/kg cada 12 h VO, o posaconazol 400 mg cada 12 h VO.

**3. Tratamiento adicional:** en casos graves añadir metilprednisolona 0,5-1 mg/kg/d durante 1-2 semanas.

**Histoplasmosis del SNC**

**1. Tratamiento de elección:** AmBLC 5 mg/kg/d iv.durante 4-6 semanas, luego itraconazol a dosis de 200 mg VO cada 8 h durante 3 días, luego cada 12 h por ≥1 año.

**2. Tratamiento alternativo:** AmB 0,7-1 mg/kg/d iv. o voriconazol 2 dosis 6 mg/kg cada 12 h VO, luego 4 mg/kg cada 12 h VO, o posaconazol 400 mg cada 12 h VO.

**Histoplasmosis del mediastino**

**1. Tratamiento de elección** (linfangitis o granulomas).

1) En el curso asintomático o si los síntomas benignos se mantienen >1 mes, el tratamiento antimicrobiano no es necesario.

2) Síntomas benignos >1 mes → itraconazol a dosis inicial de 200 mg cada 8 h VO durante 3 días, luego cada 12 h por 6-12 semanas.

3) Linfadenitis de curso grave con síntomas de obstrucción de las vías respiratorias o compresión del esófago → itraconazol a dosis de 200 mg cada 8 h VO durante 3 días, luego cada 12 h por 6-12 semanas; adicionalmente durante 1-2 semanas prednisona 0,5-1 mg/kg/d.

**2. Tratamiento adicional**

1) Fibrosis del mediastino, tratamiento antimicótico ineficaz y con glucocorticoides → considerar la implantación de *stent* en las vías respiratorias si existe una estenosis por compresión.

2) Pericarditis: síntomas benignos → AINE; síntomas severos → prednisona 1 mg/kg/d VO por 1-2 semanas, taponamiento cardíaco →cap. 2.18.

**Histoplasmosis diseminada**

**1. Tratamiento de elección**

1) Curso benigno → itraconazol a dosis de 200 mg cada 8 h VO durante 3 días, luego cada 12 h por ≥1 año.

2) Curso grave → AmBLC 3 mg/kg/d iv. durante 1-2 semanas, luego itraconazol a dosis de 200 mg VO cada 8 h durante 3 días, luego cada 12 h por ≥1 año.

**2. Tratamiento alternativo:** AmB 0,7-1 mg/kg/d iv. o voriconazol 2 dosis 6 mg/kg cada 12 h VO, luego 4 mg/kg cada 12 h VO, o posaconazol 200 mg cada 6 h VO, después de la estabilización del estado clínico 400 mg cada 12 h VO o el 1.[er] día 300 mg cada 12 h, luego 300 mg cada 24 h iv. en infusión de duración >90 min.

### → PRONÓSTICO

En casos asintomáticos o benignos la enfermedad cede espontáneamente, pero en casos más severos no tratados el pronóstico es serio.

### → PREVENCIÓN

**1.** Evitar la inhalación de polvo y de partículas (también durante las visitas a las cuevas habitadas por los murciélagos). No se ha demostrado el papel protector de las mascarillas.

**2.** Considerar la administración de itraconazol (200 mg VO) después de la exposición de la persona en estado de inmunosupresión.

# 5. Enfermedades parasitarias

## 5.1. Parasitosis tisulares

### 5.1.1. Toxoplasmosis

### → ETIOPATOGENIA

**1. Agente etiológico:** *Toxoplasma gondii*, parásito intracelular estricto de ciclo biológico complejo. Las tres formas básicas son: taquizoíto, quiste tisular y ooquiste. Fase sexual del parásito en las células epiteliales de la mucosa del intestino delgado del hospedador definitivo, gato doméstico u otros felinos. Fase asexual en los tejidos de los hospedadores intermediarios, mamíferos (humanos incluidos) y algunas especies de aves. En la persona infectada inmunocompetente se forman quistes tisulares (en especial en los músculos y cerebro), que contienen las formas vivas de replicación lenta del protozoo y que persistirán en el organismo humano durante toda su vida.

**2. Reservorio y vías de transmisión:** los reservorios son los gatos y otros felinos; la infestación del ser humano puede suceder a través de

1) alimentos (verduras, frutas), agua y manos contaminadas por ooquistes excretados con heces de gato

2) ingesta de carne cruda o insuficientemente cocida de los animales infectados que contenga quistes del protozoo (cualquier carne, pero más frecuentemente la carne de cerdo y cordero)

3) durante la gestación: transmisión de los taquizoítos al feto a través de la placenta en la fase de parasitemia (transmisión vertical, únicamente durante la infección primaria)

4) contacto casual con los taquizoítos (rara vez la transfusión de sangre o de hemoderivados, en especial concentrado de leucocitos, trasplante de órganos, infección en laboratorio).

Tras la recuperación de la toxoplasmosis, si se produce algún estado de inmunosupresión, es posible la reactivación de la infección debido a la ruptura de quistes tisulares y de la transformación de las formas latentes en taquizoítos invasivos (invasión endógena).

**3. Epidemiología:** es una de las parasitosis y zoonosis más comunes. Es endémica en todo el mundo. Debido a las consecuencias graves de la infección del feto, un grupo del riesgo particular son las embarazadas seronegativas (en Chile 60-70 %).

**Factores de riesgo de la infección:** contacto con alimentos contaminados por heces de gatos (verduras, agua), ingesta de carne cruda (p. ej. carne tártara, *carpaccio*) y de leche no pasteurizada, contacto con gatos y con el suelo contaminado con heces de gato (huertos, plantas de terraza).

**Factores de riesgo de curso grave** (forma generalizada, ocular): estados de inmunodepresión de cualquier causa, en particular la inmunodepresión después del trasplante de órgano o tejidos; quimioterapia de neoplasias malignas; tratamiento inmunosupresor por otras razones; infección por VIH (la reactivación de la toxoplasmosis en el SNC es un evento definitorio de SIDA); período fetal.

**4. Período de incubación e infectividad:** el período de incubación de toxoplasmosis adquirida oscila entre 2 semanas y 2 meses (un promedio de 4 semanas). La parasitemia dura 1-3 semanas. El riesgo de infección del feto es de un 17-25 % en el 1.er trimestre, un 25-54 % en el 2.º trimestre y un 60-90 % en el 3.er trimestre. El enfermo no contagia a las personas de su alrededor.

### → CUADRO CLÍNICO E HISTORIA NATURAL

El curso clínico depende del tipo de la forma invasiva del protozoo, la fuente de la infección, la patogenicidad de la cepa, del funcionamiento del sistema inmunitario y de la intensidad de la invasión. En personas inmunocompetentes suele ser asintomático u oligosintomático (un 85 % de los casos).

**1. Forma ganglionar:** la forma más frecuente entre los inmunocompetentes; predomina la linfadenopatía cervical y menos frecuentemente linfadenopatía generalizada, hasta 3 cm de diámetro, dolorosa a la palpación en la fase aguda, luego indolora, no supura. A veces síntomas pseudogripales. En 1/3 de los casos sintomáticos, el cuadro se asemeja a la mononucleosis infecciosa →cap. 18.1.9.

**2. Forma ocular:** coriorretinitis progresiva de dinámica variable; más común en la forma congénita y en inmunodeprimidos.

**3. Forma generalizada:** muy poco frecuente en inmunocompetentes, suele ser diagnosticada en pacientes inmunodeprimidos; cursa con síntomas y signos de la lesión de uno o más órganos internos (miocarditis, neumonía, pleuritis, hepatitis con hepatomegalia, esplenomegalia, anemia, defectos de hemostasia) y/o del SNC (encefalitis, meningitis, mielitis, polineuritis).

**4. Toxoplasmosis congénita:** infección del feto a consecuencia de la parasitemia por *T. gondii* en mujer gestante, poco probable en caso de infección justo antes de la concepción. Cursa como: aborto espontáneo, muerte fetal intrauterina, infección sintomática del feto y neonato (forma generalizada con secuelas muy graves de retraso psicomotor), forma generalizada u orgánica que se manifiesta en los primeros meses de la vida del lactante, reactivación tardía de la infección en adolescentes o adultos jóvenes, forma oligosintomática o asintomática. Las secuelas más graves se deben a la infección en el 1.er (aborto espontáneo, muerte fetal, trastornos neurológicos graves) y 2.º trimestre del embarazo (encefalitis con secuelas neurológicas importantes). Si no se trata (incluida la infección asintomática) tiende a reactivarse varias veces, a lo largo de toda la vida, más frecuentemente en la infancia y luego en la 2.ª y 3.ª década de vida (habitualmente hay reactivación retinal, aumentando la secuela funcional ocular en forma progresiva).

---

### → DIAGNÓSTICO

**Exploraciones complementarias**

**1. Identificación del agente etiológico:** el método básico de diagnóstico de la infección.

1) Pruebas serológicas: determinación de anticuerpos específicos en el suero de pacientes inmunocompetentes

   a) IgM: aparecen 1 semana después de la infección, alcanzan la concentración máxima tras 1 mes y suelen desaparecer después de 6-9 meses; pueden mantenerse varios meses o años desde el momento de la infección; en el recién nacido, su presencia indica infección congénita, ya que la IgM no pasa por la placenta, pero su ausencia no la descarta

   b) IgA: indican una infección reciente; desaparecen más temprano que los IgM (es una prueba menos disponible, particularmente útil en el diagnóstico de la infección en embarazadas y de toxoplasmosis congénita)

   c) IgG: concentración máxima a los 2-3 meses de la infección, se mantienen toda la vida; cuando es preciso establecer el tiempo de la infección (p. ej. en embarazadas), se determina la avidez (fuerza de unión con el antígeno) de los anticuerpos IgG (los anticuerpos de avidez baja indican infección reciente o fase aguda de toxoplasmosis; los anticuerpos de avidez alta, indican infección antigua ≥20 semanas).

2) Identificación del parásito: la detección del material genético por PCR (o de antígenos) es de gran utilidad en pacientes inmunodeprimidos, en neonatos, lactantes y en fetos. La detección del parásito completo, en sangre, LCR, líquido amniótico, lavado broncoalveolar, líquido intraocular o fragmentos del tejido u órgano afectado, ya sea por aislamiento o cultivo es de muy bajo rendimiento.

**2. Otros estudios:** en cada caso de toxoplasmosis es siempre obligatorio el examen de fondo de ojo, y en caso de sospecha de afectación del SNC, se deben realizar pruebas de imagen (TC, RMN): se observan lesiones focales o difusas muy sugerentes.

**Criterios diagnósticos**

**Toxoplasmosis adquirida** (se refiere también a las embarazadas):

1) seroconversión de los anticuerpos IgG específicos, o

2) aumento significativo (≥2 veces) del nivel de los anticuerpos IgG específicos en un intervalo de ≥2 semanas, o

3) síntomas y signos de toxoplasmosis y detección de los anticuerpos IgA/IgM específicos en el suero con nivel alto de los anticuerpos IgG específicos de baja avidez (<20 %), o

4) presencia de la tríada de Piringer-Kuchinka (histiocitos epitelioides, hiperplasia de los folículos linfoides, dilatación de los senos corticales y medulares)

en el estudio histológico del ganglio linfático agrandado y detección de los anticuerpos IgM específicos y del nivel alto o creciente de los anticuerpos IgG específicos, o

5) comprobación de su material genético en sangre por PCR, o aislamiento del protozoo (cultivo) o líquidos corporales o tejidos.

En pacientes inmunodeprimidos el diagnóstico a menudo se basa únicamente en el cuadro clínico (p. ej. lesiones focales características en el encéfalo).

**Diagnóstico diferencial**

Forma adquirida: mononucleosis infecciosa, CMV, linfoma de Hodgkin, linfomas no Hodgkin, tuberculosis, sarcoidosis, infección por VIH.

### ➔ TRATAMIENTO

En personas inmunocompetentes el tratamiento específico de la forma adquirida no suele ser necesario.

**1. Fase aguda de toxoplasmosis adquirida.** En caso de síntomas intensos generalizados o de los órganos afectados: tratamiento combinado de pirimetamina y con sulfadiazina durante 3 semanas. Administrar ácido fólico para prevenir la inhibición de la función medular durante el tratamiento con pirimetamina. En caso de la intolerancia a la sulfadiazina, en particular en pacientes infectados por VIH → clindamicina combinada con pirimetamina y ácido fólico (realizar en un centro especializado).

**2. Toxoplasmosis ocular:** el tratamiento es como el descrito en la forma aguda, durante 6-8 semanas, y en un centro especializado bajo una atenta vigilancia del oftalmólogo. Tratamiento complementario: localmente antinflamatorios y glucocorticoides en forma de gotas oftálmicas aplicadas en el saco conjuntival. La corticoterapia sistémica es un tratamiento usado, pero controvertido, ya que podría aumentar el riesgo de panoftalmitis toxoplasmática.

**3. En pacientes con inmunodepresión profunda, con marcadores de T. gondii:** en caso de la reactivación de la infección el tratamiento como en el apdo. 1, seguido de la administración profiláctica a largo plazo de fármacos antiparasitarios de acción larga (p. ej. cotrimoxazol, azitromicina, clindamicina o pirimetamina con sulfadiazina). La dosificación se debe ajustar en un centro especializado. Conducta en infectados por VIH →cap. 18.2.

**4. Primoinfección en embarazadas:** para la profilaxis de la toxoplasmosis congénita → espiramicina VO 3 mill. UI cada 8 h hasta confirmar la infección del feto o hasta el parto. En el momento de confirmar la infección del feto → pirimetamina con sulfadiazina y ácido fólico hasta el final del embarazo. En caso de primoinfección en la segunda mitad del embarazo, se recomienda administrar desde el principio tratamiento intensivo en la embarazada y en el neonato con pirimetamina más sulfadiazina, junto con la suplementación del ácido fólico. Se recomienda el tratamiento en un centro especializado.

### ➔ OBSERVACIÓN

Control regular de hemograma de sangre periférica durante el tratamiento, cada 7-10 días, debido a un considerable riesgo de leucopenia y trombocitopenia. En el compromiso de la retina, examen periódico de fondo de ojo. En los niños con toxoplasmosis vertical, realizarlo cada 4-6 meses. En los adultos, en caso de disminución de la agudeza visual, o $\geq 1 \times$ año.

### ➔ COMPLICACIONES

**1. Toxoplasmosis congénita:** calcificaciones cerebrales, retraso psicomotor de grado variable, desde leve a muy profundo, hidrocefalia (aumento de la presión intracraneal), epilepsia, cataratas, desprendimiento de retina.

**2. Toxoplasmosis ocular:** inflamación del glóbulo ocular (corioretinitis), con cicatrices retinales frecuentemente en polo posterior, comprometiendo mácula y pérdida irreversible del campo visual, disminución de la agudeza visual, ceguera. Además, este daño puede ser progresivo en cada reactivación.

**3. Toxoplasmosis en pacientes inmunodeprimidos:** compromiso multiorgánico, rechazo del injerto, trastornos neurológicos: meningoencefalitis focal o difusa.

### → PRONÓSTICO

Favorable en casos de toxoplasmosis adquirida (posnatal) en pacientes inmunocompetentes, incierto en pacientes inmunodeprimidos y en niños con la forma congénita de la infección. La tasa de mortalidad en casos de la toxoplasmosis congénita alcanza un 10 %.

### → PREVENCIÓN

**1. Implementar las reglas básicas de higiene y nutrición:** la medida más efectiva de prevención de la toxoplasmosis congénita y también del adulto es la educación precoz, especialmente de las embarazadas ya en el primer mes de gestación, en relación a los siguientes puntos:

1) evitación de la ingesta y degustación de carne y embutidos crudos o insuficientemente cocidos y de leche cruda; lavado frecuente de manos y de utensilios de cocina tras el contacto con estos productos

2) lavado adecuado de frutas y verduras antes del consumo

3) uso de guantes protectores (de goma o látex) para los trabajos en jardín o en el campo

4) limpieza diaria del cajón del gato y buen lavado de manos después del contacto con el gato o con objetos contaminados por sus excrementos (si es posible, estas actividades no deberían ser realizadas por una embarazada).

**2. Evaluación serológica:** indicado en mujeres antes del embarazo planificado y periódicamente en gestantes seronegativas (vigilancia en busca de la seroconversión con el fin de iniciar tratamiento de la madre y con ello, la profilaxis farmacológica de la toxoplasmosis congénita →Tratamiento).

**3. Notificación obligatoria:** no está incluida en las listas de enfermedades de notificación obligatoria de Chile, Argentina ni Perú.

## 5.1.2. Triquinosis

### → ETIOPATOGENIA

**1. Agente etiológico:** un nematodo del género *Trichinella* (5 especies). En Chile hasta la fecha solo se ha aislado *T. spiralis*. Las larvas de la carne infectada que ha sido ingerida penetran en la mucosa del intestino → se transforman en ~48 h en forma adulta → tras los siguientes 5-6 días empiezan a producir larvas (lo que dura ~5 semanas), que invaden los vasos sanguíneos y linfáticos del intestino → por la sangre llegan a otros órganos (sobre todo los músculos estriados de mayor actividad metabólica: la lengua, el diafragma, los maseteros, los músculos intracostales, los músculos extrínsecos del globo ocular, de nuca, los músculos flexores de las extremidades) → se enquistan en los músculos en una cápsula del tejido conjuntivo del hospedador; en los demás tejidos no se enquistan, sino migran induciendo inflamación y necrosis.

**2. Reservorio y vía de transmisión:** todos los animales de sangre caliente, carnívoros, es decir los mamíferos, las aves (domésticas y salvajes); infestación a través del tubo digestivo como efecto de ingestión de carne cruda o insuficientemente cocida, asada o frita de los animales infestados. Excepcionalmente se infectan algunos herbívoros al ser alimentados con pellets que contienen carne infectada (p. ej. caballos).

**3. Epidemiología:** aparece en todas las zonas climáticas. En Chile se observan brotes aislados y esporádicos todos los años. En los últimos años, relacionados principalmente con el consumo de carne de jabalí sin control sanitario y de matanza clandestina de cerdos que no pasan por mataderos. **Factores de riesgo:** ingesta de la carne no examinada por servicios veterinarios e insuficientemente cocida, asada o frita de los animales domésticos (carne de cerdo, carne de caballo) y salvajes.

**4. Período de incubación y transmisibilidad:** período de incubación 2-45 días (habitualmente 10-14) dependiendo de la gravedad de la invasión (carga infectante). Cuanto más corto sea la incubación, más grave será la invasión.

### → CUADRO CLÍNICO E HISTORIA NATURAL

La infestación cursa de manera asintomática, leve, moderada o grave según la intensidad de la invasión, en las siguientes formas.

**1. Síndrome diarreico:** aparece en el período temprano de la invasión (los gusanos adultos de *T. spiralis* parasitan el intestino delgado), la diarrea va acompañada de anorexia, dolor de epigastrio, vómitos. Los síntomas persisten un promedio de 1-2 días. En algunos casos cursa con estreñimiento en lugar de diarrea.

**2. Síndrome típico de triquinosis** (relacionado con la penetración de las larvas de *Trichinella* en las células musculares con respuesta inflamatoria intensa en el tejido muscular):

1) fiebre alta (a menudo >40 °C), dolor muscular, malestar
2) signos de vasculitis alérgica: edema oculopalpebral o menos frecuentemente de la cara entera, hiposfagma y hemorragias subungueales (en la forma grave extravasaciones similares se producen en el encéfalo, pulmones, pericardio y endocardio), además signos cutáneos diversos
3) afectación de otros órganos (en invasiones más graves) →Complicaciones.

**3. Síndrome de trastornos metabólicos** (en el período de enquistamiento): hipoalbuminemia, hipopotasemia e hipoglucemia.

Los síntomas persisten 3-4 semanas (en casos graves incluso 2-3 meses), luego se resuelven paulatinamente, en general sin dejar secuelas. El cansancio, la debilidad o la diarrea pueden persistir varios meses.

### → DIAGNÓSTICO

Los datos de anamnesis que sugieran un brote relacionado con la ingesta de la carne no examinada y sus derivados debe despertar la sospecha de triquinosis. La información sobre la cantidad consumida y el intervalo entre la ingesta y la aparición de los síntomas es esencial para el pronóstico.

**Exploraciones complementarias**

**1. Identificación del agente etiológico**

1) pruebas serológicas (ELISA, *Western blot*): detección en sangre de los anticuerpos específicos IgM y IgA (2 semanas después de la infestación) e IgG (raramente antes de 2 semanas y pueden permanecer positivos por muchos años); fundamentales para la confirmación de la infestación
2) biopsia del deltoides izquierdo: en el paciente vivo no se realiza; presencia de las larvas de *Trichinella* en el estudio microscópico del músculo (confirmación decisiva para los fines epidemiológicos de medicina forense).

**2. Otras**

1) hemograma de sangre periférica: eosinofilia (hasta en el 70 %) y leucocitosis, que es un hallazgo precoz, todavía antes de la instauración de los síntomas, pueden mantenerse incluso 3 meses

2) pruebas bioquímicas de la sangre: aumento importante de la actividad de las enzimas musculares en el suero (CK y LDH); una gran utilidad junto con eosinofilia, síntomas, signos e investigación del brote facilitan una instauración precoz del tratamiento.

**Diagnóstico diferencial**

**1. Período precoz de triquinosis:** intoxicación alimentaria, diarrea infecciosa.

**2. Síndrome típico de triquinosis:** infecciones víricas con el cuadro pseudogripal (p. ej. gripe, hepatitis vírica, mononucleosis infecciosa, parotiditis), tifus, sepsis, leptospirosis, fiebre reumática.

**3. Signos de vasculitis:** dermatomiositis, poliarteritis nudosa, enfermedad del suero, angioedema, alergia a medicamentos.

### ➡ TRATAMIENTO

**Tratamiento causal**

**1. Tratamiento de elección:** administrar **albendazol** VO 400 mg cada 12 h durante 5-10 días (contraindicado en gestantes) cuanto antes, una vez ingerida la carne infestada (es más eficaz contra el parásito en fase intestinal).

**2. Tratamiento alternativo:** como alternativa mebendazol VO 400 mg cada 24 h durante 5 días (activo solo contra las formas adultas en el intestino delgado). En el embarazo → pirantel VO 10 mg/kg durante 5 días.

**Tratamiento sintomático**

**1. Evitar esforzar los músculos, reposo en cama** (a menudo varias semanas).

**2. Glucocorticoides:** indicados en formas graves, limitan la reacción inflamatoria desencadenada por las larvas y la respuesta tras la lisis de los parásitos como efecto de los antiparasitarios: prednisona 40-60 mg/d durante 3 días, luego disminuir la dosis de modo gradual.

**3. Tratamiento antiinflamatorio y analgésico:** AINE.

**4. Suplementar el agua, los electrólitos y proteínas** (albúmina, suero), si es necesario.

### ➡ OBSERVACIÓN

Control regular de hemograma completo (eosinófilos, leucocitos) y de la actividad de las enzimas musculares (CPK, LDH). Dado el riesgo de las complicaciones en la fase de enquistamiento de los parásitos, está indicado el control de la concentración de albúmina y electrólitos en el suero cada dos días.

Algunos síntomas y signos permanecen varios meses; en este período el enfermo precisa visitas médicas periódicas. En caso de complicaciones por parte de los otros órganos, está indicada la vigilancia especializada (neurológica, cardiológica, oftalmológica).

### ➡ COMPLICACIONES

**1. SNC** (10-24%): meningoencefalitis, encefalopatía, paresia y parálisis, psicosis.

**2. Ojo:** dolor del globo ocular, fotofobia, escotomas visuales.

**3. Aparato respiratorio:** neumonía, edema del pulmón, tromboembolismo pulmonar.

**4. Aparato cardiovascular** (hasta el 20 %): disritmias, miocarditis, insuficiencia cardíaca, hipoalbuminemia, edemas periféricos.

**5. Músculos esqueléticos:** contractura, debilidad.

### ➡ PRONÓSTICO

En casos graves (invasión masiva) puede llevar a la muerte por la miocarditis e insuficiencia cardíaca, por la encefalitis o por las embolias pulmonares masivas. En invasiones menos graves el pronóstico es bueno, los síntomas suelen resolverse por completo.

## → PREVENCIÓN

**1.** Evitar la ingesta de la carne no examinada, en particular de jabalí y cerdo, sobre todo si no ha sido muy bien cocida. La cocción adecuada de las carnes evita el riesgo de triquinosis.

**2.** Tratamiento térmico de la carne de origen incierto antes del consumo: cocción, fritura, asado hasta la desaparición del color rojo o rosado. Las larvas de *Trichinella* son bastante resistentes a la congelación. Les mata la congelación profunda tras muchos días; la congelación en el domicilio no es una medida segura de prevención de la infestación.

**3.** Respetar las reglas de la higiene alimentaria: las condiciones adecuadas de ganadería, la inspección veterinaria de la carne en los centros de referencia después de la matanza.

**4. Notificación obligatoria:** en Chile inmediatamente en cada caso de sospecha o diagnóstico. Investigación epidemiológica en el caso del brote: determinación de la fuente de infestación; retirada de la carne infestada del mercado; registro de las personas que hayan ingerido la carne infestada; contacto precoz con el centro de la salud.

### 5.1.3. Cisticercosis

## → ETIOPATOGENIA

**1. Agente etiológico:** tenia porcina *Taenia solium*; el individuo ingiere alimentos contaminados por los huevos de *T. solium* → las larvas que salen de los huevos (oncosferas) penetran en el torrente sanguíneo y se instalan en cualquier órgano interno, siendo lo más grave y sintomático el encéfalo, y menos frecuentemente en el globo ocular, pero la localización más frecuente es en músculos y en el tejido subcutáneo, formando, al cabo de varias semanas, cisticercos (que alcanzan el diámetro de 1-2 cm). Los cisticercos vivos pueden sobrevivir muchos años en los tejidos, sufriendo calcificación lenta y finalmente atrofia.

**2. Reservorio y vías de transmisión:** el hospedador definitivo de la tenia es el ser humano; la cisticercosis se desarrolla tras la ingesta del alimento contaminado con huevos de las proglótidas maduras, excretadas con heces de otro o del mismo hospedador (autoinfestación, una secuela de teniasis que puede entrañar riesgo vital).

**3. Epidemiología:** es endémica en muchos países de América Latina, Asia y África. **Factores de riesgo**: infección por la forma madura de *T. solium* (supone un riesgo de autoinfección), personal de laboratorio (los segmentos de *T. solium* son altamente contagiosos), viajes a los países endémicos (p. ej. México, Ecuador, Perú, Bolivia, India, Bali).

**4. Período de incubación e infectividad:** entre varios meses y varios años. El enfermo con cisticercosis no contagia a las personas de su alrededor, a no ser que sea el hospedador de la forma adulta de la tenia.

## → CUADRO CLÍNICO E HISTORIA NATURAL

Depende de la localización de los cisticercos (síntomas más frecuentes en sistema nervioso y ocular).

**1. Neurocisticercosis** (la forma más frecuente): los cisticercos se localizan predominantemente en la superficie de la corteza cerebral, en la base del cerebro, en los ventrículos o la sustancia blanca, provocando lesiones inflamatorias locales acompañadas de edema. En ~50 % cursa de manera asintomática. En los demás casos los síntomas y signos son los típicos de un tumor cerebral (en función de la localización): crisis epilépticas (p. ej. convulsiones), alteración de la conciencia, signos y síntomas del aumento de la presión intracraneal, hidrocefalia, cambios en comportamiento (trastornos de la personalidad, alteraciones emocionales), trastornos psíquicos (lentitud mental, trastornos delusivos, amnesia, demencia) y otros síntomas y signos de la lesión del SNC (ataxia, disartria). En los casos poco frecuentes de localización medular se presentan alteraciones motoras diversas (parálisis, paresias) y de la sensibilidad, incluso hasta un cuadro clínico de mielitis transversa. El pronóstico es muy variable, desde muy escaso impacto, hasta casos donde es muy malo (gran riesgo de secuelas neurológicas tardías y permanentes en función de la localización y de la cantidad de cisticercos).

**2. Cisticercosis ocular:** los cisticercos se instalan sobre todo en el espacio subretiniano, en el vítreo o en la cámara anterior. Se producen alteraciones visuales diversas como efecto de lesiones inflamatorias y compresivas.

**3. Cisticercosis de los músculos esqueléticos:** calcificaciones múltiples (a veces palpables) o signos de pseudohipertrofia muscular. No suele causar síntomas.

**4. Cisticercosis subcutánea:** múltiples nódulos subcutáneos palpables.

**5. Localizaciones raras:** miocardio, tiroides, pulmones, cavidad peritoneal. Los cisticercos provocan inflamación local, aunque normalmente sin síntomas acompañantes.

---

### → DIAGNÓSTICO

Ayudan los datos de la estadía en la zona endémica; la falta de información sobre antecedentes de teniasis o de costumbre de ingerir la carne cruda o insuficientemente cocinada no tiene importancia diagnóstica.

**Exploraciones complementarias**

**1. Identificación del agente etiológico**

1) Las pruebas serológicas (ELISA, *Western blot*) sirven para confirmar el diagnóstico, detectando anticuerpos séricos específicos IgG (o en el LCR en la neurocisticercosis). El resultado puede ser negativo en casos de baja carga parasitaria o formas calcificadas o atróficas.

2) Examen microscópico de las heces: pueden detectarse segmentos de *T. solium*.

3) Examen histológico de muestra tisular: detección de escólex, ganchos y fragmentos de la pared del parásito.

**2. Otras**

1) Hemograma: eosinofilia (reacción a los anticuerpos liberados por el parásito, no aparece en todos los casos).

2) Examen del LCR: en la neurocisticercosis se observa pleocitosis con predominio de linfocitos (algunas veces eosinófilos), alta concentración de proteínas e inmunoglobulinas, baja concentración de glucosa.

3) Pruebas de imagen (TC, RMN, eventualmente ecografía): ante un cuadro clínico sugestivo, determinadas lesiones radiológicas despiertan la sospecha de la enfermedad: lesiones focales, múltiples de tamaño y densidad/ecogenicidad variables (desde hipodensos/hipoecogénicos hasta completamente calcificados), dependiendo de la etapa de desarrollo y de la viabilidad de los cisticercos. En los países no endémicos las lesiones focales pueden ser solitarias. Los cisticercos calcificados de *T. solium* en el encéfalo y músculos se pueden observar en **radiografía**.

4) Exploración oftalmológica: necesaria en cada caso para descartar compromiso ocular.

**Diagnóstico diferencial**

Neoplasias primarias y metastásicas (linfomas incluidos), malformaciones vasculares, tuberculosis, micosis sistémica, equinococosis unilocular o multilocular, toxoplasmosis, abscesos cerebrales.

## → TRATAMIENTO

**Tratamiento específico**

Conservador (antiparasitarios) o quirúrgico, en función de la localización y número de cisticercos.

**1. Tratamiento antiparasitario:** indicado en casos sintomáticos de cisticercosis activa, contraindicado en cisticercosis ocular y de la médula espinal.

1) 1-2 cambios visibles: albendazol VO 7,5 mg/kg cada 12 h durante 10-14 días (dosis diaria máxima 12 000 mg).

2) >2 cambios visibles: albendazol VO 7,5 mg/kg cada 12 h en combinación praziquantel VO 50 mg/kg/d en 3 dosis divididas cada 8 h durante 10-14 días.

En caso de persistencia de los cambios durante 6 meses → repetir el tratamiento.

Los fármacos antiparasitarios pueden reagudizar los síntomas, por la muerte de los cisticercos y liberación de antígenos. Por ello, en caso de neurocisticercosis, iniciar el tratamiento en el hospital y administrar glucocorticoides (→Tratamiento sintomático). En caso de cisticercos únicos, cisticercos en fase de degeneración (imagen característica de lesiones hipodensas en TC/RMN) o ya degenerados o calcificados → considerar omitir el tratamiento antiparasitario (gran probabilidad de ineficacia e incluso de reagudización de los síntomas, agravamiento de la respuesta inflamatoria y de las manifestaciones neurológicas tras la lisis del parásito).

**2. Tratamiento quirúrgico:** indicado en casos de cisticercos únicos localizados en los ventrículos o en la base del cerebro (no responden a los fármacos antiparasitarios), en cisticercosis de la médula espinal y del globo ocular (el tratamiento antiparasitario está contraindicado por el riesgo de complicaciones tras la lisis del parásito); se realiza la resección de la lesión o la enucleación del glóbulo ocular, si la pérdida de visión es total; en caso de hidrocefalia es necesaria la colocación de una derivación ventriculoperitoneal (válvula).

**Tratamiento sintomático**

**1. Los glucocorticoides** están indicados para limitar la respuesta inflamatoria a los parásitos moribundos por la acción de los fármacos en casos con edema importante e infiltrados celulares: dexametasona IM 10-20 mg/d dividida en 2-4 dosis durante los primeros 4 días del tratamiento antiparasitario o prednisona VO 50 mg 3×semana durante el tratamiento prolongado.

**2. Tratamiento antiepiléptico y disminución de la presión intracraneal** →cap. 2.29: indicado en neurocisticercosis complicada en enfermos con convulsiones y aumento de la presión intracraneal.

## → OBSERVACIÓN

Vigilancia regular de la concentración de los anticuerpos en el suero cada 6 meses, de eosinofilia absoluta y relativa durante el uso de los fármacos antiparasitarios y TC con medio de contraste con el fin de controlar la eficacia del tratamiento (la frecuencia del examen es según el número de cisticercos y su localización, el riesgo de desarrollo de edema y aumento de la presión intracraneal).

## → COMPLICACIONES

Epilepsia, hidrocefalia, aumento de la presión intracraneal, desprendimiento de retina.

## → PREVENCIÓN

Seguimiento de las normas básicas de higiene de las manos, diagnóstico y tratamiento precoz de teniasis en humanos (→cap. 4.28.4.11), consumo de carne con control sanitario y tratamiento térmico adecuado de carne de cerdo.

### 5.1.4. Equinococosis (hidatidosis)

5.1.4.1. Equinococosis quística (hidatidosis quística)

**→ ETIOPATOGENIA**

**1. Agente etiológico:** tenia *E. granulosus*; la forma adulta (3-6 mm) se localiza en el intestino delgado del hospedador definitivo (cánidos, principalmente perros); el hospedador intermediario son animales herbívoros (más frecuentemente ovejas) y omnívoros (cerdos). El ser humano se contagia por el consumo de alimentos contaminados por huevos del parásito, eliminados en las heces de los cánidos convirtiéndose de esta manera en el hospedador intermediario accidental → en el intestino delgado la oncosfera sale del huevo → atraviesa la pared del intestino hacia el sistema venoso portal y se sitúa en órganos internos (en hígado 60 %, pulmón 20-30 %, resto del cuerpo 10 %) → forma un quiste bien delimitado que aumenta paulatinamente (0,5-1 cm/año, pero en los niños el crecimiento es mucho más acelerado: varios cm/año). Así, niños de 6-7 años presentan quistes de 10-12 cm.

**2. Reservorio y vías de transmisión:** perros y, ocasionalmente, lobos, zorros, perros mapaches y gatos (hospedadores definitivos); en Chile solamente los cánidos, especialmente los perros. La infestación del ser humano se produce por vía oral (manos sucias, alimentos contaminados).

**3. Epidemiología:** aparece en todo el mundo. En Chile se notifican alrededor de 250-270 casos por año, con una importante subnotificación afectando a zonas rurales del sur, centro y norte del país. **Factores de riesgo:** contacto con el perro (alimentado con restos de matanza), cría del ganado porcino u ovino, contacto con el suelo, ingesta de verduras y frutas no lavadas.

**4. Período de incubación e infectividad:** período asintomático largo (entre varios meses y varios años); el hombre enfermo no infesta a las personas de su alrededor.

**→ CUADRO CLÍNICO E HISTORIA NATURAL**

Hasta en un 60 % de los casos el curso es asintomático (en particular en el hígado) y el diagnóstico se establece de forma casual. El cuadro clínico del tumor depende de la localización del quiste, sus dimensiones, el grado de destrucción u obstrucción del órgano afectado y de la eventual ruptura, con reacción anafiláctica y diseminación del quiste. Algunos quistes desaparecen espontáneamente.

**1. Equinococosis del hígado** (60 % de los casos): molestias en la zona subcostal derecha y sensación de plenitud en el epigastrio (que aumentan en decúbito lateral derecho); en casos de quistes grandes se observa hepatomegalia.

**2. Localizaciones atípicas:** equinococosis quística de pulmones (20-30 %), el 10 % restante: cerebro, riñón, bazo, pelvis menor, aparato reproductor, globo ocular, huesos, incluyendo huesos largos, pelvis y columna, con fracturas patológicas y graves secuelas funcionales.

**→ DIAGNÓSTICO**

**Exploraciones complementarias**

**1. Identificación del agente etiológico**

1) estudios serológicos: detección de los anticuerpos específicos IgG en el suero → ELISA (sensibilidad y especificidad >80 %), prueba de confirmación → *Western blot*

2) estudio histológico y citológico (material: aspirado del quiste obtenido por aspiración con aguja fina —realizada en caso de dudas diagnósticas

exclusivamente en centros de referencia— siempre con cobertura antiparasitaria con albendazol oral): la presencia de ganchos y/o protoescólex de *E. granulosus* dan la confirmación definitiva del diagnóstico.

**2. Otras.** Pruebas de imagen (ecografía del hígado, TC, RMN): un quiste bien demarcado de pared gruesa, a menudo calcificada, con estructuras internas compatibles con tabiques (quistes hijos) o la cápsula interna despegada del quiste (lirio acuático o camalote).

**Diagnóstico diferencial**

Quiste simple (clínicamente parecido a un joven quiste hidatídico), lesiones focales de etiología neoplásica y no neoplásica (en particular en caso de quistes hidatídicos degenerativos), absceso hepático (fiebre, mal estado general, leucocitosis), hemangioma hepático, poliquistosis hepática (suele ir acompañada de lesiones en otros órganos, p. ej. en los riñones), equinococosis alveolar →más adelante.

**➡ TRATAMIENTO**

El tratamiento de elección es la cirugía. El albendazol se utiliza en aquellos quistes de diámetro <5 cm, pero no siempre es efectivo (se han descrito casos de resorción, pero raramente se logra esterilizar un quiste de tamaño mayor), en caso de fracaso de la cirugía, como coadyuvante de la cirugía (posterior a ella, por la eventual diseminación de escólices) y en hidatidosis múltiple no operable. La observación no suele recomendarse (se desaconseja dejar un quiste evolucionar por un gran riesgo de fisura y/o ruptura, con diseminación y evolución a hidatidosis múltiple; además, la filtración del contenido quístico puede ser causa de reacciones anafilácticas desde leves a muy severas). También se utiliza la técnica de PAIR (punción del quiste, aspiración del contenido e inyección de la solución de NaCl al 20 % o de etanol al 95 %, y finalmente reaspiración transcurridos 10-15 min), siempre junto con el tratamiento farmacológico. Esta técnica se utiliza si no es posible realizar el tratamiento quirúrgico o en caso de recaída tras el mismo. El tratamiento debe realizarse en centros especializados.

**➡ OBSERVACIÓN**

Ecografía abdominal cada 3-6 meses con el fin de valorar las dimensiones de la pared del quiste, el grosor de los tabiques, la extensión de calcificaciones y la densidad del contenido para confirmar el proceso degenerativo del quiste. Control serológico periódico cada 6 meses para evaluar la eficacia del tratamiento, pero la serología es una herramienta con limitaciones importantes en su interpretación, ya que puede permanecer positiva incluso por años posteriores a la erradicación quirúrgica, o ser permanentemente negativa en quistes fértiles cuya pared está indemne, y dar reacción positiva justo después de la cirugía, por la liberación de antígenos al erradicar el quiste.

**➡ COMPLICACIONES**

1) Infección bacteriana del quiste: en el hígado más frecuentemente por vía biliar ascendente (~25 % de los quistes se comunican con las vías biliares); predomina el dolor en la zona subcostal derecha, fiebre, escalofríos, mal estado general; en equinococosis complicada por colangitis, ocasionalmente ictericia.

2) *Shock* anafiláctico y/o diseminación peritoneal con formación de focos de equinococosis secundaria, en caso de la ruptura de la integridad de la pared del quiste (traumatismo, cirugía).

3) Compresión de las estructuras contiguas por el quiste, sobre todo de la vía biliar intra- y extrahepática, y de la vía respiratoria, con neumonías, por la compresión de bronquios.

## → PREVENCIÓN

Tratamiento vermífugo regular de perros (en especial perros pastores y perros alimentados por los restos de matanza), evitar la alimentación de los perros con productos de casquería de los animales de granja, lavado de manos, trabajo con guantes en caso de contacto son el suelo, lavado adecuado de frutas y verduras.

### 5.1.4.2. Equinococosis alveolar (hidatidosis alveolar)

## → ETIOPATOGENIA

**1. Agente etiológico:** tenia *E. multilocularis*; la forma adulta (1,2-3,7 mm) parasita en el intestino delgado del hospedador definitivo (principalmente zorros) y el hospedador intermediario natural son los roedores (p. ej. los ratones); el ser humano se infesta por el consumo de los huevos del parásito convirtiéndose en el hospedador intermediario accidental → en el intestino delgado la oncosfera sale del huevo → atraviesa la pared del intestino hacia el sistema venoso portal y se sitúa en el hígado → se produce un conglomerado de numerosos quistes pequeños (0,5-10 mm de diámetro), por lo general sin los protoescólex. La estructura poliquística carece de cápsula del tejido conectivo, se propaga en el parénquima hepático a lo largo de los vasos sanguíneos y vías biliares. Puede invadir otros órganos por contigüidad o se extiende por vía hematógena.

**2. Reservorio y vías de transmisión:** zorros, ocasionalmente lobos, perros mapaches, perros y gatos (hospedadores definitivos); infestación del humano por vía oral (manos sucias o alimentación contaminada por heces de los animales, p. ej. arándanos sucios).

**3. Epidemiología:** se encuentra únicamente en el hemisferio norte. **Factores de riesgo**: contacto con zorros (cazadores, criadores, recolectores de frutos silvestres, leñadores), contacto con el suelo, ingesta de frutas del bosque no lavadas. Los casos pueden agruparse en brotes familiares.

**4. Período de incubación e infectividad:** período asintomático largo (5-15 años); el enfermo no contagia a las personas de su alrededor.

## → CUADRO CLÍNICO E HISTORIA NATURAL

Puede no causar síntomas durante muchos años. En un 99 % de los casos la lesión primaria está localizada **en el hígado**, en casos sintomáticos el cuadro clínico se asemeja a neoplasia hepática primaria lentamente progresiva: molestia y/o dolor en la zona subcostal derecha; hepatoesplenomegalia; síntomas y signos de hipertensión portal, en la mayoría de los casos lesión de las vías biliares con ictericia colestática.

El parásito creciendo puede invadir los tejidos y órganos contiguos (diafragma, pulmones, corazón, pericardio, pared del estómago y duodeno, peritoneo, riñones, glándulas suprarrenales, ganglios linfáticos). Además, en lesiones avanzadas: caquexia, ascitis, rasgos de la insuficiencia hepática, metástasis peritoneales y distantes a los pulmones (tos, disnea, hemoptisis), al cerebro (epilepsia, focalidad), al globo ocular y a los huesos.

## → DIAGNÓSTICO

**Exploraciones complementarias**

**1. Identificación del agente etiológico**

**Pruebas serológicas**: detección de los anticuerpos específicos IgG en el suero contra el antígeno Em2plus de *E. multilocularis* (ELISA; sensibilidad y especificidad >90 %); prueba de confirmación → *Western blot* para demostrar la presencia de los anticuerpos específicos contra los antígenos Em16 y Em18 de *E. multilocularis* (sensibilidad ~98 %, especificidad 100 %; permite la diferenciación definitiva entre *E. multilocularis* y *E. granulosus*).

**2. Otras**

1) Pruebas de imagen (en función de la localización de la equinococosis)

   a) **ecografía del hígado**: una lesión focal, irregular, mal delimitada, sin cápsula, de ecogenicidad heterogénea, con áreas de necrosis, calcificaciones e infiltración de las estructuras adyacentes; es frecuente la dilatación de las vías biliares intrahepáticas y el aumento del tamaño del hígado y/o del bazo

   b) **radiografía de tórax**: elevación del hemidiafragma derecho (en equinococosis alveolar del hígado), opacidades redondas, ensanchamiento del mediastino

   c) **TC/RMN de la cabeza**: lesión en el SNC que se parece al glioblastoma con calcificaciones, acompañado del efecto de masa (desplazamiento y compresión de las estructuras contiguas del cerebro), edema cerebral.

2) Estudio anatomopatológico (*post mortem*) e histológico (intra- y posoperatorio): estructura compuesta de alvéolos de tamaño variado con pared PAS-positiva con rasgos de fibrosis, necrosis y calcificaciones. En las muestras no se suelen observar los protoescólex ni ganchos del parásito. La biopsia con aguja fina no tiene importancia diagnóstica.

**Diagnóstico diferencial**

Neoplasia primaria, metástasis, absceso (del hígado, vías biliares, encéfalo, pulmones), hidatidosis (equinococosis) quística.

### → TRATAMIENTO

Tratamiento exclusivamente en centros especializados. El método fundamental es la extirpación de la lesión y la administración de albendazol a dosis de 400 mg cada 12 h durante un período ≥2 años en ciclos de 4 semanas con pausas de 2 semanas.

### → OBSERVACIÓN

Ecografía abdominal cada 3 meses con evaluación de las dimensiones y del carácter de la lesión para determinar el nivel de desarrollo del parásito y la estadificación clínica de alveococosis (el sistema PNM). Según el cuadro clínico y el órgano afectado: radiografía de tórax, TC de cabeza, examen oftalmológico, evaluación periódica de los parámetros de la función hepática y de la actividad de las aminotransferasas, control serológico cada 6 meses con el fin de evaluar la actividad del parásito.

### → COMPLICACIONES

Metástasis a distancia (peritoneo, cerebro, pulmones, glóbulo ocular y huesos), compresión de los órganos adyacentes (p. ej. hidronefrosis), obstrucción de las vías biliares y/o colangitis, cirrosis e insuficiencia hepática, hipertensión portal (varices esofágicas, hemorragia por varices esofágicas), caquexia, *shock* anafiláctico (consecuencia de la liberación de gran cantidad del antígeno durante una resección incompleta y de la gran masa del parásito).

### → PRONÓSTICO

En los casos no tratados el promedio de supervivencia es de ~10 años. Las causas más frecuentes de la muerte: *shock* séptico, hipertensión portal, cirrosis hepática, colangitis crónica o síndrome de Budd-Chiari (bloqueo del flujo de salida de las venas hepáticas y/o de la vena cava inferior).

→ **P R E V E N C I Ó N**

Evitar el contacto con zorros (obtención del cuero, cría), higiene de manos, trabajo con guantes siempre que haya contacto con el suelo o con zorros, lavado de setas y frutas silvestres antes del consumo.

## 5.1.5. Toxocariasis

→ **E T I O P A T O G E N I A**

**1. Agente etiológico:** son **ascáridos del género *Toxocara***, que son parásitos accidentales del hombre, que emigran durante muchos años en forma larval a través de los tejidos y los órganos internos (hígado, miocardio, pulmones, músculos esqueléticos, glóbulos oculares y SNC) sin alcanzar la madurez sexual. La forma adulta se desarrolla respectivamente dentro del organismo del perro (*Toxocara canis*) o del gato (*Toxocara cati*). Los huevos del parásito eliminados por las heces de estos animales llegan al suelo donde tiene lugar su maduración.

**2. Reservorio y vías de transmisión:** perros y gatos, domésticos y salvajes. La infestación del ser humano se produce por la ingesta casual de los huevos invasivos de *Toxocara ssp.* en el suelo contaminado por heces de animales (p. ej. en cajones de arena, plazas y parques municipales, jardines de casa y parques de juegos), por manos no lavadas o frutas y verduras crudas contaminadas con el suelo.

**3. Epidemiología:** se observa en todo el mundo. **Factores de riesgo de la infestación:** geofagia, cría de perros o gatos, tratamiento vermífugo irregular de los animales domésticos (sobre todo jóvenes, <8 meses de edad), contacto profesional con los animales (veterinarios, criadores), con tierra contaminada por heces (agricultores, trabajadores de parques y áreas recreativas municipales, geólogos) y con frutas y verduras crudas contaminadas con el suelo (jardineros, fruticultores). El riesgo de infestación es particularmente alto en zonas recreativas y patios en los centros de las ciudades grandes, donde la contaminación del suelo por los huevos puede ser muy alta. Los casos aparecen a menudo en el ámbito familiar.

**4. Período de incubación e infectividad:** entre 2 semanas y varios meses o años. El enfermo no es contagioso para las personas que lo rodean.

→ **C U A D R O   C L Í N I C O   E   H I S T O R I A   N A T U R A L**

**1. Forma sistémica.** El síndrome de larva migratorio visceral (LMV) clásico: fiebre, hepatoesplenomegalia, eosinofilia, hipergammaglobulinemia y afectación pulmonar. También se puede observar el síndrome de larva migratoria visceral incompleto con solo algunos de los signos mencionados. Los casos del síndrome LMV clásico de curso grave son poco frecuentes y ocurren sobre todo en niños de 2-5 años con geofagia. La emigración de las larvas del parásito se acompaña de: dolor abdominal, anorexia, pérdida de peso corporal, tos, mayor reactividad respiratoria, episodios de disnea, erupciones cutáneas transitorias (urticaria o eccema), eosinofilia marcada, linfadenitis, mialgias, artralgias y, mucho menos frecuentemente, miocarditis o meningitis. Es frecuente que sea totalmente asintomático y sea sospechado solo por eosinofilia persistente en el hemograma.

**2. Forma localizada:** la toxocariasis ocular y la toxocariasis del SNC (neurotoxocariasis, muy poco frecuente) son consecuencia de invasión del aparato visual o del encéfalo por un número bajo de larvas, incluso por una sola larva. En toxocariasis ocular se observa la disminución unilateral de la agudeza visual, leucocoria (reflejo blanquecino de la retina), estrabismo, a veces dolor del glóbulo ocular a la palpación. En toxocariasis del SNC predomina la sintomatología de encefalitis, a menudo con crisis comiciales generalizadas o parciales.

**3. Toxocariasis encubierta:** sintomatología variada, poco característica, p. ej. bronquitis aguda, neumonía con o sin síndrome de Löffler, asma, urticaria crónica, eccema alérgico, linfadenopatía generalizada, miositis o artritis. Puede evolucionar en los síndromes de larva migratoria visceral u ocular completos. El diagnóstico de toxocariasis oculta se basa en la serología y en el alivio o resolución de los síntomas inespecíficos tras la instauración del tratamiento antiparasitario.

**4. Forma asintomática:** diagnosticada sobre todo a base de resultados positivos de serología en contactos intrafamiliares del enfermo. Las larvas de *Toxocara spp.* de menor actividad que permanecen en los tejidos conservan durante toda la vida la capacidad de reactivación y reanudación de su emigración.

## → DIAGNÓSTICO

Puesto que el parásito no se desarrolla en forma adulta en el ser humano, nunca se observan huevos de áscaris caninas ni felinas en heces. La sospecha habitualmente se basa en la presencia de eosinofilia persistente, desde leve a severa. En los casos oculares, las imágenes del fondo de ojo son altamente sugerentes. El único modo de confirmar la infestación es mediante pruebas indirectas (serología).

### Exploraciones complementarias

**1. Identificación del factor etiológico**

Pruebas serológicas:

- a) anticuerpos específicos IgG e IgE en el suero (ELISA, prueba de confirmación *Western blot*)
- b) la determinación de avidez de los anticuerpos IgG facilita diferenciar la fase aguda de la invasión (<5 meses de la infestación; avidez baja) de la fase crónica de la enfermedad (avidez alta)
- c) análisis comparativo de perfil inmunológico de los anticuerpos específicos IgG en el suero y en el humor acuoso obtenido de la cámara anterior o en el humor vítreo mediante la técnica de *Western blot*

**2. Otras**

1) Determinación del IgE total en el suero: tiene importancia en caso de los síntomas alérgicos que acompañan a la emigración de las formas larvales del nematodo, sobre todo en la forma encubierta de la enfermedad (p. ej. en asma y en urticaria crónica).

2) Hemograma y concentración de inmunoglobulinas; en casos del síndrome manifiesto de larva migratoria visceral: el aumento del número y porcentaje de eosinófilos y del recuento de leucocitos en sangre periférica, y la hipergammaglobulinemia en el suero; en el caso de meningoencefalitis eosinófila: eosinofilia alta en sangre periférica y en el LCR.

3) Pruebas de imagen

- a) **ecografía o TC de abdomen**: pueden revelar hepatomegalia y numerosos granulomas en el hígado, que se forman en torno a las larvas del parásito
- b) **TC o RMN del encéfalo**: descubren lesiones focales regulares, bien demarcadas en la sustancia blanca o en la corteza, a menudo solitarias y parcialmente calcificadas
- c) **radiografía de tórax**: puede revelar infiltrados migratorios y transitorios de neumonía eosinofílica de origen alérgico (síndrome de Löffler)
- d) **ecografía del ojo** en el síndrome de larva migratoria ocular revela granulomas intraoculares o subretinianas; las lesiones suelen ser solitarias y unilaterales.

4) Exploración oftalmológica: en la forma ocular se puede advertir la presencia de un granuloma blanco grisáceo en el polo posterior o en el periférico de la retina, a menudo con una banda fibrosa posinflamatoria, proliferativa y con elevación falciforme de la retina en torno de la lesión.

### Criterios diagnósticos

El contexto epidemiológico (p. ej. geofagia en la anamnesis, presencia de cachorros no desparasitados en el entorno, hábito de comer frutas y hortalizas no lavadas del huerto privado, juegos en la caja de arena no protegida) y ≥1 de los siguientes criterios: anticuerpos específicos IgG o IgE en sangre periférica, eosinofilia en sangre periférica (>440/µl o >4 %); signos y síntomas característicos o lesiones en las pruebas de imagen.

### Diagnóstico diferencial

**1. Síndrome de larva migratoria visceral:** infestación por *Baylisascaris procyonis,* síndrome de eosinofilia tropical de los pulmones (*Wuchereria bancrofti, Brugia malayi),* ascariasis en la fase de migración de la larva, estrongiloidosis, enfermedades alérgicas (asma, urticaria, dermatitis atópica, reacciones medicamentosas), enfermedades autoinmunes (LES, poliarteritis nudosa, polimiositis, dermatomiositis), trastornos linfoproliferativos y mieloproliferativos, eosinofilia idiopática.

**2. Neurotoxocariasis:** meningoencefalitis eosinófila causada por *Gnathostoma spinigerum* y *Angiostrongylus cantonensis,* neurocisticercosis.

**3. Síndrome de larva migratoria ocular:** retinoblastoma y otras neoplasias del glóbulo ocular, toxoplasmosis ocular, tuberculosis ocular, retinitis exudativa (enfermedad de Coats).

### ➡ TRATAMIENTO

**1. Síndrome de larva migratoria visceral:** el fármaco de elección es **albendazol** VO 15 mg/kg/d (máx. 800 mg/d) durante 5-10 días.

**2. Toxocariasis ocular:** albendazol y glucocorticoides sistémicos o tópicos y tratamiento quirúrgico (vitrectomía y fotocoagulación con rayo láser).

### ➡ OBSERVACIÓN

Vigilancia regular de la eosinofilia y de la actividad de aminotransferasas en sangre periférica durante el tratamiento con albendazol. Se debe interrumpir el tratamiento si aparecen rasgos de daño hepático. Se realiza un examen del fondo de ojo en caso de reaparición del deterioro de la agudeza visual.

### ➡ COMPLICACIONES

**1. Síndrome de larva migratoria visceral:** pérdida de peso corporal o escasa ganancia de peso, retraso del desarrollo físico, insuficiencia hepática, fibrosis pulmonar, miocarditis eosinófila con insuficiencia cardíaca.

**2. Toxocariasis ocular:** desprendimiento de retina por tracción, cataratas, opacificación del humor vítreo, granuloma de polo posterior, atrofia del glóbulo ocular, estrabismo, pérdidas irreversibles del campo visual, disminución de la agudeza visual, ceguera.

**3. Neurotoxocariasis:** cambios de la personalidad y del comportamiento, epilepsia, signos neurológicos negativos.

### ➡ PRONÓSTICO

El pronóstico es bueno en personas con el síndrome de larva migratoria visceral incompleto y en toxocariasis encubierta, mientras que es grave e incierto en la toxocariasis ocular (que habitualmente significa la pérdida total e irreversible de la visión del ojo afectado) y también en los casos de las larvas migratorias en el SNC o en el miocardio.

### → PREVENCIÓN

Tratamiento vermífugo de perros y gatos, en especial jóvenes, lavado adecuado de frutas y hortalizas antes del consumo, uso de guantes protectores para el trabajo en el jardín, eliminación de heces de los perros y gatos de las áreas recreativas y parques municipales, protección de las cajas de arena contra la contaminación con heces de animales y lavado frecuente de manos. Evitar la geofagia y la onicofagia en los niños.

### 5.1.6. Anisaquiosis

### → DEFINICIÓN

Parasitosis causada por larvas de nematodos del género *Anisakis* y *Pseudoterranova*. En un sentido amplio el término anisaquiosis se utiliza para la infección por cualquier género de la familia *Anisakidae*.

### → EPIDEMIOLOGÍA

Los nematodos del género *Anisakis* son cosmopolitas, los animales marinos infectados por ellos habitan en mares y océanos de cualquier región geográfica. Se conocen ~200 especies de peces y 25 especies de cefalópodos que pueden contener larvas de *Anisakis spp.* En el mundo se han confirmado >30 000 casos de anisaquiosis, en su mayoría en Japón. En Chile se detectan casos esporádicos y en número creciente, ya que se ha popularizado cada vez más la ingesta de pescado crudo en sus diversas formas (ceviche, sushi, sashimi) y la mayoría de las especies de peces de la extensa costa del país están infectadas con anisakidos en niveles del 20 % o más.

### → ETIOPATOGENIA

**1. Agente etiológico:** nematodos del género *Anisakis* y *Pseudoterranova*, en particular *A. simplex* y *P. decipiens*. Las larvas de *A. simplex* son blancas, de 19-36 mm de longitud, de 0,3-0,6 mm de anchura. Macroscópicamente en su región cefálica se observa un estómago con forma de una mancha pequeña (→fig. 5-1). Las larvas de *P. decipiens* son más largas (hasta 50 mm) y anchas (hasta 1,2 mm), de color marrón amarillento.

**2. Patogenia:** las larvas del nematodo ingeridas por el humano migran a través de la pared del estómago o intestino delgado y (más raramente) grueso. Los factores quimiotácticos liberados por las larvas llevan a la formación de granulomas eosinofílicos en la capa muscular de la pared estomacal o intestinal a los 4-6 días desde la infección. En caso de penetración a través de la pared estomacal o intestinal puede producirse una migración de las larvas e invasión de otros órganos. En algunos enfermos se produce una fuerte reacción alérgica IgE-dependiente en contra de los antígenos del parásito.

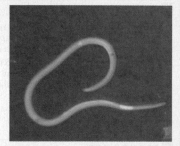

**Fig. 5-1.** Larvas de *Anisakis simplex* con estómago visible

**3. Reservorio y vías de diseminación:** los hospedadores definitivos de *Anisakis spp.* son mamíferos marinos piscívoros, que expulsan al agua los huevos del nematodo. De los huevos se desarrollan larvas libres, que llegan a la cavidad corporal de crustáceos marinos. Las larvas en los crustáceos son invasoras también para los hospedadores definitivos, pueden también infectar peces y cefalópodos que se alimentan de crustáceos. El ser humano se infecta de manera accidental al consumir larvas presentes en peces y cefalópodos crudos o insuficientemente cocidos.

**4. Factores de riesgo de infección:** consumo de peces marinos salvajes y de cefalópodos (téutidos) crudos o poco cocinados (p. ej. sushi, sashimi, ceviche, pescado en salazón, ahumado y marinado en frío).

**5. Período de incubación e infectividad:** los síntomas pueden presentarse 1-12 h tras la ingesta de larvas, o en 1-4 días siguientes a la ingesta, cuando la larva intenta penetrar la pared del tubo digestivo en alguno de sus segmentos, entre faringe y colon. El enfermo no es contagioso para otras personas.

### → CUADRO CLÍNICO E HISTORIA NATURAL

Los síntomas dependen del género de nematodo y de la región geográfica de la infección. En Japón más a menudo se diagnostica la forma gástrica de anisaquiosis, en cambio, en Europa domina la anisaquiosis intestinal. En Chile se presenta en variadas formas: eliminación asintomática de la larva por la boca, al sentir un gusano en la cavidad oral; ver la larva muy activa en el vómito por cuadros de gran dolor abdominal; visualización en la diarrea, o eliminación asintomática en las heces; extracción endoscópica de la larva desde la pared del tubo digestivo tanto en esófago, estómago o duodeno, al hacer una endoscopía por sospecha de un abdomen agudo, por el fuerte dolor. Mucho menos frecuentemente, por perforación del tubo digestivo. Por la gran frecuencia de su presencia en los pescados, sumado a la frecuente ingesta de pescado crudo, es muy probable que la mayoría de las larvas sean eliminadas sin generar síntomas o dando cuadros oligosintomáticos. El compromiso gástrico es típico de la infección por *P. decipiens* y suele ser más leve que la invasión por *A. simplex*.

La infección inicialmente puede ser asintomática, en este caso se diagnostica al demostrar la presencia de larvas vivas o muertas en el vómito ~48 h tras la ingesta del pescado infectado.

**1. Anisaquiosis gástrica.** 1-12 h desde el consumo del pescado infectado se observan síntomas de comienzo súbito: dolor epigástrico intenso, náuseas, vómitos, febrícula. Raramente se observa exantema. A veces se presentan síntomas de invasión esofágica: sensación de hormigueo en la garganta y tos. Los síntomas agudos a menudo desaparecen en el curso de unos días, pero en algunos enfermos pueden mantenerse durante varias semanas, o incluso meses.

**2. Anisaquiosis intestinal.** Los síntomas aparecen 5-7 días tras la infección y en la mayoría de los enfermos se mantienen durante algunos días. Se observa un dolor abdominal permanente o recurrente, en algunos enfermos se presentan también náuseas y vómitos. Puede desarrollarse ascitis y síntomas de compromiso peritoneal. Raras veces los síntomas asociados a la inflamación de la pared intestinal causados por la invasión se mantienen por un período más largo.

**3. Anisaquiosis ectópica (extragastrointestinal).** Se observa con poca frecuencia en caso de penetración de las larvas a través de la pared gástrica o intestinal. Pueden afectarse: el peritoneo, la pleura, el mesenterio, el hígado, el páncreas, los ovarios y el tejido subcutáneo.

**4. Reacciones alérgicas.** Se desarrollan con mayor frecuencia en infectados por *A. simplex*: urticaria, angioedema, *shock* anafiláctico.

### → DIAGNÓSTICO

**Exploraciones complementarias**

**1. Identificación del agente etiológico**

1) Identificación directa de larvas en los vómitos o durante el examen endoscópico.

2) Determinación de anticuerpos contra los antígenos del nematodo en el suero, mediante ELISA o test de aglutinación en látex.

3) Determinación de anticuerpos IgE contra *A. simplex* en enfermos con reacciones alérgicas y sospecha de anisaquiosis. La interpretación de los resultados está dificultada a causa de la existencia de reacciones cruzadas con antígenos de *Ascaris spp.* y *Toxocara canis.*

**2. Otras.** A menudo se observa eosinofilia y un aumento de la concentración sérica de IgE.

**Criterios diagnósticos**

La anisaquiosis puede sospecharse sobre la base de los síntomas (dolor abdominal agudo) y la información sobre una ingesta reciente de pescado o cefalópodo crudo o poco cocinado.

El diagnóstico se basa en la identificación de larvas y en los resultados positivos de pruebas serológicas.

**Diagnóstico diferencial**

Gastroduodenitis de otra etiología, úlcera gastroduodenal, peritonitis de otra etiología, apendicitis, obstrucción intestinal.

### → TRATAMIENTO

Extirpación de las larvas del tracto digestivo mediante endoscopia. En caso de anisaquiosis gástrica e intestinal los síntomas pueden ceder espontáneamente. Existen reportes limitados de la eficacia del albendazol (400-800 mg 1 × d VO por 6-21 días). Raramente, sobre todo en casos extragastrointestinales, puede ser necesario el tratamiento quirúrgico.

### → COMPLICACIONES

Raramente: obstrucción intestinal, invaginación intestinal, perforación de la pared intestinal.

### → PRONÓSTICO

En la mayoría de los casos es favorable.

### → PREVENCIÓN

Debe evitarse el consumo de cefalópodos y peces crudos, poco cocinados, marinados o en salazón. Tratamiento térmico adecuado (impide la invasión del tracto digestivo, pero no previene la aparición de reacciones alérgicas en caso de ingesta de larvas muertas de *A. simplex*):

1) cocción a una temperatura de >60 °C durante ≥1 min

2) congelación del pescado a una temperatura de −20 °C o menor durante 7 días

3) congelación a una temperatura de −35 °C o menor y mantenimiento de dicha temperatura durante ≥15 h, o a −20 °C o menor durante ≥24 h antes del consumo.

## 5.2. Enfermedades tropicales

### 5.2.1. Paludismo (malaria)

#### → ETIOPATOGENIA

**1. Agente etiológico:** 5 especies de protozoos del género *Plasmodium*: *P. vivax, P. ovale, P. malariae, P. falciparum* y *P. knowlesi*. El paludismo existe en todas las zonas con clima cálido y tropical →fig. 5-2 , disponible en www. empendium.com.

**2. Reservorio y vías de transmisión:** el reservorio de los plasmodios son los seres humanos o los macacos (*P. knowlesi*). La enfermedad se transmite por mosquitos (*Anopheles*) que han adquirido estos protozoos al succionar la sangre de humanos o macacos infectados.

**3. Patogenia:** los esporozoítos que han pasado a la sangre son llevados hasta el hígado. En los hepatocitos se produce su maduración y —en el caso de *P. ovale* y *P. vivax*— se crean también las formas latentes. Una vez transcurridas 1-2 semanas (*P. malariae* hasta 4 semanas) de los esquizontes maduros se liberan múltiples merozoítos al torrente sanguíneo (~10 000), los cuales infectan a los eritrocitos. Los síntomas y signos de la enfermedad, así como su gravedad, dependen del grado de invasión de los eritrocitos: habitualmente <3 % de los hematíes circulantes se encuentran invadidos. Solamente en caso de *P. falciparum* este porcentaje puede alcanzar el 10 % (o incluso más). Los trofozoítos formados de los merozoítos digieren la hemoglobina en el eritrocito y terminan ocasionando su lisis y la liberación de merozoítos ulteriores. Tal ciclo se repite cada ~48 h (*P. falciparum*, *P. ovale* y *P. vivax*) hasta ~72 h (*P. malariae*), y en el caso de *P. knowlesi* cada ~24 h. La liberación de los merozoítos desde los eritrocitos que se desintegran desencadena episodios de fiebre y otros síntomas y signos de la enfermedad. La parasitemia masiva en el caso de invasión por *P. falciparum* constituye un riesgo considerable. Los parásitos liberan unas proteínas cuya presencia conlleva el desarrollo de una intensa reacción inflamatoria sistémica y provoca una adhesión de eritrocitos al endotelio vascular y —a consecuencia de la disminución del flujo de sangre— isquemia e hipoxia de los órganos y signos de diátesis hemorrágica. Esta reacción puede originar un daño grave y rápidamente progresivo del SNC, fracaso multiorgánico e incluso la muerte. La invasión por *P. knowlesi* puede tener un curso semejante a *P. falciparum,* con afectación frecuente de riñones o hígado. En caso de invasiones por *P. ovale* y *P. vivax* la aparición de la enfermedad o la recurrencia puede producirse después de varios meses (e incluso años) a través de la liberación de los hipnozoítos presentes en el hígado.

#### → CUADRO CLÍNICO E HISTORIA NATURAL

El signo más típico de paludismo es la fiebre. Sube rápidamente, es alta (hasta >40 °C), se acompaña de escalofríos graves y el enfermo está ansioso o agitado. Después de varias horas la fiebre baja o cede, el paciente suda profusamente y se duerme. Los episodios de fiebre se repiten cada ~48 h (*P. ovale* y *P. vivax*) hasta ~72 h (*P. malariae*), y en el caso de invasión por *P. knowlesi* cada 24 h. *P. falciparum* causa con mayor frecuencia una fiebre continua o irregular. La fiebre puede ir acompañada de: debilidad, diarrea, cefalea, mialgias, tos, ictericia, sudación y vómitos.

Síntomas, signos y criterios diagnósticos del paludismo grave en personas adultas (con mayor frecuencia en el curso de una invasión por *P. falciparum*) según la OMS (2014, 2015).

1) Alteraciones de la conciencia: en adultos <11 en la escala de Glasgow.

2) *Shock* compensado: retorno capilar >3 s o enfriamiento distal de una extremidad inferior, descompensado: presión arterial sistólica <80 mm Hg con síntomas del *shock*.

3) **Edema pulmonar o insuficiencia respiratoria aguda:** edema pulmonar confirmado por pruebas radiológicas o saturación de oxígeno de la hemoglobina en sangre arterial <92 % con frecuencia respiratoria >30/min, movimientos paradójicos del tórax y crepitantes en la auscultación.

4) **Sangrado:** sangrado de las encías, de la mucosa nasal, del tracto gastrointestinal.

5) **Anemia profunda:** hematócrito <20 % o una concentración de hemoglobina <7 g/dl, con parasitemia simultánea >10 000/µl.

6) **Insuficiencia renal aguda:** una concentración de creatinina en suero >3 mg/dl (265 µmol/l) o concentración de la urea >20 mmol/l

7) **Daño hepático:** concentración sérica de bilirrubina >3,0 mg/dl, con parasitemia simultánea >100 000/µl.

8) **Hipoglucemia:** concentración sérica de glucosa <40 mg/dl (2,2 mmol/l).

9) **Acidosis:** déficit de bases >8 mEq/l concentración sérica de $HCO_3^-$ <15 mmol/l de ácido láctico >5 mmol/l.

10) **Hiperparasitemia:** parasitemia >10 %.

## → DIAGNÓSTICO

En las personas que después del regreso de una zona de clima cálido o tropical comiencen con fiebre siempre deben realizarse pruebas diagnósticas dirigidas al paludismo. La base del diagnóstico es el estudio parasitológico de los frotis de sangre capilar (frotis fino y gota gruesa) teñidos por el método de Giemsa, lo que permite la identificación del género del plasmodio a base de los rasgos morfológicos característicos, así como la evaluación del nivel de parasitemia (→fig. 5-3 y fig. 5-4).

En el diagnóstico se usan cada vez más las tiras reactivas (inmunocromatográficas) que detectan el antígeno del parásito. Permiten diferenciar una invasión por *P. falciparum* de otras especies de *Plasmodium*. Los métodos moleculares tienen una gran sensibilidad, pero no permiten evaluar el nivel de parasitemia. Los estudios serológicos que detectan anticuerpos específicos no son de utilidad en el diagnóstico de enfermos con sospecha de malaria, pero suelen emplearse para confirmar una infección sufrida en el pasado.

## → TRATAMIENTO

### Tratamiento específico

En el caso de la invasión por *P. falciparum* de curso no complicado, en las regiones endémicas la OMS recomienda un tratamiento combinado, basado en los derivados de artemisina (*artemisinin-based combination therapy*,

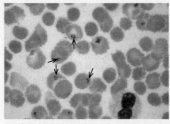

**Fig. 5-3.** Frotis de sangre capilar de un paciente con paludismo, realizado con tinción de Giemsa. Se observa una invasión masiva de los eritrocitos por *Plasmodium falciparum*. Protozoos en estadio de anillo (flechas)

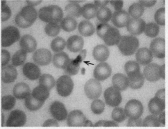

**Fig. 5-4.** Frotis de sangre capilar en la tinción de Giemsa de un enfermo con paludismo. Se observa un gametocito de *Plasmodium falciparum* (flecha)

ACT). En enfermos con paludismo grave, independientemente del género del plasmodio, el fármaco de elección es artesunato iv. o IM. Como alternativa se puede utilizar el arteméter o la quinina. La prioridad en caso de paludismo importado a un país libre de transmisión de la enfermedad es una instauración precoz del tratamiento antipalúdico con fármacos disponibles en el área. En viajeros adultos con paludismo no complicado (*P. falciparum*) la OMS recomienda los fármacos del grupo de ACT, es admisible la administración de atovacuona con proguanil.

Dosificación de los fármacos antipalúdicos →tabla 5-1.

En el tratamiento de paludismo causado por los demás géneros de plasmodios se recomienda la cloroquina. En caso de resistencia a este fármaco ACT. En invasiones por *P. vivax* y *P. ovale* se emplea también la primaquina, que es activa contra los hipnozoítos.

**Tratamiento sintomático**

En paludismo de curso grave suele ser necesario un manejo de sostén que abarque p. ej.: transfusiones de hemoderivados, hemodiálisis en caso de insuficiencia renal aguda, soporte respiratorio, corrección de las alteraciones de los líquidos, electrólitos e hipoglucemia, fármacos antiepilépticos y antipiréticos, antibioticoterapia si coexiste una infección bacteriana.

### → PRONÓSTICO

En invasiones de curso grave la mortalidad en enfermos tratados adecuadamente llega al 20 %. Las secuelas orgánicas permanentes del paludismo con mayor frecuencia son las neuropsiquiátricas (alteraciones de la memoria, trastornos del estado de ánimo, psicosis, entre otras) aparecen en <5 % de los adultos invadidos por *P. falciparum*. Ocasionalmente también pueden ocurrir complicaciones que amenacen la vida con la invasión por los demás géneros de plasmodios, p. ej. ruptura del bazo en el curso de la invasión por *P. vivax*.

### → PREVENCIÓN

**Métodos inespecíficos**

**1.** En regiones endémicas se procederá a la eliminación de los lugares de cría de los mosquitos y la promoción de medidas de protección colectiva contra las picaduras (p. ej. fumigación de las viviendas con insecticidas).

**2.** El período de máxima actividad de los mosquitos vectores de paludismo tiene lugar entre el atardecer y el alba, por lo que en la prevención de esta enfermedad es importante evitar las picaduras por insectos en particular por la noche. Hay que tener una especial cautela en cuanto a la protección del lugar del sueño: lugares bien cerrados, con aire acondicionado o empleo de mosquiteros tratados con insecticida (permetrina o sus derivados).

**3.** Usar repelentes.

**4.** Ropa protectora: mangas y perneras largas, calcetines, sombreros o gorros para cubrir la cabeza, preferiblemente de colores claros, llevados sobre todo a la hora de la mayor actividad de los insectos. La eficacia de la protección mejorará con la impregnación de la tela con insecticida (p. ej. permetrina).

**Métodos específicos**

**1. Reglas generales de quimioprofilaxis:** el objetivo principal de la quimioprofilaxis en viajeros es la disminución del riesgo de paludismo causado por *P. falciparum* y una minimización del riesgo de curso grave y de muerte. La eficacia de una profilaxis farmacológica bien ajustada y empleada sistemáticamente en prevención de las invasiones sintomáticas por *P. falciparum* alcanza >95 %, y en el caso de las invasiones por *P. vivax* ~80 %. La mayoría de los fármacos antipalúdicos no protege de las recidivas causadas por hipnozoítos de *P. vivax*

**Tabla 5-1. Tratamiento de paludismo según la OMS 2015**

| Indicación | Fármaco | Dosificación |
|---|---|---|
| Paludismo grave (con mayor frecuencia por *P. falciparum*). El tratamiento por vía parenteral debe continuarse por lo menos durante 24 h, hasta que se puedan administrar los fármacos VO | Artesunato (fármaco de elección) | iv. o IM, 2,4 mg/kg 3 dosis diarias: 0, 12, 24 h, luego 1 × d |
| | Arteméter | IM 3,2 mg/kg dosis inicial, luego 1,6 mg/kg 1 × d |
| | Quinina | iv. 20 mg de la sal/kg en infusión, seguida de 10 mg de la sal/kg cada 8 h |
| Paludismo no complicado causado por *P. falciparum* (tratamiento combinado, basado en derivados de la artemisinina, ACT) | Arteméter + lumefantrina | VO 80 mg + 480 mg, 6 dosis en 3 días: 0, 8, 12, 24, 36, 48, 60 h |
| | Artesunato + amodiaquina | VO 200 mg + 540 mg 1 × d durante 3 días |
| | Artesunato + mefloquina | VO 200 mg + 440 mg 1 × d durante 3 días |
| | Dihidroartemisinina + piperazina | VO 4 mg/kg + 18 mg/kg 1 × d durante 3 días |
| | Artesunato + sulfadoxina con pirimetamina (SP) | VO 200 mg de artesunato 1 × d durante 3 días + 1500 mg/75 mg SP en dosis única el 1.er día del tratamiento |
| Reducción de la transmisión de paludismo por *P. falciparum* después del tratamiento de enfermos en regiones endémicas en las cuales hay una intensidad de trasmisión baja | Primaquina | 0,25 mg/kg VO en dosis única |
| Paludismo no complicado en viajeros después del regreso del trópico | ACT | Véase más arriba |
| | Atovacuona + proguanil | VO 1000 mg + 400 mg 1 × d durante 3 días |
| Paludismo no complicado causado por otros géneros de *Plasmodium* | ACT | Véase más arriba |
| | Cloroquina | VO 10 mg/kg 1 × d durante 2 días, 5 mg/kg el 3.er día del tratamiento |
| Prevención de las recaídas por *P. vivax* y *P. ovale* después del tratamiento de una invasión aguda | Primaquina | VO 0,25-0,5 mg/kg 1 × d durante 14 días |

y *P. ovale*. Únicamente la primaquina y sus derivados actúan contra estas formas de desarrollo.

La selección del fármaco debe tener en cuenta la farmacorresistencia de los plasmodios en la región de destino, la duración del viaje, los antecedentes personales del viajero y la tolerancia de los fármacos antipalúdicos empleados previamente. Los esquemas de quimioprofilaxis de paludismo recomendados por la OMS →tabla 5-2.

La vacuna RTS,S/AS01 ha recibido una opinión positiva de la EMA en cuanto a la inmunización de niños en zonas endémicas. Sin embargo, de acuerdo con la posición adoptada por la OMS, son necesarias nuevas pruebas antes de su

**Tabla 5-2. Fármacos recomendados por la OMS para la quimioprofilaxis del paludismo**

| Fármaco | Dosificación y esquema de profilaxis | Precauciones |
|---|---|---|
| Atova-cuona | VO 250 mg de atovacuona / 100 mg de proguanil clorhidrato diarios. La toma del fármaco se debe iniciar 1-2 días antes de llegar a una región endémica de paludismo, continuar durante la estancia y hasta los 7 días posteriores a la partida | Es eficaz en la profilaxis del paludismo en la mayoría de las regiones endémicas del mundo, también en áreas de multirresistencia en el Sudeste Asiático. El mecanismo de acción del fármaco permite una suspensión rápida de la quimioprofilaxis después del regreso del viaje |
| Cloro-quina | VO 1 × 500 mg de difosfato de cloroquina semanales. Iniciar la administración del fármaco ≥1 semana antes de llegar a una zona endémica de paludismo; usarla durante toda la estancia y continuar durante las 4 semanas posteriores a la partida | Debido a la resistencia frecuente de *P. falciparum*, hoy en día la cloroquina se considera un fármaco ineficaz en la mayoría de las regiones endémicas de paludismo, incluida África. El uso de la cloroquina se limita a algunos países de Latinoamérica, Oriente Próximo y China. El uso prolongado conlleva el riesgo de originar daño en la retina |
| Doxici-clina | VO 100 mg diariamente. Empezar la profilaxis 1-2 días antes de la llegada a una región endémica de paludismo, aplicar durante la estadía y continuar durante las 4 semanas posteriores a la partida | Es eficaz en la profilaxis de paludismo en la mayoría de las regiones endémicas en el mundo, incluidas las zonas de multirresistencia en el Sudeste Asiático. Debido al riesgo de reacción fototóxica durante la toma de doxiciclina se debe evitar la exposición excesiva a la luz solar y emplear protectores solares contra la radiación ultravioleta |
| Meflo-quina | VO 1 × 250 mg semanales. Iniciar la ingesta del fármaco ≥1 semana antes de la llegada a una zona endémica de paludismo, aplicar durante toda la estancia y continuar durante las 4 semanas posteriores a la partida | La farmacorresistencia de *P. falciparum* en el Sudeste Asiático y el riesgo de efectos adversos neuropsiquiátricos limitan el uso de mefloquina. Puede usarse en embarazadas. |

aplicación general. Desde el año 2017 se está aplicando el programa de vacunación piloto con el uso de RTS,S/AS01 en Ghana, Kenia y Malaui.

**2. Quimioprofilaxis en viajes prolongados:** la mayor parte de los efectos adversos de los fármacos se manifiestan en las primeras semanas del uso. El empleo de quimioprofilaxis prolongada en lugares de riesgo elevado de invasión por *P. falciparum* depende de la evaluación individualizada de los beneficios y riesgos. Merece la pena recomendarla por lo menos en el período inicial de estancia en el trópico. En este tiempo el viajero ganará experiencia en la aplicación de los métodos inespecíficos de profilaxis y se informará sobre el acceso a la asistencia médica local. No se ha establecido la duración del uso de cada fármaco. La OMS admite administrar atovacuona con proguanil, doxiciclina y mefloquina durante varios meses, a no ser que el fármaco sea mal tolerado por el paciente. Después de 5 años de usar cloroquina a dosis profiláctica aumenta el riesgo de retinopatía (es necesaria una evaluación oftalmológica sistemática). La farmacorresistencia universal ha reducido el empleo de cloroquina también en este grupo de viajeros. En algunas situaciones —en determinadas estaciones del año o en regiones seleccionadas durante el viaje— se puede considerar una quimioprofilaxis periódica.

**3. Quimioprofilaxis en viajeras embarazadas:** considerando el riesgo para la madre y para el feto (riesgo elevado de curso grave de paludismo y de la muerte de la madre, del parto prematuro o aborto espontáneo, de la muerte fetal intrauterina y de la muerte del neonato en el período perinatal) relacionado con la invasión por *P. falciparum*, se desaconsejan firmemente los viajes de embarazadas a las zonas endémicas de paludismo. Si tal viaje es imprescindible, hay que cumplir rigurosamente las reglas de prevención del paludismo. Las posibilidades de quimioprofilaxis en este grupo de viajeros están, sin embargo, limitadas: la doxiciclina está contraindicada en el embarazo, la atovacuona con proguanil no es recomendable (no existen datos sobre su seguridad para el feto). La cloroquina puede aplicarse durante la gestación, pero su utilidad se encuentra limitada por la farmacorresistencia universal de *P. falciparum*.

**4.** **Autotratamiento:** según la OMS la autoadministración de fármacos antipalúdicos (*stand-by emergency treatment*, SBET) en caso de aparición de fiebre durante un viaje a una región endémica puede considerarse:

1) en caso de falta de acceso a la asistencia médica durante 24 h

2) en personas que planean unas estancias frecuentes y breves en las regiones con riesgo de malaria (p. ej. viajes profesionales del personal de las líneas aéreas)

3) durante viajes a regiones de riesgo muy bajo de invasión por las cepas multirresistentes *P. falciparum* (p. ej. a algunas regiones del sudeste asiático y a la Amazonia), donde el riesgo de efectos adversos de la quimioprofilaxis supera el riesgo de contraer paludismo. En el SBET deben usarse fármacos del grupo de ACT (→tabla 5-1) de acuerdo con las recomendaciones locales referentes al paludismo de curso leve. Los viajeros que planifican usar este método tienen que ser educados minuciosamente sobre los síntomas, signos e historia natural de paludismo, así como sobre los principios de tratamiento, y se les debe recomendar una consulta médica lo más urgentemente posible, una vez iniciado el autotratamiento.

### 5.2.2. Tripanosomiasis americana (enfermedad de Chagas)

**→ ETIOPATOGENIA**

**1. Agente etiológico:** protozoo intracelular *Trypanosoma cruzi*, que tiene un tropismo positivo por las células nerviosas, gliales y musculares (incluso músculo cardíaco). En el ser humano el parásito se desarrolla en dos formas, una flagelada de aspecto semejante a la letra C, llamada tripomastigote, que circula en la sangre periférica, y una segunda forma intracelular que carece de flagelo, denominada amastigota.

**2. Patogenia:** después de la picadura puede aparecer una inflamación local (chagoma de inoculación), que puede pasar desapercibida y/o simular cualquier picadura de insecto. Desde ese lugar se produce gradualmente la diseminación vía hematógena a todo el cuerpo. Los cambios orgánicos son el resultado del daño progresivo en las células de los plexos mientéricos del sistema parasimpático (de Meissner y Auerbach), tanto por la diseminación permanente de parásitos circulantes, con reproducción de amastigotes intracelulares que destruyen la célula hospedera, como por mecanismos autoinmunes.

**3. Reservorio y vías de transmisión:** en un ambiente natural el reservorio son los animales domésticos (perros, ganado caprino, bovino, porcino, equino, etc.) y salvajes, especialmente roedores y marsupiales, así como el humano. La excepción son las aves, que son resistentes a la infección. El humano puede adquirir la infección por varios mecanismos (picadura por el vector, mecanismo vertical o transplacentario, transfusiones de sangre y hemoderivados, trasplantes de órganos y por vía oral). El mecanismo básico y principal es por la picadura de los insectos triatominos hematófagos del género *Triatoma, Rhodnius* y *Panstrongylus* ("kissing bugs" o insectos del beso), la mayoría de ellos son más activos por la noche. El triatomino al picar emite sus deyecciones con tripomastigotes y el humano al rascarse en la zona de la picadura, arrastra los tripomastigotes, lo que permite que el parásito penetre por ella. En las zonas endémicas está infectado hasta el 50 % de los triatominos. Otro mecanismo habitual de transmisión es el vertical, desde una embarazada chagásica al feto, que además puede ocurrir en embarazos sucesivos (un 5-10 % de transmisibilidad). En Chile este mecanismo actualmente se está controlando, haciendo serología a todas las embarazadas, mientras que los otros mecanismos han sido abordados en décadas anteriores, con gran éxito. En zonas de muy alta endemia, con gran cantidad de insectos triatominos, como en Brasil y Colombia, se han descrito brotes de la enfermedad de Chagas causadas por la ingesta de zumo de frutas o de caña de azúcar contaminado con las heces de triatominos. Con menor frecuencia la transmisión del protozoo sucede tras una transfusión sanguínea o de hemoderivados, uso de agujas y jeringas contaminadas, o trasplantes de órganos y tejidos.

**4. Factores de riesgo**

1) Países endémicos: vivir en zona endémica, principalmente rural en viviendas con paredes de barro y con grietas, con techos de paja o totora (*Schoenoplectus californicus*), que son condiciones que favorecen la infestación y reproducción intradomiciliaria del vector. Los triatominos que están en el interior de la vivienda por el día se esconden en rendijas de las paredes, techos de paja, así como en establos próximos a la vivienda, pircas (muros rurales de piedras), conejeras, huecos de árboles, hendiduras de ladrillos y hojas de palmeras.

2) Países no endémicos: transfusiones de sangre, trasplantes de médula y de órganos de donantes infectados por *T. cruzi*, y transmisiones verticales.

**5. Período de incubación e infectividad:** transmisión por vector de 7-14 días. La infección puede transmitirse entre humanos, pero no por contacto directo ni sexual. Solo por transfusiones o transplantes de órganos y tejidos. La sangre y los tejidos del enfermo permanecen infecciosos para el vector, así como para donar sangre y órganos.

## → CUADRO CLÍNICO E HISTORIA NATURAL

**1. Fase aguda de la infección:** en el sitio de entrada del parásito se forma edema con tendencia a producir úlceras (chagomas de inoculación), mientras que en caso de invasión a través de la conjuntiva se produce un edema palpebral unilateral, conjuntivitis y edema facial unilateral (signo de Romaña). A continuación se produce la fase de parasitemia en la sangre periférica, que puede estar acompañada de otros síntomas, como fiebre, linfadenopatía generalizada, debilidad generalizada significativa, mialgia, exantema, edemas, hepato- y esplenomegalia, así como miocarditis, encefalitis. La parasitemia en sangre periférica puede persistir durante muchos años en forma de oligoparasitemias intermitentes. La fase aguda de la invasión puede ser de duración diversa, hasta a varios meses, y puede ser asintomática, oligosintomática o, mucho más raramente, cursar con un cuadro clínico agudo que oscila desde formas leves hasta una afectación multisistémica.

**2. Fase crónica de la enfermedad** aparece tras un período de 10-20 años desde la infección primaria, los síntomas se desarrollan en un 10-30 % de los infectados: daño progresivo del músculo cardíaco, con grado variable de intensidad de cambios patológicos. Llega a la proliferación del tejido fibrótico, para reemplazar el miocardio dañado, aparecen trastornos del ritmo cardíaco con bloqueos y bradicardia, miocardiopatía dilatada. En el tracto digestivo falla la propagación del peristaltismo, con dilatación de las vísceras huecas, que se manifiesta como acalasia del esófago y megaesófago. Las alteraciones en el intestino grueso llevan a constipación progresiva severa y desarrollo de megacolon.

**3. Infección congénita por T. cruzi:** se presenta aproximadamente en un 5-10 % de los descendientes de mujeres infectadas (seropositivas). En la mayoría de los casos (>90 %) el embarazo cursa sin complicaciones, el parto es a término, sin manifestaciones evidentes de infección en el neonato, con buen peso al nacimiento. Aproximadamente en un 10 % de los recién nacidos puede presentarse bajo peso y otras características patológicas, como p. ej. edema generalizado, microftalmia, hepato- y esplenomegalia, trastornos neurológicos, alteraciones en el ECG.

## → DIAGNÓSTICO

### Exploraciones complementarias

**1. Identificación del parásito**

1) Realizar un estudio microscópico de gota gruesa y frotis de sangre preparado con tinción de Giemsa enfocados a tripomastigotes. Sensibilidad del estudio relativamente baja: posibilidad de resultados positivos solamente en el período de parasitemia. Está justificado principalmente en los recién nacidos de madres chagásicas.

2) Cultivo de la forma epimastigota *in vitro* sobre el medio de cultivo NNN (Novy-MacNeal-Nicolle).

3) Xenodiagnóstico: identificación del protozoo en excrementos de triatominos alimentados con sangre del paciente sospechoso. Si bien tiene un rendimiento aceptable, es extremadamente lento (1-3 meses), se usa con cada vez menor frecuencia y ha sido reemplazado exitosamente por la PCR.

4) Identificación de los anticuerpos específicos IgM e IgG en la sangre periférica mediante el método ELISA, RIFI u otro. En niños de <1 año de edad los anticuerpos IgG pueden proceder de la madre y no son útiles para el diagnóstico de infección vertical, al menos durante los primeros meses, por la persistencia de anticuerpos transplacentarios. En >1 año de edad, una IgG positiva basta para determinar que el individuo está infectado. El screening con Ig G para Chagas debe ser usado en todos los bancos de sangre para evitar contagios por transfusiones de sangre y/o hemoderivados. También debiera ser usado de regla, en todas las embarazadas en zonas o países de endemia chagásica. Los hijos de madres que resulten positivas deberán ser estudiados para descartar o confirmar su infección y administrar el tratamiento oportuno.

5) Detección del ADN de *T. cruzi* mediante la técnica de PCR en la sangre periférica o excepcionalmente en material de biopsia. Es la prueba de elección en hijos de madres seropositivas. Un resultado positivo es la base para el diagnóstico, en caso de un resultado negativo repetir la prueba tiene que repetirse cada 3 meses o hasta obtener los resultados serológicos negativos (descartando la infección transplacentaria).

**2. Otras**

1) Pruebas de laboratorio en sangre: valores elevados de la VHS y concentraciones altas de PCR y procalcitonina en el suero.

2) Pruebas de imagen: en la fase aguda ecografía abdominal (hepatomegalia, esplenomegalia); en la fase crónica radiografía de tórax anteroposterior y lateral y ecocardiografía (miocardiopatía dilatada) y estudios con contraste del tracto digestivo (acalasia del esófago, megacolon), que se justifican solo cuando hay sintomatología digestiva.

3) ECG y monitorización de 24 h con el método de Holter: alteraciones del ritmo cardíaco.

4) En la fase aguda: manometría esofágica, alteraciones del peristaltismo.

### Criterios diagnósticos

La enfermedad debe considerarse en el diagnóstico diferencial de la fiebre de origen desconocido (FOD) en caso de estancia previa en zonas endémicas. La confirmación diagnóstica de la fase aguda debe realizarse mediante la identificación del protozoo *T. cruzi* circulante en la sangre periférica. Una estancia prolongada en zonas rurales y endémicas de América Latina junto con la presencia de rasgos de miocardiopatía y/o dilatación del tracto digestivo son la base del diagnóstico de la enfermedad de Chagas sintomática.

**Diagnóstico diferencial**

1) Enfermedades infecciosas agudas que cursan con fiebre y síntomas generalizados, de presentación en América del Sur: malaria, bartonelosis (enfermedad de Carrión, fiebre de Oroya), fiebre tifoidea y fiebres paratifoideas, brucelosis, infección por VIH.

2) Otras causas de dilatación del tracto digestivo (incluso la enfermedad de Hirschsprung congénita), de miocarditis y de miocardiopatía (incluyendo las enfermedades de almacenamiento).

3) Infección por un protozoo *Trypanosoma rangeli*, que tiene una forma morfológica semejante, pero que no es patogénico para el ser humano.

### → TRATAMIENTO

**Tratamiento causal**

**1. Fase aguda:** nifurtimox 8-10 mg/kg/d VO administrado en 3-4 tomas diarias durante 3-4 meses o benznidazol 5-7 mg/kg/d VO administrado en 2 tomas durante 1-3 meses. El tratamiento en fase aguda logra el blanqueo serológico y parasitológico de la infección.

**2. Fase crónica:** el tratamiento contra los parásitos en fase crónica no es eficaz en erradicar la infección. Sin embargo, se ha observado que en pacientes tratados las complicaciones aparecen más tarde y son de menor intensidad en la fase crónica. Esto es especialmente válido en pacientes pediátricos y enfermos <50 años. Los medicamentos y las dosis son las mismas que los usados en la fase aguda, pero habitualmente se administran por 60 días. No se efectúa tratamiento durante el embarazo, debido a la toxicidad de los medicamentos y a la gran frecuencia de efectos adversos. Además, sobre el 90 % de los hijos que nacen infectados son asintomáticos al nacer.

**Tratamiento sintomático**

Tratamiento de complicaciones orgánicas. En las alteraciones del ritmo cardíaco el tratamiento se elige según el tipo de alteraciones observadas, incluida la implantación de marcapasos. En la acalasia del esófago: tratamiento endoscópico (dilatación mecánica del esófago), o cirugía (cardiomiotomía). Tratamiento quirúrgico en alteraciones del intestino grueso, inmediato en caso de torsión del intestino grueso. Además, tratamiento preventivo de la constipación, con educación del hábito evacuatorio, régimen rico en fibras, coadyuvantes de la defecación (lactulosa, polietilenglycol 3350).

### → OBSERVACIÓN

**1. Enfermos asintomáticos:** control regular cardiológico (electrocardiografía, ecocardiografía) y pruebas de imagen del tracto digestivo cada 6-12 meses con el objetivo de hacer una detección temprana de los trastornos de la función cardíaca y del tracto digestivo.

**2. Enfermos sintomáticos:** control sistemático cada 2-3 meses.

### → COMPLICACIONES

**1. Complicaciones cardíacas:** insuficiencia cardíaca, arritmias cardíacas, incluidos bloqueos, aneurisma apical cardíaco, trombosis.

**2. Complicaciones en el tracto digestivo:** trastornos de la motilidad del tracto digestivo, estreñimiento crónico, íleo paralítico, peritonitis fecal. El megaesófago produce trastornos de la deglución y en consecuencia una neumonía de aspiración. La deglución dificultada lleva a desnutrición.

**3. Complicaciones en el SNC:** en pacientes con SIDA o inmunodeprimidos severos puede presentarse meningoencefalitis, miocarditis aguda, cuadros sépticos generalizados.

La infección por VIH y otros estados de inmunosupresión aumentan el riesgo de aparición de la forma aguda o de curso grave, así como la reactivación de una infección crónica que curse con miocarditis y encefalitis.

→ **PRONÓSTICO**

En la mayoría de los casos la infección es asintomática. En la infección aguda el pronóstico es bueno, el riesgo de muerte es mayor en niños e inmunodeprimidos. Un inicio rápido del tratamiento en caso de la forma aguda e infección vertical permite la curación completa, clínica y parasitológica. La forma sintomática se desarrolla en un 10-30 % de los infectados. La mortalidad se asocia a la aparición de insuficiencia cardíaca y a complicaciones en el tracto digestivo.

→ **PREVENCIÓN**

**Métodos específicos**
**Vacunación preventiva:** no hay.

**Métodos inespecíficos**
**1.** Eliminar el vector y evitar la exposición: mejorar las viviendas de las zonas rurales endémicas, estucando paredes y tapando grietas, evitando techos de totora o paja, fumigando las viviendas en el interior y exterior, alejando los establos de las proximidades de las casas y manteniéndolos a una distancia prudente de donde mora la familia, colocar trampas adhesivas en árboles. No usar materiales que favorezcan la anidación de los triatominos a la hora de construir casas (p. ej. hojas de las palmeras, paja o totora para cubrir techos), usar iluminación artificial en los dispositivos de producción de miel de la caña de azúcar y zumo de caña (los triatominos son activos por la noche). Las personas que viajan a regiones endémicas de la enfermedad deben evitar dormir en viviendas en las que puedan vivir los triatominos.
**2.** Aislamiento de enfermos: no es necesario.
**3.** Medidas de prevención personal: medidas estándar del personal médico.

**Tamizaje**
**1.** En países endémicos: evaluación de donantes de sangre, médula y órganos, así como examen de embarazadas (en Chile era la manera más frecuente de propagación de la infección, pero ahora se hace tamizaje en todas las embarazadas). Examen de hijos nacidos de madres con marcadores de infección por *T. cruzi* (un inicio temprano de tratamiento en la etapa inicial de la vida facilita la curación completa, clínica y parasitológica, lo que es imposible en caso de enfermedad crónica). Estudio serológico a afectados por megaesófago, megacolon, portadores de marcapasos con antecedentes epidemiológicos, parientes de chagásicos (madre, padre, hermanos, hijos), si compartieron el ambiente de riesgo.
**2.** En países no endémicos: evaluación de los donantes de tejidos y sangre procedentes de América Latina y de sus hijos.

## 5.3. Infección por ectoparásitos

### 5.3.1. Sarna

→ **ETIOPATOGENIA**

**1. Agente etiológico:** arácnido, arador de la sarna (*Sarcoptes scabiei*).
**2. Patogenia:** el ciclo biológico completo de la sarna humana ocurre en la epidermis, donde el parásito horada túneles y la hembra fecundada pone los

huevos. Después de ~50 h las larvas eclosionan de los huevos. El ciclo biológico de un adulto dura ~2 semanas. Los síntomas están causados por la presencia de parásitos en la piel y la respuesta inmune del huésped (eccema alérgico).

**3. Reservorio y vía de transmisión:** solo los seres humanos. La infección se transmite por contacto directo con la piel de los enfermos, a menudo entre personas que viven en una misma casa. *Sarcoptes* es capaz de sobrevivir fuera de la piel humana 2-3 días, por lo que existe la posibilidad de contaminación por contacto con objetos (p. ej.: muebles tapizados, ropa de cama, juguetes), particularmente en el caso de la sarna noruega (las escamas epidérmicas que se separan contienen un gran número de parásitos). Los enfermos sin diagnosticar debido a la presencia de pocos síntomas (ancianos o inmunodeprimidos) pueden constituir un reservorio oculto.

**4. Período de incubación e infectividad:** la primoinfección suele ser asintomática durante mucho tiempo, sobre todo en personas que se preocupan por su higiene. Los síntomas aparecen 3-6 semanas tras la infección. En reinfecciones los síntomas aparecen ya después de unos pocos días, como resultado de la sensibilización inmunológica producida por el contacto previo con los antígenos del parásito. El período de infectividad equivale a la duración de la infección.

## ➲ CUADRO CLÍNICO E HISTORIA NATURAL

El síntoma principal es el prurito, que se agrava especialmente por un aumento de la temperatura corporal, p. ej. por la noche, después de cubrir el cuerpo. El prurito interrumpe el sueño, imposibilitando el descanso nocturno, causando irritabilidad y fatiga del enfermo y, en consecuencia, trastornos en su comportamiento diario y disminución del rendimiento en el trabajo o problemas en el aprendizaje.

Las erupciones son:

1) excavaciones: el "surco acarino" es característico; son pasillos de unos milímetros en la epidermis (→fig. 5-5), principalmente en las superficies laterales de los dedos y en los pliegues de la piel en las nalgas; a veces es difícil encontrarlas (pueden observarse en la piel con tintura de yodo)

2) signos de eccema y gratage: numerosas pápulas dispersas, pápulas edematosas, erosiones, costras y excoriaciones que son consecuencia de rascarse (área interescapular, cabeza, las plantas y palmas de las manos suelen permanecer a salvo); en el escroto y el pene pueden aparecer nódulos pruriginosos, en mujeres la enfermedad a menudo afecta a los pezones.

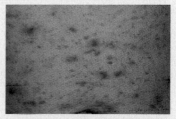

**Fig. 5-5.** En el centro de la fotografía se observa una excavación (surco acarino), claramente visible

### Variedad clínica de sarna

1) **Sarna en niños:** los signos a menudo aparecen en las plantas de los pies, palmas de las manos, también pueden afectar al cuero cabelludo.

2) **Sarna en ancianos:** respuesta inmune más débil, puede causar síntomas menos severos de la piel. El prurito a veces puede no corresponder con la extensión de las lesiones de la piel. Puede afectar al cuero cabelludo.

3) **Sarna nodular:** aparecen nódulos compactos de color púrpura o marrón (→fig. 5-6) por lo general en el escroto, nalgas y pliegues de la piel. Los nódulos son el resultado de la reacción inmune a los ácaros y no contienen parásitos, pero producen un fuerte prurito y persisten durante mucho tiempo después de un tratamiento eficaz.

4) **Sarna ampollosa:** se asemeja al penfigoide ampolloso (gran número de vesículas pequeñas y erosiones) y aparece principalmente en ancianos.

5) **Sarna noruega** (→fig. 5-7): es particularmente común en personas inmunodeprimidas, con trastornos mentales, y en pacientes descuidados y gravemente enfermos. Una alterada respuesta inmune, que hace que el prurito sea menor, sumado a las características del huésped, permiten una extremadamente intensiva multiplicación del parásito por tiempo prolongado. Como resultado de la existencia de gran número de parásitos en la epidermis se desarrolla hiperqueratosis, se forman escamas gruesas y apiladas, además de un exantema verrugoso, acumulado e hipertrófico. Puede llevar a dermatitis generalizada (eritrodermia). Toda la piel se ve afectada y el prurito es débil o inexistente.

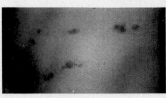

**Fig. 5-6.** Sarna nodular

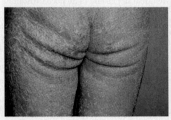

**Fig. 5-7.** Sarna noruega; se observa eritrodermia e hiperqueratosis severa

La sarna no tratada puede durar mucho tiempo y no se han observado casos de autocuración.

## → DIAGNÓSTICO

El diagnóstico se basa en la anamnesis y el cuadro clínico típico, preferiblemente con el examen microscópico positivo de raspados de piel. Si el cuadro clínico es típico, se recomienda el tratamiento de la sarna, incluso con el examen microscópico negativo.

**Exploraciones complementarias**

**1. Identificación del parásito:** el examen microscópico de raspados de piel ("ácaro test") puede revelar parásitos, pero la falta de detección no descarta la sarna. La dermatoscopia tiene mayor sensibilidad.

**2. Pruebas de laboratorio:** en algunos pacientes las pruebas de laboratorio demuestran eosinofilia y un aumento de los niveles séricos de anticuerpos IgE.

**Diagnóstico diferencial**

Eccema diseminado (independientemente de la etiología), dermatitis atópica, reacciones a medicamentos, dermatitis herpetiforme (enfermedad de Duhring), liquen urticado, prurigo nodular, prurito en ancianos y, en el curso de las enfermedades sistémicas, penfigoide ampollar (en sarna ampollar), linfoma linfocítico de la piel, en el curso de la enfermedad de Lyme (en sarna nodular). En el caso de sarna noruega: psoriasis, enfermedad de Darier, dermatitis seborreica severa y otras enfermedades que causan eritrodermia.

## → TRATAMIENTO

**Tratamiento tópico**

Los medicamentos se aplican después del baño durante >10 min, lo que produce una mejor penetración del fármaco en la epidermis. El preparado se debe untar con esmero en la piel de todo el cuerpo desde el cuello hacia abajo, poniendo una especial atención en los pliegues, espacios interdigitales, área genital y espacios subungueales. En ancianos y niños pequeños los fármacos deben aplicarse también en la cabeza (excluyendo el área alrededor de la boca y de los ojos). El tratamiento debe ser simultáneo en todas las personas de la casa y en las parejas sexuales, independientemente de la presencia de síntomas (en Chile hay que repetirlo a la semana).

Preparaciones para el uso tópico

1) **Permetrina** (crema al 5 %): es el fármaco de elección, por razones de eficacia (>95 %) y seguridad. Mata las larvas y las formas adultas de la sarna, paralizando su sistema nervioso. La preparación se aplica durante 8-10 h, luego se lava. Si se elimina por lavado antes (p. ej. tras lavarse las manos), hay que aplicarla de nuevo. La cantidad recomendada del producto para una sola aplicación es: adultos 30 g, niños de 6-12 años 15 g, niños desde 2 meses hasta 5 años 7,5 g. El tratamiento puede repetirse después de 7-14 días (en Chile se repite obligatoriamente).

2) **Benzoato de bencilo** (solución al 10-30 %) tiene actividad contra sarna y antibacteriana. Se aplica en la piel de todo el cuerpo (en caso de necesidad también en el cuero cabelludo), con excepción de la cara. El fármaco se aplica una vez al día, preferentemente por la noche, cuidadosamente, frotándolo en la piel de todo el cuerpo. Esta operación se repite durante 3-4 días sin lavar la piel. Después de terminar el tratamiento se lava el cuerpo. El medicamento no se debe usar en niños pequeños. La solución al 10 % puede ser utilizada a partir de los 2 años de edad.

3) **Crotamitón** (pomada o disolución al 10 %), activo contra la sarna (eficacia en un 60 %) y contra el prurito. El medicamento se absorbe a través de la piel y se excreta con la orina, pero tiene una baja toxicidad en los seres humanos. La preparación se frota en la piel una vez al día durante 3-5 días sin lavar el cuerpo. 2 días después de iniciar el tratamiento el paciente debe bañarse. No se aplicará el producto en la cara ni sobre la piel dañada. Hay que tener cuidado al aplicarlo en regiones sensibles (pliegues, escroto). El medicamento está aprobado para su uso a partir de 1 año de edad. En niños pequeños una única aplicación puede ser suficiente para la recuperación completa. Tiene la ventaja de tener efecto antipruriginoso.

4) **Pomada de azufre** (6-10 %): preparación que contiene de azufre y ácido salicílico suspendidos en vaselina. Se considera una formulación muy segura (se puede utilizar en embarazadas y en niños pequeños). La formulación se aplica en la piel durante 3-5 días sin lavarse, después el paciente debe bañarse. El tratamiento se puede repetir después de 2 semanas.

Efectos adversos de la terapia local contra la sarna: con relativa frecuencia se produce una reacción irritante (el eritema, la descamación, el ardor, y la sequedad de la piel pueden persistir durante 1-2 semanas), prurito, alergia de contacto al fármaco y foliculitis.

### Tratamiento sistémico

La ivermectina VO está autorizada para su uso en el tratamiento de enfermedades parasitarias en los seres humanos en algunos países (p. ej. en Gran Bretaña y EE.UU.). Es un tratamiento muy eficaz (75 % después de una dosis, 96 % después de 2 dosis) y seguro. La dosis única es de 150-200 µg/kg. Si es necesario, se puede repetir después de 2 semanas.

### Tratamiento de la sarna noruega

El tratamiento clásico suele ser insuficiente. No existe un método de tratamiento aceptado universalmente. Antes del tratamiento el paciente debe tomar un baño caliente, con una duración de >10 min, para ablandar las escamas acumuladas. Se recomiendan emolientes y queratolíticos (p. ej. urea; vaselina salicilada al 1-10 %). Dependiendo de la intensidad de la infección se puede utilizar una de las siguientes opciones:

1) permetrina al 5 % durante 12 h: 2 aplicaciones, después de la segunda aplicación hay que lavarse para eliminar el preparado; repetir todo el procedimiento transcurridos 7 días

2) permetrina al 5 % durante 12 h: 2 aplicaciones, después de la segunda aplicación hay que lavarse para eliminar el preparado; a continuación administrar crotamitón durante 6 días y luego otra vez permetrina al 5 %

3) permetrina al 5 % crema e ivermectina 200 µg/kg en dosis única

4) permetrina al 5 % en crema durante 1-2 semanas cada 2-3 días e ivermectina en 3 dosis (días 1.º, 2.º y 8.º), 5 dosis (días 1.º, 2.º, 8.º, 9.º y 15.º), o 7 dosis (adicionalmente días 22.º y 29.º).

Una semana después de haber finalizado el tratamiento se debe realizar un raspado de la piel de 3 regiones diferentes, y en caso de un resultado positivo se tratará otra vez hasta conseguir el éxito terapéutico.

**Procedimiento después del tratamiento**

**1.** Cambio y lavado de toallas y ropa de cama, incluyendo mantas y colchas.

**2.** Lavar toda la ropa usada en la última semana a ≥60 °C o plancharla con plancha a una temperatura muy alta.

**3.** Los artículos que no pueden lavarse (zapatos, juguetes de peluche), tienen que envolverse en un papel de plástico sellado y almacenarse a temperatura ambiente durante 72 h o congelarse a −20 °C durante 12 h.

**4.** Las alfombras y tapicerías deben aspirarse a fondo. Se puede utilizar un detergente especial de lavado contra parásitos.

**5.** Los productos que no se hayan utilizado en la última semana no tienen que someterse a los procedimientos mencionados más arriba.

**Tratamiento de prurito posescabiótico**

El prurito después del tratamiento exitoso de la sarna puede persistir durante varias semanas. Con el fin de controlarlo se pueden utilizar una de las siguientes opciones

1) emolientes, puesto que un prurito que se prolonga después del tratamiento puede deberse a una mayor irritación y sequedad de la piel

2) preparaciones para uso tópico con glucocorticoides

3) antihistamínicos, particularmente de primera generación, que muestran efecto sedante

4) glucocorticoides VO (en particular en el prurito persistente).

## → COMPLICACIONES

Es relativamente frecuente una infección bacteriana secundaria, estafilocócica o estreptocócica, por lo general en forma de impétigo, abscesos múltiples, pioderma o inflamación bacteriana de la piel y tejido subcutáneo (*cellulitis*). Es un problema grave en los países tropicales, donde a menudo se desarrolla una infección generalizada y sepsis. La infección de la piel por estreptococos en el curso de la sarna puede conducir a una glomerulonefritis posestreptocócica.

## → SITUACIONES ESPECIALES

**Embarazo y lactancia**

A pesar de los datos limitados, parece que tanto en el embarazo, como en la lactancia se puede utilizar con seguridad la permetrina (aplicación de una sola vez), el benzoato de bencilo (aplicación de 2 veces), y la pomada de azufre (aplicación de 3 veces).

## → PRONÓSTICO

En la mayoría de los casos la sarna es fácil de tratar. A veces el problema es el prurito que se mantiene durante bastante tiempo después del tratamiento. La sarna no tratada dura mucho tiempo y puede evolucionar hacia la sarna noruega. Si no se producen complicaciones, como la glomerulonefritis posinfecciosa o la fiebre reumática después de una infección secundaria por estreptococo, el pronóstico es muy bueno, consiguiéndose la recuperación total. En ausencia de tratamiento de los otros miembros de la familia y de los contactos cercanos, se puede producir una nueva infección en el paciente.

### → PREVENCIÓN

**1.** Tratamiento simultáneo de todos los miembros del hogar y de los contactos cercanos, incluyendo a las parejas sexuales.

**2.** Después del tratamiento llevar a cabo la desinfección de la ropa y los objetos del entorno (→Procedimiento después del tratamiento).

**3.** En el caso de la enfermedad en instituciones cerradas (p. ej. guardería, jardín de infancia, hospital) hay que tratar al personal.

**4. Notificación obligatoria:** no.

### 5.3.2. Pediculosis

### → ETIOPATOGENIA

**1. Agente etiológico:** insectos del género *Pediculus* (piojos), y dentro de estos las especies *Pediculus humanus* (*Pediculus humanus var. capitis* [piojo] y *Pediculus humanus var. corporis* [piojo de la ropa]) y del género *Pthirus*, especie *pubis* (piojo púbico →fig. 5-8). Son insectos de una longitud de varios milímetros, que fuera de un humano puede sobrevivir solo unos días, pero que son capaces de moverse incluso algunos metros en busca de un huésped. Las hembras viven 1-3 meses y durante ese tiempo ponen hasta cientos de huevos, llamados liendres (→fig. 5-9). Después de la eclosión de los huevos, las larvas maduran en 2-3 semanas.

**2. Patogenia:** los piojos se alimentan de sangre humana, para ello muerden la piel cada pocas horas. El efecto irritante de su saliva provoca prurito y erupciones en la piel. Las proteínas de la saliva de los piojos pueden causar reacciones alérgicas a las 3-4 semanas de la picadura, la cual causa un prurito persistente e intenso.

**3. Reservorio y vía de transmisión:** las personas infectadas por piojos, y en su caso también la ropa con los huevos de los piojos. La transferencia de la infección se produce por lo general como resultado del contacto directo. Es probable que el contagio (particularmente del piojo de la ropa y del piojo del pubis) se produzca mediante el uso común de toallas, ropa, cepillos, peines, gomas y adornos para el pelo.

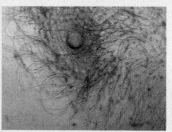

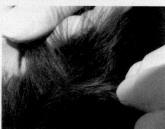

**Fig. 5-8.** Pediculosis en el vello pectoral en un paciente con inmunosupresión: liendres de los piojos púbicos

**Fig. 5-9.** Pediculosis de la cabeza: liendres

**4. Período de incubación y de infectividad:** los piojos empiezan a morder inmediatamente después de mudarse al nuevo huésped, y el prurito se puede sentir dentro de los primeros días de la infección. El período de infectividad equivale a la duración de la infección y a la presencia de piojos vivos, y los casos no tratados pueden prolongarse durante mucho tiempo.

### → CUADRO CLÍNICO E HISTORIA NATURAL

El síntoma predominante es el prurito, que puede afectar a la vida diaria, causando irritabilidad. Las erupciones son en forma de pápulas, eritema o urticaria, incluso pueden desarrollar una inflamación severa de la piel. En el caso de los piojos del pubis se observan manchas de color azul en la piel del abdomen inferior, resultado de la excavación intradérmica de sangre. En el pelo hay liendres y la altura de su ubicación en la superficie de la piel indica la duración de la infección (cuanto más lejanas a la base del pelo, más tiempo ha durado la enfermedad). Los parásitos vivos son más difíciles de notar que las liendres, ya que por la sangre ingerida son de color oscuro, mientras que las liendres son claras y resaltan fácilmente.

Localización típica.

1) **Infestación por piojos de cabeza:** cuero cabelludo, especialmente alrededor de la oreja y del cuello; también pueden verse afectados: cejas, pestañas y vello facial.
2) **Infestación por piojos de ropa:** piel de todo el cuerpo. En casos descuidados se notan: eccema, excoriaciones, pigmentación, cicatrices y liquenificación (la denominada piel de vagabundos). No hay liendres (los piojos ponen sus huevos en las costuras de la ropa).
3) **Infestación por piojos del pubis**: zona púbica, ingle, muslos, axilas, a veces vello pectoral, abdomen e incluso cejas, pestañas y cuero cabelludo.

Puede incluir la inflamación de los ganglios linfáticos locales.

La infección no tratada puede persistir durante mucho tiempo y causar complicaciones. En caso de una infestación muy intensa en la piel pueden encontrarse más de diez mil parásitos. A veces hay casos de autocuración.

### → DIAGNÓSTICO

El diagnóstico se basa en el cuadro clínico y la presencia de liendres y de parásitos vivos (por lo general el examen microscópico no es necesario). Ambos se encuentran con mayor facilidad en las zonas retroauriculares y occipital.

**Diagnóstico diferencial**

Eccema diseminado (independientemente de la etiología), dermatitis atópica, dermatitis seborreica y caspa, liquen urticado y prurigo nodular, prurito crónico de distinta etiología, foliculitis, reacciones adversas a medicamentos.

### → TRATAMIENTO

**Medidas no farmacológicas**

**1. Peine fino:** método menos efectivo y muy laborioso. Utilizado por la gente que no quiere aplicar ningún producto químico. Se peina el cabello mojado con un peine de dientes finos, de las raíces a las puntas del cabello, durante 15-30 min cada 3 días durante 14-24 días.

**2. Peine electrónico:** funciona mediante la transferencia de pequeñas descargas eléctricas en los dientes de un peine. Paraliza los piojos. El peine no funciona con las liendres. Se utiliza en el cabello seco y después del tratamiento hay que peinarlo cuidadosamente. El tratamiento debe aplicarse cada día durante 2 semanas, profilácticamente 1-2 veces a la semana.

**3. Peine térmico:** aplicador especial que proporciona un aire caliente y seco hacia las raíces, causando deshidratación y matando los piojos en cada etapa de su vida.

**4.** Afeitado de las áreas infectadas (en particular en el caso de los piojos del pubis).

**5.** Eliminación de liendres después del tratamiento farmacológico (→más adelante). Se debe peinar cuidadosamente con el peine de pelo denso, preferentemente húmedo. Para facilitar el desprendimiento de las liendres de las raíces del pelo, se utilizan sustancias disolventes del cemento con el que las liendres están pegadas, p. ej. vinagre disuelto en agua en la proporción 1:2, o un kit para la eliminación de las liendres en forma de emulsión.

### Tratamiento farmacológico

Preparado para uso externo.

1) **Ciclometicona y dimeticona**: preparaciones de silicona, matan a las liendres y piojos, cubriéndolos con una fina capa hermética que causa asfixia de los insectos. Hay preparados que contienen una o ambas las sustancias. Una ventaja de estas formulaciones es su alta eficacia (97 %) y la seguridad de ser totalmente inocuos para el humano. Pueden utilizarse a cualquier edad (algunas por ficha técnica están prohibidas en niños de <6 meses de edad, o se recomienda un control médico especial en este grupo de edad) y en embarazadas. La preparación se aplica muy cuidadosamente en el cabello seco hasta la punta, dividiendo los mechones gruesos en partes, y sobre todo frotando a fondo en la piel y las raíces del cabello. Después de 1 h se quita la preparación con un champú y peina cuidadosamente el cabello. El tratamiento se puede repetir después de 7 días.

2) **Permetrina**: mata piojos y liendres, paralizando su sistema nervioso. El medicamento, en forma de champú, se aplica sobre el cabello mojado, la espuma se deja durante 10 min, después se aclara con agua. Después de lavar el cabello hay que peinarlo con cuidado. El tratamiento se puede repetir después de 7-10 días. Se puede utilizar a partir de 3 años de edad. Es posible la adquisición de resistencia por parte de los piojos. El medicamento en forma de crema al 5 % se puede aplicar en el cuerpo en caso de los piojos de la ropa o del pubis: la preparación se deja durante 8 h y después se lava.

3) **La tintura de *Consolida regalis* con ácido acético** funciona como insecticida. Debido a una absorción potencial a través de la piel, no se recomienda su uso en embarazadas y en niños <6 años de edad. El líquido se aplica abundantemente en la cabeza, a seguir cubriendo la cabeza con un papel de plástico y se deja durante 2-3 h. A continuación el cabello se lava con un champú y se peina. Se recomienda repetir el tratamiento cada 10-14 días hasta la recuperación. No debe ser utilizado en heridas abiertas y sobre piel con inflamación severa, debido a su elevada capacidad de absorción.

4) **Tintura de *Artemisia absinthium* y *Tanacetum* con ácido acético** funciona como insecticida. No se puede utilizar en niños <7 años, embarazadas, en heridas abiertas y sobre piel con inflamación severa. El líquido se aplica abundantemente en el cuero cabelludo, se pone un plástico cubriendo la cabeza y se deja por 2-3 h, después se aclara a fondo y se peina. El tratamiento se repite cada 2 semanas hasta la curación.

5) **Otros fármacos**: malatión al 0,5-1 %, spinosad al 0,9 %, ivermectina (200 µg/kg, dosis única, en Chile se repite a la semana).

En la afectación de cejas y pestañas se aplicará vaselina múltiples veces, eliminando mecánicamente las liendres muertas o pomada oftálmica con fisostigmina al 0,25 %.

### Procedimiento después del tratamiento

**1.** Lavado de la ropa de cama, toallas y artículos de sombrerería.

**2.** Lavado y desinfección de cepillos y peines, así como de gomas y otros adornos para el pelo.

**3.** En caso de infección de piojos de la ropa, su sustitución o lavado y planchado a muy alta temperatura, especialmente en las costuras. Se recomienda no usar la ropa contaminada al menos durante 2 semanas.

**4.** En caso de sospecha de infección de juguetes de peluche y de otros objetos se pueden cubrir herméticamente con plástico y no pueden utilizarse durante algunos días.

### → COMPLICACIONES

Infección bacteriana secundaria (la denominada liquenificación). El piojo de la ropa es un vector de enfermedades infecciosas que pueden propagarse y causar brotes de tifus epidémico, fiebre recurrente tifoidea y fiebre de las trincheras.

### → SITUACIONES ESPECIALES

**Embarazo y lactancia**
Los más seguros son los tratamientos no farmacológicos, pero su efectividad está limitada. Entre los métodos farmacológicos el más seguro es el uso de dimeticona y ciclometicona; la permetrina es relativamente segura. No deben utilizarse tinturas de extractos de plantas.

### → PRONÓSTICO

Si el tratamiento no se realiza correctamente, se presentan reinfecciones. El tratamiento debe ser efectuado en forma simultánea a todas las personas que comparten una cama (en Chile a todo el grupo familiar, o a personas que vivan en el mismo lugar), aunque no tengan síntomas. En caso contrario, la posibilidad de reinfección es alta.

### → PREVENCIÓN

**1.** Limpieza regular de cepillos, peines y gomas para el cabello.

**2.** Control y eventualmente tratamiento de todos los miembros de la familia con la que vive la persona infectada.

**3.** No utilizar junto con otras personas: artículos de sombrerería, almohadas, peines y adornos para el pelo.

**4.** Evitar un contacto directo con las cabezas de otras personas.

**5.** Evitar estancias en áreas con mucha gente con bajos estándares de higiene.

**6.** En el caso de piojos en la escuela o durante viajes, se puede hacer una profilaxis con líquidos de extractos de plantas y aceites esenciales (aceites de romero, geranio, árbol de té, eucalipto) los cuales están disponibles comercialmente.

**7. Notificación obligatoria:** no.

## 5.3.3. Demodicosis

### → ETIOPATOGENIA

**1. Agente etiológico:** 2 especies de *Demodex* que pertenecen a los ácaros colonizan la piel humana: *Demodex folliculorum* y *Demodex brevis*. El *Demodex* es un ectoparásito saprofito obligado, invisible a simple vista, aproximadamente de un tamaño <0,5 mm. Existe principalmente en áreas seborreicas de la piel, especialmente en las bocas de las glándulas sebáceas y los folículos pilosos. La ubicación típica es en la cara (especialmente *D. folliculorum*), el cuello y el pecho (*D. brevis*).

**2. Patogenia:** no se conocen las razones por las que en un pequeño porcentaje de personas aparecen síntomas asociados con la presencia de *Demodex*. Probablemente es por el aumento de la densidad de *Demodex* sobre la piel (>5 individuos en un folículo piloso) y las características individuales de la respuesta inmune del huésped. Tal vez también hay una obstrucción significativa de la desembocadura de los folículos sebáceos por parásitos y una retención de hiperqueratosis. Además, los *Demodex* son colonizados por la bacteria *Bacillus oleronius*. Parece que la estimulación de la respuesta inflamatoria, en particular en los enfermos con acné rosácea, se produce predominantemente en respuesta a la presencia de antígenos derivados de las bacterias, y no las proteínas de ácaros.

**3. Reservorio y vía de transmisión:** humano. La transmisión del *Demodex* tiene lugar a través de contactos directos.

### → CUADRO CLÍNICO E HISTORIA NATURAL

En la mayoría de los casos el curso es asintomático.

Lesiones más comunes de la piel.

1) Exacerbación de acné rosácea o exantema que se parece a acné rosácea (diferencias: las erupciones son secas y no seborreicas; se puede notar la exfoliación alrededor de los folículos pilosos y las erupciones son más superficiales).

2) Reacción inflamatoria inespecífica de la piel de la cara: diversos síntomas inespecíficos, tales como ardor, eritema, erupciones papulopustulosas y erupciones similares a las que aparecen en la dermatitis seborreica o en la inflamación perioral.

3) Blefaritis crónica: congestión del borde del párpado, exfoliación y pérdida de pestañas. Los pacientes pueden quejarse de prurito y ardor.

### → DIAGNÓSTICO

El diagnóstico se basa en la visualización de los ácaros durante el examen microscópico y la exclusión de otras enfermedades (→Diagnóstico diferencial). La muestra se obtiene p. ej. por el método del cianoacrilato (sobre la piel aplicar un pegamento de secado rápido y un portaobjetos de vidrio, que se separa después del secado), o por extracción de puntos negros, cinta, raspados o biopsias de la piel. Para el diagnóstico de demodicosis sintomática se necesita —además de los síntomas— la presencia de >5 individuos en un solo folículo.

**Diagnóstico diferencial**

Acné rosácea, acné, dermatitis perioral, dermatitis seborreica, dermatitis de contacto de la piel, foliculitis bacteriana o fúngica, *lupus miliaris disseminatus faciei*, dermatitis atópica facial.

### → TRATAMIENTO

La necesidad de tratar la demodicosis es controvertida. No se deben tratar los casos asintomáticos. Se puede eliminar el parásito mecánicamente, especialmente de las pestañas, usando una lámpara de hendidura.

Medicamentos de uso externo:

1) crotamitón: 1-2 veces a la semana durante varias semanas

2) permetrina: una vez a la semana durante varias semanas; se puede aplicar en el párpado

3) pomada de azufre al 5-10 %

4) en pacientes con síntomas tipo acné rosácea o inflamación perioral se puede utilizar una crema de metronidazol al 1-2 % 2×d.

Todos los medicamentos mencionados más arriba tienen efectos irritantes, especialmente si se aplican en la cara, por lo que siempre se debe reflexionar sobre los beneficios potenciales de esta terapia. En caso de irritación hay que detener el tratamiento.

→ **PREVENCIÓN**

1. Lavar la cara cada día.
2. Evitar el uso de pomadas y aceites grasos en la cara.
3. Con regularidad realizar tratamientos exfoliantes en la piel del rostro.
4. **Notificación obligatoria:** no.

# 6. Infecciones del sistema nervioso central

## 6.1. Meningitis

→ **DEFINICIÓN Y ETIOPATOGENIA**

Inflamación de la piamadre, de la aracnoides y del espacio subaracnoideo causada por la penetración de microorganismos en el líquido cefalorraquídeo (LCR). Cuando no es tratada se extiende hasta el tejido nervioso del encéfalo (meningoencefalitis). La infección se desarrolla más frecuentemente por diseminación hematógena; las infecciones bacterianas y fúngicas pueden propagarse también por contigüidad como efecto del traumatismo de cráneo y meninges, fístulas de LCR postraumáticas o posoperatorias, así como complicación de la otitis media, mastoiditis o sinusitis.

**1. Agente etiológico**

1) meningitis **viral** ("aséptica"), más frecuentemente: enterovirus, virus de parotiditis (paperas), flavivirus (p. ej. virus de la encefalitis por garrapatas [Europa y Asia], virus del Nilo Occidental [África, América del Norte y América Central, Europa], virus de la encefalitis japonesa [Asia], virus de la encefalitis de St. Louis [América del Norte]), HSV, VZV; raramente VEB, CMV, HHV-6, adenovirus (en personas inmunodeprimidas), VIH, virus de la coriomeningitis linfocítica

2) meningitis **bacteriana (purulenta)**: en los adultos más frecuentemente (en orden de frecuencia): *Neisseria meningitidis* (en Chile desde el 2012 emerge el serogrupo W, siendo el más frecuente seguido de serogrupo B), *Streptococcus pneumoniae*, *Haemophilus influenzae* de tipo b (Hib; poco frecuente en adultos, desde la introducción de la vacunación cada vez menos frecuente en niños) y *Listeria monocytogenes*; con menor frecuencia, en circunstancias especiales (→Factores de riesgo): bacilos gramnegativos entéricos, estreptococos del grupo B y A (*Streptococcus pyogenes*), así como *Staphylococcus aureus* y *Staphylococcus epidermidis*; en recién nacidos predominan infecciones causadas por *E. coli*, *Streptococcus agalactiae*, *L. monocytogenes* y otros bacilos gramnegativos entéricos; en lactantes y niños <5 años de edad *N. meningitidis*, *S. pneumoniae* y *H. influenzae*, mientras que en mayores de 5 años de edad *N. meningitidis* y *S. pneumoniae*

3) otros agentes bacterianos de meningitis bacteriana (meningitis **bacteriana no purulenta**): bacilos acidorresistentes, más comúnmente del grupo *Mycobacterium tuberculosis* (meningitis tuberculosa); *Leptospira* (leptospirosis), *Listeria monocytogenes* (aunque más a menudo produce la meningitis purulenta), *Treponema pallidum* (neurosífilis), bacilos del género *Brucella* (brucelosis), espiroquetas del género *Borrelia* (neuroborreliosis →cap. 18.12.1), *Francisella tularensis* (tularemia)

4) meningitis **micótica** (purulenta o no): *Candida* (más comúnmente *C. albicans*), *Cryptococcus neoformans* (frecuente en pacientes con SIDA), *Aspergillus*.

**2. Reservorio y vías de transmisión:** dependen del agente etiológico. El reservorio son más frecuentemente humanos (enfermos o portadores), menos frecuentemente animales salvajes y domésticos (p. ej. *L. monocytogenes*, *Borrelia*), entre ellos las aves (*Cryptococcus neoformans*, virus del Nilo Occidental) o ambiente externo (mohos). Dependiendo del patógeno, la infección se propaga por gotitas, por contacto directo, vectores (mosquitos, garrapatas [flavivirus, *Borrelia spp.*]), vía digestiva, con menor frecuencia por otras vías (p. ej. *L. monocytogenes*, infección por ingestión de la leche y productos lácteos contaminados).

**3. Epidemiología.** Meningitis vírica: 3-5 casos/100 000/año; bacteriana purulenta: ~3/100 000/año; meningitis tuberculosa: depende de la incidencia de TBC en cada país; otras son muy infrecuentes. **Factores de riesgo**: estancia en lugares de hacinamiento (internados, cuarteles militares, residencias de estudiantes) → *N. meningitidis,* virus (enterovirus, virus del herpes simple, parotiditis, sarampión); uso de piscinas o baños públicos → enterovirus; edad >60 años → *S. pneumoniae*, *L. monocytogenes*; sinusitis, otitis media aguda o crónica purulenta o mastoiditis → *S. pneumoniae*, Hib; alcoholismo → *S. pneumoniae*, *L. monocytogenes*, tuberculosis; drogadicción → tuberculosis; inmunodeficiencia celular (incluido el VIH y SIDA, tratamiento inmunosupresor, particularmente tras el trasplante orgánico o tratamiento con glucocorticoides, tratamiento de las neoplasias malignas), diabetes, hemodiálisis, cirrosis hepática, caquexia en el curso del tratamiento por enfermedad neoplásica u otra, embarazo → *L. monocytogenes*, tuberculosis, hongos; fractura de base de cráneo o del etmoides con la solución de continuidad de los huesos de la fosa craneal anterior y de la duramadre con licuorrea subsecuente → *S. pneumoniae*, Hib, estreptococos β-hemolíticos del grupo A; heridas penetrantes de la cabeza → *S. aureus*, *S. epidermidis*, bacilos aerobios gramnegativos, incluida *Pseudomonas aeruginosa*; déficits de los componentes del complemento → *N. meningitidis* (la meningitis frecuentemente se presenta en familia o hay recaídas) *Moraxella*, *Acinetobacter*; neutropenia <1000/µl → *Pseudomonas aeruginosa* y otros bacilos gramnegativos; déficits de inmunidad humoral → *S. pneumoniae*, Hib y con menor frecuencia *N. meningitidis*; asplenia → *S. pneumoniae*, Hib, *N. meningitidis*; estado ulterior a operaciones neuroquirúrgicas → *Klebsiella pneumoniae* u otros bacilos de la familia *Enterobacteriaceae*, *P. aeruginosa*, *Acinetobacter baumannii*, *S. aureus* y *S. epidermidis* (meningitis de origen nosocomial); sistema implantado de derivación del líquido cefalorraquídeo → *S. epidermidis* o *S. aureus*, *P. aeruginosa* y otros bacilos aerobios gramnegativos, *Propionibacterium acnes*, hongos; osteomielitis del cráneo o del cuerpo vertebral → *S. aureus*, bacilos gramnegativos; embarazo, sarcoidosis → tuberculosis; quemaduras, mal estado general y métodos invasivos del tratamiento en la UCI (intubación endotraqueal, traqueotomía, cateterización de los vasos grandes, alimentación parenteral), válvulas cardíacas artificiales y otras prótesis, antibióticos de amplio espectro → hongos.

**4. Período de incubación y transmisibilidad.** Meningococos: 2-10 días; Hib: 2-4 días, virus: depende del género (entre varios días y 3 semanas); en caso de otros agentes etiológicos no es determinado precisamente (2-14 días). La tasa y el período de transmisibilidad dependen de la etiología: infectividad alta en las meningitis víricas, menor o baja en bacterianas (p. ej. en caso de meningococos es necesario el contacto estrecho durante un tiempo prolongado) y fúngicas. No se considera que la meningitis por *S. pneumoniae* se transmita de persona a persona.

**→ CUADRO CLÍNICO E HISTORIA NATURAL**

**1. Síntomas y signos:**

1) signos meníngeos →cap. 1.38, signos principales de meningitis, pueden estar ausentes en ancianos

2) signos de hipertensión intracraneal: cefalea (fuerte, pulsátil o explosiva, no cede con analgésicos ni AINE), náuseas y vómitos, bradicardia, insuficiencia respiratoria

3) fiebre >39 °C, fotofobia

4) otros signos de meningitis y encefalitis: agitación psicomotora y alteraciones de la conciencia (hasta el coma), convulsiones focales o generalizadas, paresias espásticas u otros signos de la afectación de las vías piramidales, paresias o parálisis de los pares craneales (sobre todo en meningitis tuberculosa; más frecuentemente III, IV, VI y VII par), signos del daño del tronco encefálico y del cerebelo (en particular en el estadio avanzado de meningitis por *L. monocytogenes*)

5) otros signos acompañantes: herpes labial o facial; equimosis y púrpura cutáneas, más frecuentes en las extremidades (sospechar etiología meningocócica); signos de SRIS, CID, *shock* y fallo multiorgánico.

**2. Historia natural:** la dinámica del proceso y la gravedad del cuadro clínico dependen de la etiología, pero el cuadro clínico no posibilita la determinación definitiva de la causa. Los resultados del estudio del LCR →cap. 28.2 confirman la meningitis y ayudan en la determinación inicial de su causa (del grupo etiológico). En meningitis bacteriana purulenta la instauración del cuadro es brusca y la progresión rápida; el estado del paciente suele ser grave, conllevando el riesgo vital en menos de 20 h desde el inicio. La meningitis viral suele cursar de manera más benigna. En la meningitis bacteriana no purulenta (p. ej. tuberculosa) y en la meningitis fúngica el inicio es inespecífico y el curso subagudo o crónico. En los casos no tratados o tratados inadecuadamente la inflamación se propaga al encéfalo → aparece la alteración de la conciencia y los signos focales (encefalitis).

---

### ➲ DIAGNÓSTICO

#### Esquema de manejo

Si se sospecha meningitis → estabilizar el estado general del paciente y tomar muestras de sangre para cultivo (hemocultivos) → determinar si hay contraindicaciones para la punción lumbar (→cap. 25.13); si no → realizar una punción lumbar urgentemente y tomar el LCR para el análisis general (citológico y químico) y estudio microbiológico → instaurar un tratamiento empírico adecuado y ajustarlo tras obtener los resultados de las pruebas microbiológicas (incluido el Gram y el cultivo) del LCR y/o sangre, con determinación de la susceptibilidad del patógeno. En caso de sospecha de meningitis purulenta el intervalo entre el primer contacto con el personal médico y el inicio de la antibioticoterapia no debe exceder 3 h (1 h después del ingreso) y en caso de la probable etiología meningocócica: 30 min.

#### Exploraciones complementarias

**1. Análisis general del LCR:** interpretación de los resultados →cap. 28.2; la presión del LCR suele estar aumentada (>200 mm $H_2O$), en particular en la meningitis purulenta. En candidiasis el LCR con pleocitosis de carácter purulento o linfocitario, aumento de la concentración de proteínas y la glucosa ligeramente baja. En criptococosis el resultado del estudio puede ser normal, aunque suele observarse pleocitosis a base de linfocitos, proteína elevada y baja concentración de glucosa. En aspergilosis en un 50 % de los casos el resultado es normal, mientras que en los demás casos muestra unas alteraciones poco características.

**2. Estudios microbiológicos**

1) **LCR: preparación en fresco** del sedimento centrifugado en la tinción de Gram: identificación inicial de bacterias u hongos; tinción con tinta china: identificación inicial de *C. neoformans*. **Pruebas de aglutinación con látex** (resultado en 15 min): detectan los antígenos de Hib y *S. pneumoniae, N. meningitidis, C. neoformans*; particularmente útiles en enfermos ya tratados con antibióticos o con resultado negativo de la tinción de Gram o del cultivo.

**Detección de antígenos** (galactomanano en caso de aspergilosis y manano en caso de candidiasis): un resultado positivo es de importancia diagnóstica. **Cultivos para bacterias y hongos:** posibilita la determinación definitiva de la etiología de meningitis y estudio de susceptibilidad antibiótica de microorganismos aislados; en infección bacteriana el resultado se suele obtener en 48 h (excepto tuberculosis); en la infección fúngica a menudo hace falta repetir el estudio para conseguir el crecimiento del hongo. **PCR** (bacterias, virus ADN, hongos) o **RT-PCR** (virus ARN): posibilita la determinación de etiología en el caso del cultivo negativo (p. ej. en enfermos tratados con antimicrobianos antes de la obtención del LCR); el método básico del diagnóstico de las meningitis víricas. Se puede realizar PCR para detección de tuberculosis

2) **Hemocultivo** (bacterias, hongos): realizar en todos los enfermos con sospecha de meningitis antes de instaurar el tratamiento antimicrobiano (sensibilidad 60-90 %).

3) **Frotis faríngeo y anal con hisopo:** aislamiento de los virus en el cultivo celular en caso de sospecha de la infección por enterovirus; en Chile PCR en el LCR, también estudio en deposiciones.

4) **Pruebas serológicas:** demostración de los IgM (opcionalmente también los IgG) específicos mediante el método ELISA; ayudan en el diagnóstico de algunas meningitis víricas y de neuroborreliosis. Se deben solicitar según la sospecha.

**3. TC o RMN cerebral:** no son necesarios para el diagnóstico de una meningitis aislada (pueden suscitar sospecha de la meningitis tuberculosa). Ayudan a descartar el edema o el tumor cerebrales antes de realizar la punción lumbar, así como diagnosticar complicaciones precoces y tardías de meningitis en pacientes con signos neurológicos persistentes (p. ej. focalidades, alteraciones de la conciencia), resultado positivo de los cultivos del LCR de seguimiento, y con meningitis recurrente. Realizar la prueba antes y después de la administración del medio de contraste. La RMN permite el diagnóstico de una secuela infrecuente de meningitis purulenta: trombosis séptica del seno longitudinal superior.

**4.** En caso de sospecha de etiología tuberculosa: búsqueda del foco primario + diagnóstico microbiológico de tuberculosis. La prueba de la tuberculina no tiene utilidad para el diagnóstico de la tuberculosis del SNC (en >60 % de los enfermos es negativa).

**Diagnóstico diferencial**

1) hemorragia subaracnoidea

2) infecciones focales del SNC (absceso, empiema), tumor cerebral

3) irritación meníngea en curso de las infecciones fuera del SNC o irritación no infecciosa (pueden desarrollarse los signos de la presión intracraneal elevada, siempre con LCR normal)

4) meningitis neoplásica: a consecuencia de las metástasis carcinomatosas a las meninges o de su afectación por un proceso linfoproliferativo (las anormalidades en el LCR se asemejan a las de la meningitis bacteriana no purulenta; la detección de las células cancerosas en el estudio citológico del LCR y la detección de neoplasia primaria esclarecen el diagnóstico)

5) fármacos: AINE (particularmente en enfermos con AR u otras enfermedades sistémicas del tejido conectivo), cotrimoxazol, carbamazepina, arabinósido citosina, preparaciones de inmunoglobulinas intravenosas; el cuadro clínico se asemeja a la meningitis aséptica

6) enfermedades sistémicas del tejido conjuntivo (incluso vasculitis sistémicas): el cuadro clínico se asemeja a la meningitis aséptica.

→ **T R A T A M I E N T O**

En el período agudo de la enfermedad en la UCI (lo mejor es ingresar en un centro con experiencia en el área del diagnóstico y tratamiento de las infecciones del SNC).

**Tratamiento causal de meningitis bacteriana**

Iniciar el tratamiento antibacteriano inmediatamente después de la toma de muestras para los estudios microbiológicos. La preparación en fresco del LCR (Gram) y el resultado de las pruebas de aglutinación de látex puede ayudar en la elección más precoz de la antibioticoterapia específica. Ajustar el tratamiento empírico tras haber recibido el resultado del Gram y del cultivo. Si el cuadro clínico y los resultados del análisis del LCR indican una meningitis tuberculosa → instaurar el tratamiento empírico de la tuberculosis del SNC en espera de la confirmación microbiológica del diagnóstico.

**1.** Antibioticoterapia empírica

1) **adulto <50 años** → ceftriaxona iv. 2 g cada 12 h (o cefotaxima iv. 2-3 g cada 6 h) + vancomicina, esta se debe evaluar según la resitencia local de *S. pneumoniae* 1 g cada 8-12 h durante 10-14 días: combinación básica que cubre las causas más frecuentes; como alternativa meropenem iv. 2 g cada 8 h

2) **adulto ≥50 años u otros factores de riesgo de la infección por *L. monocytogenes*** (→más arriba) →más arriba + ampicilina iv. 2 g cada 4 h

3) **estado ulterior a la fractura de la base craneal** → como en adulto <50 años

4) **estado ulterior al traumatismo penetrante, procedimiento neuroquirúrgico o el sistema implantado de derivación del LCR** → vancomicina iv. 1 g cada 8-12 h + cefepima iv. 2 g cada 8 h; la vancomicina se puede combinar con ceftazidima iv. 2 g cada 8 h o meropenem iv. 2 g cada 8 h. Durante el tratamiento con vancomicina monitorizar su concentración sérica para que sea de 15-20 μg/ml antes de la administración de una siguiente dosis (nivel valle de vancomicina).

**2.** Antibioticoterapia selectiva

1) ***S. pneumoniae:*** sensible a la penicilina (MIC ≤0,064 mg/l) → bencilpenicilina (G) 6 mill. de uds. iv. cada 6 h durante 10-14 días; con sensibilidad intermedia a la penicilina (MIC >0,064 mg/l) → cefotaxima o ceftriaxona (→más arriba), como alternativa cefepima o meropenem (→más arriba) o moxifloxacino 400 mg iv. cada 24 h durante 10-14 d; resistente a las cefalosporinas (MIC ≥2 μg/ml) → vancomicina iv. 1 g cada 8-12 h + rifampicina VO 600 mg cada 24 h o rifampicina (→más arriba) + ceftriaxona/cefotaxima (→más arriba); como alternativa vancomicina (→más arriba) + moxifloxacino (→más arriba) o linezolid (→más arriba). Duración del tratamiento: 10-14 días (en Chile un 99 % de cepas en adultos es susceptible a cefalosporinas de III generación).

2) ***N. meningitidis:*** cepas sensibles a la penicilina (MIC <0,1 mg/ml) → bencilpenicilina (G) o ampicilina (→más arriba), como alternativa ceftriaxona o cefotaxima durante 7 días; cepas con resistencia disminuida a la penicilina → ceftriaxona o cefotaxima, como alternativa de segunda línea meropenem (→más arriba).

3) ***L. monocytogenes*** → ampicilina iv. 2 g cada 4 h en combinación ± amikacina iv. 5 mg/kg cada 8 h (o con otro aminoglucósido) durante ≥21 días; como alternativa bencilpenicilina (G), meropenem o cotrimoxazol iv. durante 21 días (en Chile no se usa de rutina la amikacina para infecciones del SNC por su baja penetración).

4) ***S. aureus:*** cepas sensibles a la meticilina → cloxacilina 2 g iv. cada 4 h durante 14 días, como alternativa vancomicina o meropenem (→más arriba); cepas resistentes a la meticilina → vancomicina (→más arriba), como alternativa linezolid 600 mg iv. cada 12 h durante 10-14 días. En caso de infección por una cepa resistente a vancomicina (SARV) es de elección el linezolid (→más arriba), asociado o no a rifampicina (→más arriba). Duración del tratamiento ≥14 días.

5) **S. epidermidis**→ si es sensible a meticilina igual consideración que en el punto anterior si es resitente vancomicina + rifampicina (→más arriba), como alternativa linezolid iv. 600 mg cada 12 h durante 10-14 días.

6) *Enterococcus spp.*: cepas sensibles a la ampicilina → ampicilina + gentamicina (no se usa de rutina en Chile por su baja penetración al SNC) 5 mg/kg/d iv. en dosis divididas cada 8 h; cepas resistentes a la ampicilina → vancomicina + gentamicina; cepas resistentes a la ampicilina y vancomicina → linezolid.

7) **Bacilos gramnegativos, cepas resistentes** (meningitis purulenta nosocomial) → meropenem iv. 2 g cada 8 h + (si son sensibles, en particular en caso de *P. aeruginosa*) amikacina iv. 5 mg/kg cada 8 h (u otro aminoglucósido) durante 21 días (si no hay respuesta, considerar amikacina intratecal 20-25 mg/d); cepa resistente a los carbapenémicos → colistina 100 000 uds. por vía intratecal o intraventricular cada 24 h y al mismo tiempo 2 mill. uds. iv. cada 8 h durante 14-21 días

8) **Bacilos gramnegativos, cepas sensibles** (meningitis purulenta no hospitalaria) → ceftazidima iv. 2 g cada 8 h en combinación con amikacina iv. 5 mg/kg en infusión lenta cada 8 h durante 14 días o cefepima iv. 2 g cada 8 h; como alternativa meropenem iv. 2 g cada 8 h.

### Tratamiento específico de las meningitis fúngicas

En la primera fase del tratamiento administrar fármacos iv. durante 2-6 semanas y después continuar la administración de fluconazol o voriconazol VO hasta la desaparición de todas las manifestaciones de la afectación del SNC (incluso en las pruebas de imagen). Si está presente, se recomienda eliminar o cambiar la derivación del LCR. El itraconazol, la caspofungina y la anidulafungina no penetran bien al LCR y al encéfalo, por lo que estos fármacos no se deben usar en tratamiento de las micosis del SNC, especialmente en monoterapia.

**1.** Candidiasis → anfotericina B forma liposomal 5 mg/kg/d en monoterapia o combinada con flucitosina 25 mg/kg iv. cada 6 h durante las primeras semanas, seguida de fluconazol VO 800 mg/d durante los primeros 6 días y luego 400 mg/d; como alternativa fluconazol iv. 800 mg/d o voriconazol iv. 6 mg/kg cada 12 h en el 1.er día, luego 4 mg/kg iv. cada 12 h.

**2.** Criptococosis (en pacientes VIH-negativos) → anfotericina B deoxicolato o en su forma liposomal; en enfermos inmunodeprimidos combinar con flucitosina (→más arriba) o alternativamente fluconazol durante 2-10 semanas (se puede acortar la duración del tratamiento a 2 semanas, si de manera subsecuente se administra fluconazol 400 mg/d durante 10 semanas) y continuar el tratamiento con fluconazol 200 mg/d VO de manera crónica (bajo el control de un especialista).

**3.** Aspergilosis → voriconazol iv. 6 mg/kg cada 12 h en el 1.er día, seguido de 4 mg/kg iv. cada 12 h y luego VO 200 mg cada 12 h; como alternativa anfotericina B en forma liposomal 5-7 mg/kg/d en infusión como más arriba o los dos fármacos combinados.

### Tratamiento sintomático

**1. Manejo general**

1) **fluidoterapia iv.** en función del estado hemodinámico del paciente y la conservación del equilibrio hidroelectrolítico. Se recomienda no limitar el volumen de los líquidos por debajo de las necesidades diarias, salvo en SIADH →cap. 8.2

2) **nutrición enteral o parenteral**

3) **rehabilitación:** empezar la movilización pasiva y luego activa en la etapa temprana después de alcanzar el control del edema cerebral y disminuir los signos y síntomas de la hipertensión intracraneal.

**2. Tratamiento antiedema y antinflamatorio:** administrar **dexametasona** iv. 8-10 mg cada 6 h las primeras 48 h (en edema cerebral hasta 1 mg/kg/d) en cada caso de meningitis purulenta. Administrar la primera dosis 15-20 min antes de iniciar antibioticoterapia o simultáneamente. También se debe considerar el uso de corticoides en pacientes con meningitis tuberculosa (contraindicado en la criptococosis del SNC).

**3. Tratamiento y prevención de las complicaciones:** hipertensión intracraneal o edema cerebral →cap. 2.29; crisis epilépticas →cap. 2.29; insuficiencia respiratoria aguda →cap. 3.1.1; hipogammaglobulinemia → inmunoglobulinas iv.; *shock* séptico →cap. 18.7 y CID →cap. 15.21.2; tratamiento anticoagulante profiláctico →cap. 2.33.3; prevención de gastropatía hemorrágica erosiva (úlcera de estrés) →cap. 4.6.1 y la instauración de la nutrición enteral más precoz posible.

### → OBSERVACIÓN

**1. Meningitis bacteriana:** la prueba de control del LCR de rutina no es necesaria si los síntomas y signos se resuelven y el estado clínico mejora. Realizar el estudio del LCR de seguimiento si no se observa mejoría en el transcurso de 24-72 h o se han aislado las bacterias resistentes a los fármacos estándar (p. ej. neumococos resistentes a la penicilina, bacilos gramnegativos). **Indicadores del tratamiento específico eficaz:** mejoría clínica, regresión de las lesiones inflamatorias en el LCR, aumento de las células mononucleares en el LCR y aumento de la concentración de glucosa. El cultivo de seguimiento del LCR debe ser negativo. La disminución duradera de las concentraciones de proteína C-reactiva y procalcitonina en el suero pone de manifiesto la regresión de la reacción inflamatoria aguda.

**2. Meningitis fúngica:** valorar el estado clínico, la resolución del cuadro (incluidas las lesiones en pruebas de imagen) y de las alteraciones inflamatorias en el LCR y eliminación de los hongos del LCR y de la sangre. Los resultados negativos repetidos del cultivo y de la detección de los antígenos en el LCR y sangre indican la eficacia del tratamiento.

**3. Meningitis tuberculosa:** vigilar la resolución de los síntomas y signos, de las alteraciones inflamatorias del LCR y las anormalidades estructurales del encéfalo en la TC o en la o RMN. Las primeras señales de la eficacia del tratamiento se observan a veces después de 2-4 semanas desde su inicio.

### → COMPLICACIONES

El riesgo y la gravedad de las complicaciones en casos de meningitis bacteriana purulenta y no purulenta (tuberculosis, listeriosis), así como en las meningitis fúngicas, son mayores que en las meningitis víricas: estado epiléptico (en la fase aguda) y epilepsia, hidrocefalia, edema cerebral, SIADH, paresia o parálisis espásticas (en la meningitis tuberculosa a menudo de los pares craneales), deterioro cognitivo y trastornos del habla, deterioro mental, hipoacusia (hasta la sordera) especialmente en la meningitis neumocócica; rara vez: absceso encefálico (más frecuente en las infecciones por bacilos gramnegativos, p. ej. de los géneros *Enterobacter* y *Citrobacter*), aneurisma de origen inflamatorio, mielitis transversa, alteraciones de la función esfinteriana (sobre todo en la meningitis tuberculosa con afectación de la médula espinal).

### → PRONÓSTICO

**1. Meningitis vírica:** bueno, suele tener curso leve y resolverse sin secuelas; mortalidad <1 %.

**2. Meningitis bacteriana purulenta; grave en:** edad avanzada, inmunodeficiencia, mayor virulencia del patógeno (neumococos, bacilos gramnegativos, cepas resistentes), demora en la instauración de un tratamiento eficaz (incluido el tratamiento del edema), *shock*, alteraciones de la conciencia y convulsiones en la fase aguda de la enfermedad. Secuelas neurológicas en un 9 % de los enfermos, pero el riesgo aumenta en presencia de factores de riesgo. La mortalidad depende del agente etiológico, en promedio ~20 %.

**3. Meningitis tuberculosa:** tasa de mortalidad ~30 %, mientras que un 40 % de los enfermos padece secuelas neurológicas permanentes. La demora en el diagnóstico y en el inicio del tratamiento eficaz aumenta el riesgo de la muerte y de las secuelas neurológicas permanentes.

**4. Meningitis fúngica:** depende del agente etiológico, pero en general el pronóstico es malo, con tasa de mortalidad alta, aunque en la actualidad el pronóstico de los pacientes con SIDA y criptococos ha mejorado, si se realiza un tratamiento oportuno y se evita iniciar el tratamiento antiviral en forma precoz con el fin de evitar los fenómenos de reconstitución inmune.

### → PREVENCIÓN

#### Métodos específicos

**1. Vacunación preventiva** contra los neumococos, meningococos, Hib y tuberculosis (solo niños), parotiditis y varicela, poliomielitis, encefalitis por garrapatas, encefalitis japonesa.

**2. Profilaxis farmacológica:** indicada en casos seleccionados tras un contacto estrecho con un enfermo con meningitis purulenta causada por meningococos e Hib. Recomendar a todas las personas que hayan entrado en contacto estrecho con el enfermo y acudir sin demora al médico si aparecen síntomas de meningitis o sepsis.

1) **Neisseria meningitidis:** ciprofloxacino VO 500-750 mg en dosis única o rifampicina VO 600 mg cada 12 h durante 2 días, o ceftriaxona IM 250 mg en dosis única (de elección en las gestantes). **Indicaciones:** personas que hayan tenido contacto estrecho con un enfermo con una enfermedad meningocócica invasora (sepsis, meningitis purulenta) durante los 7 días que precedieron el desarrollo de la enfermedad: compañeros de piso o personas que duerman en la misma habitación que el enfermo (internado, refugio, etc.); personas en contacto íntimo con el enfermo (besos); individuos que usen la misma cocina que el enfermo (residencias estudiantiles, internados, casas rurales, albergues u hoteles); soldados o funcionarios acuartelados; personas con enfermedad meningocócica invasora tratados con la bencilpenicilina (G) (en vez de la cefalosporina de III generación) corren un mayor riesgo de recolonización de las vías respiratorias altas y de ser portadores; antes del alta está indicada la quimioprofilaxis.

2) **Hib:** rifampicina VO 20 mg/kg (máx. 600 mg) 1 × d durante 4 días (contraindicada en el embarazo). **Indicaciones:** personas que hayan tenido contacto estrecho con el enfermo en el transcurso de 30 días antes del desarrollo de la enfermedad: personal del jardín de infancia o guardería del enfermo, si asisten allí niños ≤4 años no vacunados (o insuficientemente vacunados) contra Hib; todas las personas que vivan con el enfermo, si se encuentra entre ellos por lo menos un niño no vacunado o insuficientemente vacunado ≤4 años, o por lo menos una persona inmunodeprimida (independientemente de la edad y de los antecedentes de vacunación); antes del alta está indicada la quimioprofilaxis.

**3. Profilaxis de las infecciones por L. monocytogenes:** en trasplantados de órganos o de células hematopoyéticas → administración crónica de cotrimoxazol.

#### Métodos inespecíficos

**1. Medidas de higiene personal:** en casos de contacto con un enfermo con una infección meningocócica invasora utilizar mascarilla y guantes; higiene de manos tras el contacto con el enfermo o sus secreciones.

**2. Métodos inespecíficos de protección contra las garrapatas** →cap. 18.12.1 (profilaxis de la encefalitis transmitida por garrapatas).

**3. Notificación obligatoria:** sí.

## 6.2. Encefalitis

### → DEFINICIÓN Y ETIOPATOGENIA

Proceso inflamatorio causado por la presencia de microorganismos en el tejido nervioso (también como progresión de la meningitis) que afecta al tejido nervioso del cerebro y a menudo las meninges con el espacio subaracnoideo.

**1. Agente etiológico:** en general virus. En Chile más frecuentemente: virus del herpes simple, enterovirus o VZV (en otras áreas flavivirus); raras veces: virus del sarampión, parotiditis, rubéola, CMV, enterovirus (tipo 71), virus de la rabia, VIH, EBV, gripe, HHV-6, hongos (*Candida, Cryptococcus neoformans, Aspergillus*), protozoos: amebas de vida libre (*Naegleria fowleri, Acanthamoeba spp., Balamuthia mandrillaris*).

**2. Reservorio y vía de transmisión** (en función del agente etiológico; el reservorio son por lo general humanos y solo en caso de la rabia animales salvajes (zorros, ardillas, murciélagos) y perros o, con menor frecuencia, gatos; en caso de amebas de vida libre: agua contaminada. La infección se transmite más a menudo por gotitas o por el contacto directo con el enfermo o con sus secreciones; en caso de la rabia por la mordedura de un animal enfermo, o por el contacto directo de la piel lesionada o de la mucosa con su saliva.

**3. Epidemiología:** la incidencia de encefalitis vírica es de ~1,6/100 000/año. La estacionalidad depende del virus (encefalitis trasmitida por garrapatas, VZV, enterovirus). **Factores de riesgo:** hacinamiento, uso de piscinas y baños públicos, agammaglobulinemia, inmunodeficiencia celular, contacto con animales vagabundos o salvajes (rabia), estancia en las zonas endémicas, contacto con un enfermo; factores de riesgo de las micosis del SNC →cap. 18.6.1.

### → CUADRO CLÍNICO E HISTORIA NATURAL

En muchos casos primero el pródromo (cuadro pseudogripal, diarrea, fiebre, adenopatías) y/o síntomas de la enfermedad de base (p. ej. sarampión, parotiditis, varicela). El curso particularmente grave y fulminante es característico de la encefalitis herpética (no suelen observarse eflorescencias de herpes simple en la piel o en las mucosas). En el cuadro predominan las **alteraciones de la conciencia, fiebre** de intensidad variable y **signos focales**: alteraciones de la conciencia cualitativas (cuadros psicóticos, cambios de personalidad) y cuantitativas (disminución del nivel de conciencia hasta el coma); cefalea, náuseas y vómitos, bradicardia (signos del edema cerebral y de hipertensión intracraneal →cap. 2.29); crisis epilépticas focales y generalizadas; paresias y parálisis espásticas y otras manifestaciones de la afectación de las vías piramidales (síndrome de la lesión de la primera motoneurona); paresia y parálisis de los pares craneales (con mayor frecuencia III, IV, VI y VII); parálisis flácidas (indican las lesiones del tronco encefálico); signos cerebelosos (más frecuentemente en el curso de la varicela: cerebelitis); alteración de la memoria, incluidos los síndromes amnésicos graves; afasia, sobre todo motora o mixta; signos vegetativos: sudoración excesiva, períodos alternados de aumentos y disminuciones de la frecuencia cardíaca, hipotermia o hipertermia, sialorrea (p. ej. en el curso de la rabia).

En la **rabia** se desarrolla una encefalitis que puede cursar con predominancia de excitación psicomotora (forma furiosa) o de parálisis flácida (forma paralítica). En la rabia furiosa se observan ataques de excitación psicomotora, alucinaciones, alteraciones de la conciencia. Entre los ataques el paciente está consciente. Los ataques pueden ser causados por estímulos externos acústicos, visuales, y táctiles. Pueden complicarse con la aparición de convulsiones generalizadas, paro respiratorio y paro cardíaco súbito. En esta fase de la rabia aparecen también síntomas patognomónicos: hidrofobia y aerofobia, durante los cuales se observan contracciones espasmódicas del diafragma y de los músculos accesorios respiratorios. En algunos enfermos no se observa la fase furiosa, y en el cuadro clínico domina la parálisis flácida.

## → DIAGNÓSTICO

### Exploraciones complementarias

**1. RMN o TC de encéfalo** (se prefiere la RNM): obligatorio en cada enfermo con sospecha de encefalitis. Las lesiones pueden ser visibles incluso en las fases tempranas (particularmente en la RMN) y su localización y carácter pueden sugerir la etiología de la infección o ayudar a descartar otras causas de los síntomas y signos neurológicos. En el período agudo: rasgos del edema cerebral.

**2. Análisis general del LCR** →cap. 28.2: solo presión elevada, un leve aumento del número de las células mononucleares y/o de la concentración de proteínas. Si coexiste meningitis, los cambios en el LCR dependen de la etiología. La presión intracraneal elevada (p. ej. edema cerebral) constituye una contraindicación para la punción lumbar →cap. 25.13; si hay síntomas y signos del edema cerebral o focales → decisión si el paciente es candidato a la punción lumbar a base de la RMN o TC.

**3. Estudios microbiológicos:** como en las meningitis →cap. 18.6.1; diagnóstico de la encefalitis transmitida por garrapatas →cap. 18.12.2; en caso de sospecha de meningitis amebiana primaria: estudio microscópico del líquido no centrifugado (tinción de Giemsa, de PAS o de hematoxilina y eosina; búsqueda de amebas en movimiento). La base de la determinación de la etiología de las infecciones víricas del SNC es la detección del material genético del virus en el LCR por las pruebas de PCR o RT-PCR y PCR múltiple; si el cuadro clínico sugiere encefalitis herpética, pero el resultado de la PCR es negativo → considerar repetir el estudio en 3-7 días. En la infección por flavivirus la viremia es corta (2-7 días tras la infección), por ello los exámenes moleculares tienen una utilidad limitada (se utilizan sobre todo pruebas serológicas). En el diagnóstico de la rabia: detección de antígenos, pruebas moleculares, pruebas biológicas. El virus puede ser aislado de la saliva, LCR, orina y, *post mortem*, del tejido cerebral.

**4. Pruebas serológicas** (no útiles en enfermos inmunodeprimidos): los IgM específicos en el LCR (diagnóstico de encefalitis transmitida por garrapatas, virus del herpes simple, VZV, EBV), opcionalmente los IgG específicos en el LCR y suero (la concentración en el LCR 20 veces más alta que en el suero confirma la infección del SNC). El resultado suele ser negativo en las primeras 1-2 semanas.

**5. EEG:** siempre indicado. En la encefalitis por HSV el registro es bastante específico (a menudo antecede a los hallazgos en los estudios de neuroimagen).

### Diagnóstico diferencial

Meningitis, tumor cerebral (absceso, empiema subdural, hematoma intracraneal, neoplasia primaria o metastásica, neurocisticercosis o equinococosis del encéfalo), ACV o hemorragia subaracnoidea, vasculitis de los vasos cerebrales (aislada o en el curso de las enfermedades sistémicas), trastornos del metabolismo (hipoglucemia o hiperglucemia, hiponatremia, hipopotasemia), intoxicaciones (fármacos, drogas), encefalopatía hepática o urémica, epilepsia y estado epiléptico, psicosis, encefalitis posinfecciosa (proceso autoinmunitario que acompaña a la enfermedad vírica [p. ej. sarampión o varicela] o se relaciona muy rara vez con las vacunaciones [p. ej. contra la rabia o sarampión], que lleva a la desmielinización multifocal de curso leve o moderado [mortalidad baja]; no se detecta la presencia de los virus en el LCR; es necesario diferenciarla de la esclerosis múltiple; la RMN es fundamental para el diagnóstico).

## → TRATAMIENTO

### Tratamiento específico

**1. Aciclovir** iv. 10 mg/kg cada 8 h (reglas de la infusión →cap. 18.1.6): administrar de modo empírico cuanto antes en cada caso de encefalitis, particularmente en casos graves, sin esperar la confirmación virológica (cuanto más temprano se instaura el tratamiento en la encefalitis herpética, tanto más eficacia tiene). Continuar el tratamiento durante 3 semanas.

**2.** En situación de sospecha justificada o confirmación de la etiología específica de la encefalitis considerar:

1) **CMV → ganciclovir** iv. (5 mg/kg en infusión cada 12 h durante 3 semanas), eventualmente combinado con **foscarnet** iv. (60 mg/kg cada 8 h o 90 mg/kg cada 12 h); considerar también la administración del ganciclovir en el enfermo con déficit de inmunidad celular y con encefalitis de etiología desconocida

2) **VZV → aciclovir** iv. 10-15 mg/kg cada 8 h en infusión durante 10-14 días (como alternativa ganciclovir)

3) **HHV-6** en un paciente con inmunodeficiencia celular → **ganciclovir** o **foscarnet**

4) **micosis** →cap. 18.6.1

5) **meningitis amebiana primaria** → anfotericina B 1,5 mg/kg/d iv. (± 1,5 mg/d intratecal) + rifampicina 10 mg/kg/d + fluconazol 10 kg/kg/d iv. o VO + miltefosina 50 mg cada 8 h VO.

**Tratamiento sintomático**

Como en la meningitis →cap. 18.6.1. Tiene una gran importancia.

## → OBSERVACIÓN

La resolución de los síntomas y mejoría del estado clínico del enfermo demuestran la eficacia del tratamiento. El análisis rutinario del LCR de seguimiento no es necesario. Si el paciente no mejora o aparecen complicaciones → repetir el análisis del LCR y las pruebas de imagen del cerebro (preferiblemente la RMN). Las alteraciones posinflamatorias en el LCR pueden mantenerse mucho tiempo después de la resolución de la fase aguda de la enfermedad.

## → COMPLICACIONES

En la fase aguda: estado epiléptico, herniación del cerebro (secundario al aumento de la presión intracraneal), SIADH →cap. 8.2. Tardías: paresias y parálisis permanentes, epilepsia, trastornos psicóticos, trastornos de la memoria, demencia, afasia.

## → PRONÓSTICO

En la encefalitis el pronóstico es malo, la tasa de mortalidad es particularmente alta en la infección por virus del herpes simple (sin tratamiento específico un 70-80 %; si el tratamiento se inicia precozmente, antes de la pérdida de la conciencia es de un 30 %). Encefalitis o cerebelitis en el curso de la varicela →cap. 18.1.6; micosis del SNC →cap. 18.6.1. La mortalidad en infecciones por *N. fowleri*, *Acanthamoeba spp.* y *B. mandrillaris* es >95 %.

## → PREVENCIÓN

**Métodos específicos**

**1. Vacunación** contra el sarampión, parotiditis y rubéola, varicela, gripe, poliomielitis, encefalitis transmitida por garrapatas, rabia y encefalitis japonesa.

**2. Inmunización pasiva:** en casos seleccionados inmunoglobulina específica contra la varicela (VZIG), rabia (RIG) o gammaglobulina en la profilaxis de sarampión.

**Métodos inespecíficos**

**1. Evitar el contacto** con animales salvajes, así como con perros y gatos vagabundos (prevención de la rabia).

**2.** Métodos inespecíficos de protección contra las garrapatas →cap. 18.12.1 (prevención de la encefalitis transmitida por garrapatas).

**3.** Notificación obligatoria: sí.

## 6.3. Mielitis

### → DEFINICIÓN Y ETIOPATOGENIA

Proceso inflamatorio causado por la presencia de microorganismos en el tejido nervioso de la médula espinal. La causa más frecuente es una infección vírica: enterovirus (*Coxsackie* A y B, ECHO, poliovirus, enterovirus tipo 70 y 71), herpesvirus (virus del herpes simple, VZV, CMV, EBV) y VIH. Puede acompañar a la neuroborreliosis, leptospirosis, sífilis y tuberculosis del SNC.

### → CUADRO CLÍNICO E HISTORIA NATURAL

Al inicio puede aparecer un dolor grave de la espalda y/o dolor de la región sacrolumbar.

**1. Inflamación de las astas anteriores de la médula espinal:** actualmente los principales agentes causales son los enterovirus; parálisis flácidas, bruscas, progresivas y asimétricas que suelen afectar a las 4 extremidades con debilidad muscular, que persisten varios días, acompañadas de fiebre y mialgias; no aparecen trastornos de la sensibilidad. Lesiones en el bulbo raquídeo → trastornos de la deglución e insuficiencia respiratoria.

**2. Inflamación de la sustancia blanca, mielitis transversa:** parálisis flácidas ascendentes, trastornos de la sensibilidad y disfunción de los esfínteres.

**3. Mielitis asociada a la meningitis y/o encefalitis:** combinación de los síntomas y signos típicos de cada síndrome clínico; en algunos pacientes con manifestaciones de una enfermedad vírica determinada (sin embargo, su ausencia no descarta el diagnóstico).

En muchos enfermos persisten secuelas neurológicas: alteraciones de la sensibilidad, paresias o parálisis de varios niveles de gravedad y extensión. Al demorar la instauración del tratamiento se aumenta el riesgo de las lesiones permanentes.

### → DIAGNÓSTICO

En cada paciente con sospecha de mielitis cuanto antes realizar la **RMN** (posibilita también descartar las lesiones no inflamatorias y la compresión de la médula). El **estudio microbiológico** y **serológico** como en la encefalitis →cap. 18.6.2 y meningitis →cap. 18.6.1. En el **análisis general del LCR** cambios inflamatorios; en la inflamación vírica suele haber aumento del número de las células mononucleares y una importante elevación de la concentración de proteínas (en poliomielitis primero una pleocitosis con la concentración de proteínas normales y después de ~2 semanas el número de células se normaliza, mientras que la concentración de las proteínas aumenta). En tuberculosis la concentración de proteínas es muy alta.

### → TRATAMIENTO Y PREVENCIÓN

Como en la encefalitis →cap. 18.6.2 y meningitis →cap. 18.6.1. El tratamiento antinflamatorio y el manejo del edema (dexametasona) tiene una importancia primordial. En caso de la compresión de la médula por un absceso epidural → una descompresión quirúrgica urgente.

## 6.4. Lesiones focales infecciosas del SNC

### 6.4.1. Empiema subdural

→ **DEFINICIÓN Y ETIOPATOGENIA**

Acúmulo de contenido purulento entre la duramadre y la aracnoides del cerebro.

**1. Agente etiológico:** estreptococos aerobios (35 %) y anaerobios (10 %), *S. aureus* (10 %) y *S. epidermidis* (2 %), bacilos aerobios gramnegativos (10 %).

**2. Factores de riesgo:** sinusitis (>50 %), otitis media (30 %), traumatismo craneoencefálico (30 %), osteomielitis craneal, cirugías.

→ **CUADRO CLÍNICO E HISTORIA NATURAL**

Poco específico. Durante varios días o semanas la cefalea y la fiebre son las únicas manifestaciones del empiema en la fase de formación; luego náuseas, vómitos y signos meníngeos (rigidez de nuca). A medida que se acumula la pus en el espacio subdural, se agravan los síntomas y signos del edema cerebral, así como los signos focales. La tardanza en instauración del tratamiento lleva a secuelas neurológicas (paresias o parálisis espásticas, epilepsia, afasia) o a la muerte (mortalidad 40 %).

→ **DIAGNÓSTICO**

**1. Pruebas de laboratorio:** cambios inespecíficos del LCR (más a menudo una pleocitosis moderada con predominio de granulocitos; en un 40 % predominan los linfocitos); el resultado del estudio microbiológico del LCR es siempre negativo.

**2. RMN o TC:** la prueba diagnóstica más importante; las lesiones típicas en el espacio subdural con acúmulo del material líquido, el realce meníngeo y los signos de la compresión (el efecto de masa) confirman el diagnóstico.

→ **TRATAMIENTO**

**1. Antibioticoterapia empírica:** 3 fármacos iv. a dosis máximas: bencilpenicilina (G), cefalosporina de III generación (p. ej. cefotaxima, ceftriaxona) y metronidazol (7,5 mg/kg cada 6 h). En caso de sospecha de SARM → sustituir la penicilina por vancomicina. Continuar la antibioticoterapia durante 2-4 semanas después del drenaje del empiema. En enfermos tratados de forma conservadora: 6-8 semanas.

**2. Tratamiento quirúrgico:** el drenaje quirúrgico es el método de elección cuando el empiema tiene el grosor de >9 mm; se debe considerar también en las lesiones más pequeñas.

**3. Tratamiento sintomático:** como en la meningitis →cap. 18.6.1.

**4. Observación:** durante el tratamiento realizar la TC o la RMN de seguimiento cada 7-14 días.

### 6.4.2. Absceso cerebral

→ **DEFINICIÓN Y ETIOPATOGENIA**

Infección focal del tejido cerebral. Se propaga por contigüidad o por vía hematógena (incluso de los focos primarios distantes, p. ej. el endocardio). Inicialmente una infiltración inflamatoria → ~2 semanas más tarde se produce su desintegración → se forma un acúmulo de material purulento rodeado por la cápsula bien vascularizada de pared fina. El absceso está rodeado por la zona de edema cerebral.

La **etiología** depende de la localización del foco primario de la infección y de otros **factores de riesgo**:

1) sinusitis → estreptococos aerobios y anaerobios, bacterias de los géneros *Haemophilus, Bacteroides, Fusobacterium*

2) otitis media o mastoiditis → estreptococos, bacilos aerobios gramnegativos entéricos (sobre todo *Proteus*), *Bacteroides* y *P. aeruginosa*

3) endocarditis → *Streptococcus viridans*

4) traumatismo → *S. aureus*

5) déficit de la inmunidad celular → *Candida, Aspergillus,* con menor frecuencia *Cryptococcus neoformans*; SIDA → más frecuentemente *T. gondii*, hongos (*C. neoformans*)

6) tuberculosis: el tuberculoma es un absceso que contiene un material caseoso

7) otros: inflamaciones odontógenas, infecciones posoperatorias, bronquiectasias, absceso pulmonar, sepsis.

## → CUADRO CLÍNICO E HISTORIA NATURAL

Inicialmente cefalea, a menudo sorda, difusa, en un 50 % con fiebre. Los signos y síntomas de la hipertensión intracraneal y del edema cerebral aumentan paulatinamente. Signos focales en un 50 % de los enfermos: paresias y parálisis, afasia, crisis epilépticas (convulsiones). El papiledema en un 25 %.

La tasa de mortalidad es de hasta el 25 %, y en un 30-50 % de los enfermos se producen secuelas neurológicas permanentes (p. ej. parálisis, paresias, epilepsia).

## → DIAGNÓSTICO

**1. Pruebas de laboratorio:** lesiones inespecíficas en el estudio general del LCR (aumento de la presión, otros parámetros pueden estar dentro de los límites normales). Los cultivos de sangre y LCR suelen ser negativos. El cultivo del material obtenido mediante la aspiración con aguja fina del absceso tiene el mayor valor diagnóstico (siempre para las bacterias aerobias, anaerobias y hongos). Por el riesgo de la herniación cerebral realizar la punción lumbar solo en los casos justificados, una vez realizada la TC/la RMN y el examen del fondo de ojo.

**2. RMN y TC:** la imagen típica es el infiltrado inflamatorio hipodenso que se refuerza tras la administración del contraste, una cápsula del absceso intensificada por el medio de contraste rodeada de la zona hipodensa del edema cerebral. Las estructuras adyacentes del encéfalo se encuentran desplazadas y comprimidas (efecto de masa).

## → TRATAMIENTO

**1. Tratamiento quirúrgico:** el método de elección es la aspiración del contenido del absceso o la resección del absceso (en particular los abscesos en la fosa posterior, abscesos fúngicos y tuberculomas). Contraindicaciones: abscesos multiloculados, acceso quirúrgico difícil, abscesos pequeños de <2 cm de diámetro.

**2. Antibioticoterapia:** bencilpenicilina (G), cefalosporina de III generación y metronidazol iv. durante 8 semanas; utilizar como tratamiento complementario, o como el tratamiento único cuando la cirugía resulta imposible. Micosis del SNC →cap. 18.6.1.

**3. Tratamiento sintomático:** como en la meningitis →cap. 18.6.1.

**4. Observación:** durante el tratamiento realizar la TC o la RMN de seguimiento cada 7-14 días y después del fin de tratamiento cada mes durante un año (junto con el examen clínico).

## → COMPLICACIONES

La complicación más peligrosa es la ruptura del absceso hacia el espacio ventricular del cerebro (empeoramiento brusco, tasa de mortalidad de 80-100 %).

# 7. Sepsis y *shock* séptico

## → DEFINICIONES Y ETIOPATOGENIA

En 2016 se publicó una nueva definición de **sepsis** y ***shock* séptico**. Debido al hecho de que los datos epidemiológicos, de pronóstico, y de tratamiento hacen referencia (sobre todo) a los cuadros diagnosticados sobre la base de las definiciones utilizadas hasta la fecha, y también al hecho de que lo que anteriormente se denominaba "sepsis grave" en la nueva nomenclatura se denomina "sepsis", en esta edición del manual se utilizarán dichas definiciones de manera paralela (→tabla 7-1, tabla 7-2, tabla 7-3). En las nuevas definiciones no se incluyó el término "infección", por lo que en el texto se usará su definición tradicional.

**Infección:** respuesta inflamatoria a la presencia de microorganismos en los tejidos, fluidos o cavidades corporales que normalmente son estériles.

**Infección confirmada microbiológicamente:** aislamiento de microorganismos patógenos (o detección de sus antígenos o de su material genético) en fluidos corporales o tejidos que normalmente son estériles.

**Sospecha clínica de infección:** manifestación de síntomas clínicos que de manera clara sugieren una infección, p. ej. presencia de leucocitos en fluidos corporales fisiológicamente estériles (con excepción de la sangre), perforación de órganos internos, imagen de neumonía en la radiografía de tórax junto con expectoración en las vías respiratorias, herida infectada, etc.

**Síndrome de disfunción multiorgánica** (SDMO): trastornos graves de funcionamiento de los órganos en el curso de una enfermedad aguda que indican la imposibilidad de mantener la homeostasia sistémica sin intervención terapéutica.

**Bacteriemia:** presencia de bacterias en la sangre.

**Viremia:** presencia de virus capaces de replicar en la sangre.

**Fungemia:** presencia de hongos en la sangre (candidemia: hongos del género *Candida* en la sangre).

### Causas

El tipo de microorganismo no determina el proceso fisiopatológico de la sepsis. Los microorganismos no tienen que estar presentes en la sangre. La mayoría de los pacientes no presenta trastornos previos de la inmunidad, si bien dichas alteraciones son el principal factor de riesgo de sepsis.

Las infecciones y estados inflamatorios que causan la sepsis pueden afectar a diferentes órganos: la cavidad abdominal (p. ej. peritonitis, colangitis, pancreatitis aguda), el aparato urinario (pielonefritis), el aparato respiratorio (neumonía), el SNC (neuroinfecciones), el endocardio, los huesos y articulaciones, la piel y el tejido subcutáneo (heridas debidas a traumas, lesiones por presión y heridas posoperatorias), el aparato reproductor (infecciones del útero y de la placenta). Con frecuencia el foco de la infección puede permanecer oculto y localizarse en dientes y tejidos periodontales, senos paranasales, amígdalas, vesícula biliar, aparato reproductor, abscesos de órganos internos.

**Factores de riesgo yatrogénicos:** cánulas y catéteres intravasculares, sonda vesical, catéteres de drenaje, prótesis y dispositivos implantados, ventilación mecánica, nutrición parenteral, transfusión de líquidos y hemoderivados contaminados, heridas y lesiones por presión, alteraciones inmunitarias debidas a farmacoterapia y radioterapia.

### Etiopatogenia

**La sepsis** es una reacción del organismo a la infección, con participación de componentes del microorganismo y sus endotoxinas, así como mediadores de la respuesta inflamatoria generados por el huésped (citoquinas, quimiocinas,

**Tabla 7-1. Definiciones y criterios diagnósticos de sepsis y *shock* séptico**

| Definiciones y criterios | Actuales (1991, 2001) | Nueva propuesta (2016) |
|---|---|---|
| Sepsis | SRIS secundario a una infección | Disfunción orgánica potencialmente mortal causada por una respuesta anómala del sistema a la infección. Dicha respuesta origina un daño tisular y orgánico (corresponde al concepto anterior de "sepsis grave") |
| Sepsis grave | Sepsis causante de insuficiencia o disfunción grave de órganos (o de sistemas →más adelante); corresponde a la "sepsis" en la nueva nomenclatura | Su equivalente es "sepsis" según se define más arriba |
| Criterios diagnósticos de alteraciones de la función sistémica u orgánica | Utilizados para el diagnóstico de sepsis grave (→tabla 8-2) | Utilizados para el diagnóstico de sepsis: aumento súbito del resultado en la escala SOFA en ≥2 ptos. (→tabla 8-3)[a] en presencia o sospecha de infección |
| *Shock* séptico | Forma grave de sepsis con insuficiencia circulatoria aguda, que se caracteriza por hipotensión persistente (presión sistólica <90 mm Hg, presión media <65 mm Hg o reducción de la presión sistólica en >40 mm Hg), a pesar de una apropiada reposición con fluidos y que por lo tanto requiere la administración de fármacos vasoconstrictores | Sepsis, en la que los trastornos de los sistemas cardiovascular, metabólico y a nivel celular son tan profundos que de manera significativa aumenta la mortalidad. Se diagnostica si, a pesar de una reposición con fluidos adecuada, se mantiene: 1) una hipotensión que requiera la administración de fármacos vasoconstrictores con el fin de conseguir una presión arterial media de ≥65 mm Hg y 2) una concentración de lactato sérico >2 mmol/l (18 mg/dl) |
| Escala propuesta para la individualización de enfermos de alto riesgo de muerte | No se ha precisado. Se han utilizado tanto los criterios SRIS como de las alteraciones de la función orgánica y los criterios ampliados de diagnóstico de sepsis que abarcan dichas alteraciones (→tabla 8-4) | Resultado en la escala QuickSOFA (qSOFA): ≥2 de los siguientes síntomas y signos 1) alteraciones de la conciencia[b] 2) presión sistólica ≤100 mm Hg 3) frecuencia respiratoria ≥22/min |
| Estimación de la intensidad de la reacción inflamatoria | Usada en la definición de sepsis — SRIS, es decir, ≥2 de los siguientes: 1) temperatura corporal >38 °C o <36 °C 2) frecuencia cardíaca >90/min[c] 3) frecuencia respiratoria >20/min o $PaCO_2$ <32 mm Hg 4) leucocitosis >12 000/μl o <4000 /μl o >10 % de formas inmaduras de neutrófilos | No se menciona (se asume que la reacción inflamatoria es solo uno, y no el más importante de los aspectos de la reacción sistémica a la infección; se subrayan las alteraciones de la función orgánica, con la suposición de que de manera significativa aumentan la mortalidad) |

[a] En enfermos sin alteraciones agudas de la función orgánica la puntuación de SOFA suele ser 0.

[b] Resultado de la valoración de la escala de coma de Glasgow (→tabla 1.6-2) <15 ptos.

[c] Puede no aparecer en enfermos que reciben β-bloqueantes.

$PaCO_2$ — presión parcial de dióxido de carbono, SRIS — síndrome de respuesta inflamatoria sistémica

Según: *Intensive Care Med.*, 2003, 29: 530-538 y *JAMA*, 2016; 315: 801-810. doi:10.1001/jama.2016.0287

---

**Tabla 7-2. Criterios diagnósticos tradicionales de disfunción orgánica asociada a sepsis[a]**

1) hipoperfusión tisular asociada a sepsis, o

2) alteraciones de la función orgánica o sistémica asociadas a una infección, es decir ≥1 de las siguientes disfunciones:

   a) hipotensión causada por sepsis

   b) concentración de lactato >LSN

   c) diuresis <0,5 ml/kg/h durante >2 h, a pesar de una reposición apropiada con fluidos

   d) $PaO_2/FiO_2$<250 mm Hg, si los pulmones no son el foco infeccioso, o<200 mm Hg, si los pulmones son el foco infeccioso

   e) creatininemia >176,8 µmol/l (2 mg/dl)

   f) bilirrubinemia >34,2 µmol/l (2 mg/dl)

   g) recuento de plaquetas<100 000/µl

   h) coagulopatía (INR >1,5)

[a] Son los criterios previamente utilizados para el diagnóstico de sepsis grave.

$FiO_2$ — fracción inspirada de oxígeno, LSN — límite superior de la normalidad, $PaO_2$ — presión parcial de oxígeno en la sangre arterial

Según las recomendaciones de la Campaña para sobrevivir a la sepsis, 2012.

---

icosanoides y los demás responsables del SRIS) y otras sustancias que producen daño celular (p. ej. radicales libres de oxígeno).

**El *shock* séptico** (hipotensión e hipoperfusión tisular) es consecuencia de los mediadores de la respuesta inflamatoria: llenado insuficiente del lecho vascular por hipovolemia relativa (vasodilatación y disminución de la resistencia vascular sistémica) o absoluta (aumento de la permeabilidad capilar), así como, con menor frecuencia, disminución de la contractilidad miocárdica (en el *shock* séptico el gasto cardíaco habitualmente se encuentra aumentado siempre que el llenado del lecho vascular sea adecuado). La hipotensión e hipoperfusión provocan una disminución del aporte de oxígeno a los tejidos y la consiguiente hipoxia tisular. La disminución final del suministro y consumo de oxígeno potencia el metabolismo anaeróbico en las células y lleva a la aparición de la acidosis láctica. Otros elementos del *shock* séptico: síndrome de distrés respiratorio agudo (SDRA), insuficiencia renal aguda, alteración de la conciencia debida a la isquemia del SNC y actuación de los mediadores de la respuesta inflamatoria, trastornos en el funcionamiento del tracto digestivo como íleo paralítico por la isquemia y daño en la membrana mucosa que provoca la translocación de las bacterias desde el tubo digestivo a la sangre, y también hemorragias (gastropatía hemorrágica aguda y úlceras agudas por estrés →cap. 4.6.1, colitis isquémica →cap. 4.21.3), insuficiencia hepática aguda grave →cap. 7.13, insuficiencia suprarrenal relativa.

### → CUADRO CLÍNICO E HISTORIA NATURAL

Síntomas de sepsis →Definiciones y tabla 7-4. Otros síntomas dependen de los órganos afectados. Si no se controla la infección en las fases iniciales de la sepsis, aparecerán las manifestaciones de disfunción multiorgánica: aparato respiratorio (síndrome de distrés respiratorio agudo, SDRA →cap. 3.1.1), aparato circulatorio (hipotensión, *shock*) y aparato urinario (insuficiencia renal aguda, inicialmente prerrenal) y trastornos de hemostasia (CID →cap. 15.21.2, al principio normalmente con trombocitopenia) y trastornos metabólicos (acidosis láctica). En ausencia de un tratamiento eficaz se agravan las manifestaciones del *shock* y de la disfunción multiorgánica y sobreviene la muerte.

**Tabla 7-3. Escala de disfunción orgánica asociada a sepsis (SOFA)[a]**

| Órgano o sistema | Puntuación | | | | |
|---|---|---|---|---|---|
| | 0 | 1 | 2 | 3 | 4 |
| **Sistema respiratorio** | | | | | |
| $PaO_2/FiO_2$, mm Hg (kPa) | ≥400 (53,3) | <400 (53,3) | <300 (40) | <200 (26,7)[b] | <100 (13,3)[b] |
| **Coagulación** | | | | | |
| Recuento de plaquetas, × $10^3$/μl | ≥150 | <150 | <100 | <50 | <20 |
| **Hígado** | | | | | |
| Concentración de bilirrubina, μmol/l (mg/dl) | <20 (1,2) | 20-32 (1,2-1,9) | 33-101 (2,0-5,9) | 102-204 (6,0-11,9) | >204 (12) |
| **Sistema cardiovascular** | MAP ≥70 mm Hg | MAP <70 mm Hg | dobutamina (cualquier dosis) o dopamina <5[c] | noradrenalina ≤0,1 o adrenalina ≤0,1, o dopamina 5,1-15[c] | noradrenalina >0,1 o adrenalina >0,1, o dopamina >15[c] |
| **Sistema nervioso** | | | | | |
| Escala de coma de Glasgow[d] | 15 | 13-14 | 10-12 | 6-9 | <6 |
| **Riñones** | | | | | |
| Concentración de creatinina, μmol/l (mg/dl) o diuresis, ml/d | <110 (1,2) | 110-170 (1,2-1,9) | 171-299 (2,0-3,4) | 300-440 (3,5-4,9) o <500 | >440 (5,0) o <200 |

[a] Calculadora en idioma español http://www.samiuc.es/index.php/calculadores-medicos/calculadores-de-evaluadores-pronosticos/sofa-score.html

[b] Durante la ventilación mecánica.

[c] Dosis de catecolaminas expresadas en μg/kg/min y administradas durante ≥1 h.

[d] →cap. 1.6, tabla 6-2.

$FiO_2$ — concentración de oxígeno en la mezcla gaseosa, expresada en decimales; MAP — presión arterial media; $PaO_2$ — presión parcial de oxígeno en sangre arterial

Según: *Intensive Care Med.*, 1996, 22: 707-710.

---

## → DIAGNÓSTICO

### Exploraciones complementarias

**1. Pruebas de laboratorio** con el objetivo de evaluar el grado de disfunción orgánica (gasometría arterial y venosa, concentración de lactato sérico [determinarlo en una hora desde la aparición de la sepsis], pruebas para evaluar hemostasia, parámetros bioquímicos de función renal y hepática), y para evaluar la severidad de la respuesta inflamatoria (hemograma completo, proteína C-reactiva o procalcitonina [PCT], en la actualidad con menor frecuencia VHS; la reducción de la concentración de la PCT puede ser indicación para abreviar la antibioticoterapia en enfermos con infección confirmada. El resultado negativo de la PCT puede apoyar la decisión de suspender la antibioticoterapia empírica en los casos con sospecha de sepsis que posteriormente no son confirmados.

**Tabla 7-4. Criterios ampliados para el diagnóstico de sepsis. Consecuencias de la sepsis**

**Infección (confirmada o sospechada) y algunos de los siguientes criterios**

**Parámetros generales**
- temperatura corporal >38 °C o <36 °C
- taquicardia >90/min
- taquipnea >30/min (o ventilación mecánica)
- alteración brusca del nivel de conciencia
- edemas significativos o balance hídrico positivo (>20 ml/kg/d)
- hiperglucemia (>7,7 mmol/l [140 mg/dl]) en ausencia de diabetes

**Parámetros inflamatorios**
- leucocitosis >12 000/μl o leucopenia (recuento de leucocitos <4000/μl)
- presencia de >10 % de formas inmaduras de neutrófilos
- proteína-C reactiva >2 desviaciones estándar del nivel medio
- procalcitonina >2 desviaciones estándar del nivel medio

**Parámetros hemodinámicos y de perfusión tisular**
- hipotensión (presión arterial sistólica <90 mm Hg, media <70 mm Hg, o reducción de la presión sistólica >40 mm Hg en personas con hipertensión arterial)
- concentración de lactato sérico >LSN
- llenado capilar retardado

**Aparición o empeoramiento de signos de disfunción de órganos**
- hipoxemia ($PaO_2/FiO_2$ <300 mm Hg; en caso de enfermedades primarias del aparato respiratorio <200)
- oliguria aguda (diuresis <0,5 ml/kg/h durante >2 h a pesar de hidratación adecuada)
- aumento de la concentración de creatinina >44,2 μmol/l (0,5 mg/dl) en 48 h
- trastornos de la hemostasia (recuento de plaquetas <100 000/μl, INR >1,5, TTPa >60 s)
- concentración de la bilirrubina total en el plasma >70 μmol/l (4 mg/dl)
- íleo paralítico (ausencia de ruidos intestinales)

Según las recomendaciones de la Campaña para sobrevivir a la sepsis 2012, modificadas.

**2. Pruebas microbiológicas**
1) Hemocultivos: ≥2 muestras, entre ellas ≥1 muestra extraída de una vena periférica y una muestra de cada uno de los catéteres vasculares (en caso de tenerlos) insertados por un período >48 h. Deben realizarse hemocultivos de todas las muestras de sangre en condiciones aerobias y anaerobias.
2) Otras. Según el foco sospechado: de las vías respiratorias, orina, otros fluidos corporales (p. ej. líquido cefalorraquídeo, líquido pleural), frotis o exudados de heridas.

**3. Pruebas de imagen:** radiografía (principalmente de tórax), ecografía y TC (principalmente de abdomen, pantomografía si hay foco oculto).

**Criterios diagnósticos**
→Definiciones, tabla 7-1. Criterios de diagnóstico ampliados →tabla 7-4. Es preciso explorar rutinariamente a los pacientes en estado muy grave (p. ej. tratados en la UCI), focalizándose en una posible sepsis a fin de poder iniciar lo antes posible el tratamiento correspondiente.

**→ TRATAMIENTO**

Es necesario aplicar simultáneamente el tratamiento sintomático y etiológico. El pronóstico depende sobre todo de la rapidez con la que se inicia la

---

**Tabla 7-5. Paquete de medidas según la Campaña para sobrevivir a la sepsis 2012**

**En 1 hª:**

1) Determinar la concentración de lactato en sangre[b].

2) Tomar muestras de sangre para hemocultivos (antes de administrar antibióticos).

3) Administrar antibióticos de amplio espectro.

4) Realizar una administración rápida de una solución de cristaloides 30 ml/kg[c] si hay hipotensión o lactatos ≥4 mmol/l (36 mg/dl).

5) Administrar vasoconstrictores en caso de hipotensión que no responde a la fluidoterapia inicial intensiva, para mantener una presión arterial media (MAP) ≥65 mm Hg.

---

[a] Se considera el "momento cero" el momento en el cual se realiza una evaluación del estado del enfermo en la unidad de emergencias o en el cual se anotan síntomas indicadores de sepsis (anteriormente: sepsis grave) en la documentación médica (p. ej. en la ficha de observación) de otro lugar en el que el enfermo obtiene cuidados.

[b] En 2-4 h volver a determinar la concentración de lactatos, en caso de concentración inicial >2 mmol/l. El objetivo es la normalización.

[c] El volumen indicado tiene que infundirse en 1-3 h.

Según la actualización realizada en 2018: *Levy M.M., Evans L.E., Rhodes A., The Surviving Sepsis Campaign bundle: 2018 update, Intensive Care Med., 2018:* https://doi.org/10.1007/s00 134-018-5085-0; *Crit. Care Med., 2018, 46: 998-1000.* http://www.survivingsepsis.org/Bundles/Pages/default.aspx

---

administración de antibióticos y líquidos. Manejo precoz (el denominado paquete de medidas) →tabla 7-5.

**Tratamiento causal**

**1. Tratamiento antimicrobiano:** el tratamiento empírico inicial debe comenzar lo antes posible **en un plazo inferior a 1 h** (cada hora de retraso aumenta la mortalidad). Antes de iniciar el tratamiento se deben extraer las muestras microbiológicas para cultivos, siempre y cuando esto sea posible y no suponga un retraso del tratamiento en más de 45 minutos (→Diagnóstico). Asociar ≥1 antibiótico de amplio espectro iv., cubriendo el foco de infección más probable. Se deben considerar los agentes etiológicos posibles (bacterias, hongos y virus), así como la penetración en el foco de infección y la sensibilidad local de los microorganismos al fármaco. En el *shock* séptico inicialmente se sugiere utilizar ≥2 antibióticos de grupos diferentes y de amplio espectro, para cubrir todas las más probables bacterias que puedan ser el origen del cuadro. No se recomienda de rutina la administración de ≥2 antibióticos de diferentes grupos dirigidos al mismo patógeno (sospechado o confirmado) en sepsis o bacteriemias que acompañan a la neutropenia, ni en infecciones graves con bacteriemia, ni en sepsis sin *shock*. Esto no descarta el uso de terapia multifármaco en las situaciones descritas con el fin de extender el espectro de cobertura antimicrobiana (es decir, administración de ≥2 antibióticos de diferentes grupos activos frente a ≥2 bacterias confirmadas o sospechadas). Sin embargo, se suele utilizar el tratamiento combinado (entendido como más arriba, es decir dirigido hacia uno o más patógenos posibles) en caso de sospecha o diagnóstico de infección por *Pseudomonas* o *Acinetobacter* (actuación recomendada sobre todo en caso de cepas farmacorresistentes) y en el *shock* con bacteriemia por *Streptococcus pneumoniae* (en la segunda situación se administra un antibiótico β-lactámico con o sin un macrólido). Todos los días hay que valorar, según la evolución del paciente, la posibilidad de cambio a un tratamiento antibiótico de espectro más estrecho o a monoterapia. En el *shock* séptico tal modificación se recomienda, en consonancia con la mejoría clínica y la aparición de rasgos del cese de la infección. Esto concierne al tratamiento combinado (dirigido hacia el mismo patógeno), tanto empírico como dirigido. Lo más rápidamente posible administrar un tratamiento dirigido (en la mayoría de los casos monoterapia), sobre la base de los resultados del antibiograma. En la dosificación hay que tener en cuenta los rasgos farmacocinéticas y farmacodinámicos de los fármacos, p. ej.

1) administración de altas dosis de carga iniciales: p. ej. vancomicina

2) ajuste de dosis de algunos fármacos al peso corporal o a los resultados de concentración sérica: aminoglucósidos y vancomicina

3) valoración de infusiones continuas o prolongadas iv. de fármacos de acción dependiente del momento en el que su concentración es mayor a la CIM: sobre todo antibióticos β-lactámicos

4) administración 1 × d de fármacos de actividad dependiente de su concentración máxima y de un efecto posantibiótico considerable: aminoglucósidos

5) características de fármacos en enfermos con sepsis y *shock* séptico, p. ej. el aumento del volumen de distribución de antibióticos hidrófilos y de la filtración glomerular (aclaramiento renal), que se presentan sobre todo en enfermos con requerimiento prolongado de fluidos, sugieren la administración de dosis mayores. Duración del tratamiento: habitualmente 7-10 días (o más, si la respuesta al tratamiento es lenta, no se consigue eliminar por completo la fuente de infección, se presenta neutropenia →cap. 23.2.5 u otra inmunodeficiencia, algunos microorganismos, bacteriemia por *Staphylococcus aureus*; un tratamiento más corto puede ser adecuado en algunos enfermos, sobre todo con mejoría clínica rápida tras la eliminación de la fuente de infección en la cavidad abdominal o asociada a urosepsis, así como en caso de una pielonefritis no complicada [es decir, sin base anatómica]). El papel de determinación de procalcitonina en la reducción de la duración de la farmacoterapia →más arriba.

**2. Eliminación del foco de infección:** desbridamiento quirúrgico de los tejidos u órganos infectados (p. ej. vesícula biliar, segmentos necróticos del intestino), retirada de catéteres (el catéter intravascular que puede ser fuente de infección debe retirarse inmediatamente después de obtener un acceso vascular), prótesis y dispositivos implantados, realizar drenaje de abscesos, empiemas y otros focos infectados. Se prefiere el procedimiento eficaz menos invasivo (p. ej. si es posible, realizar drenaje percutáneo de abscesos en lugar de cirugía). En casos de necrosis pancreática infectada se sugiere aplazar la intervención quirúrgica.

### Tratamiento sintomático

Indispensable en la sepsis (sepsis grave según la denominación anterior) y el *shock* séptico.

**1. Procedimiento inicial anti-shock:** inicio temprano, sobre todo de la infusión de fluidos iv. →más adelante, así como una monitorización frecuente de la eficacia son por lo menos tan importantes como la actuación de acuerdo con los algoritmos específicos y la obtención de parámetros objetivo fijados al inicio. Además de una mejoría del estado clínico general (y parámetros simples, tales como la frecuencia cardíaca, la presión arterial, la saturación de oxígeno arterial, la frecuencia respiratoria, la temperatura corporal, la diuresis) se considera de mayor importancia la reducción (regreso a valores correctos) de los niveles de lactato en enfermos con hipoperfusión, así como la obtención de una presión arterial media ≥65 mm Hg en el *shock* séptico (cuando se administran fármacos vasoconstrictores →más adelante). Anteriormente en las primeras 6 h desde el inicio del tratamiento se recomendaba alcanzar una presión venosa central "correcta" (PVC; ≥8-12 mm Hg [12-15 mm Hg en enfermos ventilados mecánicamente]), una presión arterial media ≥65 mm Hg, diuresis espontánea ≥0,5 ml/kg/h y una saturación venosa central de oxígeno en la vena cava superior ≥70 % o a la saturación venosa mixta de oxígeno ≥65 %. Las guías actuales de la SSC (campaña para sobrevivir a la sepsis) no enumeran todos los objetivos directamente, aunque las mediciones de los parámetros enumerados pueden servir para valorar la evaluación de la situación clínica. No obstante, se recomienda una posterior evaluación hemodinámica (como determinación de la frecuencia cardíaca, p. ej. mediante ecocardiografía), en caso de dudas en cuanto al tipo de *shock* (p. ej. junto con el *shock* séptico puede presentarse el *shock* cardiogénico), así como se prefiere utilizar parámetros hemodinámicos dinámicos (y no estáticos) para prever la respuesta a la perfusión de líquidos →cap. 2.2. Si, una vez alcanzado el nivel deseado de presión arterial media (tras la infusión de líquidos y la administración de vasoconstrictores), no se obtiene el objetivo de la reducción de lactato sérico (o el objetivo de la saturación de la sangre venosa) en las primeras horas, hay que considerar, dependiendo de las circunstancias (frecuencia cardíaca, función del ventrículo izquierdo, respuesta anterior a los líquidos, concentración de hemoglobina) ≥1 de las siguientes medidas: continuar la infusión de fluidos, transfundir concentrados de hematíes hasta alcanzar un hematocrito >30 %, administrar dobutamina (dosis máx. 20 µg/kg/min).

## 2. Tratamiento de la disfunción del sistema cardiovascular

1) Conseguir una adecuada recuperación de la volemia con líquidos. En pacientes con hipoperfusión tisular y sospecha de hipovolemia **comenzar perfundiendo cristaloides a un ritmo >30 ml/kg en las primeras 3 h**, vigilando que no aparezcan signos de sobrecarga de volumen. Algunos casos pueden requerir una administración rápida (o posterior) de dosis adicionales de líquidos. Dosis mayores de líquidos (p. ej. >30 ml/kg) deben infundirse en forma de dosis individuales (p. ej. de 200-500 ml una), y después de la administración de cada una de ellas hay que valorar la respuesta al tratamiento (véase también el cap. 2.2). Las guías de la Campaña para sobrevivir a la sepsis (2016) valoran de la misma manera los cristaloides equilibrados y el NaCl al 0,9 % (pero se suelen preferir las soluciones equilibradas, sobre todo en caso de necesidad de transfundir grandes cantidades iv. →cap. 25.22), y además se prefieren los cristaloides sobre coloides. No obstante, las soluciones de gelatina no se consideran tan estrictamente desaconsejadas como las soluciones de hidroxietilalmidón (HES). Sin embargo, se sugiere transfundir soluciones de albúmina (en general al 4 % o 5 %) como complemento en la transfusión de cristaloides durante el manejo inicial, y continuar la fluidoterapia en enfermos que requieran una transfusión de grandes cantidades de cristaloides.

2) Fármacos vasopresores: **noradrenalina** (preferible), en caso de ineficacia añadir vasopresina o **adrenalina** (dosificación →cap. 2.2); la vasopresina puede utilizarse también para reducir la dosis de noradrenalina. Indicaciones: hipotensión persistente a pesar de perfusión de un volumen adecuado de líquidos. Se debe administrar (lo más rápidamente posible a través de un catéter situado en la vena cava) y monitorizando la presión arterial de forma invasiva usando un catéter arterial. Se propone limitar el uso de **dopamina** a los casos con bradicardia, gasto cardíaco disminuido y con bajo riesgo de arritmias.

3) Fármacos que aumentan la contractilidad miocárdica: **dobutamina**, considerar en enfermos con hipoperfusión que persiste a pesar del tratamiento de la dosis adecuada de líquidos y la administración del vasopresor. La dosificación (→cap. 2.2) debería tener en cuenta que el objetivo es el cese de la hipoperfusión. Dejar de administrar en caso del agravamiento de la hipotensión y/o presentación de alteraciones de ritmo cardíaco.

## 3. Tratamiento de la insuficiencia respiratoria →cap. 3.1.1. La ventilación mecánica suele ser necesaria. Tratamiento de neumonía →cap. 3.13.1.

## 4. Tratamiento de la insuficiencia renal: la estabilización funcional del sistema cardiovascular es primordial, sobre todo la normalización de la presión arterial. En caso de necesidad iniciar tratamiento renal sustitutivo, si bien no se ha comprobado el beneficio de su uso precoz, aunque la oliguria o el aumento de la creatininemia no son las únicas indicaciones para el tratamiento renal sustitutivo.

**5. Tratamiento de la acidosis:** orientado a eliminar la causa de la acidosis. Basándose en premisas fisiopatológicas se puede administrar $NaHCO_3$ iv., cuando el pH de la sangre <7,15, pero no se han determinado sus beneficios clínicos.

**6. Corticoterapia:** si la hipotensión se mantiene a pesar de una hidratación adecuada y el uso de fármacos vasopresores, se puede considerar la administración de hidrocortisona <400 mg/d iv. durante ≥3 días (habitualmente 200 mg/d, al menos hasta que remita el *shock*).

**7. Control glucémico:** en caso de hiperglucemia causada por sepsis grave (>10 mmol/l [180 mg/dl] en dos mediciones consecutivas) administrar insulina (habitualmente infusión iv.). El objetivo es conseguir una glucemia <10 mmol/l (180 mg/dl) sin recurrir a un objetivo más estricto de glucemia <6,1 mmol/l (110 mg/dl). Al comienzo de la insulinoterapia comprobar la glucemia cada 1-2 h y, una vez estabilizada, cada 4-6 h. Evitar la hipoglucemia. Las mediciones de la sangre capilar pueden presentar resultados erróneos. En enfermos con catéter arterial se sugiere más bien tomar sangre a través del catéter (y no de la sangre capilar) para las mediciones de la glucemia a pie de cama.

**8. Manejo complementario**

1) **Transfusión de elementos sanguíneos**

   a) Concentrado de hematíes, si Hb <7 g/dl para alcanzar el nivel 7,0-9,0 g/dl. Excepciones: transfusión de concentrado de hematíes con Hb >7 g/dl cuando existe hipoperfusión tisular, hemorragia activa, hipoxemia importante o enfermedad coronaria significativa.

   b) Concentrado de plaquetas: independientemente de otros factores, se utiliza cuando las plaquetas son ≤10 000/µl. La transfusión puede ser beneficiosa cuando el recuento de plaquetas es de 10 000-20 000/µl y existe un riesgo elevado de hemorragia (sepsis o *shock* séptico incluidos). La realización de procedimientos invasivos puede requerir un recuento de plaquetas ≥50 000/µl.

   c) PFC y crioprecipitado: principalmente cuando existe hemorragia activa o se están planeando intervenciones invasivas.

2) **Nutrición:** enteral, en la medida de lo posible, en cantidades toleradas por el paciente (no es obligatorio satisfacer la demanda calórica completa).

3) **Prevención de las úlceras por estrés:** IBP o $H_2$-bloqueante en pacientes con factores de riesgo de hemorragia (en enfermos graves los factores más fuertes son la coagulopatía y la ventilación pulmonar mecánica de >48 h).

4) **Prevención de enfermedad tromboembólica venosa** →cap. 2.33.3. La profilaxis farmacológica se debe aplicar si no existen contraindicaciones debidas a hemorragia o un alto riesgo de su aparición. Se sugiere el uso de HBPM sobre la HNF. Además se sugiere iniciar la profilaxis mecánica en todos los casos que sea posible (y no solamente cuando la profilaxis farmacológica está contraindicada).

5) **Manejo durante la ventilación mecánica:** p. ej. emplear fármacos sedantes en las dosis más bajas posibles que puedan asegurar el nivel de sedación deseado (el menor tolerado). Evitar fármacos bloqueantes neuromusculares con excepción del SDRA (en caso de SDRA con $PaO_2/FiO_2$ <150 mm Hg se sugiere considerar la administración de relajantes neuromusculares hasta 48 h). Recomendar posición de la cabecera de la cama unos 30-45° para prevenir la neumonía asociada a la ventilación mecánica.

6) **Tratamiento de la CID** →cap. 15.21.2: el tratamiento causal de la sepsis tiene importancia fundamental.

# 8. Infecciones asociadas a catéteres intravasculares

→ **DEFINICIÓN Y ETIOPATOGENIA**

Las infecciones asociadas a catéteres intravasculares pueden ser:

1) locales: se producen en el extremo de salida del catéter o como infección del túnel (infección que se extiende entre la piel y tejido subcutáneo a lo largo del catéter insertado en las venas centrales)

2) sistémicas a través del torrente sanguíneo.

**Etiología:** habitualmente es la flora bacteriana cutánea que migra a lo largo de catéter o penetra en la sangre a través del acceso vascular durante la infusión o inyección de medicamentos. Agentes etiológicos más frecuentes: estafilococos coagulasa negativos (*Staphylococcus epidermidis*), *S. aureus*, *Enterococcus spp.*, *Candida spp.*, bacilos gramnegativos.

→ **CUADRO CLÍNICO E HISTORIA NATURAL**

**1. Infección local:** eritema, dolor, edema, aumento de la temperatura de la piel, a veces acompañado de secreción purulenta. En caso de accesos vasculares periféricos hay que diferenciarla de la reacción de cuerpo extraño que suele aparecer poco tiempo después de la inserción del catéter.

**2. Infección del torrente sanguíneo por catéter:** síntomas desde fiebre aislada hasta sepsis. Hay que sospecharla en todo paciente con catéter intravascular en el que se haya presentado fiebre sin foco aparente. La manifestación simultánea de infección local está presente en <30 % de los casos.

→ **DIAGNÓSTICO**

**1. Hemocultivo** (bacterias, hongos): tomar al mismo tiempo ≥2 muestras de sangre para el cultivo, una por venopunción periférica y otra a través del catéter central intravascular, de volúmenes comparables, idealmente 10 ml por punción. Adicionalmente, si hay secreción purulenta en el punto de inserción del catéter, se debe tomar una muestra de la zona afectada. La fuente más probable de infección es el catéter vascular si se produce primero el aislamiento del microorganismo en la sangre obtenida del catéter con un tiempo diferencial de ≥2 h antes que en la muestra obtenida por venopunción. El crecimiento en más de un hemocultivo de estafilococos coagulasa positivos (*S. aureus*), coagulasa negativos (p. ej. *S. epidermidis*) y de hongos (p. ej. *Candida*) indica también una posible infección asociada a catéter.

**2. Cultivo microbiológico cuantitativo o semicuantitativo:** realizar cuando se retira el catéter venoso central (paralelamente con la obtención de hemocultivo por venopunción periférica) → cortar el extremo del catéter con técnica aséptica, ponerlo en tubo estéril y entregarlo al laboratorio para realizar un cultivo semicuantitativo o cuantitativo. La infección por catéter se confirma al detectar la presencia en sangre y en el extremo de catéter del mismo microorganismo junto con la presencia de ≥15 colonias en cultivo semicuantitativo del catéter o ≥100/ml en cultivo cuantitativo.

**3. Otras pruebas:** en pacientes con infección sanguínea por catéter provocada por *S. aureus*, especialmente en caso de bacteriemia prolongada, se debe realizar ecocardiografía transesofágica con el fin de descartar endocarditis infecciosa.

## ➡ TRATAMIENTO

**1. Antibioticoterapia:** comenzar el tratamiento empírico inmediatamente tras la toma de muestras para cultivos (si es posible intentar el retiro del catéter venoso central) y en caso de necesidad modificar el tratamiento al recibir el resultado del antibiograma →tabla 8-1.

Se deben tener en cuenta los gérmenes más frecuentes y la sensibilidad de los mismos en cada institución. Como generalidad administrar:

1) antibiótico activo frente a estafilococos (cloxacilina iv., cefazolina iv.); en centros de asistencia médica con elevada prevalencia de SARM, en pacientes con larga estancia de hospitalización o procedentes de una UCI, en lugar de cloxacilina administrar vancomicina o teicoplanina iv. (no es de uso frecuente en Chile); sustituir por cloxacilina o cefazolina iv. si se comprueba mediante antibiograma que las cepas son sensibles a meticilina

2) vancomicina + antibiótico activo frente a *P. aeruginosa* (ceftazidima, cefepima, piperacilina con tazobactam, imipenem, meropenem) → en infección grave o en inmunodeprimidos, sobre todo en neutropénicos.

**2. Retirar el catéter** y en caso de necesidad obtener un nuevo acceso vascular en otra localización:

1) retirar siempre cuando la fuente de infección es un catéter venoso central temporal o un catéter arterial; solo cuando el agente aislado es un estafilococo coagulasa negativo se podría considerar mantener el catéter y administrar un antibiótico sistémico y local (irrigación del catéter con antibiótico)

2) retirar cuando la fuente de infección es una línea vascular permanente, de largo plazo o tunelizada, también si la infección está causada por *S. aureus* o *Candida spp.* y si se desarrollan: absceso, trombosis séptica, endocarditis infecciosa, recidiva de la infección, agravamiento del estado general debido a la infección, o bacteriemia persistente a pesar del tratamiento.

**3. Duración del tratamiento:**

1) si el catéter ha sido retirado: para estafilococos coagulasa negativos 5-7 días, enterococos o bacilos gramnegativos 7-14 días, *S. aureus* ≥14 días

2) sin complicaciones, sin retirar el catéter, infección por estafilococo coagulasa negativo: 10-14 días

3) en el caso de presentar las complicaciones arriba detalladas que obligan a retirar el catéter, y en aquellos casos que cursan con endocarditis infecciosa, osteomielitis hematógena, y flebitis infecciosa: 4-6 semanas.

## ➡ PREVENCIÓN

**1.** Seguir las normas de higiene de manos durante la inserción o reemplazo del catéter o cambio de los apósitos. Realizar con técnica aséptica empleando gorro de quirófano, mascarilla, bata quirúrgica y guantes estériles, cubriendo con paños estériles amplios la zona durante la inserción de los catéteres venosos centrales. Para las vías venosas periféricas usar solo guantes de procedimiento de un solo uso. Los guantes no tienen que ser estériles si no se toca la zona de punción después de la desinfección de la piel.

**2.** Desinfectar la piel con una solución alcohólica de clorhexidina (concentración >0,5 %) antes de insertar el catéter y durante el cambio de apósitos. En caso de contraindicación para el uso de clorhexidina, se pueden aplicar soluciones alcohólicas de preparados yodados.

**3.** Proteger el campo de inserción del catéter con apósitos de gasa estériles o apósitos transparentes, semipermeables.

**Tabla 8-1. Tratamiento de las infecciones del torrente sanguíneo asociadas a catéter intra-vascular**[a]

| Microorganismo | Antibiótico y dosificación | Antibióticos alternativos |
|---|---|---|
| *S. aureus, S. epidermidis* y otros estafilococos coagula-sa negativos sensibles a la meticilina | Cloxacilina (2 g iv. cada 4-6 h) o cefazolina | |
| SARM, SERM y otros estafilococos coagulasa negativos resistentes a la meticilina | Vancomicina (15 mg/kg cada 12 h o 7,5 mg/kg cada 6 h; habitualmente 1 g iv. cada 12 h[b]) o teicoplanina (3 primeras dosis: 6 mg/kg iv. cada 12 h, después 6 mg/kg iv. cada 24 h) | – Linezolid[c] <br> – Daptomicina |
| Especies del género *Enterococcus* sensibles a la penicilina y ampicilina | Penicilina (3 mill. uds. iv. cada 4 h) + gentamicina (1 mg/kg iv. cada 8 h) | Vancomicina Teicoplanina |
| | Ampicilina (2 g iv. cada 4-6 h) + gentamicina (1 mg/kg iv. cada 8 h) | |
| Especies del género *Enterococcus* resistentes a la ampicilina y penicilina | Vancomicina (véase más arriba) + gentamicina (1 mg/kg iv. cada 8 h) | |
| ERV | Linezolid (600 mg iv. cada 12 h) | |
| *Pseudomonas aeruginosa* (según sensibilidad) | Ceftazidima (2 g iv. cada 8 h) o piperacilina (4 g iv. cada 4-6 h) con tazobactam (4,5 g iv. cada 4-6 h) ±tobramicina o gentamicina (3-5 mg/kg iv. cada 24 h) | – Cefepima <br> – Imipenem <br> – Meropenem <br> – Ciprofloxacino |
| *Escherichia coli*, bacilos del género *Klebsiella* | Depende del resultado del antibiograma, más frecuentemente ceftriaxona (2 g iv. cada 24 h) o cefotaxima (2 g iv. cada 6-8 h) | Ciprofloxacino |
| Bacilos de los géneros *Enterobacter, Serratia* | Imipenem (0,5 g iv. cada 6 u 8 h) o meropenem (1 g iv. cada 8 h) | Ciprofloxacino |
| *Candida* otras que *C. parapsilosis* | →cap. 18.4 | |
| *Candida parapsilosis* | Fluconazol (400-600 mg iv. o VO cada 24 h) | |

[a] Tratamiento empírico inicial basado en epidemiología local. [b] Dosificación con función renal normal. En infecciones graves, gran obesidad y en pacientes con insuficiencia renal se monitori-za la concentración del fármaco en suero. Antes de administrar la 4.ª o 5.ª dosis debería ser de 15-20 µg/ml (nivel valle). [c] No registrado por el fabricante para el tratamiento de infecciones del torrente sanguíneo, usado en situaciones excepcionales.

ERV — enterococos resistentes a la vancomicina, SARM — cepas de *S. aureus* resistentes a la meticilina, SERM — cepas de *S. epidermidis* resistentes a la meticilina

**4.** Retirar el catéter inmediatamente si aparecen signos de infección (se observa secreción purulenta a través del punto de punción o en caso de infección del torrente sanguíneo (excepciones →más arriba) flebitis, o malfuncionamiento del catéter (obstrucción o defecto). Diariamente (preferiblemente en cada cambio de turno de enfermería) se debe valorar la aparición de los signos o alteraciones descritas. Los datos disponibles hasta la fecha no justifican el reemplazo rutinario de los catéteres periféricos cada 72-96 h (salvo que el fabricante expresamente lo recomiende).

**5.** Cambiar el apósito del catéter periférico cuando se ensucia o despega.

**6.** Reemplazar el apósito para los catéteres venosos centrales cada 7 días si se ha usado un apósito transparente, semipermeable (antes solamente si el apósito se rompe, no es hermético, está húmedo o se ensucia).

# 9. Manejo posexposición de las infecciones víricas de transmisión hematógena

Los agentes etiológicos más importantes son VHB, VHC, VIH.

## ➡ VALORACIÓN DEL RIESGO DE INFECCIÓN

El riesgo de la infección como resultado de la exposición depende del tipo de exposición, tipo de fluido potencialmente infeccioso, susceptibilidad de la persona expuesta, agente etiológico y estatus del paciente fuente de exposición (infectado vs. no infectado, nivel de infectividad)

**1. Exposición** (evento que crea el riesgo de la transmisión del virus):

1) lesión de la piel por un objeto punzante o cortante (aguja, bisturí, etc.)

2) contacto de las membranas mucosas (conjuntivas, cavidad oral) o de la piel lesionada (grietas, abrasiones, lesiones inflamatorias, heridas) con fluidos potencialmente infecciosos como sangre, fluidos, tejidos o secreciones corporales del paciente (el riesgo es mínimo cuando la piel se encuentra indemne o intacta)

3) todos los contactos directos con una fuente de partículas de VHB, VHC o VIH en laboratorios de investigación

4) mordedura humana (la fuente de infección puede ser tanto la persona mordida como la que muerde), muy poco frecuente.

**2. Material infectante:** fluido biológico que contiene partículas infecciosas en la cantidad mínima necesaria para la transmisión de la infección y de la cual se ha descrito la posibilidad de infección. El mayor riesgo de infección por VHB, VHC y VIH está relacionado con la sangre. Otros materiales infecciosos: líquido cefalorraquídeo, articular, pleural, peritoneal, pericárdico y amniótico, tejidos no conservados con formalina, cultivo de virus, saliva (esta última únicamente en el caso de VHB después de una exposición percutánea como mordedura), secreciones vaginales, semen. En la práctica clínica no se consideran material infeccioso (fluido que carece de microorganismo o del cual no se ha descrito la posibilidad de transmisión): heces, orina, vómitos, esputo, secreciones nasales, lágrimas y sudor, saliva (VIH y VHC) siempre y cuando no estén contaminados con sangre.

**3. Agente etiológico**

1) **VHB:** en personas susceptibles a la infección por VHB el riesgo de infección relacionado con el pinchazo con aguja (especialmente con lumen) u otro objeto

cortante depende del estatus serológico de la fuente de contagio (paciente fuente →tabla 9-1):

a) HBsAg(+) y HBeAg(+): el riesgo de hepatitis B clínicamente manifiesta es de un 22-31 %, y de la infección asintomática 37-62 %

b) HBsAg(+) y HBeAg(−): riesgo de un 1-6 % y de un 23-37 %, respectivamente.

2) **VHC:** el riesgo de la infección durante la exposición ocupacional a sangre es relativamente bajo, un promedio de 1,8 % después del pinchazo con aguja e incluso menor tras el contacto con membranas mucosas. Se desconocen casos de infección a través de la piel lesionada o intacta. El riesgo de transmisión por fluidos corporales diferentes a la sangre es prácticamente nulo.

3) **VIH:** aparte de la sangre el VIH puede encontrarse en la saliva, lágrimas, orina y otros fluidos corporales. Sin embargo, no se ha registrado ningún caso de la infección del personal médico después del contacto directo con estos fluidos biológicos. Eso se refiere también a vómitos y aerosoles que se generan durante algunos procedimientos (odontológicos, quirúrgicos, autopsia). El riesgo de infección por VIH:

a) a consecuencia de un pinchazo de aguja o a la herida producida por otro objeto cortante (p. ej. bisturí) es de ~0,3 %

b) a consecuencia de la contaminación de la mucosa o piel no lesionada con sangre ~0,1%

c) cuando el paciente fuente está tratado correctamente (fármacos antirretrovirales): es ≥79 veces menor que tras la exposición a la sangre del paciente no tratado. Aumentan el riesgo: el nivel elevado de viremia en el paciente fuente (se observa antes de la seroconversión y en el etapa SIDA), heridas profundas, sangre visible en el objeto que ha producido la lesión, pinchazo con aguja con lumen.

### → PREVENCIÓN Y MANEJO DE LA EXPOSICIÓN

Todo personal de la salud y estudiante del área de la salud que tenga contacto con pacientes o con los fluidos corporales potencialmente infectados y que no haya sido vacunado contra el VHB debe recibir una serie completa de vacunación primaria contra el VHB (3 dosis →cap. 18.10) idealmente con valoración de la respuesta posvacunal al segundo o tercer mes de completado el esquema.

Durante la atención de salud se deben aplicar las precauciones estándar en todo momento: higiene frecuente de manos, uso de barreras en presencia de secreciones o fluidos corporales (guantes, pecheras, antiparras), eliminación adecuada del material cortopunzante (no recapsular).

#### Principios generales del manejo posexposición

**1. Limpiar la zona contaminada:** lavar con agua con jabón sin detener el sangrado ni comprimir la zona afectada. No usar desinfectantes. Irrigar las mucosas posiblemente contaminadas con abundante cantidad de suero salino al 0,9 % o agua. Notificar la exposición lo antes posible al médico designado para la aplicación del protocolo posexposición (es obligación del empleador garantizar y financiar el manejo adecuado).

**2. Valorar el riesgo de infección** basándose en:

1) tipo de exposición (lesión de la piel por una aguja u otro objeto contaminado, contaminación de las mucosas o de la piel lesionada, mordedura que provoca sangrado)

2) tipo de fluido potencialmente infectado (sangre, otro fluido corporal contaminado con la sangre, otros fluidos corporales o tejidos potencialmente infecciosos, partículas concentradas del virus).

**3. Valorar si el paciente fuente está infectado** (si la exposición implica un riesgo importante de la infección) mediante:

**Tabla 9-1. Profilaxis posexposición al VHB**

| Estado de inmunización de la persona expuesta y respuesta a la vacuna contra VHB | Procedimiento basado en el HBsAg en la fuente de exposición[a] | | |
|---|---|---|---|
| | HBsAg(+) | HBsAg(−) | Fuente de exposición desconocida o no se puede evaluar el HBsAg |
| Antecedentes de hepatitis B[b] o infección actual (HBsAg (+) en la persona expuesta) | Profilaxis específica adicional no necesaria | Profilaxis específica adicional no necesaria | Profilaxis específica adicional no necesaria |
| No vacunada | 1 dosis de IGHB[c] + iniciar vacunación contra la hepatitis B[d] | Indicar vacunación contra la hepatitis B[d] | Iniciar vacunación contra la hepatitis B[d] |
| Vacunada, en la que 1-2 meses después de la vacuna planificada se ha evaluado la respuesta a la vacuna | | | |
| Respuesta serológica satisfactoria[e] | Profilaxis específica adicional no necesaria | Profilaxis específica adicional no necesaria | Profilaxis específica adicional no necesaria |
| Respuesta serológica no satisfactoria[f] | 1 dosis de IGHB[c] + iniciar vacunación contra la hepatitis B[d] | Profilaxis específica adicional no necesaria[g] | Administrar dosis de recuerdo de la vacuna |
| Vacunada varias veces con falta de la respuesta a la vacuna confirmada | 2 dosis de IGHB con intervalo de 1 mes | Profilaxis específica adicional no necesaria | Profilaxis específica adicional no necesaria o si los datos clínicos y epidemiológicos sugieren un alto riesgo de la infección por VHB: proceder como en caso de la exposición a la sangre de fuente HBsAg(+) |
| Vacunada, en la que 1-2 meses después de la vacuna planificada no se ha evaluado la respuesta a la vacuna: evaluar anti-HBs en el marco de la cualificación de profilaxis | | | |
| Anti-HBs ≥10 mUI/ml | Profilaxis específica adicional no necesaria | Profilaxis específica adicional no necesaria | Profilaxis específica adicional no necesaria |
| Anti-HBs <10 mUI/ml | Dosis de recuerdo de la vacuna + 1 dosis de IGHB | Profilaxis específica adicional no necesaria | Administrar dosis de recuerdo de la vacuna |

<sup>a</sup> Determinar el HBsAg en pacientes cuya sangre o fluidos corporales han sido la fuente de contacto.

<sup>b</sup> Las personas que tuvieron infección por VHB son inmunes a nueva infección y no requieren una profilaxis posexposición.

<sup>c</sup> IM o iv., dependiendo del preparado (dosis →cap. 18.11) lo antes posible después de la exposición, óptimamente en 12 h; hay que administrar a la vez con la primera dosis de la vacuna contra la hepatitis B (si se trata de un preparado de administración IM realizar la inyección en otro sitio diferente al de la vacuna).

<sup>d</sup> Lo antes posible (óptimamente en 12-24 h); el procedimiento es seguro para mujeres durante la gestación y lactancia; pauta de la vacuna: 0 — 1.<sup>er</sup> mes — 6.<sup>o</sup> mes o 0 — 1.<sup>er</sup> mes — 2.<sup>o</sup> mes — 12.<sup>o</sup> mes.

<sup>e</sup> Título de los anti-HBs en el suero ≥10 mUI/ml en la prueba realizada 2-3 meses después de terminar la serie básica (planificada, preexposición) de las vacunas.

<sup>f</sup> Concentración de los anti-HBs en el suero <10 mUI/ml en la prueba realizada 2-3 meses después de terminar la serie básica (planificada, preexposición) de las vacunas; sin la vacunación de nuevo.

<sup>g</sup> Indicar la vacuna planificada de nuevo, con evaluación de la respuesta a la vacuna 1-2 meses después de la última dosis.

1) datos clínicos y epidemiológicos
2) resultados de las pruebas realizadas al paciente fuente para la detección del VHB, VHC, y del VIH
3) no realizar pruebas de detección de VHB, VHC y VIH en los objetos puntiagudos o cortantes (p. ej. aguja, bisturí) que han producido la herida.

**4. Evaluar al trabajador expuesto a la infección:** valorar su estado de inmunización contra VHB (vacunación, información sobre la concentración de los anticuerpos anti-HBs después de 2-3 meses de completada la vacunación), realizar la anamnesis de las enfermedades actuales, de la toma de los medicamentos, embarazo y lactancia.

**5. Iniciar la profilaxis adecuada** (si existe un riesgo de infección) en función del riesgo del paciente fuente. Realizar la consulta adecuada a la persona expuesta a la infección y planear las consultas y estudios de seguimiento para vigilar su estado clínico.

**Manejo específico**

**1. VHB** → detectar el HBsAg en el paciente fuente (si es posible) y realizar los estudios serológicos en la persona expuesta con el fin de valorar su susceptibilidad a la infección (HBsAg, anti-HBc, y en las personas inmunizadas anteriormente el título de anti-HBs, si no se ha estudiado tras la vacunación). La profilaxis consiste en la administración de la vacuna sola, vacuna combinada con la inmunoglobulina de hepatitis B (HBIG) o de la HBIG sola. La elección del método de profilaxis depende de los antecedentes de vacunación de la persona expuesta y de la disponibilidad de la fuente de infección y del conocimiento de su estatus serológico →tabla 9-1. Instaurar la profilaxis cuanto antes, preferentemente dentro de las primeras 24 h y hasta 7 días. En el caso de tomar la decisión de someter al paciente a inmunoprofilaxis pasiva-activa administrar la HBIG y la vacuna en el mismo día.

Observar a la persona expuesta a la infección por VHB → determinar el anti-HBc 6 meses después de la exposición.

**2. VHC:** no se dispone de profilaxis posexposición específica para la infección por VHC. No existe una vacuna ni inmunoglobulina anti-VHC. En la profilaxis posexposición de la infección por VHC no se recomienda el uso de las inmunoglobulinas humanas polivalentes, tampoco de los fármacos antivíricos (IFN-α, ribavirina, AAD).

**Tabla 9-2. Tipos de exposición al VIH en las que la profilaxis específica posexposición está indicada**

| Tipo de exposición | Estado serológico de la fuente de exposición |
|---|---|
| Exposición percutánea (herida punzante, lesión) | VIH(+) o estado serológico desconocido, pero con factores de riesgo para la infección por el VIH |
| Salpicaduras en membranas mucosas, salpicaduras en piel lesionada: bajo volumen de material contagioso (algunas gotas) | VIH(+) |
| Salpicaduras en membranas mucosas, salpicaduras en piel lesionada: gran volumen de material contagioso o contacto prolongado con material contagioso (>15 min) | VIH(+) o estado serológico desconocido, pero con factores de riesgo para la infección por el VIH |
| Exposición sexual: coito anal o vaginal sin preservativo (o daño del preservativo) | VIH(+)[a] o estado serológico desconocido |
| Exposición sexual: sexo oral con eyaculación | VIH(+) con viremia detectable |
| Uso compartido de material inyectable u otros accesorios usados para preparar sustancias psicotrópicas que han tenido contacto con la sangre | VIH(+) |

[a] Si el paciente fuente está siendo tratado eficazmente con fármacos antirretrovirales y su viremia del VIH es indetectable, se puede dar por terminada la prevención posexposición del sujeto expuesto. Esta decisión debe ser tomada por un especialista.

Manejo:

1) el día de la exposición realizar el estudio de detección de los anticuerpos anti-VHC en el suero de la persona expuesta (con el fin de descartar la hepatitis C previamente no diagnosticada); en caso de exposición a la infección determinar el RNA-VHC a las 6-8 semanas de la exposición o el RNA-VHC y la ALT a las 12 semanas de la exposición o incluso antes, si aparecen síntomas sugerentes de hepatitis C aguda; confirmar el resultado positivo de la presencia de anti-VHC con la detección cualitativa del RNA-VHC en el suero

2) en caso de desarrollar hepatitis aguda por VHC derivar al hepatólogo para evaluar la instauración del tratamiento antivírico con terapia antiviral correspondiente en la persona expuesta →cap. 7.1.3.

### 3. VIH

1) dentro de las primeras horas del evento consultar a la persona que ha tenido el contacto con el material contaminado por VIH idealmente con un médico especializado en el tratamiento de las infecciones por VIH

2) determinar el estado serológico del paciente fuente (si es posible; está recomendado realizar los análisis de IV generación: VIH Ag/Ab) y recolectar datos sobre el curso de su enfermedad y su tratamiento

3) proponer la obtención de sangre del expuesto con el fin de valorar los anticuerpos anti-VIH (determinación de su estado serológico inicial)

4) si está justificado (→tabla 9-2), empezar lo antes posible (preferiblemente dentro de 1-2 h, idealmente antes de 48 h y, en situaciones excepcionales, 72 h después de la exposición) la profilaxis farmacológica de la infección con la combinación de 3 fármacos antirretrovíricos: 2 inhibidores de la transcriptasa inversa análogos nucleósidos/análogos de nucleótido (de elección emtricitabina + tenofovir o zidovudina + lamivudina) con un inhibidor de

proteasa (darunavir con ritonavir o lopinavir con ritonavir) o un inhibidor de la integrasa (como raltegravir) o de acuerdo con protocolos nacionales, el tratamiento profiláctico dura 28 días

5) si existen dudas sobre el estado gestacional de una mujer expuesta → realizar test de embarazo. Observar los efectos adversos de los fármacos durante ≥2 semanas (como mínimo hemograma de sangre periférica, enzimas hepáticas y parámetros bioquímicos de función renal)

6) realizar las pruebas serológicas para detectar la infección por VIH: el día de la exposición, 2 y 4 meses más tarde (está aconsejado usar los análisis de IV generación: HIV Ag/Ab; no se recomiendan los estudios de control de la detección de RNA VIH), así como en el caso de la aparición de los síntomas indicativos del síndrome retroviral agudo

7) programar la visita de control 72 h después de iniciar la profilaxis farmacológica (con el fin de modificar la recomendación una vez obtenida la información adicional como los resultados de las pruebas de detección de VIH en el paciente fuente)

8) hasta el momento de la exclusión de la infección por el VIH, la persona expuesta debe considerarse potencialmente infectada. Con el objetivo de disminuir el riesgo de infección a otros casos, la persona expuesta debe abstenerse de mantener contactos sexuales (o usar preservativo); no donar sangre, semen ni órganos para trasplantes; evitar la concepción y discontinuar la lactancia

9) suspender el tratamiento profiláctico una vez descartada la infección por VIH en el paciente fuente.

# 10. Inmunoprofilaxis de las enfermedades infecciosas en adultos

## → DEFINICIONES

**1.** Tipos de **inmunoprofilaxis:**

1) **activa (vacunación):** se caracteriza por la inoculación de un antígeno o antígenos de un microorganismo con el fin de inducir una respuesta inmune específica (humoral y celular) que proteja de la infección y de la enfermedad natural

2) **pasiva:** inoculación parenteral de anticuerpos prefabricados de acción protectora

3) **activa-pasiva:** es la combinación de los métodos anteriores

4) **preexposición:** si la profilaxis se realiza antes del contacto con el microorganismo patógeno

5) **posexposición:** cuando la profilaxis se realiza en personas no inmunizadas después de la exposición a la infección en caso de p. ej. rabia, tétanos, hepatitis B o A, sarampión, varicela.

**2.** Tipos de **vacunas:**

1) **Vivas o atenuadas.** Se denominan así a las que contienen microorganismos vivos y atenuados, es decir, cuya virulencia ha sido suprimida: vacunas contra tuberculosis (BCG), sarampión, parotiditis, rubéola, varicela, herpes zóster, poliomielitis (oral, OPV), fiebre amarilla, influenza atenuada, etc.

2) **Inactivadas o "muertas"** contienen microorganismos completos muertos, fragmentos o subunidades, antígenos seleccionados o toxoides; vacunas frente a: difteria, tétanos, tosferina, *Haemophilus influenzae* tipo b, neumococo, meningococos, tifus, influenza (trivalente y cuadrivalente inactivada[IIV]),

hepatitis A y B, rabia, poliomielitis (parenteral, IPV), encefalitis transmitida por garrapatas, HPV.

3) **Obligatorias** (para niños, adolescentes y personas con riesgos de salud específicos): contenidas en el marco de Programa Nacional de Inmunizaciones (PNI). En Chile el PNI para los adultos de ≥65 años tiene disponible la vacuna polisacárida 23-valente contra neumococo (1 dosis por 1 vez) y vacuna dTaP para todas las embarazadas a las 28 semanas de gestación. La vacuna contra influenza se administra anualmente a todos los adultos ≥65 años, niños de <5 años, embarazadas a partir de la semana 13 de gestación y a los portadores de enfermedades crónicas.

4) **Recomendadas:** para individuos que están fuera de los grupos definidos en el PNI o vacunas no contenidas en el programa (p. ej. vacunas para viajeros, herpes zóster, hepatitis A, varicela, rotavirus, etc.).

**3. Reacción adversa posterior a la vacunación:** se considera como tal cualquier trastorno de la salud que aparezca en las 4 semanas posteriores a la vacunación (o un intervalo más largo después de la vacunación contra la tuberculosis) y que sea debido a un defecto de fabricación del preparado, a un error técnico durante la vacunación, o sea efecto de la respuesta individual del paciente a la vacuna:

1) **grave:** si causa la muerte, es de riesgo vital, el estado del paciente exige o prolonga la hospitalización, o supone un detrimento permanente de la salud

2) **serio:** de intensidad particularmente alta, pero no requiere hospitalización ni riesgo vital.

En la mayoría de los casos los efectos secundarios debidos a la vacunación son de baja frecuencia, leves y autolimitados (sospecha de la reacción adversa posterior a la vacuna) la relación es casual (de temporalidad) y no de causa-efecto. Toda sospecha de reacción adversa exige notificación del evento (→ Actuación).

## → CONTRAINDICACIONES UNIVERSALES

**1. Vacunas vivas atenuadas** (→también las contraindicaciones específicas de cada vacuna).

1) No administrar a personas con defectos inmunitarios congénitos o adquiridos (en particular de la inmunidad celular), con inmunodeficiencias originadas por radioterapia, quimioterapia y tratamiento inmunosupresor, incluidos los glucocorticoides a dosis equivalentes >20 mg/d de prednisona durante ≥14 d, si bien se puede vacunar >1 mes después del fin del tratamiento con glucocorticoides). El uso tópico de glucocorticoides (sobre la piel, por vía nasal, por inhalación, intraarticular) o el uso de dosis sustitutivas (p. ej. en insuficiencia suprarrenal) no constituye contraindicación para la vacunación.

2) No administrar a embarazadas, ni tampoco 1-3 meses antes de un embarazo planificado.

3) El intervalo mínimo entre dos dosis consecutivas o entre vacunas vivas atenuadas diferentes es de 4 semanas (durante una misma visita, con excepción de los enfermos inmunodeprimidos, se pueden aplicar varias vacunas vivas atenuadas, si existe la necesidad de una inmunización rápida o si se corre el riesgo de que el paciente no acuda a la siguiente visita).

4) Durante ≥2 semanas posteriores a la vacunación no administrar preparados de inmunoglobulinas ni hemoderivados que contengan inmunoglobulinas. Si no se ha podido prescindir de ellos, considerar la revacunación del paciente en el tiempo adecuado (3-11 meses, dependiendo del tipo de hemoderivado y de su dosis) o la determinación del nivel de los anticuerpos específicos (esto se refiere a las vacunas contra el sarampión, la varicela y el herpes zóster).

5) Mantener un intervalo de 3-11 meses (en función del tipo de hemoderivado y de su dosis) entre la administración del preparado de inmunoglobulinas o del hemoderivado y la vacunación frente a sarampión, varicela y zóster.

**2. Todas las vacunas** (vivas atenuadas e inactivadas; →también contraindicaciones específicas de cada vacuna).

1) **Contraindicaciones absolutas (permanentes):**

a) una reacción anafiláctica severa (p. ej. *shock* anafiláctico, edema de laringe o síntomas de anafilaxia de ≥2 sistemas) después de la dosis anterior es contraindicación para la aplicación de este preparado

b) reacción anafiláctica severa (véase más arriba) a sustancias que contienen la vacuna, p. ej. proteína de huevo (influenza, encefalitis transmitida por garrapatas, fiebre amarilla), gelatina (herpes zóster y algunas vacunas contra sarampión, parotiditis, rubéola, varicela), neomicina (sarampión, parotiditis, rubéola, rabia, varicela, herpes zóster, vacuna de poliovirus inactivado, encefalitis transmitida por garrapatas), estreptomicina o gentamicina (vacuna de virus polio inactivado, encefalitis transmitida por garrapatas) o levadura (las vacunas contra la hepatitis B o la vacuna cuadrivalente contra el VPH): contraindicación para la aplicación de este preparado.

2) **Contraindicaciones relativas,** es decir temporales o que requieren cautela al indicar la vacuna (es decir considerar junto con el paciente si los beneficios previsibles de la vacunación superan el riesgo de las posibles reacciones adversas): enfermedad aguda de curso grave o mediano-grave (incluida fiebre alta; enfermedad leve, p. ej. resfriado común, no constituye una contraindicación para la vacunación); reagudización de una enfermedad crónica (hasta la resolución de los síntomas de reagudización y estabilización del estado del paciente). El antecedente de *shock* anafiláctico posterior a otra vacuna o a una sustancia que no está en la composición de vacuna dada es un riesgo de desarrollo de una reacción anafiláctica severa (incluido el *shock*) posterior a la vacunación mayor que el promedio.

Cualquier componente de la vacuna puede inducir una reacción anafiláctica sistémica (raramente, p. ej. proteína de huevo de gallina o neomicina) o localizada (más a menudo, p. ej. timerosal, aluminio) en una persona sensibilizada. Los tapones de los viales o los elementos de jeringas precargadas (hechos de goma natural seca) contienen látex, que es de riesgo para las personas sensibilizadas a esta sustancia. La goma sintética, a su vez, es totalmente segura en términos de alergología. Antes de aplicar la vacuna hay que familiarizarse con la información que se describe en el prospecto y evitar preparados que contengan sustancias no toleradas por el paciente en el pasado (sobre todo si provocaron una reacción anafiláctica), así como las vacunas contraindicadas (→Actuación antes y después de la vacunación).

## →ACTUACIÓN ANTES Y DESPUÉS DE LA VACUNACIÓN

**1.** Proporcionar a todo paciente una información completa sobre los métodos de profilaxis a través de las vacunaciones, sobre las vacunaciones recomendadas y las posibles reacciones adversas de dichas vacunas. Debe hacerse hincapié en que la renuncia a la vacunación no está exenta de consecuencias negativas (riesgo de enfermedad y de complicaciones). Asegurarse de que el paciente comprende la información entregada. Hacer un registro apropiado en el Registro Nacional de Inmunizaciones (RNI).

**2.** Realizar la vacunación en un gabinete, consultorio u hospital que tenga posibilidad de un tratamiento inmediato del *shock* anafiláctico (siempre tener preparados los fármacos apropiados y entrenado el esquema de actuación →cap. 17.1, Tratamiento). En Chile las vacunas solo pueden administrarse en vacunatorios acreditados por la autoridad sanitaria nacional.

**3.** Consultar la actual ficha técnica, particularmente en búsqueda de la información sobre la composición completa de la vacuna, contraindicaciones y esquema actual de vacunación, así como el aspecto correcto del preparado.

**4.** Tomar la decisión sobre la vacunación a base a una anamnesis y exploración física detallada. Considerar las contraindicaciones de la vacunación o las situaciones que requieran tomar medidas de precaución especiales (contraindicaciones relativas). Preguntar al paciente si:

1) tiene algún síntoma hoy o padece enfermedades crónicas de pulmones, corazón, sangre, riñones o es diabético

2) ha tenido convulsiones, alteración o pérdida de conciencia, paresia o parálisis

3) padece alguna neoplasia maligna, leucemia, SIDA (infección por VIH), bazo extirpado o lesionado o inmunodeficiencia

4) ha recibido un tratamiento con glucocorticoides en los últimos 3 meses, tratamiento antineoplásico o radioterapia

5) ha recibido sangre, derivados de sangre, inmunoglobulinas o gammaglobulina en el último año

6) es alérgico a fármacos, alimentos o vacunas

7) ha tenido un *shock* anafiláctico

8) ha tenido una reacción adversa después de una vacunación

9) está embarazada (o existe una posibilidad de que lo esté)

10) ha recibido alguna vacuna en el curso de las 4 semanas anteriores

11) ha tenido síntomas después de aplicar una dosis anterior de la vacuna.

**5.** Después de la vacunación indicar al paciente permanecer sentado o recostado y observarlo durante 20-30 min en busca de reacción anafiláctica o síncope.

**6.** Informar al paciente cuáles reacciones adversas deben alarmarlo y cuándo debe consultar. Pedir al paciente que avise al médico en caso de aparición de una reacción adversa posterior a la vacunación.

**7.** En Chile es imprescindible registrar en el RNI los nombres, la fecha de nacimiento, el documento de identidad, el lugar de residencia, así como el tipo de vacuna y la serie. Estos datos son necesarios para cálculos nacionales de coberturas.

**8.** Si la vacunación requiere dosis siguientes, fijar la fecha de la siguiente visita, apuntarla al paciente y anotarla en el expediente clínico.

**Reglas de notificación de las reacciones adversas posteriores a la vacunación**

**1. En caso de sospechar una reacción adversa posterior a la vacunación, en Chile ESAVI, Eventos Supuestamente Atribuidos a la Vacunación o Inmunización** (en un paciente vacunado en cualquiera de los centros asistenciales o ingresado), hay que notificarlo a autoridades sanitarias locales:

1) notificar a las autoridades sanitarias correspondiente (por teléfono, fax o por correo electrónico) dentro de las 24 h de la aparición de la reacción adversa posterior a la vacuna o de obtener la información sobre la sospecha

2) completar el formulario especial (disponible en la página web del Instituto de Salud Pública).

**2. Categorías de las reacciones adversas posteriores a la vacunación de notificación obligatoria**

1) **Reacciones locales:** edema, nódulos linfáticos locales aumentados de volumen (≥1 nódulo de diámetro ≥1,5 cm), absceso en el sitio de inyección (bacteriano o aséptico), diagnosticar la reacción local excesiva si el edema sobrepasa la articulación próxima, si el edema, rubor y dolor persisten >3 días o es necesario el ingreso hospitalario.

2) **Reacción adversa posterior a la vacunación por parte del SNC:** encefalopatía, convulsiones (con o sin fiebre), plexopatía braquial, síndrome de Guillain-Barré, meningitis o encefalitis. Diagnóstico:

a) encefalopatía (en las 72 h posteriores a la vacuna) si se observan ≥2 de los siguientes síntomas: convulsiones, alteraciones de la conciencia que persisten ≥1 día, un cambio evidente del comportamiento que persiste ≥1 día

### 10. Inmunoprofilaxis de las enfermedades infecciosas en adultos

| Vacuna | Edad (años) | | | | |
|---|---|---|---|---|---|
| | 19-26 | 27-49 | 50-59 | 60-64 | >65 |
| Tétanos, difteria, tosferina (Td/Tdpa) | Td cada 10 años (eventualmente Tdpa) | | | | |
| Sarampión, rubéola, parotiditis (SRP) | 1 o 2 dosis | | | | |
| Varicela | 2 dosis | | | | |
| Hepatitis B | 3 dosis | | | | |
| VHP | 3 dosis | | | | |
| Gripe (IIV) | 1 dosis cada año | | 1 dosis cada año | | |
| Neumococos (PCV-13) | 1 dosis | | | | |
| Neumococos (PPSV-23) | 1 o 2 dosis | | | | 1 dosis |
| Hepatitis A | 2 dosis | | | | |
| Meningococos (MenB, MCV-C, MCV-4) | 1 o 2 dosis | | | | |
| Encefalitis transmitida por garrapatas | 3 dosis | | | | |

▨ Indicadas en todas las personas no inmunizadas en esta edad.
▨ Indicadas cuando existen factores de riesgo adicionales (p. ej. asociados al estado de salud, ocupacionales [→fig. 10-2], relacionados con el estilo de vida u otros).

**Fig. 10-1.** Esquema del programa de vacunación para adultos, según la edad (información detallada y vacunas antes del viaje a regiones endémicas →texto)

b) plexopatía braquial (2-28 días después de la vacunación contra tétanos): dolor y paresia transitoria en el lado de la inyección de la vacuna

c) síndrome de Guillain-Barré (durante las 4 semanas posteriores a la vacunación): los primeros síntomas aparecen sin fiebre, alteraciones de la sensibilidad simultáneas.

3) **Otros ESAVI:** reacciones anafilácticas (en 24 h), artralgias, sepsis, fiebre >39 °C, trombocitopenia, orquitis, inflamación de las glándulas salivales, otras reacciones graves (en el curso de 4 semanas).

### → PROGRAMA DE VACUNACIÓN DE ADULTOS

Programa de vacunación de adultos en función de la edad →fig. 10-1.

Programa de vacunación de adultos en función de los factores médicos del paciente (grupos de riesgo) →fig. 10-2.

#### Gripe estacional

**1. Vacunas:** trivalentes y cuadrivalentes inactivadas (IIV), pertenecen a la categoría de las vacunas inactivadas ("muertas").

**2. Indicaciones.** Vacunación **recomendada** en personas pertenecientes a grupos de riesgo de sufrir complicaciones o en aquellos que pueden ser fuentes de infección para ellos:

1) todas las personas ≥65 años de edad

2) ingresados en residencias de ancianos u otras unidades de larga estancia (independientemente de la edad)

3) personas con enfermedades crónicas del aparato cardiovascular (enfermedad coronaria, sobre todo con antecedentes de infarto de miocardio, excluida la hipertensión arterial) o respiratorio (incluido el asma, EPOC)

| Vacuna | Grupo de riesgo | | | | | | | | |
|---|---|---|---|---|---|---|---|---|---|
| | Embarazo | Inmunodepresión (sin VIH) | VIH+ (CD4+) <200/µl | VIH+ (CD4+) ≥200/µl | Diabetes *mellitus*, enfermedades cardiacas, enfermedades pulmonares crónicas, alcoholismo | Asplenia, déficit de complemento | Enfermedades hepáticas crónicas | Insuficiencia renal, síndrome nefrótico, hemodiálisis | Personal sanitario |
| Tétanos, difteria, tosferina (Td/Tdpa) | Tdap | | | | Td cada 10 años (eventualmente Tdpa) | | | | |
| VHP | | | | | 3 dosis | | | | |
| Hepatitis B | | | | | 3 dosis | | | | |
| Varicela | | No | No | | | 2 dosis | | | |
| Sarampión, rubéola, parotiditis (SRP) | | No | No | | | 1 o 2 dosis | | | |
| Gripe (IIV) | | | | | 1 dosis cada año | | | | |
| Neumococos (PCV-13) | | | | | | | 1 dosis | | |
| Neumococos (PPSV-23) | | | | | 1 o 2 dosis | | | | |
| Hepatitis A | | | 2 dosis | | | | | | |
| Meningococos (MenB, MCV-C, MCV-4) | | 2 dosis[a] | | | 1 o 2 dosis[b] | 2 dosis[a] | | | |

Indicadas en todas las personas no inmunizadas de esta categoría que cumplan el criterio de edad (→fig. 10-1)   Indicadas cuando existen factores de riesgo adicionales (p. ej. asociados al estado de salud, ocupacionales o relacionados con el estilo de vida)   Contraindicadas

[a] MCV-C, MCV-4: una dosis de la vacuna primaria. Transcurridos 5 años considerar una dosis de recuerdo (las indicaciones para la vacuna de recuerdo no han sido documentadas de manera convincente).

[b] Según el preparado: MenB: 2 dosis; MCV-C, MCV-4: una dosis.

**Fig. 10-2.** Esquema del programa de vacunación para adultos, según el grupo de riesgo (información detallada →texto)

4) pacientes con trastornos crónicos de metabolismo (incluso diabetes), enfermedades renales (insuficiencia, síndrome nefrótico), hemoglobinopatías, enfermedades hepáticas, inmunodeficiencias (incluida la inmunodeficiencia por tratamiento inmunosupresor, por la infección por VIH, enfermos con neoplasia maligna [sobre todo del sistema hematopoyético], después de trasplantes de órganos o tejidos), con obesidad extrema (IMC ≥40)

5) pacientes con trastornos de la función respiratoria, con alteración en la eliminación de las secreciones respiratorias o con mayor riesgo de aspiración (alteraciones de la conciencia, demencia, traumatismos de la médula espinal, enfermedades que cursan con convulsiones, otras enfermedades neuromusculares)

6) embarazadas a partir de la semana 13 de gestación

7) personas que pueden ser fuente de infección para las personas antes mencionadas (indicación epidemiológica): personal de residencias de ancianos o de centros que ofrecen cuidados a domicilio, o los que viven en la misma casa con personas de alto riesgo, personal de los centros de la salud (incluidos los administrativos y estudiantes de medicina y de las carreras de la salud)

8) cuidadores, padres u otras personas que viven en la misma casa con niños <5 años (sobre todo <6 meses)

9) trabajadores de escuelas, comercios, transporte u otras personas expuestas al contacto con gran número de personas. La eficacia de la vacunación en personas inmunodeprimidas puede ser menor y por lo tanto es de gran importancia la inmunización de personas del entorno de esos pacientes (personas que viven en la misma casa, trabajadores de la salud)

Además proponer la vacunación a cada persona que quiera disminuir su riesgo de padecer influenza.

**3. Contraindicaciones:** universales para todas las vacunas inactivadas, reacción anafiláctica generalizada a la proteína de huevo. Emplear medidas de precaución especial al tomar la decisión de realizar la vacunación (contraindicación relativa) en caso de desarrollo del síndrome de Guillain-Barré (GBS) durante las 6 semanas posteriores a la vacunación previa contra la influenza, sin embargo, el riesgo de reaparición de GBS es muy bajo. El cuadro pseudogripal aumenta el riesgo de GBS en el primer mes en >16 veces. El riesgo de GBS después de enfermar de influenza es 17 veces mayor que el riesgo de GBS relacionado con la vacunación.

**4. Esquema de vacunación en adultos:** 1 dosis IM, VSc o ID (en función del preparado y de las indicaciones del laboratorio productor). Los anticuerpos específicos aparecen después de ~7 días. La vacuna es anual y se usa la composición actualizada para cada temporada de acuerdo con las recomendaciones de la OMS. La campaña de vacunación se realiza a principios de otoño, antes del inicio de la circulación del virus influenza. Si esto es imposible, aprovechar la próxima oportunidad para hacerlo (la vacuna se puede aplicar durante toda la temporada).

**Hepatitis B**

**1. Vacunas:** contienen el antígeno HBs recombinado, se clasifican como "inactivadas", en Chile incorporada al PNI en la infancia desde 2005.

**2. Indicaciones**

**En adultos la vacuna es altamente recomendada** para:

1) personal de la salud

2) alumnos de las escuelas de medicina, estudiantes de enseñanza superior de carreras de la salud (durante el primer año de la formación)

3) personas expuestas a un riesgo de infección por el contacto con un individuo infectado por el VHB (p. ej. personas que viven con el enfermo con hepatitis B o portador de VHB, personas que viven en centros de atención sociosanitaria, en los reformatorios e instituciones cerradas [p. ej. cárceles],

pacientes dializados o con enfermedad renal crónica progresiva con TFG <30 ml/min/1,73 m$^2$)

4) personas infectadas de VHC y pacientes infectados con VIH.

**Vacuna recomendada en personas susceptibles a la infección**:

1) es de indicación universal

2) viajeros a zonas endémicas de la hepatitis B →cap. 7.1.2

3) individuos sexualmente activos, usuarios de drogas endovenosas

4) individuos con neoplasias hematológicas

5) enfermos crónicos con riesgo de infección por el VHB (p. ej. inmunodeprimidos, también por el tratamiento inmunosupresor, enfermos con enfermedades hepáticas crónicas, diabetes), no vacunados en el marco del programa de vacunación obligatoria.

**3. Contraindicaciones:** universales para todas las vacunas inactivadas ("muertas"). El embarazo y la lactación no constituyen contraindicación para la vacunación.

**4. Esquemas de vacunación**

1) **Básico**: 3 dosis IM en el músculo deltoides a los 0, 1 y 6 meses (en casos de trombocitopenia importante o de trastornos de la hemostasia excepcionalmente administrarla VSc, si bien produce una menor respuesta inmune). Considerar inválida la inyección en la región glútea y repetir la vacunación. En caso de intervalos prolongados entre las dosis no empezar el esquema desde el inicio, sino incorporar las dosis que falten (si los intervalos son mayores de 12 meses se puede considerar la medición de niveles de títulos de anticuerpos anti-HBs en el suero 1-2 meses después de la 3.ª dosis para evaluar respuesta inmunogénica del esquema alterado de vacunación, particularmente si existen factores de riesgo para una respuesta subóptima →más adelante). No se recomienda aplicar las dosis de refuerzo o *booster* a personas que han recibido una serie completa de vacunación, incluso si los niveles de anticuerpos anti-HBs detectados varios años después de la vacunación están por debajo del nivel protector (<10 UI/l).

2) **Acelerado**: se realiza si es necesaria la inmunización rápida antes de un viaje a una zona endémica de hepatitis B. Esquema (4 dosis de la serie primaria): 0, 7, 21 días y 12 meses (1 mes después de la 3.ª dosis la protección se logra en un 75-83 %, mientras que 2 meses después un 90-97 %).

3) **Manejo posexposición de VHB** →cap. 18.9.

4) **En enfermos crónicos** (enfermedades renales [incluida la hemodiálisis], hepáticas, diabetes, deficiencias inmunitarias), dado que la respuesta protectora es menor a la observada en inmunocompetentes después de completar el esquema de vacunación, se recomienda dosis doble de la vacuna (40 µg). Con algunos preparados administrar una dosis adicional de la serie primaria (p. ej. esquema 0, 1, 2 y 6 meses; seguir las indicaciones del productor). 1-2 meses después de cumplir el esquema de vacunación primaria evaluar medición de niveles de los anticuerpos anti-HBs en el suero: si el resultado <10 UI/l → actuar como en personas que no responden a la vacunación (→más adelante). Control de niveles anti-HBs en el suero cada 6-12 meses; cuando el resultado <10 UI/l → administrar una dosis de refuerzo con el fin de mantener la concentración de los anti-HBs >10 UI/l. En enfermos con neoplasia maligna que reciben un tratamiento inmunosupresor y en pacientes con trasplantes se recomienda mantener los niveles de los anticuerpos anti-HBs ≥100 UI/l.

Es recomendable la determinacion de anticuerpos anti-HBs al tercer mes luego de completado esquema de vacunacion (3 dosis) para evaluar respuesta a la vacuna.

5) **En personas que no responden a la serie básica de la vacunación**, es decir con anti-HBs 1-2 meses después de la vacunación primaria <10 UI/l (~10 % de los adultos). Los factores de riesgo para menor respuesta

son: sexo masculino, edad >40 años, obesidad, tabaquismo, enfermedades renales crónicas, enfermedades hepáticas crónicas, alcoholismo, inmunosupresión, VIH+ → repetir el esquema completo de la vacunación primaria (eficacia de un 50-70 %). Medición del nivel de los anticuerpos anti-HBs en el suero 1-2 meses después de terminar la segunda serie de vacunaciones: si el resultado <10 UI/l → considerarlo no respondedor. En tales individuos expuestos al VHB realizar la inmunoprofilaxis pasiva →más adelante.

**5. Inmunoprofilaxis pasiva** (inmunoglobulina específica anti-HBs [HBIG]): indicada para prevenir la infección tras la exposición al VHB en personas susceptibles no vacunadas o que son no respondedores conocidos. Administrar en el curso de 48-72 h después de la exposición. Si hay necesidad (p. ej. durante una hospitalización prolongada) repetir cada 4-8 semanas.

**Hepatitis A**

**1. Vacunas:** contienen virus inactivado de hepatitis A, pertenecen a la categoría de vacunas inactivadas ("muertas").

**2. Indicaciones:** en adultos la vacunación **se recomienda** a las siguientes personas:

1) viajeros a países de alta o mediana endemicidad de hepatitis A →cap. 7.1.1

2) empleados en la producción y distribución de alimentos, en servicios de limpieza municipal y eliminación de desechos, así como en el mantenimiento de los equipos para estos fines

3) pacientes con enfermedad hepática crónica o hemofilia. Proponerla además a cada individuo que quiera disminuir su riesgo de enfermar por hepatitis A, sobre todo si refiere conducta sexual arriesgada o es usuario de drogas endovenosas.

**3. Contraindicaciones:** universales para todas las vacunas. El embarazo y la lactancia no suponen contraindicación para recibir la vacuna.

**4. Esquema de vacunación.** Vacunación primaria: 2 dosis IM en el deltoides en el esquema 0, 6-12 meses (excepcionalmente, en casos de trombocitopenia considerable o de un trastorno hemorrágico, VSc: menor respuesta inmunológica). Considerar inválida la inyección en el glúteo y repetir la vacunación. Si se alargan los intervalos entre las dosis no empezar el esquema desde el inicio, sino administrar la dosis que falta. No se recomienda aplicar las dosis de refuerzo o *booster*. Si no se puede realizar la vacunación primaria completa, aplicar la primera dosis >2-4 semanas antes del viaje a la zona endémica.

**5. Manejo posexposición** tras el contacto de una persona no inmunizada con un enfermo de hepatitis A (p. ej. hepatitis A en el contacto intradomiciliario u otro tipo de contacto íntimo con el enfermo en el transcurso de las 2 últimas semanas o para control de brotes por VHA): inicio inmediato de la vacunación (máx. 2 semanas después de los primeros síntomas en la fuente de infección). La eficacia de la profilaxis puede ser menor en personas >40 años.

**Sarampión, parotiditis y rubéola**

**1. Vacunas:** combinadas contra sarampión, parotiditis y rubéola contienen virus vivos atenuados, capaces de replicarse. Pertenecen a la categoría de las vacunas vivas atenuadas. También están disponibles las vacunas combinadas cuadrivalentes contra sarampión, parotiditis, rubéola y varicela) o componentes sarampión rubéola (SR).

**2. Indicaciones:** la vacunación está **recomendada**, en Chile incorporada de forma programática en 1990

1) en personas no vacunadas contra el sarampión, parotiditis y rubéola en el marco del programa de vacunaciones obligatorias; sobre todo el personal de salud debe estar inmunizado contra el sarampión (también por la seguridad de los pacientes, incluidos los lactantes y los enfermos con inmunodeficiencias primarias y secundarias) y la inmunización debe estar bien documentada →más adelante

2) en mujeres jóvenes, sobre todo las que trabajan con niños (educación preescolar, escuelas, personal de salud), con el fin de prevenir la rubéola congénita, las no vacunadas o si han pasado >10 años desde la vacunación primaria singular a la edad de 10-13 años (por causa de errores diagnósticos frecuentes, no se debe rechazar la vacunación a base de unos antecedentes de rubéola sin confirmación serológica)

3) en hombres jóvenes no vacunados en el marco del programa de vacunaciones obligatorias.

Se considera inmunizada contra el sarampión a la persona que cumple ≥1 de las siguientes condiciones: tiene documentación que confirma antecedentes del sarampión diagnosticado por un médico (con confirmación de laboratorio); tiene anticuerpos IgG contra el sarampión en el suero; tiene documentación de la vacunación con 2 dosis de la vacuna contra el sarampión (monovalente, SR o MMR) con un intervalo de ≥4 semanas.

**3. Contraindicaciones:** universales para todas las vacunas y para las vacunas vivas atenuadas. Tener precaución en pacientes con antecedentes de trombocitopenia grave o de púrpura trombocitopénica: las vacunas contra el sarampión y rubéola pueden muy raramente (<1/10 000 dosis) asociarse a trombocitopenia, aunque por lo general sin manifestación clínica. La vacunación por error de las mujeres en el período temprano del embarazo no ha tenido efectos perjudiciales en el feto, así que en estos casos no tomar medidas especiales ni realizar pruebas de embarazo de manera rutinaria antes de la vacunación.

**4. Esquema de vacunación.** Vacunación primaria: 1 o 2 dosis VSc o IM con un intervalo de ≥4 semanas. Aplicar la segunda dosis de la vacuna a las personas que han recibido solo una dosis en el pasado.

**5. Manejo posexposición** tras el contacto estrecho de la persona no inmunizada con un enfermo con

1) **Sarampión**: si no hay contraindicaciones, empezar la vacunación dentro de las 72 h posteriores a la exposición; administrar la preparación de inmunoglobulinas cuanto antes (máx. 6 días) a embarazadas no inmunizadas y a pacientes con inmunodeficiencia grave (incluso antes vacunados). En enfermos que reciben inmunoglobulina intravenosa (IGIV) la dosis >100 mg/kg administrada durante las 3 semanas previas a la exposición protege de la infección. La inmunidad pasiva adquirida cede tras 5-6 meses, a no ser que se desarrolle sarampión típico o modificado. Después del parto vacunar a la mujer no inmunizada antes.

2) **Rubéola** (contacto estrecho con un enfermo con infección confirmada por el laboratorio): en mujeres no inmunizadas en 1.er y 2.º trimestre del embarazo considerar la administración de la inmunoglobulina (→más arriba) a dosis 0,55 ml/kg (controvertido, ya que no elimina el riesgo del síndrome de rubéola congénita). Una vez nacido el niño, vacunar cuanto antes a la mujer, si antes no estaba vacunada.

**Varicela**

**1. La vacuna** contiene virus vivos atenuados, capaces de replicarse; pertenece a la categoría de vacunas vivas atenuadas.

**2. Indicaciones en adultos.** Vacunación **recomendada** en todas las personas que no hayan enfermado de varicela ni hayan sido vacunadas previamente, en especial:

1) personal de salud susceptible

2) personas que están en contacto estrecho con personas con defecto de la inmunidad celular, incluidas las personas en tratamiento inmunosupresor (familiares cercanos, coinquilinos, trabajadores sociales, etc.)

3) enfermos con leucemia aguda en remisión (≥1 semana después del fin de quimioterapia, si el recuento de linfocitos está >1200/µl; no se debe instaurar quimioterapia durante la semana posterior a la vacunación)

4) pacientes en espera de un trasplante de órganos o de células hematopoyéticas

5) mujeres que planifican el embarazo

6) padres de niños pequeños (lactantes, edad preescolar y escolar)

7) control de brotes de varicela.

**3. Contraindicaciones:** universales para todas las vacunas y para las vacunas vivas atenuadas, incluida la reacción anafiláctica sistémica a la neomicina y la presencia de un recuento de linfocitos en sangre <1200/µl. La vacunación errónea de las mujeres en el período temprano de gestación no ha tenido efectos perjudiciales en el feto: por lo tanto en tal caso no tomar medidas especiales y no realizar de manera rutinaria las pruebas de embarazo antes de la vacunación.

**4. Esquema de vacunación.** Vacunación primaria: 2 dosis VSc o IM separadas por un intervalo de 6-8 semanas. A las personas que han recibido una sola dosis de la vacuna en el pasado cuanto antes administrarles la segunda dosis (no hay que empezar el esquema desde el inicio).

**5. Manejo posexposición** tras un contacto estrecho con un enfermo con varicela (en espacios cerrados por >1 h o un contacto prolongado en el hospital):

1) personas no inmunizadas sin contraindicación a la vacunación → empezar la vacunación a más tardar de 72-120 h después de la exposición (no suele prevenir el desarrollo de la enfermedad, pero mitiga el curso clínico)

2) embarazadas no inmunizadas (seronegativas) y personas con defecto de la inmunidad celular → administrarla cuanto antes (máx. 4 días), pero solo después de la exposición que haya creado un riesgo considerable de contraer varicela, la inmunoglobulina específica contra el VZV (VZIG) iv. 0,2-1 ml/kg (5-25 UI/kg, máx. 625 UI). Si no hay contraindicación, 5 meses más tarde empezar la vacunación. En enfermos que han recibido la sustitución de IGIV, de la infección protege una dosis de >400 mg/kg administrada en el curso de las 3 semanas anteriores a la exposición. Después del parto lo antes posible vacunar a la mujer no inmunizada.

**Encefalitis transmitida por** garrapatas

En Chile la enfermedad no está presente.

**1. Vacunas:** contienen virus inactivados, pertenecen a la categoría de las vacunas inactivadas ("muertas").

**2. Indicaciones:** vacunación **recomendada** a personas que viven en las zonas de incidencia elevada de esta enfermedad o a personas que viajan a estas zonas con fines turísticos o económicos, sobre todo:

1) los que trabajan en explotaciones forestales, soldados, bomberos, funcionarios de la zona fronteriza

2) cazadores, agricultores

3) turistas, adolescentes que acampan en zonas boscosas, participantes de colonias de verano.

**3. Contraindicaciones:** universales para todas las vacunas inactivadas, reacción anafiláctica generalizada a la neomicina, gentamicina, protamina o huevo de gallina.

**4. Esquema de vacunación.** Vacunación primaria: 3 dosis IM en el deltoideo en el esquema 0, 1-3, 6-15 meses. Después de 2 dosis los anticuerpos específicos aparecen en un 90 % de los vacunados. Para conseguir la inmunidad antes de la temporada de la actividad de las garrapatas empezar la vacunación a inicios del invierno. Administrar las dosis de refuerzo cada 3 años. Esquema acelerado: 2 dosis con intervalo de 2 semanas y la tercera 5-12 meses después de la segunda o 3 dosis a 0, 7, 21 días y la cuarta 9-12 meses después.

**Papilomavirus** humano (HPV)

**1. Vacunas:** contienen la proteína recombinada del HPV. Pertenecen a la categoría de las vacunas inactivadas. Ofrecen protección principalmente para los tipos de alto riesgo (inducción de displasia de los epitelios, tipos 16 y 18) y también algunos de de bajo riesgo (productores de verrugas o condilomas). En la actualidad se cuenta con vacunas bivalente (tipos 16 y 18), cuadrivalente (tipos 6, 11, 16 y 18) y nonavalente (tipos 2, 3, 16, 18, 31, 33, 45, 52 y 58).

**2. Indicaciones:** vacuna incorporada en el PNI en Chile en niñas y niños de 10 años y para hombres HMS hasta los 26 años —lo óptimo es antes de comenzar la actividad sexual— con el fin de conseguir la profilaxis primaria de cáncer de cuello uterino y de las lesiones precancerosas relacionadas con la infección por el HPV. Antes de vacunar a las mujeres adultas, sexualmente activas, ordenar el examen ginecológico para descartar la presencia de lesiones patológicas de cuello uterino (citología vaginal). Algunas vacunas protegen también del HPV tipos 6 y 11, que causan verrugas genitales en ambos sexos. La vacunación no quita la recomendación de realizar la prueba de Papanicoláu para la detección del cáncer del cuello uterino.

**3. Contraindicaciones:** universales para todas las vacunas inactivadas, embarazo.

**4. Esquema de vacunación a una edad mayor de 14 años.** Vacunación primaria: 2 dosis IM en el músculo deltoides en el esquema de 0, 1, 6 meses o 0, 2, 6 meses.

## Poliomielitis

**1. Vacuna** (IPV; disponible también en forma de la vacuna combinada contra difteria, tétanos [dT-IPV] y tosferina [dTpa]): contiene el virus inactivado. Pertenece a la categoría de las vacunas inactivadas.

**2. Indicaciones:** viaje a los territorios endémicos de la enfermedad →Vacunación previa al viaje internacional a zonas endémicas, trabajadores de los laboratorios que tienen contacto con el virus de la poliomielitis.

**3. Contraindicaciones:** universales para todas las vacunas, reacción anafiláctica sistémica a la neomicina, estreptomicina o polimixina B. No administrar la vacuna oral con virus vivos atenuados a las personas adultas.

**4. Esquema de vacunación.** Vacunación primaria (3 dosis) VSc o IM: a los adultos antes no vacunados administrar una serie completa de la vacunación primaria: 2 dosis con el intervalo de 1-2 meses y dosis de refuerzo 6-12 meses después de la segunda dosis. Dosis de refuerzo: a los adultos con antecedentes de vacunación primaria en la infancia (véase más arriba), expuestos al riesgo de infección, administrarles 1 dosis de refuerzo o *booster* de IPV (el productor recomienda aplicar una dosis de recuerdo cada 10 años).

## Rabia

**1. Vacuna:** contiene virus inactivado. Pertenece a la categoría de las vacunas inactivadas.

**2. Indicaciones:** vacunación pre-exposición **recomendada** a personas que viajan a zonas endémicas de la enfermedad y posexposición a todas las personas mordidas por animales salvajes o domésticos con sospecha de rabia. Está indicada también en personas que por su profesión están expuestas al contacto con animales enfermos (p. ej. silvicultores, cazadores, veterinarios, espeleólogos). La decisión sobre la actitud a seguir debe tomarse de acuerdo con la Norma Nacional para Mordeduras.

**3. Contraindicaciones:** no existen en caso de manejo posexposición. En caso de vacunación antes de la exposición: contraindicaciones universales para todas las vacunas inactivadas.

**4. Esquema de vacunación.** Vacunación primaria: 3 dosis IM en el esquema de 0, 7, 28 días y dosis complementaria 1 año más tarde. Dosis de refuerzo cada 5 años.

**5. Manejo posexposición** (reglas y criterios para iniciarlo →tabla 10-1): en casos justificados en personas no vacunadas la vacunación se hará según el esquema de 0, 3, 7, 14 y 28 días (si la persona expuesta había sido vacunada previamente se administran solo 2 dosis de recuerdo en el esquema de 0 y 3 días; en tales casos no se recomienda administrar inmunoglobulina específica ni suero). Cuando el riesgo es elevado (→tabla 10-1), administrar inmunoglobulina humana específica contra la rabia 20 UI/kg junto con la primera dosis de la vacuna; se puede administrar hasta el séptimo día después de iniciar la vacunación.

**Tabla 10-1. Prevención específica de la rabia en personas en contacto con el infectado o con un animal sospechoso de rabia**

| Tipo de contacto con el animal | Estado de salud del animal | | Prevención[a] |
|---|---|---|---|
| | En el momento de exposición | Durante la observación veterinaria[a] | |
| Sin heridas o contacto indirecto | – | – | Innecesaria |
| Lamedura sobre piel sana | – | – | Innecesaria |
| Lamedura sobre piel lesionada, mordeduras y arañazos suaves | Animal sano | Síntomas de rabia | Empezar vacunación[b] en el momento de observar síntomas de rabia en el animal |
| | Animal sospechoso de rabia | Animal sano (síntomas no confirmados) | Empezar vacunación inmediatamente[b] → suspender si el animal durante la observación está sano |
| | Animal rabioso, salvaje, desconocido, no examinado | – | Empezar vacunación inmediatamente[b] |
| Mordeduras, arañazos profundos, lamedura sobre membranas mucosas | Animal sano | Síntomas de rabia | Empezar vacunación inmediatamente[b] + inmunoglobulina específica (o suero)[b] |
| | Animal sospechoso de rabia | Animal sano (síntomas no confirmados) | Empezar vacunación inmediatamente[b] + inmunoglobulina específica (o suero)[b] → suspender si durante la observación el animal está sano |
| | Animal rabioso, salvaje, desconocido, no examinado | – | Empezar vacunación inmediatamente[b] + inmunoglobulina específica (o suero)[b] |

[a] Se puede posponer el inicio del procedimiento posexposición hasta confirmar la rabia en el animal, si el animal no manifestaba síntomas de enfermedad en el momento de la exposición. La observación veterinaria de 15 días se refiere solo a los animales caseros como perros y gatos.

[b] →texto.

## Difteria y tétanos

**1. Vacunas:** contienen el toxoide (toxina inactivada) diftérico a una dosis disminuida (d) y toxoide tetánico (T). Pertenecen a la categoría de vacunas inactivadas. Existen también en forma combinada con antígenos del bacilo de la tosferina (dTpa) y de polio (dTpa-IPV, dT-IPV) o como vacuna monovalente (d o T [d — vacuna diftérica adsorbida, T — vacuna antitetánica adsorbida]).

**2. Indicaciones:** vacunación (incorporada al PNI de forma programática a partir de 1975) **recomendada** a adultos que han pasado la serie de vacunación primaria de manera correcta (dosis de refuerzo o *booster*) y a los no vacunados antes (vacunación primaria [no se refiere a vacunas combinadas dTpa]), recomendadas sobre todo a personas de edad avanzada que estén expuestas al tétanos por el tipo de actividades que realizan [p. ej. agricultores, jardineros]). Están también indicadas en personas que viajan a regiones epidémicas de difteria o en el caso de epidemia en el país. Profilaxis posexposición →más adelante.

Tabla 10-2. Principios de prevención del tétanos después de una herida

| Historial de vacunación | Riesgo de padecer tétanos | |
|---|---|---|
| | Bajo[a] | Alto[b] |
| Persona no vacunada, vacunación incompleta o falta de documentación | Vacuna Td[c] y continuar con la vacuna principal | Vacuna Td[c] + antitoxina específica, y después continuar con la vacuna principal |
| Vacunación básica o vacuna de recuerdo, y la última dosis administrada hace >10 años | 1 dosis de la vacuna Td[c] | 1 dosis de la vacuna Td[c] + antitoxina |
| Vacunación básica o vacuna de recuerdo, y la última dosis administrada hace 5-10 años | 1 dosis de la vacuna Td[c] | 1 dosis de la vacuna Td[c] |
| Vacunación básica o vacuna de recuerdo, y la última dosis administrada hace <5 años | Inmunoprofilaxis innecesaria | Inmunoprofilaxis innecesaria o en caso de riesgo excepcionalmente alto de infección se puede considerar administrar 1 dosis de la vacuna Td[c] |

[a] Heridas recientes, poco contaminadas, sin tejidos necróticos.

[b] Heridas muy contaminadas o que contienen tejidos aplastados, necróticos, tratadas después de >24 h desde el momento de la herida; heridas punzantes, por aplastamiento y por arma de fuego.

[c] Eventualmente vacuna T.

T — vacuna monovalente contra el tétanos; Td — vacuna combinada contra tétanos y difteria para adultos, que contiene una cantidad disminuida del toxoide de la difteria.

**3. Contraindicaciones:** universales para todas las vacunas inactivadas; trombocitopenia o trastornos neurológicos posteriores a la dosis previa de la vacuna (u otra que contenga toxoide tetánico) y enfermedades neurológicas progresivas. Hay que tener cautela al tomar la decisión de vacunar si tras la última dosis de la vacuna contra tétanos se desarrollaron: plexopatía braquial (en 4 semanas), síndrome de Guillain-Barré (en 6 semanas) o reacción local exagerada (dolor, edema y eritema [reacción de tipo Arthus]).

**4. Esquema de vacunación:** dosis de refuerzo IM cada 10 años (el intervalo mínimo entre las vacunaciones es de 5 años). Vacunación primaria: 3 dosis IM en el esquema de 0, 1, 6 meses.

**5. Manejo posexposición** en caso de herida con riesgo de desarrollar tétanos (reglas y criterios de calificación →tabla 10-2): en casos justificados → vacunación. Si hay riesgo → junto con la primera dosis de la vacuna administrar simultáneamente la antitoxina específica (inmunoglobulina tetánica, HTIG) IM 250 UI, o bien (si la herida está infectada, con cuerpo extraño, tratada >24 h después del traumatismo, en *shock* hipovolémico, peso corporal del paciente >90 kg) 500 UI. A personas con inmunodeficiencias (primaria o adquirida, incluida la inmunosupresión) o con contraindicaciones para vacunar → administrar la segunda dosis de HTIG 3-4 semanas después de la primera.

**Tosferina (tos convulsiva)**

**1. Vacuna** (dTaP; incorporada programáticamente en el PNI en edad infantil); disponible también en forma combinada con poliomielitis): contiene el toxoide (toxina inactivada) diftérico a dosis reducida (d) y tetánico (T) con 1-3 antígenos del bacilo *Bordetella pertussis* (el denominado componente acelular de pertusis [a] a dosis reducida [p]. La vacuna pertenece a la categoría de inactivadas.

**2. Indicaciones:** la vacunación está indicada como dosis de refuerzo en personas que han pasado la vacunación primaria contra la tosferina, en especial a

1) adolescentes de 14-19 años (en vez de una dosis de recuerdo de la vacuna contra tétanos y difteria [Td])

2) adultos que están o van a estar en un contacto estrecho con lactantes <12 meses de edad (padres, abuelos, cuidadores, personal de la salud [sobre todo de los servicios de neonatología y pediatría], personal de guardería infantil) con el fin de reducir el riesgo de tosferina grave en lactantes

3) embarazadas (se refiere a cada embarazo independientemente del tiempo transcurrido entre ellos): la vacunación debe realizarse entre las semanas 27 y 36 del embarazo, idealmente en semana 28

4) personal de la salud en contacto directo con enfermos en el hospital o en el consultorio, también personal de unidades de cuidados crónicos, de educación preescolar y escolar (por razones epidemiológicas)

5) adultos que deseen disminuir su riesgo de enfermar la tosferina. Combinada con IPV como dosis de recuerdo antes de viajar a regiones endémicas.

**3. Contraindicaciones:** como para la vacunación contra el tétanos y difteria (→más arriba) y encefalopatía en el curso de 7 días posteriores a la vacunación anterior contra la tosferina.

**4. Esquema de vacunación:** 1 dosis IM cada 10 años (aplicar una vez como dosis de recuerdo de la vacunación contra el tétanos y difteria en vez de una dosis de Td).

**Neumococo**

**1. Vacunas:** polisacárida conjugada 10, 11 y 13-valente (PCV-13) y polisacárida (PPSV-23): contienen antígenos polisacáridos purificados de los tipos serológicos, respectivamente 10, 11, 13 y 23, que son los tipos serológicos más frecuentes de *S. pneumoniae*, y que conjugados con la proteína portadora garantizan una respuesta inmunológica mayor y más duradera. Pertenecen a la categoría de vacunas inactivadas.

**2. Indicaciones para adultos:** vacunación **recomendada** a personas

1) ≥50 años

2) todos los adultos con hábito tabáquico (recomendar abandonar el hábito)

3) de grupos de riesgo

  a) pacientes con enfermedades crónicas cardíacas (excluida la hipertensión arterial), de los pulmones (incluidas el asma, la EPOC y la bronquiectasia), del hígado, pacientes con diabetes, síndrome nefrótico o insuficiencia renal (sobre todo los tratados con diálisis peritoneal)

  b) dependientes del alcohol

  c) con inmunodeficiencia congénita o adquirida, incluido el estado de inmunosupresión, con déficit del complemento o defectos de fagocitosis (aparte de la enfermedad granulomatosa crónica)

  d) esplenectomizados o con asplenia funcional (la vacunación debe realizarse óptimamente ≥2 semanas antes de la esplenectomía)

  e) pacientes con linfoma de Hodgkin, linfoma no Hodgkin, leucemia, mieloma múltiple u otra neoplasia maligna generalizada

  f) con fístulas de LCR

  g) con implante coclear o antes de implantarlo

  h) con trasplante de un órgano parenquimatoso.

**3. Contraindicaciones:** universales para todas las vacunas inactivadas.

**4. Esquema de vacunación:** PCV-13, PPSV-23: 1 dosis IM o VSc; 1 dosis de refuerzo de la PPSV-23 ≥5 años después de la primera dosis se recomienda solo para los pacientes:

1) asplénicos <65 años (también con asplenia funcional) o con inmunodeficiencia

2) ≥65 años vacunados anteriormente con una dosis por indicaciones relacionadas con el estado de la salud antes de los 65 años. No se recomienda administrar más que 2 dosis de PPSV-23. El manejo en enfermos de grupos seleccionados de riesgo (inmunodeprimidos, incluidos los pacientes con fallo renal y síndrome nefrótico, con asplenia anatómica o funcional, con fístula de LCR o implante coclear):

a) no vacunados anteriormente contra neumococos, se recomienda aplicar primero la PCV-13 y luego, ≥8 semanas más tarde, con el fin de ampliar la eficacia, 1 dosis de la PPSV-23 (esta secuencia asegura una mayor concentración de anticuerpos específicos); la dosis de recuerdo de la PPSV-23 debe aplicarse de acuerdo con las reglas anteriores descritas

b) vacunados previamente con ≥1 dosis de PPSV-23: se recomienda administrar 1 dosis de PCV-13 ≥12 meses después de la última dosis de la PPSV-23; si el paciente requiere aplicar la dosis de refuerzo de la PPSV-23 (→más arriba), se debe administrar ≥8 semanas después de la PCV-13 y ≥5 años después de la primera dosis de la PPSV-23.

**Meningococo**

**1. Vacunas:** polisacáridas conjugadas, monovalentes contra meningococos grupo C (MCV-C) o cuadrivalentes (incorporadas en PNI en Chile) contra los meningococos de grupos A, C, Y, W (MCV-4); contienen antígenos polisacáridos purificados, que en las vacunas conjugadas están unidos con la proteína portadora que asegura una respuesta inmunológica mayor y más duradera; monovalente recombinada contra los meningococos grupo B (MenB). Pertenecen a la categoría de vacunas inactivadas.

**2. Indicaciones:** las vacunas polisacáridas conjugadas y la vacuna recombinada están **recomendadas** con fines de profilaxis de la enfermedad meningocócica invasiva causada por meningococos en personas no inmunizadas, sobre todo:

1) personas con asplenia funcional o anatómica (la vacunación debe realizarse ≥2 semanas antes de la esplenectomía planificada)

2) personas con deficiencia de la inmunidad humoral, sobre todo con deficiencias congénitas de los últimos factores del complemento o de properdina

3) pacientes infectados por VIH, con una neoplasia maligna, enfermedad reumática, enfermedad renal y hepática crónica, personas en tratamiento inmunosupresor

4) personas tratadas con eculizumab

5) trabajadores de laboratorios de microbiología que tienen contacto con cultivos microbiológicos

6) alumnos y estudiantes que por primera vez viven en un internado o colegio

7) soldados (u otros funcionarios) en regimientos

8) niños y adolescentes que viven en regiones epidémicas

Las vacunas MCV-4 y polisacárida están indicadas en la profilaxis de las enfermedades causadas por meningococos en personas que viajan a zonas endémicas de estas infecciones →más adelante.

**3. Contraindicaciones:** universales para todas las vacunas inactivadas.

**4. Esquema de vacunación.** MCV-C y MCV-4: dosis única IM (polisacárida también VSc). En pacientes con asplenia y con déficit de factores del complemento considerar aplicar dosis de refuerzo 5 años después. MenB: 2 dosis IM con un intervalo de ≥4 semanas.

---

**➔ VACUNACIÓN PREVIA AL VIAJE INTERNACIONAL A ZONAS ENDÉMICAS**

**Vacunación relacionada con el destino del viaje (regiones endémicas de determinadas enfermedades), condiciones de la estancia y tipo de actividad planeada:** evaluación y vacunación en consultorios especializados en vacunación, centros de medicina del viajero o de enfermedades infecciosas, y en instituciones regionales de medicina preventiva.

**1. Fiebre amarilla:** es endémica en el África tropical y en la zona central y norte de Sudamérica. Algunos países de estas regiones exigen el Certificado Internacional de Vacunación para el ingreso al país, mientras que en otros es al salir de las regiones endémicas (incluso de las personas que estén atravesándolas de tránsito). El Certificado está válido desde 10 días después de la vacunación, siendo emitido solo por centros autorizados. La vacuna contiene virus vivos atenuados. Vacunación primaria: 1 dosis VSc o IM. De acuerdo con las actuales recomendaciones, la protección inducida por la vacuna es de larga duración, por lo que no está recomendada la revacunación cada 10 años. La vacunación contra la fiebre amarilla debe documentarse haciendo un registro en el Certificado Internacional de Vacunación (International Certificate of Vaccination or Prophylaxis). El Certificado adquiere validez 10 días después de aplicar la vacuna.

**2. Encefalitis japonesa:** la vacunación se recomienda sobre todo a las personas que viajan a Asia, Australia u Oceanía durante la temporada epidémica (mosquitos; el período del año depende de la región geográfica) y en personas particularmente expuestas a la infección por el carácter del viaje (p. ej. *camping*, turismo aventura, trabajo al aire libre), que planifican viajes a regiones rurales y una estancia prolongada en zonas de alto riesgo. La vacuna contiene virus inactivados. La vacunación primaria de adultos consiste en 2 dosis con un intervalo de 28 días IM (excepcionalmente VSc) y se debe concluir ≥1 semana antes de la posible exposición. La vacunación de recuerdo en caso de una posible exposición repetida en adultos: 1 dosis 12-24 meses o —en caso de una exposición permanente— 12 meses después de la vacunación básica. La OMS recomienda a los viajeros las dosis de recuerdo cada 3 años.

**3. Meningococos** →más arriba. La vacunación está recomendada antes de viajar a los países del Sahel, ubicados en el llamado "cinturón de la meningitis" del África (desde Senegal hasta Etiopía), donde se observa de modo cíclico el aumento de la incidencia durante la estación seca (entre noviembre y mayo). Las personas que durante el viaje van a estar en lugares de hacinamiento tienen un riesgo mayor de sufrir la enfermedad. La vacunación está recomendada también en caso de otros lugares expuestos por el riesgo elevado de infecciones meningocócicas, en función de la situación epidemiológica actual. De los individuos que viajan a Arabia Saudí se exige una vacunación contra meningococos del grupo A, C, Y, W-135 (vacuna cuadrivalente). La vacunación debe realizarse ≥2 semanas antes de ingreso a zona de riesgo.

**4. Fiebre tifoidea (entérica):** vacunación particularmente recomendada antes del viaje a las regiones de alto riesgo de enfermedad y a los lugares donde se observa farmacorresistencia de *S. typhi* (algunos países del África, Asia Meridional y Sudeste Asiático, así como América del Sur). Recomendada también para las personas que planifican una estancia prolongada (>1 mes) en los países en vías de desarrollo y con condiciones sanitarias deficientes, sobre todo en zonas rurales. La vacuna contiene el antígeno polisacarídico purificado de *S. typhi*. La vacunación básica comprende la aplicación de 1 dosis IM o VSc por lo menos una semana antes del ingreso a al zona de riesgo; en personas que permanecen en zonas endémicas con riesgo persistente de infección por *S. typhi* la revacunación debe realizarse cada 3 años. Prevención inespecífica →cap. 4.28.1.1, Prevención.

**5. Rabia** →más arriba. Es endémica en muchas regiones (p. ej. en Asia, África, América del Sur y América Central). La vacunación está indicada sobre todo en caso de una estancia prolongada en zonas rurales, contacto con animales y población autóctona, viajes en bicicleta, visitas en cuevas, etc.

**6. Poliomielitis** →más arriba. En el año 2014, siguiendo recomendaciones de la OMS, se ha establecido la vacunación obligatoria de los viajeros que retornan de algunos países endémicos de esta enfermedad (Afganistán, Paquistán,

Nigeria, situación a junio de 2017). Esto se refiere exclusivamente a las personas que hayan vivido en estos países o que hayan permanecido por ≥4 semanas. Independientemente de estos requisitos, está recomendada la vacunación de recuerdo contra poliomielitis para adultos antes del viaje a los países de Asia y África con riesgo de esta enfermedad, de acuerdo con la situación epidemiológica actual.

**7. Encefalitis transmitida por garrapatas** →más arriba.

**8. Cólera:** endémica en los países con infraestructura sanitaria insuficiente y estándares deficientes de higiene: en América del Sur, Asia y África. La vacunación está recomendada a personas de particular riesgo (p. ej. afectadas por una epidemia) o expuestas a gran riesgo de enfermar por el tipo de actividad que desarrollan (p. ej. personal médico). A los adultos se les administran 2 dosis de la vacuna (inactivada) VO con un intervalo de 1-6 semanas, la 2.ª dosis ≥1 semana antes del ingreso a zona de riesgo. La dosis de recuerdo debe administrarse cada 2 años si se mantiene el riesgo de infección.

# 11. Fármacos antimicrobianos

Capítulos disponibles en www.empendium.com

11.1. Fármacos antibacterianos

11.2. Fármacos antivirales

11.3. Fármacos antifúngicos

11.4. Fármacos antiprotozoarios

11.5. Fármacos antiplatelmínticos y antinematodos

# 12. Enfermedades transmitidas por garrapatas

Capítulos disponibles en www.empendium.com

12.1. Enfermedad de Lyme

12.2. Encefalitis transmitida por garrapatas

# 1. Alteraciones del metabolismo hidroelectrolítico

**Leyes básicas que rigen el metabolismo hidroelectrolítico**

**1. Ley de la electroneutralidad de los líquidos corporales:** en todos los compartimentos acuosos los líquidos corporales son eléctricamente neutros, es decir en cada líquido corporal la suma de las concentraciones de aniones (cargas negativas) es igual a la suma de concentraciones de cationes (cargas positivas). En el líquido extracelular el catión principal es $Na^+$, y los aniones principales son $Cl^-$ y $HCO_3^-$. Sin embargo, en el líquido intracelular el catión principal es el $K^+$, y los aniones son las proteínas aniónicas y fosfatos.

**2. Ley de isoosmolalidad de líquidos corporales:** la presión osmótica de los líquidos corporales es igual en todos los compartimentos acuosos. El aumento o disminución de la cantidad de osmolitos efectivos (sustancias osmóticamente activas que no pasan fácilmente a través de las membranas celulares) en un compartimento produce el paso adecuado de agua entre los compartimentos, restableciendo nuevamente el equilibrio de las presiones osmóticas. Los osmolitos endógenos principales son $Na^+$, $K^+$, $Cl^-$ y la glucosa. La molalidad efectiva de los líquidos corporales se denomina tonicidad. Los líquidos con osmolalidad efectiva menor que la fisiológica se denominan hipotónicos y los con mayor osmolalidad, hipertónicos. La osmolalidad normal de los líquidos corporales es de 280-295 mmol/kg $H_2O$. Es posible calcular aproximadamente la osmolalidad plasmática conociendo la concentración de sodio, glucosa y urea (en mmol/l), según la fórmula:

$2 \times [Na^+] + [glucosa] + [urea]$

La **brecha osmótica** es la diferencia entre la osmolalidad plasmática determinada y la osmolalidad calculada según la fórmula anterior. En condiciones fisiológicas no supera 10. Una brecha osmótica >15 indica una cantidad inadecuada en plasma de sustancias que son osmolitos, como etanol, metanol, isopropanol, etilenglicol, propilenglicol, acetona.

**3. Ley de isoionía:** el organismo tiende a mantener la concentración fija de iones (isoionía), sobre todo de iones de hidrógeno (isohidria). La concentración normal de hidrogeniones en el líquido extracelular es de 35-45 nmol/l (pH 7,35-7,45).

## 1.1. Estados de deshidratación

### 1.1.1. Deshidratación isotónica

**➡ DEFINICIÓN Y ETIOPATOGENIA**

Es el déficit de agua que cursa con una molalidad efectiva de los líquidos corporales normal (isotonicidad). La **causa** es la pérdida de líquidos isotónicos por el tracto digestivo, los riñones, la piel (quemaduras); la sangre; o por atrapamiento en un tercer espacio (p. ej. en la cavidad peritoneal).

**➡ CUADRO CLÍNICO Y DIAGNÓSTICO**

Se presentan: síntomas de hipovolemia (disminución de la presión arterial y de la presión venosa central, taquicardia), síntomas de isquemia del SNC, oliguria, sequedad de mucosas, sequedad y disminución de la elasticidad de la piel. En casos extremos, *shock* hipovolémico. El **diagnóstico** se basa en la detección del proceso que produce la pérdida de líquidos corporales (mediante la anamnesis o con la observación) y los síntomas de deshidratación e hipovolemia, y la insuficiencia renal aguda prerrenal que puede desarrollarse →cap. 14.1.

Diagnóstico diferencial: enfermedades que cursan con hipotensión: causas cardíacas, cerebrales, intoxicaciones y otras.

### → TRATAMIENTO

**1. Reposición del volumen perdido** (sangre, plasma, soluciones electrolíticas isotónicas) en una cantidad que compense las pérdidas previas y actuales.

**2. Tratar intensamente la causa de la deshidratación.**

## 1.1.2. Deshidratación hipertónica

### → DEFINICIÓN Y ETIOPATOGENIA

Déficit de agua que cursa con molalidad efectiva de los líquidos corporales aumentada (hipertonía). **Causas:** ingesta insuficiente de agua (más frecuente en personas inconscientes); pérdida de agua por los pulmones (hiperventilación) o de líquidos hipotónicos por la piel, el tracto digestivo o los riñones (diabetes insípida, diuresis osmótica causada por glucosuria). La presión osmótica del líquido extracelular aumentada produce el paso de agua del compartimento intracelular al extracelular, lo que lleva también a la disminución del compartimento intracelular (deshidratación celular).

### → CUADRO CLÍNICO Y DIAGNÓSTICO

Los síntomas dependen del grado de deshidratación de las células del SNC, de la intensidad de la hipovolemia, y de la rapidez de instauración del proceso. Los síntomas del SNC son menos acentuados en caso de la deshidratación hipertónica instaurada lentamente. Se presentan síntomas de deshidratación (sequedad de mucosas y de la piel, hipotensión, taquicardia, oliguria), síntomas de hipertonía (sensación de sed intensa) y alteraciones del SNC (confusión, alucinaciones, hipertermia). El **diagnóstico** se basa en la detección del proceso que produce la pérdida de líquidos corporales (mediante la anamnesis o con la observación) y los síntomas de deshidratación, hipovolemia, hipernatremia y osmolalidad plasmática aumentada.

### → TRATAMIENTO

**Administrar líquidos hipotónicos:**

1) **VO** → líquidos sin glucosa, p. ej. té sin azúcar, agua de mesa

2) **iv.** → perfundir líquidos hipotónicos (una excepción es la hipotensión → hasta el momento de su corrección transfundir líquidos isotónicos), lentamente, para que la disminución de hipertonía del compartimento extra- e intracelular se produzca simultáneamente (una corrección demasiado rápida de la hipertonía de líquido extracelular puede provocar edema cerebral). Proceder como en el tratamiento de la hipernatremia →cap. 19.1.3.2.

## 1.1.3. Deshidratación hipotónica

### → DEFINICIÓN Y ETIOPATOGENIA

Es el déficit de agua que cursa con una molalidad efectiva de los líquidos corporales disminuida (hipotonía). La **causa** es la pérdida de líquidos isotónicos por los riñones o por el tracto digestivo, parcialmente corregida por una ingesta de líquidos hipotónicos (p. ej. té sin azúcar). La consecuencia es el paso de agua del compartimento extracelular al intracelular, lo que lleva al edema celular (sobre todo del SNC) y una disminución progresiva del compartimento acuoso extracelular (exacerbación de la hipovolemia).

### ➡ CUADRO CLÍNICO Y DIAGNÓSTICO

Los síntomas son consecuencia de la hipovolemia y del edema cerebral. En general no aparece sensación de sed. El **diagnóstico** se basa en determinar los síntomas de deshidratación, hipovolemia e hiponatremia y una osmolalidad plasmática disminuida.

### ➡ TRATAMIENTO

Actuar **como en caso de hiponatremia con hipovolemia**, teniendo precaución con la velocidad de corrección de la hiponatremia →cap. 19.1.3.1.

## 1.2. Estados de hiperhidratación

### 1.2.1. Hiperhidratación isotónica

#### ➡ DEFINICIÓN Y ETIOPATOGENIA

Se caracteriza por un aumento del compartimento acuoso extracelular cuya manifestación principal son los edemas. Se debe a un aumento excesivo de la cantidad de sodio en forma de solución isotónica en la que toman parte factores hormonales (activación del sistema RAA, déficit relativo de hormonas natriuréticas como el péptido natriurético atrial) y nerviosos (estimulación del sistema simpático). **Causas**: insuficiencia cardíaca, cirrosis hepática, síndrome nefrótico, insuficiencia renal.

#### ➡ CUADRO CLÍNICO Y DIAGNÓSTICO

Los síntomas y signos y alteraciones en las exploraciones complementarias dependen de la causa. Diferenciación de edemas →cap. 1.17.

#### ➡ TRATAMIENTO

**1.** Tratar intensamente la enfermedad de base.

**2.** Reducir el aporte de sodio y agua y utilizar fármacos diuréticos.

### 1.2.2. Hiperhidratación hipertónica

#### ➡ DEFINICIÓN Y ETIOPATOGENIA

Exceso de agua con un aumento de la molalidad efectiva de los líquidos corporales (hipertonía). **Causa**: más frecuentemente aporte excesivo de soluciones hipertónicas de sodio (ingesta de agua de mar por náufragos, nutrición por sonda) o soluciones isotónicas a enfermos con función renal alterada. La hipertonía del líquido extracelular produce deshidratación celular, disminución del compartimento intracelular y aumento del compartimento extracelular.

#### ➡ CUADRO CLÍNICO Y DIAGNÓSTICO

Síntomas de hipervolemia (edemas periféricos, edema pulmonar, hipertensión arterial) y síntomas del SNC (alteraciones de la conciencia, hipertermia). El **diagnóstico** se basa en la anamnesis y detección de la hipernatremia y de la hipervolemia.

➡ **T R A T A M I E N T O**

Puede ser difícil por la dificultad de eliminar el exceso de sodio y de agua.

**1. Dieta sin sodio.** Recomendaciones sobre el tratamiento de hipernatremia →cap. 19.1.3.2.

**2.** Para eliminar el exceso de agua, utilizar **diuréticos de asa**.

**3.** En casos particularmente severos puede ser necesaria la hemodiálisis.

### 1.2.3. Hiperhidratación hipotónica (intoxicación acuosa)

➡ **D E F I N I C I Ó N   Y   E T I O P A T O G E N I A**

Exceso de agua en relación con los depósitos de sodio que provoca hiponatremia y disminución de la molalidad efectiva de los líquidos corporales (hipotonía). La **causa** principal es la alteración de la excreción renal de agua libre debida a insuficiencia renal (AKI, enfermedad renal crónica) o secreción aumentada de vasopresina secundaria a estímulos no osmóticos (causas de hiponatremia hipotónica con hipervolemia →cap. 19.1.3.1). Más frecuentemente la causa es una ingesta de líquidos sin electrólitos. Raras veces se debe a una ingesta excesiva de agua en personas con excreción renal normal (polidipsia primaria).

➡ **C U A D R O   C L Í N I C O   Y   D I A G N Ó S T I C O**

Los síntomas son debidos al exceso de agua corporal (edemas periféricos, trasudados en cavidades corporales) y edema cerebral (a consecuencia de la hipotonía de líquido extracelular). El **diagnóstico** se basa en detectar los síntomas de hiperhidratación e hiponatremia y osmolalidad plasmática disminuida, más frecuentemente en personas con enfermedades que favorecen el desarrollo de este tipo de hiperhidratación.

➡ **T R A T A M I E N T O**

Actuación **como en caso de hiponatremia con hipervolemia**, teniendo precaución con la velocidad de corrección de la hiponatremia →cap. 19.1.3.1.

## 1.3. Alteraciones del metabolismo de sodio

#### Nociones básicas sobre su fisiología

En un adulto con un peso de 70 kg la cantidad de sodio es de ~4200 mmol (~60 mmol/kg). El 91 % de esta cantidad se encuentra en el compartimento acuoso extracelular y el resto en el compartimento intracelular.

El aporte diario de sodio recomendado en la actualidad es de 65-100 mmol (1,5-2,3 g de sodio, lo que corresponde a 3,8-5,8 g de NaCl). El aporte diario de sodio en la dieta habitual del mundo occidental suele ser de 80-160 mmol/d. En un estado de balance equilibrado de sodio, el 95 % del sodio ingerido es excretado por vía renal, el 4,5 % con las heces y apenas el 0,5 % por la piel. Solo <1 % del sodio filtrado por los glomérulos renales es excretado por la orina y la cantidad restante es reabsorbida en los túbulos renales.

### 1.3.1. Hiponatremia

➡ **D E F I N I C I Ó N   Y   E T I O P A T O G E N I A**

Concentración de sodio en plasma **<135 mmol/l**. En la mayoría de los casos la hiponatremia es una alteración primaria del balance hídrico por exceso relativo de agua corporal en relación con los depósitos corporales de sodio. La causa más frecuente es una alteración en la excreción renal de agua libre a consecuencia de una secreción de vasopresina inadecuadamente aumentada por estímulos no osmóticos.

**Clasificación de hiponatremia según la concentración de $Na^+$**

1) **leve**: 130-134 mmol/l

2) **moderada**: 125-129 mmol/l

3) **severa**: <125 mmol/l.

**Clasificación de la hiponatremia según el tiempo de evolución**

1) **hiponatremia aguda**: tiempo de evolución documentado <48 h

2) **hiponatremia crónica**: tiempo de evolución documentado ≥48 h y todos los demás casos de hiponatremia con tiempo de evolución no documentado, si los datos clínicos y la anamnesis no indican hiponatremia aguda.

**Clasificación de la hiponatremia según la osmolalidad plasmática (osmolalidad medida, no calculada)**

1) **Hiponatremia hipotónica**: los iones de sodio son el osmolito más importante del compartimento extracelular, por lo tanto la disminución de su concentración suele ir acompañada de hipotonía del líquido extracelular y desplazamiento de agua extracelular al espacio intracelular provocando edema celular. La causa más frecuente es la retención de agua en el curso del síndrome de antidiuresis inadecuada (ing. SIAD; en una gran mayoría de los enfermos es debido a un síndrome de secreción inadecuada de vasopresina [SIADH])

   a) **hiponatremia hipotónica con hipovolemia**: pérdida de sodio y agua, suplementación parcial de las pérdidas con líquidos sin electrólitos. Las pérdidas se producen por la piel (sudoración excesiva, quemaduras), por el tracto digestivo (vómitos, diarrea, fístulas del tracto digestivo), por vía renal (sobre todo pérdida de sodio por diuréticos, déficit de mineralocorticoides, nefritis perdedora de sal, tubulopatías congénitas y adquiridas, síndrome de pérdida de sal cerebral), escape de líquidos a un tercer espacio

   b) **hiponatremia hipotónica con isovolemia** (la forma más frecuente de hiponatremia): SIAD →más arriba, déficit de glucocorticoides, esfuerzo físico intenso y prolongado, polidipsia primaria, dieta hiposódica mantenida por tiempo prolongado, hipotiroidismo, sensibilidad excesiva a ADH, mutación activadora del receptor $V_2$ o aquaporina 2

   c) **hiponatremia hipotónica con hipervolemia**: secreción aumentada de vasopresina en estados de una disminución relativa del volumen intravascular efectivo (insuficiencia cardíaca crónica, cirrosis hepática con ascitis, edemas nefróticos); aporte excesivo de líquidos sin electrólitos con una excreción alterada de agua libre (insuficiencia renal aguda, enfermedad renal crónica avanzada)

2) **Hiponatremia no hipotónica (isotónica o hipertónica)**: aumento de la concentración plasmática de sustancias que son osmolitos efectivos, que produce un desplazamiento de agua del espacio intracelular al extracelular y desarrollo de hiponatremia por dilución. Dependiendo de la concentración de estos compuestos, la osmolalidad plasmática puede ser normal o aumentada. La causa más frecuente es la hiperglucemia severa (cada aumento de glucemia en 5,5 mmol/l por encima de 5,5 mmol/l disminuye la natremia en 2,4 mmol/l). Causas menos frecuentes: infusión iv. de manitol, administración de grandes cantidades de contrastes radiológicos hiperosmolares o paso a la sangre de soluciones isotónicas de manitol, sorbitol o glicina, usada durante la resección transuretral de adenoma de próstata).

La **hiponatremia ficticia** (pseudohiponatremia) es una concentración de sodio en plasma falsamente baja a consecuencia de una concentración alta de lípidos o paraproteínas; la osmolalidad plasmática es normal.

---

→ CUADRO CLÍNICO

---

Los síntomas dependen de la intensidad y la velocidad de disminución de la concentración de sodio en plasma, osmolalidad plasmática efectiva y de la dirección y magnitud de los cambios de la volemia.

En la mayoría de los casos de hiponatremia leve y moderada que se desarrolla lentamente no hay síntomas significativos del SNC. Pueden aparecer alteraciones de la concentración, de las funciones cognitivas y del equilibrio. Los síntomas neurológicos de hiponatremia dependen del grado y velocidad de la disminución de la concentración de sodio en plasma y de los cambios consecuentes en la osmolalidad plasmática.

Pueden ser:

1) moderadamente severos: náuseas sin vómitos, confusión, cefalea
2) severos: vómitos, somnolencia excesiva, convulsiones, coma (≤8 ptos. en escala de Glasgow). **Nota**: estos síntomas no son específicos y pueden ser provocados por otras causas.

Cuando el tiempo de evolución no está documentado, se debe sospechar hiponatremia aguda en las siguientes situaciones: período posoperatorio, polidipsia, esfuerzo físico intenso, inicio del tratamiento con diuréticos tiacídicos, preparación para colonoscopia, tratamiento con ciclofosfamida iv., toma de derivados de anfetamina, inicio del tratamiento con vasopresina.

Los síntomas que indican deshidratación e hipovolemia son: sequedad de mucosas, flacidez de la piel, hipotensión ortostática o crónica, taquicardia, disminución de la diuresis.

### → DIAGNÓSTICO

Algoritmo diagnóstico de la hiponatremia hipotónica →fig. 1-1.

La hiponatremia se diagnostica por la detección de una concentración de sodio en plasma <135 mmol/l, después de excluir la hiponatremia falsa (→más adelante).

**1.** En la primera etapa **descartar hiperglucemia y determinar la osmolalidad plasmática** para establecer si la hiponatremia es hipotónica o no hipotónica (iso- o hipertónica). La hiponatremia no hipotónica tiene un número limitado de causas conocidas (con mayor frecuencia hiperglucemia severa) y no se asocia a un riesgo de complicaciones neurológicas (edema cerebral, síndrome de desmielinización osmótica).

**2.** En caso de hiponatremia isotónica **descartar la pseudohiponatremia.** La determinación de la concentración de sodio en una muestra no diluida utilizando un electrodo selectivo de iones aporta el valor real de natremia. Cuando este método no está disponible, determinar la concentración plasmática de triglicéridos, colesterol y proteínas totales.

**3.** Después de documentar una hiponatremia hipotónica **determinar la osmolalidad urinaria ($U_{osm}$) y concentración de sodio en orina ($U_{Na}$)** en la misma muestra de orina o en muestras separadas tomadas simultáneamente.

$U_{osm}$ **≤100 mmol/kg $H_2O$**: la causa de la hiponatremia es un exceso relativo de agua a consecuencia de polidipsia, dieta hiposódica realizada por un tiempo prolongado (p. ej. anorexia, dieta basada en galletas y té o cerveza), aporte excesivo de líquidos sin electrólitos (sobre todo en enfermos con función renal alterada).

$U_{osm}$ **>100 mmol/kg $H_2O$** → valorar $U_{Na}$:

1) $U_{Na}$ **≤30 mmol/l** indica un volumen intravascular efectivo bajo como causa de la hiponatremia → estimar el volumen de agua extracelular por los datos clínicos:
    a) aumentado (edemas, líquido en las cavidades corporales): la causa puede ser insuficiencia cardíaca, cirrosis hepática, síndrome nefrótico
    b) disminuido (síntomas de deshidratación e hipovolemia): la causa puede ser pérdida de agua y sodio por el tracto digestivo, la piel o a un tercer espacio, o el uso de diuréticos (falta de información u ocultado por el paciente)
2) $U_{Na}$ **>30 mmol/l** → valorar la existencia de enfermedad renal o la ingesta de diuréticos

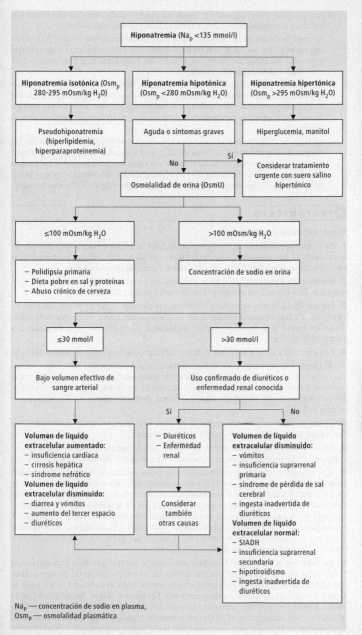

**Fig. 1-1.** Algoritmo diagnóstico de la hiponatremia

a) enfermedad renal ausente y no se ha objetivado la toma de diuréticos → estimar el volumen de agua extracelular por datos clínicos:

– normal: la causa de la hiponatremia más frecuentemente es el SIAD; otras causas posibles son el déficit de glucocorticoides (insuficiencia suprarrenal secundaria), toma de diuréticos (falta de información u ocultada por el enfermo), hipotiroidismo severo

– disminuido: las causas pueden ser vómitos, déficit de mineralocorticoides (insuficiencia suprarrenal primaria), toma de diuréticos (falta de información u ocultada por el enfermo), pérdida de sal por los riñones (nefritis perdedora de sal, tubulopatías congénitas y adquiridas, síndrome de pérdida de sal cerebral)

b) en caso de enfermedad renal o ingesta de diuréticos, la determinación de causas de hiponatremia a base de $U_{Na}$ y el volumen de agua extracelular puede no ser representativa; en estas situaciones son posibles todas las causas de la hiponatremia hipotónica → en el diagnóstico diferencial hay que tener en cuenta los datos clínicos disponibles y la información de la anamnesis.

---

### → TRATAMIENTO

**Recomendaciones generales**

**1.** El tratamiento depende de la severidad de la hiponatremia, del tiempo de evolución, de las manifestaciones clínicas (presencia de edema cerebral, alteraciones de volemia) y del riesgo de complicaciones neurológicas.

**2. Hiponatremia sintomática** (cursa con edema cerebral): requiere tratamiento urgente, incluso si la concentración de sodio es de 125-129 mmol/l.

**3.** Hiponatremia sin síntomas clínicos: en primer lugar requiere establecer la causa. El tratamiento consiste en una elevación lenta de la concentración de sodio hasta 130 mmol/l (→más adelante); si >125-130 → comenzar con restricción hídrica.

**4.** Los controles de la natremia deben realizarse siempre con el mismo método.

**5.** El tiempo de corrección de la hiponatremia debe ser tanto más lago cuanto mayor es su tiempo de evolución. Corregir muy lentamente los casos de hiponatremia crónica sin síntomas o con síntomas neurológicos sutiles aislados. Se pueden corregir rápidamente los casos documentados de hiponatremia aguda (<48 h).

**6.** Dejar de administrar líquidos si no son imprescindibles y suspender los fármacos que pueden empeorar la hiponatremia.

**7.** Si es posible, hay que eliminar la causa de la hiponatremia y corregir las alteraciones concomitantes del metabolismo de potasio (a menudo hipopotasemia).

**8.** Los enfermos con hiponatremia crónica y concentración de $Na^+$ ≤120 mmol/l tienen riesgo de desarrollar el síndrome de desmielinización osmótica en caso de corregir rápidamente la natremia. En estos casos el aumento de la natremia debe ser de unos 4-8 mmol/l/d sin sobrepasar los 10 mmol/l cada día. Si se dan factores de riesgo del síndrome de desmielinización (hiponatremia ≤105 mmol/l, hipopotasemia coexistente, alcoholismo, desnutrición, mujeres, enfermedad hepática avanzada), el incremento de la natremia debe ser de 4-6 mmol/l/d y no sobrepasar 8 mmol/l en 24 h.

**9.** Se debe tener un especial cuidado durante la corrección de la hiponatremia ($Na^+$ <120 mmol/l) causada por un déficit de la excreción renal de agua libre (SIADH, hiponatremia con hipovolemia, sobre todo secundaria a diuréticos tiacídicos, déficit de aldosterona o cortisol). En estos casos la desaparición de la causa puede provocar un aumento brusco del aclaramiento de agua libre (densidad de orina disminuye <1,009) con aumento rápido peligroso de la natremia. Cuantificar la diuresis: una diuresis >100 ml/h indica aumento de la eliminación renal de agua libre que puede elevar peligrosamente la natremia. Si la natremia se acerca a unos niveles de seguridad recomendados (→más arriba) → interrumpir el tratamiento y corregir el déficit de agua producido o administrar iv. 2-4 µg de desmopresina. Si se produce un aumento de la natremia excesivamente rápido → disminuir la concentración de $Na^+$ en suero, administrando 10 ml/kg de solución de glucosa al 5 % en 1 h o infusión de 3 ml/kg/h hasta alcanzar una natremia segura. Administrar desmopresina 2-4 µg iv. cada 8 h para prevenir una pérdida ulterior de agua. En caso de un aumento excesivamente rápido de la natremia se pueden utilizar 4 mg de dexametasona cada 6 h durante 24-48 h (esto protege de la aparición del síndrome de desmielinización).

### Tratamiento farmacológico

**1.** El objetivo de natremia durante el tratamiento farmacológico es de 130 mmol/l. Tras alcanzarlo se debe intentar normalizar la natremia limitando el aporte de agua y administrando una dieta normosódica y normoproteica.

**2.** Soluciones de NaCl: en general al 0,9 % y 3 %.

Para estimar el aumento de la concentración de sodio en plasma después de una infusión de 1 l de solución de NaCl, utilizar la siguiente fórmula:

$$\Delta[Na] = [Na]_{inf} - [Na]_{act} / ACT + 1$$

$\Delta[Na]$ — cambio de natremia (mmol/l), $Na_{inf}$ — concentración de sodio en la solución administrada (mmol/l) (p. ej. solución de NaCl al 0,9 % — 154 mmol Na/l, 3 % — 513 mmol/l), $Na_{act}$ — concentración actual de sodio en suero (mmol/l), ACT — agua corporal total en litros (se estima, con la suposición de que en adultos la fracción del agua en el peso es de 0,6 en hombres y 0,5 en mujeres, y en mayores de 65 años de edad, 0,5 y 0,45, respectivamente).

**Nota**: es el aumento esperado de la natremia tras administrar 1 l de solución de NaCl. Si es de 10 mmol/l y el objetivo del tratamiento es un aumento de la natremia de 1 mmol/l/h → durante 1 h transfundir 100 ml. Después del control de la natremia repetir de nuevo los cálculos teniendo en cuenta la natremia actual para no llevar a una corrección excesiva. Recordar que el aumento real de la natremia en muchos casos es mayor que el estimado por la fórmula.

En caso de una corrección simultánea de hiponatremia e hipopotasemia, utilizar la fórmula modificada, que tiene en cuenta la cantidad del potasio administrado y que también aumenta la natremia.

$$\Delta[Na] = ([Na_{inf} + K_{Inf}] - Na_{act}) / (ACT + 1)$$

$K_{inf}$ = concentración de potasio en la solución administrada (mmol/l)

**Nota**: si no está disponible una solución de NaCl al 3 % comercial o preparada por la farmacia hospitalaria, en caso de necesidad es posible usar la solución de NaCl al 10 % y diluirla con la solución de glucosa al 5 % (p. ej. diluir 30 ml de NaCl al 10 % en 70 ml de la solución de glucosa al 5 %, lo que dará 100 ml de NaCl al 3 %). Si se mezcla la solución de NaCl al 10 % y la solución de glucosa al 5 % en proporción por volumen 1:2, se obtiene una solución de NaCl al 3,3 % (p. ej. 50 ml de la solución de NaCl al 10 % y 100 ml de la solución de glucosa al 5 %).

**3.** Urea: administrar VO 15-60 g/d (0,25-0,5 g/kg/d) repartida en varias dosis. Produce diuresis osmótica, aumento de la excreción de agua libre y aumento de la natremia. Indicaciones principales: hiponatremia moderada y severa por un SIADH, cuando la restricción del aporte de líquidos no es eficaz o aceptable. Se puede mejorar el mal sabor de la urea añadiendo edulcorantes.

**4.** En las guías europeas actuales no se recomienda el uso de vaptanes y demeclociclina en el tratamiento de la hiponatremia.

### Actuación en determinadas situaciones clínicas

**1. Hiponatremia crónica o aguda con síntomas severos de edema cerebral** (vómitos, somnolencia excesiva, convulsiones, coma). Objetivo del tratamiento: aumento rápido en 5 mmol/l de la concentración de $Na^+$ en suero. En la 1.ª h administrar 150 ml de solución de NaCl al 3 % iv. en 20 min; repetir la dosis 2 veces en caso de necesidad. Determinar la concentración de sodio en suero después de cada dosis. Dejar de administrar la solución salina al 3 %, si después de aumentar la natremia en 5 mmol/l durante la 1.ª h los síntomas del edema cerebral han cedido, e iniciar el tratamiento etiológico para al menos mantener la concentración de sodio obtenida y para que el incremento posterior no sobrepase el rango de seguridad diario (→más arriba). Continuar la administración de solución salina al 3 % si no hay mejoría clínica después de aumentar la natremia 5 mmol/l en la 1.ª h. El objetivo es un aumento de la natremia en 1 mmol/l durante cada hora siguiente. Calcular el volumen de cada dosis consecutiva utilizando la fórmula mencionada anteriormente. Dejar de administrar la solución salina al 3 % cuando se produzca la mejoría clínica o cuando la natremia aumente en 10 mmol/l en comparación con el valor inicial o llegue a 130 mmol/l. La persistencia de síntomas neurológicos después de aumentar la natremia en 10 mmol/l o hasta el valor de 130 mmol/l indica la existencia de otra causa de las manifestaciones neurológicas. Si no hay disponible solución salina al 3 %, para el tratamiento del edema cerebral se pueden administrar iv. 100-200 ml de solución de manitol al 20 %.

**2. Hiponatremia crónica o aguda con síntomas moderadamente severos de edema cerebral** (náuseas sin vómitos, confusión, cefalea). Administrar inmediatamente iv. 150 ml de solución salina al 3 % durante 20 min, posteriormente utilizar solución salina para aumentar la natremia en 5 mmol/l en 24 h. Empezar el tratamiento etiológico y suplementar NaCl hasta obtener una natremia de 130 mmol/l de tal manera que el aumento de natremia no sobrepase el rango diario de seguridad (→más arriba).

**3. Hiponatremia aguda sin síntomas de edema cerebral.** Si es posible, interrumpir la administración de líquidos y fármacos que puedan causar la hiponatremia, determinar la causa y comenzar el tratamiento etiológico. Si la concentración de sodio en suero ha disminuido >10 mmol/l, se puede administrar iv. una dosis única de 150 ml de solución salina al 3 % durante 20 min, lo que prevendrá la disminución de natremia y disminuirá el riesgo de edema cerebral.

**4. Hiponatremia crónica sin síntomas de edema cerebral.** Actuar de acuerdo con las reglas generales de tratamiento de hiponatremia →más arriba. Antes de empezar el tratamiento, valorar la volemia.

1) **Hipovolemia** → administrar infusión iv. 0,5-1,0 ml/kg de peso corporal/h de NaCl al 0,9 % o solución cristaloide isotónica (p. ej. solución Ringer lactato) hasta corregir la volemia. Si la natremia sigue <130 mmol/l → actuar de acuerdo con las recomendaciones generales de tratamiento de la hiponatremia (→más arriba). No olvidar el riesgo del aumento brusco del aclaramiento de agua libre y de un peligroso aumento rápido de la natremia después de la corrección de la hipovolemia.

2) **Hipervolemia** → no tomar acciones cuyo único objetivo es corregir la hiponatremia, si es leve o moderada. El tratamiento causal tiene el papel fundamental (p. ej. insuficiencia cardíaca, cirrosis hepática, síndrome nefrótico, polidipsia). La restricción del aporte de líquidos puede prevenir el ulterior aumento del volumen extracelular.

3) **Isovolemia** → empezar el tratamiento causal de la hiponatremia. En la hiponatremia moderada y severa actuar de acuerdo con las recomendaciones generales de tratamiento de la hiponatremia. No olvidar el riesgo de un aumento brusco del aclaramiento de agua libre y del rápido y peligroso aumento de natremia en caso de desaparición de la causa (p. ej. sustitución de glucocorticoides o mineralocorticoides, desaparición de la causa de SIADH).

### Actuación en la hiponatremia provocada por una causa determinada

**Seguir siempre las recomendaciones generales de tratamiento de la hiponatremia.**

**1.** SIADH →cap. 8.2.

**2. Insuficiencia cardíaca.** La hiponatremia es crónica. El tratamiento consiste en la restricción del aporte de líquidos y el uso de diurético de asa en caso de hiperhidratación.

**3. Hiponatremia causada por diuréticos tiacídicos.** Casi siempre es una hiponatremia crónica. La suspensión de la tiacida y la corrección de la volemia pueden llevar a un aumento rápido de aclaramiento de agua libre y un aumento rápido de natremia que debe ser prevenido → recomendaciones generales de tratamiento de la hiponatremia.

**4. Hiponatremia en el curso de déficit de mineralocorticoides y/o glucocorticoides.** Típicamente es una hiponatremia crónica con hipovolemia (déficit de aldosterona) o con isovolemia (déficit de cortisol). La corrección de la hipovolemia o inicio del tratamiento sustitutivo puede llevar a un aumento rápido de aclaramiento de agua libre y un aumento rápido de la natremia. Hay que prevenir un aumento demasiado rápido de la natremia → recomendaciones generales de tratamiento de la hiponatremia.

**5. Hiponatremia en cirrosis hepática.** Típicamente es una hiponatremia crónica. Para aumentar la natremia es imprescindible una restricción del aporte de líquidos a un volumen menor que la diuresis diaria (en general <750 ml/d). Lo más eficaz para aumentar la diuresis es utilizar un diurético de asa en combinación con espironolactona.

**6. Hiponatremia provocada por esfuerzo físico intenso y prolongado.** Hiponatremia aguda con síntomas neurológicos secundarios al edema cerebral que se presentan típicamente después de finalizar el esfuerzo. Es una forma especial de síndrome SIADH transitorio. En caso de presentar síntomas neurológicos, actuar como en el edema cerebral (se deben administrar 150 ml iv. de NaCl al 3 % durante 20 min, repetir 2 veces en caso de necesidad). La diuresis acuosa, que se presenta después de finalizar el esfuerzo, lleva a una rápida normalización de la natremia. La prevención consiste en tomar líquidos durante el esfuerzo físico solamente en caso de sed y de diuresis ≤400-800 ml/h.

**7. Síndrome de pérdida de sal cerebral** (*cerebral salt-wasting syndrome*). Es un trastorno raro que se presenta en personas con patologías intracraneales (p. ej. hemorragia subaracnoidea). Alteraciones características: hiponatremia hipotónica, concentración muy alta de sodio en orina, concentración baja del ácido úrico en plasma, hipotensión ortostática y presión venosa central baja. El volumen de orina está aumentado. Actuar de acuerdo con las recomendaciones generales de tratamiento de la hiponatremia. Suplementar el déficit de agua y sodio.

### → COMPLICACIONES

Una complicación grave que puede aparecer durante el tratamiento de la hiponatremia crónica es el síndrome de desmielinización osmótica. Los síntomas aparecen en un par de días: cuadriplejia súbita, parálisis pseudobulbar, convulsiones, coma e incluso muerte.

### → PRONÓSTICO

Incierto en la hiponatremia severa con síntomas severos de edema cerebral y cuando se presenta el síndrome de desmielinización osmótica que puede producir daño cerebral permanente. En el resto de los casos, el pronóstico depende de la causa.

## 1.3.2. Hipernatremia

### → DEFINICIÓN Y ETIOPATOGENIA

Aumento de la concentración sérica de sodio **>145 mmol/l**. La hipernatremia crónica es la que se mantiene >48 h.

Más frecuentemente es causada por la pérdida de agua o de líquidos hipotónicos o por aporte insuficiente de agua (la cantidad de sodio en el organismo no cambia o disminuye), más raramente por el aporte excesivo de sodio (la cantidad de sodio corporal aumenta).

**Causas**

1) pérdida de agua pura: estados febriles, estados con catabolismo aumentado (hipertiroidismo, sepsis)

2) pérdida de líquidos hipotónicos por la piel (sudoración excesiva), por el tracto digestivo (vómitos, diarreas), por los riñones (diabetes insípida central, diabetes insípida nefrogénica congénita o adquirida, diuresis osmótica producida por hiperglucemia, manitol, urea)

3) aporte insuficiente de agua en personas que no son capaces de tomar líquidos de forma autónoma (enfermos inconscientes, niños pequeños, residentes en instituciones de cuidado), ausencia de la sensación de sed (daño del centro de la sed del SNC)

4) aporte excesivo de sodio: aporte excesivo de $NaHCO_3$ en acidosis láctica o en personas resucitadas, nutrición de bebés con alimentos con alto contenido de sal (intoxicación salina), ingesta de agua de mar por náufragos, uso del líquido de diálisis con contenido excesivo de sodio en enfermos tratados con hemodiálisis o diálisis peritoneal

5) hipernatremia espontánea: causada por alteración de la función de osmostato (centro de vigilancia de isoosmia) en el SNC.

El compartimento acuoso extracelular puede estar disminuido (hipovolemia), normal (isovolemia) o aumentado (hipervolemia).

En la fase inicial de la hipernatremia se produce el paso de agua del compartimento intracelular al extracelular (deshidratación celular). Con el tiempo se generan osmolitos en las células y entrada de iones $Na^+$, $K^+$, $Cl^-$, lo que disminuye el gradiente osmótico entre los compartimentos intracelular y extracelular. Por este motivo, en la fase de hipernatremia crónica pueden no aparecer síntomas de deshidratación del SNC. La respuesta renal normal a la hipernatremia (aumento de osmolalidad plasmática efectiva) consiste en la producción de una orina máximamente concentrada.

#### → CUADRO CLÍNICO

Los síntomas dependen de la velocidad de aumento de la concentración de sodio, de la intensidad de la hipernatremia y de las alteraciones concomitantes de la volemia. A menudo coexisten los síntomas de la enfermedad causal.

Síntomas tempranos de hipernatremia en desarrollo: pérdida de apetito, náuseas y vómitos, y luego alteraciones de la conciencia, hiperexcitabilidad o somnolencia hasta el coma. Pueden aparecer hipertonía muscular e hiperreflexia.

En la hipernatremia debida a la pérdida de líquidos hipotónicos o al aporte inadecuado de agua, pueden aparecer síntomas de hipovolemia, con una orina concentrada y de bajo volumen. La diuresis es abundante en enfermos con diabetes insípida (orina con densidad baja) o diuresis osmótica.

En la hipernatremia crónica a menudo no se observan síntomas clínicos. Una corrección demasiado rápida de hipernatremia crónica puede ser causa de edema cerebral, lo que se manifiesta con la aparición de síntomas neurológicos en un enfermo hasta ese momento asintomático.

#### → DIAGNÓSTICO

Detección de una concentración de sodio en plasma >145 mmol/l.

En todos los casos estimar el volumen de agua corporal para establecer la causa de la hipernatremia. La **hipernatremia con hipovolemia** indica pérdida de líquidos extrarrenal o renal o un aporte inadecuado de líquidos. La **hipernatremia con hipervolemia** indica un aporte excesivo de sodio (en dieta, en forma de infusiones de soluciones de sodio durante la corrección de la hiponatremia o de la acidosis). La **hipernatremia con isovolemia** aparece en caso de pérdida de líquidos de intensidad moderada por vía renal o extrarrenal. En caso de pérdida renal de agua y tras excluir la diuresis osmótica, determinar el tipo y la causa de la diabetes insípida.

→ **TRATAMIENTO**

**Recomendaciones generales**

**1.** Intentar eliminar la causa de la hipernatremia y corregir la concentración de sodio en suero con un aporte de líquidos hipotónicos.

**2.** Cuanto menor haya sido el tiempo de instauración de la hipernatremia, más rápida debería ser su corrección. En la hipernatremia aguda, la velocidad de disminución de la natremia en las primeras 24 h no debería ser mayor de 1 mmol/l/h, y en la hipernatremia crónica, 0,5 mmol/l/h.

**Tratamiento farmacológico**

**1.** Elegir el líquido de perfusión según el estado de hidratación:

1) **hipovolemia** → suero salino al 0,9 % hasta conseguir cifras de presión arterial normal; posteriormente, mezcla de suero salino al 0,45 % y solución de glucosa al 5 % en una proporción 1:1

2) **isovolemia e hipervolemia** → solución de glucosa al 5 %. En caso de hipervolemia utilizar también furosemida 20-40 mg iv. o 40-80 mg VO, repitiendo cada 6-8 h si es necesario.

**2. Estimar las modificaciones de la natremia** después de la infusión de 1 l de solución, usando la misma fórmula que en el caso de hiponatremia →cap. 19.1.3.1. El resultado obtenido tendrá un valor negativo (la concentración de sodio disminuye). Calcular del mismo modo el volumen de solución para administrar en 1 h, para obtener la reducción planeada de la natremia. Controlar frecuentemente (inicialmente cada 1-2 h) la natremia y reajustar el tratamiento según los resultados.

**3.** Otro modo de plantear el tratamiento consiste en calcular el déficit de agua mediante la fórmula:

$$\Delta H_2O = \frac{([Na]_{act} - [Na]_{obj}) \times mc. \times 0,6}{[Na]_{obj}}$$

$[Na]_{act}$ — concentración actual de Na, $[Na]_{obj}$ — objetivo de concentración de Na, mc. — masa corporal en kg, mc. × 0,6 — contenido de agua corporal en litros.

Añadir al déficit de agua calculado, el volumen de pérdidas actuales y perfundir la totalidad a lo largo de 72 h (1/2 durante las primeras 24 h); controlar la natremia con frecuencia.

**4.** En enfermos conscientes con hipernatremia leve, se puede suplementar el déficit de agua por la administración oral de agua.

**5.** En casos extremos eliminar el exceso de sodio y de agua mediante diálisis.

→ **PRONÓSTICO**

La mortalidad en casos de hipernatremia severa es de >50 %. Sin embargo, la causa más frecuente de muerte radica en la enfermedad de base.

## 1.4. Alteraciones del metabolismo de potasio

#### Nociones básicas sobre su fisiología

En un adulto con un peso de 70 kg los depósitos corporales de potasio son de unos ~3500 mmol (~50 mmol/kg). El 90 % de potasio se encuentra en el compartimiento intracelular. La concentración de potasio en la sangre depende mayormente del aporte de potasio, de la regulación renal de excreción de potasio y del movimiento de potasio del compartimiento extracelular al intracelular y viceversa. La potasemia se caracteriza por grandes variaciones diarias (≤0,7 mmol/l), es menos elevada por la tarde y por la noche, y más elevada por la mañana (8:00-9:00). El aporte diario de potasio en la dieta es de 20-100 mmol. El 90 % del potasio absorbido se excreta por la orina y el 10 % restante por las heces. El papel del tracto digestivo en la excreción del potasio puede aumentar hasta un 30-40 % en caso de insuficiencia renal crónica. A nivel renal, el potasio es excretado principalmente por las células del túbulo colector. Los riñones sanos son capaces de excretar 300-400 mmol de potasio en 24 h. Se puede valorar la participación de los mecanismos renales en las alteraciones de la concentración de potasio al calcular el gradiente transtubular de potasio (trastubular potassium gradient, TTKG) según la fórmula:

$$TTKG = \frac{\text{concentración de } K^+ \text{ en la orina} \times \text{osmolalidad sérica}}{\text{concentración de } K^+ \text{ en plasma} \times \text{osmolalidad urinaria}}$$

Cuando los mecanismos renales de regulación de la concentración de potasio no están alterados, el TTKG es <3 en caso de hipopotasemia (ahorro de potasio) y >7-8 en caso de hiperpotasemia (excreción de potasio). Este índice es fiable cuando la función renal es normal, la concentración de $Na^+$ en la orina es >25 mmol/l y la osmolalidad urinaria es mayor o igual a la plasmática. El valor diagnóstico del TTKG es dudoso en caso de poliuria.

### 1.4.1. Hipopotasemia

**→ DEFINICIÓN Y ETIOPATOGENIA**

Descenso de la concentración de potasio en plasma <3,5 mmol/l.

**Causas** (las más frecuentes en negrita)

1) aporte de potasio insuficiente: anorexia nerviosa, malnutrición proteico-calórica, aporte de la cantidad "normal" de potasio en enfermos que lo pierden por los riñones, el tracto digestivo o la piel, ingesta de ciertos tipos de arcilla

2) incremento de la entrada de potasio en las células (transmineralización): alcalosis, estimulación de los receptores adrenérgicos $\beta_2$ (agonistas $\beta_2$, estados de actividad aumentada del sistema simpático, crisis hipertiroidea), inhibidores de la fosfodiesterasa (teofilina, cafeína), insulina, síndrome de realimentación, proliferación celular súbita (leucemias agudas, anemia maligna tratada), intoxicación por bario o por cloroquina, parálisis hipopotasémica periódica

3) pérdidas renales: **hiperaldosteronismo primario**, hiperaldosteronismo secundario (hipertensión arterial vasculorrenal, neoplasias malignas, reninoma), hiperaldosteronismo sensible a la acción de glucocorticoides, síndrome de Bartter, síndrome de Gitelman, exceso aparente de mineralocorticoides (AME), síndrome de Liddle, hiperplasia suprarrenal congénita (déficit de 11β- o 17α-hidroxilasa), síndrome de Cushing, formas hipopotasémicas de acidosis tubulares proximales y distales, fase de salida de una insuficiencia renal aguda, hipomagnesemia, fármacos y tóxicos (**diuréticos de asa** y **tiacídicos**, acetazolamida, **glucocorticoides**, mineralocorticoides, anfotericina B, cisplatino, aminoglucósidos, sirolimus, hierbas chinas, tolueno)

4) pérdida de potasio por el tracto digestivo: **vómitos**, **diarrea**, vipoma (síndrome de Verner-Morrison), algunas otras neoplasias de tracto digestivo, fistulas, **laxantes**, fármacos quelantes del potasio en el tracto digestivo (poliestireno sulfato, patiromer, ciclosilicato de sodio y zirconio)

5) pérdida de potasio por la piel: sudoración excesiva, quemaduras.

**Hipopotasemia ficticia**: almacenamiento de la muestra de sangre extraída y no centrifugada con leucocitosis >100 000/µl (los granulocitos jóvenes absorben potasio), sangre extraída 20-30 min después de la administración de insulina, almacenamiento prolongado de la sangre no centrifugada con recuento de leucocitos normal a una temperatura de 25-28 °C (mecanismo mencionado anteriormente).

### → CUADRO CLÍNICO

Las manifestaciones clínicas son el resultado del efecto de la hipopotasemia sobre el potencial de reposo de miocitos y neuronas (aumento del potencial de reposo que puede provocar el bloqueo completo de los potenciales de acción), sobre la excreción renal de agua (alteración de la concentración de orina, poliuria) y aumentando el proceso de amoniogénesis que deriva en alcalosis metabólica. El cuadro clínico depende de la intensidad de la hipopotasemia y de su velocidad de instauración. La hipopotasemia de instauración rápida, incluso de grado moderado, puede tener un curso clínico dramático y manifestarse con arritmias peligrosas (p. ej. taquicardia ventricular tipo torsade de pointes), debilidad de músculos esqueléticos, estreñimiento e incluso íleo paralítico, retención de orina (debido al debilitamiento de los músculos de vejiga urinaria) y alteraciones neurológicas (parestesias, hiperexcitabilidad neuronal o apatía). La hipopotasemia severa puede ser causa de muerte a consecuencia de arritmias o de complicaciones severas secundarias a un cuadro de rabdomiólisis.

### → DIAGNÓSTICO

Detección de niveles de potasio en plasma (<3,5 mmol/l). La anamnesis puede desvelar la causa. Con la hipopotasemia pueden coexistir otras alteraciones iónicas y del equilibrio ácido-base (la hipopotasemia cursa más frecuentemente con alcalosis metabólica), por lo que hay que determinar las concentraciones de magnesio, calcio, fósforo y gasometría. Para establecer la causa de la hipopotasemia puede ser necesaria la determinación de la actividad de renina plasmática, concentraciones de aldosterona, cortisol y la excreción de potasio en orina. En situación de hipopotasemia un TTGK <3 indica ahorro normal de potasio a nivel renal y por tanto apunta a una causa extrarrenal de la hipopotasemia, mientras que un TTGK >4 indica un origen renal.

### → TRATAMIENTO

**1. Administrar potasio** (generalmente en forma de KCl; en casos especiales en enfermos con acidosis metabólica en forma de bicarbonato o citrato de potasio) y fármacos ahorradores de potasio.

**2.** La manera de suplementar el potasio depende de la severidad y de la presencia de síntomas de hipopotasemia:

1) **$K^+ \geq 2,5$ mmol/l, sin síntomas** → VO 20-30 mmol $K^+$ 2-4 × d (máx. 40 mmol por dosis)

2) **$K^+ < 2,5$ mmol/l o síntomas** → empezar por una infusión iv. máx. 20 mmol $K^+$/h (soluciones con concentración ≥40 mmol $K^+$/l deben ser administradas por vía central).

**3.** La reducción de 1 mmol/l de potasio equivale a un déficit de los depósitos totales de 200 mmol. Al déficit calculado de esta manera se deben añadir las pérdidas actuales.

**4.** Hay que corregir las alteraciones concomitantes del metabolismo hidroelectrolítico.

**5.** Si el enfermo puede tomar fármacos VO → utilizar un **bloqueador del receptor de aldosterona** (espironolactona, eplerenona).

**6.** Una hipomagnesemia concomitante puede ocasionar falta de respuesta al tratamiento de la hipopotasemia.

## 1.4.2. Hiperpotasemia

### → DEFINICIÓN Y ETIOPATOGENIA

Aumento de la concentración de potasio en plasma >5,5 mmol/l.

**Clasificación de la hiperpotasemia: leve** (5,6-6,5 mmol/l); **moderada** (6,6-7,5 mmol/l); **grave** (>7,5 mmol/l).

**Causas** (las más frecuentes en negrita)

1) aporte excesivo de potasio en enfermos con alteración de la excreción renal o con alteración del transporte celular del potasio

2) alteración de la excreción renal: **insuficiencia renal aguda o crónica**, déficit de aldosterona o de glucocorticoides (congénito o adquirido), **hipoaldosteronismo hiporreninémico** (en enfermos con nefropatía diabética, lúpica, por analgésicos o relacionada con el SIDA), resistencia de los túbulos renales a la aldosterona (pseudohipoaldosteronismo tipo I, II o III), hiperpotasemia por fármacos: **IECA**, **ARA-II**, **bloqueadores del receptor de la aldosterona** (espironolactona, eplerenona), inhibidores de la renina, **suplementos de potasio**, AINE, amilorida, triamtereno, trimetoprim, ciclosporina, tacrolimus, heparina, digoxina

3) alteración del transporte de potasio al interior de las células: bloqueo del receptor adrenérgico $\beta_2$, estimulación del receptor adrenérgico $\alpha$, neuropatía vegetativa, déficit de insulina, déficit de aldosterona, bloqueo del sistema RAA, acidosis metabólica

4) liberación excesiva de potasio de las células: rabdomiólisis, corrección rápida de la hipotermia, síndrome de lisis tumoral, hipertermia maligna, hiperosmolalidad del líquido extracelular (hiperglucemia resistente a la insulina, administración de manitol), parálisis hiperpotasémica periódica, acidosis metabólica, sepsis.

La **hiperpotasemia ficticia** es el resultado de una liberación extracorporal de potasio de las células de sangre (hemólisis de una muestra de sangre, trombocitosis >900 000/μl, leucocitosis >70 000/μl).

La causa más frecuente es el uso de fármacos que reducen la excreción renal de potasio (asociación de IECA y espironolactona, a veces adicionalmente ARA-II y/o suplemento de potasio) en personas con ERC (sobre todo por nefropatía diabética).

### → CUADRO CLÍNICO

No hay una relación directa entre la aparición e intensidad de las manifestaciones clínicas y la severidad de la hiperpotasemia. En casos de hiperpotasemia de instauración lenta generalmente no hay síntomas a pesar de alcanzar niveles muy elevados hasta >7,0 mmol/l.

La hiperpotasemia disminuye el potencial de reposo de las membranas celulares, alterando la formación y la propagación de los estímulos. Las alteraciones de la función de los miocitos y de las neuronas se manifiestan con debilidad o parálisis de los músculos esqueléticos, disminución de los reflejos tendinosos, arritmias (bradicardia, asistolia, fibrilación ventricular), disminución del volumen de eyección del corazón, cambios en el ECG →cap. 26.1.1, alteraciones de la sensibilidad (parestesias) y alteraciones de la conciencia (confusión).

En el cuadro clínico pueden dominar los síntomas de la enfermedad de base.

## ➡ DIAGNÓSTICO

Detección de una concentración de potasio en plasma (>5,5 mmol/l; excluir la hiperpotasemia ficticia). La anamnesis puede indicar la causa. Realizar una anamnesis meticulosa sobre la toma de fármacos, incluyendo los accesibles sin receta médica y los preparados de herboristerías. Evaluar la función renal y el equilibrio ácido-base.

Un TTKG >8 indica una respuesta adecuada del túbulo distal a la acción de la aldosterona. Un TTKG <5 con hiperpotasemia indica el déficit de aldosterona o resistencia a la acción de esta hormona.

## ➡ TRATAMIENTO

**1.** Intentar eliminar la causa.

**2.** Intentar reducir el aporte de potasio (frutas, jugos, productos vegetales).

**3.** Monitorizar el ECG y las funciones vitales, sobre todo si el $K^+$ >6,3 mmol/l.

**4.** En caso de alteraciones electrocardiográficas propias de la hiperpotasemia o de arritmias → administración urgente de 10-20 ml de **gluconato de calcio** al 10 % iv. o de **cloruro de calcio** iv. (con especial cuidado en enfermos tratados con glucósidos digitálicos). Para realizar el paso de potasio a las células, administrar 20-40 ml de solución de glucosa al 40 % + 4-8 uds. de insulina de acción corta (1 ud. de insulina por cada 3 g de glucosa). En caso de acidosis, administrar además 50 ml de $NaHCO_3$ al 8,4 %. Se pueden reducir transitoriamente los niveles de potasio facilitando el paso de potasio al interior de las células administrando agonistas $\beta_2$, p. ej. salbutamol en nebulización 2,5 mg cada 15 min hasta la dosis de 10-20 mg.

**5.** Simultáneamente aplicar medidas que aumenten la eliminación del exceso de potasio. Opciones:

1) diurético de asa en enfermos con diuresis mantenida, p. ej. **furosemida** 20-40 mg iv.; la dosis puede repetirse después de 6-8 h; corregir la pérdida de líquidos a consecuencia de la diuresis aumentada con la infusión de suero salino al 0,9 %

2) intercambiadores de cationes que unen el potasio en el tracto digestivo: **sulfato de poliestireno** VO o VR 30 g en 150 ml de agua o solución de glucosa al 10 %; la disminución de potasemia en 0,5-1,0 mmol/l se produce en 4-6 h

3) **hemodiálisis** (raramente diálisis peritoneal): en caso de hiperpotasemia de riesgo vital y en enfermos con insuficiencia renal severa.

**6.** En diabéticos con hipoaldosteronismo hiporreninémico en primer lugar suspender los fármacos con efecto hiperpotasémico (β-bloqueantes, IECA, ARA-II, bloqueadores del receptor mineralocorticoides, AINE). Si a pesar de suspender estos fármacos el potasio se mantiene >6,5 mmol/l → administrar fludrocortisona VO 0,05-0,2 mg/d.

**7.** Empezar a administrar glucocorticoides iv. en caso de sospecha de insuficiencia suprarrenal →cap. 11.1.1.

# 1.5. Alteraciones del metabolismo del magnesio

### Nociones básicas sobre su fisiología

En un adulto con un peso de 70 kg los depósitos corporales de magnesio son de unos 1000 mmol. Las necesidades diarias son de 0,15-0,2 mmol/kg. El aporte promedio de magnesio con la dieta es de ~20 mmol/d. La concentración normal en plasma es de 0,65-1,2 mmol/l y un 30 % de magnesio plasmático está unido con albúmina. Los riñones son los órganos más importantes implicados en la regulación de su metabolismo. El $Mg^{2+}$ es el catalizador de enzimas glucolíticas, de enzimas de la cadena respiratoria y de la síntesis de ácidos nucleicos, además toma parte en la contracción de cardiomiocitos y en la estabilización de plaquetas (previene su activación).

## 1.5.1. Hipomagnesemia

### → DEFINICIÓN Y ETIOPATOGENIA

Disminución de la concentración del magnesio total en plasma <0,65 mmol/l.

**Causas**

1) aporte insuficiente: dieta pobre en magnesio, nutrición parenteral prolongada con preparados con un contenido de $Mg^{2+}$ insuficiente

2) alteración de la absorción de $Mg^{2+}$ por el tracto digestivo: alteraciones crónicas de la digestión o de la absorción (sobre todo en el intestino delgado), uso crónico de los IBP

3) pérdida excesiva de magnesio por los riñones: tubulopatías congénitas (síndrome de Gitelman, síndrome de Bartter, hipomagnesemia aislada con hipocalciuria o con calciuria normal, hipomagnesemia familiar con hipercalciuria y/o nefrocalcinosis, hipomagnesemia con hipocalcemia secundaria, mutación activadora del receptor de calcio) o adquiridas (hiperaldosteronismo primario, alcoholismo crónico, hipercalcemia, hipopotasemia, diuréticos, aminoglucósidos, cisplatino, anfotericina B, ciclosporina, tacrolimus, diuréticos de asa y osmóticos, fase poliúrica de la necrosis tubular aguda o tras la resolución de una uropatía obstructiva); por el tracto digestivo (diarrea, vómitos, fístulas, fármacos quelantes del magnesio [patiromer], mutación del gen *TRPM6*)

4) movilización de $Mg^{2+}$ del compartimento extracelular: durante el tratamiento intensivo de la cetoacidosis diabética, síndrome de "hueso hambriento" después del tratamiento quirúrgico de hiperparatiroidismo, síndrome de realimentación, activación del sistema simpático, alcoholismo crónico, pancreatitis aguda (saponificación en áreas de necrosis del tejido adiposo).

Más frecuentemente la hipomagnesemia refleja la disminución de la cantidad total del magnesio corporal. Sin embargo puede aparecer incluso con reservas de magnesio normales o aumentadas. Una concentración normal de magnesio no excluye el déficit de magnesio.

### → CUADRO CLÍNICO

Los síntomas de hipomagnesemia son inespecíficos. Las más frecuentes son las alteraciones metabólicas (hipocalcemia e hipopotasemia resistentes a la suplementación, hipofosfatemia), alteraciones del ritmo cardíaco (extrasístoles supraventriculares y ventriculares, taquiarritmias, fibrilación auricular, fibrilación ventricular), síntomas neuromusculares (temblor de las extremidades y de la lengua, tetania manifiesta y latente, debilidad de los músculos sobre todo respiratorios). En el ECG puede aparecer prolongación del intervalo QT, aplanamiento de la onda T y la onda U. La hipomagnesemia crónica leve es más frecuente en personas con hipertensión arterial y cardiopatía isquémica.

### → DIAGNÓSTICO

Detección de una concentración en plasma <0,65 mmol/l. En la hipoalbuminemia severa se debe corregir el resultado (aumentar en 0,05 mmol/l por cada 1 g/dl de disminución de albuminemia <4 g/dl). Siempre determinar la concentración sérica de otros iones, la concentración de creatinina y realizar una gasometría. Una excreción en orina de 24 h >1 mmol en condiciones basales en una persona con hipomagnesemia indica pérdida renal, en cambio una excreción <1 mmol indica otras causas de hipomagnesemia. Asimismo, la excreción fraccional urinaria de Mg filtrado ($FE_{Mg}$) puede determinarse según la fórmula:

$$EF_{Mg} = (U_{Mg} \times S_{creat}/S_{Mg} \times U_{creat}) \times 100\ \%$$

$S_{creat}$ — concentración sérica de creatinina, $S_{Mg}$ — concentración sérica de $Mg^{2+}$, $U_{creat}$ — concentración de creatinina en la orina, $U_{Mg}$ — concentración de $Mg^{2+}$ en la orina

En personas con hipomagnesemia y función renal normal una $EF_{Mg} > 2\ \%$ sugiere una pérdida renal de $Mg^{2+}$, mientras que los valores $< 2\ \%$ sugieren una pérdida extrarrenal.

Si se sospecha un déficit de magnesio en una persona con una concentración plasmática normal → se puede realizar una prueba de sobrecarga administrando 4 g de $MgSO_4$ en 500 ml de la solución de glucosa al 5 % durante 8 h. En estas condiciones, una magnesuria <15 mmol/d el día de la sobrecarga indica déficit de magnesio.

### ➜ TRATAMIENTO

**1.** Intentar eliminar las causas de hipomagnesemia.

**2.** Intentar corregir el déficit de magnesio.

1) **Hipomagnesemia sintomática** (alteraciones del ritmo cardíaco, tetania, convulsiones) → **sulfato de magnesio** iv. 1-2 g en 10-15 min (el objetivo es un aumento de la concentración sérica de $Mg^{2+}$ de ≥0,4 mmol/l en un período de tiempo más corto), luego 5 g en 500 ml de la solución de glucosa al 5 % durante 5 h en infusión lenta (≤2 g/h); en taquicardias tipo torsade de pointes administrar una dosis inicial en 30-60 s y repetir si es necesario a los 5-15 min. Si la concentración de magnesio sérico es <0,25 mmol/l, el déficit de Mg se estima en 0,5-1,0 mmol/kg. Para corregir dicho déficit, en las primeras 3 h administrar iv. 3 g de $MgSO_4$ en 1000 ml de la solución de glucosa al 5 %, y en las siguientes 21 h 6 g de $MgSO_4$ en 2000 ml de solución de glucosa al 5 %. En los próximos 3-4 días administrar iv. 4-6 g de $MgSO_4$.

2) **Hipomagnesemia asintomática** → **preparado de magnesio VO** (en pacientes sin alteraciones de la absorción digestiva de dicho elemento); todos los preparados de magnesio por vía oral provocan diarrea (con menor frecuencia los preparados de liberación prolongada), lo que puede aumentar el déficit de magnesio.

**3.** Simultáneamente corregir la hipopotasemia, hipocalcemia e hipofosfatemia concomitantes, ya que son causa de resistencia al tratamiento de la hipomagnesemia.

**4.** Con frecuencia determinar la concentración de magnesio en suero y observar el estado clínico del enfermo para prevenir la sobredosis.

## 1.5.2. Hipermagnesemia

### ➜ DEFINICIÓN Y ETIOPATOGENIA

Aumento de la concentración de magnesio total en plasma >1,2 mmol/l.

**Causas**

1) aporte excesivo de compuestos de magnesio: uso de hidróxido de magnesio en la úlcera péptica gastroduodenal, tratamiento de hipomagnesemia, uso de sulfato de magnesio en el tratamiento de la preeclampsia y eclampsia

2) absorción excesiva de $Mg^{2+}$ por el tracto digestivo: enfermedades inflamatorias del estómago e intestino

3) excreción renal alterada: insuficiencia renal aguda o crónica, insuficiencia suprarrenal, hipotiroidismo (el déficit de cortisol, aldosterona y hormonas tiroideas altera la excreción renal de magnesio), hipercalcemia familiar hipocalciúrica, tratamiento con litio.

→ **CUADRO CLÍNICO**

La hipermagnesemia altera la conducción neuromuscular.

Síntomas: disminución de los reflejos tendinosos, parestesias faciales, parálisis de la musculatura lisa (estreñimiento, retención de orina), hipotensión, debilidad de los músculos sobre todo respiratorios. En ECG prolongación del intervalo PR, en hipermagnesemia severa alteraciones de la conducción auriculoventricular e intraventricular (en la hipermagnesemia extrema puede aparecer bloqueo cardíaco e incluso asistolia). Pueden aparecer síntomas de hipocalcemia (supresión de la PTH).

→ **DIAGNÓSTICO**

Detección de una concentración en suero >1,2 mmol/l. En todos los casos hay que determinar la concentración de creatinina y otros iones en plasma.

→ **TRATAMIENTO**

**1.** Intentar eliminar las causas de hipermagnesemia.

**2.** En estados de emergencia (alteraciones del ritmo cardíaco, alteraciones de la ventilación) administrar $Ca^{2+}$: **gluconato de calcio** o cloruro de calcio 1-2 amp. iv. Se puede aumentar la excreción renal de $Mg^{2+}$ administrando 1000-2000 ml de **NaCl al 0,9 %** y furosemida iv. 20-40 mg. En estados de riesgo vital se puede disminuir rápidamente la magnesemia mediante la diálisis, usando una solución para diálisis sin magnesio o pobre en magnesio.

## 1.6. Alteraciones del metabolismo del calcio

### Nociones básicas sobre su fisiología

El contenido de calcio en el organismo es de 20-25 g/kg de masa corporal magra, lo que constituye ~1,4-1,6 % de la masa corporal total. El contenido diario de calcio en la dieta es de ~1,0 g del que se absorbe ~30 %. La absorción en el tracto digestivo aumenta bajo la influencia de la 1,25(OH)$_2$D$_3$ y de la PTH a través del 1,25(OH)$_2$D$_3$ y disminuye a consecuencia de la unión de calcio a los oxalatos, fosfatos y ácidos grasos en el intestino. Un 98-99 % del calcio filtrado por los glomérulos renales es reabsorbido en los túbulos renales, siendo las pérdidas urinarias diarias de 3-5 mmol.

La concentración normal del calcio en plasma es de 2,25-2,75 mmol/l (9-11 mg/dl). El 98 % del calcio se encuentra en los huesos. Un 1-2 % es calcio que puede ser sometido a intercambios rápidos, siendo solo la mitad calcio iónico (biológicamente activo), y el resto se encuentra unido a las proteínas plasmáticas, sobre todo la albúmina. La alcalosis aumenta la unión de calcio a las proteínas, disminuyendo la cantidad de calcio iónico, en cambio la acidosis tiene un efecto contrario.

En personas con hipoalbuminemia hay que calcular la denominada **concentración de calcio corregido**, según la fórmula:

$$S_{Ca} + 0,8 \times (4 - S_{alb})$$

$S_{Ca}$ — concentración sérica de calcio total (mg/dl),
$S_{alb}$ — concentración sérica de albúmina (g/dl)

### 1.6.1. Hipocalcemia

→ **DEFINICIÓN Y ETIOPATOGENIA**

Disminución de la concentración de calcio en suero **<2,25 mmol** (<9 mg/dl).

**Causas**

1) aporte insuficiente del calcio con alimentos

2) alteraciones de la absorción de calcio desde el tracto digestivo: síndrome de malabsorción o maldigestión, déficit de la vitamina D

3) acúmulo excesivo del calcio en tejidos blandos o huesos: pancreatitis aguda, síndrome de "hueso hambriento" tras el tratamiento quirúrgico del hiperparatiroidismo, empleo de bifosfonatos o denosumab

4) pérdida excesiva del calcio en orina: diuréticos de asa, acidosis tubulares

5) déficit absoluto o relativo de vitamina D: alteración de la hidroxilación en posición 25 de la vitamina D en enfermos hepáticos, alteración de 1α-hidroxilación del $25(OH)D_3$ en enfermos con insuficiencia renal aguda o crónica, absorción insuficiente de vitamina D desde el tracto digestivo (enfermedad celíaca, ictericia obstructiva, déficit de enzimas pancreáticas), aumento de la inactivación de la vitamina D por determinados fármacos antiepilépticos (derivados de la hidantoína y ácido barbitúrico), hiperfosfatemia, síndrome de lisis tumoral

6) déficit de la PTH: hipoparatiroidismo

7) resistencia de los tejidos a la PTH: pseudohipoparatiroidismo.

**Hipocalcemia ficticia**: concentración de calcio en plasma falsamente baja en casos de uso del contraste radiológico gadolinio.

El calcio intracelular y extracelular tienen un papel significativo en muchas reacciones enzimáticas y juegan un rol regulador en funciones claves para la vida (p. ej. coagulación de la sangre, transmisión de estímulos en el sistema nervioso, contracción muscular).

## → CUADRO CLÍNICO

Los signos clínicos son el resultado del déficit de calcio iónico biológicamente activo y sobre todo de alteraciones de la función del sistema nervioso y neuromuscular. La hipocalcemia se manifiesta con tetania o equivalentes de tetania. La **crisis de tetania** se caracteriza por el adormecimiento y las contracciones tónicas simétricas de los músculos de las manos ("mano de comadrón"), luego de los antebrazos y brazos, posteriormente de la cara (contracción palpebral, contractura de la comisura labial), del tórax y de las extremidades inferiores (posición equinovara), con un nivel de conciencia preservado. En la tetania latente se ponen de manifiesto: el **signo de Chvostek** (contracción de los músculos faciales al percutir el nervio facial ~2 cm por delante del lóbulo de la oreja justo por debajo del proceso cigomático), el **signo de Trousseau** ("mano de comadrón" después de la compresión del brazo durante 3 min con el manguito de esfigmomanómetro inflado 20 mm Hg por encima de la presión sistólica) y por la posibilidad de inducir crisis de tetania por hiperventilación. **Equivalentes de tetania**: contracción palpebral, fotofobia, visión doble, laringoespasmo, broncoespasmo (crisis asmática), vasoconstricción de las arterias coronarias (angina de pecho), abdominales (dolor abdominal), periféricos (pseudosíndrome de Raynaud) o cerebrales (crisis de migraña, pérdida de conciencia de breve duración). En el ECG puede apreciarse alargamiento del QT (a consecuencia del alargamiento de ST). La hipocalcemia crónica a menudo cursa asintomáticamente porque la concentración de calcio iónico es normal o casi normal.

## → DIAGNÓSTICO

Detección de una concentración en plasma <2,25 mmol/l (<9 mg/dl). Una concentración baja de calcio iónico confirma el déficit de la forma biológicamente activa.

Pruebas para determinar las causas de hipocalcemia: concentración sérica de creatinina, fosfatos, magnesio, potasio, fosfatasa alcalina, PTH y vitamina D;

excreción urinaria de calcio de 24 h; pruebas de imagen (búsqueda de alteraciones óseas, adenopatías y neoplasias).

### → TRATAMIENTO

**1.** Sobre todo tratar la enfermedad de base.

**2. Hipocalcemia sintomática (tetania)** → administrar iv. 20 ml de **gluconato de calcio** al 10 %; repetir en caso de reaparición de los síntomas. Determinar la calcemia cada 4-6 h (en caso de hipoalbuminemia determinar el calcio iónico). Comenzar simultáneamente el tratamiento oral con calcio y vitamina D. La hipocalcemia sintomática resistente puede deberse a hipomagnesemia.

**3. Hipocalcemia crónica, cuya causa no puede ser eliminada** → calcio VO 1000-3000 mg/d en forma de **carbonato de calcio** (1,0 g $CaCO_3$ contiene 400 mg de Ca) o **acetato de calcio** y vitamina D, en general en forma de metabolitos activos: **alfacalcidol** o **calcitriol**, 0,5-2 µg/d. Controlar periódicamente la calcemia o calciuria (la hipercalciuria es la primera manifestación de un tratamiento excesivo).

**4.** Hipocalcemia causada por la pérdida excesiva del calcio en orina → diuréticos tiacídicos, p. ej. **hidroclorotiazida** VO 25-50 mg/d como tratamiento adicional (disminuyen la calciuria).

## 1.6.2. Hipercalcemia

### → DEFINICIÓN Y ETIOPATOGENIA

Aumento de la concentración de calcio en plasma **>2,75 mmol/l** (>11 mg/dl).

**Causas**

1) **hipercalcemia con concentración de PTH alta** (dependiente de PTH): hiperparatiroidismo primario (esporádico, inducido por sales de litio), síndrome MEN1, MEN2A, MEN4, mutaciones inactivadoras del receptor de calcio (hipercalcemia familiar hipocalciúrica, hipercalcemia infantil maligna con hipersecreción de PTH), anticuerpos del receptor de calcio, secreción paraneoplásica de PTH, déficit congénito o adquirido de FGF-23 y de la proteína Klotho

2) **hipercalcemia con concentración de la PTH baja** (PTH-independiente): neoplasias (secreción aumentada de la PTHrP y otras sustancias), intoxicación por vitamina D o sus metabolitos, producción de 1,25(OH)2D3 por granulomas (sarcoidosis) o linfomas, intoxicación por la vitamina A (osteólisis aumentada), hipertiroidismo (osteólisis aumentada), diuréticos tiacídicos, teofilina (disminución de la excreción urinaria del calcio), síndrome de leche y alcalinos (abuso de medicamentos con calcio que neutralizan el jugo gástrico o consumo excesivo de lácteos), inmovilización prolongada (movilización del calcio de los huesos), enfermedad ósea adinámica en pacientes dializados con insuficiencia renal crónica (alteración de la acumulación de calcio en los huesos), síndrome de Williams

3) **hipercalcemia con concentración normal de PTH**: enfermedad de Jansen (mutación activadora del receptor PTH/PTHrP).

Las causas más frecuentes (90 %) son el hiperparatiroidismo y las neoplasias.

### → CUADRO CLÍNICO

La hipercalcemia leve (<3,0 mmol/l) puede cursar asintomáticamente o presentar síntomas de la enfermedad que la produce. En la hipercalcemia moderada y severa o de evolución rápida aparecen **síntomas del síndrome hipercalcémico**: alteraciones de la función renal (poliuria, hipercalciuria, calcinosis y nefrolitiasis), del tracto digestivo (falta de apetito, náuseas, vómitos, estreñimiento, úlcera péptica gástrica o duodenal, pancreatitis, colelitiasis), cardiovasculares (hipertensión arterial, taquicardia, arritmia, hipersensibilidad a los glucósidos digitálicos), síntomas neuromusculares (debilidad muscular, disminución de reflejos tendinosos, parálisis transitoria de los músculos faciales), síntomas cerebrales (cefalea, depresión, alteraciones de la orientación, somnolencia, coma) y deshidratación. **Crisis hipercalcémica**: alteraciones de la conciencia, náuseas, vómitos, dolor abdominal, alteraciones del ritmo cardíaco, poliuria y deshidratación que acompañan a la hipercalcemia severa (en general >3,75 mmol/l).

En el ECG la hipercalcemia puede ser la causa de alargamiento del intervalo PR y acortamiento de intervalo QT. A menudo aparecen síntomas de la enfermedad de base.

### DIAGNÓSTICO

Detección de una concentración plasmática >2,75 mmol/l (11 mg/dl). En personas con hipo- o hiperalbuminemia corregir el valor de calcemia →cap. 19.1.6.1. La concentración de calcio iónico es el mejor indicador de la severidad de hipercalcemia. En todos los enfermos determinar la concentración plasmática de creatinina, cloruros, fosfatos, magnesio, potasio, PTH y TSH, la actividad de fosfatasa alcalina, y realizar gasometría. El hiperparatiroidismo es la causa de la mayoría de los casos de hipercalcemia con PTH normal o aumentada. Si la concentración de PTH es baja → buscar una causa neoplásica, si los datos disponibles no indican otra causa de hipercalcemia independiente de PTH. Las neoplasias causantes de hipercalcemia con mayor frecuencia son las de mama, pulmón, renal, mieloma múltiple, linfomas y leucemias. En caso de sospechar exceso de vitamina D exógena o endógena, determinar la concentración de sus metabolitos en sangre. Existe la posibilidad de determinar la concentración de la PTHrP.

### TRATAMIENTO

**1.** Sobre todo tratar la enfermedad de base.

**2.** Hay que disminuir los depósitos de calcio a través de:

1) aumento de la excreción renal: hidratación abundante (hasta ~5 l de **NaCl al 0,9 %**), al mismo tiempo administrar **furosemida** iv. 20-40 mg después de determinar la función renal, cuantificando la diuresis

2) disminución de la liberación de calcio de los huesos: se puede usar **calcitonina** iv. 100 UI 2-4×d, **pamidronato** iv. 60-90 mg en 200 ml de suero salino al 0,9 % durante 2 h o **ácido zolendrónico** iv. 4 mg en 50 ml de NaCl al 0,9 % durante 15 min; en hipercalcemia neoplásica resistente al tratamiento con bisfosfonato administrar 120 mg VSc de denosumab cada 7 días por 3 semanas, luego cada 4 semanas

3) inhibición de la absorción de calcio desde el tracto digestivo: administrar **hidrocortisona** 100 mg iv. cada 6 h.

**3.** En enfermos con insuficiencia renal e hipercalcemia sintomática puede ser necesaria la diálisis.

## 1.7. Alteraciones del metabolismo del fósforo

### Nociones básicas sobre su fisiología

El contenido de fósforo en el organismo es de 11-14 g/kg de masa corporal magra, lo que constituye ~1 % de la masa corporal total. La concentración normal de fosfatos en plasma es de 0,9-1,6 mmol/l (2,8-5,0 mg/dl). El contenido diario de fosfatos en la dieta depende de la cantidad de proteína y es de 19,4-29 mmol (600-900 mg). La absorción de fosfatos desde el tracto digestivo aumenta bajo la influencia de la $1,25(OH)_2D_3$ y la PTH a través de la $1,25(OH)_2D_3$, y disminuye en presencia de un contenido elevado de $Ca^{2+}$, $Mg^{2+}$ e ingesta de compuestos que unen los fosfatos inorgánicos. Un 90-95 % de los fosfatos filtrados se reabsorbe en los túbulos renales. La fosfaturia aumenta por: PTH, fosfatoninas, acidosis metabólica y glucocorticoides; y disminuye por: déficit de la PTH y $1,25(OH)_2D_3$ en concentración fisiológica. **Alimentos ricos en fósforo**: pescado y conservas de pescado, leche, quesos, embutidos, vísceras (sesos, hígado, riñones), frutos secos, huevos de gallina, cebadas, cereales para el desayuno, salvado.

### 1.7.1. Hipofosfatemia

**→ DEFINICIÓN Y ETIOPATOGENIA**

Disminución de la concentración de fosfatos inorgánicos (Pi) en suero <0,9 mmol/l.

**Causas**

1) aporte insuficiente de Pi con los alimentos: dieta pobre en proteínas (p. ej. en alcohólicos), nutrición parenteral con dietas pobres en fosfatos o sin fosfatos

2) absorción alterada de Pi desde el tracto digestivo: empleo de fármacos que unen fosfatos ($CaCO_3$, acetato de calcio, $MgCO_3$ $Al(OH)_3$, sevelamer, carbonato de lantano, citrato de hierro), vómitos o diarrea persistentes

3) pérdida renal excesiva de Pi: hiperparatiroidismo (exceso de PTH), exceso de fosfatoninas (p. ej. producidas por algunas neoplasias), déficit de vitamina D o de sus metabolitos activos, exceso de glucocorticoides, tubulopatías congénitas y adquiridas, uso prolongado iv. de preparados de hierro

4) movilización de Pi del compartimento extracelular al intracelular: fase anabólica después de quemaduras o traumatismos graves, síndrome de realimentación, fase de normalización de glucemia durante el tratamiento de cetoacidosis, síndrome de "hueso hambriento" tras el tratamiento quirúrgico del hiperparatiroidismo, alcalosis respiratoria

5) pérdida de fosfatos durante el tratamiento de sustitución renal con técnicas continuas (p. ej. hemodiafiltración)

Las situaciones clínicas más frecuentes en las que se debe esperar hipofosfatemia: alcalosis respiratoria, tratamiento intensivo de la cetoacidosis diabética, tratamiento crónico con agentes neutralizantes del ácido clorhídrico gástrico y durante el tratamiento nutricional en personas desnutridas. El déficit de fósforo es la causa de la disminución de la síntesis de ATP y de otros compuestos de fosfato de alta energía, lo que altera significativamente las funciones de todas las células del organismo y lleva al desarrollo de osteomalacia.

**→ CUADRO CLÍNICO**

El cuadro clínico depende del tiempo en el que se ha desarrollado el déficit de fósforo, así como de su severidad. La hipofosfatemia crónica leve y moderada puede cursar asintomáticamente durante mucho tiempo o manifestarse con dolor óseo y debilidad muscular. En caso de hipofosfatemia aguda severa puede aparecer debilidad o parálisis de los músculos esqueléticos e incluso rabdomiólisis, temblor intencional, convulsiones, e incluso coma, hemólisis, púrpura trombocitopénica, daño hepático e infecciones graves.

**→ DIAGNÓSTICO**

Detección de una concentración de Pi en plasma <0,9 mmol/l (2,8 mg/dl). Los datos de la anamnesis pueden indicar el mecanismo de la hipofosfatemia. Pruebas útiles para establecer la causa de la hipofosfatemia: concentración sérica de calcio, potasio, magnesio, PTH y vitamina D; gasometría, examen básico de orina y excreción urinaria de Pi.

### ➡ TRATAMIENTO

**1.** Sobre todo tratamiento de la causa.

**2.** Corrección del déficit de fosfatos:

1) recomendar una dieta rica en fósforo →más arriba

2) mezcla VO: 17,8 g $Na_2HPO_4$, 4,88 g $NaH_2PO_4$ en 100 ml de agua destilada (1 ml de esta solución contiene 1,6 mmol Pi); dosis diaria 25-30 mmol)

3) en la hipofosfatemia con síntomas severos y en enfermos que no pueden tomar fármacos VO → solución iv. de fosfato de sodio o de fosfato de potasio 0,08-0,16 mmol de fósforo por kg durante 2-6 h (1 ml de solución de fosfato de sodio o de potasio contiene 3 mmol de fósforo); controlar frecuentemente la concentración de Pi y calcio en plasma.

## 1.7.2. Hiperfosfatemia

### ➡ DEFINICIÓN Y ETIOPATOGENIA

Aumento de la concentración de fosfatos inorgánicos (Pi) en suero **>1,6 mmol/l**.

**Causas**

1) aporte excesivo de Pi: alimentos (leche), fármacos laxantes que contienen Pi, alimentación parenteral

2) liberación excesiva de Pi de las células: fase de catabolismo después de traumatismos graves o infecciones, esfuerzo físico excesivo, acidosis severa, síndrome de lisis tumoral, hemólisis, rabdomiólisis, hipertermia maligna

3) excreción renal de Pi alterada: insuficiencia renal aguda y crónica (causa más frecuente), déficit de PTH, exceso de hormona de crecimiento, déficit de magnesio, bisfosfonatos, déficit de fosfatoninas

4) absorción excesiva de Pi desde el tracto digestivo debido al aporte excesivo de la vitamina D o de sus metabolitos activos.

La hiperfosfatemia es causa de hipocalcemia (a través de la unión de calcio y deposición en los tejidos blandos, sobre todo en las paredes arteriales, lo que es un factor de desarrollo y progresión de ateroesclerosis) e inhibe la síntesis de $1,25(OH)_2D_3$. La consecuencia es el desarrollo del hiperparatiroidismo secundario.

### ➡ CUADRO CLÍNICO

No hay síntomas típicos y el cuadro clínico depende de las causas de la hiperfosfatemia. Complicaciones relacionadas con la hiperfosfatemia crónica.

### ➡ DIAGNÓSTICO

Detección de una concentración de Pi en plasma >1,6 mmol/l (5,0 mg/dl). Los síntomas y signos pueden indicar la causa de hiperfosfatemia. Las pruebas útiles para establecer la causa de hiperfosfatemia son: concentración plasmática de creatinina, calcio, magnesio, PTH y vitamina D, así como la excreción urinaria de Pi.

### ➡ TRATAMIENTO

**1.** Sobre todo tratamiento de la causa.

**2.** Disminución de la cantidad de fosfatos en el organismo:

1) recomendar una reducción de productos con alto contenido de fósforo en la dieta →más arriba

2) utilizar sustancias que unen Pi en el lumen del tracto digestivo: **carbonato de calcio** o **acetato de calcio** 3-6 g/d, **sevelamer** (1,5-6 g/d), **carbonato de lantano** 200-1200 mg/d; **hidróxido de aluminio** (máx. durante unas semanas, riesgo de toxicidad de aluminio) 1-2 comprimidos 3×d; estos fármacos se deben tomar con comidas o directamente después de las comidas

3) en personas con función renal normal e hiperfosfatemia aguda → forzar la diuresis para aumentar la excreción renal de Pi

4) en la insuficiencia renal terminal → diálisis (la única manera de eliminar el exceso de Pi).

**3.** Actuación en casos del síndrome de lisis tumoral →cap. 23.2.6.

# 2. Alteraciones del equilibrio ácido-base

### Nociones básicas sobre su fisiología

En condiciones fisiológicas la concentración de iones $H^+$ en la sangre es de 35-45 nmol/l. La concentración estable de $H^+$ (isohidria) en líquidos corporales asegura el curso normal de los procesos enzimáticos, sobre todo los relacionados con la producción de compuestos de alta energía. La isohidria es mantenida sobre todo por los pulmones (eliminación de $CO_2$ en forma de gas) y los riñones (la denominada acidez titulable y excreción de $H^+$ en forma de amonio) → ecuación de Henderson-Hasselbalch:

pH sanguíneo = 6,1 + l g [$HCO_3^-$]/0,03 × p$CO_2$

[$HCO_3^-$] — concentración de bicarbonato mmol/l, p$CO_2$ — presión parcial de $CO_2$ en sangre en mm Hg

De acuerdo con la fórmula modificada

[$H^+$] en nmol/l = 24 × p$CO_2$ en mm Hg/[$HCO_3^-$] en mmol/l

El pH sanguíneo depende de un componente respiratorio (p$CO_2$) y de otro no respiratorio (dependiente de los riñones), pudiendo ser normal a pesar de la presencia de cambios significativos en la p$CO_2$ y en la concentración de $HCO_3^-$. En condiciones fisiológicas, el pH sanguíneo es de 7,35-7,45, y la p$CO_2$ de 35-45 mm Hg (4,65-6,0 kPa).

**Sistemas más implicados en mantener estable el pH sanguíneo y el de los líquidos corporales.**

1) **Sistemas amortiguadores de la sangre y tejidos:** bicarbonato, fosfato, proteínas, hemoglobina. Características:

   a) la adición de un ácido o base no cambia significativamente su pH

   b) dependiendo de cada situación, ligan o liberan iones de hidrógeno.

2) **Pulmones:** el pH sanguíneo depende de la p$CO_2$ y la p$CO_2$ sobre todo de la ventilación de los alvéolos pulmonares. La principal causa de las alteraciones en el equilibrio ácido-base la constituyen los cambios en la capacidad de ventilación de los alvéolos pulmonares: la hipoventilación produce acidosis respiratoria y la hiperventilación produce alcalosis respiratoria.

3) **Riñones:** la función clave en la regulación del pH consiste en reabsorber el $HCO_3^-$ filtrado, excretar iones $H^+$ en forma de acidez titulable y de amonio, y producir $HCO_3^-$. La alteración de la función renal que regula estos procesos es causa de acidosis no respiratoria. El riñón es el órgano más importante para compensar las alteraciones del equilibrio ácido-base de origen respiratorio.

### Indicadores del estado de equilibrio ácido-base

Para caracterizar el estado de equilibrio ácido-base se necesitan 3 parámetros, que se obtienen al realizar una gasometría sanguínea (extracción de sangre

**Tabla 2-1. Parámetros gasométricos en la sangre arterial[a]**

| Símbolo y explicación | | Valor normal |
|---|---|---|
| pH | Logaritmo decimal negativo de la concentración de iones de hidrógeno | 7,35-7,45 |
| $PaCO_2$ | Presión parcial de dióxido de carbono en la sangre arterial | 35-45 mm Hg (4,65-6,00 kPa) |
| $[HCO_3^-]_{act}$ | Concentración actual de bicarbonato | 21-27 mmol/l |
| $[HCO_3^-]_{est}$ | Concentración estándar de bicarbonato | 24 (21-25) mmol/l |
| BE | Exceso de bases en la sangre | Desde −2,3 hasta +2,3 mEq/l |
| $PaO_2$ | Presión parcial del oxígeno en la sangre arterial | 75-100 mm Hg[b] (10,00-13,33 kPa) |
| $ctCO_2$ | Contenido total del dióxido de carbono en plasma | 22-28 mmol/l 47-60,5 % del volumen |
| $SaO_2$ | Saturación de oxígeno de la hemoglobina en sangre arterial | 95-98 %[b] |

[a] Extraída sin contacto con el aire.

[b] Interpretando la $PaO_2$ y la $SaO_2$ siempre es necesario conocer la fracción de oxígeno del aire inspirado en valor decimal ($FiO_2$). Se muestran los valores normales durante la respiración con aire atmosférico a nivel del mar (la concentración de oxígeno es del 20,9 %, lo que corresponde al $FiO_2 = 0,209$). Durante la respiración con oxígeno al 100 % ($FiO_2 = 1,0$) en una persona sana, la $PaO_2$ puede llegar a las ~600 mm Hg y la $SaO_2$ será el 100 %.

→cap. 25.5.3; parámetros evaluados →tabla 2-1, interpretación del resultado →tabla 2-2):

1) **pH**: se determina en sangre arterial o en sangre capilar arterializada; un pH sanguíneo normal no descarta la presencia de alteraciones muy severas no respiratorias (metabólicas) o respiratorias (no metabólicas)

2) **concentración de $HCO_3^-$** en mmol/l: es un indicador del componente no respiratorio; se corresponde con la concentración actual de $HCO_3^-$ en plasma de sangre extraído sin contacto con el aire

3) **$pCO_2$**: es el indicador del componente respiratorio.

La determinación de 2 de estos 3 parámetros permite calcular el tercer parámetro a base de la ecuación de Henderson-Hasselbalch. Otros indicadores útiles en la práctic:

1) **bases amortiguadoras** (*buffer base*, BB): es la suma de las concentraciones de bicarbonatos, proteínas plasmáticas, fosfatos y hemoglobina

2) **exceso de bases** (*base excess*, BE): determina la cantidad de acidez o alcalinidad, titulable que se obtiene titulando la solución hasta un pH de 7,40 con una $pCO_2$ de 40 mm Hg a una temperatura de 37 °C; si el BE tiene valor negativo, la solución examinada contiene un exceso de ácidos no volátiles o un déficit de bases

3) ***anion gap*** plasmático (AG): se obtiene de la diferencia de concentración entre el $Na^+$ y la suma de concentraciones de $Cl^-$ y $HCO_3^-$. En condiciones fisiológicas es de 8-12 mEq/l. El valor del AG es la base de la clasificación de la acidosis, diferenciando entre aquellas que cursan con AG normal (~12 mEq/l; llamadas acidosis hiperclorémicas, causadas sobre todo por la pérdida de bases) y las que tienen un AG aumentado y cloremia normal. Un AG aumentado es consecuencia de la presencia en el plasma de aniones que

**Tabla 2-2. Diagnóstico de las alteraciones del equilibrio ácido-base según los resultados de la gasometría en sangre**

| Diagnóstico | pH | pCO$_2$ | HCO$_3^-$ |
|---|---|---|---|
| **Alteraciones simples** | | | |
| **Acidosis respiratoria** descompensada[a] | ↓ | ↑ | N |
| Parcialmente compensada[a] | ↓ | ↑ | ↑ |
| Completamente compensada o alcalosis metabólica completamente compensada[b] | N | ↑ | ↑ |
| **Acidosis no respiratoria** (metabólica) descompensada | ↓ | N | ↓ |
| Parcialmente compensada | ↓ | ↓ | ↓ |
| Completamente compensada o alcalosis respiratoria completamente compensada[b] | N | ↓ | ↓ |
| **Alcalosis respiratoria** descompensada[a] | ↑ | ↓ | N |
| Parcialmente compensada[a] | ↑ | ↓ | ↓ |
| **Alcalosis no respiratoria** (metabólica) descompensada | ↑ | N | ↑ |
| Parcialmente compensada | ↑ | ↑ | ↑ |
| **Alteraciones mixtas (complejas)[c]** | | | |
| **Acidosis metabólica y respiratoria** | ↓ | ↑ | ↓ |
| **Alcalosis metabólica y respiratoria** | ↑ | ↓ | ↑ |

[a] En las alteraciones respiratorias los cambios de pH y pCO$_2$ se producen en direcciones opuestas.
[b] La diferenciación requiere tener en cuenta la totalidad del cuadro clínico.
[c] En alteraciones mixtas los cambios de pCO$_2$ y HCO$_3^-$ se producen en direcciones opuestas.
N — normal, ↑ — aumentado, ↓ — disminuido

habitualmente no se miden, p. ej. lactato, anión acetoacetato, metabolitos del alcohol.

**Clasificación de alteraciones del equilibrio ácido-base** (→tabla 2-2)

**1.** Cambio de la concentración de H⁺ [H⁺] condicionado por el cambio primario de pCO$_2$:

1) **acidosis respiratoria**: aumento de la pCO$_2$ y la [H⁺], disminución del pH sanguíneo

2) **alcalosis respiratoria**: disminución de la pCO$_2$ y de la [H⁺], aumento del pH sanguíneo.

**2.** Cambio de la [H⁺] condicionado por el cambio primario de la [HCO$_3^-$]:

1) **acidosis metabólica**: aumento de la [H⁺], disminución del pH sanguíneo y de la [HCO$_3^-$]

2) **alcalosis metabólica**: disminución de la [H⁺], aumento de la [HCO$_3^-$] y del pH sanguíneo

**3.** Cambio de la [H⁺] condicionado tanto por cambio de la pCO$_2$, como de la [HCO$_3^-$]: **alteraciones mixtas (respiratorias-no respiratorias)**.

## 2.1. Acidosis metabólica

### ➡ DEFINICIÓN Y ETIOPATOGENIA

Es producida por la disminución del pH sanguíneo <7,35 (aumento de la concentración de $H^+$ >45 nmol/l), causada por una disminución primaria de la concentración de $HCO_3^-$.

**Causas** (es posible más de un mecanismo al mismo tiempo):

1) aporte excesivo o producción endógena excesiva de ácidos no volátiles: cetoacidosis diabética, acidosis láctica, acidosis producida por el aporte de precursores de ácidos (p. ej. intoxicación por etanol, metanol, etilenglicol, salicilatos)

2) alteración de la regeneración del bicarbonato por el riñon (acidosis en insuficiencia renal aguda o crónica) o alteración de la excreción de $H^+$ en los túbulos distales (acidosis tubulares distales)

3) pérdida de bases; renal: acidosis tubular proximal y distal; en el tracto digestivo: diarrea, fístulas externas biliares, pancreáticas o intestinales (la bilis, el jugo pancreático y el jugo intestinal contienen una alta concentración de $HCO_3^-$).

La acidosis se puede compensar por vía respiratoria, es decir a través de la hiperventilación, gracias a la cual la $pCO_2$ disminuye, y el pH sanguíneo se normaliza totalmente (compensación completa) o casi completamente (compensación parcial).

### ➡ CUADRO CLÍNICO Y DIAGNÓSTICO

El cuadro clínico dependerá de la enfermedad que cause estas alteraciones. La hiperventilación compensatoria en las acidosis metabólicas severas de curso agudo se manifiesta en forma de respiración profunda y acelerada.

**Criterios diagnósticos:** disminución del pH, disminución de la concentración de $HCO_3^-$, a menudo hipocapnia, que es signo de la compensación respiratoria de la acidosis. El AG puede ser normal o estar aumentado, dependiendo del mecanismo fisiopatológico implicado en el desarrollo de la acidosis.

### ➡ TRATAMIENTO

**1. Tratamiento dirigido a la causa de la acidosis.**

**2. Tratamiento sintomático:** infusión iv. de $NaHCO_3$, tomando como objetivo conseguir una concentración de $HCO_3^-$ de 15-18 mmol/l (no 20-24 mmol/l). Primero se debe calcular el volumen de distribución de bicarbonatos (VDB) según la fórmula:

VDB (en litros) = $(0,4 + 2,6/([HCO_3^-]_{act}) \times mc. (kg)$

Posteriormente calcular el déficit de $HCO_3^-$ según la fórmula:

VDB × $([HCO_3^-]_{obj} - [HCO_3^-]_{act})$

$[HCO_3^-]_{act}$ — concentración actual de $HCO_3^-$

$[HCO_3^-]_{obj}$ — objetivo de la concentración de $HCO_3^-$

La velocidad de administración de la solución de $HCO_3^-$ dependerá de la intensidad de la acidosis, de la velocidad de su aparición y del estado del sistema circulatorio. Una administración no controlada de $NaHCO_3$ puede ser causa de hipernatremia y de la aparición de una insuficiencia cardíaca izquierda aguda.

## 2.2. Acidosis respiratoria

→ DEFINICIÓN Y ETIOPATOGENIA

Se define como una disminución del pH sanguíneo <7,35 causada por hipercapnia. **Causas de las alteraciones de la ventilación pulmonar** →cap. 3.1.

La hipoventilación conlleva la retención de $CO_2$, hipercapnia y acidosis respiratoria, pudiendo tener un carácter agudo o crónico. Los mecanismos fisiológicos que previenen la acidosis respiratoria consisten, de un lado, en ligar los iones $H^+$ a través de los sistemas amortiguadores intracelulares y, de otro, en el aumento de la producción renal de $HCO_3^-$ en el proceso de amoniogénesis.

→ CUADRO CLÍNICO Y DIAGNÓSTICO

Síntomas de insuficiencia respiratoria aguda o crónica. El pH sanguíneo puede ser normal o estar disminuido, y la concentración de $HCO_3^-$ en sangre aumentada (grado del aumento variable) como signo de compensación de la acidosis respiratoria.

→ TRATAMIENTO

Dependerá de la causa.

## 2.3. Alcalosis metabólica

→ DEFINICIÓN Y ETIOPATOGENIA

Se define por un aumento del pH sanguíneo >7,45 causado por el aumento primario de la concentración de $HCO_3^-$ o de otras bases, o por la pérdida de $H^+$.

**Causas**

1) hipopotasemia: las causas más frecuentes son el empleo de diuréticos, laxantes y el uso crónico de glucocorticoides

2) pérdida excesiva de $H^+$ o $Cl^-$: por el tracto digestivo (vómitos, aspiración del jugo gástrico, diarrea clorada congénita), en orina (diuréticos), por la piel (fibrosis quística)

3) aporte excesivo de bases o de los precursores de bases: $NaHCO_3$, citrato o lactato de sodio, carbonato de calcio; alcalosis poshipercápnica (producida por la rápida corrección de una hipercapnia crónica lo que impide el descenso de la concentración de $HCO_3^-$ que había compensado la hipercapnia)

La alcalosis metabólica puede ser el resultado de la pérdida primaria de H+, $Cl^-$ o $K^+$ o de la movilización de $K^+$ desde el compartimento extracelular al intracelular, lo que produce hipopotasemia.

→ CUADRO CLÍNICO Y DIAGNÓSTICO

El cuadro clínico dependerá de la causa. La hipopotasemia se manifiesta en general por debilidad de los músculos esqueléticos y alteraciones del ritmo cardíaco →cap. 26.1.1, y la alcalosis por síntomas de tetania o equivalentes de tetania →cap. 19.1.6.1.

**Criterios diagnósticos**: pH >7,45, concentración aumentada de $HCO_3^-$ y aumento de $pCO_2$ (como signo de compensación), a menudo hipopotasemia. Diferenciar de la alcalosis metabólica compensada (pH normal) y de la acidosis respiratoria compensada (signos de insuficiencia respiratoria presentes).

➡ **TRATAMIENTO**

**1.** Sobre todo tratamiento de la causa.
**2.** En caso de hipopotasemia corregir el déficit de potasio, utilizando KCl →cap. 19.1.4.1.

## 2.4. Alcalosis respiratoria

➡ **DEFINICIÓN Y ETIOPATOGENIA**

Se define como el aumento del pH sanguíneo >7,45 causado por la hipocapnia primaria (producida por hiperventilación).

La hipocapnia causada por la hiperventilación puede ser consecuencia de la estimulación del centro respiratorio (p. ej. por dolor, excitación, frío), hipoxia (causas de hipoxemia e hipoxia →cap. 3.1), cambios orgánicos del SNC (enfermedades vasculares del SNC en >90 % de los casos) o por trastornos psíquicos.

La compensación renal de la alcalosis respiratoria consiste en el aumento de la excreción de bicarbonato por la orina y en la disminución de su producción. La compensación renal completa de la alcalosis respiratoria dura unos días.

➡ **CUADRO CLÍNICO Y DIAGNÓSTICO**

El cuadro clínico dependerá de la causa. La hipocapnia se manifiesta con alteraciones de la conciencia, síntomas de isquemia cerebral, parestesias y síntomas piramidales. La alcalosis puede ser la causa de la aparición de síntomas de tetania o equivalentes de tetania →cap. 19.1.6.1.

**Criterios diagnósticos**: hiperventilación permanente o periódica, pH >7,45, $pCO_2$ baja y $HCO_3^-$ normal o disminuido. En caso de alcalosis respiratoria compensada, el pH es normal, la $pCO_2$ baja y la concentración de $HCO_3^-$ disminuida.

➡ **TRATAMIENTO**

**1.** Tratamiento causal.

**2.** Tratamiento sintomático (solamente en personas sin hipoxia):
1) utilizar fármacos tranquilizantes o depresores del centro respiratorio (benzodiazepinas, barbitúricos)
2) indicar la respiración en una bolsa de plástico (para aumentar el espacio respiratorio muerto).

# 1. Aspectos generales

## 1.1. Etiología de los síntomas más frecuentes en intoxicaciones agudas

| Síntomas | Etiología |
|---|---|
| **Sistema digestivo** | |
| Dolor y ulceraciones en la cavidad bucofaríngea | Sustancias corrosivas: ácidos, bases, peróxido de hidrógeno |
| Sialorrea | Compuestos organofosforados y carbamatos, sustancias colinérgicas |
| Náuseas y vómitos | Preparados de hierro, detergentes, plantas, disolventes orgánicos, alcoholes, trióxido de arsénico, metilxantinas, setas tóxicas (*Amanita phalloides*) y setas comestibles (que causan gastritis aguda) |
| Dolor abdominal y diarrea | Sustancias irritantes del tracto digestivo (p. ej. detergentes, disolventes orgánicos, laxantes), preparados de hierro, *Amanita phalloides* |
| Íleo paralítico | Sustancias (fármacos incluidos) anticolinérgicas, opioides; coma profundo independientemente de la causa |
| Ictericia (en intoxicaciones se manifiesta después de varios días) | Paracetamol, *Amanita phalloides*, esteroides anabólicos, compuestos de arsénico |
| **Sistema nervioso** | |
| Trastornos del equilibrio y vértigo | Fármacos psicotrópicos, alcoholes, sustancias psicoactivas |
| Trastornos de la conciencia, coma | Fármacos hipnóticos, sedantes (p. ej. barbitúricos, benzodiazepinas), antidepresivos, antiepilépticos, antihistamínicos, simpaticolíticos (clonidina, metildopa), opioides, fenotiazinas, sustancias colinérgicas, antipsicóticos, alcoholes y glicoles, salicilatos, hidrocarburos y disolventes orgánicos (p. ej. tricloroetano); fármacos antidiabéticos u otras sustancias que producen hipoglucemia (p. ej. alcohol etílico); sustancias que producen hipoxia de las células del cerebro (monóxido de carbono, cianuros, sulfuro de hidrógeno, compuestos que producen metahemoglobinemia) |
| Confusión y alucinaciones | Sustancias (incluidos fármacos) anticolinérgicas, sustancias psicoactivas y alucinógenas (p. ej. LSD, fenciclidina, drogas de diseño, setas alucinógenas), síndrome de abstinencia a opioides o a alcohol |
| Convulsiones | Fármacos antidepresivos (antidepresivos tricíclicos, inhibidores selectivos de la recaptación de serotonina, inhibidores de la MAO), isoniazida, fármacos antiepilépticos, sustancias psicoactivas, estimulantes (nicotina, cafeína), síndromes de abstinencia |
| Debilidad muscular y reflejos tendinosos disminuidos | Fármacos hipnóticos (p. ej. barbitúricos, benzodiazepinas), fenotiazinas, fármacos psicotrópicos, sustancias psicoactivas |
| Hipertonía muscular e hiperreflexia | Sustancias anticolinérgicas, simpaticomiméticos. sustancias de actividad serotoninérgica |
| Agitación extrema, agresión | Sustancias psicoactivas (sobre todo drogas de diseño) |

| **Aparato visual** | |
|---|---|
| Visión borrosa | Fármacos psicotrópicos y antiepilépticos (depresión del SNC generalizada), sustancias anticolinérgicas (parálisis de la acomodación), sustancias corrosivas en contacto con tejido ocular |
| Ceguera | Metanol, sustancias corrosivas en contacto con tejido ocular |
| Pupilas puntiformes | Opioides, compuestos organofosforados (aunque la ausencia de este síntoma no descarta la intoxicación por estos compuestos), barbitúricos |
| Dilatación de pupilas | Sustancias (incluidos fármacos) anticolinérgicas (p. ej. atropina, fármacos antidepresivos) tricíclicos, cannabinoles, LSD, simpaticomiméticos (p. ej. anfetamina y derivados) |
| **Sistema cardiovascular** | |
| Bradicardia | Sustancias organofosforadas y carbamatos, glucósidos cardíacos, β-bloqueantes, calcioantagonistas, baclofeno |
| Prolongación del QT, ensanchamiento del QRS | Fármacos antidepresivos tricíclicos, nuevos fármacos antidepresivos, fármacos antiepilépticos y antipsicóticos |
| Taquicardia | Anfetamina y sus derivados, cocaína, teofilina, cafeína, efedrina, sustancias (incluidos fármacos) anticolinérgicas, sustancias que producen hipoxia (monóxido de carbono, cianuros, sulfuro de hidrógeno, sustancias que producen metahemoglobinemia) |
| **Sistema respiratorio** | |
| Tos, estridor y dificultad respiratoria | Inhalación de gases irritantes (amoníaco, hipoclorito de sodio, comúnmente conocido como cloro, humo de incendios, óxidos de nitrógeno); neumonía por aspiración |
| Cianosis | Sustancias que producen metahemoglobinemia (p. ej. nitratos, nitritos, anilina, dapsona), monóxido de carbono |
| Hiperventilación | Salicilatos, sustancias que acidosis metabólica grave (p. ej. metanol, etilenglicol) |
| Hipoventilación | Parálisis de músculos respiratorios (compuestos organofosforados y carbamatos, relajantes musculares y estricnina), depresión del centro respiratorio (fármacos hipnótico-sedantes, alcoholes, opioides) |
| **Piel** | |
| Ampollas | Principalmente barbitúricos, otras intoxicaciones de curso severo (p. ej. por monóxido de carbono) |
| Diaforesis | Compuestos organofosforados y sustancias colinérgicas, simpaticomiméticos, sustancias de actividad serotoninérgica, inhibidores de la acetilcolinesterasa |
| **Sistema urinario** | |
| Retención urinaria | Sustancias anticolinérgicas (sobre todo en hombres con hiperplasia benigna de próstata), opioides |
| Anuria u oliguria | Necrosis aguda de túbulos renales de varia etiología (p. ej. etilenglicol), intoxicación que provoca hipotensión y en consecuencia AKI |
| **Aparato auditivo** | |
| Zumbido de oídos y sordera | Salicilatos |
| **Causas de hipertermia** →cap. 24.18, **causas de hipotermia** →cap. 24.16 | |

# 2. Alcoholes

## 2.1. Alcohol etílico (etanol)

Se absorbe muy rápidamente por el tracto digestivo, la piel y las vías respiratorias. Su máxima concentración en sangre se alcanza entre las 0,5 y 3 h posteriores al consumo. Se metaboliza en el hígado a acetaldehído por el alcohol deshidrogenasa a una velocidad de 100-125 mg/kg/h. Se elimina parcialmente en su forma original por los riñones (2-10 %) y en el aire espirado (un escaso porcentaje). Atraviesa la placenta y alcanza la leche materna. Actúa como depresor del SNC. Inhibe la gluconeogénesis en el hígado y, por lo tanto, puede causar hipoglucemia. Dosis letal en adultos: 5-6 g/kg, en niños: 3 g/kg.

### → CUADRO CLÍNICO Y DIAGNÓSTICO

**1. Síntomas de intoxicación aguda:** agitación, náuseas, vómitos, dolor abdominal, cefalea, vértigo, miosis o midriasis, nistagmo, visión doble (diplopía), locuacidad, atención dispersa, trastornos del equilibrio, ataxia, confusión mental, torpeza expresiva, somnolencia, coma, convulsiones, trastornos respiratorios, hipotensión, bradicardia, hipotermia, hipoglucemia.

**2. Síntomas del síndrome de abstinencia alcohólica** →cap. 20.15.

**3. Exploraciones complementarias:** concentración de etanol en la sangre (determinada directamente en el suero o en el plasma o evaluada basándose en el contenido de etanol en el aire espirado): hasta 20 mg/dl (0,2 ‰): estado en general asintomático, sin consecuencias legales para los conductores (en Argentina, en la mayor parte de las provincias, el nivel permitido para conducir es 50 mg/dl); entre 20-50 mg/dl (0,2-0,5 ‰; corresponde a 0,1-0,25 mg/l en el aire espirado): fase de euforia y excitación; >50 mg/dl (0,5 ‰): fase de intoxicación aguda (en algunos países se considera concentración tóxica 100 mg/dl [1,0 ‰]; ebriedad); ≥200 mg/dl (2,0 ‰): normalmente coma profundo. En adictos al etanol puede preservarse un razonamiento lógico con la concentración de etanol en sangre de un 4-5 ‰. Con el descenso de la concentración hasta un 2-3 ‰ puede aparecer el síndrome agudo de abstinencia alcohólica (especialmente después de un período de embriaguez prolongada).

En las intoxicaciones graves se deben determinar los niveles de electrólitos, glucosa, urea y creatinina, la actividad de las aminotransferasas, de protrombina y creatina-cinasa para evaluar rabdomiólisis asociada. Están indicados: gasometría arterial en presentaciones graves, pulsioximetría y monitoreo del ECG.

### → TRATAMIENTO

**1. Descontaminación:** no existen métodos de descontaminación.

**2. Antídoto:** no existe.

**3. Medidas para acelerar la eliminación:** hemodiálisis en casos especialmente graves (trastornos graves de la conciencia, trastornos cardiovasculares y respiratorios resistentes al tratamiento sintomático) con una gran concentración de etanol en sangre 500 mg/dl.

**4. Tratamiento sintomático:** proteger a la persona ebria de la asfixia por vómitos: situarla en la posición lateral de seguridad →cap. 2.1, mantener las funciones básicas del organismo y corregir los trastornos existentes.

**5. Procedimiento del síndrome de abstinencia alcohólica** →cap. 20.15.

## 2.2. Alcohol metílico (metanol)

Es imposible diferenciarlo del alcohol etílico basándose exclusivamente en su sabor y olor. La ingestión de metanol en lugar de etanol puede ser secundario a la ingesta de bebidas alcohólicas de origen desconocido. Se absorbe rápidamente en el tracto digestivo. La concentración máxima en sangre se alcanza a los 30-60 min después del consumo. Se metaboliza en el hígado, más lentamente que el etanol, por la actividad de la alcohol deshidrogenasa, transformándolo a formaldehído y ácido fórmico. Ambos metabolitos causan acidosis metabólica grave y daños orgánicos. La acidosis que se desarrolla es incrementada por la acumulación de ácido láctico debido a una hipoxia celular secundaria. La dosis letal de metanol es de 0,5-1 ml/kg.

## → CUADRO CLÍNICO Y DIAGNÓSTICO

**1. Síntomas principales de intoxicación:** antes de que el metanol se metabolice, provoca depresión del SNC y síntomas de embriaguez de manera similar al etanol. Una vez desarrollada la intoxicación se observan: alteraciones de la conciencia, pudiendo llegar hasta el coma, hiperventilación (respiración de Kussmaul), reducción de la presión arterial, taquicardia, y en ocasiones bradicardia. En las intoxicaciones graves pueden aparecer convulsiones, insuficiencia respiratoria aguda, y a veces, pancreatitis aguda. Es un hallazgo específico de la intoxicación por metanol (sobre todo en los casos de diagnóstico tardío) la visión borrosa, la cual se debe al edema y/o a daños en la retina y en el nervio óptico (en la mayoría de los casos el daño ocular es permanente).

**2. Exploraciones complementarias**

1) **Examen toxicológico:** concentración del metanol en el plasma o en el suero y en la orina (prueba necesaria para confirmar la intoxicación; si no es posible realizar la determinación de metanol de urgencia, hay que realizarla lo más rápidamente posible para monitorizar la eficacia de la terapia); una concentración en sangre >20 mg/dl se considera tóxica; con niveles de ~100 mg/dl habitualmente se produce daño en los nervios ópticos; una concentración >150 mg/dl es letal, aunque se pueden describir muertes con concentraciones menores, dependiendo de la susceptibilidad de los pacientes. En la fase con desarrollada acidosis profunda la concentración de metanol en la sangre puede no ser elevada (incluso puede ser indetectable) porque ya ha sido metabolizado. En este caso la gravedad de la intoxicación se evaluará sobre la base de la severidad de la acidosis y de la amplitud del *anion gap* y de la brecha osmótica.

2) **Otros:** gasometría arterial (a menudo pH <7,0, $HCO_3$ <10 mmol/l), *anion gap* (aumento), brecha osmótica (aumento), concentración del ácido láctico, concentración de electrólitos en suero (Na, K), actividad de aminotransferasas, amilasa y CK en suero, examen de fondo de ojo (el daño de la imagen no es distintivo).

## → TRATAMIENTO

**1. Descontaminación:** no se recomienda hacer lavado gástrico ni administrar carbón activado.

**2. Antídotos:** inhiben de forma competitiva la alcohol deshidrogenasa y por consiguiente el metabolismo del metanol.

1) **Etanol:** dosis de carga en personas conscientes (y sin riesgo de hemorragia digestiva → VO 2,5 ml de solución al 40 %/kg; en inconscientes iv. solución de etanol al 10 % en glucosa al 5 % 10 ml/kg en 30 min. Dosis de mantenimiento 1,5 ml/kg/h de la solución de etanol al 10 % iv., en personas adictas 2-3 ml/kg/h, durante la hemodiálisis 3-4 ml/kg/h. El objetivo de la terapia es una concentración de etanol en sangre 100-150 mg/dl (1-1,5 ‰).

2) **Fomepizol** (no disponible en Argentina): se administra iv., en infusión lenta (durante 30 min) en 250 ml de NaCl al 0,9 % o solución de glucosa al 5 %. Dosis de carga 15 mg/kg. Dosis de mantenimiento inicial 10 mg/kg, con un total de 4 dosis cada 12 h, seguido de 15 mg/kg cada 12 h. En la diálisis 10-15 mg/kg, cada 4 h.

3) **Ácido folínico** (folinato cálcico) 50-70 mg iv. o ácido fólico 50 mg VO (o a través de una sonda nasogástrica en personas inconscientes) cada 4-6 h, para aumentar la eliminación del ácido fórmico.

**3. Medidas para acelerar la eliminación:** hemodiálisis. Indicaciones: concentración de metanol en sangre >50 mg/dl, concentración de metanol en sangre <50 mg/dl con acidosis metabólica concomitante, alteraciones de la visión, acidosis metabólica grave, condición clínica severa y falta de mejoría a pesar del tratamiento, desequilibrio electrolítico grave en el curso de la intoxicación. Continuar la hemodiálisis hasta que todo el metanol haya sido eliminado del organismo y haya desaparecido la acidosis (hasta más de 10 h).

**4. Tratamiento sintomático:** mantener las funciones básicas del organismo y corregir los trastornos existentes. Tratamiento inicial de la acidosis metabólica: al principio 1-2 mmol/kg de $NaHCO_3$ iv. (en la primera etapa de intoxicación ≥400-600 mmol) en todos los pacientes con pH arterial <7,3 con el objetivo del lograr un pH >7,35. En la mayoría de los casos, a pesar de la administración de $NaHCO_3$ es necesario realizar la hemodiálisis.

## 2.3. Etilenglicol

Se absorbe rápidamente y se metaboliza en el hígado por el alcohol deshidrogenasa a aldehídos y a los ácidos glicólico, glioxílico y oxálico, los cuales pueden provocar una acidosis metabólica grave y complicaciones orgánicas. Un 22 % del etilenglicol se elimina a través de la orina en su forma original. El $t_{1/2}$ es de 3 h. Dosis letal: 70-100 ml (1,0-1,4 ml/kg).

### → CUADRO CLÍNICO Y DIAGNÓSTICO

**1. Síntomas principales de intoxicación:** los síntomas tempranos son idénticos a los de embriaguez alcohólica, por eso no llaman la atención a las personas de alrededor, especialmente en el caso de personas alcohólicas. Después de unas horas aparecen los síntomas debidos a la intoxicación por los metabolitos del etilenglicol: náuseas, vómitos, agitación, hiperventilación (respiración de Kussmaul), confusión, alteración de la conciencia hasta llegar al coma profundo, convulsiones, hipotensión, taquicardia, a veces bradicardia y arritmias cardíacas. Son rasgos característicos de esta intoxicación: oliguria que progresa a anuria, debido al daño renal directo por la formación de cristales de oxalato de calcio en los túbulos renales, calambres musculares y tetania resultante de una hipocalcemia creciente.

**2. Exploraciones complementarias:**

1) **Exámenes toxicológicos:** concentración de etilenglicol en sangre (prueba necesaria para confirmar la intoxicación; si no es posible realizar la determinación de etilenglicol de urgencia, hay que realizarla lo más rápidamente posible para monitorizar la eficacia de la terapia; >25 mg/dl se considera peligroso) y en orina. En la fase con desarrollada acidosis profunda la concentración de etilenglicol en sangre puede no estar elevada (o incluso ser indetectable) porque ya ha sido metabolizado. En este caso la gravedad de la intoxicación se evaluará en base a la severidad de la acidosis y a la amplitud del *anion gap* y de la brecha osmótica.

2) **Otros:** gasometría arterial (a menudo pH <7,0, $HCO_3$ <10 mmol/l), *anion gap* (aumento), brecha osmótica (aumento), concentración del ácido láctico, concentración de electrólitos en suero (Na, K, Ca), glucosa, urea, creatinina, actividad de transaminasas en el plasma, y presencia de cristales de ácido oxálico en el examen del sedimento de orina, su ausencia no descarta la intoxicación.

### → TRATAMIENTO

**1. Descontaminación:** no se recomienda hacer lavado gástrico ni administrar carbón activado.

**2. Antídotos: etanol y fomepizol** (dosificación como en la intoxicación por metanol): bloquean el metabolismo del etilenglicol y prolongan el $t_{1/2}$ hasta entre 10-20 h.

**3. Medidas para acelerar la eliminación:** hemodiálisis. Indicaciones: concentración de etilenglicol en sangre >50 mg/dl, concentración de etilenglicol en sangre <50 mg/dl con acidosis metabólica concomitante, acidosis metabólica grave, insuficiencia renal aguda, condición clínica severa y falta de mejoría a pesar del tratamiento, desequilibrio electrolítico grave en el curso de la intoxicación. Continuar la hemodiálisis hasta que todo el etilenglicol haya sido eliminado del organismo y haya desaparecido la acidosis (hasta más de 10 h).

**4. Tratamiento sintomático:** mantener las funciones básicas del organismo y corregir los trastornos existentes. Tratamiento de la acidosis metabólica: usar $NaHCO_3$ iv. (con dosificación tal y como se describe en la intoxicación por metanol). La AKI con anuria que requiere hemodiálisis por lo general se resuelve sin secuelas después de algunas semanas. Además hay que administrar vitamina $B_1$ y $B_6$, 100 mg IM, especialmente en los pacientes alcohólicos.

# 3. Ansiolíticos benzodiacepínicos y no benzodiacepínicos

Son la causa de sobredosis medicamentosa más frecuente, ya sea como agente único o combinado con otros tóxicos. Las benzodiazepinas actúan como depresores del SNC. Se absorben rápidamente por el tracto digestivo, son metabolizadas en el hígado y una cantidad mínima es eliminada por los riñones en su forma original. El $t_{0,5}$ del diazepam es de 40-70 h. El rango de la dosis terapéutica y de la dosis tóxica es amplio. Gracias a esto, al exceder más de diez veces la dosis terapéutica normalmente se provoca una intoxicación poco grave. Las benzodiazepinas de vida media corta (midazolam, medazepam) tienen un alto potencial de dependencia. Tratamiento del síndrome de abstinencia →cap. 20.16. Un efecto secundario de las benzodiazepinas usado con fines delictivos es la amnesia anterógrada (sobre todo con flunitrazepam, conocido como la droga de la violación).

Los somníferos y ansiolíticos del grupo de las imidazopiridinas (zaleplón, zopiclona, zolpidem) son parecidos a las benzodiazepinas respecto a su mecanismo de acción y efectos adversos; su sobredosis se trata de la misma manera.

El uso extendido de pregabalina en neurología, especialmente en trastorno de ansiedad generalizada la convierte en una causa cada vez más frecuente de los síndromes sedativo-hipnóticos.

Las nuevas benzodiazepinas (clonazolam, flubromazolam, meclonazepam) presentan un efecto mucho más potente en comparación con las benzodiazepinas tradicionales y son peligrosas incluso a dosis bajas.

El efecto paradojal por desinhibición de neuronas corticales, que normalmente inhiben el sistema límbico, produce agitación en niños y ancianos. La complicación más importante que aumenta la morbimortalidad es la pérdida de la protección de la vía aérea con la consiguiente broncoaspiración.

## ➔ CUADRO CLÍNICO Y DIAGNÓSTICO

**1. Síntomas de intoxicación:** disartria, marcha insegura, trastornos del equilibrio, ataxia, disquinesias, visión doble, depresión del sensorio, somnolencia, estupor y coma, disminución de los reflejos, miosis, taquicardia, eventualmente bradicardia, hipotensión.

**2. Exploraciones complementarias:** detección cualitativa de benzodiazepinas en la orina, concentración de electrólitos en el suero, creatina-cinasa por la probable rabdomiólisis asociada al coma prolongado, gasometría arterial en casos graves. En caso de coma se recomienda buscar otras toxinas en sangre y orina (las intoxicaciones por benzodiazepinas son frecuentemente intoxicaciones combinadas), así como sus signos sugerentes en el exploración física. Atención: en caso de alteraciones patológicas en ECG, p. ej. QTc, hay que sospechar fármacos antipsicóticos, como la quetiapina o clozapina.

→ **TRATAMIENTO**

**1. Descontaminación:** lavado gástrico durante la 1.ª hora desde la administración de una dosis que constituye un riesgo vital. No aplicar en casos de alteraciones de la conciencia, por causa de alto riesgo de aspiración, si se decide realizarlo, siempre proteger previamente la vía aérea. Puede utilizarse el carbón activado con el mismo recaudo.

**2. Antídoto:** no se debe usar flumazenilo de rutina, está contraindicado en pacientes adictos a las benzodiazepinas, en pacientes con epilepsia tratados durante largos períodos de tiempo con derivados de benzodiazepinas (riesgo de convulsiones), y cuando se sospecha una intoxicación combinada de benzodiazepinas y antidepresivos tricíclicos o tetracíclicos. En adultos la dosis de flumazenil iv. es 0,1-0,2 mg durante 30 s y se repite según necesidad cada 1 min, hasta una dosis máxima de 1 mg. Los pacientes deben ser monitorizados por la resedación que ocurre dentro de 1-2 h tras la administración, de modo que se pueden requerir dosis repetidas o infusión continua (0,1-0,5 mg/h) para mantener el efecto terapéutico.

**3. Medidas para acelerar la eliminación:** no existen.

**4. Tratamiento sintomático:** mantener las funciones básicas del organismo y corregir los trastornos existentes. Tratamiento de hipotermia →cap. 24.16.

# 4. Cianuros y ácido cianhídrico

El ácido cianhídrico es un líquido que a temperatura >26,5 °C se presenta como gas. Cianuros es la denominación de las correspondientes sales metálicas inorgánicas. El ácido cianhídrico se absorbe por vía respiratoria casi inmediatamente. La exposición a cianuros ocurre principalmente por vía digestiva. El ion cianuro alcanza prácticamente todos los órganos. Es un tóxico protoplasmático que se liga con el hierro de la citocromo-oxidasa y de esta manera inhibe la respiración celular. Los cianuros, además de hipoxia tisular, también producen hipoxemia. La intoxicación por inhalación de monóxido de carbono y de iones cianuro derivados de nitrilos es la principal causa de fallecimiento durante los incendios, más frecuente que el abrasamiento.

→ **CUADRO CLÍNICO Y DIAGNÓSTICO**

**1. Síntomas de intoxicación** tempranos: olor a almendras en el aire espirado, cefalea, vértigo, náuseas, vómitos, agitación, taquicardia, hipertensión y taquipnea con respiración profunda. Tardíos: midriasis, somnolencia, trastornos de la conciencia, coma, convulsiones, hipotensión, arritmias, bradicardia, trastornos respiratorios, edema pulmonar, apnea.

**2. Exploraciones complementarias:**

1) Concentración de tiocianato en orina. En intoxicaciones por cianuro (pero no por ácido cianhídrico) evaluar la concentración de cianuros en sangre (nivel tóxico >0,5-1,0 mg/l, muerte con >3 mg/l).

2) Determinar la concentración de electrólitos en el suero: *anion gap* elevado.

3) Gasometría arterial (la saturación venosa de oxígeno puede estar aumentada debido al bloqueo del consumo de oxígeno a nivel celular): acidosis metabólica.

4) Niveles de ácido láctico (en casos graves ≥10 mmol/l).

## ➜ TRATAMIENTO

**1.** Apartar al paciente del sitio contaminado (solamente rescatistas bien equipados). En intoxicaciones orales → considerar el lavado gástrico si no ha transcurrido más de una hora desde la intoxicación (no retrasar el uso de antídotos). Con urgencia realizar oxigenoterapia (100 %).

**2. Antídotos:**

1) **Hidroxocobalamina**: infusión iv. 5 g en 15 min, se puede administrar una segunda dosis según la gravedad de la intoxicación y la respuesta al tratamiento.

2) **Kit de antídoto: nitrito-tiosulfato,** primero administrar **nitrito de sodio** 300 mg iv. durante 5-10 min (a los ~30 min desde la administración provoca la formación de metahemoglobina, que liga los cianuros), y después **tiosulfato sódico** 12,5 g (50 ml de la solución al 25 %) iv. durante 15-20 min (permite la conversión hepática del cianuro a tiocianato, que se excreta por la orina). En lugar de nitrito de sodio se puede administrar 4-DMAP (4-dimetilaminofenol) 3 mg/kg (provoca metahemoglobinemia ya a los 5 min de su administración), junto con tiosulfato sódico. Tanto en este caso como en el del nitrito de sodio hay riesgo de causar metahemoglobinemia grave.

**3. Medidas para acelerar la eliminación:** no existen.

**4. Tratamiento sintomático:** mantener la función de los órganos vitales y corregir posibles trastornos, si aparecen.

# 5. Digoxina

Fármaco incluido en el grupo de los glucósidos cardíacos con efecto inotrópico positivo y dromotrópico negativo. Se elimina en un 60-80 % por los riñones, con $t_{0,5}$ de 30-36 h. La hipercalcemia e hipopotasemia aumentan el riesgo de efectos adversos, incluso cuando la concentración de digoxina en la sangre se encuentra en rango terapéutico. Los efectos adversos se pueden manifestar tras una dosis de 2 mg, una intoxicación severa con dosis de 5 mg y se considera una dosis mortal los 10 mg. La toxicidad aumenta en personas con insuficiencia renal, sobre todo en la intoxicación crónica.

## ➜ CUADRO CLÍNICO Y DIAGNÓSTICO

**1. Síntomas de intoxicación:**

1) trastornos del ritmo cardíaco o trastornos de la conducción eléctrica (a veces es la única manifestación de sobredosis)

2) síntomas gastrointestinales: náuseas, vómitos, diarrea

3) otros síntomas: mareo, alteraciones visuales y, ocasionalmente, aparecen unos característicos halos amarillos o verdes al mirar a una fuente de luz.

**2. Exploraciones complementarias:**

1) ECG: descenso del segmento ST cóncavo, menos habitualmente oblicuo hacia abajo; ondas T aplanadas, bifásicas o invertidas; prolongación PQ y acortamiento QT. Habitualmente bradicardia sinusal y, en caso de fibrilación o *flutter* auricular, reducción de la frecuencia ventricular hasta 40-60/min, bloqueo AV de primer grado, extrasístoles ventriculares (frecuentemente bigeminadas o trigeminadas), con menor frecuencia bloqueo sinoauricular de segundo grado y bloqueo AV de segundo grado tipo Wenckebach. En sobredosis más graves: intensificación de extrasístoles ventriculares (contracciones prematuras en salvas y multiformes), mayor reducción de la frecuencia cardíaca, en algunos casos hay un ritmo de escape de la unión AV o arritmias bastante características,

como taquicardia de la unión AV no paroxística (frecuencia de 60-130/min y por tanto difícil de advertir) y taquicardia auricular con bloqueo AV de diverso grado. En casos excepcionales bloqueo AV de tercer grado, bloqueo sinoauricular de tercer grado, taquicardia ventricular (a veces taquicardia bidireccional, es decir, con rasgos de bloqueo de la rama derecha del haz de His y con desviación del eje eléctrico alternativamente a la izquierda y a la derecha), fibrilación ventricular.

2) Determinar la concentración de digoxina en suero, en intoxicaciones agudas al ingreso y a las 6 h del consumo del fármaco y en las intoxicaciones crónicas solo a su admisión. La concentración de glucósidos digitálicos en plasma no debe ser el único indicador de la gravedad de la intoxicación, pero se considera tóxica una concentración >2 ng/ml.

3) Concentraciones de electrólitos: en la intoxicación aguda la hiperpotasemia se correlaciona con el riesgo de muerte. En las intoxicaciones crónicas es necesario corregir la hipopotasemia e hipomagnesemia. Determinar también glucosa, urea y creatinina séricos, así como una gasometría arterial (riesgo de acidosis metabólica).

→ T R A T A M I E N T O

**1. Descontaminación:** si no ha transcurrido 1 h (según algunos 6-8 h) desde el consumo de la dosis tóxica de digoxina (o de hojas de oleandro, agujas de tejo o de su infusión) → valorar el lavado gástrico y la administración de carbón activado (pueden ser útiles múltiples dosis de carbón activado).

**2. Antídoto:** fragmentos Fab de los anticuerpos antidigoxina. **Indicaciones**: ingesta de >10 mg VO o >5 mg iv., concentración de digoxina sérica >10 ng/ml, taquiarritmias ventriculares peligrosas con potasemia >5 mmol/l, taquiarritmias ventriculares recurrentes peligrosas resistentes a la lidocaína y a la fenitoína, potasemia >6 mmol/l causada por la intoxicación por digital. Después de administrar este antídoto hay que monitorizar la concentración de potasio por riesgo de un descenso rápido de la potasemia en las primeras 4 h tras la administración.

**3. Medidas para acelerar la eliminación:** no existen.

**4. Tratamiento sintomático:**

1) hipopotasemia → inmediatamente iniciar perfusión de KCl al 5 % en solución glucosada a ritmo de 0,5 mmol/min

2) si durante la intoxicación los niveles de potasio son >5,5 mmol/l →cap. 19.1.4.2

3) alteraciones de la conducción: si son dominantes → administrar atropina 0,5-1 mg iv.; si no es eficaz → aplicar electroestimulación cardíaca temporal

4) taquicardias ventriculares → administrar lidocaína, β-bloqueante o eventualmente sulfato de magnesio iv.

5) taquicardias supraventriculares → administrar fenitoína; realizar cardioversión eléctrica solo como última medida (en taquicardias con riesgo vital), y siempre con energías bajas (existe riesgo de provocar arritmias ventriculares refractarias al tratamiento).

# 6. Hidrocarburos alifáticos

La toxicidad por aspiración de los hidrocarburos alifáticos se relaciona con su viscosidad; cuanto mayor es la viscosidad, menores son la volatilidad y, por lo mismo, menor el riesgo de aspiración. <1 ml de hidrocarburos alifáticos de baja viscosidad, cuando es aspirado, puede extenderse a una gran porción del árbol respiratorio, provocando una neumonitis química.

## → CUADRO CLÍNICO Y DIAGNÓSTICO

**1.** Síntomas de intoxicación relacionados con el riesgo de aspiración:

1) daño pulmonar

2) depresión o excitación del SNC transitoria a consecuencia de hipoxia e infección

3) formación de neumatoceles y disfunción pulmonar crónica como daño secundario.

Los hidrocarburos alifáticos son pobremente absorbidos en el tracto gastrointestinal, no causan toxicidad sistémica por esta ruta si no ha ocurrido aspiración; los hidrocarburos de mayor viscosidad pueden causar diarrea leve. Irritación leve a moderada de los ojos y lesiones oculares reversibles pueden ocurrir después del contacto.

**2.** Exploraciones complementarias: realizar **radiografía de tórax** y **evaluación clínica de la función pulmonar** en todos los pacientes sintomáticos (disnea, taquipnea, retracción, tos persistente).

## → TRATAMIENTO

**1.** Exposición oral: hospitalizar a los pacientes sintomáticos (fiebre, hipoxia, síntomas respiratorios, obstrucción bronquial, polipnea). Los pacientes asintomáticos pueden ser observados por 4-6 h en su domicilio, idealmente evaluados por un centro toxicológico luego de ese periodo para evaluar síntomas. Si llegan a presentar alguna sintomatología, deben ser observados en un centro de atención de salud. Hospitalizar a aquellos casos que sugieran un intento suicida. En cuanto a la inducción de emesis o lavado gástrico, no se recomienda, tampoco el carbón activado por el riesgo de aspiración.

**2.** Neumonitis:

1) antibióticos: solo si hay evidencia de infección

2) corticoides: no hay claridad si la administración precoz puede prevenir el desarrollo de edema pulmonar no cardiogénico

3) oxígeno al 100 % humidificado, en caso de necesidad con ventilación asistida, broncodilatación y soporte ventilatorio.

**3.** Exposición ocular: irrigar con agua por 15 min. Si la irritación, dolor, lagrimeo y fotofobia persisten después de la irrigación, consultar con un oftalmólogo.

**4.** Antídoto: no existe.

# 7. *Latrodectus mactans* (araña del trigo)

La especie *Latrodectus* prevalece en los trópicos, pero se extiende tanto al norte como al sur de esta zona. La *Latrodectus mactans* se encuentra en Sudamérica, generalmente habita entre pilas de madera, garajes y graneros. Es fácilmente identificable por su color negro brillante, abdomen abultado y con una mancha roja, anaranjada o amarilla, en forma de reloj de arena bajo el abdomen. El cuerpo de la hembra adulta mide ~1,5 cm de largo y con las patas desplegadas ~5 cm. Las hembras inmaduras pueden tener varios colores en el dorso y son indistinguibles de los machos. La *Latrodectus* es venenosa, pero solamente la hembra es peligrosa para el ser humano porque, por causa del tamaño, el macho no penetra la dermis.

El veneno de la *Latrodectus mactans* es una toxina compleja y potente, compuesta por lo menos de 5-6 proteínas biológicamente activas, que contienen pequeñas cantidades de enzimas proteolíticas. El veneno causa una indiscriminada liberación de neurotransmisores, que es la causa de la mayoría de los síntomas del cuadro clínico. El veneno despolariza la membrana sináptica, abriendo canales iónicos no específicos, lo que permite el ingreso de calcio al intracelular. Esta despolarización provoca liberación de calcio independiente de los neurotransmisores e inhibe la recaptación. Altas concentraciones séricas de calcio antagonizan el efecto y permiten una estimulación nerviosa normal.

### → CUADRO CLÍNICO Y DIAGNÓSTICO

La mordedura de la *Latrodectus mactans* produce un síndrome clínico característico, que puede ser explicado por una descontrolada descarga de acetilcolina y norepinefrina. Grupos de alto riesgo de complicaciones sistémicas: niños <5 años, personas >60 años y personas con patología cardiovascular, dificultad respiratoria, hipertensión grave y embarazo. Raramente es mortal.

**1. Síntomas y signos de intoxicación:**

1) La mordedura usualmente provoca un **dolor** mínimo o ninguno: agudo, punzante, que a menudo se calma en pocos minutos, pero frecuentemente reaparece 20-40 min más tarde como malestar sordo y sensación de adormecimiento. El sitio de la mordedura se muestra como una o dos heridas puntiformes, separadas por 1-2 mm. El área inmediata puede estar ligeramente pálida y rodeada por una induración mínima, con aumento de temperatura, enrojecimiento e inflamación. El dolor rápidamente se extiende al resto de la extremidad, seguido por dolores musculares y calambres generalmente antes de 30-120 min; son también comunes las fasciculaciones.

2) **Espasmos musculares** (raramente): abdomen en tabla (que a menudo se confunde con abdomen agudo y puede provocar cirugías innecesarias), rigidez de hombros y espalda.

3) **Manifestaciones sistémicas**: hipertensión y taquicardia, además de ansiedad, debilidad, cefalea, ptosis y edema de párpados, prurito, náuseas, vómitos, diaforesis, hiperreflexia, dificultad respiratoria y salivación. La debilidad, fatiga, parestesias, cefalea e insomnio pueden persistir por semanas y meses.

4) **Fase latrodectísmica**: rubicunda, sudorosa, mueca de dolor con conjuntivitis y trismo de los maseteros.

5) **Otros**: raramente se presenta priapismo, retención urinaria y dolor testicular.

**2. Diagnóstico diferencial.** Otras causas de rigidez abdominal, como: pancreatitis, perforación biliar, tétano, infarto agudo de miocardio, cólico renal, intoxicación alimentaria, privación de opioides, porfiria, torsión testicular.

**3. Pruebas de laboratorio.** No existen pruebas de laboratorio con validez diagnóstica, pero deben realizarse: **hemograma** y **sedimento de orina** para diagnóstico diferencial (abdomen agudo). En pacientes con importantes espasmos musculares tiene que medirse la **CK**.

### → TRATAMIENTO

**1. ABC de la reanimación.**

**2. Hospitalización.** Todos los pacientes con síntomas severos o agravamiento de ellos deben hospitalizarse para observación, monitorización y tratamiento, ya que habitualmente a pocas horas vuelven con mayor sintomatología. También deben hospitalizarse los pacientes de alto riesgo: niños pequeños, ancianos, pacientes con alguna patología cardiovascular y embarazadas. Además hay que observar a los pacientes a los que se ha administrado el antiveneno y que presenten reacciones como urticaria.

**3. Medidas locales.** La herida debe ser lavada con agua y jabón. No existe ningún tratamiento local que pueda prevenir o minimizar la toxicidad sistémica.

**4. Toxicidad sistémica:**

1) Analgésicos (dependiendo del grado de severidad): **Aspirina**: en adultos 325-650 mg VO cada 4-6 h. **Paracetamol**: en adultos 325-650 mg VO cada 4-6 h, en niños: 10-15 mg/kg VO cada 4-6 h. **Codeína**: en adultos 30-60 mg VO cada 4-6 h. **Meperidina**: en adultos 50-100 mg IM cada 4-6 h, en niños 1-2 mg/kg IM o iv. cada 4-6 h. **Morfina**: en adultos 1-10 mg iv. o IM cada 1-2 h, en niños 0,1-0,2 mg/kg IM o 0,05-0,1 mg/kg iv, repetir cada 4 h según necesidad.

2) Relajantes musculares (para aliviar el espasmo muscular): **Diazepam**: en adultos 5-10 mg iv. cada 3-4 h, en niños >5 años 1 mg iv. cada 2-5 min, máx. 10 mg, en niños <5 años: 0,2-0,4 mg/kg cada 1-4 h según necesidad (dosis máxima 10 mg/dosis). **Dantroleno** iv.: en adultos 0,5-1 mg/kg, se puede repetir la dosis hasta el máx. 10 mg/kg. Dantroleno VO: 25-100 mg cada 4 h.

3) **Gluconato de calcio** (para aliviar el espasmo muscular): en adultos 10 ml de la solución al 10 % iv. en 10-20 min, puede repetirse cada 3-4 h. En niños 50 mg/kg iv. Dosis máxima diaria de 500 mg/kg/d.

4) En caso de anafilaxia: **oxígeno, manejo de vía aérea, epinefrina**, monitoreo ECG y volumen.

**5. Antiveneno:** indicado en los pacientes de alto riesgo y en los que no se ha podido controlar adecuadamente el dolor. Dosis: mezclar 1 vial (2,5 ml) de antiveneno en 50-100 ml de suero glucosado al 5 % de suero fisiológico. Se administra iv. en 20-30 min. Usualmente basta con una sola dosis. Se ha utilizado ocasionalmente IM en la región anterolateral del muslo. Administrar con precaución, ya que se pueden presentar reacciones de hipersensibilidad severas, incluyendo anafilaxis.

**→ SITUACIONES ESPECIALES**

**Embarazo**

A pesar de reportes históricos de uso del veneno como abortivo y de temores de que los espasmos musculares comprometan al útero grávido, no existen reportes de aborto después del envenenamiento y, por el contrario, todos los embarazos han llegado a término. Casos leves pueden ser tratados con antihistamínicos con o sin epinefrina.

# 8. *Loxosceles laeta* (araña de rincón)

La araña de rincón mide ~13 cm de largo (incluyendo las patas), es de color café y tiene en el dorso del cefalotórax una mancha en forma de violín, que puede variar de tonalidad (café oscura a amarilla). La *Loxosceles laeta* tiene solamente tres pares de ojos, característica que es útil para su identificación. Se localiza principalmente en América Central y del Sur, pero se ha visto también en California y en el norte de Canadá. El veneno se inyecta de las glándulas salivales a través de los quelíceros. Este veneno está compuesto de esfingomielinasa D, el principal factor dermonecrótico y hemolítico, junto con otras enzimas, incluyendo hialuronidasa, proteasas, colagenasa, esterasas, fosfolipasas, desoxirribonucleasa y fosfatasa alcalina, la cual ayuda a difundir el veneno y tiene un rol en la quimiotaxis, necrosis y agregación plaquetaria. Se dificulta sin embargo relacionar en forma individual cada uno de los componentes del veneno con la severidad del cuadro clínico. Al parecer, las cantidades de estos componentes por sí mismos son insuficientes para producir el loxoscelismo. Aparentemente es más importante la reacción autofarmacológica (la respuesta de las células hospedadoras a la presencia de una sustancia extraña mediante el complemento) y los leucocitos polimorfonucleares (PMN) tienen un rol importante en el desarrollo del loxoscelismo cutáneo.

## → CUADRO CLÍNICO Y DIAGNÓSTICO

**1.** Manifestaciones cutáneas (loxoscelismo cutáneo). La mordedura puede ser relativamente dolorosa o pasar inadvertida. El dolor secundario a la isquemia se presenta usualmente 2-18 h después. La necrosis puede desarrollarse rápidamente en cuestión de horas o bien tardar varios días. En la mayor parte de los casos el diagnóstico se puede realizar antes de 6-8 h. Clásicamente hay eritema, edema y sensibilidad, que progresa a un halo vasoconstrictivo azul-grisáceo, que se extiende alrededor del sitio de la mordedura. Después aparece una mácula sanguinolenta o gris oscura rodeada de una zona de placa liveloide. El eritema es reemplazado por una decoloración violácea característica de la piel. Gradualmente esta lesión necrótica se va ensanchando y los bordes se van haciendo irregulares. El centro de la lesión usualmente está por debajo de la superficie de la piel, lo que junto con la coloración violácea ayuda a diferenciar esta mordedura de las de otros artrópodos. La lesión isquémica puede evolucionar a necrosis antes de 3-4 días y formar la escara antes de 4-7 días. La ulceración se cura lentamente en 4-6 semanas, aunque ocasionalmente puede demorar hasta 4 meses. Se ha observado que las lesiones más severas son en áreas de tejido graso, como los muslos y glúteos.

**2.** Manifestaciones sistémicas (loxoscelismo visceral o cutáneo-visceral). Solo una parte de los pacientes con diagnóstico de loxoscelismo desarrollan síntomas sistémicos, los cuales pueden ser graves y llegar a provocar la muerte. Estas reacciones no se correlacionan con la severidad de las manifestaciones cutáneas. El comienzo de los síntomas usualmente se inicia antes de las 24 h. Se incluyen: fiebre, febrícula, taquicardia, náuseas, vómitos, mialgias, artralgias, hemólisis, ictericia, coagulación intravascular diseminada (CID). Con menor frecuencia se han observado: falla renal, coma, hipotensión y convulsiones. La anemia hemolítica puede aparecer rápidamente o tardar 2-3 días en presentarse. Usualmente ocurre en niños y se presenta hemólisis masiva.

**3.** Diagnóstico diferencial. Otras picaduras y/o mordeduras. Otras condiciones médicas: síndrome de Steven-Johnson, necrólisis epidérmica tóxica, eritema nodoso, eritema multiforme, herpes simple infectado crónico, herpes zóster.

**4.** Pruebas de laboratorio. No existen pruebas de laboratorio que confirmen el diagnóstico. El examen más importante es determinar la presencia de hemólisis, hemoglobinuria o hematuria. 2-6 h después de la mordedura suele aparecer hematuria, que debe ser monitorizada precozmente con sedimento de orina, hemograma con recuento plaquetario y creatinina. En casos de loxoscelismo cutáneo-visceral estos exámenes deben realizarse periódicamente, además de PT, PTT y pruebas de función renal. Además, se ha observado que el veneno puede alterar los test de compatibilidad AB0.

## → TRATAMIENTO

**1.** Medidas generales:

1) ABC de la reanimación

2) tratamiento en domicilio en caso de mordedura hace >24 h, sin evidencia de hemólisis y en la que las complicaciones de la herida pueden ser manejadas en forma ambulatoria

3) hospitalización en caso de mordedura en <24 h, en pacientes con evidencia de hemólisis, efectos sistémicos o complicaciones de la herida.

**2.** Medidas específicas:

1) Tratamiento del loxoscelismo cutáneo.

    a) Cuidado local: la mayoría de las mordeduras requiere frío local (la esfingomielinasa D es más activa a altas temperaturas), inmovilización, elevación de la zona afectada y profilaxis de tétano.

b) Prurito: **clorfenamina** 4 mg cada 4-6 h VO; por vía parenteral 10-20 mg en 24 h dividido en 4 dosis.

c) Infección: antibiótico con cobertura para infecciones por estafilococo y estreptococo (**cloxacilina**, **flucloxacilina** o **cefalexina**).

d) Dolor: analgésicos según el grado de intensidad, frío local.

e) Inhibidores de los leucocitos PMN (pueden ser efectivos en los casos de progresión rápida de la necrosis cutánea, aún después de 48 h): **Dapsona**: 50 mg/d (en dos dosis), máx. 200 mg/d. **Colchicina**: 1,2 mg VO, seguido de 0,6 mg cada 2 h por 2 días y luego 0,6 mg cada 4 h por 2 días más.

f) No está indicado el uso de suero antiloxosceles.

g) La herida, según su extensión y profundidad, puede requerir cirugía reconstructiva.

2) Tratamiento del loxoscelismo visceral o cutáneo-visceral (además del tratamiento del loxoscelismo cutáneo):

a) Antihistamínicos: **clorfenamina** 4 mg cada 4-6 h VO; por vía parenteral 20 mg en 24 h dividido en 4 dosis.

b) Esteroides (suelen utilizarse, pero su eficacia no ha sido comprobada): **betametasona**: 0,025 mg/kg iv. cada 6 h por 48 h o **hidrocortisona**: 100 mg iv. cada 6 h por 48 h.

c) Diuresis: asegurar mantener diuresis; si se comprueba hemoglobinuria → alcalinizar orina con bicarbonato (3 mEq/kg/d).

d) Transfusiones en caso de hemólisis severa.

e) Diálisis peritoneal o hemodiálisis en caso de falla renal.

f) **Suero antiloxosceles** (uso exclusivamente hospitalario, dado el riesgo de *shock* anafiláctico): su eficacia no ha sido aún demostrada. Se recomienda su uso hasta 6 h después de la mordedura con sospecha de síndrome cutáneo-visceral y solo en casos especiales hasta 12 h después de la mordedura.

# 9. Monóxido de carbono

El monóxido de carbono (CO) se genera durante la combustión incompleta de gas natural (también de butano o propano de bombona) en quemadores defectuosos (principalmente en calderas o calentadores de gas) o en espacios mal ventilados. También es producto de la combustión del carbón, coque, queroseno en hornos defectuosos y de la combustión de la madera en chimeneas. Entra también en el humo de incendios (junto con otros gases: cianuros, óxido de azufre y de nitrógeno). El CO tiene una afinidad por la hemoglobina 250 veces mayor que el oxígeno. En consecuencia se produce la carboxihemoglobina (COHb), que es incapaz de transportar oxígeno y, por tanto, se produce hipoxia. El CO se une también al citocromo c oxidasa alterando el transporte de electrones en la cadena respiratoria, p. ej. produciendo radicales libres y lesionando diversas estructuras de las células. La dosis mortal depende de la concentración de CO en el aire aspirado, de la duración de exposición, de la actividad respiratoria (cantidad de toxina recibida). Una concentración de 1000 ppm (0,1 %) constituye un riesgo para la vida. Una concentración de 1500 ppm (0,15 %) causa la muerte en poco tiempo.

### → CUADRO CLÍNICO Y DIAGNÓSTICO

**1. Síntomas de intoxicación aguda:** cefalea (más frecuentemente) y vértigo, náuseas, vómitos, trastornos del equilibrio y orientación, debilidad, fatiga, taquicardia, arritmias, hipotensión, trastornos de la conciencia (incluido el coma), convulsiones; síntomas de isquemia miocárdica (incluso en personas sin enfermedad coronaria); piel en general pálida y cianótica (se observa un color rojo intenso solo tras el fallecimiento o en las intoxicaciones más graves).

**2. Exploraciones complementarias:** concentración de COHb (nivel de Hb completa; no siempre refleja la gravedad de la intoxicación; para interpretar los resultados hay que tener en cuenta el período transcurrido desde el traslado del intoxicado desde la atmósfera contaminada), la concentración de electrólitos, urea, creatinina sérica, glucemia; monitorización del ECG (determinar la concentración de marcadores cardíacos en todos los pacientes, p. ej. CK-MB y/o troponina, ya que el ECG normal no descarta el daño miocárdico que puede ser difuso; si alguno de los marcadores es positivo realizar ecocardiograma para evaluar la función miocárdica); exploración neuropsicológica a través de la escala Mini-Mental; la pulsioximetría tiene una eficacia reducida porque la carboxihemoglobina y la oxihemoglobina presentan similares propiedades ópticas.

### → TRATAMIENTO

**1. Interrumpir la exposición y garantizar la seguridad:** ventilar los espacios y cerrar las conducciones de gas al quemador (caldera), extraer al intoxicado de la atmósfera contaminada, si el paciente inconsciente respira, colocarlo en la posición lateral de seguridad →cap. 2.1 y protegerlo del enfriamiento.

**2. Antídoto:** oxígeno. Hay que iniciar inmediatamente la oxigenoterapia normobárica (administrar oxígeno con mascarilla con reservorio →cap. 25.21) siempre que se sospeche una intoxicación por monóxido de carbono, también en el medio extrahospitalario. Continuar en el hospital controlando los parámetros de laboratorio (gasometría arterial, concentración de lactato sérico, carboxihemoglobina en sangre, creatina-cinasa por la rabdomiólisis asociada, y marcadores de daño miocárdico →más arriba). En pacientes con insuficiencia respiratoria → ventilación mecánica con oxígeno al 100 %. En caso de trastornos neurológicos graves y falta de respuesta a la oxigenoterapia normobárica → considerar oxigenoterapia hiperbárica (OHB) a no ser que el traslado hasta la cámara no comporte un adicional peligro para la vida del paciente (la OHB pasadas las 24 h no está justificada). Administrar oxigenoterapia hiperbárica en los siguientes casos (en Argentina según los criterios de consenso intersocietario): coma con inconsciencia ≥5 min, otros trastornos neurológicos, acidosis severa producida por la intoxicación, pacientes asintomáticos con una COHb ≥25-30 %, embarazadas sintomáticas o con COHb ≥15 % (no fumadoras), pacientes <4 años y >65 años con síntomas menores (cefalea, náuseas, vómitos), pacientes que no presentan mejoría con 4 h de oxígeno normobárico.

La vida media de la COHb es de: 4-6 h respirando aire ambiente, 40-80 min respirando oxígeno al 100 %, y 15-30 min respirando oxígeno hiperbárico.

**3. Tratamiento sintomático:** mantener las funciones básicas del organismo y corregir los trastornos existentes.

# 10. Paracetamol

La intoxicación por paracetamol se produce con mayor frecuencia a consecuencia de una sobredosificación de paracetamol oral con intenciones autolíticas. En la intoxicación aguda el hígado es el órgano principalmente afectado pudiendo sufrir lesión y necrosis hepatocitaria. La lesión de los túbulos proximales renales y la AKI aparecen con menor frecuencia, en un 0,4-4 % de los pacientes, pudiendo ser >10 % en pacientes con toxicidad severa. La concentración máxima en el suero tras la ingesta oral de comprimidos o cápsulas se observa tras 2-4 h. Una sola dosis de >150 mg/kg puede ser tóxica en adultos.

### → CUADRO CLÍNICO Y DIAGNÓSTICO

**Fase 1** (primeras 24 h): en la mayoría de los pacientes es asintomática. Pueden aparecer náuseas y vómitos, menos frecuentemente dolor abdominal, diaforesis, palidez cutánea y fatiga. Excepcionalmente raros son los síntomas de intoxicación grave en las primeras 24 h (coma, acidosis láctica grave). Este curso clínico es típico en casos de sobredosis masiva (75-100 g).

**Fase 2** (después de 24 h, hasta 72 h): dolor y sensibilidad en el cuadrante superior derecho del abdomen, ictericia. A estos síntomas se asocia aumento de actividad de las aminotransferasas (ALT y AST), del INR, de la concentración de bilirrubina e hipoglucemia y acidosis metabólica.

**Fase 3** (después de 72 h, hasta 96 h): insuficiencia hepática fulminante con encefalopatía hepática, menos frecuentemente con el síndrome purpúrico. El aumento de la concentración de creatinina se observa habitualmente entre el 2.º y 5.º día de la intoxicación.

**Fase 4** (fallecimiento o regeneración de los órganos): el fallecimiento a consecuencia de una insuficiencia hepática fulminante tiene lugar habitualmente entre el 3.º y 5.º día después de la intoxicación. En otros pacientes, pasados 7-14 días, se observa una normalización de los parámetros de laboratorio y regeneración de los órganos.

**Exploraciones complementarias:** concentración de paracetamol en el suero (no antes de 4 h después de la sobredosis hasta 24 horas posingesta). Lo más importante es determinar la concentración del fármaco a partir de las 4 h hasta las 8 h de la ingesta y decidir sobre la administración del antídoto (N-acetilcisteína — NAC), ya que en este período presenta la mayor eficacia.

**Otras pruebas:** actividad de las aminotransferasas, INR, gasometría arterial, concentración de urea, creatinina, bilirrubina, ácido láctico y fosfato en el suero.

### → TRATAMIENTO

**1. Indicaciones de hospitalización:**

1) ingesta de >150 mg/kg en adultos y >200 mg/kg en niños o de una dosis imposible de estimar (p. ej. paciente inconsciente)
2) sobredosis por intento de suicidio (independientemente de la dosis declarada)
3) síntomas que indican toxicidad del fármaco
4) ingesta del fármaco en varias dosis durante un período superior a 1 h
5) ingestas por más de un día que resulte en una dosis >4 g cada 24 h. En niños ingesta de 200 mg/kg en 24 h, 150 mg/kg cada 24 h por un período de administración 24-48 h y 100 mg/kg cada 24 h con un período de administración >72 h.

**2. Descontaminación:** lavado gástrico no más tarde de 1 h desde la ingesta, administración de carbón activado VO (50 g en adultos) a no más tardar de 1-2 h desde la ingesta.

**3. Antídoto:** N-acetilcisteína (NAC). Se prefiere la administración iv. debido a una menor duración del tratamiento que en la administración VO (en Argentina y en Chile preparados iv. no se comercializan regularmente y se utilizan los de administración VO diluidos en p. ej. jugo de naranja para su mejor tolerancia). Hay riesgo de reacción anafiláctica no alérgica tras la administración de NAC, pero en caso de indicación absoluta no se debe renunciar a su uso, a pesar de la manifestación de efectos adversos. La decisión sobre la administración de NAC en las primeras 24 h de la ingesta se hace a base de la interpretación de la concentración de paracetamol, utilizando el normograma →fig. 10-1. Hay que iniciar el tratamiento con NAC cuando la concentración de paracetamol se encuentra en o por encima de la línea. En un paciente ingresado después de 24 h de la ingesta o cuando el período transcurrido desde la ingesta de la dosis tóxica es desconocido, hay que iniciar el tratamiento con NAC inmediatamente.

**Esquema de administración de NAC iv.** (3 dosis durante 21 h):

1.ª dosis: 150 mg/kg (máx. 16,5 g) en 200 ml de glucosa al 5 % o en NaCl al 0,9 % durante 60 min.

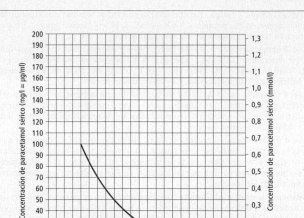

**Fig. 10-1.** Normograma para la toma de decisiones sobre cuándo la intoxicación por paracetamol debe ser tratada con antídotos, basado en la concentración de paracetamol plasmático y el tiempo transcurrido desde la ingesta del fármaco. Explicaciones →texto

2.ª dosis: 50 mg/kg (máx. 5,5 g) en 500 ml de glucosa al 5 % o en NaCl al 0,9 % durante 4 h.

3.ª dosis: 100 mg/kg (máx. 11 g) en 1000 ml de glucosa al 5 % o en NaCl al 0,9 % durante 16 h.

A los pacientes con peso corporal >110 kg hay que administrarles NAC en dosis calculadas para 110 kg. Para embarazadas calcular la dosis de NAC según su peso corporal actual.

**Esquema de administración de NAC VO.**

Dosis de carga: 140 mg/kg, a continuación 17 dosis de 70 mg/kg cada 4 h.

**Monitorización del tratamiento con NAC:** al finalizar la administración de NAC iv. se tienen que controlar los parámetros de laboratorio (INR, creatinina, gasometría, aminotransferasas, electrólitos, lactatos).

1) ALT <2×LSN o INR ≤1,3 → no es necesario continuar la infusión de NAC.

2) ALT ≥2×LSN o duplicación respecto al valor inicial o INR >1,3 → hay que continuar el tratamiento con NAC a dosis de 100 mg/kg; después de 8-16 h de administración de NAC determinar de nuevo los parámetros previamente mencionados.

3) Si el tratamiento con NAC se ha iniciado solo por los signos de daño hepático → continuar hasta la normalización de INR (≤1,3) o hasta que descienda <3,0 en dos determinaciones consecutivas.

Niveles elevados de ALT, pero normales de INR no son una indicación para continuar el tratamiento con NAC. La falta de normalización de INR, a pesar del tratamiento con NAC, es un factor de mal pronóstico (riesgo de insuficiencia hepática).

**4. Medidas para acelerar la eliminación:** hemodiálisis. En la sobredosis masiva de paracetamol (concentración sérica >800 mg/l) con coma y acidosis metabólica, hay que considerar la hemodiálisis urgente (durante la cual se debe aumentar la dosis de NAC al menos al doble).

**5. Trasplante de hígado:** indicaciones según los criterios del King's College →cap. 7.13.

# 11. Setas tóxicas

La mayoría de las setas tóxicas produce molestias gástricas, no muy intensas, poco tiempo después de la ingesta, en forma de náuseas, vómitos o dolor abdominal. Estos síntomas aparecen también después del consumo de setas relativamente poco nocivas y de efectos casi únicamente gastroenterotóxicos, entre las que encontramos algunas especies incomestibles del género *Boletus*, *Agaricus*, *Lactarius*, *Russula* y *Tricholoma*, así como del género *Scleroderma* y *Paxillus*. Los síntomas gastrointestinales precoces aparecen también después de la ingesta de setas más venenosas de acción atropínica como la *Amanita muscaria* y *Amanita pantherina*. En el caso de los hongos que producen intoxicaciones más graves, los síntomas gastrointestinales se inician tarde, hasta más de diez horas después de la ingesta. Los vómitos que aparecen en fases muy tempranas tras el consumo (1-3 h) no permiten descartar la ingesta de setas más tóxicas, ya que con frecuencia los platos contienen más de una especie. El enfermo puede vomitar por un ingrediente poco tóxico de la comida que contuviese también p. ej. *Amanita phalloides*. El estudio micológico del aspirado digestivo (observación de las esporas) puede indicar qué setas han sido ingeridas por el paciente.

**Regla fundamental para la prevención de las intoxicaciones por setas (micetismos):** no se deben recolectar setas con himenóforo en láminas (láminas por debajo del sombrero). Esto no previene todos los envenenamientos, pero permite evitar los más peligrosos: por *Amanita phalloides* y por *Cortinarius orellanus*.

## 11.1. *Amanita phalloides*

Las setas que contienen amatoxinas causan intoxicaciones graves, con frecuencia mortales. Este grupo incluye:

1) del género *Amanita*: *Amanita phalloides*, *Amanita virosa*, *Amanita verna*
2) del género *Lepiota*: *Lepiota josserandii*, *Lepiota brunneoincarnata*, *Lepiota helveola*
3) del género *Galerina*: *Galerina marginata*, *Galerina autumnalis*.

*Amanita phalloides* es una de las setas tóxicas más peligrosas del mundo. A pesar de tener un aspecto característico (sombrero de color verde aceituna, pie bulboso en la base y anillo bien fijado a 2/3 de su altura →fig. 11-1A), es confundido con otras especies comestibles, como *Macrolepiota procera*, *Agaricus*, *Tricholoma* y *Russula*. *Amanita verna* y *Amanita virosa* (igualmente tóxicas) se diferencian por el color del sombrero (amarillento →fig. 11-1B y blanco →fig. 11-1C respectivamente). La *Amanita phalloides* contiene 3 grupos de toxinas: amatoxinas (amanitinas α, β y γ), faloidinas y falolisinas. No se destruyen con la cocción, el marinado, ni con el secado. Las amatoxinas son responsables de las lesiones orgánicas. La dosis letal de amatoxinas es de 0,1-0,3 mg/kg, por lo que la ingesta de una sola seta puede ser mortal (solo en 40 g de esta seta hay 5-15 mg de amanitina α). Las falotoxinas son unos alcaloides presentes exclusivamente en el pie de *Amanita phalloides* y *Amanita virosa*. Estas toxinas producen desintegración estructural y funcional de la mucosa gástrica e intestinal, lo que ocurre en las primeras 6-8 h tras la ingesta, acelerando de manera relevante la absorción de las amatoxinas.

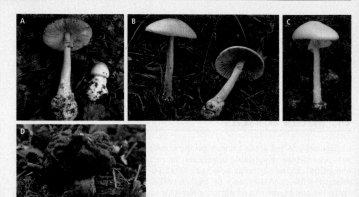

**Fig. 11-1.** Setas tóxicas: **A** — *Amanita phalloides*, **B** — *Amanita verna*, **C** — *Amanita virosa*, **D** — *Gyromitra esculenta*

## → CUADRO CLÍNICO Y DIAGNÓSTICO

**1. Síntomas y signos de intoxicación** (el curso suele ser por fases):

1) Período asintomático: puede durar 8-16 h desde la ingesta de setas.

2) Período con síntomas de gastroenteritis aguda: se prolonga varias horas y es efecto de la acción de falotoxinas; se caracteriza por la aparición de un dolor intenso de carácter espasmódico, náuseas, vómitos y diarrea, que conducen a la deshidratación y a la aparición de alteraciones electrolíticas de riesgo vital.

3) Período de latencia: 2.º-3.er día (se observa en un porcentaje de pacientes), mejoría transitoria del estado del paciente.

4) Período de desarrollo de lesiones orgánicas (fallo hepático, insuficiencia renal aguda): 3.er-5.º día tras la ingesta de setas.

En intoxicaciones muy graves los síntomas de insuficiencia hepática fulminante aparecen en la fase temprana, ya en el 1.er-2.º día del envenenamiento.

**2. El diagnóstico** se basa sobre todo en los datos de la anamnesis: ingesta de setas con láminas; ingesta de setas recolectadas por uno mismo o compradas fuera de la venta controlada, cuando no se pueden identificar las características del hongo; presencia de síntomas de gastroenteritis en personas que han consumido el mismo plato de setas; un largo período asintomático (8-16 h posteriores a la ingesta); exclusión de otras causas de los síntomas.

**3. Exploraciones complementarias:**

1) Estudio micológico del aspirado gástrico, de los vómitos o de las heces con el objetivo de detectar esporas de *Amanita phalloides*. Una limitación importante para la fiabilidad de este estudio es la ausencia de esporas en el material obtenido del enfermo que haya sufrido múltiples y masivos episodios de vómitos y diarreas. El resultado negativo de este estudio no descarta la intoxicación.

2) Determinación de los niveles de amanitina en la orina (aquí la concentración es 100 veces mayor que en el suero). Puede detectarse hasta 35 h desde la ingesta de setas; después el diagnóstico es posible únicamente a base de la anamnesis y del cuadro clínico.

3) Actividad de protrombina: una reducción de <70 % a las 16-24 h del consumo indica un riesgo alto de desarrollar una insuficiencia hepática aguda (repetir el estudio cada 6 h).

4) AST, ALT: habitualmente >1000 UI/l en el 2.º-3.er día. En los casos más graves un aumento de la actividad puede ser considerablemente mayor y aparecer más temprano.

5) Otras: bilirrubina, amoníaco, creatinina, gasometría.

## → TRATAMIENTO

**1. Descontaminación:** es útil el lavado gástrico hasta pasada 1 h desde la ingesta de las setas (al final del lavado administrar carbón activado a través de una sonda y dejarlo en el estómago). El lavado realizado más tarde solo permite llevar a cabo la identificación micológica. Frecuentemente los enfermos que inconscientemente han consumido setas tóxicas no acuden al médico en el período asintomático. No se recomienda realizar el lavado gástrico durante la fase en la que predominan los síntomas gastrointestinales.

**2. Antídotos:**

1) **Silibinina** iv.: es el antídoto de elección. El tratamiento debe instaurarse antes de transcurridas 24 h de la ingesta de setas. La dosis de carga es de 5 mg/kg, posteriormente mantener una infusión continua iv. 20 mg/kg/d durante 6 días o hasta lograr una mejoría clínica. Si el estado del paciente lo permite (p. ej. no hay vómitos), puede administrarse el preparado oral con silibinina (p. ej. silimarina) en dosis de 50-100 mg/kg (máx. 2 g) cada 8 h, luego 200 mg/kg (máx. 3 g) durante 6 días o hasta lograr una mejoría clínica.

2) **N-acetilcisteína**: dosificación como la indicada en la intoxicación por paracetamol →cap. 20.10.

3) **Penicilina G**: en la actualidad su uso se considera controvertido; se administra con el fin de bloquear el transporte de amanitina a través de la membrana celular. Este tratamiento se puede tener en consideración solo durante las primeras horas después de consumir las setas (en la fase asintomática). La dosis es de 0,3-1 mill. uds./kg/d (máx. 40 mill. uds.).

**3. Métodos para acelerar la eliminación:** hemodiálisis, pero únicamente en una fase muy temprana de la intoxicación (asintomática). También se aplica la diuresis forzada (300-400 ml/h), que debe iniciarse inmediatamente después del ingreso del paciente y mantenerse durante 24 h.

**4. Tratamiento sintomático:** p. ej. corrección de las alteraciones del metabolismo hidroelectrolítico y del equilibrio ácido-base, monitorización obligatoria de la presión venosa central y del balance hídrico.

**5. Tratamiento de la insuficiencia hepática aguda** →cap. 7.13. En caso de que aparezca una insuficiencia hepática de evolución rápida está indicada una consulta urgente con el fin de realizar la calificación para trasplante hepático, que es la única manera de salvar la vida del enfermo.

## 11.2. *Gyromitra esculenta*

La *Gyromitra esculenta* tiene el pie corto y el sombrero marrón, cerebriforme, de forma peculiar compuesta por numerosas pliegues →fig. 11-1D; suele confundirse con *Morchella esculenta*. Contiene giromitrina, que irrita el tracto digestivo, tiene efectos sobre el hígado y el sistema nervioso, causando hemólisis. La toxicidad de la seta se reduce considerablemente con el secado profesional. No obstante, hay que recordar que durante el tratamiento térmico se puede producir la intoxicación por giromitrina por vía inhalatoria.

## → CUADRO CLÍNICO Y DIAGNÓSTICO

**1. Síntomas de intoxicación:** náuseas, vómitos, dolor y distensión abdominal, diarrea, deshidratación, trastornos electrolíticos, cefalea, vértigos, trastornos de la coordinación motora, convulsiones, coma, síntomas de insuficiencia hepática, oliguria.

**2. Exploraciones complementarias:** hemograma, nivel de electrólitos, bilirrubina, glucosa, urea y creatinina, actividad de aminotransferasas séricas, de protrombina, gasometría arterial, equilibrio hídrico.

**➡ TRATAMIENTO**

**1. Descontaminación:** el lavado gástrico y la administración de carbón activado son útiles hasta pasada 1 h desde la ingesta de las setas, mientras que el lavado realizado más tarde solo permite llevar a cabo la identificación micológica.

**2. Antídoto:** vitamina $B_6$ iv. 25 mg/kg en 15-30 min, dosis total 20-25 g en caso de convulsiones. Administrar en combinación con benzodiazepinas. En caso de metahemoglobinemia >20 % considerar la administración de azul de metileno.

**3. Medidas para acelerar la eliminación:** no existen.

**4. Tratamiento sintomático:** mantener las funciones básicas vitales y corregir los trastornos existentes.

# 12. Síndrome de abstinencia de opioides, agudo

**➡ CUADRO CLÍNICO Y DIAGNÓSTICO**

Dependiendo de la farmacocinética del opioide, los síntomas del síndrome de abstinencia suelen presentarse pasadas unas hasta 48 h desde el momento de suspenderlo (6-12 h desde suspender los fármacos de acción corta, hasta 24-48 h desde suspender metadona) o de reducir considerablemente su dosis; después de administrar un agonista del receptor opioide (p. ej. naloxona) pueden presentarse inmediatamente. El síndrome suele prolongarse desde varios días hasta semanas (en el caso de la metadona).

Los síntomas más frecuentes son: inquietud, insomnio, tendencia a bostezar, midriasis, sudoración excesiva, secreción nasal, estornudos, lagrimeo, piloerección, agresividad. En casos de curso más grave pueden presentarse: espasmos musculares, dolor de espalda, dolor cólico intestinal, vómitos, diarrea, taquipnea, hipertensión arterial o hipotensión significativa, y arritmias cardíacas (más frecuentemente la taquicardia sinusal).

**➡ TRATAMIENTO**

**1. Metadona:** fármaco de elección en el tratamiento sustitutivo con opioides y en el síndrome de abstinencia a opioides agudo, si está disponible, de preferencia IM (no se usa en los síndromes de abstinencia por antagonistas opioides). Una dosis inicial de 20 mg VO o de 10 mg IM reduce los síntomas de abstinencia sin riesgo de intoxicación. La dosis se aumenta gradualmente hasta corregir los síntomas de abstinencia (con dosis incluso considerablemente superiores a 200 mg). Si el cuadro es agudo con resultado en la escala de evaluación de abstinencia alto, se puede utilizar morfina iv., VSc o IM.

**2. Control de los síntomas del síndrome de abstinencia tras administrar antagonistas opioides (p. ej. naloxona o naltrexona):**

1) taquicardia e hipertensión arterial: 0,1-0,3 mg de clonidina cada 1 h hasta la remisión de los síntomas, adicionalmente benzodiazepina, habitualmente diazepam, a dosis de 10-20 mg iv. cada 5-10 min hasta tranquilizar al paciente y obtener una estabilidad hemodinámica

2) vómitos, inquietud e insomnio: 25 mg de prometazina IM o iv., 50 mg de difenhidramina IM o VO, o 50-100 mg de hidroxizina IM o VO

3) diarrea: 4 mg de loperamida VO o 50 µg de octreotida VSc

4) contracciones musculares: 5-10 mg de benzodiazepina o baclofeno VO

5) mialgia: paracetamol o ibuprofeno VO
6) plan de hidratación parenteral.

**3. Desintoxicación ultrarrápida de opioides:** a los pacientes sometidos a anestesia general o sedación profunda se administran antagonistas opioides (en general naltrexona). El objetivo es inducir el síndrome de abstinencia agudo y "sobrevivir" bajo analgesia unas horas cuando los síntomas de abstinencia son intensos. Debido a los riesgos, este régimen de tratamiento no está comúnmente recomendado. En la actualidad todas las guías para tratamiento de pacientes con trastorno por dependencia a opioides recomiendan el tratamiento sustitutivo con fármacos de 1.ª línea, como buprenorfina asociada a naloxona VO y metadona. Se descartan los planes de desencadenamiento de síndromes de abstinencia programados.

# 13. Síndrome anticolinérgico (agudo)

### ➡ DEFINICIÓN Y ETIOLOGÍA

Es un conjunto de síntomas producidos por la inhibición de la actividad de la acetilcolina sobre el receptor muscarínico.

**Causas:**
1) plantas que contienen alcaloides tropánicos (atropina, escopolamina, hioscina): *Atropa belladona*, *Datura stramonium*, *Hyoscyamus niger*
2) preparados farmacéuticos de atropina, homatropina, escopolamina
3) fármacos antihistamínicos (p. ej. difenhidramina, dimenhidrinato)
4) fármacos administrados para la enfermedad de Parkinson (benzatropina, biperideno)
5) antidepresivos tricíclicos (p. ej. amitriptilina, imipramina, clomipramina)
6) antipsicóticos (p. ej. olanzapina, clozapina)
7) derivados de la fenotiazina (registrados en Chile: clorpromazina, levomepromazina, perazina y tietilperazina).

### ➡ CUADRO CLÍNICO Y DIAGNÓSTICO

El diagnóstico se basa en las manifestaciones clínicas:
1) centrales (del SNC): alucinaciones, confusión, agitación psicomotora (a veces muy violenta, peligrosa para el paciente y su alrededor), coma (poco frecuente con convulsiones)
2) síntomas periféricos: midriasis, taquicardia, vasodilatación periférica, sequedad de la piel y de las mucosas, hipertermia, íleo paralítico y retención urinaria.

**Diagnóstico diferencial**

Enfermedad mental, intoxicación por fármacos simpaticomiméticos o sustancias alucinógenas, síndrome de abstinencia al alcohol (también *delirium tremens*).

### ➡ TRATAMIENTO

**1. Proteger al paciente agitado de posibles lesiones** o daños que podría provocarse a sí mismo o al entorno. A veces es necesaria la inmovilización física o farmacológica (empleando sedantes a dosis altas). En casos excepcionales la intubación endotraqueal y la ventilación mecánica son imprescindibles.

**2.** En caso de una intoxicación grave hay que **monitorizar la función cardíaca, la presión arterial y la diuresis** (para no pasar desapercibida la retención urinaria).

**3. Diazepam** 5-10 mg iv., en dosis repetidas hasta conseguir mejoría clínica.

**4. Antídoto:** en dosis de 1-2 mg iv. durante 2-5 min **salicilato de fisostigmina**. En caso de necesidad se puede repetir la inyección pasados 40 min hasta la dosis máxima de 4 mg. Este antídoto se utiliza poco, debido a sus efectos adversos. Indicaciones y condiciones de uso: agitación psíquica muy violenta o síntomas psicóticos resistentes a otras formas de terapia, síntomas centrales y periféricos graves, ausencia de historia de convulsiones, ECG normal (especialmente QRS ancho), intoxicación por antidepresivos tricíclicos, o por otros fármacos que alteran la conducción intraventricular, siempre y cuando se pueda monitorizar la función cardiorrespiratoria y esté garantizada una eventual resucitación cardiopulmonar efectiva.

# 14. Síndrome colinérgico (agudo)

### → DEFINICIÓN Y ETIOLOGÍA

El síndrome colinérgico es un conjunto de síntomas producidos por la estimulación de los receptores muscarínicos y nicotínicos debido a un exceso de acetilcolina. Este síndrome también puede ser producido por sustancias exógenas que estimulan al sistema nervioso parasimpático.

**Etiología:**

1) intoxicación por compuestos organofosforados (pesticidas o gases tóxicos constituyentes de armas químicas [tabún, sarín, somán]) o por carbamatos
2) sobredosis de fármacos colinérgicos (p. ej. de pilocarpina).

### → CUADRO CLÍNICO Y DIAGNÓSTICO

Ansiedad, agitación y síntomas de estimulación de receptores:

1) muscarínicos: eritema cutáneo, miosis, visión borrosa, sialorrea y broncorrea peligrosa (que puede aparentar un edema pulmonar), broncoconstricción, tos, dificultad respiratoria, lagrimeo, diaforesis, cólico intestinal, diarrea, bradicardia, incontinencia urinaria y fecal
2) nicotínicos (habitualmente por carbacol, metacolina, etc.): fasciculaciones, debilidad muscular hasta parálisis completa (también del diafragma), taquicardia, hipertensión arterial.

En el diagnóstico de la intoxicación por pesticidas, gases tóxicos organofosforados o por carbamatos, la determinación de la actividad de acetilcolinesterasa (AChE) en los glóbulos rojos tiene una importancia fundamental. Si este método no está disponible, se realiza la determinación de AChE sérica, no obstante debe recordarse que esta no es tan específica para este tipo de intoxicaciones y su actividad está sujeta a varios factores, entre otros los individuales. Debe recordarse que la actividad de AChE puede mantenerse reducida durante varias semanas a pesar del cese de los síntomas de intoxicación.

**Diagnóstico diferencial**

Hipervagotonía (dura poco y sus síntomas son suaves); dificultad respiratoria relacionada con broncorrea y broncoconstricción: edema pulmonar, lesión tóxica del sistema respiratorio por gases irritantes, debilidad muscular: miastenia o crisis pseudomiasténica; cólico intestinal y diarrea: enfermedades agudas del tracto digestivo.

### → TRATAMIENTO

En la unidad de cuidados intensivos.

**1.** Monitorizar la función cardíaca y respiratoria.

**2.** Administrar oxigenoterapia (sobre todo previo a atropinización planificada).

**3. Administrar fármacos: atropina**, inyectar 1-3 mg (de preferencia iv.), repetir la dosis cada 3-5 min hasta disminuir la dificultad respiratoria y las secreciones en las vías respiratorias (la dosificación tiene que establecerse así que no sea necesario aspirar el exceso de secreciones con mayor frecuencia que una vez por hora). La frecuencia cardíaca debería ser de >80/min. Una excesiva sequedad de las membranas mucosas y de la piel y una frecuencia cardíaca >120/min son signos de que la dosis de atropina es demasiado elevada. En caso de presencia de síntomas de acción de atropina, mantener la dosificación en 1-2 mg/h. **En caso de intoxicación por compuestos organofosforados** (pesticidas o gases tóxicos) → reactivadores de AChE: oximas (eficaces en la fase temprana de la intoxicación durante las horas siguientes a la exposición, administrar siempre tras una dosis previa de atropina), **obidoxima** 250 mg cada 4-6 h o **pralidoxima** 30 mg/kg cada 4-6 h. En caso de agitación o convulsiones → **diazepam** 10 mg iv., repetir si es necesario.

**4.** En caso de trastornos respiratorios graves es necesaria la intubación endotraqueal para una aspiración del exceso de secreciones y el tratamiento con respirador, si están indicados. No administrar suxametonio, aminofilina, teofilina, morfina, glucocorticoides ni furosemida.

# 15. Síndrome de abstinencia alcohólica

**⇨ CUADRO CLÍNICO Y DIAGNÓSTICO**

**Criterios del síndrome de abstinencia alcohólica según la CIE-10:**

1) suspensión o limitación actual del hábito alcohólico tras un período de consumo repetido, en general por un tiempo prolongado y/o en grandes cantidades

2) presencia de 3 de los siguientes síntomas:
   a) temblor de la lengua, párpados y manos
   b) sudoración, náuseas o vómitos
   c) taquicardia y/o aumento de la presión arterial
   d) agitación psicomotora
   e) cefalea
   f) insomnio
   g) malestar o debilidad
   h) alucinaciones transitorias o ilusiones ópticas, táctiles o auditivas
   i) convulsiones tónico-clónicas (*grand mal*)

3) los síntomas no pueden explicarse por la aparición de trastornos somáticos, no asociados al hábito alcohólico o al uso de otras sustancias psicoactivas, a otros trastornos mentales o a trastornos del comportamiento

4) si se presentan síntomas de *delirium*, se diagnostica síndrome de abstinencia alcohólica con *delirium* (*delirium tremens*).

**Formas**

1) **Síndrome de abstinencia no complicado**: síntomas enumerados más arriba sin crisis convulsivas y alteraciones de la conciencia. Pueden presentarse ilusiones transitorias o alucinaciones ópticas, auditivas o táctiles.

2) **Crisis convulsivas por abstinencia**: habitualmente generalizadas, tónico-clónicas (*grand mal*), con poca frecuencia estatus epiléptico, habitualmente un episodio de corta duración que cede sin tratamiento, suele aparecer a las 6-48 h (a veces 2 h) tras dejar de beber. Pueden preceder a la aparición de *delirium*, así como presentarse en su curso.

3) *Delirium* **alcohólico** (*delirium tremens*): se desarrolla en un corto período de tiempo, en general 48-96 h tras abandonar o limitar el consumo de alcohol. Entre los síntomas típicos del *delirium* establecido se encuentran: apatía, alucinaciones vívidas e ilusiones procedentes de varios sentidos, y activación del sistema simpático. En un 25 % de los enfermos el *delirium* se complica con convulsiones de tipo *grand mal* (antes o durante su curso).

4) **Alucinosis alcohólica aguda**: psicosis alcohólica, que con muy poca frecuencia (0,7 % de los enfermos) constituye el equivalente del *delirium* alcohólico. Con mayor frecuencia cede en las primeras 24 h desde el momento de reducir o suspender el consumo de alcohol, y suele durar ~48 h (máx. 2 semanas, puede pasar a la forma crónica). En general se presentan síntomas de abstinencia poco pronunciados, alucinaciones auditivas (con mayor frecuencia amenazas o insultos dirigidos al enfermo), ilusiones persecutorias secundarias a las alucinaciones, miedo y disminución del estado de ánimo, con bastante frecuencia agresión y/o autoagresión.

**Evaluación de la intensidad del síndrome de abstinencia alcohólica según la escala CIWA-Ar** →tabla 15-1: <10 ptos. — leve, 10-18 ptos. — moderado, >18 ptos. — grave.

**→ TRATAMIENTO**

### Síndrome de abstinencia alcohólica leve o moderado

**1.** En la mayoría de los casos es suficiente colocar al paciente en un entorno tranquilo, con luz tenue. El tratamiento farmacológico no suele ser necesario. En presencia de síntomas de leves a moderados se indica tratamiento con benzodiazepinas, dependiendo del caso VO o iv.

**2.** Corregir los eventuales trastornos hidroelectrolíticos (de preferencia VO).

**3.** Asegurar el apoyo psicológico.

**4.** El ingreso hospitalario está recomendado en caso de síndrome de abstinencia alcohólica de intensidad moderada en embarazadas, en pacientes con alto riesgo somático, de edad avanzada, con alto riesgo de convulsiones (p. ej. pacientes epilépticos o con fiebre), con riesgo de intensificación de los síntomas (alcohol en sangre o en el aire espirado), en pacientes con trastornos mentales. También en pacientes con cuadros previos de abstinencia moderados a graves, la intensidad del cuadro suele agravarse en general en cada episodio de abstinencia.

### Síndrome de abstinencia alcohólica grave y síndrome de abstinencia alcohólica complicado por convulsiones y/o *delirium*

**1.** Ingreso hospitalario, de preferencia en la unidad de desintoxicación o de salud mental. En caso necesario aplicar medidas directas de coerción. En Argentina se recomienda siempre utilizar chaleco químico y no sujetación física.

**2.** Monitorizar y corregir los trastornos hidroelectrolíticos por alto riesgo de deshidratación, precisando controlar la concentración sérica de sodio, potasio y magnesio. Con frecuencia es necesaria la suplementación iv. Precaución al corregir la hiponatremia por riesgo de síndrome de desmielinización osmótica →cap. 19.1.3.1.

**3.** Vigilar frecuentemente el estado clínico, sobre todo en caso de enfermedades concomitantes.

**4.** Para reducir los síntomas de abstinencia, el fármaco de elección es la benzodiacepina, con mayor frecuencia **diazepam** VO o iv. En personas con daño hepático (o sospecha) o de edad avanzada administrar **lorazepam** VO o en infusión iv. No administrar benzodiazepinas IM. Se recomienda el uso de lorazepam hasta constatar funcionalidad hepática, el diazepam tiene metabolitos activos de vida media larga.

1) **Impregnación rápida** bajo el control de la escala CIWA-Ar: cada 1 h 10-20 mg de diazepam (2-4 mg de lorazepam) hasta obtener una somnolencia leve y un valor del índice CIWA-Ar (evaluación cada 1 h) <8-10 ptos. (método de elección en la mayoría de las guías internacionales). No utilizar en embarazadas. En caso de diabetes *mellitus*, cardiopatía isquémica inestable, u otros estados somáticos se requiere especial precaución y hay que administrar benzodiazepinas iv. (posibilidad de interrumpir la infusión).

2) **Dosificación "rígida"**: en el 1.er día 10 mg de diazepam cada 6 h, a continuación 5 mg cada 6 h durante 2 días. Lorazepam: en el 1.er día 2 mg cada 6 h, a continuación 1 mg cada 6 h. Posible uso de dosificación rígida (evaluando dosis según CIWA-Ar) en pacientes con cuadros moderados.

**5.** En caso de intolerancia a benzodiazepinas se puede administrar baclofeno VO o un anticonvulsivo VO, en última instancia **fenobarbital** VO o iv., eventualmente clometiazol VO. El síndrome de abstinencia alcohólica complicado, grave y resistente al tratamiento típico puede requerir sedación con barbitúricos iv.

**6.** Administrar antipsicóticos solo si la agitación y las alucinaciones persisten a pesar del uso de benzodiazepinas (los neurolépticos en enfermos con síndrome de abstinencia alcohólica aumentan el riesgo de crisis convulsivas y muerte por arritmias). Estos fármacos siempre se administran junto con benzodiazepina (nunca en monoterapia), a las dosis menores posibles (p. ej. haloperidol 0,25-0,5 mg 3×d). En enfermos con dependencia concomitante de opioides, hay que evitar la administración de fármacos de acción antidopaminérgica (p. ej. risperidona, haloperidol) por el riesgo de distonías agudas. No se recomienda la administración rutinaria de fármacos antiepilépticos (carbamazepina [riesgo de hiponatremia], topiramato, gapapentina, ácido valproico), pero pueden ser una alternativa en enfermos con alergia a benzodiazepinas (cuadro de muy excepcional aparición).

**7.** Con el propósito de prevenir la encefalopatía de Wernicke (nistagmo, parálisis de los músculos oculares, ataxia, insomnio, inquietud, fobia a la oscuridad, trastornos de la conciencia) y la (infrecuente) esclerosis laminar de Morel (rigidez muscular, reflejos de estiramiento muscular disminuidos, disartria, trastornos del equilibrio, apraxia ideomotora; manifestación psiquiátrica como en el síndrome de Korsakoff con *delirium* de grandeza y excitación del estado de ánimo, con frecuencia disfórico), hay que administrar **tiamina** (vitamina $B_1$; la 1.ª dosis antes de la eventual infusión iv. de glucosa), en enfermos con síndrome de abstinencia alcohólica leve 100 mg/d VO, en los demás enfermos con signos de encefalopatía de Wernicke se indican megadosis de vitamina $B_1$ por el período de 96 h: 1.er y 2° día 500 mg cada 8 h, 3.er día 500 mg cada 12 h y 4.° día 500 mg en 24 h, posteriormente 50-100 mg/d iv. o IM, y en caso de síndrome amnésico de Korsakoff 500 mg iv. o IM durante 3-5 días (hasta 2 semanas en caso de mejoría clínica). En lugar de tiamina, puede administrarse la **benfotiamina** VO en las mismas dosis.

**8.** Los antagonistas adrenérgicos deben utilizarse solo en caso de taquicardia persistente y/o hipertensión arterial que no ceden a pesar del tratamiento con benzodiazepinas. Fármacos: el uso de agonistas $\alpha_2$ presinápticos, como la clonidina o dexmedetomidina, produce inhibición de la actividad noradrenérgica central y —como consecuencia— sedación y disminución de la respuesta autonómica periférica. No presenta actividad anticomicial y no se ha demostrado que prevenga las mismas o el *delirium*. No existen estudios que aporten evidencia que mejore la morbimortalidad. La **clonidina** VO 75-150 µg 2-3×d (en Argentina el preparado VO se combina con diuréticos, clonidina iv. se utiliza solo en casos graves), **propranolol** VO 10-40 mg 3×d (puede agravar el *delirium*), β-bloqueantes p. ej. **atenolol** VO a dosis inicial 25 mg/d en casos más leves con hipertensión arterial persistente, o **pindolol** VO 2,5-5 mg 2-3×d. Recordar que estos fármacos encubren los síntomas de abstinencia.

**9.** Durante los primeros 3-5 días de tratamiento está indicada también la suplementación de la cianocobalamina (vitamina $B_{12}$) IM 1 mg/d, piridoxina

## Tabla 15-1. Escala de severidad del síndrome de abstinencia alcohólica (CIWA-Ar)

Paciente................................................................... Fecha..................... Hora.......................
Pulso (medido durante 1 min)...................................................... Presión arterial.......................

| | |
|---|---|
| **Náuseas y vómitos** (a base de la observación) | 0 — sin náuseas ni vómitos<br>1 — náuseas leves, sin vómitos<br>2<br>3<br>4 — náuseas recurrentes<br>5<br>6<br>7 — náuseas constantes, contracciones peristálticas frecuentes y vómitos |
| **Temblor** (a base de la observación del paciente parado, con los brazos extendidos hacia el frente y los dedos separados) | 0 — no observable<br>1 — percibido al tacto en las puntas de los dedos<br>2<br>3<br>4 — notado con los brazos extendidos<br>5<br>6<br>7 — severo, visible incluso sin los brazos extendidos |
| **Sudoración** (a base de la observación) | 0 — ausente<br>1 — sudoración advertida, palmas húmedas<br>2<br>3<br>4 — gotas de sudor en la frente<br>5<br>6<br>7 — copiosa |
| **Ansiedad** (a base de la observación, se debe preguntar al paciente si siente ansiedad) | 0 — conducta relajada<br>1 — ansiedad leve<br>2<br>3<br>4 — ansiedad evidente, alerta<br>5<br>6<br>7 — en estado de pánico, como en un *delirium* severo o en una esquizofrenia aguda |
| **Agitación psicomotora** (a base de la observación) | 0 — adecuada al contexto<br>1 — ligeramente aumentada<br>2<br>3<br>4 — agitación importante e inquietud manipuladora<br>5<br>6<br>7 — el paciente corre por la habitación durante el examen o todo el tiempo lucha con el entorno |

| **Alteraciones táctiles** (preguntar sobre prurito, calambres, ardor y también sobre una sensación de gusanos moviéndose debajo de la piel) | 0 — ausentes |
|---|---|
| | 1 — sensaciones leves |
| | 2 — sensaciones moderadas |
| | 3 — sensaciones molestas |
| | 4 — alucinaciones táctiles esporádicas |
| | 5 — alucinaciones táctiles vívidas |
| | 6 — alucinaciones táctiles extremas |
| | 7 — alucinaciones táctiles continuas |
| **Trastornos auditivos** (a base de la observación preguntar al paciente si los sonidos que escucha le parecen más sonoros o agudos de lo habitual; si oye algo que lo irrita o aterra; si oye voces cuya procedencia no se puede establecer de manera natural) | 0 — ausentes |
| | 1 — sensibilidad ligeramente aumentada a los estímulos auditivos |
| | 2 — hipersensibilidad a los estímulos auditivos de leve intensidad |
| | 3 — exagerada reactividad |
| | 4 — alucinaciones auditivas esporádicas |
| | 5 — alucinaciones auditivas vívidas |
| | 6 — alucinaciones auditivas exageradamente severas |
| | 7 — alucinaciones auditivas continuas |
| **Trastornos visuales** (a base de la observación se debe preguntar al paciente si la iluminación de la habitación no es muy intensa; si los colores de la luz no le parecen diferentes a lo habitual; si ve algo que lo inquiete o cuya presencia no se pueda justificar) | 0 — ausentes |
| | 1 — hipersensibilidad muy leve |
| | 2 — hipersensibilidad leve |
| | 3 — hipersensibilidad evidente |
| | 4 — alucinaciones visuales esporádicas |
| | 5 — alucinaciones visuales vívidas |
| | 6 — alucinaciones visuales extremadamente severas |
| | 7 — alucinaciones visuales continuas |
| **Cefalea, tensión en la cabeza** (se debe preguntar al paciente si siente dolor o tiene la sensación de una presión en la cabeza) | 0 — ausente |
| | 1 — muy leve |
| | 2 — leve |
| | 3 — moderada |
| | 4 — moderadamente severa |
| | 5 — severa |
| | 6 — muy severa |
| | 7 — extremadamente severa |
| **Orientación y trastornos de la conciencia** (se debe preguntar al paciente la fecha actual y si sabe dónde se encuentra y quiénes son las personas que lo rodean) | 0 — orientado totalmente, ejecuta sumas |
| | 1 — indeciso sobre la fecha o no consigue realizar las sumas |
| | 2 — se equivoca en la fecha en no más de 2 días |
| | 3 — se equivoca en la fecha en más de 2 días |
| | 4 — desorientado en cuanto al lugar y personas |

Total de puntos en la escala CIWA-Ar _____

(la puntuación máxima es de 67 ptos.)

Evaluador_____

Publicado en *Med. Prakt.* 1999; 5: 165.

(vitamina B$_6$) VO 100 mg/d, **nicotinamida** (vitamina PP) VO 200 mg/d, **riboflavina** (vitamina B$_2$) VO 10 mg/d, **ácido fólico** VO 15 mg/d y **ácido ascórbico** VO 1 g/d, debido a frecuentes trastornos de absorción y desnutrición en este grupo de enfermos. Es muy necesario controlar el nivel de magnesio que suele estar disminuido en los pacientes alcohólicos y puede provocar cuadros neurológicos como deterioro del sensorio.

# 16. Síndrome de abstinencia de somníferos o tranquilizantes

**→ CUADRO CLÍNICO Y DIAGNÓSTICO**

Tras varios meses de consumo continuado de benzodiazepinas se produce un riesgo muy elevado de dependencia. En el caso de los barbitúricos este período puede ser aún más corto.

**Curso del síndrome de abstinencia (SA) en función del grupo de sustancias**

El momento de aparición de los síntomas en el SA por **benzodiazepinas** depende de los parámetros farmacocinéticos del medicamento en cuestión. En caso de benzodiazepinas de acción corta (p. ej. alprazolam, bromazepam, oxazepam, temazepam, estazolam) el riesgo de aparición de crisis convulsivas es más elevado durante los primeros días de abstinencia, y en caso de medicamentos de vida media larga y con metabolitos activos (p. ej. diazepam, clorazepato), los síntomas pueden presentarse incluso pasados >10 d. En el SA por **barbitúricos** los síntomas son muy pronunciados, y el riesgo de *delirium* y de crisis convulsivas es mucho mayor que con las benzodiazepinas. Constituyen un problema frecuente las crisis en salvas y los estados epilépticos de curso atípico (p. ej. de ausencia). Es característica la fotosensibilidad. En caso de los **fármacos Z** (zolpidem, zaleplon, zopiclona) el SA se desarrolla en general rápidamente (en 1 día o 2 días desde la suspensión). Existe un riesgo muy alto de convulsiones y *delirium*.

**Criterios diagnósticos según el ICD-10:**

1) suspensión o limitación actual de la administración de un somnífero y/o tranquilizante tras un período de consumo frecuente y en general por un tiempo prolongado y/o a grandes dosis

2) presencia de ≥3 de los siguientes síntomas: temblor de la lengua, párpados y de brazos extendidos; náuseas o vómitos; taquicardia; hipotensión ortostática; agitación psicomotora; cefalea; insomnio; malestar y debilidad; alucinaciones transitorias o ilusiones ópticas, táctiles o auditivas; actitud delirante; convulsiones de tipo *grand mal*

3) los síntomas no pueden explicarse por la aparición de trastornos somáticos no asociados al uso del somnífero y/o tranquilizante, ni con otros trastornos mentales o trastornos del comportamiento

**Atención:** no debe suspenderse por cuenta propia la administración de benzodiazepinas en personas de edad avanzada. En estas personas, que con frecuencia sufren varias enfermedades somáticas, el SA puede constituir un riesgo vital. Estos pacientes suelen requerir ser incluidos en programas de dependencia controlada.

**Formas del síndrome de dependencia:**

1) **no complicado:** ≥3 síntomas de los criterios enumerados más arriba

2) **no complicado, con convulsiones:** en el curso del SA suelen aparecer convulsiones de tipo *grand mal*, pero en caso de benzodiazepinas y barbitúricos

son posibles también crisis focales y convulsivas, que siempre requieren un diagnóstico completo (como en casos de primeras crisis convulsivas)

3) **con *delirium*, sin convulsiones o convulsivo**: un rasgo característico de los síndromes delirantes de abstinencia a las benzodiazepinas o barbitúricos es la aparición menos frecuente de alucinaciones, y más frecuente de trastornos delirantes (con mayor frecuencia persecutorios o depresivas), lo que con bastante frecuencia crea grandes dificultades a la hora de diferenciar con el primer episodio o agudización del trastorno mental; pueden presentarse crisis convulsivas

4) **prolongado**: en algunos enfermos los síntomas de abstinencia (sobre todo de ansiedad e insomnio) recurren o permanecen constantemente incluso pasados más de diez meses o a veces años después de interrumpir benzodiazepinas, aunque permanezcan abstinentes.

## → TRATAMIENTO

### Principios generales

**1. Lugar de tratamiento:** es posible el tratamiento ambulatorio, o el tratamiento en una unidad de desintoxicación o de salud mental en casos graves. El ingreso hospitalario está recomendado también en pacientes dependientes de barbitúricos, en personas de edad avanzada, con trastornos mentales, epilépticos y en personas con dependencia a numerosas sustancias psicoactivas. Internar al paciente en una sala iluminada, silenciosa y tranquila, con el menor número de pacientes posible.

**2. Valoración del estado general:** como p. ej. anamnesis detallada sobre el fármaco recibido, la dosis diaria mínima y máxima, sobre todo en los últimos días/semanas. Hay que preguntar sobre el período total de consumo de somníferos y tranquilizantes a lo largo de la vida, períodos de abstinencia, curso de síndromes de abstinencia anteriores, dependencia a otras sustancias, tratamiento psiquiátrico previo. La intensidad del SA se valora con la escala CIWA-B, que sugiere actuación en función de la intensidad del tratamiento y el riesgo de eventuales complicaciones. Es útil también en la monitorización del tratamiento.

**3. Apoyo psicológico con técnicas motivacionales.**

**4. Tratamiento de los trastornos electrolíticos:** según las reglas generales.

**5.** No deben retirarse los fármacos tomados por el paciente por enfermedades somáticas antes de la aparición del SA. No debe iniciarse un tratamiento crónico prematuro de síntomas que pueden incluirse en el cuadro del SA (p. ej. hipertensión arterial, taquicardia).

### Tratamiento farmacológico

**1.** En el SA de las benzodiazepinas se utiliza el método de reducción gradual de la dosis. En el SA de los barbitúricos se utiliza el método de saturación rápida: 100 mg de **fenobarbital** VO cada 1-2 h hasta de remisión de los síntomas de abstinencia o la aparición de 3 de los 5 síntomas de toxicidad (nistagmo, debilidad, ataxia, disartria, labilidad emocional). La dosis de carga media es de ~1400 mg. No se recomienda una suspensión brusca en caso de cobertura a los antiepilépticos, debido al alto riesgo de no finalizar la desintoxicación y de aparición de complicaciones (convulsiones, *delirium*).

**2. Fármacos anticonvulsivos:** protegen contra las crisis convulsivas y atenúan considerablemente los síndromes de abstinencia en caso de dependencia a las benzodiazepinas (no administrar en el SA de las benzodiazepinas). Se utiliza uno de los siguientes: carbamazepina hasta 1200 mg/d, oxcarbazepina hasta 1200 mg/d, ácido valproico 1000-2000 mg/d. Estos fármacos se recomiendan en personas con trastornos del estado de ánimo y/o con deseo considerable de tomar el medicamento; 450-600 mg/d de pregabalina (sobre todo en personas con trastornos de ansiedad), gabapentina hasta 1200 mg/d, 15 mg/d de tiagabina (sobre todo en caso de suspender bromazepam), 500 mg/d de topiramato (en enfermos con dependencia mixta).

**3. Fármacos antidepresivos, neurolépticos y ansiolíticos no benzodiazepínicos:** se utilizan para reducir los síntomas de ansiedad y tratar el insomnio. Estos síntomas pueden mantenerse durante >10 meses después de suspender el somnífero/tranquilizante y son los más difíciles de controlar. Con previa evaluación psiquiátrica no son de urgencia. Con mayor frecuencia se utilizan: mianserina, mirtazapina, trozodona (antidepresivos de acción sedativa significativa), quetiapina, olanzapina, buspirona o hidroxizina. Indicar una consulta psiquiátrica para establecer la dosis óptima.

**4. Antagonistas adrenérgicos** (clonidina, propranolol, pindolol): solo con taquicardia persistente a pesar de una reducción lenta de la dosis de benzodiazepina.

**5. Flumazenil:** en pacientes con dependencia puede desencadenar convulsiones, no se recomienda.

**6.** *Delirium* en el curso del SA: aumento de la dosis diaria de benzodiazepina hasta los valores previos a la limitación/suspensión del medicamento, a continuación volver a reducirla en ≥2 semanas. En el *delirium* de abstinencia a barbitúricos es necesaria una impregnación inmediata con fenobarbital (→más arriba). En caso de una agitación extrema se utilizan neurolépticos, según las reglas del SA alcohólico →cap. 20.15.

# 17. Síndrome serotoninérgico

## ⇒ DEFINICIÓN Y ETIOLOGÍA

Estado provocado por una excesiva estimulación de los receptores serotoninérgicos (5-HT2A y 5-HT1A), del sistema nervioso central y periférico.

**Causas:** con mayor frecuencia una administración simultánea de ≥2 fármacos que aumentan la actividad serotoninérgica, especialmente del grupo de los inhibidores selectivos de la recaptación de serotonina (ISRS) y de los inhibidores de la monoaminooxidasa (inhibidores de la MAO). Puede ocurrir también en la intoxicación mixta por otros medicamentos (neurolépticos, antidepresivos tricíclicos) o drogas que estimulan la liberación de serotonina (como anfetamina y sus derivados, así como algunas drogas de diseño sintéticas, p. ej. catinonas).

## ⇒ CUADRO CLÍNICO Y DIAGNÓSTICO

Grupos principales de síntomas: se presenta una tríada de alteraciones del estado mental, hiperactividad autonómica y alteraciones neuromusculares.

1) hiperactividad neuromuscular: hiperreflexia tendinosa, signo de Babinski bilateral, clonus, mioclonías, temblor, rigidez muscular; el clonus, la hipertonía muscular y la hiperreflexia son más evidentes en miembros inferiores
2) hiperactividad simpática: hipertermia, taquicardia, hiperhidrosis
3) alteraciones de conciencia, primordialmente confusión acompañada de una fuerte agitación psicomotora, midriasis, nistagmo, incluso clonus ocular.

Es necesario establecer rápidamente el diagnóstico e introducir el tratamiento, debido al alto riesgo de muerte. En casos yatrogénicos el curso suele ser leve.

Criterios diagnósticos de Hunter:

1) ingesta de sustancias de acción serotoninérgica, además de
2) ≥1 de los siguientes síntomas:
   a) clonus espontáneos,
   b) clonus inducidos y agitación psicomotora o hiperhidrosis,

c) nistagmo y agitación psicomotora o hiperhidrosis,

d) temblor muscular y reflejos tendinosos aumentados,

e) hipertensión, temperatura >38 °C y clonus ocular o clonus inducidos.

**Exploraciones complementarias**

En el laboratorio de rutina puede hallarse acidosis metabólica, aumento de CPK, aumento de transaminasas y alteración de la función renal por el deterioro hemodinámico y la rabdomiólisis.

**Diagnóstico diferencial**

Síndrome neuroléptico maligno (los síntomas se agravan en el curso de días o incluso semanas, mientras que los síntomas de toxicidad serotoninérgica aparecen de manera brusca y poco después de la exposición, el cuadro es de más corta duración, de 24-48 h), otros síndromes inducidos por fármacos, p. ej. anticolinérgico y simpaticomimético.

**➡ TRATAMIENTO**

En la UCI.

**1.** En caso de una reacción adversa, **descontinuar los agentes serotoninérgicos**.

**2.** Monitorizar el estado del paciente; frecuentemente es necesaria la intubación y ventilación mecánica precoces.

**3.** Sedación: 5-10 mg iv. de **diazepam** o 2-4 mg iv. de **lorazepam** cada 20 min hasta alcanzar sedación del paciente o en infusión iv. continua. En caso de agitación psicomotora grave, **no utilizar métodos físicos coercitivos**, ya que pueden provocar contracciones musculares isométricas, lo que agrava la acidosis láctica y aumenta el riesgo de hipertermia.

**4.** Mantener una diuresis >50-100 ml/h con soluciones electrolíticas iv. para prevenir la mioglobinuria.

**5.** Tratamiento de la hipertensión y taquicardia: emplear medicamentos de vida media corta (**esmolol**). En casos graves nitroprusiato de sodio.

**6.** Tratamiento temprano y agresivo de la hipertermia: **enfriamiento físico, miorrelajantes** (fármacos antipiréticos como paracetamol y los AINE no son eficaces) →cap. 24.18.

**7.** No administrar dopamina, clorpromazina, propranolol, bromocriptina, dantroleno ni fármacos anticolinérgicos (haloperidol, droperidol) que inhiben la sudoración y estimulan el aumento de la temperatura corporal.

**8.** Considerar el uso de un agente antiserotoninérgico como **ciproheptadina** (**antiserotoninérgico** 5-HT1A y 5-HT2), se administra VO o, en caso de necesidad, puede ser triturado y administrado por vía nasogástrica. Dosis de carga de 12 mg, seguida de 2 mg cada 2 h hasta obtener la mejoría clínica o dosis máxima terapéutica de 32 mg/d.

# 18. Síndrome simpaticomimético

**➡ DEFINICIÓN Y ETIOLOGÍA**

Estado provocado por un aumento marcado de la actividad simpática, tanto periférica, como del SNC, aumento de la liberación de catecolaminas o estimulación directa de los receptores adrenérgicos $\beta_1$ y $\alpha_1$.

**Causas:** principalmente intoxicación por sustancias psicoactivas ilegales. El curso más grave se presenta en casos de intoxicación por drogas, sobre todo cocaína, anfetamina y sus derivados (metanfetamina, MDMA); asimismo se han reportado casos con sobredosis de fenilpropanolamina, efedrina, pseudoefedrina, teofilina y cafeína, así como últimamente también por drogas de diseño (p. ej. mefedrona, mefentermina).

### → CUADRO CLINICO Y DIAGNÓSTICO

Cuadro clínico leve: predomina la ansiedad con tendencia a actitudes violentas, taquicardia, insomnio, aumento de la presión arterial, diaforesis, en general midriasis, sensación de disnea, dolor torácico.

Cuadro clínico grave: agitación psicomotora extrema con delirio, trastornos psicóticos agudos y alucinaciones, aumento marcado de la temperatura corporal, incluso hasta alcanzar la hipertermia, sudoración profusa, convulsiones con riesgo de crisis epiléptica, aumento de la presión arterial >200/100 mm Hg, alteraciones del ritmo y de la conducción cardíaca.

El diagnóstico se establece en base a los datos obtenidos de la anamnesis sobre la sustancia ingerida. En caso de sospecha de intoxicación por sustancias psicoactivas desconocidas hay que realizar pruebas de detección de drogas en orina.

**Diagnóstico diferencial**

Síndrome serotoninérgico, síndrome anticolinérgico, síndrome de abstinencia alcohólica, intoxicación por metilxantinas.

### → TRATAMIENTO

En la unidad de cuidados intensivos. Es necesario iniciar precozmente el tratamiento de la agitación, taquicardia, convulsiones e hipertensión, para evitar la hipertermia y la rabdomiólisis.

**1.** Monitorizar el estado del enfermo; a menudo es necesaria una intubación precoz y ventilación mecánica, así como medidas agresivas para el mantenimiento de la función cardiovascular.

**2.** Administrar 5-10 mg de **diazepam** iv., hasta obtener mejoría clínica. En caso de convulsiones resistentes a diazepam considerar midazolam o tiopental en infusión continua iv.

**3.** En caso de un aumento de la temperatura corporal, a pesar de aplicar benzodiazepinas, se debe proceder al enfriamiento mediante la aplicación de medidas físicas. Se debe considerar la administración de relajantes musculares y el inicio de la ventilación mecánica.

**4.** Con el fin de reducir la tensión arterial administrar nitroglicerina en infusión iv. No administrar fármacos que actúen sobre el sistema cardiovascular, si el enfermo previamente no ha recibido benzodiazepinas.

# 19. Sustancias psicoactivas

## 19.1. Anfetaminas

Las anfetaminas, estructuralmente similares a la noradrenalina, provocan una estimulación potente del SNC, liberan catecolaminas endógenas, bloquean su desintegración (inhibiendo la monoaminooxidasa [MAO]) y su resorción en las sinapsis. Por otro lado, provocan vasoconstricción de pequeñas arterias y arteriolas e isquemia de órganos. Las anfetaminas generan dependencia psíquica sin causar dependencia física importante. Los estimulantes del tipo anfetaminas se componen de más de 200 sustancias, incluyendo alucinógenos, como p. ej. metilenedioxianfetamina (MDA), p-metoxianfetamina (PMA), metilendioximetanfetamina (MDMA) o metilendioxietilamfetamina (MDEA). Se han vuelto populares los derivados metilo de las anfetaminas: fentermina y mefentermina. Las anfetaminas y sus análogos pertenecen al grupo de sustancias de acción similar al alcohol, cuyo consumo disminuye la capacidad de conducción de vehículos. Por este motivo, junto con otras sustancias de este tipo (entre ellas morfina, cocaína, THC, benzodiacepinas), su concentración en sangre se determina en conductores sospechosos de transgredir las normas de conducción.

Las anfetaminas se absorben bien por vía digestiva (también a través de la mucosa oral). Máxima acción después de ~1 h. Inhaladas e inyectadas iv. alcanzan el sistema nervioso en pocos segundos. Se metabolizan en el hígado, en parte originando metabolitos activos (p. ej. la metanfetamina se metaboliza en anfetamina, y el MDMA a MDA). Eliminación renal: anfetamina 30 %, metanfetamina 40-50 %, MDMA 65 %. La proporción de sustancia eliminada por esta vía depende del pH urinario: aumenta con su disminución (<6,6 aumenta hasta en el 70 %); a pesar de ello ya no se administran acidificantes de la orina con el objetivo de incrementar su excreción. El $t_{0,5}$ de la anfetamina es de 8-30 h, de la metanfetamina de 12-34 h y del MDMA de 5-10 h. Se estima que la dosis convencional de metanfetaminas para estimular el sistema nervioso central son 10 mg y que dosis de 150 mg-1 g pueden ser altamente tóxicas para consumidores ocasionales. En el caso del MDMA se ha estimado como dosis letal aguda 2 g.

## → CUADRO CLÍNICO Y DIAGNÓSTICO

**1. Síntomas de intoxicación:** agitación, ansiedad, insomnio, agresividad, alucinaciones, midriasis, transpiración abundante, sequedad de boca, náuseas, dolor abdominal cólico, diarrea, vértigo, trastornos del equilibrio, rigidez muscular, temblor, disquinesias, taquicardia, arritmias ventriculares, hipertensión, síndrome coronario, en ECG posibles signos de isquemia miocárdica. En intoxicaciones más graves se desarrolla el denominado síndrome simpaticomimético: pueden aparecer convulsiones recurrentes de difícil control. La taquicardia, la hipertensión arterial y la vasoconstricción pueden provocar: ACV (isquémico o hemorrágico), hemorragia subaracnoidea, infarto de miocardio, disección de aorta, SDRA, isquemia intestinal, en embarazadas podría ocasionar muerte fetal. Las causas más frecuentes de fallecimiento son hipertermia corporal, arritmias ventriculares y hemorragia intracraneal.

**2. Exploraciones complementarias:** identificación de anfetaminas en orina (sin importancia para valorar la gravedad ni para monitorizar la evolución de la intoxicación), gasometría arterial (acidosis metabólica), concentración de electrólitos (hipopotasemia), glucosa (hipoglucemia), actividad de las aminotransferasas y CK en el suero (su aumento indica rabdomiólisis); ECG (monitorización), TC craneal (en caso de alteraciones neurológicas).

## → TRATAMIENTO

**1. Descontaminación:** considerar medidas de descontaminación gastrointestinal, si el tiempo transcurrido desde el momento de la ingesta de una gran cantidad de anfetamina VO no supera una hora. En estos casos puede ser útil tanto el lavado gástrico, como la administración de carbón activado.

**2. Antídoto:** no existe.

**3. Medidas para acelerar la eliminación:** no existen.

**4. Tratamiento sintomático:** tratamiento de la hipertermia →cap. 24.18, de arritmias ventriculares, taquicardia, crisis hipertensiva, convulsiones, hipopotasemia, coma (mantener despejadas las vías respiratorias →cap. 2.1). Mantener la función de los órganos vitales. Para controlar la agitación administrar diazepam iv. lentamente →cap. 22.4.2. En caso de infarto de miocardio → tratamiento estándar.

## 19.2. Cocaína

La cocaína es un alcaloide extraído de las hojas de la planta de la coca y constituye una de las sustancias psicoactivas ilegales más consumidas en Latinoamérica. En el mercado de la droga, la cocaína está disponible como clorhidrato de cocaína que se consume esnifada por vía nasal, o inyectada iv., y con mucha menor frecuencia por vía tópica a través de la mucosa oral, rectal o vaginal. También se consume por vía inhalatoria fumada como base libre, *crack* o pasta base que recibe diferentes denominaciones según el país (p. ej. "bazuco" o "paco"). Las cocaínas fumables tienen el mayor potencial adictivo por la mayor velocidad de acceso del alcaloide al SNC. Personas habitualmente no consumidoras, pueden transportar la cocaína para narcotráfico alojada en el tubo digestivo (se prepara en bolsas de diferentes materiales que contienen aproximadamente 10 gr de clorhidrato de cocaína pura, pudiendo trasladar hasta 100 bolsas en el tubo digestivo). Esta práctica es de alto riesgo por los peligros médicos debidos a la pureza de la droga, a la elevada cantidad transportada, y al riesgo de rotura de las bolsas o de obstrucción mecánica intestinal.

Farmacológicamente, la cocaína actúa como anestésico local, potente vasoconstrictor, y potente estimulante cardiovascular y del SNC. El efecto estimulante se sigue de un efecto contrario depresor, y con cualquier vía de administración se reproduce similar efecto.

La cocaína actúa por un doble mecanismo: sobre los transportadores de monoaminas en la membrana neuronal, impidiendo la recaptación de neurotransmisores, y estimulando la liberación de los mismos. El efecto eufórico asociado al consumo de la cocaína está causado por la inhibición de la captación de serotonina; y el efecto adictivo por el bloqueo de la captación de dopamina. Al influir en el flujo de los canales de sodio del miocardio y en el sistema de conducción eléctrica del corazón, la cocaína produce un efecto inotrópico negativo y trastornos de la conducción (alargamiento del complejo QRS). La estimulación adrenérgica asociada a la liberación de noradrenalina ocasiona vasoconstricción coronaria y de las arterias periféricas.

Después de ser inhalada o esnifada, tiene una semivida de 30-90 min alcanzando la circulación cerebral a los 30 min VO, en 6-8 segundos por vía inhalatoria, en 12-16 segundos iv., en 3-5 min esnifada (la vasoconstricción local limita absorción y prolonga sus efectos). El consumo de 1 g de cocaína provoca síntomas de intoxicación grave.

Los principales metabolitos de la cocaína son la benzoilecgonina formada por hidrólisis espontánea, el éster metilecgonina formado por el metabolismo plasmático vía pseudocolinesterasa, y la norcocaína.

Otro metabolito importante es la etilencoca (cocaetileno), que se forma por la interacción entre la cocaína y el etanol (intoxicación mixta). Este agente, al igual que la cocaína, tiene efecto vasoconstrictor, cardiotóxico y neurotóxico. Su semivida es de 13 h, por lo que en presencia de alcohol etílico se prolonga el efecto de la cocaína. La etilcocaína tiene mayor toxicidad sistémica y se ha asociado a un incremento en el riesgo de muerte súbita con o sin enfermedad coronaria hasta 18-20 veces mayor.

### → CUADRO CLÍNICO Y DIAGNÓSTICO

**1. Síntomas de intoxicación aguda:** taquicardia, hipertensión, en casos graves insuficiencia cardíaca izquierda, isquemia e infarto de miocardio, arritmias cardiacas (supraventriculares y ventriculares). A consecuencia de los cambios vasculares (secundarios a la vasoconstricción generalizada y al desarrollo de coagulación intravascular diseminada) puede aparecer isquemia del SNC o hemorragia intracraneal, isquemia e infarto intestinal, infarto pulmonar, esplénico y renal. En el curso de la intoxicación grave se desarrolla coma y aparecen síndromes agudos simpaticomimético y serotoninérgico, rabdomiólisis,

AKI, broncoespasmo, edema pulmonar e incluso neumotórax. Puede producirse disección o la rotura de la aorta. Pueden presentarse convulsiones. Dependiendo de las regiones, la cocaína suele adulterarse con diversos productos como por ejemplo levamisol y clembuterol.

**2. Síntomas de intoxicación crónica:** miocardiopatía dilatada (a consecuencia de la progresión acelerada de la aterosclerosis de las arterias coronarias y de la hipertrofia del ventrículo izquierdo), daño de la membrana mucosa hasta incluso perforación del tabique nasal y del paladar (a consecuencia del uso repetido de la vía nasal), hemorragia alveolar (a consecuencia de la inhalación) que se manifiesta con tos y disnea acompañadas de dolor torácico, hemoptisis, fiebre, broncoespasmo y eosinofilia.

**3. Exploraciones complementarias:** identificación de la cocaína (metabolito principal, benzoilecgonina) en la orina; concentración de electrólitos (Na, K), glucosa y creatinina, actividad de *CK* en el suero; gasometría arterial; ECG (monitorización). TC de cráneo y de abdomen (dependiendo de los síntomas).

Existe un cuadro clínico que no es dosis dependiente, el **delirio agitado fatal por cocaína**. Clínicamente se caracteriza por 4 fases que se producen de forma secuencial: hiperactividad muscular por delirium agitado, elevación de la temperatura, paro respiratorio y muerte. Los pacientes exhiben conductas bizarras, gran agresividad, hiperactividad, franca ideación paranoide, alucinaciones, e intensa actividad muscular. Tiene un comienzo agudo característico que requiere la contención física del paciente precisando la colaboración de varias personas. Para el uso de la contención física para el control del delirium, los estudios en voluntarios sanos sugieren que la posición prona y atado genera deterioro hemodinámico por compresión del mediastino e impide la expansión diafragmática. La hipótesis neurobiológica de este cuadro es que existiría una falla del rol de la a-sinucleína, proteína necesaria para el alojamiento y la permanencia del transportador de dopamina en la membrana celular.

### ➡ TRATAMIENTO

**1. Descontaminación:** de la mucosa nasal → enjuagar delicadamente con solución de NaCl al 0,9 %. Los transportadores de cocaína ("mulas" o "*bodypacker*") tienen indicación de lavado intestinal total, siempre que no existan signos de intoxicación. El elevado volumen de líquidos no absorbible administrado produce una diarrea copiosa y acuosa que posibilita la eliminación eficaz de sustancias sólidas del tracto gastrointestinal. El paciente debe colaborar, encontrarse asintomático, sentado e inclinado 45° para que el líquido fluya por gravedad. En niños <5 años se administran 15-60 ml/kg/h, y en adolescentes y adultos 1-2 l/h. El tratamiento se prolonga durante 5 h, o hasta que el efluente sea claro, o hasta que la RMN revele que se han eliminado completamente todos los cuerpos extraños. Si el paciente presenta vómitos puede administrarse metoclopramida, IM o iv. lenta.

**2. Antídoto:** no existe.

**3. Medidas para acelerar la eliminación:** no existen.

**4. Tratamiento sintomático:** hospitalización y monitorización en unidad de cuidados intensivos del sistema respiratorio, cardiovascular y nervioso. Los fármacos de primera línea en el control de la agitación psicomotora, hipertensión y taquicardia son las benzodiazepinas. En caso de hipertensión resistente o de dolor torácico → nitroglicerina o nitroprusiato de sodio. No aplicar β-bloqueantes ni labetalol (por alto riesgo de estimulación α-adrenérgica con la consecuente vasoconstricción coronarias y riesgo de extrema isquemia miocárdica). Se recomienda aplicar fentolamina (actúa como antagonista de los receptores α-adrenérgicos). Para la intubación además de las benzodiazepinas se utiliza el etomidato o el propofol. Tratamiento del síndrome serotoninérgico, simpaticomimético, rabdomiólisis, infarto de miocardio o hemorragia intracraneal según las recomendaciones generales.

## 19.3. Drogas de diseño

Desde principios de este siglo ha aumentado la circulación y consumo de las llamadas nuevas drogas de diseño o nuevas sustancias psicoactivas (NPS). Se trata de drogas de abuso sintetizadas clandestinamente a partir de sustancias procedentes, en muchos casos, de la industria farmacéutica y que fueron desechadas; o bien de sustancias ya existentes a las cuales se les realizan modificaciones en su estructura. Se les considera también al conjunto de drogas de abuso obtenidas con fines recreativos, sintetizadas en pequeños laboratorios ilegales, que circulan clandestinamente junto con algunos psicofármacos derivados desde farmacias legales. El objetivo de la aparición constante de nuevas drogas de diseño es evitar los controles gubernamentales mediante la modificación en su estructura. La Oficina de las Naciones Unidas para Drogas y Crimen (UNODC) ha definido a estas sustancias como aquellas drogas no listadas en las convenciones de los años 1961 para drogas narcóticas, y de 1971 para los psicotrópicos. Al no estar sujetas a control resulta fácil ingresarlas a los países incluso declarándolas con nombres de insumos químicos habituales en numerosas industrias, y comercializadas como "euforizantes legales", "productos químicos de investigación", "abono para plantas" y "sales de baño. Cuando las leyes se actualizan, y la nueva droga es incluida en la lista de "drogas ilegales", el ciclo comienza nuevamente. Los cambios introducidos durante el "diseño" tienen la finalidad de aumentar el efecto psicoactivo.

### Clasificación

Son drogas diseñadas que producen efectos estimulantes, inhibitorios o alucinógenos. Se podrían clasificar en:

**1. Cannabinoides sintéticos:** denominados impropiamente marihuana sintética; desde su aparición en 2009 han constituido una creciente amenaza para la salud pública en los Estados Unidos por los cuadros de *delirium*, asociados o no a convulsiones. La Asociación Americana de Toxicología en 2018 alertas sobre nuevos cannabinoides sintéticos con una fuerte acción agonista sobre los receptores $CB_1$ y $CB_2$, en contraste con el agonismo parcial sobre los $CB_1$ del THC. Constituyen el grupo NPS más grande en el mercado de sustancias. Los canabinoides sintéticos fueron diseñados inicialmente para la investigación farmacológica y ninguno está actualmente autorizado para uso médico. No existen reportes aún en Argentina pero su uso se está extendiendo en Europa y EE. UU. Se los describe con nombres como *spice*, K2 entre otros.

**2. Catinonas (sintéticas):** uno de los grupos de NPS que más ha crecido entre 2009 y 2015, con >50 nuevos componentes. Son compuestos sintéticos con estructura química relacionada con la catinona, un alcaloide encontrado en la planta de khat, con bastante semejanza a las anfetaminas. Se las conoce como "sales de baño". Se distribuyen en bolsas de plástico o paquetes de papel aluminio etiquetados como "No apto para el consumo humano", a veces también como "fertilizantes" o "alimento para plantas", o más recientemente como "limpiador de joyas" o "limpiador de pantalla de teléfonos". Se venden por Internet y en las tiendas de parafernalia de drogas con diversos nombres como "ola de marfil", "paloma roja", "seda azul", "séptimo cielo", "cielo de vainilla", "ola lunar" y "cara cortada" en español; y "Ivory Wave", "Bloom", "Cloud Nine", "Lunar Wave", "Vanilla Sky", "White Lightning" y "Scarface" en inglés. Las modalidades de consumo son VO, iv. o inhalada, siendo las dos últimas las más asociadas a mortalidad. Los usuarios de drogas que creen que están comprando otras drogas como el éxtasis, podrían estar en peligro de recibir catinonas sintéticas en su lugar. Las catinonas sintéticas más comunes incluyen la 3,4-metilenedioxipirovalerona (MDPV; la más frecuente), la mefedrona ("Drone", "Meph" o "Meow" en inglés) y la metilona, así como varias sustancias más. Químicamente se parecen a las anfetaminas (como la metanfetamina) y a la MDMA (éxtasis). La MDPV aumenta el nivel de dopamina en el cerebro de la misma manera que la cocaína, pero es al menos 10 veces más potente, lo que explicaría un alto potencial de abuso y adicción de las catinonas sintéticas. Al igual que con las fenetilaminas, en ausencia de sustitución del anillo, las catinonas se comportan como estimulantes del SNC, aunque invariablemente con una potencia menor que el correspondiente análogo de fenetilamina.

**3. Fenetilaminas psicodislépticas:** la denominación NBOMe (*N-bomb*) se refiere a cualquiera de los tres alucinógenos sintéticos estrechamente relacionados (25I-NBOMe, 25C-NBOMe y 25B-NBOMe) que se suministran como sustitutos legales del LSD o mescalina. También se les llama "ácido legal", "sonrisas" o "25I". Generalmente se encuentran como polvos, líquidos, empapados en papel secante (como LSD) o incorporados a productos comestibles. Existen 33 variantes de NBOMe según las sustituciones operadas en la molécula. Estas sustancias actúan sobre los receptores de la serotonina en el cerebro, al igual que otros alucinógenos, pero son considerablemente más potentes, incluso más que el LSD. El NBOMe es activo por vía sublingual, aplicado sobre labios o encías, esnifado o por vía ocular aplicándose papel secante embebidos en la sustancia. Los efectos suelen durar entre 6- 10 h, si bien se demora en comenzar hasta 2 h, por lo que el consumidor puede repetir la dosis ante la sensación de una falta de efectos, lo que conlleva un mayor riesgo de toxicidad y muerte. Existen casos clínicos registrados en Argentina. Las triptaminas alucinógenas: similares al grupo de N-BOME, actúan de forma similar al LSD.

**4. Benzodiazepinas de diseño:** las primeras benzodiazepinas de diseño disponibles en Internet fueron el diclazepam, flubromazepam y pyrazolam; poco tiempo después aparecieron: clonazolam, deschloroetizolam, flubromazolam, nifoxipam y meclonazepam. Ninguno de ellos ha sido aprobado para uso medicinal en ningún país.

**5. Gammahidroxibutirato (GHB):** es un depresor del SNC con una vida media corta; se utiliza en circunstancias recreacionales por los comprobados efectos de euforia, desinhibición y sedación. Atraviesa rápidamente la barrera hematoencefálica. El mecanismo de acción más aceptado es la posible acción neurotransmisora o neuromoduladora; se acepta que altera la actividad dopaminérgica, dependiendo de la dosis incorporada. Los efectos del GHB aparecen en general a los 10 minutos y el pico máximo en plasma aparece entre 20-45 minutos. Los efectos duran entre 2-6 horas y dependen de la dosis.

**6. Opioides sintéticos:** la gran disponibilidad de estas sustancias, así como su potencial tóxico y adictivo, es varias veces mayor al de los opioides legales. Son populares tanto los derivados del fentanilo (sobre todo el furanilfentanilo), como los nuevos opioides sintéticos (entre otros: AH-7921, MT-45 y U47 700). El carfentanilo es una sustancia más potente que la morfina; se sintetizó por primera vez en 1974 y sigue siendo el opioide más potente del mundo. No se encuentra bajo control internacional. En EE. UU. y el Canadá el uso de opioides sintéticos sin prescripción y de heroína ha provocado en los últimos años una epidemia de muertes por sobredosis mayor que la derivada de los accidentes de tráfico.

**7. Anfetamínicos de síntesis** →cap. 20.19.1

**➡ CUADRO CLÍNICO Y DIAGNÓSTICO**

**Síntomas de consumo:** las consecuencias de la síntesis de estas sustancias, elaboradas clandestinamente y diseñadas para producir determinados efectos psicoactivos, son frecuentemente adversas, imprevisibles y a menudo letales en los usuarios.

**1. Cannabinoides sintéticos:** prevalece una fuerte agitación, alucinaciones, taquicardia, hipertensión, ocasionalmente convulsiones e incluso estados convulsivos, isquemia miocárdica aguda y ACV. Una de las complicaciones más frecuentes de la intoxicación es la rabdomiólisis aguda, y a veces muy grave, que puede conducir a AKI; se pueden observar comportamientos suicidas y agresión contra las personas de su entorno.

**2. Fenetilaminas y catinonas:** el cuadro clínico de la intoxicación por estas sustancias es similar al de la intoxicación por anfetaminas (→cap. 20.19.1), aunque predomina una fuerte agitación psicomotriz (hasta el síndrome simpaticomimético →cap. 20.18). Además se describen: síndrome serotoninérgico →cap. 20.17; hiponatremia (con cuadros confusionales causada por un síndrome de secreción inadecuada de hormona antidiurética, ingesta incontrolada de agua, y la deshidratación producida con la ingesta simultánea de alcohol, como causas múltiple y asociada); hipertermia; el *delirium* agitado fatal (paranoia, agitación, alucinaciones, a veces comportamiento psicótico y violento); euforia y aumento en la sociabilidad y el deseo sexual. La sustancia más peligrosa de este grupo es la mefedrona, que puede ocasionar hiponatremia amenazante para la vida e hipertensión intracraneal con riesgo de edema cerebral. **Triptaminas alucinógenas:** actúan de manera parecida al LSD, pueden provocar síntomas gastrointestinales como náuseas, vómitos y diarrea, y al ser estructuralmente similares a la serotonina también síndrome serotoninérgico →cap. 20.17. Pequeñas dosis pueden causar convulsiones, paro cardiorrespiratorio y muerte. Los usuarios pueden ingerir una de estas drogas sin saberlo, creyendo que se trata de LSD.

**3. Benzodiazepinas** →cap. 20.3

**4. GHB:** inicialmente produce un cuadro desinhibitorio y posteriormente el deterioro progresivo del sensorio;la toxicidad del GHB se caracteriza por náuseas, vómitos, sudoración profusa, incontinencia, disturbios visuales, ataxia, bradicardia, hipotensión; la combinación con otro depresor del SNC puede potenciar la depresión respiratoria. Debe sospecharse en aquellos pacientes con cuadros de deterioro del sensorio y alcoholemias negativas.

**5. Opioides sintéticos:** producen síndrome narcótico opioide →cap. 20.19.7 y muerte por sobredosis.

**6. Anfetamínicos de síntesis** →cap. 20.19.1.

Los productos obtenidos con las técnicas "caseras" con **permanganato de potasi**o pueden producir daños irreversibles en el SNC.

**Exploraciones complementarias**

No existen métodos rutinarios para detectar las drogas sintéticas en el organismo. Los cannabinoides sintéticos no se detectan en orina como el THC. Las pruebas inmunoquímicas aplicadas en casos clínicos y de rehabilitación de drogas detectan la mayoría de las benzodiazepinas de diseño con suficiente sensibilidad. Según la gravedad del cuadro realizar gases en sangre, creatinina-cinasa, ácido láctico y rutina general.

**➜ TRATAMIENTO**

**1. Descontaminación:** no es necesaria.

**2. Antídoto:** en caso de intoxicaciones por benzodiazepinas sintéticas →cap. 20.3 o de opioides →cap. 20.19.7, anfetaminas →cap.20.19.1.

**3. Tratamiento sintomático:** mantener las funciones vitales básicas y corregir los trastornos existentes. En caso de agitación extrema administrar benzodiazepina a dosis altas en infusión iv. continua, y en caso de alucinaciones usar haloperidol iv. Si se presentan manifestaciones de síndrome serotoninérgico →cap. 20.17. En caso de hiponatremia →cap. 19.1.3.1.

## 19.4. Fenciclidina y ketamina

La fenciclidina, también llamada PCP, polvo de ángel o píldora de la paz, es una sustancia producida y vendida ilegalmente. La ketamina (análogo de PCP) se utiliza como anestésico. Ambas sustancias son psicodélicas, con efecto disociativo (la ketamina de forma más débil que la PCP), provocando sensación de "salida del cuerpo" con euforia y alucinaciones (la creencia de que son reales persiste incluso tras la desaparición del efecto de estas sustancias). Pueden provocar fuertes miedos, ansiedad y alteraciones mentales. La fenciclidina y la ketamina están disponibles en forma de comprimidos, cristales, polvos para inhalación y preparados para inyección. Una de las formas características de PCP son los cigarrillos impregnados (*wet stick*). La ketamina, obtenida por robos en clínicas veterinarias, es un narcótico de clubs y sus nombres comunes son entre otros K, Kitkat, vitamina K. El consumo crónico de ketamina además de los efectos neuropsiquiátricos provoca alteraciones urológicas llamadas uropatía inducida por ketamina. Tras el consumo de ketamina aparecen alteraciones de la memoria y por dicho motivo ha sido usada con fines delictivos (es una de las llamadas drogas de violación).

La fenciclidina se absorbe muy rápidamente por las mucosas de las vías respiratorias superiores y más lentamente por el tracto digestivo. Tras la inhalación o la inyección iv. actúa en 2-5 min y tras su consumo VO en 30-60 min. Es una sustancia lipófila, con gran volumen de distribución (6 l/kg), por lo que puede acumularse en el SNC y en el tejido graso. Por este motivo en casos de intoxicación grave los síntomas se mantienen durante 24-48 h. El 90 % de la dosis consumida se metaboliza en el hígado, el 10 % restante se elimina por la orina. El $t_{0,5}$ es de 21-24 h. Una dosis de 1 mg/kg pone en riesgo la vida.

La ketamina administrada iv. tiene 2 fases de distribución: en la primera (relacionada con el efecto anestésico) el $t_{0,5}$ es de 10-16 min, en la segunda (redistribución desde el SNC a los tejidos) el $t_{0,5}$ es de 2-3 h. Se caracteriza por una alta lipofilia y un gran volumen de distribución, se ve afectada por el primer paso hepático y se elimina por vía renal. La dosis de riesgo vital es >5 mg/kg.

### → CUADRO CLÍNICO Y DIAGNÓSTICO

**1. Síntomas de intoxicación:** agitación, psicosis y delirio agudo (significativamente más fuerte en caso de intoxicación por fenciclidina que por ketamina). En intoxicaciones graves: hipertensión, taquicardia, parestesias, rigidez muscular y mioclonías, distonía y convulsiones. También se podría presentar depresión respiratoria y apnea. La ketamina provoca alteraciones de la memoria, midriasis y convulsiones tipo *petit-mal*. Pueden aparecer alteraciones colinérgicas (diarrea, broncoespasmo, hipersalivación) y retención de orina.

**2. Exploraciones complementarias:** detección de fenciclidina y ketamina en orina, hemograma, INR, concentración de electrólitos y creatinina en el suero, actividad de CK, gasometría arterial.

### → TRATAMIENTO

**1. Descontaminación:** el lavado gástrico no tiene utilidad debido a la rápida absorción de la droga. Se puede administrar carbón activado.

**2. Antídoto:** no existe.

**3. Medidas para acelerar la eliminación:** no existen. No se debe acidificar la orina debido al elevado riesgo de AKI por rabdomiólisis.

**4. Tratamiento sintomático:** tratamiento del coma (mantener despejadas las vías respiratorias →cap. 2.1), convulsiones, hipertermia →cap. 24.18, crisis hipertensiva, AKI, rabdomiólisis, síndrome anticolinérgico →cap. 20.13. Mantener la función de los órganos vitales. Para controlar la agitación administrar benzodiazepinas como el diazepam o lorazepam VO o iv. El haloperidol y el droperidol están contraindicados por el riesgo de hipertermia y de complicaciones cardíacas (prolongación del QTc).

## 19.5. LSD

La dietilamida del ácido lisérgico (LSD-25), comúnmente conocida como "ácido", es un agonista del receptor de la serotonina 5-HT2A. No causa dependencia psíquica ni física. Es un agente alucinógeno. Habitualmente se presenta en forma de pequeños sellos de papel impregnados con ~300 μg de LSD, que se colocan debajo de la lengua y eventualmente debajo del párpado. Su efecto comienza a los 15-40 min y su duración es de 8-12 h. Las alucinaciones pueden aparecer después de varios días o semanas del consumo del LSD (fenómenos de *flashback*). Rara vez se encuentran alteraciones graves secundarias al consumo de dosis recreativas. Se estima que la dosis letal en humanos está entre los 0,2-1 mg/kg. Debe destacarse que las muertes por LSD usualmente son por traumatismos ocurridos durante las alucinaciones más que por el efecto de la droga en sí misma.

### ➔ CUADRO CLÍNICO Y DIAGNÓSTICO

**1. Síntomas de consumo:** alucinaciones visuales, auditivas y táctiles (*trip*), sinestesias (conexión de experiencias sensitivas como, p. ej. oír colores o ver sabores), euforia, taquicardia, hipertensión, trastornos del equilibrio y de la orientación espacial, fuerte miedo y ansiedad, síndrome serotoninérgico.

**2. Exploraciones complementarias:** detección de LSD en orina.

### ➔ TRATAMIENTO

**1. Descontaminación:** no es necesaria.

**2. Medidas para acelerar la eliminación:** no se utilizan.

**3. Tratamiento sintomático:** para controlar la agitación administrar diazepam VO o iv. →cap. 22.4, tabla 4-1, y para controlar las alucinaciones usar haloperidol 2-5 mg iv.

## 19.6. Marihuana y hachís (cannabinoides naturales)

Sustancias psicoactivas presentes en semillas de *Cannabis sativa* y *Cannabis indica*. Son agonistas de los receptores de cannabinoides. El más potente es el $\Delta^9$-tetrahidrocanabinol (THC). Las formas recreativas más frecuentes son:

1) marihuana: inflorescencias femeninas secas, a veces mezcladas con hojas jóvenes, fumado en forma de porros o canutos (contenido de THC de hasta el 8 %)

2) semillas de cultivos de marihuana genéticamente modificados (THC de hasta el 20 %)

3) hachís: sustancia obtenida de resina de cannabis comprimida (THC de hasta el 50 %); fumado en forma de canutos o en pipas de agua o masticado

4) aceite de hachís: obtenido durante la destilación del cannabis (THC de hasta el 70 %); usado para empapar los cigarrillos

Existe aproximadamente 60 compuestos químicamente relacionados con el THC: los cannabinoides (cannabidiol [CBD], cannabinol [CBN] y la tetrahidrocannabivarina [THCV]) tienen efectos distintos a los del THC, pero también actúan en el SNC, algunos con efecto ansiolítico y sedante; el 11-hidroxi-$\Delta^9$-tetrahidrocannabinol (11-OH-THC, 11-Hydroxy-THC) es el metabolito más activo del tetrahidrocannabinol que se produce al ingerirse en su paso metabólico por el hígado, es más potente que el THC y cruza la barrera hematoencefálica más rápidamente.

Los cannabinoides tienen cierta aplicación médica, se ha utilizado como complemento en el tratamiento de dolores fuertes y crónicos, principalmente de etiología neoplásica. Existen preparados médicos (los denominados nabiximoles) que son mezclas de THC y cannabidiol en forma de espray oral.

Tras su consumo por vía inhalatoria u oral el efecto psicoactivo se mantiene por 3-4 h. La eliminación del THC se produce por vía biliar (65 %) y renal (20 %). El $t_{0,5}$ es de 25-36 h y se prolonga significativamente en consumidores habituales (por eso se puede detectar metabolitos de THC en orina incluso hasta 1 mes). En adultos (al contrario que en niños) no se han descrito casos de intoxicación por THC con compromiso vital. Los fuertes efectos adversos, como náuseas, hipotensión ortostática, ataques de pánico, ansiedad y mioclonías se observan tras consumo de dosis mayores de 7,5 mg/m$^2$ de la sc.

### → CUADRO CLÍNICO Y DIAGNÓSTICO

Según las condiciones, los canabinoides pueden actuar como agentes estimulantes, tranquilizantes, analgésicos o alucinógenos.

**1. Síntomas de consumo:** pueden ser parecidos a los del alcohol. Los síntomas que se presentan de forma más frecuente en una intoxicación son euforia y locuacidad o somnolencia, hipersensibilidad de los sentidos, hipertensión, taquicardia, sequedad oral, a veces accesos de tos, hiperemia conjuntival, a veces edema palpebral, transpiración abundante, aumento de apetito, cefalea, vértigo; trastornos de la coordinación motora, de la concentración, atención y memoria, trastornos del aprendizaje; deterioro de la capacidad psicomotora, deterioro de la capacidad de conducción de vehículos (hasta 24 h tras el consumo del narcótico). Tras la exposición inhalatoria pueden aparecer exacerbaciones de asma, aunque rara vez broncoespasmo o neumotórax, e isquemia miocárdica aguda (también en personas sin enfermedad coronaria). A consecuencia del abuso crónico aumenta el riesgo de infarto de miocardio, aparecen trastornos afectivos y cognitivos, p. ej. el síndrome amotivacional (sobre todo en adolescentes y adultos jóvenes). Pueden aparecer sinestesias, despersonalización, ilusiones, estados psicóticos.

**2. Exploraciones complementarias:** detección de cannabinoides en orina (rara vez ocurren falsos positivos). Es poco probable el resultado positivo en orina tras exposición inhalatoria de humo de marihuana fumada por otras personas. Hay distintos métodos para detectarla, según sea para tamizaje (inmunoensayo) o confirmación (cromatografía gaseosa / espectrometría masa).

### → TRATAMIENTO

**1. Descontaminación:** se puede utilizar carbón activado si la exposición ha sido por vía oral reciente, principalmente en el caso de ingesta accidental en niños de alimento en base a marihuana.

**2. Tratamiento sintomático:** mantener las funciones básicas del organismo y corregir posibles trastornos, si aparecen. En caso de necesidad emplear tratamiento sedativo.

## 19.7. Opioides

Los opioides son aquellas sustancias que estimulan los receptores opioides. Se distinguen:

1) Opiáceos: alcaloides vegetales, componentes del opio (leche de amapola inmadura). Pertenecen a ellos los alcaloides fenantrenos (p. ej. codeína y morfina) e isoquinolinas (p. ej. papaverina).

2) Opioides endógenos: neurotransmisores, es decir endorfinas, encefalinas y dinorfinas.

3) Opioides semisintéticos (opiáceos modificados químicamente): heroína, oxicodona.

4) Opioides sintéticos: petidina, fentanilo y sus análogos, metadona, difenoxilato, loperamida.

Gracias a su efecto reforzador positivo en el SNC, habitualmente favorecen el desarrollo de adicción. La intoxicación mixta de opioides y etanol, con sustancias hipnosedantes y con fármacos psicotrópicos, aumenta su efecto depresor del SNC.

**Dextrometorfano:** derivado sintético de la morfina de efecto central antitusivo. Los preparados antitusígenos que contienen dextrometorfano en algunos países se pueden adquirir sin receta médica (no en Argentina). Pertenecen a las sustancias recreativas más populares, y que se consumen sobre todo por jóvenes, habitualmente junto con etanol. No es un agonista puro de los receptores de opioides, pero a dosis altas puede generar un estímulo significativo de ellos.

La **heroína** (diacetilmorfina, diamorfina) es consumida sobre todo iv., también inhalada como polvo (esnifada), tras ser calentada en una hoja metálica (polvo blanco o marrón). Mezclada con otras sustancias psicoactivas (p. ej. cocaína y anfetaminas) se vende con el nombre de *speedball*. La llamada compota se forma por la acetilación de la infusión de paja de amapola con un concentrado de ácido acético. Además de heroína contiene morfina y codeína. Tras su inyección iv. inmediatamente provoca una euforia breve, aunque intensa (1-2 min), posteriormente, durante ~1 h, aparece sedación. El efecto analgésico dura 3-5 h. Tras el consumo intranasal o inyectado IM el efecto euforizante aparece a los 15-30 min. En el hígado la heroína se metaboliza a morfina y codeína, que son eliminadas por los riñones. La dosis mortal es de 70 mg cuando administrada iv. y de 200-500 mg VO. En consumidores crónicos incluso dosis 10 veces superiores pueden no producir síntomas graves de intoxicación.

La **metadona** es utilizada sobre todo en el tratamiento del síndrome de abstinencia a alcaloides del opio y como sustitutivo en el tratamiento de la dependencia a heroína y morfina (solamente en programas especiales). Una dosis de 30-40 mg puede suponer un riesgo vital en personas que no consumen metadona de forma regular. En personas sometidas a terapias de sustitución la tolerancia es mayor.

La **morfina** es el principal alcaloide del opio, es decir, de la leche de amapolas inmaduras. Tras su extracción se obtiene un polvo blanco que se consume con fines tóxicos y provoca la aparición de tolerancia y dependencia psíquica y física. La dosis tóxica se estima en 60 mg, la dosis letal en 120-200 mg. Las personas dependientes toleran dosis sustancialmente más elevadas.

El **tramadol** es un agonista débil de los receptores de opioides e inhibidor de la recaptación de serotonina y noradrenalina. Es utilizado a veces como sustancia recreativa. Se han descrito casos de dependencia, en Argentina se registra su abuso. Existen diferencias individuales en el metabolismo del tramadol incluso en personas con el mismo nivel de tolerancia, y tras el consumo de dosis idénticas el cuadro clínico puede ser diferente. La dosis letal estimada es de 5,0 g.

## ⇥ CUADRO CLÍNICO Y DIAGNÓSTICO

**1. Síntomas de intoxicación:** en la mayoría de las intoxicaciones por opioides aparece un cuadro clínico característico (llamado síndrome narcótico opioide): pupilas puntiformes, somnolencia hasta el coma (depresión del SNC) y alteraciones ventilatorias, como respiración superficial e irregular, pudiendo llegar a la apnea (depresión respiratoria). **Atención:** la ausencia de miosis no descarta la intoxicación por opioides. **Otros síntomas:** bradicardia, hipotensión, parálisis del peristaltismo intestinal, retención de orina, náuseas, vómitos, palidez, mareo. En intoxicaciones graves pueden aparecer convulsiones (sobre todo con propoxifeno, tramadol) y lesión pulmonar aguda. Tanto durante la intoxicación como durante la terapia con propoxifeno y metadona existe riesgo de alteraciones del ritmo y de conducción graves (taquicardia *torsade de pointes*, prolongación del QTc, ensanchamiento del complejo QRS). En el caso del tramadol una complicación es el síndrome serotoninérgico →cap. 20.17.

**2. Exploraciones complementarias:** el test de detección de opioides en orina no tiene importancia en el reconocimiento de intoxicaciones agudas. Un resultado positivo no implica intoxicación, solamente confirma el consumo de la sustancia (también son frecuentes los falsos positivos). En caso de intoxicación por opioides sintéticos el resultado puede ser un falso negativo. Para identificar el dextrometorfano y el tramadol se usan test específicos.

→ **T R A T A M I E N T O**

**1. Descontaminación:** no se recomienda lavado gástrico ni se administra carbón activado.

**2. Antídoto:** naloxona (antagonista no selectivo de todos los tipos de receptores de opioides), se administra principalmente para mejorar la ventilación, y no para recuperar la consciencia. Administrar iv., excepcionalmente IM (cuando no hay acceso venoso); la dosis inicial en pacientes con apnea es de 0,4-0,8 mg, y en paro cardíaco 2 mg. En caso de necesidad, repetir dicha dosis cada 2-3 min hasta conseguir una frecuencia respiratoria >12/min o hasta un máx. de 10 mg. Si las alteraciones de la ventilación no mejoran verificar el diagnóstico. Dosis en intoxicación por metadona: 100 µg/kg, en caso de ausencia de efecto a los 60 s repetir 100 µg/kg hasta conseguir mejoría o hasta una dosis máx. de 2 mg (mantener un especial cuidado en personas en terapia sustitutiva o tratados con metadona por motivos de dolor crónico). Considerar el goteo continuo de naloxona en las intoxicaciones con opiáceos de vida media larga como la metadona, ya que la vida media de la naloxona es de ~90 min y puede ocurrir un nuevo síndrome opioide.

**3. Medidas para acelerar la eliminación:** no existen.

**4. Tratamiento sintomático:** en condiciones de vigilancia intensiva, con preparación para intubación urgente y ventilación mecánica. Se deben mantener las funciones vitales y corregir las alteraciones que vayan surgiendo.

# 1. Enfermedades por exposición a la altura

El **mal de montaña agudo** (MMA) es parte de un espectro de enfermedades producidas por exposición a la altura. En uno de los extremos de dicho espectro está el edema pulmonar agudo (EPA) y en el otro el edema cerebral agudo (ECA) causado por exposición aguda a la altura.

**Los factores de riesgo son**: un rápido ascenso, incluyendo comenzar a subir a gran altitud desde un punto situado en la altura a la que se llega por vía aérea o terrestre, el antecedente de enfermedad de altura, y por último la altura a la que se llega.

## 1.1. Mal de montaña agudo (soroche)

### ➡ DEFINICIÓN Y ETIOPATOGENIA

El mal de montaña agudo (MMA) es un espectro de enfermedades producidas por exposición aguda a la altura. En uno de los extremos de dicho espectro está el EPA de gran altura y en el otro el ECA de gran altura.

La incidencia y la gravedad del MMA están directamente relacionadas con la velocidad de ascenso e inversamente correlacionada con la edad y el tiempo de aclimatación. Un 25 % de las personas que ascienden a 2000 m y un 53 % de las que ascienden a 4000 m presentan MMA.

El principal factor patogénico es la hipoxia hipobárica que en presencia de hipoventilación, un patrón de respiración periódica y de una actividad física intensa produce un aumento de la permeabilidad capilar, retención de sodio, vasodilatación, aumento del flujo sanguíneo cerebral e hipertensión pulmonar.

En ECA, el desarrollo del edema se puede producir por incremento de la perfusión secundaria a hipoxia hipobárica o por insuficiencia venosa cerebral, debido a un ligero incremento en la presión venosa central, que afectaría el retorno venoso cerebral. También puede presentarse un incremento del sodio y de la actividad simpaticomimética, con retención de sodio, lo que incrementaría la presión capilar en el cerebro. Asimismo, se puede producir un aumento de la permeabilidad en la barrera hematocelular producida por citoquinas, factor de crecimiento endotelial vascular y óxido nítrico sintetasa inducible. El edema cerebral es el principal factor que produce un incremento del volumen cerebral y de la hipertensión intracraneal.

En el EPA la hipoxia genera vasoconstricción en las unidades alveolares, lo que conduce a hipertensión pulmonar, lo que a su vez produce la extravasación de fluidos al intersticio o sobre la perfusión de algunos capilares, y la entrada de fluido en el espacio alveolar. Otros mecanismos incluyen la inhibición de los canales de sodio epiteliales y de la bomba Na/K-ATPasa, lo que impide la resorción de fluidos en los alvéolos, así como cambios inflamatorios en la vasculatura pulmonar.

### ➡ CUADRO CLÍNICO E HISTORIA NATURAL

El MMA es la forma más común de enfermedad dentro de este espectro. Se presenta generalmente entre 4-24 h después del ascenso a una nueva altitud, sin embargo, a veces se desarrolla dentro de la primera hora, resolviéndose a menudo en un plazo de 2-3 d en una altitud constante.

El EPA y el ECA son menos comunes, afectan un 0,1-4 % de personas que ascienden a 2500-5500 m, teniendo mayor incidencia a mayor altitud y con ascenso rápido. Se inician a los 2-5 días del ascenso y pueden ocurrir sin síntomas previos de MMA.

## 1. Síntomas

1) **MMA**: el síntoma más frecuente es la cefalea que empeora durante la noche. Le acompañan otros síntomas como insomnio (el segundo más frecuente), fatiga (mayor a lo esperado de acuerdo con las actividades), mareos, anorexia y náuseas. Se presentan trastornos del sueño que pueden ser secundarios a un síndrome de respiración periódica que interrumpe su arquitectura mediante un patrón respiratorio alternante hipoxia-hiperventilación-hipocapnia, cefalea severa, mareos, entre otras causas.

2) Ante la persistencia de síntomas de MMA se puede presentar **EPA**. En este caso el primer síntoma es la disnea, con disminución de la tolerancia al ejercicio, tos que puede acompañarse de expectoración (en algunos casos rosada), dolor pleurítico, edemas, y fiebre.

3) Posteriormente aparecen los síntomas de **ECA**: mareos, angustia, cambios en el humor, insomnio, oliguria, cambios del comportamiento con alteración temporoespacial, convulsiones, ataxia, coma y de no recibir tratamiento incluso muerte.

## 2. Signos

1) **EPA**: se puede observar cianosis, taquipnea, taquicardia, elevación de la temperatura corporal (raramente >38,5 °C), segundo ruido pulmonar incrementado y edema periférico.

2) **ECA**: ataxia y coma.

---

## ▶ DIAGNÓSTICO

### Criterios diagnósticos

Para cualquiera de las patologías del espectro el diagnóstico es clínico, siempre que se desarrolle en un contexto reciente de ascenso a una nueva altitud. Para ello se consideran los criterios del consenso de Lake Louise →tabla 1-1.

| Tabla 1-1. Criterios de Lake Louise | |
|---|---|
| MMA | En el marco de un ascenso a altura reciente, la presencia de cefalea y al menos uno de los siguientes síntomas: <br> – gastrointestinales (anorexia, náuseas o vómitos) <br> – fatiga o debilidad <br> – mareos o aturdimiento <br> – dificultad para dormir |
| ECA | Puede considerarse "estadio final" o MMA grave. En el marco de un ascenso a altura reciente, ya sea: <br> – la presencia de un cambio en el estado mental y/o ataxia en una persona con MMA, o <br> – la presencia de ambos —cambios de estado mental y ataxia— en una persona sin MMA |
| EPA | En el marco de un ascenso a altura reciente, la presencia de: <br> ≥2 de los siguientes síntomas: <br> – disnea de reposo <br> – tos <br> – debilidad o disminución del rendimiento del ejercicio <br> – opresión o congestión en el pecho <br> ≥2 de los siguientes signos: <br> – crepitantes o sibilancias en ≥1 campo pulmonar <br> – cianosis central <br> – taquipnea (>20) <br> – taquicardia (>110) |

### Valoración de la gravedad de la enfermedad

La gravedad del MMA puede medirse empleando el cuestionario de Lake Louise →tabla 1-2.

### Exploraciones complementarias

**1. MMA:** las pruebas de laboratorio que se realizan de rutina no revelan hallazgos anormales.

| Tabla 1-2. Escala de Lake Louise para mal de montaña agudo | |
|---|---|
| **Síntomas** | **Puntuación** |
| 1. Cefalea | 0 Ausente<br>1 Leve<br>2 Moderada<br>3 Severa |
| 2. Síntomas gastrointestinales | 0 Buen apetito<br>1 Poco apetito o náuseas<br>2 Náuseas moderadas o vómitos<br>3 Náuseas o vómitos severos o incapacitantes |
| 3. Fatiga y/o debilidad | 0 Ausentes1 Leve<br>2 Moderada<br>3 Severa o incapacitante |
| 4. Vértigo/mareos | 0 Ausentes<br>1 Leves<br>2 Moderados<br>3 Severos o incapacitantes |
| 5. Alteraciones del sueño | 0 Duerme como habitualmente lo hace<br>1 No duerme como habitualmente lo hace<br>2 Se despierta muchas veces, sueño nocturno escaso<br>3 No puede dormir |
| **Hallazgos clínicos** | |
| 1. Alteraciones mentales | 0 Ausentes<br>1 Letargo<br>2 Desorientado/confuso<br>3 Estupor/semiconciencia<br>4 Coma |
| 2. Ataxia (caminar sobre una línea haciendo coincidir taco con punta) | 0 Marcha normal<br>1 Marcha tambaleante<br>2 Pisadas fuera de la línea<br>3 Caídas al suelo<br>4 Incapacidad para pararse |
| 3. Edemas periféricos | 0 Ausentes<br>1 En una extremidad<br>2 ≥2 extremidades |
| **Calificación** | |
| MAM leve<br>MAM moderado<br>MAM severo | 1-3 ptos.<br>4-6 ptos.<br>≥7 ptos. |

**2. EPA:**

1) no existen hallazgos de laboratorio característicos

2) saturación de oxígeno y gases arteriales con valores bajos

3) radiografía de tórax: edema pulmonar no cardíaco; en los casos avanzados se vuelve más homogéneo, difuso y su extensión aumenta.

**3. ECA:**

1) fondo de ojo: se observa papiledema

2) TC cerebral y RMN de encéfalo: se observa presencia de ventrículos pequeños y borramiento de los surcos cerebrales; en personas con EPA y ECA se encuentran áreas de hiperseñal en el esplenio del cuerpo calloso y en el centro semioval, pero no anomalías en la sustancia gris cortical; también se pueden encontrar áreas de hiperseñal en la sustancia blanca subcortical e incluso presencia de depósitos de hemosiderina principalmente en el cuerpo calloso.

**Diagnóstico diferencial**

Los síntomas de MMA, EPA y ECA son semejantes a los de otras enfermedades, por lo que siempre debe realizarse el diagnóstico diferencial. Las más frecuentes son:

**1. MMA:** en caso de cefalea intoxicación por alcohol, deshidratación, migraña; en caso de náuseas y vómitos: intoxicación alimentaria.

**2. EPA:** neumonía, embolismo pulmonar, edema de pulmón cardiogénico, infarto de miocardio.

**3. ECA:** accidente cerebrovascular, trastornos metabólicos (hipoglucemia, cetoacidosis, hiponatremia), intoxicaciones (monóxido de carbono, alcohol, drogas), enfermedades neurológicas (ACV, epilepsia, tumor cerebral, infección del SNC), traumatismo encéfalo craneano, enfermedades psíquicas (psicosis aguda).

## → TRATAMIENTO

**Recomendaciones generales**

Es necesario dejar de seguir ascendiendo. Hay que evitar hacer ejercicios extenuantes, comer copiosamente o tomar bebidas alcohólicas, lo que prevendrá que el MMA persista o pase a EPA y ECA.

**Medidas**

El tratamiento depende de la severidad del MMA →tabla 1-3.

Los casos muy severos de EPA deben ser manejados como una insuficiencia respiratoria oxigenatoria (→cap. 3.1.1) y los de ECA como hipertensión endocraneal.

## → PRONÓSTICO

La mayoría de las personas afectadas por MMA quedarán asintomáticas al 3.° o 4.° día, recuperándose totalmente y pudiendo continuar su viaje en la altura. Sin embargo, ante la persistencia de los síntomas se debería bajar por el riesgo de desarrollar ECA o EPA. Ambas patologías evolucionan bien, si los pacientes son atendidos a tiempo. Un ECA sin tratamiento desarrollará coma en 1-2 días y producirá muerte por herniación cerebral. Asimismo, ante una evolución tórpida será necesario buscar alguna enfermedad subyacente.

## → PREVENCIÓN

**1.** Las medidas generales son: realizar un ascenso lento, evitar ejercicios extenuantes e ingesta de bebidas alcohólicas; mantener una hidratación adecuada.

**2.** La prevención farmacológica (→tabla 1-3) está indicada en caso de personas que ascienden a >3000 m s. n. m. en <24 h, salvo los que hayan viajado antes a esas alturas sin presentar síntomas. Cuando el ascenso es paulatino y se realiza

**Tabla 1-3. Tratamiento de MMA, EPA y ECA**

| Indicación | Medicamento | Dosis para prevención | Dosis para tratamiento | Otras consideraciones |
|---|---|---|---|---|
| MMA leve | Acetaminofén | | VO 1 g cada 6 h | Las personas con persistencia de síntomas a pesar de varios días de estas medidas deben descender 500-1000 m o hasta donde los síntomas se resuelvan |
| | Ibuprofeno | | VO 400 mg cada 8 h | |
| | Dimenhidrinato | | VO 50-100 mg cada 4-6 h | |
| MMA moderado-severo | Acetazolamida | VO 125 o 250 mg cada 12 h | VO 250 mg cada 8 ó 12 h | |
| | Dexametasona | VO 2 mg cada 6 h o 4 mg cada 12 h | VO, IM, iv.: 4 mg cada 6 h | |
| EPA | Oxígeno suplementario (tanque o cámara hiperbárica portátil) | | 2 l/min de inicio hasta obtener una SaO₂ 90 % | Si no se dispone de oxígeno se baja a la persona a una altura inferior en por lo menos 500 m |
| | Dexametasona | VO 2 mg cada 6h o 4 mg cada 12 h | 4 mg cada 6 h | |
| | Tadalafilo | VO 10 mg cada 12 h | | |
| | Sildenafilo | VO 50 mg cada 8 h | | |
| | Salmeterol | Inhalado: 125 μg 2 inhalaciones cada 12 h | | |
| | Nifedipino de liberación lenta | VO 30 mg (en forma de liberación sostenida) cada 12 h o 20 mg (en forma de liberación sostenida) cada 8 h | VO 30 mg (en forma de liberación sostenida) cada 12 h o 20 mg (en forma de liberación sostenida) cada 8 h | |
| ECA | Oxígeno suplementario (tanque o cámara hiperbárica portátil) | | 2 l/min de inicio hasta obtener una SaO₂ de 90% | La aparición de síntomas neurológicos sugestivos de ECA es una indicación para el descenso inmediato |
| | Dexametasona | | Una dosis de 8 mg, luego 4 mg cada 6 h | Hasta que descienda o remitan los síntomas |

estancia de ≥1 noche por <3000 m s. n. m., ascensos de ≤300 m/d cuando se llega a >3000 m, y permanencia de ≥2 noches a la misma altura si se asciende >1000 m, no se necesita tomar la profilaxis.

**3.** Los portadores de enfermedades crónicas con $SaO_2$ a nivel del mar <92 % deberían usar oxígeno cuando viajen >2000 m o abstenerse de hacerlo.

**4.** Oxigenación de habitaciones, sobre todo al dormir, sabiendo que un aumento de un 1 % de la fracción inspirada de $O_2$ equivale a una disminución de la altura en 300 m.

## 1.2. Enfermedades por exposición crónica a la altura

### 1.2.1. Mal de montaña crónico (enfermedad de Monge)

**→ DEFINICIÓN Y ETIOPATOGENIA**

Se presenta entre nativos que habitan en terrenos a gran altitud o en personas que habiendo nacido en alturas más bajas llevan varios años en la altura. Se caracteriza por la presencia de una eritrocitosis excesiva, que se define por una hemoglobina >21 en hombres y >19 en mujeres, y que se acompaña de alguno de los siguientes signos o síntomas:

1) dificultad para respirar y/o palpitaciones
2) alteraciones del sueño
3) cianosis
4) dilatación de las venas
5) parestesias
6) cefalea
7) *tinnitus*.

El mal de montaña crónico (MMC) afecta ~10 mill. de personas en todo el mundo, siendo más frecuente entre hombres. Está presente en un 16 % de la población que reside a altitudes > 4000 m y esto se incrementa al 30 % en personas >50 años. Existen dos tipos de MMC, primario (cuando no hay ninguna enfermedad de fondo) y secundario (cuando se presenta una enfermedad de fondo).

Al carecer los nativos de la altura de respuesta ventilatoria a la hipoxia, cuando esta se produce, no incrementan su frecuencia respiratoria, con lo que persisten hipóxicos, y por eso alcanzan una $SaO_2$ <80 % ($PaO_2$ <50 mm Hg), lo que conlleva un aumento en la producción de eritropoyetina o una disminución de la síntesis de su receptor soluble. Esto se traduce en mayor cantidad de eritropoyetina libre, lo que causa una eritrocitosis excesiva. Cuando además se presentan signos y síntomas descritos, se trata de MMC (→fig. 1-1).

**→ CUADRO CLÍNICO E HISTORIA NATURAL**

El cuadro es el de policitemia severa, que se caracteriza por presentar

**1. Síntomas:** cefalea, disnea, mareos, hipersomnia o insomnio, *tinnitus*, anorexia, cansancio físico y mental, dolor de huesos y músculos.

**2. Signos:** cianosis, hipocratismo digital, ingurgitación de las venas de las extremidades y alteraciones de la memoria.

**→ DIAGNÓSTICO**

**Criterios diagnósticos**

Eritrocitosis excesiva. La Hb >21 en hombres y >19 en mujeres da una puntuación de 3. Los 7 signos o síntomas dan valores 0-3. Cuando la puntuación es >5, se diagnostica el MMC.

**→ TRATAMIENTO**

**1.** Se recomienda la **administración de oxígeno** hasta conseguir una $SaO_2$ >80 %, con el fin de evitar que se preserve la eritrocitosis excesiva.

**2.** Para MMC secundario primero determinar la causa y se realiza el tratamiento respectivo.

**3.** En caso del compromiso del SNC: con urgencia **traslado a un lugar de menor altitud**, de preferencia <1500 m s. n. m., donde al mejorar la marcada hipoxia mejorará su cuadro clínico.

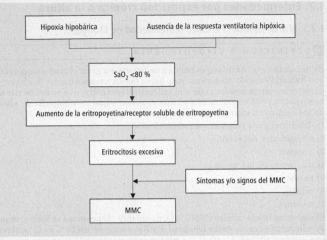

**Fig. 1-1.** Mecanismo del MMC (mal de montaña crónico)

**4.** El tratamiento definitivo para estos pacientes es **mudarse a vivir a nivel del mar**, pero de no poder realizarse está indicada la práctica de sangría, incluso de forma repetida.

**5.** La administración de **acetazolamida** 250 mg/d durante dos períodos de 12 semanas cada uno ha logrado disminuir el Hto del 69 % al 64 % y aumentar la PaO2 de 42 mm Hg a 45 mm Hg al final del primer período, manteniéndose en el segundo.

### ➜ PREVENCIÓN

**1.** Las personas que han sido tratadas con sangrías o que han descendido a alturas más bajas, logrando así tener un nivel de Hb adecuado para la altura en la que residen, y que continúan o regresan al lugar donde sufrieron el MMC, deberían dormir con oxígeno hasta mantener una saturación mínima >80 %. Si durante el día la saturación es <80 %, deberían usar oxígeno.

**2.** Simultáneamente puede administrarse acetazolamida, que puede constituir el preventivo único en caso de no disponer de oxígeno.

### ➜ PRONÓSTICO

La mejoría es completa cuando bajan a nivel del mar. Si continúan en la altura sin ninguna medida terapéutica pueden fallecer por hemorragia del SNC.

### 1.2.2. Mal de montaña subagudo

### ➜ DEFINICIÓN Y ETIOPATOGENIA

El mal de montaña subagudo (MMSA) es la forma vascular de la enfermedad por exposición crónica a la altura. La primera descripción se hizo en China en 1955 como *high altitude heart disease* (HAHD).

El mecanismo de este cuadro clínico se ha atribuido a una exagerada reactividad pulmonar hipóxica, que causa vasoconstricción excesiva de las pequeñas arterias y de las arteriolas pulmonares, lo que produce hipertensión pulmonar y finalmente insuficiencia cardíaca, que a su vez puede llevar a la muerte.

## → CUADRO CLÍNICO E HISTORIA NATURAL

**1.** Se caracteriza por la aparición de **síntomas de insuficiencia cardíaca derecha severa**, como edema y ascitis, encontrándose al examen clínico cardiomegalia con incremento del segundo ruido, hepatomegalia, sibilantes y roncus.

**2.** Hay dos formas: la **infantil**, descrita inicialmente en niños sanos nacidos a bajas alturas y que entre 1-6 meses son trasladados a zonas de gran altitud; y la del **adulto**, cuyo primer reporte fue en jóvenes de nivel del mar luego de meses de haber sido trasladados a alturas extremas de 5800-6700 m s. n. m. La segunda hasta ahora no ha sido descrita en América Latina.

**3.** La prevalencia aumenta con la altitud, disminuye con la edad y con el tiempo de residencia en la altura de su etnia.

## → DIAGNÓSTICO

### Criterios diagnósticos

**1.** Síntomas: tos, disnea, cianosis y episodios de síncope.

**2.** Signos: edema periférico, pulmonar, aumento del segundo ruido pulmonar, ingurgitación yugular, hepatomegalia y ascitis.

### Exploraciones complementarias

**1.** ECG: hipertrofia ventricular derecha marcada.

**2.** Ecocardiografía: dilatación o hipertrofia ventricular derecha significativa con FEVI normal; cardiomegalia con aumento del ventrículo derecho y derrame pericárdico.

**3.** Cateterismo cardíaco: hipertensión arterial pulmonar.

**4.** Hb y Hto: niveles normales o ligeramente elevados (no más de 20 g/dl de Hb y 65 % de Hto).

**5.** Espirometría: en norma.

### Diagnóstico diferencial

En los niños debe considerarse la estenosis pulmonar, el diafragma auricular izquierdo y la estenosis de la válvula mitral. En los adultos hipertensión pulmonar primaria con *cor pulmonale*.

## → TRATAMIENTO

El tratamiento es el de un cuadro de insuficiencia cardíaca con el uso de oxígeno, glucósidos digitálicos y diuréticos.

El tratamiento definitivo es el traslado de los pacientes a lugares más bajos, donde en pocos días desaparecerán los síntomas.

## → PRONÓSTICO

Todos los síntomas y signos de insuficiencia cardíaca congestiva desaparecen espontáneamente en 2 semanas al bajar al nivel del mar.

# 1. Evaluación del estado mental

El examen del estado mental comprende: la observación del paciente, la entrevista al paciente, la entrevista con los familiares o las personas de su entorno, así como los resultados de las exploraciones complementarias. Requieren evaluación:

1) amenaza de suicidio, así como de conductas agresivas contra sí mismo o el entorno
2) presencia de síntomas y síndromes psicopatológicos
3) asociación de trastornos psiquiátricos con trastornos somáticos, con efectos colaterales de los medicamentos o con intoxicaciones y síndromes de abstinencia.

Simultáneamente es necesario adoptar intervenciones terapéuticas de apoyo, así como garantizar la seguridad del paciente y de otras personas relacionadas, inclusive con la aplicación de medidas directas de coerción.

El objetivo del examen del estado mental básico es establecer **por qué determinado paciente** (trastornos psiquiátricos previos, la personalidad, su situación existencial) **con determinados síntomas** (principales quejas expresadas por el paciente y confirmadas por el médico) **consulta en determinado momento** (factores liberadores: psicológicos, sociales, interpersonales, existenciales, somáticos, substancias psicoactivas, etc.).

### Evaluación básica del estado mental

El examen del paciente con síntomas agudos de problemas psiquiátricos se debe iniciar con la evaluación del estado de conciencia, debido a que sus trastornos (cuantitativos y cualitativos) tienen frecuentemente una causa somática (infecciones, trastornos del equilibrio ácido-básico o de los electrólitos, intoxicaciones, síndromes de abstinencia). La evaluación contempla las siguientes cuestiones

**1. Estado de conciencia:**

1) **trastornos cuantitativos:** reacción alterada a los estímulos (trastornos cuantitativos de la conciencia →cap. 1.6, tabla 6-1)
2) **trastornos cualitativos**: orientación alterada (si el paciente no sabe quién es o dónde se encuentra y si está bien orientado en el tiempo)

**2. Aspecto general y conducta:** evaluación del impulso psicomotor y del funcionamiento de la voluntad: agitación, estupor, estereotipias (repetición casi idéntica de patrones conductuales), actos compulsivos, actos impulsivos.

**3. Actitud frente al propio estado mental:** conciencia de enfermedad, criticismo, disposición de colaborar con el médico.

**4. Estado emocional.** Evaluación de:

1) **ansiedad, miedo, inquietud, tensión**
2) **ánimo:** disminución (desde la tristeza normal hacia la depresión subclínica o la depresión), elevación (desde la alegría normal hacia la euforia sostenida, hipomanía y manía), estados mixtos (simultáneamente síntomas depresivos y maníacos), ira, cólera, indiferencia
3) **adecuación de las emociones a las situaciones.**

**5. Pensamiento:**

1) **trastornos formales del pensamiento:** aceleración o enlentecimiento de su velocidad (exagerada minuciosidad), bloqueo (obstaculización súbita del flujo de los pensamientos), escisión →más adelante, perseveración (repeticiones estereotipadas), fuga de ideas, aumento del contenido de ideas, pensamiento disgregado o incoherente, neologismos (construcción de palabras nuevas), rumiaciones (pensamientos reiterados)
2) **trastornos del contenido del pensamiento:** ideas delirantes, delirios →más adelante.

**6. Percepción:** alucinaciones (percepción de estímulos inexistentes), ilusiones (percepciones deformadas de estímulos existentes).

**7. Funciones cognitivas superiores:** memoria, capacidad para concentrar la atención, capacidad para evaluar adecuadamente la realidad, para desarrollar el pensamiento abstracto y la autorreflexión, así como capacidad para controlar los impulsos propios (agresivos, sexuales).

**8. Presencia o ausencia de fenómenos psicóticos:** debe concluir el examen del estado mental. Alguna información importante que se obtiene de las personas con estos trastornos puede estar deformada debido a la presencia de trastornos en la percepción de la realidad y en la percepción de la propia identidad, por ello puede resultar útil la entrevista de las personas cercanas al paciente. En caso de intranquilidad y agresividad el manejo es distinto al recomendado en personas sin alteraciones psicóticas.

Los síntomas psicóticos más importantes son:

1) **alucinaciones:** convicciones profundas sobre los objetos percibidos, los cuales no existen en la realidad

2) **ideas delirantes y delirios** (trastornos del pensamiento): juicios falsos de origen patológico que se acompañan de una evidencia apriorística (certeza independiente de la experiencia) y a la que el enfermo se adhiere con una certeza subjetiva, a pesar de que está en oposición con la realidad, con la experiencia del resto de los seres humanos y con las opiniones y creencias colectivas. Estas ideas pueden ser congruentes con los afectos del paciente, encontrando expresión en conformidad con las aspiraciones y conductas de la persona que las padece. En la mayoría de los casos no es posible la corrección a través de nuevas experiencias y explicaciones, mientras persista el estado del cual se originaron. Los delirios y las ideas delirantes se pueden diferenciar según el contenido en: persecutorias, celotípicas, hipocondríacas, de pecado y culpa, de humillación, de incapacidad, empobrecimiento o nihilistas, de grandiosidad, de referencia, influencia o control

3) **actitud delirante:** disposición favorable al pensamiento delirante

4) **interpretación delirante de la realidad:** explicación delirante de ciertos acontecimientos reales

5) **disgregación o pérdida de las asociaciones:** ausencia de la relación lógica entre fragmentos particulares del pensamiento, de la expresión o entre oraciones

6) **síntomas catatónicos:**

   a) hipocinéticos: trastornos de la motilidad en forma de inhibición de los movimientos o de su "congelación" inmóvil

   b) hipercinéticos: aumento de la motilidad o agitación motora desorganizada.

# 2. Tendencias suicidas

## → DEFINICIÓN Y ETIOPATOGENIA

El suicidio es un acto de autodestrucción consciente, provocado por una situación extremadamente desesperada o patológica. Se llega al intento de suicidio cuando la persona siente un sufrimiento muy difícil de sobrellevar, provocado por la situación en la que se encuentra, la impotencia ante esta situación y la falta de esperanza de que cambie.

## → CUADRO CLÍNICO Y DIAGNÓSTICO

### Principios del procedimiento con un paciente con tendencias suicidas

**1.** Procurar conocer el punto de vista del paciente. Preguntarle: ¿Ha pensado recientemente en la muerte? ¿Cuál es el origen de su sufrimiento? ¿Se siente impotente ante ello y no tiene esperanza de que cambie la situación? No se deben cuestionar los sentimientos del paciente.

**2.** Evaluar el riesgo de suicidio y la indicación de una consulta u hospitalización psiquiátrica. Establecer si se presentan:

1) únicamente **pensamientos de resignación y fantasías suicidas**: "lo mejor sería que no viviera", "las personas cercanas a mí aprenderían a valorarme si desapareciera", etc.; este tipo de pensamientos indica una situación mental compleja, pero el riesgo de llevarlo a cabo es bajo → no requiere intervención de modo urgente, se recomienda una consulta psiquiátrica programada

2) **ideas suicidas**: enumeración de argumentos a favor y en contra del suicidio, evaluación del método de ejecución → indicada una consulta psiquiátrica urgente o traslado a un hospital psiquiátrico en contra de la voluntad del paciente, donde será el psiquiatra el que tomará la decisión de ingreso hospitalario (en Argentina, según la Ley Nacional de Salud Mental, la internación involuntaria debe ser indicada por al menos dos integrantes del equipo interdisciplinario de salud mental, de los que uno debe ser psiquiatra o psicólogo)

3) **tendencias suicidas**: preparativos de un suicidio (preparación de una carta de despedida, almacenar medicamentos, revisar sitios desde donde se puede realizar un salto letal, etc.) → en caso de manifestación de trastornos mentales, está absolutamente indicada la hospitalización en un servicio psiquiátrico.

El riesgo suicida incrementa cuando los contenidos suicidas están relacionados con experiencias psicóticas (p. ej. alucinaciones que conduzcan al suicidio, ideas delirantes que lleven al suicidio, ideas delirantes de culpa), así como en los casos de comorbilidad con abuso de substancias psicoactivas.

**3.** Aprovechar el hecho de que las personas con tendencias suicidas frecuentemente tengan:

1) Una relación ambivalente con la muerte. La comprensión del propio dilema y el fortalecimiento de la tendencia provida pueden ayudar más que el hecho de cuestionar la fundamentación del suicidio. Procurar despertar en el paciente una actitud positiva hacia el tratamiento psiquiátrico y hacia la hospitalización en un servicio psiquiátrico. Es mejor cuando el propio enfermo toma la decisión de ingreso hospitalario.

2) Pensamientos impulsivos sobre este tema. En un importante número de casos, las tendencias suicidas cesan después del cambio de situación o de su reevaluación por el paciente (cambio del estado mental). La hospitalización psiquiátrica es un medio eficaz para prevenir el suicidio, gracias a un cuidado permanente del paciente. Vale la pena convencer al paciente de que durante la internación recibirá ayuda para encontrar una solución a la situación que ha provocado las tendencias suicidas.

3) Una rigidez del pensamiento y de la evaluación de la propia situación, las que dificultan la posibilidad de optar seriamente por salidas a esta situación que no sean la muerte. Al evidenciar las posibles soluciones es posible atenuar las ideas y tendencias suicidas.

**4.** Respetar la ley vigente: el tratamiento psiquiátrico en contra de la voluntad del paciente puede ser aplicado exclusivamente a los enfermos mentales (con trastornos psiquiátricos de nivel psicótico; en Argentina la internación involuntaria se indica ante la presencia de riesgo cierto e inminente). En caso de dudas graves es posible la hospitalización con propósitos diagnósticos y de manejo de la crisis (pero sin tratamiento en contra de la voluntad) hasta por 72 h (tal situación no está prevista por la Ley Nacional de Salud Mental de Argentina).

**→ TRATAMIENTO**

### Principios generales de manejo

**1.** En los casos de hospitalización, internar al paciente en una sala de la cual no pueda saltar por la ventana. Retirar todos los objetos que puedan ser empleados por el paciente para suicidarse.

**2.** Asegurar una observación permanente del paciente (en el servicio de urgencias o en el servicio de hospitalizados) y las condiciones que dificulten su fuga.

**3.** Realizar la exploración médica habitual junto con la evaluación del estado mental y del riesgo de suicidio.

**4.** Aplicar la farmacoterapia y eventual psicoterapia, dependiendo de los trastornos psiquiátricos confirmados.

**5.** En el caso de persistir las conductas autoagresivas a pesar de la aplicación de las intervenciones psicológicas y farmacológicas → inmovilizar al paciente con cintas protectoras.

**6.** En la planificación del apoyo psiquiátrico y existencial del paciente, considerar la eventual colaboración de la familia y amigos. Sin embargo, solo será posible informarlos una vez que se cuente con el consentimiento del paciente (esto no es necesario en la legislación argentina).

**7.** Si el paciente estaba en tratamiento psiquiátrico o psicoterapia, entonces será posible llamar a su terapeuta tras obtener su consentimiento escrito. **8.** Planificar una consulta psiquiátrica y, eventualmente, una derivación a un hospital psiquiátrico.

**Tratamiento farmacológico**

Recordar que los efectos terapéuticos de los medicamentos antidepresivos se suelen presentar después ≥2 semanas de tratamiento.

**1.** En los casos con síntomas de ansiedad que requieran farmacoterapia, utilizar las benzodiazepinas →tabla 4-1.

**2.** El riesgo de realizar un intento de suicidio incrementa si se presentan trastornos del sueño asociados. Por eso, independientemente de asegurar la vigilancia, está indicada la aplicación de medicamentos hipnóticos adecuados: inductores del sueño de vida media corta (zaleplón, zolpidem, zopiclona) y benzodiazepinas de acción breve: estazolam, lormetazepam, temazepam, este último no está disponible en Argentina), si se presentan solo dificultades para conciliar el sueño. En los casos de insomnio de continuación es mejor utilizar hipnóticos de vida media más larga (p. ej. nitrazepam). En aquellos casos en que se registren trastornos psiquiátricos asociados que requieran un control de urgencia, utilizar los medicamentos adecuados →cap. 22.4.2, Tratamiento.

# 3. Trastornos depresivos

## → DEFINICIÓN

Los trastornos depresivos son un conjunto de cuadros clínicos en los que predomina el síntoma subjetivo de estado de ánimo deprimido (puede no ser manifiesto) y una reducción del interés. Se presentan en el transcurso de los trastornos del estado de ánimo uni- o bipolares (afectivos), trastornos somáticos, trastornos de adaptación causados por conflictos o situaciones difíciles, intoxicaciones, efectos adversos a medicamentos, otros trastornos psiquiátricos tales como los trastornos esquizoafectivos, la depresión pospsicótica, trastornos mixtos de depresión y ansiedad, neurastenia o síndromes de abstinencia.

## → CUADRO CLÍNICO Y DIAGNÓSTICO

**1. El diagnóstico preliminar** de los trastornos depresivos se puede realizar formulando dos preguntas:

1) ¿Ha experimentado usted frecuentemente durante el último mes tristeza, depresividad o sentimientos de desesperanza?

2) ¿Ha experimentado usted frecuentemente durante el último mes una pérdida de interés para realizar diferentes actividades o se ha visto incapacitado de disfrutarlas?

Una respuesta positiva a una de estas preguntas tiene una sensibilidad de un 97 % y una especificidad de un 67 % para identificar un episodio depresivo.

**2.** Evaluando el riesgo de suicidio iniciar el proceso diagnóstico de los trastornos depresivos →más arriba.

**3. En el diagnóstico diferencial** es necesario averiguar si se trata de:

1) un episodio depresivo en el curso de una depresión recurrente o de un trastorno afectivo bipolar
2) la forma depresiva de un trastorno adaptativo
3) distimia o ciclotimia
4) trastornos orgánicos afectivos en el transcurso de una enfermedad somática.

**Criterios diagnósticos del episodio depresivo (depresión mayor según el DSM-5)**

Ánimo depresivo casi diario (durante la mayor parte del día), desde hace ≥2 semanas y desde un momento preciso y reconocible, junto con la presencia de ≥5 de los siguientes síntomas, incluido ≥1 de los 2 primeros:

1) estado de ánimo depresivo
2) disminución significativa del interés en casi todas las actividades y/o de las sensaciones placenteras relacionadas con ellas
3) apetito aumentado o disminuido, o pérdida importante (no relacionada con la dieta) o incremento en el peso corporal (p. ej. ≥5 % en un mes)
4) insomnio o hipersomnia
5) agitación o inhibición psicomotora
6) sensación de fatiga o pérdida de energía
7) sentimiento de minusvalía o sentimiento de culpa infundado
8) disminución en la destreza cognitiva, dificultades en la atención o en la toma de decisiones
9) pensamientos recurrentes de muerte (no solo temores a la muerte)
10) pensamientos suicidas recurrentes sin un plan determinado, intentos de suicidio o un plan suicida.

El episodio depresivo mayor es la forma más frecuente de los trastornos depresivos. Se presenta en el transcurso de una depresión unipolar recurrente o de los trastornos bipolares, en los cuales también se presentan episodios de manía o de hipomanía (en la que el estado de ánimo elevado no provoca trastornos severos en la percepción de la realidad y en la toma de decisiones de consecuencias graves). El diagnóstico preciso y correcto del episodio depresivo tiene una importancia esencial para el tratamiento a largo plazo. Por ello, además de establecer la forma del episodio depresivo, es necesario considerar la frecuente comorbilidad con trastornos de ansiedad, los cuales frecuentemente coexisten.

**Criterios diagnósticos de la forma depresiva de los trastornos de adaptación, según el DSM-5 (simplificado)**

**1.** Dominan: estado de ánimo depresivo, llanto fácil, sentimiento de desesperanza.

**2.** Síntomas:

1) se presentan como una respuesta al estrés hasta 3 meses después de su origen
2) exceden considerablemente la reacción esperada al estrés
3) deterioran significativamente el funcionamiento social y laboral
4) se mantienen ≤6 meses después de cesar la acción del estrés.

Los trastornos de adaptación se distinguen del episodio depresivo por la estrecha asociación del estado de ánimo actual con el problema causal. Si el paciente logra evitar el recuerdo reiterado y doloroso (rumiaciones) sobre las causas originarias del trastorno, puede ser capaz de desenvolverse nuevamente con normalidad.

### Criterios diagnósticos del trastorno depresivo persistente (distimia) según el DSM-5 (simplificado)

**1.** Estado de ánimo deprimido que se mantiene durante casi todo el día y durante la mayoría de los días, en un período de ≥2 años.

**2.** Se registran ≥2 de los siguientes síntomas: disminución o aumento del apetito; insomnio o hipersomnia; sentimiento de fatiga o falta de energía; baja autoestima; dificultades para tomar decisiones, para concentrarse y para la atención; sentimientos de desesperanza.

**3.** En un período de 2 años, los síntomas no remiten durante >2 meses seguidos.

El diagnóstico requiere excluir una causa orgánica, así como que se trate de síntomas de una depresión mayor (síntomas crónicos, remisión parcial).

### Criterios diagnósticos de ciclotimia según el DSM-5 (simplificado)

Síntomas como en el trastorno depresivo persistente (distimia), interrumpidos algunos días por períodos con síntomas hipomaníacos →cap. 22.4.2.

### Criterios diagnósticos del trastorno depresivo causado por enfermedades somáticas

**1.** En el cuadro clínico se mantiene el estado de ánimo depresivo o existe una importante reducción del interés o de la capacidad para sentir placer en casi todas las actividades, de forma clara y persistente.

**2.** Existe evidencia de que estos síntomas tienen una relación directa con determinado(s) estado(s) somático(s).

### Los síntomas depresivos aparecen en el curso de otros trastornos psiquiátricos

**1.** Depresión pospsicótica después de un episodio de esquizofrenia.

**2.** Forma depresiva de los trastornos esquizoafectivos con: aparición simultánea de síntomas del episodio de esquizofrenia y del episodio depresivo.

## → TRATAMIENTO

### Recomendaciones generales

**1.** Recordar que la depresión no es una tristeza común ni un síntoma de falta de voluntad o de un carácter débil. El paciente no podrá liberarse de ella "poniéndose las pilas"; hay que aplicar un tratamiento antidepresivo.

**2.** Escuchar con atención y comprensión al paciente, sin minimizar sus quejas. Se deben tratar muy seriamente las declaraciones del paciente que indiquen ideas o tendencias suicidas y evaluar siempre dicho riesgo →más arriba.

**3.** Animar al paciente a que intente llevar a cabo actividades que le resultaban placenteras con anterioridad. No mostrar reprobación en el caso de que el paciente no haya podido aprovechar los consejos del médico. Esto indica que aún no se encontraba preparado para acometerlos.

### Tratamiento farmacológico

**1.** La farmacoterapia juega un rol muy importante en el tratamiento de la depresión, aun cuando sus efectos no suelen aparecer antes de las 2 semanas de iniciado el tratamiento. No debe considerarse que un tratamiento farmacológico haya fracasado hasta haber totalizado 6 semanas de tratamiento completo y garantizado.

**2.** En caso de atender un primer episodio depresivo o un episodio recurrente sin tratamiento previo → la elección del tratamiento debe dejarse en manos del médico que realizará el seguimiento.

**3.** En caso de recurrencia de la depresión en un paciente previamente tratado → volver a utilizar el mismo tratamiento eficaz anterior.

**4.** En la depresión de intensidad leve o moderada, los medicamentos de nueva generación más efectivos son: escitalopram, mirtazapina, sertralina y venlafaxina.

En la elección del antidepresivo se debe considerar además el riesgo de efectos adversos y la interacción con otros medicamentos, así como su precio. En la depresión severa pueden ser más eficaces la venlafaxina, la mirtazapina y los antidepresivos tricíclicos. En la depresión con síntomas psicóticos se usan adicionalmente medicamentos antipsicóticos.

**5.** Los síntomas de ansiedad requieren el uso adicional de fármacos ansiolíticos →cap. 22.5. La mayoría de los medicamentos antidepresivos presenta cierta actividad ansiolítica, pero este efecto aparece tras varias semanas de tratamiento.

**6.** La farmacoterapia del episodio depresivo debe mantenerse durante ≥6 meses después del cese de los síntomas. En el caso de aparición de 3 episodios en un lapso de 5 años se recomienda prolongar el tratamiento hasta por varios años.

**7.** En los trastornos adaptativos el tratamiento está indicado hasta la desaparición de la causa original de la depresión o hasta que el paciente consiga la adaptación a la situación desencadenante.

**8.** La farmacoterapia de la depresión de causa somática es controvertida. Para algunos especialistas el tratamiento de la enfermedad de base tiene una importancia esencial, mientras que el tratamiento de la depresión dependerá de la intensidad de los síntomas y se mantendrá mientras están presentes. Otros consideran a la enfermedad somática un factor desencadenante y recomiendan tratar la depresión de igual modo, como si fuera un caso de depresión mayor confirmada.

**9.** En la distimia se recomienda mantener la farmacoterapia durante ≥2-3 años.

**10.** En la ciclotimia no hay indicaciones aceptadas universalmente. Se sugieren fármacos estabilizadores del ánimo (principalmente derivados del ácido valproico).

**11.** En todas las formas de trastornos depresivos anteriormente mencionados lo más efectivo es combinar el tratamiento farmacológico y la psicoterapia. En la depresión moderada, severa y psicótica la farmacoterapia es imperativa. En la depresión psicótica la psicoterapia tiene un carácter de apoyo.

**12.** Los inhibidores de la recaptura de la serotonina y otros medicamentos antidepresivos con actividad serotoninérgica pueden provocar el llamado **síndrome serotoninérgico**. Sus síntomas principales son: trastornos de conciencia, hipomanía, excitación o inquietud psicomotora rebelde, mioclonías, hiperreflexia, fiebre, diaforesis, escalofríos, temblor, trastornos de la coordinación, rigidez muscular.

**Criterios diagnósticos:**

1) indicación o incremento reciente de la dosis de un medicamento de acción serotoninérgica
2) hallazgo de ≥3 síntomas mencionados anteriormente
3) exclusión de otras causas (intoxicación, síndromes de abstinencia, trastornos metabólicos)
4) el paciente no debe estar siendo tratado simultáneamente con neurolépticos o con otros medicamentos capaces de provocar un síndrome neuroléptico maligno.

**Manejo:** usualmente la suspensión del medicamento conduce a la remisión del síndrome en 24 h. En la mayoría de los casos el curso es benigno. Se deben controlar los signos vitales y, en caso de necesidad, hay que aplicar tratamiento sintomático: p. ej. enfriamiento corporal, benzodiazepinas con el propósito de reducir la excitación y tensión muscular, ventilación mecánica en caso de insuficiencia respiratoria.

**13.** Los fármacos antidepresivos deben retirarse gradualmente. La interrupción brusca de algunos antidepresivos provoca un **síndrome de descontinuación**, que consiste en uno o varios de los siguientes síntomas: vértigo, cefalea, parestesias, sensación de ser atravesado por una corriente eléctrica, disminución brusca del estado de ánimo, ataques de llanto o estado de ánimo eufórico, inquietud, irritabilidad, tensión psíquica, imposibilidad de concentrar la atención, insomnio, pesadillas persistentes, náuseas, vómitos, diarrea, anorexia, contracciones musculares (distonías), fasciculaciones, mialgias, astenia, síntomas parecidos a la gripe, diaforesis copiosa.

# 4. Paciente con conducta de riesgo

Es necesario velar por la seguridad del paciente y la de otras personas cercanas. En caso necesario se deberá llamar a la policía o a otras fuerzas de seguridad (p. ej. a los guardias del hospital), antes de decidir si la conducta agresiva está provocada por trastornos mentales. Las conductas de riesgo o peligrosas pueden deberse a un propósito deliberado y tener un carácter criminal, o pueden ser el resultado de una intoxicación por sustancias psicoactivas.

## 4.1. Delirio de base somática (*delirium*)

### ➡ CUADRO CLÍNICO Y DIAGNÓSTICO

El síntoma predominante del *delirium* son los trastornos de la conciencia que se manifiestan por una alteración de la orientación espaciotemporal, así como trastornos de la concentración, del mantenimiento y de la divisibilidad de la atención. El paciente está vulnerable y, en los casos severos, desorientado.

**Causas más frecuentes:** hipoglucemia, trastornos metabólicos, hipoxia, infecciones (meningitis, neumonía, sepsis, etc.), trastornos del sistema circulatorio, avitaminosis, accidentes cerebrovasculares, epilepsia (estado posictal), uremia, insuficiencia hepática (encefalopatía hepática), traumatismos craneales, trastornos hormonales, quemaduras.

#### Criterios diagnósticos
Es útil aplicar los criterios del DSM-5 (simplificado) para el *delirium*:
1) trastornos de la atención (capacidad reducida de la atención, del mantenimiento y del desplazamiento de la atención)
2) trastorno desarrollado en corto tiempo (habitualmente unas horas o pocos días), que constituye un cambio en relación con el estado de atención y conciencia habitual de la persona y que tiene tendencia a cierta oscilación en la intensidad durante el día
3) trastornos adicionales de los procesos cognoscitivos (déficit de la memoria, desorientación, trastornos del lenguaje, de capacidades visoespaciales o de la percepción)
4) los trastornos descritos en los puntos 1 y 3 no pueden explicarse mejor a través de otros trastornos neurocognitivos, previamente existentes, consolidados o en desarrollo (incluida la demencia). No se presentan en el curso de los trastornos de la conciencia (sensorio) cualitativos, tales como el coma
5) los datos de la anamnesis, de la exploración física o de las exploraciones complementarias demuestran que los trastornos son la consecuencia directa de una enfermedad somática, intoxicación o síntomas de abstinencia.

#### Diagnóstico diferencial
1) *Delirium* por intoxicación de una sustancia.
2) *Delirium* por suspensión de sustancias psicoactivas.
3) Trastornos de la conciencia que no cumplen los criterios de *delirium*, encontrados durante el curso de otros trastornos mentales (muy raramente), más frecuentemente en los trastornos disociativos (conversivos), reacción aguda al estrés, esquizofrenia catatónica o manía.
4) Estupor.
5) Depresión.

→ **TRATAMIENTO**

**1.** Tratar la enfermedad somática intensivamente y según la etiología; resolver sus efectos (p. ej. corregir los trastornos hidroelectrolíticos, metabólicos y hormonales).

**2.** Ayudar al paciente en la conservación de la orientación en el tiempo (colocar al paciente en una habitación tranquila y bien iluminada, informar sobre la hora de los alimentos y de las visitas programadas). Los síntomas de *delirium* a veces se manifiestan únicamente al anochecer y generalmente se intensifican a esta hora. En caso de agitación severa, lo mejor es controlarla por medio de una vigilancia permanente, y cuando esto no es suficiente, por medio de la inmovilización: contención del paciente en la cama con cintas especiales por un período más corto posible, bajo una supervisión especialmente cuidadosa.

**3.** Si a pesar del tratamiento de la enfermedad de base el *delirium* no cesa → aplicar el tratamiento sintomático, en general un medicamento antipsicótico de alta potencia a dosis bajas. El medicamento de elección es el **haloperidol** 1-2 mg cada 2-4 h (en pacientes ancianos 0,25-0,50 mg cada 4 h). Administrar el medicamento durante el tiempo necesario, VO; en caso de necesidad (cuando el paciente no colabora) IM en dosis similares (para evitar numerosas inyecciones). En personas con demencia se puede utilizar quetiapina 25 mg VO cada ~1 h hasta alcanzar un efecto satisfactorio. Es importante la hora de la administración del medicamento: establecer a qué hora normalmente se manifiestan o se intensifican los síntomas de *delirium* (p. ej. al anochecer) y en los días siguientes administrar el medicamento 1-2 h antes (independientemente de la vía).

**4.** Si se presenta una agitación o una excitación intensa o cuando el paciente solo tolera dosis pequeñas de antipsicótico → agregar **benzodiazepina** (preparados y dosis →tabla 4-1), mejor de acción breve VO o IM, en caso necesario cada 2-4 h. Al agregar benzodiazepina al antipsicótico se reduce el riesgo de presentación de síntomas extrapiramidales.

El uso de benzodiazepinas de forma aislada está restringido únicamente al síndrome de abstinencia alcohólica →cap. 20.15; en el *delirium* por otras causas son ineficaces y pueden ser nocivas.

## 4.2. Otras conductas de riesgo diferentes al *delirium*

→ **CUADRO CLÍNICO Y DIAGNÓSTICO**

**1. Agitación psicomotora:** se encontrarán incrementadas la velocidad y variabilidad de las diferentes formas de actividad (motora y verbal). Comprende la conducta desde la inquietud motora (actividad aumentada y dificultades en tranquilizarse) hasta la hiperactividad improductiva y expresiones incomprensibles. Es un estado de equilibrio mental alterado, lo que incrementa el riesgo de conductas agresivas.

Sin un diagnóstico preliminar y sin saber las causas, la agitación debe considerarse efecto del estado somático, mientras no se demuestre lo contrario.

**2. Conductas agresivas:** además de la aplicación de violencia deliberada, son una expresión de un sentimiento de impotencia y vulnerabilidad. El acto violento está frecuentemente precedido de la siguiente secuencia de acontecimientos y experiencias: el incremento de la presión o sentimiento de estar amenazado provocan temores y ansiedad, que conducen al sentimiento de impotencia → sentimientos de agresión (ira, enojo) e impulsos o conductas primitivas agresivas (actos de violencia física) → si la fuerza de estas experiencias acumuladas rebasa los límites de la resistencia de determinada persona, puede ocurrir agresión verbal o física → esta conducta puede salirse de control de la persona y puede ser dirigida directamente contra otra persona o ser proyectada a

**Tabla 4-1. Benzodiazepinas utilizadas en el tratamiento de las conductas agresivas y ansiedad[a]**

| Principio activo | Dosis mínima y rango | Farmacocinética |
|---|---|---|
| **De acción rápida** | | |
| Alprazolam VO | 0,25 mg; 0,5-10 mg 2-4×d preparado de liberación lenta 2×d | $t_{max}$ 1-2 h (preparado de liberación lenta 5-11 h) $t_{0,5}$ 9-20 h |
| Lorazepam VO o IM/iv. | 1 mg; 1-6 mg 3×d | $t_{max}$ 1-2 h $t_{0,5}$ 8-24 h |
| Oxazepam VO | 10 mg; 30-120 mg 3-4×d | $t_{max}$ 1-4 h $t_{0,5}$ 3-25 h |
| **De acción intermedia** | | |
| Bromazepam VO | 3 mg; 6-30 mg 2-3×d | $t_{max}$ 0,5-4 h $t_{0,5}$ 8-30 h |
| Clobazam VO | 10 mg; 20-30 mg 2×d | $t_{max}$ 0,25-4 h $t_{0,5}$ 10-37 h |
| **De acción prolongada** | | |
| Clordiazepóxido VO | 5 mg; 10-150 mg 3-4×d | $t_{max}$ 1-4 h $t_{0,5}$ 50-100 h (metabolitos activos) |
| Diazepam[b] VO; IM/ iv.; VR | 2 mg; 5-40 mg 2-4×d | $t_{max}$ 0,5-2 h (tras la administración VO), 30 min (tras la administración VR) $t_{0,5}$ 20-100 h (metabolitos activos) |
| Clonazepam[b] VO/ IM/iv. | 0,5 mg; 1-6 mg 2×d | $t_{max}$ 1-4 h $t_{0,5}$ 19-60 h |
| Clorazepato[b] VO; IM/iv. | 5 mg; 15-60 mg 2-4×d | $t_{max}$ 0,5-2 h (VO) tras la administración IM o iv. el inicio de la acción a los 15 min; $t_{0,5}$ metabolitos activos hasta 100 h |
| Medazepam[b] VO | 10 mg; 10-30 mg 2-3×d | $t_{max}$ 1-2 h $t_{0,5}$ 5-80 h (metabolitos activos) |

[a] La información de la literatura concerniente a la farmacocinética y a la dosificación no es completamente congruente.

[b] Medicamentos considerados como de absorción rápida.

$t_{max}$ — tiempo para alcanzar la concentración máxima en sangre, $t_{0,5}$ — vida media biológica del medicamento

**Nota: principios generales de utilización de las benzodiazepinas (también en el texto).**

**1.** Utilizar la menor dosis eficaz. En condiciones de intervención inmediata o en el hospital iniciar con la dosis mínima y observar la reacción del paciente (considerar la $t_{max}$). En caso necesario incrementar la dosis hasta alcanzar el efecto esperado (habitualmente en ~1 h). Al prescribir una benzodiazepina para ser utilizada por algunos días, considerar la acumulación del medicamento en el organismo (la $t_{0,5}$ incluso en las benzodiazepinas de acción rápida alcanza más de diez horas). **2.** Todas las benzodiazepinas después de rebasar cierta dosis (individualmente variable) provocan sedación excesiva y posteriormente sueño. **3.** El límite superior de las dosis medias puede ser superado, p. ej.: en la impregnación rápida con benzodiazepinas en el tratamiento de un síndrome de abstinencia alcohólica y durante una tranquilización rápida. En estos casos establecer la dosis y el tiempo de administración de la siguiente dosis del medicamento sobre la base de la observación detallada de la reacción del paciente a las dosis anteriores. **4.** En los pacientes con insuficiencia hepática utilizar benzodiazepinas de acción rápida. **5.** Instruir al paciente que, después de haber recibido benzodiazepinas, no debe conducir coche ni otro vehículo mecánico.

algunos objetos o, debido al efecto de la acción de otros mecanismos, dirigida contra sí mismo.

**3. Síntomas psicóticos agudos:** los trastornos del juicio o de la percepción de la realidad perturban el funcionamiento general, así como la ausencia de conciencia crítica en relación con los propios síntomas. Pueden presentarse ideas delirantes, alucinaciones, pensamientos o comportamientos desorganizados. En el diagnóstico diferencial se deben considerar los trastornos psicóticos pertenecientes a las siguientes categorías:

1) esquizofrenia, trastornos del tipo de esquizofrenia y delirantes

2) trastornos del estado de ánimo: forma psicótica de manía o más raramente episodios mixtos (manifestación de síntomas de depresión y manía simultáneamente; las personas con síntomas psicóticos depresivos casi nunca se comportan agresivamente; por otra parte, en esos casos se presenta un alto riesgo suicida)

3) trastornos mentales causados por deterioro o disfunción cerebral a consecuencia de una enfermad somática

4) trastornos mentales y trastornos de la conducta provocados por el consumo de sustancias psicoactivas.

**4. Síndrome maníaco:** la causa de las conductas agresivas son los síntomas maníacos, es decir trastornos del juicio de la realidad asociados a un estado de ánimo elevado y a una percepción errónea de sí mismo y de la realidad circundante. Alcanzan el grado de idea delirante y a veces son el motivo de agresiones a las personas que cuestionan esas convicciones delirantes o no las confirman. Los síntomas de manía o hipomanía se presentan en el curso de los trastornos afectivos bipolares (el llamado episodio de manía) o de las enfermedades somáticas que llevan a trastornos del funcionamiento anímico del SNC. Pueden ser causados por el consumo de sustancias psicoactivas.

**Criterios del episodio de manía según el DSM-5 (simplificado):** un período de estado de ánimo anormal, permanentemente elevado, expansivo o irritable durante ≥1 semana (o menos tiempo si el paciente fue hospitalizado), así como los siguientes síntomas, severos (≥3 durante el estado de ánimo elevado, y ≥4 durante la irritabilidad):

1) autoestima elevada o actitud grandilocuente

2) necesidad reducida de sueño: p. ej. el paciente descansa con apenas 3 h de sueño

3) locuacidad elevada o verborrea

4) fuga de ideas o una sensación subjetiva de que los pensamientos pasan volando

5) distraibilidad

6) agitación psicomotora o incremento en la actividad propositiva

7) involucramiento excesivo en actividades placenteras que pueden tener consecuencias severas (p. ej. compras compulsivas, conductas sexuales inapropiadas o inversiones financieras irracionales).

Es necesario afirmar que los síntomas provocan un importante empeoramiento del funcionamiento social, así como excluir que sean el resultado directo de la acción de una sustancia psicoactiva o de una enfermedad somática o de un episodio mixto (síntomas de depresión y manía simultáneos). Los síntomas de manía deben diferenciarse de los síntomas de hipomanía.

**Criterios del episodio de hipomanía según el DSM-5 (simplificado):**

1) ≥3 de los anteriormente mencionados síntomas maníacos de intensidad moderada, que se presentan ≥4 días consecutivos

2) los síntomas son una alteración en relación con el funcionamiento del paciente, percibida por otras personas

3) los síntomas perturban el funcionamiento social, pero no en un grado severo.

## → TRATAMIENTO

En el caso de *delirium*, agitación, conductas agresivas y síntomas psicóticos, el establecimiento de sus causas e inicio del tratamiento adecuado juegan un rol fundamental. Al anticipar erróneamente la exclusión de una base somática e iniciar el control de los síntomas con ayuda de medicamentos psicotrópicos se puede dificultar y retardar el diagnóstico correcto.

### Principios generales del abordaje al paciente

**1.** Asegurar condiciones adecuadas para examinar al paciente: un consultorio que brinde una atmósfera de intimidad y seguridad (no se deben encontrar instrumentos potenciales de violencia).

**2.** Sentirse seguro y estar preparado para aplicar, en caso necesario, los medios de coerción inmediata (cantidad adecuada de personal capacitado y de equipo).

**3.** Evitar adoptar posturas condenatorias y no interpretar literalmente las conductas ofensivas del paciente (considerarlas como manifestaciones de trastornos mentales y no como una expresión real de la relación del paciente con el terapeuta). Recordar que la agresión puede ser una reacción a la impotencia: procurar establecer por qué y ante qué el paciente es impotente e intentar ayudarlo.

**4.** Evitar expectativas irreales, p. ej. que un paciente agresivo desde el inicio quiera colaborar realmente o que se tranquilice rápidamente.

**5.** No mostrar inmediatamente la ventaja sobre el paciente resultante de la disponibilidad de medios de coerción, no realizar gestos amenazantes, evitar un contacto visual prolongado, no bloquear el acceso a las puertas, no cerrar la puerta del cuarto, etc., para que el paciente no tenga la impresión de encontrarse en una trampa.

**6.** Manifestar al paciente estar consciente de sus tendencias a conductas peligrosas, pero simultáneamente expresar el deseo de ayudarlo a recuperar el autocontrol.

**7.** Aprovechar los gestos cordiales simbólicos, p. ej. invitarlo a ocupar el lugar en un sillón cómodo, ofrecerle alguna bebida o algo de comer, etc.

**8.** Minimizar el riesgo de activación de las tendencias agresivas y prevenir sus consecuencias al mantener un tono tranquilo de diálogo.

**9.** En el caso de que exista riesgo de violencia física por parte de un paciente, se deben tomar todas aquellas medidas encaminadas a mantener la seguridad suya, del personal y de otros pacientes.

**10.** Intentar establecer contacto, realizar la anamnesis. Luego llevar a cabo la exploración física. En los casos en los que la conducta del paciente lo impida y su estado requiere un diagnóstico inmediato, utilizar los medios de coerción directa (cintas adecuadas para sujetarlo a la cama) y continuar el examen.

**11.** Utilizar los medios de coerción directa solo en última instancia, cuando es la única manera de evitar daños potenciales a causa del comportamiento agresivo del paciente.

**12.** En el caso de emplear medios de coerción directa, se deben monitorizar con cuidado los signos vitales: cada 15 min durante 1 h, cada 30 min durante 4 h o hasta que el paciente se tranquilice.

**13.** Suspender el uso de medios de coerción directa cuando se objetive que el paciente no supone ningún peligro para sí mismo ni para otras personas.

### Farmacoterapia en caso de agresión o agitación (excluyendo el *delirium* y las intoxicaciones por sustancias psicoactivas)

**1.** Si, a pesar del tratamiento de la causa y de las intervenciones psicológicas, existe la necesidad de aplicar medicamentos psicotrópicos:

1) excluir la presencia de alcohol o de otras sustancias psicoactivas en el organismo

2) considerar los efectos adversos y las interacciones de los medicamentos utilizados

3) evaluar si el paciente presenta síntomas psicóticos.

**2. Si no se presentan síntomas psicóticos** (→cap. 22.1).

1) Utilizar la farmacoterapia solo cuando no ha habido eficacia en las intervenciones psicológicas durante ≥30 min. En pacientes de edad avanzada iniciar la administración de medicamentos psicotrópicos con un 1/3 de la dosis recomendada para los adultos; asimismo las dosis efectivas definitivas son menores que en jóvenes.

2) Las **benzodiazepinas** son los fármacos de elección (preparados →tabla 4-1) VO, p. ej. de acción rápida: lorazepam 1-2,5 mg, oxazepam (no disponible en Argentina como monodroga) 15-30 mg, o un poco más lenta: diazepam 5-10 mg, clorazepato 7,5-15 mg.

3) En caso de necesidad de administración extraintestinal (raramente) → utilizar diazepam 5-10 mg (60 mg/d) IM (se absorbe lenta y desproporcionalmente) o iv. (inyectar muy lentamente para evitar colapso circulatorio y respiratorio), o clorazepato 20-50 mg IM o iv.

4) Informar al paciente sobre el riesgo de aparición de dependencia a medicamentos ante el consumo crónico de benzodiazepinas. Prescribir una cantidad limitada del medicamento (máx. para algunos días) hasta el inicio del tratamiento subsecuente, de acuerdo con el diagnóstico final.

5) Síntomas adversos más importantes de las benzodiazepinas: sedación excesiva, trastornos en la coordinación motora y trastornos de la memoria; raras veces conductas agresivas (a consecuencia del debilitamiento del autocontrol en personas con tendencias agresivas). Informar al paciente que después de ingerir benzodiazepinas está prohibido conducir automóviles y otros vehículos mecánicos.

6) En caso de contraindicaciones de administrar benzodiazepinas (alergia o dependencia en la anamnesis) → utilizar **hidroxizina** VO 25-100 mg (máx. 4×d) o IM 100-200 mg (máx. 400 mg/d; la hidroxizina no es de uso habitual en Chile ni en Argentina).

**3. Si se presentan síntomas psicóticos:**

1) Un método de tranquilización rápida: administrar el medicamento antipsicótico cada 30-60 min, normalmente **haloperidol** 5 mg IM (acción más lenta que administrado iv., pero con un riesgo menor de complicaciones), máx. 18 mg/d. Si es posible, administrarlo VO. Controlar frecuentemente la presión arterial: si la presión sistólica es <100 mm Hg y la diastólica <60 mm Hg → no administrar antipsicótico hasta que la presión haya vuelto a la normalidad. En lugar del haloperidol se puede utilizar p. ej. levomepromazina 25-50 mg IM. En personas con demencia se puede utilizar quetiapina 25 mg VO cada ~1 h hasta alcanzar un efecto satisfactorio.

2) Con el fin de lograr la sedación es más conveniente agregar **benzodiazepina** al haloperidol IM que rebasar la dosis recomendada del antipsicótico→ aplicar p. ej. lorazepam 2 mg, diazepam 5-10 mg, clorazepato 20-50 mg o clonazepam 1-2 mg.

**4. Los pacientes con síntomas de manía o hipomanía** no provocados por sustancias psicoactivas deben ser derivados a una consulta psiquiátrica por causa del elevado riesgo de que se trate de síntomas de trastornos afectivos bipolares que requieren tratamiento por un especialista.

# 5. Ansiedad patológica y miedo

## ▶ DEFINICIÓN

La ansiedad es un sentimiento anormal de temor ante un estímulo o una amenaza, que generalmente permite identificarla y adoptar una respuesta adecuada. Si la causa del peligro es reconocida, se utiliza el concepto de miedo, y si es difícil de precisar, se usa el concepto de ansiedad. Los estados patológicos de ansiedad se caracterizan por una intensidad mayor y una respuesta exagerada a la causa, la cual es el origen del sufrimiento y que dificulta el funcionamiento.

## CUADRO CLÍNICO Y DIAGNÓSTICO

El miedo y la ansiedad tienen los siguientes componentes:

1) cognitivo: pensamientos sobre una amenaza concreta (no aparece en la ansiedad)
2) somático: una reacción de alarma en forma de estimulación del sistema simpático (dilatación de las pupilas, aceleramiento del ritmo cardíaco, disminución de la actividad del sistema digestivo, inhibición de la salivación junto con palidez, tensión muscular y expresión facial que refleja miedo o temor), la cual incrementa las demandas de oxígeno y energía en los tejidos, y, por lo tanto, la posibilidad de reaccionar ante el peligro
3) emocional: sensación de temor, terror, pánico
4) conductual: aislamiento, huída o lucha.

El miedo y la ansiedad tienen diferente intensidad y no todos sus componentes deben aparecer juntos en cada caso.

### Principales tipos de ansiedad y temor

**1. El miedo como una reacción natural** adaptativa o una respuesta a un inmediato peligro, conflicto o estrés.

**2. Ansiedad primaria:** síntoma predominante de los trastornos psicógenos. Formas:

1) fóbica: ansiedad aislada asociada a un determinado estímulo, que tiene una intensidad desproporcionada y que conduce a evitar el contacto con los estímulos percibidos como amenazantes; se presenta en las **fobias**
2) con ataques: ansiedad que se presenta súbitamente y se mantiene durante algunos minutos; se manifiestan en los **trastornos de ansiedad con ataques de pánico (trastorno de pánico)**
3) generalizada: ansiedad persistente, de intensidad variable, caracterizada por numerosos síntomas; se manifiesta en los **trastornos de ansiedad generalizados**
4) relacionada con quejas sobre síntomas somáticos, los cuales no encuentran confirmación en el examen médico: se manifiesta en los **trastornos de ansiedad bajo la forma somática**
5) relacionada con eventos estresantes; se presenta en **la reacción aguda al estrés, en los trastornos adaptativos y en los trastornos por estrés postraumático.**

**3. Ansiedad secundaria:** síntoma de otras enfermedades y trastornos: psiquiátricos (en el curso de la depresión, esquizofrenia, trastornos de base orgánica), somáticos, relacionados con el consumo de sustancias psicoactivas o por efectos colaterales de diversos medicamentos.

### Criterios diagnósticos

Esquema para diagnosticar trastornos de ansiedad, según la CIE-10 →fig. 5-1.

**1. Trastornos de ansiedad generalizados;** temores irreales:

1) concernientes a muchas situaciones de la vida, difíciles de controlar (más frecuentemente las que podrían suceder en el futuro)
2) duración de ≥6 meses
3) acompañados por ≥3 de los siguientes síntomas: agitación o sentimiento de tensión interna, fatiga inmediata, dificultades en la concentración de la atención o sensación de vacío en la cabeza, irritabilidad, tono muscular aumentado, insomnio.

> **Excluir**
> – sustrato somático de la ansiedad y trastornos causados por sustancias psicoactivas (alcohol, drogas)[a]
> – ansiedad como efecto secundario de fármacos psicoactivos
> – ansiedad como componente de síntomas psicóticos (trastornos tipo esquizofrenia y delirantes) o trastornos del estado de ánimo (depresión o manía)

> **Diferenciación de los trastornos psicógenos:**
> evaluar la relación de la ansiedad con los problemas estresantes

**Relación evidente**

> **Apreciado por el paciente**
> – trastornos adaptativos
> – reacción aguda al estrés
> – trastornos de estrés postraumático

> **No apreciado por el paciente**
> – trastornos disociativos
> – síndrome de despersonalización-desrealización

**No existe una clara relación**

> – Trastornos de ansiedad
>   trastornos de ansiedad generalizada
>   trastornos de ansiedad con crisis de ansiedad (trastorno de pánico)
>   trastornos de ansiedad en forma de fobias
> – Trastornos depresivos y de ansiedad mixtos
> – Trastornos obsesivos-compulsivos
> – Trastornos somatomorfos
> – Neurastenia

[a] Síndrome coronario agudo, arritmias paroxísticas, taquicardia, tromboembolismo pulmonar, hipertiroidismo, feocromocitoma, reacción anafiláctica, hipoglucemia, hipoxia, hipovolemia (p. ej. sangrado interno), síndrome de abstinencia (p. ej. alcohol, benzodiazepinas), *delirium*, intoxicaciones (p. ej. anfetaminas, cafeína), síndrome psicoorgánico.

**Fig. 5-1.** Esquema diagnóstico de los trastornos psicógenos según la CIE-10

**2. Trastornos de ansiedad con crisis de ansiedad:** ataques de pánico recurrentes e inesperados, acompañados de:

1) temores persistentes por la aparición de un siguiente ataque
2) preocupación por las posibles consecuencias de los ataques de pánico (pérdida de control, temor a infartos, amenaza a la vida)
3) cambios en la conducta relacionados con los ataques.

**3. Trastornos de ansiedad en forma de fobia;** determinadas situaciones provocan:

1) una ansiedad excesiva o irracional que aparece durante el contacto directo con ellos
2) un miedo excesivo ante el contacto con ellos
3) su evitación.

**Agorafobia:** se refiere a encontrarse en un lugar abierto del que es difícil salir o en el cual es difícil conseguir ayuda en caso de surgir problemas de salud. **Fobia social:** se refiere a situaciones en las que la persona podría ser criticada u observada por otra gente. Las **fobias simples (aisladas)** se refieren a temores irracionales frente a determinados objetos o situaciones: animales, naturaleza (altura, tormenta, ver sangre, etc.), ciertas situaciones (p. ej. encierro o claustrofobia), otros acontecimientos (p. ej. enfermedades, volar en avión, saltos, etc.).

**4. Reacción aguda al estrés:**

1) exposición al impacto de una situación estresante de fuerza excepcional
2) aparición inmediata (≤1 h) de síntomas
3) aparición de síntomas vegetativos
4) síntomas de aislamiento, desorientación, trastornos de la atención o conductas inadecuadas
5) en caso de desaparición del impacto del estresor, los síntomas desaparecen en algunas horas, y en caso de su persistencia en 2 días.

**5. Trastorno de estrés postraumático:**

1) exposición al impacto de un estresor de fuerza excepcional
2) evocaciones persistentes y recurrentes indeseadas de la situación traumática
3) tendencia a evitar situaciones que se asocian al trauma
4) incapacidad de reproducir los eventos traumáticos y/o síntomas de sensibilidad psíquica aumentada.

**6. Trastornos obsesivos-compulsivos:** se presentan pensamientos obsesivos (obsesiones): ideas, imágenes, impulsos que irrumpen en la conciencia de manera estereotipada y molesta pero que son reconocidos como extraños, y/o actos compulsivos (compulsiones): conductas recurrentes múltiples y estereotipadas, imperativas y reconocidas como extrañas.

**7. Trastornos adaptativos:** conjunto de síntomas de trastornos ansiosos y/o trastornos depresivos que no cumplen con los criterios de ninguno de ellos, que se desarrollan dentro del primer mes de la situación desencadenante.

**8. Trastornos disociativos (conversivos):** fenómenos que surgen de situaciones estresantes o por necesidades personales y que se asocian con la aparición de síntomas en forma de: amnesia, fuga (el paciente se desplaza inesperadamente, comportándose de forma relativamente normal, pero sin conciencia de situación y no recordando sobre el sí mismo reciente), estupor (disminución o ausencia de movimientos voluntarios, del habla y de la reacción adecuada a la luz, al ruido o al tacto), trance (estados alterados de la conciencia con cambios en el sentido de identidad, estrechamiento de la conciencia y limitación de los movimientos), posesión (experimentación de ser poseído por un espíritu, fuerza u otra persona), trastornos disociativos del movimiento (pérdida o limitación de la capacidad de ejecución de los movimientos voluntarios), pseudoconvulsiones, anestesia o pérdida de la sensibilidad y otros síntomas mixtos.

**9. Trastornos manifestados en forma somática (somatoformes):**

1) **trastornos somatomorfos** (con somatización; comprende a los trastornos psicosomáticos complejos):
   a) quejas persistentes de larga duración de síntomas somáticos, carentes de causa orgánica
   b) el padecimiento de los síntomas provoca sufrimiento y conduce a numerosas consultas, a pesar de las afirmaciones de los médicos de que no existe una base física para esas dolencias
   c) se presentan padecimientos gastrointestinales, cardiovasculares, urogenitales, dermatológicos o dolores variados

2) **trastornos manifestados bajo la forma somática, indiferenciados**: síntomas que cumplen parcialmente los criterios de los trastornos somatomorfos

3) **trastornos hipocondríacos**: preocupación excesiva por el propio estado de salud física y una interpretación errada de fenómenos naturales como síntomas de enfermedades

4) **trastornos autónomos**: síntomas de excitación autonómica, interpretados por el paciente como síntomas de una enfermedad (neurosis cardíaca, alteraciones funcionales del estómago, síndrome de colon irritable, etc.)

5) **dolor psicógeno persistente**: quejas que no se explican en su totalidad por el estado somático.

**10. Otros trastornos neuróticos;** diagnosticados ocasionalmente, p. ej.:

1) **neurastenia**: quejas de una sensación incrementada de fatiga posterior a un esfuerzo intelectual o físico

2) **síndrome de despersonalización-desrealización**: sensación de cambios de la identidad propia, del propio cuerpo o extrañeza y falta de reconocimiento del entorno habitual; a diferencia de las sensaciones psicóticas parecidas, el paciente sabe que sus experiencias son "anormales".

---

### → TRATAMIENTO

**Principios generales**

**1. Miedo:** habitualmente se requiere tan solo apoyo a través de proporcionar una información adecuada. Si esto no es suficiente → utilizar intervenciones psicoterapéuticas preliminares y, en última instancia, benzodiazepinas.

**2. Ansiedad secundaria:** empezar siempre por el tratamiento de la causa de la enfermedad básica (somática, psíquica) o corregir la farmacoterapia que causa efectos colaterales adversos. No iniciar el tratamiento farmacológico sintomático (contra la ansiedad) sin antes esclarecer las dudas diagnósticas concernientes a la base primaria (somática o psíquica), debido a que la atenuación de la ansiedad puede dificultar o encubrir el proceso diagnóstico posterior (así como la administración de un medicamento analgésico, que puede dificultar el diagnóstico diferencial del abdomen agudo).

**3. Ansiedad primaria:** una ansiedad que aparece de súbito o que aumenta significativamente durante el curso de trastornos psicogénicos es generalmente consecuencia de las dificultades para adaptarse a la nueva situación, las que pueden ser la causa de los trastornos adaptativos, de la reacción aguda al estrés, de los trastornos de estrés postraumáticos, de los trastornos disociativos/conversivos, así como de la intensificación de otras formas de trastornos psicogénicos. De importancia básica son: una anamnesis precisa, un diagnóstico correcto, intervenciones psicoterapéuticas que ayuden a encontrar soluciones a los problemas que provocan ansiedad, o la derivación a la consulta psiquiátrica.

**4.** En el procedimiento médico es muy importante el conocimiento de los siguientes hechos:

1) hay ansiedad fóbica que aparece en el contacto con la situación que la provoca; puntualmente desaparece cuando se resuelve esta situación

2) en el ataque de pánico la ansiedad aumenta durante ~10 min, y después de eso, cede espontáneamente, gradualmente durante ~1 h; el temor que aparece a continuación o antes de la siguiente crisis, frecuentemente se puede atenuar a través de una adecuada información sobre el trastorno diagnosticado, exámenes y los métodos de tratamiento

3) la reacción aguda al estrés presenta un cuadro sintomático dinámicamente cambiante y una tendencia a la remisión espontánea

4) los trastornos por estrés postraumático están relacionados con una situación que ya ha tenido lugar previamente y/o cuando no hay medicamentos eficaces que atenúen rápidamente los síntomas

5) los trastornos disociativos/conversivos y el síndrome de despersonalización-desrealización son la respuesta a una situación difícil de manejar.

**5.** La derivación a la consulta psiquiátrica todavía es percibida de una manera negativa por muchas personas. Por eso, para minimizar este prejuicio, durante la exploración física se debe informar al paciente que sus dolencias exigen ser diferenciadas, entre otras, de los trastornos de ansiedad o de los trastornos somatoformes, etc.

### Intervenciones psicoterapéuticas tempranas

El objetivo es fortalecer la sensación de seguridad y mejorar el funcionamiento del paciente. La acción consiste en una definición más precisa de las principales dificultades del paciente y en brindar el apoyo necesario para que las supere.

**1.** Explicar el carácter patológico de los síntomas y discutir las posibilidades de tratamiento.

**2.** Acoger las expectativas del paciente concernientes a proporcionarle ayuda adecuada: otorgar una sensación de seguridad.

**3.** Procurar que el paciente reconozca que no logrará manejar solo sus problemas, los que normalmente no causan síntomas en una persona sana.

**4.** Ayudar a encontrar una solución a las dificultades que provocaron los síntomas.

**5.** Darle ánimo al paciente a través de la demostración de sus fortalezas.

**6.** Fortalecer en el paciente una mayor confianza en sus propias posibilidades, especialmente en las áreas en las que no está disminuido.

**7.** Facilitar la reducción de las emociones negativas a través de su expresión verbal y no verbal, tales como el llanto espontáneo u otras.

**8.** Interactuar (en la medida de lo posible) con el entorno cercano del paciente para disminuir las dificultades que provocaron la manifestación de los síntomas.

### Farmacoterapia

**1.** La farmacoterapia en la ansiedad aguda tiene importancia secundaria, debido a que las intervenciones psicoterapéuticas sencillas, en la mayoría de los casos, atenúan eficazmente la ansiedad y son un punto de partida para las acciones terapéuticas a largo plazo. Se debe utilizar solo después del fracaso de las intervenciones psicológicas (después de ≥30 min).

**2.** En caso de **ansiedad aguda que no cede a pesar de las intervenciones psicoterapéuticas** → utilizar **benzodiazepinas** (preparados →cap. 22.4, tabla 4-1) VO o IM, hasta el momento de la consulta psiquiátrica, la cual constituirá la base del tratamiento posterior. Si existen contraindicaciones para administrar benzodiazepinas → utilizar **propranolol** (p. ej. 10 mg) VO.

# 1. Dolor en el enfermo oncológico

## → CAUSAS

1) infiltración o compresión tumoral de diferentes estructuras, o complicaciones (p. ej. fracturas patológicas de vértebras a consecuencia de metástasis)

2) caquexia por neoplasia (causa frecuente del dolor miofascial)

3) tratamiento oncológico (p. ej. plexopatías por radioterapia, síndromes dolorosos tras mastectomía, neuropatías tras quimioterapia)

4) otros coexistentes (p. ej. cefalea, dolor coronario).

## → TRATAMIENTO

### Principios generales de la farmacoterapia (según la OMS)

**1. Administrar los medicamentos VO,** y si no es posible (debido a las náuseas, vómitos, trastornos de la deglución), VSc o por vía transdérmica. En pacientes agonizantes, incapaces de deglutir, usar la VSc, no la vía transdérmica.

**2. En caso de dolor permanente administrar los medicamentos de forma regular** (y no solo al intensificarse el dolor), en intervalos de tiempo dependientes de la farmacocinética del medicamento. El paciente también debe disponer de preparados de liberación inmediata para usarlos en caso de dolor irruptivo (el dolor que aparece a pesar del tratamiento regular pautado).

**3. Administrar medicamentos según la escalera analgésica** →fig. 1-1. En caso de dolores de baja intensidad, iniciar el tratamiento con paracetamol y/o AINE, si no hay contraindicaciones. Si el efecto no es satisfactorio, pasar al siguiente nivel. En pacientes con dolor oncológico de mayor intensidad, utilizar generalmente un opioide independientemente del mecanismo que causa el dolor. En cada nivel de la escalera analgésica considerar las indicaciones para administrar coanalgésicos y medicamentos que minimizan los efectos indeseables. En el 2.° y 3.er nivel de la escalera analgésica, considerar la continuación de analgésicos no opioides, ya que potencian la acción analgésica del opioide y disminuyen el desarrollo de tolerancia al opioide.

### Analgésicos no opioides

**1. Analgésicos no opioides.** El **paracetamol** actúa rápidamente (15-30 min) y su acción es corta (hasta 4-6 h). No sobrepasar 15 mg/kg por dosis VO/iv.; se puede

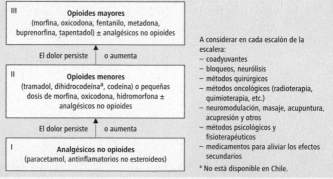

**Fig. 1-1.** Escalera analgésica de la OMS en combinación con otras técnicas de tratamiento del dolor

repetir máx. 4 × d. La dosis máxima diaria en adultos sin riesgo de hepatotoxicidad es de 4 g (en pacientes mayores 3 g). Hay riesgo de hepatotoxicidad, entre otros, en pacientes debilitados, con inanición, así como en los alcohólicos. La dosis máxima recomendada por algunos expertos en pacientes mayores y con insuficiencia hepática es de 2 g. El metamizol (dipirona) en algunos países (p. ej. en Chile) es un analgésico no opioide utilizado frecuentemente en el tratamiento del dolor neoplásico, aunque, debido al riesgo de agranulocitosis causado por su uso, está retirado en algunos países. Es un analgésico y antipirético eficaz, sin actividad antinflamatoria significativa. La eficacia analgésica de dosis altas (hasta 6,0 g/24 h) es mayor que de dosis menores (3,0 g/24 h) y es semejante a la eficacia de 60 mg/24 h de morfina VO.

**2. AINE:** son los fármacos con mayor efecto analgésico para los dolores de origen inflamatorio, óseo y probablemente también miofascial. Evaluar el riesgo de reacciones adversas circulatorias, digestivas y nefrológicas. Considerar la profilaxis de las complicaciones digestivas →cap. 4.7.

### Opioides débiles

**1. Codeína:** en caso de usar un preparado que contiene solo codeína dosis de inicio 10-20 mg VO cada 4-6 h (algunos administran 10-30 mg cada 4-6 h). En caso necesario aumentar la dosis gradualmente hasta máx. 240 mg/d. (La Guía Clínica Alivio del Dolor por Cáncer Avanzado y Cuidados Paliativos del MINSAL año 2011 recomienda la dosis inicial de 30 mg cada 4-6 h y la dosis máxima de 360 mg).

**2. Dihidrocodeína** (no existe comercialmente en Chile ni en Argentina): VO desde 60 mg cada 12 h. Si es necesario aumentar progresivamente hasta 120 mg cada 12 h.

**3. Tramadol:** dosis inicial 25-50 mg cada 8-6-4 h VO para la preparación de liberación inmediata. En pacientes mayores, debilitados y/o con trastornos de la función renal o hepática comenzar con 12,5 25 mg en presentación de gotas. En caso de necesidad aumentar gradualmente la dosis en un 30-50 % cada 24 h, hasta máx. 400 mg/d. En personas >75 años, incluso con función renal y hepática buena, no sobrepasar 300 mg/d. Administrar las preparaciones de liberación prolongada cada 12 h. Produce menos estreñimiento que la codeína y la dihidrocodeína, pero con frecuencia produce náuseas y/o vómitos al inicio del tratamiento. Inhibe la recaptación de serotonina y puede producir el síndrome serotoninérgico asociado a otros medicamentos que aumentan el nivel de la serotonina. No administrar con inhibidores de la MAO ni durante los siguientes 14 días después de su interrupción ni con antidepresivos tricíclicos ni inhibidores de la recaptación de serotonina. Tampoco en la insuficiencia renal terminal (eTFG ≤10 ml/min/1,73 m$^2$) ni en pacientes con epilepsia en la anamnesis (por el riesgo aumentado de convulsiones). Modificar el manejo en función del grado de insuficiencia hepática y renal.

**4. Pequeñas dosis de morfina** (≤30 mg/d), **oxicodona** (≤20 mg/d) o **hidromorfona** (no disponible en Chile ni en Argentina) (≤4 mg/d). La EAPC (2012) los considera opioides de 2.º nivel de la escalera analgésica. Ejemplo: morfina en la preparación de liberación inmediata en pequeñas dosis (p. ej. 2,5 mg cada 4 h VO) en pacientes con dolor y disnea (opioide de elección para mitigar la disnea).

### Opioides fuertes

**1. Morfina:** la titulación de la dosis por vía oral debe realizarse utilizando preparaciones de liberación inmediata (se recomienda en especial en pacientes con dolor insuficientemente controlado, debido a su rápido efecto) o modificada. El efecto analgésico de preparados de liberación inmediata comienza a los 30 min y dura ~4 h. Iniciar con dosis baja y aumentarla gradualmente →tabla 1-1. En Chile está disponible solución de 20 mg/ml en gotas y jarabe, no existe la formulación de liberación inmediata en comprimidos. En Argentina existen comprimidos de liberación inmediata de 10 mg y de 30 mg, y también se utilizan las soluciones magistrales (0,1-4 %). No aumentar la dosis una vez controlado

Tabla 1-1. Titulación clásica de la dosis de morfina de liberación inmediata tras pasar al segundo nivel de la escalera analgésica, tras interrumpir el opioide débil

1. Interrumpir el opioide suave administrado en dosis máximas.

2. Iniciar con la dosis de 5-10 mg (a veces 5 mg) cada 4 h VO (en pacientes mayores, con mal estado y/o debilitados 2,5-5 mg). En pacientes de edad avanzada aumentar los intervalos entre las dosis, a veces hasta 8 h. Para establecer la dosis considerar si el paciente no es un metabolizador lento debido a la actividad de la CYP2D6 (pues la codeína no surte efecto analgésico y el tramadol consigue un efecto mucho más suave). En estos casos la dosis inicial de morfina debe ser menor, como en los casos sin tratamiento opioide previo. La eficacia de la morfina VO se evalúa mejor durante el período de efecto analgésico máximo, es decir 60-90 min después de la administración. Si hasta este momento el efecto no es satisfactorio, no es de esperar una mejoría posterior.

3. Indicar las dosis adicionales de morfina en caso de persistencia del dolor, generalmente iguales al 50-100 % de la dosis administrada regularmente cada 4 h.

4. Si el efecto analgésico no es suficiente y el enfermo recibe >2 dosis de rescate adicionales por día, aumentar las dosis en ≤25-50 % cada 1-2 días (basándose en la evaluación del efecto analgésico y en la suma de las dosis adicionales) hasta alcanzar un control satisfactorio del dolor, controlando la aparición de efectos indeseables.

5. Después de haber determinado los requerimientos de morfina de liberación inmediata, pasar a morfina de liberación controlada en forma de morfina VO o, dependiendo de la situación, a oxicodona VO de liberación controlada, al fentanilo transdérmico o a la buprenorfina transdérmica (en los 3 últimos considerar la conversión a dosis equivalentes).

6. Recordar las dosis de rescate, p. ej. en el caso de morfina de liberación inmediata, individualizadas; generalmente 1/12-1/6[a] de la dosis diaria (considerar las dosis equivalente).

**Nota**: durante la introducción de la morfina (y de cualquier otro opioide) explicar al paciente los motivos de esta decisión. Preguntar su opinión y sobre el grado de aceptación de estos fármacos. Si el paciente tiene dudas o temores, tratar de conocerlos más a fondo y conversar con él sobre el tema. Aclarar al paciente y a sus allegados los efectos indeseables que se pueden presentar y cómo actuar (se recomienda aportar información escrita). Instruir al paciente a evaluar la intensidad del dolor y a registrarla en un diario.

[a] Según Palliative Care Formulary 6: 1/10-1/6.

el dolor. Si aparecen efectos indeseables difíciles de controlar considerar el cambio de tratamiento (interrumpir la administración de morfina y usar otro opioide o disminuir la dosis de morfina y añadir otros medicamentos, usar métodos no farmacológicos, etc.). Habitualmente se alcanza la dosis regular en unos días. Durante el período de titulación con uso de morfina de liberación inmediata, administrada VO cada 4 h, se puede considerar aumentar la dosis administrada antes de acostarse en el 50 % con el fin de asegurar un control del dolor hasta por la mañana y evitar despertar al enfermo en horas nocturnas para darle otra dosis. Después de establecer la dosis diaria eficaz con fármacos de liberación inmediata se puede cambiar a la preparación de liberación controlada cada 12 h, o a otro opioide mayor en dosis equivalente y de liberación prolongada →más adelante. Asegurar siempre la disponibilidad de dosis de rescate (generalmente en forma de morfina de liberación inmediata en una dosis titulada individualmente, en general 1/12-1/6 de la dosis diaria calculada como equivalente en relación al opioide administrado regularmente). En algunos pacientes el efecto analgésico de la morfina de liberación controlada puede ser más corto. En este caso, si la preparación se ha administrado cada 12 horas, se puede administrar cada 8 horas. Si hay que cambiar la vía de administración VO a VSc → disminuir la dosis diaria en 2-3 veces y administrar en infusión continua o en dosis divididas cada 4 h. En la insuficiencia renal se pueden acumular metabolitos activos de la morfina → es preferible utilizar otro opioide (buprenorfina, fentanilo o metadona). Si esto no es posible (p. ej. enfermo con insuficiencia renal leve o moderada y con disnea, en cuyo caso la morfina es el opioide de elección) → reducir la dosis, aumentar los intervalos entre las siguientes dosis y/o reducir la dosis, opcionalmente administrar solo en caso de necesidad o considerar cambiar la vía de administración a parenteral y monitorizar estrictamente el tratamiento.

**2. Oxicodona:** fármaco alternativo a la morfina, con el que también se puede iniciar el tratamiento con opioide mayor, generalmente después de interrumpir la administración de opioides débiles a dosis máximas. Presentaciones:

1) preparaciones de liberación inmediata (solución oral [no existe en Chile] 1 mg/ml), comprimidos recubiertos (en Argentina comercialmente existen en forma de comprimidos de 5 mg y también se hacen preparaciones magistrales)

2) preparación de liberación controlada (cuidado: las preparaciones tienen un patrón distinto de liberación de la sustancia activa).

La oxicodona se utiliza frecuentemente después de un tratamiento inicial con morfina, tomando la conversión 1,5-2:1 (p. ej. 15 mg/d de morfina VO → 10 mg/d de oxicodona); en Argentina se dispone de comprimidos recubiertos de 10, 20 y 40 mg.

La dosificación inicial al introducir la oxicodona como el primer opioide fuerte luego de interrumpir las dosis máximas de opioides "débiles".

1) En preparación de liberación inmediata 5 mg cada 4-6 h. Pacientes debilitados, mayores, con moderados trastornos hepáticos o renales desde 2,5 mg cada 6 h.

2) En preparación de liberación controlada p. ej. desde 10 mg cada 12 h. Pacientes debilitados, mayores, con moderados trastornos hepáticos o renales desde 5 mg cada 12 h.

En caso de iniciar el tratamiento con opioides con la oxicodona sin la administración previa de opioides débiles (es decir, dosis bajas de oxicodona: 2.º nivel de la escalera analgésica), administrar el fármaco en forma de preparado de liberación inmediata (p. ej. a partir de 2,5 mg cada 4-6 h) o de liberación controlada (p. ej. a partir de 5 mg cada 12 h). Si la oxicodona oral se administra después del tratamiento inicial con morfina, elegir la dosis tomando como factor de conversión 1,5-2:1.

Para el tratamiento del dolor irruptivo en pacientes tratados con oxicodona, se pueden aprovechar las preparaciones de morfina u oxicodona de liberación inmediata (si es ineficaz, considerar fentanilo transmucoso, p. ej. comprimidos de disolución bucal disponibles en Chile y Argentina de 100, 200, 400, 600 y 800 µg). Existe una presentación oral administrada para el uso crónico, compuesta de oxicodona de liberación prolongada con naloxona (no está disponible en Chile ni en Argentina), en la cual la naloxona disminuye trastornos intestinales causados por los opioides.

**3. Fentanilo** (sistema terapéutico transdérmico; los parches no deben ser cortados): se utiliza cuando los opioides menores son ineficaces y están indicados opioides mayores. Se debe titular la dosis utilizando morfina de liberación inmediata →más arriba. Pautas para el cambio de morfina oral por fentanilo transdérmico →tabla 1-2. En Chile y en Argentina están disponibles parches de 25 µg/h y 50 µg/h. El fentanilo transdérmico tiene una acción residual al retirar el parche de hasta 17 h. También existen tabletas orales transmucosas, sublinguales y preparaciones intranasales (no están disponibles en Argentina) para los casos de dolor irruptivo. Las dosis de rescate por vía transmucosa requieren ser tituladas de forma separada. Por la posibilidad de existencia de trazas de sustancias ferromagnéticas en el parche, hay que retirarlo antes de realizar una RMN y colocarlo de nuevo después.

**4. Buprenorfina:** sistema terapéutico transdérmico indicado en el dolor estable. Se puede titular la dosis p. ej. utilizando la morfina de liberación inmediata (→más arriba); dosis inicial es de 17,5-35 µg/h o una adecuadamente calculada en el caso de cambio de un opioide mayor a buprenorfina transdérmica; dosis máx. 140 µg/h. Cambio de la morfina VO por buprenorfina transdérmica →tabla 1-3. En Chile están disponibles parches de 5, 10, 20 y 35 µg/h, en Argentina de 5,

---

**Tabla 1-2.** Inicio del tratamiento con fentanilo transdérmico después de finalizar la titulación con morfina oral

1. Convertir la dosis diaria oral de morfina a fentanilo (p. ej. tomando la conversión 150:1[a], una dosis de morfina oral de 90 mg corresponde a 0,6 mg de fentanilo transdérmico) y seleccionar un parche que durante un día libere aproximadamente la misma cantidad de fentanilo (en el ejemplo 25 µg/h).

2. Adherir el primer parche por la mañana para facilitar la observación del enfermo y minimizar el riesgo de sobredosis durante las horas nocturnas.

3. Tras la colocación del primer parche, la concentración analgésica no se alcanza hasta transcurridas 12 h. Por ello, durante la transición de:

1) morfina oral de liberación inmediata → proseguir con las dosis regulares de morfina a la colocación del parche, a las 4 h y a las 8 h

2) morfina oral de liberación controlada durante 12 h → administrar la última dosis de morfina oral en el momento de la colocación del parche.

4. En caso de necesidad indicar al paciente la administración de dosis de rescate de morfina de liberación inmediata.

5. Al tercer día de la colocación del primer parche sumar las dosis de morfina rápida de rescate empleadas y evaluar la necesidad de modificar la dosis de fentanilo. No realizar el cambio eventual a parche a una dosis mayor hasta después de la aplicación de 1 o 2 parches.

6. Debido al menor efecto sobre el estreñimiento del fentanilo respecto a la morfina, se recomienda reducir la dosis de laxantes a la mitad y titular la dosis posteriormente.

7. Cambiar los parches cada 72 h.

8. Recordar las dosis de emergencia de los opioides de liberación inmediata (generalmente morfina) que alcanzan ~1/12-1/6[b] de la dosis diaria de fentanilo (tomando en cuenta la conversión). P. ej. al usar un parche de 25 µg/h la dosis de rescate de morfina VO de liberación inmediata generalmente alcanza 5-10 mg (si se usa la conversión 1:100) o 7,5-15 mg (si se usa la conversión 1:150). A veces es suficiente una dosis menor.

[a] Por ficha técnica se recomienda la conversión 150:1 o 100:1, dependiendo de la situación clínica (→características del producto). El Palliative Care Formulary 6 recomienda 100:1.

[b] Según Palliative Care Formulary 6: 1/10-1/6.

---

10 y 20 µg/h. La buprenorfina puede ser administrada en pacientes con insuficiencia renal y en diálisis. En ~10 % de los pacientes que cambian de morfina a fentanilo o a buprenorfina se presenta el síndrome de abstinencia que dura algunos días, principalmente bajo la forma de trastornos gastrointestinales. La administración de dosis adicionales de morfina, en caso de necesidad, elimina estos síntomas. Si se requiriera despegar el parche, recordar que se mantienen unos niveles sanguíneos significativos durante ≥24-30 h.

**5. Tapentadol:** agonista del receptor opioide µ e inhibidor de la recaptación de serotonina y noradrenalina (MOR-NRI). En Chile está disponible en comprimidos de 50 mg de liberación inmediata a administrar cada 4-6 h y de 50 y 100 mg de liberación controlada a tomar cada 12 h. En Argentina no está disponible comercialmente. Dosis máxima 500 mg/d. Su mecanismo complejo de acción explica no solo un efecto analgésico beneficioso, sobre todo en el dolor neuropático, sino también una menor (en comparación con opioides típicos) intensidad y frecuencia de aparición de efectos adversos limitados al tracto digestivo. La dosis máxima es de 250 mg 2×d.

**6. Metadona** (en Argentina están disponibles comprimidos de 5, 10 y 40 mg, y también se utilizan preparados magistrales): opioide utilizado sobre todo en caso de necesitar cambiar un opioide mayor (por lo general morfina) por otro a consecuencia de efectos secundarios no tolerados o de desarrollar tolerancia. Puede ser utilizado en la insuficiencia renal y en diálisis. Debido a vida media variable y a las interacciones farmacológicas con inductores o inhibidores enzimáticos, puede producir efectos tóxicos graves, por lo que de preferencia debería ser controlado por un especialista.

---

**Tabla 1-3. Inicio del tratamiento con buprenorfina transdérmica después de finalizar la titulación con la morfina oral**

1. Convertir la dosis diaria de morfina oral a buprenorfina, tomando la conversión promedio 100:1[a]; elegir un parche que libere la misma (o la más próxima posible) cantidad de buprenorfina (p. ej. una dosis de morfina de 84 mg se corresponde con 35 μg/h de buprenorfina).

2. La concentración analgésica se alcanza a las 12-24 h de la colocación del parche y sigue aumentando durante 32-54 h. Continuar con morfina durante las primeras 12 h. Se puede utilizar:

1) una dosis de liberación inmediata VO en el momento de la colocación del parche, a las 4 y a las 8 h

2) una dosis de liberación controlada coincidiendo con la colocación del parche, que asegura un efecto durante 12 h.

3. En caso de necesidad indicar al paciente la administración de dosis de rescate de morfina de liberación inmediata.

4. Evaluar las necesidades de dosis de rescate al 4.º día de la colocación del parche. Valorar si existe la necesidad de aumentar la dosis. Dado el largo período para lograr el equilibrio farmacológico (>9 d) de preferencia no aumentar la dosis de la buprenorfina antes de 7 días (después del segundo parche).

5. Debido al menor efecto sobre el estreñimiento de la buprenorfina respecto a la morfina, se recomienda reducir la dosis de laxantes a la mitad y titular la dosis posteriormente.

6. Cambiar los parches cada 72-96 h[b]. Para minimizar el riesgo de equivocación se pueden fijar los días y las horas (p. ej. lunes 8:00, jueves 20:00).

7. Recordar las dosis de emergencia de los opioides de liberación inmediata (generalmente morfina) que alcanzan ~1/12-1/6[c] de la dosis diaria de buprenorfina (tomando en cuenta la conversión). P. ej. al usar un parche de 35 μg/h la dosis de rescate de morfina VO de liberación inmediata generalmente alcanza 5-10 mg (si se usa la conversión 75:1) o 7,5-15 mg (si se usa la conversión 100:1). A veces es suficiente una dosis menor.

[a] El Palliative Care Formulary propone la conversión 100:1; la European Association for Palliative care 75:1 y la ficha técnica 75-115:1.

[b] Los parches del preparado genérico deberían cambiarse cada ≤72 h.

[c] Según Palliative Care Formulary 6 1/10-1/6.

---

**7. Indicaciones de inicio del tratamiento con opioides mayores:** la titulación de los opioides mayores tras pasar el 2.º nivel de la escalera analgésica se realiza generalmente con preparados orales de liberación inmediata o de liberación modificada. Con este propósito se suele utilizar la morfina, opcionalmente la oxicodona. La elección entre los preparados de liberación inmediata o controlada depende en gran medida de la preferencia del paciente, pero también de la situación clínica.

1) La titulación clásica (→tabla 1-1) con morfina de liberación inmediata parece estar particularmente indicada en pacientes que padecen dolor mal controlado (el efecto analgésico aparece a los 30 min de la administración del medicamento y dura ~4 h).

2) Cuando un opioide menor en dosis máximas es insuficiente y el dolor lentamente empeora, cambiar el opioide por uno mayor al utilizar un preparado de liberación controlada (y no inmediata); p. ej. morfina 10-30 mg VO cada 12 h, oxicodona 10 mg cada 12 h. Siempre hay que asegurar la posibilidad de administrar dosis de rescate de un opioide fuerte (por lo general de morfina) de liberación inmediata y en caso de necesidad (basándose en el número de dosis de emergencia) aumentar la dosis regular del opioide. El período durante el que se realiza el aumento de la dosis regular depende de la farmacocinética (p. ej. para la morfina de liberación controlada administrada cada 12 h, con frecuencia no mayor de 48-72 h, en el caso de la metadona no antes de los 5 días).

3) En caso de dolor severo, puede estar indicada una rápida titulación de un opioide mayor, habitualmente administrado por vía parenteral, p. ej.

morfina iv. 1-2 mg cada 10 min (opcionalmente VSc 1-2 mg cada 20 min) hasta conseguir el efecto analgésico deseado o hasta la aparición de efectos indeseables (somnolencia). Continuación del tratamiento: infusión continua iv./VSc o en forma fraccionada VSc/VO. Es necesario vigilar al paciente de forma precisa y asegurar la disponibilidad de naloxona. En pacientes con una grave alteración de la perfusión periférica (p. ej. deshidratación, *shock*, enfriamiento) la absorción de los medicamentos administrados de forma subcutánea puede estar retardada, y en caso de mejorar la perfusión se puede producir una absorción rápida de la dosis disponible en el tejido subcutáneo.

**8. Conducta en caso de síntomas indeseables**

1) **Somnolencia durante el día**: generalmente se presenta al inicio del tratamiento con opioides o después de un importante aumento de la dosis y desaparece en algunos días. Si la somnolencia no cede o empeora → reducir la dosis del opioide hasta la mínima dosis que evite la reaparición del dolor. Se deben tener en cuenta otras causas de somnolencia (p. ej. otros medicamentos, deshidratación, insuficiencia renal, hipercalcemia) y en caso de confirmarlas hay que tomar las medidas adecuadas. Si la somnolencia se mantiene, puede estar indicado el cambio a otro opioide (→más adelante).

2) **Náuseas y vómitos**: pueden aparecer en los primeros días del inicio del opioide y por lo general ceden espontáneamente. Debe advertirse al enfermo la posibilidad de aparición de náuseas y vómitos de tipo temprano, y definir conjuntamente el manejo de dichos síntomas (p. ej. el uso de fármacos antieméticos de forma regular durante un corto período de tiempo, o de manera *ad hoc*, algunos expertos recomiendan administrar un antiemético en los primeros días del uso de opioides). Administrar metoclopramida VO/VSc en dosis de 10 mg 3×d (máx. 30 mg/d, hasta 5 días; salvo los casos de uso de tramadol) o haloperidol VO/VSc, inicialmente en infusión continua VSc 0,5-1,5 mg/d o VO/VSc por la noche y en caso de necesidad, no más frecuentemente que cada 2 h y, a continuación, titular la dosis adecuadamente; el rango de dosis diarias es de 0,5-10 mg. Si el fármaco no resulta eficaz a dosis 5-10 mg/d → considerar cambiar el haloperidol por levomepromazina (VSc iniciar desde 3,125-6,25 mg/d y gradualmente ir aumentando la dosis, evitando el efecto sedativo; en Chile solo disponible la forma oral, en Argentina existen ampollas de 25 mg). Considerar la administración de otros antieméticos. Siempre descartar otras causas de las náuseas, pero si estas se mantienen, considerar cambiar al otro fármaco de este grupo.

3) **Estreñimiento**: es el síntoma indeseado más común. Habitualmente, además del tratamiento no farmacológico, se deben administrar laxantes regularmente →cap. 1.19, tabla 19-1.

4) **Otros**: sequedad de boca, prurito, retención de la orina, sudoración, alteración de las funciones cognitivas y de la concentración, neurotoxicidad esporádica (con mioclonías, confusión e hiperalgesia), supresión de la secreción de la LH, FSH, ACTH y GH, hiperalgesia opioide.

Un cambio de un opioide por otro se usa en casos de efectos secundarios intolerables y resistentes al tratamiento o en caso del desarrollo de tolerancia a un determinado opioide. Debido a una incompleta tolerancia cruzada entre opioides, disminuir la dosis inicial del segundo opioide en relación al valor calculado basado en las tablas de equivalencia analgésica. Consultar con un especialista en medicina paliativa o en medicina del dolor.

**9. Sobredosis de opioides utilizados con fines terapéuticos**: la bradipnea <8-10/min, pupilas puntiformes con reacción débil a la luz y trastornos de la conciencia deberían causar preocupación. En este caso derivar al paciente al hospital, interrumpir la siguiente dosis del opioide, hidratar correctamente con el fin de aumentar la diuresis, garantizar la permeabilidad de las vías respiratorias y el acceso a oxigenoterapia. En caso de depresión del centro respiratorio administrar naloxona iv. En caso de riesgo vital (p. ej. enfermo inconsciente, en el que se observan inspiraciones y espiraciones aisladas o que no respira) la dosis inicial es de 0,4 mg. En otras situaciones utilizar dosis menores (para prevenir la reaparición del dolor y del síndrome agudo de abstinencia): 0,02-0,1 mg iv. cada ~2 min hasta la recuperación de la función respiratoria. El MINSAL de Chile recomienda 0,04 mg cada 2 min iv. hasta recuperar la frecuencia respiratoria. Considerar en particular los opioides administrados de forma transdérmica, o la metadona, en caso de vida media larga. Debido a la fuerte afinidad de la buprenorfina al receptor opioide, en caso de su sobredosis, las dosis de naloxona iv. deben ser significativamente mayores y administradas por más tiempo. La dosis inicial es de 2 mg en 90 s, luego infusión continua 4 mg/h. En el caso de depresión respiratoria grave y/o acción prolongada de opioides, puede estar indicado un uso prolongado de infusión de naloxona, así como la observación en la UCI.

### Coanalgésicos

Medicamentos que, sin ser analgésicos, en ciertos tipos de dolor muestran actividad analgésica o potencian la acción de analgésicos. Son utilizados principalmente en la terapia del dolor neuropático.

**1. Fármacos antiepilépticos**

1) **Gabapentina**: registrada para el tratamiento del dolor neuropático, bien tolerada, no tiene interacciones medicamentosas significativas. Inicialmente 200-300 mg (100 mg en pacientes mayores o caquécticos) por la tarde; aumentar la dosis en 300 mg/d cada 2-3 días (100 mg en pacientes mayores o caquécticos), dependiendo del efecto. La somnolencia es el efecto indeseable que con mayor frecuencia dificulta la titulación de la dosis. En los pacientes más jóvenes, sin caquexia, sin insuficiencia renal y que no reciben medicamentos de acción depresora sobre el SNC, se puede aumentar la dosis de forma rápida en unos pocos días hasta 300 mg 3×d. La dosis máxima es de 1200 mg 3×d. Corregir la dosis en casos de la insuficiencia renal y en pacientes dializados.

2) **Pregabalina**: registrada para el tratamiento del dolor neuropático, bien tolerada, no tiene interacciones medicamentosas significativas. Comenzar con 75 mg 2×d; si hay necesidad, ir aumentando progresivamente cada 3-7 días →150 mg 2 × d →225 mg 2 × d →300 mg 2 × d (dosis máx.). En pacientes débiles, caquécticos comenzar con 25-50 mg 2×d y con precaución ir aumentando la dosis. Corregir la dosis en casos de la insuficiencia renal y en pacientes dializados.

3) **Carbamazepina**: inicialmente 50-100 mg 2×d; aumentar la dosis de forma lenta y progresiva hasta un máx. de 800-1200 mg/d. Recordar que hay numerosos efectos secundarios e interacciones medicamentosas significativas.

4) **Ácido valproico**: menor efecto analgésico, pero mejor tolerado, con interacciones medicamentosas menos frecuentes. Comenzar con 150-200 mg (en preparado de liberación modificada) por la noche, si es necesario aumentar la dosis progresivamente, administrando el fármaco 2×d, hasta un máx. 1500 mg/d.

**2. Fármacos antidepresivos**: se ha demostrado la eficacia de la duloxetina, la venlafaxina y de los antidepresivos tricílcicos en el tratamiento del dolor neuropático causado por neoplasias. En cuanto a los tricílicos, el fármaco más utilizado de este grupo es la **amitriptilina** (no administrar en combinación con tramadol, ya que ambos fármacos bajan el umbral convulsivo). El esquema de aumento de la dosis depende del efecto y de los síntomas indeseables (administrar por la noche): inicialmente 10 mg (sobre todo en pacientes mayores o caquécticos), después de 3-7 días 25 mg, luego en caso de necesidad aumentar la dosis en 25 mg/d cada 1-2 semanas. Por lo general en el tratamiento del dolor neuropático no se sobrepasa la dosis diaria de 100 mg (en personas >65 años no se recomiendan dosis de >75 mg/d).

**3. Otros coanalgésicos** (de segunda elección o utilizados en indicaciones específicas): antagonistas del receptor MNDA (ketamina, dextrometorfano), bloqueadores de los canales de sodio (lidocaína iv.), clonidina, baclofeno, además de bifosfonatos, denosumab y glucocorticoides, usados en el dolor óseo. En varios tipos de dolor neuropático periférico resultan eficaces: la lidocaína en parches (medicamento de elección en la neuralgia herpética) y la capsaicina en parches y en gel. En Chile la capsaicina solamente está disponible en crema dérmica, en Argentina no está disponible la lidocaína en parches ni la capsaicina (excepto como preparado magistral).

**Tratamiento no farmacológico**

**1.** El bloqueo y los procedimientos neurodestructivos (neurólisis, termolesión, criolesión, procedimientos neuroquirúrgicos) se deben considerar cuando: el tratamiento farmacológico es inefectivo, no tolerado o imposible, el carácter del dolor constituye indicación para este tipo de tratamiento, el paciente está de acuerdo con un procedimiento invasivo y su estado general lo permite

1) neurólisis del plexo celíaco, indicada en el tratamiento del dolor causado por neoplasias de páncreas, estómago, hígado, vesícula biliar, intestinos, riñón, metástasis retroperitoneales o por distensión esplénica

2) bloqueos y neurólisis del plexo hipogástrico, en neoplasias, otros síndromes dolorosos de los órganos pélvicos, calambres rectales dolorosos

3) bloqueos y neurólisis del ganglio estrellado, del segmento lumbar del tronco simpático del ganglio impar de Walter

4) bloqueos centrales (subaracnoideos y epidurales) con técnica continua — se realizan en especial cuando la administración sistémica de opioides es poco efectiva o cuando se producen síntomas indeseables difíciles de controlar

5) bloqueos periféricos del sistema nervioso, inyecciones en los puntos de activación, neurólisis del nervio intercostal.

**2. Radioterapia:** método de elección en el dolor localizado relacionado con las metástasis óseas (en las metástasis óseas múltiples y diseminadas es posible la administración de radioisótopo iv., p. ej. estroncio). A veces en el tratamiento del dolor neuropático comúnmente localizado en la pelvis (tumores del área presacra, infiltración del plexo lumbosacro), en el miembro superior o en el hombro (tumor de Pancoast, metástasis en los ganglios axilares, cervicales y supraclaviculares).

**3. Tratamiento quirúrgico:** p. ej. en el dolor neuropático yatrogénico, resección de un neuroma, anastomosis de un nervio seccionado; compresión de la médula espinal, descompresión y estabilización de la columna; en el dolor óseo causado por las metástasis, estabilización profiláctica del hueso o equipo ortopédico conservador y también técnicas mínimamente invasivas, tales como la vertebroplastia o la cifoplastia.

**4. Electroestimulación nerviosa transcutánea** (TENS): sobre todo en el dolor posoperatorio y en el dolor crónico no neoplásico.

**5. Fisioterapia** (masajes, ejercicios, terapia física): disminuye sobre todo el dolor miofascial o previene su aparición.

**6. Terapia ocupacional** (enseña al paciente a funcionar sin ocasionar dolor y reducir la atención al dolor) y **métodos psicológicos**.

---

**→ SITUACIONES ESPECIALES**

**Dolor neuropático**

Dolor relacionado con la lesión o enfermedad que afecta al sistema somatosensorial, p. ej. en el curso de la infiltración tumoral, de síndromes paraneoplásicos, postratamiento oncológico (p. ej. síndrome tras toracotomía o mastectomía, polineuropatía después de la quimioterapia, plexopatía después de la radioterapia) como consecuencia de caquexia (p. ej. mononeuropatías por compresión) y en el curso de enfermedades coexistentes (p. ej. herpes zóster, diabetes, uremia, después de un accidente cerebrovascular).

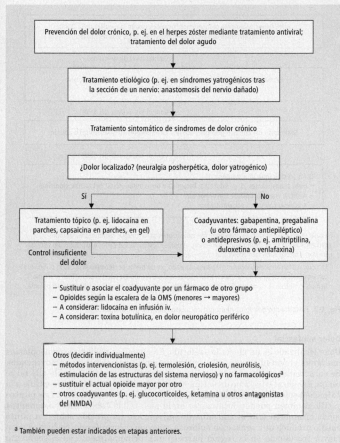

**Fig. 1-2.** Algoritmo de tratamiento del dolor neuropático periférico puro

## Tratamiento

1) dolor periférico neuropático puro causado por una lesión del nervio periférico (p. ej. neuralgia herpética, síndrome doloroso por mastectomía) →fig. 1-2

2) dolor neuropático mixto causado por el tumor; debido a la patogenia compleja, el tratamiento se inicia de acuerdo con la escalera analgésica y se añaden coanalgésicos, o simultáneamente, pero solo cuando se obtiene el efecto del opioide mejor posible, aunque insuficiente →fig. 1-3.

### Dolor óseo

Se presenta generalmente en las metástasis óseas (a veces no se descubre la neoplasia primaria). Inicialmente puede ser pasajero, comúnmente se intensifica y se vuelve crónico. El dolor puede ser espontáneo o ser causado por el movimiento o por el desplazamiento del peso corporal, con frecuencia se presenta una sensibilidad dolorosa localizada del hueso. **Tratamiento** →fig. 1-4.

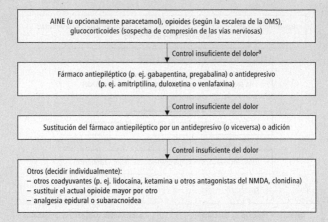

Fig. 1-3. Tratamiento del dolor neuropático mixto causado por neoplasias

### Dolor miofascial

Dolor localizado en un músculo o referido. Frecuente en pacientes con neoplasias malignas en estadio avanzado, en los pacientes caquécticos o inmovilizados. Se caracteriza por la presencia de puntos gatillo (área del músculo que no se relaja, debido al trastorno de la función de los canales de calcio, perceptible a la palpación como hipersensible, duro, nódulo fusiforme o en banda). Los puntos gatillo también pueden localizarse en la piel, tejido subcutáneo, ligamentos, tejido cicatricial tras el tratamiento quirúrgico. La presión sobre un punto gatillo produce una sensación dolorosa con o sin dolor referido. Se localiza con mayor frecuencia en la región paraespinal, principalmente en el segmento lumbar, sacro y sobre los glúteos y también en el área de la cabeza, cuello, parte anterior del tronco y en los miembros. La eliminación del punto gatillo alivia la sensación dolorosa. El dolor referido está descrito por el paciente como constante, sordo, de intensidad variable; generalmente disminuye después de la eliminación del punto gatillo. El dolor localizado en un músculo por lo general se intensifica al usar el músculo, lo que se relaciona con una discreta limitación de la amplitud del movimiento (menor uso del movimiento por el paciente), y hay una sensación de debilitamiento muscular. Se comprueba un mayor agotamiento y tensión del músculo implicado. **Tratamiento**: en pacientes en buen estado general utilizar la farmacoterapia solo por un corto período de tiempo. Esforzarse para restaurar una correcta longitud y fuerza muscular, postura y amplitud de movimiento en las articulaciones mediante ejercicios (estiramiento regular de los músculos), tratamiento de los puntos gatillo y el control de los factores desencadenantes. En los cuidados paliativos con frecuencia esto no es posible, así que el tratamiento sintomático se vuelve más importante: bloqueos de los puntos de activación mediante infiltraciones locales de medicamentos anestésicos (bupivacaína) o de los glucocorticoides. Enfriamiento local del músculo con el punto gatillo con estiramiento pasivo

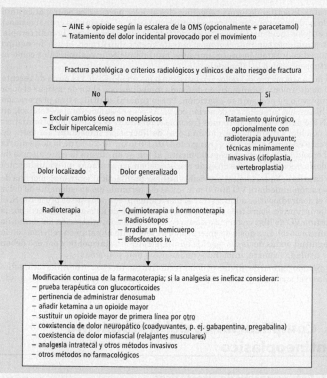

**Fig. 1-4.** Algoritmo de tratamiento del dolor óseo en la enfermedad neoplásica

simultáneo; fisioterapia (p. ej. masajes, ejercicios); psicoterapia (relajación, meditación); en caso de que sea necesario usar los AINE, aunque su eficacia no se ha demostrado en ensayos aleatorizados, y los relajantes musculares.

### Dolor irruptivo

Es el repentino aumento de sensaciones dolorosas a pesar de un tratamiento adecuado del dolor de base. El dolor irruptivo se puede confirmar solo cuando se cumplen ambos criterios:

1) presencia de dolor constante o crónico, es decir que dura ≥12 h al día, o este dolor se presentaría si el paciente no recibiera analgésicos con regularidad

2) dolor constante (o que dura ≥12 h al día) está controlado de forma satisfactoria.

La condición del diagnóstico es el aseguramiento de que el tratamiento del dolor constante es óptimo y que no se trata, p. ej., del aumento de la intensidad del dolor al final de la duración de la acción del opioide (p. ej. antes de la siguiente administración de la preparación de morfina de liberación controlada utilizada cada 12 horas) o cuando las dosis administradas del opioide son demasiado pequeñas (es necesaria la optimización del tratamiento regular). Es esencial diferenciar el dolor irruptivo idiopático (independientemente del estímulo) del incidental, producido por determinados estímulos conocidos, es decir, por procedimientos diagnósticos o terapéuticos, por una situación previsible (movimiento) o difícil de predecir (tos). Se debe determinar el mecanismo del dolor irruptivo y tratar de actuar de forma específica. En el dolor paroxístico neuropático ante todo se debe optimizar el tratamiento regular (p. ej. iniciar los coanalgésicos). En el dolor incidental causado por metástasis óseas considerar la radioterapia, el tratamiento con radioisótopos, el tratamiento quirúrgico, el uso del equipo ortopédico y también procedimientos mínimamente invasivos, tales como la vertebroplastia o la cifoplastia.

La farmacoterapia del dolor irruptivo se basa en el uso de las dosis de rescate del medicamento administrado de forma inmediata con el fin de mitigar el dolor irruptivo o de prevenir su aparición. Por lo general se utiliza una preparación de liberación inmediata y de acción corta. A veces es suficiente el metamizol, un AINE o paracetamol, pero más frecuentemente hay necesidad de administrar un opioide, generalmente morfina oral de liberación inmediata. La dosis de rescate en general está en el rango de 1/10-1/6 (o un 10-20 %) de la dosis diaria del opioide administrado regularmente, al tomar en cuenta la equivalencia de la dosis (recordar que las dosis de rescate deben ser tituladas individualmente).

En caso de dolor incidental previsible utilizar profilácticamente p. ej. morfina de liberación inmediata VO 30-60 min antes del estímulo desencadenante de dolor. En el dolor idiopático administrar el medicamento cuando este se presente. Si el dolor irruptivo, sobre todo idiopático, no es aliviado de forma satisfactoria por la morfina VO de liberación inmediata, considerar la administración del fentanilo transmucoso). Las dosis de emergencia de fentanilo no están en relación con la magnitud de las dosis del opioide administrado regularmente y por eso deben ser tituladas aparte, iniciando con las dosis más pequeñas.

El método óptimo de aliviar el dolor irruptivo (en una parte de enfermos, sobre todo en el medio hospitalario) puede ser la administración parenteral de opioide.

# 2. Complicaciones del tratamiento antineoplásico

## 2.1. Extravasación de citostáticos

### ➔ ETIOPATOGENIA Y CUADRO CLÍNICO

El paso del citostático al espacio perivascular o su infiltración directa pueden resultar en un cuadro inflamatorio local con ulceración y necrosis. Los **citostáticos** se clasifican en:

1) **vesicantes** (forman vesículas y producen una extensa necrosis local): antraciclinas (doxorrubicina, daunorrubicina, epirrubicina, idarrubicina), alquilantes (amsacrina, clormetina, cisplatino, bendamustina), antibióticos (mitomicina, mitoxantrona, dactinomicina), antimetabolitos (fluorouracilo a elevada concentración), alcaloides de la vinca (vinblastina, vinorelbina, vincristina, vindesina), taxanos (paclitaxel, docetaxel) y otros (trabectedina)

2) **irritantes** (producen una reacción inflamatoria local sin necrosis): compuestos alquilantes (dacarbazina, carmustina, melfalán, ifosfamida, estreptozocina), análogos del platino (cisplatino a baja concentración: 25-50 mg/m$^2$, carboplatino, oxaliplatino), derivados de podofilotoxina (tenipósido, etopósido), derivados de la camptotecina (irinotecán, topotecán) antraciclinas (doxorrubicina liposomal) y otros (ixabepilona)

3) **no vesicantes**: antimetabolitos (fludarabina, cladribina, metotrexato, pemetrexed, raltitrexed, citarabina, gemcitabina), enzimas de origen natural (asparaginasa), medicamentos de acción molecularmente orientada (bortezomib, anticuerpos monoclonales, temsirolimus, interferón, interleucina 2), compuestos alquilantes (tiotepa, ciclofosfamida), antibióticos (bleomicina).

**Síntomas de extravasación:** suelen aparecer en horas y consisten en: dolor intenso, enrojecimiento, aumento de la temperatura de la piel, edema. En 1-4 semanas pueden aparecer vesículas con hiperpigmentación, ulceración y necrosis. La extravasación del reservorio subcutáneo es una rara complicación. Dependiendo del lugar de extravasación, el medicamento puede almacenarse en el tejido subcutáneo de tórax, en el cuello, mediastino o en la cavidad pleural. Se suele manifestar como dolor torácico de elevada intensidad.

En caso de sospechar una extravasación se debe valorar una posible reacción específica local en forma de enrojecimiento y prurito en el área de cánula y a lo largo de la vena (p. ej. cisplastino, doxorrubicina, epirrubicina, fludarabina, melfalán, asparaginasa, daunorrubicina, mecloretamina) y una flebitis química, que se manifiesta con prurito, dolor quemante en el lugar de canulación, junto con vasoconstricción de la vena (p. ej. cisplastino, dacarbazina, epirrubicina, gemcitabina, vinorelbina, amsacrina, carmustina, mecloretamina [infusión continua en combinación con cisplastino]).

→ **TRATAMIENTO**

**Recomendaciones generales**

**1.** Interrumpir la administración de medicamentos y no extraer la vía venosa.

**2.** Determinar y anotar el nombre del medicamento extravasado.

**3.** Con el fin de disminuir la cantidad/concentración del medicamento extravasado en el tejido, aspirarlo del sitio extravasado con una jeringa (1-5 ml, no utilizar una jeringa mayor). No presionar el área afectada por la extravasación.

**4.** Delimitar con un bolígrafo o marcador el área afectada.

**5.** Utilizar un antídoto específico si está disponible →más adelante. Inyectarlo con poca presión a través de la vía venosa y posteriormente retirarla. Adicionalmente se puede instilar el área afectada por la extravasación.

**6.** Mantener elevada la extremidad afectada ≥48 h. Posteriormente se puede comenzar a movilizarla paulatinamente.

**7.** Aplicar compresas frías o calientes →más adelante.

**8.** En caso de daño tisular extenso y de aparición de necrosis, suele ser necesario desbridar la herida (a veces en varias etapas).

**9.** Describir con detalle cada incidente de extravasación en la historia clínica.

**10.** No se debe lavar el área de extravasación, aplicar apósitos compresivos ni compresas de alcohol o de acetotartrato de aluminio (solución de Burow).

**Manejo específico**

**1. Antraciclinas**

1) **compresas frías:** inmediatamente después de la extravasación y durante 24-48 h (aplicar 20 min 4×d)

2) **DMSO al 99 %** inmediatamente después de la extravasación en ungüento, cada 6-8 h durante 7-14 d

3) **dexrazoxano:** durante el 1.$^{er}$ día (5 h después de la extravasación) iv. 1000 mg/m$^2$, durante el 2.$^o$ día 1000 mg/m$^2$, durante el 3.$^{er}$ día 500 mg/m$^2$ iv.

**2. Alcaloides de la vinca**

1) **compresas calientes:** inmediatamente después de la extravasación (durante 30-60 min), luego 15-20 min 4×d o (con mayor frecuencia) durante 24-48 h

2) **hialuronidasa:** 150 uds. diluidas en 1 ml de NaCl al 0,9 % (preparar en total 1-6 ml); inyectar ~0,5-1 ml a través de la cánula, el resto en 3-5 inyecciones VSc en el área de la extravasación.

**3. Taxanos**

1) **compresas calientes:** inmediatamente después de la extravasación y hasta 24-48 h (durante 20 min 4×d)

2) **hialuronidasa**: 150 uds. diluidas en 1 ml de NaCl al 0,9 % (preparar en total 1-6 ml); inyectar ~0,5-1 ml a través de la cánula, el resto en 3-5 inyecciones VSc en el área de la extravasación.

**4. Mitomicina: DMSO al 99 %** en ungüento.

**5. Cisplatino, clormetina:**

1) **compresas calientes:** inmediatamente después de la extravasación y hasta 24-48 h (durante 20 min 4×d)

2) 2 ml de una solución de **tiosulfato de sodio** (a 4 ml de tiosulfato de sodio al 10 % añadir 6 ml de agua para inyección) inyectar VSc en el área de extravasación.

**6. Medicamentos no vesicantes: compresas frías secas.**

**Extravasación del reservorio subcutáneo**

**1.** Interrumpir la administración del medicamento y dejar el reservorio subcutáneo con el catéter en el vaso sanguíneo y la cánula en el reservorio subcutáneo.

**2.** Intentar aspirar el citostático a través del reservorio subcutáneo vascular y en caso de extravasación de la antraciclina administrar iv. dexrazoxano.

**3.** Realizar radiografía de tórax o TC urgente.

**4.** Realizar una interconsulta con cirujano con el fin de considerar, en su caso, el drenaje de la cavidad pleural, toracoscopia/toracotomía (en caso de la presencia del líquido en el mediastino), drenaje del tejido subcutáneo (en caso de un depósito del líquido subcutáneo).

**5.** Administrar tratamiento analgésico.

**6.** Administrar líquido iv.

**7.** Considerar la oxigenoterapia y el uso de antibiótico.

**8.** Realizar una observación precisa del estado del paciente y en caso de la falta de mejoría indicar una TC de control y una nueva interconsulta quirúrgica.

---

### → PREVENCIÓN

---

**1. Seleccionar un vaso sanguíneo adecuado**

1) evitar la administración de citostáticos en venas del dorso de la mano y en las áreas cercanas a los grandes vasos (la extravasación en estos lugares puede limitar la movilidad de la articulación)

2) no administrar citostáticos en venas con lesiones trombóticas, en miembros con flujo sanguíneo lento (p. ej. en la proximidad de zonas de linfadenectomía), edematosos o con paresia

3) los citostáticos más agresivos o los administrados en infusión continua, sobre todo en quimioterapia planeada a largo plazo, deben ser administrados a través de una vía venosa central o a través de un reservorio subcutáneo vascular

4) evitar la administración de citostáticos en los vasos sometidos a punción en un punto proximal al de la administración del fármaco en las últimas 48 h.

**2. Revisar el sitio de la punción:** asegurar el sitio de la punción de tal forma que sea fácil de observar; lavar durante unos minutos con NaCl al 0,9 % o con solución de glucosa al 5 % (no usar la solución de citostático para el lavado de la cánula). Periódicamente revisar el reflujo de la sangre a través de la vía.

**3. Correcta administración del citostático:** observar con precisión las instrucciones de administración del citostático por el fabricante, entre ellos la concentración del medicamento y el tiempo de administración. En primer lugar administrar los medicamentos fuertemente irritantes. Antes y después de cada administración del citostático lavar la zona de punción con ≥10 ml de NaCl al 0,9 %.

**4. Monitorizar el sitio de la punción:** completar la hoja de observación de la punción (considerar la documentación fotográfica).

## 2.2. Náuseas y vómitos

### ➡ ETIOPATOGENIA

Las náuseas y vómitos (N y V), como consecuencia de la quimio- y radiotera-pia, se presentan con diferente intensidad en un 70-80 % de los pacientes que no reciben una profilaxis antiemética apropiada. Dependiendo del tiempo de presentación tras la finalización del tratamiento, se dividen en N y V de tipo temprano (hasta 24 h) y de tipo tardío (después de 24 h).

El efecto emético más intenso (N y V de tipo temprano en >90 % de los pacientes) lo presentan: cisplatino (en dosis $\geq$50 mg/m$^2$), ciclofosfamida (>1500 mg/m$^2$), dacarbazina, carmustina (>250 mg/m$^2$), clormetina y estreptozocina, además de los esquemas de tratamiento combinado con antraciclina y ciclofosfamida. También ocasiona un fuerte efecto emético la irradiación corporal total. Un efecto emético moderado (N y V de tipo temprano en 30-90 % de los pacientes) lo presentan, entre otros: carboplatino, metrotrexato, doxorrubicina, docetaxel, pacilitaxel, etopósido, ifosfamida, ciclofosfamida ($\leq$1500 mg/m$^2$).

### ➡ PREVENCIÓN Y TRATAMIETO

La eliminación total de los vómitos tempranos es posible en ~80 % y los tardíos en el 40-50 % de los enfermos que no reciben una profilaxis antiemética apropiada. Las náuseas pueden ser controladas efectivamente en >50 % de los pacientes.

#### Principios generales

**1.** Ante todo realizar prevención de N y V antes de iniciar la quimio- o radioterapia.

**2.** El control de las N y V de tipo tardío se basa en el tratamiento óptimo de las N y V tempranas, así como en el uso de fármacos anti-NK1.

**3.** La elección de los medicamentos antieméticos depende del potencial eme-tógeno de la quimio- y radioterapia y de los posibles efectos indeseables de los medicamentos antieméticos.

**4.** En el caso de una terapia combinada la elección dependerá del componente más emetógeno del tratamiento.

**5.** Usar medicamentos antieméticos a las menores dosis efectivas.

**6.** Con el fin de optimizar el efecto, está indicada la combinación de varios antieméticos administrados VO, si es posible.

#### Prevención farmacológica

**1. N y V de tipo temprano:** la combinación más efectiva es la de antagonista del receptor 5-HT$_3$ con glucocorticoide; en el caso de quimioterapia de alto potencial emetógeno adicionalmente se usa el aprepitant o el netupitant. Medicamentos seleccionados:

1) **palonosetrón** 0,5 VO o 0,25 mg iv. 1 h antes de iniciar la quimioterapia

2) **ondansetrón** 8 mg VO o 0,15 mg/kg iv. 1 h antes de administrar el citostático

3) **dexametasona** 12 mg (1.er día) y 8 mg (2.º-4.º día) iv. o metilprednisolona 40-125 mg iv. 30-60 min antes de administrar el citostático

4) **aprepitant** VO indicado en el caso de administrar la quimioterapia de alto riesgo (1.er día: 125 mg VO, 2.º y 3.er día: 80 mg VO) o netupitant con palo-nosetrón (preparado combinado 300/0,5 mg) VO el 1.er día ~60 min antes del inicio de la quimioterapia

5) medicamentos complementarios: **metoclopramida** 2-3 mg/kg iv. o 20 mg VO antes de administrar el citostático y 2 h después; **clorpromazina** 12,5-50 mg IM o 10-25 mg VO cada 6-8 h; **tietilperazina** 6,5 mg VO o VR cada 4-6 h; **clonazepam** 0,5-2 mg iv. cada 4-6 h el día de la administración del citostático o 0,5-1 mg VO la noche y la mañana antes de administrar

el citostático; medicamentos antihistamínicos, p. ej. **prometazina** 0,25-0,5 mg/kg VO 4-6 × d.

**2. N y V de tipo tardío:** la eficacia de los antagonistas 5-HT$_3$ es mucho menor que en N y V de tipo temprano. No administrarlos en los días siguientes a la quimioterapia. Conducta propuesta: **metoclopramida** 5 mg/kg VO cada 6 h (inicio de administración: 2.º día, administrar durante 3 días desde la finalización de la quimioterapia) + **dexametasona** 8 mg VO o iv. cada 12 h (2.º y 3.er día) y 4 mg VO o iv. cada 12 h (4.º y 5.º día). En caso de una elevada probabilidad de vómitos, también se utiliza el **aprepitant** en el 1.er-3.er día después de la quimioterapia o el netupitant con palonosetrón (preparado combinado) en dosis única el 1.er día (antes de la quimioterapia).

**3. N y V relacionados con radioterapia:** **antagonista del receptor 5-HT$_3$** (con frecuencia combinado con **dexametasona** durante 5 días) antes de cada sesión relacionada con alto y moderado riesgo de N y V.

**4. N y V que se presentan a pesar de medidas preventivas adecuadas:** si se empleó la pauta de tratamiento antiemético más adecuada, considerar añadir lorazepam o alprazolam (preparaciones →cap. 22.4, tabla 4-1) o reemplazar metoclopramida (administrada iv. en alta dosis) por ondansetrón (si el paciente todavía no lo ha recibido).

## 2.3. Dermatitis por fármacos que inhiben el EGFR

**→ ETIOPATOGENIA Y CUADRO CLÍNICO**

Los anticuerpos que bloquean el factor de crecimiento epidérmico (EGFR) (p. ej. **cetuximab**, **panitumumab**, **afatinib**) y los inhibidores de la tirosina-cinasa, que forman parte de las vías de señalización activadas por el EGFR (p. ej. **gefitinib**, **erlotinib**), presentan en un 45-100 % de los pacientes efectos indeseables cutáneos. El cuadro clínico se asemeja al acné, aunque las lesiones difieren y son de localización atípica. No hay comedones, sí prurito y los cambios ceden con tratamiento antinflamatorio y no responden al tratamiento del acné. Inicialmente hay enrojecimiento local, edema y alteración de la sensibilidad en la cara y en la parte superior del tronco. Posteriormente aparece una erupción papulomacular (pequeñas pápulas elevadas, con frecuencia pruriginosas) que confluye en triángulo que abarca las mejillas y el mentón. A los 1-3 meses del tratamiento aparecen nuevas alteraciones como sequedad, telangiectasias, cabello y vello de las extremidades ralo y quebradizo, hipertricosis facial con excesivo crecimiento de las pestañas, y cambios en las uñas (paroniquia). Más frecuentemente los síntomas cutáneos son leves o moderados, pero en un 8-17 % de los pacientes son lo suficientemente severos para requerir la interrupción temporal o permanente del tratamiento.

**→ TRATAMIENTO**

**1.** El tratamiento de los cambios cutáneos depende de la severidad →tabla 2-1.

**2.** Las cejas y pestañas muy pobladas, así como el exceso de pilosidad facial puede eliminarse con depilación.

**3.** El paciente debe usar un calzado cómodo y evitar infecciones locales, sobre todo micóticas. El uso de esmaltes especiales puede fortalecer las uñas y prevenir la descamación y el agrietamiento de la placa ungueal.

## 2.4. Radiodermitis y mucositis por radiación

En el área de los tejidos sanos irradiada se produce un daño celular. **La reacción por radiación** puede ser **temprana** (síntomas hasta 6 meses del inicio de la radioterapia) o **tardía**.

**Tabla 2-1.** Clasificación, cuadro clínico y tratamiento de los cambios cutáneos y de las uñas, relacionados con la administración de fármacos que bloquean el factor de crecimiento epidérmico (EGFR)

| Forma | Cuadro clínico | Tratamiento |
|---|---|---|
| Erupción acneiforme | Grado I<br>– pústulas foliculares<br>– sin prurito | **Tratamiento local:** gel al 1 % o crema y gel al 0,75 % con metronidazol 2 × d |
| | Grado II<br>– pústulas foliculares<br>– afectación de <50 % de la sc.<br>– prurito | **Tratamiento local:** →más arriba<br>**Antibioticoterapia:** doxiciclina 100 mg 1 × d por 7-14 días, o cloxacilina 500 mg 4 × d por 7 días<br>**Tratamiento antipruriginoso:** antihistamínicos (p. ej. hidroxizina, cetirizina)<br>**Tratamiento analgésico:** paracetamol, ibuprofeno |
| | Grado III<br>– pústulas foliculares<br>– afectación de >50 % de la sc.<br>– prurito | Interrumpir el tratamiento con medicamentos que suprimen el EGFR para lograr disminuir la severidad de los cambios cutáneos hasta grado II<br>**Tratamiento local:** →más arriba + compresas húmedas (de NaCl al 0,9 % 2-4 × d por 10 min)<br>**Tratamiento sistémico:** doxiciclina 100 mg 2 × d<br>**Tratamiento antipruriginoso, analgésico y tratamiento de la infección:** →más arriba |
| | Grado IV<br>– eritrodermia (descamación y ulceraciones de la piel) | Interrumpir el tratamiento con medicamentos que suprimen el EGFR y trasladar al paciente al centro especializado de tratamiento de quemaduras |
| Sequedad de la piel | Prurito y sequedad de la piel | **Indicaciones generales:** evitar la exposición exagerada de la piel al agua y al jabón<br>**Preparados suavizantes de la piel:** 5-10 % de urea y otros preparados<br>**Tratamiento antipruriginoso:** →más arriba |
| | Piel agrietada | Preparados suavizantes de la piel |
| | Inflamación seca de la punta del dedo | **Preparados suavizantes de la piel:** 5-10 % de urea, periódicamente crema con glucocorticoide de potencia intermedia (fluticasona, betametasona) |
| Sobre-infección viral | | Valaciclovir 500 mg 2 × d por 5 días |
| Paroniquia | | **Tratamiento local:** métodos de prevención (uso de calzado suelto, baños con medios antisépticos), glucocorticoides de alta potencia (clobetasol en crema)<br>**Tratamiento sistémico:** doxiciclina 100 mg 1 × d por 7-14 días<br>**Tratamiento de la infección:** cloxacilina 500 mg 4 × d por 7 días |

sc. — superficie corporal

### 2.4.1. Radiodermitis

#### ➔ PREVENCIÓN

**1.** Aseo diario con uso de gel de baño con pH neutro, sin utilizar cepillos, esponjas, exfoliantes ni productos irritantes (p. ej. perfumes, esmaltes).

**2.** Evitar el daño mecánico en el área irradiada (p. ej. usar máquinas de afeitar eléctricas en lugar de cuchillas de afeitar) y la exposición al sol.

**3.** Opcionalmente usar glucocorticoides tópicos para atenuar las molestias y el prurito.

**4.** Utilizar cremas fotoprotectoras en el área irradiada (no usar antes de la irradiación). Se pueden utilizar antiperspirantes.

**5.** No fumar.

**6.** Administrar tratamiento analgésico según las reglas de la OMS →cap. 23.1. En la piel irradiada no se deben adherir parches con medicamentos analgésicos (fentanilo, buprenorfina).

#### ➔ CUADRO CLÍNICO Y TRATAMIENTO

**Grado I** — eritema discreto o descamación seca → no requiere consulta especializada; el paciente debe cuidar la limpieza del área irradiada. Puede usar cremas hidratantes (sin fragancia).

**Grado II** — eritema moderado o intenso, descamación húmeda macular, generalmente limitada a los pliegues y lugares de flexión de la piel, edema moderado → requiere consulta con radioncólogo (oncológica):

1) si no hay signos de infección → aplicar antisépticos tópicos, antinflamatorios y estimulantes de la cicatrización, p. ej. sulfadiazina de plata, dexpantenol, ácido hialurónico, glucocorticoides; aplicar varias veces al día; tras obtener mejoría utilizar solo la preparación con glucocorticoides 2-3×semana

2) si se presentan signos de infección → considerar el cultivo del frotis, aplicar antibiótico tópico: clindamicina, neomicina.

**Grado III** — descamación húmeda en lugares distintos a los pliegues y sitios de flexión de la piel; sangrado con pequeños traumatismos o rozaduras → conducta igual que en el grado II; además considerar el uso de apósitos absorbentes adecuados.

**Grado IV** — necrosis o ulceración de todo el espesor de la piel, sangrado espontáneo → contactar con el centro de radioterapia (opcionalmente modificar el área y la distribución de las dosis de radiación); tratamiento en un centro especializado en heridas y quemaduras.

### 2.4.2. Mucositis oral por radiación

#### ➔ PREVENCIÓN

**1.** Prohibir el consumo de alcohol, tabaco y alimentos picantes y duros.

**2. Antes de la radioterapia:** tratamiento odontológico de la caries dental. Las eventuales extracciones dentales deben realizarse ≥10-14 días antes de iniciar el tratamiento antineoplásico.

**3. Durante la radioterapia y después de su finalización (por ≥2 semanas):**

1) cuidar de la higiene de la cavidad oral: cepillado dental con dentífrico ≥3×d, con un cepillo suave y cambiarlo con regularidad, usar hilo dental con delicadeza

2) ingerir con frecuencia pequeñas cantidades de agua y/o enjuagar la cavidad oral con NaCl al 0,9 %, con solución de bicarbonato sódico o de bencidamina 4-6×d; no usar soluciones de clorhexidina ni alcohol

3) usar cubos de hielo (si no hay daño de la membrana mucosa).

→ **CUADRO CLÍNICO**

Se presenta en casi todos los pacientes con cáncer de cabeza y cuello sometidos a irradiación. Se debe evaluar ≥1× semana la aparición de la reacción y precisar su intensidad en una escala: 0 — sin síntomas, dieta normal; 1 — eritema, dolor, dieta normal; 2 — eritema, úlceras focales, dieta normal; 3 — úlceras extensas, el paciente puede consumir únicamente alimentos líquidos, 4 — sangrado de mucosas, no es posible la alimentación vía oral.

→ **TRATAMIENTO**

**1. Xerostomía** → indicar goma de mascar sin azúcar o caramelos sin azúcar, enjuagues con solución salina de NaCl al 0,9 % o con bicarbonato sódico, uso de "saliva artificial".

**2. En caso de dolor leve a moderado** → medicamentos tópicos: benzocaína (en preparaciones compuestas) o bencidamina varias veces al día sobre la superficie alterada de la mucosa. En caso de dolor intenso →cap. 23.1 (se acepta el lavado bucal con morfina al 0,2 % o con doxepina al 0,5 %).

**3. Si hay sospecha de infección** → realizar un frotis e iniciar tratamiento empírico con antibiótico de amplio espectro (aminoglucósidos, cefalosporinas de III generación) o con antifúngico en caso de sospecha de candidiasis oral.

**4. En caso de imposibilidad de recibir alimentación VO** → considerar la nutrición parenteral.

## 2.4.3. Esofagitis por radiación

Se presenta con frecuencia a las 2-3 semanas de la radioterapia en el cáncer de pulmón o de esófago. Provoca la lesión de la mucosa esofágica con formación de múltiples erosiones.

**Prevención:** administración de amifostina (durante el curso de la quimioterapia en pacientes con cáncer de pulmón no microcítico), además de evitar el consumo de alcohol, tabaco y de alimentos secos o picantes.

**Síntomas:** disfagia, odinofagia, pirosis, náuseas y vómitos. Puede producirse estenosis esofágica.

**Tratamiento:**

1) evitar alimentos picantes, fuertemente condimentados y secos
2) dieta líquida, según la intensidad de la molestia
3) IBP o bloqueantes $H_2$
4) analgésicos según los principios de la OMS →cap. 23.1
5) en casos más severos → gastrostomía o nutrición parenteral.

## 2.4.4. Mucositis intestinal por radiación

Se presenta en ≥50 % de los pacientes tras irradiación de la zona pélvica y de la cavidad abdominal. La intensidad de los cambios inflamatorios depende ante todo de la dosis y del área afectada por la irradiación.

**Prevención:** indicar una adecuada hidratación y dieta (baja en residuos y grasas), proponer el uso de probióticos que contengan *Lactobacillus* (después de la irradiación pélvica).

**Síntomas:** diarrea, heces con moco, náuseas y vómitos, dolor abdominal, tenesmo rectal, meteorismo y flatulencias persistentes, sangrado del tracto digestivo inferior (por lo general escaso y remite espontáneamente).

**Tratamiento:**

1) dieta pobre en residuos y pobre en grasas, líquidos sin gas, evitar productos lácteos (a excepción de yogures), frutas y verduras crudas, alcohol y tabaco

2) prevención de la deshidratación (controlar la presión arterial y la concentración de electrólitos en suero) y tratamiento sintomático de la diarrea (lorepamida y en caso de su ineficacia atropina)

3) en caso de sangrado rectal se pueden usar enemas con sucralfato (2 g de sucralfato en suspensión en 30-50 ml de agua a través de una sonda de Foley)

4) en caso de síntomas de enteropatía considerar el uso de sulfasalazina (500 mg 2×d)

5) en casos más severos considerar la nutrición parenteral

6) en la rectitis postrádica crónica se puede considerar el uso de oxigenoterapia hiperbárica y en casos severos y resistentes al tratamiento terapia endoscópica (p. ej. coagulación con plasma de argón).

## 2.5. Fiebre neutropénica

### → DEFINICIÓN Y ETIOPATOGENIA

La neutropenia es la complicación hematológica más frecuente durante el tratamiento antineoplásico, debido a la acción mielotóxica de la quimio- o radioterapia. También puede ser el resultado de la infiltración de la médula ósea por las células neoplásicas. En la neutropenia con fiebre, solo en un 20-30 % de los pacientes se logra identificar un patógeno responsable. Por lo general son cocos grampositivos, seguidos por bacilos entéricos *Enterobacteriaceae* (p. ej. *Escherichia*, *Klebsiella*) y por bacilos gramnegativos no fermentadores (p. ej. *Pseudomonas*).

**Definición** de fiebre neutropénica:

1) temperatura oral ≥38,3 °C en una toma única o ≥38 °C que se mantiene por 2 h y

2) recuento de neutrófilos <500/µl o disminución prevista hasta <500/µl en las próximas 48 h.

### → PROCEDIMIENTO

**1. Evaluar el riesgo de complicaciones y de muerte** con ayuda de la puntuación MASCC →tabla 2-2 o, de forma más sencilla

1) alto riesgo: neutropenia prevista durante un largo período (>7 días) y severa (recuento de neutrófilos ≤100/µl) y/o complicaciones clínicamente significativas

2) bajo riesgo: los demás pacientes

**2. Realizar al menos dos hemocultivos**, uno obtenido de la vía sanguínea y otro de una vena periférica u otras áreas, dependiendo de la etiología sospechada →cap. 25.5.1.

**3. Iniciar antibioticoterapia empírica de amplio espectro** inmediatamente (dentro de la primera hora desde la evaluación) →fig. 2-1.

**Indicaciones para añadir vancomicina** u otro antibiótico con actividad contra las bacterias grampositivas a la terapia empírica inicial:

1) inestabilidad hemodinámica u otros signos de sepsis severa

2) neumonía confirmada radiológicamente

3) resultado positivo del cultivo para bacterias grampositivas (antes de una definitiva identificación del microorganismo y del antibiograma)

4) sospecha clínica de sepsis severa relacionada con catéter vascular (p. ej. escalofríos durante la inyección por el catéter o signos de infección alrededor del catéter)

5) infección de la piel o de los tejidos blandos

6) colonización documentada por SARM, EVR o neumococos resistentes a la penicilina

**Tabla 2-2. Sistema de puntuación MASCC para la identificación de pacientes con neutropenia de bajo riesgo de infección y de complicaciones en el momento de la aparición de la fiebre**

| Característica | Puntuación |
|---|---|
| Severidad de la enfermedad (escoger solo una opción) | |
| Asintomática o síntomas leves | 5 |
| Síntomas moderados | 3 |
| Paciente en estado grave o agonizante | 0 |
| Sin hipotensión | 5 |
| Sin EPOC | 4 |
| Neoplasia sólida o sintomática del sistema hematopoyético, sin infección micótica previa | 4 |
| Sin deshidratación que requiera tratamiento intravenoso | 3 |
| Fiebre de aparición extrahospitalaria | 3 |
| Edad <60 años (no se aplica a pacientes ≤16 años) | 2 |
| ≥21 ptos. = bajo riesgo | |

7) inflamación severa de las mucosas; si para la profilaxis se usó una fluoroquinolona, para el tratamiento empírico se utiliza ceftazidima.

**Modificación de la antibioticoterapia empírica en caso de sospecha o diagnóstico confirmado de infección con cepa resistente (según IDSA 2011 y ECIL 2013):**

1) SARM → vancomicina, linezolid o daptomicina
2) VISA → linezolid, tigeciclina, daptomicina, quinupristina con dalfopristina
3) ERV → linezolid, tigeciclina, daptomicina (*E. faecalis*), quinupristina con dalfopristina (*E. faecium*)
4) cepas productoras de BLEE → carbapenem
5) cepas *Enterobacteriaceae* resistentes a carbapenem → terapia combinada de colistina, tigecilina, aminoglucósido o fosfomicina
6) *K. pneumoniae* productora de carbapenamasa → colistina o tigeciclina
7) *Pseudomonas aeruginosa* resistente a β-lactámicos → colistina o fosfomicina
8) *Acinetobacter spp.* resistentes a β-lactámicos → colistina o tigeciclina
9) *Stenotrophomonas maltophilia* → cotrimoxazol, fluoroquinolonas (ciprofloxacino, moxifloxacino), ticarcilina con ácido clavulánico.

**En caso de identificar el patógeno** responsable de la infección, administrar el antibiótico específico de menor espectro. El tratamiento debe durar ≥7 días, hasta la eliminación microbiológica de la infección, el cese de los síntomas clínicos, incluida la fiebre por ≥4 días. En el 2.º-4.º día de la antibioticoterapia empírica evaluar de nuevo al paciente →fig. 2-2.

Todo paciente con neutropenia persistente en el que se ha finalizado la antibioticoterapia debe permanecer en observación hospitalaria por ≥24-48 h. El manejo de los pacientes de alto riesgo, en quienes la fiebre se mantiene después de 4 días de antibioticoterapia, se observa en →fig. 2-3.

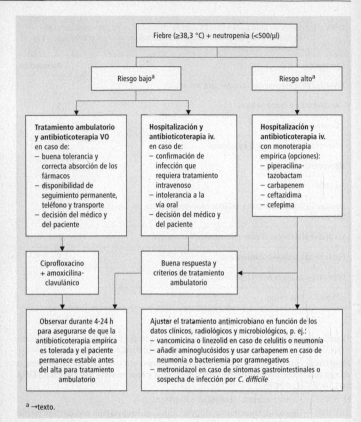

**Fig. 2-1.** Tratamiento inicial de la fiebre neutropénica (según las guías de la IDSA 2011)

### 4. Profilaxis en pacientes afebriles con neutropenia

1) régimen sanitario, sobre todo higiene de las manos y mascarillas que cubren la cara y la nariz, en casos justificados aislar al paciente

2) considerar el uso de:

   a) fluoroquinolona (ciprofloxacino o levofloxacino), solo en pacientes de grupo de alto riesgo

   b) fármacos antifúngicos y antivirales, solo en pacientes sometidos a la alo-TPH o a quimioterapia de inducción en LMA

   c) cotrimoxazol: en enfermos con factores de riesgo de infección con *Pneumocystis jiroveci*, p. ej. durante corticoterapia durante ≥1 mes, tratamiento con análogos de purina

   d) G-CSF o GM-CSF: administrar

   – durante el primer ciclo de quimioterapia, en caso de que el riesgo de fiebre neutropénica sea ≥20 % (se debería considerar también en enfermos que reciben quimioterapia intensiva)

   – si han aparecido complicaciones asociadas a neutropenia después del primer ciclo de quimioterapia, y

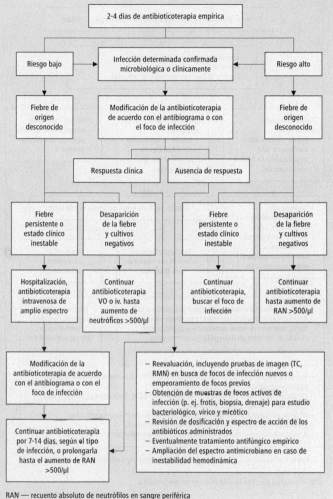

**Fig. 2-2.** Reevaluación de enfermos con neutropenia febril transcurridos 2-4 días de antibioticoterapia empírica (según las guías de la IDSA 2011)

- cuando la reducción de dosis de citostáticos o el retraso de su administración puede influir en la supervivencia
- en pacientes con serias comorbilidades y mayores de 60 años

   Es igualmente efectivo el uso de filgrastim 5 µg/kg/d o 100 µg/kg/d de pegfilgrastim o 6 mg en dosis única

3) evitar la permanencia prolongada en un ambiente con gran concentración de esporas micóticas (p. ej. grandes trabajos de remodelación).

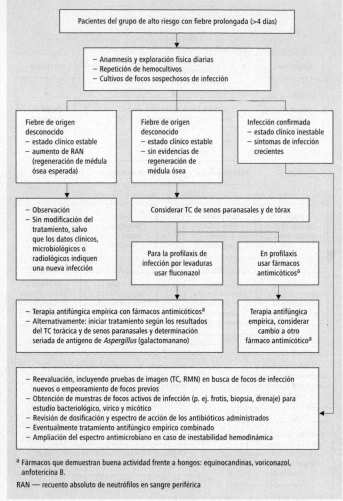

Fármacos que demuestran buena actividad frente a hongos: equinocandinas, voriconazol, anfotericina B.[a]

RAN — recuento absoluto de neutrófilos en sangre periférica

**Fig. 2-3.** Manejo de pacientes del grupo de alto riesgo con fiebre tras 4 días de antibioticoterapia (según las guías de la IDSA 2011)

## 2.6. Síndrome de lisis tumoral

### → DEFINICIÓN Y ETIOPATOGENIA

Es un síndrome potencialmente mortal por las alteraciones metabólicas ocasionadas tras la rápida lisis de las células tumorales. Puede presentarse en los primeros días de quimioterapia en neoplasia de gran actividad proliferativa y elevada quimiosensibilidad (sobre todo linfoma de Burkitt y leucemias agudas hiperleucocitarias). Excepcionalmente puede aparecer espontáneamente. La lisis tumoral libera grandes cantidades de potasio, purinas y fosfatos.

### → CUADRO CLÍNICO Y DIAGNÓSTICO

Los síntomas están relacionados con las complicaciones metabólicas: insuficiencia renal aguda (debido a la precipitación de los cristales de ácido úrico y de fosfato de calcio), trastornos del ritmo cardíaco (debido a la hiperpotasemia →cap. 19.1.4.2), tetania (y otras manifestaciones de hipocalcemia →cap. 19.1.6.1). Puede cursar de forma subclínica (solo alteraciones de laboratorio).

El síndrome de lisis tumoral se puede reconocer en pacientes que presentan una gran masa tumoral, en quienes se desarrolla insuficiencia renal aguda, trastornos del ritmo cardíaco o convulsiones, hiperuricemia (>8 mg/dl [475,8 µmol/l]), hiperfosfatemia (>4,5 mg/dl [1,45 mmol/l]), hiperpotasemia >6 meq/l o hipocalcemia <7 mg/dl corregido o iónico <1,12 mmol/l (tienen que presentarse ≥2 de los 4 trastornos metabólicos mencionados), o si la concentración sérica de ácido úrico, potasio, fosfatos o calcio se modifican en ≥25 % durante los 3 días antes o hasta 7 días después de iniciar la quimioterapia.

### → PREVENCIÓN

**1.** Durante ≥2 días antes de la quimioterapia administrar **alopurinol** 600 mg/d y adecuada hidratación (3 $l/m^2$/24h) para alcanzar una diuresis superior a los 3 l/24h.

**2.** En neoplasias del sistema hematopoyético con un gran recuento de leucocitos considerar la leucoféresis.

**3.** En pacientes de alto riesgo puede usarse una dosis fija de rasburicasa de 3 mg. Cuando se usa la rasburicasa, no es necesario el uso de alopurinol.

**4.** No se recomienda la alcalinización de la orina.

### → TRATAMIENTO

**1.** En el síndrome ya desarrollado administrar: **alopurinol** (máx. hasta 550 mg/$m^2$), **líquidos** 4-5 l/24 h y diurético de asa (p. ej. **furosemida** 40-80 mg iv.), para mantener la diuresis >3 l/24 h.

**2.** Equilibrar los trastornos metabólicos: hiperpotasemia →cap. 19.1.4.2, hipocalcemia →cap. 19.1.6.1, hiperfosfatemia →cap. 19.1.7.2. Si se mantiene una fuerte hiperuricemia (>15 mg/dl) → considerar el tratamiento con **rasburicasa**, por lo general en dosis de 0,2 mg/kg/d por 3-7 días.

**3.** En caso de insuficiencia renal aguda → adecuar la administración de líquidos a la diuresis y realizar hemodiálisis (elimina eficazmente el ácido úrico).

# 3. Sedación en cuidados paliativos

El objetivo más importante de los cuidados paliativos es la prevención y alivio del sufrimiento, y optimización de la calidad de vida. En algunos enfermos, particularmente en la última etapa de la vida, la fuente del sufrimiento son síntomas muy pronunciados e imposibles de tratar. La **sedación** en cuidados paliativos (sedación **paliativa**) es un procedimiento de último recurso en casos de enfermedad crónica y progresiva en la etapa terminal, cuando el paciente expresa que el **sufrimiento es insoportable**, y el personal médico ha agotado todas las posibilidades terapéuticas disponibles para **aliviarlo**. En tales casos es un procedimiento éticamente aceptado, que consiste en inducir una sedación farmacológica deliberada, que reduce el nivel de conciencia o mantiene la inconciencia. En la toma de decisión sobre la sedación paliativa es importante la **intención**: eliminar o aliviar el sufrimiento, imposible de conseguir de otra manera, y no acortar/quitar la vida al paciente. Así pues, la sedación paliativa no tiene nada en común con la eutanasia ni con el suicidio asistido.

## → INDICACIONES

**1. Sedación paliativa continua:** se mantiene hasta el final de la vida del enfermo. Asegura la muerte bajo sedación o durante el sueño, del cual el enfermo no se despierta. Se usa con mayor frecuencia en las situaciones mencionadas más adelante.

1) En enfermos en los que se prevé un tiempo corto de supervivencia (algunos días) y que sufren síntomas somáticos persistentes, resistentes al tratamiento y de gran intensidad (insoportables), entre ellos el más frecuente es una disnea sin alivio (sobre todo en enfermos en estado general grave con insuficiencia respiratoria), y con menor frecuencia el dolor.

2) Como tratamiento de emergencia: de administración inmediata en situaciones repentinas, dramáticas, tales como hemorragia mortal de las vías respiratorias (p. ej. en enfermos con cáncer de pulmón o garganta) con disnea muy grave y ansiedad.

3) En enfermos próximos a la muerte, con un trastorno del nivel de conciencia que les impide hablar y que transmiten señales no verbales de sufrimiento (intranquilidad motora, quejidos, muecas), que pueden ser signo de la existencia de un sufrimiento sin aliviar.

4) A petición del enfermo, cercano a la muerte, que padece un pánico intolerable al sufrimiento durante la muerte y pide morir durante el sueño.

5) Se puede considerar en enfermos terminales en situación de últimos días, con un sufrimiento existencial/espiritual (síndrome de desmoralización), imposible de controlar mediante otros métodos. Puede ser difícil de diferenciar de la depresión o puede coexistir con ella, por lo que la aplicación de la sedación paliativa en estos casos es muy controvertida (las consultas psiquiátricas repetidas, el apoyo espiritual y psicológico, así como las entrevistas familiares con participación del equipo interdisciplinar del *hospice*, pueden no siempre aportar una respuesta decisiva sobre una indicación incuestionable para la aplicación de sedación paliativa).

**2. Sedación intermitente:** temporal (p. ej. hasta 24-48 h en caso de sufrimiento existencial), en la cual se despierta al enfermo tras la suspensión de fármacos sedativos o disminución de su dosis. Se utiliza:

1) en presencia de síntomas muy molestos, que remiten notablemente tras el descanso aportado por la sedación paliativa intermitente, p. ej. durante la noche

2) a petición del enfermo

3) hasta la aparición del efecto de otro método potencialmente eficaz para aliviar las dolencias.

**3. Sedoanalgesia:** es un procedimiento, habitualmente a corto plazo, que protege del dolor irruptivo (episódico). Se utiliza en enfermos en cuidados paliativos tanto intrahospitalarios como domésticos, en los cuales son necesarios:

1) la ejecución de intervenciones dolorosas, normalmente al lado de la cama del enfermo (p. ej. extracción manual de heces, cateterización de la vejiga, cambio de apósitos, limpieza de la herida, fijación del acceso central y del catéter epidural)

2) protección frente al dolor desencadenado por cambios posturales, mientras se realizan actividades higiénico-sanitarias, transporte o procedimientos diagnósticos.

## → COMPLICACIONES

Contacto temporal o constantemente limitado del enfermo con el entorno, o su falta. Otros síntomas clínicamente significativos (trastornos cardiovasculares y respiratorios, aspiración de vómito a las vías respiratorias y reacciones adversas a medicamentos) ocurren raramente. La sedación paliativa que se realiza con una administración apropiada de los fármacos sedativos y la monitorización del enfermo no acorta la vida del enfermo.

## → MANEJO

**1.** Debe informarse al enfermo (a petición del mismo y en presencia de sus seres cercanos, de una manera comprensible) acerca de los objetivos de la sedación, sus indicaciones y métodos (incluyendo los fármacos administrados), haciendo hincapié en el doble efecto de los mismos: positivo (alivio del sufrimiento) e inevitable negativo (compromiso de conciencia o su pérdida). Debe obtenerse el consentimiento informado del paciente tras una conversación sincera en momentos de progresión evidente de la enfermedad, en los que es conveniente anticiparse a las necesidades de sedación en el futuro cercano, y conocer las preferencias y voluntades del paciente al respecto, como p. ej., la forma de abordar la disnea cuando sea imposible de controlar. Informarlo de que la sedación puede provocar compromiso de conciencia, sueño, pérdida de contacto con sus seres más cercanos, imposibilitar la toma y comunicación de decisiones, y también dificultar la despedida antes de la muerte. Se debe asegurar que gracias a la sedación paliativa el enfermo no va a sufrir. Con enfermos que temen el sufrimiento asociado a la muerte y solicitan sedación paliativa para morir durante el sueño, se tiene que mantener una conversación sincera y alentadora para determinar las preocupaciones del paciente y también hay que asegurarle que durante la agonía recibirá atención y que el sufrimiento será eficazmente aliviado (incluyendo el empleo de fármacos sedativos, si el enfermo mantiene su decisión).

**2.** En pacientes cerca de la muerte, incapaces de tomar decisiones, en los cuales se presentan síntomas que pueden ser interpretados como sufrimiento (→más arriba) y también en casos repentinos y dramáticos, comúnmente fatales (p. ej. hemorragia masiva de las vías respiratorias), la decisión de iniciar la sedación es tomada inmediatamente por el médico que diagnostica tal situación (tener en cuenta excepciones al consentimiento informado, éticamente y legalmente, en Chile Ley 20584).

**3.** En caso de no poseer una experiencia adecuada → consultar con un especialista en medicina paliativa o con un anestesiólogo.

**4.** Hay que asegurarle al enfermo la intimidad y la tranquilidad, hay que colocarlo en posición cómoda, facilitar un contacto permanente con el médico y el enfermero, y, en caso de solicitarlo, con sus seres cercanos y con la asistencia espiritual. Debe tenerse en cuenta la posibilidad de retención urinaria y otras causas de incomodidad modificables, y cerciorarse del buen funcionamiento de la cánula venosa.

**5.** Continuar con los fármacos utilizados en el tratamiento sintomático, incluidos los analgésicos (en general opioides →cap. 23.1), la hidratación (según la mejor conveniencia en cada caso) y los cuidados sanitarios, así como administrar sedantes iv. o VSc a dosis principales muy bajas incrementándolas progresivamente.

1) **Midazolam** (benzodiazepina de vida media corta, tiene acción calmante, somnífera, miorrelajante, amnésica, quita la ansiedad, hace que desaparezcan las convulsiones): inicialmente inyectar 0,25 mg iv. o 0,5 mg/kg/d (1,5 mg/dosis iv.) o 2,5-5 mg/dosis cada 4-6 h VSc, luego en infusión continua 0,25-1,0 (y más) mg/h (habitualmente 0,02-0,1 mg/kg/h) iv.; o 15-30-60 mg/d VSc. Repetir la dosis de inducción (2,5-5 mg) cada 4-6 h VSc, las dosis de rescate deben ser iguales que la dosis de inducción. Tras 24 h de inducción, se calcula la dosis de infusión continua, sumando todas las dosis (de inducción + de rescate) administradas

en las últimas 24 h, obteniendo así la cantidad a cargar en infusión continua de 24 h, o bien dividiendo dicha cantidad total entre 24, obteniendo así el resultado a administrar en 1 h mediante bomba de infusión continua. Inicio de acción después de 1-3 min (iv.), 10-15 min (VSc), actúa 15-20 min después de interrumpir la infusión. El midazolam con el fin de la sedación paliativa se aplica en el hospital. Excepcionalmente el fármaco puede administrarse en el ámbito doméstico por un enfermero con experiencia que se mantiene en contacto con el médico especialista, bajo la supervisión del cual se inicia la sedación paliativa. Efectos adversos: en función de la dosis y la velocidad de administración puede aparecer, sobre todo en combinación con opioides, una depresión del centro respiratorio, reducción de la presión arterial y —en caso de utilizar dosis altas— flacidez muscular y temblor paradójico. Los efectos del midazolam pueden revertirse con el uso de flumazenilo →cap. 20.3.

2) **Propofol**: agente hipnótico de acción rápida y de corta duración, utilizado en anestesia general, en sedación en unidades de cuidados intensivos, así como para sedación superficial, p. ej. durante procedimientos diagnósticos; con efecto sedativo, somnífero, anticonvulsivo, amnésico, antiemético, miorrelajante, antipruriginoso, alivia el hipo persistente y dilata los bronquios. Debido a su escasa solubilidad en agua existe en forma de emulsión que contiene aceite de soja, glicerol y lecitina, por lo que puede inducir reacciones alérgicas y contaminarse con bacterias con facilidad. Una vez abierto, el envase debe utilizarse inmediatamente (hasta 8 h). Cambiar el catéter cada 12 h. Se utiliza en sedación paliativa (en dosis subanestésicas, mucho menores que durante la anestesia general) en caso de ineficacia del midazolam, únicamente en condiciones hospitalarias (sobre todo en servicios de medicina paliativa, bajo la observación del especialista en cuidados paliativos o del anestesiólogo). La dosis inicial es de 1 mg iv. (preparación: 10 mg [1 ml] de propofol al 1 % en 10 ml de solución de glucosa al 5 %), se repiten dependiendo del efecto terapéutico cada 2-5 min. Luego una infusión iv. continua de 10-70 mg/h. Sus efectos aparecen en 40-45 s, alcanzan un pico a los 2 min, desaparecen después de 3-10 min desde la retirada. Efectos adversos: depresión del centro respiratorio (enlentecimiento de la respiración), oclusión de la vía aérea (caída de la lengua), efecto depresor de la circulación, incluyendo la reducción de la presión arterial, debida a una vasodilatación sin taquicardia refleja, bradicardia, acidosis metabólica con taquicardia (el denominado síndrome por infusión de propofol), dolor producido por la administración iv. (evitar inyecciones en las venas de pequeño diámetro, debido a su efecto irritativo; la dilución del fármaco es importante). El médico debe estar presente durante la fase de inducción de la sedación con propofol, y permanecer con el enfermo durante ≥10 min para evaluar la eficacia y seguridad del tratamiento).

3) **Sedoanalgesia**: simultáneamente, en general iv., se administra un analgésico (normalmente el opioide usado en dosis de rescate, p. ej. morfina 1-2 mg) y un fármaco sedativo (habitualmente midazolam a dosis inicial de 0,25-1 mg controlando el efecto) algunos minutos antes de la intervención/procedimiento planeado.

**6.** Durante la sedación paliativa aplicar oxigenoterapia, controlar la frecuencia respiratoria, la $SpO_2$ con el uso de pulsioxímetro, la frecuencia cardíaca y la tensión arterial, y tener en cuenta la permeabilidad de las vías respiratorias (es especialmente importante durante la administración de dosis de prueba y el establecimiento de dosis objetivo del fármaco). Evaluar la eficacia y la profundidad de la sedación paliativa, la cual debe asegurar un alivio óptimo del sufrimiento, basándose en las palabras del enfermo (si está consciente), su comportamiento, las palabras de sus personas más cercanas y las observaciones del personal médico. Es recomendable utilizar escalas para evaluar la profundidad de la sedación (p. ej. la escala de Ramsay). El personal médico que cuida del enfermo debe estar siempre accesible a los seres cercanos para así poder transmitir la información sobre el efecto de la sedación paliativa en el alivio de los síntomas (que el enfermo no está sufriendo) y el estado del enfermo. Respetar los deseos del enfermo y de sus seres cercanos.

# 4. Agonía

La agonía generalmente se acompaña de síntomas preagonizantes y se prolonga desde unas horas hasta unos días (si no se presenta una muerte súbita, p. ej. causada por una hemorragia o un embolismo pulmonar). El reconocimiento inicial de que la persona se encuentra en situación de últimos días u horas de vida debe hacerse en un equipo médico de más de un profesional (o por un médico y un enfermero). La mayoría de los pacientes agonizantes tienen trastornos de la conciencia que dificultan la comunicación. Además manifiestan su dolor y las molestias producidas por las posiciones incómodas, la sed, la fiebre y la retención de orina, a través de muecas, gemidos y agitación psicomotora. Estas son con frecuencia mejor interpretadas por los familiares que por el personal médico. Los rasgos faciales se afilan, el pulso se vuelve filiforme, las extremidades están frías y pálidas, y la respiración es con ronquidos (estertores), acelerada e intermitente.

## → PRINCIPIOS DE ATENCIÓN AL PACIENTE MORIBUNDO

**1.** Idealmente, para planificar un cuidado individualizado en la fase agónica, se debe conversar y tomar decisiones compartidas con el paciente y con la familia previo al deterioro cognitivo.

La principal condición de una buena atención es la presencia constante de una persona cercana, apoyada por personal médico experimentado, y una comunicación abierta/honesta con el paciente (mientras sea posible) y su familia, relativa a los cuidados en la fase de agonía y en el período de muerte.

**2.** Toda intervención clínica debe revisarse individualmente según el mejor interés para ese paciente. Hay que respetar las preferencias del paciente y su familia.

**3.** Situar al paciente en una posición cómoda.

**4.** Restringir las actividades de cuidado a las estrictamente necesarias, evitar ruidos molestos y la luz brillante, así como el exceso de visitas (procurar que le acompañen no más de 1-2 personas).

**5.** Realizar todas las intervenciones bajo una analgesia y/o sedación adecuada.

**6.** Al paciente que mantenga un buen nivel de conciencia se le pueden administrar pequeñas cantidades de sus bebidas preferidas. Humedecerle la lengua y la cavidad oral. Evaluar la necesidad de hidratación artificial iv. y VSc, incluyendo el inicio, continuidad o cese de la hidratación clínica asistida. Evaluar el resultado de la hidratación con regularidad, y continuarla únicamente si esta alivia los síntomas del enfermo, tales como p. ej. *delirium*. No hidratar de manera rutinaria, ya que esto puede conducir, entre otros factores, al aumento de la cantidad de secreciones en la vía respiratoria e intensificar los estertores. De estar indicada, es preferible la hidratación VSc →cap. 25.7. Supervisar el balance hídrico, ya que habitualmente por la falla renal se producen balances hídricos positivos, que deben evitarse. Considerar los valores y preferencias del moribundo (y su familia) respecto a la hidratación. Explicar a los familiares que la suspensión o disminución de aportes parenterales es beneficiosa para el enfermo y no constituye un abandono del tratamiento.

**7.** Utilizar pañales y limitar el sondaje. En caso de que el paciente sufra una retención urinaria dolorosa introducir una sonda a la vejiga bajo sedación con midazolam y después de anestesiar la uretra con un gel con lidocaína.

**8.** Se debe asegurar anticipadamente la disponibilidad de medicación parenteral para el control de síntomas prevalentes (p. ej. dolor, secreciones respiratorias excesivas, agitación, náuseas/vómitos y disnea). Cambiar la vía de administración de fármacos de VO a VSc, con menor frecuencia iv. VSc puede administrarse el tramadol (en caso de dolor moderado, dosis VSc igual a la VO, 12-25 mg), la morfina (en caso de dolor y disnea fuertes; a una dosis VSc igual a 1/3-1/2 de la dosis VO o a partir de 1,5-2,5 mg en caso de aliviar el dolor, y 1-1,5 mg en caso de aliviar la disnea, si el enfermo anteriormente no tomaba morfina), la metoclopramida (antiemético), haloperidol (antiemético y además en enfermos agitados, a partir de 0,5-2,5 mg), levomepromazina (en caso de ineficacia de haloperidol con las mismas indicaciones, a partir de 3-6,25 mg), midazolam (en caso de inquietud y sufrimiento no controlado, a partir de 1-1,5 mg). La periodicidad de administración de todos estos fármacos es cada 4-6 h. Asimismo, todos estos fármacos pueden mezclarse en una misma jeringa (p. ej. por 24 h, para la administración de 2 ml por la aguja puncionada subcutáneamente). Si el enfermo antes recibía opioides por vía transdérmica, hay que continuar el tratamiento.

**9.** Si el enfermo refiere dolor → administrar una dosis adicional del analgésico VSc y en caso de necesidad repetirla pasados 20-30 min. Si la dosis administrada hasta el momento es ineficaz, hay que aumentarla en 30-50 %. Si hay acceso iv., administrar 1 mg de morfina (independientemente de las dosis de morfina VO/VSc utilizadas hasta ahora o del opioide en parche). Administrar las dosis iv. siguientes, en caso de necesidad, cada 10 min.

**10.** Administrar midazolam al paciente con disnea, ansiedad acentuada y agitación psicomotriz; de acuerdo con las guías españolas reconocidas en Chile y en Argentina inicialmente en dosis única de 2,5-5 mg VSc o 1,5 iv. (la dosis puede repetirse después de 5-10 min). Después de controlar los síntomas continuar con una infusión continua (10-15 mg o más, si hace falta). Si el efecto del midazolam no es satisfactorio, entonces está indicado el uso de propofol en condiciones hospitalarias, con el fin de obtener una correcta sedación. Si la comunicación con el paciente no es posible → es indispensable el permiso de un familiar para aplicar la sedación.

**11.** En los enfermos con estertores de muerte no se recomienda aspirar la secreción de las vías respiratorias superiores, ya que suele ser poco eficaz y puede causar sufrimiento. La modificación de la posición del paciente (para el decúbito lateral) y uso de escopolamina puede ser eficaz. Educar a la familia respecto a que los estertores no producen sufrimiento al paciente inconsciente.

**12.** Aliviar la fiebre utilizando paracetamol o metamizol VR o iv. solo si produce molestias al paciente.

**13.** Los pacientes al encarar la muerte pueden temer a sufrir dolor o asfixia. En el momento de la muerte buscarán la compañía de alguien cercano y se preocuparán por sus familiares. Con frecuencia los pacientes tienen sufrimientos existenciales/espirituales desconocidos. Ofrecer al paciente la posibilidad de despedirse de las personas más allegadas y de acceder al ministerio sacerdotal/asistencia espiritual.

**14.** El cuidado del paciente y aquello que sea importante para él y sus allegados debe ser tenido en cuenta inmediatamente después de la muerte para asegurar que sea digna y respetuosa.

**15.** Dedicar mucha atención a los familiares, para los que la muerte del paciente es una fuente de gran sufrimiento. Hay que proporcionar una atmósfera de apoyo a través de la empatía, y una buena comunicación (informar acerca del estado actual del paciente, sus síntomas y de las actuaciones realizadas), facilitar una presencia permanente de las personas más allegadas (un sillón o una cama de campaña adicionales en la habitación) y la posibilidad de despedirse. En presencia del moribundo y difunto mostrar respeto a su cuerpo y compasión a la familia (condolencias). Informar acerca de la posibilidad de ayuda para necesidades específicas, ya sean espirituales, legales o relacionadas con tradiciones culturales.

# 5. Muerte

La muerte es un fenómeno disociado que afecta de forma individual a los diferentes tejidos y sistemas orgánicos en diferentes momentos. Las definiciones que se aplican actualmente equiparan la muerte con la muerte cerebral (lo que se demuestra con frecuencia por la falta de actividad del tronco cerebral) o con un paro cardíaco irreversible. La certificación de la muerte como consecuencia del diagnóstico de muerte cerebral tiene un significado especial en pacientes con ventilación mecánica (pues posibilita el trasplante de órganos y pone fin a un tratamiento inútil del fallecido). En la mayoría de las situaciones (cuando las funciones del sistema respiratorio y circulatorio no están bajo un soporte artificial) se utilizan los criterios tradicionales para diagnosticar la muerte.

## 5.1. Diagnóstico de muerte

**1.** Criterios tradicionales de diagnóstico de muerte y posibles causas de diagnóstico erróneo.

1) **Paro cardíaco**: falta de pulso en las grandes arterias (arterias carótidas) y ausencia de ruidos cardíacos en la auscultación durante ≥2 min. La dificultad para percibir el pulso puede estar causada entre otros por una avanzada ateroesclerosis del arco y de la bifurcación de la aorta, o por la presencia de un *stent* en las arterias carótidas. Al examinar el pulso o auscultar los tonos cardíacos durante un período de tiempo corto puede pasar desapercibida la acción cardíaca en los pacientes con el síndrome de Stokes-Adams.

2) **Paro respiratorio**: período de observación de la respiración demasiado corto en el caso de una respiración irregular y lenta en el curso de acidosis, intoxicación por fármacos y drogas, inflamaciones, tumores y edema cerebral (nota: la contracción de los músculos cervicales y de la caja torácica pueden imitar la respiración incluso unos minutos después del paro cardíaco, lo que puede retrasar una eventual resucitación).

3) **Pupilas dilatadas sin reacción a la luz**: la falta de reacción a la luz puede ser el resultado de una lesión del iris, enfermedades de la retina y del nervio óptico, además de la administración de medicamentos dilatadores de la pupila. Hay que recordar que el paciente puede tener una prótesis del globo ocular.

Los síntomas 2 y 3 se presentan unos minutos después del paro cardíaco. La muerte puede diagnosticarse al estar presentes simultáneamente los tres síntomas arriba mencionados.

**2.** Certificación de la muerte en un paciente sometido a hipotermia: se puede reconocer la muerte si se presentan algunos signos ciertos de muerte, es decir congelación, lividices cadavéricas, *rigor mortis*, descomposición del cuerpo. En caso de hallar a una persona con signos de enfriamiento, sin función cardíaca, iniciar la resucitación y continuarla simultáneamente con el calentamiento del cuerpo. Solo la falta de eficacia de la resucitación, luego de la normalización de la temperatura del cuerpo, permite declarar la muerte. Las lividices cadavéricas pueden ser confundidas con las manchas congestivas presentes en los pacientes con insuficiencia cardíaca congestiva avanzada (las manchas congestivas se diferencian por ceder al aplicarles presión).

**3.** La realización del **ECG** o la observación directa del monitor cardíaco facilita y confirma el reconocimiento de la detención de la función cardíaca, siempre que se reúnan unas condiciones técnicas adecuadas: conexión correcta de los electrodos, ajuste adecuado de las características, evaluación del trazado en varias derivaciones. Recordar que:

1) la actividad eléctrica del corazón sin función sistólica se puede mantener incluso por decenas de minutos después del paro cardíaco

2) el fallecido puede tener implantado un marcapasos que mantiene la función eléctrica (existe una clasificación de donación de órganos en asistolia, consensuada en Madrid en 2011, Clasificación de Maastricht modificada, que es la considerada en Argentina).

**4.** Criterios de muerte cerebral: es especialmente útil en aquellas situaciones en las que el proceso de la muerte es largo y está notablemente disociado, lo que en la práctica clínica hace referencia a los pacientes conectados a ventilación mecánica. Se puede sospechar la muerte del tronco cerebral si:

1) se comprueba que el paciente que está en coma no presenta función respiratoria espontánea (está siendo ventilado mecánicamente), se conoce la causa

del coma, y existe una lesión cerebral primaria o secundaria irreversible respecto a las posibilidades terapéuticas y el paso del tiempo

2) se descarta intoxicación e influencia de agentes farmacológicos (drogas, somníferos, tranquilizantes, neurolépticos, relajantes de los músculos estriados, etc.), hipotermia (temperatura de la superficie corporal ≤35 ºC; mantener la temperatura por encima de este valor durante todo el período diagnóstico de la muerte cerebral), trastornos metabólicos y endocrinológicos (p. ej. coma diabético, hipoglucemia), edad <7 días.

En Chile la Ley N.º 19 451 (promulgada el 29 de marzo de 1996) es la que regula las normas sobre trasplante y donación de órganos, y establece los criterios de muerte cerebral que son:

- ningún movimiento voluntario observado durante 1 h
- apnea luego de tres minutos de desconexión de ventilador
- ausencia de reflejos troncoencefálicos.

La muerte se acredita mediante certificación unánime e inequívoca, otorgada por un equipo de médicos, uno de cuyos integrantes (al menos) debe desempeñarse en el campo de la neurología o neurocirugía. Los médicos que otorgan la certificación no pueden formar parte del equipo que efectúa el trasplante.

La muerte cerebral certificada por la comisión equivale al diagnóstico de muerte y le permite, y obliga al médico, a interrumpir de inmediato las acciones terapéuticas, con excepción de las situaciones de donación planificada de órganos para trasplante. En Chile cada una de estas posibilidades debe ser comunicada a la Coordinación Nacional de Procuramiento y Trasplante de Órganos y Tejidos del Ministerio de Salud, a través de la Coordinación Local de Procuramiento del hospital respectivo. En Argentina el diagnóstico de muerte encefálica es un proceso clínico y una obligación legal derivada de la nueva Ley N.º 27 477 (2018) de Ley de Trasplante de Órganos, Tejidos y Células. El protocolo de diagnóstico de muerte cerebral bajo criterios neurológicos está disponible en la página del Instituto Nacional Central Único Coordinador de Ablación e Implante y del Ministerio de Salud y Desarrollo Social.

## 5. Paro cardíaco irreversible

Criterios de paro cardíaco irreversible, que preceden a la donación de células, tejidos u órganos para el trasplante:

1) asistolia o actividad eléctrica sin pulso (PEA, disociación electromecánica) y simultáneamente falta a la palpación de pulso espontáneo (no relacionado con la compresión del esternón) en las carótidas o en las arterias femorales, durante los últimos ≥20 min (≥45 min en niños ≤2 años) de una resucitación cardiopulmonar (RCP) realizada correctamente

2) la asistolia o la PEA y la ausencia del pulso espontáneo en las arterias carótidas o femorales se mantienen ininterrumpidamente 5 min después de finalizar la RCP; durante este período tampoco se evidenciará la presencia de los reflejos del tronco cerebral (reacción de las pupilas a la luz, reflejo corneal y óculo encefálico, reacción motora al dolor ante estímulos dolorosos aplicados en el territorio de inervación de los nervios faciales), cuando es posible evaluar estos reflejos

3) el paro cardíaco se presentó en una situación en la que el médico tratante considera que, de acuerdo con el conocimiento médico actual, la RCP no será exitosa y durante 5 min ininterrumpidos se mantiene asistolia o la PEA con ausencia de pulso espontáneo en las arterias carótidas o femorales; durante este lapso de tiempo no se evidenciará la presencia de los reflejos del tronco cerebral (cuando sea posible evaluar estos reflejos)

4) la temperatura central del cuerpo es >35 °C (en hipotermia se debe realizar la RCP y simultáneamente calentar al paciente).

En Chile, según la ley N.º 19 451, en caso de muerte encefálica con criterio para realizar un trasplante de órganos el certificado de defunción expedido por un médico, se agregará un documento en que se dejará constancia de los antecedentes que permitieron acreditar la muerte. En Argentina la certificación del fallecimiento debe ser suscrita por 2 médicos, de los que por lo menos uno tiene que ser neurólogo o neurocirujano y ninguno de ellos debe ser integrante del equipo que realice ablaciones o implantes de órganos del fallecido.

## 5.2. Certificación de muerte

Incluye no solo el diagnóstico de muerte, sino también la determinación de su causa y la cumplimentación del certificado de defunción. La persona que diagnostica el fallecimiento firma el certificado de defunción. El modo de determinar la muerte y sus causas depende del lugar del fallecimiento: si el fallecimiento ocurrió en el hospital (u otra instalación estacionaria de atención médica) o fuera del hospital (o fuera de la instalación médica estacionaria). La norma vigente en Chile se cita en el Reglamento para el otorgamiento o extensión de certificado médico de defunción (MINSAL, dto. 460, de 1970; publicado en el Diario Oficial de 18 de julio de 1970). En Argentina es vigente el Protocolo Nacional para Certificar el Diagnóstico de Muerte Bajo Criterios Neurológicos, publicado en el Boletín Oficial N.º 31 844.

## 5.3. Autopsia

**1.** Es **obligatoria**, si se reúne ≥1 de las siguientes situaciones.

1) Existe la sospecha de que la muerte ha sido el resultado de un hecho delictivo. En este caso el médico y las otras personas llamadas para realizar el examen del cuerpo deben dar aviso al fiscal correspondiente de forma inmediata, quien a su vez ordenará la autopsia, o a la comisaría de policía más cercana. En este caso el certificado de defunción será emitido por aquel médico que por orden del tribunal o del fiscal realizó el examen del cuerpo o la autopsia. Es igual en caso de una sospecha de muerte por suicidio (aunque la ley no lo exige de forma clara).

2) La muerte ha sido causada o existen sospechas de una enfermedad infecciosa: el médico u otra persona que realice el examen del cuerpo debe dar aviso inmediato a la Autoridad Sanitaria o SEREMI, que pueden ordenar la autopsia (en algunos casos también pueden prohibirla).

3) La muerte ocurrió en el hospital y no se puede aclarar su causa de forma precisa.

**2.** En los casos restantes se puede, pero no de manera obligatoria, realizar la autopsia (**autopsia clínica**), siempre que el paciente o su representante autorizado no hayan puesto objeción para su realización. En Chile es excepcional realizar autopsia clínica y no es necesario justificar su falta. En Argentina se realizan autopsias con fines académicos en algunos hospitales universitarios.

**3.** En caso de trasladar para la autopsia el cuerpo del paciente fallecido dentro del hospital, el jefe del servicio o el médico por él autorizado y que atendía al paciente rellenará el formulario de autopsia (puede ser un documento aparte o integrado en la documentación del cuerpo referida a la morgue, rellenado por el enfermero). Además de los datos personales, el formulario contendrá un espacio para escribir los datos relevantes referentes a las enfermedades del paciente (diagnóstico) y eventualmente al curso del tratamiento, las causas de la muerte y los procedimientos realizados. Al rellenar el formulario, se deben escribir todos los datos que vayan a ser importantes para el médico que va a realizar la autopsia, para que así sea posible precisar la causa de la muerte. Facilitarle al médico la historia clínica.

**4.** Anexar el protocolo de la autopsia a la documentación de la hospitalización. Anotar el diagnóstico anatomopatológico en la página que cierra la historia clínica y en informe clínico. Si hay discrepancias entre el diagnóstico clínico y el anatomopatológico, evaluar brevemente sus causas y determinar el diagnóstico definitivo de la enfermedad de base, las enfermedades coexistentes y las eventuales complicaciones.

# 1. Inyección de medicamentos y otros medios

Antes de realizar los procedimientos descritos a continuación primero hay que lavar y desinfectar las manos y después colocarse guantes desechables.

## 1.1. Inyecciones intramusculares

### Contraindicaciones

**1. Absolutas:** edema o cambios inflamatorios en el sitio de inyección planificada, *shock* y centralización de la circulación (excepción: administración de adrenalina en el *shock* anafiláctico →cap. 17.1), falta de consentimiento del paciente.

**2. Relativas:** enfermedades musculares, trastornos de la coagulación. Evitar inyecciones IM en pacientes dializados crónicamente.

### Complicaciones

Abscesos y otras complicaciones infecciosas. Daño irreversible en los nervios (con mayor frecuencia al nervio ciático). Trastornos de sensibilidad reversibles (en el área de inervación del nervio ciático). Necrosis avascular del músculo (con mayor frecuencia después de inyecciones de glucocorticoides). Reacción adversa específica de cada medicamento (p. ej. reacción alérgica).

### Equipo

Guantes desechables, gasas, desinfectante, jeringa, aguja de 70 mm (más corta en niños) y Ø 0,8-0,9 mm (21-20 G), aguja para extraer el medicamento de la ampolla (o jeringa precargada con el medicamento, con o sin aguja).

### Sitio de inyección

**1. Glúteo.** El paciente debe estar en decúbito lateral o supino con las piernas ligeramente flexionadas en las rodillas. Localización del sitio de inyección (no se recomienda dividir el glúteo en cuadrantes): colocar la yema del dedo índice sobre la espina ilíaca anterosuperior. Abrir los dedos de la mano, deslizando el dedo medio lo más posible hacia atrás sin despegar el dedo índice. Manteniendo el dedo índice en el mismo lugar, girar la mano de manera que la eminencia tenar se pose sobre el trocánter mayor del fémur. El sitio de inyección está en el 1/3 inferior del triángulo señalado por los dedos índice y corazón.

**2. Brazo.** La inyección en la superficie lateral del músculo deltoides se relaciona con un alto riesgo de daño en los nervios y vasos sanguíneos.

**3. Muslo.** El paciente está en decúbito supino. Colocar una mano sobre el trocánter mayor y la otra sobre la rodilla del paciente, en la superficie lateral del muslo, con los pulgares uno hacia el otro. El punto de inyección se encuentra en el medio de la línea entre ambos pulgares.

### Técnica

**1.** Limpiar el lugar de la inyección con gasa empapada de antiséptico.

**2.** Insertar la aguja (conectada con la jeringa) perpendicularmente a la superficie de la piel, hasta que su extremo se encuentre dentro del músculo. Al tomar contacto con el hueso, retirar la aguja ~1 cm.

**3.** Antes de inyectar el medicamento se debe tirar del émbolo de la jeringa para asegurarse de no administrarlo dentro de un vaso sanguíneo. En caso de aspirar sangre, retirar la aguja, cambiar de aguja y de jeringa y tomar una nueva dosis de medicamento.

**4.** Sosteniendo la tapa, inmovilizar la aguja con una mano e inyectar el medicamento lentamente. A continuación retirar la aguja, perpendicularmente a la piel. En caso de sangrado asegurar el sitio de la inyección con un apósito.

## 1.2. Inyección subcutánea

### Contraindicaciones

**1. Absolutas:** edema o cambios inflamatorios en el lugar de la inyección, *shock* y centralización de la circulación, falta de consentimiento del paciente.

**2. Relativas:** trastornos de la coagulación.

### Equipo

Guantes desechables, gasas, antiséptico, jeringa, aguja corta (Ø hasta 0,7 mm [22 G]), aguja para cargar el medicamento contenido en la ampolla (o autoinyector precargado con o sin aguja), recipiente para agujas y jeringas usadas.

### Lugar de la inyección

Piel del abdomen o de la superficie lateral del muslo, opcionalmente superficie lateral del brazo.

### Técnica

**1.** Limpiar y desinfectar la piel en el lugar de la inyección con una gasa empapada de antiséptico.

**2.** Tomar y levantar la piel con 2 o 3 dedos formando un pliegue de un grosor ~2 cm.

**3.** Insertar la aguja perpendicularmente al pliegue y aspirar (tirar del émbolo de la jeringa) para evitar la inyección intravenosa. En caso de aspirar sangre, retirar la aguja, cambiar de aguja y de jeringa y tomar una nueva dosis de medicamento. Inyectar el medicamento.

Método alternativo: después de insertar la aguja soltar el pliegue, tomar la jeringa con ambas manos, aspirar, a continuación inyectar el medicamento.

## 1.3. Inyección intravenosa

Actualmente las inyecciones intravenosas repetidas se realizan, al igual que las infusiones por goteo o continuas, a través de un catéter (cánula) introducido en una vena periférica →cap. 25.5.2 y —si es necesario— a través de un catéter introducido en una vena central. A continuación se describe la inyección en la vena periférica, en la que se usa una aguja común y que se realiza con mayor frecuencia si la inyección se aplica una sola vez o cuando no se dispone de catéter.

### Contraindicaciones

No se deben puncionar venas situadas en un área infectada o quemada ni las venas de la extremidad superior en la que exista una fístula para hemodiálisis.

### Complicaciones

Flebitis, hematoma, infección, inyección extravascular del medicamento.

### Equipo

Guantes, gasas, antiséptico, banda (torniquete), aguja (por lo general Ø 0,9 mm [20 G]), jeringa, aguja para cargar el medicamento.

### Lugar de la inyección

En adultos por lo general en el antebrazo, sobre el dorso de la mano, menos frecuentemente en el dorso del pie. En situaciones urgentes también en la fosa del codo o en la vena yugular.

### Técnica

**1.** Seleccionar una vena superficial adecuada.

**2.** Colocar (generalmente en el brazo) una banda (torniquete) para llenar las venas. La visualización y la punción de la vena puede facilitarse a través del calentamiento del miembro y dando masaje (palmadas) en el lugar de la punción. Tensar la piel con el pulgar o con los dedos de una mano por debajo del lugar de la inyección; también se puede pedir al paciente que cierre y abra el puño de forma repetida.

**3.** Limpiar y desinfectar el lugar de la inyección con gasa empapada de antiséptico.

**4.** Estirar la piel por debajo del lugar de la inyección con el pulgar o con los dedos de una mano. Insertar la aguja (conectada con la jeringa) bajo el ángulo de ~30° a la piel, tirando del émbolo de la jeringa (aspirando).

**5.** Cuando aparece la sangre en la jeringa, liberar el torniquete e inyectar (por lo general lentamente) el medicamento. A continuación retirar la aguja.

**6.** Presionar el lugar de la inyección para detener el sangrado. Colocar un pequeño apósito adhesivo.

# 2. Preparación del campo operatorio para cirugía menor

La limpieza y la desinfección del campo operatorio para una técnica quirúrgica son indispensables en la realización de la mayoría de los procedimientos con solución de continuidad de la piel (a excepción de inyecciones intravenosas, intramusculares, subcutáneas e intradérmicas, y de la cateterización de las venas periféricas), ya que esto se asocia a un menor riesgo de infección.

**Equipo**

Bata estéril, guantes estériles, mascarilla facial, gorro, pinza estéril, gasas estériles, paños estériles (o paños desechables con borde autoadhesivo), tijeras, solución para el lavado, antiséptico.

**Técnica**

**1. Desinfectarse las manos y ponerse ropa estéril.** Ponerse el gorro y la mascarilla en la cara. Lavar y desinfectar las manos con técnica quirúrgica. Ponerse bata estéril sin tocar su superficie externa. Ponerse guantes estériles de manera que asegure su esterilidad. A partir de ese momento solo se pueden tocar superficies estériles. Si se toca una superficie no estéril (p. ej. un instrumento no esterilizado, la piel del paciente en un lugar anteriormente no desinfectado) es necesario, según el caso, el cambio de guantes o de guantes y bata.

**2. Lavar y desinfectar el campo operatorio.** Evaluar la ubicación de los puntos anatómicos importantes para la intervención planificada. Preparar el campo operatorio con un margen adecuado que permita cambiar el lugar del procedimiento o ampliar su área sin repetir todo el procedimiento. Retirar el vello de la piel del paciente al cortarlo o afeitarlo. Lavar la piel con una solución disolvente de grasas (jabón, detergente, gasolina purificada). Con una pinza estéril tomar una gasa doblada en cuatro, verter el antiséptico sobre la gasa, lavar el campo operatorio con movimiento en espiral desde el centro hacia la periferia del campo (la gasa que ha tocado la periferia del campo nunca debe tocar el centro). Repetir esta acción 3 o 4 veces, asegurándose de que toda la superficie del campo operatorio se ha lavado y desinfectado de manera uniforme.

**3. Cubrir el campo operatorio con paños estériles.** Tomar un paño estéril y doblar hacia abajo el borde que va a estar en contacto con el campo operatorio, formando un pliegue de 10-15 cm de ancho. Colocar el paño sobre la piel del paciente y tener cuidado de no tocar con guantes la piel no desinfectada. No arrastrar el paño desde el área no estéril hacia el área estéril. Si es necesario proceder al revés, tapar el campo operatorio con un paño estéril, luego arrastrarlo hacia un lado, descubriendo el campo operatorio. Colocar los paños estériles sobre toda el área que rodea el campo operatorio, de tal forma que en el campo descubierto quede suficiente espacio para la realización del procedimiento y para la identificación de los puntos anatómicos del paciente que posibilitan la orientación. Los paños deben sobreponerse, cubriendo todos los espacios no estériles que rodean el campo operatorio. Los distintos paños pueden unirse entre sí con clips estériles. Se pueden utilizar paños estériles desechables autoadhesivos. Para algunos procedimientos (p. ej. punción lumbar) basta uno solo, con un orificio en el centro o 2 con cortes en forma de U en el borde.

# 3. Anestesia local por infiltración

### Contraindicaciones

Contraindicaciones para utilizar anestésicos locales. Hipersensibilidad. Utilizar la lidocaína con precaución en casos de *shock*, bloqueo AV de grado II y III, así como epilepsia. La anestesia local puede ser ineficaz en áreas con inflamación severa, p. ej. en flemón (flegmón) o en grandes abscesos.

### Complicaciones

Generalmente están relacionadas con el efecto tóxico o sensibilizante de los medicamentos anestésicos, y dependen de la dosis (concentración y volumen de la solución instilada). Son más graves en caso de que por accidente la administración sea intravascular. Los primeros efectos adversos son mareos, parestesias y temblores musculares. En caso de una reacción más severa: convulsiones, trastornos respiratorios, disminución del gasto cardíaco y arritmias.

### Preparación del paciente

Obtener el consentimiento informado del paciente. Colocarlo en posición adecuada según el sitio anestesiado. Canalizar una vena periférica →cap. 25.5.2.

### Equipo

Equipo para preparar el campo operatorio →cap. 25.2, aguja Ø 0,5-0,7 mm (25-22 G) para aplicar el anestésico, aguja de gran diámetro para cargar el medicamento, jeringa de 5 o 10 ml (dependiendo del lugar y de la superficie a anestesiar), vial de lidocaína (solución al 1-2 %), contenedor para agujas y jeringas usadas.

### Técnica

**1.** Preparar el campo operatorio →cap. 25.2.

**2.** Anestesiar la piel. A continuación inyectar lidocaína (generalmente solución al 1 %) en el tejido subcutáneo y en otros tejidos a la profundidad deseada. Antes de cada inyección de lidocaína tirar del émbolo de la jeringa para verificar que no aparezca sangre y así no instilar la lidocaína intravascularmente. Para la anestesia de procedimientos de cirugía menor generalmente se instilan algunos mililitros.

# 4. Sedación y anestesia general intravenosa de corta duración

Algunas intervenciones, como la intubación endotraqueal (en situaciones distintas al paro circulatorio o al coma profundo), la cardioversión eléctrica, técnicas endoscópicas y en ocasiones la introducción de un drenaje en la cavidad pleural, requieren anestesia general intravenosa de corta duración (estado en el que el paciente no reacciona a los estímulos). En muchas situaciones para realizar la endoscopia o el drenaje pleural es suficiente una sedación superficial (el paciente es capaz de reaccionar a los estímulos, sobre todo a los más intensos). De conformidad con las disposiciones del Ministerio de Salud, la anestesia general es realizada por anestesistas.

## Fármacos

En la práctica de la medicina interna es más seguro utilizar una benzodiazepina (midazolam) o etomidato (fármacos con efecto sedante) en combinación con un opioide (p. ej. fentanilo), lo que proporciona una sedación y analgesia rápidas, además de abolir los reflejos y condicionar amnesia retrógrada desde algunos minutos hasta varias decenas de minutos.

**1. Midazolam.** Dosis: 5-10 mg iv. (en personas de edad avanzada, pacientes en estado grave o si se desea obtener una sedación superficial usar 1,0-3,5 mg). Inicio de la acción: después de ~1,5-2,5 min. Duración de la acción: 30 min. Efectos adversos más frecuentes: hipotensión, depresión del centro respiratorio. Si se presentan, hay que administrar flumazenilo, inicialmente 0,2 mg iv. en 15 s, después de 1 min se puede administrar 0,1 mg, repetir cada minuto hasta llegar a la dosis total de 1 mg (generalmente 0,3-0,6 mg es suficiente).

**2. Etomidato.** Dosis: 0,2-0,3 mg/kg iv. utilizado junto con un opioide en algunos procedimientos que requieren una sedación profunda pero corta (p. ej. cardioversión eléctrica), como único medicamento sedante o después de la administración de midazolam 1-2 mg iv.

**3. Fentanilo.** Dosis: 0,1 mg (2 ml) lento iv. (a veces en personas de edad avanzada o de poca masa corporal y con el fin de obtener una sedación superficial se usa 0,05 mg (1 ml). Inicio de la acción: después de ~2 min. Duración de la acción: 10-15 min. Efectos adversos más frecuentes: depresión del centro respiratorio, bradicardia, hipotensión, temblores musculares. Si se presentan y ponen en peligro la vida, administrar naloxona (0,1 mg iv. hasta una dosis total de 0,4-1,2 mg).

Otros anestésicos intravenosos como la ketamina y el propofol deben administrarse por médicos experimentados.

## Preparación del paciente

Consentimiento informado del paciente. En ayunas. Cateterización de una vena periférica (con un diámetro relativamente grande ≥1,2 mm [18 G]) →cap. 25.5.2 para restaurar la hipotensión, la hipovolemia, los trastornos hidroeléctricos y del equilibrio ácido-base, si se presentan y si es posible.

## Equipo

**1.** Equipo para cateterizar venas periféricas, administrar medicamentos y para permeabilizar las vías respiratorias →cap. 25.19.1, para la asistencia mecánica ventilatoria y para la oxigenoterapia →cap. 25.21.

**2.** Cardiomonitor, pulsioxímetro, desfibrilador.

**3.** Medicamentos para el tratamiento de la hipotensión (líquido para infusiones, catecolaminas →cap. 2.2), anafilaxia →cap. 17.1 y para la resucitación cardiopulmonar →cap. 2.1.

## Técnica

**1.** Iniciar la monitorización de la función cardíaca, del pulso, de la $SaO_2$ antes de administrar fármacos y continuar hasta que el paciente se despierte por completo. Controlar la tensión arterial regularmente y en intervalos cortos. Administrar oxígeno al 40-60 %.

**2.** Inyectar un opioide iv. (no es necesario para una sedación superficial) y un fármaco sedante.

**3.** Permeabilizar las vías respiratorias (flexionar la cabeza del paciente hacia atrás y levantar su barbilla, en caso de necesidad utilizar un tubo orofaríngeo →cap. 25.19.2), continuar la oxigenoterapia. Si es necesario, ventilar con un balón de ventilación autoexpandible →cap. 2.1.

**4.** Evaluar el efecto sedante y analgésico antes de iniciar el procedimiento. Si es necesaria la anestesia general, el paciente no debe reaccionar a la voz ni al dolor. En caso de necesidad, administrar dosis adicionales de fármacos o llamar al anestesista.

# 5. Punción y cateterización de vasos sanguíneos

## 5.1. Extracción de sangre de vena periférica

### Contraindicaciones
Igual que en inyecciones endovenosas →cap. 25.1.3.

### Complicaciones
Flebitis, hematoma, infección.

### Preparación del paciente y del lugar de la punción venosa
Igual que en caso de inyecciones endovenosas.

### Equipo
El mismo que en las inyecciones endovenosas, pero en lugar de las agujas y jeringas habituales generalmente se utilizan equipos especiales con un tubo de vacío o una jeringa con su aguja correspondiente. El contenido del tubo o de la jeringa (y el color de la etiqueta o del tapón) dependerá del tipo de examen a realizar

1) vacío o con productos estimulantes de la coagulación (seca; "para el coágulo"): iones, urea, creatinina, bilirrubina, lípidos, enzimas y otras proteínas en el suero

2) edetato seco (EDTA) o heparinizado: análisis de sangre periférica

3) citrato de sodio: exámenes de coagulación sanguínea (en plasma), es decir INR, TTPa, fibrinógeno, dímero D; generalmente la proporción entre el citrato y la sangre es de 1:9

4) fluoruro de sodio: glucosa en plasma

5) heparina de litio: amoníaco en suero, iones en sangre total.

### Técnica
Igual que en inyecciones endovenosas →cap. 25.1.3. En el caso de algunos kits ya preparados se punciona la vena con una aguja especial y tras observar la sangre en su extremo se conecta al tubo de vacío o a la jeringa. Si fuese necesario extraer una muestra de sangre para varios exámenes, se cambiarían los tubos o las jeringas, pero la aguja permanecerá en la vena.

## 5.2. Inserción de catéter venoso periférico

La canulación de venas periféricas es un método de obtener un acceso vascular con el fin de administrar fármacos y perfundir líquidos. Los fármacos administrados iv. por lo general se deben diluir. Los fármacos se administran iv. en forma de inyecciones (bolo), en infusiones por goteo o en infusiones continuas endovenosas. En venas periféricas no se debe administrar la mayoría de las soluciones para nutrición parenteral, otras sustancias de alta osmolaridad (p. ej. solución concentrada de KCl) ni medicamentos que causen flebitis. Las cánulas de gran diámetro utilizadas en las venas periféricas permiten una administración más rápida de líquidos y de productos derivados de la sangre que los catéteres estándar para venas centrales (catéteres centrales). Los catéteres periféricos presentan menor resistencia al flujo de líquido, ya que son más cortos que los catéteres centrales y pueden tener un diámetro interno no menor.

### Complicaciones
Iguales que en las inyecciones iv. Infecciones relacionadas con el catéter →cap. 18.8.

### Preparación del paciente y del sitio de la punción
Igual que en las inyecciones iv.

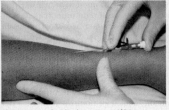
**Fig. 5-1.** Canulación de venas periféricas

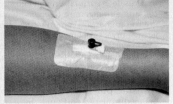
**Fig. 5-2.** Fijación del catéter venoso periférico

## Equipo

Igual que en las inyecciones iv., pero en lugar de la aguja usar catéter (cánula) para canalización de venas periféricas. En adultos se utilizan cánulas de tamaño: 22 G (azul, Ø 0,8 mm), 20 G (rosa, Ø 1,0 mm), 18 G (verde, Ø 1,2 mm), 17 G (blanca, Ø 1,4 mm), 16 G (gris, Ø 1,7 mm) y 14 G (naranja, Ø 2,0 mm). Es más frecuente el uso de las cánulas de 18 G y 20 G. Las cánulas de mayor diámetro permiten una infusión más rápida de líquidos. Para la infusión por goteo: equipo que tiene un dren con apriete y recipiente con un extremo afilado para ser insertado en la botella (contenedor) con el líquido a infundir (solución del medicamento); en caso de necesidad un gotero y una llave de tres vías. Para la infusión continua: bomba de infusión, dren, jeringa adecuada (50, 20 o 10 ml; en algunas bombas de infusión se pueden usar solo determinados modelos [tipos] de jeringas) y una llave de tres vías.

## Técnica

**1.** Escoger una vena superficial adecuada.

**2.** Colocar (generalmente en el brazo) una banda (torniquete) para llenar las venas. La visualización y punción de la vena pueden facilitarse a través del calentamiento del miembro y masaje (palmadas) en el lugar de la punción. También se puede pedir al paciente que cierre y abra el puño varias veces.

**3.** Lavar y desinfectar las manos. Ponerse guantes desechables. Limpiar y desinfectar el sitio de punción con una gasa empapada de antiséptico. Rociar la piel con un antiséptico en atomizador desde una distancia de 20-30 cm, esperar ~1-1,5 min (si el estado del paciente no obliga a una cateterización inmediata de la vena).

**4.** Tensar la piel, extendiéndola con el pulgar o con los dedos de una mano por debajo del sitio de la punción. Introducir la cánula sobre la aguja en la vena bajo el ángulo de ~30° a la piel (→fig. 5-1).

**5.** Después de que aparezca la sangre en el extremo de la aguja, manteniendo la aguja inmóvil con una mano, con la otra deslizar la cánula sobre la aguja hacia el vaso, retirar la aguja y soltar el torniquete. Si la aguja con la cánula se ha introducido lentamente, la sangre puede aparecer en el extremo de la aguja cuando en la luz del vaso se encuentra solamente la aguja y el extremo de la cánula (más corta que la aguja) está fuera del vaso. Entonces empujar la aguja con la cánula ~1 mm más antes de inmovilizar la aguja y empezar a deslizar la cánula sobre la aguja hacia el vaso.

**6.** Verificar la permeabilidad de la cánula aspirando la sangre e inyectando un pequeño volumen de NaCl al 0,9 %.

**7.** Fijar la cánula a la piel con un adhesivo o con un apósito especial (→fig. 5-2).

**8.** Anotar la fecha y la hora de la introducción de la cánula en la documentación adecuada (o sobre el apósito).

**9. Administración de fármacos**

1) **Inyección**: manteniendo la esterilidad, cargar el medicamento en la jeringa y diluirlo adecuadamente (si es necesario), por lo general instilar lentamente

a través de la cánula. Provisionalmente, los fármacos pueden administrarse con una aguja común (técnica idéntica a la extracción de muestras de sangre con una aguja común y una jeringa. Después de aspirar la sangre a la jeringa inyectar el medicamento). Si no se ha utilizado todo el medicamento y se prevé una nueva administración, asegurar el extremo de la jeringa con una aguja estéril y una tapa, marcar la jeringa (nombre del fármaco, dosis en mg/ml). Averiguar durante cuánto tiempo y en qué condiciones se puede almacenar el fármaco así preparado.

2) **Infusión por goteo**: manteniendo la esterilidad, preparar una solución del medicamento en líquido para infusión (anotar el nombre y la dosis del medicamento diluido en el recipiente o en la botella). Llenar el equipo (dren con recipiente) con la solución de tal manera que quede eliminado el aire y el recipiente se llene hasta la mitad. Conectar el dren con el catéter (generalmente a través de una llave de tres vías previamente llenada con líquido). Ajustar la velocidad de infusión deseada por medio de la válvula de paso o del gotero.

3) **Infusión continua**: manteniendo la esterilidad, preparar la solución del medicamento en la jeringa. Llenar el dren con dicha solución de tal manera que quede eliminado el aire. Conectar el dren al catéter (generalmente a través de una llave de tres vías), en la bomba de infusión fijar con cuidado la inyectadora previamente marcada (el texto, con el nombre del fármaco, la dosis total o en mg/ml, tiene que ser visible). Ajustar la velocidad de la infusión (en el lugar de trabajo deberían estar preparadas las tablas de conversión de la dosis deseada de los medicamentos más usados en la velocidad de infusión en ml/h [o en min]) e iniciar la infusión.

**10.** Después de la administración de cada medicamento enjuagar la cánula con NaCl al 0,9 %. No utilizar las mismas tapas más de una vez. Cambiar el apósito si está húmedo. Si aparece una inflamación local, dolor o fiebre, inmediatamente retirar la cánula. Tratamiento de flebitis superficial →cap. 2.30.

**11.** Tras retirar la cánula desinfectar y presionar el lugar de la punción. Colocar un pequeño apósito adhesivo para detener el sangrado.

## 5.3. Extracción de sangre para gasometría

La gasometría sanguínea es el examen realizado para evaluar el equilibrio ácido-base y el intercambio de gases. La muestra se puede obtener de sangre arterial o capilar arterializada (menor credibilidad), con menor frecuencia de sangre venosa o de sangre tomada durante la cateterización cardíaca.

### Indicaciones
Diagnóstico y monitorización del tratamiento:
1) insuficiencia respiratoria
2) trastornos del equilibrio ácido-base. Evaluación de la gasometría →cap. 19.2, tabla 2-1.

### 5.3.1. Extracción de sangre arterial

#### Contraindicaciones
Absolutas: no existen. Con cuidado en casos de trastornos significativos de la coagulación (p. ej. durante el tratamiento con anticoagulantes), trombocitopenia (<30 000/µl) o de una tensión arterial diastólica >120 mm Hg.

#### Complicaciones
Sangrado excesivo, hematomas, contracción y disección de la pared arterial, trombosis, embolismo arterial.

#### Preparación del paciente
Consentimiento informado del paciente. Posición supina. En el caso de que la punción se realice en arterias de una extremidad superior, la posición puede ser sentada.

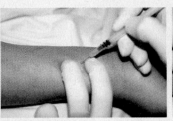
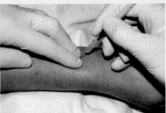

**Fig. 5-3.** Técnica de punción de la arteria radial para el estudio gasométrico

### Lugar de punción

**1. Arteria radial** cerca del área de flexión de la muñeca, entre el apéndice estiloides del húmero y el tendón del flexor radial de la mano (preferiblemente la extremidad no dominante). Antes de la punción y sobre todo antes de la cateterización de la arteria suele recomendarse la realización del test de Allen: pedir al paciente que apriete el puño durante 30 s, luego presionar con los dedos ambas arterias del antebrazo del paciente (la arteria cubital y la radial, mejor después de levantar la extremidad superior del paciente) y a continuación liberar la presión sobre la arteria cubital. Repetir el test liberando la presión sobre la arteria radial. El retorno capilar debe aparecer en unos 5 s. Si después de este tiempo la mano sigue pálida, el resultado del test es positivo (indica una alteración del suministro de sangre), en tal caso no se debe punzar la arteria de esta extremidad.

**2. Arteria femoral** por debajo del ligamento inguinal, generalmente en el pliegue inguinal (la arteria es lateral a la vena y medial al nervio).

**3. Arteria braquial** en el pliegue del codo (lugar no recomendado por riesgo de hematoma, que a su vez puede comprimir el nervio; se prefiere la extremidad no dominante).

### Equipo

**1.** Aguja Ø 0,5-0,6 mm (25-23 G) para la punción de la arteria radial; Ø 0,6-0,7 mm (23-22 G) para la punción de la arteria femoral o braquial.

**2.** Jeringa especial heparinizada o jeringa de insulina cargada con heparina y luego vaciada (preferiblemente por la aguja que se utilizará para la punción).

**3.** Tapa para cerrar la jeringa (o la aguja) después de tomar la muestra.

**4.** Guantes, gasa, antiséptico, recipiente para agujas y jeringas usadas y opcionalmente equipo de anestesia para infiltración →cap. 25.3.

### Técnica

**1.** Lavar y desinfectar las manos, ponerse guantes desechables. Limpiar y desinfectar la piel (igualmente que en la punción de la vena periférica →cap. 25.1.3). Se puede anestesiar con lidocaína al 1 %.

**2.** Sujetando la arteria entre las yemas de los dedos, insertar la aguja bajo el ángulo de 90° (en caso de la arteria radial puede ser de 45°; →fig. 5-3).

**3.** Tras la aparición del flujo de sangre pulsátil y rojo extraer ~1 ml de sangre, tirando delicada y lentamente del émbolo de la jeringa. Tener cuidado para no succionar aire a la jeringa. Después de extraer sangre, tapar la jeringa (o la aguja) con tapa y mezclar el contenido de la jeringa.

**4.** Presionar la arteria hasta que cese de sangrar: arteria radial durante ≥5 min, arterias femoral y braquial durante ≥10-15 min.

Se debe procesar la muestra en los siguientes 15 min. Si no es posible, se puede almacenar la sangre durante ≤1 h en la nevera a una temperatura ~4 °C y transportar en un recipiente con hielo.

### 5.3.2. Extracción de sangre capilar arterializada

**Lugar de la punción**

Yema del dedo o lóbulo de la oreja.

**Equipo**

Gasa empapada de antiséptico, cuchilla especial o aguja fina para la punción de la piel, 2 capilares especiales heparinizados, 2 varillas metálicas y 4 tapas, imán.

**Técnica**

**1.** Calentar (masajear) el sitio de la punción.

**2.** Pinchar la piel a una profundidad que garantice un flujo libre de una gota grande de sangre.

**3.** Llenar con la sangre los capilares, evitando la entrada de burbujas de aire.

**4.** Introducir las varillas metálicas en los capilares y cerrar herméticamente los extremos con las tapas plásticas. Mezclar la sangre por medio del imán.

Se debe procesar la determinación inmediatamente. Si no es posible, las muestras se pueden almacenar durante ≤30 min en un recipiente con hielo.

# 6. Inserción de catéter intraóseo

La canulación intraósea es el método más fácil y seguro de obtener un acceso vascular para administrar fármacos y líquidos. Por vía intraósea se pueden administrar de forma segura los mismos fármacos que por vía venosa, y alcanzan la concentración plasmática terapéutica en un tiempo semejante a la que se obtiene usando una vía venosa central.

Con el manguito de infusión rápida se puede conseguir un flujo de ~125 ml/min. Para una fluidoterapia intensiva se puede requerir un segundo acceso intraóseo.

**Indicaciones**

Necesidad de administración de fármacos por vía intravascular y canalización venosa periférica difícil o imposible (no se obtiene una vía venosa tras 2 intentos, o no se consigue tras intentarlo durante 90 s).

**Contraindicaciones**

Conciernen al lugar del acceso intraóseo: síntomas de infección cutánea o de tejidos blandos, quemaduras, fracturas, síndrome compartimental o traumatismo de un miembro con afectación vascular, intentos previos de obtener un acceso intraóseo en las últimas 24 h, osteoporosis, trastornos de la osificación y otras enfermedades de los huesos, inflamación de la médula ósea.

**Complicaciones**

Hematoma, infección en el lugar de la punción, desplazamiento de la aguja fuera de la cavidad medular, fractura de hueso (sobre todo en los recién nacidos y en pacientes con osteoporosis), inflamación de la médula ósea, síndrome compartimental, embolia grasa (los dos últimos representan <1 % de todas las complicaciones).

**Preparación del paciente**

**1.** Obtener el consentimiento informado (si es posible).

**2.** Colocar al enfermo en decúbito supino para puncionar en el área de la tuberosidad tibial, colocar una manta enrollada por debajo de las rodillas.

**Lugar de la punción**

En adultos más frecuentemente en la zona de la epífisis proximal de la tibia ~2 cm en sentido medial y ~1 cm en sentido proximal a la tuberosidad tibial (→Técnica).

Otros lugares: extremo distal de la tibia, tubérculo mayor del húmero, manubrio esternal.

### Equipo

Guantes, gasas, desinfectante, aguja intraósea (manual o automática; hay 2 tamaños disponibles, para los adultos y para los niños), jeringa, llave de tres vías, equipo de goteo o de infusión continua.

### Técnica

Localizar el lugar de punción, limpiar y desinfectarlo. Si el tiempo lo permite, anestesiar por infiltración (→cap. 25.3). Los siguientes pasos dependen del material usado.

### Aguja manual

**1.** Sujetar la aguja entre 2.º y 3.er dedo de manera que el extremo plástico se sitúe dentro de la mano.

**2.** Presionar la aguja con un ángulo de 90° sobre la superficie de la extremidad, ejerciendo un movimiento rotatorio. Una disminución brusca de la resistencia indica el acceso a la cavidad medular.

**3.** Desenroscar la base de la aguja y extraer el trócar.

**4.** Conectar la jeringa e intentar aspirar la médula. La aparición de médula en la jeringa confirma que la posición de la aguja es correcta. Si no se obtiene médula y la aguja permanece fija, se debe confirmar la canalización de la cavidad medular con una inyección o infusión de líquido (→más adelante).

**5.** Conectar a la base de la jeringa la llave de tres vías (se utilizará para la administración de fármacos) y el equipo de goteo. Si la inyección del líquido no causa edema alrededor del punto de la punción, la aguja está dentro de la cavidad medular.

**6.** Una vez que el acceso intraóseo no es necesario, se extrae inmovilizando el miembro, traccionando firmemente el cuerpo de la jeringa y rotándola al mismo tiempo alrededor del eje mayor.

### Pistola de inyección ósea Bone Injection Gun (B.I.G.)

**1.** Seleccionar la profundidad deseada, girando la rosca del cilindro (posición Prox. Tibia).

**2.** Situar el dispositivo en el sitio elegido perpendicularmente a la superficie de la piel, sujetándolo con la mano como en el caso de la aguja intraósea.

**3.** Apretar las 2 partes del pasador de seguridad y retirarlo del cuerpo.

**4.** Iniciar el funcionamiento del mecanismo, apretando la parte superior de la carcasa del mango.

**5.** Descubrir la aguja, retirando la parte plástica del dispositivo.

**6.** Retirar el trócar del interior de la aguja.

**7.** Luego proceder como en el caso de la aguja manual. El pasador de seguridad retirado del dispositivo puede usarse para proteger la jeringa.

**8.** Retirada: inmovilizar el miembro y, mientras se retira, hay que rotar la jeringa. Para extraer la jeringa se pueden necesitar un fórceps o un instrumento quirúrgico que permita sujetar con fuerza la base de la jeringa.

### Dispositivo EZ-IO

**1.** Conectar la jeringa al taladro EZ-IO.

**2.** Situar la jeringa en el sitio elegido, perpendicularmente a la piel.

**3.** Sin poner en marcha el taladro, perforar la piel hasta la superficie del hueso.

**4.** Poner en marcha el taladro y continuar introduciendo la aguja hasta superar la resistencia.

**5.** Desconectar el taladro y desenroscar la parte plástica de la jeringa con trócar.

**6.** Conectar la jeringa e intentar aspirar la médula (→más arriba).

**7.** Colocar el apósito EZ-Stabilizer (recomendado por el fabricante).

**8.** Conectar una llave de tres vías a la base de la jeringa (necesaria para la administración de fármacos) y un equipo de goteo. Si la inyección (→más arriba) o infusión de líquido no causa edema alrededor del punto de punción, la aguja está dentro de la cavidad medular.

**9.** Retirada: inmovilizar el miembro, conectar una jeringa luer-lock a la aguja, girar la aguja en sentido horario, sacándola simultáneamente.

# 7. Infusiones subcutáneas (hipodermoclisis)

Son especialmente útiles en el cuidado paliativo, en hospicios y en personas mayores, sobre todo en el domicilio del paciente (realizadas por cuidadores entrenados). Son más económicas y seguras que las infusiones iv. Las punciones subcutáneas, a diferencia de las intravenosas, no producen trombosis, además causan menos molestias al paciente.

### Indicaciones

**1.** Hidratación de pacientes ligera o medianamente deshidratados, sobre todo en personas de edad avanzada y en niños. Es el método de elección en la etapa terminal de enfermedades (si la hidratación no alarga el sufrimiento y el proceso de la muerte).

**2.** Infusiones continuas o inyecciones regulares y frecuentes, de 2-4 ml de soluciones de fármacos, en pacientes con dificultad de recibir medicamentos VO, sobre todo en pacientes con náuseas y vómitos después de radio o quimioterapia, en personas de edad avanzada y en enfermos terminales.

### Contraindicaciones

**1. Generales:** sobrehidratación, trombocitopenia y otros trastornos de coagulación, indicaciones absolutas para la administración endovenosa de fármacos (necesidad de administrar >3 l/24 h de líquidos o de nutrición parenteral, estados agudos potencialmente mortales).

**2. Locales:** tejido subcutáneo demasiado delgado, lugar de punción de difícil acceso, la inyección produce molestias, la absorción está limitada por un tumor o una ulceración, mal estado local de la piel (estado inflamatorio, edema linfático, daño local, p. ej. después de la radioterapia).

### Complicaciones

Enrojecimiento, dolor, aparición de sangre en la cánula o en el dren de la aguja tipo "mariposa", hemorragia, obstrucción de la cánula → cambiar el lugar de punción. La acumulación local del líquido no es dañina.

### Equipo

**1. Aguja metálica tipo "mariposa"** (→fig. 7-1A): utilizada tradicionalmente, equipada con un dren que facilita la administración de medicamentos. Contraindicaciones en alergias al níquel.

**2. Cánula sintética:** igual que en casos de cateterización de venas periféricas →cap. 25.5.2, con mayor frecuencia Ø 0,4-0,6 mm (26-23 G).

**3. Bomba de inyección:** de preferencia una especial para administración subcutánea de fármacos.

**4. Líquidos para administrar por vía subcutánea**

1) **tipo:** la solución de elección es NaCl al 0,9 %; también se puede administrar NaCl al 0,45 %, glucosa al 5 %, solución de polielectrolitos, lactato de Ringer, mezcla de NaCl con glucosa (p. ej. 1/3 de glucosa al 5 % + 2/3 de NaCl al 0,9 %);

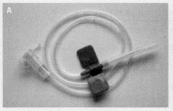
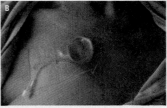

**Fig. 7-1. A** — agujas tipo "mariposa" (longitud de la vía 9-100 cm). **B** — ejemplo de localización de punción subcutánea

se pueden añadir 20-40 mEq de KCl a 1000 ml del líquido administrado en infusión lenta

2) **volumen**: hasta 3 l/24 h (más cómodo con 2 punciones simultáneas); se puede administrar una cantidad máx. de 500 ml por 1 hora, 6×d.

**5. Fármacos:** los más utilizados por vía subcutánea en los cuidados paliativos (se pueden unir en la misma jeringa) son: butilbromuro de hioscina, haloperidol, levomepromazina, metoclopramida, midazolam, morfina, tramadol. La dosis se calcula a partir de la dosis oral. Como diluyente se utiliza NaCl al 0,9 % (isotónico, no causa irritación) o agua para inyección, a veces glucosa al 5 %.

**6.** El resto del equipo igual que en el caso de la punción subcutánea →cap. 25.1.2.

**Lugar de punción**

Un lugar con suficiente grosor de tejido subcutáneo. Con mayor frecuencia: la parte superior de la caja torácica por debajo de la clavícula (→fig. 7-1B), parte externa del muslo, por encima o por debajo de la escápula, parte externa del hombro, pared abdominal.

**Técnica**

**1. Introducción de la aguja tipo "mariposa":**

1) obtener el permiso del paciente, lavar y desinfectar las manos, ponerse los guantes, preparar y desinfectar la piel igualmente que en la inyección subcutánea →cap. 25.1.2

2) retirar la "mariposa" del empaque sin retirar la tapa de la aguja

3) llenar el dren de la "mariposa" (con NaCl al 0,9 %, agua para inyección, otro líquido para administrar o mezcla de fármacos)

4) quitar la tapa de la aguja

5) levantar el pliegue cutáneo tomándolo con el pulgar y con el dedo índice

6) introducir la aguja de la "mariposa" en el tejido subcutáneo bajo un ángulo de 45° (en la caja torácica paralelamente a las costillas)

7) evaluar la corrección en la colocación de la aguja (en caso de salida de sangre cambiar el lugar de la punción)

8) hacer un aro del dren de la "mariposa" (previene la movilidad de la aguja, la irritación del tejido y una extracción accidental de la aguja)

9) fijar la "mariposa" con un apósito

10) hacer otro aro con el dren y si hace falta disminuir su longitud

11) documentar el procedimiento (como en la inserción de catéter venoso periférico →cap. 25.5.2).

**2. Introducción de la cánula sintética:** igual que con la aguja tipo "mariposa", pero omitir los puntos 2, 3, 8 y 10. Retirar la aguja después de la introducción de la cánula bajo la piel.

**3. Velocidad de infusión** (1 ml del líquido = 20 gotas): precisar el número de gotas por minuto y calcular el tiempo de infusión según la fórmula:

$$\frac{\text{número de gotas}}{\text{min}} = \frac{\text{volumen de infusión (ml)} \times 20 \text{ gotas}}{\text{tiempo esperado de duración de infusión (h)} \times 60}$$

Con flujos de **75 ml/h** (1500 gotas/h = **25 gotas/min**) por lo general no se llega a la acumulación local de líquido.

**Después del procedimiento**

Si no se han presentado complicaciones, la aguja tipo "mariposa" o la cánula pueden permanecer en el tejido subcutáneo incluso más de 10 días.

# 8. Punción pleural (toracocentesis)

### Indicaciones

**1. Diagnósticas:** cada líquido en la cavidad pleural de etiología desconocida, con excepción de enfermos en los que los síntomas clínicos y los resultados de las exploraciones complementarias sugieren insuficiencia cardíaca, enfermos dializados, con hipoalbuminemia y/o cirrosis hepática (en estos enfermos la punción está indicada en caso de falta de mejoría tras el tratamiento aplicado, así como en caso de fiebre, dolor pleural o gran cantidad de líquido unilateral).

**2. Terapéuticas:** compresión sintomática del pulmón por líquido en la cavidad pleural (generalmente de una vez no se extrae ≥1500 ml de líquido).

### Contraindicaciones

**1. Absolutas:** no existen.

**2. Relativas:** INR >1,5 y TTPa >2 × LSN, plaquetas <50 000/µl, pequeña cantidad de líquido (no garantiza una punción segura) o infección de la piel en el lugar planificado para la punción.

### Complicaciones

**1. Tempranas:** dolor en el lugar de la punción, neumotórax, hemotórax, reflejo vasovagal, reacciones adversas a anestésicos locales y antisépticos.

**2. Tardías:** infección de la piel en el lugar de la punción, empiema pleural, siembra de células neoplásicas en el canal de la punción (sobre todo en el mesotelioma pleural).

### Preparación del paciente

Consentimiento informado del paciente. En ayunas. Catéter en vena periférica →cap. 25.5.2. Pruebas: por lo general ecografía de cavidades pleurales (de preferencia inmediatamente antes de la punción). Posición idónea: el paciente sentado con los brazos apoyados (→fig. 8-1)

### Equipo

**1.** Equipo para preparar el campo operatorio →cap. 25.2 y anestésico para infiltración →cap. 25.3.

**2.** Aguja (diámetro interno 0,8 mm [21 G]) y jeringa (de 50 ml), cuando se planea una punción diagnóstica con toma de muestra <50 ml de líquido. Si se planea obtener mayor cantidad de líquido será preciso un equipo especial para toracocentesis o una jeringa, catéter para las venas centrales con gran luz (Ø 1,4-2,0 mm [17-14 G]) con una aguja que posibilita la aspiración del líquido, llave de tres vías, drenaje para infusión por goteo y botella para recoger el líquido pleural.

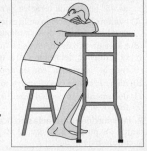

**Fig. 8-1.** Posición del paciente para la realización de toracocentesis

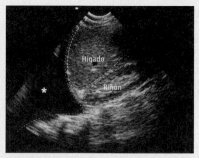

**Fig. 8-2.** Imagen ecográfica sobre hipocondrio derecho que muestra derrame pleural (asterisco)

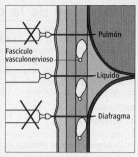

**Fig. 8-3.** Esquema de una correcta punción de la cavidad pleural

**3.** Jeringas y tubos para muestras de líquido para exploraciones

1) bioquímica (proteínas, LDH, pH, glucosa, triglicéridos, colesterol total, amilasa, ADA): tubo seco, 5 ml de líquido

2) hematocrito: tubo con EDTA seco o heparinizado, 2-3 ml de líquido

3) morfología (composición celular): tubo con EDTA seco o heparinizado, 2-3 ml de líquido

4) citología: tubo con heparina (1 ml) >30-50 ml de líquido

5) microbiológicas: tubo plástico estéril o medio de cultivo

6) inmunológicas (complemento, RF, ANA): tubo seco, 5 ml de líquido

### Lugar de la punción

Espacio intercostal fácilmente palpable: punción sobre el borde superior de la costilla. En caso de gran cantidad de líquido libre: 1 o 2 espacios intercostales por debajo del límite superior de la supresión de la convexidad, en el medio de la columna vertebral y de la línea axilar posterior (tradicional) o sobre la superficie lateral del tórax (recomendado por el menor riesgo de lesión del fascículo vasculonervioso). Ante una pequeña cantidad de líquido libre o un líquido encapsulado: bajo control ecográfico (→fig. 8-2)

### Técnica

**1.** Preparar el campo operatorio →cap. 25.2.

**2.** Anestesiar por infiltración la piel, tejido subcutáneo y pared pleural con lidocaína al 1 % →cap. 25.3.

**3.** En el espacio intercostal insertar la aguja (con o sin cánula; →fig. 8-3) conectada con jeringa y aspirar continuamente (tirando del émbolo de la jeringa).

**4.** Después de obtener el líquido con la aguja con cánula, introducir la cánula en la cavidad pleural, retirar la aguja (cuando el paciente realiza la maniobra de Valsalva) y desconectar la jeringa, conectar la cánula con el equipo especial o con la llave de tres vías y con el dren que sale de la botella. Si se utiliza la aguja sin cánula, conectarla antes de la punción con una jeringa de 50 ml.

**5.** Tomar muestras del líquido para su análisis con las jeringas y tubos correspondientes.

### Después del procedimiento

Retirar la aguja o el catéter (de preferencia durante la espiración del paciente) y asegurar el lugar de la punción con un pequeño apósito estéril.

# 9. Drenaje de la cavidad pleural

El objetivo de esta técnica es retirar aire, sangre o líquido de la cavidad pleural y de esta manera expandir los pulmones y eliminar el desplazamiento mediastínico que conlleva trastornos hemodinámicos. Más adelante se describe el procedimiento con el uso del drenaje. Descompresión temporal inmediata de neumotórax a tensión →cap. 3.20. Retiro de aire de la cavidad pleural con jeringa a través de catéter →cap. 3.20. Punción de la cavidad pleural →cap. 25.8.

### Indicaciones

**1.** Neumotórax:

1) espontáneo primario, cuyos síntomas se mantienen durante 24-72 h desde la aspiración con jeringa a través de la cánula

2) espontáneo secundario o yatrogénico, con excepción de pacientes con neumotórax muy pequeño y sin disnea

3) a tensión

4) bilateral

5) hemorrágico

6) durante la ventilación mecánica

7) postraumático con solución de continuidad de los tejidos del tórax.

**2.** Líquido de la cavidad pleural:

1) neoplásico (drenaje simultáneo con pleurodesis →cap. 3.19.2.1)

2) líquido paraneumónico complicado y empiema pleural

3) exudado linfático

4) hematoma pleural

5) después de procedimientos quirúrgicos, (p. ej. toracotomía, resección de esófago, intervención cardioquirúrgica).

### Complicaciones

Enfisema subcutáneo; infección pleural, cutánea o de los tejidos intercostales; colocación incorrecta de drenaje, lesión pulmonar; hematoma pleural, edema pulmonar posterior a su expansión; lesión de los nervios intercostales, síndrome de Horner (esporádico).

### Preparación del paciente

Consentimiento informado del paciente. En ayunas (si se trata de una intervención programada). Pruebas: radiografía de tórax (en caso de dudas acerca de neumotórax: TC), ecografía de la cavidad pleural, hemograma de sangre periférica con recuento de plaquetas, INR, TTPa, grupo sanguíneo. Si el procedimiento se realiza de forma programada (raramente) y el paciente recibe un tratamiento anticoagulante → interrumpir la administración de AVK y esperar hasta obtener el INR correcto. La última dosis profiláctica de HBPM se debe administrar 12 h y la terapéutica 24 h antes del procedimiento. Canalizar una vena periférica. Acostar al paciente sobre el lado "sano" con la extremidad superior levantada (la del lado drenado).

### Equipo

**1.** Equipo para preparar el campo operatorio →cap. 25.2, anestésico para infiltración →cap. 25.3 y en caso de necesidad anestesia general corta →cap. 25.4.

**2.** Drenaje pleural, aguja (Ø 0,7-0,9 mm) con jeringa (10 o 20 ml). Los drenajes de pequeño diámetro pueden tener en el kit la aguja y la guía (como en la cateterización de venas centrales). En la mayoría de los casos no vinculados a traumatismos se recomienda utilizar drenajes delgados (<14 F), debido al menor riesgo de complicaciones durante su introducción.

**3.** Si el drenaje se coloca mediante técnica quirúrgica, se necesita el equipo para realizar incisión en la piel y preparación de la región intercostal: bisturí, pinza quirúrgica y anatómica, pinza curva con extremo romo.

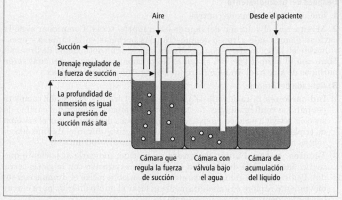

**Fig. 9-1.** Sistema de tres cámaras para el drenaje pleural

**4.** Equipo de sutura: portagujas, aguja 1,0 con hilo.

**5.** Sistema de triple cámara para el drenaje pleural. Llenar con líquido estéril la cámara que regula la presión de succión (en general a la altura de 10-20 cm) y la cámara con válvula bajo el agua (hasta la marca); →fig. 9-1. Drenajes de unión, equipo para succión activa central (enchufe en la pared o sobre un listón encima de la cama del paciente) o un aspirador eléctrico).

### Lugar de la introducción del drenaje
Siempre introducir el drenaje por encima del borde superior de la costilla.

**1. Neumotórax:** el V-VIII espacio intercostal en la línea axilar media, con menor frecuencia en el II espacio intercostal en la línea media clavicular.

**2. Líquido no encapsulado:** el V-VIII espacio intercostal en la línea media axilar.

**3. Colección limitada de aire o de líquido:** según su ubicación determinada a través del diagnóstico por imagen.

### Técnica
**1.** Preparar esterilizando el sitio para el procedimiento →cap. 25.2 y anestesiar localmente →cap. 25.3. Es útil la sedoanalgesia intravenosa →cap. 25.4.

**2.** Pinchar la cavidad pleural con aguja con jeringa →cap. 25.8 para confirmar la presencia de neumotórax o de líquido.

**3.** Introducir el drenaje de pequeño Ø con la técnica de Seldinger (a través de la aguja introducir la guía en la cavidad pleural, retirar la aguja, introducir el drenaje sobre la guía y retirar la guía). Drenaje de mayor Ø: hacer una incisión sobre la piel de ~1,5-2 cm a la altura del borde superior de la costilla y disecar los tejidos intercostales. Después de disecar el orificio hacia la cavidad pleural (perforar la pared pleural), colocar un punto de sutura diferido. En caso de neumotórax deslizar el drenaje en dirección hacia el ápex pulmonar, en caso de líquido hacia la base del pulmón. Si el drenaje tiene parte rígida metálica (trocar), retirarlo ~1 cm antes de introducir el drenaje. Es mejor introducir los drenajes utilizados para evacuar líquido de la cavidad pleural bajo el control de una prueba de imagen. Tras introducirlos no extraer más de 1,5 l de líquido durante 1 h.

**4.** Conectar el drenaje con el equipo de succión dotado de una válvula de retención (→fig. 9-1). Si se utiliza el drenaje activo, la presión negativa debe ser de 10-20 cm $H_2O$.

**5.** Fijar el drenaje con sutura a la caja torácica.

**Después del procedimiento**

**1.** Radiografía de tórax de control.

**2.** Monitorizar el volumen del líquido aspirado del tórax. Comprobar si de la cavidad pleural sale aire (lo demuestran las burbujas en la cámara —generalmente en la del medio— con la válvula bajo el agua del sistema de drenaje). Mantener el hermetismo del sistema. No presionar el drenaje del cual salen burbujas de aire ni el drenaje introducido por causa de neumotórax.

**3. Retirada del drenaje**

1) **Indicaciones:** falta de flujo de aire a través del drenaje, expansión completa del pulmón confirmada por la radiografía, también después del cambio de succión activa a succión pasiva (es decir, después de desconectar el sistema de triple cámara del equipo para la succión activa) durante algunas horas, volumen del líquido drenado de la cavidad pleural <100 ml/24 h.

2) **Técnica:** cortar el punto de sutura de fijación, indicarle al paciente que realice la maniobra de Valsalva (es decir, la expiración con la glotis cerrada). Pedir al asistente que durante esta maniobra retire el drenaje con un movimiento rápido, e inmediatamente colocar el punto diferido para cerrar herméticamente el canal del drenaje.

# 10. Punción del saco pericárdico (pericardiocentesis)

**Indicaciones**

**1. Terapéuticas:** taponamiento cardíaco (es un procedimiento que puede salvar la vida).

**2. Diagnósticas:** líquido en el saco pericárdico de etiología dudosa, siempre que su grosor en el estudio ecocardiográfico (en la fase diastólica) sea >20 mm.

**Contraindicaciones**

Taponamiento cardíaco con disección de la aorta (es indispensable una intervención cardioquirúrgica inmediata). Contraindicaciones relativas en caso de punción diagnóstica: trastornos de la coagulación no corregidos (INR ≥1,5, TTPa >1,5 × LSN), tratamiento anticoagulante, recuento de plaquetas <50000/µl, colecciones pequeñas y encapsuladas de líquido en la parte posterior de la cavidad pericárdica.

**Complicaciones**

Perforación del miocardio y de los vasos coronarios, embolismo aéreo, neumotórax, alteraciones del ritmo (generalmente bradicardia como resultado del reflejo vasovagal), punción de la cavidad peritoneal o de los órganos de la cavidad abdominal.

**Preparación del paciente**

Consentimiento informado del paciente. En ayunas (si es posible). Posición en decúbito. Exploraciones: ecocardiografía, sistema de coagulación.

**Equipo**

**1.** Equipo para preparar el campo operatorio →cap. 25.2 y anestésico para infiltración →cap. 25.3.

**2.** Ecocardiógrafo, para fluoroscopia o electrocardiógrafo y cable con clip cocodrilo.

**3.** Aguja larga con estilete (Tuohy o de pared fina 18 G) o equipo para cateterizar las venas centrales (aguja con guía y catéter de un solo canal) y una llave de tres vías.

**Lugar de la punción**

Con mayor frecuencia se utiliza el acceso subesternal: punto de punción de la aguja en el triángulo entre el apéndice xifoides y el arco costal izquierdo (acceso fuera de la pleura, borde de las arterias coronarias y pericárdicas, además de la arteria torácica interna).

**Técnica**

**1.** Preparar el campo operatorio →cap. 25.2 y anestesiar la piel por infiltración →cap. 25.3.

**2.** Bajo control ecocardiográfico (a pie de cama) o fluoroscópico (en la sala de hemodinámica) introducir la aguja en dirección al hombro izquierdo bajo el ángulo de 30° al plano de la piel. El extremo proximal de la aguja se puede conectar con el cable a través de un clip cocodrilo estéril con electrodo de derivación (II) ECG: la elevación del segmento ST evidencia que la aguja toca el miocardio y hay que retirarla un poco. Introducir la aguja para la cateterización de las venas centrales conectada con una jeringa, aspirando continuamente. Si se planea el drenaje, después de obtener el líquido introducir la guía a través de la aguja y retirar solo la aguja, introducir el catéter a través de la guía y retirar la guía. Asegurar el extremo del catéter con una llave de tres vías.

**3.** Drenar el líquido en cantidades <1 l para evitar la dilatación aguda del ventrículo derecho. Mantener el drenaje (catéter) hasta que el volumen del líquido drenado al día sea <25 ml.

**4.** Asegurar el material para exploración: igual que en el caso del líquido pleural.

# 11. Punción de la cavidad peritoneal (paracentesis)

**Indicaciones**

**Diagnósticas**: todos los pacientes con ascitis de reciente diagnóstico (hospitalizados y ambulatorios), todos pacientes con ascitis hospitalizados, y pacientes con ascitis y complicaciones de la cirrosis hepática.

**Terapéuticas**: tratamiento inicial de la ascitis de tercer grado (a tensión; evacuación individual de líquido), ascitis refractaria al tratamiento diurético a dosis máxima o intolerante a dosis máxima (necesidad de repetir las punciones).

**Contraindicaciones**

CID severa (asintomática) o diátesis hemorrágica imposible de controlar a través de la administración de vitamina K y de la transfusión de PFC. Enfermedades abdominales agudas que requieren un tratamiento quirúrgico urgente. Falta de cooperación del paciente.

**Complicaciones**

Hematoma de la pared abdominal, infección del líquido ascítico, punción de intestino o vejiga, hemorragia. Punción terapéutica: hipotensión (producida por el desplazamiento de la sangre hacia los vasos viscerales descomprimidos), disminución de la función renal, trastornos electrolíticos. Son infrecuentes.

**Preparación del paciente**

Consentimiento informado del paciente. Antes del procedimiento el paciente debe orinar. Antes de la punción terapéutica es necesario: infusión por goteo de NaCl al 0,9 % si el paciente tiene presión arterial con valores límites (hipotensión) o si la creatinina está sobre su valor normal. En trastornos de la coagulación asintomáticos no es necesaria una transfusión profiláctica de PFC o de concentrado plaquetario. Colocar al paciente en posición semisentada (con el tronco levantado) o decúbito supino.

## Equipo

**1.** Equipo para preparar el campo operatorio →cap. 25.2 y anestésico para infiltración →cap. 25.3.

**2.** Catéter con aguja igual que la cateterización de venas periféricas (→cap. 25.5.2) Ø 1,2-1,7 mm (18-16 G, de 45 mm de largo, que permita la aspiración de líquido). En el caso de que las capas de revestimiento de la pared abdominal sean gruesas (en obesos), se necesita una aguja más larga (equipo para cateterización de las venas centrales con catéter de un solo canal o un equipo especial para paracentesis).

**3.** Llave de tres vías, drenaje usado en la infusión por goteo y botella para almacenar el líquido (siempre que no se utilice un equipo especial para paracentesis).

**4.** Bisturí para realizar una incisión en la piel, si se utiliza un catéter grueso.

## Lugar de la punción

En el lugar donde la percusión indica la presencia de líquido, de preferencia en fosa ilíaca izquierda en 1/3 inferior de la línea que une la cresta ilíaca antero-superior izquierda con el ombligo. Excepcional en el lado derecho, idealmente bajo visión ecográfica.

## Técnica

**1.** Preparar el campo operatorio →cap. 25.2. Anestesiar por infiltración la piel, el tejido subcutáneo y los músculos hasta el peritoneo con solución de lidocaína al 1 % o al 2 % →cap. 25.3.

**2.** Extender la piel hacia abajo, insertar la aguja (bránula) con jeringa, aspirando continuamente hasta perforar el peritoneo y obtener líquido. Si se desea evacuar líquido se puede retirar aguja dejando la cánula y conectando a sistema de drenaje que permita retirar líquido ascítico según las condiciones del paciente.

**3.** Después de la toma para estudio diagnóstico de 50-100 ml (para recuento celular, medición de proteína y albúmina, glucosa, LDH y cultivos en frasco de hemocultivos, interpretación →cap. 28.6) y/o de la descompresión terapéutica de líquido, comprimir el sitio de la punción con un apósito estéril.

## Después del procedimiento

En caso de extraer >5 l administrar iv. 6-8 g de albúmina en forma de solución al 20 % por cada litro de líquido extraído.

# 12. Punción de la cavidad articular (artrocentesis)

## Indicaciones

**1. Diagnósticas:** establecer la causa del aumento del líquido articular si el diagnóstico despierta dudas, sospecha de infección de la articulación, sospecha de inflamación causada por cristales.

**2. Terapéuticas:** descompresión de la articulación, administración de fármacos, sinovectomía química o por isótopos.

## Contraindicaciones

**1. Absolutas:** diátesis hemorrágica activa, infección de la piel (herida, absceso, furúnculo) en el lugar planificado de la punción.

**2. Relativas:** INR >1,5 y TTPa >2 × LSN, recuento de plaquetas en sangre <50000/μl, infección de los tejidos cercanos a la articulación.

## Complicaciones

Infección de la articulación, hemartrosis, hematoma, lesión del cartílago articular, dolor en el lugar de la punción, reflejo vasovagal, efecto adverso de anestésicos y fármacos inyectados intraarticularmente (p. ej. glucocorticoides).

**Preparación del paciente**

Consentimiento informado del paciente. Posición del cuerpo para la punción de la articulación de la rodilla (la usada con mayor frecuencia): el paciente está en decúbito supino, con las rodillas estiradas y los músculos relajados. La rótula debe poder deslizarse.

**Equipo**

**1.** Equipo para preparar el campo operatorio →cap. 25.2 y anestésico para infiltración →cap. 25.3, opcionalmente cloruro de etilo.

**2.** Agujas (Ø 0,8 mm [21 G] o 1,2 mm [18 G]), jeringas estériles (1-2 ml y 10 ml), materiales de apósito.

**3.** Tubos de plástico con capacidad de 10 ml, cerrados con tapones (con heparina 5 uds./10 ml y sin anticoagulante), portaobjetos de vidrio para microscopio y cubreobjetos desengrasados con alcohol.

**Lugar de la punción**

**1. Articulación de la rodilla.**

1) Abordaje medial detrás de la rótula: insertar la aguja (21 G) por debajo del músculo vasto medial, entre el cóndilo medial del fémur y la mitad de la rótula, en dirección cefálica. El extremo de la aguja se encuentra entonces en la muesca suprarrotuliana con mínimo riesgo de lesionar el cartílago de la rótula y el cartílago del fémur.

2) Abordaje lateral detrás de la rótula: no es necesario rodear el músculo, insertar la aguja (21 G) lateralmente en el límite medial y superior del 1/3 de la rótula, en la mitad entre la rótula y el cóndilo del fémur.

**2. Quiste poplíteo:** en la mitad de la fosa poplítea (el líquido del quiste poplíteo por lo general es difícil de obtener y con frecuencia es gelatinoso).

**3. Articulación de la cadera:** realizar esta punción de manera excepcional. Si la punción es necesaria, realizarla bajo control ecográfico.

**Técnica**

**1.** Desinfectar el lugar de la punción con antiséptico →cap. 25.2. La anestesia no siempre es necesaria. No obstante, cuando es imprescindible, utilizar una aguja de gran diámetro. En personas que refieran dolor se puede anestesiar con cloruro de etilo o infiltrar la piel, el tejido subcutáneo y la bolsa articular con solución de lidocaína al 1 % →cap. 25.3.

**2.** Después de esperar 5 min tras infiltrar el anestésico, insertar en el mismo lugar la aguja conectada con la jeringa. Penetrar con la aguja en dirección a la articulación hasta sentir resistencia. Una brusca abolición de la resistencia indica que el extremo de la aguja se encuentra en la cavidad articular, entonces aspirar el líquido. Durante la punción de la articulación de la rodilla con abordaje lateral direccionar la aguja paralelamente hacia la superficie posterior de la rótula. Extraer, dentro de lo posible, todo el líquido de la cavidad articular. Cuando hay poca cantidad de líquido en la cavidad articular, es útil hasta el contenido de la aguja con la cual se ha intentado la aspiración.

**3.** Dejar la primera porción de líquido en la jeringa estéril usada para la aspiración, protegida con tapa o con aguja y enviarla directamente al laboratorio de microbiología. Con la subsiguiente jeringa estéril extraer el resto de líquido. Colocar una gota en el portaobjetos (para el estudio con luz polarizada) y luego instilar el líquido en los tubos previamente preparados. Los estudios de laboratorio deben realizarse dentro de 4 h desde la toma de líquido.

**4.** Después de verter el líquido opcionalmente se puede inyectar el medicamento en la cavidad articular. Extraer la aguja, desinfectar el lugar de la punción y colocar un apósito compresivo estéril.

# 13. Punción lumbar

### Indicaciones

**1. Diagnósticas:**

1) sospecha de infección del SNC, sobre todo meningitis (principal indicación)

2) enfermedad autoinmune del SNC

3) enfermedad metabólica del SNC, sobre todo leucodistrofia

4) algunas neuropatías

5) sospecha de hemorragia subaracnoidea no confirmada por TC

6) otras enfermedades del SNC, cuando la exploración del LCR puede ser útil para el diagnóstico, p. ej. meningitis neoplásica

7) necesidad de administrar un medio de contraste por vía del canal espinal.

**2. Terapéuticas:**

1) administración de fármacos por vía intratecal: antibióticos para tratar una infección del SNC, citostáticos en caso de tumor maligno del SNC, anestésicos

2) extracción de emergencia de cierta cantidad de LCR con el fin de disminuir su presión (p. ej. en hidrocefalia).

### Contraindicaciones

**1. Absolutas:** edema o tumor cerebral (sobre todo en el espacio inferoposterior del cráneo).

**2. Relativas:** infección de la piel y de tejidos en la zona de punción, defectos del desarrollo de la columna vertebral y de la médula espinal (p. ej. disrafia), trastornos de la coagulación (INR >1,5 o TTPa >2 × LSN o recuento de plaquetas en sangre <50 000/µl); sospecha de hemorragia subaracnoidea (en tal caso realizar primero la TC cerebral).

### Complicaciones

**1. Síndrome pospunción**

1) Cefalea: generalmente leve, aparece durante las 24-48 h posteriores a la punción, con mayor frecuencia en la región frontal u occipital. Se acentúa en posición erguida y disminuye en decúbito. Puede acompañarse de náuseas, vómitos, mareos, *tinnitus*, alteraciones visuales y síntomas meníngeos. Cede espontáneamente en un día (a veces después de algunas semanas). Prevención: usar una aguja atraumática, realizar la punción con una aguja más fina (p. ej. 22 G en lugar de 18 G), direccionar el extremo cortante de la aguja con el bisel hacia la parte lateral de la columna (para que las fibras de la duramadre no sean cortadas, sino separadas). Permanecer en decúbito por más tiempo no previene la cefalea. Tratamiento: reposo en cama, analgésicos VO (paracetamol, paracetamol con cafeína, opioides, en caso de síntomas persistentes parche de sangre autóloga; no utilizar AINE ni fármacos que deterioran la función plaquetaria).

2) Dolor de espalda en el lugar de la punción.

3) Dolor radicular: principalmente se irradia a los miembros inferiores; si aparece durante la inserción de la aguja significa irritación de la raíz nerviosa (entonces hay que retirar la aguja y cambiar la dirección de punción).

**2. Otras** (raras): paresia de miembros inferiores (causada por hematoma epidural; generalmente en pacientes que recibían tratamiento anticoagulante poco antes o después de la punción); intususcepción de las amígdalas cerebelosas al agujero occipital (en pacientes con edema cerebral, tumor o hemorragia subaracnoidea severa; conduce a la muerte); hemorragia subaracnoidea y subdural; lesión de los ligamentos de la columna vertebral o del periostio vertebral; espondilitis infecciosa; inflamación aguda purulenta de las vértebras, absceso, tumor epidermoide.

### Preparación del paciente

**1.** Obtener el consentimiento informado del paciente, si se encuentra consciente.

**2.** Evaluar el recuento de plaquetas en sangre, INR, TTPa, en caso de alteraciones hay que corregirlas. Si el paciente recibe fármacos anticoagulantes, interrumpir su administración →cap. 2.34, tabla 34-7.

**3.** Descartar la hipertensión endocraneal (edema cerebral o tumor) mediante el examen de fondo de ojo (buscar el edema del disco óptico y disco óptico congestivo) o la TC, que debe realizarse en las siguientes circunstancias: inmunodeficiencias, enfermedades previas del SNC, recientes crisis epilépticas, edema o congestión del disco óptico, alteración del nivel de conciencia, síntomas o signos de focalidad neurológica.

**4.** Colocar al paciente en posición lateral, cerca del borde de la mesa de intervenciones, con la espalda en dirección hacia la persona que realiza la punción; las rodillas flexionadas en dirección al abdomen, la cabeza en máxima flexión en dirección a las rodillas (→fig. 13-1). Evitar la hiperflexión de la columna vertebral para que toda su longitud se encuentre en el mismo plano; la espalda y la línea de los hombros en el plano perpendicular a la superficie de apoyo.

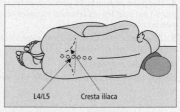

**Fig. 13-1.** Colocación correcta del paciente durante la punción lumbar y delimitación del espacio intervertebral L4/L5

### Lugar de la punción

Espacio intervertebral, mejor entre las apófisis espinosas de L4 y L5 o L3 y L4, nunca más arriba del espacio L2-L3, en línea media que une los extremos de las apófisis espinosas de las vértebras o un poco lateral respecto a ella. La línea que une los puntos ubicados en la parte superior de las crestas ilíacas cruza la columna a la altura de la apófisis espinosa de la vértebra L4 (→fig. 13-1).

### Equipo

**1.** Equipo para preparar el campo operatorio →cap. 25.2 y opcionalmente para la anestesia por infiltración →cap. 25.3.

**2.** Aguja desechable estéril con estilete 22 G o 20 G usualmente de 8,75 cm de largo (por el menor riesgo de cefalea pospunción se recomienda utilizar una más moderna atraumática, p. ej. tipo Sprotte o Whitacre en vez de la tradicional cortante tipo Quincke). También se pueden usar agujas de menor diámetro introducidas por una aguja más corta de mayor diámetro (llamada guía).

**3.** Aparato para medir la presión de LCR.

**4.** Tubos estériles.

### Técnica

**1.** Preparar el campo operatorio →cap. 25.2. En caso de necesidad anestesiar localmente la piel y el tejido subcutáneo, p. ej. con la crema EMLA o por infiltración con solución de lidocaína al 1 % →cap. 25.3 (no se necesita en pacientes inconscientes).

**2.** Insertar lentamente la aguja con estilete, direccionándola oblicuamente en dirección cefálica hacia el ombligo. Direccionar el bisel de la aguja cortante hacia arriba (hacia un lado de la columna). La perforación del ligamento amarillo y de la duramadre se percibe como superación de la resistencia acompañada de un "crujido" (en adultos el espacio subdural se encuentra a una profundidad de 4-7 cm). Después de superar la resistencia de la duramadre, retirar el estilete. De la aguja deben empezar a salir gotas del LCR. Si el paciente está consciente, recomendar que relaje los miembros inferiores (disminuya la flexión en la articulación de la cadera). Si el LCR no fluye, de nuevo colocar el estilete y ligeramente empujar la aguja o girarla sobre el eje de 90° y, a continuación, volver a retirar el estilete. No utilizar fuerza para vencer la resistencia con aguja. La causa de la falta de flujo del LCR puede ser el hecho de que la aguja haya traspasado el espacio subaracnoideo. El líquido sanguinolento significa que durante la punción se ha producido una lesión de la vena en el canal vertebral; en este caso el LCR frecuentemente se aclarará en poco tiempo, y si esto no ocurre, realizar la punción en el espacio situado por encima.

**3.** Para medir la presión con precisión (no siempre es necesario), hay que sujetar la aguja con una mano y con la otra conectar el aparato de medición (valor normal 7-15 [<20] cm $H_2O$; corresponde generalmente al flujo del LCR con velocidad de 20-60 gotas/min; el resultado es fiable si el paciente está acostado tranquilamente y está relajado).

**4.** Después de tomar la presión, extraer muestras del LCR en tubos estériles para realizar los exámenes necesarios (por lo general 3-5 ml; al excluir el edema cerebral máx. 40 ml).

**5.** Tras obtener el LCR deslizar el estilete por la aguja, retirar la aguja y colocar un apósito estéril sobre la piel.

**Después del procedimiento**

El paciente debe permanecer por ~1 h en posición plana.

# 14. Sondaje vesical

### Indicaciones

Retención urinaria aguda o crónica; necesidad de evaluación precisa de la diuresis, p. ej. horaria (en pacientes en estado grave, p. ej. inestables hemodinámicamente, o en pacientes que no colaboran); hematuria con trombos en la vejiga; toma de muestras de orina para el análisis, si no es posible obtenerla utilizando otros métodos; lesiones por presión u otras heridas serias, cuya higiene adecuada no puede asegurarse por causa de incontinencia urinaria, cuando otros métodos de eliminación de la orina resultan ineficaces; después de traumatismos, si otros métodos de eliminación de la orina se asocian a un empeoramiento del dolor; incontinencia urinaria, si no se puede proporcionar asistencia adecuada y asegurar una correcta higiene del paciente utilizando otros métodos de eliminación de la orina.

### Contraindicaciones

Prostatitis aguda, estenosis significativa de la uretra, ruptura de la uretra (sospechar p. ej. en traumatismos de pelvis).

### Complicaciones

Lesión de la uretra, de la próstata, o del esfínter de la vejiga; infección.

### Preparación del paciente

Consentimiento informado del paciente. Posición: hombres en decúbito supino con los miembros inferiores rectos, mujeres en decúbito supino con los miembros inferiores separados y flexionados en las rodillas.

### Equipo

Sonda de Foley tamaño (generalmente) 18 French (F; 1 F = 1 Charriere [Ch] = 1/3 mm) en hombres y 16 F en mujeres, gel con lidocaína, solución antiséptica, gasas estériles, guantes estériles, paños estériles, jeringa de 10 ml, agua para inyección, colector para recoger la orina.

### Técnica

**1. Sondaje en hombres.** Tomar el pene con la mano, deslizar el prepucio y desinfectar. Con ayuda de la tapa cónica introducir gel en la uretra, cubrir con gel el extremo de la sonda. Verificar la estanqueidad del balón llenándolo con el agua para inyección, a continuación vaciar el balón. Colocar el pene perpendicularmente al tronco, tirando suavemente hacia arriba. Deslizar la sonda con movimientos fluidos por la uretra hasta que aparezca flujo de orina. Luego llenar el balón y deslizar el prepucio. Conectar la sonda con el colector y asegurarse de que la orina sigue fluyendo.

**2. Sondaje en mujeres.** Separar los labios menores, limpiar la salida de la uretra con una gasa empapada de la solución antiséptica. Por medio de la tapa cónica introducir el gel a la uretra, cubrir con gel el extremo de la sonda. Verificar la estanqueidad del balón llenándolo con el agua para inyección, luego vaciar el balón. Deslizar la sonda a una profundidad de 10-12 cm o hasta que aparezca la orina, luego llenar el balón. Conectar la sonda con el colector y asegurarse de que la orina sigue fluyendo. La resistencia que impide la colocación de la sonda, sobre todo en los hombres, puede vencerse al usar una sonda de mayor diámetro (20 F). En caso de fracaso, se puede probar la introducción de la sonda de Tiemann, que es más rígida, tiene el extremo curvado y no tiene balón. Esta sonda debe ser introducida con mucha precaución, con la parte curvada dirigida hacia arriba. Si no se logra introducir la sonda en la uretra, llamar al urólogo.

### Después del procedimiento

Mantener la sonda en la vejiga por el período de tiempo más corto posible. Desconectar el drenaje solo para enjuagar la sonda. Tomar pequeñas muestras de orina punzando con una aguja estéril el —previamente desinfectado— extremo distal de la sonda. Tomar las muestras de mayor volumen del colector, después de desinfectar el lugar de unión del sistema de sonda-drenaje-colector. No reemplazar la sonda en intervalos de tiempo fijados arbitrariamente. Reemplazar la sonda obstruida (si el lavado es ineficaz) o si se presentan síntomas de infección del sistema urinario y persiste la necesidad de mantener la sonda.

# 15. Colocación de sonda nasogástrica

### Indicaciones

Contenido residual en el estómago, obstrucción intestinal, sospecha de hemorragia del tracto gastrointestinal superior, alimentación intragástrica, ectasia y dilatación del estómago (p. ej. después de la ventilación con bolsa autoexpandible con mascarilla facial).

### Contraindicaciones

Estenosis o ruptura del esófago; falta de reflejos faríngeos (en pacientes no intubados). Hay que tener precauciones e incluso considerar la consulta con un cirujano en caso de cirugías recientes de estómago o de esófago. No introducir la sonda a través de la nariz si los conductos nasales tienen una permeabilidad limitada (más frecuentemente a consecuencia de la desviación del tabique nasal).

### Complicaciones

Introducción de la sonda en la tráquea, irritación de la garganta, gastritis. En caso de la introducción de la sonda a través de la nariz, adicionalmente: lesión de la mucosa nasal, epistaxis, inflamación de los senos paranasales.

### Preparación del paciente

Consentimiento informado del paciente. Posición: en decúbito supino o sentada.

### Equipo

Sonda gástrica (delgada para la alimentación; gruesa para la descompresión del estómago, sobre todo en caso de sangrado del tracto digestivo), gel con lidocaína, jeringa de 60 ml (Janet), fonendoscopio, adhesivo.

### Técnica

Sobre la sonda medir la distancia entre la nariz o los labios y el lóbulo de la oreja y luego entre la oreja y el estómago, de tal manera que el último orificio se encuentre a la altura del apéndice xifoides (en adultos el cardias está generalmente a ~40 cm desde la línea de los dientes). Esto permitirá conocer la longitud que se debe introducir. Cubrir el extremo de la sonda con el gel con lidocaína. Deslizar con cuidado la sonda a través de la parte inferior del orificio nasal perpendicularmente al plano de la frente; en caso de fracaso probar a través del otro orificio nasal. Si no se logra introducir la sonda a través de la nariz o está contraindicado → introducirla hacia la garganta a través de la boca. Indicarle al paciente consciente y colaborador que flexione la cabeza y trague. Deslizar la sonda a la profundidad establecida. Insuflar a través de la sonda ~30 ml de aire con la jeringa y simultáneamente auscultar el epigastrio: un gorgoteo indica una correcta colocación de la sonda (la aparición de tos, alteraciones respiratorias, hipoxia o la salida de aire a través de la sonda pueden sugerir que la sonda está ubicada en la tráquea o en un bronquio). Fijar la sonda con un adhesivo a la nariz (nasogástrica) o a la comisura del labio (orogástrica).

### Después del procedimiento

Si la sonda es utilizada para la alimentación del paciente, controlar con regularidad el contenido residual gástrico. Si no es utilizada, con regularidad enjuagarla y llenarla con agua limpia.

# 16. Lavado de estómago

### Indicaciones

Está indicado hasta 1 h después de la ingesta de una cantidad significativa de una sustancia tóxica sólida (mayor eficacia). No está indicado de manera rutinaria en todos los casos con sospecha de intoxicación.

### Contraindicaciones

Envenenamiento con sustancias cáusticas (riesgo de mayor daño y perforación); envenenamiento con venenos volátiles, hidrocarburos, detergentes (por el alto riesgo de broncoaspiración); riesgo considerable de sangrado del tracto digestivo; pérdida de conciencia (si el paciente no está intubado), agitación psicomotora significativa, falta de consentimiento informado.

### Complicaciones

Neumonía por aspiración, perforación del tracto digestivo o de la faringe, hipoxemia, trastornos del ritmo cardíaco, trastornos hidroelectrolíticos.

### Preparación del paciente

Paciente inconsciente → primero realizar intubación endotraqueal. Paciente obnubilado → colocar al paciente en decúbito lateral izquierdo. Paciente consciente → el lavado puede realizarse en posición sentada.

### Equipo

Sonda gruesa (en adultos 30 F) untada con gel hidrosoluble (p. ej. con lidocaína), embudo, recipiente para el retorno del contenido gástrico.

### Técnica

**1.** Introducir al estómago.

**2.** A través de la sonda instilar 250 ml de agua (en adultos) a temperatura corporal y, antes de que el agua desaparezca del embudo, colocarla sobre un recipiente ubicado por debajo de la altura del estómago para recibir el retorno del contenido gástrico con el agua instilada (fenómeno del sifón); repetirlo varias veces hasta la obtención de agua de lavado limpia (clara).

**3.** Considerar añadir carbón activado a la última administración de agua, si desde la ingesta de la sustancia tóxica han transcurrido ≤60 min, si el enfermo tiene conservados los reflejos faríngeos o está intubado y si ha ingerido una dosis potencialmente tóxica de una toxina que es adsorbida por el carbón activado. La administración de carbón activado está indicada p. ej. en intoxicaciones por:

β-bloqueantes, calcioantagonistas, fenobarbital, glucósidos cardíacos, carbamazepina y otros fármacos antiepilépticos, colchicina, fármacos antidepresivos y antipsicóticos, fármacos antihipertensivos, salicilatos, metotrexato, opioides, paracetamol, pesticidas, sustancias de origen biológico, teofilina. Contraindicaciones: las mismas que en el lavado de estómago, además de intoxicaciones por metales (p. ej. litio y hierro) y alcoholes, íleo o perforación del tracto digestivo. Dosis clínica en jóvenes y adultos: 25-100 g [1 g/kg]; en niños ≤1 año de edad — 1 g/kg, de 1-12 años de edad — 25-50 g. Dosis repetidas (0,25-0,5 g/kg cada 2-4 h) considerar en pacientes que han recibido dosis peligrosas del fármaco, sobre todo de quinina, dapsona, fenobarbital, carbamazepina o teofilina. Este método puede aplicarse solo en casos en los que el peristaltismo se encuentra conservado.

# 17. Desfibrilación cardíaca

A diferencia de la cardioversión eléctrica, en la desfibrilación la descarga no está sincronizada con la onda R en el ECG. Desfibrilación externa a través de la pared de la caja torácica. Desfibrilación automatizada: dispositivo (desfibrilador) que analiza el ritmo cardíaco y comunica al operador si se debe realizar la descarga.

### Indicaciones

Paro cardíaco debido a fibrilación ventricular, *flutter* ventricular (FLV) o taquicardia ventricular (TV) sin pulso.

### Contraindicaciones

No hay.

### Complicaciones

Asistolia, quemadura de piel en el lugar de contacto de los electrodos.

### Equipo

Desfibrilador, electrodos adhesivos o aplicados manualmente (palas del desfibrilador), gel conductor, guantes desechables.

Dependiendo del impulso eléctrico, se distinguen desfibriladores monofásicos y bifásicos. Los desfibriladores monofásicos requieren mayor energía de descarga, son menos efectivos y han sido retirados de la producción, pero siguen en uso en algunos lugares.

### Técnica

**1.** Desfibrilador manual →cap. 2.1.

**2.** Desfibrilador externo automatizado →cap. 2.1.

# 18. Cardioversión eléctrica

Consiste en la sincronización de la descarga eléctrica con la aparición de la onda R en el ECG.

### Indicaciones

**1.** Cardioversión urgente: taquiarritmias supraventriculares y ventriculares con compromiso hemodinámico.

**2.** Cardioversión planificada: taquiarritmias (sobre todo fibrilación y flutter auricular) sin compromiso hemodinámico que no ceden con tratamiento farmacológico o cuando su administración no es posible.

### Complicaciones

FLV (cardioversión mal realizada), asistolia, quemadura de piel en el lugar de contacto de los electrodos con la piel, embolia arterial (trombo en aurícula) sobre todo en pacientes no correctamente anticoagulados a pesar de las indicaciones →más adelante).

### Preparación del paciente

Consentimiento informado del paciente (si es posible) y anestesia general de corta duración →cap. 25.4. Cardioversión planificada: en ayunas; opcionalmente corregir los trastornos electrolíticos; no hace falta interrumpir el tratamiento con glucósidos digitálicos algunos días antes del procedimiento a menos que exista sospecha de intoxicación; en pacientes con *flutter* o fibrilación auricular de duración >48 h está indicada la anticoagulación previa →cap. 2.34.4, tabla 34-7.

### Equipo

Igual que para la desfibrilación manual →cap. 25.17 y para la anestesia general de corta duración →cap. 25.4.

### Técnica

**1.** Igual que en la desfibrilación manual, pero después de encender el desfibrilador y obtener el registro de ECG **conectar la función de sincronización**. En el monitor del desfibrilador, en el registro del ECG o encima de él, deben aparecer marcas de sincronización que se sitúan sobre los vértices de las ondas R o poco después de ellos. Escoger la derivación del ECG en el sitio adecuado en el que se pueda obtener las marcas sobre cada onda R.

**2.** No disminuir la presión sobre las paletas del desfibrilador ni separar las paletas de la pared torácica justo después de presionar el botón de "choque" o "descarga": esperar hasta que el desfibrilador libere la descarga (a diferencia de la desfibrilación, la descarga con frecuencia no se produce inmediatamente).

**3.** Antes de liberar la siguiente descarga (si la taquiarritmia persiste) asegurarse de que la sincronización permanece activada (en la mayoría de los desfibriladores fabricados actualmente automáticamente se produce el cambio a modo de desfibrilación). La energía para interrumpir la fibrilación auricular y la TV inestable en caso de desfibriladores bifásicos es de 100, 150 (la energía más frecuente en el primer intento de cardioversión) y 200 J, y en algunos modelos también 300 y 360 J (igualmente que en los desfibriladores monofásicos que actualmente ya no se utilizan de manera habitual); en pacientes con taquicardia supraventricular, *flutter* auricular o TV estable se puede iniciar con 50 y hasta con 25 J.

**4.** Durante el procedimiento y hasta el momento en el que el paciente se recupera de la anestesia general: monitorizar el ritmo cardíaco (con cardiomonitor) y la saturación de oxígeno de la hemoglobina en sangre (con pulsioxímetro; $SpO_2$).

# 19. Acceso instrumental de la vía aérea

Permeabilización no instrumental de las vías respiratorias →cap. 2.1.

## 19.1. Intubación endotraqueal

### Indicaciones

Pérdida de la conciencia (≤8 ptos. en la escala de coma de Glasgow →cap. 1.6, tabla 6-2) y ausencia de reflejo de defensa (deglución y tos); riesgo de aspiración del contenido alimenticio en pacientes inconscientes; anestesia general; imposibilidad de asegurar la permeabilidad de las vías respiratorias con otros métodos; necesidad de administrar anestesia respiratoria, resucitación cardiopulmonar.

### Contraindicaciones

Imposibilidad de colocar al paciente en posición adecuada (traumatismo de cara y cuello, rigidez de la columna cervical, etc.). En esos casos puede ser posible la intubación con ayuda del fibrobroncoscopio. La cricotirotomía se considera una intervención urgente y temporal. La traqueotomía (introducción de un tubo directamente a la tráquea a través de los tejidos del cuello) se considera una intervención más definitiva.

### Complicaciones

Intubación del esófago (y aspiración del contenido alimenticio), intubación selectiva de un bronquio principal (más frecuente el derecho), trauma mecánico, sangrado; infección del tracto respiratorio, edema de glotis.

### Equipo

**1.** Tubo de intubación: en adultos Ø externo 7,0-10,0 mm, tratar de introducir el tubo más ancho posible, sin lesionar la laringe y la tráquea; más ancho el tubo = menores resistencias respiratorias, más fácil aspirar la secreción y realizar la fibrobroncoscopia (posible a través del tubo Ø ≥8,0-8,5 mm).

**2.** Laringoscopio con un juego de palas (con frecuencia curvadas [Macintosh]) y con una luz eficiente (mejor 2 laringoscopios).

**3.** Guías:

1) de alambre: el extremo no puede sobresalir del tubo de intubación

2) suave (*bougie*): en caso de dificultades en la intubación, se puede introducir primero la guía en la tráquea y luego sobre ella el tubo.

**4.** Tubo orofaríngeo, espaciador antioclusal (de gasa enrollada).

**5.** Gel anestésico local que contiene lidocaína, medicamentos utilizados para la sedoanalgesia y la relajación muscular →más adelante.

**6.** Aspirador mecánico y sondas bronquiales para aspirar la secreción.

**7.** Adhesivo, venda o equipo especial para fijar el tubo.

**8.** Estetoscopio.

**9.** Equipo de oxigenoterapia →cap. 25.21, ventilación asistida (bolsa autoexpandible) y resucitación cardiopulmonar →cap. 2.1.

### Preparación del paciente

**1.** Consentimiento informado del paciente (si es posible); en ayunas.

**2.** Colocación del paciente: en decúbito supino, con la cabeza exactamente sobre el eje largo del tronco, ligeramente levantar el occipucio apoyándolo sobre una base enrollada (~3-5 cm), flexionar la cabeza un poco hacia atrás (con la barbilla hacia arriba) →fig. 19-1.

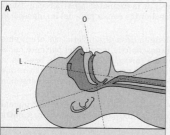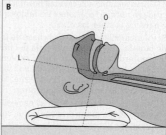

**Fig. 19-1.** A — representación esquemática del eje largo de la cavidad oral (O), faringe (F) y laringe (L). B — posición correcta de la cabeza del paciente antes de realizar la intubación: la elevación y una leve flexión de la cabeza permiten que los ejes de la laringe y de la faringe coincidan →texto

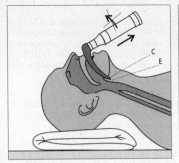
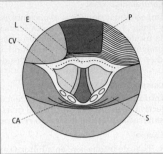

**Fig. 19-2.** Manipulación del laringoscopio directo de pala curva. El extremo de la pala se introduce sobre la epiglotis (E) hasta la cavidad epiglótica (C) y la epiglotis se eleva al traccionar el laringoscopio a lo largo de su eje mayor (flecha)

**Fig. 19-3.** Vista de la entrada laríngea durante la laringoscopia directa (realizada con laringoscopio de pala curva): lengua (L), epiglotis (E), cuerda vocal (CV), cartílago aritenoides (CA), seno piriforme (S), pala del laringoscopio (P)

**3.** Retirada de las prótesis dentales; si es necesario, succionar la secreción de la cavidad oral y de la garganta.

**4.** Sedoanalgesia y relajación: con el fin de facilitar el procedimiento y la abolición de los reflejos faríngeos y la contracción de la glotis: administrar opioides (fentanilo 0,1-0,15 mg iv.), sedante (p. ej. midazolam 5-10 mg iv.; como alternativa se puede utilizar el etomidato, el propofol o el tiopental) y un relajante muscular, más frecuentemente el suxametonio 1,0-1,5 mg/kg iv. No administrar estos medicamentos en situación de paro cardiocirculatorio.

**5.** Oxigenación: antes de administrar los medicamentos mencionados más arriba y antes de la introducción del tubo traqueal administrar oxígeno al 100 % para respirar; después de administrar los fármacos asistir la respiración y luego realizar la ventilación con oxígeno al 100 % utilizando bolsa autoexpandible con máscara facial.

**Técnica**

Intubación a través de la boca (también es posible la intubación a través de la nariz).

**1.** Abrir la boca con los dedos de la mano derecha: el pulgar y el dedo índice cruzados sobre los dientes (en paciente desdentado sobre las encías) de la mandíbula y del maxilar, luego abrir la boca.

**2.** Tomar el mango del laringoscopio con la mano izquierda, introducir la pala del laringoscopio a la cavidad bucal a través de la comisura labial derecha. Tener cuidado para no presionar los labios a los dientes con la pala del laringoscopio y para no romper los dientes.

**3.** Al alcanzar la altura de la base de la lengua (fosa de epiglotis) con el extremo de la pala, rechazar con la pala del laringoscopio la lengua del paciente hacia la izquierda y presionar con el extremo del laringoscopio sobre la base de la lengua a la altura de la entrada a la laringe (no presionar la epiglotis), tirando del laringoscopio hacia arriba (→fig. 19-2); si es necesario, aspirar la secreción de la cavidad oral y de la garganta.

**4.** Visualizar toda la glotis (si es posible; →fig. 19-3), colocar el tubo traqueal sujetado con la mano derecha por la comisura labial derecha y deslizarlo entre los pliegues vocales.

**5.** Manteniendo el tubo a determinada profundidad (generalmente 20-22 cm), retirar el laringoscopio y pedir al asistente que llene el manguito de sellado.

**6.** Comprobar la posición correcta del tubo auscultando la caja torácica del paciente. Después de conectar el tubo al equipo de ventilación, p. ej. a la bolsa autoexpandible, y después de iniciar la ventilación deben ser audibles ruidos respiratorios simétricos sobre las bases de ambos pulmones (abajo, a los lados) y sobre los ápices (debajo de las clavículas); descartar la intubación del esófago auscultando el epigastrio (estómago, gorgoteo durante las pruebas de ventilación a través del tubo colocado en el esófago) y realizando análisis capnográficos si están disponibles (ausencia de $CO_2$ en el aire que sale del tubo colocado en el esófago). En caso de duda retirar el tubo e intentar colocarlo de nuevo después de volver a oxigenar al paciente.

**7.** Fijar el tubo con un adecuado instrumento de plástico, venda o adhesivo; proteger contra mordeduras, colocando entre los dientes la cánula orofaríngea o una venda enrollada.

### Después del procedimiento

**1. Cuidado del paciente intubado**

1) Después de la intubación realizar una radiografía del tórax con el fin de confirmar definitivamente la ubicación del tubo (el extremo debe estar a 2-4 cm sobre la carina). El tubo traqueal se puede mantener por ~10-14 (21) días. Si el paciente requiere una ventilación asistida invasiva por un largo período de tiempo: considerar la traqueotomía.

2) La mezcla respiratoria administrada al paciente a través del tubo endotraqueal debe estar humidificada: activamente (humificador) o pasivamente (intercambio de calor y humedad, "nariz artificial").

3) Omitir llenado del manguito sellador: con el fin de limitar el riesgo de que se produzcan escaras en la tráquea, mantener en el manguito sellador la presión mínima que garantice la estanqueidad del tubo traqueal; en los casos de falta de estanqueidad o fuga de aire, vaciar el manguito y luego, utilizando una jeringa o una pera con manómetro, gradualmente llenar el manguito hasta el momento en el que cese la fuga de aire. Controlar la presión en el manguito varias veces al día, idealmente por medio de un manómetro para tubos traqueales.

4) Aspiración de secreciones: en pacientes intubados se debe aspirar la secreción del árbol bronquial a intervalos regulares. Para ello, introducir por el tubo orotraqueal una sonda estéril para aspiración, conectada con un sistema de supresión (de pequeña fuerza de succión), pero sin succión activa (dejar abierta la apertura del conector con el drenaje del sistema de succión), luego retirar la sonda 2-3 cm, conectar la succión activa (cerrar con el dedo la apertura del conector) y realizando movimientos rotativos con la sonda, retirarla de las vías respiratorias. Repetir la acción 2-3 veces. Si la secreción es espesa, antes de la aspiración se pueden administrar ~10 ml de solución estéril de NaCl al 0,9 %. Expandir los pulmones después de la succión realizando algunas inhalaciones con la bolsa autoexpandible.

**2. Indicaciones para cambiar el tubo traqueal y de traqueostomía:** comprobación o sospecha de estrechamiento del tubo por la secreción, coágulos de sangre, cuerpos extraños, etc. Un tubo obstruido debe retirarse de inmediato.

**3. Extubación programada:** el paciente en posición sentada; aspirar la secreción del árbol bronquial, indicarle que inhale profundamente, vaciar el manguito, retirar el tubo durante la espiración, indicarle que tosa y expulse la secreción. Después de retirar el tubo traqueal monitorizar cuidadosamente la función del sistema respiratorio (observación clínica, pulsioximetría, si es necesario: gasometría).

## 19.2. Colocación de una cánula orofaríngea

### Indicaciones

Aseguramiento de la permeabilidad de las vías respiratorias en pacientes inconscientes que conservan su función respiratoria, protección del tubo traqueal de mordeduras, inmovilización del tubo traqueal.

### Contraindicaciones

Conservación del reflejo nauseoso, imposibilidad de abrir la boca del paciente.

### Complicaciones

Lesiones de la cavidad oral y de la faringe, hemorragia, broncoaspiración.

### Equipo

Cánula orofaríngea (cánula de Guedel), gel anestésico. Elección del tamaño del tubo: colocar el tubo sobre la mejilla, con el extremo proximal cerca de la comisura labial, el extremo distal debe llegar al lóbulo de la oreja.

### Técnica

Abrir la boca del paciente, colocar el tubo con la convexidad de la curvatura hacia la lengua, girar el tubo a lo largo del eje en 180° (la convexidad de la curvatura hacia el paladar), evaluar la permeabilidad de las vías respiratorias. Retirar la cánula inmediatamente después de que aparezca el reflejo nauseoso.

## 19.3. Colocación de una cánula nasofaríngea

### Indicaciones

Se utiliza para asegurar inicialmente la permeabilidad de las vías aéreas en una persona inconsciente.

A diferencia de la cánula orofaríngea, la cánula nasofaríngea puede emplearse en pacientes que conservan los reflejos de la pared posterior de la faringe.

### Contraindicaciones

Sospecha de fractura de la base del cráneo (riesgo de inserción de la cánula a la cavidad craneal).

### Complicaciones

Lesión de la cavidad nasal y de la faringe, sangrado, aspiración.

### Equipo

Cánula nasofaríngea (su diámetro debe ser menor que el diámetro del orificio nasal) y gel anestésico. La profundidad a la que se introduce el tubo debe corresponder con la distancia entre la punta de la nariz y el ángulo de la mandíbula. Si la profundidad establecida es más pequeña que la longitud total de la cánula, se puede marcar la profundidad deseada al perforar el tubo en el sitio adecuado con un alfiler de gancho.

### Técnica

Comprobar si el tabique nasal es recto, si no es así hay que introducir la cánula por el lado en el que los conductos nasales son más amplios. Cubrir el tubo con el gel. Introducir cuidadosamente la cánula en la cavidad nasal con el extremo oblicuo dirigido hacia el tabique nasal. Girando lentamente el tubo en los dedos, avanzar en profundidad hacia la cavidad nasal, paralelamente a la base del cráneo (es decir hacia atrás, tal y como se realiza durante la introducción de la sonda nasogástrica), hasta conseguir la profundidad deseada.

## 19.4. Colocación de dispositivos supraglóticos

### 19.4.1. Colocación de una mascarilla laríngea

La mascarilla laríngea (→fig. 19-4) consta de una mascarilla flexible con un manguito hermético (que tras una inserción adecuada cubre la entrada de la laringe) unida a un tubo de diámetro grande y que termina en un conector con un diámetro estándar (se puede conectar a la bolsa autoexpandible).

### Indicaciones

La inserción de una mascarilla laríngea es un procedimiento alternativo a la intubación endotraqueal (indicaciones →cap. 25.19.1) para una persona sin

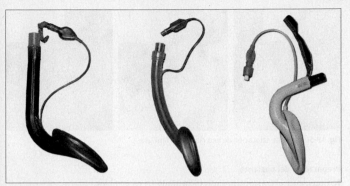

**Fig. 19-4.** Mascarillas laríngeas

experiencia en la realización de la intubación, o bien cuando no se puede realizar la intubación debido a la presencia de una vía aérea difícil.

### Contraindicaciones

**1. Absolutas:** imposibilidad de abrir la boca del paciente, impermeabilidad total de las vías aéreas.

**2. Relativas:** aumento del riesgo de aspiración, sospecha o confirmación de la presencia de anomalías anatómicas en la región epiglótica, y necesidad de generación de presiones altas en las vías aéreas durante la ventilación (solo la mascarilla de tipo ProSeal facilita la ventilación efectiva con una presión >20 cm $H_2O$).

### Complicaciones

Hipoxia (debida a la prolongación del procedimiento), aspiración del contenido gástrico (la mascarilla laríngea no protege de la aspiración por completo, pero el riesgo de la misma es mucho menor que en la aplicación de las cánulas oro- y nasofaríngeas), irritación de los tejidos vecinos, náuseas y vómitos (después de retirar la mascarilla laríngea), traumatismo y parálisis de los nervios debido a la presión sobre los tejidos por el manguito de la mascarilla.

### Equipo

**1.** Mascarilla laríngea de tamaño adecuado, de acuerdo al peso corporal del paciente (en caso de pacientes con el peso límite hay que elegir el tamaño más grande).

Preparación:

1) comprobar la permeabilidad del manguito de la mascarilla laríngea
2) colocar la mascarilla sobre una superficie plana, apretar con el dedo y desinflar el manguito por completo
3) cubrir con el gel anestésico solamente la cara de la mascarilla laríngea que toca la pared posterior de la faringe.

**2.** Jeringa 50 ml para llenar el manguito de la mascarilla.

**3.** Gel anestésico.

**4.** Bolsa autoexpandible.

**5.** Equipo de oxigenoterapia.

**6.** Succionador mecánico y sondas para la aspiración de secreciones.

**7.** Fonendoscopio.

**8.** Si es posible, en las proximidades debería estar disponible un equipo preparado para la intubación endotraqueal y la cricotirotomía.

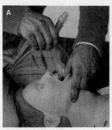
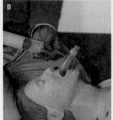
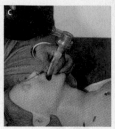

**Fig. 19-5.** Etapas de colocación de una mascarilla laríngea

### Preparación del paciente

**1.** Conseguir el consentimiento informado (si es posible).

**2.** Colocar al enfermo en decúbito supino, con la cabeza exactamente sobre el eje largo del tronco, elevar ligeramente el occipucio, apoyándolo sobre una base enrollada (~3-5 cm), flexionar la cabeza un poco hacia atrás (con la mandíbula hacia arriba).

**3.** Retirar las prótesis dentales. En caso de necesidad succionar la secreción de la cavidad oral y de la garganta.

**4.** Si es necesario, aplicar la sedoanalgesia (tal como en la intubación endotraqueal). El procedimiento no se debe realizar en los pacientes que conserven los reflejos de la pared posterior de la faringe.

**5.** Oxigenación: antes de comenzar el procedimiento administrar al paciente oxígeno al 100 %. Tras la administración de los medicamentos para la sedoanalgesia asistir la respiración con la bolsa autoexpandible con mascarilla facial. Realizar la ventilación con oxígeno al 100 %.

### Técnica

**1.** Abrir la boca del paciente con los dedos de una mano: para ello apoyar el pulgar y el dedo índice cruzados sobre los dientes (en un paciente desdentado sobre las encías) de la mandíbula y del maxilar, luego abrir la boca.

**2.** Con la otra mano, sujetar la mascarilla laríngea como si fuera un bolígrafo, en el punto de unión de la mascarilla con el tubo (→fig. 19-5).

**3.** Introducir la mascarilla en la boca del paciente y, apoyándola sobre el paladar duro, deslizarla hacia el fondo de la garganta, empujando con el dedo índice. Al deslizar la mascarilla sobre el paladar duro se previene el enrollamiento de su extremo y hasta cierto punto también que se enganche sobre la lengua. Avanzar la mascarilla al fondo de la faringe, hasta encontrar resistencia. La mascarilla correctamente colocada debería ubicarse por completo detrás de la lengua. Nota: en caso de mascarillas laríngeas de estructura dura normalmente no hay necesidad de meter los dedos a la boca del paciente. Deslizar la mascarilla hacia abajo, sujetando su extremo.

**4.** Llenar el manguito de la mascarilla con la cantidad de aire adecuada (la información normalmente está impresa en la mascarilla laríngea).

**5.** Comprobar la posición adecuada de la mascarilla laríngea, auscultando el tórax del paciente. Además está indicada la evaluación cuantitativa o cualitativa del contenido de $CO_2$ en el aire espirado por el tubo. Comprobar si el tubo se encuentra en la línea media del cuerpo del paciente.

**6.** Comprobar si la generación de las presiones altas en las vías respiratorias produce fuga de la mezcla respiratoria alrededor de la mascarilla. Si es así, la adición de unos mililitros de aire al manguito de la mascarilla puede eliminar la fuga. Si esta se mantiene, retirar la mascarilla y después de oxigenar al paciente introducir una mascarilla de tamaño más grande.

### 19.4.2. Introducción del tubo laríngeo

El tubo laríngeo (→fig. 19-6) se coloca en la garganta y en el esófago. Posee 2 balones: esofágico y faríngeo. Puede tener una terminación ciega o bien un canal separado para la sonda gástrica. Entre los balones, en la cara lateral del tubo, se encuentran orificios a través de los cuales, después de llenar los balones, la mezcla respiratoria puede pasar solamente desde el tubo a la laringe y al revés. El tubo posee un conector de diámetro estándar, al que se puede conectar una bolsa autoexpandible.

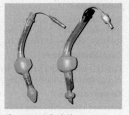
**Fig. 19-6.** Tubo laríngeo

**Indicaciones, contraindicaciones y preparación del paciente**

Como en el caso de la mascarilla laríngea.

**Complicaciones**

Lesión o parálisis de los nervios a consecuencia de la presión sobre los tejidos por los balones del tubo. Otros: como lo descrito en el caso de mascarilla laríngea.

**Equipo**

**1.** Tubo laríngeo de tamaño adecuado (de acuerdo con el peso corporal del paciente; en caso de los pacientes con el peso límite hay que elegir el tamaño más grande).

Preparación:

1) comprobar la permeabilidad de los balones del tubo laríngeo
2) vaciar por completo los balones del aire
3) cubrir los balones con el gel anestésico.

**2.** Jeringa para llenar los balones del tubo (se encuentra en el envase junto con el tubo).

**3.** El resto de equipo: como lo referido en el uso de la mascarilla laríngea.

**Técnica**

**1.** Abrir la boca del paciente con los dedos de una mano, tal como se ha explicado en la inserción de una mascarilla laríngea.

**2.** Con la otra mano introducir el tubo a la boca del paciente, avanzar el tubo al fondo de la cavidad oral, apretando al mismo tiempo la lengua con el tubo. Deslizar el tubo al fondo de la garganta hasta que la línea de los incisivos del paciente esté entre los dos anillos negros marcados en el tubo (óptimamente a nivel del anillo medio, más amplio).

**3.** Llenar los balones del tubo con la cantidad de aire adecuada (la jeringa en el envase está marcada con un color que corresponde al color del conector estándar del tubo).

**4.** Comprobar la posición adecuada del tubo, auscultando el tórax del paciente. Además está indicada la evaluación cuantitativa y cualitativa del contenido del $CO_2$ en el aire espirado por el tubo. Comprobar si el tubo se encuentra en la línea media del cuerpo del paciente.

**5.** Comprobar si la generación de las presiones altas en las vías respiratorias produce fuga de la mezcla respiratoria alrededor de los balones del tubo. Si es así, la adición de unos mililitros de aire a los balones puede eliminar la fuga. Si esta se mantiene, retirar el tubo y después de oxigenar al paciente introducir un tubo de tamaño más grande.

## 19.5. Cricotirotomía percutánea

Sirve para tener acceso inmediato a las vías respiratorias a través del ligamento cricotiroideo.

### Indicaciones

Imposibilidad de asegurar la permeabilidad de las vías respiratorias con otros métodos, sobre todo a través de la intubación endotraqueal (p. ej. edema de laringe, cuerpo extraño, traumatismo del macizo facial).

### Contraindicaciones

Posibilidad de realizar la intubación endotraqueal, imposibilidad de localizar el ligamento cricotiroideo.

### Complicaciones

Hemorragia, enfisema subcutáneo, neumomediastino, neumotórax, neumopericardio, lesión de la pared del esófago, infección (mediastinitis).

### Equipo

Cánula intravenosa de 14-18 G o equipo para cricotirotomía, jeringa de 5 ml, conector para cánula traqueal, bolsa autoexpandible u otro dispositivo que sirva para la asistencia mecánica ventilatoria con presión positiva; para la cricotirotomía quirúrgica además: escalpelo, pinzas, tubo para cricotirotomía.

### Preparación del paciente

Posición en decúbito supino con un rollo debajo de los hombros y de la nuca, para que la cabeza esté flexionada y el cuello recto; la cabeza y el cuello exactamente en la línea media del cuerpo.

### Lugar del procedimiento

Ligamento cricotiroideo entre el borde inferior del cartílago tiroides y el borde superior del cartílago anular de la laringe en línea media del cuerpo.

### Técnica

**1. Cricotirotomía con aguja:** localizar los puntos anatómicos. Insertar la aguja conectada con la jeringa, llenada con una pequeña cantidad de NaCl al 0,9 %, exactamente en la línea media del cuerpo, tirando del émbolo de la jeringa. Con la otra mano estabilizar la laringe. La aparición en la jeringa de burbujas de aire significa que el extremo de la aguja se encuentra en la laringe. Después de obtener el aire direccionar la cánula en sentido caudal y deslizarla de la aguja (no introducir la aguja a mayor profundidad), luego retirar la aguja, conectar la cánula con el conector y con la bolsa autoexpandible, iniciar la ventilación.

**2. Cricotirotomía con aguja como ayuda en una intubación difícil:** después de introducir la cánula en la laringe dirigirla en sentido cefálico, introducir una guía metálica flexible (p. ej. del equipo para cateterizar venas centrales) a través de la laringe y la faringe hacia la boca y luego hacia el exterior (en caso de dificultad se pueden utilizar los fórceps de Magill), pasar la guía a través del tubo traqueal, introducir el tubo traqueal a la laringe, retirar la guía, e introducir la cánula traqueal a la profundidad adecuada.

**3. Cricotirotomía quirúrgica:** localizar los puntos anatómicos, realizar una incisión cutánea transversal de 5-10 mm de largo, disecar los tejidos, cortar el ligamento cricotiroideo, introducir el tubo.

# 20. Drenaje postural de los bronquios

El drenaje postural puede ser

1) **estático**: posiciones (→fig. 20-1 y el texto más adelante)
2) **dinámico**: en posición sentada (→fig. 20-2) cambios rítmicos de posición del tronco cada varias decenas de segundos, junto con otros procedimientos para ayudar a limpiar el árbol bronquial.

### Indicaciones

Retención de secreciones en el árbol bronquial.

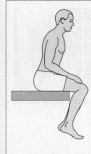
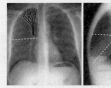
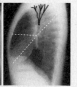

**Segmentos apicales de los lóbulos pulmonares superiores.** En sedestación; con lesiones localizadas en los segmentos posteriores del lóbulo el paciente se encuentra en sedestación ligeramente inclinado hacia delante; con lesiones en los segmentos anteriores se encuentra inclinado ligeramente hacia atrás.

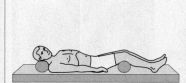
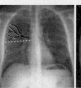
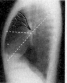

**Segmentos anteriores de los lóbulos pulmonares superiores.** Con lesiones bilaterales el paciente se encuentra en decúbito supino; con lesiones en el lado izquierdo se encuentra en decúbito supino ligeramente girado a la derecha y con lesiones en el lado derecho con el tronco ligeramente girado a la izquierda.

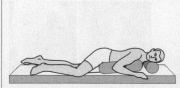
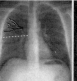

**Segmento posterior del lóbulo superior del pulmón derecho.** Paciente en decúbito lateral izquierdo con el tronco flexionado hacia delante ~45°.

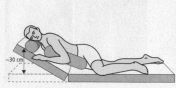
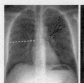
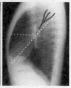

**Segmento posterior del lóbulo superior del pulmón izquierdo.** Paciente en decúbito lateral derecho con el tronco flexionado hacia delante ~45° y colocado de forma oblicua respecto a la superficie.

**Fig. 20-1.** Posiciones para el drenaje postural estático

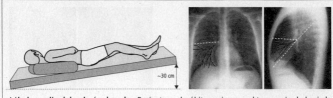

**Lóbulo medio del pulmón derecho.** Paciente en decúbito supino con el tronco girado hacia la izquierda ~45°, pies de la cama elevados ~30 cm sobre la horizontal.

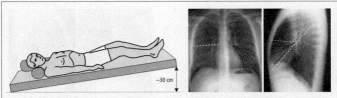

**Lengüeta pulmonar.** Paciente en decúbito supino con el tronco girado hacia la derecha en ~45°, pies de la cama elevados ~30 cm sobre la horizontal.

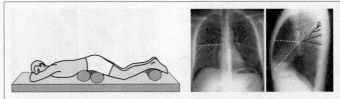

**Segmentos apicales de ambos lóbulos pulmonares inferiores.** Paciente en decúbito prono con un rollo colocado bajo la pelvis y el abdomen; con lesiones en el lado izquierdo con el tronco ligeramente girado hacia la derecha y con lesiones en el lado derecho hacia la izquierda.

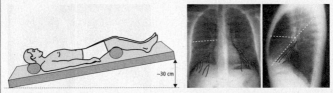

**Segmentos basales anteriores de los lóbulos pulmonares inferiores.** Paciente en decúbito supino, los pies de la cama elevados ~30 cm sobre la horizontal; con alteraciones en el lado izquierdo con el tronco ligeramente girado hacia la derecha y con lesiones en el lado derecho hacia la izquierda.

**Fig. 20-1.** Posiciones para el drenaje postural estático

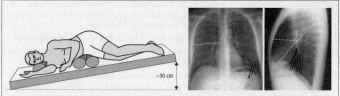

**Segmento basal lateral del lóbulo inferior del pulmón izquierdo**. Paciente en decúbito lateral derecho con un rollo colocado bajo la pelvis y parte inferior del tórax, los pies de la cama elevados ~30 cm sobre la horizontal; con lesiones en el segmento basal lateral del lóbulo inferior del pulmón derecho el paciente se encuentra en posición similar, pero sobre el lado izquierdo.

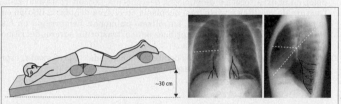

**Segmentos basales de ambos lóbulos pulmonares inferiores**. Paciente en decúbito prono, con un rollo colocado bajo la pelvis y el abdomen; los pies de la cama elevados ~30 cm sobre la horizontal; con lesiones en el lado izquierdo el paciente se encuentra con el tronco ligeramente girado hacia la derecha y con lesiones en el lado derecho hacia la izquierda.

**Fig. 20-1.** Posiciones para el drenaje postural estático

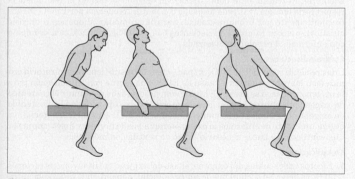

**Fig. 20-2.** Posiciones para el drenaje postural dinámico

### Contraindicaciones

Se refieren a la posición de Trendelenburg: ACV reciente, sospecha de hemorragia intracraneal, aneurisma aórtico, infarto del miocardio reciente, alteraciones severas del ritmo cardíaco, ascitis.

### Técnica

Las posiciones del cuerpo dependen del sitio de retención de secreción. Se recomienda un tiempo total de 45-60 min 2-3×d o 30 min 4-5×d, comenzando por sesiones de 15-20 min. En posición de Trendelenburg (posición invertida: el eje de la cadera por encima del eje de los hombros) el paciente no debe permanecer por más de 30 min, comenzando por sesiones de 10-15 min.

**Procedimientos que aumentan la efectividad del drenaje postural**

1) **Vibración del tórax**: se recomienda usar aparatos vibratorios que generan vibraciones de frecuencia 1000/min; la vibración manual es poco eficaz.

2) **Compresión del tórax**: consiste en comprimir la parte inferior del tórax durante la espiración y una brusca descompresión en el momento de iniciar la inspiración.

3) **Percusión del tórax**: con frecuencia realizado con la mano (una o dos manos, simultánea o alternativamente). La mano está en posición como para sacar agua, el movimiento de percusión debe provenir de la articulación radiocarpiana. El procedimiento se realiza en dirección desde la base hasta el vértice del pulmón. Contraindicaciones para la percusión del tórax: dolor en el área torácica de etiología desconocida, osteoporosis avanzada, fractura de costillas y vértebras, neoplasia en el área del tórax, líquido en la cavidad pleural, neumotórax, embolismo pulmonar, hemorragia en las vías respiratorias, insuficiencia cardíaca aguda, trastornos severos del ritmo cardíaco y aneurisma de la aorta.

4) **Técnica de la tos efectiva**: tos doble, tos controlada, tos reforzada, espiración intensiva, tos unida con espiración intensiva.

# 21. Oxigenoterapia

### Indicaciones

Insuficiencia respiratoria aguda o crónica. En estados agudos $SpO_2$ ($SaO_2$) <94 % (excepción: insuficiencia respiratoria hipercápnica conocida o sospechada →más adelante). El tratamiento domiciliario con oxígeno se usa en la insuficiencia respiratoria crónica avanzada (causada con mayor frecuencia por EPOC, menos frecuentemente por bronquiectasias, fibrosis pulmonar idiopática o fibrosis quística); a veces también en pacientes con insuficiencia cardíaca crónica o con enfermedad neoplásica avanzada.

### Contraindicaciones

Una creciente retención del $CO_2$ en pacientes con insuficiencia respiratoria crónica (con mayor frecuencia a causa de EPOC) no es una contraindicación para la oxigenoterapia si se presenta hipoxemia, pero se debe disminuir el contenido de oxígeno presente en la mezcla respiratoria. En caso de necesidad el contenido de oxígeno debe aumentarse paulatinamente según la gasometría arterial, ya que en una parte de enfermos la oxigenoterapia puede provocar hipercapnia por hipoventilación y hacer necesario el uso de ventilación mecánica.

### Complicaciones

**1.** Efectos indeseables del oxígeno: el uso del oxígeno en altas concentraciones (>50 %, es decir $FiO_2$ >0,5) puede ser perjudicial, dependiendo de su concentración y del tiempo de exposición. Se distinguen 4 grupos de síntomas: traqueítis y bronquitis (cambios inflamatorios con sequedad excesiva de la mucosa y deterioro del aclaramiento mucociliar), atelectasia por absorción (durante la respiración de oxígeno al 100 % se elimina el nitrógeno, necesario para prevenir el colapso alveolar, siendo sustituido por el oxígeno que se absorbe rápidamente), lesión pulmonar aguda (indistinguible de las lesiones pulmonares que requieren la administración de oxígeno a elevadas concentraciones), displasia broncopulmonar (en neonatos).

**2.** Consecuencias de respirar con mezcla seca y fría de gases (sobre todo por tiempo prolongado): sequedad y ulceración de las mucosas, deterioro del transporte

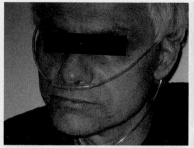

**Fig. 21-1.** Gafas nasales (nariceras)

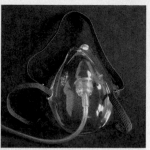

**Fig. 21-2.** Máscara sencilla

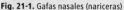

mucociliar, retención de secreciones y aumento de su densidad (que conducen a la formación de focos de atelectasia), broncoespasmo, infecciones.

### Equipo

**1. Fuentes de oxígeno**

1) hospitalarias (fuentes de oxígeno limpio): oxígeno líquido o gaseoso (comprimido en balones de distinta capacidad), suministrado al paciente a través de una instalación central o con un balón portátil

2) extrahospitalaria (oxigenoterapia domiciliaria): concentradores que aumentan la concentración del oxígeno obtenido del aire ambiental (hasta un 85-95 %) y lo suministran de forma continua al paciente. Con menor frecuencia se emplea como oxigenoterapia domiciliaria (en oxigenoterapia casera) el oxígeno comprimido en botellas o el oxígeno líquido en botellas.

**2.** Medidor de flujo con posibilidad de regulación: conectado a la instalación central de oxígeno, al balón o al concentrador, permite obtener la concentración deseada de oxígeno en la mezcla de gases aspirados.

**3. Máscaras y cánulas de oxígeno**

1) Cánula colocada en ambas fosas nasales (llamada gafas nasales o nariceras →fig. 21-1): usada con mayor frecuencia; el flujo de oxígeno de 1 l/min proporciona una concentración de oxígeno en la mezcla respiratoria del 24 % y el aumento del flujo en cada siguiente 1 l/min (en el rango de 2-8 l/min) aumenta la concentración en un 4 %; a veces (principalmente durante la broncoscopia) se utiliza la cánula colocada en una sola fosa nasal.

2) **Máscaras sencillas** (comunes; →fig. 21-2): proporcionan la concentración de oxígeno en la mezcla respiratoria de un 40-60 % con un flujo de 5-8 l/min (5-6 l/min — 40 %, 6-7 l/min — 50 %, 7-8 l/min — 60 %). No utilizar el flujo <5 l/min por el riesgo de inhalar de nuevo el $CO_2$ espirado y aumento de la resistencia durante la inspiración.

3) **Máscaras de Venturi** (→fig. 21-3): la administración de oxígeno puro (100 %) con una determinada velocidad de flujo (según la instrucción del fabricante) permite obtener la concentración de este gas definida con precisión (24 %, 25 %, 28 %, 35 %, 40 %, 50 % y 60 %) en la mezcla respiratoria: recomendadas en pacientes con EPOC y en otros pacientes en peligro de hipercapnia →más adelante. Si la frecuencia respiratoria es >30/min, aumentar el flujo de oxígeno en un 50 % del recomendado en la instrucción del fabricante.

4) **Máscaras reinhalatorias** (con bolsa de reservorio sin válvula): alta concentración de oxígeno (7 l/min — 70 %, 8 l/min — 80 %, 9-15 l/min — 90-95 %).

5) **Máscaras no reinhalatorias** (→fig. 21-4): con bolsa de reservorio y válvula que impide la mezcla de aire con oxígeno puro; permiten obtener altas concentraciones de oxígeno.

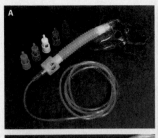

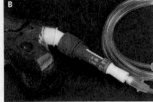

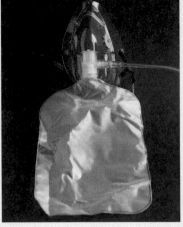

**Fig. 21-3.** Máscara con válvula de Venturi: reemplazable (A) y regulada (B)

**Fig. 21-4.** Máscara no reinhalatoria con bolsa de reservorio

6) **Bolsas autoexpandibles con máscara facial**: por lo general sirven para la ventilación asistida manual y para la ventilación de reemplazo, pueden estar equipadas con válvula y bolsa de reservorio, permiten alta concentración de oxígeno (igual que las máscaras parcialmente retroalimentadas) con un gran flujo de oxígeno (y con la bolsa autoexpandible llena [y el reservorio, si forma parte del equipo]).

7) **Cánula nasal de alto flujo de gases** (hasta 60 l/min), u oxigenoterapia nasal de alto flujo: permite administrar una concentración de oxígeno aproximadamente del 100 % en la mezcla de los gases espirados (si se administra oxígeno puro). Produce una presión positiva leve en las vías respiratorias altas (más alta que la presión atmosférica) y puede ayudar a eliminar el $CO_2$. Requiere un equipo especial, pero suele ser mejor tolerada por los enfermos que aquella en la que se utiliza máscara. Puede ser aplicada a personas con insuficiencia respiratoria (sin hipercapnia, si se administra el oxígeno en alta concentración) y también en la atención posoperatoria y durante la broncoscopia. En los enfermos con insuficiencia respiratoria aguda hipoxémica (sin hipercapnia) puede reducir el riesgo de muerte en comparación con la oxigenoterapia con máscara no reinhalatoria y a la ventilación mecánica no invasiva. Su aplicación tras finalizar la ventilación invasiva puede reducir el riesgo de una nueva intubación (en enfermos con riesgo bajo de reintubación; si el riesgo es alto, el resultado es semejante a la ventilación mecánica no invasiva).

**4.** Tubos de conexión: en caso de concentradores estacionados en casa se permite la longitud de 12 m.

**5.** Humidificadores y calentadores de gases respiratorios: beneficiosos en caso de respirar a través de una máscara con la mezcla con gran contenido de oxígeno; los más eficaces son los sistemas activos de humidificación. La falta de una adecuada higiene durante la humidificación suele ser la causa de infecciones del sistema respiratorio. No utilizar equipos en los que el oxígeno es humidificado pasando por una capa de líquido de la cánula colocada en el fondo del recipiente con líquido (eficacia no demostrada, riesgo de infección).

**6.** Oxigenoterapia hiperbárica (OHB): consiste en el uso —en pacientes con ventilación espontánea o asistida— de oxígeno puro (al 100 %) en una cámara hiperbárica a una presión de 2-3 atm. Indicaciones básicas:

1) enfermedad por descompresión severa o embolia arterial gaseosa

2) intoxicación por monóxido de carbono (con HbCO >40 %, pérdida de conciencia).

Contraindicaciones

1) absolutas: neumotórax no tratado

2) relativas: bulas enfisematosas, EPOC (en estadio grave), infecciones del tracto respiratorio superior o de los senos paranasales, traumatismo reciente de oído o intervención en el oído medio, fiebre, claustrofobia.

**Normas**

No utilizar oxígeno en cercanía del fuego.

**1. Insuficiencia respiratoria aguda**

1) tratar de lograr una $SpO_2$ de un 94-98 % en todos los pacientes a excepción de los pacientes con el diagnóstico o sospecha de insuficiencia respiratoria hipercápnica (con mayor frecuencia en pacientes con EPOC, menos frecuentemente con fibrosis quística, bronquiectasias, cifoescoliosis o enfermedades neuromusculares o con una obesidad importante) en quienes la $SpO_2$ planificada es de un 88-92 %

2) monitorizar los resultados de la oxigenoterapia: oximetría de pulso →cap. 26.3, a veces capnometría, gasometría sanguínea →cap. 19.2, tabla 2-1 y cap. 25.5.3.

Con frecuencia es necesaria la administración de oxígeno con alta concentración (>50 % = $FiO_2$ >0,5). Debido a la toxicidad del oxígeno a gran concentración, este se utiliza por lo general en cortos períodos de tiempo (desde algunas horas hasta algunos días) y la falta de mejoría del estado clínico con frecuencia es indicación para la ventilación mecánica de los pulmones.

**2. Agudización de la insuficiencia respiratoria crónica**

1) En pacientes con hipercapnia crónica (sobre todo en pacientes con EPOC, bronquiectasia y [menos frecuentemente] fibrosis quística; otras causas menos frecuentes →más arriba) existe una dependencia del estímulo hipoxémico para el mantenimiento de la respiración, por ello se recomienda no utilizar oxígeno a alta concentración en la mezcla respiratoria en pacientes con disnea, hasta que no se obtenga rápidamente la información acerca de la enfermedad pulmonar presente previa al evento agudo.

2) Antes de iniciar la oxigenoterapia realizar una gasometría de la sangre arterial (opcionalmente de la sangre arterializada).

3) En pacientes en peligro de hipercapnias bruscas (por lo general) intentar que la $SpO_2$ sea de un 88-92 %. En caso de hipoxemia aislada el flujo de oxígeno a través de la cánula intranasal suele ser de 2 l/min (en caso de hipoxemia significativa aumentar el flujo de oxígeno, de preferencia usar la máscara de Venturi). En caso de hipercapnia utilizar menores flujos de oxígeno (0,5-1 l/min) a través de la cánula intranasal o utilizar la mascarilla de Venturi, asegurando la menor concentración posible de oxígeno (24 % o 25 %) en la mezcla respiratoria. Se puede tolerar una pequeña hipoxemia ($PaO_2$ 50-60 mm Hg), pero no permitir alcanzar $PaO_2$ <40 mm Hg. En caso de que la $PaO_2$ permanezca tan baja o de aumento de la hipercapnia, considerar la ventilación mecánica no invasiva o invasiva.

4) Monitorizar con cuidado los efectos de la oxigenoterapia tomando en cuenta no solo la $SpO_2$ (oximetría de pulso →cap. 26.3), sino también la $PaCO_2$ y el pH (gasometría de la sangre arterial →cap. 19.2, tabla 2-1 y cap. 25.5.3).

**3. Oxigenoterapia domiciliaria**

1) tratar de obtener $PaO_2$ >60 mm Hg

2) indicar la administración de oxígeno ≥15 h/d, mejor durante todo el día

3) determinar individualmente el flujo de oxígeno en función de los resultados gasométricos, generalmente en ~2 l/min (0,5-3 l/min)

4) durante el sueño y el esfuerzo físico recomendar el aumento del flujo de oxígeno en 1 l/min.

# 22. Fluidoterapia intravenosa

### Líquidos para infusiones

**1. Cristaloides:** soluciones acuosas de sales minerales (que constituyen la fuente de iones no orgánicos) y de sales de ácidos orgánicos más débiles e hidratos de carbono de bajo peso molecular →tabla 22-1. Son líquidos de elección en la fluidoterapia intravenosa.

Clasificación según la osmolalidad efectiva (tonicidad)

1) **Isotónicos** (de tonicidad igual a la del plasma): NaCl al 0,9 %, algunas soluciones de polielectrólitos. Sirven para una correcta reposición del déficit del líquido extracelular. En personas sanas solamente 1/4-1/3 del volumen del cristaloide isotónico administrado iv. se mantiene en el compartimento intravascular, sin embargo, la mayoría pasa al compartimento de líquido extracelular extravascular. En estados de *shock* e hipovolemia significativa la mayoría del volumen del cristaloide isotónico administrado iv. puede mantenerse en el compartimento intravascular.

2) **Hipotónicos** (de tonicidad menor de la del plasma): son más populares las soluciones de glucosa (habitualmente al 5 %) y su mezcla con NaCl al 0,9 % (en ambos casos la tonicidad es mucho menor de la del plasma). El agua, que constituye su disolvente, pasa al interior de las células. En el compartimiento intravascular se mantiene una parte muy pequeña del volumen de las soluciones administradas iv. —de glucosa al 5 % y de otras soluciones de tonicidad mucho menor de la del plasma— por eso no deben usarse en la hipovolemia, ni siquiera asociada con hipernatremia.

3) **Hipertónicos** (de tonicidad mayor de la del plasma): p. ej. NaCl al 3 %. Favorecen el paso de agua del compartimiento extravascular al intravascular y del compartimiento intracelular al extracelular.

Clasificación de cristaloides según la semejanza de la composición electrolítica a la del plasma

1) **Equilibrados (balanceados):** de composición electrolítica similar a la del plasma, aunque no idéntica. Habitualmente en vez del bicarbonato contienen un anión de otro ácido débil (p. ej. lactato, acetato, gluconato, malato), que desempeña un papel de barrera y precursor de bicarbonatos. La concentración del ion cloruro es similar a la fisiológica (habitualmente <128 mmol/l). Además de sodio y potasio contienen calcio y/o magnesio.

2) **No equilibrados (no balanceados):** de composición más simple, sin barrera, con mayor concentración del ion cloruro (habitualmente ≥128 mmol/l). Los más utilizados son NaCl al 0,9 % y solución de Ringer no modificada (sin lactato, acetato ni otro ácido débil adicional).

En caso de necesidad de perfundir mayor volumen de líquidos (p. ej. >2000 ml), se recomienda utilizar cristaloides equilibrados (→cap. 2.2), ya que grandes volúmenes solo de NaCl al 0,9 % puede causar acidosis hiperclorémica dilucional e hipernatremia, mientras que una administración excesiva de iones de cloruro puede aumentar el riesgo de lesión renal →Efectos adversos y complicaciones.

**2. Coloides:** contienen macropartículas dispersas en las soluciones cristaloides no equilibradas (habitualmente NaCl al 0,9 %) o equilibradas (→más arriba).

Tabla 22-1. Composición y propiedades de los cristaloides perfundidos iv, en comparación con plasma

| Componente | Plasma | NaCl al 0,9 % | Mezcla de glucosa al 5 % y de NaCl al 0,9 % | | Glucosa al 5 % | Glucosa al 5 % con adición de electrólitos (incluidas las barreras) (Jonosteril Basic con glucosa) | Líquido hidratante hipotónico de emergencia[a,b] | Solución de Ringer | Solución de Ringer lactato[a] | Solución de Hartmann[a,c] | Soluciones de polielectrólitos | |
|---|---|---|---|---|---|---|---|---|---|---|---|---|
| | | | 1:1 | 2:1 | | | | | | | Optilyte | Sterofundin |
| $Na^+$ (mmol/l) | 135-145 | 154 | 76,9 | 51,3 | 0 | 49,1 | 40 | 147,2 | 130,5 | 131 | 141 | 145 |
| $Cl^-$ (mmol/l) | 95-105 | 154 | 76,9 | 51,3 | 0 | 49,1 | 40 | 155,6 | 109,6 | 111 | 109 | 127 |
| Índice $[Na^+]:[Cl^-]$ | 1,28-1,45:1 | 1:1 | 1:1 | 1:1 | — | 1:1 | 1:1 | 0,95:1 | 1,19:1 | 1,18:1 | 1,29:1 | 1,14:1 |
| $K^+$ (mmol/l) | 3,5-5,3 | 0 | 0 | 0 | 0 | 24,9 | 35,6 | 0 | 4 | 5 | 5 | 4 |
| $HCO_3^-$ (mmol/l) | 24-32 | 0 | 0 | 0 | 0 | 20 (lactato) 9,9 (fosfatos) | 19,99 (acetato) 7,75 (fosfato) | 0 | 28 (lactato) | 29 (lactato) | 34 (acetato) 3 (malato) | 24 (acetato) 5 (citrato) |
| $Ca^{2+}$ (mmol/l) | 2,2-2,6 | 0 | 0 | 0 | 0 | 0 | 0 | 2,2 | 1,4 | 2 | 2 | 2,5 |
| $Mg^{2+}$ (mmol/l) | 0,8-1,2 | 0 | 0 | 0 | 0 | 2,5 | 0 | 0 | 0 | 0 | 1 | 1 |
| Glucosa (mmol/l) | 3,5-5,5 | 0 | 139 (25 g) | 185 (333 g) | 278 (50 g) | 278 (50 g) | 0 | 0 | 0 | 0 | 0 | 0 |
| pH | 7,35-7,45 | 4,5-7,0 | 3,5-6,5 | 3,5-5,5 | 3,5-5,5 | 4,5-5,5 | 5,0-7,5 | 5,0-7,5 | 6,0-7,5 | 5,0-7,0 | 5,0-7,5 | 5,1-5,9 |
| Osmolalidad (mOsmol/l) | 275-295 | 308 | 293 | 290 | 278 | 433 | 143 | 309 | 274 | 278 | 295 | 309 |

[a] En la casilla referente a $HCO_3^-$ se menciona la concentración de la barrera (lactato, acetato, malato, citrato, fosfatos). [b] Solución hipotónica de polielectrólitos sin glucosa. [c] A veces se considera una variedad de la solución de Ringer lactato y está disponible con otro nombre.

A partir de: *National Institute for Health and Care Excellence: Intravenous fluid therapy for adults in hospital*, NICE clinical guideline 174, publicado en diciembre de 2013. Última actualización: diciembre de 2016, guidance.nice.org.uk/cg174)

Diferenciación según el origen de las partículas del coloide

1) **Artificiales** ([semi]sintéticos): soluciones de gelatina, almidón, dextrano). Las partículas que constituyen la fase dispersa de estas soluciones son capaces de pasar extravascularmente (p. ej. de almidón hidroxietílico [hidroxietilalmidón, HES] al parénquima renal), donde presentan los efectos adversos →más adelante. Esto sugiere limitar su uso.

2) **Naturales**: soluciones de albúmina →más adelante y cap. 25.23.

Clasificación según el comportamiento tras la perfusión iv.

1) **Que son sustitutos del plasma**: soluciones de gelatina, solución de albúmina al 4 % o al 5 %; permanecen casi en su totalidad en el compartimiento intravascular.

2) **Que aumentan el volumen plasmático**: la mayoría de las soluciones del HES, solución de albúmina al 20 %, soluciones del dextrano. Favorecen el paso de agua del compartimiento extravascular al intravascular. Para corregir la hipovolemia se requiere menor volumen de coloide que de cristaloide, aunque no está demostrado que en situaciones de riesgo vital las soluciones coloides reduzcan la mortalidad en comparación con los cristaloides.

Aplicaciones clínicas principales de los distintos coloides

1) Soluciones de **gelatina** (al 3 % en la solución equilibrada y al 4 % en solución equilibrada y no equilibrada): tratamiento y prevención de la hipovolemia y del *shock*, así como prevención de la hipotensión asociada a la analgesia. Causan menos efectos adversos que las soluciones del HES, retiradas por EMA en 2018. Sin embargo, pueden aumentar el riesgo de lesión renal (aunque en menor grado que las del HES).

2) Soluciones de **dextranos** (polímeros de glucosa): se utilizan con poca frecuencia. Las soluciones al 6 % y al 10 % pueden utilizarse en el tratamiento precoz del *shock* o del riesgo de *shock* causado por sangrado, quemaduras, intervenciones quirúrgicas u otros traumatismos en situaciones de emergencia, cuando los componentes sanguíneos o la sangre entera no están disponibles. Algunos tipos de dextrano de peso molecular mayor pueden causar agregación de eritrocitos y afectar la determinación del grupo sanguíneo.

3) Solución de **albúmina al 5 %**: coloide de preferencia en pacientes con sepsis. Se utiliza también en otras formas de *shock* con reducción de la volemia efectiva en caso de ineficacia de cristaloides o si se necesita administrar en grandes volúmenes. La solución de albúmina al 20 % sirve sobre todo para corregir una hipoalbuminemia significativa.

### Principios generales

La fluidoterapia intravenosa debe aplicarse solamente en caso de ser requerida y por el tiempo más breve necesario. Durante cada visita (ronda médica) hay que valorar el requerimiento de fluidos y electrólitos y sobre esta base tomar decisiones terapéuticas. Planificar la administración, incluyendo la dosis de fluidos y de electrólitos durante las siguientes 24 h, así como la valoración y la monitorización del estado del enfermo. En la prescripción determinar el tipo de líquido, la dosis (volumen) y tiempo (hora y rapidez) de administración. Tener en cuenta la administración de líquidos intravenosa y enteral, incluidos los líquidos y electrólitos recibidos con fármacos, alimentación parenteral y enteral, así como los componentes sanguíneos y los derivados sanguíneos. Tener en cuenta las enfermedades concomitantes, ya que pueden tener una influencia significativa en el tipo de fluidos administrados, su dosis y método de infusión →tabla 22-2. Explicar a los enfermos y sus cuidadores la necesidad de usar fluidoterapia intravenosa y mencionar los síntomas de sobre- y deshidratación. Inicialmente ≥1×d valorar la hidratación y el equilibrio hídrico, así como la concentración sérica de creatinina (eventualmente también urea) y electrólitos (sodio y potasio, con menor frecuencia magnesio y fosfatos; determinación de cloruros →más adelante); resulta útil también pesar al enfermo (p. ej. 2×semana). Una valoración más frecuente es necesaria durante la reanimación con fluidos (incluso cada 1 h) y puede ser necesaria en enfermos que reciben

**Tabla 22-2. Influencia de las enfermedades concomitantes en la fluidoterapia[a]**

| | |
|---|---|
| Trastorno de la función (insuficiencia) cardíaca | – Susceptibilidad aumentada a la hiperhidratación y sobrecarga de sodio, cuya consecuencia es la insuficiencia cardíaca congestiva<br>– Posibilidad de hipopotasemia causada por diuréticos y estimulación del sistema renina-angiotensina-aldosterona<br>– Posibilidad de hiperpotasemia causada por diuréticos ahorradores de potasio, IECA, ARA-II<br>– La insuficiencia cardíaca grave puede llevar a la insuficiencia renal y/o hepática |
| Enfermedades renales | – En enfermedades renales agudas y crónicas puede llegar a la disfunción de la excreción o una pérdida excesiva de fluidos y electrólitos<br>– La insuficiencia renal crónica está acompañada de alteraciones del metabolismo fosfocálcico |
| Enfermedades y trastornos funcionales del aparato digestivo | – En muchas enfermedades del tracto digestivo se presenta una gran pérdida de fluidos y electrólitos<br>– El íleo puede acompañarse de un secuestro de cantidades significativas de líquido rico en electrólitos en las asas intestinales (en el llamado tercer espacio) |
| Enfermedades hepáticas | – Alteraciones muy pronunciadas del metabolismo hidroelectrolítico con tendencia a una retención significativa de sodio y agua (mecanismo fisiopatológico compuesto, p. ej. hiperaldosteronismo)<br>– En muchos pacientes se presenta una deficiencia moderada o grave de la función renal (síndrome hepatorrenal) |
| Enfermedades del aparato respiratorio | – Pérdida significativa de fluidos durante la respiración, no obstante muchos enfermos son sensibles a la sobrecarga de líquidos<br>– Con frecuencia se presenta el síndrome de secreción inadecuada de vasopresina (SIADH)<br>– La consecuencia de la insuficiencia cardíaca derecha (*cor pulmonale*) es la tendencia a la congestión venosa, a veces con hepatomegalia y alteraciones de la función hepática |
| Enfermedades del sistema nervioso | – Las enfermedades del hipotálamo y la glándula hipófisis pueden deteriorar los mecanismos de regulación del metabolismo hidroelectrolítico<br>– Con el fin de disminuir la presión intracraneal a veces se utiliza solución concentrada de NaCl |
| Enfermedades cutáneas | Las quemaduras y las inflamaciones cutáneas extensas pueden llevar a una pérdida muy significativa de líquidos |
| Enfermedades de glándulas endocrinas | La diabetes y sus complicaciones, la enfermedad de Addison y el SIADH pueden ser causa de alteraciones significativas del metabolismo hidroelectrolítico |

[a] Se presentan problemas generales creados por algunas enfermedades durante la fluidoterapia.

*A partir de: National Institute for Health and Care Excellence: Intravenous fluid therapy for adults in hospital*, NICE clinical guideline 174, publicado en diciembre de 2013. Última actualización: en diciembre de 2016. guidance.nice.org.uk/cg174

fluidos con el fin de equilibrar las pérdidas excesivas y corregir una distribución incorrecta de líquidos en el sistema. Las exploraciones complementarias deben solicitarse con menor frecuencia en enfermos tratados con fluidos durante un tiempo prolongado después de estabilizar el estado clínico. Si se perfunden líquidos que contienen el ion cloruro en una concentración muy diferente de la plasmática (p. ej. >120 mmol/l, como en NaCl al 0,9 %), hay que determinar la concentración sérica de cloruros diariamente. Si se presenta hipercloremia o acidosis, hay que verificar las prescripciones de líquidos iv. y valorar el equilibrio ácido-base (gasometría). Monitorización de la reanimación con fluidos →más adelante y cap. 2.2.

### Indicaciones y normas

**1. Reanimación con fluidos:** el objetivo principal es restaurar un correcto volumen intravascular. Indicaciones aceptables serían: presión sistólica <100 mm Hg, hipotensión ortostática, frecuencia cardíaca >90/min, tiempo de relleno capilar >2 s, enfriamiento de la piel y livedo reticular (habitualmente de los miembros y partes acras), frecuencia respiratoria >20/min, prueba de elevación de piernas pasiva hasta 45° (p. ej. durante ≥4 min) que sugiere una respuesta positiva a líquidos (criterios →cap. 2.2) o tales resultados de otros parámetros del llenado del lecho vascular de carácter dinámico (p. ej. variación del volumen de eyección, variación de la presión diferencial, colapsabilidad o dilatación de la vena cava inferior, cuando su fiabilidad no está limitada) o estático (p. ej. presión venosa central significativamente baja: <8 mm Hg [11 cm $H_2O$]; se prefieren más bien los índices dinámicos →cap. 2.2). Estas alteraciones aparecen p. ej. en casos de *shock*, sepsis, anafilaxia, complicaciones agudas de diabetes *mellitus*, y otros estados de deshidratación severa →cap. 19.1.1.

La elección del tipo y la dosificación de los fluidos dependen de la situación clínica, y los líquidos de elección son los cristaloides. Durante la reanimación con fluidos hay que evaluar el estado del enfermo con el esquema ABCDE: vías respiratorias (*Airway*), respiración (*Breathing*), circulación (*Circulation*), disminución del nivel de conciencia (*Disabilities*), exposición a factores externos (*Exposure*). Monitorizar la frecuencia respiratoria, el pulso, la presión arterial, el llenado de venas yugulares y los signos de perfusión periférica: apariencia y temperatura de la piel, llenado capilar, estado de conciencia y diuresis. Verificar la concentración de lactatos en sangre, así como el pH y el exceso de bases.

### 2. Cobertura de requerimientos de líquidos y electrólitos

La fluidoterapia intravenosa debe aplicarse con este fin cuando no es posible usar la vía oral (enteral), habitualmente en los posoperatorios. El requerimiento inicial habitual (para 24 h) es:

1) agua — 25-30 ml/kg

2) potasio, sodio y cloruros — de ~1 mmol/kg

3) glucosa — 50-100 g (para limitar el desarrollo de cetosis por desnutrición).

En personas obesas las dosis deben ajustarse al peso ideal (raramente hay que perfundir >3 l/d). Volúmenes menores (p. ej. de 20-25 ml/kg/24 h) deben considerarse en enfermos:

1) de edad avanzada o frágiles

2) con insuficiencia renal o cardíaca

3) desnutridos y con riesgo de desarrollar síndrome de realimentación.

Con el fin de cubrir los requerimientos habituales se usan frecuentemente por separado líquidos isotónicos (con mayor frecuencia NaCl al 0,9 %) e hipotónicos (glucosa al 5 %), asociando KCl, si no están disponibles soluciones preparadas con potasio diluido. Están también disponibles las mezclas de glucosa y de NaCl, además de la solución de glucosa enriquecida con electrólitos (→tabla 22-1). La administración de grandes volúmenes (p. ej. >2,5 l/24 h) de solución hipotónica aumenta el riesgo de hiponatremia. La administración de líquidos iv. durante el día facilita un buen sueño y mayor comodidad. Los controles clínicos deben valorar que no se produce una pérdida excesiva de agua y electrólitos →más adelante, y en caso de necesidad hay que modificar la actuación. Interrumpir la administrar líquidos iv. cuando dejen de ser imprescindibles.

### 3. Suplementación de deficiencias (reposición de pérdidas excesivas) de líquidos y electrólitos

Incluir la causa (vía) y la cuantificación de la pérdida →tabla 22-3, así como los requerimientos habituales →más arriba. Monitorizar estrictamente el equilibrio

| Tabla 22-3. Vías y consecuencias de una pérdida excesiva de líquidos y electrólitos | |
|---|---|
| Vómitos y pérdida por sonda gástrica | 1 l del jugo gástrico contiene 20-60 mmol de $Na^+$, ~14 mmol de $K^+$, ~140 mmol de $Cl^-$ y 60-80 mmol de $H^+$. Una pérdida excesiva causa alcalosis metabólica hipoclorémica (hipopotasémica). La corrección requiere una reposición de las deficiencias de $K^+$ y $Cl^-$ |
| Drenaje biliar | Cada litro causa una pérdida de ~145 mmol de $Na^+$, 5 mmol de $K^+$, 105 mmol de $Cl^-$ y 30 mmol de $HCO_3^-$ |
| Drenaje o fístula pancreática | Cada litro causa una pérdida de 125-138 mmol de $Na^+$, ~8 mmol de $K^+$, 56 mmol de $Cl^-$ y 85 mmol de $HCO_3^-$ |
| Estoma o fístula yeyunal | Cada litro causa una pérdida de ~140 mmol de $Na^+$, 5 mmol de $K^+$, 135 mmol de $Cl^-$ y 8 mmol de $HCO_3^-$ |
| Estoma o fístula en el íleon reciente o alta | Pérdida significativa de líquidos: con cada litro 100-140 de mmol $Na^+$, 4-5 mmol de $K^+$, 75-125 mmol de $Cl^-$ y 0-30 mmol de $HCO_3^-$ |
| Estoma o fístula en el íleon presente desde hace mucho tiempo o baja | Pérdida menos significativa de líquidos: con cada litro 50-100 de mmol $Na^+$, 4-5 mmol $K^+$, 25-75 mmol de $Cl^-$ y 0-30 mmol de $HCO_3^-$ |
| Diarrea y pérdida excesiva por colostomía | Cada litro causa una pérdida de 30-140 mmol de $Na^+$, 30-70 mmol de $K^+$ y 20-80 mmol de $HCO_3^-$ |
| Pérdida de agua "limpia" (p. ej. fiebre, ingesta de cantidades de agua no suficientes, hiperventilación) | Sobre todo pérdida de agua invisible (la denominada evaporación invisible, con un contenido de electrólitos relativamente bajo). Puede causar hipernatremia |
| Pérdida anormal con la orina (p. ej. poliuria) | Las concentraciones de $Na^+$ y $K^+$ en la orina varían mucho, por eso se monitorizan estrictamente las concentraciones séricas de electrólitos. La ingesta de líquidos se ajusta a la diuresis horaria[a] |

[a] En función del estado del enfermo y del balance hídrico objetivo, se pueden administrar cantidades un poco mayores (cuando el objetivo es el balance positivo — hidratación) o menores (cuando el objetivo es el balance negativo — deshidratación).

A partir de: *National Institute for Health and Care Excellence: Intravenous fluid therapy for adults in hospital*, NICE clinical guideline 174, publicado en diciembre de 2013. Última actualización: en diciembre de 2016. guidance.nice.org.uk/cg174

hídrico (incluyendo todas las fuentes de administración y de pérdida), y repetir la valoración clínica con regularidad →más arriba, y de laboratorio. Verificar la concentración sérica de electrólitos, hematócrito, parámetros de función renal, y en casos de riesgo de equilibrio ácido-base también gasometría. No existen criterios inequívocos para elegir el tipo (contenido) y el volumen de líquidos a administrar. El principio general es ajustarlos a las alteraciones presentes. Se usan soluciones iso- e hipotónicas (con poca frecuencia hipertónicas), frecuencia con suplementos de electrólitos (sobre todo de iones de potasio y de cloruros, y —en función de los requerimientos— también de magnesio, calcio y de fosfatos). Si es posible, simultáneamente hay que realizar el tratamiento causal.

## 4. Redistribución de los líquidos sistémicos

Causas de una distribución incorrecta de líquidos sistémicos: edemas extensos, sepsis, hipernatremia o hiponatremia, insuficiencia renal, hepática o cardíaca, retención y redistribución posquirúrgica de líquidos, desnutrición y síndrome de realimentación. Con bastante frecuencia se presenta hipovolemia con aumento del contenido total de agua, p. ej. durante el tratamiento de sepsis o en el síndrome nefrótico. El volumen de líquidos corporales extravasculares puede aumentar durante la reanimación con fluidos, aunque la hipovolemia no se compensa por completo, ya que llega al escape de líquidos del compartimiento intravascular. Entonces a veces se recurre a la administración de solución de albúmina al 20 % o de soluciones hipertónicas, para atraer el agua al lecho vascular, y a continuación se administran diuréticos. En pacientes con riesgo de hipovolemia hay que tener precaución con los diuréticos. En pacientes desnutridos (p. ej. con edemas posoperatorios) hay que centrarse en el tratamiento nutricional. La perfusión de solución de albúmina puede constituir solamente actuación *ad hoc*. Perfusión de albúmina en el síndrome nefrótico →cap. 14.3.4.

## 5. Situaciones especiales

1) **Sepsis y *shock* séptico** →cap. 18.7

2) **Complicaciones agudas de la diabetes**: actuación en acidosis y coma cetoacidótico, así como en el síndrome hiperglucémico hiperosmolar →cap. 13.3.

3) **Lesión del encéfalo**: debido al riesgo de edema cerebral y aumento de la presión intracraneal, no deben utilizarse soluciones hipotónicas (ni siquiera de tonicidad poco menor a la del plasma, con frecuencia erróneamente tratadas como isotónicas; solución de Ringer lactato y acetato, solución de Hartmann y algunas soluciones de polielectrólitos y algunos coloides) durante el tratamiento de TEC, neuroinfecciones y ACV. En tal caso perfundir la solución de NaCl al 0,9 % (u otras soluciones de tonicidad igual a la del plasma). En los TEC no utilizar coloides. Sin embargo, la fluidoterapia suele ser necesaria en estados de *shock*, hipotensión e hipovolemia asociadas a traumatismos cerebrales (presión arterial objetivo →cap. 2.2.1). En el tratamiento del edema cerebral (presión intracraneal aumentada), además del manitol (al 20 %, habitualmente la 1.ª dosis es de 1 g/kg, a continuación 0,25-0,5 g/kg cada 4-8 h) a veces se utilizan soluciones hipertónicas de NaCl (al ≥3 % [habitualmente al ~7,5 %]; natremia objetivo hasta 155 mmol/l).

4) **Fluidoterapia perioperatoria**: en la actualidad se subraya la necesidad de evitar la sobrehidratación y la administración excesiva de sodio. De acuerdo con el protocolo ERAS (*enhanced recovery after surgery* — recuperación acelerada después de cirugía), las recomendaciones para una fluidoterapia perioperatoria razonable son: administración de fluidos de preferencia por vía oral, normovolemia en el período preoperatorio y administración de ≤2500 ml de líquidos, así como limitación de la administración de sodio en el período perioperatorio (el día de la intervención) a 70 mmol (si es posible).

### Efectos adversos y complicaciones

1) Sobrehidratación (→cap. 19.1.2): hipervolemia, edemas periféricos, trasudados a las cavidades serosas, edema pulmonar, agudización de la insuficiencia cardíaca, anemia por dilución, aumento de la presión intracraneal e intraabdominal; deficiencia de cicatrización (incluso de heridas posoperatorias y de anastomosis quirúrgicas; causadas por edemas), intensificación de los síntomas del síndrome compartimental después de traumatismos y trastornos del peristaltismo intestinal (en casos extremos íleo) después de intervenciones abdominales.

2) Distribución anormal de líquidos corporales →más arriba.

3) Trastornos electrolíticos y del equilibrio ácido-base
   a) hiponatremia tras la perfusión de grandes (p. ej. >2,5 l/24 h) cantidades de líquidos hipotónicos (no contienen sodio, o la concentración de sodio es mucho menor que en el plasma)
   b) hipernatremia, hipercloremia y acidosis hiperclorémica dilucional tras la perfusión de grandes cantidades de NaCl al 0,9 % o de otras soluciones no balanceadas de concentración de sodio y cloruros significativamente mayores que las del plasma.

4) Anafilaxia: tras la administración de soluciones de coloides.

5) AKI: tras la administración de HES y de dextranos, más raramente de gelatinas; es posible también a consecuencia de una administración excesiva de cloruros en respuesta al uso de soluciones no balanceadas (sobre todo de NaCl al 0,9 % →más arriba).

6) Edema cerebral: como resultado de la administración de soluciones hipotónicas en enfermos con TEC, con infección del SNC o ACV.

7) Disminución de la temperatura corporal: tras la administración iv. de grandes cantidades de fluidos no calentados.

8) Coagulopatía: tras la administración de coloides (el riesgo no es alto y disminuye hasta muy bajo, en orden: dextrano, HES, gelatinas, albúmina) o después de una fluidoterapia masiva (dilución de sangre con reducción de la concentración de factores de coagulación y trombocitopenia); puede ser inducida por la hipocalcemia (tras la perfusión de líquidos que no contienen calcio o cuando su concentración es menor que en el plasma) y la hipotermia (si los líquidos no fueron calentados), que deterioran la coagulación de la sangre.

9) Complicaciones relacionadas con el acceso vascular (catéter venoso): infecciones asociadas al catéter vascular →cap. 24.5, trombosis venosa, administración extravascular del líquido.

# 23. Transfusión de sangre, sus componentes y derivados

**Reacciones adversas**

Reacciones adversas postransfusionales

1) **tempranas** (agudas →tabla 23-1): durante la transfusión o poco tiempo después de finalizarla (hasta 24 h)

   a) inmunológicas: reacción hemolítica, reacción febril no hemolítica, daño pulmonar agudo postransfusional, reacción alérgica (urticaria, anafilaxia)

   b) no inmunológicas: sepsis postransfusional, sobrecarga del sistema cardiovascular, hemólisis no inmunológica, embolia aérea, hipocalcemia, hipotermia, coagulopatía postransfusional (después de transfusión masiva de concentrados de hematíes), hipotensión relacionada con el uso de IECA

2) **tardías** (pueden aparecer después de días, meses o incluso años): aloinmunización a los antígenos de las células sanguíneas y del plasma, reacción hemolítica tardía, enfermedad postransfusional de injerto contra huésped, trombocitopenia postransfusional, disminución de la inmunidad, sobrecarga de hierro, transferencia de infecciones virales (VHB, VHC, VIH), protozoarias (malaria) o priones (variante de la enfermedad de Creutzfeldt-Jakob).

**Síntomas de reacciones adversas agudas**

1) fiebre (síntoma más frecuente de reacciones hemolíticas); la fiebre no es una contraindicación para transfundir componentes sanguíneos, no obstante, si es posible, en pacientes con fiebre hay que posponer la transfusión hasta la disminución de la temperatura corporal

2) escalofríos sin aumento de la temperatura corporal

3) dolor en el sitio de inserción de la aguja, dolor torácico, abdominal o lumbar

4) cambios repentinos de la presión sanguínea; la hipotensión junto con fiebre y escalofríos puede ser indicativa de *shock* séptico o de la reacción aguda hemolítica; los síntomas de *shock* sin fiebre pueden indicar una reacción anafiláctica

5) trastornos respiratorios: disnea, taquipnea, sibilancias sobre los campos pulmonares e hipoxemia

**Tabla 23-1. Reacciones adversas postransfusionales agudas**

| Causa | Síntomas | Tratamiento |
|---|---|---|
| **Reacción hemolítica (inmunológica)** | | |
| Incompatibilidad de los antígenos de los glóbulos rojos (más frecuentemente ABO, menos frecuentemente Rh, Kell, Duffy), es decir los anticuerpos del receptor contra los antígenos del donante de los concentrados de hematíes o con menor frecuencia los antígenos del donante (en concentrados de plaquetas o PFC) contra los eritrocitos del receptor | Escalofríos, fiebre, hemoglobinuria, hipotensión, insuficiencia renal con oliguria, CID, dolor en la zona lumbar, dolor en el lugar de la punción, intranquilidad | Hidratar (NaCl al 0,9 %), forzar la diuresis (furosemida, inicialmente 40-80 mg o manitol al 15 %, inicialmente 100 ml/m² , luego 30 ml/m²/h, hasta la dosis de 200 g; si después de 2-3 h no aparece la diuresis, sospechar necrosis tubular renal aguda), administrar analgésicos, dopamina o noradrenalina, tratar la diátesis hemorrágica |
| **Reacción febril no hemolítica** | | |
| Anticuerpos del receptor contra los antígenos HLA de los leucocitos o plaquetas del donante, citoquinas presentes en el concentrado de los glóbulos rojos | Escalofríos, aumento de la temperatura corporal en >1 °C, cefalea, vómitos | Antipiréticos; para los receptores que han presentado reacción febril más de una vez, ordenar los componentes sanguíneos leucorreducidos y considerar la premedicación antes de la siguiente transfusión (p. ej. clemastina) |
| **Reacción alérgica (urticaria, anafilaxia)** | | |
| Anticuerpos contra los antígenos del plasma del donante; deficiencia de IgG (anticuerpos contra IgA) | Urticaria, edemas, mareos y cefalea, síntomas de anafilaxia | Antihistamínicos, *shock* anafiláctico →cap. 17.1 En un enfermo con antecedentes de reacción alérgica postransfusional considerar la premedicación antes de la siguiente transfusión (antihistamínicos) Para las siguientes transfusiones ordenar los componentes de sangre sin plasma |
| **Lesión pulmonar aguda producida por transfusión (TRALI)** | | |
| Existen 2 hipótesis: 1) presencia de los factores de riesgo favorables a la adhesión de los neutrófilos al endotelio pulmonar activado (ventilación mecánica, sepsis, sobrecarga de líquidos, cirugías cardíacas) 2) presencia en el componente de la sangre transfundida de factores que provocan la desgranulación de neutrófilos y la lesión del endotelio (anticuerpos anti-HNA y anti-HLA presentes en la sangre del donante y/o en sustancias biológicas activas [p. ej. lipídicas] que se acumulan durante el almacenamiento) | Insuficiencia respiratoria aguda, edema pulmonar no cardiogénico, fiebre, en algunos casos hipotensión | Oxigenoterapia, en caso de necesidad ventilación mecánica Por lo general hay recuperación sin secuelas permanentes, sin embargo ocurren casos severos (mortalidad 6-23 %) |

| Causa | Síntomas | Tratamiento |
|---|---|---|
| **Sepsis postransfusional** | | |
| Contaminación bacteriana del componente sanguíneo transfundido | Fiebre, escalofríos, caída de la tensión arterial | Antibióticos de amplio espectro (hasta obtener resultados de exámenes bacteriológicos) Tratamiento de complicaciones (p. ej. *shock*) |
| **Sobrecarga circulatoria (TACO)** | | |
| Hipervolemia a consecuencia de la transfusión | Trastornos respiratorios, tos, taquicardia, aumento de la presión arterial, cefalea, aumento de la concentración de BNP o NT-proBNP | Tratamiento de la insuficiencia cardíaca aguda →cap. 2.19.2, oxigenoterapia, en caso de ineficacia de los métodos enumerados más arriba considerar la flebotomía |
| **Hemólisis no inmunológica** | | |
| Destrucción de eritrocitos a consecuencia de la acción de los factores físicos y químicos (calentamiento, congelamiento, adición de fármacos o líquido de infusión) | Hemoglobinemia, hemoglobinuria, posible hipotensión, alteración de la función renal, malestar, ansiedad | Casos severos como en la hemólisis aguda inmunológica, Hemoglobinemia y hemoglobinuria como únicos síntomas, por lo general basta el tratamiento de mantenimiento |
| **Embolismo aéreo** | | |
| Presencia de aire en el equipo de transfusión, transfusión con elevada presión | Trastornos respiratorios repentinos, cianosis, dolor, tos, alteraciones del ritmo cardíaco | Colocar al paciente sobre el lado izquierdo, levantar los miembros inferiores por encima del nivel del tórax |
| **Hipocalcemia** | | |
| Transfusión rápida de un preparado que contiene citrato | Parestesias, tetania, alteraciones del ritmo cardíaco | Preparado de calcio VO o en infusión iv. de 10-20 ml de gluconolactobionato de calcio al 10 % |
| **Hipotermia** | | |
| Transfusión rápida de sangre fría | Alteraciones del ritmo cardíaco | Tratamiento →cap. 24.16; prevención: transfundir los componentes de sangre calentados en un dispositivo especial |
| **Hipotensión relacionada con el uso de los IECA** | | |
| Activación del sistema de las quininas producida por el contacto de la sangre con una superficie cargada negativamente (filtros antileucocitarios colocados en las camas de los pacientes; circulación extracorpórea) con simultánea inhibición del metabolismo de las bradiquininas | Enrojecimiento, caída de tensión | Interrumpir la transfusión, tratamiento de soporte, diagnóstico diferencial con otras reacciones adversas (reacción hemolítica aguda, TRALI, *shock* anafiláctico o séptico) |

| Causa | Síntomas | Tratamiento |
|---|---|---|
| **Reacciones adversas relacionadas con la transfusión masiva** | | |
| Transfusión rápida de un volumen significativo de sangre, es decir 1 volumen de sangre circulante en 24 h | Coagulopatía (deficiencia de factores de coagulación plasmática y de plaquetas), hipotermia, alteraciones metabólicas (hipocalcemia, hiperpotasemia) | Tratamiento adecuado al estado clínico del paciente (coagulopatía →cap. 2.2.1.1) |
| **Dolor agudo durante la transfusión** | | |
| Desconocida | Dolor torácico, abdominal, dolor de espalda<br>Disnea, escalofríos, aumento de tensión arterial | Resolución espontánea de los síntomas ~30 min después de la transfusión |

6) cambios cutáneos: urticaria, picazón, eritema, edemas localizados

7) náuseas, vómitos

8) color oscuro de la orina (suele ser el primer síntoma de una reacción aguda hemolítica en pacientes sometidos a anestesia general)

9) sangrados y otros síntomas de diátesis hemorrágica.

**Conducta en caso de aparición de reacción adversa durante la transfusión**

1) inmediatamente interrumpir la transfusión

2) conservar el acceso venoso e iniciar infusión de solución de NaCl al 0,9 %

3) medir la temperatura corporal, el pulso y la presión sanguínea

4) tomar del paciente muestras de sangre de otro lugar que el usado para la transfusión con el fin de realizar exámenes:

   a) inmunohematológicos establecidos con el laboratorio de exámenes de consulta en una unidad del banco de sangre público

   b) bacteriológicos

5) en caso de sospechar reacción hemolítica, tomar muestra de orina

6) asegurar el envase con la sangre y el equipo para la transfusión y enviarlo a la respectiva unidad organizativa del banco de sangre

7) llenar el formulario de notificación de complicación, reacción adversa o evento y entregarlo a la correspondiente unidad del banco de sangre

8) a continuación actuar según la intensidad y el tipo de síntomas →tabla 23-1.

**Equipo**

**1.** Equipo de un solo uso estándar para transfusiones que contiene un filtro de retención de microagregados (necesario para transfundir los componentes celulares de la sangre, el PFC y los crioprecipitados).

**2.** Equipo para calentar el concentrado de hematíes (con termómetro y sistema de alarma): utilizado en transfusiones rápidas.

**3.** Nevera sometida a validación y destinada únicamente a almacenar el concentrado de hematíes a una temperatura de 2-6 °C.

**4.** Equipo utilizado en el banco de sangre del hospital: neveras, congeladores, agitador para almacenar el concentrado de plaquetas, calentador seco o baño de agua para descongelar el PFC o el crioprecipitado y otros equipos según las disposiciones en vigor.

**Técnica**

**1.** Tomar una muestra de sangre antes de transfundir los componentes de sangre que contienen eritrocitos (sangre completa, concentrados de glóbulos rojos, concentrados granulocitarios) para realizar la prueba de compatibilidad.

**2.** Antes de iniciar la transfusión:

1) obtener el resultado de la prueba de compatibilidad (válido hasta 48 h desde la toma de muestra de sangre del paciente)

2) verificar detalladamente la compatibilidad de los datos del receptor con los datos en la etiqueta del componente sanguíneo para la transfusión

3) verificar la fecha de validez del componente sanguíneo

4) evaluar macroscópicamente el componente sanguíneo, prestando atención a la hemólisis, a la presencia de coágulos, a cambios de color, a la estanqueidad del recipiente, etc. (en caso de duda contactar con el banco de sangre del hospital o el centro de donación de sangre e iniciar los procedimientos de reclamación)

5) asegurarse de que el equipo contenga el filtro de retención de microagregados (no se aplica a albúminas y a concentrados de factores de coagulación)

6) medir y registrar la temperatura corporal, el pulso y la presión sanguínea del paciente

7) instruir al paciente sobre la necesidad de avisar cada síntoma alarmante.

**3.** Planear la velocidad de la transfusión según el estado clínico del receptor:

1) en caso de una hemorragia masiva puede ser necesario transfundir el concentrado de hematíes a gran velocidad (p. ej. 1 ud. en 5-10 min)

2) en caso de peligro de sobrecarga del sistema circulatorio, sobre todo en pacientes mayores, disminuir la velocidad de la transfusión

3) en pacientes estables por lo general se puede transfundir de forma segura 1 ud. de concentrado de hematíes en 90 min

4) no se puede transfundir 1 ud. de concentrado hematíes o de sangre completa por un tiempo mayor de 4 h, y 1 ud. de concentrado de plaquetas o de PFC en más de 30 min.

**4.** Iniciar la transfusión: en la mayoría de los casos con velocidad de 4-5 ml/min, es decir 60-75 gotas/min en el equipo estándar para transfusiones (no se aplica a casos de hemorragia masiva) y garantizar una observación constante del paciente en los primeros 15 min. Luego, según la necesidad, disminuir la velocidad de la transfusión.

**5.** Después de 15 min desde el inicio de la transfusión y después de terminarla repetir la medición y el registro de la temperatura y del pulso, proporcionar la observación del paciente por un médico o un enfermero autorizado durante el procedimiento y 12 h después de su finalización.

**6.** Anotar cada transfusión de sangre o de su componente en la historia clínica, en el libro de transfusiones y en la tarjeta de registro de temperatura del paciente.

No transfundir los concentrados de plaquetas ni los líquidos de infusión mediante el uso de sistemas utilizados previamente para la transfusión de sangre o de hematíes. En las situaciones que requieren una transfusión rápida de unas pocas o más de diez unidades de concentrados de hematíes, concentrados de plaquetas, sangre entera conservada y plasma (transfusión masiva) se admite la transfusión con el uso de un solo equipo para transfusiones a condición de que sea un equipo profesional. No añadir ningún fármaco a los componentes de sangre transfundidos. Después de desconectar no conectar al paciente de nuevo el mismo equipo o el mismo recipiente con componentes sanguíneos. No transfundir a otro paciente un componente sanguíneo no usado completamente.

## 23.1. Sangre entera conservada

1 ud. = 450 ml de sangre (±10 %) con conservante líquido; volumen ~500 ml. No contiene plaquetas funcionales ni factores de coagulación lábiles (V y VIII). La transfusión de 1 ud. aumenta la concentración de hemoglobina (Hb), generalmente en ~1 g/dl, y de hematócrito (Hto) en un 3-4 %.

**Indicaciones**

Cuando de forma simultánea existe anemia e hipovolemia significativa, si no están disponibles componentes sanguíneos adecuados ni sustitutos de sangre.

## 23.2. Concentrados de hematíes

### 23.2.1. Concentrado de hematíes

Contiene todos los eritrocitos de la sangre entera (Hto 65-75 %) y un número variable de plaquetas y de leucocitos. La transfusión de 1 ud. aumenta la concentración de Hb generalmente en ~1 g/dl.

**Indicaciones**

Anemia que requiere la transfusión de eritrocitos: en pacientes hospitalizados hemodinámicamente estables observar una estrategia restrictiva de transfusiones; considerar la transfusión con Hb ≤7 g/dl (en enfermos sometidos a cirugía ortopédica o cardiológica, o en caso de existir enfermedad cardiovascular con Hb ≤8 g/dl) o si se presentan síntomas clínicos de la anemia (dolor torácico, hipotensión ortostática, taquicardia no reactiva a perfusiones de líquidos, insuficiencia cardíaca congestiva). Cada institución puede definir el umbral de hemoglobina para indicar la transfusión en casos particulares (cirugías, enfermedad coronaria, sepsis) manteniendo en general la política restrictiva.

**Contraindicaciones**

Aloinmunización con antígenos leucocitarios (en tal caso utilizar concentrado de hematíes leucorreducido), hipersensibilidad a las proteínas plasmáticas (en tal caso utilizar concentrado lavado de hematíes), cuando el tratamiento de la anemia con otros métodos no resulta suficiente.

**Técnica**

Si se transfunden 50 ml/min (>15 ml/min en niños) y en receptores con autoanticuerpos de tipo frío clínicamente significativos, y también en recién nacidos en caso de transfusiones de reemplazo → calentar el concentrado de hematíes con la ayuda de un equipo especial. En casos urgentes, si es estrictamente necesario, se puede transfundir el concentrado de glóbulos rojos del grupo O, y en niñas y mujeres en edad reproductiva grupo O RhD-negativo K-negativo antes de realizar el estudio del grupo sanguíneo del receptor y la prueba de compatibilidad. Si es estrictamente necesario puede tomarse la decisión de transfundir concentrados de hematíes del mismo grupo sanguíneo antes de obtener el resultado de la prueba de compatibilidad, siempre que el resultado del estudio del grupo sanguíneo sea fiable.

### 23.2.2. Concentrado de hematíes leucorreducido

Se obtiene a través de la remoción de la mayoría de los leucocitos y plaquetas. Menor riesgo de aloinmunización con los antígenos HLA y de la infección postransfusional con el citomegalovirus (CMV).

**Indicaciones**

Anemia que requiere transfusión de eritrocitos en:

1) pacientes con sospecha o diagnóstico de la presencia de los anticuerpos anti HLA

2) receptores frecuentes (sobre todo receptores frecuentes de concentrado de plaquetas), como medida contra la aloinmunización con los antígenos HLA

3) en pacientes con trasplante de órganos y en otros pacientes inmunodeficientes, como medida contra la infección por CMV postransfusional, en lugar del concentrado de hematíes de donante CMV(−). Si simultáneamente son indispensables las transfusiones de otros componentes de sangre, estos también tienen que ser leucorreducidos.

### 23.2.3. Concentrado lavado de hematíes

El lavado con NaCl al 0,9 % retira las proteínas del plasma y un número considerable de leucocitos, plaquetas y microagregados. Sin embargo, esto no protege contra la aloinmunización con los antígenos HLA.

**Indicaciones**

Anemia en pacientes con anticuerpos contra las proteínas del plasma, en especial anti-IgA y en pacientes con síntomas severos de reacción alérgica que aparecen después de las transfusiones de componentes sanguíneos.

## 23.3. Concentrado de plaquetas

### 23.3.1. Concentrado de plaquetas obtenido por método manual

1 ud. está constituida por las plaquetas obtenidas después de centrifugar 1 ud. de concentrado de plaquetas. El denominado concentrado de plaquetas agrupado se forma de la unión de varias unidades de concentrado de plaquetas. 1 ud. de concentrado de plaquetas contiene $45\text{-}95\times10^9$ ($\sim70\times10^9$) plaquetas en $\sim50$ ml de plasma y $5\text{-}20\times10^7$ leucocitos. El concentrado de plaquetas debe ser almacenado a una temperatura de 20-24 °C y ser mezclado constantemente, hasta 5 días en recipientes "que transpiran" (día "0" es el día de la toma de muestra de sangre total).

**Indicaciones**

Trombocitopenias y trastornos de la función plaquetaria con diátesis hemorrágica. Siempre se debe tomar la decisión de transfundir concentrados de plaquetas no solo sobre la base del recuento de plaquetas, sino de la valoración global del estado clínico del paciente.

**1. Indicaciones profilácticas (prevención de hemorragias):** plaquetas ≤10 000/µl; excepciones: ≤10 000-20 000/µl en caso de factores de riesgo adicionales (p. ej. sepsis, trastornos plasmáticos de la coagulación), <20 000/µl en caso de colocación de un catéter venoso central planificada (no necesariamente según el NICE y la BCSH); <40 000-50 000/µl en caso de punción lumbar diagnóstica planificada, <80 000/µl en caso de inserción o eliminación del catéter epidural, <50 000/µl en caso de intervención diagnóstica invasiva o quirúrgica fuera del SNC (con un riesgo significativo de hemorragia el objetivo del recuento de plaquetas puede ser mayor, p. ej. 50 000-75 000/µl); <100 000/µl en caso de intervenciones en el SNC o en la sección posterior del ojo. No se deberían realizar transfusiones profilácticas de concentrados de plaquetas antes del aspirado o de biopsia de médula ósea, o cirugía de catarata. No realizar transfusiones profilácticas de concentrados de plaquetas en enfermos con trombocitopenia inmune, púrpura trombocitopénica trombótica o trombocitopenia inmune inducida por heparina.

**2. Indicaciones médicas (en caso de hemorragias):**

1) trombocitopenia <30 000/µl en enfermos con hemorragia clínicamente importante (de 2.º grado según la OMS, p. ej. epistaxis prolongada, sangrado cutáneo extenso, hematemesis, melenas)

2) trombocitopenia <50 000/µl en caso de hemorragia grave (de 3.º y 4.º grado según la OMS, es decir todas las que requieran transfusiones de concentrados de hematíes que causen inestabilidad hemodinámica o en caso de hemorragia intracavitaria grave que cause disfunción orgánica sintomática o necesidad de intervención)

3) trombocitopenia <100 000/µl en casos de hemorragia en órganos en los cuales pueda ser especialmente peligrosa (SNC, ocular) y aquellas hemorragias que requieran transfusiones de concentrados de hematíes.

### Técnica

**1.** Transfundir el concentrado de plaquetas compatible en el sistema ABO con la sangre del receptor. El concentrado de plaquetas RhD(+) puede transfundirse a pacientes RhD(−) solo en casos especiales (en ese caso a niñas o mujeres en edad reproductiva administrar inmunoglobulina anti-D [generalmente en dosis única de 50-100 µg]).

**2.** Realizar la transfusión lo más rápidamente posible después de la llegada del concentrado de plaquetas al servicio del hospital. Dosis única: generalmente 4-6 uds. de concentrado de plaquetas (~1 ud./10 kg de la mc. del receptor).

### 23.3.2. Concentrado de plaquetas obtenido por el método de aféresis automática

Obtenido con la ayuda del separador de células de la sangre de un solo donante (1 ud. de concentrado de plaquetas obtenido por método de aféresis automática = 5 uds. de concentrado de plaquetas). Esto limita la exposición del receptor al contacto con antígenos y disminuye el riesgo de infecciones virales. Almacenamiento: hasta 5 días desde la aféresis en recipientes "que transpiran", sobre un agitador a una temperatura 20-24 °C.

#### Indicaciones

Igual que para el concentrado de plaquetas. Indicado especialmente en pacientes con anticuerpos anti-HLA o anti-HPA (responsables de la inmunidad al concentrado de plaquetas transfundido →cap. 25.23.3.3). La transfusión de 1 ud. por cada 10 kg de la mc. debería causar un aumento del recuento de plaquetas en 30000-50000/µl.

### 23.3.3. Concentrado de plaquetas leucorreducido

Obtenido después de la eliminación de la mayoría de los leucocitos de concentrado de plaquetas agrupado o de concentrado de plaquetas obtenido por el método de aféresis automática. Disminuye el riesgo de aloinmunización HLA y de las reacciones adversas relacionadas con ello: reacciones febriles no hemolíticas y resistencia a las transfusiones de plaquetas. Limita la posibilidad de transferencia de algunas infecciones víricas (p. ej. CMV). Almacenamiento como del concentrado de plaquetas.

#### Indicaciones

Trombocitopenia en:

1) receptores múltiples de concentrado de plaquetas y receptores potenciales alo-TPH (profilaxis de la inmunización con antígenos HLA)
2) pacientes con un órgano trasplantado y otros pacientes inmunodeficientes: profilaxis de infección postransfusional por CMV, en lugar del concentrado de plaquetas del donante CMV(−).

### 23.3.4. Concentrado de plaquetas lavado

Plaquetas carentes de plasma y suspendidas en NaCl al 0,9 % o en otra solución isotónica.

#### Indicaciones

Trombocitopenia en pacientes con anticuerpos contra las proteínas del plasma, sobre todo anti-IgA y en pacientes con síntomas severos de reacciones alérgicas posteriores a transfusiones con componentes de la sangre.

### 23.3.5. Concentrado de plaquetas reconstituido (universal) (R)

Contiene plaquetas suspendidas en el plasma compatible con el grupo del receptor con la conservación de ciertas reglas. Las plaquetas del grupo O RhD-, en el plasma del grupo AB, tienen una aplicación universal y se pueden utilizar en un receptor sin tener en cuenta su grupo sanguíneo. El concentrado de plaquetas reconstituido puede administrarse cuando no están disponibles los concentrados del grupo correspondiente.

### 23.3.6. Resistencia a transfusiones de concentrados de plaquetas

Puede demostrarse por la falta de aumento del recuento de plaquetas (p. ej. en 10 000/µl después de 1 h o en 5000/µl después de 24 h) y/o por el mantenimiento de las manifestaciones de diátesis hemorrágica a pesar de ≥2 transfusiones.

**Causas**

1) No inmunológicas: hiperesplenismo, infecciones virales y bacterianas, fiebre, coagulación intravascular diseminada, fármacos (p. ej. anfotericina B), enfermedad de injerto contra huésped, síndrome de obstrucción sinusoidal hepática después del trasplante de progenitores hematopoyéticos (TPH).
2) Inmunológicas: aloinmunización de antígenos HLA (con mayor frecuencia), o antígenos plaquetarios específicos HPA (con menor frecuencia) a consecuencia de una transfusión, TPH o embarazo; presencia de autoanticuerpos contra antígenos plaquetarios o de anticuerpos que dependen de fármacos (con una frecuencia significativamente menor).

**Procedimiento**

Establecer la causa y, en la medida de lo posible, intentar eliminar los factores no inmunológicos. En caso de presencia verificada de anticuerpos anti-HLA y/o anti-HPA puede ser necesario extraer la sangre de donantes especialmente seleccionados. En casos de hemorragias en pacientes con trombocitopenia resistente a la transfusión y sin disponibilidad de concentrados de plaquetas adecuados (seleccionado): transfundir los concentrados de plaquetas de donantes aleatorios. En casos justificados, como tratamiento de soporte se pueden administrar fármacos antifibrinolíticos. Una prevención de aloinmunización es la transfusión de concentrados de plaquetas leucorreducidos.

### 23.4. Concentrado de granulocitos

Son granulocitos suspendidos en el plasma ($\geq 1,2 \times 10^{10}$), obtenidos de un solo donante, por el método de aféresis. Contiene bastante contaminación celular: otros leucocitos, eritrocitos y $3\text{-}7 \times 10^{11}$ plaquetas. Si es necesario, se permite el almacenamiento del concentrado granulocitario a temperatura de 20-24 °C hasta 24 h desde el momento de finalizar el procedimiento de la leucaféresis.

**Indicaciones**

Se usa con poca frecuencia, en infecciones bacterianas o micóticas que ponen en peligro la vida de pacientes con agranulocitosis (neutrofilia <500/µl) o con disfunción granulocitaria. No se recomienda su uso profiláctico. Las transfusiones hay que continuarlas diariamente hasta el reinicio de la actividad medular del paciente, el control de la infección, la constatación de la falta de mejoría a pesar de la administración de dosis significativas de concentrado granulocitario o hasta la aparición de las reacciones adversas severas.

**Técnica**

Transfundir inmediatamente después de su obtención, utilizando el equipo estándar para transfusiones con filtro que retiene microagregados. Dosis diaria de granulocitos: $1,5\text{-}3 \times 10^8$/kg en adultos y en niños; $\geq 1 \times 10^9$/kg en neonatos.

### 23.5. Componentes sanguíneos irradiados

Los linfocitos contenidos en los componentes de la sangre pueden provocar la enfermedad postransfusional "injerto contra huésped". Se someten a irradiación los eritrocitos, las plaquetas y todos los concentrados de granulocitos. Si en el concentrado de plaquetas se realizó el proceso de inactivación de patógenos biológicos con uno de los métodos utilizados en la actualidad, la irradiación adicional no está indicada.

**Indicaciones**

Algunas deficiencias severas, congénitas o adquiridas, de la inmunidad celular (incluyendo los receptores auto- y alo-TPH, tratamiento GvHD, linfoma de Hodgkin, tratamiento con análogos de las purinas o alemtuzumab, anemia aplásica tratada con ATG; no está indicada en el SIDA, leucemias agudas, tratamiento con rituximab, enfermedades autoinmunes, trasplante de órgano vascularizado [sólido]), transfusión de donantes familiares (1.$^{er}$ y 2.$^{o}$ grado de consanguineidad), transfusiones de componentes sanguíneos seleccionados en el sistema HLA.

## 23.6. Plasma y proteínas plasmáticas

### 23.6.1. Plasma fresco congelado (PFC)

Obtenido a través de la congelación del plasma durante el tiempo que asegura el mantenimiento del estado funcional de los factores lábiles de coagulación. 1 ud. $\approx 200$ ml. Contiene todos los factores estables del sistema de coagulación, albúmina y globulinas (media $\geq 70$ UI del FVIII en 100 ml y una cantidad similar de los restantes factores lábiles de coagulación). Temperatura de almacenamiento desde $-18$ hasta $-25$ °C (<3 meses) o menos de $-25$ °C (<36 meses). Antes de la transfusión es obligatoria una cuarentena de $\geq 16$ semanas, que consiste en almacenar el PFC y después de este tiempo verificar los marcadores virales en el donante, de cuya sangre se obtuvo dicho componente, o la realización de la inactivación de los factores patógenos.

**Indicaciones**

1) Trastornos sintomáticos de la coagulación, sobre todo en pacientes con falta de varios factores de coagulación (de elección CID en caso de una hemorragia activa o si es preciso realizar un procedimiento invasivo, en transfusiones masivas) y —en casos de falta de factores individuales— cuando no hay disponibilidad de productos de los factores plasmáticos de coagulación cuya tecnología de producción incluye la inactivación de factores infecciosos.

2) Púrpura trombótica trombocitopénica y síndrome hemolítico urémico atípico.

3) Necesidad inmediata de neutralizar la acción antagónica de la vitamina K si no está disponible el concentrado de factores del grupo de protrombina.

4) Durante la plasmaféresis terapéutica (en casos justificados especialmente en los enfermos con púrpura trombocitopénica trombótica).

**No transfundir el PFC** con el fin de completar el volumen de sangre circulante si simultáneamente no existe deficiencia de los factores de coagulación; como fuente de inmunoglobulinas; como fuente de proteínas en pacientes desnutridos; en tratamientos de pacientes sensibilizados a proteínas del plasma; en casos de deficiencia de los factores de coagulación, si está disponible el concentrado correspondiente.

**Técnica**

**1.** Pedir el PFC de acuerdo con los grupos del sistema ABO con la sangre del receptor. En caso de que el grupo sanguíneo no se hubiera examinado, el PFC universal es el PFC del grupo AB (sin anticuerpos anti-A y anti-B).

**2.** Los componentes de sangre que requieren ser descongelados antes de ser transfundidos (PFC, crioprecipitado) deben ser suministrados al servicio del hospital en estado líquido. Si no existe esta posibilidad, descongelar a una temperatura de 37 °C utilizando un equipo especial (validado periódicamente) que asegure el control sistemático de la temperatura y protección contra la transferencia de infecciones. Transfundir lo más rápidamente posible después de recibirlo, utilizando el equipo para transfusiones con filtro.

**3.** La dosis inicial es de 10-20 ml/kg; la decisión sobre las siguientes transfusiones se realiza en función de la valoración del estado clínico y los resultados de las pruebas de coagulación.

### 23.6.2. Crioprecipitado

Fracción de las crioglobulinas obtenidas de 1 ud. de PFC concentrado hasta el volumen de ~20-30 ml. Contiene el FVIII (>70 UI/ud.), factor de Von Willebrand (>100 UI/ud.), fibrinógeno (≥140 mg/ud.), FXIII y fibronectina.

Dosis: 1 ud./10 kg.

#### Indicaciones

1) Deficiencia o cambios cualitativos del fibrinógeno, congénitos o adquiridos (p. ej. después del tratamiento fibrinolítico), si no está disponible su concentrado (concentración de fibrinógeno <1,5 g/l en enfermos con hemorragia clínicamente importante, o <1 g/l en enfermos sometidos a intervenciones invasivas con riesgo de hemorragia clínicamente importante).
2) CID y otras deficiencias complejas de los factores de coagulación.
3) Diátesis hemorrágicas plasmáticas congénitas (enfermedad de Von Willebrand, hemofilia A, deficiencia del FXIII), solo si no está disponible el concentrado correspondiente.
4) Hemorragias relacionadas con trastornos de la hemostasia en la AKI (su eficacia es controvertida).

### 23.6.3. Albúmina

Soluciones: al 5 % (osmótica y oncóticamente se corresponden con el plasma), al 20 % y 25 %, se obtiene a través del fraccionamiento de grandes cantidades de plasma obtenido de varios donantes, con inactivación de virus. Temperatura de almacenamiento: 2-6 °C o temperatura ambiente (según las recomendaciones del fabricante).

#### Indicaciones

1) Procedimientos de intercambio del plasma (plasmaféresis terapéutica).
2) Hipoalbuminemia en insuficiencia hepática sin respuesta a tratamiento farmacológico.
3) Quemaduras (eficacia no comprobada).
4) Albúmina al 20 %; tratamiento de edemas resistentes al tratamiento con diuréticos con estado de hipoproteinemia (indicado sobre todo en el síndrome nefrótico).

No se ha demostrado que para completar el volumen de sangre circulante sea superior al inicio de la terapia de fluidos con la solución de albúmina al 4 % o 5 % a la transfusión de cristaloides. Sin embargo se sugiere usar la solución de albúmina al 4 % o 5 % en los enfermos con sepsis grave o con *shock* séptico que necesitan una cantidad alta de cristaloides. Evitar la transfusión de albúmina en los enfermos con TEC.

#### Complicaciones

Hipervolemia aguda con edema pulmonar consiguiente; reacción alérgica (raramente), hipotensión en los enfermos que toman IECA.

### 23.6.4. Inmunoglobulinas

Obtenidas después del fraccionamiento del plasma humano proveniente de muchos donantes. Los preparados para uso intramuscular (IGIM) contienen ≥90 % IgG. Los preparados para uso intravenoso (IGIV) por lo general contienen ≥95 % IgG y pequeñas cantidades de IgA e IgM. Preparados subcutáneos (IGSC) contienen, a semejanza de IGIV, sobre todo IgG humanas y rastros de IgM e IgA. La forma de almacenamiento y el plazo de validez están indicados en la caja por el fabricante. Dosis: dependiendo de la indicación y de acuerdo con las indicaciones del fabricante.

**Indicaciones**

**1. Inmunoglobulina anti-RhD:** profilaxis del conflicto Rh, tratamiento de la trombocitopenia inmune primaria en pacientes RhD(+).

**2. IGIV:** en el tratamiento de síndromes de deficiencia inmune humoral primarios y secundarios y en enfermedades inmunológicas, tales como dermatomiositis, síndrome de Guillain-Barré, trombocitopenia inmune primaria y otros.

**3. IGIM:** profilaxis de las infecciones virales (hepatitis A, hepatitis B, rabia).

**4. IGSC:** tratamiento de síndromes de deficiencia inmune humoral primarios y secundarios (→cap. 15.17).

## 23.7. Manejo de enfermos que rehúsan la transfusión de componentes sanguíneos

Opciones de manejo:

1) métodos quirúrgicos que limitan la pérdida de sangre
2) hipotensión controlada durante la cirugía
3) transfusiones de cristaloides y de coloides
4) técnicas de autotransfusión (donación preoperatoria, hemodilución intraoperatoria, transfusión de sangre extravasada en el campo operatorio o en el drenaje)
5) métodos farmacológicos de limitar la pérdida de sangre (desmopresina, antifibrinolíticos [ácido ε-aminocaproico, ácido tranexámico], FVIIa recombinado)
6) fármacos estimulantes de la eritropoyesis y tratamiento farmacológico de la anemia (entre otros, preparados de hierro)
7) fármacos estimulantes de trombocitopoyesis (p. ej. agonistas del receptor de trombopoyetina)
8) evitar fármacos que aumentan el sangrado (p. ej. AINE)
9) limitar las extracciones de sangre para pruebas de laboratorio.

Independientemente de la disponibilidad de los métodos alternativos de tratamiento, se debe siempre tomar en consideración las convicciones individuales de cada paciente y su aceptación de los procedimientos médicos. El rango de procedimientos aceptados es especialmente variado en el caso de testigos de Jehová. Les une el hecho de que no aceptan las transfusiones de sangre alogénica y de sus componentes (también del plasma) ni de los componentes autológicos obtenidos después de la extracción de sangre (p. ej. en el marco de la donación preoperativa), fuera del organismo del paciente.

# 24. Biopsia de médula

Los métodos para la exploración morfológica de la médula ósea son la: biopsia aspirativa (para el estudio citológico y otros) y la biopsia percutánea (para el estudio histológico). Ambos procedimientos se complementan.

En general las enfermedades requieren ambos procedimientos pero en algunas patologías su rendimiento y utilidad varían.

**Indicaciones**

**1.** Investigación de anemia inexplicada, citopenias o leucocitosis, morfología anormal en frotis de sangre sugestivos de médula ósea patológica.

**2.** Diagnóstico, estadificación y seguimiento de patologías hematológicas (leucemias agudas y crónicas, síndromes mielodisplásicos, neoplasias mieloproliferativas, linfomas, mielomas, amiloidosis, mastocitosis).

**3.** Sospecha de metástasis en medula ósea, estudio de lesiones radiológicas osteolíticas, organomegalias, depósito de hierro, enfermedades de depósito, así como fiebre de origen desconocido, o para obtener cultivos microbiológicos.

**Aspirado**: permite el reconocimiento celular detallado (células normales, rasgos displásicos, la megaloblastosis o tipificación de leucemias agudas), realizar citoquímica, citogenética, citometría de flujo y cultivos microbiológicos, estudio de hierro medular.

**Biopsia de médula ósea**: permite evaluar la arquitectura y la topología medular, valorar su celularidad, identificar lesiones focales (agregados o nódulos linfoides, granulomas, metástasis), identificación de células mediante inmunohistoquímica. Indicada cuando el aspirado es seco (no se obtiene material por este método), p. ej. en mielofibrosis.

### Contraindicaciones

En realidad no existen contraindicaciones para realizar el aspirado de médula ósea. No realizarlo en el esternón si se sospecha mieloma u otros procesos que cursan aumento de la resorción ósea.

Una contraindicación, para realizar la biopsia es la diátesis hemorrágica grave (aunque no absoluta, si se corrige). Se sugiere evitar lugares previamente irradiados o afectados por un estado inflamatorio.

### Complicaciones

Ruptura de la aguja o separación de la aguja del mango, sangrado prolongado (puede ser masivo), inflamación local. Relacionadas con punción del esternón (también raras): neumopericardio, punción del ventrículo derecho o de la aurícula derecha y taponamiento cardíaco, lesión de la aorta, embolismo pulmonar (graso), mediastinitis, neumomediastino.

### Preparación del paciente

Consentimiento informado del paciente. Colocación: para la punción de la espina ilíaca supero posterior en decúbito prono (si no es posible, en decúbito lateral); para la punción del esternón y de la espina ilíaca superoanterior, en decúbito supino.

### Equipo

**1.** Equipo para preparar el campo operatorio →cap. 25.2 y anestésico para infiltración →cap. 25.3.

**2.** Agujas para biopsia, 3 tipos: para el aspirado del esternón, para el aspirado del ala del ilion y biopsia de médula ósea.

**3.** Jeringas de 10 o 20 ml, tubos con EDTA, tubos con heparina de litio, placas de Petri, portaobjetos para realizar frotis.

### Lugar de punción

**1. Cresta del hueso ilíaco:**

1) espina ilíaca posterosuperior en el lugar donde la cresta ilíaca se encuentra más cerca de la piel, generalmente a 5-15 cm de la línea media del cuerpo (lugar de preferencia debido al menor riesgo de complicaciones)

2) cresta ilíaca cercana (1-2 cm hacia atrás) a la espina ilíaca anterosuperior.

Durante el mismo procedimiento se pueden realizar la aspiración y biopsia de médula ósea. Si ambas pruebas se realizan en el mismo lugar, hay que utilizar 2 agujas diferentes y puncionarlas a una distancia de 0,5-1 cm; no realizar el aspirado con aguja para biopsia de médula.

**2. Esternón:** cuerpo del esternón en la línea media del cuerpo a la altura del 2.° espacio intercostal, justo por debajo del ángulo del esternón (únicamente para el aspirado por mayor riesgo de complicaciones; lugar de preferencia en casos de antecedentes de radioterapia de pelvis, o de aspirado seco del íleon y cuando no hay indicaciones para una biopsia de médula).

### Técnica de aspirado

**1.** Preparar el campo operatorio →cap. 25.2; realizar la desinfección de la piel, anestesiar por infiltración →cap. 25.3 la piel, el tejido subcutáneo y el periostio en el sitio de la punción (al inyectar bajo el periostio se percibe resistencia), esperar unos 2-5 min.

**2.** Mantener con una mano la **espina ilíaca** y con la otra realizar la punción a una profundidad de 15-20 mm. Al realizar la punción de la espina posterior direccionar la aguja perpendicularmente a la superficie cutánea (→fig. 24-1), y si se realiza la punción de la cresta cerca de la espina anterior, bajo un ángulo de 45-60°. Punzar el esternón perpendicularmente a su su-

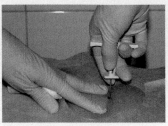

**Fig. 24-1.** Técnica de aspirado

perficie a una profundidad de 10-15 mm. Atravesar el hueso haciendo presión con la aguja y al mismo tiempo realizando movimientos de rotación del eje de la aguja (menos dolorosos); la entrada de la aguja a la cavidad medular se percibe como una disminución de la resistencia.

**3.** Retirar el estilete y colocarlo sobre una gasa estéril para poder utilizarlo si no se obtiene médula y es necesaria una nueva punción.

**4.** Conectar herméticamente la aguja con una jeringa estéril y realizar el aspirado (un dolor punzante durante el aspirado indica la exactitud de la punción y la presencia de la aguja en la cavidad medular).

**5.** Retirar la aguja del hueso con movimientos de rotación (si se retira la aguja con demasiada energía se puede causar su ruptura o la separación de la aguja de su base de sujeción).

**6.** Colocar un apósito estéril por 6-12 h.

#### Técnica de biopsia de médula ósea

**1.** Procedimiento igual que en caso de aspirado de la cresta ilíaca.

**2.** Sujetar la espina ilíaca con una mano, con la otra puncionar perpendicularmente en el caso de espina ilíaca posterior o en ángulo de 45-60° en caso de la cresta ilíaca junto a la espina ilíaca anterior. Atravesar el hueso presionando la aguja y al mismo tiempo realizar movimientos de rotación en el eje de la aguja hasta una profundidad de 30-40 mm, luego realizar algunos movimientos pendulares hacia los lados con el fin de separar el material presente en aguja del hueso de la cadera.

**3.** Con movimientos de rotación retirar la aguja del hueso. Con el estilete depositar delicadamente el material de la aguja en una gasa estéril. Para el estudio histológico tomar el material de 1,5-2 cm de largo.

**4.** Colocar un apósito estéril por 6-12 h.

**5.** Colocar al paciente de tal manera que comprima el lugar del cual se ha tomado la médula (debe permanecer en esta posición por 5-10 min).

#### Procedimiento con el citoaspirado

**1. Estudio citomorfológico.** Tomar 0,5-1 ml de médula y colocarla en un tubo estéril (mayor cantidad aumenta el riesgo de dilución con la sangre periférica) e inmediatamente realizar algunos frotis, de preferencia con los dos siguientes métodos (≥2 preparados con el primer método y 6 con el segundo):

1) verter la médula de la jeringa en el portaobjetos con un ángulo de ~30° (→fig. 24-2A) de tal forma que el contenido escurra libremente hacia abajo. Con el borde pulido de la otra lámina tocar la lámina con la médula vertida en el sitio donde están los grumos blanquecinos (no en el sitio más bajo por donde ha escurrido la médula →fig. 24-2B). Apoyar la lámina con los grumos con el borde sobre la otra lámina en 1/3 de su longitud (→fig. 24-2C). Presionando un poco, realizar el frotis con un movimiento longitudinal a lo largo de la lámina de vidrio (→fig. 24-2D).

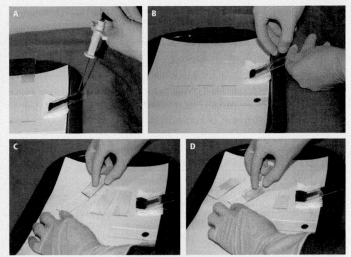

**Fig. 24-2.** Procedimiento con el citoaspirado, método 1

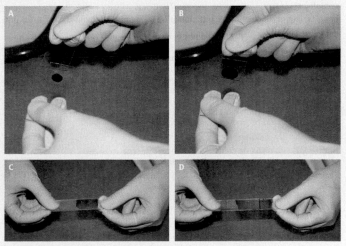

**Fig. 24-3.** Procedimiento con el citoaspirado, método 2

2) Colocar una pequeña gota de la médula sobre la lámina portaobjetos (→fig. 24-3A) y cubrirla con otra lámina portaobjetos en (1/3 de su largo; →fig. 24-2B). Aplicando poca presión deslizar ambas láminas en direcciones opuestas (→fig. 24-3C-D).

Hay que secar los frotis rápidamente (para prevenir una excesiva contracción celular), fijar en metanol y colorear con tinción de Romanowski tal como el May-Grünwald-Giemsa (MGG).

**2. Otros estudios.** Para el estudio inmunofenotípico, citogenético o molecular tomar 1-2 ml de médula, que deberá colocarse en tubo con anticoagulante (estudio del inmunofenotipo — heparina o EDTA, estudio citogenético — heparina, prueba molecular — EDTA). Mezclar bien el material con el anticoagulante para prevenir su coagulación. El material obtenido y transportado a temperatura ambiente debe llegar al laboratorio en las 24 h siguientes a su toma.

**Procedimiento con el material de biopsia obtenido**

Traspasar el material retirado de la aguja de la gasa estéril al tubo con formol (solución al 10 %) o mezclas de fijadores como el líquido de Bouin y enviar para su estudio.

# 25. Biopsia pleural percutánea

**Indicaciones**

Sospecha de pleuritis tuberculosa, neoplasias. En caso de exudado neoplásico, el estudio citológico del líquido pleural es más sensible que la biopsia pleural percutánea, por lo que se recomienda su realización solo cuando el resultado del estudio citológico del líquido no permite establecer el diagnóstico.

**Contraindicaciones**

Iguales que en el caso de la punción pleural para tomar muestra del líquido pleural →cap. 25.8.

**Complicaciones**

Iguales que en el caso de la punción pleural para tomar muestra del líquido pleural →cap. 25.8.

**Preparación del paciente**

Consentimiento informado del paciente. En ayunas. Exámenes: hemograma de sangre periférica con recuento de plaquetas, INR, TTPa, grupo sanguíneo. Si el paciente recibe tratamiento anticoagulante, interrumpir la administración del AVK y esperar hasta que el resultado de INR esté normal; administrar la última dosis profiláctica de HBPM 12 h antes del procedimiento y la terapéutica 24 h antes. Canalizar una vía periférica. Posición del paciente sentado con el brazo del lado del procedimiento levantado. Anestesia local.

**Después del procedimiento**

Radiografía de tórax de control con el fin de descartar el neumotórax; observar al paciente por 3-6 h después del procedimiento.

# 26. Biopsia pulmonar percutánea

Habitualmente es realizada por un médico, bajo control de TC. La biopsia bajo control de ecografía puede realizarse cuando la lesión es grande y está localizada cerca de la pared torácica.

**Indicaciones**

Tumoración pulmonar nueva o previamente conocida que haya aumentado de tamaño y que no se pueda diagnosticar mediante la broncoscopia. Evaluación de la extensión del cáncer de pulmón o estudio de metástasis neoplásica; lesiones pulmonares tumorales, únicas o múltiples, en pacientes sin neoplasia maligna conocida, o aparecidas tras un período de remisión de una enfermedad neoplásica previa; infiltrados focales persistentes de etiología no precisada (no diagnosticada a partir de los resultados de los cultivos de esputo o de sangre, de los exámenes serológicos y de la broncoscopia); tumor del mediastino; lesiones en la pleura o en la pared torácica.

**Contraindicaciones**

**1. Absolutas:** no hay.

**2. Relativas:** INR >1,5; TTPa >1,5 × LSN; plaquetas <50 000/µl; neumonectomía o neumotórax del lado contralateral; enfermedad pulmonar obstructiva de grado severo.

**Complicaciones**

Neumotórax, sangrado a la cavidad pleural, hemoptisis, embolismo aéreo pulmonar, propagación de la neoplasia en el canal de la biopsia (sobre todo en caso de mesotelioma pleural). Factores que favorecen la aparición de un neumotórax que requieran la colocación de un drenaje: EPOC coexistente, uso de agujas gruesas cortantes, tos durante el procedimiento, punciones múltiples de la pleura.

**Preparación del paciente**

Consentimiento informado del paciente. En ayunas. Exámenes: hemograma de sangre periférica con recuento de plaquetas, INR, TTPa, fibrinógeno, grupo sanguíneo. Si el paciente recibe un medicamento anticoagulante, interrumpir la administración del AVK y esperar hasta obtener el resultado del INR normal. Administrar la última dosis profiláctica de HBPM 12 h y la terapéutica 24 h antes del procedimiento. Interrumpir la administración de los antiplaquetarios, si es posible 7-10 días antes del procedimiento, pero no interrumpir el AAS en pacientes con alto riesgo cardiovascular. Canalizar una vía periférica. Informar al paciente sobre el riesgo de neumotórax y la necesidad de uso de drenaje de aspiración, en caso de presentarse esta complicación. Si es posible, evitar la sedación.

**Después del procedimiento**

Radiografía de tórax para descartar el neumotórax, inmediatamente después del procedimiento y 24 h después.

# 27. Biopsia renal

**Indicaciones**

Insuficiencia renal aguda prolongada; proteinuria aislada de causa no definida; síndrome nefrótico; hematuria permanente o episódica de etiología no aclarada (a pesar de haber realizado pruebas de imagen y cistoscopia); sospecha de nefropatía en el curso de enfermedades sistémicas: LES, enfermedad relacionada con anticuerpos contra la membrana basal (enfermedad de Goodpasture); granulomatosis con poliangitis (de Wegener), vasculitis relacionada con IgA (púrpura de Henoch-Schönlein), AR; disfunción del riñón trasplantado: rechazo agudo, insuficiencia renal isquémica aguda, nefropatía medicamentosa causada por ciclosporina o tacrolimus, nefritis parenquimatosa aguda, glomerulopatía aguda o vasculopatía.

**Contraindicaciones**

Ausencia de un riñón, hipertensión arterial severa, riñones poliquísticos, lesiones purulentas renales o de los tejidos circundantes, hidronefrosis (por la posibilidad de la aparición de una fístula urinaria o de pionefrosis), pionefrosis, neoplasias renales (por el riesgo de diseminación y posibilidad de sangrado), múltiples aneurismas de arteriolas renales, anemia significativa (contraindicación relativa: se puede compensar antes de la intervención), diátesis hemorrágica (TTPa >1,5×LSN; INR >1,5; plaquetas < 50 000/µl).

**Complicaciones**

**1. Frecuentes:** hematuria microscópica, hematomas supracapsulares y subcapsulares.

**2. Raras:** hematuria, hemorragia masiva al espacio retroperitoneal, fístula arteriovenosa.

### Preparación del paciente

Consentimiento informado del paciente. En ayunas. Exámenes: ecografía del sistema urinario, hemograma de sangre periférica con recuento de plaquetas, INR, TTPa, fibrinógeno, grupo sanguíneo. Si el paciente recibe un medicamento anticoagulante interrumpir la administración del AVK y esperar hasta obtener el resultado del INR normal. Administrar la última dosis de HBPM 12 h y la terapéutica 24 h antes del procedimiento. Interrumpir la administración de antiagregantes plaquetarios, si es posible 7-10 días antes del procedimiento, pero no interrumpir la administración del AAS en pacientes con alto riesgo cardiovascular. Canalizar una vía periférica. Posición del paciente en decúbito prono, con un rollo colocado debajo del abdomen. Anestesia local. Se puede utilizar sedoanalgesia como para endoscopia.

### Después del procedimiento

El paciente debe permanecer acostado por algunas horas (mejor hasta la mañana del día siguiente). Por ≥6 h vigilar los parámetros vitales básicos: las primeras 2 h cada 15 min, las siguientes 2 h cada 30 min, luego cada 1 h. Realizar un hemograma y una ecografía renal a la mañana siguiente del procedimiento (riesgo de hematoma). Si se presenta cualquier síntoma de sangrado (p. ej. tdolor, hematuria, palidez, debilidad, disminución de la presión arterial) → realizar exámenes urgentes.

# 28. Biopsia de hígado percutánea

### Indicaciones

Diagnóstico, evaluación de la actividad y estadio de enfermedades hepáticas crónicas; evaluación del resultado del tratamiento de algunas enfermedades hepáticas (p. ej. hepatitis autoinmune) o hepatotoxicidad por medicamentos (p. ej. metotrexato); diagnóstico de citólisis hepática, cuya causa no se ha conseguido establecer por medio de exámenes serológicos (p. ej. daño por medicamentos, incluido de evolución aguda); diagnóstico de hepatomegalia de causa desconocida; diagnóstico de fiebre de causa desconocida (examen histológico y cultivo del material de la biopsia); evaluación del estado del hígado trasplantado o estado del hígado del donante antes del trasplante planificado; diagnóstico de lesiones sugerentes de metástasis neoplásica, si el tumor primario no es conocido o su diagnóstico no es posible (preferentemente se recomienda biopsia con aguja fina).

### Contraindicaciones

**1. Absolutas:** falta de cooperación por parte del paciente, sospecha de angioma, tumor bien vascularizado, obstrucción extrahepática de las vías biliares, trastornos no corregidos de la coagulación sanguínea (plaquetas <60 000/μl, INR >1,5, TP prolongado >4 s), lesiones quísticas (sospecha de quistes de *Echinococcus*), falta de posibilidad de transfusión de sangre, imposibilidad de identificar el lado adecuado de la biopsia con el uso de percusión o ecografía.

**2. Relativas:** ascitis, gran obesidad; hemofilia, amiloidosis hepática, pleuritis del lado derecho o infección subdiafragmática derecha.

En caso de trastornos de coagulación, ascitis, o gran obesidad se puede realizar una biopsia transvenosa con mayor seguridad.

### Complicaciones

**1. Frecuentes:** dolor abdominal en el cuadrante superior derecho o dolor del hombro derecho (el dolor abdominal intenso puede ser síntoma de sangrado o de peritonitis), pequeño hematoma intrahepático o subcapsular que no requiere intervención, hipotensión relacionada con una respuesta vasovagal.

**2. Raras:** hemorragia severa, incluyendo a la cavidad pleural o peritoneal, gran hematoma intrahepático (factores de riesgo: cirrosis hepática, neoplasia hepática maligna); muerte, habitualmente debida a una hemorragia hacia la cavidad peritoneal (factores de riesgo →más arriba), neumotórax, enfisema subcutáneo, hemobilia (sangrado a las vías biliares), sepsis y shock séptico, punción de órganos vecinos (riñón, páncreas, colon, vías biliares extrahepáticas o vesícula biliar), peritonitis (biliar incluida), absceso subdiafragmático, fístula intrahepática arteriovenosa, ruptura de la aguja de biopsia.

Un 60 % de las complicaciones se presenta en el curso de las 2 h siguientes al procedimiento. La frecuencia de las complicaciones aumenta con el diámetro de la aguja y con el número de punciones del hígado; es hasta 3 veces mayor cuando se utilizan agujas cortantes en vez de las de aspiración.

### Preparación del paciente

Consentimiento informado del paciente. En ayunas. Exámenes: ecografía u otras pruebas de imagen de la cavidad abdominal; hemograma de sangre periférica con recuento de plaquetas, INR, TTPa, fibrinógeno, grupo sanguíneo. Si el paciente recibe tratamiento anticoagulante: interrumpir la administración del AVK y esperar hasta obtener el resultado de INR normal. Administrar la última dosis profiláctica de HBPM 12 h y la terapéutica 24 h antes del procedimiento; interrumpir antiagregantes plaquetarios, si es posible 7-10 días antes del procedimiento, pero no interrumpir la administración del AAS en pacientes con alto riesgo cardiovascular. Posición del paciente: decúbito supino. Anestesia local. Se puede utilizar la sedoanalgesia igual que para la endoscopia, sobre todo antes de la biopsia con aguja gruesa.

### Después del procedimiento

Después de la biopsia con aguja gruesa el paciente debe permanecer en reposo y monitorizado por 6-12 horas. Por ≥6 h vigilar los parámetros vitales básicos: las primeras 2 h cada 15 min, las siguientes 2 h cada 30 min, luego cada 1 h. Si se presenta cualquier síntoma de sangrado (p. ej. dolor, palidez, debilidad, hipotensión) → realizar exámenes (entre otros hemograma, ecografía abdominal) con urgencia.

# 29. Descontaminación de la superficie corporal

### Indicaciones

Eliminación del veneno no absorbido y disminución de la cantidad de veneno que pasa a la sangre y a los tejidos.

### Contraindicaciones y complicaciones

No hay.

### Técnica

Quitar la ropa contaminada y con agua tibia lavar cuidadosamente la superficie contaminada de la piel. Retirar el veneno poco hidrosoluble con jabón o con un detergente suave.

Enjuagar los ojos dirigiendo un chorro de agua a la comisura exterior; lavar cada ojo durante al menos unos minutos, de preferencia con agua tibia (no caliente). No perder el tiempo en búsqueda de líquidos especiales para el enjuague, aunque el mejor es el NaCl al 0,9 % tibio; lo más importante es una descontaminación rápida.

# 1. Electrocardiografía

## 1.1. Electrocardiograma estándar

### Descripción del estudio

**1.** El ECG estándar es el registro de **12 derivaciones** de los potenciales eléctricos del corazón:

1) **derivaciones de los miembros:** los electrodos se colocan por encima de la muñeca, sobre la superficie externa del antebrazo derecho (rojo) e izquierdo (amarillo) y por encima del tobillo en la zona externa de la pierna izquierda (verde) y de la derecha (negro, conexión a tierra)

   a) derivaciones bipolares: **I, II, III**

   b) derivaciones unipolares: **aVL, aVR, aVF**

2) **derivaciones precordiales** unipolares: $V_1$-$V_6$. Distribución de los electrodos sobre el tórax →fig. 1-1; las derivaciones $V_{3R}$ y $V_{4R}$ se deben registrar rutinariamente si se sospecha un infarto inferior (es criterio indirecto de infarto de ventrículo derecho concomitante la elevación del segmento ST o del punto J en las derivaciones $V_{3R}$ y $V_{4R}$ ≥0,5 mm).

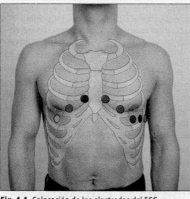

● $V_1$: entre el cuarto espacio intercostal y el borde derecho del esternón

● $V_2$: entre el cuarto espacio intercostal y el borde izquierdo del esternón

● $V_3$: entre $V_2$ y $V_4$

● $V_4$: en el quinto espacio intercostal siguiendo la línea medio-clavicular

● $V_5$: al nivel de $V_4$, pero sobre la línea axilar izquierda anterior

● $V_6$: al nivel de $V_4$, pero sobre la línea axilar izquierda media

● $V_{r3}$: entre $V_1$ y $V_{r4}$

○ $V_{r4}$: en el quinto espacio intercostal derecho, siguiendo la línea clavicular media

**Fig. 1-1.** Colocación de los electrodos del ECG

**2. Esquema del trazado normal del ECG** →fig. 1-2:

1) deflexiones hacia arriba o hacia abajo de la línea isoeléctrica: ondas **P, Q, R, S, T, U**. Las ondas Q+R+S constituyen el complejo QRS (sin R = complejo QS)

2) línea horizontal entre ondas U y P o entre las ondas T y P en caso de ausencia de ondas U: **línea isoeléctrica** (basal)

3) segmento de la línea isoeléctrica entre la onda P y el complejo QRS: **segmento PR (o PQ)**; entre el complejo QRS y la onda T: **segmento ST**

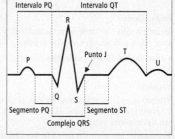

**Fig. 1-2.** Ondas, segmentos e intervalos del ECG

4) segmentos del trazado que incluyen el segmento y la onda vecina: **intervalo PR e intervalo QT**.

**3.** El ECG se registra sobre un **papel milimetrado** para facilitar las mediciones de la frecuencia cardíaca, además de la duración y la amplitud de distintos elementos morfológicos del registro;

1) con una velocidad de desplazamiento estándar del papel de **25 mm/s** el intervalo de tiempo entre las líneas pequeñas de la cuadrícula (**cuadros pequeños**) es de 0,04 s, y entre las líneas gruesas (**cuadros grandes**): **0,2 s** (→fig. 1-3); con el desplazamiento a 50 mm/s 0,02 y 0,1 s, respectivamente

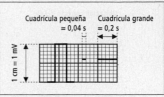

**Fig. 1-3.** Utilización del papel milimetrado para la medición de la duración (con una velocidad estándar de desplazamiento de 25 mm/s) y de la amplitud de los elementos morfológicos particulares del electrocardiograma

2) la deflexión de referencia de la línea isoeléctrica (**característica**) es de 1 cm = 1 mV. Si la amplitud de la característica es mayor o menor de 1 cm, entonces la medición de la amplitud de las ondas requiere una corrección según la ecuación: amplitud corregida de la onda (en mm) = amplitud de la onda (en mm) × 10 mm/amplitud de la característica (en mm)

### Evaluación de ritmo cardíaco

**1.** Determinar la **velocidad del desplazamiento del papel**.

**2.** Medir la **frecuencia cardíaca** con una regla especial y si no está disponible:

1) si el ritmo es regular → calcular el tiempo de duración del intervalo entre dos ondas R sucesivas (intervalo RR) y dividir 60 s por el valor obtenido o calcular el número de cuadros grandes comprendidos en el interior del intervalo RR. Con el desplazamiento del papel a 25 mm/s: 1 cuadro = 300/min, 2 cuadros = 150/min, 3 cuadros = 100/min, 4 cuadros = 75/min, 5 cuadros = 60/min, 6 cuadros = 50/min

2) si el ritmo es irregular → calcular el número de complejos QRS comprendidos en un trazo de 6 s (con el desplazamiento del papel a 25 mm/s es de 15 cm) y multiplicar por 10.

**3.** Evaluar la **regularidad del ritmo**.

**4.** Evaluar el **tipo de ritmo**:

1) ¿Es el ritmo basal sinusal?, en caso contrario, ¿cuál?

2) ¿Hay complejos QRS extrasinusales? Si es así ¿de dónde provienen (supraventriculares o ventriculares)? ¿Son prematuros?

**5.** Evaluar la **conducción auriculoventricular**: medir el intervalo PR, determinar si aparecen ondas P (¿sinusales o extrasinusales?) no relacionadas con los complejos QRS sucesivos.

### Evaluación morfológica del ECG

**1.** Eje eléctrico del corazón: se suele determinar orientativamente identificando la **dirección de los complejos QRS** en las derivaciones de los miembros →fig. 1-4

1) en I y III positivos: posición correcta del eje (desde +30° hasta +90°)

2) en I y III están uno frente al otro: desviación del eje a la derecha
   a) en aVF positivo: desde +90° hasta ±180°
   b) en aVF negativo: ±180° hasta −90° (eje indefinido; según las recomendaciones de AHA, ACC y HRS: eje desviado hacia la derecha y hacia arriba)

3) en I y III en direcciones contrarias (divergentes)
   a) en II positiva: posición correcta (desde +30° hasta −30°)
   b) en II negativa: desviación del eje a la izquierda (desde −30° hasta −90°).

**2.** Onda P: refleja la despolarización del miocardio auricular:

1) positivo en I y II: indican la dirección correcta de la despolarización de las aurículas y son una característica electrocardiográfica del ritmo sinusal

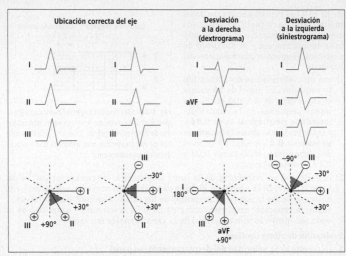

**Fig. 1-4.** Cálculo de la ubicación del eje eléctrico del corazón

2) **negativo en I y II**: indican dirección retrógrada de la despolarización de las aurículas (la estimulación y el ritmo provenientes de la parte interior de la aurícula derecha o izquierda, de la unión AV o de los ventrículos)

3) **duración ≥0,12 s**, usualmente asociados con una morfología asimétrica o bifásica: pueden implicar un aumento de tamaño de la aurícula izquierda (hipertrofia, dilatación) de la aurícula izquierda o alteraciones de la conducción intraauricular. Una característica adicional más específica del agrandamiento de la aurícula izquierda son las ondas P bifásicas, **positivo-negativas en V$_1$** (fase negativa ≥0,04 s y ≥1 mm); ondas P de mayor amplitud y bifásicas en las derivaciones de los miembros, además de las anormales bifásicas en la derivación V$_1$, que se denominan onda P *mitrale*

4) **altas (>2,5 mm** en las derivaciones de miembros, **>3 mm** en derivaciones precordiales). Indican aumento del tono del sistema simpático o crecimiento de la aurícula derecha (P *pulmonale*). Ondas P altas y ensanchadas en las derivaciones de miembros y bifásicas con fase negativa profunda y ensanchada en V$_1$ se presentan en la hipertrofia de ambas aurículas en el curso de cardiopatías congénitas y se denominan P *cardiale*

5) **no visibles**: ocultas en la onda T en caso de taquicardia sinusal o superpuestas a los complejos QRS (la despolarización simultánea de las aurículas y de los ventrículos se puede presentar en los ritmos que se originan en los ventrículos o en la unión AV). **La ausencia real de ondas P** se presenta en caso de inhibición de la actividad estimulante del nodo sinusal o en caso del bloqueo sinoauricular. La causa de la ausencia de ondas P, a pesar de una función normal del modo sinusal, puede ser la detención de la actividad eléctrica de las aurículas (el requisito para poder diagnosticar esta alteración infrecuente es la demostración simultánea de la ausencia de actividad mecánica de las aurículas o de las deflexiones A en el electrograma auricular, además de la falta de la respuesta a la estimulación auricular)

6) **deflexiones bifásicas auriculares (ondas F)** en las derivaciones de miembros y precordiales, de frecuencia generalmente de 250-350/min → *flutter* auricular →cap. 2.6, fig. 6-10

7) multiformes, finamente onduladas **(ondas f)** de frecuencia de 350-600/min, más claras en V$_1$-V$_2$: fibrilación auricular →cap. 2.6, fig. 6-10.

**Tabla 1-1. Características de la hipertrofia ventricular izquierda y derecha en el ECG**

| Característica | Hipertrofia ventricular izquierda | Hipertrofia ventricular derecha |
|---|---|---|
| Amplitud de las ondas R o S | Aumento de la amplitud de R o de S:<br>– R en $V_5$ o $V_6$ >26 mm<br>– R en aVL >11 mm<br>– S en $V_1$ + R en $V_{5(6)}$ >35 mm<br>– S en $V_3$ + R en aVL >28 mm en hombres, >20 mm en mujeres | Aumento de la amplitud de R en $V_1$ y aVR:<br>– R en V1 ≥7 mm<br>– R en aVR ≥5 mm<br>– R >S en V1 |
| Segmentos ST | Depresión oblicua hacia abajo | Depresión oblicua hacia abajo |
| Ondas T | Negativa o negativa-positiva en $V_5$-$V_6$ | Negativa o negativa-positiva en $V_1$-$V_2$ |
| Desviación del eje eléctrico del corazón | Normal (menos frecuentemente hacia la izquierda) | Hacia la derecha >110° |

**3. Segmento PR:** corresponde al período de repolarización de las aurículas:

1) **depresión descendente:** dilatación de la aurícula derecha, aumento del tono simpático

2) **depresión horizontal:** pericarditis aguda

3) **elevación** (poco frecuente): puede ser síntoma del infarto de la aurícula izquierda o derecha.

**4. Intervalo PR:** tiempo total de duración de la onda P y segmento PQ; es la medida del tiempo de conducción AV, es decir el tiempo de transmisión del estímulo a través de la aurícula derecha, el nodo AV, además del tronco y las ramificaciones del haz de His; normal 0,12-0,20 s

1) **alargamiento** (constante o variable): bloqueo AV →cap. 2.7.2

2) **acortamiento:** conducción del estímulo a través de una vía de conducción AV accesoria (preexcitación →cap. 2.6.3), con mayor frecuencia aceleración de la conducción por el nodo AV por la influencia de la simpaticotonía.

**5. Complejo QRS:** refleja la despolarización del miocardio ventricular. Determinar la dirección de la deflexión dominante (determinación de la posición del eje eléctrico cardíaco →más arriba), tiempo de duración (normal 0,06-0,11 s), amplitud de las ondas R, S, Q:

1) **ampliación ≥0,12 s** (y distorsión): desarrollo anormal de la despolarización de los ventrículos:

a) bloqueo de rama derecha o izquierda del haz de His →cap. 2.7.2

b) despolarización ventricular prematura por una vía accesoria AV en la preexcitación →cap. 2.6.3

c) estimulación y ritmos de origen ventricular: complejos QRS no precedidos por ondas P →cap. 2.1, fig. 1-1 y cap. 2.6, fig. 6-14

d) trastornos mal definidos de la conducción intraventricular: ensanchamiento de todas las ondas del complejo QRS, sin imagen de bloqueo de rama derecha o izquierda

2) **amplitud de las ondas R y Q:** utilizada en el diagnóstico de la hipertrofia ventricular derecha e izquierda →tabla 1-1. Una amplitud baja de los complejos QRS (<5 mm en las derivaciones de los miembros y <10 mm en las precordiales) es el rasgo más característico de la pericarditis constrictiva

3) **ondas Q anormales:** cualquier onda Q ≥0,02 s o complejos QS en las derivaciones $V_2$ y $V_3$; ondas Q ≥0,03 s y con una profundidad ≥1 mm o complejos

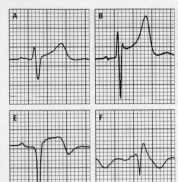

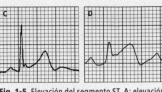

**Fig. 1-5.** Elevación del segmento ST. **A:** elevación fisiológica. **B:** elevación del punto J con empastamiento elevado del segmento ST en el síndrome de repolarización precoz. **C:** síndrome de repolarización precoz con una torsión de la fase final de la onda R. **D:** elevación del segmento ST registrado durante un episodio de angina de Prinzmetal. **E:** elevación del segmento ST en la fase aguda del infarto de miocardio (onda de Pardee). **F:** elevación del segmento ST oblicuamente descendente en patrón electrocardiográfico de Brugada

QS en 2 derivaciones vecinas (I, aVL y eventualmente $V_6$, $V_4$-$V_6$, II, III, aVF). El equivalente de las ondas Q son los complejos QS, que en condiciones normales pueden presentarse en la derivación aVR, menos frecuentemente en III y $V_1$, esporádicamente en $V_1$-$V_2$. En todas las demás derivaciones deben ser tratadas como un signo patológico. En pacientes asintomáticos, en los que un ECG rutinario muestra ondas Q anormales de nueva aparición, se debe sospechar un **infarto de miocardio silente.** La aparición de una elevación del segmento ST ≥1 mm u ondas Q patológicas —en el transcurso de 28 días de un infarto de miocardio— **indica reinfarto**, sobre todo si los cambios ECG están relacionados con dolor de tipo anginoso que se mantiene ≥20 min.

**Causas** de ondas Q y complejos QS anormales:

a) alteraciones de la conducción ventricular: necrosis focal del ventrículo izquierdo (infarto de miocardio), miocardio aturdido, miocardiopatía (por lo general hipertrófica obstructiva, que estenosa la vía de salida del ventrículo izquierdo), preexcitación

b) alteraciones de la conducción intraventricular: bloqueo de rama izquierda (complejos QS en $V_1$-$V_3$), bloqueo del haz anterior de la rama izquierda (complejos qrS en $V_2$)

c) desplazamiento del corazón en la caja torácica: dilatación de la aurícula derecha (complejo qR en $V_1$, $V_1$-$V_2$ o $V_1$-$V_3$), enfisema (complejos QS en $V_1$-$V_3$), hipertrofia ventricular izquierda (complejos QS en $V_1$-$V_3$).

**6. Segmento ST:** refleja la fase inicial de la repolarización del miocardio ventricular y tiene forma de **línea recta isoeléctrica** en las derivaciones de los miembros y precordiales del ventrículo izquierdo. En las derivaciones precordiales del ventrículo derecho **se eleva oblicuamente** y se continúa suavemente con la onda T →fig. 1-5A:

1) **elevación ST** (elevación significativa medida en el punto J: elevación en las derivaciones $V_2$-$V_3$ ≥1,5 mm en mujeres y ≥2,5 mm en hombres ≥40 años; en las demás derivaciones ≥1 mm en hombres y mujeres):

a) **elevación del punto J con elevación cóncava del ST** en derivaciones precordiales, menos frecuente tanto en precordiales como en la de los miembros, y excepcional solo en las derivaciones de los miembros: síndrome de repolarización ventricular precoz (variante normal, →fig. 1-5B). De acuerdo con la definición ampliada actual, este síndrome abarca los casos con la elevación del punto J independientemente de la ubicación del segmento ST. Se considera que la elevación del punto J ≥1 mm en forma de torsión (→fig. 1-5C) o de la redondeada terminación de la fase final de la onda R en 2 de las derivaciones de miembros II y III y aVF y/o precordiales $V_4$-$V_6$, sobre todo en coexistencia de un segmento ST de trayecto horizontal u oblicuo hacia abajo, puede ser expresión de inestabilidad eléctrica de miocardio ventricular, que predispone a la aparición de arritmias ventriculares potencialmente mortales y a MCS

b) **elevación del punto J ≥2 mm en** $V_1$-$V_2$ (en ≥1 de estas derivaciones) **con elevación del segmento ST oblicua hacia abajo** y paso a onda T negativa: patrón electrocardiográfico de Brugada (después de excluir otras causas)

c) **horizontales o convexas (onda de Pardee)** con depresión en derivaciones opuestas: isquemia transmural aguda (→fig. 1-5D) o infarto agudo de miocardio (→fig. 1-5E). Elevación persistente de los segmentos ST en las derivaciones con ondas Q anormales o con complejos QS se interpreta como alteraciones de la contractibilidad en una zona comprometida por un infarto (aneurisma ventricular)

d) **horizontal en la mayoría de las derivaciones con depresión opuesta solo en las derivaciones aVR** y $V_1$: sospecha de fase aguda de pericarditis (proceso inflamatorio de las capas subepicárdicas del miocardio). La coexistencia de una depresión del segmento PQ confirma el diagnóstico

e) **oblicuo hacia arriba:** hipervagotonía, despolarización ventricular anormal (bloqueos de ramas, preexcitación, estímulos y ritmos ventriculares)

2) **depresión de ST** (depresión significativa medida en el punto J: depresión en las derivaciones precordiales $V_1$-$V_3$ ≥0,5 mm, y en las restantes derivaciones ≥1 mm en hombres y mujeres)

a) **oblicua hacia arriba** (→fig. 1-6A): rara vez es una expresión de isquemia de las capas subendocárdicas del ventrículo izquierdo; con mayor frecuencia es manifestación de simpaticotonía; no tiene significado de isquemia miocárdica

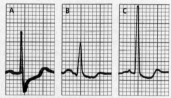

b) **horizontal** (→fig. 1-6B): isquemia miocárdica, pero puede presentarse en otros estados patológicos e incluso en personas completamente sanas

**Fig. 1-6.** Depresión de los segmentos ST. A: oblicuamente ascendente. B: horizontal. C: oblicuamente descendente

c) **oblicua hacia abajo** (→fig. 1-6C): puede estar relacionado con isquemia subendocárdica, con mayor frecuencia es un cambio secundario a la vía anormal de despolarización ventricular (hipertrofia ventricular izquierda, bloqueo de rama del haz de His o preexcitación).

**7. Onda T:** refleja la fase final de la repolarización del miocardio ventricular. Las ondas T normales son positivas en I, II y $V_2$-$V_6$, positivas y negativas en III, aVL, aVF y $V_1$ y negativas en aVR. No hay un tiempo límite superior claramente definido de duración ni de amplitud de las ondas T normales:

1) **negativas en** $V_2$-$V_3$: pueden ser tratadas como una variante de la normalidad si la amplitud en $V_3$ es menor que en $V_2$, y en $V_2$ menor que en $V_1$. Las ondas **profundas y negativas** son por lo general características del infarto del miocardio, menos frecuentemente de pericarditis, miocardiopatía hipertrófica, feocromocitoma o ACV

2) **altas:** pueden presentarse en personas sanas como expresión del aumento del tono del sistema parasimpático, pero también puede deberse a isquemia hiperaguda o a hiperpotasemia

3) **planas:** inespecífico, relacionado con afectación miocárdica por diferentes enfermedades cardíacas o extracardíacas (trastornos electrolíticos, hipotiroidismo, medicamentos, aumento del tono simpático)

4) **bifásicas negativo-positivas y negativas**: bloqueo de rama, preexcitación, estímulos prematuros y adicionales y ritmos ventriculares; ondas T negativas y anormales observadas después de la desaparición del bloqueo de rama, preexcitación o de un ritmo ventricular: pueden estar relacionadas con el llamado fenómeno de "memoria cardíaca", si su dirección corresponde con los complejos QRS anormales por despolarización anormal.

**8. Intervalo QT**: tiempo total de duración de la despolarización y de la repolarización del miocardio ventricular. Puede ser diferente en las distintas derivaciones (se debe medir en la derivación con el intervalo QT más largo en caso de superposición de onda U sobre la onda T →fig. 1-7). Depende de la frecuencia cardíaca, en menor grado del sexo, edad y actividad del sistema nervioso autónomo.

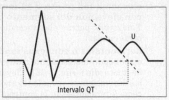

**Fig. 1-7.** Cálculo de la duración del intervalo QT

Para corregir la duración del intervalo QT en relación con la frecuencia cardíaca se suele utilizar la fórmula de Bazett:

QT corregido (QTc) = QT (s) medido $/\sqrt{\text{intervalo RR(s)}}$

Si el complejo QRS es ancho (≥0,12 s), el **intervalo JT** —medido desde el final del complejo QRS hasta el final de la onda T— es un método más fiable de medir la duración de la repolarización ventricular que el intervalo QT. La prolongación del intervalo JT (calculado según la ecuación de Bazett JTc >0,36 s) es en esta situación un índice de mal pronóstico más fiable que el intervalo QT prolongado.

1) **Intervalo QT corto**: hipopotasemia, hipercalcemia, hipotermia, síndrome de QT corto congénito (QTc ≤0,34 s o <0,36 s y ≥1 de las siguientes características: mutación del gen, síndrome de QT corto familiar, muertes súbitas en la familia a edad temprana ≤40 años, episodio de taquicardia ventricular o fibrilación ventricular sin enfermedad cardíaca conocida).

2) **Intervalo QT largo** (≥0,45 s en hombres y ≥0,46 s en mujeres): síndrome del QT largo (QTc ≥0,48 s, posibilidad del diagnóstico con QTc 0,46-0,47 s con síncopes sin explicaciones), causas →cap. 2.6.11.

**9. Onda U**: origen no aclarado, puede no ser visible en el ECG estándar. Si está presente suele ser de mayor amplitud en $V_1$-$V_3$. Tiene una dirección concordante con la de la onda T precedente, amplitud <2 mm en derivaciones del ventrículo derecho y <1 mm en las derivaciones de los miembros y precordiales del ventrículo izquierdo:

1) **alta**: generalmente unida con la onda T, se encuentra en pacientes con hipopotasemia, feocromocitoma, ACV o síndrome de QT largo congénito. Una onda T alta pero claramente delimitada suele darse en los estados de hipervagotonía

2) **negativa**: rara, puede estar causada por isquemia, infarto agudo de miocardio o hipertrofia ventricular izquierda.

Diagnóstico diferencial de onda T bifásica y de la superposición de las ondas T y U: en la superposición la distancia entre los picos es de >150 ms.

**Influencia de los trastornos electrolíticos**

**1. Hiperpotasemia:**

1) **~5,5 mmol/l** → aumento de la amplitud y estrechamiento de las ondas T, acortamiento de los intervalos QT

2) **5,5-7,5 mmol/l** → ensanchamiento de los complejos QRS, acoplamiento de las ondas P, alargamiento de los intervalos PQ

3) **>7,5 mmol/l** → despolarización asincrónica y repolarización del miocardio ventricular → asistolia o fibrilación ventricular.

**2. Hipopotasemia:**

1) **<3,5 mmol/l** (en pacientes con insuficiencia renal inmediatamente después de la diálisis, incluso con una concentración normal, pero menor que la inicial): disminución de la amplitud de la onda T, aumento de la amplitud y ensanchamiento de las ondas U, depresión de los segmentos ST

2) **en hipopotasemia más profunda:** alargamiento de los intervalos PQ, ensanchamiento de los complejos QRS, contracciones ventriculares prematuras, taquicardia ventricular polimórfica *torsade de pointes*.

**3. Hipercalcemia:** acortamiento de los intervalos QT (relacionados con el acortamiento o con la desaparición de los segmentos ST). La coexistencia de acortamiento de intervalo QT con ondas U altas y anchas hace sospechar trastornos electrolíticos (hipercalcemia e hipopotasemia) que se presentan en pacientes con mieloma múltiple.

**4. Hipocalcemia:** alargamiento de los intervalos QT relacionado con el alargamiento de los segmentos ST. La forma de la onda T por lo general no cambia, raramente aplanamiento o inversión de las ondas T positivas.

#### Influencia del sistema nervioso vegetativo

**1. Hipersimpaticotonía:** aceleración del ritmo sinusal, acortamiento de los intervalos PQ y QT, aumento de la amplitud de las ondas P, disminución de la amplitud, con menor frecuencia inversión de las ondas T positivas, depresión oblicua hacia arriba de los segmentos ST.

**2. Hipervagotonía:** bradicardia sinusal, alargamiento de los intervalos PQ, aumento de la amplitud de las ondas T, elevación de los segmentos ST oblicuos hacia arriba, por lo general en las derivaciones precordiales del ventrículo derecho. Los signos de hipervagotonía son característicos durante el sueño. En el período de vigilia se presenta generalmente en personas jóvenes, especialmente en hombres deportistas.

## 1.2. Prueba de esfuerzo electrocardiográfica

#### Descripción del estudio y evaluación de los parámetros

**1.** Debido a la posibilidad de que se presenten complicaciones, la prueba se realiza en presencia de un médico y en sala equipada para prestar la asistencia necesaria en caso de una emergencia cardíaca.

**2. Colocación de los electrodos**

1) **derivaciones precordiales** $V_1$-$V_6$, igual que en el ECG estándar

2) **derivaciones de miembros**

    a) del hombro izquierdo: en el hueco subclavicular izquierdo, medial a la inserción del músculo deltoides

    b) del hombro derecho: en el hueco subclavicular derecho, medial a la inserción del músculo deltoides

    c) de la pierna izquierda: en línea axilar anterior izquierda, a media distancia entre el arco costal y la cresta ilíaca

    d) de la pierna derecha: debajo del arco costal derecho.

**3. Parámetros monitorizados durante la prueba**

1) **ECG:** monitorización continua, registro de ECG cada minuto, después de finalizar la prueba en los siguientes minutos durante el descanso: 1.º, 3.º, 6.º y 9.º

2) **presión arterial:** medición cada 3 min durante el esfuerzo y durante la recuperación al finalizar el esfuerzo.

**4. Protocolo de la prueba:**

1) **en una bicicleta ergométrica:** iniciar con una carga de 50 W. En pacientes con enfermedad coronaria conocida o con baja condición física iniciar con 25 W. Aumentar la carga cada 3 min en 25 W

**Tabla 1-2. Protocolo de ergometría en cinta rodante con el protocolo de Bruce**

| Etapa del esfuerzo | Velocidad de la cinta (km/h) | Inclinación (%) | Tiempo (min) | Carga (MET) |
|---|---|---|---|---|
| 1 | 2,7 | 10 | 3 | 5 |
| 2 | 4,0 | 12 | 3 | 7 |
| 3 | 5,5 | 14 | 3 | 10 |
| 4 | 6,8 | 16 | 3 | 13 |
| 5 | 8,0 | 18 | 3 | 15 |
| 1 MET (unidad metabólica) = el consumo de oxígeno en reposo alcanza 3,5 ml/kg/min | | | | |

2) **en cinta**: se dispone de diferentes protocolos que se diferencian por la velocidad y ángulo de inclinación de la cinta. Se usa con mayor frecuencia el protocolo de Bruce →tabla 1-2. En personas mayores y en pacientes con insuficiencia cardíaca o con hipertensión arterial se emplea un protocolo más suave (pequeños incrementos de la carga a intervalos de 1-2 min), que permite prolongar el tiempo de la prueba entre 8-12 min. Está indicado un breve calentamiento antes de iniciar la prueba.

La carga de esfuerzo se puede ir incrementando hasta obtener la frecuencia cardíaca máxima (orientativamente 220 — edad del paciente) o hasta que se presenten síntomas que obligan a finalizar la prueba (**prueba de esfuerzo máxima limitada por síntomas**) o hasta obtener un 85-90 % de la frecuencia cardíaca máxima (**prueba de esfuerzo submáxima**).

**La prueba debe ser interrumpida inmediatamente** antes de alcanzar la frecuencia cardíaca prevista, siempre que el paciente lo pida y en caso de que se presenten: disminución de la presión arterial sistólica >10 mm Hg (en relación con el valor inicial) y otros síntomas de isquemia (angina de pecho independientemente de su intensidad, depresión del segmento ST indicativo de un resultado de la prueba de esfuerzo positivo o dudoso); angina de pecho; mareos o presíncope; cianosis o palidez cutánea; taquicardia ventricular sostenida; bloqueo AV de 2.° o 3.$^{er}$ grado, elevación de los segmentos ST en derivaciones con ausencia de ondas Q o complejos QS anormales (a excepción de $V_1$, aVL y aVR); dificultades en la monitorización del ECG y de la presión arterial.

**Indicaciones relativas para la interrupción de la prueba:** disminución de la presión sistólica en >10 mm Hg (en relación con el valor inicial), sin otros síntomas de isquemia; aumento de la presión sistólica en >250 mm Hg y de la presión diastólica >115 mm Hg; dolor torácico en aumento (sin características de angina de pecho); depresión de segmentos ST >2 mm; extrasístoles ventriculares multiformes; taquicardia ventricular no sostenida, alteraciones asintomáticas del ritmo cardíaco que durante el esfuerzo físico pueden influir en la función hemodinámica del corazón; bloqueo de rama difícil de diferenciar de la taquicardia ventricular.

#### Contraindicaciones

**1. Absolutas:** infarto agudo de miocardio (los primeros 2 días), enfermedad coronaria inestable no controlada con el tratamiento farmacológico, trastornos del ritmo cardíaco sintomáticos, estenosis aórtica severa sintomática, insuficiencia cardíaca descompensada, embolismo pulmonar reciente o infarto pulmonar, endocarditis aguda, pericarditis o miocarditis, disección aórtica aguda, incapacidad física por parte del paciente para realizar la prueba de esfuerzo.

**2. Relativas:** estenosis del tronco de la arteria coronaria izquierda, estenosis aórtica moderada o severa sin síntomas relacionables de forma establecida,

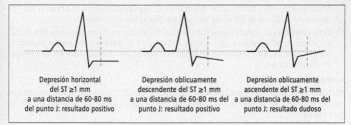

**Depresión horizontal del ST ≥1 mm a una distancia de 60-80 ms del punto J: resultado positivo**

**Depresión oblicuamente descendente del ST ≥1 mm a una distancia de 60-80 ms del punto J: resultado positivo**

**Depresión oblicuamente ascendente del ST ≥1 mm a una distancia de 60-80 ms del punto J: resultado dudoso**

**Fig. 1-8.** Métodos de medición del desplazamiento del segmento ST en el ECG de esfuerzo

miocardiopatía hipertrófica con elevado gradiente de presión en reposo, hipertensión arterial sistólica o diastólica (≥200/110 mm Hg), alteraciones asintomáticas del ritmo cardíaco que durante el esfuerzo físico pueden influir en la función hemodinámica del corazón, bloqueo AV adquirido de alto grado, ACV reciente o ataque isquémico transitorio, trastornos electrolíticos, anemia severa, hipertiroidismo.

**Preparación del paciente**

**1.** Informar al paciente para que:

1) no coma ni fume durante 3 h antes de la prueba

2) no realice esfuerzos físicos intensos durante 12 h antes de la prueba.

**2.** Interrumpir, dentro de lo posible, los medicamentos que puedan dificultar la interpretación de la prueba (sobre todo β-bloqueantes) si el objetivo de la prueba es confirmar o excluir la presencia de enfermedad coronaria. El estudio con fines pronósticos en pacientes ya diagnosticados de enfermedad coronaria se realiza sin interrumpir la medicación.

**3.** Realizar anamnesis y examen físico, además de un ECG estándar para asegurarse de que no hay contraindicaciones para la realización de la prueba.

**Interpretación del resultado**

**1. Criterios de resultado positivo** (métodos de medición del desplazamiento del segmento ST →fig. 1-8):

1) depresión horizontal u oblicua hacia abajo del segmento ST ≥1 mm

2) elevación del segmento ST ≥1 mm en derivaciones con ausencia de Q o complejos QS anormales (no se aplica a $V_1$, aVL y aVR). La elevación del segmento ST con presencia de las ondas Q anormales tras un infarto de miocardio puede indicar alteraciones de la contractibilidad del miocardio o de una isquemia reversible en la zona del infarto.

**Resultado dudoso**: depresión oblicua hacia arriba del segmento ST ≥1 mm a una distancia de 60-80 ms del punto J.

En pacientes con depresión del segmento ST ya en el registro en reposo la medición de la depresión en el ECG de esfuerzo se debe realizar en referencia a la posición de salida del segmento ST y no en referencia al segmento PQ. En cambio en pacientes con elevación del segmento ST en el ECG de reposo, el punto de referencia es el segmento PQ y no el desplazamiento de salida de ST.

El bloqueo de rama derecha del haz de His no influye en la interpretación del ECG de esfuerzo a excepción de las derivaciones $V_1$-$V_3$ (la depresión del segmento ST en estas derivaciones no tiene valor diagnóstico). En cambio el bloqueo de la rama izquierda, igual que el síndrome de preexcitación, no permite una interpretación fiable.

**2. Causas de falsos resultados en comparación con la coronariografía:**

1) **falso positivo**: isquemia miocárdica por causas distintas a la estenosis coronaria →cap. 2.5, prolapso de la válvula mitral, anemia, hipotiroidismo,

tratamiento con glucósidos digitálicos, hipopotasemia, depresión de los segmentos ST en el ECG de reposo de distintos orígenes

2) **falso negativo:** insuficiente intensidad del esfuerzo físico, lesiones limitadas a una arteria coronaria, hemibloqueo izquierdo anterior, hipertrofia ventricular derecha, influencia de medicamentos (p. ej. β-bloqueantes, derivados de fenotiazina).

**Complicaciones**

Hipotensión, síncope, alteraciones del ritmo, insuficiencia cardíaca, síndrome coronario agudo. Pueden presentarse durante el esfuerzo o después de su finalización.

## 1.3. Electrocardiograma registrado con el método de Holter

**Descripción del estudio**

**1.** Dependiendo del tipo de equipo, las señales de ECG se registran mediante 2, 3 o, menos frecuentemente, 12 derivaciones.

**2.** El paciente anota el momento de aparición y el carácter de los eventuales síntomas que experimentó durante el registro de 24 h para facilitar la interpretación de los resultados.

**Interpretación del resultado**

**1. Criterios diagnósticos del ritmo sinusal:** ondas P positivas en $CM_5$ (electrodo positivo en el 5.º espacio intercostal en la línea axilar anterior y el electrodo negativo en el manubrio esternal); en el caso menos frecuente de registro de ECG con el método de Holter de 12 derivaciones: aplicar los mismos criterios que en la interpretación de ECG estándar.

**2. Evaluación del ritmo cardíaco diario:** la valoración realizada automáticamente requiere una verificación del registro respecto a:

1) frecuencia máxima y mínima del ritmo sinusal y frecuencia máxima y mínima del ritmo ventricular (en caso de fibrilación o *flutter* auricular)

2) pausas: los sistemas Holter analizan el tiempo de duración de los intervalos RR y no de los intervalos PP. Por eso las pausas reconocidas por el análisis automático pueden ser causadas, además de por artefactos, por pérdida de ondas P y de complejos QRS (inhibición sinusal o bloqueo sinoauricular) o por pérdida solo de los complejos QRS (bloqueo AV 2.º-3.er grado)

3) episodios de taquicardia desde el punto de vista de su origen (el sistema no diferencia las taquicardias con complejos QRS anchos) y de la frecuencia cardíaca, que puede estar significativamente disminuida en caso de una taquicardia ventricular (el sistema puede no percibir algunos complejos QRS durante la taquicardia).

**3. Evaluación del significado clínico de los trastornos del ritmo registrados:** debería tener en cuenta la gravedad de la arritmia y la edad, el tipo de actividad diaria y el estado de salud del paciente, ya que las arritmias supraventriculares y las ventriculares pueden presentarse en personas sanas →tabla 1-3.

**4. Evaluación del desplazamiento de los segmentos ST:**

1) Se considera significativa la depresión del segmento ST horizontal u oblicuo hacia abajo en ≥1 mm que se mantiene por ≥1 min. La depresión de los segmentos ST ratifica el diagnóstico de enfermedad coronaria en hombres de ≥35 años y en mujeres de >55 años con dolor anginoso típico. El diagnóstico de enfermedad coronaria basado en la depresión del segmento ST debe realizarse solo tras confirmar el resultado con una prueba de imagen (gammagrafía de perfusión o prueba de esfuerzo ecocardiográfica) en los siguientes casos: en hombres de ≥35 años con dolor anginoso atípico y los hombres >55 años con dolor torácico no característico, además de las mujeres >45 años con angina pectoris atípica.

2) Una elevación del segmento ST indolora y persistente que aparece durante el sueño —simultáneamente con un enlentecimiento del ritmo sinusal y

**Tabla 1-3. Trastornos del ritmo cardíaco encontrados durante el Holter en personas sanas**

| Trastornos del ritmo | Edad | | | |
|---|---|---|---|---|
| | 16-30 años | 31-40 años | 41-60 años | >60 años |
| Bradicardia sinusal 40-60/min | | | | |
| Bradicardia sinusal 30-40/min[a] | | | | |
| Bloqueo AV 1.º [a] | | | | |
| Bloqueo AV 2.º de tipo Wenckebach[a] | | | | |
| Intervalos R-R <2 s | | | | |
| Intervalos R-R 2-3 s[a] | | | | |
| ESV esporádicas (<50/24 h) | | | | |
| ESV frecuentes (100-1000/24 h) | | | | |
| ESV en pares | | | | |
| ESPV esporádicos (50-100/24 h) | | | | |
| ESPV frecuentes PSP (100-1000/d) | | | | |

[a] Durante el sueño, generalmente en horas nocturnas.

Las áreas sombreadas señalan el grupo etario en el cual una arritmia dada puede ser interpretada como normal.

ESV — extrasístoles ventriculares, ESPV — extrasístoles supraventriculares.

un aumento de la amplitud de las ondas T— es por lo general un rasgo de hipervagotonía.

3) Una elevación del ST unida a dolor anginoso o a trastornos del ritmo ventricular que se mantienen desde pocos minutos hasta algunos minutos y no se relacionan con la bradicardia son manifestaciones características de la angina de Prinzmeta.

# 2. Mediciones de la presión arterial

## 2.1. Medición clínica de la presión arterial (tradicional)

### Descripción del estudio

**1.** Realizar las mediciones con la ayuda de un esfigmomanómetro aneroide con técnica auscultatoria o con tensiómetro automático calibrado y validado (lista →www.dableducational.org). Utilizar manguitos de tamaño adecuado, con una almohadilla de goma que abarque un 80-100 % de la circunferencia del brazo y de un ancho adecuado (más ancho para brazos de mayor perímetro, siendo la anchura la mitad de la longitud).

**2.** Al paciente que por primera vez se mide la presión arterial explicarle el procedimiento de medición, para evitar en lo posible una elevación indeseada de la presión arterial. Antes de la medición el paciente debe descansar algunos minutos en posición sentada. El brazo debe estar a nivel del corazón con el antebrazo apoyado. El paciente debe sentarse cómodamente, con la espalda apoyada, las piernas no deben estar cruzadas y los pies tienen que estar apoyados en el suelo.

**3.** En primer lugar, medir la presión en ambos brazos y seleccionar el brazo con mayor presión arterial.

**4.** El manguito debe rodear el brazo de tal forma que el borde interior del manguito se encuentre ~3 cm por encima del pliegue del codo → colocar el fonendoscopio en el lugar donde se perciba mejor el pulso → inflar el manguito unos ~30 mm Hg por encima de la presión que hace desparecer el pulso radial → dejar salir el aire a una velocidad de 2-3 mm Hg por cada latido cardíaco (importante sobre todo en caso de arritmias) o por segundo → registrar la presión sistólica en el momento en el que aparece el primer tono audible (I fase de Korotkoff) y la presión diastólica cuando los tonos desaparecen por completo (fase V). En algunos estados clínicos que cursan con circulación hipercinética (hipertiroidismo, fiebre, gran esfuerzo físico), la fase V puede estar ausente (los tonos son audibles hasta el nivel cero). En estos casos se toma como valor de la presión diastólica la presión registrada cuando se produce una clara y brusca atenuación de los latidos (inicio de la fase IV).

**5.** Realizar 2 mediciones en el mismo brazo con un intervalo de 1 min. Realizar una medición adicional si los resultados se diferencian notablemente. Seleccionar valor promedio de las mediciones. En personas mayores con diabetes y con otros procesos asociados a hipotensión ortostática, realizar adicionalmente mediciones al minuto y a los 3 min de ponerse en pie.

**Interpretación del resultado**

Interpretación del valor de la presión arterial →cap. 2.20, tabla 20-1. Causas más frecuentes de falsos resultados: falta de cumplimiento de las normas de medición (manguitos inadecuados o mal colocados, vaciado del aire demasiado rápido), mal funcionamiento del aparato (indispensable una calibración periódica) e irregularidades del ritmo cardíaco. Evaluación de la prevalencia de hipotensión ortostática →cap. 24.2.1

## 2.2. Automedida de la presión arterial

**1.** Realizar la medición en el medio habitual (en la casa o en el lugar de trabajo) por el paciente u otra persona, con la ayuda de un aparato automático y no con esfigmomanómetro aneroide (no aplicable a pacientes con trastornos del ritmo cardíaco en los que las mediciones con la técnica auscultatoria son más apropiadas). No se recomiendan aparatos automáticos de muñeca, aunque su uso puede estar justificado en personas obesas con gran circunferencia del brazo.

**2.** Las normas de medición son similares a las recomendadas para medir la presión arterial clínica →más arriba.

**3.** Comprobar que el paciente sabe realizar la medición correctamente y en caso contrario hay que entrenarlo. Informar detalladamente sobre la necesidad de registrar los resultados, junto con la hora de medición (explicar al paciente la frecuencia y horarios de las mediciones), sobre las variaciones de la presión arterial, los valores normales y sobre la necesidad de calibrar y mantener en buen estado el aparato.

**4.** Durante el período de diagnóstico y del inicio del tratamiento, el paciente debería realizar ≥2 mediciones por la mañana y ≥2 por la tarde (antes de la comida y antes de tomar los medicamentos) diariamente durante una semana y calcular el promedio (excluyendo las mediciones del 1.er día). Además de los períodos semanales de mediciones, se recomienda realizar 1-2 mediciones por semana.

**5.** Los valores normales de presión arterial, según los criterios de las Guías Latinoamericanas de Hipertensión Arterial (2009), son de <140/90 mm Hg (un promedio de las mediciones de varias visitas).

## 2.3. Monitorización ambulatoria de la presión arterial (MAPA)

### Descripción del estudio

**1.** Se registra la presión arterial repetidamente de forma automática durante todo un día con una frecuencia diurna de cada 15-20 min y nocturna de cada 30 min.

**2.** El paciente anota en un diario los síntomas, acontecimientos y actividades realizadas durante el estudio, además de las horas de inicio y finalización del descanso nocturno.

**3.** Resultados: se obtienen los valores promedios, máximo y mínimo de presión arterial durante las 24 h y durante los períodos diurno (definido arbitrariamente entre las 7:00 y las 23:00 h) y nocturno (23:00-7:00 h), o según los intervalos de sueño y de vigilia referidos por el paciente. También se pueden obtener la desviación estándar, la media por hora y una representación gráfica.

### Interpretación del resultado

Se considera normal un promedio diurno <135/85 mm Hg, nocturno <120/70 mm Hg y de 24 h <130/80 mm Hg. Si el número de mediciones correctas durante las 24 h es <50 % debe repetirse el estudio.

# 3. Oximetría de pulso (pulsioximetría)

Método no invasivo y portátil de monitorización percutánea de la saturación de oxígeno de la hemoglobina en la sangre arterial (**SpO$_2$**; si es medida a través de gasometría, se utiliza el símbolo SaO$_2$) y de la frecuencia del pulso.

### Descripción del método

La espectrofotometría de transmisión utiliza varias propiedades de la hemoglobina oxigenada y desoxigenada. Para la medición se usan sensores que se colocan en el dedo, lóbulo de la oreja, frente o alas de la nariz.

### Interpretación del resultado

La SpO$_2$ normal es de un 95-98 % (en >70 años de un 94-98 %), durante la oxigenoterapia puede alcanzar un 99-100 %. Un resultado <90 % es claramente anormal y se corresponde con una PaO$_2$ <60 mm Hg.

Las mayores limitaciones de la medición son: artefactos de movimiento y alteraciones del flujo sanguíneo periférico; aumento de la SpO$_2$ por efecto de la carboxihemoglobina; un resultado <85 % también por efecto de la metahemoglobina; disminución también por alteraciones en las uñas como la onicomicosis o las uñas pintadas (quitar un esmalte oscuro antes de la medición).

# 4. Pruebas funcionales del aparato respiratorio

## 4.1. Espirometría básica

La espirometría básica sirve sobre todo para medir la capacidad vital y sus componentes, y para valorar la espiración forzada.

### Descripción de la prueba y parámetros valorados

La prueba se efectúa en un paciente con la nariz pinzada, que respira a través de una boquilla unida al espirómetro.

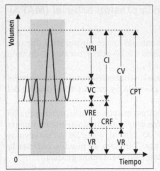

**Fig. 4-1.** Volúmenes y capacidades pulmonares

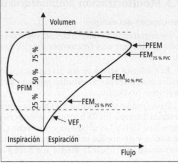

**Fig. 4-2.** Curva flujo-volumen

**1. Medición de la capacidad vital lenta (CV) y de sus componentes** (→fig. 4-1): primero el paciente respira tranquilamente, luego realiza una inspiración lenta más profunda posible y una espiración máxima (o al revés). La maniobra se repite 3-4 veces.

1) **Volumen corriente (VC):** volumen de aire inspirado y espirado durante una respiración no forzada.

2) **Volumen de reserva inspiratoria (VRI):** volumen de aire que se puede inspirar al final de una inspiración no forzada.

3) **Volumen de reserva espiratoria (VRE):** volumen de aire que se puede espirar al final de una espiración no forzada.

4) **Capacidad inspiratoria (CI):** suma del VC y VRI.

5) **Capacidad vital (CV):** suma del VC, VRE y VRI. El valor máximo de CV obtenido se selecciona como el resultado de la CV.

**Otros parámetros medidos mediante pletismografía** →cap. 26.4.5:

1) **Capacidad residual funcional (CRF):** volumen de aire que queda en los pulmones al final de una espiración no forzada.

2) **Volumen residual (VR):** volumen de aire que queda en los pulmones al final de una espiración máxima.

3) **Capacidad pulmonar total (CPT):** suma de CV y VR (o CRF y CI).

**2. Registro de la maniobra de espiración forzada:** después de una inspiración máxima el paciente realiza una espiración dinámica y forzada lo más prolongada posible (≥6 s). Se realizan ≥3 registros. Si las diferencias entre los 2 mejores resultados de CVF y $VEF_1$ sobrepasan 150 ml, se recomienda repetir la prueba (máx. 8 durante una sesión). El resultado definitivo se considera fiable, cuando la diferencia entre los 2 mejores registros de CVF y entre los 2 mejores resultados de $VEF_1$ es <150 ml, o <100 ml, si se ha medido una CVF >1000 ml. Además los registros no deben presentar artefactos como cierre de la glotis, esfuerzo espiratorio variable, fugas de aire y tos. Los resultados se presentan en forma de curvas de volumen-tiempo y de flujo-volumen →fig. 4-2.

1) **Volumen espiratorio forzado en el primer segundo ($VEF_1$):** volumen de aire espirado durante el 1.er segundo de la espiración forzada, partiendo desde la CPT.

2) **Capacidad vital forzada (CVF):** volumen de aire exhalado durante toda la espiración forzada desde la CPT (después de una inspiración máxima previa).

3) **Cúspide del flujo espiratorio máximo (PFEM) y flujos espiratorios máximos:** leídos en la curva flujo-volumen en los puntos correspondientes al 75 %, 50 % y 25 % de la CVF (porcentaje de CVF que queda en los pulmones en

el momento de la medición: $FEM_{75}$, $FEM_{50}$ y $FEM_{25}$; en la nomenclatura americana se aprobaron las abreviaturas $FEF_{25}$, $FEF_{50}$ y $FEF_{75}$, en las cuales los números significan el porcentaje de la CVF).

4) **Índice de Tiffeneau:** cociente entre el $VEF_1$ y la CV ($VEF_1/CV$) o el $VEF_1$ y la CVF ($VEF_1/CVF$), si no se ha medido la CV.

5) **Flujo espiratorio medio máximo (FEMM o $FEF_{25-75}$):** flujo espiratorio máximo medio medido entre el 75 % y el 25 % de la CVF.

### Contraindicaciones

**1. Absolutas** (relacionadas con un aumento significativo de la presión en el tórax): aneurisma de aorta >6 cm y de arterias cerebrales (riesgo de ruptura), antecedente de desprendimiento de retina (2 meses después de la cirugía) o cirugía oftalmológica reciente (oculoplastia 2 semanas, intervenciones en cristalino 2 meses, intervenciones en el polo anterior 6 meses), hipertensión intracraneal, hemoptisis masiva de etiología desconocida, neumotórax reciente <1 mes, infarto de miocardio reciente (durante la hospitalización y 1 mes después del alta hospitalaria; en casos justificados 1 semana después del infarto de miocardio bajo la condición de que el estado del paciente sea estable), angina inestable, ACV reciente (en el período de hospitalización), antecedente de cirugía cerebral (hasta 6 semanas), hipertensión arterial no controlada.

**2. Relativas:** estados que disminuyen la fiabilidad de la prueba (p. ej. tos persistente), antecedente de cirugía reciente del abdomen o tórax (que no permite realizar adecuadamente las maniobras respiratorias durante la prueba), dolor torácico de causa no precisada, falta de colaboración del paciente, hemoptisis reciente, incontinencia urinaria, hipoacusia, lesiones patológicas que impiden el uso de la boquilla del espirómetro. El embarazo de curso normal no constituye una contraindicación para las pruebas funcionales del sistema respiratorio (excepto la prueba de hiperreactividad bronquial y las pruebas de provocación). Interpretar los resultados con precaución (sobre todo en el 3.er trimestre) porque los valores de referencia son para mujeres no embarazadas. No solicitar espirometría en embarazadas con insuficiencia cervical o con preeclampsia.

### Preparación del paciente

Antes de la prueba el paciente **no debe:**

1) fumar tabaco (mín. 2 h)

2) beber alcohol (4 h)

3) ingerir comidas copiosas (2 h)

4) realizar esfuerzo físico intenso (30 min)

5) **debe** vestirse con ropa que permita movimientos libres del tórax y abdomen.

6) si es posible, no debe usar broncodilatadores inhalados (si se va a realizar una prueba broncodilatadora → recomendar suspender los fármacos si es posible en el momento adecuado →más adelante)

7) no suspender otras terapias de uso habitual (p. ej. de hipertensión arterial, diabetes *mellitus*, epilepsia).

### Interpretación del resultado

**1.** Algoritmo de valoración del resultado de la espirometría →fig. 4-3. Los más importantes: CV, CVF, $VEF_1$ y $VEF_1/CVF$ (en casos dudosos, p. ej. valores límite $VEF_1/CVF$, la medición de la CVF puede sustituirse por la medición de la CV y puede valorarse el $VEF_1/CV$). Los demás parámetros tienen un valor secundario.

**2.** Se consideran normales los valores iguales o mayores al límite inferior de la normalidad en la población de referencia o ≥ percentil 5 (>−1,645 desviaciones estándar). Los resultados se expresan también en porcentajes de los valores de referencia correspondientes a la edad, sexo y estatura (% del valor de referencia). El rango de normalidad para CV, CVF y $VEF_1$ corresponde aproximadamente a ±20 % del valor de referencia. Para el $VEF_1/CVF$ en %

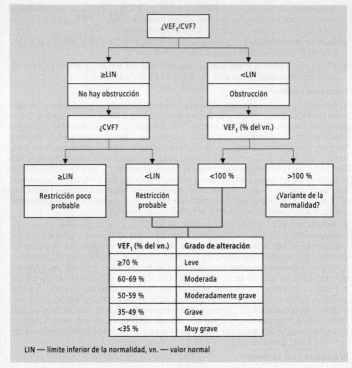

LIN — límite inferior de la normalidad, vn. — valor normal

**Fig. 4-3.** Algoritmo para la evaluación de los resultados de la espirometría

es más estrecho (±11 % del valor de referencia), y para $FEF_{25-75}$ y $FEM_{50}$ es muy dependiente de la edad y puede sobrepasar ±60 % del valor de referencia. El valor del VEF/CVF en % se debe referir a LIN porque el uso del criterio <0,7 no incluye el cambio del índice con la edad y a menudo lleva a una interpretación inadecuada del resultado (exceso de diagnóstico de obstrucción en personas de edad avanzada e infravaloración en personas jóvenes), pero sigue siendo recomendado en la guía GOLD. Prestar atención a los valores de referencia utilizados; los recomendados actualmente son los GLI-2012 (Global Lung Initiative).

**3.** La disminución de la CVF o de la CV por debajo del límite inferior de la normalidad, cuando no hay signos de obstrucción, puede indicar un trastorno restrictivo. El diagnóstico definitivo de las alteraciones restrictivas requiere la medición de la CPT (idealmente con el método pletismográfico). En enfermedades restrictivas una disminución de la CVF >10 % en un período de 6-12 meses indica evolución rápida.

**4.** Una disminución de la CVF o de la CV que coexiste con signos de obstrucción se debe en general al fenómeno de la hiperinsuflación pulmonar dinámica y también constituye una indicación para pletismografía.

**5.** Una disminución de la CI indica una posible hiperinsuflación pulmonar (sobre todo con obstrucción concomitante).

## 4.2. Prueba espirométrica broncodilatadora

La espirometría posbroncodilatación (prueba broncodilatadora) es útil para valorar la reversibilidad de la obstrucción.

### Descripción de la prueba

Tras realizar la espirometría basal se repite la prueba a los 10-15 min de la inhalación de 400 µg de salbutamol o fenoterol (4 inhalaciones del inhalador presurizado, idealmente con cámara espaciadora). En casos en los que se debe evitar una estimulación adrenérgica excesiva (p. ej. hipertiroidismo, taquiarritmias, hipertensión arterial significativa, enfermedad coronaria), se puede disminuir la dosis a la mitad o administrar bromuro de ipratropio a dosis 80 µg (4 inhalaciones por 20 µg) y efectuar la segunda prueba hasta 30 min después de la inhalación.

### Contraindicaciones

Las mismas que para la espirometría básica. Mantener precaución (anular la prueba, disminuir la dosis de agonista $\beta_2$ a la mitad o realizar la prueba después de la administración del fármaco anticolinérgico de acción corta) en los enfermos con tirotoxicosis, insuficiencia cardíaca no controlada, hipertensión arterial no controlada o con taquiarritmia clínicamente significativa.

### Preparación del paciente

La misma que para la espirometría básica. Adicionalmente (si es posible) suspender la toma de los siguientes fármacos antes de la prueba:

1) agonistas $\beta_2$ de acción corta (fenoterol, salbutamol) 8 h antes, broncodilatadores de acción larga (formoterol y salmeterol) 24 h antes (indacaterol, vilanterol, olodaterol 48 h antes)

2) anticolinérgicos: de acción corta (ipratropio) 6 h antes, de acción larga (tiotropio y umeclidinio 3-7 días antes, glicopirronio 2-3 días, aclidinio 1-2 días)

3) teofilina, preparados de acción corta 12 h antes; de acción prolongada 24 h antes; de acción larga 48 h antes

4) antileucotrienos (montelukast) 24 h antes.

### Interpretación del resultado

La prueba se considera positiva si el $VEF_1$ o CVF aumenta ≥200 ml y ≥12 % del valor de referencia (o del valor inicial, lo que puede sobrediagnosticar resultados positivos en enfermos con $VEF_1$ basal bajo). Según las actuales guías de actuación en asma (GINA) y EPOC (GOLD), el grado de mejoría durante la prueba broncodilatadora no tiene valor pronóstico, tanto de la respuesta a largo plazo al tratamiento antinflamatorio y broncodilatador, como de la evolución de dichas enfermedades. El resultado de la prueba broncodilatadora puede variar con el tiempo. Se observa una mejoría considerable tras la inhalación del fármaco también en una parte de personas sanas.

## 4.3. Prueba espirométrica de provocación bronquial

La prueba es útil para valorar la reactividad de las vías respiratorias. En caso de hiperreactividad, se produce broncoconstricción rápida e intensa.

### Descripción de la prueba y parámetros valorados

Primero se realiza una espirometría básica. A continuación, se inhala mediante un dosificador una cantidad progresivamente creciente de la sustancia que provoca broncoespasmo, habitualmente metacolina o histamina (la histamina ya no se usa en Chile, por sus eventuales efectos secundarios). Se valora el cambio del $VEF_1$ en comparación con el resultado inicial. Se considera significativa una disminución del $VEF_1$ ≥20 % y para este valor se determina la **concentración de provocación ($PC_{20}$) o dosis de provocación ($PD_{20}$)**.

### Contraindicaciones

**1. Absolutas:** de la espirometría básica, obstrucción severa en la espirometría basal ($VEF_1$ <1,2 l o <50 % del valor de referencia en adultos); infarto de miocardio o accidente cerebrovascular en los últimos 3 meses.

Tabla 4-1. Dosis y concentraciones umbrales de metacolina en la prueba de provocación bronquial

| $PD_{20}$ en µmol (µg) | $PC_{20}$ (mg/ml) | Interpretación |
|---|---|---|
| >2 (>400) | >16 | Reactividad bronquial normal |
| 0,5-2,0 (100-400) | 4-16 | Hiperreactividad límite |
| 0,13-0,5 (25-100) | 1-4 | Hiperreactividad leve |
| 0,03-0,13 (6-25) | 0,25-1 | Hiperreactividad moderada |
| <0,03 (<6) | <0,25 | Hiperreactividad significativa |

**2. Relativas:** las de la espirometría básica e hiperreactividad bronquial significativa demostrada durante la espirometría (p. ej. broncoespasmo provocado por espiraciones forzadas consecutivas), obstrucción moderada, infecciones respiratorias en las últimas 4 semanas, hipertensión arterial no controlada, embarazo, epilepsia tratada farmacológicamente, tratamiento con inhibidores de la colinesterasa (p. ej. por miastenia).

#### Preparación del paciente

La misma que para la prueba broncodilatadora. Adicionalmente, si se realiza la prueba con histamina, suspensión de los fármacos antihistamínicos (conforme a su tiempo de acción) antes de la prueba.

#### Interpretación del resultado

Escala (según ATS) →tabla 4-1.

## 4.4. Determinación de la cúspide del flujo espiratorio máximo (PEF)

#### Descripción de la prueba y parámetros valorados

Después de la inspiración más profunda posible el paciente (de pie) debe colocarse la boquilla en la boca y espirar inmediatamente (en <4 segundos después de la inspiración) a través de un flujómetro de Wright o mini-Wright (técnica descrita por la Comisión de Función Pulmonar de la Sociedad Chilena de Enfermedades Respiratorias). La determinación se realiza 3-5 veces y se selecciona el valor máximo obtenido de **PEF en l/min**. Las diferencias entre los resultados de mediciones consecutivas no deberían sobrepasar 40 l/min (en enfermos con asma las mediciones consecutivas a menudo dan valores menores).

Se calcula la **variabilidad diaria del PEF** dividiendo la diferencia entre el valor máximo por la noche antes de dormir ($PEF_{máx}$) y el valor mínimo por la mañana antes de la inhalación del broncodilatador ($PEF_{mín}$) por el valor máximo o la media:

$$\frac{(FEP_{máx} - FEP_{mín})}{FEP_{máx}} \times 100\ \%$$

o

$$\frac{(FEP_{máx} - FEP_{mín})}{(FEP_{máx} + FEP_{mín})/2} \times 100\ \%$$

Se considera definitivo el resultado de un valor medio de un período de 1-2 semanas. Una alternativa es el cálculo de la variabilidad semanal del PEF = $(PEF_{mín}/PEF_{máx}) \times 100$ %, en el que $PEF_{mín}$ — el peor resultado antes de la inhalación del broncodilatador obtenido durante la semana, y $PEF_{máx}$ — el mejor resultado de la semana (independientemente del momento del día).

**Contraindicaciones**

Las mismas que para la espirometría.

**Interpretación del resultado**

El rango de normalidad del PEF corresponde aproximadamente a ±20 % del valor de referencia (80-120 %). Los cambios del valor de PEF reflejan cambios del grado de obstrucción bronquial, aunque no siempre existe una correlación entre el valor del PEF y los resultados de otras pruebas funcionales pulmonares. Un valor normal de PEF no descarta obstrucción. En pacientes asmáticos se puede monitorizar periódicamente el PEF para valorar los factores desencadenantes de los síntomas (incluso p. ej. en el lugar de trabajo, en el diagnóstico de asma profesional), para valorar la respuesta al tratamiento y determinar un plan individual de manejo. Una monitorización continua del PEF se recomienda solamente en enfermos con asma severa o percepción alterada de la obstrucción.

Se considera normal una variabilidad diaria de PEF <10 %. Una variabilidad excesiva de PEF sugiere un control insuficiente del asma y se relaciona con un riesgo de exacerbaciones aumentado. La valoración de la variabilidad del PEF durante el día y de un día a otro facilita la representación gráfica de los resultados.

## 4.5. Pletismografía

**Descripción de la prueba y parámetros valorados**

El paciente se ubica en posición sentada en el interior de una cabina pletismográfica con la nariz pinzada y respirando por una boquilla. Se mide la capacidad residual funcional (CRF) y se calcula la **capacidad pulmonar total (CPT)** y sus componentes, incluido el **volumen residual (VR)**; se valoran las **resistencias de las vías respiratorias**; se calcula el **índice de hiperinsuflación VR/CPT**.

**Contraindicaciones y preparación del paciente**

Las mismas que para la espirometría. El paciente no puede tener claustrofobia (la cabina es pequeña).

**Interpretación del resultado**

Se considera principalmente la CPT (método de referencia para la detección de restricción) y los cocientes VR/CPT y CRF, que son indicativos de atrapamiento aéreo y de hiperinsuflación. Disminución de la CPT por debajo del límite inferior de la normalidad para la edad, estatura y sexo (<percentil 5) se considera un dato característico de patrón restrictivo. Los valores relativos de los demás parámetros tienen menor importancia. Interpretación de las alteraciones de la ventilación →fig. 4-4.

## 4.6. Capacidad de difusión pulmonar (DL$_{CO}$)

**Descripción de la prueba y parámetros valorados**

La prueba es útil para la valoración cuantitativa del proceso de difusión de gases a través de la barrera alveolocapilar. Después de unas respiraciones tranquilas el paciente realiza una espiración máxima, seguida de una inspiración máxima. Durante la inspiración se administra una mezcla de aire que contiene gases trazadores (~0,3 % CO y ~8 % He o ~0,3 % CH$_4$). Al final de la inspiración máxima el paciente contiene la respiración durante 10 s y luego realiza la espiración).

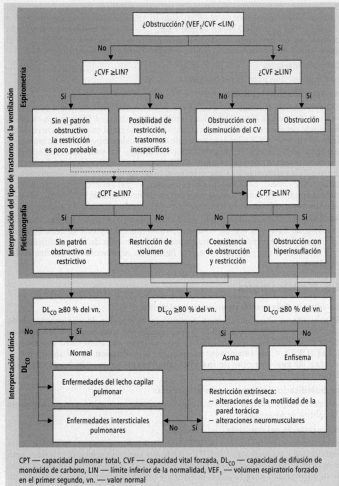

CPT — capacidad pulmonar total, CVF — capacidad vital forzada, DL$_{CO}$ — capacidad de difusión de monóxido de carbono, LIN — límite inferior de la normalidad, VEF$_1$ — volumen espiratorio forzado en el primer segundo, vn. — valor normal

**Fig. 4-4.** Interpretación de los trastornos de la ventilación y del intercambio gaseoso

### Contraindicaciones y preparación del paciente

Las mismas que para la espirometría básica, con la diferencia de que el paciente no puede fumar tabaco ≥4 h antes de la prueba. El paciente tiene que ser capaz de contener la respiración al final de la respiración máxima durante 10 s. El embarazo no constituye una contraindicación.

### Interpretación del resultado

El rango de la normalidad está comprendido entre los percentiles 5-95 (aproximadamente un 80-120 % del valor de referencia). Clasificación de la gravedad de las alteraciones de DL$_{CO}$: leve (>60 % del valor de referencia), moderada

(40-60 %), severa (<40 %). Al interpretar una serie de valores en el mismo paciente se consideran significativos cambios ≥15-20 %.

## 4.7. Prueba de esfuerzo cardiopulmonar

### Descripción de la prueba y parámetros valorados

Esta prueba se realiza para valorar la capacidad al esfuerzo físico (p. ej. en deportistas), determinar las causas de su descenso, considerar el tratamiento quirúrgico y la necesidad de rehabilitación respiratoria, y para evaluar el grado de discapacidad. Consiste en valorar los parámetros del sistema cardiovascular y del sistema respiratorio durante un ejercicio de intensidad creciente (generalmente en bicicleta ergométrica o en cinta rodante) hasta alcanzar los límites del paciente. Durante la prueba se monitorizan: los parámetros respiratorios, presión parcial de $O_2$ y $CO_2$ en el aire espirado, $SpO_2$ (a veces también gasometría arterial), presión arterial, ECG y gasto cardíaco.

### Preparación del paciente

El paciente no debe realizar ejercicio físico intenso el día de la prueba. Está prohibido fumar en las 8 h previas a empezar la prueba.

### Contraindicaciones

Angina inestable o infarto agudo de miocardio (<4 semanas), endocarditis o miocarditis, insuficiencia cardíaca descontrolada, arritmias cardíacas importantes o trastornos de la conducción del corazón, estenosis aórtica grave, aneurisma disecante de aorta, hipertensión pulmonar grave o hipertensión arterial descontrolada, trombosis venosa o embolia pulmonar aguda, $PaO_2$ <50 mm Hg y/o $PaCO_2$ >70 mm Hg.

### Interpretación del resultado

El parámetro con mayor importancia clínica es el consumo máximo del oxígeno ($VO_{2máx}$), que representa el volumen de oxígeno que el organismo es capaz de metabolizar durante un ejercicio más intenso. El $VO_{2máx}$ es bajo en insuficiencia cardíaca, enfermedades respiratorias (EPOC, enfermedades pulmonares intersticiales, enfermedades de los vasos pulmonares), obesidad y en personas sedentarias.

## 4.8. Prueba de marcha de 6 minutos

### Descripción de la prueba y parámetros valorados

La prueba consiste en medir la distancia de la marcha (*6-minute walking distance*, 6MWD) con giros a lo largo de un pasillo recto (≥30 m), con la velocidad propia del paciente. Ayuda a valorar la capacidad submáxima de ejercicio, es decir la que equivale a realizar las actividades diarias. Hay que suspender la prueba inmediatamente, si el paciente nota: dolor torácico, disnea insoportable, contracción de los músculos de las extremidades inferiores, inestabilidad, sudoración excesiva, palidez repentina o descenso de la saturación de oxígeno (si usamos pulsioxímetro).

### Preparación del paciente

Si el paciente para caminar utiliza andador o bastón, debe utilizarlos también durante la prueba. Puede llevar un cilindro de oxígeno en la mochila (si necesita oxigenoterapia continua). El paciente no debe realizar ejercicio intenso 2 h antes del test.

### Contraindicaciones

**Absolutas:** infarto de miocardio (<3-5 días previos), angina de pecho inestable, arritmia sintomática, endocarditis, miocarditis, pericarditis, estenosis aórtica grave sintomática, insuficiencia cardíaca descontrolada, embolia pulmonar, trombosis de las venas de las extremidades inferiores, sospecha de aneurisma disecante de aorta, asma descontrolada, edema pulmonar, $SpO_2$ en reposo

< 85 %, insuficiencia respiratoria aguda, otros trastornos aparte del sistema respiratorio o cardiovascular que influyen en la capacidad de ejercicio o pueden agravarse con el ejercicio, discapacidad intelectual que impida la colaboración. **Relativas:** estenosis de la arteria coronal izquierda principal o su equivalente, valvulopatía moderada, hipertensión arterial grave en reposo sin tratamiento (PA sistólica ≥200 mm Hg, PA diastólica ≥120 mm Hg), taquiarritmias o bradiarritmias, bloqueo AV grave, miocardiopatía hipertrófica, hipertensión pulmonar considerable, embarazo avanzado y/o complicaciones del embarazo, anomalías electrolíticas, enfermedades del sistema locomotor que impidan la marcha.

### Interpretación del resultado

La 6MWD en las personas sanas depende de la edad y es de ~600 m en hombres y ~500 m en mujeres. En Chile se usan mayoritariamente los valores de referencia: para un hombre de 50 años, 170 cm y 70 kg el valor de referencia es 604 m y su LIN = 451 m. Para una mujer de 50 años, 160 cm y 60 kg de peso su valor de referencia es 578 m y su LIN= 439 m. En personas con enfermedades crónicas del sistema respiratorio el cambio de 25-33 m es relevante. Se considera clínicamente significativo un cambio de >43 m en los enfermos con insuficiencia cardíaca y de ≥70 m en los enfermos con EPOC. Los resultados del test que indican un riesgo aumentado son EPOC con <317 m, enfermedades pulmonares intersticiales con <254 m, hipertensión pulmonar primaria con <337 m. Al comparar los resultados de las pruebas repetidas hay que tener en cuenta el efecto de aprendizaje (normalmente la segunda prueba da resultados en 24-29 m mejores que la primera).

## 4.9. Test de resistencia aeróbica de carrera ida y vuelta

### Descripción de la prueba y parámetros valorados

La prueba consiste en marcha con cambio de sentido, al ritmo indicado, de un punto a otro situado a 9 m de distancia. La velocidad de la marcha está indicada por unas señales sonoras que determinan los momentos del cambio de sentido de la marcha. Las señales vienen de una fuente de sonidos (normalmente un reproductor de CD o de MP3), donde fueron grabados previamente con las instrucciones. Durante el test se debe controlar la $SpO_2$ y el pulso. El descenso de la $SpO_2$ <80 % es una indicación para terminar la prueba. El camino recorrido por el paciente durante la marcha demuestra el resultado de la prueba.

### Contraindicaciones

Iguales que en el test de la marcha de 6 minutos.

### Interpretación del resultado

La distancia apropiada para los hombres es ~1000 m y para las mujeres ~700 m y cambia significativamente entre personas. En los enfermos con EPOC se corresponde con la tasa de supervivencia y con la frecuencia de hospitalización. Valores <170 m indican un aumento del riesgo de muerte.

# 1. Broncoscopia

Es el estudio endoscópico de la tráquea y de los grandes bronquios. Se realiza por lo general con un instrumento flexible (fibrobroncoscopio) y menos frecuentemente con un broncoscopio rígido. Facilita la toma de material para el estudio microbiológico o citológico mediante la realización de aspirado bronquial y lavado broncoalveolar (LBA), frotis por cepillado, biopsia transbronquial con aguja de los ganglios linfáticos (de preferencia guiada por ecografía transbronquial) y el estudio histológico (biopsia de la pared bronquial, biopsia pulmonar transbronquial).

### Indicaciones

**1. Clínicas:** hemoptisis (si no se ha establecido el embolismo pulmonar u otra etiología como causa), infección recurrente de las vías respiratorias inferiores o neumonía con la misma localización, disnea de etiología no precisada, broncorrea purulenta y mucosa alternativamente; tos crónica o paroxística de etiología no precisada, sospecha de atragantamiento o aspiración de cuerpo extraño.

**2. Radiológicas:** atelectasia o dilatación local; sombra circular o infiltrados nodulares en el parénquima pulmonar; infiltrados pulmonares difusos; linfoadenopatías pulmonares o mediastínicas; distorsión del esbozo o del trayecto de la tráquea y de los bronquios; pleuritis crónica con persistencia del líquido en la cavidad pleural.

**3. Terapéuticas:** aspiración de secreciones bronquiales con el fin de mejorar su permeabilidad (entre otros, atelectasia posoperatoria), extracción de un cuerpo extraño; permeabilización de la tráquea y de los grandes bronquios; detenimiento de sangrados; tratamiento endoscópico de enfisema; termoplastia bronquial en el asma; y lavado pulmonar total en proteinosis alveolar.

### Contraindicaciones

Insuficiencia respiratoria severa ($PaO_2$ <50 mm Hg, a excepción de la broncoscopia terapéutica); insuficiencia cardíaca severa (clase IV de NYHA); infarto de miocardio las 2 semanas previas o angina de pecho inestable; trastornos severos del ritmo cardíaco, sobre todo ventriculares; cambios degenerativos en la columna cervical (se refiere a la broncoscopia rígida), y un recuento de plaquetas <20 000/µl.

### Complicaciones

Hipoxemia, neumotórax, sangrado/hemorragia de las vías respiratorias, broncoespasmo, traumatismo de la nasofaringe, de la laringe, de la tráquea y de los bronquios, aumento transitorio de la temperatura corporal.

### Preparación del paciente

**1.** Estudios: TTPa, INR, recuento de plaquetas, radiografía y/o TC de tórax, ECG, espirometría, $SpO_2$ o gasometría en sangre arterial (en pacientes con insuficiencia respiratoria).

**2.** En pacientes que reciben
1) AVK interrumpir el medicamento si se planea la biopsia y esperar hasta obtener un INR <1,5
2) NACO: en pacientes con función renal normal en los que no se planifica la biopsia, el fármaco debe retirarse >24 h antes, y ≥2 días antes en enfermos en los que se planifica la biopsia (→cap. 2.34, tabla 34-2)

**3.** Si el paciente es asmático, administrar un medicamento broncodilatador.

**4.** Cateterizar una vena periférica →cap. 25.5.2 (facilita la sedoanalgesia →cap. 25.4).

**5.** Paciente en ayunas ~4 h. ~2 h antes del estudio no debe ingerir líquidos.

### Después del procedimiento

Primer alimento ~2 h después del cese del efecto de la anestesia local de la faringe.

# 2. Endoscopia del tracto digestivo

## 2.1. Endoscopia del del tracto digestivo superior (esofagogastroduodenoscopia)

**Indicaciones**

**1. Indicaciones diagnósticas:**

1) dispepsia (dolor abdominal epigástrico):
   a) nuevos síntomas en paciente de >40 años (especialmente hombres)
   b) dispepsia de >2-3 meses pese a un tratamiento adecuado
   c) con síntomas alarmantes (→cap. 1.13)
   d) en enfermos con historia familiar de neoplasia del tracto digestivo alto
   e) en enfermos con infección por H. pylori detectada en prueba no invasiva (en Chile paciente sintomático)
   f) en paciente que recibe AINE

2) disfagia y odinofagia

3) síntomas persistentes de enfermedad por reflujo esofágico, constantes o recurrentes a pesar de un tratamiento adecuado, o con síntomas atípicos (después de excluir otras causas del tracto digestivo)

4) dolor torácico de etiología no precisada

5) sangrado del segmento superior del tracto digestivo →cap. 4.30

6) anemia ferropénica

7) diarrea crónica (sospecha de enfermedad celíaca o de otra enfermedad del intestino delgado)

8) náuseas o vómitos recurrentes de etiología desconocida

9) cuando la detección de una patología en el segmento superior del tracto digestivo puede influir en el siguiente tratamiento (p. ej. tratamiento crónico con AINE)

10) poliposis adenomatosa familiar

11) sospecha de neoplasia a base de sospecha clínica o de las pruebas de imagen

12) cirrosis hepática (para evaluar la presencia de varices esofágicas o gástricas y establecer el tratamiento)

13) quemaduras químicas después de la ingesta de sustancias corrosivas para evaluar el grado de lesión (<24 h después de la ingesta de la sustancia cáustica).

**2. Indicaciones terapéuticas:**

1) control de hemorragia →cap. 4.30

2) colocación de ligaduras en las varices esofágicas como prevención primaria o secundaria de la hemorragia

3) extracción de un cuerpo extraño

4) polipectomía, mucosectomía endoscópica (EMR) o disección submucosa endoscópica (ESD) de pólipos, lesiones preneoplásicas y de cánceres pequeños o tempranos del tracto digestivo

5) introducción de sondas nutricionales por vía endoscópica (sonda entérica, gastrostomía endoscópica percutánea, yeyunostomía endoscópica)

6) tratamiento de la acalasia (dilatación con balón neumático o inyección de toxina botulínica)

7) dilatación y/o implantación de prótesis en las estenosis neoplásicas y no neoplásicas del tracto digestivo superior (p. ej. tratamiento paliativo de cáncer esofágico)

8) tratamiento de complicaciones posoperatorias (estenosis, fístula).

**3. Indicaciones para la realización de endoscopia de control:**

1) control de cicatrización de la lesión potencialmente neoplásica (úlcera esofágica, úlcera gástrica, anastomosis gastroyeyunal)

2) evaluación de cicatrización de la úlcera péptica complicada (sangrado, perforación)

3) evaluación de la efectividad de una intervención terapéutica, tal como la ligadura de varices esofágicas y gástricas, ablación del epitelio metaplásico del esófago de Barrett, ablación de las lesiones vasculares, EMR o ESD.

**4. Indicaciones de endoscopia periódica** (supervisión endoscópica):

1) riesgo elevado del cáncer (p. ej. esófago de Barrett, poliposis adenomatosa familiar, adenomas gástricos, historia de lesiones por cáusticos, acalasia, resección gástrica parcial por causa neoplásica)

2) hipertensión portal

3) antecedentes de tratamiento de neoplasia de cabeza o cuello

4) en Chile todo paciente sintomático de >40 años tiene una indicación de endoscopia.

### Contraindicaciones

**Absolutas:** falta de consentimiento informado del enfermo.

**Relativas:** p. ej. síndromes coronarios agudos, insuficiencia cardíaca aguda o grave, insuficiencia respiratoria aguda. La decisión sobre la realización o no del procedimiento dependerá de la situación clínica. La regla principal es realizar el procedimiento solo si su resultado influye en el manejo del paciente y los beneficios potenciales superarán los riesgos relacionados con la intervención.

### Complicaciones

Raras (~0,5 % de todas las endoscopias, sobre todo terapéuticas). Perforación (principalmente del esófago), sangrado considerable (poco frecuente después de la biopsia o de la polipectomía), bacteriemia (el riesgo no es mayor que durante el cepillado de dientes, con excepción de la escleroterapia de úlceras y de la dilatación esofágica).

### Preparación del paciente

**1.** Paciente en ayunas durante 6 h (más tiempo en casos de trastornos del vaciamiento del estómago).

**2.** El paciente por la mañana debería recibir todos los medicamentos imprescindibles (sobre todo hipotensores, antiarrítmicos, β bloqueantes y anticonvulsivos), salvo los hipoglucemiantes. En caso de anticoagulantes evaluar el riesgo de sangrado relacionado con el procedimiento →tabla 2-1.

Manejo de pacientes que reciben agentes antiplaquetarios →tabla 2-2; manejo de pacientes que reciben NACO →tabla 2-3 y cap. 2.34, tabla 34-2. Manejo de pacientes que reciben AVK →cap. 2.34.4 y cap. 2.34.

**3.** Prevención antibiótica →tabla 2-4.

**4.** Anestesia local de la pared posterior de la faringe con solución de lidocaína. Dependiendo del estado general del paciente y del tipo de procedimiento se puede aplicar sedación: desde la denominada sedación mínima con benzodiazepinas, p. ej. midazolam (2,5-5 mg iv. 5 min antes del procedimiento, en caso de necesidad las siguientes dosis serán de 1-2 mg →cap. 25.4), hasta anestesia general.

**5.** Colocación del paciente: permanecerá en decúbito lateral izquierdo izquierdo y con la mitad superior del cuerpo ligeramente elevada.

### Después del procedimiento

Primer alimento ~1- 2 h después del cese del efecto anestésico local sobre la faringe.

**Tabla 2-1. Estratificación del riesgo de hemorragia relacionada con endoscopia**

| Bajo riesgo de hemorragia | Alto riesgo de hemorragia (>1 %) |
|---|---|
| – endoscopia diagnóstica ± biopsia (tracto digestivo alto o bajo, enteroscopia)<br>– CPRE y prótesis biliares o pancreáticas sin esfinterotomía<br>– enteroscopia<br>– prótesis digestivas sin dilatación<br>– cápsula endoscopia<br>– USE sin biopsia | – polipectomía, REM, disección endoscópica de la submucosa<br>– CPRE con esfinterotomía<br>– tratamiento de las varices esofágicas independientemente de la técnica<br>– ablación de lesiones neoplásicas<br>– dilatación de estenosis del tracto digestivo, independientemente de la técnica (con balones o bujías)<br>– gastrostomía endoscópica percutánea<br>– USE con biopsia<br>– cistogastro- o cistoduodenostomía |

CPRE — colangiopancreatografía retrógrada endoscópica, RES — resección endoscópica de la mucosa, USE — ecografía endoscópica

**Tabla 2-2. Recomendaciones durante el período perioperatorio en caso de tratamiento antiplaquetario (según la BSG y la ESGE 2016)[a]**

| Bajo riesgo de sangrado[b] | No suspender el tratamiento antiplaquetario |
|---|---|
| Alto riesgo de sangrado[b] | – no suspender el AAS (salvo los procedimientos de mucosectomía endoscópica o disección de la submucosa y ampulectomía)<br>– en pacientes que reciben el inhibidor del $P2Y_{12}$[c]:<br>1) alto riesgo de trombosis (hasta 12 meses después de la implantación de *stent* recubierto, o hasta 1 mes tras implantación de *stent* metálico): manejo individualizado conjuntamente con un cardiólogo<br>2) riesgo estándar de trombosis (los demás enfermos): suspender el inhibidor del $P2Y_{12}$ 5 días antes de la intervención |

[a] En Chile aquellos pacientes siempre son evaluados por el cardiólogo tratante; [b] →tabla 2-1; [c] Clopidogrel, prasugrel, ticagrelor.

AAS — ácido acetilsalicílico

## 2.2. Colangiopancreatografía retrógrada endoscópica

### Indicaciones

**1. Indicaciones diagnósticas** (excepcional, si no se puede realizar otra prueba no invasiva o si el resultado de este tipo de prueba no es concluyente):

1) sospecha clínica de neoplasia de la ampolla de Vater, de los conductos biliares o de páncreas con un resultado negativo o no concluyente en las pruebas de imagen no invasivas

2) colangitis esclerosante primaria (especialmente en la forma con la denominada estenosis predominante)

3) necesidad de obtener material para el diagnóstico anatomopatológico antes de quimio- o radioterapia

4) evaluación preoperatoria de las vías biliares y/o del conducto pancreático en caso de: lesión yatrogénica de las vías biliares, del conducto pancreático, pancreatitis crónica, pseudoquiste pancreático o pseudoquiste peripancreático, y de colección peripancreática con fístulas biliares o pancreáticas.

**2. Indicaciones terapéuticas:**

1) litiasis de las vías biliares

2) colangitis obstructiva aguda (indicación mayor)

**Tabla 2-3. Recomendaciones durante el período perioperatorio en caso de tratamiento con NACO[a] (según las recomendaciones de la BSG y ESGE 2016)**

| Riesgo de sangrado[b] | Actuación |
|---|---|
| Bajo | – Omitir 1 dosis de NACO por la mañana el día de la intervención<br>– Reanudar el tratamiento el día siguiente |
| Alto | – Suspender el NACO ≥48 h antes de la intervención[c]<br>– Reanudar el tratamiento 2-3 días después de la intervención |

[a] Dabigatrán (inhibidor directo de la trombina); rivaroxabán, apixabán, edoxabán (inhibidores del factor X activo); [b] →tabla 2-1; [c] En enfermos con la función renal deficiente (eTFG 30-50 ml/min) que reciben dabigatrán hay que suspender el fármaco por ≥3 días.

**Tabla 2-4. Profilaxis antibiótica según el tipo de endoscopia**

| Situación clínica | Objetivo de la profilaxis | Antibiótico recomendado |
|---|---|---|
| CPRE en caso de ictericia obstructiva, en la que se plantea la posibilidad de un drenaje biliar incompleto (p. ej. tumor de hilio, colangitis esclerosante primaria) | Prevención de colangitis | Ciprofloxacino 500 mg VO 60-90 min antes de la intervención o 200-400 mg iv. 60 min antes del procedimiento o 1,5 mg/kg de gentamicina iv. (si no se ha logrado un drenaje eficaz, se debe continuar el tratamiento) |
| CPRE en casos de necrosis y/o quiste pancreático | Prevención de la infección de la necrosis y del quiste | Como más arriba |
| Cistogastro- o cistoduodenostomía | Prevención de la infección del quiste | Como más arriba; continuar el tratamiento durante 3 días |
| CPRE tras un trasplante hepático | Prevención de la colangitis y de la sepsis | Como más arriba y amoxicilina con ácido clavulánico 1,2 g iv. |
| Punción (USE-FNA) de lesiones quísticas pancreáticas | Prevención de la infección del quiste | Como más arriba o amoxicilina con ácido clavulánico 1,2 g iv. inmediatamente antes de la cirugía |
| Gastrostomía endoscópica percutánea | Prevención de la infección alrededor del estoma | Cefazolina 1 g iv. 30 min antes del procedimiento o amoxicilina con ácido clavulánico 1,2 g iv. inmediatamente antes de la cirugía o (en caso de existencia de factores de riesgo de la infección por SARM) vancomicina 15 mg/kg (máx. 2 g) iv. |
| Cirrosis hepática y hemorragia digestiva | Prevención de las complicaciones infecciosas, como PBE | Ceftriaxona 1 g iv. 1×día o norfloxacino 400 mg VO 2×d durante 5 días |
| Alteraciones graves del sistema inmune, p. ej. neutropenia <500/µl | Prevención de la bacteriemia relacionada con la cirugía | Ceftriaxona 2 g iv. |
| Colonoscopia en enfermos tratados con diálisis peritoneal | Prevención de la bacteriemia | Ampicilina 1 g iv. con gentamicina 1,5 mg/kg iv. |

CPRE — colangiopancreatografía retrógrada endoscópica, PBE — peritonitis bacteriana espontánea, SARM — cepas de *Staphylococcus aureus* resistentes a la meticilina, USE-FNA — aspiración con aguja fina guiada por ecografía endoscópica

3) pancreatitis aguda de origen biliar (indicación mayor)

4) estenosis biliar no neoplásica

5) estenosis biliar neoplásica (si el paciente no es candidato para el tratamiento quirúrgico)

6) lesión yatrogénica de las vías biliares

7) cáncer o adenoma de ampolla de Vater

8) síndrome de retención después de coledocoduodenostomía

9) pancreatitis crónica (esfinterotomía pancreática, evacuación de los cálculos de las vías pancreáticas, colocación de prótesis en la vía pancreática principal)

10) pseudoquiste pancreático

11) fístula pancreática secundaria a una lesión de la vía pancreática.

**Contraindicaciones**

Las descritas para la endoscopia del tracto digestivo superior y existencia de estenosis en el tracto digestivo superior (esófago, cardias, píloro o bulbo duodenal) de diámetro menor que el del duodenoscopio; perforación del tracto digestivo, alteraciones de coagulación no corregidas.

En embarazadas se realiza únicamente en caso de indicaciones terapéuticas, con protección del útero.

**Complicaciones**

Pancreatitis aguda (por lo general leve, pero puede terminar en la muerte), sangrado (por lo general cede espontáneamente), colangitis (frecuente en caso de drenaje biliar ineficaz, por lo que en este caso es necesaria la antibioticoterapia); perforación (muy poco frecuente).

**Preparación del paciente y conducta después del procedimiento**

Igual que en caso de la endoscopia del tracto digestivo superior. Prevención de la pancreatitis yatrogénica aguda: administración en el período perioperatorio (de preferencia justo antes de la intervención) de 100 mg de diclofenac VR y una correcta hidratación. En enfermos de alto riesgo adicionalmente considerar la colocación de *stent* en el conducto de Wirsung durante el procedimiento.

## 2.3. Endoscopia del intestino grueso (rectoscopia, rectosigmoidoscopia, colonoscopia)

**Indicaciones**

**1. Indicaciones para la realización de colonoscopia diagnóstica:**

1) tamizaje en la población sana con factores de riesgo

2) sangrado del tracto digestivo alto (presencia de sangre en heces o melena, tras excluir otras causas de sangrado digestivo alto, con resultado positivo para la presencia de sangre oculta en heces, anemia ferropénica de origen desconocido)

3) cambio del ritmo intestinal

4) enfermedad inflamatoriadel intestino (confirmación del diagnóstico, de la extensión, de los cambios)

5) diarrea crónica de causa no aclarada

6) un resultado en las pruebas radiológicas sugestivo de cambios orgánicos.

**2. Indicaciones terapéuticas:**

1) extirpación de pólipos y lesiones neoplásicas

2) tratamiento de hemorragias secundarias a malformaciones vasculares, ulceraciones, tumores y sangrados después de polipectomía

3) extracción de cuerpos extraños

4) dilatación y/o colocación de prótesis en estenosis no neoplásicas y neoplásicas

5) descompresión de la pseudooclusión aguda (atonía o dilatación de colon que puede aparecer en pacientes con enfermedades sistémicas graves o después de cirugías) y de la torsión del intestino (en casos excepcionales).

**Tabla 2-5. Normas de preparación para la colonoscopia con solución de polietilenglicol (PEG), si la prueba está planificada antes de las 14:00[a]**

**El día anterior a la prueba**

1) desayuno ligero, p. ej. té, pan de trigo, queso, huevo

2) entre las 13:00 y las 15:00 se puede comer una sopa (de preferencia un caldo sin verduras)

3) entre las 18:00 y las 20:00 se deben beber 2 l del PEG[b] (1 vaso cada 15 min)

4) a partir de este momento, y hasta la hora de la prueba, no se puede comer; se puede beber cualquier cantidad de líquidos claros, sin gas

**El día de la prueba**

Por la mañana se debe beber 1 o 2 l de la solución de PEG[b] (1 vaso cada 15 min). La última toma se producirá 4 h antes de la prueba.

**Nota:** con el fin de mejorar el sabor del laxante se puede añadir un zumo de limón y enfriar el líquido en la nevera. Entre las dosis del laxante se puede beber agua sin gas o zumo claro de frutas (p. ej. de manzana). Se pueden también chupar caramelos, azúcar, miel.

Las personas con >80 kg deberían beber 4 l de la solución de PEG[b] (2 l por la tarde entre las 17:00 y 20:00 y 2 l por la mañana).

[a] Si la colonoscopía está planificada para después de las 14:00, se debe beber todo el laxante el día de la prueba, para terminar de beber ~4 h antes de la prueba. Dosis, forma de preparación y tiempo para la ingesta del laxante, como se indica más arriba. Restricciones en la dieta el día antes de la prueba como se indica más arriba en los puntos 2.º y 4.º.

[b] La solución de PEG se obtiene al disolver el preparado en polvo en 1 l de agua sin gas o al añadir 800 ml de agua sin gas a 200 ml del preparado líquido.

**3. Indicaciones para la realización de colonoscopia de control:**

1) enfermedades inflamatorias intestinales (vigilancia)

2) control después de la extracción de pólipos del intestino grueso

3) valoración de la situación clínica tras el tratamiento del cáncer de intestino grueso

4) riesgo elevado de cáncer del intestino grueso condicionado genéticamente.

### Contraindicaciones

Contraindicaciones específicas de colonoscopia: peritonitis, perforación del intestino, diverticulitis aguda del intestino grueso, colitis fulminante.

### Complicaciones

Raras. Perforación del intestino, con mayor frecuencia a nivel del ángulo recto-sigmoideo (sobre todo si hay presencia de divertículos) o en el ciego (durante la polipectomía). Sangrado, principalmente relacionado con la polipectomía. Los sangrados que aparecen durante o inmediatamente después del procedimiento en general se pueden controlar por medio de la endoscopia. Es rara una hemorragia tardía más de 10 d tras la polipectomía.

### Preparación del paciente

**1.** Los medicamentos se administran como antes de la endoscopia del tracto digestivo superior.

**2.** La noche anterior y otra vez en la mañana del día que se realice la rectoscopia, administrar enemas rectales con 120-150 ml de solución de fosfato.

**3.** Antes de la sigmoidoscopia y la colonoscopia dieta pobre en fibra el día antes de la exploración: sobre todo macrogoles (polietilenglicol [PEG], preparación con la denominada solución de volumen estándar, esquema detallado de preparación de la solución de PEG →tabla 2-5), excepcionalmente ácido cítrico con oxígeno de magnesio y picosulfato de sodio o fosfatos (los denominados preparados de volumen disminuido; tomar 2 porciones del fármaco diluidas en 150 ml de agua en intervalo de 6-8 h, con 2 porciones de agua, de 2 l cada una, en el momento dependiente de la hora de la prueba). Los laxantes orales con fosfatos no están indicados (por el riesgo de causar alteraciones electrolíticas y daños renales y por la posibilidad de aparición de erosiones de la mucosa intestinal, que dificultan la evaluación endoscópica e histológica; uso absolutamente contraindicado en pacientes con insuficiencia cardíaca, renal, hepática o con alteraciones electrolíticas).

**4.** La colonoscopia a veces requiere una sedación con analgesia →cap. 25.4 o anestesia general.

**5.** Colocación del paciente. Rectoscopia: posición codo-rodilla (enderezamiento del colon sigmoideo); colonoscopia: posición acostada sobre el lado izquierdo.

## 2.4. Endoscopia del intestino delgado

Para evaluar el intestino delgado se usa la cápsula endoscópica (con el uso de la **cápsula endoscópica** inalámbrica ingerida por el paciente) o **enteroscopia** (mediante la utilización de un endoscopio introducido por la boca o por el ano).

### Indicaciones

1) sangrado del tracto digestivo de causa desconocida (después de excluir el sangrado del segmento superior e inferior del tracto digestivo con las pruebas endoscópicas rutinarias)
2) sospecha de enfermedad inflamatoria (enfermedad de Crohn, lesiones de intestino tras ingesta de AINE)
3) enfermedad celíaca u otros síndromes de malabsorción
4) síndromes de poliposis del tracto digestivo (poliposis familiar adenomatosa, síndrome de Peutz-Jeghers)
5) sospecha de neoplasia del intestino delgado
6) diagnóstico radiológico de patología en el intestino delgado que precisa verificación.

### Contraindicaciones

**1.** Contraindicaciones de la cápsula endoscópica: estenosis del intestino, alteraciones deglutorias, alteraciones peristálticas, embarazo. La cápsula endoscópica no altera los dipositivos cardiológicos implantados (marcapasos, cardioversor-desfibrilador, sistema de resincronización).

**2.** Contraindicaciones de la enteroscopia: como en la endoscopia del segmento superior del tracto digestivo y en la colonoscopia.

### Preparación del paciente

**1.** Cápsula endoscópica: dieta líquida un día antes de la exploración y ayuno al menos 8 h antes de la ingesta de la cápsula. 3 días antes de la exploración hay que suspender los preparados de hierro; el día anterior y el mismo día suspender medicamentos que recubren la mucosa (p. ej. sucralfato).

**2.** Enteroscopia: como en la endoscopia del segmento superior del tracto digestivo y en la colonoscopia; por lo general requiere anestesia general.

### Complicaciones

**1.** Complicaciones de la cápsula endoscópica: encarcelamiento de la cápsula (0,75 %).

**2.** Complicaciones de enteroscopia: sangrado o perforación (3-5 %), pancreatitis aguda (~2 %).

**Principios básicos**

**1.** Solicitar únicamente las pruebas de laboratorio cuyos resultados ayuden a resolver aquellas preguntas clínicas que tengan relevancia en la toma de decisiones referentes al paciente.

**2.** Al interpretar los resultados de las pruebas de laboratorio, utilizar los valores de referencia aceptados por el laboratorio local.

**3.** Si no se sabe cómo preparar al paciente para un examen o cómo adquirir y preservar el material que se precise para una prueba, o si el resultado obtenido no corresponde con el estado clínico del paciente → llamar al laboratorio.

**Abreviaturas de la tabla**
**Designación de material examinado: S** — suero, **P** — plasma, **SV** — sangre venosa, **SA** — sangre arterial, **SC** — sangre capilar, **O** — orina, **O24h** — orina recolectada en 24 horas, **sal.** — saliva
**Otros:** ↑ aumento, ↓ disminución, **activ.** — activación, **concentr.** — concentración, **concentr. máx.** — concentración máxima del medicamento en el intervalo de dosificación, **concentr. mín.** — concentración mínima del medicamento en el intervalo de dosificación.

# 1. Exámenes bioquímicos, hematológicos y de coagulación

| Nombre [material] | Valores de referencia objetivo o decisivos | Interpretación del resultado |
|---|---|---|
| 17-hidroxicorti-cos-teroides (17-OHKS) Corticoides libres [O24h] | 17-OHKS 6,1-19,3 µmol/24 h (2,2-7,0 mg/24 h) Corticoides libres 80-250 µg/24 h | ↑ hipercortisolismo (con más frecuencia el síndrome de Cushing), administración de corticosteroides exógenos, obesidad ↓ hipocortisolismo (enfermedad de Addison) |
| α-fetoproteína (AFP) [S/P] | <10 µg/l | ↑ carcinoma hepatocelular, tumores de células germinales no seminales, tumores de las vías biliares y del páncreas, cirrosis hepática, hepatitis viral, embarazo |
| γ-glutamiltransferasa (GGT) [S/P] | M: <40 UI/l F: <35 UI/l | ↑ colestasis, enfermedad hepática inducida por alcohol, daño de los hepatocitos de otra etiología, neoplasias, infarto de miocardio (3.er-4.º día) |
| Ácido 5-hidroxi-indolacético (5-HIAA) [O24h] | <0,05 mmol/24 h (10 mg/24 h) | ↑ tumor carcinoide |
| Ácido δ-aminolevulínico (ALA) [O24h] | <49 µmol/24 h (<6,4 mg/24 h) | ↑ porfiria mixta, porfiria aguda intermitente, coproporfiria hereditaria |
| Ácido fólico [S/P] | 7-26 nmol/l (3,1-12 µg/l) | ↓ deficiencia de folatos en la dieta, cirrosis hepática, fármacos (fenitoína, metotrexato, trimetoprim), alcoholismo, embarazo, lactancia, anemia hemolítica, diálisis |

| Nombre [material] | Valores de referencia objetivo o decisivos | Interpretación del resultado |
|---|---|---|
| Ácido homovanílico [O24h] | <6,9 mg/24 h | ↟ feocromocitoma |
| Ácido metilmalónico (MMA) [S/P] | ≤0,3-0,6 µmol/l, dependiendo del método | ↟ deficiencia de vitamina B$_{12}$, insuficiencia renal, deficiencia congénita de la actividad de la metilmalonil-CoA mutasa, alteración en la síntesis de adenosilcobalamina y de metilcobalamina |
| Ácido micofenólico [S/P] | Concentr. mín. 1-4 mg/l | Intervalo de concentraciones terapéuticas |
| Ácido úrico [S/P/O24h] | 180-420 µmol/l (3-7 mg/dl) M: <4,8 mmol/24 h (800 mg) F: <4,5 mmol/24 h (750 mg) | ↟ gota primaria, aumento de consumo de alimentos ricos en purinas, insuficiencia renal aguda y crónica, síndrome metabólico, tratamiento con diuréticos, hipotiroidismo, intoxicación con monóxido de carbono o con compuestos de plomo, desintegración de los tejidos (p. ej. síndrome de lisis tumoral después de quimioterapia) ↡ tratamiento con inhibidores de la xantina oxidasa (p. ej. alopurinol), deficiencia congénita de la xantina oxidasa, embarazo, SIADH, acromegalia, tubulopatías, fármacos uricosúricos (salicilatos, fenilbutazona, probenecid, glucocorticoides) |
| Ácido valproico [S/P] | Concentr. mín. 50-100 mg/l | Intervalo de concentraciones terapéuticas |
| Ácido vanililmandélico [O24h] | <6,6 mg/24 h | ↟ feocromocitoma |
| Actividad de la renina en plasma (ARP) [P] | 0,15-2,15 nmol/l/h (0,2-2,8 ng/ml/h) [nmol/l] × 1,33 = [ng/ml] en reposo (posición acostada) | ↟ hipertensión renovascular, hipertensión maligna, tumor productor de renina, hipovolemia, cirrosis hepática, enfermedad de Addison, síndrome de Bartter ↡ hiperaldosteronismo primario, dieta alta en sodio, corticoterapia |
| Adrenalina [S/P/O24h] | 30-85 ng/l <27 µg/24 h | ↟ feocromocitoma |
| Alanina-aminotransferasa (ALT) y aspartato aminotransferasa (AST) [S/P] | <40 UI/l | ↟ <5 ×, AST/ALT <1: hepatitis virales (hepatitis crónica B y C, hepatitis A y E aguda causada por EBV o CMV, CMV y Epstein-Barr), hígado graso, esteatohepatitis, hemocromatosis, daño hepático inducido por drogas y toxinas, hepatitis autoinmune, déficit de α$_1$-antitripsina, enfermedad de Wilson, enfermedad celíaca ↟ <5 ×, AST/ALT >1: enfermedad hepática inducida por alcohol, hígado graso y esteatohepatitis, cirrosis hepática, hemólisis, miopatías, infarto de miocardio, enfermedades tiroideas, esfuerzo físico, macro-AST (sin significado clínico) ↟ >15 ×: hepatitis A-E aguda, hepatitis causada por virus del herpes simple, daño inducido por drogas o toxinas, isquemia hepática aguda, hepatitis autoinmune, enfermedad de Wilson, trombosis de las venas hepáticas (síndrome de Budd-Chiari), oclusión de la arteria hepática |

| Nombre [material] | Valores de referencia objetivo o decisivos | Interpretación del resultado |
|---|---|---|
| Albúmina [S/P] | 35-50 g/l (3,5-5 g/dl) | ✚ desnutrición, daño hepático severo, síndrome nefrótico, enteropatías exudativas, estados inflamatorios, embarazo, analbuminemia |
| Aldosterona [P/O24h] | 140-560 pmol/l (5-20 ng/dl) [pmol/l]/28 = [ng/dl] 14-53 nmol/24 h (5-19 µg/24 h) [nmol]/2,8 = [µg] | ✚ hiperaldosteronismo primario y secundario (hipertensión renovascular, hipertensión maligna, tumor secretor de la renina, hipovolemia, cirrosis hepática, síndrome nefrótico, insuficiencia renal), síndrome de Bartter ✚ enfermedad de Addison, dieta alta en sodio, corticoterapia |
| Amikacina [S/P] | Concentr. máx. 26-43 µmol/l (15-25 mg/l) Concentr. mín. <8,7 µmol/l (<5 mg/l) | Intervalo de concentraciones terapéuticas |
| Amilasa [S/P/O] | Dependiendo del método | ✚ pancreatitis aguda, exacerbación de la pancreatitis crónica, neoplasia papilar mucinosa intraductal de páncreas, (pseudo)quiste posinflamatorio pancreático, disfunción del esfínter de Oddi de tipo pancreático, perforación de úlcera duodenal, obstrucción, enfermedades de las glándulas salivales, enfermedad renal crónica, enfermedades hepáticas, alcoholismo, algunas neoplasias malignas (cáncer de pulmón, tiroides, hígado, intestino grueso, ovario, próstata), macroamilasemia, término que define la presencia de amilasa en complejos con inmunoglobulinas (entre otros en la enfermedad celíaca, gammapatías monoclonales, linfomas) ✚ neoplasia mucinosa quística del páncreas, neoplasia serosa quística del páncreas |
| Amiodarona [S/P] | Concentr. mín. 0,5-2 ng/l | Intervalo de concentraciones terapéuticas |
| Amoníaco [P] | 15-45 µmol/l (25,5-76,5 µg/dl) [µmol/l] × 1,7 = [µg/dl] | ✚ daño hepático severo |
| Anticuerpos anticitoplasma de neutrófilos (ANCA) [S/P] | <10 (1/10) | ✚ c-Anca: granulomatosis con vasculitis (enfermedad de Wegener), vasculitis microscópica, granulomatosis eosinofílica con vasculitis (síndrome de Churg-Strauss), glomerulonefritis subaguda; p-ANCA: poliangitis microscópica, granulomatosis eosinofílica con poliangitis (de Churg-Strauss), glomerulonefritis subaguda, granulomatosis con poliangitis (de Wegener), reacciones inmunológicas inducidas por fármacos, colitis ulcerosa, enfermedad Crohn, enfermedades hepáticas autoinmunes, enfermedades sistémicas del tejido conectivo, infección por VIH |

| Nombre [material] | Valores de referencia objetivo o decisivos | Interpretación del resultado |
|---|---|---|
| Anticuerpos antinucleares (AAN) [S/P] | **AAN título <1/40** (el significado clínico tiene el título >1/160) **anti-ENA** (ELISA) — demostración de la especificidad antigénica **anticuerpos anti-dsDNA:** RIA <10 Ud./ml, inmunofluorescencia indirecta — título <1:10, ELISA — dependiendo del fabricante | ↑ LES, lupus inducido por fármacos, SAF, esclerodermia, polimiositis y dermatomiositis, síndrome de Sjögren, EMTC, AR, artritis juvenil idiopática, síndrome de Raynaud, también en el curso de otros estados clínicos (por lo general sin importancia diagnóstica), tales como: infecciones (p. ej. tuberculosis, hepatitis, sífilis, enfermedades parasitarias), neoplasias (p. ej. cáncer de mama, cáncer de próstata, leucemia, linfoma de Hodgkin, enfermedades de hígado y de pulmones, enfermedades de la piel (p. ej. psoriasis, liquen plano), postrasplante de órganos, uso de algunos fármacos, sobre todo hidralazina, otras enfermedades de base autoinmune (p. ej. colangitis biliar primaria, enfermedad de Addison, enfermedad de Hashimoto, púrpura trombocitopénica inmune, anemia hemolítica autoinmune diabetes tipo I), fibromialgia, infección por VIH |
| Anticuerpos antipéptidos citrulinados (ACPA) [S/P] | <5 RU/ml | ↑ AR |
| Anticuerpos antiperoxidasa tiroidea (anti-TPO, TPOAb) [S/P] | Dependiendo del método | ↑ tiroiditis autoinmune (enfermedad de Hashimoto), enfermedad de Graves-Basedow, tiroiditis posparto |
| Anticuerpos antirreceptor de TSH (anti-TSHR, TRAb) [S/P] | <1 UI/l (dependiendo del método) | ↑ enfermedad de Graves-Basedow |
| Anticuerpos antitiroglobulina (anti-Tg, TgAb) [S/P] | <100 UI/ml | ↑ tiroiditis autoinmune |
| Antígeno CA 15-3 y antígeno CA 27-29 [S/P] | Dependiendo del método | ↑ cáncer de mama; cánceres de: intestino grueso, estómago, pulmón, ovario y próstata, enfermedad de: mama, hígado y riñones; poliquistosis ovárica |
| Antígeno CA 19-9 [S/P] | Dependiendo del método | ↑ cáncer de páncreas y de vías biliares; cáncer de: intestino grueso, esófago e hígado; pancreatitis incluso autoinmunes, enfermedades biliares, cirrosis hepática |
| Antígeno CA 125 [S/P] | Dependiendo del método | ↑ cánceres de ovario, endometrio, trompas uterinas, mama, pulmón, esófago, estómago, hígado y páncreas; menstruación, embarazo, fibromas, quistes ováricos, enfermedad inflamatoria pélvica, cirrosis hepática, ascitis, derrame pleural o pericárdico, endometriosis; interpretación junto con la concentración del antígeno HE4 con el uso del algoritmo ROMA |

| Nombre [material] | Valores de referencia objetivo o decisivos | Interpretación del resultado |
|---|---|---|
| Antígeno carcinoembrionario (CEA) [S/P] | Dependiendo del método | ↑ cáncer de intestino grueso, recto, mama, pulmón, estómago, páncreas, carcinoma medular de tiroides, cáncer de cabeza y cuello, cáncer de hígado, linfomas, melanoma, enfermedad ulcerosa, enteritis no específica, pancreatitis, hipotiroidismo, cirrosis hepática, ictericia mecánica, tabaquismo |
| Antígeno HE4 [S/P] | Dependiendo del método | ↑ cánceres de ovario; interpretación junto con la concentración del antígeno CA 125 con el uso del algoritmo ROMA |
| Antígeno prostático específico total (tPSA) [S/P] | Dependiendo del método | ↑ cánceres de próstata, glándulas suprarrenales, vejiga, riñones, intestino grueso, hígado y ovarios; inflamación, hiperplasia prostática benigna o traumatismo prostático (durante la biopsia o durante los exámenes *per rectum* incluido), después de la eyaculación |
| Antitrombina (AT) [P] | Concentr. 0,19-0,31 g/l activ. 80-120 % de la norma | ↑ tratamiento con los AVK o con los anticoagulantes orales que no sean antagonistas de la vitamina K, colestasis<br>↓ déficit congénito de AT, daño hepático severo, síndrome nefrótico, enteropatías exudativas, síndrome de coagulación intravascular diseminada (CID), sepsis, cirugías extensas, traumatismos de múltiples órganos, administración de estrógenos, tratamiento con HNF, embarazo |
| Apolipoproteína A-I (Apo A-I) [S/P] | >125 mg/dl | ↓ dislipidemia aterogénica, hipoalfalipoproteinemia familiar, enfermedad de Tangier, deficiencia familiar de lecitina aciltransferasa: colesterol (LCAT), enfermedad del ojo de pescado |
| Apolipoproteína B (Apo B) [S/P] | Con el riesgo cardiovascular muy alto <80 mg/dl, y con el riesgo cardiovascular alto <100 mg/dl | ↑ hipercolesterolemia familiar, defecto familiar de la apolipoproteína B-100, hipercolesterolemia multigénica, hipotiroidismo, síndrome nefrótico, enfermedad renal crónica, hepatopatías que cursan con colestasis, fármacos (progestágenos, glucocorticoides, inhibidores de la proteasa usados en el tratamiento de infecciones por VIH)<br>↓ hipertiroidismo, cirrosis avanzada y otros daños severos del parénquima hepático, sepsis, caquexia |
| Bilirrubina directa (conjugada) [S/P] | 1,7-6,8 μmol/l (0,1-0,4 mg/dl) [μmol/l]/17 = [mg/dl] | ↑ litiasis de los conductos biliares, colangitis, neoplasias de las vías biliares, cáncer de páncreas, cirrosis hepática, hepatitis tóxica, neoplasias hepáticas, síndrome de Budd-Chiari, insuficiencia cardíaca, ictericia del embarazo |

| Nombre [material] | Valores de referencia objetivo o decisivos | Interpretación del resultado |
|---|---|---|
| Bilirrubina indirecta (no conjugada) [S/P] | 3,4-13,7 µmol/l (0,2-0,8 mg/dl) [µmol/l]/17 = [mg/dl] | ✚ hemólisis intravascular, hiperbilirrubinemia congénita, cirrosis hepática, hepatitis tóxica, neoplasias hepáticas, síndrome de Budd-Chiari, insuficiencia cardíaca, ictericia del embarazo |
| Bilirrubina total [S/P] | 5,1-20,5 µmol/l (0,3-1,2 mg/dl) [µmol/l]/17 = [mg/dl] | ✚ hemólisis intravascular, hiperbilirrubinemias congénitas, cirrosis hepática, hepatitis tóxica, neoplasias hepáticas, síndrome de Budd-Chiari, insuficiencia cardíaca, ictericia del embarazo, litiasis de los conductos biliares, colangitis, neoplasias de las vías biliares, cáncer de páncreas |
| Calcio total [S/P/O24h] Calcio ionizado [P/SV/SC] | 2,25-2,75 mmol/l (9-11 mg/dl) <5 mmol/24 h (200 mg/24 h) 1,0-1,3 mmol/l (4-5,2 mg/dl) [mmol/l] × 4 = [mg/dl] | ✚ causas de hipercalcemia →cap. 19.1.6.2 ⬇ causas de hipocalcemia →cap. 19.1.6.1 |
| Calcitonina [S/P] | Dependiendo del método | ✚ carcinoma medular de tiroides (concentración muy alta), cáncer de pulmón de células pequeñas, cáncer de páncreas, enfermedad renal crónica |
| Carbamazepina [S/P] | Concentr. mín. **4-10 mg/l** | Intervalo de concentraciones terapéuticas |
| Ceruloplasmina [S/P] | 300-580 µmol/l (30-58 mg/dl) [µmol/l]/10 = [mg/dl] | ⬇ enfermedad de Wilson, enfermedad de Menkes, deficiencia de cobre en la dieta |
| Ciclosporina A [SV] | Concentr. mín. **100-450 ng/l** | Intervalo de concentraciones terapéuticas |
| Cistatina C [S/P] | 0,53-0,95 mg/l | ✚ reducción de la tasa de filtración glomerular, hipertiroidismo, tratamiento con altas dosis de glucocorticoides |
| Cistina [O24h] | <70 mg/24 h (<20 mg/g de creatinina) | ✚ cistinuria |
| Cloruros (Cl⁻) [S/P] | 98-106 mmol/l | ✚ deshidratación hipertónica, administración excesiva de NaCl, acidosis metabólicas causadas por la pérdida de $HCO_3^-$ ✚ hiponatremia, pérdida de Cl⁻ causada por vómitos, diarrea |
| Colesterol HDL (C-HDL) [S/P] | M: >1,0 mmol/l (40 mg/dl) F: >1,3 mmol/l (50 mg/dl) [mmol/l] × 38,5 = [mg/dl] | ⬇ dislipidemia aterogénica, hipoalfalipoproteinemia familiar (deficiencia de Apo A-I), enfermedad de Tangier (deficiencia de proteína intracelular de transferencia de ésteres de colesterol ABC1), deficiencia familiar de lecitina aciltransferasa: colesterol (LCAT), enfermedad del ojo de pescado (deficiencia parcial de LCAT) |

| Nombre [material] | Valores de referencia objetivo o decisivos | Interpretación del resultado |
|---|---|---|
| Colesterol LDL (C-LDL) [S/P] | En riesgo cardiovascular (CV) muy alto: ≤1,8 mmol/l (70 mg/dl)<br>En alto riesgo CV: <2,5 mmol/l (100 mg/dl)<br>En riesgo CV moderado: <3 mmol/l (115 mg/dl)<br>[mmol/l] × 38,5 = [mg/dl] | ⬆ hipercolesterolemia familiar, defecto familiar de la apolipoproteína B-100, hipercolesterolemia multigénica, hipotiroidismo, síndrome nefrótico, enfermedad renal crónica, hepatopatías que cursan con colestasis, fármacos (progestágenos, glucocorticoides, inhibidores de la proteasa usados en el tratamiento de infecciones por VIH) |
| Colesterol no-HDL (C-no-HDL) [S/P] | <2,5 mmol/l (100 mg/dl) con el riesgo cardiovascular muy alto<br><3,4 mmol/l (130 mg/dl) con el riesgo cardiovascular alto<br>[mmol/l] × 38,5 = [mg/dl] | ⬇ hipertiroidismo, cirrosis avanzada y otros daños severos del parénquima hepático, sepsis, caquexia |
| Colesterol total (TC) [S/P] | 3,0-4,9 mmol/l (114-190 mg/dl)<br>[mmol/l] × 38,5 = [mg/dl] | |
| Colinesterasa (ChE) [S/P] | 5320-12 920 UI/l | ⬇ intoxicación por compuestos organofosforados, cirrosis hepática, hepatitis, metástasis neoplásicas en hígado, desnutrición, insuficiencia cardíaca crónica, uso de estrógenos y de anticonceptivos orales, deficiencia congénita de ChE (hipersensibilidad a la suxametonio); la hemólisis aumenta los valores |
| Coproporfirinas [O24h] | 21-119 nmol/24 h (14-78 µg/24 h) | ⬆ porfiria mixta, coproporfiria congénita |
| Cortisol [S/P/O24h] | [S/P] 138-690 nmol/l (5-25 µg/dl), [O]<br>220-330 nmol/24 h (80-120 µg/24 h)<br>(dependiendo del método de determinación)<br>[sal.] 0,3-4,3 nmol/l (10,9-156 ng/dl) | ⬆ hipercortisolismo (más frecuentemente el síndrome de Cushing)<br>⬇ hipocortisolismo (enfermedad de Addison) |
| Cosintetasas de uroporfirinógeno III [SV] | Dependiendo del método | ⬇ porfiria eritropoyética congénita |
| Creatina-cinasa (CK) y Creatina-cinasa MB (CK-MB) [S/P] | CK M: 24-195 UI/l<br>CK F: 24-170 UI/l<br>CK-MB <12 UI/l | ⬆ daño musculoesquelético: traumatismo, inyección intramuscular, esfuerzo físico significativo, convulsiones, miositis (p. ej. polimiositis), distrofias musculares, miotonías, fármacos (p. ej. estatinas, fibratos, neurolépticos o narcóticos (heroína, anfetamina), intoxicación (alcohol, monóxido de carbono), enfermedades del músculo cardíaco (infarto de miocardio, miocarditis), embolia pulmonar; los resultados pueden aparecer elevados si hay presencia de formas macromoleculares de la enzima, es decir las llamadas macro-CK o isoenzimas CK-BB |

| Nombre [material] | Valores de referencia objetivo o decisivos | Interpretación del resultado |
|---|---|---|
| Creatina-cinasa MB (masa) (CK-MB$_{mass}$) [S/P] | M: <5 µg/l<br>F: <4 µg/l | ↑ infarto de miocardio, taquicardia ventricular, miocarditis, insuficiencia cardíaca aguda, drogas cardiotóxicas, traumatismo cardíaco (angioplastia coronaria, ablación, procedimientos de resucitación, cardioversión), embolismo pulmonar, enfermedad renal crónica, hipotiroidismo |
| Creatinina [S/P] | 53-115 µmol/l<br>(0,6-1,3 mg/dl)<br>[µmol/l]/88 = [mg/dl] | ↑ disminución de la tasa de filtración glomerular; la concentración depende de masa muscular; el resultado se ve incrementado por la hemólisis y por alta concentración de HSF y disminuido por la hiperbilirrubinemia |
| Cromogranina A (CgA) [S/P] | 1,6-5,6 µg/l (dependiendo del método) | ↑ tumor carcinoide, gastrinoma, glucagonoma y otros tumores neuroendocrinos (con excepción del insulinoma ↑ CgB) |
| Dehidroepiandrosterona no unida (DHEA) [S/P] | 2-10 µmol/l (200-900 ng/dl) | ↑ carcinoma de glándulas suprarrenales, tumores virilizantes de las glándulas suprarrenales, hiperplasia suprarrenal con déficit de 21-hidrolasa y 11β-hidroxilasa |
| Dehidroepiandrosterona, sulfatada (DHEA-S) [S/P] | M: 3-12 µmol/l<br>(110-470 µg/dl),<br>F: 2-10 µmol/l<br>(75-370 µg/dl) | ↑ carcinoma de glándulas suprarrenales, tumores virilizantes de las glándulas suprarrenales, hiperplasia suprarrenal con déficit de 21-hidrolasa y 11β-hidroxilasa |
| Deoxipiridinolina (DPD) [O] | 3-8 nmol/mmol de creatinina | ↑ enfermedades óseas (osteoporosis, osteomalacia, secundaria a hiperparatiroidismo primario, enfermedad renal crónica, deficiencia de vitamina D, metástasis neoplásicas) |
| Digoxina [S/P] | Concentr. mín. 0,8-1,2 µg/l | Intervalo de concentraciones terapéuticas |
| Dímero D [P] | <100-500 µg/l (ng/ml), dependiendo del método | Valor decisivo para descartar enfermedad tromboembólica venosa en pacientes con probabilidad clínica baja o moderada<br><br>↑ CID, aumento moderado: síndrome coronario agudo, reacción inflamatoria, algunas neoplasias malignas (p. ej. cáncer de ovario), embarazo |
| Dopamina [S/P/O24h] | 30-85 ng/l;<br><500 µg/24 h | ↑ feocromocitoma |
| Elastasa 1 (pancreática) [heces] | >200 µg/g de heces | ↓ insuficiencia pancreática exocrina |
| Eritropoyetina (EPO) [S/P] | 6-25 UI/l | ↑ anemia ferropénica, hemolítica, aplásica, síndromes mielodisplásicos, enfermedades cardíacas y pulmonares, policitemias secundarias<br>↓ anemia asociada a una enfermedad renal crónica, policitemia vera |

| Nombre [material] | Valores de referencia objetivo o decisivos | Interpretación del resultado |
|---|---|---|
| Estradiol [S/P] | Fase folicular **110-440 pmol/l** (30-120 ng/l) Ovulación **477-1358 pmol/l** (130-370 ng/l) Fase lútea **257-917 pmol/l** (70-250 ng/l) | ↓ insuficiencia ovárica endocrina |
| Factor reumatoide (FR) [P] | Reacción de Waaler y Rose **<1/80** Reacción de látex **<1/40** Nefelometría (IgM) **<40 uds./ml** ELISA (IgG, IgA, IgE) — depende de los reactivos | ↑ AR, LES, esclerodermia, EMTC, síndrome de Sjögren, polimiositis o dermatomiositis, crioglobulinemia, enfermedades hepáticas crónicas de tipo inflamatorio, enfermedades pulmonares crónicas de tipo inflamatorio, neoplasias, SIDA, mononucleosis infecciosa, gripe, tuberculosis, lepra, sífilis, brucelosis, salmonelosis, endocarditis subaguda |
| Factor de von Willebrand (vWF) [P] | Concentr. y activ. **50-150 %** de la norma | ↑ embarazo, reacción de fase aguda (inflamaciones, infecciones) ↓ enfermedad de Von Willebrand |
| Fenitoína [S/P] | Concentr. mín. **10-20 mg/l** | Intervalo de concentraciones terapéuticas |
| Fenobarbital [S/P] | Concentr. mín. **15-40 mg/l** | Intervalo de concentraciones terapéuticas |
| Ferritina [S/P] | M: **15-400 µg/l** F: **10-200 µg/l** | ↑ hemocromatosis, hemosiderosis, deficiencia funcional de hierro (anemia asociada a enfermedades crónicas), reacción de fase aguda (inflamaciones, infecciones), enfermedades hepáticas, enfermedad renal crónica, síndrome hemofagocítico ↓ déficit de hierro |
| Fibrinógeno [P] | **1,5-3,5 g/l** | ↑ reacción de fase aguda (inflamación, infección, traumatismo), síndrome nefrótico, embarazo, síndrome coronario agudo ↓ daño hepático severo, afibrinogenemia, hipofibrinogenemia, CID |
| Fosfatasa ácida [S/P] | M: **<6,5 UI/l** F: **<5,5 UI/l** | ↑ enfermedades óseas (cambios osteolíticos, inflamaciones), cáncer prostático |
| Fosfatasa alcalina (ALP) [S/P] | **<270 UI/l** | ↑ colestasis (medicamentosa, obstrucción de los conductos biliares, cirrosis biliar primaria, colangitis biliar primaria, síndrome de desaparición de conductos biliares, colestasis benigna recurrente), hepatitis, cirrosis hepática, enfermedades infiltrativas hepáticas (sarcoidosis, tuberculosis, micosis, otras enfermedades granulomatosas, amiloidosis), linfomas, cáncer hepatocelular, metástasis neoplásicas, enfermedades óseas, enfermedad renal crónica, insuficiencia cardíaca |

| Nombre [material] | Valores de referencia objetivo o decisivos | Interpretación del resultado |
|---|---|---|
| Fosfatasa alcalina granulocítica (FAG) [SV] | 10-100 ptos. | ↑ reacción leucemoide, mielofibrosis primaria, eritroleucemia, policitemia vera, linfoma de Hodgkin, infecciones, diabetes *mellitus*, hipertiroidismo<br><br>↓ fase crónica de la leucemia mieloide crónica, hepatitis, mononucleosis infecciosa, candidiasis mucocutánea, hemoglobinuria paroxística nocturna, algunos casos de pancitopenia, exposición a la radiación ionizante |
| Fosfatasa alcalina ósea (BALP) [S/P] | <150 UI/l | ↑ enfermedades óseas: como osteoporosis y osteomalacia (secundarias a hiperparatiroidismo primario, enfermedad renal crónica, deficiencia de vitamina D, metástasis neoplásicas) |
| Fosfatos inorgánicos (Pi) [S/P/O24h] | 0,9-1,6 mmol/l<br>(2,8-5,0 mg/dl)<br>15-30 mmol/24 h<br>(466-931 mg/24 h)<br>[mmol/l] × 3,1 = [mg/dl]<br>1 mmol = 31 mg | ↑ insuficiencia renal, hipoparatiroidismo (↓ Pi en orina), pseudohipoparatiroidismo<br>↓ hiperparatiroidismo primario (↑ Pi en orina) |
| Fructosamina [S] | <285 µmol/l | ↑ diabetes descompensada |
| Gasometría [SA/SC] | →cap. 19.2 (tabla 2-1) | |
| Glucosa [S/P] | 3,9-5,5 mmol/l<br>70-100 mg/dl<br>[mmol/l] × 18 = [mg/dl] | ↑ alteración de la glucemia en ayunas (5,6-6,9 mmol/l), alteración del test de tolerancia glucosada (7,8-11,1 mmol/l en el minuto 120 de la prueba de tolerancia oral a la glucosa); diabetes *mellitus* (≥7,0 mmol/l en ayunas [2 veces], >11,1 mmol/l en el minuto 120 de la prueba de tolerancia oral)<br>↓ estados hipoglucémicos (insulinoma, hipoglucemia reactiva) |
| Gonadotropina coriónica humana fracción β (β-hCG) [S/P] | Dependiendo del método | ↑ embarazo, tumores de células germinales no seminales, enfermedad trofoblástica gestacional, raramente cáncer del tracto digestivo, hipogonadismo, consumo de marihuana |
| Haptoglobina [S/P] | 70-150 mg/dl | ↑ reacción de fase aguda (inflamaciones, infecciones)<br>↓ síndrome hemolítico, enfermedad hepática aguda |

| Nombre [material] | Valores de referencia objetivo o decisivos | Interpretación del resultado |
|---|---|---|
| Hemoglobina glucosilada (HbA1c) [SV] | Criterios de equilibrar el metabolismo de los hidratos de carbono en enfermos diabéticos (2018)<br><br>≤7,0 % (53 mmol/mol): criterio general<br><br>≤6,5 % (48 mmol/mol): diabetes tipo 1, diabetes *mellitus* tipo 2 de corta duración, diabetes en niños y adolescentes (independientemente del tipo), mujeres con diabetes preembarazo que planean quedar embarazadas (≤6,0 % [42 mmol/mol] en 2.° y 3.er trimestre)<br><br>≤8,0 % (64 mmol/mol): enfermos ancianos o con diabetes complicada con macroangiopatía y/u otras enfermedades | ↑ diabetes descompensada |
| Hemoglobina libre [S, O] | [S] 2-7 mg/dl<br>[O] ausente | ↑ hemólisis intravascular |
| Hemograma [SV] | | ↓ anemia, estados de sobrehidratación, embarazo |
| Eritrocitos | M: 4 200 000-5 400 000/μl<br>F: 3 500 000-5 200 000/μl | ↑ policitemia vera, policitemias secundarias e hipertónicas |
| Hemoglobina | M: 14-18 g/dl (8,7-11,2 mmol/l)<br>F: no embarazadas 12-16 g/dl (7,5-9,9 mmol/l), embarazadas 11-14 g/dl (6,9-8,8 mmol/l) | |
| Hematócrito | M: 40-54 % (0,41-0,54 l/l)<br>F: 37-47 % (0,37-0,47 l/l) | |
| Hemoglobina eritrocitaria media (HCM) | 27-31 pg | ↑ esferocitosis congénita y adquirida (en anemia inmunohemolítica); no interpretar en pacientes sin anemia |
| Concentración media de Hb en los eritrocitos (CHCM) | 32-36 g/dl de eritrocitos (20-22 mmol/l de eritrocitos) | ↓ anemia ferropénica, talasemia, anemia de enfermedades crónicas |
| Volumen eritrocitario medio (VCM) | 82-92 fl | ↑ macrocitosis (>100 fl →cap. 15.1), si el porcentaje de macrocitos es bajo el VCM puede ser normal<br>↓ microcitosis (→cap. 15.1), si el porcentaje de macrocitos es bajo el VCM puede ser normal |
| Coeficiente de variación del ancho de distribución de los eritrocitos (RDW-CV) | 11,5-14,5 % | ↑ anemias carenciales, estado posterior a la transfusión de eritrocitos |

| Nombre [material] | Valores de referencia objetivo o decisivos | Interpretación del resultado |
|---|---|---|
| Reticulocitos | 5-15‰ (0,5-1,5%) del recuento de eritrocitos, 20 000-100 000/µl | ↑ anemias hemolíticas, agudas poshemorrágicas, por deficiencias después del tratamiento (con hierro, ácido fólico, vitamina $B_{12}$), después de la esplenectomía, metástasis óseas, tratamiento con fármacos estimulantes de la eritropoyesis, después del trasplante de células hematopoyéticas<br>↓ anemias aplásicas, crisis aplásicas en anemias hemolíticas, anemia por déficit de vitamina $B_{12}$ no tratada |
| Leucocitos (recuento total de leucocitos en la sangre [WBC]) | 4000-10 000/µl | Cambios en el recuento total de leucocitos siempre se deben examinar junto con los cambios del número de su subpoblación:<br>↑ aumento de la subpoblación de leucocitos (→más adelante) o presencia de células alteradas (formas jóvenes de neutrófilos [desviación a la izquierda del leucograma] o células leucémicas)<br>↓ disminución de las mayores subpoblaciones de leucocitos: neutrófilos o linfocitos (→más adelante) |
| Neutrófilos | 1800-8000/µl, 60-70 % | ↑ infección bacteriana aguda, leucemias mieloides, exceso de corticosteroides (síndrome de Cushing), AR, gota, traumatismos (estrés), estado posterior a una pérdida masiva de sangre, intoxicaciones (p. ej. por metales pesados, monóxido de carbono), cetoacidosis diabética, uremia, coma hepático<br>↓ anemia aplásica, leucemias agudas, síndromes mielodisplásicos, infecciones virales, quimioterapia y radioterapia, enfermedades autoinmunes, fármacos |
| Eosinófilos | 50-400/µl, 2-4 % | ↑ →cap. 15.9 |
| Basófilos | 0-300/µl, 0-1 % | ↑ leucemia mieloide crónica, leucemia mielomonocítica crónica, leucemia basófila aguda, policitemia vera |
| Linfocitos | 1000-5000/µl, 20-45 % | ↑ infección bacteriana crónica, hepatitis viral, leucemias de células maduras, infecciones virales (mononucleosis infecciosa, parotiditis, sarampión y otras)<br>↓ enfermedades sistémicas del tejido conectivo, infecciones virales (VIH), sepsis, insuficiencia renal o hepática, sarcoidosis, síndrome de Cushing, después del tratamiento con glucocorticoides, quimio- y radioterapia, neoplasias linfoproliferativas, inmunodeficiencias congénitas (agammaglobulinemia, síndrome de DiGeorge) |

| Nombre [material] | Valores de referencia objetivo o decisivos | Interpretación del resultado |
|---|---|---|
| Monocitos | 30-800/µl, 4-8 % | ↑ →cap. 15.11 |
| Plaquetas | 150 000-400 000/µl; plaquetas grandes (>12 fl) <30 % | ↑ causa de trombocitosis →cap. 15.7 <br> ↓ causa de trombocitopenia →cap. 15.19 |
| Volumen plaquetario medio (VPM) | 7,5-10,5 fl | ↑ sugiere una pérdida o destrucción de las plaquetas <br> ↓ indica una trombopoyesis defectuosa |
| Hemopexina [S/P] | [S] 5-15 mg/dl <br> [M] no presente | ↓ hemólisis intravascular severa |
| Hepcidina-25 [S/P] | Dependiendo del método | ↑ infecciones e inflamaciones, enfermedad renal crónica, anemia de las enfermedades crónicas <br> ↓ hemocromatosis congénita, talasemias, anemia ferropénica |
| Hierro [S/P] | 11-33 µmol/l (60-180 µg/dl) <br> [µmol/l] × 5,45 = [µg/dl] | ↑ hemocromatosis, hemosiderosis, anemia (hemolítica, megaloblástica, aplásica, sideroblástica), síndromes mielodisplásicos <br> ↓ déficit de hierro →cap. 15.1, anemia en el curso de las enfermedades crónicas, policitemia vera |
| Hierro, capacidad latente de fijación (UIBC) [S/P] | 27-60 µmol/l (147-327 µg/dl) <br> [µmol/l] × 5,45 = [µg/dl] | ↑ déficit de hierro →más arriba <br> ↓ hemocromatosis, hemosiderosis |
| Hierro, capacidad total de fijación (TIBC) [S/P] | M: 45-70 µmol/l (251-391 µg/dl), <br> F: 40-80 µmol/l (223-446 µg/dl) <br> [µmol/l] × 5,45 = [µg/dl] | ↑ déficit de hierro →más arriba <br> ↓ hemocromatosis, hemosiderosis |
| Hierro, saturación de transferrina (TfS) [S/P] | 20-45 % | ↑ hemocromatosis, hemosiderosis, anemia sideroblástica <br> ↓ déficit de hierro (anemia en el curso de las enfermedades crónicas), infecciones y estados inflamatorios |
| Histamina [P] y metil-histamina [O] | <1 ng/ml <br> M: 30-200 µg/g de creatinina | ↑ reacción anafiláctica, mastocitosis sistémica |
| Homocisteína (Hcy) [P] | 5-15 µmol/l | ↑ reducción de la actividad de las enzimas involucradas en transformaciones de la homocisteína (mutaciones de la metilentetrahidrofolatorreductasa, cistationina β-sintetasa), deficiencia de cofactores de vitaminas (ácido fólico, vitamina $B_6$ o $B_{12}$), aplicación de los antagonistas del ácido fólico (p. ej. metotrexato), insuficiencia renal, hipotiroidismo, enfermedades inflamatorias y autoinmunes crónicas |

| Nombre [material] | Valores de referencia objetivo o decisivos | Interpretación del resultado |
|---|---|---|
| Hormona adrenocorticotrópica (ACTH) [P] | 2,2-13,2 pmol/l (10-60 ng/l) | <2 pmol/l (10 ng/l) en paciente con hipercortisolemia indica síndrome de Cushing ACTH independiente<br>>4 pmol/l (20 ng/l) — síndrome de Cushing ACTH dependiente; 2-4 pmol/l (10-20 ng/l) — indicación para realizar la prueba con CRH |
| Hormona antimülleriana (AMH) [P] | K (mediana) 2,4 ng/ml | ↓ insuficiencia ovárica<br>↑ síndrome de ovarios poliquísticos |
| Hormona de crecimiento | 0-3 µg/l (0-9 mUI/l) (en condiciones basales) | Para detectar el déficit de GH o su exceso (acromegalia) se realizan pruebas de estimulación o supresión de la secreción de GH |
| Hormona folículo estimulante (FSH) [P] | Fase folicular 1,4-9,6 UI/l<br>Ovulación 2,3-21 UI/l<br>Posmenopausia 42-188 UI/l | ↑ insuficiencia ovárica<br>↓ disminución de la función hipofisaria/hipotalámica |
| Hormona luteinizante (LH) [P] | Fase folicular 0,2-26 UI/l<br>Ovulación 25-57 UI/l<br>Posmenopausia 8-102 UI/l | ↑ insuficiencia ovárica<br>↓ disminución de la función hipofisaria/hipotalámica |
| Hormona tirotrópica (TSH) [P] | 0,4-4,0 mUI/l | ↑ hipotiroidismo primario clínico y subclínico (p. ej. enfermedad de Hashimoto), hipertiroidismo secundario<br>↓ hipertiroidismo primario clínico y subclínico (p. ej. enfermedad de Graves-Basedow), hipotiroidismo secundario (causado por la deficiencia hipofisaria o hipotalámica) |
| Inhibidor del componente C1 del sistema de complemento [S/P] | 0,2-0,36 g/l | ↓ angioedema hereditario y adquirido |
| Inmunoglobulinas A (IgA) [S] | 0,7-5,0 g/l | ↑ **policlonales:** estados inflamatorios agudos y crónicos, enfermedades parasitarias, cirrosis hepática, SIDA, enfermedades autoinmunes, sarcoidosis; **monoclonales:** mieloma múltiple, enfermedades de las cadenas pesadas, macroglobulinemia de Waldenström, linfomas |
| Inmunoglobulinas D (IgD) [S] | 0,04-0,4 g/l | |
| Inmunoglobulinas G (IgG) [S] | 7-16 g/l | ↓ **primarias:** agammaglobulinemia vinculada al cromosoma X (síndrome de Bruton), inmunodeficiencia común variable, síndrome hiper-IgM (*hyper-IgM syndrome*), deficiencia aislada de IgA, deficiencia de subclases de IgG, inmunodeficiencia combinada grave, ataxia-telangiectasia; **secundarias:** neoplasias del sistema linfático y reticuloendotelial, mieloma, desnutrición, enteropatías con pérdida de proteínas, síndrome nefrótico, quemaduras, quimioterapia y radioterapia, corticoterapia e inmunosupresión después del trasplante de órgano, esplenectomía, anemia maligna, timoma, infecciones virales (VEB, rubéola infecciosa, sarampión) |
| Inmunoglobulinas M (IgM) [S] | 0,4-2,8 g/l | |

| Nombre [material] | Valores de referencia objetivo o decisivos | Interpretación del resultado |
|---|---|---|
| Immunoglobulinas E (IgE), total [S] | ~0,3 mg/l | ⬆ atopia, infestaciones parasitarias, aspergilosis broncopulmonar alérgica, mononucleosis infecciosa, pénfigo, algunas inmunodeficiencias congénitas en niños, enfermedades linfoproliferativas (enfermedad de Hodgkin, mieloma IgE), nefritis intersticial inducida por fármacos, síndrome nefrótico, cirrosis hepática inducida por alcohol, reacción al trauma (estrés) |
| Insulina [S/P] (en ayunas) | 3-17 mUI/l (18-102 pmol/l) | ⬆ insulinoma, resistencia a la insulina, fármacos (derivados de sulfonilureas) ⬇ diabetes tipo 1 y LADA |
| Isocoproporfirinas [O24h, heces] | Dependiendo del método | ⬆ porfiria eritropoyética congénita |
| Lactato [P/SV/SC] | 0,5-1,5 mmol/l | ⬆ hipoxia tisular (insuficiencia respiratoria, insuficiencia cardíaca), insuficiencia renal, insuficiencia hepática, fármacos (biguanidas, salicilatos, isoniazidas) |
| Lactato deshidrogenasa (LDH) [S/P] | <480 UI/l | ⬆ enfermedades hepáticas con daño de los hepatocitos, hipoxia (hipotensión, *shock*, insuficiencia respiratoria), hemólisis, anemia megaloblástica, mononucleosis infecciosa, infarto de miocardio, infarto pulmonar y otras enfermedades pulmonares, infarto renal, neoplasias, epiléptica y otras enfermedades del SNC, pancreatitis aguda, enfermedades musculoesqueléticas, traumatismos, enfermedades sistémicas del tejido conectivo, obstrucción intestinal |
| Lipasa [S/P] | Dependiendo del método | ⬆ pancreatitis, obstrucción intestinal, perforación de úlcera duodenal y peritonitis, obstrucción de conductos pancreáticos |
| Lipocalina asociada a gelatinasa de neutrófilos (NGAL) [S/P/O] | Dependiendo del método | ⬆ daño renal agudo |
| Litio (Li) [S/P] | Concentr. mín. 0,3-1,3 mmol/l | Intervalo de concentraciones terapéuticas |
| Magnesio (Mg) [S/P] | 0,8-1,0 mmol/l | ⬆ insuficiencia renal, enfermedad de Addison, cetoacidosis diabética, sobredosis de preparados de magnesio ⬇ inanición, síndrome de malabsorción intestinal, alcoholismo, hiperaldosteronismo primario, hipoparatiroidismo, hipertiroidismo |
| Metahemoglobina [SV] | 0,2-1,0 % Hb total | ⬆ fármacos (nitroprusiato de sodio, fenacetina, sulfonamidas, lidocaína, benzocaína), nitratos, nitrito, anilina, deficiencia congénita de la citocromo-b5-reductasa, hemoglobina M |

| Nombre [material] | Valores de referencia objetivo o decisivos | Interpretación del resultado |
|---|---|---|
| Metoxiadrenalina [O24h] | <320 µg/24 h | ↑ feocromocitoma |
| Metoxinoradrenalina [O24h] | <390 µg/24 h | ↑ feocromocitoma |
| Mioglobina [S/P/O] | <70-110 µg/l (dependiendo del método) <17 µg/g de creatinina | ↑ daño musculoesquelético: traumatismo, inyección intramuscular, esfuerzo físico significativo, convulsiones, miositis (p. ej. polimiositis), distrofias musculares, miotonías, fármacos (estatinas, fibratos, neurolépticos), narcóticos (heroína, anfetamina), intoxicación por alcohol, por monóxido de carbono, hipotermia, crisis hipermetabólica en hipertiroidismo, infarto de miocardio, miocarditis, embolismo pulmonar |
| Noradrenalina [S/P/O24h] | 18-275 ng/l <97 µg/24 h | ↑ feocromocitoma |
| Osmolalidad [S] | 285-295 mOsm/kg $H_2O$ | ↑ deshidratación, sobrehidratación hipertónica (hiperglucemia significativa, intoxicación por metanol, glicol etílico) ↓ deshidratación o sobrehidratación hipotónica |
| Osteocalcina [S/P] | Dependiendo del método | ↑ enfermedades óseas: osteoporosis, osteomalacia (secundaria a hiperparatiroidismo primario, enfermedad renal crónica, deficiencia de vitamina D, metástasis neoplásicas) |
| Oxalatos [O24h] | 0,18-0,45 mmol/24 h (16-40 mg) | ↑ hiperoxaluria primaria y secundaria |
| Paratohormona (PTH) [P] | *intact* PTH 1,1-6,7 pmol/l (10-60 pg/ml) bio *intact* PTH 0,7-4,1 pmol/l (6-37 pg/ml) | ↑ hiperparatiroidismo primario y secundario, secreción ectópica de PTH ↓ hiperparatiroidismo |
| Péptido C [S/P] | 0,4-1,2 nmol/l | ↑ insulinoma, resistencia a la insulina, fármacos (derivados de sulfonilureas) ↓ diabetes tipo I y LADA |
| Péptido natriurético tipo B (BNP) fragmento N-terminal de proBNP (NT-proBNP) [S/P] | BNP 0,5-30 pg/ml (0,15-8,7 pmol/l) NT-proBNP 68-112 pg/ml (8,2-13,3 pmol/l) valores decisivos para el diagnóstico de la insuficiencia cardíaca →cap. 2.19.1 | ↑ insuficiencia cardíaca, infarto de miocardio, hipertrofia del ventrículo izquierdo, miocardiopatía hipertrófica, fibrilación auricular, hipertensión arterial, embolismo pulmonar, hipertensión pulmonar, hipertiroidismo, síndrome de Cushing, hiperaldosteronismo primario, cirrosis hepática, insuficiencia renal, hemorragia subaracnoidea, edad avanzada ↓ obesidad |

| Nombre [material] | Valores de referencia objetivo o decisivos | Interpretación del resultado |
|---|---|---|
| Péptido similar a la paratohormona (PTHrP) [S/P] | <1,5 pmol/l | ↑ neoplasias extraparatiroideas (p. ej. cánceres de pulmón, de mama, de riñones) |
| Piridinolina (PYD) [O] | 10-40 nmol/mmol de creatinina | ↑ enfermedades óseas: osteoporosis, osteomalacia (secundaria a hiperparatiroidismo primario, enfermedad renal crónica, deficiencia de vitamina D, metástasis neoplásicas) |
| Porfirinas 17-carboxiladas [O24h] | Dependiendo del método | ↑ porfiria cutánea tardía |
| Porfirinas totales [O24h] | <120 nmol/24 h (<100 µg/24 h) | ↑ porfiria eritropoyética congénita |
| Porfobilinógeno [O24h] | 0,5-7,5 µmol/24 h (0,1-1,7 mg/24 h) | ↑ porfiria aguda intermitente, mixta, coproporfiria congénita |
| Porfobilinógeno desaminasa [SV] | Dependiendo del método | ↓ porfiria aguda intermitente |
| Potasio (K+) [S/P/SV/SC] | 3,8-5,5 mmol/l | ↑ causas de hiperpotasemia →cap. 19.1.4.2 ↓ causas de hipopotasemia →cap. 19.1.4.1 |
| Procalcitonina (PCT) [S/P] | ≤15 ng/ml | ↑ infecciones bacterianas |
| Productos de degradación de porfirinas y de fibrinógeno (FDP) [S/P] | <1 mg/l | ↑ trombosis venosa, CID, procedimientos quirúrgicos, circulación extracorpórea, daño pancreático, pulmonar, prostático o del endometrio |
| Progesterona [S/P] | Fase folicular 2,5-3,8 nmol/l (0,8-1,2 µg/l) Fase luteal 15,9-63,6 nmol/l (5,0-20,0 µg/l) | ↓ insuficiencia ovárica primaria y secundaria |
| Prolactina [S/P] | 1,1 ng/ml (25 µg/l) | ↑ adenoma hipofisario (prolactinoma), hiperprolactinemia funcional, hipoparatiroidismo primario, fármacos (entre otros metroclopramida, estrógenos) ↓ hipopituitarismo |
| Propéptido C-terminal de procolágeno de tipo I (PICP) [S/P] | 30-200 µg/l | ↑ enfermedades óseas como osteoporosis y osteomalacia (secundarias a hiperparatiroidismo primario, enfermedad renal crónica, deficiencia de vitamina D, metástasis neoplásicas), insuficiencia cardíaca |
| Propéptido N-terminal de procolágeno de tipo I (PINP) [S/P] | 20-90 ng/l | ↑ enfermedades óseas: osteoporosis, osteomalacia (secundaria a hiperparatiroidismo primario, enfermedad renal crónica, deficiencia de vitamina D, metástasis neoplásicas) |

| Nombre [material] | Valores de referencia objetivo o decisivos | Interpretación del resultado |
|---|---|---|
| Proteína C-reactiva [S/P] | 0,08-3,1 mg/l, punto de corte para la reacción de fase aguda — 10 mg/l | ↑ infecciones, enfermedades del tejido conectivo, enteritis, pancreatitis aguda, infarto del miocardio, período posoperatorio, tumores malignos<br><br>pequeño ↑ tabaquismo, aumento de peso, dislipidemia aterogénica, diabetes de tipo 2, hipertensión arterial, terapia de remplazo hormonal, evaluación del riesgo cardiovascular: <1 mg/l — bajo riesgo, 1-3 mg/l — moderado, >3 mg/l — grande |
| Proteína C y proteína S [P] | Proteína C: Concentr. 3-6 mg/l, activ. 70-140 % de la norma<br>Proteína S: Concentr. 20-25 mg/l (40 % proteína libre), activ. F: 60-120 % de la norma, M: 75-120 % de la norma | ↓ deficiencia de la vitamina K, tratamiento con AVK, enfermedades hepáticas, CID, sepsis, anticonceptivos orales, deficiencia congénita, embarazo |
| Proteína total [S] | 60-80 g/l (6,0-8,0 g/dl) | ↑ mieloma múltiple, macroglobulinemia de Waldenström, deshidratación<br><br>↓ desnutrición, daño hepático severo, síndrome nefrótico, enteropatías exudativas, hiperhidratación |
| Proteínas séricas, fraccionamiento por electroforesis [S] | Albúmina 55-69 %<br>Globulinas α₁ 1,6-5,8 %<br>Globulinas α₂ 5,9-11 %<br>Globulinas β 7,9-14 %<br>Globulinas γ 11-18 % | →albúmina, inmunoglobulinas<br>↑ α₁, α₂ — proceso inflamatorio agudo<br>↑ β, γ — proceso inflamatorio crónico<br>↑ γ — hepatitis, cirrosis hepática, mieloma múltiple, enfermedades autoinmunes<br>↑ α₂, β y ↓ γ — síndrome nefrótico<br>↓ γ — hipergammaglobulinemia |
| Receptor de transferrina soluble (sTfR) [S/P] | M: 2,2-5,0 mg/l, F: 1,9-4,4 mg/l | ↑ déficit de hierro latente y manifiesta, eritropoyesis significativamente aumentada |
| Serotonina [S/P] | <2 μmol/l (400 ng/ml) | ↑ tumor carcinoide |
| Sirolimús [SV] | Concentr. mín. 4,0-12,0 μg/l | Intervalo de concentraciones terapéuticas |
| Sodio (Na⁺) [S/P/SV/SC] | 135-145 mmol/l | ↑ causas de hipernatremia →cap. 19.1.3.2<br>↓ causas de hiponatremia →cap. 19.1.3.1 |
| Tacrolimús [SV] | Concentr. mín. 10-20 μg/l | Intervalo de concentraciones terapéuticas |
| Telopéptido C-terminal de la cadena α de colágeno de tipo I (CTX) [O] | <450 μg/mmol de creatinina<br>F: posmenopausia <800 μg/mmol de creatinina | ↑ enfermedades óseas como osteoporosis y osteomalacia (secundarias a hiperparatiroidismo primario, enfermedad renal crónica, deficiencia de vitamina D, metástasis neoplásicas) |
| Telopéptido N-terminal de la cadena α del colágeno tipo I (NTX) [O] | <60 nmol BCE | ↑ enfermedades óseas: osteoporosis, osteomalacia (hiperparatiroidismo primario, enfermedad renal crónica, deficiencia de vitamina D, metástasis neoplásicas) |

| Nombre [material] | Valores de referencia objetivo o decisivos | Interpretación del resultado |
|---|---|---|
| Teofilina [S/P] | Concentr. mín. **10-20 mg/l** | Intervalo de concentraciones terapéuticas |
| Testosterona [S/P] | **M: 9,0-34,7 nmol/l** (260-1000 ng/dl) **F: 0,52-2,43 nmol/l** (15-70 ng/dl) | ↓ hipogonadismo masculino |
| Testosterona libre [S/P] | **M: 174-792 pmol/l** (50-210 ng/l) **F: <29,5 pmol/l** (<8,5 ng/l) | ↓ hipogonadismo masculino |
| Tiempo de protrombina (TP) [P] | **12-16 s** (dependiendo de la actividad de la tromboplastina) **70-130 %** de la norma **INR 2,0-3,5:** valores a alcanzar en el tratamiento con AVK | ↑ deficiencias congénitas o inhibidores adquiridos de protrombina, del factor V o X, deficiencia del factor X causada por amiloidosis, afibrinogenemia, hipofibrinogenemia, disfibrinogenemia, deficiencia congénita adquirida del factor VII, deficiencia de la vitamina K, hepatopatías, coagulación intravascular diseminada, trastornos de coagulación de sangre después de transfusiones masivas, AVK, HNF, inhibidores directos de la trombina (p. ej. dabigatrán), inhibidores directos del factor Xa (p. ej. rivaroxabán) |
| Tiempo parcial de tromboplastina después de la activación (TTPa) [P] | **26-40 s** (dependiendo de los reactivos) | ↑ hemofilia A, B o C (deficiencia hereditaria del factor VIII, IX o XI), inhibidores adquiridos del factor (hemofilia A adquirida) IX, XI o XII, enfermedad de Von Willebrand, síndrome de Von Willebrand adquirido, deficiencias congénitas o adquiridas del factor XII, precalicreína o cininógeno de alto peso molecular, deficiencias congénitas o inhibidores adquiridos de protrombina, del factor V o X, deficiencia del factor X causada por amiloidosis, afibrinogenemia, hipofibrinogenemia, disfibrinogenemia, deficiencia de la vitamina K, hepatopatías, coagulación intravascular diseminada, trastornos en la coagulación de la sangre después de transfusiones masivas, anticoagulante lúpico, AVK, HNF, HBPM, fondaparinux, inhibidores directos de la trombina (p. ej. dabigatrán), inhibidores directos del factor Xa (p. ej. rivaroxabán) |
| Tiroglobulina [S/P] | **1-30 µg/l**, <1 µg/l después de una resección total de la glándula tiroides y del tratamiento con $^{131}$I por causa de cáncer diferenciado | ↑ enfermedades tiroideas no neoplásicas, carcinoma diferenciado de tiroides (folicular y papilar); es un marcador de recurrencia del carcinoma diferenciado de tiroides |
| Tiroxina libre (FT4) [S/P] | **10-25 pmol/l** (8-20 ng/l) | ↑ hipertiroidismo ↓ hipotiroidismo |
| Transferrina [S/P] | **25-50 µmol/l** (2-4 g/l) | ↑ déficit de hierro ↓ infecciones e inflamaciones, desnutrición |

| Nombre [material] | Valores de referencia objetivo o decisivos | Interpretación del resultado |
|---|---|---|
| **Transferrina deficiente en carbohidratos (CDT)** [S/P] | Dependiendo del método | ⬆ abuso crónico de alcohol |
| **Triglicéridos (TG)** [S/P] | <1,7 mmol/l (150 mg/dl) (en ayunas) <2,0 mmol/l (175 mg/dl) (no en ayunas) [mmol/l] × 88,5 = mg/dl | ⬆ dislipidemia aterogénica, diabetes tipo 1 y 2, síndrome metabólico, pancreatitis, hipotiroidismo, insuficiencia renal, síndrome nefrótico, síndrome de quilomicronemia ⬇ hipertiroidismo, desnutrición, caquexia |
| **Triodotironina inversa (rT3)** [S/P] | 0,1-0,3 µg/l (0,15-0,45 nmol/l) | ⬆ enfermedades extratiroideas severas |
| **Triyodotironina libre (FT3)** [S/P] | 2,25-6 pmol/l (1,5-4 ng/l) | ⬆ hipertiroidismo ⬇ hipotiroidismo |
| **Troponinas cardíacas (cTnI, cTnT)** [S/P] | **cTnI 9-70 ng/l** (dependiendo del método) **cTnT 10-14 ng/l** (valores decisivos para el diagnóstico) | ⬆ infarto de miocardio, traumatismo del músculo cardíaco (cardioversión/desfibrilación), insuficiencia cardíaca, cardiomiopatía hipertrófica, disección aórtica, defecto de la válvula aórtica, embolismo pulmonar, taquiarritmias, rabdomiólisis con afectación miocárdica, insuficiencia renal, ACV, hemorragia subaracnoidea, infiltración del músculo cardíaco (amiloidosis, hemocromatosis, sarcoidosis), sepsis, insuficiencia respiratoria, quemaduras, fármacos cardiotóxicos |
| **Urea** [S/P] | 2,5-6,7 mmol/l (15-40 mg/dl) [mg/dl] × 0,166 = [mmol/l] | ⬆ filtración glomerular disminuida |
| **Nitrógeno ureico sanguíneo (BUN:** *blood urea nitrogen)* [S/P] | 5,0-13,4 mmol/l (7,0-18,8 mg/dl) [mg/dl] × 0,36 = urea [mmol/l] | |
| **Uroporfirinas** [O24h] | <120 nmol/24 h (<24 µg/24 h) | ⬆ porfiria cutánea tardía, coproporfiria congénita |
| **Uroporfirinógeno III descarboxilasa** [SV] | Dependiendo del método | ⬇ porfiria hepatoeritropoyética, porfiria cutánea tardía |
| **Velocidad de hemosedimentación (VHS)** [SV] | **M: <3-15 mm/h (después de los 65 años hasta 20 mm/h) F: 1-10 mm/h (después de los 65 años hasta 20 mm/h)** | ⬆ infecciones bacterianas, virales y micóticas (agudas y crónicas), enfermedades sistémicas de tejido conectivo, AR, artritis de otra etiología (p. ej. gota, artritis reactiva), LES, polimiositis, polimialgia reumática y otros, neoplasias malignas (mieloma múltiple y otros), anemias (hemolítica, ferropénica, aplásica), macroglobulinemia, hipergammaglobulinemia, crioglobulinemia, intervenciones quirúrgicas y traumatismos; infarto de miocardio, alteraciones de la función tiroidea; síndrome nefrótico; intoxicación por metales pesados (p. ej. plomo) ⬇ policitemia vera y supuesta, anemia de células falciformes, disminución de la concentración del fibrinógeno |

| Nombre [material] | Valores de referencia objetivo o decisivos | Interpretación del resultado |
|---|---|---|
| Vitamina B$_{12}$ [S/P] | 148-740 pmol/l (200-1000 ng/l) | ↓ vegetarianismo estricto, alcoholismo, anemia de Addison y Biermer, deficiencia congénita/defecto del factor Castle, estado posterior a la gastrectomía, estado posterior a cirugías bariátricas, estado posterior a la resección del íleon, enfermedad de Crohn, déficit de transcobalamina II |
| Vitamina D (25(OH) D) [S/P] | 75-200 nmol/l (30-80 ng/ml) | ↑ exceso de disponibilidad de vitamina D en los alimentos, hidroxilación excesiva de vitamina D en los granulomas y en el hiperparatiroidismo primario <br> ↓ insuficiente oferta de la vitamina D, disminución de la hidroxilación de la vitamina D en el hipoparatiroidismo |

# 2. Examen general del líquido cefalorraquídeo

| Nombre | Valores de referencia | Interpretación del resultado: meningitis | | |
|---|---|---|---|---|
| | | Purulenta | Viral | Tuberculosa |
| Aspecto | Limpio, claro | Amarillento, turbio | Limpio, claro | Limpio o iridescente, claro |
| Número de células | ≤5/μl (100 % de linfocitos) | Desde algunas hasta miles (95-100 %[a] de neutrófilos) | Desde algunas hasta algunos centenares (0-25 %[b] de neutrófilos, >75 % de linfocitos) | Desde decenas hasta miles (0-25 % de neutrófilos, >75 % de linfocitos) |
| Proteína | 0,15-0,45 g/l (15-45 mg/d) | >2 g/l | ↑ (<2 g/l) | Generalmente ~1 g/l[c] |
| Glucosa (% de la concentración en plasma) | 60-75 | ↓↓↓ (muy poco) | N/↓ | ↓↓(10-30) |
| Cloro | >117 mmol/l | ↓↓ | N/↓ | Frecuentemente ↓↓ |
| Ácido láctico | <2,1 mmol/l | ↑↑↑ | N/↑ (2,2-3 mmol/l) | ↑↑ (>3,5 mmol/l) |

[a] En meningitis causada por *Listeria monocytogenes* el porcentaje de neutrófilos puede ser un poco menor (>75 %).

[b] En meningitis causada por enterovirus (ECHO, *Coxsackie*) durante las primeras 48 h predominan los neutrófilos (>60 %).

[c] En mielitis hasta varias decenas de g/l.

N — valor normal

# 3. Examen general de orina

| Referencia | Valores normales | Interpretación del resultado |
|---|---|---|
| **Examen con tiras reactivas** | | |
| pH | 4,5-8,0, generalmente 5,0-6,0 | ↓ dieta rica en proteínas, fiebre<br>↑ dieta pobre en proteínas, acidosis tubular |
| Densidad relativa | 1,023-1,035 g/ml | ↓ alteración de la función renal, diabetes insípida, trastornos electrolíticos, (hipercalcemia, hipopotasemia), hipo/hipertiroidismo<br>↑ glucosuria importante, fármacos (manitol, dextrano), medios radiológicos de contraste |
| Proteína | Ausente[a] | ↑ proteinuria prerrenal, glomerular, tubular o mixta |
| Glucosa | Ausente[a] | ↑ diabetes descompensada, glucosuria tubular |
| Cuerpos cetónicos (acetoacetato) | Ausente[a] | ↑ cetosis/cetoacidosis |
| Bilirrubina | Ausente[a] | ↑ ictericia parenquimatosa/mecánica, estados hemolíticos |
| Urobilinógeno | <1 mg/dl | ↑ estados hemolíticos<br>↓ ictericia mecánica |
| Eritrocitos/Hb | Ausentes[a] | ↑ hematuria microscópica/macroscópica |
| Esterasa leucocitaria | Ausente[a] | ↑ leucocituria, infección de las vías urinarias |
| Nitritos | Ausentes[a] | ↑ bacteriuria, infección de las vías urinarias |
| **Examen de los elementos formes de la orina** | | |
| Eritrocitos | ≤3 pc | ↑ hematuria microscópica/macroscópica glomerular (eritrocitos dismórficos), extraglomerular (eritrocitos isomórficos) |
| Leucocitos | <5 pc | ↑ leucocituria, infección de las vías urinarias |
| Bacterias | Ausentes | ↑ bacteriuria asintomática, infección de las vías urinarias<br>**Nota**: para una identificación cualitativa y cuantitativa de bacteriuria, se realiza el cultivo de orina; la presencia de bacterias en el sedimento urinario, en la mayoría de los casos, es resultado de la contaminación de la muestra |
| Células epiteliales planas | 3-5 pc | ↑ infección de las vías urinarias |
| Células epiteliales redondas | Ausentes | ↑ daño renal tubular |
| Cilindros hialinos | ≤3 pc | ↑ sin significado diagnóstico |
| Cilindros granulosos | Ausentes | ↑ daño renal parenquimatoso |
| Cilindros leucocitarios | Ausentes | ↑ posible pielonefritis o nefritis intersticial |
| Cilindros eritrocitarios | Ausentes | ↑ posible glomerulonefritis |
| Cilindros epiteliales | Ausentes | ↑ daño renal tubular |

[a] Sensibilidad analítica del examen por encima de la cantidad excretada en condiciones fisiológicas.
pc — por campo

# 4. Estudio del líquido pleural

| Nombre | Resultado alterado | Causas |
|---|---|---|
| Glucosa | <3,4 mmol/l (60 mg/dl) | Derrames neoplásicos y paraneumónicos, empiema pleural, tuberculosis |
| | <1,6 mmol/l (29 mg/dl) | Empiema pleural, AR |
| pH | <7,2 | Líquido paraneumónico complicado, empiema pleural, perforación esofágica |
| Triglicéridos | >1,24 mmol/l (110 mg/dl) | Derrame linfático (si hay presencia de quilomicrones y no hay cristales de colesterol) |
| Colesterol | >5,18 mmol/l (200 mg/dl) y cristales | Pseudoquilotórax |
| Amilasa | Aumento de la actividad | Pancreatitis aguda, ruptura del esófago, tumores pleurales (sobre todo adenocarcinoma) |
| Adenosina desaminasa (ADA) | Aumento de la actividad | Pleuritis tuberculosa (la determinación de la isoforma de ADA-2 aumenta la especificidad del estudio) |
| Hematócrito | ≥50 % del valor del hematócrito en sangre periférica | Hematoma pleural |
| Neutrófilos | Presentes | Infección bacteriana, embolismo pulmonar |
| Linfocitos | Presentes | Tuberculosis, tumores |
| Eosinófilos | >10 % | Asbestosis, neoplasias, infestación parasitaria, granulomatosis eosinófilica con vasculitis (síndrome de Churg-Strauss), reacción inducida por fármacos, presencia de sangre o aire en la cavidad pleural |

**Criterios de Light de diagnóstico diferencial entre trasudado y exudado pleural:** proteínalíquido/proteínasuero >0,5, $LDH_{liquido}/LDH_{suero}$ >0,6, $LDH_{liquido}$/límite superior del valor de referencia de $LDH_{suero}$ >2/3; cada uno de estos criterios sugiere exudado.

# 5. Estudio del líquido pericárdico

| Referencias | Interpretación del resultado: pericarditis | | | |
|---|---|---|---|---|
| | Viral | Bacteriana | Tuberculosa | Autoinmune |
| Aspecto | Seroso o serohemático | Amarillento, turbio | Serohemático | Seroso |
| Recuento de leucocitos | >5000/µl (linfocitos y algunos macrófagos) | >10 000/µl (granulocitos y numerosos macrófagos) | >8000/µl (granulocitos y número moderado de macrófagos) | <5000/µl (linfocitos y pocos macrófagos) |
| Adenosina desaminasa (ADA) | – | – | + >40 UI | – |

– valor negativo, + valor positivo

# 6. Estudio del líquido peritoneal (ascítico)

| Nombre | Resultado e interpretación | |
|---|---|---|
| Albúmina [S] — [L] | ≥11 g/l | Hipertensión portal, cirrosis, hepatitis alcohólica, múltiples metástasis hepáticas, insuficiencia cardíaca |
| | <11 g/l | Implantes tumorales peritoneales, tuberculosis, pancreatitis, inflamación de las membranas serosas, síndrome nefrótico |
| Proteína total | <10 g/l | En cirrosis hepática aumenta el riesgo de peritonitis bacteriana espontánea |
| | ≥10 g/l | Peritonitis secundaria a perforación del tracto gastrointestinal |
| Glucosa [L]/[S] | <1,0 | Presencia en el líquido de leucocitos, bacterias, células neoplásicas. En la perforación del tracto digestivo la glucosa puede no ser determinable |
| LDH [L]/[S] | ~0,4 | Ascitis no complicada en cirrosis hepática |
| | >1,0 | Infección, tumor |
| Amilasa [L]/[S] | >1,0 | Enfermedades pancreáticas, en perforación del tracto digestivo ~6,0, en ascitis no complicada en cirrosis hepática ~0,4 |
| Bilirrubina [L]/[S] | >1,0 | Perforación de las vías biliares |
| Triglicéridos | >2,26 mmol/l (200 mg/dl) | Presencia de linfa en el líquido (*chyloperitoneum*), con frecuencia >11 mmol/l (1000 mg/dl) |
| [L] — concentración o actividad en el líquido, [S] — concentración o actividad en el suero | | |

| Diagnóstico diferencial entre peritonitis bacteriana espontánea (PBE) y peritonitis bacteriana secundaria (PBS) a base del análisis del líquido ascítico | | |
|---|---|---|
| | PBE | PBS |
| Neutrófilos (en μl) | 250-1200 | >1200 |
| pH | >7 | <7 |
| Glucosa (mg/dl) | >60 | <60 |
| LDH (UI/dl) | <600 | >600 |
| Proteína (g/dl) | <3,0 | >3,0 |
| Bacterias | Aerobias (generalmente 1 patógeno) | Aerobias y anaerobias (flora mixta) |

# 7. Estudio del líquido articular

| Estudio | Líquido normal | Tipo I no inflamatorio | Tipo II inflamatorio | Tipo III séptico |
|---|---|---|---|---|
| Volumen (en la articulación de la rodilla en ml) | <3,5 | Frecuentemente >3,5 | Frecuentemente >3,5 | Frecuentemente >3,5 |
| Color | Sin color o pajizo | Pajizo o amarillento | Amarillento | Amarillo-grisáceo |
| Transparencia | Completa | Completa | Ligeramente turbio o turbio | Turbio |
| pH | 7,2-7,4 | 7,2-7,4 | 7,1-6,8 | 6,6 |
| Viscosidad (cP) | Alta (3-10) | Alta (3-10) | Disminuida (<3) | Variada |
| Proteínas totales (g/dl) | 1,8-2,1 | 2,99 | 4,19 | 5,6 |
| Concentración de glucosa | Igual que en el suero | Igual que en el suero | Menor que en el suero (diferencia <50 mg/dl) | Significativamente menor que en el suero (diferencia >50 mg/dl) |
| Prueba de Ropes | Precipitado compacto | Precipitado compacto | Precipitado floculante | Turbio |
| Número de células en mm³ | <200 | 200-2000 | 2000-75 000 | Frecuentemente >100 000 |
| Porcentaje de granulocitos | <25 | <25 | Frecuentemente >50 | >75 |
| Presencia de bacterias (resultado del cultivo) | Negativo | Negativo | Negativo | Frecuentemente positivo |

cP — centipoises

Basado en: Ropes M.W., Bauer W., Synovial fluid changes in joint disease, *Cambridge Mass*, Harvard University Press, 1953.

# Índice

## F